中医抗炎妙不可言

名 医
解读炎症的
中 医 辨 治

瞿岳云 唐 路

编著

CTS
K 湖南科学技术出版社
国家一级出版社 全国百佳图书出版单位·长沙

图书在版编目（ＣＩＰ）数据

中医抗炎妙不可言 ： 名医解读炎症的中医辨治 / 瞿岳云，
唐路编著. — 长沙 ： 湖南科学技术出版社,2024.6
　（中医从基础走向临床丛书）
　ISBN 978-7-5710-2821-3

Ⅰ．①中… Ⅱ．①瞿… ②唐… Ⅲ．①炎症－中医治疗法
Ⅳ．①R242

中国国家版本馆 CIP 数据核字(2024)第 069057 号

ZHONGYI KANGYAN MIAOBUKEYAN：MINGYI JIEDU YANZHENG DE ZHONGYI BIANZHI

中医抗炎妙不可言 ： 名医解读炎症的中医辨治

编　　著：瞿岳云　唐　路

出 版 人：潘晓山

责任编辑：李　忠

出版发行：湖南科学技术出版社

社　　址：长沙市芙蓉中路一段 416 号泊富国际金融中心

网　　址：http://www.hnstp.com

湖南科学技术出版社天猫旗舰店网址：

　　　　　http://hnkjcbs.tmall.com

邮购联系：0731-84375808

印　　刷：湖南省汇昌印务有限公司

　　　　　（印装质量问题请直接与本厂联系）

厂　　址：长沙市望城区丁字镇街道兴城社区

邮　　编：410299

版　　次：2024 年 6 月第 1 版

印　　次：2024 年 6 月第 1 次印刷

开　　本：889mm×1194mm　1/16

印　　张：92.25

字　　数：2655 千字

书　　号：ISBN 978-7-5710-2821-3

定　　价：498.00 元

前　　言

在当今现实的日常生活中，人们往往患有这样或那样的"炎症"疾病，以"炎"名病者，在西医领域甚为广泛，常见的有慢性乙型肝炎、支气管炎、慢性胃炎、肾小球肾炎、膝骨关节炎、男性前列腺炎、女性乳腺炎等。亦有不少病症，虽未名"炎"，但随着研究的深入，已经发现其病理本质是炎症或与炎症密切相关，诸如此类西医之炎症疾病，中医学对此有何等之识？中医学如何进行辨证论治？是为斯作的驱动之机。

现代医学炎症是指组织细胞发生形态结构不同程度的损伤、充血、肿胀、渗出、变性、血管破坏坏死或增生栓塞、局部缺血、缺氧伴有代谢功能改变、循环障碍、血流变异等过程。炎症包含着一切机体所反应的炎性病理变化，包括急性和慢性、感染性和非感染性。炎症的本质是致炎因子对机体的损伤与机体抗损伤反应的矛盾斗争过程。一般情况下，炎症反应可以激活人体免疫系统，提高人体对炎症的抗损伤能力，是人体的自动防御反应，而当炎症反应过重，西医治疗炎症最主要是采用抗生素、糖皮质激素、血液透析、改善局部缺血缺氧及代谢等对症支持治疗。

中医并没有炎症一说，只提及炎烁。《素问·五行大论》云"其变炎烁"。中药对炎症疾病的作用，一方面表现在很多中药现代药理研究发现本身成分或煎剂确实有抗病毒、抗菌或调节免疫、抗炎、抗过敏等效应；另一方面就是按照中医理论，改变机体内环境，改善体质，从而发挥抗炎效应。急性炎症的病理改变为充血、渗出和水肿；慢性炎症的病理改变是增生、变性和坏死。结合中医"取类比象""推演络绎"的思维，概括急性炎症的核心病机为邪气内聚，多为热毒、寒毒；慢性炎症的核心病机为癥瘕积聚，多为血瘀、痰凝。

中医对炎症的辨证论治有一定的内在规律。炎症初期的全身反应多辨证为表证。引起炎症的原因包括生物性因子如细菌、病毒、立克次体、寄生虫等，以及物理性因子、化学性因子和变应原引起的变态反应。其中生物性因子和变态反应是最常见的炎症原因，它们引起炎症的机制虽有所不同，但其病理变化基本包括局部病理变化和全身反应两个病理过程。许多常见病在急性炎症初期往往表现为表证。表证是外感疾病初期的一种病理表现，其根本原因是引起发热的化学物质如细菌内毒素、流行性感冒病毒等作用于人体，机体调动其防御力量与之抗争的结果。根据炎症持续时间的长短，大致分为超急性炎症、急性炎症、慢性炎症、亚急性炎症四种。急性炎症在病变过程中以发热为主要表现，但由于致炎因子不同，以及侵袭的脏腑、组织不同，故有毒热、湿热、痰热、瘀热之不同，治疗上除清热外要配以解毒、化痰、祛湿及化瘀等法。慢性炎症指炎症经过时间很长，可由急性炎症转变而来，一般病势较缓，临床症状不很明显。中医理论认为"久病必虚"，此时患者多伴有正气不足，临床特征为"正虚邪衰"。由于患者体质差异及病邪特点，临床表现常有虚热、虚寒、寒湿与瘀结之不同。一般认为，炎症过程，即正邪斗争过程。中医辨证治疗的根本目的就是扶助正气和祛除邪气。在超急性炎症、急性炎症中多表现实证，治疗以祛邪为主；在慢性炎症中多表现虚证，治疗以扶正为主；在亚急性炎症、慢性炎症急性发作时多表现虚实夹杂，治疗当虚实并治。

西医的"炎症"不能完全等同于中医的"热证"。西医的"炎症"是指机体在致病因子如物理性因子、化学性因子、生物性因子、坏死组织、变态反应或异常免疫反应等外源性和内源性损伤因子，引起机体细胞和组织各种各样的损失变化，与此同时，机体的局部和全身也发生一系列复杂的反应，以局限和消灭损伤因子，消除和吸收坏死组织和细胞，并通过实质和间质细胞的再生修复，这种机体的损失和对损失的复杂反应而构成的变质、渗出、增生三个过程的现象。中医的"热证"是指机体感受热邪或外感寒邪化热，或内有郁积化热而致的绝对或相对的阳盛阴虚，表现为机体的功能和代谢活动亢进，脏腑组织器官反应性增强，或热量过剩，耗伤阴液，人体阴阳失去绝对或相对平衡的证候。"炎症"的"炎"与"热证"的"热"两字其字义虽基本相似或相同，但用在中西医学的"炎证"与"热证"中其含义却有差异。在西医称为"炎症"的疾病中，在中医辨证则有不属于"热证"者，它们没有机体功能和代谢活动亢进及脏腑组织器官反应性增强的特性和征象，有的反而有功能衰减、脏腑组织器官反应性减弱所表现的证候。

低度炎症（LGI）又称亚临床炎症或低度慢性炎症，属于西医病理学范畴，是一种非特异性、慢性、持续低度的炎症病理状态。低度炎症是指在感染性和自身免疫性炎症水平以下的炎症，无红、肿、热、痛等局部和全身症状，表现为炎症指标滴度轻中度的升高，呈现易被忽视的亚临床病理状态。常见于肥胖、糖尿病、脂肪肝、高脂血症及高血压等代谢性疾病，动脉粥样硬化性疾病如冠心病、脑梗死，恶性肿瘤及多囊卵巢综合征等疾病之后。

低度炎症的主要表现为各种炎症指标的滴度较正常升高，这些炎症指标包括免疫炎症反应细胞、急性反应蛋白、细胞因子、凝血因子、脂肪因子，其他如唾液酸、丙种球蛋白、内皮黏附分子。研究表明，低度炎症相关性疾病的发生、发展及预后和低度炎症密切关联。低度炎症涉及的相关性疾病较多，"异病同治"是中医特色，中医学认为低度炎症性疾病的中医病机为虚实夹杂，本虚标实，虚主要责之于气虚，实主要责之于气滞、热毒、痰饮和瘀血。气虚、气滞是发生低度炎症的重要条件；痰饮、瘀血是低度炎症的主要病理产物，也是导致低度炎症持续存在、缓慢进展的致病因素，痰瘀互结是低度炎症的基本病理特征，热毒是低度炎症发展的重要因素。

中医学的特色和优势在于辨证论治。辨证即辨病因、病位、病性、病势，而论治则是在辨别证候的基础上因证立法、随法选方、据方施治。辨证与论治是疾病诊疗过程中不可分割的两部分，辨证是论治的前提和依据，而论治则是辨证的延续，也是对辨证正确与否的检验。炎症性病症甚广，涉及诸多系统，然而目下鲜见有对此类疾病中医辨治的系统总结，有鉴于是，吾汇集广泛的相关文献，结集为这本《中医抗炎妙不可言——名医解读炎症的中医辨治》。因而斯作从一定程度而言，实为热心研究"炎症"疾病与中医辨治之专家、学者集体的结晶，本人仅就此做了梳理、归纳而已。

本书分为上、下两篇。上篇为"炎症"的中医解读，可视为"总论"；下篇为"炎症"疾病的中医辨治，着墨颇多，为全书之重，涉及临床诸多炎症性病症，故可视为"各论"。本书既有理论解读，又有辨治的方药经验，亦有相关现代研究的新颖见解，昭显着理论与实践的统一性。

瞿岳云

于湖南中医药大学

目　　录

上篇　炎症中医解读

1　炎症的中医治疗思路

　　现代医学炎症是指组织细胞发生形态结构不同程度的损伤、充血、肿胀、渗出、变性、血管破坏坏死或增生栓塞、局部缺血、缺氧伴有代谢功能改变、循环障碍、血液变异等过程。炎症的本质是致炎因子对机体的损伤与机体抗损伤反应的矛盾斗争过程。一般情况下，炎症反应可以激活人体免疫系统，提高人体对炎症的抗损伤能力，是人体的自动防御反应，而当炎症反应过重，西医治疗炎症最主要是采用抗生素、糖皮质激素、血液透析、改善局部缺血缺氧及代谢等对症治疗。此中的损伤与抗损伤的矛盾，可归结于"阴阳"这一矛盾体。阴阳学说是在气一元论的基础上建立起来的中国古代的朴素的对立统一理论，属于中国古代唯物论和辩证法范畴，阴阳学说认为世界是物质性的整体，宇宙间一切事物不仅其内部存在着阴阳对立统一，而且其发生、发展和变化都是阴阳二气对立统一的结果。学者韩金祥教授在中医理论与量子理论的相关性方面做了许多研究，认为量子理论揭示了微观物质世界的基本规律，阴阳学说与量子理论的互补原理在本质上具有可通性。在阴阳学说的指导下，采用中医疗法治疗炎症具有可通性。

中医治疗炎症的理论基础

　　1. 先进的中医阴阳理论：中医阴阳理论涉及道、运气、藏象、经络、标本、气味、病能、脉色、辨证、论治等方面，中医理论的先行性体现在中医整体观的先进性和中医辨证论治的先进性上，两者的关系密不可分，体现在核心观点、思维方式、临床法则中。中医理论中的"取类比象""推络演绎"的思维与全息医学理论对疾患局部与整体、体内与体外的辨证论治，对微观的、具体的病理生理改变进行分析、推论，从而得出新的证候有异曲同工之妙。现代中医治疗面临"无证可辨"或"无症可辨"的尴尬，随着现代医学的发展，很多患者毫无症状，而理化实验室检查出现异常，该如何辨证？陈绍宏教授根据其数十年临床实践，提出"病症结合""西理中用……西技中用"，运用理化实验室检查及影像学检查作为四诊的延伸，把现代医学中的病理学、病理生理学改变作为中医学的症状，并运用"取类比象""推络演绎"得出新的证候，运用传统的中医理论，通过对疾病长期的观察和分析，总结出核心病机，制定相应的治疗原则，这样可以使中医传统的望诊（神、色、形、态、望舌等），闻诊（语言、咳嗽、喘息、呕吐、呃逆、肠鸣、呻吟等）得到延伸，可以更全面了解病情，识别真伪，探求本原。

　　2. 中医理论对炎症的认识：炎症的本质是致炎因子对机体的损伤与机体抗损伤反应的矛盾斗争过程。急性炎症的病理改变为充血、渗出和水肿；慢性炎症的病理改变是增生、变性和坏死。结合中医"取类比象""推演络绎"的思维，概括急性炎症的核心病机为邪气内聚，多为热毒、寒毒；慢性炎症的核心病机为癥瘕积聚，多为血瘀、痰凝。所以制定出相应治疗法则，急性炎症的治疗法则：导邪外出，邪有出路，清解毒邪；慢性炎症的治疗法则：扶正祛邪，软坚散结，活血化瘀。

中医治疗内科常见炎症的诊疗思路

　　1. 急性炎症的诊疗思路：

　　（1）急性肠道感染的诊疗思路：急性胆管炎是指由细菌感染引起的胆道系统的急性炎症，常伴有胆道梗阻，临床常以腹痛、发热、寒战、黄疸，尚可有感染性休克和神经精神异常的症状。西医一般以胃肠解压、解痉、镇痛、利胆，纠正休克，抗感染、手术切开引流等对症治疗。本病发展迅速，治疗不及时或不当，极易引发全身炎症反应，死亡率增高，西医治疗常不满意。陈绍宏教授通过大量的临床实践，现代医家的观点为：热毒蕴结，治疗以清热解毒为主，以葛根芩连汤、白头翁汤为主方的基础上，将此病归结于"湿温病""瘟疫"范畴，认为"无论邪气在气血或是在胃肠，皆需导邪外出，或促进瘟毒内消是急性期关键"。治法当为清热解毒，气血两清，方选清瘟败毒饮加减，此方出自清代著名温病学家余师愚所著《疫疹一得》，云："公之于人，使天下有病斯疫者，起死回生……因运气而悟疫症，乃胃受外来之淫热，非石膏不足以取效耳！且医者意也。"十二经的气血皆源于胃，所以胃热清则十二经之火自消，方中石膏配知母、甘草为白虎汤，以清实热以保真阴，再加黄芩、黄连、栀子，即黄连解毒汤化裁，通泄三焦之热，可清泄气分上下之火邪。犀角、生地黄、赤芍、牡丹皮，即为犀角地黄汤，专于凉血解毒，以清血分之热。再加大黄、芒硝亦有凉膈散之意，泻火通便，导邪外出。邪出则正气得以复，余邪随之自解矣。而且在临床中，冷建春将38例脓毒症患者随机分为西医常规治疗加清瘟败毒饮组（治疗组）18例与西医常规治疗组（对照组）20例，结果显示清瘟败毒饮有抑制早期脓毒症患者过度免疫应答、减少过度免疫应答对机体自身的损害方面的作用。

（2）急性胰腺炎的诊疗思路：急性胰腺炎是多种病因导致胰酶在胰腺内被激活后引起胰腺组织自身消化、水肿、出血甚至坏死的炎症反应。临床以急性上腹痛、恶心、呕吐、发热、黄疸、脱水，常并发胰腺脓肿、胰腺假性囊肿以及全身并发症为主要临床表现。西医治疗以防治休克，改善微循环、解痉、止痛，抑制胰酶分泌，抗感染，营养支持，纠正水、电解质及酸碱紊乱，加强重症监护的一些措施等为主。本病在中医学"脾心痛""厥心痛""胃心痛""腹痛"均有记载，《灵枢·厥病》云"厥心痛，痛如以锥针刺其心，心痛甚者，脾心痛也"；《杂病源流犀烛·心病源流》云"腹胀胸满，胃脘当心痛，上肢两胁，咽膈不通，胃心痛也"。现代医家多认为本病临床上为阳明腑实，治以通腑泻下，方选大黄芒硝汤、大柴胡汤为主。陈绍宏教授根据大量的临床实践，结合患者大热、腹痛、便闭、膨胀等表现，得知本病核心病机为邪热湿浊内蕴，阻滞中焦气机，气滞不能下导大肠，病邪反逆于胰，然则"六腑以通为用"，故只要能快速通肠导滞，导邪外出，便能起到釜底抽薪之效。临床中患者以心下坚满，按之如石，硬而满为主要表现，当以阳明腑实、水热结胸证为主，方选大陷胸汤，方中甘遂功逐水饮，泄热破结；大黄、芒硝荡涤肠胃、泻结泄热，润燥软坚。在临床试验中发现，大陷胸组患者胃肠功能恢复时间和血、尿淀粉酶及白细胞恢复时间和平均住院日较对照组减少，大陷胸汤能很好促进胸腔、腹腔积液的消散，同时对急性胰腺炎的效果更好。

（3）急性乳腺炎的诊疗思路：急性乳腺炎是乳腺的急性化脓性感染，是乳腺管内和周围结缔组织炎症，临床以乳房胀肿、疼痛、结块，皮肤不红或微红，乳汁分泌不畅，甚至寒战、高热、头痛、无力等全身中毒症状。西医治疗是以抗感染、局部治疗及手术切开引流等对症治疗。由于抗生素的广泛使用，细菌耐药现象越来越严重，使得本病迁延不愈，而手术治疗对患者的身体及身心都将造成不可逆的后果。而中医治疗本病却屡见奇效，本病当属中医的"乳痈"范畴，《诸病源候论·炉乳候》云："此由新产后，儿未能饮之，及饮不泄，或断儿乳，捻其乳汁不尽，皆令乳汁蓄积，与气血相搏，即壮热大渴引饮，牢强掣痛，手不得近也。"乳痈来势急，如治疗不及时，极易化脓，当以消为贵，以通为主，治则当为清热解毒、通络散结、调达气血，方选仙方活命饮合透脓散加减，方中金银花清热解毒，消痈散结；防风、白芷祛风除湿，排脓消肿；当归尾、赤芍、乳香、没药活血散瘀、消肿止痛；穿山甲、皂角刺溃脓消肿；黄芪益气托毒外出。在临床中，盛全成指出仙方活命饮对急性乳腺炎治疗有显著疗效。

2. 慢性炎症的诊疗思路：

（1）脊髓炎的诊治思路：脊髓炎是指由生物原性感染所致的脊髓灰质和/或白质的炎性病变，临床以双下肢麻木、无力，病变相应部位背痛，束带感，或见排尿困难，甚至四肢瘫痪、吞咽困难、言语不清、呼吸困难，甚至呼吸肌麻痹而死亡。西医治疗以激素、营养支持、血浆置换等对症治疗，临床上治疗周期长、停药后复发、药物并发多、患者经济费用大。临床症状中出现迟缓性瘫痪则可归属"痿证"，出现痉挛性瘫痪则可归属于"拘挛"。陈绍宏教授认为脊髓的炎症是病情加重的关键，结合中医理论将其视为"髓阴疽",认为促进病变部位炎症的消退、加速坏死组织消散、吸收是治疗本病的关键所在，故以外科病名论述本病。治疗法则温阳益气、活血通络、脱毒内消，方药阳和汤合透脓散加马钱子。方中重用熟地黄，配以血肉有情之鹿角胶，补肾助阳，益精养血；生黄芪益气托毒，鼓动血行；麻黄，宣通经络，引阳气由里达表，通行周身；当归、川芎活血和营，穿山甲、皂角刺通经活血；方中加用马钱子通络止痛，消肿散结。早有文献报道，马钱子在治疗急性脊髓炎是有效安全的。

（2）肺间质性纤维化的诊疗思路：肺间质性纤维化是一组以肺间质弥漫性渗出、浸润和纤维化为主要病变的疾病。临床表现呈进行性加重的呼吸困难、喘息、气短及低氧血症，刺激性干咳，最终因引起心肺衰竭导致死亡。治疗上常予以糖皮质激素、细胞毒物药物、抗凝、抗纤维化以及肺移植等，但目前西医治疗均没有特效药物，患者死亡率高。肺间质纤维化在中医传统文献中并没有与之相对应的名称，其病名尚在探讨中。肺间质纤维化临床上主要以气短、动喘、咳嗽、呼吸困难等为主要表现。本病根据其临床表现，将其归于中医学中"咳嗽""喘证""肺痿""肺痹"等范畴。《金匮要略·肺痿肺痈咳嗽上气病脉证治》云："寸口脉数，其人咳，口中反有浊唾涎沫者……为肺痿之病。"肺间质性纤维化的发病以正虚为本，痰浊瘀血为标，痰瘀胶结，易成窠囊，《丹溪心法》云："痰夹瘀血，遂成窠囊，肺胀而咳，或左或右，不得眠，此痰夹瘀血，碍气成病。"故治疗上在扶正的同时，以豁痰破瘀，标本同治。核心病机概括为气虚血瘀，痰瘀互结治法当为益气宣肺豁痰逐瘀，方选三拗汤合香砂六君子合瓜蒌薤白半夏汤加丹参、地龙、三棱、莪术等。方中麻黄、杏仁宣肺止咳；人参、白术、茯苓、木香、陈皮，法半夏益气健脾祛痰；瓜蒌、薤白祛痰宽胸、通阳散结；丹参、地龙、三棱、莪术活血破血、化瘀散结。现代药理学研究证实，方药中的杏仁、瓜蒌、法半夏具有良好的祛痰止咳功效，麻黄具有舒张支气管平滑肌作用。张晓云教授认为本病是因元气亏虚行血无力，最终导致气虚血瘀，治疗上重补大气，同时活血化瘀以通肺络，使益气活血通络贯穿治疗始终。

（3）慢性咳嗽-鼻后滴流综合征的治疗思路：慢性咳嗽-鼻后滴流综合征又称上气道咳嗽综合征，是慢性咳嗽的最常见病因，是指鼻部疾病引起鼻部分泌物过多，倒流鼻后和咽喉等部位，直接或间接刺激咳嗽感受器，导致以咳嗽为主要临床表现的疾病。西医对本病治疗时间长，停药后咳嗽易复发。本病在中医学中"咳嗽""干咳""鼻窒"均有记载，《素问·宣明五气论》云："五气所病……肺为咳。"《素问·咳论》云："五脏六腑，皆令人咳，非独肺也。"《景岳全书·杂证谟·咳嗽》云："咳嗽之要，止惟二证。何为二证，一曰外感，一曰内伤，而已尽之矣。"本病虽有鼻源性、咽源性之分，却都有风痰留恋，肺鼻不利的共同病机，而导致化热、瘀阻、津伤化燥的演变，治法当为祛风化痰、肺鼻同治，方选川芎茶调散合苍耳子散。本方中川芎、荆芥、白芷、羌活、细辛体现分经论治，祛各经之风邪，细辛、辛夷、苍耳子为通鼻窍之要药，体现肺鼻同治，导邪外出。卢云指出川芎茶调散合苍耳子散治疗鼻后滴流综合征有效率为 91.25%，停药后 14 日随访复发率为 13.7%。

2　炎症的中医辨证论治

　　炎症是现代医学中一种常见的病理过程，中医对炎症的辨证论治有一定的内在规律，学者吴翠珍等就炎症的病因、病理、临床表现与中医理法方药的关系进行了探讨，以期在理论和临床上对中西医结合研究有所裨益。

炎症初期的全身反应多辨证为表证

　　引起炎症的原因包括生物性因子如细菌、病毒、立克次体、寄生虫等及物理性因子、化学性因子和变态原引起的变态反应。其中生物性因子和变态反应是最常见的炎症原因，它们引起炎症的机制虽有所不同，但其病理变化基本包括局部病理变化和全身反应两个病理过程。许多常见病如疖、阑尾炎、肺炎、肾炎、肝炎及外伤感染等，在急性炎症初期往往表现不同程度的发热恶寒、乏力、全身酸痛不适、纳差、无汗或自汗等，这些中医辨证为表证。如果表现恶寒重、无汗、脉浮紧、头身疼痛为风寒表证，治则疏风散寒解表，代表方为麻黄汤、荆防败毒散之类。如果表现发热、自汗出，脉浮数或伴咽痛、目赤等为风热表证，治则疏风清热解毒，代表方桑菊饮、银翘散等。一般感染性疾患，尤其病毒、细菌、立克次体等生物致病因子侵入人体发病早期均有表证。表证是外感疾病初期的一种病理表现，其根本原因是引起发热的化学物质如细菌内毒素、流感病毒等作用于人体，机体调动其防御力量与之抗争的结果。至于为什么有的患者表现风寒表证，有的表现风热表证，这可能与感邪轻重、邪气种类及机体本身体质有关。

急性炎症多表现毒热、湿热、痰热或瘀热

　　根据炎症持续时间的长短，大致分为超急性炎症、急性炎症、慢性炎症、亚急性炎症四种。超急性炎症呈暴发经过，炎症反应急剧，整个病程数小时至数天，短期内引起组织、器官的严重损害，甚至导致机体死亡。这种炎症常见于肝、肾、心、脑等实质性器官，如急性重型肝炎、乙型脑炎、中毒性菌痢等，其起病急骤，表现高热、恶心、呕吐、惊厥或昏迷等，中医多辨证为热毒炽盛、疫毒感染，治以清热解毒为主，方用犀角散、清瘟败毒饮、大承气汤、白头翁汤等。

　　某些炎症经过从几天到一个月，发病时间短，称为急性炎症。其症状明显，局部病变常以变质、渗出过程为主。以变质为主者常表现毒热，如病毒性心肌炎、急性肾小球肾炎等。以渗出为主者包括浆液性、纤维素性、化脓性、出血性四种，中医辨证多为湿热、痰热或瘀热。急性肠炎、细菌性痢疾，患者表现发热、腹痛、大便次数增多、黏滞难下、里急后重，或便脓血、舌苔厚腻、脉滑数，辨证为大肠湿热，治则清利肠中湿热，代表方芍药汤、葛根芩连汤等。急性黄疸性肝炎、急性胆囊炎患者发热、胁痛、黄疸、舌苔厚腻、脉数，辨证为肝胆湿热，治则清利肝胆，代表方茵陈蒿汤、龙胆泻肝汤、大柴胡汤等。急性肾盂肾炎、膀胱炎，表现尿频、尿急、尿痛、小便黄赤、发热、脉数等，辨证为湿热下注，治则清利下焦湿热，方用八正散、导赤散。风湿、类风湿关节炎急性发作期，关节局部红、肿、热、痛、活动受限，辨证为风湿热痹，治则疏风清热除湿，方用宣痹汤、三妙散、白虎加苍术汤等。其他如湿疹、水痘、带状疱疹在急性炎症期均表现出湿热现象，治疗均以清热利湿为主。此类患者，湿热不扬，虽发热而热度不高，治疗在清热同时一定要注意祛湿。

急性肺炎、急性支气管炎、早期肺脓肿表现为发热、咳嗽、胸痛、吐黄痰或脓血痰，脉滑数、苔黄厚，辨证为痰热壅肺，治则清热化痰为主，方用桑白皮汤、清金化痰汤等。

在炎症过程中局部组织可发生一系列血管反应，某些疾病如斑疹伤寒、猩红热、流行性出血热等，病原体直接或间接作用于血管壁引起血管壁破坏而出血发生斑疹，中医辨证为热入营血、灼伤血络之瘀热证，治则清热凉血化瘀，方用化斑汤、犀角地黄汤、升麻鳖甲汤等。

急性炎症在病变过程中以发热为主要表现，但由于致炎因子不同，以及侵袭的脏腑、组织不同，故有毒热、湿热、痰热、瘀热之不同，治疗上除清热外要配以解毒、化痰、祛湿及化瘀等。另外根据脏腑的生理特性要配以调理脏腑功能的药物，如肺主气司呼吸，主宣发肃降，痰热壅肺时除用黄芩、重楼、鱼腥草、瓜蒌等清热化痰外，要配伍桔梗、杏仁、苏子等宣降肺气。六腑以通为用，肠道湿热时除用黄连、黄芩、秦皮、白头翁等清热燥湿外再要配以大黄、枳实等药通腑泻下。

慢性炎症多表现虚热、虚寒、寒湿或瘀结

慢性炎症指炎症经过时间很长，从几个月到几年，可由急性炎症转变而来。一般病势较缓，临床症状不明显。中医理论认为"久病必虚"，此时患者多伴有正气不足，临床特征为"正虚邪衰"。由于患者体质差异及病邪特点，临床表现常有虚热、虚寒、寒湿与瘀结之不同。

结核病是一种慢性传染病，多在人体抵抗力低弱情况下感染结核分枝杆菌而发病。临床表现长期低热、五心烦热、盗汗、乏力倦怠、咳嗽、脉细数、舌红少苔等，中医辨证为阴气虚而发热，治疗首先要益气养阴、佐以抗痨杀虫，代表方百合固金汤、月华丸等。

在慢性炎症过程中正气虚而恶寒者为虚寒，如慢性肠炎，腹痛腹胀、肠鸣腹泻，为间歇性，遇寒加重，辨证为脾胃虚寒，治则温中散寒，代表方附子理中汤，大建中汤、小建中汤等。

某些慢性炎症，以渗出病变为主，可表现寒湿证，如风湿性关节炎，关节腔有积液，患者关节肿胀疼痛、发凉怕冷、阴雨天加重，辨证为寒湿痹证，治则温阳散寒除湿，方用薏苡仁汤、蠲痹汤等。一般渗出液弥漫在组织中，中医常称为湿病或湿痹；渗出液积聚在身体某一部位，称为饮病，如悬饮、支饮等；渗出液积聚引起明显浮肿者称为水肿病或水气病。病名虽不同，但病机均为阳虚湿停，治疗当温阳散寒、健脾益气，同时必须配合利尿除湿药物，标本并治。

增生也是炎症反应的一种基本病理变化，是在致炎因子、组织崩解产物或某些理化因子刺激下，病灶内巨噬细胞、内皮细胞、纤维母细胞及周围上皮细胞和实质细胞增生。在炎症早期增生反应不明显，但在炎症后期及慢性炎症过程中，增生现象可比较突出，如慢性肝炎引起肝硬化、慢性肾炎引起肾小球纤维化、慢性肠炎（克罗恩病）引起腹部肿块。中医辨证为痰瘀内阻，治则以活血化瘀、行气化痰为主，代表方有少腹逐瘀汤、膈下逐瘀汤、大黄䗪虫丸等。

慢性炎症在正气大亏时，病原体繁殖和活动可转化为急性炎症，在病理和临床表现上多表现虚实夹杂或寒热错杂，如慢性支气管炎、肺气肿患者，平素表现肺、脾、肾虚，一旦劳累或感冒，急性炎症发作，咳喘加重，咳吐黄稠痰，胸满憋气，动则加剧，苔黄脉数。此时要虚实并治，既要清热化痰，又要补益肺气，方用桑白皮汤合生脉散。再如慢性胃炎患者，平素胃脘部隐痛、喜暖恶寒，在感受外邪或情志刺激后病情加重，胃脘部灼热疼痛、泛酸，甚则呕吐，舌苔厚腻，治疗当寒热并施，代表方半夏泻心汤。

一般认为，炎症过程即正邪斗争过程。中医辨证治疗的根本目的就是扶助正气和祛除邪气。在超急性炎症、急性炎症中多表现实证，治疗以祛邪为主；在慢性炎症中多表现虚证，治疗以扶正为主。在亚急性炎症、慢性炎症急性发作时多表现虚实夹杂，治疗当虚实并治。

3　西医炎症不等同中医热证

　　中西医"辨病"与"辨证"相结合中，西医的"炎症"在一定范围内包括了中医的"热证"，但根据中医学辨证论治的特点，就其病因、病机、证候、诊断、治法、方药等各方面的理论和临床应用来分析，学者傅英芝认为，西医的"炎症"不能完全等于中医的"热证"，即在西医"炎症"的范围内，除了有属于中医的"热证"以外，还有属于中医的其他许多证型。

举　例

　　西医的急性支气管炎，属于中医的咳嗽范畴。中医辨证认为其中风热犯肺、风燥（燥热）伤肺两型属于"热证"，而风寒袭肺则不属于"热证"，其病因、病机、症状为外感风寒之邪，风寒袭肺，肺气壅塞，不得宣通，故咳而声重气急；风寒上受，肺窍不利，则鼻塞流涕，咽喉作痒；寒邪郁肺，气不布津，凝聚为痰，故咯痰稀薄色白；风寒外束肌腠，故有头痛身楚，寒热无汗等表寒证；舌苔薄白，脉浮或浮紧，皆为风寒在表之征。治法以疏风散寒、宣肺止咳，方药以三拗汤、止嗽散等加减，不用也不能用寒凉清热之法及方药。西医的慢性支气管炎，中医辨证为痰湿蕴肺型者，其病因、病机、症状为脾湿生痰，上渍于肺，壅遏肺气，故咳嗽痰多，咳声重浊，痰黏腻或稠厚；脾运不健，故食甘甜肥腻之物反而助湿生痰，湿痰中阻，则胸闷脘痞，呕恶；脾气虚弱，故食少神倦，大便时溏；舌苔白腻，脉濡滑为痰湿内盛之征。治法为健脾燥湿，化痰止咳，方药以二陈汤、三子养亲汤等加减而不能用寒凉滋腻之方药。西医的慢性胃炎，可概括在中医的胃痛、胃脘痛的范畴，按中医辨证肝气犯胃、脾胃虚寒等型不属"热证"。如脾胃虚寒型为脾胃虚寒，病属正虚，故胃痛隐隐；寒得温而散，气得按而行，所以喜温喜按；脾胃虚中寒水不运化而上逆，故泛吐清水；脾胃虚则受纳运化失常，故食纳较差；胃虚得食则产热助正抗邪，所以进食痛止；脾主肌肉而健运四旁，中阳不振，则健运无权，肌肉经脉皆失其温阳，所以疲乏手足不温；脾虚生湿下渗肠间，故大便溏薄；舌淡、脉虚弱或迟缓，皆为中气不足之象。治用黄芪健中汤等加减以温中健脾。又如病毒性肝炎中，中医辨证为湿邪困脾型；慢性肾小球肾炎中，辨证为脾阳虚弱，水湿逗留、脾肾阳虚，水湿泛滥、脾肾两亏，气血不足、脾肾衰败，浊阴内盛等型；心肌炎中辨证为水气凌心型；妇科的盆腔炎中辨证为寒凝气滞型；骨伤科内化脓性骨髓炎中辨证为正气虚弱型等，在西医都称为"炎症"，而在中医辨证则不完全属于"热证"。这种"炎症"不完全等于"热证"的现象普遍存在于中、西医各学科中。

讨　论

　　西医的"炎症"是指机体在致病因子，如物理性因子、化学性因子、生物性因子、坏死组织、变态反应或异常免疫反应等外源性和内源性损伤因子，引起机体细胞和组织各种各样的损失变化，与此同时，机体的局部和全身也发生一系列复杂的反应，以局限和消灭损伤因子，消除和吸收坏死组织和细胞，并通过实质和间质细胞的再生修复，这种机体的损失和对损失的复杂反应而构成的变质、渗出、增生三个过程的现象。中医的"热证"是指机体感受热邪或外感寒邪化热，或内有郁积化热而致的绝对或相对的阳盛阴虚，表现为机体的功能和代谢活动亢进，脏腑组织器官反应性增强，或热量过剩，耗伤阴液，人体阴阳失去绝对或相对平衡的证候。"炎症"的"炎"与"热证"的"热"两字其字义虽基本相似或相同，但用在中西医学的"炎证"与"热证"中其含义却有差异。因为中医与西医在各自形成的过程中，其文化及历史背景不同，所以其认识及理论体系必然有所不同，在医学上对人体的生理、功能、病因、病机（病理）、证候、诊断、治法（治疗）、方药（药理）等各方面的认识、理解和临床应用上，虽在一定范围内有一致的看法及共同点，如中医学中的痈肿、疮疡、疔毒、痈、大部分伤寒表证、温病及内、妇、儿、骨伤等各科中辨证为"热证"的基本上都属于西医的"炎症"范围，但在各科中西医称为"炎症"的疾病中，如上述那样在中医辨证则有的不属于"热证"，它们没有机体功能和代谢活动亢进及脏腑组织器官反应性增强的特性和征象，有的反而有功能衰减，脏腑组织器官方应性减弱所表现的证候。从而也说明西医的"炎症"不相等同于中医的"热证"。如果不能认识和理解这一点，容易给临床工作中带来误导而致误诊、误治。

4　低度炎症的中医病因

　　低度炎症是近年国际医学多学科共同研究的热点，是心血管疾病和糖尿病领域的重要进展。目前认为对动脉粥样硬化形成起重要作用的不是高胆固醇血症，低度慢性炎症是动脉粥样硬化的关键特征，抗炎治疗具有抗动脉粥样硬化的作用。低度炎症反应在动脉粥样硬化及 2 型糖尿病的发生、发展中具有重要作用，动脉粥样硬化及 2 型糖尿病是炎症性疾病。而低度炎症的中医学病因有什么？学者张红敏等从内在基础和外在条件两方面做了探析。

痰湿体质是低度炎症发生的内在基础

　　无论是动脉粥样硬化、2 型糖尿病，还是肥胖，均表现出一定的遗传倾向，具有遗传易感性，为多基因遗传病。家族中有患这种疾病的人，其近亲的患病概率要增加几倍。这与中医的先天禀赋的理论相同。有学者认为，体质是由先天遗传和后天获得所形成的形态结构、功能活动方面固有的、相对稳定的个体特征性。体质因素决定着疾病的易感受性和疾病的证型，决定着证的转归和疾病的预后。《灵枢·寿夭刚柔》云"人之生也，有刚有柔，有弱有强，有短有长，有阴有阳"，《灵枢·五变》云"肉不坚，腠理疏，则善病风""五脏皆弱者，善病消瘅"，均说明了体质因素与先天禀赋有关以及对疾病的易感性不同。

　　王琦等将人的体质分为平和质、阴虚质、阳虚质、痰湿质、湿热质、气虚质、瘀血质 7 种类型，痰湿体质的诊断标准主要有肥胖丰腴，或素肥今瘦，肢体不爽或身重，性格急躁或偏静，似无特异；平素嗜酒茶，恣肥甘；脉濡或滑；苔黏腻或见灰黑。研究认为痰湿体质是肥胖人群的主要体质类型，肥胖痰湿之人患高脂血症、高血压、冠心病、卒中、糖尿病（这些疾病正是低度炎症状态）的机会均显著大于非痰湿体质者，研究还确立了肥胖痰湿体质的变异在一定范围内与冠心病的患病率呈直线正相关关系，并对 265 例冠心病的体质进行调研，结果具有痰湿体质者占 58.5%，体型肥胖者占 78.5%，提示肥胖痰湿体质者之所以易发冠心病是有其内在病理基础的。由此可见，大多具有肥胖或腹型肥胖体型，存在低度炎症的个体，非常符合中医痰湿体质的特点，是低度炎症发生的内在基础。

现代生活方式是低度炎症发生的外在条件

　　随着人类的疾病谱发生重大变化，即使是同一种疾病，也由于所处条件的不同而有着鲜明的时代特征。近年来随着生活的提高，人们的生方式发生了较大的变化，现代生活方式如进食高热量、高脂肪、高蛋白饮食，吸烟，体力活动不足，充满压力、紧张的快节奏的生活等属于现代医学所谓的环境因素，与低度炎症性疾病密切相关，和遗传因素共同作用而发病。因此动脉粥样硬化、2 型糖尿病我国发病率是城市高于农村，经济发达地区高于贫困地区。这些现代生活方式分别属于中医学过食肥甘，嗜烟，过度安逸，情志不畅的内伤病因学范畴，是低度炎症发生的外在条件。

　　1. 过食肥甘：近年来，在城市随着生活节奏的加快，人们开始大量进食高热量、高脂肪、高蛋白饮食。这些高热量、高脂肪、高蛋白饮食属于中医学的肥甘厚味，古人早就认识到过食肥甘厚味使人患病。《素问·生气通天论》云"味过于甘，心气喘满"，是对嗜食甘味导致冠心病的描述。《素问·生气通天论》又云"高粱之变，足生大丁"，《素问·通评虚实论》云"凡治消瘅仆击，偏枯痿厥，气满发逆，甘肥贵人，则高粱之疾也"，是对嗜食膏粱厚味引起各种疾病的详细记载，这种描述与现代医学认为大量进食高热量、高脂肪、高蛋白饮食，易患动脉粥样硬化、糖尿病以及由此引起的心脑血管疾病及糖尿病足非常相似。中医学认为肥能生热，甘能壅中，肥性滞，甘性缓，肥甘可致碍胃肠，影响脾胃升降，壅滞中焦，使中阳不运面生湿、生痰，形成痰湿，而痰湿是低度炎症发生的内在基础。此外，肥甘厚味太过，先伤脾胃，脾胃伤，后天乏源，易导致气虚，而气虚是低度炎症发生的重要条件。

2. 嗜烟：吸烟是动脉粥样硬化的传统危险因素。大量的研究显示，主动或被动吸烟可以引起胰岛素抵抗，导致动脉粥样硬化，对动脉损伤的影响是可以累积的并且不可逆转。许多模型显示，暴露在吸烟环境中，白细胞、血小板和单核细胞对内皮细胞的黏附及血小板的凝集会增加，吸烟还可以激活系统炎性免疫过程，可见吸烟与慢性炎症密切相关。吸烟作为病因，已有学者提出"烟酒病因说"，并做了详细论述。中医认为，烟草为辛温有毒之品。清代赵学敏《本草纲目拾遗》云："岂知毒草之气，熏灼脏腑，游行经络，能无壮火散气之虑乎？"又云："既能放热，亦必耗气。"可见，长期过量抽烟，易"熏灼脏腑""壮火散气""必耗气"，最终导致气虚，使低度炎症的发生具备了条件。这与现代医学认为，吸烟可导致血管内皮功能损害，而血管内皮功能失调是引起动脉粥样硬化的始动环节的理论比较一致。

3. 过度安逸：现代科技使人们从繁重的体力劳动中解放了出来，以车代步，以机械代替人手，但是随着现代文明给人们诸多好处的同时，体力活动不足也成为诸如代谢综合征的易患因素。体力活动过少可致热量消耗过少引起脂肪堆积。近年来的研究表明，脂肪组织已不仅是过剩能量的储存器官，更是一种高效的自分泌、旁分泌和内分泌器官，能产生多种脂肪细胞因子。其中许多参与炎症过程，如肿瘤坏死因子-α、白细胞介素等。中医学认为体力活动不足即过度安逸可导致疾病，是内伤病因之一。《素问·宣明五气》云"久卧伤气"，陆九芝专著《逸病解》指出"逸之病，脾病也"。王孟英亦云："盖太饱则脾阻，过逸则脾滞，脾气困滞而少健运，则饮停聚湿也。"说明过度安逸，养尊处优会伤气，使脾胃功能减弱，水谷精微化生乏力，还可使气血运行不畅。气虚是低度炎症发生的重要条件，气滞可致血瘀、痰凝，使低度炎症形成。

4. 情志不畅：性情急躁、进取心强、竞争性强、工作认真、不注意休息、强制自己为成就而奋斗的A型性格已明确为低度炎症性疾病的动脉粥样硬化的危险因素之一。其实在生活节奏日益加快，竞争压力无时不在，人际关系普遍紧张的现代社会，人们囿于周围的环境，不得不带有A型性格的某种特征，只不过A型性格更典型罢了。A型性格所具有的性格特征可以用中医学情志致病来解释。有人通过大样本流行病学调查证实，冠心病的个性特征为焦虑、时间紧迫感、敌意、指责别人等。敌意、指责别人会产生过怒的不良情绪，加之性情急躁，易伤肝；焦虑、进取心强、工作认真、强制自己为成就而奋斗必然使机体处丁过忧、过思的精神状态，忧愁思虑皆伤脾。此外，长期的情志过激，情志不畅可产生心的病变，因"心主血脉"继而导致血脉异常。如张景岳在《类经》中云："情志之伤，虽五脏各有所属，然求其所由，则无不从心而发。"肝失疏泄，脾失健运，血脉失去心神的主宰，必然影响精、气、血、津液的正常化生和运行，使痰饮、瘀血形成，低度炎症发生。

年老肾虚是低度炎症高发的自然趋势

年龄是动脉粥样硬化、2型糖尿病等炎症性疾病的主要因素之一。由于生活方式等原因，这些疾病近年虽然有年轻化趋势，但仍更多见于40岁以上的中老年人，49岁以上进展较快，女性患者在绝经之后大幅增多。1980年我国糖尿病协作组按当时我国的诊断标准对14省市30万人口进行了调查，发现患病率为0.67%，40岁以上人口患病率为2.53%，是平均患病率的近4倍。近年动脉粥样硬化、2型糖尿病等炎症性疾病发病率的增高除了生活方式的原因外，人类寿命延长以及伴随而来的人口老龄化也是一个不容忽视的因素。《灵枢·天年》云："三十岁，五藏大定，肌肉坚固，血脉盛满，故好步。四十岁，五藏六腑，十二经脉，皆大盛以平定，腠理始疏，荣华颓落，发颇斑白，平盛不摇，故好坐……六十岁，膝必气始衰，苦忧悲，血气懈惰，故好卧。"说明人体寿夭的根本因素，决定于五脏的坚与不坚。而在五脏中，肾的作用尤为关键。《素问·上古天真论》云："女子七岁，肾气盛，齿更发长。二七而天癸至，任脉通，太冲脉盛，月事以时，故有子……七七，任脉虚，太冲脉衰少，天癸竭，地道不通，故形坏而无子也……丈夫三八，肾气平均，筋骨劲强，故真牙生而长极……五八，肾气衰，发堕齿槁；六八，阳气衰竭于上，面焦，发鬓颁白。"说明肾中精气是机体生、长、壮、老、已的根本。肾为先天之本，五脏之根，年老肾虚，五脏六腑随之转衰，结果不仅气、血、津液产生减少，而且其正常代谢也会受到影响，痰饮、瘀血易于生成，使低度炎症高发。

5　低度炎症病理状态的中医病机

低度炎症（LGI）又称亚临床炎症或低度慢性炎症，属于西医病理学范畴，是一种非特异性、慢性、持续低度的炎症病理状态。低度炎症是指在感染性和自身免疫性炎症水平以下的炎症，无红、肿、热、痛等局部和全身症状，表现为炎症指标滴度轻中度的升高，呈现易被忽视的亚临床病理状态。常见于肥胖、糖尿病、脂肪肝、高脂血脂及高血压等代谢性疾病，动脉粥样硬化性疾病如冠心病、脑梗死、恶性肿瘤及多囊卵巢综合征等疾病。

低度炎症的主要表现为各种炎症指标的滴度较正常升高，这些炎症指标包括免疫炎症反应细胞，如白细胞；急性反应蛋白，如超敏C反应蛋白（hs-CRP）；细胞因子，如肿瘤坏因子-α（TNF-α）、白细胞介素（IL）系列、选择素E（sE）、血管内皮生长因子（VEGF）；凝血因子，如纤溶酶原激活物抑制物-1（PAI-1）、凝血因子；脂肪因子，如脂联素、抵抗素、瘦素；其他，如唾液酸、血清类黏蛋白、淀粉样物质、γ-球蛋白、内皮黏附分子。研究表明，低度炎症相关性疾病的发生、发展及预后和低度炎症密切关联。如低度炎症为老年高血压患者继发卒中临床事件的危险因素之一，hs-CRP为低度炎症的指标之一，与冠状动脉及脑动脉粥样硬化发生发展、高血压相关靶器官损害、2型糖尿病、代谢综合征及其他心血管事件风险增加关系密切。

低度炎症涉及的相关性疾病较多，目前尚无统一的治疗方法，"异病同治"是中医特色，关键是要对低度炎症这一病理状态的中医病机分析有一个准确的认识，就能充分发挥中医的"整体观"及"辨证论治"的特色来治疗这些疾病。学者冯桂贞等提出低度炎症性疾病的中医病机为虚实夹杂，本虚标实，虚主要责之于气虚，实主要责之于气滞、热毒、痰饮和瘀血。气虚、气滞是发生低度炎症的重要条件，痰饮、瘀血是低度炎症的主要病理产物，也是导致低度炎症持续存在、缓慢进展的致病因素，痰瘀互结是低度炎症的基本病理特征，热毒是低度炎症发展的重要因素。

气虚气滞是低度炎症发生的重要条件

低度炎症中炎症因子的产生与机体免疫系统密切相关，免疫系统担负着免疫监视与免疫自稳的功能，免疫系统激活贯穿炎症的过程。中医学认为气的主要功能之一是防御作用。《灵枢·口问》云："邪之所生，皆为不足。"说明气的防御作用减弱，即气虚可导致机体免疫功能紊乱，导致低度慢性炎症相关性疾病的发生。因此，气虚导致了炎症的发生，又由于气虚无力驱邪外出，导致了低度的慢性炎症状态。气虚可导致血流不畅，表现炎症过程中炎症细胞的聚集、黏附、血栓形成以及脂质在血管壁的沉积。黄芪是一味重要的补气药，采取补气法使用黄芪注射液可以治疗低度炎症性疾病如冠心病心绞痛，反证气虚是低度炎症发生的重要原因。张明学等使用益气活血中药复方（黄芪、党参、当归、赤芍等）对家兔主动脉粥样硬化模型的研究，证明益气活血中药复方能够明显降低动脉粥样硬化家兔血清CRP，抑制动脉粥样硬化炎症反应，有效降低动脉粥样硬化家兔血清TG、TC、LDL-C。张红敏等运用补气的参芪复方（人参、黄芪、山药、山茱萸、生地黄、天花粉、丹参、制大黄）可以显著降低自发性2型糖尿病大鼠（GK大鼠）和早期动脉粥样硬化形成模型血循环中CRP和TNF-α的血清含量，补气药通过抗炎机制，防治糖尿病性动脉粥样硬化发生，佐证了气虚是引起低度炎症反应的重要条件。

在慢性炎症中，活动性炎症、组织破坏和修复反应大多同时出现。活动性炎症表现为血管改变、炎症水肿和中性粒细胞浸润等。慢性低度炎症的组织破坏主要有炎症细胞引起，组织破坏的同时修复反应也相伴进行，而慢性炎症的组织修复往往有较明显的纤维结缔组织、血管以及上皮细胞、腺体和实质细胞引起的增生。血管反应是炎症的中心环节，血管壁持续反复的破坏和修复，必定造成血流不畅。中医认为气具有推动血液运行的作用，所谓气为血之帅，气行则血行，反过来血液运行不畅也必然造成气行不舒，即气滞，气滞容易导致痰凝血瘀，因此朱丹等人使用理气化痰祛瘀法，采用郁金、香橼、泽泻、浙贝母、桃仁、生山楂等中药复方干预高脂饮食诱导的非酒精性脂肪性肝炎（NASH）大鼠肿瘤坏死因子-α（TNF-α）、白细胞介素-6（IL-6）、瘦素及其肝组织 mRNA 水平的影响，结果表明中药治疗组大鼠肝组织 TNF-α、IL-6、leptin mRNA 的表达较模型大鼠显著减弱，血清 TNF-α、IL 6、leptin 水平显著下降，同时肝组织炎症活动程度也显著减轻，表明理气化痰祛瘀中药可减少 TNF-α、IL-6、leptin 的分泌，从而起到减少炎性细胞浸润的作用，反证了气滞在低度炎症发病中的重要作用。

痰饮瘀血是低度炎症缠绵难愈的致病原因

痰饮和瘀血不但是低度炎症的主要病理产物，同时也是低度炎症持续存在、长期不愈的致病因素。痰饮是人体津液代谢障碍的产物，湿聚为水，积水成饮，饮凝成痰，痰饮致病具有湿邪致病之重浊黏滞的特征，造成病势缠绵，病程较长，其病多反复发作而缠绵难愈，这正符合低度炎症相关性疾病的临床特征，病情呈慢性、持续性而迁延反复的特点。久病多瘀，痰可致瘀，正如张山雷所说"痰涎积于经隧则络中之血必滞"。因瘀致痰，唐容川在《血证论》指出"血积既久，亦能化为痰水"。说明血瘀阻络，气化不行，留滞可为痰饮。痰来自津，瘀本于血，生理上"津血同源"，故有"痰瘀同源"之说。两者可相互转化，互为因果，痰可致瘀，瘀可致痰，形成痰瘀交结，纠缠不清，致"痰瘀同病"，正如朱丹溪云："痰挟瘀血，遂成窠囊。"所以痰瘀互结是低度炎症的基本病理特征。李学军等观察了化痰方（陈皮、法半夏、茯苓、白僵蚕等）和化痰活血方（陈皮、法半夏、茯苓、白僵蚕、丹参、地龙等）对糖尿病大鼠在降血糖、调节血脂紊乱及抗炎等方面的作用，结果表明，两方均有降血糖的作用，也能改善血脂紊乱，但化痰活血方组对于改善糖尿病大鼠的低度炎症状态，即降低血清 CRP、TNF-α、PAI-1 及可溶性血管细胞黏附分子-1（SVCAM-1）水平作用更明显，佐证了痰饮、瘀血在低度炎症相关性疾病发病中，易致疾病呈缠绵难愈的过程。

热毒是低度炎症发展的重要因素

一般认为"毒邪"，是指对机体能够造成不良影响的物质，《金匮要略心典》云："毒，邪气蕴结不解之谓也。"就热毒而言，大致可分为外来热毒和内生热毒两大类，热毒导致低度炎症属于外来热毒，主要是通过感受六淫、温病、虫毒、药毒、食毒、酒毒等而致，如一些病毒感染可诱发恶性肿瘤，长期饮酒过量易诱发脂肪肝等低度炎症相关性疾病；热毒导致低度炎症属于内生热毒，主要是由于七情、饮食、劳逸、久病等引起脏腑功能失调，气血运行紊乱导致机体病理代谢产物如湿、痰、瘀、热不能及时排除，蕴积体内，进而相互搏结，郁而化热，以致邪气亢盛，败坏形体，如长期情绪郁闷、热量摄入过剩、缺乏适当的运动易导致高血压病、肥胖、脂肪肝、高脂血症、糖尿病、动脉粥样硬化及恶性肿瘤等低度炎症相关性疾病。舒士敏等通过检测复方双花颗粒治疗后冠心病患者血液中 C 反应蛋白（CRP）及白细胞计数（WBC）的变化来探讨清热解毒中药对冠心病的抗炎作用，研究发现，在冠心病治疗的基础用药基础上配合清热解毒中药复方双花颗粒（金银花、黄芩、知母、虎杖、葛根等）能更好地降低血液 CRP、WBC 水平，从而抑制冠心病慢性炎症发展，稳定粥样斑块，显著降低冠心病患者不良事件的发生率，反证了热毒是低度炎症发展的重要因素。

综上所述，低度炎症性疾病是一类慢性、全身性、进行性疾病，无红、肿、热、痛等局部和全身炎症症状，表现为炎症标志物水平轻中度的升高。中医病机特点是本虚标实，以气虚为本，气滞、热毒、痰瘀为标，气行则血行，气虚、气滞则血液运行迟缓形成血瘀；气能行津，气虚、气滞则津液输布、排泄障碍，停留于体内现在痰饮。瘀血与痰饮皆为阴邪，痰瘀互结可阻碍气机，妨碍血行及津液输布，影响气血津液的运行及脏腑经络的功能，并进一步加重气虚、气滞，而气虚、气滞的加重又可进一步导致痰饮、瘀血。如此反复，形成恶性循环，可以形成"邪气蕴结不解"之热毒，造成疾病长期存在，缠绵难愈，形成低度慢性炎症的重要病机。

6 痰瘀互结是低度炎症的基本病理

目前，低度炎症、低度慢性炎症及慢性亚临床炎症等名词频频出现，其实这些名词是同义词（以下均以低度炎症统称）。低度炎症的概念如何？与经典的炎症、慢性炎症概念有何区别呢？2003年出版《基础病理学》炎症的定义是：具有血管系统的活体组织对外源性和内源性的刺激物引起的细胞损伤以及因此而引起的机体细胞和组织的复杂反应。这之中强调了血管反应是炎症过程的中心环节。慢性炎症是指活动性炎症、组织损伤和修复过程同时存在，持续几周到几个月甚至几年，与急性炎症的显著区别是血管变化、水肿和大量的嗜中性粒细胞浸润。可发生在急性炎症之后，也可潜隐地逐渐发生，临床上开始并无急性炎症表现或反应轻微。低度炎症主要是指这种炎症呈慢性过程，临床上典型炎症红、肿、热、痛的表现，炎症指标的滴度较低（以往被认为属于正常范围），在引起的相应形态变化之前已经确实存在的，以前被忽视而以为是正常状态的亚临床病理状态。低度炎症是动脉粥样硬化（AS）发生、发展的关键原因，也是代谢综合征（2型糖尿病、肥胖、原发性高血压、血脂异常等）的主要发病因素，AS及2型糖尿病是炎症性疾病的观点基本被广泛认可。这些认识是近年来心血管领域的重大进展，目前认为，AS是一种炎症性疾病，对AS形成起重要作用的不是高胆固醇血症，抗炎治疗具有抗AS的作用。目前，抗炎治疗已成为治疗AS、糖尿病并发症的一种新手段。

低度炎症属于西医病理学范畴，是一种病理状态。那么，低度炎症的中医病理又如何呢？只有直面现代医学发展中出现的新观点，用中医学的思维来诠释它，才能更好地发挥中医药优势，使中医学历久弥新。学者张红敏等认为痰饮、瘀血是低度炎症的主要病理产物，痰瘀互结是低度炎症的基本病理特征。

痰饮、瘀血是低度炎症的主要病理产物

1. 从传统中医理论看：痰饮是人体水液代谢障碍所产生的病理变化和病理性产物。《锦囊秘录》云："津液受病，化为痰饮。"《类证治裁》亦云："痰饮皆津液所化，痰浊饮清。"水液代谢的过程，《素问·经脉别论》早有论述："饮入于胃，游溢精气，上输于脾，脾气散精，上归于肺，通调水道，下输膀胱，水精四布，五经并行。"说明水液的正常代谢有赖于脾、肺功能的正常，使水精四布，五经并行，最后下输膀胱而完成。这里的五经并行，不但指水精通灌于五脏经脉，而且指出了水液通过五经输送，最后下输膀胱。这样理解这段经文，与现代医学血液循环遍布全身，最后通过肾脏排出代谢产物及维持水液、电解质平衡的理论更加符合。如果五经并行出现问题，则水液输布受阻，就会出现痰饮之变。现代医学认为，炎症过程的中心环节是血管反应，大血管属于中医学经脉的范畴，低度的血管炎症正是经脉出现了病变，也就是五经并行出现病变，故痰饮必然停聚。

瘀血是体内血液停滞所形成的病理变化及其病理性产物。瘀血包括离经之血停积体内以及血运不畅而阻滞于脏腑经络的病理变化。不论何种致病因素，也不论哪一脏的功能失调，只要损害了脉管，只要影响了血液的运行，使血液运行不畅，或血溢脉外均可形成瘀血。低度炎症本身包含了血液固体成分在血管壁黏附形成附壁血栓以及血液有形成分向外渗出血管壁，因此，瘀血必然存在。

2. 从微观角度看：经典的"损伤反应"假说指出内皮细胞功能失调是AS的始动环节，也是低度炎症的始因。活化的内皮细胞不但表达多种炎症因子，其表面特征也发生了变化，使单核细胞黏附其上，并从内皮细胞间隙移入内膜下，成为巨噬细胞，通过清道夫受体吞噬修饰的或氧化的低密度脂蛋

白，转变为泡沫细胞。巨噬细胞可分泌多种生长因子刺激平滑肌细胞和成纤维细胞增生和游移，也刺激新的结缔组织形成。继而，不同生长因子相互作用形成纤维脂肪病变，再发展为纤维斑块。在血流动力学发生变化的情况下，内膜发生解剖损伤，内膜下组织暴露，血液中血小板得以黏附、聚集于内膜，形成附壁血栓。此外血小板可释放许多生长因子进一步促进平滑肌细胞增生，形成恶性循环，使病变不断向前发展。虽然低度炎症的确定是靠实验室检查，病理过程之初，从宏观角度可以说是无证可辨，但是从炎症的微观表现看仍属于痰饮、瘀血的范畴。

近年来关于痰的物质基础的研究较多，认识较统一并被广泛接受的痰的物质基础主要有：①血胆固醇、甘油三酯、低密度脂蛋白升高；②血糖升高是糖尿病痰证的本质；③免疫球蛋白 IgG、IgM，补体成分 C_3、C_4，总补体 CH_{50} 等明显升高，可能是一些免疫性疾病包括炎症的痰的物质基础；④自由基。从低度炎症过程中，可以看出低密度脂蛋白，导致低密度脂蛋白的被氧化、修饰的自由基，以及炎症过程中的多种免疫产物，脂质沉积及纤维脂肪病变正是痰浊病理的具体体现。

近几十年来，许多学者致力于中医证候与微观指标的研究，发现血瘀与现代医学所称的血栓形成、结缔组织增生、变性、凝血、纤溶系统紊乱以及免疫功能调节失常的病理变化密切相关。低度炎症过程中，血管中和血管外多种有形成分的聚集，如血小板黏附、聚集及血栓形成，单核细胞转化为泡沫细胞，继而在内皮下沉积，结缔组织形成，纤维斑块，平滑肌细胞增生及免疫功能调节失常等均是中医瘀血的具体表现。

3. 从临床表现看：及至低度炎症后期出现一系列临床表现，如浅表动脉（颞动脉、桡动脉、肱动脉等）增粗、迂曲、变硬；脑动脉粥样硬化出现眩晕、头痛、意识丧失、肢体瘫痪、口眼㖞斜等；冠状动脉粥样硬化出现心悸、胸闷、心前区疼痛等；四肢动脉粥样硬化出现下肢发凉、麻木、间歇性跛行等；肠系膜动脉粥样硬化出现腹痛等症状。这些临床症状，中医辨证恰属于痰饮、瘀血。痰之为病，变化多端，正如王隐君所论"痰之为物，随气升降，无处不到，为喘为嗽，为呕为泻，为眩晕心烦，为怔忡心悸，为寒热肿痛，为痞满隔塞……似祟非祟，皆属痰证"。有时虽无实质性的痰与饮可见，但也可以根据痰饮病理变化所引起的症状和体征确定。如痰饮在经络，表现为肢麻、半身不遂、口眼㖞斜；痰饮在心，表现有胸闷、心悸、神昏、癫狂。由此可见，低度炎症引起的器官受累临床表现，与中医关于无形之痰的论述非常相似。低度炎症引起的四肢动脉粥样硬化出现的下肢发凉、麻木；脑动脉粥样硬化出现的肢体瘫痪、口眼㖞斜，正是痰饮停聚经络的具体表现；冠状动脉粥样硬化出现心悸、胸闷及脑动脉粥样硬化出现眩晕、意识丧失正是痰饮在心的具体表现。

由于血液瘀滞，不通则痛，疼痛是瘀血的最主要的症状之一，其痛为针刺样，并有固定、长期、顽固等特点。唐容川《血证论》云："瘀血在脏腑经络之间，则周身作痛。""瘀血在中焦，则腹痛、胁痛。"低度炎症后期不论是脑动脉粥样硬化出现的头痛，四肢动脉粥样硬化出现的间歇性跛行，冠状动脉粥样硬化出现的心前区疼痛，还是肠系膜动脉粥样硬化出现的腹痛，都以疼痛为主要症状，正是瘀血的具体表现。瘀血的脉象有弦脉、涩脉和结脉，低度炎症后期浅表动脉增粗、迂曲、变硬正是中医典型弦脉的征象。此外，低度炎症潜隐发生，长期难愈，符合中医"久病必瘀"的理论。

王东生等运用大样本临床流行病学调查，观察中医的证型分布，结果发现痰凝心脉、痰瘀痹阻是冠心病的主要证型，认为痰凝、血瘀是冠心病的主要病理。冠心病是低度炎症性疾病动脉粥样硬化的心脏表现，以上也说明低度炎症的主要病理是痰饮、瘀血。

痰瘀互结是低度炎症的基本病理特征

首先，痰可致瘀。痰是津液代谢障碍的产物，痰致病具有湿邪致病之重浊黏滞的特性，造成病势缠绵，病程较长，其病多反复发作而缠绵难愈，久之则从瘀。再者，痰形成后，作为有形的病理产物，随气血运行，内而脏腑，外而经脉，由于痰浊的黏滞性质，必然影响气血的运行而成瘀。故张山雷云："痰涎积于经隧则络中之血必滞。"

对于因瘀致痰，古代医家论述较详。《景岳全书·痰饮》云"痰涎皆本气血，若化失其正，则脏腑病，津液败，而血气即成痰涎"；清代唐容川在《血证论》中亦云"血积既久，亦能化为痰水"。说明血瘀阻络，气化不行，留滞可为痰饮；其次，瘀血既成，阻滞气机，气结则痰生。

宋剑南等以高脂血症动物模型及高脂蛋白血清培养的内皮细胞为对象，比较了单纯活血化瘀药和健脾化痰药对脂质代谢及主要血瘀指标的影响，进行了痰瘀的相关性研究。结果发现，以总胆固醇、甘油三酯、低密度脂蛋白胆固醇升高为代表的痰浊可以通过其生成过氧化物与血浆血栓素、血液黏度、血管内皮通透性及内皮舒张因子—氧化氮等之间表现出显著的相关性。不同治法方药的反证进一步证明，治痰可以化瘀，痰瘀存在相互影响消长的关系。说明"痰瘀相关"，脂质过氧化作用可能是中医"痰瘀相关"的中心环节，内皮细胞损伤是由痰致瘀的主要病理特征。

现代对"痰证"和"血瘀证"转化的研究也证实了"痰瘀互结"，痰瘀难以截然分开。例如，血小板的相聚集是外源性诱导所造成的，这种早期阶段的血瘀，也是痰浊的开始形式；若气血鼓动有力，使相聚集的血小板开始解聚，则临时形成的"痰浊"又能逐步化除而变成功能正常的血液。"痰证"和"血瘀证"在特定条件下的互生互灭也为痰瘀同病、痰瘀互结提供了依据。冠心病是炎症性疾病，曹洪欣等观察了 209 例冠心病患者，发现痰瘀互结者 120 例，占 57.4%，指出痰瘀互结证是冠心病的常见证候。痰来自津，瘀本于血，生理上"津血同源"。病理上，痰和瘀虽不属同一物质，但均为阴精的病理产物，同为阴邪，故有"痰瘀同源"之称。两者可相互转化，互为因果，痰可致瘀，瘀可致痰，从而痰瘀交结，纠缠不清，致"痰瘀同病"。由于在病理上很难将痰瘀截然分开，所以说，痰瘀互结是低度炎症的基本病理特征。

7 中医湿证与微炎症状态的相关性

中医湿证是临床常见的中医证型，涉及多种健康状态（包括亚健康与慢性疾病）的诸多病理阶段，病理性质为趋下、重浊黏腻、易阻气机，且发病隐匿、病位广泛、易兼夹他证、病程迁延。"湿"可影响脏腑的运化转输，导致浊、饮、痰等病理产物的累积，进而引起与湿相关的局部或全身的疾病或症状。目前湿证客观化研究日渐丰富，对于提高辨证论治水平，进而提高临床疗效具有重要意义。

目前关于湿证本质或湿证生物学基础的研究主要集中在肠道菌群、代谢组学、水液转运等几个方面。研究显示，微炎症状态很可能是湿证的重要生物学机制之一。微炎症在多种慢性疾病中普遍存在，其本质是免疫炎症，其宏观表象和发病特点与湿证高度相似。学者陈雪吟等对中医湿证与微炎症状态的相关性进行了探讨，为该领域的进一步研究提供参考和思路。

微炎症状态的提出及判断标准

微炎症状态最初发现于血液透析患者中，被临床认为是非病原微生物感染引起的低度炎症反应，表现为血液循环中的炎症因子长期持续低度升高，可能导致机体出现多种并发症。其机制主要是自身免疫系统的各种生物化学物质协同刺激，导致单核-巨噬细胞释放相关炎症因子。

目前微炎症的诊断指标尚未形成统一认识，通常认为包括两类：一类是急性时相反应蛋白，常用指标为血清C反应蛋白（CRP），少数研究者选用血清淀粉样蛋白A（SAA）和纤维蛋白原；另一类是单核细胞、淋巴细胞等释放的炎性细胞因子，如白细胞介素-6（IL-6）、肿瘤坏死因子-α（TNF-α），以及炎性介质因子等。目前以细胞因子判断微炎症的量化标准还在探索中，其中较为认可的观点是CRP升高达到 $9.5 \sim 15$ mg/L 时可作为微炎症的判断标准。此外，大型队列研究发现，临床常用炎症指标白细胞计数、淋巴细胞计数、中性粒细胞计数也可作为识别代谢类疾病微炎症状态的依据。

中医湿证与微炎症状态在发病表现上的相似性

既往相关研究进行总结发现，中医湿证与现代医学的微炎症状态在临床表现上有诸多相似之处。其一，微炎症状态可视为患者出现临床症状和实验室指标异常之前的"临床病变前期表现"，这与湿证"湿气熏蒸，人多不觉"的隐匿性相似。慢性疾病患者出现明显临床症状之前，机体就已经分泌少量炎性介质如 TNF-α、白细胞介素、趋化因子等对内环境进行保护；而随着炎性介质浓度升高，可诱发胰岛素抵抗、氧化应激、免疫功能下降、胃肠黏膜环境紊乱等反应，继而引起慢性肾脏病、代谢综合征、糖尿病等慢性疾病。这些病症多具有湿证发病隐匿的特点，即疾病初期病情较轻、不易察觉，待症状明显时可能已病变较重或累及他脏。其二，微炎症是涉及全身循环的炎性反应，可影响机体多个系统的功能，这与湿邪致病病位广泛的特点亦相同。研究表明，微炎症可能是诸如代谢综合征、动脉粥样硬化、恶性肿瘤、慢性肠病、神经退行性疾病和自身免疫性疾病等多个疾病的发病机制之一。湿邪致病同样涉及临床各科，宋代杨士瀛总结湿证临床表现为"滞而为喘嗽，渍而为呕吐，渗而为泄泻，溢而为浮肿，湿瘀热则发黄，湿遍体则重着，湿入关节则一身尽痛，湿聚痰涎则昏不知人，至于为身热，为鼻塞，为直视，为郑声，为虚汗，为脚气，为腹中胀、脐下坚，为小便难、大便自利，皆其证也"。其三，与微炎症相关的多是慢性疾病，其与湿证同样具有缠绵难愈、病程迁延的特点。炎性介质在微炎症中发挥着重要作用，微炎症状态下促炎因子大量分泌，而抑炎因子相对不足，机体的免疫应答机制无法有效启动，这是大多自身免疫性疾病迁延不愈的重要原因。湿性黏腻，湿证病情亦常胶着，疾病后期多为正气损耗、虚实夹杂、寒热错杂之证，致病程绵长、迁延难愈，临床诊治具有较大难度。

"湿"的性质和发病特点亦可在微炎症状态中得到体现。研究显示，外湿入侵可导致机体血液流变学各指标异常。血管系统是微炎症反应的主要场所，如促炎因子 TNF-α 可刺激黏附分子表达，并直接影响血流动力学，降低血管内皮细胞的通透性，这与湿性黏滞、易致气机滞塞的特征相似。微炎症可导致 5-羟色胺减少，破坏抗氧化防御功能，而促炎因子过度分泌可使神经元凋亡和萎缩，引起抑郁、焦虑及身体沉重、经休息无法缓解的疲劳感等，这与湿性重浊导致的症状相似。如代谢综合征患者均伴有微炎症，微炎症又可加重代谢障碍，促进并发症的发生，这与湿阻气机、损伤阳气，使气机升降失常、运化无权较为一致。微炎症过程中可伴随多种病理产物的累积，如高脂血症的脂质堆积、肾炎中肾小球系膜增生及系膜基质增多、血管内皮动脉斑块的形成，而有学者认为湿是代谢产物的堆积。上述临床表现的相似性均提示微炎症状态在疾病的宏观表象和发病特点上与中医湿证具有高度相似性。

从现代疾病探讨湿证与微炎症状态的相关性

结合现代医学对微炎症状态的认识，可将微炎症对人体产生的影响概括为免疫功能及内分泌和代谢异常、炎症因子过度释放、病理产物堆积、脏腑功能下降，此过程可能与"湿"对人体造成的气机阻遏、水液代谢紊乱，致使脏腑功能受损具有一定的相关性。

痰湿证被认为是肥胖症的核心证型。多食则脾运不及，津液水谷停滞而成生痰之源；痰湿滋生则阻滞气机，进一步影响脾胃功能而加重肥胖。化痰祛湿是中医药防治肥胖的重要切入点。研究表明，肥胖者机体的肠道免疫功能失调和白色脂肪组织扩张等病理改变，可引起促炎因子过度分泌，从而进一步促进前脂肪细胞增生，加重肥胖，使人体长期处于伴有肠道黏膜免疫功能低下的微炎症状态。这可能是肥胖之人易聚湿生痰、损伤脾气的潜在病理机制。

慢性肾脏病（CKD）患者伴有长期持续的微炎症状态。微炎症不仅可加重肾功能减退，导致肾脏结构和功能的改变，还可能促进贫血、营养不良、心血管事件等并发症的发生。中医学认为，CKD多属正虚邪实，患者由于脾肾虚损，常常伴有不同程度的湿浊潴留，可加重病情并形成"湿浊"之标证，出现水肿、乏力、恶心、呕吐等症状，这与微炎症对 CKD 的影响相一致。既往证候调查结果提示，CKD湿证患者的炎症因子水平较高，其中湿浊证与 CRP 具有很强的相关性。因此，CKD患者微炎症程度很可能是其湿证程度在病理指标上的表现。

炎性反应是冠状动脉粥样硬化性心脏病（CAD）病变的始动环节和主要过程，CRP 通过与脂蛋白结合和激活补体系统加重血管内皮损伤，TNF-α 介导内皮细胞的功能紊乱，黏附分子辅助炎症因子促进动脉斑块形成，导致冠心病的发生发展。"痰湿（浊）证"与"血瘀证"是贯穿CAD发展始终的中医证候，其中痰湿主要出现在疾病早期，终末期则以血瘀证最为多见。研究发现，CAD痰湿（浊）证的患者炎症因子和炎性蛋白水平较高，升高比例仅次于血瘀证。因此，微炎症可能是 CAD 早期形成痰湿（浊）证的病理因素，据此可初步推测微炎症的进展或许是痰浊阻络而生瘀血的机制之一。

除了肥胖、慢性肾病、心血管疾病三者与微炎症状态的相关性研究较为常见，其他系统疾病也有研究结果提示微炎症状态与湿证相关，如高尿酸血症、子宫内膜增生等。湿证在上述疾病中的宏观表象和病机分析均提示微炎症状态与湿证有着密切的关系，炎症因子很可能直接参与了人体多系统湿邪致病的发病过程。

湿证与微炎症状态相关性的可能生物学机制

1. 肠道菌群：肠道菌群失调是湿证研究较多的重点领域之一，其中肠源性微炎症是微炎症状态的常见类型。肠道菌群通过与宿主间的相互作用而调控肠道稳态，降解宿主自身不能分解利用的物质，也吸取宿主养分为己所用。肠道菌群平衡是中医脾胃运化稳定的内在机制，肠道微生态失衡则是脾虚湿困发病的关键。近年来，关于湿证患者肠道菌群的研究逐步揭示，在湿证发生时，肠道菌群紊乱、肠道黏膜免疫功能破坏，会引起腹泻、胀气、水湿代谢障碍等湿证症状，这可能是脾失健运，继而小肠泌别清浊和大肠传导功能失常的微观表现。故肠道菌群失调可能是湿证形成的生物学机制之一。肠道菌群紊乱可促进全身炎性反应。其一，肠道菌群的能量吸收、分解能力下降导致脂肪合成过量，脂肪与甘油三酯合成大量新鲜的乳糜颗粒可加速启动炎症反应，同时脂肪本身释放的大量炎性因子是代谢性炎症反应发生的基础。其二，肠道通透性增加，细菌死亡溶解后内毒素被释放进入血液而引起的炎症反应不断发生。其三，肠道微生物可作用于免疫系统，使血液中促炎细胞因子和抗炎细胞因子水平发生改变。根据肠道菌群对于湿证和微炎症发病中的作用，可初步推测湿证所处的微炎症状态的发生机制可能与肠道菌群紊乱有关，也有可能在湿证发生时，自身免疫反应和肠道菌群导致的炎症反应是同时出现的，两者协同作用。

2. 水分和脂质代谢：中医学定义的湿主要是人体的水液代谢异常，故其还可能与水分、脂质代谢相关。水分代谢研究较多的领域是水通道蛋白（AQPs），其为细胞膜上组成"孔道"的蛋白质，可以选择性地介导水和其他无电极小分子的跨膜转运，在维持机体水液转运和代谢平衡中发挥着重要作用，并在人体各个组织器官中广泛表达。从湿证津液代谢紊乱的角度讲，AQPs作为与水液转运密切相关的蛋白，可能与"湿"的形成有密切关系。相关研究表明，湿邪侵犯会导致受影响脏腑的AQPs表达降低，而祛湿中药的干预有助于AQPs的升高。AQPs表达受炎症因子调控，其自身也参与了炎症因子的调控过程，包括在皮肤免疫应答过程中调节信号通路，参与调控慢性肺损伤、神经性炎症、肠道疾病和骨关节病变等多个系统的炎性疾病，这一特点与微炎症和湿证致病广泛的特征相一致。AQPs在微炎症反应中改变了细胞渗透微环境，使细胞水液渗透性和体积增大，最终导致水液过剩，甚至出现水肿症状，这一机制也可看出AQPs或许是微炎症与湿证关联的重要桥梁。

脂质代谢和微炎症之间是相互影响的关系。脂质代谢失衡会引发氧化应激反应，导致细胞因子过度分泌，也可活化促炎作用（M1）/抑炎作用（M2）巨噬细胞诱导微炎症，还可通过炎症小体调控炎性反应。微炎症反应可通过增加脂质的摄取和积累、抑制脂质流出、抑制胆固醇转运等加重脂质代谢紊乱。湿证的微观物质基础研究中发现了多条湿证特异的脂质代谢产物和代谢通路，其中参与了动脉壁炎症的溶血磷脂酰胆碱在痰湿模型中升高，而具有抑制黏附分子表达的亚油酸则明显降低，两者在痰湿模型中的变化均会加重微炎症、增加动脉粥样硬化的风险。目前湿证相关的脂质代谢研究较为有限，但从中医湿证的定义以及湿证和痰湿的高度相关性可初步推测，脂质代谢也是微炎症和湿证关联通路上不可忽视的部分。

本文探讨了湿证与微炎症状态在临床表现上的相似性和内在机制上的可能联系，通过对相关研究进行分析，提出微炎症状态可能是湿证在病理变化上的重要体现之一的假说。虽然不少研究结论对该假说有较为积极的支撑，但该领域研究尚存在三个主要问题影响了研究结果的可靠性：①微炎症相关的证候研究多基于单病种，并且在比较证候之间炎症因子水平时，尚未有研究以疾病分期为分组因素进行亚组分析，因此难以判断湿证与微炎症独立于疾病病种和分期的相关性，部分疾病和病情进展对微炎症程度可能有更大的影响。②有研究结果显示，除湿证外，部分其他证候，尤其是湿证常见的兼夹证型或病机如血瘀、气滞、脾虚、中医风邪等与微炎症也有一定的相关性，应注意不同证候微炎症状态的差异。③现有研究设计横断面研究多、规范的纵向设计少，难以观察到湿证的演变规律及其与微炎症多指标动态变化的相关性。建议开展基于证候登记的多病种队列研究，规范采集和分析多时点、多病种、涵盖湿证及其主要兼证的炎症因子、肠道菌群及水分和脂质代谢指标，以全面了解湿证的生物学基础及炎症因子在其中的地位和作用。炎症因子是临床常用的实验室检测指标，若能阐明中医湿证与微炎症的关系，将对全面揭示湿证的生物学基础，进而改善中医湿证的诊断、完善湿证诊疗策略、提高湿证相关疾病的临床疗效和改善湿证人群的健康状态具有重要的理论与现实意义。

8 湿热与瘀热类炎症的中医思考

　　吴伟教授从事中西医临床多年，积累大量的经验，对《黄帝内经》的中医理论有独到的见解，其结合岭南地区气候特点，发现患者多罹患湿热证和瘀热证证型的炎症疾病，故从中医古代思维角度出发带我们认识和治疗此类炎症，以期加深对炎症类疾病病因病机的理解，开阔和启迪中医治病的思维与方法。

天人相应和意象思维

　　天人相应是中医核心思想之一，意象思维是中医思维方式的主要内容之一。天人合一整体观和取象比类的思维方法，发挥了人类思维智慧，一定程度上克服了古代科学技术水平的限制，推动人类从天时和自然现象去推论发病原理及其病因，有助于理解和解释人类生理病理现象，并学到治病的智慧，对克服不良生活条件、战胜疾病以及人类健康事业的发展具有重要意义。

　　中国古代哲学，十分讲究天地人一体的整体思维方式，即无论看待何种事物，都将他们置放到由天、地、人三大要素构成的宇宙框架中去分析、衡量，寻找他们之间的联系，发现他们的本质和规律，预测他们未来的变化。这一思维倾向直接孕育了中医理论的整体观念。《黄帝内经》作为中医理论基础，就十分主张天人合一整体观，如《灵枢·邪客》云："人与天地相应。"《灵枢·岁露论》云："人与天地相参也，与日月相应也。"《素问·宝命全形论》云："人以天地之气生，四时之法成。"这种天人合一的思维方式强调天道与人道、自然与人类相通、相类和统一，并把找到的相通规律应用到人类生理病理上，正如《素问·举痛论》所云："善言天者，必有验于人；善言古者，必有合于今；善言人者，必有验于己。"以及《旧唐书·孙思邈传》中所云："吾闻善言天者，必质之于人；善言人者，亦本之于天。"由此引出取象比类的意象思维方式，即把人与天地自然联系起来，以自然现象通过类比、类推、象征等方式去把握和理解人体生理病理和防治疾病的法则。如《黄帝内经》云"天不足西北，故西北方阴也，而人右耳目不如左明也""天不足西北，左寒而右凉"。那时人类对疾病的认识受限于古代科学技术水平及封建传统思想，而天人合一整体观和取象比类法，通过整体认识和类比，可以启迪人的思维，发挥人类思维智慧，帮助人们打开想象的翅膀，由此推彼，触类旁通，从天地自然现象推论发病及其病因，有助于理解、说明和认识人类生理病理现象，发现和发明许多诊疗疾病的方法。如《灵枢·本藏》云："视其外应，以知其内藏，则知所病矣。"《丹溪心法》云："欲知其内者，当以观乎外，诊于外者，斯以知其内，盖有诸内形诸外。"从而达到《素问·举痛论》所言"如此，则道不惑而要数极，所谓明也"的境界。

对炎症的认识

　　炎症是指组织细胞发生形态结构不同程度的损伤、充血、肿胀、渗出、变性、血管破坏坏死或增生栓塞、局部缺血、缺氧伴有代谢功能改变、循环障碍、血流变异等过程。现代西医学所讲炎症，包含着一切机体所反应的炎性病理变化，包括急性和慢性，感染性和非感染性。中医并没有炎症一说，只提及炎烁。《素问·五行大论》云："其变炎烁。"这里的炎即热。临床上根据病因可选用抗生素、免疫抑制剂、激素、非甾体抗炎、抗组胺等药物进行治疗，而中药也有很多类似作用。吴伟教授认为，中药对炎症疾病的作用，一方面表现在很多中药现代药理研究发现本身成分或煎剂确实有抗病毒、抗菌或调节免疫、抗炎、抗过敏等效应；另一方面就是按照中医理论，改变机体内环境，改善体质，从而发挥抗炎效应。

天人合一与取象比类的思维认识湿热与瘀热类炎症

1. 湿热类炎症：因为暑必有热，暑多夹湿，而痰湿又本为一源，故痰热、暑湿证亦可归为湿热类症候中，这类疾病常表现为身体困重，发热汗出，脘腹胀满痞闷，大便不爽，舌红，舌苔黄腻或滑腻，脉滑或滑数，可见于各类炎症及感染性疾病，如口腔溃疡、心肌炎、心包炎、胸膜炎、肺部感染、胃肠炎、肝炎、妇科炎症等。

从经验知识和生活常识中可以知道，在人体外部——也就是自然这个外环境中温度和湿度是很多生物生长所必须的条件，所以地球上热带、亚热带环境中物种最为丰富。动植物如此，微生物亦然。比如大多数细菌、真菌和微生物都是在温暖、潮湿的环境下容易生长，南方春夏季天气转暖，又临梅雨季节，潮湿的路边、墙角、衣物容易生霉长苔，湿热条件下各种食物比如水果、面包等也特别容易发霉、变质、腐烂。就拿面包发霉来说，细菌等是无处不在的，而当面包处于温暖、潮湿的环境下就特别容易发霉，面包发霉的过程类似机体感染发炎的过程，既有病菌的繁殖，同时又有对正常组织的破坏。人体内部和外部是一样的，由环境中细菌生长类推人体内环境里病菌生长，如果长期处于湿热、暑热环境中，感受湿热；或嗜食辛辣油腻、肥甘厚味，助湿生热；或嗜饮性味辛辣而质类于水湿热之性尤甚的白酒等，都容易造成湿热体质，就满足了细菌对温度和湿度的需求，变成其生长的温床，造成其大量滋生和繁殖，引起人体的感染和损伤，所以湿热容易导致炎症疾病。湿热环境中人体炎症指标容易升高，湿热证型小鼠模型细菌增长、病毒感染率高。炎症反应中的渗出、化脓在中医都属于湿或湿毒或湿热范畴。所以保存食物就针对这个温度和湿度，如低温、冷藏、冰冻就是降温；风干、晒干、阴干、脱水等就是干燥，这样容易避免细菌等微生物的繁殖，食物就能保存长久。同样的智慧也可以应用到治疗疾病中去。针对这个湿热，采取祛湿和清热并用的方法，如清热燥湿、清热利湿、清热化湿等，不仅可以利用中药抗菌、抗病毒的药理学作用，又能改变湿热体质，改变人体的内环境，从而达到治病防病的效果，标本兼治。

广东属于岭南地区，位居沿海，土卑地薄，气候潮湿、多雨，故《岭南卫生方》云："岭南既号炎方，而又濒海，地卑而土薄。炎方上薄，故阳燠之气常泄；濒海地卑，故阴湿之气常盛。"地卑而土薄就是海拔低，"土"相对西北少，天地与人相应，故脾土相对薄弱，后天不足，所以广东人身材也多不如北方高大。脾属土克水，主运化水湿，脾土不足，更易生湿。劳绍贤教授也认为岭南患者体质在该气候影响下有多湿多热的特点，湿热证非常常见。春季多是广东梅雨季，也称"回南天"，又被称"梅雨"，长达几个月的阴雨天，晨起时常可见雾气氤氲不散，空气潮湿明显，空气湿度大，而温度又偏高，此种环境下很多东西都容易发霉，人也容易脾土为湿邪所困。此时应以祛湿为主，宜用香燥辟秽之药，如苍术、藿香、佩兰、石菖蒲、佩兰、豆蔻等，芳香祛湿，化浊辟秽。广东夏季时间长，到了夏季，暑热明显，暑湿严重，天气炎热，人的毛孔是开的，稍事活动即有汗出，气随汗出，故容易虚，当解暑益气，故王士雄在《温热经纬》云："暑伤气阴，以清暑热而益元气，尤不应手取效。"而暑为阳邪，其性炎热，暑气通心，夏月天暑下迫，地湿上蒸，人处湿热交蒸之中，故暑病多夹湿邪，故王纶《明医杂著》中云："治暑之法，清心利小便最好。"宜解暑利湿。如果是暑热证，轻症多吃西瓜，喝冬瓜汤，泡金银花、青蒿茶等，或者用清络饮；热象明显者，可予白虎汤，叶天士云："夏暑发自阳明，古人以白虎汤为主方"，伴脾虚有湿加苍术。天热人的本能就是避热就凉，或因避暑贪凉、吹空调等不慎感受寒邪，造成暑湿为寒邪所遏的阴暑证候，轻证予鸡苏散，稍重可予香薷散类方加减；或因贪凉阴冷、过食冰冻生冷，及素有水饮感受暑热，造成外有暑热而内有寒饮证，可予桂苓甘露饮。如果暑湿明显、小便不利，予六一散、薛氏五叶芦根汤、三仁汤等。岭南患者感冒时多有咽痛之证，有湿热者可予甘露消毒丹。

对于痰热型冠心病、湿热型胃肠炎等疾病，吴伟教授喜用清热燥湿法，如黄连温胆汤。黄连温胆汤一方出自清代陈延珍的《六因条辨》，此方由法半夏、竹茹、黄连、枳实、陈皮、茯苓、生姜、大枣、甘草所组成，本治伤暑汗出，身不大热，烦闭欲呕，舌黄腻。而药中枳实、法半夏、陈皮等又能燥湿行气化痰，故此方可兼用于痰火内扰、湿热内蕴等证，体现了中医异病同治之理。黄连温胆汤在岭南应用广泛，常用于治疗痰热内扰之心悸失眠以及湿热型胃炎等。国医大师邓铁涛亦喜用温胆汤加减治疗冠心病及胃肠疾病，有热者加黄连、黄芩，有瘀者加丹参、三七等，疗效肯定。

2. 瘀热类炎症：岭南地区位居东南，纬度较低，夏季时间长，气候炎热，故凡病多容易兼火、化热。因为热为火之渐，火为热之极，热盛肉腐成毒，故瘀毒症也可归属于瘀热类症候中，这类疾病常表现为局部红、肿、热、痛，烦热口干，便结溲黄，舌红或绛，可有瘀点，苔黄或黄干，脉数或涩而细数等。常见于局部感染、痈肿疮毒、急性冠脉综合征、血管闭塞性炎症、脱疽等。

"流水不腐，户枢不蠹"，说的是流动循环的水不容易变质发臭，有人住的房屋中经常开关的门不容易被虫蛀腐烂。自然环境中，如果是一洼水沟，一潭死水，它是不活的，不循环的，一旦有污染源排入，很容易发臭变质，但流动的溪水活水则不容易出现这种情况，因为他是流动的，有毒物质可以及时循环扩散，不会局部淤积和大量繁殖。经常开关的门也是经常活动，蛀虫不方便驻留和繁殖，所以不易被蛀虫腐食。由此类比人体内环境也是一个道理，污染物和蛀虫可以相当于风热毒邪、戾气等外邪，以及吸烟等生热毒之物，人体气血就相当于流水、户枢，瘀就相当于一潭死水、门废弃不用，首先火热之毒可以导致瘀，如火热煎熬致瘀，以及《医宗金鉴》所述"痈疽原是火毒生，经络阻隔气血凝"。瘀本身又可以化热生毒，如《黄帝内经》云："营卫稽留于经脉之中，则血泣而不行；不行则卫气从之而不通，壅遏不得行，故热，大热不止，热盛则肉腐，肉腐则为脓。""癥坚之处，必有伏阳。"所以瘀与热毒互为因果，互相影响。如果因为外邪或其他原因导致气血营卫壅滞不畅，循环和流通障碍，一方面本身容易局部化热生毒，容易出现感染和病变，就相当于死水发臭、枢门虫蛀。一方面因为气血不畅，又更容易被外邪侵袭，且邪气同时也不容易驱散。比如就拿风邪这一外邪来说，中医认为"风为百病之长"，容易夹杂其他邪气侵袭人体，祛风时常谈"治风先治血，血行风自灭""络通风易散、血足筋自荣"等，这就体现了瘀容易受邪，用活血祛瘀法可以祛邪。用活血化瘀法配合清热解毒、解表祛邪对瘀热、瘀毒症能收到较好的治疗效果。炎症和瘀热证在病理、病机及治疗方面存在密切的关系。临床所见炎症无论发生在人体内外均有不同程度体温升高及其他症状。局部呈现不同程度的红、肿、热、痛表现。按中医讲就是"不通则痛、通则不通"的瘀滞表现。

对于瘀热类炎症疾病，吴伟教授喜用清热活血法，代表方是清热活血方，常用于治疗冠心病。冠心病发病机制中涉及炎症反应，岭南冠心病患者急性期多表现为面赤出汗、烦躁不安、口干口苦、口气秽臭、渴喜冷饮、小便短黄、大便秘结、舌苔黄等热象，且具有 CRP 水平升高、红细胞沉降率加快、白细胞总数、中性粒细胞百分比升高以及斑块发热等表现。故吴伟教授认为热毒血瘀也是冠心病病机之一，并创立清热活血方干预冠心病，研究表明该方有明显抗炎，降低炎症指标的作用。

岭南地区多湿多热，湿热和瘀热是常见症型，容易导致多种炎症类疾病。湿热容易"发霉长菌"，瘀则"死水易腐、废枢易蠹"，利用天人相应整体思维和取向比类意象思维角度看待湿热和瘀热类炎症，有助于加深对此类疾病的认识和理解，从而更好地遣方施治，同时也是对中医思维方法的传承与创新。

9　五志化火与炎症因子的相关性

　　五志化火是中医学关于情志疾病的一个重要论点，相当于西医焦虑症、抑郁症中的某一阶段，既往文献很少提及五志化火与炎症因子之间的关系。学者熊航等通过长期临床观察结合相关文献，分析五志化火（主要为肝郁化火、肝火上炎）与焦虑症、抑郁症以及他们之间与炎症因子间的关系，均体现出五志化火和炎症因子之间具有某种相关性。

五志化火的诠释

　　五志化火是指喜、怒、忧、思、恐等情志活动失调所变生的火证。中医认为情志活动和气的活动密切相关，长期精神活动过度兴奋或抑郁，可以使患者气机紊乱，其中一部分患者出现气机郁结、气郁化火，进而出现烦躁、头晕、失眠、口苦、胁痛等症，这些都属于火的表现。五志化火的关键就是内外因相互作用导致机体气机紊乱、气郁化火，它将情志活动与躯体的功能状态或病理生理反应有机地结合起来，体现了中医学形神合一、整体观念的特点。五志化火主要表现为肝郁化火和肝火上炎这两个证候，相当于西医焦虑症、抑郁症的某一个阶段。

　　1. 五志化火的渊源：五志化火在《黄帝内经》中虽然没有明确提出，但它提出了五志的概念，为以后的五志化火奠定了基础。《黄帝内经》云："天有四时五行，以生长收藏，以生寒暑燥湿风，人有五脏化五气，以生喜怒思忧恐，是即所谓五志也。"此五志之化是由五脏而化，而五脏之化又由乎五行，"故在心为喜，心火主也，在肝为怒，肝主木也，在脾为思，脾土土也，在肺为忧，肺主金也，在肾为恐，肾主水也"。所以五志又称五脏之志。

　　金元四大家之一的刘完素在继承《黄帝内经》五志的基础上，根据其"亢则害"理论，提出了五志化火这一重要命题。刘完素强调火热论，他不但从外因方面认为六淫之邪侵犯人体皆可以化火，还提出了五志过极皆能生火的观点。其著《素问玄机原病式》中云："五脏之志者，怒、喜、悲、思、恐也……情之所伤，则皆属火热。"把情志内伤疾病的病机也概括到火热为病之中，这是关于五志化火的最早的观点。受刘完素"凡五志所伤皆热也"观点的影响，朱丹溪也赞同五志化火的观点，并将上述观点推衍为"五志之动，各有火起""五脏各有火，五志激之，其火随起"。

　　2. 五志化火的病因病机：五志化火的病因主要分内因和外因。其中内因主要指体质与性格因素，中医学中关于体质性格类型的论述中，以《灵枢·通天》的"五态之人"分类最值得重视，该篇根据人的形态、脏腑、气血等体质特点和相应的习性、行为、态度内外向和情感特点等，将人分作"太阳""少阳""太阴""少阴""阴阳平和"五大类型。如太阳火形之人，体质上多有阳盛的特点，气质上常表现出性情躁动不安，易于暴怒等特征。这种亢盛的体质与气质为化热的倾向奠定了心理生物学的基础。而各种外因为上述特定的内因提供了化热的必要条件。五志化火的病机是指不同的体质受到不同的情志刺激后，有一部分患者首先会出现气机异常、气机紊乱，进而出现气机郁结、郁久生热化火，然后逐渐出现火盛伤阴，后期或可见阴损及阳，甚至于阴阳离决而致各种坏证产生。

　　3. 五志化火的证候特点：五志化火既是一个病机概念，也是一个证候概念。五脏中，由于肝为风木之脏，主司疏泄，其性条达，最忌郁遏。故情志不畅，忧思郁怒，最易影响肝气的疏泄，肝失疏泄，肝气郁结，久则化热生火。根据长期临床观察，目前五志化火中最常见的证候为肝郁化火证和肝火上炎证。

4. 五志化火与焦虑症、抑郁症的相关性：五志化火相当于西医焦虑症、抑郁症等精神心理疾病发生发展中的某个阶段，它们都与精神情志刺激有关。愈来愈多的资料表明，焦虑症、抑郁症为生物学、社会环境和心理学因素综合作用的结果，研究认为焦虑症、抑郁症的发生与神经内分泌系统、免疫系统等多方面均有关系。由此推测，五志化火与这三大系统亦有密切关系。这三大系统并非孤立，而是在某些环节或机制上相互交织、相互影响，构成机体内多维立体网络调控，对在整体水平上维持机体的正常功能和健康具有极其重要的意义。

炎症因子

炎症因子指参与炎症反应的各种细胞因子。实质上炎症就是机体与炎症因子进行全面斗争的客观反映，这种矛盾斗争贯串在炎症过程的始终。在众多炎症细胞因子中，起主要作用的有肿瘤坏死因子-α（TNF-α）、白细胞介素-1（IL-1）、白细胞-6（IL-6）、转化生长因子-β（TGF-β）、白细胞介素-8（IL-8）、白细胞介素-10（IL-10）等。

炎症因子作用于机体后，一方面引起组织细胞的损害，使局部组织细胞发生变性、坏死；另一方面，激起机体抗病功能增强，以利于消灭致炎因子，使受损害的组织得到修复，从而使机体受到损害之后，机体的内环境以及内环境和外环境之间达到新的平衡。其中致炎因子持续存在并且损伤组织是发生慢性炎症的根本原因。

由此可见，必须善于掌握炎症矛盾的主要方面和矛盾转化的规律，调整局部炎症和整体影响之间的关系，促使炎症向有利于机体健康方面发展。

五志化火的炎症机制假说

1. 中医火证与炎症的关系：中医的火证多表现为局部的红、肿、热、痛，与西医局部感染的表现相近，临床上常见炎症的急性状态，其临床表现不仅基本符合了西医发炎的病理特征，也具备了中医火热证一般特征，如面红、目赤、咽喉红肿、疮疡红肿等火热之症，可视其为火证。炎症时的全身反应包括体温升高、肌肉蛋白自降解加速，外周血细胞数目改变，补体和凝血因子合成增多，西医认为这是一种应激性反应，可能和人体免疫功能下降有关。葛娜等认为，炎症发生时，致炎因子对自身组织攻击导致体内免疫系统紊乱，出现生理功能失调。对于火证而言，脏腑某些功能相对处于亢奋的病理状态，或产生体内的一种病理产物，该产物导致人体组织器官各种火证的病理变化。所以对炎症因子和炎症介质等因素的研究，将帮助我们进一步认识中医火证的本质。

中医火证中，通过长期临床观察，肝郁化火与肝火上炎证比较常见，又因肝火上炎证是肝郁化火证的进一步发展，临床表现更严重，故临床中肝火上炎证型最常见，相关文献研究也比较多。何汝帮等检测到肝火上炎证患者的血前列腺素F2（PGF2）、前列腺素E2（PEE2）、肿瘤坏死因子、精氨酸加压素、去甲肾上腺素、肾上腺素显著提高。研究发现，肝火上炎证的PGF2α、PGE2测定值均高于健康人，PGF2α是炎证介质，它与PGE2对血管平滑肌的收缩与舒张，对神经、内分泌的调节和对炎症、过敏反应都产生相互拮抗或协同的效应；PGE2是重要产热介质，可致血管内皮损伤，小血管通透性增加，是发生组织充血、水肿、疼痛反应的重要致炎因子。其认为实验说明了肝火上炎在炎症反应上的特点。另一研究对135例"肝火上炎"证患者进行检验比较，发现炎症介质释放增加：血中PGE2、PGF2α、TNF-α均升高，呈组织炎症反应。

2. 焦虑、抑郁与炎症的关系：西医在研究焦虑与抑郁方面，精神症状与神经、内分泌和免疫网络之间的关系也逐步得到人们的认识，焦虑及抑郁不仅表现为精神症状，还与免疫系统存在广泛的交互影响。

有研究报道，抑郁与免疫有关，且提出"抑郁症炎症因子假说"，即致炎细胞因子如IL-1、TNF-α

能诱发抑郁症状。国外有学者针对这一假设进行了相关研究，发现合并有抑郁的急性冠脉综合征（ACS）患者有很高的血小板因子-4、β血小板球蛋白及内皮细胞间黏附分子-1水平，并且较未合并抑郁的患者有更高的C反应蛋白（CRP）水平。Lesperance等研究亦发现，在抑郁、焦虑等心理障碍患者的血清中，CRP明显升高，由此推测抑郁、焦虑等精神心理障碍可能也是一种炎症性疾病。Carmine等在对冠心病患者罹患抑郁等心理疾患的危险因子进行研究的过程中发现，发生抑郁的冠心病患者血清中TNF-α水平较没有产生抑郁的冠心病患者明显升高，并推测炎症反应的加剧与冠心病患者是否出现抑郁、焦虑等精神心理障碍有密切关系，可以作为预测冠心病患者并发抑郁等心理疾患的危险因子。许晶晶等通过焦虑抑郁情绪对冠心病患者血清炎症因子的研究也发现，冠心病焦虑抑郁组及非焦虑抑郁组的血清高敏C反应蛋白（hs-CRP）水平均较对照组高，且差异具有统计学意义（P 均<0.01），这一结果与以往国外研究得出的结论相吻合。许晶晶等还发现焦虑抑郁量表评分越高，血清炎症因子水平越高，这提示焦虑、抑郁等心理障碍越严重，患者体内炎症反应越强。因此我们推测焦虑、抑郁等心理障碍可能是通过加强机体的炎症反应，使血管局部的炎症反应加剧。

3. 五志化火与炎症的关系：综上所述，肝火上炎证中炎症因子释放增加，焦虑抑郁障碍患者中亦存在炎症因子水平增高的情况，五志化火包括肝火上炎证，同时五志化火又相当于西医焦虑症、抑郁症产生发展的某一阶段，所以我们提出五志化火患者中也应该存在较高水平的炎症因子。

通过长期临床观察，发现并非所有的五志受损患者都会出现化火的情况，只有一部分人会在一定的情志刺激后，出现气机郁滞，进而郁久生热化火，逐渐火盛伤阴，后期或可阴损及阳，甚至于阴阳离决而致各种坏证。情志刺激后人体处于应激状态，启动炎症机制，释放炎症因子，逐渐破坏人体内环境与稳态，使神经-内分泌-免疫网络调节机制紊乱，进而产生一系列连锁病理反应，这种病理状态如没有及时消除，会对机体造成各种不可逆的器质性损伤，导致后期各种慢性消耗性疾病接踵而至，逐渐降低人体免疫力，损伤脏器功能，最终导致各脏器功能衰竭。所以五志化火的演变过程中，患者体内存在着神经、内分泌及免疫系统之间的平衡失调，炎症反应加剧，是加重患者焦虑或抑郁的机制之一，五志化火与炎症因子之间存在着一定的相关性。

目前，很多疾病的炎症机制研究已经成为科研热点之一，研究也已经证明炎症与多种疾病的发生发展密切相关，对疾病的治疗意义重大。五志化火尤其是肝郁化火理论是中医学的原创思维，内涵丰富，其在临床上广泛应用，但目前关于其炎症机制研究的相关资料非常少，在此基础上或可进行相关药物作用途径研究，为临床提供应用依据，且能进一步发展中医情志疾病理论体系，对疾病的防治有着重大意义。

10　从炎症细胞因子论中医风邪致病的物质基础

风邪在中医病因病机学中占有重要地位，许多疾病的发生发展都与风邪致病有着直接或间接的关系。细胞因子是由多种细胞产生的，具有广泛调节细胞功能作用的多肽分子。炎症细胞因子指参与炎症反应的各种细胞因子。病原体的入侵或机体衰老、损伤或压力作用都会促使一系列的炎症细胞因子合成与分泌。在现代医学中许多疾病的发生发展与炎症细胞因子密切相关。中医风邪致病与西医炎症细胞因子之间具有许多联系，学者金善善等从以下几个方面进行了论述。

风为百病之长与炎症细胞因子致病广泛相似

《素问·风论》云："风者，百病之长也，至其变化，乃为他病也，无常方，然致有风气也。"一是指风邪为六淫病的先导，其他邪气往往附于风邪而侵犯人体造成多种病症。如风寒、风湿、风火等。二是指风邪致病最急、变化最多、致病最广。风邪终岁常在，故发病机会多；风邪侵入，无孔不入，表里内外均可遍及，侵害不同的脏腑组织而发生多种病症。因此《素问·骨空论》云："风者，百病之始也。"现代中医药研究的发展也认识到很多疾病与风相关。如中医称过敏性紫癜为"紫癜风"，称慢性肾炎为"肾风"，过敏性疾病的发病与风邪的侵袭具有密切关系，过敏性疾病用活血祛风之法从风论治。

炎症细胞因子由体内多种细胞产生分泌，是疾病的病理生理和发病机制中的重要因子。它不仅作用于免疫系统和造血系统，还广泛作用于神经、内分泌系统。炎症细胞因子的异常会诱发和导致多种疾病。如慢性气道炎症性疾病、肾小球疾病、过敏性疾病都与炎症细胞因子的作用有关。中医风邪与炎症细胞因子都具有致病广泛的特征，且两者很多时候是同一种疾病的中医方面和西医方面的致病因素。

风邪善行数变与炎症细胞因子作用广泛、相互作用调节变化相似

"善行"即指风邪善动不居，所以感受风邪后具有病位无定处的特点；"数变"是指感受风邪所致病症具有起病迅速和变化多端的特点。风邪致病，发无定时，症无定处，发病急骤，变化迅速，容易传变。炎症细胞因子种类繁多，且广泛作用于免疫、神经、内分泌等多个系统，这与风邪"善行"的特点相似。而众多的细胞因子之间相互作用、相互调节、相互传导信号，共同参与调节机体的生理和病理过程，这又与风邪"数变"的特点相似。

风邪易兼夹他邪致病与多种炎症细胞因子协同致病相似

风邪具有相兼性，六淫中的寒、暑、湿、燥、火多依附于风，侵袭人体，相兼为病。不同的炎症细胞因子可以和不同的细胞之间形成复杂的作用和通信网络共同参与疾病的致病过程。它们之间的相互作用主要是通过一种细胞因子的多效性和多种细胞因子的同效性、一种细胞因子可以和多种细胞受体结合，而多种细胞因子也可以和同种细胞受体结合。谌剑飞研究发现糖尿病合并脑梗死患者中风痰瘀阻证组比非风痰瘀阻证组及正常人对照组的多种血清炎症细胞因子的值更高，说明风邪兼夹他邪致病与多种

炎症细胞因子协同致病相关。

风邪和炎症细胞因子相关性的临床和动物实验研究

按关键词风邪、动风、祛风、炎症细胞因子、中医证型搜索中国知网、万方、维普数据库等数据库，检索到 839 篇文献，通过阅读摘要和全文筛选出 7 篇准确涉及风邪致病与炎症细胞因子相关性的研究，排除非风邪致病的研究。

1. 临床研究：罗健兴等发现外风袭肺肝风内动型抽动障碍（TD）患儿（TD 组）与健康儿童相比，TD 组患儿血浆肿瘤坏死因子- α（TNF-α）、白细胞介素 2（IL-2）水平更高。TD 组患儿白细胞介素- 6（IL-6）、白细胞介素 1β（IL-1β）水平升高的例数也更多，但两组 IL-1β 水平升高的例数无统计学差异（$P > 0.05$）。王翚在研究中发现慢性肾脏病（CKD）的 1～4 期，均有风邪合并存在。且风邪组中血、尿的 IL-6、TNF-α 浓度均高于非风邪组。提示风邪证的发病机制与细胞因子存在相关性。易璐莹等研究发现肺部和呼吸道感染疾病患者中风邪犯肺较非风邪犯肺血样中的 IL-1β、IL-6 浓度更高。提示外风是影响 IL-1β、IL-6 的本质因素。从这 3 项研究的汇总结果发现，不同的疾病与风邪致病相关的炎症细胞因子种类略有不同，但总体风邪致病与炎症因子正相关。

2. 动物实验研究：不仅从临床研究中可以发现风邪致病与炎症细胞因子相关，在动物实验中也得到了验证。张伟等在研究不同程度风邪对小鼠肺脏病理改变及炎性因子的影响中发现，与空白对照组比较，不同风力组小鼠肺脏 TNF-α 及 IL-1β 含量均明显增加，且风力越大细胞因子含量增加与肺脏病理改变越明显。提示风邪会引起肺脏病理改变和炎性因子 TNF-α 及 IL-1β 含量的增加，且随着风邪程度的增加，肺脏损伤趋于严重。

3. 祛风药治疗可降低炎症细胞因子数值的研究：除了上述临床和实验研究证实风邪致病与炎症细胞因子相关外，在应用祛风药治疗风邪所致疾病的研究中，也证实应用祛风药治疗可降低炎症细胞因子的数值，且能改善临床症状。张伟华在对舒心饮加用祛风药对冠心病免疫炎症因子影响的临床研究中发现：与给常规西医的对照组和给常规西药加舒心饮的治疗两组相比，治疗 1 组给常规西药配合舒心饮加祛风药治疗更好的降低血清前炎症因子 TNF-α、IL-6、白细胞介素 8（IL-8）的水平，且与对照组相比明显改善了心绞痛的症状。郑云霞等在疏风宣肺止咳方治疗咳嗽变异性哮喘（风邪犯肺证）的临床研究发现：治疗组在总有效率、临床症状改善方面均优于对照组。且治疗组 IL-4、IL-6、TNF-α 及高敏 C 反应蛋白（hs-CRP）降低幅度优于对照组。其中治疗组采用异丙托溴铵气雾剂加用疏风宣肺止咳方治疗，对照组采用异丙托溴铵气雾剂加用茶碱缓释片治疗。史万忠在对由腰痛宁（YTN）减毒拆方而成的祛风四味方（QFSWF）对佐剂性关节炎影响的大鼠动物实验中发现：QFSWF 组在抑制 IL-1β、TNF-α 的释放水平方面和对总体治疗指标的改善方面，优于正常对照组、模型组、雷公藤多苷组、YTN 组。综合以上研究发现，无论从临床和动物研究中、还是诊断和治疗上，风邪致病与炎症因子都具有相关性，其中炎症因子中血清炎症细胞因子 TNF-α、IL-6、IL-1β 与风邪致病最相关，呈现两者具有相关性的研究文献数居前三位，分别是 TNF-α 有 6 篇、IL-6 有 5 篇、IL-1β 有 4 篇。

讨　论

TNF-α 是炎症反应过程中出现最早、最重要的炎性介质，能激活中性粒细胞和淋巴细胞，使血管内皮细胞通透性增加，调节其他组织代谢活性并促使其他细胞因子的合成和释放。IL-6 能诱导 B 细胞分化和产生抗体，并诱导 T 细胞活化增殖、分化，参与机体的免疫应答，是炎性反应的促发剂。IL-1β 是 IL-1 的主要分泌形式，是急性炎性反应的关键细胞因子之一，同时它能诱导 IL-6、IL-8、TNF-α 等多种促炎细胞因子和黏附分子、趋化因子的表达。这三种炎症细胞因子都在急性炎症反应起作用或促发炎症反应，这与风邪致病最急、其他邪气多依附于风邪致病的特点相似，从理论上也支持这一结果。

　　中医风邪致病与炎症细胞因子之间具有极为密切的相关性，西医炎症细胞因子可能是中医风邪致病的物质基础。其中相关性最高的炎症细胞因子是血浆中的 TNF-α、IL-6、IL-1β。因此可将这三种炎症细胞因子的检测应用到风邪致病的诊断和祛风药治疗的疗效判断上。这对搭建中西医之间的桥梁，实现中医宏观辨证与西医微观辨证相结合治疗疾病具有积极的指导意义，同时也为中医病因研究的客观化和现代化提供科学的参考依据。

11　从免疫性炎症疾病复发特征论中医伏邪的生物学基础

　　"伏邪"致病是指感而潜伏不发转化为他病，或病愈后邪气潜伏，在一定内、外诱因下再次发作。最早是用于解释伤寒、温病的发生、发展，后世医家将其定义为"感而不随即发病，而伏藏于体内的病邪"，是中医学理论病因、病机的重要组成部分，有外感与内伤伏邪之分。随着现代疾病谱的变化，当代学者发现许多慢性免疫性炎症疾病，如慢性阻塞性肺病、肾病综合征、系统性红斑狼疮、炎症性肠病、类风湿关节炎等病情缠绵，迁延难愈，反复发作，具有内伤伏邪致病特点。但关于内伤伏邪的生物学基础研究甚少，学者张文娟等从伏邪理论发展与伏邪特征着手，探讨了免疫性炎症疾病伏邪的生物学基础。

伏邪理论渊源与发展

　　伏邪概念起源于古代医家对邪伏转化的认识，《素问·生气通天论》云"冬伤于寒，春必病温；春伤于风，夏生飧泄"，此处包含外邪伏而转化的思维。《素问·本病论》云"民病伏阳，而内生烦热……化成疫疠，乃化作伏热内烦"，则是伏邪概念的雏形。《伤寒论·伤寒例》云："中而即病者，名云伤寒；不即病者，寒毒藏于肌肤，至春变为温病……发于冬时伏寒。"从此"伏寒化温"观点影响了后世医家诊疗春温之病，宋、金元时期继承和发展了前人的伏邪理论，提出寒邪潜藏是否发病与时令之气有关，可发温病、热病、暑病或湿病。到了明末及清代，医家认识到伏寒化温医理、辛温发散和扶阳方剂以及相应治则，并不能适合所有温病的诊疗。随着伏气理论的不断发展，到了清代伏邪致病概念扩展到温病之外。

　　随着现代医学疾病谱的扩展，当代学者从病因和临床特征分析，发现不少免疫性疾病与伏邪致病有相似之处，如过敏性鼻炎由于邪气伏藏呼吸系统呈现致敏状态，具有一定的潜伏期，延迟发病，且易加重病情等特点，应用伏邪致病理论，可提供相应的防治思路和策略。

　　在伏邪理论源流发展中，亦有持异议者，如陈平伯不否认伏邪，但认为寒邪不能伏于身，暑湿之邪可以。蒋士英撰文邪气不能伏藏，否认伏邪概念，而陈文则旗帜鲜明反对蒋士英观点，认为伏邪致病是唯物的认识，经过了不断的临床实践、提高、再实践的检验。

伏邪的病因病机特征

　　当代学者研究认为伏邪是在正气、环境等诸多因素作用下，潜伏留连于体内而不即发的病邪。伏邪概念包括下列三层含义：一是作为"伏邪温病"的简称，属于疾病名称；二是病因学概念，指藏伏于体内而不立即发病的"病邪"；三是感而不随即发病而伏藏于体内待时而发的"发病类型"，是病机学概念。

　　当代学者对伏邪研究主要是从病因和病机方面着手，认为伏邪具有"动态时空""潜藏隐匿""自我积聚"3个主要特性。伏邪的动态时空特性，是指随着时间的推移，随着机体内外环境的改变，伏邪有可能发生改变，伏邪位置也会发生深浅的变化；"动态时空"是通过潜藏隐匿和自我积聚而表现出来。伏邪的隐匿特性，描述了伏邪不同阶段的状态特点，伏邪长期潜伏；"自我积聚"是指伏邪随着时间的推移，伏邪的性质、强弱、潜藏部位、伏邪造成的损害伴随正气、邪气的毒力等发生着动态变化，并"伺机"而发导致相关疾病。伏邪还具潜证导向特征，即伏邪复发的疾病呈现潜证状态的特征。

伏邪的致病特性以"隐匿"最为根本，伏而不发，待时再动，其发病的时间特点是由伏邪本身的隐匿性所决定。伏邪发病待时而发，如季节交替而发；亦可伺机而作，如待正气虚弱而发；或因饮食劳倦、七情过激、失治误治触动而发；或待邪蓄积旺盛而发；或由外邪引动内邪而发。伏邪致病其次是缠绵，迁延难愈，伺机反复发作，甚至屡发屡重。

免疫性炎症疾病的伏邪生物学基础

1. 伏邪生物学基础的研究现状：无论外感导致的伏邪还是内伤伏邪，是根据其隐匿潜伏、待机而发的特点进行推理与认识；但伏邪具体是什么，是否有特定的某一组织、细胞群或分子等生物学物质基础？黄永生教授团队研究发现先天伏寒组人群的补体 4 前体蛋白水平升高，血红素结合蛋白、维生素 D 下降，对症中药干预后上述指标可得到调整；"先天伏寒"证候的亚健康人群具有潜在性冠心病发病倾向、下丘脑-垂体-肾上腺轴（HPA）功能低下，C 反应蛋白、促肾上腺皮质激素、皮质醇水平紊乱可能为该证候的部分特征。卵巢癌患者阳虚者多见，具"先天伏寒"体质，外受淫邪化为伏毒而发病；BRCA1/2 为抑癌基因，但 BRCA1/2 存在卵巢癌易感基因型，是卵巢癌发生发展过程中占主导的遗传因素，这属于先天遗传携带的，肖乔等据此推断卵巢癌患者中，BRCA1/2 的易感基因型与先天伏寒证具有相关性，可谓先天伏寒证的生物学基础。

2. 免疫记忆与组织定居记忆性 T 细胞：随着现代医学发展与疫苗普及，伤寒、温病类外感疾病逐渐减少，内伤杂病尤其是反复发作的免疫性炎症疾病越来越多，如系统性红斑狼疮、类风湿关节炎、硬皮病、甲状腺炎、青少年糖尿病、原发性血小板紫癜以及许多种皮肤病，表现出伏邪致病的特点：治愈稳定后，在内外因素诱导下，原发区域首先待机而复发，而后扩散或不扩散至身体其他部位。大多数免疫性疾病复发的起始部位在原发区域，这种现象提示机体存在着一种致病性"免疫记忆"。

免疫记忆指机体针对抗原产生获得性免疫的同时，大部分效应细胞发挥作用后会进入一个程序性的凋亡过程；部分免疫细胞，主要是 T-bet 低表达、BCL6 高表达的 T 细胞，在疾病原发区域分化为具有长寿命的记忆性细胞前体，并在定居组织后获得特定表型，发挥免疫记忆功能，称之为组织定居的记忆性 T 细胞（T_{RM}），在无外在诱因、精神刺激或异常抗原的情况下，T_{RM} 细胞可"平静"存在。当再次识别某种特异抗原时，一类针对外来病原体 T_{RM} 能够迅速启动响应，发挥免疫保护作用，消灭病原体，对机体起到强有力的保护作用，称之为"保护性"T_{RM} 细胞；还有一类针对自身抗原的 T_{RM} 细胞，在多种因素协同刺激下活化，诱导产生多种与自免性疾病复发的关键细胞因子，导致自身免疫性、炎症性疾病的复发，称之为"致病性"T_{RM} 细胞，本文重点关注此类 T_{RM} 细胞。由于其组织定居、不参与外周循环、无需抗原提呈细胞激活即可发生快速的免疫效应等特征，T_{RM} 细胞介导的炎症性疾病在临床上具有如病灶界限明显、持续时间长、对局部抗炎症治疗有效等特征。

3. 组织定居记忆性 T 细胞特征：T_{RM} 定居具有组织特异性和低迁移性，T 细胞受到招募后迁移到外周组织，大部分形成效应细胞完成使命后进行程序性凋亡，少部分分化为 T_{RM}，长期存在于组织当中。不同于参与循环的中央型记忆性 T 细胞（T_{CM}）和效应记忆性 T 细胞（T_{EM}），T_{RM} 不表达 CCR7 和 CD62L 等归巢受体，高表达 CD69 或 CD103，以及定居组织特异性受体，例如皮肤 T_{RM} 表达皮肤淋巴细胞相关抗原（CLA）和 C-C 型趋化因子受体 4（CCR4），肠道黏膜 T_{RM} 表达整合素 $\alpha4\beta7$ 和 CCR9，定居在特异性组织而不参与体循环。Boyman O 等将银屑病患者的非病变部位皮肤向免疫缺陷小鼠移植，局部移植皮肤出现银屑病样皮损，且局部皮肤中含有大量人的 T 细胞，循环中则未检测到，说明了皮肤中广泛存在着这一类定居的记忆性细胞。T_{RM} 细胞虽不会进入机体循环系统，但仍具有在局部组织移动的能力。例如表皮中 T_{RM} 细胞有着树枝一样的形态，能够不断在原发组织和周围组织之间来回移动，并且在移动过程中可以不断伸出或缩起树枝状的伪足，随着不断的运动迁移，T_{RM} 细胞在数小时内就可以覆盖更远的距离，接触更多的周围组织细胞。

T_{RM} 具长期存活能力，皮肤/黏膜组织的 T_{RM} 显著高度表达与获取代谢游离脂肪酸（FFA）有关的脂质转运蛋白 FABP4 和 FABP5，敲除上述两个基因，可显著影响 $CD8^+T_{RM}$ 的存活，这两个基因表达主要受过氧化物酶体增殖物活化受体 γ（PPARγ）调控，以 FFA 作为能量源显著增强 T_{RM} 在外周组织长期存活的能力。2001 年就有研究发现，李斯特菌或水泡性口炎病毒感染后的部分特异性 $CD8^+T$ 细胞能够迁移至并能够长期存在于肺脏、小肠固有层、肝脏等非淋巴组织中，且可以介导更加强烈的特异性抗原溶解快速遏制病原体的生长。T_{RM} 细胞在首次发病后产生并能长期存在于机体组织中，存活时间从数月至数年，有研究显示银屑病皮损区的 T_{RM} 存活可长达 6 年。

T_{RM} 细胞自我更新与增殖，受微环境中共生抗原或自身抗原适度刺激，微环境细胞因子 IL-7、IL-15 或 IL-33 等维持一定水平，T_{RM} 细胞依赖自身表面相应受体接受胞外信号，维持 T_{RM} 的自我更新和扩增。在慢性炎症或损伤时上皮细胞和成纤维细胞会增加 IL-7 或 IL-15 分泌，并经 Jak3-STAT5 调控 T_{RM} 的存活、更新与扩增。T_{RM} 细胞存活主要依赖于 IL-7，而更新增殖主要依赖于 IL-15。

4. 伏邪与 T_{RM} 细胞特征比较：归纳目前关于 T_{RM} 细胞研究进展，T 细胞具有以下特征。①驻留组织特异性、低迁移性；②在外周组织适应能力强、长期存活；③能自我更新和扩增等特征，且具感而引动、待机而发的致病特点。由此产生中医学"伏邪"与组织 T_{RM} 有相通之意。将两者主要特征作比较，推测伺机反复发作的免疫性炎症疾病的伏邪生物学基础可能是组织 T_{RM}。

探索性研究

银屑病是一种免疫介导的慢性炎症性皮肤病，可合并或诱发心血管疾病、代谢综合征或类风湿关节炎等，近年来研究显示，银屑病复发首先起于原皮损消退区（原位复发）占寻常型银屑病复发患者 90％以上，因此，银屑病是免疫性炎症疾病的代表性疾病。

参考银屑病复发造模方法，张文娟团队应用 5％咪喹莫特乳膏诱导银屑病复发小鼠模型，即在首次诱导 Balb/c 小鼠类银屑病模型期间灌胃给药凉血活血解毒透邪方药 1 周，造模结束后继续给药 1 周；间隔 30 日，再次用咪喹莫特乳膏诱导 5 日，期间第 4、第 6 日分别取材。结果发现：与初次诱导相比，复发模型小鼠皮肤红斑更加显著、皮肤皱褶增多，HE 染色显示表皮厚度显著大于初次诱导小鼠，且脾重增加量也高于初次诱导的增加量，以上结果表明银屑病复发模型的病程进展快、症状重。再次诱导前，与正常组小鼠相比，模型组皮肤中促进 T_{RM} 细胞分化的转录调控因子 BCL6 水平显著升高，抑制 T_{RM} 细胞分化的转录因子 TBX21 和 Prdm1 mRNA 表达水平显著降低，提示复发模型症状加重可能与 T_{RM} 形成和产生有关。

与模型组小鼠比较，给予凉血活血解毒透邪方后，皮肤红斑显著减淡，皮肤棘突显著降低、数量减少；模型组表皮增厚、角质细胞增生显著且相互结合紧密；给药组表皮厚度明显减轻，鳞屑易分离和脱落，提示表皮细胞角化不全得到改善。且凉血活血解毒透邪方能不同程度纠正 T_{RM} 细胞分化相关基因 BCL6、TBX21 和 Prdm1 mRNA 的异常表达，提示该方能够抑制小鼠皮肤内 T_{RM} 细胞分化与形成。

上述实验研究结果提示，复发模型的病程进展快、症状重，而给予凉血活血解毒透邪方能改善复发皮损症状，可能与调控 T_{RM} 细胞分化与产生有关。

现代医学关于 T_{RM} 细胞的研究成果带给了人们概念上的更新：并不是所有的免疫细胞都存在于免疫器官或循环中，还有一群细胞长期定居在皮肤、呼吸道、消化道、泌尿生殖道、肺脏、肝脏等非淋巴组织中，它们代表了获得性免疫应答的一部分。将中医伏邪与"致病性"T_{RM} 细胞的特征进行比较与分析，推测后者是免疫性炎症疾病复发"伏邪"的生物学基础。因此，临床上遇到此类反复发作的免疫性疾病，可以用中医伏邪理论指导治疗，如增加辛温或辛凉类药物以助透邪，从而增强中医治疗此类疾病的效果；或者在中医药防治自免性疾病瘥后复发的机制研究中，以此类 T_{RM} 细胞为对象，开展中医药调控此类 T_{RM} 细胞分化、存活与代谢等，为中医药防治此类疾病复发的研究提供一种新的思路与视角。

下篇　炎症中医辨治

12 中医治疗炎症性疾病五法

　　中医学无"炎症"概念，其表现多与中医的"热证"相似。病因多是由外感、内伤等多种致病因素引起，临床以表热证、里实热证、里虚热证、虚实夹杂证等多见，所以中医治疗炎症性疾病不是单纯的消炎，也不是单纯的清热，而是在辨证的基础上，根据表里、寒热、虚实采用如解表、清热、行气、活血、祛湿、散结、温通、补益等多种方法综合治疗，以达到对机体的整体调节。临床上每遇此类患者，学者姜淑凤采用综合辨证论治常能获得满意疗效，现将多年来论治炎症性疾病的思路及方法概括总结如下。

发汗解表，疏风清热

　　此法主要用于外感表热证或温热病的卫分证，相当于西医的流感、上呼吸道感染、急性支气管炎、麻疹、流行性脑脊髓膜炎、急性风湿热、急性肾炎、荨麻疹等疾病。此类病证多以病毒感染引起为主，抗生素无效，中药治疗效果好。中药主要以祛风解表药为主，配少量清热解毒药，如选用柴胡、薄荷、牛蒡子、金银花、连翘、板蓝根、蝉蜕、桑叶、菊花、葛根、荆芥、防风、升麻等；方剂以银翘散、桑菊饮、荆防败毒散等加减化裁；亦可选用清开灵注射液、鱼腥草注射液、双黄连口服液等中成药口服。

　　药理研究表明，祛风解表药多具有抗炎解热、镇痛镇静、抗病原微生物、调整免疫功能、祛痰止咳平喘、解除体表血管痉挛、改善机体的反应状态等作用。

清热泻火，凉血解毒

　　此法主要适用于里实热证，如脏腑的实热证、外科的疮痈肿毒，或温热病的气分、血分证。常见病症如肺热咳喘、胃火牙痛、目赤肿痛、湿热痢疾、湿疹疮疡、痈肿疔疮、丹毒痄腮、肺痈肠痈乳痈，气分证的高热烦渴、热入营血的发热斑疹出血等。此类病证相当于西医所谓多种细菌、病毒所引起的急性感染性及化脓性病症，如大叶性肺炎、急性咽喉炎、急性扁桃体炎、牙龈炎、急性结膜炎、角膜炎、急性肠炎、细菌性痢疾、急性湿疹、急性蜂窝织炎、疮痈疖肿、深部脓肿、流行性腮腺炎、乳腺炎、阑尾炎、乙型脑炎、流行性脑脊髓膜炎以及脓毒血症、败血症等。临床治疗该类病证多以清热泻火、凉血解毒中药为主，重症者可加用敏感抗生素，比单纯抗生素效果显著，且疗程短，可整体调节。常用中药以清热药为主，如金银花、连翘、蒲公英、大青叶、板蓝根、鱼腥草、败酱草、红藤、黄芩、黄连、黄柏、栀子、苦参、夏枯草、白头翁、马齿苋、贯众、穿心莲、石膏、生地黄、麦冬、知母、赤芍、牡丹皮等。方剂以导赤散、泻白散、龙胆泻肝汤、白头翁汤、五味消毒饮、普济消毒饮、黄连解毒汤、白虎汤、犀角地黄汤等辨证加减。若出现高热、神昏谵语、昏厥抽搐者，可选择加入紫雪丹、犀黄丸、安宫牛黄丸等口服。

　　药理研究表明，清热药对多种病毒、细菌、原虫、真菌等均能抑制，具有广谱抗微生物和中和毒素作用，另外还能够抑制炎症介质释放，抑制能量代谢，改善微循环，保护性地抑制过亢的中枢神经系统，调节自主神经系统和免疫功能等药理作用，从而起到解热消炎、镇痛、镇静、抗惊厥、抗休克、保护内脏、促进损伤修复、防治 DIC 等多种综合作用。

活血化瘀，行气止痛

此法主要针对热壅血瘀所引起的各种"疼痛"症状较为明显的炎性疾病，如咽痛、腹痛、肢体局部的红肿疼痛等。这些病症可见于西医各类急、慢性炎症的各个阶段，如急、慢性盆腔炎，附件炎，急、慢性咽喉炎，扁桃体炎，急、慢性阑尾炎，急、慢性胆囊炎，胆石症，急性胰腺炎，急性乳腺炎，溃疡性结肠炎，血栓性浅静脉炎等。疼痛是炎性疾病的突出症状之一，其病因多为热灼血瘀，瘀血阻滞，气机不畅，不通则痛，日久热毒尚能腐肉成痈成疽，所以炎症局部多表现出红紫色的瘀血特征。故临床治疗还应活血化瘀，行气止痛，以促使血脉流畅，经络疏通，从而达到消肿止痛、炎症解除的目的。

此法应与其他治法同用，如急性炎症热毒较重者，以清热泻火、凉血解毒为主，佐以活血化瘀，行气止痛；慢性炎症，阴寒凝聚，正气不足者，当合用扶正补虚、温通经络、祛痰散结等法。常用药物有牡丹皮、赤芍、川芎、丹参、桃仁、红花、乳香、没药、三七、延胡索、枳实、厚朴、柴胡、郁金、陈皮、木香、香附、枳实等；方剂可配合失笑散、桃红四物汤、血府逐瘀汤、大黄牡丹皮汤、四逆散、小柴胡汤等。

药理研究已表明，活血化瘀药大多具有抗炎作用，有的已找到其抗炎成分；更重要的是活血化瘀药可扩张血管，增加血流量，改善血流动力学；改善血瘀患者血液的浓度、黏稠度、凝固性及血细胞聚集的状态，使血流变的各项指标好转；还有抗血栓形成，增强机体血液抗凝系统活性的作用。这些均能促进炎症消散，松解粘连，并可抑制胶原纤维渗出及纤维结缔组织增生，改善慢性炎症引起管壁增厚、变硬等病理变化。理气药大多具有抗菌抑毒、解热消炎镇痛、护肝健胃、抗溃疡、改善管腔梗阻、改善血液循环、调节神经系统功能等多种作用，对于急慢性炎症引起的脏器功能紊乱、管腔狭窄或梗阻的多种病症，如急性阑尾炎、急性肠梗阻、急性胰腺炎、急性胆囊炎、胆石症等，均能从多方面起到治疗作用。

祛湿化痰，散结消肿

此法主要针对痰湿瘀阻引起的具有"肿块"特征的（癥瘕积聚、瘰疬痰核、阴疽流注等）急、慢性炎症性疾病，如急、慢性扁桃体炎，慢性盆腔炎，附件炎，盆腔炎症性包块，淋巴结结核，慢性淋巴结炎，慢性包裹性脓肿，慢性化脓性深部脓肿等疾病。此类疾病中医辨证属湿热瘀阻者，应以清热解毒、活血化瘀为主兼祛湿化痰、散结消肿，常用药物浙贝母、瓜蒌、海藻、昆布、天花粉、夏枯草、山慈菇等；属寒湿阻滞者，应以温阳散寒、活血通络为主，兼祛湿化痰、散结消肿，常用药物桔梗、法半夏、白芥子、皂角刺、白芷、茯苓、薏苡仁等。常用方剂如仙方活命饮、阳和汤、桔梗汤、排脓汤等。

药理研究表明，祛湿化痰药具有抑制病原微生物，提高白细胞、巨噬细胞吞噬功能，抑制炎症渗出，促进坏死组织清除、松解纤维包裹、消除局部肿胀、软化炎性结节肿块等作用，因而可改善因炎症引起的渗出、粘连、纤维化等病理改变，起到消肿排脓、软坚散结作用。

补虚扶正，温阳益阴

此法主要适用于人体气血、阴阳不足，阴寒凝结或阴虚内热之证，多见于慢性炎症性疾病以及温热病后期的患者。常见病症如慢性胃肠炎、慢性结肠炎、慢性气管炎、慢性肾炎、慢性风湿性关节炎；流行性感冒、流行性乙型脑炎、流行性脑脊髓膜炎等病后期，属气津两伤者；疮疡溃后日久不敛，脓水清稀者等。此时治疗当配以补虚扶正、温阳通络或益气养阴之药，以使人体气血充足，阴寒得消或虚热得解，从而消除体内外多种炎症。常用药如人参、党参、茯苓、甘草、黄芪、白术；当归、川芎、白芍、丹参、熟地黄、何首乌；麦冬、玄参、生地黄、五味子、女贞子、墨旱莲；淫羊藿、补骨脂、附子、肉桂、巴戟天等。常用方剂气血不足者可选用八珍汤；阴津亏虚者可选用大补阴丸、六味地黄丸、生脉饮；阳气不足者可选用附子理中丸、金匮肾气丸、阳和汤、独活寄生汤、十全大补汤等。

药理研究表明，补虚药可改善机体神经、内分泌、免疫、造血等各个系统的功能，提高机体的免疫力，增强机体对各种有害刺激的抵抗能力，调节病理过程，使紊乱的功能恢复正常；另外上述很多补虚药还可抑制多种细菌、病毒，具有抗菌解毒、消炎镇痛作用。

综上可知，中医药治疗炎性疾病，是在辨证论治原则指导下的协调一致的整体调节，其辨证施治的着眼点不仅仅是西医诊断的病因学或局部的病理改变，而是将致病因素、局部改变及机体整体的适应性反应三者结合起来考虑，尤其重视机体对致病因素所作出整体性适应而出现的失衡状态。药物治疗，把清热泻火、凉血解毒、活血化瘀、行气止痛、祛湿化痰、消肿排脓、补虚扶正等方面的中药合理组合使用，从多环节、多方面一起发挥作用，兼顾了抗菌、消炎、改善局部微循环、抗变态反应、调节人体免疫力等多种功能。既考虑到了消除多种致病因素，又考虑到了消除各种致病因素所造成的局部炎性反应，同时又注意到了全身机体免疫力的调节。现代医学单纯用抗生素治疗感染性炎症存在不足，中药治疗其不良反应少、安全性高，药物作用缓慢持久，常常是多靶器官效应，不易产生耐药及药物依赖性，同时还可调节患者全身的免疫状况，改善其临床症状，所以临床对于炎症性疾病的治疗，应提倡中医辨证论治，充分考虑中药复方作用特点，确定理法方药。重症患者中西医结合治疗，这样既可减少并发症，降低病死率，缩短住院时间，节省医疗费用，又为炎症性疾病的治疗开拓出更为广阔的途径。

13　外感病从炎症辨证

疾病的内部变化总是通过临床表现反应于外的。从临床辨证来认识疾病，是中医学的研究方法；对疾病内部组织病变进行研究，是现代医学的认识基础，这就引出对炎症认识上的不同结果。学者毛大鹏对外感病与炎症关系做了辨析。

外感病与炎症关系

中医学由于历史原因而未立论"炎症"之说。但炎症早在中医学中被揭示出来，外感病就是这种炎症性疾病。它主要是指《伤寒论》《瘟病学》所说的伤寒、风温、暑温、湿温等热性病；而这类病症的病理与现代医学炎症的病理是基本一致。

1. 病因学： 中医学认为外感病的致病因素是风、寒、暑、湿、燥、火，即六淫。它包括了物理性致病因素，也包括了各种致病微生物；其发病机制主要取决于人体正气盛衰和病邪强弱两方面，这同现代医学的病因说是一致的：即生物性因子、免疫性反应、物理性因子、化学性因子；其发病与致炎因子的种类、性质、数量、毒力及所作用部位，还与机体所处功能状态有关。

从上述比较可以看出，在现代医学的致炎论中，生物性因子、物理性因子、化学性因子相当于中医学中的六淫之邪；而人体的正气盛衰，则与免疫性反应类同。两者的相同之处，是在病因学上都为外因致病论，所不同的是外感病从人体"外象"辨证而命病名，现代医学则通过炎症组织病变部位和致炎因子种类来命病名，认识角度的不同使两者在病因学方面离之千里；而反应的实质却是病理变化的宏观和微观两个侧面而已。

2. 病理学： 外感病是多种热性病的总称，这就反映了外感病的基本性质。它与炎症病变的基本性质是一致的，这可从两者的病理过程来比较。

当炎症发生时，在致炎介质的作用下使细胞和组织损伤造成血管现象：首先是微血管改变，微静脉血流瘀滞、血浆渗出，产生水肿；第二是大量白细胞游出，向炎区聚集，这是炎症的主要特征，它随致炎因子不同而异；第三是组织增生与修复达到新的平衡。

外感病发病时，六淫之邪侵入人体造成气血运行失常，出现气行不畅、气郁血阻或气与血（液）脱，瘀而不行；或气滞于络，血瘀于中，致经络不通而发病。这样引出一个模式：六淫之邪侵入人体—正虚—气血运行失常—血瘀经络而发病。气道不通，血聚而瘀是发病的机制，不通则病是发病的病理。

炎症的水肿期相当于外感病的气滞过程，白细胞游出期相当于血聚（瘀）期。

外感病从炎症辨析

中医学中外感病的辨证传统方法有二：其一，是《伤寒论》提出的六经辨证方法；其二，是《温病学》提出的卫气营血和三焦辨证方法；两者都离不开临床证候。炎症作为现代医学的病理过程，主要是指组织学的病理改变。这就提出一个问题：外感病从炎症辨证如何联系组织学的病理改变？中医学辨证指的是机体的外象概括，现代医学指的却是炎症内变的组织改变，两者如何统一，似乎无从下手。但如果把炎症比作"剥了皮的羊"，则两者的关系就好解释了。因为炎症的内变是组织学的改变，病理基础清楚，而外感病从炎症辨证就是要抓住组织学这一病理改变，认清这两个貌似不同的改变是一个病理基础，这是解决问题的关键。

1. 病理规律揭示：分析外感病的病理，无论是六经辨证，还是卫气营血（三焦）辨证都离不开气和血的关系。而邪气的强弱也是通过气血的盛衰表现出来，问题的实质仍然是气血在体内的运行情况。炎症时的病理改变、微血管的改变和白细胞的聚集造成组织内血液运行障碍，这样就找到了两者的共同病理——即致病因子造成组织内血液运行障碍——中医称为"不通则病"。外感病从炎症辨证就要抓住这一规律。

2. 病理辨证分析：既然外感病与炎症的病理相同，那么，在分析外感病的临床证候时就不难联系炎症的组织学病变来辨证。炎症一期（微血管现象期）临床表现汗出乏力或高热少汗，这一期病理变化中医称为气虚和气滞。炎症二期（白细胞游出期）临床表现多红肿痛，这一期病理变化中医称为血虚和血瘀。这两个病理过程虽表现不同，但往往是分不开的，常常一个病理过程同时包含另一个病理过程。一个病理过程在发展中，另一个病理过程也在演变之中。如在六经辨证中太阳经病未解，阳明经病可同时出现，故临床上有二阳合病。所谓二经以上并病也是多个病理演变过程的连续，称为三阳经病在表，属实属阳，病多在气。当辨气虚或气滞或两者兼而有之，称为三阴病在里，属虚（夹实）属阴，病多在血，当辨血虚或血瘀或两者兼而有之。以上分析正是从炎症病理过程的不同外在表现形式上总结出来的。至于病症或是二经、三经并病，或是坏症则要根据气血变化具体分析。又如卫气营血辨证：卫气分证病在表，多实证或虚实夹杂证。如果说卫气分证是炎症一期，营血分证则是炎症二期的表现。所不同的是随人体抗病能力的盛衰，致病因子毒力的强弱不同，变化更多样罢了。

从以上分析得出如下结论，外感病和炎症都是机体病变的外在表现形式，其内变的根据就是组织学的改变，两者表象与内变有着相同的本质，所以提出外感病从炎症辨证的理论。

14　从卫气营血辨证析全身炎症反应综合征

全身炎症反应综合征（SIRS）是机体对各种不同严重损伤所产生的全身性炎性反应。其本质为机体对外来刺激，包括创伤、缺血缺氧、感染等产生的一种炎症反应状态，强调的是一种病理生理反应而不是疾病。创伤后机体的反应是一种炎症性疾病的过程。近年来，中医对 SIRS 的研究取得了不少的成果，如大黄、参附注射液、大承气汤、热毒清注射液、神农 33 号（血府逐瘀汤化裁）、补阳还五汤等均可用于 SIRS 的不同环节，阻断 SIRS 向多器官功能障碍综合征（MODS）发生的过程。但对于 SIRS 的中医研究，大多集中在治疗方面，对于其变化发展、辨证规律方面研究却不多。

SIRS 概念的提出强调 SIRS 是疾病病理生理发展中的一个过程，即从病理因素刺激-SIRS/CARS-MODS-MOF 相续的变化过程。因此，相应的中医理论必须具备证型病机连贯性。研究典籍发现，清代温病学大师叶天士在其著作《温热论》中提出卫气营血辨证方法，并指出"大凡看法，卫之后方言气，营之后方言血"。将温热病的病情发展过程中所反映的病情轻重不同动态划分为卫、气、营、血 4 个阶段与 SIRS 有很多相似之处。学者杨丽等从卫气营血辨证角度辨析了全身炎症反应综合征。

SIRS 与卫气营血辨证临床传变过程相似

SIRS 的发生、发展是一个多因素、多步骤的过程。从病因作用于机体到 SIRS 的出现，再发展到 MODS，是一个有规律的发病过程。临床研究资料表明，典型的 SIRS 首先是局限性炎症反应阶段。由于严重创伤、失血后再灌注和感染过程中释放的各种炎症介质使血液和组织中的炎性细胞活化、趋化并聚集在受损组织部位，释放炎症介质，在损伤局部杀伤细菌，中和毒素，清除坏死细胞，促进组织修复，发挥有益作用。叶天士在《外感温热篇》中首先强调"温邪上受，首先犯肺"，肺卫为人体第一道防线，它具有抵抗外邪入侵和驱邪外出的功能，故局部炎症反应与温病卫分证表现相似。如果损伤或刺激较重或较持久，则病程继续进展到有限性全身炎症反应阶段。此时，血清补体以及中性粒细胞、单核-吞噬细胞、淋巴细胞等免疫系统细胞处于活化状态，释放大量炎症介质，引起全身炎症反应。为了防止过度应激和炎症失控对机体造成损害，体内许多抗炎介质和天然抑制物参与了炎症调节过程。此阶段，促炎和抗炎两种力量基本持平。由于炎症反应，患者表现为发热、呼吸心率增快、尿少等，但脏器的功能没有受到影响，临床表现与中医所讲的外感病中的气分证相似："壮热，不恶寒，恶热，汗出，口渴饮冷，小便短赤，脉洪大。"如果病程进一步发展，促炎和抗炎两种力量的平衡被打破，则进入 SIRS/GARS 失衡阶段，全身炎症已达高峰，血压降低，体温不正常，各种基本病理生理改变，各种因素引起的微循环血流分布异常、凝血系统的激活、抑制通道的受损、血管收缩和舒张异常最终导致血管扩张、体液外渗、血流分布紊乱而发生休克。其与邪陷营分时表现的"身热不甚，心烦不寐，时有谵语，斑疹隐隐，脉细数"相似。此阶段中各种病理生理变化会迅速导致各个脏器功能衰竭，引发 MODS。而温病中的营分证转归又有二：邪热入营，如能及时给以清透，使转气分而解，则可达到正胜邪退趋于好转的目的。相反，热毒深陷于血，引起脏气衰竭或急性出血，则为邪胜正衰，趋于恶化，临床表现为"身热，躁扰不安，或神昏谵语，斑疹密布，尿血，吐血，便血等"。其可认为在 MODS 中发生的肝性脑病、肾衰竭及弥散性血管内凝血（DIC）等的临床表现。SIRS 病情进展迅速，一部分非感染性导致的 SIRS 患者，其炎症表现不是很明显，可以直接出现休克、DIC 等 MODS 的表现，卫气营血辨证也提到了"温邪上受，首先犯肺，逆传心包"的论述。

SIRS 与卫气营血辨证脏腑的关系

人体内的卫气营血均有脏腑所属，如卫、气之所，在肺、脾，叶天士云"肺主气属卫……其合皮毛"，故云在表；营、血之所属在心、肝，叶天士云"心主血属营"。曲玉华等研究发现，卫分病多侵犯肺卫、四肢、头面鼻喉，气分病多侵犯肺、脾及胃、大肠、胆等；营分病多侵犯心肝；血分病多侵犯心、肝肾。杨广等通过总结大量的临床病例，认为肺是 S1RS 的启动脏腑，而认为肾为枢纽。脓毒症休克，脓毒症，MODS 主要表现为胃肠功能的障碍、循环系统、肾功能及肝功能的障碍等。

SIRS 与卫气营血辨证治法相通

清热解毒、通腑泄热、益气扶正是温病中常用的治法。近年来研究发现，这些治法对 SIRS 也有较好的疗效。热毒是 SIRS 病机关键，肺脏与肠道是最易受毒邪攻袭之地。林进团等用中医宣肺通腑、清热解毒法治疗 SIRS，早期截断"肠启动"和"肺启动"机制，干扰 Sepsis 向 MODS 进展的序贯性，有效地阻断 Sirs/Sepsis 的进展，改善 SIRS 患者的预后。郭楠用生脉注射液联合血必静，从益气行血和解毒化瘀两方面同时入手治疗 SIRS 取得显著临床疗效。

SIRS 与卫气营血辨证客观指标亦相通

1991 年 8 月美国胸科医师学会和危重病医学会提出 SIRS 的诊断标准具有以下 4 个特征：体温＞38 ℃或＜36 ℃；心率 90 次/min；呼吸频率＞20 次/min 或动脉二氧化碳分压（$PaCO_2$）＜32 mmHg（4.27 kPa）；外周血白细胞计数＞$12.0×10^9$/L 或小于 $4.0×10^9$/L，或未成熟粒细胞＞10%。凡具备上述 4 种临床表现两种以上者，即可确诊为 SIRS。2001 年 12 月修正了 SIRS 的诊断要点，增加了 C 反应蛋白与前降钙素等炎症指标及高排低阻的血流动力学指标。作为实验室 SIRS 的指标之一，白细胞介素-6（IL-6）达 279～597 pg/L 被证实存在 SIRS。近年对 SIRS 研究的突破是大量细胞因子（CK）的发现。CK 是一个超家族，参与 MODS 的细胞因子很多，可分为两类：前炎症细胞因子或早期细胞因子，如 IL-1、IL-8、NTF 等，主要介导组织损伤；抗炎症细胞因子或远期细胞因子，如 IL-4、IL-6、IL-8、IL-10、IL-13、可溶性 TNF 受体等，可平衡前者损伤效应，起到一定保护作用。其中最为重要是 TNF-α，其在炎症反应中起到核心作用。SIRS 时，大量炎症介质释放启动凝血系统，使血液处于高凝状态，抗凝能力减弱和纤溶系统抑制，随着 SIRS 病情发展，凝血功能紊乱加重。李军等在中医整体观的指导下，采用等级相关分析法，分析温病卫、气、营、血证中医证候与 WBC、Gran%、FIB、CRP、IL-1、IL-6、IL-10、TNF 等客观指标存在等级相关关系，也就是说随着中医证候（卫-气-营-血分证）的改变，血常规（WBC、Gran%）有升高的趋势，在凝血方面表现为易形成高凝状态（FIB 逐渐升高），急性炎症反应（CRP）加重趋势；在细胞因子方面表现为促炎症因子（TNF-α、IL-1、IL-6）升高，而抗炎症因子（IL-10）降低的趋势。

SIRS 用卫气营血辨证论治更符合其疾病的发生发展过程，更有利于 SIRS 的治疗和防止其传变。对于 SIRS，应当详细而全面地辨其卫气营血之所属，这样才能全面地掌握其病情的变化，达到有的放矢。

15　中医外治法治疗全身炎症反应综合征的机制

1991 年美国胸科医师学会/危重病医学会（ACCP/SCCM）提出的全身炎症反应综合征（SIRS）是一种由感染、创伤、缺血再灌注等原因诱发的系统性炎症反应，过度释放的炎症细胞因子作用于内皮细胞会影响脏器内微循环，进一步导致多器官功能障碍综合征（MODS）。这种自身破坏性的免疫失衡状态主要由"细胞因子风暴"导致。在 SIRS 后期，机体亦会代偿性地释放抗炎因子来对抗炎症级联反应，当抗炎反应强于炎症反应时则发生免疫抑制，即代偿性抗炎反应综合征（CARS），从而继发局部或全身感染及 MODS。

研究表明，中医外治法在调节机体抗炎因子-促炎因子平衡方面有一定的优势，既能有效抗击炎症反应，又能抑制免疫过亢所致的炎性损伤。学者章思佳等从经典理论中找寻中医对此类疾病的相关认识和外治经验，并从以往的中医外治法调节机体炎症反应的机制研究中梳理了潜在的作用靶点和通路，为后续研究提供一定的理论基础和方向。

中医学对 SIRS 的认识及外治经验

SIRS 是许多感染性炎症发展至终末期的一种危重变症，属于中医温病学中"痧证"范畴。痧证多由于感受时令不正之气或秽浊邪毒，或饮食不洁等原因，而引起寒热不适、头痛头晕、呕恶胀闷、肢冷唇青等非特异性症状，常规辨病、辨证用药难以治愈，常以刮痧所出的皮下青紫痧癍、痧筋为治疗性诊断标准。

古代治疗痧证以刮、放之法为主，简洁明了，极具中医外治法的特色，所谓"痧在肌肤者，刮之而愈；痧在血肉者，放之而愈""若夫痧之深而重者……则刮放之外，又必用药以济之"。《痧胀玉衡》云："肌肤痧，用油盐刮之，则痧毒不内攻。血肉痧，看青紫筋刺之，则毒有所泄。"有学者认为，广义刮痧法本身就包含了刮痧和放痧（又称"放血"）这两大步骤，皆是以驱邪为首务，故有"痧发不论虚实，驱毒在所当先，此痧之所以有实而无虚也"的说法。就部位而言，古籍中记载的常用放痧处有 10 处，分别为头部的百会、印堂、太阳、喉中两旁、舌下两旁，躯干部的双乳，以及四肢部的两手十指头、两臂弯、两足十指头和腿弯。《增订通俗伤寒论》中记载了疫痧的治疗云："初得病时，宜即用针刺尺泽穴出紫黑血。"除了干预手段和部位，这里的"初"和"即"也强调了干预时机的重要性，正如《痧胀玉衡》所言"痧也，宜用针挑出血而愈，缓则不救"。

此外，SIRS 涉及全身多个脏腑和系统的炎性损伤，可诱发 MODS，符合中医学"五脏不通"之说。《景岳全书·杂证谟》云："盖五脏之系，咸附于背，向下刮之，则邪气随降。凡毒气上行则逆，下行则顺。虽近有两臂刮痧之法，然毒深病急，非刮背不可。"故在 SIRS 急性期可选择在四肢部位进行刮、放，救其于萌芽之际；在 SIRS 衰竭期可根据脏腑、经络辨证和传变规律，适当选取背俞穴和督脉穴位进行刮、放。

与 SIRS 发生相关的细胞因子及治疗靶点

SIRS、CARS 和 MODS 等感染性炎症的危重表现本质上都是由于机体免疫失衡所致。细胞因子风暴是免疫失衡的主要病理过程，也被称为"细胞因子释放综合征（CRS）""细胞因子瀑布级联"等。

该过程涉及的细胞因子主要有肿瘤坏死因子-α（TNF-α）、干扰素-α（IFN-α）、IFN-β、IFN-γ、白细胞介素-1（IL-1）、IL-6、IL-12、IL-17、单核细胞趋化蛋白-1（MCP-1）等。研究表明，在 SIRS 发生发展过程中，TNF-α 是最早出现异常的敏感指标，IL-1β 与其相互协同在早期一过性增高；IL-6 在 SIRS 轻症期较为敏感，与疾病严重程度和损伤程度成正相关，可作为疗效观察指标；在危重期，TNF-α 和 IL-1β 再次升高，可作为疾病预后的判断指标。

随着生物制药技术的发展，免疫领域相继出现了有针对性靶点的药物，如阻断 IL-1 的阿那白滞素，阻断 IL-6 的托珠单抗、司妥昔单抗，以及阻断 TNF-α 的依那西普等。然而，阻断炎症因子的靶向药物在实际应用中存在部分不敏感人群，且有一定不良反应，长期服用也易产生耐药，因此会陷入无休止找寻替代品的不良循环。

中医外治法已应用于临床数千年，对免疫系统具有双向的良性调节作用。实验研究证实，足三里穴位注射能够降低 SIRS 大鼠血清中 IL-6、IL-8 的表达水平，改善肝肾功能，而足三里电针治疗能使体内抗炎与促炎反应趋向平衡，降低 MODS 的发生率。但由于目前针灸应用多局限于炎症的早期和恢复期，而在危重型炎症中缺乏多学科会诊的机会，因此仅在少数研究中有所涉及，其具体作用机制亦未明确。

中医外治法调节机体炎症反应的相关机制

机体各类炎症反应都离不开炎症因子的参与，在免疫应答的急性期主要由 IL-1β、IL-6 和 TNF-α 等因子介导，这与细胞因子风暴中的前驱因子高度吻合，同时也是以往研究中中医外治法干预各种感染性炎症所涉及的常见效应靶点。近年来，不少学者证实针刺可通过核因子 κB（NF-κB）、Toll 样受体（TLR）、丝裂原活化蛋白激酶（MAPK）等通路调节 TNF-α、IL-1β、IL-6 等细胞因子的表达从而达到治疗效果，如电针、针刺治疗坐骨神经损伤能有效抑制炎症反应，利于神经再生和修复；电针通过抑制肥大细胞 MAPK 通路相关蛋白及 TNF-α、IL-6 的表达，治疗荨麻疹过敏反应。此外，艾灸对炎症的干预研究主要面向类风湿关节炎，如艾灸家兔肾俞、足三里穴可抑制其滑膜液中 IL-1、IL-6、TNF-α 的表达。

治疗痧证的主要中医外治法——刮痧和刺络放血也同样被证实能作用于 TNF-α、IL-1β、IL-6 等炎症因子靶点。简力通过研究证实，刮痧能造成局部的轻度炎症反应及全身性轻微炎症反应，可致穴位周围皮肤组织中的 TNF-α、IL-6、IL-12、IL-23 水平上调，同时刮痧 1 小时内体表远隔区域及血清中的 TNF-α 表达增加。吴鲜鲜等的实验研究亦表明，刮痧可增强免疫应答并使其倾向于 Th1 型。邱灵慧等研究表明，3N 为小鼠适宜刮痧力度，其血液中白细胞总数和淋巴细胞总数及 IL-1α、IL-6 在刮痧后 1～24 小时达到峰值，其中 IL-6 升高将近 20 倍且变化早于其他指标。此外，火针点刺局部阿是穴可降低急性痛风性关节炎患者滑膜组织中 IL-1β、IL-6、TNF-α 的含量，有利于改善踝关节肿胀度和步态。由此可见，中医外治法能有效治疗机体的各类炎症反应，且其常见效应靶点 IL-1β、IL-6、TNF-α 等与细胞因子风暴中的前驱因子十分吻合。

中医外治法治疗 SIRS 的潜在干预机制

西医通过"高流量血液滤过"可有效降低 SIRS 和 MODS 的病死率，表明持续性清除炎症介质是遏制 SIRS 和 MODS 发展的可行手段。因此，章思佳所在团队提出"关键因子耗竭理论"，并大胆猜测中医外治法可能通过调控 SRIS 前驱因子，从而阻断或延缓细胞因子风暴的发生。结合 3 种前驱因子介导的免疫相关通路，对中医外治法治疗 SIRS 的潜在作用机制进行合理的推测。中医外治法可能通过刺激 TLR4 负调控 TLR 通路中的转化生长因子-β 活化激酶 1/2/3（TAB1/2/3）、转化生长因子活化激酶 1（TAK1）及 NF-κB 通路中的 NF-κB1（p50）/RelA（p65），减少 TNF-α、IL-1β、IL-6 的分泌，从而阻止 TNF-α、IL-1β 对 TLR 通路的循环激活。同时，中医外治法还可抑制游离 TNF-α 与肿瘤坏死因子

受体（TNFR）的结合，以及 MAPK 通路中凋亡调节信号激酶 1/2（ASK1/2）和丝裂原活化蛋白激酶
MEKK1/MLK3 的一级磷酸化（＋P）而形成丝裂原活化蛋白激酶 MKK3/6 和 MKK4/7，以及二级磷
酸化形成丝裂原活化蛋白激酶 p38α 和磷酸化 c-Jun 氨基末端激酶 1/2（JNK1/2）的过程，从而减少
TNF-α 的合成。此外，中医外治法还可抑制游离 IL-6 对白细胞介素‐6 受体（IL-6R）的激活，减少
Janus 蛋白酪氨酸激酶（JAK）通路中由 JAK1/2 合成的可诱导 IL-17、IL-6 的信号传导及转录激活因
子 3（STAT3）的产生。综上所述，中医外治法可能通过上述的一种或多种途径抑制细胞因子风暴的
产生。

讨　　论

　　《灵枢·九针十二原》提出"虚则实之，满则泻之，宛陈则除之，邪胜则虚之"的针灸治疗原则，
SIRS 所引发的机体炎症反应符合此句中"满""宛陈""邪胜"的特点。刮痧配合放血可透邪、去旧、
更新。且根据以往中医外治法治疗机体炎症反应的机制研究，刮痧与刺络放血均可降低组织和血液中的
TNF-α、IL-1β、IL-6 含量。细胞因子风暴是以 TNF-α、IL-1β、IL-6 等少数因子撬动巨大的级联效应而
形成的，根据中医"治未病"的理念，中医外治法对细胞因子风暴的治疗效应可能是对超早期 TNF-α、
IL-1β 或早期 IL-6 的过度表达进行阻断或消耗。故推测以刮痧、放血为主的中医外治法有阻断或延缓细
胞因子风暴发生的可能，存在进一步研究的价值。

　　同时本团队认为，在中医外治法的临床运用中，其治疗过程常为多种干预手段的有机组合，其中时
机与手段的选择是发挥疗效的关键因素，因此中医外治法中相关参数的量效关系研究显得尤为重要，需
要在研究设计中通过复杂多维的组别设置以进行相应的甄别和验证。而在以刮痧、放血为主的中医外治
法治疗 SIRS 的研究中，迫切需要解决的问题有三：最佳干预位置的选择是否与古籍所提供的方案相一
致，刮痧和放血的不同干预次序对 SIRS 的预后是否有影响，在不同病程阶段进行刮痧与放血对 SIRS
的预后是否有影响。

16 中医肺与全身炎症反应综合征

全身炎症反应综合征（SIRS）是由各种感染或非感染因素引发机体全身炎症反应的一种临床危重症；多器官功能障碍综合征（MODS）则是指机体遭受严重急性损伤24小时后，经抢救虽经受住损伤的早期打击，却未能摆脱随之而来的种种并发症，以致2个或2个以上器官同时或序贯出现功能受损的临床综合征。MODS强调其功能变化的动态性和病变性质的可逆性，有利于及早预警和有效治疗。就本质而言，SIRS是不同疾病引起的全身性的非特异性炎症性反应，这种不能很好控制的、不平衡的或过度的炎症反应是造成脏器损伤的病理基础，进一步发展可能引起多脏器功能障碍综合征（MODS）。学者罗伟贤认为SIRS/MODS的发生与中医"肺"关系密切。

中医"肺"与重症的辨证关系

肺主气，在体合皮，其华在毛，皮毛为一身之藩篱，是抵御外感病邪的第一道屏障；肺宣发卫气于肌表，对防御外感疾病有极其重要的作用，因此肺气功能正常是抵御外感疾病的重要条件；肺开窍于鼻，鼻与肺直接相连，肺为娇脏，不耐寒热，因此肺是外感疾病侵袭的首要器官。如果肺卫之邪不解，病邪深入，则会传于气分或逆传心包，出现肺经邪热亢盛，肺气壅滞，宣降失常的病理改变，常见身热、咳喘、浓痰、口渴等肺卫证候。此时也可出现肺胃同病的证候，表现为痰涎壅盛、便秘或下利黄臭、腹痛硬满等；或进一步发展出现肺胃阴伤，最终外感热病的发展会严重影响到肺的功能。邪入里达气分时，气分热盛，煎灼津液，影响津液的运行，停贮于肺，使肺通调水道、调畅气机的功能受损，则会聚液生痰，表现为咳吐痰涎或浓痰、喘促上气、腑气不通等症状；如果邪气进一步深入营血，则营血不安，壅阻血脉，肺脏血脉受热邪煎灼，出现肉腐血败的证候，影响肺朝百脉、司呼吸的功能，表现为身热神昏、咳吐脓血、胸痛悬饮、喘促不宁，甚至面青唇紫。

中医学在实践过程中充分认识到，六淫、疫毒、情志、饮食、痰饮、瘀血、外伤、中毒等均是危重症的发病原因，在这些病因的作用下产生了气、血、痰、热、毒、瘀、水湿等病理产物，从而耗气伤血、损及脏腑真元，导致气机逆乱、水湿内停、瘀血内阻，最终出现脏腑衰败、形脱精散而亡。而若肺脏宣发肃降的生理功能在重症发病过程中受到严重损伤，表现在肺的吐故纳新功能障碍、喘促不能平卧或气若游丝；通调水道的功能停止则水湿不化、悬饮内停；朝百脉的功能低下，血瘀脉阻、面青唇紫，痰热毒又会导致肺络腐败而咯脓痰臭秽、甚至脓血不止。如果治疗得当，气、血、痰、热、毒、瘀、水湿的病理变化得到控制，则肺气得宣、水道得通、脉道通调、痰郁热毒得除，从而精气得以输布全身，正气得以恢复，危重症方可治愈。

SIRS/MODS 与中医"肺"的病理变化关系

感染、创伤等因素引起SIRS使各种效应细胞释放多种炎症介质，机体产生过度炎症反应，引起肺血管内皮细胞和肺泡上皮广泛破坏而导致急性肺损伤（ALI），ALI是SIRS在肺内的表现。ALI病理上以弥漫性肺泡损伤为特点，肺通气/换气功能严重下降，导致呼吸频率增加，大于20次/min，并可进行性加快，最快达50～60次/min。临床上以急性进行性加重的呼吸困难、呼吸窘迫、发绀、难治性低氧血症和非心源性肺水肿为早期表现。ALI是SIRS/MODS中常出现的一种器官组织损伤，同时又可进一步加重致急性呼吸窘迫综合征（ARDS），后期可导致多器官功能衰竭（MOF）而死亡。

肺司呼吸，主宣发肃降，维持正常的新陈代谢和气机升降出入运动。肺气宣降失常，则可致呼吸异常，咳嗽、喘促气急等症。肺为水之上源，有通调水道，调节三焦水液代谢和气化功能。肺失宣降，通调失职，气化失司，则精微失布，水液运行障碍，水聚成痰、成饮或水泛为肿，导致"湿肺"的形成。由此可见，肺之生理功能正常，则气血津液运行输布调节有序，反之，肺脏受损，则全身气机升降失常，病变由肺而累及多个脏腑。可见肺脏与 SIRS/MODS 关系密切。

中医"肺"在全身炎症反应中的作用

在危重症的发展过程中，肺作为首先受到打击的器官和序贯损伤中受损最重的器官，其地位应受到高度重视。特别是 SIRS/MODS 的概念提出后，在 SIRS/MODS 发病过程中，ALI 受到广泛的关注。肺脏的治疗成为急危重症抢救成功的关键。中医治肺从整体出发，在认识重症的过程中，从研究中医肺脏在人体病理生理条件下的变化出发，不管是卫气营血辨证还是六经辨证，都应当认识到肺卫起着至关重要的作用。从重症的预防，病理的发展变化，到危重症治疗过程当中，都要以肺的生理功能和病理变化特点为着眼点。中医的气、血、热、痰、毒、瘀、悬饮的产生既是重症的发病病因，也是重症的病理产物，都会导致肺气郁闭、痰热互结、水饮停肺、热毒壅盛、血瘀脉络或者损伤肺的主气司呼吸、通调水道、朝百脉的生理功能，或者加重病情，因此研究中医治疗肺脏的方法对于中医药治疗 SIRS/MODS 至关重要。

17　热毒血瘀证与炎症相关性研究

据中医传统思维之所见，血瘀证且同时兼有气虚、气滞、血虚、痰阻、偏寒或偏热等情况，可有不同的中医分型，如气虚血瘀、气滞血瘀、寒凝血瘀及热毒血瘀等。气虚血瘀、气滞血瘀、寒凝血瘀的概念早已为人熟晓，但传统观念中"热"是可以活血化瘀的，譬如跌打损伤后局部热敷活血化瘀，或者受寒后饮酒生热活血散寒，所以对于"热毒血瘀"这一概念人们往往存在着疑问。这种疑问的产生在于人们只注意到了"热"而忽视了"毒"。此"热"因"毒"而生，"毒"受"热"助乃蕴留，故"热毒"当指热邪火毒滞留难祛而耗损人体津液，是致机体发生"血瘀"这一病理性改变的主要病因之一。

古往今来，医家们对于血瘀证及其各种不同分型之病因机制做了许多有益的探索和研究。关于热毒血瘀证的病因病机，早在《金匮要略》中便有记载"热之所过，其血必凝"。通俗的说便是发热的日子久了，则血液干涸凝结而生瘀血。可见古人深深把握住了热毒血瘀证中的"热过津涸"这一主要实质。随着传统中医学的发展，医家们对于热毒血瘀证的病证机制有了进一步的认识。王清任在《医林改错》中指出"瘟毒在内烧炼其血，血受烧炼，其血必凝"。周学海《读医随笔》中更形象地概括为"夫血犹舟也，津液水也，津液为火灼竭，则血行愈滞"。可见后期传统医家们的观点更倾向于热毒血瘀证乃温热病邪灼伤人体津血，血受熏灼则凝结瘀塞，从而导致血瘀。近十几年来，作为中医学和中西医结合研究中的热门领域之一，热毒血瘀证的基础研究主要集中在血瘀证与炎症、炎症因子、血流动力学、微循环等相关性方面。学者们将中医传统理论与现代医学宏观及微观研究所见相结合，认为热毒血瘀的产生是炎症反应波及血液内各种成分变化和凝血机制变化，然后引起微循环障碍和血液流变的异常，最终导致组织器官的缺血、缺氧、血瘀和变性。其中炎症与热毒血瘀证在病理、病机及治疗方面存在着密切的联系，是现代医学多系统疾病研究中的热点环节之一。学者杨威等对热毒血瘀证与炎症相关性研究做了梳理归纳。

炎症和热毒血瘀证动物模型

血瘀证动物模型是揭示中医血瘀证的现代生物学基础，为开展相关新药的研发提供实验依据的一个重要手段。一个良好的血瘀证动物模型，不仅要紧扣传统中医理论，具备血瘀证的各种经典证候表现，还应具备较高的科学性，符合研究已明确的病理生理改变。其中热毒血瘀证动物模型的制作一般有两种方法：一是根据热毒血瘀证病因病机建立模型；二是根据热毒血瘀证相关研究中发现的病理生理异常制作热毒血瘀证模型。目前为许多学者采用的由炎性因子介导的微生物感染或内毒素致热毒血瘀证的模型就属于第二种方法。杨超等以大鼠于不同时间点连续定时腹腔注射细菌内毒素（LPS）造模，并将传统中医学表征与现代科研技术相结合，从不同视角动态观察了注射期间和注射后不同时间点模型大鼠的症状表现，成功的在 SD 大鼠上复制了热毒血瘀证的表现。同时该研究分析了不同时间段造模大鼠的热毒血瘀证的外在表征和内在客观实验室指标之间的联系，认为处于中医所谓"热毒血瘀证"的大鼠发病后1周内主要是炎症所致血液的低凝状态伴随血脂的先升高而后降低；1～4周主要是血液黏度的变化及红细胞功能的改变；4～8周逐渐形成高脂血症、血小板聚集增强及血浆黏度的升高。其中血液的低凝状态、血脂的异常、血细胞的功能异常和血黏度的异常是最终导致组织器官缺血、缺氧、变性的基础，同时随着造模时间的延长，上述实验大鼠组织器官缺血、缺氧、变性等程度逐步加重，而大鼠在皮毛、爪甲及舌象上表现出的热毒血瘀证则越发典型化，该实验客观地揭示了此类热毒血瘀证模型的现代生物学基础，从现代生命科学的角度阐释了中医学中的"热由毒生，变由毒起"的原理，在这一角度上证实了中医的"热毒血瘀证"与现代医学的内毒素血症颇为相似。梁爱华等以细菌内毒素（LPS）与角叉菜胶（Ca）两种因素联合造模，制备一种方法简便、稳定的血瘀证和血栓形成病证结合动物模型。该模型表现出微循环障碍以及全血黏度增高、血小板聚集率异常等血液流变学指标的改变，同时还由于血栓形成消耗了大量凝血因子和血小板，而表现出凝血指标延长。该研究提示血液炎性因子 TNF-α 和 IL-6 浓度一过性显著增高，是 LPS/Ca 血栓模型最早的病理生理特征，是关键的发病机制。推测出 LPS/Ca 诱导血栓形成模型的发展过程为：血管炎症 y 炎性因子大量释放 y 白细胞激活和黏附 y 血栓形成。上述两个热毒血瘀证动物模型均为主要由外源性炎性因子（LPS）介导的血瘀证动物模型，其机制符合中医学中外感温毒疫邪后邪毒灼伤津血，血受熏灼则凝结瘀塞，从而致热毒血瘀的观点，是较为理想的热毒血瘀证动物模型。

热毒血瘀证相关的炎性因子

现代医学中所谓的炎症是指机体组织发生形态、结构上不同程度的损伤、充血、肿胀、渗出、变性，血管坏死或增生栓塞，局部组织缺血、缺氧伴有代谢功能改变、循环障碍、血流变异等过程。从中医的观点来说，炎症因子类似于热毒血瘀证中的"毒邪"，可分为外来毒邪和内生毒邪。其中外来毒邪类似于温热疫毒，内生毒邪乃受损的机体组织坏死崩解后所释放的各种毒性物质。热毒血瘀模型中造模所用的细菌内毒素当属外来之毒，而其作用于机体之后产生的多种内源性炎症因子及在其他各种疾病过程中由机体组织受激后合成并释放的多种炎症因子则属内生毒邪。在不同的疾病过程中，发挥着致病作用的各种炎性因子与热毒血瘀证之间体现出了密切的相关性。

1. 致热毒血瘀证之外来毒邪：革兰氏阴性菌内毒素即脂多糖（LPS），是革兰氏阴性菌的细胞壁组成成分。机体在受到革兰氏阴性菌的感染时，LPS 作用于细胞膜受体，通过细胞内信号传递级联使基因表达发生变化。LPS 与细胞膜上相应受体作用后，启动胞内信号传递链，引起核转录因子 JB（NF-JB）、p38、ERK 的活化，启动基因转录，从而介导内皮细胞、平滑肌细胞、成纤维细胞、上皮细胞等实质细胞以及单核吞噬细胞系统的激活，诱导炎症前细胞因子（pro-inflammatory cytokines）、趋化因子（chemokine）、生长因子（growth factor）和其他多种因子如白细胞介素（IL）、肿瘤坏死因子（TNF）等的合成和释放，发挥其毒性作用。一定剂量的 LPS 作用于人体或动物后，其毒性作用所致的临床表现类似于中医学中外感温毒疫邪后形成的热毒血瘀证，症见发热、舌质紫暗、口唇齿龈暗红、黑便、赤溺、脉结代或无脉等，因此 LPS 亦常用来制作中医热毒血瘀证动物模型。中医学的热毒血瘀证动物模型的制作需长期定量给模型动物予 LPS 刺激，而造模过程中形成的慢性炎症在其他多种疾病中被认为是导致肿瘤发生的关键因素之一。其中有研究发现阻断 NF-JB 信号通路可抑制 LPS 所诱导的结肠癌和乳腺癌的发生发展。恶积可因瘀血不消蓄积日久而化，但当慢性炎症得到控制后形成热毒血瘀证所需的炎性病理微环境得到纠正，从而阻断了血瘀凝块进一步蓄积而发展为恶性肿瘤的可能。

另有研究发现，革兰氏阴性菌内毒素作用于机体时所发挥的并不仅仅限于损伤机体组织，诱发肿瘤等有害的毒性作用。如 LPS 作用于机体的早期可促进 IL-1、IL-6、IL-8、IL-12 及 TNF-α 等细胞因子的合成与释放，引起粒细胞、巨噬细胞趋化聚集，毛细血管通透性增高，淋巴细胞浸润等炎症反应，从而发挥早期免疫应答的效应。另如 JNK 信号转导通路是 LPS 所有信号转导通路中的另一条重要的通路，JNK 介导了许多细胞功能，如 JNK 的活化能诱导肿瘤细胞凋亡，在 TNF-α 与 IL-1β 刺激所介导的炎症因子活化（如 IL-2，COX-2）中，JNK 起到了重要的转录调节功能。而早在 19 世纪末，Bush 和 Coley 等发现得了急性细菌感染（丹毒）的患者，其所患肿瘤会部分或全部消退。此后 Coley 用从患者的丹毒感染灶中分离出的化脓性病菌的培养滤液制成了 Coley 氏毒素。这种制剂在当时尚未开展放疗及化疗的时代，作为临床抗肿瘤一线制剂一直沿用至 20 世纪 70 年代。后经研究证实，Coley 氏毒素中的有效成分即为大量的内毒素，经内毒素激活的巨噬细胞和外周血单核细胞，在效靶结合时以一种非吞噬的方式，产生大量的氧自由基直接把细胞膜破坏，从而起到对肿瘤细胞的杀伤效果并导致肿瘤组织的出血坏死。此外，LPS 刺激机体外周组织，通过神经介质传递给大脑温控核团相应的信号后，产生体温调节效应而导致机体的发热反应。这一应激性的高热反应所产生的对于肿瘤组织的物理性热杀伤原理衍生出现今更为完善的可控制加热区域的肿瘤高温疗法。由此可见，外感温毒疫邪早期，温邪未入营血分，机体正气未虚，正邪斗争剧烈，故而往往有高热、大汗、口渴、赤溺等实热证表现，而瘀血证不显。此时若医治得当，祛除温邪、扶助正气，则正胜邪去，预后良好。这一阶段类似于外来毒邪侵犯机体，引发机体的早期免疫应答效应后即被清除，未能更进一步地诱发自体多种细胞因子、信号通路参与导致的级联放大性全身炎症反应综合征（SIRS）。而外感温毒疫邪后期，疫邪深入营血分，机体正气亏虚，瘀热内阻，动血耗血，证见身热夜甚，斑疹隐隐，躁扰不安，便血，舌质深绛等，热不甚而瘀血证明显，证候凶险，预后不良。这一阶段类似于外来毒邪侵犯机体，长期的病理性刺激所诱发的慢性全身性过度性炎症反应，辗转反复，瘀血蓄积难消，甚至产生恶变，终致各个器官功能永久性的损伤甚至衰竭。

2. 致热毒血瘀证之内生毒邪：机体在应激状态下合成、释放的大量炎症因子，如 IL-6、TNF-α、IFNs 等均属致热性细胞因子。它们通过体液介质传递给大脑温控核团相应的信号后，产生体温调节效应从而导致机体的发热反应。它们所介导的发热及炎症反应多见于各类炎性感染、心脑血管、免疫系统疾病及恶性肿瘤等。

（1）血清白介素-6（IL-6）：IL-6 主要由单核吞噬细胞系统、活化 T 细胞、纤维母细胞和内皮细胞合成分泌，是由一条单链多肽组成的糖蛋白，IL-6 的增高使免疫球蛋白增多，形成免疫复合物也相应增多，通过经典和旁路途径大量激活补体，引起炎症反应和靶细胞损伤，在炎性反应、抗感染及损伤等过程中发挥多种生物学作用。IL-6 作为一个重要的炎性因子，它的致炎作用与酪氨酸蛋白激酶（JAK）/信号转导因子和转录活化因子（STAT）信号通路密切相关。近年研究显示，JAK/STAT 通路与多种心血管疾病关系密切，心力衰竭、缺血预处理诱导的心肌保护，以及缺血再灌注引起的心功能障碍都与该通路相关。此外，有学者发现，在急性胰腺炎的发病过程中，IL-6 等炎症介质的快速释放与胰腺炎症程度密切相关。可见，炎症因子 IL-6 参与并介导了众多具有热毒血瘀证表现之疾病发生与发展的过程。

（2）肿瘤坏死因子-α（TNF-α）：TNF-α 主要是由激活的单核巨噬细胞产生的一类具有多种生物活性的前炎症细胞因子。TNF-α 能促进内皮细胞黏附白细胞，刺激内皮细胞分泌炎性介质，激活凝血系统，抑制纤溶，增加炎性渗出及氧自由基的产生，促进单核巨噬细胞释放 IL-1、IL-6 和 IL-8 等，这些功能促使炎症的发生与发展。TNF-α 是触发和"级联放大"而诱导过度炎症反应的关键促炎因子，在心肌缺血再灌注损伤的病理生理发展过程起到重要作用。近年研究表明，TNF-α 也可由成熟的心肌细胞分泌，血管内皮是 TNF-α 作用的重要靶细胞之一，由 TNF-α 介导的血管内皮损伤在很多心血管疾病的发病中具有重要意义。心脏毒理学方面的研究发现 TNF-α 过度产生可以诱导心肌细胞凋亡及心室重构，参与了缺血性心脏病、心肌炎、心肌病、心力衰竭、原发性高血压等疾病的发生发展过程。而此类心血管疾病急性期往往伴有发热的临床症状，而疾病后期则可见口唇紫暗，舌质紫，手足麻木，皮下瘀血斑等血瘀证表现，当属中医学热毒血瘀证之范畴。

（3）干扰素（IFNs）：干扰素（IFNs）是一种具有广泛抗病毒、抗肿瘤和免疫调节作用的炎症因子，是一种强的巨噬细胞、NK 细胞、血管内皮细胞活化剂。根据 IFNs 产生细胞、受体和活性等将其分成两种类型：一种类型主要包括 IFN-α、IFN-β、IFN-γ 和 IFNs，另一种类型又称免疫干扰素或 IFNc。两种类型 IFN 都具有增强多数肿瘤细胞对死亡受体（Fas）介导的凋亡作用的敏感性。IFN-α 可通过直接活化 caspase-3 而激活 caspase-8，或通过使线粒体释放细胞色素 C 而间接活化 caspase-3 诱导细胞凋亡信号的转导，调节肿瘤细胞对 Fas 介导细胞凋亡的敏感性。IFNc 能促进某些细胞发生凋亡或增加细胞对细胞凋亡信号刺激的敏感性，IFNc 激活 JAK 和 JAK2，导致 STAT1 磷酸化和二聚化，诱导细胞凋亡信号的转导。另有研究证明，IFNc 增强抗原提呈，活化 T 淋巴细胞，与多种致炎因子相互作用，诱导泡沫细胞形成并活化内皮细胞，从而促进粥样病变处炎症反应，加重动脉粥样硬化病变的进展。IFNs 参与并介导的多种炎症、发热反应；诱导细胞凋亡、抑制肿瘤血管生成及肿瘤细胞生长从而导致肿瘤组织缺血性坏死；促进动脉粥样硬化病变的进展等病理生理学过程，均具有中医学热毒血瘀证的表现，属热毒血瘀证之范畴。

传统中医疗法在热毒血瘀型炎性疾病中的运用

临床上许多炎性疾病及其并发症具有热毒血瘀证的表现，如风湿热，癌性发热，过敏性紫癜，系统性红斑狼疮，急性重症胰腺炎，弥漫性血管内凝血，细菌性或病毒性心肌炎和急性心肌梗死及其后遗症等。上述多种疾病发展过程中往往伴有发热，口渴、汗出，舌质红绛或色紫，舌下脉络瘀滞，溺赤便黑，固定性疼痛，肢体抽搐，精神异常，皮下可见出血点或瘀血斑等热毒血瘀证典型症状。传统中医以清热解毒、养阴生津、活血化瘀、通经活络为治疗大法，在此类炎性疾病的治疗中取得了理想的疗效。

刘长玉等用解毒活血汤配合急性心肌梗死常规治疗原则治疗急性心肌梗死 40 例，发现联合中药治疗组的心肌梗死患者急性期后白细胞和 C 反应蛋白等炎症反应指标较单纯西医治疗组明显下降，表明解毒活血中药可能具有抑制梗死后炎症反应的作用。徐伯平等研究发现，解毒活血化瘀中药流浸膏对化疗引起的局部组织药物性炎症有良好的治疗作用，其止痛和消肿的速度明显快于喜疗妥（Hirudoid），可作为化疗引起的药物性炎症的治疗用药。赵健雄治疗过敏性紫癜，依中医辨证施治结合自身多年用药经验。实者治以热解毒、凉血止血，辅以利湿化瘀；虚者则清热解毒、滋阴降火，辅以益气摄血，取得良好的临床疗效。柯凌等治疗系统性红斑狼疮合并皮肤细菌性溃疡 24 例，发现加用三七总皂苷，牛黄解毒片等清热解毒，活血化瘀之成药的患者细菌性溃疡的平均治愈天数显著低于单纯激素联合免疫抑制剂治疗组，痊愈率显著提高。张飚将病毒性心肌炎按临症不同分为 3 期分型论治。初期以清热解毒为主法；中期以扶正祛邪、益气养阴、活血化瘀为主法；后期则以补益阴阳、协调气血为主法，辨证施治，取得较好的疗效。方勇等对 40 例急性胰腺炎患者血液及尿液中 IL-6、TNF-α 及 NO 进行临床观察，发现在常规治疗基础上联合清热解毒、活血化瘀中药灌肠的患者血液及尿液中上述炎性细胞因子表达水平明显低于仅接受常规治疗的患者，且在症状缓解效率上具有明显优势，证明在急性胰腺炎治疗中，常规基础治疗联合清热解毒、活血化瘀中药灌肠可有效调节促炎性分子的合成与释放，能积极地阻断 SIRSM/ODS 病理生理反应过程。

近年来大量针对血瘀证与炎症、血流动力学、血小板功能、微循环等的相关性的研究，进一步加深对血瘀证本质的认识，确立了血瘀证客观化诊断标准体系，但这些客观化诊断指标尚缺乏特异度和敏感度，且同具有血瘀证相类似的证候的中医证型之间缺乏横向系统比较，彼此之间真正联系和相互作用的本质还有待挖掘。其中关于热毒血瘀证与炎症相关性的研究反映了中医辨证诊断研究的一个侧面，是证的实质研究的具体体现。大量热毒血瘀证与炎症相关性研究显示，热毒血瘀证在动物模型、细胞活性因子及临床治疗方面与炎症存在着密不可分的关系，炎症反应从一个侧面揭示了热毒血瘀证的实质，但其本质的全面阐释，尚需在免疫组化、病理生理、细胞生物学、蛋白质组学及基因组学等多领域综合研究，并立足于临床，从多方位、多层次、多系统的变化及相互影响来揭示证的实质。

18 中医在转化生长因子–β1 介导的自身免疫性炎症疾病中的作用

转化生长因子 β（TGF-β）超家族信号转导在众多生物系统中对细胞生长、分化和发育的调节都具有重要作用，这个超家族包括 Actin、Inhibin、BMP、TGF-β1 与其相关的配体分子达 30 余种。其中 TGF-β1 信号作为 TGF-β 亚型（TGF-β1/2/3/4/5）的代表成员，具有较好的免疫抑制作用。由于 T 细胞大量异常增殖的自身免疫性疾病（AID）受多种生长因子所影响，针对调控 TGF-β1 信号在 AID 炎症中作用已成为免疫学领域中的一个研究热点。在研究 AID 中发现，中医药可调节 TGF-β1 信号来调节免疫功能。学者买鹏宇等就中医药在 TGF-β1 信号介导的自身免疫性炎症疾病中的调节作用进行了梳理归纳。

转化生长因子 β1 的组成

TGF-β1 是 TGF 家族中含量丰富、表达多样并且由两条多肽链单体所构成二聚体多肽类细胞因子，具备活性强、功能多、分布广的特点。通过受体信号传导，以自分泌和旁分泌两种方式作为途径来调节细胞功能。TGF-β 信号转导最主要包括 TGF-βRⅠ、TGF-βRⅡ型受体，两者区别在于 TGF-βRⅠ型受体含有 GS 结构域，而 TGF-βRⅡ型受体可自身磷酸化。当 TGF-βRⅠ、TGF-βRⅡ与配体共同作用，可以发挥生物学效应。研究表明具有强大促炎效能的辅助性 T 淋巴细胞 17（Th17）与 AID 炎症产生联系密切，当信号传导及转录激活因子 3（STAT3）在 TGF-β 与白细胞介素-6（IL-6）两者共同参与下可以被激活转导，产生大量的视黄酸相关核孤儿受体 γt（RORγt）发生转录并诱导 Th17 进行分化；但在 TGF-β 信号参与特异性转录双头叉转录因子 p3（Foxp3）时，可以抑制 RORγt 降低 Th17 分化能力。因此不同浓度下的 TGF-β 正负反馈影响不同，高浓度 TGF-β 可抑制 T 细胞生长，抑制 AID 的炎症反应；低浓度的 TGF-β 又可以参与 Th17 分化，达到趋化炎症细胞的目的。TGF-β 是一种多靶点研究的热门因子，通常当 TGF-β1 信号传导异常时，受核内的下游信号分子 Smad 蛋白功能的影响可导致细胞外基质（ECM）增加促纤维化生成。

转化生长因子 β1 信号转导通路的途径

1. TGF-β1 信号转导的 Smad 途径：TGF-β1/Smad 是调控自身免疫性疾病的经典通路，Smads 在 TGF-β1 受体底物并充当该信号的介导因子，是细胞膜传入细胞核内的主要途径。目前 Smad 家族包括：①通路限制型（R-Smads，Smad1/2/3/5/8）；②共同介导型（Smad4，不能与 TGF 受体发生磷酸化）；③抑制型（Smad6/7，其中 Smad7 可以抑制 Smad2/3 磷酸化，使 TGF-β 发生负反馈；Smad6 可以抑制 Smad1/2，但不能抑制 Smad3；且 Smad6/7 可以共同拮抗 R-Smads 的激活）。TGF-β1/Smads 通路是由 TGF-β1 和 Smads 家族及 TGF 受体所构成，活化后的 TGF 受体被 Smad 蛋白磷酸化后产生正确免疫应答的过程。TGF-β1 的配体诱导的丝氨酸/苏氨酸受体激酶寡聚化和胞浆信号转导分子的磷酸化，其中将磷酸化的 TGF-βⅠ型受体和 TGF-βⅡ型受体形成复合物，再通过 Smads2/3 表达磷酸化后形成 Smad2/3/4 复合转移至细胞核内，转录因子参与激活剂或者抑制剂来调节靶基因的转录，从而调控基因产生生物效应。当引起炎症性疾病中 T 淋巴细胞过度增殖出现异常分泌，作为控制枢纽的 TGF-β 因子受到白介素-2（IL-2）和 IL-6 的影响继续分化调节性 T 细胞/Th17 细胞。在 TGF-β/Smad 通路中，提高 RORγt 产生或者 TGF-β 信号参与 IL-6 或 IL-21 共同作用时可达到 Th17 产生细胞分化，活化后的中性粒细胞可以促进炎性疾病的发生；当激活后的 TGF-β 促进产生 Treg，调高 Foxp3 的表达又可以对 Th17 细胞产生抑制作用，达到避免自身免疫反应炎症的发生。

2. TGF-β1 信号转导的非 Smad 途径： 除此之外，在某些特定情况下，TGF-β1 信号转导还可以非 Smad 途径的方式激活 MAPK 信号通路、JAK-STAT 信号通路和 PI3K-AKT 信号通路等。通常 TGF-β 家族和 Smads 的稳定性由泛素连接酶和去泛素化酶共同调节，其中 TGF/BMP 通路中以 MAPK 途径的丝氨酸/苏氨酸激酶可达到在多个水平进行调控转导。研究发现 TGF-β1 介导的激素通过 MAPK/Snail/Slug 信号抑制支气管上皮细胞；MAPK 可以对细胞增殖间接或直接的表达产生影响。JAK-STAT 途径激活蛋白激酶，使 γ-干扰素（IFN-γ）产生基因表达，靶基因的 TGF-β 表达受 JAK1/STAT 通路与 Smad 通路共同调控可发生纤维化。而 PI3K-AKT 是 PI3K 蛋白与 PKB 蛋白激酶以不同程度的磷酸化的转导产生不同的蛋白效应。中药干预 PI3K-AKT 可以抑制肿瘤细胞生长，有研究指出 TGF-β 诱导的肿瘤细胞上皮-间质转化，需要 PI3K-AKT 信号介导。目前 TGF 与非经典 Smad 通路产生的信号介导，实验模型不够完善。部分信号介导 Smad 蛋白在不同时期也有参与，结合非经典 Smad 蛋白的信号介导的信号通路研究，对不同通路的特异表达采取中医药干预，或许是未来研究非经典 Smad 的另一种途径。

中医药在 TGF-β1 介导的自身免疫性炎症疾病中的作用

免疫反应是维护机体功能的防御屏障，当损害机体的外源物质与自身免疫防御系统对抗时，TGF-β1 可参与免疫系统识别带有损害意图的效应分子。已知调节 TGF-β1 信号转导，可以使机体产生不同的炎症表现。研究表明中药可以通过调控免疫反应中的细胞因子，对靶点信号产生促进上调或抑制下调的作用。以 TGF-β1 为作用靶点，采取中医药干预的形式来分析 TGF-β1 介导的自身免疫性炎症疾病中是如何发挥作用的、有哪些优势与不足。综合近几年研究发现，以炎症性疾病为例分析临床与实验研究如下。

1. 中医药在 TGF-β1 介导的溃疡性结肠炎（UC）中炎症作用： UC 是一种腹痛反复发作、伴黏脓血便为主要表现，受多种因素影响与异常的免疫反应调控的炎症性肠病。目前临床上多采用 5-氨基水杨酸、糖皮质激素、免疫抑制剂等控制炎症反应。但是免疫抑制剂与 5-氨基水杨酸不良反应明显；激素类等药品价格又过于昂贵，临床效果并不理想。而中医药改善 UC 症状临床反应效果较好，UC 属中医"肠澼""泄泻"等范畴，以湿热兼夹血瘀、毒邪蕴于肠腑为主要病机，治法上常以清热凉血燥湿、活血化瘀健脾为主。

（1）临床研究：LIDD 等采用具有清热解毒、活血化瘀功效的解毒化瘀方治疗活动期湿热蕴结型 UC 患者。以每日 4 次口服美沙拉嗪 1 g/次为对照组，观察组 2 次/d 口服解毒化瘀方 250 mL/次，两组连续治疗 12 周。治疗前后采用 ELISA、PCR 法检测两组患者血清中 IL-10 和 TGF-β 的表达水平较前均显著升高，治疗组比对照组优势明显（$P < 0.01$），RORγt/Foxp3 比值显著降低，治疗组比对照组优势明显（$P < 0.01$），推测该复方可能是通过上调 TGF-β、降低 RORγt 与提高 Foxp3 的表达，调节 Th17/Treg 分化抑制异常的自身免疫反应而达到治疗目的。CHENL 等采用健脾化瘀解毒复方治疗脾胃虚弱兼湿热瘀阻型 UC 患者。以每日 4 次口服美沙拉嗪 1 g/次为对照组，观察组每日 2 次口服健脾化瘀解毒复方 200 mL/次。连续治疗 3 个月后采用 ELISA 法对比两组患者血清中发现 TGF-β1 与 TNF-α 表达显著下降、表皮生长因子显著升高（$P < 0.01$），且该复方使 UC 患者症状明显改善。推测该复方下调 TNF-α 与 TGF-β1 的表达，使得表皮细胞生长因子修复黏膜，反映出维持肠黏膜的屏障功能与 TGF-β1 的表达相关。

（2）实验研究：朱磊等采用三硝基苯磺酸诱导的方法建立雄性 SD 大鼠 UC 模型，用具有热凉血解毒、涩肠化瘀止血功效的参榆灌肠方进行灌肠干预，以每日 1 次灌胃柳氮磺胺吡啶 0.67 g/kg 为阳性对照，灌肠组每日 1 次 20.01 g/kg，连续干预 10 日。干预后发现血清中灌肠方组可见极少量淋巴细胞浸润，溃疡愈合，偶有腺体扩张；其中灌肠组与 UC 模型组相比 IL-6 水平明显偏低、TGF-β 水平显著上升，灌肠组较对照组优势明显（$P<0.05$）。推测 UC 的发病可以通过调节 IL-6 的表达影响 B 细胞分化而进行干预，而且中药灌肠的方式使药物更容易接触溃面，有效的调节 TGF-β 与 IL-6 的血药浓度，从而明显改善肠道炎症。HE LJ 等采用氢化可的松诱导的方法建立雄性 Wistar 大鼠 UC 模型，并通过该法每日 1 次添加番泻叶 15 mg/kg 建立肾阳虚型 Wistar 大鼠 UC 模型。以每日 1 次灌胃柳氮磺砒啶 0.36 g/kg 为阳性对照组，观察组每日 1 次灌胃四神丸 26 g/kg。连续 21 日后，以 Elisa 法观测模型组血清 IL-6 明显上调（$P<0.05$），TGF-β1 显著降低（$P<0.01$）。四神丸组较柳氮磺胺吡啶组显著下调 IL-6（$P<0.01$）、明显上调 TGF-β1（$P<0.05$）推测其机制可能为四神丸在肾阳虚型 UC 模型中，发挥抗炎作用中下调 IL-6、上调 TGF-β1 的表达水平，从而分化上皮细胞、修复肠黏膜达到抗炎的作用。研究发现 UC 与 TGF-β 活化 B 细胞引起的免疫反应相关，此外通过 CD4$^+$T 分化后的 Th17 细胞，可在 TGF-β 和 IL-6 共同作用下促进自身免疫和炎症的发生。中医药在改善 UC 症状有一定优势，但是当前缺乏关于模型中药复方间灌肠与灌胃方式的平行对比研究。结合 UC 的发病特点，未来可探索中药组灌胃与灌肠的疗效对比。将中医药干涉调节免疫系统平衡的同时，寻改善免疫功能的条件，可将调控 TGF-β1 作为干预 UC 探索发病靶点，用来作为日后 UC 研究的新方向。

2. 中医药在 TGF-β1 介导的类风湿关节炎（RA）中炎症作用： RA 是以对称性肿痛及关节畸形伴多组织损伤为主要临床表现，临床通常采用二氢叶酸还原酶抑制剂、非甾体抗炎药、糖皮质激素、抗风湿药等对症治疗；但是此类药物可带来不同程度的肝损害等不良反应，而且价格昂贵。中医药在治疗 RA 方面具有探索的价值和优势，RA 属中医"痹证"范畴，以风寒湿热之邪、闭阻经络为主要病机，以肝肾亏虚为发病基础，治法上以祛邪通络、兼补肝肾为法。

（1）临床研究：祁学萍采用补肾通督胶囊治疗早期 RA 患者。以每日 1 次口服来氟米特 10 mg/次和每周 1 次口服甲氨蝶呤 7.5 mg/次为对照组。在对照组的基础上，治疗组加用每日 3 次口服补肾通督胶囊 0.9 g/次。连续治疗 6 个月，检测血清后发现观察组与对照组 IL-17 均下降，但观察组 IL-10 与 TGF-β1 的水平上调显著高于对照组（$P<0.01$），症状改善观察组较对照组明显。推测其机制可能为，补肾通督胶囊联合叶酸还原酶抑制剂在提高 IL-10 与 TGF-β1 水平的同时，降低 IL-17 的分化，从而达到改善患者临床症状的目的。唐贞力等选取活血散瘀、利风湿通络功效的排毒尪痹汤治疗活动期 RA 患者，以每日 1 次口服吲哚美辛 25 mg/次和每周 1 次口服甲氨蝶呤 7.5 mg/次为对照组，以每日 2 次口服排毒尪痹汤 200 mL 为观察组。连续治疗 2 个月后，采用 ABC-ELISA 法检测血清发现通过排毒尪痹汤可以上调活动期 RA 患者 TGF-β1 表达水平显著上调（$P<0.001$）。说明排毒尪痹汤可以提升 TGF-β1 调节免疫状态。由于 TGF-β1 具有双向调节作用，低表达的 TGF-β1 也可以引起 RA 病发。但是通过研究证明中药复方是可以使 TGF-β1 在内皮细胞中自/旁分泌的形式抵近炎症细胞作用因子，通过提升血清中抑炎因子的含量，协调保护 RA 的免疫功能恢复。

（2）实验研究：LIUQK 等采用病证结合的模式，采取环境因素＋弗氏完全佐剂诱导的方法建立风寒湿痹型 SD 大鼠 RA 模型。以每日 1 次灌胃地塞米松 2 mg/kg 为对照组，以每日 1 次 0.9% NaCl 溶液灌胃为模型组，以每日 1 次灌胃追风透骨胶囊（200 mg/400 mg/800 mg，每日 1 次）为低中高 3 种追风透骨胶囊组。模型建立 1 周后开始给药，连续 4 周后通过 qRT-PCR 法检测大鼠关节滑液，发现随着增加追风透骨胶囊用量可以使 RA 模型 mir-155、TGF-β1 的表达显著下调（$P<0.05$），高剂量组优于对照组（$P<0.05$）。观察组与空白组比对 TGF-β1 表达有所上升（$P<0.05$）。TGF-β1 在 AID 疾病中具有正负反馈的调节作用，调节 TGF-β1 的表达对炎性细胞的发挥有着直接影响。QIANK 等用博莱霉素诱导建立 SD 大鼠 RA 模型并发间质性肺炎模型，采用益气养阴、活血祛瘀功效的清肺方进行灌胃干预。以每日 1 次灌胃强的松 6 mg/kg 为阳性对照组，以每日 1 次生理盐水 1 mL 灌胃间质性肺炎组，

以每日 1 次灌胃清肺方 20.8 g/kg 为观察组。连续 28 日后，对比血清中 TGF-β1 含量发现中药复方可以使 TGF-β1 浓度低于模型组（$P<0.01$），并且羟脯氨酸含量低于间质性肺炎模型组（$P<0.05$），推测清肺方可以对 RA 模型并发肺纤维化与间质性肺炎有调节作用。因为 TGF-β1 可以诱导肌纤维化转变调节炎性反应，通过间质细胞促进纤维化生成。抑制 TGF-β1 可以减少纤维化生成，从而证实 TGF-β1 与模型鼠肺纤维化相关。通过观察 RA 的发病过程，多种抑制免疫反应下 Th17/Treg 的比率起着重要作用，其中 TGF-β1/Smads 异常变化是导致 RA 发生的重要机制。由于 TGF-β1 表达可促进 ECM 增殖，导致持续的纤维化，将来可以在 RA 模型干预后期诱导并发纤维化深入讨论 TGF-β1 纤维化与炎性疾病的关系。

3. 中医药在 TGF-β1 介导的慢性前列腺炎（CP）中炎症作用：慢性前列腺炎（CP）以尿道灼热滴白，小腹会阴等部位胀痛为主要症状，好发于青壮年男性的一种泌尿生殖系男性疾病；本病在中医属"精浊"范畴，湿热夹瘀为主要病机，并且中医药疗效确切可靠、临床不良反应少。迄今为止，现代医学对 CP 无特异性的治疗药物和方法，临床治疗以缓解患者症状为主。常用的 3 种药物（α 受体阻滞剂、抗生素和非甾体抗炎药），虽可不同程度地缓解患者的临床症状，但长期服用可导致眩晕、耐药等不良反应。

（1）临床研究：谢作钢等采用复元活血汤干预慢性非细菌性前列腺炎患者。以每日 3 次口服前列通瘀胶囊 5 粒为对照组，以每日 3 次口复元活血汤方（柴胡 12 g，红花 6 g，甘草 6 g，天花粉 20 g，制大黄 6 g，炮穿山甲 10 g，桃仁 10 g）免煎颗粒为治疗组。连续治疗 3 个月，观测患者前列腺液中发现 IL-8 表达显著下调（$P<0.01$），IL-10 表达显著上调（$P<0.01$），对照组与治疗组 TGF-β1 表达均下调（$P<0.05$），患者症状得到改善。中医认为 CP 属湿热夹瘀，可能是通过含有活血化瘀成分的中药来调节 TGF-β1 表达改善 CP 腺体纤维化，从而使患者症状改善。TGF-β1 是具有双向调节功能的因子，正常表达可以发挥抑炎作用，过度表达又可以导致纤维化增生。此外，IL-8 具有促炎功能与具有抑炎功能的 IL-10 通过一系列信号转导的过程也可以影响炎症疾病的转归。LIGD 等取穴（气海、关元、中极及双侧足三里、三阴交、膀胱俞、气海穴）采取隔姜灸治疗慢性非细菌性前列腺炎患者。以每日 1 次口服盐酸坦索罗辛缓释胶囊 0.2 mg 为对照组，在对照组方案基础上每日隔姜灸上述穴位 1 次。连续治疗 28 日后，观察组血清中的免疫细胞因子 Foxp3$^+$、TGF-β1 提高与对照组有统计学差异（$P<0.05$）。中医认为"正气存内，邪不可干"选取具有振发阳气功能的穴位，采取外治的形式可以提高患者免疫力，调节改善 CP 患者症状。

（2）实验研究：SUNR 等采用苯甲酸雌二醇诱导的方法建立雄性 Wistar 大鼠 CP 模型。通过腹腔注射人参皂苷 Rg1 连续 4 周，Elisa 法检测血清发现 Rg1 剂量组 IL-8、TGF-β1 含量均较模型组低，具有统计学意义（$P<0.05$）。由于人参皂苷 Rg1 是人参提取物，具有改善机体免疫功能的作用，在 Th1/Th2 细胞因子的平衡系统中，可以调节 IL-8、TGF-β1 的分泌，达到修复缓解前列腺的器官损伤。研究表明在前列腺基质细胞的增值分化中，异常的 TGF-β1 表达可使前列腺组织显示异常。TGF-β1 与 IL-6 协同向 Th17 极化，当 Th17/Treg 发生偏倚可诱发炎症反应。ZHUM 等采用病证结合的方法，环境因素＋免疫诱导的方式建立 KM 小鼠湿热型 EAP 模型。将湿热消（黄柏、牛膝、泽兰、桃仁、厚朴、小茴香、苍术、牛膝、王不留行）加热外敷 KM 小鼠足太阳经与督脉循行部位连续干预 4 周。通过 WB、PCR、RNA 提取法检测湿热消组与模型组相比较，中、高剂量组 RORγt 及其 mRNA 的表达下调（$P<0.05$），高剂量组 Foxp3 的表达上升（$P<0.05$）。推测湿热消热敷疗法可能通过 RORγt 的下调抑制 Th17 的分化。研究发现 TGF-β1 与 IL-6 协同激活 STAT3 诱导 RORγt 表达下调对 Th17 细胞分化产生抑制作用，从而干涉控制 Th17/Treg 分化达到控制自身免疫功能。研究发现前列腺液中的锌离子浓度变化与 CP 发病相关，可以深入 TGF-β1 双向调节的因子与前列腺液锌离子浓度的研究，拓展 CP 发病机制的新方向。多种用药的干预形式，一定程度上拓展了 CP 机制探索的空间。由于当前缺乏炎性疾病发生与中医证型间的相关资料，采用病证结合的实验模型，拓展中医药对 AID 炎症疾病的研究可以是一种新途径。

讨　论

　　综上所述，TGF-β1 信号与 AID 炎症疾病关系密切。在 AID 炎症疾病中，由于免疫抑制因子和 Treg 细胞参与了机体错误的免疫应答识别，导致机体因自我耐受功能受到干扰而出现炎症性损伤。RA 是由自身抗体同游离抗原相结合，受局部补体系统影响出现炎症细胞浸润产生炎症性损伤；而 UC 是由特异 Th 细胞与靶细胞结合释放淋巴细胞导致局部浸润出现炎症性损伤；其中，CP 是由于已知的 Th17 分化产生纤维化效应，使得前列腺体发生纤维样改变出现炎症性损伤。TGF-β1 作为介导 AID 炎症疾病最重要的免疫抑制细胞因子之一，是已知自身免疫反应中 Th17/Treg 上游的重要参与者。在炎症疾病的不同时期，通过调控具备双向调节作用的 TGF-β1 信号，可以影响炎的发展程度和持续时间。当 TGF-β1 表达降低，同时又受到 IL-6 或 IL-21 影响，此时可以通过启动 RORγt 导致 Th17 细胞的分化异常增殖，产生 AID。当调高 TGF-β1 的表达可以启动 Treg，而后将 Foxp3 的表达上调可以降低 Th17 的分化，减少发生自身免疫反应，或者当 TGF-β1 表达增强后可通过 Notch/Jaggedl 通路也能抑制 Th17 的分化，达到控制炎症疾病发展的目的。由此可见，中医药复方可以通过调控 TGF-β1 信号和其下游的效应分子与转导通路，干预由 TGF-β1 介导的 UC、RA、CP 这类炎症疾病，可以达到改善患者症状的目的并取得了一定的研究成果。通过临床与实验研究中发现，临床研究观察形式多样、中医药复方与传统治疗方法相比具有一定特色和疗效优势，且不良反应少；中医药复方干预对病机以湿热夹瘀为主的病证效果较为明显，而治法上多以清热利湿、活血化瘀为主；实验研究中建立炎症疾病模型的诱导方法多样，部分学者已经尝试将中医证型与炎症疾病模型相结合；中医药复方可以干预实验模型，其结果较符合临床，证明中医药复方在模型干预中具备一定的研究基础。但是，由于 TGF-β1 介导下的 AID 炎症疾病发病机制较为复杂，临床普遍采取激素类与免疫抑制剂等治疗方法，虽然一定程度上可以改善患者的临床症状，但长期使用会出现机体免疫能力下降、代谢能力降低等不良反应，靶向药物价格昂贵会对患者家庭造成一定的经济负担。在临床及实验研究中，中医药对 TGF-β1 的干预都取得了较好的效果。

19　从卫气营血理论探析乙型肝炎辨证思路

卫气营血学说是清代著名温病学家叶天士所创，叶天士认为外感温热病发展过程中的临床表现分为卫分证、气分证、营分证、血分证、心包证等多种证候，为判断温病的发展阶段、治则及其预后转归的辨治提供了理论依据。中医学中虽无"乙型肝炎"的病名，但通过分析其证候特点，乙型肝炎应归属于"黄疸""湿温""胁痛"等范畴，临床多表现为神疲乏力、嗜睡、腹胀腹泻、食欲不振、恶心欲呕、便溏、黄疸、肢困、苔腻等，病情长者则迁延难愈；病因病机主要与湿、热、瘀、毒相关。

乙型肝炎病毒感染是湿温病邪由浅入深，由卫入气，营后则血，由轻转重的病理过程，其阶段性符合温病所指的邪遏卫气，继而发展，深迫营血等特点。本病初期温热邪气侵袭，病在卫表，病位较浅，积极治疗预后较好；若失治误治或病邪日重，继之温热邪气探入气分，内窜营血；若病情进一步发展，邪热深入血分，则病位较深，病势较急，病情凶险，预后较差。在疾病传变过程中常兼有痰湿内阻、气血虚弱或合并他病，如肝癖（脂肪肝），则当审时度势，辨证施治，学者江明洁等将卫气营血理论的扩展应用概况及其在乙型肝炎各阶段表现的辨证思路做了探讨辨析。

卫气营血在今天的扩展应用

随着卫气营血理论的不断丰富与发展，此学说不仅局限于四时温病的指导治疗，现对感染性、传染性、发热类疾病、非发热类疾病的中医辨治亦有着重大的指导意义，如传染性非典型肺炎（SARS）、流行性乙型脑炎（JE）、流行性出血热（EIA）、脓毒症（Sepsis）、传染性单核细胞增多症（IM）、变态反应性皮肤病、抑郁症等多学科疾病。戴林峰等发现，各证型脓毒症患者的 APACHE II 评分与其血清 TNF-α 水平成正相关，运用中医卫气营血辨证有助于判断病情与体内炎症反应程度。郭静等发现卫气营血辨证中的精髓"透热转气"对荨麻疹温邪位置、病机变化、病情发展和治疗中的具体应用、选药原则等具有重要指导意义。刘保延等认为 SARS 属中医温疫病范畴，传染性强、发病快、变化多，根据 SARS 临床表现确定中医"证素"，结合病因病机及传统六经、卫气营血及三焦辨证，可归纳 SARS 的分期及证候演变规律。富文俊从理论上初步论证卫气营血理论辨证论治郁病的可行性及疗效。王崇权等认为病毒性心肌炎发病是由于风温之邪侵犯人体所致，从卫气营血辨证理论出发辨证论治。

乙型肝炎的中医辨证

中医多认为乙型肝炎由湿热疫毒之邪内侵，当人体正气不足无力抗邪时，常因外感、情志、饮食、劳倦而诱发本病。病机特点是湿热疫毒隐伏血分，时常可以引发"湿热蕴结证"；因"肝主疏泄"喜条达，如若情志不畅即可引发"肝郁气滞证"；因"肝病传脾"，湿疫伤脾即可导致"肝郁脾虚证"；"肝肾同源"，热毒伤阴或郁久化火伤阴皆可导致"肝肾阴虚证"；因"肝体阴用阳"，久病"阴损及阳"而克脾伤肾即可导致"脾肾阳虚证"；因气血失调，久病致瘀，入络即可导致"瘀血阻络证"。本病的病位主要在肝，常多涉及脾、肾两脏及胆、胃、三焦等腑。病性属本虚标实，虚实夹杂。由于本病的病因、病机、病位、病性复杂多变，病情交错难愈，故应辨明"湿、热、瘀、毒之邪实与肝、脾、肾之正虚"两者之间的关系。由于慢性乙型肝炎可以迁延数年甚或数十年，治疗时应注意以人为本，正确处理扶正祛邪，调整阴阳、气血、脏腑功能。证候诊断上可分为湿热蕴结证、肝郁气滞证、肝郁脾虚证、肝郁脾虚证、脾肾阳虚证、瘀血阻络证等。湿热蕴结证可予茵栀黄颗粒等；肝郁脾虚证者可服用逍遥丸；肝肾阴虚证者可选杞菊地黄丸等；脾肾阳虚证可予金匮肾气丸等；瘀血阻络证可用大黄䗪虫丸等。

现行中医临床辨证论治多为八纲辨证、脏腑辨证相结合，此法适用于大多数疾病。乙型肝炎病变发展过程具有明显的"卫气营血"病理变化，近年来得益于现代科学技术的发展，无论是从宏观表现（患者症状、体征）出发，还是站在微观角度（病理学、生化学等角度）思考，均可发现"卫气营血"与乙型肝炎的不同时期不同阶段有着相应的特殊病理特点。因此，在中医整体观念和辨证论治的基础上的"卫气营血"的辨证思路，对疾病的动态及治疗效果和疾病的预后和评估有指导作用。

乙型肝炎宏观表现与卫气营血的辨证关系

1. 急性乙型肝炎：特别是黄疸型肝炎，其传遍特点由表及里，疾病总体传变顺序沿卫气营血方向传遍，但可能会出现证候相兼（如卫气同病、气血同病）或突变（如病邪直陷入里）的传变形式，这就需要根据具体病情，加以甄别，谨察病机，治疗上既要主次兼顾，也要注意提早预防，截断病势，防止深入传变。

此期相当于急性乙型（黄疸型）肝炎的黄疸前期，临床常见恶寒、发热、汗出、咽痛、舌淡红、苔薄白、脉浮数等症状，证属湿遏袭表，病位在肺卫分。邪在卫分，汗之宜"辛凉轻解"，但本证温邪多夹湿邪为患，故宗"其夹内湿者，清热必兼渗利之法，不使湿热相搏，则易解也"，用药不可太凉，以免遏伏病邪而不易外解，而辛温之剂切当禁忌。吴鞠通提出"治上焦如羽（非轻不举）；治中焦如衡（非平不安）；治下焦如权（非重不沉）的治则"。此阶段治以"在肺者宜宣发"，以辛香宣化为法，可藿朴夏苓汤类加减，使得邪从卫分去，方中藿香、厚朴、杏仁、法半夏、豆豉等药性偏温燥，而薏苡仁、泽泻则药性偏于凉，佐以性味甘平的二苓（茯苓、猪苓）宣化表里湿邪。此后黄疸期，部分患者迅速面目肌肤发黄，身热不扬，发热烦躁，肝区不适或疼痛，口淡不渴，身重头蒙，胸痞泛恶，小便黄赤，舌红，苔白腻，脉弦细或濡细等，则是很快过渡到卫气同病，之后则进入气分证阶段。病毒性肝炎大多数病例卫分证过程很短暂，甚至与气分证很难在时间上明显地区分开来，但是气分证过程较长，且症状错综复杂。中医肝病专家关幼波认为"治黄必治血，血行黄易却"。吴又可云："大凡客邪贵乎早逐，乘入气血为乱，肌肉未消，津液未耗，患者不至危殆，投寄不至掣肘，愈后亦平复，欲为万全之策者，不过知邪之所在，早拨去病根为要耳。"因此，气分证是关系本病转归的关键阶段。湿热之邪若从气分得解，则黄疸渐退，疾病进入恢复期。反之，湿热化火，耗伤营阴，邪毒内陷血分，变证丛生。气分证时则可根据湿邪与热邪的偏重，可区分为湿重于热和热重于湿论治，可分别酌情选用连朴饮、甘露消毒丹类加减。疾病发展得不到良好控制，则湿热之邪进一步蕴积，化燥入血，化火成毒，内陷营血，耗伤营阴，伤阴动血，出现咽干口燥、癥瘕积聚、出血等症，此阶段为相当于急性肝衰竭，营分证阶段多为肝衰竭的早中期，血分证阶段则相当于其晚期，营血分证是本病病势急转直下的最凶险阶段，正如《诸病源候论·急黄候》云"脾胃有热，谷气郁蒸，因为热毒所加，故猝然发黄，胸满气喘，命在倾刻，故云急黄"，治以清营凉血、活血解毒为要，可采用紫雪丹、至宝丹、千金犀角散方为主加减。对于营分证，通常邪入心营多属疫毒湿热深重，加之正气不足，阴血亏虚所致。治疗上"留得一分阴液，便多一分生机"，同时当谨记叶天士"入营可透热转气"之训，治以清营解毒、透热养阴，可选清营汤加减。营分湿毒未能及时透转出气而久留不解，必进而深陷血分；卫气之邪未解，亦可径入血分。湿毒入血，一方面血行受阻，营运阻碍，湿毒痰瘀互结则见胁下痞块坚硬、疼痛、肌肤甲错；另一方面，毒邪偏甚，迫血妄行，则见鼻衄、齿衄、呕血、便血、皮肤瘀斑等症，甚者出现气随血脱，阳亡于外之象，则病多凶险。

2. 慢性乙型肝炎：乙型肝炎的急慢性感染与人体正气相关，《黄帝内经》云"正气存内，邪不可干""邪之所凑，其气必虚"。急性感染阶段为毒邪壅盛，邪气实而正尚虚。慢性阶段，首见肝郁脾虚、肝郁阴虚等虚证，继则热毒日渐耗伤营阴，终至气阴两亏之象。相比急性乙型肝炎而言，慢性感染者较少出现卫分证候，待到病情发展至察觉时，已至气分证候或卫气同病（相当于慢性乙型肝炎免疫耐受期），此时邪陷在半表半里、卫分与气分之间，此阶段无明显不适或出现轻微胁痛、黄疸等症状，皆是由于湿热之邪交替所致。由于病邪属热、属湿，热邪伤阴，湿邪黏滞。"治湿当利小便"，治以清利为主（茵陈蒿汤之品）。湿热之邪若从湿而化，则痰湿伤阳气，尤需谨记"病痰饮者，当以温药和之"，当酌情使用温化之品（二陈汤类）。此后漫长的正邪相争，湿热博结，迁延难愈，慢性炎症的持续存在，疾病极易发展，湿热之毒直入营血分（相当于慢性乙型肝炎后期肝硬化、肝衰竭阶段）。何浩等认为慢性重型肝炎是在慢性乙型肝炎反复发作的基础上，当正气壮大，以凌厉之势驱邪时可出现，其预后与邪正相争、两败俱伤相关。肝硬化则是湿邪浸淫入营，日久伤阳，由营入血分，即达病程晚期，表现为瘀血阻络之象。当病邪在营血分，热伤血络，迫血妄行，出现口苦口干、面红、暴躁、黄疸、衄血（消化道出血）、臌胀（腹水）、眠差或精神异常、嗜睡（肝性脑病）、舌红苔黄腻、脉弦滑数等症状。此时治宜清营凉血，同时顾护正气，扶正化瘀，可予以甘露消毒丹、犀角地黄汤之品，腹水可酌情使用抵挡汤之品，但不可长期使用，以免耗伤正气。

乙型肝炎的肝组织活检病理表现与卫气营血的辨证关系

1. 急性乙型肝炎：微观上，急性肝炎病理活检常表现为肝细胞的气球样变、凋亡或点灶状坏死已发生。此阶段患者转氨酶（谷丙转氨酶、谷草转氨酶为主）急剧升高，但是病理检查上却很少发生肝纤维化和肝硬化征象。尽管现代医学目前尚未作出合理解释，但从中医角度看，这可能与营阴的尚未耗伤相关。

急性乙型肝炎温邪侵袭，治宜"热病救阴"，叶天士指出"热病救阴犹易，通阳最难"。在黄疸型肝炎急性期，湿与热结，热不外达，湿无从泄，无为依附，故湿为主体，湿邪得除，则热不独存。温病救阴，并不在于滋补阴血，而是在于生津养液与防止汗泄过多而损伤津液，耗伤营阴，此时应用补阴药，切不可用补血药，以免滋腻碍脾；温病通阳，通阳不在温，而是在于化气利湿通小便。急性乙型肝炎的治疗过程中需在温病理论指导下"救阴通阳"。

2. 慢性乙型肝炎：肝组织病理学检查是反映肝脏炎症损伤和纤维化程度的金标准，探讨CHB病理诊断结果与中医证候的相关性，发挥中医药干预慢性乙型肝炎肝硬化的优势。张国良等发现，在260例慢性乙型肝炎患者中，随着肝组织损逐步加重，对应相关证型中，肝郁脾虚型最轻，瘀血阻络则最为严重。对于瘀血证候明显或血瘀体质的乙型肝炎患者，梁柱石等亦指出，慢性肝炎肝组织病理分级分期与瘀血证的关系密切，相对于其他证型，瘀血证者无论是肝功能还是病理组织改变都较重。结合中医卫气营血辨证，用此检查方法及早判断慢性乙型肝炎患者肝脏炎症和纤维化程度，选择合理的中西医结合治疗方案，减少炎症、坏死及肝纤维化，从而改善症状和体征，延缓和阻止疾病进展。

中医的卫气营血宏观表现与肝组织病理学微观改变有一定的规律，目前现代医学尚无抗纤维化特效药，中医药则是抗纤维化中的占据优势，安全性高。肝纤维化是发生于肝脏的一种可逆性创伤修复反应，与肝细胞再生、肝脏炎症反应共同构成机体抗损伤反应。对于慢性乙型肝炎的抗肝纤维化治疗，目前则在于病因治疗（抗病毒治疗）与抗肝纤维化联合应用。迄今，有关抗肝纤维化复方研究的立法组方主要集中在活血化瘀和扶正（益气养血或补益肝肾）两大类的结合。

慢性肝炎划分为G0～G4五级，而乙型肝炎病变主要开始于汇管区，此G0～G4的炎症病理变化从肝腺泡内的Ⅰ区发展至Ⅲ区，逐渐向中央静脉靠近，这种分层次自浅入深的变化与中医的卫气营血学说有相似之处。肝纤维化表现作为慢性乙型肝炎进展过程中一个重要的病理阶段，其形成与邪在营分、毒邪营阴耗损相关。纤维化程度则有G0～G4五期，从S0的无纤维化，至S1的汇管区纤维化，逐步向S2、S3形成纤维间隔形成，最后发展为S4阶段为结节形成（早期肝硬化），从中医角度看慢性肝炎G0～G4的肝纤维化分期实质上也反映了营阴虚损之轻重。研究已证实活血化瘀法应尽早用于防治肝纤维化和肝硬化。在肝活检中只要出现肝纤维化的表现就应着手活血化瘀通络的治疗，甚至在病程较长的患者中，虽无或者未做肝穿证实肝纤维化，也应使用活血化瘀法来预防性治疗。因此，以肝活检病理检查为依据的卫气营血微观辨证是辨治慢性乙型肝炎的一种新探究。

目前临床上治疗乙型肝炎的总体目标则是最大限度地恢复或改善肝生化、病毒学、组织学等指标，改善证候，阻断肝病向肝硬化及肝癌的进展与转变等，以此提高患者的生存质量水平，延长患者生存时间。根据国内外慢性乙型肝炎指南的推荐，本病的主要治疗方法为口服抗病毒药（核苷类药物）或注射干扰素等，此类方法有不良反应，且往往难以达到满意的治疗效果，且由于病毒难以完全清除，因此疾病尚有进展成肝纤维化、肝硬化、肝癌等风险。

中医治疗是在对疾病病因病机认识基础上的辨证论治。在治疗乙型肝炎的过程中，医家大多根据患者的具体情况，按急则治其标，缓则治其本的原则辨证施治。而在中医整体观念和辨证论治的基础上的"卫气营血"的辨证思路，对疾病的动态评估、治疗效果和疾病的预后和评估有指导作用。

20　从湿热疫毒瘀郁辨治慢性乙型肝炎

慢性乙型肝炎（CHB）易发展成为肝硬化、肝细胞癌（HCC）等严重病变，我国肝硬化和 HCC 患者由乙型肝炎病毒（HBV）感染引起的比例分别是 60％和 80％。陈四清长期致力于 CHB 的中医药诊治研究，推崇从湿热疫毒瘀郁辨治慢性乙型肝炎，疗效显著。学者胡秋红等对其从湿热疫毒瘀郁辨治慢性乙型病毒性肝炎的经验做了归纳整理。

湿热疫毒感染是根本病因

陈四清认为，由于受古代科技水平的局限，中医先贤们没能将慢性乙型肝炎从其他肝病中完全分列出来，只是笼统地按照"胁痛""黄疸""臌胀""积聚"等进行辨证论治，而没有充分认识到其属于疫毒感染引起的"疫病"范畴，因此治疗效果也一直差强人意。

中医认为，疫毒是指较六淫病邪损害更强，具有强传染性，可引起广泛流行的一类病邪。在古代文献中，又称为毒气、疫气、戾气、非时之气等，其所致疾病一般称为"疫病""温病""温疫"等。疫毒致病具有易于传染流行、临床表现相似两大特征。正如《温疫论》中所云："瘟疫之为病，非风、非寒、非暑、非湿，乃天地间别有一种异气所感。""邪之所着，有天受，有传染，所感虽殊，其病则一。"因此，疫毒的实质就是引起各种传染性疾病的特异性致病因子，对慢性乙型肝炎而言就是乙型肝炎病毒。

相关研究早已证实，各种急、慢性乙型肝炎患者和 HBV 携带者均为本病的传染源。HBV 可通过母婴、破损的皮肤黏膜、血和血液制品、性接触感染而发病。慢性乙型肝炎发病具有疫毒的致病性质和特点，即症状相似，具有流行性、传染性等特点。因此，应该重新认识慢性乙型肝炎的病因，不能仍停留在过去的"七情不节、饮食不节（洁）、六淫侵袭、劳累过度"等一般认识上，而应将其上升到疫毒感染的层面。考虑到 HBV 的嗜肝性，感染后常表现的是中医"湿热证"，因此，将乙型肝炎病毒称为"湿热疫毒"更为贴切，既与一般的"疫毒""温疫"相区别，又能反映其致病的特征，为临床应用清热利湿解毒药物提供理论支撑，提高治疗效果。

湿热疫毒瘀郁，肝脾肾功能失司是病机关键

疫毒之邪本具有火热之性，故部分乙型肝炎急性感染者初期也会有发热、恶寒等病毒血症表现。《金匮要略·脏腑经络先后病》云："见肝之病，知肝传脾，当先实脾。"说明肝病易于传脾。乙型肝炎病毒内侵肝脏后，阻滞气机则肝失疏泄，每易乘犯脾胃，而致脾胃运化功能失司，水谷津液不归正化，变生内湿。

湿为阴邪，热为阳邪，湿、热两邪相合之后，形成"湿热"复合病邪，既具有湿、热两邪的原有特征，两者又阴阳相合，狼狈为奸，变化多端，致乙型肝炎临床表现复杂多端、病情轻重殊异、病程漫长难愈。随患者体质阴阳偏盛的差异，既可表现为湿重热轻，又可表现为热重湿轻、湿热并重，而有阴黄、阳黄、疫黄等区别。病位早期表现在肝胆，中期则多为肝郁脾虚，后期则又深入营血、肝病及肾，甚则阴阳两虚等；临床表现轻重不一，既有"无症可辨"的 HBV 携带者，又有病势迅猛的肝衰竭而难救治者。

湿热互结，阻滞气机，或热灼津液等，均可致血滞为瘀，形成"湿热疫毒瘀郁"复合病机，因此慢

性乙型肝炎每呈肝纤维化、肝硬化趋势。湿热瘀郁疫毒久而不去，正气日虚，甚则可酿生癌毒之变。我国肝癌患者中，90％有乙型肝炎病毒感染史即是佐证。因此，本病病位主要在肝，与脾、肾密切相关。湿热疫毒瘀郁，肝脾肾功能失司是其病机关键。

辨证论治

经多年的临床实践，陈四清认为可将慢性乙型肝炎分为肝胆湿热疫毒证、肝郁脾虚湿盛证、肝肾阴虚瘀热证3个证型，基本可涵盖临床病例，简单实用，纲举目张。

1. 肝胆湿热疫毒证：本型多见于男性、年轻患者，病程短，病理性质以邪实为主。外感湿热毒邪，内结脾胃，土壅木郁，肝胆失疏。故临床常见胸胁胀满窜痛，急躁易怒，口苦口黏，脘腹痞满，纳呆呕恶，厌食油腻，身目俱黄，黄色鲜明，尿黄便溏，或黏滞臭秽，倦怠乏力，头身困重，面发痤疮，易发湿疹。舌质红，舌苔黄厚腻，脉弦数或弦滑数。治以龙胆泻肝汤为代表方加减，药用龙胆、黄芩、焦栀子、黄连、制大黄、生地黄、垂盆草、五味子、金钱草、郁金、六一散、人中黄、丝瓜络、豨莶草、夏枯草等。方中龙胆、黄芩、黄连清热利湿，解毒除瘟；焦栀子、丝瓜络、豨莶草、六一散清热泻火利湿；垂盆草、五味子、金钱草、郁金清利肝胆；生地黄、人中黄、制大黄、夏枯草加强清热解毒之功。兼见黄疸者，去白芍，加茵陈、赤芍；大便溏泻者，去制大黄、焦栀子，加焦山楂；HBV 高复制者，加土茯苓、败酱草、忍冬藤、苦参、鱼腥草、大青叶、白花蛇舌草、叶下珠等清热解毒药。诸药合用，共奏清热利湿解毒、疏利肝胆之功。

2. 肝郁脾虚湿盛证：本型多见于慢性反复发作患者，病程长，病理性质多为本虚标实。湿热疫毒之邪内郁，络瘀气滞，脾胃虚弱，运化失健。故临床常见胁肋胀痛，善叹息，抑郁烦闷，食少腹胀，身倦乏力，肠鸣矢气，大便稀溏，每因进食生冷油腻食物而泄泻。舌质淡有齿痕，舌苔白腻或薄白，脉弦。自拟"肝郁脾虚方"，药用醋柴胡、炒白术、炒白芍、茯苓、金钱草、郁金、垂盆草、生黄芪、六神曲、泽兰、紫苏叶、黄连、土茯苓等。其中醋柴胡具有和解表里、疏肝解郁、升阳止泻之用，并引诸药入肝经；炒白术、茯苓、黄芪、六神曲健脾化湿、益气扶正；金钱草、郁金、垂盆草、土茯苓疏肝利胆，清热利湿解毒；泽兰、紫苏叶、黄连三药"分消走泄"以祛湿邪。若腹胀明显者，加厚朴；恶心呕吐、嗳气反酸者，加浙贝母、海螵蛸、煅瓦楞、法半夏、陈皮、木蝴蝶等；肠鸣欲泻者，加防风、苍耳草、炒地榆、羌活；口臭，舌苔厚腻者，加藿香、佩兰；面色萎黄者，加当归、鸡血藤、仙鹤草。诸药合用，共奏疏肝健脾、清热利湿、益气解毒之效。

3. 肝肾阴虚瘀热证：本型多见于久病、老年患者，病理性质为虚实夹杂，以虚为主。湿热相搏，耗伤肝阴，久病及肾，内入营血，灼津成瘀。故临床常见胁肋隐痛，遇劳加重，头晕耳鸣，目干目涩，腰膝酸痛，五心烦热，潮热盗汗，少寐多梦，肝掌明显，面布丹丝赤缕，月经不调。舌质红少津有裂纹，无苔或花剥苔，脉细数。方选茵陈蒿汤合犀角地黄汤加减，药用茵陈、制大黄、水牛角、生地黄、炒赤芍、龟甲、知母、黄柏、黄连、金钱草、郁金、垂盆草、五味子、丹参、丝瓜络、豨莶草、女贞子、墨旱莲等。其中生地黄、龟甲、知母、五味子、女贞子、墨旱莲滋阴清热，补益肝肾；水牛角、赤芍、制大黄、丹参清热凉血，活血散瘀；茵陈、金钱草、郁金、垂盆草清利肝胆湿热；黄柏、黄连、丝瓜络、豨莶草清热利湿解毒；B超检查提示肝脏弹性硬度值增高明显者，加蜣螂虫、土鳖虫、水红花子、失笑散等。诸药合用，共奏滋阴补肾、清热凉血解毒之功。

治疗慢性乙型肝炎，实证应以清热解毒、利湿清热、疏肝解郁为主，虚证应以健脾化湿、活血通络、补益肝肾为主。临床上3种证型往往相互交织，互有主次，不能完全分开，并且在治疗的过程中也可相互转化，故临床每需法随证转，灵活处方，不可偏执，勿犯虚虚实实之戒。

验案举隅

患者，男，27 岁。2018 年 4 月 8 日初诊。罹患"乙型肝炎小三阳"数年，肝功能多次检查均在正常范围。近因劳累，出现右胁隐痛，稍感乏力，胃脘部胀满不适，偶有反酸，大便不实。查肝功能仍然正常；HBV-DNA：1.69×10^3 IU/mL；肝弹性 B 超提示肝回声增粗、SWE 6.1 kPa。舌质淡红，苔淡黄腻，脉小弦。证属湿热疫毒内蕴，肝郁脾虚，胃失和降。

处方：醋柴胡 6 g，炒白术 10 g，炒白芍 10 g，金钱草 45 g，郁金 15 g，垂盆草 30 g，五味子 6 g，法半夏 8 g，陈皮 6 g，海螵蛸 30 g，紫苏叶 10 g，土茯苓 15 g，败酱草 15 g，忍冬藤 15 g，灵芝 6 g。14 剂，每日 1 剂，水煎分 2 次服。

二诊（2018 年 5 月 3 日）：胃胀改善，舌质淡红，苔淡黄腻，脉小弦。上方加淡竹叶 15 g，击鼓再进。21 剂。

三诊（2018 年 7 月 3 日）：间断服用上方，餐后时有胃胀，有时腹泻。舌质淡，有齿印，苔淡黄腻，脉小弦。上方去黄柏，加佩兰 15 g、泽兰 15 g。21 剂。

四诊（2018 年 8 月 13 日）：复查 HBV-DNA＜500 IU/mL，肝功能正常。胃胀已平，食水果则易腹泻。舌质暗红，苔薄黄腻，脉小弦。予 7 月 3 日方去五味子，改紫苏叶 15 g，21 剂。

之后连续服用上方，2019 年 4 月 13 日查 HBsAg 处于低复制状态，HBV-DNA＜500 IU/mL，肝功能正常，守原方继续巩固治疗。

按：患者罹患"乙型肝炎小三阳"数年，HBV-DNA 含量为 1.69×10^3 IU/mL，肝功能正常，故暂不适合运用西药抗病毒治疗。患者初诊时符合肝郁脾虚湿盛证，故以自拟肝郁脾虚方加减治疗。二诊加淡竹叶以利湿下行。三诊时，患者多食腹胀，腹泻时作，故去黄柏，酌加佩兰、泽兰以理气化湿。四诊时患者症状明显减轻，食水果后易腹泻，HBV-DNA＜500 IU/mL，予 7 月 3 日方去五味子，加大紫苏叶用量，守方继服。前后治疗年余，不但临床症状消失，HBV-DNA 亦维持低复制状态，且 HBsAg 处于低复制状态。中医标本同治，虚实同医，于此案可见一斑。

21　从伏邪温病理论辨治慢性乙型肝炎

　　慢性乙型肝炎，是指既往有乙型肝炎病史，或乙型肝炎表面抗原阳性持续 6 个月以上，现乙型肝炎表面抗原或乙型肝炎病毒 DNA 仍为阳性者。根据《慢性乙型肝炎防治指南（2010 版）》意见，慢性乙型肝炎治疗措施主要包括抗病毒、免疫调节、抗纤维化治疗以及抗炎抗氧化和保肝治疗，其中抗病毒治疗是慢性乙型肝炎的关键手段。但随着核苷类似物的广泛应用，病毒耐药已成为影响抗病毒治疗疗效的最突出问题之一，且不能有效阻断和延缓肝纤维化。近年来中医药对慢性乙型肝炎的治疗进行了大量的基础和临床研究及探索，积累了丰富经验。学者赖英哲等借鉴"伏邪温病"理论辨治慢性乙型肝炎，临床取得了满意的疗效。

伏邪温病学说

　　"伏邪"即伏气，顾名思义，是指伏藏于体内而不立即发病的病邪，这些病邪深潜于体内，因一定诱发因素，如气候、外邪、起居、饮食、情志等而引起病发。"伏邪"理论源于《素问·生气通天论》"冬伤于寒，春必病温"。随着历代医家对"伏邪"学说的充实发展，至明清时期，其广泛应用于温病领域，形成了"伏邪温病"学说以指导临床实践。伏邪温病是指感邪后未即时发病，邪气伏藏，逾时而发的温病。《素问·生气通天论》"冬伤于寒，春必病温"以及"藏于精者，春不病温"，指出了伏邪温病的基本病机，一为邪气盛，一为正气虚。伏邪温病的临床特点主要表现在深潜于里，起病初即现里热证；病程长，病情缠绵难愈；易于化燥伤阴。关于"伏邪"温病的治疗，柳宝诒在《温热逢源》中提出"一面泻热、一面透邪"。同时指出"伏邪温病……最易灼伤阴液，阴液一伤，变证烽起。治伏气温病，当步步顾护其阴液"。治疗"伏邪"温病，当以清热透邪、养阴扶正为法。

以伏邪温病理论指导慢性乙型肝炎的治疗

　　慢性乙型肝炎与"伏邪温病"有诸多契合之处，可以"伏邪温病"理论指导慢性乙型肝炎的治疗。

　　1. 慢性乙型肝炎的"湿热疫毒"伏邪性质：感染乙型肝炎病毒后，"伏邪"深伏于体内不即发作，与人体和平共处，随着感染日久，患者出现湿热内蕴的"里热证"表现，诸如口黏、口苦、乏力纳呆、腹胀、胁痛、恶心厌油、尿黄、大便黏滞不爽，舌质红或绛，苔黄腻或黄燥，脉弦、滑等脾虚湿热内蕴表现。病久损及肝肾之阴可出现耳鸣、腰酸、胁痛、五心烦热、口干咽燥和烦躁易怒等表现；病症缠绵、经久难愈、失治误治，最终出现如黄疸、神昏、呕血、便血或臌胀等诸多变证。慢性乙型肝炎之"伏邪"，除具有湿热、阴伤等特征之外，它还是一种"疫毒"。毒的概念出自《素问·生气通天论》"苛毒"说，意指毒气严重剧烈的病邪，故一般解释为"邪盛"谓之毒。而"疫"则指出了其具有的传染特性。总结起来，疫毒相关的特性有四：①传染性，即如《瘟疫论·原病》指出此气之来，无论老少强弱，触之者即病。②特异性，即特定的临床表现。③迁延性，病情顽固，损伤脏腑，缠绵难愈。④暴戾性，即传变迅速，病情较重，治疗棘手。慢性乙型肝炎初起可表现出"疫毒"的前三个特性，若发病日久且失治误治，即变证烽起，病情凶险，其暴戾性显露无疑。由以上可以得出慢性乙型肝炎"伏邪"的性质为"湿热疫毒"，此为"邪气盛"方面。

　　2. 慢性乙型肝炎的"正气虚"特点：慢性乙型肝炎发病的内因为"正气虚"，即脾胃亏虚，正气不足。《金匮要略》云："四季脾旺不受邪。"指出了脾气充盛，外邪则不可侵犯。《脾胃论》云元气之充足，皆由脾胃之气无所伤，而后能滋养元气。若胃气之本弱，饮食自倍，则脾胃之气既伤，元气亦不能充，而诸病之所由生也。进而得出"内伤脾胃，百病由生"的著名论断。朱丹溪则提出"脾胃俱虚，纳化皆难，元气斯弱，百邪易侵"。揭示了脾虚正气不足与邪气入侵的内在关联。至喻嘉言提出"故理脾则百病不生，不理脾则诸疾续起"。更是从治疗角度印证了脾胃虚弱与发病的密切关系。修宗昌、余绍源等总结当代相关研究后指出脾虚与免疫器官、非特异性免疫、体液免疫、细胞免疫、细胞因子、分子免疫及免疫遗传学等方面异常改变均有极为显著的相关性。脾虚时机体免疫系统功能低下，抵抗力减弱，故易罹患疾病，且所患之病易发展、传变。在大量临床实践中也印证了使用补气健脾、温中健脾等治法均可使患者体质增强、机体免疫力提高，降低发病率。由此，可以看出慢性乙型肝炎发病的内因主要是脾胃亏虚，正气不足，此为"正气虚"方面。

3. 慢性乙型肝炎的"伏邪"部位：慢性乙型肝炎的"伏邪"部位，是厥阴肝经及少阳胆经，而以厥阴肝经为主。《素问·阴阳离合论》云："圣人南面而立，前曰广明，后曰太冲；太冲之地，名曰少阴；少阴之上，名曰太阳……广明之下，名曰太阴；太阴之前，名曰阳明……厥阴之表，名曰少阳。是故三阳之离合也，太阳为开，阳明为阖，少阳为枢……三阴之离合也，太阴为开，厥阴为阖，少阴为枢。"如此按照方位排列，少阳应处于左上之东南方，而厥阴则处于左侧之东方。《素问·五运行大论》云："风寒在下，燥热在上，湿气在中，火游行其间。"顾植山在《疫病钩沉》里根据上述理论及三阴三阳的方位，认为寒为阴邪，风寒下受，少阴处于下方正北，寒邪从北方入侵，故前人认为的"寒邪无不伏于少阴"理论依据即源于此。而湿热之气与厥阴少阳之东南方位相对应，故可认为湿热之邪易伏藏于厥阴肝经及少阳胆经。其次，厥阴为阖，提示厥阴经的部位功能处于人体最深层，具有闭合收敛的作用，且在三阴中，厥阴为阴气至盛状态，阴气盛则收敛闭合作用更加明显，所以若厥阴肝经感染邪气，则邪气易深藏于内，不易透邪外出；而所染之邪为重着黏滞之湿邪，更是缠绵不愈，深伏不易透出，这也跟慢性乙型肝炎病势缠绵、反复难愈的特点相吻合。现代医学研究显示人感染乙型肝炎病毒后，病毒进入肝细胞核内形成共价闭合环状 DNA（cccDNA），cccDNA 半衰期长，很难从体内彻底清除，与"伏邪"深藏于厥阴肝经相一致。第三，少阳经感邪，可出现口苦、咽干、胁痛、腹胀、黄疸等症状，与慢性乙型肝炎的症状相吻合；而重症肝炎阶段神昏、出血、腹水、黄疸等则与邪陷厥阴肝经相吻合。

综合以上分析，可以认为慢性乙型肝炎的基本病机为脾胃亏虚，湿热疫毒之邪伏于厥阴肝经及少阳胆经，且以伏于厥阴肝经为主。

治疗以扶正透邪为大法

1. 扶正须以健脾为主，必要时温运脾阳：益气健脾常用四君子汤、太子参、山药、黄芪、五爪龙、白扁豆之属，脾阳不足，可予理中汤、炮姜、生晒参或红参。用药须时时顾护脾胃，不可过用苦寒伤脾败胃之品。结合"伏邪温病"易于化燥伤阴及"湿热疫毒"久伏伤阴的特性，扶正之中亦须包括养阴之法，常用女贞子、墨旱莲、枸杞子、石斛、白芍、制何首乌、生地黄、酸枣仁等，以味薄清润之品为主，少用滋腻厚味。

2. 透邪治疗以运转少阳枢机为第一要务："出则少阳，入则厥阴"，透邪治疗以运转少阳枢机为第一要务，务使体内深伏之"湿热疫毒"外透，脏邪还腑，从阴出阳。何廉臣谓湿热结邪在里，非苦辛开泄不足以解其里结，非分解夹邪不足以解其伏邪也……加减小柴胡汤、增损小柴胡汤、四逆散合白薇汤之分消瘀热，对症酌用，历验不爽。透邪常以四逆散为主。其中柴胡一味，升发少阳本气，运转少阳枢机，引邪外出，这也符合《素问·藏气法时论》之"肝欲散，急食辛以散之"的治疗；而四逆散整方则具有透达升降、开泄分消之功，是逐邪透邪之良药。

"湿热疫毒"之邪久伏体内，缠绵顽固，故清热解毒、化湿利湿是"透邪"的重要环节，须贯穿整个治疗始终，使祛邪务尽。乙型肝炎病毒携带者或慢性乙肝非活动期患者，虽无明显症状，无证可辨，也应谨守清热解毒、化湿利湿之法，一以贯之。常用的清热解毒药物包括珍珠草、溪黄草、鸡骨草、虎杖、蒲公英、半枝莲和白花蛇舌草等。常用的化湿利湿药物包括茯苓、猪苓、薏苡仁、苍术、车前子、泽泻及金钱草等。

活血化瘀、消食导滞也是"透邪"的一部分。湿热疫毒内伏厥阴，与肝经血分交混瘀结，故须用活血消瘀之品，可选用丹参、三七、赤芍、泽兰、桃仁、鳖甲及土鳖虫等。而湿热伏邪阻滞脾胃运化，可酌加麦芽、谷芽、莱菔子、鸡内金、布渣叶等消导理脾之品以消食导滞、增进食欲。

慢性乙型肝炎的治疗是一个漫长艰巨的过程，中医药有着独特的优势，发挥着不可替代的作用。以"伏邪温病"理论为指导，按照"脾虚、湿热疫毒伏邪于厥阴少阳"的基本病机，谨守"扶正透邪"的治法，辨证施药，以取得满意的疗效。

病案举例

区某，女，27岁，2015年9月19日初诊。主诉发现乙肝表面抗原阳性3年，右胁胀满半个月。3年前体检发现乙肝两对半HBsAg（＋）、HBeAg（＋）、HBcAg（＋），肝功能：ALT、AST轻度升高，具体不详。当时无明显不适，未进一步行相关诊治。半个月前患者出现右胁胀满、乏力症状，到当地医院查肝功能：ALT 96 U/L，AST 73 U/L。查肝胆彩超：肝实质回声增粗。为中西医结合治疗，遂来求诊。刻下神疲乏力，右胁部胀满明显，伴胃脘部胀满及嗳气，眠差多梦，口干口苦，纳一般，小便黄，大便溏。舌暗苔黄腻，脉弦滑。中医诊断为肝着病（慢性乙型病毒性肝炎），证属肝郁脾虚，湿热内蕴。先透邪治以疏肝理气、清热解毒利湿为主，待邪不盛再缓图补益。

处方：柴胡12 g，赤芍12 g，枳实10 g，救必应15 g，溪黄草30 g，鸡骨草30 g，珍珠草30 g，厚朴12 g，延胡索15 g，海螵蛸15 g，甘草6 g。21剂，每日1剂，水煎分2次服；同时配合恩替卡韦片0.05 mg，每日1次口服。

复诊（2015年10月10日）：查肝功能ALT正常，AST 50.3 U/L，刻下患者仍有疲乏症状，右胁部及胃脘部胀满明显缓解，舌脉仍为湿热之象，继续予清热化湿利湿透邪为主，适当配合健脾扶正之品，守上方去海螵蛸、厚朴、延胡索，加茯苓20 g，猪苓20 g，麦芽30 g，丹参15 g，白术10 g。21剂。恩替卡韦片继续服。

上方加减治疗3个月余，2016年月6日复诊，患者无特殊不适，纳眠可，精神体力较前好转，舌暗红，苔薄白，脉弦。复查肝功能正常。治疗效果明显，继续予清热化湿透邪，健脾疏肝为法。

处方：柴胡10 g，白芍10 g，枳壳10 g，茯苓15 g，麦芽30 g，丹参15 g，白术15 g，鸡骨草30 g，珍珠草30 g，女贞子10 g，黄芪15 g，炙甘草6 g。

2个月后随访患者无特殊不适，肝功能及HBV-DNA均正常，腹部彩超正常，未见增粗光点。继续以上方加减调治并配合恩替卡韦片口服治疗。

22 肝"体阴而用阳"在慢性乙型肝炎辨治中的应用

慢性乙型肝炎是由乙型肝炎病毒（HBV）感染所致的一种严重危害人类健康的慢性肝脏炎症性疾病。现代医学与中医学的有机结合是当今慢性乙型肝炎在临床中治疗的主要模式之一。中医学在数千年的实践过程中总结了丰富的预防和治疗疾病的经验，并形成了独特的理论体系。作为中医药传承的形式之一，中医古籍承载了历代医家丰富而宝贵的理论实践经验。肝"体阴而用阳"理论是对肝的生理功能的高度概括，在临床上对肝病预防及治疗具有一定的指导意义。学者程媛等借鉴循证医学理念和数理统计方法，研究肝"体阴而用阳"理论在慢性乙型肝炎辨证论治中的应用情况，以明确该理论对慢性乙型肝炎临床辨证治疗的指导价值，进一步完善慢性乙型肝炎辨证论治思路。

资料与方法

1. 文献来源：计算机检索中国知网（CNKI）、维普数据库（VIP）、万方数据知识平台（万方），PubMed 为已发表文献的主要来源。

2. 检索策略：检索年限自建库至 2018 年 4 月。中文文献检索，检索词包括"体阴而用阳""体阴用阳""体用""肝""肝脏"，通过题名、主题词、关键词、摘要等多个字段进行检索，仅限于医学卫生科技领域；英文文献检索，语言为英文，检索主题词为 function of yang based on yin and blood，yin in body and yang in function，liver，通过题名、主题词等字段进行检索。

3. 纳入标准：选择明确将肝"体阴而用阳"理论应用于各系统疾病治疗中的经验探讨或临床研究的文章。

4. 排除标准：对于一稿多投或同一作者发表的临床资料完全相同的数篇文章只纳入 1 篇；无法获得全文或仅涉及理论阐述的文章不纳入。

5. 数据的规范与数据库的建立：共检索出 967 篇文献，其中中国知网数据库 502 篇，万方数据库 271 篇，维普数据库 194 篇，PubMed 0 篇。通过阅读篇名和摘要初步筛选出文献 967 篇，进一步逐篇阅读全文，按照纳入和排除标准，最后共计 199 篇文献纳入本研究。采用数理统计方法，对纳入研究的文献进行评价，包括文献的出处和发表年代等，并建立数据库。由 2 人分别独立进行数据录入，数据录入后由第三人进行核对，无误后进行统计分析。

6. 统计学方法：统一使用 Epidata 3.1 软件，双人分时录入；一致性通过校验后导出数据进行分析，存在录入不匹配等情况时由中心管理员进行审定录入。统计采用频数分布。

结 果

经文献筛选后，肝"体阴而用阳"应用在各系统疾病的相关文献为 199 篇，其中涉及肝病的文献为 77 篇，肝病中涉及慢性乙型肝炎的文献为 12 篇。

1. 肝"体阴而用阳"在各系统疾病中的应用：该理论临床应用较为广泛，涉及的系统疾病依次为消化系统疾病、妇科系统疾病、神经系统疾病、肾病内分泌系统疾病、皮肤科系统疾病、儿科系统疾病、泌尿生殖系统疾病、心血管系统疾病、呼吸系统疾病、血液系统疾病、眼科系统疾病。该理论应用在肝病中的文献占 38.7%。

2. 肝 "体阴而用阳" 在肝病中的应用：肝 "体阴而用阳" 理论涉及肝病的文献为 77 篇，按照出现频次依次为慢性肝炎、肝硬化、肝癌、肝纤维化、慢性重型肝炎、脂肪性肝病。本文针对肝 "体阴而用阳" 理论在慢性乙型肝炎中的应用做进一步探讨。

3. 肝 "体阴而用阳" 在慢性乙型肝炎中的应用：慢性肝炎涉及肝 "体阴而用阳" 理论共有 30 篇。按疾病分类：慢性乙型肝炎 12 篇，乙型肝炎与丙型肝炎合并 7 篇，未明确分类 11 篇。按文章类型进行分类：个人经验及探讨 27 篇，涉及临床病例随访 3 篇，其中包含慢性乙型肝炎病例随访 3 篇。

（1）涉及文献量及证型的种类：经统计，慢性乙型肝炎 12 篇文献中出现的证型合计 21 种，将相似的证型合并 "肝气郁滞" 和 "肝气郁结" 合并到 "肝郁气滞"，"湿热蕴结" 合并到 "湿热内蕴"，"肝肾阴亏" 合并到 "肝肾阴虚"，"脾虚湿滞" "脾虚湿盛" "脾虚湿阻" 合并到 "脾虚湿蕴"，合并后共有 14 种证型。

（2）各证型出现频次排序情况：慢性乙型肝炎 12 篇，文献中出现的证型合计 14 种，前 10 位证型依次为肝阴虚证、肝郁气滞、肝血虚证、肝郁脾虚、肝肾阴虚、血瘀证、湿热内蕴、脾虚湿蕴、肝气虚证、肝阳虚证，第 11 到 14 位出现频次均为 1 次，分别为肝胆不和、肝胃不和、脾肾阳虚、痰郁化火。

讨 论

近十几年来随着国内规范的抗病毒治疗，多数慢性乙型肝炎患者的病情得到有效控制和缓解，但每年仍有部分患者会进展至肝硬化或肝恶性肿瘤，甚至出现肝衰竭。全球包括美国肝病学会、欧洲肝病学会、亚太肝病学会及我国《慢性乙型肝炎防治指南》均指出，持续抑制病毒复制即抗病毒治疗是阻止慢性乙型肝炎患者疾病进展和提高预后的关键治疗手段。目前西药抗病毒方案主要包括核苷和核苷酸类药物（NAs）及长效干扰素（PEG-IFN），在我国因 NAs 给药简便、不良反应相对较小的优点而应用更为广泛。然而 NAs 治疗也存在一定的弊端，包括需要长期服用难以停药，增加患者的费用负担，较低的 HBeAg 血清学转换率，极低的 HBsAg 清除或血清学转换率，部分患者仍然预后不佳，抗病毒药物长期使用的安全性及耐药性等因素，这些均是临床应用核苷和核苷酸类似物亟待解决的难题。尽管现代医学对该病的发病机制已有较为深入的研究，但就治疗而言现代医学尚无明确治愈的药物，抗病毒药物对于慢性乙型肝炎患者 HBV 特异性免疫功能的改善并非其优势。肝 "体阴用阳" 是根基于中国哲学，以阴阳学说为理论基础，以整体观念为主导，在藏象学说指导下归纳出来的生理病理特点。《黄帝内经》《难经》等古代医著中开始将 "体用" 引入中医学领域，并论述了肝的功能失调引起的疾病和治疗方法等内容。后经各家发挥，该理论一直不断得到新的发展。宋代钱乙创立了五脏辨证理论，提出 "肝阳有余，则直视、呼叫，肝阴被伤，筋失涵养，则现颈项强急等"；明清时期理法方药趋于成熟，开始以 "体用" "阴阳" 说明脏腑生理特点；在此基础上，叶天士于《临证指南医案·肝风》首次明确提出肝 "体阴而用阳" 理论："肝为风木之脏，因有相火内寄，体阴用阳……何病之有。" 后世多在此基础上进行临床及理论探讨。

肝以血为体，以气为用，《医宗金鉴》中称肝为 "阴尽阳生" 之脏。后世医家就肝 "体阴而用阳" 提出几种较为成熟的理解：秦伯未在《谦斋医学讲稿》中提到 "肝藏血，以血为体，以气为用"；钱英认为肝的生理活动的物质基础是肝阴和肝血，而生理功能具体表现为肝阳和肝气，前者为肝体，后者为肝用，即肝主疏泄故用阳，肝主藏血故体阴。临床中许多疾病都有肝 "体阴而用阳" 的相关研究，人体气血津液的运行、脾胃的运化、情志的调畅、生殖功能的调节、血液的藏纳与分配都和肝关系密切。因此临证中我们要重视肝脏生理功能与病理变化。

通过文献研究得出肝 "体阴而用阳" 理论与慢性乙型肝炎相关证型前 5 位（含并列）依次为肝阴虚证、肝郁气滞证、肝血虚证、肝郁脾虚证、肝肾阴虚证、血瘀证、湿热内蕴证。叶永安等经过大规模临床研究得出"肝胆湿热证""肝郁脾虚证"及复合证"肝胆湿热、肝郁脾虚证"为慢性乙型肝炎主要证候。

从治法方药来看，调气血是慢性乙型肝炎治疗的重要原则之一。《素问》云："肝欲散，急食辛以散之，用辛补之，酸泄之；肝苦急，急食甘以缓之。"《金匮要略》云："夫肝之病，补用酸，助用焦苦，益用甘味之药调之。"清代吴仪洛于《本草从新》对古人较为矛盾的两种观点进行解释"木不宜郁，故宜以辛散之，顺其性者为补，逆其性者为泄，故辛为补而酸为泄"。毛以林针对"辛补之"提出新的观点：肝病用辛补之，主要是通过辛味药宣通腠理、散津输液作用促进肝之阴血输布，从而使肝阴血亏虚所造成各种燥证得以润濡，多以当归、白芍、枸杞子等甘酸药物滋养肝体；肝为风木之脏，主疏泄，多以柴胡、郁金、枳壳等辛味之品条达肝用。卢岱魏总结前人经验得出结论：肝病用药，郁则辛散，虚则酸补，体用不失，是为上工。

总体来看，慢性乙型肝炎由湿热疫毒之邪内侵所致，当人体正气不足无力抗邪时，常因外感、情志、饮食、劳倦而诱发。湿热疫毒隐伏血分可引发"湿热蕴结证"，而湿热毒邪久郁，热毒伤阴或郁久化火伤阴出现肝阴虚证甚至肝肾阴虚证，在证候的转化过程中，湿热与阴虚两者亦可并见。王灵台认为肝肾亏虚、湿热未尽是慢性乙型肝炎持续进展的关键病机。凌昌全也认为乙型肝炎疫毒长久滞脾遏气，伤津耗液，损及肝阴，血络受损，血行不利而化生瘀滞，疫毒长期与瘀血互为影响，缠绵难愈。所以就慢性乙型肝炎的中医治疗而言要在肝"体阴而用阳"理论的基础上综合不同阶段的证候特点做到清利湿热而不伤阴，滋养肝体而不助热，避免临床中药物应用不当导致病情进展。

通过现有相关文献的支持证实，肝"体阴而用阳"在慢性乙型肝炎辨证论治方面具有一定的指导意义。肝之生理为体阴用阳，肝之病理为体用失调，临床用药上应念肝之体阴而用阳，顺其用，养其体，量重之攻剂勿伤正，量轻之补剂勿留邪，防止过用苦寒伤阳、温燥伤阴药物。

23 三期四型辨证论治慢性乙型肝炎

慢性乙型肝炎是我国常见的慢性传染病之一，严重危害人民健康。乙型肝炎病毒（HBV）作为一种非细胞毒性病毒，在感染机体后要持续生存下来，就必然不能被机体的保护机制所清除，即发生乙肝免疫耐受现象。免疫耐受是指机体免疫系统在接触某种抗原后产生的特异性免疫无反应（或称为负免疫应答），但对其他抗原仍保持正常应答的状态。乙型肝炎慢性化的发生机制目前还未充分明了，但有证据表明，免疫耐受是关键因素之一。针对 HBV 免疫耐受问题，学者黄峰等在临床中根据其临床表现，湿、热、瘀、毒、虚等病理特点，以慢性乙型肝炎肾虚邪伏立论，总结出慢性乙型肝炎三期四型论治原则，对慢性乙型肝炎进行分型、分期治疗，收到较好疗效。

肾虚邪伏是慢性乙型肝炎的病机关键

HBV 侵入人体有一定的潜伏期，其何时发病往往与机体免疫状态密切相关，这一认识与传统中医伏气温病相吻合，根据清代温病大家柳宝诒的肾虚邪伏学说，即邪盛侵入人体，是因为正气虚，其本质是肾虚，邪气乘虚侵入人体，伏于体内，不立即发病者，即为伏气或伏邪。乙型肝炎病毒伏于人体，何时发病，往往与人体正气盛衰，或时气的引发有关，取决于邪正双方力量的改变。在围生期和婴幼儿时期感染 HBV 者中，分别有 90% 和 25%～30% 将发展成慢性感染，慢性 HBV 感染为我国 HBV 感染的主要表现，临床多见为家庭聚居型为主，由于感染后形成免疫耐受、加之病毒的变异、基因整合，这是导致临床难治的主要原因。

临床中不难发现慢性乙型肝炎患者大多是源于胎、婴、幼儿时期病毒感染，临床各阶段都程度不同的存在着免疫耐受现象，在胎婴幼儿时期由于免疫系统发育不完善，机体无法识别病毒，HBV 伏藏机体而不发病，表现为 HBV 携带状态，中医认为小儿的生理特点就是肝常有余、脾常不足、肾常虚，而病毒感染伏藏主要因于肾虚；这和温病肾虚邪伏理论表现一致，故肾虚邪伏是慢性乙型肝炎免疫耐受的病机关键。

湿、热、瘀、毒是慢性乙型肝炎的病理产物

HBV 属于嗜肝病毒，感染 HBV，邪气客之于肝，可致肝失疏泄、三焦气机紊乱、水道不通；气血阻滞、瘀血内生；生湿生痰；阴阳失调。临床表现病程长，病情缠绵难愈，易于阻滞气机、影响血脉循行、损伤阳气、酿生湿热，形成黄疸、胁痛、积聚、臌胀，其临床病证繁多，符合湿热瘀毒致病特点。不同的是在疾病发展的不同阶段，可杂以热毒或痰瘀，若热毒炽盛，则发展为黄疸，甚则疫黄、急黄；痰瘀日久则变生积聚、臌胀。

总之，湿热蕴结是慢性乙型肝炎的发病基础。湿与热互结，具有如油入面、缠绵难分、易于弥漫、盘根于气分、浸淫于血分的特点。湿为阴邪易伤人体之真阳，热为阳邪易耗伤人体之真阴，湿热蕴结日久最易导致人体脏腑气血阴阳失调。痰浊、瘀血是乙肝病程中的病理产物，湿、毒、虚贯穿乙型肝炎的始终。

补肾祛邪法是治疗慢性乙型肝炎的根本大法

基于肾虚邪伏是慢性乙型肝炎的病机关键，湿、热、瘀、毒是慢性乙型肝炎的病理产物，无疑补肾祛邪是治疗慢性乙型肝炎的根本大法。一方面肾虚表现在慢性乙型肝炎临床的全过程；另一方面湿、热、瘀、痰、毒等邪气反映在慢性乙型肝炎病程的不同阶段。

为此在治疗方面要谨守病机，察阴阳，辨虚实。人体生命活动，全赖肾之元阴元阳的相互维系和推动，肾者水火之宅也，为脏腑阴阳之本，生命之源。"肾者，生气之源也"，《难经·八难》云："诸十二经脉者，皆系于生气之原。所谓生气之原者，谓十二经之根本也，谓肾间动气也，此五脏六腑之本，十二经脉之根，呼吸之门，三焦之原。"五脏六腑之阴，非肾阴不能滋助；五脏六腑之阳，非肾阳不能温养。因此肾阴为全身诸阴之本，肾阳为全身诸阳之根。肾阴和肾阳的动态平衡遭到破坏最终导致人体正气虚衰和疾病的发生。慢性乙型肝炎的发病关键在于人体正气虚衰，不足以抗御外邪，导致疫毒侵袭而发病，正气亏虚虽与肾密切相关，肾为先天元气之根，然元气须依赖后天水谷精微之补充和滋养。张景岳在《景岳全书·杂证谟·脾胃》中云："凡先天之有不足者，但得后天培养之功，则补天之功，亦可居其强半。"治疗慢性乙型肝炎扶正之法在于调补脾肾，以平衡肾之元阴、元阳，尤以补肾为要。湿、热、瘀、毒是慢性乙型肝炎的病理产物，在补肾的同时还宜将清热解毒利湿之法贯穿于治疗全程，使湿化热清，病邪渐祛，人体脏腑气血阴阳则渐趋平衡。临床在运用清热除湿法时，必须掌握好辨证要点，辨明湿与热的偏盛和消长变化，随症加减，方能获佳效。故补肾祛邪是治疗慢性乙型肝炎的根本大法。

三期四型论治

根据慢性乙型肝炎感染自然史一般可分为 3 个期，即免疫耐受期、免疫清除期和非活动或低复制期。处于乙型肝炎免疫耐受期的患者，现代医学由于没有好的办法，多不主张治疗，但仍有众多患者迫切要求治疗，临床采用中医补肾透邪治法，开展打破乙肝免疫耐受的治疗，积极为抗病毒治疗创造条件，也同样收到好的疗效。而对于免疫清除期的患者，现代医学多主张抗病毒治疗，疗效并不满意，临床采用抗病毒药物联合补肾透邪中药内服，效果优于单用干扰素或核苷类似物。非活动或低复制期的患者，采用补肾透邪中药内服补脾肾以滋元阴元阳可以提升免疫，稳定病情，利于恢复。

在中医临证治疗中，我们提纲携领，根据其临床表现、病机关键、病理特点、临床表现，将慢性乙型肝炎分为：

1. 肾虚邪伏型：患者往往有家族史，染病时间长，临床症状不明显或无症状，肝功能检查正常，HBV-DNA 阳性，e 抗原阳性。治以补肾透邪，方选加味寿胎丸。肾阴虚者可加熟地黄、龟甲、山茱萸、枸杞子等，肾阳虚者加用制附子、肉桂、干姜、淫羊藿、仙茅等。采用以上补肾透邪中药内服，激发机体免疫系统，打破免疫耐受，为抗病毒治疗创造条件。

2. 气阴不足瘀毒型：两胁隐隐作痛、疲乏、手足心热、头昏、双目干涩、腰膝酸软，舌淡或暗红，苔薄白或苔少，脉细无力。肝功能异常，治以健脾益肾、活血解毒；口服养木丹颗粒（黄芪、党参、灵芝、丹参、虎杖、淫羊藿、女贞子、制何首乌、赤芍、白芍等）。

3. 气血阻滞瘀毒型：面色晦暗、蛛丝血缕、赤砂掌、胁下积块，肝功异常，球蛋白升高，超声检查提示：脾大，肝纤维化检查各项指标升高。该型患者往往病程长，肝脏炎症重，有程度不同的纤维化情况，治疗主要以抑制病毒复制，减轻肝脏炎症，恢复肝脏功能，抗纤维化为主，中医治疗主要是以活血为主，兼以补益气血。口服柔木丹颗粒治疗（生黄芪、山药、丹参、玄参、贝母、山楂、鳖甲、茯苓、当归、川芎、三七粉、水蛭粉等）。

4. 湿热阻滞瘀毒型：口苦，胁胀痛，黄疸，纳呆，舌红，苔黄腻或厚腻，脉弦滑。该型变证较多，病机复杂，不同阶段均可出现，可见于慢性肝炎的急性发作或重症化，肝脏炎症坏死程度相对较重，治不及时，可以重症化。中医治疗按黄疸、急黄、疫黄论治。中医治疗以化湿解毒、凉血消瘀为法，口服清木丹颗粒（苍术、白英、生山楂，厚朴、郁金，汉防己、重楼、黄芩，丹参、赤芍，柴胡等）。

总之，肾虚邪伏贯穿于慢性乙型肝炎整个病程，在整个诊疗过程中应把握肾虚邪伏病机，根据其病理特点（标证）进行加减用药，标本同治方可收到好的疗效。

24　柴胡类方治疗慢性乙型肝炎

　　流行病学研究显示，乙型肝炎病毒（HBV）仍然是导致慢性乙型肝炎（CHB）、肝硬化等慢性肝病的主要原因，严重者不仅会影响患者的生活质量，甚至会导致死亡。相关研究表明，柴胡及柴胡类方在CHB的治疗中有独特优势，故学者韦翠婷等基于柴胡与肝脏的生理联系分析了柴胡类方治疗CHB的相关研究进展，以丰富CHB的诊疗方案。

柴胡与肝脏的生理联系

　　《神农本草经》提出柴胡"主心腹，去肠胃中结气，饮食积聚，寒热邪气，推陈致新"。张锡纯云："木能疏土，为柴胡善达少阳之木气，则少阳之气自能疏通胃土之郁，而其结气饮食积聚自消化也。"CHB患者常出现心腹部位胀闷或疼痛，以及肝木乘脾所致腹满、恶心呕吐、纳差等消化道症状。柴胡可调畅气机，除心胸、胸胁、心下等气机郁滞，使气机条达，气血调和，消心腹疼痛不适之感；柴胡为少阳证主药，少阳主枢，对脾胃运化功能有温煦作用，故柴胡可去肠胃中结气，恢复消化道功能。现代研究表明，柴胡皂苷是柴胡的主要活性成分，有抗炎、抗氧化、抗病毒、抗肿瘤、保护肝脏、抑制肝纤维化进展的作用。

柴胡类方

　　1. 柴胡汤：《伤寒论》第96条论小柴胡汤治疗少阳枢机不利，出现寒热交替、胸胁胀痛不适等症状及一系列或然症，指出小柴胡汤可治疗往来寒热、胸胁苦闷、纳差、呕吐等症状。CHB患者亦常出现胁肋部隐痛或不适，伴乏力、恶心、口苦、纳差等，临床辨证准确则用之有效。燕奎华等在阿德福韦酯基础上联合改良小柴胡汤治疗CHB，发现患者自然杀伤细胞、CD4$^+$水平上升，其总有效率为98.6%，高于单独使用阿德福韦酯治疗的参照组（87.5%）；此外，患者谷丙转氨酶（ALT）、总胆红素（TBiL）、谷草转氨酶（AST）及肝纤维化血清学指标透明质酸（HA）、层粘连蛋白（LN）、Ⅳ型胶原（Ⅳ-C）、Ⅲ型前胶原（PC-Ⅲ）好转程度均优于参照组，提示在阿德福韦酯基础上联合改良小柴胡汤可提高临床疗效，改善CHB患者的相关指标，提高其免疫功能。盛雄等研究发现，小柴胡汤与干扰素联合治疗CHB肝纤维化患者，其肝功能、肝纤维化相关指标及免疫功能均明显好转。马桂芹研究发现，小柴胡汤联合恩替卡韦治疗CHB，患者ALT、白蛋白（ALB）、TBiL水平低于仅口服恩替卡韦的患者，联合用药总有效率（93.75%）高于对照组（71.88%），表明加用小柴胡汤可以提高临床疗效。刘海艳在抗病毒、保肝治疗基础上联合小柴胡汤治疗CHB，并依据患者的临床症状加减用药，发现患者的中医证候积分（腹胀、胁痛、疲乏等）低于单纯使用抗病毒、保肝治疗。此外，有研究发现加味小柴胡汤可以抑制HBV，其作用机制可能是上调STAT3表达，使肝细胞再生。

　　2. 四逆散：虽出于《伤寒论》少阴病篇，但确为少阳病之方，其组方之义与小柴胡汤相似。临床常应用四逆散治疗由于肝脾功能失常所致的胁痛、腹痛或阳气郁滞，不达四末的厥逆之证等，有调气机、透郁阳之功。洪昱铃等分析单独采用恩替卡韦与恩替卡韦联合四逆散加味治疗CHB的疗效，结果显示，两组总有效率及HBV-DNA转阴率分别为70.0%、90.0%和77.5%、95.00%，表明联合用药效果更好，同时还能下调肿瘤坏死因子-α、白细胞介素-4等炎症因子水平，减少肝损伤。张华平采用恩替卡韦联合芪归四逆散治疗 CHB，其总有效率达 94.59%，高于单一使用恩替卡韦治疗（70.27%）。此外，有研究发现芪归四逆散对 CHB 肝纤维化也有较好的疗效。以上临床试验研究均为四逆散加味治疗 CHB，且均获显著疗效，表明四逆散治疗 CHB 疗效确切。

3. 血府逐瘀汤：血府逐瘀汤的主要药物虽不是柴胡，但因其所治之证有慢性、顽固的特征，与"柴胡证"的"往来""休作有时"相应，其方证含有四逆散方证之义，故将血府逐瘀汤也纳入柴胡类方的范畴。生理状态下，气血运行不息，经气调和，各脏生理功能正常，则邪不能害；如因各种病因或病理状态导致血行涩滞，功能失常，则诸病由生。若不能及时辨证治疗，则久病入血，症状复杂，难以治愈。肝藏血，有疏调气血之功，CHB 属慢性疾病，病程及治疗时间较长，久病则气血运行涩滞，诸病由生。血府逐瘀汤具有活血之功，可改善瘀血停滞的病理状态，使气血流通，诸症自除。戚璐等研究发现，西药联合血府逐瘀汤治疗 CHB 肝纤维化，除 ALT、AST 水平降低外，HA、LN、Ⅳ-C、PC-Ⅲ 水平也均降低，且这些指标水平均比对照组降低更加明显，表明血府逐瘀汤治疗 CHB 肝纤维化有较好的疗效。

4. 逍遥散：以四逆散为基础方，配伍健脾之茯苓、白术，养血之当归，加生姜温胃和中、薄荷疏肝行气，共奏疏肝解郁、养血健脾之功，常用于治疗因肝气郁结、脾胃气弱所致胸胁苦闷或疼痛不适等症。王叶等运用逍遥散加减配合恩替卡韦治疗肝郁脾虚型 CHB，发现 HBV-DNA 转阴率、总有效率均高于单独使用恩替卡韦治疗。哈明昊等选取 61 例 CHB 患者，随机分为对照组和观察组，对照组给予恩替卡韦治疗，观察组给予逍遥散联合恩替卡韦治疗，治疗后，观察组中医证候疗效显效率及 ALT、HBV-DNA 等指标改善均优于对照组。李春英等采用拉米夫定联合逍遥散治疗 CHB，通过健康调查简表、慢性肝病量表评定患者的生活质量，发现治疗后 1 年、2 年患者的生活质量优于单一抗病毒治疗者。张纯等探讨 CHB 中医证候改善与临床疗效的相关性，除给予患者相应的基础治疗及情志调护外，还加用逍遥散，治疗后患者胁肋疼痛、疲乏倦怠、情绪不定等症状均好转，总有效率高于仅予基础治疗及情志调护的对照组。张东军等发现，益肝逍遥散联合拉米夫定治疗 CHB 疗效显著、不良反应少、复发率低。

5. 柴芍六君子汤：《医宗金鉴》提到柴芍六君子汤治疗"脾虚肝旺痰盛者"。池晓玲教授认为，肝郁脾虚是病毒性肝炎的主要病机，其擅长应用柴芍六子君汤治疗 CHB，以达疏肝健脾之功；同时指出，肝为刚脏，宜柔不宜攻，而柴芍六君子汤药性平和，恰为此法。蓝青强教授指出，应将柴芍六君子汤的肝脾同治之法贯穿于 CHB 的治疗全过程。柏文婕等采用恩替卡韦、柴芍六君子汤联合治疗 CHB 肝郁脾虚证，其总有效率（90.57%）高于单一口服抗病毒药物（73.58%）。崔敬等研究发现，CHB 患者服用阿德福韦酯的同时加服柴芍六君子汤可以提高临床疗效，改善其肝功能、肝纤维化指标及免疫功能。

6. 柴胡桂枝干姜汤：《伤寒论》提及柴胡桂枝干姜汤主要用于治疗因伤寒未解、误治，导致中阳受损、津液代谢失常出现的往来寒热、胸胁满微结及口渴、小便不利等症状。顾桥参考相关资料，以"方证辨证"拟出柴胡桂枝干姜汤的方证（如胸胁胀痛、口干口苦、食欲不振、舌质淡红、舌苔薄白或薄黄、脉弦缓等），应用柴胡桂枝干姜汤联合恩替卡韦治疗 CHB，并与单用恩替卡韦作为对照，结果显示，联合用药的总有效率及中医证候疗效均高于单用恩替卡韦治疗，此外，治疗后联合用药患者的生活质量、肝功能及肝脏硬度值均有好转，且均优于单用恩替卡韦治疗。

7. 柴苓汤：为小柴胡汤及五苓散的合方，常用于治疗由于肝郁气滞、停水停饮导致的胁肋胀痛、腹胀、舌胖等症。龙润等研究发现，拉米夫定联合柴苓汤治疗 CHB，可提升患者的 $CD4^+$、$CD4^+/CD8^+$ 水平，且高于仅用拉米夫定治疗，表明柴苓汤可改善 CHB 患者的免疫功能。相关实验研究表明，柴苓汤具有抗纤维化和保护肝细胞的作用，其作用机制可能与柴苓汤改善肝脏微循环有关。

8. 柴平汤：《医方考》云"用小柴胡汤以和解表里，平胃散以健脾制湿，二方合而为一，故名云柴平。"该方主要用于治疗胸胁胀闷、疼痛不适、腹满、纳差、倦怠懒言、苔腻等少阳证兼脾虚湿困证。临床有对应的方证皆可应用柴平汤，可获较好的疗效。叶峥嵘等采用拉米夫定联合加味柴平汤治疗 CHB，结果显示患者临床症状、肝功能均明显好转。高峰等以常规保肝药物作为对照，观察茵陈柴平汤联合常规保肝药物治疗重度 CHB 临床疗效，发现联合用药总有效率高达 96.0%，明显高于对照组（80.0%），说明在常规保肝药物治疗基础上加用茵陈柴平汤治疗重度 CHB，可以提高临床疗效。郑艳华等针对 CHB 患者肝郁脾弱、寒湿困脾的病因病机，以疏肝健脾除湿为治则，在柴平汤基础上进行加减并联合基础疗法治疗，发现柴平汤加减可以促进肝星状细胞凋亡，证实柴平汤对 CHB 肝纤维化有较好的疗效。

中医根据 CHB 的临床症状将其纳入"胁痛""积聚""肝着"等范畴，该病多因人体正气亏虚，复感疫疠之气，致肝失疏泄，脾失运化，土虚木乘，进而出现胸胁部疼痛不适及相应的消化道症状，如纳差、恶心、口苦等。柴胡类方以柴胡为主药，柴胡主心腹，与 CHB 患者胸胁部疼痛不适相应，其可祛除肠胃邪气，恢复消化系统的正常功能。

25　国医大师李佃贵辨治慢性乙型肝炎经验

慢性乙型肝炎是由乙型肝炎病毒持续感染引起的一类传染性疾病，若病毒得不到良好控制，后期可发展为肝硬化、肝衰竭甚至肝癌。西医学治疗慢性乙型肝炎主要以抗病毒、保肝、降低转氨酶、逆转肝纤维化为主，且抗病毒药不良反应多。近年来，越来越多的临床研究表明，中医药治疗慢性乙型肝炎疗效显著。中医药治疗在改善患者临床症状、恢复肝功能、保肝降酶、调节免疫及抗肝脏纤维化等方面具有独特优势，而且药物不良反应少，安全可靠。国医大师李佃贵教授杏林悬壶 50 余年，博采众长，衷中参西，擅治多种疑难杂病，对肝胆病颇有研究，其中对慢性乙型肝炎、肝硬化的治疗有较深的造诣。学者张金丽等将李佃贵教授辨治慢性乙型肝炎的经验做了归纳总结。

依据伏邪理论，提出浊毒化瘀入络核心病机

慢性乙型肝炎为临床常见病、多发病。慢性乙型肝炎在古代文献中并没有特定的病名与之相对应，结合本病所具有的临床症状，可把本病归属为胁痛、黄疸、肝着、积聚等范畴，此类患者体内湿热之邪较重，正气虚弱之体不能胜邪而发病，从西医角度考虑，乙肝是由于机体免疫功能低下，病毒在体内大量复制、反复感染引起肝细胞逐渐变性和纤维组织增生，若不及时治疗则可导致肝细胞坏死，进一步演变为肝硬化。李佃贵教授在长期临床实践中受伏邪理论启发，发现浊毒之邪与慢性乙型肝炎关系密切，既是病理产物，更重要的是在慢性乙型肝炎发病中作为致病之因，认为"浊毒内伏"是慢性乙型肝炎发病的始动因子。

慢性乙型肝炎大多起病较为缓慢，反复发作，临床表现无特异性，初期可无症状，随着本病的病情迁延不愈，疾病进展，大部分患者常有颜面晦黄、晦浊、恶心欲呕、乏力、腹胀、口苦、口黏、口中异味，大便黏腻不爽，小便不清，舌质红、紫红、红绛、暗红，舌苔腻、薄腻、黄腻、黄厚腻等浊毒内蕴患者常见的症候群。李佃贵教授认为本病初为感受湿热疫毒，由表入里，阻于中焦，交蒸于肝胆；肝郁克脾，脾虚失运，湿浊内生，进而蕴伏在肝脏，湿性黏滞，致病情缠绵，迁延不愈。湿热之邪未尽，积湿成浊，郁久蕴热入络成毒，浊毒内伏肝络，时发时止，从而引起复杂的病理改变，是慢性乙型肝炎持续进展的关键病机。

化浊解毒指导慢性乙型肝炎临床治疗

李佃贵教授循古而不囿于古，参西而本于中。基于"浊毒化瘀入络"的关键病机，通过长期的临床实践，李佃贵教授认为在慢性乙型肝炎的疾病演变过程中，自始至终存在着"浊毒之邪"，因此化浊解毒法是治疗浊毒内蕴型慢性乙型肝炎的关键治法，慢性乙型肝炎应该从化浊解毒的角度进行论治，依病情发展和转归分为浊毒中阻期、浊毒入络期及浊毒伤阴期。初期，外邪入侵，藏匿于肝，加之饮食失当，脾失健运，情志不舒，肝失疏泄，内生湿热，酿生浊毒，熏蒸肝胆，表现为浊毒中阻之象；日久湿邪久恋，必凝滞气血，终成浊毒入络之证；末期，浊毒之邪留恋不化，久踞肝脾，肝失条达而郁结，脾失健运而益虚，肝脾久病及肾耗血伤阴，浊毒伤阴之象终现。在治疗方面以化浊解毒贯穿治疗全过程，根据乙型肝炎病毒感染初、中、末期加以疏肝理气、活血通络、滋养肝肾治疗法则，优化筛选并制定出的基本方药：茵陈 15 g，砂仁 12 g，黄芩 15 g，黄连 12 g，半枝莲 15 g，苦参 10 g，鳖甲 15 g，姜黄

15 g，山甲珠 10 g，半边莲 15 g，白花蛇舌草 15 g。

1. 化浊解毒，疏肝理气法：适用于乙型肝炎之浊毒中阻型，症见右胁胀满或痛，胃脘胀闷，口干口苦，纳呆，倦怠乏力，皮肤黄染，小便黄，大便黏腻不爽或干结，舌红或紫红，苔黄腻，脉弦滑或弦滑数。病机为浊毒中阻、肝气壅滞，治以化浊解毒、疏肝理气，常用药物藿香、佩兰、茵陈、茯苓、砂仁、黄芩、黄连、半枝莲、半边莲、全蝎、白花蛇舌草、柴胡、香附、枳实、厚朴等。其中藿香、佩兰、砂仁芳香祛湿化浊及白花蛇舌草、半枝莲、半边莲等药物清热利湿解毒，寒温并用不使浊毒相搏，共奏化浊解毒之功为君药；黄芩、黄连、苦参清热燥湿、泻火解毒，协助君药以祛湿浊，解毒邪为臣；浊毒内停久滞，可致腑气不通，邪滞壅盛，以柴胡、香附、枳实、厚朴等疏肝理气通腑，姜黄活血行气、升清降浊；鳖甲、山甲珠攻坚散瘀、消癥止痛共为佐使，诸药合用上以升清，下以降浊，外以引邪达表，内以解毒化浊。共奏化浊解毒、疏肝理气之功，此方重点攻邪以化浊解毒，以期达到邪去正安的目的。加减用药：伴恶心加紫苏叶、黄连；肝经火盛加龙胆、栀子、牡丹皮；湿热重加苍术、白术；毒邪盛加半边莲、白花蛇舌草、半枝莲。

2. 化浊解毒，活血通络法：适用于慢性迁延性肝炎或慢性活动性肝炎之浊毒入络型。"血受湿热，久必凝浊"（《丹溪心法》），《金匮要略心典》中记载"毒，邪气蕴结不解之谓"，浊毒之邪，以浊为体，以毒为用，重浊黏滞，毒邪走窜，必有凝痰聚瘀之象，症见右胁胀满，疼痛，呈刺痛，且部位固定不移，夜间明显，口干欲漱水不欲咽，舌紫暗，或有瘀点、瘀斑，苔黄腻，脉细涩。病机为浊毒内蕴，肝络瘀阻，治以化浊解毒、活血通络，常用药物茵陈、藿香、佩兰、黄芩、黄连、半枝莲、半边莲、白花蛇舌草、当归、川芎、白芍、全蝎、三棱、莪术、壁虎、蜈蚣、水蛭等。其中茵陈、半枝莲、半边莲、白花蛇舌草清热利湿，化浊解毒；当归、川芎、白芍活血柔肝；三棱、莪术破血行气，活血化瘀，全蝎、水蛭、壁虎攻毒散结。加减用药：气滞明显加柴胡、香附、广木香；痞块坚硬而痛者加土鳖虫、穿山甲。

3. 化浊解毒，滋养肝肾法：适用于乙型肝炎后期之浊毒伤阴型，病情迁延不愈，日久耗伤肝肾之阴，日久见右胁隐痛，遇劳加重，腰膝酸软，饥不思食或食少，口燥咽干，伴五心烦热，失眠多梦，两目干涩，大便干结，舌红少津，苔少或花剥，脉弦细或细。病机为浊毒内蕴、肝阴亏损，治以化浊解毒、滋养肝肾。浊毒蕴结或肝气郁久均易化火伤阴耗气，故在治疗上化浊解毒的同时应重视补虚药的使用，常用药物茵陈、藿香、佩兰、黄芩、黄连、半枝莲、半边莲、白花蛇舌草、沙参、麦冬、女贞子、墨旱莲、牡丹皮、赤芍等。其中茵陈、黄芩、黄连、半枝莲、半边莲、白花蛇舌草化浊解毒，女贞子、墨旱莲养肝阴和血，牡丹皮、赤芍清热凉血活血，沙参、麦冬益胃生津，少佐五味子敛阴柔肝，提高人体免疫。化浊解毒与滋养肝肾合用，全方合之则肝肾之阴并补，共奏扶正祛邪之功。加减用药：心血暗耗，虚火内浮所致寐差多梦者加酸枣仁、首乌藤；阴虚内热，盗汗潮热者加牡丹皮、地骨皮，口干渴明显加天花粉，转氨酶升高者加垂盆草、鸡骨草。

验案举隅

1. 浊毒中阻型：李某，男，38岁，已婚。2018年12月7日初诊。主诉间断右胁下疼痛5年，加重半个月。患者5年前无明显诱因出现右胁下疼痛伴有口干口苦。于2014年1月在某医院经血清学检查，诊断为乙型病毒性肝炎。进行对症治疗未见明显效果。现右胁下疼痛，口干口苦，乏力头晕，面色晦暗，恶心欲呕，纳差，寐欠佳，大便干，小便黄，舌质紫暗，苔黄腻，脉弦滑数。乙肝5项：大三阳。肝功能检查：谷丙转氨酶（ALT）121 U/L，谷草转氨酶（AST）89 U/L，总胆红素（TBil）29.9 μmol/L，直接胆红素（DBil）11.5 μmol/L，球蛋白33 g/L，白蛋白/球蛋白比例1.5。血常规：白细胞 $5.9×10^9$/L，红细胞 $4.6×10^{12}$/L，血红蛋白110 g/L。B超检查：肝实质回声增粗增强，胆胰脾未见异常。中医诊断为胁痛，辨证为浊毒中阻，治以化浊解毒、疏肝理气，以化浊解毒8号方加减。

处方：白术 30 g，鳖甲 20 g，龟甲 20 g，山甲珠 10 g，田基黄 12 g，鸡骨草 15 g，冬葵子 15 g，瓜

蒌15 g，茵陈15 g，黄芩12 g，黄连12 g，藿香15 g，龙胆15 g，五味子15 g，垂盆草15 g，清半夏10 g，鸡内金20 g，合欢皮15 g，延胡索15 g，白芷20 g，砂仁（后下）10 g。每日1剂，水煎分2次服。

二诊（2018年12月21日）：症状减轻，肝区偶有隐痛、口干口苦减轻、乏力较前减轻、纳差好转、寐欠佳、二便调，舌质暗红，苔薄黄腻，脉弦细。复查肝功能：ALT 77U/L，AST 54 U/L，TBil、DBil、球蛋白均正常。

处方：生白术30 g，黄芪20 g，鳖甲15 g，龟甲15 g，山甲珠6 g，田基黄12 g，鸡骨草15 g，冬葵子15 g，黄芩12 g，茵陈15 g，藿香15 g，龙胆15 g，五味子15 g，垂盆草15 g，清半夏10 g，薏苡仁30 g，鸡内金15 g，合欢皮15 g，合欢花15 g，延胡索15 g，白芷10 g，砂仁（后下）10 g。

随后患者间断口服中药1年余，无明显不适。嘱患者清淡饮食，保证充足睡眠，忌劳累。如有不适，随时就诊，并定期复查。

按语：患者右胁下疼痛，口干口苦，乏力头晕，面色晦暗，恶心欲呕，纳差，寐欠佳，大便干，小便黄，舌质紫暗，苔黄腻，脉弦滑数。证属浊毒中阻。患者患有慢性乙型病毒性肝炎数年之久，属浊毒致病日久，正气已伤，浊毒为害较重者。张仲景云："见肝之病，知肝传脾，当先实脾。"李佃贵教授在多年临床实践中体会到慢性肝病发展多年已不是"见肝之病，知肝传脾"之时，而多是"肝病已传脾"。故化浊解毒同时多加用生白术、鸡内金、薏苡仁等健脾和胃。补虚未忘调肝，补中兼运，寓补于运，调肝则忌用破气、过于疏泄之品，肝体阴而用阳，柔肝为主，疏肝、滋肝、软肝兼而用之。故常用白术、龟甲、鳖甲、穿山甲等药物。

2. 浊毒入络型：张某，男，42岁，已婚。2019年3月15日初诊。主诉间断右胁隐痛伴乏力6年余，加重1个月。患者6年前因右胁下疼痛，乏力等，就诊于当地，确诊为乙型肝炎肝纤维化。经住院治疗，病情改善后出院。近5年，患者规律服用恩替卡韦抗病毒，1个月前因劳累，出现右胁疼痛加重，乏力，现症右胁隐痛，脘腹胀满，无恶心呕吐，乏力，纳差，面色暗黄，皮肤干燥，口苦，口干，渴而不欲饮，大便微溏，小便黄，舌质暗红，苔黄腻，脉弦细。乙型肝炎5项：乙型肝炎表面抗原（HBsAg）（＋），乙型肝炎表面抗体（抗 HBs）（　），乙型肝炎E抗原（HBeAg）（＋），乙型肝炎E抗体（抗-HBe）（－），乙型肝炎核心抗体（抗-HBc）（＋）。肝功能：ALT 125.8 U/L，AST 98.1U/L，TBil 32.2 μmol/L，DBil 18.8 mol/L，白蛋白39.5 g/L；AFP 20.36 IU/mL；肝胆B超：肝实质回声增粗。中医诊断为胁痛，辨证为浊毒入络，治法化浊解毒、活血通络，以化浊解毒6号方加减。

处方：茵陈15 g，黄芩10 g，半枝莲15 g，半边莲15 g，白花蛇舌草20 g，当归12 g，川芎10 g，白芍30 g，三棱10 g，莪术10 g，鳖甲20 g，白术10 g，鸡内金20 g，薏苡仁20 g，茯苓12 g，酸枣仁15 g，黄芪10 g，黄连5 g。每日1剂，水煎分2次服。

二诊（2019年3月31日）：右胁疼痛、乏力较前明显缓解，偶有口苦，舌暗红，苔微黄，根部厚腻，脉弦细。复查肝功能：ALT 59.0 U/L，AST 38.8 U/L。上方去黄芪，加党参12 g，继服。嘱继续服用恩替卡韦抗病毒治疗。

按语：患者因感染浊毒之邪而发病，虽病程较长，但患者素日体质较实，以浊毒蕴于肝脾，化瘀入络，以瘀血内结为主要表现。脘腹胀闷，乏力，纳差、口苦、口干、渴而不欲饮，小便黄，舌苔黄腻等为浊毒蕴于肝脾之证，右胁隐痛、舌暗红等属浊毒化瘀入络之候。结合以上临床表现，治以化浊解毒、活血通络为主。方中以半枝莲、半边莲、白花蛇舌草、黄芩、黄连、茵陈化浊解毒祛湿，薏苡仁、茯苓健脾利水，当归、川芎、鳖甲、莪术、三棱活血化瘀与黄芪、白术共用，消中寓补，逐瘀而不伤正，鸡内金消食化积并运化药力。患者睡眠较差，以酸枣仁和肝安神。

3. 浊毒伤阴型：李某，女，45岁，已婚。2016年11月7日初诊。主诉间断右胁疼痛10年，加重伴眼干、口干半个月。患者10年前无明显诱因出现右胁疼痛，未予重视。于2016年11月在某医院就诊。现右胁疼痛，隐痛为主，口干，咽干，乏力，腰膝酸软，纳呆，寐欠佳，大便1日2～3次，不成形。舌质暗红，苔薄黄腻，边少苔，脉弦滑数。肝功能：ALT 87 U/L，AST 89 U/L，TBil 29.9 μmol/L，DBil

11.5 μmol/L。乙型肝炎五项：小三阳。B超：肝实质回声增粗，符合慢性肝病表现。中医诊断为胁痛，辨证为浊毒伤阴，治法化浊解毒、滋补肝肾，以化浊解毒5号方加减。

处方：白术30 g，枳实15 g，厚朴15 g，茵陈15 g，黄芩12 g，鸡骨草15 g，赤芍30 g，牡丹皮15 g，黄连12 g，生地黄15 g，北沙参15 g，五味子15 g，麦冬10 g，鸡内金30 g，合欢皮15 g。每日1剂，水煎分2次服。

二诊（2014年11月14日）：症状减轻，右胁疼痛减轻，口干较前减轻，乏力，纳好转，寐欠佳，大便1日2~3次，不成形。舌质暗红，苔薄黄腻，边少苔，脉弦滑数。

处方：白术30 g，枳实15 g，厚朴15 g，茵陈15 g，黄芩12 g，垂盆草15 g，赤芍30 g，牡丹皮15 g，黄连12 g，生地黄15 g，北沙参20 g，五味子15 g，麦冬10 g，鸡内金20 g，焦二仙各10 g，合欢皮15 g，葛根30 g。

后患者间断口服中药半年，无明显不适。复查肝功能正常。嘱患者清淡饮食，保证充足睡眠，忌劳累。如有不适，随时就诊，并定期复查。

按语：根据本病在不同发展阶段的临床表现，可归属于"胁痛""黄疸""臌胀""血证"等范畴。李佃贵教授治疗慢性乙型肝炎以病为纲，以证为目，先辨病，再辨证，注重辨证论治，根据病程不同阶段、不同的体质为基础，给予不同配伍、不同剂量的治疗方药。正如《医宗必读·积聚》云："初者，病邪初起，正气尚强，邪气尚浅，则任受攻；中者受病渐久，邪气较深，正气较弱，任受且攻且补；末者，病魔经久，受病渐久，邪气侵凌，正气消残，则任受补。"遵初、中、末三法，扶正祛邪并用，如若不然，"太亟则伤正气，正气伤则不能运化也，而邪反固矣"。该病发展至晚期，常会影响及肾。正如《难经·五十六难》所云："肝病传脾，脾当传肾。"《医宗必读·乙癸同源论》亦云："东方之木，无虚不可补，补肾即所以补肝。"故"乙癸同源，肝肾同治"便成为患者常用的治疗法则，常用龟甲、鳖甲、枸杞子、麦冬、北沙参等滋补肾阴。

26   黄峰教授辨治慢性乙型肝炎经验

乙型肝炎病毒（HBV）感染是一种全球公共卫生问题，发病可以是急性的、慢性的或者无症状的。尽管十几年来慢性乙型肝炎的治疗已经取得重大进步，但是目前抗病毒药物仅仅是抑制病毒的复制，并不能彻底治愈，且干扰素疗效有限、不良反应大，即使核苷酸类似物也需要患者长期服用且存在耐药风险。近几年来大量研究表明，中医药以其独特的优势在治疗慢性乙型肝炎方面取得了显著的疗效，不仅可以提高患者的免疫力，还在抗肝纤维化及保肝降酶方面发挥很大作用。黄峰教授擅长运用中医药防治慢性乙型肝炎、丙型肝炎、自身免疫性肝病等，对于慢性乙型肝炎患者的中医药治疗有着深刻的见解和认识，常以补肾透邪之法裁定方药，结合辨证与辨病加减治疗。学者王阳阳等对其治疗经验做了归纳总结。

清热解毒化湿以保肝降酶

根据慢性乙型肝炎临床症状可把该病归属中医学"肝着""虚劳""黄疸""胁痛"和"积聚"等范畴。本病常呈现迁延不愈的趋势，绝大多数患者会出现肢体乏力、嗜睡、口干口苦、恶心、纳差、大便溏、小便黄等症状，而这与湿邪具有黏滞、重浊、趋下病理特点所致症状相符合。《金匮要略》云："黄家所得，从湿得之。"湿邪既可内生，又可外感。过食肥甘厚腻，饮酒过度，易酿生湿热；阳盛之体，感受湿邪，郁而不达，而生湿热；阳虚而湿盛之体，或感受疫毒，或五志过极化火，湿遏热伏，使热毒更盛，达营入血，夏秋之交，人体内湿气较重，外感于热，与湿相搏。湿邪侵袭脾胃，致脾胃运化失司，则纳差乏力；脾胃居于中焦，脾升胃降，升降相因以此调节脏腑气机。湿热之邪停阻中焦，导致脾胃升降功能失调，阻滞气机，则症见腹胀、恶心。《灵枢·脉度》云："肝气通于目，肝和则目能辨五色矣。"脾胃失调，肝气不能调达，致疏泄不利，胆汁排泄不畅，胆液不循常道，则外溢肌肤，下注膀胱，进而发为目黄、肤黄、小便黄。而在临床中，根据湿热和寒湿的病因病机不同可分为阳黄和阴黄，但不论阳黄还是阴黄，其主要病机为脾胃升降失调，水液代谢障碍。《素问·太阴阳明论》云："脾者土也，治中央。"湿邪乃太阴土气所化，在天为湿，在地为土，在人为脾，但凡湿邪侵入人体五脏六腑，脾胃首当其冲，脾虚无以化解水湿，湿邪郁久化热，进而在人体内形成湿热之邪，导致慢性乙型肝炎病程缠绵难愈，反复发作，而脾胃在三焦辨证中属中焦，故治以芳香苦燥之品。因此，湿邪之气自始至终存在于慢性乙型肝炎的疾病演变过程中，应该从湿邪角度论治慢性乙型肝炎，主张用清热化湿法治疗湿热型慢性乙型肝炎。

清热化湿方是黄教授在临床中常用于治疗湿热型慢性乙型肝炎患者的处方。组成茵陈10～15 g，炒栀子9～12 g，半枝莲10～12 g，苍术9～12 g，炒白术9～12 g，金钱草12～15 g。方中茵陈、金钱草为君药，主要用于清热利湿退黄，透邪而出。茵陈中含有香豆素、黄酮类以及绿原酸等几种保肝成分，可以促进胆酸和胆红素的代谢，从而起到保肝降酶的作用。金钱草不仅具有消肿散瘀、清热解毒的功效，还有保肝利胆作用，能够促进肝细胞分泌胆汁。臣药半枝莲清热解毒，也具有保护肝细胞的作用；苍术、白术为佐使药，苍术既可以发汗解表，又可以燥湿运脾，而白术主要有补气健脾燥湿的作用，两者合用，燥湿相济，又健脾益气。苍术、白术同用，正合《金匮要略》"见肝之病，知肝传脾，当先实脾"之旨。诸药合用，共奏清热解毒化湿、健脾益气之功效，从而起到保肝降酶的作用。

活血化瘀通络以抗纤维化

　　《临证指南医案》中云"经几年宿病，初为气结在经，久则血伤，病必在络""大凡经主气，络主血，久病血瘀"。由于湿热之邪最先郁于气分，使气机受阻，气滞则血行不畅，入血分后则生瘀血。此时外有温热疫毒侵袭，内有脾虚无以运化水湿之弊，致使津少血涩，而易生瘀。因此，随着慢性乙型肝炎发展到一定阶段，湿热之邪会壅于血分，搏血成瘀，瘀热相互搏结，亦可致病程迁延不愈。正如清代柳宝诒《温热逢源》所云："热附血而愈觉缠绵，血得热而愈形胶固。"肝藏血，湿热邪毒伏于肝脏，导致肝疏泄失常，影响血行，血瘀阻络，进而形成瘀血。瘀血不仅是慢性乙型肝炎发展到一定程度后形成的病理产物，其又可作为致病因素促使病情进一步发展。

　　现代医学研究表明，随着病毒的不断复制，抗原抗体免疫复合物会逐渐沉积到肝脏小血管基底膜，阻碍肝脏微循环进行，从而血液流动速度放缓甚至成瘀，进而形成肝脾大，临床常见肝功能异常及肝区疼痛等症状。而瘀毒壅于血分是贯穿慢性乙型肝炎的重要环节，因此应该将解毒活血化瘀贯穿于慢性乙型肝炎治疗的全过程。瘀去则新生，血脉通则气血舒畅，肝脏微循环从而得以改善，有利于促进肝细胞的再生与修复，抑制肝脏纤维化进展，进而改善肝功能。据相关研究报道，丹参中富含丹参酮ⅡA脂溶性成分，可以明显减少细胞外基质（ECM）生成，起到改善肝纤维化的作用；中医也常使用软坚散结、活血化瘀的中药组方来抗肝纤维化；鳖甲软肝片主要功效为软坚散结、解毒化瘀、益气养血，可以通过抑制肝星状细胞（HSC）活化和转化生长因子β1（TGF-β1）的表达，来调节肝纤维化进程中的基质金属蛋白酶，从而起到抗肝纤维化的作用。因此，在慢性乙型肝炎的临床治疗中经常应用活血化瘀法，使用丹参、赤芍、白芍、蒲黄、五灵脂等活血化瘀药，取活血化瘀、柔肝敛阴养血之功效。尤其擅用蒲黄配五灵脂，两药相伍可以通利血脉，还能起到祛瘀止痛的作用。

补肾疏肝健脾以增强免疫力

　　随着湿热瘀毒在体内长期羁留，热邪耗伤阴血，湿邪困遏阳气，毒邪侵蚀脏腑，临床中常表现邪盛正虚的情况。通过长期的临床实践和研究，黄峰认为慢性乙型肝炎的主要病理基础是湿热瘀毒蕴结。湿热瘀毒蕴结于肝，导致肝郁而失调达，影响肝之疏泄，肝病累及脾，致使脾虚，脾虚运化无力则水湿停聚，郁久化热，湿热之邪阻滞气机，进而又加重肝郁，五行之中脾属土，肝属木，故而会出现"土壅木郁"之情形。所以，脾虚是导致慢性乙型肝炎发生的重要内在因素。研究表明，免疫力的高低与脾密切相关，因此在治疗过程中应当注重配合疏肝健脾之法。正如《金匮要略》所云："实脾则肝自愈，此治肝补脾之要妙也。"在辨证结合辨病的同时，还注意到慢性乙型肝炎之所以发病，是因为人之正气虚衰，正气不足无以抵御外邪，进而湿热邪毒有机可乘，正如《素问·刺法论》所云"正气存内，邪不可干"，《素问·评热病论》也云"邪之所凑，其气必虚"。肾藏精生髓，为先天之本，正气源于先天肾之气，又依赖于后天脾胃所化水谷精微之气，然脾胃为后天之本，脾主运化为气血生化之源，脾胃功能正常才能具有抵抗实邪的能力，湿热邪毒损伤脾胃导致运化水谷无力，湿停中焦，进而助长湿热之邪。五行之中，肝属木，肾属水，水生木，即肾为肝之母，正如《素问·五运行大论》中所云"肾生髓，髓生肝"。《医宗必读》也提出了著名的"乙癸同源""肝肾同治"的观点。正所谓"久病及肾"，湿热瘀毒之邪在伤及肝的同时，由于子盗母气，因此会累及于肾，而又由于先天亏虚致肾水不足，母病及子，又累及于肝，故而病程日久导致肝肾不足。近年来临床研究表明在治疗慢性乙型肝炎中运用补肾法可以取得良好的效果，如黄峰在临床中运用补肾方加味寿胎丸治疗慢性乙型肝炎患者，在调节免疫、清除自由基、增强机体细胞免疫功能等方面取得了显著效果。而缪伟峰等在采用补肾法的同时配合疏肝活血法治疗慢性乙型肝炎，患者的临床症状和体征得到明显改善，肝功能和肝纤维化指标也得到了改善。故而从脏腑和病邪的相关性可知，疾病初期主要以邪实为主，湿热侵袭肝脏，久之成瘀化毒，故湿热瘀毒之邪贯穿于慢性乙型肝炎的主要过程。而后期主要是由于湿热瘀毒之邪羁留日久，致使病程迁延不愈，不断损耗人之阳气，进而导致肝脾两伤、肝肾不足，呈现出邪实与正虚交杂的现象。黄峰在前人治疗慢性乙型肝炎的基础上，提出了以关脉弦细、舌淡胖大、苔薄白为辨证要点的肝肾不足证治，主要病机为正气不足，邪伏于阴，主要治疗原则为补肾透邪、疏肝健脾，主张运用补肾益肝健脾方治疗慢性乙型肝炎。

补肾益肝健脾方基于温病"肾虚邪伏"立论，运用补肾透邪、疏肝健脾之法，在加味寿胎丸（柴胡、青蒿、桑寄生、续断、菟丝子、阿胶）的基础上加入黄芪、茯苓、白术、白芍、薄荷、炙甘草。方中菟丝子、桑寄生、续断补益肝肾、填精生髓，黄芪补气养阴健脾，共为君药，针对慢性乙型肝炎肾虚的本质，起到补先天之肾气，养后天之脾气的作用，以此驱邪外出；阿胶养血，取补肝血以和肝用之意，白芍敛阴柔肝以缓急止痛，柴胡疏肝解郁，调肝顺达之性，青蒿使伏邪透达外散，共为臣药；佐药茯苓、白术健脾益气；炙甘草调和诸药，还能柔肝缓急止痛，少许薄荷既可以起到疏肝解郁的作用，又能够助柴胡以清透，共为使药。该方组方严谨，立法周全，配药合理，针对慢性乙型肝炎正气不足，邪伏于阴的病机，采用补肾透邪、疏肝健脾之法，取得了显著临床效果。

验案举隅

患者，女，58 岁，2018 年 11 月 16 日初诊。既往患有慢性乙型肝炎 10 余年，曾于 2018 年 10 月 20 日在某医院查乙型肝炎表面抗原（＋），乙型肝炎 e 抗体（|），乙型肝炎核心抗体（|）；肝功能：总胆红素（TBiL）43 μmol/L，丙氨酸氨基转移酶（ALT）128 IU/L，天冬氨酸氨基转移酶（AST）89 IU/L，乙肝病毒脱氧核糖核酸（HBV-DNA）4.89×10^3 IU/mL，口服恩替卡韦分散片和保肝降酶药治疗，嘱定期复查肝功能。现患者自诉腰膝酸痛 1 个月余、遇冷加重，偶有胁肋胀痛不适，情绪波动时较为明显，胃脘胀满不欲食，四肢困倦、乏力，轻微自汗，大便干，3 日 1 次，小便稍黄。舌淡胖有齿痕，舌苔黄微腻，舌质稍暗，脉弦细。查肝功能：TBiL 38 μmol/L，ALT 78 IU/L，AST 64 IU/L，HBV-DNA 4.38×10^3 IU/mL。腹部 B 超：胆囊炎性改变，肝实质弥漫性改变。西医诊断为慢性乙型肝炎。中医诊断为肝着（肝肾亏虚证）。治以补肾疏肝健脾为主，兼以清热除湿。

处方：桑寄生 30 g，续断 20 g，菟丝子 30 g，黄芪 30 g，柴胡 10 g，青蒿 10 g，阿胶（烊化冲服）15 g，丹参 10 g，金钱草 15 g，半枝莲 10 g，白芍 12 g，茯苓 15 g，白术 10 g，薄荷（后下）10 g，炙甘草 6 g。14 剂，每日 1 剂，水煎分早晚 2 次服。嘱继续服用抗病毒药物治疗。

复诊（2018 年 11 月 30 日）：患者胁肋胀痛明显减轻，腰部略感酸痛，胃脘部无明显不适，饮食尚可，偶感乏力，自汗较前好转，大便呈黏糊状，每日 1 次，小便正常。上方去金钱草、半枝莲，继服 14 剂。

三诊（2018 年 12 月 14 日）：患者腰膝酸痛明显减轻，胁肋未见明显不适，纳可，大小便正常，复查肝功能：TBiL 19 μmol/L，间接胆红素（IBiL）14 μmol/L，ALT 42 IU/L，AST 38 IU/L，HBV-DNA 阴性。嘱上方继续服用半个月，复查肝功能基本正常，患者自觉一般状况良好，无明显症状，后期随访患者未见病情反复。

按：患者女性，身体偏瘦，体质孱弱，先天正气不足又外感疫毒侵袭，藏于体内，日久则损耗正气，正气不足无以抵御外邪，又因不良习惯或者情志等某些因素触动伏邪而发病。肝肾同源，《素问·脉要精微论》云"腰为肾之府"，临床中腰酸痛者大多为肾虚所致，故黄教授认为此时应采用补肾透邪、疏肝健脾之法，并在此基础上联合抗病毒药物治疗。处方以桑寄生、续断、菟丝子温补肝肾、填精生髓，以此养五脏六腑之正气；阳虚日久又会导致气虚，气虚卫外不固则易自汗，故以生黄芪益气敛阴止汗，现代医学研究表明，黄芪还具有保肝、增强机体免疫功能的作用；肝主疏泄，肝郁则气机调节不畅，可见胁肋胀满疼痛，故以柴胡、薄荷疏肝解郁，伏邪藏于肝，以青蒿透邪外出。肝体阴而用阳，故以白芍酸甘敛阴、柔肝缓急止痛，肝损伤日久则瘀血阻络，故见舌质暗，方中丹参活血祛瘀通络而不留瘀，阿胶补肝血以和肝用，两者共奏活血补血以和阴阳之意。患者舌淡胖有齿痕，苔黄微腻，胃脘胀满不适，此乃湿热之邪蕴结于中焦，故当以金钱草、半枝莲清热解毒除湿；肝病传脾，脾失运化则气血生化不足，可见纳差、乏力、易疲劳，用茯苓、白术健脾益气以除湿和胃；以炙甘草清热解毒，调和诸药。在治疗过程中，黄峰时刻遵循辨证结合辨病的思想，注重清热解毒化湿治其标，活血化瘀通络调脏腑、补肾疏肝健脾求其本的治疗原则，随症加减，并结合患者症状和体征以及西医相关检查来判断疗效，取得了良好效果。

27 蛋白质组学在慢性乙型肝炎中医证型的研究

慢性乙型肝炎（CHB）是指机体感染乙型肝炎病毒后，可检测到乙肝病毒阳性的传染性肝病。CHB 呈世界性流行，但各个地区的流行性差异很大。持续性的病毒感染会导致肝脏损害，肝纤维化形成、肝硬化及肝癌的发生。随着蛋白质组学技术的迅速发展，筛选出和疾病发生机制、临床诊断、治疗及预后相关的差异表达蛋白成为可能，蛋白质组学关于 CHB 的研究受到广泛关注。中医药在慢性乙型肝炎诊治中发挥着十分重要的作用，形成了慢性乙型肝炎辨证分型和治疗方案，明确了中医药治疗慢性乙型肝炎的优势环节，多数学者通过蛋白质组学研究 CHB 中医证候，为诠释中医现代化内涵提供理论支持，学者周腾腾等主要对蛋白质组学这一新兴技术对 CHB 常见证型的研究做了梳理归纳。

蛋白质组学

蛋白质是人体及各种生命物质的基本组成单位，已知的蛋白质有一百多万种，具有不同的组成、结构和修饰。在生理、病理状态下，机体的蛋白质组具有特定的表达，机体代谢物的蛋白质组发生变化，通过蛋白质组学技术，找到这些新产生的蛋白质（称为"上调"）或减少的蛋白质（称为"下调"），这些蛋白质称为"差异蛋白"。蛋白质组学以全面的蛋白质研究为基础，全方位对蛋白质水平的调节机制、功能联系等方面进行探索。蛋白质组学（proteome）最早由澳大利亚科学家 Wilkins 和 William 于 1994 年在 Siena 双向凝胶电泳会议上提出，于 1995 年 7 月发表在 *Electrophoresis* 杂志上，现在把它定义为"基因组表达的全部蛋白质"，它与基因组相对应，也是一个整体的概念。蛋白质组学的研究层次涉及细胞、组织、器官、机体在一定状态或者一定时间内的蛋白质功能的具体表达，包括了蛋白的组成、分布、种类、蛋白质表达水平、翻译后修饰、蛋白间的互相作用，研究着眼于蛋白质的动态变化规律。近年来蛋白质组学的技术进展为深入研究提供了契机，如常用的荧光差异双向凝胶电泳能在动态范围内对相应的蛋白质进行精确定量，固相 pH 梯度双向电泳体系可分析复杂蛋白质复合物，而双向高效液相色谱技术，其分离蛋白质的容量较荧光差异双向凝胶电泳大，且操作简单、速度快，通过与质谱结合，既可在常温下分离制备水溶性物质，又具有高温、高效、高分辨率和高灵敏度等特点。随着计算机软件分析的广泛运用，可在样品分离后，处理蛋白质表达的数据，寻找表达的差异点后切割酶解，并分析鉴定，确定其种类、组成和修饰，搜索蛋白质数据库，对比确定蛋白质的信息，蛋白质指纹图谱技术，是目前蛋白质组学研究中比较理想的技术平台。

蛋白质组学与中医辨证论治

中医的"证"是生命物质在疾病过程中具有时相性的本质的反映，"候"是病变的临床表现。证候实质的研究一直是中医药现代化研究的热点，研究认为中医证候之间的差异性具有特定的微观基础。近年来，基因组学、蛋白质组学、代谢组学的进展为中医证候学研究提供微观层次的理论支持，蛋白质组学是一种系统化的研究方法，它着眼于将研究对象作为一个完整的系统进行研究，且具有特定时间、特定状态下的特异性表达的特点，与中医证候的整体观、恒动观、辨证论治十分相似。蛋白质组的动态变化与机体的动态演变具有一致性，能够在微观层次说明中医证候的差异，是实现微观辨证的重要技术，运用蛋白质组学技术可进一步说明中医同病异证及异病同证的理论基础，解释中医证型的物质基础，更深层次的了解变化规律，建立"证蛋白质表达谱"，理解中医证候的客观内涵，为中医辨证的客观化提供依据与方法。

目前蛋白质组学在多种疾病的中医辨证论治中取得一定研究进展，其差异性表达能够为临床辨证论治提供依据，在心、肾、脑等重要脏器的疾病证候认识上已有广泛运用。胡小勤等选择高血压病气虚血瘀证和肝阳上亢证患者各 40 例进行研究，发现差异蛋白有 27 个，其中有 11 个蛋白表达上调，16 个蛋白表达下调。熊新贵等通过对比 10 例健康人与 13 例高血压病肝阳上亢证患者的血清蛋白质组，用凝胶电泳技术检测出 500 个蛋白点，与健康组对比发现 16 个明显差异的蛋白点，肝阳上亢患者血清中血清铜蓝蛋白、甲基-天冬氨酸蛋白受体、维生素结合蛋白、转铁蛋白、载脂蛋白等表达均上调，糖蛋白表达下调。王刚等对冠心病心血瘀阻证和心肾阴虚证这两种证候之间差异进行研究，共发现 10 种差异表达蛋白，其中 7 种表达上调，3 种表达下调。涉及的通路主要有补体和凝血级联通路及阿尔茨海默病信号通路。研究认为补体和凝血级联通路及阿尔茨海默病信号通路与冠心病心血瘀阻证和心肾阴虚证的中医分型有关。卢德赵通过凝胶内差异显示电泳技术发现药物性肾阳虚能够导致机体多种功能代谢紊乱，并从肝线粒体蛋白质组角度阐述肾阳虚与能量代谢的关系。蛋白质组学在一定程度上反映疾病不同证候间的生物学差异，检测差异蛋白仍是目前研究的热点。

蛋白质组学与 CHB

目前蛋白质组学在 CHB 的研究应用中涉及发病机制、疗效预测等方面。Liu F 等使用基于蛋白质组学的鉴定技术，将自发性 HBsAg 血清清除组和 CHB 患者组对照，发现血浆纤连蛋白可能与 HBsAg 血清清除有关，并可能成为"功能性治愈"的预测因子。Dai YN 等通过检查不同纤维化阶段 CHB 患者的蛋白质组学变化，来寻找肝纤维化 S2 期的血清生物标志物，结果发现 139 种差异蛋白，其中凝胶蛋白 2（ficolin-2）和羧肽酶 B2（carboxypeptidase B2）在患者和健康对照组间有明显差异，并可能参与 CHB 发病机制。Makjaroen J 等在 CHB 患者的临床试验中测试了干扰素 λ（IFN-λ），其只存在于上皮细胞中，故副作用相比干扰素-α（IFN-α）局限，其蛋白质组学数据表明干扰素 λ3（IFN-λ3）抑制细胞中的 HBV 复制、降低 HBV 转录物和细胞内 HBV-DNA 的水平。She S 等为了获得关于 CHB 发病机制的进一步信息，并寻找用于抗 CHB 治疗的新型推定分子，采用同位素标记相对和绝对定量（iTRAQ）技术来鉴定在 HBV-DNA 转染的 HepG2.2.15 细胞系及其亲本 HepG2 细胞系中差异表达的分泌蛋白，总共检测到 133 种独特蛋白差异表达，其中 ENPP2 是与 HBV 复制相关的上调最显著的分泌蛋白之一，该研究表明 ENPP2 可能是一种新的抗 HBV 靶标，抑制其表达可能抑制肝癌细胞的侵袭和迁移能力。

蛋白质组学与 CHB 中医证型

中医学中无 CHB 的病名，但从其发病特点及其临床表现来看，将其归属于"胁痛""黄疸""肝着""瘟疫""积聚"范畴，关于辨证分型的标准，2004 年湖北宜昌标准中将 CHB 分为五个证型：肝郁脾虚证、肝肾阴虚证、肝胆湿热证、脾肾阳虚证、瘀血阻络证，具体描述了每个证型的辨证要点，近十余年来，CHB 的中医诊断标准无明显变化。2018 年中华中医药学会肝胆病分会制定的《CHB 中医诊疗指南》将 CHB 中医证型分为肝胆湿热证、肝郁脾虚证、肝肾阴虚证、瘀血阻络证、脾肾阳虚证。

现阶段，对 CHB 证候的差异蛋白研究正在逐渐系统化，蛋白质组学与中医证候的动态变化明显相关，发现标志性差异蛋白仍是目前的研究热点。周明德运用 iTRAQ 技术筛选出 CHB 肝郁脾虚证与正常组的血清差异表达蛋白，共筛选出 30 个血清差异表达蛋白，其中 22 个上调，8 个下调，运用蛋白质印迹法对选定的 CHB 肝郁脾虚证差异表达蛋白等进行验证，得出 PSMA6、PF4V 作为 CHB 肝郁脾虚证的证候特异性表达蛋白较为可靠，PSMA6 在治疗前与健康对照组比较表达趋势上调，研究发现 PS-

MA6 蛋白可能是 CHB 肝郁脾虚证疗效动态变化的预测标志物，对 CHB 肝郁脾虚证的早期诊断、治疗及预后的判断有重要意义。杨健坤通过对比 CHB 肝郁脾虚证与脾胃湿热证，发现 PF4V、PSMA6 可作为可靠的肝郁脾虚证候特异表达蛋白，FETUA、CATC、PLTP 则可作为 CHB 肝胆湿热证可靠的特异表达蛋白。杨利超的研究显示，TUBA1A 是 CHB 肝郁脾虚证的生物标志物，功能可能与酶活性调节代谢过程、脂质代谢、结合、催化活性、细胞发育、细胞转运、细胞凋亡、免疫应答有关系，ACTA2、ACTG2、ZNF628、DEFA1、DEFA3、CaM 为湿热证的潜在标志物，可能与肌动蛋白、免疫反应、细胞杀伤、细胞凋亡、刺激反应、生物调节、结合、催化活性有关。Yang J 等采用 iTRAQ 蛋白质组学技术鉴定 30 名肝郁脾虚证和 30 名肝胆湿热证患者的潜在血清蛋白生物标志物，在 842 个检测到的蛋白质中，分别有 273 和 345 个在患者与健康对照组间差异表达。两种证型共有 142 种上调蛋白和 84 种下调蛋白，其中几种蛋白已被报道为候选生物标志物，包括免疫球蛋白相关蛋白，补体成分，载脂蛋白，热休克蛋白，胰岛素样生长因子结合蛋白质和 α_2-巨球蛋白。

陈文莉等通过对差异蛋白质点进行质谱鉴定，共发现 7 个差异表达蛋白，主要包括免疫相关蛋白，炎症蛋白以及脂类代谢相关蛋白，验证了 CHB 肝郁脾虚证和湿热中阻证间存在多个差异表达蛋白，提示不同的蛋白质表达谱可能是同病异证的分子基础，各证型中免疫球蛋白 J 链（IGJ）表达均有升高，其中肝郁脾虚证 IGJ 表达量比湿热中阻证中的高，湿热中阻证中表达异常的蛋白质主要属于急性时相和脂类代谢有关的蛋白质，临床表现湿热越重，肝功能损害越重，故反应急性时相的蛋白质如 C 反应蛋白（CRP）、血清淀粉蛋白酶在湿热中阻中较正常人表达明显升高。载脂蛋白（APO-A1、APO-C2 和 APO-C3）在 CHB 各证型组与正常人对照组相比有明显下降，可能与肝细胞损伤后影响载脂蛋白生理合成有关。

蛋白质组学在证候差异上具有鲜明特点，分析证候间的差异蛋白与 CHB 免疫状态下的不同特点，可进一步与中医理论相结合，建立"证蛋白质表达谱"。冯培民运用差异蛋白组学方法将 CHB 的肝胆湿热、肝郁脾虚、脾胃湿热证型与健康人对比，其中肝郁脾虚证与肝胆湿热证比较上调的蛋白有 59 个，下调的蛋白有 64 个，肝郁脾虚证与脾胃湿热证比较上调的蛋白有 32 个，下调的蛋白有 188 个，脾胃湿热证与肝胆湿热证比较上调的蛋白有 189 个，下调的蛋白有 21 个，各个组间差异蛋白表达情况不同，脾胃湿热证与肝胆湿热证在实验通路信息学分析中有显著差异的通路是 hsa04145，与吞噬、细胞黏附作用有关，肝郁脾虚证与脾胃湿热证有显著差异的通路是 hsa04514，与细胞黏附分子、丙氨酸、天门冬氨酸和谷氨酸有关，除此以外，各组与健康人对比，蛋白组成均有明显差异。郭芳宏通过双向电泳技术分离 CHB 湿热中阻、肝郁脾虚和瘀血阻络三证型患者外周血总蛋白来建立相应蛋白质图谱，对比发现 CHB 患者的不同证型间存在同病异证的蛋白图谱区别，在湿热中阻证中差异表达的与炎症有关的急性时相 CRP、结合珠蛋白升高，而肝郁脾虚证中蛋白谱差异表现在肝功能状况的前白蛋白表达较正常人降低，但较其他两种证型下降程度轻，提示肝郁脾虚证的肝脏损伤水平或较其他两种证型更接近正常人水平，瘀血阻络证中表达蛋白涉及免疫与炎症反应相关蛋白如 IGJ 链的特异性表达，其中结合珠蛋白大幅度降低提示瘀血阻络证。

蛋白质组学在辨证论治中能够发挥其自身的优势，在 CHB 不同中医证型的差异蛋白研究仍处于探索阶段，运用蛋白质组学的方法来探讨证候，发现并揭示与证候形成相关的功能性蛋白质及其特征，在整体蛋白质表达水平上阐释证候的本质仍是目前的研究热点。CHB 证候间的蛋白水平差异潜在机制已有初步认识，多种差异蛋白显示中医不同证型具有自身特定的生物学基础，通过蛋白质组学研究中医证候具有十分长远的影响，兼顾个体的特征并诠释疾病共性，寻找相关蛋白与中医证候的联系、拓展并精确发现关键蛋白，从蛋白质组学角度揭示中医证候，为辨证论治、评估预后提供更多的可能性，为临床用药的选择、防治及慢性乙型肝炎向肝纤维化、肝硬变的发生、发展提供指导，相较于传统的诊断方法和单一的生化指标更符合发展趋势。

28 慢性乙型肝炎中医证型研究

据世界卫生组织报道，慢性乙型肝炎病毒（HBV）感染呈世界性流行，属于常见病、多发病。每年约 65 万人因病情进展为肝衰竭、肝硬化和肝癌而死亡，严重的危害人们的生命安全。中医辨证治疗慢性乙型肝炎（CHB）具有显著的效果，可从护肝、抗纤维化、抑制 HBV 复制、调节免疫功能、提高临床疗效、减少药物不良反应等多个方面发挥作用，但由于传统中医辨证结果与医者主观性密切相关，相同的患者可能辨证结果不统一，在一定程度上影响疾病的治疗及预后评估。因此，学者卓锦蓝等对 CHB 的中医证型与西医理化指标的相关性进行梳理归纳，以期使 CHB 的辨证更为精准、统一，避免因辨证错误导致的无效治疗，同时进一步提高中西医结合诊疗 CHB 的水平。

CHB 中医证型分布及标准

辨证论治是中医诊疗疾病的前提条件与精髓，但目前 CHB 的中医辨证分型尚无统一标准。陈少芳等检索 36 篇国内外关于 CHB 分布的文献，发现 CHB 常见的 5 种证型为湿热蕴结证、肝郁脾虚证、肝肾阴虚证、瘀血阻络证、脾肾阳虚证，其中以湿热蕴结证、肝郁脾虚证出现频率最高，该研究认为这一分布现象在一定程度上揭示了 CHB 病情进展中肝郁脾虚、湿热蕴结是其基本病理基础及重要环节，临床治疗时要兼顾湿热瘀等病理因素和脏腑养护，病初着重清利湿热或疏肝健脾，随着病情进展，加以调养肝肾或温补脾肾。2017 年颁布的《病毒性肝炎中医辨证标准》以指南的形式为 CHB 的中医辨证制定了最新的统一标准，将 CHB 分为湿热内结证、肝郁脾虚证、肝肾阴虚证、瘀血阻络证、脾肾阳虚证。

与生化指标的关系

目前研究认为，CHB 中医证型与生化学指标具有一定的相关性，可在一定程度上反应肝细胞受损程度及阐释疾病临床表现的中医机制。姜楠等研究发现，肝胆湿热证患者谷丙转氨酶（ALT）、谷草转氨酶（AST）、非结合胆红素（IBIL）、总胆红素（TBIL）、γ-谷氨酰转肽酶（GGT）等肝功能指标均显著升高，与肝郁脾虚型患者存在一定差异，提示肝胆湿热型患者肝细胞损害更严重，此阶段是炎症活动的主要表现。现代医学认为，CHB 为免疫相关性疾病，HBV 病毒通过免疫反应使肝细胞受损。ALT、AST 是反应肝实质损害的标志，其中以 ALT 最敏感，当 AST 水平持续升高超过 ALT 时往往提示疾病慢性化程度加重；当肝细胞变性坏死，胆红素代谢障碍或者肝内胆汁淤积时，可以出现 GGT、TBIL、IBIL 升高。李琪等研究发现，慢性乙型肝炎湿热证患者 TBIL、IBIL 水平高于肝郁证患者，提示胆红素水平升高多见于湿热证患者，此结果与中医理论相符，中医理论认为湿邪困阻中焦，熏蒸肝胆，阻遏气机，肝郁气滞，疏泄不利，导致胆液不循常道而外溢肌肤、下注膀胱，故出现目黄、肤黄、小便黄的症候，也印证了"黄家所得，从湿得之"。

与 HBsAg、HBeAg、HBV-DNA 的关系

历代医家多认为 CHB 为感染湿热疫毒之邪（HBV）侵袭，因人体正气无力驱逐疫毒之邪于体外，而长期潜伏于患者体内，邪正相争彼此消长盛衰变化，导致了病毒感染人体后呈现出不同的发展和转

归。杨振等将 114 例 HBeAg 阴性 CHB 患者分为 5 种证型，分析不同证型与 HBV-DNA 水平之间的关系，结果发现血清 HBV-DNA 水平以湿热中阻证最高，其他依次排列为肝郁脾虚证、肝肾阴虚证、瘀血阻络证、脾肾阳虚证。夏先艳对 122 例 CHB 患者进行研究，发现湿热蕴结证患者 HBsAg、HBeAg、HBV-DNA 水平最高，其次为肝郁脾虚型者，脾肾阳虚型者 HBsAg、HBeAg 与其他各组存在差异。以上两项研究提示 CHB 患者中医辨证结果与病毒水平及活动情况存在一定的相关性，尤其与湿热型关系密切，该结果可为中医辨证微观化研究提供参考。陈剑研究发现，HBeAg 阴性 CHB 患者的 HBsAg 定量以肝郁脾虚证、湿热中阻证较高，此结果从中医角度出发，该研究认为可能是这 2 个证型的患者尚处于邪气盛而正气未衰的阶段，即所谓"邪实而正不甚虚"，提示在中医治疗过程中应着重祛邪。以上研究显示，CHB 中医辨证结果与 HBsAg、HBeAg、HBV-DNA 水平存在相关性，临床中医药治疗时可结合此三者指标予以判断证型及指导合理用药。

与免疫功能的关系

中医学与免疫学的思想和内容相互融合，目前认为中医正气的作用相当于西医的免疫系统功能：正气衰败，无力抵抗外邪，免疫功能下降，百病乃生。CHB 病程中邪正相争表现出的证型变化类似于 HBV 感染后机体出现的免疫功能状态改变。临床上可从细胞免疫状态和证型的关系上出发，以期达到双向调节免疫作用。$CD4^+T$ 和 $CD8^+T$ 在机体免疫应答中起着十分重要的作用，可将 $CD4^+T/CD8^+T$ 作为判定机体免疫状态的一个重要依据。严颖等探究了 HBV 携带者细胞免疫功能与中医证型的相关性，结果发现慢性乙型肝炎携带者 $CD4^+T$、$CD4^+T/CD8^+T$ 水平均较健康组降低，说明慢性乙型肝炎携带者的免疫功能低于健康人群，或存在免疫功能紊乱，这与中医正气不足是 CHB 发病基础的观点相符合：CHB 患者正气水平按证型排列为湿热中阻证＞肝气郁结证＞脾气虚证＞肾气虚证，提示病症由实转虚的同时，患者的免疫功能递增性的失常或低下。阮连国对 100 例 CHB 患者中医证型与细胞免疫的相关性进行研究，发现 $CD4^+T$ 水平以湿热中阻证、肝郁脾虚证、瘀血阻络证依次排列，$CD8^+T$ 水平以肝肾阴虚证较高，$CD4^+T/CD8^+T$ 水平以肝郁脾虚证较高，脾肾阳虚证出现倒置情况，说明湿热中阻证免疫清除能力最强，机体免疫状态较好，可以在此时机进一步调节患者免疫功能以达到免疫清除的目的；而肝肾阴虚证和肝郁脾虚证患者处于免疫抑制状态，此阶段需要双向调节免疫功能。细胞免疫是 CHB 机体免疫活动的主要表现，推动着疾病的发生发展，分析 CHB 不同证型之间的细胞因子水平差异可为临床辨证分型提供客观化依据。中医认为，CHB 的形成是由正气不能抗邪所致，而机体的正气与现代医学的免疫系统功能有密切联系，临床上可进一步发挥中医对 CHB 多层次、多靶点、多途径的免疫调节治疗优势，结合免疫功能状态选方用药，可能是提高中西医结合治疗 CHB 的突破口。

与细胞因子的关系

机体受 HBV 感染后，主要由 Th1 细胞介导细胞免疫 Th2 细胞参与体液免疫，两者在机体正常时处于动态平衡，当机体受到抗原攻击时两者分泌不同的细胞因子相互调节或抑制，表现为 Th1/Th2 失衡致使疾病的产生或加重。张振宇等研究显示，Th1 细胞分泌的细胞因子（IL-2、IFN-γ）和 Th2 细胞分泌的细胞因子（IL-6、IL-10）在 CHB 患者不同证型中表现出不同水平，可为中医辨证的客观化提供依据，并对评估机体免疫功能状态有一定的指导意义。罗俊华等对 120 例 HBeAg 阴性 CHB 患者进行研究，以细胞因子 IFN-γ、IL-4 来间接反应 Th1、Th2 类细胞功能，发现患者 IL-4、IFN-γ 水平在各证型中按湿热中阻、肝郁脾虚、瘀血阻络、肝肾阴虚、脾肾阳虚顺序排列，其中 IL-4 水平逐渐上升，IFN-γ 水平逐渐下降，说明中医证型与细胞因子水平有一定相关性。"有诸内，必行诸外"，CHB 中医辨证分型所表现的外在症状与其内在的免疫水平变化必然存在一定的联系，CHB 各证型中 IFN-γ 水平以湿热中阻证最高提示该证型正邪交争剧烈，即机体免疫反应较为活跃，清除病毒的可能性较大，但也可能加重机体免疫损伤；肝郁脾虚型的 IFN-γ 水平较湿热中阻型低，而 IL-4 水平高于湿热中阻型，提示该型正虚无力祛邪外出，临床症状较轻，属中医"正虚邪恋类"。本研究认为，CHB 中医证型与细胞因子水平有一定的相关性，可在不同程度上揭示慢性乙型肝炎免疫失调的现象。

与肝脏病理及影像学指标的关系

1. 与肝组织病理的关系：刘丽丽等研究显示，肝脏炎性反应 G≥2 时以肝郁脾虚证多见，肝脏纤维化程度 S≥2 时以湿热中阻证多见，且以肝郁脾虚证、湿热中阻证、肝肾阴虚证、脾肾阳虚证、瘀血阻络证顺序排列，G、S 水平呈递增趋势，此结果验证了 CHB 患者气郁湿阻，脏腑功能失调，郁久化热，湿热壅滞，损耗肝肾之阴、脾肾之阳，血行缓慢，最终形成痞块的临床证型演变过程及转归与肝脏病理的炎症、纤维化进展趋势同步。张国梁等对 CHB 患者 3 个比较常见的中医证型与肝组织病理分级、分期的关系进行研究，结果显示肝郁脾虚型、湿热中阻型患者的肝脏病理分布以 $G_1 \sim G_2$、$S_0 \sim S_2$ 为主，瘀血阻络型患者肝脏病理分布以 $G_3 \sim G_4$、$S_3 \sim S_4$ 为主；其中肝郁脾虚型肝脏病变程度最轻，可能处于疾病初期，湿热中阻型肝脏炎症程度 $G_3 \sim G_4$ 占比较肝郁脾虚型明显增多，处于炎症反应明显阶段，至疾病中晚期则主要表现为瘀血阻络型。总之，CHB 中医证型和肝脏炎性反应 G 及纤维化程度 S 有显著联系，临床上可以中医证型推测肝组织病变程度，特别是对于无条件行肝组织穿刺活检患者的诊疗及判断预后更有意义。

2. 与肝纤维化影像学的关系：影像学以无创、无痛、快速、可重复、操作简易等优点广泛应用于肝纤维化的检测，CHB 中医证型与肝纤维化影像学的关系研究也逐渐成为热点，其成果为 CHB 的辨证定量化和早期诊疗提供了参考依据。陈晓玲应用肝右前位杨氏模量值检测肝纤维化程度，结果显示肝郁脾虚证患者肝脏剪切波硬度值（SWE）最小，肝组织纤维化程度最轻，气滞血瘀证患者 SWE 值最大，肝组织纤维化程度最重，其余证型介于两者之间，结果提示肝组织纤维化程度进展的同时，疾病的发展性质由实至虚，由气及血，久病则入血入络形成痞块。对于肝脏剪切波硬度值与 CHB 不同中医证型的相关性，邓敏君等与沈立松等认为不同证型下 SWE 水平差异并不明显，但能在无创的条件下正确评价疗效。

29 慢性乙型肝炎中医证型与病理相关性研究

我国属乙型肝炎病毒感染的中度流行区，一般人群的 HBsAg 阳性率为 7.18%，慢性乙型肝炎患者 5 年发生肝硬化的概率是 8%～20%，该病给我国人民的健康带来极大的危害。为了表明轻症慢性乙型肝炎肝组织病理的特点，以治疗提供依据，探讨此类患者肝组织病理特点及其与中医证型间的相关性，学者胡大庆等对 90 例慢性乙型肝炎患者进行中医辨证分型，并行肝脏活组织穿刺病理检查。

资料与方法

1. 病例选择：

（1）诊断标准：参照中华医学会肝病学分会、感染病学分会发布的《慢性乙型肝炎防治指南》制定。轻症慢性乙型肝炎定义：病毒（HBV）感染（HBsAg 阳性超过 6 个月，或有乙型肝炎或 HBsAg 阳性史，现 HBsAg 仍为阳性者）具有以下两种情况。①HBeAg 阳性的慢性乙型肝炎：血清 HBsAg、HBV-DNA 和 HBeAg 阳性，抗-HBe 阴性，血清 ALT 持续或反复升高，$1 \times ULN \leqslant ALT \leqslant 2 \times ULN$。②HBeAg 阴性的慢性乙型肝炎：血清 HBsAg 和 HBV-DNA 阳性，HBeAg 阴性，抗-HBe 阳性或阴性，血清 ALT 持续或反复异常，$1 \times ULN \leqslant ALT \leqslant 2 \times ULN$。

（2）中医辨证标准：参照 1991 年中国中医药学会内科肝病专业委员会制定的《病毒性肝炎中医辨证标准（试行）》进行中医分型。

（3）纳入和排除标准：①纳入标准，符合上述慢性乙型肝炎的诊断标准，6 个月内未进行核苷类似物、干扰素抗病毒治疗者；$1 \times ULN \leqslant ALT \leqslant 2 \times ULN$，1 个月内未应用过保肝降酶的中西药物；年龄在 18～65 周岁；签订知情同意书。②排除标准，慢性乙型肝炎 $ALT > 2 \times ULN$，慢性重型肝炎和肝硬化；合并其他嗜肝病毒感染的肝炎；伴有心、肾、肺、内分泌、血液、代谢及胃肠道等严重原发性疾病者；精神病患者；孕妇或哺乳期妇女；过敏体质或对多种药物过敏者。

（4）一般资料：该临床研究共纳入 2009 年 4 月 9 日至 2011 年 1 月 25 日门诊就诊的符合上述标准的慢性乙型肝炎（$1 \times ULN \leqslant ALT \leqslant 2 \times ULN$）病例 90 例，其中男 64 例，女 26 例；年龄在 16～55 岁。

2. 检测和检查：采用日本 Hitachi7180 全自动生化检测仪检测血生化指标，正常参数上限为 50 IU/L。采用化学发光法检测乙型肝炎病毒血清学标志物（Sym-Bio 免疫分析系统）。

3. 病理检查方法与分级诊断标准：

（1）肝组织标本取样：采用美国 MD 公司的 Full core biopsy instrument 肝穿枪，彩超引导下进行肝活检，石蜡包埋，连续切片，HE、嗜银及网状纤维 Gomori 法染色。

（2）病理检查分级标准：参照《慢性乙型肝炎防治指南》及《病毒性肝炎防治方案》相关标准作出肝组织病理学诊断。慢性肝炎病理诊断标准将炎症活动度分为 1～4 级（$G_1 \sim G_4$，无炎症为 G_0），纤维化程度分为 1～4 期（$S_1 \sim S_4$，无纤维化为 S_0）。

4. 统计学处理：人工进行统计计算处理。

结 果

1. 辨证分型：收集其一般资料及临床资料，包括病史、症状、体征、舌苔、脉象，详细记录于统一印刷的"慢性乙型肝炎中医证候流行病学调查表"（参考中医证候分型标准中的中医辨证分型），结果提交给专家组讨论。结合专家意见，最终确定（辨证分型有兼证者取主要证型）分为肝郁脾虚证 50 例，湿热中阻证 18 例，肝肾阴虚证 13 例，瘀血阻络证 9 例。

2. 肝组织病理检查炎症活动（G）、纤维化程度（S）分级：90 例患者肝活检结果分布向 G_2/S_1 和 G_2/S_2 集中。炎症活动（G）以 G_2 为主，占 67.78%（95%CI＝58.13%～77.43%，61/90 例），炎症坏死≥G_2 者占 80.00%（95%CI＝71.74%～88.26%，72/90）。纤维化程度（S）以 S_1 和 S_2 为主，占 82.22%（95%CI＝74.32%～90.12%，74/90 例），肝组织学检查纤维化≥S_2 者，占 45.56%（95%CI＝35.27%～55.85%，41/90）。

3. 中医证型与肝组织炎症活动度的关系：肝组织炎症程度中医各证型之间差异无统计学意义（P＞0.05）。肝郁脾虚组 G_1、G_2 期较多（32%、64%），湿热中阻型、肝肾阴虚型、瘀血阻络型以 G_2、G_3 期为主。

4. 轻症慢性乙型肝炎中医证型与肝组织病理纤维化分期的关系：肝郁脾虚型、湿热中阻型、肝肾阴虚型 S_1、S_2 级为主。瘀血阻络型以 S_2、S_3 级为主（分别占 44.44% 和 22.22%）。

讨　论

对于 $1×ULN≤ALT≤2×ULN$ 的轻症慢性乙型肝炎的患者是否需要治疗，一直存在争议。2012 年，亚太肝病学会慢性乙型肝炎治疗指南推荐指出：对病毒复制即血清 HBV-DNA 阳性，但血清丙氨酸氨基转移酶（ALT）持续正常或轻微升高的患者，一般不应进行抗病毒治疗，但不包括严重肝纤维化或肝硬化的患者。《慢性乙型肝炎防治指南（2010 版）》则强调了肝活检的重要性，对持续 HBV-DNA 阳性，达不到抗病毒适应症，结合肝组织学结果，可以考虑给予抗病毒治疗。尤其是年龄较大的男性，ALT 水平高的患者，肝活检是很有必要的。若肝组织学检查炎症坏死≥G_2 或纤维化≥S_2，就可以给予抗病毒治疗。

本研究表明，90 例 $1×ULN≤ALT≤2×ULN$ 的轻症慢性乙型肝炎患者，经肝活检炎症坏死≥G_2 者占 80.00%（95% CI＝71.74%～88.26%，72/90），纤维化≥S_2 者，占 45.56%（95% CI＝35.27%～55.85%，41/90），满足《慢性乙型肝炎防治指南（2010 版）》的条件，可以进行正规的抗病毒治疗。胡大庆等认为，对轻症慢性乙型肝炎有条件就应该行肝穿刺活组织病理检查，将肝组织病理作为判断病情和是否抗病毒治疗的主要依据。轻症慢性乙型肝炎可分为肝郁脾虚证，湿热中阻证，肝肾阴虚证，瘀血阻络证 4 型。各中医证型与肝组织病理炎症分级有一定的关系（采用多组 R 值均数的 χ^2 检验，χ^2＝9.8352、9.5732，P 均<0.05），但进一步采用 S 检验进行两两比较，却无显著性差异（可能与辨证分型的病例数不足有关），检验表明，瘀血阻络证患者的病理程度比其余中医证型患者更为严重（曲线右移）。这符合中医认为"初病在经在血，久则入络入血"病机理论。外邪入侵，肝气疏泄失常，脾胃不运，出现肝郁脾虚，湿热内生踞于中焦，阻遏升降枢机，可见湿热中阻之象；病久入血伤肾，出现肝肾阴虚、瘀血停滞之证。故对 $1×ULN≤ALT≤2×ULN$ 的轻症慢性乙型肝炎，应予西药积极抗病毒、保肝、抗纤维化；同时，中医药在早期注重活血通络之法的运用，有助阻断病势，体现"上工治未病"的治疗理念。

30　慢性乙型肝炎中医证型与客观指标相关性研究

慢性乙型肝炎（CHB），是严重危害人类健康的慢性传染性病之一，不仅因为其与肝癌、肝硬化发生密切相关，而且其流行范围广。近年来，中医治疗慢性乙型肝炎在抗病毒、抗炎保肝、抗纤维化、调节免疫以及对症治疗等方面具有一定的特色及优势。但由于中医辨证主观性较强，且临床上并非所有慢性乙型肝炎患者均有典型的临床表现，可能会出现无证可辨或证型复杂的困境，同时影响治疗效果及预后评估等方面，使得中医药在治疗慢性乙型肝炎的应用受到了限制。目前越来越多学者利用现代医学检测指标，研究其与中医证型的相关性，以提高辨证的准确性，从而进一步提高临床疗效，因此研究中医证型的客观化、规范化具有重要意义。学者康燕能等对慢性乙型肝炎中医证型与客观指标相关性研究做了梳理归纳。

慢性乙型肝炎中医证型的行业标准

慢性乙型肝炎在中医学文献中，未见确切的论述，但根据其发病特点及临床表现，可将其归属"瘟疫""胁痛""黄疸""积聚"等范畴。目前对于本病的中医辨证分型，2017 年 4 月中华中医药学会肝胆病分会在 1991 年第一版《病毒性肝炎中医辨证标准（试行）》的基础上，重新制定《病毒性肝炎中医辨证标准》，将慢性乙型肝炎中医辨证分型分为 5 个证型：湿热内结证、肝郁脾虚证、肝肾阴虚证、脾肾阳虚证、瘀血阻络证。

慢性乙型肝炎中医证型与实验室指标关系

1. 证型与肝功能指标：李琦等研究发现血瘀证乙型肝炎患者血清蛋白（ALB）、前清蛋白（PA）水平低于湿热证与肝胆湿热证患者，提示血瘀证者的肝脏合成功能较湿热证者弱；而湿热证组总胆红素（TBi1）、直接胆红素（DBi1）均高于肝郁证组，说明湿热证患者胆红素代谢能力较肝郁证患者下降，结论与中医理论相符。中医理论也认为，湿热、肝郁和血瘀是慢性乙型肝炎病情发展的不同阶段，首先是湿热，然后发展至肝郁、血瘀，也印证了"湿热相搏，民病黄疸"的中医理论。王振常等探讨慢性乙型肝炎患者生化与中医证型的相关性研究中，发现湿热中阻证、瘀血阻络证丙氨酸氨基转移酶（ALT）、天冬氨酸氨基转移酶（AST）、谷氨酰转肽酶（GGT）与其他各组比较显著升高，提示湿热中阻证患者肝细胞炎症反应较剧烈，肝内胆汁淤积明显；而瘀血阻络证肝纤维化程度较重，肝脏功能下降，病情较重。郭慧娟对 119 例慢性乙型肝炎患者 4 种中医证型（湿热内蕴、肝郁脾虚、气滞血瘀、肝肾阴虚）与临床实验室检测指标（ALT、AST、GGT、TBIL、DBIL、IBIL、ALB、HBV-DNA）之间的关系进行统计分析，得出慢性乙型肝炎患者湿热内蕴组 ALT、AST、GGT、TBIL 指标较其他组明显升高，说明湿热是肝脏损害的重要因素。

2. 证型与乙肝病毒学指标：王晓忠等研究 75 例慢性乙型肝炎患者病毒学指标与中医证型的关系，结果显示 HBsAg 定量值肝郁脾虚型最高，其他依次为肝胆湿热型、瘀血阻络型、肝肾阴虚型、脾肾阳虚型；HBsAg 定量值肝胆湿热型明显高于其他证型；HBV-DNA 载量脾肾阳虚型高于其他证型，结果表明慢性乙型肝炎患者 HBsAg 和 HBeAg 定量以及 HBV-DNA 载量与中医证型具有一定的相关性，结合三者的指标，可以更准确地指导临床。古伟明等入组 200 例慢性乙型肝炎患者，观察慢性乙型肝炎中医证型与实验室指标的分布差异研究中发现 HBV-DNA 定量、HBsAg、HBeAg 指标在实证的湿热中阻型患者最高，其他各型依次为肝郁脾虚型＞气滞血瘀型＞肝肾阴虚型＞脾肾阳虚型。龚剑萍等通过检测264 例 5 种中医证型（湿热中阻型、肝瘀脾虚型、肝肾阴虚型、瘀血阻络型、脾肾阳虚型）的 CHB 患者血清乙肝病毒 DNA、PreS1Ag 和乙肝三系，观察不同证型中血清 PreS1Ag、HBeAg 阳性分布状况。结果示 HBeAg、PreS1Ag 阳性组中湿热中阻型的比例明显高于其他各型。HBeAg、PreS1Ag 阴性组中肝郁脾虚型的比例则较高。说明中医证型与 HBeAg、PreS1Ag 存在一定相关性，因此临床上应用中医药治疗时可根据 HBeAg、PreS1Ag 情况予以指导合理用药。

3. 证型与免疫功能：田广俊等采用临床流行病学回顾性研究方法入组 300 例慢性乙型肝炎患者，探讨慢性乙型肝炎中医证型与免疫指标关系的研究，结果显示，外周血 T 细胞免疫功能在不同证型之间存在统计学差异：$CD3^+T$ 细胞、$CD8^+T$ 细胞百分比湿热中阻证＜肝郁脾虚证＜瘀血阻络证＜肝肾阴虚证＜脾肾阳虚证，而 $CD4^+T$ 细胞、$CD4^+/CD8^+$ 百分比则依次降低，说明中医证型与免疫指标存在相关性。陈德良等研究慢性乙型肝炎患者特异性 CTL 应答的情况与中医证型之间的相关性，收集中医辨证为湿热中阻型和肝郁脾虚型的患者各 30 例，分别用重组 HBcAg、HBsAg、混合肽段诱导两组外周单个核细胞（PBMC）体外增殖，观测诱导后 $CD8^+T$ 细胞（CTL）分泌 IFN-γ 数量，结果显示湿热中阻组患者 PBMC 产生 PBMC 数量明显升高，两者差异具有统计学意义（$P<0.05$），提示湿热中阻组 CTL 应答较肝郁脾虚组强。魏蜻等通过对正常组及慢性乙型肝炎湿热中阻证、肝郁脾虚证、脾肾阳虚证、肝肾阴虚证、瘀血阻络证的患者血浆蛋白进行蛋白质组学分析，发现与机体免疫功能相关的免疫球蛋白 J（IgJ）在各证型之间分布有差异：瘀血阻络证＞肝肾阴虚证＞脾肾阳虚证＞肝郁脾虚证＞湿热中阻证。提示慢性乙型肝炎各中医证型组间存在免疫状态的不同，随着久病入络、入血，肝脏病情越严重的证型其机体免疫紊乱程度加重，瘀血阻络证病情较重，免疫紊乱程度最重。

4. 证型与细胞因子水平：余亚平等发现白介素-6（IL-6）、白介素-10（IL-10）在肝郁脾虚型、湿热中阻型的 CHB 患者均有升高，但两者比较有差异，湿热中阻型 IL-6 水平明显升高，肝郁脾虚型中 IL-10 水平较湿热中阻型高，说明湿热中阻型正邪双方交争激烈，免疫反应较剧，可能驱邪外出，但也可能加重机体损伤；而肝郁脾虚型正虚无力祛邪外出，导致病程缠绵，更容易慢性化。蔡林宏在慢性乙型肝炎中医证型与血清 γ-干扰素（IFN-γ）之间的相关性研究中发现：通过各组间 IFN-γ 比较，湿热中阻组＞肝肾阴虚组＞肝郁脾虚组＞瘀血阻络组＞脾肾阳虚组。其中，湿热中阻 IFN-γ 最高，考虑原因可能为湿热中阻的病机乃湿热、疫毒侵袭人体，两者相结，胶着难去，郁阻中焦，属"实证"，正气奋起抗邪，正邪相争剧烈，免疫反应较为活跃。

5. 证型与乙肝病毒基因分型：许剑等通过对慢性乙型肝炎患者 HBV-DNA 进行基因型检测，分析乙肝病毒基因型与中医辨证分型之间的相关性研究，结果显示慢性乙型肝炎患者中湿热中阻证及肝郁脾虚证以 B 基因型为主，瘀血阻络证、肝肾阴虚证、脾肾阳虚证则以 C 基因型为主，提示 B 基因型患者可能由于热毒偏盛，疾病活动较甚，而病情较轻；而 C 基因型患者可能湿邪偏盛、病势缠绵，病情趋于较重。李筠等通过测定不同中医证型的慢性乙型肝炎患者外周血 HBV-DNA 基因型，研究基因型与慢性乙型肝炎中医辨证的相关性，发现 B 基因型者以虚症为主，C 基因型者虚实夹杂，以瘀血阻络证为主的趋势特点，但差异无统计学意义。上述研究结果有不一致，考虑可能是基因分型对于疾病远期预后影响较大，而对于近期肝脏炎症程度则无明显影响。

6. 证型与肝活检组织病变特征关系：高凤琴、李筠等研究慢性乙型肝炎肝活体组织学病变特征与中医证型关系，结果显示，中医辨证属肝胆湿热证的肝组织炎症活动程度以中、重度为主，而肝组织纤维化程度较轻；而肝郁脾虚证患者肝组织炎症较轻，纤维化程度则较重，纤维化程度≥S2 所占比例较高。表明慢性乙型肝炎病变早期中医辨证以肝胆湿热证为主，肝细胞炎症较轻。随着疾病进展，中医证型以肝郁脾虚证居多，肝组织病变则以肝纤维化改变明显。至肝硬化阶段，则瘀血阻络表现较明显。吴福宁等探讨慢性乙型病毒性肝炎中医辨证分型与肝组织学炎症、纤维化程度的关系，结果发现肝郁脾虚证、湿热中阻证患者中炎症、纤维化程度以 G1～G3 级和 S1～S2 期为主，且肝郁脾虚证以轻度为主，瘀血阻络证的肝活检病变特征则多数呈重度炎症及纤维化,且以肝硬化为主。这与朱肖鸿的报告一致,310 例慢性乙型肝炎患者中湿热中阻证、肝郁脾虚证纤维化程度以＜S2 期为主,而肝肾阴虚证、脾肾阳虚证、瘀血阻络证则纤维化程度多数≥S2 期。以上研究表明中医证型与肝组织病理存在一定相关性,尤其在肝组织病理难以获得的情况下,可以辅助临床病情的判断、治疗、预后。同时,辨证出现困境时,仍可以参考肝组织病理作为中医治疗的依据。

　　当前学术界对于慢性乙型肝炎的中医证型客观指标研究已有相当大的突破,包罗了生化、病毒、免疫学、组织活检病变特征等诸多方面,这对阐述慢性乙型肝炎的病因病机,辨证论治和预后分析具有一定的指导性意义。因此,中医辨证的研究不应仅限制于传统的四诊,而需要综合发挥现代医学的优势,联合客观指标,提高辨证准确性。

　　大量研究表明 CRP 与脂肪肝、慢性丙型肝炎（CHC）、CHB 等肝病的炎症程度以及原发性肝癌（HCC）的发生进展及预后密切关联。在慢性乙型肝炎中,当机体免疫反应不同,诱导产生细胞因子作用也不相同,机体组织损伤的炎症程度不同,CRP 的含量有所差异。因此,在 CHB 患者中 CRP 水平不仅能反应机体的炎症程度,也间接反应了机体免疫应答状态。在中医学理论中,正邪交争的过程就是疾病发生发展的过程。在慢性乙型肝炎病情进展的不同时期,根据慢性乙型肝炎患者的不同临床表现、舌象、脉象等,出现了不同的中医证型特点。

31　慢性乙型肝炎从肝郁脾虚论治

　　慢性乙型肝炎（CHB）在我国属常见病、多发病，为感染 HBV 所致。其临床表现多样，可有纳差力弱、恶心呕吐、腹胀和黄疸等病症，在中医学属于"臌胀""黄疸""胁痛"等疾患。中医药在治疗慢性乙型肝炎上有着独特的优势，通过中医辨证，个体化治疗慢性乙型肝炎，在缓解症状、延缓病情进展上取得良好的效果。学者陈柏尧等在 CNKI 数据库以"慢性乙型肝炎，证候，证型"为检索词，全面检索截止于 2019 年 4 月公开发表的相关文献，共计 22 篇文献 28633 例病例，发现肝郁脾虚型在 CHB 中医各证型中比较大，故而就慢性乙型肝炎肝郁脾虚证的相关研究进行了梳理归纳。

肝郁脾虚证病因

　　1. 情志不遂：《格致余论·阳有余阴不足论》云"司疏泄者肝也"，指出肝主疏泄，具有畅达全身气机、舒畅情志的作用。《素问·举痛论》云"百病生于气也，怒则气上，喜则气缓，悲则气消，恐则气下……惊则气乱……思则气结"，指出情志不畅与肝的疏泄功能失常有密切关系。若肝失疏泄、肝气郁结则易导致情志不遂。《临证指南医案·郁》云："悒郁动肝致病，久则延及脾胃中伤，不纳，不知味。"忧思不解易伤脾，故情志不遂易致肝郁脾虚之证。

　　2. 饮食所伤：《名医方论》中云"肝为木气，全赖土以滋培，水以灌溉。若中气虚，则九地不升，而木因之郁"，可知肝木有赖于脾土的滋养，若脾虚不能健运，则肝气因之而受郁。《素问·痹论》云"饮食自倍，肠胃乃伤"，指出饮食不节可致脾胃受损，若长期嗜酒无度，或过食肥甘厚腻，或饮食污染不洁，损伤脾胃，导致脾虚运化失常，中焦气机升降失调，脾土反侮肝木，进而肝胆失于疏泄，肝气郁结，而发肝郁脾虚之证。

　　3. 感受外邪：《素问·至真要大论》云"风气大来，木之胜也，土湿受邪，脾病生焉"，可知风邪等外袭，郁结少阳，枢机不利，肝气郁结，肝失疏泄，易伤脾胃，以致肝郁脾虚之证。《灵枢·百病始生》云"夫百病之始生也，皆生于风雨寒暑，清湿喜怒"，指出百病始于六淫外感之邪，湿邪易困脾土，风邪、寒邪及暑热之邪，既可从表入里，使脾胃升降失司，亦可兼夹湿邪，直接损伤脾胃，进而土壅木郁，而有肝郁脾虚之证。

　　4. 其他因素：先天不足，禀赋虚弱或素体脾胃虚弱，运化不利，气机不畅，脾胃气机升降失调，脾土反侮于肝木，肝失疏泄，肝气郁结，而致肝郁脾虚证。

辨证研究

　　1. 传统辨证：参照 2018 年中华中医药学会肝胆病专业委员会制订的《病毒性肝炎中医辨证标准》，临床表现情志抑郁，胁肋胀痛，脘痞腹胀，纳呆食少，身倦乏力，大便溏泻，面色萎黄。舌质淡有齿痕，舌苔白，脉沉弦。主症：①胁肋胀痛；②腹胀便溏。次症：①纳食少；②身倦乏力；③舌质淡有齿痕。

　　2. 现代辨证：传统辨证主要依靠宏观的四诊来取得病证资料，但对于疾病内在微观上的变化往往难以察觉，而现代辨证应用现代检测方法察看"证"细微的变化，可以扩展和延伸传统的四诊范围。

(1) 肝郁脾虚证与肝组织病理的关系：肝组织活检是现代诊断慢性乙型病毒性肝炎的重要依据，不同的中医证型病理表现也存在着差异。商斌仪等选取了行肝组织活检的 148 例 CHB 患者，发现在肝组织学上与其他证型组相比，肝郁脾虚证组患者在肝组织炎症、细胞脂肪变性和纤维化程度均较轻。朱肖鸿等对 494 例诊断为 CHB 患者行临床统计学分析，选取不同证型患者的肝脏组织病理进行比较，发现在纤维化及炎症病变程度上肝郁脾虚证组明显低于其他 4 组，差异有统计学意义。所以，通过肝组织活检可以为肝郁脾虚证的辨证提供客观化根据。

(2) 肝郁脾虚证与血清转氨酶的相关性：血清中 ALT 和 AST 都用于肝功能检查，通过检测不同证型患者的 ALT、AST 水平，可判断不同证型与 ALT、AST 的关联性。盛桂琴等选取了 108 例诊断为 CHB 患者行临床统计学分析，抽取各证型组患者的血清 AST、ALT、AST/ALT 等指标进行对比，统计结果显示肝郁脾虚证组（32 例）的 ALT 值（61 ± 13.15）、AST 值（46 ± 9.15）及 AST/ALT 值（0.59 ± 0.46）均低于非肝郁脾虚证组（76 例）ALT 值（127.67 ± 36.01）、AST 值（104.67 ± 21.66）及 AST/ALT 值（1.15 ± 0.64），两者差异具有统计学意义。蒋开平等选取了 69 例诊断为 CHB 患者检查肝功能，结果发现肝郁脾虚证组的 AST、ALT、AST/ALT 等指标基本处于正常水平，因此可知肝郁脾虚证与 ALT、AST 低水平相关。故 CHB 患者抽血检查血清 ALT、AST 正常或轻度上升时多辨证为肝郁脾虚证。

(3) 肝郁脾虚证与肝纤维化的相关性：肝硬化是肝纤维化进展的必然结果，胶原是引起纤维化的结缔组织的主要成分。临床上常通过测定血清 PCⅢ、IV-C、LN、HA 以了解肝纤维化程度。王振常等对 381 例诊断为 CHB 患者进行临床统计学分析，发现各证型中肝郁脾虚证组较其他 4 个证型组在 PCⅢ、IV-C、LN、HA 四项中升高幅度最小。王会丽等选取了 205 例 CHB 患者进行临床统计学研究，结果发现与其他证型组相比，肝郁脾虚证组 PCⅢ、IV-C、LN、HA 血清水平较低或轻度升高。因此，临床上进行肝纤四项血清学检测报告提示 PCⅢ、IV-C、LN、HA 轻度升高或个别升高时多辨证为肝郁脾虚证。

(4) 肝郁脾虚证与乙肝两对半的相关性：CHB 是由感染 HBV 所致，在感染 HBV 后，可在血液中检测到 HbeAg，HbeAg 的出现说明 HBV 复制活动强、传染力强。不同的中医证型 HbeAg 的水平亦不同。于丰彦等对 226 例诊断为 CHB 患者的乙肝两对半指标进行比较，结果发现肝郁脾虚证组在 HBeAg 阴性组中显著高于非肝郁脾虚证组，提示在 HBeAg 阴性 CHB 患者中肝郁脾虚证多见。HBV-DNA 阳性是诊断乙型肝炎的必要证据，检测 HBV-DNA 滴度水平可了解传染力的强弱及病毒复制的程度。宓余强等探讨了 HBV-DNA 与中医证型的相关性，结果发现在分型的 5 组中肝郁脾虚证组 HBV-DNA 滴度水平最高，提示病毒复制活跃与肝郁脾虚证（正气虚）的相关性，正如《黄帝内经》所云"正气存内，邪不可干""邪之所凑，其气必虚"。因此，HBV 血清学检测可为慢性乙型肝炎的精准辨证提供科学的依据。

慢性乙型肝炎肝郁脾虚证治疗措施

1. 经方应用及其作用机制：

(1) 柴芍六君子汤的应用：柴芍六君子汤首见于清朝《医宗金鉴》一书，有疏肝健脾之功。方中白芍、柴胡两者配伍而重在疏肝柔肝，养血敛阴；白术、党参、茯苓、甘草为四君子汤所组成，重在健脾益气；陈皮、法半夏配伍和胃理气。主要适应症为两胁作痛、乏力纳差等辨证属肝郁脾虚证者，现代常用于治疗慢性乙型肝炎肝郁脾虚证。在 CNKI 检索近 5 年运用柴芍六君子汤治疗慢性乙型肝炎肝郁脾虚证随机对照试验，经筛选选入 6 篇文章，合计 444 例患者，用柴芍六君子汤＋西药组的平均有效率（92.97%）明显高于纯西药组（76.79%），可见柴芍六君子汤联合西药较单纯西药有较好的疗效。柴芍六君子汤的关键活性物质有柴胡皂苷、白芍总苷、橙皮苷等，具有延缓纤维化、提高免疫力及保肝的疗效。其治疗作用的相关机制可能为：①免疫调节机制，有研究认为 CHB 的发病与免疫调节有密切关系，尤其是与 Th 细胞和 T 淋巴细胞相关性大，通过运用柴芍六君子汤下调 T 淋巴细胞（CD4$^+$、CD8$^+$）、T 辅助细胞（Th1、Th2）水平，减少应答反应，从而达到提高免疫力和延缓纤维化的效果。②非特异性免疫反应机制，通过增高肝细胞 Na$^+$，K$^+$-ATP 酶生物活性，改善机体免疫功能状态，达到提高免疫力和保肝护肝的作用。

（2）逍遥散的应用：逍遥散首见于《太平惠民和剂局方》，逍遥散为治疗肝郁血虚脾弱证代表方，由柴胡、白术、白芍、当归、茯苓、甘草、煨姜、薄荷组成。方中柴胡疏肝解郁，使肝气得以条达；当归甘辛苦温，养血和血；白芍酸苦微寒，养血敛阴，柔肝缓急；白术、茯苓、甘草健脾益气；薄荷疏散郁遏之气，透达肝经郁热；煨生姜温运和中，且能辛散达郁。全方气血兼顾，体用并调，肝脾同治，具有疏肝解郁、养血健脾的功用，主要适应症为两胁作痛、乏力纳差等辨证属肝郁脾虚证者，现代常用于治疗慢性乙型肝炎肝郁脾虚证。在 CNKI 检索近 8 年运用逍遥散治疗慢性乙型肝炎肝郁脾虚证随机对照试验，经过筛选最终纳入 7 篇文献，共计 662 例患者，用逍遥散＋西药组平均有效率（93.06%）明显高于纯西药组（77.58%），逍遥散治疗慢性乙型肝炎肝郁脾虚证有较高的疗效。逍遥散治疗慢性乙型肝炎肝郁脾虚证的活性物质有有机酸类、柴胡皂苷、白芍总苷等，具有提高免疫力、延缓纤维化、保肝护肝等作用。其作用机制：①免疫调节机制，通过提高血中 CD4$^+$ T 淋巴细胞、NK 细胞，以及降下血中 CD8$^+$ T 淋巴细胞，发挥免疫调节作用，提高机体免疫力。②肝细胞修复与再生机制，改善肝细胞膜通透性，加快肝细胞内代谢，促进肝细胞再生、合成蛋白以及肝细胞修复，从而达到延缓肝纤维化及保肝护肝作用。③抗脂质过氧化机制，直接或间接降低自由基浓度，使体内 SOD 增加，以及提高机体抗氧化能力，从而发挥延缓纤维化、保肝护肝作用。

2. 中成药应用：

（1）护肝片的应用：护肝片具有疏肝健脾、理气消食的功用，辨证用于治疗慢性乙型肝炎肝郁脾虚证具有显著疗效。徐德先对 60 例确诊为慢性乙型肝炎患者行临床统计学研究，发现治疗组（护肝片）临床疗效明显优于对照组，差异有统计学意义。现代医学研究表明护肝片具有提高免疫力、护肝降酶等作用。

（2）肝怡诺胶囊的应用：肝怡诺胶囊具有疏肝健脾、扶正益气等功用，用于治疗慢性乙型肝炎各证型有明显的疗效，尤其适用于肝郁脾虚证。王维等对 200 例确诊为慢性乙型肝炎患者进行统计学分析，结果发现治疗组（肝怡诺胶囊）在改善免疫标志物、血清乙型肝炎病毒及肝功能指标等指标上明显优于对比组，差异有统计学意义（$P<0.05$）。

（3）肝乐颗粒的应用：肝乐颗粒具有疏肝健脾、益气扶正的功效。程德美等选取 60 例诊断为慢性乙型肝炎肝郁脾虚证患者进行临床统计学分析，结果发现治疗组（肝乐颗粒组）在改善中医证候及肝功能上较对照组有明显优势，差异有统计学意义（$P<0.05$）。

3. 针灸的应用： 针灸是一种我国特有的治疗疾病的手段，它通过经络、腧穴的传导作用，以及应用一定的操作手法来治疗疾病。

（1）针刺的应用：慢性乙型肝炎肝郁脾虚证常用的腧穴有气海、肾俞、足三里、肝俞、日月、脾俞等，具有疏肝健脾、调和阴阳的功用。宋庆原选取了取 60 例诊断为慢性乙型肝炎患者进行临床统计学分析，对照组应用重组人干扰素 α-2b 治疗，试验组为重组人干扰素 α-2b 联合针灸治疗，结果发现试验组在改善临床症状、改善肝功能、增加血清转化率、减少不良反应发生率等方面均优于对照组（$P<0.05$）。因此，常规用药联合针刺可增强临床治疗效果并可减少药物副作用。

（2）艾灸的应用：艾灸治疗慢性乙型肝炎，不仅可以缓解临床症状，亦可在一定程度上抑制 HBV 复制，故能获得较好的疗效。韩秀华等选取 100 例诊断为慢性乙型肝炎患者进行临床统计学分析，治疗组在对照组的基础上联合艾灸治疗，发现治疗组（艾灸）在缓解临床症状及改善肝功能上明显优于对比组（$P<0.05$）。因此，常规用药的同时联合艾灸治疗可取得更好的疗效。

慢性乙型肝炎是临床常见的以损害肝组织为主的一类传染性疾病，中医辨证治疗疗效显著，而传统中医辨证具有一定的经验性及主观性，现代可利用检验学通过对某些客观指标与中医证型关系探讨，使微观的客观指标与宏观的中医辨证相结合，明确客观指标与"证"的关系，使中医辨证更具客观性和标准化。慢性乙型肝炎肝郁脾虚证与感染 HBV 及 HBV 活动导致肝功能损害而发病，而疏肝健脾法有提高免疫力、延缓肝纤维化、保肝护肝等作用，治疗上有经方汤药、中成药及针灸等多种治疗措施，可达缓解临床症状、延缓病情进展的作用。

32 慢性乙型肝炎的中医治疗

慢性乙型肝炎是由于持续性感染乙型肝炎病毒（HBV）引起的慢性肝脏炎症性疾病，是一种具有隐匿性、进展性及复杂性的传染病。慢性乙型肝炎是发生肝硬化和肝细胞癌的高危因素。据统计，全世界约 2.57 亿人为慢性 HBV 感染者，每年约 88.7 万人因感染 HBV 死亡，其中死于 HBV 相关性肝硬化和肝细胞癌的患者分别约占 30% 和 45%。要根治慢性乙型肝炎需要清除人体内的 HBV 病毒，虽然近十几年来对预防和治疗慢性乙型肝炎的药物研究取得一些可喜的突破性进展，但仍存在着诸多挑战。慢性乙型肝炎发病机制复杂，目前临床上使用的抗病毒药物只能抑制病毒的复制，仍不能清除人体内的病毒，且抗病毒药物在使用的过程中也存在一些不良反应，临床治疗效果仍不甚满意，这些因素就使得慢性乙型肝炎的治疗周期长，为患者带来很大的经济负担。所以为治疗慢性乙型肝炎寻求一条安全而有效的治疗途径仍是当今医学界的一项重大任务。中医药以整体观为指导思想，治疗方式具有多靶点、多途径的优势，在抑制病毒、护肝降酶、抗纤维化、调节免疫、缓解症状等方面具有一定的优势，治疗过程中不良反应少，弥补了单纯使用西医治疗的不足，已成为临床治疗慢性乙型肝炎的一种重要手段。学者覃秀容等对近 5 年来中医药在治疗慢性乙型肝炎方面的最新研究进行了梳理归纳，以期为慢性乙型肝炎的临床防治及进一步研究提供参考。

病名及病因病机

慢性乙型肝炎是西医的命名方式，根据临床表现和发病特点，中医将其归属为"胁痛""痞满""黄疸""积聚""臌胀""肝着"等范畴。古代医家对该病病因主要从内外因两个方面进行阐述。内因主要责之于人体正气的亏虚。外因主要是湿、热、疫毒。目前大多数研究者认为慢性乙型肝炎是由于外感湿热疫毒或先天禀受胎毒，湿热疫毒留滞体内，熏蒸肝胆，导致肝胆失疏，脾失健运而发为本病。病位在肝胆，与脾胃肾密切相关。胡世平教授认为慢性乙型肝炎以体虚为本，疫毒为因，湿热为标，瘀血为伴，人体由于正气的不足，遭遇邪气强大的乙肝病毒，正气无法抵御邪气的入侵而发为此病，其认为乙肝病毒具有湿热之性，湿性黏滞，热易伤阴，使慢性乙型肝炎患者临床表现为疲乏、性情急躁易怒、肝掌等，湿热交结，难以清利，故使得慢性乙型肝炎的疗程延长，湿热久留于体内，引起肝失疏泄，导致气血运行不畅，气滞血瘀水停，最终可发展为肝硬化。吴颢昕教授认为本病的病因分为内外因两个方面，外因主要是湿热毒邪，内因主要是肝郁脾虚，内外因相互作用，使得肝脾两藏的功能失调，引起机体气血远行失畅，导致湿热、瘀浊滞留于人体而发为本病。其中肝郁脾虚为发病的根本，湿热为疾病之标，瘀浊为疾病变化之关键。池晓玲教授亦认为本病病机以肝郁脾虚为本，湿、热、瘀为标。杨广栋认为湿热、肝郁、脾虚、气滞、血瘀、阴损、阳虚为慢性乙型肝炎发病的因素，这些因素互为因果，常两个因素以上并存，其中湿热为主要因素，且贯穿疾病的始终。

辨证分型

1. 常见证型：辨证论治是中医药治疗疾病的特色与优势。目前我国对慢性乙型肝炎的证候研究已经形成了一种诊断标准，将临床慢性乙型肝炎证候主要分为肝郁脾虚证、肝胆湿热证、肝血瘀阻证、肝肾阴虚证、脾虚湿困证 5 种证型。有研究显示，慢性乙型肝炎患者临床证候中常见的证候为肝胆湿热证、肝郁脾虚证和肝肾阴虚证，其中肝郁脾虚证最常见。蓝艳梅等研究发现广西有湿热质、气虚质、瘀血质、气郁质特点的慢性乙型肝炎患者易发生重症化倾向，对以"治未病"观念治疗慢性乙型肝炎具有参考价值。

2. 证候客观化指标的研究：中医证候的判断在一定程度上存在主观性。很多学者从生物学的角度积极寻求能够客观反映中医证候的相关生物学标志物。当前从基因表达谱方面研究基因表达与慢性乙型肝炎证候的相关性成为一种热点。杨婵娟等利用基因芯片技术对 26 例正常健康者、35 例肝郁脾虚证患者、34 例脾胃湿热证患者进行基因表达情况分析，研究结果表明肝郁脾虚证与脾胃湿热证患者之间的基因表达存在差异。李白雪等认为基于 miRNA 在中医阴阳、中医药疗效作用机制等方面的研究，把 miRNA 引入慢性乙型肝炎中医证候客观化研究具有广阔的应用前景。苏悦等对 10 例脾虚湿热证慢性乙型肝炎患者、10 例慢性乙型肝炎隐证患者、10 例健康者的 microRNA 表达谱进行筛选研究，结果发现慢性乙型肝炎脾虚湿盛证患者的 microRNA 表达谱中共有 17 条 miRNA 的表达具有相对特异性，对该证型的诊断有一定的提示价值。宋雅楠等应用 SELDI-ToF/MS 蛋白芯片技术对 3 组不同证候乙肝患者的血清蛋白进行监测、分析，发现了 3 组不同证候间存在差异蛋白峰，用这些差异蛋白峰对乙肝证候进行预测，准确率可达 80% 以上。陈斌等对慢性乙型肝炎肝胆湿热证与血清 ALT、TBil 的相关性进行数据分析，结果显示肝胆湿热证患者与肝郁脾虚证患者相比较，血清 ALT、TBil 含量明显升高。杨丽莎等对慢性乙型肝炎病毒感染的不同免疫状态与证候之间的相关性进行研究，结果表明机体感染乙型肝炎病毒后，不同的免疫状态之间所表现的中医证候存在差异。TSAIDS 等研究慢性乙型肝炎患者肝胆湿热证、肝郁脾虚证、肝肾阴虚证等各个证候间发生转变的过程中人体内基因表达的动态改变，结果发现肝郁脾虚证是肝胆湿热证发展为肝肾阴虚证的一个关键阶段，在这个过程中细胞因子系统全程参与发生改变，且在一种证候向另一种证候转变的过程中，会出现一个临界点，在这个临界点纤维蛋白溶酶原和凝血因子 XII 显著表达，所以这两者辅助中医证型的诊断具有潜在价值。

中药治疗

1. 单味中药：20 世纪 80 年代起，就不断有学者以单味中药对慢性乙型肝炎的作用进行研究，发现了多种单味中药或中药提取物具有抗病毒、消炎、抗氧化及护肝降酶等作用，且每种中药的作用并不局限于一种作用，在抗病毒的同时，还具有抗炎、抗氧化、护肝、抗纤维化等作用，随着临床研究的开展，一些药物在临床上也得到了比较广泛的应用。

郑民实等通过筛选、体外试验等对 3000 多种中草药进行研究，发现了 30 余种对 HBsAg 具有高效抑制作用的中药，包括青蒿、大黄、白花蛇舌草、山楂叶、黄连、虎杖、夏枯草、吴茱萸、贯众、天花粉、香薷、淡竹叶、两面针、旋覆花、酸浆、过路黄、桑寄生、巴戟天、豨莶草等；对 HbeAg 具有高效抑制作用的有丹参、皂荚、黄连、杜仲等。1982 年就有研究发现叶下珠能够降低血清 HBsAg 的水平，甚至使 HBsAg 阴转，随后也陆续有研究者对其抗病毒作用开展进一步验证研究，研究结果均表明叶下珠具有抗乙型肝炎病毒的作用，但由于种类、产地、剂型、给药途径、疗程等，临床实际疗效不一。目前认为叶下珠对血清 HbsAg 滴度水平低、HbeAg 阴性的患者疗效比较显著，种类以广西云南的苦叶下珠疗效最佳，用法以口服全草粉末冲剂治疗效果最好，疗效与疗程成正相关，联合用药效果优于较单一用药效果。董岩对茵陈蒿的作用进行研究，发现茵陈蒿具有促进胆汁分泌和排泄、加强肝脏解毒功能、保护干细胞、促进肝细胞再生等多种作用，对于急性、慢性乙型肝炎，无论单味应用，还是在复方中使用，均有疗效。目前临床使用茵陈蒿治疗慢性乙型肝炎多使用复方。另外，柴胡、车前草对肝细胞具有保护作用，黄精能够抗炎、抗病毒，还能缓解慢性乙型肝炎患者乏力的症状。桑圣刚利用现代网络数据库对忧遁草成分进行挖掘，分析结果显示忧遁草的主要活性成分为异牡荆素、β-谷甾醇、叶绿醇，这些成分具有抗炎、抗氧化、抗肿瘤等作用，可通过多通路协同作用，从而影响疾病进程，与当前的基因靶点研究、药物作用通路研究有一致性，可能成为治疗乙肝的一种很好的药物，但仍需更多的临床基础研究来证实。

除此之外，中药提取物临床治疗慢性乙型肝炎效果亦良好。例如甘草酸制剂及苦参素制剂得到了广泛应用。甘草酸制剂在抗炎护肝降酶方面效果良好，有研究表明甘草酸镁在改善肝功能及肝纤维化指标方面优于其他甘草酸制剂。而苦参素已经被制成多种剂型，能够通过多途径给药，同样具有抗病毒护肝、调节免疫的作用。罗川等所进行的系统评价中发现华蟾素具有抗病毒的作用，能提高慢性乙型肝炎患者血清乙肝标志物转阴率，但在肝功能复常率及降低肝癌发生率方面无明显效果。黄芪苷联合抗病毒药物治疗慢性乙型肝炎能够达到抗炎、抗纤维化、促进 HbeAg、HBV-DNA 阴转的作用。丹参注射液通过改善微循环，清除肝细胞氧自由基，促进肝内胶原蛋白的降解，对慢性乙型肝炎有抗纤维化的作用。

2. 中药复方：中医药强调整体观和辨证论治，因时因地因人辨证处方，治疗慢性乙型肝炎亦不例外，故临床医家多在前人及自己对慢性乙型肝炎认识的基础上进行辨证处以复方，依据病情变化随症加减，取得不错的临床疗效。临床应用上仍以中药复方联合抗病毒药物治疗为主。

柏文婕等研究发现柴芍六君子联合恩替卡韦治疗肝郁脾虚型慢性乙型肝炎患者，不仅能够提高抗病毒效果，且可以有效改善患者的中医证候评分、肝功能及肝纤维化指标。而对于肝郁脾虚兼血瘀证的慢性乙型肝炎患者，凌春萍运用逍遥散加味进行治疗，临床效果显著，并且认为可能是该方通过下调 cD4＋ cD25＋Treg 细胞亚群的水平有关。周坚等运用柴芩温胆汤治疗 30 例慢性乙型肝炎合并睡眠障碍的患者，取得显著的临床疗效，但该方适用于肝郁脾虚、痰热内扰者。曲天华等运用菖郁逍遥散治疗慢性乙型肝炎伴抑郁的患者，研究显示菖郁逍遥散既能显著改善患者的抑郁情绪、降低中医证候评分，又能降低患者血清中的炎性因子水平，且无不良反应。茵陈蒿汤是近 10 年来广泛应用于乙型病毒性肝炎治疗的中药复方，对急性、慢性乙型肝炎在抗病毒、抗炎、护肝降酶、调节免疫力及改善临床症状方面都具有很好的作用，主要用于治疗肝胆湿热证的患者。张维发现慢性乙型肝炎患者在口服抗病毒药物的同时，服用加味血府逐瘀汤，可使肝功能得到明显改善，并且加味血府逐瘀汤能抑制肝纤维化、降解已生成的纤维，防止肝纤维化的进一步发展。王一凤研究经验方健脾柔肝方联合恩替卡韦治疗慢性乙型肝炎的效果，结果显示健脾柔肝方联合恩替卡韦治疗组的中医证候评分、肝纤维化指标较对照组显著降低，治疗组 T 淋巴细胞水平明显高于对照组（$P<0.05$）。侯志君在使用恩替卡韦抗病毒的基础上，应用茵栀清肝汤治疗 HBeAg 阳性的慢性乙型肝炎患者，发现不仅能够提高 HBeAg 血清学转换率，而且可抑制病毒的复制，改善患者临床症状。蔡本强利用动物实验研究补肾解毒方对慢性乙型肝炎疫苗免疫效果的辅助作用，发现补肾解毒方能调节 T 淋巴细胞的免疫功能，联合 PD-L1 抗体应用时效果更显著，可逆转乙型肝炎病毒的慢性感染状态，对慢性乙型肝炎的临床治疗存在一定的价值，为慢性乙型肝炎的治疗开发新的中药复方提供参考。

此外，亦有学者将中药复方制成中药注射制剂作为静脉用药，临床效果亦良好。如翁远等对 98 例合并情绪或者睡眠问题的慢性乙型肝炎患者运用舒肝宁注射液联合恩替卡韦进行治疗，结果显示总有效率达 93.88%，患者肝功能、抑郁和焦虑等负面情绪、睡眠质量等均较对照组明显改善，且治疗安全性高。

除汤剂、注射剂外，还有学者使用膏方治疗。例如侯志君对症情稳定的慢性乙型肝炎患者根据四时阴阳辨证运用膏治疗，能够提高机体免疫力，改善症状，达到治病求本的目的，但膏方多滋腻，药味多而复杂，对于病毒复制活跃、肝功能异常，临床表现为一派湿热等实证及兼其他基础疾病的患者应慎用甚至禁用。目前临床上中药复方使用比较多，注射剂及膏方的使用相对较少，需根据具体情况进行选择，这样才能体现中医"三因制宜"的特点和优势。

3. 中成药：中成药具有吸收慢、药效持久、节省药材、便于服用及携带等特点，疗效良好的基础上亦满足了患者的需求，在抑制病毒复制，尤其是护肝降酶退黄等方面发挥着重要作用，故对中成药的研究亦很多，越来越多的中成药被研发并在临床上使用。如抑制病毒作用的叶下珠制剂、苦参制剂，有抗炎作用的五味子制剂、垂盆草制剂，调节免疫的多糖类药物。还有针对不同中医证候可选择的药物，如肝胆湿热证者可选择当飞利肝宁胶囊、熊胆胶囊，脾虚肝郁者可选择肝苏胶囊、逍遥丸，肝肾阴虚者可选六味地黄丸、杞菊地黄丸，瘀血阻络者可选扶正化瘀胶囊、鳖甲煎丸、复方丹参滴丸等。此外，还有很多新的研究发现一些中成药也具有很好的临床疗效，为临床治疗提供了更多选择。例如康玮玮等运用肝爽颗粒治疗慢性乙型肝炎的多中心临床研究结果表明肝爽颗粒在改善临床症状、保肝、抗纤维化方面均有明显的效果。疏肝健脾颗粒可提高乙肝病毒标志物的阴转率和患者的免疫力，适用于肝郁脾虚型的慢性乙型肝炎患者。健肝降脂丸对慢性乙型肝炎合并非酒精性脂肪肝的患者具有很好的抗病毒、降血脂、改善肝功能的作用。

4. 外治：中医外治治疗慢性乙型肝炎主要有针灸、艾灸、穴位贴敷、穴位注射、穴位埋线、耳穴埋豆、中药封包烫疗、足浴和外洗等治疗方式，临床上均取得了一定疗效，其中针灸、艾灸、穴位贴敷、穴位注射、烫疗应用都比较广泛。罗璧玉认为慢性乙型肝炎应从"肝脾"两脏论治，故针刺时选用百会、印堂、合谷、太冲穴，配合艾灸脾俞、中脘穴，同时在膈俞、胆俞行刺络拔罐疗法，以达到清肝、疏肝、健脾、活血之效，临床疗效较佳。付喜花通过艾灸关元、太冲、足三里穴治疗合并慢性疲劳综合征的肝郁脾虚证慢性乙型肝炎患者，治疗组肝功能明显改善，优于对照组，验证了艾灸关元、太冲、足三里穴治疗慢性乙型肝炎合并慢性疲劳综合征患者的确切疗效。陈洁真利用穴位注射联合聚乙二醇干扰素治疗 62 例慢性乙型肝炎患者，穴位注射治疗组与单纯使用聚乙二醇干扰素 α - 2b 治疗的对照组比较，肝功能的恢复率及病毒的转阴率均优于对照组，且不良反应少。另外，中药直肠滴注也对慢性乙型肝炎的治疗有一定的作用。Treg 细胞与 Th17 细胞参与慢性乙型肝炎的疾病变化过程，张意兰予慢性乙型肝炎患者通过结肠滴注祛毒退黄汤治疗，研究结果发现祛毒退黄汤能够使慢性乙型肝炎患者外周血的 Treg 细胞、Th17 细胞水平下降，改善肠道环境，修复肠黏膜，从而减少肠道内毒素的产生及吸收，促进肝脏的修复，阻断疾病的进一步发展。

33　慢性乙型肝炎的中西医治疗

慢性乙型肝炎（CHB）是目前全世界流行广泛、进展迅速、威胁性较大的一种慢性传染性疾病。按照 CHB 的发病特点、临床症状和预后情况等，可归属于中医"肝着""胁痛""黄疸""臌胀""癥瘕""积聚"等范畴。近年来，西医治疗有效降低了 CHB 的发病率，但病死率却呈逐渐上升趋势，中医药在治疗 CHB 方面具有独特的优点，且在临床上取得了不错的疗效。学者甘钧元等查阅近年来国内外的相关文献，梳理总结了中西医治疗 CHB 的研究，并进行了阐述。

现代医学研究

1. 流行病学研究：乙型肝炎病毒（HBV）感染是全球范围内的主要公共卫生问题，根据 2015 年世界卫生组织调查显示，全世界有 2.57 亿的慢性 HBV 感染患者，每年因 CHB 发生肝硬化、肝癌的死亡人数高达 88.7 万人。目前在中国一般人群中，HBV 表面抗原流行率为 5%～6%，慢性 HBV 感染者约有 7000 万例，其中 CHB 患者约 3000 万例，由 HBV 感染引起的肝硬化和肝细胞癌比例分别为 60% 和 80%。近年来，中国在预防 HBV 母婴传播和覆盖乙肝疫苗接种等方面取得了较大的进展，不仅大大降低了 HBV 感染的发病率，而且有效阻止了 CHB 相关肝病的病死率。

2. 发病机制：引起 CHB 发生的 HBV 病毒是一种有包膜的双链 DNA 分子，属于肝炎病毒家族的成员，一个成熟的病毒颗粒直径可达 43 nm，感染力较强，因此，在最初感染后至少 6 个月内可检测到乙型肝炎表面抗原的持续表达。目前大多数研究者认为，HBV 是一种"隐形"的病毒，它可以不直接杀伤肝细胞，在机体免疫系统应答较差的情况下会引起肝细胞病变，其主要包括由机体特异性免疫及细胞因子引起的两种肝损伤。CHB 的发病机制主要是由于人体感染 HBV 后，肝脏功能受到损害，体内免疫系统抵抗力下降，不能完全清除 HBV，最后病毒不断进行复制，导致感染呈慢性且持续性发展，最后出现肝纤维化、肝硬化、肝衰竭等严重并发症，甚至因发生肝癌而死亡。

3. 西医治疗：CHB 不仅传染率高，传播途径复杂，临床症状及并发症多种多样，而且预后较差。因此，CHB 的最终治疗目标是最大限度地抑制 HBV 复制，降低其发展为肝纤维化、肝硬化、肝癌的风险，以提升患者的生活质量。

目前治疗主要集中在抗病毒方面，指南上推荐的抗病毒药有聚乙二醇干扰素（Peg-IFN）和核苷酸类似物（NAs）两大类，Peg-IFN 是一种免疫调节剂，主要通过细胞介导进行免疫刺激反应，可以独立于免疫细胞抑制病毒转录。Peg-IFN 的优势在于提供对 HBV 感染的免疫介导控制，有研究显示，在持续 1 年的 Peg-IFN 治疗之后，约 30% 的患者可以实现持续的非治疗反应，长期停药后随访，大约有 30%～50% 患者的 HBsAg 转阴。尽管使用 Peg-IFN 存在一定的副作用，但由于其免疫调节作用优势，目前仍然是部分 CHB 患者不可缺少的治疗药物。NAs 则是一类特异性靶向抑制 HBV 逆转录酶的药物，可以降低 HBV-DNA 的水平，减少不良事件发生，但需要长期进行抗病毒治疗，且容易产生耐药作用。在可用的 NAs 中，恩替卡韦和替诺福韦是目前常用的治疗药物，因为它们具有高效抗病毒作用，安全性较好。除此之外，还有拉米夫定、阿德福韦酯、替比夫定等抗病毒治疗药物。

中医药研究

1. 病因病机： 中医古籍中并无关于 CHB 的具体记载，中医学认为，CHB 按照其发病特点可归属于 "肝温""肝毒""肝着" 等范畴，按照其证候表现，可归属于 "胁痛""黄疸" 范畴，当出现并发症时又可归属于 "臌胀""癥瘕""积聚" 等范畴。CHB 可由情志失调、饮食不节、正气虚弱、劳欲损伤等引起，病变主要部位在肝胆，与脾、胃、肾等脏腑关联密切，病机可归纳为热毒停滞、气滞血瘀、肝脾不调、肝肾不足等，病性属 "本虚标实，虚实夹杂"。其主要症状有肝区不适、胁肋疼痛、皮肤发黄、小便黄、倦怠乏力、食欲不振等。田耀洲认为，湿热疫毒是 CHB 的主因，其病机可概括为 "湿、郁、瘀、虚" 4 种，相互影响，又互为因果，促进该病的发生和发展。邱健行根据岭南湿热致病理论认为，CHB 的基本病因病机在于人体脾胃虚弱，外感湿热毒邪，该病的病机演变可总结为肝病传脾，虚实夹杂，湿热之邪与体内正气虚损互为因果，导致病情发展成肝纤维化、肝硬化。潘洋等认为，CHB 是由于湿热瘀毒蕴于中焦，熏于肝胆，伏于血分，形成本虚标实夹杂的基本病机。王京奇认为，CHB 的病因病机在于正气不足，湿热邪毒犯于肝脏，阻滞肝络，气血阴阳失调。吴颢昕认为，CHB 的形成是由内因和外因两个方面引起，内因在于肝气郁结、脾气亏虚，外因在于湿热毒邪侵袭人体，脏腑功能失调。

目前，大多数研究者认为，CHB 根据中医辨证可分为肝胆湿热证、肝郁脾虚证、肝肾阴虚证、瘀血阻络证、脾肾阳虚证 5 种证型，可采用清热利湿、疏肝健脾、滋补肝肾、活血通络、温补脾肾等方法治疗。

2. 中医治疗： 中医药以整体观念和辨证论治理论为指导思想，具有多靶点、多途径、多环节等治疗优势，在抑制病毒复制、护肝降酶、调节免疫、缓解临床症状、延缓肝纤维化进展等方面疗效较好，治疗过程中总体不良反应较少，弥补了西医单一抗病毒治疗的缺点，为临床防治 CHB 的重要方法。

根据 CHB 的临床症状，可选用茵陈蒿汤或甘露消毒丹、逍遥散、一贯煎、膈下逐瘀汤、附子理中汤合金匮肾气丸等方剂进行辨证论治。XuL 等通过系统回顾和 Meta 分析等方法，检索了茵陈蒿汤治疗 CHB 的相关文献，结果表明，茵陈蒿汤可明显降低患者的 HBV-DNA、HBeAg、丙氨酸氨基转移酶（ALT）等相关检测指标，改善中医临床症状，提高生活质量，表明茵陈蒿汤可以有效治疗 CHB。张健等在西医常规治疗基础上加用茵陈蒿汤加减治疗 48 例 CHB 患者，结果显示，其有效率为 95.83%，说明茵陈蒿汤加减治疗 CHB 疗效明显。白洁运用逍遥散联合恩替卡韦治疗 56 例 CHB 患者，发现逍遥散能明显改善患者的肝功能，提高 HBeAg 和 HBV-DNA 的转阴率。邱腾宇、袁志军等分别研究一贯煎治疗 CHB 患者的具体疗效，结果显示，该方能有效改善 CHB 患者的临床症状，降低肝脏弹性值，减轻肝纤维化程度，减轻炎症反应，保护肝功能，减少不良反应发生率。邓静等研究发现，运用膈下逐瘀汤加减方治疗 CHB，可进一步改善患者临床症状，延缓肝纤维化。

近年来，安络化纤丸、复方鳖甲软肝片、扶正化瘀胶囊、肝苏颗粒、苦参素胶囊等中药复方在 CHB 的临床治疗中已被广泛使用，其具有多种中药成分，作用于多个靶点。刘丹发现，安络化纤丸联合恩替卡韦治疗 CHB 患者，有效率为 97.50%，不良反应发生率为 5.00%，表明安络化纤丸能提高患者的临床疗效。揭中华等采用复方鳖甲软肝片联合替诺福韦治疗慢性乙型肝炎，结果表明，其可显著降低丙二醛、一氧化氮水平，进一步减轻肝损伤，延缓肝纤维化进程，提高临床治疗效果。夏小芳等使用扶正化瘀胶囊联合恩替卡韦治疗 120 例 CHB 患者，研究发现，治疗后患者的肝功能和肝纤维化指标明显下降。还有研究发现，肝苏颗粒、苦参素胶囊以及柔肝化纤颗粒都能显著改善肝功能，提高 CHB 患者的 HBsAg 和 HBV-DNA 转阴率，且不良反应较小。

中西医治疗

中西医联合用药治疗 CHB 也取得了一定的治疗效果。陈微等将 200 例 CHB 患者随机分为两组，研究发现，中西医联合用药观察组的临床疗效、肝功能指标水平及复发率均优于对照组，说明中西医联合用药治疗 CHB 效果显著。高爱华等使用中西医结合疗法治疗 CHB 患者 130 例，研究发现，其可能通过降低Ⅲ型前胶原、层粘连蛋白、CD8$^+$值、血清Ⅳ型胶原、转化生长因子 β1、透明质酸等指标，抑制肝纤维化进程，提高患者的免疫能力。对于 CHB 患者出现的早期肝纤维化及肝硬化，李娜发现，如果能尽早采用中西医结合治疗，可减缓肝纤维化和肝硬化的进程。周伟等发现，采用中西医结合疗法治疗拉米夫定耐药的 CHB 患者，可有效抑制 HBV-DNA 复制，提高转阴率。张红、陈日霞、高爱华等分别运用中西医结合治疗 CHB 患者，研究发现，治疗后可明显改善肝功能、HBV-DNA 和肝纤维化等指标，增强患者的免疫功能和抗病毒疗效。刘露露等提倡采用科学合理、规范化的中西医结合疗法治疗CHB，不仅能改善患者的临床指标，还能有效延缓肝纤维化、肝硬化，甚至肝癌的风险。叶永安认为，未来治疗 CHB 要把握好中医药的现代研究机遇，结合西医治疗，充分发挥中西医结合的优势特长。

中医治疗 CHB 具有辨病与辨证相结合，多途径、多靶点整体调节的治疗优势，西医治疗 CHB 具有抗病毒的治疗作用。今后，应发挥中西医治疗的优势，运用大数据分析进行更多基础实验研究，从而制订出有效的治疗方案，为中西医结合治疗 CHB 提供更好的参考依据。

34 中医治疗慢性乙型肝炎及相关疾病研究

慢性乙型肝炎（CHB）是由乙型肝炎病毒（HBV）持续感染导致的慢性肝脏炎症性疾病。目前，HBV 感染这一公共卫生问题依旧被全世界所关注，CHB 已成为人类健康的重要威胁。CHB 西医难以治愈，患者需终生服药，且西药副作用大。中医学根据 CHB 的发病特点和临床症状将其归属为"胁痛""肝郁""疫毒""积聚"等范畴，中医药在缓解症状、延长生命、提高生活质量等方面均有明显特色。学者覃婕等将中医药治疗 CHB 及相关疾病的临床研究做了梳理归纳。

CHB 的病因病机

中医学认为，CHB 由人体正气不足，加之湿热疫毒之邪侵袭，发病与体质、外感、情志、饮食等因素有关。CHB 病位在肝，多涉及脾、肾两脏。病性属本虚标实，虚实夹杂。如《素问·至真要大论》云："厥阴之胜，耳鸣头眩，愦愦欲吐，胃膈如寒……胃脘当心而痛，上肢两胁……甚则呕吐，膈咽不通。"《难经·第七十七难》云："肝当传之于脾，故先实其脾气。"张仲景《金匮要略》云："见肝之病，知肝传脾，当先实脾……故实脾，则肝自愈，此治肝补脾之要妙也。"明代李中梓《医宗必读》云："东方之木，无虚不可补，补肾即所以补肝；北方之水，无实不可泻，泻肝即所以泻肾。"由于 CHB 的病因、病机、病位、病性复杂多变，病情交错，故应辨明肝、脾、肾之正虚与湿、热、毒、瘀邪实之间的关系。因此，治疗时应统筹兼顾扶正与祛邪，顾护正气的同时调整阴阳、气血、脏腑功能平衡，做到祛邪而不伤正。

当代医家在前人基础上结合自身临床经验提出了各具特色的诊治理念。吕文良认为，CHB 之病机主要由"毒""瘀""虚"3 种病理因素所导致，以此为基础进行辨证施治，同时注意扶正固本、攻毒解机、化瘀荡积。马晓北认为，CHB 多为本虚标实，正气亏虚为本，湿热毒邪为标，湿、热、毒互结，肝、脾、肾三脏俱损，治疗上应明辨虚实，标本兼治。王阳阳等认为，CHB 病因为正气不足致虚，湿、热、瘀、毒为实，表现为虚实夹杂，故应以清热、解毒、化湿以保肝降酶，活血、化瘀、通络以抗纤维化，补肾、疏肝、健脾以增强免疫力。叶永安认为，肝郁脾虚、肝胆湿热是 CHB 的核心病机，确立了中医基本治则，首次提出了中医药"免疫孵育"的概念并创立调肝健脾和血方、调肝健脾解毒方用于临床。杨丽将中医"治未病"理念应用到 CHB 的治疗中，分"既病早治、控制防变、瘥后防复"分别对病程的不同阶段予以干预。朱明清等根据藏象理论和五行生克理论认识到 CHB 主要因感受湿热疫毒之邪，病机为正虚邪恋，病位在肝、脾、肾三脏，采用补肾健脾法进行治疗具有独特优势；同时还发现临床上 CHB 伴发失眠的患者较多，发现"肝藏魂"和"肝藏血"理论与此类患者的中医病机关系密切，为临床辨证论治 CHB 并改善其睡眠质量提供了理论依据。

CHB 的临床研究

目前治疗 CHB 的中药主要以经典方剂为基础，结合不同证型及医家各自临床经验进行加减，形成自拟方剂或效方验方，联合西药进行临床试验以提高证据等级。同时针刺、穴位贴敷、穴位埋线、耳穴贴压等外治法具有简、便、廉、验的特点，临床应用也十分广泛。

1. 中药内治：

（1）经典方化裁：胡卫敏等将 124 例 CHB 早期肝硬化患者随机分为 2 组，对照组 62 例予抗病毒、保肝综合治疗，治疗组 62 例在对照组治疗基础上联合鳖甲煎丸（鳖甲、柴胡、黄芩、人参、阿胶、白芍、凌霄花、射干）治疗。2 组均治疗 12 周。结果治疗组总有效率为 95.2%，对照组总有效率为 77.4%，治疗组疗效优于对照组（$P < 0.05$）。表明对 CHB 早期肝硬化患者辅以鳖甲煎丸治疗能取得更为确切的治疗效果，改善肝功能及肝纤维化。凌春萍等将 80 例 CHB 肝郁脾虚兼血瘀证患者随机分为 2 组，对照组 40 例予恩替卡韦分散片口服，治疗组 40 例在对照组治疗基础上联合逍遥散加味方颗粒剂（柴胡、当归、白芍、白术、茯苓、甘草、薄荷、干姜、丹参、三七）治疗。2 组均治疗 48 周。结果治疗组总有效率 87.5%，对照组总有效率 60%，治疗组疗效优于对照组（$P < 0.05$）。表明逍遥散加味治疗 CHB 可以增强肝脏功能，提高疗效。王云海将 80 例 CHB 患者随机分为 2 组，对照组 40 例予恩替卡韦片＋甘草酸二铵肠溶胶囊治疗，治疗组 40 例在对照组治疗基础上联合丹栀逍遥散加减（白术、牡丹皮、当归、大枣、川楝子、甘草、黄芪、白芍、赤芍、柴胡、茯苓、薄荷、栀子）治疗。2 组均治疗 3 个月。结果治疗组总有效率为 95%，对照组总有效率为 75%，治疗组疗效优于对照组（$P < 0.05$）。表明丹栀逍遥散加减辅助治疗 CHB 效果理想，能促进患者肝功能改善。陈日霞将 76 例 CHB 肝郁气滞证患者随机分为 2 组，对照组 38 例予恩替卡韦片＋甘草酸二铵肠溶胶囊治疗，治疗组 38 例在对照组治疗基础上联合丹栀逍遥散辨证治疗。2 组均治疗 3 个月。结果治疗组总有效率为 94.7%，对照组总有效率为 76.3%，治疗组疗效优于对照组（$P < 0.05$）。表明丹栀逍遥散加减辅助治疗 CHB 肝郁气滞证，能改善中医证候评分和肝功能指标，提高治疗效果。

（2）自拟效方：杨丽华将 40 例 CHB 患者随机分为 2 组，参照组 20 例予恩替卡韦胶囊治疗，试验组 20 例在参照组治疗基础上联合补肝汤加味（柴胡、黄芩、白芍、枳壳、茯苓、炙甘草）治疗。2 组均治疗 2 个月。结果试验组总有效率为 95.00%，参照组总有效率为 70.00%，试验组疗效优于参照组（$P < 0.05$）。表明补肝汤加味治疗 CHB 患者效果显著。薛建华将 78 例肝郁脾虚型 CHB 患者随机分为 2 组，对照组 39 例予恩替卡韦分散片治疗，治疗组 39 例在对照组治疗基础上加柴芍颗粒（柴胡、白芍、白术、茯苓、当归、甘草）治疗。2 组均治疗 3 个月。结果治疗组总有效率为 97.22%，对照组总有效率为 41.67%，治疗组疗效优于对照组（$P < 0.05$）。表明柴芍颗粒联合恩替卡韦治疗肝郁脾虚型 CHB 能更有效地改善患者肝功能，减轻临床症状，疗效显著。宋云香将 86 例 CHB 患者随机分为 2 组，对照组 43 例予恩替卡韦片治疗，治疗组 43 例在对照组治疗基础上联合柴芍颗粒治疗。2 组均治疗 12 周。结果治疗组总有效率为 95.35%，对照组总有效率为 86.05%，治疗组疗效优于对照组（$P < 0.05$）。范灵芝等将 60 例 CHB 肝纤维化肝郁脾虚证患者随机分为 2 组，对照组 30 例予恩替卡韦片治疗，治疗组 30 例在对照组治疗基础上联合和血柔肝方（柴胡、党参、当归、白芍、丹参、茯苓、香附、白术、鳖甲、穿山甲）治疗。2 组均治疗 24 周。结果治疗组总有效率为 86.67%，对照组总有效率为 60.00%，治疗组疗效优于对照组（$P < 0.05$）。段少琼等将 98 例 CHB 患者随机分为 2 组，对照组 49 例予复方甘草酸苷等常规药物对症治疗，治疗组 49 例在对照组治疗基础上联合化肝解毒汤（虎杖、平地木、半枝莲、土茯苓、垂盆草、赤芍、姜黄、黑料豆、甘草）治疗。2 组均治疗 3 个月。结果治疗组总有效率为 91.8%，对照组总有效率为 73.5%，治疗组疗效优于对照组（$P < 0.05$）。邢现峰等将 86 例 CHB 患者随机分为 2 组，对照组 43 例予复方甘草酸苷等常规西药治疗，治疗组 43 例在对照组治疗基础上加用化肝解毒汤口服治疗。2 组均治疗 3 个月。结果治疗组总有效率为 91.8%，对照组总有效率为 73.5%，治疗组疗效优于对照组（$P < 0.05$）。张秋香等将 70 例 CHB 伴抑郁症患者随机分为 2 组，对照组 35 例予恩替卡韦分散片＋谷维素治疗，治疗组 35 例在对照组治疗基础上加用加味芪参二莲汤（黄芪、蒲公英、败酱草、茵陈、苦参、柴胡、白芍、郁金、当归、半边莲、半枝莲、虎杖、佛手、女贞子、墨旱莲、五味子、香附、生甘草）治疗。2 组均治疗 8 周。结果治疗组总有效率为 85.71%，对照组总有效率为 62.86%，治疗组疗效优于对照组（$P < 0.05$）。表明加味芪参二莲汤治疗 CHB 伴抑郁症临床疗效确切，能够明显改善患者的抑郁状态和肝功能。韩中颖等将 80 例

CHB 肝纤维化患者随机分为 2 组，对照组 40 例予复方甘草酸苷胶囊保肝、恩替卡韦抗病毒治疗，治疗组 40 例在对照组治疗基础上予软肝化瘀方（鳖甲、郁金、水蛭、煅牡蛎、赤芍、垂盆草、丹参、白茅根、薏苡仁、香附、枳实、佛手）治疗。2 组均治疗 6 个月。结果治疗组总有效率为 92%，对照组总有效率为 75%，治疗组疗效优于对照组（$P<0.05$）。

（3）少数民族药物：我国少数民族医药在 CHB 治疗方面也有独特优势和显著疗效。东知才将 120 例 CHB 患者随机分为 2 组，对照组 60 例予阿德福韦酯片治疗，治疗组 60 例予藏药 25 味松石丸治疗。2 组均治疗 1 个月。结果治疗组总有效率为 95%，对照组总有效率为 60%，治疗组疗效优于对照组（$P<0.05$）。壮药白花香莲解毒方能明显改善 CHB 患者的肝功能，具有保护肝细胞的作用。李媛等将 60 例 CHB 患者随机分为 2 组，对照组 30 例予恩替卡韦抗病毒治疗，治疗组 30 例在对照组治疗基础上予白花香莲解毒方（白花蛇舌草、三叶香茶菜、黄花倒水莲、排钱草）治疗。2 组均治疗 12 个月。结果治疗后治疗组丙氨酸氨基转移酶（ALT）、天冬氨酸氨基转移酶（AST）水平低于对照组（$P<0.05$）。HBVDNA 转阴率高于对照组（$P<0.05$）。

2. 外治法：

（1）针药合用：台杰等采用针刺联合加味水木两滋汤治疗 CHB 肝肾阴虚证 43 例，针刺取穴肝俞、太溪、三阴交、足三里，加味水木两滋汤药物组成熟地黄、枸杞子、山茱萸、山药、白芍、当归、茯苓、郁金、川楝子、大黄、茵陈、金钱草、川芎、鸡血藤、甘草。结果患者治疗后肝肾阴虚证相关症状和肝功能均明显改善，且可以促进患者肠道菌群趋向好转。徐琛等采用针刺十三鬼穴治疗 CHB 相关失眠患者 39 例，取穴百会、上星、风府、大陵、劳宫、隐白、申脉、太冲。结果可以缩短 CHB 伴失眠患者入睡时间、提高睡眠质量、改善日间症状，且能较好地控制复发。提示针刺十三鬼穴具有平衡气血阴阳、疏肝理气、安神定志之功效。

（2）穴位贴敷：张晓艳采用中药穴位敷贴疗法辅助治疗黄疸型 CHB 患者 58 例，药物组成猪苓、泽泻、大黄、黄柏、龙胆、茵陈、栀子，药物混合研末，用百部粉与白酒将上述药粉调成糊状，贴敷于脐部，用纱布覆盖，并用胶布固定。结果患者治疗后乏力、食欲减退、皮肤黄染等症状均缓解，血清总胆红素（TBiL）水平降低，总有效率为 89.66%。王蓓琳等采用肝舒贴穴位贴敷配合肝病治疗仪治疗 CHB 35 例，肝舒贴药物组成有黄芪、莪术、穿山甲等，肝病治疗仪取期门、日月、左章门、肝俞、胆俞、脾俞等穴位进行治疗。结果患者治疗后乏力、纳差、腹胀、胁痛等症状明显缓解，血清 ALT、AST 水平降低。

（3）穴位埋线：季盛以足三里为主穴，辅以肝脏募穴肝俞进行穴位埋线分别治疗 CHB 肝郁脾虚证、肝胆湿热证、肝肾阴虚证各 1 例。结果 3 例患者 HBV-DNA 均转为阴性，证明穴位埋线疗法具有良性双向调节 CHB 患者免疫功能的作用，在病毒复制、抗体增长及相关症状改善上均有良好效果，且操作简单，安全性高。

（4）耳穴贴压：齐雪阳等采用耳穴贴压辅助治疗 CHB 肝硬化 42 例，取穴肺、皮质下、交感、小肠、大肠、胃、脾、胆等，以王不留行粘贴于以上耳穴。结果患者治疗后临床症状明显改善，血清 ALT、AST、TBiL 水平降低，同时提高患者躯体、认知、情感、社会等功能，疗效显著。

3. 其他疗法：除上述治法外，认知行为干预、心理干预、健康宣教、中医特色慢病管理等方法对 CHB 患者的精神心理状态、用药依从性、生活质量等方面均有特殊的作用，这些方法作为辅助手段可以提升药物治疗的疗效，改善患者躯体症状的同时关注不良心理状态对病情发展的影响，充分体现了"心身同治"理念，也符合中医治病"以人为本、整体观念"的思想。

HBV 感染依然是肝癌的主要病因，世界范围内 CHB 的发病率和患病率仍居高不下，目前的西药疗效欠佳，患者需终身服药。虽然 CHB 是医学界研究热点，但目前药物品种仍很匮乏，仅局限于核苷酸类似物和干扰素两大类，与实际应用差距较大。目前对于 CHB 的研究方向众多，其中"肝-肠轴"是近年来比较集中的话题，肠道微生物（肠道菌群）与包括 CHB 在内的慢性肝病之间的关系日益被人们重视，机制研究也层出不穷，很多发现更新或者颠覆了之前的认识，为我们更全面、深入地了解此类疾病提供了更多的视角和更广的视野，也为研制更有效、安全的药物提供了机遇和挑战。

中医药治疗 CHB 历史悠久，在缓解症状、减轻炎症、抗病毒、抗纤维化、调节免疫等方面均有作用。通过上述文献总结可以看出中医药不同途径治疗 CHB 不同机制、不同阶段有多途径、多靶点的特点，临床应用广泛，疗效确切。

35　中医治疗慢性乙型肝炎研究的分析

　　慢性乙型肝炎（CHB）是感染乙型肝炎病毒（HBV）的世界公共卫生问题，据报道，每年大约有65万人因为HBV感染所致的肝衰竭、肝硬化和肝癌而死亡。全球范围内，由HBV感染引起的肝硬化和肝细胞癌（HCC）患者比例分别为30%和45%，慢性乙型肝炎位列危害我国人民健康的常见慢性传染病。因此，慢性乙型肝炎及其相关性疾病（肝硬化、肝癌）的防治仍面临巨大挑战。现代医学以抗病毒、保护肝细胞、调控免疫和抗肝纤维化等治疗为主，但目前为止，所有药物只能最大限度地长期抑制HBV复制，还没有任何一种药物能够彻底清除HBV病毒。目前常用的抗病毒药（如干扰素、恩替卡韦、替诺福韦酯、阿德福韦酯、拉米夫定等）在一定程度上能减缓病情发展，但其价格较贵，在我国患者中并没有得到广泛应用。且抗病毒药物具有明显的耐药性和剂量依赖等副作用，治疗效果并不理想。因此，迫切需要开发新的抗病毒药和更有效的治疗慢性乙型肝炎的治疗方法。

　　近年来，越来越多的临床研究表明中医药治疗慢性乙型肝炎取得了显著成效。中医药治疗在改善患者临床症状、恢复肝功能、保肝降酶、调节免疫及抗肝脏纤维化等方面具有独特优势，而且药物副作用少，安全可靠。加之中医理论指导下的辨证治疗是对慢性乙型肝炎进行个体化治疗，从而可达到很好的疗效。在我国中医药被广泛用于治疗慢性乙型肝炎，虽然似乎可作为抗病毒治疗的替代药物，但因中药活性成分复杂，其治疗慢性乙型肝炎的作用机制尚不清楚。随着细胞动物模型的发展和实验技术水平的提高，许多中药的抗病毒作用及有效成分被逐渐确认，这为开发新型抗病毒药物提供依据。学者陈寅莹等对近年来中医药治疗慢性乙型肝炎的研究进行了梳理和分析，以期为慢性乙型肝炎的预防和治疗提供了新思路及方法。

中医学对慢性乙型肝炎病因病机的认识

　　慢性乙型肝炎在中医学属于"胁痛、黄疸、臌胀、积聚、疫毒"等疾病范畴。中医学认为，正虚邪盛交织，湿、热、郁、毒、痰、虚、瘀等多种因素相互作用导致慢性乙型肝炎发病，正虚表现为肝郁脾虚、肝郁气滞、肝肾阴虚、脾肾阳虚，邪盛表现为瘀血阻络、湿热蕴结等。一般认为，湿热瘀毒蕴结肝胆常贯穿慢性乙型肝炎的整个病程，湿热、瘀血是慢性乙型肝炎的主要病理产物，受累的关键脏腑主要是肝、脾、肾，病理改变主要是瘀血阻滞。正气亏虚既是慢性乙型病毒性肝炎发病的原因，也是感染后的必然结果。根据疾病的时期和患者体质等方面的不同，本病又分为6种证型：肝郁脾虚型、湿热蕴结型、肝郁气滞型、瘀血阻络型、肝肾阴虚型、脾肾阳虚型。其中最为常见的是肝郁脾虚型，其次为湿热蕴结型。

　　长期以来，中医在防治慢性乙型肝炎方面具有独特的优势，但是要进一步提高中医药防治慢性乙型肝炎的能力，必须要突破解释证候生物学基础的瓶颈。表观遗传学与中医证候有一定的理论共性，有研究从DNA甲基化表观遗传学角度研究慢性乙型肝炎中医辨证分型的生物学基础，对该病的诊断和预防具有重要意义。还有研究探讨慢性乙型肝炎患者肝组织中程序性死亡受体-1（PD-1）表达与中医证候、慢性乙型肝炎病理诊断的关系，发现不同中医证型CHB患者PD-1表达水平存在差异，其中血瘀型PD-1表达最高（0.35 ± 0.04），肝脾型最低（0.23 ± 0.03）。还有研究发现在慢性乙型肝炎病毒感染自然史中，中医证型发生了改变，并与HBsAg滴度相关。瘀血阻络型、肝肾阴虚型的HBsAg水平显著低于脾肾阳虚型、肝郁气滞型、湿热蕴结型（$P<0.05$）。

现代医学治疗慢性乙型肝炎仍存在不足

现代医学对慢性乙型肝炎的治疗主要包括抗病毒、免疫调节、抗炎保肝、抗肝纤维化、对症支持治疗等。其中，抗病毒治疗是目前主要的治疗策略。通过抗 HBV 病毒，可以有效地抑制或清除乙肝病毒，控制或延缓病情进一步发展。干扰素和核苷（酸）类似物是目前治疗 CHB 的主要特效药物。干扰素包括普通干扰素和聚乙二醇干扰素，具有疗程相对固定，乙型肝炎 E 抗原（HBeAg）和 HBsAg 血清学转换率相对较高，停药后可获得持久的免疫应答，耐药变异少等优点，但由于宿主和病毒等因素的影响，其不良反应明显，不适用于肝功能失代偿者，长期用药成本高，用药不方便，临床应用受到一定的限制。

目前常用的抗病毒药物以核苷（酸）类似物（NAs）为主，包括恩替卡韦、替诺福韦酯、阿德福韦酯、替比夫定和拉米夫定 5 种 NAs，其口服用药方便，抑制病毒复制作用强，可用于肝功能失代偿者。尤其是恩替卡韦、替诺福韦酯均表现出较高的病毒学应答，被现有国内外指南推荐为一线抗病毒药物。不足之处是核苷类似物不能彻底根除 HBV，用药周期长，HBeAg 血清转换率低，疗效不持久，长期使用会增加耐药变异风险，停药后容易复发。研究发现，耐药突变最常见的是拉米夫定（占 27.18%），而恩替卡韦、替诺福韦及替比夫定的耐药突变比较少见，只有 0%～3.3%。但在 B 型基因型患者中，单用恩替卡韦或其与拉米夫定联合，耐药突变率都相对较高（10.34% 和 9.02%）。

除了抗病毒治疗，还可应用抗炎保肝药，如还原型谷胱甘肽和肝泰乐等，促进肝细胞再生，改善肝功能；采用降低转氨酶的药物，如齐墩果酸和联苯双酯等；免疫调节药物主要有免疫增强剂和免疫抑制剂，如糖皮质激素，胸腺肽、乙肝免疫球蛋白等。为了提高疗效，还可联合多种治疗方法。联合方案包括核苷（酸）类似物＋核苷（酸）类似物、干扰素＋核苷（酸）类似物等。还可联合应用抗肝纤维化与抗病毒治疗，抑制和清除病毒的同时，又可改善和修复受损的肝组织。

研究表明，抗病毒治疗可显著改善 CHB 患者的远期预后，如长期恩替卡韦治疗可逆转慢性乙型肝炎患者肝纤维化或肝硬化，可降低慢性乙型肝炎患者的肝癌发生率。然而，长期 NA 治疗并不能完全消除慢性 HBV 感染患者的 HCC 风险，部分慢性乙肝患者接受抗病毒治疗后仍然会发 HCC。因此，仍需进一步研究开发更有效的治疗药物。

中医药治疗慢性乙型肝炎有一定优势

近年来，中医药在慢性乙型肝炎治疗上显示出一定的优势。常用的抗病毒药仍存在很多问题，耐药性、易复发等缺陷使治疗效果并不理想。中医药治疗肝病历史悠久、优势显著、方法灵活多样，经过长期的实践和经验积累，取得了良好的疗效。如《黄帝内经》所说的治肝三大法（即甘缓、辛散、酸敛）以及历代医家如医圣张仲景《金匮要略》杂病论治，清代治肝 30 法。中医药治疗慢性肝病治则是扶正祛邪，常用治法有清热解毒、化痰通络、疏肝理气、活血化瘀、软坚散结、益气养阴、健脾化湿、补肾柔肝、清热解毒、化湿解毒、活血解毒、扶正解毒等。茵陈蒿汤、鳖甲煎丸、一贯煎、小柴胡汤、柴胡疏肝散、逍遥丸、六味地黄丸等中药方在临床肝病治疗中运用广泛。近年来，关于中医药治疗慢性乙型肝炎的临床研究愈来愈多，包括辨证治疗、单方加减、专方专药、中成药、单味药及外治法等，还可以配合中药汗蒸、足浴、泡浴、灌肠、艾灸、穴位贴敷、耳针、中药离子导入等多种疗法。在我国约 80% 的慢性乙型肝炎患者依赖中药治疗，由于成本低、毒性小，中药作为抗 HBV 药物的辅助或替代治疗，占治疗慢性乙型肝炎总用药量的 30%～50%。从近年来大量临床试验来看，中医药治疗慢性乙型肝炎在改善症状、抗炎保肝降酶、退黄、免疫调节、改善肝脏微循环、改善肝功能、增强 HBsAg 和 HBeAg 血清学转换、抗肝纤维化等方面具有独特的优势和特色，且不良反应少。一项关于中医药和其他补充替代药物在慢性乙型肝炎管理中的作用研究表明，中药在降低血清 HBeAg 和血清谷丙转氨酶

（ALT）正常化方面优于干扰素，在清除血清 HBV-DNA 方面与干扰素相当；中药在降低血清 HBeAg、血清 ALT 正常化、清除血清 HBV-DNA 等方面与拉米夫定相当；与单独使用西药相比，中药联用干扰素或拉米夫定可显著降低血清 HBeA g，提高血清 HBV-DNA 清除率和血清 ALT 正常化；所有临床试验均未发现严重的中药不良反应。

中医药治疗慢性乙型肝炎的研究现状

1. 常用药物包括中药复方、单味中药及其活性成分：中药在我国临床应用广泛，但活性成分复杂，其治疗慢性乙型肝炎的作用机制尚不清楚。近年来，随着细胞动物模型的发展和实验技术水平的提高，许多中药的抗病毒作用及有效成分被逐渐确认，这将为开发新型抗病毒药提供依据。一项关于中药治疗慢性乙型肝炎的 Meta 分析显示，中药对血清 ALT 复常的作用大于干扰素（IFN），略好于脂阿拉伯甘露聚糖抗原（LAM）；与 IFN 或 LAM 相比，中药对 CHB 抗病毒活性的作用相似；且中药可以增强 IFN、LAM 的抗病毒活性，并改善肝功能。近年来，在基础或临床研究中广泛报道了许多中药具有抗 HBV 病毒的作用，包括中药复方、单味中药及其活性成分以及中药制剂。

常用的抗 HBV 活性的中药复方包括小柴胡汤、逍遥散、茵陈蒿汤、龙胆泻肝汤等。中医治疗多用祛邪兼扶正的方法，近年来关于小柴胡汤加减治疗慢性乙型肝炎的报道很多，研究显示小柴胡汤加减化裁治疗慢性乙型病毒性肝炎疗效显著。小柴胡汤是由张仲景创立用来和解少阳的经典方剂，既可祛邪，又兼扶正，乙型肝炎病毒作为一种湿热疫毒，侵袭人体，损伤正气，临床上以此方来治疗慢性乙型肝炎，能和解少阳，疏肝清热，健脾益气。药理研究还发现，小柴胡汤具有抗炎、保护肝细胞、促进细胞再生、免疫调节、抗乙型肝炎病毒、抗肝纤维化、预防肝癌等作用。逍遥散能透邪解郁、疏肝理脾，是调和肝脾的代表方剂。逍遥散加减治疗可改善经恩替卡韦抗病毒治疗的 CHB 患者的肝纤维化情况，其可能从体液免疫和细胞免疫双方面调节机体免疫功能而发挥抗纤维化和抗病毒作用。茵陈蒿汤在 CHB 治疗中发挥关键作用，显著改善患者的临床症状和病毒复制，并恢复肝功能。该方对肝功能异常患者有明显治疗作用，对有纳差、乏力、黄疸等伴随症状的患者疗效也较好，在肝病领域具有广阔的应用前景。实验证明，茵陈蒿汤可促进胆红素代谢，预防肝损伤，抑制肝细胞凋亡，激活肝星状细胞，并在黄疸型肝炎中合成胶原；可抑制肝脏脂肪变性，减少肝脏脂肪沉积，保护非酒精性脂肪性肝炎的肝功能；还可减轻实验性肝纤维化大鼠模型中的肝纤维化。

最新研究发现，临床用于治疗慢性乙型肝炎的中药复方里，部分单味中药提取物或有效成分具有抗 HBV 病毒的作用。目前研究比较多的中药有叶下珠、大黄、黄芪、虎杖、水芹、丹参、姜黄、苦参等。叶下珠，又名珍珠草，单用、组成复方、与其他药物合用均可使 HBV-DNA 转阴、HBeAg 转阴、抗HBe 转阳，影响肝脏生化，延缓或阻止慢性乙型肝炎患者肝纤维化进展；且停抗病毒药后病毒反弹率、复发率低，远期疗效好，还可抑制肝癌细胞增殖分化和促进其凋亡。在具有退黄功效的中药中，大黄有多种药理作用，包括利胆退黄、抗病毒、抑菌抗炎、抗肝纤维化、免疫调节等。大黄作为茵陈蒿汤的常用药物，具有较好的保肝作用，可抑制肝脏坏死和纤维化病变，是治疗慢性乙型病毒性肝炎的常用药。虎杖有利湿退黄、清热解毒、散瘀止痛的功效。虎杖内含有大黄素、大黄素甲醚、甲酰葡萄糖苷、白藜芦醇、虎杖苷等化学成分，在乙型肝炎治疗中起抗炎保肝的作用。在 HBeAg 血清转化率和降低 HBV-DNA 方面，苦参碱与干扰素治疗的疗效相似。黄芪可加强体液免疫和细胞免疫，具有免疫调节、抗癌、抗疲劳、抗病毒等多种药理活性，可提高免疫功能，防治免疫性疾病，抑制肝糖原减少，增加再生肝细胞 DNA 合成。主要成分包括黄芪皂苷和黄芪多糖，其可平衡血清激素水平，改善慢性病毒性肝炎患者的肝功能，促进病毒性肝炎康复，抑制 HBV 复制。

2. 多数临床研究采用中西医结合治疗：目前，多数临床研究都是采用中西医结合治疗，中药及中成药制剂与西药联合在慢性乙型肝炎治疗上显示了明显的优势和潜力。常用的中西医结合治疗方案包括抗病毒药＋中药汤剂治疗、抗病毒药＋中成药治疗、中医经方专方治疗等，既可以缩短西药治疗时间，减少西药剂量及不良反应，还能充分发挥中药抗病毒及改善肝功能的功效，可有效改善临床症状、提高生活质量。有研究归纳总结了小柴胡汤治疗慢性乙型肝炎的临床文献，发现治疗组的用药情况除了单用小柴胡汤加减或联合小柴胡汤与其他方剂之外，多为小柴胡加减与西药联用，包括与保肝西药联用、与干扰素联用、与核苷类似物抗病毒药联用；还有小柴胡汤与其他药物或其他疗法联用，如与丹参注射液、苦参碱穴位注射、病毒唑、联苯双酯等合用。一项试验发现，自拟疏肝抑纤经验方联合恩替卡韦片治疗慢性乙型肝炎肝纤维化效果优于恩替卡韦片，两者联用具有协同作用，能显著提高肝功能，改善肝纤维化指标，其机制可能与下调外周血转化生长因子-β1（TGF-β1）、白介素-10（IL-10）、基质金属蛋白酶-2（MMP-2）浓度以介导逆转肝纤维化进程有关。还有研究显示黄芪补肝汤与恩替卡韦联用治疗肝气虚型慢性乙型肝炎在总体疗效、中医证候疗效、证候积分、肝功能水平方面，都优于恩替卡韦对照组，治疗过程中未发现不良反应。清肝理脾法与恩替卡韦联用，可显著改善慢性乙型肝炎肝郁脾虚型患者的临床症状、体征，优于单纯恩替卡韦治疗，且在一定程度上可提高 e 抗原阳性慢性乙型肝炎患者HBeAg 转阴率和 HBV-DNA 阴转率，抑制 HBV 复制。

3. 中成药在慢性乙型肝炎治疗中应用广泛：中成药在我国慢性乙型肝炎治疗中发挥了很重要的作用。目前，治疗慢性乙型肝炎的中成药品种繁多，剂型多样，有胶囊（如扶正化瘀胶囊、强肝胶囊、当飞利肝宁胶囊等）、片剂（护肝片、六味五灵片、复方鳖甲软肝片等）、颗粒剂（乙肝清热解毒颗粒、肝苏颗粒、肝爽颗粒等）、丸剂（安络化纤丸、大黄䗪虫丸、乙肝灵丸等）、口服液（强肝糖浆、茵莲清肝合剂等）及中药注射液（强力宁注射液、肝炎灵注射液、茵栀黄注射液等）。较之中药汤剂而言，中成药具有明确的适应证、现成可用、适应急需、不良反应少、存储和携带方便、便于服用等优点。有研究检索医保中成药治疗慢性乙型肝炎随机对照试验 151 项，其中文献数量最多的是扶正化瘀胶囊/片，报道文献数量排名前 10 的中成药包括扶正化瘀胶囊/片、复方鳖甲软肝片、双虎清肝颗粒、护肝片/胶囊、复方丹参片/滴丸、丹参注射液、大黄䗪虫丸、乙肝清热解毒胶囊/片、肝苏颗粒及苦黄注射液。有研究评价肝泰舒胶囊治疗乙型肝炎的疗效和安全性，结果显示肝泰舒胶囊与东宝甘泰片相比，抗病毒作用差异无统计学意义，但肝泰舒胶囊的抗病毒作用显著优于当飞利肝宁胶囊，可显著改善慢性乙型肝炎患者的症状，临床安全性较好。近几年来，研究者越来越关注中成药对慢性乙型肝炎的疗效和安全性，中成药治疗的文献数量也在持续上升，表明对中成药治疗慢性乙型肝炎关注度持续增加。中成药可快速改善临床症状，加快肝功能恢复，中西结合可弥补抗病毒药的缺点，优势互补。且中成药价格低廉，与抗病毒西药相比，中成药拥有明显的经济优势。

综上所述，提出以下 3 点思考：①今后还需要严格设计的高质量临床试验来评价中医药治疗慢性乙型肝炎的有效性和安全性。中医药保肝降酶、利胆退黄、抗肝纤维化等方面具有明显优势，在今后的临床研究中，应该充分发挥中医药的优势，对药物进行合理定位，应用高质量的临床试验来评价临床疗效，提供令人信服的证据。②中医药治疗慢性乙型肝炎，无论单独应用或与西药联合应用，都是确实有效。然而，还没有长期的临床研究来评价中医药对 HBV 感染人群发生肝癌风险的影响。尚缺乏高质量的临床研究证实中医药治疗能否促进慢性乙肝患者肝纤维化和肝硬化逆转，能否降低慢性乙型肝炎患者HCC 发生的风险。中医药与抗病毒治疗结合是否能够预防或延缓慢性乙型肝炎患者 HCC 的发展还有待进一步证实。③近年来在治疗慢性乙型肝炎的中药复方及单药的药理作用机制研究方面还有诸多空白。因此，在确证临床疗效的同时应该结合药理作用机制研究，进一步明确中医药治疗慢性乙型肝炎的药理机制。中药复方作用机制十分复杂，在分子水平，中药复方强调多组分多靶点协同作用。为提高中药治疗慢性乙型肝炎疗效确切的说服力，应该从系统的、整体的层面进行更为深入的研究。组学技术的高速发展，特别是高通量测序技术的发展，以及网络药理学分析方法的应用为在全基因组范围内发现标志物基因提供了方法，也为多组分、多靶点协同作用的中药复方研究注入了新生力量。今后应该把组学技术和网络分析方法运用到中医药治疗慢性乙型肝炎的研究中，建立 CHB 病理生理相关的关键基因与有效中药复方及其活性成分之间的关联，从系统网络层面揭示中医药治疗慢性乙型肝炎的多靶点作用机制。

36 中医调控慢性乙型肝炎免疫研究

慢性乙型肝炎（CHB）是由乙型肝炎病毒（HBV）感染引起的传染性疾病，以免疫反应异常为机制，其发病机制尚不完全明晰，取决于病毒和宿主间的相互作用。研究表明，T细胞耗竭、病毒复制高水平、病毒变异和高水平的抗原负荷可能是CHB慢性发展的主要原因。由于核苷（酸）类似物可抑制病毒复制至不可检测的水平，HBV感染目前已经成为一种可治疗的疾病。停止使用核苷（酸）类似物时，许多患者的乙肝病毒DNA会出现反弹，甚至发生肝组织炎症并恶化危及生命。因此，通过抗病毒和调控免疫的协同治疗以清除被感染的肝细胞、建立长期的病毒控制显得尤为重要。大量研究表明，中医药调控CHB是多靶点、多层次、多途径，发挥中医药辨证论治和整体调节的作用优势是治疗CHB的优势环节。学者陈博武等对中医药治疗慢性乙型肝炎免疫机制的研究做了梳理归纳。

CHB中医药治疗调节免疫理论基础

中医认为慢性乙型肝炎属于"疫毒""胁痛""黄疸"等，总的病因病机较为一致的观点为正气亏虚的基础上疫毒内侵。《黄帝内经》中有"正气存内，邪不可干"之说，人体正气不足无以抗邪，邪气乘虚而入，机体气血阴阳失调、脏腑功能异常，从而导致疾病。中医中"正气"与现代医学中"免疫"相类似，"邪"则是指包括病毒在内的各种致病因素。免疫学中的免疫促进和抑制现象体现了机体免疫的整体调节，与中医学中的相生相克的整体观相类似。王育群认为，慢性乙肝的病因病机主要包括湿、热、毒、瘀、虚五方面，其发病是邪正相争的过程，正虚是病程迁延的内因，邪恋是慢性发展的条件。王灵台认为慢性乙型肝炎的基本病机为肾虚邪伏，机体肾气不足，不能及时祛除病邪，外加邪毒长期伏于体内耗伤正气，肾虚邪恋所致。刘渡舟阐明乙肝的发病是在正虚的前提下，由湿热毒邪引起，逐渐气郁、及血、到络、成积，甚则"臌胀"等病理过程。现代医学研究表明，HBV免疫耐受与CHB患者乙肝特异性免疫应答反应低下有关，与中医中"正虚"密切相关。

研究表明，慢性乙型肝炎中医证型与免疫功能相关。王振常等发现肝郁脾虚证、肝肾阴虚证、脾肾阳虚证患者细胞免疫功能低下，肝胆湿热证、瘀血阻络证患者免疫功能近乎正常。张国梁等通过比较不同证型的慢性乙型肝炎患者肝组织内程序性死亡分子-1（PD-1）表达，发现偏实证CHB患者相较偏虚证CHB患者病变程度重。冯建英等认为慢性乙型肝炎实证组患者与虚证组患者之间T细胞亚群间存在差异，虚实两组患者CD4$^+$水平均下降，虚证组下降更明显；虚证组患者CD8$^+$水平较实证组与正常组均升高。由此可见，慢性乙型肝炎不同中医证型患者间免疫功能存在一定差异，在临床辨证论治中参考相关免疫功能结果，可作为中医药治疗CHB疗效的监测指标之一。

CHB中医药治疗调控免疫相关研究

慢性乙型肝炎的发病机制目前尚不完全清楚。慢性HBV感染最特征的免疫机制，是HBV特异性CD8$^+$和CD4$^+$T细胞应答减弱，然而越来越多的证据表明，固有免疫系统也参与其中，包括树突细胞（DC）、NK细胞诱导T细胞耗竭、模式识别受体（PRR）的病毒下调作用等。目前大量研究已经证明，中医药对慢性乙型肝炎固有免疫和适应性免疫都具有调节作用，可通过改善Th1/Th2失衡、提高CD4$^+$/CD8$^+$比值、调节自然杀伤细胞（NK）/自然杀伤T细胞（NKT）、调节DC细胞功能、调节肝脏巨噬细胞功能等方面调控免疫，以达到治疗慢性乙型肝炎的作用。

1. 中医药调控 CHB 固有免疫：

（1）NK/NKT 细胞：作为固有免疫细胞中的重要组成部分，NK 细胞和 NKT 细胞提供释放杀伤介质如穿孔素和颗粒酶发挥细胞毒作用并杀伤靶细胞，也可分泌 IFN-γ 等细胞因子促进 DC 成熟、调节免疫。病毒感染后，NK 细胞在肝脏聚集，通过 TNF 相关凋亡诱导配体（TRAIL）诱导肝细胞凋亡，发挥抗病毒效应的同时加重局部炎症反应。研究发现，CHB 患者 NK/NKT 细胞减少、受体表达失调、细胞因子分泌功能下降，NK 细胞还可杀死活化的 T 细胞，从而减少 HBV 特异性 T 细胞的数量。高月求等通过给予肝肾阴虚兼湿热未尽型 CHB 患者补肾方治疗发现治疗后 NK 细胞分泌的穿孔素及颗粒溶素明显降低，减少细胞毒作用、促进肝脏恢复。江云等研究发现灵猫方可提高 CHB 患者 NK 细胞及其 TLR3 表达水平，从而提高机体免疫调节。王莹等研究表明三叶青提取物具有促进 CHB 患者 NK 细胞功能改变，上调其表面 IFN-γ、CD-107a 表达作用，从而调节免疫。汤伯宗等观察抑毒方对肝肾阴虚兼湿热型 HBeAg 阳性 CHB 患者的治疗作用，发现会增加 NKT 细胞数量，从而增加其 IFN-γ 分泌并减少 IL-4 分泌发挥保肝抗病毒作用。乐凡等运用补肾健脾方治疗 HBeAg 阳性的慢性乙型肝炎患者，发现治疗后患者外周血 NKT 细胞数量增加，细胞表面抑制性受体 NKG2A、PD-1 表达下降，IFN-γ 分泌增加，促进 HBV 清除、提高疗效。

（2）DC 细胞：DC 是目前发现的功能最强的抗原呈递细胞，它能够刺激初始 T 细胞活化、增殖，并将固有免疫与适应性免疫相互联系。DC 可直接激活 T 细胞，为 CD8+、CD4+ 细胞表面的 T 细胞抗原受体结合提供分子基础；高表达共刺激分子，如 CD80、CD86、CD40 等，促进 T 细胞活化；促进 IL-12、IL-33 等细胞因子的分泌，诱导 Th0 细胞分化为 Th1、Th2 细胞，使 T 细胞活化、增殖、发挥作用。当发生慢性 HBV 感染时，患者 DC 未完全成熟，CD80、CD86、HLA-DR 等分子表达减少，免疫刺激能力降低；其功能低下、无法传递病毒抗原信号至机体免疫系统是慢性 HBV 感染的免疫耐受的重要原因之一。DC 细胞能够通过发挥 CD8+、CD4+ T 细胞毒作用、增强 CTL 细胞功能，清除乙肝病毒，还在 HBV 特异性 T 细胞相对耐受中发挥作用。研究表明，DC 细胞表面分子表达水平的高低对 CHB 的中医辨证有一定的指导意义。高月求等通过给予慢性乙型肝炎脾虚证患者健脾方联合干扰素发现，治疗后 DC 表面的正性共刺激分子，如 CD86、CD80、CD40、CD11c 等表达升高，DC 功能改善。刘肄辉等发现健脾补肾中药联合拉米夫定治疗后，患者 DC 细胞表型 CD1a、CD80、CD86、HLA-DR、ICAM-1 表达升高，Th1 细胞因子 IFN-γ 分泌增加，TH2 细胞因子 IL-4 分泌减少，认为该治疗具有改善 CHB 患者 DC 细胞调节 Th1/Th2 作用。孙学华等运用干扰素联合补肾冲剂治疗 CHB 患者，可明显提高 CD86、CD80 等共刺激分子表达，IFN-γ 表达升高，患者细胞免疫能力提高。陈英杰等研究补肾健脾解毒中药的治疗作用，发现其能够促进慢性 HBV 携带者 DC 细胞成熟，从而产生有效免疫应答。

（3）巨噬细胞：单核巨噬细胞是固有免疫的重要组成部分，也在特异性免疫应答中发挥着诱导和调节的作用。肝巨噬细胞（KC）是单核吞噬细胞系统的重要成员，位于肝血窦内表面，具有活跃的吞噬作用，能够调节免疫应答。病毒感染时，KC 数量增加，但其吞噬功能及合成炎症介质 TNF-α 功能下降，增加与抗原呈递相关的基因表达，通过模式识别受体与乙肝病毒发生相互作用，使 HBV 在肝脏内复制，导致病程慢性化。聂红明等发现槐定碱对 HepG 2.2.15 细胞上 HBsAg、HBeAg、Pre-S1 的分泌有一定改变，可能与其巨噬细胞抑制作用有关。卢伟玲等通过动物实验发现，叶下珠复方具有增强巨噬细胞的吞噬功能、调节小鼠的免疫系统的作用。杨宗国通过消黄方的体外研究认为其具有抑制 Kupffer 细胞介导的炎症反应、调节炎症因子平衡关系的作用，从而起到保护肝损伤的作用。

2. 中医药调控 CHB 适应性免疫：

（1）调节 Th1/Th2 细胞平衡：Th 细胞是一类具有辅助淋巴细胞发挥免疫效应作用的细胞。Th0 细胞发生极化，产生 Th1 和 Th2 细胞，Th1 细胞合成 IL-2、IFN-γ 及相关细胞因子，促进 CTL、NK 细胞及巨噬细胞活化，通过细胞毒作用抵御包括 HBV 在内的病原体；Th2 细胞与其分泌的细胞因子如 IL-4、IL-13、IL-10、TGF-β 等，与免疫耐受相关，能够阻止 Th1 反应介导的损伤；在生理状态下，

Th1、Th2 细胞保持平衡、调节免疫反应。当发生慢性 HBV 感染时，Th1 可引发肝脏炎症，Th2 细胞则与持续性的病毒感染有关，Th1/Th2 细胞在机体内失衡。吴晓蔓等研究提示黄芪能够改善 Th1/Th2 失衡，促进 IL-2、IFN-γ 分泌，从而促进 NK、KC 及 CTL 的细胞免疫反应，清除乙肝病毒。刘肄辉等采用健脾补肾法联合拉米夫定治疗 CHB，发现治疗后 Th1 细胞表达 IFN-γ 增加，Th2 型细胞因子 IL-4 表达降低，Th1/Th2 趋于平衡，从而促进细胞免疫反应以清除病毒。在运用苦参素治疗 CHB 患者时，发现其可以抑制 HBV-DNA 复制并且增加 Th1 型细胞因子 IFN-γ 的表达，抑制 IL-4 分泌，促进 Th1 型细胞应答，使外周血中更多的 Th 细胞分化为 Th1 细胞，免疫反应由 Th2 型转向 Th1 型，Th1/Th2 趋于平衡。高慧等对 CHB 肝纤维化患者应用自拟抗纤方治疗，结果发现，治疗后的 IFN-γ 水平高于对照组，IL-4 水平相比对照组低，Th1、Th2 细胞亚群水平改善，Th1/Th2 失衡的得以纠正，也在临床取得良好疗效。乔兵等用补肾方治疗慢性肝损伤小鼠，发现补肾方可能通过调节炎性细胞因子（如 CCL2、CCL5 等）释放，以增加 Th1/Th2 比值，并减少肝组织内炎细胞浸润，缓解甚至逆转肝脏病理性改变。

（2）调节 CD4$^+$/CD8$^+$ T 细胞平衡：CD4 细胞和 CD8 细胞属于 T 细胞表面识别抗原辅助受体，也是 T 细胞亚群的重要组成部分。CD8$^+$ T 细胞可对细胞内病毒感染产生细胞毒作用，发挥 CTL 细胞功能；CD4$^+$ 细胞则能够通过细胞因子的分泌，发挥 Th 细胞功能，调节机体免疫反应。为了维持机体稳定的正常免疫状态，T 细胞及其各亚群需保持一定的平衡。研究显示，CD4$^+$/CD8$^+$ T 在 HBV 感染时失衡，主要是 CD4 减少、CD8 增加，且 CD4$^+$/CD8$^+$ 比值下降，从而免疫功能紊乱。李曼等运用补肾方配合干扰素治疗肝肾阴虚、湿热未尽型慢性乙型肝炎患者发现在治疗后，CD4$^+$ 细胞分泌 IFN-γ、颗粒溶素减少，CD8$^+$ 细胞分泌 TNF-α、颗粒酶 B 降低，认为补肾方具有降低 T 细胞免疫效应分子以降低细胞毒效应的作用。用苦参素治疗 CHB 患者后，CD4$^+$ 细胞表达升高，CD8$^+$ 细胞降低，CD4$^+$/CD8$^+$ 比值上升，患者外周血中 T 细胞亚群改善，细胞免疫状态提高。时佳等运用复方芪术汤联合替比夫定治疗 HBeAg 阳性的 CHB 患者，发现治疗后 CD4$^+$/CD8$^+$ 比值升高，促进细胞免疫功能增加，从而提高 HBeAg 血清转换率。周振华等应用补肾健脾方治疗 ALT 出现轻度异常的 HBeAg 阳性慢性乙型肝炎患者，认为能够通过降低 CD4$^+$、CD8$^+$ 细胞中的 PD-1 表达，提高 HBV 病毒学应答。马素平等发现健脾清化方治疗脾虚湿盛证 CHB 患者，可改善 CD3$^+$、CD4$^+$ 表达，降低 CD8$^+$ 水平，并升高 CD4$^+$/CD8$^+$ 比值，改善细胞免疫紊乱状态，从而配合干扰素提高治疗效果。肖玉柱研究认为，柴胡解毒汤联合阿德福韦酯治疗 CHB 患者，可促进 CD4$^+$ 细胞增加，减少 CD8$^+$ 细胞表达，使调节 T 细胞表达失调，从而打破免疫耐受。盛雄等通过观察小柴胡汤联合干扰素治疗 CHB 肝纤维化的患者，发现治疗后患者 CD4$^+$ 及 CD4$^+$/CD8$^+$ 比例均升高，可对 T 细胞的免疫状态有一定改善作用。

（3）调节 Th17/Treg 细胞：Th17 细胞可产生 IL-17、IL-21、IL-22 等细胞因子，杀灭病原体，并介导炎性反应；Treg 细胞具有免疫调节功能并可抑制炎症反应。在不同炎症因子刺激下，CD4$^+$ T 细胞的 Foxp3 基因表达水平不同，当其表达高时可分化为 Treg 细胞，而表达较低时则分化为 Th17 细胞，两者相互作用且互相制约，以达到平衡。发生慢性 HBV 感染过程中，两者分化改变，平衡打破，引发免疫紊乱。刘肄辉研究发现，HBV 感染时 Th17/Treg 出现失衡，并且失衡状态在 CHB 患者不同中医证型中均有所体现，以肝郁脾虚证、湿热中阻证患者更为突出，且与患者的 ALT 水平有关，在一定程度上反应了中医证型与机体免疫存在联系。LI M 等用补肾方治疗 HBV 携带和 ALT 轻度异常慢性乙型肝炎患者，发现补肾方可降低免疫耐受期患者 CD4$^+$CD25$^+$ Tregs 细胞表达和 Foxp3 基因表达，促进 IFN-γ 分泌，从而抑制乙型肝炎病毒复制。倪伟等用芪灵合剂联合拉米夫定治疗 CHB，发现 Treg/Th17 比例和 Foxp 表达均下降，芪灵合剂被认为具有改善免疫功能、增强抗病毒效应的作用。张意兰等自拟祛毒退黄汤结肠滴注给药治疗 CHB 肠源性内毒素血症，结果发现治疗后 Th17/Treg 失衡回落明显，从而调节免疫功能、改善预后。

（4）调节 B 细胞免疫：B 细胞可以通过合成和分泌抗体来介导体液免疫。有研究显示，慢性 HBV 感染患者的 B 细胞可表达 PD-1，降低抗体产生，但目前机制尚不明确。此外，最近研究发现 B 细胞群中存在可抑制免疫的细胞亚群，并将此细胞亚群命名为调节性 B 细胞（Breg）。Breg 细胞能够负向调节机体免疫，抑制过度炎症反应，CHB 患者 Breg 细胞对 Treg 细胞具有一定的调节作用。但目前尚无中医药调节 B 细胞免疫以调控 CHB 的研究，也为未来的研究方向提供了一定的思路。

综上所述，免疫功能紊乱/低下是慢性乙型肝炎难以治愈、不断进展的主要机制，除现代医学抗病毒、调控免疫等治疗外，中医药治疗也同样具有调控慢性乙型肝炎患者免疫功能、改善临床症状的功效。

37　中医治疗乙型肝炎肝硬化腹水用药特点

　　腹水是肝硬化常见的并发症。现代医学认为肝硬化的常见病因有病毒性肝炎、酒精性肝病、自身免疫性肝病、药物性肝损伤、遗传代谢性肝病、非酒精性脂肪性肝病、血吸虫病等，乙型肝炎病毒感染为我国肝硬化最常见的病因。肝硬化患者一旦出现腹水，预后不佳，1 年病死率约 15%，5 年病死率为44%～85%。肝硬化腹水属于中医"臌胀"范畴。现代医家认为肝失疏泄、脾失健运、肾失气化是形成臌胀的关键病机。中医药治疗对于促进腹水消退、预防腹水复发等方面具有重要作用，且在难治性腹水的治疗中具有一定的价值。学者王木源等通过对文献中诊治肝硬化腹水的组方用药进行统计，提取治疗乙型肝炎肝硬化腹水的用药规律，并与其他未明确提及病因所致肝硬化腹水的组方用药进行比较，对用药频率特征进行分析，以期为该病的临证治疗提供借鉴。

资料与方法

　　1. 检索策略：检索 1963 年 1 月 1 日至 2021 年 1 月 1 日中国学术期刊全文数据库（CNKI）、万方数据知识服务平台（Wanfang Data）、维普网（VIP）中已发表的关于肝硬化腹水的中医文献作为中文文献来源；英文文献检索 PubMed、EMBASE、Cochrane Library 数据库。中文数据库以"肝硬化"AND"中医药"（OR"中医"OR"中药"）或"腹水"（OR"臌胀"OR"臌胀"）AND"中医药"（OR"中医"OR"中药"）为检索词进行主题词检索。

　　英文数据库以"hepatic"（OR"liver"）AND"cirrhosis"AND"ChineseMedicine"或"ascites"AND"Chinese Medicine"为检索词进行主题词检索。

　　2. 文献纳入和排除标准：

　　（1）纳入标准：①肝硬化腹水诊断标准、辨证分型，参照 2017 年《肝硬化腹水中医诊疗专家共识意见》。②文献中明确中医辨证分型。③文献提供具体中药组成。④给药方式为口服中药治疗。

　　（2）排除标准：①仅涉及理论阐述及综述的文献。②重复文献或文献实际内容重复。③治疗无效文献。

　　3. 数据规范与文献分析方法：本研究参考《中华人民共和国药典》，对中药名称统一整理及规范。计算机检索文献，通过文献篇名、摘要及全文阅读相结合的方式，按照纳入排除标准进行筛选、判定。应用 Epidata 3.1 软件对纳入文献进行信息采集。所有文献的检索、数据的采集、录入、标准化过程均由双人独立、交叉核对。统计采用 Excel 2007 进行数据汇总及频数分析。

结　　果

　　1. 检索结果：按照检索条件进行检索，共获得文献 8 381 篇，依纳入、排除标准，最终获得 119 篇文献，纳入中药复方 126 个。其中明确肝硬化腹水病因为乙型肝炎病毒感染文献 42 篇，含中药复方 43个，占所有中药复方的 34.12%。

　　2. 复方中药物频数情况：对纳入文献 126 个中药复方中的中药进行统计，共使用中药 117 味。明确乙型肝炎病毒感染为病因的肝硬化腹水使用组方为 43 个，未明确提及病因的肝硬化腹水使用组方为83 个，高频使用前 10 味药物从高至低依次是黄芪→茯苓→白术→丹参→猪苓→泽泻→大腹皮→赤芍→

鳖甲→车前子。

3. 中医药治疗肝硬化腹水药物功效分类情况：所纳入研究的明确为乙型肝炎肝硬化腹水的药物按功效可分为 17 类，前 10 类分别为补虚药、利水渗湿药、活血化瘀药、清热药、理气药、解表药、止血药、消食药、收涩药、化痰止咳平喘药，累计频率占比达 90.94％，其中排名前 5 类药物累计频率为 72.82％。未明确提及病因的肝硬化腹水使用组方中药物按功效可分为 17 类，前 10 类分别为利水渗湿药、补虚药、活血化瘀药、理气药、解表药、清热药、化痰止咳平喘药、消食药、化湿药、温里药，累计频率可达 92.63％，其中排名前 5 类药物累计频率为 76.18％。

4. 中医药治疗肝硬化腹水证型分布情况：所纳入研究的 126 个中药复方，明确乙型肝炎病毒感染为病因的证型：脾虚水停证、湿热水停证、气滞水停证、血瘀水停证、肝肾阴虚水停证、脾肾阳虚水停证；未明确病因的肝硬化腹水证型：脾虚水停证、气滞水停证、脾肾阳虚水停证、血瘀水停证、湿热水停证、肝肾阴虚水停证。

讨　论

肝硬化腹水属于"臌胀"范畴，各家针对臌胀的不同临床表现提出有气、水、虫、血等病因，现代学者普遍认为气滞、血瘀、水停是形成臌胀的基本病理因素。肝硬化腹水中医诊疗专家共识意见（2017）强调应重视病因治疗如抗病毒、戒酒、纠正代谢紊乱或自身免疫紊乱等。但病因治疗仅能够延缓疾病的进一步发展，无法有效逆转现存的肝脏病理状态，因此对于腹水的有效控制是不可回避的直接需求。目前西医对于腹腔积液的内科处理措施包括利尿、纠正渗透压以及腹腔穿刺放液等，但存在药物依赖、复发率高、长期应用的安全风险以及利尿剂抵抗等诸多临床问题。中医药治疗对于改善症状、利尿剂抵抗等方面具有一定的优势。但中医治疗存在辨证实践的复杂性，加之该病病因多样、病机复杂、患者症状及耐受程度不一，临床常难以决策其治疗重点。乙型肝炎是我国肝硬化发生的主要病因，我国古代文献无此称谓，但根据其临床表现及发病特点，乙型肝炎属于"胁痛""黄疸"等范畴。随着诊断的精细化和中西医联合诊疗理念的普及，对于乙型肝炎病毒感染这一重要病因的理解也促使中医药治疗发展出了具有针对该病病因的认识。因此，针对病因总结出治疗乙型肝炎肝硬化腹水的用药规律具有临床实践意义。

本研究结果显示，在治疗该病的证型分布中，脾虚水停证（37.2％）占比最大，其次是湿热水停证（16.3％），脾肾阳虚水停证最少，前两者均高于未明确提及病因的肝硬化腹水证型分布中各自的频数分布，体现出病因为乙型肝炎病毒感染的肝硬化腹水的证型特征。因该病人群以乙型肝炎病毒感染为因，湿热之邪侵体日久，蕴于中焦内伤肝脾，致土壅木郁，脾伤气虚、肝伤气滞，肝脾两伤，脾失健运，湿浊停滞聚于腹中而成臌胀。叶永安等通过纳入 81 篇文献，涉及乙型肝炎肝硬化患者 11 912 例，对其中 2 942 例肝硬化失代偿期患者进行证候分布归纳，认为失代偿期病位以脾、肝为主，病性以湿、虚、瘀、滞、热为主，与本研究结论一致。

在中医药治疗乙型肝炎肝硬化腹水中，出现频率最高的前 10 味药为黄芪、茯苓、白术、丹参、猪苓、泽泻、大腹皮、赤芍、鳖甲、车前子，具有健脾、益气、活血、渗湿、行气、清热、利水等功效。研究表明，白术能改善肝脏缺血再灌注损伤和过氧化损伤，黄芪具有抗肝纤维化、免疫调节、抗炎等多种药理作用，茯苓具有保肝与改善肝纤维化的作用。值得注意的是，与未明确提及病因肝硬化腹水相比较，具有清热、解毒功效的药物（丹参、赤芍、茵陈、苦参等）占比相对较高（23.36％ vs 15.38％）。

通过本研究发现，在治疗乙型肝炎肝硬化腹水的有效复方中，补虚药和利水渗湿药占比最大，其次是活血化瘀药、清热药、理气药、解表药、止血药、消食药、收涩药、化痰止咳平喘药。据此可以看出中医药治疗本病着重使用补虚药和利水渗湿药，补虚药中补气药（57.7％）、补阴药（24.6％）所占比例较大，是为注重补正之虚、缓湿热之弊及治标之急；而治疗药物又多见活血化瘀通络、清热凉血解毒、健脾益气消积、疏肝理气化痰、开宣肺气利水、养阴收涩止血等功效，可认为本病病因病机以湿热之邪稽留人体为因，以气虚为主，以水停为著，同时湿、热、瘀、滞、痰等渐生再相结合。这与"本虚标实"为基本特征，臌胀常气、血、水、毒互结等结论相符。另外，在该病使用清热药的频数分布明显高于未明确提及病因的肝硬化腹水（9.93% vs 4.21%），可认为在以乙型肝炎病毒感染为病因的肝硬化腹水治疗中，针对病因使用中药治疗是存在一定意义的，临证时需得到进一步认识。叶永安等对1 003例慢性乙型肝炎患者进行证候调查，认为其核心病机是肝郁脾虚、肝胆湿热。李琼等认为，病毒性肝硬化失代偿期是因毒致瘀，因虚致瘀，虚、瘀互结的恶性循环的表现。研究表明，中药复方（中药调肝健脾解毒方、调肝健脾和血方、调肝解毒化湿方）分阶段联合核苷（酸）类似物（NAs）后，可较NAs单药治疗显著提高HBeAg转阴率10%以上，上述该方均含有一定比例的清热解毒类药物。而在获得的具有清热、解毒等功效药物中，常用的包括茵陈、苦参、虎杖等，现代研究已证实如茵陈提取物、苦参碱、虎杖提取物槲皮素、原儿茶酸等具有抑制HBsAg、HBeAg的分泌及HBV-DNA的复制、影响HBV转录、抑制逆转录酶活性、与抗病毒药联合使用时得到增强。由此可见，对于乙型肝炎肝硬化腹水的治疗，在辨证施治的同时需要兼顾病因应用具有清热解毒功效的中药更有益于提高疗效。

肝硬化腹水病机复杂，既有本体气、血、阴、阳、正气的亏损，又有湿、热、郁、疫毒、痰浊、瘀血、水饮等实邪的存在，对病因的中医药治疗需得到进一步的认识。结果显示乙型肝炎肝硬化腹水其病机以气虚水停最为显著，以湿热之邪稽留人体为因而致的脾虚水停证、湿热水停证多见，相较治疗未明确提及病因肝硬化腹水，清热解毒的药物占比更多。具体中医药治法上以益气健脾、利水渗湿为基础，以清热解毒针对病因治疗，再辨病机对应施治。

38　中医治疗慢性乙型重型肝炎临床研究

慢性乙型重型肝炎（CSHB）是在慢性病毒性乙型肝炎或乙肝肝硬化基础上发展而来，由于机体免疫功能低下，乙型肝炎病毒（HBV）持续复制引起肝细胞大量坏死、肝衰竭的一类临床综合征，包括慢加急性（亚急性）肝衰竭（HBV-ACLF）和慢性乙型肝炎肝衰竭（HBV-CLF）。CSHB 是我国重型肝炎中最为常见的类型，其病情急剧凶险，证候错综复杂，兼夹证、变证纷现，治疗相当棘手，病死率高，已成为严重威胁我国居民身心健康的重大疾病之一。中医典籍中并无与 CSHB 相对应的病名记载，但是中医学是以症统病的医学，故依据本病的发病及证候特点可将其归属于"黄疸""急黄""瘟黄"等病症中。学者王挺帅等将近年来中医药临床治疗本病的相关研究做了梳理归纳。

病因病机的认识

1. 经典专著对本病的记载： 中医对黄疸的记载首见于《马王堆汉墓帛书》，《阴阳十一脉灸经甲本》云"齿脉……其所产病……目黄，口干""少阴脉……其所产病……嗌中痛，瘅，嗜卧……重履而步"。其中"瘅"即是黄疸病。黄疸的病名及主要证候表现"三黄"（身黄、目黄、小便黄）最早出自于经典论著《黄帝内经》，《素问·平人气象论》云："溺黄赤，安卧者，黄疸……目黄者曰黄疸。"《灵枢·论疾诊尺》云："面色微黄，齿垢黄，爪甲上黄，黄疸也，安卧，小便黄赤。"在对黄疸的病因病机认识上，《素问·玉机真脏论》云："湿热相交，民当病瘅。"东汉张仲景在《金匮要略·黄疸病脉证并治》同样提出"黄家所得，从湿得之"。均说明黄疸发生与湿邪密切相关，湿邪内侵，久郁化热，湿热胶结，而滋生黄疸。《金匮要略·黄疸病脉证并治》又云"脾色必黄，瘀热以行"，如同隋朝巢元方在《诸病源候论》所云"血瘀在内，则时时体热而发黄"。均提示黄疸的形成与瘀热的关系同样密切，瘀热入于血分，阻滞百脉，迫使胆汁外溢于肌肤致身目黄染。同时《诸病源候论》首次提及了"急黄"的病名，其文云"脾胃有热，谷气郁蒸，因为热毒所加，故卒然发黄，心满气喘，命在顷刻，故云急黄也"。阐述了以发病急剧、病情危笃为主要特征的黄疸危重证称为急黄，为后世医家认识与重视急黄的论治奠定了理论基础。元代医家罗天益在《卫生宝鉴发黄》中依据黄疸的证候特征将黄疸概括为"阴黄"与"阳黄"两大类，认为湿从热化为阳黄，湿从寒化为阴黄，把阳黄和阴黄的辨证论治系统化。清代沈金鳌在其《杂病源流犀烛·诸疸源流》云："天行疫疠以至发黄者，俗谓之瘟黄，杀人最急。"认识到急黄发病多由感受疫毒之邪，具有传染性的特征。疫毒炽盛，迅速深入营血，充斥三焦，内陷心肝，可见卒然发黄、高热烦渴、神昏谵语、痉厥出血等危象，如同《诸病源候论·诸疸源流》所云："黑疸之状，苦少腹满，身体尽黄，额上反黑，足下热，大便黑是也。"其中"黑疸"属于急黄范畴。关于黄疸的病位，清代黄元御在《四圣心源·黄疸根源》云"其病起于湿土，而成于风木"。说明黄疸病变的脏腑，不仅在中焦脾胃，而且与肝胆也有密切关系。同期陈士铎在《辨证奇闻·肝疸》提出"肝疸"，并强调肝疸形成于"肝气之郁"，叶天士也在《临证指南医案》提到"肝为起病之源"。均提示黄疸发病病位在于肝，即肝为黄疸之源也。

2. 当代医家对本病的认识： 当代医家在继承发挥古代医家观点认识的基础上，通过大量的临床实践及理论探索研究，较为一致地认为毒为 CSHB 致病之因，贯穿于疾病的始终，湿、瘀为 CSHB 病变之本，并且毒、湿、瘀三者又可互为因果、相互并见、错杂为患，共同导致疾病病变的发生发展，形成恶性循环致毒、湿、瘀胶结难解的局面，促使病势急剧加重而发生 CSHB。著名的肝病专家钱英提出了

"毒损肝体"理论，认为毒邪为 CSHB 的首要致病之因，毒损肝体、毒致血瘀，毒瘀胶着败坏脏腑气血，致肝体肝用俱损，脾肾阴阳俱衰，是本病危重缠绵的主要之因，对此提出了"解毒化瘀，截断病势"为本病首要治则。同样毛德文教授也认为"毒"属该病发生主要病因，并创新性地提出了"毒邪-毒浊致病"学说，其中"毒邪"是发病的外因，"毒浊"是进展的内因，贯穿于疾病的整个过程，"瘀痰"为病变之基础，且"毒""瘀""痰"又可互为因果，三者相互胶结为本病病机之所在，并总结出"解毒化浊""通腑开窍"两个治则。唐秋媛等认为"毒浊"作为该病重要致病因素，在本病的致病过程中经历了毒伏肝络、浊瘀互结、内毒丛生各阶段的变化，具有性烈善变、胶着壅滞、缠绵难愈的致病特点。张赤志则认为感受湿热疫毒是引起 CSHB 发病的重要病因病机。陈国良也觉得湿热疫毒是引发本病极其关键的要素，湿毒内陷、痰瘀丛生，毒、痰、瘀互结破坏脏腑阴阳气血平衡，致肝、脾、肾三脏俱损，为该病发病危急凶险的重要原因。廖雪姣等对于 CSHB 具有独特的见解，认为瘀热互结为该病主要致病原因，瘀血贯穿整个致病过程，瘀热相搏、瘀致毒生，治疗上应重在化瘀。对于黄疸病的中医论治，关幼波教授提出了"治黄必治血，血行黄易却"治疗法则，觉得瘀血是该病病理演变中心环节。

中药内服治疗

1. 辨证论治治疗慢性乙型重型肝炎： 程刚等认为 CSHB 的治疗应在内科综合治疗的基础上加用中医药辨证论治，分别采用清热化湿和凉血解毒、健脾化湿和理气除胀、益气养阴和活血通络法治疗 CSHB 患者 40 例，结果证实在降低总胆红素（TBil）、谷丙转氨酶（ALT）、凝血酶原时间（PT）、乙肝病毒基因（HBV-DNA）及 ChildTurcotte 评分等方面，内科综合基础治疗联合中医药辨证施治治疗 CSHB 患者的疗效均优于单一西医治疗（$P<0.05$）。熊埋贤等将 160 例 CSHB 黄疸患者按照湿热发黄证、瘀热发黄证、气虚瘀黄证、复合证型 4 个证型进行辨证施治，结果高丙种球蛋白（γ-GLO）水平与 4 证型组关系依次为湿热发黄证组＜瘀热发黄证组＜复合证型＜气虚瘀黄证组；甲胎蛋白（AFP）水平高低为湿热发黄证组＞瘀热发黄证组＞复合证型组＞气虚瘀黄证组；胆碱酯酶（CHE）含量为湿热发黄证组＞瘀热发黄证组＞气虚瘀黄证组＞复合证型组，说明血清 γ-GLO、AFP、CHE 对于判断 CSHB 黄疸中医证型、病情、辨别疾病所处阶段具有重要意义。李秀惠等将 319 例 CSHB 患者根据中医证候虚证、实证、虚实夹杂证 3 个证型进行辨证施治，其中虚证、实证、虚实夹杂证的生存率分别为 27.47%、49.33%、35.29%，说明实证组的生存率明显高于虚证组，CSHB 患者的预后与虚、实分类有明显相关性。刘志刚等在常规西药治疗基础上联合健脾祛湿、凉血解毒、补肾化瘀三法对 80 例 HBV-ACLF 患者进行辨证论治，发现联合中药治疗的患者临床效果显著优于单纯常规西药治疗，且具有不良反应及并发症发生率低的特点（$P<0.05$）。庞国宏等同样在常规西药治疗的基础上加用中医辨证治疗 HBV-ACLF，取得满意的疗效。

2. 以辨证论治为基础的专方治疗慢性乙型重型肝炎： 梁红梅等采用芍药甘草汤（白芍、甘草）治疗 CSHB 患者 45 例，结果总有效率为 97.8%，认为该治疗可明显改善患者的临床症状，对血液各项生化指标，特别是患者的 ALT、谷草转氨酶（AST）、凝血酶原活动度（PTA）、TBil 的恢复具有显著作用。崔红涛以清热化湿、凉血解毒为法拟方（水牛角、赤芍、生地黄、猪苓、淡竹叶、连翘、茵陈、栀子、郁金、牡丹皮、金银花、枳实、大腹皮）联合常规西药治疗 CSHB 患者 26 例，结果加服中药患者的临床疗效明显优于单用西药。刘晓燕等用茵陈蒿汤合生脉散（茵陈、栀子、大黄、太子参、五味子、麦冬、茯苓、白术、豆蔻、赤芍、丹参、垂盆草、甘草等）治疗 CSHB 患者 45 例，发现中药可以明显改善早、中期 CSHB 患者的肝功能、凝血功能，提高临床疗效。廉亚男等治疗 30 例 HBV-ACLF 患者，在运用常规内科综合治疗基础上予以益气健脾基本方（黄芪、太子参、炒白术、陈皮、当归、茯苓、炙甘草、黄芩等）口服，结果表明在内科综合治疗基础上，基于正虚病机以益气健脾法治疗 HBV-ACLF 更有利于改善肝脏功能，提高有效率，其药理机制可能与改善其"耗损"的 T 淋巴细胞功能相关。于洪涛等运用清热利湿、健脾行气方（茵陈、栀子、大黄、黄芩、白花蛇舌草、蒲公英、玄参、陈皮、茯苓、苍术、枳壳、生姜、甘草）联合西药治疗 34 例 HBV-ACLF 患者，结果治疗 8 周时临床治愈 12 例，好转 19 例，总有效率达 91.18%。宋高峰等在西医综合治疗基础上予大柴胡汤合茵陈蒿汤加味（柴胡、黄芩、枳实、生大黄、赤芍、茵陈、栀子、金钱草、紫草、生地黄、蒲公英、虎杖）治疗 50 例 HBV-ACLF 前期患者，结果治疗 12 周时加用中药患者病死率为 8.0%，低于单用西药患者的 21.8%（$P<0.05$）。李继科等用中药汤剂肝脾疏络饮（生晒参、炙黄芪、茵陈、柴胡、赤芍、枳实、法半夏、茯苓、广木香、砂仁、红花、大枣、生姜、甘草）治疗 24 例 HBV-CLF 患者，结果在对降低患者的病死率及原发性腹膜炎、肝性脑病、肝肾综合征、消化道出血、电解质紊乱发生率方面疗效显著，且显示了较好的安全性。熊明鹏等发现柔肝化纤颗粒（黄芪、薏苡仁、泽兰、鸡内金、黄精、枸杞子、杏仁、橘红、生牡蛎、鳖甲、虎杖、黑枣）能够明显提高 HBV-ACLF 患者临床疗效。

3. 以解毒法为主的专方治疗慢性乙型重型肝炎：娄海山采用自拟解毒凉血化瘀方（赤芍、大黄、延胡索、厚朴、牡丹皮、败酱草、白花蛇舌草、茵陈、黄柏、栀子、郁金、枳实、甘草）联合西药综合治疗 HBV-ACLF 患者 102 例，结果显示加服中药患者生存率为 71.6%，显著高于单纯西药患者的 44.4%（$P<0.05$）；且肝功能、凝血功能、HBV-DNA 转阴率改善情况均明显优于单用西药。刘丽等在西医常规治疗基础上加用凉血解毒化瘀方（赤芍、茵陈、炒白术、栀子、白花蛇舌草、丹参、茜草、豨莶草、白及）治疗 30 例 HBV-ACLF 湿热瘀黄证患者，结果显示中西结合法治疗患者总有效率为 86.6%，显著高于单纯西药治疗患者的 75.0%（$P<0.05$）；同时在肝功能恢复、终末期肝病模型（MELD）评分、肾功能方面也优于单一西医。韩志毅等则单用凉血解毒化瘀方汤剂治疗 38 例 HBV-ACLF 患者，发现该方的疗效可能与其降低患者内毒素（LPS）血症水平，短期内可改善、调节 HBV-ACLF T 细胞免疫紊乱状态相关。尹燕耀等用以解毒通腑为主的犀角散加味（水牛角、黄连、升麻、栀子、茵陈、生大黄、赤芍、生甘草、大青叶、金钱草）治疗 HBV-ACLF 前期患者 35 例，结果表明犀角散加味能够有效地改善患者部分症状、体征，提高 PTA 水平，降低肝衰竭病情进一步发展。同样林晖明用犀角散加味治疗 35 例 HBV-ACLF 前期患者，发现该方还可调整患者体内胃肠激素水平，这可能与阻断肝衰竭前期进展有关。刘慧敏采用解毒凉血方（茵陈、黄芩、丹参、茯苓、生大黄、赤芍、牡丹皮、陈皮、栀子、蒲公英、紫草、生地黄、郁金、白术）治疗 HBV-ACLF 患者 64 例，结果表明该方能够显著降低 HBV-ACLF 患者的病死率，改善患者的短期预后，其作用机制可能与中药具有清除 LPS、调整免疫紊乱、减轻肝脏组织及细胞损伤、促进肝细胞再生等有关，从而降低胆红素，改善凝血功能。大量文献研究表明，在解毒化瘀凉血法指导下所提炼出的临床经验方药对治疗重型肝炎有显著性的效果，结合病因治疗可显著改善患者的主要生存指标和降低病死率。因此，以上研究表明临床上不仅要注意辨病辨证论治，更重要的是要重视病因治疗，方能取得更好的临床疗效。

中药外治法治疗

1. 中药灌肠治疗：王娜等针对肝衰竭患者常并发肝性脑病、内毒素血症等致命性并发症的问题首次提出以大肠为核心的"肝-肠-脑"中医病机及"通腑开窍法"新的治疗理论体系，运用中药复方大黄煎剂（大黄、乌梅）保留灌肠治疗肝衰竭并发肝性脑病患者，发现该治疗有效地缩短患者苏醒时间，减少苏醒后数字连接试验时间，降低血氨水平，从而减少病死率。周明等采用自拟解毒化瘀方（茵陈、大黄、赤芍、丹参、炙黄芪、虎杖）高位保留灌肠联合西药常规治疗 39 例 CSHB 患者，结果显示加用中药保留灌肠治疗患者总有效率为 74%，优于单纯西药患者总有效率的 49%（$P<0.05$）；且患者血清 TBil、ALT、白蛋白（ALB）水平及 PT 的改善程度也明显优于单用西药。李瑞旭用自拟中药灌洗方（茵陈、栀子、黄芩、姜黄、金钱草、龙胆、紫草）结肠灌洗治疗 HBV-CLF 患者 21 例，结果表明该方法能有效地改善患者肝功能、凝血功能，提高临床疗效。谭峥嵘等在西药治疗的基础上加用祛毒护肠汤（蒲公英、茯苓、大黄、黄芩、赤芍、薏苡仁、甘草）保留灌肠治疗 HBV-ACLF 肠源性内毒素血症患者 42 例，结果治疗 28 日时加用中药灌肠患者病死率为 4.76%，低于单用西药患者的 19.05%（$P<$

0.05）；且对于单一西医治疗，中药灌肠对肝脏功能损伤减轻、炎性细胞因子释放降低、肠道黏膜屏障功能的改善更显著。

2. 其他中药外治疗法： 徐艳等利用 Meta 分析中药结肠透析治疗肝衰竭的临床疗效及安全性，结果表明中药结肠透析可改善肝衰竭患者的总体状况、凝血功能、肝功能，降低血氨从而减低发生肝性脑病的风险，降低内毒素从而减低发生内毒素血症的风险。胡建华等在西医治疗的基础上加用清肝利肠方（大黄、生地黄、厚朴、赤芍、蒲公英等）结肠透析治疗 45 例 CSHB 患者，结果治疗 4 周后加用中药结肠透析治疗患者肝肾综合征为发生率 2.2%，显著低于单纯西医治疗患者的 17.4%（$P<0.05$）；治疗 8 周后前者肝肾综合征为发生率 4.4%，同样优于后者的 15.2%。邓丹等治疗 48 例乙型肝炎相关性肝衰竭腹胀患者采用脐透消臌贴剂（莱菔子、白芥子等）敷脐（神阙穴），结果显示该法可以明显缓解患者腹胀症状，且操作简单、安全可靠。药酒（乳香、没药、红花、自然铜、断续等）烫熨肝区治疗慢性重型肝炎早期患者超过 300 例/年，该法对患者肝区疼痛、胀闷不适等症的缓解率达 90% 以上。中医外治是中医的特色与优势，因其胃肠刺激小、安全性高、费用低等，在肝衰竭的治疗中越来越受到重视，其不但可以缓解患者临床症状、改善肝功能、减少并发症，还具有延长生存时间、降低病死率等作用。

中医多途径给药治疗

党中勤等根据 HBV ACLF 兼夹的、复杂的病机特点，认为本病治疗应采用中医多途径给药方案，包括中医内治与外治相结合、综合治疗与辨证施护相结合、治病与防病相结合，做到标本兼治，防止并发症发生，从而不断改善患者的全身状况，提高抢救成功率。刘玉等在西医常规治疗的基础上同时给予大黄乌梅合剂高位保留灌肠和中药辨证治疗 HBV-ACLF 患者 25 例，结果显示加用中药灌肠和内服治疗患者总有效率为 52%，明显优于单用西药患者的 40%，且前者远期 HBV-DNA 病毒阴转率高、复发率低。宫嫚等用同样的治疗方案治疗 91 例 HBV-ACLF 合并肝性脑病患者，发现该法还可以显著降低合并肝性脑病患者的 8 周病死率，提高 8 周生存概率，延长生存时间。刘毅等采用甘露消毒丹、舒肝宁注射液、重肝透析方（黄芩、大黄、苦参、虎杖、赤芍、生地黄、金钱草）结肠透析 3 种方法联合治疗 40 例 CSHB 患者，发现该三联疗法可明显改善患者肝功能、凝血功能的指标，减慢患者病情发展速度，降低病死率。刘俊香等用清肝解毒注射液静脉滴注、大黄水煎液灌肠治疗湿热瘀毒证型 CSHB 患者 100 例，结果发现患者肝功能、凝血功能、血氨及血清肿瘤转化因子-α、白介素-8 水平得到明显改善。

39 呼吸系统感染性疾病中医证型与炎症指标的相关性

病原微生物引起的感染一直是威胁人类健康的重大疾病之一。随着细菌耐药率越来越高，对呼吸系统感染性疾病的治疗也越来越棘手。学者芮玩珠等辨病和辨证相结合，探讨了呼吸系统感染性疾病中医证型与炎症指标的相关性。

临床资料

1. 病例来源：随机观察 2013 年 12 月～2015 年 12 月××医院 ICU 及呼吸内科收治的呼吸系统感染性疾病患者 280 例，其中男 146 例，女 134 例，年龄 42～82 岁，平均年龄（65.48±11.68）岁。按中医理论辨证分型分为外寒内饮型 67 例、肺热壅盛型 72 例、痰湿内盛型 68 例、脾肾阳虚型 73 例，各分型患者年龄、性别及病情严重程度比较，差别无统计学意义（$P > 0.05$）。

2. 文献纳入和排除标准：

（1）纳入标准：①符合中华人民共和国卫生部 2012 年 9 月 3 日发布的卫生行业标准中的肺炎诊断标准的患者。②痰液细菌或真菌培养结果为阳性。③中医辨证标准参照 2002 年方药中、邓铁涛等编著的《实用中医内科学》中的辨证标准，分为外寒内饮型、肺热壅盛型、痰湿内盛型、脾肾阳虚型。④患者或家属知情同意。

（2）排除标准：①依从性差，不能配合研究方案进行检查的患者。②妊娠及哺乳期妇女。③精神病患者。

3. 细菌培养：①痰液标本的留取要求患者在早晨起床后反复漱口，然后深咳痰液于无菌标本容器内，2 小时内送检。对无法自行咳痰的患者可先予反复口腔护理后在无菌操作下吸痰留取标本。痰液标本合格判断标准：痰液直接涂片革兰染色，要求白细胞＞25 个/低倍视野，上皮细胞＜10 个/低倍视野，不合格标本重新送检。②细菌培养方法：接到痰液标本后，立即以常规方法接种于血平板、麦康凯平板、嗜血巧克力平板、沙保罗平板上，血平板和麦康凯平板、嗜血巧克力平板培养温度 37 ℃，置于恒温的 5% 二氧化碳培养箱中培养 24～48 小时，沙保罗平板培养温度 25 ℃，培养时间为 5～14 日。③细菌鉴定：利用美国赛默飞世尔科技公司提供的 Aris2x 自动细菌生长系统，革兰氏阳性菌接种于 GPID 鉴定板上，革兰氏阴性菌接种于 GNID 鉴定板上，培养 24～48 小时。④细菌感染判断标准：痰液培养有细菌生长，经鉴定排除正常菌群，属于呼吸道致病菌，为细菌培养结果阳性，结合临床症状可确诊为细菌感染。⑤真菌感染判断标准：痰液培养连续 2 次以上有真菌生长，经鉴定为同一种真菌，为真菌培养结果阳性，并结合患者的临床症状，可确诊为真菌感染。

4. 实验室检查：患者于治疗前抽取空腹肘静脉血 7 mL，送检验科检测外周血白细胞（WBC）、中性粒细胞 NE、C 反应蛋白（CRP）与降钙素原（PCT）。

5. 中医证候量化评分法：将各证型出现的证候记分权重，分别为 0、1、2、3 分；舌象、脉象均不记分。于入院 24 小时内观察并记录，为明确中医证型提供依据。

6. 统计学处理：应用 SPSS 19.0 软件包进行数据管理和数据统计分析，统计数据以采用方差分析，单因素相关分析，率的比较采用 c2 检验。

结　　果

1. 呼吸系统感染性疾病中医辨证分型细菌培养结果：外寒内饮型患者革兰氏阳性菌与革兰氏阴性菌感染率差异无统计学意义（$P>0.05$），但真菌感染率明显低于其他两种（$P<0.01$）；肺热壅盛型患者以革兰氏阳性菌感染为主，与其他两种比较，差异有统计学意义（$P<0.01$）；痰湿内盛型患者真菌感染率明显高于其他两种（$P<0.01$）；脾肾阳虚型患者革兰氏阴性菌感染率明显高于革兰氏阳性菌及真菌，差异有统计学意义（$P<0.01$）。

2. 中医证型与炎症指标的相关性：肺热壅盛型患者 PCT、CRP、WBC、Ne 均明显升高，与其他各型相比，差异有统计学意义（$P<0.05$）。痰湿内盛型患者 CRP 及 WBC 亦升高，与外寒内饮型及脾肾阳虚型相比，差异有统计学意义（$P<0.05$）。外寒内饮型及脾肾阳虚型患者各指标相比，差异无统计学意义（$P>0.05$）。

3. 中医证候积分与炎症指标的相关性分析：肺热壅盛型证候积分与 PCT、CRP 成正相关，相关系数 PCT>CRP（相关系数分别为 0.505、0.359），与 WBC、Ne 无明显相关性。痰湿内盛型证候积分与 PCT 成正相关（$r=0.877$），与 WBC、Ne、CRP 均无明显相关性。外寒内饮型及脾肾阳虚型证候积分与各炎症指标之间无明显相关性。

讨　　论

由病原微生物引起的感染一直是威胁人类健康的重大疾病之一。1998 年世界卫生组织的统计资料显示，因感染而死亡人数占全部死亡人数第二位，而在全球因感染死亡人数中，发展中国家几乎占到了50%。目前在监测感染程度及感染的菌种方面，以反复复查细菌培养及 PCT、CRP、WBC、Ne 等指标为主要方法，成本高，且反复抽血、取痰对患者身心亦造成不同程度的影响。本研究对细菌培养、PCT、CRP、WBC、Ne 与中医证型之间关联性进行了探讨，以便为临床提供快速简便的病情评估方法。

外寒内饮证多指内有水饮停聚，外感寒邪。肺为水之上源，主行水，太阳病失治，则肺之宣降失常，水液不行而成饮邪，又复外感寒邪，则水寒相搏，属标实为主而本未虚，此类证型患者各类细菌感染之间无明显差异性，真菌感染率明显低于其他两种菌（$P<0.01$）。肺热壅盛证多因等热外袭，内犯于肺，肺气壅实，清肃失司。本研究显示，肺热壅盛证患者以革兰氏阳性菌感染为主，与其他两种菌比较，差异有统计学意义（$P<0.01$）。痰湿之邪为阴邪，黏腻重着，故痰湿之邪为病，往往起病缓慢，病程较长，缠绵难愈。本研究显示，痰湿内盛型患者真菌感染率明显高于其他两种菌（$P<0.01$）。脾主运化水谷精微，其运化功能的发挥，主要依赖于肾阳的温煦，若肾阳亏虚，命门之火衰微，则"釜底抽薪"，脾阳不能健运，表现为脾肾阳虚的证候，属虚证。ICU 患者一般病情较重，病程较长，邪气较盛而正气亏损严重，正气受损相当严重相关，正所谓"邪之所凑，其气必虚"。本研究显示，脾肾阳虚型患者以革兰氏阴性菌感染为主，这可能与患者正气亏虚，免疫力低下有关，中医药的扶正祛邪作用在提高患者免疫力、清除细菌方面可能会发挥一定的作用。

PCT 是一种无激素活性的降钙素前肽物质，健康人血浆中 PCT 的含量极少（<0.1 g/L），在病理状态下，PCT 主要是在细菌毒素和炎症细胞因子的刺激下产生。CRP 是一种急性期反应蛋白，它广泛分布于人体，具有反应时间短，持续时间长的特点，当机体收到微生物入侵或因组织损伤而出现炎性刺激时，可起到早期免疫作用，其能够及时、准确、快速地反映出机体的感染情况，且 CRP 不受性别、年龄、贫血和高球蛋白血症等因素影响。WBC 及 Ne 是临床判断炎症程度的常用指标。

肺热证为外感温热之邪而形成，热邪猖獗，热势深重，津液为邪热蒸腾，煎熬成痰。因温为阳邪，伤害人体则起病急骤。正如叶天士云："温邪逆传暗中，热痰闭阻空窍，病乃热蒸津液成痰。"本研究中，肺热壅盛型患者 PCT、CRP、WBC、Ne 均明显升高，与其他各型相比，差异有统计学意义（$P <$ 0.05）。沈金鳌《杂病源流犀烛》云："痰之为物，流动不测，故其为害，上至巅顶，下至涌泉，随气升降，周身内外皆到，五脏六腑皆有。"痰既是外邪所致的病理产物，又是促进病情发展加重的病理产物。本研究中，痰湿内盛型患者 CRP 及 WBC 亦升高，与外寒内饮型及脾肾阳虚型相比，差异有统计学意义（$P < 0.05$）。痰为阴邪，难以祛除，痰湿内盛型患者可能因其病势缠绵、病程较长，痰液等病理产物渗出增多，炎症反应反而不如肺热壅盛型患者明显，故炎症指标不如肺热壅盛型患者高。在各中医证型证候积分与炎症介质的相关性研究中发现，肺热壅盛型证候积分与 PCT、CRP 成正相关，痰湿内盛型证候积分与 PCT 成正相关，外寒内饮型及脾肾阳虚型证候积分与各炎症指标之间无明显相关性。表明随着中医证候加重，炎症指标表现出一定程度的升高，说明炎症指标在反映中医证候轻重上具有参考价值。但炎症指标并不能反映呼吸系统感染性疾病中医证型的动态演变，炎症介质与其他指标结合可能对证型判定具有较好价值。

综上所述，呼吸系统感染性疾病中医证型与细菌感染、炎症指标之间存在一定的关联性，利用上述客观化指标，将中医和现代生化指标结合起来，可为临床提供快速简便的病情评估方法，并为呼吸系统感染性疾病的诊疗带来新的希望。

40　从气道神经源性炎症——TRP 通路论慢性咳嗽中医病机

　　咳嗽为临床常见，在国内专科门诊中慢性咳嗽患者约占 1/3 以上。咳嗽病因复杂且涉及面广，特别是胸部影像学检查无明显异常的慢性咳嗽，因病因难以确定，误诊误治率高，不但经常反复进行各种检查，而且不少患者长期大量使用抗菌药物和镇咳药，收效甚微并产生诸多不良反应，给其工作、生活甚至心理上带来严重困扰，因此慢性咳嗽已成为目前研究热点之一，受到学术界关注。国外相继制定了相关指南。中国亦于 2005 年结合国情及相关研究结果，发布第一部诊疗指南，目前最新版本为 2015 版，认为咳嗽高敏感性是其重要的病理生理机制，中医药治疗因为其独特的疗效受到重视，并首次写入该指南。学者马建岭等结合目前研究将中医药治疗慢性咳嗽的病机做了探讨分析。

慢性咳嗽的发病机制研究

　　慢性咳嗽通常是指病程时间超过 8 周的咳嗽，临床上胸部 X 线片无明显异常的慢性咳嗽很常见，其机制研究多从炎症因素、神经因素以及气道上皮的局部损伤等方面开展，然而目前越来越多的研究表明，咳嗽高敏感性是其重要的病理生理机制，各种内外因导致的气道神经源性炎症是其发病的重要机制。

　　对于气道神经源性炎症的研究，Barnes 首次提出轴索反射机制学说，当气道上皮受到损伤时，感觉神经元末梢暴露，受到理化刺激后，通过轴反射或背根反射刺激感觉神经元释放多种神经肽，作用于效应细胞上的相应受体，导致微血管渗透性增加及细胞内液体渗出，使支气管收缩，以及趋化和激活炎症细胞，释放炎症介质等，从而促进气道炎症反应的发生和发展，这种由于轴索反射释放神经肽引起的炎症，称为气道神经源性炎症，与传统的炎症反应机制不同，神经源性炎症反应因为有感觉神经纤维的参与，故较传统的炎症反应能更早诱发炎症瀑布的发生。目前研究已经证实，气道神经源性炎症是引起咳嗽敏感性增高的重要机制，其持续存在是导致慢性持续咳嗽的一个十分重要的原因。

　　气道神经源性炎症的发生包括如下 4 个要素：特定的激活因素、感觉神经元的活化及信号传递、神经肽释放和轴索神经反射。其中感觉神经元的活化及信号传递处于中间调控的关键位置，其通过感觉神经元纤维膜上镶嵌的特定受体起作用，这种受体属于配子闸门非选择性阳离子通道，接触上述激活因素时，受体蛋白质构象发生变化，离子通道处于激活开启状态，胞外阳离子（主要是 Ca^{2+}）进入细胞内，形成 Ca^{2+} 内流。多项研究证明，这类特定受体膜蛋白很可能就是瞬时受体电位阳离子通道蛋白家族（TRP）中的某些亚型，它们会接受外源或内源物质刺激，产生各种神经肽，继而出现局部组织血管扩张和通透性增加、炎性细胞渗出、黏膜充血水肿、支气管收缩等神经源性炎症现象。

　　TRPA1、TRPV1 是 TRP 中研究最为透彻的成员中的 2 个，2003 年 Story 等在小鼠背根神经节、三叉神经节中首次发现 TRPA1，97％的 TRPA1 与 TR-PV1 是共表达的，主要分布于哺乳动物的感觉神经纤维，如背根神经节的迷走神经和感觉神经纤维，尤其是无髓鞘的 C 纤维，被认为在咳嗽反射中起着重要的作用，其控制 P 物质、NKA、CGRP 的释放，诱发神经源性炎症，导致气道敏感性升高。

　　近几年来越来越多的文献报道 TRPA1/TRPV1 在许多肺部疾病中气道内有高表达，在慢性咳嗽发病机制中发挥重要作用，经丙烯醛、甲醛、氯气、辣椒素、异硫氰酸烯丙酯（芥末的主要成分）、肉桂醛、冷热刺激、柴油废气提取物等（与慢性气道高敏性咳嗽诱发加重因素极为相似）多种环境物理化学刺激物激活后，兴奋末梢感受器，通过轴突反射和背根反射，一方面阳离子内流，神经元去极化传递信息至咳嗽中枢，引起中枢反射，通过胆碱能神经通路导致支气管收缩、黏液大量分泌，并且伴随有气管异物感和咳嗽；另一方面激活引起大量 Ca^{2+} 内流导致神经肽如 P 物质（SP）、降钙素基因相关肽（CGMP）的释放，这些神经肽可以作用于气道平滑肌细胞、胆碱能神经节、黏液腺等，引起平滑肌收缩，血管通透性增加，上皮水肿和黏液分泌增多等，从而形成神经源性炎症。TRPA1 选择性的抑制剂GRC17536，可以明显抑制豚鼠细胞 Ca^{2+} 内流进而减少慢性咳嗽症状。

免疫组化结果显示在 C 纤维同一轴突内 TRPV1 常与神经肽（如 SP、NKA、NKB、CGRP）共存，当 TRPV1 被激活，C 纤维产生动作电位并释放 SP、CGRP、NKA 和 NKB 等，神经肽与分布在气道平滑肌、血管平滑肌、炎症细胞、黏液腺体上的受体结合后可产生一系列炎症反应，主要引起血浆渗出、支气管痉挛收缩。NGF 亦可通过增加神经元细胞膜离子通道数量，降低 TRPV1 活化的阈值，并通过激活 Ras-MARK 通路上调 TRPV1 的表达。这些研究证明 TRPA1/TRPV1 通道与 NGF 及 SP 等神经肽存在复杂的相互作用机制，共同促进炎症尤其是神经源性炎症的发生和发展，行成"外源性刺激物—TRPA1/TRPV1 活化—感觉神经元 Ca^{2+} 内流—神经肽释放—气道神经源性炎症"分子信号传递过程，是慢性咳嗽气道敏感性增高的重要机制。

慢性咳嗽的中西医治疗——殊途同归

1981 年 Irwin 等首先提出了基于咳嗽反射的解剖学诊断程序，后来不断完善，形成慢性咳嗽的病因治疗方法，中国最新指南认为目前慢性咳嗽以咳嗽变异性哮喘、上气道咳嗽综合征、胃食管反流性咳嗽、嗜酸性粒细胞性支气管炎、变应性咳嗽、咳嗽高敏综合征等为主，约占慢性咳嗽病因的 70%～95%。

1. 慢性咳嗽常见疾病的西医治疗：

（1）上气道咳嗽综合征（UACS）：是引起慢性咳嗽最常见病因之一，其基础疾病以鼻炎、鼻窦炎为主，可能还与咽喉部的疾病有关，如慢性咽喉炎、慢性扁桃体炎等，后者可能与喉咳嗽高敏感性有关，治疗主要以抗组胺药、糖皮质激素、白三烯受体拮抗剂等抗炎药物，鼻窦炎者适当联用抗生素或者手术治疗。

（2）咳嗽变异性哮喘（CVA）：是慢性咳嗽的最常见病因，国内多中心调查结果显示约占慢性咳嗽原因的 1/3，治疗原则与典型哮喘相同，吸入糖皮质激素和支气管扩张剂的复方制剂，亦可应用白三烯受体拮抗剂。

（3）嗜酸性粒细胞性支气管炎（EB）：约占慢性咳嗽病因的 13%～22%，该类疾病对糖皮质激素治疗反应好，指南首选 ICS 治疗，建议持续应用 8 周以上。

（4）胃食管反流性咳嗽（GERC）：属于胃食管反流病的一种特殊类型，是慢性咳嗽的常见原因，治疗包括调整生活方式、制酸药、促进胃动力药等，对于部分难治性胃食管反流或夜间酸反流的患者，加用 H_2 受体拮抗剂能使部分得到改善。

（5）变应性咳嗽（AC）：国内慢性咳嗽病因调查结果显示，AC 亦是慢性咳嗽的常见病因，糖皮质激素或抗组胺药治疗有效，建议吸入糖皮质激素治疗 4 周以上。

（6）咳嗽高敏综合征（CHS）：部分慢性咳嗽患者在进行了全面检查、治疗之后，病因仍无法明确，既往将这一类咳嗽归为不明原因慢性咳嗽，又称特发性咳嗽。由于这些患者普遍存在咳嗽高敏感性，故提出一个新的诊断名词：咳嗽高敏综合征。基于咳嗽高敏综合征的病理生理学特征，治疗以降低咳嗽敏感性为目的，但治疗选择有限，包括神经调节因子类等药物治疗及咳嗽抑制性理疗等非药物治疗。

综上可见，目前慢性咳嗽的治疗，是基于咳嗽反射的病因分类进行治疗，主要围绕其基础发病机制

"咳嗽高敏感性-气道炎症"进行，通过糖皮质激素、抗组胺药、白三烯受体抑制剂等直接抗炎，或者制酸药、促进胃动力药等间接减少气道刺激，减轻气道炎症，降低咳嗽高敏感性，辅以影响咳嗽神经反射的镇咳药或者祛痰药。

2. 咳嗽敏感性增高的中医治疗：中医对于咳嗽的认识渊远流长，很早就将咳嗽列为单独疾病之一，就其病因病机、辨证用药历来有诸多论述。从慢性咳嗽的临床症状分析来看，多表现为咳嗽敏感性增加症状，如刺激性干咳，多为阵发性，白天或夜间咳嗽，油烟、灰尘、冷空气、汽车尾气、讲话等容易诱发咳嗽，常伴有咽喉发痒，无痰或少量白黏痰，以及突发、突止、变化迅疾，反映了"风善行数变""风性挛急""无风不作痒"之风邪致病特点，应属于中医"风咳"范畴，治疗多以祛风宣肺为主。

中医很早就有风咳论述，《金匮要略·肺痿肺痈咳嗽上气病脉证治第七》云"风舍于肺，其人则咳"，论述了风邪致咳的病机。隋代巢元方《诸病源候论》总结十种咳嗽，首次提出了"风咳"病名，将"风咳"列于首位，"一云风咳，欲语因咳，言不得竟是也"。唐代孙思邈《备急千金要方》、王焘《外台秘要》等医书皆继承此说。金代张从正《儒门事亲》中详细描述了风咳表现："肺风之状……风乘肺者，日夜无度，汗出头痛，涎痰不利，非风咳之云乎。"元代危亦林《世医得效方大方脉杂医科》云"风痰嗽，直至嗽顿吐饮食痰物伏出尽，方少定"，描述了临床上常见的一种症状，咳嗽至呕吐才能停止。明代李梴《医学入门杂病外感咳嗽》云"风乘肺，咳则鼻塞声重，口干喉痒，语未竟而咳"，与《诸病源候论》所描述的症状论相同，并记载了风咳的重要症状之一：咽喉痒，具有"无风不作痒""风胜则痒"的特点。

近年来相关研究日趋活跃，史锁芳认为风燥伤肺是慢性咳嗽的常见演变病机之一，治以祛风达邪、宣肺通窍为主法，多有良效。晁恩祥认为咳嗽变异型哮喘、感冒后咳嗽、变应性咳嗽、胃食管反流性咳嗽均具有"风证"之表现，采用"祛风宣肺、缓急止咳利咽"的治法，效果较好。

慢性咳嗽西医治疗以病因为主，虽然分类繁杂，但治疗主要围绕其发病机制，减轻气道炎症，影响咳嗽反射神经通路，降低咳嗽敏感性为主；中医治疗审症求因，以其咳嗽敏感性增加症状分析，符合风邪治病特点，治以祛风宣肺，疗效良好。可见慢性咳嗽的中西医治疗，用药虽异，核心理念却惊人相似，殊途同归。

慢性咳嗽风邪伏肺病机的提出及相关现代研究

风咳理论逐渐发展，但早期多归为外感咳嗽，如《素问·咳论》中提到"皮毛先受邪气，邪气以从其合也……则为肺咳"，邪气就包括六淫之一的风邪；东汉张仲景《金匮要略·肺痿肺痈咳嗽上气病脉证治》《金匮要略·痰饮咳嗽病脉证并治》两篇中，也详细论述了咳嗽的病因病机，外因包括风、寒、热等外邪，后世治疗咳嗽的方剂如三拗汤、华盖散等，多遵仲景之法；金刘完素《素问病机气宜保命集》则明确提出"寒暑燥湿风火六气，皆令人咳"。但唐代王焘《外台秘要》除总结盛唐及以前治疗咳嗽的经验，论述了伤寒冬春咳嗽、天行咳嗽、新咳、久咳、卒咳、暴热咳、冷咳等不同咳嗽的病因病机外，还首次提出久咳嗽上气病因病机为"肺气虚极，风邪停滞"。有关风邪内停理论发展到清代，《邵兰荪医案卷一》则有"因风邪伏肺，而咳嗽日久……风邪舍于肺，势必气逆咳嗽"的论述，明确的提出了风邪伏肺这一病机，但对于其症状、病机并未做详尽的描述。

马建岭所属团队在既往近 20 年的临床研究中发现，慢性咳嗽属中医风咳者最为常见，风邪为多种咳嗽敏感性增高为特征的慢性咳嗽的重要病因，机体在感受风邪后可因其体质、基础疾病所致肺气虚损、祛邪不尽等因素而致风邪羁留体内"内伏于肺"成"内风"，久之不去，肺气宣肃失常，如遇外感、冷热空气、异味等外邪再次犯肺，触动"内风"而咳嗽反复，迁延不愈，这又构成"外风"致病的特点，"风邪伏肺""外风"触发共同致病，表现为现代医学所谓咳嗽敏感性增高，开展了多项临床研究及应用经典豚鼠模型进行的实验研究证实，祛风宣肺治疗效果显著。

慢性咳嗽重要机制"气道神经源性炎症"的重要通路-TRP 通道，可被多种自然界物质、冷热刺激、环境污染、香烟等理化因素激活导致咳嗽，跟临床之慢性咳嗽诱发因素极其相似，如冷热空气、灰尘、油烟、汽车尾气等，符合风善行数变的特点，因此是否可以认为，这些刺激物就是慢性咳嗽重要病因"外风"的物质学基础。这些刺激物经气道吸入后，经过 TRP 通道激活，经神经通路传导，多种神经肽释放，刺激释放多种炎性介质包括组胺、白三烯 B4 及嗜中性粒细胞弹性蛋白酶等，导致气道神经源性炎症，而本团队前期研究发现，予祛风宣肺治疗后，模型豚鼠血及支气管肺泡灌洗液中的组胺、白三烯 B4 及嗜中性粒细胞弹性蛋白酶明显下降，减轻其导致的气道高反应性及咳嗽症状，故这些炎性介质也可以初步认为即为风邪侵犯、内伏于肺的物质学基础。另外 Groneberg 等对 29 名慢性咳嗽患者及 16 名健康志愿者通过纤维支气管镜进行气道黏膜活检，发现慢性咳嗽患者的 TRP 通道蛋白表达较健康志愿者明显增加；多项研究亦表明，给予 COPD 及慢性咳嗽患者吸入 TRP 通道的刺激物辣椒素，咳嗽反应较正常人更为强烈，因此推测慢性咳嗽患者体内 TRP 通道的表达或功能均有所增强，可以初步认为这也是属于"内风"物质基础的一部分，这也就解释了多种 TRP 通道刺激物——"外风"，通过该通道起作用，内风引动，导致咳嗽绵延不愈，"内外风"共同致病的病机过程。

目前慢性咳嗽的多数病因可以明确，发病机制及治疗效果取得较大进展，但对于病因不明，或因客观条件无法系统检查的患者，因诊断不明确，很多患者常反复进行各种检查，或者长期大量使用抗菌药物和镇咳药物，收效甚微并产生诸多不良反应，中医学治疗咳嗽确有优势，疗效好且不良反应较小，但目前研究多以临床疗效观察为主，机制研究不多，且多限于局部炎性因子或者单一药物研究，中医理论指导下的系统研究较少。马建岭团队在前期工作基础上，结合慢性咳嗽突出临床表现，在中医风邪致咳理论基础上，提出慢性咳嗽风邪伏肺致咳病机，应用祛风宣肺治疗，疗效显著。机制研究方面，结合国内外研究现状及团队前期实验研究，认为咳嗽高敏感性是其重要的病理生理机制，TRP 通道作为连接外界与机体交互作用的伤害感受器，广泛存在呼吸道，其受刺激后导致的气道神经源性炎症，与中医理论中风邪致病特点"风为百病之长""风邪善行数变""风性挛急"，及团队根据中医伏邪理论提出的"风邪伏肺"病机较为契合。

41　中医对急性气管支气管炎的认识

　　急性气管支气管炎是由于生物性或非生物性因素引起的气管支气管黏膜的急性炎症，病毒感染是最常见的病因，但常继发细菌感染，以咳嗽、咳痰为主要临床表现。学者吉华星等将有关文献对本病的病因病机及治疗进行了梳理归纳，以为急性气管支气管炎的临床治疗提供参考。

古代文献对于急性气管支气管炎类似病症的论述

　　中医古代文献中并未提及急性气管支气管炎这一病名，根据其主要临床表现及病程长短，可以将其纳入中医中外感"咳嗽"范畴。咳嗽一词最早见于《黄帝内经》，如《素问·阴阳应象大论》云："秋伤于湿，冬生咳嗽。"《素问·咳论》指出"皮毛者，肺之合也，皮毛先受邪气，邪气以从其合也"。张景岳《景岳全书·杂证谟》云："外感之嗽，无论四时，必皆因于寒邪，盖寒随时气入客肺中，所以致嗽。"这些论述强调了风寒邪气在咳嗽发病中的重要性；吴鞠通在《温病条辨·上焦篇》中指出"咳，热伤肺络也"。程钟龄《医学心悟·咳嗽》云："若暑气伤肺，口渴烦心溺赤者，其症最重，用止嗽散，加黄连、黄芩、花粉以直折其火"，则又阐述了风热邪气灼伤肺络而引起咳嗽的病因病机；罗天益在《卫生宝鉴·咳嗽门》云："若咳嗽有声，而有痰者，因伤肺气动于脾湿也，故咳而兼嗽者也。"《诸病源候论·咳嗽病诸候》云："呷嗽者，犹是咳嗽也。其胸膈痰饮多者，嗽则气动于痰，上搏喉咽之间，痰气相击，随嗽动息，呼呷有声，谓之呷嗽。"表明了痰湿之邪在引发咳嗽的过程中，起到了关键作用。又由于痰性黏滞二不易去除，痰阻气机易于化火而成痰热之邪，故痰热之邪亦可为其关键因素；秦景明《症因脉治》云："天行燥烈，燥从火化，肺被燥伤，则必咳嗽。"吴鞠通《温病条辨·上焦篇》指出"咳嗽稀痰者，肺恶寒，古人谓燥为小寒也；肺为燥气所搏，不能通调水道，故寒饮停而咳也"。说明了燥邪犯肺亦为导致咳嗽的病机关键；《景岳全书·杂证谟》云："外感之嗽，凡属阴虚少血，或脾肺虚寒之辈，则最易感邪。"《症因脉治》云："或劳役过度，肺气有伤；或饮食劳倦，中气有损，脾伤则土不生金，肺伤则气怯喘嗽，此子母俱病，而成气虚咳嗽之症也。"强调了因体质虚弱并感受外邪而导致咳嗽的病机；《素问·咳论》云："其寒饮食入胃，从肺脉上于肺则肺寒，肺寒则外内合邪因而客之，则为肺咳。"提出了内有寒饮停聚，外复感风寒邪气而导致咳嗽的病机。《素问·阴阳应象大论》云："秋伤于湿，冬生咳嗽。"指出了夏秋湿邪伏于体内，至冬季湿郁化热，与外寒相结导致咳嗽。这些都意在说明内邪与外邪相合而引发咳嗽的机制。由上可知，古人认为咳嗽的病因病机包括风寒袭肺、风热犯肺、痰湿阻肺、痰热壅肺、燥邪伤肺、体虚感邪、内外合邪等。

急性气管支气管炎的现代中医病因病机

　　周仲瑛认为本病多因人体正气不足，气候多变，肺的卫外功能减退或失调，以致在天气冷热失常、气候突变的情况下，外邪客丁肺而发病，此与古人体虚感邪、内外合邪的观点相吻合。杨善军等认为急性气管支气管炎多属痰热壅肺型咳嗽，痰液堆积可致邪毒生发、热壅于肺不利于肺气宣降以致邪气累积，痰热壅肺又加重咳嗽症状，咳嗽反复刺激呼吸道汉加重了病情，此与古人痰湿阻肺、痰热壅肺的观点吻合。宋智冰等认为，本病多由于卫气不固，御邪之力降低，则易外感风寒或风热之邪，邪气入里化热，灼津为痰，痰热阻于气道，致肺失宣肃，肺气上逆而发为咳嗽，此与古人风寒袭肺、风热犯肺的观点相吻合。刘立昌认为，"邪之所凑，其气必虚"，无论外感内伤咳嗽，均有肺气、元气之虚与古人体虚感邪的看法相符合。李建生等将急性气管支气管炎分为风寒袭肺证、风热犯肺证、燥邪犯肺证、痰热壅肺证、痰湿阻肺证、肺气虚证、气阴两虚证 7 种证型，亦与古人的认识基本吻合。综合古今医者的观点，可将急性气管支气管炎的病因病机归纳为风寒袭肺、风热犯肺、痰湿阻肺、痰热壅肺、燥邪伤肺、虚损邪干 6 个方面。

急性气管支气管炎的中医治疗

1. 风寒袭肺：孙思邈在《备急千金要方》中用杏仁煎治冷嗽上气、鼻中不利。周仲瑛自拟宣肺止嗽汤（炙麻黄、桔梗、杏仁、法半夏、前胡、贝母、炙款冬花、佛耳草、生甘草）治疗急性气管支气管炎中具有风寒郁肺证候表现的患者，取得了满意的疗效；孙卫林选取 140 例急性气管支气管炎中具有风寒犯肺表现的患者，随机分为治疗组和对照组各 70 例，其中治疗组给予通宣理肺丸治疗，对照组给予消炎、止咳等西医治疗，两组总有效率无显著差异，但在缩短病程、降低费用方面优于对照组，且可减少抗生素用量。

2. 风热犯肺：秦景明在《症因脉治》中运用家秘泻白散、栀连清肺饮等方剂治疗伤热咳嗽；吴鞠通《温病条辨·上焦篇》云："太阴风温，但咳，身不甚热，微渴者，辛凉轻剂桑菊饮主之。"明确提出了风热犯肺之咳嗽的辨治；范伏元等使用银黄清肺胶囊（麻黄、苦杏仁、石膏、大青叶、贝母、葶苈子、五味子、枳实、枇杷叶、甘草）治疗急性气管支气管炎风热犯肺证 60 例，总有效率为 95.0%，对照组 60 例使用川贝枇杷胶囊治疗，总有效率为 86.7%，治疗组治疗效果优于对照组。

3. 痰湿阻肺：张从正在《儒门事亲》中提出"湿之嗽，治以五苓散、桂苓甘露散及白术丸，甚者以三花神佑丸下之。"以通阳渗利水湿之法治疗痰湿较重的咳嗽；叶天士在《临证指南医案》中使用杏仁、莱菔子、白芥子、紫苏子、郁金、瓜蒌皮、通草、橘红、炒半夏、茯苓、桂枝木、炙甘草、薏苡仁等药物治疗痰湿咳嗽；林琳等的研究表明克咳片治疗急性气管支气管炎风寒兼痰湿证具有较好的疗效和较高的安全性。

4. 痰热壅肺：吴昆在《医方考》中，以清气化痰丸作为"痰火通用之方"；龚信在《古今医鉴》中，用清金降火汤清肺泻火，止咳化痰，治疗肺胃火旺之咳嗽痰黄；杨善军等应用麻杏甘石汤加味（炙麻黄 10 g、杏仁 15 g、生石膏 30 g、黄芩 20 g、栀子 15 g）治疗急性气管支气管炎 30 例，总有效率为 96.67%；对照组 30 例给予阿莫西林等药物治疗，总有效率为 76.67%，治疗组的效果优于对照组；有研究应用清肺止咳化痰方（甘草 16 g、桔梗 14 g、黄芩 8 g、鱼腥草 25 g、连翘 15 g、金银花 25 g、杏仁 12 g、知母 8 g、麻黄 12 g、薄荷 6 g、桑白皮 12 g）治疗急性气管支气管炎 49 例，总有效率为 93.88%；对照组 49 例采用复方甘草片、急支糖浆、阿莫西林口服治疗，总有效率为 75.51%，治疗组疗效优于对照组。

5. 燥邪犯肺：喻嘉言在《医门法律》中，用杏仁萝卜子丸、清金润燥天门冬丸治疗伤燥之咳，同时创制清燥救肺汤，成为后世医家治疗温燥伤肺重证的常用方；《温病条辨·上焦篇》中亦有"秋感燥气，右脉数大，伤手太阴气分者，桑杏汤主之……燥伤肺胃阴分，或热或咳者，沙参麦冬汤主之"的记载；俞景茂多使用桑叶、杏仁、川贝母、玉竹、沙参、麦冬等药物治疗风邪挟燥所致的咳嗽；王雪峰用止嗽散加减治疗风燥咳嗽，用桑杏汤加减治疗温燥咳嗽，用杏苏散加减治疗凉燥咳嗽，取得了较为满意的疗效。

6. 虚损邪干：《景岳全书》云"盖干咳嗽者，以肺中津液不足，枯涸而然，此明系内伤亏损，肺肾不交，气不生精，精不化气，所以干涩如此"。张景岳治疗气阴两虚型咳嗽时若无热象，以五福饮之类主之，若有热象，则用加减一阴煎兼贝母丸之类主之；张锡纯《医学衷中参西录》中亦有用安肺宁嗽丸治疗"肺虚热作嗽"的记载；李今庸主张以金匮麦门冬汤（麦冬 20 g、法半夏 6 g、党参 10 g、炙甘草 6 g、炒粳米 12 g、大枣 4 枚）治疗津伤阴虚、肺气逆上之咳嗽；刘立昌则主张运用补中益气汤培土生金，以使肺气得充，痰湿得化，以治疗脾虚外感之咳嗽。

针灸、推拿、拔罐治疗

《针灸甲乙经》中记载"咳逆上气，魄户及气舍主之。咳逆上气，噫嘻主之。"《备急千金要方》云："上气咳逆，灸膻中五十壮。"《丹溪心法》云："治嗽灸天突穴、肺俞穴，大泻肺气。"可见古籍中已有关于使用针灸治疗咳嗽的详细记载；有文献报道可使用毫针浅刺止咳点（大椎穴与大杼穴连线中点）的方法治疗小儿咳嗽，疗效较为满意；张振伟等采取背部腧穴拔罐（取穴双侧定喘、肺俞、肺底）的方法治疗小儿痰湿阻肺型咳嗽 43 例，有效率为 100%；周秀玲等通过拔罐方法（取穴：天突、膻中、肺俞、膈俞）治疗小儿外感咳嗽 30 例，总有效率为 86.7%；王道全等运用推拿配合肺俞拔罐的方法治疗婴幼儿急性上呼吸道感染咳嗽，取得了较为满意的疗效；有文献报道指出脐部拔罐的方法可治疗呼吸系统超敏反应引起的急性气管-支气管炎，疗效显著；王英等运用推拿法治疗小儿风寒咳嗽 40 例，总有效率为 100%；对照组 40 例内服金沸草散加减治疗，总有效率为 92.5%，治疗组疗效优于对照组；张晓磊采用以推揉掐扣四法为主的推拿疗法治疗小儿痰热咳嗽 33 例，有效率为 93.94%；对照组 33 例采用中成药（小儿麻甘颗粒）治疗，总有效率为 75.76%，治疗组疗效优于对照组。

针药并用治疗

曲生运用加味二陈汤（法半夏 15 g、橘红 15 g、白茯苓 10 g、炙甘草 5 g、党参 10 g、白术 10 g）结合针灸（主穴：风门、肺俞、膈俞、天突、膻中；配穴：丰隆）治疗痰湿犯肺型咳嗽 30 例，总有效率为 93.33%，对照组使用乙酰半胱氨酸颗粒治疗，总有效率为 80.00%；王伟采用定喘穴穴位注射黄芪注射液配合中药治疗（生地黄 18 g、麦冬 12 g、生玉竹 12 g、野荞麦根 15 g、北刘寄奴 6 g、肺形草 6 g、金银花 15 g、苦杏仁 6 g、前胡 12 g、桔梗 12 g、玄参 15 g、天浆壳 5 g、佛耳草 15 g、炒白扁豆 30 g、甘草 3 g）喉源性咳嗽，取得了较为满意的临床疗效；孔令霞在对照组治疗基础上运用针刺（取穴：大椎、肺俞、风门、风池、丰隆、三阴交、足三里等）配合中药（陈皮 6 g、法半夏 6 g、鱼腥草 20 g、百部 10 g、杏仁 10 g、五味子 5 g、茯苓 10 g、蝉蜕 6 g、莱菔子 10 g、桔梗 10 g、甘草 6 g）治疗小儿过敏性咳嗽 50 例，总有效率为 92.00%，对照组给予特布他林口服，总有效率为 76.00%，治疗组优于对照组。

42 慢性支气管炎的中医治疗

慢性支气管炎表现为反复咳、痰、喘，是呼吸系统常见慢性炎症性疾病，多发于老年人。数据表明，慢性支气管炎在我国老年人中发病率超过 14%，治愈难度大，若治疗不及时，会损害呼吸系统和循环系统，甚至影响生命安全。依据病情，临床将本病分为急性发作期、慢性迁延期、临床缓解期。中医学将慢性支气管炎归属于"咳嗽""喘证"等范畴，急性发作期多以邪实为主，以祛邪利肺为主要治则，慢性迁延期多为正虚邪恋，治疗当标本兼顾，缓解期多为正虚，当注重扶正固本，调补肺脾肾。近年来，各医家通过辨证将慢性支气管炎分为不同证型论治，取得了较好的临床疗效，体现了中医"同病异治"的优势，但证候类型还不够规范统一。鉴于此，学者牟玉婷等归纳总结了慢性支气管炎中医辨证论治及特色疗法的研究。

中医对慢性支气管炎的认识

中医学将慢性支气管炎归属于"咳嗽"等范畴。"咳嗽"首先记载于《黄帝内经》，并指出病位在肺，正所谓"五脏所病……肺为咳"，又云"五脏六腑皆令人咳，非独肺也"，《诸病源候论》有寒咳、肝咳、心咳、脾咳、肺咳、肾咳等"十咳"之称，表明咳嗽病位在肺，与脾、肾、肝等脏腑密切关联。本病病因可大致分为外感和内伤两大类，如《景岳全书·咳嗽》中指出"以余观之，则咳嗽之要，止惟二证，何为二证？一曰外感，一曰内伤而尽之矣……咳证虽多，无非肺病"，《河间六书·咳嗽论》指出"寒、暑、燥、湿、风、火六气，皆令人咳"，外感咳嗽多指风、寒、暑、湿、燥、火等六淫侵袭肺系而引起。内伤咳嗽多指饮食失节、情志失调等引起的脏腑功能失调，内邪干肺，出现咳嗽。不论是外感还是内伤，皆可导致肺宣发肃降功能失常，肺气上逆而发为咳。外感咳嗽多以邪实为主，治疗当祛邪利肺；内伤咳嗽，多以虚为主，或虚实并重，治疗当分清缓急，标本兼顾，祛邪止咳，扶正补虚。正如《景岳全书·咳嗽》记载"外感之邪多有余，若实中有虚，则宜兼补以散之。内伤之病多不足，若虚中挟实，亦当兼清以润之"。

中医证型

慢性支气管炎证候类型较多，尚未有统一标准。白云苹等研究现代名老中医治疗慢性支气管炎的方药规律，总结出慢性支气管炎有肺气虚证、风寒袭肺证、肺脾气虚证、肺阴虚证、寒痰阻肺证、痰热蕴肺证、痰浊阻肺证和外寒内热证 8 种常见证候，治疗上分别可选用玉屏风散、三拗汤、六君子汤、沙参麦冬汤、射干麻黄汤、麻杏石甘汤、三子养亲汤和麻杏石甘汤进行治疗。王萍对 350 例患者进行横断面调查研究，结果显示，气阴两虚和肺阴亏虚是慢性支气管炎最为常见的证候。研究发现，京、津、冀地区慢性支气管炎患者常见证候有痰热蕴肺、肺肾两虚、风寒犯肺、风热犯肺、痰浊阻肺、肺阴虚。沈庆法指出，慢性支气管炎的辨证论治从分期和分型分析，可分为急性期和慢性期两期，急性期包含风热犯肺、风燥犯肺风和寒犯肺，慢性期包括肝火旺而肺气逆、脾虚而痰浊内蕴、肺阴亏而气上逆和肺热而痰浊郁阻。

辨证论治

1. 急性发作期：

（1）风热犯肺：火热为阳邪，其性炎上，从口鼻或皮毛而入，侵袭肺系，导致肺失清肃，肺气上逆发为咳嗽，治疗当以疏风清热、宣肺止咳为主要原则。费玲等用疏风解毒胶囊治疗慢性支气管炎急性发作风热犯肺型患者，将患者随机分为两组，对照组接受注射用哌拉西林钠、他唑巴坦钠等常规西医治疗，观察组在对照组的基础上配合应用疏风解毒胶囊口服，结果显示，白细胞水平、症状（咳痰、喘息）消失时间观察组与对照组比较，差异无统计学意义（P＞0.05），临床总有效率、炎症因子水平、平均治愈时间、啰音消失时间观察组均优于对照组（P＞0.05），说明疏风解毒胶囊能很好地抑制体内炎症反应，显著减轻相应临床症状。范洪涛等在西药治疗的基础上加以养阴敛肺、止咳祛痰疗法治疗对慢性支气管炎急性加重期，结果显示，患者临床症状迅速改善，炎性因子水平降低，生活质量显著提高，且无不良反应。张利君在西医常规治疗基础上加用疏风清热化痰汤疏风清热、平喘化痰法，7日后，患者呼吸道症状、实验室指标均明显改善。

（2）风寒袭肺：风为百病之长，为阳邪，易袭阳位，寒为阴邪，其性收引、凝滞，肺司呼吸，在体合皮毛，外感风寒之邪易袭表犯肺，致肺失宣降，肺气上逆而咳嗽。此证型患者多以解表散寒、止咳化痰为主要治疗原则。李莎在西药治疗基础上加用三拗汤合止嗽散治疗风寒袭肺型患者，将118例患者分成治疗组和对照组，对照组予以阿奠西林、氨溴索、氨茶碱等治疗，治疗组用三拗汤合止嗽散，连续治疗2个疗程后，治疗组临床总有效率高于对照组（P＜0.05），第1秒最大呼气容积（FEV1）、用力肺活量（FVC）、呼气流量峰值（PEF）改善均优于对照组（P＜0.05），且无严重不良反应。孟晶利等研究杏苏二陈汤治疗风寒证的疗效，对照组采取常规治疗，实验组采用杏苏二陈汤治疗，两组均连续治疗2周，结果显示，观察组总有效率明显高于对照组（P＜0.05），实验组临床症状、体征消失时间明显短于对照组（P＜0.05）。有学者研究自拟止咳祛痰息喘汤联合西药治疗风寒束肺型慢性支气管炎急性发作，临床控制率为45.8%，总有效率为91.5%。郑惠之等在常规西医治疗基础上加用自拟止咳平喘汤治疗风寒袭肺型咳嗽，具有明显的增效作用。

（3）痰湿蕴肺：脾属土，肺属金，土生金，肺气虚日久，子病及母；或饮食寒凉等伤及脾胃，使脾失健运，水液失于运化，聚湿生痰，"脾为生痰之源，肺为储痰之器"，痰液蕴于肺系，使肺失宣肃，肺气上逆而咳嗽。治疗当以燥湿健脾、止咳化痰为治疗原则。杨瑞用二陈汤合三子养亲汤治疗痰湿蕴肺证慢性支气管炎急性发作，将60例患者随机分为两组，对照组给予抗感染、镇咳祛痰等常规治疗，观察组联合二陈汤合三子养亲汤加减，治疗2周后，结果显示，研究组总有效率高于对照组（P＜0.05），中医症状积分研究组高于对照组（P＜0.05），说明二陈汤合三子养亲汤用于痰湿蕴肺证慢性支气管炎急性发作期有较好临床疗效。王梅霞等在西医治疗基础上联合宣肺涤痰汤治疗慢性支气管炎急性发作痰浊阻肺证患者，持续治疗14日后，与单纯西医治疗相比，联合用药总有效率更高（P＜0.05），中医证候积分、血气分析指标及血清学指标改善更优（P＜0.05），认为宣肺涤痰汤可以改善炎症症状，提升肺通气功能。翟长根等研究发现，小青龙汤联合西药对慢性支气管炎急性发作期痰湿蕴肺型患者有良好治疗效果，能促进疾病康复，且安全性好。

（4）痰热郁肺：热邪犯肺，炼液为痰，或宿痰内盛，郁久化热，痰热郁结于肺，肺失清肃，肺气上逆发为咳嗽。多以清热化痰、宣肺止咳为主要治疗原则。刘剑等系统评价了清金化痰汤治疗慢性支气管炎痰热郁肺证的临床疗效及安全性，结果表明，清金化痰汤临床疗效好，安全性高，能显著改善临床症状，缩短炎症消失时间，降低血清炎症因子水平。孙兴华等对痰热郁肺证慢性支气管炎（单纯型）急性发作患者使用宣肺降气、清热化痰的中医治法，愈显率达到64.17%，能降低中医证候评分，改善患者症状。魏冬梅等基于解痉、祛痰、止咳、抗感染治疗，予以自拟冬夏桔甘方，连续用药7日后，总有效率为94.7%。高彩艳研究表示，在沐舒坦基础上加用定喘汤治疗痰热郁肺证慢性支气管炎，能显著缓解临床症状，有极大应用价值。汪辉研究表明，常规西医治疗的基础上加用具有清热化痰、宽胸散结等作用的二陈汤合小陷胸汤，可以有效提高痰热郁肺证患者的治疗效果，有推广应用价值。

（5）燥邪伤肺：肺为娇脏，喜润恶燥，在秋令时节或气候干燥之地，易感燥邪而伤肺，肺津耗伤，肺阴受损，使肺宣降失职，肺气上逆而咳嗽。《景岳全书》云"肺苦于燥，肺燥则痒，痒则咳不能已也"，治疗以清肺润燥为主要治疗原则。张支全等采用润肺清金汤联合西药治疗燥邪伤肺型慢性支气管炎急性发作期，将 60 例患者分为两组，对照组接受抗感染、平喘等常规西医治疗，研究组此基础上配合应用润肺清金汤口服，治疗 2 周后，中医症状积分、血气指标及血清指标研究组改善均明显优于对照组（$P<0.05$），在西医治疗基础上加用化痰止咳、润肺清热等功效的润肺清金汤对恢复有积极促进作用。

2. 迁延期：

（1）风邪伏肺：风为百病之长，风邪袭于肺，导致肺失宣降，肺气上逆而咳嗽，若风邪祛而未尽，留伏于肺，则病情反复，缠绵难愈。治疗时多以祛风除邪、止咳化痰为主。有研究将单纯型慢性支气管炎迁延期风邪伏肺证患者分成两组，对照组给予苏黄止咳胶囊口服治疗，治疗组予以疏风宣肺汤治疗，用药 2 周后，治疗组临床总有效率明显高于对照组，治疗组肺功能改善较优于对照组优越（$P<0.05$），说明疏风宣肺汤用于风邪伏肺证单纯型慢性支气管炎迁延期的治疗有效。

（2）气阴两虚：咳嗽日久，耗气伤阴，或患病日久，体质虚弱，复感燥邪或热邪，使阴液耗伤更甚，同时出现气阴两虚，肺气上逆，咳嗽反复。治疗当以益气养阴、止咳化痰为原则。吴晓霞将慢性支气管炎慢性迁延期气阴两虚型患者 94 例分为参照组和试验组，两组均接受常规西医治疗，试验组在此基础上服用芪冬润肺汤，1 个疗程后，试验组治疗总有效率明显更高，症状消失时间和住院时间明显更短（$P<0.05$），芪冬润肺汤用于气阴两虚型慢性支气管炎治疗值得推广。

3. 缓解期：

（1）肺肾两虚：肺主呼吸，为气之本，肾主纳气，为气之根。肾阴为一身阴液的根本，肺阴有赖于肾阴的不断充养；金能生水，肾阴亦依赖于肺阴的充养。若患者年老肾阴不足，或久病肺阴亏虚，则金水不能相生，日久则肺肾两虚，导致肺不能主气，肾不能纳气而表现为咳喘。治疗上以补肺益肾、止咳平喘为主。徐运龙将肺肾两虚证患者分为两组，两组均接受常规西药治疗，观察组在此基础上结合自拟益气宣肺汤口服治疗，4～5 周后，观察组总改善率 96.77%，显著高于对照组的 80.65%（$P<0.05$），观察组肺功能指标明显优于对照组（$P<0.05$），在西药治疗基础上加用自拟益气宣肺汤能改善肺肾两虚证慢性支气管炎患者肺功能，提高临床疗效。丁念治疗 78 例肺肾两虚型慢性支气管炎患者，对照组采用抗感染等西医治疗，观察组给予补气化痰汤加减治疗后，观察组总有效率、不良反应发生率、总依从率均优于对照组（$P<0.05$），补气化痰汤用于肺肾两虚型的治疗疗效较好。

（2）脾肺气虚：脾属土，肺属金，土生金，咳嗽日久，肺气亏虚，子盗母气，使脾气亦虚；或饮食失节，脾胃受损，脾土不能生金，而出现肺脾同虚，治疗以补脾益肺、化痰止咳为主。易传萱将肺脾气虚型患者分为两组，对照组给予盐酸氨溴索片联合补中益气丸治疗，治疗组采用参芪养肺汤治疗，治疗 2 周后，治疗组总有效率高于对照组（$P<0.05$），治疗组中医症状、体征和炎症反应方面改善均优于对照组（$P<0.05$）。刘永明采用用香砂六君子汤合三子养亲汤加减治疗肺脾气虚型，总有效率为 96.55%，临床症状和体征明显改善。

（3）肺阴亏耗：先天禀赋不足，素体阴虚，或痰液郁久化热，灼伤肺阴，或燥邪犯肺日久等导致肺阴亏虚，虚火上炎，肺气上逆而咳喘，治疗上当以养阴清热、润肺止咳为主。祝常德等采用养阴清肺汤联合穴位注射治疗肺阴虚型慢性支气管炎，将 130 例患者随机分为对照组和研究组，对照组采用西医常规治疗，研究组加用养阴清肺汤穴位注射，选孔最穴（双）、定喘穴（双），结果显示，研究组生活质量，肺通气功能、炎症反应、总有效率均优于对照组（$P<0.05$）。

中医特色疗法

中医特色疗法，方式多样，减少了口服用药对胃肠道的伤害，安全性较高，在运用过程中，注意辨病结合辨证，即使同一疾病也应根据不同证型选择相应穴位、相应药物或相应的操作手法，使疗效最大化。

1. 穴位注射： 又称水针疗法，同时发挥传统针刺疗法对穴位的刺激作用及药物自身的生物效应，让药物、经穴的双重治疗作用得以加强，通过经络传导，以调整脏腑气血阴阳，达到防治疾病的目的。林汉彪等在穴位贴敷基础上加以穴位注射，结果显示，临床疗效、动脉血气、肺功能指标等方面均明显优于单纯应用穴位贴敷治疗（$P < 0.05$）。

2. 穴位贴敷： 依据中医经络学说制定，以疏通经络、调整脏腑阴阳、扶助正气，减少疾病发作。杨玉荣等基于"春夏养阳，秋冬养阴"的中医理论，对慢性支气管炎缓解期患者实施冬病夏治穴位贴敷疗法，明显减少了疾病发作次数，改善了患者肺功能和生活质量。

3. 针刺疗法： 针刺在中医基础理论的指导下，借助针具或非针具刺激人体的一定部位，以疏通经络、调整机体阴阳平衡，达到防治疾病的目的。曹敏等认为，正气虚弱为老年慢性支气管炎发病的重要原因，治疗上可以参照肺痿"独取阳明"的基本治疗法则，以补脾肺，培土生金，扶助正气。熊希璐等西医治疗基础上对观察组患者进行"阳明法"穴位针刺，明显降低了炎症反应，提升了肺功能和免疫力。此外，中医其他外治法，如火针、耳穴刺络放血疗法、耳穴压豆等也能很好地应用于慢性支气管炎的临床治疗中。

现代医学对于慢性支气管炎的治疗难以从根本上解决问题，抗生素和激素类药物长期应用会出现多重耐药性和严重不良反应，给患者带来了极大的身体负担和心理恐惧。中医药治疗临床疗效显著、不良反应少等，从整体观念出发，可缓解临床症状、提高肺功能、消除炎症因子。

43　王成祥治疗慢性支气管炎经验

慢性支气管炎是指气管、支气管黏膜及其周围组织的慢性非特异性炎症。临床以咳嗽、咯痰为主要症状，或伴有喘息，发病特点是每年持续 3 个月以上，或连续 2 年或以上，并除外咳嗽、咯痰、喘息症状的其他疾病。受吸烟、空气污染、职业粉尘、感染等因素的影响，慢性支气管炎的发病率近几年有上升趋势。慢性支气管炎患者多为中老年人，其发病率随年龄的增长不断升高，西医认为慢性支气管炎发生发展的病理机制是炎症反应，以抗感染、祛痰止咳等对症治疗为主，部分患者最终发展成慢性阻塞性肺疾病甚至肺源性心脏病导致死亡。近年来中西医治疗慢性支气管炎取得了一定成果，通过西医针对病因的化学治疗及对症治疗，联合中医药的整体观念及辨证论证，可降低慢性支气管炎不良反应的发生，减少疾病的复发。王成祥教授对呼吸系统疾病及感染性疾病等临床疑难疾病有深入研究，擅于运用经方、时方，在治疗慢性支气管炎方面取得了良好效果。学者李富增等将王成祥治疗慢性支气管炎的经验做了归纳总结。

病机探讨

王成祥认为慢性支气管炎多为虚实夹杂，病机与饮、痰、虚密切相关。慢性支气管炎属于中医"咳嗽""饮证"等范畴。《素问·咳论》云："皮毛者，肺之合也。皮毛先受邪气，邪气以从其和也。其寒饮食入胃，从肺脉上至于肺，则肺寒，肺寒则外内合邪，因而客之，则为肺咳。"《难经·四十九难》亦记载"形寒饮冷则伤肺"。若冬季受寒；或其他季节气温骤降，过饮寒凉之品等；或起居不慎，坐卧触寒，内有留饮，外受风寒邪气，则邪犯于肺，肺失宣肃，肺气上逆，发为本病。平素脏腑功能失调之人，饮食不节，中伤脾胃，痰饮内生，上渍于肺，肺失宣降，损伤肾阳则阳虚内寒，表寒引动内饮，水寒相搏，饮动不居，内外合邪发为本病。

辨治思路

王成祥论治慢性支气管炎首辨分期，急性发作期和慢性迁延期多有外感等因素引发，临床中咳、痰、喘症状明显；缓解期突出表现为肺脾肾三脏亏虚，且慢性支气管炎病程较长，久病多虚，见脏腑虚损表现。次辨寒热，慢性支气管炎寒证特点具有寒、清、稀、痛、淡、白、迟、紧等；热证特点可见燥、热、渴、干、黏、秘、滑、数等。再辨咳音、痰液性质，寒邪、湿邪表现为咳嗽气急、咳声重浊、白色清稀泡沫痰、白黏痰、白稀痰呈拉丝状等；热邪、燥邪具有咳声短促、气逆作喘、痰少不易咳出、痰黄质黏稠等特点；脏腑虚邪可见咳嗽声低气短、咳喘呼多吸少、咳痰无力等临床表现。对于慢性支气管炎急性发作期患者，多见于外邪犯肺，或痰湿郁肺，或痰热蕴肺，王成祥强调"急则治其标"，重在清肺化痰，祛痰利肺；慢性迁延期患者多因正虚邪恋，临床表现为肺脾气虚，易感六淫外邪，或痰浊内蕴，正虚邪侵，表现为上实下虚，外寒里饮，或寒热错杂，此时应标本兼治，治疗上或清上补下，或祛外邪逐里饮，或寒热平调；缓解期因其患病较久，初病肺虚，子盗母气，伤及脾胃，化源不足，久病及肾，肺脾肾三脏虚损为其核心病机，此时遵循"虚则补之"，扶正固本，顾护肺脾肾，以补肺、健脾、温肾纳气为主。

用药心得

1. 饮宜温化：王成祥强调饮为阴邪，阳气伤则使气机遏制，素体阳虚，与人体水液代谢有关的脏腑功能异常和三焦气机不利，是饮证形成的内在因素。《素问·经脉别论》云："饮入于胃，游溢精气，上输于脾，脾气散精，上归于肺，通调水道，下输膀胱，水精四布，五经并行，合于四时五脏阴阳，揆度以为常。"准确总结了人体水液代谢的基本过程，及与肺脾肾三脏之间的关系。饮邪为病，张仲景提出"病痰饮者，当以温药和之"的治疗原则。《伤寒贯珠集》亦云："饮伏于内，而不用姜、夏，寒与饮博，宁有能散之者乎。"常用小青龙汤，苓桂术甘汤，泻白散以及三子养亲汤等方剂，症见咳嗽，痰白而稀，恶寒，舌苔薄白，脉浮或浮紧者，临证常选用细辛 3 g、清半夏 9 g、干姜 6 g，共奏温肺化饮，燥湿化痰之功；见短气而咳，胸胁支满，舌苔白滑，脉弦滑或沉紧者，用茯苓 10 g、白术 15 g、桂枝 10 g，取苓桂术甘汤意温阳化饮；若饮邪化热，舌苔黄厚腻者可加黄芩 15 g、桑白皮 20 g，意在清泄肺热，加生石膏用量 30～45 g；伴见咳嗽痰多，痰液清稀，宜加紫苏子 15 g、葶苈子 12 g，温肺止咳，泻肺化痰；兼见咳吐黄色黏痰，大便不畅者，多用黄芩 15 g、连翘 20 g、鱼腥草 30 g、漏芦 20 g、瓜蒌 20 g，清热化痰，荡除腑实，以达到"急者治其标"之效，瓜蒌用量可加至 30 g，宽胸涤痰与润燥滑肠并用。

2. 气机宜疏调：生理状态下，人体诸气"如水之流，如日月之行不休"。气机升降平衡则气机调畅，收藏平衡则脏腑和谐，消长平衡则形气相得。肺气以肃降为顺，肝气以升发为常，脾胃居中，为人体上下气机升降之枢纽。肺主一身之气，肺气清肃，则周身之气顺行，《外感温热篇》云："虽有脘中痞闷，宜从开泄，宣通气滞，以达归于肺，如近俗之杏、蔻、橘、桔，是轻苦微辛，具流动之品可耳。"王成祥临证，善用轻清流动之品，如杏仁、白豆蔻、橘红、桔梗，开宣肺气、化湿祛邪；症见感冒后咳嗽，微恶寒发热，胸脘痞闷者，加香附、紫苏梗、陈皮各 10 g，取香苏散之意，调理脾胃升降，行气消痞除满；伴有胸痞满闷，大便不通者，宜加枳壳 15 g，桔梗 10 g，升降相因。《类证活人书》记载桔梗枳壳汤宣肺行气，肺与大肠相表里，肺气宣则大便畅；咳嗽气逆痰少者，酌加炙枇杷叶 10 g、杏仁 10 g，降逆肺气，止咳化痰，炙枇杷叶用量可达 15 g。气顺则痰消，验之临床，每每收效。

3. 善用虫药：虫类药物为血肉有情之品，走窜搜剔，疏通经络，透关达窍，且易于人体吸收利用。清代医家叶天士云："每取虫蚁迅速飞走之灵，俾飞者升，走者降，血无凝着，气可宣通，搜剔经络之风痰瘀，莫如虫类。"虫类药物在肺系疾病中多有应用，王成祥常选用蝉蜕、白僵蚕、全蝎等药，蝉蜕肝肺同调，宣肺主外风止痒，平肝主内风解痉，白僵蚕息风止痉，祛风行经，全蝎熄风镇痉，通络止痛；现代药理证实蝉蜕有抑制过敏介质释放，缓解支气管平滑肌痉挛，从而发挥抗过敏、止咳祛痰等作用；白僵蚕内所含槲皮素止咳、祛痰、平喘，其内所含蛋白质能增强机体免疫功能，提高人体防御外邪的能力。若患者遇冷空气、异味等咳嗽加重，常选用《仁斋直指小儿方论》之蝉蝎散，用蝉蜕 10 g、全蝎 6 g，宣肺止外风，平肝息内风，发挥抗过敏作用；伴有发热，咽喉肿痛，皮肤瘙痒者，多用蝉蜕 10 g、白僵蚕 10 g，取升降散之意，升清气，祛风气，降浊气；兼有畏风、发热者，宜加钩藤 15 g，薄荷 6 g，疏外风，息内风，散邪热；若有遇凉风、油烟味后咳嗽加重者，常用祝氏过敏煎加味，柴胡、黄芩、赤芍、乌梅、五味子等药，其中赤芍可用至 30 g，黄芩 15 g，增强清热泄浊，散邪行血之力。临床中应询问患者是否有相关食物过敏史、宗教信仰或食素史，过敏性患者应谨慎使用，且虫类药物多有毒性，故除减少用量外，应中病即止。

4. 重视肺肾：中医肺肾相关理论与呼吸系统相关疾病密切相关。《难经》云："呼出心与肺，吸入肝与肾。"肺主气，司呼吸，肾藏精，主纳气，肺为人体气体交换场所，肾脏辅助肺的呼吸，维持呼吸的深度与节律。正如《类证治裁》所云："肺为气之主，肾为气之根，肺主出气，肾主纳气，阴阳相交，呼吸乃和。"王成祥认为慢性支气管炎缓解期阶段多表现为久咳肺虚，正气耗伤，肺虚及肾，气逆作喘，临床中应用补益肺肾大法能有效降低慢性支气管炎患者发作次数，改善其生活质量。对于表现为干咳少痰或无痰，或伴有午后低热，脉沉细数或细数而弦者，王成祥教授临证多用麦味地黄丸加减滋肾润肺，临证中常用麦冬 10 g、五味子 10 g，意在润肺养阴，敛肺止咳，去苦寒入血分之赤芍，以防凉遏，全方使肺金收敛，肾水充足，肺肾既健，则阴藏阳敛，咳喘自平。若患者咳嗽气喘，痰少而黏稠，骨蒸潮热，盗汗，舌红少苔，脉细数，此属肺肾阴亏，虚火上炎证，多选用百合地黄汤，百合 20 g、生地黄 15 g、熟地黄 10 g，意在润肺滋肾，金水并补，还多加用肉桂 3 g，有缓缓温补命门肾火，阳生阴长之意。此外，有身形消瘦，咳嗽喘逆，痰多，痰带咸味，咽干口燥，舌质红，苔薄白腻或水滑者，属于肺肾虚寒，痰湿内阻证，临证用当归 20 g、熟地黄 20 g，养血补肾，元气足则气机畅达，咳喘可平。

典型病案

患者，女，41 岁。2017 年 12 月 6 日初诊。主诉咳嗽、咯痰 10 年，加重 1 周。患者近 10 年来每逢冬春季节无明显诱因出现咳嗽，咯痰，胸部 X 线：双肺肺纹理增粗、紊乱，呈斑点状阴影，双下肺野明显。经输液、服用中成药等治疗后好转，但症状迁延不愈。1 周前因受凉出现咳嗽，咯痰，恶寒发热，口服复方甘草片、阿奇霉素、头孢呋辛酯后，咳嗽略有减轻，仍有咳痰、发热、恶寒，遂来就诊。刻下咳嗽，日间明显，咯痰，咳吐大量白色泡沫痰，痰黏可吐出，恶寒，发热，体温 38.3 ℃，咽痒，遇冷空气、刺激性气味加重，纳可，眠浅，大便 2 日未解，小便如常。舌质红，苔薄黄略腻，脉弦细滑。听诊双肺呼吸音粗，两肺下叶可闻及散在湿性啰音，未闻及哮鸣音。西医初步诊断为慢性支气管炎急性发作期；中医诊断为咳嗽（表寒内饮，饮郁化热）。治以散寒化饮，清热止咳，拟小青龙加石膏汤加味。

处方：炙麻黄 6 g，桂枝 10 g，白芍 10 g，干姜 6 g，细辛 3 g，五味子 10 g，炒杏仁 10 g，清半夏 9 g，炙枇杷叶 15 g，炙百部 10 g，黄芩 15 g，桑白皮 20 g，白僵蚕 10 g，薄荷 6 g，炙甘草 6 g，生石膏 30 g。免煎颗粒 7 剂，每日 2 次，开水冲服，嘱患者忌食辛辣，避风寒。

二诊（2017 年 12 月 13 日）：药后体温正常，咳嗽咳痰明显减轻，无恶寒发热，咽痒缓解，睡眠改善，大便每日 1 次，偏干，舌淡红，苔薄黄，脉弦缓。证属痰湿内蕴，治以化痰祛湿，上方去桂枝、炙麻黄、薄荷、生石膏，加瓜蒌 30 g，生白术 15 g。免煎颗粒 7 剂，服法如前。

三诊（2017 年 12 月 20 日）：患者咳嗽咳痰明显减轻，无咽痒，偶有失眠，大便调，舌淡红，苔薄少，脉弦略沉。证属肺肾阴虚，治以补益肺肾，拟方麦味地黄丸加减。

处方：麦冬 10 g，五味子 10 g，生地黄 15 g，炒山药 15 g，山茱萸 15 g，茯苓 10 g，泽泻 10 g，牡丹皮 10 g，炙枇杷叶 10 g，杏仁 10 g，远志 6 g，炒酸枣仁 20 g。免煎颗粒 14 剂，服法同前。

患者以三诊处方调治 3 个月，1 年后随访，患者病情控制可，慢性支气管炎未出现急性发作。

按语：患者中年女性，初诊以咳嗽咯痰，恶寒发热为主症，结合病史、症状、体征，诊断为慢性支气管炎急性发作期，中医病机为外感风寒，内有水饮，饮邪化热，以小青龙加石膏汤加味。方中炙麻黄、桂枝、薄荷发汗解表透邪；干姜、细辛、五味子、清半夏温肺化饮，燥湿降逆；杏仁、枇杷叶、百部理气化痰；黄芩、桑白皮、生石膏清泻肺热；白芍和营养血，加之白僵蚕，小而灵动，"僵而不腐，得清化之气"，祛风化痰，行经止痉；佐以甘草调和诸药。全方散寒化饮，清泄郁热，表里双解。二诊患者汗出邪去，无表证，麻黄、桂枝和薄荷不宜再用，恐汗出伤阳气；内热减轻，故去石膏；加全瓜蒌宽胸化痰，润肠通便；生白术健脾，中焦健运，饮去痰消。三诊患者表证和里证大减，考虑患者病情日久，肺肾亏虚，以补肺益肾为法调治，增强机体免疫力。王成祥辨治慢性支气管炎，强调病证结合，急性发作期和慢性迁延期治标为先，缓解期固本为要，根据疾病分期，巧用经方，擅用时方，从疏散外邪、温化内饮、调理气机、应用虫类药及重视肺肾多方面着手，为治疗慢性支气管炎提供了新的思路。临床证明此方法能够明显改善慢性支气管炎患者的症状和体质，提高患者的生存质量。

44　温法辨治慢性气道炎症性疾病

　　慢性气道炎症性疾病是包括支气管哮喘和慢性阻塞性肺疾病等由多种炎症细胞（如中性粒细胞、淋巴细胞、嗜碱性粒细胞、嗜酸性粒细胞）、结构细胞（肥大细胞、气道平滑肌细胞、气道上皮细胞）和多种细胞组分参与的与感染、变态反应等多种因素相关的慢性呼吸系统疾病。中医学根据其证候学特点多归于"痰饮咳喘"的范畴。"痰饮咳喘"多为阳虚阴盛、本虚标实之证，与肺脾肾密切相关，基于"肺喜温而恶寒"，温法在慢性气道炎症性疾病中应用广泛，疗效确切，学者陈炜等将相关内容做了梳理归纳。

临床研究

　　慢性气道炎症性疾病以咳喘为主要表现。常反复发作，迁延难愈。咳喘的发生与痰饮密切相关，痰饮乃阳虚阴盛，津液不归正化，停积凝滞而成。"形寒饮冷则伤肺"，若肺失宣肃，则津聚为痰；脾失转输，运化失职，则酿生痰湿，上贮于肺；若肾阳不足，蒸化失司，则津液凝聚成痰。宗"病痰饮者，当以温药和之"，现代医家多从脏腑辨证论治，以温立法治疗慢性气道炎症性疾病。

　　1. 从肺论治：肺为华盖，位居上焦，在外合于皮毛，风寒之邪由皮毛玄府直入，外寒内侵常居十之八九．气阳虚弱为其关键所在。故采用温肺散寒化饮之法辨治慢性气道炎症性疾病可有效缓解患者的临床症状。韩明向拟化痰降气胶囊（由麻黄、白芥子、金沸草、紫苏子、白前等组成）温肺益气、化痰止咳，治疗稳定期慢阻肺患者。治疗后发现治疗组的第 1 秒用力呼气容积/用力肺活量（FEV_1/FVC）、第 1 秒用力呼气容积（FEV_1）等肺功能指标得到显著改善。任明智选用温肺化饮的小青龙汤治疗急性加重期慢性阻塞性肺疾病患者，结果西医对照组总有效率为 68.0%，而中药治疗组的总有效率为 90.2%。且治疗组的肺功能改善优于对照组。石莉运用温肺散寒化痰定喘法治疗小儿哮病冷哮证 130 例，疗程为 7 日。结果发现西医对照组总有效率为 79.03%，治疗组总有效率为 89.23%。童亚西发现理肺汤（主要由麻黄、厚朴、射干、法半夏、杏仁、紫苏子、细辛、地龙等药物组成）能明显缓解慢阻肺急性加重期喘咳胸满痰多的临床症状。

　　2. 从脾论治：脾居中焦，主运化水谷，亦运化水湿，乃为湿土．赖阳气以健运，若脾失健运，痰湿内生，上干于肺，肺失宣肃，可见咳嗽、咯痰伴胸闷气喘，故温脾可以蠲饮，止咳平喘。蒲蓉等采用温法治疗缓解期支气管扩张患者，设氨溴索口服为西医对照组，治疗组中药汤剂由黄芪 30 g、党参 30 g、茯苓 15 g、白术 15 g、山药 15 g、桂枝 10 g、陈皮 10 g、紫苏子 15 g 组成。30 日为 1 个疗程。治疗后治疗组总有效率为 91.7%，对照组为 54.5%。表明温阳健脾宣通法能有效改善缓解期支气管扩张患者的临床症状，减少痰液的生成，改善预后、减少复发。王语涵等运用苓桂术甘汤治疗慢性肺源性心脏病（肺、心功能失代偿期）患者，1 个月为 1 个疗程，结果发现西医对照组总有效率为 85.0%，而中医治疗组总有效率为 95.0%，苓桂术甘汤温阳化饮、健脾渗湿，能明显改善慢性肺源性心脏病肺、心功能失代偿期患者症状、体征及血黏度。遵"治脾当宜温"及"甘味入脾"的原则，国医大师洪广祥采用温脾之法来辨治支气管扩张，以甘温补脾为具体治法，临证首选补中益气汤．体现"治肺不远温"之意。

　　3. 从肾论治：肾阳亏虚是导致痰饮咳喘的主要病因之一。肾主水，肾阳虚弱，温煦无能，气化失司，水液代谢失常而致，水湿内停，发为水肿、痰饮等，治宜补肾助阳，"益火之源，以消阴翳"，辅以化气利水，使肾阳振奋。气化复常，痰饮得消，咳喘得平。谢晟洁采用金匮肾气汤结合冬病夏治穴位贴敷治疗支气管哮喘缓解期患者，给药 60 日后发现两组治疗后哮喘控制测试评分（ACT）及肺功能 FEV_1、FVC 均有改善，且治疗组优于西医对照组（$P<0.05$）。壮健采用益肾固本膏方（熟地黄、山茱萸、淫羊藿、菟丝子、枸杞子、肉桂等）治疗肾虚型临床缓解期支气管哮喘患者，结果发现益肾固本膏方可以提高支气管哮喘患者的 ACT 评分，有效减少发作的次数。杨华等采用益肾缓哮颗粒（熟地黄 10 g、山茱萸 10 g、巴戟天 10 g、淫羊藿 10 g 等）治疗缓解期支气管哮喘患者，治疗 6 个月后发现治疗组 FEV_1、FEV_1/FVC、$FEV_1\%$明显改善，治疗后诱导痰嗜酸性细胞直接计数显著下降，总有效率为 90.24%。明显优于对照组（$P<0.01$），益肾缓哮颗粒能有效改善肺功能，减轻气道的慢性非特异性炎症。

4. 肺脾同治：慢性气道炎症性疾病虽病位在肺，然与脾密切相关，"脾为生痰之源，肺为贮痰之器"，治疗应以手太阴之标与足太阴之本并重，以绝生痰之源，减少发作，预防复发。郑青秀采用补肺健脾法（党参、黄芪、五味子、熟地黄、紫菀、白术、茯苓）治疗急性加重期慢阻肺患者，结果发现补肺健脾法配合西医基础治疗能有效改善肺功能，提高临床疗效。孙慧媛等采用温润辛金培本方（黄芪、干姜、桂枝、茯苓、厚朴、白术、清半夏等），以补脾益肺、培土生金为原则，治疗肺脾两虚型哮喘，结果发现肺脾同治法能明显改善患者的肺功能、免疫生化等相关指标，缓解患者咳嗽、咯痰、胸闷喘息、乏力等临床症状。王小祥等观察参苓白术散加减对慢性阻塞性肺疾病稳定期（肺脾气虚证）患者的影响，结果发现参苓白术散加减能显著改善患者的咳嗽、易感冒、体倦乏力、自汗、神疲懒言、食少纳呆、食后腹胀、大便异常等肺脾气虚症状明显优于西药对照组。陈磊等探讨六君子汤治疗肺脾两虚型慢性阻塞性肺疾病稳定期患者的疗效。结果发现治疗组总有效率为 84%，且治疗组可以更有效地改善全身症状、呼吸困难及体重指数，减少患者病情急性加重的发生率，优于对照组（$P<0.05$），培土生金法可有效改善慢性阻塞性肺疾病患者的全身临床症状，提高临床疗效。

5. 脾肾同治：慢性气道炎症性疾病反复发作的凤根源于痰饮内伏为患，其病机关键为脾肾虚寒，脾肾阳虚，则气不化津，生痰化饮，内伏于肺，治宜温补脾肾，化痰逐饮。钟立仁等观察真武汤与五苓散联用治疗慢性阻塞性肺疾病急性加重期患者的疗效，发现脾肾同治，温阳化饮利水法可以改善慢性阻塞性肺疾病急性加重期阳虚水泛证患者的部分症状、体征及血气分析等指标。胡美菊采用健脾补肾法（黄芪 20 g、党参 20 g、五味子 5 g、白术 15 g、蛤蚧 1 只等）治疗慢性阻塞性肺疾病患者，结果发现治疗组总有效率达 91.4%，高于对照组，能进一步改善患者的肺功能。陈创荣等观察健脾补肾法（黄芪 30 g、党参 30 g、白术 10 g、陈皮 6 g、枸杞子 10 g、菟丝子 10 g、淫羊藿 10 g、补骨脂 10 g、海蛤壳 30 g 等）对慢阻肺稳定期患者生存质量和肺功能的影响，结果发现健脾补肾法可有效改善慢阻肺患者稳定期的临床症状，改善肺功能．提高生存质量。陈代平等观察温补脾肾汤（黄芪 30 g、白术 15 g、茯苓 18 g、蛤蚧 2 只等）结合穴位注射治疗稳定期慢性阻塞性肺疾病（脾肾阳虚证）患者的临床疗效，结果发现可显著改善慢阻肺患者临床症状、肺功能和生活质量。

6. 肺肾同治：慢性气道炎症性疾病虽病初以肺气阳虚为本，但日久则致肾阳亏虚，且肾主摄纳，肾虚不能化气行水，水不归源，则为痰为饮，故宜温肾化饮，肺肾同治。宿英豪采用补益肺肾、化饮通络法（熟地黄 15 g、黄精 15 g、法半夏 10 g、陈皮 10 g、茯苓 15 g、炙麻黄 6 g 等）治疗支气管哮喘患者，治疗 3 个月后发现治疗组中医证候积分明显下降，肺功能和血气指标明显改善，总治疗有效率为 88%，优于对照组。祝建材等采用补肾益金汤（人参 9 g、蛤蚧 6 g、紫河车 12 g、杏仁 9 g、黄芪 20 g、白术 12 g、菟丝子 15 g 等）治疗慢性阻塞性肺疾病（肺肾气虚证）稳定期患者，结果发现补肾益金汤能提高慢性阻塞性肺疾病稳定期患者的免疫功能，缓解气道高反应状态，改善肺功能，提高患者生存质量。张俊红运用补肺纳肾的督灸疗法治疗肺肾气虚型慢性阻塞性肺疾病稳定期患者，结果发现治疗组治疗后 BODE 指数及指数因子中 MMRC、6MWD 和体质量指数均明显改善，温补肺肾的督灸可以降低慢性阻塞性肺疾病（肺肾气虚证）缓解期 BODE 指数，改善慢性阻塞性肺疾病的预后差。

实验研究

1. 抗黏液高分泌：气道黏液高分泌是慢性气道炎症性疾病的重要病理特征。赵丽芸等实验研究发现射干麻黄汤可降低痰液黏度，增加气管纤毛运动，对哮喘祛痰作用明显。刘璐等研究阳和平喘颗粒干预哮喘大鼠气道黏液高分泌的作用机制，结果发现阳和平喘颗粒高、低剂量组及地塞米松组大鼠气管可见少量黏液分泌，未见明显杯状细胞增生，与模型组比较，阳和平喘颗粒高、低剂量组及地塞米松组大鼠气道组织杯状细胞面积和 MUC5AC 蛋白表达水平，肺组织 TGF-β 蛋白及 TGF-β mRNA 表达水平均显著降低，结果表明温肾化饮的阳和平喘颗粒可有效降低哮喘大鼠的气道黏液高分泌。

2. 调节免疫：慢性气道炎症性疾病常病程长，反复发作，存在免疫失衡。曹福凯等观察健脾益肺口服液（党参 9 g，白术 9 g，黄精 10 g，茯苓 10 g，山药 10 g，黄芪 15 g 等）对慢性阻塞性肺疾病（肺脾气虚证）大鼠体液及细胞免疫功能的影响，结果发现健脾益肺口服液能增强慢性阻塞性肺疾病（肺脾气虚证）大鼠的免疫功能，降低慢阻肺急性发作的频率。赵红等研究发现射干麻黄汤能有效干预哮喘大鼠模型，调节哮喘的 Th_1/Fh_2 免疫失衡，抑制 Th_2 细胞活化，降低气道高反应性，发挥治疗哮喘的作用。

3. 抗气道炎症：汪电雷等观察以温立法的化痰降气胶囊对慢性阻塞性肺疾病大鼠模型支气管上皮细胞多药耐药相关蛋白 1（MRP1）功能和表达的影响，发现化痰降气胶囊治疗后 MRP1 的表达明显增加，能有效减轻 COPD 大鼠的气道炎症，延缓肺功能恶化。张海英等观察加味小青龙汤对慢性阻塞性肺疾病大鼠肺组织核转录因子-κB（NF-κB）、锌指蛋白 A20 蛋白及其基因表达的影响，结果发现加味小青龙汤能降低 TNF-α 和白介素-1β 含量、下调 NF-κB 蛋白表达、上调 A20 基因表达，减轻慢性阻塞性肺疾病的气道炎症。朱舜之等研究发现阳和平喘颗粒能抑制哮喘大鼠支气管周围炎性细胞浸润，改善哮喘大鼠的气道炎症。

4. 改善气道重塑：气道长期持续性炎症反复发作及修复，可导致组织增生从而发生气道重塑，影响疾病的预后。余建玮等研究发现小青龙汤能抑制哮喘大鼠细胞外信号调节激酶 ERK1、ERK2 的磷酸化，降低正性细胞周期调节蛋白 CyclinD1 的 mRNA 表达，抑制哮喘大鼠气道平滑肌细胞的增殖，改善气道重塑。莫碧文等研究发现小青龙汤可明显抑制气道炎症反应、抑制管壁增厚和平滑肌增殖，通过抑制 Toll 样受体 4（TLR4）和 p-Akt 的表达从而抑制气道平滑肌细胞（ASM）向管腔方向迁移，进而改善哮喘的气道重塑。刘鑫等通过研究发现射干麻黄汤能下调血管内皮生长因子、缺氧诱导因子-1α 的表达，从而抑制哮喘大鼠气道的重塑。

慢性气道炎症性疾病多归属于中医学"痰饮咳喘"的范畴，其病机特点为阳虚阴盛，本虚标实，本虚责之于阳气不足，标实则为水饮留聚，故临证治疗多"以温药和之"，温阳既能益气，又能化饮，有助于肺脾肾功能的复常，犹"离照当空，阴霾四散"。从临床观察和实验研究均表明从温辨治慢性气道炎症性疾病疗效确切，能有效改善患者的气道炎症和黏液高分泌，调节免疫功能，改善气道重塑，缓解患者的临床症状。

45　难治性肺感染中医诊疗思路

　　难治性肺感染是当今医学界的难题。临床上虽然使用了适宜的、规范的抗生素及其他相关治疗措施，但患者病情仍反复而难以控制，无法脱离呼吸机，每易导致多脏衰竭，病死率较高。因此，如何发挥中医药特长参与治疗，是值得研究的问题。学者黄春林等在临床实践的基础上，提出了对难治性肺感染的中医诊疗思路。

祛邪法的应用

　　祛邪法是细菌性肺感染的中医治法之一。现代研究表明，许多中药都具有杀菌或抑菌作用，对此类中药进行了收集整理并作分类：①按西医生物学分为抗 G⁺ 菌、G⁻ 菌、TB 菌、衣原体、支原体、真菌等类别。②按中医辨证分类为补益、清热、涤痰、活血抗菌等。临床应用按以下原则选药依据西医用药原则，对不同的病原体及其同一病原体、不同的作用强度进行选药。如肺炎链球菌感染选用黄芩、鱼腥草、连翘、金银花等；铜绿假单胞菌感染者选用黄连、白头翁、丁香、厚朴、百部等；支原体感染者选用黄柏、穿心莲、白芷、地肤子等；结核分枝杆菌感染选用黄精、百部、白果、大蓟等。依据辨证用药原则选药，在辨证处方中加入对症抗菌中药。如细菌感染后表现为热毒炽盛者，选加黄芩、黄柏、栀子、大黄等清热解毒抗菌药；细菌感染后表现为咳嗽、咯痰、气喘者，选加瓜蒌、百部、丁香、白果等除痰止咳、定喘抗菌药。并依据一药多用的原则进行选药，一味中药有多种功效，用之得当可一举两得或一举多得。如大黄、瓜蒌子、莱菔子等，既抗菌又有通便作用，适用于肺部感染而大便秘结者；丁香、木香、藿香、厚朴等，既抗菌又芳香健胃，适用于肺部感染而胃肠功能不佳者。

清肠救肺法的应用

　　肺与大肠为表里关系，一脏一腑，一阴一阳，如《灵枢·本输》云"肺合大肠"。正常情况下，肺气的肃降，有助于大肠传导功能的发挥，而传导功能正常，亦有助于肺气的肃降，两者相辅相成，相互为用。肺脏痰热，肺部炎症感染，肺气不宣，大肠传导功能失司，大便秘结反之大肠实热，腑气不通，则可影响肺气的肃降，而产生胸满、喘咳等症。现代实验研究表明，钳夹动物肠系膜上动脉，可出现严重的肺损害，而其他脏器则未见损害，说明缺血性肠道功能异常与肺损害有特殊的内在联系。某些肺部疾病病理解剖时可见大、小肠严重充气，小肠黏膜坏死而形成溃疡。此外，利用病理活检发现，炎性肠病患者偶见咳嗽、咳痰、呼吸困难等呼吸系统表现，此时其支气管黏膜的病理变化与结肠的病理变化类似。据此，对于难治性肺感染合并大便秘结者，常采用凉膈散口服或大承气汤灌肠等，清肠泄热、通腑救肺。

除痰活血法的应用

　　1. 除痰止咳定喘：咳、痰、喘是肺感染的三大症候表现。大量痰液阻塞气道可引起气急，甚至窒息。同时，痰液又是良好的培养基，有利于病原菌的滋生，引起继发感染。因此，除痰、止咳、定喘，是难治性肺感染重要治疗措施之一。

（1）除痰药：可分为两大类，一是温化寒痰，如法半夏、天南星、白芥子等，用于慢性气道炎症，减轻气道慢性炎症及减少气道分泌等；二是清热祛痰、如桔梗、瓜蒌、贝母等，用于急性气道炎症，或慢性气道炎症急性发作期。通过促进痰液黏性成分的分解及呼吸道腺体分泌增加，而起到稀释痰液、易于咯出的作用。难治性肺感染常表现为痰热，故常选用清热祛痰药。

（2）止咳药：按作用部位可分为中枢性镇咳止咳药和外周性镇咳止咳药两大类。罂粟壳、百部、法半夏等，抑制咳嗽中枢而起止咳镇咳作用。外周性止咳药的机制有多种，如秦皮、半边莲、鱼腥草等，对气道有抗感染作用；麻黄、细辛等，有解痉定喘作用；细辛、丁香等，对表面黏膜有麻醉作用。难治性肺感染通常有缺氧、二氧化碳潴留，甚至呼吸抑制等。因此，中枢性镇咳药、表面黏膜麻醉药均不宜使用，但抗感染、清理气道炎症的止咳药如秦皮、鱼腥草、半边莲等，可常规应用。

（3）定喘药：解痉定喘、畅通气道的中药有 70 余种，其中包括杏仁、贝母、前胡、葶苈子等除痰定喘药；麻黄、紫苏子、丁香、细辛等散寒定喘药；黄芩、鱼腥草、射干、秦皮等清热定喘药。临床应用时须根据证型特点选择。

2. 活血化瘀：肺感染可导致肺气失宣，痰液壅滞，使血脉运行不畅。因此，重症肺感染或久患肺感染常有肺血瘀阻，肺脉不通。临床上难治性肺感染患者多伴有炎症吸收缓慢或吸收不良，个别患者还存在肺组织局部机化的情况，增加了治疗难度。现代研究表明，部分活血化瘀中药能改善肺微循环，促进炎症吸收，有利于肺组织的修复。可选用除痰降气、活血化瘀药，如桃仁、丹参、川芎、当归等，有利于肺脉的疏通和复常，促进炎症吸收和控制感染。

扶正固本法的应用

1. 培土生金：脾属土，肺属金，按中医五行生克理论，脾胃虚弱则肺气不生，肺气虚弱则为喘为咳。因此，肺之痰喘咳嗽，除从肺论治，除痰止咳定喘以治其标，亦可应用培土生金、健脾固肺治本法。现代医学研究表明，当胃肠动力下降或食管下段括约肌松弛时，常导致胃食管反流和反流性食管炎，反流物直接进入气管和肺引起呛咳、喘息及吸入性肺炎或者因反流物刺激食管黏膜感受器，通过迷走神经反射引起气管痉挛。贲门失弛缓症患者可因进食后食物不能正常进入胃内，导致食管膨胀，直接压迫气管而出现胸闷、气短等表现。也有食管疾病如疱疹性食管炎、食管痛等可形成食管气管痰，而引起呛咳、哮喘等呼吸道症状。同时，肺部感染的患者多伴有胃肠功能的低下，从而使呼吸道症状及肺部感染更加难以控制。治疗应注，"培土生金"，通过补益脾胃，促进胃肠动力，减少反流物质对气管和肺的刺激，而达到控制感染的目的。如选用陈皮、法半夏、苍术、枳实及金水六君煎、陈夏六君汤等理气健脾，调节胃肠动力。

2. 补益抗菌：难治性肺感染多发生于年老、体弱者，或病前体质尚好，但因反复感染，体质日渐衰弱，此时宜选用具有补益又有抗菌作用的中药，如黄芪、当归、黄精、女贞子等。此类药的抗菌机制，除含有某些抗菌物质外，同时具有增强免疫的作用。有报道黄芪、白术、山茱萸等，具有增加白细胞的作用；黄芪、白术、当归、白芍、黄精、女贞子、山茱萸等，能增强单核吞噬细胞系统的吞噬功能；黄芪兼能增加淋巴因子激活的杀伤细胞、自然杀伤细胞的活性；黄芪、白术、当归、黄精等能诱生干扰素；黄芪、白术、白芍、黄精、女贞子等能增加抗体生成细胞的数量；黄芪、白术、山茱萸、女贞子等，能促进抗体生成。补益抗菌中药通过不同途径，增强机体特异性与非特异性的免疫功能，而达到消灭病原体的目的，符合中医扶正可以祛邪的理论。临证可在中医辨证用药原则指导下选用。

3. 提高机体免疫功能：机体免疫力低下是肺感染难治的重要原因。除补益抗菌中药具有提高机体免疫功能的作用外，其中部分非补益抗菌中药亦有此种作用。如黄芩、黄连、穿心莲、连翘、金银花、板蓝根、野菊花、金荞麦等可增强单核-巨噬细胞系统的吞噬功能；金银花、瓜蒌、沙参、何首乌等能诱生干扰素；穿心莲、夏枯草、桔梗等能增加溶菌酶活性，从而提高非特异性免疫功能。临证可结合患者证型选择应用。

消、托、补三法的应用

消、托、补三法，是中医外科治疗疮疡的有效方法。在细菌感染早期致病菌控制后，炎症灶也得到消除，但严重的细菌感染或慢性细菌感染，细菌虽得到控制，但炎症病灶未必能清除。对清除肺部炎症病灶，可参照外科疮疡消、托、补治法。早期仿仙方活命饮之活血化痰法，促进炎症病灶吸收；中期炎症病灶虽有所吸收，但吸收缓慢且患者久病虚弱，选用托里消毒散活血化瘀，既能促进炎症病灶吸收，又能补益气血促机体康复；晚期炎症病灶虽已吸收，但患者仍未康复，阴阳气血俱虚者，以内补黄芪汤补益气血，滋阴助阳。此外，尚有特殊的炎症灶，表现为阳气不足，精血亏虚，中医称之为"阴疽"者，应摒除"炎症是热证"的概念，采用阳和汤温阳补血、散寒化痰，促进炎症灶吸收，使机体康复。

难治性肺感染病情复杂、危重，常需中西医结合治疗。要注意选好切入点，发挥中西医各自优势，在中医治疗时要注意诸种治法的综合运用。如患者既有气阴两虚，又有痰热塞盛，大便秘结者，常采用参麦注射液静脉滴注，清金涤痰活命饮口服，大承气汤灌肠等多种措施，综合运用益气养阴、清热涤痰、活血通腑、清肠救肺等法，才能获得较好疗效。

46 卒中相关性肺炎的中医治疗

卒中相关性肺炎（SAP）概念自 2003 年被首次提出，至 2019 年 SAP 诊治中国专家共识推荐将 SAP 定义为非机械通气的卒中患者在发病 7 日内新出现的肺炎，是导致卒中后患者死亡的重要危险因素之一。随着研究的深入，现代医学对本病的认识逐渐区别于其他类型的肺炎，越发重视其与卒中的密切关系及时限性。SAP 使卒中患者 30 日内死亡率增加 3 倍，具有病情重，危害大，防控困难的特点。目前现代医学以抗感染治疗为主，但存在多重耐药、菌群失调等问题，预防方面尚缺乏有效措施。中医药对本病的认识也随着现代医学概念的细化而循序渐进，以疗效为主导的临床防治为主，包含了 SAP 的病因病机、临床治疗、实验研究等方面，学者吴佳颖等就此做了全面的梳理归纳。

SAP 的病因病机

中医学尚无与 SAP 相对应的病名，多数医家将其命名为"中风后咳嗽"或"中风"与"喘证""内伤发热""风温肺热病"等合病。肺炎的发生与卒中后机体的状态具有紧密的关联，两者之间的相关性是该病的特殊也是严峻之处。目前多数医家认为中风后患者气血逆乱，以内伤虚损为主，并发肺炎时病因病机有外邪犯肺和内伤伤肺的不同。

1. 正气亏虚，外邪犯肺： 部分医家认为本病的基本病机是正气亏虚、外邪犯肺，外邪包括总指六淫邪气和特指的风、风热、风温等。张佳翔等认为中风后体虚，若风邪中于肺脏，则发本病。赵彦萍等认为本病是正气不足又感受风热之邪而致。熊昕等考虑本病是在卫气防御外邪功能减弱时六淫之邪从口鼻或皮毛侵袭肺脏。进一步影响肺气宣肃或入里化热，引起咳嗽、咯痰、发热等。

2. 脏腑失调，内伤伤肺： 另有医家认为本病是中风后导致的脏腑失调、内伤伤肺，常见的致病因素为痰、气、火、瘀。肖伟总结中风之始风阳痰火炽盛，气血上犯于脑，如痰浊犯于肺，肺失宣降则咳，痰浊阻滞气血则为瘀。张丽娜等考虑中风后患者属阴阳失调、脏腑气化不利，若久郁化热或蒸液成痰，可致痰浊内伤。甘志洲等提出本病病机为肺气郁闭，痰、气、火相结而发。

SAP 的辨证分型

SAP 病因病机复杂，辨证分型不一。目前相关研究分别从临床四诊信息、文献证素统计、临床论治经验归纳等方面分析其证型特征。

宋苹等通过采集 121 例 SAP 患者的临床的特点、四诊信息，归类、比较发现 SAP 相较于其他类型的肺炎，具有肺脾亏虚的特点，且"湿浊、瘀血"特征更突出。以痰热壅肺为基本证型，其次为肺脾气虚、痰湿阻肺，"痰、热、虚"是主要病理因素。张静波等通过统计分析主题为 SAP 的 30 篇文献中的证候要素，得出本病证候要素有痰湿、火热、气虚、风、瘀血、阴虚、寒、燥、阳虚，以痰湿、火热、气虚为主；病位在肺、脾、大肠、脑、肝、肾，以肺为主。早期风、热等邪气侵犯肺卫多表现为实证。中后期多虚实夹杂。

临床研究多以八纲辨证、脏腑辨证为主，易于分析病位、病性。张佳翔等指出虚证多为肺脾气虚和气阴两虚，病久可因实致虚。肖伟总结中风早期并发肺部感染以痰热壅肺证多见，后期多为肺气亏虚证。金远林根据治疗 SAP 多重耐药的临床经验，总结 SAP 多重耐药的常见证型有阴虚火旺、痰湿壅盛、湿热内蕴、脾肾阳虚。张溪等提出气虚痰热腑实是 SAP 老年患者的常见证型。吴玲等认为 SAP 以痰热腑实、痰热郁肺、痰湿蕴肺等证为多。另有医家应用脏腑辨证合并卫气营血辨证，利于把握病程演变及分期。丁强分析本病病位在肺，与脑肝脾关系密切，病程演变根据卫气营血辨证分为 3 期，初、中期热盛邪实，属卫分证和营血分证，后期多阴伤气耗，表现为余热未清、气津两伤证。

综上所述，本病的主要病位在肺，与肝、脾、脑、大肠具有密切关系。痰、热、瘀、虚是本病的主要病理因素。发病早期以实证为主，痰热壅肺、痰湿阻肺、痰热腑实较为常见，后期多虚实夹杂，以气虚、阴虚多见，也可见到阳虚证候。

SAP 的治疗

1. 中医药治疗：中医药治疗本病的临床研究目前多数是在西医治疗基础上的中西医结合治疗模式。各医家根据对 SAP 的病因病机认识，针对临床四诊所见，以自拟方或常用方加减，在预防、治疗、增效减毒方面取得了一定的疗效，依据论治原则的不同可概括为以下几个方面。

（1）化痰止咳：以化痰止咳为主的治疗原则是在病变脏腑主要在肺脏的认识基础上同时针对痰热、痰湿等病理因素进行的治疗。治疗时尤其注重"痰、气、热"三者之间的关系，畅气、降气、清热相结合。肖伟在化痰止咳的同时重视气机的调畅，制定出泻肺化痰方（黄芩、炙桑白皮、百部等）和益气化痰方（法半夏、陈皮、党参等），临床在此基础上辨证化裁，佐以针刺辅助治疗，疗效显著。李德需等对 98 例 SAP 患者进行临床对照试验，对照组为基础治疗，观察组在对照组基础上加用自拟降气化痰汤（瓜蒌、黄芩、杏仁等）联合针灸治疗。结果患者临床肺病感染评分（CPIS）、美国国立卫生研究院卒中量表（NI-HSS）评分、白细胞介素（IL-6）、C 反应蛋白（CRP）、肿瘤坏死因子-α（TNF-α）均下降，且观察组优于对照组。

熊昕等为研究清金化痰汤（桑白皮、法半夏、黄芩等）对 SAP 的预防作用，依据 A2DS2 评分纳入 SAP 高危患者 76 例，随机分为观察组（基础治疗加清金化痰汤口服）与对照组（基础治疗），结果发现观察组 SAP 发生率、NI-HSS 评分低于对照组。问莉娜等将 81 例 SAP 患者随机分为对照组（头孢哌酮钠、舒巴坦钠）41 例，观察组（在对照组基础上给予清金化痰汤）40 例进行临床试验，1 周后发现患者 NI-HSS、CPIS 评分及 CRP、WBC、hs-CRP 水平均显著下降，且观察组优于对照组，总有效率（92.5%）高于对照组（75.6%）。结果表明清金化痰汤（出自《医学统旨》）可有效改善 SAP 患者的炎症指标水平，缓解临床症状和神经功能缺损程度。甘志洲认为"治痰先治气"，临床应用理气化浊方（川芎、陈皮、紫苏子等）治疗 32 例 SAP 患者，结果发现相对于单纯西医治疗组临床疗效更优，有助于缩短病程、促进康复。

（2）清热宣肺：是基于肺脏的生理特性及致病邪气的火热之性的认识上确立的治疗原则。痰热蕴肺导致的肺气郁闭而不宣或肺失宣降导致的热壅痰滞，在以清热宣肺为主的同时也应佐以化痰。李春华等在抗生素治疗基础上加用自拟清肺汤（桔梗、海浮石、鱼腥草等）治疗 60 例 SAP 患者。治疗后血清 IL-6、降钙素原（PCT）、CPIS 评分、NI-HSS 评分均下降，自拟清肺汤组改善明显。向茜等在基础治疗的同时应用苇茎汤合麻杏石甘汤治疗 104 例 SAP 患者，相比于单纯西医治疗组，苇茎汤合麻杏石甘汤组患者症状、免疫功能、CRP、PCT 水平均明显优化。范穗强等在应用抗生素基础上给予白虎汤加减治疗 60 例老年 SAP 患者。结果患者的 PCT、CRP、血白细胞计数（WBC）显著降低，CD4$^+$/CD8$^+$ 水平提高，各指标水平皆优于单纯抗生素组。

（3）化痰通腑：是根据肺与大肠的生理特性，给邪气以出路的治疗方法，同时兼顾瘀血、热邪等致病因素。李亚宁等在对症治疗基础上加用化痰通腑汤（瓜蒌、石膏、枳实等）治疗 SAP 患者 55 例，结果证明化痰通腑汤可改善患者呼吸道及全身症状，促进病情康复，降低 CRP、TNF-α、晚期糖基化终产物受体（RAGE）水平。吴玲等在西医治疗基础上应用大柴胡汤合小陷胸汤治疗 SAP 患者 36 例，与单纯西医治疗组相比，加用中药组炎性因子水平、CPIS 分值显著降低，体温恢复正常时间加快。李德需等将 108 例痰热腑实证之 SAP 患者随机分成对照组（抗生素治疗）与观察组（对照组基础上联合白虎汤加减、针灸治疗）各 54 例进行临床试验，结果观察组 IL-6、TNF-α 及 CRP 水平恢复正常时间及症状缓解时间均优于对照组。

（4）培土生金：是主要针对 SAP 虚证患者的治疗方法，以补益肺脾为主，体现了治病求本的特点。肺脾子母相生，在津液、营卫、脏腑气机的疏布运行上密切相关，同时在痰液、瘀血的生成过程发挥重要作用。张佳翔等强调针对 SAP 虚证应治肺、扶脾、益胃，兼顾大肠，针灸处方及方剂组方（麦门冬汤、参苓白术散等）均遵循培土生金理念，验之临床，疗效显著。

（5）温阳化痰：主要应用于阳虚痰凝证患者。对于痰液较多，而无明显热象的患者一般考虑为寒痰、湿痰，以温化之，可配合通经络之法。焦玉娟等应用温阳化痰通络汤（黄芪、桂枝、白芥子等）治疗 SAP 患者 32 例，结果患者的临床症状、炎性指标改善率、总有效率皆优于单纯西药组。

（6）益气养阴：是针对气虚、阴虚证患者的治疗，也是考虑到老年患者气阴亏虚本质的治法，涉及预防和治疗两个方面。王小亮等在常规治疗与康复训练基础上加用补肾利咽饮（制何首乌、炒僵蚕、蝉蜕等）治疗卒中后假性延髓性麻痹（肾虚血瘀痰阻证）吞咽障碍患者 30 例，使肺炎发生率有所下降。为探究益气养阴中药预防 SAP 的作用，鲁嵒等在常规治疗基础上应用生脉Ⅱ号口服液（党参、五味子、麦冬等）治疗 40 例气阴两虚证急性脑梗死患者，使患者的 NI-HSS 评分、Barthel 指数改善，但预防作用不显著。李德需等在抗感染等治疗的基础上，加用参苓白术散加减治疗肺脾气虚证之 SAP 患者 55 例，结果患者炎症因子水平、机体免疫功能等指标均优于单纯西药组。针对抗生素多重耐药的患者，金远林主张暂停抗菌药物，予中医辨病、辨证治疗，分别应用增液汤、二陈汤合四君子汤、补中益气汤等加减，临床验案显示对改善患者症状、提高耐药菌对抗生素的敏感性方面疗效确切。

2. 中药注射剂治疗：中药注射剂相较于中药方剂来说具有更简便的效能，针对本病的危重程度更有利于急救治疗，值得关注的是中药注射剂与西医治疗联合应用的安全性、具有的疗效及其可应用的条件，对其疗效机制的研究也应进一步推进。目前临床应用较多的中药注射剂如下。

（1）参麦注射液：SAP 以老年患者居多，机体及免疫功能相对低下，卒中后的免疫抑制使其更易感染，故应提高机体的免疫功能同时给予抗菌治疗，谭觉临床选取 200 例老年 SAP 患者，随机分成常规组（参麦注射液）与调研组（参麦注射液联合哌拉西林钠、舒巴坦钠）各 100 例。结果示调研组 CD4$^+$、CD4$^+$/CD8$^+$、TNF-α、hs-CRP、PCT 水平均明显优于常规组。结果表明参麦注射液联合哌拉西林钠、舒巴坦钠治疗能提高 SAP 患者的免疫功能，抑制炎性反应，协同用药较安全。

（2）血必净注射液：周敏将 76 例 SAP 患者随机分为对照组（口服盐酸氨溴索分散片）与观察组（对照组基础上加用血必净注射液）。治疗后发现患者的 IL-6、IL-1、TNF-α、CRP 及 PCT 水平均下降，观察组低于对照组、NI-HSS 评分、急性生理和慢性健康（APA-CHEII）评分、改良 Rankin 评分及病死率均优于对照组。观察组总有效率（94.74%）高于对照组（78.95%）。郭俊等临床研究发现血必净注射液联合抗生素能改善 SAP 患者的症状、降低炎性水平、提高有效率。

（3）痰热清注射液：吴晓升等对 50 例 SAP 患者进行临床随机对照试验，结果表明加用痰热清注射液雾化吸入治疗可减轻炎症反应，细菌清除效果佳。付伟等将 90 例 SAP 患者分为对照组（痰热清注射液）与实验组（痰热清注射液联合胸腺素），结果实验组患者神经功能缺损程度（NFDS）评分、NI-HSS 评分、炎症因子水平较对照组明显降低，日常生活活动能力（ADL）评分升高，说明痰热清注射液联合胸腺素有抗炎、改善神经功能的作用。

3. 其他疗法：中医治疗 SAP 的其他疗法包括针灸、贴敷、穴位埋线等。辅助应用具有改善临床症状、降低炎性指标、提高患者生活质量等作用。

目前针灸治疗主要方向在于改善吞咽功能，降低患者误吸率。牛瑛琳等将病程 1 周内的急性脑卒中患者 67 例，随机分为对照组（常规治疗和康复训练）35 例和观察组（对照组基础上加针刺治疗）32 例。结果观察组 SAP 发生率及稀钡实验中误吸率均低于对照组。

穴位贴敷借助于中药对穴位的刺激对机体局部及全身产生影响。覃小静等临床应用四子散（紫苏子、莱菔子、白芥子、吴茱萸）穴位（天突和双肺俞）贴敷治疗 SAP，可减少痰液量并降低黏稠度，促进排痰。段文丽等临床应用穴位贴敷（白芥子、黄芪、甘遂等）、手指点穴、循经按摩（循手太阴肺经取穴）治疗 40 例 SAP 患者，使其 CPIS 评分、临床症状改善明显。

为探究穴位埋线疗法对 SAP 患者的疗效，古柱亮等将 70 例 SAP 患者随机分为治疗组（常规治疗加背俞穴埋线）与对照组（常规治疗）进行临床试验，结果治疗组 WBC、CRP、NE%、症状体征总积分低于对照组，说明背俞穴埋线具有降低 SAP 患者炎性指标、改善临床症状的作用。

实验研究

目前动物实验研究较少，主要在针灸、中药、中药注射剂的治疗方面。王颖等将 120 只大鼠，随机分为空白对照组（空白）、假手术组、模型组、中药组（造模加顽痰汤灌胃）、针刺组（造模加针刺治疗）、针刺结合中药组（造模加顽痰汤加针刺）每组 20 只。观察各组肺组织 W/D 值、TNF-α、IL-18 水平，结果表明针刺结合中药可以有效改善 SAP 大鼠肺组织的损伤及炎症反应。王丽英等通过 SAP 大鼠模型证明灯盏花素注射液对 SAP 大鼠肺损伤具有保护作用。

随着现代医学对 SAP 认识的深入，越发强调其与卒中引起的机体功能障碍的密切关系。中医药对本病的认识也应与时俱进，更加重视本病的时限性，辨病与辨证相结合，进一步探析其病因病机变化。卒中相关性肺炎是中风后发生的肺部感染，与中风后机体的状态密不可分，中风后神识的失守，脏腑气机的逆乱，痰浊、瘀血的阻滞，导致机体正气亏虚，为内外之邪的侵袭创造了条件。中医具有个体化辨证论治优势，临床疗效确切，但尚未形成统一规范，且以中西医结合的治疗模式为主，中医药发挥疗效的作用机制不明确。目前仍应在中西医结合基础上进行深入的临床及实验研究，微观与宏观相结合，进一步深化对本病的认识及治疗，以期开创中医药为主导的防治模式。

47　中医治疗卒中相关性肺炎用药规律

卒中相关性肺炎（SAP）的概念最早由德国 Hilker 于 2003 年提出，目前定义尚未统一。2010 年我国专家共识建议将 SAP 定义为原无肺部感染的卒中患者罹患感染性肺实质（含肺泡壁即广义的肺间质）炎症。SAP 增加卒中患者的 30 日病死率达 3 倍，是卒中后不良结局和死亡的独立危险因素。临床研究结果表明预防性应用抗生素不能降低肺炎的发生率及病死率，另外，研究发现预防性应用抗生素可能延长 SAP 患者住院时间及增加不良结局。目前，西医治疗 SAP 以经验性运用抗生素及对症处理为主，急需寻求治疗 SAP 的新方法。近年来，中医药治疗 SAP 获得了较好的临床效果，大量实验证明中药单体、中药复方具有下调外周炎症因子，减轻肺组织、脑膜及周围组织的炎症反应，改善脑组织和肺组织缺血缺氧，促使神经功能恢复等作用，能够有效治疗 SAP。为更好地了解中医治疗 SAP 的临床用药规律，学者罗杰莲等采用数据挖掘技术，对 2020 年 6 月前中药治疗卒中相关性肺炎的处方进行数据统计分析，以期为临床提供参考。

资料与方法

1. 文献选择：主要运用计算机检索，检索 Pubmed、Web of Science、中国知网（CNKI）、万方数字库（WF）、维普（VIP）、中国生物医学文献服务系统（CBM）中公开发表的中医药治疗 SAP 的临床文献，检索时间为截至 2020 年 6 月。

（1）纳入标准：疾病诊断为 SAP；中医药治疗 SAP 临床疗效观察的文献；原始文献中以中药作为治疗组的主要干预措施，服用方法为内服，包括有明确组成的汤剂、中成药及颗粒剂，对照组以西医基础治疗为主；同一主方来自不同研究团队均纳入；不同证型的药物分别录入，单独作为一个处方；主方相同，因伴随症状加减的药物不予录入；样本量≥30 例；结果显示中药处方有疗效，优于对照组的文献。

（2）排除标准：个例病案报道、综述、细胞实验研究及动物实验研究类文献者；方案中治疗措施以穴位贴敷、沐足、耳穴、拔管等辅助治疗为主者；治疗组中药服用方法以雾化吸入、中药注射、直肠滴注、保留灌肠等者；未标明具体用药的研究者。重复发表文献仅取 1 次。

2. 检索策略：中文检索词包括中医、中药、中医药、中成药、中草药、草药、卒中相关性肺炎、SAP、卒中、脑梗死、脑出血、肺炎、肺部感染；英文检索词包括 tradi-tional Chinese medicine、tradi-tional medicine、Chinese medicine、traditional、alternative medicine、herb、SAP、stroke-associated pneumonia、cerebral ischemic、cerebral hemorrhage、pneumonia、lung infection。检索方法：使用主题词和上述自由词在主题及摘要处进行逻辑组合检索。

3. 文献筛选及数据提取：

（1）文献筛选：首先将检索得到的文献导进 Endnote 软件进行排序查重，仅保留 1 篇重复文献；再阅读文献题目和摘要进行初步筛选，排除明显不符合纳入标准的文献；下载初筛后的全部文献并全文阅读进行二次筛选。该过程由两位研究者分别独立进行，交叉核对，如有分歧讨论解决。

（2）数据提取：按照提前制定好的 Excel 表格进行有效信息获取，获取信息包括文献的标题、作者、发表年份、样本量、卒中类型、证型、干预措施、方剂及有效率。

4. 数据的标准化：参照全国高等中医药院校"十二五"规划教材《中药学》《中药大辞典》对中药

别名及俗称予以规范，如"双花""二花"统一为"金银花"；"瓜蒌"统一为"瓜蒌"；"开金锁"统一为"金荞麦"。对炮制类的中药，如"制半夏""法半夏""姜半夏""清半夏"统一为"半夏"；"酒大黄""醋大黄"统一为"大黄"；"炙黄芪"统一为"黄芪"等。

5. 统计学处理：应用频次分析挖掘药物及性味归经的组成情况；采用聚类分析中的系统聚类算法分析治疗卒中相关性肺炎方剂的常用药物；采用关联规则分析中的 Apriori 算法挖掘处方高频药物药对之间的配伍关系。

结　　果

1. 药物使用频次、频率分析：共计检索出 1 170 篇文献，经除重、纳排标准筛选后共有 89 篇文献纳入分析。收录文献纳入 7 332 人，涉及处方 90 首，组成中药 118 味，药物出现频数总计 913 次，使用频率最高的是甘草，共使用 57 次，频率为 6.24%；其次为半夏，共使用 49 次，频率为 5.37%。其中，使用频次排名前 10 的中药分别为甘草、半夏、黄芩、茯苓、瓜蒌、桔梗、桑白皮、陈皮、杏仁。

2. 药物性味、归经分析：药物的四气分为寒、温、平、微寒、微温、凉、甘、大寒、热 9 个类别，其中频次排名前 3 名为寒（295）、温（197）、平（182）。药物的五味分别为苦、甘、辛、微苦、淡、酸、涩、微辛、咸、微甘及微酸 11 个类别，其中使用频次排名前 3 的分别为苦（422）、甘（401）、辛（292）。中药的经络归经应用频次前 3 的依次为肺（669）、脾（452）、胃（384）经。

3. 系统聚类分析：使用 SPSS Statistics 26.0 对用药频次≥15 的高频药物进行系统聚类分析，可得到聚类冰柱图及聚类树状图。根据冰柱图结果，按 10 个聚类群分，可得到 5 个有效聚类群，分别为C1：栀子、贝母、桑白皮、桔梗；C2：胆南星、枳实、大黄；C3：鱼腥草、杏仁；C4：党参、白术、黄芪；C5：陈皮、茯苓。根据树状图结果，当距离等于 20 时，可将药物分为 3 大群集，S1：甘草；S2：黄芩、瓜蒌、半夏；S3：桔梗、桑白皮、栀子、贝母、陈皮、茯苓、党参、白术、黄芪、鱼腥草、杏仁、胆南星、枳实、大黄。

4. 关联规则分析：采用 SPSS Modeler 14.1 进行建模，运用 Apriori 算对使用频次≥15 的高频药物进行关联规则分析，设置参数为最大前项数 5，支持度≥15%，置信度≥80%，共得出 23 条药对与药组关联规则表。支持度表示前后项同时出现的概率，即前后项同时出现的处方占所有处方的比例；置信度表示前项出现条件下后项出现的概率。支持度最高的是甘草→浙贝母，为 23.33%；置信度最高的是黄芩→桑白皮、茯苓，桔梗→栀子、桑白皮，桑白皮→栀子、桔梗，均为 93.33%。

讨　　论

SAP 属于中医学"中风"合并"咳嗽""肺热病""喘证"等范畴。临床上可表现为发热，咳嗽，呼吸困难，张口抬肩，鼻翼煽动，声高息粗，痰声漉漉，甚至大便干结，腑气不通等症状。沈金鳌《杂病源流犀烛》指出"云火、云痰，总由乎虚，虚固为中风之根也"。朱丹溪《朱丹溪医学全书·中风》则认为"大率主血虚、有痰，以治痰为先"。痰是中风的致病因素之一，更贯穿于 SAP 的整个病理过程，亦是 SAP 的主要病理因素，故卒中相关性肺炎多从痰论治。现对治疗卒中相关性肺炎的药物频次、性味归经、聚类规律及关联规则进行分析，并总结用药规律如下。

通过数据挖掘发现，治疗 SAP 用药频次≥10 次的中药中，半夏温化寒痰，瓜蒌、瓜蒌子、桔梗、胆南星、浙贝母、川贝母清热化痰，杏仁、桑白皮止咳平喘，知母、栀子、黄芩、金银花、鱼腥草清热泻火、解毒，陈皮、茯苓健脾化痰，白术、白芍、党参、黄芪、甘草、麦冬健脾补肺、益气生津，枳实、大黄、桃仁泻下攻积、活血祛瘀，麻黄宣肺解表，利水消肿。高频药物结果可从侧面反映出本病病机具有痰湿、火热、气虚的特点以及咯痰喘、大便秘结为本病常见症状。其中，甘草的使用频率最高。李东垣《用药心法》谓甘草"生用泻火热，熟用散表寒"。现代药理研究发现甘草提取物及甘草酸等有效成分具有止咳祛痰、平喘及肺保护和抗肺纤维化作用，是临床治疗肺病的要药之一。

通过对 SAP 的药物性味分析可知，药物的四气以寒、温、平为主，《神农本草经》云"疗寒以热药，疗热以寒药"，宋萍等研究表明 SAP 的中医证型以痰热壅肺证为主，故用药偏寒凉，以制火热耗液伤津，灼伤肝阴，筋脉失养，而致肝风内动，出现高热、神昏谵语、四肢抽搐、颈项强直、角弓反张等症状。温性之药具有散寒、温里、助阳等功效，半夏、陈皮为性温的化痰药，"病痰饮者，当以温药和之"，可相使而用温化痰饮。平性之药不攻不伐，能补能和，多用于 SAP 后期肺脾气虚、气阴两虚等各种虚证。药味以苦、甘、辛为主，苦泻以降气平喘，苦燥能燥湿化痰，甘能"缓、和、补"以补益肺气，辛能散能行以解表散邪，苦属火而胜辛，苦能制约辛味药过度发散，一收一散，一宣一降，既能降气平喘、燥湿化痰，兼以补肺，又防发散太过而耗伤肺气。药物主要归肺、脾、胃经，《素问·经脉别论》云"饮入于胃，游溢精气，上输于脾。脾气散精，上归于肺，通调水道，下输膀胱"。脾胃与肺对人体水液代谢起重要作用。脾为生痰之源，肺为贮痰之器。肺属金，脾属土，土为金之母，虚则补其母，实则泻其子，培土生金法为卒中相关性肺炎虚证的重要治则，《难经》指出"损其肺者益其气"，如麦门冬汤治疗 SAP 气阴两虚证，重用麦冬为君，润肺养胃，并清虚火；臣以半夏下气化痰，清润不燥；人参、甘草、大枣、粳米益气养胃，胃腐熟谷物而化气、布散津液，诸药合用，培土生金，健脾祛痰，中土旺则肺气得复，以司宣降。

运用 Apriori 算法对高频药物进行关联规则分析，显示甘草→浙贝母支持度最高，为 SAP 的常用药对。《本草正》载浙贝母"最降痰气，善开郁结，解热毒及疗喉痹……较之川贝母，清降之功，不啻敷倍"。浙贝母中的生物碱已被证明能拮抗气管 M 受体，抑制气管收缩，从而发挥镇咳祛痰作用。甘草能促进咽部和支气管黏膜分泌，有利于痰液咯出，其活性成分甘草黄酮、甘草次酸及其衍生物具有中枢性镇咳作用。此外，黄芩→桑白皮、茯苓，桔梗→栀子、桑白皮，桑白皮→栀子、桔梗的置信度最高，显示常用药组主要由清热泻火药、清热解毒药、清热化痰药、止咳平喘药以及利水渗湿药相互组成。高频中药关联网络图的可视化分析，甘草与半夏、黄芩和桑白皮相互连接较强，半夏和黄芩、瓜蒌相互连接较强，符合古今用药规律，对临床救治有一定的启发和借鉴意义。

通过对处方数据的聚类树状图分析可得出，黄芩、瓜蒌、半夏是卒中相关性肺炎的基础处方，亦是清气化痰丸加减的重要组成。黄芩为"肺经专药"也，《滇南本草》指出其"上行泻肺火，下行泻膀胱火"。贾所学《药品化义》则指出，盖枯芩体轻主浮，专泻肺胃上焦之火，主治胸中逆气，膈上热痰，咳嗽喘急，目赤齿痛，吐衄失血，发斑发黄，痘疹疮毒，以其大能凉膈也。瓜蒌清热涤痰、润肠通便，与黄芩相配，相使相成。半夏辛温之品，与苦寒之黄芩相配，制性存用，独取化痰散结、降逆止呕之功，3 药合用共奏清热化痰之功。此外，根据聚类冰柱图结果显示，C1 聚类群由栀子、浙贝母、桑白皮、桔梗组成，以清热泻火药与清热化痰、止咳平喘药相配伍，主要用于痰、火偏重型的 SAP。C2 聚类群由胆南星、枳实、大黄组成，枳实、大黄为大承气汤的重要组成，人黄，将军也，《本草新编》载"大黄其性甚速，走而不守，善荡涤积滞"。枳实，泻热破气，推荡积滞，胆南星清热化痰定惊，3 药共用于痰热腑实型 SAP。C3 聚类群由鱼腥草、杏仁组成，为今人少有总结的药对，鱼腥草清热解毒，具有广谱抗菌消炎及抗过敏、平喘等作用，杏仁降气止咳平喘，2 药合用于以咳喘为主症的 SAP。C4 聚类群由党参、白术、黄芪组成，以补气药相须而成，具有补气健脾生津功效，为培土生金法的要药，用于脾气虚型 SAP。C5 聚类群由陈皮、茯苓构成，陈皮理气健脾，"治痰先治气，气顺则痰清"，茯苓运脾利湿，水湿从小便而出，则湿无所聚，痰自不生，两药合用于痰湿型 SAP。SAP 治疗分为虚实两端，实则以清以热化痰，通腑化浊为法；虚则益气化痰，培土生金。

SAP 是卒中后的主要并发症之一，致死率、致残率高，文献数据库记载了大量中医药治疗 SAP 的医案，本研究通过筛选已发表的中医药治疗 SAP 的临床疗效观察研究的文章，并运用数据挖掘对纳入文献的中药处方进行频数、性味归经、常用药对及药组分析，探讨了 SAP 的主要发病机制及病理因素以"痰"为主，以咳痰喘、大便秘结为主要症状，病位在肺，涉及脾、胃，治疗多以痰论治，实则以清热化痰、通腑化浊为法；虚则益气化痰、培土生金。

48　从肠道微生态论中医治疗社区获得性肺炎的机制

社区获得性肺炎（CAP）是指在医院外罹患的感染性肺实质（含肺泡壁，即广义上的肺间质）炎症，包括具有明确潜伏期的病原体感染，在入院后于潜伏期内发病的肺炎。近年来的研究显示机体微生物稳态失调与多种疾病有关，肠道菌群失调会导致肠黏膜免疫屏障损伤而促使 CAP 病情加重，而 CAP 在发病过程中，如使用抗生素等多种因素会影响肠道菌群的种类和数量发生变化。学者刘兴慈等从微生态角度探讨肠道菌群与 CAP 相关性，以及中医药调节肠道菌群治疗 CAP 的作用机制，以期为 CAP 的治疗提供新的思路。

肠道微生态简述

胃肠道作为人体的消化器官，消化吸收来自食物的营养，外源性微生物如细菌和真菌随着食物的摄入也可以进入人体消化道，有些微生物在肠道内定殖共生并形成肠道微生物群。微生物群在消化道不同的部位种类和数量都有差异，其中肠道中微生物种类非常丰富，高达数千种，主要由厚壁菌门、拟杆菌门、放线菌门和变形菌门构成。肠道微生物群形成的稳定群落能够抵抗外来细菌的入侵和病原体的扩张，这种现象被称为"定殖抗性"。比如肠道微生物通过产生代谢副产物比如有机酸、竞争养分和空间对外侵菌产生抑制作用，但是多种如饮食、压力和遗传变异等内环境和外环境因素会影响肠道微生物群的平衡。共生细菌还被证明可以加强肠道屏障，并在肠道内外发挥免疫调节作用，这些共生菌通过降低肠道通透性，增加上皮防御机制（包括物理屏障、化学屏障）形成黏膜屏障，并且还有助于肠道免疫细胞包括辅助性 T 细胞 17（Th17）细胞、调节性 T 细胞、固有淋巴细胞和产生 IgA 的 B 细胞的分化和成熟。对无菌（GF）小鼠的研究显示，在和常规饲养的小鼠对比之下，GF 小鼠的派伊尔淋巴结发育不良，缺乏分泌 IgA 的浆细胞和 CD4$^+$T 细胞数量减少，以及有其他免疫缺陷，这些小鼠表现出对多种感染的易感性，将健康的小鼠菌群接种到 GF 小鼠体内，已发现可以逆转这些免疫缺陷。肠道微生物群除了参与机体免疫调节，还参与了宿主的许多生理过程，它对于人体的营养代谢、药物代谢、维持肠道黏膜屏障的结构完整性、防治病原菌定殖等方面具有重要功能。

CAP 与肠道微生态在病理上相互关联

1. 肠道微生态在 CAP 发病过程中的作用：数以万亿计的微生物群居住在人体内，新一代测序技术使我们更全面地了解微生物种类的多样性，以及其在机体内的定殖情况，这也提高了对宿主-微生物相互作用的理解，肠道微生态失调不仅影响胃肠道本身，还影响其他远端器官比如肺的健康。研究显示，肺和大肠的结构在生理解剖上有同源性，哺乳动物肺上皮的发育始于胚胎肠内胚层。肺与大肠共同的黏膜系统使侵入肠道的病原微生物能够引起肺部的免疫反应，肠道细菌通过肠道黏膜易位使肠道通透性增大从而侵入正常组织，包括抗原或内毒素从肠道腔进入全身循环，引起肠系膜淋巴结和远处器官的损伤，并且会造成全身炎症反应综合征（SIRS）。研究显示，在肺炎链球菌感染期间，缺乏肠道微生物的小鼠，肺泡巨噬细胞吞噬肺炎链球菌的能力降低，其肺部有更严重的组织炎症和肝损伤，因此肠道菌群不仅有助于当地宿主防御感染，还能调节系统的免疫反应。对于免疫功能低下的小鼠模型研究中，肠道共生菌如分段丝状细菌（SFB）通过诱导 Th17 使中性粒细胞数量增加，以增强宿主对金黄色葡萄球菌肺炎的抗性。研究显示，与 SFB 定植的小鼠比较，缺乏 SFB 的小鼠感染金黄色葡萄球菌肺炎时肺部炎症更严重，死亡率也更高。

2. CAP 发病过程中对肠道微生态的影响：肺和肠道是相互有复杂联系的器官，CAP 在发病过程中的多种因素也会影响肠道微生物群的组成，但现在肺部菌群对肠道免疫方面的研究还比较少。不同的动物模型显示耐甲氧西林金黄色葡萄球菌肺炎或铜绿假单胞菌引起的肺炎会引起肠上皮细胞凋亡明显增加。Hanada 等通过动物实验发现脂多糖引起的小鼠急性肺损伤在 24 小时后会造成小鼠血液和肠道内细菌负荷明显增加，显示肠-肺微生物轴是双向的，急性肺部炎症会扰乱肠道微生物群。Wang 等研究发现小鼠呼吸道流感模型不仅在肺内造成损伤，还可导致肠道内环境变化，诱导肠内有害细菌的生长，表现为肠道肠杆菌科数量增长和乳酸菌减少。抗生素是临床上治疗 CAP 的常规用药，然而抗生素（特别是广谱抗生素）通过其抗菌活性易造成肠道菌群紊乱的不良后果，使用广谱抗生素治疗会降低胃肠道中的共生菌数量，一些抗生素会引起肠道微生物群的长期变化。在小鼠的肠道菌群研究中，用头孢曲松钠对小鼠连续灌胃 8 日，模型组小鼠肠道微生物种类明显低于正常对照组，并且模型组小鼠肠内有益菌肠杆菌、乳酸杆菌、双歧杆菌和消化球菌数量明显减少，而条件致病菌如葡萄球菌和铜绿假单胞菌数量明显增加。用氟喹诺酮类和 β-内酰胺类抗生素治疗支气管感染或其他感染患者 1 周，分析治疗前后收集到的受试者粪便样本。研究发现，7 日的抗生素治疗扰乱了肠道微生物群落的组成和结构，表现为肠道微生物多样性下降 25% 和拟杆菌门菌群（革兰氏阴性菌）的增加。

中医整体观念与肠道微生态平衡的关联性

1. 中医整体观念与肠道微生态平衡：中医整体观念认为人体不是一个孤立的机体，人体的脏腑、经络、气、血、精、液等在结构、生理、病理上是密不可分的，同时认为社会和自然环境也会影响人体健康。中医整体观念强调天人合一观，脏腑一体观，这些都蕴含了微生态方面的原理。人体经过数百万年和微生物共同进化，形成了一种互利共生的相互平衡关系，其中微生物群参与了宿主的许多生理过程，而宿主反过来又为微生物提供了一个适宜生存的环境，但是自然环境和社会环境方面的多个因素如外邪入侵、劳逸所伤、饮食不节等都会造成肠道菌群紊乱。西医方面，已有相关研究显示，肠道菌群失调会导致呼吸系统、心血管系统、神经系统等多种疾病，在中医上，肠道微生态失衡，病位虽然在肠，但涉及各个脏腑，如《素问·至真要大论》云："寒厥于肠，上冲胸中，甚则喘不能久立。"《医学入门·脏腑》云："心与胆相通，肝与大肠相通。"《黄帝针经》云："手阳明大肠，手太阳小肠，皆属足阳明胃。"这些都提示大肠与其他脏腑之间有密切联系。因此，中医整体观念与肠道微生态平衡之间有很大关联，人体只有自身内环境和外环境相统一，才能达到阴平阳秘的状态。

2. 中医整体观念与其对 CAP 的认识：CAP 属于中医病名上的"风温肺热病"的范畴。现存最早的中医理论专著《灵枢·本输》云："肺合大肠，肠者，传导之腑。"提示肺与大肠相表里体现在生理上互依互存，在病理上，肺病及肠，肠病及肺。《黄帝内经素问集注》云："大肠为肺之腑而主大便，邪痹于大肠，故上则为中气喘争。"这体现出如果大肠的传导和排泄功能受到影响会导致肺部发生病变。《寓意草》云："肺中之热无所可宣，急奔大肠，食之则不待运化而直出，食不入则肠中之污随气奔而出，是以泻利无休也。"提示肺部疾病也会造成肠道功能紊乱。因此临床上常见肺病治肠法，张仲景在《金匮要略·痰饮篇》云："支饮胸满者，厚朴大黄汤主之。"可见通下大肠有逐痰饮、降气平喘功效。《温病条辨·中焦篇》云："喘促不宁，痰涎壅滞，右寸实大，肺气不降者，宣白承气汤主之。"吴鞠通认为肺气不降里证且实，采用宣白承气汤宣泄肺热，通便泄实。

中医药调节肠道微生态治疗 CAP 临床实践

1. 中医药内治法调节肠道微生态：钱文娟发现金银花、连翘水煎剂有助于小鼠肠道吸收甘氨酸，使进入血液循环的甘氨酸增加，从而促进肺组织中谷胱甘肽的合成以发挥抗炎、抗氧化作用。刘铁钢用银莱汤治疗食积肺炎小鼠模型并观察其效果，方中君药为金银花和莱菔子以清热化积，黄芩、连翘、鱼腥草、前胡、瓜蒌以宣肺散热，理气化痰。研究发现，肺肠积热模型使机体分泌肿瘤坏死因子- α（TNF-α）、白细胞介素- 10（IL-10）的水平降低，造成肠黏膜免疫损伤，银莱汤能够修复肠黏膜 ZO-1，增加肠黏膜分泌 sIgA，调节机体炎症因子水平，保护肠黏膜免疫屏障功能。对于头孢曲松致老鼠肠道菌群失调模型的研究发现，参苓白术散能升高小鼠血清 IgG 和血管活性肠肽以发挥其抗肠道黏膜损伤作用，并且可以调节肠道有益菌群从而对抗抗生素造成的肠道菌群失调。滕晋等研究发现，参苓白术散颗粒益于肠道内共生菌、有益菌繁殖，比如能增加肠道内双歧杆菌数量，使致病菌或拮抗耐药性菌株的生长得到抑制。李韩林用加味六君子汤治疗老年性社区获得性肺炎发现，此方可改善患者临床症状、体征和白细胞计数，能有效促进老年 CAP 患者肺部炎症吸收。

2. 中医药外治法调节肠道微生态：刘霞等研究脑梗死合并细菌性肺炎大鼠模型时发现，运用清热化痰通腑方后，大鼠肠道内厌氧菌和大肠埃希菌数量显著减少，肠道有益菌如乳酸杆菌明显增多，汤剂组成为大黄、芒硝、枳实、黄芩、石菖蒲、胆南星、瓜蒌子、牛膝，以泻热通腑、清热化痰。选取大肠经穴位"合谷"和"曲池"电针治疗后，研究发现 CAP 发热患者退热更快，并且电针治疗能降低患者血清炎症因子 TNF-α、IL-8 水平，同时患者血清乙酰胆碱转移酶和抑炎因子 IL-10 水平升高，此作用机制可能与电针刺激胆碱能抗炎通路相关。虞意华等治疗 CAP 发热患者时，在常规西医治疗上针刺患者双侧足三里、上巨虚、中脘、气海、天枢，研究结果显示，实验组的治疗有效率较高，通过针灸治疗可以调节胃肠激素分泌及免疫机制，对患者胃肠功能有改善作用。有研究显示，捏脊疗法通过刺激相应的背俞穴以调整机体阴阳、疏通经络、改善脏腑功能，此外捏脊法还能增加肠内双歧杆菌数量，降低肠杆菌数量，调节肠道微生态平衡。

综上所述，肠道微生物群正在成为宿主健康的重要守护者，肠道微生物群直接或间接的维持人体内稳态，但其机制仍有待详细研究。肠道微生物群与人体健康之间的关系越来越受到人们的重视，通过发展迅速的现代微生物检测手段，肠道微生物群失衡会影响 CAP 的发生与发展，但是肠道菌群与 CAP 肺部炎症、免疫之间的关系并不能完全阐释明确，未来对于肠道微生物群生理功能的进一步研究，可能为治疗复杂疾病提供有希望和有效的方法。另外，在中医治疗方面，中医药在改善 CAP 患者症状，加快病愈速度等方面具有一定的优势，但其作用机制尚不明确，因此未来应进一步明确中医药调节肠道微生物的机制。在临床上，应有效利用中医"整体观念、肺与大肠相表里"等理论，指导应用中医内治、外治法调节肠道菌群，以发挥中西医结合治疗优势。

49　重症肺炎中医证候特征和治疗

近年来，重症肺炎或各类感染性疾病的抗感染治疗已经取得了长足进步。然而，重症肺炎以及由于感染并发多脏器功能不全，却依然是重症医学科面对的最棘手疾病之一。世界人口爆炸及老龄化、免疫抑制剂使用增多，超广谱抗生素的广泛应用、超级细菌的不断变异等客观因素，导致重症肺炎发病率不断增加，造成全身机体缺氧，甚至休克、多脏器功能不全的发生。临床治疗困难重重，死亡率居高不下。现代医学对病毒性重症肺炎尚无确切有效的针对性治疗手段和治疗方法，目前治疗以循环呼吸支持、联合使用广谱抗生素（和/或抗病毒药）、全身皮质类固醇等为主。随着中医药治疗重症肺炎的迅速发展，各类临床及实验研究不断深入，为中西医结合防治重症肺炎、脓毒血症提供了新依据、新基础、新机遇。结合历代中医对重症肺炎的证候类型、演变规律、临证表现、临床治疗、预后变化等方面不断总结研究，目前对于重症肺炎的认识和辨证治疗的文献分析远超以往，并对其疗效有了客观深入的认识，使中医在个体化的辨证施治病毒性肺炎已自成一系。然而迄今为止，中西医结合防治重症肺炎的研究仍缺少流行病学大规模流调、全面的随机对照病例研究。在当前新型冠状病毒肺炎疫情告急，中西医结合治疗重症肺炎，无疑是增加治愈率、降低死亡率的最有效手段之一。学者章怡祎等综合目前对于重症肺炎的中医证候特征以及中医药治疗做了论述，以期为中西进一步研究重症肺炎提供参考。

重症肺炎中医证候特征

重症肺炎常见症状包括发热、咳嗽、咯痰（或少痰、无痰），常伴见胸痛、喘促，目前中医临床并未有统一命名。在广泛阅读分析病历、现代文献过程中发现，多数医家将本病纳入风温、肺热、喘病、咳嗽等范畴，但往往不能全面切实地囊括本病特色。综合既往文献及结合课题组长年临证经验，认为究其病因可分内外，内乃本虚，主要表现为肺气亏虚、卫外不固，或有部分老年或长期罹患各类疾病患者，表现为肺肾俱虚，短气不足以息；外则多为风、热、寒、湿、毒等病邪袭肺。综合病毒性肺炎的病机为本虚标实，病理表现为痰、热、瘀、毒、虚。孙宗发认为，重症肺炎以正气亏虚为本，痰瘀互结为标。重症肺炎患者，大量使用抗生素治疗；或合并多种基础疾病；或由多种因素导致长期卧床，免疫功能低下，易于传变，脏腑气血津液发生不可逆损伤，正所谓"久病必虚""怪病多痰""久病多瘀"。

1. 重症肺炎的阶段证候特征：鉴于重症肺炎的发生发展往往为一阶段过程，故我们结合多年的临床观察，认为病毒性肺炎的中医临证过程可主要分初期、进展期、极期和恢复期四个阶段，且各阶段证候特点存在显著差异。

第一阶段为疾病的初期。此刻为疾病的初发阶段，常常与感冒、风温等发病类似，呈现外感时邪或疫毒，或伴风热、风温、风寒、寒湿、湿热等，多经口、鼻进而侵袭肺卫而入内。肺为娇脏位高处，邪先受之。在初期的病程阶段，为受邪之初，病位浅，表现常与一般上呼吸道感染类似，以发热、恶风、头痛、全身肌肉酸痛、恶寒，或出现咳嗽、咯痰或干咳少痰等外感表现。此时人体正气仍然充分，病邪仍在浅表，初期阶段的干预对于重症肺炎的整体治疗以及预后非常重要。该阶段应当以祛邪为重，解表、化痰、止嗽，此时如用药及时精要，可以迅速缓解症状，祛邪外出，使疾病不发展为重症阶段。

第二阶段为进展期，以"变"为主要特征。此时毒疫实邪可呈现迅速传变，症状急剧加重，外邪直中气血，可见气血两燔、营血热盛等证候表现。"邪之所凑，其气必虚"，且受邪之患者以年老体弱或长期患病者多见，常呈现正气不足的表现，此时感受外邪时疫，往往易出现变化之势。外邪毒疫性暴烈，受邪之体质虚弱，故病势传变迅猛，常易变为重症。临床上常常出现发热不退，甚至高热，咳嗽咯痰频作，身痛烦躁，或伴胸痛，咯痰量逐渐增多，痰色白或黄白难以咯出，或有痰中带血，气急喘促不得平卧，气粗，胸闷，烦躁不寐，大便干结，尿少色黄等症状。也可见部分素体亏虚患者起病症状相对轻微，却传变迅速，出现逆传症状，进展迅速，并快速呈现厥脱、喘脱表现。在这个病程阶段，重在驱除外毒、实邪、疫毒，同时重视扶正，防治疾病进一步恶化。

第三阶段为极期，也即病变"危候"阶段。该阶段外邪猖狂，正气多虚衰，正不能胜邪，进入恶性循环阶段。病机表现为邪伤肺络，热毒、湿毒蕴结不化，肺叶热焦炼痰，出现大量脓痰，呼吸窘迫，唇甲四末发绀；如邪毒内陷心包，蒙蔽神窍，往往出现高热神昏、四肢湿冷、二便失禁的症状；邪毒内陷灼伤血络可出现皮肤斑疹隐隐的证候表现。以毒、热、痰、瘀、虚为临床特征的危重症征象。在该病程阶段的中医干预，当重在祛散毒邪、益气扶正、化痰祛瘀、平喘醒神、回阳救逆，并根据不同的证候表现，结合现代医学治疗手段，选择不同的个体化治疗方案。

第四阶段为疾病的恢复期。如重症肺炎治疗及时恰当，可呈现正邪俱衰的病机特点，该阶段邪毒耗殆、然正气亦然，呈现气阴两虚的临床表现。症状表现多见气短乏力，自汗盗汗，咳嗽声低，口干、口苦，潮热骨蒸等证候表现，该阶段中医药干预以提升正气为主，防止后遗症，改善脏器功能，提高免疫力，提高患者生活质量。

重症肺炎尽管临床表现多样，我们认为属于热病、急病、危病范畴，综合病机病理发展过程，呈现邪正消长、阴阳失衡的动态变化特征，这与西医对于重症肺炎的认识相似。根据不同的病程阶段来制定中西医结合治疗方案，对与延缓疾病发展进程挽救生命，有着十分重要的意义。

2. 重症肺炎的辨证分型：重症肺炎中医的临床分型无统一标准，呈现百家争鸣的现状，其临床分型根据各地患者"三因"原则有所差异。综合前文所分析的重症肺炎各阶段证候特征，重症肺炎中医证型可分为风热犯肺、痰热壅盛、肺热腑实、气营两燔、气阴俱竭五个主要证型。

依据前期大量的文献查阅，我们研究了重症肺炎的上述主要证型。王海峰文献，分析重症肺炎证候分布规律及主要证型的症状特点。结果显示，证型频率由高到低依次为亡阳证（28.1%）、气阴两虚证（21.8%）、亡阴证（18.75%）、肺热腑实证（18.75%）、厥证（15.62%）、脱证（12.5%）、痰热壅肺证（12.5%），筛选痰热壅肺证、阴竭阳脱证、肺热腑实证和热入心包证为主要证型。张毓玲等研究了135例重症肺炎的证候学特点，及其证候与白细胞计数、C反应蛋白、$PaCO_2$的关系。发现重症肺炎中冠心病、脑梗死患者以痰热壅肺、气阴两虚发病频率最高，风热犯肺证的证候积分最低，邪陷正脱证的证候积分最高，其中痰热壅肺、风热犯肺证患者白细胞水平最低，而以热闭心包证者最高；C反应蛋白值以痰热壅肺、风热犯肺证最低，以热闭心包、气阴两虚证最高。热闭心包、气阴两虚、邪陷正脱组的$PaCO_2$显著升高。谭邦华综合研究结果，将重症肺炎分为3期：初期治以清热解毒，宣肺豁痰，开窍醒神；至重症肺炎的进展期，也即中期治以健脾和胃，理气宽中，调和肝脾；至恢复期，也即消散期常治以益气养阴，活血化瘀。王颖辉等研究者分析研究了31例鲍曼不动杆菌感染重症肺炎患者，分析认为痰热闭肺、痰湿瘀滞、气阴两虚、阴阳两虚证候均为鲍曼不动杆菌相关重症肺炎的主要证候类型，其中以痰热闭肺证最多，阴阳两虚证患者死亡率最高。

重症肺炎中医论治旨要

重症肺炎重在个体化的辨证论治，依据既往研究，认为中医药辨证论治重症肺炎，与单纯运用西药相比，具有丰富的实践经验特征。现代医学对于重症肺逐渐从病理组织学、分子基因水平等方面，对重症肺炎的发病机制、药物治疗靶点及有效性有了初步的认识。中医药学术界目前也证实，中医药可从重症肺炎发病机制、治疗特征为切入点，综合多靶点、多水平、多环节研究手段，研究中医中药具有调节机体免疫功能，抗机体炎症反应、抗病毒、抗细菌效应，并可减轻药物的毒副作用，减少组织炎症损害，改善预后、减少住院天数。依据病因病机特征，总结了中医药的治疗特征，提炼清肺化痰、通腑泻热、活血化瘀、益气扶正四法为主要的治疗方案。

1. 清肺化痰：感受外邪、感受外邪、时疫是导致本病的直接因素，外邪侵袭先袭肺卫，毒邪与热毒、湿热相搏入内，痰热内生，出现发热、咳嗽、咯痰痰色黄白或痰中带血，或见黄绿色脓痰，蕴结于肺部，或出现呼吸喘憋、痰蒙神窍、神志昏蒙等临床危候。此阶段，西医治疗以联合抗生素或抗病毒药物积极抗感染、维持体内环境稳定，降低体温保护脑细胞，充分的肠内肠外营养支持为主。中医治疗方面，采用清肺化痰治疗，如清金化痰汤等，具有减轻炎症反应，醒神降温，稀释痰液痰等作用，可提高抢救成功率。在刘卫静等学者研究表明，运用麻杏石甘汤联合西医常规治疗，治疗痰热蕴肺型重症肺炎疗效显著。有研究者运用复方薤白胶囊的基础上联合白虎加人参汤治疗痰热腑实型重症肺炎患者，并于西医治疗组相对照，结果显示观察组中医症状改善程度及相关临床症状缓解速度均明显优于对照组。黄连解毒汤合苇茎汤临床运用治疗重症肺炎，具有较好的清肺化痰、泻火解毒作用，改善临床症状，针对热毒壅肺型肺炎临床疗效优于单纯西医治疗组。程永华等研究者纳入重症肺炎患者112例，分析表明麻杏石甘汤化裁辨治重症肺炎，能降低患者炎性反应、呼吸功能，优于单纯运用西药组，减缓病情进展。

王华在经方基础上，结合临床经验化裁经验方的相关研究也日益增多，如王华伟等研究表明，采用具有清肺化痰功效的痰清宁Ⅱ号中药煎剂联合常规西医治疗重症肺炎，与常规西医治疗作对照，具有显著降低重症肺炎患者的白细胞计数及C反应蛋白含量，改善重症肺炎患者的临床症状。近年来，中药注射剂的开发与运用日益增多。如清开灵注射液临床常用于治疗重症肺炎，具有较好的抗炎、抗菌及退热作用，其含珍珠母粉、栀子、水牛角、板蓝根、金银花等成分，吴剑波等研究发现，糖皮质激素联合清开灵注射液治疗大叶性肺炎患儿，与单纯西医治疗相比，可显著降低大叶性肺炎患儿血清 IL-10、TNF-α 的水平。

2. 通腑泻热：重症肺炎常常出现大便干结、秘结难解，抗生素使用之后又出现肠道菌群失调，加重胃肠的症状，通腑泻热在重症肺炎的治疗中至关重要。西医认为，肠道作为体内最大的"储菌库"、"内毒素库"，是重症肺炎并发多器官功能衰竭的始动器官及因素之一。中医学认为肺与大肠相表里，肺受邪常传于肠腑，致气机不通、肠道壅塞。肠道功能失调，可致传化失司、排除糟粕功能减弱，加剧了细菌毒性；反过来肠道功能失调又会影响肺的宣发、肃降功能，加剧咳嗽、咯痰、胸痛、喘息等症状。现代研究表明，具有通里泻下荡涤肠胃功能的中药具有抑制菌群移位、减少内毒素吸收、控制炎症反应及免疫调节等作用。重症肺炎病程常见胃肠功能失调，如便秘、腹胀，呕恶，腹痛甚则肠梗阻等，根据临床观察，采用下法，包括"寒下、温下、润下"等可能尽快恢复胃肠道，排除毒素，缩短病程，改善患者症状。如采用通腑泻热经方治疗重症肺炎，包括大承气汤可通过调控重症肺炎患者炎性细/胞因子水平，促进抗炎/促炎因子平衡，减轻内毒素对机体的损害。皮秀国等临床研究表明，运用大承气汤方，治疗肺热腑实型重症肺炎患者，具有通腑泻浊作用，临床取得显著疗效。陈华尧加用小承气汤口服治疗2组重症肺炎患者。该研究证明，在常规西药治疗的基础上，加用小承气汤可以使重症肺炎患者的CPIS评分和 Marshall 评分进一步下降，改善病情。韩正贵观察宣肺通腑汤治疗中老年重症肺炎合并胃肠功能障碍的疗效及其对胃肠功能的保护作用和炎症因子的影响。将104例符合要求的患者随机分为对照组和观察组各52例。对照组给予抗感染，抗炎，对症及支持治疗，结果表明观察组患者临床疗效愈显率为59.62%，高于对照组愈显率38.46%；观察组 ICU 病死率11.54%，低于对照组病死率15.38%；组间比较差异无统计学意义。结合西医常规治疗，采用泻肺、通腑、泻热的中医治疗方案，对重症肺炎合并胃肠功能障碍患者具有较好疗效。能控制该类型患者症状，改善治疗过程中的耐受度，保护胃肠道黏膜，修复肠屏障，抑制炎症产生，降低脓毒症、多器官功能不全的发生率，缩短病程。

3. 活血化瘀：重症肺炎极期至晚期，常可见凝血功能障碍，呈现弥散性血管内凝血，凝血系衰竭状态，如何调整凝血功能，是肺炎治疗的关键点之一。依据大量文献分析，该过程实为热毒入侵，内扰营血，热营搏结，凝炼成瘀，气机不通，加剧瘀血，血迫脉络，出于脉道所致。在临证过程中，配合活血化瘀之法，可以调整患者凝血功能，改善内环境，增加中西医结合治疗重症肺炎的疗效，甚至缩短病程。临床常用活血化瘀方包括血府逐瘀汤、升降散等。血必净注射液为血府逐瘀汤基础上化裁，为王今达教授在"菌、毒、炎"并治理论指导下研制,是清热解毒、活血化瘀重要代表注射剂,主要由赤芍、川芎、丹参、红花、当归等活血化瘀药提取而成。杨海玲等研究表明,血必净注射液对改善重症肺炎所致脓毒症的作用较单用抗生素效果明显。朱明锦等对血必净注射液治疗重症肺炎进行疗效评价,该研究方案将常规方案联合血必净注射液与常规西医方案作比较,联合组在总有效率、显效率、感染程度指标、炎性细胞因子水平及平均住院天数等方面均优于常规治疗组,并可拮抗内毒素,抑制炎性反应,减少炎性细胞因子的释放,调节免疫,减轻细菌、病毒等病原体对细胞的损伤,并具有调节凝血的作用,保护修复受损器官。另外刘兰林等以升清降浊活血方为主方(升降散加牡丹皮、桃仁)治疗重症肺炎(风温肺热病),主要为风热犯肺证型患者,退热效果显著,其总有效率达88.89%。

4. 益气扶正:《黄帝内经》云"正气内存,邪不可干""邪之所凑,其气必虚"。我们通过长期实践经验,认为正气如同人体的免疫系统,正气虚弱,与免疫受损极为相似。一方面毒邪易侵袭肺卫不固、免疫低下的年老体弱患者;另一方面也存在免疫力低下患者症状重的特点,故重症肺炎患者存在正气不足的特点。在重症肺炎的治疗过程中,扶助正气应当贯穿治疗始终,极为重要。究其原因,常因正气不足则外邪易袭,则正气亏虚,脏腑功能失调。重症肺炎的发生与病原体数量、毒力强度,以及全身免疫防御系统强弱有关。重症肺炎患者机体存在体内促炎因子和抗炎因子表达的失衡。若以促炎介质占主导,即可引起体内炎症反应过度激活,机体免疫功能调节失衡,致急性呼吸窘迫综合征,炎症细胞因子大量产生,促炎/抗炎细胞因子分泌严重失衡,即炎症风暴、细胞因子风暴的产生,最终导致多器官功能受损、脓毒症、脓毒症休克的产生。中医药的优势并非是直接抗病毒作用,而是以清除抗炎介质为主要目标,通过调整人体自身免疫状态、调控促炎/抗炎细胞因子平衡,从而达到治病目的,改善预后。

临床上正气不足,或免疫功能低下患者常常可伴见大气下陷证症状,临床常见慢性疾病面容,面色晦暗,喘息气短,面青唇紫,需要各类机械通气维持血氧等,或见脓毒症休克状态。在临床中,以升陷汤、补中益气汤等加减,扶正祛邪,提高免疫及抗炎能力。参麦注射液、黄芪注射液等对可调节免疫,解除免疫抑制,调控炎症反应,改善症状。王荣研究显示,在常规抗菌、抗病毒、常规对症治疗基础上,联合参麦注射液治疗小儿肺炎,临床疗效显著优于常规治疗组。曹洪欣等研究发现,安替威胶囊具有软坚散结、解毒定痛、养血活血功效,可降低病毒性肺炎小鼠外周血 $CD4^+$ 、$CD8^+$ 淋巴细胞及一氧化氮水平,从而减轻免疫抑制反应,调节炎症因子,改善病毒对肺部的损伤。唐光华等的研究表明,瓜蒌甘草颗粒通过整体调节机制可降低病毒性肺炎小鼠的死亡率,减轻病毒所致肺组织病变。刘亚民、刘琪、邹素昭等研究都表明中药具有调节抗炎因子与促炎因子的作用,可有效恢复机体免疫功能,并可通过纠正 Th1、Th2 细胞平衡来调节免疫功能。

50　中医治疗重症肺炎用药规律

重症肺炎是易诱发感染中毒休克、呼吸衰竭、多脏器功能衰竭等并发症的呼吸系统疾病，严重者可导致死亡。随着老龄化时代的到来，重症肺炎的发病形势不容小觑，然而该病的根本发病原因还在探索，目前多认为与病毒、细菌、真菌等感染导致的炎症存在一定关联。西医治疗重症肺炎常使用抗生素、机械通气等对症处理。抗生素虽可有效抑制致病菌，缓解临床症状，但有研究显示在重症肺炎临床治疗中高效广谱抗生素用药量大、治疗周期长，有些患者会出现不同程度的不良反应，如发热、腹泻、呕吐等，严重不良反应包括肾衰竭、骨组织损伤等，不利于疾病的转归。此外，抗生素耐药是世界一大难题，而重症肺炎患者耐药菌群感染现象所占的比例较大。机械通气虽能直观改善患者的血氧饱和度，但有创操作会增加黏液栓形成的风险，造成气胸等不良后果，加重病情，且呼吸机应用和更换的时机、发生肺损伤的可能、增加院内感染的可能均存在争议。有研究表明影响重症肺炎患者预后的因素中排在第一位的就是机械通气，可见西医治疗重症肺炎有很大的局限性。

中医认为其主要病因在于宿痰伏肺，重症肺炎患者多长期卧床，正气不足，咳痰不能，痰积于肺，导致肺部感染加重，在此内伤基础上正气进一步亏损，外邪侵袭，两虚相得，乃克其形，进而引发该疾病。现代临床试验表明，中医治疗重症肺炎在改善患者预后情况上有明显优势，在整体观念指导下辨证论治，化痰排脓的同时补益脾肺之气，标本兼顾，可显著增强机体免疫力，改善呼吸功能，且不良反应小。"风雨寒热，不得虚，邪不能独伤人"，正气充盈，机体抗外邪能力增强，且咳痰有力。百病多由痰作祟，痰除则病消，能长期稳定提高患者的生活质量。学者权雪等检索了近10年期刊中中医药治疗重症肺炎相关临床文献，借助数据挖掘，深入探讨了中医药治疗重症肺炎的组方用药规律，以期为中医药治疗重症肺炎提供新的研究思路和临床用药参考。

资料与方法

1. 文献来源及检索策略：检索万方、中国知网、维普、中国生物医学文献数据库等权威数据库收录的近10年重症肺炎中医药治疗方面的临床研究文献。检索策略：利用高级检索主题词①重症肺炎；主题词②中医/中药/中医药/中西医结合，查找相关文献，运用 NoteExpress 3.2 软件进行筛选和查重。

2. 文献纳入标准：①中医药治疗重症肺炎临床研究文献。②临床研究对象为中老年人群。③样本量≥20例且疗效指标确切。

3. 文献排除标准：①文献综述、动物实验及个案报道。②文献中处方药味标注不明。③临床研究对象为儿童或青少年。

4. 数据录入与规范：参照2020年版《中华人民共和国药典》（一部）对药物的性味归经、中药药名进行标准化处理，如"川军""锦文"规范为"大黄"。将文献名称、作者信息、年份及处方用药等基本信息录入 Microsoft Excel 2013，建立文献数据库。将文献中中药组方及中药性味归经数据录入 Microsoft Excel 2013，建立中药信息数据库，采用二分类变量"0""1"格式输入，"0"表示未使用，"1"表示使用；在 SPSS Modeler 18.0 中，将"1"替换为"Y"，"0"替换为"N"。

5. 统计学方法：采用 Microsoft Excel 2013 对用药进行标准化处理后，统计出各药物使用频次及总体性味归经情况；采用 IBM SPSS Modeler 18.0 软件构建药物关联网络，并将网络参数导入 Cytoscape 3.7.2 分析网络拓扑结构，筛选核心中药并进行网络图美化。利用 IBM SPSS Modeler 18.0 Apriori 算法计算中药间关联性；采用 SPSS 24.0 对高频药物进行数据聚类分析，得出核心药物树状图。

结　果

1. 文献纳入： 根据纳入、排除标准，将广泛检索到的相关文献进行筛查，最终 156 篇文献符合要求。

2. 用药频次： 156 篇文献中，涉及中药 138 味，累计用药 1264 次。频次＞20 的药物共 24 味，包括苦杏仁、甘草、黄芩、大黄、桑白皮、瓜蒌、金银花、桔梗、生石膏、浙贝母、茯苓、丹参、桃仁、黄芪、陈皮、赤芍、当归、连翘、芦根、川芎、法半夏、麻黄、薏苡仁、鱼腥草。

3. 药物性味归经： 重症肺炎涉及的 138 味中药的整体性味归经分析，四气中，寒 32％、凉 12％、平 14％、温 20％；五味中，以甘、苦为主，各占 12％；在归经方面，归肺经药物最多，占比 28％，其次为归胃经者，占比 16％。

4. 关联规则分析： 将前项最小支持度设置为 10％，规则的最小置信度设置为 80％，进行关联分析。结果显示，中医药治疗重症肺炎常用药对有甘草-桔梗、苦杏仁-生石膏、苦杏仁-生石膏和大黄、芦根-桃仁、甘草-桔梗和桑白皮等。

5. 关联规则网络图： 运用 IBM SPSS Modeler 18.0"源→类型→网络"数据流构建 WEB 网络，并将分析所得的网络参数导入 Cytoscape 3.7.2 软件构建中药关联网络，利用 Cytoscape 软件进行网络拓扑结构分析，以节点度的度值为标准，设置度值≥57，得到节点为 15、边为 103 的关联网络图。对于节点来说，值越大，节点在网络中的地位越重要，进而筛选出核心中药。黄芩、甘草、苦杏仁、桑白皮、浙贝母、桔梗、陈皮、金银花重要度较高，且相互关系较密切。

6. 系统聚类分析： 对前 20 味高频药物进行系统聚类分析，运用 SPSS 24.0 绘画出树状图。将功效相同或相近的药物聚为同一类，结果可分为 5 类，分别是：C1 千金苇茎汤，由薏苡仁、冬瓜子、桃仁、芦根组成；C2 金银花-连翘药对；C3 由宣白承气汤加减而来，在原方基础上加用麻黄；C4 在清金化痰汤基础上去栀子、知母、瓜蒌、麦冬，加用鱼腥草、法半夏、黄芪；C5 来源于四物汤，原方去熟地黄加用丹参。

讨　论

1. 常用药物性味归经的分析： 138 味中药中，四气以寒为主；五味以甘、苦为主；在归经方面，归肺、胃经药物最多。重症肺炎病变部位为肺部，因此归经以肺经为主，其次为脾胃经，重症肺炎患者多长期卧床，营养吸收差，脾胃主受纳和腐熟水谷，水谷精微吸收后上输于心肺、头目，并化生气血，营养全身。可见重症肺炎所选中药的四气五味归经多具有清热化痰、降逆排脓、补益肺气的功效。

2. 常用药物、药对分析： 基于数据挖掘结果，苦杏仁、甘草、黄芩、大黄、桑白皮、瓜蒌、金银花、桔梗、生石膏、浙贝母为治疗重症肺炎的前 10 味高频药物。

众多研究表明苦杏仁含有杏仁苷、杏仁多酚等活性成分，YANG 等研究了杏仁苷对脂多糖引起的肺部炎症的影响，发现苦杏仁苷可以通过抑制 BV2 细胞中诱导型一氧化氮合酶的 mRNA 和环氧合酶-2 的表达，并减少一氧化氮的产生和前列腺素 E 的合成，从而发挥镇痛、抗炎作用。MUSARRA 等通过对标准类型培养物和临床金黄色葡萄球菌菌株最小抑制浓度和最小杀菌浓度，包括耐甲氧西林菌株的抗菌潜力进行了评估，结果表明杏仁多酚对金黄色葡萄球菌和 1 型单纯疱疹病毒（HSV-1）分别表现出抗菌和抗病毒活性。

异甘草酸镁、甘草黄酮是从甘草中提取出的新型分子化合物，XIE 等学者表明异甘草酸镁通过抑制 IκB-α 的降解、IκB 激酶的磷酸化以及对丝裂原活化蛋白激酶（MAPK）的激活，从而显著降低 RAW264.7 细胞中活性氧、促炎症介质和酶的水平。XIE 等通过脂多糖诱导小鼠急性肺部炎症，发现甘草黄酮可显著降低肺泡灌洗液中中性粒细胞等炎性因子的含量及相关酶（超氧化物歧化酶和肺髓过氧化物酶）的活性，达到抑制肺部肿瘤坏死因子-α（TNF-α）和 IL-1β mRNA 表达的效果。

黄芩内源性成分包括黄芩素，MENG 等通过激活核红细胞因子 2（Nrf2）介导的血红素加氧酶-1 信号通路，表明黄芩素具有抑制炎症反应的作用，并在此代谢通路介导的基础上可恢复抗氧化酶的活性。大黄主要成分为大黄素，万强等研究者表明大黄素通过抑制 MAPK 信号通路，减轻肺组织充血、水肿，降低各炎症指标。

3. 聚类方剂的分析：C1 为清肺化痰、逐瘀排脓的千金苇茎汤之方。姜泽群等通过对小鼠肿瘤组织长链非编码 RNA 和 mRNA 表达谱进行功能和通路检测及分析，表明千金苇茎汤方可调控 Janus 激酶（JAK）/信号转导和转录活化因子（STAT），从而起到改善肺组织病理改变的作用。

C2 为清热解毒、托毒排脓常用的金银花-连翘药对。有学者进行相关生物进程及京都基因与基因组百科全书通路富集网络药理学分析，得出金银花-连翘在细胞凋亡及基因表达过程中发挥正调控作用，诱发 MAPK 级联反应，抑制病毒的复制，并可通过肺结核、甲型流行性感冒等信号通路等达到控制病毒的感染和传播的目的。

C3 源于《温病条辨》中具有清肺定喘、泻热通便功效的宣白承气汤。研究表明宣白承气汤可减少 TNF-α、IL-6 等炎性因子及周围分泌物，同时能增强整体抗缺氧能力，改善缺氧症状；亦可通过减少肺部血浆蛋白渗出，调节肺血管分流，调节氧化状态，保持血压正常，达到改善血流动力学的目标。

C4 源于《医学统旨》中发挥清肺化痰之效的清金化痰汤。现代研究表明该方可通过抑制 toll 样受体 4、髓性分化原发应答基因（88）、核苷酸寡聚结合结构域样受体 3 的蛋白表达和核转录因了 κB 磷酸化，显著降低肺重量湿/干比及肺泡毛细血管膜通透性，从而减少蛋白质由毛细血管、间质向肺泡的渗透，减少中性粒细胞聚集，抑制炎症因子趋化因子 1、IL-6 和髓过氧化物酶的分泌。

C5 原方见于共奏补血活血之功效的四物汤。现代研究表明四物汤在抗感染、抗氧化、免疫激活方面发挥重要作用。

本研究采用数据挖掘方法对治疗重症肺炎的常用方剂的特点进行分析，得到千金苇茎汤、金银花-连翘药对、宣白承气汤、清金化痰汤和四物汤 5 个基本方，重在清肺化痰、轻宣肺气、益气固表、逐瘀排脓。

51　中医防治病毒性肺炎思路和方法

病毒感染在非细菌性肺炎中占 25%～50%，是肺炎致死的主要原因。目前西医对病毒性肺炎尚无特效疗法，多以对症治疗和抗病毒治疗为主，中医在病毒性肺炎的防治过程中显示出一定的优势。学者车艳娇等基于既往病毒性肺炎的相关研究和近年来发生的重症病毒性肺炎事件，从中医药科学论治病毒性肺炎的视角做了论述，探讨了中医药在病毒性肺炎防治过程中的价值和优势，以期能为当下的病毒性肺炎防治提供借鉴。

病毒性肺炎中医认识

1. 病名认识：中医学虽无病毒性肺炎之病名，但从病因、症状特点、病理机转等方面考虑，大多数医家将其归属于"风温""春温""咳嗽""喘证""温毒""时疫"等范畴。发病具有明显季节性、传染性和流行性较强的病毒性肺炎，古代医家将其归为"伤寒""温病""时气""天行""时疫"等。

2. 病因病机：

（1）正气不足，外邪侵袭：中医讲"阴阳失衡，百病丛生"，可见任何疾病的产生，均可责之于人体阴阳平衡状态的打破。中医将打破阴阳平衡状态的原因或方式大致归为七类，六淫、疫疬、七情、饮食、劳倦、外伤和虫兽伤。病毒性肺炎属中医学外感范畴，中医对外感疾病的病因多归因于六淫和疫疬。六淫是风、寒、暑、湿、燥、火 6 种外感病邪的统称。疫疬，是一类具有强烈传染性的病邪。历代医家普遍认为导致病毒性肺炎的直接原因是感受外邪，且多以温邪为主。然"正气存内，邪不可干"、"精神内守，真气从之，病安从来"又说明疾病发生的本质实为机体正气不足。故有不少学者认为正气不足是病毒性肺炎产生的重要内因，甚至是主要方面。

（2）热毒痰瘀，互为因果：医家们强调肺气阴亏虚是该病的主要病理基础，病位主要在肺，涉及心、肝、脾，病性一般是虚实夹杂，或以虚为主，或以实为主，虚主要指气阴亏虚，实主要指热、痰、毒、瘀等。其病机有医家概括为正虚感邪，邪正交争，续生痰浊瘀血，痰阻气道，瘀阻血络，致使肺主气、司呼吸、助心行血功能失权，严重时可导致肺气闭塞，毒邪内陷。

综上，可将病毒性肺炎的病因总结为正气不足、复感外邪，其病机可理解为热毒痰瘀的复杂交互作用。《瘟疫论》载"此气之来，无论老少强弱，触之者即病"，从现代医学的角度分析，病毒性肺炎的确具备极强的传染性甚或流行性。"疫病"致病物种偏中性且传播途径可为"诸窍"，或为其传染性强、人群普遍易感的中医关键。

3. 治疗原则：成人病毒性肺炎病情较重且病机复杂易于传变，治疗总的原则为扶正祛邪，具体治法围绕虚、毒、痰、瘀等病机要点展开，明辨虚实、动态观察、权衡缓急、既病防变、随证救治等。具体来说，可根据不同时期的病机演变规律确立相应的治则治法。

（1）疏表泄热、清热解毒：该病来势较急，易于传变，初起后很快即可到达卫气同病的阶段，这一时期可见风寒闭肺、风热闭肺和暑湿闭肺等证。针对这一阶段气分里热虽盛但尚未与燥屎等有形实邪相互搏结的表现，临床治疗多以疏表泄热解毒为主。

（2）清化痰热、宣肺开闭：病情进一步发展，外邪入里日久，卫分表证不再明显，而以痰、热、毒、瘀等病理产物共存，壅遏于肺为突出表现。基于此时痰热壅阻、肺气闭塞的主要病机，在清化痰热、宣肺开闭的基础上，还应依据不同病理因素采取不同的治疗措施。若表现为津液耗竭，热盛与燥屎互结，正虚邪实、邪无出路的热结阳明证，则加以通腑泻热之法，此谓"增水行舟"之意；此外，病毒性肺炎的患者多存在不同程度的微循环障碍，为改善血液流变动力学、微循环灌注等，还应辅以活血化瘀之法。

（3）补气养阴、清肺扶正：到了疾病后期，气阴耗伤，正气不复，余邪留恋，病情迁延难愈，证属阴虚肺热或肺脾气壅等，临床治疗应以补气养阴、清肺扶正为主，结合疾病具体特点加用相应的药物。

此外，还有一些新型的抗病毒制剂，如使用莪术油、银花合剂雾化吸入等其他治疗方法。综上可知，病毒性肺炎的临床治则符合病毒性肺炎邪热闭肺之病机。另外，在药物配伍上多以甘草、苦杏仁、麻黄、黄芩、连翘、金银花等寒凉药物为主，核心方剂为麻杏石甘汤。

中医药防治病毒性肺炎的思路和方法

细数近年来出现的 SARS 病毒、甲型 H1N1 流感病毒、MERS 病毒、H7N9 禽流感病毒以及近期的新型冠状病毒等导致的重症肺炎，这类病毒性肺炎起病急剧，症状相似且具有强烈的传染性和流行性，与《素问·刺法论》"五疫之至，皆相染易，无问大小，病状相似"所述内容相符，由此可推测此类病毒性肺炎的病因为疫疠之邪。在明确疾病所属病因的前提下，以中医诊疗思维为导向，通过汤剂或中药制剂等多种方法进一步实现对这类疾病的早期预防、临床诊疗和后期康复等工作。

1. 强调三因制宜、明确体质辨识，早期预防病毒性肺炎的发生发展（未病先防）："圣人不治已病，治未病""上工治未病"等未病先防理念突出了中医学对疾病早期预防层面的高度重视。截至目前，灭活疫苗的接种仍然是防控病毒性肺炎的重要措施，然而除了流感病毒外，尚没有被批准用来治疗其他病毒的疫苗，新疫苗的研发过程复杂且持久。中医在病毒性肺炎的早期预防中，多从气候特点、地域环境、发病原因和体质类型等角度考虑。

（1）三因制宜：对比严重急性呼吸综合征（SARS）、中东呼吸综合征（MERS）和 2019 冠状病毒病（COVID-19）等这些疾病在发病时节、地理位置、临床表现等方面存在的差异，相应的预防措施制定则千差万别。"因时"即根据疾病发生的时令气候特点明确预防原则，用温远温、用凉远凉等。"因地"即根据地域环境的不同选方用药。"因人"即根据年龄、性别、生活习惯等划分进而权衡考虑。如运用"三因制宜"理论，专家们对中山地区 COVID-19"湿郁"病机的认识，有别于武汉地区 COVID-19"湿毒"病机，从而制定了中山地区新冠肺炎 1 号方。

（2）辨识体质：根据个人体质进而分类预防，如对偏热体质者、体虚气虚者分别予清火生津利咽、调和表里，益气固表等作用的预防方案，推荐的方剂有小柴胡汤、玉屏风散。在近期的 COVID-19 防治上，鉴于健康人群、易感人群和其他特殊群体的用药特点，儿童可使用金银花、芦根、陈皮等代茶饮进行预防，以起到解毒防感的作用，老年人则以益气健脾、养阴润肺为主，可用桂枝汤、玉屏风散、神术散等方药，发挥调和营卫、益气固表等功效。

综合考虑时间、地点、发病原因及体质等情况，通过多种中医药方法增强机体的免疫功能，从而抵御外邪的侵袭，实现"正气存内，邪不可干"的状态，尤其适用于易感人群，能够充分发挥中医药未病先防的作用。

2. 立足辨证论治、重视审证求因，全面介入病毒性肺炎进展全过程（既病防变）：

（1）基于疾病病因、病位、病性，明确病变机制，分期论治病毒性肺炎：在已知病毒性肺炎的发病原因、发病部位等基础上，通过一种或多种辨证方法探究其发生、发展及传变规律，判断疾病所属证候，明确不同证型对应的临床分期，可有针对性的制定各证型/时期的治疗原则，从而引导治疗力量的投放。病毒性肺炎属外感病、温病的范畴，临床诊疗时可采用六经辨证、卫气营血辨证和三焦辨证等辨证思维模式。

1）从三焦辨证、卫气营血辨证论治 SARS：张霆依据《瘟疫》里所述的"膜原九传说"对 SARS 的病机进行了详细的探究，总结出 SARS 病在膜原，病机为戾气夹杂湿热秽浊之邪侵犯三焦，致阴阳、三焦失调，气血耗伤，甚则阴阳亡失。此外，基于卫气营血辨证理论可将该病分为以肺热炽盛和肺热壅盛、湿浊内阻为病机特点的气分阶段，以气分不解、气营两伤为病机特点的气营两燔阶段和以热入营血、蒙闭神窍为病机特点的血分阶段。每个阶段又细分证型，根据不同阶段的证型分类予以清热解毒、宣肺开闭、泻火凉营、涤痰开窍等治则治法。

2）从六经辨证、卫气营血辨证论治甲型 H1N1 流感：参照甲型 H1N1 流感中医证候、病机等相关内容的研究，依据疾病的发病时间和临床症状推断出该病病性属寒，从六经辨证角度思考，可知该病主要为少阳证，并有太阳、阳明或太阴的传变，治疗可以小柴胡汤为主。基于卫气营血辨证分析，其发生发展传变之病机为疫疠之气经口鼻而入，侵犯肺卫，致卫气受阻、肺气不宣，邪气迅速进入气分，致肺失宣降，灼津炼液成痰，失治误治或邪热过盛，则热入心包，蒙蔽清窍，致身热、神昏谵语等。通过梳理大量相关文献发现该病初期以风热犯卫为主，兼有风寒束表、表寒里热夹湿证，推荐药物银翘散、荆防败毒散、麻杏石甘汤合千金韦茎汤加减；后期以热毒袭肺为主，还可见痰热壅肺、热陷心包等重症病例，可用麻杏石甘汤合银翘散、清金化痰汤、清宫汤送服安宫牛黄丸化裁。

运用六经辨证、卫气营血辨证和三焦辨证等中医辨证思维模式，可将病毒性肺炎错综复杂的证候及其演变过程加以总结，能按"六经""卫气营血""三焦"理论演绎病情由浅入深传变时病位的改变，清晰地解释疾病各时期的临床表现，横向辨证和纵向辨证相结合，不仅使辨证的过程更加规范化、标准化，对疾病的诊治过程也将更加缜密准确。

（2）动态观察疾病生理病理，重视个体辨证，全面截断病毒性肺炎进展：明确了不同证型/时期病毒性肺炎的治则治法，还应密切关注疾病造成的生理损害和病理变化，以及疾病进展过程可能波及的相关脏腑组织，同时做到诊疗个体化。

1）针对 SARS 患者的动态观察和个体化诊疗：病毒性肺炎的发展过程可累及多脏器。如 SARS 早期以恶寒发热、头身困重等实多虚少的表现为主。在采用清肺解毒、化湿透邪功效的中药组合予以治疗的同时，还会根据每个患者的实际情况考量中药的加减，无汗者加薄荷，热甚者加生石膏、知母，苔腻甚者加藿香、佩兰等。进展期肺部病变会进行性加重，以呼吸困难、高热为特征。在清热解毒、宣肺化湿功效的基础方上，对烦躁、舌绛口干者，加生地黄、赤芍、牡丹皮；恶心呕吐者加制半夏；便秘者加瓜蒌、生大黄等。恢复期以气短、乏力、咳嗽、胸闷多见。采用具有清热泻肺、祛瘀化浊并佐以扶正之效的方剂配伍，对乏力、气短、咳喘严重者加山茱萸，脘腹胀满、纳差者加厚朴、麦芽等。

2）针对 H7N9 感染者的动态观察和个体化诊疗：苗慧等在对 2 例 H7N9 感染的患者进行中医药治疗时充分考虑患者入院之前和入院之后的表现，从而进行辨证分型，结合患者年龄及个人体质情况，对邪在卫分的患者予白虎汤合清营汤加减，邪在卫、气分的患者予银翘散加减，诊疗过程中既关注病程对疾病的影响又兼顾疾病可能的发展趋势。

现代医学研究表明，金银花、穿心莲、贯叶、连翘和臭灵丹提取物等多种中药成分在治疗病毒性肺炎的过程中能减少促炎因子的产生和释放，同时增加抗炎因子的表达，从而减轻炎性病理损伤、改善免疫失衡状态。因中药具有这种调节炎症和免疫反应，恢复机体免疫自稳的作用，故而临床上应对病毒性肺炎及早进行中药干预，从而抑制细胞因子风暴的发生和发展，减少组织损伤，缩短病程，多方面截断病毒性肺炎的进展过程。与此同时还能够减少西药的不良反应，减少后遗症与并发症，与现代医学疗法手段相结合更有助于提高患者临床疗效，促进后期康复。

（3）发挥中医药配伍优势，体现协同增效，多靶点遏制病毒性肺炎加重：将个人体质、健康状态、基础疾病等情况综合纳入病毒性肺炎诊疗范围之内，有的放矢、立方用药，以求实现临床疗效的全面兼顾。

1）多成分、多靶点：在病毒性肺炎的治疗上，中医可供选择的药物种类颇多且一方兼顾多效。刘菊等通过文献检索的方法筛选出抗病毒药物的中药组合有 121 种，按出现频次大小排序依次为金银花、板蓝根、鱼腥草、连翘、黄芩等。病毒性肺炎的中医处方多由名方、经典方加减化裁而来。如综合多方面因素拟出的用于治疗 COVID-19 的中药处方清肺排毒汤，为麻杏石甘汤、小柴胡汤、五苓散、射干麻黄汤 4 个经典方加减所得，既可祛寒利湿，又可通利三焦、调和脾胃，具有用药安全、起效快速且高效的特点。

2）多途径、多功效：中药复方抗病毒作用机制体现在以下 3 个方面。其一，可通过调节非特异性免疫、特异性免疫和微生态菌群，改善机体失衡的免疫状态进而实现对病毒的干预；其二，通过双向调节机体免疫，抑制免疫过度激活状态的发生等发挥抗炎的作用；其三，通过平衡机体免疫、抑制细胞过度凋亡等实现对肺组织的保护和抗肺纤维化的作用。清肺排毒汤通过平衡机体的免疫应激状态、消除过度的炎症反应，以靶向作用的方法阻断病毒 mRNA 翻译过程、抑制与病毒蛋白相互作用的蛋白而起到抗病毒作用。

综合考量中医在病毒性肺炎治疗中理、法、方、药的运用，除了能降低病毒复制转导的能力、增强机体的免疫功能、抑制炎症反应的发生发展外，还具有用药精简、不良反应少、不易导致病毒耐药等优点。中药多成分、多靶点、多途径、多功效的治疗特点，整体治疗和个体化治疗相结合的思维模式，是中医辨证论治的精髓。临床上可将中药方剂加工成散剂或袋泡剂等，不仅煎服简单，价格低廉，还有利于临床观察验证。

3. 调节阴阳平衡、注重扶正固本，促进病毒性肺炎后期康复（瘥后防复）：病毒性肺炎属于感染性疾病，相对非感染性疾病而言，病情一般较重，更易损伤正气，容易出现较为危重的二次感染以及胃肠功能紊乱等情况，故病毒性肺炎的后期康复工作亦不容忽视。不难发现，以往的病毒性肺炎患者虽核酸检测转阴，却仍留有诸多不适症状，中医对此可解释为邪气留恋、余热未清。病毒性肺炎是由外因（病邪侵袭）和内因（正气不足）共同作用所致，因此中医在其防治中既以驱邪外出为目的，同时又重视患者后期的正气恢复。

既往研究成果和现有经验提示中医在促进病毒性肺炎患者后期康复的过程中扮有非常重要的角色。中医针对病毒性肺炎患者的后期康复，总的原则是扶正固本兼清余热，通过中医药治疗调节机体阴阳平衡，实现形神共复的最终目的。张尚祖等指出正气不足存在于 MERS 的全程，所以在该疾病的防治过程中要以顾护人体正气为根本，在疾病的恢复期，面对倦怠懒言、干咳少痰、口干口渴等脏腑功能不足和虚弱的表现，可选用四君子汤、沙参麦冬汤、人参五味子汤进行加减调理。在 COVID-19 患者的后期康复上，刘清泉教授指出除服用中药外，太极拳、八段锦等传统中医运动方法也有辅助作用，能够增强机体自身的抵抗力。此外，中医食疗法亦可起到益气养阴、调补脾胃之效，还有引导患者保持积极愉悦的情绪来促进患者康复的情志疗法等。中医在病毒性肺炎的康复工作中，可通过中药、气功、针灸、食疗、运动等具体方法来补养人体之正气，具有疗效好、经济安全、便于推广和应用等特点。

中医强调"未病先防，既病防变，瘥后防复"，与现代医学诊疗模式相契合。强调三因制宜、明确体质辨识，立足辨证论治、重视审证求因，调节阴阳平衡、注重扶正固本的病毒性肺炎中医诊疗思路是本文的核心，更是中医药的临床价值和优势。

52　中医治疗病毒性肺炎临床研究

　　病毒性肺炎是由上呼吸道病毒感染、向下蔓延所致的肺部炎症，一年四季均可发病，但以冬、春两季多见，呈爆发或散发流行，通过空气（飞沫）、接触、粪口等传播。临床表现主要有头痛、发热、干咳、气喘及肺浸润性病变等，严重者可危及生命。中医无病毒性肺炎的命名，将其归于"风温""温毒"范畴。2019 年的新型冠状病毒肺炎根据其发病季节及病邪性质可归为"湿毒疫"，其传染性强。大多数患者预后良好，老年人和有慢性基础疾病患者预后较差，少数患者病情危重。

　　目前新型冠状病毒肺炎尚无特效药，中医药在防治"疫病"这类传染性疾病中发挥了重要作用，如2013 年中医药在抗击 SARS 中发挥特色优势。学者陈河雨等通过查阅中医药治疗病毒性肺炎临床研究的相关文献，对病毒性肺炎的中医病因病机、中医药治疗方法等进行了归纳总结，为中医药治疗新型冠状病毒肺炎提供了参考依据。

中医对病毒性肺炎的认识

　　1. 中医对病名的认识：病毒性肺炎在传统医学中并无此病名，将其归属于中医学"外感病""咳嗽""喘证"等范畴，从病因病机的角度上多将其归属于"风温""春温"，具有强烈传染性的归属于"温毒""疫疠"。

　　2. 中医对病因病机的认识：李传智总结张忠鲁治疗病毒性肺炎的经验，认为病毒性肺炎的病因病机为：一是正气不足、肺气不宣；二是正邪相争、内毒续生；三是痰阻气道、瘀阻血络。风热疫毒之邪自口鼻而入，肺卫受伤，化热入里，肺失清肃，发为喘咳、胸痛等症，严重者可引发心、肺等脏腑功能失常。李高阳等分析现代名老中医治疗肺炎的文献，认为肺炎的病因多以温邪、外感、体虚为主，其病机以肺热炽盛、痰湿蕴肺、痰热郁肺、风热犯肺、肺阴亏虚为多见，其病位在肺，涉及脾、肝、心等多个脏腑。梁文其对 91 例平素体质健壮少病的病毒性肺炎患者的临床资料分析，根据卫气营血辨证及其临床症状将其分为风热犯卫、气分热盛、热灼营阴，病因主要为风、热，病机为风热犯肺、肺气失宣。

　　3. 中医对新型冠状病毒肺炎的认识：新型冠状病毒肺炎在武汉暴发于 2019 年 12 月。医家叶天士云："冬伤于寒，春必病温、冬不藏精，春必病温。"武汉 2019 年冬天气温异常，该寒反温，导致冬不藏精，"非时之邪"侵犯人体而发温病。武汉为水陆要道，空气湿度大，冬春季节雨雪交织，易产生寒湿外邪，与疫毒内外合邪形成湿毒疫。周铭心从五运六气角度分析认为新型冠状病毒肺炎属湿毒疫疠，病位主要为肺和脾，后波及五脏，主要病机为湿毒壅阻机体，气机不畅。

　　另外，人体正气虚弱是邪气入侵人体并导致发病的一个决定性因素。《素问•刺法论》云："正气存内，邪不可干。"《灵枢•百病始生》云："风雨寒热不得虚，邪不能独伤人。猝然逢疾风暴雨而不病者，盖无虚，故邪不能独伤人。此必因虚邪之风，与其身形，两虚相得，乃客其形。"现代人常因饮食不规律、生活压力大、睡眠时间严重不足等因素导致机体内的正气不足，老年人年老体弱，五脏皆虚导致脏腑职司功能失常，易心神失养，更易感染新型冠状病毒肺炎。相对于成年人，儿童较少出入人群密集的区域，或儿童对病毒不易感性。因此，新型冠状病毒肺炎的患者人群主要为成年人和老年人。

治疗方法研究

1. 中药汤剂口服法：清肺祛瘀汤是由石膏、麻黄、杏仁、侧柏叶、甘草、黄芩、川芎、紫苏子、地龙组成，具有清宣肺热，活血化瘀等功效。吕彩英等用清肺祛瘀汤治疗小儿呼吸道合胞病毒性肺炎，患者随机分为观察组和对照组各48例，对照组给予利巴韦林等常规治疗，观察组在此基础上加用清肺祛瘀汤，连续治疗10日。结果显示观察组的总有效率为77.08%，对照组总有效率为54.17%，差异有统计学意义（$P<0.05$），且观察组患儿发热消退、止咳等临床疗效均明显优于对照组。

麻杏石甘汤是"辛凉重剂"，由麻黄、杏仁、石膏、甘草组成，善用于治疗外感风邪、邪热壅肺证。在治疗风热郁肺型小儿病毒性肺炎时，张津将70例患儿随机分为2组，均给予西医常规治疗，但治疗组加用麻杏石甘汤治疗，对照组则加用利巴韦林注射液治疗，连续治疗5日。结果显示治疗组的总有效率为91.4%，对照组总有效率为74.3%，治疗组退热消炎、止咳平喘等临床疗效皆优于对照组，且治疗组的不良反应更少。

增液承气汤由浙贝母、麦冬、生地黄、玄参、瓜蒌、厚朴、芒硝和大黄8味药组成，其主要功效为滋阴增液、辛凉宣泄以及清肺平喘。赵玉敏使用增液承气汤加减治疗50例小儿病毒性肺炎患者作为观察组，对照组给予50例患者利巴韦林注射液治疗，研究显示观察组的总有效率为98%，不良反应发生率为6%；对照组的总有效率为78%，不良反应发生率为28%，且观察组患儿的退热时间、住院时间等皆优于对照组。观察组的中药麦冬、玄参等具有滋养阴液、固护脾胃的功效。脾胃为后天之本、气血生化之源，提示在治疗病毒性疾病的同时需要注意固护脾胃和津液。

清肺排毒汤由麻黄、炙甘草、杏仁、生石膏、桂枝、泽泻、猪苓、白术、茯苓、柴胡、黄芩、姜半夏、生姜、紫菀、款冬花、射干、细辛、山药、枳实、陈皮、藿香共21味中药组成，有疏通三焦、清肺排毒、平喘止咳功效。王饶琼等分析清肺排毒汤治疗新型冠状病毒肺炎的临床疗效，对98例新型冠状病毒肺炎患者进行了3日为1个疗程的治疗，总共治疗3个疗程，其中根据《中医证候量表评分量表》《中医病证诊断疗效标准》计分和判断疗效，治疗3日后总有效率为84.22%，其中临床痊愈率为21.14%，有效率为33.99%，显效率为29.09%；治疗6日后的总有效率为90.15%，其中显效率为30.15%，痊愈率为31.34%，有效率为28.66%；治疗9日后的总有效率为92.09%，其中有效率为24.04%，显效率为26.92%，痊愈率为41.13%，且随着治疗时间的延长，其发热、咳嗽、咳痰等主症积分和心悸、紫绀等次症积分均显著下降，差异均具有统计学意义（$P<0.05$），实验室检查结果和CT影像明显好转。

丁晓娟等将100例新型冠状病毒肺炎患者随机分为两组，两组均给予抗病毒、抗感染等治疗，治疗组同时给予清肺透邪扶正方加减治疗，药组成有炙麻黄、生石膏、杏仁、金银花、连翘、芦根、生薏苡仁、僵蚕、蝉蜕、虎杖、姜黄、白芍、太子参和生甘草。治疗10日后，治疗组发热、咳嗽、咳痰等症状好转率均明显高于对照组，且治疗组红细胞沉降率（ESR）、C反应蛋白（CRP）及白细胞介素6（IL-6）等指标均明显下降。在改善通气、提高氧饱和度方面，治疗组明显优于单纯西药组。

2. 中成药口服法：蒲地蓝消炎口服液主要成分有蒲公英、苦地丁、板蓝根和黄芩，具有抑制病毒增殖、抑制机体炎症、增强免疫力的作用。姜勇超等将110例病毒性肺炎患儿随机分为对照组和治疗组，对照组患儿给予炎琥宁和葡萄糖静脉滴注，治疗组在此基础上口服蒲地蓝消炎口服液，两组患儿均连续治疗10日。结果显示治疗组的总有效率为90.91%，对照组的总有效率为74.55%，且治疗后治疗组患儿肺功能指标、血清炎性水平均显著高于对照组，研究显示蒲地蓝消炎口服液可明显改善肺功能、缓解炎症反应。

金叶败毒颗粒由大青叶、金银花、鱼腥草和蒲公英组成，具有清热解毒的功效，对于多种致病原如肺炎链球菌、金黄色葡萄球菌等均具有一定的抑制作用。白涛敏等将80例病毒性肺炎患者随机分为对照组和治疗组各40例，对照组患儿静脉滴注热毒宁注射液，治疗组患儿在此基础上口服金叶败毒口服液，两组患儿均治疗 7 日。结果显示治疗组总有效率为 92.50％，对照组总有效率为 72.50％，且治疗后治疗组退热时间、肺部湿啰音消失时间等均显著短于对照组，而治疗组患儿咳嗽评分、气促评分、炎性指标水平等均显著低于对照组，联合使用后的不良反应少。

莲花清瘟颗粒由连翘、金银花、炙麻黄、炒杏仁、石膏、板蓝根、绵马贯众、鱼腥草等组成，具有清瘟解毒、宣肺泄热的功效。既往临床研究显示，莲花清瘟颗粒能显著抑制体外培养细胞内的 SARS-CoV 病毒，同时对 H1N1、H3N2、H7N9 等多种流感病毒具有显著的抑制作用。程德忠等应用莲花清瘟颗粒联合常规治疗 54 例新型冠状病毒肺炎患者。结果治疗 3 日后，54 例患者中有效 23 例（有效率为 46.9％），发热症状由 40 例降为 21 例（消失率为 47.5％）；咳嗽症状由 30 例降为 24 例（消失率为 20.0％）；治疗 5 日后，有效 34 例（有效率为 69.4％），发热症状总共消失 25 例（消失率为 62.5％），咳嗽症状消失 15 例（消失率为 50.0％）；治疗 7 日后，有效 40 例（有效率为 81.6％），发热症状消失 32 例（消失率为 80.0％）；咳嗽症状由 30 例降为 7 例（消失率为 76.7％），治疗期间均未出现肝肾副作用。

3. 中药注射剂：齐蕊涵等系统评价了喜炎平注射液治疗成人病毒性肺炎的有效性和安全性。研究显示相比于利巴韦林组，喜炎平组能明显提高治愈率和降低不良反应的发生率，且其能明显缩短咳嗽消失时间及肺部啰音消失时间。而喜炎平注射液作为穿心莲的提取物，具有清热解毒、抗菌等功效，对于病毒性疾病的治疗具有一定临床应用价值。现已被纳入新型冠状病毒感染肺炎的治疗方案中，适用证型为热毒闭肺、热毒生瘀。

痰热清注射液为国家二类中药针剂，由黄芩、熊胆粉、山羊角、金银花、连翘等药配伍而成，用于治疗急性支气管炎、肺炎等呼吸道疾病。陈强等将 80 例病毒性肺炎患者随机分为两组，对照组给予利巴韦林治疗，治疗组给予痰热清注射液治疗，两组均连续治疗 7 日。结果显示治疗组总有效率为 95.00％，对照组总有效率为 82.5％，具有统计学意义（$P < 0.05$），且治疗组痊愈率显著高于对照组（$P < 0.01$），治疗组体温恢复时间、头痛缓解时间等症状均明显少于对照组。临床研究还发现痰热清注射液抗菌、抗病毒、消炎、退热等功效显著，特别是对于儿童和老年人的治疗，可明显减轻患者临床症状和提高临床治愈率，同时有助于预防抗生素耐药菌株的产生。

4. 中医药雾化吸入法：是指经雾化装置的中药液体变成微小雾粒或雾滴，悬浮于吸入气中，使气道湿化和中药药液吸入呼吸道，以达到使呼吸道黏膜湿润、祛痰、止喘等目的。张生信将 240 例流感病毒感染致病毒性肺炎患者随机分为两组各 120 例，参照组给予利巴韦林注射液滴注治疗，研究组给予利巴韦林注射液联合痰热清超声雾化治疗，两组给药次数均为 2 次/d。结果显示研究组的治疗有效率为 93.33％，参照组治疗有效率为 80.83％，差异具有统计学意义（$P < 0.05$）。由于超声雾化具有促进药效吸收、加快药物出现疗效、毒副作用少等的优点，因此中药超声雾化法对危病患者或中老年人具有一定的治疗价值。

5. 中药灌肠法：又称肛肠纳药法，是在中医理论指导下选配中药煎煮并将药液自肛门灌入，保留在直肠、结肠内，通过肠黏膜吸收而达到治疗疾病的一种方法，其具有清热解毒、软坚散结、活血化瘀等作用。张剑将 72 例支气管肺炎患儿随机分为两组各 36 例，对照组给予西医常规治疗，观察组加用中药保留灌肠治疗，药方基本组成为紫苏子、甘草、桑白皮、葶苈子、杏仁、鱼腥草、炙麻黄，每日 1次。研究显示，观察组治疗总有效率为 74.44％，对照组治疗总有效率为 75.00％，且治疗组喘息消失时间、发热消失时间、肺部啰音消失时间、胸片恢复正常时间、血白细胞恢复正常时间均短于对照组。中药保留灌肠避免了肝脏的消除效应，减轻胃肠消化酶对药物的破坏，迅速发挥了药物效应。

6. 经皮给药法：经皮给药是药物促渗新技术，其中一种作用机制是脉冲电流刺激引起的皮肤渗透性增加及热效应亦可促进药物透皮吸收，从而产生临床疗效。李红星等将 86 例风热闭肺型病毒性肺炎患儿分为 3 组，即 A 组（治疗组）患儿通过静脉滴注利巴韦林、口服麻杏石甘汤加味和经皮给药治疗；B 组患儿则通过静滴利巴韦林和经皮给药治疗；C 组患儿则通过静滴利巴韦林和口服麻杏石甘汤加味治疗。其中经皮给药治疗采用的是北京华医新技术研究所制造的 HY-DO1 型电脑中频药物导入治疗仪及配套中药贴片,中药贴片组成为柴胡、黄芩、板蓝根、川贝母、生大黄、白芥子等。连续治疗 10 日后结果显示治疗后 A 组(治疗组)咳嗽、发热等主症状积分和咽红、尿黄等次症状积分和总症状积分均明显低于 B、C 两组,且住院时间明显短。

7. 推拿疗法:陈团营等将 80 例肺炎患儿随机分为两组各 40 例,均给予西医常规治疗,治疗组在此基础上,通过运用中医辨证理论给予以紫苏叶、连翘、黄芩、清半夏、桔梗、桑白皮、炙紫菀、炙百部、蝉蜕为基础药方,同时加以推拿的治疗:运八卦、清天河水、清胃经等,1 次/d。治疗 7 日后研究显示,治疗组治疗总有效率为 80.0%,对照组的治疗总有效率为 55.0%,差异有统计学意义($P<$0.05),且治疗组的临床治愈率明显提高,退热消炎时长、咳痰消退时长等明显降低。

8. 针灸火罐疗法:周雁蓉等应用针灸疗法和火罐疗法治疗慢性肺炎及急性肺炎恢复期患儿 32 例。针灸取穴为合谷、曲池、足三里、三阴交、丰隆,发热者配少商、大椎,取 1.5 寸毫针浅刺穴位,得气后立即取针。火罐法取大椎、风门、大杼、肺俞、神堂,在所选穴位处进行闪罐直至皮肤瘀血。就诊 3日内症状好转者有 26 例,2 周内患者全部治愈。针灸火罐疗法对肺炎有良好的疗效。

赵宏等选取了 9 名 SARS 恢复期患者,采用艾灸大椎、膏肓俞、足三里穴配合中医药物治疗。结果显示艾灸治疗后,$CD4^+$ 百分比升高,提示艾灸具有增强自身免疫力的作用,对传染性疾病的治疗和预防具有一定的临床意义。

陈波等认为针刺可通过自主神经反馈系统和免疫调节产生抗炎效应,降低脓毒症的转化率和死亡率,还可对抗脓毒症引起的多脏腑功能损伤,具有良好的脏器保护作用。其机制可能是通过调节单核/巨噬细胞极化参与新型冠状病毒肺炎并发的脓毒症过度炎性反应与免疫抑制,发挥双向调节作用。由于针刺治疗具有操作简便、无副作用、抗炎作用显著等优点,所以针刺治疗应尽早用于新型冠状病毒肺炎并发脓毒症的预防和治疗中。

近年来应用中医药治疗病毒性肺炎的临床研究越来越多,临床上取得了一定的疗效,比如发热消退时间、咳嗽、咳痰、气喘、肺部啰音等症状消失时间、胸片、血白细胞恢复正常时间均明显变短。

近代以来,面对各种疫情的发生,中医药治疗一直处于参与者的地位,但面对 2019 年新型冠状病毒肺炎的疫情,中医药治疗由参与者变成了主力军,根据目前收集的数据资料认为确诊病例的治愈率与中医药参与治疗率可能呈正相关关系。

中医认为此次疫情的病因为正气亏虚,外邪入侵。治疗讲究整体观,治宜扶正祛邪,以不变应变;辨证论治,以变应变,以增强人体正气,改善临床症状,缩短疾病周期。由于中药可以通过相关靶点干预细胞因子风暴的发生,降低脓毒症、急性呼吸窘迫综合征等危重症状的发生率,所以应尽早介入中医药治疗,预防轻症患者向重症转化。

目前新型冠状病毒肺炎的治疗主要根据《新型冠状病毒诊疗方案》进行辨证论治,医学观察期可根据临床表现选用藿香正气水(丸、胶囊、口服液)、莲花清瘟胶囊(颗粒)、疏风解毒胶囊(颗粒);在临床治疗期按证型选药,如疫毒闭肺,可选用喜炎平注射液、痰热清注射液等;若脓毒症,可选用血必净注射液、喜炎平注射液,或是通过针刺穴位辅助治疗;意识模糊或不清甚至是休克时可用醒脑注射液或参麦注射液。中医提倡未病先防,既病防变,普通人正常生活中可通过艾灸、佩戴中药香囊驱邪辟秽。另外,中医药治疗病毒性肺炎临床研究循证等级有待提高,可通过扩大样本量、采用随机双盲安慰剂对照试验等临床研究,提供更高的循证医学证据,以期为中医药治疗病毒性肺炎提供更有力的依据。

53　新型冠状病毒肺炎炎症风暴机制和中医干预作用

新型冠状病毒肺炎（简称新冠肺炎，COVID-19）部分患者在疾病发展过程中因炎症风暴的发生而出现病情的急剧加重，并发急性呼吸窘迫、多器官功能衰竭等严重并发症，预后不良，死亡率较高。对于炎症风暴，目前西医多采取糖皮质激素、营养支持、人工通气辅助等措施。人工肝、血液净化疗法、体外膜肺氧合（ECMO）等技术的日益成熟，也在一定程度上降低了患者死亡率，但因设备要求较高等诸多条件限制，尚未得到广泛开展。从中医角度看，COVID-19 基本病机为疫毒外侵，肺脾受邪，损伤正气，病理性质涉及湿、热、毒、瘀、虚。病情发展至炎症风暴阶段，邪盛正虚，出现邪毒闭肺、毒扰心神、瘀毒互结与气阴亏虚并见，严重者甚至出现阴竭阳亡的危候。目前已有多项研究显示，多种中草药对病毒性肺炎和细胞因子风暴具有多靶点的免疫调节作用。中医药在炎症风暴发生发展的全过程中均有参与，早期祛邪为主，控制炎症、阻断炎症风暴的发生，降低重症发生率；中期祛邪扶正并进以祛除炎症风暴的病理产物，促进炎症的消散和吸收；后期则以益气固脱、回阳救逆等法挽救生命。学者李贝金等结合 COVID-19 炎症风暴的病理生理机制与中医辨证施治理论，总结相关中草药、中药方剂、中药制剂对炎症风暴干预的药理研究，并探讨了中医药在炎症风暴不同发展时期的干预措施，以期为临床治疗提供指导。

新冠肺炎部分重症患者在疾病进展过程中会出现多器官功能衰竭、急性呼吸窘迫等严重并发症，预后不良。在病情急剧加重的进程中，细胞因子风暴占主导地位。目前针对细胞因子风暴引起的炎症反应西医治疗多为非特异性支持治疗，如营养支持、机械通气、体外膜肺氧合等；糖皮质激素、人工肝疗法也尝试应用于该类患者中，在一定程度上降低了死亡率，但具体治疗方案及有效性仍有待探讨。既往研究显示，多种中药对病毒性肺炎和细胞因子风暴具有多靶点的免疫调节作用，此次中医药在 COVID-19 的治疗中也发挥了巨大作用，中医药治疗已经于全国多家医疗机构及武汉方舱医院开展，对改善患者的脾胃功能，促进肺部炎症吸收、肺功能恢复，避免或减少间质性肺炎、肺纤维化等后遗症、提高生活质量均有一定疗效；对于炎症风暴发生后的重型和危重型的患者，中医药可改善临床症状，控制病情进展，缩短治疗时间，减少激素用量，减轻并发症。因此开展中医药对 COVID-19 疾病进程中细胞因子风暴的干预研究具有重要意义。

COVID-19

COVID-19 由一种新型冠状病毒引发，被 WHO 命名为 2019 新型冠状病毒（2019-nCoV），为 β 属冠状病毒，电镜呈圆形或椭圆形，常为多形性，直径 $60\sim140$ nm。研究显示，2019-nCoV 与某种蝙蝠病毒（BatCoV RaTG13）一致性为 96.2%。2019-nCoV 传染源主要为新型冠状病毒感染者，无症状感染者也可成为传染源。2019-nCoV 主要通过呼吸道飞沫传播和接触传播进行播散，人群普遍易感。

根据临床表现和辅助检查，COVID-19 可分为轻型、普通型、重型、危重型 4 种。其中轻型患者仅有轻微临床症状，影像学未见肺炎表现；普通型患者发热、咳嗽等呼吸道相关症状与影像学肺炎表现并见；重型患者出现气促和静息状态指氧饱和度下降；危重型患者则出现呼吸衰竭且需要机械通气、休克、合并其他器官功能衰竭需要重症监护治疗等危重情况。

对于 2019-nCoV 感染人体的机制，近日通过实验研究发现，2019-nCoV 可以进入到表达血管紧张素转化酶 2（ACE2）的细胞中，但不能进入到不表达 ACE2 的细胞中。由此推断，ACE2 是 2019-nCoV 感染人体的一项重要环节，可能通过在肺部表达的 ACE2 与肺泡 II 型细胞结合感染人体。

COVID-19 与炎症风暴

1. 炎症风暴与细胞因子分泌调节失衡：炎症风暴又称为细胞因子风暴，在 1993 由 FERARA 等首次提出。2005 年爆发的 H5N1 禽流感证实有炎症风暴参与，引起了公众和科学团队对炎症风暴的广泛重视。炎症风暴是指机体本身遭受到病原体的侵袭后，免疫细胞因子和免疫细胞之间的正反馈机制被过度的激活，导致多种免疫细胞因子在体液迅速大量出现的现象。人体在受到创伤或者感染后，人体的免疫系统激活，诱发炎症反应以清除创伤或感染对人体的威胁。在机体炎症反应过程中，细胞因子起到了重要的双向调节作用。

细胞因子是由刺激源诱导免疫细胞产生的多肽类物质，可在蛋白质中溶解，其作用是可以在细胞间传递信息，从而完成调节机体免疫、血细胞生成、细胞生长、修复机体组织损伤等多种功能。其中促炎性细胞因子可激活多种免疫细胞，在炎症早期占主导地位来"促进"炎症反应；而抑炎性细胞因子能够激活调节型 T 细胞、抑炎型巨噬细胞，在炎症后期来"削弱"炎症反应。在正常情况下，通过细胞因子的双向调节作用，炎症反应可以控制，不会对机体造成威胁。但在某些特殊情况下，正常双向调节路径遭受破坏，促炎性细胞因子持续发挥作用，机体某些部位的免疫细胞被大量的激活，从而形成了炎症风暴，使得机体的各项组织功能发生明显的病理学改变，组织器官受到严重损伤。

2. COVID-19 中炎症风暴的发生发展机制：既往研究发现，SARS 病毒，甲型 H1N1 流感病毒，H5N1 禽流感病毒及 H7N9 高致病禽流感病毒等多种病毒均可导致炎症风暴。有研究表明，炎症风暴在上述病毒导致的急性呼吸窘迫综合征（ARDS）中具有重要作用。机体在感染这些病毒后，自身免疫应答本是要将病毒清除，结果病毒却过度的激发了免疫系统而导致患者的免疫调控网络失衡，使得细胞因子过度的增加，最终导致患者的多器官功能衰竭而死亡。

虽然目前针对 COVID-19 炎症风暴具体的发生发展机制仍有待详细研究，但 XU 等报道了一例死因为 ARDS 的 COVID-19 患者的病理结果提示，该患者右肺出现明显的肺泡壁细胞损伤和透明膜形成，提示 ARDS；左肺组织肺水肿伴透明膜形成，提示早期 ARDS；而患者外周血 T 细胞被过度激活，CD4$^+$，CD8$^+$T 细胞数量下降，CD4$^+$T 细胞中高度促炎物质 CCR6$^+$Th17 浓度升高，CD8$^+$T 细胞含有高浓度的细胞毒性颗粒；HUANG 等收集了 41 名 COVID-19 住院患者的病例资料，进行分析后发现，ICU 患者与其他患者相比血浆 IL-2、IL-7、IL-10、粒细胞集落刺激因子（GSCF）、趋化因子（IP-10）、单核细胞趋化蛋白 -1（MCP-1）、巨噬细胞炎性蛋白 1α（MIP1α）、TNF-α 水平更高。由此推断，和其他病毒性肺炎类似，细胞因子风暴也在此次 COVID-19 病情的恶化中起到了非常重要的作用。高细胞因子血症导致炎性物质的大量聚集和渗出，以及对组织器官的破坏，引发多器官衰竭和急性呼吸窘迫，可能是导致 COVID-19 重型、危重型患者死亡的重要原因。

3. COVID-19 中炎症风暴的干预措施：临床上对于细胞因子风暴与多器官功能衰竭患者多采用给予抗感染药物、糖皮质激素、营养支持、人工通气辅助、体外膜肺氧合等联合治疗措施，血液净化疗法、人工肝系统对于清除炎症介质有明确作用。

对于糖皮质激素，RUSSELL 等表示目前没有明确证据显示新冠肺炎患者可以通过糖皮质激素治疗获益，相反，患者更有可能因为接受此类药物治疗而受到伤害。王莹丽等的研究表明大剂量糖皮质激素治疗新冠肺炎患者存在继发感染、远期并发症和排毒时间延长等风险。但是，对于重症患者，大量炎性因子导致的肺损伤可能会造成疾病快速进展。所以推荐对于重症患者尝试短程、中小剂量激素。血液净化治疗可以稀释患者体内的炎性介质和细胞毒素。国家卫生健康委员会发布的《新型冠状病毒肺炎诊疗方案（试行第七版）》明确提出，血液净化治疗能够阻断细胞因子风暴，可用于重型、危重型患者细胞因子风暴早中期的治疗。人工肝系统用于清除炎症介质、内毒素及中小分子有毒有害物质，能阻断"细胞因子风暴"，纠正休克，减轻肺部炎症，改善呼吸功能；同时有助于恢复机体免疫稳态、改善体内代谢谱紊乱状态以提高重型、危重型患者的救治成功率，降低病死率。但因其对设备要求较高，广泛开展尚有一定困难。

中医药干预 COVID-19 炎症风暴

1. 中医对 COVID-19 的认识：COVID-19 具有流行性和传染性的特点，中医方面属温病中"瘟疫"的范畴，因以肺系症状为主可命名为"肺瘟"。徐波等对 46 例 COVID-19 病例进行了中医证候学分析，发现患者的证型以湿热证为主，且具有"湿、热、毒、瘀、虚"的特点。早期疾病主要表现为寒湿内侵证和湿邪阻滞证。随着疾病发展，湿邪郁而化热，进展为湿毒闭肺证；另一部分患者出现肝胆湿热证。疾病后期以气阴两伤居多。陈瑞等收集了 52 例病例进行了分析，认为 COVID-19 属"湿毒疫"范畴，疾病发展分为初期、进展期、极期、恢复期 4 个阶段。初期属湿重热轻、肺脾气机不利，进展期属湿毒闭阻肺络，极期属内闭外脱，恢复期属肺脾气虚，邪气留恋。孙宏源等对天津地区 88 例 COVID-19 患者中医证候分布做了分析，发现天津地区 COVID-19 早期以肺系病证居多，中期以湿阻中焦居多，重证多见痰热壅肺，后期可见气虚血瘀、气虚痰阻、气阴两虚等证。基于以上多例病例分析，结合 COVID-19 的发病表现，其基本病机可概括为疫毒外侵，肺脾受邪，正气亏虚。病理性质涉及湿、热、毒、虚、瘀。其中湿可有外来，可由内生。例如江南地区冬季阴冷潮湿，易外感寒湿之邪；北方人群相对饮食多油腻辛辣，嗜酒等易内生湿热，脾胃素有湿邪者，更易受外邪引动而发病。外感瘟疫之邪首先犯肺，肺失宣降则通调水道功能失常，水液集聚而成痰饮；湿邪困阻脾胃，水谷精微不得化生，机体失养。热邪在疾病初期表现为微恶寒发热，后邪热入里，煎灼津液，出现里热炽盛，津液耗伤的症状；随着疫毒的深入，邪热炼液为痰，痰热互结蒙蔽心窍。毒主要为异常增多的细胞因子及炎症介质，导致全身炎症反应。虚为在发病过程中邪热损伤气津以及脾胃运化水谷精微不及，或因先天禀赋、后天生活习惯的不同，患者染病前气血阴阳即出现不同程度地亏损，导致个体之间染病后临床表现和进展情况的差异。瘀则由湿、虚、热导致，湿邪阻气机，虚导致气无力行血，热炼液成痰、炼血成瘀。

2. 中药对 COVID-19 炎症风暴的药理作用：炎症风暴起源于抗原刺激，实质为免疫紊乱，后果是组织损伤，既往有多项研究显示，多种中草药对病毒性肺炎和细胞因子风暴具有多靶点的免疫调节作用。总结针对炎症风暴发展不同时期所使用的不同中药的药理作用研究，以期为重症 COVID-19 的中西医结合治疗提供参考。前期邪气有入里化热之势，及时祛除邪气，防止邪气深入，阻断炎症风暴于萌芽。毕岩等研究了甘露消毒丹对 H1N1 流感病毒感染小鼠肺和血清中细胞因子表达的影响，甘露消毒丹可增强 γ-干扰素（IFN-γ）、IL-2，抑制 TNF-α、IL-6 的异常表达，可一定程度上正面调节机体的免疫功能。刘叶等通过实验研究发现，蒿芩清胆汤能够升高湿热证模型组小鼠的外周血 CD4$^+$T 淋巴细胞比例，调整 CD4$^+$/CD8$^+$，降低 Th1/Th2 细胞因子，增强细胞免疫功能，减轻应激状态。王强等研究了银翘散小鼠呼吸道黏膜免疫功能的影响，发现银翘散可增加流感病毒感染小鼠肺泡灌洗液中分泌型免疫球蛋白 A（sIgA）的水平，且可降低 IFN-γ、IFN-γ/IL-4 水平。

中期在炎症风暴达到高峰时，祛除炎症风暴的病理产物、促进炎症的消散和吸收。热毒宁注射液为青蒿、金银花、栀子的提取物，研究表明，热毒宁注射液可减轻 ALI 模型鼠的肺泡壁充血、炎细胞浸润情况，且可降低肺组织中 IL-4、IL-6、IL-8、IL-10、ICAM-1 等多种细胞因子水平，从而发挥对肺脏的保护作用；血必净注射液为红花、赤芍、川芎、丹参、当归等中药提取物，在抑制多种促炎因子、降低脓毒症大鼠高凝状态、保护血管内皮细胞、减少 T 细胞和中性粒细胞的凋亡等多条通路上均可发挥作用。目前血必净注射液已经应用于 COVID-19 全身炎症反应综合征和多器官衰竭的临床治疗中，相关研究也在积极开展。许宗颖等观察了苓桂术甘汤对气道黏液高分泌大鼠 IL-1β，IL-13，表皮细胞生长因子（EGF）及 EGF 受体（EGFR）mRNA 表达的影响，发现苓桂术甘汤可降低气道黏液高分泌大鼠肺泡灌洗液中 IL-1β、IL-13、EGF 含量，且可降低肺组织 EGFR mRNA 相对表达量，说明苓桂术甘汤对气道黏液高分泌模型大鼠有一定治疗作用，这一作用可能与调节黏液高分泌刺激因子水平有关。

后期和恢复期提高机体对炎症风暴的耐受性，减少组织器官损伤。参附注射液为红参、附子的提取物，王进等发现参附注射液可以降低通过静脉注射脂多糖建立的大鼠全身炎症反应（SIRS）模型 TNF-α 和 IL-6 水平，且可降低核转录因子（NF）-κB 活性、减轻肺脏和肝脏病理损伤，从而对 SIRS 模型大鼠起到保护作用。严胜泽报道太子参可以提高免疫损伤小鼠的吞噬活性指数，且能增加免疫损伤小鼠血清 IL-2、IL-6、IFN-γ 含量。程燕等研究了黄芪中的黄芪多糖对脓毒症大鼠的影响，结果表明黄芪多糖可改善脓毒症大鼠左心室收缩、舒张功能，且可抑制其心室肌 TNF-α、IL-1β、IL-6 的表达，减轻脓毒症大鼠心脏损害。

3. COVID-19 炎症风暴的中医辨证施治：综合各地防治指南及各医家对新冠肺炎的诊疗经验，COVID-19 炎症风暴出现在重型和危重型患者，从中医辨证讲，患者从外感湿邪疫毒，逐步发展为毒扰心神证、邪毒闭肺证、瘀毒互结证，最后出现邪闭心包证、络阻气脱证、心阳虚脱证等危候；恢复期则以余邪未尽、气阴两虚为主。根据疾病发展进程，COVID-19 炎症风暴的发生发展分为 4 个阶段。

（1）前期：前期炎症风暴尚未大范围形成，但患者出现外周血淋巴细胞进行性下降，炎症因子，C 反应蛋白进行性升高、乳酸进行性升高、肺内病变在短期内迅速进展等重型、危重型临床预警指标。夏文广等对 52 例 COVID-19 患者临床资料进行回顾性分析发现，中西医组患者普通型转重型率优于西医组，说明中医早期介入治疗可能降低患者重症发生率，阻断炎症风暴在人体的大范围爆发。证候特点，此时期湿邪疫毒侵犯肺脾，肺气不宣，脾为湿困，邪气渐盛，正气尚充。根据当地环境不同和患者自身体质差异，寒、湿、热 3 种邪气所占比例也各不相同，临证时当注意寒湿、湿重于热、热重于湿 3 种不同证型当区别用药。临床表现，恶寒、身热不扬、咳嗽、胸闷呕恶、纳呆便溏等。治则，及时介入治疗，以散寒祛湿、化浊辟秽、清热宣散、分消走泄等法及时祛除邪气，并适当辅以扶正，使邪未盛时即能得以祛除，避免蕴热化毒，耗伤正气，消灭炎症风暴于萌芽。方药，寒湿偏盛，恶寒、周身酸痛、苔薄白略腻者，可予麻黄加术汤、九味羌活汤、神授太乙散等加减，主要以辛温药宣肺开表助寒湿邪气外达，苦温药燥湿运脾以复气机升降之常。患者服药后有时可见微微汗出，为肺气得宣，寒湿邪气由汗而解的表现。方辉等认为，肺部病毒的复制和炎症风暴形成从中医角度讲属太阳伤寒合并阳明和少阳郁热，微汗法是清除病毒和阻止炎症风暴形成的基本治疗原则。热重于湿见发热微恶寒、口干、脉数者，清宣郁热为主，如张伯礼等以升降散、栀子豉汤加减，避免过用寒凉凝遏，使邪气凝滞难解。湿重于热见胸脘痞闷、口黏口苦、身热不扬、舌苔厚腻者，芳香宣化、分消走泄与清热散邪并用，常用方剂有甘露消毒丹、达原饮等。此外，若患者素体正气亏虚，可仿李东垣升阳益胃汤法加减，补脾胃升清阳、祛湿清热。

（2）中期：此时为炎症风暴的发展阶段，细胞因子大量生成，形成"瀑布效应"，加剧免疫反应。肺部炎症反应剧烈，大量炎性物质渗出阻塞气道。证候特点，正邪交争剧烈，且有正不胜邪之势。湿邪蕴而化热，出现气营两燔、痰热壅肺、瘀毒互结、邪毒闭肺等证候。部分患者临床症状不典型，但肺部影像学显示病灶明显进展、血氧饱和度下降，此时若不及时治疗以消散肺部炎症，患者可能会发展为急性呼吸窘迫，危及生命。临床表现，高热、咳喘或咳痰不畅、神志异常、舌红绛或绛紫、紫暗，各器官出现不同程度损害，如肝肾功能异常、肺部影像学显示患者的病灶明显进展、血氧饱和度下降等，部分患者肺部炎症严重程度和临床症状可不一致。治则，当以清热解毒、凉血化瘀、宣肺逐饮、化痰散结、固护正气并举，以期阻断炎症风暴发展，避免造成多器官衰竭和急性呼吸窘迫。方药，气营两燔症见高热、咳喘、口渴、头痛、唇干、舌绛甚至神志异常者，清热解毒凉血并用，如南征等在治疗吉林病例时应用白虎汤合清营汤加减；痰热壅肺，症见咳喘或咳痰不畅、古红苔黄腻者，可用小陷胸汤、千金苇茎汤、麻杏石甘汤等宣肺清热祛痰；也可仿清肺排毒汤中宣肺逐饮、温化痰饮、燥湿理气多法并用，还可随症加紫苏子、白芥子、葶苈子、桔梗等增强宣肺理气化痰之效。此期肺部炎性物质的大量渗出是引发急性呼吸窘迫的重要危险因素，应当强调宣肺化痰逐饮，使炎症尽快消散吸收。此外，因热入营血，煎熬血液成瘀，患者表现为舌绛紫或紫暗者，可于组方中适当加入活血化瘀类药物，也可应用血必净注射液，以改善循环障碍。

（3）后期：后期炎性物质大量释放，破坏组织和器官，造成多器官衰竭，其中以肺部损伤最为严重，造成呼吸窘迫，严重者甚至导致死亡。证候特点，根据正邪强弱情况分为闭证和脱证。闭证主要因热毒邪实内陷导致热闭心包；脱证患者大多素体较虚弱，或经历病程较长，导致正气极度亏虚，湿热毒瘀等邪气亢盛，出现络阻气脱证、心阳虚脱证。此期邪盛正虚，脏腑气机失调，病情凶险，危及生命。临床表现，喘憋、呼吸困难、神昏谵语，或体温骤降、四肢厥冷、面色苍白、脉微欲绝，或呼多吸少、口唇紫绀等。治则，急当开窍醒神、扶正固脱，并予以多种支持治疗以期挽救生命。方药，热闭心包证见高热烦躁、神昏谵语者，以安宫牛黄丸清热解毒、开窍醒神；络阻气脱证见呼多吸少，甚至端坐呼吸，口唇发绀，舌质紫暗者，以生脉饮合通经逐瘀汤加减益气生津，活血通络；心阳虚脱症见四肢厥冷、体温、血压骤降，大汗淋漓，面色苍白，脉微欲绝者，以回阳救急汤回阳固脱。

（4）恢复期：恢复期为炎性物质的消散吸收时期，患者的肺部炎症尚未完全吸收，各器官功能有待恢复，部分患者出现肺纤维化，影响生活质量。证候特点，恢复期属正气耗伤，余邪未尽。一方面湿、热、瘀、毒尚未完全祛除；另一方面根据患者疾病进展情况和自身体质不同，部分患者为邪热耗伤气阴，出现气阴两虚；部分患者湿邪困脾，出现脾气不足。临床表现，低热、神疲、食欲不振、口干、咳嗽、胸闷气短。肺部影像学仍有炎症表现，部分患者出现肺纤维化表现。治则，根据患者正气虚损情况不同，予益气养阴、温阳健脾等法，兼以清热、化痰、逐饮、化瘀，促进肺部炎症消散，改善肺纤维化。方药，胃阴不足，余热未尽，症见口干咽燥，食欲不振，舌红少苔，脉细数者，予益胃汤加减滋阴生津兼清余热；肺脾气阴两虚症见乏力、自汗、胸闷气短、口干、纳差，苔少或苔薄少津，脉细或细数者，以清燥养荣汤、百合固金汤加减益气养阴；脾气亏虚症见乏力、纳差、便溏、自汗，舌淡胖者，以六君子汤加减健脾助运；部分患者湿热邪气留恋，以五叶芦根汤加减清解余邪。

炎症风暴形成前期湿邪侵犯肺脾，可因体质或兼杂邪气的不同，湿邪夹寒夹热性质有别。此时是决定病进病退的关键时期，及时治疗，祛邪外出，即可避免炎症风暴的发生；炎症风暴发生中期湿渐化热，痰、热、瘀、毒发挥较强作用，表现为高热和脏腑功能受损，出现热扰心神和肺气郁闭之象；后期邪气更盛，内闭心包，或正气渐亏，阴竭阳亡，出现闭证和脱证；恢复期正气耗伤，余邪未尽，以气阴两虚或脾气亏虚居多。

人体正常的免疫功能是在引发炎症和控制炎症之间进行调节，达到一种可控的平衡状态。当平衡状态被打破，发生炎症风暴，治疗的主要目的也从杀灭病原体转变为阻止过激的炎症反应对机体造成损伤。西医面对感染性疾病，强调确定病原体的重要性并使用药物进行杀灭，而对于炎症风暴的免疫紊乱，糖皮质激素等药物重点是抑制免疫反应。面对炎症风暴，中医学则更多强调了感染病原微生物后人体的反应，通过"补虚泻实"的双向调节方式来纠正这种异常反应。因此，对于感染性疾病，应重视人体自身的反应，治疗思路侧重免疫调节，结合中医传统理论与中药药理研究，在清除病原体、调节免疫紊乱、改善组织损伤等多方面筛选相应的药物及有效成分，让中医药在新冠肺炎及其他感染性疾病的治疗中发挥更大的作用。

54 中医在新型冠状病毒肺炎炎症损伤中的作用

新型冠状病毒肺炎（简称新冠肺炎）是一种由 COVID-19 引起的感染性呼吸道疾病。病毒感染后尽管部分患者表现为无症状感染，仍有部分患者会有肺炎的情况发生，甚至会有超过 10% 患者病情加重，需要机械通气支持治疗。新冠肺炎初期患者常以发热、干咳、头痛、乏力、腹泻、纳差等为主要临床表现，重症患者则可能出现急性呼吸窘迫综合征（ARDS）或多系统器官功能衰竭（MODS），危及生命。因此，早期诊断、早期干预、降低重症发生率是新冠肺炎治疗的关键环节。

大量临床及基础研究发现，炎症风暴是导致新冠肺炎患者病情加重甚至死亡的核心病理因素，炎症风暴又被称为细胞因子风暴，主要体现为促炎的细胞因子过度表达、释放，导致自身攻击和侵略性的炎症反应，从而引起 ARDS 或者 MODS 等，这也是新冠肺炎患者预后不良的主要原因之一。中医药在新冠肺炎治疗中的积极作用已得到初步临床证实，大量文献也对潜在的机制进行了研究报道，学者李云彤等通过检索国内外已发表的相关文献，试图揭示中医药调节新冠肺炎炎症损伤的科学内涵，为其临床应用提供参考。

目前对炎症风暴的认知

1. 诱发炎症风暴的机制：目前研究已证实并得到公认，尽管炎症因子在病毒感染后可以起到重要的免疫作用，但是过度的免疫反应将会对人体造成伤害，甚至引起 ARDS，对患者可造成不可逆转的损伤。体外实验证明，SARS-COV 进入单核细胞分化的树状细胞后，IL-12、IL-6、TNF-α 等炎症因子和趋化因子等表达显著增加，研究发现，新冠肺炎重症患者体内 T 细胞活化最为明显，IL-12 等可调节 CD4$^+$T 细胞分化、激活 1 型 T 辅助细胞（Th1），介导细胞免疫，细胞因子分泌突破阈值而失控，最终形成免疫风暴；IL-6 和 TNF-α 可以对细胞的增殖、分化、炎症、凋亡产生作用。此外，自然杀伤细胞（NK）在感染后释放的大量细胞因子，如 NK 细胞毒性因子（NKCF）、肿瘤坏死因子（TNF）等，对靶细胞也具有直接杀伤作用。ARDS 正是非特异性炎性细胞浸润及炎症因子释放引起的肺和间质组织损伤的结果，在此过程中，炎症风暴起了决定性作用。

除炎症因子外，血管紧张素转换酶 2（ACE2）在新冠肺炎炎症损伤中的作用也引起临床医生及药理学家的关注。正常情况下，肾素-血管紧张素-醛固酮系统（RAAS）通过调节体液量，协调酸碱平衡来维持机体内部的稳态；而 ACE2 对 RAAS 系统起重要的调节作用。研究发现，SARS-COV-2 通过与 ACE2 结合进入以 II 型肺泡上皮细胞为主的宿主细胞，最后导致宿主的感染。研究发现，ACE2 在病毒的影响下表达下调，血管紧张素 II（Ang II）随之升高，激活了 RAAS，也可生成大量的免疫因子，如可溶性 IL-6，进一步加强了炎症反应，加剧靶器官损伤。由于受体 ACE2 在人体组织分布范围较广，在血管内皮细胞中广泛表达，SARS-COV-2 病毒感染内皮细胞后，可引起广泛性微血管功能障碍和组织缺血，这可能是病毒诱发患者全身器官受损甚至衰竭的重要原因。另外，ACE2 表达随着年龄的增长而呈增加趋势，而 ACEI 类药物在老年人群应用更为广泛，这也可能是老年患者的病情较其他人群更为严重的原因之一。

2. 中医对炎症风暴的解释：炎症损伤是加剧新冠肺炎患者死亡的主要原因之一。研究发现，中医药参与治疗的患者治愈率较纯西医治疗有显著提升，在湖北省疫情防控工作新闻发布会上，黄璐琦院士指出，中西医结合治疗组相比西医组，核酸转阴及平均住院时间明显缩短，咳嗽、发热等症状也得到了明显改善，显示其可能的重要作用机制是调节机体炎症平衡。在国家卫生健康委员会发布的《新型冠状病毒肺炎诊疗方案（试行第八版）》（以下简称《第八版诊疗方案》）中，提到本病属于中医"疫"病范畴，病因为感受"疫戾"之气；"戾气"具有极强的传染性及流行性，且易夹带湿、热、瘀、毒等邪，疫毒侵袭人体，损伤正气，对平素体质虚弱或在重症和危重型阶段的患者，体内正气不足，不能驱邪外出，血液和津液运化失职，痰瘀内生，郁久化热，热毒即生，诸邪通过三焦弥漫全身，充斥表里、内外，可造成全身多脏器损害，"炎症风暴"最终导致患者出现多脏器衰竭的临床特征即与之相似。因此，肺部急性炎症病因的中医学理解，或可用"热毒"来类比解读。

中医药对炎症风暴的调节

1. 中医药对传统病毒感染性疾病炎症损伤的调节作用：目前中药对一般病毒感染所致炎症损伤作用的机制研究主要集中于非特异性抗炎作用。有研究发现，青蒿琥酯可以抑制促炎作用的 PI3K/Akt 通路和 p44/42MAPK 信号通路，同时减轻脂多糖（LPS）诱导的 IL-6 和 IL-8 炎性损伤。白藜芦醇和大黄素等可以通过抑制肺组织中的 NF-κB 和 PI3K 等信号通路活化缓解呼吸道合胞病毒（RSV）感染的肺炎小鼠体内的炎症反应，减少细胞因子的释放，改善 ARDS，而感染了流感病毒的小鼠在经过栀子的提取物栀子苷治疗后，IL-6 和 TNF-α 的表达显著降低，Toll 样受体 3（TLR3）以及干扰素 β 结构域的 TIR 衔接蛋白（TIRF）表达被显著抑制，并发症减少。有理由相信，众多中药活性成分很可能以类似的方式发挥抗新冠肺炎炎症损伤的作用。

2. 中医药对 COVID-19 导致的炎症损伤干预作用：针对新冠肺炎引起的炎症风暴重症患者的治疗，目前主要采取体外血液净化技术，人工肝（ALSS）联合体外膜肺氧合（ECMO）也是较为有效的治疗方式之一，而中医药及早参与治疗则可显著提升临床缓解率。针对 COVID-19 的中医药治疗策略，主要从免疫抑制和抗炎这两个方向进行考量。

"三方三药"是中医药治疗新冠肺炎的代表性方案，包括清肺排毒汤、化湿败毒方、宣肺败毒汤、金花清感颗粒、连花清瘟胶囊、血必净注射液。清肺排毒汤为临床治疗期的通用方剂，治以宣肺透邪、清热化湿、健脾化饮，适用于新冠肺炎轻型、普通型、重型患者，在危重症患者的救治中也可根据患者自身情况酌情使用。研究认为，清肺排毒汤在 COVID-19 治疗中的关键作用机制可能与其化合物直接干扰 Toll 样受体并调节下游信号通路介导的炎症因子表达有关。徐天馥等运用网络药理学方法分析清肺排毒汤，发现槲皮素、黄芩素、柚皮素、木犀草素、山奈酚等可能是主要的活性成分，具有不同程度的抗炎、抗病毒等功效，并可通过调节 IL-17、TNF、MAPK 等相关信号通路调节细胞的抗炎反应，降低免疫损伤。化湿败毒方中的槲皮素、黄芩素、汉黄芩素、黄芪甲苷等活性成分，可能通过抑制新型冠状病毒的侵染、复制、增殖，调节炎症反应，有效阻断炎症风暴的形成。宣肺败毒汤也可通过黄酮类和植物甾醇类活性成分调节 IL-6、MAPK1、MAPK3、NOS2、CCL2、EGFR、IL-1β 等关键靶点，抑制病毒的入侵及复制，发挥其抗炎症风暴、调节机体免疫的作用。毛昀等运用网络药理学的研究方法发现，金花清感颗粒的作用靶点可能是 IL-6、TNF 等免疫炎症因子。目前临床推荐的连花清瘟胶囊则主要通过抑制病毒复制，以浓度依赖的方式在 mRNA 水平上显著减少促炎细胞因子（TNF-α、IL-6、CCL-2/MCP-1 和 CXCL-10/IP-10）的产生，发挥其抗冠状病毒作用。Chen 等发现，血必净注射液显著降低了败血症小鼠的 TNF-α 和 IL-6 水平，可通过预防炎症风暴，抑制炎症反应，调节 Tregs 和 Th17 细胞的平衡来提高小鼠的存活率。尽管目前中药治疗新冠肺炎的机制研究有限，但综合上述研究发现，除非特异性抗炎作用外，中药抑制病毒增殖也可能是关键机制之一。

中医药对新冠肺炎不同病情患者的应用差异性

在《第八版诊疗方案》中，根据疾病的发展阶段和中医药治疗建议，将新冠肺炎分为医学观察期、临床治疗期和恢复期，在临床治疗期又根据病情的轻重分为轻型、普通型、重型、危重型 4 型。

1. 医学观察期： 此期炎症风暴还未在体内大量形成，临床表现为乏力伴肠胃不适或伴发热，《第八版诊疗方案》中推荐的中成药为藿香正气胶囊、金花清感颗粒、连花清瘟胶囊、疏风解毒胶囊，推荐选用的药物以清热解毒药、解表药、化湿药为主，功能主治疏风宣肺、清热解毒化湿。夏文广等对 52 例新型冠状病毒肺炎患者的临床资料进行回顾性分析发现，中西医结合组的临床治愈率明显高于西药组，普通型转重症发生率及危重型发生率均低于西药组，说明在早期运用中医药介入治疗，或可减缓或阻断炎症风暴在体内的爆发。

2. 临床治疗期： 是指患者已确诊新冠肺炎的阶段，此时"炎症风暴"达到高峰，促炎的细胞因子大量生成，导致机体发生过度的免疫反应，是治疗的难点和重点。此期湿毒易侵袭肺脾，致人体内生诸邪，正气虚损。

（1）轻型/普通型/重型：轻型患者处于疫毒初起阶段，以发热、乏力、周身酸痛、咳嗽、咯痰等为主要临床表现，证型包括寒湿郁肺证、湿热郁肺证；普通型患者此期以湿毒郁肺证和寒湿阻肺证为主，患者多无呼吸困难、脉微欲绝等征象；重型患者则可出现气促、大热、吐血等症状，病机仍以热毒和湿毒为主。以上各证型虽在临床表现上有所不同，但都属于正气对侵袭人体的"疫戾"之气奋力抗争所产生的结果。此期病情发展迅速，使用的药物以化湿药、清热解毒药、解表药、利水药为主。何黎黎等通过对各地区"诊疗方案"的统计分析，总结出甘草、丹参、黄芩、桔梗、金银花五味中药使用频次最高。研究发现，甘草可减轻由过度免疫反应所导致的肺部损伤。张剑锋等临床研究发现，给急性肺损伤患者注射甘草酸二铵，可促进抗炎因子 IL-10 的分泌，抑制体内 TNF-α 表达。动物实验发现，丹参对急性肺损伤的小鼠有保护作用，其作用机制与抑制 TLR-4/NF-κB 介导的炎症相关。桔梗皂苷和汉黄芩素已被广泛证实具有抗体内炎症、抗脂质过氧化和下调肺组织中 NF-κB 蛋白等非特异性抗炎作用。奚清探讨金银花在免疫调节过程中对细胞因子的影响机制发现，其在一定程度上可抗流感病毒性肺炎，这与金银花提取物调控免疫细胞因子 TNF-α 和 IL-1β 表达有关。

（2）危重型：危重期是机体与病邪作最后抗争的阶段，炎性物质的大量产生造成全身多脏器损害。此期属于内闭外脱证，是热陷心包证的进一步发展，是由气营两燔向功能衰竭转化的过程中所形成的危重症。推荐处方为人参、附子、山茱萸，送服安宫牛黄丸或苏合香丸。现代药理研究表明，人参多糖在炎症及免疫抑制情况下可增强免疫活性。附子回阳救逆、补火助阳、散寒止痛。张海东通过给脓毒症大鼠模型附子药液灌胃，观察其对炎症反应及免疫功能的调节，发现附子可降低大鼠血浆中促炎因子 IL-1 和 TNF-α 的表达水平。山茱萸总苷及多糖可降低心肌组织中炎症因子 IL-6 的表达，而对抗炎因子 IL-10 的表达则有促进作用。安宫牛黄丸由牛黄、犀角、麝香、珍珠、朱砂、雄黄、黄连、黄芩、栀子、郁金、冰片等 11 味中药组成，具有清热解毒、开窍醒神的作用。Fan 等通过动物实验发现，安宫牛黄丸可调节 Th17/Treg 平衡，抑制促炎介质 IL-6 的释放，促进抗炎因子 IL-10 的生成，减少炎症细胞浸润。此外，小剂量的安宫牛黄丸具有抗炎作用，大剂量则具有免疫调节作用，这与下调 IFN-γ、CCL5 和 CCR5 的 mRNA 表达水平有关。

3. 恢复期： 此期肺部炎症尚未完全消除，各脏腑组织器官功能有待恢复. 该期证型以肺脾气虚证和气阴两虚证为主，患者处于疫毒将除、正气未复的时期，除乏力、气短等肺系表现外，还会出现纳差等脾胃系统症状，同时相关检测指标亦未恢复正常。该期病性以虚为主，余邪未尽，"正气存内，邪不可干"，此期应以扶正补益为主，清除余邪，提高机体对炎症风暴的耐受性，减少全身各脏器的损害。

目前针对炎症风暴，西医多采用免疫治疗、呼吸支持、糖皮质激素治疗、血液净化治疗、体外膜肺氧合等联合治疗方法，在一定程度上降低了病死率；临床及基础研究已显示中医药早期干预，可有效抑制炎症损伤、缓解患者症状、缩短发热时间和病程、降低轻型和普通型患者向重型发展的概率、提高治愈率、降低病死率、减轻后遗症、促进恢复期人群机体康复。

55　新型冠状病毒肺炎病理的中医病机和中西医结合治疗

学者郭春良等将新型冠状病毒肺炎（COVID-19）尸体解剖所见的病理证据与其临床症状的相关关系进行解读，从中探讨 COVID-19 临床治疗"焦点"问题，寻找中西医结合治疗的关键点，辅助制定合理的临床治疗方案。

2020 年 2 月 11 日国际病毒分类委员会冠状病毒研究小组（CSG）将导致此次疫情暴发的急性呼吸道疾病的病原体命名为严重急性呼吸综合征冠状病毒 2（SARS-CoV-2），与 SARS-CoV 同属于 β 冠状病毒属，具有高度的同源性，相似性可达 89.1%。同日 WHO 宣布 SARS-CoV-2 引发的疾病名称为COVID-19。因为 SARS-CoV-2 所引发的 COVID-19 是一种全新疾病，此前临床治疗中对 COVID-19 的病理改变完全处于未知状态，临床应对策略亟需病理解剖学证据支持。

COVID-19 诊疗方案（试行第八版）认为本病属于中医学"疫"病范畴，病因为感受"疫戾"之气。《黄帝内经》的《素问·刺法论》云："五疫之至，皆相染易，无问大小，病状相似。"表明该病的症状有着相同的表现，明代吴又可《温疫论》记载"疫者，感天地之疠气也""此气之来，无论老少强弱，触之者即病"。说明了"疫"的强传染性。中医在治疗 COVID-19 过程中，认识到该病总的病机特点是"湿、毒、瘀、虚"，病位在肺。明确了此疫的病机。在现代医学解剖和病理观察中，中医学对于该病的病机认识是否与现代医学有相同之处？其对于中医药干预该病是否起到更好地指导和靶向作用？中西医结合治疗 COVID-19 的契机在哪里？是本文探讨的关键。

COVID-19 解剖病理学认知与中医学病机认识

自 2020 年 1 月 27 日世界首例 COVID-19 穿刺获取病理组织标本以来，目前已有 12 例 COVID-19 尸体解剖病理报道，相关的尸检病理研究结果将为新冠肺炎患者体内发生的系统性炎症反应综合征、细胞缺氧/用氧障碍、急性呼吸窘迫综合征、多器官功能障碍综合征的诊断和治疗提供形态学证据。尸体解剖发现 COVID-19 病理主要表现为以深部气道和弥漫性肺泡损伤为特征的炎症反应。肺宏观表现：灰白色斑片样病灶、暗红色出血、组织水肿、质韧、失去肺固有的海绵感，切面可见大量黏稠的分泌物从肺泡内溢出，并可见纤维条索。剖面渗出的黏液样物质。以上描述符合中医学"湿"的特点，湿为阴邪，湿邪黏滞，留滞于脏腑经络，常常阻遏气机，使气机升降无能，湿聚为痰，湿痰停滞于肺，气道阻塞，进而呼吸衰绝。中医学"湿"的病机特点与现代医学的解剖结果有着重要的关联性。

在微观表现方面：肺泡内浆液、纤维蛋白样渗出及透明膜形成；非典型增大的肺泡细胞有较大细胞核、双嗜性细胞质内颗粒、核仁突出，提示病毒胞质样改变。微观病理显示了肺泡细胞的损毁，炎性渗出、水肿，透明膜形成，气血交换屏障"增厚"。炎症损伤肺泡上皮细胞和肺毛细血管内皮细胞，肺泡-毛细血管膜通透性增加，引起肺间质和肺泡水肿；肺表面活性物质减少，肺泡表面张力增高，导致肺泡萎陷，有效参加气体交换的肺泡数量减少，通气/血流比例失调。这些因素都将引起肺通气-换气功能障碍，使病变局部血液中 CO_2 难以弥散到肺泡内，肺泡内 O_2 和血液中血红蛋白结合障碍。临床可表现出低氧血症和 CO_2 蓄积症状。与此相符的动脉血气分析提示低氧血症和/或呼吸性酸中毒。微观见肺间质渗出细胞以巨噬细胞为主，黏液物质积聚，肺间质渗出的黏液纤维素样物质有可能成为后期肺纤维化的病变基础。以上表现符合中医学对于血瘀的认识，《说文解字》释："瘀，积血也。"凡血流不畅，运行受阻，郁积于经脉或器官之内呈凝滞状态，或离开经脉之血不能及时消散和瘀滞于某一处，都称为"血瘀"。患者胸痛、唇舌爪甲紫暗等均是血瘀的表现。中医学也认为，血瘀贯穿肺纤维化的发生、发展与变化的整个过程，而且肺纤维化瘀血特点不同于普通瘀血，而是干血，具有坚积难破、顽固难愈的特点，非草木之活血药力所能及。COVID-19 的微观病理观察为临床选择破血逐瘀的治法提供了理论依据。

SARS-CoV-2 能够主动识别并结合宿主细胞表面血管紧张素转化酶-2（ACEⅡ）受体，介导病毒囊膜与细胞膜融合机制完成浸染。SARS-CoV-2 一旦侵袭，可引发机体产生"细胞因子风暴"。2006 年丁彦青提出促炎症因子过度表达与 SARS-CoV 急性肺损伤及全身多器官的损害密切相关，即"细胞因子风暴"。这一过程对机体是把"双刃剑"，在抵抗外来病原微生物、产生特异性抗体的同时，细胞因子风暴短时间产生超荷的炎症因子，诸如干扰素、白介素、组胺类、趋化因子、集落刺激因子、氧自由基等，将破坏靶器官的微循环及滋养细胞，导致组织-器官功能障碍。因此，SARS-CoV-2 除对主要靶器官肺脏造成严重损害外，对心脏、脾脏、肝脏、肾脏也造成一定损伤。受损器官的病理主要表现为心肌细胞见变性、坏死，间质有炎性细胞浸润；部分血管内皮细胞脱落，微血栓形成。脾脏宏观体积明显缩小；微观有灶性出血、坏死，淋巴细胞减少，巨噬细胞增生，可见吞噬现象，提示脾功能亢进，骨髓三系细胞减少。肝脏宏观体积增大，暗红色；微观可见肝细胞变性、灶性坏死，汇管区淋巴、单核细胞浸润，微血栓形成。肾小球囊腔内有蛋白样渗出，肾小管上皮变性、脱落，间质充血、灶性纤维化与微血栓形成。从 COVID-19 的微观病理表现看，"细胞因子风暴"符合中医学"毒"的特征，毒邪致病有峻烈性、顽固性、相兼性的特点。"毒"从广义角度说明疾病发展传变迅速，病情急骤，预后较差。所以对于 COVID-19 的干预，越早干预越能减少毒对机体的损伤，与现代医学的治疗理念是相符的。

心、肝、肾微观病理共性表现微血栓形成。即微循环在剧烈的炎症反应中，毛细血管前括约肌和毛细血管单层内皮细胞受炎症因子的刺激而收缩，出现微循环灌注量骤减，细胞缺氧，无氧酵解亢进致乳酸盐积聚，微环境酸化。同时肝细胞的毁损，其生物转化功能不足以代谢超荷的丙酮酸/乳酸，此阶段的动脉血气分析可显示代谢性酸中毒。病变演进，酸化环境加重微血管通透性，局部细胞间水肿明显，促发了微血管内有形成分聚集形成微血栓，即弥漫性血管内凝血。细胞缺氧进一步加重，加速细胞-组织-器官功能障碍或衰竭进程，临床可表现多器官功能障碍或衰竭之症。在 COVID-19 疾病后期，炎症风暴和微小血栓的形成符合中医学"瘀""毒"并存的表现。陈可冀院士在冠心病病证结合诊治中，曾提出"瘀毒致变"引发急性心血管病事件的假说。基于大体解剖和微观病理观察，以及 COVID-19 的临床表现，在 COVID-19 整个疾病进展中，瘀毒致变理论同样是关注的焦点。

抑制炎症反应和抗凝是中西医结合治疗 COVID-19 的重点所在

现代医学认为 COVID-19 治疗重点应针对控制 SARS-CoV-2 感染后的炎症级联反应，遏制毛细血管渗出，降低免疫过程中炎症因子对肺组织间接的过度损伤。研究显示，全身抗凝治疗可能会改善 COVID-19 住院患者的预后。中医学也认为治疗的时机非常重要，《温病条辨》记载"治外感如将"（兵贵神速，机圆法活，去邪务尽，善后务细，盖早平一日，则人少受一日之害）。研究发现绝大多数患者在发病 5 日以上就诊，甚至有发病 10 日以上才就诊的情况。发病前 5 日病势清浅，给予轻清宣透之剂，使湿毒尽去，为治疗之"黄金"时间，而迁延失治 7 日以上者很容易发展为危重症，出现毒邪致瘀，血瘀化毒。

随着人们对温病的认识，中医学也在不断的发展和完善，不同疾病发展时期选用不同的治法，从六经辨证到卫气营血辨证和三焦辨证诊治患者，均获得了良好的效果。现代医学的发展既是对传统医学的挑战，也为传统中医学的发展提供了契机。传统医学的认识是表象的，对病机的把握也是抽象的，通过借鉴现代医学的理论和实践，使中医学对疾病本质的认识更加全面和透彻，提高治疗的有效性和对人群的普适性。国家中医药管理局在 COVID-19 诊治中采用射干麻黄汤、麻杏石甘汤和小柴胡汤作为清肺排毒汤的主药，也是中西医结合治疗的体现。《金匮要略·肺痿肺痈咳嗽上气》中记载"咳而上气，喉中水鸡声，射干麻黄汤主之"。射干麻黄汤能介导 IL-17A 和肿瘤坏死因子-α（TNF-α）的下调抑制哮喘模型小鼠气道内炎症细胞的聚集，减轻气道炎症。另外在《伤寒论》记载的麻杏石甘汤、小柴胡汤均有抑制血液中 IL-1、IL-6 和 TNF-α 等炎症因子含量的作用。现代中药药理研究表明大黄素、黄连素、黄芩素等中药提取物均有抑制炎症因子的表达，发挥抗炎保护脏器的作用。在治疗 COVID-19 中，中药血必净注射液则主要通过抑制 Toll 样受体 4（TLR4）/核转录因子-κB（NF-κB）通路的激活，进而抑制 TNF-α、IL-1、IL-6、IL-7、IL-8 等促炎性细胞因子，发挥抗炎作用。喜炎平注射液、热毒宁注射液、羌跖汤也显示通过阻止炎症因子释放、调节机体免疫功能抑制细胞因子风暴。莲花清瘟胶囊在 COVID-19 的早期治疗中也发挥着重要的作用，研究显示其通过抑制 NF-κB 的信号通路，降低 IL-6、IL-8、TNF-α、单核细胞趋化蛋白-1（MCP-1）等炎症因子的表达，发挥抗病毒作用。从中医学认识看，炎症反应类似于"毒"的范畴，无论是清解透毒还是清热解毒都是"祛毒"的方法，只要"知犯何逆，随证知之"，均能达到诊治效果，而不是拘泥于某一治法。

既往研究显示活血化瘀药物在治疗 SARS 的过程中，可以减轻肺部充血、水肿，改善微循环障碍，减少 SARS 病毒引起的血小板黏附与聚集，并使纤溶酶的活性增强，抗血栓形成，解除微血管痉挛，防止肺间质纤维化。总之，传统医学辨证论治的认识和现代医学先进技术的应用，两者有机的结合是中西医结合治疗的重要体现。

COVID-19 中西医结合治疗的临床契机

中医学早期介入、全程参与 COVID-19 的临床治疗，为中西医结合战胜疾病提供了契机。无论基于哪种医学体系，疾病的病理形态学的认知和动态的病理生理演变分析皆服务于临床治疗。尽管中医学和现代医学都源于各自的理论指导，但最终的治疗效果和结果应遵从统一的评价标准。疫情初期，由于对 COVID-19 病理改变的认识空白，仅凭临床症状，曹彬团队建议"洛匹那韦/利托那韦＋干扰素"作为临床应对"病原"的针对性治疗；后因美国采用瑞德西韦治疗 COVID-19 重症患者效果显著，瑞德西韦更被称作"人民的希望"，然而最近《柳叶刀》杂志发表的瑞德西韦治疗重症 COVID-19 随机、双盲、安慰剂对照、多中心临床试验结果显示：与安慰剂相比，静脉注射瑞德西韦不能显著改善 COVID-19 患者的临床改善时间、死亡率或病毒清除时间。因此，直到目前为止，尚未发现治疗 COVID-19 "特效"药物。中医学则借鉴传统抗疫疗的经验，依"治病求本，扶正祛邪"理论，辨证施治，有效阻止了疾病的临床进展，重症和危重症的发病率减少，病死率降低。钟南山团队实验证实："莲花清瘟（麻杏石甘汤＋银翘散为主方）通过抑制病毒复制、引起病毒颗粒形体改变及抑制宿主细胞炎症因子表达，从而发挥抗新冠病毒活性的作用，这表明莲花清瘟可以抵抗病毒攻击，有望成为防治新冠肺炎的新策略。"基于"细胞因子风暴"学说，李兰娟团队采用李氏人工肝对 COVID-19 危重症患者行血液净化治疗，通过吸附清除和/或减量炎症因子和氧自由基、乳酸盐等代谢废物，消除细胞因子风暴，提高了危重型患者的救治成功率。由此可见临床准确评估疾病不同阶段病生理改变，制定恰当治疗方案，可遏制疾病进展。SARS-CoV-2 侵袭的靶器官首为肺脏。一旦细胞因子风暴形成，肺损伤突显。临床主要表现咳嗽加重，痰多黏稠，呼吸困难，血氧饱和度进行性下降等症状。西医首选抗炎（抗病毒）、化痰、排痰、高流量湿化吸氧或呼吸机辅助吸气末正压给氧改善氧饱和度。此阶段气道内积存着大量黏液分泌物，且伴有肺间质水肿，高流量吸氧和呼吸机辅助虽可改善间质水肿情况下的气-血交换，但不利于"痰"的清除，反使痰液黏稠或形成痰痂，加重通气-换气功能障碍。结合 COVID-19 患者的病理解剖及临床症状，有效抑制炎症反应及促进排痰是提高 COVID-19 患者生存率的关键所在。同济医院药学部通过系统梳理相关文献发现中医药可能通过抗原清除（抗菌、抗病毒、中和/破坏内毒素）、免疫调节（促进 IL-10 分泌、下调 TNF-α、抑制炎症信号通路）、组织保护（抗氧化应激和对呼吸、消化、循环系统的保护）等途径抑制细胞因子风暴；清热解毒类中药连翘、金银花、黄芩、栀子在抑制细胞因子风暴中可能发挥重要作用。随着对 COVID-19 病理改变和病理生理演变的了解与临床症状的相关性解读，临床中西医结合治疗方案也在逐步完善，形成了具有中国特色的 COVID-19 治疗体系，积累了宝贵的临床经验。中西医结合平抑疫疠之乱是中国医学智慧的体现。

56 新型冠状病毒肺炎重症病理机制和中医防治切入点

2019 年 12 月以来，新型冠状病毒肺炎（COVID-19）在世界范围内迅速蔓延，给全球带来了沉重的医疗与经济负担。北京某医院作为定点收治医院，在抗击 COVID-19 疫情中，始终坚持中医药第一时间参与和中西医结合救治方案。自 2020 年 1 月起冯颖、王宪波、高方媛等参与北京某医院 COVID-19 重症救治工作，在北京新发地聚集性疫情发生后，成立了中西医结合应急病区专门收治 COVID-19 患者，2020 年 12 月底，顺义、大兴局部聚集性疫情发生后又带领团队接管一个收治确诊病例的应急病区，充分发挥中医药特色和中西医结合优势取得良好疗效。经过 2 年的诊治实践，对中医药治疗重症有了一定体会，归纳分析 COVID-19 及其重症的中医、西医病理生理机制，总结中医药的核心治则和切入点，并阐明其主要的作用机制，对中医药预防和治疗 COVID-19 重症具有非常重要的临床意义。

新型冠状病毒肺炎重症的主要病理生理机制

1. 新型冠状病毒肺炎重症发生发展符合瘟疫的传变规律和特点：轻型、普通型 COVID-19 表现为发热、咳嗽，肺部炎症尚属轻浅，病在卫分和气分；重型、危重型者则喘憋明显，甚至发绀神昏，此时病势深重，波及营血，肺炎进展呈"大白肺"，甚至出现呼吸窘迫综合征（ARDS）、多脏器衰竭、脓毒症等内闭外脱阶段。COVID-19 重症病情复杂，属中医瘟疫的"变证、坏证、逆证"范畴，与"无问大小，病状相似"的轻型普通型截然不同，其核心病机为疫毒为本，夹湿夹风夹燥，虽然亦存在卫、气、营、血这 4 个阶段的传变过程，但更常见的是出现逆传，有的患者卫分证未解，气分证已起，甚至卫分证未解则逆传入营分而见卫营同病。

从诊治的首例 COVID-19 重症可窥见其传变特点，该患者于 2020 年 1 月 6 日（起病第 1 日）出现干咳，无痰，第 12 日出现咽痛、肌肉酸痛、咳嗽加重、乏力，第 15 日出现气促喘憋，动则加重，精神萎靡，面色发绀，1 月 20 日以 COVID-19（重型）、急性呼吸衰竭（Ⅰ型呼吸衰竭）、中度急性呼吸窘迫综合征和代谢性碱中毒收住院。该患者始见肺卫表现，未经明显气分阶段即快速进展至营血证。之后的大量临床观察也表明，重症患者往往早期病情并不凶险，但可突然加重，快速进展至多脏器功能衰竭状态，符合"温邪上受，首先犯肺，逆传心包"这一温病发病特点和传变规律。

2. 新型冠状病毒重症发生发展涉及病毒损伤和免疫炎症反应等一系列病理生理变化：COVID-19 发生发展涉及病毒损伤、免疫炎症反应、内皮细胞损伤、血栓形成和肾素-血管紧张素-醛固酮系统（RAAS）失调等一系列病理生理变化。病毒损伤：SARS-CoV-2 表面刺突的 S 蛋白可与血管紧张素转换酶 2（ACE2）受体结合进入宿主细胞。SARS-CoV-2 在呼吸道以外的器官，如咽部、心肌、胃肠、肾脏组织表达。COVID-19 重症患者出现多器官损伤的原因可能与直接的病毒损伤有关。免疫失调和过度炎症：SARS-CoV-2 感染和肺泡的破坏触发局部免疫反应，进而启动适应 T 细胞和 B 细胞免疫反应。免疫反应失调引发局部或全身的细胞因子风暴，出现广泛的炎症反应。活化的巨噬细胞和中性粒细胞促进细胞因子和趋化因子的释放，进一步促进炎症反应，引起肺水肿、低氧血症和血管内皮炎症损伤。内皮细胞损伤和血栓性炎症：COVID-19 重症患者的 D-二聚体水平明显高于非重症患者。弥漫性血管内凝血和大血管血栓形成与多系统器官衰竭有关。COVID-19 患者肺部存在细胞膜破裂相关的严重内皮损伤、广泛的血栓形成，并伴有微血管病变。RAAS 失调：SARS-CoV-2 下调 ACE2 并降低其活性，导致血管紧张素Ⅱ（Ang Ⅱ）的增加。高表达的 Ang Ⅱ进一步调节 ACE2，导致 Ang Ⅱ/血管紧张素 1（AT1）受体通路失调。过量的 Ang Ⅱ导致肺血管收缩、炎症、活性氧增加和多器官损伤。而 AT1 受体的过度激活则会增加血管通透性，继发炎症级联反应，引起急性肺损伤，ARDS 甚至死亡。

中医药在防治新型冠状病毒肺炎重症的核心治则和切入点

COVID-19 属于中医学"瘟疫"范畴，由疫毒之邪引起，病位在肺，涉及心、脾、肝、肾。其传播迅速，可化热、化燥，导致伤阴、血瘀、神昏等。因此，对 COVID-19 重症的防治，一是阻抑重症的发生，二是对已发生重症患者的救治。自 2020 年 1 月开始诊治 COVID-19 重型患者，结合临证实践和研究，认为在 COVID-19 疾病进展或发展为重型、危重型阶段，解毒凉血、通腑泻肺和健脾化湿是中医药治疗核心治则和重要切入点。

1. 解毒凉血不言早，截断扭转当为先：COVID-19 传染性强，进展迅速且传变快，曾观察到有患者从入院的普通型快速进展，3 日后转为危重型而需要呼吸机支持治疗，其中既有 60 多岁老年人也有 30 多岁的年轻患者，快速阻遏病势非常关键。

在 20 世纪 70 年代初，姜春华首先提出了"截断扭转"的学术观点，对于瘟疫急性传染病，治疗掌握"重用清热解毒""不失时机的清营凉血""早用苦寒泻下"等要点。必要时，不拘卫气营血，可以"先证而治"。对于营血分阶段的认识，前人囿于条件只能依靠典型症状、体征判断，当今医者应结合现代临床上的辅助检查在典型症状体征出现前即早期识别。临床实践中，有些尽管是普通型，但患者出现凝血功能障碍，如凝血时间延长、D-二聚体升高，有些患者血氧饱和度下降，需要氧疗，此时营血恐已波及，若不及时支持治疗，患者必然出现缺氧发绀、凝血功能障碍甚至神志变化。所以"不失时机的清营凉血"是非常关键的举措，早期阶段解毒凉血意在"先证而治"防传变，重型阶段解毒凉血旨在"截断扭转"阻闭脱。

银丹解毒颗粒是北京某医院用于治疗 COVID-19 的院内制剂，源自清瘟败毒饮、麻杏石甘汤和葶苈大枣泻肺汤 3 个经典名方加减化裁而成，主要由金银花、牡丹皮、黄芩、生地黄、白术等 11 味药物组成，具有解毒凉血、宣肺透邪和健脾化湿等作用，通过两项前瞻性队列研究证实，银丹解毒颗粒能够促进新冠肺炎患者肺部炎症吸收、缩短核酸转阴时间。进一步研究发现，该药物可抑制 NF-κB 的激活和 IκBα 的磷酸化，并通过抑制炎性细胞因子（IL-6、IL-1β 和 TNF-α）的产生，前馈性阻抑"细胞因子风暴"所形成的"瀑布效应"，进而发挥阻抑 COVID-19 重症发生和发展，与"解毒凉血、截断逆转"的治疗法则高度契合。

2. 通腑泻肺很关键，大便通畅方能安：COVID-19 起病无论急缓，疫毒之邪稽留肺部是普遍现象。收治的成年患者绝大多数肺部 CT 显示磨玻璃影、实变渗出和条索影等表现，可以说"病情轻重有不同，病位无不在肺中"，首先犯肺是主要病理特点，疫毒闭肺则是其核心病机。

肺与大肠相表里，通腑有助于泻肺，大便不通则肺气郁闭，痰湿毒难化，患者喘憋症状加重。近 2 年来，在会诊重型和危重型患者过程中，许多患者大便不通，甚至需要灌肠才有大便，这些患者不仅病情危重而且变证也多，常用大黄、枳实、厚朴甚至芒硝等，腑气一通，肺气肃降，患者体温、喘憋和咯痰等情况都会随之好转，也有助于肺部炎症吸收。需要指出的是，内服中药通便与灌肠通便疗效有很多不同，前者经过胃肠吸收，不仅能增加胃肠蠕动，而且有利于改善肠道菌群和屏障作用，有一举多功之妙，所以除非特殊情况，尽量采用口服中药通腑。

既往研究证实大肠实热积滞时肠腔内细菌繁殖较正常增加，导致肠道菌群失调和易位，内毒素入血，不仅能够增加肺部感染的概率，同时也会引起肺毛细血管壁和肺泡壁受损，进而导致肺损伤，甚至出现 ARDS。Nature Communications 一项最新研究，通过宏基因组学和非靶代谢组学的方法证实肠道菌群失调能够促进 ARDS 的发生和发展，而大黄具有恢复肠道菌群平衡的作用。研究表明大黄能够降低血浆血管性血友病因子（vWF）含量、血栓素以及 P‑选择素水平。Meta 分析结果提示，以大承气汤和大黄为代表的通腑泻肺策略在降低 ARDS 患者的 APACHE Ⅱ 评分、肺损伤评分，改善肺氧合状态、减少炎性介质表达、减少机械通气时间、改善呼吸力学指标等方面存在突出优势。

3. 健脾化湿贯始终，胃肠和降收效功：COVID-19 患者病情进展中，除了有喘憋、呼吸困难等症状外，常伴食欲不振、倦怠乏力、甚至味觉消失、舌胖有齿痕、舌苔腻等脾虚湿重的表现；危重症患者在救治过程中往往应用多种广谱抗生素，继发真菌感染和肠道菌群失调难以避免，临床上可见到部分患者大便次数多不成形甚至水样便。应用健脾化湿方药，恢复患者胃肠功能，使气血充足，能改善症状、促进病情康复。此外，健脾对危重症患者后期治疗尤为重要，患者长期卧床，一方面肺功能下降，另一方面则肌肉萎而不用，"培土生金""治痿独取阳明"，健脾益气实乃促使患者康复的不二之选。

既往研究表明，白术可通过 Ca 离子信号通路，增加平滑肌收缩的关键蛋白肌球蛋白轻链激酶（MLCK）的表达，并刺激其进一步磷酸化肌球蛋白轻链（MLC），从而导致肌球蛋白和肌动蛋白相对滑动，最终可使肠道平滑肌细胞收缩，发挥增加肠道收缩力和调节胃肠蠕动的作用。茯苓多糖通过抑制 JAK2/STAT3 相关通路，缓解炎症反应，减轻肠道黏膜屏障损伤，降低肠道菌群失调和内毒素移位的发生率。此外，健脾类药物有增强机体免疫力的作用，研究证实白术能有效促进脾淋巴细胞转化，改变 $CD4^+$ T 细胞的免疫状态，刺激 Th2 应答，提高机体免疫力。一项系统评价研究结果提示，黄芪能够通过调节免疫功能，从而减轻气道炎症，舒张支气管，缓解肺通气障碍缓解症状。党参具有提高肺泡表面活性物质含量、保持肺泡膨胀的稳定性，有效地维持肺的通气功能的作用。

综上所述，COVID-19 重症病变复杂多样，解毒凉血、通腑泻肺和健脾化湿等治疗药物作用的侧重点不同，综合应用则发挥中医药多环节、多途径治疗优势和特色。

中医药在抗击 COVID-19 疫情中发挥了重要作用，大量的临床观察表明，对于确诊患者及早应用中医药能改善症状、促进肺部炎症渗出吸收、阻抑疾病进展。对于重型、危重型患者采用中西医协同救治方案能明显降低病死率。当前对中医药作用机制研究主要集中在中医中药理论、网络药理学和体内外的实验方面等，难以全面"说清楚，讲明白"中医药治疗 COVID-19 的机制。今后应关注临床研究的顶层设计，在高质量循证证据支持的基础上，构建中医药疗效精确评价路径，借助分子药理学、多组学数据整合分析和人工智能等多学科方法技术，进一步阐明中医药防治 COVID-19 重症优势和作用机制。

57　重型新型冠状病毒肺炎中医治疗思路

　　2019 年 12 月，新型冠状病毒肺炎（COVID-19）开始在世界范围内流行，被世界卫生组织列为疫情最高风险级别。大多 COVID-19 患者属轻型病例，但仍有部分患者随着病情发展演变至重型甚至危重型病例。西医对于重症患者的治疗方案基本相同，即在氧疗等对症支持的基础上应用抗生素及抗病毒药物，并施以化痰、保肝等治疗，对于病情进展迅速的患者应用糖皮质激素及其他免疫疗法。此次新型冠状病毒肺炎潜伏期长、病程进展慢，结合患者临床表现，与中医湿邪致病特点相符，是中医药治疗的优势所在。中国中医科学院医疗队将收治的 86 例患者（重症 65 例，危重症 21 例）分为中西医结合组和西医组，发现前者的核酸转阴时间及平均住院时间比后者显著缩短。夏文广团队通过对 COVID-19 患者的临床治疗进行观察，发现中西医组在患者免疫功能、炎症指标、重要脏器功能指标等方面的恢复情况均优于西医组。大量临床研究表明，现代医学能够为突发呼吸困难和循环衰竭的重症及危重症患者提供无创机械通气及循环支持等急救措施，但病情发展至一定阶段后，对症支持治疗的作用有限，且不利于患者康复，此时在西医治疗的基础上使用中医药治疗，可在减少肺损伤、抑制炎症因子的释放、调节机体免疫能力、保护脏器功能、纠正电解质紊乱等方面发挥作用，从而促进病情好转。学者郑悦等从中医角度对重型新型冠状病毒肺炎的病机、治疗、细胞因子风暴现象等进行了论述，旨在为重型新冠肺炎患者的中医药治疗提供参考。

临床特征

　　重型 COVID-19 患者多由轻型转变而来，病程长短具有个体差异。临床资料表明重症主要集中于老年人群，尤其是体质较差、基础疾病较多者，预后较差。国家发布的第七版诊疗方案中成人重型及危重型诊断标准如下。重型（符合下列其一）：①出现气促，呼吸频率≥30 次/min；②静息状态下，指氧饱和度≤93%；③动脉血氧分压（PaO_2）/吸氧浓度（FiO_2）≤300 mmHg（1 mmHg=0.133 kPa）。危重型（符合下列其一）：①呼吸衰竭，且需要机械通气；②休克；③合并其他器官功能衰竭需 ICU 监护治疗。另外，第七版诊疗方案较前增加了重型、危重型预警指标（成人）：①外周血淋巴细胞进行性下降；②外周血炎症因子如 IL-6、C 反应蛋白进行性上升；③乳酸进行性升高；④肺内病变在短期内迅速进展。

　　重型 COVID-19 多在发病 1 周后出现呼吸困难及低氧血症，严重者可快速进展为急性呼吸窘迫综合征（ARDS）、脓毒症、难以纠正的代谢性酸中毒和凝血功能障碍等。值得注意的是，重症、危重症患者在病程中可表现为中低热，甚至无明显发热。

病因病机及治则

　　由于 COVID-19 的临床表现及首发症状在各地报道有所不同，具有地域性、人群性的特点，其发病的病因病机长期处于各家争鸣状态，风温、湿热、寒湿、疫毒等角度均有讨论，在发病早期各地区的用药也具有明显差别，但随着病情演变发展，中期及重症期呈现出类似的病机表现，各地区在此期的诊疗方案也呈现类似性。

　　COVID-19 属"疫病"范畴，"湿毒"是目前普遍形成共识的主要病机。湿邪致病具有缠绵难愈的特点，不同体质的人群临床表现各不相同，且易伤阳、化热、生燥、致瘀，导致疾病加重而出现寒热错杂、虚实并见之象。重型 COVID-19 的中医病机复杂，涉及湿、热、寒、毒、虚、瘀等多个因素，但可于大体上分为邪气闭肺、邪入营血两种进展趋势。一方面，湿毒化热、淫肺迫肺，肺失宣降，肺气壅闭可见高热、喘憋气促，湿热蕴肺困脾可见咳嗽咳痰、口干黏、乏力倦怠，肺与大肠相表里，清气不升、浊气不降，导致腑气不通则可见恶心呕吐、便秘、腹胀等，治疗上以清热化浊、宣肺通腑为主。另一方面，湿毒由上焦膜原淫肺入营，气营两燔，灼伤肺络，甚则邪至血分，热毒逼迫血液循清窍而出，可见斑疹、咯血、尿血，血分瘀热扰心，郁闭心包，可见神昏、谵语等，治疗上以清热解毒、凉血散瘀为主。WANG 等对 138 例 COVID-19 患者调查后指出，新型冠状病毒肺炎的常见并发症包括 ARDS、休克、心律不齐和急性心脏损伤，这为邪入心包的病机特点提供了现代医学方面的理论依据，同时也反映出心脏相关症状及化验指标能够预示疾病的危重程度。若病情进一步加重，湿毒内传瘀闭神明，气机闭阻出现神昏、肢冷等内闭外脱危重之象，治疗上则以开闭固脱、解毒救逆为主。

此外，各地学者的不同思想可为重症 COVID-19 的治疗提供重要参考价值。李晓凤等从五运六气理论分析，认为此次疫情病因为外有风热、内有脾湿，外风引动内风出现木胜乘土之脾湿内阻之象，治疗上应注重化湿运湿、顾护脾胃，防止痰热瘀毒闭肺形成重症。马家驹等在临床观察中发现重症患者 D-二聚体升高，多伴有凝血功能障碍，且常见咯血、神昏谵语等，认为疾病进展期易瘀阻肺络、湿毒化热入营，是本病从重症转向危重症的关键阶段，因此建议在疾病早期使用祛瘀通络药以截断入营入心的病势。姜良铎教授认为快速进展期或重症期的病机关键在于正虚邪陷、气不摄津所致的津化痰饮，痰饮的生成又进一步损伤气阴形成恶性循环，最后造成痰热闭肺之逆证，即根源在于肺气虚脱，强调其治疗应以补气摄津为主，并慎用辛温重剂以防劫阴。杜宏波等从患者临床表现、精神情绪、预后转归等方面综合考虑，认同"有胃气则生，无胃气则死"的观点，提出对重型患者应注重脾胃功能的调护。

辨证论治

现以国家卫生健康委员会发布的《新型冠状病毒肺炎诊疗方案（试行第七版）》中医治疗部分的重型及危重型辨证论治标准为基础，结合各地医家思想及经验进行讨论。

1. 重型：

（1）疫毒闭肺：临床表现为发热面红，咳嗽，痰黄黏少，或痰中带血，喘憋气促，疲乏倦怠，口干苦黏，恶心不食，大便不畅，小便短赤。舌红，苔黄腻，脉滑数。推荐处方：化湿败毒方，药用生麻黄 6 g，杏仁 9 g，生石膏 15 g，甘草 3 g，藿香（后下）10 g，厚朴 10 g，苍术 15 g，草果 10 g，法半夏 9 g，茯苓 15 g，生大黄（后下）5 g，生黄芪 10 g，葶苈子 10 g，赤芍 10 g。化湿败毒方，以麻杏甘石汤和藿香正气散为基础方，喻有宣白承气汤之意。麻杏甘石汤出自《伤寒论》，功善宣泄、清肺、平喘，本为治急症之方。《新型冠状病毒肺炎诊疗方案（试行第七版）》中推荐的各阶段均可运用的清肺排毒汤、寒湿郁肺证方、湿毒郁肺证方，均以麻杏甘石汤为底。丁甘仁将此方比作"大将"，将其应用描述为"此危急之秋，非大将不能去大敌"。姜良铎从"气不摄津"角度对处于痰热闭肺阶段的患者推荐用麻杏苡甘汤，亦是以麻杏甘石汤为底方加减而来。金珏等还提出将较麻杏甘石汤药量更重的麻黄续命汤作为危重症患者的参考用方。本次疫病以湿邪为患，临床常见胸闷腹胀、恶心乏力等湿滞表现，藿香正气散主治外寒内湿证，辨证论治行其解表化湿、理气和中之功。宣白承气汤出自《温病条辨》，由生石膏、生大黄、杏仁、瓜蒌皮组成，为肺肠同治、宣肺通腑清热的代表方。疾病进展到本阶段出现大便不通，看似阳明腑实之证，实则仍以湿毒困阻气机而致湿热搏结于大肠为病机，取宣白承气汤之理而不用大承气汤之辈，是下法中之轻法，正如《湿热论》所云"此多湿热内传，下之宜轻"。王金榜等亦从截断病邪内陷角度，将宣白承气汤作为本阶段推荐方。研究表明，宣白承气汤能够减少血清中肿瘤坏死因子-α（TNF-α）、白介素-6（IL-6）、白介素-10（IL-10）等炎症因子，改善肠道功能并调节免疫，还可减少肠道对内毒素的吸收，从而减轻肺部损伤。

此外，在疫毒闭肺证阶段，由僵蚕、蝉蜕、姜黄、大黄组成的升降散，其所含"升清降浊"之意也为多数医家所用。湿邪凝滞，易致气机阻滞、热郁于内不能外达，出现发热、痰黄难咯、喘憋气促等，而升降散以僵蚕、蝉蜕等轻薄宣透之品升清散火，佐以姜黄行气活血、大黄通腑逐瘀，升中有降，则气血通达，郁热自解。在上海版的 COVID-19 诊疗方案中，热毒闭肺证的推荐处方在化湿败毒方的基础上加了姜黄、僵蚕两味药，即取升降散之意。王金榜评价，升降散能郁热外传，使邪有出路，在疾病的卫气营血各阶段均可化裁运用，可谓治温疫之总方。

（2）气营两燔：临床表现为大热烦渴，喘憋气促，谵语神昏，视物错瞀，或发斑疹，或吐血、衄血，或四肢抽搐。舌绛少苔或无苔，脉沉细数，或浮大而数。推荐处方：生石膏 30～60 g，知母 30 g，生地黄 30～60 g，水牛角（先煎）30 g，赤芍 30 g，玄参 30 g，连翘 15 g，牡丹皮 15 g，黄连 6 g，淡竹叶 12 g，葶苈子 15 g，生甘草 6 g。推荐处方由清瘟败毒饮化裁而来。清瘟败毒饮乃气血两燔证之代表方，"重用石膏，先平甚者，诸经之火，自无不平矣"，配知母、生甘草，取白虎汤之意，能够清气分热而保津液；生地黄、水牛角、赤芍、牡丹皮取犀角地黄汤之意，以清热解毒、凉血散瘀；竹叶、连翘助行气分之热，玄参助清热凉血，黄连清上焦湿热，葶苈子泄肺化痰。湿邪入营血阶段，湿、毒、热与血搏结，可出现迫血妄行出血之候，但同时湿阻脉络，也可造成血滞脉络生瘀，即王清任所论"温毒在内，烧灼其血，血受烧炼，其血必凝"。相关研究也发现，重症、危重症患者往往存在血液高凝状态，需警惕静脉血栓形成，因此疾病进展到本阶段，若未能及时截断病势，病情将逐步发展至危重症。阮小风等通过临床的观察发现，很多死亡病例在死亡前会突然出现难以纠正的低氧血症，病情在几小时内迅速加重，且 D-二聚体、心梗三联均有明显升高，因此在重症患者的救治中，若出现绛紫舌、斑疹等应及早添加地龙、赤芍、牡丹皮、犀角等凉血化瘀药。奚肇庆等也建议在邪入气营早期使用凉营解毒之品如犀角、金银花、青蒿、栀子等，并配伍紫苏子、葶苈子、石菖蒲等泻肺涤痰开窍药，防止卫营逆传导致病情加重。

2. 危重型：内闭外脱。临床表现为呼吸困难、动辄气喘或需要机械通气，伴神昏，烦躁，汗出肢冷，舌质紫暗，苔厚腻或燥，脉浮大无根。推荐处方：人参 15 g，附子（先煎）10 g，山茱萸 15 g，送服苏合香丸或安宫牛黄丸。伴大便不畅者加生大黄 5～10 g。安宫牛黄丸功善解毒救逆、清热开窍，临床治疗热闭神昏的重症患者可配合针刺水沟、十二井、劳宫、丰隆、太冲等穴位。若热毒炽盛、内扰心神出现尿赤便闭、谵语惊厥，当用紫雪丹清热泄毒、开窍宁心，同时可配合十二井穴毫针泻法或点刺出血。若出现气粗痰盛、舌苔黄垢、脉滑数等痰热内闭之症，可选至宝丹芳香开窍、辟秽化浊。苏合香丸为温开法之代表方，可温通开窍、行气止痛，用于治疗寒凝气滞之寒闭证，症见神昏肢厥、苔白脉迟等。疾病进展到危重症阶段，疫毒耗伤人体阴气，伤阴过极可造成阴损及阳、阴阳俱损，出现阴竭阳脱之候，患者可有大汗淋漓、四肢厥冷、体温下降等，若脉微细、舌淡紫，应选参附四逆汤、参附龙牡汤等回阳救逆、温养固脱之方以救急。潘芳等结合 线团队救治经验，亦提出用附子、大黄、人参、熟地黄组成的四维汤治疗内闭外脱患者。许禄华等通过纳入来自各种渠道的官方及专家的中药建议处方，建立数据库并整理得出，临床后期人参、附子和山茱萸使用频率较高，且多建议使用四逆加人参汤和参附四逆汤。

细胞因子风暴的中西医结合讨论

1. 细胞因子风暴与新型冠状病毒肺炎：首例新冠肺炎死亡患者的病理解剖结果显示，患者肺部的总体病理学表现与严重急性呼吸综合征（SARS）和中东呼吸综合征（MERS）相似，SARS 和 MERS 病毒感染者死亡的主要原因是细胞因子风暴（CS）。多项临床研究也显示，在新型冠状病毒（SARS-CoV-2）感染者外周血中能够检测到高水平的细胞因子，且升高程度与病情严重程度呈正相关关系。CS 是由感染、药物或某些疾病引起的免疫系统的过度激活，体内细胞因子失衡，促炎性细胞因子如 IL-6 等大量产生，并不断活化免疫细胞聚集到炎症部位，引起组织充血、水肿、发热和损伤，甚至引起继发性感染而导致脓毒症的发生，使患者因多器官衰竭而死亡。因此，抑制 CS 是防治重症肺炎、降低病死率的重要环节。目前临床主要使用糖皮质激素作为非特异性免疫抑制剂对抗 CS，但不能忽视的是，激素的使用可能造成二次感染、病程延长等不良反应，且存在严重的后遗症风险。《柳叶刀》近期的一项临床研究指出，基于以往 SARS 等感染的临床数据分析，不支持使用糖皮质激素治疗 SARS-CoV-2 感染造成的肺损伤。

2. "泻下通腑法"抑制细胞因子风暴：炎症产生的本质是致炎因子对机体产生损伤和机体抗损伤反应的矛盾斗争过程，能够激活机体的免疫系统，即"正邪相争"。中医认为疾病的基本病机是阴阳失衡，如果炎症反应过重，免疫系统过度应答，反而会对正常组织造成损害，病机也转变为"邪盛正衰"，若不及时阻断病势，最终将正气大脱、阴阳两竭。既往实验研究表明，在机体的炎症反应中，最早发生炎症反应的是肠道，肺和肠道的炎症反应可相互影响，导致肺与肠道炎症的恶性循环。肺与大肠相表里，"肺肠同病"的病理研究提示了"通腑泻下法"祛邪的可能性。程璐等曾运用通腑泻肺汤治疗脓毒症相关的 ARDS，观察到治疗后患者氧合功能和肠黏膜屏障功能得到改善，并控制了炎症因子的释放。大承气汤作为通腑泄热代表方，常用于重症肺炎后 ARDS 的治疗。相关实验及临床研究显示，该方能够改善严重脓毒症和 ARDS 患者 IL-6、TNF-α 的水平，还可升高机体 IL-10 的表达，从而重塑机体促炎/抗炎因子平衡。此次疫病的"疫毒闭肺"期作为重症早期阶段，与患者的预后转归关系密切，且该阶段患者多存在腹胀便秘等消化道症状，可能会加重内毒素在体内的累积，如果在此期及时运用通腑泻下法因势利导，可使邪有出路，遏制炎症的后续反应。

3. 中药注射剂抑制 CS 的可能性：近年来，中药对于病毒性肺炎的防治作用逐渐受到越来越多的关注，但由于基础理念的不同，中西医是否能够结合治疗长期以来是临床界争论不休的热点话题，中医药的疗效判定标准亦难以统一。为促进中西医结合的发展，进一步提升医学的综合治疗水平，现代药理学也开始倾向于中药多靶点效应的研究。既往的药理学研究表明，中药在清除病原体、改善免疫功能和控制炎症因子的释放等方面均显现出重要作用，并且能够降低病毒性肺炎的重症率和病死率。中药注射剂作为基于中医理论、结合现代医学技术研发而成的疗效明确的新型一线药品，合理使用可发挥中医药的优势。

热毒宁注射液的主要成分为青蒿、金银花、栀子，有清热解毒、疏风的作用，常秀娟等通过制作肺损伤大鼠模型，发现热毒宁注射液能降低大鼠肺脏各项炎症因子水平，并减轻大鼠肺脏损伤程度，临床研究还表明利巴韦林和热毒宁注射液联合使用较单独使用利巴韦林对重症肺炎患者的治疗效果更好，炎症反应程度更低。喜炎平注射液具有消炎解热止咳的作用，常用于抑制炎症反应，其主要成分穿心莲内酯磺化物能够缓解炎症相关的急性肺损伤，并能在早期显著降低脓毒症患者血清中的 IL-6、中性粒细胞等水平。血必净注射液的主要成分为活血化瘀解毒中药，对重症肺炎患者的免疫功能具有双向调节作用，研究发现其不仅可改善患者血液的高凝状态，还可对机体的过度免疫反应起到纠正作用，并改善脏器功能。将血必净注射液用于治疗全身炎症反应综合征（SIRS）时，能够降低患者中性粒细胞活性，从而减轻内源性炎症介质引起的器官衰竭现象。第七版诊疗方案也将血必净注射液列为 SIRS/多脏器功能衰竭的推荐用药。痰热清注射液由清热化痰解毒的中药组成，临床多用于治疗痰热阻肺证的肺病患者。动物实验研究发现，该药能够通过抑制炎症因子的表达和释放来降低气道黏度，缓解呼吸道症状，并增强 T、B 淋巴细胞的功能。武珊珊等经分析得出痰热清注射液在治疗 SIRS 时能够降低患者白细胞（WBC）、C 反应蛋白（CRP）、IL-6 等水平，且安全性较高。醒脑静注射液多用于高热神昏的危重症患者，具有退热镇痛的作用。临床和药理学研究显示，醒脑静注射液通过抑制血清中 CRP、TNF-α 和白细胞介素-8（IL-8）的过度表达，从而降低肺炎血清中炎症因子水平，起到抗炎作用。

中药注射剂的抗病毒作用已被临床研究证实，而对于细胞因子风暴的抑制方面仍具有较大研究价值，且较口服中药具有使用方便、有效成分清晰、作用可靠等优点，较西药具有不良反应小、双向调节等优点，值得在临床中经过辨证合理运用于重症 COVID-19 患者。

58　新型冠状病毒肺炎的中医辨治

新型冠状病毒肺炎（COVID-19，简称新冠肺炎）是人体感染新型冠状病毒（2019-ncoV，简称新冠病毒）而引起的一种急性呼吸道传染病，以发热、干咳、乏力为主要表现。该病的传染源主要是新冠病毒感染的患者，无症状感染者也可能成为感染源，主要传播途径是呼吸道飞沫和密切接触，属于中医学"疫病"范畴。明代吴又可在《温疫论》中指出"此气之来，无论老少强弱，触之者即病"。中医学在与传染病的斗争中积累了宝贵的经验，形成了独特的理论体系，在这次的抗疫工作中起到了不可或缺的作用，取得了较为满意的临床疗效，学者郭春良等归纳总结了目前中医辨治新型冠状病毒肺炎的研究。

病因病机

不同的地理环境决定了病邪的性质，而个人的身体素质及生活方式则影响了病邪侵入后的转归。本次新冠肺炎的病因病机，学者众说纷纭，但究其根源均为湿邪。杨道文等认为湿毒为源，随人而化，平素阳弱之人多从之而化为寒湿，平素阳亢之人易湿从热化而为湿热。众医家对于病因病机的思考都建立在患者的临床表现之上，再结合所处地区的地理环境，将其病因病机归纳为以寒湿、湿热及燥邪为主的3种致病特点。

1. 以寒湿为主的病因病机分析：绝大部分医家均认为寒湿疫毒闭肺困脾是本次疫病的核心。鉴于发病时间在冬季，加之连绵不断的阴雨，为寒湿之气提供了必要存在条件。此次的发病人群中绝大部分患者舌淡苔白厚或白腻、大便稀溏，均是湿邪盛的表现，因此可确定导致这次新冠肺炎的病因为湿邪，寒湿裹挟疫毒侵犯人体，从而发病。吴鞠通在《温病条辨》中指出"温病由口鼻而入，鼻气通于肺……肺病逆传则为心包，上焦病不治，则传中焦"。苗青等认为此次疫毒主要发病病位在肺，寒湿挟毒由口鼻传入，上犯肺卫，以肺为核心，旁涉中焦，或留于体表。

邪毒入里后，全小林等认为变证可有化热、变燥、伤阴、致瘀、闭脱。寒湿阻肺致肺卫郁闭，继而化热，大多数患者具有壮热烦渴、舌红、苔黄腻等症状，湿与热合，湿热郁蒸之象明显。如病情进一步加重，则肺失宣降，气机不畅，水道不通，加之热邪熏蒸，耗气伤阴。病及中后期，疫毒闭肺，邪入营血，寒凝血脉，湿阻经络，加之气机运行不畅，气不行血，导致血瘀。病至深重，炼液为痰，痰热郁闭，上蒙心神，可致闭脱。上述诸证，既可循序渐进，交替为患，亦可出现诸证错杂。

2. 以湿热为主的病因病机分析：高培阳等针对138名新冠肺炎患者，总结出此次病机以湿热袭肺、肺失宣降为主，也有湿热袭肺导致阳气虚馁或气阴两伤，最终出现肺气欲绝的危候。阮小风等认为，新型冠状病毒肺炎患者大多有乏力、肢体酸痛、脘腹胀满、纳呆便溏等临床表现，舌苔多厚腻，符合湿温的范畴。湿温之邪侵犯人体，内湿与外湿并存，湿性黏腻、缠绵、重浊，裹于内，不得发散，伏于膜原，处于半表半里之位，久而化热，内可侵犯脾胃，外可留表袭肺。脾为生痰之源，若热蕴明显，则可出现口苦、口干、舌苔黄厚腻；肺为储痰之器，热邪壅肺则易出现发热、喘促、干咳。

丁瑞丛等则直接提出病位在脾胃，认为湿为土气，脾为湿土，胃为水谷之海，湿土相召，则病在脾胃。病毒从口鼻而入，直趋中焦，侵犯脾胃，湿性弥漫，继而影响肺气升降，导致一系列以肺系疾病为主的临床表现。中焦湿热不通，相火不能归位，可致命门火衰，脾湿加重，湿久成饮，郁而化热，中焦湿热加重，形成恶性循环，或加重病情，弥漫三焦，热入营血，或迁延不愈，气阴两虚。

3. 以燥邪为主的病因病机分析：范伏元等认为湿毒不能说明此次新冠肺炎的全部特性，进而提出了"湿毒夹燥"的特点，湿邪困脾，燥邪伤肺。范逸品等则认为此次疫情的主要致病因素为燥邪，大多数患者以干咳为主要表现，就咳嗽而言，湿邪犯肺必然有一个痰多转为痰黏难咳的过程，不可能初起即见干咳。燥可兼热兼寒，有温燥、寒燥之别。鉴于发病季节在冬季，温度较低，多见寒燥。寒燥易伤阳气，临床观察到的腹泻或呕吐等症状应属寒燥伤及脾胃阳气。若所处地理环境湿度较大，则会出现"湿毒夹燥"的症状。

辨证论治

1. 以六经辨证论述病情演变及治则治法：《伤寒杂病论》是以人为本、治疗外感、内科杂病的经典著作，最突出的便是其整体观念和辨证论治。伤寒有广义和狭义两大类，《素问·热论》中所言"今夫热病者，皆伤寒之类也"，为广义的伤寒。《难经》中所言伤寒有五，"有中风、有伤寒、有湿温、有热病、有温病"，则为狭义上的伤寒。王永炎院士在此次的抗疫工作中指出，"《伤寒论》就是主要为救治寒湿疫而著"，因此，此次新冠肺炎可以遵循六经辨证来论治。疫情开始阶段，病邪初起，正邪斗争于表，辨证要点为恶寒发热，脉浮或紧，四肢酸困疼痛。根据患者平素体质的强弱，阳气充足，表现为发热而渴、不恶寒、面色红润、四肢酸痛无力者，从太阳病论治；阳气不足，表现为肢冷、面色晦暗者，从少阴病论治。张再良认为此阶段主要以温散为主，根据不同临床情况辅以凉泄、调和营卫之法。六经辨证中温散主麻黄、桂枝，凉泄为麻黄、石膏同用，处方须临症加减。

李晓晨等通过临床观察发现，新冠肺炎患者多表现为发热、咳嗽、乏力，部分患者表现为干咳无痰、咽部不适，并无典型的太阳病症状，其可能因为起病发展较快，继而临床表现大多以阳明、少阳病为主。第二阶段疾病逐渐由表入里，以"实则阳明，虚则太阴"为纲领进行辨证。体质壮实，口渴欲饮，二便不通，脘腹胀满，汗出不恶寒者从阳明论治；体质虚弱，精神不振，手脚冰冷，面色晦暗，便溏者从太阴病论治。这一阶段对于患者的病情发展极为关键。

王宝恩认为对于重症感染性疾病，抓住通腑泄热，就能减少多器官功能衰竭的发生，从而降低死亡率。若病情处于半表半里之位，则从中论治。如果患者出现寒热往来，口苦咽干，食欲不振，胸胁胀满，多因治疗后疾病传变而产生，或邪毒直中，可从少阳病论治，以"和解"为治疗法则。若患者表现为烦渴烦躁，手脚凉，间断发热，胃脘嘈杂，面色浮红或晦暗，可从厥阴病来论治，注重寒热兼顾。在临床上亦多见合病、兼证，鉴别时应重视传变规律，确立辨证思路。此外，痰饮作为病理产物和致病因素，几乎贯穿了新冠肺炎的全过程，身重困倦、大便不爽、苔腻脉滑等症状在六经辨证时需作为重要的兼夹因素考虑在内，通过药味的增减或合用其他方剂，完善整体治疗方案。

2. 辨证分型论治：国家卫健委发布的第六版新冠肺炎诊疗方案将此次新冠肺炎分为4个阶段，分别为轻型、普通型、重型和危重型。国务院新闻办公室在此基础上发布了中医药抗疫过程中有着明显疗效的"三方三药"，分别为清肺排毒方、宣肺败毒方、化湿败毒方、金花清感颗粒、连花清瘟胶囊以及血必净注射液。由于瘟疫病病因病机及症状表现的共通性，诸医家对本病的辨证分型多遵循国家制定的规范标准，且大多数医家将重型与危重型合并为重型，从而分为初期、中期、重症期3个阶段。相比于六经辨证，分型辨证更注重阶段性，且在临床上更易辨证分类。新冠肺炎初期病证，可参考六经辨证之太阳病、太阴肺脾经病证辨证治疗；中期病证可参考六经辨证之阳明病、少阳病辨证治疗；重症期病证可参考六经辨证之少阴病、厥阴病辨证治疗。在辨证分型的基础上，加上六经辨证的指导，可以更准确地了解患者的寒热趋向及病变部位，从而取得更好的疗效。

初期：寒湿留表，肺胃同病初期患者多有寒湿袭表、阻肺、碍脾，亦或有湿邪化热。治疗以开通肺气、祛湿化浊、解毒通络为原则。国家卫健委第六版新冠肺炎诊疗方案中的处方由麻杏石甘汤、葶苈大枣泻肺汤、藿朴夏苓汤、神术散、达原饮等化裁而成。众医家在选方中也都运用了藿朴夏苓汤与藿香正气散，用药以法半夏、茯苓、薏苡仁、杏仁、苍术、藿香、厚朴、陈皮、豆豉、羌活等为主，重在化湿、燥湿、利湿。根据不同的临床表现可作用药加减，伴恶寒发热明显，鼻塞、头痛者，加荆芥、防风、川芎、黄芩、连翘、金银花等，见寒热往来加柴胡，咽痛加桔梗、连翘等。薛艳等在临床上常用橘络、丝瓜络等通肺络药，以疏通湿邪、走散通络，也可引诸药入肺，更快祛除肺络之毒。熊继柏认为，在外感初期宜轻清宣透，不宜用麻黄、石膏、大黄等重剂，见热邪为主可用桑菊饮或银翘散。姜良铎建议以选用中成药为佳，可以迅速给药并且方便临床广泛开展，偏热者用金花清感颗粒或连花清瘟胶囊，偏湿者选用藿香正气胶囊。

全小林团队筛选了自 2019 年 12 月 25 日至 2020 年 3 月 10 日间的 721 名确诊患者和 662 名重症及危重症患者，将目标人群分为使用寒湿疫方与中药汤剂的暴露组和未使用中药的非暴露组，最终得出使用中药汤剂的 430 例患者转重症率为 0，而对照组未使用中药的 291 例患者，有 19 例转为重症。针对重症及危重症患者的研究中，中药汤剂组的死亡率下降了 82.2%。

中期：邪毒入里，阳明腑实，此阶段患者可有热重于湿或湿重于热的临床表现，因此将其分为热毒闭肺证（热重于湿）和湿毒蕴肺证（湿重于热）。按世卫组织的数据，轻症和普通型患者有 13% 会转为重症，7% 转为危重症患者。刘清泉在本次疫情期间所管理的某方舱医院共收治患者 564 人，采取一人一方的治疗手段，在运行的 26 日内，患者返阳率为 0，且无一转为重症，其余方舱医院在使用中医药后，转重症率在 2%～5%。

热毒闭肺证：湿邪化燥化火而致热毒闭肺，治法应清热解毒、宣肺通腑，方选麻杏石甘汤、宣白承气汤、白虎加苍术汤。薛艳等认为此时胸肺湿热阻遏，但尚未灼伤营血，当仿《温热经纬·叶香岩外感温热篇》云"湿热凝滞，人便本不干结，以阴邪瘀闭不通……故当轻法频下"，先利用小陷胸汤来清热化痰、宽胸散结，若病情加重，再用麻杏石甘汤及宣白承气汤。一旦喘促减少，大便通畅就须停用宣白承气汤，继续用之则会使患者腹泻不止而导致正气亏损。本证的主要伴随症状特点为肺燥伤阴，故在宣肺解毒基础上应加用清肺润燥之品，如知母、沙参、石斛等。范伏元等认为燥热伤肺络，须酌情加用活血通络药，相关研究也发现，重症、危重症患者往往存在血液高凝状态，需预防静脉血栓形成。病情于此阶段易热入营血，若未及时截断病势，将进展至重症期。因此，对于阳明气分热盛者，应清泄胃热，增加石膏、知母用量，阳明腑实者，应宣肺通腑，增加杏仁、瓜蒌皮用量；血热者，应加用清营汤合犀角地黄汤。

湿毒蕴肺证：对于湿毒壅肺为主者，治疗重点在于宣肺化湿，处方多以达原饮为主。张思超等在此基础上加千金苇茎汤，加强了清脏腑热，清肺化痰之功效。陈瑞等选取了 48 例中期患者，给予千金苇茎汤合升降散加减，无一转为重症，且病情均正向发展。姜良铎在治疗上以宣肺达表、祛湿清热为主，选方用麻黄加术汤与麻杏苡甘汤化裁，发汗祛湿效果显著，但若化热严重，则需加强清热药的比重。周仲瑛则注重祛痰开痹，用药上增加了葶苈子、桑白皮、法半夏、香附、桃仁。于此邪热入里的腑实阶段，由于新冠肺炎的发生发展并非受单一因素影响，若过用或单用苦寒清热解毒类方药，除不能速治外，苦寒方药还有易致寒凝闭滞、外邪不易外透，易引邪深入，易伤中气等弊端，临床辨别尤需注意。

重症期：热入营血，内闭外脱，熊继柏认为，此次新冠肺炎重症期的内闭外脱可分为两种。第一种为内热炽盛，热郁在中而阳不能达，需要用呼吸机进行辅助治疗。治则治法开闭与固脱兼用，方药选用生脉散固护肺气，三石汤清热化浊，如出现昏迷则急需服用安宫牛黄丸。第二种为阴竭阳脱，这也是大多数医家所描述的内闭外脱证，伴有呼吸困难、休克、多脏器功能衰竭。热毒伤阴过极往往转化而造成阳脱，治则治法以温阳固脱为重，处方选取参附龙骨牡蛎汤、四逆汤等，配合安宫牛黄丸及苏合香丸。由于新冠肺炎的患者以中老年居多，加之病程日久，阴液亏损，因此，内热炽盛而阳脱的患者具有阴液耗竭的临床表现，治疗上应加滋阴降火药，如知母、龙骨、牡蛎等。此外，国家卫生健康委员会第六版新冠肺炎诊疗方案中给出了喜炎平、血必净等中成药注射液，可帮助稳定血氧饱和度，抑制炎症风暴，同时方便快速给药。而苗青等认为，血必净的使用应该提前到刚刚出现肺损伤时，而不应该到危重症期才使用。至于危重症期，当以西医支持治疗为主，中医扶正予生脉散等汤剂或注射液。

恢复期：肺气虚损，余热未尽大病初愈，正气亏虚，加之热邪蒸腾日久，患者多为气阴两虚，治疗重在益气养阴。若发病时肺部损伤严重，多为本虚标实，治疗应以补益肺脾、化浊通络为主，选方用六君子汤、参苓白术散、补中益气汤、竹叶石膏汤。现代研究证明，过度劳作可使得干细胞分裂分化过程呈现某些分裂分化方向出现极度强化状态，而其他分化方向处于相对抑制状态，继而导致病情加重。因此，康复期患者除用药外，也须遵循《内经》中所言"法于阴阳，和于术数，饮食有节，起居有常，不妄劳作"的起居原则，以免核酸检测复阳，或病情恶化。

通治方或有效方的现代研究

鉴于瘟疫病的高传染性及症状的相似性，国家卫生健康委员会给出的通治方在针对轻型、普通型等病情较轻的患者时，可达到给药快且准确的目的，及时控制病情，减少重症转化率。

1. 清肺排毒汤： 在这次的抗疫工作中疗效显著，截至 2020 年 3 月 13 日，10 个省份的 1 261 例新冠肺炎患者，在服用了"清肺排毒汤"之后，治愈 1 102 例，症状消失 29 例，明显好转 71 例。清肺排毒汤由《伤寒论》中多个治疗由寒邪引起的外感病的方剂麻杏石甘汤、五苓散、小柴胡汤、射干麻黄汤化裁而成。研究发现，麻杏石甘汤能够下调流感病毒感染的巨噬细胞 IFN-α、IFN-β 的分泌水平和蛋白表达水平，发挥抗病毒作用。五苓散可能通过调节转化生长因子 β_1（TGFβ₁）、半胱氨酸蛋白酶 3（Caspase-3）等靶点，调控肿瘤坏死因子（TNF）、白细胞介素- 17（IL-17）、NF-κB 等相关炎症信号通路，从而抑制炎症反应、调节免疫功能。小柴胡汤可改善小鼠肺组织损伤和炎症程度，其作用机制可能是通过抑制炎性细胞因子 IL-1β、IL-6、IFN-α 和粒细胞集落刺激因子（G-CSF）的分泌来实现的。赵静等通过对清肺排毒汤靶标网络拓扑结构分析，识别了 77 个重要靶标。对这些靶标的功能富集分析发现，它们富集在翻译、免疫系统、内分泌系统、信号转导等生物学过程的一系列信号通路上，并且重要靶标主要富集在病毒感染和肺部损伤两大类疾病上，说明它对新冠病毒的治疗作用可能为抗病毒和修复肺部损伤。

2. 麻杏石甘汤： 首载于《伤寒论》中，在此次新冠肺炎的治疗中，广泛用于轻型及普通型患者。张宏亮等通过靶点蛋白 PPI 网络构建、关键靶点筛选及 GO 和 KEGG 通路富集分析，发现加减麻杏石甘汤筛选出的主要活性成分，包括槲皮素、山奈酚、汉黄芩素、柚皮素和尼泊尔鸢尾异黄酮，可通过抑制病毒、减轻炎症反应以及调节免疫功能发挥治疗作用，从而改善呼吸困难、低氧血症、急性呼吸窘迫综合征、脓毒性休克等相关症状。现代研究表明，麻杏石甘汤能在一定程度上改善内毒素引起的肺间质性水肿。韩晶岩发现麻杏石甘汤可以通过肺微血管的细胞间途径、跨细胞途径，阻断血浆白蛋白的漏出，抑制白细胞黏附、炎性因子释放，减轻肺间质水肿，恢复外周血氧分压、氧饱和度和二氧化碳分压。因此，麻杏石甘汤不仅仅能用于普通型患者，在治疗新冠肺炎的重症患者时，如出现由内毒素所引起的肺水肿时，也可发挥作用。

3. 达原饮： 为明代吴又可所创，载于《温疫论》。宗阳等通过网络药理学分析得出，达原饮治疗疾病是通过多成分、多靶点、多通路的协同作用来发挥疗效的。达原饮中核心活性化合物与 2019-nCoV3CL 水解酶的结合能较为接近，尤其是山奈酚和黄芩素分别与洛匹那韦和瑞德西韦拥有相同的结合能，此外，通过 KEGG 通路分析得出的与肺部最为相关的 3 条通路中均涉及 PIK3cG 和 AKT1 基因，且都是山奈酚和黄芩素的作用靶点。

讨 论

新冠肺炎自发现以来，传染性极强，人群普遍易感。相比于 2003 年严重急性呼吸综合征（SARS），本次疫情具有明显"湿"邪致病的特点，根据不同地区的天气情况、人们的饮食习惯以及生活作息，表现出的临床症状也不同，加之合病、兼证干扰判断，易致错诊误诊。其治疗当遵循中医整体观、病证结合和三因制宜的思想，主要以化湿祛秽为核心，并以扶正祛邪贯穿始终。据国务院新闻办公室发布，全国新冠肺炎确诊病例中，有 74 187 人使用了中医药，占 91.5%，其中湖北省有 61 449 人使用了中医药，占 90.6%。临床疗效观察显示，中医药总有效率达到了 90%以上。

　　在此次新冠肺炎的抗疫过程中，中医药有着不可或缺的疗效及贡献，通过提高人体自身免疫系统，起到正气内存、邪不可干的效果，故应该更早介入，全程参与，发挥更大作用。

59　新型冠状病毒肺炎防治名方

　　新型冠状病毒肺炎（COVID-2019）简称"新冠肺炎"。COVID-2019是由一种名为严重急性呼吸综合征冠状病毒2（SARS-CoV-2）导致的具有高度传染性、以呼吸系统症状为主的疾病，与既往已发现的严重急性呼吸综合征冠状病毒、中东呼吸系统综合征冠状病毒等具有极高的同源性。SARS-CoV-2病毒通过与呼吸道和消化道中高度表达的血管紧张素转换酶（ACE）2结合进入人体细胞并繁殖，潜伏期一般为7～14日，根据病程进展和临床表现程度可分为轻型、普通型、重型、危重型。目前，临床尚无疗效确切的对抗此病毒的药物，主要采用对症、支持等方法治疗。中医防治疫病历史悠久、经验丰富，自新冠肺炎疫情暴发伊始，中医药疗法便被积极、全程运用于此疫病的救治。通过分析此病的高度传染性、症状相似性、临床变化性等，中医学将其归为"瘟疫""疠气"等范畴，根据该病性质认定其为"寒湿疫"，其主要病机为湿、热、毒、瘀、虚。针对此疫病的主要病机，中医名家们聚集力量，研制出许多行之有效的防治方药。学者曾雯君等就中医药防治新冠肺炎的名方名药、药理功效、临床疗效等进行了梳理归纳，以期为临床防治新冠肺炎的中医方药运用整理和总结思路，亦对目前阻击境外输入型新冠肺炎具有积极意义。

防治新型冠状病毒肺炎的中医名方

　　1. 清肺排毒汤：是国家卫生健康委员会、国家中医药管理局推荐治疗新冠肺炎的基础方药之一。该方以《伤寒杂病论》中的麻杏石甘汤、五苓散、小柴胡汤、射干麻黄汤方为基础加减而成，由麻黄、炙甘草、杏仁、生石膏、桂枝、泽泻、猪苓、白术、茯苓、柴胡、黄芩、姜半夏、生姜、紫菀、款冬花、射干、细辛、山药、枳实、陈皮、藿香等21味中药组成，适合各期新冠肺炎的治疗。麻杏石甘汤外可散表邪，内可清肺热、透邪外出，具有辛凉解表、清肺平喘之效，且宣肺而不助热，清肺而不凉遏，辛凉并用；五苓散主入下焦，兼运化中焦，具有利水渗湿、温阳化气之效；射干麻黄汤宣肺下气，祛痰止咳，平喘；小柴胡汤和解少阳，清解半表半里之邪，还可固护卫气，防邪侵入。诸方合用，共奏宣统三焦、驱邪外出之效。国医大师金世元认为，该方契合了新冠肺炎的核心病机，可以快速解决患者存在的共性问题，故疗效显著。从临床98例新冠肺炎患者的治疗结果来分析，服用清肺排毒汤1个疗程后有效率达84.22%，临床症状发热、咳嗽、乏力、心悸等均有不同程度的好转；服用此方3个疗程后患者天冬氨酸氨基酸转移酶、丙氨酸氨基转移酶、乳酸脱氢酶、肌酸激酶、肌酸激酶同工酶、尿素水平及淋巴细胞百分率、红细胞沉降率等生化指标的正常比例达90%。许冬玉等采用网络药理学方法预测出清肺排毒汤治疗新冠肺炎的主要活性成分有槲皮素、木犀草素、山奈酚、柚皮素、异鼠李碱等，这些活性成分可能通过调节丝裂原活化蛋白激酶（MAPK）1、MAPK3、MAPK8、MAPK14、IL-6、RelA、STAT1等靶点，进而调控 TNF-α/NF-κB 等信号通路，从而抑制炎症因子风暴，调节免疫，提高治愈率。

　　2. 宣肺败毒方：为此次抗击疫情中推荐使用的一线方剂之一，适用于轻症和普通症状患者的治疗，由麻黄、杏仁、生石膏、生薏苡仁、青蒿、苍术、广藿香、虎杖、芦根、葶苈子、橘红、马鞭草、生甘草等13味中药组成。该方中麻黄宣肺平喘，杏仁降肺平喘，两者升降相配伍，疏畅气机；藿香芳香化湿，虎杖苦味降泄，两者亦为宣降配伍之组合；青蒿辛散辟秽，苍术调畅气机，橘红理气宽中，葶苈子、生石膏清泻肺热，芦根、马鞭草、生薏苡仁渗湿利水。诸药相合，共奏宣肺止咳、解毒化湿之效。

现代药理学研究发现，此方能够调控机体 IL-6 等炎症因子、CXCL8 等趋化因子水平，调节 Th1、Th2、Th17 等相关辅助性 T 细胞活性，此有助于抑制机体被新冠病毒感染后引发的炎症风暴和过度激活的免疫反应。深入研究发现，此方中黄酮类和植物甾醇类活性成分可与 SARS-CoV-2 的 ACE2 和 3CL 水解酶受体结合，从而抑制病毒入侵及病毒复制，缓解炎症风暴，降低肺部损伤，防止其向重症转化。

3. 化湿败毒方：为黄璐琦院士推荐的核心抗疫处方，由麻黄、杏仁、生石膏、甘草、藿香、厚朴、苍术、草果、法半夏、茯苓、生大黄、生黄芪、葶苈子、赤芍等 14 味药组成。该方是在麻杏石甘汤、藿朴夏苓汤、宣白承气汤、葶苈大枣泻肺汤、达原饮等经典方的基础上化裁而成。方中麻杏石甘汤宣肺之热邪，藿朴夏苓汤理中焦之痰湿，宣白承气汤开闭塞之肺气，葶苈大枣泻肺汤清解肺肠之热毒，达原饮化浊利湿。诸方合用，共奏攻补兼施、祛邪扶正之效。现代网络药理学研究显示，化湿败毒方中的核心化合物有槲皮素、木犀草素、山奈酚、汉黄芩素、柚皮素、β-谷甾醇、黄芩素等，其中槲皮素、木犀草素、山奈酚与 3CL 水解酶和 ACE2 均可较好地结合，从而抑制 SARS-CoV-2 与 ACE2 结合，发挥抗病毒、提高核酸转阴率的疗效，控制病情发展。运用网络药理学研究发现，黄芩素与 3CL 水解酶结合能力最佳，甘草酚与 ACE2 结合能力最好，其治疗重症新冠肺炎患者作用主要与干预"RAS 通路-细胞因子风暴-重症危象"机制有关，在抑制机体炎性反应中发挥着重要作用。

4. 血必净注射液：为此次抗疫的核心组方提取液之一，以血府逐瘀汤为基础加减而成，由红花、赤芍、川芎、丹参、当归 5 味中药经制药工艺提取而成。该药方中红花、丹参活血祛瘀，凉血止痛；赤芍药清热解毒，凉血散瘀；川芎活血行气，祛风止痛；当归活血化瘀，止血止痛。诸药合用，共奏活血化瘀、通络解毒之效。临床推荐此注射液用于重症或危重症新冠肺炎患者的救治，可针对温热病发热、喘促、心悸、心烦、躁乱等瘀毒互结证，且对因感染诱发的全身炎症反应综合征及多器官功能失常综合征的脏器功能受损期均有治疗作用。临床研究发现，44 例采用血必净注射液治疗的新冠肺炎患者的肺部病变组织吸收恢复程度高，病程转向好，炎症反应均有所减轻，显示出较明显的疗效。现代药理学研究发现，血必净注射液具有抗炎、抗氧化应激反应、调节机体免疫反应、改善机体凝血功能、抗内毒素、抗休克等药理作用；其主要活性成分有槲皮素、山奈酚、杨梅酮、豆甾醇、β-胡萝卜素、木犀草素、黄芩素等，对新型冠状病毒攻击人体组织细胞尤其肺部组织造成的急性肺损伤、肺水肿、呼吸窘迫综合征等有治疗作用，能减轻其他脏腑如肝脏、肾脏、肠道等免疫炎症反应损伤；此外，其主要活性成分与 3CL 水解酶和 ACE2 受体亲和力较高，可抑制细胞炎症因子反应，从而产生抗炎、抗病毒作用。

5. 金花清感颗粒：为防治 H1N1 流感推荐的重要处方之一，亦是本次疫情防治的一线药方。该方是在麻杏石甘汤、银翘散基础上加减而成，由金银花、石膏、炙麻黄、知母、连翘、杏仁、黄芩、牛蒡子、薄荷、青蒿、浙贝母、甘草等 12 味中药组成，具有清热解毒、疏风解表、除烦泻热之效，对温热病初起、邪在卫分之证尤其有效，适用于临床观察期、轻症新冠肺炎患者的治疗。临床研究发现，该颗粒的最佳剂量宜低，可以降低患者血清细胞因子水平，提高机体免疫功能，且对新冠肺炎患者发生的炎症风暴也有疗效。网络药理学分析指出，此颗粒可能通过 TNF 信号通路及 MAPK 信号通路等途径，主要针对 IL-1A、IL-1β、IL-2、IL-4、IL-6、IL-10、CXCL8、CCL2、细胞间黏附分子-1（ICAM-1）、IFNG 等参与炎症风暴的因子靶点进行调节，从而抑制新冠肺炎的炎症风暴发生。研究分析表明，该方的主要成分芒柄花黄素、豆甾醇、β-谷甾醇、脱水淫羊藿素等与 SARS-CoV-2 3CL 水解酶及 ACE2 的亲和力强。

6. 连花清瘟胶囊：亦是本次疫情防治中的另一基础药方，适用于观察期患者的防治。该胶囊是在麻杏石甘汤和银翘散的基础上加板蓝根、绵马贯众、鱼腥草、大黄、藿香、红景天组成，包含连翘、金银花、炙麻黄、炒苦杏仁、石膏、板蓝根、绵马贯众、鱼腥草、广藿香、大黄、红景天、薄荷脑、甘草等 13 味中药。方中金银花、连翘疏散风热，清解里热；麻黄宣肺平喘；薄荷疏散表邪；杏仁润肺止咳；石膏泻火除烦；板蓝根、绵马贯众清热解毒；鱼腥草消痈散结；广藿香化湿醒脾；大黄泻热通腑；红景天通络化瘀；生甘草清热解毒，调和药性。诸药合用，共奏清瘟解毒、宣肺泄热之效。研究证实连花清瘟胶囊对体外培养细胞内的 SARS-CoV 病毒有明显的抑制作用。临床研究表明，42 例新冠肺炎患者采用连花清瘟胶囊治疗后，发热、咳喘、乏力等临床症状均得到缓解，发热消失时间较使用常规治疗的患者平均缩短 1.5 日。此外，连花清瘟胶囊联合阿比多尔能有效调节轻症患者炎症因子表达，降低转重率，减少不良反应，提高机体免疫力。现代网络药理学研究表明，该方中的主要成分如山柰酚、槲皮素、木犀草素、甘草次酸、豆甾醇、靛蓝等均能与 3CL 水解酶和 ACE2 较好地结合，提示其可从多途径、多通路治疗新冠肺炎。

7. 藿香正气散：是此次防治疫情的另一基础方，适合处于新冠肺炎临床观察期伴有消化道症状或乏力少气患者的治疗。该方出自宋代《太平惠民和剂局方》，为治疗外感风寒、内伤湿滞的代表方剂，由大腹皮、白芷、紫苏、茯苓、半夏曲、白术、陈皮、厚朴、桔梗、藿香、炙甘草等 11 味药构成。此方中藿香化湿理气和中；半夏曲、陈皮理气燥湿，和胃降逆；白术、茯苓健脾利湿以治本；紫苏宽中行气；白芷燥湿化浊；大腹皮、厚朴燥湿行气；桔梗宣肺利咽解表；生姜、大枣调和脾胃；甘草调和药性。诸药合用，共奏解表化湿、理气和中之效，能针对以湿、毒为核心病机所表现出的症状进行治疗。杨焕彪等采用藿香正气散加减配合西医治疗 COVID-2019 患者 11 例，结果临床治愈率为 100%，发热、咳嗽、苔白腻等症状和体征消失或减轻，实验室检查指标均恢复良好。有文献分析表明，藿香正气散可减轻新冠肺炎患者的炎症反应，具有免疫调节、抗炎、抗病毒、改善消化道症状、降低促炎症因子水平及调节炎症相关 NF-κB 通路的作用。杜海涛等运用网络药理学方法，筛选出藿香正气散 5 种能与新冠病毒 3CL 水解酶结合能力强的活性成分（C1、C2、C3、C4、C5），并初步预测此方可能是通过 PI3K-AKT 信号通路抑制病毒复制，从而发挥抗病毒的作用。

8. 温肺化纤汤：为江西中医药大学抗击新冠肺炎科研攻关的重要成果之一。研究者针对重症新冠肺炎患者多数存在肺部纤维化病变的特点，秉持“治肺不远温”的学术思想，创制温肺化纤汤。此方由麻黄、白芥子、炮姜炭、肉桂、熟地黄、鹿角胶、桃仁、红花、川芎、地龙、土鳖虫等 11 味药组成。此方中麻黄开腠理，通血脉；白芥子通达皮里膜外，通阳散结；炮姜炭温散寒凝；肉桂温通经脉；熟地黄、鹿角胶补血滋阴益气，在此方中有“阴中求阳”之义；桃仁、红花、川芎、地龙、土鳖虫活血化瘀通络。全方扶阳与活血化瘀并举，共奏温阳散寒、化痰行瘀之效。临床使用温肺化纤汤治疗新冠肺炎患者近 20 例，结果患者肺部纤维化和临床症状均有好转。兰智慧等采用给小鼠按日 10.8 g 生药/kg 剂量灌胃温肺化纤汤药液，连续灌胃 7 日，于最后 1 次给药后 1 小时进行心脏采血后制取温肺化纤汤含药血清，结果发现，该含药血清不仅可以促进小鼠肺间充质干细胞增殖和迁移，还能通过激活 AKT/Nrf-2/HO-1 信号通路抑制 H_2O_2 诱导小鼠的氧化应激反应，具有良好的抗氧化作用。

针对新冠肺炎疫情，各地医家献计献策，贡献了许多具有地方特色的抗疫良方，如贵州的中药熏洗方“清瘟辟秽散”、甘肃抗疫使用的“甘肃方剂”。此外，诸如重视开达膜原治法的“达原饮”，用于治疗内闭外脱型、危重症患者的“凉开三宝”，具有化湿解毒、宣肺透邪的“疏风解毒胶囊”等，这些名方、良方均在本次疫情防控中发挥了重要作用，充分体现了中医药的力量与优势，也被全球抗疫所认可。通过研究上述经方可以得出：①在中医辨证论治、整体观念的基本治则指导下，各名方均遵从解毒化湿、辟秽化浊、清热平喘、宣肺透邪的中医疫病治法。②名方注重因时、因人、因地制宜的治法。③从现代药理学角度而言，多数名方发挥疗效的核心成分如槲皮素、山柰酚等可通过多途径、多靶点、多信号抑制 SARS-CoV-2 复制，发挥防治作用。④中医名方治疗重型、危重型新冠肺炎疗效较好，可减少病死率，这与其能够抑制患者“炎症风暴”启动机制有关。

60　基于瘟疫火热病机探讨新型冠状病毒肺炎辨证论治

中医学以《黄帝内经》为基础，在防治疾病、抗击瘟疫的历史中，理论不断传承创新、体系不断完善，至明、清时期成熟。学者吴伟等整理明、清时期的温病学理论，结合临床对瘟疫的辨证论治进行论述，以期探讨新型冠状病毒肺炎（COVID-19）中医辨证论治。

COVID-19 中医命名

临床上对一种新的疾病进行命名很重要，因为涉及发病、病因病机、病性、病位及演变规律的研究和认识。清代名医徐灵胎《兰台轨范·序》指出"欲治病者，必先识病之名。能识病名，而后求其病之所由生。知其所由生，又当辨其生之因各不同，而病状所由异，然后考其治之之法"。2003 年仝小林院士主持"中医分期论治严重急性呼吸综合征（SARS）的临床研究"研究，总结 SARS 病位在肺、病邪为毒、传染性强、死亡率高的特征，将该病称为"肺毒疫"，为当年中医药治疗 SARS 起到重要作用。中医学有"戾气""杂气""厉气""疫病""瘟疫"等病名，吴伟认为，基于目前 COVID-19 已在短期较大范围内暴发流行，结合该病致病特点，COVID-19 为感受疫疠之邪导致的传染性外感热病，建议病名为"肺疫病"。

COVID-19 以火热病机为主

中医学早在《黄帝内经》就已对瘟疫的发生、发展规律已有较高的认识。《素问·本病论》云："温疠暖作，赤气彰而化火疫。"《黄帝内经》不仅提出了"疫"的病名，而且把具有强烈传染性和致病性的疫病皆归属于温热属性的"火疫"。金代刘完素所著《伤寒直格》云："伤寒六经传受，自浅至深，皆是热证，非有阴寒之病。"提出"六气皆从火化"，其"火热论"奠定了明、清时期温病学派瘟疫理论的基础。到了明、清时期，中医学防治瘟疫进入理论成熟时期。明代吴又可编写中医学第一部瘟疫专著《温疫论》开篇首云："温疫之为病，非风、非寒、非暑、非湿，乃天地间别有一种异气所感。"明确提出温疫病因和伤寒不同，他还认为疠气无关老少强弱，从口鼻入，舍于膜原，在半表半里，专立达原饮治"湿热疫"。此外，也同样认识到瘟疫每因邪气积阳化火，致使阴液枯涸。清代杨栗山著《伤寒瘟疫条辨》总结瘟疫病因病机，并指出瘟病之由来是因杂气由口鼻入三焦，怫郁内炽，他阐明瘟疫皆言热，火热是病机基础，常用升降散治疗"温热疫"。清代陈士铎《石室秘录·瘟疫治法》云："然而瘟疫之人，大多火热之气蕴蓄于房户，则一家俱病；蕴蓄于村落，则一乡俱病；蕴蓄于市廛，则一城俱病；蕴蓄于道路，则千里俱病。"至晚清时期，陆九芝著《广温热论》将疫疠、时行外感病全都改为温热之证，书中提出余师愚认为"疠气乃无形之毒""既云毒，其为火明矣"，创立了清瘟败毒饮治疗"暑热疫"。明、清时期温病学各家学说代表了古代中医学防治瘟疫的最高理论水平，它揭示了瘟疫的病因病机特点：①急性起病；②传染性强；③以火热病机为主，兼有湿邪、毒邪；④六气皆可火化，寒邪入里或湿邪内郁均易化火蕴毒，火与毒邪常夹攻脏腑；⑤病情重者，不按一般传变规律，暴病暴死。从 COVID-19 来看，其病因为疠气从口鼻途径侵入，证候以标实为主，大多数患者具有发热或壮热烦渴、舌红、苔白腻或黄腻等，呈湿热郁肺，或湿毒蕴肺之征；或因寒湿郁肺，入里化热，可表现为疫毒闭肺证。重症患者存在"温邪上受，首先犯肺，逆传心包"，邪盛正虚，多表现为阴液耗竭，或气阴两伤，或气随阳脱，亦可以急转直下，转为危候，甚则阴阳离绝。COVID-19 病位在肺、膜原，涉及三焦、脾、胃、肝、肾、心、心包，病性为火热、湿、毒、瘀、虚。

以"五诊十纲"指导 COVID-19 诊断与辨证

国医大师邓铁涛倡导"五诊十纲"临床思维进行辨病辨证，五诊即望、闻、问、切、查（查体、理化检查），十纲即八纲辨证加辨已病、未病。对于瘟疫诊断与辨证，应当坚持辨病为先，辨证为主，病证结合，简化辨证分型。COVID-19 诊断参照国家卫生健康委员会与国家中医药管理局会颁布的《新型冠状病毒肺炎诊疗方案（试行第六版）》，根据病史及临床表现，肺部 CT 检查是重要检查证据，咽拭子或呼吸道分泌物或肺泡灌洗液查新型冠状病毒核酸阳性，或者血液中出现抗体阳性，是确诊依据，少数患者在粪便检查核酸阳性。辨证方面，基于《伤寒论》辨证方法，注重发挥温病学理论的作用。COVID-19 辨证分型可分为轻型（湿热袭肺）、普通型（湿毒蕴肺）、重型（疫毒闭肺、气血两燔）、危重型（疫毒闭肺、正气虚脱）。临床以发热、咳嗽、肺部 CT 检查显示大片渗出灶、血氧饱和度降低为特征。在辨证要点上，须认清火热、湿、毒、瘀、虚的特点。邪实越盛，越是郁闭阳气，"热深厥亦深"，病机越错综复杂。

COVID-19 中西医结合治疗策略

国医大师邓铁涛认为中医学是理论医学，中医学虽无 SARS 病名，但是可以根据疾病临床表现，发挥学中医理论优势，进行辨证论治。科学总是利用已知知识解决未知问题，运用瘟疫理论火热病机指导 SARS 和 COVID-19 也是如此。

1. 中医治疗：明、清时期温病学说对 COVID-19 治疗颇有启发。明代龚廷贤《寿世保元·瘟疫》云"一论众人病一般者，天行时疫也，一论瘟疫之病，皆是大热之症，不可妄用热药"。清代陈士铎《石室秘录·瘟疫治法》云："瘟疫之症……但去其火热之气，而少加祛邪逐秽之品，未有不可奏功而共效者。"清代杨栗山著《伤寒瘟疫条辨·医方辨》论述治疗强调，温病以热毒一贯到底，倡导清、泻两法，云："若用辛温解表，是为抱薪救火，轻者必重，重者必死。"因此，对于 COVID-19 治疗，根据临床分型，结合临床观察和专家们在线会诊经验，建议进一步简化辨证，重点把握"火热"病机进行治疗。轻症在表，应辛凉解表，轻清透邪，表里双解；对于表邪入里，湿热蕴肺，疫毒闭肺，则要着重应用清热解毒，化湿解毒；对于毒入营血、气血两燔，需凉血散血解毒。临床上兼有寒热夹杂，寒湿内郁，也应以清为主，寒温并用；若正气内虚，则清补结合。关于补法，视不同证型分别给予顾护阴津、益气养阴、健脾益气、益气固脱等。同时，必须注意治疗"火热"属性的瘟疫，切不可滥用辛温太过、燥热伤阴之品。以诊疗方案为基础，根据"广东省新冠肺炎防控指挥办医疗救助组关于做好新冠肺炎密切接触者预防保健工作的通知"结合吴伟团队对 COVID-19 的认识，对中医治疗提供以下建议，供临床救治参考运用。

（1）轻型：证属湿热袭肺。宜辛凉解表，表里双解。选用清毒饮，组方金银花 15 g、桑叶 15 g、野菊花 15 g、蒲公英 15~30 g、薄荷叶（后下）6 g、白茅根 30 g、甘草 5 g、北杏仁 10 g、桃仁 10 g、青蒿（后下）10 g、藿香 10 g、生薏苡仁 15~30 g、桔梗 10 g、五爪龙 30 g、陈皮 3 g。可服防风通圣丸、莲花清瘟胶囊。湿重于热者，开达膜原，辟秽化湿，选用达原饮加味，组成槟榔 15 g、厚朴 10 g、黄芩 10~15 g、草果 6~10 g、藿香 10 g、佩兰 10 g、知母 10 g、白芍 10~15 g，可加服藿香正气丸。

（2）普通型：证属湿毒蕴肺。宜清热解毒，祛湿宣肺化痰。选用麻杏石甘汤合千金苇茎汤合五味消毒饮加黄芩、鱼腥草，组方生石膏（先煎）30~60 g、麻黄 10 g、杏仁 10 g、生甘草 6~15 g、苇茎

30 g、桃仁 10 g、生薏苡仁 30 g、冬瓜子 15～30 g、金银花 15 g、野菊花 15 g、紫花地丁 15 g、青天葵 10 g、黄芩 15 g、鱼腥草（后下）30 g。痰湿郁肺明显者，上方去野菊花、紫花地丁、青天葵、鱼腥草，加紫苏子 6～10 g、莱菔子 15 g、白芥子 3～5 g、浙贝母 10 g。

（3）重型：证属疫毒闭肺，弥漫三焦，气血两燔。宜清气凉血，泻肺败毒。选用清瘟败毒饮加桃仁、葶苈子。参考方：生石膏（先煎）30～60 g、黄连 10 g、水牛角（先煎）30 g、黄芩 10～15 g、牡丹皮 10 g、栀子 10 g、赤芍 15 g、连翘 15 g、玄参 15 g、生地黄 15 g、知母 10 g、桔梗 10 g、淡竹叶 10 g、甘草 6～15 g、桃仁 10 g、葶苈子 10～15 g。

（4）危重型：证属疫毒闭肺正气虚脱，宜清热凉血解毒、益气养阴固脱。选用芍药地黄汤合黄连解毒汤合生脉散。参考方：水牛角（先煎）30 g、生地黄 15～30 g、赤芍 15 g、牡丹皮 10 g、黄芩 10～15 g、黄连 10 g、黄柏 10 g、栀子 10 g、太子参 15～30 g、麦冬 10～15 g、五味子 6～10 g、黄芪 15～20 g。若疫毒内陷心包，可选用安宫牛黄丸。对于普通型、重型、危重型，治疗应标本同治，清热解毒类（热毒宁注射液或痰热清注射液）、扶正类（参附注射液、参麦注射液、参芪扶正注射液、黄芪注射液）中成药各选用一种；扶正类中成药用于普通型，也可以预防厥脱证发生。对于重症、危重症，汤药可经胃管分次鼻饲给药。

2. 中西医结合救治思路：西医治疗急性肺部感染性热病，除药物外，还可使用机械辅助呼吸、体外膜肺氧合、主动脉内球囊反搏等器械治疗，保证了水、电解质和酸碱平衡，无需过于担心中医学"阴液亏耗"。但另一方面，病毒感染往往合并多重细菌感染，在抗病毒、抗生素药物的治疗下，人体发生菌群失调，证候表现发生改变；激素的使用可使患者表面退热，炎症"被抑制"了，患者可表现为"寒包火""湿包火"。隔离病区只能凭舌象、理化指标、监护屏幕参数进行诊断，不能全面"四诊"，为中医临床辨证带来一定难度。如何解决这一难题？吴伟主张，辨病为先，辨证为主，病证结合，谨守温热病、瘟疫的基本火热病机。正如《素问·至真要大论》所云"谨守病机，各司其属，有者求之，无者求之，盛者责之，虚者责之"，避免虚虚实实之戒。新冠病毒感染常合并多重细菌感染，常需多种抗病毒药、抗生素治疗，然而两类药物却无抗毒素作用，解决不了微生物感染所产生的毒素问题；激素有非特异性抗炎、抗毒素作用，但又抑制了人体免疫力，很容易引起菌群失调症。而清热解毒中药，一方面具有抗病毒、抑菌、抗毒素作用、调节机体免疫力、下调炎症因子水平等作用；另一方面可以减少激素的用量或者不用激素。对于严重合并症，如呼吸衰竭、心力衰竭、休克，在西医治疗和器械治疗基础之上，可以大胆使用清热解毒、化湿解毒、凉血解毒等中医治疗方法。热邪亢盛最易伤阴络而留瘀，活血化瘀法可以改善休克状态的微循环障碍。

61　中医诊疗新型冠状病毒肺炎的经络辨治思路

新型冠状病毒肺炎（COVID-19，简称新冠肺炎）是一种传染性极强的呼吸系统疾病，初起以发热、干咳、乏力为主要表现，病情发展迅速，人群普遍易感。中医药在此次抗击疫情期间，针对疾病不同阶段的病理机制发挥重要的治疗作用，学者郑凯腾等借助数据挖掘技术，并以全国各地区官方发布的关于中医药防治新冠肺炎方案的相关中药处方信息为基础，处理治疗新冠肺炎不同阶段的中药处方，分析各个阶段的核心用药的归经规律，归纳诊疗方案中经络辨治思路，为今后中医药抗击新发突发传染病提供了治疗参考。

资料、方法与可行性

1. 数据来源及筛选：采集 2020 年 1 月 16 日至 2020 年 11 月 11 日国家及各省、自治区、直辖市卫生健康委员会、中医药管理局所发布的新冠肺炎诊疗方案，全面纳入并整理了治疗确诊病例的处方中药，共收集治疗新冠肺炎中药处方 274 首，共涉及中药 218 味。其中，治疗新冠肺炎初期（轻型、普通型）阶段中药处方 101 首，涉及中药 121 味；极期（重型、危重型）阶段中药处方 105 首，涉及中药 152 味；恢复期中药处方 68 首，涉及中药 127 味。以上分期所使用的处方的中药有重复部分，重复中药计入各期时算作一味药。对使用累积频率在 80% 以上的中药进行主要用药归经规律分析，统计出新冠肺炎初期有 45 味药物、极期有 49 味药物、恢复期 44 味药物。

2. 数据的规范化：中药药名、归经参考《中华人民共和国药典》《中药大辞典》《中药学》《中华本草》，将上述数据库中的中药数据进行标准化处理，如杏仁-苦杏仁，老连翘-连翘，蝉衣-蝉蜕，芦苇根-芦根等；对防治方案中的中成药、注射制剂、香囊及洗浴用药等信息不予统计。

3. 质量控制方法：为确保录入数据的准确性，由两人按照顺序共同完成数据的录入，采用一人输入另一人监督的方式，录入结束后两人共同检查遗漏并校对核准。

4. 数据分析：①使用 Excel 2010 软件对处方中的不同阶段的中药归经频次统计结果进行描述性分析。②使用 IBM SPSS Modeler 18.0 统计分析软件，对处方中的不同阶段的药物归经进行关联规则和可视化网络图分析，以全面展示药物归经之间的联系。③使用 IBM SPSS Statistics 22.0 统计软件，选择聚类方法中的组间连接法，距离类型选择平方欧氏距离，对纳入处方中不同阶段的药物归经进行聚类分析。

5. 可行性：归经是以脏腑经络理论为基础，以所治病症为依据而确定的。药物归经是归入脏腑-经脉模式下的经络，或与经络之气直接相关的脏腑，体现了脏腑、经脉的融合。故亦可把归经的"经"理解为经脉，是因为经络是人体运行气血、联络脏腑、沟通内外、贯穿上下的路径，能将机体脏腑器官肢窍等联系为一个有机整体。而经脉病症主要表现为本经所属脏腑病症和经脉所过病变，故经络辨证是以经络所属脏腑的生理功能、病理变化及其经络循行部位的症状、体征为其辨证依据。本研究从分析各期药物归经的规律切入，探讨其中蕴涵的经络辨证思路，从而指导归经选药以及针灸、推拿、刮痧等治疗。

结　　果

1. 描述性分析：收集到治疗新冠肺炎初期、极期、恢复期阶段中药使用累积频率在80％以上的中药各有45、49、44味，分别涉及10、12、11条经络。对中药归经频次及所占百分比进行统计分析，结果显示初期药物归经以归入肺经最多，其次为脾、胃经；极期药物归经以归入心经最多，其次为脾、肺、胃、肝经；恢复期药物归经以归入肺经最多，其次为脾、胃、心经。

2. 关联规则分析：分别对治疗新冠肺炎初期、极期、恢复期阶段中药使用累积频率在80％以上的中药的归经之间进行挖掘，具体结果：

（1）药物归经关联规则分析：采用 Apriori 算法，得到各期药物归经关联规则分别是4个、5个、2个，其中，初期涉及肺、脾、胃经，极期涉及心、肝、脾、胃、肺经，恢复期涉及肺、脾、胃经。

（2）药物归经复杂网络分析：复杂网络分析显示，初期核心经别是肺经、脾经、胃经；极期核心经别是脾经、胃经、心经、肝经、肺经；恢复期核心经别是肺经、脾经、胃经。

3. 聚类分析：分别对治疗新冠肺炎初期、极期、恢复期阶段中药使用累积频率在80％以上的中药的归经之间进行聚类分析，当阈值为24时，各期十二经络被聚为两大类。初期药物归经分为两类，分别为肺、脾、胃经和其他经；极期药物归经分为两类，分别为心、脾经和其他经；恢复期药物归经分为两类，分别为肺、脾、胃经和其他经。

讨　　论

吴又可在《瘟疫论》中云："夫温疫之为病，非风，非寒，非暑，非湿，乃天地间别有一种异气所感。"即瘟疫是外感自然界一种特异性致病物质而得，又称异气、疫气等。此次新冠肺炎乃感受湿邪疫疠之气而发，具有强烈的致病性、传染性和流行性，属于中医学"疫病"范畴，其进展迅速，个体差异不尽相同，各期情况差异较大。本研究通过对新冠肺炎各地区中医药诊疗方案中不同阶段的处方进行分析和数据挖掘，总结各阶段经络辨治思路。

对新冠肺炎初期中药使用累积频率在80％以上的药物归经进行描述性分析可知，药物归经以归入肺经最多，其次为脾、胃经；关联规则分析可知，药物归经关联规则为脾经-胃经、胃经-脾经、胃经-脾经＋肺经、脾经-胃经＋肺经，核心归经为肺、脾、胃经；聚类分析可知，药物归经分为两类，分别为肺、脾、胃经和其他经。以上分析可得，新冠肺炎初期用药以肺、脾、胃经为主。从经络辨治角度思考，初期疫毒之邪首犯肺卫，病起应属太阳表证，首犯手太阴肺经，即《湿热条辨》所云"温病由口鼻而入，自上而下，鼻通于肺，始手太阴"，患者出现恶寒发热、鼻塞流涕、咳嗽咳痰等症状。随病情发展可传至足太阴脾经、足阳明胃经，正如《灵枢·经脉》中所云"肺手太阴之脉，起于中焦，下络大肠，还循胃口，上膈属肺"，说明肺系疾病易传至胃肠，脏腑经络相互联系，常出现脘腹痞满、便秘或溏泄等消化道症状。此期患者病及上、中二焦，随病情进展可出现卫分和气分症状，因此，初期治疗应立足于肺、脾、胃经，治法为宣肺止咳化痰、化湿运脾和胃，以防止疫毒继续深重，逆传心包。

对新冠肺炎极期中药使用累积频率在80％以上的药物归经进行描述性分析可知，药物归经以归入心经最多，其次为脾、肺、胃、肝经；关联规则分析可知，药物归经关联规则为脾经-胃经、胃经-脾经、胃经-肺经、肺经-胃经、心经-肝经，核心归经为心、肝、脾、胃、肺经；聚类分析可知，药物归经分为两类，分别为心、脾经和其他经。以上分析可得新冠肺炎极期用药以心、脾经为主，兼顾肺、胃、肝经。从经络辨治角度思考，病邪深入，闭肺伤脾，甚至传至心、肝经，出现神昏、大汗淋漓，四肢抽搐，脉浮大无根等症状，正如叶天士在《温热论》中云："温邪上受，首先犯肺，逆传心包"。此即病邪从口鼻而入，首犯人体肺卫，邪气深入，逆传心包则出现营血分证和神明症状，病情危重预后较差。此时患者处于极危重状态，广泛危及上焦心肺，甚及下焦肝肾，出现气营（血）两燔，神明失用，内闭外脱，故极期治疗应在顾及肺、脾、胃经的基础上，立足于心经与肝经，尤其是选择心经以清心开窍醒神，注重急则治其标，维持生命体征，治法宜开窍醒神、扶正固脱，兼化痰止咳平喘、行气通腑、平肝息风。

对新冠肺炎恢复期中药使用累积频率在 80% 以上的药物归经进行描述性分析可知，药物归经以归入肺经最多，其次为脾、胃、心经；关联规则分析可知，药物归经关联规则为肺经-胃经、胃经-脾经，核心归经为肺、脾、胃经；聚类分析可知，药物归经分为两类，分别为肺、脾、胃经和其他经。以上分析可得，新冠肺炎恢复期用药以肺、脾、胃经为主，兼顾心经。从经络辨治角度思考，此期与初期虽涉及核心经络一致，但其病机及治法已不尽相同。初期病邪初中，未耗伤其脏腑，以宣肺、祛湿为主。而恢复期肺、脾、胃经及其所属脏腑的病变贯穿了整个病程，即随着病情进展，肺胃热盛，病及中焦，耗损肺阴脾气胃津，气阴两伤，表现为气短乏力、纳差痞满，或有便溏，或有口干，应以滋阴润肺、健脾益气养阴为主。此期病机特点主要是肺脾气虚、气阴两虚，治疗应立足于肺、脾、胃经，因或兼余毒未清、心神受扰等病机，表现为心悸失眠等症状，故当兼顾手少阴心经，治法为益气养阴、健脾和胃、清肺透邪，兼调心安神，以顾护脾胃之气，得正气内存，瘥后防复。

王永炎院士等认为新冠肺炎主要病位在肺，其次病位在表卫、脾胃。国医大师周仲瑛等认为本次戾气从口鼻而入，肺胃同病，虽涉上、中二焦，甚或三焦，但总以肺为主。苗青、张忠德等认为新冠肺炎病位在肺，并以肺为核心，而旁涉中焦。从本研究可以看出，肺、脾、胃经及其所属脏腑的病变贯穿了整个病程，为核心病变经络，与各专家认识一致。

治疗方面，新冠肺炎的经络辨证与温病学卫气营血辨证、三焦辨证思路及各专家认识也是高度辩证统一的，提示新冠肺炎虽然是一种新发突发传染性极强的疫病，但其疾病的病机演变规律、辨证施治思路不离经典的温病辨治规律，但针对具体的疾病个体需详查舌脉，细问所苦，察其有无变证坏证，辨其所处病期，把握整体疾病辨治思路，进而遣方用药施针，随证治之，可达逆流挽舟、扭转截断之效。

62 中医防治新型冠状病毒肺炎用药探析

新型冠状病毒肺炎（2020 年 2 月 WHO 将新型冠状病毒所致的疾病正式命名为 COVID-19）是一种急性感染性肺炎，其病原体是一种先前未在人类中发现的新型冠状病毒，即严重急性呼吸综合征冠状病毒 2（SARS-CoV-2）。发病起初发热、乏力、干咳，逐渐出现呼吸困难，目前感染源仍不明确，可能传播途径有飞沫传播、接触传播和粪口传播。2020 年 1 月 30 日，WHO 宣布将 COVID-19 疫情列为国际关注的突发公共卫生事件。疫情紧急，形势严峻，目前没有专一特效药，主要是中西医结合对症治疗。千百年来，中医药在防治"疫病"（传染性疾病）斗争中，发挥重要作用，特别是 2003 年以来，中医药在抗击 SARS、H1N1、H7N9、MERS、EBOV 等病毒性疾病过程中，发挥特色优势作用，做出举世公认的重要贡献。学者刘菊等对中医药防治新型冠状病毒肺炎的用药规律做了梳理探析。

COVID-19 中医病因病机分析

中医"伤寒""温病""疫疠"等古病名中，均包含病毒性疾病。当代，将病毒性疾病更多归类于中医"温病"范畴，是基于病毒性疾病的临床表现，与温病有更多相似之处。《国家新型冠状病毒感染的肺炎诊疗方案（试行第三版）》明确 COVID-19 属于中医疫病范畴，病因为感受疫戾之气，病位在肺，基本病机特点为"湿、热、毒、瘀"。《湖北省诊疗方案（试行第一版）》亦认为此病属于中医疫病的范畴，其核心病机为湿毒瘀闭，病位在肺脾可伤络入血。仝小林院士阐述此次疫情应与瘟疫、湿瘟相区别，应属"寒湿（瘟）疫"的范畴。瘟疫与湿瘟在病性上属于阳病，结局是伤阴，以伤阴为主线。而此病当属阴病，结局是伤阳，以伤阳为主线。在治法上，针对寒和湿。寒邪被湿邪所抑遏，治疗寒邪，要温散、透邪，用辛温解表之法。治疗湿邪，要芳香避秽化浊。这是一个大的原则。另外，该病病邪为"寒湿"，应该慎用苦寒药，患者饮食要避免寒凉，食用温热食物。国医大师周仲瑛教授认为本次肺炎属于"瘟毒上受"，基本病机演变是"湿困表里，肺胃同病，如遇素体肺有伏热者，则易邪毒内陷，变生厥脱"，主张应以表里双解、汗和清下四法联用为主。

COVID-19 中医证候分型

《国家新型冠状病毒感染的肺炎诊疗方案（试行第三版）》将 COVID-19 分为寒湿郁肺、邪热壅肺、邪毒闭肺、内闭外脱 4 类中医证型。①湿邪郁肺临床表现为低热或未发热，干咳，少痰，咽干咽痛，倦怠乏力，胸闷，脘痞，或呕恶，便溏。舌质淡或淡红，舌苔白或白腻，脉濡。②邪热壅肺临床表现为发热，口渴，不欲饮，胸闷、咽干少痰，纳差，大便不畅或便溏。舌边尖红，舌苔黄，脉浮数。③邪毒闭肺的临床表现为高热不退，咳嗽痰少，或有黄痰，胸闷气促，腹胀便秘。舌质红，舌苔黄腻或黄燥，脉滑数。④内闭外脱临床表现为神昏，烦躁，胸腹灼热，手足逆冷，呼吸急促或需要辅助通气。舌质紫绛，舌苔黄褐或燥，脉浮大无根。

中医药预防治疗 COVID-19 用药分析

1. 抗病毒中药分析：中医药讲究辨证论治，抗病毒中药具有潜在预防治疗 COVID-19 的作用。本研究以"中药"合并"抗病毒"作为主题词检索中国知网（CNKI）2000年1月1日至2020年2月6日的相关研究文献，筛选出抗病毒中药组合121种，频次前5位的中药提示性味多苦寒，归肝、肺经。涉及功效36种，频次前8位功效分布提示抗病毒类中药主要是清热解毒类。

2. 经典名方对症治疗分析：《国家新型冠状病毒感染的肺炎诊疗方案（试行第三版）》对4种中医证型辨证论治：①寒湿郁肺，采用化湿解毒，宣肺透邪，推荐处方为麻杏薏甘汤、升降散、达原饮。②邪热壅肺，采用清热解毒，宣肺透邪，推荐处方为麻杏石甘汤、银翘散。③邪毒闭肺，采用宣肺解毒，通腑泻热，推荐处方为宣白承气汤、黄连解毒汤、解毒活血汤。④内闭外脱，采用开闭固脱，解毒救逆，推荐处方为四逆加人参汤、安宫牛黄丸、紫雪散。

3. 中成药和中药处方对症治疗：《国家新型冠状病毒感染的肺炎诊疗方案（试行第四版）》医学观察期推荐中成药：藿香正气胶囊（丸、水、口服液）、金花清感颗粒、连花清瘟胶囊（颗粒）、疏风解毒胶囊（颗粒）、防风通圣丸（颗粒）。临床治疗期：①初期——寒湿郁肺，推荐处方：苍术15 g、陈皮10 g、厚朴10 g、藿香10 g、草果6 g、生麻黄6 g、羌活10 g、生姜10 g、槟榔10 g。②中期——疫毒闭肺，推荐处方：杏仁10 g、生石膏30 g、瓜蒌30 g、生大黄（后下）6 g、生麻黄6 g、炙麻黄6 g、葶苈子10 g、桃仁10 g、草果6 g、槟榔10 g、苍术10 g；推荐中成药：喜炎平注射剂、血必净注射剂。③重症期——内闭外脱，推荐处方：人参15 g、黑附子（先煎）10 g、山茱萸15 g，送服苏合香丸或安宫牛黄丸；推荐中成药：血必净注射液、参附注射液、生脉注射液。④恢复期——肺脾气虚，推荐处方：法半夏9 g、陈皮10 g、党参15 g、炙黄芪30 g、茯苓15 g、藿香10 g、砂仁（后下）6 g。

在《国家新型冠状病毒肺炎诊疗方案》指导下，根据地域、气候、体质差异，各个省紧跟步伐，制定相应的预防治疗方案。武汉市推荐居家预防处方：黄芪15 g、苍术10 g、防风10 g、贯众10 g、金银花10 g、陈皮10 g、扁豆15 g、茯苓15 g。中成药方面，平素湿气较重体质、胃肠不适、畏寒喜温、舌苔厚者，可使用藿香正气软胶囊（或水）；平素易上火，咽痛口干不适者，可使用连花清瘟胶囊、金花清感颗粒。河南省普通成人流行期间推荐处方一：紫草10 g、赤小豆30 g、绿豆30 g、生甘草6 g；处方二：芦苇根30 g、白茅根30 g、生甘草10 g、桔梗10 g、黄芪10 g。四川省中医药管理局推出春季呼吸道传染病预防建议处方：金银花30 g、连翘30 g、芦根30 g、淡竹叶15 g、薄荷15 g、荆芥15 g、桔梗15 g、生甘草15 g、藿香15 g。山东省制定健康人群预防方：黄芪10 g、炒白术10 g、防风6 g、太子参12 g、麦冬10 g、连翘10 g、金银花15 g、紫苏叶6 g、炙甘草3 g。陕西省成人推荐处方：生黄芪15 g、炒白术10 g、防风6 g、炙百合30 g、石斛10 g、梨皮30 g、桔梗10 g、芦根30 g、生甘草6 g。

本次疫情，中医药在治疗中发挥举足轻重的作用。湖北省中医院收治的COVID-19疑似患者中药干预治疗率达到90%以上。重庆市级中医专家截止2020年1月31日对57名COVID-19确诊患者会诊，开具中药汤剂处方57例、中成药处方25例，使用中成药6种。57名确诊患者通过中医药参与救治，其中54名患者乏力、发热、咳嗽、咽痛、纳差等临床症状得到缓解，影像学表现得到改善或逆转，总有效率达到95%。山西省对确诊的39例COVID-19，对其中31例实施了中医药治疗。其中，1例属纯中药治疗，30例是中西医结合治疗。经过治疗，31例患者中，有17例病情明显好转；14例症状平稳。国家中医药局在山西、河北、黑龙江、陕西4省试点开展清肺排毒汤治疗COVID-19患者临床疗效观察，据统计，截至2月5日0时，4个试点省份运用清肺排毒汤治疗确诊病例214例，3日为1个疗程，总有效率达90%以上，其中60%以上患者症状和影像学表现改善明显，30%患者症状平稳且无加重。

4. 中药香薰疗法：清代吴尚先所著《理瀹骈文》中适合驱除瘟疫的《辟瘟囊方》云："羌活、大黄、柴胡、苍术、细辛、吴茱萸各一钱，共研细末，绛囊盛之，佩于胸前。"中药香囊常用具芳香开窍的中草药，如苍术、白芷、石菖蒲、川芎、香附、辛夷、吴茱萸、冰片、丁香等，其多含较强的挥发性成分，避秽化浊，清新空气。佩戴香囊虽是端午民俗，中医药认为是一种预防瘟疫的方法。周仲瑛也建议疫情期间大众可以佩戴香囊，起到"芳香辟秽、化浊解毒"的预防功效，推荐处方：藿香10 g、苍术10 g、白芷10 g、草果10 g、石菖蒲10 g、艾叶10 g、冰片5 g。武汉市COVID-19中医药居家预防推荐方案除中药对症治疗外，还推荐中药香包、清凉油、风油精、鼻烟壶等疗法。仝小林院士还推荐艾灸神阙、关元、气海、胃脘、足三里等穴位，可以温阳散寒除湿、调理脾胃，提高机体的免疫功能，有助于 COVID-19 患者康复。

此次疫情，总体来看，中医药防治推荐用药多含金银花、连翘、板蓝根、黄连、黄芪、人参、白术等。COVID-19 以"湿、寒、热、毒、瘀、虚"为主要特征，病位初期在上焦膜原，并耗伤正气，进而导致脾肺气虚或气阴两虚，重者湿邪化热，毒邪闭肺，气营两燔，内闭外脱，所以中期或重证期以发热为主要临床表现，用药推荐多清热解毒、祛湿宣肺泄热中成药或处方，如达原饮、麻杏石甘汤、藿香正气水、连花清瘟胶囊、金花清感颗粒等。后期以气阴两虚为主，多用参附注射液、生脉注射液等。预防类处方多益气养阴、扶正固表，多采用含黄芪、太子参等益气滋阴的处方。部分地区的中医用药方案对特殊人群如老年人、儿童、妊娠期女性、糖尿病患者推出特殊处方。从中医药理论出发，健康人群如无感染 COVID-19、无感冒相关症状，不要盲目服用如双黄连口服液这类苦寒之品，易消耗人体阳气，损伤脾胃，降低抵抗力，增加感染机会。遵循中医辨证论治，听从中医药专家建议，心态平和，科学合理规范用药。

COVID-19 暴发突然，目前关于临床、防控报道较多，但系统从单味中药、古方、中成药、香薰疗法防治 COVID-19 用药分析属首次。国家多次发布 COVID-19 诊疗方案，且疫情防控工作中多次提到发挥中医药优势对症治疗，且在 2 月 7 日发布推荐使用"清肺排毒汤"的通知，可见中医药在本次疫情中确实起到举足轻重的作用。

63　中医防治新型冠状病毒肺炎方证规律

　　2019 年 12 月全球暴发新型冠状病毒（2019-nCoV）肺炎疫情。目前尚无针对 2019-nCoV 感染的特效药物，轻型患者多采用对症治疗，重症患者需进行呼吸支持治疗。自 2020 年 1 月 23 日国家卫生健康委员会在《新型冠状病毒肺炎诊疗方案（试行第三版）》中发布了新型冠状病毒肺炎（COVID-19）的中医药治疗方案，至今已更新至第五版。截止目前，已有 25 个省区市发布了各地中医药防治 COVID-19 方案。在 COVID-19 防治中，中医药发挥着重要作用。中央应对新型冠状病毒肺炎疫情工作领导小组会议要求：强化中西医结合，促进中医药深度介入诊疗全过程，及时推广有效方药和中成药。学者庞稳泰等对目前官方发布的中医药防治 COVID-19 方案中的分期、证型、方剂、用药及性味归经等内容进行系统的分析汇总，梳理出各类方案的异同，以利于临床医务工作者整体把握中医药防治方法，也为各方案的修订和相关研究提供信息。

资料与方法

　　1. 资料来源与检索：对国家及各省市卫生健康委员会、疾病预防控制中心及中医药管理局官方网站进行检索，搜集有关新型冠状病毒肺炎诊治方案。此外通过网络搜索引擎，以省市为关键词进行补充检索，对同一单位发布的中医药防治方案有多个版本的情况，取其最新版本。

　　2. 资料提取：由 2 位研究者分别独立进行资料提取，后进行交叉核对，如有分歧讨论解决。提取资料使用 Excel 预先设计好资料提取表。提取信息包含基本信息（方案名称、发布单位、发布时间）；中医药治疗方案（疾病分期、证型、症状、治法、方剂、所用药物）；中医药预防方案（适用人群、所用药物、用法）。

　　3. 数据标化：

　　（1）证候名称：对各方案中的中医证候名称进行标化，标化时参考《国际疾病分类第 11 次修订本》（ICD-11）、《中医临床诊疗术语·证候部分》《中医内科学》。

　　（2）方剂名称：对各方案中的中医方剂名称进行标化，标化时参考《中医方剂大辞典》。

　　（3）中药名称标化：对各方案中的中药名称进行标化，对于存在不同炮制方法的饮片，分别单独标化进行统计，并提取各药物的性、味、归经信息，标化及信息提取参考《中国药典》《中药大辞典》。

　　4. 数据分析：对各治疗方案的分期进行频数统计，找出目前使用最多的分期类型。在此基础上对证候、方剂、口服中成药、中药注射剂进行频次统计。使用 IBM SPSS Modeler 18.0 软件以 Apriori 算法对各分期使用药物进行关联分析，设置最低支持度 10％，最小置信度 80％，最大前项为 5，探索治疗 COVID-19 核心用药组方规律。

结　　果

　　1. 纳入方案：共检索得到官方发布的中医药防治 COVID-19 方案 26 个，其中 1 个国家卫生健康委员会和国家中医药管理局方案（国家方案），25 个地方卫生健康委员会方案（地方方案）；其中 7 个为治疗方案，3 个为预防方案，16 个方案兼有预防和治疗内容。

2. 治疗方案：

（1）分期：23 个治疗方案中共有 14 个（60.87%）对疾病进行了分期。14 个方案中，有 8 个（57.14%）方案设置了医学观察期及临床治疗期；有 8 个（57.14%）方案将治疗期分为 4 期（初期、中期、重症期、恢复期），2 个（14.29%）方案将治疗期分为 3 期，3 个（21.43%）方案将治疗期分为 2 期，1 个（7.14%）方案未对治疗期进行具体分期。提示一半以上的地方方案与国家方案结构相似，也有不同。

（2）证候：经过证候名称标化后，23 个治疗方案中共出现证候名 107 次，其中有不重复的独立证型 25 个，平均每个治疗方案含有 4.65 个证型。其中内闭外脱出现频次最多（18 次），疫毒闭肺、湿邪郁肺次之。按疾病各期对证候名称进行分别统计：医学观察期多无明确证型表述，多以 1 型和 2 型进行命名；临床治疗初期以湿邪郁肺最多（9 次），寒湿郁肺次之；中期以疫毒闭肺最多（16 次），邪热壅肺次之；重症期共出现 3 个不同证型，内闭外脱最多（18 次），其余 2 种证型各出现 1 次；恢复期以肺脾两虚最多（7 次），气阴两虚次之。

（3）方剂：23 个治疗方案共使用 42 张不同方剂，共计 168 次，平均每个方案中使用中药方剂 7.3 张；其中麻杏甘石汤使用次数最多，宣白承气汤与银翘散次之。按疾病各期对使用方剂进行分别统计：医学观察期仅有 1 个方案推荐使用玉屏风散和银翘散，其余方案均未提及方剂名；初期以达原饮、麻杏苡甘汤、升降散出现次数最多，藿朴夏苓汤、麻杏甘石汤、银翘散次之；中期以麻杏甘石汤最多，宣白承气汤次之；重症期以四逆加人参汤最多，参附汤次之；恢复期以竹叶石膏汤最多，二陈汤次之。

（4）口服中成药及中药注射剂：23 个治疗方案中，涉及口服中成药 33 种，共 136 次，其中连花清瘟胶囊（颗粒）最多，安宫牛黄丸次之；共涉及中药注射剂 9 种，共 71 次，其中以血必净注射液最多，痰热清注射液次之。

3. 中药统计：

（1）中药频次统计：经过标化合并后，23 个治疗方案中，共涉及中药 144 味，共 1 110 次，其中使用次数最多的中药为苦杏仁，甘草次之。各分期用药中，医学观察期 25 味药，共使用 35 次，包括防风、黄芪、炒白术、陈皮、茯苓、金银花、炙甘草等；初期 75 味药，共使用 353 次，其中苦杏仁最多，甘草、连翘次之；中期 93 味药，共使用 496 次，其中石膏最多，苦杏仁次之；重症期 18 味药，共使用 70 次，其中炮附子、山茱萸使用最多，人参次之；恢复期 60 味药，共使用 156 次，其中茯苓最多，陈皮、麦冬次之。

（2）性味归经：23 个治疗方案中，整体药性以寒（419 次）、温（352 次）、平（163 次）为主，药味以苦（545 次）、辛（446 次）、甘（431 次）为主，归经以肺（822 次）、胃（486 次）、脾（430 次）、心（306 次）、肝（228 次）为主。从不同分期看，观察期与初期均以温为主，中期以寒为主，重症期以温、热为主，恢复期寒、温、平皆有；药味中观察期以甘为主，初期以苦、辛为主，中期以苦为主，重症期以甘为主，兼有酸、涩，恢复期以甘为主；归经中观察期用药主入肺经，初期、中期用药主入肺、胃经，重症期用药主入心、肾、脾经，恢复期用药主入肺、脾、胃经。

4. 关联规则分析：对各分期药物通过 Apriori 算法进行关联规则分析得到初期支持度百分比最高的药物为草果→苍术，其次为苦杏仁→黄芩、连翘→黄芩；中期最高为苦杏仁→石膏，其次为石膏→甘草、苦杏仁→甘草；恢复期最高为法半夏→茯苓，其次为法半夏→陈皮、茯苓→陈皮。由于医学观察期与重症期病机相对单一，处方相似度较高，故无需进行关联规则分析。

5. 预防方案：各预防方案中，涉及药物预防的共出现 70 次，涉及 5 种用法，分别为水煎服（48 次）、代茶饮（11 次）、制香囊（5 次）、煲汤用（4 次）、足浴（2 次）。水煎服与代茶饮中共有中药 79 味，使用 347 次，其中以黄芪为最多，甘草、防风、炒白术次之。对水煎服与代茶饮中的药物性味归经进行统计后发现：口服预防用药的药性中寒性占 36.6%、温性占 39.19%、平性占 21.04%；药味中以甘为主，占 62.54%，兼有苦（49.86%）、辛（37.18%）；归经以肺为主，占 71.71%，兼有脾（60.23%）、胃（59.48%）。制香囊方中以藿香、佩兰、冰片等芳香辟秽之品为核心药物，足浴方中则是以花椒、生姜等辛香之品为主。总体用药以玉屏风散为基础，益气固表，配合芳香化湿和清热解毒药物。

讨　论

通过对新型冠状病毒肺炎中医药防治方案的系统梳理可以发现：虽然各地防治方案有不同，但内容框架和防治思路基本以国家方案为纲，各地也有不同。主要围绕疫毒侵袭机体的证候表现进行分型论治，治则治法、处方用药具有共性特征。

1. 病程分期：参考各方案中使用频次最多的分期方法是分为医学观察期和临床治疗期，将临床治疗期进一步分为初期、中期、重症期、恢复期。初感邪，病邪轻浅，正气充盈，尚有自愈之机，处于医学观察期。若邪胜正退则发病进入临床治疗期，此时尚处感邪之初，病邪在膜原属初期，若治不及时则邪气传变入里，若正传则邪气传入阳明气分，进入中期，随后进一步传变，进入重症期；若逆传，则淫肺入营，逆传心包，直接由初期进入重症期，引起多器官功能衰竭。经过治疗后邪去正虚，则进入恢复期。由此观之，该分类方法充分的概括了疾病"感、发、传、愈"的过程，同时符合中医传统理论与现阶段疾病症状分析。

2. 病因病机：证候是对疾病某阶段的概括，根据证候表现能够对病因病机进行推导，数据分析得出临床治疗各期的高频证候分别为初期以湿邪郁肺最多，寒湿郁肺次之；中期以疫毒闭肺最多，邪热壅肺次之；重症期以内闭外脱最多；恢复期以肺脾两虚最多，气阴两虚次之。据此可以看出该病的核心病机为湿毒壅肺，阻遏气机，病理特点可概括为"湿、毒、闭、虚"，而其最核心的致病因素便是湿毒。同时分析结果亦提示疫毒存在从寒化或化热入里的传变属性。

3. 病位传变：通过对各分期药物的归经统计可得观察期用药主入肺经，初期、中期用药主入肺、胃经，重症期用药主入心、肾、脾经，恢复期与预防期用药主入肺、脾、胃经。由此可推知各期病位的变化，初、中期主要受累脏腑为肺、胃，重症期病位在心、肾、脾三脏，恢复期主要病位在肺、脾、肾。根据各期病邪的发展规律，可未病先防、既病防变，遏制疾病向重症转化。

4. 治则治法：从药性分析，观察期与初期均以温为主，中期以寒为主，重症期以温、热为主，恢复期及预防用药寒、温比例均衡。本病治疗的基本法则为扶助正气，解毒除湿，而湿毒当以温药芳化，故而观察期、初期均以温药为主；中期邪毒入里化热，故治当热者寒之，以寒药为主；重症期阳气外脱，急当回阳救逆，故当重用温热之品以护真阳；恢复期邪去而正虚，故用药当寒热平调，恐伤未复之正气。从药味分析，初期致病因素以湿毒为主，故用药多苦、辛之品，取苦味能燥、辛味能行能散之意；中期病机以邪毒郁闭于内为主，故取苦味能泄之意，清泄毒邪于外；重症期阳气外脱，急当回阳救逆，以甘味补益，酸涩收敛，固护体内元阳。对于湿毒之邪，阻碍气机，用苦、辛药味，体现辛开苦降之法，调畅全身气机，使气机运转，正气得复以祛邪外出。

5. 常用方药：初期以达原饮、麻杏苡甘汤、升降散为最多；中期以麻杏甘石汤最多，宣白承气汤次之；重症期以四逆加人参汤最多，并配以安宫牛黄丸、紫雪散等凉开之剂；恢复期以竹叶石膏汤最多。对方剂进行梳理后发现，初期达原饮有开达膜原、理气祛湿之功，麻杏苡甘汤具发散祛湿之力可祛在表之风湿，升降散有升清降浊、行气化湿之效，所以初期的核心治法当为芳化湿浊、宣肺透邪；中期麻杏甘石汤为太阳阳明合病之方，宣白承气汤可外调肺气，内清里热，可见中期的核心治法当为清热解毒、宣泄肺热；重症期病机相对单一，以安宫牛黄丸、紫雪散开内闭之气机，以四逆加人参汤救外脱之阳气。恢复期病机多为邪毒未尽、气阴两伤，故选用竹叶石膏汤清解余热、益气养阴。随着对疾病变化规律的认识，重症期需要重视活血化瘀法，以治热毒所致的血瘀；对恢复期，也要重视化瘀肺络，阻断后遗症的发生。

64　中医防治新型冠状病毒肺炎

　　新型冠状病毒肺炎（COVID-19）简称新冠肺炎，是一种急性呼吸道传染病，具有强烈的传染性和流行性，属中医学"疫病"范畴，已纳入《中华人民共和国传染病防治法》的乙类传染病，按甲类传染病管理。新冠肺炎主要传播方式是呼吸道飞沫传播和密切接触传播。新冠肺炎的临床表现常可不典型，这为临床诊治以及快速的控制疫情带来了极大的困难。目前西医对于新型冠状病毒并无特效药物，临床上只能对症治疗，虽有一定效果，但存在许多局限性。疫病的治疗在中医的发展过程中历史悠久，对其病因病机、发生机制的了解相对成熟，故中医的临床治疗存在一定的优势。COVID-19 是新发传染病，目前对其认识尚不全面，同时由于地域等因素，导致不同中医专家对 COVID-19 在中医病名、病因病机、辨证分期、治则治法及方药观点不一，学者张梦凡对此做了梳理归纳，以便为今后疫情的防控提供理论支持。

中医命名

　　根据《新型冠状病毒肺炎诊疗方案（试行第十版）》中对此次疫情的定性，病因是感受"疫戾"之气。对于本次流行的急性呼吸道传染病的中医命名，各医家百家争鸣，有着独特的见解。仝小林院士认为此病当属"寒湿疫"；刘清泉、张伯礼院士等认为此病当属"湿毒疫"；王永炎院士等将 COVID-19 归属于中医"寒疫"范畴；薛艳认为应该以中医"湿瘟"命名；吕文亮认为可将此次瘟疫称之为湿热疫毒；过建春等认为病名称为"肺疫"较为确切；申艳慧等则认为中医病名以"瘟疫"命名更具有普适性。张维骏、顾植山等从五运六气理论出发认为本病"丁酉未得迁正者……后三年化疠，名云木疠"，故为五疫中之"木疫"。

　　对于 COVID-19 的命名，各医家侧重不同，或注重湿邪为患，或重视病位，或强调热邪致病，或强调运气条件致病，但都是以各地域患者临床症状与中医传统疾病的内涵相对应，从而确认新冠肺炎的中医疾病病名。

临床表现

　　《素问·刺法论》云："五疫之至，皆相染易，无问大小，病状相似。"《温疫论》云："疫者感天地之疠气，在岁有多寡，在方隅有浓薄，在四时有盛衰。"此次肺炎临床表现多不典型，各地域的主症也有所差异，大概与不同地区气候不同，且饮食文化、生活习惯可导致患者的体质差异有关。

　　1. 主症：中医相关文献对 COVID-19 症状分析，患者多以发热、咳嗽为主要症状，大部分患者伴有疲劳乏力症状，少数出现腹泻、呕吐等消化系统症状，恶寒流涕等表证多不常见。临床中医工作者通过观察临床病例，认为此次发热多以身热不扬为特点。伴随有汗出不畅，临床上也可见有咳吐黏痰等症状。《中国世界卫生组织新型冠状病毒肺炎（COVID-19）联合考察报告》中通过分析 55 924 例实验室确诊病例发现，新冠肺炎的症状是非特异性的，从无症状到重症肺炎和死亡不等，其中典型症状和体征包括发热（87.9%）、干咳（67.7%）、乏力（38.1%）、咳痰（33.4%）、气短（18.6%）、咽痛（13.9%）、头痛（13.6%）、肌痛或关节痛（14.8%）、寒战（11.4%）、恶心或呕吐（5.0%）、鼻塞（4.8%）、腹泻（3.7%）、咯血（0.9%）和结膜充血（0.8%）。中医对 COVID-19 症状的认识与 WHO

的考察报告基本一致。

2. 舌象： 临床患者舌象多表现为腻苔，病情危重者可见"无地"之苔，舌质多见色红或暗，苔色可白可黄。目前未发现统一规律。临床医生对此有不同观察结果，如仝小林院士观察临床舌象多为舌质淡胖和/或齿痕，舌苔白厚腻或腐腻。

病因病机

吴鞠通在《温病条辨》中云"疫者，疠气流行，多兼秽浊"，即疫邪具有多样化、兼夹他邪的特点，各医家对于新冠肺炎的病因病机、病位的观点有所不同，但中心不离湿邪、病位不离肺脏，病机共性以湿、毒、瘀、闭为主。

1. 病因病机特点： 王永炎认为 COVID-19 病因为多伏燥在先，寒或湿寒居后，主要病机为疫毒湿寒与伏燥搏结，导致气机痹阻，元气虚衰。病机特点为毒、燥、湿、寒、虚、瘀。主要病位在肺，其次在卫表、脾胃。仝小林等则认为 COVID-19 由寒湿裹挟戾气侵袭人群而为病，且"寒湿疫"之戾气倾向于"燥"邪，病机核心为寒湿疫毒闭肺困脾，病位在肺脾，可波及心、肝、肾等其他脏腑。以寒湿伤阳为主线，兼有化热、变燥、伤阴、致瘀、闭脱等变证。刘清泉、张伯礼等人认为湿毒疫邪是本病的主要病因，多有"夹湿或夹湿热之邪"的倾向，病位在肺脾。核心病机集中在"湿、热、毒、瘀、闭、虚"等证候要素，魏华民等认为 COVID-19 病性为湿浊毒，属于中医"伏气瘟疫"中的一种，具有潜伏性、反复性，且病邪早期已入血分，病位在肺焦膜，兼夹影响到卫表和脾胃等脏腑。杨道文认为感受湿毒之邪，内外湿邪同气相感，聚而成毒，或从寒化，或从热化，主要病机为湿毒壅阻机体，气机不畅；病机特点为湿、热、毒、瘀、虚，病位在肺脾；薛艳等认为 COVID-19 病因乃湿毒疫邪侵袭，突出以湿（毒）邪为患的特征，贯穿整个病程，且易化热，"毒""热"症状明显，主要在肺，弥漫膜原、三焦。杨升华等认为"湿"和"热"是北京地区新冠肺炎患者的共同病机，COVID-19 属湿热证，且具有热被湿郁的特点，且热重于湿证更为多见。病位在肺。黄雄杰等指出此次疫邪致病变化多端，表现出类湿、类寒、类燥之性，具有引动宿疾的特性，然正气耗伤表现贯穿病程始终。伤人部位不定，"卫分"与"太阳"多同时受邪，传变迅速，直入脏腑。肖党生等认为本病早期为太阳伤寒和少阳郁热证。可伴随少阳郁热，张维骏、顾植山等从五运六气角度分析认为主要病因是"丁酉地不奉天、柔干失刚致 3 年后的伏邪-伏燥"，病因以伏气为本，时气为标。伏燥则病伏太阴，太阴是肺和脾。己亥年厥阴风木司天引动木疠故传染性强，风木克土故多见消化道症状。燥与湿是本病最普遍的病机，"伏燥"和"木疠"是贯穿始终的病机之本，随时变化的火、湿、寒等是病机之标，致病因素为寒热凌犯于上下，湿浊胶结于中焦，寒热交争复加湿浊而化蕴毒成瘀。

2. 疾病传变：《疫证治例》云"疫病邪自中作，或出而三阳三阴之经，或入而三阳之腑，三阴之脏，每随人元气之厚薄、脏腑之寒热以为传化"。对于此次肺炎病位传变的讨论，从五脏角度而言，邪气由肺传至脾、心、肝、肾等脏腑，从卫气营血角度考虑，疫戾之邪逐渐由表及里，初期邪气在卫、在气，至危重期可入营入血；病机而言，则湿邪多逐渐化热，至恢复期则见气阴两虚或肺脾两虚。刘清泉、张伯礼等人认为 COVID-19 是疫邪侵犯上焦膜原，进而影响肺脾两脏，后期则以气阴两虚为主，至重症湿邪化热，多数在气分或气营两燔阶段胶结。仝小林等认为 COVID-19 早中期呈现寒湿袭表、阻肺、碍脾，寒疫可伤阳，亦可化热、变燥、伤阴，以致气阴大伤。国医大师周仲瑛指出病邪之温由肺卫之表传气传营血，此为顺传。逆传则由卫分直入营分，产生内闭外脱之危重症。范逸品等认为 COVID-19 初起多见表寒里热证；中期素体阳盛者可转化为表里俱热，毒热闭肺的实热证，若素体阳虚者则可出现阳虚寒凝证；若热毒邪气逆传心包，或毒邪内陷，肺气衰败，可致内闭外脱之危急证候，甚者元阳欲脱，预后不良，毒邪已衰，至疾病恢复阶段常见气阴两伤、肺脾气虚证候。薛艳等认为初期乃湿毒郁肺之证，可化热化燥，可迅速出现湿毒阻滞气机、郁热内生、化燥伤津之象；中期则常为湿毒未消郁而生热，湿、热、毒搏结流传，窜及膜原、三焦；至危重期入营而耗血动血。魏华民等认为

COVID-19自早期到终末期始终难以脱离肺焦膜，在疾病早期即可入血分。张维骏、顾植山等从五运六气认为2019年己亥岁终之气少阳相火余焰未烬加上己岁土运湿气的滞留，故首见湿热病机为主，2020年随着少阳相火式微，庚子初之气太阳寒水之气逐渐显露，故继而本病病机则以寒湿为主；从岁运的动态演变反映了COVID-19的中医病机演变过程。

治则治法

中医治疗疫病应谨守病机，多遵循祛邪为第一要义，忌乱投苦寒之品。本病危重症型患者强调中西医结合治疗，以及中药注射剂的尽早应用。全程治疗强调中医药的早期介入的重要性，认为把握住早期、进展期治疗是减少危重症、降低病死率的关键。临床上治疗应谨守病机，三因制宜，不可拘泥。

刘清泉总结出三大治疗原则。①早治疗：早诊断，尽早使用中医药；②重祛邪：强调"逐邪为第一要义"，宣肺祛湿透邪贯穿治疗始终；③防传变：用药先于病机病势，防范其他脏器的损伤。仝小林认为治疗当以"祛除戾气"为本，以"改善环境"为标，总以开肺气之闭为核心，强调三因制宜。国医大师周仲瑛认为，温热邪气的治疗应贯穿始终，临床灵活运用汗、清、和、下、滋五法。张维骏、顾植山等在五运六气思想指导下以清金平木扶土为基本治则，上和木抗金，下固土御木，同时兼顾寒水和君火。庞稳泰等提倡用辛开苦降法调节肺脾之升降，开气泄浊。肖党生等认为新冠肺炎早期可微汗解表、表里双解。在防治过程中将关口前移，将疾病控制在太阳伤寒表证或经证中，截断疫毒内陷形成重症肺炎或间质性肺炎的趋势。薛艳等提出本病治疗以疏利透达为关键治法，补液量较大可致使心肺负荷较大，当配合予以葶苈子、桑白皮、车前子清热泻肺利湿浊。魏华民等认为在治疗早期就要应用凉血解毒及托邪、透邪的方法，以开通水津道路为要。龚雪则提倡采用"宣肺化湿、清热解毒、益气养阴"为主要治疗原则。

1. 女人经期治法：雍文兴提出了针对发病正值经期者的治疗要以化湿透邪解表为先，和解少阳，阻止热入血室、卫气同病；湿郁肺卫者，治以宣散寒湿、清热利咽。主张立足肺脾祛湿邪；痊愈后依然继续服用健脾化湿清热汤剂以祛余邪。强调治疗过程中要防气阴之耗散、调中焦之气运、从上走肌表、从下随二便以祛湿毒之疫疠以截转危重之势。

2. 老年儿童禁忌：对于老年人用药宜杂而不乱，用药宜少宜精，建议从小剂量开始，避免滥用滋补药，以免邪恋难解；也不宜过用苦寒之品，以免遏伏病邪，且用药不宜久服。而幼龄患者因其体稚阳，正气娇弱；外因疫气秽浊，应以攻补兼施为原则，以固护脾土为前提，应缓缓补之，忌用大补之剂。

3. 对"症"加减：申艳慧等重视顾护脾胃。诊疗时重视应汗而无汗者，用药重在透达肺卫。痰中带血者，治宜从清血分之伏热。以及通过舌质观正气之盛衰和气血之运行，是判断气分还是血分用药。

4. 避其毒气，养身正气：宗《素问·刺法论》"不相染者，正气存内，邪不可干，避其毒气"之旨，早期的全民居家隔离，远离传染源，是避其毒气的首要做法。而对于新冠肺炎疑似患者、无症状感染者以及确诊患者进行隔离观察及治疗，是避免易感人群接触毒气的关键措施，隔离是手段不是目的，治疗才是根本。新冠肺炎应提升人体正气、未病先防，截断传播途径，多喝水，多休息，戴口罩是疫情防控的主要措施。

中医有"太和汤"一味药，即常说的热白开水，明代大药物学家李时珍早在《本草纲目》云"助阳气，行经络，促发汗"，其味甘性平、无毒，是一味良药，有百药之首的称谓，能够保持人旺盛的生命力。根据中医养生学，白开水是中性的物质，可以将体内的阴、寒、湿带走，通过排泄、排汗将这些身体的杂物带出体内。《中藏经》云："盖汤可以涤荡脏腑，开通经络，调品阴阳，区分邪恶，润泽枯朽，悦养皮肤，养气力，助困竭，莫离开汤也。"热开水的作用体现了阴阳融合之道，"水火者，阴阳之征兆也"，热开水，其实就是水与火的交融，使它兼有水火之性。喝一杯热白开水，既补充了津液，也补充了阳气。饮水养生简单易行，往往是最好的养生、最好的治疗，太和汤性味"甘平"，能够"助阳气、行经络"，具备很好的发汗功能。白开水之所以能有这样的功效，是因为其有提升脾阳的作用。脾胃阳气一旦充足，不仅能濡养咽喉部位，缓解发痒、咳嗽等症状，还能帮助体内正气驱赶外邪，使得炎症早日消除。对于疑似患者，无症状感染者，多喝水，多休息，戴口罩都是非常重要的，尤其是戴口罩，一方面阻断病毒侵入体内，另一方面能提高鼻腔及上呼吸道空气温度和湿度，有利于改善局部微循环功能，有助于提高身体免疫力。

辨证论治

《新型冠状病毒肺炎诊疗方案（试行第七版）》推荐医学观察期用中成药治疗。临床治疗期分为普通型、重型、危重型及恢复期，在诊疗方案的推荐处方中，以麻杏石甘汤、达原饮、神术散、葶苈大枣泻肺汤作为底方临床加减出现频率最高，根据辨证分型，加以小柴胡汤、蒿芩清胆汤、藿朴夏苓汤等方剂的加减；对于危重型患者，用清瘟败毒饮为底方加减；恢复期气阴两虚证用六君子汤为底方加减、肺脾两虚证用沙参麦冬汤加减。因发病地域、患者体质等因素导致临床治疗方案各有不同，如刘清泉推荐预防阶段以玉屏风散等益气固表为主。临床治疗期早期湿毒郁肺，枢机不利，推荐达原饮、神术散、升阳益胃汤加减治以辟秽化浊、宣肺透邪。进展期湿毒化热，毒损肺络，推荐宣白承气汤、解毒活血汤、升降散治以宣肺通腑、清热解毒、化瘀通络。到危重期内闭外脱，推荐参附四逆汤、安宫牛黄丸、紫雪散、至宝丹、苏合香丸等治以开闭固脱、解毒救逆。王永炎推荐疫病初期湿寒犯表方用藿香正气散加减；湿寒束表，郁燥伤肺者用麻杏石甘汤合达原饮加太乙紫金片以辛润利肺，芳化解毒。中期毒热闭肺者选用宣白承气汤合解毒活血汤合升降散；阳虚寒凝者，以桂枝汤去芍药合麻黄附子细辛汤加葶苈子、桑白皮以通阳开结，温化水饮。危重期热闭心包用清营汤加减，元阳欲脱者选用回阳救急汤加减回阳固脱、化瘀开窍。恢复期伏燥之邪退之不彻者气阴两伤，治以竹叶石膏汤加白茅根、芦根；湿寒之邪羁留者肺脾气虚香砂六君子汤加减健脾益气。周仲瑛认为新冠肺炎初期的轻症、普通型患者，邪在肺卫，提倡采用疏风透表、轻清化湿的"羌、苏、杏、橘、桔、前、薄"等；湿热内抟者，下之宜轻；宜从苦泄以小陷胸汤、泻心汤随证治之。危重症患者逆传心营或卫营同病，予泄卫透营，药用牛角、淡竹叶、金银花、青蒿、栀子、牡丹皮、赤芍等辛凉散风、凉营解毒。常可配伍人参、紫苏子、葶苈子、茯苓、石菖蒲等泻肺平喘、涤痰开闭。吕文亮总结临床对症用药，如患者发热明显，可以在辨证选方的基础上，酌情加用大剂量的柴胡、黄芩、知母、生麻黄等，若胸闷、喘憋明显加用瓜蒌、薤白、郁金、炒枳壳等药物，疏通气机，如果表现为咳嗽、咳血、咽痛、刺激性干咳，加用苓甘五味姜辛半夏杏仁汤；若咳嗽表现为声音重浊则用金苇茎汤合桔梗汤加莱菔子 15～30 g，若患者有明显心气不足、心阳不足的表现选用茯苓四逆汤可有较好的疗效。

恢复期的治疗是影响患者预后、防控 COVID-19 后遗症的重要措施之一，早期进行中西医联合治疗可以有效地减少后遗症发生及其程度。周仲瑛国医大师建议于恢复期予黄芪、白术、太子参、茯苓、陈皮、炒谷芽、玉竹健脾益胃，益气养阴以善其后。田野认为生脉散在抗肺纤维化和血管内皮细胞损伤方面具有显著的作用，建议新冠肺炎恢复期气阴两虚证用生脉散治疗，可有效加速患者的恢复时间，提高其生活质量。瘥后要重视饮食宜忌、生活宜忌及心理调节，具有伏邪瘟疫性质的疾病瘥后避免高脂饮食、忌生冷、辛辣油腻刺激食物，热退后不可马上进食，强调忌淫欲、劳顿、过饱、避风寒，减少食复、劳复，建议综合针灸、推拿、耳穴、刮痧、拔罐等中医传统非药物疗法，注重情志疗法，运用中医传统养生功法太极拳、八段锦等理疗运动方法促进机体恢复，充分发挥中医治疗的优势，药、物结合，以期恢复期能够实现后遗症最小化，防止病情复发。

通用专方

《新型冠状病毒肺炎诊疗方案（试行第七版）》推荐清肺排毒汤作为代表方剂，药用麻黄 9 g、炙甘草 6 g、苦杏仁 9 g、生石膏（先煎）15～30 g、桂枝 9 g、泽泻 9 g、猪苓 9 g、白术 9 g、茯苓 15 g、柴胡 16 g、黄芩 6 g、姜半夏 9 g、生姜 9 g、紫菀 9 g、款冬花 9 g、射干 9 g、细辛 6 g、山药 12 g、枳实 6 g、陈皮 6 g、藿香 9 g。该方是在麻杏石甘汤、五苓散、小柴胡汤、射干麻黄汤、四逆散等基础方上加减而成。刘清泉、张伯礼合拟宣肺败毒方，药用生麻黄 6 g、苦杏仁 15 g、生石膏 30 g、生薏苡仁 30 g、茅苍术 10 g、广藿香 15 g、青蒿草 12 g、虎杖 20 g、马鞭草 30 g、干芦根 30 g、葶苈子 15 g、化橘红 15 g、生甘草 10 g。本方以麻杏石甘汤为核心加减组方，为武汉市中医医院、湖北省中西医结合医院、江夏方舱医院等医院轻症、普通型通用方。仝小林院士创"武汉抗疫方"，药用麻黄 6 g、石膏 15 g、苦杏仁 9 g、羌活 15 g、葶苈子 15 g、贯众 15 g、地龙 15 g、徐长卿 15 g、藿香 15 g、佩兰 9 g、苍术 15 g、茯苓 45 g、白术 30 g、焦三仙各 9 g、厚朴 15 g、焦槟榔 9 g、煨草果 9 g、生姜 15 g，本方是以麻杏石甘汤、葶苈大枣泻肺汤、藿朴夏苓汤、神术散、达原饮等化裁而成，治以开通肺气。

综上所述，新型冠状病毒肺炎属中医学"疫病"范畴，且此次疫疬之邪具有伏邪性质。《温病条辨》云"疫者，疬气流行，多兼秽浊"，《温热论》云"在阳旺之躯，胃湿恒多，在阴盛之体，脾湿亦不少"，《温疫论》云"疫者感天地之疬气，在岁有多寡，在方隅有浓薄，在四时有盛衰"。此次疫气流行多有兼夹，因邪气之多寡、各地气候等自然环境迥异、患者体质的差异，疫邪性质可属湿疫、寒疫、湿寒疫、湿热疫、伏燥之邪等多种邪气，而有寒、热、燥等不同的病机体现，临床表现多不典型。

《素问·异法方宜论》云："一病而治各不同，皆愈，何也……地势使然。"尽管中医在新冠肺炎的命名、病因病机和方药呈现个体化，但治疗时做到谨守病机，三因制宜，辨证施治，多脏同调，用药对证即能取得较好的疗效，同时贯彻中医治未病的思想，既病防变，以期能够扭转截断病情向危重症发展。这也是中医整体观、辨证观、恒动观的优势所在，使得中医药在没有新冠病毒特效药的条件下取得可观的防控战果，又一次发挥了中医药保护人民健康的作用。中医治疗此次新型冠状病毒感染引起的肺炎具有辨证合理、不良作用小的优势，在防控后遗症方面疗效较佳，能够减少患者向危重症发展的概率，值得研发及推广。但目前新冠肺炎缺乏特异性药物，《温疫论》云："至于受无形杂气为病，莫知何物之能制矣，惟其不知何物之能制……能知以物制气，一病只有一药之到病已，不烦君臣佐使品味加减之劳矣。"早在我国明代就发出传染病防治专病专药的先见之明。一些中医学者与专家通讨临床及实验研究发现了青蒿素在治疗 COVID-19 的临床价值，如刘佳梅等通过实验研究发现青蒿素及其衍生物能够抑制 COVID-19 引发的炎症和 CSS 的发生发展，并能抑制并发细菌感染；对降低 COVID-19 患者肺部炎症水平、提升机体免疫力、减轻肺纤维化程度、抑制病毒复制和感染、抑制并发细菌感染及改善患者器官组织损伤等方面可能具有一定疗效，但目前尚缺乏对青蒿素治疗 COVID-19 的有效性、安全性的研究。

65 从中医防治新型冠状病毒肺炎实践论其思辨体系

　　新型冠状病毒肺炎（COVID-19）主要的临床表现为发热、干咳和乏力，部分患者伴有消化系统和神经系统的症状，严重者可发生急性呼吸综合征、肾衰竭，甚至死亡。为快速有效地指导全国科学规范做好 COVID-19 的诊治，国家卫生健康委员会、国家中医药管理局于 2020 年 1 月起陆续发布更新了 7 版《新型冠状病毒肺炎诊疗方案》（简称《诊疗方案》）。在第三版《诊疗方案》中提出对 COVID-19 的中医药诊疗策略后，国家中医药管理局及各省/自治区/直辖市相继制定了中医药防治方案，充分体现了中医因地制宜的整体观念。第六版《诊疗方案》中参考西医的临床分型，将分期、分型相结合，提出了中医精细的辨证论治内容。整体观和辨证论治是传统中医药理论体系中的支柱，中医思辨理论的主要内涵，即宏观思辨的认知观、诊疗观。张伯礼院士也明确指出，以整体观和辨证论治为特色的中医诊疗方案是病毒感染疾病治疗中的优势。学者鲁海等基于中医药防治 COVID-19 的实践论述了中医思辨体系。

五脏一体、正邪一统

　　整体是指人体的统一性和完整性。传统中医整体观主要包括 3 层含义：人与自然、社会的和谐统一（天人合一），人体内部的和谐统一（五脏一体、形神合一）。传统中医整体观着眼于人与自然的关系，强调对宏观诊疗形式发展的分析与研究。现代中医随着控制论、系统论、信息论逐渐形成与发展，使得整体观念不仅具有实践性、科学性，还具有现代化理论的思想内涵。

　　在此次中医药防治 COVID-19 疫情中，表现最为突出的是中医药的整体调控机制。虽然此次 COVID-19 病位在肺，传变极其迅速，可顺传脾胃，也可逆传心包，终而进入一个以"肺脏"为首、伴多脏器衰竭的状态，从而出现坏证或危重症。但中医药作用亦重在保护肺、脾，且各有侧重，同时具有调节免疫、抑制病毒复制、消除炎症、改善机体代谢等多重功能。此外，初、中期侧重调节免疫、抑制炎症风暴；重症期增加细胞提供能量、保护心肌细胞的作用；恢复期则佐以神经保护与功能恢复的作用。对于改善患者的肺损伤和多脏器功能障碍有潜在的疗效，能明显地改善发热、咳嗽、乏力、气短憋闷等症状，达到人体内部五脏六腑的和谐统一。再者，分析各省市制定的中医药防治方案，在围绕"疫气"这一核心病因的基础上，均根据各地气候及地势的不同进行辨证分型。在 26 个省/自治区/直辖市的防疫方案中发现，COVID-19 的邪气成分特点主要包括毒、湿、热、虚、寒、瘀、燥、浊、风。"毒"即疫气，除"毒"邪致病外，"湿"邪在南北方、东西部亦均有分布；"热"邪主要见于南方；"虚"邪则主要在北方；"寒"邪见于南北方山区……而"风"邪主要见于四川省境内。各地中医防疫治疫均做到了因地制宜，以达到人与自然的和谐统一。与通常中医药治病审证求因不同的是，此次致病因素是传染性与危害性极强的疫疠之气（病毒微生物），非风、非寒、非暑、非湿，故在治疗上注重"祛邪"和"扶正"的整体调节，与现代医学提出的"抗病毒疗法"和"宿主导向疗法"存在较高的契合度，两者联合应用以达到病毒和宿主的和谐统一。

群体辨证、微观辨证

　　辨证论治即通过四诊（望、闻、问、切）所收集的资料（症状和体征），综合分析、辨清疾病的原因、性质、部位以及邪正之间的关系，从而概括阶段性的病理变化，并确定相应的治则和治法的过程。辨证是论治的前提与依据，论治则是治病的手段与方法。整体观下的辨证论治，实质上是中医学认识疾病和治疗疾病的过程。整体观指导辨证论治，辨证论治体现整体观，两者有局部与整体、内因和外因、原因和结果等方面的辨证关系。一言以蔽之，以"辨"应万变。本次中医药辨治 COVID-19 比较突出的特点在于群体辨证、微观辨证与组分中药配伍的运用。

本次 COVID-19 疫病的突然暴发，一时使很多医者束手无策，面对这个新的疾病，并无陈法可守。如何理清疫病辨治思路，国内临床专家尝试运用传统中医理论辨治 COVID-19 取得了良好的临床效果，例如"三系一体"辨治模式、"五辨"辨治思维、传统温病辨证、《瘟疫论》"表里九传"辨证、方证辨证等。但在大规模传染病流行的时候，无法——进行辨证论治，同时医生身着隔离服收集的四诊资料也是不准确的。然"疫邪"致病具有"五疫之至，皆相染易，无论大小，病状相似"的特点，故张伯礼院士将"中药漫灌"全面引入中医治疗，即在核心病因相同、症状类似的情况下进行群体辨证，采用通治方/标准方进行群体治疗，可在短时间内较好分离出非 COVID-19 患者、安抚病患心理、截断疫情蔓延。以清肺排毒汤、化湿败毒方、宣肺败毒方为代表的中药汤剂均在一定范围内普遍使用，实际效果良好。"中药漫灌"突破了传统中医辨证"一人一方"的论治局限。群体辨证下"中药漫灌"全覆盖的江夏方舱医院休舱时还达到"六个零"：零死亡、零转重、零复阳、零回头、零感染（包括医护、后勤安保人员）、零投诉，可谓是救人无数。

整体观下的辨证论治多处于宏观层面的认识论，对于微观层面的证素资料往往涉及较少。在此次 COVID-19 疫情中，充分发挥现代医学的先进技术，微观地认识机体的结构、代谢和功能特点，扩大了四诊，尤其是望诊资料的范围。通过收集微观的影像、理化、病理等指标使得辨证论治更加精准，故微观辨证有一定的时代意义。对于 COVID-19 造成的一系列的病理变化，一线专家进行了深入的研究与分析，有研究发现胸部 CT 的感染面积与病情呈正相关，早期呈现多发小斑片影及间质改变，以肺外带明显，进而发展为双肺多发磨玻璃影、浸润影，严重者可出现肺实变，胸腔积液少见；不同病程胸部 CT 变化与当日舌象特点的相关性，疾病初期、进展期、重症期、恢复期，舌质颜色从淡红—红—暗红（紫）—淡红，舌苔从薄—厚—薄，从白—黄（浊）—白，同时舌体胖瘦、齿痕程度均随疾病的变化而变化，反映着疾病的进程。生化检查发现发病早期外周血淋巴细胞计数减少，多数患者 C 反应蛋白和血沉升高。严重者 D-二聚体升高，外周血淋巴细胞进行性减少。重型、危重型患者常有炎性反应因子升高。结合中医辨证，不同 COVID-19 中医证型的血沉和 C 反应蛋白均普遍升高，且淋巴细胞计数有一定的差异性，其中热毒壅肺证患者淋巴细胞计数低于寒湿束表、热郁津伤证（$P<0.05$）；寒湿束表、热郁津伤证的总 T 淋巴细胞（CD3$^+$）明显高于风寒袭表、气虚湿滞证及热毒壅肺证（$P<0.05$）。此外，COVID-19 死亡患者的病理解剖发现双侧弥漫性肺泡损伤伴细胞纤维黏液性渗出，肺内支气管腔内可见黏液及黏液栓形成，为湿邪辨证提供了很好的组织学依据。结合 CT 影像、生化指标及组织病理形态等微观证素，使得中医辨"证"不断深入。在疫情大流行情况下，传统辨证条件不允许或无证可辨时，微观辨证可简便、及时、精准判断疾病进程、疗效及预后，对 COVID-19 的诊治有重要的参考意义。

以清肺排毒汤、化湿败毒方、宣肺败毒方为代表的中药复方在防治 COVID-19 疫情时起到了"特效药"的作用。传统中药复方配伍，多根据中药材的性味归经选择合适的中药进行组方，单味中药即是方剂的最小元素。随着现代中药化学、中药药理学的发展，逐步分离出分子水平上的中药有效活性成分（单体）以及组分。在应用网络药理学、生物信息学以及数据挖掘等关联评价技术，预测作用机制，明确信号通路的基础上，可有效、快速地确认组分中药进行配伍组方，以形成新的复方有机整体。此次用于 COVID-19 防治的中药方剂大多具有多种药理活性和广泛的药理作用谱，例如抗病毒、抗炎、免疫调节、保护靶器官、解热、化痰、镇痛、活血化瘀、抗氧化等。以宣肺败毒汤治疗 COVID-19 为例，张伯礼院士利用天津中医药大学中药组分库筛选对新型冠状病毒有抑制作用的中药（例如虎杖）并组方配伍，后经网络药理学分析宣肺败毒汤的主要活性成分及其靶标，发现该方的重要靶标主要富集在病毒感染和肺部损伤相关的通路上，提示了宣肺败毒汤治疗 COVID-19 的潜在"特效"作用。牛明等针对新型冠状病毒侵染人体的 S-蛋白与特异性受体 ACE2 蛋白，筛选出桑叶、苍术、浙贝母、生姜、金银花、连翘、草果等 7 味中药，均在抗新型冠状病毒中医组方"克冠 1 号"中配伍运用。基于有效活性组分的中药配伍，使得中药组方配伍更加精准化、客观化。

新型冠状病毒来势汹汹，在国内外广泛传播，传播速度快、范围广，目前尚无特效治疗药物。中医药在防治过程中后来居上，经过临床的验证，各部门科学规范的指导，在全国得到普遍推广应用，并为世界范围内中医药防疫提供了良好的蓝本，实现科学精准施治，以最大限度地提高治愈率，降低死亡率。

在防治 COVID-19 疫情期间，中医整体观与辨证论治贯穿始终。中医整体观与辨证论治历来被奉为中医思辨活动之圭臬。中药复方的多成分、多靶点、多途径的协同作用决定了它的整体调控机制，综合调节 COVID-19 对人体造成的多器官损害，恢复内稳态。COVID-19 疫情全国大流行，但又依地区而不同，因地制宜的整体观使得各地区的中医药策略更具有针对性。"祛邪"和"扶正"一直是中医整体观念的重要体现，病毒与宿主既是对立的又是统一的，"祛邪"和"扶正"的联合运用势必事半功倍，中医药通过清热解毒（抑制病毒）、扶正固本（增强免疫）、调节机体平衡（抑制炎症）、协调脏腑功能（整体调整机体功能）的组合治法取得了良好的临床疗效。

整体观下的辨证论治在疫情大流行情况下有了新的体现，突破了"一人一汤药，一人一辨证"的个体化辨证，取而代之的是掌握核心病因病机的群体辨证。传统的辨证论治对于"证素"的提取多局限于症状与体征，宏观四诊合参模式下的辨证已然不能满足 COVID-19 的治疗。在现代医学诊查手段日益精准的今日，中医辨证论治也应该吸收 CT、生化、病理等先进的技术和手段，延伸中医四诊的范围，使搜集病史资料客观化，以尽量减少因患者主观和环境对中医宏观病理反应和判断带来的意向性、随意性和不确定性。微观辨证不仅体现证候的物质基础，还可协助判断病情严重程度及病势发展，体现中医的精准施治。在中医辨证组方原则前提下，选用现代药理研究证实对 COVID-19 有针对性治疗作用的药物，进一步提高临床疗效，故在 COVID-19 治疗中，亦可组分中药配伍遣方用药，不拘于经方、时方，不囿于某一流派。在面对人类共同疾病上，我们强调要充分发挥中医药的优势，敢于突破传统中医思辨体系的禁锢，宏观与微观、群体与个体、现象与病理融合辨证施治，必要时还要善于利用"组分制剂技术"创新方剂，体现新时代、新时期的中医思辨内涵，有助于完善和充实中医药学关于传染病的内容，具有一定的理论与临床意义。

66　中医治疗呼吸机相关性肺炎用药规律

　　呼吸机相关性肺炎是指气管插管或气管切开患者在接受机械通气、撤机或拔管 48 小时内出现的肺炎。随着现代医学的进步，机械通气的使用率大大增加，已经成为重症医学科中非常重要的一种治疗手段，与此同时其所带来的主要并发症也成为影响患者预后的重要因素。呼吸机相关性肺炎的发生，使得患者的住院天数、医疗费用、病死率大大增加，严重影响患者的预后，防治呼吸机相关性肺炎成为重症医学科医生面临的关键问题之一。近年来运用中西医结合疗法治疗呼吸机相关性肺炎取得了明显的疗效。学者李伟等通过数据挖掘技术对近年来发表在中国知网上运用中医药或中西医结合治疗呼吸机相关性肺炎的文献进行搜集整理、分析归纳，探寻中医药治疗呼吸机相关性肺炎的用药规律，以期为运用中医药治疗呼吸机相关性肺炎提供理论支持。

资料与方法

　　1. 数据来源：采用中国知网高级检索功能，关键词为"中医"or"中西医"and"呼吸机相关性肺炎"，匹配"模糊"，共检索出 81 篇相关文章。

　　2. 排除标准：只有处方名，无具体药物的文献；文献涉及同一处方；综述、个案报道。

　　3. 规范化命名：参照《中华人民共和国药典》2020 版对中药名称进行规范化处理，如炙百部统称为百部，淮山药统称为山药，杏仁统称为苦杏仁，熟地统称为熟地黄，丹皮统称为牡丹皮等。

　　4. 统计学方法：使用 Microsoft Office Excel 2019 建立数据库，并对中药进行用药频次及用药特点的统计，利用 SPSS 23.0 对中药进行聚类分析，利用 SPSS Modeler 18.0 对中药进行关联规则分析，并利用 Cytoscape 3.8.0 软件实现数据可视化。

结　　果

　　1. 药物频次统计分析：共检索出 81 篇相关文章，经筛选获得处方 43 首，涉及中药 105 味，使用 Microsoft Office Excel 2019 进行统计分析，所得使用频次大于 10（频率大于 20%）的中药共 16 味，分别是黄芩、甘草、苦杏仁、大黄、桔梗、陈皮、石膏、鱼腥草、桑白皮、茯苓、浙贝母、法半夏、黄芪、瓜蒌、麦冬、栀子。

　　2. 药物性味、归经分析：将所有中药的性味按使用频次由高到低进行排序，依次为苦、甘、辛、微苦、淡、酸、咸、微辛、涩、微甘。将药物归经按使用频次由高到低进行排序，依次为肺、胃、脾、心、大肠、肝、胆、肾、膀胱、三焦、小肠、心包。将药物四气按使用频次由高到低进行排序，依次为寒、温、微寒、平、微温、大寒、凉、热。

　　3. 高频次药物组合与关联规则分析：运用 IBM SPSS Modeler 18.0"源→类型→网络"数据流构建 Web 网络，并将分析所得的网络参数导入 Cytoscape 3.8.0 软件构建中药关联网络，利用 Cytoscape 软件"Tools"中的"Network Analysis"功能进行网络拓扑结构分析，以节点的度值为标准，设置度值与网络节点大小呈正相关。对于节点来说，度值越大，节点在网络中的地位越重要，进而筛选出核心中药。黄芩节点较大，说明其在中药治疗呼吸机相关性肺炎中发挥重要作用。运用关联规则 Apriori 算法，设置最大前项数为 2，支持度≥20%，置信度≥80%，结果显示，处方常用药物组合共 25 个，其中黄芩为其核心药物，两味药组合共 12 个，三味药组合共 13 个。

4. 高频药物聚类分析：从 105 味中药中取使用频率居前 16 位者做聚类分析。通过分析可得出，有 3 个多味药物聚合组，分别是苦杏仁、石膏、大黄；黄芩、鱼腥草、浙贝母、麦冬、桑白皮、栀子、桔梗、甘草、陈皮、茯苓；法半夏、瓜蒌、黄芪。有 6 个药对聚类组，分别是苦杏仁、石膏；黄芩、鱼腥草；浙贝母、麦冬；桑白皮、栀子；陈皮、茯苓；法半夏、瓜蒌。

讨　　论

呼吸机相关性肺炎具体病名在中医文献中尚未见记载，而根据其症状特点，当归属于中医学"喘证""咳嗽""肺胀""风温"等病范畴，《灵枢·经脉》云："肺手太阴之脉……是动则病肺胀满，膨膨而喘咳。"《金匮要略》云："肺所生病者，咳而上气……其人喘，目如脱状。"《灵枢·胀论》云："肺胀者，虚满而喘咳。"冯文涛等认为"痰、热、瘀、虚"是构成本病的四大病机。《黄帝内经》云"正气存内，邪不可干""邪之所凑，其气必虚"，呼吸机相关性肺炎患者大多年老体衰，有多种基础病，慢性病程，急性发作。久病正气亏虚，先后天之本失其所养，脾胃功能受损，中焦运化失职，痰湿内生，脾胃为生痰之源，肺为贮痰之器。痰湿内阻为其发病之标，脾肾虚弱、正气亏虚是其发病之本。本病病位其标在肺，其本在脾肾。现代医学认为感染性疾病的发生均取决于宿主的防御功能、致病微生物的毒力、数量和种类。呼吸机相关性肺炎的发生是由于机械通气破坏人体正常的呼吸道防御机制，导致各种病原微生物侵袭入肺，在肺内增殖，造成感染。乔锦霞等认为呼吸机相关性肺炎的致病菌以肺炎克雷伯菌、铜绿假单胞菌、鲍曼不动杆菌、金黄色葡萄球菌为主。

本研究通过数据挖掘方法对目前临床上运用的中医药治疗呼吸机相关性肺炎处方进行分析，得出使用频率大于 20% 的药物共 16 味，其中使用频率最高的药物是黄芩，高达 62.79%，《汤液本草》中记载"黄芩，气寒，味微苦，苦而甘。微寒，味薄气浓，阳中阴也。阴中微阳，大寒，无毒，入手太阴经之剂"，治肺中湿热，疗上热，目中赤肿，瘀肉壅盛，必用之药。泄肺受火邪上逆于膈上，补膀胱之寒不足，乃滋其化源也。现代研究认为，黄芩提取物可通过减少炎症因子白细胞介素-1β、白细胞介素-6 和肿瘤坏死因子-α 的释放，从而达到抗炎的目的。FENG 等研究表明黄芩提取物可通过调节核因子-κB、蛋白激酶及 PI3K-Akt 通路抑制脂多糖诱导的肺损伤的炎症反应。DINDA 等研究表明黄芩可通过抑制核因子-κB、单核细胞趋化蛋白-1、肿瘤坏死因子、白细胞介素等多种炎症细胞因子的表达来发挥其抗炎作用。其次为甘草，《本草分经》中记载，甘草味甘，通行十二经，解百药毒，生用气平，补脾胃、泻心火而生肺金。张明发等研究表明甘草提取物及甘草酸等有效成分具有止咳祛痰、平喘及肺保护和抗肺纤维化作用。李葆林等认为甘草具有广谱抗炎及抗病毒作用。杨晓露等研究表明甘草可抑制 ERK/MAPK 通路，同时活化过氧化物酶体增殖激活受体-γ 通路，通过多靶点发挥抗炎效果，抑制炎症因子的表达。《本草便读》中记载苦杏仁苦辛宣壅，能疏肺部风寒；温润下行，善降大肠燥结；能宽胸而降气，可治咳以搜痰。WANG 等研究显示，苦杏仁苷可缓解气道炎症及气道重塑，减轻肺损伤，改善肺功能。分析高频药物的功效，其用药以化痰止咳平喘和清热药为主，针对呼吸机相关性肺炎最重要的病理因素，切中呼吸机相关性肺炎的病机。

通过药物聚类分析得出 6 个药对聚类组，第一组：苦杏仁、石膏，石膏清泻肺热，杏仁肃降肺气，两者合用，一清一降，相互协同，既能清泄肺热，又能宣利肺气，共同恢复肺之正常生理功能。第二组：黄芩、鱼腥草，共奏清热燥湿化痰之功。邓文喻等研究表明鱼腥草水煎液与黄芩水煎液对肺炎克雷伯杆菌的被膜具有抑制作用。黄南龙等研究表明鱼腥草注射液可降低大鼠及家兔肿瘤坏死因子-α、白细胞介素-1β、前列腺素 E_2 水平，发挥其抗炎、解热作用。第三组：浙贝母、麦冬，浙贝母清热化痰止咳，麦冬养阴润肺，肺为娇脏，一清一润，恰合肺之生理特性，防止燥烈伤阴。李仝等研究表明浙贝母在体内具有抗菌功能，并且对耐药菌具有逆转作用。BI 等研究表明，麦冬总皂苷通过抑制内皮细胞凋亡、上调内皮细胞黏附因子的表达可起到抗炎作用。第四组：桑白皮、栀子，共奏清热泻火之功。现代多项研究表明桑白皮具有显著抗炎、镇痛等作用。方尚玲等研究表明大剂量栀子苷可显著降低毛细血管通透性，对急性炎症渗出有明显抑制作用。第五组：陈皮、茯苓，重症患者在严重感染等应急状态下全身的血流重新分布，外周循环血量减少，胃肠道血管收缩，血流灌注减少，造成胃肠功能紊乱。陈皮与茯苓均有健脾之效，然陈皮理气，茯苓利水，两者调理中焦，使大气运转，痰湿自消，共奏理气健脾、燥湿化痰之功。第六组：法半夏、瓜蒌，清热燥湿化痰。徐礼英等研究表明瓜蒌对金黄色葡萄球菌、大肠埃希菌有较强的抑制作用。

　　针对用药四气五味与药物归经进行分析，用药四气以寒凉为主，五味以苦、甘为主，归经以肺、胃、脾为主。呼吸机相关性肺炎患者常表现为发热、体温升高、脓性气道分泌物。中医认为其病理因素以"痰、热"为主，治疗当以清热化痰为主。《素问·至真要大论》云："寒者热之，热者寒之。"《神农本草经》序例云："疗寒以热药，疗热以寒药。"指出了如何掌握药物的四气理论以指异临床用药的原则。苦"能泄、能燥、能坚"，其具有清泄火热、降气泄逆、通泄大便、燥湿、坚阴（泻火存阴）等作用。甘"能补、能和、能缓"，其具有补益、和中、调和药性和缓急止痛的作用。疾病状态下，胃肠道多处于缺血缺氧状态，从而导致胃肠功能紊乱，此外呼吸机相关性肺炎患者最主要的治疗方式是抗生素的使用，抗生素的过度使用导致的二重感染往往会进一步加重胃肠道的损伤。总之，呼吸机相关性肺炎其病位在肺，与脾、胃、肾密切相关。治疗用药时因患者病程较长，加之本身脾胃功能受损，在祛邪之时常需要顾护脾胃，防止用药过于苦寒损伤脾胃，使正气更虚，变证横生。通过本次研究发现，治疗呼吸机相关性肺炎用药以清热燥湿化痰之品为主，病变之初以邪实为主，当以祛邪为要。但对于病变后期以正虚为主的还需辨证论治。同时处方用药当时时顾护脾胃。

67　中医治疗慢性支气管炎临床研究

慢性支气管炎是由感染及非感染（过敏、氧化应激等）致病因子引起的气管、支气管黏膜和周围组织的慢性非特异性炎症疾病。吸烟、空气污染等因素均与该病的发生有关。慢性支气管炎患者的主要临床表现为咳嗽、咯痰、喘息等，病理特征以支气管腺体增生、黏液分泌增加、气道重塑等为主。慢性支气管炎的早期表现往往较轻，在冬季更常见，在春季气温转暖后可缓解，如果治疗不及时或诊治失当，则疾病会持续进展，甚至合并肺动脉高压、慢性阻塞性肺疾病、肺源性心脏病等，严重影响患者的生活质量。研究表明，中医药在治疗慢性支气管炎方面可以取得显著疗效。学者李岩等对近年中医药治疗慢性支气管炎的临床研究进行了梳理归纳。

慢性支气管炎的病因病机

慢性支气管炎归属于中医学"喘证""咳嗽"等范畴。中医认为，慢性支气管炎病位虽在肺脏，但与肝、脾、肾三脏有密切的联系，病机根本在于气血阴阳虚衰而致肺、脾、肾功能失调，而以寒邪、痰饮为标，为本虚标实之证。慢性支气管炎可由多种因素诱发，从而使咳喘急性发作或原有病情加剧。中国古代医家对慢性支气管炎病因病机做出过多种阐释，例如明代张景岳《景岳全书·咳嗽》中指出"咳嗽之要，一曰外感，一曰内伤而尽之矣"，认为引起慢性支气管炎这种病症的主要原因在于"外感"和"内伤"两大方面。清代李用粹在《证治汇补·痰证》中提出"脾为生痰之源，肺为贮痰之器"的观点，认为慢性支气管炎与脾、肺的气机失调有关。随着现代医学的发展，近现代医家也对慢性支气管炎病因病机阐述了各自观点。赵亚飞认为，慢性支气管炎的发病机制主要与呼吸道防御机制降低有关，患者往往外感风邪导致疾病的发生，加之自身肺气、肾气不足，会损害肾脏、脾脏和肺脏；与此同时，该病的发生与不健康的生活方式也密切相关。由于慢性支气管炎的临床症状多为非特异性，所以早期炎症不能得到重视和很好的控制，因而病程迁延导致慢性炎症的发生。在治疗慢性支气管炎时，应当重视加强患者呼吸肌的训练，以帮助患者呼吸功能逐渐恢复到正常状态。王明生认为，慢性支气管炎在其各个病程阶段表现可有差异，例如在早期呈外感症状；中期呈痰热证；后期呈肺、肾气虚或脾肾阳虚证，因此从疾病早期开始即应重视辨证中医治疗，从而稳定长期疗效。卢立恒认为，慢性支气管炎在中医应归属为"肺痹""喘证"范畴，是由肺、脾、肾三脏不调所致，患者自身存在阳气亏损、脾气宣发不畅、气道壅滞等情况，而寒邪乘虚而入引起咳嗽、喘息症状，长期不愈导致肺脏受损、气阴耗损，又会累及脾、肾，进一步加重病情。治疗上应针对不同辨证采用不同方式，如针对寒症患者需以温热化痰为主要治则；外寒内热者应当清内热、驱外寒，同时针对不同临床表现配伍不同药物加以强化，如咳嗽重者配伍化痰止咳药物；脾虚者配伍健脾补气药物等。

慢性支气管炎的辨证分型

慢性支气管炎的辩证分型尚缺乏统一标准，在《中药新药临床研究指导原则》中，慢性支气管炎分为风寒束肺、风热袭肺、风燥伤肺、痰湿壅肺、痰湿犯肺、肺气虚弱、肺肾阴虚等7个证型，但临床上实际证型标准远远超过这7种证型。有学者对2005—2015年慢性支气管炎相关文献进行总结，得出"常见的慢性支气管炎证型多达20种"的结论。如此多的临床证型显然容易造成诊治方案的混乱，而且其中有些证型或命名不规范，或与其他证型存在重复。白云苹等基于各大数据库文献研究得出，慢性支气管炎常见证型实质上可归纳为肺气虚证、风寒袭肺证、肺脾气虚证、肺阴虚证、寒痰阻肺证、痰热蕴肺证、痰浊阻肺证、外寒内热证 8 种。关于慢性支气管炎辨证分型的研究，有助于找出中医辨治慢性支气管炎的规律，从而为临床诊治提供理论依据和指导。

慢性支气管炎的中药内治法

中药内治法是中医治疗慢性支气管炎的最常见方法，也是最为重要的方法，在其具体治疗策略上，现代医家则各具特色。王松慧等研究表明，小青龙汤（喘息者加杏仁、厚朴各 10 g）联合中医情志疏导和健康教育，可使慢性支气管炎患者症状、体征消失时间和血氧饱和度复常时间、住院时间均明显缩短，C 反应蛋白、肿瘤坏死因子-α 等炎症因子水平明显降低，超氧化物歧化酶水平显著升高。吴英采取中医辨证结合症状差异性疗法，如针对风寒袭肺型患者给予小青龙汤；针对风热犯肺型给予清肺类汤药；针对痰热蕴肺型患者给予二陈汤，对于胸闷、舌苔厚重者在中药方中加入陈皮、白芥子；对于燥热、咳大量黄痰者在中药方中加入鱼腥草、蒲公英；对于咳嗽无力、手脚冰冷者联合应用肾气丸；对于有脾虚表现者在中药方中加入五味子、党参、山药、甘草等。结果显示，采取上述中医治疗的观察组临床总有效率达 95.94%，明显高于常规西医治疗组的 73.78%；且中医药组的气喘消失时间、咳嗽消失时间、在院治疗时间均短于对照组，疾病复发时间长于对照组，不良反应发生率低于对照组。刘文静将 92 例慢性支气管炎患者随机均分为 2 组，对照组行糖皮质激素、支气管舒张剂等常规西医治疗；观察组在上述基础上行中医内科治疗，如脾肾阳虚者给予六君子丸、肾气丸加减；痰热蕴肺证者给予桑白皮汤加减；痰湿壅肺证者给予三子养清汤、二陈汤加减；风热犯肺证者给予桑菊饮加减。结果显示，治疗 1 个月后观察组有效率为 95.65%，显著高于对照组的 80.43%；白介素-6、白介素-8 及肿瘤坏死因子-α 等炎症因子水平明显低于对照组；且不良反应发生率为 4.35%，明显低于对照组的 21.74%。马龙根据慢性支气管炎合并肺气肿患者的症状表现，将观察组患者分成实证、虚证两大类，其中实证采用麻黄、甘草、杏仁、石膏、桂枝等中药进行治疗；虚证采用沙参、五味子、麦冬、板蓝根、红花等中药治疗。对照组给予常规抗感染、平喘、镇咳止痰等西药治疗。结果表明，观察组治疗有效率为 95.56%，明显高于对照组的 73.33%。王蓓蓓的研究则是探讨固本止咳胶囊治疗慢性支气管炎迁延期的疗效。其将 164 例慢性支气管炎迁延期患者随机分为对照组和观察组各 82 例，对照组采用西药治疗；观察组在西药基础上采用固本止咳胶囊治疗。结果表明，观察组治疗有效率为 97.57%，显著高于对照组的 82.93%。刘丽杰等的研究则观察加味苓桂术甘汤治疗慢性支气管炎迁延期的效果。此研究将 60 例慢性支气管炎迁延期患者随机分为治疗组和对照组各 30 例，对照组采用西药治疗；观察组在其基础上加用加味苓桂术甘汤内服。治疗 2 周后，治疗组总有效率明显为 90.0%，高于对照组的 76.7%。

慢性支气管炎的其他中医治法

"热敏灸"是指采用较大直径的绒艾条、清艾条，利用其燃烧产生热感进行悬灸，从而热敏化相应穴位，激发非热感觉、体表不热里部热、近部不热远部热、传热、扩热、透热 6 种热敏灸感，并根据个体化饱和灸量的一种外治法。曹平等在三伏天内选择患者脾俞、风门、至阳、志室、肾俞、膏肓、颈百劳、肺俞等穴位进行热敏灸治疗，共探查出 2~5 个热敏穴，施灸时间以穴位热敏灸感全部消失为度，治疗频率：初伏天每日 1 次，共 10 日；中伏天间隔 1 日灸 1 次，共 10 日；末伏天间隔 3 日灸 1 次，共 10 日。治疗后研究组总有效率、咳嗽咳痰气促症状、生活质量均优于对照组。这提示热敏灸法疗效优于三伏贴法，而且三伏天热敏灸治疗能激发患者经气，开通经络，探查深部寒邪，寒则热之，虚则补之，从而能祛除机体深部阴寒，增强抗病邪能力，缓解病情。林汉彪等采取穴位敷贴（对照组）以及穴位注射配合穴位敷贴法（观察组）治疗慢性支气管炎 128 例。其中，穴位敷贴选择白芥子、细辛、地龙、杏仁、生麻黄、生半夏等中药并根据不同证型加减，将药物研成粉状并加适量姜汁调成膏状，以橡皮膏将药膏贴敷于大椎、天突、肺俞、定喘、风门、膻中等穴，每次 3 小时，每日 2 次，连续治疗 21 日；穴位注射采用黄芪注射液 6 mL 加核酪注射液 3 mL，根据具体证型注射于定喘、肺俞、天突、大椎、足三里、肾俞、曲池、膻中、风门等穴位，每周 3 次，连续治疗 21 日。结果显示，观察组总有效率为 94.53%，明显优于对照组的 85.94%；观察组氧分压、峰流速、第 1 秒用力呼气容积水平明显优于治疗前，且较对照组改善程度提升明显；观察组中医证候积分较治疗前下降，且下降幅度大于对照组。这说明中医穴位敷贴联合穴位注射方法对于慢性支气管炎疗效确切，能明显改善患者症状及动脉血气、肺功能。任海涛等运用针刀整体松解术治疗 29 例慢性支气管炎患者。与针灸、电针治疗的对照组相比，观察组治疗后 1 个月后的临床痊愈率达到 62.07%，总有效率达 93.10%，明显高于对照组的 31.03% 及 79.31%；肺通气、换气指标明显改善且优于对照组治疗后。这说明针刀整体松解术可有效缓解慢性支气管炎患者症状，改善其肺通气、换气功能。彭鸿等以耳尖穴或耳背静脉放血疗法治疗慢性支气管炎急性发作患者 30 例，总有效率达 93.33%，明显高于常规西医治疗对照组。分析认为，刺络放血疗法对血液系统可产生双向调节作用，改善患者微循环与血管功能，促进有害代谢物质的排除，具有调节脏腑机能、传递生物信、增强免疫力、促进细胞代谢等功能，发挥"三抗一升"作用，即抗炎、抗过敏、抗风湿和提升机体免疫功能的作用。张颖采取以针刺四花穴与肺腧穴为主，联合内服中药治疗老年慢性支气管炎，总有效率达 94.44%，不良反应较少。孙剑峰等研究指出，采用中医特色疗法杵针治疗慢性支气管炎迁延期的具有临床应用价值。其研究结果提示，杵针疗法的作用是通过对人体的整体调节来达到治病的目的，能够有效改善患者的免疫功能且临床效果显著。王峰等研究旨在观察穴位注射和穴位贴敷治疗慢性支气管炎缓解期肺气亏虚证的临床疗效，其将收治的 163 例慢性支气管炎患者随机分为 A 组 78 例，以穴位贴敷治疗；B 组 85 例，以穴位注射治疗。结果显示，A 组和 B 组治疗后的中医证候评分，治疗后 6 个月内感冒发作次数、生存质量评分及肺功能检测评分显著优于治疗前。这提示穴位贴敷和穴位注射均能显著改善慢性支气管炎患者的临床证候、生存质量及肺功能。

中医治疗慢性支气管炎方法众多，总体以宣肺止咳、清热解表等中药方内治为主，除此外尚有热敏灸、穴位敷贴、灌肠、穴位注射、针刀、刺络放血、针刺等独特治疗方法，对各种疗法加以综合运用，具有整体干预和多靶点调节的特点，可明显控制病情，较西医方法往往能获得更高的治疗效果和保证安全性，具有广阔的临床应用前景。

68　急性呼吸窘迫综合征炎症反应机制和中医调理

　　急性呼吸窘迫综合征（ARDS）是一种以进行性呼吸困难和顽固性低氧血症为特征的急性呼吸衰竭。全身炎症反应综合征（SIRS）是由各种严重损伤引起机体对多种细胞因子（CK）和炎性介质产生的广泛性严重炎症反应所共有的一种病理生理状态，是一个不依赖于病因的炎症过程，其更新和发展了有关炎症和感染的传统观点，促进了对 ARDS 发病机制的认识。学者刘静等对急性呼吸窘迫综合征的炎症反应机制与中医调理做了探讨分析。

ARDS 与促炎症-抗炎症反应

　　ARDS 并非独立疾病，作为一个连续病理过程，其早期为急性肺损伤（ALI）ARDS 是 ALI 发展最严重的极端阶段。既往认为 ARDS 是感染或创伤等对肺直接打击的结果，SIRS 概念揭示主要影响 ARDS 结局的发病关键是致病因子激活细胞和休液，因素而导致的过度或失控炎症反应，而非促使损害产生的病因。然而，采取严格双盲、随机和空白对照研究方法的炎性介质拮抗剂多中心大样本临床实验却无一例外地令人失望，甚至个别研究报道可增加病死率。晚近认为 ALI/ARDS 是机体炎症反应在肺部的表现，炎症反应包括促炎和抗炎两方面，进而形成代偿性抗炎反应综合征（CARS）和混合性拮抗反应综合征（MARS）的新假说：

　　典型的 SIRS 是由局部向全身的发展过程，可能存在若干病程阶段。①局限反应期：感染或创伤等导致促炎介质在局部微环境中释放，作为代偿，发生内源性抗炎反应，释放抗炎介质，发挥保护性作用，恢复自稳态。此时局部炎性介质浓度均显著（并非过度）升高。②全身炎症反应始动期：如原发损伤严重，局部促炎和抗炎介质达到某临界水平而发生全身性溢出并进入循环。若两者趋于平衡，则炎症反应仍属于生理性。③广泛全身炎症即 SIRS 期：促炎介质瀑布样释放而内源性抗炎性介质不足，使促炎反应处于支配地位，出现 SIRS。④过度免疫抑制即 CARS 期：如代偿性的抗炎反应过度，则转而发生 CARS，同样导致全面的免疫抑制。表现为机体遭受打击后，一过性细胞免疫功能降低及 CK 释放能力下降——免疫麻痹，导致机体对感染的易感性增强和/或无免疫变应性。⑤免疫功能失调期：SIRS 和 CARS 最终失衡，相互促进，其后果包括两方面。一方面使抗炎性介质由保护性作用转变为损伤性作用，导致局部组织及远隔器官均遭受严重损伤，形成包括 ALI/ARDS 的多器官功能障碍综合征（MODS）。另一方面严重抑制机体免疫功能，炎症过程失控，引发脓毒病，诱发或加重 ALI/ARDS 或 MODS，在炎症和免疫抑制之间摆动称为 MARS。

中药及其复方的抗炎作用机制

　　1. 活血类：丹参能显著降低脓毒症大鼠 ALI 血浆及肺组织肿瘤坏死因子（TNF-α）的表达，提高 PaO_2，降低肺系数和肺通透系数，从而减轻其介导的急性炎症反应和肺组织损害，在一定程度上缓解 ALI 的发生、发展；丹参还可能通过抑制胞间黏附分子 1 的表达，减轻炎症反应及脂质过氧化反应，从而对油酸型 ALI 肺组织形态结构和功能起保护作用。丹参酮ⅡA 不仅抑制脂质过氧化、改善微循环及高凝状态，还可封闭中性粒细胞（PMN）表面的黏附分子 CD18 抗原，对脂多糖（LPS）诱导 ALI 大鼠发挥保护作用。活血化瘀方（丹参、川芎、当归、黄芪、益母草）能影响 LPS 刺激所诱导的血中内皮素-1、一氧化氮、TNF-α 和超氧化物歧化酶浓度的改变，对内毒素休克过程中内皮细胞等靶细胞释放 CK 具有重要调节作用。

2. 益气类： 黄芪可有效减轻油酸型大鼠 ALI 后 4 小时血清中白细胞介素-6（IL-6）、TNF-α 的量以及肺组织的形态学变化，且下降程度与黄芪的剂量成正比。

3. 攻下类： 大黄可防止肠源性感染致早期 ALI 大鼠的内毒素进入肺组织，抑制肺内 PMN 积聚和 TNF-α 释放，减轻肺部炎性反应，其机制可能是大黄可保护细胞膜，稳定肺毛细血管内皮细胞和肺泡上皮细胞，降低肺毛细血管通透性、减轻肺水肿和抑制炎性介质产生，阻止 PMN 被激活，从而阻断炎性介质中性粒细胞间的恶性循环。大黄还可减轻 LPS 诱导大鼠 ALI 的肺部和全身炎症反应，其机制可能与抑制 PMN 聚集并降低其趋向性，使脱颗粒能力下降，释放 TNF-α、IL-1β 和 IL-8 减少有关。

4. 开窍类： 牛珀至宝丹（水牛角粉、羚羊角粉、琥珀、麝香、石菖蒲、大黄等）预处理能明显抑制大肠埃希菌内毒素休克大鼠 TNF-α 的释放；联合应用牛珀至宝丹和参麦注射液可明显减轻内毒素休克大鼠肺损伤，表现为平均动脉压下降程度减轻，支气管肺泡灌洗液中白细胞渗出及乳酸脱氢酶释放减少，脂质过氧化损伤及肺组织学改变明显减轻。

中医免疫调理策略的探讨

应指出，SIRS/CARS 的根本发病机制还远未澄清。体内众多炎性介质与 CK 相互作用构成彼此交错的"网络"，在炎症反应和免疫调节中具有相互重叠及多方向性协同或拮抗效应。有鉴于此，有必要从整体、器官、细胞、分子、基因水平进行多层次综合研究，以精确了解炎性介质或 CK"网络"的关键环节和调控机制，不能孤立地探讨某个介质或单一因素的效应-SIRS/CARS 的发生决不是某一种或几种 CK 的增高或降低所能解释，也不会因某个炎性介质的阻断或补充而完全得以纠正。

回顾 ALI/ARDS 的研究历程，不难看出近年来观点的演变反映了一个趋势，即研究的着重点逐渐从感染延伸到机体对感染作出的反应，转向注意机体自身。根据 SIRS 观点阻断炎症反应序列的尝试不完善的原因之一是这些治疗干预的"靶"都是外部信号而不是"靶"向细胞内。那么需要将思路引向"内因"，将细胞凋亡作为研究途径，进一步明确细胞凋亡的调控基因，通过基因水平调控维持内稳态的环节。

以上引发从一个新的角度用哲学原理来指导思索：了解自我不是被动地"祛邪"而是调节机体本身以"扶本"。这一新概念的提出对治疗 SIRS 尚有争议，对 ALI/ARDS 的研究却是有益的：即在战略上立足机体自身，以调节宿主防御反应这一"内因"来抵御创伤、感染、失血等可能导致全身炎症反应的"外因"；在战术上将研究引向深入，从细胞、分子、基因水平探讨宿主防御、全身炎症反应如何由正常时的防护变为失控时的损伤；寻求调节宿主防御的新途径，使之既保持有益的作用又避免不利后果。

既往研究仅从抗炎治疗角度阐明了中药及其复方某方面的作用机制。但中医药疗法可能不是对单一致病因素的简单拮抗，而是整体调节，各种中药特别是中药复方的作用更不是单一的。在 ARDS 发病中，SIRS 和 CARS 是机体对立的两方面：两者保持平衡，则内环境稳定、免疫功能良好——"阴平阳秘"；两者失衡，如机体发生严重创伤或感染的早期，SIRS 占优势，则炎症反应扩散和失控，其保护作用变为自身破坏作用，损害局部组织细胞（ARDS）和远隔器官（MODS），乃至死亡——"阴阳失调"甚或"阴阳离绝"。根据"调和阴阳、以平为期"的治则，运用"扶正祛邪"的具体治法达到恢复机体内环境的动态平衡为目标，调控促炎和抗炎两大组分，可能是中医药防治 ARDS 的研究方向。

研究活跃的"菌毒并治"理论已取得进展："神农 33"注射液（桃仁、红花、川芎、当归、赤芍、丹参等）可通过抑制 LPS 诱导 ALI 大鼠 IL-1β mRNA 的表达减弱过度炎症反应，发挥肺脏保护作用。实验结果低于模型组（$P < 0.01$）但高于地塞米松对照组（$P < 0.01$）。在此基础上，既可强效广谱拮

抗 LPS，也可强效拮抗 TNF 的血必净注射液与伊米配能-西司他丁钠并用可起到"细菌-内毒素-炎性介质并治"的作用，能非常显著提高重症脓毒病小鼠的存活率。参麦注射液不仅能抑制 LPS 所致大鼠 ALI 的促炎因子表达，还能调节促炎因子和抗炎因子之间的平衡（大鼠肺组织 IL-8 mRNA 和支气管肺泡灌洗液中 IL-8 的蛋白含量均明显降低），从而发挥对的肺保护作用。黄芪可能是通过抑制核因子 κB 的活化（减少油酸型 ALI 大鼠核因子 κB 在细胞核内的表达），进而抑制炎症介质如 IL-6 的表达（在转录水平上抑制 IL-6 mRNA 的表达），减轻或中断炎症级联反应而对 ALI 起治疗作用。

69　支气管哮喘炎症表型与证候的相关性

　　支气管哮喘（简称哮喘）是一组由多种炎症细胞，如嗜酸性粒细胞（EOS）、肥大细胞、淋巴细胞、中性粒细胞（PMN）、平滑肌细胞、气道上皮细胞等和细胞组分参与的慢性气道炎症性疾病，属中医学"哮病"范畴。中医学认为，哮喘是因痰气交阻，闭塞气道，肺的升降失职所致。病因多以风、寒、痰、热、瘀、湿为标，以肺、脾、肾三脏俱虚为本，证属本虚标实。哮喘的炎症表型的异质性与中医辨证论治的理论相类似，因此推测哮喘炎症表型与中医证候可能存在一定的相关性。学者赵欢欢等对支气管哮喘炎症表型与中医证候的相关性做了有见解的阐述。

哮喘炎症表型

　　2009 年全球哮喘防治指南（GINA）首次将"表型"的定义引入。表型是具有特定基因型的个体，在一定环境下，所表现出来的性状特征的总和。炎症表型与疾病的临床表现，在治疗反应及预测急性发作频率上具有相关性，其判别标准和诱导痰检测技术简单易行，而成为临床研究中较为常用的类型。哮喘气道炎症表型是通过诱导痰中炎症细胞的种类进行确定。根据分析诱导痰中是否有 EOS 增多，可将气道炎症表型分为 EOS 型哮喘和非 EOS 型哮喘。研究表明哮喘是一种由 Th2 细胞介导的 EOS 疾病，哮喘患者气道内不仅有 EOS 的浸润，还存在着 PMN、巨噬细胞等炎症细胞。研究发现，在哮喘急性发作死亡的患者的气道黏膜活检中，除了存在少量 EOS 外，还有较多的 PMN 浸润。研究也表明，重症哮喘患者的气道中有大量的 PMN 浸润，哮喘患者气道内，炎症细胞具有不同种类，也就是说哮喘患者气道炎症表型具有多样性。研究则发现在部分哮喘患者的气道中，没有 EOS、PMN、淋巴细胞等细胞的浸润，这种炎症表型称为寡细胞型哮喘。Simpson 等从 EOS 哮喘患者气道中同时分出了 EOS 和 PMN，这种炎症表型称为混合粒细胞型哮喘，主要见于重症哮喘和严重的哮喘急性发作。根据诱导痰中炎症细胞的种类，Simpson 等将哮喘分成 4 型：EOS 型哮喘、PMN 型哮喘、寡细胞型哮喘、混合细胞型哮喘。

　　哮喘与气道炎症表型密切相关，炎症表型直接影响哮喘患者的临床表现，是对治疗效果的直接反映。痰 EOS 是支气管哮喘的炎症效应细胞，在哮喘发病机制中起重要作用，与哮喘患者气道炎症、气道重构密切相关。它具有评价治疗反应性、预测哮喘再次发作风险和提示预后等作用，可以作为评价哮喘治疗效果的重要指标。由于不同哮喘患者气道炎症表型存在差异，明确表型并分别给予精准治疗方案，可优化哮喘治疗的管理方法。Walsh 等研究表明与严重哮喘中的非 EOS 表型相比，EOS 表型的哮喘有着更高的恶化风险。赵璇等对比 36 例哮喘急性发作期和 32 例缓解期患者的诱导痰中细胞数量发现：哮喘急性发作组 EOS 数量明显高于哮喘治疗缓解组；哮喘急性发作组、缓解组的 EOS、PMN 数量明显高于健康对照组；哮喘缓解组与哮喘急性发作组 PMN 数量无明显差异性。哮喘的发病机制、治疗反应、预后判断都与哮喘的炎症表型有着密切联系，不同的哮喘炎症表型具有明显不同的异质性，对应着不同的临床特征和治疗反应性。钟晓芃研究发现在治疗 PMN 型哮喘急性发作期时，对比 EOS 型哮喘急性发作期，需要使用更大剂量的激素，在治疗寡细胞型和混合细胞型哮喘，所用剂量更是接近 EOS 型的 3 倍。Giannini 等发现在哮喘急性发作期，患者痰 EOS 计数较稳定期可见明显增多。研究发现，停止使用糖皮质激素后，在哮喘急性发作患者气道内，发现其痰 PMN 比例较前明显升高。Bjermer 等研究静脉注射瑞利珠单抗，可改善哮喘控制不良和血 EOS 水平升高患者的肺功能、哮喘症状和生活质量，且瑞利珠单抗在治疗痰 EOS 增多症哮喘患者的 2 期研究中，临床肺功能改善和哮喘控制都得到了验证。研究显示痰中 EOS 的增高不仅是哮喘急性发作的指标，还是哮喘通过药物控制不良的表现。研究表明伴有 PMN 型气道炎症的哮喘患者的全身炎症增加，有较差的临床结果，因此，认为全身性炎症可能与 PMN 型哮喘的病理生理有关。因此，通过明确哮喘的气道炎症表型，进而估算使用糖皮质类激素的用量，制定个体化治疗方案，提高患者的生存质量。

支气管哮喘的中医证候

证候是疾病本质的反应状态，是疾病过程中一定阶段的病位、病性、病因、病势等本质有机联系的反映。关于哮病的中医证型，目前尚无统一的标准。卫生部发布的《中药新药临床研究指导原则》将支气管哮喘分为发作期和缓解期，发作期辨证要点在于辨别寒哮和热哮；缓解期则分为肺虚证、脾虚证和肾虚证。《中医内科学》则把哮病发作期分为冷哮证、热哮证、寒包热哮证、风痰哮证和虚哮证，把缓解期分为脾肺气虚型和肺肾两虚型。2012 年中华中医药学会肺系病分会发布《支气管哮喘中医诊疗专家共识》，对哮喘证候进行了分期分型论述，急性发作期证候以热哮、风哮为主，常见证候急性发作期为外寒内饮证、痰浊阻肺证、痰热壅肺证等；慢性持续期为阳虚饮伏证、气虚痰阻证、气阴虚痰热证；缓解期为肺脾气虚证、肺肾气虚证、脾肾阳虚证。2016 年中华中医药学会肺系病专业委员会/中国民族医药学会肺病分会联合发布《支气管哮喘中医证候诊断标准》将哮喘的证候分为基础证和临床常见证。基础证有外寒证、痰热证、痰饮证等。临床常见证有实证类、虚证类和兼证类，实证类包括外寒内饮证、痰浊阻肺证、风痰阻肺证等；虚证类有肺气虚证、肺脾气虚证、肺肾气虚证等；兼证类主要为血瘀证。上述规范虽然明确提出了证候的主症、次症，但缺乏与疾病病情、客观检查（功能检查、实验室检查等）、生物标志物等相关性，目前仍不明确，尚待进一步研究。因此，开展哮喘中医证候与疾病炎症表型相关性的研究显得十分必要。

哮喘的中医证型与炎症表型的关系

哮喘不同炎症表型的发病机制具有异质性，中医辨证论治具有个体化治疗的优势，即中医辨证论治具有异质性，故哮喘的炎症表型与中医证候具相关性。孙树起等研究发现寒痰证型患者的痰 EOS 显著高于热痰证型患者和正常人，热痰证型患者痰 PMN 计数显著高于寒痰证型患者和正常人。曹玉雪等将哮喘持续期的患者分为"冷痰""热痰"，并对其进行诱导痰涂片，发现寒痰证中血液和痰液 EOS 均明显升高，而热痰证中只有痰液 PMN 明显升高。因此认为哮喘同时存在气道炎症和全身炎症，血和痰液中 EOS 具有显著的正相关性。冷哮发作时多见痰液 EOS 计数的升高。因此推测，其发作时通常为 EOS 型哮喘。而对于热哮证发作时，血和痰液 PMN 升高不具有一致性，但仍可以发现热哮发作时可见血 PMN 计数的升高。盖晓燕等研究发现外周血 PMN 与痰 PMN 呈正相关，提示外周血 PMN 计数可能提示 PMN 型哮喘。一些数据表明，血液 EOS 计数≥400 个细胞/μl 与痰 EOS≥3％具有高度相关性；该水平随后在瑞利珠单抗 3 期哮喘计划中用作痰 EOS 增多的替代物。研究发现对于轻度至中度哮喘患者及哮喘较严重的患者，血 EOS 在鉴定哮喘痰 EOS 增多症方面准确性最高。血液 EOS 的使用可以促进哮喘的个体化治疗和管理，故血 EOS 的升高可代表着痰 EOS 的升高。基于现代医学证实慢性持续性哮喘、哮喘持续状态、突发致命哮喘、糖皮质激素治疗无效的哮喘患者气道的病理改变多为 PMN 浸润的理论，许卫华等对 296 例哮喘患者血细胞计数等实验室指标与中医临床分型的相关性进行分析时，发现热哮时血 PMN 计数显著高于其他各型。李宇杰在对比各个中医证候的外周血结果同样发现，热哮证的血 PMN 总数高于其他证型组，寒哮组的血 EOS 明显高于其他证型组，而浊哮组、风哮组的血 PMN、血 EOS 均无明显差异。刘建博等研究同样发现，冷哮证患者血 EOS 总数升高明显高于热哮证，并且还发现热哮证患者血 PMN 总数升高高于冷哮证。

近年来，关于哮喘与诱导痰中细胞炎症表型之间相关性的研究较少，多数研究围绕着哮喘与外周血中炎症细胞表型之间的相关性的探索。炎症表型是对不同表型的哮喘患者的评估，通过炎症表型可以指导哮喘治疗方案的调整，制定个体化治疗，评估急性加重的风险，提高哮喘防治水平。中医证候特征复杂，具有明显异质性，支气管哮喘的证候多从分期分型虚实论治，缺乏与临床病情、客观检查、生物标志物等相关性研究。哮喘表型分类与中医证候有着异曲同工之处，能够为疾病精准化判别及治疗提供标准。诱导痰中 EOS 计数升高是哮喘冷哮证辨证的重要指标之一，PMN 计数升高可能是哮喘热哮证辨证的重要指标之一。规范哮喘个体化、精准化治疗，需要进一步规范中医证型与生物标志物的相关性，能够进一步发挥中医药在临床治疗中的优势。

70　支气管哮喘中医证候及其生物标志物

支气管哮喘简称哮喘，是一种典型的气道变应性炎症性疾病，其呼吸道症状包括咳嗽、喘息、胸闷、气短等，与慢性气道炎症和气道高反应性（AHR）有关，严重影响患者的身体健康，甚至会危及到生命安全。目前治疗上，西药常以缓解支气管痉挛、抗菌消炎为主。但是，常规的西药治疗很难从根本上解决问题，且很容易出现反复的情况，增加了继续治疗的难度。有研究认为，中医治疗时辨证分析，标本兼顾，安全性和疗效均较高。而辨证论治属于宏观辨证模式，受主观因素影响较大，目前缺乏统一的辨证标准以及客观、系统、有效的临床疗效评价指标，因此学者屠新敏等认为，将中医证候与生物学基础研究结合起来，探求证候与生物标志物关系，能使证候确立更为客观化，从而指导辨证。

支气管哮喘的中医证候分类

1. 古籍相关记载：支气管哮喘属中医学"哮病""喘证"范畴，历代古籍对支气管哮喘的记载和论述有很多，内容丰富，《黄帝内经》中虽没有提及哮喘病名，但对哮喘证候、病机的描述均有涉猎，其《素问·阴阳别论》中云："阴争于内，阳扰于外，魄汗未藏，四逆而起，起则熏肺，使人喘鸣。"并称其为"喘喝""喘鸣"。张仲景在《金匮要略·肺痿肺痈咳嗽上气病脉证治》中指出了哮喘发作时的症状特点以及个人用药，"咳而上气，喉中水鸡声，射干麻黄汤主之"，并从病理的角度对哮喘进行了划分，认为其属于伏饮的范畴。元代朱丹溪首创"哮喘"之名，阐其病机。《证治汇补·哮病》中云"哮及痰喘之久而常发者，因内有壅塞之气，外有非时之感，膈有胶固之痰，三者相合，闭拒气道，搏击有声，发为哮病"。中医学认为"伏痰"是哮病的宿根，而《中医内科病证诊断疗效标准》中指出，哮病多因外邪、情志、饮食、劳倦等因素，导致气滞痰阻、气道挛急狭窄而发病，以发作时喉中哮鸣有声，呼吸困难，甚者喘息不得平卧为主要临床表现，相当于支气管哮喘、喘息性支气管炎。

2. 支气管哮喘证候分类：历代医家对哮喘的辨证分型提出了自己的观点，《医宗金鉴》以病性为依据将哮喘分为寒、热、虚、实4类；古代医家根据病因将哮喘分为风哮、痰哮、食哮、鱼腥哮、卤哮、糖哮；《医宗必读》中认为哮喘主要因于痰火内郁和风寒束表；根据新世纪第二版《中医内科学》哮病证候分类，发作期分为冷哮证、热哮证、寒包热哮证、风痰哮证以及虚哮证（附喘脱危证）；缓解期分为肺脾气虚证、肺肾两虚证。李建生将常见证候分为3期10个证候，即急性发作期的外寒内饮证、痰浊阻肺证、痰热壅肺证、阳气暴脱证；慢性持续期为阳虚饮伏证、气虚痰阻证、气阴虚痰热证；临床缓解期的肺脾气虚证、肺肾气虚证、脾肾阳虚证。2013年中华中医药学会肺系病分会制定的《支气管哮喘中医诊疗专家共识》，分为发作期的冷哮证、热哮证、风哮证、喘脱危证，慢性持续期的痰哮证、虚哮证，缓解期的肺脾气虚证、肺肾两虚证。支气管哮喘中医证候诊断标准（2016版）将哮喘临床常见证分为实证类（外寒内饮证、痰浊阻肺证、风痰阻肺证、痰热壅肺证），虚证类（肺气虚证、肺脾气虚证、肺肾气虚证、肺肾阳虚证、阳气暴脱证），兼证类（血瘀证）等3类10证。

支气管哮喘的生物标志物

生物标志物的检测和利用可以帮助区分哮喘患者表型、个体化治疗、评价疾病严重程度、药物疗效，也为了解哮喘发病机制，开创新的药物治疗靶点提供新思路。而炎症表型的研究实现了个体化治疗，显著提高疗效，因此识别炎症表型对哮喘患者治疗和预后极为关键。Simpson 等根据诱导痰将气道炎症表型分为嗜酸性粒细胞型、中性粒细胞型、寡细胞型和混合粒细胞型 4 种。哮喘生物标志物的研究大都集中在嗜酸粒细胞型和中性粒细胞型，后两者相关研究甚少。

1. 嗜酸性粒细胞型哮喘：血管内皮生长因子（VEGF）、EOS%、总 IgE、IL-5 等与嗜酸粒细胞型哮喘具有相关性。邹晖等研究发现嗜酸性粒细胞表型组血清嗜酸性粒细胞、VEGF 水平，诱导痰 VEGF 水平均高于中性粒细胞表型组，血清及诱导痰中 VEGF 水平 FEV1/FVC＜70% 组高于 FEV1/FVC≥70% 组；血清及诱导痰中 VEGF 水平重度组均高于轻度组和中度组，提示血清及诱导痰中 VEGF 水平与嗜酸粒细胞型支气管哮喘，气流受限以及支气管哮喘的严重程度相关。韩国敬将哮喘患者以表型与内型分组，发现嗜酸性粒细胞型（EA）哮喘外周血 EOS% 及总 IgE 及诱导痰 IL-5 较 NEA 组明显升高；外周血 EOS% 及总 IgE 及诱导痰 IL-5 可作为 EA 哮喘的生物标志物。而美泊利单抗是首个被批准作为附加维持治疗的抗 IL-5 单克隆抗体（mAb），用于治疗年龄为＞12 岁的重度嗜酸性粒细胞型哮喘患者。

2. 中性粒细胞型哮喘：痰 H2S、CRP、IL-6、IL-8、中性粒细胞弹性酶蛋白、IL-SRA、IL-8 RB 基因等与中性粒细胞型哮喘具有相关性。Saito 等研究发现哮喘患者诱导痰 H2S 水平与巨噬细胞分数呈负相关，与中性粒细胞分数呈正相关，但与嗜酸粒细胞无线性相关性，认为诱导痰 H2S 水平可以作为中性粒细胞型哮喘的生物标志物。Wood 等将哮喘组分为非中性粒细胞型哮喘组和中性粒细胞型哮喘组，发现中性粒细胞组痰中 CRP 和 IL-6 水平升高较非中性粒细胞组高；中性粒细胞组 IL-8、中性粒细胞弹性酶蛋白、IL-SRA、IL-8 RB 基因表达明显增加，提示其可能为中性粒细胞型哮喘的生物标志物。

哮喘发作期证候生物标志物研究

哮喘发作期生物标志物研究的中医证候有冷哮证、肝气郁结证、外寒内饮证等，生物标志物有 SIgA、血清胃泌素、牛磺酸、胍基乙酸等。

1. 冷哮证：苏军发现冷哮患者痰液中 SIgA 含量高于风痰哮、虚哮、寒包热哮，鼻腔分泌物中 SIgA 含量均低于风痰哮、寒包热哮，提示 SIgA 可能为冷哮证的辨证参考指标。

2. 肝气郁结证：李大治等对肝气郁结型哮喘患者血清胃泌素含量进行分析，发现血清胃泌素含量显著低于非肝气郁结型者，可以考虑将血清胃泌素作为肝气郁结型哮喘生物标记的指标。胡骏等鉴定出大鼠尿液中 14 种能够反映肝郁证哮喘模型代谢组学表征的生物标志物，肝郁证哮喘组大鼠尿液中的乳酸、柠檬酸等 7 种代谢物含量较正常组降低，乙酰乙酸、肌酸酐等 7 种代谢物含量较正常组升高，提示其可能是肝郁证的生物标志物。

3. 外寒内饮证：盖江华等利用代谢组学 NMR 技术研究外寒内饮组小鼠与正常对照组小鼠尿液中代谢物质的变化规律，发现模型组小鼠中代谢物质如牛磺酸、胍基乙酸、肌酸酐等含量较正常组小鼠均有升高，甘氨酸、琥珀酸、乳酸等代谢物含量则降低，提示这些生物标志都可能与外寒内饮证相关。

4. 其他：有关鉴别发作期两证候间的生物标志物，目前研究的生物标志物有磷脂酰肌醇三激酶、IL-17A 等；马羚峰在磷脂酰肌醇三激酶与单纯哮喘急性发作期寒热证候的相关性研究中发现，寒哮组 PI3Kγ 蛋白水平较热哮组更高，提示 PI3Kγ 蛋白可以作为寒热哮辨证的生物标志物。严璐探讨哮病不同中医证候间的免疫状态，发现哮喘热哮证患者血 IL-10 水平降低，IL-17A 水平升高，IL-10/IL-17A 比值降低；哮喘肾阳虚证患者血 IL-10 水平降低，IL-17A 水平正常，IL-10/IL-17A 比值降低，因此 IL-17A 水平的变化可能为哮喘热哮及肾阳虚证的鉴别依据。

哮喘缓解期证候生物标志物之间的研究

哮喘缓解期生物标志物研究的中医证候有肺气虚证、肺脾气虚证、肾虚证，生物标志物有 T 细胞亚群、干扰素-γ（IFN-γ）、嗜酸性粒细胞阳离子蛋白（ECP）等。

1. 肺气虚证: 秦慧娟等研究发现肺气虚患者 CD3$^+$ 水平较高,IgE、IgM、IgA、IL-4 水平均较低;IFN-γ 水平肺气虚组>肺脾气虚组>肺肾气虚组,CD3$^+$、IFN-γ 水平较其他组高,提示与肺气虚证具有一定的相关性。

2. 肺脾气虚证: 李振球等检测哮喘缓解期肺肾气虚组、肺脾气虚组、痰浊内蕴证组患者血清 IL-4、IFN-γ/IL-4 值,发现肺脾气虚组 IFN-γ、IFN-γ/IL-4 值最高,提示可作为哮喘肺脾气虚证的生物标志物。苟小军等研究发现儿童哮喘肺脾气虚型、气阴两虚型间尿液中丁酸、磷酸盐、L-苏氨酸、肌酐等相对含量存在显著差异,它们是区分这两种中医证型的潜在生物标志物。

3. 肾虚证: 陈安忠等发现哮喘患者尿白蛋白、尿免疫球蛋白 G、尿 β2 微球蛋白、尿 Tamm Horsfall 蛋白各证候组间有差异,肺肾两虚型较肺虚型、肺脾两虚型高,提示尿蛋白与哮喘肺肾虚证有一定相关性。倪伟等观察 175 例哮喘患者白细胞介素-5、嗜酸性粒细胞阳离子蛋白(ECP)含量水平,显示肾阳虚组血清组 IL-5 和 ECP 含量高于非肾阳虚组,提示肾阳虚证与 IL-5 和 ECP 含量变化有密切联系。严兴海等对缓解期哮喘患者代谢物研究发现,相较于肺虚组,肾虚组血浆中异亮氨酸、亮氨酸、缬氨酸等化合物显著下降,丙酮、乙酰乙酸等化合物含量显著增加,从而得出能量代谢物质可能与肾虚证具有一定的相关性。

支气管哮喘是由多种细胞及细胞组分参与的气道慢性炎症性疾病。目前,临床上尚无根治支气管哮喘的方法。然而根据初步调查,在我国能够规范应用吸入药物治疗的患者比例不到 5%,若不及时采取有效的措施,今后 10 年内哮喘的死亡率将增加 20%;中医药防治支气管哮喘源远流长、疗效肯定。中医药对哮病的治疗积累了丰富的经验,具有明显的原创医学特色和优势。临床上辨证是诊治哮证的起点与核心,从经典古籍至当代文献发现,哮病的辨证分型已发展较完善;系统生物学是以"整体、系统"为研究特征,这一点与中医学的"整体论"相一致,将系统生物学的方法应用于中医"证候"模型的研究、评价和筛选无疑是传统医学与现代科学的最佳切入点。有利于中医临床"辨证分型"的客观化、量化研究和综合评价体系的建立,也为更精准的中医论治奠定辨证基础。

71　NLRP3 炎症小体与哮喘的关系及中医调控作用

　　支气管哮喘是一种异质性疾病，以慢性气道炎症为特征，其发病由多种炎症细胞及其细胞成分共同参与。主要表现为咳嗽、喘息、胸闷、气促和可逆性的气流受限等呼吸道症状。中医学对疾病的辨证施治有着完整的理论体系，哮喘在中医学中属哮病、喘证范畴，早在《黄帝内经》中即有对喘证的详细描述，哮喘之名首见于《丹溪心法》："哮喘必用薄荷味，专主于痰，宜大吐。"《景岳全书》中记载了哮喘的病因及治则，"哮有宿根，遇寒即发，或遇劳即发者，亦名哮喘，未发时以扶正气为主，既发时以攻邪气为主"。《证治汇补·哮病》云："哮即痰喘之久而常发者，因内有壅塞之气，外有非时之感，膈有胶固之痰，三者相合，闭阻气道，搏击有声，发为哮病。"详细阐述了哮喘的发病病机。哮喘的形成内因于痰饮、虚劳、气壅，外因于六淫之邪，病位在肺，与五脏相关。现代医学认为哮喘的诱发有接触过敏源、气候变化等因素，是两者的共鸣之处。中医临床将哮喘分为发作期、迁延期、缓解期。中医药治疗哮喘效果显著，一般遵循发作期治其标、迁延期标本兼治、缓解期治其本的原则辨证施治。

　　研究发现，经中医药治疗后哮喘患者血清或痰液中的核苷酸结合寡聚化结构域样受体蛋白 3（NLRP3）炎症小体及相关炎症细胞因子的表达水平有所降低，这为中医药的现代生理药理研究提供了新证据。NLRP3 炎症小体参与哮喘发病的机制与线粒体功能障碍相关，在不同程度的哮喘患者中均可发现线粒体结构改变。线粒体功能障碍导致活性氧（ROS）的产生增加，ROS 过量可诱导炎症小体的活化，参与气道炎症反应。哮喘患者的痰液分析及外周血生化检验均可见 NLRP3 炎症小体活化及相关炎症细胞因子白细胞介素-18（IL-18）及 IL-1β 表达升高。学者付艳缇等将 NLRP3 炎症小体及其相关炎症细胞因子与哮喘的关系、中医药的调控作用做了梳理归纳。

炎症小体的结构组成和相关炎症细胞因子的作用机制

　　1. NLRP3 炎症小体的结构组成：炎症小体由 Tschopp 研究小组于 2002 年首次提出，是一种由细胞质模式识别的多蛋白复合物，由巨噬细胞产生并激活。现今对核苷酸结合寡聚化结构域样受体（NLR）家族研究较为深入，其中 NLRP3 涉及领域较广，与诸多疾病有关，如呼吸、内分泌、心血管、神经系统疾病等。NLRP3 基本结构组成包括受体蛋白、凋亡相关斑点蛋白（ASC）、效应分子前半胱氨酸天冬氨酸特异蛋白酶（pro-Caspase-1）共 3 个部分。

　　2. NLRP3 炎症小体活化的相关因素：NLRP3 炎症小体是一种细胞质模式识别受体（PRRs）参与的复合物，可感知微生物和内源性危险信号，通过各种病原体相关分子模式（PAMP）和损伤相关分子模式（DAMP）进行转导。激活 NLRP3 炎症小体的分子机制研究繁多，公认的包括溶酶体去稳定化、细胞内 K^+ 浓度降低、细胞器分布和 ROS 产生增加。炎症小体的活化会导致相关炎症因子的分泌增加，参与炎症反应。NLRP3 炎症小体的激活机制奠定了其负调控的基础，而其活化的抑制因素成为今后的研究方向。迄今为止发现的负调控剂包括一氧化氮、一氧化碳等。近年来，诸多学者对线粒体功能与哮喘的关系进行了研究。线粒体不仅是细胞进行生命活动的主要场所，还参与调控细胞功能。有研究表明，线粒体在 NLRP3 炎症小体的激活过程中有双向调节作用。

　　3. NLRP3 炎症小体及相关炎症细胞因子：NLRP3 炎症小体与衔接蛋白 ASC 形成炎症小体，激活胱天蛋白酶-1（Caspase-1），作用于 IL-1β 前体和 IL-18 前体等炎症细胞因子前体，加工合成有活性的 IL-1β 和 IL-18，释放到细胞外，参与全身或者局部的炎症反应。

NLRP3 炎症小体及 IL-1β、IL-18 与哮喘的关系

1. NLRP3 炎症小体与哮喘：近年来，NLRP3 炎症小体及下游的炎症细胞因子与哮喘的关系逐渐进入研究者的视野。Rossios 等观察了不同程度哮喘患者痰液样本中的蛋白水平，发现重度哮喘患者痰液中的 NLRP3 炎症小体表达水平最高，且与哮喘预后相关。刘力兴等检测成年哮喘患者外周血单个核细胞中 NLRP3 炎症小体表达水平及其血清中下游因子 IL-1β 和 IL-18 水平，得出了相同结论，而且经过治疗的急性发作期和慢性持续期患者外周血中的 NLRP3 炎症小体 mRNA 等表达水平有所下降。对儿童哮喘患者的检测亦得出同样结果，胡博等通过检测不同分期哮喘患者外周血单个核细胞中 NLRP3 炎症小体表达水平及其血清中下游因子 IL-1β 和 IL-18 水平变化，得出哮喘患者外周血中 NLRP3 炎症小体 mRNA 及 IL-1β、IL-18 的表达水平明显高于正常对照组的结果，该研究也同时发现慢性持续期和缓解期哮喘患者血清中炎症小体的表达水平低于急性发作期患者。由此说明，NLRP3 炎症小体 mRNA 的表达与哮喘密切相关，NLRP3 炎症小体的表达水平可以作为哮喘患者辅助诊断、病情评估以及疗效判定的指标之一。

2. IL-1β、IL-18 与哮喘：多项研究显示，哮喘患者血清中炎症细胞因子 IL-1β、IL-18 高表达。IL-18 是干扰素-γ 的诱导因子，诱导并参与炎症反应。研究表明，IL 1β 的基因型与哮喘患病率有关，不同 IL-1β 基因型的哮喘患者表现出对 IL-1β 促进或抑制的作用，说明 IL-1β 有望成为治疗哮喘的新靶点。外源性 IL-18 可以使卵清蛋白（OVA）致敏小鼠肺组织中肥大细胞增多，肥大细胞则可通过 IL-18 相关机制参与哮喘的发病。虽然 NLRP3 可以促进 IL-18 成熟与释放，但 IL-18 的产生与其他多种机制有关，单一检测 IL-18 水平并不能反映机体内 NLRP3 炎症小体 mRNA 的表达水平。

中医药对 NLRP3 炎症小体及 IL-1β、IL-18 的调控作用

研究发现，哮喘患者血清及哮喘模型大鼠血清标本中 NLRP3 mRNA、Caspase-1 mRNA、ASC mRNA 及其下游炎症细胞因子 IL-1β、IL-18 表达水平可反映机体炎症情况，而中医药对哮喘患者 NLRP3 炎症小体及相关炎症细胞因子有一定的调控作用。

1. 中药对 NLRP3 炎症小体的作用：穿心莲内酯是一种天然的二萜内酯类化合物，由植物穿心莲提取而来，具有一定的抗炎作用。Peng 等通过构建 OVA 哮喘模型小鼠发现，利用穿心莲内酯抑制 NLRP3 炎症小体活性可有效改善哮喘预后。

许多植物的叶子、花、果实中含有槲皮素成分，槲皮素具有止咳、祛痰、平喘功效，能明显改善 OVA 致支气管哮喘小鼠的哮喘症状，同时抑制血清中炎症因子的表达，进而推断其作用机制可能与抑制炎症小体的信号通路有一定关联。

玉屏风散出自《究原方》，由黄芪、白术、防风组成，为补益剂，可益气、固表、止汗，临床常用于治疗表虚证的哮喘患者，可改善肺功能，有效缩短哮喘症状消失时间。研究显示，玉屏风散可降低哮喘小鼠肺组织中的、NLRP3、Caspase-1 和 ASC 的 mMRA 和蛋白水平，从而减轻小鼠的哮喘症状。一定浓度的玉屏风散效应成分在体内外均可抑制 NLRP3 的表达。

五味石膏汤出自《四圣心源》，主治肺热，加味五味石膏汤是在其基础上加橘皮，研究证明加味五味石膏汤在治疗哮喘时作用与氯雷他定相似，均可降低哮喘小鼠肺组织中 Caspase-1、NLRP3 的表达水平。

苏黄止咳胶囊是一种常用于治疗感冒后咳嗽和咳嗽变异性哮喘的中成药，也可用于支气管哮喘患者的治疗，其药物组成包括麻黄、紫苏叶、紫苏子、地龙、蝉蜕、牛蒡子、五味子等，功效为疏风宣肺、

止咳利咽。研究表明，苏黄止咳胶囊可通过抑制内质网的应激，阻碍 NLRP3 炎症小体的合成，抑制 NLRP3 的表达并减少 IL-1β 分泌，从而减轻肺损伤，保护肺功能。

2. 中药对 IL-1β、IL-18 的作用：

（1）实验研究：熊维等选用杏仁、白芍、黄芩、甘草四味中药，对 OVA 致敏支气管哮喘大鼠进行灌胃治疗，发现中药可以抑制 IL-18 mRNA 等炎症相关基因的表达，从而降低大鼠外周血清中嗜酸性粒细胞计数，说明中药在抑制炎症因子方面有一定的作用。

协定方紫苏子汤（紫苏子 9 g、法半夏 9 g、前胡 6 g、厚朴 6 g、甘草 6 g、当归 6 g、橘皮 6 g、大枣 6 g、生姜 6 g、桂心 6 g）有降气止咳、祛痰平喘的功效。伍磊应用该方对 OVA 和氢氧化铝混合溶液造模的哮喘小鼠进行灌胃治疗，结果发现使用紫苏子汤的实验组小鼠血清 IL-1β 蛋白表达水平明显低于使用生理盐水的空白对照组。紫苏子汤还可以改善小鼠肺功能，综合改善小鼠哮喘症状。

益气固本胶囊是由国医大师王烈验方研制而成，由黄芪、玉竹、补骨脂、女贞子、太子参、五味子、牡蛎、佛手、山药、熟地黄等药物组成，诸药合用可调节肺、脾、肾三脏功能，祛除哮喘宿根，防病反复。经益气固本胶囊治疗后，哮喘小鼠肺泡灌洗液中 IL-1β 含量显著降低，推测其是通过减少小鼠体内 TNF-α、IL-1β 的表达，抑制了核因子 κB 信号通路的活性，从而发挥治疗哮喘的作用。

（2）临床研究：戈承民等自拟清肺汤，功擅清肺化痰，主治热哮，研究结果发现与常规西药治疗组比较，加用清肺汤可使患者外周血中 IL-18 下降，从而有益于哮喘急性期的治疗。

黎氏哮喘 1 号方为广东省名老中医黎炳南教授治疗儿童哮喘的经验方，黄钢花等研究中，西药加黎氏哮喘 1 号方为治疗组，纯西药治疗为对照组，结果表明治疗组血清 IL-18 水平明显低于对照组。

3. 中医外治法对 IL-1β、IL-18 水平的影响： 针刺治疗哮喘的临床疗效被广泛认可，即对哮喘患者的中医证型加以分析，配伍取穴，针刺治疗。刘玉丽发现，针刺支气管哮喘模型大鼠的肺俞穴，对其肺组织中 IL-1β 的表达具有良性调节作用。

中药穴位贴敷是中医外治方法的重要组成部分，兼顾了穴位刺激和药物外敷的双重治疗作用，也充分利用了人体皮肤良好的透皮吸收特性，简便、无创的特点更易让患者接受。临床证实中药穴位贴敷可以缓解哮喘症状。邸宁对 200 例肺肾气虚型哮喘缓解期患者进行了穴位贴敷治疗，选用足三里、关元、中府、天突、定喘、肺俞等穴位，治疗后的患者血清 IL-18 水平较治疗前明显下降，总有效率为 84.26％。尤其是临床常用的冬病夏治中药穴位贴敷，效果显著。

哮喘的发病机制尚未完善，现一般以哮喘患者的症状、血清学指标（如血常规、嗜酸性粒细胞计数、降钙素原等）及肺功能检查作为疾病严重程度的评价标准，尚缺乏特异性检验指标。虽然 NLRP3 炎症小体及其相关炎症细胞因子参与哮喘的具体机制尚未完全清楚，但哮喘患者痰液或者血清中 NLRP3、IL-1β 和 IL-18 表达水平的变化，可作为哮喘患者发病及治疗效果的评价标准之一；中医药治疗可缓解哮喘患者的临床症状，改善生活质量。

虽中医证素与炎症因子属不同理论体系，不同证型者应用的治法方药不同，但均能发挥调控患者痰液或血清中 NLRP3、IL-1β 和 IL-18 表达水平的作用。通过现代科学的方式对中医药治疗哮喘的疗效加以验证，必然为中医药治疗哮喘提供有力的药理学及临床证据。而对哮喘发病机制的研究可以促使哮喘治疗靶向药物的发展与运用，更好地改善患者转归和预后。

72　IL-8 与哮喘气道炎症关系及中医拮抗作用

　　支气管哮喘是一种 Th2 细胞反应亢进所导致的气道变态反应性炎症疾病。随着研究的深入，人们发现中性粒细胞浸润是重症哮喘气道内的主要炎症细胞，Th17 细胞亢进在其发生发展中有重要作用。Hoshino 等研究发现，Th17 细胞分泌的 IL-17 细胞因子可以刺激气道上皮细胞产生并释放白细胞介素-8（IL-8）。IL-8 在中性粒细胞、巨噬细胞、支气管上皮细胞、单核细胞等细胞中均有表达，并且哮喘患者血清及肺组织中 IL-8 水平明显升高。随着对哮喘机制研究的深入，中医药在治疗哮喘方面的优势也显得更加突出，但其作用机制尚未完全明确。学者姚俊等就 IL-8 与哮喘气道炎症的关系及中医药对其影响的相关研究做了梳理归纳。

　　IL-8 基因定位于 4 号染色体的 q13-q21 部位，全长 3 211 bp，包括 4 个外显子和 3 个内含子，分子量为 8.3 kDa。IL-8 功能的发挥有赖于和其受体的特异性结合。IL-8 属于趋化因子 CXC 家族，主要是在疾病的急性反应期介导炎性细胞起作用。在炎症局部，当受到炎性刺激后组织中的炎性细胞又可分泌 IL-8，对外周血中的白细胞，特别是中性粒细胞有趋化作用，还可以上调 β_2 整合素 CD11b/CD18 的表达，使中性粒细胞活化并诱导其定向游走到炎症局部，引起中性粒细胞产生呼吸暴发，启动超氧化物（O_2^-、H_2O_2）和溶酶体酶等释放，促进中性粒细胞吞噬，导致机体局部炎症反应。

IL-8 与哮喘

　　临床研究发现，哮喘患者支气管上皮细胞中 IL-8 基因转录及蛋白表达增多，痰液中 IL-8 水平也较正常人升高。动物实验进一步证实，IL-8 参与了支气管哮喘的发作，无论是大鼠还是小鼠哮喘模型，其血清、肺泡灌洗液中 IL-8 水平均明显高于正常组，致敏兔的 BALF 中 IL-8 水平也明显升高。另外，以支气管上皮细胞株 BEAS-2B 细胞为对象的研究结果显示，IL-8 的表达水平与 Th2 细胞因子呈正相关，而将 IL-8 基因敲除或使用 CXCR2（即 IL-8 RB）受体拮抗剂能阻断 IL-8 和中性粒细胞，明显减轻气道中性粒细胞炎症。

　　除此之外，研究发现，可以通过调控 IL-8 的表达影响哮喘的发生发展，如细胞内核因子（NF-κB）刺激支气管上皮细胞和巨噬细胞分泌 IL-8 而导致哮喘的发生，重组干扰素-γ（rIFN-γ）可通过降低 IL-8 水平发挥抗炎作用。Th17 细胞是不同于 Th1、Th2 的新的 T 细胞亚群，其生物学活性需许多细胞因子参与，其中 IL-8 不可缺少。IL-17 可以刺激气道上皮细胞产生并释放 IL-8，Th17-IL-8 通路在哮喘尤其是重症哮喘的发生中有着重要作用。综上可见，IL-8 在哮喘的发病中有重要地位。

　　1. IL-8 在嗜酸性粒细胞型哮喘中的作用： IL-8 对嗜酸性粒细胞有趋化活性，能趋化嗜酸性粒细胞在气道黏膜聚集、浸润，激活嗜酸性粒细胞释放阳离子蛋白（ECP）、毒性蛋白（ENP），引起气道黏膜下微血管通透性增加、平滑肌收缩、腺体分泌亢进及气道上皮细胞脱落，参与哮喘的炎症反应，属调节哮喘气道炎症的上调因子。有动物实验将重组 IL-8 由气管注入，发现豚鼠的肺泡灌洗液中嗜酸性粒细胞增加，且其数量与 IL-8 浓度成正比。

　　2. IL-8 在非嗜酸性粒细胞型哮喘中的作用： 目前越来越多的专家致力于以中性粒细胞为主的"非嗜酸性粒细胞型哮喘"的研究，认为中性粒细胞参与哮喘的急性发病及恶化过程。Gibson 等在对 56 例成人哮喘患者的研究中发现，嗜酸性粒细胞型哮喘仅占所有哮喘发病的 41% 左右，而 59% 为非嗜酸性粒细胞型哮喘，提示一半以上的哮喘并非是由变应原或特应性升高引起。IL-8 可在支气管哮喘患者气道内聚集，释放白三烯、血小板活化因子等炎性介质，直接导致气道痉挛。而 IL-8 对中性粒细胞有很强的趋化和激活作用，IL-8 可选择性趋化中性粒细胞，最终导致气道反应性升高，同时活化的中性粒细胞又能产生 IL-8，形成循环通路，加重气道炎症，导致和加重哮喘的发作。最近的研究还发现，$CD4^+ T$ 细胞分化产生一种新的 Th17 亚群细胞，其释放的 IL-17 等细胞因子可以通过诱导趋化因子（主要是 IL-8）的释放，促进呼吸道内中性粒细胞的趋化和激活，从而引起哮喘患者呼吸道黏液分泌的增加和气道的高反应性，在"非嗜酸性粒细胞型哮喘"的气道炎症反应中发挥重要作用。临床研究发现，重度哮喘患者诱导痰中中性粒细胞数和 IL-8 水平升高，且均与 IL-17 呈正相关。

中医药在哮喘治疗中拮抗 IL-8 的研究

1. 单味中药或中药提取物对 IL-8 表达的影响：现代药理研究发现，冬虫夏草有抗炎、抗缺氧、抑制气道重塑、提高免疫功能等多种药理学作用。Kuo 等用脂多糖对支气管肺泡灌洗液进行增殖，并应用酶联免疫测定的方法发现冬虫夏草的提取物可以通过明显抑制 IL-8 的表达，抑制炎症发展。木瓜被认为可以治疗过敏反应和病毒感染，Kim 等认为木瓜提取物能够抑制人单核吞噬细胞系统中 IL-8 的迁移和释放，从而达到治疗哮喘的目的。上述几味中药能通过下调 IL-8 的表达，抑制炎症的发展，从而达到治疗哮喘的目的。

2. 中药复方对 IL-8 表达的影响：泻白散有清泻肺热、止咳平喘之功，临床被广泛应用于治疗哮喘样疾病。Lee 等用桑白皮、地骨皮、甘草、粳米的提取物制备泻白散汤剂，并在体外培养人肺上皮 A549 细胞，发现泻白散能通过抑制 IL-8 等细胞因子的表达抑制 $I\kappa B$ 信号通路，从而抑制肺组织中的炎症过程，认为泻白散治疗哮喘确实有效。苍耳子散临床应用于治疗各种过敏性疾病，Zhao 等研究证实，苍耳子散可以抑制细胞因子 IL-8 的表达，从而调节肥大细胞介导的超敏反应，控制过敏性哮喘的发生。也有文献报道，哮喘急性发作期（寒哮）患者经射麻止喘方治疗后，其外周血 IL-8 水平明显下降，提示该方能消除炎症细胞因子 IL-8，且疗效与舒氟美相似，显示该方具有哮喘抗炎治疗的应用价值。闵广艳等研究证实，补脾益气方能有效抑制哮喘大鼠 $IKK\beta$ mRNA 和蛋白的表达，且 BALF 中 IL-8 的含量也降低，推测可通过 $IKK\beta$ 信号转导机制影响炎症因子 IL-8 的表达和释放，从而阻止或降低哮喘大鼠气道的炎症反应，改善哮喘症状。

3. 中成药对 IL-8 表达的影响：李岚等通过观察太子健 II 煎剂对哮喘模型豚鼠哮喘发作情况及支气管肺泡灌洗液中 IL-8 及 TNF-α 的表达，发现与模型组比较，太子健 II 高剂量组能减轻哮喘症状，延长哮喘潜伏期，并降低 BALF 中 IL-8 及 TNF-α 的水平。提示太子健 II 煎剂能通过对哮喘豚鼠整体免疫功能的调整，减轻气道慢性变应性炎症以控制哮喘的发生。刘南萍等选择 90 例哮喘患儿，随机分为治疗组 40 例，口服寒喘颗粒；中药对照组 25 例，口服小青龙汤；西药对照组 25 例，普米克都保气雾剂吸入。结果显示，治疗组治疗后 IL-8 血清含量明显低于对照组（$P < 0.05$）。

4. 其他中医疗法对 IL-8 表达的影响：何丽等对哮喘豚鼠予中药喘敷灵穴位敷贴及西药酮替芬治疗后，测得豚鼠血清 IL-8 较造模组明显下降，推测喘敷灵敷贴可能通过药物刺激经穴发挥治疗作用。Joos 等对过敏性哮喘患者进行维持 4 周的针灸治疗，治疗组总有效率为 79%，对照组总有效率为 47%，并通过对患者外周血 IL-8、IL-6 等细胞因子的测定，认为针灸治疗能够通过调节 IL-8 等细胞因子的表达而控制哮喘。

哮喘的发病机制极其复杂，迄今为止尚未完全阐明，目前被广泛接受的是 Th1/Th2 失衡学说。随着 Th17 亚群细胞的发现，哮喘原本就复杂的发病机制更趋繁复，可以推测还会有更多的新型细胞被发现参与哮喘的发生发展过程。而 IL-8 无论是在传统的"嗜酸性粒细胞型哮喘"还是在最近提出的"非嗜酸性粒细胞型哮喘"中，都参与了哮喘的发生发展过程。中医药治疗哮喘有独特的优势，且其临床疗效被广泛认可。上述的临床及实验研究皆证明单味中药或中药复方在治疗哮喘的同时也能降低 IL-8 的水平。

73 中医对哮喘 Th17 细胞/Treg 细胞免疫失衡的影响

　　支气管哮喘简称哮喘，作为常见的肺系疾病之一，它是由多种细胞（如肥大细胞、嗜酸性粒细胞、中性粒细胞、T 淋巴细胞、气道上皮细胞等）和细胞组分共同参与的慢性气道炎症性疾病。临床主要表现为喘息、咳嗽、胸闷等症状。哮喘的发病机制主要有气道炎症学说、气道神经调节机制学说、遗传机制学说等，然而截至目前关于哮喘的发病机制尚不完全清楚。免疫机制异常与哮喘发病有较为密切的关系。研究证实 T 淋巴细胞及其亚群功能紊乱是哮喘发病的重要环节，经典理论认为，Th1/Th2 比例失衡是哮喘发病的主要免疫机制，但近年来研究发现，哮喘的发病机制不能单纯的用 Th1/Th2 失衡理论来解释。随着大量的动物和临床实验进展，近年来研究发现，Th17/Treg 失衡同样是哮喘发病的重要机制。

　　哮喘疾病目前尚不能得到根治，现代医学主要运用的药物有糖皮质激素、β2 受体激动剂、抗胆碱能药物、茶碱以及白三烯受体拮抗剂等。研究发现相关药物能调控哮喘 Th17/Treg 细胞失衡，如郝珉等临床实验研究发现哮喘患儿经过孟鲁司特钠治疗后，患儿的 Th17 细胞、IL-17 水平较对照组患儿明显下降，Treg 细胞、细胞因子 IL-10 和 TGF-β1 水平明显升高，说明孟鲁司特钠可以通过调节 Th17/Treg 细胞平衡起到治疗哮喘的作用。张坤峰等在探究布地奈德联合沙丁胺醇雾化吸入对支气管哮喘患者 Th17/Treg 平衡的影响中发现，观察组患者外周血中 Th17/Treg 比值低于沙丁胺醇雾化组患者，表明布地奈德联合沙丁胺醇雾化吸入可以更好地优化哮喘患者的 Th17/Treg 平衡。现代医学药物在控制和治疗哮喘上虽取得了一定的成果，疗效肯定，然而其副作用给患者带来的困扰和痛苦是不容忽视的。中医药治疗哮喘有着悠久的历史，具有副作用小、安全性高、效果持久等优点，中医对哮喘病因病机认识比较全面，随着细胞分子水平、现代药理学等的深入研究，逐渐赋予了中医药的现代科学性。因此进一步研究哮喘的发病机制和针对机制的新型治疗方药是科研人员和临床医师共同努力的方向。近年来，中医药领域以 Th17/Treg 失衡为切入点，开展了大量中医药干预哮喘中 Th17/Treg 平衡的临床和实验研究，且取得了一定成果。学者余涛等主要对关于中药复方、中药单体，或中药有效成分对哮喘中 Th17/Treg 失衡的干预作用研究进行了总结和分析，以期为临床治疗哮喘提供更多的参考。

Th17 细胞及其功能

　　Th17 是近年来新发现的一种不同于 Th1 和 Th2 细胞的 Th 细胞亚群，是重要的促炎细胞。因其分泌细胞因子 IL-17 而命名。除外 IL-17，Th17 还分泌 IL-21、IL-22、IL-23、IL 6 等促炎因子，IL-17 具有很强的促炎症作用，它可以促进支气管上皮细胞、平滑肌细胞的活化，促使前述细胞高度表达 IL-6、IL-8，从而进一步募集和活化中性粒细胞并导致多种炎症因子的分泌，最终加重局部炎症反应，因此 Th17 细胞及其细胞因子在哮喘发病过程中起着重要的促进作用。研究均表明 Th17 细胞及 IL-17 可以加重过敏性哮喘的气道炎症和气道高反应。哮喘患者肺组织、BALF、痰和血液中 IL-17 mRNA 和蛋白水平均明显增高。IL-6 和 TGF-β 是促使初始 CD4$^+$ 细胞分化成 Th17 的最主要的细胞因子，去除 TGF-β 基因或者抑制 IL-6，将使 Th17 细胞分化减少，分泌 IL-17 的能力下降。IL-6 和 TGF-β 同时存在时，激活调转录活化因子- 3（STAT-3），进而诱导特异性转录因子维甲酸相关孤儿受体（ROR-γt）的表达，最终促使活化的 CD4$^+$T 细胞向 Th17 细胞分化。IL-23 主要对 Th17 细胞的稳态、扩增起到调节作用，因此 IL-23 被认为是 Th17 细胞被 TGF-β 与 IL-6 启动后进一步拓展和存活的依赖性因子。

Treg 细胞及其功能

Treg 是 20 多年前由 Sakaguchi 等首次提出的一种 CD4$^+$T 细胞新亚群，Treg 细胞的主要功能是抑制免疫效应细胞、发挥非特异免疫作用。根据 Treg 的表面标记、产生细胞因子等的不同，将其分为 CD4$^+$CD25$^+$Treg、Th1、Th3、自然杀伤 T 细胞等。目前 CD4$^+$CD25$^+$Treg 已成为国内外研究的热点。叉头状转录因子 P3（Foxp3）是其特征性的分子标记，也是 Treg 细胞分化的主要调节因子，Foxp3 水平反映 CD4$^+$CD25$^+$Treg 细胞的水平及功能活性。研究表明 Foxp3 可以阻断炎性因子的基因表达。Treg 细胞主要分泌 TGF-β、IL-10 等抑炎因子，主要功效为抑制效应 T 细胞活化和增殖，其中 IL-10 是功能最强大的抑炎因子，并与 TGF-β 共同诱导 Treg 不断分化。近年来，越来越多的研究发现 Treg 细胞在哮喘与其他过敏性疾病的发生和发展中起着非常重要的作用。如胡斯明在研究中发现哮喘小鼠模型中 CD4$^+$CD25$^+$Foxp3$^+$细胞数比例较对照组明显降低，哮喘组 BALF、血清中 IL-10 水平较正常对照组显著下降，说明哮喘 Treg 细胞数量及功能均比正常对照组明显下降，提示 Treg 细胞对哮喘的发生、发展有较强的抑制作用。

Th17/Treg 免疫平衡在哮喘中的作用

Th17 细胞与 Treg 细胞有着密切和复杂的关系，两者皆起源同一类初始 CD4$^+$T 细胞。两者在细胞分化过程中相互制约，在功能上相互拮抗，而且在一定条件下还可以相互转化。Th17 和 Treg 细胞在分化发育、功能发挥的过程中也受到机体免疫应答网络中多种免疫细胞、细胞因子等的正向和负向调节。IL-6 和 TGF-β 细胞因子是决定 Th17 和 Treg 两者地位的关键因素，TGF-β 单独作用时，初始 T 细胞向 Treg 分化，IL-6 和 TGF-β 同时存在时，促使 Th17 细胞的分化，因 TGF-β 是该两种 T 细胞分化的共同因子，因此两者可能存在一定的平衡。Th17 和 Treg 细胞分别起着促进和抑制炎症反应的作用，炎性 Th17 细胞与抑制性 Treg 细胞之间平衡状态的打破是许多炎症和自身免疫性疾病发病的关键因素之一。

众所周知，Th17/Treg 平衡可能在哮喘炎症和免疫过程中起关键作用，大量的实验和临床研究也已证明，哮喘动物模型、哮喘患者中存在 Th17/Treg 失衡。周辰等实验研究中发现，哮喘小鼠模型 BALF、肺匀浆中 Th17 细胞、IL-17 比例明显高于对照组，相反，Treg 细胞及 IL-10 则明显降低。舒娇洁等在探讨哮喘患者外周血 Th17/Treg 平衡及相关细胞因子表达情况的研究中发现，哮喘组急性期外周血 Th17 细胞、Th17/Treg 比例及 IL-17 水平均高于正常对照组及哮喘组缓解期，而 Treg 细胞、IL-10、TGF-β 水平均低于对照组和缓解期组，表明哮喘患者外周血存在 Th17/Treg 失衡。姜小丽等研究发现哮喘患儿诱导痰中 Foxp3$^+$Treg 细胞较正常儿童明显降低，IL-17 水平较正常儿童明显增高，表明 Foxp3$^+$Treg 细胞及 IL-17 与哮喘发生有关。施宇衡等临床研究发现哮喘患者外周血 Th17 细胞数量增加、Treg 数量减少，并且与患者的 FEV1 下降及 ACQ 评分增加密切相关，表明 Th17/Treg 失衡与哮喘的严重程度密切相关。可见 Th17 细胞比例的上调、Treg 细胞比例的下降导致的 Th17/Treg 失衡与哮喘发病和进展密切相关，因此，调节 Th17/Treg 细胞失衡以抑制 Th17 细胞功能、增强 Treg 细胞功能在哮喘治疗中具有重要的作用。

中医药对哮喘 Th17/Treg 免疫失衡的影响

近 10 年来，越来越多研究者利用现代药理学技术探讨中医药对哮喘 Th17/Treg 平衡的影响。中医认为哮喘急性期多属标实，以痰、湿、饮、瘀等宿因为主，停伏于肺，遇外因感触、饮食不节、劳逸失常、情志不遂而发，缓解期多属本虚，以脾肺肾虚多见，但总体以本虚标实为基本病机，故临床上急性期以祛邪为主，主要有宣肺散寒、温肺化饮、化痰除湿、活血化瘀等治法，缓解期以扶正或兼祛邪为主。在有关中医药对哮喘 Th17/Treg 免疫平衡影响的研究情况来看，主要涉及的有中药复方、中药有效成分、单味中药。

（1）中药复方对哮喘 Th17/Treg 失衡的影响：实验研究及临床试验表明，射干麻黄汤、小青龙颗粒、麻杏二陈三子汤、小青龙颗粒、玉屏风散和生脉饮、益气涤痰化瘀方等具有干预哮喘 Th17/Treg 失衡的作用，其功效主要包括宣肺散寒、温肺化饮、降气平喘、化痰、益气、养阴、化湿、行瘀等。

射干麻黄汤由射干、麻黄、法半夏、细辛、紫菀、款冬花等药物组成，具有宣肺散寒、化饮祛痰之功效，是临床治疗冷哮的常用方。隋博文等在研究射干麻黄汤对哮喘小鼠气道重塑影响中得出，射干麻黄汤可能通过抑制肺组织 TGF-β1 蛋白的表达，来升高 Treg 细胞数，减少 Th17 细胞数，从而调节 Th17/Treg 免疫紊乱，延缓小鼠气道重塑。

小青龙颗粒是小青龙汤经现代工艺加工炮制而成的颗粒制剂，具有宣肺散寒、温肺化饮之功，朱立成等发现，中重度哮喘发作患者经给予小青龙颗粒治疗后，外周血 Th17 细胞及 IL-17 百分率均低于对照组，Treg 细胞及 TGF-β1 百分率均高于对照组，表明小青龙颗粒可能是通过抑制 IL-17 水平、增加 TGF-β1 水平来有效调节哮喘患者外周血 Th17/Treg 平衡，从而改善哮喘患者发作期的临床症状。

麻杏二陈三子汤主要由三拗汤、二陈汤、三子养亲汤加减组成，具有降气化痰平喘等功效。刘新生等在观察麻杏二陈三子汤对 90 例哮喘急性发作患儿的疗效中发现，观察组总有效率高于常规西医对照组，且观察组 Th17 细胞比例以及 Th17/Treg 比值均低于对照组，表明该方可有效抑制哮喘患儿外周血 Th17 细胞数量，增加 Treg 数量，在优化急性哮喘患儿 Th17/Treg 免疫功能方面具有积极的临床意义。

玉屏风散合生脉饮由黄芪、白术、防风、人参、麦冬、五味子等组成，能益气固表，养阴生津。张璐璐发现，气阴两虚型哮喘患者经给予玉屏风散合生脉饮加沙美特罗替卡松联合治疗后，外周血 Th17、IL-17、Th17/Treg 均较治疗前降低，且低于沙美组；Treg、IL-10 均较治疗前升高，且高于沙关组，提示玉屏风散合生脉饮可通过改变哮喘患者血 IL-17、IL-10 的表达调节 Th17/Treg 平衡，从而提高治疗效果。

益气涤痰化瘀方由黄芪、防风、白术、白芥子、浙贝母、莪术、丹参组成，具有补益肺脾、化痰行瘀之功效。赵文娟等实验研究发现，益气涤痰化瘀方干预哮喘小鼠后，肺组织炎性细胞浸润较模型组减轻，中剂量组 BALF 中炎性细胞较模型组明显减少，其机制之一可能是通过抑制 IL-17 的表达，纠正 Th17/Treg 失衡，从而减轻气道炎症。

宣肺平喘方由麻黄、杏仁、蝉蜕、葶苈子、川贝母、钩藤、石韦等中药组成，具有宣肺化痰、息风平喘功效，是临床治疗哮喘的有效经验方。研究发现该方可使哮喘小鼠血清中炎症因子 IL-4、TNF-α 的含量降低，抑炎因子 TGF-β 的含量增加，从而下调 Th17 细胞水平，上调 Treg 细胞水平。

加味茵陈蒿汤由茵陈、苦参、栀子、浙贝母、生大黄、甘草组成，能清热燥湿化痰，崔正昱发现该方治疗儿童湿热哮喘慢性持续期总有效率高达 96.77%，临床和动物实验皆表明，该方可能是通过降低血清中 IL17、提高 IL-10 水平，纠正 Th17/Treg 细胞比值达到治疗效果。

补肾平喘膏方主要由熟地黄、山茱萸、何首乌、阿胶、黄芪、党参、巴戟天、淫羊藿、蛤蚧、紫河车、法半夏、胡颓子叶等中药熬制而成的膏方，该方具有温补肾阳、填补肾阴、益气健脾、化痰止咳之功效，标本兼顾。研究发现，该方预防组、治疗组、防治组哮喘大鼠肺组织中 Foxp3 mRNA 表达较模型组、西药组均明显升高，RORγt mRNA 则明显降低，表明该方可通过调控哮喘大鼠 Foxp3/RORγt 平衡改善 Treg/Th17 失衡，从而防治哮喘。

另有研究表明参麦注射液、喘可治注射液、敏咳煎等中药复方在干预哮喘 Th17/Treg 平衡的治疗上也同样具有一定疗效。从上述研究中发现，影响哮喘中 Th17/Treg 平衡的中药复方的功效以宣肺散寒、化痰平喘、除湿、益气扶正等为主，此与哮喘发作时以痰饮等邪气伏肺、外邪引诱、痰阻气道为主，平时以肺脾肾虚为主的基本病机相统一。

（2）中药单体、单味中药对哮喘 Th17/Treg 失衡的影响：除以上中药复方对哮喘 Th17/Treg 平衡影响的研究，尚有部分关于中药有效成分、单味中药的研究。白花前胡丙素是抗哮喘中药前胡中含有的呋喃香豆素类化合物，研究发现哮喘小鼠经灌胃白花前胡丙素后，小鼠气道炎症和气道高反应性均能得到明显改善，其主要机制可能是通过下调 BALF 和血清中 IL-17 细胞因子、上调 IL-10 和 TGF-β1，升高脾脏 Foxp3 mRNA 表达及 Treg 细胞数量相关，为其抗哮喘活性制剂的研究和开发提供理论基础。

黄芩苷是黄芩中提取的黄酮类化合物，具有抗炎、抗菌等生物活性。王平研究发现黄芩苷能够显著抑制 Th17/Treg 失衡哮喘小鼠 BALF 中 IL-17 和 IL-6 的分泌，抑制肺组织中 STAT-3 蛋白的表达，促进 IL-10 的分泌以及 Foxp3 蛋白的表达。

扁蒴藤素多为卫矛科植物中的提取物，具有抗炎、抗肿瘤等药理作用，陈娜等研究发现，扁蒴藤素能通过降低 IL-17、RORγt 含量，升高 TGF-β、IL-10 含量来缓解哮喘患儿体外血培养 Th17/Treg 失衡，为研究和开发扁蒴藤素治疗哮喘奠定更多依据。

当归为补血活血的常用中药，《本草经疏》中言其能治咳逆上气，药理研究已证实当归具有明显缓解豚鼠支气管痉挛的作用。马婷婷等采用 OVA 联合甲状腺素复制阴虚型哮喘小鼠，经当归提取液治疗后，BALF 中 TGF-β/IL-17 比值较模型组显著增加，其中当归＋地塞米松组优于单独地塞米松组和当归组；肺组织 RORγt 的表达明显降低，且当归＋地塞米松组明显低于地塞米松组，提示当归可通过调控哮喘小鼠 BALF 中 TGF-β/IL-17 比值，抑制肺组织 RORγt 表达强度调节 Th17/Treg 平衡发挥平喘作用。

《本草纲目》云："红景天，本经上品，祛邪恶气，补诸不足。"红景天具有补气清肺、活血散瘀之功。郑琦等研究发现红景天可以通过下调哮喘小鼠肺组织中 IL-17、IL-23 细胞因子，上调 IL-10、TGF-β 细胞因子来调控 Th17/Treg 平衡来有效的抑制小鼠气道炎症反应。

以上表明，部分中药单体及单味中药对哮喘 Th17/Treg 失衡也有一定的调节作用。但目前为止，单味中药或中药有效成分干预哮喘 Th17/Treg 失衡的种类发掘仍较少，这可能与哮喘病因病机复杂，单味中药或中药单体的疗效较为局限有关。

哮喘是目前公认的难治疾病之一，其发病机制复杂，Th17/Treg 细胞免疫失衡在哮喘的进展中的作用日益凸显。中医药治疗哮喘有着丰富的经验积累，以上大量研究已表明，干预 Th17/Treg 是中医药治疗哮喘的重要作用机制。从以上研究资料表明，中药复方中，主要以宣肺散寒、温肺化饮、降气祛痰、化湿、行瘀、益气扶正等功效的复方具有干预作用，此与哮喘的发病病机相统一。此外，中药的有效成分，如苷类、黄酮等化合物及少数单味中药亦具有一定的调节作用。

74 基于因子分析的支气管哮喘急性发作期中医证候

哮喘是由多种细胞参与而发生的气道慢性炎性反应性疾病，以反复发作的喘息、胸闷、呼吸困难，或伴有咳嗽为主要表现。根据最新的研究显示，其发病率还在呈不断发展的趋势。中医药防治哮喘理论完善，疗效确切。随着社会、环境的变迁，当代支气管哮喘发作临床证候分布与文献研究有一定的演变，运用现代数理分析方法，学者王强等采用因子分析法对哮喘急性期患者中医证候分布规律进行了研究，为当代支气管哮喘防治提供理论指导具有重要意义。

资料与方法

1. 临床资料：

（1）一般资料：调查病例来源，天津某附属医院、天津某胸科医院、天津某中医医院 2013 年 12 月—2014 年 12 月门诊及病房支气管哮喘急性发作期患者。

（2）诊断和分期标准：依据中华医学会呼吸病学分会哮喘学组 2008 年《支气管哮喘防治指南》制定。

（3）纳入标准：①符合支气管哮喘诊断标准。②年龄在 14～85 岁。③能够配合完成调查者。

（4）排除标准：有心脑肝肾等系统严重疾病，从而影响支气管哮喘患者临床表现，或哮喘持续状态危重患者不做选择病例。

2. 方法：

（1）调查方法：遵循临床流行病学的原理制定表格，对天津某附属医院、天津某胸科医院、天津某中医医院门诊及病房就诊的成人支气管哮喘患者进行一般资料、中医症状等调查，由经培训的专业技术人员负责调查，填入天津市成人支气管哮喘证候及相关因素调查表中。

（2）中医证候判定标准：参照国家中医药管理局 1994 年发布的《中医病症诊断疗效标准》和 2002 年卫生部发布的《中药新药临床研究指导原则》制定。

（3）证候要素判断标准：参照国家技术监督局发布的《中医临床诊疗术语·证候部分》和 2002 年卫生部发布的《中药新药临床研究指导原则》中有关辨证标准，根据证候要素判别方法，将哮喘证候分为病位证素和病性证素，病位主要有肺、脾、肝、肾、胃、肠、表等，病性主要有寒、热、风、痰、气郁、血瘀、气虚、阴虚、阳虚、喘脱等。

（4）临床调查表的设计：根据文献研究结果并参考权威标准及专家咨询论证，制定支气管哮喘中医证候及相关因素调查表。调查表内容主要包括人口学资料、哮喘致病及诱发因素、中医四诊证候信息等组成。

3. 数据录入和统计学处理：利用 Epidata 3.10 双人两次录入数据，建立调查资料数据库，导入 SPSS 17.0，数据统计采用 Frequencies、Factor Analysis（因子分析）等统计方法进行。

结　果

1. 完成情况：一般资料，共纳入患者人次 593 例，年龄 14～85 岁，其中男性 323 例，女性 270

例。其中天津某附属医院 429 例、天津某胸科医院 104 例、天津某中医医院 60 例。确定原有变量是否适合进行因子分析- KMO（Kaiser-Meyer-Olkin Measure）和 Bartlett's 球形检验。选取 593 例患者症状中频数大于 5% 的症状共 30 类纳入因子分析。本研究采用 Principal components（主成分）法抽取公因子，因子旋转选择 Promax（斜交旋转方法）。KMO 是 Kaiser-Meyer-Olkin 的取样适当性量数。KMO 值越高（接近 1.0）时，表明变量间共同因子越多，数据适合进行因子分析。通常认为 KMO 值>0.5，即可认为可以进行因子分析；若 KMO 值<0.5，表明样本量小，需要扩大样本量。Bartlett 球形检验的目的是检验相关矩阵是否是单位矩阵，如果是单位矩阵，则认为因子模型不适合。Bartlett 球形检验的虚无假设为相关矩阵是单位矩阵，如果不能拒绝该假设的话，就表明数据不适合用于因子分析。一般来说，显著水平值越小（<0.05），表明原始变量之间可能存在有意义的关系，如果显著水平值越大（如 0.10 以上）可能表明数据不适宜应用因子分析。该组数据 KMO>0.5，Bartlett 球形检验概率值 0.000（<0.05），故认为可以进行因子分析。

2. 确定因子个数：因子的数目确定通常借助两个准则来确定。一为特征值（eigenvalue）准则，一为碎石图检验（scree plot test）准则，碎石图是关于初始特征值的碎石图，两者选取公因子原则一致。特征值准则是选取≥1 的主成分作为初始公因子。利用 Promax（斜交旋转方法），使得因子变量更具有解释性。

根据总方差解释表以及碎石图，选择特征值>1 的成分作为公因子，可以提取 8 个公因子，以 F 表示。选择载荷系数大于 0.4 的值认为是有意义，提取 8 个公因子（以 F 表示）的主要症状及体征：第一公因子（F1）白苔、黄苔、口唇发绀；第二公因子（F2）喘息哮鸣、咳嗽、痰多、白痰、黄痰、痰黏稠；第三公因子（F3）咽痒、口渴、少苔、畏寒、汗出；第四公因子（F4）气短、白痰、痰稀薄、痰有泡沫、胸闷；第五公因子（F5）咽痒、少痰；第六公因子（F6）舌暗红；第七公因子（F7）舌有齿印、苔腻；第八公因子（F8）腰酸腰痛、疲倦乏力。

命名解释在中医理论指导下，结合证候要素判定标准，对 8 个公因子进行证候要素的判定：第一公因子（F1）痰、热、血瘀；第二公因子（F2）肺、痰、热；第三公因子（F3）肺、表、风；第四公因子（F4）肺、脾、气虚、痰、气郁；第五公因子（F5）肺、风；第六公因子（F6）血瘀；第七公因子（F7）脾、痰湿；第八公因子（F8）脾、肾、虚。

以证候要素为基础，对各公因子进行命名解释，由于 F6 中只有一个变量，故不予命名，其余七个公因子的命名：F1 痰热郁肺兼血瘀证；F2 痰热郁肺证；F3 风邪犯肺兼表虚证；F4 气虚痰饮伏肺证；F5 风邪犯肺证；F7 脾虚湿盛证；F8 脾肾亏虚证。

3. 小结：共记录哮喘急性发作期病例 593 例次，其中 46.71% 发作前有前驱症状，其中以咳嗽（11.97%）、咽痒（11.64%）、胸闷（5.73%）、鼻塞（5.40%）、流涕（4.55%）为主要表现；具有明显的风邪致病的特点。患者咳喘症状表现主要为咳嗽（45.19%）、喘息哮鸣（25.30%）、喘息动甚（12.14%）、气短声低（6.41%）、气短不足以息（5.06%）为主要表现。患者咳痰症状表现明显，记录 306 例咯痰症状中，痰多（49.02%）、痰少（23.53%）、无痰（6.21%）；234 例次痰色记录中以痰白（53.85%）、痰黄（42.31%）为主；205 例次痰性质记录，其中痰黏稠（69.27%）、痰稀薄（33.77%）；痰是哮喘发作的重要病性要素。除肺系症状外，以脾胃系统症状种类最多，提示病位其次在脾胃。舌体描述，舌暗红（43.74%）、全舌红赤（32.91%）、舌边尖红（11.68%）、舌有齿痕（11.68%）；舌苔表现以黄苔（33.10%）、少苔（30.31%）、苔腻（24.04%）、白苔（12.54%）为主。舌体、舌苔提示热证多见，兼有血瘀、脾虚。

因子分析共提取 8 个公因子，第一公因子（F1）白苔、黄苔、口唇发绀；第二公因子（F2）喘息哮鸣、咳嗽、痰多、白痰、黄痰、痰黏稠；第三公因子（F3）咽痒、口渴、少苔、畏寒、汗出；第四公因子（F4）气短、白痰、痰稀薄、痰有泡沫、胸闷；第五公因子（F5）咽痒、少痰；第六公因子（F6）舌暗红；第七公因子（F7）舌有齿印、苔腻；第八公因子（F8）腰酸腰痛、疲倦乏力。以证候要素为基础，结合专家意见，对各公因子进行命名解释，由于 F6 中只有一个变量，故不予命名，其余七个公因子的命名：F1 痰热郁肺兼血瘀证；F2 痰热郁肺证；F3 风邪犯肺兼表虚证；F4 气虚痰饮伏肺证；F5 风邪犯肺证；F7 脾虚湿盛证；F8 脾肾亏虚证。

4. 结论：根据本研究结果显示，哮喘常见证候有痰热郁肺兼血瘀证，痰热郁肺证，风邪犯肺兼表虚证，气虚痰饮伏肺证，风邪犯肺证，脾虚湿盛证，脾肾亏虚证；热、痰湿、血瘀、风邪、肺气虚、脾气虚、肾气虚等是哮喘急性发作期主要的病机因子，单独或多个病机要素兼杂出现，构成了哮喘急性发作期主要的临床证候。哮喘急性发作期"气滞痰阻"主要病机，强调辨"痰"是哮喘辨证的要点，"卫外不固、风邪引触"是支气管哮喘发作的主要诱因。强调风邪致病是辨病指导下辨证论治对哮喘病机认识的进步，肺热是当代哮喘发作期的重要证候特点，为哮喘的治疗提供了更好地依据和方向。

讨　论

"气滞痰阻"是哮喘急性发作期的主要病机，辨"痰"是哮喘辨证的要点；"卫外不固、风邪引触"是支气管哮喘发作的主要诱因，强调风邪致病是辨病指导下辨证论治对哮喘病机认识的进步。

元朱丹溪哮喘作为独立的病名成篇，其明确指出"哮喘必用薄滋味，专主于痰""未发以扶正气为主，既发以攻邪气为急"的治疗原则，一直沿用至今。明代戴思恭提出"宿根"之说，指出"宿有此根"之人，遇寒暄则发；《证治汇补·哮病》云："因内有壅塞之气，外有非时之感，膈有胶固之痰，三者相合，闭拒气道，搏击有声，发为哮病。"2012 年制定的《支气管哮喘中医诊疗专家共识》总结哮喘的病因病机为宿痰伏肺，遇感引触，痰阻气道，肺失肃降，痰气搏结，气道挛急则痰鸣气喘。痰既是病理产物也是致病因素。哮喘是慢性气道炎症性疾病，其关键病理环节为气道炎症、气道重塑及气道高反应性 3 点。黄礼明针对"宿痰伏肺"为哮病"夙根"的观点，提出痰阻气道，肺失宣降，气道挛急是哮喘病发作时的基本病理，各种原因导致肺、脾、肾三脏功能紊乱，津液停聚而生痰。

支气管哮喘临床特征除慢性炎症外，气道高反应性也是其重要的临床特征。而典型哮喘患者发病期的鼻痒、咽痒、鼻塞、喷嚏等症状及哮喘发作时气道痉挛，突发突止的临床特点与风邪致病的特征相一致。通过对某市成人支气管哮喘临床证候的中医证候研究发现，当代某市支气管哮喘发病的特点是以热哮为主，伴有风邪致病的特点。在支气管哮喘发病早期，风哮是哮喘最为重要的临床证候。晁恩祥结合多年临床经验，提倡"从风论治"哮喘的学说，经随机对照试验研究，临床取得较好的临床疗效。李彦军等通过对古代文献梳理也认为风邪引动五脏伏风，为过敏性哮喘病机关键。在过敏性疾病的治疗中虫类药物的应用日渐增多，且日益广泛，邵明坤经文献检索，发现僵蚕、地龙在治疗哮喘的方剂中应用最为广泛。现代药理研究表明虫类药物多有抗炎、解痉、平喘等作用。吴银根教授在治疗支气管哮喘中多加用虫类药物，常用的虫类药有蜈蚣、地龙、僵蚕、全蝎、蝉蜕等，取其走肝经、平肝木、入络搜风之功，且宣肺祛风解痉作用远胜于荆芥、防风等植物类祛风药。而这些药物在药理学研究上，都有通过舒张支气管平滑肌、缓解支气管痉挛、抗过敏等作用解除气道挛急使肺管通利从而达到平喘的目的。虫类药物在其他过敏性疾病、自身免疫系统疾病中也得到广泛的应用。

支气管哮喘发作期主要病位在肺脾，病久及肾。在肺以肺热为主，多为痰热郁肺，痰热同时可兼有血瘀；在脾以脾气亏虚，痰湿内阻为主要病机特点。从支气管哮喘证候学调查可见支气管哮喘发作以热哮为主，肺热是支气管哮喘发作期的一个主要临床症状表现，肺热是水凝为痰，哮喘反复发作的一个重要病理因素，在哮喘的治疗中应当注意清肺化痰。这与我们前期支气管哮喘患者临床流行病学调查的结果相一致。因子分析结果显示除痰热郁肺证外，痰热郁肺兼血瘀证也是支气管哮喘常见临床证候。血瘀是支气管哮喘急性发作期的一个重要的独立病机因子。哮喘急性发作期气滞痰阻可以影响血液运行，痰瘀交阻于肺，而瘀血内阻也使哮喘病势更加胶着，久病多痰、久病多瘀。而瘀血又可致气郁痰阻、瘀可致虚、痰瘀均为有形之邪，其蛰伏于肺，每逢诱因可阻滞气道发为哮喘。

在哮喘患者中，脾胃症状仅次于肺部症状，提示脾胃功能失常贯穿于支气管哮喘发病始终。《景岳全书》云："痰之发生，虽与诸多原因、诸脏腑有关，但根源在于脾胃。"《医宗必读》云："痰之生由于脾气不足，不能致精于肺，而痰以成者也。"《医方集解》云："哮虽为肺病，然肺金以脾土为母，故肺中之痰浊亦以脾中之湿为母。"痰湿犯肺者，多因脾失健运，水谷不能化为精微上输以养肺，反而聚为痰浊，上贮于肺，肺气壅塞。若久病，肺脾两虚，气不化津，则痰浊更易滋生，此即"脾为生痰之源，肺为贮痰之器"的道理。古代文献及现代研究均显示哮喘患者咯痰症状明显，同时又有纳差、腹胀等脾胃症状，舌脉显示，舌胖有齿痕，苔腻等症状，均提示哮喘以脾虚为本虚。裘生梁等认为脾虚与哮喘宿根有密切关系，抓住脾虚致哮这一病机，以培土生金为基本治则，中医治疗哮喘的疗效就会提高。孙增涛治疗哮喘方剂中多有白术、茯苓、陈皮、党参等健脾药物的应用。马佐英等研究发现宣肺健脾法可能通过抑制哮喘大鼠 TGF-β1 等的过度表达，上调抑制型 Smad，影响 TGF TGF-β1/Smads 通路的转导，减轻气道重塑。所以在哮喘治疗上除了理气化痰、祛风等治疗外，当重视理气健脾和胃，健脾则湿化，中焦气机调畅则气、津、痰、血不得郁。

75 基于因子分析的支气管哮喘慢性持续期中医特征

支气管哮喘慢性持续期作为哮喘的一个病理演变阶段，对疾病的预后转归有着决定性的影响，在临床诊疗过程中具有重要的地位。哮喘的治疗过程相对漫长，只有重视支气管哮喘慢性持续期的诊断和治疗，才能控制症状，避免疾病进一步加重或减少哮喘急性发作次数。充分把握支气管哮喘慢性持续期的临床特征，有助于中医优势与特色的发挥，对于提高支气管哮喘的防控水平以及推动中医临床决策规范化具有一定的指导作用。因子分析是指研究从变量群中提取共性因子的统计技术，在许多变量中找出隐藏的具有代表性的因子，将相同本质的变量归入一个因子。目前在中医临床研究领域中已广泛应用因子分析方法对疾病的特征进行阐释。学者包海鹏等利用因子分析方法对支气管哮喘慢性持续期临床资料进行了分析总结，以期能够以较少的几个因子反映支气管哮喘慢性持续期的临床特征，有助于临床辨证诊疗。

资料与方法

1. 研究对象：收集 2015 年 7 月 23 日至 2019 年 2 月 1 日某医院中医肺病二部住院及门诊明确诊断为支气管哮喘且为慢性持续期的患者 139 例，其中男性 50 例，女性 89 例，男女比例约 1∶1.78，平均年龄（49.21±13.96）岁。

2. 诊断标准：西医诊断标准参考中华医学会呼吸病学分会哮喘学组《支气管哮喘防治指南（2016年版）》。中医诊断标准参考中华中医药学会肺系病分会《支气管哮喘中医诊疗专家共识（2012）》以及国家中医药管理局《中医病证诊断疗效标准》中哮病部分的诊断。

3. 纳入标准：①符合哮喘慢性持续期西医诊断标准。②符合哮病中医诊断标准。③年龄≥18 岁。④病历资料记录完整。

4. 排除标准：①合并心、脑、肝、肾、造血系统等严重原发性疾病，或恶性肿瘤、结核病等消耗性疾病的患者。②多次住院的重复病例。

5. 调查内容、方法与质量控制：本研究前期经过多位行业内专家及统计专家共同参与，多次召开研讨会并反复推敲验证，在临床上模拟实践多次，最终形成了内容较为详尽的"肺系及过敏性疾病临床信息采集表"，提取支气管哮喘慢性持续期患者的一般资料及临床症状、体征部分信息。对参与研究的课题组成员进行统一的规范化培训。

6. 筛选变量：根据研究对支气管哮喘慢性持续期症状、体征进行描述性分析得到的结果，对变量进行筛选，删除出现频率＜5％的症状。同时考虑到舌脉的判读主观性强、对结果影响较大的特点，故此次因子分析只针对 41 个症状变量：喘息（X1）、胸闷（X2），憋气（X3），气短（X4），咳嗽（X5），咳嗽有痰（X6），干咳无痰（X7），晨起咳甚（X8），夜间咳甚（X9），白天咳甚（X10），咯痰（X11），痰白（X12），痰黄（X13），痰质稀（X14），痰黏稠（X15），泡沫痰（X16），痰量少（X17），痰量中等（X18），痰量多（X19），口干（X20），失眠（X21），乏力（X22），手足不温（X23），畏寒（X24），腹胀（X25），耳鸣（X26），鼻塞（X27），喷嚏（X28），咽干（X29），大便稀溏（X30），口苦（X31），盗汗（X32），自汗（X33），纳差（X34），头晕（X35），心悸（X36），鼻痒（X37），流涕（X38），咽痒（X39），夜尿频（X40），大便干（X41）；将各个变量均转换成用"0"和"1"表示的二分类变量，以便进行统计分析。

7. **统计学方法**：运用 SPSS 25.0 软件对支气管哮喘慢性持续期患者的症状、体征等信息进行因子分析。将数据导入 SPSS 25.0 软件中，进行 KMO 检验以及 Bartlett 球形检验，KMO 统计量取值在 0～1，反映各指标间的相关程度，KMO 值越接近 1，变量间的相关性越好，因子分析的效果越好，当 KMO＞0.9 时，因子分析的效果最为理想，KMO＜0.5 时，不宜做因子分析；Bartlett 球形检验从检验整个相关矩阵出发，判断矩阵是否为单位矩阵，若为单位矩阵则不宜做因子分析，检验结果显示 $P＜0.05$ 时，说明各变量间具有相关性，因子分析有效，公因子提取方法为主成分分析法。采用最大方差法对初始因子载荷矩阵进行旋转，通过因子模型的旋转变换，将原始变量的信息在各因子上的分布进行重新组合，使各因子的含义更加清楚。从旋转后的公因子模式表中选出每列中荷载系数绝对值最大的（荷载系数绝对值≥0.5），则该列的症状属于其对应的公因子。

结　　果

1. **KMO 检验及 Bartlett 球形检验结果**：KMO 统计量为 0.543＞0.5，Bartlett 球形检验结果显示 $\chi^2＝1883.756$，自由度为 820，$P＝0.000＜0.01$，说明各变量间相关性较好，适合做因子分析。

2. **提取公因子**：根据方差结果选取特征值＞1 的因子作为公因子，共有 14 个公因子，累积方差贡献率达到 67.097％，故选取前 14 个公因子。14 个公因子可以解释总体方差 67.097％ 的信息，概括了原始变量信息的 67.097％，提供了原始数据足够的信息，表明提取的公因子较为满意。

3. **公因子方差比**：每一个指标变量的共性方差大部分在 0.5 以上，且大多数接近或超过 0.7，说明所提取的共性方差＞0.7 的 14 个公因子能够较好地反映原始各项指标变量的大部分信息。

4. **旋转成分矩阵**：通过最大方差法旋转，并经过 16 次迭代后，对支气管哮喘慢性持续期患者临床症状进行因子分析，可以提取 14 个公因子。F1 咳痰，痰色白，咳嗽，痰质黏稠，痰量少；F2 耳鸣，气短，心悸，头晕，乏力；F3 流涕，鼻塞，喷嚏，鼻痒；F4 畏寒，口苦，失眠，纳差，口干；F5 咽干，咽痒；F6 憋气，喘息；F7 盗汗，自汗；F8 咳嗽白天症状明显，痰质稀，痰量中等；F9 痰色黄，痰量多；F10 咳嗽夜间症状明显；F11 干咳无痰；F12 大便稀溏；F13 泡沫痰，大便干，夜尿频；F14 咳嗽晨起症状明显。

讨　　论

支气管哮喘在全球范围内发病率逐年上升，2016 年一项多中心横断面调查研究结果显示，具有一定认知水平的哮喘患者控制率达 29.92％～32.66％，仍然低于发达国家如加拿大哮喘控制实际情况研究中哮喘患者 47％ 的疾病控制率水平，达不到获得哮喘最佳控制中设定的目标，与全球哮喘防治倡议研究结果（近 80％ 的患者可以达到良好控制）完全不一致。尽管现今支气管哮喘的防治取得了长足进步，防控有所改善，但哮喘控制现状仍不理想，疾病负担仍很沉重。慢性持续期对于支气管哮喘的预后转归有着关键的作用，中医对此期的干预效果显著，有助于提高哮喘的防控水平。通过因子分析降维提取支气管哮喘慢性持续期临床症状特征，利用少数几个临床特征因子描述众多临床特征或因素之间的联系，并反映支气管哮喘慢性持续期原始资料的大部分信息，对于指导中医临床诊疗具有一定的作用。

上述研究结果提示：F1 在咳痰、痰色白、咳嗽、痰质黏稠、痰量少上有较大的荷载系数，说明这 3 个症状之间具有较强的相关性，支气管哮喘慢性持续期的关键病因之一就是痰饮伏肺，病机表现为痰浊阻肺；F2 在耳鸣、气短、心悸、头晕、乏力上有较大的荷载系数，此类症状揭示了患者具有五脏虚衰之征象，耳鸣多为肾阴不足所致，气短多见肺脾肾虚，心悸多见于心阳不足，头晕为气血不足、肝肾阴虚，乏力多见于气虚之证，哮喘慢性持续期为本虚标实之证，本虚为气血化源不足，脏腑亏虚；F3

在流涕、鼻塞、喷嚏、鼻痒上有较大的荷载系数，此类症状多见于变应性鼻炎，常由风寒袭表所致。因上下气道炎症反应具有相似性且相互影响，支气管哮喘慢性持续期又为过敏性疾病，临床上常见到支气管哮喘合并变应性鼻炎的病情出现，而慢性持续期哮喘迁延反复又与风邪善行数变息息相关；F4 在畏寒、口苦、失眠、纳差、口干上有较大的荷载系数，提示患者阴阳两虚，同时见心肾不交、脾胃虚弱或伴见肝火上炎；F5 在咽干、咽痒上有较大的荷载系数，咽干是以脏腑阴虚为主因，阴虚火旺，虚火上扰，以致咽喉失养；咽痒乃肺金之化邪者，燥也，燥甚则痒，是以阴虚火旺、伤津化燥是支气管哮喘慢性持续期常见病理征象之一；F6 在憋气，喘息上有较大的荷载系数，是支气管哮喘慢性持续期最常见的症状之一，多由肺气阻滞、肾不纳气所致；F7 在盗汗、自汗上有较大的荷载系数。支气管哮喘慢性持续期患者因肺卫不固、营卫失调、阳气亏虚而见自汗；又因肾阴不足而见盗汗；F8 在咳嗽白天症状明显、痰质稀、痰量中等上有较大的荷载系数，表明哮喘症状易出现时间以白天为主，白天症状明显多为外感风寒或风热同时伴有痰湿邪气郁阻；F9 在痰色黄、痰量多上有较大的荷载系数，此症状的出现多为肺热痰阻；F10 在咳嗽夜间症状明显上有较大的荷载系数，指出支气管哮喘慢性持续期患者症状易出现时间以夜间为主，这与昼夜节律及阴阳消长变化密切相关，夜间阳气弱，阴气盛，肺阴虚弱致咳嗽，阴病入阴更甚；F11 在干咳无痰上有较大的荷载系数，提示支气管哮喘慢性持续期患者存在肺阴亏耗、燥邪伤肺的病理基础；F12 在大便稀溏上有较大的荷载系数，此症状的出现多为脾胃虚弱、肾阳衰微所致；F13 在泡沫痰、大便干、夜尿频上有较大的荷载系数，提示支气管哮喘患者出现痰浊阻滞或有肺胃郁热、肾阴亏虚、肾阳不足；F14 在咳嗽晨起症状明显上有较大的荷载系数，表明支气管哮喘症状易出现时间，与 F8、F10 同属揭示支气管哮喘慢性持续期症状发作时间的公因子。

F1 至 F14 均为支气管哮喘慢性持续期临床常见症状，阐释了此期支气管哮喘患者多见痰浊阻肺、外感侵袭等标实之象，同时可见气血阴阳虚损、五脏亏虚等本虚之征，揭示了支气管哮喘慢性持续期的基本病理为本虚标实、寒热错杂。总体上看，F1 至 F3、F5 至 F11、F14 以肺系症状表现为主、兼见他脏之症，F4、F12、F13 以脾胃症状表现突出，临床辨证应注重整体并强调肺脾两系在哮喘慢性持续期病程中的重要作用，研究结果与李友林提出的"肺脾为核心，脏腑整体辨证"辨治支气管哮喘慢性持续期理念相一致，对于指导临床辨治具有一定的理论依据及现实指导意义。

通过对 139 例支气管哮喘慢性持续期相关的 41 个常见症状的因子分析，得到 14 个公因子，使得临床症状得到了降维处理，能够较为客观的反映出支气管哮喘慢性持续期临床症状特征分布规律。总结14 个公因子所反映的病因病机，对掌握此期疾病的病机本质以及临床辨证具有一定程度的帮助。

76　基于辨体-辨病-辨证三维诊疗防治支气管哮喘

　　越来越多的证据表明，支气管哮喘（简称哮喘）是一种高度异质性疾病，其气道炎症、病理、病理生理及临床表现形式多样，发病机制复杂，对治疗反应的差异性较大，具有明显的异质性特征。近年来提出了"哮喘表型"的概念，如临床表型（如重症哮喘、激素依赖性哮喘、激素抵抗性哮喘等）、炎症表型（如嗜酸性粒细胞型、中性粒细胞型、粒细胞缺乏型等）、分子表型（Th2 免疫反应为主、非 Th2 免疫细胞介导）及触发物相关哮喘表型（如过敏性哮喘、运动性哮喘、阿司匹林性哮喘、职业性哮喘等）等。哮喘表型的研究有助于加深对疾病的认知水平，对制订个体化治疗策略具有潜在的应用价值。学者崔红生等根据哮喘表型的研究进展，结合中医体质学理论，运用辨体-辨病-辨证三维诊疗模式对哮喘防治进行了全方位地辨识和审视，较传统中医哮病的单一辨证施治更能反映疾病的实质特征及临床全貌，因而疗效更佳。

特禀质

　　特禀质即过敏体质，往往具有家族遗传史，常见于过敏性哮喘临床表型。因禀赋不耐，异气外侵，引动伏痰，郁而化热，肺失宣降而致哮病发作。此类患者既有"禀赋不耐"的体质因素，又有哮病发作的临床表现，且有痰热壅肺的证候出现。因此，治疗时采用"辨体-辨病-辨证三维诊疗模式"，以脱敏调体、宣肺平喘、清热化痰为治法，以自拟"脱敏平喘汤"为主方。此方以乌梅、蝉蜕、灵芝、防风（又称"调体方"）脱敏扶正调体以针对特禀质之体；以张仲景麻杏甘石汤（炙麻黄、杏仁、石膏、炙甘草）清热宣肺、降气平喘以针对哮病发作之机；以黄芩、浙贝母、金荞麦清热化痰以针对痰热之证。因该方体-病-证三维合一，故取效迅捷。临床上若合并变应性鼻炎，常在上方基础上酌加辛夷、苍耳子、白芷、细辛等疏风散邪，宣通鼻窍；合并荨麻疹时，常守上方酌加茜草、墨旱莲、地骨皮、白鲜皮清热凉血，除湿止痒；合并湿疹时，常在上方基础上合用麻黄连翘赤小豆汤以增强清热利湿解毒之功。

气郁质

　　此类患者在哮喘发病过程中常表现出抑郁、焦虑状态。随着现代生物-心理-社会医学模式的转变，哮喘已被公认为典型的心身疾病。哮喘的发病受到起"始基作用"的生物因素（感染、过敏等）、"扳机作用"的社会因素和"推波助澜"的心理因素的综合影响。其中心理因素在哮喘发病与防治中的作用越来越受到人们的重视。一方面哮喘可以伴发一些心理障碍，如焦虑、抑郁、恐惧、紧张、愤怒等；另一方面上述心理异常又可成为诱发哮喘发作的重要因素，两者之间互为因果，恶性循环，使得哮喘反复发作，迁延不愈。慢性心理应激反应属于中医学"情志异常"范畴，中医学认为，肝主疏泄，具有调理气机、调畅情志、通利气血的功能，情志活动与肝的疏泄功能密切相关。肝的疏泄功能正常，则气机调畅，气血调和，心情舒畅，情志和合；反之若情志失和则肝郁而不达，气血失调，脏腑功能紊乱而产生各种心身疾患。气郁质哮喘发作的中心环节为肝失疏泄，气机郁滞，肝肺失和，因此，调肝理肺法乃治疗此型哮喘发作的重要治法之一。调肝理肺法由武维屏首倡，旨在调气机、畅情志、和气血、化痰瘀、适寒热、理虚损，肝肺和合，枢机通利，气机升降相宜，开阖有序，而风、火、痰、郁、瘀不生，无犯肺致哮之虞。其代表方为"哮喘宁颗粒"，其中柴胡、白芍、枳壳、黄芩、清半夏疏肝理气，和调枢机，既调气郁之体，又解肝郁之证；地龙、钩藤、前胡、葶苈子、炙麻黄解痉平喘，降逆止咳以治肺气上逆、气道挛急之咳喘。全方肝肺同治，体-病-证并调，临床应用 30 余年，疗效显著。若哮喘易于夜间发作，同时伴有精神抑郁、上腹胀满、嗳气吞酸、饭后尤甚者，证属肝胃不和，肺失清肃，现代医学认为与胃-食管反流有关，治当疏肝和胃，降逆平喘，方选四逆散合旋覆代赭汤主之，药用柴胡、白芍、枳壳、旋覆花、赭石、厚朴、枇杷叶、紫苏子、黄连、吴茱萸、陈皮、炙甘草等。

痰湿质

此类哮喘患者肥胖者居多，常合并支气管扩张、阻塞性睡眠呼吸暂停综合征（OSAS）等疾患，易因感染诱发，病情反复发作，不易控制。"痰为哮病之夙根""脾为生痰之源，肺为贮痰之器"，故痰湿内蕴，肺气郁闭，升降失司为此类哮喘发作的主要病机。根据患者体-病-证特点，确立化痰祛湿、降气平喘为治疗法则，以麻杏二三汤为主方进行化裁。方中以二陈汤（陈皮、法半夏、茯苓）化痰祛湿以调痰湿之体；以三子养亲汤（紫苏子、白芥子、莱菔子）降气化痰，体证并治；以炙麻黄、苦杏仁、厚朴开宣肺气、降逆平喘以针对肺气郁闭、升降失司之病机。全方宣降同施，体-病-证兼顾，适用于哮喘发作期或慢性迁延期以"痰湿"为突出表现者。若患者脾虚明显，可守上方加党参、白术、薏苡仁益气健脾利湿；若合并支气管扩张，守上方合苇茎汤（芦根、桃仁、薏苡仁、冬瓜子）以增清热化痰排脓之功；若合并 OSAS，可在上方基础上酌加当归、浙贝母、石菖蒲、花椒、枳壳、桔梗等以活血化痰逐瘀，利气散结止鼾。

湿热质

此类患者夏季易发，常合并鼻窦炎、湿疹、支气管扩张等，哮喘急性发作期和慢性迁延期均可见到。清代王士雄《温热经纬》引"叶香岩三时伏气外感篇"云："夏季湿热郁蒸……逆行犯肺，必生咳嗽喘促，甚则坐不得卧，俯不得仰。"析其病因病机乃因湿热之人复感外邪，新旧合邪，湿热交蒸，壅滞三焦，痹阻于肺，肺气上逆，发为咳喘。根据患者体-病-证特点，确立清热利湿解毒、降气化痰平喘为治疗法则，以甘露消毒丹为主方进行化裁。方中茵陈、滑石、藿香、通草、石菖蒲、豆蔻清热利湿化浊以调湿热之体；射干合杏仁降气化痰平喘以针对气机壅滞、肺气上逆之病机；连翘、薄荷、黄芩、浙贝母疏风清热解毒、化痰散结利咽以应对湿热胶结、疫毒上攻之证。全方体-病-证兼顾，上、中、下三焦并调，内外兼治，机圆法活，气机畅通，则诸症自除。若患者外感症状明显，酌加牛蒡子、淡豆豉、厚朴以增疏风散热、宣肺降逆之功；若合并鼻窦炎，可在上方基础上酌加薏苡仁、败酱草、鱼腥草以清热利湿解毒。

血瘀质

此类患者一般年龄较大，病程较长，常与其他体质如气郁质、气虚质等相兼为患。除哮喘表现外临床常伴有面色晦暗，口唇青紫，胸痛，舌暗或有瘀点、瘀斑，脉细涩或结代等瘀血内阻证候。久病入络，瘀血内阻，枢机不利，升降失和，肺气上逆，哮喘乃作，因此，理气活血通络、降逆化痰平喘为此类哮喘的治疗法则，以血府逐瘀汤为主方加减化裁。方中以桃红四物汤（桃仁、红花、当归、赤芍、生地黄、川芎）合牛膝活血化瘀通络，既调血瘀之体，又治瘀血内阻之证；以四逆散（柴胡、白芍、枳壳、炙甘草）合桔梗、前胡调枢机，和升降，化痰止咳平喘以策应哮喘枢机不利、升降失和之病机。全方体-病-证兼顾，气血双调，升降同施，标本兼治，为哮喘血瘀质之首选。若患者伴有咽部不适、局部暗红明显，可守上方酌加玄参、郁金、木蝴蝶凉血活血，生津利咽。

气虚质

此类患者易反复外感，与痰湿质常相兼为患，在缓解期表现明显，以肺脾气虚证居多。肺气虚则卫外不固，外邪易侵，哮喘易发；脾气虚则健运失司，痰饮内停，潜伏于肺，渐成夙根。由此可见，益气健脾化痰为此类哮喘的治疗法则，以玉屏风散合六君子汤为主方加减化裁。方中玉屏风散（黄芪、白术、防风）益气固表、祛风散邪以除哮喘诱因；四君子汤（党参、白术、茯苓、炙甘草）益气健脾、培土生金以杜生痰之源，二方合用，标本兼顾，体证双调；陈皮、法半夏、炒薏苡仁、桂枝、紫苏子温肺化痰利湿、降逆止咳平喘以治哮喘痰饮内停、肺气上逆之病机。全方体-病-证三维合一，标本兼治，验之临床，疗效颇佳。若患者以肺肾气虚，摄纳无权为主要临床表现，可常服发酵冬虫夏草菌粉（如白令胶囊或金水宝等）补肾益肺，止咳平喘。

阳虚质

此类患者常见于哮喘病程日久或重症哮喘如激素依赖型哮喘，在缓解期和急性发作期均可见到，常与痰湿质兼挟为患，以肺肾阳虚证居多。其临床表现皆因肺肾阳虚引起，可归纳为以下 3 个方面：①肺肾摄纳失常之喘息气短，呼吸困难。②肾失温煦之畏寒肢冷，腰膝酸软。③肺失通调、肾失气化之痰饮水停，小便不利。论其治法，根据体-病-证特点，在缓解期可选用综合调理的方法，如冬病夏治三伏天穴位贴敷消喘膏（由白芥子、细辛、甘遂、延胡索、麝香等药物组成）温阳散寒，活血通络；雾化喘可治注射液（淫羊藿、巴戟天）温肾纳气平喘；口服百令胶囊补肾益肺，止咳平喘。临床实践表明，此种综合疗法可明显改善患者阳虚体质，延长哮喘缓解期，减少复发次数，提高生活质量。若有外感风寒诱发者，可选用麻黄附子细辛汤温阳解表，散寒平喘；若临证表现为上实（痰浊壅盛）下虚（肾阳亏虚），虚实错杂者，可选用苏子降气汤温肾纳气，化痰降逆。常用药如紫苏子、当归、陈皮、法半夏、前胡、厚朴、肉桂、炙甘草等。

阴虚质

此类患者常见于咳嗽变异型哮喘和激素依赖型哮喘临床表型。咳嗽变异型哮喘每于秋季发作，干咳少痰，持续不已。秋天燥气主令，阴虚之体易受燥邪侵袭，耗津灼液，肺失清肃，上逆而咳。纵观体-病-证特点，以疏风清肺化痰、养阴润燥止咳为治疗法则，以桑杏汤为主方加减。方中南沙参、麦冬、百合养阴润肺调阴虚之体；以桑叶、苦杏仁、浙贝母、炙杷叶肃肺润燥化痰以策应咳嗽变异型哮喘发作之病机；蝉蜕、淡豆豉、栀子疏风清热以策应燥热伤肺之证。全方清宣凉润，体-病-证兼顾，环环相扣，故药简效宏。既往研究表明，激素依赖型哮喘患者激素撤减前主要表现为阴虚火旺，痰热内蕴，升降失司，故治以滋阴降火、清热化痰、降逆平喘，方选知柏地黄丸合金水六君煎加减，药用知母、黄柏、当归、熟地黄、山药、山茱萸、牡丹皮、泽泻、茯苓、陈皮、清半夏。临床观察表明，本方能够减轻激素毒副作用，恢复下丘脑-垂体-肾上腺皮质（HPA）轴功能，缓解临床症状，为下一步顺利撤减激素做好准备。若患者在激素撤减中表现为阴阳两虚，寒热错杂，痰瘀互结，可予乌梅丸调补阴阳平衡，活血化痰，降逆平喘。临证当审其阴阳之偏虚、寒热之偏盛、诱因之兼挟等及时调整药物比例，加减化裁。

综上所述，基于辨体-辨病-辨证三维诊疗模式，分析了哮喘的 8 种常见体质类型及其相对应的临床表型、病机特点、证候表现以及治法方药等。临床实践表明，哮喘的三维辨识模式能够更加客观、全面地反映疾病的实质特征及临床全貌，为其防治和临床疗效的提高提供行之有效的干预措施及管理方案，因此，有必要对该诊疗模式进行深入系统的研究，使其日臻科学和完善。

77　支气管哮喘急性发作期气道炎症表型与辨证分型的关系

支气管哮喘是由多种细胞和细胞组分参与的气道慢性炎症性疾病，其气道炎症反应的复杂性，给临床诊断和治疗带来了困难。2009 年全球哮喘防治倡议（GINA）第一次提出"表型"这一概念，并提出基于表型分类有助于哮喘治疗及判断预后。中医药治疗哮喘有其独特优势，但辨证分型缺乏明确统一的客观化、量化指标。学者吴峰妹等的研究旨在观察哮喘急性发作期气道炎症表型与中医辨证分型之间的关系，以及哮喘不同气道炎症表型的临床特征，探索中医哮病辨证论治的客观依据，促进对气道炎症表型的理解。

临床资料

1. 一般资料：2016 年 1 月—2018 年 12 月某医院肺病科支气管哮喘急性发作期住院患者 109 例，男 42 例，女 67 例，年龄 18～65（48.76±11.66）岁，急性发作病程（3.71±2.23）日。本研究经医院伦理委员会审核通过，所有患者均签署知情同意书。

2. 诊断标准：西医诊断标准参照中华医学会呼吸病学会分会支气管哮喘学组 2008 年"支气管哮喘防治指南"的诊断分级标准。中医辨证以《中医内科学》为依据，分为冷哮证、热哮证、寒包热哮证、风痰哮证、虚哮证。

3. 纳入、排除标准：纳入标准：符合诊断标准。排除标准：①合并肺部感染、慢性阻塞性肺疾病、支气管扩张症、肺间质病等肺部疾病患者；②合并有心血管、肾、肝脏病变及糖尿病或造血系统等原发性疾病及精神病患者；③资料不全影响判断者。

方　　法

1. 研究方法：109 例患者行诱导痰检查，根据诱导痰炎症细胞类型分为嗜酸性粒细胞型、中性粒细胞型、混合细胞型和寡细胞型等不同哮喘气道炎症表型。同时根据其诱发因素、症状、体征、舌质舌苔、脉象等，按照中医辨证标准进行辨证分型，分为冷哮证、热哮证、寒包热哮证、风痰哮证、虚哮证共 5 个证型组。

2. 诱导痰检查：使用 3% 的高渗盐水雾化诱导出痰液，使用 0.1% 二硫苏糖醇（DTT）处理痰液，经 37 ℃ 水浴、过滤、离心沉淀、沉渣涂片、瑞氏染色后进行细胞分类计数。根据 SIMPSON 标准：痰嗜酸性粒细胞（EOS）≥1.01% 为嗜酸性粒细胞型哮喘；痰中性粒细胞＞61% 为中性粒细胞型哮喘；痰 EOS≥1.01% 且痰中性粒细胞＞61% 为混合细胞型哮喘；痰 EOS＜1.01% 且痰中性粒细胞≤61% 为寡细胞型哮喘。

3. 检测指标及方法：测定所有患者血常规、血清免疫球蛋白 E（IgE）、C 反应蛋白（CRP）水平。血常规采用五分类法检测（希斯美康 XN‐9000），血 CRP 采用免疫比浊法检测（Cobas c702 全自动生化分析仪），血清 IgE 采用化学发光法检测（Cobas c602 全自动发光分析仪）。呼出气一氧化氮（FeNO）测定使用 NIOX VERO 检测仪（瑞典 Aerocrine AB 公司），检测方法按照 ATS/ERS 操作标准及产品说明书进行操作呼气流速为 50 mL/s，主要检测指标为 FeNO（ppb），正常范围 0～25 ppb。

4. 统计学方法：应用 SPSS 20.0 统计软件。计量资料以均数±标准差（$x\pm s$）表示，多组比较采用方差分析、非参数检验，组间比较用 K-W 检验，计数资料采用非参数秩和检验。$P<0.05$，表示差异有统计学意义。

结　果

1. 不同气道炎症表型哮喘患者一般情况比较：各组患者一般情况比较，差异无统计学意义（$P>0.05$），具有可比性。

2. 109 例支气管哮喘急性发作期患者诱导痰嗜酸性粒细胞及中性粒细胞比例：根据诱导痰细胞分类结果，109 例患者气道炎症表型分布：嗜酸性粒细胞型最为常见，共 46 例，占 42.2%；其次为混合细胞型 29 例，占 26.6%；中性粒细胞型 26 例，占 23.9%；寡细胞型最少，共 8 例，占 7.3%。各组痰EOS、中性粒细胞比较差异均有统计学意义（$P<0.05$）。

3. 各气道炎症表型组血清白细胞、EOS、IgE、CRP 和 FeNO 比较：中性粒细胞型哮喘患者外周血白细胞（WBC）数值高于其他 3 组（$P<0.05$）；中性粒细胞型哮喘和混合细胞型哮喘血清 CRP 增高，差异无统计学意义（$P>0.05$），嗜酸性粒细胞型哮喘的 FeNO 值显著高于其他 3 组。

4. 各气道炎症表型与中医证型分布情况：109 例哮喘患者中医证型以热哮证最多，占 37.6%（41/109）；其次为冷哮证，占 29.4%（32/109）；风痰哮证占 20.2%（22/109）；虚哮证占 8.2%（9/109）；寒包热哮证最少，占 4.6%（5/109）。冷哮证及风痰哮证患者表现为嗜酸性粒细胞型哮喘，热哮证患者表现为嗜酸性粒细胞型、中性粒细胞型与混合细胞型哮喘。各气道炎症表型的中医证型分布经非参数秩和检验差异无统计学意义（$\chi^2=1.192$，$P>0.05$）。

讨　论

既往研究显示，支气管哮喘是一种由 Th2 细胞驱动的"嗜酸性粒细胞"炎症疾患，但近年研究发现还存在其他气道炎症表型，如中性粒细胞、混合细胞型和寡细胞型哮喘，其发病机制具有明显异质性。当前，诱导痰液细胞学检查和 FeNO 是评估哮喘患者气道炎症表型的常用方法，对哮喘治疗和管理起到重要指导作用。本研究结果显示，哮喘急性发作期诱导痰中炎症细胞以 EOS、混合细胞、中性粒细胞为最常见的 3 种类型，与国外研究结果相仿。嗜酸性粒细胞型哮喘患者诱导痰中嗜酸性粒细胞、外周血 EOS 及总 IgE，FeNO 均明显升高，具有一致性；中性粒细胞型哮喘患者血 WBC、CRP 升高，总 IgE，FeNO 无明显升高；混合细胞型哮喘患者介于两者之间。张永明等发现，嗜酸性粒细胞型和混合细胞型均有痰 EOS 显著增加和 FeNO 升高，提示两者均具有 Th2 细胞优势型的嗜酸性粒细胞气道炎症特征，与本研究相仿。哮喘急性发作期缓解后的慢性维持期患者气道炎症表型是否具有稳定性，需再次通过诱导痰等检查结果判定，以指导治疗。

支气管哮喘属中医学"哮病"范畴，"宿痰伏肺"为其主要发病机制，因患者体质类型、临床症状、发病诱因等差异，"宿痰"有寒热之别，肺、脾、肾三脏各有侧重，这与现代医学对哮喘是慢性气道炎症导致气道高反应，这种气道炎症具有高度异质性的认识不谋而合，应采取审症求因，辨证论治，实行高度个体化治疗和管理。哮病发作期临床辨证有冷哮、热哮、风痰哮、寒包热哮等不同证型。苏成程等总结 115 例哮喘患者的中医证型，显示发作期冷哮型嗜酸性粒细胞计数明显高于其他各型，热哮型白细胞计数、中性粒细胞检测值明显高于其他各型。王强等发现天津市哮喘发作期患者中医证型以热哮证为多见。本研究显示，哮病发作期，以热哮证为多，其次为冷哮证及风痰哮证，寒包热哮证最少。冷哮证及风痰哮证患者表现为嗜酸性粒细胞型哮喘，此类型患者缓解期多表现为畏寒汗出、清涕痰稀、受寒易发的特点，规律吸入激素能较好控制症状。热哮证患者表现为嗜酸性粒细胞型、中性粒细胞型与混合细胞型哮喘，缓解期常有痰涕黏或黄、燥热口干等表现，规律吸入药物，症状时有反复，部分患者存在吸烟，或体型肥胖，或有职业暴露。寒包热哮证和虚哮证无特异性表现，可能与观察病例较少有关。

78　支气管哮喘急性发作期中医组方用药规律数据挖掘研究

　　支气管哮喘是常见的慢性气道疾病，临床表现以喘息、气急为主，可伴有胸闷、咳嗽等症状，此外还伴随着气道高反应性、气流受限及气道重塑。支气管哮喘急性发作时症状会在短时间内迅速出现或急剧加重，并伴随肺功能恶化，严重时危及生命，因此治疗需立即缓解症状、解除支气管痉挛、改善缺氧并恢复肺功能，此外还需预防再次发作。支气管哮喘属中医学"哮病"范畴，系外邪、情志、饮食、劳倦等因素引发伏痰，致痰阻气道，肺失肃降，风盛挛急而致喘鸣突发，以邪实为主，亦有正虚表现，发病涉及肺、脾、肾等脏，临床可分为冷哮证、热哮证、风哮证及虚哮证。中医药在缓解支气管哮喘发作症状、改善肺功能等方面具有独特优势，中西医结合治疗支气管哮喘急性发作期亦有显著效果。学者田黎明等借助数据挖掘方法对近 30 年临床研究文献（包括专利文献）进行挖掘整理，探讨了支气管哮喘急性发作期的中医组方用药规律，以期为中西医结合防治支气管哮喘提供参考。

资料与方法

　　1. 文献来源与检索策略：文献来源为中国知识资源总库（CNKI）、维普中文科技期刊数据库（VIP）、万方数据知识服务平台（万方）、中国生物医学文献数据库（CBM）及中国专利数据库（https://www.cnipa.gov.cn/）。检索时间范围为 1991—2021 年。检索策略：使用高级检索功能，检索入口分别为篇名、摘要、主题词及关键词，检索主题词为"支气管哮喘""哮喘""哮病"和"急性发作""急性加重"及"中医""中药""中医药""中草药""中西医结合"组合检索。以 CNKI 为例，检索式为：（SU＝中医 OR SU 中药 OR SU＝中医药 OR SU＝中西医结合）AND（SU＝支气管哮喘 OR SU＝哮喘 OR SU＝哮病）AND（SU＝急性发作 OR SU＝急性加重）。

　　2. 文献筛选标准：

　　（1）纳入标准：①研究对象符合支气管哮喘急性发作期诊断。②采用中药复方（包含汤剂及中成药，不含注射液）作为干预措施的临床观察或随机对照研究。③记载方剂名称、复方组成、剂量用法、主治病证等处方信息。④研究样本量≥10。

　　（2）排除标准：①文献类型为科普论文、综述/述评、病案报道、专家经验、基础实验（动物实验和细胞实验）、学位论文、会议论文。②疗效评估结果不清晰的文献。③一稿多投文献作为 1 篇有效文献。④未按明确辨证分型治疗的文献。⑤处方药物组成不全的文献。

　　3. 数据筛选及数据库建立：采用 Note Express 3.2 软件进行文献管理，剔除重复文献。按照纳入和排除标准对文献进行筛选，由 2 人独立完成、互相核查并删除讹误信息。采用 STATA 17.0 建立文献数据库，内容包括文献篇名、作者信息、年代、方剂名称、药物组成、剂量等。

　　4. 数据规范：参照 2020 年版《中华人民共和国药典》（一部）对中药名称及性味归经进行规范。如"仙灵脾"规范为"淫羊藿"、"水剑草"规范为"石菖蒲"；因炮制方法不同使功效发生显著变化者分别录入，如"瓜蒌子"和"炒瓜蒌子"。药物功效参照《中药学》进行分类。

　　5. 数据分析：使用 SPSS 21.0 软件对药物使用频次、功效类别及性味归经进行统计，并借助软件中聚类分析法分析高频药物。使用 IBM SPSS Modeler 18.0 软件 Apriori 算法对支气管哮喘急性发作期处方药物进行挖掘，生成中药关联规则，结合支持度、置信度及关联规则网络图展示核心药物组合。其中，支持度指事物中出现 A 和 B 的概率，表示为 support $(A{\Rightarrow}B)=P(A\cup B)$；置信度指包含 A 的事物中同时包含 B 的概率，反映 A 出现的条件下 B 也出现的可能性，表示为 confidence $(A{\Rightarrow}B)=P(B\mid A)$。当支持度和置信度均满足最小阈值时，认为两事物具有强关联性，设置支持度≥20％、置信度≥60％，对频次≥10 的药物进行关联规则分析，得到核心药对/药组，并绘制关联规则网络图。

结　果

1. 文献筛选结果：根据检索策略对文献进行合并查重，得到 3 342 篇中药复方治疗支气管哮喘急性发作期的文献，根据纳入和排除标准进行筛选，最终纳入文献 270 篇，涉及方剂 353 首。

2. 用药频次：353 首中药复方涉及药物共 247 味，使用频次总计 3 992 次。将药物按频次从高到低排序，其中频次≥30 的药物有 38 味，共出现 3 011 次，占总用药频次的 75.42％，前 5 位药物依次为麻黄（263 次）、炙甘草（217 次）、法半夏（207 次）、苦杏仁（194 次）、紫苏子（154 次）。

3. 功效类别：治疗支气管哮喘急性发作期的 247 味中药按功效类别可分为 20 类，主要为清热药、化痰止咳平喘药、补虚药、解表药等。

4. 性味归经：将使用频次≥10 的 68 味中药按性味归经进行分类。药性以温、寒性较多；药味以甘、苦、辛为主；归经以肺经为首，其次为脾经、胃经等。

5. 关联规则分析：

（1）2 味药二项关联：设置最小支持度 20％和最小置信度 60％，2 味药二项关联规则分析结果显示，中医药治疗支气管哮喘急性发作期常使用麻黄、苦杏仁、紫苏子、五味子等药物为核心药对。

（2）3 味药二项关联：设置最小支持度 20％和最小置信度 60％，3 味药二项关联规则分析结果显示，中医药治疗支气管哮喘急性发作期的核心药组有紫苏子-苦杏仁-麻黄、法半夏-紫苏子-苦杏仁等。

（3）关联规则网络：对频次≥30 的药物设置两药间"链接"（两药在同一中药复方中出现的频次）≥50，描绘关联规则网络图，药物之间关联密切程度通过连接线条的粗细呈现。麻黄、紫苏子、甘草之间，以及紫苏子、法半夏、麻黄之间的连线较粗，反映出上述药物关联较为密切。

6. 系统聚类分析：运用 SPSS 21.0 软件对频次≥30 的 38 味高频药物进行聚类分析，生成聚类集合并描绘聚类树状图。经 3 名副主任医师组成的评议小组综合考虑分类数量、临床合理性和可用性，对聚类结果综合审查、分析后，决定剔除单味药，保留符合临床实践特点的 6 类，并根据药物功效和临床应用特征总结 6 类处方的主要功效，结合聚类分析树状图，认为在截距为 20，聚为 6 类时可以更好地描述用药特征。聚类结果：

C1. 麻黄、苦杏仁、紫苏子、黄芩、桑白皮、石膏、白果、鱼腥草、炙甘草。止咳平喘，清热化痰。

C2. 法半夏、五味子、款冬花、细辛、射干、紫菀、干姜、桂枝、白芍、生姜。宣肺化痰，止咳平喘。

C3. 地龙、僵蚕、蝉蜕。祛风解痉，清热化痰。

C4. 陈皮、茯苓、白芥子、莱菔子。理气祛痰。

C5. 葶苈子、瓜蒌、丹参、桃仁。清热泻肺、活血化痰。

C6. 黄芪、白术。补肺益气，健脾补中。

讨　论

本研究用药频次分析结果显示出现频次最高的前 5 味中药为麻黄、炙甘草、法半夏、苦杏仁、紫苏子。现代药理学研究表明，麻黄的主要成分中麻黄碱、伪麻黄碱、挥发油等具有止咳、平喘、祛痰及免疫抑制的作用。炙甘草出现频次较高可能与其自身调和诸药相关，另外研究也表明炙甘草具有镇咳、祛痰、平喘、抗炎以及免疫调节等作用。研究发现法半夏有止呕、镇咳平喘、祛痰、抗炎的作用，而半夏经甘草、石灰炮制而成法半夏后，既可减弱半夏之麻辣感，又可协同增强半夏止咳、祛痰的功效。动物实验表明苦杏仁可以缓解哮喘小鼠、豚鼠的咳喘症状，具有止咳、平喘、抗炎、免疫调节的作用。现代药理学及临床研究均表明紫苏子具有止咳、平喘、祛痰、抗过敏以及抗炎的作用，可以缓解哮喘患者喘息、咳嗽、咯痰等症状。

支气管哮喘急性发作期多以痰热、湿热、气虚等证素并见，治疗首当祛邪，以清热化痰、止咳平喘为主，同时补虚扶正。使用频次≥10 的 68 味药物药性以温性、寒性为主，药味以甘、苦、辛居多，归肺经为首。《素问·至真要大论》云"湿上甚而热，治以苦温，佐以甘辛"，《金匮要略》云"病痰饮者，当以温药和之"，表明温热性的药物可以用于治疗痰、饮等外邪所致疾病。寒性药物使用频次仅次于温性药，结合药物功效中清热药使用频率最高，说明支气管哮喘急性发作期中医分型以热哮证居多。甘能缓急，又可补脾益肺，甘味药能在缓解急咳峻喘的同时兼顾补虚，与药物功效类别中清热药、化痰止咳平喘药、补虚药居多的特点共同体现了中医学治哮"急则治其标，缓则治其本"之意。综合上述对高频药物的性味归经及功效的分析结果，可见支气管哮喘急性发作期的用药与其病理因素、中医证型相吻合，体现了中医辨证论治的基本原则。

关联规则分析得到 17 个核心药对和 15 个核心药组，其中包括麻黄、苦杏仁、半夏、紫苏子等交互配伍。麻黄-苦杏仁作为咳喘病之经典药对，源于麻杏石甘汤一方，麻黄味辛宣肺降气平喘，苦杏仁味苦，降气协麻黄平喘，两药辛开苦降，宣降结合，达到利肺平喘之功效。研究发现麻杏两药抗炎、降低气道高反应性以及气道上皮细胞损伤修复的机制与能通过调节 TNF、PI3K-Akt、p53 等信号通路相关。3 味药二项关联规则分析结果显示，在麻黄-苦杏仁关键药对的基础上出现了多种核心药组。如麻黄-苦杏仁-紫苏子，紫苏子主降兼散，下气定喘，配伍麻杏更加彰显了此药对辛开苦降的特点，起到协同增效之功效。此外，哮病夙根为痰，紫苏子-苦杏仁-法半夏可降气平喘兼燥湿化痰，伏痰散则气机通畅，咳喘自除。细辛-射干-麻黄常配伍使用，宣开肺气，泻热平喘，可见于支气管哮喘急性发作期冷哮证之射干麻黄汤。麻黄-苦杏仁-黄芩侧重于清热宣肺平喘；麻黄-苦杏仁-款冬花长于止咳平喘，润肺化痰；与法半夏-款冬花-麻黄、紫苏子-黄芩苦杏仁、苦杏仁-款冬花-法半夏等配伍组合皆在支气管哮喘急性发作期热哮证经典方定喘汤中有迹可循，因此以上配伍组合可作为核心药对供临床参考。麻黄-苦杏仁-地龙宣肺平喘、疏风通络，麻黄、地龙两药可并见于支气管哮喘急性发作期风哮证的临床经验方黄龙舒喘汤中。在核心药组中，麻黄、五味子、法半夏、细辛四味药的组合配伍也较为多见，此组合源自《伤寒论》哮证急性发作期寒哮证的核心处方小青龙汤，其中细辛开散肺气，五味子敛肺护肺，一辛一酸，互补为用，辛开的同时敛护肺气，为仲景治疗咳喘病常用药。核心两药、三药组合可作为基础药组为支气管哮喘急性发作期的临床用药提供参考，但实际应用还需根据不同中医证型灵活运用。

系统聚类分析结果显示有 6 类处方。C1 类实为麻杏石甘汤化裁，方中石膏、桑白皮、黄芩、鱼腥草清肺热泻肺，配伍麻杏宣肺平喘，紫苏子、白果化痰降逆，用于热哮证，尤其是肺热壅盛、喉中哮鸣如吼、痰黄而黏者。C2 类是射干麻黄汤合桂枝汤化裁而来，细辛、法半夏、生姜配伍桂枝、白芍温肺蠲饮，共奏温肺散寒，化痰利气之功，适用于寒哮证。C3 类 3 药分别针对于哮喘之热、痰、风 3 种证素，配伍使用更是发挥了清热解痉、祛风通络、化痰平喘的功效，多用于风哮证，其中地龙的出现最为高频，对气道炎症、气道重塑都有一定的改善，其中对气道重塑的作用机制可能与调节 MMPs/TIMP-1 平衡有关。C4 类陈皮配茯苓可起到燥湿化痰、理气和中之功效，是二陈汤中的经典药对；白芥子、莱菔子，取三子养亲汤之意，理气化痰止咳，诸药合用，适用于哮喘痰壅气滞证。C5 类清热泻肺，逐瘀排脓，多用于哮喘痰热壅肺之热哮证、急性肺部感染等实热证。C6 类黄芪、白术 2 药补中温阳、健脾益肺，意在祛邪的同时固护正气，切中了支气管哮喘急性发作期以邪实为主，常伴随肺虚、脾虚、肾虚的虚实错杂现象。总结聚类分析结果可将支气管哮喘急性发作期的中医治法概括为清热宣肺、温肺散寒、疏风宣肺、化痰降逆及补肺益气，分别切中热哮、寒哮、风哮及虚哮四大证型，整体治疗贯穿中医学区分虚实寒热、分别论治的辨证论治纲领，同时注重支气管哮喘急性发作期虚实夹杂，本虚标实的关键病机，突出了标本兼顾、祛邪扶正的治疗特点。

本研究从用药规律角度归纳、总结，不限中医分型，将支气管哮喘急性发作期的用药经验进行梳理、分析，挖掘潜在的核心药物（包括性味归经、功效、药对、药组）及处方，提炼出支气管哮喘发作期中医方药的共性规律，可为深入开展哮病的现代化中医精准辨证论治体系提供思路和参考。另外，本研究使用 Apriori 算法进行数据发掘，分析结果的可信度及客观性取决于所纳入的文献数量和质量，今后可对中药复方数据库进行优化，提高数据的完整性和准确性。

79 支气管哮喘"宿痰伏肺"病机与气道炎症学说

支气管哮喘发病机制至今仍未完全阐明，由初期的"可逆性气道痉挛发作"演变为"多种炎症细胞参与的气道慢性炎症"，且随着研究深入，更多新的理论开始被提出；而中医领域哮喘病机认识也呈现百家争鸣现象。学者李荣才就支气管哮喘"宿痰伏肺"中医病机与西医气道炎症学说的关系做了阐述。

哮喘的中医与西医定义及发病机制

中医学认为，支气管哮喘可归于"喘鸣""上气"范畴，而《金匮要略》又认为其属于痰饮病"伏饮"型，即因痰饮伏结形成巢臼，感七情、饮食及风寒之犯伤诱发。现代中医理论认为，支气管哮喘病主要病机为宿痰久积于肺，受饮食、情志失调等因素刺激，痰结气道，肺失宣肃，进而引起气道痉挛，出现气喘、哮鸣症状；宿痰无法从肺部完全去除被认为是引起哮喘反复发作的病因所在。

自20世纪70年代以来，气道慢性炎症学说开始被认可为支气管哮喘发生、发展的主要病理机制，即支气管哮喘是由多种炎症细胞，包括嗜酸性粒细胞、中性粒细胞、肥大细胞及T淋巴细胞及细胞组分参与介导的一种气道慢性非特异性炎症，其治疗应以拮抗气道炎症反应为主。

气道慢性炎症与宿痰伏肺的关系

中西医认为支气管哮喘发作的病机分别为宿痰伏肺和气道慢性炎症。

1. 中医宿痰伏肺病机分析：中医学认为宿痰产生机制如下。①脾、肺、肾亏虚造成机体代谢失衡，痰液生贮调节紊乱，痰饮内生，留伏于肺。②合并支气管肺炎、支气管炎及外感等病史，但诊治不及时或误诊误治，导致外邪损肺，运化失和，水湿阴虚，内热停聚化为痰饮。③饮食不节，过于肥腻厚味，以致痰饮内生积聚。体虚邪侵，饮食失节可致脾肺亏虚，其中脾虚津液运化失畅，内湿停聚以致痰饮生而积于肺；肺虚则卫阳失理易致外感内侵，亦可导致痰饮内伏于肺。

2. 西医气道慢性炎症病机分析：西医学认为支气管哮喘主要病理机制为气道慢性炎症反应，主要依据以下几点。①嗜酸性粒细胞、中性粒细胞、肥大细胞及T淋巴细胞等炎症细胞广泛浸润气道黏膜，这些炎症细胞分泌的组胺、白三烯及前列腺素等炎症介质可引起气道炎症反应。②嗜酸性粒细胞可分泌碱性蛋白，诱发气道上皮及纤毛细胞脱落坏死，气道损伤明显，可引起气道高反应性。③实验研究显示，哮喘患者气道基底膜可见多种蛋白及胶原沉着，假性增厚改变明显。

3. 两者相同点分析：支气管哮喘"宿痰伏肺"病机中的痰不仅指气道分泌物，还指肺脾气虚者痰饮停留于脏腑引起的病理状态，可以理解为哮喘患者持续存在的气道慢性非特异性炎症；而慢性气道炎症诱发气道高反应性，进而导致哮喘反复发作这一过程，也正如宿痰引起的哮喘反复发作。

特应性体质与痰蕴的关系

1. 中医痰蕴状态分析：支气管哮喘患者宿痰伏肺病机引起临床表现可阐述为痰蕴，即肺脾亏虚，津液运化失调，内湿聚为痰饮，上贮于肺引哮证，又可郁结于周身脉络脏腑，满溢为痰蕴状态；哮喘痰蕴者可见面白体胖，虚胖不实，肉松喉鸣，腹泻易犯等；临床施治宜除肺部痰饮，而积于周身者则无法尽除，故常致哮喘反复发作。

2. 西医特应性体质分析：已有研究提出，支气管哮喘除因气道慢性非特异性炎症诱发外，还与机体过敏反应密切相关；支气管哮喘患者血清多项过敏原实验室检测均呈阳性改变，且特异性 IgE 水平有不同程度升高。而流行病学报道亦证实，超过 40%～50%的哮喘患者合并有湿疹、荨麻疹等变态反应性疾病。这种易感变态反应性疾病现象西医称为特应性体质，即全身与机体局部存在免疫球蛋白水平不平衡现象；在哮喘患者则体现为气道黏膜防御机制不足，IgA 水平低下，故病原体易侵入引起气道损伤；而血清中 IgE 可大量吸附于炎症细胞，诱发机体过度致敏状态，发生哮喘风险显著增高。

中西医尽管在哮喘病机表述上存在较大差异，但均认为其存在全身与局部病理反应机制。临床医生应重视哮喘的中医"宿痰伏肺"及"痰蕴"病机，针对性遣方用药，标本兼治；通过结合中西医两种病机理论，在采用激素类药物缓解气道局部炎症基础上，发挥中医药整体疗效显著优势，兼顾咳嗽、咯痰、舌象及脉象改善，真正做到整体、局部治疗相结合，有效提高近、远期疗效，为哮喘临床治疗提供新的治疗思路。

80　支气管哮喘气道重塑的中医病机理论

　　支气管哮喘是多种细胞包括气道炎性细胞和结构细胞参与的气道慢性炎症性疾病。该疾病在全球患病率为 1%～18%，全世界约有 3 亿哮喘患者，在发病机制方面，气道重塑被认为发挥着重要作用，可能是难治性哮喘的重要病理基础，也是目前医学界较为关注的课题。但是，目前关于气道重塑的中医研究以方药实验研究为多，关于病机理论的论述屈指可数，故学者柳心参考多方面文献对气道重塑的中医病机进行了初步探索。

气道重塑的 3 个主要环节

　　气道重塑是气道炎症、组织损伤以及不正常修复导致哮喘患者气道壁结构改变的过程，也有学者认为神经机制、神经信号调节机制及非炎症损伤也可导致气道重塑。但是，炎症刺激、组织损伤、不正常修复仍是气道重塑的主要环节。古籍中没有气道重塑的概念，柳心从病因、病机、症状等方面进行古今对比，将这 3 个主要环节的中医病机理论分别进行了阐述，以此探讨支气管哮喘气道重塑的病机理论。

　　1. 伏邪与炎症刺激特征类似： 炎症刺激是哮喘气道重塑发作的内在始动因素，属于发病的内因，其性质与伏邪特征类似。伏邪不是感后即发，而是先潜伏于人体内，在诱因的作用下促使人发病的一种"邪气"。刘吉人《伏邪新书》云："感六淫而即发病者，轻者谓之伤，重者谓之中。感六淫而不即病，过后方发者，总谓之云伏邪。已发者而治不得法，病情隐伏，亦谓之云伏邪。有初感治不得法，正气内伤，邪气内陷，暂时假愈，后仍作者，亦谓之云伏邪。有已治愈，而未能除尽病根，遗邪内伏，后又复发，亦谓之云伏邪。"伏邪如同气道炎症是哮喘发病的重要内在因素，也是始动环节。哮喘表现为发作性的痰鸣气喘，是因体内伏邪，被外界环境、饮食、情志、劳累所诱发，正如《景岳全书》云："喘有夙根，遇寒即发，或遇劳即发者，亦名哮喘。"

　　(1) 伏痰：在哮喘发病过程中，常言"痰为宿根"。正如秦景明《症因脉治·哮病论》云："哮病之因，痰饮留伏，结成窠臼，潜伏于内。一偶有七情之犯，饮食之伤，或外有时令之风寒，束其肌表，则哮喘之症作矣。"由此可见伏痰是哮喘发病的关键病因。从现今方药实验推测"痰"可能为哮喘气道重塑炎症刺激这一环节的病机之一。哮喘气道重塑的炎症刺激原主要是指嗜酸性粒细胞、细胞因子、炎性介质等微观物质，而现今多位研究者证实可以减轻哮喘炎症刺激的方药都具有祛痰的功效。

　　(2) 伏风：伏风这一概念可能尚未被大家熟知，其主要依据哮喘患者的病史特征被提出，是哮喘发病的一个内在因素，也属于伏邪的范畴。哮喘患者经常伴有一些过敏性疾病的家族史，或者幼年患有湿疹、荨麻疹、变应性鼻炎等过敏性疾病。其主要表现为皮肤瘙痒、肤起风团、鼻塞、喷嚏、鼻痒等症状，而这些症状符合"风邪"致病的特征。汪传受提出此为"伏风"，即来自先天禀赋，平时深伏体内，一有外风侵袭，或者某气、某味、某物所触，即被引动而发为风病之伏风。这些过敏性疾病（伏风）诱发哮喘的发病机制主要与炎症因子、嗜酸性粒细胞引发的变态反应有关，其与气道炎症在气道重塑过程中起到的作用类似。

　　(3) 寒饮伏肺：教材上对哮喘的辨证中有"冷哮"这一分型，这种类型的哮喘有一个明显的临床特征"遇寒则发"，或伴有素体怕冷，这种发病特征符合"伏邪"的致病特点，也可以称之为"伏寒"。冷哮患者临床表现为痰多、质稀、量多、色白，其病机为寒饮伏肺，临床多用小青龙汤治疗。现今很多实验研究证实此方在哮喘气道重塑上的作用与炎症刺激相关，王琳等通过实验数据提出小青龙汤抑制

ET1 的分泌以及内源性 NO 的合成，能改善气道高反应性和气道重塑，故可以间接推测寒饮伏肺与气道炎症有一定相关性。

2. 组织损伤对应血水病机：气道在炎症因子刺激后产生损伤，病理表现为黏膜的肿胀、充血、渗出、分泌物增多、黏液栓的形成。在中医理论中，类似伏邪在外因的诱发下，对人体组织器官造成损伤。

组织损伤后产生黏膜的充血水肿与中医的"血、水"病机类似，一些医家也提出了相似的观点。张苏颖提出血行不畅，水溢脉外而致黏膜的充血水肿。《金匮要略》水气病篇中提出"血不利则为水"的病机。临床也常用活血利水的方法改善黏膜充血、水肿的病理状态。赵启亮及朱日等根据实验研究提出益气活血法有减轻炎细胞浸润，消除黏膜充血水肿的作用。组织损伤后病理变化逐渐加重，会形成肉眼可见的肺气肿，支气管黏液栓的形成会造成肺不张，临床表现为胸闷、喘息、呼吸困难、咳嗽等症状，这一变化过程可以用中医"血、水、气"三者的相互影响来解释。伏邪伤人，血水不利，津血的正常运行需要气机的推动，血瘀水停后必然会导致气机郁滞，若兼有阳气不足，则津血运行更加不畅，这又会进一步加重气机郁滞；若兼有热的病机，热耗津液，津亏也会加重气机的郁滞。哮喘病患者肺气失于宣降，气机运行不畅则会出现喘咳的临床表现。

3. 组织异常修复对应燥瘀病机：气道上皮细胞损伤后的异常修复过程是影响哮喘气道重塑的关键点之一。异常修复形态学上主要表现为气道壁的增厚，在组织学上主要是基底膜增厚、气道平滑肌细胞增殖和细胞外基质沉积及玻璃样变，电镜下观察主要表现为网状层增厚。组织的异常修复是一个漫长、反复，且相对复杂的过程，此阶段的病机应该是复杂而连续变化的，但主要以"燥、瘀"为主。组织的异常修复通常为病理发展的终末阶段，这时候人体器官的组织和功能会出现不可逆的结局，现代医学也提到在这一阶段会出现血运障碍。上海医科大学儿科医院观察发现哮喘患儿均有不同程度的微循环障碍和血流瘀滞现象。现今研究者的实验皆证明"活血类"中药对于组织的异常修复有干预作用。组织的异常修复常发生于"刺激—修复—再刺激—再修复"这一过程中，且多出现在疾病的后期，而中医学常言"久病入络"，临床实验证明活络化瘀的中药对组织异常修复有干预作用。陈玉娟观察中药地龙对哮喘大鼠气道重建的形态结构的影响，发现地龙可抑制基底膜增厚。

在组织修复期，中医理论中"燥"的病机可能占有重要地位。在生理情况下，人体阴阳平和，维持着正常的动态平衡，而病理状态就会打破这种平衡。临床上也经常可以见到矛盾病机并存，当气机阻塞气道，津液不能运行，可以生成"痰饮"，这种病理产物会妨碍津液的"濡润"功能，继发"燥"的病机。故患者哮喘急性期过后，或者在急性期同时也可能出现干咳、痰少、咽痒等症状。组织的异常修复多在疾病后期出现，而哮喘在疾病的发病过程中，尤其在疾病的后期（缓解期）也会经常会出现"津气"损伤，正气虚弱的病机。现今中医各家的治疗经验中"养阴润肺"法也经常被提及，徐志瑛教授提出哮喘缓解期，必先补肺养阴。

有学者根据气道重塑病理过程进行分析，认为其实质就是纤维化的过程，这与中医学"瘢痕""疙瘩"相类似。《张氏医通》云："若结痂干燥，深入肌肉不落，即以真酥或蜜水润之，迟延日久，则成瘢痕矣。"丁春明通过对古今积聚相关文献资料的查阅，进行辨析、提取、梳理，提出"纤维化"的中医核心病机为燥结，而痰饮、水湿、瘀血、郁热等为其继发病机。当纤维化形成，气机、津液、血液的运行皆有障碍，而燥瘀为这一时期的主要病机。哮喘气道重塑的上述3个病机不是孤立存在的，而是相互关联、互相作用的。伏邪为内因，在诱因的作用下，根据人体阳气的状态继发了阳虚或者阳盛（热）的病机，病情进一步发展，伏邪继发局部血水病机，与阳虚或者热的病机相和，症状上以肺气功能异常为表现，血水病机进一步发展，成瘀化燥，燥瘀互结难以祛除，至此气道重塑已经形成，成为哮喘反复发作以及难以祛除的重要因素。

讨　论

在哮喘发病中伏邪是一个内在、始动因素，伏邪的祛除是治疗的思路之一，不同性质的伏邪对应不同治法，伏痰以及伏寒的产生与内在脏腑关系密切。例如，伏痰可能是素体脾胃亏虚，脾虚生痰，在诱因的诱发下形成哮喘，这就提示无论在哮喘的发作期还是缓解期，都应该健脾化痰来祛除伏痰这一因素。此外，"血"的病机在组织损伤与异常修复阶段皆被提到，该病机在两个阶段有何不同？就组织损伤阶段而言，血的病机层面偏浅，主要与"水""气"的病机相互影响相互作用，临床上常用"行气活血"药，或者"活血利水"药；而组织修复阶段，血的层面偏深，临床常用"活络散瘀"或者"散结化瘀"药。无论是活血利水还是化瘀都是对病理层面的治疗，那么在临床治疗上应如何进行病理层面的中医病机分析？一是需要借助现代医学以及病程发展的阶段进行判断；二是进行符合逻辑层面的病机推演。哮喘症状病机主要是肺气不降，但是根据病机演变，随着病情的进展必定会影响血以及水的物质层面，以及相关脏腑的功能，再结合不同的阳气状态，共同形成较为复杂的复合病机。

81 支气管哮喘发病机制研究

支气管哮喘（简称哮喘）是严重威胁人类健康的常见的呼吸道疾病。目前对哮喘发病机制尚无定论，学者栗丽丽等将有关哮喘中西医发病机制研究做了梳理归纳。

哮喘中医病因病机

自《黄帝内经》始，历代医家对哮喘的症状、病因病机就有较多相关的描述。《素问·阴阳别论》云："阴争于内，阳扰于外……使人喘鸣。"《症因脉治》云："哮病之因，痰饮留伏……则哮喘之症作矣。"清代吴谦《医宗金鉴》云："伏饮者，乃饮留膈上伏而不出……所谓吼喘病也。"可见历代医家多认为痰饮伏肺为哮病之"夙根"。从古迄今，中医对哮喘病因病机的认识，历来众说纷纭，但概括起来不外风、火、寒、痰、瘀、虚数端。夏光欣认为，哮喘病机为气血痰的异常，肺脾肾三脏受累，而肝与痰的生成、瘀血的产生及气之升降出入失常关系密切，由此揭示了哮喘与肝的关系。

目前中医学认为，其病理因素以痰为根本，发病多因肺、脾、肾三脏功能失调，以致水湿内聚为痰，伏藏于肺，成为支气管哮喘发病的潜在"夙根"，此后每因外感、饮食、情志、劳倦等诱因导致气机逆乱而发作。基本病机为痰阻气道、气道挛急，肺失肃降，肺气上逆。由此可见，哮病的发生为宿痰内伏于肺，每因诱因而引触，以致痰随气升，气因痰阻，相互搏结，壅塞气道，肺失宣降，气道挛急，而致痰鸣如吼，气息喘促。若哮病长期反复发作，势必伤正，从而引起肺肾脏器虚弱之候。

现代医学对哮喘发病机制的认识

20世纪70年代以前，人们认为支气管哮喘是一种气道过敏性疾病，主要有肥大细胞参与并在抗体介导下释放组胺等介质。80年代以后，人们认识到气道慢性炎症和气道高反应性在哮喘发病机制中的重要作用。近10年来，人们认为支气管哮喘是由多种炎症细胞和细胞组分参与的一种以气道高反应、气道炎症和气道重塑为特征的反复的慢性气道炎症性疾病。另外，随着对哮喘发病机制研究的不断深入，社会心理因素对哮喘的神经内分泌免疫作用机制也越来越受到人们的重视，但有待深入研究。

1. 变态反应：患者接触过敏原后，通过巨噬细胞、淋巴细胞、粒细胞的递成作用，激活T淋巴细胞，使其发展为T淋巴辅助细胞（主要是Th2细胞），释放细胞因子，产生白细胞介素（IL），这些细胞因子可以调控B淋巴细胞，使其分泌特异性免疫球蛋白E（IgE），黏附于肥大细胞或嗜酸细胞、嗜碱性粒细胞膜上，造成一种慢性炎性病理状态。当机体再次接触此类致敏源时，可与结合在细胞表面的IgE交联，激发细胞炎性介质的释放，刺激支气管黏膜发生炎症，引起气道黏膜水肿，平滑肌收缩、黏液分泌增加、血管通透性增高和炎症细胞浸润等症状。这种炎症的发生是一个反复长期的过程。李文娟等认为哮喘的发病机制与IgE介导的肥大细胞脱颗粒有关，还可能与肥大细胞的再脱颗粒和缓发递质（如白三烯、前列腺素、血栓素等）的释放也有关。

2. 气道炎症：现代医学认为哮喘的病理基础是一种慢性气道炎症。其表现为在气道黏膜中可见大量炎症细胞浸润和聚集，如嗜酸性粒细胞、肥大细胞、淋巴细胞、树突状细胞、上皮细胞、巨噬细胞、中性粒细胞、嗜碱性粒细胞和内皮细胞等。当机体遇到诱发因素时，上述炎症细胞能合成并释放多种炎性介质和细胞因子：如白三烯（LTS）、血小板活化因子（PAF）、组胺、前列腺素（PG）、嗜酸性粒细胞趋化因子（ECFA）、中性粒细胞趋化因子（NCFA）、主要碱基蛋白（MBP）、嗜酸性粒细胞阳离子蛋白（ECP）、内皮素 1（ET1）、黏附因子（AMs）等，均可引起气道一系列炎性症状。王美玲等总结支气管哮喘是树突状细胞（DC）介导的以Ⅱ型辅助性 T 细胞（Th2）优势免疫为特征的慢性气道变应性疾病。NF-κB 过度激活是哮喘气道炎症持续和扩大的基础，并提出巨噬细胞衍生趋化因子（MDC）是近年来发现的一种新型 CC 类趋化因子，也参与气道炎症反应。许飞等研究结果表明，白细胞介素-10（IL-10）可以增强 DC 免疫耐受性的细胞因子，其主要功能是限制免疫反应的强度。韦旋等研究认为 CD86 是参与过敏性哮喘发病机制的重要因子。

3. 气道高反应性（AHR）： AHR 表现为致敏原进入机体，当气道接触刺激因子后，由于多种炎症细胞、炎性介质和细胞因子的参与，引起支气管黏膜成慢性炎症反应，可出现大量的上皮细胞脱落，暴露平滑肌感觉神经末梢，造成气道对外界各种刺激的敏感性增强，其兴奋传导性也随之加快，最终导致气道的过早或过强收缩而痉挛发生哮喘。然而出现 AHR 者并非都是哮喘，但中度以上的 AHR 几乎可以肯定是哮喘。目前研究者普遍认为气道炎症是导致气道高反应性的重要机制之一，且其气道反复炎症反应奠定了气道高反应的病理基础。

4. 气道重塑： 是哮喘的重要病理特征之一，是呼吸道炎症反复损伤和修复的结果。气道重塑病理改变主要包括平滑肌和基底膜的增厚，气道上皮下纤维化，肌成纤维细胞增生，腺体增生及黏膜下胶原的沉积，杯状细胞分泌黏液增多以及上皮损伤脱落等。蔡兴俊等试验证明 IFN-γ 和 IL-4 失衡是哮喘的一个重要特征，也是哮喘发病的主要机制之一。IL-4 能通过激活气道平滑肌细胞的 STAT6 加速平滑肌细胞增殖，也能通过激活气道上皮细胞 STAT6 刺激其分泌 TGF-β1，促进成纤维细胞分化并合成胶原。TGF-β1 能够促进平滑肌细胞和杯状细胞增生肥大，上皮下纤维化，基底膜增厚，导致气道重塑。

5. 神经机制： 支气管受自主神经支配。它包括胆碱能神经、肾上腺素能神经，还有非肾上腺素能非胆碱能（NANC）神经系统。现代许多研究者认为 β 肾上腺素能受体反应低下和迷走神经反应亢进与哮喘有关，而且可能有 α 肾上腺素能神经的反应性增加的存在。非肾上腺素能非胆碱能（NANC）不仅可以释放神经介质如血管活性肠肽（VIP）、一氧化氮（NO），以舒张支气管平滑肌，还可以释放介质如 P 物质、神经激肽，来收缩支气管平滑肌。若两者不能平衡，则可以引起支气管平滑肌收缩。

6. 心理情绪引发哮喘的神经内分泌免疫机制： 心理情绪因素引发哮喘的机制如下。①心理情绪变化作用于大脑皮质，大脑皮质将兴奋传导至丘脑，引起迷走神经兴奋，促进乙酰胆碱释放，增加支气管平滑肌的张力而导致哮喘和心理应激引起的条件反射性免疫调节。②通过下丘脑垂体肾上腺皮质轴（HPA 轴）影响神经和内分泌系统。HPA 轴是连接脑与内分泌及免疫系统的环节，脑中枢的神经冲动通过 HPA 轴作用于内分泌及免疫系统，从而引起机体相应系统的变化。宋玉萍等认为当哮喘易感个体或哮喘患者面临急性心理应激状态时，HPA 轴的兴奋使下丘脑释放更多的促肾上腺皮质释放激素，作用于垂体，生成大量的促肾上腺皮质激素，从而使肾上腺释放更多的糖皮质激素，起到抑制免疫和免疫调节的作用，Th1 转化为 Th2，使 Th2 相关细胞因子生成增多，从而使 IL-2、IL-12、IL-18、γ-干扰素等抑制（IgE）生成的细胞因子减少，而 IL-4、IL-5、IL-6、IL-13 等促进 IgE 生成的细胞因子增多，因而产生大量的 IgE。从而引起肥大细胞和嗜碱性粒细胞的脱颗粒，激发细胞炎性介质的释放，进而导致炎性细胞的局部聚集引起支气管黏膜水肿，平滑肌收缩、黏液分泌增加、通气功能下降，从而引发哮喘。

82　支气管哮喘中医证候和治疗

支气管哮喘简称哮喘，是由多种细胞（如嗜酸性粒细胞、肥大细胞、T 淋巴细胞、中性粒细胞、平滑肌细胞、气道上皮细胞等）和细胞组分参与的气道慢性炎症性疾患。现代医学对该疾病的研究日渐深入，但至今为止的研究均证实现有治疗药物并不能对哮喘进行根治。中医治疗哮喘有其独到之处，且临床疗效较好。学者张文瑞等将近年中医治疗哮喘的研究做了梳理归纳。

中医证候研究

证候学研究可以阐述中医辨证论治哮喘的内涵，为中医诊疗水平的提高提供思路及依据。

1. 文献研究：

（1）证素研究："证素"是指通过对中医学各辨证体系所涵盖的证候进行拆分，包括"病位证素"和"病性证素"。任何复杂的临床表现、复杂的证候名称，其根本都是病位证素和病性证素的组合变化。李亚等通过对相关文献的整理，探索哮喘缓解期中医证素分布与组合规律，发现在提取的 14 个证素中，气虚频率最高，其次为阳虚、阴虚、瘀血、痰（饮）等。病位主要在肺，其次为肾、脾等。哮喘缓解期以肺脾肾气虚、阳虚、阴虚等为本，以感受寒、湿（浊），或形成气郁、瘀血、痰（饮）等病理因素为标。在哮喘急性发作期提取的 19 个证素中，热（火）频率最高，其次是寒、痰（饮）等；病位主要在肺，其次是脾、肝等。

（2）证型研究：杨春华等分析近 10 年与哮喘中医证候研究相关的 531 篇文献中 7 688 例患者。结果显示，哮喘常见证型以痰浊阻肺、肺肾气虚、痰热蕴肺、邪侵肺卫、肺气虚等 23 个证型为多见，发作期以痰浊阻肺较多，缓解期以肺肾气虚较多。

2. 临床研究：

（1）发作期证候分布状况：哮喘发作期的中医临床类型分布规律主要为热哮＞风哮＞冷哮＞虚哮；脏腑分布规律为肺＞脾＞肝＞大肠＞胃；病机分布规律为气郁＞痰＞风＞热＞气虚。对于发作期哮喘临床常见证型以热哮、风哮为多见，主要涉及肺、脾、肝三脏，病机主要见于气郁、痰阻。对于疾病 4 种证型所涉及的脏腑，除虚哮以肺、肾为主外，其他 3 型均以肺、脾为主。对于间杂症状和脏腑来说，热哮多兼阴虚，常合并肠腑为病；风哮、冷哮多兼气虚，常合并肝脏为病；虚哮主要病变部位在脾，但亦可兼见气郁、痰阻。同时对于平素肺气亏虚、卫表不固、脾气不健和肾气不足的患者，哮喘发作时主要表现为热哮，虚哮亦可见。

（2）缓解期证候分布状况：周兆山等通过对 485 例哮喘患者与 519 例不患哮喘的正常人进行对照分析发现，有症状但不构成证的患者＞无症状患者＞明确构成中医证候者。具体为哮喘缓解期无任何症状者 172 例（占 35.46%）；有某一症状或一个症状以上，但构不成肺气亏虚证、脾气亏虚证、肾气亏虚证者 241 例（占 49.69%）；能构成肺、脾、肾虚"证"的共计 72 例（占 14.85%）。其与正常无哮喘人群组间进行统计学比较并未发现显著性差异，其认为哮喘缓解期患者与正常人群体质分布并无不同。

（3）运用激素患者的证候分布情况：需要运用糖皮质激素进行控制的严重哮喘患者的中医证候分布情况，在激素使用的初始大剂量期的主要证型为湿热内蕴型，其次为阴虚内热型；减量阶段常见证型主要为气阴两虚型，其次为气虚湿阻型；维持量阶段常见证型主要为肾阳亏虚型，其次为气虚湿阻型；血瘀型则在不同阶段都有体现。

中医治疗

1. 从病因论治：

（1）从热论治：有研究表明，清热平喘汤（炙麻黄、杏仁、桑白皮、款冬花、白果、黄芩、葶苈子、白芥子、甘草）在治疗小儿热哮方面，其有效率达到 90%。关洋洋以泻白温胆汤（桑白皮、地骨皮、法半夏、茯苓、陈皮、枳实等）对小儿热性咳嗽变异性哮喘的治疗观察中发现，泻白温胆汤治疗小儿咳嗽变异性哮喘痰热壅肺证疗效显著，可显著改善症状及肺功能，降低气道高反应性，降低外周血中 IgE 水平及气道炎症反应，降低小儿咳嗽变异性哮喘的复发率，且安全可靠。王春艳使用杏葶合剂（炙麻黄 10 g、苦杏仁 10 g、葶苈子 10 g、黄芩 10 g、紫苏子 10 g、前胡 10 g、川芎 10 g）相对西药（雾化吸入布地奈德混悬液及硫酸特布他林雾化液）治疗小儿热哮，中药在改善患者痰壅及舌脉方面优于西药，但在控制疾病的其他症状和病情缓解方面与西药并无明显不同。

（2）从风、气郁论治：王利等观察调肝理肺汤（香附 15 g、桑白皮 20 g、瓜蒌 20 g、黄芩 10 g、法半夏 10 g、丹参 15 g、钩藤 10 g、白芍 15 g、桔梗 15 g、地龙 10 g、防风 15 g、炙麻黄 10 g）对于哮喘急性发作期的治疗中发现，其作用强于氨茶碱，可抑制哮喘速发相与迟发相反应，降低气道高反应性。吴兴和运用四虫祛风固本汤（全蝎 12 g、地龙 12 g、僵蚕 12 g、蝉蜕 12 g、地肤子 12 g、蛇床子 12 g、炙紫苏子 12 g、苦参 12 g、旋覆花 12 g、炙麻黄 12 g、鱼腥草 30 g、三叶青 30 g、炙款冬花 15 g、炒党参 15 g、炒白术 15 g、炙甘草 6 g）临床治疗哮喘急性发作期，其与常规降气平喘、扶正固本法（四虫祛风固本汤去全蝎、地龙、僵蚕、蝉蜕）治疗的患者对比发现，加用 4 虫之类的虫类祛风药物后可明显改善肺功能、改善哮喘缓解率、主要症状体征起效时间，明显提高临床疗效。张燕萍等运用苏黄止咳胶囊（紫苏子、麻黄、紫菀、五味子、前胡、地龙、蝉蜕按 1:1:1.5:1:1.5:1:0.5 比例制成胶囊），从风咳治疗咳嗽变异性哮喘，发现其与止咳宁嗽胶囊相比，可显著提高对咳嗽的总疗效，改善患者肺功能，降低气道高反应性。

（3）从湿、痰、瘀血论治：毛志远认为，哮喘湿邪为病。湿有外湿、内湿之分，外湿常挟风而侵犯人体，内湿的产生又与肺、脾、肾三脏功能的失调密切相关，故治湿在临床上又分别运用祛风化湿、健脾燥湿、益气利湿、温肾化湿等不同治法。根据湿与痰的相互关系，治湿实为哮喘治本的一种有效方法，不论在哮喘的发作期还是在缓解期都有重要的作用。郭振武等以宿痰伏肺理论为依据，以金龙固本合剂口服对缓解期支气管哮喘患儿进行治疗，其与辅舒酮吸入对比，运用后哮喘复发次数较治疗前明显减少，患儿 EOS 明显降低，T 淋巴细胞亚群 $CD8^+$ 明显增加，$CD4^+$/$CD8^+$ 细胞比值降低，肺功能明显改善（$P<0.05$），对于免疫功能紊乱引起支气管哮喘反复发作的情况有良好疗效。关于瘀血对哮喘的影响，近年来研究证实，在哮喘各期运用活血法可显著提高疗效。陶红卫等采用血府逐瘀汤加减（当归 15 g、川芎 12 g、赤芍 12 g、桔梗 12 g、陈皮 12 g、法半夏 12 g、牛膝 9 g、柴胡 9 g、枳壳 9 g、生地黄 30 g、鸡血藤 30 g、炙甘草 6 g、蜈蚣 2 条。咳重加杏仁 12 g、蝉蜕 12 g；痰多加橘红 12 g、鱼腥草 30 g；气急加枇杷叶 12 g、白前 12 g；咽痒不适加金灯笼 10 g、重楼 9 g。与西药对比治疗咳嗽变异性哮喘，发现血府逐瘀汤的疗效明显优于西药。

2. 经方治疗：《伤寒杂病论》所载之方因其配伍严谨独特，选药精深奥要，疗效卓越可靠被称为经方。历代医籍均可见到经方治疗哮喘的记载，现代医家也极为重视经方的使用，并收到显著疗效。目前治疗哮喘的经方主要为射干麻黄汤类方、小青龙汤类方及其他麻黄汤类方（麻杏石甘汤、厚朴麻黄汤等）和非麻黄汤类方（真武汤、乌梅丸等）。

张勇使用射干麻黄汤加地龙、全蝎、煅磁石等治疗 100 例支气管哮喘急性发作期患者，结果为显效 72 例，好转 28 例，总有效率为 100%。王莉莉等使用小青龙汤加减治疗寒哮患者 110 例。痰浊壅盛者去五味子加三子养亲汤，痰湿内蕴者加平胃散，偏于痰热加用石膏。治疗 10 日后治疗组总有效率达 93.64%。史锁芳使用乌梅丸加减治疗寒包热证哮喘。表寒偏盛者加用麻黄，痰热偏重者去附子、花椒加千金苇茎汤，痰湿重者加葶苈大枣泻肺汤、小青龙汤等，风动为主、喘急上逆者加蝉蜕、僵蚕、地龙，疗效显著。

3. 从体质论治：刘建秋等认为，哮喘与肺脾肾不足的体质状态这一根本原因有密切关系。周兆山等认为，哮喘患者存在肾虚质，在缓解期的治疗过程中立足于体质辨证，根据肾虚质的体质特点从补肾立法进行辨体质施治，以预防哮喘的再发作，在临证治疗时取得满意疗效。其通过对小儿体质分型及对哮喘患儿的调查研究发现，哮喘易感儿均为阴阳不均衡型体质，脾肾质在易感儿中比例达 76.7％，具有脾、肾质的儿童发生哮喘的概率显著高于其他体质，占哮喘患儿的 80％。这为从根本上防止儿童哮喘发生和治疗哮喘提供了辨证依据，也从疾病发生发展的角度证明成人哮喘患者存在体质差异。

4. 从脏象理论论治：脏象学说是中医理论体系的核心，既能阐释人体生理活动与病理机制的中心环节，也是中医临床辨证论治的理论依据。依据脏象理论，肺"开窍于鼻，外合皮毛"，为华盖，为娇脏，故六淫之邪最易侵袭。反复感染失于宣透，肺气瘀滞，宣发肃降失常，日久则肺气耗伤，毛窍不密，对外界气候变化或刺激极其敏感，稍感邪则发为咳喘。脏象学说云："肺为气之主，肾为气之根。""脾为生痰之源，肺为贮痰之器。"脏腑之间相互关联又相互制约，故咳喘日久，肺气亏虚，必伤及脾肾；脾虚则水湿上泛，肾虚则纳气无力，加重咳喘咯痰。

周仲瑛临证善用脏象理论辨治青少年及老年哮喘。他认为青少年哮喘以肺经证候为主，偏实、偏热，易于根治，临证多用沙参、牛蒡子、前胡、紫菀、百部、僵蚕、蝉蜕等宣肺透邪、豁痰定喘；老年哮喘以虚喘为多，证候见"上实下虚"，病位以肺、肾为主，较难根治，临证多用沙参、当归、生地黄、诃子肉、沉香等补肾纳气，清肺豁痰。

5. 其他疗法：吴淑珍采用消毒过的梅花针用力在肺俞穴区叩打至局部皮肤轻微出血后，立即用大号玻璃罐在肺俞穴拔罐后采用留罐法，留罐 5～10 分钟，出血量一般为 0.5～3 mL。去罐后拭去瘀血，常规消毒扣刺拔罐后再配合有关穴位针刺，治疗支气管哮喘 32 例。辨证取穴，寒哮者配大椎、列缺，热哮者配曲池、丰隆，兼气滞血瘀型配三阴交。手法均用泻法，留针 30 分钟，每周治疗 2 次，10 次为 1 个疗程，一般治疗 1～3 个疗程。其中显效 18 例，有效 12 例，无效 2 例。叩刺拔罐放血疗法对哮喘在驱邪外出的同时又有调整脏腑虚实，平衡阴阳，增强免疫的功效，最终提高疗效及减少复发率。通过临床实践发现，本方法拔出血量多（2～3 mL），疗效好，反之（少于 0.5 mL）则效果不佳。

为了进一步发挥中医药治疗哮喘的优势，应将中医理论、辨证方法与现代科技手段相结合。对于如何规范哮喘的中医辨证分型，首先应将中医辨证与现代科技手段（如数据挖掘技术等）相结合，探讨证素分布规律，为中医辨证提供量化依据，构建现代化的支气管哮喘中医辨病辨证模式，完善哮喘的中医证型；并利用现代流行病学调查方法进行大规模、多中心的流行病学调查，且在流调过程中，尽量参考临床经验较丰富的专家，通过大样本的临床举证，制定统一的辨证分型及疗效判定标准，实现哮喘中医辨证治疗的规范化，提高诊断水平及治疗水平。开展多中心、大样本、随机试验，重视方法学的研究，提高研究的质量。疗效指标的选择上应以缓解症状、减少急性发作次数、提高生活质量为主。方剂的选择上应重视对经方、验方的挖掘。开展哮喘中医全病程治疗方案，体现了中医整体观念及"急则治标、缓则治本"的治疗原则。

83 支气管哮喘中医辨治和方法

支气管哮喘（哮喘）是常见的慢性呼吸道难治病之一，近10年其发病率、死亡率呈上升趋势。目前，国内外学者对支气管哮喘的研究逐步增加，但仍难以明确了解其发病机制，在治疗方面仍未发现疗效显著的药物。中医学治疗哮喘渊远流长，通过辨证论治，能够较好地控制哮喘病情、减少发作，但较多时候仍难以控制哮喘。学者朱金凤等认为，从中医药方面研究支气管哮喘有效的辨治思维与方法，对提高临床疗效，改善患者生活质量，减少死亡率具有重要意义。

支气管哮喘的中医理论渊源

支气管哮喘属于中医学"哮病"范畴。中医学基于数千年的实践经验，强调"痰"在哮病中的作用，认为与肺脾肾虚、宿痰内伏有关，因外感、饮食、情志、劳倦等诱因而引触。同时由于"久病入络，久病必瘀"，痰瘀互结，痹阻气机；或因情志抑郁，肝气不舒，气滞血瘀；或因正气虚损，气虚血瘀。伏痰、气虚、血瘀蕴结肺窍更致哮喘反复发作，且不易缓解。朱丹溪云"哮喘专主于痰"，提出"未发以扶正气为主，既发以攻邪气为要"。故补益肺脾肾、消除生痰之源，涤痰祛瘀是治疗支气管哮喘反复发作的重点，其急性发作期属正虚邪盛，宜降气化痰、止咳平喘兼固本活血，慢性缓解期应补益脾肺，温肾纳气，化痰活血。

支气管哮喘的中医辨治思维与方法研究

1. 风痰阻肺，胸阳痹阻：因哮喘发作常与气候突变、闻及致敏异味、进食发物等有关，部分患者发病有明显的季节性，发作前常有上呼吸道卡他症状等前驱表现，且速发速止，与风"善行而数变"的特性吻合。故诸多医家已认识到，"风"邪与过敏性疾病的发病有关。"风"邪为患的病变特点，是由于过敏原作用于人体，引起过敏反应，出现相应的遇邪即发的症状。史锁芳认为，从发病学看哮喘风邪致病有肺风、脾风、肝风之异，肺风多相当于吸入异味、异物、真菌等引发过敏症状；脾风多指由于饮食不当、脾失健运、痰湿蕴肺，致痰阻气逆作喘，多相当于进食发物所致的哮病；肝风则多因不良情绪刺激，动怒伤肝，阳动化风；或七情郁结，阴血暗耗，血燥生风，阴虚风动。总之认为哮喘发病多与"风"有关，且可兼夹寒、热、湿等不同病邪。风痰阻肺、胸阳痹阻是哮证发作的关键病机，祛风宣痹法是哮喘的重要治法。运用祛风宣痹方（平哮合剂组成麻黄、徐长卿、僵蚕、地龙、海风藤、追地风、瓜蒌、薤白、法半夏、杏仁、桃仁、射干、枳壳）治疗哮喘，并随症加减，总有效率达94.33%。药理研究发现，这类药物具有明显抗菌、抗炎、抗过敏、调节免疫以及抑制组织胺和炎性介质释放的作用。韩树人亦认为，哮喘专主于风，哮喘发时治标，重在祛风、抗敏、化痰、解痉平喘，分清寒热；病程日久多为本虚标实，治当标本兼治，分清主次。平时多为正虚易招外邪，故重在治本，补益肺脾肾，但亦不忘祛风、化痰、抗邪。临证多用三拗汤、桂枝厚朴杏子汤、苏杏二陈汤等，加入祛风解痉之品，如蝉蜕、蜈蚣、全蝎、蜂房、威灵仙、蛇床子等。

2. 支气管哮喘从五脏论治：张爱玲、史美娟认为，哮喘的治疗需辨质论治，顺应个体特征，重视"证"的动态演变规律研究。其病位在肺，但涉及的脏腑不限于肺，因此可从五脏论治哮喘。①肺脏自病，宿痰内伏。"外风引动内伏宿痰是哮喘发作的始动环节"，劳倦过度也是引发哮喘的重要因素。在哮喘急性发作初期多选用宣肺散寒、祛风达邪之品，方选三拗汤合三子养清汤加减。此外"肺与大肠相表里"，用通泻肠腑的方法，既可缓解气机逆乱，又可使痰饮积滞得以降泄，肺复清肃，达到减轻或控制哮喘的目的。②肝气郁结、肺失肃降。肝与肺关系密切，肝主升而肺主降，对于全身气机的调畅是一个很重要的环节。如肝气郁结，枢机不利，肝气不升，肺气不降亦致哮喘发作。临床可用调肝理肺法治疗哮喘，故柴胡、枳实、葶苈子、瓜蒌、黄芩、清半夏、钩藤运用于哮喘疗效显著。③脾失健运，聚湿生痰。饮食不节，痰浊内生，日久化热，蕴结于肺，肺失升降，致哮喘发作。因此，无论在哮喘的发作期或缓解期从脾论治，可治其生痰之源，消除宿根，对于控制哮喘发作或预防复发有重要意义。④肾精不足，摄纳无权。西医学认为哮喘是一种多基因遗传病，先天禀赋不足所形成的特异体质，在常态下维持着阴阳相对平衡状态，当致病因子的作用达到或超过易感状态的最低界限时，则致哮病发生。有关补肾纳气法在哮喘缓解期的作用早已被大家所公认。

易桂生对从肝论治支气管哮喘亦有较好心得，认为肝与肺一升一降，共同调节气机；一主血，一主气，共同调节气血；肝与肺共护卫抗邪，肝与肺经络相连。忧思恼怒等不良刺激均可使肝肺气机升降失调，或肝火犯肺，肺气上逆，引发哮喘。此标在肺，本在肝，治当疏肝理肺、调畅气机。升散药与降气药合用，如柴胡与前胡、桔梗与槟榔、紫苏与厚朴，或清肝泻火，肃肺平喘，以泻白散合黛蛤散加减。也有许多医家和学者十分推崇小柴胡汤的加减运用。日本学者谷崎胜朗对小柴胡汤研究表明，小柴胡汤对类固醇依赖型重症难治性哮喘有效率 61.2%，其作用机制是通过对抗原或抗人 IgE 刺激的嗜碱性粒细胞产生的游离组胺的抑制来实现，同时对 IgG 的低下及末梢血淋巴细胞的减少，均有一定改善作用。现已公认支气管哮喘是典型呼吸疾病中心身疾病之一，支气管哮喘的发作与人们精神性应激的累积有关。中医认为七情之病由肝起，从心理应激的机制和中医各脏腑的功能特点以及临床治疗方面，中医的肝是机体调节心理应激反应的核心，所以调肝是调节神经内分泌免疫功能失调病变的基本方法。

3. 补益法在支气管哮喘治疗中的作用：洪广祥用全程温法治疗哮病，认为阳气虚弱是哮病发病的内因，痰瘀伏肺是宿根，外感六淫是诱因，因此在治疗上首次提出"全程温法（温宣、温通、温散、温化、温补）治疗哮病"。治疗哮喘急性发作喜用小青龙汤、加麻黄附子细辛汤、蠲哮汤等。实验研究证实，小青龙汤具有较强的解痉平喘及抗过敏作用。慢性持续期喜用温阳益气护卫汤合蠲哮汤加减。温阳益气护卫汤由玉屏风散、桂枝汤、二仙汤组成，兼顾肺、脾、肾三脏，益气温阳、调和营卫、振奋真元。实验研究证明，本方能有效减轻气道炎症，降低气道高反应作用。

吴银根认为，阳虚寒盛为哮喘病机之本。健脾温肾，扶正补虚是治疗的根本。在辨证治疗祛风、清肺、化痰、活血、平喘基础上，喜加用淫羊藿、巴戟天、菟丝子、补骨脂、仙茅、益智、附子、桂枝等药物温补肾阳，振奋阳气，纳气平喘。药理研究表明，淫羊藿、附子等温肾之品能改善哮喘患者下丘脑-垂体-肾上腺皮质功能轴的紊乱，提高其兴奋性。动物实验也表明，这些药物有镇咳化痰、平喘之效。在温补肾阳的同时，也常加用黄精、熟地黄、何首乌、女贞子、桑椹子、枸杞子等滋补肾阴之品，以达到阴中求阳、阴阳互补之目的。

谢浩等研究证明，黄芪多糖可以提高哮喘患者体内的 IFN 水平，促进 Th1 细胞的分化，抑制 Th2 的分化，调节 Th1/Th2 细胞平衡状态，降低血清 IL-4 和 IgE，从而控制哮喘气道炎症，改善肺功能中呼气峰流速和第一秒用力呼气肺容积的百分比。卓进盛研究补肺汤（黄芪、丹参、制麻黄、当归、五味子、白术、法半夏、麦冬、茯苓、蛤蚧、熟地黄）治疗支气管哮喘慢性持续期的临床观察，治疗组有效率、肺功能 FEV1、FEV1/FVC 均明显优于西药对照组。

4. 清热法治疗支气管哮喘：杨江用泻肺平喘灵（炙麻黄、大黄、生甘草、瓜蒌皮、丹参、虎杖、苦杏仁、葶苈子、细辛）治疗支气管哮喘，观察治疗前后临床疗效和中医主症、次症积分变化。结果提示，泻肺平喘灵治疗小儿热性哮喘具有较好的疗效，活血通腑法对热性哮喘治疗具有积极意义。姜丕政等采用自拟中药煎剂泻肺定喘方（桑白皮、葶苈子、黄芩、桔梗、浙贝母、瓜蒌皮、前胡、百部、杏仁、炙枇杷叶、制半夏、鱼腥草、甘草）加减运用。结果提示，泻肺定喘方有较好的平喘作用，并能改善患者的肺功能。张社教应用葶苈大枣泻肺汤合五虎汤佐治小儿支气管哮喘急性发作 40 例，并与西医常规治疗组 47 例相对照，治疗组疗效明显优于对照组。

5. 综合病机治疗支气管哮喘：武维屏认为，哮喘发作是正邪交争、脏腑功能失调的结果，病性总属本虚标实，强调风、痰、气、瘀、虚为哮喘发作的基本病机。治疗根据病机特点辨证施治，参以西医辨病治疗疗效显著。对于风哮常用过敏煎合桂枝加厚朴杏子汤加减，既祛外风又息内风，主治一切风邪为患。痰为哮喘发病之夙根，痰的产生责之于肺脾肾功能失调，但武维屏更重视肝的作用，谓之"郁痰""气郁、气逆"，在辨治痰哮时喜用柴胡剂加减。对于寒哮，常用其经验方柴朴二三汤（柴胡、厚朴、橘红、法半夏、茯苓、紫苏梗、白芥子、炒莱菔子）；对于热哮，常选用柴胡陷胸汤（大柴胡汤合小陷胸汤）加减。支气管哮喘无论发作期或缓解期均可表现为本虚标实，临证当详辨虚实、标本缓急。武维屏除重视阳虚、气虚的作用外，更重视肺肾阴虚、肝肾阴虚在哮喘发病中的作用。因为阴虚则更易阳亢、火升、风动、气逆、痰凝。对肺肾两虚、痰湿上泛的哮喘，常选用金水六君煎加味以滋肾益肺、化痰渗湿。

6. 国医大师辨治支气管哮喘经验：国医大师周仲瑛亦认为，风痰阻肺是哮喘发作期的主要病机，风痰内伏是哮喘反复发作的根本原因。风邪致病者有外风和内风之异，外风与肺有关为肺风，内风亦责之于肝和脾。临证还当辨风与痰的偏重，治疗当以祛风化痰为主。临证喜用麻黄、紫苏叶、防风、苍耳草、僵蚕、蝉蜕、地龙、蜂房等祛风，三子养亲汤及前胡、浙贝母、法半夏等化痰，对于哮喘复发的防治，采取补益肺（脾）肾、祛风化痰为主要大法。

朱良春认为，支气管哮喘的病机为痰瘀毒阻络、肺络亏虚，比一般意义上的"痰瘀阻络"更为深伏、沉痼，致病情反复缠绵难愈。痰包括风痰、湿痰、热痰，包括炎性细胞浸润、呼吸道分泌物增多的"有形之痰"，与参与发病的免疫细胞、细胞因子和炎性介质、黏附分子等"无形之痰"。因病程日久、反复发作，致阳气虚衰、阴精暗耗、痰瘀毒深伏于肺络，复因外邪触动内疾而致，证属标本俱急，治当标本同治。在化痰平喘、逐瘀解毒基础上，需注意温肾暖脾，补肺通络，喜用紫菀、款冬、杏仁、紫苏子、葶苈子、鹅管石、法半夏、陈皮等理气化痰，止咳平喘；地龙、水蛭、蜂房、当归、桃仁、红花、僵蚕祛风活血，化瘀通络；且鹅管石、蜂房能温肾助阳；白花蛇舌草、金荞麦、射干、鱼腥草、天葵解毒化痰；定喘散、黄芪、白术、茯苓等益气养阴，化痰平喘，燥湿健脾；附子、肉桂、熟地黄、牛膝等补肾助阳。

支气管哮喘发病机制复杂，中医病机亦涉及风、痰、气、瘀、虚、热、毒等，发病脏腑与肺、脾、肝、肾均有关。目前认为哮喘是一种复杂的非特异性炎症疾患，对其的研究应是全方位、多层次的，从而提高哮喘的控制率。

84　支气管哮喘缓解期的中医治疗

　　支气管哮喘（简称哮喘）是一种常见病、多发病，而且其发病率还在呈不断发展的趋势。目前针对支气管哮喘的治疗，哮喘指南 GINA 方案提出提倡小剂量吸入糖皮质激素和长效 β_2 激动剂治疗哮喘的方法。此治法对一部分哮喘患者能够改善近期症状，但是远期疗效尚不肯定，仍缺乏充分的循证医学证据，有待长期观察和回顾性研究总结。而中医药对治疗哮喘缓解期有着丰富的临床经验，不仅可以减轻发作时的症状和发作频率，改善肺功能，而且还可以提高机体免疫功能。目前，主要以 1997 年中华医学会呼吸病学分会制定的《支气管哮喘防治指南》为诊断标准：根据临床表现，支气管哮喘可分为急性发作期和缓解期。缓解期系指经过治疗或未经治疗症状、体征消失，肺功能恢复到急性发作前水平，并维持 4 周以上。学者窦迎婷等对支气管哮喘缓解期的中医药治疗做了梳理归纳。

内治法

　　一般认为哮喘属于本虚标实之证，以宿痰为发病的凤根，而宿痰的产生责之于肺不能布散津液，脾不能运输精微，肾不能蒸化水液，以至于津液凝聚成痰，伏藏于肺。发作时以邪实为主，未发时以正虚为主，分别采用补肺、健脾、益肾等法。而越来越多的学者认为虚实并存是哮喘缓解期的病理特征，采用攻补兼施的方法，在扶正气的同时配以祛痰、化瘀、疏风解痉通络等治法以攻实邪，更好地祛除宿根，达到哮喘控制的目的。

　　1. 从肺肾论治：《素问·五脏生成》中有关肺脏重要性的论述，"肺者，气之本，诸气者，皆属于肺"，指出肺有主持呼吸之气和一身之气的作用，肺虚不能主气，气不化津，则痰浊内蕴，肃降无权，并因卫外不固，而更易受外邪的侵袭诱发。肾为先天之本，气之本，肾主纳气，久病则肾虚，摄纳失常，则阳虚水泛为痰，或阴虚虚火灼津为痰，上干于肺，而致肺气出纳失司。王中云等根据"金水相生""久病必虚必瘀""久病及肾"的理论，以补肺纳肾兼顾脾，佐以祛痰活血化瘀为治疗大法。对照组服用百令胶囊，治疗组采用自制的"补肺固元膏"，膏方由制附子、白参、山茱萸、熟地黄、黄芪、当归、补骨脂、菟丝子、僵蚕、紫河车、核桃仁、鳖甲胶、龟甲胶、阿胶、蛤蚧等药组成。1 个月为 1 个疗程，治疗 3 个月，结果总有效率 94.44%，明显高于对照组的 66.67%，提示补肺固元膏能提高哮喘患者生活质量，缓解哮喘临床症状体征，具有显著的疗效。李克俊认为肺肾气虚型支气管哮喘缓解期是最为常见的支气管哮喘证型，观察组在西药治疗基础上口服补肺益肾汤（陈皮 10 g、甘草 10 g、地龙 10 g、紫苏子 10 g、川贝母 10 g、五味子 10 g、金荞麦根 10 g、杏仁 10 g、淫羊藿 15 g、蛤蚧 15 g、山茱萸 15 g、黄芪 20 g、太子参 20 g）治疗，与单纯西药治疗相比，加用补肺益肾汤治疗利于改善患者喘息、哮鸣音及咳嗽等临床症状，利于促进患者肺功能恢复。刘莉萍等使用补肾纳气汤（生地黄 10 g、山药 10 g、辛夷花 6 g、桔梗 6 g、山茱萸 6 g、补骨脂 6 g、紫河车 6 g、苍耳子 6 g、核桃仁 6 g、菟丝子 6 g、陈皮 6 g、甘草 3 g，颗粒剂）治疗 3 个月后，观察组患儿的 IgE 和 IL-4 明显低于对照组患儿，IFN-γ 水平明显高于对照组患儿；观察组患儿的 PEF 和 FEV1 水平明显高于对照组。表明补肾纳气汤能够有效改善哮喘缓解期患儿的肺功能，降低气道炎症因子水平。黄伟兰自拟补肺益肾汤（杏仁 12 g、川贝母 9 g、地龙 9 g、金荞麦根 20 g、蛤蚧 5 g、人参 10 g）治疗肺肾两虚型支气管哮喘缓解期患者，治疗组总有效率为 96%，对照组总有效率为 80%，治疗组明显优于对照组。

　　2. 从肺脾论治：《医方集解》云"哮虽为肺病，然肺金以脾土为母，故肺中之痰浊亦以脾中之湿为母"。并有"脾为生痰之源，肺为贮痰之器"之说。陈珊等临床采用参苓白术颗粒联合利肺片治疗儿童支气管哮喘缓解期45例患者，对照组给予利肺片口服治疗，治疗组加以参苓白术颗粒，1个月为1个疗程，治疗3个月，结果治疗组总有效率为95.55%，显著高于对照组的91.11%。元国红认为缓解期哮喘的主要病机是脾肺气虚，包括两方面，肺常不足与脾常不足。加之近年来，小儿饮食不节问题愈发严重，加重脾运化失常，使痰饮内生，上贮于肺，成为宿根。因此患儿哮喘易反复发作，治疗应加强对肺脾的调理。窦迎婷自拟健脾化痰汤（炙黄芪15g、山药15g、炒白术12g、太子参12g、茯苓10g、陈皮10g、法半夏10g、防风10g、葶苈子10g、甘草6g），临床随症加减。对照组采用孟鲁司特钠口服联合布地奈德雾化吸入治疗，试验组使用中药联合雾化吸入治疗。治疗后两组PEF值较治疗前均升高，且试验组PEF值高于同期对照组；而且试验组治疗后中医证候评分低于对照组，试验组总有效率高于对照组，提示中药通过调理脾肺功能，减少气道阻力，缓解支气管痉挛，减少了哮喘发作。张敏珍临床采用玉屏风口服液合人参五味子汤加减治疗支气管哮喘缓解期肺脾气虚证患者，经过3个月治疗，观察组症状改善情况优于对照组，肺功能各指标水平较对照组升高明显。谢浩等发现黄芪多糖能够纠正机体Th1/Th2类细胞表达的偏移，改善哮喘患者的肺功能及免疫异常。施小山等探讨了黄芪注射液对哮喘发作次数的疗效评价，发现黄芪注射液联合常规疗法能明显提高哮喘的临床疗效，并减少激素产生的不良反应。李丁蕾等通过内服金龙固本补肺健脾合剂，观察对哮喘缓解期患者外周血$CD4^+$、$CD8^+$T细胞表达的影响及疗效，结果表明支气管哮喘主要通过下调$CD4^+$、$CD8^+$表达，促进支气管哮喘患者体内$CD4^+$、$CD8^+$细胞凋亡，可有效改善哮喘缓解期患者的临床症状，从而减少支气管哮喘的发作。

3. 从肺脾肾论治：黄建山自拟益肺健脾补肾汤治疗40例哮喘缓解期患儿，观察组在西药治疗基础上口服益肺健脾补肾汤（补骨脂10g、核桃肉10g、太子参15g、白术12g、茯苓10g、石菖蒲6g、当归3g、升麻4g、防风6g、炙甘草3g）治疗，观察组治疗后及治疗后3个月最大呼气流速（PEF）、第1秒用力呼气容积（FEV1）显著高于对照组。很多医家本着《黄帝内经》"春夏养阳，秋冬养阴"的理念，从哮喘缓解期入手，通过冬季进补膏方，调整人体阴阳平衡，以达到预防哮喘的目的。小儿脾常不足，肺常娇嫩，肾常虚，久病咳喘致肺、脾、肾三脏功能失调，痰浊内生，致哮喘反复发作，故马传贞等主要研究肺脾两虚为主兼以肾虚之证，确立了补肺健脾，益肾扶正为主，兼以消除伏痰宿根这一治则。自拟扶正定喘膏，组方以四君子汤、玉屏风散、二陈汤为主，加以黄精、五味子、山药、菟丝子等平补肾阴肾阳，纳气平喘。研究结果表明，观察组总有效率高于对照组，治疗后中医证候积分优于对照组，表明扶正定喘膏可有效控制哮喘的反复发作。赵西斌自拟补肾益肺健脾汤（白术10g、肉苁蓉6g、麦冬10g、补骨脂10g、党参10g、核桃肉6g、五味子10g、冬虫夏草2g、灵芝6g、熟地黄6g）治疗哮喘缓解期儿童，不仅可减少哮喘发作次数，缓解临床症状，而且可改善肺功能及提高免疫球蛋白水平，临床疗效满意。

4. 从阳虚痰凝血瘀论治：石绍顺等基于"宿痰伏肺"理论干预支气管哮喘缓解期患者122例，对照组不予干预，治疗组连续口服金龙固本合剂，组方沸草15g、徐长卿15g、厚朴10g、茯苓15g、淫羊藿15g等，连续服用120日，并随访360日，结果疾病复发率治疗组总有效率96.46%，对照组总有效率62.73%，治疗组$CD4^+$水平较治疗前明显升高；对照组$CD8^+$水平较治疗组明显升高。研究表明金龙固本合剂能明显减少支气管哮喘发作次数，具有调节免疫功能作用，为哮喘缓解期的中医药治疗提供理论依据。喻强强等运用益气温阳护卫汤（A组药物组成生黄芪、白术、防风、桂枝、白芍、生姜、大枣、炙甘草、仙茅、淫羊藿等）与沙美特罗氟替卡松粉吸入剂（B组）对照治疗哮喘缓解期气阳虚弱证患者，结果A组对中医证候总体疗效优于B组。试验表明益气温阳护卫汤可改善哮喘缓解期患者的气阳虚弱临床证候。谷如珍等采用芪仙补肺益肾汤，对照组予西药常规治疗，经过3个月的治疗以及随访3个月中，芪仙补肺益肾汤能明显改善哮喘缓解期患者的肺功能指标（FEV1和FEV1/FVC），提高哮喘控制测试（ACT）评分，同时能够提高患者的生活质量。马志刚等观察补肺活血胶囊对支气管哮喘缓解期患者肿瘤坏死因子-α、白细胞介素-6、嗜酸性粒细胞、免疫球蛋白水平的影响，结果表明补肺活血胶囊能够有效提高支气管哮喘缓解期患者的疗效，抑制炎性因子，促进机体免疫功能的改善，且用药方便，安全性好。

外治法

1. 穴位贴敷治疗穴位注射法：李斌等用穴位疗法治疗支气管哮喘缓解期 60 例患者穴位注射，采用复方当归注射液，取穴：T2～T4 两侧夹脊穴，双侧足三里，将针刺入穴位，并上下提插，待患者有酸、麻、重、胀感后，回抽无血，缓慢推注药液，每穴 1 mL；穴位敷贴，用药取白芥子 20 份、细辛 10 份、甘遂 10 份、干蟾皮 1 份共同研末，加入麝香 1 份（2.5 g/份），杵匀后用生姜汁调和诸药，调制成泥膏密封备用。取穴肺俞、定喘、大椎、膏肓、神阙、肾俞、脾俞。两组均以 1 周为 1 个疗程，共治疗 4 个疗程。结果表明穴位疗法可明显改善患者肺功能和免疫功能，降低患者 ECP、IL-5、IL-10 水平，具有重要研究价值。郑远方用自血疗法治疗支气管哮喘缓解期 60 例患者，对照组采用沙美特罗替卡松粉吸入治疗，治疗组采用经络注血疗法治疗：背部穴位行斜刺法进针，四肢穴位行直刺法进针，经过临床观察显示，两组的疗效比较，差异无统计学意义，提示自血疗法对支气管哮喘缓解期的治疗效果与西药组相当，且自血疗法能起到"固本治本"的作用，还可抑制变态反应"降低气道高反应性"从而起到缓解支气管痉挛的作用，临床效果肯定，可为哮喘缓解期患者提供优秀的中医外治方法。陈丹用咳喘散穴位贴敷联合耳穴压豆治疗支气管哮喘缓解期 74 例小儿患者，对照组给予咳喘散穴位贴敷治疗，结果观察组总有效率为 90.54%，高于对照组的 78.38%；且观察组治疗后 IL-5、IL-10 改善程度大于对照组，表明穴位贴敷联合耳穴压豆治疗能改善患儿炎症状态。

2. 针刺疗法：张玲通过针刺肺俞、大椎、风门三穴并施以提插捻转、平补平泻的手法以平喘、防治哮喘复发，治疗组采用中药内服配合穴位针刺治疗，对照组使用激素吸入治疗，经过治疗后，治疗组和对照组有效率分别为 98.0% 和 88.0%，治疗组疗效佳。

3. 穴位埋线法：张赛男等用穴位埋线联合西药治疗哮喘缓解期 30 例患者，对照组给予单纯西医药物治疗，治疗 3 个月后，治疗组患者肺功能、血嗜酸性粒细胞计数改善情况均优于对照组。

中医药在支气管哮喘缓解期的治疗方面有着自己的独特优势，充分体现了中医学"未病先防"的预防思想。缓解期的治疗逐渐趋于多种方法的综合治疗，如中药与吸入剂配合使用，兼顾整体与局部，并能减少激素的副作用，缩短疗程，提高疗效。

85 补肾法治疗支气管哮喘

支气管哮喘（简称哮喘）是以反复发作性喘息、呼吸困难、胸闷、咳嗽，甚至张口抬肩、端坐呼吸为主要特征的常见的呼吸道疾病。属中医学"哮证""喘证"范畴，是临床常见病、多发病。哮喘发病与患者先天禀赋不足及后天虚损密切相关，尤与肾脏亏虚有关，肾虚贯穿于哮喘发病的全过程，补肾法是临床治疗哮喘的重要方法之一。学者王大伟等就补肾法治疗支气管哮喘的研究做了梳理归纳。

肾虚与哮喘的认识

中医学很早就认识到哮喘发病与肾脏的密切关系，如清代医家林佩琴在《类证治裁》中云："肺为气之主，肾为气之根，肺主出气，肾主纳气，阴阳相交，呼吸乃和，若出入升降失常，斯喘作焉。"哮喘以"宿痰内伏"为基本病机已成为共识，而痰湿的产生更离不开肺、脾、肾三脏，尤以肾脏虚弱为要，正如《素问·经脉别论》所云："饮食入胃，游溢精气，上输于脾，脾气散精，上归于肺，通调水道，下输于膀胱，水精四布，五经并行。"可见津液的运化失常主要责之于肺失于布散、脾失于输化、肾失于蒸化，而肺、脾、肾三脏的功能正常则主要责之于肾气的充足，明代医家汪绮石也在《理虚元鉴·理虚三本》中云："肾之为脏，合水火二气，以为五脏六腑之根。"气阳统属于阳，而肾为先天之本，且包含元阴元阳，肺脾气虚实与否从根本上取决于肾脏的虚实。

近年来，随着人们对肾虚与哮喘关系研究的深入，人们逐渐认识到肾虚与哮喘发病的密切关系，特别肾阳虚弱在哮喘发病过程中所扮演的重要角色，更有人提出"哮喘早期就存在着隐匿性肾虚证"及"肾阳虚是哮喘发病的内因"的理论。朱佳教授认为肾为五脏之根本，哮喘患者气喘咳痰是肾主纳气主水作用在病理方面的体现。虽有肺脾肾之不同，但总以肾虚为本，通过补肾可调阴阳，化痰湿，补正气御外邪，为哮喘之正治。柯新桥等认为肾阳乃机体阳气之根，总司气化。若阳虚温化失常，肺脾水津不利，则易化痰生饮，留伏于体内，遇感而诱发哮喘。而戴裕光教授根据"阴阳互根"理论提出虚哮应该阴阳双补以培补下元，纳气平喘。

肾虚与哮喘的现代研究

哮喘是由多种细胞（如嗜酸性粒细胞、肥大细胞、淋巴细胞、中性粒细胞、气道上皮细胞等）和细胞组分参与的气道慢性炎症性疾病。气道的慢性炎症与气道重塑是哮喘主要病理因素。现代医学认为气道免疫-炎症机制、神经调节机制及其相互作用是其发病机制，Th1/Th2 失衡是导致免疫功能紊乱的主要环节，而树突细胞（DC）为 Th1/Th2 失衡后免疫应答的原始动力。现代医学认为肾气的盛衰与基因遗传、免疫功能、神经内分泌相关。研究发现温补肾阳具有改善气道炎症和气道痉挛，调节 HPA 轴等作用。

补肾方药对哮喘的作用机制也取得很大进展，如贾仰民等研究认为，补肾方对哮喘小鼠气道炎症有一定的抑制作用，可降低哮喘小鼠体内炎症因子水平，抑制 EOS 的趋化、募集，从而减少 CD34[+] 祖细胞向 EOS 的分化，最终减轻 EOS 在肺组织局部的浸润。高海玲等通过研究发现，补肾平喘方通过补肾温阳，可改善肾虚致哮喘模型大鼠的症状，明显提高了哮喘大鼠肺组织内 β-AR 水平的表达，升高血浆促肾上腺皮质激素（ACTH）、血清皮质酮（CORT）的水平，同时使肺组织病理炎症得到了改善。这些实验结果表明肾虚型哮喘大鼠存在一定程度的 HPA 轴功能低下情况，该平喘方能调节 HPA 轴的功能，这可能是该方治疗哮喘的作用机制。石克华等通过研究表明，与正常组相比，哮喘模型组肺组织内 Foxp3 mRNA 表达降低，RORγt mRNA 升高，经补肾平喘膏方干预，膏方各组肺组织内 Foxp3 mRNA 表达升高，RORγt mRNA 表达降低，提示补肾平喘膏方可以调控 RORγt/Foxp3 平衡，从而通过改善哮喘大鼠 TH17/Treg 的失衡状态，起到防治哮喘的作用。王力宁等通过实验发现哮喘模型组的 SD 大鼠的气道病理切片显示上皮细胞脱落较空白组及六味地黄颗粒组明显（$P<0.05$），六味地黄颗粒组的大鼠肺组织 IFN-γ mRNA 水平均高于哮喘模型组、地塞米松组、六味地黄颗粒联合地塞米松组、生理盐水组（$P<0.05$）。大鼠肺组织 IFN-γ mRNA 表达在六味地黄颗粒组、布地奈德组及其两者联合组无明显差异。表明六味地黄颗粒可上调 IFN-γ mRNA 水平来抑制哮喘气道炎症。同时周莉等研究认为左归丸、右归丸能提升血浆 Th1/Th2 水平。

补肾法在防治哮喘中的临床运用

以往哮喘的治法多推崇元代朱丹溪的“未发以扶正气为主，既发以攻邪为急”的治疗原则，近年来随着研究深入逐渐突破了“发时治肺，平时治肾”的拘囿，因此补肾法在防治哮喘临床上得到了更广泛的运用。

1. 单纯补肾法： 如郭武自拟补肾地黄汤，药用熟地黄、山药、山茱萸、牛膝、牡丹皮、五味子、补骨脂等，疗效明显优于对照组。刘辉在以西医常规治疗为对照组基础上加用金匮肾气丸，随症加减，结果显示疗效明显优于常规西医治疗对照组。

2. 补肾化痰法： 如李平等将 120 例符合哮喘急性发作标准的患者随机为对照组与治疗组，对照组采用西医常规治疗，治疗组采用西医常规治疗加补肾化痰丸（淫羊藿、补骨脂、山茱萸、沉香、陈皮、炙枇杷叶、制半夏、茯苓、炒紫苏子、桑白皮、黄芪、地骨皮、当归、丹参、甘草）治疗共 2 周。结果显示治疗组在有效率、FEV1、呼气峰流速、血气分析及气道反应改善情况等多方面均优于对照组（$P<0.05$）。杜宏武以以温肾健脾为大法，用药在对照组基础上，加用仙巴合剂，药用淫羊藿、巴戟天、茯苓、陈皮、甘草，与对照组比较，疗效显著。

3. 肺肾同治法： 如赵四林等将 80 例哮喘缓解期患者按照随机原则分为治疗组与观察组，观察组采用口服固肾定喘丸治疗，治疗组采用加味二仙丸（淫羊藿、仙茅、巴戟天、蛤蚧粉、五味子）治疗，2 组治疗均为 6 个月，每 3 个月为 1 个疗程，结果治疗组在肺功能（FVC、FEV1 及 PEF）、外周血嗜酸性粒细胞阳离子蛋白（ECP）及随访期发作次数均优于对照组（$P<0.05$），并且认为加味二仙丸能消除气道炎症，具有较好的远期疗效。孙航成等观察利肺片治疗支气管哮喘（肺肾两虚证）的临床疗效，该方由蛤蚧、冬虫夏草、百部、百合、五味子、枇杷叶、白及、牡蛎等药物组成，具有补肾纳气、止咳化痰之功效。结果表明，利肺片治疗支气管哮喘疗效显著。

4. 补肾化瘀法： 如徐冰清观察补肾活血膏（哮灵膏）对支气管哮喘缓解期患者诱导痰中嗜酸性粒细胞（EOS）及阳离子蛋白（ECP）的影响，研究表明，经补肾活血膏方（哮灵膏）干预后，治疗组患者诱导痰中 EOS 及 ECP 水平均较治疗前下降，肺功能情况亦较前改善，提示补肾活血膏方可能通过减轻哮喘气道炎症从而起到预防和治疗哮喘的作用。朱慧志等通过临床研究发现，阳和平喘颗粒联合西医常规治疗更能改善慢性持续期患者（寒哮证）的肺功能（FEV1%，PEF），抑制气道炎症（IFN-γ 及 IL-4）进而改善哮喘患者临床症状。

临床上也常常有补肾法与其他多种方法联合应用的现象，如李学明等将补肾法和清肺法、活血化瘀法三法合用于治疗发作期哮喘患者，结果发现三法联用更能抑制患者 ECP 水平，改善肺功能及临床症状。如符晓等通过临床观察发现肺、脾、肾三脏同治（淫羊藿、白术、黄芪、细辛、防风、紫河车、荜菝、山茱萸、大枣）可以增强患儿抵抗力，抑制气道炎症。

　　支气管哮喘是临床常见病、多发病，中医对其很早就有充分认识，并积累了丰富理论及治疗经验，补肾法就是其中最为有效的方法之一，近年来突破了传统的"发时治标，平时治肾"认识，更有人提出了"发时治肺兼顾肾，平时治肾兼顾肺"看法，且认为肾虚贯穿哮喘的发病始末。临床上辨证使用补肾法也取得了满意的效果。

86　从脾论治支气管哮喘

支气管哮喘（简称哮喘）是一种常见的呼吸道疾病，以反复发作性喘息、呼吸困难为主要特征，其患病率在全球范围内有逐年增加的趋势。目前，哮喘的西医治疗主要以抗炎解痉为主的治疗原则，但因为药物不良反应、患者的依从性以及对哮喘诊断和处理的不规范性等问题的存在，增加疾病治疗成本的同时，影响了疾病的救治水平。哮喘在中医学中属"哮证""喘证"范畴，又有"上气""喘鸣""呷嗽"等别名。中医药由于其独特的药效及标本兼顾的特点，在哮喘的治疗上发挥着重要的作用，特别是缓解期的防治，较西医有明显的优势。哮病病机，本虚标实，两者相兼致病。立足整体观念及脏腑辨证，哮病的病机尤以肺脾为主，因此，学者虞蓓蓓等从脾脏入手，对哮病的诊治进行了探讨。

脾脏功能的正常发挥，是机体营卫调和的基础

《医学三字经·附录·脏腑》云"人纳水谷，脾气化而上升"，指脾主运化，脾的运化功能分为运化水谷和运化水液两个方面。脾化生水谷精微，为卫气化生之源，气血化生有源，上输于肺，助肺益气，故有"肺为主气之枢，脾为生气之源"之说。脾气健运，水液得以运化，水液代谢平衡，一方面濡养全身；另一方面排泄各组织器官利用后的水液。若脾运失健，水湿运化失常，水液停滞于体内，积湿生痰，故《素问·至真要大论》云："诸湿肿满，皆属于脾。"

脾气供养全身脏腑，脾脏功能的正常发挥，是机体营卫调和的基础。而以脾肺为核心的脏腑功能失调，是支气管哮喘发病的病机本质。纵观哮喘发作期与缓解期总病程，脾虚才是贯穿哮喘的核心病机。

宿痰伏肺，为哮病之宿根

中医学认为，哮病的主要病理因素以痰为主。《证治汇补·哮病》云："因内有壅塞之气，外有非时之感，膈有胶固之痰，三者相合，闭拒气道，搏击有声，发为哮病。"《临证指南医案·哮》云："宿哮……沉痼之病……寒入背腧，内合肺系，宿邪阻气阻痰。"每因外邪侵袭、饮食、情志等因素，致肺气宣发不利，津液凝聚成痰，内伏于肺，迁延稽留，成为哮病的"宿根"。现代亦有医家将"痰"作为哮喘发病的主要病理因素，认为"痰"是哮喘反复难愈的主要原因。

1. 脾虚卫外不固，外邪袭肺，引动宿痰，发为哮病：哮喘总属本虚标实之证，而急性期的病理特点为痰阻气闭，以标实为主。外邪于表，伏痰于内，外邪引动伏痰，而致肺失宣降，发为喘促之证。而外邪概括起来不外乎风、寒、火这几种。正气不足，腠理不密，邪气方得以乘虚而入。脾为后天之本，气血生化之源，"主运化、主统血、主肌肉四肢"，为机体免疫提供物质基础，其功能直接影响着人体正气的盛衰与后天免疫功能的强弱。脾虚则虚衰不能卫外，外邪易袭于肺，引动宿体痰饮，两者相合，闭阻气道，发为哮喘。

2. 脾虚痰瘀伏肺，肺气失宣，则哮病发作：唐容川《血证论》云"瘀血乘肺，咳逆喘促。""内有瘀血，气道阻塞，不得升降而喘"。《素问·痹论》云："心痹者，脉不通……暴上气而喘。"哮喘的发病因其内有宿根，痰饮伏肺，黏滞固着不去，致使气机郁滞、升降失常；或脾虚无力统摄血液，血溢脉外而成瘀；或痰热郁而化火，煎熬血液成瘀。瘀血内生，痰瘀互结不解。所谓"久病多瘀""久病入络"。从本质上看，痰瘀的形成应源于脾虚，脾虚不能运化水湿，水液积聚，化而为痰，脾虚则血失统摄，血

溢脉外则成瘀，或因痰浊形成，壅塞脉道，影响血流，使脉络瘀阻。痰瘀互结，日久而成"老痰""顽痰"，痼寒沉疴，久治难愈。痰瘀血是哮喘发病的病理因素，可诱发和加重哮喘发作。

3. 脾为生痰之源，脾虚生痰伏肺，成为宿根：《症因脉治·哮病》云"哮病之因，痰饮留伏，结成巢臼，潜伏于内，偶有七情之犯，饮食之伤，或外有时令之风寒束其肌表，则哮喘之症作矣"。故脾虚运化失常，积湿生痰，痰湿不化，影响及肺，形成哮喘的宿根，痰阻气道，痰气交阻，外邪引动而发为哮喘。张仲景在《金匮要略》中指出，痰浊、伏饮是哮喘发作的根本因素，与哮喘关系密切。哮喘的病位在肺，而"脾为生痰之源，肺为贮痰之器"，痰饮的产生主要责之于脾。脾主运化，脾虚失运，以致津液不化，凝聚成痰成饮。痰饮既是脾虚产生的一种病理产物，又可成为致病因素，影响脾的功能，两者互为因果，恶性循环，是哮喘病程冗长、病史缠绵、难收速效的病理基础。因此，哮病的发病关键在于脾虚，换言之，哮病发病的宿根为脾虚。

4. 脾虚及肺，肺脾两虚，哮病反复发作：从五行来看，脾属土，肺属金，脾与肺为母子相生关系；脾升胃降，脾胃为气机升降的枢纽，脾虚则气机升降失司，则肺气宣降失常。故肺气的盛衰在很大程度上取决于脾气的强弱。肺主气，脾益气，肺所主之气来源于脾。清代何梦瑶在《医碥》中指出"饮食入胃，脾为运行精英之气虽日周布脏腑，实先上输于肺，肺先受其益，是为脾土生肺金，肺受脾之益，则气愈旺化水下降，泽及百脉"。脾胃运化水谷产生的精气，首先上输充养肺。故脾虚无以养肺，肺气虚弱，津液不归正化，聚湿为痰，遇感而发为哮喘。肺主皮毛，有卫外之功。《素问·痹论》云："卫者，水谷之悍气也。"可知卫气是由脾胃水谷之气化生而来。脾虚水谷精微运化失常，生气无源，肺气虚弱则卫外不固，易感外邪，故哮喘常反复发作。故可以认为，肺脾脏腑功能和谐是阴平阳秘，哮病不发的关键。

5. 哮病日久，脾虚及肾，脾肾俱虚：哮病的病位在肺，与脾肾相关。肾虚是久哮患者的基本病机。肾为先天之本，脾为后天之本，脾肾相互资助。哮病日久，脾虚无以化生，则后天不能补养先天，若肾虚元阳不固，则先天不能温养后天，致脾肾俱虚。病久及肾，肾虚不能纳气，肺气上逆而喘咳，肾阳不充，伏痰难去，亦可致哮病反复发作。

"发时治标，平时治本"为哮病的治疗原则

1. 发时治实不忘虚，补脾固本：《王旭高医案·痰喘》云"喘哮气急……治之之法，在上治肺胃，在下治脾肾，发时治上，平时治下"。哮喘急性发作时，根据其病程、病位及临床表现来辨明寒热虚实，在治疗中分清主次先后，治标为主。但从脏腑理论辨证，脾虚为哮病发病的关键病机，因此，在标本兼顾的原则下，做到"治实不忘其虚，补虚必顾其实"，调补脾肾等整体治疗，祛邪扶正，以期根治。鉴于哮喘之病邪以寒饮为主，临床上哮喘急性发作期类型以寒哮为多，故在治疗中多用射干麻黄汤等古方灵活化裁。

瘀血阻塞脉络，邪去无路，则瘀滞不化，痰瘀互结，亦可致气道不通，喘咳难平。因而临证处方用药时常加用活血药物，并且活血药多选用既有活血化瘀通络，又有祛痰止咳平喘作用的药物，如地龙、当归、川芎、赤芍、丹参、桃仁等；痰结血瘀者则宜通络逐瘀，血瘀程度较重时，可加用具有活血通络作用的虫类及动物类药，如地龙、全蝎等；血瘀兼热者清热、凉血、活血，可用丹参、郁金、地龙；寒证可用当归、川芎、红花。

2. 平时补脾益肺，扶正为主：

（1）运脾气以化痰：在哮喘缓解期，从脾论治可有效防止哮喘复发。脾虚失运，津液不化，凝聚成痰成饮，伏藏于肺，治当运脾化痰，临床上多用茯苓、枳实、连翘、厚朴、槟榔、陈皮、桑白皮、杏仁、款冬花、白前、百合、生晒参、黄芪等药物运脾补肺以祛生痰之源。方中茯苓、枳实、连翘运脾补气、促进脾胃运化，是为君药；厚朴、槟榔通下焦、畅胃气；陈皮、桑白皮、杏仁、款冬花、白前、百合益肺祛痰；生晒参、黄芪则兼补肺脾之气。其中黄芪除了能够增强机体的免疫功能、促进机体中抗体

的生成外，还参与机体免疫调节，对机体免疫因子的生成具有促进作用。现代学者在临床实践中发现，应用运脾法治疗支气管哮喘慢性持续期患者，能明显缓解其临床症状、改善其肺功能，并减少哮病发作次数，进而加快患者康复速度，从而提高患者生活质量。

（2）补脾气以益肺气：补脾益肺，又称培土生金，依据五行相生的原理，通过培补脾土，治疗肺脏亏虚的方法。脾虚及肺，母病及子，虚则补其母，健脾以益肺，脾健则无生痰之源，肺无储痰，其喘自平。是以常用六君子汤合玉屏风散加减。六君子汤培土生金、健脾化痰，出自《医学正传》，由人参、白术、茯苓、陈皮、法半夏、炙甘草 6 味药组成，现代大多以党参替代人参，主要功效为益气健脾、燥湿化痰，一般用于脾胃气虚兼痰湿证。玉屏风散出自《究原方》，由黄芪、白术、防风 3 味药组成，主要功效为益气固表止汗，一般用于肺气虚证。两方配合，具有扶正补虚、抵抗外邪之功。若兼有形寒肢冷、便溏，可加桂枝、干姜温脾化饮；若有呛咳、痰少质黏等气阴两虚表现，可加玉竹、南北沙参、黄芪等益气养阴。现在药理学研究显示，培土生金法能够干预哮喘气道炎和黏液高分泌的信号转导机制。现代医家在临床上应用培土生金法亦取得了很好的疗效，在减轻患者症状、改善其肺功能等方面均有重大意义。

（3）补脾肾以扶正气：哮病迁延日久，反复发作，肺、脾、肾三脏俱虚，本虚为主，当以温补脾肾为主要治法。临床常选用淫羊藿、附子、山药、蝉蜕、僵蚕、牛蒡子、芦根、枇杷叶、浙贝母、甘草等药物温补肾阳，振奋阳气，纳气平喘。淫羊藿辛甘温，补肾温阳为君，现代药理学研究表明淫羊藿、附子等温肾之品能改善哮喘患者下丘脑-垂体-肾上腺皮质功能轴的紊乱，提高其兴奋性。山药，肺、脾、肾三脏气阴并补，浙贝母、枇杷叶润肺止咳，蝉蜕、僵蚕散伏肺之痰，与牛蒡子、芦根同用，增强利咽之功，甘草调和药性。

验案举隅

患者，男，64 岁，2016 年 7 月 1 日初诊。发作性喉间痰鸣伴咳嗽 10 年，复发 1 个月。患者 10 年前无明显诱因下出现喉间痰鸣，晚间多见，伴咳嗽，干咳为主，至当地医院诊断为支气管哮喘，予抗感染治疗后缓解。10 年来，患者喉间痰鸣、咳嗽反复发作，发作时至当地医院抗感染治疗后可缓解。1 个月前患者受凉后再次发作，至当地医院对症治疗后，喉间痰鸣消失，现为求进一步巩固治疗于某中医院呼吸科门诊。患者活动后自觉胸闷气短，倦怠无力，少许咳嗽，咯少量白稀痰，自汗恶风，易感冒，食欲差，夜寐尚安，小便调畅，大便溏薄。舌质淡，舌苔白，脉细弱。体格检查：神清，精神一般，面色白，咽部淡红，扁桃体无肿大，双肺听诊（－），心腹（－）。血常规：白细胞计数 $8.2 \times 10^9/L$，红细胞计数 $4.57 \times 10^{12}/L$，血红蛋白 139 g/L，血小板计数 $196 \times 10^9/L$，嗜酸性粒细胞百分比 8.9%。全胸片未见异常。西医诊断为支气管哮喘；中医诊断为哮病（肺脾气虚证）。治以健脾化痰，补肺固卫；方用六君子汤合玉屏风（散）汤加减。

处方：黄芪 20 g，党参 20 g，法半夏 12 g，炒白术 12 g，茯苓 12 g，陈皮 10 g，防风 15 g，炒紫苏子 10 g，莱菔子 10 g，炙甘草 5 g。7 剂，每日 1 剂，水煎分 2 次服。

二诊（2016 年 7 月 8 日）：患者诉服药后胸闷气短较前明显缓解，咯痰不显，无胸痛及咳嗽，仍有倦怠乏力，食少便溏，舌质淡，舌苔白，脉细弦。上方去炒紫苏子、莱菔子，加山药 15 g，7 剂。患者共服中药 3 个月，随诊得知哮喘发作次数明显减少。

按：患者近 10 年来哮喘反复发作，正气虚耗，以致肺脾气虚，肺气虚则卫外不固，故自汗恶风、易感冒；脾气虚则积湿生痰，故咯吐白稀痰。当治以健脾化痰、益气固表，方选六君子汤合玉屏风散加减。患者哮喘多年，迁延不愈，致肺脾气虚，方中党参性平味甘，归脾、肺经，补中益气、调和脾胃；白术性味甘苦温，健脾益气、燥湿止汗；茯苓性味甘平，健脾和胃、渗湿利水，三药合用，益气补虚、健脾助运；法半夏、陈皮理气健脾，两药配伍，增强燥湿化痰之效；黄芪甘温，补气固表、健脾益肺；防风祛风解表，意在补肺固表止汗；莱菔子降气化痰平喘；紫苏子降气消痰平喘，两药相配，增益降气化痰之功；炙甘草调和诸药。二诊时，患者胸闷气短缓解，无明显咯痰，表明原内停之痰浊已去；仍有倦怠乏力、便溏等肺脾气虚症状，应以健脾补肺益气为主，故上方去紫苏子、莱菔子，加山药，增强健脾补肺之效。

支气管哮喘治疗的难点在于其发病的反复性，"哮喘难治愈，只因痰与瘀"，痰饮伏肺，遇感反复发作。朱丹溪云"治痰先治气"有补脾益气、扶正补虚亦是哮喘治疗的重点。因此，从脾虚入手，临床上应用运脾化痰、培土生金、温补脾肾等方法，减少哮喘的发作次数，缓解痰多症状，提高哮喘患者的生活质量。

87　从风论治支气管哮喘

支气管哮喘是由多种细胞（特别是肥大细胞、嗜酸性粒细胞及 T 淋巴细胞）参与，以气道高反应性为特征的慢性炎症性气道疾病。通常出现广泛而多变的可逆性气流受限，并引起反复发作性喘息、气促、胸闷、咳嗽等症状，夜间和凌晨多见，多数患者可自行缓解或经治疗后缓解。支气管哮喘属于中医学"哮病"范畴，其病因正如《症因脉治·哮病》所云："哮病之因，痰饮留伏，结成窠臼，潜伏于内，偶有七情之犯，饮食之伤，或外有时令之风寒束其肌表，则哮喘之症作矣。"哮病发生、发展机制复杂，目前大多医家认为风邪是哮病发作的诱因，痰瘀闭阻肺络是哮病的病理基础，哮喘发作是风痰瘀相互作用的结果。正如《蠢子集》所云："一切气喘与哮，尽是风火往上传。"学者姚亮等查阅了近 10 年的文献，对支气管哮喘发病"从风立论"的研究做了系统的梳理归纳。

风邪特性与支气管哮喘发病的关系

风邪是支气管哮喘的主要致病因素和哮病急性发作的先导，寒、暑、湿、燥、火五邪均附于风邪而致病。治疗上亦当抓住其发病的主要矛盾，重在治风，祛风与化痰并兼，方能恢复肺的宣发肃降功能。

1. 风性清扬开泄：肺为华盖而处高位，易受阳邪侵袭；且风为阳邪，其性具有向上向外、升散开泄的特性。故风邪外犯易侵袭人体的肌表及上部，损伤肺气。正所谓"伤于风者，上先受之"。肺居上焦，又属娇脏，易被外风侵袭而引动内风，导致壅塞之气与胶固之痰交互为患，发为哮病。肺处高位，肺气壅闭不宣也可致使肝气郁结，木火刑金而加剧肺逆之证。正所谓外风引邪，致喘发作；内风急作，加剧哮喘。

2. 风性善行而数变：风邪致喘，多表现为胸闷如窒，发病迅速而无定时，骤发骤止，缓解后如常人。临床上哮喘的这些典型表现，均符合"风善行而数变"之特性。晁恩祥根据哮病的这些特征，提出"风盛痰阻，气道挛急"是哮病急性发作的主要病机，并指出不仅外风侵袭可致哮病，肝风内生，夹痰犯肺，风摇金鸣，亦发哮病，确立哮病从"从风论治"的思想。

3. 风胜则痉：痉者，意为强直、挛急，皆为风邪致病的病理表现。肺失宣肃，气道挛急而致喘鸣气促。吴银根指出，五脏之中只有肝木与风气相通，邪风内生致肝气横逆，经脉劲急，逆而上行，引动"膈上宿痰"，可致哮喘发作。孙维旭也认为哮喘发病是因"风"致"痉"，故在治疗轻中度哮喘时，常立足于"祛风"。

4. 内外风致喘有别：风的产生及致病与肺、脾、肝、肾功能失调关系密切。无论外风内风，一旦发生，便可引动宿痰，痰气交结，闭阻气道，触发哮病。外风发病，主要责之肺脾。患者若肺脾不足，卫外不固而易感受六淫之首的风邪。一旦外感风邪或进食海鲜发物，邪蕴于肺脾，引动伏痰，肺气失于宣降则可导致哮喘发作。但内风的形成主要责之于肝肾。因肝主风，患者情志失调，肝气郁结，郁而化火，木火刑金，肝风引动伏痰，而致哮病发作。与此相合，治风亦有疏散外风和平息内风之别。风邪涵盖很广，包括现代医学所指一切从呼吸道吸入的致病因子（如花粉、尘螨、动物皮毛、烟尘及刺激性气味等）、各种理化因素、气候变化等，故提出"哮喘专主于风"之观点，并有外风与内风之别。外风多伤于肺，内风又有脾风、肝风之分；外风引动内风，肝风挟痰升腾，气道痉挛狭窄，气机升降受阻，发为喘鸣有声。

祛风法与支气管哮喘的治疗

李东垣《脾胃论》云："风动之证，以风药通之。"风药大多味薄气厚，多归肺肝经，具有升（阳）、（宣）散、（通）行、透（达）、（走）窜、（开）动等特性，有祛除、疏散外风或平息、搜剔内风之功，以治疗风病为主。现代研究证明，大多数祛风药具有抗变态反应作用，在支气管哮喘的治疗中应用广泛。

1. 疏风散邪法：哮病的病机以风为本，夹有风寒或风燥之标。临证治疗当把握"风"是哮病发作的关键，治疗以疏风为要，并根据其主症或从寒或从燥兼治，治疗上宜疏宜散。《素问·至真要大论》云"风淫于内，治以辛凉，佐以苦，以甘缓之，以辛散之"，确立了风邪偏胜的治疗大法。临床上常选炙麻黄、桂枝、细辛、紫苏叶、白芷等疏风散寒；金银花、连翘、桑叶、黄芩、鱼腥草、瓜蒌、桔梗、薄荷、牛蒡子疏风清热；麦冬、沙参、炙枇杷叶、玄参等疏风润燥；牛蒡子、射干、青果、诃子、桔梗、蝉蜕、玉蝴蝶疏风利咽。现代药理学研究显示，麻黄、防风、荆芥、蝉蜕、苍耳子等疏风宣散药具有抗胆碱、支气管解痉等缓解气道高敏状态的作用，与现代研究咳嗽变异性哮喘的发病机制相吻合。晁恩祥遵从叶桂"若因风者，辛平解之"的观点，提出疏风宣肺、缓急止痉、止咳利咽的治法，组方多含炙麻黄、牛蒡子、款冬花、百部、杏仁、炙枇杷叶等疏风宣肺之品。

2. 疏风解痉法：疏风即顺风邪发散的特性，驱邪外出，以宣发肺气；解痉即息风解痉，通畅气道以化痰浊，使肺气得以肃降。现代药理学证实，疏风解痉药有一定的抗过敏、抗组胺、抗感染作用，可以改善机体的高敏性。僵蚕、蝉蜕、地龙、蜂房等药，因其灵动行窜之性，善搜风入络，剔除沉疴，临床治疗哮喘应用较多，可减轻发作期哮喘患者的症状、减少哮喘复发。因哮喘发病速来速去，属风邪善行数变的特点。吴银根临证善用虫药以搜风化痰，如僵蚕、蝉蜕、蜈蚣、全蝎等。虫类药物为血肉有情之品，具有"飞者升，走者降，灵动迅速，追拔沉混气血之邪"的特性，其走窜善行的特点，有剔伏痰、化瘀血、祛风解痉之功，治疗哮喘每获良效。针对"因风致痉"的哮病发作机制，以祛风止痉法（炙麻黄、荆芥、防风、蝉蜕、白僵蚕等）治疗支气管哮喘，能够明显改善患者的峰流速变异率，喘息发作次数和程度均明显减轻。

3. 祛风宣痹法：史锁芳认为，风痰阻肺、胸阳痹阻乃哮喘发作之病机，提出祛风宣痹为主要治法，兼以气血同调、化瘀通络之法，擅用射干麻黄汤合瓜蒌薤白汤化裁，共奏祛风宣痹、开肺泄浊、解痉平喘之功，以更好地干预气道重建。临证若风哮久作，肺络挛动，难以休止，常加用芍药甘草汤；重用白芍 30～60 g，甘草 15～30 g，前者酸收舒筋，后者缓急有激素样作用，两药共奏缓急解痉之效。

4. 祛风胜湿法：痰浊是哮病的主要病理因素。《丹溪心法》云："善治痰者，不治痰而治气，气顺则一身之津液流通，决无痰饮之患。"风药辛散，其宣通之性善走表除湿风药又主升，能升发阳气、燥湿健脾。湿祛则气机条达，咳喘自止。药理研究发现，很多祛风胜湿类药物有止咳、抗过敏作用，代表药物如秦艽、徐长卿。秦艽归胃、肝、胆经，性辛味苦，微寒，辛能解郁，寒能清热，且有疏经络、清虚热之功，甚能恰合风咳的"风、热、虚"及"肺络受伤"的病机。现代药理证实秦艽的治疗作用可能与抗组胺有关，能缓解哮喘及抽搐状态，缓解支气管平滑肌痉挛，缓解水肿；徐长卿含有丹皮酚等成分，有抗炎症、抗变态反应等药理作用。多位医家运用徐长卿治疗支气管哮喘取得良好疗效。

5. 补益祛风法：久病必虚，虚者宜补，或攻补兼施。周仲瑛教授认为，哮喘的核心病机是本虚（肺脾肾虚）标实（风、寒、痰），治疗当扶正与祛邪同用，在补益肺（脾）肾的基础上，配用虫类祛风解痉药，如僵蚕、蝉蜕、地龙、蜂房等，可增强平喘的临床疗效。同样咳嗽变异性哮喘患者多有正虚的一面，以人参败毒散加减治疗咳嗽变异性哮喘有很好效果。肝之阴血亏虚，血燥生风，阴虚阳亢，复加外风引动内风上扰于肺，风摇钟鸣，肺失宣降而发病。临床以养血祛风或养阴祛风法加减治疗支气管哮喘疗效颇佳。

祛风法治疗支气管哮喘的机制

1. 降低 IL-4 和 IL-2 水平：IL-4 能促进 B 细胞生成 IgE，并能促进气道内炎症区的嗜酸性粒细胞聚集、浸润和活化，从而释放各种毒性蛋白参与哮喘的发病过程。IL-2 是一种具有促进 T 细胞分化增殖作用的 T 细胞生长因子。IL-2、IL-5 和 IL-6 一起协同 IL-4、IL-13 促进 B 细胞合成 IgE 而诱发哮喘。李风森探讨祛风止痉方（僵蚕、蝉蜕、地龙、全蝎、防风等）对哮喘大鼠外周细胞因子的影响，发现此方可降低哮喘大鼠外周血 IL-2、IL-4 等炎性介质水平；其作用机制是通过降低机体外周血 IL-4 水平，调控 Th1 向 Th2 细胞分化，引起 Th1 细胞减少，从而使 Th1 细胞分泌的 IL-2 也相对减少，以更好地控制哮喘发病。陶迪等观察以黄龙止咳口服液（麻黄、地龙、蝉蜕、桑白皮等）对咳嗽变异性哮喘（CVA）大鼠免疫功能的影响，发现黄龙止咳口服液可通过降低大鼠 IL-4 含量、升高 IFN-γ 含量发挥治疗 CVA 的作用。

2. 恢复 Th1/Th2 平衡：支气管哮喘的发病主要与细胞免疫所致的 I 型变态反应有关。T 淋巴细胞免疫调节作用失常（Th1 功能不足，Th2 功能亢进，Th1/Th2 比值低于正常）与气道的变态反应密切相关。李景福在临床上发现，加用辛夷与苍耳子颗粒的治疗组在治疗后 Th1/Th2、IFN-α 水平均高于对照组，而 IL-4、IL-5、EOS 绝对值水平均低于对照组。说明在常规治疗基础上，加用辛夷与苍耳子可抑制 IL-4、IL-5 表达，并同时增加 IFN-α 的释放，以提高 Th1/Th2 比值，通过调节哮喘患者 Th 细胞免疫失衡而发挥对哮喘的治疗作用。李风森在实验中发现，祛风止痉方可降低哮喘大鼠外周血转录因子 GATA-3 的表达，增加转录因子 T-bet 表达，并降低 TNF-α 浓度，从而恢复 Th1/Th2 平衡以治疗哮喘。

3. 降低 P38 蛋白激酶水平：研究证实，P38 蛋白激酶（P38MAPK）是一种与炎症、应激反应密切相关的蛋白激酶，可调控炎性细胞的增殖、分化、凋亡等，参与慢性气道疾病的气道炎症机制。祛风宣痹方能有效抑制实验哮喘豚鼠 P38MAPK 信号通路的表达，且其抑制作用呈现剂量依赖性。这可能是通过抑制 P38MAPK 胞浆蛋白磷酸化，进而阻断其信号通路的表达，使白三烯、前列腺素等炎性介质产生受限，从而控制变应性炎症的发生和发展以起到平喘效应。麻黄定喘汤能降低小鼠肺组织磷酸化 P38MAPK 表达水平、IL-5 含量及 EOS 计数，从而阻断支气管哮喘小鼠肺组织炎症的进一步发展，以达到治疗目的。

4. 升高 CD4+ 以及 CD4+/CD8+ 水平，降低 CD8+ 水平：活化的 T 淋巴细胞及其产物对其他炎性细胞的迁移、募集和活化有重要的调节作用，是启动和维持哮喘气道炎症的重要因子。CD4+、CD8+ 在哮喘的发生及发展中起着重要的作用。祛风止痉散治疗支气管哮的结果发现，临床疗效与 CD3+、CD4+ 以及 CD4+/CD8+ 表达呈正相关，与 CD8+ 表达呈负相关；提示祛风止痉散治疗哮喘可能是通过提高细胞免疫水平来实现。止哮平喘方可降低哮喘大鼠血清 IL-13、IL-5 及 IgE 含量，诱导或促进 T 淋巴细胞的凋亡，升高 CD4+T 细胞水平，相对下降 CD8+T 细胞水平，并降低哮喘模型大鼠血清 IL-13、IL-5 及 IgE 含量，抑制 I 型变态反应，通过控制气道炎症反应而发挥止哮平喘作用。

5. 降低黏附分子的表达：黏附分子在炎性细胞向气道炎症跨内皮转移和浸润中发挥关键作用，是支气管哮喘发病机制中的重要活性物质。气道黏膜中性粒细胞、嗜酸性粒细胞及淋巴细胞的浸润与毛细血管内皮细胞特异性黏附分子的表达、增多相平行。史锁芳等实验发现，祛风宣痹方治疗后细胞间黏附分子-1（ICAM-1）含量较模型组明显降低，病理形态表现为豚鼠嗜酸性粒细胞及其他炎性细胞浸润明显减少，组织充血水肿现象减轻，提示祛风宣痹方可能是通过抑制细胞黏附而发挥解痉平喘的效应。窦迎婷通过实验证实，疏风通络方能显著抑制哮喘大鼠 ICAM-1 和血管细胞黏附分子-1（VCAM-1）的表达。抑制嗜酸性粒细胞跨膜迁移，抑制气道 EOS 的浸润，减轻气道炎症反应；提示疏风通络法方药能在一定程度上通过降低 ICAM-1、VCAM-1 水平，缓解哮喘症状。

88 从体质理论防治支气管哮喘

中医体质学说是指在中医理论的基础上，对人体体质的差异规律、特征及机制进行研究，分析疾病的发生发展变化、转归预后上的差异，并对疾病预防和治疗具有指导性作用的一门学说。如能把体质学说引入到哮喘的研究体系和临床应用之中，将会丰富哮喘的临床防治思路与提高疗效。学者张至强等从体质理论对哮喘的防治做了相关探讨。

中医体质理论概述

《黄帝内经》最早对体质进行了相关论述。《灵枢·五变》云："一时遇风，同时得病，其病各异。""肉不坚，腠理疏，则善病风……五脏皆柔弱者，善病消瘅……粗理而肉不坚者，善病痹。"从脏腑有坚脆刚柔之别来说明体质有强弱之分，不同体质的人发病情况各不相同。后世医家也不断地丰富了中医体质理论的内容和临床应用，如张仲景论体质的独特内容为"诸家"，指出各种不同的病理体质，"汗家""淋家""亡血家""湿家"等；李东垣特别强调饮食失调会导致脾胃受损，进而造成体质的偏颇，创立了"内伤脾胃，百病由生"的思想等。现代中医体质学说认为体质是指在人体生命过程中，在先天禀赋和后天获得的基础上所形成的形态结构、生理功能和心理状态方面综合的、相对稳定的固有特质。体质存在形态结构、脏腑功能、阴阳气血以及生存环境之间的差异性和特殊性，这也促成了许多医家对体质进行相关分类研究。体质的分类早在《内经》中就有很多方法，如按五行分类法、情志分类法等。

在前人分类理论的研究基础上，王琦通过文献研究、流行病学等调查方法提出了九分法，即将中医体质分为平和质、气虚质、阳虚质、阴虚质、痰湿质、湿热质、瘀血质、气郁质、特禀质 9 种基本类型。体质的分类也进一步丰富了个体化诊疗和临床医学发展的内容。

中医体质与哮喘的相关性

1. 哮喘发病与体质的相关性：传统医学认为，哮喘是由于宿痰内伏于肺系，宿痰遇感引触，痰阻气道，肺失肃降所致，常因气候、饮食、劳累、情志等因素诱发。《素问·遗篇·刺法论》云："正气存内，邪不可干。"由此可认为，当体质相对虚弱之时，邪气方能乘虚而入，即邪伤肺卫，肺气失宣，使人体阴阳失调、脏腑功能紊乱，因此会导致哮喘的发生。临床研究表明，哮喘的发病与体质因素有关，虚寒体质即阴性体质之人有易感性，这可作为解释哮喘患者多在夜晚发作的原因，患者素体阳虚加之夜晚外界阳虚阴盛，内外相和，导致哮喘的发生。中医学对个体体质在发病上的重要作用早有详细论述，如《灵枢·五变》云："人之有常病也，亦因其骨节皮肤腠理之不坚固者，邪之所舍也，故常为病也。"哮喘的发生不仅要有致病因子的存在作用机体，还与机体正气强弱有关。当哮喘致病因素对人生理平衡的破坏超过了人本身体质状况所决定的抵抗力，即超过了个体御邪的阈值，此时就增加了哮喘的易感性。过敏体质可以说是由于肺脾肾三脏亏损，人体卫气不固所致，这与哮喘发病的病机根本为肺脾肾不足的说法相契合，为哮喘发病因素的研究提供了一定的理论基础。国医大师周仲瑛认为哮喘的发生往往有其特定的体质背景，哮喘的病情存在显著的个体差异，哮喘的夙根与体质有一定关系。有学者曾经对部分过敏性哮喘患者的家族过敏史进行了调查，其亲属中患过敏性哮喘、变应性鼻炎等疾病均较一般群体为高，患病率可达 20%～50%。因此，部分过敏性哮喘患者大多是遗传了父母的过敏体质，这对此类哮喘患者会引起强烈而持久的反应。哮喘的发病与人的体质状况可以说是密切相关。

2. 哮喘辨证与体质因素的相关性：体质的偏颇影响着哮喘的发病，同时也关系到哮喘的辨证。证是机体在疾病过程中的某一阶段的病理概括，它包括病变的部位、原因、性质以及邪正关系，是对致病因素与机体反应性两方面情况的综合。哮喘的发展、变化、转归随着体质差异而呈现出不同态势，偏颇体质是哮喘证候形成的条件之一。哮喘的夙根为痰，与痰相关的体质有痰湿质、湿热质等，即可以从相关体质角度来具体对哮喘辨证。在体质分型理论指导下，使哮喘患者的中医辨证越来越全面化。体质类型与证候分型的相关性研究结果表明肺虚证与气虚质、痰湿质、特禀质，脾虚证与气虚质、痰湿质、特禀质，兼痰浊证与痰湿质、气虚质均为正相关，表明支气管哮喘的体质类型与证候分型具有密切相关性，为支气管哮喘的中医防治提供了依据。康立媛研究证实，气虚质易引发外感，阳虚质易引发寒饮停肺，湿热质易导致痰热蕴肺，痰湿质、瘀血质、阴虚质、气郁质均合并气虚质兼特禀质，易发生外寒肺热、痰热蕴肺哮喘证候。综上所述，中医体质类型是对非病状态下的生理及病理表现，而证候是疾病状态下的临床类型。所以在临床上要注意在哮喘辨体过程中与辨证证候之间的区别，如阳虚、痰湿体质易感受寒湿之邪，两者即使感受同一种致病因素，由于体质的不同，邪随体化，也会表现出不同的证候，也进一步说明了辨体质对辨证有指导性意义。

3. 现代医学对体质与哮喘相关性的研究：哮喘是一种多基因、遗传性疾病，是由一些基因与环境因素共同作用而致病，呈现家族聚集倾向，其遗传率为 $70\% \sim 80\%$。现代遗传学也越来越重视基因表达与环境的关系，认为同一基因型的个体处在不同环境条件下，可以产生不同表现型。所以研究哮喘形成的环境因素变化和由此形成的哮喘患者体质变异，并在此基础上研究哮喘的病因病机和论治既符合中医传统理论，也顺应现代医学科学发展趋势。先天禀赋与遗传是决定和影响体质形成的内在重要因素，这使得从基因水平探索哮喘患者体质的分型显得非常有必要。相关的现代医学研究认为存在有哮喘特异基因、IgE调节基因和特异性免疫反应基因。不同的基因与基因、基因与环境相互作用导致了哮喘的发生。因此可以认为，基因在人群中的多样性为不同个体对哮喘易感性不同的内因基础，决定了发病过程中对哮喘致病因素的易罹性以及病理过程中病变发展的倾向性是哮喘患者固有的生理特性，即体质。哮喘是慢性气道炎症性疾病，现代研究表明支气管哮喘发生与免疫功能失调有关。如气虚体质的哮喘患者由于一身之气不足，脏腑功能衰退，往往表现在免疫功能低下，身体对外邪的抵御能力弱，这就增加了哮喘的发病率或者致已病患者病后迁延不愈。

体质理论在哮喘防治中的指导性作用

1. 指导哮喘的"治未病"思想应用：哮喘在急性发作期病情严重、病势发展迅速，缓解期虽症状较轻但容易迁延难愈，如果能正确运用中医体质学说，可对哮喘治疗及预后起到重要作用。体质在哮喘治疗上的意义就是突出体现在"治病求本"的治疗原则之上。从某种意义上来说，临床治疗难治性哮喘治本就是"治体"。从体质论治，不仅有利于哮喘在治病求本和治未病方面的应用，亦有助于临床上在治疗哮喘时减少药物的不良反应和增强治疗效果。在哮喘防治过程中要根据年龄、禀赋、生活习惯、环境等因素形成的不同体质进行治疗，通过情志调摄、饮食调养、起居调护、形体锻炼等措施改善体质，提高人体对环境的适应能力，尽可能地减少哮喘的发生或减轻病情，如根据患者不同的体质通过"冬病夏治"穴位敷贴疗法，秋冬季膏方进补，针灸疗法等，改善哮喘患者的偏颇体质，预防哮喘的发生，做到"因体质治宜"。这种体质思想的综合应用，与中医"治未病"的思想互为相通。

2. 指导哮喘的临床治疗：从中西医结合角度分析，哮喘患者的气道变应性炎症、气道高反应就是中医所说的"夙根"的内涵，根据患者的不同体质状态，在急性发作期对于虚寒质、痰热质者应温肺化痰或清肺化痰，缓解期更应抓住这一关键，痰湿质、气虚质、阳虚质者，予以健脾化痰或补肺以助其输布津液化痰或补肾以助其气化水液化痰。宋桂华等则根据多年临床实践对儿童哮喘的体质分为虚寒质、痰湿质、痰热质、阴虚质、阳虚质5种类型，同一种体质在发作期和缓解期的用药有区别，而在发作期和缓解期不同的体质用药也要有不同。如哮喘痰湿体质者，可用二陈汤合三子养亲汤加减以理气化痰，燥湿健脾，改善患者痰湿的偏颇体质状态；对于虚寒体质，可给予玉屏风散合桂枝汤，以补肺益气，温阳散寒；阳虚体质者可予肾气丸加减等。胡国俊紧扣"阳常不足，阴非有余"体质特点，对难治性哮喘治疗以引火下元至肾脏，方药选择上温阳勿专辛热，滋阴切忌阴寒。

小儿为"稚阴稚阳"之体，脏腑娇嫩，形气未充，尤其以肺脾肾三脏尤为突出，针对这种体质特点，可以对小儿体质偏颇方向进行判定，分别从肺脾肾三脏具体论治；临床用药需根据体质的不同而用药有别，当小儿哮喘辨证为肾阳虚时，要顾及小儿"纯阳之体"，不可妄用附子、肉桂等温热大补之剂，可用滋阴之品微微生火，鼓舞肾气以缓缓振奋肾阳。目前，西医治疗哮喘患者气道变应性、气道高反应性，用药首推糖皮质激素，虽短期疗效良好，但长期使用会出现严重的副作用，所以随着体质方面的深入研究，对哮喘患者采用有效的中医药干预调整，不仅会提高哮喘的治疗效果，还将可能减少或减轻某些药物的副作用以及哮喘复发的概率。

当今医学模式正在转变，医学目的也在不断地被人们重新审视，面对医疗卫生诸多问题的困扰，以及人们对健康提出更高的要求，以调整体质、恢复健康为中心的辨体质治疗方法越来越受人们的欢迎。将中医的体质理论与临床哮喘的防治结合起来，进一步提高了中医药对哮喘的防治水平。

89 中医治疗支气管哮喘研究

支气管哮喘是一种由多种细胞及细胞组分参与的气道慢性炎症性疾病。这种慢性炎症会导致气道高反应，出现广泛而多变的可逆性气流受限，主要表现为反复发作的喘息、气促、胸闷或咳嗽等症状，且哮喘的患病率随着年龄的增长而增加。激素虽然能够改善患者的症状，但容易反复发作，不良反应较多。中医治疗哮喘在改善症状、减少复发、减少不良反应等方面有一定的优势，学者张合雷等对中医药治疗支气管哮喘的研究做了梳理归纳。

中医对哮喘的基本认识

1. 病名探讨：中医学将哮喘归为"哮证""喘证"范畴。《黄帝内经》中有最早关于喘证的论述。如《素问·阴阳别论》云："阴争于内，阳扰于外，魄汗未藏，四逆而起，起则熏肺，使人喘鸣。"东汉的张仲景称哮喘为"上气"，《金匮要略》云："咳而上气，喉中水鸡声。"隋朝成书的《诸病源候论》称哮喘为"呷嗽"，对其发病机制及其临床表现有着更精确的论述。如《诸病源候论·咳嗽病诸候》中云："呷嗽者，犹是咳嗽也。其胸膈痰饮多者……谓之呷嗽。"在元代，朱丹溪首次提出"哮喘"的名称，使其成为一个独立的病名。明朝虞传在《医学正传》中进一步对"哮"与"喘"做了明确的区别，"喘以气息言，哮以声响名"。后世医家鉴于"哮必兼喘"之故，一般统称为"哮喘"，为与喘证区分，故名为"哮病"。

2. 病因病机：传统中医学认为，支气管哮喘为本虚标实之病。所谓本虚者，肺脾肾虚；标实者，痰浊之邪。哮喘的病因病机为机体素有宿痰之根内伏于肺，由感受外邪、饮食不节、情志波伏等因素诱发。近些年来有学者提出了哮喘与肝脏相关的论述。杨道文认为肝气升发太过，可循经上侮于肺而哮喘，或横逆犯胃致胃气上逆，进而导致肺气上逆，导致哮喘，治疗时以调畅肝肺两脏气机为要。周平安认为哮病的发生主要责之于风邪，内风责之于肝，外风责之于肺，内外相合，导致肺络痉挛，气失宣降，哮病即发，治疗时予自拟柴胡脱敏汤养血柔肝，息风缓痉，宣肺平喘。严桂珍认为诸如恼怒、忧思、抑郁等刺激，均会使肝失条达，导致肝气郁滞，气机不调，进而肺气升降失常，发为哮喘，此时可从肝论治，运用四七汤和四逆散加减疏肝理气化痰。

辨证方法

1. 分期论治：胡学军将支气管哮喘分为发作期、迁延期、缓解期。发作期以风邪束肺为主，治疗时当祛风宣肺，常予自拟黄龙平喘汤加减；迁延期的特点是病邪未解，正气已虚，治疗以祛风化痰、补肺健脾为主，予自拟平喘止咳汤加减；缓解期，指无症状阶段，病程较短的以肺脾气虚为多，病久则肺脾肾俱虚，以调养肺肾、健脾和胃为主，以自拟调肺汤加减。余小萍将哮喘分为急性发作期和缓解期，急性发作时应注重化痰祛瘀、平喘定哮，予以定哮方；缓解期应注重扶正固本断夙根，予以健脾益肺汤和补肾益肺汤。刘小虹将哮喘分为急性期和缓解期，急性发作时应注重化痰祛瘀、平喘定哮，予以定哮方治疗；缓解期注重扶正固本断夙根，特予健脾益肺汤和补肾益肺汤为主方治疗。刘先斌观察辨证分期联合西药治疗支气管哮喘的疗效，对照组给予西医常规治疗，治疗组在对照组的基础上给予中医汤剂治疗，急性发作期给予定喘汤加减，缓解期给予补肺汤加减，结果治疗组有效率明显高于对照组（$P <$

0.05）。

2. 分证论治：国医大师周仲瑛将哮喘分为以下5个证型。①重寒证：治宜辛温散寒以蠲饮，以小青龙汤为主方；②寒包热证：治宜辛温散邪、苦寒清里，以定喘汤为主方；③痰火证：治宜苦寒荡涤、通降阳明，以麻杏甘石汤加减；④湿痰证：治宜通阳泄浊、疏化痰湿，以桂枝加厚朴杏子汤或枳实薤白桂枝汤加减；⑤虚哮证：治肾以清痰本，以自拟平喘固本汤加减。张弘将哮喘发作期分为寒证、热证、风证、瘀证，将哮喘缓解期分为肺脾气虚证、肺肾两虚证。寒证治法为宣肺散寒，化痰利气，予小青龙汤合止嗽散加减；热证治法为清热宣肺、化痰降逆，予清肺化痰汤加减；风证治法为疏风宣肺、祛风脱敏、降气平喘，以三拗汤合脱敏煎加减；瘀证治法为降气平喘、化瘀通络，予苏子降气汤合血府逐瘀汤加减；肺脾气虚证治法为健脾益气、补土生金，予六君子汤加减；肺肾两虚治法为补肺益肾，予六味地黄丸合补肺汤加减。徐晓明评估中医辨证治疗哮喘的临床疗效，对照组给予西医常规治疗，观察组在此基础上给予中医辨证治疗。结果观察组总有效率为89.58%，高于对照组（$P<0.05$），且治疗后两组患者第1秒用力呼气容积（FEV1）、用力肺活量（FVC）及FEV1/FVC水平较前均有升高，且观察组更明显（$P<0.05$）。

3. 体质论治：支气管哮喘的患病与体质相关。邵长荣将哮喘患者的体质分为虚寒体质、痰湿体质、瘀郁体质3种。虚寒体质者宜用温肾补肺之品，温肾常用补骨脂、菟丝子、杜仲、狗脊、附子、巴戟天、淫羊藿等药，补肺则以玉屏风散为主；痰湿体质者则加入健脾化湿、和胃利湿之品，如青皮、陈皮、姜半夏、苍术、白术、姜竹茹、厚朴、吴茱萸、荜澄茄、谷芽、麦芽、焦神曲等；瘀郁体质加入疏肝解郁、宽胸理气、行气活血之品，如柴胡、黄荆子、郁金、川楝子、平地木、牡丹皮、川芎、赤芍、当归、丹参等。刘建秋认为哮喘患者多见气虚、阳虚、阴虚、痰湿、痰热体质，气虚体质患者可用四君子汤、补中益气汤等；阴虚体质患者可用六味地黄丸、大补阴丸等；阳虚体质可用金匮肾气丸、右归丸等；痰湿体质加法半夏、橘红、胆南星等；痰热体质可用泻黄散、龙胆泻肝汤、甘露消毒丹等。

4. 六经论治：六经辨证论治为汉代张仲景所创。孙宁宁等根据六经辨证将支气管哮喘辨为太阳太阴合病、太阳阳明合病、少阳阳明合病等。太阳太阴合病应用小青龙汤解表温里，咳痰多者，加紫菀、款冬花、皂荚等；喘而无力者，加生晒参、黄芪等；喘者，去麻黄，加杏仁。太阳阳明合病应用麻杏石甘汤解表清里，咳吐黄痰多者，加鱼腥草、天竺黄、瓜蒌等；咳喘甚者，加紫苏子、枇杷叶、桑白皮等。少阳阳明合病应用大柴胡汤和解少阳，清解阳明；阳明内热盛者，可加生大黄、芒硝等；哮喘日久，夹有瘀血者，可以大柴胡汤合桂枝茯苓丸治之。

治疗方法

1. 中药膏方：史锁芳以补肺固卫，运脾益肾为治疗原则，应用膏方治疗哮喘缓解期患者，取得良好的临床疗效。蒲春阳等通过临床观察发现，固本平喘膏可以提高临床疗效，降低支气管哮喘的发作次数。徐则林等用补肺益肾膏治疗支气管哮喘非急性发作期患者，发现该膏方能够明显改善患者的中医证候积分，能减少患者1年内哮喘发作次数。

2. 中成药：余嗣崇将120例支气管哮喘缓解期患者分为对照组与治疗组，每组60例，对照组给予西医常规治疗，治疗组加用蛤蚧定喘胶囊治疗。结果治疗后治疗组气喘程度、急性发作次数及白天/夜间症状积分明显低于对照组，且FEV1、呼气峰值流量（PEF）等值明显高于对照组（$P<0.05$）。李小娟等经过临床观察发现补肺颗粒能够降低支气管哮喘缓解期患者的呼出气一氧化氮（FENO）水平、抑制气道炎症，从而达到减少患者哮喘发作的目的。

3. 中成药注射液：李耀荣等对支气管哮喘给予常规治疗加用参麦注射液。结果发现该方案可明显改善FEV1、PEF及FVC水平。涂雪松等发现痰热清注射液辅助布地奈德吸入治疗老年支气管哮喘热哮患者有较好的临床疗效，同时可改善肺功能，提高其生活质量。

4. 外治法：

（1）针刺：王天秋将 90 例支气管哮喘患者随机分为观察组和对照组。两组均用定喘汤治疗，观察组加用针刺治疗。结果观察组总有效率明显高于对照组，且观察组治疗后 FEV1、FVC、FEV1/FVC 均升高。李丽等采用 7 排针刺结合平衡针法治疗支气管哮喘患者，结果显示该法能明显改善支气管哮喘患者的临床症状，提高其肺功能。秦晓娟等发现针刺联合沙美特罗替卡松可有效控制支气管哮喘患者临床症状，改善其肺功能，抑制机体炎症反应，提高机体免疫力。

（2）灸法：张美荣观察了灸法对于支气管哮喘患者的疗效，对照组采用西药治疗，治疗组同时采用隔姜灸，结果治疗组总有效率，明显高于对照组；治疗组 1 年内复发率，明显低于对照组。苏晶等运用灸法治疗哮喘慢性持续期患者，分别给予关元、足三里、肺俞隔姜灸治疗，给予丰隆、血海、三阴交艾条灸治疗，有效率达 95%。马彩英采用三伏灸辨证分型治疗支气管哮喘患者，有效率达 97.78%，并且患者肺功能得到明显提高。

（3）穴位注射：李艳丽等将 98 例支气管哮喘急性发作期患者随机分为观察组和对照组，对照组给予常规治疗，观察组同时给予喘可治注射液穴位注射。结果观察组总有效率为 93.88%，明显高于对照组（$P<0.05$）。郑德松等发现黄芪注射液穴位注射联合药物吸入治疗，能够显著改善哮喘急性期患者的临床症状，其疗效优于单纯药物吸入者。郭洁等发现自血穴位注射疗法对于支气管哮喘慢性持续期患者具有较好的疗效，能够明显改善患者的肺功能。

（4）穴位贴敷：秦珊等发现穴位贴敷能有效改善哮喘患者的小气道功能，从而减少哮喘的发作。龚琳霞发现冬病夏治穴位贴敷可改善非急性发作期哮喘患者的肺功能，减少其每年急性发作次数。井庆彦发现治未病三伏贴可改善支气管哮喘缓解期患者肺功能，减轻其临床症状。

（5）穴位埋线：宋素艳等发现穴位埋线可提高支气管哮喘缓解期的临床疗效。孙昉昉等评估了穴位埋线对于哮喘患者的临床疗效，对照组给予西医常规治疗，治疗组在此基础上进行穴位埋线治疗，治疗后治疗组总有效率明显高于对照组（$P<0.05$），且治疗组肺功能的改善程度明显大于对照组（$P<0.05$）。

（6）离子导入：宿英豪等观察了中药离子导入对于哮喘急性发作期患者的临床疗效。对照组采用常规治疗，观察组在其基础上加用桑苏饮离子导入治疗。结果观察组总有效率为 98.00%，明显高于对照组（$P<0.05$），且治疗后观察组中医证候积分改善程度明显优于对照组（$P<0.05$），FEV1、PEF、FVC、FEV1/FVC 及 ACT 评分均明显高于对照组（$P<0.05$）。

支气管哮喘是一种以喘息、胸闷等呼吸系统疾病为主要表现的临床常见病，中医学对本病的研究较早，历史悠久。近些年的研究，充分发挥传统医药优势，利用中医学多种技术手段，尤其值得指出的是，中医学与现代科学技术相结合，开展新方法的研究，如中药注射液、中药离子导入技术等，为本病的治疗，同时也为传统医学的发展提供了一种实际的思路和方向。

90　中医防治变应性鼻炎-哮喘综合征思路和方法

变应性鼻炎-哮喘综合征（CARAS）是近年世界过敏组织新提出的病名诊断，是上、下气道同时发生过敏反应的特殊状态，这一概念的提出旨在突出变应性鼻炎（AR）与支气管哮喘（BA）在发病机制及临床转归等方面的共性。流行病学调查显示，CARAS 在世界范围内高发，其患病率在 15%～54%。因此，有效防治 CARAS 是临床亟待解决的重要课题。基于长期临床实践与观察，学者吕明圣等提出了CARAS 的病因病机及体质特征，并对中医药防治此病的思路与方法做了探讨。

外风引动内邪是 CARAS 发作的始动环节

CARAS 是典型的过敏性气道疾病，目前中医学界多从"哮病"及"鼻鼽"等范畴认识此病，其病证特征与中医风邪致病特点相似，从风论治过敏性疾病已成为学界共识。风性主动，善行而数变，其气通于厥阴，应于春季，故 CARAS 起病急、传变快、多见春季发作或加重。风为六淫之首、百病之长，其性开泄，易袭阳位，腠理疏松，卫表失固，风邪外侵，致使肺鼻不和，则见鼻塞流涕、鼻咽作痒、咳逆上气、胸闷喘憋、皮肤瘙痒等临床表现，亦与 CARAS 外源性变应原导致体内固有免疫失衡的病理机制有异曲同工之妙。"六气之中，惟风能全兼五气"（《临证指南医案》），故寒、湿、燥、热诸邪常依附于风邪为患，使机体感邪后从化各异、症状多变，这也符合 CARAS 临床异质性的特征。因此，卫表不固、风邪外侵是 CARAS 发病的主要诱因。

传统观点认为"哮有宿根"，近年研究发现其与伏邪致病关系密切。伏邪具有感邪即时不发、伏藏逾时而发的致病特点，与 CARAS 缓解期无症状及易受过敏原激惹诱发的特征性表现相一致。体质是疾病产生的土壤，决定着疾病的发生、发展与转归，特禀质乃 CARAS 发作的基础及先天体质类型。此外，不同兼夹体质类型亦具有各自不同的病邪易感性，这种易感性也正是伏邪产生的根源，邪伏日久则引起宿根的形成。"宿根积久，随感辄发"（《类证治裁》），潜藏之伏邪受外风引动则因加而发、乘机而作，不同兼夹体质者所禀受伏邪之种类各异，故临床表现多端，如气郁质者多见气郁气逆，痰湿质者多见痰气搏结，湿热质者多见湿热蕴蒸等；病情发展过程中又因患者兼夹体质之不同而证候表现有别，寒热属性迥异，如气虚质、阳虚质者多伴见痰饮内停，阴虚质者多伴见怫热内作，体质兼夹者则更易出现寒热并见的复杂征象。此基于宿主体质的伏邪致病说，与现代医学认为初次接触过敏原形成致敏状态、二次接触后诱发抗体应答的 CARAS 病理机制极为契合。吕明圣提出外风引动内邪是 CARAS 发作的始动环节。

伏邪干肺枢机不利是 CARAS 的核心病机

"主发谓之机"（《说文解字》），理清 CARAS 的核心病机是其有效治疗的基础与前提。CARAS 的临床表现涉及鼻、咽、气管、支气管等多个解剖部位，单一的脏腑官窍难以涵盖其临床全貌，因此吕明圣认为其病位在于"肺系"整体。"肺之系，乃肺气之要道也""主气息出入呼吸"（《重楼玉钥》），"肺系"即与肺关联的上、下呼吸道，中医学认为肺鼻同属"肺系"整体，这与现代医学认为 AR 与 BA 关系密切、两者有"同一气道，同一疾病"之观点相一致。

枢者，门户之枢轴也，乃阴阳、表里、寒热、气血、升降之枢纽，也是 CARAS 病程中阴阳转换、升降出入之关键。《素问·阴阳离合论》云："是故三阳之离合也，太阳为开，阳明为阖，少阳为枢。"少阳枢机既包括足少阳胆经从横向所主之半表半里，即气机表里出入之枢；又包括手少阳三焦经从纵向所贯通之上、中、下三焦，即气机上下升降之枢，两者横纵相合，相辅相成，相互为用，共司气机之升降出入。肺主气，司呼吸，上可吸天气，下可纳地气，有治节诸气、调和阴阳之大能，其气机、气化之枢轴即为宗气。宗气者，又称大气，其"积于胸中，出于喉咙"（《灵枢·邪客》），"走于息道"（《灵枢·刺节真邪》），"贯心脉而行呼吸"（《灵枢·邪客》），"上出于鼻而为臭"（《灵枢·邪气藏府病形》），以胸背为外廓、以鼻咽为上窍，故张锡纯云"肺之所以能呼吸者，实赖胸中大气"，并赞其"司呼吸之枢机"（《医学衷中参西录》）。因此，呼吸枢机可谓少阳枢机之上源，总司肺系气机之升降出入。

CARAS 患者本为禀赋不耐之体，素有伏邪内藏，若逢邪气外侵，外风引触，内外相合，干于肺系，致呼吸枢机不利，则可见鼻窍塞窒、喷嚏连连、咳逆上气、胸闷喘憋等临床表现。依患者伏邪宿根及兼夹体质之不同，又可成肝气郁滞、湿热蕴结、寒热错杂、正虚邪恋等复杂变局，长此以往、恶性往复，则缠绵难愈、病久难康。由此可见，伏邪干肺、枢机不利是 CARAS 全程之核心病机。

蠲邪顾本调枢和肺为 CARAS 的基本治疗法则

CARAS 是全身变态反应性疾病在局部气道的具体体现，因肺主皮毛、与大肠相表里、咽喉为之门户，故此病常合并变应性皮炎、过敏性咽喉炎、过敏性结肠炎等其他过敏性疾病。其治疗当权衡本病与兼病的关系，着眼于肺系整体与呼吸枢机，以蠲邪顾本、调枢和肺为基本治疗法则。痼邪沉疴羁留日久，当外以疏解肺卫，使伏邪透达；内以和畅气血，令枢机通利，这不仅符合中医的整体观念，也与"透邪外达"之理念相契合。临证时应详辨体质之偏颇、外风之兼夹、内邪之殊异及其他共患过敏疾病之轻重缓急，脉症合参、随证治之。常用治法：

1. 散寒蠲饮，枢运外闭：此法适用于阳虚质 CARAS 患者，多见于感受风寒邪气后急性发作。临床症见鼻塞、易打喷嚏，流涕清水滂沱，咳嗽痰多、色白质稀，喘急胸满，畏寒肢冷，大便稀溏，舌淡苔水滑，脉浮紧。"诸病水液，澄澈清冷，皆属于寒"（《素问·至真要大论》），寒性凝滞，主乎收引，风冷外乘，邪气内潜，枢机郁闭，则阳气不达；素体阳虚，脏气虚冷，气化不利，则水饮内结。《素问·生气通天论》云"因于寒，欲如运枢"，故治疗当散寒蠲饮、枢运外闭，开阖如常、气化得行，则寒气自散、伏饮自消。方选小青龙汤合柴胡桂枝干姜汤加减，常用药如炙麻黄、桂枝、荆芥、防风、白芷、柴胡、干姜、细辛、法半夏、五味子、白芍等。若见畏寒肢冷、昏昏欲寐、脉沉细微，乃阳气不足、外感风寒，可合用麻黄附子细辛汤以温经助阳、解表散寒；若见咳逆上气、喉间喘鸣为甚者，乃痰饮郁结、肺气上逆，可合用射干麻黄汤以降逆平喘、下气祛痰。

2. 透解伏风，枢转上源：此法适用于阴虚质 CARAS 患者，多见于感受风热邪气后急性发作。临床症见鼻塞、鼻干，流涕黄稠，喘息气促，身热汗出，口干口苦，急躁易怒，舌红苔少，脉数。"诸逆冲上，皆属于火"（《素问·至真要大论》），肺禀燥金，尤畏火迫，风邪久羁，内伏化热，火性炎上，熏蒸肺鼻，怫热难散，郁火内炽，终致枢机不利、风伏阴伤。故"皆为肺寒者误也……热气怫郁而病愈甚也"（《素问玄机原病式》）。《素问·六元正纪大论》云"火郁发之"，故治疗当透解伏风、枢转上源，使"大气一转，其气乃散"（《金匮要略·水气病脉证并治》）。方选苍耳桑梅方加减，常用药如苍耳子、辛夷、桑叶、桑白皮、炙麻黄、炒杏仁、生石膏、蝉蜕、僵蚕、乌梅、白芍、炙甘草等。热扰心神，心烦失眠者，可合用栀子豉汤清心除烦；热灼肺津，炼液为痰，咳嗽痰黄者，守上方酌加金荞麦、天竺黄等或合用千金苇茎汤及小陷胸汤以清热涤痰。

3. 理气解郁，枢调肝肺：此法适用于气郁质 CARAS 患者，多因情志不遂导致病情反复发作。临床症见胸闷憋气，呛咳连连，严重者可见喉间哮鸣、张口抬肩，伴鼻塞鼻痒、咽喉不适，平素焦虑抑郁，舌红苔薄，脉弦。"外风始受于肺，内风始生于肝"，肝禀厥阴风木之气，与肺一升一降，恰似气机升降之外轮。情志不遂，肝气郁滞，枢机不利，肝肺失和，终致气机升降失常。《素问·六元正纪大论》

云"木郁达之",故治疗当理气解郁、枢调肝肺,以复气机升降之平衡。方选武维屏经验方"哮喘宁"加减,常用药如柴胡、白芍、枳壳、炙甘草、黄芩、清半夏、紫苏子、葶苈子、僵蚕、蝉蜕、苍耳子、辛夷等。若风火相煽、木火刑金,见胁肋胀痛、咳引胸痛、目赤头痛者,可酌加桑叶、桑白皮、黛蛤散以疏解郁热、清肝泻肺;若气机郁滞、胃气上逆,见反酸烧心、恶心喜呕者,可酌加旋覆花、赭石以升清降浊、和胃降逆。

4. 分消走泄,枢利三焦:此法适用于湿热质 CARAS 患者,多合并有慢性鼻窦炎及变应性皮炎,临床症见鼻塞、流涕浊黏,头痛昏蒙、沉重如裹,胸闷气短,痰黏难咯,呕恶吞酸,口干不欲饮,乏力倦怠,便溏不爽,舌暗红苔黄腻,脉滑数。现代人喜食辛辣油腻、贪饮酒酿无度,使脾胃内伤,运化失司,水谷不化精气,湿蒸热郁于内,上可郁闭肺气,中能困顿脾胃,下则壅滞肠腑,终致三焦气化不畅、枢机升降失常。《温热论》云"邪留三焦,犹之伤寒中少阳病也,彼则和解表里之半,此则分消上下之势",故治疗当分消走泄、枢利三焦,开上、畅中、渗下三法并举,尤重宣郁滞之肺气,启水之上源,调上焦呼吸之枢机。方选三仁止咳汤加减,常用药如杏仁、白豆蔻、生薏苡仁、竹茹、茵陈、射干、芦根、滑石、桑白皮、炙枇杷叶、生甘草等。若湿热郁表、泛于肌肤,见湿疹缠绵、瘙痒难耐者,可合用麻黄连翘赤小豆汤以透邪解表、祛湿开郁。

5. 燮理阴阳,枢持寒热:此法适用于兼夹体质 CARAS 重症患者,多见于长期使用糖皮质激素治疗者,常合并有过敏性结肠炎等。临床症见胸闷憋气、咳嗽气喘,鼻干、鼻塞,口干口苦,大便稀溏、甚或泄泻,舌红苔黄,脉沉弦细。激素类似中医的纯阳壮热之品,长期口服激素治疗,既可因其火性炎上之特点,加重原有郁闭之气机,使气逆于上而发咳喘;又可致"壮火食气"之病理反应,使肾中元气亏耗,令气陷于下而发泄泻;阴阳之气不相顺接,郁热于上,虚寒于下,枢机难以持衡,终成阴阳相倾、寒热逆乱之局。此证病程较长,邪气久羁,正气难复,若独见上热误投寒凉则阳气愈衰,下利不止;若徒顾下寒恣意温热则郁火更炽,咳逆更剧。故治疗当燮理阴阳、枢持寒热、和畅气血、和调枢机,以平为期、以和为度。方选乌梅丸加减,常用药如乌梅、黄芩、黄柏、附子、干姜、细辛、桂枝、花椒、党参、当归、紫苏子等。临证当详审其阴阳之偏颇、寒热之偏盛、诱因之兼夹,及时调整药物比例,加减化裁:肝肾阴亏明显者,重用乌梅、当归,酌加白芍;脾肾阳虚明显者,重用附子、干姜、细辛、桂枝;痰热证明显者,重用黄芩、花椒;外感风寒诱发加重者,酌加紫苏叶、防风;外感风热诱发者,酌加桑叶、薄荷;情志不遂、肝气郁结诱发加剧者,酌加柴胡、白芍。

6. 固本敛肺,枢理化源:此法适用于气虚质 CARAS 患者,多见于此病稳定期。临床症见平素乏力气短,易外感诱发而频繁起病,恶风自汗,鼻塞流涕,痰稀易咯,纳呆腹胀,大便溏薄,舌淡苔白腻,脉濡无力。此型患者素有正气亏虚,肺气虚则卫表不固、清窍失养;脾气虚则痰饮内生、宿根难却,迁延日久,则正虚邪恋、稽延不瘥。"清无所归而不升,浊无所纳而不降"(《临证指南医案》),中州升降无权,则呼吸枢机开阖无常,故治疗当固本敛肺、枢理化源。方选玉屏风散合六君子汤加减,药如生黄芪、炒白术、防风、党参、茯苓、法半夏、陈皮、桔梗、五味子、炙甘草等。若见口干咽燥、干咳少痰、舌红苔少者,为气阴两虚、肺失润降,可合用生脉散或沙参麦冬汤益气养阴、润肺止咳。

和调枢机脱敏调体贯穿 CARAS 治疗始终

CARAS 以病情反复发作为主要临床特征,缓解期邪伏气平、发作期邪动气逆是此病迁延不愈的根本原因,与伏邪干肺、枢机不利之核心病机密切相关。"因而和之,是谓圣度"(《素问·生气通天论》),CARAS 的治疗当以和调枢机贯穿始终,或疏散外邪以开表里之闭郁,或枢调肝肺以平气机之逆乱,或分消走泄以解三焦之滞障,或燮理阴阳以调寒热之错杂。诸法并举,"疏其血气,令其条达,而致和平"(《素问·至真要大论》),终使"府精神明,气归权衡"(《素问·经脉别论》),内外相合,枢机通达,升降相宜,气血和畅,则肺鼻通利、咳逆自平。

从体质角度而言,特禀质是 CARAS 发病之基础、病邪从化之根源,脱敏调体乃此病治疗的中心环节。临证时应采用国医大师王琦院士所提出的"辨体-辨病-辨证"诊疗模式，注重"体-病-证"同调，发作期治病为先，以蠲邪顾本、调枢和肺为基本治法，视其伴随过敏性疾病之殊异予以遣方用药，透解伏风、散寒蠲饮、理气解郁等多法并举，透邪外达，脱敏以调体；缓解期调体为要，着眼其特禀质及兼夹体质之不同，扶正固本，枢理化源，调体以脱敏。由此可见，脱敏调体法之内涵并不局限于通过抑制过敏反应从而达到调节、干预偏颇体质之目的，凡使人体恢复"阴平阳秘"之稳态者皆可归属于此类。因此，在运用此法时应注重"以平为期"，平衡扶正与祛邪，使邪去而正不伤，正健而邪不恋，正邪相安无事，肺鼻和合无扰，则过敏不起，咳喘不作。总之，CARAS 无论发作期或缓解期，脱敏调体当贯穿治疗始终。

　　CARAS 之病位在于肺系整体，可累及肝、脾、肾、胃、肠等脏腑，以外风引动内邪为发病的始动环节，以伏邪干肺、枢机不利为核心病机，以蠲邪顾本、调枢和肺为基本治疗法则。临证时当采用"辨体-辨病-辨证"诊疗模式，将和调枢机、脱敏调体贯穿始终，透解伏风、散寒蠲饮、理气解郁、清热利湿、燮理阴阳、扶正固本等多法并举，肺鼻同治，表里同调，枢机得利，则气机得畅、寒热得平、脏腑得安、咳喘得息、肺窍通利矣。

91　中医防治变应性鼻炎-哮喘综合征研究述评

变应性鼻炎-哮喘综合征（CARAS）是近年世界过敏组织新提出的病名诊断，是上、下呼吸道同时发生过敏反应的特殊状态，这一概念的提出旨在强调变应性鼻炎（AR）与支气管哮喘（BA）在发病原因、病理生理机制及组织病理表现上的共性特征。流行病学资料显示，CARAS 在世界范围内高发，有 15%～38% 的 AR 患者同时患有 BA，在中国 BA 合并 AR 的患病率为 26.67%～54%，提示 BA 与 AR 常并见共存，两者如影随形、相互影响、恶性循环。因此，有效防治 CARAS 是临床亟待解决的重要课题。中医学强调整体观念，近年的研究显示了其在 CARAS 诊治中的重要价值，基于近 5 年来国内外相关文献，学者崔红生等对中医药防治 CARAS 最新研究做了述评。

CARAS 的现代病理机制研究

1. BA 与 AR 关系的研究： BA 与 AR 作为 CARAS 发病中的重要组成部分，两者间的关系备受学界关注。一部分学者认为 BA 与 AR 均属于变态反应性疾病，其发展遵循过敏疾病的自然进程，即随年龄增长依次出现特应性皮炎、食物过敏、BA 与 AR 关症状，BA 与 AR 出现症状的高峰期处于不同阶段；另一部分学者则认为 AR 先于 BA 出现，反复暴露于吸入性变应原使 AR 发展为 BA 的概率增加，甚至有学者认为只有 3% 的儿童会随年龄增长重复上述的过敏进程。2019 年 Lancet 报道的中国 BA 横断面研究证实了这一观点，AR 病史会增加 BA 发病及出现气流受限的风险，其比值比分别为 3.06 及 1.7，提示 AR 是引起 BA 发生及加重的危险因素。

上述研究表明，BA 与 AR 关系极为密切，故有学者主张两者为"同一气道，同一疾病"，这与中医学认为肺鼻同属"肺系"整体之观点相一致。然而，临床中 BA 与 AR 间的关系仍有许多未解之谜。我们尚不清楚 CARAS 的自然病程是否与过敏进程的"全景图"相一致，其流行病学特征与内在机制间的关联仍不明确。此外，虽然长期的临床实践表明，有效治疗 CARAS 患者鼻部症状能同步缓解其气道炎症，但早期防治 AR 是否有助于减少 CARAS 气道重塑等远期并发症的发生，以达到"截断扭转"病情的效果，仍有待于未来更多的循证医学研究做出定论。

2. CARAS 发病机制： CARAS 是典型的 I 型超敏反应，传统观点认为在机体初次接触变应原后，树突状细胞（DCs）提呈抗原，诱导辅助 T 细胞（Th0）细胞向 Th2 细胞分化，分泌多种白细胞介素（IL），促使嗜酸性粒细胞（EOS）的产生、成熟和迁移，并产生 IgE 类抗体应答。当致敏化的机体再次接触变应原时，肥大细胞（MC）等效应细胞释放白三烯、组胺等生物活性介质，从而产生血管通透性增高、腺体分泌增加、平滑肌收缩等生物学效应，引发喷嚏、流涕、鼻痒、喘鸣等症状。近年来免疫学的进展推动了 CARAS 基础研究的飞跃，随着 2 型固有淋巴细胞的发现，它通过非 Th 细胞途径直接激活 EOS 及 MC 的新通路已被证实，提示变态反应似乎可以越过适应性免疫而发生；固有免疫研究的深入也使 Toll 样受体（TLR）的作用被重新认识，作为沟通固有免疫与适应性免疫的桥梁，TLR 可以通过非 IgE 介导的方式激活 MC 并使之脱颗粒，提示 IgE 可能并不是 MC 唯一的启动物质。以上研究为 CARAS 的免疫调节治疗提供了新思路，同时也为中医药防治 CARAS 提供了新的靶点。

CARAS 的中医病因病机

目前学界对于 CARAS 病因病机的认识仍处于探索阶段。传统观点认为，此病的发生有正虚、邪实两面，或以"肺气匮乏"之本虚为主，或以"风寒""郁热"等标实为先，"宿痰"是重要的致病因素，"气机不利"贯穿发病始终，其病位多归属肺、鼻，与肝、脾密切相关；亦有学者从奇经气机气化入手，提出太阳寒水之气是此病发作的重要触发因素，肝肾亏损、内风与络瘀相搏是此病的内在宿根，延展了CARAS 的病因病机理论与临床诊治思路。

崔红生等认为，基于宿主体质而产生的伏邪是 CARAS 重要的发病内因。正如国医大师王琦院士所言，体质是疾病产生的土壤，决定着疾病的发生、发展与转归，"特禀质"是 CARAS 发病的基础及先天体质类型。此外，在后天复杂的饮食及情志因素作用下 CARAS 还可形成新的兼夹体质，从而既表现出"特禀质"的过敏共性，又体现出各自偏颇体质的独特个性，这种易感性也正是伏邪、宿根产生的根源。伏邪具有感邪即时不发、伏藏逾时而发的致病特点。在外邪引动下则因加而发、乘机而作，两者内外相合，壅塞气道，致使枢机不利，则见鼻塞喷嚏、咳逆上气、胸闷喘憋等典型临床表现；基于不同兼夹体质类型所独具的病邪易感性，患者感受邪气后寒热从化不同、病情进展中寒热转化阶段不同，最终亦呈现出寒热错杂、寒热并见的复杂转归，因此提出"伏邪干肺"是此病的核心病机，在辨治时切不可见寒治寒、见热治热，应兼顾体质之兼夹、气机之逆从、证候之转化，如是则能"以正合，以奇胜"而百战不殆。

CARAS 的中医药治疗研究

随着鼻用及吸入用糖皮质激素的广泛应用，CARAS 的西医治疗有了长足进展，尤其是 21 世纪初奥马珠单抗等药物的诞生，开启了其靶向治疗的序幕。但由于各类 IL 及其受体广泛分布于全身组织器官，看似精准的阻断剂在抑制气道嗜酸性炎症时，可能带来"非靶向"阻断其他器官生理功能的副作用。目前仅有少数几种药物被推荐用于重度哮喘治疗中，且均有一定副作用，多数未在国内获批临床使用。而变应原特异性免疫治疗作为过敏性疾病的对因疗法，由于种种原因，目前只被不足 10% 的 AR 或 BA 患者接受使用，这都提示着 CARAS 的治疗仍有很大提升空间，更给中医药提供了广阔发展平台。在传统经典理论指导下，以现代科技手段为支撑，有机结合 CARAS 发病机制及作用靶点，探索中医药领域治疗此病的有效药物将是今后的研究重点。

1. 医家经验荟萃： 现代医家对 CARAS 的中医治疗秉持不同学术观点，回顾既往文献，此病常用治法方药可概括如下。①温阳解表法："肺脏为风冷所乘，则鼻气不和，津液壅塞"（《外台秘要》）。风寒外侵、肺鼻虚冷，则发为此病，故当解表散寒、温阳化饮，此法在 CARAS 急性期最为常用，代表方剂如麻黄附子细辛汤、小青龙汤等，气道喘鸣为甚者可合用射干麻黄汤。②透热外达法：肺禀燥金，尤畏火迫，兼之现代人喜食辛辣油腻，使郁火肺热愈发常见，刘完素亦言"鼽为肺寒者误也……热气怫郁而病愈甚也"（《素问玄机原病式》），故当清热透邪、宣通鼻窍，代表方剂如麻杏甘石汤合苍耳子散。③疏风散邪法：风性挛急，善行而数变，这与 CARAS 接触过敏原后迅速起病相类似，"外风始受于肺，内风始生于肝"。外风为甚者多见风盛痰阻、气道挛急，可予国医大师晁恩祥经验方"祛风解痉平喘汤"，内风为甚者多责之于厥阴风木干肺，可予过敏煎或苍耳桑梅方。④益气固表法："邪之所凑，其气必虚"。肺气不足、卫表失固是此病反复发作的根本原因，"扶正祛邪"可贯穿治疗始终，故当补土生金、益气固表，代表方剂如玉屏风散合四君子汤或六君子汤，病情日久、反复发作者，多为累及肾元，宜加用淫羊藿、补骨脂、黄芪、五味子等补气纳肾助阳之品。

CARAS 是全身变态反应性疾病在局部气道的具体体现，其治疗首先当着眼于肺系整体、从肺论治，以宣肺利气通窍、降逆止咳平喘为治疗法则，肺鼻同调，这不仅符合中医的整体观念，也与西医

"同一气道，同一疾病"的认识理念不谋而合。其次，临证时应采用国医大师王琦院士所提出的"辨体-辨病-辨证"诊疗模式，重视"特禀质"及其兼夹体质在发病中的重要作用，根据 CARAS 核心病机，遣方用药、随症加减、肺鼻同治、表里同调，使寒热得平、气机得畅、脏腑得安、上下和合，则咳喘得息、肺窍通利矣。此外，应提倡"主病主方"学术思想，创制有效方药，如王琦院士经验方"脱敏平喘止嚏汤"，此方既与 CARAS"伏邪干肺"之病机相符，又可脱敏调体、标本兼治，同时也解决了此病证型纷繁复杂、临床辨证困难的问题。

2. 中医药临床疗效评价研究：近年来学界开展了较多关于 CARAS 的临床试验，其治疗方法多样，包括内服中药、穴位贴敷、针刺穴位等方式。总结相关报道，多数研究的主要结局指标为治疗后临床症状评分，其他疗效评价指标包括肺功能结果（第 1 秒用力呼气容积、呼气峰流速等）、外周血嗜酸性粒细胞计数、血清 IgE、IL-4、IL-5、γ 干扰素及肿瘤坏死因子-β（TNF-β）水平等。本研究团队前期系统评价显示，中医药可有效改善 CARAS 患者临床症状、肺通气功能并降低血 EOS、IgE 等实验室指标，优于单纯西药治疗。

3. 中药疗效机制探讨：CARAS 是典型的 Th2 型免疫失衡疾病，国内外基础研究表明，中药可通过调节不同 T 细胞亚群功能等方式干预这一病理过程。实验研究证实，临床行之有效的益气祛风、宣痹化饮方能改善 CARAS 豚鼠模型的行为学特征，减轻肺、鼻组织病理性的 EOS 聚集，其机制可能是抑制了核转录因子激活蛋白-1（AP-1）构成因子即 C-Jun、C-Fos 基因表达，进而抑制了 AP-1 下游的 IL-4、IL-5、IL-13 等 Th2 型细胞因子的产生；同时可促进 Th1 细胞分化，抑制 IL-27 的转录、表达与分泌而发挥作用。Yang 对辛夷散、小青龙汤及香砂六君子汤的复方中药功效进行探索，通过提取 CARAS 患者细胞进行培养，证实中药复方可抑制 DCs HLA-DR 的表达，降低 CD40、CD54 和 CD86 的表达以减弱 Th2 型免疫应答，从而降低了 IL-4、IL-5、IL-12 和 TNF-α 等炎症因子水平以抑制变态反应。Zhou 的研究证实祛风宣痹方能减轻 CARAS 模型大鼠肺组织中 EOS 的聚集，其潜在机制是通过增加鼻组织中 TLR-9 的表达以调节大鼠 T 淋巴细胞功能。

中医学认为人体是和谐统一的有机整体，若被六淫邪气侵袭或为七情饮食所伤，机体的自治稳态被打破则发病，这与西医认为 CARAS 的发病机制是接触变应原后的免疫紊乱有异曲同工之妙。基础研究证实，中药治疗 CARAS 的内在效应机制可能是改善了机体 Th 细胞免疫失衡，继而减轻了下游炎症因子的释放及气道内 EOS 浸润。虽然目前对于中药作用的具体分子通路仍不明确，但其整体调节的机制更符合人体复杂的生理病理特性。与西药应用糖皮质激素或系统性靶向药物不同，中药有多靶点作用、双向调节的治疗特点，能使机体恢复阴平阳秘、脏腑和合、气血调畅之稳态，这可能正是中医药的优势所在。然而，不可回避的是目前关于 CARAS 的中医药基础研究仍然较少，期待未来的网络药理学及多组学研究能进一步明确中药的效应组分，为 CARAS 的治疗提供新的思路与方法。

CARAS 作为呼吸系统常见的过敏性气道疾病，始终是学界关注的热点。中医药以其多靶点作用、双向调节的特点，可以全方位干预 CARAS 病理进程，取得了令人瞩目的成绩。近年来，随着国医大师王琦院士所倡导的"辨体-辨病-辨证"诊疗模式及"主病主方"学术思想在此病中的广泛应用，中医药治疗 CARAS 的疗效得到了显著提高，同时也为其临床科研奠定了坚实基础。未来 CARAS 的研究应在经典理论指导下，重点探索中医药防治此病的最佳方案，并开展更多随机对照试验及大样本真实世界研究，以增加中医药的有效性及可推广性。相信随着大数据在这一领域的应用，会有更多证据证实中医药在 CARAS 临床研究中的科学性，并使其走向更加广阔的世界舞台。

92 国医大师治疗支气管哮喘用药规律

支气管哮喘是由多种细胞包括嗜酸性粒细胞、肥大细胞、T淋巴细胞、中性粒细胞、平滑肌细胞、气道上皮细胞等及细胞组分参与的气道慢性炎症性疾病。目前，支气管哮喘尚不能根治，西药治疗首选吸入性糖皮质激素，控制和治疗哮喘最有效的办法是糖皮质激素联合激动剂，但长期使用会出现不同程度的不良反应，如声音嘶哑、骨质疏松、肾上腺功能抑制等。支气管哮喘属于中医"哮病""哮证"范畴，中医药防治哮喘已有两千多年的历史，临床应充分发挥中医药对哮喘的治疗优势。国医大师中医理论造诣深厚，医术精湛，临床经验是中医药的宝贵财富。学者张佩佩等对三届国医大师治疗支气管哮喘相关文献进行了分析，初步反映国医大师治疗支气管哮喘的处方用药规律及特点，以期为临床工作提供参考。

资料与方法

1. 文献来源与检索策略： 以"支气管哮喘"或"哮病"或"哮证"并含90位国医大师姓名为检索式，检索中国知网（CNKI）、万方数据知识服务平台和维普期刊资源整合服务平台（VIP）三大中文数据库，均选择高级检索。在CNKI跨库选择期刊，VIP期刊范围选择全部期刊，万方数据知识服务平台文献类型选择期刊论文，时间范围为建库起（CNKI：1979年，万方：1900年，VIP：1989年）至2020年7月1日，并手工检索《国医大师专科专病用方经验（第1辑）肺系病分册》《国医大师验案良方（肺系卷）》《国医大师经验良方赏析丛书》及《国医大师临床经验实录丛书》中三届国医大师治疗哮喘的临床处方及医案。

2. 文献筛选标准：

（1）纳入标准：①病名明确诊断为支气管哮喘或哮病或哮证；②文献类型为医案或经验总结类；③药物治疗以中药为主。

（2）排除标准：①中药组成及剂量不明确者；②临床处方名称不明确者；③同一医家临床相同医案或处方只取其一。

3. 数据库建立及规范化处理： 采用Microsoft Excel 2019软件建立国医大师治疗支气管哮喘处方用药相关文献数据库，提取内容包括文献题名、作者、年份、文献类型、医家、处方名称、中药组成等。中药名称与功效按照《临床中药学》进行规范及分类，并将炮制的药物归为一种，如炙甘草、粉甘草、生甘草规范为甘草；法半夏、姜半夏、清半夏规范为半夏；蝉衣规范为蝉蜕；辽沙参规范为北沙参；北细辛规范为细辛。中药剂量单位不一致时，均统一为克，如生姜、大枣，标准为"3片生姜≈10 g""3枚大枣≈15 g"。

4. 数据分析： 运用Microsoft Excel 2019软件对国医大师治疗支气管哮喘临床处方及医案中药物使用频数、使用剂量、功效类别进行频次统计；应用IBM SPSS Statistics 20.0软件对高频中药进行系统聚类分析。

结 果

共获得25位国医大师治疗支气管哮喘的临床处方及医案。纳入处方95个，包括发作期58个及缓解期 37 个。纳入医案 124 例，均选取首诊处方，包括周仲瑛（30 例）、洪广祥（15 例）、王烈（12 例）、晁恩祥（10 例）、颜德馨（10 例）、李振华（8 例）、裘沛然（7 例）、梅国强（5 例）、郭子光（3 例）、徐经世（3 例）、颜正华（3 例）、张琪（3 例）、张志远（3 例）、朱良春（3 例）、方和谦（2 例）、李辅仁（2 例）、邓铁涛（1 例）、张镜人（1 例）、李玉奇（1 例）、路志正（1 例）、王琦（1 例）。

1. 临床处方使用情况： 发作期临床常见方包括小青龙汤（13 次）、麻杏石甘汤（8 次）、射干麻黄汤（5 次）、定喘汤（5 次）、苏子降气汤（4 次）、三子养亲汤（2 次）、麻黄附子细辛汤（2 次），清气化痰汤、越婢加半夏汤、厚朴三物汤、葶苈大枣泻肺汤、五子定喘汤、桂枝加厚朴杏子汤、麻黄汤、宣白承气汤、大承气汤、四逆散、泻白散、柴胡陷胸汤、柴胡温胆汤、苓桂术甘汤、芍药甘草汤、血府逐瘀汤各 1 次；自拟经验方包括寒哮方、热哮方、痰哮方、咳喘合剂、旋覆夏麻芍草汤、青龙雪梨汤、麻苍苏防汤、麻杏龙苏汤、宣肺降肃饮子、宣肺一效汤、温肺化痰平喘汤、三虫定喘汤、三拗三虫汤、皂角白芥子方、蜂房方、龙蠡散、姜茶散、紫金丹、玉涎丹、神应截喘丹、祛风解痉平喘汤、黄龙疏喘汤、苏黄止咳汤、蠲哮汤、温肺煎、新加千缗汤、四石饮、止哮汤、温肺止哮汤、清肺止哮汤、泻肺止哮汤、哮咳饮、射麻平喘汤、清肝平喘方、顿挫咳喘方各 1 次。缓解期临床常见方包括六君子汤（6 次）、金匮肾气丸（5 次）、生脉饮（4 次）、玉屏风散（4 次）、金水六君煎（3 次）、参蛤散（3 次）、都气丸（2 次）、真武汤（2 次），桂枝加黄芪汤、六味地黄汤、补中益气汤、理中汤、阳和汤、升陷汤各 1 次；自拟经验方包括虚哮方、沙参蛤蚧哮喘方、代激素方、三阴固本方、益气平喘汤、益气平喘煎、参蛤定喘散、断哮散、调补肺肾方、护卫汤、芪附汤、咳喘固本冲剂、益气护卫汤、温阳护卫汤、咳喘丸、温阳益气护卫汤、平喘固本汤、定喘散、缓哮方、利肺方、保肺方、哮痰汤、脱敏调体方各 1 次。

2. 中药使用情况：

（1）中药使用频数统计：124 例医案首诊处方共涉及中药 178 味，使用频率≥10 的中药共 37 味，排名前 10 位中药依次为麻黄、苦杏仁、甘草、紫苏子、半夏、紫菀、陈皮、黄芩、地龙、桑白皮。

（2）中药使用剂量统计：对使用频率≥10% 中药进行药物剂量统计，排名前 10 位中药临床最常用剂量依次为麻黄（10 g）、苦杏仁（10 g）、甘草（6 g）、紫苏子（10 g）、半夏（10 g）、紫菀（10 g）、陈皮（10 g）、黄芩（10 g）、地龙（10 g）、桑白皮（10 g）。

（3）中药功效类别统计：使用频率≥10% 中药按照药物功效共分为 16 类，排名前 5 位中药功效类依次别为止咳平喘药、发散风寒药、温化寒痰药、补气药、息风止痉药。

（4）高频中药关联规则分析：对使用频率≥10% 中药用 Apriori 算法进行关联规则分析，设置置信度>80%，条件度>10%，最大前项数为 1，共获得 16 组药物组合。

（5）高频中药聚类分析：对使用频率≥10% 中药进行聚类分析，选择系统聚类（平方 Euclidean 距离 ward 法），结合中医理论分析共获得 7 组聚类结果。①南沙参、知母、北沙参、苍耳子、太子参；②僵蚕、蝉蜕、射干、地龙、前胡、黄芩；③百部、白前、鱼腥草、枇杷叶；④桂枝、白芍、附子、黄芪、生姜、茯苓；⑤桔梗、石膏、川贝母、桑白皮、陈皮、葶苈子；⑥细辛、干姜、五味子、紫菀、款冬花、半夏；⑦麻黄、苦杏仁、紫苏子、甘草。

讨　论

哮喘首见于《丹溪心法》："偶有七情之犯，饮食之伤，或外有时令之风寒，束其肌表，则哮喘之症作也。"元代朱丹溪认为"哮病专主于痰"，并提出了"未发以扶正气为主，既发以攻邪气为急"的治疗原则。《证治汇补·哮病》云："哮即痰喘之久而常发者，因内有壅塞之气，外有非时之感，膈有胶固之痰，三者相合，闭拒气道，搏击有声，发为哮病。"传统观点认为宿痰伏肺，感外邪或遇诱因而触发，以致痰阻气道、肺失肃降是哮喘发作的主要病机，国医大师结合自身多年临床经验对此进行了补充和发挥，其临床经验总结：

1. 临床处方使用情况：

（1）哮喘发作期以宣肺化痰、止咳平喘为主，兼从风、气、痰、瘀等不同角度论治：国医大师治疗支气管哮喘发作期使用频次最高方剂为小青龙汤（13 次）和麻杏石甘汤（8 次）等。其中小青龙汤、射干麻黄汤、苏子降气汤等为国医大师治疗寒哮临床常用方；麻杏石甘汤、定喘汤、越婢加半夏汤等为国医大师治疗热哮临床常用方。哮喘发作期治法以宣降肺气、化痰平喘为主。如王琦以麻杏石甘汤为哮喘发作期主方，认为宿痰伏肺，怫郁化热，肺气上逆是哮喘发作的病机关键，临证不论"汗出与否、有无发热"者皆可用之。洪广祥以小青龙汤作为防治哮喘发作一线方，强调"治肺不远温"和"用药不避温"的观点，即使在治疗热哮过程中，临床以小青龙汤加减治疗，仍可获得良效。此外，国医大师结合自身多年临床经验对哮喘发作期的病机认识及治疗提出了新的观点。热哮是哮病的主要证型之一，传统治法多为清热宣肺、化痰定喘。临床上很多热哮患者急性期常伴有不同程度大便干燥、腑气不通的症状，基于中医"肺与大肠相表里"理论，予大承气汤加减治疗可起到事半功倍的效果。张琪认为大承气汤等通腑泻热之剂，有利于腹胀减轻，膈肌下降，解除肺膨隆，改善肺的通气功能。哮病病位在肺，可涉及脾、肾、肝、心。张志远临证治疗哮病时，注重治肝，喜用清肝平喘方（柴胡、郁金、麻黄、紫菀、百部、川贝母、栀子、连翘、白芍、甘草等）治疗由肝郁或肝火旺盛引起的哮喘。针对痰象不明显而只见哮喘的风哮患者，晁恩祥多从风论治，临床擅用祛风解痉平喘汤（麻黄、蝉蜕、僵蚕、紫苏叶、紫苏子、地龙、石菖蒲、白芍、白果、五味子）治疗。对于哮病病机的认识，传统多认为"伏痰"为哮病发作的"夙根"，洪广祥则认为"痰瘀伏肺"为哮病反复发作的"夙根"，气顺则痰消瘀活，故从气机升降论治哮病，临床善用蠲哮汤（青皮、陈皮、槟榔、大黄、葶苈子、生姜、卫矛、牡荆子）治疗哮病发作期。国医大师在宣肺化痰、止咳平喘等治法基础上，擅从风、痰瘀、气机升降、肝肺相关、肺与大肠相表里等方面对哮喘发作期进行论治，临床疗效显著。

（2）哮喘缓解期注重调补肺、脾、肾三脏：国医大师治疗支气管哮喘缓解期多从扶助正气入手，以补益肺、肾、脾三脏为主。《黄帝内经》云："正气存内，邪不可干。""邪之所凑，其气必虚。"只有在人体正气相对不足，抗邪无力的情况下，外邪才可侵袭机体，导致疾病的产生。中医教材很少提及"肺阳虚"一词，洪广祥认为哮病反复发作病机实质为"肺卫阳虚"，针对哮病缓解期气阳虚弱证，擅用温阳护卫汤（生黄芪、制附子、路路通、防风、桂枝、白芍、炙甘草、生姜、大枣、卫矛）、益气护卫汤等治疗。过敏性哮喘属于支气管哮喘，王琦将过敏性哮喘归入特禀质范畴，常灵活运用脱敏调体方（乌梅、防风、灵芝、蝉蜕）改善特禀体质，预防哮喘发作。哮病反复发作，缠绵难愈，故治疗应从缓，发作期过后，须治其脏，补其虚，化其痰。熊继柏教授善用金水六君煎加人参、白术，肺、脾、肾三脏同补，兼以化痰，疗效显著。

2. 中药使用情况：

（1）中药使用频数：124 个首诊处方中共涉及中药 178 味，其中使用频率≥10％的中药共 37 味，排名前 10 位中药依次为麻黄、苦杏仁、甘草、紫苏子、半夏、紫菀、陈皮、黄芩、地龙、桑白皮。前 3 味麻黄、苦杏仁、甘草组合即三拗汤，有宣肺、平喘、止咳之效，现代研究表明三拗汤可降低哮喘小鼠的炎症水平，改善肺功能，减轻肺损伤。前 10 味药中，除甘草性平，黄芩、地龙、桑白皮性寒，其余 6 味皆为性温。其中，麻黄主入肺与膀胱经，有发汗散寒，宣肺平喘，利水消肿之功，小青龙汤、射干麻黄汤、麻杏石甘汤、定喘汤等均以麻黄为君药，且本研究中麻黄使用频率为 62.9％，可见麻黄在哮喘发作期治疗中发挥着重要作用；苦杏仁、紫苏子、紫菀、桑白皮均为止咳平喘之要药；半夏、陈皮有理气化痰、降逆止呕之效；黄芩清热燥湿，善清肺热；地龙为息风止痉药，可清热定惊，平喘，通络，利尿；甘草能止咳嗽，润肺道（《药鉴》），兼能祛痰，亦能缓急止痛，善解诸毒，调和药性。

（2）中药功效分类：对高频中药进行功效分类，分为止咳平喘药、发散风寒药、温化寒痰药、补气药、息风止痉药等 16 类。总体来看，提示国医大师治疗支气管哮喘以化痰止咳平喘药多见，其次为解表药、补虚药、清热药、息风止痉药、理气药、温里药等。其中，解表药以发散风寒药多见，其次为发散风热药；补虚药以补气药多见，其次为补阴药、补血药；化痰药以温化寒痰药多见，其次为清化热痰药；清热药以清热解毒药多见，其次为清热燥湿药、清热泻火药。虫类药如蝉蜕、僵蚕、地龙等在哮喘发作期的治疗中亦发挥着重要的作用。清代叶天士将虫类药物通络的机制简要概括为"飞者升，走者降，灵动迅速，追拔沉混气血之邪"。朱良春认为虫类药如僵蚕、地龙等为血肉有情之物，有祛风化瘀、钻透剔邪、开瘀散结之效，能松弛气道，舒展肺络，改善循环，促进炎症的吸收，寓攻补兼施为一体，非一般植物药之所及，临床运用单方（活地龙）治疗热哮，效果良好。

（3）中药使用剂量：对高频中药进行药物剂量统计，结果发现 28 味中药临床最常用剂量为 10 g（如麻黄、苦杏仁、紫苏子、半夏、紫菀、陈皮、黄芩、地龙、桑白皮、射干等）；6 味中药临床最常用剂量大于 10 g（南沙参 12 g、太子参 12 g、葶苈子 15 g、黄芪 20 g、鱼腥草 30 g、石膏 30 g）；3 味中药临床最常用剂量小于 10 g（细辛 3 g、蝉蜕 5 g、甘草 6 g）。将高频中药临床最常用剂量与 2015 版《中华人民共和国药典》（简称《药典》）规定剂量范围进行对比，结果发现 31 味中药临床最常用剂量符合《药典》规定剂量，6 味中药（半夏、五味子、葶苈子、干姜、鱼腥草、百部）临床最常用剂量是《药典》规定剂量的 1.11～1.67 倍。总体来看，提示国医大师治疗支气管哮喘临床用药剂量以 10g 多见，且大多符合《药典》规定剂量范围。

（4）高频中药关联规则分析与聚类分析：关联规则分析结果发现，"石膏-麻黄""白芍-甘草""干姜-麻黄""干姜-细辛""细辛-麻黄"为关联规则最强药对。麻黄配石膏，外解表寒，内清郁热，适用于表寒里热之证；麻黄配细辛、干姜，温肺化饮，适用于表寒里饮之证；白芍配甘草，酸甘化阴，缓急止痛，缓解气道痉挛。聚类分析结果发现，聚类结果 1 "南沙参、知母、北沙参、苍耳子、太子参"为养阴润肺组，聚类结果 4 "桂枝、白芍、附子、黄芪、生姜、茯苓"为温阳益气、调和营卫组，此两组均为国医大师治疗支气管哮喘缓解期常用补益药物。聚类结果 2 "僵蚕、蝉蜕、射干、地龙、前胡、黄芩"为清热息风止痉组；聚类结果 3 "百部、白前、鱼腥草、枇杷叶"与聚类结果 5 "桔梗、石膏、川贝母、桑白皮、陈皮、葶苈子"为清肺化痰止咳、降气平喘组；聚类结果 6 与聚类结果 7 为宣降肺气、化痰止咳平喘组，此两组为国医大师治疗支气管哮喘发作期最常用药物，高频中药麻黄、苦杏仁、紫苏子、甘草、细辛、干姜、五味子、紫菀、款冬花、半夏等均在其中。整体体现了国医大师治疗支气管哮喘发作期以化痰止咳平喘药、解表药、清热药、息风止痉药为主，缓解期以补益药为主的用药特点。

综上所述，国医大师治疗支气管哮喘根据临床经验创制多种处方，擅从不同角度论治支气管哮喘，重用虫类药，发作期用药以化痰止咳平喘药、解表药、清热药、息风止痉药为主，缓解期以补益药为主，用药剂量以 10 g 多见，对临床治疗支气管哮喘具有一定指导意义。

93   支气管扩张痰证与气道炎症的关系

痰是机体内部水液不归正化引起的产物，它通过不同的形式揭示出疾病演变过程的症状、体征的内在本质。导致痰液产生的根源在于三焦气化失职，脾肺肾功能水平的降低，如肺失宣发肃降，无法通调水道，脾失运化，水谷精微不归正化，肾失气化、蒸化失司，水湿泛滥都是痰液形成的原因，痰证指的是痰浊停聚引起的证候。而随着社会的发展，生活压力的提高以及即将老龄化社会的形成，支气管扩张症患者在我国发病率呈现出持续上升的趋势，而这种疾病的特点就是气道的反复感染，从而导致肺组织功能受损，患者生活质量水平显著降低，并因此承受巨大的经济压力。气道炎症是影响支气管扩张症形成和恶化的关键因素。学者林启满等从中医痰证病机方面着手，研究了如何实现更好的支气管扩张气道炎症治疗效果，为进一步提高患者生活质量奠定理论基础。

支气管扩张与气道炎症的关系

支气管扩张症是反复出现的气道慢性炎症疾病，它的主要症状是咳嗽，咳脓性痰，或伴有咯血，进而出现呼吸功能障碍，以阻塞性通气功能障碍为主。研究成果显示，支气管扩张患者存在气道内以中性粒细胞为主的慢性炎性反应，气道相关性炎症细胞因子水平升高明显，而且其炎性反应程度与急性加重期病原菌感染、稳定期细菌定植有明显关联。受到气道细菌定植感染、黏液阻塞等因素使气道存在持续炎症反应，包括肥大细胞、单核巨噬细胞、中性粒细胞、CD4$^+$细胞等在内的炎症细胞，一方面会不断地浸润气道，另一方面会合成并输出各种炎症因子，比如 TNF-α、IL-16、IL-8、IL-10 及内皮素-1 等，从而导致气管黏膜细胞受到损害，出现不正常的细胞凋亡现象，气道水肿、纤毛功能异常，黏液腺增生，黏液分泌增多，黏液排出不畅等，同时进一步引发细菌定植、感染现象，支气管壁组织难以保持完整性，其附近的组织在收缩过程中对气道牵拉，最终造成特征性的气道扩张。对于患病时间较长的支气管扩张患者而言，在长时间的炎症作用下，支气管周围的肺组织受损，也可引发弥漫性支气管周围纤维化等病变。

支气管扩张痰证与气道炎症密切相关

严格来说，中医痰证学的诞生可以追溯到春秋时期，到宋金元时代快速发展，明清时代涌现出大量经典的研究成果，为如今的疾病治疗奠定了扎实的理论基础，是中医学体系最关键的构成部分之一。从中医角度来看，"痰"指的是体内水津不归正化导致的产物，它的特点主要体现在流动不测、秽浊腐败、逐渐蓄积、遍布周身、凝结积聚、致病广泛等方面。证指的是证候，是对疾病某方面病性的病理本质的归纳，通常情况下其内容都涉及较为固定的、能够反应出病变本质的症状以及体征。

痰证指的是痰浊内阻或流窜，从而导致痰液大量形成的证候。从临床实践来看，它是多种疾病的病因，尤其是发生在肺系相关的疾病。张仲景在编撰《金匮要略》时，将痰证和咳嗽疾病放在一起阐述，他经过多年的研究提出了治疗痰证的"温药和之"方法，为肺病咳嗽的治疗提供了良好的思路。《金匮要略》中关于痰证的一篇一共有 41 条，其中有 18 条提及与肺系疾病相关，其他脏腑通过肺脏导致咳嗽的只有 11 条，充分证明痰证和肺病咳嗽之间存在紧密的关联。患有支气管扩张疾病后，患者的主要症状为咳嗽，并且会咳出大量的黄色痰液，这与支气管扩张痰证的特征是相符的。

支气管扩张气道炎症的治疗

支气管扩张患者存在的持续气道炎症反应，它会导致黏液腺增生，从而合成并释放更多的黏液，黏液的堆积会导致气道阻塞。以往医学界在治疗这种疾病时，主要的方法是化痰或"稀释"黏液，或是通过物理方法帮助人体排痰，从而缓解咳嗽症状，让气道恢复通畅；而一旦发生咳嗽症状加重，痰液增多甚至转变成脓痰，以及出现其他全身性的症状如咯血、气急、发热等，即病情急性加重和恶化时，可以考虑通过抗菌药物进行治疗。如果只是发现脓痰，或痰培养有阳性指标，不应该进行抗菌药物治疗。支气管扩张气道黏液分泌的增多，这一过程十分复杂，同时伴随着黏蛋白基因表达水平异常过高、黏液分泌细胞增生等现象，所以单纯地稀释痰液或加速痰液的排出，其临床疗效必然受限。西医在治疗该疾病方面，主要通过物理方法促进排痰，或是调使痰液理化性质发生改变，很少从根源上着手，抑制痰液的形成。

根据中医学相关知识，支气管扩张属于"劳嗽""肺痿"范畴。明朝戴原礼在其著作中云"劳嗽……所嗽之痰，或脓，或时有血腥臭异常"，也比较符合本病症的表现。肺痿这一概念，是由张仲景提出的，他在《金匮要略》中云"其人咳，口中反有浊唾涎沫者何？师云：为肺痿之病"。《诸病源候论》研究了肺痿疾病的成因、转归等方面。孙思邈认为，肺痿疾病包括两种，即热在上焦、肺中虚冷。这种疾病的病位在肺，痰证会对肺、脾、肾多个器官造成影响，属本虚标实，本虚指的是肺脾肾亏虚，标实指的是形成了痰浊、瘀血、水饮。清朝的中医学家主要研究该疾病的辨证论治方法，比如张璐认为，在治疗肺痿疾病时，要注意"缓而图之，生胃津，润肺燥，下逆气，开积痰，止浊痰，补真气"。李用粹在《证治汇补》中云："治宜养血润肺，养气清金。"总之，古代医家已积累了一定经验。不过从临床角度来看，大部分患者都属于肺脾两脏亏虚、痰浊阻肺证，林启满充分结合中医痰证病机理论，在"脾为生痰之源，肺为贮痰之器"思想的指导下，认为在治疗该疾病时，应该从两点着手。

1. 宣肺化痰，理气止咳：肺主行水，在机体形成痰液的过程中，肺脏起着关键性的作用。肺气朝上、外宣发以及朝内、下肃降，从而调节机体内部水液的分布和排泄。正如《素问·经脉别论》所云"通调水道"。其内在含义主要为两方面：其一，在肺气宣发的过程中，将脾上输于肺的津液和水谷之精上输头面诸窍，或外达全身皮毛肌腠以濡养之；运输到皮毛肌腠的水液，分别起到充皮肤、温分肉，或肥腠理、司开阖的作用，随之在卫气影响下转化为汗液并排出。其二，在肺气肃降的过程中，由脾输至肺的津液和水谷精微，如若雾露之溉，内濡脏腑，最后脏腑代谢形成的浊液汇聚到膀胱中，以尿液的形式排出。肺气的宣发和肃降，起到主治节的作用，故能调节津液的代谢。另外考虑到肺为五脏六腑之华盖，它需要将津液输送给其他的脏腑组织，所以清代的汪昂认为"肺为水之上源"，而《丹溪心法》则云之为"肺为津液之藏"。若肺气宣降无法正常地行水，也就是不能输送津液，就会导致痰饮水湿，进而引发大量痰浊的堆积，使气道不畅，最终出现咳嗽、咳痰症状；所以在治疗这种疾病时，应该遵循宣肺化痰的理念，同时兼顾行气。所以可以采取三子养亲汤合二陈汤加减，起到良好的化痰行气作用。整体来说，肺脏不但起着通调水液代谢的作用，并且在患病后会潴留痰液，因此要实现更好的治疗效果，应该采用宣肺化痰、理气止咳方法，从而降低气道黏液分泌量，从根源上治疗疾病。

2. 益气健脾，温脾化饮：导致痰证的主因是三焦气化失职、津液无法正常运行。《素问·经脉别论》对津液形成进行了阐述："饮入于胃，游溢精气，上输于脾，脾气散精，上归于肺，通调水道，下输膀胱，水精四布，五经并行。"充分证明津液代谢输布和肺脾肾三个器官之间存在紧密的关联，但脾居中枢，主运化，布散津液及水谷之精微以濡养五脏。如果湿邪困脾，脾失健运，或脾阳虚弱、脾气亏虚引起脾虚不运，都会导致水液内停、水谷精微不归正化，进而引发痰液的形成，故云脾脏为"生痰之源"，这与叶天士在《临证指南医案》中提到的"脾阳消乏，不司健运，水谷悍气，蒸变痰饮"不谋而合。《黄帝内经》阐述过脾对津液的运化作用，即"脾气散精"。脾胃同居中焦，能够腐熟运化水谷，同时发挥脾气推动、激发、转输作用，从而对水液的代谢进行调节。把胃肠道所吸收的水液提供给脾，在脾气传输下，抵达肺部，在肺的宣发肃降中，津液被运往全身各个部分，此即为《素问·经脉别论》提到的"水精四布，五经并行"。另外，在整个津液代谢活动中，脾气扮演着枢纽的角色。脾居中焦，而肺为水上之源，肾为水下之源，为水液上升下降的枢纽，正同《素问·玉机真脏论》这样阐述："脾脉者土也，孤脏以灌四傍者也。"如果脾失健运，津液无法正常运输到其他脏器，水液堆积在局部部位，就会导致痰液的产生。《金匮要略·痰饮咳嗽病脉证并治》中的相关内容明确提到"病痰饮者，当以温药和之"。痰证的产生，根源在于阳气亏虚、气化不行、水液停聚，更准确来说是肺脾肾的亏虚。这种方法主要适用于阳气虚弱患者，痰为阴邪，容易损伤阳气，在阳气的作用下转运，遇温就化，遇寒就聚合。温药可以提升阳气，温煦有司，开阖腠理，通调水道，运化可及，化气行水。所以可以利用温药之势，温阳化气，从而促进化痰。喻昌在其研究中指出"离照当空，则阴霾自散"。所以，在方药的选择上，可以考虑《金匮要略》中提到的应对痰证的经典药方苓桂术甘汤合小半夏加茯苓汤加减，该药方具有益气健脾、振奋脾阳的作用，从而实现温化痰证的功效。通过上述分析可知，脾在津液运行、痰液产生过程中发挥着关键性的作用，从益气健脾、温脾化饮方面着手，从根源上抑制痰液的产生，从而缓解疾病症状。此即为张景岳提到的"善治痰者，惟能使之不生，方是补天之手"。

气道炎症既是支气管扩张的发病机制，又是影响其发展和预后的重要因素，临床治疗方法主要是抗感染、促进痰液排出，并未从根源上阻碍痰液的形成，现有的中医理论并未提供足够的依据，基于该疾病的特征展开分析，将其划分为肺脾两脏亏虚、痰浊阻肺证，它和中医领域的支气管扩张痰证之间存在紧密的关联，运用中医痰证治法，结合"脾为生痰之源，肺为贮痰之器"思想，采用宣肺化痰、理气止咳、益气健脾、温脾化饮方法进行治疗，能够实现更好的疗效。

94 中医调节免疫和炎症细胞因子治疗慢性阻塞性肺疾病

慢性阻塞性肺疾病（COPD）是呼吸系统的常见病和多发病，2011 年 COPD 诊断、处理和预防全球策略（修订版）指出"现有药物治疗并不能缓解肺功能长期下降的趋势"，因此积极的探索新的治疗手段，改善肺功能成为治疗 COPD 的重点。研究资料表明免疫功能紊乱及炎症细胞因子异常所致的慢性炎症与肺功能的进行性减退密切相关。而中医药在调节上述方面疗效明显，学者杨文强等将近几年中医药调节免疫和炎症细胞因子治疗慢性阻塞性肺疾病做了梳理归纳，以期为后续研究提供新的思路和线索。

中医证型与免疫及炎症细胞因子的关系

肺、脾、肾气亏虚，痰瘀内阻是 COPD 最基本的病理改变，临床分型虽复杂多样，但多以此为依据。不同的中医证型存在着不同程度的免疫和炎症细胞因子的紊乱。徐光兰等将 400 例患者进行分型研究，并检测 T 淋巴细胞亚群（$CD3^+$、$CD4^+$、$CD8^+$、$CD4^+/CD8^+$）、白细胞介素-2（IL-2）、IL-6、IL-8、IL-13、肿瘤坏死因子-α（TNF-α）、免疫球蛋白（IgG、IgA、IgM）水平。结果阳虚水泛、肺。肾气虚组 $CD3^+$、$CD4^+$ 渐降，$CD8^+$ 渐升，而 $CD4^+/CD8^+$ 渐降；痰浊阻肺、痰热蕴肺、痰蒙神窍组与前两组相比 $CD8^+$ 明显较低，$CD4^+/CD8^+$ 渐高，IgG、IgA 水平较高，各中医证型的细胞因子水平与正常对照组相比均有明显差异，阳虚水泛、肺肾气虚组细胞因子水平明显高于对照组，但低于痰热蕴肺、痰浊阻肺组；任自力等将患者分为虚实 2 型，与对照组相比，虚证组患者 $CD8^+$ 升高，$CD4^+/CD8^+$ 明显下降，实证组 $CD4^+/CD8^+$ 明显升高。

临床研究

辨病基础上的辨证论治使中医药治疗 COPD 的优势发挥充分，不同的中药组方及多样化的治疗手段为中医药疗效发挥提供了更多选择。将根据中药组方及治疗手段的不同将有关中医药在调节免疫和炎症细胞因子方面治疗 COPD 的临床研究进行归类分析。

1. 复方中药： 王海峰将 COPD 患者 52 例分成痰热壅肺和痰湿蕴肺 2 型，分别用清肺化痰颗粒（瓜蒌、法半夏、川贝母、栀子、白头翁、西洋参、麦冬等）、燥湿化痰颗粒（姜半夏、厚朴、橘红、薤白、白豆蔻、红参等）进行治疗，治疗前后相比：$CD4^+$、$CD4^+/CD8^+$ 比值升高，IL-1b、IL-6、IL-8、TNF-α 水平下降；艾宗耀等运用平喘固本颗粒（党参、茯苓、炒白术、五味子、沉香、灵磁石、紫苏子、款冬花、法半夏、橘红、紫河车）治疗患者 30 例，结果显示：治疗后与治疗前相比 $CD3^+$、CIM^+、$CD4^+/CD8^+$ 比值升高，$CD8^+$ 水平降低，IgG、IgA 升高，IgM 变化不明显；周玉法等利用肺塞通合剂（黄芪、丹参、桔梗、炒莱菔子、紫苏叶、蝉蜕、炒地龙、金银花、北沙参、薏苡仁、生甘草）治疗稳定期患者 30 例，使 TNF-α 水平明显降低。复方中药的优势在于辨病与辨证相结合，有针对性的个体化治疗，扶正祛邪双管齐下。以上文献证明，无论患者处在急性发作期还是稳定期，组方中药都可以通过调节免疫和炎症细胞因子，发挥其积极的治疗作用。

2. 单药或中药提取物：陈弘群等利用喘可治注射液治疗患者 20 例，治疗后治疗组患者 CD3$^+$、CD4$^+$、CD4$^+$/CD8$^+$ 比值升高，CD8$^+$ 水平降低，以 CD19$^+$ 为标志的体液免疫指标也明显改善；李冬生等的研究表明金水宝（发酵虫草菌粉）能升高治疗组患者血清中 IgA 水平，降低 TNF-α 水平；程馥艳的研究指出，生脉注射液亦能使患者 IgG、IgA、IgM 等免疫球蛋白显著提高。单药或中药提取物使中药的临床应用更加精细化，是中医现代化的必由之路。以上文献提示中医药亦可迅速高效的通过对免疫和炎症细胞因子的调节实现对 COPD 患者的治疗作用。

3. 外治法：王海峰等采用穴位贴敷（膻中、肺俞、脾俞、肾俞、膏肓）治疗 43 例患者，治疗组有效率及 CD4$^+$、CD4$^+$/CD8$^+$、IgM、IgA、IgG 水平明显高于对照组，IgE、IL-4、TNF-α 则明显低于对照组；王清月分析大量文献指出，穴位贴敷具有免疫调节，减少变态性炎症反应的作用；肖伟等采用背俞穴拔罐（双侧肺俞、脾俞、肾俞）治疗稳定期患者 40 例，治疗后治疗组 IgG、IgA、IgM 和 CD3$^+$、CD4$^+$、CD4$^+$/CD8$^+$ 显著高于对照组；张艳敏分别取穴肺腧、支沟针刺治疗患者，提示两种治疗方法均可提高 IgG、IgA、IgM 水平；汤杰等采用埋线法（单侧丰隆、定喘、肺俞、肾俞、足三里穴）治疗患者 41 例，治疗后血清中 IL-8、TNF-α 水平较治疗前明显降低。中医外治法具有经济有效、方便安全的特点，其对免疫及炎症细胞因子的调节效果良好。

4. 综合疗法：韩云等运用中药健脾益肺冲剂（红参、白术、茯苓、麦冬、桑白皮、黄芪），并配合电针双侧足三里治疗患者 32 例，治疗后 IgG 较治疗前升高，但 IgA、IgM 较治疗前则无明显变化，CD3$^+$、CIM$^+$ 较治疗前明显升高，而 CD8$^+$ 水平降低；曾海鸥研究证实清金化痰汤合刺络疗法（少商、商阳、中冲、关冲、少泽）能明显降低患者 IL-6 水平。针药配合使治疗效果更加明显，因此临床实践中应充分发挥中医药优势，综合运用各种治疗措施，以期使患者病情及早得以控制。

实验研究

随着科技的发展，更多的 COPD 动物实验得以开展，更多证型的 COPD 动物模型得以建立，为中医药在作用机制研究提供了理论依据。

1. 复方药物：赵家亮等运用通肺络丸（黄芪、党参、白术、茯苓、陈皮、法半夏、桔梗、杏仁、川芎、当归、白芍、僵蚕、蝉蜕、蜈蚣、全蝎）对 COPD 小鼠进行治疗，证明通肺络丸能增强小鼠免疫器官重量，升高 CIM$^+$、CD4$^+$/CD8$^+$ 比值、降低 CD8$^+$ 水平，使 T 淋巴细胞功能增强，提高机体免疫功能；王坦等用"通利大肠法"对 COPD 小鼠进行治疗，结果证实与模型组比较，治肠组外周血和肺泡灌洗液的 IL-8、IL-1β、TNF-α 和 IL-10 含量均降低，与治肺组比较，肺肠同治组外周血 IL-1β 含量和肺泡灌洗液 IL-8 含量降低；李建生等通过运用补肺健脾、补肺益肾、益气滋肾三法对稳定期大鼠进行治疗，结果显示：血清和肺组织 IL-6、IL-8、IL-10、TNF-α 含量均较非治疗组明显降低；刘建博等用肺康颗粒（黄芪、西洋参、茯苓、灵芝、丹参、甘草、法半夏、冬虫夏草菌粉等）治疗 COPD 大鼠，结果显示与正常对照组比较，模型组大鼠小气道管壁厚度及支气管肺组织转化生长因子-β1（TGF-β1）的表达均有显著性升高，肺康颗粒高、低剂量组上述指标均显著低于模型组，但肺康颗粒高、低剂量组间支气管肺组织 TGF-β1 表达无统计学意义，提示肺康颗粒可通过调节 TGF-β1 治疗 COPD。

2. 单药或中药提取物：张才擎等的实验结果表明：治疗组肺组织匀浆中 TNF-α、IL-8、IL-4 降低，IFN-γ、IFN-γ/IL-4 水平升高，证明金水宝在治疗 COPD 方面亦具有调节免疫、抑制炎症的作用。

3. 外治法：李志同等通过电针不同穴位对 COPD 大鼠进行治疗，结果显示：各组大鼠肺中 TNF-α 含量均高于肠中含量，其中正常组及丰隆组显著升高，证明 TNF-α 在 COPD 的发病中起作用，且主要在肺中起作用，电针能够调节 TNF-α 的变化。

　　免疫功能的紊乱及炎症细胞因子的异常所致的慢性炎症是 COPD 患者的特征性改变，但具体病变机制尚不清楚。现代医学尚不能从根本上缓解肺功能长期下降的趋势。而中医药治疗手段多样，效果良好，众多研究资料亦表明中医药在提高患者免疫功能、减轻炎性细胞在肺局部浸润等方面具有独特的作用。因此应积极发挥中医药治疗 COPD 的优势，并且深入研究其作用途径及机制，为 COPD 的诊疗提高理论与实验依据。

95 中医对慢性阻塞性肺疾病气道炎症的干预作用

慢性阻塞性肺疾病（COPD）简称慢阻肺，是一种可预防、可治疗的常见疾病，其特征在于气道和/或肺泡异常导致的持续呼吸症状和气流受限，通常由于气道和肺长期接触有害颗粒或气体引起。我国 COPD 患病率及伤残损失寿命年（YLD）率呈逐年上升趋势。2017 年中国疾病 YLD 率排行中，慢阻肺居第 4 位。COPD 发病机制至今未明，随着国内外学者对 COPD 的研究不断深入，发现氧化应激反应增强、机体炎症高反应、蛋白酶/抗蛋白酶失衡、细胞凋亡、自身免疫缺失、气道微生态改变及无效的受损修复等均会导致 COPD 发生，其中炎症反应伴随整个慢阻肺病程，持续气道炎症将导致气道结构不可逆的变化，是病情加重的关键因素。因此，及时有效控制气道炎性反应可以改善临床症状，延缓病情发展，使患者生活质量得以提高。近年来，越来越多中医学者致力于通过中医药抑制机体炎症反应治疗 COPD，并取得大量研究成果，学者廖健杉等就近几年中医药疗法干预慢阻肺患者气道炎症的相关研究做了梳理归纳。

中药方剂治疗

1. 经方：李泉等将 180 例慢阻肺急性加重（AECOPD）患者随机分为对照组和观察组，每组各 90 例。对照组给予吸氧、祛痰平喘、抗感染等西医常规治疗，观察组则在常规西医治疗的基础上加用宽胸理气汤合三子养亲汤治疗。经过治疗 2 组患者临床症状均出现不同程度的好转，治疗后观察组超敏 C 反应蛋白（hs-CRP）、肿瘤坏死因子-α（TNF-α）、白细胞介素-6（IL-6）等含量较治疗前均明显下降（P 均<0.05），且观察组 hs-CRP、TNF-α、IL-6 炎症因子指标均明显低于对照组（P 均<0.05），提示宽胸理气汤和三子养亲汤合用能显著改善 AECOPD 痰湿壅肺证患者的症状，并调节血清中炎性标志物水平，抑制气道炎症的发生。俞淑依选取 AECOPD 痰热壅肺型患者 110 例，随机分为联合组和对照组。对照组应用常规西医疗法，联合组在常规疗法基础上加服清金化痰汤。治疗 1 周后，联合组患者治疗总有效率高于对照组（P<0.05），2 组 CRP、降钙素原（PCT）及 IL-6 含量均较治疗前有所下降（P<0.05），联合组 CRP、PCT 及 IL-6 水平均明显低于对照组（P 均<0.05）。证实清金化痰汤具有改善 COPD 急性加重期 CRP、PCT 及 IL-6 等炎性介质、炎性因子的作用。屈飞等的研究团队通过实验研究证实清肺化痰汤可明显抑制 COPD 模型大鼠肺组织核因子 κB（NF-κB）的表达水平，干扰肺组织中 TNF-α、白细胞介素-1β（IL-1β）等炎性因子的表达量，下调肺组织、肺泡灌洗液中 MUC5AC 蛋白表达，使气道黏液分泌量降低，减少炎症发生，进一步起到防治 COPD 的作用。张慧琪运用清燥救肺汤加味治疗哮喘合并 COPD 重叠综合征气阴两虚证患者 118 例，分为研究组和对照组各 59 例，结果显示研究组治疗总有效率 94.9%（56/59），显著高于对照组的 83.1%（49/59），2 组患者血清中炎症因子 IL-10、TNF-α 等指标均较治疗前降低，且研究组显著低于对照组，研究组 FEV1、FVC、FEV1/FVC 等肺功能指标明显升高，且改善程度优于对照组，说明清燥救肺汤加味可以改善患者肺功能与临床症状，减少机体炎症因子水平表达，减轻气道炎症。

2. 自拟方：陈丽娜等将 112 例 COPD 缓解期气虚血瘀型患者随机分为 2 组，对照组使用沙美特罗替卡松粉吸入剂及口服阿托伐他汀钙片，观察组在此基础上加服自拟参芪益气活血化痰方（党参、黄芪、熟地黄、补骨脂、淫羊藿、黄精、川芎、丹参、五味子、紫菀、款冬花、紫苏子、清半夏、地龙、甘草）。对比治疗前后炎症因子水平发现，2 组患者外周血的 IL-6、IL-8、TNF-α 水平均较治疗前降低

（P 均<0.05），观察组以上炎症指标均明显优于对照组（P 均<0.05）。提示参芪益气活血化痰方能促进 COPD 缓解期患者病情好转，明显改善其炎症因子水平，且未发生不良反应。钟小艳等采用自拟固本养脏汤（熟地黄、山茱萸、山药、补骨脂、五味子、核桃仁、茯苓、牛膝、车前子、瓜蒌、桑白皮、葶苈子、炙麻黄、杏仁、炙甘草）治疗 COPD 急性加重期患者，通过观察患者临床疗效和对比外周血炎症因子含量，治疗组临床控制率、显效率显著提高，血清炎性因子 CRP、TNF-α、IL-8 含量明显下降，表明固本养脏汤能够缓解气道炎症，进而改善肺功能，提高 AECOPD 的临床疗效。刘中民用自拟益气补肺汤（黄芪、党参、蛤蚧、山药、丹参、百部、川贝母、紫菀、陈皮、茯苓、白术、甘草）治疗 COPD 稳定期患者 103 例，持续干预 4 周后，结果显示益气补肺汤可明显降低中医症状评分，改善患者通气功能，可能是通过降低血 IL-8、CRP、TNF-α 的水平，抑制气道炎症而发挥作用。朱必列等通过临床研究证实自拟补虚平喘汤（红参、熟地黄、五味子、桑白皮、白术、杜仲、茯苓、巴戟天、淫羊藿、山茱萸、黄芪、山药）可以降低肺肾气虚证 COPD 缓解期患者血清中炎症介质含量，提高 T 淋巴细胞群（CD3$^+$、CD4$^+$、CD4$^+$/CD8$^+$）水平，具有抑制气道炎症水平和增强免疫功能的作用，从而提高肺功能指标，改善患者生活质量。

中成药治疗

1. 颗粒剂：郭思佳等给予 COPD 稳定期模型小鼠补肺颗粒水溶液灌胃，每日 1 次，连续 4 周。药物干预结束后，结果显示与空白治疗组相比，各用药组肺组织炎症评分和肺泡平均内衬间隔降低（P 均<0.05），肺泡灌洗液中 TNF-α、IL-1β 表达水平明显下降（P 均<0.05），IL-4 和 IL-10 表达水平明显升高（P 均<0.05），提示补肺颗粒可减轻 COPD 小鼠肺组织病理损伤程度，其对 COPD 小鼠治疗作用机制可能与降低肺泡灌洗液中促炎性细胞因子水平，上调抗炎性细胞因子表达，进而抑制肺组织炎症反应相关。吴红红等证实黄芪颗粒可恢复 COPD 模型大鼠血清中一氧化氮（NO）和内皮素（ET）平衡，下调肺组织中 Cx43、Cav-1、eNOS、RhoA、ROCK1、IL-6、IL-8 和 TNF-α 蛋白表达水平，改善血管内皮功能障碍，减轻气道炎症反应，其治疗过程可能是通过 Rho/Rho 激酶信号转导通路实现的。姜鑫鑫等采用清宣止咳颗粒联合乙酰半胱氨酸泡腾片治疗 COPD 患者 103 例，维持治疗 4 周，结果显示观察组有效率为 94.23%，高于对照组的 76.47%；观察组治疗后患者外周血中 IL-6、IL-8 及 TNF-α 水平明显下降且低于对照组，肺功能及氧分压（PO$_2$）、动脉血氧饱和度（SaO$_2$）、动脉血二氧化碳分压（PaCO$_2$）改善程度优于对照组，证明清宣止咳颗粒可以缓解临床症状，控制嗜酸性粒细胞浸润以及气道黏液分泌过度，进而控制 COPD 患者炎性反应，起到预防和减缓疾病进展的作用。

2. 胶囊：夏文娟等使用补肺活血胶囊治疗 COPD 稳定期患者 140 例，治疗持续 180 日，结果显示观察组患者总有效率（93.75%）、肺功能改善程度、6 分钟步行距离均优于对照组；2 组患者外周血中的血清 C 反应蛋白（CRP）、TNF-α、IL-6 水平均较治疗前明显降低，且观察组显著低于对照组，提示补肺活血胶囊能降低血清促炎因子水平，减少 AECOPD 发作次数，有效控制 COPD 稳定期病情。李永兴等将 94 例 COPD 稳定期患者随机分为 2 组，对照组采用雾化吸入沙美特罗替卡松气雾剂治疗，联合治疗组在此治疗基础上联合河车大造胶囊，连续治疗 6 个月后，对比治疗前后 2 组患者 CRP、IL-6、IL-1β、TNF-α 等炎症因子水平及基质金属蛋白酶-9（MMP-9）、金属蛋白酶组织抑制剂 1（TIMP-1）、MMP-9/TIMP-1 等纤维化指标水平，结果表明河车大造胶囊可能是通过抑制 COPD 患者炎症因子的分泌，调节 MMP-9/TIMP-1 的平衡，延缓或抑制气道重塑进程，从而降低肺组织损伤。吴凡等用芪白平肺胶囊灌胃干预气虚痰瘀证 COPD 模型大鼠，结果显示芪白平肺胶囊可以通过激活 SIRT1/FoxO3a 通路增强细胞抗氧化应激及炎症反应能力，抑制细胞促氧化应激及炎性反应，从而对肺组织起到一定保护作用。常青使用疏风解毒胶囊治疗 COPD 急性期风热犯肺证临床研究结果显示，在西医常规治疗基础上加用疏风解毒胶囊治疗研究组 32 例患者总有效率为 78.13%，明显优于对照组的 53.13%（$P<0.05$），2 组患者静脉血中 IL-8 和 TNF-α 水平明显低于治疗前（P 均<0.05），且研究组低于对照组

（P 均＜0.05）。说明疏风解毒胶囊可抑制中性粒细胞的活化，快速减轻 AECOPD 患者气道炎症，减少疾病发作。还有研究显示，AECOPD 患者服用疏风解毒胶囊能够提高中医证候积分、临床疗效总有效率及肺功能改善程度，并通过降低患者血清中 hs-CRP、PCT、IL-8 和 TNF-α 等炎症细胞因子水平，减轻支气管炎症损伤，提高症状复常率。

3. 注射液：睢德道将 80 例 AECOPD 并多脏器功能衰竭患者根据不同用药方法随机分为对照组和观察组，每组 40 例。对照组给予多巴胺与酚妥拉明联合治疗，观察组在对照组基础上给予血必净注射液，持续治疗 2 周后，观察组治疗总有效率（92.50％）明显高于对照组（77.50％），差异有统计学意义（$P<0.05$）；2 组患者各血气指标 PO_2、$PaCO_2$ 及肺动脉压（PAP）、凝血指标纤维蛋白原（Fib）、D-二聚体（D-D）及血小板计数（Plt）及炎症因子水平白细胞计数（WBC）、血清 PCT、CRP 以及 TNF-α 均显著优于同组治疗前（P 均＜0.05），且观察组各指标水平改善程度均优于对照组（P 均＜0.05）。提示血必净注射液可以抑制 AECOPD 合并多脏器功能衰竭患者全身炎性反应，通过改善血液的高凝状态缓解临床症状，改善预后并降低病死率。柯朗虹等采用喘可治注射液雾化治疗 80 例 COPD 缓解期患者，共治疗 12 周，结果显示观察组 FEV1、FEV1/FVC 等肺功能指标较治疗前明显提高（P 均＜0.05），且明显高于对照组（P 均＜0.05）；治疗后 2 组患者血清中炎性因子 TNF-α、IL-6、IL-8 水平明显下降（P 均＜0.05），观察组明显低于对照组（P 均＜0.05）。证明喘可治注射液有助于降低 COPD 患者血清促炎因子水平、恢复通气功能，提高患者生存质量。练翠云用痰热清注射液治疗 COPD 患者 116 例，结果表明观察组总有效率为 91.38％，明显高于对照组的 68.97％（$P<0.05$），肺功能改善程度及呼吸困难评分（mMRC）均优于对照组（P 均＜0.05），2 组血浆中炎症因子明显降低，观察组患者免疫指标较治疗前升高并趋于正常值，提示痰热清注射液具有调节机体免疫的作用，显著降低临床症状评分，提高显效率。罗仕洪临床研究证实痰热清注射液联合联合哌拉西林-舒巴坦、噻托溴铵可降低 COPD 急性加重期患者血清中炎症因子含量，改善呼吸功能，且不增加服药不良反应，具有一定安全性。

4. 合剂：佟雷等进行动物实验研究，病理组织染色结果显示模型组大鼠肺组织病理学评分升高，肺功能下降，血清 IL-6、TNF-α 含量增加，麻杏石甘合剂干预后肺组织病理变化好转，病理学评分显著下降，肺功能改善，IL-6、TNF-α 表达明显降低，肺功能指标与血清中炎症因子 IL-6、TNF-α 水平呈负相关。提示麻杏石甘合剂能够改善肺组织损伤和呼吸状况，其机制可能与其抑制炎症因子的释放相关。折哲等将 107 例 AECOPD 患者随机分为治疗组 51 例和对照组 56 例，2 组均予常规治疗，治疗组加服复方佛尔草合剂，连续治疗 14 日。结果显示治疗组咳嗽、咳痰等主要症状缓解时间短于对照组（P 均＜0.05），2 组患者 FEV_1、FEV_1％、FVC 均较治疗前改善（P 均＜0.05），血清中 IL-8 含量较治疗前降低（P 均＜0.05），且治疗组各指标改善程度优于对照组（$P<0.05$），2 组 TNF-α 含量与治疗前比较差异无统计学意义（$P>0.05$），但有下降趋势。证明复方佛耳草合剂可迅速缓解 AECOPD 患者临床症状，控制急性炎症反应，且未见不良反应发生。

5. 散剂：徐娟娟等将服用参苓白术散的治疗组和常规西药治疗的对照组进行对比研究，持续服药 3 个月，结果显示治疗组临床有效率（95.83％）明显高于对照组（83.33％）；治疗组心理状态、能力评估、血清炎症因子 IL-6 水平、血浆脑钠肽（BNP）、6 分钟步行试验（6MWT）、血气指标均较前改善，且改善程度优于对照组，提示参苓白术散可以改善 COPD 稳定期老年患者血气指标，改善活动能力，进一步缓解心理症状，同时能够控制气道炎症反应，延缓病情进展。孙杰等证实参苓白术散可以增加肺脾两虚型 COPD 模型大鼠体质量，改善肺功能，降低血清中瘦素、炎症因子 IL-1、TNF-α 含量，并上调血清生长激素释放肽（Ghrelin）、肥胖抑制素（Obestatin）水平，减少机体炎症发生，减轻肺组织与胃组织病理损伤，从而起到防治 COPD 的作用。

6. 丸剂：刘锐课题组采用清气化痰丸治疗 AECOPD 患者，治疗 14 日后，对比各组血清中 TNF-α、IL-8、MMP-9 水平、血气分析指标，发现清气化痰丸能够纠正机体低氧血症，减少炎性细胞浸润，抑制炎症和气道重塑的发生，且未见不良反应发生。进一步研究发现，采用清气化痰丸联合常规治疗的治疗组总有效率（94.74%）明显高于对照组（94.74%），治疗组中医证候积分、慢阻肺和支气管哮喘生理评分（CAPS）、自我评估测试问卷（CAT）、肺功能及均明显优于治疗前；血清中 NF-κB、基质金属蛋白酶-2（MMP-2）、TIMP-2、转化生长因子-β1（TGF-β1）、炎症因子水平均较治疗前明显降低；血浆中纤溶酶原激活物抑制剂（PAI-1）、血管性血友病因子（v-WF）水平均较治疗前明显降低，组织型纤溶酶原激活剂（t-PA）水平较治疗前升高，提示清气化痰丸不仅可以抗炎、抗气道重构，还可以降低血栓形成的风险，其机制可能是通过降低炎性细胞因子、调节气道细胞外基质合成与降解和纤溶系统平衡起作用。

7. 膏方：黄莹等用健脾补肺膏干预 COPD 模型小鼠，给药 4 周后，发现与模型组相比，中药组体质量显著增加，肺泡灌洗液中炎性细胞数量及 TNF-α、IL-6 含量均下降明显，气道阻力（RI）、肺顺应性以及功能残气量（FRC）均有所改善，提示健脾补肺膏可以提升 COPD 小鼠肺通气/换气功能，减少炎性反应，减少急性期的发作次数。唐静等将 COPD 稳定期患者随机分为治疗组和对照组，每组各 30 例，对照组服用五味子膏，治疗组给予固本活血膏治疗，连续干预 60 日，结果显示治疗组总有效率为83.33%，明显高于对照组的 60.00%，2 组血清 IL-6、TNF-α 均有所下降，且治疗组明显低于对照组，提示固本活血膏可以调节机体炎症因子水平，改善呼吸道炎症反应，缓解病情的加重。

穴位治疗

1. 穴位敷贴：土培东运用双息咳喘膏穴位贴敷联合支气管舒张剂及祛痰药物治疗慢阻肺稳定期患者，与单用舒张剂及祛痰药物治疗对比，发现穴位敷贴组患者诱导痰中白细胞数、中性粒细胞数、IL-8含量明显降低，IgA 含量升高；$CD3^+$、$CD4^+$、$CD8^+$ 等 T 细胞亚群及肺功能均较治疗前明显改善，疗效优于舒张剂及祛痰药物组。提示穴位敷贴联合常规治疗能够纠正 COPD 患者体液免疫的紊乱状态，改善机体炎症因子水平，控制病情的加重。苏秀坚等将 80 例 COPD 伴抑郁患者随机分为 2 组，对照组与治疗组各 40 例。对照组采用糖皮质激素吸入剂、口服抗生素等单纯西医治疗，治疗组在此基础上加用解郁化痰丸穴位贴敷，治疗后，2 组静脉血中 TNF-α 含量及测评问卷（CAT）评分均明显下降（P 均<0.05），且治疗组低于对照组（P<0.05）；治疗组的总有效率为 90%，高于对照组的 80%（P<0.05）。证实采用解郁化痰丸敷贴可以控制 COPD 伴抑郁症患者血清炎症因子含量升高，干预抑郁症状，提高患者生活质量。汪丹阳等对夏治咳喘宁敷贴辅助治疗 COPD 稳定期的研究结果显示，治疗组30 例患者临床总有效率（93.3%）高于对照组（30 例，73.3%），住院平均天数、急性发作次数明显少于对照组，CAT 评分均明显低于对照组，2 组 FEV1、FVC、FEV1/FVC 等肺功能指标均显著高于治疗前，且治疗组改善程度优于对照组；2 组血清中 IL-32 浓度均明显下降，且治疗组低于对照组。提示夏治咳喘宁穴位敷贴能有效缓解临床症状，提高 COPD 患者中医证候积分，改善肺通气功能及生活质量等方面疗效显著。

2. 穴位注射：徐海樱等将 86 例老年 COPD 稳定期患者随机分为观察组和对照组，每组各 43 例，对照组采用马来酸茚达特罗治疗，观察组在此基础上联合自血穴位注射，治疗 12 周后，观察组 FEV1、FVC、PEF 等肺功能指标均明显优于对照组（P 均<0.05），外周血中 IgG、IgA、$CD3^+$ 及 $CD4^+$ 等免疫功能指标水平均明显高于对照组（P 均<0.05）；血清中 IL-8、α1 抗胰蛋白酶（α1-AT）、IL-6 及TNF-α 等炎症因子含量明显低于对照组（P 均<0.05），说明自血穴位注射疗法可以提高 COPD 稳定期老年患者肺功能及免疫功能，一定程度上改善患者炎症水平，对疾病恢复起到积极作用。刘瑶等将 121例 AECOPD 患者随机分为治疗组 60 例和对照组 61 例，对照组采用氧疗、抗感染、平喘、化痰、无创通气等常规对症支持治疗，治疗组在常规疗法基础上加足三里注射喘可治，结果显示，治疗组较对照组肺通气功能、氧分压、住院天数等方面均有明显改善，白细胞及 CRP 等促炎因子恢复时间均缩短（P 均<0.05）；证实足三里注射喘可治对 AECOPD 有良好疗效。

3. 穴位针刺：官锦帅等运用电针连续干预 COPD 模型大鼠双侧足三里穴 2 周，结果显示针刺组肺泡灌洗液（BALF）内细胞数、血浆中多巴胺、炎症介质 TNF-α、IL-β、IL-6、IL-8 等浓度均明显低于模型组与假针刺组，肺总量（TLC）、功能残气量（FRC）、总气道阻力（RL）和肺动态顺应性（Cdyn）均有明显改善。观察各组大鼠肺组织病理切片发现，模型组肺泡腔内大量中性粒细胞浸润，肺泡壁厚度明显增加，针刺组肺泡结果较清晰完整，管腔内仅少量渗出与炎性细胞浸润，提示针刺能有效减轻疾病对肺组织病理损伤，改善肺通气功能，缓解 COPD 大鼠炎症状态，可能是通过提高多巴胺水平与降低炎性介质浓度实现的。

　　COPD 是呼吸系统疾病研究的热点和重点，其致残率和致死率都极高。临床上，西医对于 AECOPD 多采用氧疗、扩张支气管、全身使用糖皮质激素及抗生素等为主的治疗手段，并结合患者病情加用呼吸兴奋剂、机械通气等进行加强治疗，以达到抗炎、祛痰、止痉平喘的目的；稳定期患者主要以上述药物及肺康复训练进行维持治疗。单纯运用西药治疗虽然能够在一定程度上改善患者咳喘等症状，但不能控制病情持续进展，且毒副作用较大，治疗效果不甚理想。本文通过分析近几年文献，发现在采用现代医学治疗基础上加用中医药传统疗法可以提高疗效，减轻肺部炎性反应，改善肺功能，对于急性发作期与稳定期均有良好疗效，且安全性高，无严重不良反应发生，具有独特的优势。

96　中医防治慢性阻塞性肺疾病炎症反应信号通路的研究

　　慢性阻塞性肺疾病（COPD）在呼吸系统疾病中较为常见，以进行性发展的气流受限为主要特征，有肺动脉高压、肺纤维化、慢性肺源性心脏病、右心衰竭等多种常见的严重并发症，因此病死和致残率极高。目前，在 COPD 治疗中，西医常用的支气管舒张剂、糖皮质激素等，虽可短期缓解症状，但远期疗效仍有待确定，且长期服药容易引发耐药性，甚至都有不同程度的不良反应。而中医药对 COPD 的防治作用已被大量的临床试验和药理学研究证实，常通过各种不同的信号传导通路对机体发生干预作用以达成对 COPD 的治疗目的。其中通过对信号通路的影响，阻止肺气管重塑的进程是中医药防治 COPD 的一大特色，且已经被各种实验研究证实。

　　众所周知，气道重塑是 COPD 的一大特征，并由此引发气流受限和肺通气障碍。COPD 患者因有害气体的诱发，以致气道炎症、肺泡血管及组织损伤和伴随而来的非正常修复都会导致气道壁的结构发生改变，这一过程称为气道重塑。近年来，关于中医药通过介导各种信号通路影响肺气管重塑的研究日渐增多，但鲜有总结中医药的干预途径，学者谢文英等及课题组就此方面研究内容查阅了十余年的中英文文献做了梳理归纳。

基质金属蛋白酶（MMPs）/金属蛋白酶组织抑制剂（TIMPs）信号通路

　　细胞外基质（ECM）会因 MMPs 的降解而引发气道重塑，而 TIMPs 会促进 ECM 的合成。MMPs 增多会促使肺泡壁的基底膜降解以及促进肺气肿的形成。MMPs/TIMPs 在肺与支气管壁结构重塑的过程中发挥着重要作用，因而 MMPs/TIMPs 的平衡紊乱是 COPD 气道重塑发生的重要机制之一，故而对判断中医药的治疗作用有极高的参考价值。

　　吴珂等以 5 组共 50 只大鼠为实验对象，造模成功后，使用实时荧光定量聚合酶链式反应（Real-time PCR）测定肺组织中基质金属蛋白酶-1（MMP-1），基质金属蛋白酶-9（MMP-9）和金属蛋白酶组织抑制剂-1（TIMP-1）的 mRNA 表达，免疫组织化学法（IHC）测定Ⅰ，Ⅲ型胶原蛋白和 MMP-1、MMP-9、TIMP-1 在细支气管上的表达。结果显示 3 组实验组肺组织匀浆液（BALF）中 MMP-1、MMP-9、TIMP-1 的 mRNA 的表达都显著降低，细支气管壁上的Ⅰ、Ⅲ型胶原蛋白以及 MMP-1、MMP-9、TIMP-1 的表达也都显著降低，尤以高剂量组的降低更为明显。提示二陈汤加味治疗作用可能与降低 MMP-1、MMP-9 的表达，并相对性抑制 TIMP-1，来达成阻止 ECM 沉积的目的，达到阻止气道重塑的效果。徐飞等为研究赤芍对 COPD 的治疗作用，选用 48 只大鼠并分为 6 组，造模成功后，使用酶联免疫吸附法（ELISA）测定血清中白细胞介素-8（IL-8），白细胞介素-10（IL-10）和肺泡灌洗液（BALF）中的基质金属蛋白酶-2（MMP-2）、MMP-9，TIMP-1 以及转化生长因子-β1（TGF-β1）的水平，结果显示，IL-8、IL-10、MMP-2、MMP-9、TIMP-1 以及 TGF-β1 的表达都明显升高，IL-10 明显降低。提示赤芍对 COPD 气道重塑的抑制作用，其机制可能与兴奋 IL-10，抑制 IL-8、MMP-2、MMP-9、TIMP-1、TGF-β1 的表达有关。王映棋同样以 COPD 气道重塑的重要指标 TIMP-1 和 MMP-9 为主要研究方向，并建立 COPD 大鼠模型，造模成功后，分别使用逆转录（RT）-PCR、蛋白免疫印迹法（Western blot）测定肺组织中 TIMP-1、MMP-9 的 mRNA 和蛋白表达，玉屏风散加"涤痰"与

"逐瘀"药方可以显著下调 MMP-9/TIMP-1 值，干预气道重塑的进行性发展。张毅等为研究芪蛭皱肺颗粒对 COPD 气道重塑的干预作用，选取了 60 只大鼠为研究对象，以 ELISA 测定大鼠血清中 MMP-9、TIMP-1 的含量，以 Western blot 和 Real-time PCR 分别测定大鼠肺组织中 MMP-9、TIMP-1 蛋白和基因表达，结果显示，芪蛭皱肺颗粒可通过对大鼠血清和肺组织中 MMP-9、TIMP-1 的调节作用，来干预 COPD 大鼠气道重塑的发展，达成治疗 COPD 的目的。石亚莉等为探讨虎杖对 COPD 大鼠的治疗作用，通过 RT-PCR 检测肺组织中 MMP-9 和 TIMP-1 的基因表达，结果显示虎杖组的 MMP-9 与 TIMP-1 的基因表达水平显著降低，证实虎杖对其表达的抑制作用，并以此达成控制气道重塑的目的。黄少君等为探讨培土生金方对 COPD 肺气虚兼血瘀证气道重塑的干预作用，选择 160 例患者，分别检测 IL-6、IL-8，肿瘤坏死因子-α（TNF-α），TGF-β1，血管内皮生长因子（VEGF），基质金属蛋白酶-2（MMP-2）、MMP-9 和 TIMP-1 水平，结果显示，培土生金方治疗 COPD 气虚证兼血瘀证的患者，能缓解临床症状、提高肺功能，并能抑制炎症反应，调节蛋白酶-抗蛋白酶失衡，减轻 COPD 患者的气道重塑。

纵观多年来对 MMPs/TIMPs 信号通路对 COPD 气道重塑的干预研究，可发现多呈现出单极化特点，即多以 MMP-9、TIMP-1 为主要研究对象，甚少涉及其他的 MMPs 和 TIMPs 家族。单极化研究常不能收获更有价值的成果。

TGF-β1/Smads 信号通路

转化生长因子 TGF-β1 是一种既能够改善免疫调节，又能调节致纤维化活性的细胞外基质调节因子，是调节机体气道重塑的重要炎症因子之一。而作为活化 TGF-β1，并将其信号传递至细胞核的重要信号转录子，信号转导蛋白（Smads）通过介导 TGF-β1 来调控 ECM 的合成和降解，尤其是 Smad3，在此过程中发挥了尤为重要的作用。p-Smad2，p-Smad3 诱导 TGF-β1R/Smad 的复合物形成，并增加合成蛋白多糖、纤连蛋白以及 I、III 型胶原蛋白等多种的细胞外基质；除此之外，Smad6 和 Smad7 属于抑制型的 Smads 家族成员，兴奋 Smad6、Smad7，并降低 Smad2、Smad3 的磷酸化过程可以成功的阻止肺纤维化和气道重塑的发生。TGF-β1 可通过兴奋血管内皮生长因子以及血小板衍生因子，来激活 Smad2 和 Smad3 通路，并将成纤维细胞激活，诱导的 ECM 的合成与沉积，来使气道重塑持续发生。因而使用药物对 TGF-β/Smad 进行干预有望成为防治基质沉积的新思路。

刘坦将 50 只大鼠进行造模，成功后用 ELISA 测定 BALF 中的白细胞介素-6（IL-6）和可溶性细胞间黏附分子-1（sICAM-1）的含量，IHC 测定大鼠肺组织中的与 ECM 有关联的 TGF-β1，MMP-9，TIMP-1 以及 Smad3/4/6/7 和 I、III 型胶原的蛋白表达，RT-PCR 测定肺组织 Smad3/4/6/7 的 mRNA 表达，结果显示爱罗咳喘宁的三组实验组的 BALF 中的血清可溶性细胞黏附分子-1（sICAM-1），白细胞介素-6（IL-6）均降低，且 3 组 Smad3/4 的 mRNA 和蛋白表达显著下降，Smad6 的 mRNA 和蛋白表达显著上升，TGF-β1 的蛋白表达也显著减弱。I、III 型胶原的蛋白表达相比模型组明显减弱，且模型组的镜下观中支气管腔体内有大量痰液栓塞，黏膜之上有上皮的变性和坏死，甚至部分脱落，大量炎症细胞浸润，肺间质增大增厚，而实验组，尤其是中剂量组对支气管黏膜有很大程度的修复。结果显示爱罗咳喘宁方可有效改善肺通气，并有效的阻止气道重塑，发挥止咳平喘之功，其作用机制与抑制 Smad3，兴奋 Smad6/7，并协调兴奋 Smad4 的基因表达，并降低 TGF-β1 的表达有关。尚立芝等通过对 48 例行肺叶切除术患者的肺组织，并按术前的 COPD 肺功能状态分为 A、B 两组，苏木素伊红（HE）染色观察肺组织的形态改变和平滑肌层厚度，并采用 Western blot 测定所摘取肺叶中的 Smad2、Smad3、Smad7 以及 TGF-β1 的表达情况，结果显示，A 组的表达明显低于 B 组，提示在 COPD 的肺组织发生气道重塑的过程中，TGF-β1/Smads 信号通路起到了关键性的作用，即二陈汤加味可通过干预 TGF-β1/Smads 信号通路，达到抑制肺气道重塑，增加肺通气，改善肺功能的作用。王晓晓为证实玉屏风散加味对 COPD 的治疗作用，以大鼠为研究对象，造模成功后，采用免疫组化和 Western blot 测定大鼠肺组织核转录因子（NF）-κB，Smad2/3，Smad7 蛋白表达，RT-PCR 测定大鼠肺组织 TGF-β1 的 mRNA 表达，结果显示中药组大鼠肺间隔增宽、细支气管上皮增生、管腔狭窄、管壁增厚、大量纤维组织增生等病理改变有所减轻，而模型组大鼠肺组织中 NF-κB，Smad2/3 表达增强，Smad7 表达减弱，因此玉屏风散加味能够降低肺组织中 NF-κB 的表达，下调 TGF-β1 的表达，降低 Smad2/3 的水平，上调 Smad7 的水平，来干预 COPD 的气道重塑。

RhoA/ROCK 信号通路

RhoA/ROCK 信号通路包括 Rho 激酶，Rho 蛋白以及肌球蛋白磷酸酶。RhoA 通过对 ROCK 的激活，使其作用在气管的平滑肌细胞中，以之调节炎性因子的产生，据研究 RhoA/ROCK 信号通路在 COPD 气管重塑中发挥了重要作用，并抑制气道炎症，改善肺的通气功能。

黄鹤以 30 例 COPD 患者为研究对象，采用参七化痰方治疗的方法治疗其中一组 COPD 患者，并设立对照组，通过 ELISA 来检测 3 组患者血清中的 ROCK1 的表达水平，并检测心脏彩超以估测肺动脉收缩压，然后将两组数据进行综合分析。结果显示肺动脉收缩压的压力值与患者血清中 ROCK1 表达的水平呈正相关。复用大鼠造模实验，成功后，用镜下观察人鼠肺组织的病理变化，并用 IHC 检测肺组织 B 淋巴细胞瘤-2（Bcl-2），Bcl-2 相关 X 蛋白（Bax）的蛋白表达，RT-PCR 测定 RhoA 和 Rock Ⅰ、Rock Ⅱ 的 mRNA 表达。结果显示，参七化痰方组的 Bcl-2 的蛋白表达受抑制，Bax 的蛋白表达得到了提升，而 RhoA 和 Rock Ⅰ、Rock Ⅱ 的 mRNA 表达也受到抑制，提示参七化痰方可通过对 RhoA/ROCK 信号通路的干预作用来抑制 COPD 的气道重塑。

同为经典的信号通路之一，RhoA/ROCK 信号通路在支气管哮喘气道重塑中的作用已被反复证实，而 COPD 作为死亡率 8 倍于哮喘的严重疾病，其实验研究至今尚未展开，中医药对 COPD 的干预作用是多通路的，RhoA/ROCK 信号通路同样非常值得研究。

血管内皮生长因子（VEGF），碱性成纤维细胞生长因子（b-FGF）信号通路

VEGF 在 COPD 发病及加重的全过程都有参与，其异常高表达可以直接参与血管再生以及气道上皮细胞增殖。b-FGF 作为有丝分裂原，在细胞的增殖以及分化中起到了调控作用，b-FGF 能够参与 COPD 的气道重塑已被研究证实，其通过对肥大细胞的增殖促进而发挥作用。

宋素莉以 120 例 COPD 患者未研究对象，随机分组，并于治疗前后，分别检测两组患者的肺功能，并用 ELISA 检测 IL-2、IL-4、IL-18、VEGF、b-FGF、神经生长因子（NGF）的含量，并通过化学发光法以检测血清纤维的相关指标含量，如透明质酸（HA），Ⅳ 型胶原（C-Ⅳ），层粘连蛋白（LN），结果显示，两组患者血清中的 IL-2、IL-4、IL-18、VEGF、b-FGF、NGF、HA、C-Ⅳ、LN 均少于治疗前，且观察组的这些指标在血清中的含量明显低于对照组。提示百令胶囊能有效的缓解和治疗 COPD 患者的气道重塑进程，并有效的抑制肺纤维化的产生。彭静等研究白术和黄芪的配伍对 COPD 气道重塑的干预作用，选取 50 只大鼠随机分为 5 组，造模成功后，采用 ELISA 测定 BALF 中的 VEGF，分泌片（SC），分泌型免疫球蛋白 A（SIgA），TGF-β1 的表达，结果显示，模型组中 VEGF，SC，SIgA，TGF-β1 的含量高于实验组，提示黄芪和白术配伍对 COPD 气道重塑的治疗作用与降低 VEGF 的表达有关。王璐等通过对 30 只大鼠进行造模实验，成功后，分别运用 ELISA 和 IHC 测定 BALF，血清以及肺组织中 VEGF，VEGFR-1/2 的表达和变化情况。结果显示模型组大鼠的细支气管、肺组织病理改变明显不如中药组，且血清中的 VEGF，VEGFR-1/2 以及肺组织和 BALF 中的 VEGF，VEGFR-1 受到了抑制。因而保肺定喘汤对 COPD 大鼠的气道重塑有抑制作用，提示其作用机制与对 VEGF 的信号传导产生的抑制作用有关。吴雪琴以 60 只大鼠为研究对象，在造模成功之后，采用 ELISA 以及硝酸还原酶法测定血浆之中 VEGF、内皮素-1（ET-1）的表达，结果显示，冬虫夏草组的 VEGF、ET-1 表达

均受到抑制，可知冬虫夏草能够阻止 COPD 气道重塑，其作用机制可能和抑制 VEGF、ET-1 的表达有关。王晓然通过建立 COPD 大鼠模型，并检测不同组大鼠气道平滑肌数量、结构、形态的变化，同时检测血清中与气道平滑肌增殖相关的生长因子 FGF、PDGF、TGF-β1，以及肺组织中的增殖细胞核抗原（PCNA），细胞外信号调节激酶 1/2（ERK1/2），p-ERK1/2 蛋白表达，来探讨益气消癥方对 COPD 大鼠气道重塑的干预作用，结果显示模型组 TGF-β1、FGF、PDGF 表达较空白组升高，各治疗组中，FGF、PDGF、TGF-β1 表达含量均较模型组降低，表明益气消癥方可以有效抑制上述生长因子的表达，且 COPD 模型组大鼠的肺组织内 ERK1/2 信号通路被明显活化，因此益气消癥方可以改善 COPD 大鼠气道平滑肌的增殖情况，对气道重构有一定抑制作用。薛晓明等为研究宣肺平喘胶囊对 COPD 的作用机制，以 60 只大鼠为研究对象，造模成功后，采用 ELISA 测定 TNF-α、VEGF、IL-1β、IL-8 的含量，Western blot 测定大鼠肺组织中血小板源生长因子-B（PDGF-B）的蛋白表达，检测大鼠支气管 BALF 中白细胞计数与分类，同时进行病理组织观察，结果显示模型组大鼠血清中 TNF-α、IL-1β、IL-8 的表达升高，VEGF 的表达降低，肺组织 PDGF-B 含量升高，与模型组比较，宣肺平喘胶囊的各剂量组大鼠血清 TNF-α、IL-1β、IL-8 显著降低，VEGF 显著增多，PDGF-B 的蛋白表达显著降低，因此宣肺平喘胶囊能够降低 COPD 大鼠血清中的 TNF-α、IL-1β、IL-8，降低肺组织中 PDGF-B 的蛋白表达，增高血清中 VEGF 的表达，其机制可能与减少炎症介质的生成与释放，发挥抗炎作用，减轻气道表皮黏液的分泌，并抑制气道重塑有关。

NF-κB 信号通路

作为在肺组织细胞凋亡，氧化应激反应中都密切参与的核转录因子，NF-κB 是多种炎症基因兴奋表达的主要参与者，并由之影响炎症反应的发生和气道重塑的进行。且研究发现 NF-κB 可通过对气道平滑肌之中的 TGF-β1 进行诱导，以参与 TGF-β1/Smads 的信号转导，并进一步发挥其多靶点效应，促进 COPD 的气道重塑，导致肺通气的下降。Toll 样受体 2（TLR2）作为 Toll 样受体的一员，在炎症反应中发挥着重要作用，其在对配体进行识别后，通过髓样分化因子 88（MyD88）进行信号的传导，并由此对 NF-κB 进行活化，并由此发挥 TLR2 在 COPD 气道重塑中的重要作用。

何博对 60 只大鼠进行实验，在造模成功之后，检测大鼠的肺功能情况，取材完成，先用 HE 染色观察大鼠的肺组织损伤，然后分别用 Western blot，RT-PCR 检测 NF-κB/p65 及人核转录因子-κB 抑制蛋白 α（IkBα）的蛋白和 mRNA 表达，结果显示实验组相对于模型组，p65 受到了抑制作用，IκBα 受到了兴奋作用，提示理肺汤可阻止 COPD 大鼠的气道重塑，其作用机制与抑制 IκBα 的降解和 p65 表达有关。詹少锋对 6 组 60 只实验小鼠进行造模，成功后，采用 IHC 测定小鼠肺组织中的气道黏蛋白（Muc5ac）、IL-17、TNF-α 的表达，采用 ELISA 测定小鼠 BALF 以及血浆中的 IL-17、TNF-α 的表达以及 BALF 内的 Muc5ac 的表达，采用 RT-PCR 技术测定小鼠肺组织之中 AQP5，Muc5ac 的 mRNA 表达，Western blot 测定 p-NF-κB、JNK、p38、ERK 的蛋白质含量情况。最终得出结论，益气化痰方可通过介导 IL-17/TNF-α 来对 MAPK/NF-κB 信号通路产生影响，最终引发 Muc5ac、AQP5 的表达来达到治疗 COPD，并抑制气道重塑的发生。文秀华等以 84 只大鼠为研究对象，在分组并造模成功后，采用 IHC 法测定 NF-κB、MyD88、TLR2、TLR4 的表达，并用 Western blot 测定 NF-κB、MyD88、TLR2 的表达。结果显示，实验组 NF-κB、MyD88、TLR2、TLR4 都受到了不同程度的抑制作用，因此补肺汤可改善 COPD 的气道重塑，其机制可能和补肺汤对 TLR2、TLR4 的抑制作用，并介导 MyD88，抑制 NF-κB 的表达有关。李宁为研究三七、莪术对 COPD 气道重塑的干预作用，以其中最重要的 3 种活性成分莪术醇、姜黄素、三七总皂苷为研究对象，并制作细胞损伤模型分别给药治疗，以 RT-PCR 检测 TNF-α、IL-6、IL-1β、α-SMA、Smad2/3、TGF-β 的 mRNA 表达，Western blot 检测 p-NF-κB p65、p-Smad2/3 的蛋白表达，结果显示姜黄素、莪术醇、三七总皂苷可以降低 NF-κB p65 蛋白表达，抑制 TNF-α、IL-6、IL-1β 的 mRNA 表达，提升 Smad2/3 蛋白表达及 Smad2/3，TGF-β

的 mRNA 表达，因此三七、莪术的主要成分可通过抑制 NF-κB 信号通路，并下调炎症因子 TNF-α、IL-6、IL-1β 表达水平，来缓解 COPD 的气道重塑。

中医药的研究早已向微观世界大踏步的迈入，研究内容也逐渐的充实。仅中医药防治慢性阻塞性肺疾病气道重塑相关信号通路的研究较多，而其他的通路，可能对 COPD 气道重塑产生干预作用的其他通路却较少，如 JAK/STAT 与气道重塑的研究，还有单核细胞趋化蛋白-1（MCP-1）等。除此之外，如此多的研究成果，无不昭示着中医药对信号通路的干预能力，一剂方甚至一味药都会对疾病产生多靶点的干预作用，展现出已有 5000 年发展史的中医药仍然保持着旺盛的生命力。

97 肺源性心脏病中医证型与炎症介质的相关性

肺源性心脏病简称肺心病。中医药在防治肺心病方面有较好疗效，但中医辨证分型的复杂性、不统一性阻碍了中医药防治工作的进展，因此开展中医证型研究具有重要意义。学者李淑芳等通过测定炎症介质 TNF-α、IL-1β、IL-6、IL-8 水平的变化以探讨肺心病中医证型与炎症介质指标之间的关系。

资料与方法

1. 一般资料： 选择 2004 年 10 月—2006 年 3 月某医院中心 ICU、呼吸科及急诊科等慢性阻塞性肺疾病（COPD）并发肺心病患者 141 例，其中有痰热壅肺证、痰浊蕴肺证、气阴两虚证、阳虚水泛证 4 种证型。各证型分别为一组。其中痰热壅肺组 39 例，男性 27 例、女性 13 例，平均年龄（77.10±9.53）岁；痰浊蕴肺组 36 例，男性 31 例、女性 8 例，平均年龄（77.21±7.57）岁；气阴两虚组 34 例，男性 24 例、女性 10 例，平均年龄（80.06±5.85）岁；阳虚水泛组 29 例，男性 20 例、女性 9 例，平均年龄（77.93±6.37）岁。各组在年龄、性别、合并症等方面均无统计学差异（$P>0.05$）。

2. 诊断标准： 西医诊断参考 1980 年全国第 3 届肺源性心脏病专业会议修定的诊断标准。中医辨证分型标准参照《中华人民共和国国家标准·中医临床诊疗术语证候部分》。

3. 入选标准： ①纳入标准：年龄 40～90 岁；符合肺心病诊断标准者；符合中医辨证分型标准者；知情同意，自愿受试者。②排除标准：具有严重的原发性心血管病变如心绞痛、心肌梗死、风湿性心脏病、心肌病等；严重肝肾功能不全、血液系统疾病；合并组织创伤、恶性肿瘤、免疫系统疾病和非肺部感染者；精神病患者；接受其他有关治疗，可能影响观察指标的患者。

4. 观察方法： 测定血清肿瘤坏死因子-α（TNF-α）、血清白细胞介素-1β（IL-1β）、血清白细胞介素-6（IL-6）及血清白细胞介素-8（IL-8），均采用双抗体夹心 ABC-ELISA 法测定。

5. 中医证候量化评分法： 将各证型出现的证候记分权重，分别为 0 分、1 分、2 分、3 分；舌象、脉象均不记分。于入院后 24 小时内观察并记录，为明确中医证型提供依据。

6. 统计学处理： 应用 SPSS 11.5 统计软件。统计数据以（$x\pm s$）表示，采用方差分析、单因素相关分析。

结　　果

1. 肺心病不同中医证型炎症介质指标比较： 肺心病炎症介质在各中医证型中有一定的变化规律。TNF-α、IL-1β、IL-6 由高到低的顺序为痰热壅肺＞阳虚水泛＞气阴两虚＞痰浊蕴肺，其中 IL-6 升高明显，校正病情程度、吸烟史及合并症后，痰热壅肺组分别与痰浊蕴肺、气阴两虚组及阳虚水泛组比较，差异显著（$P<0.05$）；痰浊蕴肺、气阴两虚及阳虚水泛之间比较，无统计学差异（$P>0.05$）；各证型之间 TNF-α、IL-1β 变化无统计学意义（$P>0.05$）。IL-8 由高到低顺序为阳虚水泛＞痰热壅肺＞痰浊蕴肺＞气阴两虚，校正病情程度、吸烟史及合并症后，阳虚水泛组分别与痰浊蕴肺组、气阴两虚组比较，差异显著（$P<0.05$），与痰热壅肺组比较无统计学意义（$P>0.05$）；痰浊蕴肺组与气阴两虚组比较，差异不显著（$P>0.05$）。

2. 肺心病各证型中医证候积分与炎症介质指标的单因素相关分析： 肺心病痰热壅肺组证候积分与

TNF-α 及 IL-8 均呈正相关，相关系数 TNF-α＞IL-8（γ 分别为 0.628，0.489）；痰浊蕴肺组证候积分与 TNF-α 呈正相关（γ＝0.500）；气阴两虚组证候积分与炎症介质指标无相关性；阳虚水泛组证候积分与 TNF-α 及 IL-8 均呈正相关，相关系数为 TNF-α＞IL-8（γ 分别为 0.713，0.485）。

讨　论

肺心病急性发作时呼吸道感染是主要诱因，炎性介质（如 TNF-α、IL-6、IL-8）的表达是急性感染的特征。呼吸道感染时，细菌所含脂多糖及释放的内毒素可以激活肺泡巨噬细胞产生 TNF-α、IL-1 等炎性介质。这些炎症介质继而促进肺泡巨噬细胞和支气管上皮细胞产生 IL-6、IL-8。由于局部产生的细胞因子吸收入血以及内毒素引起体内单核-巨噬细胞广泛激活，导致血中 TNF-α、IL-6、IL-8 升高。本研究发现，炎症介质 TNF-α、IL-1β、IL-6、IL-8 均高于正常范围。与国内文献报道一致。

有关肺心病中医证型与炎症介质关系的报道很少。本研究建立在一定文献研究基础上，选取肺心病常见证型即痰热壅肺证、痰浊蕴肺证、气阴两虚证及阳虚水泛证作为探讨对象，观察其炎症介质变化。结果表明，肺心病炎症介质在各中医证型中有一定的变化规律。TNF-α、IL-1β、IL-6 由高到低的顺序为痰热壅肺＞阳虚水泛＞气阴两虚＞痰浊蕴肺，其中 IL-6 升高明显，经校正病情程度、吸烟史及合并症后，痰热壅肺组分别与痰浊蕴肺组、气阴两虚组及阳虚水泛组比较差异显著，各证型之间 TNF-α、IL-1β 变化相近；IL-8 由高到低顺序为阳虚水泛＞痰热壅肺＞痰浊蕴肺＞气阴两虚，经校正病情程度、吸烟史及合并症后，阳虚水泛组分别与痰浊蕴肺组、气阴两虚组比较，差异显著，与痰热壅肺组则相近。

在各中医证型证候积分与炎症介质的相关性研究中发现，痰热壅肺组和阳虚水泛组中医证候积分与 TNF-α 呈显著正相关，与 IL-8 也呈一定的相关性；痰浊蕴肺组中医证候积分与 TNF-α 呈一定的相关性；气阴两虚组中医证候积分与炎症介质无明显相关性，表明不同中医证型患者炎症介质差异明显，而且随着中医证候加重，炎症介质表现出一定程度的升高，说明炎症介质在反映中医证候轻重、判定预后上具有参考价值。但炎症介质并不能反映肺心病中医证型的动态演变，考虑可能为肺心病不同中医证型炎症介质升高的原因不同，而中医学之"痰热"和"阳虚"均可能是引起炎症介质升高的因素，炎症介质与其他指标结合可能对证型判定具有较好价值。

98　慢性胃炎中医辨治思路

　　慢性胃炎在临床上可见胃脘部疼痛、胀满不舒、嘈杂不适、嗳气、反酸、烧心、口干口苦、呕吐胃内容物、呃逆、大便稀溏或秘结不通等症状。病机多为气机宣降不顺，脾胃升降失司。学者张诗宇等临床诊治慢性胃炎重视辨症识证，治法独特，获得较好的疗效，兹将辨治思路介绍如下。

辨症识证

　　"观其脉证，知犯何逆，随证治之"（《伤寒论》），辨证是治疗的前提。慢性胃炎的辨证可分别从辨疼痛、辨痞满、辨饮食、辨口味、辨大便、辨情志 6 个方面进行。

　　1. 辨疼痛：临床上很多患者以胃脘部疼痛为首要症状来消化科就诊，其中以胀痛、灼痛、隐痛、刺痛最为常见，辨胃痛首辨虚实寒热。胃脘部胀痛，痛及两侧胸胁，时作时止，痛无定处，常因情绪刺激而发作，嗳气、矢气后有所缓解，多为肝胃不和、脾虚气滞所致；胃脘部呈烧灼样疼痛，痛势急迫，喜饮冷而厌热，多为肝胃郁热所致；胃痛反复，隐隐作痛，缠绵不休，痛处喜按，多为虚证，脾胃气（阳）虚、胃阴不足所致；胃脘部疼痛固定，痛如针刺，按之加剧，多为瘀血阻滞所致。

　　2. 辨痞满：《景岳全书》云"痞者，痞塞不开之谓。盖满则近胀，而痞则不必胀也"。《丹溪心法》将痞与满作出了区分，云："胀满内胀而有形；痞者内觉痞闷，而外无胀急之形也。"痞主虚证，以胃脘部痞塞不开为主，多脾虚、阳虚；满多为实证，以胃脘部胀闷不行、饮食难下为主，见于气滞、食积、痰湿、血瘀等。

　　3. 辨饮食：胃处中焦，主受纳和腐熟水谷，饮食习惯也与慢性胃炎息息相关。不欲进食，食之无味，没有饥饿感和进食需求称为食少纳呆，多见于脾胃气虚和湿邪困脾证。其中久病伴神疲倦怠，便溏，面色萎黄，舌淡脉虚者，多为脾胃气虚；头身困重，舌苔厚腻脉滑者，多为湿邪困脾；有饥饿感，但不想进食或进食量少称为饥不欲食，多为胃阴不足，虚火内扰所致；消谷善饥，饮食量多却常伴随着饥饿感，多为胃中有实火，消化水谷过于频繁所致；进食则感疼痛，不食则安，多由脾胃虚寒，难以腐熟水谷所致。

　　4. 辨口味：脾胃开窍于口，口中味觉或感觉异常，多是脾胃功能失常的外在表现。自觉口苦，晨起或午后加重，多肝胃郁热、胆腑热盛；口中黏腻不爽，不欲进食，常伴舌苔厚腻，多脾湿中阻；口中带有甜味，平素喜食甜食，多脾气虚弱；口干多为热象之征，可有虚热和实热之分，根据舌象可资鉴别，其中虚热多胃阴不足，实热多胃热壅盛。

　　5. 辨大便：在问诊时常询问患者的大便情况，中焦脾土失运，当降不降，易出现大便异常，包括稀溏、黏滞和便秘。大便次数增多，粪质稀薄，甚至如水样，为稀溏，多见于脾气虚、脾阳虚和肝脾不和证；大便黏稠，泻下黄糜，肛门周围有灼热感，为黏滞，多见于脾湿中阻和脾胃湿热证；大便秘结不通，排出艰难，大便次数减少，为便秘，多见于阴虚肠燥、肠胃郁热、脾气虚、脾阳虚。

　　6. 辨情志：中焦脾胃为气机升降枢纽，情志失调，脾胃首当其冲，恰如《脾胃论》云"皆由喜、怒、悲、忧、恐为五贼所伤，而后胃气不行"。自觉胸中烦热，躁闹不安，甚至坐卧不宁，心烦，多见于热证，实热为心火亢盛，虚热阴虚火旺；急躁易怒，多肝火亢盛；情绪低落，沉默寡言，善悲易哭，意志消沉，多肝气郁滞、心脾两虚；经常紧张害怕，提心吊胆，伴心悸气促、惊怯，多心胆气虚。

治疗思路

1. 调畅气机："升降出入，无器不有"（《素问》），慢性胃炎的病因多以气机郁滞、胃失和降为基础，气机不畅既可由气、湿、热等有形实邪所致，也可由中气虚弱、中焦虚寒等气机推动无力所致。治疗上结合患者的辨证分型，实者可采用疏肝行气解郁、清热散结、化湿和中等方法以调畅气机升降，虚者可用补益中焦、温中祛寒等法补气解郁。

当肝气升发太过，易横逆犯胃，克伤脾土，出现情志不舒，两胁肋胀痛，嗳气，平素善太息，苔薄白，脉弦，选用柴胡疏肝散加减，肝体阴而用阳，在使用诸多理气类药物时，可添加柔肝敛肝之白芍、乌梅、牡蛎，酸甘化阴以滋养肝体；当痰凝气滞，痰气互结，出现咽部如有异物，吞咽不适，胸膈满闷不舒，舌苔滑，脉弦滑时，用半夏厚朴汤加减，还可再加少许行气化痰之药；当胃虚痰阻气逆，出现呃逆频作、嗳气不爽、恶心，用旋覆代赭汤，并根据寒热辨证配合橘皮竹茹汤或丁香柿蒂散加减。

怒气伤肝，郁而化火，出现胁肋胀满，胃脘灼痛，舌红苔黄，脉弦数，常用化肝煎加减。伴口中干苦者，可配合苦寒之黄连、黄芩、蒲公英；伴反酸烧心者，加入乌贝散、煅瓦楞子等；伴胸中烦热者，加栀子豉汤加减。当湿热缠结中焦，清浊相干，出现湿热霍乱，上吐下泻，胸脘痞闷，烦躁不安，小便短赤，舌红苔黄腻，脉滑数时，用连朴饮来清热化湿、理气宽中、除烦止呕。

湿阻中焦出现脘腹胀满，不欲饮食，口淡乏味，恶心呕吐，肢体沉重，倦怠乏卧，舌苔白腻，脉滑时，用平胃散，作为治疗湿滞脾胃基础方。当湿邪壅盛，蕴积周身，出现浮肿、泄泻、呕吐、黄疸、小便不利等症状时，还可加入五苓散利水渗湿、温化阳气。两方合用，共奏祛湿之功。出现乏力、短气、神疲、面白、纳少便溏、舌淡白脉弱时，用四君子汤加黄芪，为补益中焦脾胃之气的基础方；当脾气虚弱，气机升降失常，清阳下陷，出现少气懒言、肢软乏力、食少便溏、久泻久痢、崩漏、脉虚无力时，可用补中益气汤、参苓白术散加减，并补气中加入少量行气药物，使诸药补而不滞、动静结合。

当脾胃虚寒，出现腹痛缠绵喜温喜按，呕吐清水，便质稀溏，畏寒肢冷，口淡不渴，脉沉无力，用理中丸加减；当中焦虚寒、肝脾失调、阴阳不和，出现里急腹痛，喜温喜按，气短自汗时，用黄芪建中汤加减以温中补虚、和里缓急，腹痛甚者可加乌药、小茴香以温中止痛。

2. 动静相宜：由于慢性胃炎病程较长，久病成虚，患者常处于一种虚实夹杂的复杂情况，单纯补益，恐湿、热、毒等邪气留于体内不能完全祛除，积滞更重，进而气机升降受阻，脾气不升，胃气不降，肝气不舒，导致正气更虚。攻伐太过，邪气虽祛，而脾胃之气伤，气机升降无力，体虚加重，使胃疾难愈。因此临床治疗慢性胃炎时应该动静相宜，以补配消，以塞配通。根据不同证型，用行气、清热、燥湿、活血类药物行散走窜，用补气健脾之类药物补养助益，临床上常根据正虚邪实的情况来选择消补药物。枳实消痞丸以四君子汤加枳实、厚朴、黄连、干姜、麦芽，动静相宜、消补兼施、寒热共投、相互制约、相互为用、一散一补，为治疗脾虚气滞、寒热互结之常用方。

3. 寒热同调：脾为阴土，喜燥恶湿，易为寒湿所困；胃为阳土，喜湿恶燥，易为阳热所伤。脾胃同病时易出现上热下寒之证，当出现胃脘部嘈杂不适，口干口苦，反酸烧心，怕冷，腹胀，便溏，纳差，舌红苔黄，脉弦，常用半夏泻心汤加减平调寒热、散结除痞。若患者热象偏重可加寒凉之栀子、知母、黄柏，寒象偏重可加温热之制附子、肉桂、桂枝。其中温燥、寒凉之类药物应中病即止，不宜久用。使用温燥药物时应少佐甘润之品防伤阴，使用寒凉药物适当佐辛温之品防止碍胃。

4. 酸甘化阴：胃为阳腑，易化燥伤阴，故在治疗上常配伍酸甘之药来滋肝阴、胃阴及肠道之津液不足。当表现为上焦津亏，出现口干舌燥、烦渴思饮、舌红少苔、脉细数时，可用益胃汤加减配合香橼、天花粉生津益胃止渴。当病症趋于下焦，出现大便干、便秘时，可用增液汤加减，方中玄参、生地黄、麦冬量大，可以用至 30 g，以达增水行舟之效。

5. 通络化瘀：病程日久，易入络成瘀，在治疗上常配伍一些活血行气祛瘀止痛类药物。现代医学研究表明延胡索粉有镇痛作用，其效价为阿片的 1/10，作用持续 2 小时，为止痛要药，在治疗此类胃痛患者时常加入延胡索 20 g 以活血行气止痛；郁金清湿热、活血行气、解郁止痛；当归活血止痛、养血疏肝；白及与三七收敛止血、护膜生肌，为治疗胃黏膜糜烂、出血、溃疡的常用药对；桃仁活血祛瘀、润肠通便；莪术破血行气消积。在疾病日久，出现胃脘部刺痛，拒按，舌暗红有瘀斑，多为血瘀，可配伍以上药物来治疗。

6. 化郁安神： 现有资料表明，慢性胃炎患者中，近 1/3 与心理因素密切相关，"精神不进，志易不治，故病不可愈"（《素问·汤液醪醴论》）。情志抑郁者，用丹栀逍遥丸加减以调畅情志、疏肝理脾养血，此类病证女性患者居多，伴随月经不调；思虑太过、心脾气血虚弱时，用归脾汤补益心脾、益气养血，此类患者多心思细腻、反复思虑耗伤心血；胆小害怕、心神不宁者，用安神定志丸以养心安神，失眠者，可加生龙骨、煅牡蛎；阴虚肝郁、情志不畅时，采用滋水清肝饮加减以滋肾养肝、调畅情志，此类患者多为疾病日久，耗伤肝肾阴血，在治疗上多予滋阴。

体　会

1. 重在疏肝，调和脾胃： 情志所伤，肝气犯胃，是临床常见的发病模式，调理情志也是至关重要，在治疗此类精神紧张压力大的患者，常运用柴胡类方加疏肝类、安神类药物，并多次反复劝导，在用药同时给予患者信心，正所谓精神内守，病安从来。注重饮食调控，临床上常嘱咐患者首先节制饮食，少食生冷、辛辣、油腻及难以消化之类食物，宜少食多餐，不宜过饱，"饮食自倍，肠胃乃伤"，宜偏软食，少食豆制品、高淀粉类产气多的食物。反酸、烧心者，忌服浓茶、咖啡、豆浆、牛奶等延缓胃肠道排空类食物，餐后不要立即采取卧位，餐后 1~2 小时后可适当运动，避免用力、弯腰等增加腹压类动作。

2. 辨证施治，三因制宜： 一人一方，不可拘泥于一种方药，应因时制宜、因地制宜、因人制宜，其中儿童身体娇嫩，药味宜轻，药量宜少。在治疗此病时，应牢牢掌握辨疼痛、辨痞满、辨口味、辨饮食、辨大便、辨情志的思路，通过望闻问切、四诊合参，收集有效的临床症状，辨证论治，再采取合适的行气、活血、滋阴、补阳、安神类药物配伍，病证结合，才能取得满意的临床疗效。

99　慢性胃炎的中医辨证论治

　　慢性胃炎属中医学"胃脘痛""胃痞"范畴。其病机错综复杂，是消化系统的常见病、多发病，病程长，迁延不愈，因此对患者的生活质量影响很大。中医运用独具特色的辨证论治，采用中医药治疗慢性胃炎已积累了丰富的经验，临床疗效显著、持久，显示出良好的前景。各医家对错综复杂的临床证候进行剖析，从不同的切入点进行辨证论治，针对性较强，形成了其独特的思维方式和方法，完善了慢性胃炎的辨证论治理论，其中有很多思维方法值得研究、借鉴和运用，为此，学者曹童童等对其进行了归纳、分析和总结，使人们对慢性胃炎的辨证论治有一个系统、全面的认识。

从瘀论治

　　慢性胃炎从瘀论治，疗效显著。清代名医叶天士在《临证指南医案》中云："初病在经，久病入络，以经主气，络主血。""初病湿热在经，久则瘀热入络。""病久痛久则入血络。"指出久病多瘀。谢磊等认为饮食不节、忧思恼怒、阳气虚损以及由于脾胃自身升降失职、化源异常、血溢脉外都可致瘀血的产生从而引发慢性胃炎。王姝等通过多年来临床观察和实践，认为慢性胃炎多夹瘀，具体分为寒凝血瘀型、气滞血瘀型、气虚血瘀型、热灼成瘀型、损伤积瘀型。任宗升观察应用活血化瘀法治疗慢性胃炎96例，用基本方（陈皮、法半夏、茯苓、木香、砂仁、三棱、莪术、白及、九香虫、刺猬皮等）随症加减，结果总有效率达91.7%；70例血瘀证患者的血液流变检测也较治疗前有明显改善。唐俊峰等采用活血化瘀法（主要药物丹参、五灵脂、蒲黄、三七等）治疗慢性胃炎70例，从临床症状改善胃黏膜炎症好转等方面进行临床观察，结果治疗组总有效率为91.4%，证明活血化瘀法迅速改善慢性胃炎的临床症状，对慢性胃炎有良好的治疗作用。韩长月用枳术丸合丹参饮治疗慢性胃炎56例观察，结果治疗组32例，总有效率为87.5%，治疗组疗效优于对照组。钱卫东观察从热瘀论治慢性胃炎62例疗效，结果总有效率为88.7%。张参军在临床上经常见到多方求治而效果不显的慢性胃炎患者，经给予益气活血之补阳还五汤加减治疗，疗效显著。现代医学及药理学研究认为活血化瘀药物可以改善胃黏膜的血液循环和组织营养，增强吞噬细胞功能，促进局部炎症吸收，促进固有腺体再生，并能抑制体液免疫，增强细胞免疫，提高胃内前列腺素的含量，促进胃黏膜的修复。

从痰论治

　　陈福如认为慢性胃炎和痰在病因病机方面虽然由多种因素造成，但其共同点都以脾胃运化功能紊乱为枢机，水谷精微的消化吸收和转输失常，水反为湿，谷反为滞，聚而为痰为饮。痰饮一旦出现，又进一步促使脾胃运化功能紊乱，互为因果。清代沈朗仲《病机汇论》指出"胃脘痛者，多由痰饮食积郁于中"。若能消除痰饮，扭转脾胃运化功能紊乱，就能恢复脾胃的运化功能，起到异曲同工之效。现临床主要分为寒痰中阻型、痰热郁阻型、湿痰阻胃型。

　　1. 寒痰中阻型：主要表现为胃脘痞满或疼痛，喜温喜按，泛恶清水或痰涎，舌淡纳呆，或大便溏薄，舌质淡或淡胖，舌苔薄白或白腻，脉象弦缓或沉缓。程运文用《症因脉治》之平胃导痰汤合四逆汤加桂枝、吴茱萸温化寒痰、补益脾胃，取得良好疗效。

　　2. 痰热郁阻型：主要表现为胃脘胀满或灼痛，口苦而黏。嘈杂泛酸，呕恶苦涩，或见大便不畅，舌质偏红，舌苔薄黄或黄腻，脉象弦滑或滑数。张华等治疗慢性胃炎 86 例以调中和胃汤（黄芩、党参、法半夏、干姜、厚朴、佛手、建曲、黄连、甘草）为基础方，并随症加减，总有效率为 97.5%。齐永茂用温胆汤治疗慢性胃炎，以清热化痰止呕，加黄连苦寒清热，代褚石、旋覆花降逆和胃，其间辛开苦降，正合脾胃升降之机，痰热去而诸症悉平。

3. 湿痰阻胃型： 症状多见胃脘痞满胀痛，时作时止，恶心欲吐，或呕吐痰涎，纳呆口黏，厌油腻厚味，大便溏，伴头晕目眩，心悸短气，食油腻厚味或冷饮，每易发作，或症状加重，舌淡红，苔白腻，脉弦或滑。冯鑫等治疗慢性胃炎 63 例以陈夏六君子汤（党参、白术、茯苓、陈皮、法半夏、胆南星、石菖蒲等）为基础方进行化裁，结果 63 例患者临床治疗 1 个月后观察，总有效率为 100%。

从湿论治

《素问·阴阳应象大论》云"中焦生湿"，《灵枢·营卫生会》云"中焦如沤"，《温病条辨》云"治中焦如衡，非平不安"，均说明湿之为患，与脾胃关系密切。健脾者与先化湿，从湿论治，在临床有较好疗效。胡一莉认为应以"脾为阴土，喜燥恶湿；胃为阳土，喜润恶燥"为立法依据。从湿论治，随证治之，治疗可大致归为苦温燥湿、清热化湿、理气化湿、温阳化湿、健脾化湿、活血化湿这几种方法，并指出应当遵循清代吴鞠通"治中焦如衡，非平不安"之训，着重以苦温燥湿之法祛除湿邪，同时根据病变特点采取不同的方法，不足者补之，气滞者疏之，瘀结者散之，偏寒者温之，偏热者清之。牛清华自拟清中化湿汤治慢性胃炎 120 例，基本方为黄连 10 g、竹茹 10 g、茵陈 15 g、法半夏 10 g、陈皮 10 g、枳实 10 g、厚朴 10 g、莪术 10 g、苍术 10 g、茯苓 15 g、白豆蔻 10 g、吴茱萸 3 g。结果 120 例患者经服药治疗 2 个疗程后，总有效率为 95%。

从浊毒论治

刘启泉等认为慢性胃炎在临床中多循气滞、湿阻、浊聚、热郁、浊毒、络郁、阴伤的发展规律。浊毒相害贯穿慢性胃炎的全过程。浊毒黏滞使胃络瘀滞，气不布津，血不养经，胃失荣养，腺体萎缩久久不愈，终则发生肠上皮化生或异型增生。前期浊毒阻遏气机，至胃失和降，多以实证为主，后期伤阴损络，可见虚实夹杂，浊毒伤阳之象。余恒才自拟健脾化浊通络饮为主治疗慢性萎缩性胃炎伴肠上皮化生 30 例。药物组成黄芪 12 g、党参 12 g、白术 10 g、茯苓 10 g、藿香 12 g、薏苡仁 15 g、佛手 10 g、绿萼梅 10 g、黄连 10 g、田基黄 12 g、白花蛇舌草 12 g、白芍 10 g、白及 6 g、九香虫 6 g、炙甘草 6 g，随症加减。结果临床痊愈 8 例，显效（临床症状、体征消失，胃镜复查黏膜慢性炎症好转，病理组织学检查证实腺体萎缩、肠上皮化生恢复正常或减轻 2 个级度）17 例；有效（主要症状、体征减轻，胃镜复查黏膜病变范围缩小 1/2 以上）5 例，病理组织学检查证实能取得满意疗效。

100 基于浊毒理论分型辨治慢性胃炎

慢性胃炎是指由于多种原因导致的胃黏膜发生慢性炎性改变的一种疾病，为消化系统的常见性、多发性疾病，其发病率位居各类型胃疾之首。根据病因可将其分为两种类型，一类为幽门螺杆菌胃炎，另一类为非幽门螺杆菌胃炎；以内镜和病理为依据可将其分为萎缩性胃炎和非萎缩性胃炎。慢性胃炎循其病情之轻重，常沿慢性浅表性胃炎、慢性萎缩性胃炎、肠上皮化生及异型增生的路线进展，甚至可发展为胃癌。而肠上皮化生及异型增生均为癌前病变，病情较重。西医对慢性胃炎治疗多从对症、对因着手，但效果不佳，中医药对于本病的治疗具有显著优势。慢性胃炎据其临床主症的不同在中医学中分属于"胃脘痛""嘈杂""痞满"等范畴，病位在胃，兼涉肝脾，其病因病机广杂，临床表现各异。学者张丽等认为，浊毒壅胃为慢性胃炎的主病机，贯穿于慢性胃炎进展的全过程，是慢性胃炎经多环节、多步骤进展为胃癌的关键因素。治宜化浊解毒为大法。基于浊毒理论进行分型辨治对于提高本病的临床疗效具有重要意义。

浊毒和脾胃病病机密切相关

1. 溯浊毒之源流：有关"浊"与"毒"的理论在中国古代就有相关记载。《灵枢·小针解》云："浊气在中……浊溜于肠胃……而病生于肠胃。"指出"浊"既指水谷之精微的部分，又指体内代谢的废浊之物。毒在古籍记载中含义广杂，包括非时外感之毒气、药毒、食毒、酒毒、虫毒等，《诸病源候论》云："热气乘虚而入，攻于脾胃……此热毒所为也。"指出外邪侵犯人体，致机体气血阴阳失衡，体内代谢废物郁滞化热而生毒。古人常以"浊""毒"分论之，然而"浊""毒"性质相似常相合致病，两者胶结难分，现代临床上常将"浊毒"并称作为一个整体，作为指导疾病诊治的基本理论之一纳入中医学体系中，"浊毒"既是病理因素，又是病理产物。从浊毒理论出发识病、辨病，可有效指导临床实践。

2. 论浊毒之病机：浊毒常可自内外不同途径袭入，导致人体气血阴阳及脏腑功能失和，蕴生疾患。污染的空气，不洁之食物、水源，皆可自口鼻或皮肤侵入人体，甚或直中胃腑，致脾伤胃损；竞争日益激烈的社会环境下，现代人常饮食饥饱失常，情志焦躁不舒，起居作劳悖于自然之法，此皆可导致脾胃受损，运化失职，肝之疏泄失常，气机失调，体内代谢之物秽滞不去，遂致浊毒内生。浊毒胶结，顽固迁延，滞留中焦，致脾胃气机升降失宜，津液布散不循常道，则可造成气滞湿蕴，水聚痰凝之势，日久化热，耗血炼液成瘀，致胃络壅滞，失于和降，胃阴耗伤，失于濡养，痰瘀浊毒客于胃腑，浊化胃部组织、细胞，损伤黏膜、腺体，导致胃部炎症、腺体萎缩、肠上皮化生，重者可出现异型增生甚至进展为胃癌。由此可见，浊毒伴随着慢性胃炎疾病进程的始终，浊毒壅胃乃慢性胃炎迁延难愈的病机之要。

浊毒为核心的慢性胃炎分型辨证

近代医家对于慢性胃炎的分型及治疗见解不一。唐旭东认为脾虚为病机之本，湿热、痰浊、瘀血为病之标，治宜降逆和胃，兼顾他证，临证常以半夏泻心汤化裁；吴滇从脾胃虚弱着手治疗本病，提倡以扶正祛邪、活血解毒为治则，方以四君子汤化裁；林平认为本病以脾虚气滞为病机关键，故施以健脾理气之法，治以自拟"调脏运气汤"为基础化裁。综览各医家之见，多由虚、痰、湿、瘀、气等角度辨治本病。通过长期的临床实践发现，上述病理因素皆与浊毒致病密切相关，故以浊毒为切入点对慢性胃炎进行研究。浊毒胶固缠绵，致病广泛而变证多端，非独致气病、血病也，临床常易兼夹为患，故依浊毒之轻重对慢性胃炎分型辨治。

1. 浊毒蕴结，气滞湿阻型： 现代人生活压力日益增大，普遍存在情绪紧张、劳作失节、饮食厚味的现象，加之雾霾污染等因素，常致浊毒入于口鼻，胶结中焦，使肝之疏泄不利，气滞不畅，脾胃气机失于升降，津液输布失司，湿阻不化，聚浊蕴毒。临床表现为胃脘胀闷、疼痛，口中黏滞不爽，呕恶嗳气，口中异味，纳呆肢倦，矢气频发或矢气不通脘腹作痛，大便不畅或溏滞，舌质红，苔质薄腻，色白或黄，脉弦滑或细滑。

此型治宜化浊解毒、理气化湿和胃；临证常以化浊解毒理气方为基础加减治疗。药物常选黄连、薏苡仁、藿香、佩兰、苍术、厚朴、砂仁、白术等。气可载津、布津，故气畅则湿无以聚，故以辛香苦温之苍术、厚朴，行气燥湿除满，使气畅浊化，脾运如常；脾主运化水湿，故脾健则湿化，故以薏苡仁、白术健脾燥湿，苦、寒之黄连、茵陈清热毒化湿浊，脾乃中土以运转精微灌四旁，通过经络与胃相合作为气机升降之枢，共主三焦气机升降，脾主升胃主降，两者功能协调有序，则三焦气机和顺畅达，故常以炒苦杏仁、豆蔻、薏苡仁三药相伍以宣上焦、畅中焦、利下焦，使浊毒之邪从三焦分泄；并配以芳香类药物以除陈祛腐涤垢，常选主归脾、胃经的佩兰、藿香、砂仁等，以芳化辟秽，升清降浊。脾运健，胃纳康，则津液布散有道，气机运行有序，浊毒无源以生。

2. 浊毒阻络，瘀聚痰凝型： 浊性黏滞，毒性顽固，浊毒壅阻入络，深伏于内而愈加燥烈，灼津炼液，耗气凝血，易致痰凝血聚，瘀阻于脏腑经络，致病繁杂，甚或坏证蜂起。临床表现为胃脘痛如针刺，痛定不移，夜间为著，口淡不欲饮，或口苦口黏，纳呆泛恶，面色晦浊，舌质紫红或暗，苔腻色黄，可见瘀斑瘀点，脉象弦涩或弦滑数。

此型治宜化浊解毒，散瘀化痰通络；临证常以化浊解毒通络方为基础加减治疗。药常选瓜蒌、黄连、清半夏、丹参、赤芍、牡丹皮、当归、三七、川芎等。黄连苦寒，善燥湿清热尤以中焦之效卓著，清半夏辛温，功可燥湿化痰，两者相配达寒热平调之效，奏辛开苦降之功，加之瓜蒌甘寒，宽胸散结涤痰，使润燥相宜，防阴伤之弊，三药合用以清热化浊祛毒；牡丹皮、丹参、赤芍性属寒凉，功善凉血活血，又可清热消痈祛毒，可防血、热互结之弊；当归活血亦可养血，川芎活血亦可行气，《本草汇言》云"芎……中开郁结，血中气药……味辛性阳，气善走窜……虽入血分……调一切气"。此二味配伍可使瘀散血行而无气血耗伤之患，三七粉活血止血定痛，亦通亦补，且蔡甜甜等通过研究发现，三七中含有的总皂苷具有广泛的抗炎作用，对胃黏膜具有保护作用。

胃土属阳，病易化热蕴火，若热象重者，可酌加石膏、栀子、知母之味，以清胃中邪热，泄三焦之火，并兼以滋阴润燥；热毒交结者，可予半枝莲、半边莲、白花蛇舌草之属以清热解毒散结；络瘀毒伏者，可投以僵蚕、全蝎、蜈蚣之品以活血通络，攻毒祛浊。因湿乃浊之源，湿凝不化进一步形成浊、痰、瘀、毒，易滞易积，变生坏证，故尚可予茯苓、薏苡仁等健脾利湿之品以绝湿浊之源。诸药合用可获瘀散痰化，浊祛毒消之效，胃腑络通血畅，津液环流有序，则络得津血之濡养，胃康体健。

3. 浊毒郁久，胃阴虚亏型： 浊毒为病，暴戾顽固，迁延难治，郁积胃腑日久，易耗血伤津蚀气，致脾胃虚损，胃阴亏耗，气血无源以生。临床表现为胃脘隐痛伴有烧灼感，口干咽燥，饥而不欲饮食，五心烦热，便干尿少而黄，舌红津少，苔花剥或少苔甚或无苔，脉弦细或脉细数。

此型治宜化浊解毒，滋阴养胃；临证常以化浊解毒养胃方为基础加减治疗。药常选北沙参、麦冬、石斛、玉竹、百合、生地黄、薏苡仁、茵陈等。薏苡仁、茵陈化浊利湿以醒脾，百合、麦冬、石斛、生地黄清热生津滋胃阴，使胃阴得补而无滞腻之弊，北沙参、玉竹养阴润燥，诸药合用可取甘凉濡润益胃之功。

《成方便读》云："阳明主津液……人之常气，皆禀于胃。"胃为太仓，主受纳腐熟水谷，有"五脏六腑之海"之称，其性主降，喜润恶燥，胃津充足则腑润气降，若浊毒伏胃日久，则可致胃燥津伤，胃气失和，因津可生气，亦可载气，津伤及气，则可致气阴两虚，若临证见纳差乏力，胃脘满闷者，多予太子参、山药、黄芪等健脾益气；津血同源，津伤血亦损，临证见头晕神疲，面色少华，声低语微者，可予当归、白芍之品以养血敛阴；阴阳互根互用，若阴损及阳致虚寒之象明显者，可酌加干姜、制附子等以温阳通脉。诸药并用，使胃阴得复，胃纳如常，则胃痞可愈矣。

宏微结合，中西兼并

辨证论治是中医认识疾病、治疗疾病的基本原则，以个体化诊疗为其鲜明特点，主要依据患者的主症及舌、脉等宏观表现进行诊断，然而随着时代的发展和疾病的变化，宏观辨治已经不足以适应临床发展的需求，临证时常会出现主症不明甚至辨治时出现无症可依的情况，故结合西医微观诊治技术，以其作为中医四诊的补充和延伸就显得格外重要，尤其是在脾胃病的辨治过程中，"宏微结合，中西兼并"的辨治模式优势更加突出，如辨治慢性胃炎时，常在宏观辨证的基础上结合胃镜及病理微观征象进行综合诊断，以使辨治施方更为精准有效。

浊毒蕴结，气滞湿阻型，多见于脾胃素虚者或浊毒初感之时，此型以慢性非萎缩性胃炎为主。胃镜下可见黏膜色泽红白相间，以红为主，皱襞排列规则。病理多以炎性细胞的浸润为主。浊毒阻络，瘀聚痰凝型，多见于浊毒渐进入里加重之时，多为实证、热证，兼有虚象，此型以慢性萎缩性胃炎为主或兼伴糜烂、胆汁反流、肠化等。胃镜象见黏膜粗糙，充血糜烂或水肿、散在结节等。病理可见黏膜轻、中度慢性炎症，腺体轻、中度肠上皮化生或异型增生。浊毒郁久，胃阴虚亏型，多见于浊毒久滞深伏之时，此型以肠上皮化生或异型增生为主。胃镜可见黏膜粗糙呈结节状，以白为主，皱襞消失，血管显露。病理可见中、重度肠上皮化生或异型增生。通过结合胃镜及病理微观征象，使慢性胃炎的诊断更加明确，弥补了传统中医四诊辨治较为笼统的不足，但胃镜及病理微观征象可反映的仅是微观局部的病变，故临证之际尚需以中医理论为指导，将传统中医四诊与胃镜、病理微观征象有机结合起来，从整体上进行辨治。

五辨共参，综合施辨

慢性胃炎临床表现各异，病情缠绵反复，故临床诊疗过程中在综合传统中医四诊及胃镜、病理微观征象的基础上，尚需兼顾病、证、人、时、地之不同，五辨并参，综合施辨。

1. 辨病："病"综括了疾病整个进展过程的规律及特点。每种疾病都遵循其各自特定的病理变化之道。通过辨病明病可概览疾病全貌，确定相应治疗方向。将其与辨证进行有机结合，可从不同维度辨识疾病，从而更有利于对疾病进行防治。

2. 辨证："证"揭示了疾病现阶段的主要矛盾，是疾病本质的体现。通过辨证可明辨疾病现阶段的病理本质，使治疗更具针对性。当临床症状、病机等繁杂但型别鲜明时或无法辨明主病时可先辨证施治，慢性胃炎病变进程繁复，可涉及气、血、阴、阳之不同，此时分型辨治常可收佳效。

3. 辨人：同一疾病，不同的人临床表现各有差异，故临床诊疗中既要视个人为一整体又要注重其个性所在。具体而言，慢性胃炎年老体虚者，用药多予补益之品；青年精盛气充者，用药多予疏肝理气之属。女子以肝为先天，故以养肝疏肝为主；男子则多为强肾益精。体肥者多痰湿，故常施健脾祛湿之法；体瘦者多火多虚，故常施养血滋阴泄热之法。

4. 辨时：人之生长病老已受四时法气之约束，五脏六腑功能与自然之气相召，诊治慢性胃炎的过程中当注重辨别时令之不同而分时用药。春主升发，此季肝木易郁不舒，横逆脾胃，故常以炒麦芽、柴胡之属疏肝升阳；夏多雨湿，困脾碍胃，故常以佩兰、豆蔻、苍术芳香化湿；秋季常燥，故以沙参、桑叶、梨皮等养阴润燥；冬季严寒，中伤脾阳，故常以吴茱萸、肉桂之品温阳暖脾。

5. 辨地：治疾之要，先别方域。江南之乡多梅雨，暑湿之候，其人肤薄腠疏，喜食辛辣，易耗气伤阴，灼胃碍脾，故常选藿香、豆蔻、山药之品以芳香化浊理脾护胃；西北高原多燥寒，其人肤厚腠密，喜食厚腻，易致痰热湿郁于中焦，则用药当选栀子、郁李仁之属以清热通腑降浊。

中医治病注重整体观，包括人与自然、人与社会及人体自身的整体性，故在慢性胃炎的临床诊疗过程中需全面把控，注重对地、时、人的辨识，同时结合辨病、辨证，五辨共参，综合施辨，则佳效可见。

健运中州，脾胃分治，选药灵活

脾胃乃中焦斡旋气机之枢纽，共助水谷纳运之功，化生精、气、血而为后天之本。脾胃和调则气机和畅，气血生化有源，诸脏腑可安。《脾胃论》云："内伤脾胃，百病由生。"慢性胃炎病位在胃，兼涉肝脾，临证时基于脾胃不同的生理、病理特点分而治之，常可收佳效。

脾胃分治思想首源于《黄帝内经》，辨治施方于仲景之《伤寒论》，至金元李杲施治重脾而略胃，清代叶天士吸收前贤学术精华而首提"脾胃分治"理论。概脾属脏，胃属腑；脾升清，胃降浊；脾运化，胃受纳；脾喜燥，胃喜润。脾胃同属中土，然亦有阴阳之分，胃土属阳，其病多实、多热，脾土属阴，其病多虚、多寒。故临证之时当明辨病机以施治用药，脾者以升以运为健，用药多投以黄芪、柴胡、桔梗、葛根、升麻等升清健运之品；胃者以通以降为顺，用药多予枳壳、旋覆花、紫苏梗、佛手、香附等理气通降之属；脾虚湿寒内生者，常予白术、党参、干姜、苍术、炙甘草之味以温阳补中，燥湿祛寒；胃实郁热灼阴者，常予蒲公英、败酱草、百合、石斛、北沙参之味以清热泻实，养阴和胃。然脾胃分治并不是指在辨治时将两者机械的分开而互不相关，而是以辨明病机为前提，既虑病情之需又顾脾胃之性，使遣方用药更为精准。《温病条辨》云："治中焦如衡，非平不安。"指出了调理中焦当以恢复脾胃平衡安和之势为目的。故治疗时当协调脾胃之特性而灵活选药组方，寓通于补，动静相宜，使补而不滞，温而不燥，理气而无伤阴之弊，养阴而无滋腻之患，恢复脾胃枢转之机，中州健运，则脏安腑顺，诸疾可愈。

验案举隅

患者，男，53岁，2018年6月17日初诊。主诉间断胃脘胀痛不适6年，加重1个月。患者6年前无明显诱因出现胃脘胀痛，嗳气，未予重视治疗，症状反复发作。后自服奥美拉唑肠溶胶囊症状可缓解，但仍时轻时重。5年前因饮食不慎后出现胃脘胀闷隐痛，伴胸闷、气短，就诊于当地医院，查电子胃镜：慢性浅表性胃炎。当地医院给予三九胃泰颗粒及中药汤剂口服，症状可缓解，后仍偶有反复。1个月前因饮食不慎复加劳累后上述症状加重，刻下：胃脘胀闷刺痛，伴有口苦口黏，纳呆泛恶，夜寐不安，大便每日1行，质可，小便调。舌质暗红，苔黄厚腻，脉弦滑。电子胃镜示：慢性非萎缩性胃炎伴糜烂，Hp（－）。胃体活检：重度慢性萎缩性胃炎，轻度活动，间质水肿伴肌组织增生，腺体重度肠上皮化生。胃窦活检：黏膜重度慢性炎症，轻度活动，黏膜糜烂，灶性淋巴细胞密集，间质组织增生，腺体轻度肠上皮化生。属浊毒阻络，瘀聚痰凝型，治以化浊解毒，散瘀化痰通络。

处方：北沙参20 g，炒白芍15 g，麸炒枳壳12 g，厚朴15 g，炒僵蚕12 g，百合20 g，全蝎6 g，石斛15 g，当归12 g，郁金12 g，石见穿12 g，清半夏9 g，炒麦芽15 g，炒谷芽20 g，瓜蒌15 g，黄连9 g，醋莪术9 g，柴胡9 g，白花蛇舌草20 g。7剂，每日1剂，水煎分早晚2次服。

二诊：患者胃脘胀闷刺痛、纳呆泛恶等症减轻，仍有口苦口黏，夜寐欠安，舌质暗红，苔厚腻而黄，脉弦滑。原方去清半夏12 g，加白茅根20 g，丹参15 g，继服14剂。

三诊：诸症较前好转，未见胃脘刺痛，偶有胀闷，纳可，寐欠安，二便调。舌质红，苔黄腻，脉弦。上方加酸枣仁继服10剂，后随症加减用药半年。随访患者诸症好转，见反复，复查胃镜：慢性非萎缩性胃炎。胃体活检：黏膜慢性炎症，灶性腺体肠上皮化生。胃窦活检：黏膜轻度慢性炎症。

按：本案属中医学"胃脘痛"范畴，浊毒渐进入里，灼津炼液，耗气凝血，致瘀积痰阻，故见胃脘刺痛胀闷，纳呆泛恶；浊毒积于胃腑郁而化热，热扰肝胆，疏机不利，熏蒸秽浊上至于口，故口苦口黏，观之舌暗红，苔黄腻，有瘀斑瘀点，属典型的浊毒阻络，瘀聚痰凝之征。方中以黄连、清半夏化浊解毒，清热燥湿化痰，共达寒热平调之效，奏辛开苦降之功，加甘寒之瓜蒌以宽胸散结，使润燥相兼以防阴伤为患。柴胡、枳壳、厚朴理气疏肝消胀，北沙参、石斛、百合育阴畅血，当归、白芍补血调营助脾运，郁金、石见穿理气化瘀定痛，虑其饮食所伤，中焦滞气不舒，故加炒谷芽、炒麦芽消食行气；浊毒内伏中焦，深滞难解，故予莪术、白花蛇舌草、半枝莲、全蝎、炒僵蚕以攻毒消癥。二诊予白茅根、丹参以增凉血活血之力。瘀留不祛则暗耗心血，神受虚火所扰则寐欠安，故三诊加酸枣仁以增安神宁心助眠之功。

101　运用"五辨"思维辨治慢性胃炎

辨证论治是中医诊治疾病的特色和优势，证由症来，随着医学技术的不断发展，大量早期"无症状的疾病"被提前发现，"无症状的疾病"或疾病的"无症状阶段"均给辨证论治带来了难题。慢性胃炎是临床中极为常见的疾病之一，发病率逐年增高。慢性胃炎治疗不及时或迁延不愈将给人们的生产、生活带来严重的影响。慢性胃炎在临床中的常见症状有胃脘部疼痛或痞满不适、嗳气、呃逆、泛酸等，但无特异性症状，临床诊断依据以胃镜检查和病理活检为金标准。部分患者无典型的上消化道系统症状，仅在体检做胃镜时发现慢性胃炎等病理变化，从而导致辨证施治的困难。明确症的来源，全面规范地收集病情资料，辨识主要证型，把握慢性胃炎动态性质、发展规律及趋势，明确其内在机制，学者高雅等认为，将辨症、辨证、辨病、辨人、辨机的"五辨"思维灵活运用于诊治"无症可辨"的慢性胃炎的辨治中，能为临床诊疗提供参考。

辨　症

1. 症的来源：症，指表现于外的各种表征。表征可以用适当的参数来描述，根据参数的特点及临床应用需要，可对参数进行适当的分类，如按参数的类别划分、按参数的性质划分等。

按参数类别划分，可分为宏观参数、中观参数和微观参数。从宏观参数来讲，人生活在自然环境中，人体的生理功能和病理变化必然受到自然环境的影响。面对"无症可辨"的慢性胃炎患者时，可以从大的环境入手分析：如福建地处东南，气候较潮湿，炎热天气也较多，患者出现湿证、热证的可能性大于其他偏北的省份；不同的季节会有不同的病邪为患，如长夏多湿，易于困脾，在长夏治疗慢性胃炎时要侧重醒脾祛湿。中观参数的采集提示医生要从患者日常生活所处的环境、接触到的世界入手，分析与疾病相关的生物、心理、社会环境等，如患者平时工作紧张、压力较大、容易焦虑，可以考虑是否为肝胃不和，治疗可予疏肝解郁之法。与慢性胃炎最相关的微观参数是胃镜检查、胃组织活检病理报告和幽门螺杆菌（Hp）检测，分析这些实验室检查指标，可指导医生临床用药。

按参数性质划分，可分为阳性参数、阴性参数和隐性参数。临床中部分慢性胃炎患者无明显的上消化道系统不适症状，仅体检时发现患有慢性胃炎，面对这类"无症可辨"的患者，阳性参数较少，需要医生认真挖掘其阴性参数与隐性参数：如患者平素脾气平和，情绪稳定，心情愉悦，一般可排除肝气犯胃；若患者自述平素喜饮凉水，多可排除寒证；若患者长期居住在气候潮湿地区，可考虑存在湿邪为患等情况。

上述两种分类方式，均可明确症的来源，对慢性胃炎进行多层次、多角度地诠释，更有利于实现对"无症可辨"慢性胃炎的全面、客观、准确的认识、有利于辨识其主要证型。

2. 症的采集：症的采集一定要注重"望、闻、问、切"，四诊合参。望诊时，《灵枢·五色》中提到鼻头反映脾的情况，鼻翼反映胃的情况，面对慢性胃炎患者可以重点观察患者鼻部的神色形态；舌象的观察也是辨证的关键，《医门棒喝》云："观舌本可验其阴阳虚实，审苔垢即知其邪正之寒热浅深也。"闻诊方面，Hp感染是引起慢性胃炎的主要病因，根据彭庆娟等研究发现Hp感染可引起口臭；另外，慢性胃炎患者常因食物长期停滞、细菌对其分解而出现口腔气味的改变，林雪娟等利用现代电子鼻技术，只需采集口腔呼出气体就可初步区分健康人和慢性胃炎患者，为慢性胃炎的诊断提供了新的闻诊参数。问诊方面，要注意问诊的全面性，患者没有系统地学习过专业的医学知识，往往会忽略许多隐匿的症状，认为无明显的胃脘部不适，饮食也正常，就没有症状。但作为专业的医生就要更加仔细地问诊，以挖掘出隐匿的症状以利于辨证施治，例如询问患者是否有口干、口苦，饮水的冷热偏好，二便如何，女性患者要询问月经情况等。徐灵胎云"虚实之要，莫逃于脉"，切诊方面更要注重两关部的脉象，左关为肝，右关为脾，肝胆与脾胃病的发展发生关系密切，脾随肝升，胃随胆降，脾胃为气机升降之枢，肝胆又为脾升胃降之主要动力，为枢中之枢，故有"脾胃病，两关擒"的说法。

辨　　证

面对"无症可辨"的慢性胃炎时，要将宏观辨证与微观辨证相结合。宏观辨证上看，脾主运化，胃主受纳腐熟，脾升胃降，共同完成饮食物的消化、吸收与输布，为气血生化之源、后天之本。慢性胃炎属于慢性疾病，其病位多在脾胃。若患者长期饮食不节、饥饱失常、劳倦内伤、喜怒忧思，均会伤及脾胃，使脾胃之气亏虚而出现运化失常。"脾宜升则健，胃宜降则和"，脾升胃降维持着气机升降，也维系脾胃本身功能的正常升降与运化。若脾胃虚弱，一方面可影响脾胃的升降、运化功能，势必发生气机阻滞，引起血瘀。《临证指南医案》云："初病在经，久病入络，以经脉主气，络脉主血也。""大凡经主气，络主血，久病血瘀。""胃病久而屡发，必有凝痰聚瘀。"脾胃气虚发展日久可兼杂气滞或血瘀。另一方面，脾胃气虚可致水谷不化，津液失布，气血生化乏源，并可使气机郁滞，脉络瘀阻，进而积瘀成毒。气滞可由气虚引起，血瘀则由瘀滞形成。若患者体质素虚，气虚无力推动，进而引起气滞；气滞则血液运行不畅，终成瘀阻积聚。可见，素体亏虚或久病正虚，脏腑功能失调，气滞血瘀，易致痰、瘀、热、毒产生积聚。

微观辨证方面，李学军等研究发现不同证型的慢性胃炎患者其内镜下胃黏膜特征会有不同：内镜下胃黏膜色淡红或苍白，黏膜下血管紫暗，有苍老感，黏液稀薄、清亮多为脾胃虚寒型；内镜下胃黏膜色绛红或深橘红，弥漫性充血，反光度增强，有娇嫩感，血管纹紫红，呈网状显露，黏液黄色多为肝郁胃热型。Hp 感染与中医证型也有一定的相关性，张倩等通过分析 100 例 Hp 感染的慢性胃炎患者发现：Hp 阳性的慢性胃炎，其病性以热、湿、痰瘀、虚、瘀血为主，证型以胃热证最为多见，其次是痰瘀阻胃证、湿热蕴胃证、胃虚证、湿困胃证、瘀阻胃络证等。不同证型的慢性胃炎，在生物化学、分子生物学、基因蛋白表达方面存在一定的差异性：张建强等研究发现脾胃虚弱证、脾胃湿热证慢性胃炎患者胃黏膜中胃泌素显著高于正常者，生长抑素水平显著低于正常者；王俊等选取 327 例慢性胃炎患者进行 TRPV1、TRPM8 受体表达检测，结果表明脾胃湿热证 TRPV1 表达最为明显，脾胃虚弱证 TRPM8 表达最明显；潘如燕通过免疫组化法检测 CDX2、Survivin 基因蛋白在慢性胃炎患者病变组织中的表达，发现 CDX2 和 Survivin 在血瘀热毒型、阴虚虚热型和脾胃虚弱型胃癌前病变组织中 CDX2 和 Survivin 的表达水平依次降低。血瘀热毒型为实证，两种基因蛋白表达自然升高；而脾胃虚弱和阴虚虚热证为虚实夹杂证，表达逐渐降低。这也符合中医"久病必虚""久病入络"的疾病发展规律。

辨　　病

1. 病有中西：中西医病名之间存在着本质的差异。古代医家对于胃脘部不适相关疾病没有统一的名称，常以症状命名，如痞满、嘈杂、嗳气、呃逆等，《素问·至真要大论》云："厥阴司天，风淫所胜，民病胃脘当心而痛。"《外台秘要·心痛方》云："足阳明为胃之经，气虚逆乘心而痛，其状腹胀归于心而痛甚，谓之胃心痛也。"《素问病机气宜保命集》云："脾不能行气于肺胃，结而不散，则为痞。"重点突出患者主观不适，抓住疾病的主要矛盾，但对于无症状者往往会漏诊误诊，错过最佳治疗时机。

西医认为慢性胃炎是不同病因所致的胃黏膜慢性炎症，其病理进展由慢性非萎缩胃炎—慢性萎缩性胃炎—肠上皮化生—异型增生—胃癌的过程模式为学界公认。慢性胃炎由于无特异性症状，且症状的轻重往往与胃黏膜的病变程度不完全一致，部分患者常无明显上消化道系统不适的症状，所以辨识的时候就要借助电子胃镜，镜下观察胃黏膜的颜色、色泽、渗出液、血管情况等以判断慢性胃炎的程度和类别。同时借助活检标本病理学检查做出判断：有炎症细胞的浸润，以淋巴细胞为主，是慢性胃炎的表现；出现腺体减少、肠上皮化生或者异型增生，可以诊断为慢性萎缩性胃炎。

2. 病有因果：疾病在发展过程中存在因果关系。由 Hp 感染引起的慢性胃炎，治疗是要先根治 Hp，再对慢性胃炎进行治疗，否则疗效欠佳，且易复发。中医认为慢性胃炎是一个由实转虚的过程，其发病基础仍是本虚标实，治疗早期在祛邪的基础上配合扶正药物，才能从根本上解决问题。

3. 病有新久：随着病情的发展，疾病也会有不同的病理变化。慢性胃炎早期病变以炎症为主，若治疗不及时，可进一步发展为萎缩性胃炎、肠化生，继而出现异型增生，有发生癌变的风险。中医对疾病的发展多从病因角度出发，认为本病病因多与外感邪气、饮食所伤、七情失调、脾胃先天禀赋不足或后天失养有关。陈润花等研究发现慢性胃炎早期阶段以邪实为主，到了中晚期以正虚为主。

辨　人

中医治疗疾病讲究因人制宜，每个人都是一个独立的个体，治疗方案应该个性化订制。针对"无症可辨"的慢性胃炎患者，可以从其性别、年龄、体型、体质等方面入手。

1. 性别差异：性别方面，男女的生理结构存在差异，女子有经、带、胎、产的生理特征，且有"女子多郁"的说法，抓住这一特点，在治疗慢性胃炎时佐以疏肝解郁的药物，可起到"四两拨千斤"的效果。

2. 年龄差异：年龄方面，老年慢性胃炎患者经常出现"无症可辨"的情况，既使是病理报告已经提示是萎缩性胃炎，这与老年人各器官的功能减退、反应较差有关，所以慢性胃炎老年患者在临床中往往没有特异性的表现，出现胃脘部不适的症状较少。年龄的增长导致体质发生变化，饮食不节等因素导致脾胃易损，正如朱丹溪在《养老论》中所云："老人内虚脾弱，阴亏性急……则气郁成痰。"针对慢性胃炎老年患者，治疗以补脾肾虚为主，兼顾行气。

3. 体型差异：体型方面，"肥人多痰湿"为朱丹溪首次提出，《丹溪心法·中湿》篇中就有"凡肥人沉困怠惰是湿""凡肥白之人沉困怠惰是气虚"，提出痰湿和气虚相关。面对形体肥胖的慢性胃炎患者，治疗中可加入芳香化湿、祛痰类药物以祛痰湿、化痰浊，再配伍补气的药物，可起到事半功倍的效果。"瘦人多火"，火盛耗阴，可致阴虚火旺，故形体瘦弱的慢性胃炎患者多见脾气急躁、易怒、说话语速快、情绪易激动，治疗上要滋阴降火为主，辅以疏肝解郁。

4. 体质差异：每个人的体质是相对稳定的，但"体病相关"，即人的体质与疾病的发生、发展和预后存在相关性。体质分类可以参照王琦教授的九种质辨识。对"无症可辨"的慢性胃炎，临床中可将患者病前体质作为"无症状"慢性胃炎病机病证的辨识依据，对治疗也具有参考价值。如阳虚质患者，容易出现脾阳不足，可加补阳的药物；湿热质患者常兼夹脾胃湿热，可加清热祛湿的药物等。另外，辨人诊治还可从生活、饮食、睡眠习惯，居住环境等多个方面进行，"三因制宜"应贯穿本病辨治始终。

辨　机

辨病机是确定慢性胃炎内在机制的关键。《素问·六微旨大论》云："出入废则神机化灭，升降息则气立孤危……生化息矣。"又云："死生之机，升降而已。"气机升降出入运动是人体各种生理活动的基础。脾胃中气是人体之根本，朱丹溪强调"夫胃气者，清纯冲和之气，人之所赖以为生者也"。脾胃为中焦气机升降之枢，叶天士云："脾宜升则健，胃宜降则和。"慢性胃炎发病机制为胃气阻滞，受纳失常，胃失和降，运化失司，病变部位在胃，与肝脾关系密切。《张氏医通·诸气门》谓本病多为"脾胃虚弱、转运不及"。《丹溪心法·痞》又认为本病乃"脾气不和，中央痞塞，皆土邪之所为也"。

病机还有演变的过程，要把握动态先机。根据叶天士"久病入络，络主血""久则血伤入络"学说，慢性胃炎失治误治，病情反复，病程迁延不愈，病程进展，久病必由气及血，由经及络，由实转虚，虚实夹杂。气行则血行，肝气郁结会进一步引起血瘀。李东垣在《脾胃论》中云："脾胃不足皆为血病。"王清任认为"血管无气，必停滞而瘀"。胃为气血生化之源，乃多气多血之腑，初病在气，脾胃亏虚，血伤成瘀。气机郁滞贯穿慢性胃炎病机演变始终，慢性非萎缩性胃炎多以胃气壅滞、胃失和降为核心病机，其病机关键在于瘀、虚，虚是疾病发展演变的基础。"至虚之处，便是留邪之地"，若毒瘀胶着缠绵不解，可加重慢性萎缩性胃炎的发展，终至发生肠上皮化生和异型增生。

随着医学技术的不断发展，人们的健康意识逐渐增强，胃镜检查也逐渐成为常规的体检项目，越来越多的慢性胃炎患者在"无症状"阶段就被发现，这对患者来说是好事，但对于要辨证施治的医生来说是一个难题，"无症可辨"增加了诊治的难度。运用"五辨"思维，从症的参数入手，细致入微地挖掘患者的表征，将隐匿的症状暴露出来。辨症、辨证、辨病、辨人、辨机缺一不可，须综合运用，使"无症"变"有症"，把握慢性胃炎发展规律，分析易感人群的特点，推断慢性胃炎发展趋势，充分发挥中医整体观念的优势，不以偏概全，将"五辨"思维作为中医诊断思维的发展和完善，为解决"无症可辨"慢性胃炎的诊治问题提供新思路。

102　中医对慢性胃炎病机和诊治研究

慢性胃炎的中医诊断以症状为主，其中以胃痛为主症者，诊断为"胃脘痛"；以胃脘部胀满为主症者，称为"痞满"；若胃痛或胃脘部胀满症状不显者，可根据主要症状诊断为"反酸""嘈杂"等病。中医学认为慢性胃炎多与外邪犯胃、饮食不节、情志不畅、脾胃虚弱等有关，而西医认为慢性胃炎与饮食和环境因素、自身免疫、十二指肠液反流入胃损伤胃黏膜导致胃黏膜防护功能减弱有关。学者金娟等就中医药对慢性胃炎病机认识及诊治的研究做了梳理归纳。

病因病机

1. 中医经典中关于慢性胃炎的论述：

（1）外邪干胃：外感寒、热、湿诸邪可使脾胃气机郁滞而发病。正如张景岳在《景岳全书》中云："盖三焦痛证，因寒者常居八九，因热者十惟一二……盖寒则凝滞，凝滞则气逆，气逆则痛胀由生。"《素问·举痛论》亦云："寒气客于肠胃之间，膜原之下，血不得散，小络急引故痛。"《临证指南医案》云："若内生之湿，多因菜汤生冷太过。"

（2）饮食内伤：胃为水谷之海，主受纳腐熟水谷，若饮食不节，则损伤脾胃。《素问·痹论》云："饮食自倍，肠胃乃伤。"龚廷贤在《寿世保元·心胃痛》中云："胃脘痛者，多是纵恣口腹，喜好辛酸，复食寒凉生冷，恣饮热酒煎爆，朝伤暮损，日积月深，痰火煎熬……故胃脘疼痛。"

（3）情志内伤：情志与脾胃有密切关系。情志失调，则肝失条达疏泄，横逆犯胃，致脾胃运化失职，正如《沈氏尊生书·胃痛》所云："胃痛，邪干胃脘病也……唯肝气相乘为尤甚，以木性暴，且正克也。"汪机亦在《医学原理·心痛门》中云："有因心事郁结，致血不生而痛……有因七情内郁，以致清阳不升，浊阴不降，清浊混淆而痛者。"

（4）其他病因：外邪犯胃或脾胃虚弱，纳运失职，日久可引起痰、湿、血瘀等病理产物内停。古代医家对此也有详细的论述，正如《临证指南医案》云："盖胃者汇也，乃冲繁要道，为患最易，虚邪、贼邪之乘机窃发，其间消长不一……凡气既久阻，血亦应病，循行之脉络自痹。"《脾胃论》亦云："脾胃不足皆为血病。"张锡纯云："胃痛久而屡发，必有凝痰聚瘀。"总之，脾胃纳运相得，升降相应，燥湿相济，才能运化水谷精微。

2. 现代医学对慢性胃炎的认识：

（1）脾胃虚弱：2017年中医诊疗专家共识意见指出，慢性胃炎病机可分为本虚和标实两个方面，本虚主要表现为脾气（阳）虚和胃阴虚，标实为气滞、湿热和血瘀。段园志等通过数据分析得出脾胃气虚是发病关键。丁成华等对近十年来运用中医药为主，诊治慢性胃炎的文献进行整理分析，结果发现122篇文献中，论述病机以脾胃虚弱所占比例最大，其次为肝郁、湿热、阴虚与血瘀等。柯莹玲等观察符合慢性胃炎纳入标准的542例患者，发现中虚气滞是其主要病机和证型。王蒲生认为慢性胃炎的主要病机是脾胃虚弱，其辨证分型有脾胃虚弱（包括脾胃虚寒）、脾胃湿热、胃阴不足、肝胃不和、胃络瘀血等。学者认为本病的基本病机是本虚标实，脾胃虚弱、气阴两虚为本，寒热错杂、气滞血瘀为标。

（2）气机失常：周仲瑛认为慢性胃炎的基本病机为中焦气机阻滞，胃气失于和降，以中焦气滞为先，湿热内蕴为主，脾胃虚弱为本，津气两伤为多，寒热互结为变。严光俊认为本病发病的关键环节是胃失和降，以脾胃虚弱为本，气滞、寒凝、湿阻为标。路瑞香等依据多年临床经验，总结出气机升降失常是慢性胃炎发病的关键，提出气机辨证为治疗慢性胃炎的核心。徐珊认为气机失于通降是慢性胃炎的重要病机。

（3）湿热郁滞：玉叶等认为湿热壅滞是慢性胃炎的主要病机。焦安钦也认为湿热毒邪是慢性胃炎始发和诱导因素，瘀血为迁延不愈之肇始，脾胃虚弱贯穿病程始终。顾庆华提出脾胃湿热是发病的关键，湿热来源有 3 个方面：其一，肝失疏泄，影响脾胃运化功能，湿邪内生，日久化热；其二，嗜食肥甘油腻或辛辣之品；其三，脾虚气滞，运化失司，水谷不化反生湿浊，郁而化热。王艳等认为湿邪是慢性胃炎致病的关键因素，有内湿、外湿之分，既可作为独立病因，又可作为病理产物。谢晶日认为湿困脾土是慢性胃炎发病的关键。

（4）浊毒、邪毒：国医大师张学文发现饮食不节、邪毒内聚于胃是慢性胃炎发病的关键，毒邪存在于疾病各阶段。刘启泉等认为慢性胃炎以浊毒、邪毒为害，在疾病发展变化过程中，气、血、津、液运化代谢异常，则水、湿、痰、瘀等病理产物堆积，进而凝结成为浊毒。蒋士生教授指出伏毒是慢性胃炎发生、发展的关键，伏毒是指内外多种致病的邪毒潜藏于人体某个部位，具有伏而不觉，发时始显的病理特性。陆怡衡等认为浊毒既是致病因素，也是病理产物，是导致慢性胃炎的关键因素。李佃贵等认为浊毒内蕴是慢性胃炎的主要病机，由于饮食不节，过食肥甘厚味之品，内伤脾胃，外加情志内伤，以致脾胃运化失司，津液输布障碍，聚而成湿，日久郁而化热，酿湿为毒。张云松等认为毒浊内蕴于心下，毒瘀互结是发病关键，其病理因素有毒、瘀、虚。

（5）瘀血阻络：张镜人认为，慢性胃炎的病机为气虚血瘀，但或有气滞、热郁、湿阻、阴虚，乃创立调气活血法。李学军认为，慢性萎缩性胃炎病机以脾胃气阴两虚为本，夹杂诸邪，强调瘀血贯穿于疾病始终。杨成俊提出瘀阻胃络是慢性胃发病的关键。李墨航等认为脾胃气虚或阳虚为其发病的根本，胃络瘀阻是重要病机。周晓虹提出瘀血在慢性胃炎发生、发展中占有重要的地位，强调活血化瘀应贯穿辨证施治全程。

（6）其他：张凤武提出慢性胃炎病机主要有以下 4 个方面。或滞而致病，或脾胃虚弱，或瘀血阻滞，或湿邪致病。陈昌华认为，慢性胃炎的主要病机是虚、热、滞相兼，虚主要是指脾胃气虚，热是指脾胃蕴热，滞是指气滞或气滞血瘀。王长洪教授认为，本病病机关键是虚、滞、瘀，强调虚是本质，滞是核心。还有学者认为其病机在于津液和阳气失衡。总之，众多医家对慢性胃炎的病机认识各有千秋，其治法也各有千秋。

辨证论治

1. 从脾胃论治：张北华等分析中医药专家治疗慢性胃炎的经验，共筛选了 108 位中医药专家的 278 则有效医案，共使用中药 239 味，其中出现频次≥10 次的有 80 味，出现频率≥10％的有甘草、法半夏、白芍、陈皮、白术等 40 味，可见他治疗该病多以健脾和胃为主。王灿晖提出脾虚胃弱是慢性胃炎发病的基础，胃有郁热是发病的关键，气滞络瘀导致疾病迁延，临床常用四君子汤、半夏泻心汤等加减化裁。

2. 从肝论治：丁霞从肝论治慢性胃炎，形成了以"调畅脾胃气机、顾护脾胃功能"的遣方用药核心。胡兰贵强调从肝论治，肝脾同调。吴耀南提出"五脏六腑皆令胃胀痛非独胃也"，提出了肺、肠、肝、肾同治的学术思想。牟林茂治胃多从肝论治，所谓"百病生于气"，其临床常用四逆散、丹栀逍遥散、黄连温胆汤加减。周继友强调肝失疏泄是慢性胃炎的根本，创立疏肝和胃法、疏肝清热法、疏肝化瘀法、疏肝健脾法。

3. 从湿热论治：吕文亮认为"湿热羁伏、脾胃失运"是慢性胃炎的病机特点，确立扶正、透邪、除邪的治疗原则。王健认为，感受湿热之邪，过食肥甘厚腻，酿生湿热，易导致胃炎。治宜清化湿热，多用半夏泻心汤加减化裁。赵蕾从湿邪入手，总结出了四种方法来治疗慢性胃炎，疗效显著：解表化湿法，以藿香正气散加减；升阳胜湿法，常用升阳益胃汤加减；温中化湿法多用附子理中汤加味；辛开苦降燥湿法以半夏泻心汤化裁治疗。

4. 从浊毒论治：刘启泉认为慢性胃炎以浊毒为害为基本病机，以化浊解毒为治法。姚乃礼重视从邪毒理论辨治此病，采用清热解毒、化湿解毒、化瘀解毒、抗癌解毒等治法。张学文认为慢性胃炎在治疗时应明辨脏腑虚实，合理使用健脾、和胃、疏肝法调脏腑之虚实，配合温散、清热、除湿、消食、化瘀法解邪气之郁滞，且强调"解毒"应贯穿疾病治疗全程。金实强调本病以虚热瘀毒为基本病机，提出"辨证除症治标、逆转萎缩治本"的"两点论"治则，以健脾和胃、清化瘀毒为治疗大法，创制"加减连苏饮""萎胃汤"等。

5. 从瘀血论治：蒋丽认为脾胃虚弱、气滞血瘀是治疗慢性胃炎的关键，治疗宜健脾和胃、化瘀止痛。将慢性胃炎患者分为两组，治疗组口服养阴和胃化瘀汤，对照组口服胃复春片，连续治疗 24 周，治疗组总有效率为 91.18%，对照组总有效率为 73.52%。周晓虹提出活血化瘀为治疗慢性胃炎的根本大法，脾胃气虚而兼血瘀者以补中益气汤、黄芪建中汤合丹参饮加减治疗；肝胃不和而兼血瘀者则选用柴胡疏肝散、四逆散合失笑散加减治疗；脾胃湿热兼血瘀以黄芩滑石汤合桃红四物汤加减治疗；胃阴不足兼血瘀以益胃汤合失笑散加减治疗。周丽将慢性萎缩性胃炎患者 74 例，分为对照组 36 例，治疗组 38 例，对照组进行辨证论治，即肝胃不和型予以柴胡疏肝散，湿热内蕴型予以温胆汤，脾胃虚寒型予以黄芪建中汤，胃阴亏虚型患者予以益胃汤。治疗组同时服用丹参饮合失笑散，结果治疗组总有效率显著高于对照组。

专方治疗

1. 半夏泻心汤：耿艳等探究半夏泻心汤联合含铋剂四联疗法治疗慢性胃炎合并 Hp 感染的疗效，选取 156 例慢性胃炎伴 Hp 感染者，观察组和对照组各 78 例，对照组采用常规西药治疗，观察组在此基础上予以半夏泻心汤治疗，结果观察组总有效率明显高于对照组。高来顺将 86 例慢性萎缩性胃炎患者随机分为观察组和对照组，对照组给予奥美拉唑和硫糖铝，观察组予以半夏泻心汤，治疗后发现观察组疗效突出。项玲玲选取寒热错杂型慢性胃炎患者 66 例，分为常规西药治疗的对照组（33 例）与联合半夏泻心汤加减治疗的观察组（33 例），结果观察组疗效更突出。樊姝宁基于蛋白质互作网络分析得出半夏泻心汤治疗慢性胃炎可能与 B 淋巴细胞瘤-2 基因、前列腺素内过氧化物合成酶 2、肿瘤坏死因子、谷胱甘肽硫转移酶 P1、谷胱甘肽硫转移酶 M1 等靶点有关；基于 KEGG（Kyoto Encyclopedia of Genes and Genomes）富集分析得出其治疗作用与肿瘤坏死因信通路，核因子 κB 信号通路，NOD 样受体信号通路，PI3k/Akt 信号通路，Toll 样受体信号通路等有关。

2. 香砂六君子汤：张方等选取慢性萎缩性胃炎患者 106 例，分为对照组和观察组各 53 例，对照组给予泮托拉唑肠溶胶囊治疗，观察组在对照组的基础上加服香砂六君丸，治疗后发现观察组临床疗效更好。陈立发现，加味香砂六君子汤可提高人体免疫力，保护胃黏膜，对慢性胃炎治疗效果显著。于永刚选择符合纳入标准的患者 40 例，分成对照组与观察组，对照组使用常规方法治疗，观察组选用香砂六君子汤，结果表明观察组有效率更高。黄春全等研究发现，香砂六君子汤治疗脾胃虚弱型慢性胃炎作用机制主要为保护胃黏膜、减低炎症反应、改善胃黏膜分泌、调节胃肠动力。

3. 四君子汤、黄芪建中汤：王春艳等选取 68 例脾胃虚寒型慢性胃炎患者，分为对照组和联合组，每组 34 例。对照组接受常规西药治疗和黄芪建中汤治疗，联合组则在对照组患者的基础上联合四君子汤进行治疗，结果联合组疗效更突出。路伟伟发现，加味黄芪建中汤对慢性萎缩性胃炎及肠上皮化生有明显改善作用。刘玲发现，黄芪建中汤治疗脾胃虚寒型慢性胃炎效果显著。荣剑研究表明，四君子汤加减治疗慢性胃炎临床疗效突出，且不良反应发生率低。

4. 其他方剂：苏捷等临床上常选用柴胡泻心汤治疗，疗效显著。孙琳林等运用枳术散治疗老年慢性胃炎，效果显著。张平等的 Meta 分析结果显示，与对照组相比，黄连温胆汤治疗慢性胃炎的临床总有效率、胃镜检查改善情况、Hp 转阴率等方面均有较好的疗效。翔等研究表明，小建中胶囊联合三联疗法对于 Hp 的根除率、缓解临床症状、不良反应与含铋剂四联组相当。刘世儒等选取 68 例胃阴亏虚型慢性胃炎患者，对照组、实验组各 34 例，对照组采用常规疗法进行治疗，实验组采用益胃汤加芍药甘草汤合裴氏胃安康冲剂进行治疗，结果实验组有效率明显高于对照组。赵爱玲发现西医三联疗法联用连朴饮治疗 HP 感染阳性慢性胃炎效果好，且无严重不良反应。刘旭昭等选择慢性胃炎患者 140 例，对照组进行西药常规治疗，观察组在此基础上应用左金丸合小柴胡汤加减治疗，结果显示观察组有效率更高。熊美珍研究表明，左金丸合半夏厚朴汤治疗慢性浅表性胃炎的总有效率高于常规西药治疗，曾晓旋等研究表现，加味健脾疏肝安胃汤合并加味胃炎消片治疗脾虚肝郁型慢性浅表性胃炎效果良好，能显著改善患者症状及胃部功能。

103　中医治疗寒热错杂型慢性胃炎

　　慢性胃炎是由多种病因引起的慢性胃黏膜炎症病变，临床上常见症状为上腹痛、腹胀、餐后饱胀、早饱感，症状反复发作，持续时间 6 个月以上。慢性胃炎按病因可分为 2 类：Hp 型胃炎和非 Hp 型胃炎；按解剖位置可分为 3 类：胃窦为主胃炎、胃体为主胃炎和全胃炎；按胃镜和病理诊断可分为 2 类：萎缩性胃炎和非萎缩性胃炎。根据流行病学显示，慢性胃炎的主要病因为 Hp 感染，其中 70%～90% 的慢性胃炎患者有 Hp 感染，所以在临床上常以清除 Hp 作为最主要的治疗方法，此外还有促进胃动力、抑制胃酸、保护胃黏膜等常规疗法。西医治疗本病注重采用标准化方案而忽视个体差异性，因此以辨证论治为指导原则的中医疗法在治疗慢性胃炎方面存在明显的优势。学者覃祥耀对中医治疗寒热错杂型慢性胃炎的研究做了梳理归纳。

中医对慢性胃炎寒热错杂证的认识

　　慢性胃炎以胃痛为主症者，中医诊断为"胃脘痛"；以胃脘部胀满为主症者，诊为"痞满"；若胃痛或胃脘部胀满症状不明显者，可诊断为"反酸""嘈杂"等病。其发病原因常有感受外邪、饮食不节、素体不足；初起多见实证，病在气分，久病则虚，病入血分。肝气犯胃，胃气郁滞，则中焦气机郁滞，脾胃升降失常，不通则痛或不荣则痛为其基本病机，病位在胃，和肝脾紧密相关。寒热错杂型慢性胃炎的诊断标准：主症胃脘胀满或疼痛，遇冷加重，嘈杂泛酸，口干口苦，肢冷便溏；次症胃脘喜温喜按、烧心，嗳气，恶心，呕吐，口臭，纳呆，小便赤黄或短小，舌红苔黄，脉弦或者舌淡苔白脉沉，符合 4 项主症加 2 项次症可确诊。

中医内治法

　　1. 经方治疗：经方是指中医经典名方，几千年以来，经方的使用经久不衰，源远流长。半夏泻心汤出自张仲景《伤寒杂病论》，半夏性温，散结除痞、降逆止呕，干姜温中止呕，黄芩、黄连苦寒泻热，辅以补益脾胃之气的人参、大枣、炙甘草，诸药合用具有寒热平调、辛开苦降、补泄兼施的功效。韩萍将 60 例寒热错杂型慢性胃炎患者分为两组各 30 例，观察组予半夏泻心汤加减治疗，对照组予雷贝拉唑肠溶片、盐酸伊托必利分散片口服，两组均治疗 1 个月。结果观察组总有效率（96.67%）高于对照组（66.67%），且观察组腹痛评分下降较对照组更加明显，食欲、运动功能、情感状态、生活质量、社会关系评分均有大幅提升（均 $P<0.05$）

　　温胆汤具有理气和胃、清热化痰的功用；左金丸具有疏肝解郁、清热泻火的作用。刘社涛将 110 例慢性胃炎寒热错杂证患者分为研究组和参照组各 55 例，研究组予温胆汤合左金丸加减（炙甘草、吴茱萸、干姜、半夏、黄连、竹茹、陈皮、枳实、茯苓）治疗，参照组予左金丸（黄连、吴茱萸）治疗，结果发现研究组总有效率（89.09%）高于参照组（67.27%），两组差异具有统计学有意义（$P<0.05$）。郑兴云等将寒热错杂型慢性胃炎分为两组，对照组 37 例在常规治疗的基础上予左金丸制剂口服，治疗组 37 例在对照组的基础上再加温胆汤（黄连、炙甘草、竹茹、吴茱萸、陈皮、干姜、枳实、法半夏、茯苓）汤剂治疗，两组疗程均为 1 个月。结果治疗组总有效率（97.30%）高于对照组（86.49%），差异具有统计学意义（$P<0.05$），且治疗组在改善患者中医证候、减少不良反应和复发情况方面亦优于

对照组（$P<0.05$）。

乌梅丸是中医治疗寒热错杂证的主要名方之一，主要功效为调理肝脾、清上温下。马兴婷等采用乌梅丸加减（党参、乌梅、当归、附子、黄柏、桂枝、花椒、细辛、干姜、黄连；反酸严重加海螵蛸、吴茱萸；脘腹痞胀加木香、枳壳；纳呆便溏加山药、炒白术）治疗，疗程为4周，研究发现乌梅丸治疗有助于改善患者临床症状，调节患者的免疫功能，改善胃黏膜基本功能及恢复其生理状态。

谭晶晶将74例慢性浅表性胃炎寒热错杂证随机分为2组各37例，治疗组予柴桂干姜汤合当归芍药散（柴胡、桂枝、干姜、天花粉、黄芩、牡蛎、炙甘草、当归、白芍、川芎、茯苓、白术、泽泻）治疗，对照组予泮托拉唑钠肠溶胶囊口服，两组疗程均为4周。结果治疗组在改善中医症候积分方面优于泮托拉唑钠肠溶胶囊组（$P<0.05$），而在临床疗效、胃黏膜及病理分级改善方面两组疗效相当（$P>0.05$）。

韩佩珊治疗慢性萎缩性胃炎寒热错杂证72例，治疗组36例予黄芪建中汤合泻黄散加味（黄芪、石膏、栀子、白芍、桂枝、防风、藿香、佩兰、饴糖、生姜、大枣、甘草、大黄）治疗，对照组36例予荆花胃康胶丸治疗，两组均治疗4周。结果治疗组总有效率（87.88%）高于对照组（77.42%），且治疗组复发率低于对照组（$P<0.05$）。

2. 自拟方治疗：自拟方是医者根据前人经验、个人临床经验以及地域、饮食、环境等因素创制而成的方剂，因此具有较好的临床疗效。张晓园将135例寒热错杂型Hp感染相关性慢性胃炎分为3组各45例，中药组给予清热运脾汤（黄芪、桂枝、白芍、蒲公英、黄连、黄芩、干姜、制半夏）治疗，胃三联组予兰索拉唑片、阿莫西林片、克拉霉素分散片口服，观察组予中药组方药及胃三联组西药治疗，3组均治疗1个月。结果观察组总有效率为93.02%，中药组和胃三联组总有效率分别为80.00%和69.05%，差异具有统计学意义（$P<0.05$），并且观察组治疗方案具有较强的抗Hp作用。刘少康等将120例寒热错杂型Hp感染相关性胃炎分为2组，对照组60例予兰索拉唑、阿莫西林、克拉美素分散片治疗，观察组60例在对照组治疗的基础上加入清热运脾汤治疗，结果表明观察组的总有效率（90.6%）明显高于对照组（73.7%），观察组的Hp转阴率（86.8%）高于对照组（66.7%），2组差异具有统计学意义（$P<0.05$），且观察组在症候改善以及降低不良反应率方面均优于对照组。

和胃镇逆汤是由半夏泻心汤和旋覆代赭汤为基础方组合而成，该方具有降逆胃气、疏肝理气、寒热平调的作用。陈勇华等治疗胆汁反流性慢性胃炎寒热错杂证患者72例，治疗组36例使用泮托拉唑钠加和胃镇逆汤（制半夏、旋覆花、赭石、干姜、党参、黄芩、黄连、大枣、生姜、炙甘草）治疗，对照组36例予口服泮托拉唑钠治疗。结果治疗组总有效率为94.4%，对照组为77.8%，并且治疗组在改善胆汁反流症状、患者预后方面均优于对照组（$P<0.05$）。陈勇华等在另一项研究中发现，相对于对照组予枸橼酸莫沙必利分散片、铝碳酸镁片口服联合治疗，治疗组予和胃镇逆汤口服治疗胆汁反流性胃炎寒热错杂证患者具有较好的临床疗效、低复发率及能较好缓解焦虑和抑郁状态等优势。

安胃汤由林沛湘创制，由法半夏、黄连、干姜、乌药、丹参、木香、百合、白芍、薏苡仁、炙甘草等20味药物组成。朱永钦运用安胃汤治疗胆汁反流性胃炎寒热错杂证患者20例，结果显示总有效率为90.00%，并且在提高患者远期疗效、改善焦虑状态和抑郁状态、提高患者的生活质量等方面具有明显优势。吴承芳发现安胃汤联合四联疗法治疗幽门螺杆菌相关性胃炎寒热错杂证具有提高幽门螺杆菌根除率，改善PPI（质子泵抑制剂）、抗生素治疗后的肠道菌群紊乱的作用。罗昭琼等发现安胃汤联合茴三硫胶囊治疗胆汁反流性胃炎寒热错杂证具有改善临床症状、缓解焦虑和抑郁状态及提高患者生活质量等优势。

降逆和胃汤由半夏泻心汤合左金丸、枳术丸加柴胡、旋覆花组成，全方具有调和脾胃、调畅气机的作用。郭杰将80例寒热错杂型原发性胆汁反流性胃炎患者分为试验组和对照组各40例，试验组予降逆和胃汤治疗，对照组予铝碳酸镁片口服治疗，两组均治疗1个月。结果试验组总有效率为86.11%，对照组总有效率为71.88%，两组比较差异具有统计学意义（$P<0.05$），且试验组在改善中医症状、胃黏膜炎症程度、胆汁反流症状、病理结果，以及提高远期疗效方面均优于对照组。

　　夏连养胃汤由谢晶日根据 40 多年的临床经验创立，全方由法半夏、黄连、黄芩、干姜、醋柴胡、枳壳、人参、炒白术、麦芽、炙甘草组成，具有寒热平调、疏肝健脾的作用。陶平静用夏连养胃汤治疗 43 例慢性非萎缩性胃炎寒热错杂证患者，结果发现该方具有改善患者中医证候、胃黏膜炎症病变、胃肠疾病 PRO（基于慢性胃肠疾病患者报告临床结局）量表积分等优势。

　　3. 中成药治疗：中成药是以中药材为原料，在中医理论指导下，按规定的处方和制剂工艺将其加工制成一定剂型的中药制品，具有疗效突出、方便携带、经济效益好等优势。张新芳治疗 60 例寒热错杂型慢性非萎缩性胃炎患者，观察组 30 例予芩连胃康丸（法半夏、干姜、黄连、黄芩、蒲公英、党参、佛手、枳壳、三棱、莪术、丹参、鸡内金、麦芽、大枣、炙甘草）治疗，西药组 30 例予艾司奥美拉唑镁肠溶片及枸橼酸莫沙比利片治疗。结果观察组总有效率为 93.33%，对照组总有效率为 80.00%，且观察组的不良反应低于对照组，差异均具有统计学意义（$P<0.05$）。陈林观察参连和胃胶囊（法半夏、党参、黄连、黄芩、干姜、炙甘草、枳壳、佛手、麦芽、大枣）治疗慢性非萎缩性胃炎寒热错杂证的疗效及量效关系，将 240 例患者随机分为 3 组，分别予参连和胃胶囊高剂量、低剂量以及参连和胃胶囊模拟药治疗。结果发现参连和胃胶囊治疗寒热错杂型慢性非萎缩性胃炎患者具有安全、有效等优点，而在量效关系上无显著差异。吴文珍研究发现荆花胃康胶丸（土荆芥、水团花）联合 PPI 三联疗法治疗 Hp 相关性寒热错杂证慢性胃炎，相对于含铋剂的四联疗法，前者具有更高的 Hp 根除率、总体有效率、总体症状改善率等优势。现代药理研究结果证明，荆花胃康胶丸在抑制 Hp 的生长、增强胃动力黏膜屏障、减少胃酸分泌等方面效果显著。

中医内外合治法

　　赵双梅等治疗 121 例寒热错杂型慢性胃炎患者，中医组 60 例予穴位注射（穴位取足三里，注射药物为维生素 B_{12}）加中药（半夏泻心汤加减）口服联合治疗，西医组 61 例予雷贝拉唑胶囊口服治疗（有 Hp 感染加阿莫西林胶囊和克拉霉素分散片）。结果总有效率中医组为 93.33%，西医组为 73.78%，且中医组在改善胃黏膜方面优于西医组，两组差异具有统计学差异（$P<0.01$）。金清龙等治疗 76 例 Hp 感染寒热错杂型慢性胃炎患者，中医组 37 例予针灸（取穴胃俞、脾俞、中脘、足三里、曲池、内关穴）配合半夏泻心汤加减治疗，西医组予克拉霉素、阿莫西林胶囊、奥美拉唑肠溶片、枸橼酸秘钾胶囊口服治疗。结果中医组总有效率为 92%，西医组为 78%，且中医组 Hp 转阴率也高于西医组，差异均具有统计学意义（均 $P<0.05$）。

104　慢性胃炎湿热证形成和中药治疗机制

　　随着人们生活节奏加快，工作压力变大，以及饮食结构和习惯的改变，患有脾胃疾病的人数越来越多。研究表明，慢性胃炎作为目前常见的疾病之一，现阶段的患病人数已占据世界人口一半以上。我国人口众多，是慢性胃炎大国，在治疗该病过程中，中医学发挥着积极作用。中医药有效治疗慢性胃炎，是建立在辨证诊断明确的基础上。临床观察发现湿热证是慢性胃炎的常见证型之一，湿热致病具有广泛性、病机复杂、病程长、缠绵难愈等特点，因此长期以来该病证备受研究者的关注，尤其是慢性胃炎湿热证发生、发展的演变规律及机制探讨已成为近年来的研究重点。

　　由于慢性胃炎中医证型的分类标准尚未完全统一，文献检索发现该病湿热证的诊断标准主要为脘腹胀闷、口渴少饮、食少纳呆、大便溏而不爽、舌质红、舌苔黄腻，在该病证的概念范畴下，其他表述还常见脾胃湿热证、湿热蕴脾证、脾虚湿热证等。近年来，越来越多的科研人员以慢性胃炎湿热证范畴内的此类证候为切入点，通过动物实验、临床实验等方式研究该病证的形成以及中药干预的作用机制，取得了一定的成果。学者徐艺峰等从慢性胃炎湿热证的形成机制和中药治疗机制两方面对近 10 年的研究进行了归纳，并提出未来开展该病证研究的方向和策略。

慢性胃炎湿热证形成机制临床实验研究

　　1. 慢性浅表性胃炎湿热证形成机制：慢性浅表性胃炎湿热证形成机制研究主要集中在患者胃黏膜样本所含蛋白表达水平的变化。这些异常表达的蛋白包括热休克蛋白 70（HSP70）、三叶因子家族蛋白 1（TFF1）、细胞间黏附分子-1（ICAM-1）、环氧合酶-2（COX-2）、B 淋巴细胞瘤-2（Bcl-2）蛋白、水通道蛋白（AQP）、线粒体腺苷酸等。

　　HSP70 是热休克蛋白家族的重要成员之一，在人体应激的不利条件下，可以提高细胞抵抗力，起到应激保护作用。研究显示，慢性浅表性胃炎湿热证的 HSP70 含量显著升高，并且湿热证中"湿"与"热"的严重程度影响着 HSP70 的表达。随着"热"的程度在湿热证中比重增加，HSP70 的水平也显著增高。可见，湿热之邪作为一种不利因素，可能诱发 HSP70 的应激性高表达以保护机体。

　　研究发现具有保护、修复慢性浅表性胃炎脾胃湿热证患者胃黏膜作用的蛋白 TFF1，可对抗引起该病证局部炎症的攻击性因子 ICAM-1。ICAM-1 在胃黏膜细胞中的高表达，将诱发和促进胃黏膜炎症，加重胃黏膜病变。同时，TFF1 含量升高提示机体自我保护作用同炎症反应一样，都处于强反应的亢盛状态。这两种蛋白的变化可能是该病证发展过程中胃黏膜局部"正气抗邪"的分子生物学基础之一。另一对体现"正气抗邪"的蛋白是 COX-2 和 Bcl-2，它们与细胞凋亡相关。研究认为，慢性浅表性胃炎脾胃湿热证黏膜炎症反应明显，细胞凋亡增多。COX-2 作为诱导酶，受炎症因素诱导产生，使细胞凋亡增加，促进炎症发展，在脾胃湿热证中呈高表达。同时 Bcl-2 可阻止细胞凋亡，因此其表达水平随着该病证的加重而升高。

　　幽门螺杆菌（Hp）感染与慢性胃炎发病相关。研究表明，慢性浅表性胃炎脾胃湿热证 Hp 感染率高，Hp 可以损害胃黏膜屏障，破坏胃酸对血清胃泌素（GAS）的反馈作用，从而使胃窦 G 细胞释放 GAS 增加，研究认为 GAS 升高可能是"脾胃湿热证"的微观证据之一。

　　代谢紊乱也参与了慢性浅表性胃炎湿热证的形成。水通道蛋白中的 AQP3 和 AQP4 主要存在于胃肠道，是消化道水代谢平衡的分子学基础。研究发现慢性浅表性胃炎脾胃湿热证的 AQP3、AQP4 升高，并且 AQP3 和 AQP4 基因表达随着湿热程度的加重而升高。另外，该病证的线粒体腺苷酸含量降低，说明出现能量代谢异常。随着生物信息学技术的发展，更多的代谢失调（如糖代谢、脂代谢、氨基酸代谢、核酸代谢、微量元素代谢等）被发现存在于慢性浅表性胃炎湿热证中，也亟需进一步研究和证实。

研究者在对慢性浅表性胃炎湿热证形成机制的研究中发现，一些蛋白起到了保护机体的作用，还有一些蛋白则加重了病情的发展，如 HSP70 起到了保护机体的作用。同样具有保护作用的 TFF1 可以对抗攻击性因子 ICAM-1，COX-2 促进细胞凋亡而 Bcl-2 可以阻止细胞的凋亡。除此之外还发现，该病证患者胃肠道中的 AQP3、AQP4 会随着湿热程度的加重而升高，还会出现能量代谢的异常，另外，该病证 Hp 感染者 GAS 也会升高，可能作为"脾胃湿热证"的微观证据之一。

2. 慢性萎缩性胃炎湿热证形成机制：慢性萎缩性胃炎湿热证形成机制研究涉及的样本主要有三类，包括患者的胃黏膜、血液和唾液。这些样本中变化的物质主要有肿瘤坏死因子-α（TNF-α）、白细胞介素-1β（IL-1β）、分泌型免疫球蛋白 A（sIgA）、唾液淀粉酶 α（sAA）、细胞毒相关蛋白 A（CagA）、COX-2 等。

TNF-α、IL-1β 和 sIgA 均具有免疫调节功能。研究发现慢性萎缩性胃炎湿热蕴脾证患者胃黏膜中 TNF-α、IL-1β、sIgA 分泌水平显著增高，说明胃黏膜免疫活跃，可见这 3 种物质作为反映细胞免疫激活程度的指标，可提示该病证胃黏膜免疫功能的状态。

慢性萎缩性胃炎湿热证的形成也与人体唾液淀粉酶的分泌有关。脾虚湿热证患者的 sAA 活性比值下降，可能由唾液流率、pH 值下降，唾液总蛋白及 Cl^-、Ca^{2+} 浓度升高导致。唾液流率、pH 值、总蛋白浓度可直接影响 sAA 浓度，进而间接影响 sAA 活性。Cl^-、Ca^{2+} 可诱导淀粉酶的蛋白结构变化。这表明脾虚湿热证可由唾液分泌成分变化客观地反映出来，丰富了"脾主涎"的理论内涵。

CagA 是 Hp 的重要毒力因子，可以导致 COX-2 的表达升高，两者与高发的胃黏膜炎症、严重的胃黏膜萎缩有密切关系。研究发现慢性萎缩性胃炎脾胃湿热证患者 CagA 阳性率、COX-2 表达水平高，胃黏膜病变程度重，说明 CagA 及 COX-2 可能参与慢性萎缩性胃炎合并 Hp 感染患者脾胃湿热证的形成。

另外，从代谢组学层面可知，慢性萎缩性胃炎脾胃湿热证与脾胃虚寒证相比，缬氨酸、乳果糖水平升高，异丁酸、甲酸、肌肽含量降低，提示慢性萎缩性脾胃湿热证存在较为明显的糖代谢、脂代谢、氨基酸代谢、核酸代谢紊乱。

研究者们发现，慢性萎缩性胃炎湿热证患者胃黏膜免疫活跃。还发现 sAA 活性比值下降反映了该病证的变化。CagA、COX-2 可能参与了该病证合并 Hp 感染的形成。除此之外，研究者们利用代谢组学方法发现了该病证患者存在一些代谢紊乱。

3. 其他类型慢性胃炎湿热证形成机制：研究者们在对胆汁反流性胃炎、隆起糜烂性胃炎湿热证形成机制的研究中也发现患者胃黏膜样本的蛋白表达水平的出现异常变化，对该病证的发生发展具有一定影响。

在这两类慢性胃炎中，Hp 感染与脾胃湿热证高度相关。其中，Hp 感染可使胆汁反流性胃炎脾胃湿热证胃黏膜组织中的 COX-2 表达增强，促进炎症反应。Hp 的重要毒力因子 CagA 以及 Hp 产生的细胞空泡毒素 A（VacA）均可导致隆起糜烂性胃炎脾胃湿热证的进一步恶化。此外，TNF-α 可以促进胃黏膜组织炎症发展，同样可以导致隆起糜烂性胃炎脾胃湿热证的形成。

慢性胃炎湿热证中药治疗机制临床实验研究

在慢性胃炎脾胃湿热证的治疗机制研究中，古代经典方和现代经验方常被用于临床实验研究。其中，采用的古代经典方包括黄连温胆汤、半夏泻心汤、连朴饮、三仁汤、藿朴夏苓汤、清化饮、四君子汤等；现代经验方则有根幽方、胃炎方、清化和中颗粒、健脾清化散瘀饮、胃复康颗粒、清热化湿方、灭幽汤、香连片、连朴清胃胶囊、清浊安中汤等。

1. 慢性浅表性胃炎湿热证中药治疗机制：研究认为一氧化氮自由基（NO）参与胃炎的发生，黄连温胆汤可以降低浅表性胃炎脾胃湿热证 Hp 阳性患者的 NO 含量，提高抗氧化能力，从而达到治疗效果。连朴饮为治疗湿热霍乱的代表方剂，常用于治疗呕吐、下利、腹满而痛等症；半夏泻心汤为中医治疗"心下痞"的典型方剂，其适应证主要为心下痞硬满、呕吐、下利等，两方均与慢性浅表性胃炎脾胃湿热证的临床表现相近。研究发现连朴饮合半夏泻心汤可显著提高超氧化物歧化酶（SOD）含量，从而提高自由基清除率。SOD 是抑制体内过氧化反应的重要物质，可减少胃黏膜的损伤。

由此可见，在治疗慢性浅表性胃炎湿热证方面，黄连温胆汤以及连朴饮合半夏泻心汤均可以通过清除氧自由基，提高抗氧化能力来达到治疗目的。

2. 慢性萎缩性胃炎湿热证中药治疗机制：研究发现清化饮治疗慢性胃炎脾胃湿热证可能是通过调节胃黏膜中蛋白质的表达而实现，主要表现在抑制胃黏膜组织中核因子 κB（NF-κB）、COX-2 等炎性因子的高表达。根幽方合四君子汤是现代经验方和古代经典方的结合，其中根幽方由黄芪、法半夏、陈皮、柴胡、黄芩、黄连、厚朴、白花蛇舌草、蒲公英、紫花地丁及三七组成，组合方具有益气健脾、燥湿清热的功效。该方可以通过下调 COX-2 和 Ki-67 表达水平，从而促进胃黏膜损伤修复，提高 Hp 清除率，达到治疗耐药 Hp 感染所导致慢性萎缩性胃炎脾虚湿热证的目的。胃炎方由半夏泻心汤改人参为党参而成，清化和中颗粒则在半夏泻心汤基础上去人参、干姜，加滑石、茯苓、厚朴、陈皮、木香、砂仁、蒲公英、丹参等清热化湿、理气活血之品。研究发现胃炎方和清化和中颗粒可以缓解慢性萎缩性胃炎脾胃湿热证的临床症状。在作用机制上，两方均可以提高血清 GAS-17 水平，减轻胃黏膜炎症及萎缩程度。香连片由黄连（吴茱萸炮制）、木香组成，具有清热化湿、行气止痛的功效。该方药可能是通过抑制促炎因子 TNF-α、IL-1β 的产生，促进抑炎因子 IL-2 的分泌，提高机体的抗炎能力，从而缓解患者的症状。

以上研究表明，在治疗慢性萎缩性胃炎湿热证中，清化饮、根幽方合四君子汤、香连片可抑制胃黏膜组织中炎性因子高表达来减轻症状。胃炎方和清化和中颗粒可促进 GAS 分泌，调节胃肠道分泌功能，从而达到治疗目的。

3. 其他类型慢性胃炎湿热证中药治疗机制：在慢性糜烂性胃炎湿热证的研究中，研究者们分别使用三仁汤、藿朴夏苓汤、清热化湿方、健脾清化散瘀饮和胃复康颗粒进行治疗，发现不同的作用机制。

三仁汤可通过诱导 HSP70 表达，抑制 IL-1β 分泌，从而发挥提高人体正气、减轻临床症状的治疗作用。清热化湿方与藿朴夏苓汤组成相同，可以降低 C 反应蛋白、IL-6 的表达水平。健脾清化散瘀饮由六君子汤加白扁豆、厚朴、砂仁、茵陈、黄连、鳖甲、莪术、丹参组成，具有健脾清热化湿、祛血消瘀散结的功效。该药方可以下调胃黏膜中白细胞介素-8（IL-8）、白细胞介素-10（IL-10）、TNF-α 水平。以上 3 方均可抑制患者的炎症反应，从而改善症状。胃复康颗粒由太子参、茯苓、山药、黄连、浙贝母、海螵蛸、白花蛇舌草、佛手、枳实、厚朴、蒲公英、紫花地丁、重楼、炙甘草组成，具有健脾益胃、清热解毒的功效，该药方能通过下调血清中性粒细胞激活蛋白、CagA、VacA 浓度，来降低 Hp 的毒力效应，减轻炎症反应达到治疗目的。

慢性胃炎湿热证中药治疗机制动物实验研究

多位学者使用灭幽汤、连朴清胃胶囊、清浊安中汤、三仁汤进行动物实验，开展慢性胃炎湿热证治疗机制的研究。

灭幽汤由黄芩、蒲公英、白及、海螵蛸、青皮、陈皮、三七组成，具有清热祛湿、理气和胃的功效，该药方在使用灭幽汤干预小鼠模型的实验研究中发现 NOD 样受体 P3（NLRP3）、胱天蛋白酶-1（Caspase-1）和哺乳动物雷帕霉素靶蛋白（mTOR）表达水平显著下降，说明灭幽汤可能通过调控细胞自噬与焦亡，有效治疗 Hp 相关性慢性胃炎脾胃湿热证。灭幽汤还可以抑制 Toll 样受体 R2（TLR2）、

Toll 样受体 R4（TLR4）及下游炎症因子的表达，干预 TLRs/NF-κB65 信号通路，以及上调 HSP70 蛋白及其 mRNA 表达，下调 AQP4 蛋白表达，从而有效治疗 Hp 相关性慢性胃炎脾胃湿热证。连朴清胃胶囊由黄连（姜汁炒）、厚朴、法半夏、茯苓、焦栀子、草豆蔻、陈皮、甘草组成，该药方可以通过诱导 HSP70 及 SIgA 的高表达，抑制 TNF-α 及 IL-1β，减轻炎症反应。清浊安中汤由草豆蔻、厚朴、黄芩、法半夏、猪苓、郁金、乌药、滑石组成，具有理气安中、清利湿热的功效。该方药通过调节 Bcl-2 和 COX-2 蛋白表达来发挥治疗作用。三仁汤可以使胃黏膜 HSP72 表达上调，增强胃黏膜对应激损伤的抵抗能力。

由此可见，上述方剂均可降低慢性胃炎湿热证小鼠胃黏膜的炎症反应，其中灭幽汤、连朴清胃胶囊、三仁汤还可以起到保护小鼠胃黏膜的作用。

慢性胃炎湿热证在临床上较为常见，备受医家重视。近 10 余年来，众多研究者运用多种现代科学技术方法开展慢性胃炎湿热证的相关研究，发现了一些该病证的形成和治疗机制。在今后的研究中，一方面在湿热证诊断标准尚未建立的情况下，可以使用日益进步的中医四诊信息采集设备获取患者的四诊客观参数，用以辅助临床诊断，在分组纳入标准客观、稳定的基础上提高研究结果的可重复性。另一方面，需要更加充分地使用系统生物学方法开展湿热证的机制研究。系统生物学方法是从整体出发，运用各种"组学"手段研究生理病理现象，与中医整体观理论一致。将诸如蛋白质组学、代谢组学、基因组学、转录组学、微生物组学等组学技术用于慢性胃炎湿热证本质研究，不仅可以使该病证研究微观化、具体化、规范化，而且又不失其中医整体观的宏观理念。随着科技的不断进步，不仅仅是慢性胃炎湿热证的机制探讨，更多的中医药现代化研究正亟需借力日新月异的新技术、新方法，与时俱进，才能保持愈加长久的发展。

105　国医大师薛伯寿辨治慢性胃炎经验

慢性胃炎是指多种病因引起的胃黏膜慢性炎症，临床缺乏特异性表现，且症状轻重与胃黏膜病变程度并非一致。临床上，慢性胃炎患者呈现上腹部隐痛、食欲不佳、餐后饱胀、反酸、恶心等症状，属中医学"胃脘痛""腹胀""痞满"等范畴。国医大师薛伯寿临床经验丰富，学者石倩玮对薛伯寿治疗慢性胃炎的经验做了归纳总结。

临床经验

1. 辨证特点：重视病因，辨脏腑寒热虚实。对慢性胃炎的辨证，不能局限西医病名，关键要有中医思维，辨证论治，同时可参考胃镜、实验室等检查结果；强调以"病因为本"，治病求本，辨证求因是重要内容之一，即必伏其所主，而先其所因。慢性胃炎病程较长，属内伤杂病，故首先辨脏腑，以脾胃为主，兼顾肝、肾、大肠、小肠等；次辨寒热虚实。

辨脏腑者，一辨脾胃。脾失健运，精微不布，津液内停，气血亏虚，可见神疲、乏力、纳呆、腹胀、腹痛、便溏、腹泻、水肿、身沉、头晕、脏器下垂、面色萎黄、女子带下等，治宜健脾益气，常用四君子汤、异功散、七味白术散、补中益气汤等加减；若胃之受纳、腐熟功能不足，胃失和降，则可见胃脘痞满、疼痛、食后胀甚、嗳气、打嗝、反酸等，酌情选用四逆散、大小柴胡汤、保和丸、左金丸、乌贝散等加减；若胃镜显示有溃疡者，加白及粉、三七粉等冲服；若病理提示萎缩性胃炎，酌加柔养之品，如山药、石斛、木瓜等；若胃热偏盛、幽门螺杆菌（Hp）阳性者，加蒲公英、黄连等协助抗 Hp；伴肠化生或可能癌前病变者，酌加蒲公英、白花蛇舌草等；若脾胃皆弱，见中脘空虚疼痛、体虚者，酌予小建中汤、黄芪建中汤加减；若脾胃皆弱，纳化失常，体虚易感者，酌以小柴胡汤合四君子汤或异功散加减健运脾胃，改善体质；若禀赋不足，诸脏腑气血偏弱，或亚健康状态者，酌予柴胡桂枝汤，往往可以全面提高身体素质，名医廖厚泽认为"柴胡桂枝汤补虚第一方"。《临证指南医案》云"太阴湿土，得阳始运；阳明燥土，得阴自安。以脾喜刚燥，胃喜柔润也。"故脾胃治法有别，用药须顺应其特性。临床上，与脾胃相关的慢性病症，如现代医学各类慢性胃炎，其病机多为脾胃不和。脾胃不和常由寒热虚实夹杂、气机升降失调引起。脾虚日渐，正气不足，阴阳失衡，阳不胜阴，阴寒内盛，常用干姜、高良姜、吴茱萸；若饮食不节，化火伤阴，中焦热盛，常用连翘、浙贝母、知母、黄精、牡丹皮；若运化失司，痰湿停聚中阻，常用陈皮、苍术、白术、杏仁；若中焦失和，诸气必虚，日久成瘀，可用丹参、赤芍、红花；若中气不足，肝木乘之，肝气犯胃，常用柴胡、炒栀子、佛手、香橼；若脾胃亏虚，生化气血失常，肾无法"受五脏六腑之精而藏之"，肾精匮乏，或脾阳不足，累及先天，脾肾阳虚，常用胡芦巴、盐杜仲、牛膝。

二辨肝胆。肝胆与脾胃，木土相关，木旺乘土、土虚木乘，皆可致病。若肝脾不调，情志不畅，可见胸胁胀痛、纳呆腹胀等，方以逍遥散加减；若胃脘痛、呃逆、反酸、急躁易怒，酌以四逆散、左金丸等加减；若胆怯易惊、眩晕口苦、胃脘不适，乃胆郁痰扰，方以温胆汤或柴芩温胆汤加减；若肝寒犯胃，见巅顶痛、呕吐涎沫、舌淡、苔白滑，酌以吴茱萸汤。

三辨肾者，肾乃胃之关。胃腐熟水谷，需赖肾气为根，水谷之糟粕亦由肾所司。慢性胃炎，受纳运化失常者，若属中焦阳虚，可予理中汤辈；下焦肾阳虚者，酌以附子理中汤（丸）、肾气丸等，或加补肾之品。

四辨大肠小肠者，部分胃病原因在肠腑不通，故通降肠腑即可治胃；或积滞在肠腑，消积去滞，则胃纳复常。方以大柴胡汤、四逆散、升降散等。外感重点辨表里寒热，而慢性内伤疾病重点在辨虚实寒热。所强调的病因为本，包括对外感、内伤的分辨。慢性胃炎固然内伤者多，但仍不能排除外感未解，或同时外感。中医学的"表"，除皮毛外，尚包括呼吸、消化、泌尿等系统内在表面，也与外界相通。外感所致胃病并不少见，《脾胃论》云："肠胃为市，无物不受，无物不入。若风、寒、暑、湿、燥，一气偏胜，亦能伤脾损胃。"外感以寒邪多见，而暑热、湿热、寒湿亦不少。如寒邪客胃而见胃痛、呃逆等，若一味缓急止痛、降逆止呃，而不知温散寒邪，恐难获良效。此外，临证也要兼辨标本、常变、顺逆、兼夹、禀赋、岁气，包括体质辨识。总之应综合判断，辨病与辨证相结合。

2. 治则治法：通降阳明，重气通血和为要。胃为六腑之一，主通降，以和顺为要，故治疗胃病尤应重视这一点。《临证指南医案》华岫云注云："所谓胃宜降则和者，非用辛开苦降，亦非苦寒下夺，以损胃气，不过甘平，或甘凉濡润，以养胃阴，则津液来复，使之通降而已矣。此义即宗《内经》所谓六腑者传化物而不藏，以通为用之理也。"历代医家多脾胃合论，至叶天士始明确脾胃分治。临证治脾胃"升降润燥权宜而施，同时重视怡情志"，又"取法于东垣而着意保胃阴，效法于香岩而不忘振脾气"。此外，注重通调气血。气血是阴阳理论的具体体现，气为阳，血为阴，《医学真传·气血》"气为血之帅，血为气之母"阐明了气血之间不可分割而论的相互关系。脾胃是气血生化之源，故健脾益胃是通调并补益气血的良好方式。"气以通为补，血以和为补"。气的升降出入正常能带动血液循经周而复始流畅运转，而这一动态平衡的状态即实现了补益气血的功效。据此，治疗慢性胃炎重视调畅气血，即气机要调畅，血行需和利；且始终贯彻"气以通为补，血以和为补"原则。用药方面，补气需注重配伍理气之品，以免滋腻碍气；补血须伍和血之药，以达血行顺畅、自然流通运转功效。《难经·二十二难》"气主煦之，血主濡之"阐释气的功能主要是温煦，血的功能主要是濡养。温煦功能让自然体温得到保持，濡养使血液流动周而复始；又"气行则血行，气滞则血凝"，气行正常则推动血液循经循环往复，异常时则有导致血液瘀滞的可能性。另外，"久病入络"，对慢性胃炎长期迁延不愈而见舌质暗淡或伴见瘀斑，或舌下脉络迂曲者，除补气、补血、养血外，酌加行气活血之品，调气以行血，活血以理气。

3. 处方用药：精选复方，需合理配伍增减。胃属多气多血之腑。慢性胃病多有气血不调，临床用药平和，润而不燥，剂量极轻，且并不久用，常以四逆散、升降散、黄芪赤风汤、小柴胡汤、四君子汤、半夏泻心汤、逍遥散等为基本方加减。其中，四逆散疏肝和胃、升清降浊、宣通郁滞，有以通为补功效，常合左金丸治疗慢性胃炎胃痛偏实证者，对胃虚有滞者则合厚姜夏草参汤。临证用升降散调理气机升降出入，全方辛以开降，凉以清热，旨在和其阴阳，调其升降，协助脾升胃降之功能恢复，对湿热结聚于内的慢性胃炎者，可用升降散透邪通络、升清降浊，以达分消走泄之功。黄芪赤风汤出自《医林改错》，"此方治病皆效者，能使周身之气通而不滞，血活而不瘀，气通血活，何患疾病不除"，其有调气活血通络作用，该方整体与他方配伍使用，往往收到协同增效作用。用药方面，行气常用柴胡、枳壳、香附、佛手、香橼、陈皮、蝉蜕、僵蚕，活血常用当归、川芎、姜黄、丹参、红花、赤芍。药量方面，亦不在乎重。药用适当，量不在乎大，量大往往药过病所，反伤胃气。用得适当，虽量小甚为有效，人病了，胃气本来就差，药多了加重其负担，反而影响吸收，故处方用药大多使用药典规定范围内常规用量。

4. 医嘱特点：首重养心，饮食起居劳逸同调。薛伯寿临证强调"上工治未病"，重视"形神相得"，提出养生首先重在养心，其次饮食居处，劳逸适度，顺应四时等，推崇老子"万物莫不尊道而贵德"，认为无为无私、道法自然的理念是中医养生治病的核心，又疾病大多与不良心态、恶劣情绪有关，故药补不如食补，食补不如精补，若精神乐观，心胸开阔，真诚善良，少思寡欲，心安而不惧，形劳而不倦，恬淡虚无，精神内守，则五脏协调，精神充沛，必然健康长寿。饮食方面主张有节制，且谨和五味。《千金要方》"不欲极饥而食，食不可过饱，不欲极渴而饮，饮不欲过多，饱食过多则结积聚，渴饮过多则成痰癖"，主张不应饿到坚持不住才进食，进食以七八成饱为佳，不要口渴至极才喝水，喝水要慢饮并注意适量，饮食过多易生积成痰，故日常切忌暴饮暴食。薛伯寿常嘱患者应荤素搭配而以素为主，精粗搭配，以免"膏粱之变，足生大丁"（《素问·生气通天论》）。所谓"大丁"，是指严重的疾病，即食入膏粱厚味，足以导致多种严重疾病，如现代医学的高血压、糖尿病、高血脂、冠心病、痛风之类。

验案举隅

患者，男，43 岁，2019 年 8 月 22 日初诊。晨起胃脘部隐痛不适 1 个月余，加重 1 周。空腹即不适，食后尤甚，持续半小时，无胃脘堵塞感，无明显反酸烧心，无口干口苦，喜饮热水，食欲一般，大便可、每日一行，舌淡红，苔薄白，脉沉稍弦。日常因工作繁忙而压力大，常气郁不舒。胃镜检查：胃底黏膜充血、水肿、黏液稍浑，胃体黏膜充血、水肿，见条索状糜烂，窦体交界前壁见 0.3 cm 息肉样隆起（电凝切除，病理为良性增生），胃窦黏膜充血、水肿，小弯侧见一处黏膜隆起糜烂灶，活检质软。诊断为慢性胃炎伴糜烂。中医辨证属肝胃气滞，治当疏肝和胃、理气行滞。方用四逆散合香苏散加减。

处方：柴胡 10 g，炒白芍 12 g，枳壳 10 g，炙甘草 10 g，香附 10 g，紫苏叶 10 g，佛手 8 g，香橼 10 g，生姜 6 g，大枣 15 g。每日 1 剂，水煎分 2 次服。

服药 7 剂，即告知症大减，疼痛未再出现，守方加减继服 14 剂善后，并嘱其规律生活，戒酒，注意保持情绪乐观开朗。

按：脾胃运化正常与肝的疏泄功能密切相关。肝为刚脏，主疏泄，喜条达，恶抑郁；脾主运化，胃主受纳、腐熟，以通降为顺。本案患者因生气导致肝气郁结，横逆犯胃，肝胃不和，气机郁滞，出现胃脘隐痛不适，故治以四逆散疏肝理脾、调畅气机，重用白芍以缓急止痛，香苏饮理脾胃气滞，佛手、香橼理气止痛。全方疏肝解郁，使脾升胃降，则疼痛自除。

106 中医对幽门螺杆菌相关胃炎的防治策略

幽门螺杆菌相关胃炎（HPAG）是指证实有幽门螺杆菌（Hp）现症感染（包括胃黏膜组织切片染色镜检、快速尿素酶试验、细菌培养、^{13}C 或^{14}C 尿素呼气试验任一项阳性），病理切片检查有慢性胃炎的组织学改变。据研究报告，所有 Hp 感染患者几乎均患有慢性活动性胃炎，是消化道的常见病及多发病，其常见临床表现为胃胀、胃痛、口苦、消化不良、食欲减退、反酸、恶心呕吐等，中医古籍中对本病并无认识，也无相关记载，根据其临床症状，多归属于"痞满""嘈杂""胃脘痛""吐酸"等范畴。多数医家认为本病病因为外邪侵袭、禀赋不足、饮食不节、七情不和、内伤劳倦等。国医大师李佃贵基于多年临床经验，以中医病因学理论为基础，结合现代医学认识，"探究总结，精研创新"提出从浊毒论治本病，认为浊毒内蕴为本病的核心病机，以化浊解毒为基本治则，临床疗效显著。

浊毒的提出

1. 文献中"浊"的记载：《说文解字》云"浊为水不清也"。《黄帝内经》中有"浊阴""浊气"之称。《素问·阴阳应象大论》云："清阳为天，浊阴为地。故清阳出上窍，浊阴出下窍；清阳发腠理，浊阴走五脏；清阳实四肢，浊阴归六腑。寒气生浊，热气生清。清阳在下，则生飧泄，浊气在上，则生胀。"认为"浊"属阴，有趋下、沉重、稠厚等特性。《素问·经脉别论》云"食气入胃，浊气归心，淫精于脉"，指出"浊"为水谷精微中稠厚部分。《格致余论·涩脉论》云："或因忧郁，或因厚味，或因无汗，或因补剂，气腾血沸，清化为浊。"由于情志不畅、饮食失调、用药不当而致"清化为浊"。《金匮要略·脏腑经络先后病脉证》云"清邪居上，浊邪居下"，提出浊为邪气，与湿同类，其特性为重浊黏腻，水性趋下，易阻阳气。《济世全书》云："夫白浊者，因思虑过度，嗜欲不节，遂使水火不交，精元失所。由是为赤白浊之患，赤浊者，心虚有热，多因思虑而得之；白浊者，肾虚有寒，过于嗜欲而得之；旋脚澄下，凝如膏糊是也。"朱丹溪在《丹溪心法》中提出"胃中浊气下流为赤白浊""赤浊属血，白浊属气"，后又有精浊、便浊、浊病之说，均取其秽浊黏腻之性。现代医家吴骏等认为"浊"有广义和狭义之分，广义的"浊"为天地间浓稠厚重之气；狭义的"浊"指饮食精华的浓稠部分及人体排出的代谢废物等。

2. 文献中"毒"的记载：《说文解字》云"毒，厚也，害人之草。"最初用于指毒草，后引申出病因病名、治法、药性等多种含义。《素问·六微旨大论》云："亢则害，承乃制，制则生化。若承制失常，则亢盛为害，是为毒邪，损坏形体，生化衰竭。"《金匮要略心典》云："毒，邪气蕴结不解之谓。"认为毒为邪气，且有内生和外来之分，两者均能损害人体功能。毒的本义有：恶也、害也、痛也、苦也，物之能害人者皆云毒。《素问·五常政大论》中有寒毒、湿毒、热毒、风毒、燥毒的名称，王冰注："毒者，皆五行标盛暴烈之所也。"指六淫之气过甚可转化为毒，也可以内生风寒湿热燥邪，称为内生之毒。毒在古今中医文献记载中的含义可大致分为 4 类：一是指非时之气，即毒邪火毒气，如戾气、杂气、异气、山岚瘴气等峻烈易传染之外感邪气。二是指药物或药物的峻烈之性。三是指疮毒、痈毒、湿毒、暑毒、阴毒、痰毒、温毒等病症。四是指漆毒、水毒、沥青毒等一些特殊的致病因素。现代医家吴骏等认为，广义之"毒"是指对人体造成不良反应的物质，且有发病猛烈、变化迅速的致病特点，易损伤脏腑，耗伤气血，且久病入络，兼夹它邪，胶结顽固，迁延难愈。狭义之"毒"指通过氧化应激、神经毒素、炎症反应、细胞凋亡等机制而引起脏腑组织细胞功能障碍的致病因素。

3. 浊毒理论的提出：《黄帝内经》时期甚至之前就有文献分别记载了"浊"与"毒"，在研究古今中医药文献的基础上，李佃贵认为浊邪内生，壅盛日久，蕴结不解而化毒，出现浊、毒的双重致病特征，浊以毒为用，毒以浊为依，胶固难解，其致病广泛、凶险、繁杂、缠绵难愈、变证多端，故而提出浊毒理论。浊毒是指一种既能引起人体脏腑经络及气血阴阳失调而造成机体功能损害的致病因素，同时又是多种因素引起脏腑功能紊乱，气血运行失常，产生的代谢产物蕴积不能排出的病理产物。

浊毒的核心病机与临床特点

1. 核心病机：李佃贵提出从浊毒论治脾胃病，其病因为情志所伤、饮食不节、感受外邪，损伤脾胃，致使脾失健运，胃失和降，水反为湿，谷反为滞，湿滞日久，化浊成毒，积聚中焦，气机郁滞，伤阴入络，气不布津，血不养经，缠绵难愈，故认为浊毒内蕴为本病核心病机。

2. 临床特点：浊毒致病，易兼夹他证，致病广泛，黏滞难解，病程缠绵，易阻遏气机，蕴于中焦，入血入络，耗气伤阴。

（1）致病广泛，病程缠绵：浊毒之邪蕴积体内，日久凝结气血，燔灼津液，循人体经脉，内及脏腑，外达肌腠，损气耗血，生风动血，致病广泛。浊毒其性质黏腻，蕴蒸不化，胶着难解，故起病缓慢且隐袭，病程较长，病程缠绵难愈，预后不佳。

（2）蕴结脾胃，阻滞气机：脾胃为人体气机升降运动的枢纽，浊毒内聚中焦，致脾不升清，胃不降浊，气机升降失常而致胸闷脘痞、肢体困重、呕恶泄泻、不思饮食、二便秽浊不清等。

（3）兼夹他证，耗气伤阴：浊毒之性，黏腻滞涩，重浊稠厚，易兼夹湿邪，致病史更为缠绵难愈；浊毒致病，阻滞气机，致津液停聚，易兼夹痰邪；浊毒胶结，阻碍气血运行，兼夹瘀邪，加重气血瘀滞。浊毒内蕴，日久化热，耗气伤阴，破坏脏腑。如朱丹溪《丹溪心法》所云："痰挟瘀血，遂成窠囊。"

（4）易积成形，蕴久生变：浊毒之邪重浊、黏滞，易损脏腑，病久不去，容易生变，腐血肉，生恶疮癌肿。

浊毒的临床诊疗

1. 浊毒的基本治法：浊毒之邪蕴生于脏腑，散布于三焦，有实而无形，以气血为载体，随气之升降可流布于三焦。浊毒致病具有难治性、顽固性的特点，根据浊毒致病特点，化浊解毒为其治疗原则。化浊解毒可使浊化毒除，从而气行血畅，痰消火散，积除郁解，恢复脾升胃降之特性，而化浊解毒之法可随症灵活辨用。

（1）疏肝理气降浊毒：浊毒内蕴于中焦，肝失疏泄，气机升降失调，横逆反胃，胃失和降。《吴医汇讲》云"治脾胃之法，莫精于升降""脾升降失宜，则脾胃伤，脾胃伤则出纳之机失其常度，而后天之生气已息，鲜不夭折生民者已"。用以柴胡、香附、紫苏、青皮等，以升清降浊、气机畅通郁毒得除。

（2）健脾利湿祛浊毒："脾胃为后天之本"，浊毒之邪易夹湿邪，脾为浊困，湿浊内聚，使脾胃纳运失职，升降失常。脾阳不振，湿浊停聚。用以茯苓、白术、泽泻、冬瓜子、薏苡仁等，健脾利湿，气机调畅，脾胃复健，诸症自除。

（3）清热燥湿除浊毒：湿浊同源，湿久凝浊，痰浊内阻，阻碍气机，气郁而化热，热极则生毒，浊毒蕴结，缠绵难愈。常用药物为茵陈、黄连、黄芩、黄柏、栀子、龙胆等。

（4）芳香辟浊解毒：脾胃失司，湿浊之邪阻于中焦，日久化生浊毒，芳香辟浊类药物如藿香、佩兰、砂仁、紫豆蔻等，辛香温燥，醒脾化湿，化浊辟秽，促进脾胃运化，消除湿浊。

（5）通腑润肠泄浊毒：六腑以通为用，以降为和，浊毒蕴积日久，腑气不通。《证治汇补·秘结》云："如少阴不得大便以辛润之，太阴不得大便以苦泻之，阳结者清之，阴结者温之，气滞者疏导之，津少者滋润之，大抵以养血清热为先，急攻通下为次。"用以火麻仁、大黄、芒硝、番泻叶等通下类药物，以荡涤腑气，润下通便，使浊毒之邪随大便而出，属中医学下法范畴。

（6）活血通络散浊毒：浊毒之邪积聚体内，相互为用，日久必凝结气血，燔灼津液，病久入血入络，可致瘀血出血。用以五灵脂、三七粉、当归、蒲黄、白芷等，血活而瘀化，使血走脉道之中。

（7）攻坚散结消浊毒：浊毒已成，久居体内，毒陷邪深，胶着难解，阻碍气机，酿生痰瘀，入络易积成形，非攻不克，故用有毒力猛之品，借其性峻力猛以攻邪，以毒攻毒。用以全蝎、蜈蚣、壁虎、水蛭、土鳖虫、斑蝥等。但应注意，有毒性的药物多性峻力猛，故在正气尚未衰竭而能耐攻的情况下使用。

2. 二辨与二期诊疗：

（1）辨病辨证：浊毒内蕴于中焦，气机不畅，胃失和降，胃气上逆，则见嗳气，恶心甚则呕吐；浊毒郁久化热，伤及胃阴，故可见胃脘胀满疼痛；浊毒之邪上蒸，则见口干口苦；中焦气机阻滞，阳气不能输布于体表四肢，则见怕冷；浊毒之气内蕴于中焦脏腑，气机不通，可见到大便不爽或便溏；浊毒壅盛，中焦气机不通，湿浊之气壅滞，故见大便秘结不通，小便短赤或黄；胃病日久，毒热盛，耗伤阴液，常出现阴伤之象。胃阴不足，虚热内生，热郁于胃，气失和降，则见胃脘胀满、灼痛，嘈杂不舒，痞满不适；胃失阴滋，纳化迟滞，则饥不欲食或食少；胃阴亏耗，阴津不能上滋，则口燥咽干；不能下润，则大便秘结，小便短少；舌红少津，苔少或花剥，脉弦细或细数，是毒热内结，耗伤胃阴之象。

（2）近期与远期：浊毒致病初期，邪气虽胜但正气未衰，邪蕴中焦，脾胃运化失职，湿邪内生，湿凝成浊，日久蕴热，热极成毒，此时应以清热祛湿、化浊解毒为关键。浊毒致病末期，浊毒已成，久居体内，毒陷邪深，胶结固涩，蕴积成热，热壅血瘀，热极生毒，形成浊毒内壅之势，缠绵难愈，且久病入络，加之阳气不足，推动无力，血瘀便成了其必然结果，此时应以活血通络，兼顾扶正为主。

讨　论

1. 诸家论述： 幽门螺杆菌相关胃炎根据其临床症状，属于中医学"痞满""嘈杂""胃脘痛""吐酸"等范畴，《黄帝内经》认为其病因为外邪侵袭，劳倦内伤，饮食不节，情志失调，他脏转变。病机为脾虚生湿，脾虚则升清无力，筋肉痿废，脾胃虚弱，百病丛生。《脾胃论》云"内伤脾胃，百病丛生"，认为本病病因为内因、外因、不内外因。内因包括禀赋不足，情志失调；外因包括外邪侵袭；不内外因包括饮食不节、劳倦内伤、他脏传变等。孙思邈曾有"五脏不足，求于胃"的论点。刘完素提出"胃中润泽说"，认为饮食入胃化生精微的重要原因是胃的润泽程度。清代叶天士《临证指南医案·胃脘痛》提出"胃痛久而屡发必有凝痰""久痛入络"等。《金匮要略》提出"若五脏元真通畅，人即安和""四季脾旺不受邪"等理论。张景岳则认为本病病因多为"气滞"。《明医指掌·心痛》认为湿热中阻可引起胃痛。章虚谷云"湿热之邪，始虽外受，终归脾胃也"，其认为"湿热邪毒"是主要病因，对疾病的发生发展起决定作用。综上所述，古代医家大多认为病的病机特点是虚实夹杂，脾虚为本，外邪内侵为标。"正气存内，邪不可干""邪之所凑，其气必虚"，脾胃功能正常，机体得到脾胃的滋养，外邪不易侵犯。脾胃虚弱，外邪入侵，则易生湿热、寒湿、气滞、血瘀等，导致脾胃功能失调，进而出现相应的临床症状。

2. 浊毒之不足： 浊毒理论指导本病的临床辨证治疗，收效颇佳。从本病病因病机、疾病转化、诊断治疗及预后等均有深入的认识，为本病治疗提供了新的辨证思路。但在目前的研究中仍还有一些不足之处：一是理论体系与现代实验方法未能更加充分的结合，缺乏基础方面的研究，对其诊断标准、辨证分型、药物疗效评价等缺乏客观的、统一的标准。二是浊毒理论在临床应用范围不够广泛，缺乏大样本、高质量、多中心的随机对照试验及大规模的临床协作研究等。

　　幽门螺杆菌相关胃炎是临床常见病、多发病，现代医学通过调整日常食习惯和生活方式、三联疗法或四联疗法抗 Hp 感染治疗及临床对症治疗本病，临床治疗有效率欠佳，且抗生素耐药率逐渐升高，肝损害、皮疹、腹泻的临床并发症常见。中医药虽在治疗该病上有一定的优势，传统的病因病机及治则也需随着现代人的生活习惯及饮食结构的改变而更加完善。李佃贵提出了以浊毒论治本病，是中医论治本病病因、病机及治则的创新，提出了治疗的新思路，能更好地改善临床症状提高 Hp 的根除率。

107 从"菌-炎-宿主"关系论幽门螺杆菌胃炎中医治疗思路

　　幽门螺杆菌（Hp）是胃内微生态环境中重要的致病因子。Hp 感染是慢性胃炎及胃黏膜炎症损伤的主要病因，所有 Hp 现症感染者几乎均存在慢性活动性胃炎，即 Hp 胃炎。宿主、环境和 Hp 三种因素的协同作用决定了 Hp 感染后胃炎的类型和发展。

　　目前全球大部分地区治疗 Hp 抗生素的耐药率逐年增高，根除率随之下降。所以非抗生素治疗 Hp，特别是中医药对 Hp 胃炎的干预作用日益受到重视。在中医药抗 Hp 感染多种机制中，对 Hp 感染胃黏膜炎症损伤、宿主免疫反应和胃肠道菌群的调节作用至关重要。学者白宇宁等从"菌-炎-宿主"关系，就中医药干预及辨治 Hp 胃炎思路进行了有见解的探讨。

Hp 感染对宿主及胃黏膜的影响

　　1. Hp 感染是胃黏膜炎症损伤重要因素：Hp 感染并定植于胃黏膜上皮，其多种毒力因子［细胞毒素相关蛋白 A（Cag A）、细胞空泡毒素 A（Vac A）、尿素酶（urease）、脂多糖（LPS）等］作用于胃黏膜上皮细胞和炎症免疫细胞（T 细胞、巨噬细胞），激活转录因子［核因子-κB（NF-κB）、转录激活蛋白-1（AP1）等］而释放各种促炎症因子［（IL-8、IL-6 等）］、趋化因子（CXCL8、CCL3 等）、炎症调节因子［活性氧（ROS）、环氧合酶-2（COX-2）等］及生长因子［粒细胞-巨噬细胞集落刺激因子（GM-CSF）等］，从而形成与胃癌相关的慢性炎症微环境。同时 Hp 感染还能影响胃黏膜上皮细胞的凋亡、增殖、黏附功能及其运动，造成细胞 DNA 及上皮细胞间紧密连接的损伤。Hp 感染后激活宿主炎症免疫反应，毒力因子通过损伤线粒体、破坏溶酶体、产生内质网压力并打破细胞离子平衡而导致细胞损伤，进一步细胞氧化压力增高、组织蛋白酶生成、细胞核与线粒体 DNA 损害而激活炎症小体，释放多种促炎细胞因子，并致细胞焦亡。活化的炎症小体和释放的炎症因子导致胃黏膜慢性炎症持续存在。Hp 感染所产生的炎症免疫损伤，始终贯穿于慢性非萎缩性胃炎→慢性萎缩性胃炎→肠上皮化生→异型增生→胃癌的病理组织学演变过程中。

　　2. Hp 感染与宿主免疫反应：Hp 毒力因子可以导致宿主强烈的免疫反应，CD4$^+$T 细胞在调节宿主免疫力和免疫病理变化中起着极其重要的作用。不同类型 T 细胞的活化影响着 Hp 持续感染的临床结果。适度的 Th1 和 Th17 细胞激活具有抗 Hp 作用，然而 Th1 和/或 Th17 细胞不可控的超活化则是消化性溃疡和胃炎的重要致病机制。趋向 Th2 和 Treg 细胞的活化会导致 Hp 持续感染及免疫耐受，并有助于相关肿瘤的发生。

　　固有免疫在 Hp 感染慢性活动性炎症和癌变进程中发挥着重要作用。不仅中性粒细胞和嗜酸粒细胞，而且肥大细胞和树突状细胞都可以直接浸润于胃小凹上皮而引起免疫反应。同时 Hp 也可以进入上皮细胞、中性粒细胞、巨噬细胞和树突状细胞内。高毒力 Hp 可以中止巨噬细胞和树突状细胞中正常吞噬体的成熟进程，形成巨大自噬体而削弱机体的免疫防护。随着 Hp 持续感染，巨噬细胞和树突状细胞会发生凋亡或功能耗竭。

　　3. Hp 感染与胃肠道菌群：Hp 感染造成胃内微生态环境变化，并与胃肠其他菌群竞争，在疾病进程中扮演着重要角色。Hp 感染对胃内细菌群落构成有显著影响作用，如变形菌明显增长，而放线菌、拟杆菌和厚壁菌则会减少。Hp 感染前胃内不同的菌群种类，可能通过影响胃黏膜免疫反应（CD4$^+$ T 细胞的募集）而造成 Hp 感染后的不同疾病结果。

Hp 定植引起胃黏膜炎症，改变胃酸屏障，或由于胃黏膜腺体萎缩、胃酸分泌减少，均可导致小肠细菌过度生长。对 Hp 感染蒙古沙鼠模型的免疫病理学研究发现，Hp 感染可以造成远端结肠菌群构成变化，盲肠腔内大肠埃希菌、粪球菌和结肠腔内拟杆菌、普氏菌明显增高，并且结肠黏膜 T 淋巴细胞的数量显著增加。

中医是治疗 Hp 感染及胃炎的有效途径

1. 中医抗 Hp 感染作用：治疗 Hp 感染有两种途径，抗生素直接杀灭作用和非抗生素药物的作用。中医药在非抗生素药物治疗中占有重要地位。很多中药对 Hp 具有抑制作用，如黄连、黄芩、黄柏、大黄、蒲公英、栀子、苦参、藿香、柴胡、高良姜、吴茱萸、姜黄、乌梅、山楂等。根据最低抑菌浓度，可以将抗 Hp 中药活性分为强、较强、较弱和弱 4 级。另外，许多中药复方及中成药均具有治疗 Hp 感染和胃黏膜炎症的作用。中医药抗 Hp 主要治法包括：清热化湿解毒、温中健脾、健脾益气、疏肝理气、健脾解毒及辛开苦降等。

中医药抗 Hp 感染的主要机制有：抑制 Hp 功能蛋白合成及其 mRNA 表达，抑制 Hp 生物膜合成，破坏 Hp 细胞结构完整性，抑制 Hp 毒力因子及尿素酶释放，降低 Hp 黏附力，调节相关免疫反应，抑制相关炎症因子释放，调节胃内微生态及增强抗生素抗菌活性等。

2. "病-证"整合、分阶施治："病-证"结合、辨证论治是中医药治疗 Hp 相关疾病的基本原则。Hp 耐药率不断增高，抗生素联合中医药治疗或中医药个体化分阶段辨证施治是治疗 Hp 感染相关疾病的新途径。如 Huang Y Q 等研究大黄素、黄芩苷、五味子苷和小檗碱（黄连素）对 Hp 多药耐药基因 hefA 的抑制作用，结果表明这 4 种提取物均可显著减低阿莫西林和四环素抗 Hp 的最低抑菌浓度，可能通过抑制 hefA mRNA 表达机制而起到协同抗生素抑菌作用。

临床治疗 Hp 感染，存在治疗前准备、疗效巩固、难治性感染等阶段，常应用中医药进行个体化辨证及分阶段施治。如 Hp 胃炎患者伴明显临床症状，在抗生素方案治疗前应用中医药辨治可以缓解症状，可增强患者对抗生素治疗的耐受性，并提高药物敏感性。抗生素治疗结束后，可继续使用中医药辨治以巩固疗效、防止复发。在难治性感染阶段，基于"个体化整体评估"，如有躯体或明显消化道症状者，予以"病-证"整合施治，为下一次抗生素治疗做好准备。

中医治疗 Hp 胃炎的关键是减轻胃黏膜炎症损伤

非抗生素治疗 Hp 感染主要涉及 3 个层面，即针对宿主机体、胃黏膜及 Hp 本身的机制和作用。现有研究证据提示，中药对抑制 Hp 关键酶、调节宿主免疫系统，特别是减轻胃黏膜炎症有益处。

中医药对 Hp 感染胃黏膜炎症损伤的保护作用至关重要，对 Hp 胃炎的治疗即是对胃黏膜炎症损伤的治疗。如 Lian D W 等应用广藿香醇对 Hp 胃炎进行体内、体外研究，显示其对 Hp 胃炎胃黏膜损伤具有保护作用。该药可抗氧化活性，抑制促炎因子分泌〔单核细胞趋化蛋白-1（MCP-1）、肿瘤坏死因子 α（TNF-α）、IL-1β、IL-6〕，调节 NLRP3 炎症小体功能，降低 NLRP3 相关蛋白和 NLRP3、Caspase-1 基因的表达。Zhang S 等应用头花蓼提取物黄酮苷治疗 C57BL/6 小鼠 Hp 感染胃炎，可显著降低血清 γ 干扰素（IFN-γ）和胃泌素水平，提高血清 IL-4 水平，改善胃黏膜病理组织炎症积分而修复保护胃黏膜损伤；同时发现，头花蓼另一种提取物槲皮素可通过影响 IL-8、p38MAPK、BCL-2 和 BAX 的表达，从而实现对 Hp 感染胃黏膜炎症和细胞凋亡的调节保护作用。Bae M 等在红参提取物（RGE）抑制 Hp 感染蒙古沙鼠胃黏膜炎症研究中发现，RGE 通过抑制胃黏膜炎症介质生成、髓过氧化物酶（MPO）活性和脂质过氧化物（LPO）水平而减轻模型胃黏膜炎症，同时改善胃黏膜病理组织学评分

（分叶中性粒细胞浸润等）。Park H S 等应用黄连解毒汤进行体外（AGS 细胞）和体内（C57BL/6 小鼠）抗 Hp 感染和调节胃黏膜炎症研究。该方在体外可阻止 Hp 对 AGS 细胞的黏附，抑制炎症调节因子（IL8、COX-2、iNOS）增高；在体内减轻小鼠胃黏膜组织炎症损伤，减弱 IL-1β、IL-6、CXCL1、TNF-α、COX-2 和 iNOS 表达，并抑制激活的丝裂原活化蛋白激酶（MAPK）、细胞外调节蛋白激酶 1/2（ERK1/2）、c-Jun 氨基末端激酶（JNK）及 NF-κB 途径。

中医治疗 Hp 胃炎重在对宿主平衡稳态的恢复和重建

　　Hp 感染致病是细菌与宿主相互影响的结果。Hp 致病毒力固然重要，但宿主（胃黏膜）的易感性与免疫抗病能力更不容忽视。中医药更注重对宿主机体及胃黏膜平衡稳态的调整，如对炎症免疫状态和胃肠道微生态的调节作用。通过对宿主及胃黏膜内环境平衡稳态的恢复与重建，即对脾胃之气的调护，从而达到扶正祛邪（抗 Hp）目的，这正是"养正积自除"的具体体现。

　　1. 对宿主和胃黏膜免疫状态的影响： 中医药对 Hp 感染宿主影响的关键环节是干预机体和胃黏膜的免疫反应状态，不能亢进也不能减弱，通过中医药（尤其是复方）扶正祛邪、标本兼治来调节宿主及胃黏膜免疫反应，从而达到抗 Hp 和保护胃黏膜的目的。如 Yan X 等发现补中益气汤可通过诱导 Hp 感染 C57BL/6 小鼠胃黏膜 INF-γ 的表达而发挥抗 Hp 的作用。莫莉等研究表明，半夏泻心汤能够调节 Hp 感染小鼠胃黏膜 T 细胞亚群 CD4$^+$ 和 CD8$^+$ 之间的平衡（CD4$^+$/CD8$^+$ 增高），从而有效治疗 Hp 感染。同时半夏泻心汤通过调节固有免疫细胞巨噬细胞的活性，抑制巨噬细胞分泌 IL-8、IL-18、TNF-α 等炎性因子，从而减轻 Hp 胃炎胃黏膜上皮细胞的炎性损伤。Chang C H 等通过体外（AGS 细胞）和体内（C57BL/6 小鼠）实验，研究中药栀子提取物京尼平苷和京尼平对 Hp 感染的影响，提示京尼平可以抑制感染 AGS 细胞 Hp 的黏附和侵袭，减少 Vac A 和 Cag A 基因表达，减弱 IL-8 和 IFN-γ 产生而抑制细胞炎症；京尼平苷和京尼平均可减少模型小鼠血清 IFN-γ、IL-1β、IgA 和 IgM 水平，并下调胃黏膜 COX-2 mRNA 的表达。

　　2. 对胃肠道微生态的影响： 中药口服后未被小肠吸收的化合物会在结肠积蓄，并与肠道菌群发生相互作用，这主要包括中药调节肠道菌群构成、中药调节肠道菌群代谢、肠道菌群转化中药化合物等机制。

　　中药影响肠道菌群的代谢尤为重要。在众多肠道菌群代谢物中，维持宿主稳态及抑制促炎因子的短链脂肪酸（SCFAs）受到更多关注。中药是产生 SCFAs 的重要供应源，它能够调节肠道菌群构成和 SCFAs 的生成。研究葛根芩连汤对腹泻动物模型的影响，发现该方能够改变肠道菌群结构，并可以促进 SCFAs 的生成。

　　Meng F 等利用 C57BL/6 小鼠 Hp 胃炎模型来评估中成药健胃消食片制药残渣发酵上清液（植物乳杆菌 HM218749 等发酵）的抗 Hp 感染作用。该上清液可以抑制 Hp 尿素酶活性，明显减少 IL-6、IL-8、TNF-α 等炎症因子生成，并对小鼠胃内紊乱菌群的恢复和重建有益。提示该法对治疗胃黏膜炎症和调节胃内微生态均有影响。

　　目前 Hp 感染根除率逐年下降，面对 Hp 胃炎持续的黏膜损伤和顽固的临床症状，往往需要中医药的干预。中医药治疗 Hp 感染及胃黏膜炎症（Hp 胃炎）的重点在于整体调理和扶正祛邪，即对宿主机体及胃黏膜平衡稳态的恢复与重建，主要包括缓解临床症状、改善患者体质，调节免疫反应、减轻胃黏膜炎症、调整胃肠道微生态等。中医治疗 Hp 胃炎应该是一种多靶点作用、综合影响干预的治疗方式。

108 慢性胃炎中医复方治疗用药规律

慢性胃炎是一种由多种致病因素引起的消化系统常见慢性疾病，我国多将其分为慢性浅表性胃炎、慢性萎缩性胃炎、慢性糜烂性胃炎等，其临床表现特异性不高，多数患者常无症状或伴程度不等的消化道症状，如上腹部不适或隐痛、进食后胃部不适、食欲缺乏、发酸、恶心。由于多数胃炎患者无明显临床表现，目前慢性胃炎的患病率难以明确，一项多中心调查显示 8 892 例有上消化道症状者慢性胃炎确诊率高达 91.7%。幽门螺杆菌（Hp）感染为其常见病因，调查显示 90% 的慢性胃炎患者合并有 Hp 感染。目前临床治疗以抑酸护胃、抗 Hp 感染及对症治疗为主，耐药性及病患久服药物依从性差是造成胃炎疗效欠佳的主要原因，且病情容易反复，难以根治。中医药治疗慢性胃炎疗效显著，能够显著改善患者的临床症状，中医药治疗慢性胃炎具有一定优势。学者熊霞军等借助中医传承辅助平台分析了中医药治疗慢性胃炎的用药规律，为临床治疗提供了新思路，并为临床遣药组方提供了参考依据。

资料与方法

1. 数据来源： 登录国家知识产权局中国专利公布公告网站，在"中国专利公布公告"的"高级查询"界面中选中"发明公布"与"发明授权"，检索时间为 2015—2020 年，分别将"慢性胃炎"及"慢性胃炎和中药"作为检索式进行检索，合并检索结果。

2. 纳入标准： 纳入国家专利数据库中治疗慢性胃炎的中药复方专利及含中药提取物专利，中药药物组成及用量相同的专利仅录入 1 次。

3. 排除标准： ①复方专利属于保健品专利。②复方专利属于食品类专利。③无具体中药的专利。④复方专利中中药提取物来源不明的专利。

4. 数据库建立： 共纳入治疗慢性胃炎的中药复方专利 126 项，涉及 126 首处方。运用 Excel 软件建立治疗慢性胃炎中药复方专利数据库，将中药复方专利的检索结果列项排列并对录入的数据再次核对。

5. 中药名称规范： 对同一中药具有不同名称及其中药提取物（提取物转化成对应中药）按照 2015 年版《中华人民共和国药典》进行药名规范，并再次录入数据库，录入完成后进行 2 次数据审核。

6. 统计方法： 应用中医传承辅助平台（V2.5）分析数据。通过"统计报表"对中药频次、中药归经及药性药味进行统计。在"数据分析"模块中，设置合理的支持度与置信度，运用关联规则方法分析中药复方专利的配伍规律，展示相关复杂网络图。设置合理的相关度与惩罚度，运用熵聚类得出核心中药组合及候选新处方。

结　果

1. 126 首处方中单味中药出现频次统计： 对 126 首处方进行中药频次统计，共涉及 157 味中药，其中使用频次≥20 的中药共 21 味，出现频次较高的有白芍、黄连、白术、木香、枳壳、陈皮等。126 首处方中单味中药出现频次统计。

2. 126 首处方中中药归经统计： 对 126 首处方中所有中药的归经进行统计，中药归经出现频次较多的有脾经、胃经、肝经。

3. 126 首处方中中药性味统计： 对 126 首处方所有中药进行性味统计，药性主要为温性、寒性，药味主要为苦味、辛味、甘味。药性频次具体为温性 613 次、寒性 330 次、热性 47 次、凉性 21 次。药味频次具体为苦味 661 次、辛味 608 次、甘味 595 次、酸味 84 次、咸味 53 次。

4. 126 首处方中对药频次统计：设置"支持度个数"为 16，"置信度"为 0.9，126 首处方中对药使用频次≥15 的共涉及 12 组中药组合，出现频次较高的有白术、白芍，延胡索、木香，白芍、木香，白术、木香等。

5. 126 首处方中角药频次统计：设置"支持度个数"为 10，"置信度"为 0.9，126 首处方中角药使用频次≥10 的共涉及 8 组中药组合，出现频次较高的有白术、白芍、木香，砂仁、枳壳等。

6. 126 首处方中药组合关联规则统计：在系统的方剂分析模板中，使用"组方规律"分析，设定"支持度个数"为 10，"置信度"为 0.7，得到置信度＞0.7 的中药组合 15 组，置信度较高的有"延胡索→枳壳→白术""砂仁→茯苓→白术""白芍→砂仁→白术""砂仁→枳壳→白术"等。

7. 基于熵聚类的核心中药组合及候选新处方：在系统的方剂分析模块中，使用复杂系统熵聚类进行核心组合分析，设置"相关度"为 8，"惩罚度"为 2，演化得到核心中药组合，共 24 组，包括海螵蛸、吴茱萸、桃仁，浙贝母、党参、大枣、干姜，党参、白术、茯苓等。运用无监督熵层次聚类方法进一步分析组合，得到候选新处方 12 首。

讨　　论

慢性胃炎属中医学"胃痛""痞满"等范畴。胃痛又称胃脘痛。《黄帝内经》首次记载"胃脘痛"，并提出胃病的发生与肝、脾相关。《素问·六元正纪大论》云："木郁之发……民病胃脘当心而痛。"《灵枢·经脉》云："脾足太阴之脉……入腹属脾络胃……是动则病舌本强，食则呕，胃脘痛，腹胀善噫，得后与气则快然如衰。"胃痛主要由外邪（寒、热、湿）犯胃、饮食伤胃、情志不畅和脾胃虚弱等因素导致，以胃气郁滞、通降失和为基本病机。中医治疗慢性胃炎疗效显著，有效率高且能降低胃癌前病变，中医治疗胃病越来越受到医家的重视。

1. 中药性味、归经及频次分析：本研究用药分析显示，治疗慢性胃炎中药药性以温、寒为主，符合慢性胃炎寒、热之邪犯胃的病机。药味以苦、辛、甘为主，苦能燥湿，辛能发散，甘能补益，可行气散结、健脾祛湿，符合胃病胃气郁滞、湿热犯胃等病机。脾胃五行属土，肝五行属木，木克土，肝气犯胃是慢性胃炎常见证候，综合归经统计发现，治疗慢性胃炎的中药的主要归经为脾经、胃经、肝经，脾、胃、肝为慢性胃炎涉及的主要病位。统计治疗慢性胃炎的中药频次结果显示，126 首处方中共涉及 157 味中药，其中使用频次≥20 的中药共 21 味，出现频次较高的有白芍、黄连、白术、木香、枳壳、陈皮等。其中木香、陈皮均可理气健脾，白术可健脾祛湿，黄连与白芍配伍可清热祛湿止痛，枳壳可理气消滞。白芍，味苦、酸、性微寒，归肝、脾经，主柔肝止痛。《本草经解》记载白芍"主邪气腹痛，除血痹，破坚积，寒热疝瘕，止痛，利小便，益气……腹者，足太阴行之地，邪气者，肝木之邪气乘脾土作痛也，白芍入肺，气平伐肝，所以主之。"白芍为治疗胃痛的核心中药，可用于治疗肝气犯胃之胃痛，善于疏肝止痛、行气破积。现代药理学研究表明，白芍总苷具有抗炎、抗肿瘤细胞增殖等药理作用，能够显著改善胃炎、胃癌患者胃痛及抑制胃癌肿瘤细胞的生长。《本草经集注》云："黄连味苦，寒，微寒，无毒。主治热气……肠澼，腹痛，下痢，妇人阴中肿痛。五脏冷热，久下泄澼脓血，止消渴……调胃，厚肠，益胆，治口疮，久服令人不忘。"黄连作为处方中核心中药之一，可清热燥湿、清理胃肠湿热。常用于治疗胃肠湿热所致的腹泻、呕吐等症。现代药理学研究表明，黄连素能够改善氧化应激状态，减轻炎症状态，促进胰泌素的分泌，提高疗效。白术为健脾祛湿药，味甘，性温，归脾、胃经，可补气健脾、燥湿利水。《长沙药解》记载白术"入足阳明胃、足太阴脾经。补中燥湿，止渴生津，最益脾精，大养胃气，降浊阴而进饮食，善止呕吐，升清阳而消水谷，能医泄利。"脾气亏虚、纳运失调多为慢性胃炎的病机，白术常作为核心中药可健脾祛湿。张世洋等研究表明，白术提取物能够调节肠道菌群，上调益生菌水平，下调炎症菌群水平，可以显著改善胃黏膜的萎缩程度及炎症反应。

2. 组方规律分析：通过组方规律统计可知，处方中最常见的对药有白术、白芍，延胡索、木香等，最常见的角药有白术、白芍、木香，砂仁、枳壳等。胃主受纳，以通为用，以降为顺，胃气最不宜郁滞，对药、角药中多用木香、枳壳、延胡索理气消滞药；脾胃为仓廪之官，脾胃虚弱易致运化失调，组方中多用白术、砂仁等健脾药。基于关联规则进一步分析得到的中药组合主要有"延胡索→枳壳→白术""砂仁→茯苓→白术""白芍→砂仁→白术""砂仁→枳壳→白术"，砂仁、茯苓、白术均为健脾祛湿之药，延胡索、枳壳可行气，白芍可止痛，根据配伍规律及中药组合的统计结果可知，砂仁常与白术相配伍健脾祛湿，同时合用枳壳、延胡索、白芍等行气止痛。砂仁、茯苓、白术为参苓白术散所用药，参苓白术散的功效为益气健脾、渗湿止泻。现代研究表明参苓白术散可以通过对肠道微生态多靶点、多通路调控，改善胃肠功能。

3. 核心中药组合及候选新处方分析：根据复杂系统熵聚类的核心中药组合结果可知，常用核心中药组合有海螵蛸、吴茱萸、桃仁、浙贝母，党参、大枣、干姜，党参、白术、茯苓等24组，主要包括制酸护胃类中药，如海螵蛸，健脾益气类中药，如党参、茯苓、白术等，以及吴茱萸、旋覆花等降逆止呃药，黄连、佩兰、薏苡仁等祛湿药，麦芽、神曲、莱菔子等消食药，降香、莪术、桃仁、三七、丹参、没药、川芎、五灵脂等行气、活血止痛药。临床上慢性胃炎病因病机较为复杂，易表现出虚实兼夹、寒热错杂、气滞血瘀等不同证候，核心中药组合可以为临床用药提供一定的参考。

基于无监督熵层次聚类分析得到候选新处方12首，其中有海螵蛸、吴茱萸、桃仁、浙贝母，党参、大枣、干姜、白术、茯苓，砂仁等新处方。《医学体用》云："盖肝从木化，其吐酸水，乃曲直作酸；土虚木实，生化之源受伤，而水谷之精微日损。此症虚则虚于胃之阴，实则实于肝之阳。"肝失疏泄、胃气失和，常可出现反酸、嗳气、呃逆等不适，候选新处方中海螵蛸、浙贝母两药为乌贝散主要用药，乌贝散临床常用于治疗肝胃不和所致反酸、嗳气等不适，配以吴茱萸降逆止呕。脾胃虚弱乃慢性胃炎常见病因，脾胃运化失调，饮食积滞易致胃脘胀满嗳腐吞酸，新处方中党参、茯苓、白术、砂仁等均可理气健脾，麦芽、神曲、莱菔子可消食护胃。慢性胃炎随着病程的进展常可发展为气滞血瘀证，新处方中桃仁、三七、丹参等均可以活血化瘀，研究表明活血中药的使用可改善胃黏膜血液循环，改善局部炎症反应，进而使颗粒结节等增生性病变转化吸收。综合统计结果可知，新方中理气健脾、化湿和胃、活血止痛、消食护胃等方面均有涉及，体现了中医治疗慢性胃炎方法灵活多变的特点，慢性胃炎不同证候临床表现亦各有差异，临床可根据实际辨证进行选方。

熊霞军等借助中医传承辅助平台对国家专利数据库中治疗慢性胃炎的中药处方进行数据挖掘及数据分析，对单味中药出现频次、中药归经、中药性味、配伍规律等进行客观分析，并挖掘出治疗慢性胃炎的候选新处方，为临床遣药组方及新药研发提供了一定参考。

109　中医治疗慢性胃炎伴焦虑障碍用药规律

慢性胃炎是临床上最常见的一组消化系统疾病，指由各种原因导致的胃黏膜慢性炎症反应，基于内镜和病理诊断可将其分为慢性萎缩性胃炎和慢性非萎缩性胃炎两大类，目前我国基于内镜诊断的慢性胃炎患病率接近 90%。慢性胃炎的形态学特征包括胃黏膜发炎、营养不良和肾上腺皮质功能减退，其主要临床表现为中上腹钝痛、烧灼痛、饱胀、食欲不振、嗳气、泛酸、恶心等，部分患者还伴有焦虑、抑郁等精神心理症状。焦虑障碍是一组以病理性焦虑情绪为主要表现的精神障碍，以无明确原因的过度紧张、焦虑、坐立不安，甚至出现心慌、胸闷、失眠等为主要临床表现，在中医学上可根据其主证将其归于情志病范畴。随着生物-心理-社会医学模式的建立与发展，慢性胃炎患者的精神心理状况引起临床医护人员的广泛重视。慢性胃炎病程延绵，迁延难愈，患者长期躯体不适，同时对"慢性胃炎-肠上皮化生、异型增生-胃癌"病理演变模式感到担忧，以及长期服药心理压力大和经济负担重，往往使患者陷入焦虑之中。有研究表明，约 62% 的慢性胃炎患者合并有焦虑障碍。情志因素不仅会影响胃肠的蠕动和胃肠离子的分泌，还会增加肠道的通透性，导致抗原通过黏膜固有层使胃肠道内的细菌发生移位。而长期的焦虑障碍会引起自主神经功能紊乱，造成迷走神经兴奋，促使肾上腺激素分泌，进一步导致胃肠功能紊乱和胃酸分泌失常，从而损伤胃黏膜，加重慢性胃炎的状态。西医、中医在该病的治疗上均取得良好效果。西医治疗慢性胃炎伴焦虑障碍方案大多是在使用抗幽门螺杆菌药物、质子泵抑制剂、胃黏膜保护剂、促胃动力药的基础上配合抗焦虑药、抗抑郁药及益生菌制剂。而中医以辨证论治为基础，进行个体化诊疗，各医家治疗该病所用处方不尽相同。学者韦赛艳等采用数据挖掘的方法对中药治疗慢性胃炎伴焦虑障碍的用药规律进行了分析总结，以期为中医临床治疗该病提供参考。

建立数据库

1. 数据来源：以"慢性胃炎伴焦虑、胃痛、胃脘痛、痞满、反酸、嘈杂、郁证、怔忡、脏躁、惊悸"等为关键词，检索中国知网、万方、维普等数据库，检索时间从建库至 2020 年 10 月。建立标准化医案数据库，按照纳入标准和排除标准进行人工筛选。

2. 纳入标准：①有中药参与治疗慢性胃炎伴焦虑障碍的文献，包括实验研究、名医经验总结及治疗有效的案例举隅等。②治疗方案中有口服中药治疗，药物组成完整，研究结果显示该处方治疗有效，药物剂型不限，可为汤剂、颗粒剂、胶囊等。③文献中辨证论治包含不同处方则分别纳入统计。

3. 排除标准：①多个研究中使用同一处方或同一文章多次发表只保留 1 次。②多次就诊或同一证型中加减用药，仅保留基础方。③研究中处方药物组成不详或不完整。④Meta 分析类及综述类文献。

4. 数据录入、分析与药名规范：由单人将筛选得到的处方录入 Excel 模板中，再由另外一人核对，核对无误后将数据上传至古今医案云平台 V2.3 进行聚类分析和复杂网络分析。根据《中华人民共和国药典》中记载的正式名，统一规范中药药名，例如川连、黄连统一为黄连，元胡、延胡索统一为延胡索，广木香、木香统一为木香等。

结　　果

1. 频次分析：共搜集到 31 首处方，使用中药共计 96 味，335 次。在 31 首处方中使用频次≥10 次的中药共 12 味,以柴胡的使用频次最高,其次是白芍。使用频次≥10 次的中药是柴胡 25 次,白芍 21 次、茯苓 16 次,白术 15 次,郁金 12 次,陈皮 12 次,香附 11 次,甘草 11 次,党参 10 次,枳壳 10 次,法半夏 10 次,炙甘草 10 次。

2. 属性统计分析:

(1) 中药四气:中药的四气分为温、微温、平、凉、寒、微寒、大寒、热、大热 9 个类别。31 首处方中温性药物的使用频次最高,其次是性微寒的中药。

(2) 药物五味:药物的五味分为辛、微辛、甘、微甘、淡、苦、微苦、咸、涩、酸及微酸 11 个类别。治疗慢性胃炎伴焦虑障碍的 31 首处方以苦味中药最多,其次为辛味,再者为甘味。

(3) 中药归经:中药的归经理论建立在脏腑经络基础之上。治疗慢性胃炎伴焦虑障碍的 31 首处方中药中,归脾经最多,其次为肝经。

3. 配伍分析:在治疗慢性胃炎伴焦虑障碍的 31 首处方中,"白芍-柴胡"同现的频次最多。

4. 药物聚类分析:将使用频次≥10 次的 12 味中药通过古今医案平台 V2.3 软件用 K 均值聚类算法进行聚类分析,第一类为甘草、党参;第二类为柴胡、白芍、茯苓、白术;第三类为炙甘草、香附、枳壳;第四类为法半夏、郁金、陈皮。

5. 复杂网络分析:采用古今医案云平台的复杂网络分析法,以边权重>18,提取治疗慢性胃炎伴焦虑障碍处方中核心药物的组合,其核心药物组成为柴胡、香附、陈皮、白芍、白术、茯苓、炙甘草。

讨　论

慢性胃炎的中医病名诊断可根据其主要临床症状归属于"胃脘痛""痞满""反酸""嘈杂"范畴;其病因病机为情志失调、脾胃虚弱、药物、饮食、外邪等因素损伤脾胃而致脾胃运化失常、气机升降失司。脾胃为后天之本,脾胃运化失常,则气血生化无源,脏腑、清窍失养,气机升降失司则气机不利而郁滞于内,故而脾胃受损可引发郁怒、焦躁、不安、惶恐等情志。肝在志为怒,主疏泄,肝功能失司则疏泄失常,气机郁滞胸中而生焦虑、郁怒也。五行论中,脾胃属土,肝属木,土虚而木乘,脾土受损,肝木则倍克之,而使脾胃之气更虚,肝木之余更甚也。《素问·调经论》云:"血有余则怒,不足则恐。"肝主藏血,则肝有余则易生郁怒、焦躁也。《素问·逆调论》云:"阳明者,胃脉也。阳明逆,不得从其道,故不得卧也。"故脾胃系统疾患可引起不寐,而不寐往往伴随心慌、焦虑等。脾胃受损则会产生焦虑、烦躁、不安等,故慢性胃炎会导致焦虑障碍。《脾胃论》云:"皆先由喜怒悲忧恐,为五贼所伤,而后胃气不行,劳役饮食不节继之,则元气乃伤。"《灵枢·寿夭刚柔》云:"忧恐忿怒伤气,气伤脏,乃病脏。"均指出情志因素会使脏腑受损,故而焦虑障碍会加重慢性胃炎的病情。慢性胃炎属于器质性病变,焦虑障碍属于精神类疾患,两者相互作用可加重彼此的临床症状,加速疾病的进程,故而该病的治法应疏肝、理气、健脾并进。

本研究结果显示,在 31 个组方中使用频次≥10 次的 12 味中药中,有 4 味(柴胡、香附、枳壳、郁金)具有疏肝理气的功效,有 5 味(党参、白术、茯苓、陈皮、法半夏)是健脾利湿药物,有 2 味(甘草、炙甘草)不仅可以补益中气还可调和诸药;药物主归脾经与肝经,四气以温性最多,其次为微寒,温性药物能够温通脾阳,健运利湿,微寒药物则可清久积之郁热;五味则以苦味的使用频次最多,苦能泄、能燥,既能疏泄郁滞的肝气,亦能干燥脾胃受损之后停滞于内的水湿。治疗慢性胃炎伴焦虑障碍高频的药对中,具有理气健脾功效的药对最多,如"白术-柴胡""茯苓-柴胡""白芍-白术""白芍-茯苓"等,疏肝理气的药对次之,如"柴胡-白芍""柴胡-香附""柴胡-陈皮"。

聚类分析结果显示,31 个组方中使用频次位于前 12 的中药可分为 4 大类:第 1 类为以甘草、党参为主的益气健脾药物;第 2 类为以柴胡、白芍、茯苓、白术为主的理气健脾药物;第 3 类为以炙甘草、香附、枳壳为主的理气类药物;第 4 类以法半夏、郁金、陈皮为主,具有燥湿理气的功效。复杂网络分析结果显示,治疗慢性胃炎伴焦虑障碍的核心药物为柴胡、香附、陈皮、白芍、白术、茯苓、炙甘草。

这些药物主要为柴胡疏肝散（主治肝气郁滞证，具有疏肝解郁、行气止痛功用）与四君子汤（主治脾胃气虚证，具有补气健脾功效）等经典方的组成药物。现代网络药理学研究表明，柴胡疏肝散可降低血清中白细胞介素 8 及核因子 κB 的表达，从而降低机体免疫炎症反应，并能调节胃动素及生长抑素水平，增加胃肠蠕动；此外，柴胡疏肝散还能明显提高神经递质 5-羟色胺、去甲肾上腺素和多巴胺水平，并能保护受损神经元，改善大脑功能，进而缓解焦虑症状。四君子汤能够提高胃肠道对营养物质的吸收，促进胃肠动力，调节胃窦局部胃泌素水平，并减少胃酸和胃蛋白酶的分泌，从而保护消化道，促进上皮细胞迁移，进而促进损伤胃肠黏膜的修复。

综上所述，慢性胃炎伴焦虑障碍的中医药治法以疏肝理气健脾为主，药物之间配伍的原则多以疏肝为法，兼以理气、健脾、和胃、止痛等，方药以柴胡疏肝散、四君子汤经典方剂为基础方。

110 中医治疗脾胃虚弱型慢性萎缩性胃炎用药规律

慢性萎缩性胃炎（CAG）是多种病因造成胃黏膜的固有腺体减少、萎缩或消失，或伴有肠上皮化生或者异型增生等病理改变的一种消化系统常见、多发疾病；其中伴有中-重度肠上皮化生及异型增生者为癌前病变。近年来 CAG 发病呈现上升趋势，积极有效地防治 CAG 是预防癌变的有效手段。本病可无明显症状，也可出现上腹部饱胀不适，或伴有疼痛、食欲欠佳、嘈杂、嗳气、反酸、口苦及恶心等症状。通过胃镜检查及病理组织活检对本病进行确诊。西医以对症治疗和定期复查为主，用药包括根除幽门螺杆菌、增强胃黏膜保护、抑制胆汁反流以及促进胃肠动力等。

近年来运用中医药治疗 CAG 在改善临床症状、保护胃黏膜、阻止病情进展等方面均显示出明显优势。CAG 常见病因与感受外邪（幽门螺杆菌感染）、禀赋不足、饮食不节、情志失调以及药物损伤等诸多因素相关，脾胃损伤，中焦气化不利，运化失司、脾胃升降失常，从而出现病变。本病病位在胃，与脾、肝、肾等脏腑相关。病性为本虚标实、虚实夹杂，本虚主要是脾胃虚弱，标实包括血瘀、气滞及湿热。CAG 中医证型包括脾胃虚弱、肝胃不和、脾胃湿热、胃阴不足及胃络瘀血证等。目前多项临床观察发现 CAG 以脾胃虚弱型最多，脾胃虚弱可细分为脾胃气虚、脾胃虚寒（脾胃阳虚）证。有研究发现脾胃虚弱是造成胃黏膜萎缩、启动胃腺体细胞凋亡的重要因素，调理脾胃、补益后天，对促进脾胃功能改善，增强胃黏膜屏障功能，恢复细胞免疫，促进黏膜腺体逆转有重要意义。学者姚国召等主要挖掘了脾胃虚弱型 CAG 临床观察文献组方的用药规律，为更好地运用中医药治疗 CAG 提供了参考。

资料与方法

1. 处方来源：以"慢性萎缩性胃炎""脾胃虚弱""脾胃气虚""脾胃虚寒"及"脾胃阳虚"等为关键词分别检索中国知网、中国生物医学文献数据库、维普中文期刊数据库及万方数据知识服务平台公开发表的中医药治疗脾胃虚弱型 CAG 的临床观察期刊文献。文献检索时间段设定 2001 年 1 月 1 日—2020 年 12 月 31 日。

2. 纳入标准：选用的文献是针对患者的临床观察，病例应当符合 CAG 的西医诊断标准及中医脾胃虚弱证候标准，治疗措施为中药汤剂或中药颗粒剂口服治疗，治疗方案设计合理，药物用量用法清楚明确并取得确切疗效；文献重复发表者仅选取其中一篇。

3. 排除标准：动物实验、个案报道、经验总结、验案举隅、文献综述及理论探讨等；中药联合西药治疗者；用药为中药茶饮、膏方、穴位贴敷及外用熏洗者；中药联合针灸及其他外治方法者。

4. 数据规范处理：通过 Excel 软件建立数据库，将所选文献组方用药信息（包括方剂名称、中药名称及用量等）逐一录入数据库。在录入时对组方中的药物规范化处理，以《中华人民共和国药典》（2015 年版）及高学敏主编的第一版新世纪全国高等中医院校规划教材《中药学》为名称标准化的参考标准。如"白茯苓"录入为"茯苓"，"蜜甘草"录入为"甘草"，"元胡"录入为"延胡索"等，双人核对数据，及时纠正错误以保证数据正确无误。

5. 数据挖掘方法：选用由中国中医科学院中医药信息研究所研发的古今医案云平台（V2.3.8）进行数据处理，将数据库文件导入平台后统计用药频次、频率及药物的四气、五味及归经情况；运用关联规则、聚类分析及复杂网络分析等方法挖掘常用中药药对、聚类群组及核心用药信息，总结提炼治疗脾胃虚弱型 CAG 的组方用药规律。

结　　果

1. 资料基本情况：共检索到相关文献 1 754 篇，通过 Endnote 软件及人工去重后为 820 篇；阅读标题及摘要，下载初步符合纳入标准的文献 302 篇，阅读全文后最终筛选出 198 篇符合纳入标准的文献，共得到 202 频次的中药组方。

2. 中药频次统计：本研究共涉及中药 146 味，总频次 2 321；对中药频次、频率进行统计，其中频次≥35 的中药共计 20 味。其中甘草出现频次、频率最高，白术、党参次之。

3. 中药功效统计：将组方用药依据功效进行分类，对频次＞10 的中药逐一统计，总频次为 2 024。频次位于前 5 位的分别是补气药、理气药、补血药、利水渗湿药及活血化瘀药，其中补气药频次最高。这前 5 位中药总频次为 1 448，占频次＞10 的中药总频次的 71.54%。

4. 中药属性统计：本研究所涉及的药物四气以温、平为主，以温最多，还包括微寒、微温等，无大寒之品。药物五味以甘、辛为主，以甘最多，还包括苦、酸、淡等。药物归经以脾、胃经为主，以脾经最多，还包括肺、心、肝及肾经等。

5. 中药关联规则分析：关联分析中的置信度表示本研究中的 A 出现时 B 出现的频率，如"甘草-党参"置信度是 0.81，指甘草出现时党参出现频率为 81%；而 A 和 B 两者同时出现的频率用支持度来表示，如"甘草-党参"支持度为 0.70，表明甘草和党参同时出现的频率为 70%；提升度主要是体现 A 和 B 两者的相关性，提升度＞1 且数值越高提示 A 和 B 的正相关性越高。本研究设定置信度＞0.7、支持度＞0.35、提升度＞1 进行分析，共有 21 条中药关联规则。通常一条关联规则为一个药对，而将"甘草-党参"和"党参-甘草"这样 A 和 B 前后顺序不同的两条关联规则确定为一个药对，则形成 15 组强关联药对。

6. 中药聚类分析：本研究采用欧氏距离，选择最长距离法，对组方中用药频次在前 20 位的中药运用"聚类分析"方法进行处理。以分组距离＞11 为界，形成聚类群组 4 组，包括：①党参、白术、茯苓、法半夏、甘草；②黄芪、桂枝、白芍；余下两组药物较多，再以分组距离＞9 为界分为 4 组，具体为③黄连、干姜、大枣；④枳壳、丹参、砂仁；⑤木香、陈皮；⑥莪术、香附、当归及山药。共形成 6 个聚类群组。

7. 中药复杂网络图：通过古今医案云平台的"多维分析"模块中的"复杂网络分析"功能，对中药-中药关系进行分析处理。将节点度设置为 60 时，由党参、茯苓、白术、甘草、黄芪、法半夏、白芍及陈皮共 8 味药形成治疗脾胃虚弱型 CAG 的核心中药复杂网络图。

讨　　论

本病归属中医学"痞满""胃痞""胃痛"及"嘈杂"等范畴。《黄帝内经》云："饮食自倍，脾胃乃伤。"元代李东垣《兰室秘藏·中满腹胀满论》云："脾胃久虚之人，胃中寒则胀满，或脏寒生满病。"《脾胃论》云："百病皆由脾胃衰而生也。"明代张景岳《景岳全书》云："凡过于忧思，或过于劳累……以致重伤脾气者，皆能有之。"清代沈金鳌《杂病源流犀烛》云："痞满，脾病也，本由脾气虚，及气郁不能运化，心下痞塞膜满。"清代张璐《张氏医通·诸气门上》云："脾胃虚弱，转运不及。"从以上论述可以看出，不健康的生活方式是重要病因。饮食不节，饥饱不均，暴饮暴食，烟酒刺激及辛辣油腻饮食，或嗜食生冷损伤脾胃，脾失健运；劳累过度耗伤气血，脾胃受损；情志不舒，气机郁结均可导致脾胃功能失常而发为本病。病机主要为脾胃虚弱，久病阳气损伤，则出现脾胃虚寒（脾胃阳虚）证。

本研究中频次≥35 的中药共 20 味，其中甘草、党参、白术、茯苓、黄芪、陈皮、大枣及山药等健脾益气，柴胡、香附、枳壳疏肝理气，白芍、莪术、丹参、当归活血祛瘀，干姜、桂枝温中散寒，法半夏消痞散结，砂仁行气化湿以及黄连清热燥湿。频次＞10的中药以补气药最多，前4味高频用药为四君子汤组成药物，表明健脾益气是最常用、最基础的治法；其次是理气药、补血药、利水渗湿药及活血化瘀药。病程短者多以脾胃气虚为主，而年老体弱、病程久远者可出现脾胃虚寒（脾胃阳虚）证，同时多伴兼夹证候，初期兼以气滞、痰湿、湿热为主，辅之以疏肝理气、祛湿化痰及清热祛湿等治法；而"久病入络""久病必有瘀"，出现血行不畅，气滞血瘀，胃络瘀血表现时应在健脾益气的同时运用活血祛瘀药物进行治疗。

常用药物以温、平、甘、苦、辛为主，归脾、胃经为主。治疗本病首当健脾益气，补气药多温、平、甘，归脾、胃经为主；其中白术、甘草、大枣及饴糖甘、温，归脾、胃经；党参、太子参、山药等甘、平，归脾经。脾虚多兼有肝郁、气滞、湿阻，治当选用理气药行气健脾、疏肝理气，理气药多苦、辛，归脾、胃及肝经为主；其中陈皮、木香均辛、温，归脾、胃经，分别理气健脾、行气止痛；而香附苦、平，归肝、脾经，功善理气调中；枳实、枳壳味苦性寒，归脾、胃经，善于消积除痞。化湿当理气，"治湿不理气，非其治也"，砂仁辛、温，归脾、胃经，化湿行气。利水渗湿药中茯苓、薏苡仁均味甘、淡，归脾经，茯苓性平，薏苡仁性凉，均有健脾渗湿作用；脾胃虚寒者当用干姜、高良姜等温中散寒，两药味辛性热，归脾、胃经；有瘀滞者当用活血化瘀药，如莪术、延胡索辛、苦、温，归肝、脾经，行气活血、祛瘀止痛。通过关联规则分析发现共有15组强关联药对组合，其中党参-甘草、党参-白术、茯苓-白术、茯苓-甘草、党参-茯苓5组药对出现频次最高，是治疗脾胃虚弱型CAG最基本用药和常用药对，此4味药同现形成四君子汤，各药对均有健脾益气功效，其中党参补血生津，白术燥湿利尿，茯苓宁心安神，甘草缓急止痛。法半夏分别与党参、茯苓、白术、甘草配伍形成4组药对，药对除具有健脾益气作用外，还能燥湿降逆、消痞散结。白芍-甘草配伍即为芍药甘草汤，最早见于《伤寒论》，具有缓急止痛功效，用于缓解或消除胃痛及肠道痉挛症状，有抗炎、免疫调节及保护胃黏膜等作用。而砂仁分别与茯苓、党参、甘草配伍则温中健脾、行气化湿，多用于脾虚气滞、寒湿内缊者。砂仁、法半夏配伍可行气化湿、消痞散结。陈皮善于理气健脾，与白术配伍则健脾益气、燥湿化痰，脾虚兼有气滞、痰湿者多用。

通过聚类分析获得6个聚类群组。群组①由茯苓、白术、党参、炙甘草及法半夏组成，乃四君子汤加半夏，功善健脾益气、降逆止呕、散结除痞，用于脾虚胃脘痞满、呃逆欲吐等症。群组②黄芪健脾补中，桂枝温通经脉、散寒止痛，白芍柔肝止痛，三药相配用于脾虚寒凝、胃脘疼痛、畏寒乏力等症。群组③黄连与干姜、大枣组合，乃寒热同用，辛开苦降、清热除寒、温脾泻胃、散结消痞、调和脾胃。群组④枳壳疏肝和胃，丹参祛瘀止痛，砂仁行气化湿，三药同用适用于肝胃气滞、湿邪瘀阻者。群组⑤木香行气止痛、温中和胃，陈皮理气健脾，两药配伍用于脾虚气滞，胃脘胀满隐痛、纳差等症。群组⑥莪术行气消积止痛，香附疏肝解郁、理气调中，当归活血止痛，山药补脾养胃，四药组合可用于症见食欲欠佳、胃脘痞满胀痛、心情抑郁、舌质紫暗、脉弦等证属脾胃虚弱兼有肝郁、气滞、血瘀者。实际运用中依据患者病情常在群组①基础上选用其他群组药物加减组方，个体化用药。

通过复杂网络分析得出核心用药包括党参、茯苓、白术、甘草、黄芪、法半夏、白芍及陈皮共8味药，具有健脾益气、降逆除痞、祛瘀止痛等功效。现代药理研究证实党参能增强机体免疫力、调节胃收缩、保护胃黏膜、抗溃疡、抗肿瘤、耐疲劳、延缓衰老；白术能调节胃肠道运动，修复胃黏膜损伤，抗炎及抗肿瘤等；茯苓主要活性成分茯苓多糖具有免疫调节、抗氧化、抗炎抑菌、抗肿瘤等药理活性；甘草能调节免疫、抗氧化、抗炎、抗菌、解毒抗癌及抗溃疡等；黄芪能调节免疫、抗肿瘤、降糖及抗疲劳，也具有抗炎、抗氧化、改善胃肠功能等生物活性。法半夏抗炎、抗溃疡、镇吐止呕、抗肿瘤；白芍可抗炎、抗菌、镇痛及调节免疫；陈皮抗炎、抗肿瘤，可刺激胃肠道平滑肌，促进消化液分泌，排出肠道积气，消胀止呕，增强食欲。上述药物具有调节免疫、抗炎镇痛、调节胃肠运动、抗肿瘤等多种药理作用，成为治疗脾胃虚弱型CAG最基础、最常用的治疗药物。

111　中医治疗慢性萎缩性胃炎临床研究

慢性萎缩性胃炎（CAG）是以胃黏膜上皮反复受损导致固有腺体的萎缩或减少，黏膜层变薄，黏膜肌层变厚，伴或不伴肠上皮化生、异型增生为特征的慢性消化系统疾病。常表现为上腹部隐痛，胀满，嗳气，食欲不振等，无特异性，可出现胃出血、贫血、胃溃疡、癌前病变等并发症，严重影响患者生活质量。流行病学表示 CAG 发病率与年龄呈正相关，年龄越大癌变风险率也明显升高。据统计，CAG 作为常见癌前病变疾病，在全球具有 10.9% 的年发病率，我国是胃癌高发国家，其患病率始终处于较高水平。相关研究表明国外慢性萎缩性胃炎的癌变率为 8.6%～13.8%，我国 CAG 的癌变率为1.2%～7.1%。因此，对于 CAG 的治疗研究尤为重要。目前现代医学治疗 CAG 的方法主要为通过根除幽门螺杆菌（Hp）感染、强化屏障功能、减少胆汁反流、促进上皮生长以及手术治疗等来改善和减轻患者症状，虽具有一定效果，但尚不理想，复发率亦较高。而中医辨证论治 CAG 具有独特优势和显著疗效，尤其对 CAG 伴发肠上皮化生和异型增生的逆转更为突出。学者王思梦等将近 5 年来中医中药治疗 CAG 的临床研究做了梳理归纳，以期为进一步对该病开展临床研究和治疗提供思路。

CAG 的病因病机认识

CAG 病因复杂多样，现代医学认为 Hp 感染是主要的病因，情绪因素、免疫因素、遗传因素等亦为重要致病诱因。中医学没有 CAG 这个病名，根据它的临床症状及特点，将其归属于中医学"胃脘痛""痞满"范畴。"胃脘痛""痞满"均最早见于《黄帝内经》，如《灵枢·邪气脏腑病形》云"胃病者，腹胀，胃脘当心而痛"，《素问·五常政大论》云"备化之纪……其令湿……其病痞""卑监之纪……其病留满痞塞"等。现代中医学认为，CAG 病因为饮食不节、情志所伤、脾胃虚弱、药物不当及外邪（Hp 感染）侵袭。其病位在胃，病变脏腑与五脏均相关，尤以肝、脾为重。基本病机总属本虚标实、虚实错杂。本虚主要表现为脾胃虚弱（脾气、脾阳、脾阴），标实主要表现为气滞、湿热邪毒和血瘀。如夏军权教授认为 CAG 的病因病机以脾胃虚弱、气血运行受阻为本，导致热毒、血瘀、痰湿等病理因素停滞堆积胃膜，毒血瘀滞，蕴积日久，加重气血运行受阻的程度，病情反复迁延难愈。CAG 的病机关键是气机运行不畅，故以疏理脏腑气机为治疗大法。谢晶日教授总结前人经验创立"肝脾论"学说，认为 CAG 病变虽在胃，却与肝、脾均有关系。其认为肝气不舒、气机不畅或肝气亢逆、乘脾犯胃，则会导致气血运行障碍，形成水湿痰饮等病理产物。肝失疏泄，气机失调，累及脾胃，脾失健运或胃失和降，导致病理改变，因此主张疏肝健脾来治疗 CAG。国医大师李佃贵总结前人经验，首创"浊毒理论"，提出浊毒之邪壅滞中焦是 CAG 的病机关键，认为化浊解毒为治疗的关键，并贯穿始终。

因脾胃同居中焦，为气机升降枢纽，故脾胃虚弱，升降失调，脾不升清，胃不降浊，热毒、血瘀、痰湿等病理因素停滞堆积胃膜，更加影响气血运行，形成恶性循环，日久胃络损伤明显，继而导致胃黏膜腺体减少、萎缩，甚至出现肠上皮化生、上皮内瘤变及癌变等病理改变，所以 CAG 是长期动态发展演变的疾病。

CAG 的辨证论治

1. 辨证分型：辨证论治是中医学认识疾病和治疗疾病的基本原则。2009 年中华中医药学会脾胃病分会在深圳制定的《慢性萎缩性胃炎中医诊疗共识意见》中，将 CAG 分为 6 个证型，即肝胃气滞证、肝胃郁热证、脾胃虚弱证、脾胃湿热证、胃阴不足证、胃络瘀血证。夏军权教授将 CAG 分为脾胃气虚型、脾肾亏虚型、胃阴不足型、气滞痰凝型以及寒热错杂型。刘建平教授等将 CAG 先辨阴阳，再辨气血作为辨证总纲，将脾气虚弱和胃阴不足等证归为阴，脾胃湿热和胃络瘀血等证归为阳。国医大师徐景藩从瘀辨证，根据血瘀成因不同，分为气虚成瘀、气滞成瘀、阴虚成瘀，将本病分为中虚气滞、肝胃不和、胃阴不足 3 种证型。吉跃进进一步通过统计分析近 5 年中医中药治疗 CAG 文献得出，CAG 证型中以脾胃虚弱证、气虚血瘀证最多见，其次是脾胃虚寒证、肝胃气滞证、脾胃湿热证、胃阴不足证、胃络瘀阻证，最后是肝胃郁热证和气阴两虚证。

2. 辨证治疗： 近年来众医家以中医学理论为基础，根据 CAG 患者不同临床表现及自己治疗 CAG 的多年经验，通过中药汤剂内服、中医外治法及其相关联合辨证分型治疗 CAG 取得了显著疗效。

（1）中药汤剂内服：是中医辨证治疗 CAG 常用的内治法，疗效显著，且处方种类繁多。如崔力采用六君子汤加减治疗脾胃虚弱证 CAG，研究显示六君子汤能够提高胃泌素（GAS）和胃动力素（MOT）水平，进而有效改善胃肠功能，并能够改善患者胃脘痞满、胃脘疼痛及乏力等症状，提高临床疗效。张艳云采用益气和中方加减治疗脾胃虚寒证 CAG，研究证明益气和中方能够提高胃蛋白酶原Ⅰ（PGⅠ），血清胃泌素-17（G-17）及血浆 MOT 的水平，保护胃黏膜，刺激胃黏膜生长，有效改善临床症状。王艳威等采用半夏泻心汤加减治疗脾胃湿热证 CAG，研究显示半夏泻心汤能提高患者血清 G-17，降低血清白介素-2、白介素-6、内皮素和表皮生长因子，进而提高肌体免疫功能，并能改善患者上腹痞满、胃脘灼热、口干口苦等临床症状。周昕瞳采用柴胡疏肝汤加减治疗肝气犯胃型 CAG，研究表明柴胡疏肝汤可提高血清 G-17，治疗效果佳。廖媛采用益气养阴化瘀汤加减治疗气阴两虚和胃络瘀血型 CAG，研究显示益气养阴化瘀汤能够提高超氧化物歧化酶（SOD）和谷胱甘肽过氧化物酶（GSH-px），降低丙二醛（MDA），且能够改善患者临床症状，降低不良反应。褚雪菲等采用芍药甘草汤合加减治疗胃阴不足型 CAG，研究显示芍药甘草汤合治疗胃阴不足型 CAG 效果显著，可降低患者萎缩程度、肠化程度、慢性炎症反应和活动评分，有效改善胃镜黏膜征象、消化不良症状。丁婷等采用益胃汤加减治疗胃阴亏虚型 CAG，研究显示益胃汤明显改善黏膜炎症和炎症活动度，并能改善患者胃痛、胀满、嗳气、嘈杂等临床症状。由此可见，中药汤剂内服可治疗 CAG 不同证型，如脾胃虚寒、脾胃湿热、肝气犯胃、胃阴不足、气阴两虚及胃络瘀血等，证型广泛。

（2）中医外治疗法：中医外治法种类亦较多，具有简、便、廉、验、广等的特点，相较于中药汤剂内服更容易让患者接受，且起效较快，在临床上发挥了重要的作用。

1）针灸治疗：李丹等采用温针灸（选穴足三里、中脘、内关为主穴，同时辨证配穴）治疗 Hp 阳性 A 型 CAG，结果显示温针灸能够改善患者的临床症状，提高生活质量，提高根除 Hp，考虑其机制可能与调节 GAS 相关。周炜等采用经络诊察取穴法针刺治疗 CAG，研究显示针刺治疗可改善患者临床症状和胃黏膜病理情况，且对病情恢复更为稳定。张菊等采用针刺（选穴关元、气海、足三里、血海以及膈俞）治疗 CAG，研究显示针刺能够改善患者腹部不适、泄泻、便秘及肠鸣矢气等临床主症。朱凤彬采用辨证取穴对 CAG 患者行针刺术，脾胃虚弱证选取胃俞、脾俞及中脘等健脾益气，肝郁化火证选取足三里、内关及太冲等疏肝泻火，瘀血阻络证选取血海、内关及三阴交等活血化瘀，肝郁脾虚证选取公孙、气海及脾俞等疏肝健脾，结果显示治疗后患者生活质量有所提高，炎症因子有所下降，保护胃黏膜，针灸组更为显著，且无不良反应。张迪等采用合募配穴艾灸法治疗 CAG，有效改善患者胃脘隐痛等临床症状。

2）敷贴治疗：王伟等将 CAG 患者随机分为试验组与对照组各 80 例，试验组给予芪莲舒痞膏（药物由黄芪、女贞子、醋莪术、薏苡仁、半枝莲等组成），对照组给予胃复春片。2 组在治疗 6 个月后，症状积分和证候总积分较前均显著降低，试验组明显优于对照组，特别是在减少胃脘疼痛、痞满胀闷、食少纳呆、嘈杂反酸症状，此外证候显效率及 Hp 转阴率也明显优于对照组。

3）针刺联合贴敷治疗：陈敏琴将脾胃虚弱型 CAG 患者随机分为对照组（采用常规西药治疗）和

观察组（采用针刺联合穴位贴敷治疗）各 40 例，治疗 12 周后显示 2 组中医证候积分均低于治疗前，观察组改善程度和有效率明显优于对照组。

4）穴位埋线联合温针灸治疗：陈智昌等采用穴位埋线联合温针灸（选穴气海、上脘、中脘等）治疗 CAG，研究显示对比克拉霉素和胃复春药物治疗的对照组，2 组在改善症状及生长激素上无明显差别，但在胃黏膜改善情况上优于对照组。穴位埋线配合温针灸治疗 CAG，不仅能够改善临床症状、提高黏膜改善率，而且能通过调节血清 GAS 和生长抑素（SS）来促进黏膜的修复。

5）贴敷联合拔罐治疗：徐雪莉将 92 名 CAG 患者随机分为对照组（常规护理）和观察组（在对照组基础上基于四君子汤穴位贴敷联合经络拔罐），选取三阴交、中脘、天枢、脾俞、大椎、关元进行贴敷，2 周后发现观察组在改善患者临床症状和患者生活质量方面取得更好的效果，且复发率低于对照组。运用中医外治法如针灸、贴敷、穴位埋线、拔罐及其联合应用等，治疗 CAG 患者亦取得了一定的疗效。

（3）中药汤剂内服联合中医外治：高志华等认为，中药汤剂内服结合针灸、穴位埋线等外治法治疗 CAG 发现，治疗前后微观病理（萎缩程度、肠上皮化生、异型增生）有效改善，证实此方法在一定程度上可有效控制和逆转萎缩。

1）中药汤剂联合针灸治疗：彭雪等在探究针灸配合当归四逆汤治疗 CAG 中发现，治疗后 2 组中医证候评分显著降低，糜烂愈合有效改善，且联合组优于对照组。杨君祖采用健脾通络汤配合针灸能够有效改善脾胃虚弱型 CAG 患者胃部不适、嗳气等中医症状。马蒙蒙与周宇倩采用温胃汤联合针灸研究证明联合组能够显著提高患者治疗效果，且有着较低的不良反应，还可有效的降低 Hp 阳性率。金清龙等采用半夏泻心汤联合针灸治疗 Hp 阳性寒热错杂型中发现患者临床症状显著改善，且具有抵抗 Hp 能力。李红君采用逆萎促愈汤联合温针灸不仅能够提高临床疗效，减轻患者临床症状，还能够改善血管内皮因子水平。袁珍珍等证实生胃散联合温针灸比单一治疗更有效的降低血清胃蛋白酶原水平的影响。

2）中药汤剂联合贴敷治疗：张革萍研究证明联合组（黄芪建中汤并加用穴位贴敷）总有效率高于常规对照组，治疗后 2 组中医证候积分均有明显的降低，联合组降低更为显著，且未出现明显的不良反应。田新洋将 CAG 患者随机分为对照组（常规西医治疗）和观察组（加用参麦养阴化瘀汤及穴位贴敷治疗），贴敷药物由花椒、五味子、桂枝、肉桂、丁香、补骨脂、肉豆蔻、吴茱萸、附子组成，通过比较 2 组炎性因子（白介素 - 6、白介素 - 1β）、中医证候评分及胃黏膜病理组织，得出观察组更为有效。樊春华等观察组以香砂六君子汤加味配合穴位贴敷治疗，对照组以胃复春片治疗，治疗 6 个月后发现 2 组均能够用有效改善患者临床症状，降低 TNF-α 水平，减少炎性反应，观察组更为显著。中药汤剂联合针灸治疗、贴敷治疗等中医外治法治疗 CAG，疗效更为显著。

3. 中医调护：中医调护在治疗 CAG 方面有一定的优势，临床上通过中医调护的方法对 CAG 患者进行干预治疗取得了较好的疗效。如谢梦姣将 CAG 患者随机分为对照组（常规治疗）和干预组（在常规治疗的基础上给予针对性中医调护）发现，干预组总有效率和满意度远大于对照组（$P < 0.05$），因此对 CAG 进行中医综合调护，对 CAG 患者的康复具有重要意义。

曾会萍等认为对 CAG 进行健康教育、生活指导，以及饮食指导等护理，联合汤剂和穴位贴敷能够有效改善患者生活质量。《千金要方·食治》云："食能排邪而安脏腑，悦神爽志，以资血气。若能用食平疴，释情遣疾者，可谓良工。"饮食不节和七情失和是 CAG 的重要病因，故在中医治疗中要注意饮食和情志的调节。临床根据不同的证型可给予相应的膳食指导，例如脾胃虚弱证给予温补、易消化类食物，如核桃、莲子、大枣、鸡蛋、豆制品等，忌食寒凉不易消化的食物，如西瓜、荞麦、苦瓜等；肝胃不和证给予山楂、芹菜、胡萝卜等行气解郁，忌食南瓜、土豆、碳酸产气饮料等。鼓励胃阴不足证患者多食蔬菜、白木耳、百合等滋补胃阴食物，切忌进食浓茶、咖啡、羊肉等食物；胃络瘀血证多食行气活血如山楂、紫菜、莲藕等食物，忌食红薯、坚果、油炸食品等。

《素问·举痛论》云："百病生于气也。"尤其是 CAG 属癌前疾病，故大多数患者都具有不同程度的精神压力与不良情绪，常表现出焦虑、忧伤、失望、烦躁易怒等不良情绪，这些不良情绪又会影响其至加重患者原有病情，形成恶性循环，故同时应注重情志的护理，按各证型特点，适当对 CAG 患者进行说理开导、释疑解惑或鼓励患者，将抑郁于胸中的不良情绪宣达、发泄出去，也可开展音乐欣赏或书法绘画等陶冶情志来转移患者的注意力，严重者可给予抗抑郁辅助治疗，从而缓解患者不良情绪，控制疾病的进展，加速抗复，提高患者生活质量。

4. 辨体防治：个体体质能够影响疾病的发生发展。辨体论治是中医学防治疾病的重要手段，通过辨识体质，作出疾病的发生、转归的预判，对疾病的防治具有一定的意义。林平等研究证实，体质能够影响 CAG 病理微观和证型的形成，不同程度的萎缩和肠化以阳虚质和气虚质为主。因此，应顺应现代医学模式向以人为中心转化的形式，注重个体之间的差异，进行辨体防治尤为重要。体质由先天禀赋和后天影响所形成，后天影响的主要因素为饮食和情绪。如马婧婧从体质分析对 CAG 患者进行饮食管理，气郁质患者给予行气解郁类食物，如山楂、西红柿、柑橘等；痰湿质患者以冬瓜、百合、海藻等利湿化痰类食物为主；气虚质患者给予大枣、生姜、燕窝等理气生津类食物；阴虚质患者给予生津温补类食物，如白木耳、芝麻、猪蹄等；阳虚质患者给予生姜、山药、桂圆等温补升阳类食物；湿热质给予清热祛湿类食物，如西瓜、芹菜、食醋等；血瘀指患者给予紫菜、金橘、绿茶等活血化瘀类食物，结果发现此干预方法对疾病的转归有着较好效果。路氏等研究表明情绪与慢性萎缩性胃炎病理结果具有相关性，情绪可诱发或加重疾病。李京尧等不仅总结了 CAG 患者的中医体质特点，而且认为胃黏膜的萎缩程度及肠上皮化生的程度均与中医体质类型存在明显的相关性，气郁质易形成重度病理改变。因此，从 CAG 患者体质入手，做到未病先防和既病防变，以此制定更好的防治措施是未来追求的趋势。

近年来，中医中药辨证治疗 CAG 取得较为显著的成就。研究证实中药汤剂内服可降低炎性因子、改善肌体免疫力来加强胃黏膜的保护和愈合，从而减缓 CAG 疾病的发生和发展。因此，在今后应促进加大开展多元化、多方位的高质量临床研究，明确和完善评价体系标准，深入探究机制研究，追踪长期效果，进一步推进中医中药治疗 CAG 的发展。

112　中医治疗慢性萎缩性胃炎肿瘤免疫细胞因子机制

　　胃癌（GC）在所有癌症中发生率位于第 5 位，早期 GC 症状不明显且无特异性，临床易被忽视，确诊时往往已经发展到晚期，如何早期防治 GC 已经成为全世界共同面临的医学难题。慢性萎缩性胃炎（CAG）是目前公认的胃癌前疾病，临床症状表现为胃脘隐痛、反酸、胃胀、食欲不振等，与普通胃炎相比无明显特性，故易被误诊与漏诊，临床中以胃黏膜活检病理结果作为 CAG 的诊断标准，其病理特征为胃黏膜及胃固有腺体萎缩，伴或不伴假幽门腺化生、肠上皮化生、异型增生，其中异型增生又被称为胃癌前病变。CAG 发展为 GC 的"炎-癌转化"进程可大致分为"萎缩性胃炎-肠上皮化生-异型增生-胃癌" 3 个病理过程，3 种病理状态多交错同时出现，CAG 患者转变为 GC 的概率比非萎缩性胃炎患者要高一倍，CAG 患者的 GC 年发病率约 0.1%，肠上皮化生（肠化）患者的 GC 年发病率约 0.25%，轻中度异型增生患者的 GC 年发病率约 0.6%，重度异型增生患者的 GC 年发病率高达 6%。因此，在 CAG 阶段及时治疗，可大大降低 GC 发生的风险。

　　然而，目前西医治疗 CAG 无特效药物，主要以短期抑酸护胃等对症处理、根除幽门螺旋杆菌（Hp）、营养元素补充、长期胃镜监测等为主要干预方式，患者多处于恐癌心理以及身体不适之中，生存质量受到严重影响。许多研究表明，中医药在治疗 CAG 上有独特优势，具有改善患者体质和症状、防止向 GC 进一步发展甚至逆转萎缩使组织恢复正常状态、不良反应少等优点。中医认为 CAG 作为胃癌前状态，大多伴有瘀毒互结之证，故而中医药治疗 CAG 往往病证结合，在针对患者证候体质的同时应用解毒化瘀及抗癌作用的中药，临床疗效十分显著，但中医药治疗 CAG 的机制需要进一步阐明，以促进中医药治疗 CAG 的推广与应用。

　　细胞因子（cytokines）是由各种细胞分泌的具有影响细胞间信号传递和功能的小蛋白，通过自分泌或旁分泌的形式产生，在免疫调节、炎症反应、肿瘤形成与抑制等方面起着重要的调节作用，可分为白细胞介素（IL）、干扰素（IFN）、肿瘤坏死因子（TNF）、生长因子（GF）等类型。在 CAG 的"炎-癌转化"过程中，免疫相关细胞会产生各种类型的细胞因子，既使局部组织因长期处于炎症因子浸润当中而持续受到损害，导致腺体萎缩、营造适合肿瘤发生的微环境，同时又可使胃组织细胞中肿瘤相关基因被激活，抑癌基因受到抑制，正常细胞日久逐渐出现异常增殖与分化，形成肠上皮化生、异型增生，最后转变为胃癌。细胞因子全程参与 CAG 的"炎-癌转化"过程，研究显示，中医药可通过影响细胞因子的表达从而发挥延缓或逆转 CAG "炎-癌转化"的作用，学者刘鹏等从中医药调控白细胞介素、干扰素、肿瘤坏死因子、生长因子 4 类不同细胞因子的角度，系统总结了中医药治疗 CAG "炎-癌转化"的机制研究。

中医药调控白细胞介素治疗 CAG "炎-癌转化"

　　白细胞介素（IL）因最初发现由白细胞产生而得名，不同类型的免疫细胞可分泌不同类型的白介素，根据其功能、结构和受体之不同，可分为若干个家族，如 IL-1 家族包括 IL-1α、IL-1β、IL-33、IL-36、IL-37、IL-38，主要调节先天非特异性免疫，具有促炎和抗炎的作用；IL-2、IL-4、IL-7、IL-9、IL-15、IL-21 均具有相同的 γc 链，可调节淋巴细胞的生长、增殖和分化；IL-10 家族包括 IL-19、IL-

20、IL-22、IL-24、IL-26、IL-28 以及 IL-29，是重要的免疫介质，调控机体的免疫防御功能；IL-12 家族包括 IL-23、IL-27、IL-30、IL-35，对 T 细胞的发育和分化起关键作用，从而调节细胞免疫应答；IL-4、IL-5、IL-9、IL-13、IL-25、IL-31、IL-33 均在 2 型免疫反应中产生，以及 IL-17 家族和 IL-3、IL-6 等其他类型白介素。

升阳益胃汤是金元四大家之一李东垣的名方，具有补脾和胃、升阳散火、祛湿泻浊的功效，周语平、张艺琼等发现，升阳益胃汤在改善 CAG 大鼠胃黏膜病理的同时，可以显著降低 IL-4、IL-6 的表达水平，上调 IL-2 的表达，从而调节细胞免疫的平衡，控制炎症的发生和发展，逆转萎缩，说明升阳益胃汤之所以能治疗 CAG，与其调节免疫功能的动态平衡密切相关。芪参益胃汤根据祛邪扶正的治疗原则，在四君子汤合半夏泻心汤的基础上加减化裁，具有益气健脾、解毒化瘀之功，临床研究发现其可有效缓解 CAG 患者的临床症状，改善病理积分，阻断 CAG "炎-癌转化"进程。益胃化瘀散由三七、西洋参、香茶菜组成，临床用于治疗气阴两虚证萎缩性胃炎相较于替普瑞酮有明显优势，研究发现，芪参益胃汤、益胃化瘀散亦可通过上调 IL-2，下调 IL-4、IL-6 的表达，达到缓解 CAG 患者的炎症程度，逆转萎缩、肠化和异型增生。

黄芪在临床中使用频率高，具有益气固表、升阳举陷之功，现代药理研究表明黄芪具有调节机体免疫、抗炎、抗菌等作用，动物研究发现，黄芪及其复方制剂可下调 CAG 大鼠胃黏膜组织中 IL-4 的表达，从而治疗 CAG。化浊解毒和胃方是国医大师李佃贵根据"浊毒理论"而设治疗 CAG 的专方，临床疗效甚佳，临床研究发现，本方可明显改善 CAG 患者的临床症状和病理情况，并能显著降低患者血清中 IL-4 的表达。有学者认为萎缩性胃炎以脾气、脾阳虚弱为本，瘀血阻络为标，其以党参、白术、黄芪、茯苓、莪术、丹参、皂角刺、炙甘草组成的健脾化瘀方治疗 30 例脾虚血瘀证 CAG 患者具有良好疗效；丹芪祛瘀止痛颗粒由丹参、黄芪、白芍、莪术、三七、厚朴等组成，治疗气虚血瘀型 CAG 患者亦具有明显改善患者症状和病理状态的作用，两者均能降低患者血清 IL-6 的表达，从而达到减轻炎症、逆转萎缩作用。温胃舒胶囊具有温中止痛、行气和胃之功，临床上用于治疗 CAG 疗效显著，张录梅等发现，其可抑制 CAG 大鼠胃黏膜核因子-κB（NF-κB）信号通路，降低血清 IL-6 水平，从而防治 CAG。杨小红等运用益气健脾活血法治疗脾气虚证 CAG 患者 50 例，相较于服用奥美拉唑和果胶铋的西药组 50 例患者，中药组患者腹痛腹泻、恶心等症状较西药组改善明显，不良反应少，住院时间短，治疗前后比较，患者血清中 IL-6 的表达明显下降，说明益气健脾活血中药可通过降低 IL-6 的表达，从而改善炎症和萎缩。伊凡等也发现，养阴活胃合剂在改善 CAG 大鼠病理状态及生存状况的同时，可降低大鼠血清中 IL-6 的表达。

香砂六君子汤可改善 CAG 大鼠的生存状况、萎缩及肠化，有学者研究发现，香砂六君子汤可下调 CAG 大鼠血清及胃黏膜 IL-6、IL-17 的表达，成映霞等研究证实香砂六君子汤可下调 CAG 大鼠 IL-1β 的表达。孔祥才将 90 例 CAG 患者随机分为两组，观察组运用香砂养胃丸治疗，对照组则服用替普瑞酮，观察组总有效率明显高于对照组，不良反应少，患者血清 IL-8、IL-11 水平下降幅度大于对照组，说明香砂养胃丸可通过抑制 IL-8、IL-11 的表达从而逆转 CAG 的"炎-癌转化"进程。小建中汤是医圣张仲景的名方，具有补阴助阳、温中健脾、和胃止痛之功，崔番瑜研究发现，小建中汤加减治疗 CAG，可明显改善患者的临床症状，逆转胃黏膜的癌前病变，其机制与小建中汤能降低患者血清中 IL-6、IL-8 的水平，减轻胃黏膜的炎症损害密切相关。付利然等发现，益气化瘀解毒方对气虚血瘀型 CAG 患者具有明显改善胃黏膜萎缩、肠化和异型增生的作用，可缓解胃痛、乏力、纳差等消化系统症状，降低患者血清中 IL-2、IL-10 的表达。黄铭涵等通过动物研究发现，中药复方清化饮可降低 CAG 大鼠血清中 IL-10 的表达水平，从而起到治疗 CAG 的作用。胃康宁是由半夏泻心汤加减化裁而来，具有平调寒热、行气化瘀、益气解毒之功，临床治疗 CAG 具有显著疗效，研究发现胃康宁颗粒具有改善 CAG 大鼠生存状况和病理评分的作用，并能降低大鼠血清中 IL-11 的表达，防止可控性炎症向肿瘤进一步发展。魏家等发现，胃炎方可通过降低 CAG 患者血清中 IL-23 的表达，从而达到治疗 CAG 的目的。

中医药调控干扰素治疗CAG"炎-癌转化"

干扰素（IFN）可分为Ⅰ、Ⅱ和Ⅲ型，Ⅰ型包括 IFN-α、IFN-β 等类型，具有抗病毒、抗增殖、免疫调节、诱导凋亡等功能；Ⅱ型即 IFN-γ，自然杀伤细胞、自然杀伤 T 细胞、CD4$^+$ 细胞、CD8$^+$ 细胞是其主要来源，具有促进炎症、调节免疫等作用；Ⅲ型为 IFN-λ，可分为 λ1、λ2、λ3、λ4 共 4 种，与Ⅰ型 IFN 具有相似的功能和作用机制，可抑制细胞增殖、促进凋亡、抑制血管生成。

研究表明，益胃化瘀散、黄芪以及黄芪复方制剂可降低 IFN-γ 在 CAG 大鼠胃组织中的表达，从而调节机体细胞免疫，减轻炎症，改善大鼠的生存质量及胃黏膜萎缩情况。益气化瘀解毒方由丹参、白术、黄芪、三棱、白芍、白花蛇舌草、川芎、当归、柴胡等组成，治疗 CAG 疗效显著，治疗前后患者血清中 IFN-γ 的表达明显下降，说明益气化瘀解毒方能通过调节免疫，改善炎症，从而延缓或逆转 CAG 的"炎-癌转化"。化浊解毒和胃方亦可下调 CAG 患者血清中- γ 的表达，从而治疗 CAG。养阴活胃合剂可降低 CAG 大鼠血清中 IFN-β 的表达，减轻炎症免疫反应，避免 CAG 进一步发展。脾胃虚弱是 CAG 的基本病机，瘀血又贯穿于 CAG 的病程始终，以党参、黄芪、白术、三七、延胡索、木香、砂仁、升麻、柴胡、陈皮组成的益气健脾活血法方剂临床治疗 CAG 疗效显著，研究发现，其可降低患者血清中 IFN-β 的含量，从而逆转 CAG 的发生、发展。胃炎方以半夏泻心汤为底方，根据气滞、郁热、瘀血、脾虚、胃阴不足之不同，随症加减，治疗脾胃湿热证 CAG 患者，充分发挥中医辨证论治的特色，相较于常规西药组，总效率和症状改善程度明显提高，且中药组、西药组治疗前后，患者血清中 IFN-β 的水平皆下降，中药组下降更为明显，胃炎方可能通过降低 IFN-β 的表达，减轻机体炎症状态，达到治疗 CAG 的效果。

中医药调控肿瘤坏死因子治疗CAG"炎-癌转化"

肿瘤坏死因子（TNF）分为 TNF-α 和 TNF-β 等十多种蛋白分子，TNF-α 由巨噬细胞、T 细胞、B 细胞等分泌，可双向调节免疫、抗感染、控制炎症、促进细胞凋亡；TNF-α 即淋巴毒素（LT），由树突状细胞、T 细胞、B 细胞等产生，能够调节次级、三级淋巴器官发育和维持淋巴器官，是重要的促炎细胞因子。

胃萎清由黄芪、白术、五指毛桃、枳壳、莪术、半枝莲组成，针对岭南地区 CAG 患者多为脾虚气滞、热郁络瘀的病机特点而设，具有健脾清热活血之功效，临床治疗 CAG 患者取得良好疗效，庄昆海等发现，胃萎清可降低 CAG 大鼠胃黏膜 TNF-α 蛋白的表达，抑制炎症因子的水平，间接调控炎症的发生。养阴活胃合剂由芦根、阿魏、莪术、砂仁、白术、鸡内金、茯苓、远志、海螵蛸、旋覆花等组成，具有健脾益胃、通络养阴之效，适用于 CAG 属脾胃虚弱、阴亏络瘀者，可降低 CAG 大鼠血清中 TNF-α 的表达，改善炎症状态，使萎缩得以逆转。健脾活瘀法治疗 CAG 属于脾虚血瘀者效果显著，孙闪闪等发现，治疗后患者症状和病理积分均得到明显改善，同时可降低患者血清中 TNF-α 表达。

中医认为 CAG 的病理因素与虚、痰、湿、瘀有关，孔祥才运用香砂养胃丸治疗 CAG 患者，疗效确切；益气化瘀解毒方对于气虚兼有瘀毒的 CAG 患者疗效明显；小建中汤加减治疗 CAG 属脾胃虚寒者，泛酸者加吴茱萸，痛甚者加延胡索，黏膜糜烂者加三七，面色无华者加当归，相较于服用阿莫西林、克拉霉素、兰索拉唑三联治疗的观察组患者，疗效更加突出；益气健脾活血法治疗证属脾虚的 CAG 患者疗效满意；研究表明，以上各方皆能降低 CAG 患者血清中 TNF-α 的表达水平，从而逆转 CAG "炎-癌转化"的进程。丹芪祛瘀止痛颗粒治疗气虚血瘀型 CAG 患者，疗效突出，能降低患者血清中 TNF-α 及其受体 TNF-RI 的表达，从而达到治疗 CAG 的效果。

胃康舒宁由白术、石斛、太子参、白芍、当归、土鳖虫等组成，具有健脾养阴、化浊解毒之功，杨丽萍等发现，运用该方治疗 CAG 大鼠，可降低大鼠血清中 TNF-α 的表达；经香砂六君子汤治疗后的

CAG 大鼠，胃组织中 TNF-α mRNA 含量亦下降；温胃舒胶囊中党参、黄芪、白术益气健脾，附子、肉桂温阳散寒，陈皮、砂仁行气化湿，乌梅收敛养阴，全方温补结合，敛散兼顾，临床治疗 CAG 患者疗效显著，研究发现，温胃舒胶囊可降低 CAG 大鼠血清中 TNF-α 的水平，说明其机制与调控肿瘤免疫细胞因子的表达有关。

中医药调控生长因子治疗 CAG "炎-癌转化"

生长因子（GF）包括转化生长因子 α（TGF-α）、转化生长因子 β（TGF-β）、血管内皮生长因子（VEGF）、表皮生长因子（EGF）、表皮细胞因子受体（EGFR）等。TGF-α 具有调节细胞增殖、迁移、血管生成、抑制胃酸分泌等功能。TGF-β 由上皮细胞、免疫细胞、成纤维细胞等分泌，具有促进组织结构改变、平衡免疫、调节细胞周期等作用。VEGF 包括 VEGF-A、VEGF-B、VEGF-C 以及胎盘生长因子 PIGF 等类型，主要作用为提升血管通透性和促进血管新生。EGFR 作为酪氨酸激酶受体家族成员之一，参与细胞的增殖、分化和迁移。

余绍源认为 CAG 作为胃癌前疾病，其核心病理因素为虚、毒、瘀，并创立胃痞消方治疗 CAG，治疗脾虚证 CAG 患者临床效果显著，方中太子参、黄芪、白术益气升阳、健脾助运，丹参养血通络，白花蛇舌草解毒清热，全方共奏健脾化瘀解毒之功。研究发现，胃痞消可明显改善 CAG 大鼠的黏膜萎缩、腺体减少、肌层增厚的病理情况，并降低大鼠血清中 TGF-α 的表达。清代沈金鳌《杂病源流犀烛》中记载香砂养胃丸是由香砂六君子汤去党参，加藿香、香附、枳实、豆蔻、厚朴、姜枣而成，与 CAG "虚、痰、湿、食、瘀" 的病理因素密切相关，刘海燕等运用此方治疗 68 例 CAG 患者 12 周，总有效率达 91%；健脾活血方由黄芪、白术、薏苡仁、佛手、枳壳、鸡内金、莪术、石见穿等组成，根据患者兼证之不同加减化裁，临床治疗 38 例脾虚血瘀证 CAG 患者，疗效显著。经过两方治疗的患者，胃黏膜中 TGF-β1 的表达均明显下降。参七消痞颗粒具有健脾理气、化瘀解毒之功效，临床治疗 CAG 收效甚显，李俊青等发现，该方可提升 CAG 大鼠血清 EGF 水平，从而治疗 CAG；杨燕燕等亦发现，益胃化瘀汤能治疗 CAG 小鼠并可升高 CAG 小鼠胃组织中 EGF 的表达。

升阳益胃汤治疗 CAG 在临床运用广泛，研究发现，本方可下调 EGF 在 CAG 大鼠胃黏膜组织中的表达，抑制胃组织的异常增生，从而治疗 CAG；经丹芪祛瘀止痛颗粒治疗后的患者，其血清中 EGF 的表达明显升高，说明本方可能通过促使胃组织的修复，从而逆转萎缩。胃康舒宁针对 CAG 胃阴不足、胃络瘀毒之关键病机立方，临床治疗 CAG 疗效甚好，动物实验表明，经本方治疗后，CAG 大鼠的病理状况明显好转，血清中 TGF-α、EGF 的表达水平显著下降。有学者认为 CAG 以脾胃虚弱、气机郁滞为始动因素，痰湿、邪毒阻滞，日久及络而形成本病，临床运用香砂六君子汤健脾行气、化痰祛湿，加入守宫、刺猬皮以入络搜邪，使顽疾得愈。实验表明，本方治疗 CAG 大鼠亦有明显疗效，并能降低大鼠血清中 VEGF 的表达；根据 CAG 气滞、湿阻、血瘀的病理特点，唐德才运用《脾胃论》枳术丸去荷叶加莪术、蒲公英治疗 CAG，疗效令人满意，并通过研究发现，枳术丸加减治疗 CAG 大鼠，可降低大鼠胃黏膜中 VEGF 蛋白及 mRNA 的表达。魏玮认为 CAG 的发生、发展与脾胃升降失常、气虚血瘀密切相关，并运用胃康宁颗粒治疗 CAG，疗效确切。余丰君研究发现，胃康宁高剂量组可显著下调 CAG 大鼠胃黏膜组织中 EGF、EGFR、VEGF 的表达，从而防治 CAG 的 "炎-癌转化"。化浊解毒和胃方由藿香、佩兰、砂仁、石菖蒲、郁金、黄连、黄芩、白花蛇舌草、半枝莲、茵陈蒿、木香、白芍、茯苓等组成，共奏化浊解毒、理气和胃之功。娄莹莹等发现，经本方治疗后的患者，其血清中 VEGF 的表达较治疗前明显下降，说明其机制与下调两者的表达密切相关。

CAG 作为胃癌前疾病，距离发展为胃癌还需要经过肠化、异型增生等病理过程，在 CAG "炎-癌转化" 的过程中，Hp 感染、胆汁反流、自身免疫、情绪因素、药物和食物损害等因素皆有重要影响作用，其中 Hp 感染被认为是 CAG "炎-癌转化" 的最主要病因，故西医治疗 CAG 以根除 Hp 为主，但缺乏有效控制和逆转 "炎-癌转化" 进程的药物。许多研究表明，中医药辨证结合辨病治疗 CAG 疗效确切，在 CAG"炎-癌转化"过程中，肿瘤免疫细胞因子发挥了关键作用，它们能维持局部的炎症环境，不断损害机体，并能诱导细胞恶化，使炎症逐渐发展为肿瘤，国内外的医疗工作者一直在努力探索细胞因子与 CAG 发生、发展的关系，因此，从肿瘤免疫细胞因子的角度去阐明中医药治疗 CAG"炎-癌转化"的机制，有助于中医药的推广应用，提升中医药的使用率，开发治疗 CAG"炎-癌转化"的有效药物等，从而降低 CAG 的癌变风险。目前关于中医药治疗 CAG"炎-癌转化"的肿瘤细胞因子机制研究已有一定的基础，但还需从关键基因调控、体内的代谢过程、药物主要有效成分等方面进行深入研究，进而更好地阐明中药治疗 CAG 的机制。

113 从肾虚论慢性萎缩性胃炎

慢性萎缩性胃炎（CAG）是主要表现为胃黏膜的固有腺体数量减少甚至消失、胃黏膜变薄、黏膜肌层变厚的一种慢性胃炎。常伴有肠上皮化生（IM）、炎性反应及不典型增生（Dys）。目前国内外学者公认 Correa 提出的慢性浅表性胃炎（CSG）-萎缩性胃炎（CAG）-肠上皮化生（IM）-异型增生（Dys）-胃癌的发展模式，研究发现 CAG 伴 IM 的癌变率为 13.0%，发生癌变的时间为 3.5 年。西药药物治疗方面，除了有幽门螺杆菌感染者可以采取根除幽门螺杆菌治疗，其他多为对症治疗，且根除幽门螺杆菌治疗方面也存在诸如耐药、反复感染等问题，治疗效果并不满意。中医药在治疗 CAG 方面积累了丰富的经验，病因病机的研究热点主要集中在认为此病为本虚标实，本虚重在"脾胃气虚、胃阴虚、脾胃气阴两虚"，标实则主要体现于"浊、毒、瘀"。更有研究从临床有效处方进行数据挖掘，发现 CAG 核心病机以脾气亏虚、胃气壅滞为要。从脏腑定位角度来看，多数集中于肝、脾、胃。从肾论治本病的研究并不多，学者胡鑫才将此类研究进行了梳理总结，为以后 CAG 相关领域的研究提供了参考。

中医病因病机认识

CAG 是胃癌的发病基础，一旦发展至胃癌，最终可形成肿块，即属于中医学"积聚"范畴。《医宗必读·总论证治》云："按积之成也，正气不足而后邪气踞之。"《景岳全书·积聚》云："壮人无积，虚人则有之。"《诸病源候论》云："积聚者，由阴阳不和，脏腑虚弱，诸脏受邪……饮留滞不去，乃成积聚。"由此可见，古代医家已认识到积聚的发生是以脏腑虚弱、正气不足为发病基础。因此，正虚是 CAG 的基本特征。

多项研究表明，CAG 的发病率随年龄增长而增高，IM 和 Dys 的发病率同样是随年龄增长而增高。《素问·上古天真论》云："女子七岁，肾气盛，齿更发长……八八，则齿发去。"随着肾气的盛衰变化，人体发生的一系列变化。说明人体的生理功能随着肾精、肾气的盛衰变化而变化。CAG 的发生是人体衰老、功能减退的一种结果，这一退行性病变的根本原因是肾气亏损。中医基础理论认为肾与脾胃存在着先后天相互资生和津液代谢的协同作用。脾胃受纳腐熟水谷，化生气血津液，肾藏精，主生长发育与生殖，寓命门真火。脾主运化，需肾阳的温煦蒸化，始能健旺，胃主受纳，胃气以通降为顺，肾气的摄纳、温煦功能为其提供推动力。而肾阴充足是胃阴发挥濡润作用的前提，即先天温养激发后天。肾中精气需脾胃运化的水谷精微不断补养，方能充盈，即后天补养培育先天。病理上肾阳不足，火不暖土，则导致脾胃阳气虚衰，肾阴不足则导致胃阴失于濡养，这些均影响脾胃的受纳腐熟及运化功能，造成气血生化乏源。CAG 病程长，中医学认为"久病及肾"，在进展的过程中逐渐由脾胃虚弱发展至肾虚。与此同时，正是由于存在着肾虚，才会导致胃炎逐渐发展至 CAG 的程度。李伟新认为 CAG 胃镜检查所见胃黏膜变薄变细，或呈细小颗粒状，表面粗糙不平，颜色苍白或灰白色，黏膜下血管显露。病理表现为固有腺体萎缩、减少。符合中医脾胃虚寒，瘀血停滞的辨证，治疗宜温肾养胃活血。谢胜等认为 CAG 发展到萎缩阶段多由肝肾精血亏虚引起，在肝肾精血亏虚的基础上夹瘀、夹湿、夹郁火等。肖玉坤则认为其病位虽在胃，而实际涉及脾、肝、肾诸脏，以脾、肾为主。CAG 常见于中医"痞证"范畴，清代陈士铎《辨证录·中满门》云："人有患中满之病，饮食知味，但多食则饱满不消，人以为脾气之虚，谁知是肾气之虚。"由此可见，肾虚是 CAG 重要的基本病机。

中医治疗

1. 滋肾论治：

（1）临床研究：谢胜等采用膏方治疗 CAG 取得良好效果，治疗组 54 例予当归芍药养精固本膏方治疗，对照组 54 例予口服维酶素片、法莫替丁，两组均治疗 3 个月。结果治疗后治疗组症状评分、病理组织积分、Hp 转阴率等均优于对照组（$P<0.05$）；治疗组总有效率优于对照组（$P<0.05$）。有以健脾滋肾活血解毒法治疗 CAG42 例，并与用常规西药治疗的 41 例进行对照。结果治疗组总有效率为 92.9%，对照组总有效率为 75.6%，治疗组优于对照组（$P<0.05$）。相宏杰等以相对精简的处方芪莲舒痞方（由黄芪、半枝莲、女贞子、莪术、薏苡仁等组成）开展 CAG 癌前病变的临床研究，与胃复春进行对照。两组各 36 例。结果治疗组总有效为 88.9%，对照组总有效率为 63.9%；治疗组 Hp 根除率为 72%，对照组为 43.5%；治疗组胃镜及病理学总有效率为 86.1%；对照组为 61.1%；以上指标两组比较，治疗组优于对照组（$P<0.05$）；两组病理积分均有明显下降，治疗组下降更为显著（$P<0.05$）。另有以传统滋阴补肾名方六味地黄丸加减治疗 36 例 CAG，与口服吗丁啉、维酶素治疗 36 例对照，两组总疗效分别为治疗组为 88.9%、对照组为 67.6%（$P<0.05$）。

（2）经验报道：肖奇国治疗 CAG，以一贯煎（当归 10 g，麦冬 10 g，北沙参 10 g，枸杞子 30 g，生地黄 30 g，川楝子 5 g 组成），加乌梅 15 g，白花蛇舌草 20 g，甘草 6 g，大枣 3 枚。可使症状缓解、食欲增加、精神好转。郭连顺治疗 1 例 38 岁男性的 CAG，予六味地黄汤加味水煎服。经服药 22 剂后症状明显好转，后予六味地黄丸服用 1 个月后症状消失，胃镜检查胃黏膜恢复正常。

2. 温肾论治：

（1）临床研究：李伟新运用温肾养胃活血法治疗 CAG 32 例，对照组口服莫沙必利片、猴头菌片。两组均连续治疗 3 个月，并戒烟戒酒，停药后 3 个月复查胃镜和病理，随访半年。结果总有效率治疗组为 91%，对照组为 64%，治疗组明显高于对照组（$P<0.05$）。梁洪志等以自拟复萎汤治疗慢性萎缩性胃炎 248 例取得了 95.2% 的总有效率。

（2）经验报道：孔庆与等从阳虚论治 CAG，运用四逆汤合理中汤等加味治疗，常用药物有制附子 12 g、干姜 10 g、党参 15 g、炒白术 12 g、茯苓 12 g、炙甘草 10 g、枳实 10 g、香附 10 g 等。杨作平以治肾入手，自拟温肾益气汤用治该病，收效显著，并强调本方治 CAG，除见胃脘部隐痛、痞满不适、食后作胀、食少纳呆、倦怠懒言等脾胃见症外，尚见疲惫无力，或腰膝冷痛，或小便频数等肾阳虚见症，切忌不问病之新久、病史长短、有无阳虚而概施本方。

3. 阴阳并治：

（1）临床研究：肖玉坤以补肾健脾活血法为主拟方加减治疗 48 例，对照组 36 例口服吗丁啉、维酶素。两组总疗程均 3 个月。结果显示，总有效率治疗组为 91.67%，对照组为 75.00%，治疗组疗效优于对照组（$P<0.05$）。晏万旭采用温肾健脾、化湿行气、疏肝祛寒、通络止痛、滋养脾肾肺胃之阴的方法治疗 CAG 160 例，取得了较好的临床效果，结果最短治疗 3 个月，最长治疗 6 个月，治愈率为 95%，有效率为 99.38%。

（2）经验报道：靳三元等以六味回阳饮加减治疗 1 例高龄 CAG 患者，药物组成人参 10 g、熟地黄 24 g、干姜 6 g、制附子 6 g、炙甘草 10 g、炒白术 10 g、阿胶珠 12 g、三棱 9 g、莪术 9 g、水蛭粉（另包兑服）8 g、百合 30 g、焦三仙 20 g，1 剂/d，水煎服，治疗月余，症状消除，精神转佳。随访 2 年无复发。临床上常用四君子汤合二仙汤加减治疗，全方温补与寒泻共用，壮阳与滋阴并举，寒而不凝，温而不燥，共奏调和阴阳之效，并通过补益先天之本来资后天之本。

4. 专方辨证加减：齐云芳应用补肾调脾法治疗萎缩性胃 48 例，以补肾调脾法以菟枸六君子汤专方结合辨证加减，与服用维酶素加铋盐治疗 18 例作对照，均治疗 3 个月观察疗效。结果治疗组总有效率为 91.67%；对照组总有效率为 66.67%，治疗组疗效优于对照组（$P<0.05$）。刘翠霞等通过对本病较

为系统的临床观察，认识到 CAG 的发病机制与肾的关系甚为密切，采用专方加减治疗 46 例。每例患者服 150～180 日，结果总有效率为 97.8%。

实验研究

邹世洁等以病、证和证、病结合为指导思想开展动物实验研究，观察心、肺、肝、脾、肾、胸腺、十二指肠、空肠、气管、颌下腺等脏器的组织病理。结果与对照组比较，各实验组脏器组织病理改变的严重程度依次是：肾虚 CAG 组＞肝郁 CAG 组和脾虚 CAG 组＞CAG 组。刘晓颖等选择 320 只 Wistar 雌性大鼠，通过复制 CAG 证病结合模型，结果与正常对照组比较，各实验组胃黏膜有明显萎缩。认为 CAG 可以有不同的辨证类型，其中肾虚证与 CAG 的病理有更本质的相关性。

中医药治疗 CAG 有着独特的优势，对于本病的病机认识大多集中于"本虚标实"。因 CAG 病变部位在胃腑，多数医家均能认识到脾胃密切相关，同为后天之本。然而病变部位即现代医学所谓的病灶，与中医辨证论治所讲的病位并不完全等同。辨证之病位是指根据临床信息辨别判断出疾病的癥结病位，即疾病的病根是属何脏腑经络。因此对于 CAG，病变癥结在肾常常被忽视。综合本病的发展趋势，结合"治未病"理念认识疾病的思路，肾虚在此过程中的重要性应该得到重视。多年来尽管取得了一些临床和实验的研究进展，但这方面的研究基本停滞，离阐明肾虚的病机还有很大的距离。开展多中心的 CAG 临床信息的收集，以正常人群及非萎缩性胃炎为对照，以现代数据挖掘工具提取疾病辨证信息，以"疾病是一个变化的过程"为基本点来认识病证的特征，从而为本病的基本病机认识提供客观的依据。通过上述的研究明确 CAG 中的肾虚常见表征是哪些，临床所见有何规律。任何疾病的发生发展都是多因素参与的结果，中医临床不仅要注重理想世界的研究观察，例如研究中对病的观察制定统一的标准，更应该要反映出真实世界的疗效，例如对每一治疗方法的适用范围做必要交代。

114　从和法探究中医治疗慢性萎缩性胃炎

慢性萎缩性胃炎（CAG）是以胃黏膜上皮和腺体变薄、萎缩，黏膜肌层增厚，多伴有肠化生、不典型增生为特征的一种慢性反复发作性消化系统常见病，其中伴有肠化生、不典型增生的属于胃癌前病变的范畴。CAG在中医学没有对该病的论述，依据它的临床表现以上腹部胀满、疼痛、反酸等为主症，归属于中医学"胃脘痛""痞满""嘈杂"等范畴。近年来研究表明，西医对CAG的治疗效果不佳，但中医在减轻CAG患者的症状、改善胃黏膜情况等方面都取得很大的发展。学者李赛鹤等通过研究中医治疗CAG的相关文献，从中医八法之一"和"法的角度，分析"和"法与CAG的关系，探究了中医治疗该病的特点。

慢性萎缩性胃炎的病因病机

慢性萎缩性胃炎的中医病因主要为外感邪气、饮食不节、情志不畅、素体脾胃虚弱等。现代医学发现幽门螺杆菌（Hp）是慢性萎缩性胃炎发生的重要病因。脾主运化、主升，胃主受纳、主降，两者配合，保证食物在胃中泄而不藏，使胃处于空虚状态，当各种原因造成脾胃升降失职时会引起中焦气机运行不畅则发病。CAG病程较长，症状多反复发作，迁延难愈，患者一般脾胃失于运化日久，阻碍人体气机运行，导致胃络血液流通不畅则生瘀血；气郁日久而化热，炼津成痰，痰瘀互结，化为"癥瘕"，正如《临证指南医案·胃脘痛》云："胃痛久而屡发，必有凝痰聚瘀。"故脾胃虚弱是慢性萎缩性胃炎的发病之本，脾胃气机升降失职是该病的主要病机，气滞、痰湿、血瘀等为该病的病变之标，血瘀是病程发展甚至恶变的重要标志。

"和"法

"和"法，属于中医八法之一，具有独特的中医特色，有广义和狭义之分。《黄帝内经》中提出"调和阴阳"和《伤寒论》中提出"调和脾胃"的思想对"和"法的形成做出了贡献。金代成无己在《伤寒明理论》中提出了狭义的"和"法为"和解少阳"。清代程钟龄曾对"和"法进行了补充，认为"有清而和者，有温而和者，有消而和者，有补而和者，燥而和者，润而和者，有兼表而和者，有兼攻而和者"。戴天章在《广温疫论》阐述了"和"法除了包括和解半表半里邪之外，还包括寒热并用、补泻和剂、平其亢厉等治法。近代医家在前人的基础上对广义的"和"法进行了总结，指出广义"和"法是一种使半表半里之邪、表里阴阳脏腑失和之证得以解除的一类治法，其包括和解少阳、透达膜原、调和肝脾、疏肝和胃、分消上下、调和肠胃、表里双解等。

和法与慢性萎缩性胃炎的关系

慢性萎缩性胃炎病位在胃，与肝脾密切相关，由于胆附于肝，与肝同主疏泄，所以与胆也有联系。该病属虚实夹杂，脾胃虚弱为疾病的本实，气滞、血瘀、痰湿是疾病的标实。CAG病因病机复杂多变，多脏腑同病、升降失调、虚实夹杂、寒热错杂、气血阴阳同病等为该病的病机复杂特点。对考虑该病的治疗方案来说，单一的治法恐不能兼顾，只有"和"法能和解少阳、调和脏腑、寒热、气血阴阳、营卫，才能达到多方面兼顾，祛除该病之邪。

运用和法辨证论治慢性萎缩性胃炎

1. 和解少阳：少阳证，提出于《伤寒论》，在《伤寒明理论》中指出该证用"和解"法治，治疗方药为小柴胡汤。足少阳胆经气机不利会影响胃气的运行，造成胃气上逆，而发生口苦、呕吐等。故近代医家利用小柴胡汤利胆和胃之功，进行加减治疗有情绪烦躁、口苦、胸胁胀满等症状的 CAG 患者。例如，王焕生用柴平汤治疗以口苦、胃胀为主症的各种胃炎，他认为口苦因胆经有热，胃胀因胆气犯胃，故小柴胡汤利胆和胃，平胃散消胀除满，两方合用，疾病自愈。燕晓愿等利用小柴胡汤联合左金丸加减变化用于治疗 50 例 CAG 的患者，结果治疗后患者的临床症状及胃黏膜病理情况均比治疗前明显改善。同时现代药理研究发现小柴胡汤通过升高血清中 MTL、GAS 含量以促进胃肠运动，以达到治疗肝郁脾虚证的消化不良

2. 调和营卫：《伤寒论》中指出桂枝汤能调和营卫治疗太阳中风证。刘渡舟在注解《伤寒论》中指出桂枝汤在外能调和营卫，在内可调和气血、脾胃。随着医家对桂枝汤的研究深入，不少医家利用桂枝汤调和营卫、气血、脾胃之功，以桂枝汤为基础方加减变化治疗脾胃虚寒型 CAG 的患者，以小建中汤、黄芪建中汤等方为代表。例如，王伟平等利用小建中汤以桂枝君药可温中补虚、缓急止痛，治疗 55 例脾胃虚寒型 CAG 的患者，结果观察组的治疗总效率 96.36% 高于对照组 78.18%。消波运用黄芪建中汤有温中升阳健脾的功效，并联合温针灸治疗 30 例脾胃虚寒型 CAG 患者，结果表明对照组治疗总效率为 76.67% 低于治疗组 93.33%。现代药理研究发现加味黄芪建中汤可以影响 CAG 大鼠的胃黏膜中增殖蛋白 PCNA、CyclinE、抑制凋亡蛋白 Bax 等的表达，从而调节胃黏膜细胞的异常增殖，达到改善大鼠萎缩的胃黏膜病理状态的目的。

3. 调和肝脾：肝主疏泄、属木，脾主运化、属土。生理上，肝土疏泄，　能协调脾胃气机升降，二能促进胆汁分泌，都是脾胃正常运化的主要条件；病理上，肝疏泄不及或太过，木乘土，引起脾失健运，故调和肝脾是治疗脾胃疾病的重要方法之一。临床上不少医家利用调和肝脾法辨证治疗肝郁脾虚证的 CAG 患者，以四逆散加减、逍遥散化裁等为主。例如，赵翠丽等重视治胃勿忘调肝，故运用四逆散化裁治疗 38 例 CAG 肝郁脾虚型患者，结果治疗组的治疗总效率 87.5% 高于对照组的 58.3%（$P<0.05$）。顾小生等运用加味逍遥散疏肝健脾辨证治疗 62 例 CAG 的患者，结果表明对照组治疗总效率 82.25% 低于治疗组 91.93%（$P<0.05$）。同时，钱元霞等对四逆散药理研究发现该方能降低病变大鼠胃黏膜组织 PCNA、Bc1-2 的表达，升高 Bax 的蛋白量来抑制或逆转 CAG 癌前病变的发生。

4. 调和肝胃："厥阴顺乘阳明，胃土久伤，肝木愈横"指出生理上，肝气疏泄有助于胃的通降；病理上，当肝疏泄失常，木郁乘土，导致胃失和降而发病。故从肝治胃是中医辨证治疗 CAG 的重要方法，可用于肝胃不和型、肝胃郁热型、肝气犯胃型，以越鞠丸加减、化肝煎加减等方剂为代表。例如，陈绪忠等运用越鞠丸加减可理气宽中用于治疗肝胃气滞证 60 例 CAG 的患者，结果发现治疗组治疗总效率 91.67% 高于对照组 76.67%（$P<0.05$）。虞芬兰等运用化肝煎可疏肝和胃降火，治疗 63 例肝胃郁热型的 CAG 患者，结果表明观察组治疗总效率 92.06% 高于对照组 80.95%（$P<0.05$）。朱剑峰研究化肝煎加减治疗 CAG 的患者后发现治疗后能改善胃黏膜腺体细胞功能及抗氧化能力，减轻炎症和氧化应激反应。

5. 寒热并用：CAG 病机病因复杂，寒热错杂型为该病常见证型之一。寒热错杂证，病因病机复杂，单用寒热之法，难以祛除病邪，所以平调寒热，是治疗寒热错杂证的主要治法。现代不少医家利用平调寒热之法治疗 CAG 寒热错杂型的患者，以半夏泻心汤加减、乌梅丸化裁方剂为主。例如，史叶蹇等认为 CAG 病因病机为中焦虚弱、寒热错杂，治疗应健脾益气，寒热并用，故用雷火灸联合半夏泻心汤治疗 30 例 CAG 的患者，结果发现对照组治疗总效率为 80% 低于治疗组 93.33%（$P<0.05$）。覃优认为利用乌梅丸寒热并用、攻补兼施的功效治疗 49 例寒热错杂型 CAG 患者，结果发现治疗组的治疗

总效率为 95.92% 高于对照组 75.51%（$P<0.05$）。同时，现代药理研究发现半夏泻心汤治疗 CAG 能从 NF-κB 信号通路、Toll 样受体信号通路、PI3k/Akt 信号通路等影响该病的发生发展，可逆转该病的病情。乌梅丸能够降低 CAG 患者血清 IL-6、IL-8、TNF-α 水平，升高免疫指标 $CD3^+$、$CD4^+/CD8^+$ 等的表达水平，从而改善该病的病情。

6. 调和气血："饮入于胃，游溢精气，上输于脾，脾气散精"指出饮食入胃，经过胃的受纳腐熟和脾的运化，化生为气血津液营养全身。当 CAG 病程日久，脾胃运化功能失常，影响气血化生和运行。现代医家用调和气血法辨证治疗以气虚血瘀型、气滞血瘀型等为主的 CAG 患者，方多以现代医家经验方为主，如萎胃汤、胃祺饮、萎胃复元汤等。例如，刘磊等认为 CAG 病变之初在气，日久在血，利用萎胃汤治疗 46 例气虚血瘀型 CAG 的患者，结果治疗组与对照组相比能更好的改善患者临床症状、胃镜表现等（$P<0.05$）。费晓燕等认为 CAG 病变日久应当气血同治，利用胃祺饮加减辨证治疗 73 例脾虚气滞夹瘀 CAG 的患者，结果表明胃祺饮加减能够改善 CAG 患者的症状总有效率为 87.67%。范育炬利用萎胃复元汤从调和气血寒热方面治疗 30 例 CAG 的患者，结果所示观察组治疗总有效率为 93.3% 高于对照组患者总有效率 66.7%。

7. 调和阴阳："太阴阴土，得阳始运；阳明阳土，得阴则安"。指出 CAG 病变日久，使脾胃阴阳失调，脾易伤及脾阳，胃易伤及阴液。所以调和阴阳是从整体辨证论治慢性萎缩性胃炎的方法，使脾胃阴阳调和，症状缓解，疾病好转。

中医运用和法在治疗慢性萎缩性胃炎上具有一定的优势。本病的病因以脾胃虚弱为本，加之外邪、饮食、情志等伤胃，病机复杂多样，以虚实夹杂、寒热错杂、气血同病为主，通过辨证论治运用和解少阳、调和营卫、调和肝胃、调和肝脾、寒热并用、调和气血、阴阳等治法，恢复脾胃升降之功，使食物运化正常，脏腑气血津液调和，恢复人体正气，除祛该病之邪。

115　慢性萎缩性胃炎伴异型增生的治疗经验

慢性萎缩性胃炎（CAG）是指胃黏膜表层上皮因遭受反复损害而导致固有腺体减少，伴或不伴有纤维化、肠腺化生和假幽门腺化生的一种慢性胃部疾病。异型增生（Dys）是指细胞再生过程中出现的过度增生和分化缺失，增生的上皮细胞拥挤、有分层现象，核增大失去极性，有丝分裂象增多，腺体结构紊乱。中医学并无慢性萎缩性胃炎伴异型增生病名的记载，常根据临床症状将其归属于"胃痞""痞满""心下痛"等范畴。现在普遍认为从胃炎演变为胃癌的一般过程是慢性浅表性胃炎→慢性萎缩性胃炎→胃黏膜肠上皮化生→胃黏膜异型增生→胃癌。异型增生是胃癌前病变，一直以来都是消化领域研究的重点与难点。国医大师李佃贵从事中医临床、教学、科研50余年，在脾胃病领域颇多建树，首创"浊毒理论"。他认为慢性萎缩性胃炎伴异型增生的形成主要与浊毒、气滞、痰阻、血瘀、虚衰有关，其中浊毒贯穿疾病始终，治疗亦根据浊毒之浅深、病之新久、在气、在血，是否夹痰夹虚以及有无入络成积等情况辨证用药。学者翟付平等将其治疗慢性萎缩性胃炎伴异型增生之临床经验做了归纳总结。

浊毒内蕴为病机关键

慢性萎缩性胃炎伴异型增生根据临床表现最早见于《素问·异法方宜论》，其云"藏寒生满病"。关于该病形成的原因历代医家有不同的见解，古时先贤认为该病的发生主要与饮食失调、外邪侵袭、情志不畅以及邪盛入里等有关；董建华认为本病与中医学"虚痞"密切相关；单兆伟认为脾虚胃热血瘀是该病发生发展的关键。而李佃贵综合当代疾病的特点，结合社会、环境、人文等因素，创造性地提出浊毒致病论，认为饮食失节、情志不调、外毒入侵、劳倦虚损等原因，损伤脾胃，脾失运化，胃失通调，清阳不升，浊阴不降，湿浊留滞，郁而不解，积久化热，热壅血瘀，终成浊毒内蕴，浊毒贯穿于胃炎的全过程。浊毒既是本病发生的病理因素，又是本病发展的病理中介。浊毒相干，如油入面，难分难解，因此病程较长，病情易反复。

化浊解毒为治疗大法

脾胃之治，前人虽不乏其论，然尚无完全契合该病的中医治法。国医大师李佃贵凭借多年临床经验，针对"浊毒内蕴"的主要病机，创化浊解毒治疗大法，与健脾和胃、理气消滞、化痰散结、通络化瘀等有机结合，使浊去毒化，清阳得升，浊阴得降，脾胃调和，气行滞消，痰化结散，络通瘀除，使得萎缩的腺体、肠上皮化生、异型增生得以逆转，形成了贯彻始终的基本治疗原则。临床应用得心应手，取效颇佳。

1. 清热燥湿祛浊毒：浊毒既是本病的致病因素，又是其主要病理产物，故该病的治疗关键在于化浊毒。因徒清热，湿难祛，徒祛湿，热难消，故治疗时两者应当兼顾。临床上患者常表现为舌苔黄厚腻，治疗时常选用黄连、半枝莲等。黄连苦寒，归心、肝、胃经，清热燥湿、泻火解毒，长于清胃肠之湿热，《本草经疏》云："黄连禀天地清寒之气以生……涤除肠、胃、脾，三家之湿热也。"半枝莲苦寒，归肺、肝经，清热解毒、化瘀利尿，《泉州本草》云其"通络，清热解毒，祛风散血，行气利水，破瘀止痛"。以上二味相伍，清热燥湿以祛毒，可有效改善症状。

2. 悦脾醒脾除浊毒：叶天士云"湿久浊凝"，浊邪日久凝结不散，聚而化生浊毒，浊毒不仅伤胃阴，亦阻滞胃络，进而导致胃体失于濡养，胃腺发生萎缩，并在此基础上发生恶变。而脾之功能与体内水湿之运化又息息相关，《格致余论》云："脾具坤静之德，而有乾健之运，故能使心肺之阳降，肾肝之阴升，而成天地之交泰，是为无病之人。"脾不仅具有受盛载物之功能，还具有运化谷食、输布精微的作用，所以认为脾既有坤静之德，又有乾健之运。临床上本病患者常表现为腹胀、嗳气、呃逆等，皆与脾之功能失常有关。李佃贵认为"脾少真虚，多为湿困"，故在治疗上，不喜用纯滋补之品，如党参、人参之属，恐其滋腻碍脾，困阻中焦，反助病势，常用健脾运脾之品，多以白术、苍术等合用，正如《本草崇原》云："凡欲补脾，则用白术；凡欲运脾，则用苍术；欲补运相兼，则相兼而用。"并喜藿香、佩兰等合用，藿香辛温，归脾、胃、肺经，化湿醒脾、快气宽中，《本草正义》载其"善理中州湿浊痰涎，为醒脾开胃，振动清阳妙品……芳香能助中州清气，胜湿辟秽，故为暑湿时令要药"。佩兰辛平，归脾、胃经，开胃醒脾、芳香化湿，《本草纲目》云："兰草……气香而温，味辛而散，阴中之阳，足太阴、厥阴经药也。脾喜芳香，肝宜辛散，脾气舒，则三焦通利而正气和；肝郁散，则营卫流行而病邪解。"临床上二药相须为用，悦脾醒脾，芳而化浊，宣畅气机，治疗湿浊留滞脾胃之症。

3. 通利二便泄浊毒：临床上李佃贵特别注意患者二便情况，正如《素问·五脏别论》云"凡治病必察其下，适其脉，观其志意，与其病也"，诊疗时必问清患者的二便情况。根据多年临床经验总结出慢性萎缩性胃炎伴异型增生的九大临床症状，即痛、胀、痞满、寒、呆、嗳、烧、泻、秘，部分患者或伴随二便不利，此当伍冬葵子、火麻仁等。冬葵子味甘性寒，归小肠、大肠、膀胱经，通淋利水，《长沙药解》载其"滑窍而开癃闭，利水而泻膀胱"。火麻仁味甘性平，归脾、胃、大肠经，润肠通便，《长沙药解》言其"入足阳明胃……润肠胃之约涩，通经脉之结代"。对异型增生且年龄大者，若出现二便不利，可用性味和缓之品，以上二药皆味甘性缓，可改善二便情况，久服延年轻身。

4. 行气活血散浊毒：《素问·举痛论》云"百病皆生于气"。中焦脾胃是人体气机升降之枢纽，中焦气机不畅，升降失司，气郁血结，浊毒中生，胃络失养，久之成病，所以治疗时离不开行气药及活血药，常选用广木香及川芎等。广木香性温味辛，归脾、胃、三焦经，行气止痛，《玉楸药解》载其"止呕泄利……消胀止痛……破滞攻坚"。川芎性温味辛，归肝、胆、心包经，行气活血，《雷公炮制药性解》言其"上行头角，引清阳之气而止痛；下行血海，养新生之血以调经"，川芎为血中气药，功达上下，散体内郁结。二药合用共奏行气活血之功。

5. 以毒攻毒消浊毒：叶天士《临证指南医案》指出，"经主气，络主血"，"初为气结在经，久则血伤入络"，即疾病久而不愈，入血损络，络脉受阻，胃失濡养。临床上部分患者表现为胃脘刺痛拒按，位置固定，入夜尤甚，在外表现为面色晦暗、口唇出现瘀点、舌下络脉怒张等。故此时可在辨证的基础上应用入络攻坚化积、以毒攻毒散结之品，如水蛭、蜈蚣等。水蛭，性平味咸苦，归肝经，逐瘀消癥、破血通经，《长沙药解》谓其"味咸、苦，微寒，入足厥阴肝经。善破积血，能化坚癥"。蜈蚣，性温味辛，归肝经，通络止痛、攻毒散结，《医学衷中参西录》云其"走窜之力最速，内而脏腑，外而经络，凡气血凝聚之处皆能开之。性有微毒，而转善解毒，凡一切疮疡诸毒皆能消之"。现代药理学研究发现两者具有很好的抗肿瘤作用，且李佃农经多年临床验证亦发现，二药相须为用对消化系统肿瘤及癌前病变具有良好的治疗效果。

舌脉情志需重视兼顾

李佃贵在临床上为患者诊治疾患时特别注重舌脉变化，《黄帝内经》云"微妙在脉，不可不察""能合色脉，可以万全"。舌脉的变化可客观地反映出机体邪气的盛衰、正气的强弱、病位的深浅、病邪的性质以及病情进退等情况。此外，舌为脾之外候，舌苔由胃气蒸腾而来，故观舌可知正气盛衰，察苔可知邪气之出入。李佃贵临证非常重视情志调理，常宽慰患者，放宽心态，减轻其思想负担。《素问·举痛论》云："百病生于气也，怒则气上……思则气结。"其中与脾胃致病最直接的因素为"怒"与"思"：怒则伤肝，肝疏太过，木旺乘土，肝脾不和，引发胃痛；横逆犯胃，胃气上逆，引发呕逆。故治疗时亦有"见肝之病,知肝传脾,当先实脾"之说。思则气结,忧思太过,内伤脾胃,《医学刍言》云:"内伤七情……思虑皆伤脾,食少劳倦,无力便溏。"提示思虑过度,耗伤脾神,进而诱发脾胃诸疾。

验案举隅

刘某,男,62岁。2018年10月9日初诊。主诉间断胃脘隐痛5年。刻下:胃脘隐痛,偶伴灼热,饮食不节时症状明显,时有胃胀,嗳气,纳可,心烦,寐欠安,耳鸣,大便1~2日1次,质黏,小便调。舌质红、苔黄厚腻,脉弦滑。电子胃镜:慢性萎缩性胃炎;病理:(胃角)低级别上皮内瘤变。西医诊断为慢性萎缩性胃炎伴轻度异型增生。中医诊断为胃痞病(浊毒内蕴证)。治以化浊解毒法。

处方:百合12g,乌药12g,当归9g,白芍30g,川芎9g,麸炒白术6g,茯苓15g,炒鸡内金15g,紫豆蔻12g,白花蛇舌草15g,半枝莲15g,半边莲15g,茵陈15g,黄连12g,黄芩12g,苦参12g,板蓝根15g,绞股蓝12g,鸡骨草15g,天麻15g,钩藤(后下)15g,石决明(先煎)15g,全蝎9g,蜈蚣3条,炒僵蚕12g,水蛭9g,醋延胡索15g,白芷15g,合欢皮15g,牡蛎15g,海螵蛸15g,三七粉(冲服)2g。10剂。每日1剂,水煎分早晚2次服。同时嘱患者按时服药,规律进食,保持积极乐观的心态,勿大喜大悲,忌辛辣油腻刺激之品,禁烟酒,宜劳逸结合。

二诊(2018年10月18日):患者诉胃脘隐痛明显缓解,无灼热感,无胃胀,嗳气明显减少,纳可,无心烦,寐一般,耳鸣,大便1~2日1次,质黏,小便调。舌暗红、苔黄腻,脉弦滑。上方加甘松9g,木香6g,继服30剂。

三诊(2018年11月17日):患者诉无胃脘不适,无灼热感,无胃胀,嗳气明显减少,纳可,无心烦,寐一般,大便1日1次,质可,小便调。舌暗红、苔黄稍腻,脉弦滑。上方去炒僵蚕、苦参、绞股蓝、板蓝根,继服45剂,医嘱同上。

后以三诊方加减治疗1年余,患者诸症好转,无明显不适。2020年8月15日复查胃镜及病理:慢性萎缩性胃炎。

按语:患者为老年男性,多年饮食不节,嗜食辛辣油腻,终使脾失运化,胃失和降,气血运行失常,体内病理产物不能及时排出,致浊邪蕴积,气机郁结,脉络瘀滞,胶着不去,久而化热,热为毒之渐,毒为热之极,毒寓于热,毒由热生,变由毒起,致浊毒内阻中焦,影响气机升降,终至浊、毒互结致病,加之患者病程较久,浊毒入血入络。故治疗时以化浊解毒为治疗大法。方中麸炒白术、紫豆蔻、茯苓健脾以祛湿,使脾之运化得以恢复正常;当归、川芎、三七粉行血活血,改善胃黏膜局部血液循环;牡蛎、海螵蛸制酸止痛,改善患者反酸的症状;白芷、白芍、紫豆蔻联用以治胃脘不适;病久入络,络痹深重,非虫类药物不能直达病所,故取虫类药物,深入络脉,经络通畅,疼痛自安。其中蜈蚣、全蝎为常用对药,两者配合,有血者走血,无血者走气,使血不凝滞,气可宣通,胃络畅通,且有祛邪不伤正之优势,内通脏腑,外达经络。现代药理研究表明,僵蚕中所富含的蛋白质可刺激肾上腺皮质层,能增强机体防御能力和免疫调节功能。肝胆经循行耳周,肝阳偏亢,产生耳鸣等症状,故天麻、钩藤、石决明三者合用,平肝潜阳息风。并配伍百合、合欢皮安神,改善患者睡眠状况。二诊时加甘松以理气止痛,木香和胃健脾、行气止痛。三诊时经舌脉辨证,患者体内浊毒之邪较前减轻,故去炒僵蚕、苦参、绞股蓝、板蓝根。诸药合用,化浊解毒、健脾祛湿、通络散结、平肝潜阳安神,综合治疗,疗效显著。

慢性萎缩性胃炎是临床上常见的消化系统疾病,当慢性萎缩性胃炎伴轻度异型增生时,被认为是癌前病变,西医认为此病情不可逆转,常予以对症治疗。李佃贵根据多年临床经验,结合当下人们的生活环境及作息习惯提出浊毒内蕴是本病的基本病机,合理地运用中医中药治疗轻度异型增生,具有一定逆转概率。

116　慢性萎缩性和非萎缩性胃炎中医证治规律

　　慢性胃炎系指不同病因所引起的胃黏膜的慢性炎症性病变，可分为慢性萎缩性胃炎和慢性非萎缩性胃炎，其临床证候多表现为上腹部的疼痛或不适，似饥非饥、似辣非辣、嗳气、腹胀、恶心等。目前，我国慢性胃炎的发病率正在逐年增加，尤其慢性萎缩性胃炎，因其具有一定的癌变性，给人们带来许多精神负担。中医药对其临床治疗虽有很大的优势，但根据慢性萎缩性胃炎与慢性非萎缩性胃炎临床证治的不同特点，如何规范其用药规律，学者吕瑞民等对此做了归纳总结。

资料与方法

　　1. 资料来源： 病例来源于 2015 年 1 月—2017 年 12 月黑龙江某医院住院部及门诊就诊的慢性萎缩性和非萎缩性胃炎患者 962 例，符合诊断标准 552 例，排除 410 例。

　　2. 诊断标准： 慢性胃炎诊断标准为中国慢性胃炎共识意见（2017 年，上海），内镜结合组织病理学检查可诊断。

　　（1）内镜检查：①慢性非萎缩性胃炎内镜下可见黏膜红斑、黏膜出血点或斑块、黏膜粗糙伴或不伴水肿、充血渗出等基本表现。②慢性萎缩性胃炎内镜下可见黏膜红白相间，以白相为主，皱襞变平甚至消失，部分黏膜血管显露；可伴有黏膜颗粒或结节状等表现。③慢性胃炎中可同时存在糜烂、出血或胆汁反流等征象。

　　（2）病理活检：①常常局限于胃小凹和黏膜固有层表面，炎性细胞浸润，腺体完整无损。②炎症进一步发展，病理活检显示固有腺体萎缩，即可诊断为慢性非萎缩性胃炎。

　　3. 纳入标准： 符合慢性萎缩性与非萎缩性胃炎的西医诊断标准（以胃镜检查和病理组织实验室检查报告为主）。

　　4. 排除标准： ①排除胃镜或实验室检查不符合诊断标准或疑似有癌前病变者。②合并有胃肠道肿瘤者。③妊娠或哺乳期的妇女。④重要脏器有严重器质性病变或患有精神性疾病者。

　　5. 观察指标： 分别对 2 组患者的临床症状、舌象、脉象、证型、方药的分布情况给予记录。

　　6. 研究方法： 选取 2015 年 1 月—2017 年 12 月黑龙江某医院就诊的慢性胃炎患者，在医院病案管理系统中，依据 ICD（10）编码，以"慢性胃炎"为关键词进行搜索，共搜索到慢性胃炎病案 962 例，依据病例排除标准，符合诊断标准 552 例，排除 410 例，依据胃镜检查及病理报告单，其中慢性萎缩性胃炎 256 例，慢性非萎缩性胃炎 296 例。然后将符合纳入标准的患者病案，收集并整理其临床信息。

　　7. 统计学方法： 对符合标准的病案进行数据录入及统计分析。规范化处理后，采用 Microsoft Excel 2003 建立数据库，并进行数据统计分析，采用频数统计方法。计数资料采用频数、百分比、构成比表示。在判断统计结果中优势项目时，则参考黄金分割点 0.618 进行选取。

结　　果

　　1. 临床症状分布： 慢性萎缩性胃炎患者中医症状出现频率较高的分别为胃脘痞闷（78.5%）、食欲不振（76.5%）、倦怠乏力（73.8%）、胃脘隐痛喜按（73.4%）。慢性非萎缩性胃炎患者中医症状出现频率较高的分别为上腹部胀满或痛（83.1%）、泛吐酸水（73.6%）、嗳气频作（67.9%）、烧心（66.2%）。

2. 舌象脉象分布情况：慢性萎缩性胃炎得到的舌象 8 种，脉象 4 种。常见的舌象为舌质有舌淡（69.5%）、舌暗红（64.5%），舌苔有苔少（57.0%）、苔薄白（48.8%）；脉象有弦脉（75.0%）、沉脉（60.9%）。慢性非萎缩性胃炎中得到的舌象 8 种，脉象 4 种。常见的舌象为舌质有舌红（66.5%）、舌淡（54.5%），舌苔有苔黄腻（34.1%）、苔薄白（32.4%）；脉象为弦脉（83.1%）、滑脉（62.8%）。

3. 中医证型分布特点：慢性萎缩性胃炎患者常见的证候有 5 种，出现频率较高的为脾胃虚弱证占28%，其次肝气犯胃证占 25.7%，胃络瘀血证占 19.1%，胃阴不足证占 13.7%，脾胃湿热证最少占4.6%。慢性非萎缩性胃炎患者的证候有 5 种，出现频率较高的是肝气犯胃证占 37.0%，其次脾胃湿热证占 20.6%，脾胃虚弱证占 14.5%，脾胃阳虚证占 12.1%，胃阴不足证最少占 6.3%。

4. 各证型方药应用规律：慢性萎缩性胃炎脾胃虚弱证所用的方剂是六君子汤化裁，肝气犯胃证所用方剂是柴胡疏肝散化裁，胃络瘀血证所用方剂是失笑散和丹参饮化裁，胃阴不足证所用方剂是益胃汤化裁，各证型使用频率最高的药物分别为炒白术、柴胡、五灵脂、麦冬等。慢性非萎缩性胃炎肝气犯胃证所用方剂是柴胡疏肝散化裁，脾胃湿热证所用的方剂是二陈汤化裁，脾胃虚弱证所用方剂是四君子化裁，各证型使用频率最高的药物分别为柴胡、黄芩、炒白术等。

讨　　论

慢性胃炎多归属于中医学"胃脘痛""痞满""嘈杂"等范畴，本病最早见于《黄帝内经》。其病因病机复杂多样，历代医家认为，脾胃肝三者之间关系失常，导致中焦气机不利，脾胃升降失常，胃失和降，脾失健运，随着疾病的发展，而产生了瘀、毒、湿等一系列病理因素，引起的临床症状、舌象、脉象、证型各不相同，故处方用药应法因证立，方随法出，药依方遣，可取得良效。一般来说，中医理论体系是本病辨证分型的基础，还要再结合自身积累的临床经验，进行不同的分证施治。

慢性萎缩性胃炎病位在脾胃，与肝密切相关，脾胃虚弱是其发病根本，多以气虚阴伤为主，血瘀、气滞为标，病程较长，主要症状为胃脘痞闷、隐隐作痛、食欲不振、倦怠乏力。慢性非萎缩性胃炎多在疾病初期阶段，此时与肝胃密切相关，病机以肝胃气滞，升降失常为主，常伴有肝脾失和、邪热犯胃、寒热错杂等表现，主要症状为上腹部胀满或痛、泛吐酸水、嗳气频作、烧心。因此，从长远观察，从辨证论治上看，两者略显不同，因而治疗也有差异。

中医认为，脾主升清，胃主降浊，得肝木条达之性加以疏泄，才能正常升降，全身气机才能畅达。叶天士在《临证指南医案》中载"肝为起病之源，胃为传病之所"，指出若肝失疏泄，则肝气亢逆或郁结，土虚木乘，破坏了脾胃的生理关系，导致机体气机紊乱。在慢性非萎缩性胃炎阶段，主要以上腹部胀满或痛、嗳气、泛酸、烧心为主，因此肝胃郁滞为主要病机，随着社会竞争变得强烈，人们压力不断增加，肝气来不及调解，久而久之，肝气郁而化热化火生湿，进一步伤及脾胃，加重脾胃虚弱，脾失健运，则逐渐演变成慢性萎缩性胃炎，继则出现胃脘痞闷、食欲不振、倦怠乏力等症状。无论是慢性萎缩性胃炎或慢性非萎缩性胃炎，均有肝气犯胃证和脾胃虚弱证，可见肝气犯胃和脾胃虚弱是贯穿于慢性胃炎的整个病程。但在不同阶段，其侧重的方面也不同。慢性非萎缩性胃炎阶段，虽有脾胃虚弱，但根据其主要症状，是以肝气郁滞，上犯脾胃所致为主，除肝气犯胃之外，例如外感六淫、饮食或药物损伤，会出现火郁、湿阻等也可引起脾胃运化失司，两者合之，则出现脾胃湿热之证。若疾病不断发展，脾胃之虚更甚，气血生化乏源，且此时临床表现以虚证为主，因此慢性萎缩性胃炎以脾胃虚弱证为主，日久伤及入络，还有胃络瘀血证，或者日久耗伤阴液，出现胃阴不足证，由研究结果及分析可知，胃络瘀血证和胃阴不足证可以作为慢性萎缩性胃炎和慢性非萎缩性胃炎区别的证型，且两者的舌脉与其主要证型基本一致。

通过整理可知，两者在治疗上也略有区别，肝气犯胃证中，两者都以柴胡疏肝散为基础，慢性非萎缩性胃炎主要是疏肝理气；慢性萎缩性胃炎是进一步发展阶段，虽然也同为肝气犯胃证，但会伴随湿、热、瘀等表现，因此要加祛湿热、化瘀血等药物。脾胃虚弱证中，慢性萎缩性胃炎使用的是方剂是六君子汤化裁；慢性非萎缩性胃炎则使用的方剂是四君子汤化裁。由此可以看出，慢性萎缩性胃炎以疏肝理气、益气健脾、祛痰化湿、活血通络、益胃养阴为基本治法；慢性萎缩性胃炎以疏肝行气、健脾化湿、补气健脾等为基本治法。因此，在治疗时，应注重辨证论治，根据其主要病理病机规范用药，并且重视疾病初级阶段，防止其进一步发展，应做到同病异治、异病同治。

117　慢性萎缩性胃炎中医证候规范化和客观化

　　慢性萎缩性胃炎（CAG）是目前公认的胃癌前疾病，临床以灶性胃黏膜固有腺体萎缩或消失伴或不伴有肠上皮化生和/或异型增生为主要病理特征。1992年，Correa提出了被广泛接受的肠型胃癌发病的"Correa级联模式"，并认为CAG是胃癌发病的重要环节；其并发肠上皮化生和重度异型增生胃癌的发生率分别为0.25%和6%，阻断或逆转CAG的发生、发展对胃癌的预防具有重要意义。目前现代医学虽然对于CAG的基础研究取得了丰硕成果，但仍缺乏特异性和优效性的治疗药物或方法，中医药则逐渐显示出其独特优势和良好应用前景。随着对CAG中西医结合研究的不断发展，病、证关系研究成为热点和关键，众多学者在继承创新的基础上总结出CAG病证结合的现代诊疗模式，并以现代医学诊断疾病结合辨证论治为主导，在疾病诊断明确的情况下，CAG中医证候规范化和客观化对中医药疗效的发挥显得尤为重要。但中医证候有其模糊性和复杂性，不同学者对CAG证候认识和临床经验不尽相同，很大程度上阻碍了中医药对CAG防治研究的发展，因而建立统一、客观的CAG中医证候诊断标准成为中医药对其防治研究的关键和重点。学者安振涛等对CAG中医证候的规范化和客观化研究成果进行了梳理、归纳和分析，以期为中医药阻断或逆转CAG的相关研究和临床决策提供思路及参考。

CAG 中医证候分型标准与指南研究

　　CAG是现代医学的病理概念，中医学历史典籍中并无其病名的相关载述，多根据其临床表现和发病机制进行分析、归纳和总结，并参照"痞症""胃脘痛""嘈杂""呃逆"等中医病症进行辨证论治，为增强CAG中医疗效和建立与CAG相关的中医证候诊断分型标准方案和指南，我国不同的中医药组织和机构一直在进行不断努力和探索。

　　1989年，中国中西医结合研究会消化系统疾病专业委员会为了探索和研究慢性胃炎的中西医结合诊断和辨证规律，突出中西医结合特点，制定了《慢性胃炎中西医结合诊断、辨证和疗效标准（试行方案）》，将涵括CAG、肠化、异型增生等在内的慢性胃炎分为肝胃不和型、脾胃虚弱型（包括脾胃虚寒）、脾胃湿热型、胃阴不足型和胃络瘀血型5个证型指导临床辨证。1994年，国家中医药管理局为促进中医药规范标准化建设，颁布了《中医病证诊断疗效标准》，该标准中将胃脘痛分为肝胃气滞证、寒邪犯胃证、胃热炽盛证、食滞胃肠证、瘀阻胃络证、胃阴亏虚证和脾胃虚寒证，对CAG的辨证具有一定的参考意义。2002年，国家食品药品监督管理局颁布《中药新药临床指导原则（试行）》，明确以CAG为名公布其5个主要证型，并保持了1989年"试行方案"中的分型方法。2003年，中国中西医结合学会消化系统疾病专业委员会在原1989年"试行方案"的基础上讨论制定了《慢性胃炎的中西医结合诊治方案（草案）》，基本沿用了"试行方案"，但亦做出了调整，将胃络瘀血型更名为胃络瘀阻型，并增加脾虚气滞型。2006年，由中华中医药学会脾胃病分会组织，李乾构等主编出版的《中医消化病诊疗指南》提出的CAG分型方案为肝胃不和证、脾胃湿热证、湿热中阻证、胃络瘀血证、脾胃虚弱证和胃阴不足证，虽较1989年"试行方案"仅增加了湿热中阻证，但该分型方案是通过对相关临床资料回顾性的荟萃分析，集中了该病最常见的临床证候标准并基本按照证候由高到低的频率排列，从而能够更客观地指导CAG的治疗。2008年，中华中医药学会为指导中医内科各级医师的诊疗行为，发布了《中医内科常见疾病诊疗指南·西医疾病部分》，该指南将慢性胃炎的证候分类为肝气犯胃证、寒邪客胃证、饮食伤胃证、湿热阻胃证、瘀血阻胃证、脾胃虚寒证和胃阴亏虚证，该指南中虽然证型名称与前期标准存在一定的差异，但证型分类基本相似，似乎较前更为细化。同时发布了《中医内科常见疾病诊疗指南·中医病症部分》，其中"胃脘痛""痞满"的证候分类可参考辨治 CAG。2009 年，中华中医药学会脾胃病分会首次以 CAG 为病名提出了《慢性萎缩性胃炎中医诊疗共识意见》，明确其证候分类为肝胃气滞证、肝胃郁热证、脾胃虚弱证（脾胃虚寒证）、胃阴不足证和胃络瘀血证，在"脾胃虚弱证"中恢复增加了"脾胃虚寒证"，其内容基本一致，仅表述存在一定差异，对其他证候做了较大的调整，使其更具实用性和指导性。2011 年，中国中西医结合学会消化系统疾病专业委员会在 2003 年《慢性胃炎的中西医结合诊治方案》基础上进行修订，将慢性胃炎分为肝郁气滞证、肝胃郁热证、脾胃湿热证、胃络瘀血证、脾胃虚寒证和胃阴不足证，以期更好地指导慢性胃炎（包括 CAG）的临床治疗。

2017 年，中华中医药学会脾胃病分会经多次讨论、修改、审定颁布了《慢性胃炎中医诊疗专家共识意见》，其中明确对涉及萎缩、肠化、上皮内瘤变等胃癌前病变的内容进行了新的证治分类和治疗方案，分成肝胃不和证（包括肝胃气滞证和肝胃郁热证）、脾胃湿热证、脾胃虚弱证（包括脾胃气虚证和脾胃虚寒证）、胃阴不足证、胃络瘀阻证，更具针对性的提供了 CAG 临床治疗的参考标准和依据。同年，基于对 CAG 基础与临床研究的不断进展，中国中西医结合学会消化系统疾病专业委员会对相关内容进行更新，发布了《慢性萎缩性胃炎中西医结合诊疗共识意见（2017 年）》，将 CAG 分为肝胃气滞证、肝胃郁热证、脾胃虚弱证（脾胃虚寒证）、脾胃湿热证、胃阴不足证、胃络瘀血证，其中以脾胃虚弱、肝胃气滞多见。至此，对 CAG 的分型标准日趋完善，对 CAG 证候以标准或指南形式规定下来，对于推动中医药在 CAG 诊治方面的继承与创新和提高中医药对 CAG 研究水平及临床疗效具有重要意义。

CAG 中医证候规范化研究

中医治则治法是基于证候及病机所确立，"法因证立，方随法出"，灵活多变的辨证论治体系，成就了中医独特的临床疗效优势，而由于中医证候的多样性和复杂性，辨证与证候的规范化研究对于确定疗效确切的临床治法显得尤为重要，同时成为中医药发挥疗效的前提和保障。

证素是中医辨证的基本要素，证素研究是疾病辨证分型科学化和规范化的基础，郭志玲等基于因子分析对伴有肠上皮化生的 180 例 CAG 患者进行证素研究，得出其基本病性为本虚标实，本虚以脾胃虚弱为主，包括气虚、阳虚和阴虚，标实包括气滞、湿热、血瘀和食积等，为临床证型分类及治疗提供了一定参考。不同学者为进一步规范 CAG 的中医证候，对 CAG 的证候分类进行不断临床总结，陈春等统计 150 例 CAG 患者的中医证候分布频率，发现其证型依次为肝胃气滞证、肝胃郁热证、脾胃虚弱证、脾胃湿热证、胃阴不足证、胃络瘀血证和寒热错杂证。安贺军等对 172 例 CAG 患者中医证候特征进行研究分析，发现其证候分布依次为脾胃虚寒证、胃络瘀血证、肝脾失调证和胃阴亏虚证。赵晓丹等对 431 例 CAG 患者进行辨证分析发现，其证型分类依次为脾胃虚弱证、胃络瘀血证、肝胃气滞证、脾胃湿热证、肝胃郁热证和胃阴不足证。上述小样本临床总结对 CAG 证候规范化研究具有一定的参考价值，虽有一定代表性，但不具有普遍性和可推广性而应用受到限制。

基于循证医学和现代统计学研究方法的文献回顾研究，为 CAG 规范的证候分类和证候主次研究提供了新的思路和可能。课题组前期在国家"十一五"科技支撑计划"慢性萎缩性胃炎临床治疗方案的优化研究"实施过程中对 2000—2011 年 206 篇文献中 8 056 例 CAG 患者的中医证候进行回顾性研究，发现其中医证候排在前 4 位的依次为脾胃虚弱证、肝胃不和证、胃阴不足证和气虚瘀热证，总结认为脾胃虚弱证是其最常见证型。苏泽琦等回顾分析 1993—2013 年 152 篇文献 19 083 例 CAG 患者的中医证型，发现常见证候依次为脾胃阳虚证、胃阴亏虚证、肝胃不和证、脾胃湿热证、瘀阻胃络证。张鸿彬等对 2010—2016 年 23 篇文献涉及 3 509 例 CAG 患者的中医证候进行频数和聚类分析，得到 5 类基本证型依次为脾胃虚弱证、肝胃不和证、瘀阻胃络证、脾胃湿热证、胃阴不足证。对 CAG 治疗用药规律的研究亦可为其中医证候规范诊断提供参考，贺梅娟等收集 38 篇文献共计 200 条辨证用药数据进行分析，辨证治疗使用药物主要包括健脾、理气、化湿、清热、活血及养阴 6 类，亦说明其证型以脾胃虚弱证最为常见。戚经天等对近 30 余年治疗 CAG 文献中的方剂组方规律进行回顾研究和挖掘，389 篇文献共 280 个处方涉及中药 223 味，处方中药物出现频次前 10 位依次为白芍、白术、甘草、党参、茯苓、丹参、半夏、黄连、炙甘草、黄芪，得出 CAG 治疗以健脾益气、和胃降逆、化瘀解毒为主，进而指导中医临床证治。

CAG 中医证候客观化研究

随着中医药研究与多学科交叉融合和发展的不断深入，为 CAG 中医证候从定性与定量相结合的角度进行客观化分类辨识提供了新的思路和方法，明确 CAG 中医证候与客观化指标的关系，更有助于制定出可信度高且具有中医特色的诊疗规范，以指导临床实践和提高临床疗效。

朱亚楠研究 CAG 中医证型与病理变化关系时，发现肝胃不和证、脾胃虚弱证患者病理不典型增生程度较轻，而胃络瘀血证、胃阴不足证患者的病理不典型增生改变则较重（均 $P < 0.05$），可作为中医证候辨识的客观参考。张剑治等发现 CAG 患者幽门螺杆菌（Hp）感染率脾胃湿热证（64.86%）及肝胃不和证（66.67%）患者较高，与正常对照组比较，脾胃湿热证、肝胃不和证及瘀血阻络证 CAG 患者血浆 IL-1β 水平明显升高（均 $P < 0.05$），说明其中医证候与 Hp 感染率及外周血 IL-1β 水平相关。宗湘裕等探讨 CAG 中医证候与血清胃泌素-17（G-17）、胃蛋白酶原（PG）的相关性时，发现脾胃湿热证、肝胃不和证 G-17 水平较高（$P < 0.05$），脾胃湿热证 PGI 水平最高（$P < 0.01$），脾胃湿热证、脾胃虚弱证 PGⅡ含量较高（$P < 0.05$），G-17 和 PG 可能是 CAG 中医证型客观化指标之一。潘如燕研究发现 CDX2、Survivin 基因蛋白在血瘀热毒证组、阴虚有热证组、脾胃虚弱证组 CAG 组织中表达水平依次降低，各组间表达水平比较差异有统计学意义（$P < 0.05$）。张冬英等的研究表明 p53、CerbB-2 阳性表达率在 CAG 伴异型增生的各证型间差异有统计学意义（$P < 0.05$），且阳性表达率均存在胃络瘀血证＞胃阴不足证＞脾胃虚弱证＞脾胃湿热证＞肝胃不和证的递进关系；张冬英等另一项研究发现细胞核 DNA 含量在各证型间差异有统计学意义（$P < 0.01$），且胃络瘀血证＞胃阴不足证＞脾胃虚弱证＞脾胃湿热证＞肝胃不和，表明 p53、CerbB-2 及细胞核 DNA 含量可作为其中医辨证分型的参考指标。刘庆生等观察发现胃黏膜 c-myc 基因甲基化率在 CAG 各证型间差异有统计学意义（$P < 0.01$），且其甲基化率由高到低依次是胃热伤阴证＞瘀毒内阻证＞痰湿凝结证＞脾胃虚寒证＞气血双亏证＞肝胃不和证，说明 c-mycDNA 甲基化率与 CAG 中医各证型有一定相关性。

118　十二指肠低度炎症在功能性消化不良中的作用

　　功能性消化不良（FD）属于功能性胃肠病的一种，是指慢性、反复发作性，表现为上腹胀、上腹痛、嗳气、恶心呕吐等消化不良症状且缺乏生化和器质性改变的临床综合征。根据临床表现，分为以早饱、餐后腹胀为主的餐后不适综合征（PDS）和以上腹疼痛、烧心症状为主的上腹痛综合征（EPS）两个亚型。FD的发病机制尚未完全阐明，目前认为其主要与胃电节律、胃底容受性舒张、胃排空、胃敏感性、胃窦-十二指肠协调运动等密切相关。近年来越来越多的研究发现十二指肠参与FD的发病中，如餐后十二指肠运动增强、十二指肠蠕动抑制反射受损、十二指肠对酸或脂质敏感性改变、十二指肠黏膜屏障破坏、十二指肠黏膜炎症等。其中十二指肠局部免疫激活，引起以嗜酸粒细胞（EOS）和肥大细胞（MC）活化为主的局部黏膜低度炎症可能在其中起着重要作用。学者李培菌等主要从十二指肠低度炎症与FD的关系、导致FD的机制以及改善十二指肠低度炎症治疗FD等几个方面做了梳理归纳。

十二指肠低度炎症与 FD 的关系

　　1. FD患者存在十二指肠低度炎症：Talley等于2007年首次报告了FD患者存在以EOS浸润为表现的十二指肠低度炎症。其对51例排除过敏、寄生虫感染、乳糖不耐受等可能引起EOS增高的FD患者和48例健康志愿者行胃镜检查，分别在胃底、胃体、胃窦、十二指肠球部和降部进行活检并计数EOS，结果发现FD患者的十二指肠球部和降部的EOS计数较健康对照组显著升高，而其胃部活检黏膜的EOS计数与对照组无明显差别。同时，研究者对活检标本进行了EOS脱颗粒产物主要碱性蛋白（MBP）抗体的免疫染色，结果发现FD患者还存在EOS脱颗粒现象。之后越来越多证据显示FD患者存在十二指肠低度炎症。有研究发现FD患者十二指肠的低度炎症可能与前期的感染相关。Futagami等将患者分为EPS、PDS、感染后EPS、感染后PDS和健康对照组五组，分别观察十二指肠中EOS浸润情况，结果发现感染后FD患者十二指肠局部EOS数较健康组显著增加，而非感染后FD患者与健康组相比并无显著性差异，这可能与胃肠道感染后引起的趋化因子和相关介质聚集，进而促进EOS增殖有关。

　　FD患者十二指肠不仅存在EOS增高，还存在MC增高。Yuan等对48例FD患者和21例健康对照者的十二指肠黏膜活检进行MC和脱颗粒MC计数，结果发现FD患者中MC和脱颗粒的MC计数较对照组显著增加。更多的研究发现FD患者同时存在EOS和MC增高。Cirillo等募集了18例FD和20例非FD患者且胃镜下无病变的对照者，对其十二指肠活检标本中EOS和MC的标志物MBP和类胰蛋白酶进行免疫组化染色，结果发现FD患者EOS和MC与对照组相比均显著升高，且FD患者只表现EOS和MC的增高，而其他上皮内淋巴细胞、肠嗜铬细胞还有中性粒细胞计数与对照组相比无统计学差异。有研究显示胃EOS升高与幽门螺杆菌（Hp）感染呈正相关，而十二指肠EOS浸润与Hp感染无关。这些研究提示FD十二指肠局部EOS和MC增高具有特异性。

　　此外，研究显示儿童FD病例中也存在十二指肠EOS增多的现象。Wauters等对FD儿童和健康儿童各36例行胃镜检查，并对十二指肠活检进行EOS计数，结果发现FD患儿EOS计数显著高于对照组。Friesen等对105例FD儿童进行十二指肠活检，其中42例患者出现EOS升高。除EOS外，儿童病例中也观察到十二指肠黏膜 MC 升高。吴金霞对 82 例 FD 儿童和 80 例健康体检儿童的十二指肠降段黏膜组织进行 EOS 和 MC 计数，结果显示 FD 儿童以上两种细胞的计数均显著高于对照组。

2. 十二指肠低度炎症与 FD 症状的关系： 十二指肠炎症与 FD 症状相关性的研究较少，目前认为 EOS/MC 浸润可能与早饱、餐后饱胀存在相关性。Walker 等将 FD 患者分为胃食管反流症状、PDS、EPS 和恶心呕吐四组，观察十二指肠黏膜中 EOS 计数与症状的相关性，结果发现只有 PDS 组的 EOS 与无消化道症状者相比存在统计学差异，其他各组症状患者的 EOS 计数与对照组相比无统计学差异，而且 PDS 组有过敏史的患者比例高于其他各组。一项纳入了 FD 和健康对照者各 84 例的队列研究发现，十二指肠 EOS 的浸润与早饱症状的关系最为密切，而与餐后饱胀、上腹痛、上腹烧灼感和胃食管反流症状无关联。由于两项研究所纳入受试者样本量较少，而且临床上 PDS 和 EPS 很难完全区分，因此十二指肠炎症与 FD 症状的相关性还有待进一步的研究探索。

FD 患者十二指肠低度炎症的发生机制

目前认为造成 FD 患者存在十二指肠局部炎症的机制可概括为以下几个方面：①十二指肠黏膜屏障破坏，上皮通透性升高，病原体侵入固有层激活 TH₂ 免疫应答进而活化 EOS/MC；②十二指肠酸化环境刺激 5-羟色胺（5-HT）分泌，诱导 EOS/MC 聚集；③交感神经紧张引起局部炎症反应。EOS、MC 活化后释放活性物质，作用于肠上皮、神经、平滑肌，从而引发临床症状。

1. TH₂ 免疫应答： 多项研究显示 FD 患者存在十二指肠上皮屏障功能受损，通透性升高。肠道上皮由紧密连接、黏着连接、细胞桥粒、半桥粒组成。其中紧密连接由紧密连接蛋白（CLDNs）、(OCLN)、tricellulin 以及紧密连接黏附分子构成，在保持肠上皮极化状态及限制病原体跨膜中发挥最重要的作用。研究发现 FD 患者中紧密连接蛋白 ZO-1、OCLN 和 p-OCLN，黏着连接中的上皮细胞钙黏蛋白和 β 连环蛋白以及细胞桥粒减少，跨膜电阻降低，即对大分子通透性升高，提示 FD 患者存在肠屏障功能受损，肠道上皮通透性增加。Tanaka 等发现 FD 患者十二指肠上皮细胞旁的间隙增宽，黏膜层 EOS 浸润增加，上皮内胶质细胞源性神经营养因子（GDNF）升高。GDNF 存在于肠神经胶质细胞、EOS 和肠上皮细胞内，它参与修复上皮屏障功能，其增加表明存在肠上皮屏障功能损伤。而且研究者发现上皮细胞旁间隙的增宽与 PDS 症状发生呈相关性。此项研究提示 FD 患者存在肠黏膜屏障受损，进而引起局部炎症，进一步导致消化不良症状的发生。

病原体、致病菌及过敏原通过扩大的肠上皮细胞间隙进入黏膜固有层，触发 TH₂ 细胞反应。TH₂ 可直接分泌 IL-25 和 IL-33 激活 EOS，或间接使肠上皮细胞释放嗜酸性粒细胞趋化因子 3，促进骨髓中的 EOS 进行分化，并向局部组织转移。此外，TH₂ 细胞还分泌 IL-4 和 IL-13，促使 B 细胞的免疫球蛋白进行类别转换，诱导致敏作用的 IgE 抗体表达，调节 EOS 和 MC 脱颗粒。EOS 和 TH₂ 可相互作用。EOS 可作为 TH₂ 细胞的抗原提呈细胞，也可分泌 TH₂ 细胞趋化因子，吸引 TH₂ 细胞向局部组织趋化聚集和活化增殖。

2. 十二指肠酸化刺激： 研究显示在内镜下对 FD 患者进行十二指肠酸化后可以诱发患者的消化不良症状，并可引起胃十二指肠动力下降，且连接蛋白 claudin-3 也较健康对照组下降，表明十二指肠酸化造成肠道屏障受损。这与肠上皮内分泌细胞分泌 5-HT、减少十二指肠碳酸氢盐的分泌有关。5-HT 还可通过神经介导反应，对 MC 产生趋化作用，并使瞬时受体电位通道亚家族（TRPV）通路过度表达，产生烧灼感或疼痛的症状。且多项临床研究显示抗 5-HT 受体治疗 FD 有显著疗效。

3. 交感神经紧张诱导： FD 患者在早年常有遭受不良精神刺激史，合并焦虑、抑郁等心理疾病，约 1/3 的患者在 FD 确诊前即存在精神心理异常。研究表明胃肠道可通过脑-肠轴与中枢神经系统发生关联，交感神经紧张促使下丘脑释放促肾上腺皮质激素释放因子（CRF），通过脑肠轴调节肠黏膜肥大细胞脱颗粒、产生促炎因子等途径引起黏膜炎症，导致 FD 症状的发生。肠黏膜局部炎症反应可以激活肠神经系统，进而逆向影响交感神经，形成恶性循环。Hagiwara 等使用碘乙酰胺灌胃法建立大鼠 FD 模型。碘乙酰胺可以通过增加内脏敏感性来模拟 FD 症状。模型组大鼠下丘脑 CRF 增加 82%，对蔗糖摄入减少，胃排空减慢，而且与局部组织中肥大细胞数呈负相关。用 CRF-RNAi 干预后，下丘脑 CRF 水平降低，大鼠对蔗糖的摄入增加，胃排空加快，局部组织中肥大细胞数减少。该研究提示 FD 内脏敏感性增高，可通过肠-脑轴上行激活 CRF，而后者可通过脑-肠轴下行引起消化道局部 MC 浸润和脱颗粒，进而引发消化不良症状。

4. EOS/MC 脱颗粒生物学效应： EOS 脱颗粒后释放产生多种物质，作用于肠道上皮、肠道平滑肌、肠神经及中枢神经系统，并进一步引起 MC 脱颗粒。①损伤肠上皮，使之通透性进一步增加。EOS 的颗粒中主要包含碱性蛋白（MBP）、阳离子蛋白（ECP）、嗜酸性粒细胞源性神经毒素（EDN）、嗜酸性粒细胞过氧化物酶（EPO），这些细胞毒性物质作用于肠上皮组织，破坏上皮完整性。②肠道平滑肌收缩。MBP 与平滑肌内的迷走神经毒蕈碱受体（M2）结合，导致平滑肌收缩，诱发疼痛。EOS 还产生血小板聚集因子（PAF）、白三烯（LT）和 IL-13，也能直接作用于平滑肌，增加其收缩性和反应性。③黏膜下神经损伤。Cirillo 等研究发现 FD 患者十二指肠黏膜下神经节内 EOS 和 MC 数量与健康对照组相比显著升高，且与 PDS 症状显著关联。FD 患者中也观察到神经胶质增生和神经节结构改变，神经去极化和对电刺激的反应减弱，这可能与 MBP 影响 M2 受体，以及神经生长因子（NGF）、血管活性肠肽（VIP）、P 物质等神经介质的释放有关。此外，EOS 还可以通过损坏消化道神经轴突而引发消化道症状。Hogan 等给予小鼠肠溶卵清蛋白（OVA），结果发现小鼠出现消化道症状，血液中 EOS 升高，肠道壁中神经出现轴突水肿、坏死，细胞器减少，周围伴有 EOS 的聚集。④诱导 MC 脱颗粒。基于 EOS-MC-肠神经轴理论，MC 可以诱导 EOS 的迁移，而 EOS 可通过 MBP 促进十二指肠固有的 MC 进行脱颗粒。MC 释放的组胺和 5-HT 可以改变神经膜电位，提升神经兴奋性，其他生物活性物质如脑肠肽、前列腺素、肝素等则具有直接致痛作用。

改善十二指肠低度炎症与 FD 治疗

白三烯受体拮抗剂孟鲁司特钠可通过阻止 EOS 与化学引诱物白三烯的结合发挥抗炎作用。Friesen 等使用孟鲁司特钠治疗 FD 伴十二指肠嗜酸性细胞增多的儿童，其中 83% 的儿童疼痛症状可以缓解，近 50% 可以获得完全或近乎完全应答。H_1/H_2 受体阻滞剂和肥大细胞稳定剂可竞争性阻滞 EOS 和 MC 脱颗粒产生组胺从而达到抗炎效果。Friesen 等用 H_1 受体阻滞剂羟嗪和 H_2 受体阻滞剂雷尼替丁治疗十二指肠黏膜嗜酸性粒细胞增多的 FD 儿童，对其中疼痛无缓解者予肥大细胞稳定剂色苷酸钠，结果显示共有 90% 儿童的症状得到缓解。这两项研究提示通过抑制参与 FD 十二指肠局部炎症的 EOS 和 MC，可以有效缓解儿童 FD 症状。而目前尚无用抑制 EOS 和 MC 药物治疗成人 FD 相关治疗的研究报道。

综上所述，FD 患者存在十二指肠黏膜低度炎症，由于黏膜屏障受损、TH_2 细胞免疫应答、十二指肠酸化、交感神经兴奋等导致 EOS/MC 的浸润与脱颗粒，进而引起 FD 症状，且针对 EOS 和 MC 的治疗可以有效缓解 FD 症状，提示十二指肠免疫失调引起的局部炎症可能是 FD 病理生理机制中的重要环节之一。

119　炎性肠病的中医辨治

　　炎症性肠病（IBD）是一种反复发作的慢性非特异性肠道炎症性疾病，其病变范围可涉及肠道黏膜及黏膜肌层，主要包括溃疡性结肠炎（UC）和克罗恩病（CD），临床上以 UC 较多见。随着生活方式的改变，近年来我国 IBD 的发病率逐渐增高，且癌变风险较高，相关研究表明，UC 患者与 UC 相关的结肠癌 10 年、20 年的发病率分别为 2%、8%，而 30 年的发病率则为 18%。目前 IBD 的治疗方案以氨基水杨酸、糖皮质激素及免疫抑制剂为主，但由于停药易反复，长期使用易产生毒副作用，所以远期疗效不佳。近年来大量临床研究证实，中医药和中西医结合治疗 IBD 具有确切疗效，且安全性高，学者张天涵等探讨分析了 IBD 中医药治疗的辨治思路、治则治法，以期进一步指导临床实践。

辨治思路

　　1. 分病种，辨病施治：IBD 包括 UC 和 CD，UC 以腹泻、黏液脓血便为主要临床特征，治宜偏重涩肠止泻、止血；CD 以腹痛为主要表现，可伴或不伴有腹泻、血便，常有贫血、消瘦、营养不良等全身症状，治当加强行气活血以止痛；UC 病变多局限于直肠、乙状结肠，病机以脾胃虚弱为本，湿热蕴结为标，损膜伤络，络损血溢。CD 病位较广，可累及全消化道，病变较深，为肠络受损，属"络病"范畴，病机复杂，虚实夹杂，互为因果，寒热错杂，互相转化，以气血亏损，脾虚不运为基础，湿、热、瘀、毒等病理产物积聚肠络，迁延难愈，变证丛生，可发展至肠穿孔、狭窄等变症。

　　2. 定病位，明脏腑盛衰：IBD 病位主要在大肠，与肝、脾、肺、肾诸脏均相关。《景岳全书》云："凡里急后重者……病在广肠最下端，而其病本不在广肠而在脾肾也。"又云："泄泻之本，无不由于脾胃。"故本病泻痢之源起于脾胃，脾胃虚弱，纳化失司，湿从中生，久郁化热，蕴于肠腑，与邪气搏结，气血壅滞，内溃成疡，肠络受损，故发为赤白脓血，久痢不止。疾病反复发作，迁延日久，多累及于肾，肾阳虚衰，火不暖土，发为肾泄，症见下利清谷，滑脱不尽。《景岳全书·泄泻》云："凡遇怒气便作泄泻者……盖以肝木克土，脾气受伤而然。"IBD 患者因疾病反复发作，迁延难愈，易致思虑过度，情志不畅，肝气疏泄失常，横逆克犯脾土，致脾气更虚，发为痛泻。木旺又侮及肺金，肺与大肠相表里，肺气失于宣降，下迫大肠，发为痰泻。《医门法律》云："肺移热于大肠，久为肠澼。"痰湿久羁，必酿热成毒，损膜伤络，则见热灼血络的便血之象，故本病病位在肠，与脾、肝、肾、肺密切相关。

　　3. 辨病性，分寒热虚实：本病病机复杂，总属本虚标实，虚为正气不足，脾肾两虚，机体免疫力低下。实为湿热瘀毒邪气蕴羁肠道，相互为害，免疫系统异常亢进，激活炎症反应，损伤肠黏膜屏障，共同参与疾病的发生、发展过程。疾病活动期多属实证，主要病机为湿热蕴肠，气血不调，重者以热毒、瘀热、痰浊等病理产物搏结肠道，病情缠绵，愈衍愈重。缓解期多属虚实夹杂，主要病机为脾虚湿滞，运化失健，可兼有肝郁、肾虚、肺虚、阳虚的临床证候特征，病程迁延日久，还可兼夹瘀血、浊毒等滞留肠腑，易转变为虚实寒热错杂的复杂病机。

治则治法

　　1. 清肠化湿，控制炎症，贯穿始终：湿热蕴肠是 IBD 病情活动的主要病理因素，清肠化湿能有效诱导病情缓解。现代人饮食不节、过食肥甘厚腻，致湿热内生，滞于肠腑，气血凝滞，与邪气相搏，脂络受损，腐败化为脓血，随糟粕而出，即为脓血便。不论活动期还是缓解期，湿热始终贯穿 IBD 的整个发病过程，故认为清肠化湿应贯穿 IBD 的始终。治疗上活动期患者应以清热化湿止利为主，缓解期患者则应在健脾固肾的基础上兼以清热化湿，常用方为白头翁汤、芍药汤。白头翁汤方中黄连清湿热，为治痢要药；黄芩清大肠湿热，兼有止血之功；白头翁善清肠胃湿热及血分热毒，为治热毒血痢之良药。治疗中可根据患者症状表现辨别湿、热孰轻孰重，若热邪较重，可加用苦参、土茯苓、败酱草清解肠腑热毒；若湿邪偏胜，可加藿香、苍术、薏苡仁以化中焦内蕴湿浊。若湿热邪气相搏于气分，便下黏液为主，予木香、枳壳、陈皮以调气；若湿热邪气入于血分，症见赤多白少，予当归、白芍、赤芍、牡丹皮活血化瘀。但在清热化湿的同时应注意用药不宜过于苦寒，以防损伤脾胃、凉遏热毒之弊，可少佐温通散寒之品，如干姜、炮姜、肉桂，以防苦寒伤阳，并助温阳化湿。

2. 凉血化瘀，抗凝止血，修复肠络：湿热致瘀、瘀热伤络是本病便下脓血的主要病机，瘀热搏结，或阻于经络，或蕴于脏腑，为患多端，即所谓"热附于血而愈觉缠绵，血得热而愈形胶固"。湿热毒邪壅滞肠腑日久，搏血成瘀，瘀热伤络，可加重便血、腹痛等症状，瘀血久留，新血难生，气血愈虚，溃疡难愈。现代研究证实，IBD 患者机体处于高凝状态，易导致微血栓的形成，血栓可加重肠黏膜缺血、缺氧，进一步损伤肠黏膜，治疗上以凉血化瘀、宁络止血、修复肠络为要，常用方剂为地榆散、槐角丸。地榆可凉血兼顾收敛止血，善治下焦出血；槐花可清大肠火热；茜草走血分，又能活血行血。凉血化瘀的同时可根据症状随症施治。若见便血暗红，瘀热较重者，予牡丹皮、赤芍、紫草清血分实热，散瘀敛疮；若见便血鲜红，虚火伤络者，予生地黄、墨旱莲、侧柏叶凉血止血，养阴清热；若见便血不止，可酌加酸收的乌梅、木瓜及收敛止血的藕节炭、仙鹤草等；如纯为便血，血色鲜红，伴肠鸣腹痛，属肠风动血，可参用防风、荆芥养血祛风，和络止血若见便血色暗淡，腹中冷痛，予炮附子、炮姜等温摄止血。

3. 敛疮生肌，修复黏膜，促进愈合：IBD 肠黏膜内镜下表现为多发糜烂、溃疡、出血等，病理可见隐窝脓肿，类似于中医学的"内疡"，可参治疗痈疡之法，采用清热解毒、凉血消痈、托疮排脓、敛疮生肌的药物，如黄柏、黄连、苦参、地榆、白及、白蔹、黄芪、紫珠草等。如病变部位局限于直肠，可配合中药灌肠，直达病所，对病变黏膜起到直接修复保护的作用。对于活动期的 IBD 患者，口服与灌肠联合应用是最佳的治疗方法，能快速缓解病情，改善临床症状，促进黏膜愈合。灌肠方多选用黄柏、苦参、地榆、青黛、白及、锡类散等清热解毒、护膜生肌。如血便较著，佐三七、紫珠草化瘀止血；便中黏液为甚者，予石菖蒲、败酱草助化浊排脓，敛疮生肌；乌梅、五倍子、紫草以酸收之性收敛护膜，愈合溃疡；内镜病理见假性息肉者，予白花蛇舌草、仙鹤草清热解毒，预防癌变。

4. 清热解毒，预防癌变，逆转病势："炎-癌转化"是炎症相关性疾病从"炎症→癌前病变→癌症"发生、发展、转化过程的总称，往往经历较长的时间。在 IBD 缓解期，内镜病理可见肠黏膜萎缩和炎性假性息肉。若炎症程度较轻者，病情缓解后溃疡缩小变浅致愈合，不形成纤维化和瘢痕。若溃疡发作及愈合反复交替，则可见多发性假息肉、黏膜桥、黏膜萎缩、结肠袋消失或肠腔狭窄等。UC 病程较长者癌变多基于此类增生性病变。相关研究表明，在各种不同活动度的 UC 类型中，以慢性持续型的危险性最大，维持治疗能稳定患者病变活动性，降低其癌变率。根据慢性炎症与癌变的相关特点，此时，湿热毒邪羁留肠道，留恋不去，气机失和，瘀阻肠络，当治从清热解毒、化瘀通络。白花蛇舌草、半枝莲、石见穿等具有清热解毒、活血化瘀、防癌抗变的作用，已有研究表明，白花蛇舌草具有减少促炎因子表达，减轻其对结肠黏膜的损伤最终达到免疫干预 IBD 的目的。

5. 分期、分级、分部论治结合个体化辨证治疗：

（1）分期论治：IBD 因其反复发作的特点及邪正盛衰的关系，治疗上可分期辨治，根据证型变化采用序贯或转换治疗。活动期以邪实为主，湿热内蕴，气血壅滞，肠络受损，重者酿生热毒、瘀热，日久痰浊、血瘀等病理产物羁留肠道，反复难愈，当治从清热化湿、调气和血、敛疮生肌；缓解期多属虚实夹杂，以脾气亏虚为基础，日久累及肾阳，兼有湿热余邪留恋肠道，还可累及他脏，脾胃虚弱，可受肝气乘犯，发为痛泻，或因肺气失调，大肠不固，发为痰泻，治疗主以健脾益气，兼以补肾固本，佐以清热化湿。在此基础上，配合调肺化痰药助脾运湿化，运用祛风药及调肝舒和之品凉血祛风、疏肝止泻，相参使用。

（2）分级治疗：UC患者可按病变程度分为轻、中、重度，对于轻、中度患者，多采用清肠化湿、健脾益气之法，活动期可按中医辨证治疗以促进病情缓解，缓解期中药治疗起维持缓解作用；重度患者以热毒血瘀为主要病机，采用中西医结合治疗，中医治疗以清热解毒、凉血化瘀宁络为主。

（3）分部论治：UC按病变部位分为直肠型、左半结肠型和广泛结肠型，治疗上对于直肠型及左半结肠型患者可单用中药灌肠或配合中药口服，广泛结肠型采用中药口服联合中药灌肠治疗。

（4）个体化辨证治疗：IBD治疗过程中除了按其疾病特征进行分期、分级、分部治疗外，还需根据临床表现进行个体化辨证施治。以脓血便为主者，属湿热蕴肠，脂膜血络受损。若白多赤少，重在治湿、治气；若赤多白少，重在治热、治血；纯为黏液便者，重在治湿、治痰，还应重视调肺、运脾；纯为血便者，血色鲜红属实证、热证，为湿热蕴肠，损伤肠络，络损血溢所致，当凉血止痢；血色淡红质稀者，属虚证，为湿热伤阴，虚火内炽，灼伤肠络或脾气亏虚，不能统血，血溢脉外，湿热伤阴、虚火内炽者清热生津、养阴和络，脾气亏虚、不能统血者健脾升阳、益气摄血；血色紫暗多属瘀，急性期湿热毒邪入络成瘀，当凉血化瘀，久病脾肾阳虚，血运无力或寒凝血瘀，当健脾固肾、温通血脉；以腹痛为主症者，实证属湿热蕴肠，气血不调，肠络阻滞，不通则痛，治从调气和血、通络止痛，虚证属土虚木旺，肝脾失调，虚风内扰，肠络失和，治当疏肝健脾、和络止痛。

6. 中西医联合治疗：IBD部分IBD患者单用中药治疗往往难以控制疾病发展，如重度活动期UC、CD后期，可并发狭窄、穿孔及重度贫血、营养不良，单用中药治疗难以控制疾病的炎症活动、控制临床症状、减少并发症，必须及早联合使用西药控制病情，如糖皮质激素、免疫抑制剂，必要时使用生物制剂，CD患者则应重视营养支持，待病情稳定进入缓解期后，再以中药为主并辅以小剂量西药维持治疗。大量临床实践证明，采用中西医结合治疗能减少激素及免疫抑制剂的用量，使病情保持稳定，并能减少疾病复发，同时减少西药的不良反应，最终达到控制炎症、黏膜愈合、功能重建等多重目标。

120 炎性肠病的五脏病机

　　炎症性肠病（IBD）是一类多种病因引起的、异常免疫介导的肠道慢性及复发性炎症，有终生复发倾向，溃疡性结肠炎（UC）和克罗恩（CD）是其主要疾病类型。IBD 的发病机制可概括为环境因素作用于遗传易感者，在肠道菌群的参与下，启动了难以停止的、发作与缓解交替的肠道天然免疫及获得性免疫反应，导致肠道黏膜屏障损伤、溃疡经久不愈、炎性增生等病理改变。炎症性肠病表现多种多样，在中医学中根据患者临床表现不同而拟定不同的病名，如腹痛明显，则名腹痛；腹部触及包块，可名积聚；若同时伴有发热、右少腹疼痛拘急者，则可名肠痈；泻下稀溏或完谷不化者，则名泄泻；兼见大便出血鲜红，色暗或紫者，可拟为便血；若腹痛明显，泻下夹脓血者，或名肠澼、痢疾；热毒上熏口腔肌膜，发为口溃，病为口疮；若肌肉关节肿胀疼痛，屈伸不利，则名痹证；疾病日久，肛周出现脓肿，故名肛痈；若瘘管形成，肛门内外生有小肉突起，或孔窍生管，出水不止者，名痔漏；若以低热持续为特征，可名内伤发热；若脏腑亏损，气血因阳虚衰而见诸虚证者，可拟为虚劳。其病因可为外感时邪或饮食不节、情志内伤、素体脾肾虚弱等，由此可以看出炎症性肠病的表现并不仅仅局限于消化系统，可累及全身各个脏腑器官，正如《素问·玉机真脏论》中指出"五脏相通，移皆有次"。因此 IBD 通常为某种或多种症状同时出现，学者罗杏等列举五脏与该病临床表现的相关性。

　　1. 脾：脾主运化，主升清，主统血，其功能强健则能运化水谷精微。机体有赖于脾的传输和散精功能才能将水谷精微灌溉四旁和布散至全身。若脾的运化功能失常，失于健运，则清阳不升，饮食趋下，则可导致腹泻，即《素问·阴阳应象大论》云："清气在下，则生飧泄。"同时，《景岳全书·泄泻》云："若饮食失节，起居不时，以致脾胃受伤，则水反为湿，谷反为滞，精华之气不能输化，乃致合污下降而泻痢作矣。"在炎症性肠病患者中，腹痛、腹泻皆为其常见症状，此为本脏表现。此外，临床上与脾胃相关的肠外表现也很常见，因脾开窍于口，脾主四肢肌肉，有统计调查显示超过 15％的患者可出现 IBD 相关的皮肤黏膜病变，如脾胃湿热的患者，湿热之气熏蒸于上，出现口腔溃疡，在临床诊疗中，可有首发症状为口腔病变的 IBD 患者，最常见的为阿弗他溃疡、增殖性化脓性口腔炎、牙龈炎、唇炎等；又如脾虚失运，水湿内生或湿热互结，则外侵肌表，则可常见结节性红斑、脓皮病等皮肤病变。因 IBD 患者长期腹泻、腹痛、胃纳减少，病变日久进而脾胃虚弱，脏腑无化生之源，则气血精液生化不足，必然影响正常生理功能和抗邪能力，可表现出全身消瘦、贫血、青少年生长发育迟缓等表现。脾胃为人体之枢纽，升降相因，《四圣心源》云："脾升则肾肝亦升，故水木不郁；胃降则心肺亦降，故金火不滞。"故可引起其他脏腑相应的病变，正如《脾胃论》中云"诸病由脾胃生"。

　　2. 肝：肝胆病在 IBD 患者中普遍存在，约 30％的 IBD 患者肝脏生化检查结果提示异常，其中原发性硬化性胆管炎（PSC）是其中最常见的一种疾病。现代研究发现，PSC 可能与 IBD 患者共享同一发病源。有 70％～80％的 PSC 患者可同时伴随 IBD，1.4％～7.5％的 IBD 患者可发展成为 PSC，患者最常见表现为黄疸、乏力或上腹及胸胁疼痛不适。在中医学中，肝主疏泄，脾之运化有赖于肝的疏泄功能正常，"木为水火之中气，病则土木郁迫"，若脾土运化失常，则脾湿困肝木，"土气不升，固赖木气以升之，而木气不达，实赖土气以达焉"。除 PSC 外，有研究发现，胆石症、门静脉血栓等病变也常出现在 IBD 患者中。肝脾两脏生理上相辅相成，病理上也相互影响，肝之疏泄功能正常，则脾之运化功能健旺，反之，若是忧郁恼怒，精神紧张，肝气郁结，横逆犯脾，则脾失健运，可出现腹胀或泄泻便溏。研究发现，压力较小和情绪自我调节较好的患者复发率和手术率较低，焦虑和抑郁对 IBD 具有强大的诱发作用，在 IBD 患者中，若肝气失于疏泄，肝郁气滞，则患者腹痛、腹泻症状可加重，正如《景岳全书·泄泻》中云："凡遇怒便作泄泻者，必先怒时挟食，致伤脾胃，故但有所犯，即随触而发。从肝脾二脏病也。"在临床治疗过程中，辨证为肝郁脾虚或肝郁气滞的患者，可以疏肝健脾、止泻止痛为法，如劳绍贤教授在遇到此类患者时予以理中汤联合痛泻要方加减，每获良效。

3. 肾： 泌尿系及肾脏病变在 UC 和 CD 中皆可出现，主要包括肾结石、尿路梗阻、小管间质性肾炎、血管球性肾炎和肾脏淀粉样变。因脾为后天之本，肾为先天之本，脾之健运，化生水谷精微，必须借助于肾阳的温煦作用，同时，肾中精气又必须依赖于水谷精微不断的补充。临床上有很多 IBD 患者出现不同程度的脾肾阳虚表现，如畏寒喜暖、食欲减退、大便稀溏以及腰酸背痛等。"肾者，胃之关也"，且开窍于二阴，关门不固，可出现滑脱不禁，IBD 患者泄泻日久，脾胃虚寒，可至肾阳虚衰，可见五更泻。又因肾主骨生髓，在 IBD 患者中骨关节病变可占 20%～30%，可表现为外周关节炎、强直性脊柱炎、骨质疏松症等病变。IBD 患者长期泄泻，脾胃衰惫，摄纳不足，脾失健运，则肾中精气失充，骨髓失养，骨骼肌肉可出现相应病变，如《素问·太阴阳明论》云："脾病而四肢不用也……四肢不能禀水谷气，气日以衰，脉道不利，皆无气以生，故不用焉。"又如《脾胃论》云："脾胃下流乘肾……则骨乏无力，是为骨痿。令人骨髓空虚，足不能履地。"患者常出现关节疼痛或肿胀等症状，在临床治疗中，对于辨证为脾肾两虚的患者，可予以健脾益肾法，可取得良好的临床疗效。

4. 心： 心主血脉，包括主血和主脉两个方面。脾胃运化的水谷精微中的营气、津液注之脉中，在心脏的作用下化亦生血，而心脏的搏动则将血液通过脉管输送全全身，发挥其濡养的作用。《灵枢·邪客》云："荣气者，注之于脉，化以为血，以荣四末，内注五脏六腑。"现代医学研究发现，IBD 可作为血栓栓塞形成的独立危险因素，其发生的年龄普遍早于非 IBD 患者，其中最常见的为深静脉及肺部血栓。此外，在 IBD 患者中贫血也是其常见症状，在 CD 和 UC 中其发病率分别为 27% 和 21%，同时也有研究提出，IBD 患者患有冠心病的风险性升高，尽管其存在着较少的冠心病危险因素。人体经脉是血液运行的通道，而血液是物质基础，血液的生成和运行正常，则人体气血阴阳方能维持平衡，心脾两脏运化功能正常则血液的生成和运化功能无碍。IBD 患者若出现因脾虚失于健运而致心血亏虚、胸闷心悸，气血凝滞而出现腹痛拒按、包块坚硬不移等症状，在临床上可运用健脾养心或活血化瘀之法治疗。

5. 肺： 肺司呼吸，与大肠相表里。有研究表明 IBD 患者肺功能损害的发生率高于健康人，说明肠病患者更容易出现肺部疾患，且其严重程度与 IBD 病情呈正相关。以呼吸疾病为主述的 IBD 患者大小气道皆可累及，其中哮喘、COPD 为其常见疾病。《医学精义·脏腑之官》云："大肠之所以能传导，以其为肺之腑，肺气下达，故能传导。"《症因脉治》云："肺气不清，下移大肠，则腹乃胀。"有调查研究发现，有呼吸道相关疾病的患者患有 IBD 的概率也较高。同时肺与大肠之间存在着密切的气血调控关系，如血水互患，肠间可出现黏膜缺血、坏死、水肿而致人肠传导失司，则可出现咳嗽、憋喘等表现，肺气肃降而利于大肠的传导，相应的，大肠传导正常也利于肺的生理功能正常运行，两者密不可分。

综上所述，炎症性肠病与五脏相关，不仅有胃肠道局部表现，其肠外表现也十分常见，然总不离五脏，脾又为其主病之脏腑，且与其他脏腑也密切相关，其多由感受湿热、饮食失节、情志不畅、劳倦过度而致脾气受损，湿从内生，郁久化热继而出现以气机凝滞、血络瘀阻，甚则脏腑虚损为主要表现的五脏相关证候。在临床诊疗过程中需要从五脏整体调节发挥中医药的优势，中西医结合，提高 IBD 的治疗效果。

121　炎性肠病与中医健脾治则

中医之"脾"是后天物质基础和体质功能的代称，"脾"之功能失调对脾胃疾病具有决定性影响；炎症性肠病虽病位在肠，其病机关键在脾虚，治疗关键在健脾。临床应重视健脾治则，重用性质较为平和的健脾药物，坚持长期用药，对于控制病情活动、减少复发具有明显的效果。学者江山探讨了炎症性肠病的中医病因病机和治疗原则。

炎症性肠病起病关及肾脾尤重在脾

炎症性肠病（IBD）是一种病因不清的慢性非特异性肠道炎症性疾病，包括溃疡性结肠炎（UC）和克罗恩病（CD），溃疡性结肠炎是结肠黏膜层和黏膜下层连续性炎症，通常先累及直肠，逐渐向全结肠蔓延。克罗恩病为可累及全消化道的肉芽肿性炎症，非连续性，最常累及部位为末端回肠、结肠和肛周。炎症性肠病发病率男性高于女性，青春后期或成年初期是炎症性肠病主要的发病年龄段。临床表现以腹部症状为主，包括腹泻、便血、腹痛、里急后重、肛门症状、恶心呕吐、食欲缺乏等。明代张景岳《景岳全书·泄泻》云："泄泻之本，无不由于脾胃。"根据病位以及本病的主要症状，炎症性肠病归于中医脾胃病范畴，依据具体症状分别归于中医内科的腹痛、腹泻、便血、痢疾、肠澼、癥瘕积聚、痞满、呕吐、厌食等。

目前本病的病因与发病机制尚未完全明确，主要包括遗传、感染、环境和免疫因素等，其中黏膜免疫异常在持续肠道炎症发病中起着重要作用。肠道黏膜免疫反应异常激活是导致炎症性肠病肠道炎症持续性发生、发展和转归的直接因素。可见，第一，免疫异常是本病发病的直接因素，而免疫异常在中医病因学里，阐释为由于患者的"本虚""正气不足"，同时又感邪气侵犯，如外感六淫或内生七情或特殊外邪，造成脏腑气血经络的功能紊乱，从而出现多种多样复杂而特殊的临床症状。"正气不足"是发病的内在依据，外邪只有在正气亏虚的情况下才能乘虚而入造成疾病，所谓"正气存内，邪不可干""邪之所凑，其气必虚"。第二，其病因复杂，目前认为与发病密切相关的因素包括遗传、感染、环境和免疫等，可见本病与先后天的关系都十分密切。以脏腑功能的代表概况而言，即与中医的"肾""脾"功能关系密切。

肾为先天之本，人体物质和功能之"根"，是人体元阴元阳之根本，先天之精的主导和存储之官，主封藏，与父母双方的禀质、母亲怀孕时的环境和健康情况、胎体在宫内的发育情况等密切相关，故其对于病因病机意义，更多是"追溯"性质的；其对治则的指导，又分为温补肾阳、滋补肾阴、平补肾气、填补肾精等，"补肾"是中医辨证中治疗"诸虚"证的最根本纲领。而脾为后天之本，仓廪之官，主水谷精微的摄入和吸收以及运布，人靠"五谷为养"，脾与人体目前的生理、病理情况息息相关，直接影响和决定着本病目前的病因和病机状况。同时，相对肾而言，脾也更易受到环境、情绪等因素的影响；脾属土，温厚中和，而肝为风阳之脏，肝气易过亢克伐脾土，临床见于肝气亢盛而克伐脾土证；脾气有运化水湿功能，若脾气不旺，或肾虚而水液泛滥，则可阻碍脾的运化，临床见肾水反侮脾土证；火为土之母，火不足则土失温养，火过亢则移于脾，临床见心脾火炽证、脾肾阳虚证；土能生金，金气不旺则暗耗母气，子病及母，临床见肺脾两虚证。脾既然容易受他脏影响，便也利于通过对他脏的调理而影响和治疗脾之疾病。相对肾之"元阴元阳"而言，脾作为"后天之本"更易受目前治疗情况的影响而发生变化，是中医临床辨证治疗中更易得到掌控的因素。张景岳在《先天后天论》中云："后天培养者寿者更寿，后天斫削者夭者更夭。""若以人之作用而言，则先天之强者不可恃，恃则并失其强矣；先天之弱者当知慎，慎则人能胜天矣。"若后天之道，则参赞有权，人力居多矣。而脾尤其是"脾气"是中医理论说的后天之本的代表。从这一角度言，强健后天脾气控制着很多疾病治疗的主动权，张景岳的论述为临床重视补益及保养后天脾气的治疗原则增加了佐证。

可见，"脾"名为五脏之一，实是人体后天物质基础和体质情况的代表。又因脾胃为表里之脏腑，足太阴脾经与足太阴胃经、手阳明大肠经的经气相接；大肠作为六腑属金，而小肠属火，脾土既能生金，又为火之子可以耗火又可以助火；脾土与作为"厥阴风木"的肝胆关系亦密切，所以脾在中医消化系疾病治疗中的重要性不言而喻。"脾虚"是临床消化系疾病可以详细阐释以及应当非常重视的病机，"健脾"应作为炎症性肠病的辨证论治中基本和最重要的治疗原则，始终贯彻于治疗的全过程。

炎症性肠病治疗重在健脾

在临床的观察、实践和思考中，深感健脾的方法以平补、重用性质平和的健脾药物、贵在坚持、长期调理。

1. 平补：炎症性肠病中，溃疡性结肠炎多见便血，活动期患者常常出血明显增加，归于中医的"血证"。中医血证，为血不循经，逸出脉外，起病急者大多因血热引起，因血遇热则行，遇寒则凝，故治疗时多用止血和清热散瘀的药物，本病也不例外，辨证大多兼大肠湿热，还佐以燥湿。但本病属本虚证，为脾虚统血功能异常，虚证当补，以治其本，否则凉药易遏脾，重伤脾胃，反而不利于本虚证的恢复。一方面"急则治其标"，另一方面"治病必求于本"，亟需补脾，用平补为妥。慎用温补药物。以免温热动血，加剧出血。同时，治血不离调肝，因肝藏血，肝火肝风都易动血，故溃疡性结肠炎患者的治疗在健脾的同时还需重视疏肝、养血、柔肝，溃疡性结肠炎患者临床的确多见情绪紧张、思虑过度的表现，与病机相符合。

又如克罗恩病，症状变化多样，严重者出现肠梗阻及肠穿孔等急腹症，此为本虚更甚的表现，说明脾虚的同时肾虚病机亦关系密切，故治疗时除了运用补脾药物，还应重视益肾固本培元，但同样慎用温燥之品以免伤阴动血加重症状，而应以平补为宜。临床性质较为温和的平补脾肾的药物常用生山药、炒山药、炒白术、茯苓、莲子肉、白扁豆，还包括视情况调剂量的黄芪、炙甘草、益智、黄精等。注意两点，第一，有热像亦当小心使用寒凉之品，中病即止，否则易伤阳气加重本虚之证；第二，慎用温燥，肾以温为补，脾以养为补，但炎症性肠病患者温肾慎用燥烈动阳之品，而贵在平和以养脾气，以应脾"中和之脏"的生理特点。

2. 重用性质平和的健脾药物：虽然强调"平补"，但炎症性肠病患者在临床上往往因病情漫长，造成脾气大虚，需要及时有效地健脾以挽病情，临床可重用健脾药物之剂量的补脾法。张锡纯先生之经验："恒择对症之药，重用一味，恒能挽回急重之病，且得以验药力之实际。"他提出山药系救济之大药，"山药宜生者煮汁饮之，不可炒用，否则服之无效""生用则药力浑全"。重用生山药是张锡纯先生的特色，"专药重用"是也，意在功专力宏。山药为薯蓣科植物薯蓣的干燥根茎，性味甘、平，归脾、肺、肾经，功能补脾养胃，生津益肺，补肾涩精。主治脾虚泄泻、久痢、虚劳咳嗽、消渴、遗精带下。现代研究发现山药富含多糖，可调节免疫系统的功能，山药的磷脂成分主要为磷脂酰胆碱，具有提高免疫功能的作用，因此山药能调整患者免疫状态。山药能抑制正常大鼠胃排空运动和肠推进作用，有缓解肠管平滑肌痉挛及对抗神经介质的作用，还能增强小肠吸收功能，或许与缓解炎症性肠病患者的腹痛、腹泻等症状的作用相关。但对胆汁分泌及胃液分泌均无明显影响，佐证其性味平和。山药中所含尿囊素能修复上皮组织，促进皮肤溃疡面和伤口愈合，具有生肌作用，因此对炎症性肠病患者肠黏膜的修复有帮助作用。临床可取其精神，以山药以及其他健脾药物大剂量使用。此外，张锡纯先生主张衷中参西，中西药物合用各取其长，临床亦适用于炎症性肠病的治疗。同时，因选用的是性质平和的健脾药味，剂量加大仍然安全；药材平和，药剂对肠胃的可能产生的刺激亦小。

3. 贵在坚持调理：溃疡性结肠炎和克罗恩病均为与免疫相关的慢性非特异性肠道炎症性疾病，病史长，病势缠绵，易复发，易加重，易受饮食、情绪、气候、环境等因素影响，因此在缓解期的治疗不能遽就，而须长期调理，缓图疗效。山药、黄芪、白术、黄精等药物都可长期入丸剂服用，或做成食补方，长期服用。

122　炎性肠病的中医认识和治疗

炎症性肠病（IBD）是一组病因尚未阐明的慢性非特异性肠道炎症性疾病，包括溃疡性结肠炎（UC）和克罗恩病（CD）。目前尚无根治办法，常需终身服药，严重影响患者生活质量，耗费医疗资源，是常见的消化系统疑难病。且被认为是结肠癌的癌前病变，已被世界卫生组织列为现代难治病之一。西医治疗 IBD 手段有限，因其疗效或不良反应原因，使得中医药在治疗 IBD 中日益受到重视。

UC 的临床症状主要是腹痛、腹泻、黏液脓血便、里急后重等，根据这些症状特点，本病属于中医学的"肠澼""泄泻""滞下""痢疾""肠风""脏毒""便血""腹痛"等病范畴。《黄帝内经》最早描述 UC 的症状，如"便血""下白沫""下脓血""腹痛"等，并提出了"肠澼"的病名。

CD 可累及从口腔到肛门的全消化道，以消化道节段性、全层性、炎症性病变为主要病理特征，常累及消化道以外的器官，如关节、皮肤及眼。临床表现极其复杂，主要包括消化道症状（腹痛、血便、腹部包块、瘘管形成及肛周病变等）、全身表现（发热、营养障碍等）和肠外表现（皮肤、关节和骨骼病变、眼部病变等），还可出现肠梗阻、肠穿孔、消化道出血等并发症。本病是现代才提出的一种疾病，在古代中医文献中没有相关记载。对于本病的中医病名，目前尚未完全统一，根据其临床表现可命名为"内伤发热""腹痛""积聚""肠痈""泄泻""便血""痢疾""痔漏""虚劳"等。学者李玉玲等就中医对炎症性肠病的认识与治疗研究做了梳理归纳。

中医辨证论治

1. UC 的中医辨证论治：本病病位在大肠，但病机根本在脾，与肝、肾、肺三脏密切相关。疾病过程中可产生湿、热、瘀、毒、痰等病理产物，使病情缠绵难愈。湿热蕴肠，气滞络瘀是 UC 基本病机，属本虚标实之证。UC 活动期以标实为主，主要为湿热蕴肠，气血不调；缓解期为本虚标实，以正虚邪恋为主，运化失健，本虚多呈脾虚，亦有兼肾亏者。UC 不同症状的病机侧重点有所不同，以脓血便为主的病机重点是湿热蕴肠，脂膜血络受伤。以泄泻为主者应分别虚实，实证为湿热蕴肠，大肠传导失司；虚证为脾虚湿盛，运化失健。以便血为主者，实证为湿热蕴肠，损伤肠络，络损血溢；虚证为湿热伤阴，虚火内炽，灼伤肠络，两者的病机关键均有瘀热阻络，迫血妄行。腹痛实证的主要病机是湿热蕴肠，气血不调，肠络阻滞，不通则痛；虚证为土虚木旺，肝脾失调，虚风内扰，肠络失和。脓血便伴发热者的主要病机是热毒内盛，血败肉腐。

2017 年中华中医药学会脾胃病分会"溃疡性结肠炎中医诊疗共识"将 UC 分为大肠湿热证、热毒炽盛证、脾虚湿蕴证、寒热错杂证、肝郁脾虚证、脾肾阳虚证、阴血亏虚证 7 个证型。文献发现 UC 涉及中医证型的出现频率依次为湿热内蕴证、寒湿内停证、肝郁脾虚证、气滞血瘀证、脾肾阳虚证、脾胃虚弱证、脾虚湿困证、寒热错杂证、寒湿内停证、虚寒滑脱证。我们根据临床经验，认为 UC 应按期治疗，活动期和缓解期分别论治。活动期辨证分 4 型治疗，湿热内蕴为主者，治以清热利湿，以黄芩汤、芍药汤等加减治疗，如兼热毒炽盛，可加用白头翁汤；脾虚湿盛为主者，治以健脾化湿，以参苓白术散、香砂六君子汤等加减治疗；肝郁脾虚者，以痛泻要方、白术芍药散合四君子汤加减治疗。寒热错杂为主者，治以乌梅丸加减。治疗过程中可遵循如下原则：

（1）祛邪不伤正：UC 初期或反复发作期，祛邪之时，勿忘扶正，故宜审时度势，酌情用药，才能达到实邪尽去，不伤正气的疗效。

（2）不忘补脾：本证脾虚为本。补脾贯穿于整个病程中，祛邪亦不忘扶正，但应分清标本缓急轻重，久病下痢及肾者还当加入补肾之品。

（3）涩肠止血：勿忘加入行气导滞、升阳固脱之品。一味的涩肠止血、止泻，只能造成闭门留寇。

（4）活血治痈：血瘀肠络为局部病理改变，肠间气血凝滞，血败肉腐，肉溃成疡，应酌情加入活血或活血止血之品，同时应加入祛腐生肌托疮之药。

（5）缓急止痛：久泻之人，肠道敏感，易导致肠道痉挛，可加入酸甘化阴之品，缓急止痛。

UC 患者缓解期正气亏虚而余邪未尽，治疗以口服药物为主。应注意首先辨别正气亏虚所在，明确气虚、阳虚、阴虚、血虚，以及病位在脾、在肾之不同。辨证采用益气健脾、温阳补肾之法，并在此基础上适当采用活血化瘀之法，且要做到活血而不伤正。脾胃气虚者，以补中益气汤、参苓白术散加减；脾肾阳虚者，以四神丸、真人养脏汤、附子理中汤加减治疗；阴血亏虚者，以驻车丸加减。

2. CD 的中医辨证论治：湿邪为本病最主要的致病因素。"湿盛则濡泄"，湿邪易困脾土，使脾胃运化失常，水谷不分，秽浊下注，引起泄泻；脾虚木乘，木失条达，肝郁气滞，阻滞气机，不通则痛，而致腹痛；脾胃虚弱，脾阳不振，寒凝气滞，则腹痛；寒温内侵，脾阳不振、湿痰内聚，阻滞气机，气血瘀滞，积块而成；邪滞于肠，经络受阻，郁久化热，而成肠痈；若湿热相兼，下注膀胱，使经络阻塞，瘀血凝滞，热胜肉腐成脓，则发为肛瘘；湿热熏灼肠道，肠络受伤，气血瘀滞，化为脓血，则下利赤白；肠道滞涩不通，而成肠结；肺、脾、肾亏损，湿热乘虚下注而成肛痈；肛痈溃后，余毒未尽，蕴结不散，血行不畅，疮口不合，日久成瘘。

CD 是一种需要长期治疗的疾病，不仅需要辨证论治，还需与疾病的分期、分段相结合。活动期以祛邪为主，缓解期则以补虚为要。在治法方面，活动期以祛邪为主，治宜清热解毒利湿、祛腐化浊、护膜生肌；缓解期以扶正为主，治宜补虚益气健脾、和血宁血、养血止血。湿热为 CD 最重要的病理因素。清热利湿为治疗本病的主要治则，贯穿于本病治疗的始终。发作期用苦参、蒲公英、连翘以清热解毒、消肿散结兼利湿；白头翁、马齿苋以清热解毒、凉血消肿祛瘀；白及、白蔹等药止血祛腐、护膜生肌；槟榔、厚朴行气破滞、通腑降浊止痛。缓解期治疗应以补虚为主，重在调补脏腑阴阳气血。本病发病多责之于脾，病久及肾，故可用黄精、芡实健脾益肾。对于缓解期出现气血亏虚之证，可选用人参、党参以补气健脾；当归、三七和血宁血止血、化瘀止痛；病程日久伤阴者，可选用玄参、太子参以清热滋阴生津，或以龟甲、鳖甲滋阴潜阳。若患者出现寒热错杂、虚实夹杂时，治宜辛开苦降、寒热并用之法，以黄芩、黄连、茵陈等清热燥湿，吴茱萸、高良姜等温中止痛。

浊毒是 CD 发病过程中的一种病理产物，而且在 CD 的发生、发展中起着关键作用。化浊毒是中医经过辨证论治，促使病理产物在人体内部重新被利用的过程。化浊毒治疗的基本方药包括藿香、佩兰、白头翁、秦皮、黄连、黄芩、木香、当归、蒲公英、薏苡仁等。

CD 肛周病变接近"痈"的范畴，"毒瘀致痈"是 CD 肛周病变的核心病机，解毒活血是治疗 CD 肛周病变的主要治疗方法，根据疾病活动期、缓解期的特点，可以分期进行清热解毒、活血消痈、补益气血、托毒消痈的疗法。活动期可用仙方活命饮，缓解期运用托里消毒饮加减。CD 肛周病变患者通常有长期腹痛腹泻的症状，本病主要的病机为脾气虚弱、脾失健运、气血生化乏源、全身一派虚象；又因脾运失健，湿浊内生，辨证当属脾虚湿蕴夹瘀，治疗上多采用健脾益气、清热利湿、活血化瘀的方法，方用参苓白术散加减，重用黄芪补气固表、托毒生肌，可针对全身脾气虚弱根本，又可以解决局部毒邪余留、脓水淋漓、创面生长缓慢的问题。

对于合并肛周病变或肠外病变者，口服药物疗效常不理想，应内外结合。内治重在健脾化湿，绝湿邪之源，复生肌之本；外治重在清热化湿，去腐生肌，行中药灌肠、塞肛或挂线治疗，祛邪务净，使药物直达病所。

中医外治法

中医博大精深，除了使用方药服用等内治法外，尚有如针灸、穴位埋线、耳穴疗法、穴位敷贴、塞肛、灌肠等多种中医特色治法。

穴位贴敷治疗 IBD 在古代文献有记载。外敷法主要治疗虚寒痢，可取中药艾叶、荜澄茄、吴茱萸、花椒、干姜、香附、细辛、公丁香等药。

IBD 患者一般均有结肠黏膜充血水肿、溃疡糜烂、黏膜血管通透性增高等病理改变，灌肠法可避免胃肠吸收不良所致的药效下降及药物对胃肠刺激的不良反应，使药物直达病所，具有局部药物浓度高、起效快的优点。中药保留灌肠有较好的抗炎、促进溃疡愈合等作用，是治疗 IBD 的主要方法之一。中药灌肠液中常用药物包括：

（1）清热解毒类：黄连、黄柏、青黛、白头翁、苦参、赤芍、败酱草、黄芩、大黄、蒲公英、金银花、白花蛇舌草等。

（2）敛疮生肌类：珍珠粉、白及、枯矾、黄芪、冰片、儿茶等。

（3）活血止血类：蒲黄、三七、丹参、桃仁、红花、地榆炭、侧柏炭、仙鹤草、牡丹皮等。

（4）酸收类：五味子、五倍子、乌梅等。

（5）涩肠止泻类：赤石脂、诃子等。

常用灌肠方包括锡类散、云南白药、溃结清、青黛散、肠涤清灌肠液等。

中药栓剂是另一种局部给药途径，以直肠乙状结肠型、左侧结肠型，轻、中度及初发型和慢性间歇型疗效佳。此外还可以经肠镜下直接给药，作用于左半结肠以上部位。

中医调摄

饮食不节是 IBD 发病的一个重要原因，在药物治疗的同时指导其饮食调摄尤为重要。情志因素也是 IBD 发病另一诱因。IBD 病程缠绵，常反复发作，影响患者正常工作与学习，使其生活质量下降，常导致患者心理压力极大，加重腹痛、腹泻等不适，因此临床诊治时应注意顾护患者的情志变化，予以心理疏导，耐心解释病情，鼓励其树立战胜疾病的信心，还可于方中加入疏肝理气解郁之品，如柴胡、香附、青皮、陈皮等。

现代研究

现代研究表明多种免疫因素参与 IBD 的发病，包括肠道抗原、肠上皮细胞、天然免疫细胞、获得性免疫细胞及多种细胞因子。从免疫分子水平来看，研究较多的是细胞黏附分子、免疫球蛋白分子及各种细胞因子；从免疫细胞水平来看，T 淋巴细胞、B 淋巴细胞、单核细胞和吞噬细胞等，以及这些细胞所产生的抗体、补体和免疫复合物是目前研究的热点。

中医基础实验研究为中医治疗 IBD 提供可靠依据。现已建立了大肠湿热证、脾胃虚弱、脾虚湿盛、脾肾阳性等动物模型。目前对血常规、红细胞沉降率、C 反应蛋白、白蛋白、血清抗体、粪便蛋白质、肠道菌群、细胞因子研究较多，如传统的促炎细胞因子 IL-1、IL-6、IL-8、IL-17 和肿瘤坏死因子（TNF）等与传统的抗炎细胞因子 IL-4、IL-10、IL-13 等。

123　炎性肠病的中医治疗进展

　　炎症性肠病（IBD）是一类以反复发作的腹痛、腹泻为主症，甚或脓血便，并伴有不同程度的全身症状的疾病。因其症状复杂，易与感染性结肠炎、肠结核等疾病混淆，临床易被漏诊、误诊。近年来，IBD 的发病率呈逐渐增加趋势。学者付江玉等对炎症性肠病的中医治疗做了综合梳理归纳。

中医病因病机

　　炎症性肠病因其症状多样，各医家对本病的辨证也多种多样，但大多不离"脾病"与"湿盛"两者。也不乏医者另辟蹊径，从"风病""血热"论治。其病因病机大致为情志不调，肝气横逆犯脾，脾病湿盛，或禀赋不足，脾失温煦，积谷为滞，或气滞血阻，肠道不利，血迫大肠。病位在肠腑，涉及脏腑有肝、脾、肾，总体归纳，常见如下 7 种证型。

　　1. 大肠湿热证：《医学心悟》云"良由积热在中，或为外感风寒所闭，或为饮食生冷所遏，以致火气不得舒伸，逼迫于下，里急而后重也"。或因外感风寒，或因恣食生冷，致使湿热蕴结肠腑，腑气壅滞，传化失常，或湿热蕴毒，熏灼肠道，脂络受损，故见腹痛腹泻，里急后重，时时欲便，甚或痢下赤白。舌质红，苔黄腻或黄燥，脉滑数。有学者对国内近年来的溃疡性结肠炎辨证分型文献进行 Meta 分析，发现大肠湿热证型比例高居首位，占比 27.39%。

　　2. 肝郁脾虚证：《素问·气交变大论》云"岁木太过，风气流行，脾土受邪，民病飧泄"。情志刺激使调达功能失常，肝气横逆犯脾，中焦失运，故见腹痛腹泻，发病与情志因素密切相关，大便时干时稀，舌质红，苔薄白，脉弦。此证多见于有明显精神情志障碍的患者，情志异常，可导致免疫调节紊乱。现代医学研究已证明炎症性肠病的发病机制与肿瘤坏死因子及白介素等免疫活性物质有密切关系。

　　3. 脾胃虚弱证：《素问·脉要精微论》云"胃脉实则胀，虚则泄"。脾胃素虚，或因恣食生冷，泄下日久，损伤脾胃，中阳不振，难以腐熟水谷，水谷精微不得运化，故见腹胀腹泻，喜暖喜按，面白或萎黄，不喜油腻，纳少，大便溏薄，舌质淡，苔薄白，脉沉细。

　　4. 脾肾阳虚证：《医方集解》云"所泻皆由肾命火衰，不能专责脾胃"。《素问·调经论》云："肾藏志……志有余则腹胀飧泄。"先后天之本互相影响，损及肾阳，命门之火不能上温脾土，故见脐腹作痛，大便溏薄，四肢凉，夜间腹泻次数较多。现代生活环境较古代大幅提升，但大多数人体质较前明显下降，一责于先天之本，在母胎时就接触过多的化学物质，且母体本虚，其所生后代亦难体健；二责于后天饮食起居，饮食肥甘厚味，运动量少，环境差，如此先后天之本互相影响，百病皆易生。有大量研究表明先天性与获得性免疫成为 IBD 发病的主要病因，加之后天环境逐渐恶劣，故 IBD 发病率逐年上升。

　　5. 气滞血瘀证：《医林改错》云"泻肚日久，百方不效，是总提瘀血过多"。瘀血内停，夹糟粕积滞肠道，肠道气机不利，气血互损，血败肉腐，故见腹痛腹泻，痛如针刺，痢下黏液便，甚或伴有脓血，舌质紫暗，苔厚腻，脉细涩。现代工作生活多为久坐，且如厕仍不忘娱乐，大大延长如厕时间，气机不利，病自不可避免。

　　6. 阴血亏虚证：泄利日久，阴液不足，络脉不得濡养，血虚不足以养神，故见头晕目眩，心烦易怒，神疲乏力，腹中隐痛，血色或淡或鲜红。现代人多熬夜伤阴，素体不足，加之久病泄利，阴津既伤，难以速回，故临床此证亦不少见。

7. 寒热错杂证：或因喜食寒凉之物，中焦寒气盛，厥阴经气不利，内生郁热，或因素体脾虚，肠道湿热瘀滞。故见腹痛拒按，大便溏而不爽，多夹有黏液，里急后重，腹部畏寒，口糜，四末冷，小便黄赤，神疲乏力，舌质红，苔黄腻，脉濡数。后天不良饮食习惯影响肠道菌群正常繁殖，导致菌群失调，从而导致肠病。

中医治疗

1. 发作期：

（1）大肠湿热型：中医治以清肠化湿，调气和血为法，治疗的基础方以芍药汤加减。赵芳超应用加味芍药汤联合美沙拉嗪治疗溃疡型结肠炎进行临床疗效观察。两组均应用美沙拉嗪治疗，观察组加用加味芍药汤治疗，通过比较两组炎症因子水平、不良反应发生情况及临床疗效，结果显示观察组炎症因子水平、不良反应发生情况较对照组显著降低，观察组临床疗效显著高于对照组。

（2）肝郁脾虚型：治以补脾柔肝、祛湿止泻为法，选方痛泻要方加减。国内外皆有研究表明痛泻要方组成药物具有抑制免疫炎症反应的药理作用。吴柳明选用痛泻要方治疗溃疡性结肠炎，纳入 66 例病例，随机分为对照组 33 例，观察组 33 例，两组患者均予美沙拉嗪抑制肠道炎症反应，观察组在对照组基础上加用痛泻要方，随症加味，两组均连续治疗 6 周。观察组有效率 81.8％高于对照组有效率 66.67％，两组有效率差异具有统计学意义。

（3）气滞血瘀型：在治疗上主要以行气活血化瘀为法，选方膈下逐瘀汤加减。刘彦晶等通过随机对照实验，检测治疗前后患者血清中白细胞介素的含量，发现白细胞介素因子明显下降，结合现代医学研究，调节白细胞介素因子及肠道干细胞能有效治疗炎症性肠病，这证实了行气活血化瘀法治疗炎症性肠病的有效性。任建平通过观察 70 例 UC 患者经少腹逐瘀汤联合康复新液灌肠治疗后的各主要症状积分，发现加用少腹逐瘀汤的治疗组疗效显著高于对照组。

（4）寒热错杂型：在治疗上主要以缓肝调中、涩肠止泻为法，选方乌梅丸加减。刘亮通过评价 42 例克罗恩病患者服用乌梅丸煎剂 3 个疗程后的临床症状，发现总有效率达 92.7％。

2. 缓解期：

（1）脾胃虚弱型：在治疗上主要是以健脾益气、渗湿止泻为法。在参苓白术散基础上进行加减。辛群、徐纪文发现参苓白术散对可以影响肠道相关炎性因子的表达，从而减轻肠道炎症反应，缓解临床症状。黄明河创立经验方"理肠汤"，该方在健脾益气基础上加用清湿热药，如椿根皮、薏苡仁、徐长卿，加入活血化瘀药，如三七、蒲黄、白及、槐花，再加诃子、赤石脂对症止泻，专方治疗缓解期脾虚湿困型溃疡性结肠炎，大量数据表明此方联合溃疡灵灌肠具有显著疗效。

（2）脾肾阳虚型：治以暖脾固肾、涩肠止泻为法，选方四神丸加减。本证常与其他证兼见，治疗时需认清脾肾阳虚为本，水湿痰瘀为标。有研究表明四神丸能够通过下调前列腺素、白三烯、血小板活动因子等炎症介质的表达，调节肠道异常免疫反应，从而治疗炎症性肠病。王庆国创立专方治疗溃疡性结肠炎，以温阳补脾、调肝和血、祛湿止泻为治法，综合柴胡桂枝干姜汤、痛泻要方、援神绝丹，且认为阳虚必有寒湿，在此证中加用胡芦巴温阳散寒，除湿止痛。药到每效。

（3）阴血亏虚型：在治疗上主要以养阴补血，益气固肠为法，选方生脉散加减。基于气血水理论，阴血亏虚，肠腑气机失调，正常肠道代谢紊乱，肠道功能失调，故发为此病。夏中元等发现生脉散对肠黏膜修复具有促进作用，能有效保护肠黏膜损伤。邓景元等发现生脉散对气阴两虚型消化科疾病显效率高达 83.3％。郭昌星等通过观察血管炎症因子活性，发现生脉散能有效降低全身炎症反应，有效激发机体保护机制。

炎症性肠病的中医外治法包括中药灌肠、针刺、艾灸等。通过刺激经络、穴位、皮肤、黏膜、肌肉、筋骨等达到治疗目的。张丹等发现艾灸与针刺对炎症性肠病的内脏痛有较好的调节作用。商秋霞等发现针灸治疗可通过调节细胞因子来降低肠上皮屏障通透性、改善其肠上皮屏障，从而减轻临床症状。

大量研究数据皆表明中药灌肠对 IBD 临床症状改善有明显作用。

　　因关于炎症性肠病的现代医学研究尚不充分，其西医治疗目前不外乎抑制调节免疫炎性反应，然而这种治疗仍是疗效欠满意，易复发，且副作用大。中医治疗，四诊合参，整体论治，分型论治，分发作期与缓解期，发作期归纳出大肠湿热型、肝郁脾虚型、气滞血瘀型、寒热错杂型等辨证，缓解期分为脾胃虚弱型、脾肾阳虚型、阴血亏虚型等多型，着重脾病、湿邪、瘀结，或中药内服、灌肠或针灸外治等，通过临床观察或动物实验等方法，充分证实了其治则治法的临床有效性。中医治疗不易复发，副作用少。

124 炎性肠病中医疗效和机制

炎症性肠病（IBD）是一组病变范围可至肠道黏膜及黏膜肌层的慢性非特异性肠道炎症性疾病，目前病因尚未明确，主要包括溃疡性结肠炎（UC）和克罗恩病（CD），临床表现为腹泻、腹痛，甚至可有血便。近年来 IBD 的全球发病率逐渐上升，尤其是在亚洲范围内，且癌变风险较高。UC 患者患结肠癌的风险初步估计在患病 10 年、20 年时分别为 2%、8%，而 30 年时则为 18%。基于 IBD 病因尚未明确，目前西药（如氨基水杨酸类、糖皮质激素、免疫抑制剂、抗生素和微生态制剂等）以缓解症状为主，难以实现有效根治，且长期使用存在不良反应大、停药后易复发、费用高等缺点。近年相关研究表明中医药和中西医结合治疗 IBD 有确切疗效，且安全性高。学者张北平等对 IBD 的中医辨治，及中药复方、中药单体及有效成分治疗 IBD 的疗效及机制通路研究进行了总结，为临床合理设计治疗方案提供了参考。

IBD 的中医辨治

1. 辨病施治：IBD 包括 UC 和 CD。UC 通常发生于直肠，连续向近端延伸，穿过部分或整个结肠，病变范围多涉及肠黏膜与黏膜下层，常见的临床症状为黏液脓血便。治疗以收敛止泻、化瘀止血为主。CD 病变则累及胃肠道各部位，多见于末段回肠及临近结肠，以节段性、非对称性分布为特征，最常见的情况是年轻患者出现右下腹疼痛、慢性腹泻和体重减轻，治疗重在理气活血止痛。

2. 伏毒、气血不调、痰湿内生为病机关键：IBD 属于中医学"泄泻""痢疾""腹痛""肠痈"等范畴。其病因多与先天（脾肾虚弱）、饮食、七情、外邪等有关。病位主要在肠，并与肝、脾、肾、肺等脏腑相联系。本病病机虚实夹杂，总纲为本虚标实，正气不足、脾肾虚弱为发病基础，外邪侵袭或饮食七情内伤等与正气相搏，致人体气机不畅，气滞无法行血，血阻肠络，脾土虚而水湿内停，久而炼痰，化为湿毒、瘀毒、热毒等毒邪，蕴藏于体内，伺机而发，导致 IBD 易复发、缠绵难愈。《金匮要略心典》云："毒，邪气蕴结不解之谓。"伏毒之邪可为致病因素，并贯穿于疾病发生、发展、转归各阶段。

IBD 疾病活动期以实证为主，病机为寒、湿、热互结，气血不畅，肝木失疏泄，蕴毒阻于肠腑，多出现便前腹痛、泻后痛减、便血等症状。缓解期则为本虚为主，肾为先天之本，脾胃为气血生化之源，脾虚运化不健，肾虚无以蒸化，迁延致肺失通调、三焦气化失宣、痰湿毒内阻血脉，潜藏遇感而发。

中医药治疗 IBD 的疗效研究

1. 以解伏毒、健脾利湿为根本：IBD 病机以正气虚弱为基础，湿毒、热毒、瘀毒等毒邪久伏体内，遣方用药宜补泻兼施、清温并用，活动期当用清解伏毒之法，缓解期应托毒外出，但均不离健脾利湿。临床上多用芍药汤、白头翁汤、葛根芩连汤等清热利湿、解毒止泻类药。罗云坚治疗 UC 活动期善用芍药汤合白头翁汤加减，白头翁入血分，解毒凉血止痢，合用炒黄连、黄柏、黄芩"三黄"清热燥湿、泻火解毒，又借炒黄连发挥其燥湿止痢而化毒厚肠之力，酌加败酱草、白花蛇舌草助其消痈毒排脓血。上述所列之药，均对多种致病菌具有抑制作用。罗云坚治疗缓解期患者顾护脾胃，以党参、黄芪、白术等健脾益气药与清热解毒药合用，防止苦寒伤脾胃。基于伏毒理论研制的调肠消炎片具有清解伏毒、健脾益气之效，张北平研究表明其配合肠涤清液灌肠内外合治 UC 患者，总有效率最高达 93.67%，复测免疫球蛋白 IgG、IgA、IgM 水平均较治疗前明显降低。葛根芩连汤最早见于《伤寒论》："太阳病，桂枝证，医反下之，利遂不止，脉促者，表未解也；喘而汗出者，葛根黄芩黄连汤主之。"赵益等研究发现，葛根芩连汤能够降低大鼠血浆髓过氧化物酶（MPO）、丙二醛（MDA）、过氧化氢（H_2O_2）、P-选择素、白细胞介素-18（IL-18）的表达，提高血浆超氧化物歧化酶（SOD）、白细胞介素-4（IL-4）的表达，增加机体抗氧化能力，抑制炎症反应，促进黏膜修复和溃疡愈合。中西药联用也取得较好疗效，刘敏等研究发现，以健脾益气、清热祛湿化瘀解毒为主要功效的安肠愈疡汤联合英夫利昔单抗可有效减轻活动期 IBD 患者的症状，提高患者 CD3$^+$ 细胞、CD4$^+$ 细胞、CD4$^+$/CD8$^+$ 和 NK 细胞水平，降低肿瘤坏死因子-α（TNF-α）、白细胞介素-6（IL-6）和 C 反应蛋白（CRP）水平，明显改善免疫功能，控制炎症。

2. 从气血论治，调气血护肠络：《素问·举痛论》云"百病生于气"，可见气机对于发病的重要性。《河间六书》云："行血则便脓自愈，调气则后重自除。"气滞血瘀贯穿 IBD 病机整个过程，气机不畅，血瘀伤络，日久化热，故成瘀毒、热毒。研究发现，IBD 患者肠黏膜毛细血管可发现多处微血栓，出现肠黏膜缺血、缺氧等微循环障碍，损伤肠黏膜。故调气血护肠络包括理气化瘀，辅以凉血止血。有研究用生化汤合桃花汤加味治疗 UC，方中当归、川芎、桃仁、白芍活血化瘀行气，肠腑瘀积得清，气血条达。现代药理研究表明，姜黄具有抗炎、抗氧化、抗微生物等作用，其抗炎的功效类似非固醇类抗炎药，能通过抑制白细胞介素-12（IL-12）等促炎因子的表达，达到抑制免疫作用的功效。一项双盲、随机的对照试验证实，姜黄制剂能降低 UC 复发率，促进肠黏膜愈合。

3. 从肝脾论治，肝脾同调安五脏：肝失条达，肝气横犯脾胃，致肝气乘脾，久之可致肝郁脾虚证。多因七情内伤，肝旺侮脾或脾虚肝乘，伤及肠腑致腹痛、腹泻。同调肝脾，气郁得舒，脾气得升，气机升降复常。柴胡疏肝散疏肝解郁，参苓白术散益气健脾、渗湿止泻，两者合用肝脾同治。研究证实对照组予甲泼尼龙治疗肝郁脾虚型 CD 患者，试验组加用柴胡疏肝散合参苓白术散，发现试验组治疗总有效率为 97.50%，明显高于对照组的 80.00%；而治疗后试验组各营养指标的改善程度优于对照组。另外，柴胡疏肝散联合四神丸有疏肝暖脾的功效，可改善 UC 患者抑郁状态，缓解临床症状。

4. 从脾肾论治，温补脾肾固根基：IBD 核心病机在于脾胃虚弱，一项用益气健脾法治疗 CD 患者的研究中，对照组采用西医常规治疗，试验组在对照组的基础上加用四君子汤治疗，试验组在临床症状缓解率和有效率、炎症程度指标和炎症细胞因子的调节方面均优于对照组。另外，基于常规西医治疗加内服桃花汤合补中益气汤加减，治疗活动期脾胃虚寒证 CD 患者的研究表明，可减轻炎症反应，提高缓解率和患者生活质量，临床疗效优于单纯西医疗法。桃花汤源于《伤寒论》，为张仲景治疗便脓血症的代表方，"少阴病下利，便脓血者"，全方有祛邪扶正、温经散寒、清热除湿、温补脾肾之效。现代药理研究显示，桃花汤煎剂和粉剂均能显著抑制肠运动亢进，保护肠黏膜，维持消化道正常的生理功能。小柴胡汤合桃花汤能够有效改善 UC 患者的临床症状，改善炎症因子水平，疗效显著，且并发症少。补中益气汤出自《脾胃论》，补中焦脾胃，益气生阳，双向调节胃肠动力，通过纠正异常的胃肠激素/信号通路，影响消化液分泌，从而修复肠道菌群紊乱等。叶柏治疗 CD 久泻、久痢不止选用补中益气汤，健脾胃升清气、止泻，从而气机得畅。

5. 维持肠道菌群稳态，缓和炎症反应：肠道菌群紊乱，有益菌与致病菌比例失调，致病菌通过自身分泌的肠毒素增加肠上皮通透性，从而可直接侵袭、损伤肠上皮细胞；同时致病菌分泌免疫抑制性蛋白导致肠道黏膜的免疫失调，最终肠道发生炎症反应。中医药能有效改善肠道微生态紊乱，从而达到治疗的目的。俞媛等研究将 UC 患者分成治疗组与对照组，均给予美沙拉嗪缓释颗粒口服，治疗组加服芍黄安肠汤，结果表明治疗组的乳酸杆菌、双歧杆菌菌落数均高于对照组，而肠球菌、肠杆菌菌落数均低于对照组，可见芍黄安肠汤可重建 UC 患者肠道菌群平衡状态，减轻黏膜的炎症。用不同剂量的芪苓多糖制剂治疗 UC 小鼠，发现芪苓制剂多糖高剂量组小鼠血清 IgG、IgM、IgA 含量显著升高，故芪苓制剂多糖能在一定程度上产生免疫损伤修复作用。

中医药治疗 IBD 的机制研究

IBD 的发病机制尚未明确，但目前大多研究表明其与肠道黏膜免疫系统异常、感染、环境、遗传等多种因素相关。近年来中医药治疗 IBD 的作用机制成为研究热点。

1. 维持以 T 细胞 17 （Th17）/调节性 T 细胞 （Treg） 为主的免疫微环境平衡： Th17 是免疫促进细胞之一，而 Treg 是一种免疫抑制细胞，Th17 和 Treg 细胞共同维持着机体免疫微环境的平衡。一旦 Th17/Treg 的平衡被打破，则会随之发生多种自身免疫性疾病，其中包括 IBD。研究表明，CD 患者外周血或肠组织中的 Th1、Th17 细胞比例或数量与疾病活动性呈正相关，Th17 的活跃可激活 NF-κB 等炎症信号通路，诱导或加重肠道炎症反应。桃花汤合补中益气汤加减内服可调节 Th1、Th17 细胞因子，抑制促炎因子的表达，减轻炎症反应，从而有利于控制 CD 患者病情。研究发现，小檗碱治疗能显著降低葡聚糖硫酸钠 （DSS） 诱导的慢性 UC 小鼠结肠组织中 γ-干扰素 （IFN-γ）、白细胞介素-17 （IL-17）、T 盒子转录因子 （T-bet） 的表达，抑制肠黏膜炎症反应。三硝基苯磺酸 （TNBS） 诱导的 CD 小鼠经脂溶性青蒿素衍生物青蒿琥酯处理后，其 Th1、Th17 细胞比例趋向正常，小鼠的症状得到改善。

2. 调控炎症介质的分泌： 致病性炎症因子可诱导 IBD 的发生发展，且通过各种不同的信号途径参与炎症反应。因此，IBD 引发的慢性炎症可归咎于炎症相关性细胞因子和蛋白分子的合成增加。活动期 CD 患者细胞因子的浓度发生明显变化。对 DSS 诱导 UC 小鼠模型的研究发现，黄芩汤可抑制核转录因子 κB （NF-κB） 信号通路，降低致炎因子 TNF-α、白细胞介素-1β （IL-1β）、白细胞介素-6 （IL-6） 的水平。中药组方乌梅丸通过调控 IL-6/JAK/STAT3 通路，抑制促炎因子的过度释放，促进抑炎因子的分泌，消除或减轻肠道炎症反应。

目前，IBD 的发病机制尚不明确，西医无法达到理想的治疗效果。临床上 5-氨基水杨酸、糖皮质激素、生物制剂及免疫抑制剂等药物可控制炎症，减轻并发症，但不良反应较重。患者无法长期耐受，如自行停药，易导致病情反复。严重的 IBD 患者有发展成结肠癌的风险。中医药具有多靶点、多环节、多途径的治疗特点，近年来中医药治疗 IBD 成为研究热点，国内外学者探索中医药治疗 IBD 的疗效，以期更深入阐明其分子机制。

综上所述，IBD 以正气虚弱为本，伏毒之邪伺机而发，故中医治疗 IBD 应以解伏毒、健脾利湿为根本，调气血理肝脾，缓解期可温肾固本；中药有效成分可调控 Th17/Treg 平衡，维持免疫微环境稳态，抑制促炎因子分泌，保护肠黏膜，促进溃疡面愈合。

125　炎性肠病肠道微生态和证型的相关性

　　炎症性肠病（IBD）是一组病因未明、发病机制亦未明确的免疫介导特发性疾病，以慢性肠道炎症反复发作为特点，尤以溃疡性结肠炎（UC）与克罗恩病（CD）为首要研究疾病。目前认为 IBD 病因为宿主遗传易感性、黏膜免疫因素和肠道微环境三者间相互作用，肠道微生态动态改变伴随着 IBD 整个发生发展过程。随着微生态学的不断发展，越来越多的研究表明，肠道微生态与 IBD 之间密切相关。学者莫红梅等对 IBD 肠道微生态的中医相关证型研究进行了梳理综合，旨在研究通过中医病证论治探索治疗 IBD 的优势及特异性过程，为提升炎症性肠病的疗效迈出新步伐。

临床研究

　　1. IBD 与肠道微生态：人体肠道中的微生物数量庞大及种类丰富，这些微生物除了占 99.9％以上的细菌家族之外，还包括病毒、真菌、寄生虫和原虫等。这些肠道微生物可以帮助人类消化吸收、减轻病痛、抵抗胃肠炎症以及调节血脂。维持人体健康的正常肠道菌群是必要因素，同时也反映了机体内环境稳定。近年研究虽未明确肠道炎症发生与微生态平衡被打破"谁先谁后"的问题，但 IBD 患者肠道内菌群失调及通过改善肠道微生态环境，可以缓解肠炎症状已被越来越多的研究所证实，因此两者之间有着密切联系。生理上，肠道微生物构成具有时间（不同年龄）和空间（肠道不同部位）的特异性，即其微生物种类和数量均呈现各自特征。病理上，肠道部位不同，集聚的微生态菌群种类、数量也不同，所引起的相关症状体征亦不相同。结肠、直肠、回肠等均为 IBD 的发病部位，也是菌群种类和数量最多的部位，并且 IBD 与肠道感染性疾病的某些临床特征相似。由于肠道感染，肠黏膜屏障被一些致病菌和/或条件致病菌损害，肠腔内抗原移位至肠黏膜固有层，同时肠黏膜免疫系统被激活，诱导 IBD 发病。

　　2. 肠道微生态失调与 IBD 发病的关系：在 IBD 发生发展过程中，肠道微生态扮演着重要角色，其一直处于失衡状态，即细菌在肠黏膜与粪便中数量和种类上均异于健康人群。在 IBD 初期及进展过程中，微生态的动态平衡非常重要，这也是目前 IBD 研究的热点与难点。有学者运用 FISH 法，将 IBD 患者及正常人的肠道菌群进行对照比较，结果显示 IBD 组与正常对照组的肠道菌存在整体差异，具体为 IBD 患者肠道菌群多样性减少及其特异性改变。随着肠道微生物检测技术在 IBD 研究中的应用，更多的证据表明肠道微生物菌落是参与 IBD 发病机制的重要环境因素。目前大多学者认为，在肠道微生态方面，肠道菌群作为发病因素之一，应该将其看作一个整体，而不是某种单一细菌起作用。尽管各类型 IBD 模型的发病机制及病理组织类型各不相同，但肠道黏膜炎症的发生与肠道微生态菌群改变均是 IBD 的相同特征。

　　3. IBD 肠道微生态与中医证型分类及治疗：

　　（1）IBD 中医辨证分型及治疗：IBD 属于中医学"泄泻"或"痢疾"范畴，多与先天禀赋不足、脾胃虚弱、外感时邪夹杂寒、湿、热，饮食不节（洁）、内伤脾胃，情志内伤、肝脾失调等有关，主要病机为脾虚失运、肠失传导。2010 年中华医学会脾胃病分会提出了 IBD 的中医证候分类：大肠湿热证、寒热错杂证、脾虚湿蕴证、脾肾阳虚证、肝郁脾虚证。近年来，各医家对 IBD 的病因病机的认识不断更新。如刘启泉首次提出"伏毒致病"学说，国医大师李佃贵认为浊毒既是本病的致病因素，又是其病理产物，这些新观点为 IBD 提出了新的研究方向。在治疗方面，临床多采用中西医结合多途径治疗。姚瑞临床研究结果显示给予 IBD 患者常规基础治疗、静脉补液，可以纠正其水电解质紊乱和控制胃肠道继发感染。同时，采取中医辨证分型，遵循补肾益气、匡扶正气、健脾养神的原则，则可起到消炎止痛作用，可以明显改善肠道环境，优化胃肠黏膜血液循环状况，促进创口愈合，缩短治疗时间。由此可见中医药在改善生活质量，减少不良反应，降低复发率等方面存在一定的优势。

（2）克罗恩病中医辨证分型及治疗：克罗恩病属于中医学"泄泻""肠痈"等范畴。关于本病的中、西医相关文献不多，中医辨证分型目前尚无统一标准，一些学者提出将克罗恩病证型分为 4 型，即湿热证、气滞证、脾胃虚弱证、瘀血内结证。目前中医治疗克罗恩病尚未提出明确的治法及方药，因此在该病研究方向及深度上有很大的探索空间。

实验研究

1. IBD 动物模型研究：随着 IBD 发病率逐渐增高的趋势，越来越多的学者从不同角度探索研究其病因病机、发病机制、发展过程及中西医治疗，因此托付于 IBD 动物模型研究越来越深入。目前 IBD 动物模型大致可分为 5 种类型：①基因敲除型；②转基因型；③诱导结肠炎型；④自发性结肠炎型；⑤过继性转移型。由于第④、第⑤种动物模型造价较高，且与肠炎的发生及肠道菌群无关，因此采用甚少。第①、第②项动物模型造价及技术要求较高，小鼠存活率低等因素影响其运用。第③种动物模型价格低、方法简单易行、重复性好，因此被广泛应用。外源性刺激物诱导结肠炎主要包括三硝基苯磺酸（TNBS）动物模型、噁唑酮（OXZ）动物模型、乙酸动物模型、葡聚糖硫酸钠（DSS）动物模型。乙酸动物模型由于病变及免疫指标均与人类 IBD 差异性较大，目前已经较少使用。OXZ 模型较其他模型缺点更多，因此应用也缺乏广泛性。TNBS 模型与 DSS 模型根据诱导的频次及浓度不同，可产生不同的急、慢性模型，又因为病变特征与 IBD 较接近，故被广泛应用。

2. IBD 动物模型肠道微生态研究：目前在 IBD 的研究中，尚未发现具体致病微生物，但有研究发现，某些致病微生物的改变在引起免疫应答调控中起到重要作用，同时肠道菌群也会发生相应的改变，即肠道微生态平衡被破坏。大量研究表明 IBD 患者肠道菌群中需氧和兼性厌氧菌数量增多，而厌氧菌数量减少，其中尤以脆弱类杆菌显著；李春根等通过宏基因组学对 16SrDNA 测序，证实 CD 和 UC 患者存在肠道菌群失调，其主要为类杆菌门和硬壁菌门的下降。近 10 年科技的发展，使计算机分析方法和 DNA 测序技术在研究 IBD 患者体内微生物群的特征提供了独特优势。多项研究发现，在 IBD 发展初期，微生物群结构发生改变，继而出现典型特征，包括生物数量种类减少、一些变形菌属的增加及一些厚壁菌门代表性种群降低等。IBD 患者肠道炎症特征均受这些变化的影响。

3. IBD 基因敲除模型的肠道微生态研究：IBD 疾病整个研究进展中，其中病因学遗传易感性备受关注，相关性基因研究报道不断翻新。目前研究中，已证实大约有 9 个基因位点与 IBD 有关。根据其功能的不同，大致分为免疫应答相关基因、细菌识别相关基因以及黏膜转运和极性相关基因。目前有关 IBD 相关基因研究中，主要以基因敲除模型及转基因模型为主，其中运用较多的基因敲除模型包括 IL-2 基因敲除、IL-2α 受体敲除、IL-10 敲除、TNF-α 基因 3 端非翻译区敲除、T 细胞受体（TCR）基因敲除、G 蛋白 αi2 基因敲除、MDR 因子基因敲除、三叶因子基因敲除。而转基因型模型包括 STAT-4 转基因模型、IL-7 转基因模型、HLA-B27 转基因模型。由于 IBD 是一种多因素疾病，并不是某一单一因素或特定因素所致。因此，迄今还没有任何一个动物模型能够完全模拟人类疾病并能阐明其全部的发病机制。

4. IBD 动物模型肠道微生态失调与中医证型：目前大量研究报道有关于 IBD 动物模型及微生态之间的密切联系，但鲜有研究有关中医证型及治疗方向的探索。依据中医证型，小鼠中模拟相关临床表现，观察小鼠粪便及肠道菌群是否有差异性改变，及辨证论治后肠道微生态的改变。类比不同方法引起的 IBD 肠道微生态紊乱的动物模型，观察其相对应的中医证候，利用现代科技方法，观察肠道中是否有特异性菌群升高，相对应的会出现不同症状及体征，而这些不同症状体征可以将其归属于中医不同证型，在统计分析上符合统计学意义，再根据不同症型予之相应治法及方药。

目前大量研究证实，IBD 发生发展与肠道微生态失调密切相关，表现为益生菌缺失而致病菌滋生。但到目前为止尚未证实微生态失调是 IBD 的发病原因还是继发事件。目前西医治疗 IBD 具有局限性及不彻底性，中医在本病的治疗上注重整体性与个体化，因此有独特的优势。

126 从"口腔-肠道微生物失衡"论炎性肠病中医干预

众所周知，人体表型乃基因表达调控而成，同时人体与微生物也是"命运共同体"，在体内所有微生物的编码基因约是人类编码基因数目的百倍，这意味着在人体内存在着"第二基因组"表达来调控人体，此基因组被称为微生物组。而体内最主要的微生态位点位于消化道（上、中、下消化道），表明肠道微生物变化已经与消化道各种疾病相关密切。炎症性肠病（IBD）作为最常见消化道疾病之一，病理上表现为免疫-炎症改变，主要类型包括溃疡性结肠炎（UC）、克罗恩病（CD），临床表现为腹胀、腹泻，偶有腹痛、便血。既往大量研究数据主要集中在 IBD 的病程与肠道微生态或脑-肠轴密切相关。而最新国外研究表明口腔微生物是一种 IBD 发展演进的重要危险因素。从组织胚胎学来看，消化道二段分别由前肠、中肠、后肠分化而来，可知口腔（上消化道）-肠道微生物（下消化道）能相互"纠缠"而致病，由口腔微生物定植迁移到肠道导致肠道炎症的发生发展甚至加重，从而强调了口腔微生态平衡与失衡在肠道疾病中的重要性。从中医角度而言，通过中医药干预 IBD，以口腔微生态为"观察窗口"及炎症变化可以提高 IBD 患者的疗效和改善临床症状。学者莫红梅等基于"口腔-肠道微生物失衡"-IBD 的中医药干预做了广泛的阐述。

"口腔-肠道微生物失衡"与炎症性肠病

1. 炎症性肠病的动态进程：肠道菌群-炎症-免疫 IBD 是一种免疫-炎症模式的慢性消化系统疾病，相关研究表明 IBD 患者的肠道微生态组成和数量均已变化，如优势菌群含量降低，微生物多样性和稳定性降低，菌属丰度变化，益生菌种降低（乳酸杆菌、双歧杆菌和肠球菌），可知上述肠道菌群变化引起肠道炎症发生和免疫激活。其中促炎因子与抗炎因子失衡在 IBD 发生发展中起到一定作用，诱导血清促炎因子 IL-6、IL-22、IL-17 的浓度升高，IL-6 能够通过 Tram-signal-ling 激活转录激活因子，诱导 Bcl-2 和 Bcl-xL 抗凋亡因子的生成，导致 T 细胞发生抗凋亡，在肠道黏膜异常堆积，使炎症反应不断加重。IL-22 是 IL-10 相关因子，在 IBD 受损的肠黏膜中大量表达，隔离肠道细菌与免疫细胞间的相互作用，加强肠道上皮屏障的完整性，从而发挥保护肠黏膜的作用。同时肠道微生物诱导 Th17 细胞的增殖与分化，IL-17 是 Th17 细胞分泌的一种细胞因子，IBD 患者的肠黏膜上存在大量 Th17 细胞，Th17 细胞可产生和分泌 IL-17A、IL-17F 和 IL-22，在预防致病菌感染与增强肠道黏膜屏障方面具有重要作用。IBD 中 IL-17 和 IL-22 浓度升高的发现进一步表明，微生物可能是这些患者免疫激活的触发因素。IBD（CD 和 UC）的免疫方式包括内源性免疫和适应性免疫损伤，与肠道微生态变化密切相关。内源性免疫为非特异性免疫，是人体与生俱来的第一道屏障，在 IBD 中表现为巨噬细胞大量增殖，CD40$^+$、CD80$^+$、CD86$^+$ 增加，参与炎症反应，同时 CD 细胞表达微生物受体，引起 IL-6、IL-12 等炎性因子的产生，进一步把抗原呈递到肠相关淋巴组织，最终激活 T 细胞。在第二重特异性免疫-适应性免疫中，Th17 与调节性 T 细胞在肠道黏膜固有层有着重要作用，在维护肠道微生态平衡方面有重要作用。

2. 口腔微生态与肠道微生态：口腔所属上消化道乃肠道的起点，是人体维持健康状态的主要屏障，也是人体微生物常规定植生存的重要生态区，主要包括细菌、真菌。正常情况下口腔微生态处于平衡状态——口腔内环境稳态，此稳态易遭外界和自身因素的影响，口腔内部存在不同位点、不同层次的微生物定植生态区，其异质性比肠道微生态显著异常。平衡状态下口腔微生物不同菌群之间，或与人体之间关系密切，可防止外源性致病菌（如具核梭杆菌）的侵袭，发挥生理性屏障作用。当口腔微生态区菌群失调或与宿主失衡时，可引起多种口腔慢性疾病（如口炎、白斑、扁平苔藓、唇炎、龋病、牙周病等），牙周炎引起口腔菌群失衡，局部炎症细菌增加，进入肠道。同时激活了口腔的免疫 T 细胞，这些口腔T 细胞也会进入肠道，加剧炎症。正印证了"病从口入"理论。肠道微生物组是人体"第二基因组"，长期寄居于肠道内，其代谢产物在维持人体免疫、代谢稳态中起着关键作用。定植在肠道内的微生物数量上千种，约为人体细胞数量的 10 倍左右，已知编码微生物的基因总数超过 30 万，是人体基因数量的10 倍左右。肠道微生物（如双歧杆菌、乳酸杆菌）通过与宿主的动态平衡作用建立了微生物与宿主、环境因素相互依赖的高度有序的统一体——肠道微生态区平衡。一旦因为某因素引起肠道微生态平衡被打破——菌群失调，肠道功能发生障碍，表现出明显的炎症变化和免疫反应，如 IBD。

　　3. 口腔微生物移行定植-肠道与炎症性肠病：口腔微生态与肠道微生态有着高度同源性，生理状态下口腔与胃肠道中的菌群平衡且相互作用，共同维持免疫和人体健康。当口腔菌群紊乱可突破胃肠道生理屏障而移行，定植于胃肠道，导致多种胃肠道疾病的发生发展。口腔中微生物态的主要聚集位点在唾液，每 1 mL 唾液大约含 1 亿个细菌，种类高达 600 多种，每日口腔分泌的唾液 99％都会进入胃肠道，为唾液细菌（主要为链球菌属）进入并定植于肠道提供了很好的方向，表明唾液菌群可影响肠道微生物结构。国外大量研究表明在 IBD（主要包括 UC、CD 中"口-肠轴"的发生发展中有着重要意义。肠道微生物也可逆行至口腔，影响部分口腔菌群结构，国外相关研究表明 IBD 是肠道微生态失调引起免疫-炎性变化，同时微生物检测发现患者唾液菌群结构和组成也相应变化，出现一系列的口腔症状（如口干、口腔溃疡、牙龈疾病等），提示肠道菌群失调后免疫变化可影响口腔菌群。故可看出口-肠轴之间菌落可相互作用及影响，在 IBD 中体现得淋漓尽致。口腔菌群紊乱是 IBD 的重要原因之一，如牙周炎的牙龈卟啉单胞菌移行定植于肠道，导致肠道微生态结构紊乱，病理状态下表现为杆菌门数量增加，厚壁菌门数量减少，血清内毒素水平增加。从炎症-免疫改变来看，该菌定植肠道后活化炎症小体，引发炎症性肠病，与此同时，口腔中激活的 Th17 细胞同样定植于肠道，加重 IBD。具核梭杆菌为革兰氏阴性厌氧菌，平衡时不存在于肠道菌落，但在口腔疾病状态下（牙龈菌斑、牙周炎、感染根管中检出）可移行并定植于肠道，发展为 IBD。Said 等将 35 位 IBD 患者的唾液微生物群落结构与正常人比较，结果显示 IBD 患者口腔菌属丰度存在显著差异。国外实验发现 IBD 患者唾液中的炎症标记物有显著改变（如 IgA 和 IL-1β 升高、LZ 降低）。Kojima 等发现变异链球菌入血后，因该菌细胞膜结构—葡萄糖侧链改变导致可避免吞噬细胞作用，血液循环到达肝脏后通过其表面的胶原连接蛋白（CBP）黏附并侵入肝细胞，从而产生 γ 干扰素，加速 IBD 的炎症反应。简明弯曲杆菌虽不是口腔主要菌群组成，在 95％正常人群唾液中都能存在，从 IBD 患者口腔和小肠中分离出该菌对 HT-29/Caco2 细胞系具有高度侵袭性，可使细胞表面 Toll 受体 4 表达上调，产生 IL-8 且增加肠道上皮细胞通透性导致细胞凋亡。肺炎克雷伯菌常规定植于口腔、皮肤、肠道中，相关研究表明唾液中的克雷伯菌群可定植于肠道并导致 IBD。IBD 患者肠道不仅存在细菌菌群失调，也有真菌菌群失衡，其中白假丝酵母菌高达 97.1％，明显高于正常人群和 IBS 患者。

中医药作用机制的微生物内涵

　　1. 中医生理病理机制的微生态学内涵：微生态而言，正常情况下是处于平衡状态，如微环境与菌落、益生菌与有害菌、宿主与菌落之间是对立统一的。生理功能主要是免疫防御，如肠道免疫屏障能对黏膜表面的无害抗原及正常菌群的抗原表现为免疫耐受，以维持微生态的内环境稳定，而对侵袭性病菌则表现为免疫清除。正如脾胃为后天之本，气血生化之源，《金匮要略》中"四季脾旺不受邪"，可拒邪于外或祛邪外出，与免疫防御的作用一致。机体炎症-免疫模式的改变、微环境变化、菌群的移行定植均可引起微生态失调，中医角度而言属阴阳偏颇。微生态菌群紊乱，致使有害菌增加，益生菌减少，分泌细菌因子作为信号通路刺激分子,诱导宿主细胞产生 IL-1、IL-8 和干扰素- γ,导致炎症-免疫模式失常,终引起 IBD 的发生。这就是阴阳失衡在微生态学中的反映,《黄帝内经》云"壮火之气衰,少火之气壮、壮火食气,气食少火,壮火散气,少火生气",故"亢则害,承乃制,制则生化"。结合微生态学和阴阳关系,因某些因素造成微生态失调,引起炎症-免疫失衡而生疾;《脾胃论》云"百病皆由脾胃衰而生也",先伤脾胃,脏腑功能失调,气血紊乱,生痰凝瘀,正暗合《脾胃论》中"火与元气不两立,一胜则一负",亦与微生态失衡不谋而合。

2. 中医诊断治疗原则的微生态学内涵:微生态中医理论主要反映在脏腑、气血津液等生理方面,重点集中在脾胃上,其中舌为脾胃之外候、苔乃脾胃之气上熏,可知舌苔变化是中医论治疗效转归的重要导向。口腔微生态是影响着舌苔的重要因素,当微生态失衡则引起舌苔的变化,反之舌苔变化亦折射出微生物口腔生存微环境的差异,故从口腔微生态结构改变,分析脾胃功能的变化。治疗上应补益脾胃为基础,不仅改善脾虚症,又纠正口-肠轴微生态的失衡状态。相关研究显示对脾虚湿盛证患者肠道-口腔菌群检测发现,参苓白术散加减使乳酸杆菌、双歧杆菌增加,肠杆菌、肠球菌数量降低;补中益气汤、四君子汤相关实验结果亦是如此。上述研究均表明治疗在纠正"脾虚"证的同时改善了肠道微生态,口腔微生物在未来有望成为 IBD 中医药干预的突破口。

中医药干预炎症性肠病的"观察窗口"-口腔微生态

1. 从中医角度探析炎症性肠病:IBD 属于中医学"泄泻""痢疾"等范畴。发病与饮食、情志等相关,病位在肠,与肝、脾、胃等脏腑有关,病机本虚标实,脾胃虚弱为本,脾虚无力运化津液,停而为湿,加之外邪侵袭致气血不调,气机不畅、津聚成痰、瘀阻肠络,化为毒邪,候而发病,久之伤及脏腑气血,致使 IBD 难治、难愈、易复发。通过上述病因病机分析 IBD 的演进进程。①脾虚为本,湿邪侵袭肠腑,伏毒内藏:相关研究表明此进程中口腔致病菌移行定植于肠道诱导炎性细胞与 Toll 样受体结合,启动炎性反应,成为 IBD 早期阶段,镜下见正常黏膜结构消失,黏膜充血、水肿、溃疡形成,黏液分泌较多。②本虚久之,水湿化痰,郁久化热,灼而成瘀:此阶段属于 IBD 的急性期,全身及胃肠症状重,癌变率最大化。病理上见肠上皮细胞暴露于口腔定植与肠道的病原菌下,一方面致病菌分泌肠毒素增加肠上皮通透性,直接损伤肠上皮细胞;另一方面致使菌与胞面受体结合,易位胞内产生毒素,诱导肠上皮细胞内 DNA 易位、突变等,长期且反复的 DNA 突变会导致 DNA 异倍体形成和 p53 基因失活,致使临床上更易引起 IBD 相关性结直肠癌和癌前病变。镜下肠黏膜粗糙呈颗粒状,伴炎性息肉形成、肠腔肿物形成、肠道血络暗滞等。③病程日久,阳气益衰,迁延失治则脾肾阳虚:此阶段口腔菌属丰度显著变化(拟杆菌门的相对丰度明显增高,而变形杆菌门的相对丰度明显降低),敏感性较高,营养指标低下。镜下黏膜水肿轻度充血,溃疡表浅,周边红肿不明显。

2. 从口腔微生态观察炎症性肠病的中医药干预:口腔微生态作为中医药干预 IBD(UC、CD)的疗效评估,表明中医药干预 IBD 疗效明切,辨证论治是中医药的核心,临床大多数医者根据自己的经验或逻辑性思维去推导呈现、辨证论治,立法施方,随症用药,使得用方用药、疗效判定隐含缺陷,故临床上以"中医理论阐释中医疗效"的评估形式可信度受到了质疑。由此可见治疗疗效的评估是目前需要进行解决的主要问题,故需要客观指标对中医药干预 IBD 肠病的治疗疗效进行深层次的评估。具核梭杆菌(Fn)常在口腔中定植,体内其他脏器少见,构建 IBD 之本——"脾胃虚弱证"的物化特征,作为诊断 IBD 的常用手段,也是中医药干预 IBD 疗效评估的关键。实验中通过比较患者的口腔菌群及肠道微生态组的组成及群落功能,施以中医药辨证论治进行不同阶段(脾虚湿盛-血瘀化热-脾肾阳虚)干预,比较口腔菌群变化及菌属丰度在中医药论治周期中的变化。如 IBD 早期阶段,通过特定检查肠道内容易引发肠炎的口腔菌属,同时观察经过中医药干预治疗后口腔菌属是否被减少或杀灭等。与此同时,检测患者口腔菌属在治疗前后的丰度变化,建立"相对菌群恢复程度指数"(常用于口腔微生态所致疾病的指标评价体系),比较不同辨证方药干预 IBD 的疗效,还可以比较不同方药在治疗周期中的菌群增减。因此，以严谨而准确的"微生物组量尺"作为 IBD 中医药干预疗效的评价标准，临床切实可靠。口腔微生态之所以能作为中医药干预 IBD 的客观指标，得益于口腔微生物组的特异性、敏感性、致病性。其特性在不同个体间、同一个体不同时间点及不同位点，此外 IBD 患者的生活卫生习惯、社会因素、口腔 pH 值、饮食、刷牙频率、牙畸正装置等与菌群有显著的相关性。其客观指标的精准化正好符合中医学整体观、辨证论治的原则。

目前关于微生物与 IBD 的相关研究主要集中在肠道微生态的变化，鲜有"口腔-肠道微生态失衡"理论用于 IBD 的研究，探析正常及失调状态下口腔微生态，建立口腔微生物数据库，基于该数据库对 IBD 患者进行风险预测及中医药干预疗效评估，通过中医药调控微生物及其产物，恢复"口腔-肠道微生物"平衡、改变微生态的结构组成，将成为未来治疗 IBD 及其防止癌变的"里程碑"。

127 巨噬细胞在炎性肠病的作用和中医干预

炎症性肠病（IBD）作为自身免疫病的一种，近年来发病率逐年升高，其发病原因多认为与遗传、微生物、免疫、环境和细胞凋亡密切相关。巨噬细胞的细胞吞噬、细胞免疫作用与 IBD 的发生发展密不可分，研究表明巨噬细胞在健康的肠道中，它们具有免疫、炎症的复杂机制。尽管如此，在炎症损伤下的肠道，由于环境的变化，巨噬细胞的功能会发生变化，肠道内 M1/M2 巨噬细胞平衡被打破，造成肠道黏膜炎症免疫环境改变，诱发 IBD。巨噬细胞在 IBD 发病和治疗策略方面的作用和价值，日益引起广泛重视，成为近年来 IBD 研究领域的热点。学者刘雪珂等对巨噬细胞在 IBD 发病中的作用及中医药干预研究进展做了梳理归纳。

巨噬细胞分型与免疫活性

1983 年，Elie Metchnikoff 第一次提出巨噬细胞是可能在免疫调节中起吞噬作用的单核细胞，在先天性免疫反应和特异质免疫反应中发挥重要作用。巨噬细胞在受到不同的细胞因子，趋化因子和信号分子等刺激后将启动各种不同的细胞极化途径。最早人们发现巨噬细胞可以启动所有的免疫应答，包括 T 细胞、B 细胞适应性免疫应答，极化相关的 Th1 和 Th2 细胞因子，因此将巨噬细胞分为 M1 型巨噬细胞和 M2 型巨噬细胞。近几年来又发现几种新的巨噬细胞亚群，包括 Mhem、Mox、M4、TCR$^+$ 和 CD169$^+$ 巨噬细胞。M1 型巨噬细胞又被称为经典活化巨噬细胞，具有促炎作用，主要由 IFN-γ、LPS 和 GM-CSF 刺激并产生促炎因子 IL-1β、TNF-α、IL-12、IL-18、IL-23，活性氧中间体（ROI）和一氧化氮合成酶-2（NOS-2）等。M2 型巨噬细胞又被称为替代活化巨噬细胞，发挥抗炎作用，依据激活因子的不同又可以分为不同亚型；M2a，M2b，M2c 和 M2d。M2a 巨噬细胞由 IL-4 和 IL-13 激活，分泌 CD163、CD206、MHC-Ⅱ、IL-10 和 TGF-β；M2b 巨噬细胞由免疫复合物和 LPS 激活，分泌 MHC-Ⅱ、IL-1、IL-6、IL-10 和 TNF-α；M2c 巨噬细胞由糖皮质激素和 TGF-β 激活，分泌 CD163、CD206、MERKT、IL-10、ECM 和 TGF-β；M2d 巨噬细胞由 IL-6 和腺苷激活，分泌 VEGF-A、IL-10、IL-12、TNF-α 和 TGF-β。巨噬细胞参与到多种炎性疾病的发生、发展和终止时的免疫应答，如动脉粥样硬化、肿瘤、哮喘等。在炎症发生时多表达 M1 巨噬细胞，分泌大量的促炎因子，促进炎症反应的加剧，而为了抵消后期过度的炎性反应，巨噬细胞可由 M1 转化为 M2 表型抑制炎症保护宿主免于过度损伤并促进伤口愈合。因此，将巨噬细胞转化为适当的表型用以治疗炎性疾病成为研究热点。

巨噬细胞与 IBD 发病和治疗中的价值

IBD 作为自身免疫性疾病，病因不明，但免疫状态紊乱是主要的发病因素，得到大家的公认。由于 M1 巨噬细胞的促炎作用和 M2 巨噬细胞的抗炎作用，在 IBD 发病过程中作用相反，因此调节巨噬细胞极化可以有效缓解 IBD。CHEN H 等发现促肾上腺皮质激素释放因子受体 1（CRF-R1）的表达与 DSS 诱导的结肠炎损伤程度成正相关，主要是通过促进 M1 巨噬细胞极化，使 NF-κB 活化增加，以及 TNF-α 和 IL-6 释放，加重炎症反应。同理抑制 M2 巨噬细胞极化也导致结肠炎更为严重，Chemerin 是一种新发现的脂肪因子，参与炎症、脂肪生成、血管生成和能量代谢存在于各种炎症部位并且与组织炎症密切相关，结肠中 Chemerin 表达水平与 DSS 诱导的 IBD 小鼠模型和人 UC 的严重性正相关，主要原因是其抑制 M2 巨噬细胞极化的能力。JIANG X 等发现 Tim-3 沉默使巨噬细胞的过继转移加重 DSS 结肠炎恶化并增强炎症，Tim-3 表达可以抑制促炎反应；PARK HJ 等也发现脂肪组织的间充质干细胞（ASCs）可以显著抑制 IL-1β 和 IL-18 的分泌，起到抗炎作用，Tim-3 和 ASCs 都通过抑制 M1 巨噬细胞表达，降低 M1 巨噬细胞的总数对结肠炎起到的治疗效果。因此结肠中 M1/M2 巨噬细胞比例与 IBD 密切相关，口服 Lupeol 可以使 DSS 诱导的结肠炎小鼠 M1 巨噬细胞向 M2 巨噬细胞转化。黄芩主要活性成分黄芩苷，可以对 DSS 诱导小鼠结肠炎起预防作用，改善结肠炎的严重程度，降低疾病活动指数，抑制 LPS 诱导的 M1 巨噬细胞极化，TNF-α、IL-23 表达降低；并增加 IL-10、Arg-1 和 IRF4 的表达，并诱导巨噬细胞向 M2 表型极化来减轻 DSS 诱导的结肠炎。小檗碱可以通过调节 M1/M2 巨噬细胞的比例保护 TNBS 诱导的结肠炎小鼠。结肠炎发生时巨噬细胞的平衡被打破，抑制 M1 巨噬细胞，促进 M2 巨噬细胞极化，恢复 M1/M2 巨噬细胞比例，对受损结肠起到修复作用。

调控巨噬细胞相关因子与 IBD 治疗

巨噬细胞极化后可以分泌转录因子，趋化因子和细胞因子，调控细胞信号转导途径。研究巨噬细胞相关因子在 IBD 发病时的作用，可以明确巨噬细胞在肠病中的作用机制。

1. 调节 PPARγ 表达： 过氧化物酶增殖因子活化受体 γ（PPARγ）作为核受体与核蛋白相互结合，在结肠上皮中表达，与 IBD 发病密切相关。巨噬细胞特异性 PPAR-γ 的缺失加重 IBD 小鼠结肠炎症，损害脾脏和肠系膜淋巴结 Tregs，增加固有层 CD8+ T 细胞百分比，促进 CD40、Ly6C 和 TLR-4 表达，结肠 IFN-γ、CXCL9、CXCL10、IL-22、CCR1 和 MHC Ⅱ类的表达上调。提示激活 PPARγ 可以作为治疗结肠炎的一种新策略。研究表明，千层纸素苷，石榴酸（PUA），岩白菜素均可作为激动剂激活 PPAR-γ，可缓解体质量减轻，结肠长度缩短和结肠病理损伤，抑制炎症细胞浸润，降低髓过氧化物酶（MPO）和诱导型一氧化氮合酶（iNOS）活性，有效治疗 DSS 诱导型结肠炎。千层纸素苷作用于 LPS 诱导结肠炎的巨噬细胞系 RAW264.7 和骨髓衍生的巨噬细胞（BMDM），降低了 RAW264.7 和 BMDM 中的 IL-1β、IL-6、TNF-α 促炎因子的表达，同时 RAW264.7 和 BMDM 中的 PPARγ 被激活，从而抑制 LPS 诱导的 NF-κB 信号通路激活。PUA 可以改善 IL-10 基因敲除小鼠和 DSS 结肠炎中的自发性结肠炎，上调 Treg 中的 Foxp3 表达并抑制 TNF-α，而在细胞水平，巨噬细胞特异性缺失 PPARγ 导致 PUA 对结肠炎的改善作用失效，证明石榴酸是通过与 PPARγ 结合调节巨噬细胞和 T 细胞功能来改善实验性 IBD。岩白菜素与千层纸素苷作用机制相似，通过激活 PPARγ 进一步抑制 NF-κB 信号通路达到治疗 IBD 的目的。

2. 调节 STAT 信号活化： 信号转导和转录激活因子（STAT）家族包括 STAT1、STAT2、STAT3、STAT4、STAT5a、STAT5b 和 STAT6 等 7 个家族成员，被磷酸化后可进入细胞核调控细胞分化，细胞因子的分泌和 IBD 中的适应性和先天免疫，巨噬细胞中 STAT 家族有 STAT1、STAT3 和 STAT6。STAT1 信号转导的减少可导致巨噬细胞中 IL-19 分泌减少，增加促炎因子的产生，加重 DSS 诱导的小鼠结肠炎。STAT3 信号传导可发生在 CD 和 UC 中，在 IBD 患者中，结肠炎症区域可以检测到 STAT3 激活，而在对照受试者或 IBD 的外周血单核细胞中未检测到活化的 STAT3，并用免疫荧光证明活化的 STAT3 来源于巨噬细胞和 T 淋巴细胞。黄芩汤和香连丸治疗溃疡性结肠炎都可能通过抑制 IL-6、STAT3 的表达，降低炎性细胞因子的产生，促进炎症细胞凋亡，改善肠道功能。STAT6 在体外介导 M2 极化，TNBS 诱导的 STAT6 基因敲除小鼠结肠炎中 M2 巨噬细胞相关基因的表达受损，伤口愈合延迟。用 Wnt 激动剂以及将极化的 M2a 巨噬细胞转移至 STAT6 基因敲除小鼠激活 Wnt 受损黏膜中的信号通路和加速伤口愈合。

3. 调控相关趋化因子表达： 趋化因子可以通过促进白细胞迁移到炎症部位而最终导致组织损伤和破坏，从而在黏膜炎症的调节中发挥关键作用。IBD 患者与健康供体相比较，一系列趋化因子 CCL25、CCL23、CXCL5、CXCL13、CXCL10、CXCL11、MCP1 和 CCL21 显著增加。CCL25/CCR9 是一种非混杂的趋化因子/受体对，调节白细胞向小肠迁移，CCR9$^{-/-}$ 小鼠可以增加炎症易感性，细胞活动增加，粒细胞浸润加剧，大肠黏膜和肠系淋巴组织中分泌更多的巨噬细胞。SR-PSOX/CXCL16 是一种结合磷脂酰丝氨酸和氧化脂蛋白的清道夫受体，具有吞噬活性和趋化性质。小鼠体内实验表明，SR-PSOX/CXCL16 基因在炎症性结肠组织中的表达上调，是由于巨噬细胞上 SR-PSOX/CXCL16 表达增加。抑制 FKN-CX3CR1 轴可以调节小鼠结肠炎模型中的血管内单核细胞，改善鼠结肠炎。与正常小鼠相比，CX3CR1 缺陷小鼠中炎症细胞浸润减弱，同时腺体结构的破坏减少。DSS 诱导的结肠炎小鼠巨噬细胞的 iNOS 表达增加，而 CX3CR1 缺陷小鼠中 iNOS 表达和硝基酪氨酸的产生减弱。赵昌东等使用参芪扶正注射液对结肠炎患者进行临床治疗发现参芪扶正注射液可能通过抑制大肠黏膜 CX3CR1 的表达而参与了 UC 的治疗。产生 IL-22 的第 3 组先天性淋巴样细胞（ILC3）可以维持肠道稳态，但也可促进炎症性肠病，Treg 细胞可通过抑制 CX3CR1$^+$ 巨噬细胞来抑制 ILC3 产生，进而降低 IL-23 和 IL-1β 分泌。但 Longman RS 等表明体内 CX3CR1 的缺失会导致更严重的结肠炎，而 CX3CR1 单核吞噬细胞系对 IL-22 和 ILC3 的促进作用有利于维持肠黏膜屏障的稳定。

4. 调控炎性因子表达：

（1）IL-1 类：IL-1 主要由单核巨噬细胞产生，包括 IL-1α、IL-1β、IL-18 和 IL-33 等，可以启动炎症反应，并诱导其他促炎基因，在 IBD 的发病过程中起重要作用。SCARPA M 等发现，IL-1α 作为肠上皮细胞衍生的坏死细胞产物，可以在人 IBD 和 DSS 诱导的结肠炎的上皮中鉴定出 IL-1α 阳性。在结肠炎恢复后给予 IL-1α 导致炎症重新激活，是治疗早期 IBD 或预防 IBD 再激活的靶标。GONG Z 等使用姜黄素治疗 DSS 诱导的实验性结肠炎小鼠，发现姜黄素显著抑制 NLRP3 炎性体激活，减少 IL-1β 分泌，显著降低多种炎性细胞因子的表达包括 IL-1β、IL-6、MCP-1、MPO 活性、半胱天冬酶-1 活性以及组织病理学损伤。而 IL-18 在 IBD 中表达升高，作为关键的上皮衍生细胞因子，在稳态和炎症条件下调节 CD4$^+$ T 细胞的不同亚群，对治疗慢性炎症性疾病具有潜在意义。使用清肠愈疡汤能够显著改善结肠炎大鼠炎症反应，有效降低 IL-17、IL-18、IL-23 的含量，达到治疗溃疡性结肠炎的目的。IL-33 作用于各种组织损伤已成为几种自身免疫和炎症性疾病的关键调节剂，具有促炎和抑炎的双重作用。四君子汤可以通过抑制 IL-33 来减轻结肠炎，而连理汤加味治疗 IBD 患者时发现 IL-33 的表达升高。SEO DH 等证明 IBD 患者的血清 IL-33 水平低于健康对照，IL-33 通过调节杯状细胞和 M2 巨噬细胞的分化来促进伤口愈合和改善结肠炎，而不依赖于 MyD88 途径和 T 细胞，这些作用可以改善 DSS、TNBS 和腹膜腔细胞转移模型中的结肠炎。

（2）IL-10 类：IL-10 在体内最重要的来源为单核巨噬细胞和 T 细胞，在 IL-10R 信号传导能力的丧失导致抗结肠炎的巨噬细胞的产生，以及它们分泌 IL-10 的能力。CAI J 等对 375 例结肠癌患者，278 例 IBD 患者和 382 例年龄和性别匹配的健康对照者进行基因分析发现，IL-10 基因中的变体可能改变结肠癌和 IBD 的风险。Hagenlocher Y 等使用肉桂提取物（CE）分析了对 IL-10 基因敲除诱导小鼠结肠炎的影响。在用 CE 处理后，IL-10 基因敲除小鼠的结肠组织中结肠炎的症状以及免疫细胞的浸润减少，组织损伤和肠壁厚度显著减少。

（3）TNF-α 类：TNF-α 由激活的巨噬细胞产生，抗 TNF 抗体成功用于 IBD 的治疗，如英夫利希单抗、CT-P13、阿达木单抗、赛妥珠单抗、依那西普。认为免疫抑制 CD14$^+$ 巨噬细胞的增殖，促使其分泌大量抗炎细胞因子 IL-10 是抗体可能作用机制。英夫利昔单抗和阿达木单抗有效抑制炎性巨噬细胞产生 IL-12/IL-23。阿苯达唑通过抗 TNF 促进调节巨噬细胞的诱导，并改善小鼠结肠炎，阿苯达唑加抗 TNF 联合治疗还增加了免疫调节细胞因子 IL-10 的表达水平，在结肠炎模型中优于单一疗法。青赤散灌肠可能通过降低 UC 大鼠血清 LPS、TNF-α 含量，黄芩汤辅可以助柳氮磺吡啶减降低 IL-1β、IL-6 及 TNF-α 水平，减少结肠上皮细胞凋亡，提高对溃疡性结肠炎的疗效。

中医药干预巨噬细胞治疗 IBD 的调控作用

1. 中药复方： 中药在治疗结肠炎上效果显著，但具体的机制还不清楚。近年来，从巨噬细胞水平探索中医药治疗 IBD 的作用机制研究，逐步成为研究的热门领域。郝冉等发现溃疡结肠炎大鼠活动期巨噬细胞炎性蛋白-2（MIP-2）表达明显升高，使用化瘀通阳方后能够降低 MIP-2 的表达。王永强等使用溃结 2 号方（黄芪 45 g，太子参 30 g，白术 15 g，生地黄 15 g，鸡眼草 20 g，地锦草 20 g，桃仁 9 g，川芎 9 g）发现可以过降低活化巨噬细胞水平，从而达到促进溃疡性结肠炎创面愈合的作用，且长时间用药较短期治疗具有明显优势。

2. 中药及其有效成分：安石榴苷是从石榴中分离出来的生物活性鞣花单宁，广泛用于治疗炎症性肠病，腹泻和溃疡。可以使 LPS 刺激 RAW264.7 巨噬细胞中的 NO、PGE2、IL-1β、IL-6 和 TNF-α 表达降低，抑制 LPS 诱导的炎症。金雀异黄酮保护小鼠免于 DSS 诱导的结肠炎，可能是由于 M1 巨噬细胞向 M2 表型的极化，M1 巨噬细胞减少和 M2 巨噬细胞频率增加，减少炎性细胞因子 TNF-α、IL-6、IL-1β 和 MCP-1。槲皮素增强了结肠小鼠结肠组织中的 Nrf2 和 HO-1 表达，通过 HO-1 依赖途径调节巨噬细胞的抗炎作用和杀菌活性，从而改善实验性结肠炎。桦酮治疗可显著增加结肠炎小鼠的体质量和减轻腹泻，并减轻疾病的宏观和微观迹象。作用主要原因在于对 CD11b$^+$ 巨噬细胞浸润的抑制，巨噬细胞的 mRNA 水平，结肠中相关的分子包括 ICAM-1、VCAM-1、iNOS 和 COX_2 也被显著抑制。

3. 艾灸：作为中国传统医学，艾灸在临床上用于治疗 IBD 得到越来越多的关注。在中医理论指导下进行的研究发现，艾灸对穴区局部可刺激温度感受器，提高穴区的肥大细胞脱颗粒率；通过调控转录因子影响免疫相关因子的表达，促进受损的肠黏膜屏障修复而发挥抗炎作用；艾灸还具有防治肠纤维化的作用。艾灸可以降低 UC 大鼠中 TLR2，IRAK1 和 IKK-b mRNA 和蛋白的表达，上调了 IFN-β 和 IL-10 的表达。表明艾灸可有效抑制 TLR2 通路多个信号分子的表达，可通过抑制 TLR2 信号调节过度局部免疫应答，从而促进受损结肠黏膜的修复。Zhang D 等发现艾灸能上调溃疡性结肠炎大鼠肺组织中巨噬细胞重要功能表 CD163 及分化关键细胞因子 IL-4、IL-13 的表达，下调活化表型 CD86 及分化关键细胞因子 IFN-γ、TNF-α 的表达。

现今大量研究表明巨噬细胞极化方向，巨噬细胞分泌的细胞因子，转录因子和趋化因子对 IBD 发生、发展、治疗具有显著影响。调控巨噬细胞极化方向，抑制或激活细胞因子，利用艾灸和中药及其有效成分对巨噬细胞进行调控都可以有效预防或治疗 IBD，为后续 IBD 研究提供的参考。

128　精神情志对炎性肠病影响的机制和中医干预对策

炎症性肠病（IBD）包括溃疡性结肠炎（UC）和克罗恩病（CD），属于中医"泄泻""便血""肠风""肠澼"等范畴。IBD作为一组慢性非特异性肠道炎症性疾病，其病因和发病机制均未明确，相关的研究认为IBD与遗传因素、免疫因素、肠道菌群、感染因素、环境因素及精神应激等因素相关，属于肠道器质性疾病；而IBD患者在并患精神心理异常上存在相同点，故又属于心身疾病。因此，IBD患者常伴随着精神心理等情志因素，并影响着其疾病的发生与发展，是一组并患躯体器质性疾病和躯体功能性障碍的疾病。正因为IBD的发病可能涉及心理情志异常、焦虑、抑郁等精神应激相关的情志因素，故学者傅志泉等就精神情志因素影响炎症性肠病的作用机制及中医药的临床干预对策做了梳理归纳，以期为IBD的临床认识与治疗提供依据。

BD 患者的精神情志应激

随着社会科学的进步和医学的发展，传统的生物医学模式正向着"生物-心理-社会"的新医学模式转变，并已成为现代医学发展的必然趋势。这种现代医学模式的理论认为，疾病已不再是单纯的机体发生病理变化的过程，而是机体在整个社会环境中，将受到各种社会因素的影响，进而影响机体的精神心理状态，在这种社会和心理因素的共同影响下，人体易发生一系列复杂的生理病理变化，并影响着IBD病情的易感和波动，这样的精神情志异常也易成为IBD病情复发与加重的重要诱因。

IBD患者由于长期的腹痛、腹泻，病程迁延，容易表现出焦虑、忧郁等悲观、低落的情志变化，当焦虑、忧郁的情绪通过中枢神经系统（CNS）影响到肠道神经系统（ENS），易致胃肠道的蠕动加快、腹痛加剧，进而产生循环效应，导致病情的复发与加重。因此，长期、反复发作的IBD对患者的生理功能、情感生活、机体功能、社会认知及个人人生观等方面均会受到一定的影响。有研究显示IBD患者的抑郁情绪和/或焦虑症状与其疾病的活动呈显著相关，而且有抑郁症家族史的CD患者并发焦虑症状的可能性更大。赫晓磊等研究比较了UC与IBS，结果表明两组患者均具有焦虑和抑郁的不良情绪，这些不良的情志变化及个性特征，在一定程度上诱发了UC的发病和病情的复发与恶化；李敏丽等采用国际心理研究中心具有权威性的焦虑、抑郁自评量表（SAS、SDS）测试证实，IBD患者焦虑和/或抑郁的发生率明显高于正常对照组，焦虑和/或抑郁不仅严重影响着IBD患者的病程，且焦虑和/或抑郁的程度与IBD患者的生命质量呈负相关，其中长期胃肠道不适的症状和慢性疼痛是导致IBD患者焦虑、抑郁的主要因素。另外，焦虑和/或抑郁可通过CNS影响到ENS，加剧了IBD患者的腹痛症状，也放大了IBD患者躯体症状带来的疾痛，这样的精神情志应激也易致IBD患者的临床疗效下降，致使IBD患者的治疗困难。

日益增多的临床及基础研究均表明了心理应激与IBD发病密切相关，并证实了精神情志因素与IBD患者病情的发生、复发及恶化，有着高度的相关性。相关研究表明IBD患者在心理上明显存在着一些共同的个性特征，通过观察研究UC患者的心理特征发现，UC患者普遍存在着固执、敏感、个性内倾、情绪不稳定等不良的人格特征，还存在着抑郁、焦虑、悲观、心神不宁、人际关系敏感等不健康的心理问题。也有研究指出IBD患者存在有轻微强迫症状或神经症，并且在CD患者中尤为明显。分析

IBD 患者紧张、焦虑的个性特点当来自对 IBD 疾病本身的过度担忧；同时，病程的迁延复发及临床疗效欠佳，易使 IBD 患者产生一定的心理负担，由此滋生紧张、焦虑、抑郁、悲观等复杂的心理变化，甚至形成恶性循环。

精神应激影响 IBD 的作用机制

1. 引起肠道神经信息失调：胃肠道由独立的 ENS 调节，ENS 与 CNS 密切相关联，并在神经通路、免疫机制及内分泌等方面有着双向的联络。ENS 也是胃肠道神经肽的主要来源，可释放乙酰胆碱（ACh）、去甲肾上腺素（NE）、5-羟色胺（5-HT）、三磷酸腺苷（ATP）等神经递质，同时在机械因素、生化因素、焦虑及抑郁等精神应激的作用下释放多种神经肽，包括 P 物质（SP）、降钙素基因相关肽（CGRP）、神经肽 Y（NPY）、血管活性肠肽（VIP）等，调节着肠道的炎性反应。当慢性应激释放 SP 与肠系膜贮脂细胞上的神经激肽-1 受体（NK-1R）作用，激活了敏感的核转因子-κB（NF-κB）信号通路，致使白细胞介素-8（IL-8）的分泌增加，IL-8 在同时被激活的炎性反应细胞因子表达的共同作用下引起肠道炎性反应，并且加重了肠道炎性反应的临床症状。此外，肠道炎性反应的损伤反过来又可导致肠神经元数目不可逆的减少，致使肠道的运动障碍，以及肠道黏膜的分泌异常，最终使 IBD 患者表现出腹痛、腹泻等常见的临床消化道症状。

大量现代研究证实，心理-神经-内分泌-免疫网络在 IBD 的发生和发展中占有重要地位。作为 IBD 患者早期临床复发的独立危险因素，情感低落记忆相关的焦虑状态，可能经下丘脑-垂体-肾上腺轴（HPA），以及下丘脑-自主神经系统轴（HANS）激活 ENS 和促炎细胞因子的表达，引起 IBD 患者的临床复发与症状的加重。ENS 同时对肠道黏膜的肥大细胞（MC）与肠道黏膜的上皮细胞发生影响，致使肠道黏膜的屏障功能受到损害，同时也加重了肠道黏膜的炎性反应，加重了 IBD 疾病的临床病程。

2. 导致肠道免疫稳态失衡：研究表明，IBD 患者肠道免疫稳态失衡引起的炎性因子和递质的异常表达，可刺激 ENS 引起神经递质和神经肽分泌的紊乱。长期焦虑、抑郁可使患者血清 CD8$^+$T 细胞、自然杀伤细胞（NK）下降、T 细胞功能减退，致使人体免疫功能出现异常而影响 IBD 的病程。NPY 的释放也可干扰免疫球蛋白的合成、细胞因子的释放，以及 T 淋巴细胞与 B 淋巴细胞的功能，进一步干扰机体的免疫系统，引起肠道黏膜自身免疫功能的异常，进而引起与淋巴组织相关的肠道免疫细胞合成 NPY，于是形成了两者的相互循环影响，从而启动了由免疫介导的 IBD 患者肠道黏膜的炎性反应，而肠道炎性反应信号又可通过脑-肠轴上传至大脑。如今，功能性磁共振成像（FMRI）技术的出现，已为直接客观的观察 IBD 患者大脑中枢相关脑区功能活动提供了有利条件，从而也为研究 IBD 患者肠道免疫稳态失衡的中枢机制提供了可能。

在对 IBD 进行的免疫学研究中，以往认为辅助性 T 细胞（Th）的 Th1/Th2 失衡是导致肠黏膜损害的一项主要诱因。新近的研究表明另一类有别于 Th1 细胞、Th2 细胞的调节性 T 细胞在 IBD 患者的发病中起着更重要的作用，此类 Treg 主要通过抑制 T 细胞免疫应答及其对细胞因子分泌功能来进行免疫调节；而近年发现的 Th17 细胞又是不同于 Th1 和 Th2 的新型 CD4$^+$T 细胞亚群，Th17 细胞在机体的固有免疫和适应性免疫中均扮演着重要的角色，并且有着自己独立的分化机制和调节机制，参与了 IBD 患者多种自身免疫组织的损伤。Th17 与 Treg 在分化与调节时，两者密切联系又相互转化的关系。在 IBD 患者的免疫应答中起着独立又统一的作用，当 Th17/Treg 的平衡在长期的精神应激中一旦被打破，则可导致 IBD 的发生，这其中 Th17/Treg 的失衡起到了关键的作用。

关于白细胞介素-23（IL-23）和白细胞介素-17（IL-17），现代研究认为，IL-23/IL-17 炎症轴是 IBD 的主要免疫应答通路，而不是传统认为的 IL-12/IFN-γ 炎症轴，前者可进一步放大炎性反应。而 IL-23 可以促进 CD4$^+$T 细胞分泌高水平的 IL-17，还可以维持和扩大 Th17 细胞的功能，诱导 Th17 分泌促炎性反应细胞因子 IL-17、白细胞介素-6（IL-6）和少量的干扰素-γ（IFN-γ）。同时，IL-23 在体外人脐血细胞和脾脏细胞还可以诱导 CD8$^+$T 细胞产生 IL-17。陈怡丽等的观察研究表明，受焦虑、抑郁情绪的影响，HPA 负反馈调节异常对 Th17 的分化发育起着诱导作用，从而致使 IBD 患者肠道炎症的发生与加重，虽存在部分疑问和争议，但精神情志因素对 IBD 患者免疫稳态的影响已初见端倪，值得更深一步的研究。

3. 改变神经递质的释放：胃肠道内分泌的各种特定的神经递质参与着不同功能的调节，其中多巴胺（DA）、5-HT 与情感的调节密切相关，而情绪的很大部分受 ENS 的影响，当体内 DA 水平过低，就会使人产生厌世、忧郁、乏力等低落的情绪。而主要分布于胃肠道的嗜铬细胞、血小板和脑组织中的 5-HT 作用更广泛，其作为调节神经活动的一种重要物质，95％在肠道里合成，几乎参与大脑中枢神经系统的所有功能。肠道与大脑的信息传递通过此类物质发挥作用，支配脏器功能、精神状态以及感觉的调节。这些肠胃激素的功能失调不仅对人们情绪产生影响还会作用于胃肠道，产生腹胀、嗳气、便秘，或者腹痛、腹泻等消化道症状，造成人体的感觉不适，进而又会影响患者的情绪，两者相互作用，互为因果。5-HT 信号系统一旦出现异常，常可引起肠道蠕动功能的紊乱、肠道分泌功能的异常，以及内脏植物神经系统的高敏感性。研究表明，在大鼠实验性结肠炎模型中结肠炎症部位 5-HT 增加伴 MC 浸润，而 5-HT 又随焦虑、抑郁情绪的增加而增加，并与组胺共同对 IBD 患者产生致炎作用，出现腹胀、腹痛、腹泻等胃肠动力紊乱、分泌异常、内脏敏感性增高等 5-HT 信号异常而出现的类似临床表现。

有研究报道，IBD 患者缓解期出现腹痛、腹泻等类似肠易激综合征（IBS）样症状，这类 IBD 患者检查通常没有发现胃肠道的组织结构或生化异常，并且对乙酰水杨酸类药物的临床疗效往往不甚理想。而此类患者常常伴有焦虑、抑郁等精神情志的异常。进一步研究发现，IBD 患者肠道黏膜神经递质 5-HT、DA 以及 SP、VIP 含量均明显高于正常对照组。

4. 影响炎性因子和递质的表达：现有的研究表明，IBD 的发病与肠道的免疫功能失常密切相关，肠道免疫稳态失衡所致的炎性反应在 IBD 的整个病程中均起着重要作用。长期的焦虑、抑郁可通过脑-肠轴影响 ENS 的调节，通过激活机体的免疫细胞 MC 致稳态的失衡，引起肠道黏膜的炎性反应，进而发展成为 IBD。MC 作为多功能的免疫细胞具有较强的免疫活性，被认为是参与 IBD 免疫发病机制的一个关键细胞。MC 大量存在于胃肠道，常位于胃肠道黏膜的淋巴、血管及神经元附近，参与着胃肠道黏膜免疫稳态的调节，部分介导着肠道黏膜的免疫功能。同时，激活后的 MC 脱颗粒并释放多种炎性反应递质产生细胞因子和趋化因子，如 IL-6、白细胞介素-10（IL-10）、肿瘤坏死因子（TNF-α）、丝氨酸蛋白酶、组胺（His-tamine）、蛋白聚糖（PG）等，由于组胺的增加，在肠道黏膜上皮离子的转运与 TNF-α 共同作用下，刺激 IBD 患者肠道黏膜并致肠道蠕动的加快而产生腹痛、腹泻等临床症状。

当机体在焦虑、抑郁等精神应激源的作用下，被激活的 MC 脱颗粒可释放白细胞介素-1（IL-1）、IL-8、白细胞介素-13（IL-13）、TNF-α 等炎性细胞因子。还可导致促炎细胞因子与抗炎细胞因子的失衡，以及免疫调节性细胞因子的功能异常，最终增加了肠道黏膜上皮细胞的通透性，使细菌抗原及肠道毒物渗入肠道黏膜下层，进一步加重了 IBD 患者肠道的炎性反应；而在急性炎症期，大脑内炎性因子水平亦升高，大脑局部合成炎性因子成为全身免疫反应的一部分，外周炎症通过神经和体液通路与大脑相互作用。炎性因子穿过血脑屏障并通过激活内皮细胞、血管周围巨噬细胞和神经胶质细胞向大脑中枢传达炎性反应信号。而临床观察也发现，IBD 患者肠道炎症活动期时，其焦虑、抑郁等异常的精神心理表现，显著高于 IBD 缓解期时。

IBD 患者精神情志应激的中医药临床干预

当 IBD 患者有精神情志应激的因素存在时，临床上通常可采用的干预措施有健康教育、心理咨询、心理治疗相关药物和中医药的应用等。前者可利用查房、讲座等方式向患者介绍 IBD 的一些基本知识，列举 IBD 治疗成功的病例，帮助 IBD 患者正确认识疾病并树立战胜疾病的信心，通过减轻心理压力，缓解焦虑、抑郁等情绪状态，来提高 IBD 患者的药物治疗效果。现已发现抗焦虑和抗抑郁治疗可减轻 IBD 患者的临床症状，改善病情恶化及复发，提高 IBD 患者的生命质量。谢睿等旧副使用氟哌噻吨美利曲辛联合美沙拉嗪治疗伴焦虑抑郁状态的 UC 患者，发现其总有效率高达 80%，明显高于对照组的 47.5%。宋军民等使用帕罗西汀治疗中度 UC 伴焦虑、抑郁患者，发现帕罗西汀能改善 UC 患者焦虑、抑郁，通过减轻腹泻和腹痛而促进临床缓解，可作为辅助用药之一。相关实验研究也表明，中医艾灸可以下调 CD 模型大鼠结肠组织异常升高的 SP 及其受体 NK-1R 含量，改善 CD 模型大鼠的肠道炎症。

尤其是中医药对疾病的治疗既注重整体性、又不失个体化，对心身疾病，尤其是 IBD 合并情志致病的治疗具有独特的优势。《黄帝内经》中记载的"怒伤肝，思伤脾，恐伤肾，喜伤心，忧伤肺"就诠释了情志致病的内在联系及作用机制。肝郁脾虚是 IBD 尤其是 UC 患者常见的中医临床证型，忧郁、思虑太过，脾运失健，胃纳失调，肠道传导功能失司，则出现腹胀、腹痛、腹泻脓血便等临床症状，故焦虑、抑郁、情绪紧张等情志致病，亦是 IBD 的主要病因之一，有中医称之为"脾胃-脑相关"。陈业强等研究证明，肝主疏泄的生理特性与胃肠功能密切相关，对于肝郁脾虚及肝脾不和的 IBD 患者，临床选方常用痛泻要方和四逆散加减。张正荣依据中医学理论及临证经验，将 IBD 分为大肠湿热型、肝脾不和型、脾肾两虚型 3 个临床证型，分别选用白头翁汤、痛泻要方合四君子汤、四神丸加减治疗 36 例 IBD 患者，总有效率达 86.11%。

情志不畅，肝失疏泄，可致肝郁气滞，然而气为血帅，气能行血，气行不畅可致血行不利，遂成气滞血瘀或瘀血内阻之病变，贾波等发现在 IBD 患者的中医临床治疗中，中药理气药的使用位居第 3，表明中医治疗 IBD 患者时理气药的应用尤为重要，属肝郁气滞者，必当遣功擅疏肝解郁之柴胡、香附等中药治之。陈旭等使用疏肝健脾颗粒治疗肝郁脾虚型 UC 的疗效观察，结果显示肝郁脾虚型的轻、中度 UC，在应用疏肝健脾颗粒进行治疗后可以明显提高临床疗效。

IBD 属于一种心身疾病，精神应激等情志因素在 IBD 的发生、发展中起到了不可忽视的作用。临床上，在认识和治疗 IBD 的过程中，应重视精神情志的因素对 IBD 患者病情复发及加重的影响，尤其是对 IBD 患者经药物治疗不能显著缓解肠道及全身症状时，有必要进行合理的心理疏导及相应的抗焦虑和抗抑郁治疗。对伴有情志致病的 IBD 患者采用疏肝理气、健脾和胃的中医药治疗将会收到较好的临床疗效。同时，中医药对调节 IBD 患者机体及肠道免疫稳态的失衡也有助于提高 1BD 患者的临床综合疗效。

129　从情志论炎性肠病患者生存质量和影响因素

炎症性肠病（IBD）是一种病因尚不明确的慢性非特异性肠道炎症性疾病，包括克罗恩病（CD）和溃疡性结肠炎（UC）。因 IBD 目前治疗缺乏特效药，病程冗长，易复发，患者肠道症状得到控制后仍需要长期服药，长期的药物治疗和症状反复容易产生心理不良应激和丧失正常社会功能，精神心理因素反过来引起胃肠道功能紊乱，进而影响其生存质量，所以 IBD 是一种比较典型的心身疾病。近年来，传统的生物医学模式已经逐渐被新的"生理-心理-社会"医学模式替代，越来越多的学者提出心身同治的观点，主张从生物、心理、社会等多角度全面综合地认识人体健康和疾病。

中医学早在几千年前的《黄帝内经》中就提出了五志七情致病和形神合一理论。如《素问·上古天真论》的"形与神俱，而尽修其天年"和《灵枢·口问》的"悲哀忧愁则心动，心动则五脏六腑皆摇"。健康相关生存质量（HRQOL）根据世界卫生组织的定义为，个人在其所处文化和价值系统背景下，对自身生活的主观感受。受个体的目标、期望值标准和个体关注点等因素的影响，包括了生理、心理和社会功能等多项维度。关注患者健康相关生存质量是目前国内外研究 IBD 的趋势和热点。学者张钰青等基于中医情志理论，对 90 例 IBD 缓解期患者的 HRQOL 评估和相关影响因素进行了探讨。

临床资料

1. 一般资料：选取广州市某中医院消化内科门诊及病房在 2015 年 6 月至 2017 年 1 月期间符合本研究纳入标准以及知情同意的 IBD 患者 90 例。所有患者均符合第二届欧洲循证医学溃疡性结肠炎或克罗恩病诊治指南的诊断标准。其中男 58 例，女 32 例，年龄 18～65 岁，平均（39.31±12.84）岁，平均病程（88.91±59.13）个月，UC 患者 38 例，CD 患者 52 例。

2. 纳入标准：必须同时符合以下条件。①符合炎症性肠病的诊断标准；②既往无精神疾患；③具有一定的文化程度，能正常沟通，能如实完成问卷；④签署本研究的知情同意书。

3. 排除标准：以下条件有符合一条者予以排除。①拒绝签署知情同意书；②精神障碍或认知障碍者；③并发其他严重的心、肝、肾、消化系统以及恶性肿瘤等疾病。

研究方法

1. 临床资料收集：本次研究为横断面研究，采用纸质版问卷调查的方式，主要测评工具为一般资料调查表、焦虑自评量表（SAS）、抑郁自评量表（SDS）、一般健康状况问卷（SF-36）、炎症性肠病生存质量问卷（IBDQ）采用 Gordon 版。其中一般资料调查表分为两部分，第一部分主要收集受试者的社会资料，第二部分主要收集受试者的临床资料。SAS 和 SDS 主要用于评估受试者的心理应激水平，分别用于测评焦虑和抑郁的水平。SF-36 和 IBDQ 用于评估受试者的健康相关生存质量，SF-36 测量人体的一般健康状况，IBDQ 是由加拿大人 Gordon 设计专门用于 IBD 患者的生存质量问卷，具有较好的效度和信度，广泛用于 IBD 的研究中。

2. 统计学方法：对回收的问卷经检验合格后，数据录入依照双盲录入原则，由两名录入人员进行平行录入，录入完毕后由专人进行再次核查，保证数据库中文件的数据准确无误。采用 SPSS18.0 统计软件进行处理，比较计量资料数据之间的差异性采用 t 检验或秩和检验，分析多变量之间的关系采用多元相关分析和多元线性回归分析。取 $\alpha = 0.05$ 为检验水准。

结　　果

1. 受试者的各项评分：受试者观察的项目，计量资料以平均数±标准差的形式呈现，计数资料以 n（%）的形式，频数和频率。大部分 IBD 受试者（74.4%）已婚，无受试者承认有炎症性肠病的家族病史，平均病程为 88.9 个月，大部分受试者（50.3%）认为无明显病因诱导导致该病。SAS 和 SDS 的平均得分分别为（41.99±11.93）分和（44.46±13.54）分，根据情绪自评量表的规定，低于 50 分者为正常，故受试者的焦虑和抑郁情绪平均水平处于正常状态，但 14.4%、10.0%、1.1% 的患者分别有轻度焦虑、中度焦虑、重度焦虑，22.2%、10.0%、4.4% 的患者分别有轻度抑郁、中度抑郁、重度抑郁。

2. 生存质量的影响因素：①不同性别（男、女）和婚姻状况（已婚、未婚）的患者生存质量之间差异无统计学意义（$P > 0.05$），多样本秩和检验的结果提示不同职业（商人、工人、干部、学生、退休、其他）、不良嗜好（吸烟、酗酒）、医保类型（普通医保、公费、自费）的患者生存质量之间差异无统计学意义（$P > 0.05$）。②计量资料变量与拟观察的生存质量（IBDQ 总分）经多元相关分析可得，年龄、病程、受教育时间与生存质量无明显相关性（$P > 0.05$），精神心理因素的焦虑和抑郁水平与生存质量有显著相关性（$P < 0.01$）。③根据以上结果，本研究进一步建立回归方程模型，第一步先将性别、年龄、受教育时间、婚姻状况、工作类型（职业）、不良嗜好和医保类型等指标作为自变量，IBDQ 总分作为因变量，结果显示回归方程无意义（$P = 0.748$）；第二步在此基础上添加自变量 IBD 类型（UC、CD），回归方程仍然无意义；第三步在第二步基础上添加自变量精神心理因素（SAS、SDS），回归方程有显著意义（$P < 0.001$），决定系数 $R^2 = 0.589$。通过多步的回归方程分析发现，焦虑和抑郁的水平是影响 IBD 患者 HRQOL 的重要因素。④为了进一步验证这个结论，直接以 IBDQ 总分和各项维度得分为因变量，以 SAS 和 SDS 得分为自变量建立回归方程，所得方程皆有显著意义（$P < 0.001$），其中用焦虑和抑郁情绪变化作为自变量可以解释 51.5% 的 IBD 患者生存质量变异，说明焦虑和抑郁情绪是影响 IBD 患者生存质量的重要因素。

讨　　论

中医情志理论认为，情志是人对外界刺激所产生的感受和体验，外界刺激是产生情志的必要条件，当情志刺激强烈或持久，超过了人体体质禀赋所决定的心理和生理适应能力，使人体气机紊乱，脏腑阴阳气血失调，从而导致疾病的发生。在中医情志体系中，以五脏为中心，以气机作为中间介质，形神之间是可以相互作用和相互影响的，形神之间存在着五行对应关系。所以中医学"形神合一"的整体生命观与现代心身医学的"心身合一"同出一辙。

本研究结果发现，IBD 患者存在焦虑和抑郁情绪，其中 26.6% 有焦虑症状和 37.2% 有抑郁症状，而且焦虑和抑郁的情绪是影响 IBD 患者生存质量的重要因素。这一结论与国外大部分研究者的观点一致，研究证实了焦虑和抑郁情绪影响 IBD 患者的生存质量，只是他们通过不同的中间变量（中介）来解释这一观点，Hyphantis 等认为焦虑和抑郁会导致躯体化，躯体化会影响 HRQOL；SimrénM 等指出焦虑和抑郁通过影响肠易激症状反复发作，是导致 HRQOL 低的重要原因；Thiago 证实了心理一致感是精神心理因素和生存质量的中间变量，心理一致感高的 IBD 患者可以消除心理不良应激以提高生存质量。但截止目前为止，精神心理因素影响炎症性肠病患者 HRQOL 的作用机制尚不明确，包括心理不良应激是来源于疾病本身或激素治疗引起的不良反应，精神心理因素是否会导致 IBD 发病或影响 IBD 疾病进程，仍需要进一步的研究。

本研究基于中医情志理论，重点讨论精神心理因素如何通过影响人体气机和脏腑功能，进而影响炎症性肠病患者生存质量。"炎症性肠病"在中医古籍中没有过多的论述，但其具有病程长、反复发作等特点，从其发病的核心病机来看，与"脾"与"湿"的关系极为密切。中医学认为，炎症性肠病多由于感受湿热或饮食不节或情志不畅或过劳导致脾气受损，在中华中医药学会脾胃病分会制定的《溃疡性结肠炎中医诊疗共识意见》中就明确指出："湿热蕴肠，气滞络瘀为基本病机，脾虚失健为主要发病基础"。中医学认为，肝为将军之官，主疏泄，有调畅气机的作用，人体气机的升降出入与肝的关系十分密切，所以情绪的变化与肝的关系最大。肝与脾是相克关系，脾胃的运化以及气机的升降与肝脏疏泄异常密切相关。一方面，肝气不疏，横逆克脾，可呈现出肝郁脾虚之证或者患者素体脾气不足，则成土虚木亢之证；另一方面，肝气虚证，则木虚不能疏泄脾土。故情志不畅会导致肝脏疏泄异常，影响脾胃运化，加重炎症性肠病脾虚失健的病机。炎症性肠病患者的情绪问题是呈渐进性发展的，也与患者的自身体质特点有一定的关系。发病之初，患者多体质盛实，由于对疾病的发病和预后不理解，情绪多以紧张、担心以及思虑等为主；随着病情的发展，患者对疾病有了一定的了解和适应，紧张、担心的比例在下降，但缘于本病病程冗长，症状易复发，需要长期服药，造成较大的经济和心理负担，患者容易出现以情绪低落、心境悲观为主的抑郁症状。

　　焦虑情绪的主要临床表现为惊恐不安和精神紧张，大部分医家认为焦虑症的病机关键为肝气郁结，进而扰动心神、肾志。《临证指南医案》指出"肝病必犯土，是侮其所乘也，克脾则腹胀，便或溏或不爽"。《景岳全书·泄泻》指出"凡遇怒气便作泄泻者，必先以怒时夹食，致伤脾胃……盖以肝木克土，脾气受伤使然"。肝为刚脏，肝木克土，肝气郁结则横逆犯脾胃，脾失运化则湿滞肠腑，加重腹泻、纳呆等症状。若肝郁化火则出现易怒易激惹，相火遂下移于肠道，加剧肠道湿热蕴蒸之象，则血便、脓血便加重。若心神、肾志受损，出现注意力不集中、健忘、反应迟钝、失眠心烦、坐卧不宁等，势必影响IBD患者的正常社会功能。加之焦虑情绪本身就影响患者的情感功能，面对应激时，处于焦虑状态的IBD患者更加无法控制自己的情感反应，容易出现激动、紧张，所以焦虑情绪对IBD患者的生存质量造成了全方位的不良影响。抑郁情绪以情感低落、抑郁悲观为主要临床表现，多属阴证，为阳气不足之象，与七情中的"悲""忧"相近，与中医的"郁证"较为类似，《灵枢·本神》述"心气虚则悲"；《圣济总录》述"五脏气不足，发毛落，悲伤喜忘"。多数医家认为其病机是郁证之初情志过极，肝郁气滞，经久不愈，耗伤五脏阳气，阳气不足，生发无力所致，故五脏阳气不足是抑郁症状重要的病理基础。缘于IBD病势绵长难愈，正虚邪恋反复发作，日久则耗伤五脏阳气，阳虚则诱发抑郁发作。五脏之中，肝主疏泄，调畅情志，所以导致抑郁症的脏腑归属主要在肝，抑郁情绪的主要病机是肝气虚。有抑郁情绪的IBD患者，因肝气虚不能正常疏泄脾胃，导致脾胃失司、湿滞肠腑，则生水谷不化之飧泄和脾胃升降失调之中满证，故抑郁情绪会加重IBD患者的肠道症状。正如《血证论·脏腑病机论》所述，木之性主于疏泄，食气入胃，全赖肝木之气以疏泄之而水谷乃化。另肝为"罢极之本"，且肝主筋，《素问·上古天真论》"肝气衰，筋不能动"，肝气虚则见神疲乏力、运动迟缓等全身症状，故IBD患者常见注意力不集中、工作效率低下以及容易疲劳，社会功能以及生理职能势必受损。基于中医学的情志理论，焦虑情绪和抑郁情绪通过影响人体气机的正常运行以及脾胃、肝、肾、心等脏腑的正常功能，使人体气血循环出现错乱，脏腑功能失调，导致IBD患者的生理、心理和社会功能等受到严重破坏，生存质量下降。

　　中医的情志医学理论不仅认识到七情可以致病，也主张七情治病，以情治情。在治疗炎症性肠病这一心身疾病的临床诊治过程中，临床工作者应坚持"形神合一"的观点，充分发挥中医整体观治病的优势，除了关注肠道症状和全身症状，对症治疗，还应密切关注患者的精神心理因素，及时与患者进行沟通和交流，鼓励患者倾述，倾听和共情患者的内心想法。临床工作者还应根据每个患者的证型和心理特点，辨证论治和辨证施护，合理运用中医心理疗法进行干预和护理。熊玲等运用中医情志护理慢性溃疡性结肠炎患者，包括以情胜情护理、移情易性护理以及顺情从欲护理等手段，结果显示中医情志疗法可有效缓解患者的焦虑和抑郁等不良心理应激，提高生存质量。公培云等使用移情易性、顺情从欲以及音乐疗法等中医情志护理手段对肝郁脾虚型的UC患者进行干预，结果显示不仅有利于改善负性情绪，还可调节 T 淋巴细胞亚群紊乱。

综上所述，IBD 是现代"生理-心理-社会"医学模式下的一种心身疾病，患者存在着显著的焦虑和抑郁情绪，影响人体气机正常运行和损害脾胃、肝、肾、心等脏腑功能，导致机体精神心理健康和躯体生理健康均明显受损，严重影响了患者的 HRQOL。中医临床工作者应密切关注炎症性肠病患者的焦虑和抑郁情绪，在中医情志理论的指导下，有针对性地消除不良心理应激，从而调整脏腑阴阳气血平衡，改善患者的精神、情志状态，提高患者的 HRQOL，促进患者的预后康复。

130 基于 Tfh 细胞论中医治疗炎性肠病的新策略

炎症性肠病（IBD）是一组慢性复发性肠道炎性疾病，包括克罗恩病（CD）和溃疡性结肠炎（UC）。IBD 的临床症状以腹泻、腹痛、便血、体质量减轻为主要症状，严重的甚至会发生癌变，严重影响人的健康。目前，IBD 的病因及发病机制尚不明确，但一致认为环境因素、遗传易感性、免疫失调和肠道微生物可能与 IBD 的发生有关，其中，免疫功能异常被公认是导致 IBD 的重要因素之一。长期体液免疫的建立和感染后病原体的清除依赖于高亲和力的抗体类别转换的产生。滤泡辅助性 T 细胞（Tfh 细胞）是辅助 B 细胞产生高亲和力抗体的新型 CD4+ T 细胞亚群，其分化与功能异常可导致包括 IBD 在内的自身免疫性疾病的发生。近年来，中医药对 Tfh 细胞的调控作用也日益得到大家的重视，并开展了广泛的研究。研究发现中医药可有效治疗 IBD，毒副作用小，患者耐受性良好、复发率低。学者王梦雪等对 Tfh 细胞分化与功能、在 IBD 发病中的作用以及中医药干预作用进行了全面的阐述，从 Tfh 细胞角度探讨中医药治疗炎症性肠病的新策略。

Tfh 细胞

1. Tfh 细胞的分化：Tfh 细胞由 CD4+ T 细胞在特异性转录因子 Bcl-6 的调控下分化而成。典型的 Tfh 细胞分化过程从树突状细胞激活初始 CD4+ T 细胞开始。Tfh 细胞分化的第一个阶段发生在 T 细胞区，在树突状细胞激活 T 细胞后，形成了 pre-Tfh 细胞，并逐渐迁移至 B 细胞滤泡内。当 Tfh 细胞克服负调控障碍时，Tfh 细胞分化就进入到了第二个阶段，该阶段发生在 T-B 细胞交界区。当 Tfh 表达的诱导性协同刺激分子（ICOS）与来源于 B 细胞的 ICOSL 共同结合后，CD4+ T 细胞就开始向 B 细胞滤泡发生定向迁移。而生发中心（GC）则是分化的最后阶段所在地，Tfh 细胞将在 GC 最终分化为 GC Tfh 细胞。

2. Tfh 细胞的功能：Tfh 细胞提供辅助信号帮助自身反应性 B 细胞存活、分化及产生抗体，亲和力较低的 B 细胞将会被 Tfh 细胞限制进入 GC，而亲和力较高的 B 细胞将更容易进入 GC。因此，促进 GC 的形成和发育是 Tfh 细胞最主要的功能。GC 形成后 Tfh 细胞通过产生和选择具有高亲和力的 B 细胞来增强免疫，抵御病原体的入侵。事实上，如果缺乏 Tfh 细胞，GC 就不会形成和发育，长寿浆细胞的生成受到抑制，长期抗体反应也会失衡。

3. Tfh 细胞的主要蛋白分子：Tfh 细胞的主要蛋白分子包括趋化因子受体 5（CXCR5）、ICOS、程序性死亡分子-1（PD-1）、白细胞介素 21（IL-21）、CD40L 等，这些分子在 Tfh 细胞的归巢、功能发挥以及细胞分化过程发挥了重要作用。研究发现 CXCR5 的表达影响着 Tfh 细胞的归巢和功能，使得 Tfh 细胞能够趋化并停留在滤泡中，促进 GC 的形成。ICOS 影响 GC 的形成和 B 细胞的发育，以及免疫球蛋白类型的转换，同时，ICOS 也能刺激 IL-21 的生成。PD-1 信号则可以调节浆细胞的形成。无论是在维持 GC 反应、产生记忆 B 细胞，还是在形成高亲和力浆细胞的过程中，CD40L 都是必不可少的。GC Tfh 细胞产生的 CD40L 和 IL-21 是维持 GC B 细胞存活和诱导其增殖的主要分子。

Tfh 细胞在 IBD 发病中的作用

目前的研究发现表明，Tfh 细胞过度活化，Tfh 细胞亚群功能调节失常，Tfh、Tfr 细胞分化异常及 Tfh/Tfr 细胞比例失衡，这些因素可单独或共同诱导 IBD 的发生和发展。

Tfh 细胞可以单独作为一种致病因素参与肠道炎症反应。Wang 等报道在 CD 患者中，Tfh 细胞数量显著高于健康对照组，表明 Tfh 参与了 CD 的发病过程。Zhang 等研究发现 CD 患者肠道组织中 Tfh 相关基因产物 IL-21、CXCR5、ICOS、PD-1 和 Bcl-6 的表达显著上调。此外，李世权等研究发现与正常小鼠相比，UC 小鼠的外周血和结肠组织中 Tfh 细胞比例和 PD-1 蛋白表达升高。这些研究表明 Tfh 细胞水平异常是 IBD 发病的主要重要特征之一。

Tfh 细胞功能蛋白分子的异常表达也参与 IBD 的发病，如促进 Tfh 细胞生成和分化 Bcl-6、ICOS，两者表达水平升高则诱导 IBD 的发生；而通过抑制 Bcl-6、ICOS 的表达可阻止实验性结肠炎进一步发展。在 IBD 患者中，肠黏膜中 CD40 的细胞数量明显高于对照组，CD40、CD40L 在结肠部位的高表达证实了 CD40/CD40L 途径也参与了 IBD 的发病过程。PD-1 的缺乏改变了肠道微生物多样性结构，直接抑制了炎性细胞因子的产生从而阻断实验性结肠炎的发展。IL-21 是 Tfh 细胞分泌的主要细胞因子，在炎症反应中具有双向调节作用。一方面 IL-21 能够促进 Tfh 细胞的分化和成熟；另一方面，IL-21 也可以触发炎症反应，导致自身免疫性疾病的发生。研究表明在 UC 患者和小鼠中，Tfh 细胞和 IL-21 表达升高，促进了 UC 的发生发展。杨有光发现 Bcl-6/IL-21 可以调控 IBD 患者中 Tfh/Tfr 的变化并促进 IBD 的发生发展。因此，干预 Tfh 细胞可能成为今后研究 IBD 发病机制和新药研发的方向之一，这为靶向治疗 IBD 提供了新思路。

中医药调控 Tfh 水平治疗 IBD

1. 中医药复方调控 Tfh 水平治疗 IBD：IBD 作为一种慢性复发性肠道疾病，属于中医学"痢疾""肠风""泄泻""五更泻"等范畴。在中医辨证论治和整体观念的指导下，中医药复方可通过调理阴阳、脏腑而有效地治疗 IBD。同时研究表明中医药复方治疗 IBD 的方式机制可能与调节 Tfh 细胞水平或功能有关。目前，中医临床常运用四神丸、左金丸、芍黄安肠汤等复方治疗 IBD，取得较好疗效。四神丸具有温脾补肾、固肠止泻之功，大量的研究证实了四神丸在治疗 UC、肠易激综合征等肠道疾病方面效果显著。而从药理方面探讨四神丸的作用机制，为四神丸治疗 IBD 提供了理论依据，如 Liu 等实验证明四神丸可明显降低慢性结肠炎小鼠结肠质量指数，恢复结肠长度，降低结肠病理损伤评分，缓解镜下病理形态学损伤。近一步研究发现四神丸能明显升高 $CD4^+CXCR5^+IL-10^+$（Tfh10）、$CD4^+CXCR5^+$ $Foxp3^+$（Tfr）水平，降低 $CD4^+CXCR5^+IL-17^+$（Tfh17）细胞和 $CD4^+CXCR5^+$ Tfh 细胞表面 Bcl-6、ICOS、PD-1、PD-L1 表达水平，升高 Blimp-1 表达；且结肠组织中 Bcl-6、STAT3、p-STAT3、SAP 表达显著降低，而 Blimp-1 则明显升高，提示四神丸可通过抑制 Bcl-6/Blimp-1 通路调节 Tfh10、Tfh17 和 Tfr 细胞平衡，从而有效治疗慢性结肠炎。左金丸由黄连和吴茱萸配伍而成，可清肝火，降胃气，临床常运用其加减方治疗 IBD，并取得不错的疗效。在实验性结肠炎中，左金丸也发挥了治疗作用，金晶等发现左金丸显著升高结肠炎小鼠外周血中 Tfh1、Tfh10、Tfh21 数量，显著下降 Tfh17 数量；刘素萍等也发现左金丸给药后 $CD4^+CD44^+CXCR5^+$ 细胞（Tfh）水平明显下降，而 $CD4^+CXCR5^+Foxp3^+$（Tfr）及 $CD4^+CXCR5^+Blimp-1^+$ 细胞水平均明显升高，同时小鼠结肠组织 Blimp-1、SAP 蛋白表达量及 Bcl-2/Bax 比值显著上调，Caspase-3、Bax、STAT5 表达显著下调，提示左金丸可能通过多种途径调节 Tfh/Tfr 细胞平衡而有效治疗 IBD。尽管四神丸和左金丸均可通过干预 Tfh 细胞亚群平衡而有效治疗实验性结肠炎，但其调控 Tfh 细胞的途径和作用靶点并不明确。

当前中医药直接干预 Tfh 细胞的证据还不够充分，但大量的研究表明中医药可间接通过调控 Tfh 细胞分化途径相关蛋白的表达治疗结肠炎。研究发现芍黄安肠汤可以通过降低活动期 UC 患者 TNF-α、IL-17、IL-21 水平起到治疗 UC 的效果。健脾益肠散、清肠化湿方、化浊解毒愈疡煎和四神丸均可通过降低 CD40 及其 mRNA 的表达，升高 CD40L 表达而有效治疗小鼠 UC 症状。白术水煎液也证实对 UC 大鼠辅助性 T 细胞相关因子 IL-6、IL-17 和 IL-2 有调节作用。以上研究均表明，除了直接干预 Tfh 细胞的方式外，中医药也可以通过调控 Tfh 相关活化途径来达到治疗 IBD 的目的。

2. 中药有效组分调控 Tfh 水平治疗 IBD：尽管中医药复方通过调控 Tfh 细胞治疗炎症性肠病的作用靶点复杂而不明，但多种中药有效组分，如姜黄素、小檗碱、苦参素等中药有效组分，不但可以调节 Tfh 细胞水平和功能，还可有效地治疗实验性结肠炎。如被广泛地运用于临床和实验性结肠炎的姜黄素，李世权等报道经姜黄素给药治疗后，结肠炎小鼠疾病活动指数、结肠黏膜病理学损伤评分明显降低，CD4$^+$CXCR5$^+$PD-1$^+$ Tfh 细胞比例、IL-21 表达降低，CD4$^+$CXCR5$^+$Foxp3$^+$ Tfr 细胞比例升高，且 Tfh 细胞相关蛋白 Bcl-6、ICOS、PD-1 表达均降低，提示姜黄素通过抑制结肠炎小鼠体内的 IL-21 水平，调节 Tfh/Tfr 细胞比例平衡，达到治疗 UC 的目的。小檗碱是中药黄连的主要成分之一，也是治疗 IBD 的常用药物。李呈贞等发现小檗碱治疗后，IBD 小鼠病理损伤和结肠大体损伤评分下降，脾脏中 Tfh 细胞亚群的比例降低，Tfh 细胞相关转录因子水平下降。苦参具有清热燥湿之功，可以用于治疗热痢，也是治疗 IBD 的主要药物，其主要成分是氧化苦参碱。王刚等报道与对照组相比，氧化苦参碱可减少 CD4$^+$ICOS$^+$CXCR5$^+$ Tfh 细胞比例，抑制 Bcl-6 mRNA 转录水平和 IL-21 的表达，表明氧化苦参碱可能通过调节 Tfh 细胞的功能治疗免疫性疾病。以上研究表明，中药有效组分可直接通过调控 Tfh 细胞水平有效治疗 IBD。

Tfh 细胞在 IBD 中的致病作用已被证实，目前中医药复方和中药有效组分能直接调控 Tfh 细胞水平或间接通过调控 Tfh 细胞分化途径相关蛋白来有效治疗 IBD。

131　炎性肠病诊治和中医治疗优势

炎症性肠病（IBD）主要分为溃疡性结肠炎（UC）和克罗恩病（CD）。IBD 病因和发病机制尚不明确，目前认为与环境因素、遗传易感性、免疫因素及肠道菌群等多种因素均有关。随着不良饮食习惯及社会压力的加剧，IBD 患病人数逐年增加。我国每年 UC 患病率约为 11.6/10 万，发病高峰年龄为 20～49 岁，男女比例（1∶1）～（1.3∶1），性别差异不明显。CD 发病高峰为 18～35 岁，男女比例约 1.5∶1。IBD 治疗缺乏特异性，治愈难度大，病程迁延，反复发作，已成为全球性疾病。学者苏晓兰等首先对 IBD 的诊治现状进行了剖析，然后对中医药在该病治疗中的优势和特色进行了梳理，以期为 IBD 的诊治和预防寻找到新的切合点。

IBD 的诊治现状

IBD 临床复发和缓解不断交替，患者生活质量低，反复就医，社会、经济和医疗负担大。我国自 1956 年开始，多次修订 IBD 诊断和治疗的共识意见，规范和提高了该病的临床诊治水平。常用药物治疗在诱导和维持临床缓解，促进黏膜愈合方面有一定疗效，但仍不能满足临床需求。

1. 诊断体系复杂，缺乏金标准，易漏诊、误诊：IBD 诊断缺乏金标准，需要结合临床表现、内镜表现、实验室检查、影像学和病理组织学进行综合分析，若诊断存疑，需在一定时间内进行复查，并且强调多学科会诊。在临床实践中诸多复杂的问题又会增加诊断的难度，导致误诊、漏诊。此外，我国部分内镜医师在无病理及实验室检查的情况下，仅靠内镜下的典型表现就直接诊断；也有临床医师依据临床表现，仅凭经验判断，易造成误诊，给后期治疗带来不便。药物性肠炎、阿弗他溃疡等疾病存在与 IBD 重叠的症状或镜下表现，鉴别困难，又在一定程度上增加了误诊和漏诊率，更需综合分析后进行诊断。

2. 药物治疗是把双刃剑，仍难以满足临床需要：IBD 治疗目标是诱导并维持临床缓解以及黏膜愈合，防治并发症，改善患者生活质量，加强对患者的长期管理。治疗药物主要为 5 - 氨基水杨酸（5-ASA）、糖皮质激素、免疫调节剂和生物制剂，若内科治疗疗效不佳和/或药物不良反应已严重影响生活质量者则可采用外科手术治疗。

（1）常用治疗药物（氨基水杨酸类、激素、免疫抑制剂）面临挑战。5-ASA 可抑制脂氧化酶的活性，减少白三烯 B4 合成，抑制环氧化酶，减少炎症反应有关物质，清除氧自由基，抑制中性粒细胞的功能等，因其作用机制广泛，临床疗效稳定，欧洲克罗恩病和结肠炎组织（ECCO）共识和我国 IBD 共识均推荐其为治疗轻中度 IBD 患者的主要药物，并用于 IBD 缓解期的维持治疗。IBD 病程漫长，需长期用药。5-ASA 在缓解期 UC 患者应用中仍存在一些问题尚未达成共识，如应用剂量、能否减量、如何减量以及疗程等。也有研究显示，约 50% 的 UC 患者口服 5-ASA 依从性较差，局部和口服的不良反应发生率分别达 21.0%、33.0%。糖皮质激素能够控制炎症、抑制自身免疫反应、减轻中毒症状，显著降低重度 UC 病死率，亦被推荐为中度活动期 CD 患者最常用的治疗药物；但长期使用易产生多种不良反应，如肾上腺皮质功能不全、骨质疏松等，且易产生激素依赖或激素抵抗，不能用于维持治疗。免疫抑制剂主要用于激素依赖等难治性 IBD，不良反应发生率较高，主要是胃肠道反应、骨髓抑制、感染、肝毒性、肾毒性等。ECCO 提出硫唑嘌呤（AZA）与非霍奇金淋巴瘤和继发非黑色素瘤性皮肤癌的风险增加相关。因此，服药期间应严密监测血常规、肝肾功等。

（2）生物制剂价格昂贵，国内品种单一，临床应用受限。近年来，新型生物制剂的出现为 IBD 治疗提供了新的策略和选择。抗肿瘤坏死因子（Anti-TNF）制剂英夫利西单抗（IFX）最早应用于临床，可使 UC 和 CD 患者达到临床缓解，内镜下黏膜愈合。美国食品药品监督管理局（FDA）已经认证了 7 种生物制剂，包括 4 种 TNF 抑制剂：IFX、阿达木单抗（Adalimumab，ADA）、赛妥珠单抗（CZP）和戈利木单抗（Golimumab）；2 种整合素抑制剂：那他珠单抗（Natajumab）和维多珠单抗（Vedolizumab）；1 种 IL-12/IL-23（p40）抑制剂：优特克单抗（Ustekinumab）。网状 meta 分析显示，IFX、ADA、CZP 等生物制剂在 CD 患者临床应答率、临床缓解率、黏膜愈合率方面均优于安慰剂（$P <$ 0.05）。此外，有荟萃分析显示，IFX 在诱导 UC 临床应答方面优于传统疗法，ADA 在诱导 UC 临床缓解和临床应答方面均优于传统疗法。CZP 对于 IFX、ADA 治疗失应答 CD 患者能起到较好的诱导缓解和维持治疗作用。维多珠单抗治疗 52 周的中重度 UC 患者的临床缓解率较阿达木单抗组高 9%，显示了整合素抑制剂的优越性。生物制剂价格昂贵，且有增加感染的风险，伴有不良反应和诸多并发症。此外，生物制剂具有固有的免疫原性风险，很难完全避免；有关 IBD 治疗反应的预测因素至今在临床实践中尚无适合的可靠指标，且国内生物制剂品种单一，大多数地区仍未纳入医保，导致患者经济负担重。生物制剂的选择需要考虑不同国家和地区药物上市情况和使用标准、有效性、安全性、患者意愿、性价比等因素。生物制剂在诱导和维持 IBD 临床缓解、促进黏膜愈合方面取得了一定的疗效，但不是所有患者均有效，在药物维持治疗阶段，抗 TNF 制剂会面临原发有效后的失效问题，尚缺乏长期有效性的证据支持。

3. 忽视心理因素，缺乏长期管理：IBD 缠绵难愈，需长期治疗，生活质量下降、药物的不良反应、多次实验室及肠镜检查、沉重的经济负担等可对患者精神、心理产生不同程度的影响。心理因素影响了 IBD 的发生和发展，还是长期的躯体不适给患者带来精神心理方面的影响，目前存在一定争议。研究发现，IBD 患者心理问题的发生率高于健康人群，焦虑和抑郁状态发生率分别为 35%、22%。焦虑、抑郁状态可以加重 IBD 患者的肠道炎性反应和症状严重程度，增加复发率，影响治疗效果。与缓解期相比，活动期 IBD 患者发生焦虑、抑郁状态的比例更高。此外，患者的性别、年龄、受教育程度、社会经济地位、疾病严重程度等多种因素均可能影响 IBD 患者的焦虑、抑郁症状，但目前对 IBD 患者合并焦虑、抑郁状态等心理因素的相关研究并不多见，尚需进一步研究。抗焦虑抑郁类药物不仅能提高 UC 合并焦虑抑郁患者的生活质量，同时也有辅助治疗作用，但目前诊疗共识中尚未将该类药物纳入治疗方案，且临床对于此类药物的选择和应用仍无统一意见。随着生物-心理-社会医学模式的转变，心理治疗可能成为 IBD 传统治疗的重要补充，从而更好地提高患者的生活质量。此外，IBD 治疗周期长，维持治疗 3～5 年或者更长，且有癌变风险。因此，长期病情的监测与管理尤为重要。我国 2018 年 IBD 共识意见明确将"加强对患者的长期管理"纳入治疗目标。与西方国家相比，我国 IBD 长期管理处于起步阶段，相关研究较少，尚缺乏整体性、统一性和实践性。

中医药治疗 IBD 的特色与优势

根据临床症状，中医学将 IBD 归属于"休息痢""久痢""泄泻""痢疾""肠澼"等范畴。中医药在整体观念和辨证论治指导下，辨病与辨证相结合，多维度诊疗，针对疾病的发病特点，运用不同的给药途径，随症灵活加减用药，重视情志致病，个体化治疗，改善患者体质，在 IBD 的治疗方面具有明显特色与优势。

1. "天人合一"整体观，多维度诊疗模式：《素问·宝命全形论》云"人之有形，不离阴阳"。"天人合一"的整体观以人为中心，从饮食、起居、劳作、社会和自然环境等多层面、多环节考虑，既要考虑人体自身的整体性，又需将人体、疾病放到生态环境背景上，调节机体与环境之间以及人体内部动态变化，以恢复机体阴阳的相对平衡。在"天人合一"的整体观指导下，IBD 多维度诊疗模式从病因、病机、病性、病位、症状、分期、证候、内治、外治等多层次综合立法遣方论治，而不必拘泥于传统之辨证论治。IBD 中医治疗方法依据分级、分期、分段的不同而制定，以临床症状为依托，四诊悉俱，追溯病因、病史、病程等，施以个体化治疗，充分发挥以中医思维为主导的疗效优势。中医特色的 IBD 慢病管理包括治疗、饮食、作息、情绪、养生等，正是多维度诊疗模式的体现。一项治疗 UC 缓解期的 RCT 研究显示，包括中医治疗、护理、调摄、健康教育、随访等多种措施的中医特色慢病管理，疗效显著且持久稳定，肠黏膜愈合质量高，且能减少医疗费用，提高患者的生活质量，不良反应少，安全性高。

2. 中药复方、单方疗效确切：国内多项临床研究及 Meta 分析均表明中医药在缓解 IBD 患者临床症状，促进黏膜愈合，防止并发症发生，提高生活质量和降低疾病复发率等方面疗效确切。临床常用中药复方有芍药汤、白头翁汤、葛根芩连汤、参苓白术散等加减。苏晓兰团队前期研究显示，与美沙拉嗪比较，国医大师路志正经验方乌梅败酱方能够较好地缓解轻中度 UC 患者临床症状，提高中医证候疗效，修复肠黏膜，改善患者生存质量；且基础实验证实该方对实验性 UC 小鼠具有一定的预防作用。芍药能明显改善 UC 患者的临床症状，促进肠黏膜的恢复，总有效率达 94.44%。国外一项随机对照试验纳入 224 例轻中度 UC 患者以评估穿心莲提取物（HMPL-004）的有效性，结果显示治疗 8 周 HMPL-004 临床有效率 60%，优于安慰剂组。青黛服用 8 周能有效诱导 UC 患者临床应答率，提高临床缓解率和黏膜愈合率。

3. 内外结合，作用独特：《理瀹骈文》云"外治之理，即内治之理，外治之药，即内治之药。所异者法耳"。中医外治法在疾病的治疗中具有重要作用。IBD 患者病变解剖部位较为特殊，口服药须经过肝脏至大循环，部分药物在肝脏发生代谢，故单一口服往往效果并不理想。直肠黏膜血循环活跃，吸收能力强。灌肠作为中医外治法中一种独特的治疗手段，其优势在于通过肠黏膜直接吸收药物，不仅可提高病变部位的血药浓度，充分发挥药物局部抗炎作用，使药力直达病所，还可避免肝脏首过消除效应、消化酶破坏药物药性和药物造成的胃黏膜损伤等，提高药物利用度。一项纳入 28 项随机对照试验（RCTs）包含 2477 例患者的 Meta 分析显示，中药保留灌肠治疗 UC 总体疗效优于柳氮磺吡啶和美沙拉嗪，并且复发率低，不良事件少。中药内服或灌肠的同时，还可配合针灸、拔火罐、脐疗、穴位埋线等外治法，可起到辅助作用。李红波等应用针刺联合芍药汤治疗 UC 总有效率显著升高，患者症状及体征改善均更加明显。谷凌云等采用雷火灸联合乌梅丸加减口服治疗 UC，与单纯口服美沙拉嗪比较，疗效更佳，复发较少。

4. 心理调护，情志干预：恐癌心理、丧失治疗信心及对特殊检查的恐惧等可能会使 IBD 患者产生焦虑、抑郁等心理障碍。长期精神过度紧张、恼怒抑郁后，易致肝气乘脾土，脾胃运化失常，大肠传导失司，水谷并下，日久则湿浊蕴于肠道，气滞血凝，血肉腐败，诱发疾病的发生，影响疾病的进程及预后。IBD 亦是一种典型的心身疾病，抗焦虑抑郁药物均具有一定的不良反应，针对 IBD 患者这一特殊人群，其用药选择、剂量、疗程等尚无统一标准。临床实践证实中医情志疗法治病的经验丰富，对 IBD 进行中医情志干预，可以改善患者的心理状态，减少精神心理药物的使用。《东医宝鉴》云："欲治其疾，先治其心，必正其心，乃资于道。"谈望晶等从情志致病探讨中医论治 UC，旨在从病机本质着手，调畅情志以协调人体阴阳平衡。中医情志护理可提高 UC 患者生活质量，并明显改善直肠敏感性；另有研究显示，情志护理可提高 UC 患者外周血中 T 淋巴细胞 CD4$^+$、CD8$^+$ 水平，降低 CD4$^+$ 与 CD8$^+$ 的比值，调节细胞免疫功能。

5. 改善体质，防止复发：中医体质理论是指个体体质由先天禀赋与后天获得共同作用下呈现出相对稳态的固有生理心理状态，具有多元性、差异性、相对稳定性和动态可变性等特点，进而导致对疾病的易感性不同。研究表明，痰湿质、湿热质和阳虚质与 UC 的患病率密切相关，是导致疾病发生的主要危险因素。通过调整体质降低易感性成为临床 IBD 防治的重要途径，中医药治疗能够明显改善患者的体质，扶助正气，以达到长期缓解和减少复发。"正气存内，邪不可干"，改善 IBD 患者体质，诸多医家以补肾温阳之法居多，如李振华重用小茴香、吴茱萸、炮姜、桂枝等辛温大热之品，祛年久之寒湿。曹志群提倡使用血肉有情之品温补病久所致的脾肾虚寒，多以温而不燥之鹿角霜作为首选。中医药治疗 IBD 疗效确切，能有效缓解病情，预防复发。

132　从脾虚湿热论低级别炎症结肠炎

　　"低级别炎症结肠炎"是一种以腹泻、腹痛、大便黏腻不爽、里急后重等为主要临床表现的结肠黏膜慢性炎性肠病，其电子结肠镜下表现为黏膜的充血、水肿、糜烂、血管纹理欠清晰，表现不同于肠易激综合征的"未见明显异常"，亦不同于溃疡性结肠炎有典型的溃疡等表现。其肠镜表现介于肠易激综合征及溃疡性结肠炎之间，即介于功能性疾病及器质性疾病之间，因此牛锦锦将该类疾病命名为"低级别炎症结肠炎"。此类疾病在临床中多见，因其起病隐匿、病程长、病情易反复、临床症状多变，病因及影响因素复杂，给患者的生活及工作带来诸多困扰。近年来肠道疾病的发病率呈逐年上升趋势，这与现代人生活饮食习惯及工作压力密不可分，在临床工作中牛锦锦发现一类疾病：其临床症状突出，但结肠镜下表现与目前肠道疾病临床诊治水平下的表现不同，无统一病名，无法归类，目前还有大批学者同道对此类疾病表现重视不足，且尚无规范诊治方案，故有较高的学术研究价值；同时由于其临床症状突出，给患者生活及工作带来诸多困扰及痛苦，故对其进行研究有重要的现实意义。学者牛锦锦等将临床中的一些发现及诊治经验分享如下。

"低级别炎症结肠炎"的概念提出

　　1. "低级别炎症结肠炎"的概念：是一种以腹泻、腹痛、大便黏腻不爽、里急后重等为主要临床表现的结肠黏膜慢性炎性肠病，其电子结肠镜下表现为黏膜的充血、水肿、糜烂、血管纹理欠清晰，其镜下表现不同于肠易激综合征的"未见明显异常"，亦不同于溃疡性结肠炎有典型的溃疡等表现，其肠镜表现介于肠易激综合征及溃疡性结肠炎之间，即介于功能性疾病及器质性疾病之间。因此，将该类疾病命名为"低级别炎症结肠炎"，临床中本病以大便黏腻不爽，腹泻型最为多见。

　　2. 低级别炎症结肠炎与肠易激综合征、炎症性肠病的区别：溃疡性结肠炎临床表现为主要为脓血便，病理表现主要表为隐窝脓肿等。低级别炎性结肠炎以腹泻、大便黏腻不爽为主，无脓血便；同时溃疡性结肠炎除了肠道局部表现仍有如低至中度发热等全身表现及结节性红斑、外周关节炎、虹膜炎等肠外表现，而低级别炎症结肠炎无上述表现。同时，本病与肠易激综合征也有所不同，对肠易激综合征的诊断，首先应在详细采集病史和进行体格检查的基础上有针对性地选择辅助检查，排除器质性疾病及代谢异常，明确其诊断，而低级别炎症结肠炎肠镜表现为充血、水肿，轻度糜烂，存在肠道黏膜的不完整性，是存在低级别炎症的，是不同于肠易激综合征表现的功能性疾病范畴。

脾虚湿热是低级别炎症结肠炎的主要病机

　　低级别炎症结肠炎目前尚无完全对应的病名，本病属于中医学"泄泻""肠风"等范畴。本病病机符合脾虚湿热的理论。本病中医学发病遵循"湿热内蕴大肠-脾虚湿热-脾肾亏虚"3个阶段，而脾虚湿热证患者为数众多。低级别炎症结肠炎疾病过程是邪伏肠道，湿热内蕴，脾阴不足，气血壅滞，影响肠道吸收和传导功能。

　　1. 湿热蕴结，肠失传导之职：低级别炎症结肠炎初病或由湿热之邪侵袭人体，损伤脾胃，易造成中焦升降失常，清浊不分，混杂而下，发为本病；或过食肥甘厚味，伤脾滞胃，水谷精微不化，酿湿生热，壅滞肠道，以致损伤肠络而为病。《景岳全书·泄泻》云："饮食不节，起居不时，以致脾胃受伤，则水反为湿，谷反为滞，精华之气不能输化，乃致合污下降而泻利矣。"

2. 脾虚湿热，滋火衰滞积：低级别炎症结肠炎病情发展，易致脾虚湿热，尤以脾阴不足之久泻临床常见。唐容川《血证论·男女异同论》云："脾阴不足，水谷仍不化。"朱丹溪《格致余论·臌胀论》云："脾土之阴受伤，转输之官失职。"如患者便质溏涩、纳呆、神色疲惫、口舌干燥、形体消瘦、舌红少苔、脉细数，治宜养脾滋阴，但湿热积滞往往伴随其间。朱建华认为慢性结肠炎病位在大肠，病机为脾虚湿热，兼及肝胃肺肾，主要病因是脾虚湿毒，因虚致实，因虚致瘀，毒邪深伏，胶结经络，肠络受损，滞气为病。

3. 脾肾亏虚，阴损菀郁：若低级别炎症结肠炎久而失治，迁延不愈，伤津耗液，久病及肾，往往会累及肾阴，而成肾阴亏虚之泄泻。《医述·泻》云："元阴不足而泄泻者，名云肾泻。"久病则瘀，久泄难免会耗气动血，气血失调则易成瘀，瘀可阻津，进而生痰，痰瘀互结，迁延难愈，久而化热，于是菀郁壅遏，化为热毒，伤损肠腑。《景岳全书》云："凡里急后重者，病在广肠最下之处，而其病本则不在广肠，而在脾肾。"临床多见畏寒肢冷、泄泻不止、脘腹闷胀、泻后得减、口气臭秽、舌淡胖苔薄白或略厚、脉沉弦。其强调此多因命门火衰，伤及中土，日久胃失传导，故继见食滞胃肠之象。

以健脾运湿"通因通用"为基本治则

根据低级别炎症结肠炎脾虚湿热的病机特点，临床采用健脾运湿、通因通用的治疗大法。大肠为"传导之官"，小肠为"受盛之官"，前者司"变化"，后者主"化物"，一旦肠腑发生病变，必然"变化"无权，"化物"少能，于是曲肠之分形成积滞。久之中洲渐亏，难以运化，积滞愈甚。积滞与肠胃不健相互影响，循环往复，互为因果，因脾胃不能运化，水液并于大肠，故令作泻。积滞是起病之因，临证时须遵循"必伏其所主，而先其所因"的治则，才能使病向愈。戴思恭云："隔年或后年腹泻，有积故也。"久泻患者累年不愈，为肠中有积作祟。滞积留结于胃肠回薄曲折之处，则对胃肠形成顽固之刺激，故久泻难愈。先行攻泻，去其陈蘖，推陈致新，实为治疗久泻之秘钥要着。若治疗不当，或饮食不节，暴饮暴食，过食油腻、生冷之物，损伤脾胃，使原有的湿邪加重，肠道气机受阻，下窍不利，局部气血凝滞，经络阻塞"不通则痛"，则见腹部阵发性痉挛性疼痛，里急后重，排便后可稍缓解。由此可见，湿热滞肠是引起本病的重要原因之一。湿热滞肠，腑气不通，则影响脾之运化功能，脾失健运，又可加重肠道湿热，腑气更加不畅，"邪不去则正不安"，只有先导泄肠中湿热之邪，腑气才得以通畅，脾胃才能恢复正常的生理功能。考此类湿热久泻，多作于清晨。盖湿为阴邪，留结于胃肠之间，当寅卯阳气升发之时，则气动欲行，必下迫作泻。泻后湿邪稍减，阳气略通，而证减一时。然而窠穴未除，湿热复聚，故满痛如旧。治此等顽症，必以仲景此方峻泻以摧其窠穴，方能使邪去正复，痼疾得愈。

根据《伤寒论·阳明病》记载的"阳明之为病，胃家实是也"。胃家包括了大肠小肠在内的消化道，历代医家对"胃家实"的解析各有不同，各有侧重，从不同的角度予以阐发，但大多可从"胃家实"实际包括阳明经热证和阳明腑实证两方面，揭示了阳明病易燥化化热及腑气不通的病理本质。

"六腑以通为用""六腑以降为顺"，韩捷教授指出治疗本病应从"通"字立法，临床以大便黏腻不爽、腹泻、大便不成形者多见，以"通"立法，体现了中医学"通因通用"的治疗原则。采用辨病与辨证相结合，抓住脾虚湿热的病机采用健脾运湿，"通因通用"的治则，攻补兼施，因势利导，因人、因时、因地制宜。用药常采用通络汤合小承气汤加减治疗。本方组成以葛根芩连汤为基础，加入当归、延胡索、水蛭、地龙、络石藤、鸡血藤等组成。葛根芩连汤甘、辛，凉。归脾、胃经，用于活动期的溃疡性结肠炎，符合"辛味之药疏通瘀滞"的络病理论；其中葛根属柔络法范畴；延胡索、当归为辛散或辛润之品，同样符合"以辛味之药疏通瘀滞"的络病理论，属活络法范畴；水蛭、地龙符合"以虫类药物搜剔络脉"的络病理论，属搜络法范畴；络石藤、鸡血藤符合"以藤类药品畅通络滞"的络病理论，属通络法范畴。

局部治疗与针刺治疗相结合

本病病变部位多在直肠及乙状结肠部位，属远端结肠，故采用"健脾栓"局部治疗。健脾栓可通过肠道黏膜吸收作用，使其作用于肠道局部，减轻肠道黏膜炎症反应，以健脾祛湿，促进黏膜炎症愈合，并显著改善患者里急后重等不适症状。方中黄芪不但具有双向免疫调节作用，而且其清除自由基、促进蛋白质合成、诱生干扰素等作用可以增强机体抵抗力，减轻病原体对机体的损害，促进受损组织复原，可谓一药多效；党参能增强机体免疫的功能，可促进血细胞增加，改善血液系统作用，具有兴奋中枢神经作用、提高机体的抵抗力、抗疲劳等功效；白术能增强机体网状内皮系统的吞噬功能，促进细胞免疫。同时结合针刺疗法在改善脏腑功能及调节情志方面具有方便、快捷、有效、无副作用等优点。针刺多采用俞募配穴法，"俞募配穴法"是将同一脏腑的背俞穴和腹募穴配合使用，"俞"有传输之意，即脏腑气血由内向外注于此；"募"有汇集之意，即脏腑气血由内向外汇聚集结于此。故俞募穴犹如脏腑开设于胸背部的窗口，通过它可以就近诊断、调节相应脏腑的平衡状态，而起到司外揣内，治外调内的作用。通过调节"脑-肠轴"进而调节脏腑功能，调畅情志，旨在从根本上解决病因，消除疾患，标本兼顾，取得了较好的临床效果。

低级别炎症结肠炎的病机总属脾虚湿热，病理因素为湿邪阻滞肠中，中焦气机不畅，肠中糟粕郁而化热，同时湿性黏滞，病程缠绵难愈，极易阻止气机。久之引起情志损伤，同时情志不畅亦对本病的发生发展亦有着不可忽视的作用。韩捷教授结合中医学理论基础及临床经验对本病提出了健脾运湿、"通因通用"的治疗原则，攻补兼施，并采用局部栓剂用药与整体口服用药，口服与针刺相结合，内外兼顾，不仅关注肠道黏膜情况，更关注肠道内稳态的维持，力求标本兼顾，联合俞募配穴的针刺方法，通过调节脑-肠轴的功能，不仅关注患者生活质量的改善，而且关注患者心理及精神健康，力求解决本病的根本。

133   基于伏邪理论探讨结肠炎癌转化

流行病学研究证实，70％左右结直肠癌与慢性炎症、生活习惯及饮食习惯密切相关，其中肠道的慢性炎症为结直肠癌最重要的危险因素之一。当结肠组织在溃疡性慢性炎性反应条件持续刺激下，结肠上皮细胞可能发生癌变，这种由慢性炎症引起的结直肠癌称为炎症相关结直肠癌（CAC）。炎症促进炎症相关结直肠癌发生的机制尚不完全清楚，一般认为是炎性反应、免疫微环境以及肠道菌群紊乱等多因素共同综合作用的结果。伏邪闭阻气机，扰乱气血津液运转，发为痰饮、水湿、瘀血、邪毒等病理产物为害机体，与慢性炎症掩盖 DNA 损伤，诱导细胞周期控制失调，使细胞凋亡受阻，促进结肠炎癌转化这一病理过程相似。学者唐莹等从中医伏邪角度探讨了结肠炎癌转化。

伏邪理论的病机实质

1. 概念：伏邪有广义、狭义之分。狭义伏邪指伏气温病，广义伏邪指潜伏于体内的一切不即刻发病的邪气。《中医大辞典》将伏邪定义为"藏于体内而不立即发病的病邪"。《王氏医存》云："伏匿诸病，六淫、诸郁、饮食、瘀血、结痰、积气、蓄水、诸虫皆有之。"《伏邪新书》云："夫伏邪有伏燥、有伏寒、有伏风、有伏湿、有伏暑、有伏热。"现代学者提出，肿瘤在体内形成的病理产物和代谢废物亦属于伏邪。

2. 病因病机：《伏邪新书》云"感六淫而不即病，过后方发者总谓之云伏邪，已发者而治不得法，病情隐伏，亦谓之云伏邪；有初感治不得法，正气内伤，邪气内陷，暂时假愈，后仍复作者亦谓之伏邪；有已发治愈，而未能尽除病根，遗邪内伏后又复发亦谓之伏邪"。现代医家补充先天遗传父母邪气内毒，后天脏腑功能失调，导致邪气内生。伏邪致病病机在于正气不足无以托邪外出，邪气伏留，正盛则伏而不发，正虚则出而为病；邪气伏留亦可闭阻气机，扰乱气血津液运转，发为痰饮、水湿、瘀血、邪毒等病理产物为害机体。

3. 致病特点：伏邪致病具有隐匿性、损耗性、自我集聚性、部位走窜等特点。吴又可云："邪机深伏，病根深藏，非若新感易于辨识，易于祛除也。"伏邪在体内隐藏，是机体在正气不足基础上继续暗耗的过程，伏邪潜伏人体不仅导致疾病复发，且会使病程进展，致使疾病缠绵不愈。伏邪初入机体，为正气压制则不发病，邪气潜藏，消耗正气，伏邪积蓄壮大，正不敌邪则发病。由于伏邪存在自我积聚的特点，其发病亦呈现爆发性，突然从无明显症状到很严重很典型的临床表现。邪气伏留，随气血运行周身，匿藏于虚损之处，所谓"至虚之处，便是容邪之所"。《灵枢·百病始生》云："是故虚邪之中人也，始于皮肤……留而不去，则传舍于络脉……留而不去，传舍于经……留而不去，传舍于俞……留而不去，传舍于伏冲之脉……留而不去，传舍于肠胃，在肠肾之时，贲响腹胀，多寒则肠鸣飧泄，食不化，多热则溏出糜。"

伏邪与结肠炎癌转化

1. 结肠炎癌转化：当炎症持续存在，构成了炎症的微环境后，免疫监视功能减弱，调节性 T 细胞 Treg 细胞减少，从而向着异型性增生甚至肿瘤的方向发展。肠道黏膜在慢性反复的炎症刺激下，不断地增生性修复，由炎症性病变发展为不典型增生再发展为肿瘤性病变的过程即为结肠炎癌转化。

2. 慢性炎症诱导结肠炎癌转化： 炎症反应释放炎症因子导致细胞 DNA 的损伤、上调抗凋亡蛋白基因、沉默肿瘤抑制因子等促进 CAC 的发生和发展。慢性炎症可造成 DNA 的甲基化和组蛋白修饰，最终导致 P53、APC、K-ras 和 Bcl-2 等基因表达量的变化，从而影响结直肠癌的发生；炎症细胞产生大量活性氧（ROS）和活性氮，造成染色体 DNA、RNA 合成异常和微卫星不稳、P53 的突变，最终导致结直肠癌的发生。

研究发现 c-Jun N-末端激酶（JNK）活性失调引起细胞周期检查点控制缺陷，在溃疡性结肠炎（UC）模型中诱导肿瘤转化。JNK 通过控制上调 p21WAF1 和 HAX2 激活体内 DNA 损伤检查点，诱导细胞周期阻滞从而允许修复 DNA 损伤。慢性炎症导致 JNK 活性在静止期失调，有助于检查点超控，诱导细胞周期控制失调，IL-6 释放增加，增殖增加和 DNA 损伤掩盖。通过限制-HAX2 表达的增加，慢性炎症可以掩盖体内的 DNA 损伤，诱导细胞周期控制失调，使 DNA 损伤不能及时修复，导致细胞凋亡受阻，有助于增强结肠组织的增殖和再生，促进 UC 致癌作用。

3. 慢性炎症是结肠炎癌转化过程中的伏邪： 炎症反应刺激机体不断增生修复，最终发展为肿瘤，是邪气伏留正邪交争的表现，机体正气足但不足以驱邪外出时邪气伏留，机体开启修复机制；正虚无以制邪则邪气出而为病，机体表现为慢性炎症反应，在肠道则见腹痛腹泻黏液脓血便。慢性炎症即为结肠炎转化过程中的伏邪，炎症反应掩盖 DNA 损伤导致细胞凋亡受阻，有助于增强结肠组织的增殖和再生，促进 UC 致癌作用这一过程与伏邪发病的隐匿性、爆发性相似。炎症微环境导致免疫监视功能减弱则对应伏邪的损耗性。慢性炎症通过诱导 DNA 损伤、基因表达异常、细胞周期控制失调等导致结肠炎癌转化，是邪气伏留机体闭阻气机、扰乱气血津液运转，为害机体的具体表现。

伏邪与结肠炎癌转化病机相似

中医认为结肠癌产生的原因在于素体虚弱，脾肾不足之人，复因饮食不节，或忧思抑郁，或感受外邪等因素，致使脏腑功能失调，脾胃运化失司，湿毒内生，久而化热，邪毒湿热蕴结，下淫肠道，局部气血运行不畅，湿毒瘀滞凝结而成肿块。

结肠癌以脾肾不足为本，湿热蕴结为标，湿毒伏留是结肠炎癌转化的病机关键，结肠炎癌转化是伏邪致病的病理结果。肾气不足机体气化功能障碍，肺胃之气失于通降、脾气失于运化、肾气失于推动固涩、大肠失于传导共同导致糟粕排泄异常而见便秘、泄泻；脾虚津液不能转输布散则湿浊内生，肾虚不能资助与调控肺、脾、胃、大肠、小肠、三焦、膀胱等脏腑机体津液代谢异常亦可加重湿浊停滞，湿为阴邪损伤脾肾阳气，加重脾肾虚衰；脾虚饮食不能化生水谷精微则气血生化乏源、肾虚尤以激发和推动脏腑、经络等组织器官的生理功能活动，两者共同导致机体正气不足卫外不固则易受湿热等外邪侵袭，蕴结于大肠，大肠传导失常又可加重糟粕代谢异常，症见腹痛、里急后重、下痢脓血等；内湿外湿均易困厄脾气致使脾不运湿、湿浊久滞。脾虚水谷精微吸收转输障碍则五脏六腑、四肢百骸失其营养无法发挥正常功能则易导致邪气伏留疾病缠绵难愈，先天之精失其充养又可导致脾肾两虚，肾虚不能推动调控脏腑气化则机体功能低下无以驱邪外出。简而言之脾肾虚衰导致机体脏腑功能失调，津液糟粕代谢异常，湿热蕴结肠道，脏腑功能低下无以驱邪外出，湿热伏留酿生毒邪，疾病迁延不愈邪毒湿热闭阻气机凝滞气血结为肿块。

结肠炎癌转化体现了伏邪致病的特点

脾肾不足湿热之邪留恋肠道久则湿毒凝滞发为肿块与伏邪发病相似均表现为正气不足，无以驱邪外出，邪气伏留为病。湿热蕴结肠道的临床表现与结肠炎相似，大肠湿热与肠道慢性炎症反复发作都是邪气伏留为病的变现，而最后发展为湿毒瘀滞凝结成肿块这一过程对应炎癌转化也是伏邪在体内不断损耗机体自我聚集壮大的表现。

结肠炎癌转化与伏邪致病都表现出正虚邪恋、邪气伏留闭阻气机，扰乱气血津液运转，发为痰饮、水湿、瘀血、邪毒等病理产物为害机体的相似病机。炎症相关性结直肠癌发病本身就是结肠炎癌转化的具体表现，湿热蕴结、慢性炎症即为结肠炎癌转化过程中的伏邪，从湿热蕴结发展为湿毒伏留再到肿块产生与慢性炎症反复发作机体不断增生修复、DNA 损伤、免疫监视功能减弱、基因表达不稳定导致大肠癌发生是中西医对结肠炎癌转化病程的不同表述，两者都体现出邪气伏留耗损正气、自我聚集壮大的伏邪发病特点。故此提出炎症相关性结直肠癌是伏邪为病的结果，结肠炎癌转化是伏邪致病的具体体现。治疗过程中应培补正气与驱邪外出并重，要注意及早阻断炎癌转化的进程。

134　中医调控肿瘤微环境延缓结肠炎癌转化

许多恶性肿瘤的发生是在慢性炎症基础上逐步发展而来的。溃疡性结肠炎作为一种慢性非特异性炎性疾病，属结肠炎中的其中一种，由于其病因不明，所以对其研究较多。若结肠炎症长期得不到控制，炎症会朝着癌变的方向发展。因此，若想有效的预防结肠发生恶变，降低结肠癌的发生率，控制结肠炎-癌转化进程是关键的。而肿瘤微环境在结肠炎-癌转化过程中起着重要的作用。基于中医药防治结肠炎-癌转化的有效性及肿瘤微环境在结肠炎癌变中的作用，探讨中医药通过调控肿瘤微环境中的炎性微环境，对延缓肠炎癌转化进程、防治结肠癌前病变具有重要意义。学者李晓玲等对中医药调控肿瘤微环境延缓结肠炎-癌转化的研究做了梳理归纳。

结肠炎-癌转化

1. 研究背景：慢性结肠炎是一种慢性、反复发作的病因尚未明确的肠道疾病，该病多发于结肠、乙状结肠、直肠等，以腹痛、腹泻、里急后重、黏液性便或便秘交替出现等为主要临床表现，若症状持续难解，易发生节段性肠麻痹，从而引起结肠狭窄、肠梗阻、肠穿孔，肠癌变等，严重威胁患者的生命。临床上一般分为两大类，即特异性结肠炎和非特异性结肠炎。而溃疡性结肠炎（UC）属慢性非特异性结肠炎，其发病原因不明，诊断治疗较难，其研究也得到了学术界广泛关注。有研究表明持续性的UC容易导致结肠炎相关的癌症发生。流行病学研究显示，慢性非可控性肠道炎症是结肠癌发生发展的重要因素，30% UC可发展为结肠癌，其死亡率>50%。所以炎症被称为恶性肿瘤的第六大生物学特征之一。在影响疾病发展的众多因素中，疾病的持续时间、严重程度、结直肠癌家族史或伴有原发性硬化性胆管炎等都是UC患者癌变的高危因素。由于炎症削弱了胃肠道器官的功能，导致腹部疼痛、持续性腹泻、痉挛、体重减轻、直肠出血和疲劳等，机体缺乏免疫力而增加了患结肠癌的风险。中医学认为UC属于"肠澼""滞下""泄泻""久痢""便血"等范畴。根据UC及结肠炎相关结肠癌前病变的临床表现特点，将结肠炎并发的癌变归属于"久毒痢"诊断范畴。

2. 炎-癌转化发病分子机制——基因不稳定性：UC作为结肠癌癌前状态之一，其发生癌变可能是在一定遗传因素作用下，炎症组织发生异型增生，逐渐发展为癌变，这种从炎症—不典型增生—癌的进展过程即为结肠炎—癌转化过程。有研究证实炎-癌转化是癌前病变继续恶变的核心机制。若结肠仅短时间处于炎症状态，肠上皮细胞出于对炎症损伤的保护反应，而出现肠上皮细胞不断增殖，适度的增殖有助于肠黏膜的修复，但是若这种炎症持续长时间存在，肠黏膜不断发生损伤修复，肠上皮细胞过度增殖，基因发生突变就会导致炎症性肠病发生恶变。对于结肠炎-癌转化分子机制的相关研究认为，原癌基因的过度激活和抑癌基因的表达降低甚至失活在结肠癌变中起着重要作用。原癌基因编码的蛋白可促进细胞增殖、分化，抑制细胞凋亡的作用，其过度表达可使细胞发生恶性增殖、转移；抑癌基因在肿瘤细胞中表达下降甚至失活，从而促使肿瘤的恶性增殖。然而，参与癌变过程的癌基因的激活是由相关信号通路的激活而引发的。有研究发现，IL-6/STAT3信号通路是溃疡性结肠炎癌变的主要途径。可见，结肠炎-癌转化的发生与某些基因的不稳定激活和失活有关，基因不稳定导致疾病发生，同时，疾病发生以后，与疾病相关的基因表达也随之发生改变。

3. 病理变化：作为肠道性疾病，研究多注重对肠道病理形态学的观察。在结肠炎-癌转化中，结肠主要病理表现有炎性细胞的浸润和结肠隐窝结构的改变，有时也会出现糜烂性的黏膜、溃疡和肉芽增生等。在许多关于结肠炎-癌转化的实验研究中发现，结肠炎癌变动物模型建立以后，常通过病理切片观察肠黏膜病理组织情况，判断模型建立成功与否，可见对肠黏膜的病理损伤观察对结肠炎-癌转化研究的重要性。张保静等的实验研究中，对模型组溃疡性结肠炎癌变小鼠的结肠组织进行病理观察发现，光镜下黏膜上皮脱落，溃疡多而且大，腺体萎缩，高级别上皮内瘤变，部分癌变。透射电镜下观察到上皮细胞大小不等，排列紊乱；细胞核浆比例增大，核上移；胞核不规则，可见明显核仁；细胞内线粒体、高尔基体、核糖体大量增生，线粒体局灶可见明显扩张、肿胀。因此，对结肠炎-癌化过程中结肠组织病理形态的动态变化进行观察，有助于进一步深入探究其演变过程。

肿瘤微环境

1. 肿瘤微环境概述：肿瘤微环境（TME）是一个适合肿瘤生存的细胞环境，它不仅包括肿瘤细胞本身，是肿瘤赖以生存的土壤，更包括其四周的免疫、炎性等各种细胞及附近区域内的细胞间质、微血管等生物分子。肿瘤炎性微环境则是其中的重要组成部分。有学者将肿瘤细胞和肿瘤微环境分别比喻为"种子"和"土壤"。这个比喻暗示着肿瘤细胞和肿瘤微环境是一种相互依存的关系。肿瘤细胞可通过分泌细胞因子，改变其原有的生存环境，使环境变的更有利于其增殖。而肿瘤微环境又可通过促进免疫抑制、免疫逃逸，促使肿瘤细胞不断增殖存活。肿瘤微环境的两个核心特征是慢性炎症反应和免疫抑制。所以，炎症因子的调控和免疫抑制信号的参与在肿瘤微环境中发挥着重要作用。在炎-癌转化过程中，肿瘤微环境下的炎症和免疫的关系处于此消彼长的动态转化中。在肿瘤发展过程中，免疫由强变弱，而炎症则由弱变盛。

2. 肿瘤微环境在结肠炎-癌转化中的作用：在结肠炎-癌转化过程的肿瘤微环境中，炎症微环境是其中的重要组成部分，此外，还有肠道菌群微环境、缺氧微环境等。但与结肠炎-癌转化密切相关的当属炎性微环境。肿瘤炎性微环境是引起肿瘤发生的慢性炎症通过释放炎性介质，创造出适合肿瘤细胞增殖的环境，使细胞由于过度增殖而引发癌变。长期炎性微环境刺激下，由于免疫浸润释放许多细胞因子及一些化学因子，从而加重炎症反应，促进细胞增殖、分化，抑制细胞凋亡，最终可能诱发结肠癌变的发生。慢性炎症营造的炎性微环境与炎-癌转化密切相关。炎性微环境中存有的大量炎性介质可召集炎性细胞，使炎症持续存在。炎性微环境持续存在时，会诱导正常细胞发生细胞增殖，使细胞基因发生突变，最终导致癌变的发生。可以说，炎性微环境为细胞创造了有利于肿瘤生存和发展的适宜环境，从而使细胞发生癌变，炎症疾病进一步恶化转化为癌症。炎性微环境与癌变细胞之间相互依存、相互促进，炎性微环境促进细胞癌变，癌变细胞又会加重炎性微环境中的炎症反应，使得炎症持续存在。炎性微环境主要通过炎性反应调控机体异常免疫、促进新生微血管形成以及诱导干细胞增殖分化等影响肿瘤的发生发展。炎性微环境对机体免疫反应的影响主要体现在诱导免疫抑制与免疫逃逸上。异常免疫抑制与免疫逃逸是肿瘤组织浸润基础，也是促进复发转移的重要因素。所以，结肠炎-癌转化是结肠慢性炎症长期存在导致大量炎性细胞因子及活性介质充斥于组织微环境中，引发 DNA 损坏、基因组不稳定等致使癌基因过表达及抑癌基因失活，最终诱发癌变的过程。

炎-癌转化中医病机——脾虚湿热

结肠炎-癌转化过程是一个病机逐渐演变的动态过程，其基本病位在肠腑，与脾胃关系密切。在整个炎-癌转变过程中涵盖的病机可归结为脾虚不健、湿热蕴结肠道所致。脾为后天之本，主运化水谷精微，是人体气血生化之源。脾气健运，水谷精微得以正常运化，人体气血充足，正气较盛，尚可抵御外邪。脾胃虚弱时，水谷精微失于运化，气血生化乏源，人体正气不足，无力抗邪，易诱发疾病。《素问·刺法论》云："正气存内，邪不可干。"张仲景早有"四季脾旺不受邪"之说。在炎-癌转化过程中，若因饮食不节、劳累过度、情志失调等导致脾胃受损，使水湿运化不利，气血生化无权，肠道失于濡养，肠道黏膜屏障保护功能下降，致使炎症持续存在，结肠黏膜不断损伤修复，促发结肠癌变。又《素问·厥论》云"脾主为胃行其津液者也"，若脾失健运，水谷精微失于运化，则水湿聚集，阻滞肠道。吴瑭《温病条辨》云"在人身湿郁本身阳气，久而生热也"，此说明湿邪久郁化热，易形成湿热之邪而致病。湿热之邪蕴结肠道，阻碍气机，大肠传导失常，进而出现腹泻、下痢赤白脓血等临床表现。《素问·痹论》云"饮食自倍，脾胃自伤"，明代皇甫中《明医指掌·痢疾》云："痢之作也，非一朝一夕之故……盖平素饮食不节，将息失宜，油腻生冷恣供口腹，醉之以酒……以致气血俱伤，饮食停积，湿热熏蒸，化为秽浊……脏不受病而病其腑，故大肠受之。"结肠炎-癌变继续发展下去，蕴结于肠腑的湿热之邪会逐渐转化为热毒、瘀血，会使病情逐渐恶化。

亦有很多学者认为炎-癌后期，接近肿瘤阶段，湿热之邪是与痰瘀癌毒交结共同治病。如李傅林等人认为结肠炎-癌转化中的病机属于脾胃虚弱、湿热瘀毒蕴结肠道所致。然而炎-癌进展过程中，要发展为癌，这中间是有一定时间的。当炎-癌转化接近末期时，瘀毒在其中的作用更加明显，可以说瘀毒是处于癌前病变的结直肠最终形成癌的重要环节，几近处于癌前病变终末、接近癌症的阶段。在炎-癌演变过程中脾虚湿热是发展为瘀毒进而使得结肠癌前病变转化为癌的基础。关于以脾虚湿热作为结肠炎-癌转化主要病机的论述有很多。李卫东等认为脾虚湿热是炎性肠癌的主要病机。樊雅莉等认为脾胃虚弱为结肠癌前病变的发病之本。严小军等认为湿热阻滞肠道为其致病之标。王晓戎等认为湿热蕴结证是肠癌实证的主要证型。在有关炎性肠病的中医证型研究中，发现脾虚湿热位居前列。

总之，结肠炎-癌转化过程的病机是本虚标实，虚实夹杂的。其虚是以脾气虚为主，其实是以湿热之邪浸渍肠道为主。对炎-癌转化病机的分析可为辨证论治提供思路，使法有所依，方随所证。

脾虚湿热与肿瘤微环境的关系

在炎-癌转化过程中，细胞所处的肿瘤微环境处于动态变化中，肿瘤细胞与肿瘤微环境之间的依存关系、免疫与炎症的消长转化关系等，与中医正邪相争过程类似，这算是从动态演变角度将炎-癌转化中正虚邪实的中医病机与现代医学肿瘤微环境融合起来认识疾病。在探索中医证与肿瘤微环境的关系研究中发现，慢性炎症常存在脾虚证，脾虚患者往往存在免疫抑制，慢性炎症和免疫作为肿瘤微环境的主要特征，故研究者认为脾虚是肿瘤微环境形成的关键病机。刘毅等认为肿瘤炎性微环境的本质与中医学中脾虚的概念相契合。

然而肿瘤的发生和转移与肿瘤生存的内外环境有着密切的关系，中医证型可以明确指出肿瘤患者疾病发展过程中不同阶段的病理情况，故肿瘤微环境与中医证型之间存在显著的相关性。而在炎-癌转化过程中，脾虚为本，湿热在脾虚基础上发展而来，故脾虚湿热在肿瘤炎性微环境中具有重要作用。实际上，机体出现某些证必然有引发该证一系列症状和体征的物质基础，它们存在于各组织器官中，正是因为脏腑组织器官发生了改变，以此作为物质基础，从而产生中医各种证候。中医证候的本质应该是整体功能的反映，中医的"证"涉及西医多系统。因此，研究证的本质，有望为中医肿瘤的辨证论治提供依据。所以将炎-癌转化脾虚湿热之病机与肿瘤微环境联系起来，为中医在辨证论治指导下，运用中医药以辨治证候为目的而变相的调整了肿瘤微环境，进而为炎-癌转化的治疗提供思路。

中医药通过免疫调节调控肿瘤微环境延缓炎-癌转化

肿瘤微环境促进癌变发生中的作用机制主要包括抑制免疫细胞、孕育肿瘤干细胞、诱生新生血管等。在结肠炎-癌转化进程中，基因的突变和不稳定性是由于机体免疫监视功能的降低，因而肿瘤在"至虚之处"停留繁衍而郁化"结毒"。肿瘤微环境乃"最虚之处，便是容邪之所"，促使肿瘤细胞的增殖与恶化。肿瘤的最终形成，与肿瘤细胞生长的微环境密不可分，这与中医学中的"天人相应"不谋而合，《灵枢·邪客》云："此人与天地相应者也。"人具有主观能动性，以适应外界自然环境，这与肿瘤细胞生长需要适宜微环境是一样的。因此，若能通过改变肿瘤微环境，使原本适合肿瘤生存的环境变成不宜其居的环境是否可以达到防治肿瘤的目的呢？对于结肠炎-癌转化的治疗，现代医学多以手术和药物治疗为主，虽然在一定程度上能够缓解疾病，但未能做到对疾病进行提早预防性的治疗，并且手术治疗存在一定风险，术后易复发，药物治疗易使患者出现耐药性，且副作用大。此外，现代医学对该病的治疗集中在肿瘤细胞本身，并未对肿瘤生长的微环境进行改善。而中医治疗的主要优势在于通过扶正祛邪改善机体自身内环境，使机体自身产生对肿瘤细胞的抵抗力，不仅对肿瘤本身进行控制，同时还对其生存环境进行调控。有研究显示，中医药可通过改善肿瘤免疫抑制、增强患者免疫功能、重塑肿瘤微环境（改善炎性微环境、抑制肿瘤血管生成、抑制细胞外基质降解、改善机体酸性和缺氧环境）抵御肿瘤疾病。由于结肠炎-癌转化的中医病机属脾虚湿热，依证立法，当以健脾清热除湿为治法。结合中医证候与肿瘤微环境之间的关系以及中医治疗善调内环境这一优势入手，通过运用一些健脾清热除湿之品，进而改善肿瘤微环境，相应的减轻免疫抑制，提高免疫功能，提高抵御外邪的能力，减少炎性因子的刺激，延缓炎-癌转化进程。

1. 健脾类中药调控肿瘤微环境：代免疫学研究认为，中医学中认为的"脾"不管是生理特点还是生理功能，都有免疫学内涵，解剖学上作为器官存在的脾实质是人体最大的淋巴网状内皮系统，这与机体免疫机制有相似之处。所以，脾与免疫功能密切相关。脾胃为后天之本，气血生化之源，人体正气充足，抵御外邪能力增强。所谓"正气存内，邪不可干"。但是当脾胃功能受损，气血生化乏源，正气不足，易受邪气侵袭。因此，健脾对于提高机体免疫功能有着重要作用。有研究表明，扶正固本中药可通过激活人体免疫细胞的功能和抗氧化功能来改善肿瘤免疫抑制微环境。

中医药益气健脾的中药有很多，其中白术、黄芪、茯苓等更是在肿瘤微环境中的免疫功能上起着调控作用。如陆婷婷等表示，黄芪多糖具有增强机体免疫功能，通过靶向调控肿瘤微环境的细胞、细胞因子及细胞外基质，抑制肿瘤微环境的炎症反应，诱导细胞凋亡以及逆转化疗耐药性，达到抗肿瘤效果。邱根全和向小庆等研究表明白术既能降低凋亡抑制基因的表达，亦可以激活机体的免疫细胞功能从而达到抗肿瘤的目的。邓晓霞等研究发现，黄芪可以提高机体免疫能力，将其用于肿瘤患者，效果颇佳。此外，还有邱波等研究显示，黄芪可使机体产生抗肿瘤细胞因子 IL-12、TNF，从而发挥抑瘤作用延长生命。吴科锐等发现，中药茯苓所含的茯苓多糖、三萜类化合物，均有显著的增强免疫力作用。

2. 清热除湿类中药调控肿瘤微环境：脾胃湿热证存在一定的免疫调节功能紊乱，免疫功能处于抑制或亢进的状态，是细胞因子介导了脾胃湿热证机体内的炎症反应。有研究显示，清热解毒、化痰祛湿中药在抗肿瘤的治疗中，可干预肿瘤微环境而起到抗肿瘤效果。清热解毒、化痰除湿是治疗消化道肿瘤的基本治法。黄芩作为清热燥湿的代表性中药，其在防治结肠癌变的研究中记载较多。如邹颖等研究发现黄芩汤可以改善湿热型溃疡性结肠炎的炎症反应，缓解湿热型溃疡性结肠炎大鼠症状，调节 Th1/总黄酮对 $CD8^+T$ 和 $CD4^+T$ 细胞的细胞因子有不同程度的表达上调，在体内对 T 淋巴细胞的活化具有较强的作用，具有免疫调节作用。此外，马爱团等研究者发现，黄芩多糖能激活并提高小鼠非特异性免疫反应，对小鼠的体液免疫有增强作用。以肿瘤微环境作为切入点，进一步深入探索炎-癌转化的中医病机，将为肿瘤从肿瘤微环境的辨证论治的治疗提供新靶标。

肿瘤微环境为肿瘤细胞提供了适合其生存的环境，而中医证型是由机体内外环境的改变产生一系列证候后通过辨证而产生的。中医药治疗疾病，在改善证候的同时，还能调整机体内环境的平衡与稳态，激发机体自身内环境来防治疾病。中医辨证论治目的在于改善机体自身内环境，从而实现对免疫功能的调节，间接达到防治癌变的效果。在炎-癌转化过程中，其发病病机以脾虚湿热为主，因此选用健脾清热除湿的中药进行对证治疗，不仅可以改善临床症状，还能调控肿瘤微环境，增强机体自身免疫功能。

135　中医对溃疡性结肠炎的免疫调节

炎症性肠病（IBD）包括溃疡性结肠炎（UC）和克罗恩病（CD），是一种主要累及直肠结肠黏膜的慢性非特异性炎症，临床以腹痛、腹泻、黏液脓血便、里急后重为主要表现。其病因和发病机制尚不明确，目前认为可能是遗传易感、肠道菌群和结肠黏膜免疫功能异常等多重因素共同作用所致。肠道局部炎症性损伤是 IBD 的病理基础，其以大量炎性细胞浸润、炎性细胞持续存在和肠道炎性损伤为特征表现。大多数情况下，肠道在细菌、病毒等病原体的刺激下，启动肠道系统及全身的免疫系统，产生趋化因子、细胞因子，介导免疫应答，而易感个体失去对正常免疫反应的耐受，从而表现出炎症、溃疡等病变。

目前 IBD 的西医治疗药物主要包括氨基水杨酸类、皮质激素类、免疫抑制剂和新近出现的生物制剂，这些药物可以诱导并维持症状缓解，但部分患者系统治疗后仍难以奏效或因为药物的不良反应而使药效受限，且其价格昂贵，而中医药治疗有着较好的优势。通过中医整体观念和辨证施治的两大特色，中医药通过多层次、多功效、多靶点达到调节 IBD 患者免疫功能的疗效。学者谢建群对近年来中医药治疗 UC 免疫调节方面发挥的作用做了梳理归纳，为以后临床应用中医药提供一定的参考依据。

1. 细胞因子：细胞因子作为细胞间信号传导分子，是一类具有调节细胞功能的高活性、多功能的蛋白质多肽，其特异性结合膜受体，在免疫应答和炎症反应中发挥重要作用。现已证实细胞因子在调节肠道免疫中发挥重要作用，促炎细胞因子与抑炎细胞因子之间的平衡失调可能是 UC 患者及动物模型中发生的关键。IL-1、IL-6、IL-8、TNF-α 是 UC 发病中公认的促炎性细胞因子，而 IL-4、IL-10 被认为是具有抗炎作用的细胞因子，两者之间的平衡在维持肠道正常免疫功能中起重要作用。

陈江等用清肠栓灌肠治疗三硝基苯磺酸（TNBS）建立的 UC 模型大鼠，发现各治疗剂量组血清和结肠组织中 sIL-2R、sIL-6R 的水平降低，大、中剂量组 IL-2R、IL-6RmRNA 基因水平上表达亦降低，从而推测清肠栓治疗 UC 的机制可能与抑制 T 淋巴细胞活化增殖，抑制促炎因子分泌，减少炎症递质产生有关。2,4-二硝基氯苯（DNCB）免疫加醋酸局部灌肠法建立的 UC 模型大鼠，范恒等用理肠四方（乌梅丸、白头翁汤、参苓白术散、痛泻要方）治疗后，发现理肠四方均可上调抗炎细胞因子（如 IL-10），下调促炎细胞因子（如 IL-6、IL-8、TNF-α），其中以乌梅丸疗效最好，白头翁汤次之，而痛泻要方疗效稍差，临床上这四方适用于四种不同证型的 UC，考虑可能是这种模型并不与四方所治疗的证型完全匹配，这也提示在临证治疗 UC 时要辨证施治。结肠安胶囊能显著降低大鼠模型结肠组织促炎细胞因子 TNF-α、IL-8 的含量，抑制促炎因子分泌，调节免疫反应，减少炎症介质的释放。马晓芃等取天枢（双）、气海联合隔药灸和电针治疗，能够下调 CD 大鼠结缔组织生长因子（CTGF）、TGF-β1、结肠Ⅰ型胶原、纤维连接蛋白表达，说明可能通过抑制 TGF-β1 和 CTGF 的表达，进而减少细胞外基质（如Ⅰ型胶原、纤维连接蛋白）的生成，从而促使改善结肠结构功能。刘杰民等用健脾益肠散合固本保元腹袋治疗 UC 患者 60 例，临床总有效率为 95%，且患者血清中 IL-8、TNF-α 水平下降。陈锦芳等发现，UC 湿热内蕴证患者结肠黏膜 TNF-α、IL-8 的水平较肝郁脾虚组显著升高，且结肠镜下表现及病变更为严重，提示 TNF-α、IL-8 可作为反映细胞免疫激活程度的指标，且临床治疗应清热解毒、健脾祛湿、活血化瘀并重，以清除炎症为目标。

2. T 淋巴细胞：免疫反应抗原递呈中的核心环节即 T 淋巴细胞，依据细胞表面黏附分子表达，主要分为 CD4+T 细胞亚群和 CD8+T 细胞亚群。如今调节性 T 细胞（Treg）日益受到关注，有功能性的

Treg 表面上特异性表达叉头状/翅膀状螺旋转录因子（Foxp3）。T 淋巴细胞参与免疫炎症级联反应中抗原的识别、细胞信号通路的激活、炎症效应的放大、下游炎性因子的释放等诸多环节，干预其中任何一个必要环节都可能起到缓解病情的作用。

邹颖等用黄芩汤能够有效缓解湿热型 UC 大鼠的临床症状，降低大鼠血清及结肠组织 Th1 细胞因子 IFN-γ 和 IL-12，提高 Th2 细胞因子 IL-4 和 IL-10 的表达，表明黄芩汤可以通过调节 Th1/Th2 细胞平衡改善湿热型 UC 的炎症反应，从而达到治疗的目的。连建学等发现，结肠安胶囊能显著降低 UC 患者血清 IgA、IgG 水平，提高 CD8 细胞水平，从而引起 CD4/CD8 比值降低。刘晓玲等研究发现，中药康肠灵可升高异种抗原诱导的 UC 模型大鼠外周血 CD4、CD8 表达，降低结肠组织 TNF-α 含量。陈碧涛研究表明，苦参碱可通过提高 UC 患者 CD8$^+$T 细胞的数量来平衡 CD4$^+$/CD8$^+$ 比值，调节 T 细胞亚群平衡，发挥调节机体免疫功能、促进炎症恢复的作用。梁丽等检测 UC 模型大鼠脾脏和结肠组织中 β$_2$ 肾上腺素受体（β$_2$AR）、β-arrestin2、NF-κB p65 的表达，发现乌梅丸可升高大鼠脾淋巴细胞 β$_2$AR、β-arrestin2 的表达，降低大鼠结肠 NF-κB p65 的水平，从而调节免疫功能，发挥治疗 UC 的作用。炎症细胞凋亡减慢，长期浸润可能维持 UC 炎症的持续存在，导致疾病的难愈性。施斌等发现，UC 大鼠结肠黏膜固有层淋巴细胞 Bcl-2 表达率升高，Bax 表达率下降，从而导致淋巴细胞凋亡减慢，中药清肠栓可改善其表达，提示可能通过调节 Bcl-2、Bax 的比例，诱导淋巴细胞凋亡，发挥治疗 UC 的作用。原皓等研究发现，甘草酸二铵（DG）能显著改善 UC 症状，上调大鼠外周血单个核细胞中 Foxp3 mRNA 的表达，抑制自身反应性 T 细胞增殖，可能是延缓疾病的机制之一。

3. 免疫复合物（IC）：是抗体与抗原结合而产生，由各种免疫细胞吞噬细菌、病毒、致敏物质共同死亡后结合而形成的。IC 在 UC 中的致病作用已受到重视，国外学者相继在 UC 患者血清和肠黏膜中检测到循环免疫复合物（CIC）和补体复合物，用抗原过剩型 IC 可诱发实验性肠炎。另外，B 淋巴细胞在患者体内被激活，与巨噬细胞共同作用产生更多的抗体，抗体成分为 IgA、IgM 和 IgC。IgG 可与 C3b 补体复合物沉积，且与炎症程度相平行，说明 UC 中有补体介导的免疫损伤。

田军彪等用芪仙安肠方（黄芪、炒白术、仙鹤草、败酱草、黄连、白及、炒白芍、煨木香、血竭）治疗 TNBS 诱导的 UC 模型大鼠，发现治疗后补体 C3、补体 C4 含量明显升高，IgA、IgG 含量明显降低。陈彤君等用愈疡汤（白头翁、穿山龙、败酱草、徐长卿、仙鹤草等）治疗 UC 患者，治疗后 IgA、IgG 均下降。李莉等用溃结宁方（主要药物为黄芪、桑叶、槟榔、地锦草、马鞭草、淫羊藿、知母）治疗慢性复发性轻中度 UC，发现治疗后患者血 CRP、IgG、IgA、补体 C3 明显下降，提示溃结宁方可能通过调节免疫功能取得良好的临床疗效。

4. 黏附分子：是一类能介导细胞趋化和淋巴细胞归巢等的跨膜蛋白，参与机体免疫炎症反应，其受体参与淋巴细胞与周围间质或细胞之间复杂的交互作用。目前多项研究表明细胞黏附分子与 UC 关系密切，多种黏附分子在 UC 患者结肠和血细胞中表达增强。

舒德忠等用葡聚糖硫酸钠（DSS）致免疫损伤造成 UC 实验小鼠，发现黄连总碱能明显抑制细胞间黏附分子-1（ICAM-1，即 CD54）的表达，同时抑制 NF-κB 激活，给予抗 ICAM-1 抗体治疗乙酸诱发的 IBD 小鼠，可明显减轻小鼠肠上皮细胞的破坏程度。刘喜平等用参苓白术散治疗 UC 脾虚型大鼠模型，发现参苓白术散可显著升高模型大鼠脾脏指数和胸腺指数，降低模型大鼠 CD44、CD62p 表达，对 CD54 表达无明显下调作用，揭示了参苓白术散的作用机制可能与恢复机体的免疫功能，下调 CD44、CD62p 的表达，抑制局部炎性介质、化学趋化物及炎性细胞的释放，降低肠黏膜炎性反应有关。郑学宝等研究发现，黄芩汤可下调湿热型 UC 大鼠共刺激分子 CD28、OX40 的表达，同时发现效应 CD4$^+$T 细胞活化抑制因子 CD152 维持在较高水平，提示其通过降低过度激活的效应 CD4$^+$ 细胞的数量及功能，从而发挥治疗作用。CD40 是主要表达在 B 细胞、单核巨噬细胞、树突状细胞和成纤维细胞上的辅助信号分子，CD40 参与了细胞和体液免疫反应。有研究显示，IBD 时炎症肠壁黏膜组织中 CD40 表达增高，且在疾病发生中起重要作用。刘占举等发现，CD、UC 组 PBMC 及 LPMC 中 CD40$^+$B 细胞、单核巨噬细胞及树突状细胞水平明显增高，用 CD40 转染的细胞株刺激后 IFN-γ、IL-2、IFN-γ 和 TNF-α 分泌水平明显升高。黄小英等发现，在 CD40/CD40L 表达方面，UC 模型小鼠外周血细胞 CD40 分子表达明显偏高，而 CD40L 分子表达明显偏低，用四神丸治疗后可见 CD40 分子表达较模型组明显降低，而 CD40L 分子表达明显偏高，提示四神丸可能通过调节 CD40/CD40L 信号通路缓解结肠炎小鼠结肠损伤。张燕等运用自拟芪菊饮加减（黄芪、炒薏苡仁、野菊花、苦参、焦白术、地榆炭、黄连、防风、炙甘草、白芍、白及、豆蔻、三七粉）治疗后，发现 UC 患者外周血中 CD44 和 CD54 含量明显下降，提示芪菊饮可能通过阻断 UC 患者黏附分子的表达，从而发挥调节免疫的疗效。

136 中医干预 TLR4/MyD88/NF-κB 通路治疗溃疡性结肠炎

溃疡性结肠炎（UC）是一种主要累及黏膜与黏膜下层的慢性非特异性炎症性疾病，主要病变部位为直肠和远端结肠。UC 的发病机制现仍未确定，遗传易感性、肠黏膜屏障的缺陷、肠道微生态的异常改变所引起的免疫系统异常激活，肠壁结构随之发生改变可能是导致 UC 的原因。UC 患者病情容易反复甚至加重，难以治愈。临床上 UC 常用氨基水杨酸、糖皮质激素以及免疫抑制剂等治疗，但对部分 UC 患者疗效欠佳，有些患者因不良反应及 UC 反复发作加重了身体、心理负担。中医药在 UC 治疗中发挥重要作用。研究表明，UC 的发生发展受到 Wnt、Notch、丝裂原活化蛋白激酶（MAPK）、信号转导与转录激活因子（STAT）、核因子 E2 相关因子 2（Nrf2）、磷脂酰肌醇 3 激酶/蛋白激酶（PI3K/BAkt）和核因子- κB（NF-κB）等信号通路的调控，Toll 样受体 4（TLR4）/髓样分化因子（MyD88）/NF-κB 信号通路是 UC 炎症发生发展的关键环节。学者王包晟等以 TLR4/MyD88/NF-κB 信号通路作为切入点，梳理归纳了中医药治疗 UC 的相关研究。

TLR4/MyD88/NF-κB 信号通路与 UC 的相关性

TLR4 是一种在肠道固有免疫中起重要作用的模式识别受体（PRR），通常在炎症的结肠上皮细胞中过度表达。作为 TLR4/MyD88/NF-κB 信号通路的关键上游因子，TLR4 以识别脂多糖（LPS）并介导跨膜信号转导为主要特征。在被 LPS 刺激后，TLR4 发生活化，招募其下游的 MyD88 等相关细胞因子，触发信号级联，导致下游 NF-κB 被激活，NF-κB 作为免疫调节过程中的重要转录因子，其活化可增加促炎细胞因子和生长因子的诱导，最终导致肠炎的发生。MyD88 是 TLR4 下游一种重要的衔接子蛋白，该通路根据其是否由 MyD88 蛋白介导，区分为 MyD88 依赖性和非依赖性信号通路。

在 MyD88 依赖性信号通路中，TLR4 配体结合含 Toll 白细胞介素 1 受体域衔接蛋白（TIRAP），然后将 MyD88 蛋白募集到特定的结合位点。通过 MyD88 激活白细胞介素-1 受体相关激酶 4（IRAK4），白细胞介素-1 受体相关激酶 1（IRAK1）发生磷酸化，然后磷酸化的 IRAKs 与肿瘤坏死因子受体相关蛋白 6（TRAF6）相结合，活化的 TRAF6 在蛋白激酶 TAK1 结合蛋白（TAB）的诱导下，激活 TAK1，并与两者结合形成具有活性的复合物，该复合物通过磷酸化下游的 NF-κB 抑制蛋白激酶（IκK），使得 NF-κB 抑制蛋白（I-κB）发生泛素化，导致 NF-κB 从 NF-κB/I-κB 复合物上解离下来并发生活化，从胞质向细胞核内易位，进入细胞核后通过转录特定基因，发挥其促炎的活性，加重肠黏膜炎症。

在 MyD88 非依赖性信号通路中，TLR4 先通过激活 TRIF 相关接头分子（TRAM），诱导 β 干扰素 TIR 结构域衔接蛋白（TRIF）发生活化，然后将其通路分为两种方式继续进行。一种方式与 MyD88 依赖性信号通路的激活方式相似，先促进 TRIF 与 TRAF6 相结合，然后激活 IκK 复合物，进而导致 I-κB 磷酸化，将 NF-κB 释放到细胞核中，最后上调下游各种炎性介质的表达水平。另一种方式是 TRIF 通过作用于 NF-κB 抑制蛋白激酶（IKKε-TBK1）来激活干扰素调节因子（IRF3），IRF3 再进入细胞核去刺激干扰素刺激应答元件（ISRE），调节干扰素的表达，导致炎症反应的加重。

研究证明 UC 患者结肠组织以及实验 UC 动物结肠黏膜组织中 TLR4、MyD88 和 NF-κB 呈高表达，并且 TLR4、MyD88 以及通路下游的相关炎症因子的表达均呈高度正相关。Li 等研究发现，US 模型小鼠中 TLR4、MyD88、TRAF6、NF-κB 在蛋白水平显著高于对照组，揭示了 MyD88 依赖性信号通路在 UC 发生发展中的作用。

西药对 TLR4/MyD88/NF-κB 信号通路的影响及治疗 UC 效果

研究发现常用药物美沙拉嗪与硫唑嘌呤均可通过 MyD88 依赖性信号通路改善炎症，硫唑嘌呤有更强的炎症抑制作用，在实验中硫唑嘌呤对上游信号调节作用不如美沙拉嗪，但对下游信号抑制效果明显优于美沙拉嗪，研究表明在信号通路中药物作用的不同靶点可能影响药物的最终抗炎效果。在药物干预方面，TLR4 拮抗剂瑞沙托维（TAK242）能够有效缓解炎症，改善 UC 症状。而作为辅助药物的益生菌金双歧和 TLR4 单克隆抗体一样，具有降低 TLR4 和 TLR2 的 mRNA 的表达、减轻 UC 的炎症反应。另外也有报道称阿托伐他汀、褪黑激素、维生素 D 等药物能调控 TLR4/NF-κB 信号通路，缓解 UC 炎症。

近年来 UC 相关的研究热点逐渐深入到具有调节功能的非编码 RNA，探讨非编码 RNA 在 UC 中的作用，以期找寻治疗 UC 的有效靶点。研究表明，异常表达的非编码单链 RNA（miRNA）与非编码长链 RNA（lncRNA）在 UC 的发生发展过程中起重要作用。Van 等发现一种 miRNA 分子 miR-200c-3p 的合成模拟物治疗可能通过对抗白细胞介素-8（IL-8）的炎症作用，或通过下调 TLR4 后抑制 NF-κB 相关炎症反应以减少炎症。miR-511-3p 和 miR-375 的表达变化通过对 TLR4/NF-κB 信号通路中关键基因的表达调控导致炎症进展。miR-146a、miR-146b 抑制剂能够有效改善 UC 炎症，同时下调 TLR4、MyD88、NF-κB 的表达。

Qiao 等研究表明，INK4 基因座中反义非编码 RNA（lncRNA ANRIL）在 UC 患者中高表达，抑制 ANRIL 可以减轻 LPS 诱导的细胞损伤，并能够负性调节 miR-323b-5p 的表达，而 miR323b-5p 作为 TLR4 的靶点，能负性调节 TLR4 的量，由此推测 ANRIL 通过调控 miR-323b-5p 激活 TLR4，促进炎症的发生。而抑制 ANRIL 的表达，TLR4、MyD88 及下游信号均下调，表明 ANRIL/miR-323b5p/TLR4/MyD88/NF-κB 可能是治疗 UC 的新的途径。而有研究将 UC 小鼠 TLR4 基因敲除后发现，小鼠炎症水平显著降低，结果证明 TLR4 在 UC 的发生发展中起重要的作用。

中医药干预 TLR4/MyD88/NF-κB 信号通路治疗 UC 研究

中医学认为 UC 归属于"肠澼""腹痛"等范畴。UC 主要由于感受六淫之邪、饮食不节、七情过极以及脏腑素虚等因素导致，病机复杂多变。古代医籍中认为脾虚湿热、肝脾不调、寒热错杂、血瘀气结等为 UC 的主要病机。现代医家认为 UC 活动期主要病机为湿邪热毒蕴结肠道、气血运行不畅，治疗上以清热和营、化湿行滞、通调气血为主，缓解期以脾虚失健、湿邪留恋为主，治疗上多健脾和胃、利湿导滞、补肾固本。

中医药治疗 UC 有独特优势，如抑制炎症信号通路、调节免疫、保护肠黏膜、抗氧化应激、调节肠道微生态等，可以通过多组分、多靶点、多系统协同作用治疗 UC，是可以发掘的潜在补充和可替代药物。现代医学强调中西医结合诊疗 UC，中医药重视整体，强调部分的病理改变与全身脏腑功能改变、气血津液失调密切相关，因而治疗 UC 注重祛邪扶正，顾护脾胃之气，有助于脏腑功能的恢复。西医重视微观结构与功能，为将两者相结合，TLR4/MyD88/NF-κB 信号通路的研究提供了有效途径。

1. 中药有效成分：

（1）姜黄素：被认为具有抗炎、抗氧化还原以及调节血脂等功效。有研究发现姜黄素能通过抑制胞质中 I-κB 的泛素化，阻止 NF-κB 发生解离，降低其转录活性，减少下游促炎介质的释放。另外，姜黄素还可竞争性地与 TLR4 的附属蛋白 MD2 结合，阻断 TLR4-MD2 信号通路，从而减少 TLR4 的信号转导，抑制促炎性细胞因子释放，减少对肠上皮紧密连接蛋白的破坏，恢复肠上皮防御和屏障功能，缓解 UC 症状。Boozari 等研究发现姜黄素通过免疫调节趋化因子 MCP-1、MIP-2 的水平和下调相关的细胞因子，抑制 TLR4 信号通路的下游 TRAF6 和 IRAK1 蛋白的信号转导，使通路处于失活状态，抑制下游炎症因子的释放。

（2）鸦胆子苦醇：具有抗肿瘤活性、抗菌消炎、杀虫截疟等特性。Dou 等研究发现鸦胆子苦醇通过下调 TLR4 蛋白，抑制 MyD88、NF-κB p65 蛋白的表达量，下调 IL 8 等促炎因子的释放，进一步减弱炎症因子肿瘤坏死因子- α（TNF-α）、白细胞介素- 1β（IL-1β）等对黏膜的损伤，从而降低 DAI 指数以及宏观病变和组织学病变评分。Zhou 等用鸦胆子苦醇显著下调炎症因子表达的同时上调 IL-4 等抗炎因子的水平，并通过上调超氧化物歧化酶（SOD）和谷胱甘肽过氧化物酶（GSH-Px）等抗氧化物的水平，增加肠上皮细胞抗氧化应激能力，进而减少肠上皮细胞损伤，保护肠黏膜屏障。

（3）黄芩苷：具有消炎杀菌、抗氧化应激、抗血栓、抗变态反应等生物活性。有研究通过黄芩苷干预 UC 小鼠后，发现 MyD88 表达量的变化与 TLR4 和 NF-κB p65 的表达量不一致，因此推测黄芩苷可能通过抑制 MyD88 非依赖性信号通路，下调炎症因子水平。Cui 等研究发现黄芩苷的干预可以通过降低 p-NF-κB p65 的表达，抑制 IκB-α 蛋白磷酸化，随着 IκB-α 蛋白的持续存在，NF-κB 通路始终处于被抑制激活状态，促炎因子水平显著降低，而且黄芩苷可以直接对 NF-κB p65 的核易位有直接阻断作用，防止其进入细胞核内激活下游炎症因子表达。

（4）雷公藤多苷：在临床上具有消炎止痛和抑制免疫的药理作用。有研究表明雷公藤多苷干预 UC 可以通过以下途径：下调 UC 小鼠结肠组织中 TLR4 蛋白的表达，抑制 NF-κBp56 发生磷酸化，降低 NF-κB 转录活性，减少炎症介质的分泌，而对于抗炎细胞因子如白细胞介素- 13（IL-13）的表达量无明显变化。钦丹萍等研究发现雷公藤多苷呈剂量依赖性降低 MyD88 非依赖性信号通路 TRAM、TRIF 等标志性蛋白的表达水平，调控信号通路的转导，减少干扰素- γ 等终末细胞因子的释放，阻断白细胞向病变组织迁移，防止炎症反应的进一步加重，从而发挥抗炎作用。

2. 中药复方：

（1）泄浊解毒方：由鱼腥草、车前子、红藤、败酱草、法半夏、黄连、黄芩、葛根、生薏苡仁、木香等组成。荣英蕊等研究发现，泄浊解毒方通过减少 TLR4 蛋白的表达，促进 IκB-α 和 NF-κB 的结合，抑制 NF-κB 的解离，使 NF-κB 无法进入细胞核发挥转录活性，从而减少细胞间黏附分子- 1（ICAM-1）等炎症因子的生成，降低血管内皮细胞与炎性细胞之间的黏连程度，抑制内皮细胞发生活化，阻止炎性细胞肠黏膜浸润，防止发生局部免疫失衡，从而缓解 UC 症状。刘思雨研究发现泄浊解毒方能够提高益生菌的表达量，并降低条件致病菌的表达水平，维持肠道菌群微生态平衡，减少 LPS 等外源性因素对 TLR4 的刺激，从源头减少 TLR4 的活化，从而减轻由于外源性物质的刺激引起的自身免疫反应，阻止 UC 的发展。

（2）乌梅丸：由乌梅、细辛、干姜、当归、附子、蜀椒、桂枝、黄柏、黄连、人参组成。现代药理学表明乌梅丸具有抑菌消炎、抗肿瘤、免疫抑制、调节氧化应激平衡等作用。孙阳等研究证实乌梅丸可以通过下调 TLR4、NF-κB p65 的表达，减少炎症因子生成，减轻对结肠组织损伤程度。有研究对乌梅丸进行拆方研究，发现寒热并用组药物治疗效果更接近全方组，能够通过降低 TLR4、MyD88mRNA 的表达，从基因层面有效抑制炎症信号通路的激活，进一步减少结肠组织中 IL-1 等炎症因子的释放，缓解肠道炎症。辛开苦降组较单纯辛开药物组和单纯苦降药物组能够更显著抑制 TLR9、MyD88、NF-κB p65 的表达，下调促炎因子 IFN-γ 水平同时上调抑炎因子 IL-4 表达，INF-γ/IL-4 降低，UC 炎症减轻。研究证实寒热并用与辛开苦降的复方配伍特点可能是乌梅丸在缓解 UC 炎症上疗效显著的机制之一。

（3）芍药汤：由白芍、大黄、黄连、木香、黄芩、槟榔、肉桂、当归、甘草组成。杨莉等证明芍药汤与氨基水杨酸联用比氨基水杨酸单药干预能够更好改善 UC 患者的临床症状，并降低患者 IL-6 等炎症指标的表达水平，在内镜下表现出更加善于修复肠黏膜的特点。钟宇等研究发现芍药汤可以减轻肠黏膜水肿和糜烂程度，呈剂量依赖性抑制髓过氧化物酶（MPO）、P‐选择素、巨噬细胞移动抑制因子（MIF）、血栓素 B_2（TXB_2）的活性，并显著下调 TLR4 和 NF-κB 蛋白表达水平。王移飞等研究发现芍药汤对于湿热内蕴型 UC 的治疗作用是通过下调高迁移率族蛋白 B1（HMGB1），抑制 HMGB1 与 TLR4/MyD88/NF-κB 的相关受体结合，从而使得该炎症信号通路处于失活状态，进而抑制 UC 的发生发展。

（4）葛根芩连汤：由葛根、甘草、黄芩、黄连组成。陈淑君等的实验证明，在柳氮磺吡啶的治疗上加用葛根芩连汤较单用柳氮磺吡啶具有显著优势，炎症得到较好控制。陈丽发现葛根芩连汤可以通过上调紧密连接蛋白 occludin、多效糖蛋白 MFG-E8 等水平，改善肠黏膜通透性，减轻炎症水平。有研究发现葛根芩连汤活性成分可以降低肠黏膜中 TLR2、TLR4 的表达并抑制 NF-κB p65 的活化，通过对 TLRs/NF-κB 信号通路活性的抑制，下调促炎因子的表达，同时降低丙二醛（MDA）、诱导型一氧化氮合酶（iNOS）、一氧化氮（NO）、活性氧（ROS）、MPO 等过氧化反应炎症因子的活性，增强 SOD 活性，减轻结肠的氧化应激，调控氧化与抗氧化平衡，降低过氧化损伤。

UC 发病机制至今仍未阐明，影响疾病发生发展的因素众多，给 UC 的治疗带来了很大的困难。随着 UC 分子机制层面的研究日益深入，分子靶向治疗成为当下治疗 UC 的有效的手段。托法替尼是最新报道用于治疗 UC 的靶向药物，但是其肝肾毒性以及高昂的价格限制了临床的广泛运用。中医辨证论治和个体化治疗实践，为针对 UC 不同表型开展精准治疗提供了有益的经验。随着应用基础研究的深入，大量实验研究揭示中药单体和复方对 UC 部分信号通路有潜在靶向作用。

中医药靶向 TLR4/MyD88/NF-κB 信号通路的治疗作用研究取得一定进展。研究发现，中医药可以对 TLR4/MyD88/NF-κB 信号通路上中下游的多环节进行全面调控，姜黄素、泄浊解毒方等中药能够针对通路上游相应靶点，通过减少 LPS 生成，减轻对黏膜损伤，对 TLR4 相关 MD‐2 蛋白的调控，抑制 TLR4 的活化，进而降低整条通路的转导活性；鸦胆子苦醇、黄芩苷、乌梅丸等大部分中药作用靶点多位于信号通路中下游，通过下调中下游中间产物 MyD88、IκB-α、NF-κB p65 的表达，重点针对转录因子 NF-κB 的转录活性调控，以减少下游炎症因子的释放，从而减轻炎症，改善 UC 症状，具有良好的临床和中医证候疗效。上述研究为基于 TLR4/MyD88/NF-κB 通路探索 UC 精准治疗，继而提高临床疗效提供了有益的实验依据。

137　NLRP3 炎症小体与溃疡性结肠炎和中医调控

溃疡性结肠炎（UC）是一种反复发作的慢性炎症性疾病，以腹痛、腹泻、黏液脓血便等为主要临床表现。UC 确切的发病机制目前尚未明确，基因改变以及肠道免疫系统失调引起的肠黏膜持续性炎症，肠屏障功能改变可能是导致其发病的重要原因。炎症小体作为固有免疫的重要组成部分，在肠道微生物感染、黏膜免疫反应以及代谢过程的调节中发挥了关键作用。炎症小体包括 NLRP1、NLRP3、NLRC4、AIM2、NLRP6 等亚型，其中 NLRP3 是研究最为全面的亚型之一，正迅速成为肠道内稳态和肠道炎症反应的重要调节因子。学者刘慧泽等聚焦 NLRP3 炎症小体与 UC 的关系，梳理归纳了近年来中医药干预 NLRP3 炎症小体治疗 UC 的相关研究，以为更好地发挥中医药治疗优势而提供参考。

NLRP3 炎症小体概述

NLRP3 是 NOD 样受体（NLRs）家族成员之一，与凋亡相关斑点样蛋白 ASC 及效应蛋白 pro-Caspase-1 共同组装成 NLRP3 炎症小体，可感知多种病原微生物和机体内外产生的危险信号，从而激活相关的炎症信号通路，启动固有免疫系统。

NLRP3 炎症小体具有复杂的活化机制，可被细胞应激和损伤释放的病原相关分子模式（PAMP）和宿主源性损伤相关分子模式（DAMP）激活。NLRP3 炎症小体的激活通常需两种信号：一为启动信号，Toll 样受体（TLR）识别内源或外源性刺激物，激活 NF-κB 信号通路，促进 NLRP3 炎症小体相关成分的产生和转录；另一信号为激活信号，即各种病原微生物或危险信号直接激活 NLRP3 炎症小体复合物，并促进下游信号通路的激活。NLRP3 炎症小体活化后产生 IL-1β 和 IL-18，从而引起机体炎症反应。上述为 NLRP3 炎症小体激活的经典途径。此外，在脂多糖（LPS）刺激细胞后，可激活 Caspase-11，从而介导 NLRP3 炎症小体的非典型激活，同样引起 IL-1β 及 IL-18 的成熟、分泌。关于 NLRP3 炎症小体的激活机制，目前的研究主要提出以下几种模式：细胞内离子浓度的变化，如 K^+ 的外流和胞内 Ca^+ 浓度上升；线粒体功能异常；活性氧（ROS）产生；溶酶体破碎释放出的 cathepsin-B 蛋白酶等。

NLRP3 炎症小体的过度活化会造成机体组织器官的损伤，故体内存在负调控机制抑制其过度激活。相关学说主要涉及自噬；体内的多种内源性代谢物如 β-羟基丁酸（BHB）、多巴胺和 NO；某些外源性物质如 ω-3 脂肪酸以及 miRNA-233 等。对 NLRP3 炎症小体负性调控基本生物学机制的精准把握有助于开发治疗该小体相关炎性疾病的药物或疗法。

NLRP3 炎症小体与 UC 发生发展关系密切

NLRP3 炎症小体广泛分布于人类结肠黏膜上皮细胞及巨噬细胞中，在调节 UC 等炎症性疾病的发生发展以及维持肠道内环境稳定中扮演着重要角色。

1. 动物研究：NLRP3 炎症小体的激活可诱导 IL-18、IL-1β 等多种促炎因子的产生，加速了肠道炎症的发生发展。Bauer 等发现在葡聚糖硫酸钠（DSS）小鼠 UC 模型中，NLRP3 或 Caspase-1 基因缺失起到了保护性作用，抑制 Caspase-1 可明显改善炎症反应，这一结果与 IL-18 和 IL-1β 水平降低有关。

利用自噬能够抑制炎症小体活化过程改善DSS诱导的结肠炎，如Cosin-Roger等证明缺氧能够下调NL-RP3/mTOR通路并激活自噬来改善小鼠肠道炎症。有学者试图从动物实验中找出UC中NLRP3炎症小体激活的上游机制，主要涉及两种假设：NF-κB激活和ROS产生，并通过相关抑制剂的研究得到阐明，如羧酰胺三唑（CAI）可降低TNBS结肠炎大鼠的NF-κB p65表达以及IκBα磷酸化和降解，抑制NLRP3炎症小体激活，从而改善大鼠炎症反应。

与上述情况相反，有研究提示NLRP3炎症小体具有维持肠道内环境稳定及预防结肠炎的作用。Hirota等研究发现，NLRP3$^{-/-}$小鼠更易患实验性结肠炎，并指出可能与抗炎细胞因子IL-10及保护性生长因子TGF-β降低有关。另有多项报道指出，NLRP3$^{-/-}$、ASC$^{-/-}$、Caspase-1$^{-/-}$小鼠均表现出对DSS诱导UC的易感性、疾病恶性程度以及死亡率的增加，这一保护性作用可能与IL-18和IL-1β参与修复肠黏膜屏障有关。Itani等报道，以恶唑酮诱导小鼠UC模型，与野生型（WT）小鼠相比，NL-RP3$^{-/-}$或Caspase-1$^{-/-}$小鼠表现出对恶唑酮敏感性更高及IL-18和IL-1β的分泌量减少；而给予外源性IL-18或IL-1β后，小鼠结肠炎症状有所改善。此外，NLRP3$^{-/-}$和Caspase-1$^{-/-}$小鼠在感染枸橼酸杆菌后，肠道局部炎症情况较WT小鼠更严重，说明NLRP3炎症小体在感染早期可起到一定预防肠道炎症及肠道病理性改变的作用。Song-Zhao等的研究也发现了类似的结果，即感染肠道病原体枸橼酸杆菌后，NLRP3$^{-/-}$和ASC$^{/}$小鼠表现出细菌定植和散布增加，肠道炎症加剧，表明NLRP3和ASC通过限制肠道细菌负荷及肠内定位情况，实现一定抗炎作用。综上所述，NLRP3炎症小体可能在肠上皮完整性受损后触发保护性反应，促进受损细胞的替换，修复损伤的肠黏膜组织，并可能通过影响肠道菌群的定植与分布来调节肠道炎症反应。

2. 人群研究：一项关于中国汉族人群NLRP3基因与UC关系的研究称rs10754558和rs10925019 SNP基因型与UC的易感程度呈高度相关性，提示NLRP3炎症小体的相关基因参与了中国UC患者的发病过程中。Lazaridis等研究显示该炎症小体的激活与长期病程（超过1.5年）相关，意味着UC免疫特征在疾病进展过程中的分化。一项临床前瞻性观察研究表明，重度UC患者血清中NLRP3、IL-1β、TNF-α明显升高，且NLRP3与IL-1β、TNF-α及疾病严重程度呈正相关。此外，Ranson等通过检测发现，活动期UC患者结肠组织中NLRP3和IL-1β表达明显上调。上述结果为NLRP3在UC中的作用提供了临床证据，为UC的诊断提供了新的可能的生物标志物，并提示阻断NLRP3炎症小体可能成为防治活动期UC的新思路。

上述动物实验或人群研究中相反结果的产生可能涉及多种原因，如小鼠或人类遗传背景的差异及变化，肠道菌群组成的差异，实验中诱发结肠炎方法的不同以及炎症小体激活具有位置特异性特征等。尽管NLRP3炎症小体发挥致炎作用还是抑制作用目前尚有争议，但NLRP3炎症小体激活导致UC的发病及进展越来越受到学术界重视，尤其是在中医药治疗UC作用机制的研究中展现出较好的前景。

中医药干预UC NLRP3炎症小体的研究

根据临床症状多将UC归属于"泄泻""肠澼""痢疾"等病症。中医认为，溃疡性结肠炎多与脾胃素虚、外感六淫、饮食不节、情志不调等因素有关，脾胃虚弱是其发病之本，湿热蕴结肠道是发病之标。现代医学中常以5-氨基水杨酸制剂、激素、免疫抑制剂等药物治疗UC，但存在维持治疗效果差、长期使用不良反应大、药物价格昂贵等不足。而中药治疗UC具有疗效高、毒副作用低、不良反应少等独特优势，其机制涉及调节免疫反应、保护肠黏膜、抑制炎症通路、调节肠道菌群等。近年来中医药干预NLRP3炎症小体治疗UC的作用已被证实，NLRP3作为潜在的治疗靶点受到了学界的重视，研究主要涉及中药复方和单体。

1. 中药复方：Zhang等以经典方平胃散干预2.5%DSS诱导的小鼠结肠炎模型，与DSS组相比，平胃散组显著降低了小鼠结肠组织中NLRP3、ASC、Caspase-1及IL-1β的蛋白表达（$P<0.05$）；随后通过体外实验进一步验证此结果，表明平胃散减轻DSS诱导的慢性结肠炎可能与抑制NLRP3炎症小体

活化有关。曾于恒等用白芍七物颗粒治疗 TNBS 建立的大鼠 UC 模型，结果显示白芍七物颗粒高、中、低剂量组大鼠结肠组织中 NLRP3 炎症小体各组分及下游 IL-18、IL-1β 的 mRNA 表达明显低于 TNBS 组（$P<0.01$），其中以中剂量组效果最佳。另有研究表明溃结康能够在 UC 急性期通过调节 NLRP3 炎症小体及相关炎症因子来控制急性炎症反应，同时能够在缓解期促进肠道黏膜的增生修复。此外，临床验方白术黄芪汤、补中益气丸等均被证实能够在体内、体外抑制 NLRP3 炎症小体的激活，从而减轻实验性 UC。与上述研究相反，白头翁汤的研究则显示该方可能通过促进 NLRP3 炎症小体的激活及相应炎症因子的产生来发挥治疗 TNBS 结肠炎的作用。

关于中药复方干预 NLRP3 炎症小体上游通路的研究尚不多见，有报道称中成药溃疡宁干预 DSS BALB/c 大鼠后，大鼠肠道中 NLRP3 炎症体各组分的 mRNA 含量及氧自由基水平均下降（$P<0.05$），表明其可抑制 NOXs-ROS-NLRP3 信号通路从而发挥抗炎作用。本课题组前期研究也发现，中药复方"黄葵敛肠汤"灌肠治疗 UC 能够明显改善症状，动物实验揭示通过抑制 NF-κB 通路改善了 DSS 诱导的小鼠 UC。

2. 中药单体：有研究称铁皮石斛的主要成分之一石斛多糖可显著改善 DSS BALB/c 小鼠的 UC 症状和结肠病理性损伤；与 DSS 组相比，铁皮石斛多糖组小鼠结肠中 NLRP3、ASC 及 Caspase-1 的 mRNA 和蛋白减少，同时促炎因子 IL-18、IL-1β、IL-6 和 TNF-α 的含量下降，表明石斛多糖对小鼠结肠炎的治疗作用是通过抑制 NLRP3 炎症小体实现的。Qu 等证实了肉桂醛可显著降低 DSS 小鼠结肠组织中 NLRP3、Caspase-1、ASC 和 IL-18 的 mRNA 表达，即通过抑制 NLRP3 炎症小体激活改善小鼠炎症反应。Gong 等的研究显示姜黄素能够抑制 NLRP3 炎症小体的激活，降低多种炎症因子的表达，进而减轻 DSS 小鼠的结肠炎症状及肠道病理改变。此外，大黄素、雷公藤红素、甘草酸等中药单体均可通过抑制 NLRP3 炎症小体的激活过程而发挥抗炎作用。除典型激活通路外，芹菜素还能抑制 Caspase-11 的裂解，即通过抑制非典型 NLRP3 炎症小体的活化过程发挥抗炎作用。

单体干预 NLRP3 炎症小体与 UC 的研究不仅局限于复合体本身及其下游炎症因子，还包括 NLRP3 上游活化调控信号通路。有多项研究显示，汉黄芩苷作为一种靶向 NF-κB 的单体药物，通过阻断调控 NLRP3 炎症小体活化过程中的第一信号——NF-κB 信号通路来阻断炎症级联反应，从而减轻下游炎症因子的加工及分泌，改善小鼠结肠炎症状和体征。Wu 等在前期研究基础上，通过粪菌移植进一步证实了根皮素通过调节肠道菌群可以在一定程度上抑制 NF-κB 和 NLRP3 的激活，缓解 UC 症状。此外，吴茱萸碱、姜黄素、山姜素改善炎症反应的潜在机制均为抑制 NF-κB/NLRP3 炎症小体信号通路。

有研究显示雷公藤多苷可能通过调节 NOXs-ROS-NLRP3 信号通路抑制促炎细胞因子分泌，进而改善实验性肠炎。Zhou 等观察到鸦胆子苦醇呈剂量依赖性地下调 TNBS UC 大鼠结肠组织中 NLRP3 炎症复合体的蛋白表达，减少下游促炎因子的产生；同时他们发现高剂量的鸦胆子苦醇能够显著激活 Nrf2 的蛋白和基因表达，从而推测鸦胆子苦醇可能通过调节 Nrf2 介导的氧化应激过程阻断 NLRP3 炎症小体的激活。同样地，豆蔻素、肉桂酸也被证实通过调节 Nrf2/NLRP3 信号通路保护 DSS 小鼠结肠炎。

另有文献表明人参皂苷 Rd 通过促进 AMPK-ULK-1-P62 轴驱动的自噬作用实现对 NLRP3 炎症小体的抑制作用。巴马汀也被证实能够通过 P1NH/Parkin 驱动的自噬作用，抑制炎症小体的激活进而减轻实验性结肠炎。此外，金雀异黄素则可能通过 TGR5-cAMP 信号通路抑制该炎症小体活化从而发挥抗炎作用。

综上所述，中医药通过干预 NLRP3 炎症小体活化过程的各阶段发挥了治疗 UC 的作用，反映出中药的多靶点作用，为临床治疗肠道炎性疾病提供了新的研究方向，如何更好地诠释其内在机制，将为中医药精准治疗 UC 提供思路。

UC 确切的发病机制目前尚未完全阐明，其发病过程涉及多种信号通路和免疫细胞的复杂相互作用，NLRP3 炎症小体作为一种免疫感受器，在 UC 的发生发展过程中扮演重要角色，近年来，对 NLRP3 炎症小体参与 UC 发病过程的具体机制的理解有了很大进展，涉及调节肠道炎症反应、促进损伤肠黏膜组织的修复及肠屏障功能的建立、调节肠道菌群等。对 NLRP3 炎症小体活化过程及其治疗 UC 的生物学机制的精确把握有助于研发治疗该小体相关的炎症性疾病的药物及疗法。

大量的基础和临床研究结果已证实中医药能够通过干预 NLRP3 炎症小体的激活发挥治疗 UC 的作用。中医药可对 NLRP3 炎症小体活化过程的多个阶段进行调节，包括中药复方或单体通过干预 NF-κB、氧化应激或自噬作用来调控 NLRP3 炎症小体活化的上游信号通路，抑制炎症小体的激活，减少下游 IL-1β 和 IL-18 等促炎细胞因子的产生，从而改善溃疡性结肠炎症状等。

138 细胞焦亡与溃疡性结肠炎和中医调控

溃疡性结肠炎（UC）是一种病因尚不十分清楚的结肠和直肠慢性非特异性炎症性疾病，病变局限于大肠黏膜及黏膜下层。病变多位于乙状结肠和直肠，也可延伸至降结肠，甚至整个结肠。临床上常表现为腹痛、腹泻、便脓血等，病程长，反复发作，难治愈。现已知约有20%慢性UC患者有通过炎症-增生-发展成结直肠癌的风险。目前，UC发病率呈持续上升趋势，其发病机制尚未完全清楚，治疗效果亦不理想。细胞焦亡是一种新发现的程序性细胞死亡方式，在组织稳态和免疫反应中起关键作用。细胞焦亡可导致细胞肿胀、质膜溶解、染色质破碎及细胞内促炎物质的释放，与UC发生发展关系密切。学者吴娜等对细胞焦亡与溃疡性结肠炎及中医药调控的研究做了梳理归纳。

细胞焦亡

细胞焦亡是一种依赖于半胱氨酸依赖性天冬氨酸蛋白酶家族（Caspase）调控的促炎形式的细胞死亡，正常的细胞焦亡可保护组织器官免受微生物感染及内源性损害，而过度的激活则会导致病理性炎症的产生。细胞焦亡最早被发现在1992年弗氏志贺菌感染巨噬细胞后发生的裂解反应中，由于最初对程序性细胞死亡的认识仅局限于细胞凋亡，因此误将其归类为细胞凋亡。2001年，Cookson等首次提出了焦亡的概念，将其定义为沙门菌感染巨噬细胞的Caspase-1依赖性非凋亡细胞死亡。焦亡与凋亡细胞形态学上具有相似性，两者均表现为DNA断裂、核凝聚、末端标记法（TUNEL）染色阳性等，但两者有本质上的区别。凋亡中细胞膜保持完整，不会产生炎症反应。而焦亡细胞膜上有孔洞、细胞发生肿胀、胞内可释放白细胞介素-1β（IL-1β）、IL-18等炎性物质。

细胞焦亡的分子机制

Caspase家族是一种高度保守的天冬氨酸特异性半胱氨酸家族，目前在哺乳动物中已发现15个Caspase成员，其大致可分为与炎性相关的Caspase成员（Caspase-1、Caspase-4、Caspase-5、Caspase-11）及与凋亡相关的Caspase成员（Caspase-2、Caspase-3、Caspase-6、Caspase-7、Caspase-8、Caspase-9、Caspase-10）。细胞焦亡和凋亡的启动依赖于特定的Caspases来诱导各自的程序性细胞死亡途径。其中炎性Caspases与凋亡Caspases不同，主要用来诱导细胞焦亡途径。细胞焦亡信号通路分为Caspase-1依赖性途径和依赖Caspase-4、Caspase-5、Caspase-11的非经典途径。这2种途径在接受刺激、信号转导等方面存在显著差异。

1. 细胞焦亡经典途径：Caspase-1依赖性途径又称经典的细胞焦亡途径，Caspase-1在整个过程中起重要作用。Caspase-1是以无活性的酶原形式（proCaspase-1）存在于细胞质中，其激活依赖于经典型炎性小体发挥作用。当细胞膜上模式识别受体识别病原相关分子模式（PAMPs）或损伤相关的分子模式（DAMPs），包括黑色素瘤缺乏因子2，NOD样受体蛋白家族成员（NLRs）等在内的经典型炎性小体激活。这些炎症小体的N-末端氨酸蛋白酶募集结构域（CARD）或热蛋白结构域（PYD）将募集proCaspase-1，proCaspase-1被募集后发生自体水解产生二聚体，二聚体进一步形成四聚体，最终成为具有活性Caspase-1。活化的Caspase-1不仅可将无活性的IL-1β前体（pro-IL-1β）及IL-18前体（proIL-18）转变成成熟的IL-1β、IL-18，还可将消皮素D（GSDMD）切割成两端：N-末端域

（GSDMD-NT）和 C - 末端域（GSDMD-CT），导致细胞膜上形成有活性的孔隙，使得水分子等物质进入细胞内而引起细胞的肿胀及裂解，最终导致细胞发生焦亡。

2. 细胞焦亡非经典途径：非经典细胞焦亡途径不依赖于经典型炎性小体，当脂多糖（LPS）刺激细胞后，直接激活 Caspase-4、Caspase-5、Caspase-11。之后 GSDMD 蛋白裂解，诱导膜孔隙的形成，IL-1β 成熟和释放，细胞膜破裂，并最终导致细胞焦亡。

3. GSDMD 蛋白：最近的研究表明，GSDMD 蛋白不仅是细胞焦亡中的执行者，亦是焦亡过程中的关键蛋白。GSDMD 蛋白属于 GSDM 蛋白家族，该家族是一类具有 Gasdermin 结构域的蛋白家族。早在 21 世纪初，该家族就被报道为候选基因，可在小鼠中引起多种脱发样皮肤突变。该家族约有 45% 的序列同源性，目前在人类中有 GSDMA、GSDMB、GSDMC、GSDMD、GSDME（即 DFNA5）和 PJVK（即 DFNB59）6 个蛋白，小鼠中为 3 个 GSDMAs（GSDMA1～GSDMA3）和 4 个 GSDMCs（GSDMC1～GSDMC4）。其中 GSDME 和 PJVK 在大脑、心脏、肾脏及内耳中表达，其余 GSDMs 主要在上皮组织中表达。GSDMD 蛋白由 487 个氨基酸构成，全长 53 ku，活化的 Caspase-1 和 Caspase-11 能够在 Asp276 位点上切割 GSDMD 成 31 ku 的 N 端和 22 ku 的 C 两端，其中 GSDMD-NT 为主要的功能结构域，参与细胞焦亡，而 GSDMD-CT 则具有自体抑制功能。当 GSDMD 被切割后，GSDMD-NT 可能通过 Caspase 移除 GSDMD-CT 的抑制性结构域而从单体变成寡聚物转移至细胞膜，在细胞膜上，GSDMD-NT 与膜上的磷脂酰肌醇、磷脂酸和磷脂酰丝氨酸连接而发生低聚化，产生气孔。这些孔的直径一般在 10～14 nm，而 IL-18 的直径为 4.5 nm，很容易通过这些孔隙而促进炎症因子的释放、细胞肿胀膜破裂，最终导致细胞的焦亡。

细胞焦亡与 UC

炎症反应贯穿于整个 UC 的发生发展，炎症反应可导致肠黏膜的损伤，若得不到有效的控制，长期反复的炎症将可引发结肠癌的产生。越来越多研究表明，UC 中的 NLRs 在形成炎性小体的信号复合物中发挥作用，而这些复合物裂解并作用于 proIL-1β、pro-IL-18，形成 IL-1β 及 IL-18，最终诱导细胞焦亡。由此可知，细胞焦亡与 UC 疾病的发生发展密切相关。

1. 炎症小体与 UC：PAMPs 和 DAMPs 是机体免疫的第一道宿主防御，主要由 Toll 样受体和核苷酸结合结构域和富含亮氨酸重复序列的受体（NLR）识别，NLRs 在先天免疫反应和肠道组织修复中起着关键作用。

NLR 蛋白家族中含 Pyrin 结构域的蛋白亚家族称为 NLRP，NLRP3 是该家族中最具特征的亚型之一，亦是被研究最多的一个蛋白。NLRP3 的多蛋白复合体称为 NLRP3 炎性小体，其由 3 部分组成：NLRP3 蛋白、凋亡相关斑点样蛋白（ASC）及 proCaspase-1 蛋白。当宿主受到外源性或内源性损伤时，NLRP3 激活，ASC 和 Caspase-1 被募集。激活的 NLRP3 与 ASC 相互作用，proCaspase-1 通过 CARD 与 ASC 结合组装成一个大的胞质复合体，继而激活 Caspase-1。活化的 Caspase-1 将 pro-IL-1β 和 pro-IL-18 切割成具有生物活性的 IL-1β 和 IL-18。这些细胞因子通过促进促炎细胞因子、趋化因子和生长因子的产生而诱发炎症、招募及激活其他免疫细胞。NLRP3 炎性小体与包括 UC 在内的多种炎症、自身免疫性疾病相关。BAUER 等分别对葡聚糖硫酸钠（DSS）和 2,4,6 - 三硝基苯磺酸（TNBS）诱导的 UC 模型进行比较研究，结果发现 NLRP3 缺乏的小鼠结肠炎症更轻。LIU 等发现与野生型小鼠相比，炎症因子 IL-10 缺乏的小鼠在 UC 发生前，NLRP3 和 ASC 蛋白水平显著升高。同时在 IL-10 缺乏小鼠中使用特异性 NLPR3 炎性小体抑制剂，发现该抑制剂不仅可减轻小鼠结肠炎症，还可预防、延迟疾病的发生。一项研究调查了健康受试者和 UC 患者血液样本中的 NLRP3 基因 SNP 多态性，研究发现 NLRP3 基因 rs10754558 位点的多态性与 UC 显著相关。另一项 NLRP3 基因 SNP 多态性调查发现，与正常人相比，UC 患者也发现 rs10754558 和 rs10925019 位点多态性与 UC 的易感性高度相关，提示 NLRP3 基因突变在 UC 发病中起重要作用。RANSON 等通过对 UC 患者结肠中 NLRP3、IL-1β、

CASP1、ASC mRNA 进行检测发现，在 UC 患者 NLRP3、IL-1β、CASP1、ASC mRNA 明显增加，且在 UC 活动期，NLRP3、IL-1β、CASP1、ASC mRNA 表达增加更为明显。以上这些结果提示，NLRP3 炎症小体的异常激活与 UC 的发病过程关系密切，对 NLRP3 炎性小体的抑制可能是防治 UC 的一个关键。

NLRP1 炎症小体由 NLRP1，衔接蛋白 ASC 及效应蛋白 Caspase-1 前体蛋白组成的复合蛋白，其是第一个在体外被鉴定出的炎性小体，但其在体内尚未被充分鉴定。NLRP1 在人体内由胞壁酰二肽激活，在啮齿动物体则由炭疽芽胞杆菌致死毒素及体内弓形虫激活。目前 NLRP1 在 UC 中的作用报道较少，Williams 等分别用 DSS 及氧化偶氮甲烷/DSS 诱导 NLRP1B 缺陷型小鼠，来制造 UC 及炎症相关的肠癌模型。结果发现，与野生型小鼠相比，NLRP1B 缺陷小鼠 UC 及癌症的发病率、炎症反应显著增加，而其作用机制是降低了 IL-1β、IL-18 表达水平。TYE 等发现在 DSS 诱导的小鼠结肠炎中，NLRP1 炎性小体是通过减少肠道中的产丁酸菌梭菌目丰度，以增加炎症因子的水平，从而加剧小鼠的结肠炎。而补充丁酸可抑制 NLRP1 介导的炎症恶化。同时，与健康对照组相比，UC 患者乙状结肠和直肠炎症区域的中 NLRP1 表达和 γ-干扰素（IFN-γ）平增加，梭菌目丰度降低，梭菌目丰度与 NLRP1、IL-18 或 IFN-γ 的表达呈负相关。TYE 等指出这项结果与 Williams 结果存在差异的原因可能是与使用的小鼠品系遗传有关。由此可知，NLRP1 炎症小体与 UC 发病相关，但 NLRP1 炎症小体如何参与 UC 的发病机制仍不清楚，仍需更多研究加以验证。

2. IL-1β、IL-18 与 UC：IL-1β 和 IL-18 均为促炎因子，属于 IL-1 家族，在免疫和炎症反应中具有重要作用。其中 IL-1β 由单核细胞、巨噬细胞产生，而 IL-18 则由巨噬细胞、树突细胞及上皮细胞分泌。正常情况下，体内 IL-1β 含量极低。当组织受到感染或损伤时，宿主细胞对微生物的模式识别诱导了 31 ku 无活性的 pro-IL-1β 转录。通过 NACHT 区域的相互作用，炎性小体装配完成，Caspase-1 激活。Pro-IL-1β 经过 Caspase-1 的剪切，转变为 17 ku 成熟的细胞因子，最后分泌到细胞外与相应受体结合，促进白细胞募集、释放更多的炎性介质，产生级联效应，发挥炎性作用。Rachmilewitz 等发现在 UC 活动期结肠组织中 IL-1β 含量升高 3 倍。张海峰等收集 42 例活动期 UC 患者，用免疫组化法检测患者结肠组织中 IL-1β 的表达情况，同时以 20 名健康志愿者为正常对照组进行分析，发现在正常组织中，IL-1β 多为阴性表达，UC 患者结肠组织中 IL-1β 表达多为中-强阳性表达，且染色评分明显升高，随着病情的加重，IL-1β 表达升高。吴娜等对 UC 静息期、UC 发病期及正常人血清中 IL-1β、IL-33 等含量进行检测，发现在 UC 患者血清中 IL-1β 含量明显高于正常人，而发病期患者血清中 IL-1β 含量亦明显高于静息期，差异具有统计学意义。且血清 IL-1β、IL-33 等水平与 Mayo 评分均呈正相关，推测血清 IL-1β、IL-33 等可作为 UC 发病期的判断因素。

IL-18 是在 1989 年发现的，Okamura 等从 LPS 致休克的小鼠肝脏中提取出的一种由单核细胞产生的可诱导 IFN-γ 的多肽。与 IL-1β 相似，IL-18 需要通过炎症小体，Caspase-1 的剪切而生成具有生物学活性的细胞因子。IL-18 作为一种促炎性介质，研究发现其可损害肠道黏膜屏障，诱发炎症及肠上皮的损伤，与 UC 发生发展关系密切。Nowarski 等发现，敲除 IL-18 或其受体，小鼠结肠炎及黏膜损伤情况减轻，而敲除 IL-18 抑制因子则导致严重的结肠炎。Impellizzeri 等研究发现，敲除 IL-1β、IL-18 基因或两个基因均敲出的小鼠，其发生 UC 的概率明显低于野生型小鼠，其双基因敲出小鼠其发生 UC 概率更低，推测双敲除 IL-1β、IL-18 可增加对肠道炎症的保护作用。

中医药干预与细胞焦亡

中医古籍中并未出现 UC 这一病名，但根据其临床表现，常将其归属于"泄泻""久痢""肠澼""休息痢"等范畴，认为其发病与"湿热""热毒""痰浊""血瘀"等相关，病理性质为本虚标实。细胞焦亡伴随着大量促炎因子的释放，诱导级联放大的炎症反应。炎症介质在中医学属于"毒邪"范畴，NLRP3、IL-1β、IL-18 参与 UC 疾病的发生发展，细胞焦亡中的这些炎症因子是 UC 病因"湿热""热毒""痰浊"等的微观体现。

中药复方溃结康由痛泻要方化裁而来，观察其对 DSS 小鼠急性期、缓解期的作用发现，其可调控 NLRP3 炎性体（NLRP3、ASC、Caspase-1）基因表达及下游炎症因子（IL-18）的释放抑制炎症反应，促进缓解期时结肠黏膜修复。曾于恒等将低、中、高剂量白芍七物颗粒作用 TNBS/乙醇大鼠，发现白芍七物颗粒可降低 NLRP3，ASC，Caspase-1，IL-1β 及 IL-18 的 mRNA 表达量及血清中 IL-1β、IL-18 表达量。杨镛等发现溃疡宁可通过抑制结肠黏膜组织还原型辅酶 II 氧化酶/活性氧簇/NLRP3（NOXs/ROS/NLRP3）炎症小体信号通路的表达来降低 IL-1β，肿瘤坏死因子- α（TNF-α）促炎因子表达，从而减轻 UC 大鼠炎症反应。沈佳雯通过体内体外实验发现白术黄芪汤可降低 DSS 小鼠结肠组织中 NLRP3，ASC，Caspase-1 和 IL-1β 的 mRNA 及蛋白表达水平。周桃梅等将 100 名 UC 患者随机分为治疗组（参苓白术散联合美沙拉嗪）及对照组（美沙拉嗪），发现治疗组治疗 UC 疗效较对照组效果好，治疗组降低肠黏膜中 NLRP3，ASC，Caspase-1 mRNA 表达水平及血清中 IL-1β、IL-18 水平较对照组更显著。张嘉骏等发现参苓白术散治疗 DSS 诱导的 UC 小鼠作用机制与调节 NLRP3、NLRP6 蛋白及 IL-1β、IL-18 等炎症因子相关。覃景春等发现溃结灵可降低 TNBS/乙醇大鼠结肠组织中 NLRP3、Caspase-1、ASC mRNA 表达，下调肠黏膜中 IL-18、IL-33 的含量。罗书发现在 UC 急性期，补中益气汤可下调肠黏膜 NLRP3 炎性体（NLRP3、ASC、Caspase-1）表达，抑制 IL-1β、IL-18、IL-33 表达，从而预防急性 UC；在缓解期，补中益气汤通过上调 NLRP3 炎性体各组分从而防止慢性 UC 的发生发展。中药单体方面，姜黄素能明显抑制 DSS 诱导的小鼠 NLRP3 炎症小体的激活，降低 IL-1β、IL-6 等炎症细胞因子的表达，减轻 DSS 诱导的小鼠结肠炎症状。芍药苷可改善 UC 小鼠病理症状，抑制肠系膜和结肠组织中巨噬细胞的浸润，抑制结肠巨噬细胞中 NLRP3 蛋白及 IL-1β 细胞因子的释放。汉黄芩苷对 DSS 诱导的 UC 小鼠治疗作用与其剂量呈正相关，其作用机制为抑制核转录因子- κB（NF-κB）和 NLRP3 炎症小体的激活，降低血清和结肠中 TNF-α、IL-1β 的含量。

焦亡是不同于凋亡、自噬的细胞程序性死亡的一种新形式，发生于单核细胞、巨噬细胞和上皮细胞。其依赖于 Caspase-1 的经典路径和依赖 Caspase-4、Caspase-5、Caspase-11 的非经典途径的激活所引起的炎性级联放大反应，最终导致细胞死亡并释放大量炎症因子，GSDMD 是其执行蛋白。UC 作为一种慢性、反复发作的肠道炎症性疾病，因其治疗难度大、反复发作、缠绵难愈、被公认为是结肠癌的癌前病变，已被世界卫生组织（WHO）列为现代社会最难治疗的疾病之一。大量研究表明 UC 的发生发展与细胞焦亡存在着一定的相关性。NLRP3 炎性体 UC 中作用研究最为广泛，NLRP3 炎症小体可通过激活下游 proCaspase-1 并使其剪切成具有生物活性的 Caspase-1，活化的 Caspase-1 作用于 pro-IL-1β 及 pro-IL-18，最终形成成熟的 IL-1β、IL-18 从而引发肠道炎症。同时，活化 Caspase-1 将 GSDMD 切割，GSDMD-N 端发生低聚化，导致气孔的产生，使细胞内容物漏出、水分子入侵，最终导致细胞焦亡。研究表明中医药防治 UC 临床疗效确切，能有效抑制 NLRP3 炎症小体的激活、降低焦亡产物 IL-1β、IL-18，因此有理由相信中医药防治 UC 的作用机制与细胞焦亡相关。

139 　溃疡性结肠炎发病特点和毒损肠络病机

溃疡性结肠炎（UC）是大肠黏膜的慢性炎症和溃疡性病变，是炎症性肠病（IBD）的一种。病变多累及直肠和乙状结肠，也可遍及整个结肠，主要侵犯大肠黏膜与黏膜下层，呈阶段性和弥漫性分布。临床表现有持续或反复发作的腹泻、黏液脓血便，伴腹痛、里急后重和不同程度的全身症状，可有关节、皮肤、眼、口及肝、胆等肠外表现。目前，UC 的病因及发病机制尚未完全明确，现代医学认为与免疫、遗传、环境、感染及精神因素等有关，其中免疫因素在 UC 中的重要作用已得到公认。近年来，随着饮食结构、生活习惯的改变，环境的变化，以及医疗诊断技术的不断进步，我国 UC 的发病率和诊断率逐年增高。由于其病因复杂，治愈难度大，常反复发作，并与结肠癌发病关系密切，已被世界卫生组织列为现代难治病之一。学者王新月等通过对 UC 的多年临床及基础实验研究，结合中医病机理论，创新性提出 UC "毒损肠络" 病机说，认为 "毒损肠络" 可能为 UC 反复发作、缠绵难愈的病机关键，为临床治疗该病提供了新思路。

中医对 UC 与休息痢的传统发病观认识

根据 UC 腹泻、黏液脓血便、腹痛等临床表现，可从中医历代典籍中 "肠澼" "滞下" "痢疾" 等病症中找到相关论述。由于 UC 临床发病以发作期、缓解期交替出现的慢性复发型最为常见，故认为其应属中医痢疾之 "休息痢" 范畴。隋唐时期，巢元方《诸病源候论·痢病候》中首次将休息痢作为病名提出，云："夫休息痢者，由胃脘有停饮，因痢久积，或冷气，或热气乘之，气动于饮，则饮动而肠虚受之，故为痢也。冷热气调，其饮则净而痢亦休也。肠胃虚弱，易为冷热，其邪气或动或静，故其痢乍发乍止，故谓之休息痢也。"《古今医统大全·滞下门》云："休息痢者，乃乍作乍止，或因邪气未曾涤尽，遽止而复作者是也。有因初愈不禁饮食，恣用厚味，及妄作劳而复作者是也。凡犯此者，皆名休息。"由上可见，休息痢与 UC 中最常见的慢性复发型的发病特点极为相似。以往认为，痢疾病因与外感时邪、饮食不节有关，其病机为湿热、疫毒、寒湿、食积等内蕴肠腑，与肠中气血相搏结，大肠传导功能失司，通降不利，气血凝滞，肠腑脂膜和血络受损，发为本病。若痢疾失治，迁延日久，或治疗不当，收涩太早，关门留寇，酿成正虚邪恋，则可发展为下痢时发时止，日久难愈的休息痢。休息痢发作期乃因湿热未尽、久病正气虚弱，又感受外邪或饮食不当而诱发，治疗时根据临床症状多用清热化湿、调气行血或温中清肠、调气化滞之治法；缓解期则根据脾气虚、脾阳虚、寒热错杂、瘀血内阻的不同证候，分别采取补中益气、温阳祛寒、寒热并治及活血化瘀等不同方法治疗。

UC 的反复发作与治疗难点

UC 病因及发病机制尚不明确，西医多采用氨基水杨酸类、皮质类固醇和免疫抑制剂三大类药物治疗，虽能较快控制炎症，缓解症状，但免疫抑制剂和激素类药物毒副作用大；采用传统中医药个体化辨证治疗 UC，虽具有疗效可靠持久、用药相对安全、几乎无不良反应等优势，但复发及慢性持续性发作等问题仍是 UC 治疗的难点。有研究表明，缓解期 UC 患者服用安慰剂 6 个月的复发率为 29%～43%，12 个月的复发率为 38%～76%；Moum B 等研究也证实，尽管大多数 UC 患者接受过柳氮磺胺吡啶（SASP）或美沙拉嗪（Mesalamine）的维持缓解治疗，其 1 年内复发率仍高达 50%；中国炎症性肠病协作组对 3 100 例 UC 住院病例回顾性调查结果表明，UC 住院患者的临床类型以慢性复发型和初发型为主，其中前者所占比例达到 46%。

近年来较多研究认为，大量摄入高蛋白、高脂肪和高糖食物、感染导致的肠道菌群失调和自身免疫反应、精神心理因素以及糖皮质激素耐药等，均可增加 UC 复发的危险。此外，相当一部分患者对 UC 了解程度低，对治疗的规范性和依从性差，未能按疗程服药，症状缓解即停止服药，或不能规律按时服药，缓解期患者本人生活调摄失宜，部分患者对糖皮质激素依赖或抵抗，也会导致病情反复或增加治愈难度。

因此，UC 新的治疗目标更加关注复发问题，而降低复发率的关键是迅速有效缓解，长期维持缓解，达到完全黏膜愈合。根据休息痢传统病机理论论治 UC，采用清热化湿、调气和血治法，对缓解腹痛、脓血便、里急后重等症状及抑制炎症反应的作用毋庸置疑，然而当前对 UC 的治疗效果仍不尽如人意，缩短病程和减少复发仍是 UC 治疗亟待解决的难题。

"毒损肠络"病机学说形成及其生物学基础

近期对 UC 流行病学特点分析发现，其病因病机并不完全等同于中医"休息痢""久痢"，而是表现得更为复杂多样。中医辨证论治治疗 UC 虽具有很大优势，但仍有相当一部分患者缠绵难愈，反复发作，并发症繁杂，逐渐加重。有感于此，受到中医毒邪学说和络病学说的启发，结合 UC 的发病机制，王新月认为湿热瘀毒积久损伤肠络是 UC 反复发作，缠绵难愈的病机关键，提倡辨证论治的同时注意应用益气活血化瘀、清热化湿解毒、敛疮生肌之治法及药物，以提高中医治疗 UC 的临床疗效，减少复发。

1. "毒损肠络"与 UC 发病机制：中医对"毒"的认识由来已久。东汉许慎《说文解字》云："毒，厚也。"说明毒乃邪之所"厚"，即程度较深。《素问·五常政大论》王冰云："夫毒者，皆五行标盛暴烈之气所为也。"《金匮要略心典》云："毒，邪气蕴结不解之谓。"由此可见，毒为邪之渐，邪与毒之间有一定的界限。只有引起机体严重的阴阳气血失调，具备一定特点和特殊症状的邪才能称之为"毒"。当脏腑功能和气血运行失常时，机体的生理或病理产物不能及时排出，出现气滞、痰凝、血瘀、湿阻、水停等病理产物，蕴积体内过多过久，邪盛而化生热毒、湿毒、瘀毒、食积之毒等。而毒邪既是病理产物，又是新的致病因素，毒邪内蕴体内，易与火、热诸邪胶结，壅滞气血，毒瘀火结，使得病邪深伏，入血入络，缠绵难愈；耗伤气血，灼伤津液，损伤脏腑，虚实夹杂，顽固难愈。有学者将毒邪致络病的特征概括为"久、瘀（痛）、顽、杂"4 字。UC 发病病情顽缠，正邪胶着，不易速愈，且均有不同程度的气郁、血阻等"络瘀"表现，因病之新久、病络深浅、气血邪气之盛衰的不同，故多虚实互见，寒热并存，临床表现多样，病变复杂，久而败坏脏腑，符合毒邪致络病特征。

UC 的发病过程中，与其有关的"毒"主要有热毒、湿毒、瘀毒 3 个方面，这三者在其发病过程中作用极为显著。这与现代气候坏境、社会生活压力、个人不良饮食生活习惯和药物因素等导致的机体正常的免疫功能下降有关。气候转暖，空气、水源污染、辐射及抗生素滥用等，易导致人体热毒；加之现代人心理压力过大，忧思伤脾，脾虚气结，运化失司，津液不得输布，聚而为湿，阻遏气机，血行不畅；或郁怒伤肝，肝失疏泄，肝郁气滞，郁久化火，助生湿热；同时，部分患者嗜食肥甘厚味，缺乏运动，气血运行及代谢缓慢，更易导致湿热痰瘀交阻，日久蕴积体内而生毒。正如《内经》所云"正气内存，邪不可干"；"邪之所凑，其气必虚"。而 UC 发病之"虚"以脾虚为主，脾虚是 UC 发病之本，下痢之湿邪产生的根源。《杂病源流犀烛》云："湿盛则飧泄，乃独由于湿耳。不知风寒热虚，虽皆能为病，苟脾强无湿，四者均不得而干之，何自成泄？是泄虽有风寒热虚之不同，要未有不原于湿也。"脾虚则运化水湿无力，脾胃升降功能失常，水湿滞留肠间，大肠传导失司，湿性黏滞，久羁大肠而不去，化生湿热，湿热在体内郁久变生湿热之毒，湿毒阻滞气机、热毒熏蒸气血、气虚无力行血，导致瘀毒产生，湿热瘀毒为 UC 发病之标。故认为本病多是在脾胃正气虚弱基础上，在感受外邪、饮食不节及情绪不畅等诸多诱发因素作用下，脾虚失于健运，湿热之邪与气血相搏结，肠道传导失司，气滞血凝，肠络受伤；湿、热、瘀、虚互结，郁而化毒，血败肉腐成脓，内溃成疡；湿热瘀毒病邪未能及时清除，肠道正常功能不能恢复，以使病情反复发作，缠绵难愈；毒邪留恋，正气愈虚，毒邪弥漫，侵及其他脏腑，而产生一系列的肠外症状。由此可以看出，"毒损肠络"是 UC 的一个虚实夹杂的病机概念，"虚"为正气不足、脾胃虚弱，正常的免疫功能低下；"实"为湿热瘀毒积聚，损伤肠络，肠黏膜屏障损伤，炎症及异常的免疫功能亢进；湿、热、瘀毒蕴积肠道，相干为害，气不布津，血不养络，肠络受损，此乃 UC 发生、发展及反复发作的病机关键所在。

王新月根据多年临床经验，以 UC"毒损肠络"病机理论为指导，临床治疗时采用"益气活血，解毒通络"之法，以通为先，总括为调气行血理肠以通瘀，清热化湿解毒以泄通，健脾益气祛邪以补通。大量临床研究表明，以此立法组成的中药方剂。多能通过炎症、免疫、改善肠道局部血液循环及机体高凝状态等途径修复受损的肠黏膜，近期及远期疗效均优于西药柳氮磺胺吡啶对照组，以方测证，一定程度上说明了 UC"毒损肠络"病机的正确性，充分体现了中医药在临床治疗中辨证论治思想的特色与优势。

2. UC"微血管炎"是"毒损肠络"病机的生物学基础：络脉学说是中医学理论的重要组成部分，以此为指导形成的络病理论是研究疑难疾病发生、发展的重要病机理论，中医学界对两者的研究日益深入并日趋完善，对疑难疾病的诊疗具有很好的指导作用。络脉是一个由经脉别出的沟通、联络全身脏腑、筋骨、肌肉、皮肤的网状系统，具有渗灌血气、互渗津血、贯通营卫、保证经气环流的功能，其物质基础包括微动脉、毛细血管、后微静脉、毛细淋巴管等微小血管及其功能调节机构。UC 是主要侵犯结肠黏膜的炎性病变，活动性 UC 的肠道病理表现为血管扩张、静脉瘀血、水肿以及大量炎性细胞浸润，肠镜下可见黏膜充血、肿胀、糜烂，黏膜下血管网模糊，溃疡形成，表面覆有黄白苔，可伴有弥漫性出血，肠络炎症及受损明显，属于肠络病范畴。现代医学对 UC 病理机制尤其是血管累及机制的深入研究，为"毒损肠络"病机提供了生物学依据。

微血管既是微循环的流通管道，又是血液与组织细胞进行物质交换的场所。微血管内皮不仅是机体的重要屏障，而且是最大的内分泌器官，在炎症发生过程中起门卫作用，在炎症早期和进展期募集免疫细胞，局限炎症。在细胞因子和细菌产物作用下，内皮细胞活化，表达细胞黏附分子（CAM），产生趋化因子，增加白细胞的附着和移动。黏附分子表达改变，从而影响内皮细胞与血液中各种炎性细胞、血小板间的黏附作用，继而影响黏膜免疫。已有研究证实，IBD 累及的微血管生理和功能与正常或 IBD 未累及的微血管有显著差异。在葡聚糖硫酸钠（DSS）模型组大鼠黏膜损害部位血管内皮细胞和巨噬细胞细胞间黏附分子-1（ICAM-1）的表达显著增高，核转录因子（NK-κB）活化增多，血清肿瘤坏死因子 α（TNF-α）和白细胞介素-6（IL-6）水平增高。ICAM-1 在白细胞的跨内皮迁移和免疫细胞激活方面发挥重要作用，可介导 DSS 诱导的结肠炎的炎性损伤。UC 时血管细胞黏附分子-1（VCAM-1）对白细胞的聚集也起到关键性的作用。肠系膜血管内皮损伤是 IBD 发病机制中的早期变化，损伤的内皮不仅失去了抗凝功能，还可以为血小板的活化提供暴露的胶原，分泌促生物活性物质，从而触发凝血过程的核心。同时，活化的、高聚集力的血小板作为炎症细胞可直接参与炎症反应，释放多种炎症介质如血小板活化因子（PAF）、12-羟基廿碳四烯酸（HETE）、转化生长因子-β（TGF-β）、氧自由基等，促使其他炎性细胞聚集、趋化，或通过调节其他炎性细胞的活性，参与肠黏膜的炎症反应。有临床观察结果显示，随着 UC 病情的加重，患者血浆 P-选择素含量逐渐增高，表明病情轻重与 P-选择素水平呈正相关。而血浆 P-选择素增高是血小板和内皮细胞活化的标志，是反映血小板活化程度的特异性标志物。亦有临床研究结果证实 UC 及复发患者血浆血栓烷 B_2（TXB_2）、6-酮-前列腺素 F1α（6-keto-PGF1α）水平及 TXB_2/6-keto-PGF1α 较正常组升高显著，提示血小板活化存在。国内外较多研究发现 UC 患者普遍存在血液高凝状态。通常这种血液的高凝状态，能使肠黏膜毛细血管闭塞，血液沉积、瘀滞，进而微小血栓形成；血栓形成后加重肠黏膜的缺血、缺氧，进一步损伤肠黏膜，导致肠黏膜组织坏死，形成溃疡。而炎症或组织坏死往往可引起血液中纤维蛋白增多，血浆黏度再增高，导致肠黏膜微循环障碍，反过来加重 UC 病情发展，从而影响组织的再生、炎症和感染的控制，甚至加速组织坏死，并可使抗炎药物等不能达到病变部位，如此恶性循环，使 UC 病情反复发作。微血管炎所致的肠组织多灶性梗死已成为 UC 重要的发病机制之一。局部及循环血中血小板的活化是血栓形成的重要因素，亦是肠道炎症反应较严重的后果。上述机制正是湿热瘀久而成毒，损伤肠络，致使 UC 难以治愈和反复发作。

王永炎提出络脉是功能结构载体，络脉具有功能与结构密不可分的特征，而病络是络脉的病理过程、病机环节，是病证产生的根源。肠黏膜局部的血液循环是黏膜局部防卫能力的重要组成部分。良好的血液循环，是提供丰富的营养和祛除有害代谢物质的重要保证，对黏膜的完整性起重要作用。可以认为，炎性细胞因子、内毒素、氧自由基等是"内生之毒"，微血管炎及其导致的肠黏膜损伤引起的全身异常免疫反应是 UC"毒损肠络"的生物学基础。临床观察及动物实验也已经证实，根据"毒损肠络"病机立法的益气活血解毒方药，能够有效抑制微血管炎症，改善肠黏膜的血液供应，有利于改变机体免疫状态，提高溃疡愈合质量。

140　溃疡性结肠炎中医治疗思路

溃疡性结肠炎（UC）是一种慢性非特异性肠道炎症性疾病，病变常累及于直肠、乙状结肠，可逆行向近段结肠发展，甚至累及全结肠及末段回肠，临床症状以黏液脓血便，腹泻、腹痛等为主。本病的病因病机较为复杂，病程迁延，治愈难度大，易反复发作。近年来，由于饮食结构、生活习惯的改变，其发病率呈现逐年上升的趋势。目前本病虽尚无根治之法，但国内医家根据中医理论，运用中医药治疗溃疡性结肠炎取得了一定疗效，学者崔世超等将各医家的治疗思路做了梳理归纳。

病名来源

中医学中并无"溃疡性结肠炎"这一病名，根据其临床表现特点，本病多归属于中医学"休息痢""肠澼""肠风""久痢""脏毒""滞下"等范畴。《黄帝内经》中"肠澼"和"赤沃"，是类似本病的最早记载。因溃疡性结肠炎患者便中多带黏腻脓冻，排出时"嚊嚊"有声，称之"肠澼"。"赤沃"即便血，《素问·至真要大论》云："少阴之胜……满腹痛溏泄，传为赤沃。"此外，《黄帝内经》中还有"潴湾""洞泄""鹜溏"等有关溃疡性结肠炎各阶段特征的名称，亦有"便脓血""下白沫"等对其症状的相关描述。《难经》中"胃泄、脾泄、小肠泄、大肠泄及大瘕泄"，也包括了对溃疡性结肠炎临床症状的描述。东汉张仲景提出了"下利"的病名，包括"泄泻""痢疾"，创立了白头翁汤和乌梅丸，至今仍被现代医家作为治疗溃疡性结肠炎的代表方剂。隋代巢元方《诸病源候论》云："休息痢者……其痢乍发乍止，谓之休息痢也。"提出了"休息痢"，符合溃疡性结肠炎发作期与缓解期交替出现的临床特点。唐代孙思邈《备急千金要方》中，将大便夹有黏液脓血且涩滞难下者，称为"滞下"。严用和《济生方·痢疾论治》首先提出痢疾的名称，指出"今之所谓痢疾者，古所谓滞下是也"。明代著名医家李梴《医学入门》提出"脏毒"的病名。众医家将以发作期、缓解期交替的溃疡性结肠炎，归为中医"休息痢"的范畴；针对慢性持续性溃疡性结肠炎，将之归属于"久痢"的范畴；而对于疾病初起或隐匿的潜伏期或缓解期，仅表现为大便溏薄、次数增多时，则可归属于"泄泻"范畴。

病因病机

1. 古代医家对溃疡性结肠炎病因病机的认识：古代医家认为溃疡性结肠炎多起于湿困，伤于饮食、起居、情志，本于脾胃，与肺肝肾关系密切，其主要集中于脾肾本虚，邪滞肠道，气血不调，肠络受损，血肉腐败。张景岳云："泄宵之本，无不由于脾胃。""凡里急后重者……其病本则不在广肠，而在脾肾。"《古今医鉴泄泻》云："夫泄泻者，注下之症也，盖大肠为传送之官，脾胃为水谷之海，或为饮食生冷之所伤，或为暑湿风寒之所感，脾胃停滞，以致阑门清浊不分，发注于下，而为泄泻也。"本虚标实，寒热错杂是本病主要发病特点。

2. 现代医家对溃疡性结肠炎病因病机的认识：近年来，随着各医家对本病研究的不断深入，在总结前人思想的基础上结合平素临床行医经验，使得本病的病因病机得到不断的补充和完善。认为本病的发生与外感时邪、情志内伤、脾虚失运、饮食不节、先天禀赋不足等因素有关。病机总属本虚标实之证，活动期以标实为主，多见湿热内蕴、气血不调；缓解期以本虚为主，多见脾虚，亦有兼肾亏者。病位在大肠，与肝、脾、肾、肺诸脏均密切相关。

陈佳认为随着人们物质生活水平的提高，一些人平日嗜酒、嗜烟、嗜辛辣，以致大肠湿热者居多。另外，随着人们生活压力增加，精神紧张也逐渐影响着溃疡性结肠炎的发病。王新月教授认为，情志是溃疡性结肠炎发病的主要因素。情志变化导致肝失疏泄，肝气犯脾，以致脾失健运，水湿不化，日久化热，湿热蕴结肠中发为溃疡性结肠炎。刘经州等认为溃疡性结肠炎的发病与患者先天肾气不足、劳逸失调以及饮食失衡等因素有关，其发病机制为机体寒湿化热，客于肠腑，气机不畅，通降不利，血行瘀滞，肉腐血败，肠络受损而成内疡。朱庆平等认为本病的发生与瘀血密切相关，瘀血既是本病的病理产物，又是一个重要的致病因素。林一凡等认为脾虚为本病发病基础，热毒内蕴为本病发病的条件，瘀血阻络为本病的病理产物，临床上采取益气健脾、清热解毒、化瘀通络法治疗本病。

现代医家的治疗思路

1. 从肺论治：由于肺与大肠相表里，肺合大肠，肺的宣发肃降功能是保持大肠传导的重要条件。肺气虚失于统摄，清浊不分，则大便溏泄，也可用于肺虚大肠不固的久泄久利。《医经精义·脏腑之官》云："大肠之所以能传导者，以其为肺之腑，肺气下达，故能传导。"《医门法律》云："肺移热于大肠，久为肠澼……泻痢皆由肺热所移。"溃疡性结肠炎病久耗气伤阴，从而影响肺的宣发肃降功能。肺失宣降，以致肠腑的气血运行和津液输布障碍，加重气血癖滞，从而导致本病反复发作，治愈率低，复发率高。临床上通过补肺益气，从里治表，可以防止传变，提高治愈率。

盛益华等基于"肺与大肠相表里"理论，探讨了溃疡性结肠炎日久损肺的病因病机，在运用中医药治疗溃疡性结肠炎时佐以补肺之品，提高了治愈率，降低复发率。

叶柏提出溃疡性结肠炎缓解期以肺脾气虚为主，兼有湿热瘀血，治疗上以扶正固本为原则，旨在健脾补肺、化湿固肠。临床予以以加味玉屏风散合香连丸加减治疗缓解溃疡性结肠炎，并取得了较好的临床疗效。

2. 从脾肾论治：脾肾虚损已成为国内医家对溃疡性结肠炎病机认识的主流，同时也是溃疡性结肠炎病程迁延难以愈合的关键所在。众多医家以从脾肾虚损夹实邪论治取得较为明显的临床效果。

魏玮主张以"补先天、壮后天，涤荡邪毒，通利经络"为总的治疗原则，认为溃疡性结肠炎的主要病机为脾肾亏虚，邪气乘犯，经络不利，气血失和，涉及多个脏腑。治疗中重视补脾和益肾，兼顾宣肺、疏肝；发作期重视清利湿热，缓解期注重调和气血，并结合中药灌肠，内外合治。同时认为身心并治、改变不良生活方式是提高本病临床治愈率、降低复发率、提高患者生活质量的重要环节。

王长洪根据自身多年临床行医经验，认为缓解期溃疡性结肠炎脾肾阳虚是疾病复发之根本，湿热毒瘀为发病之宿根。创立了健脾温肾、清化湿毒、涩肠敛疮的治疗大法，并创愈溃方（附子、青黛、肉桂、苦参、白术、苍术、仙鹤草、地榆、甘草），临床疗效显著，且无明显不良反应。

国医大师徐景藩认为溃疡性结肠炎以脾虚为本，病及肝肾，湿热血瘀壅滞肠腑为病机关键，治疗当以健脾为先，结合抑肝温肾，清化行瘀。久利伤阴，当分辨脾阴胃阴，益养调中；久利脾虚湿困，则用风药胜湿，化痰治痢。临证强调肺与大肠相表里，中药灌肠结合散剂，以提高疗效。

单兆伟认为其病位在大肠，与脾、肾、肝相关，与肺相合，病理因素多为湿、热、瘀、滞，但湿热多见。其发生病机多为湿热蕴结，气血郁滞，日久脾气虚弱，气虚及阳，致脾肾阳虚，温运失司，下利日重；脾为肺之母，母病日久必损子脏，影响肺气之肃降，致肠腑的气血运行和津液输布障碍，使本病迁延难愈，反复发作。治疗上主张健脾为本，细辨阴阳；重视温阳，补肾健脾；调畅气机，从肺论治；灌肠给药，内外合治；调摄情志，预防复发。

3. 从肝脾论治：在生理功能上，肝与脾关系十分密切，肝主疏泄，脾主运化，是维持人体正常消化功能的重要机制。病理上，肝脾病变相互影响，肝失条达，脾失健运，湿邪内生，气血失调，是导致肠络损伤，传导失司的主要因素。《医方考》云："泻责之脾，痛责之肝；肝责之实，脾责之虚，脾虚肝实，故令痛泻。"肝的疏泄参与情志活动，情志异常能导致或者诱发脾胃疾患。此外，肝在志为怒，脾在志为思。宋代陈无择在《三因极一病证方论》指出"喜则散，怒则激，忧则聚，惊则动，脏气隔绝，精神夺散，以致溏泄"。而《景岳全书·泄泻》更明确记载"凡遇怒气便作泄泻者……此肝脾二脏之病也，盖以肝木克土，脾气受伤而然"。

谢晶日提出了从肝脾论治溃疡性结肠炎的学术思想。认为溃疡性结肠炎的病位在肠，与肝、脾、肾、胃密切相关。病性属于本虚标实，其中肝郁脾虚为本，湿热内蕴为标。主张治疗以疏肝健脾，清热利湿为基本原则，中药内服配合中药保留灌肠，在白头翁汤方的基础上加减用于溃疡性结肠炎的灌肠治疗。

徐珊认为脾虚失运、肠失传导是溃疡性结肠炎的主要病机，肝郁、湿热是其主要致病因素，久病多伤阴致瘀。主张补虚、祛邪兼施为立法用药的基本治则，提出健脾助运是根本，疏肝理气辅其治，清热化湿贯其中，养阴化瘀莫放松的治疗方法，临床遣方用药当以和法取效。

4. 从气血论治： 李中梓在《医宗必读》中提出从气血辨证脓血便，认为赤白痢当属气分发展为血分病变，或血分涉及气分病变，以邪气在血分、气分之多寡辨证。刘河间云："行血则便脓自愈，调气则后重自除。"

张声生认为溃疡性结肠炎的发病与气血关系密切，气血失调是其基本病机，以气血失调的基础，化痰、化湿、化热。主张从寒热虚实论调理理血治疗溃疡性结肠炎，以调气理血为纲，从寒热、虚实四端，提出调和营卫、益气养血、调气和血、理气活血、破气破血、搜风剔络、温阳化瘀、清气止血、清气凉血九法治疗溃疡性结肠炎，强调平调气血，并佐以祛湿、化痰、清热、消食药物。各治法既有区别，又相互联系，可单独使用，又多法并用。

田振国依据"腑病以通为用、腑疾以通为补"的中医理论创立了"通调气血、寒热并用"治疗炎症性肠病的学术思想，并在该学术思想的指导下创新中药制剂"通腑宁颗粒"（黄连、黄柏、天花粉、芦根、滑石、白芍、厚朴、延胡索、木香、山楂、麦芽、吴茱萸、甘草），已应用于临床上医人无数，疗效显著。

5. 从阳论治： 中医学历来重视人本阳气的作用，通阳法的应用最早见于《伤寒论》。而所谓通阳法，就是治疗各种因素，如外感六淫、七情内伤、气血痰食、饮食劳倦、正气不足等，引起阳郁不通而致病的治法。去其邪，通其道，使阳气运行恢复正常，通达内外上下，从而达到宣通阳气，治疗疾病的目的。

顾庆华认为溃疡性结肠炎发病以湿为关键，"湿盛则濡泄"，湿性重浊黏滞，多阻遏阳气，常变生瘀毒之邪，更阻阳气之流通。根据"阳气贵夫通"理论，治以通阳为主，主张在辨证论治的基础上巧妙运用通阳法，用药主以淡渗通阳之品，辅以祛瘀导滞之类，佐以清轻流动之辈，合以补脾温肾之流。

6. 从阴火论治： 李东垣的阴火理论是其内伤脾胃学说的核心内容，阴火产生的根本原因就是脾胃内伤，清阳下陷，气虚发热，治疗的重点也是补益脾胃，升清脾阳，清降阴火。溃疡性结肠炎病位在肠，从"阴火"理论论治本病，实质上就是从脾胃入手，重视气机升降，兼以清热化湿，着重解决溃疡性结肠炎发病与复发的问题。

李京津等认为李东垣的阴火理论与溃疡性结肠炎的病机有相通之处，脾胃气虚、元气亏虚、阴火鸱张是溃疡性结肠炎发病的基础，血中伏火、浊瘀酿毒、进入肠道是其病机关键。以东垣创立"甘温益气，甘寒泻火"之法为指导，治疗上以补脾胃、泻阴火为主，清热利湿、化瘀解毒为辅。

7. 从痈论治： 李建华根据溃疡性结肠炎发病部位、症状、体征及病理特点结合内痈初起、成脓、溃后3个阶段，立出消、托、补3个总的治疗原则，从痈论治为溃疡性结肠炎的治疗另辟蹊径，从而取得更好的效果。

8. 从伏毒论治： 罗云坚首创溃疡性结肠炎的"伏毒致病"理论，认为湿滞肠腑，滞久化热，使湿热蕴积于肠，"气血涩滞"而血肉腐败。湿、热、瘀是溃疡性结肠炎的病因关键。治疗上提出伏毒的祛除应贯穿病程始终，对湿热毒邪内结的溃疡性结肠炎，患者主张以解、祛毒为主，兼以运用清热、祛湿、化湿与活血，并顾护正气等法治疗不同病理基础的患者，临床疗效均比较理想，为溃疡性结肠炎的临床治疗提供了新思路。

9. 从火论治：刘欢等认为溃疡性结肠炎发病多与外感时邪、饮食不节、情志内伤、先天不足等因素引起虚火，或实火，或郁火的产生有关，以致邪热蕴肠，气滞络瘀，肠络受损，腐化为脓血，产生本病。初病或疾病处于活动期者，其多属实证；慢性或缓解期患者，其多属本虚标实，多为因虚生火，时常夹杂郁火。治疗上主张以"火"论治，提出"实火可泻、虚火可补、火郁当发"的治则。

在治疗溃疡性结肠炎方面中医有着独到的见解和方法，国内医家采用中医药治疗本病也已取得较好的临床疗效。溃疡性结肠炎早期、初发型、慢性复发型、轻中度及各类溃疡性结肠炎复发的防治乃中医药的优势。因此，切实应用好中医理论，借助现代医学手段，使中医药治疗溃疡性结肠炎更加规范化、严谨化，在今后的实验及临床研究中，对溃疡性结肠炎的发病情况、相关因素多加研究，建立严谨合格的研究方案及生存质量表，完善溃疡性结肠炎的临床及实验研究体系，这样才能更好地发挥中医药优势。

141　溃疡性结肠炎中医辨治方法

溃疡性结肠炎（UC）是一种以结肠和直肠黏膜弥漫性炎症为特征的慢性非特异性炎症性肠道疾病。随着饮食结构、生活习惯、环境的变化，以及诊断技术的不断进步，UC 发病率呈逐年上升趋势。本病多见于青中年人群，临床表现为腹泻、黏液脓血便伴腹痛、里急后重和不同程度的全身症状，常呈现发作和缓解交替的慢性化病程，可出现中毒性巨结肠、肠穿孔、消化道出血、癌变等多种并发症，严重影响患者的生活质量及心理健康。现代医学对 UC 病因及发病机制尚未完全阐明，临床常规治疗尽管疗效确切，能控制病情发作，但总体治愈率偏低，且存在用药疗程长、不良反应多、停药易复发、激素依赖等诸多问题。中医通过辨病与辨证相结合，紧抓 UC 病机特点，随症加减用药，内外合治，可显著改善 UC 患者生活质量，维持疾病临床缓解，防治并发症及降低疾病复发率。因此，学者樊静娜等深入探讨了中医药辨治 UC 的思路与方法，对提高 UC 的中西医结合诊治效果具有重要意义。

病因病机

UC 临床表现多样，病机复杂多变，根据其病因、病变脏腑、中医证候及临床症状特点，可归属于中医学"休息痢""肠澼""久痢""泄泻""肠风""脏毒"等范畴。本病多因感受外邪，饮食不节，损伤脾运，或素体禀赋不足，情志内伤，脾虚运化失职，湿浊内生，积聚日久化为湿热浊毒，蕴结肠腑，气血凝滞，损伤肠膜脂络而致病。

1. 脾胃虚损是发病内在基础，久及他脏：脾居中焦，与胃相合，为后天之本，气血生化之源，乃气机升降之枢纽，主升清降浊，运化水谷，五脏六腑之气皆禀于脾胃，故"内伤脾胃，百病由生"。脾胃素虚、外感湿热、情志失调、饮食不节、劳倦过度、久病耗伤等皆易损伤脾胃，使脾失健运，胃失和降，清浊不分，水谷精微下注大肠，传导失司而致泄痢，正如《景岳全书·泄泻》云："泄泻之本，无不由于脾胃……若饮食失节，起居不时，以致脾胃受伤，则水反为湿，谷反为滞，精华之气不能输化，乃至合污下降而泻痢作矣。"脾胃虚损，气血乏源，脏腑功能失常，气血津液输布障碍，化生湿热浊毒，蕴结肠腑，脂膜受损，血败肉腐，内溃成疡，下痢赤白而成 UC。临床上，UC 患者多见泻痢时轻时重或时发时止，食少便溏，面色萎黄，神疲倦怠，形体瘦弱等均为脾虚表现。证候学研究表明，脾胃气虚证是 UC 最为常见的证型之一。可见，UC 以脾胃虚损为本，脾胃虚损是 UC 发病的内在基础。

李东垣云："中土为四运之轴，上输心肺，下盖肝肾，外灌四旁，充养营卫，脾胃一健，则谷气充旺，可令五脏皆安。"人体是有机的统一整体，五脏六腑生理病理相互影响，脾胃虚损，日久必累及肝、肺、肾等脏。肝主疏泄，调畅气机，脾土运化、升清之功赖肝之疏泄，土得木而达。脾虚日久，气血生化乏源，土壅木郁，肝失条达，无以助脾运化，则脾虚更甚；情志抑郁，肝失条达，土虚木乘，气机郁滞，横逆犯脾，可使脾运失职而致下利。肺与大肠相表里，肺气肃降有助于大肠传导功能的正常发挥，大肠传导功能又有助于肺气肃降，如《中西汇通医经精义·脏腑之官》云："大肠之所以能传导者，以其为肺之腑。肺气下达，故能传导。"生理上两者紧密配合，相互协调；病理上两者又相互影响，肺病可及肠，肠病亦可及肺。UC 日久则脾虚不能散精上输于肺，肺失濡养，宣发肃降失常，肠腑失于通降，气血津液运行障碍，引起 UC 反复发作，迁延难愈。脾为后天之本，肾为先天之本，命门之火温煦脾胃而腐熟水谷。若肾阳不足，命火虚衰，则不能温煦脾土，运化失职，引起下利。脾虚日久，后天无以养先天，下利反复发作亦会致肾阳不足，脾肾两虚，温运失司，则见泻痢不止，甚则滑脱不禁等，正如《医方集解》所云"久泻皆由命门火衰，不能专责脾胃"，《医宗必读》云"未有久痢而肾不损者"。因此，尽管 UC 以脾胃虚损为发病基础，然肝木乘脾、脾病及肾、脾肺两虚也是 UC 不可忽视的病理变化。

2. 毒损肠络、肠络瘀阻是病机关键：《临证指南医案》云"食物不和，肠络空隙所渗"，提出"肠络"概念。肠络是人体络脉系统的一部分，生理上是肠道气血津液输布贯通枢纽，病理上是外邪侵入肠道的通道。各种原因引起的肠络营卫气血津液运行、输布失常，最终出现肠络瘀滞、痹阻不通一类病症，即"肠络病"。肠络为病，多因湿热、食积、血瘀等实邪内蕴，肠道通降传导失司，脂膜与血络受损，气血失调，肠络瘀阻，日久凝聚成毒，伤津耗气，动血留瘀，损伤肠腑，变生溃疡诸证。

在 UC 发展过程中，外感内伤诸邪为害，气血津液运化失常，化生湿热、痰浊、气滞、血瘀等有形实邪，积聚日久，蕴结不解则化而为毒。一般来说，UC 毒邪主要有湿、热、浊、瘀 4 种。外感湿邪或饮食失宜，脾胃功能失调，运化失常，水液输布障碍，清浊不分，下注肠间，聚生湿浊，若患者嗜食膏粱厚味，或素体阳气亢盛，日久湿从热化，如《温热经纬》云"太阴内伤，湿饮停聚，客邪再至，内外相引，故病湿热"。《类证治裁·痢症论治》云："症由痢多胃腑湿蒸热壅，致气血凝结，夹糟粕积滞，进入大小腑，倾刮脂液，化脓血下注。"湿热内蕴，搏结气血，脂膜与血络受伤，气凝血滞，腐败成疡，化为脓血，则痢下赤白；湿热熏蒸，蕴结肠腑，气机阻滞，腑气不通，故见腹痛、腹泻、里急后重。《临证指南医案》云"久病气血推行不利，血络中必有瘀凝""初为气结在经，久则伤血入络"。肠络为病，本身就具有易滞易瘀、易入难出、易积成形的病机特点。UC 日久则正气亏虚，运血无力，或实邪阻滞，络气不通，气滞血瘀，均可致瘀血。而瘀血既成，留于肠络，肠络瘀阻，气血津液输布不利，气不布津，血不养经，肠道失养，故 UC 为病经久不愈。在 UC 发生发展过程中，湿、热、浊、瘀诸毒既是病理产物，又是新的致病因素，贯穿 UC 始终。毒邪蕴结，深伏体内，壅滞气血，胶结难解，入血入络，肠络瘀阻，病情缠绵难愈；毒邪积聚，肠络瘀阻，损伤脏腑功能，使正虚邪恋，虚实夹杂，肠黏膜反复受损而致病情迁延。因此，毒损肠络、肠络瘀阻是 UC 致病的关键病机。

论治策略

1. 调补脾肾，兼顾他脏：脾胃虚损是 UC 发病的内在基础，脾胃功能的强弱与 UC 发生发展及转归密切相关。因此，UC 治疗当以脾胃为本，以调理脾胃为先。脾胃居中焦，主运化，为气机转运之枢纽，治脾以运为健，以运为补，故治疗脾胃虚弱当以健运脾胃为基础，不可壅补，方选茯苓、白术、薏苡仁、山药、神曲等健脾助运之品，酌以益气健脾之党参、太子参等，以求补虚而不助邪。脾胃虚弱亦有气虚、阴虚、阳虚之分，临证需详辨病性，灵活用药。若神疲乏力、面色萎黄、纳呆脘闷、大便稀溏、水谷不化明显者，属脾气虚弱，治当加强健脾益气之功，方选四君子加减；大便溏泄、下痢黏液白冻、肠鸣漉漉、腹痛喜温、形寒肢冷者，属脾阳不足，治以温中健脾，方选附子理中汤加减；大便时干时溏、形瘦神疲、口干欲饮、舌红少苔、脉细数者，属脾阴不足，治当健脾养胃，可选参苓白术散加减，药用山药、白扁豆、薏苡仁、白芍、白术、黄精、乌梅等，另需注意慎用泻下之品。

脾为后天之本，五脏相关，脾病日久，可累及肝、肺、肾等脏腑。临床上针对久病及肾，出现久泻不止、夹有白冻，甚则完谷不化、滑脱不禁、形寒肢冷、腹痛喜温喜按、腹胀、食少纳差、腰酸膝软等脾肾阳虚者，可在健脾益气以复健运基础上，佐以温补肾阳而振奋阳气，用药可选四神丸加附子、肉桂，或附子理中汤加淫羊藿、仙茅。若肝气郁结，出现腹痛即泻、泻后痛减，常因情志或饮食因素诱发大便次数增多、稀溏，或黏液便，情绪抑郁或焦虑不安，嗳气不爽，食少腹胀等肝郁脾虚者，可在益气健脾基础上，加佛手、玫瑰花、柴胡、郁金、香附、枳壳、白芍等；若肺失宣降，大肠传导失司者，药用陈皮、防风、苦杏仁、陈皮、枳壳等，以利肠腑传导，将浊气肃除于外。

2. 清热利湿，化瘀通络：湿热毒邪是 UC 致病的重要因素，为致病之标，导致疾病缠绵难愈，反复发作。因此，清热利湿解毒就成为重要治法。临床上，湿热毒邪壅盛多见于 UC 活动期，症见腹泻、黏液脓血便、腹痛、里急后重、舌苔黄厚腻、脉数等，肠镜下可见黏膜充血水肿，有接触性或自发性出血，附着有脓性分泌物、不易拭去。若湿热之象较轻者，可予芳香化湿、理气醒脾为主，常用藿香、佩兰、葛根、砂仁、豆蔻、木香等，佐以淡渗利湿之品，如淡竹叶、通草等通利三焦，引湿浊之邪走决渎而出，以此畅三焦、通水道、助气化；湿热之邪较重者，治以清热利湿为主，常用白头翁、黄连、黄柏、秦皮、败酱草、椿皮、金银花、连翘、马齿苋等，适当配伍风性升散之品，如苍术、防风、荆芥穗等，既能燥湿发散水气，又能解痉止痛。湿热一证，乃湿与热结，如油入面，既不可清热太过使湿邪冰伏，又不可利湿太过伤及阴液使热愈炽，故用药当中病即止，否则过犹不及。

王清任认为，久病必有瘀，邪毒壅滞于肠或肝郁克脾，血液瘀滞于肠络或脾胃气虚运行血液无力，气血阻滞肠络失和而血败肉腐成脓。瘀血既是 UC 重要致病因素，又是疾病过程中的病理产物，也是 UC 迁延难愈的主要原因，瘀血内蕴，故痹阻肠络成为 UC 病机关键。UC 症见腹泻、黏液脓血便、腹痛、舌质紫暗或有瘀斑、瘀点，结肠镜检见黏膜充血、紫暗、粗糙颗粒感，血管网模糊，或多发息肉，活检组织学见血栓形成等均是肠络瘀阻之征。因此，临证需灵活应用活血祛瘀通络之法，并贯穿治疗全过程。若湿热壅滞气血者，治以清热化湿、调气行血，方选芍药汤，加川芎、红花、桃仁等理气活血之品；脾肾阳虚、寒凝血瘀者，治以温经散寒、活血化瘀，方选失笑散，加炮姜、肉桂、炮附子等；气虚血瘀者治以益气活血，方选补阳还五汤加减；血虚致瘀者当养血活血化瘀，方用桃红四物汤，重用当归、白芍；针对瘀血日久，肠络痹阻不通，可选鸡血藤、水蛭、地龙、僵蚕等通络之品以促进病情恢复。

3. 辨证为主，分期论治：目前 UC 中医辨证分型主要包括大肠湿热证、脾气虚弱证、脾虚湿蕴证、肝郁脾虚证、脾肾阳虚证及寒热错杂证。UC 发展阶段不同，病机特点亦有所不同。活动期为湿热蕴肠，气血阻滞，大肠传导失司，肠络受伤，血败肉腐，壅滞成脓，内溃成疡；缓解期为脓疡溃后，正气亏虚。活动期以大肠湿热证为主，缓解期以脾胃气虚证、脾肾阳虚证为主。初发型以大肠湿热证为主，慢性复发型以脾胃气虚证为主，慢性持续型以脾肾阳虚证为主。临证可结合 UC 活动期和缓解期进行分期论治。

（1）活动期：湿热蕴结肠道，与肠道气血相搏结，以标实为主，临床可见腹痛、腹泻或里急后重，黏液脓血便，肛门灼痛，舌苔黄厚腻，脉滑数。结肠镜检可见黏膜充血、水肿、出血，表面脓血性分泌物附着，严重者可见黏膜糜烂、溃疡。治疗主要采用清热利湿解毒之法以治其标，可选芍药汤加减，药用黄连、黄芩、黄柏、苦参、土茯苓、秦皮、白头翁、仙鹤草、穿心莲、薏苡仁、败酱草、椿皮、马齿苋等。若大便脓血较多者，加白头翁、地榆、炒槐米等凉血止痢；大便白冻、黏液较多者，加苍术、薏苡仁等健脾燥湿；腹痛较甚者，加延胡索、乌药、枳实等理气止痛；湿热疫毒甚者，加金银花、连翘、败酱草、马齿苋等清热解毒。另外，本期切忌过用寒凉，以顾护脾胃，可适当加健脾益气之品；需慎用收涩药，以免闭门留寇，如确须使用，可配伍槟榔、焦神曲、鸡内金等消积导滞之品。

（2）缓解期：湿热浊毒内蕴，日久脾病及肾，此期以脾肾两虚、正虚邪恋为主，治以健脾补肾、清解余邪为法，以求维持缓解，预防复发。若腹泻便溏、有黏液或少量脓血，腹痛隐隐，脘腹痞满，面色萎黄，纳呆神疲者，治以健脾益气，予四君子汤合参苓白术散加减；若见腰酸肢冷，久泻不愈，痢下赤白清稀，甚则滑脱不禁者，治以温肾固涩，可予真人养脏汤、四神丸等加减。缓解期用药需注意扶正而不敛邪，祛邪而不伤正，应标本兼治，可在健脾补肾基础上，兼顾清解湿、浊、热等余邪。

4. 中西互补，内外合治：临床上，UC 治疗需注重中西互补，宏观辨证与微观辨证相结合，在中医症候、舌脉、体质等宏观辨证依据基础上，结合肠镜和肠黏膜活检以进一步微观辨证。在肠镜下，若见黏膜水肿明显者，可从脾虚湿盛论治，选用白术、苍术、茯苓、厚朴、陈皮等；黏膜充血、糜烂、溃疡，或肠腺隐窝炎症及脓肿者，乃湿热毒邪内蕴，损伤肠络所致，药用金银花、连翘、黄连、黄柏、败酱草、白头翁、蒲公英等；出血点众多，或出血不止，需给予白及、地榆炭、仙鹤草、珍珠粉等以收敛止血；黏膜呈颗粒状或结节状改变，或腺体排列异常及上皮变化，乃浊毒阻滞于内，气血运行不畅，结聚不散所致，宜选用理气活血之品，如当归、鸡血藤、延胡索、三七等；假性息肉者，当重用活血化瘀药物，如三棱、莪术、水蛭等。

外治法是中医治疗 UC 的特色，配合内服药则疗效显著。在 UC 外治诸法中，药物保留灌肠疗效最为显著，尤其适用于活动期患者。直肠黏膜血液循环丰富，药物保留灌肠可迅速吸收其有效成分，并直接作用于黏膜，保护肠道溃疡面，促进炎症吸收和溃疡愈合。另外，给药后可直接进入循环，避免肝脏首过效应。常用药物有敛疮生肌类，如白及、珍珠、儿茶、赤石脂、五倍子、石榴皮、枯矾和诃子等；活血化瘀和凉血止血类，如珍珠层粉、蒲黄、丹参、三七、地榆、槐花、仙鹤草、血竭等；清热利湿解毒类，如败酱草、椿皮、黄连、黄柏、白头翁、秦皮和苦参等；其他，如锡类散、云南白药等。临床可根据患者病机不同，合理选用外治药物，口服、外用结合，以提高临床疗效。

临床上，UC 总属本虚标实、虚实夹杂之证，其病机以脾胃虚损为本，毒损肠络、肠络瘀阻为标。治疗上紧扣病机关键，重视调补脾肾，兼顾他脏，以治其标，清热利湿、化瘀解毒以治其本，以辨证论治为基础，与疾病分期相结合，中西互补，内外合治，临床可获得满意疗效。

142   溃疡性结肠炎的中医治疗

溃疡性结肠炎（UC）是一种病因尚未明确的直肠和结肠慢性非特异性炎症性疾病，以腹痛、腹泻、黏液脓血便为主要临床表现。本病病变绝大多数累及直肠与乙状结肠的黏膜与黏膜下层，可向远端扩展，甚至遍及整个结肠。本病病情轻重不等，多呈反复发作的慢性病程，治愈难度大，且具有癌变可能性，已被 WHO 列为现代难治病之一。该病发病率和患病率有明显的地域差异及种族差异，以北美、北欧白人最高，但近几十年来我国发病率有持续增高趋势。中医药治疗 UC 具有一定优势，疗效也不亚于西医，且不良反应较少。学者黄晓燕等就中医药治疗 UC 的机制及临床研究做了归纳阐述，以期为本病的治疗研究提供更多思路。

中医药治疗 UC 的机制

溃疡性结肠炎的西医具体病因和发病机制尚未明确，已知肠道黏膜免疫系统异常反应所致的炎症过程在发病中起着重要作用，目前认为这是由多因素相互作用所致，主要包括环境、遗传、感染与肠道菌群和免疫等因素。中医学也没有溃疡性结肠炎这一病名记载，但根据其临床表现，可将其归属于"久痢""肠澼""便血"等范畴，患者多在素体脾肾亏虚基础上因外感时邪、饮食不节（洁）、情志内伤而患此病。中医通过望、闻、问、切四诊辨证治疗 UC，据其病机湿热壅滞、气滞血瘀、脾虚湿盛或脾肾阳虚等而采取相应的清热燥湿、行气活血、健脾化湿或温补脾肾等治法，适时调整，疗效显著，已成为治疗 UC 的重要方法。其治疗作用主要体现在中医药治疗可有效改善患者临床症状，促进溃疡愈合；增强患者体质，预防 UC 的复发；配合西医治疗具有增效减毒的作用；阻滞 UC 向癌症的进展等。

近年来，中医药治疗 UC 的机制研究成为 UC 相关研究的热点，目前研究发现中医包括中药内服、灌肠、针灸等治疗 UC 的机制主要有减少 UC 病变组织中炎症因子释放，减轻炎症细胞浸润，缓解病变组织炎症反应；促进病变结肠黏膜的修复，改善 UC 病变组织的黏膜通透性，从而恢复肠道黏膜的屏障功能；影响细胞中的物质代谢状态，减少肠组织细胞中活化自由基的产生，抑制 UC 病变组织细胞中氧化应激反应；通过影响机体中 T 细胞亚型的平衡以及改变 UC 病变结肠组织中肥大细胞的浸润状态进而调控 UC 患者机体免疫反应；影响 UC 患者的肠道菌群，调控胃肠道菌群平衡，促进患者康复以及提升患者生活质量；另外，中医药还可抑制 UC 病变组织细胞的上皮—间质细胞转化，防止 UC 癌变。

中医药治疗 UC 的临床研究

1. 中药内服：中医诊疗共识认为 UC 为本虚标实之证，活动期以标实为主，主要为湿热蕴肠，气血不调，缓解期属本虚标实，主要为正虚邪恋，运化失健，且本虚多呈脾虚，亦有兼肾虚者，故临床上治疗 UC 多以本虚标实病机特点为指导，辨证分期而治。王世荣等将 71 例轻中度 UC 患者随机分为治疗组 36 例和对照组 35 例，治疗组予健脾化湿中药方（黄芪、炒白术、黄芩、黄连、砂仁、薏苡仁、白芍、三七、肉桂、木香、槟榔、甘草）治疗，对照组服用美沙拉嗪肠溶片，结果治疗组总有效率为 88.9%，明显高于对照组的 74.3%。郭虹忆等采用健脾愈肠饮（黄芪、茯苓、白术、党参，蒲公英、马齿苋、黄芩，白芍、黄连、三七，水蛭、炙甘草）口服治疗脾虚湿热证 UC 患者 75 例，结果治疗后患者主要证候（腹泻、腹痛、黏液血便、里急后重）评分、结肠镜检查评分、病理评分及血清 IL-17、IL-23 水平均显著降低。刘书红等采用疏肝理气、健脾和胃为主要方法（药用柴胡、香附、枳壳、青皮、厚朴、槟榔、砂仁、豆蔻、党参、茯苓等）随症加减治疗溃疡性结肠炎 30 例，治疗 6 周后，治愈率为 46.67%，有效率为 90.00%，治疗 12 周后，治愈率为 70.00%，有效率为 93.33%。张秀静等治疗脾肾阳虚型 UC 患者 120 例，予温补止泻汤（附子、熟地黄、党参、茯苓、白术、陈皮、山药、炒薏苡仁、补骨脂、肉豆蔻、肉桂、吴茱萸、诃子、赤石脂、白芍、甘草）内服，总有效率达 90.00%。王亚军等采用燮理汤（生山药、金银花、白芍、牛蒡子、黄连、肉桂、甘草）治疗活动期 UC 患者 30 例，结果显示患者临床疗效、中医症状积分、肠黏膜积分改善均优于予以美沙拉嗪肠溶片口服的对照组，且患者血清 TNF-α、CRP 浓度较治疗前及对照组均下降，说明燮理汤能有效抑制结肠损伤部位的炎症反应。梁尧等将 60 例 UC 患者分为两组，治疗组 30 例予加味柴芍六君颗粒（柴胡、白芍、陈皮、法半夏、太子参、茯苓、炒白术、甘草、白花蛇舌草、三七、凤尾草）治疗，对照组 30 例予美沙拉嗪口服。结果两组肠镜疗效、便血疗效比较，治疗组均优于对照组（P＜0.05）。周春和等将 120 例慢性溃疡性结肠炎患者随机分为 2 组各 60 例，观察组给予椒梅连理汤（花椒、乌梅、黄连、党参、麸炒白术、干姜、炙甘草）治疗，对照组给予柳氮磺砒啶治疗，结果治疗 2 个月后观察组总有效率为 91.67%，对照组为 75.00%。王清任云："泻肚日久，百方不效，是总提瘀血过多。"杨波等为探究活血化瘀法治疗 UC 的临床效果，将 80 例 UC 患者随机分为西药组与中药组，西药组给予口服美沙拉嗪片，中药组给予活血化瘀中药汤剂（花椒、乌梅、黄连、党参、麸炒白术、干姜、炙甘草）加减治疗，结果西药组总有效率为 75.0%，中药组总有效率为 92.5%，中药组与西药组比较，患者腹痛、腹泻、脓血便消失时间均明显缩短。谢胜等从厥阴瘀血论治活动期 UC，使用仲景温经汤加味（吴茱萸、生姜、桂枝、法半夏、川芎、牡丹皮、麦冬、红参、阿胶、当归、白芍、甘草、三七、肉桂、黄柏）治疗活动期 UC 患者 23 例，总有效率达 95.65%，高于西药组（口服柳氮磺胺吡啶）86.36%，3 个月后随访，中药组复发率亦低于西药组。

2. 中医外治：外治之理，即内治之理；外治之药，即内治之药，所异者，法耳！依内外同治之法，辨证选取中药灌肠、栓剂、针灸等治疗 UC，效果卓著，且成本较低，具有较好的经济学意义。钟志刚等采用隔姜灸神阙穴治疗 UC（脾胃虚寒型泄泻）患者 62 例，总有效率达 90.32%，而且成本-效果比低。杨珠英等采用艾灸（艾灸选用大肠募穴天枢穴和任脉气海、关元穴）与中药直肠滴注联合治疗脾胃虚弱证 UC 患者 20 例，结果显示在改善 UC 患者的临床症状、患者病情整体评估及内镜检查结果等方面均优于口服美沙拉嗪肠溶片治疗。中药灌肠可使药物直接作用于肠壁，充分接触病灶，发挥药物的局部治疗作用，亦可减轻药物对胃肠道的刺激，中药灌肠治疗是一种治疗急性期 UC 的重要手段，尤其适用于轻中度、左半结肠型 UC。戴高中等将 34 例左半结肠型急性期 UC 患者随机分成治疗组和对照组各 17 例，治疗组予白头翁汤加减（白头翁、黄柏、黄连、秦皮、地榆、红藤、槐花、醋乳香、醋没药、三七粉、人中白、白及、煅石膏、儿茶、五倍子、枯矾、黄芪）灌肠方保留灌肠，对照组予柳氮磺胺吡啶灌肠。结果治疗组总有效率为 94.11%，结肠黏膜病变，腹泻、脓血便、腹痛等中医证候改善优于西药对照组。卢灿省等治疗轻、中度湿热壅滞型 UC 患者，治疗组 30 例予白头翁汤（白头翁、黄连、黄柏、秦皮）灌肠治疗，对照组 30 例予美沙拉嗪栓纳肛治疗，结果治疗组总有效率为 93.8%，对照组为 96.7%，两组疗效无明显差别，表明白头翁汤保留灌肠治疗轻、中度湿热蕴结型 UC 安全、有效，可作为美沙拉嗪替代疗法。

3. 内外合治：UC 本虚标实，虚以脾肾亏虚为著，实主要指 UC 存在炎症、糜烂、溃疡等病理改变，中药内服以调补脾肾治其本，中药灌肠清热燥湿、活血散瘀可治其标。中药灌肠可提高局部药物浓度，促进溃疡愈合，且可避免苦寒清热解毒之药伤脾败胃。吴平恭等治疗 36 例活动期肝郁脾虚型 UC 患者，予中药（黄芪、白术、柴胡、白芍、陈皮、防风、香附、木香、炒枳壳、薏苡仁、丹参、甘草）内服联合中药（黄柏、黄连、黄芩、金银花、苦参、蒲公英、苍术、败酱草、穿心莲、鱼腥草、赤芍、桃仁、姜黄）保留灌肠，结果有效率为 94.44％。党中勤等将 62 例脾虚湿热证慢性持续性 UC 活动期患者随机分为治疗组与对照组各 31 例，治疗组给予健脾清肠汤（黄芪、败酱草、炒白术、茯苓、炒苍术、木香、防风、炒白芍、徐长卿、黄连、仙鹤草、炙甘草）内服，并配合愈疡灌肠方（苦参、地榆炭、白及、煅龙骨、煅牡蛎、五倍子、三七粉）保留灌肠治疗，对照组给予口服美沙拉嗪肠溶片治疗。两组均连续治疗 12 周后，治疗组临床疗效总有效率为 93.55％，对照组为 83.87％，且治疗组腹痛、腹泻及脓血便症状等主要症状评分及镜检结肠黏膜 Baron 内镜评分改善明显优于对照组（$P < 0.05$）。徐庆等将 90 例 UC 患者随机分为两组各 45 例，观察组给予半夏泻心汤加减（法半夏、干姜、黄芩、黄连、大枣、人参、炙甘草）配合用保留灌肠治疗，对照组给予柳氮磺胺吡啶口服，同时加用 0.5％甲硝唑 100 mL 保留灌肠。结果观察组有效率为 93.3％，明显高于对照组的 60.0％（$P < 0.05$），且观察组不良反应率（6.66％）明显低于对照组（28.88％）（$P < 0.05$）。别彩娟将 62 例 UC 患者随机分为两组各 31 例，观察组采用芪仙汤（仙鹤草、黄芪、五倍子、乌梅、白术、细辛）内服及灌肠治疗，对照组采用柳氮磺胺吡啶口服＋地塞米松保留灌肠治疗，结果观察组总有效率为 96.77％，对照组为 74.19％。陈凯军等将活动期湿热型 UC 患者 120 例随机分为两组各 60 例，对照组给予柳氮磺吡啶基础治疗结合口服膈下逐瘀汤（五灵脂、当归、川芎、桃仁、牡丹皮、赤芍、乌药、延胡索、甘草、香附、红花、枳壳）口服，观察组在此基础上给予针刺足三里。结果观察组总有效率为 89.3％，明显高于对照组的 86.7％，观察组溃疡、水肿、糜烂、息肉改善率明显高于对照组，且治疗后随访 3 个月，观察组复发率明显低于对照组。

4. 中西结合治疗： 中西医结合治疗 UC，不仅可以发挥西药控制本病急性发作、快速缓解症状的作用，又能发挥中药疗效持久、延缓疾病复发的特点，而且可以减少西药用量及长期服用的副作用，两者配合更有利于疾病的治疗和恢复。杨合功将 64 例 UC 患者随机分为西药组和中西医组各 32 例，西药组采用美沙拉嗪治疗，中西医组采用西药美沙拉嗪、中药（黄芩、葛根、白头翁、木香、黄芩、赤芍、藿香、黄柏、泽泻、秦皮、金银花）汤剂内服和灌肠联合治疗，结果治疗后中西医组的治疗总有效率高于西药组（$P < 0.05$），中西医组的症候积分低于西药组（$P < 0.05$）。杨颖将 74 例 UC 患者随机分为观察组和对照组各 37 例，对照组患者采用柳氮磺砒啶治疗，观察组患者在柳氮磺砒啶治疗基础上加用甘草泻心汤（黄连、大枣、干姜、党参、法半夏、黄芩、炙甘草）治疗，治疗 8 周后观察组总有效率为 91.89％，显著高于对照组的 72.97％，且在常规治疗基础上加用甘草泻心汤治疗能有效降低患者血清 IL-6、IL-17 与 TNF-α 等炎症因子水平，促进血清 IL-10 分泌，减轻免疫炎症反应（$P < 0.05$）。鲍新坤等将 62 例 UC 患者随机分为治疗组 32 例和对照组 30 例，对照组予以美沙拉嗪控释颗粒治疗，治疗组在对照组基础上加用加味补阳还五汤（黄芪、炒白术、当归、白芍、三七、大血藤、牡丹皮、甘草）治疗，治疗 4 周后治疗组总有效率为 93.3％，对照组总有效率为 66.7％，且 Mayo 评分治疗组明显优于对照组。盛儒丹等将 96 例 UC 湿热蕴结证患者随机分为两组各 48 例，对照组予美沙拉嗪肠溶片口服，治疗组给予加味芍药汤（白芍、当归、黄芩、黄连、大黄、木香、槟榔、肉桂、炙甘草）加美沙拉嗪肠溶片口服，治疗 4 周后，治疗组临床疗效总有效率为 89.58％、中医证候疗效总有效率为 93.75％、肠镜下有效率为 83.33％，均分别高于对照组 81.25％、83.33％％和 72.92％。付小燕等将 110 例 UC 患者随机为治疗组和对照组各 55 例，治疗组予自拟清热利湿、解痉止痛灌肠方（黄柏、连翘、黄连、白头翁、金银花、仙鹤草、败酱草、地榆炭、五倍子、延胡索、郁金）配合美沙拉嗪肠溶片治疗，对照组予 0.2％甲硝唑溶液 100 mL＋地塞米松 5 mg＋谷氨酰胺颗粒 1 包＋锡类散 1.5 g 溶于 100mL 生理盐水，混合均匀后保留灌肠，治疗 30 天后治疗组和对照组的总有效率分别为 96.36％和 81.92％。蒉闽涛等将 60 例 UC 患者随机分为治疗组与对照组各 30 例，治疗组用参苓白术散加减（党参、山药、白术、茯苓、砂仁、白扁豆、莲子、桔梗、薏苡仁、甘草）保留灌肠结合柳氮磺吡啶栓剂治疗，对照组单用柳氮磺吡啶栓剂治疗，结果治疗组总有效率为 90.0％，对照组为 66.7％。精神心理因素在 UC 发展及治疗过程中起着重要作用，中医亦认为肝郁在 UC 疾病发生中起着重要作用，针灸有良好的疏理肝气、调理脏腑的功用，可有效改善 UC 患者心理状态。罗廷威等治疗 UC 患者 30 例，患者每日口服美沙拉嗪

肠溶片，同时隔日艾灸章门穴，结果患者 SAS、SDS 量化评分都有明显改善，表明中西医结合治疗能有效缓解 UC 患者临床症状及改善患者心理精神状态。

中医药治疗 UC 有中药内服、中医外治、中西医结合治疗等多种方法，可一法施治，也可多种方法联合运用，其疗效可靠。中医药治疗 UC 可多靶点发挥抗炎、黏膜保护、抑制免疫反应、调整结肠运动、改善机体内环境等作用，而中医外治治疗 UC 更具特色及优势，且成本较低，具有较好的经济学意义。

143　溃疡性结肠炎中医治疗的作用机制

　　溃疡性结肠炎（UC）是一种反复发作的发病原因尚不完全明确的慢性炎症性肠道疾病，其病变主要累及结肠黏膜及黏膜下层。临床主要表现为反复发作的腹痛、腹泻、黏液脓血便等症状，已被WHO列为现代难治病之一。目前普遍认为UC的发生、发展与免疫功能、凝血功能、脂质过氧化等因素密切相关。中医学虽无此病名，但在长期研究中根据本病病因、病机及临床表现，常将其归属于中医学"肠澼""泄泻""痢疾""肠风""脏毒""下利""滞下"等范畴。现代医学治疗UC以氨基水杨酸类、免疫抑制剂、肾上腺糖皮质激素等为主，但长期使用存在毒副作用大且停药后易反复等问题。中医药具有多系统、多环节、多靶点调控的特点，其疗效肯定、副作用小、复发率低，在预防和治疗复杂慢性疾病方面具有独特优势。近年来，许多学者在中医药理论指导下，借助现代研究方法，在中医药治疗UC的作用机制研究方面取得了很大进展，学者高艳奎等就近年来中医药治疗UC的作用机制研究做了归纳总结。

调节免疫功能

　　免疫调节异常与UC发病密切相关。由于UC患者肠道黏膜固有层中有大量的炎症细胞浸润伴有局部的细胞免疫和体液免疫异常，且临床应用激素及免疫抑制剂治疗本病有效，因此可通过调节免疫功能从而达到治疗UC的目的。对比服用激素、免疫抑制剂后会伴有多种毒副作用，中医药通过调节T细胞亚群、细胞因子及炎症信号通路治疗UC是研究的热点。

　　1. 调节T细胞亚群：T淋巴细胞是人体最重要的免疫细胞之一，根据细胞表面分化抗原（CD）的不同，可将T细胞主要分为$CD4^+$ T细胞与$CD8^+$ T细胞两大亚群。根据其功能的不同，T淋巴细胞分为细胞毒性T细胞，其表面主要标志物为CD8；辅助性T细胞（Th），其表面主要标志物为CD4及调节性T细胞Treg）。在免疫应答中，T细胞各亚群代表的意义和所起的作用不同，只有当T细胞各亚群的各数值比例相对平衡、协调时，机体免疫系统功能才得以正常发挥。免疫调节失衡是引起UC发病的一个重要因素，$CD4^+/CD8^+$是反映T细胞功能状态的一个重要指标，两者在正常人体比例为1.4～2.0，超出这一范围将造成免疫功能失调。肠黏膜上皮含有的上皮间淋巴细胞（IELs）主要是T淋巴细胞，分为CD4和CD8两种亚型。UC发生时，抗原对T细胞抗原受体的反应敏感性增强，炎症部位的T细胞活性增加，黏膜免疫反加剧并释放细胞因子，进而产生一系列组织损伤。较正常或缓解组而言，活动期UC患者的$CD8^+$ T细胞明显下降，$CD4^+/CD8^+$比值上升。中医药通过降低UC大鼠$CD4^+$，升高$CD8^+$，降低$CD4^+/CD8^+$比值来调节T细胞亚群功能，降低免疫反应程度，从而减轻炎症损伤。Tao M等通过TNBS诱导建立大鼠UC模型，发现加味乌梅汤可明显改善UC大鼠血中（$CD4^+/CD25^+$）$CD4^+$ T细胞水平。证明中医药可以通过抑制CD^+ T细胞各亚型Th1、Th2、Th17及Treg的比例失衡，从而发挥治疗UC的作用。

　　2. 调节细胞因子：细胞因子主要是由免疫细胞和某些非免疫细胞经刺激后分泌的能够调节细胞功能的小分子肽，作为体内细胞之间相互作用的主要媒介，其产生和相互作用对机体防御疾病和维持生理平衡具有重要意义。根据细胞因子的功能可将其分为细胞白介素、干扰素、肿瘤坏死因子、生长因子及趋化细胞因子等。根据细胞因子在炎症反应中的不同作用，又可将其分为由单核细胞和巨噬细胞产生的IL-1、IL-2、IL-6、IL-8、肿瘤坏死因子-α（TNF-α）等促炎细胞因子，与主要由T细胞产生的IL-4、

IL-10、IL-13、转化生长因子-β（TGF-β）等抗炎细胞因子；前者主要通过介导细胞免疫反应，从而诱导炎症发生；后者通过参与B细胞活化与体液免疫反应且下调促炎细胞因子从而发挥其抗炎效应。中药可通过降低IL-1等促炎因子，上调IL-10等抗炎因子，在协调两者平衡间调节免疫、抑制炎症反应，从而发挥治疗UC作用。罗世英等研究发现白花蛇舌草总黄酮可通过下调UC小鼠促炎因子IL-8和TNF-α的表达，上调抗炎因子IL-10的表达而治疗UC。Meng X等研究发现，复方苦参汤水提取物可改善经DSS诱导的UC模型小鼠的症状与结肠黏膜组织病理损伤，且复方苦参汤可降低IL-1β、TNF-α和磷酸化NF-κB p65的水平，并降低ROR-γt、IL-17A、STAT3、IL-6在结肠组织中的表达。因此，复方苦参汤可抑制炎症介质的释放，并有效减轻UC模型中肠黏膜的炎症反应。

3. 调控炎症信号传导通路：Toll样受体（TLR）/核因子-κB（NF-κB）信号通路与UC发病机制密切相关。肠道固有免疫反应需要微生物识别区的模式识别受体（TLRs）来识别。TLRs作为免疫系统中的细胞跨膜受体，能够识别并结合病原体固有的病原相关分子模式（PAMP），通过激活下游信号传导分子，激活核因子-κB引起炎症介质表达，进而介导肠道黏膜的免疫反应。Rachmilewitz等发现UC大鼠结肠黏膜组织中活化的NF-κB及TNF-α和ICAM-1的表达上调，而核转录因子κB抑制蛋白（IκB）水平下降。中医药通过抑制TLR4、NF-κB通路活化的、调节免疫功能、减少促炎因子释放的途径，发挥其治疗UC的作用。Zhao Z J等研究发现，用小白菊内酯灌肠给药可显著降低UC小鼠结肠组织TNF-α、IL-1β含量，阻断κB抑制因子α（IkBα）磷酸化和降解，抑制p65磷酸化，进而抑制NF-κB通路活化，发挥其治疗UC的作用。Feng J等研究证明黄芩苷可下调DSS诱导的UC模型大鼠结肠中TLR4和NF-κB p65的表达及IL-6与IL-13的表达，上调IL-10的表达，这表明黄芩苷可能通过阻断TLR4/NF-κB信号转导路径从而缓解炎症反应。

抗氧化、清除氧自由基

氧自由基（OFR）致肠黏膜屏障损伤是近年来研究的重要课题。超氧化物歧化酶（SOD）和丙二醛（MDA）在氧化-抗氧化平衡系统中最具代表性。SOD是存在于生物体内重要的抗氧化酶，能有效催化超氧化自由基分解为H_2O和氧分子，从而抑制肠组织中的脂质过氧化反应，稳定细胞膜；MDA是OFR触发细胞膜上的多不饱和脂肪酸发生脂质过氧化反应的产物。UC动物模型氧自由基含量增加，结肠组织中的SOD活力下降。损伤因子激活免疫细胞，产生有细胞毒作用的活性氧与自由基，非特异性损伤黏膜细胞，同时活性氧参与脂质过氧化反应，产生MDA等脂质过氧化产物，促进前列腺素样物质、白三烯、趋化因子等炎症介质的合成和释放，介导炎症反应，导致肠黏膜损伤。

中医药通过升高UC模型鼠SOD活性，降低过氧化物酶（MPO）活性和MDA含量，进一步提升机体抗氧化能力，调节紊乱的自由基代谢，减轻肠黏膜的损伤，从而治疗UC。朱文龙等研究发现，粉防己碱能升高UC模型鼠SOD活性，降低MPO活性和MDA含量，调节紊乱的自由基代谢，减轻肠黏膜的损伤，从而治疗UC。柳越冬等发现加味通腑汤可增加溃疡性结肠炎大鼠模型中结肠黏膜组织SOD的活性、降低结肠黏膜组织MDA的含量、清除氧自由基、抑制脂质过氧化反应，从而减轻结肠组织黏膜组织损伤。

改善凝血功能

研究发现，血液高凝状态及血栓形成是导致UC恶化的主要原因。主要表现为血小板体积缩小、活化增加、促炎和促血栓作用增强，加重肠黏膜的缺血、缺氧，进一步损伤肠黏膜。因此，改善患者凝血功能、降低血液高凝状态、促进血液循环，可能是治疗UC的有效途径之一。血栓烷A2（TXA2）具有很强的促进血管收缩和血小板聚集的作用，是临床上常用的血小板活化标志物，代谢产生无活性的血栓烷B2（TXB2）；PGI是血管内皮细胞合成和释放的一种抗血小板聚集和具有舒张血管功能的生物活性物质，前列环素（PGI2）代谢生成 6 - 前列腺素 F1α（6-keto-PGF1α）。正常情况下 TXB2、6-keto-PGF1α 两者处于稳定水平，从而维持血液正常状态。研究表明，在 UC 急性期，UC 患者体内 TXB2 升高，血小板黏附、聚集等功能增强，血浆 6-keto-PGF1α 含量降低。

中医药可通过降低血浆中 TXB2 含量、升高 6-keto-PGF1α 的含量，以维持 TXB2 及 6-keto-PGF1α 两者相对的动态平衡，延长凝血酶原时间、降低血小板活性、降低血液黏滞性等进而改善微循环，发挥治疗 UC 的作用。有研究发现三七有效成分人参皂苷 Rg1 可下调 DSS 诱导的 UC 小鼠血浆 TXB2 水平，上调 6-Keto-PGF 含量，对 UC 治疗机制可能与其改善机体微循环，从而抑制炎症反应有关。清肠解毒汤具有清热化湿解毒、活血通络的作用，屈杰发现经加味清肠解毒汤治疗后 UC 模型大鼠血浆 TXB2 水平下降、6-keto-PGF1α 量上调、TXB2/6-keto-PGF1α 比值降低，这表明加味清肠解毒方可能通过抑制血小板过度活化发挥治疗 UC 的作用。

下调黏附分子

黏附分子作为一种受体型跨膜糖蛋白，能介导细胞黏附、趋化、淋巴细胞归巢等参与炎症反应。其中内皮细胞 ICAM-1 属于免疫球蛋白超家族（IGSF）。研究发现活动期 UC 患者外周血 ICAM-1 显著增高，在肠组织中表达也增高，且与病情轻重呈正相关。近年来，ICAM-1 与溃疡性结肠炎的关系引起研究者们的重视。石科等研究发现参苓白术散可以降低 UC 模型大鼠结肠组织和血液中 ICAM-1 与 VCAM-1 的表达，从而达到修复、重建及治疗 UC 的目的，其原因可能与促进骨髓间充质干细胞向结肠黏膜归巢有关。

调节胃肠激素

血管活性相关肠肽（VIP）参与调解胃肠黏膜的机械、化学、免疫屏障及肠道动力，并能有效保护肠黏膜的屏障功能。VIP 具有强大的抑制胃肠道平滑肌和括约肌的作用，可抑制胃蠕动和胆囊收缩，其分泌异常可能致使胃肠道动力和分泌功能紊乱。P 物质（SP）为 11 个氨基酸组成的多肽，它既可以激素的形式，亦可作为神经递质参与胃肠道运动的调控，强烈促进消化系平滑肌收缩，刺激小肠、结肠黏膜分泌水和电解质等。中医药可通过上调 VIP、SP 等胃肠激素的分泌，缓解肠平滑肌痉挛，减慢肠蠕动，使肠分泌适当减少，从而减轻腹泻、腹痛等症状。戴彦成等研究发现经参青方给药后 UC 模型大鼠结肠 VIP 和 SP 的表达上调，因此参青方可能通过修复受损结肠黏膜、改善病变部位神经递质 VIP 和 SP 表达，从而调节肠动力。

调节一氧化氮（NO）

NO 作为一种生物活性较强的免疫分子与炎症递质，广泛存在于胃肠道、食管中，在炎症发生过程中起保护或杀伤毒性及促进炎症的双重作用。生理数量下 NO 的对消化系统起重要的保护作用，而其产生过多或胃肠道平滑肌对其敏感性增强则可导致 UC 的发生。NF-κB、IL-6、IL-8、IFN-γ 等细胞因子能刺激炎性细胞诱导诱导型一氧化氮合酶（iNOS）蛋白表达上调，从而产生大量 NO 参与炎症反应，进一步损伤肠道黏膜组织。Ikonomi 等发现，在 UC 患者肠黏膜组织中 NO 合成增加，表明 NO 可能在 UC 致病过程中参与组织损伤和炎症反应。中医药通过减少 NO 的生成，减轻 NO 引起的损伤，进而发挥治疗 UC 的作用。实验研究表明经四神丸治疗后，UC 模型大鼠结肠组织中的 NO 含量减少且 iNOS 活性降低，这表明四神丸可有效降低 NO 的浓度及的 iNOS 活性，从而抑制脂质过氧化、降低细胞毒性，以达到消除炎症、修复肠黏膜的作用。

调节肠道菌群

近年来，UC 与肠道菌群的关系成为其发病机制的研究热点。人体胃肠道内寄居着种类繁多的微生物，称之为肠道菌群。各菌按一定比例组合且互相制约、互相依存，构成一种生态平衡。研究表明 UC 患者存在肠道菌群失调，致病菌增多，而双歧杆菌、乳酸杆菌等有益菌数量减少，最终导致致病菌及其分泌的肠毒素增多，从而损伤肠上皮细胞，且正常细菌种类数量的改变也将影响肠上皮细胞能量代谢，导致肠上皮细胞受损，诱发炎症反应。又有研究指出，肠道菌群会影响肠道炎症性疾病状态下的肠黏膜的免疫系统功能，进而诱发机体产生免疫反应，导致 UC 的发生。SWIDSINSKI 等发现，UC 患者的粪便菌群中大肠埃希菌和肠球菌的数量较健康对照组明显增加。张婷等为研究炎症性肠病患者肠道菌群结构变化，在无菌条件下采集新鲜粪便并在培养基上培养后发现，与对照组相比，UC 患者高炎性指标组肠道菌群结构发生很大变化，酵母菌数量显著增高，从而造成肠黏膜微生态失调，肠上皮细胞对肠腔菌群信号感知、传递和做出反应的功能出现紊乱，继而免疫应答失调，同时菌群失调还造成肠黏膜缺乏必要的微量营养物质（短链脂肪酸等）和氧化还原电势，导致肠道通透性增加、肠黏膜损害。

崔月华等观察 56 例重度溃疡性结肠炎患者发现，经清肠愈疡汤经验方口服、中药灌肠后，重度溃疡性结肠炎患者肠道内容物中肠球菌、肠杆菌数量较治疗前及对照组显著降低，而双歧杆菌、乳酸杆菌、丁酸梭菌的数量则较治疗前及对照组显著升高，且患者免疫功能指标 IgA、IgG、IgM、$CD4^+$、$CD4^+/CD8^+$ 水平明显降低，$CD8^+$ 水平明显升高。He 等发现黄连可显著增加粪产碱菌和 Akkermansia muciniphila 的丰度，抑制大肠埃希菌、脱硫弧菌 C21～C20 的生长。再者肠黏膜屏障可被金黄色葡萄球菌和沙门菌破坏，UC 患者大肠埃希菌、金黄色葡萄球菌和沙门菌数量明显升高。实验研究发现清肠化湿汤可显著促进双歧杆菌、鼠李唐乳杆菌的体外生长，抑制大肠埃希菌、金黄色葡萄球菌、沙门菌的体外生长，从而有效缓解肠黏膜损伤。

其　　他

除上述机制外，胡义婷等发现 UC 患者多焦虑、抑郁，以疏肝解郁胶囊治疗后能明显改善患者情绪及自主神经功能障碍及预后，并减轻机体炎性反应水平。纪佳等发现 STAT3 可通过介导炎性因子的信号来调控细胞的免疫反应，UC 大鼠中 IL-6 mRNA、JAK mRNA、STAT3 mRNA 及 HMGB-1 mRNA 呈高表达状态，黄芩汤通过抑制 IL-6、JAK、STAT3 信号通路的激活以及 HMGB-1 的表达，从而降低炎性细胞因子的产生，减缓炎症反应，从而改善肠道功能。另外，肠道中 Cajal 间质细胞（ICC）的分布、结构和数量异常可能也是 UC 患者肠动力紊乱的产生机制之一。戴彦成等通过研究 UC 肠动力紊乱与 ICC 自噬间的联系，发现 UC 小鼠结肠平滑肌条收缩振幅降低、收缩频率增加，这与结肠炎患者肠道的动力学非常相似，结肠 ICC 内结构较正常组异常，结肠组织中的 Beclin1、LC3-Ⅱ 蛋白表达增加出现了过度自噬，从而导致了细胞的程序性死亡，表现为 ICC 标志性蛋白 c-kit 的表达减少，即此细胞的数量减少。健脾清肠方可有效抑制 ICC 过度自噬，调控 ICC/SCM 网络通路，增加平滑肌条收缩振幅、降低收缩频率，使得结肠平滑肌的推进活动趋于正常，有效调节肠道动力。

UC 是一种慢性非特异性肠道炎症性疾病，其病程长且易反复发作。当前粪菌移植作为其新型治疗手段，其疗效显著但因其安全性及有效性尚不明确。中医药治疗 UC 有非常丰富的临床经验，且其复方及有效成分种类繁多，具有多靶点整体调节的特色。与当前较为先进的粪菌移植及西药在治疗 UC 过程中易发生恶心、呕吐、发热、腹痛等不良反应相比较，中医药以其安全、低毒、有效等特点在调控肠道菌群以及改善肠道动力以治疗 UC 方面具有独特优势。中医药可在辨证论治的基础上靶向给药，从而通过调节免疫、抗炎、抗氧化、调控肠道菌群等多种机制治疗 UC，明显改善临床症状，且其副作用小、疗效稳定。

144 溃疡性结肠炎辨证分型与炎症指标的相关性

溃疡性结肠炎（UC）是一种慢性非特异性结肠炎症性疾病，其发病率呈逐年上升，易反复发作，且病情迁延难愈。本病归属于中医学"久痢""肠澼"等范畴。目前有关中西医证型与 UC 活动性指标的研究，其指标检测较复杂，大多为细胞因子、炎症介质及内镜分型、黏膜组织学分期等，所以需进一步探求简单、快速、敏感的常规指标与中西医分型的关系，为临床辨证分型提供客观、方便的指标，以利于更好地指导临床诊治。学者张天涵等通过对 325 例 UC 患者病变范围、疾病分期、活动性分级、炎症活动性指标及中医辨证分型的观察、分析，探讨了炎症活动性指标与 UC 病变范围、疾病分期、活动性分级、中医证型之间的相互关系，为中西医治疗提供了参考依据，进一步提高了该病的诊疗水平。

研究对象

病例来源于 2017 年 1 月至 2019 年 2 月某医院消化内科门诊及住院的溃疡性结肠炎患者。

1. 诊断标准：溃疡性结肠炎西医诊断标准及疾病活动度（UCAI）评分依据 2017 年《溃疡性结肠炎中西医结合诊疗共识意见》；中医证候诊断标准参照 2017 年《溃疡性结肠炎中医诊疗专家共识意见》。

2. 纳入标准：符合中西医诊断标准，性别不限，年龄 18～60 岁。

3. 排除标准：①有严重并发症如局部狭窄、肠梗阻、肠穿孔、中毒性结肠扩张、大出血、结直肠癌患者；②合并有心脑血管疾病、恶性肿瘤或其他危及生命的严重疾病；③妊娠及哺乳期妇女。

研究方法

1. 溃疡性结肠炎的分期与分类：根据改良的 Mayo 评分标准，对患者排便次数、内镜下黏膜病变、便血、医师总体评分四个方面内容进行评定。评分为 0～2 分者为缓解期，≥3 分者为活动期，其中 3～5 分为轻度活动期，6～10 分为中度活动期，11～12 分为重度活动期。根据蒙特利尔分类，依据患者内镜下表现，将病变范围分为直肠型、左半结肠型、广泛结肠型。

2. 中医证型评定：通过中医四诊收集患者的临床资料，参考 2017 年《溃疡性结肠炎中西医诊疗专家共识意见》进行中医辨证分型判断，由 2 位副主任医师以上职称中医师进行评估得出。

3. 观察指标：收集患者就诊时外周血红细胞沉降率（ESR）、C 反应蛋白（CRP）、粪便钙卫蛋白（FC）的数据。

4. 统计方法：数据运用 SPSS 22.0 统计学软件进行统计分析，计数资料用 R×C 表^2 检验，计量资料符合正态分布且方差齐者以均数±标准差（$x \pm s$）表示，组间比较采用两独立样本 t 检验或单因素方差分析，相关性分析采用 SPearman 相关性检验，$P < 0.05$ 为差异有统计学意义。

结　　果

1. 一般资料：本研究共纳入 325 例患者，其中男性 167 例，女性 158 例；年龄最大 59 岁，最小 19 岁，平均年龄（41.96±7.3）岁。

2. UC 的分期、分类及中医证型分布：

（1）UC 的中医证型分布：325 例 UC 患者中，大肠湿热证 172 例（53%），脾虚湿蕴证 111 例（34%），肝郁脾虚证 42 例（13%）。

（2）UC 的疾病分期：325 例 UC 患者中，临床缓解期 58 例（18%），轻度活动 117 例（36%），中度活动 120 例（37%），重度活动 30 例（9%）。

（3）病变范围分布：325 例患者中，直肠型 110 例（34%），左半结肠型 130 例（40%），广泛结肠型 85 例（26%）。

3. 溃疡性结肠炎分期、病变范围及中医证型与炎症活动性指标的关系：

（1）溃疡性结肠炎缓解期、活动期炎症活动性指标的比较：活动期组 ESR、CRP、FC 水平均明显高于临床缓解期组，组间相比差异有统计学意义（$P < 0.05$）。

（2）溃疡性结肠炎轻度活动组、中度活动组、重度活动组炎症活动性指标的比较：重度活动组 ESR、CRP、FC 水平明显高于中度活动组与轻度活动组（$P < 0.05$）；中度活动组 ESR、CRP、FC 水平高于轻度活动组（$P < 0.05$）。

（3）溃疡性结肠炎不同病变范围炎症活动性指标的比较：广泛结肠型 ESR、CRP、FC 水平最高，左半结肠型次之，直肠型最低；各组间差异无统计学意义（$P > 0.05$）。

（4）溃疡性结肠炎不同中医证型间炎症活动性指标的比较：大肠湿热证组 ESR、CRP、FC 水平明显高于肝郁脾虚证组、脾虚湿蕴证组（$P < 0.05$），肝郁脾虚证组 ESR、CRP、FC 水平略高于脾虚湿蕴证组（$P < 0.05$）。

（5）溃疡性结肠炎 Mayo 活动性分级与中医证候分型之间的关系：325 例 UC 患者的中医证型分布中，临床缓解期以脾虚湿蕴证为主，其次是肝郁脾虚证，再次为大肠湿热证（$P < 0.05$）；轻度活动期患者以脾虚湿蕴证为主，其次是大肠湿热证，再次为脾虚肝郁证（$P < 0.05$）；中度及重度活动期患者均以大肠湿热证为主（$P < 0.05$）。

（6）溃疡性结肠炎不同中医证型患者炎症活动性指标与 Mayo 评分的相关性分析：UC 患者 ESR、CRP、FC 与 Mayo 活动性评分均呈正相关，ESR、CRP、FC 水平均随着 Mayo 评分的升高而升高（r 值分别为 0.432、0.527、0.641，$P < 0.05$）。各证型亚组之中，大肠湿热证患者 ESR、CRP、FC 与 Mayo 活动度评分相关性最高（r 值分别为 0.572、0.592、0.777，$P < 0.05$）。

讨　论

溃疡性结肠炎如何长期维持缓解与预防复发一直是临床亟待解决的难题。UC 病程缠绵难愈，病势呈复发、缓解、复发的波浪式进程。其疾病活动情况的判定对于指导治疗、疗效评估及预后判断至关重要。因此 UC 患者的治疗过程需要长期、频繁地对肠黏膜愈合程度或炎症程度进行监测，反复的内镜检查及黏膜活检具有痛苦性且价格较高，使患者依从性下降。因此需要简单、快速、敏感的指标进行 UC 活动度及严重程度的监测。相关研究表明，CRP、ESR 作为炎症的敏感性指标，对评估 UC 病情严重程度及预后有重要的价值，并且与 UC 患者的疾病活动度、内镜表现和组织学分级有明显的相关性。有研究对 UC 患者进行内镜下 Baron 评分，发现 FC 与内镜下疾病活动相关度最佳，适用于 UC 患者的疾病活动性无创监测。因此 FC 联合 ESR、CRP 有助于判断 UC 的活动性，评估治疗效果及预测复发。本研究通过比较 UC 不同疾病分期、活动性分级的炎症活动性指标水平，证明 UC 患者的炎症活动性指标水平与疾病分期、活动性分级均有关，ESR、CRP、FC 水平可客观反映 UC 临床疾病活动性及严重程度。或可由此预测疾病复发、评价治疗水平并应用于炎症性肠病的临床疾病活动性监测。

UC 活动期以邪实为主，湿热内蕴肠腑，与气血搏结，化腐成脓，内溃成疡，络损血溢，故下痢赤白，发为本病，湿热是疾病活动的重要诱发因素，是 UC 反复发作、缠绵难愈的重要原因；缓解期多属虚实夹杂，泻痢之源起于脾胃。本期以脾气亏虚为基础，脾胃虚弱，肝气横逆克犯脾土，致脾气更虚，兼有湿热余邪留恋肠道，损肠伤络，下痢不止。本研究亦显示 UC 活动期患者以大肠湿热证为主，缓解期患者以脾虚湿蕴证及肝郁脾虚证为主，提示中医证候分型与 UC 疾病分期及活动度分级相关。

有研究显示，湿热证与炎症高细胞因子水平（CRP、TNF-α、IL-6、IL-8）、体液免疫亢进（IgG、IgM）、细胞免疫状态低下（CD4、CD4/CD8）有关，均提示湿热证与炎症的相关性。本研究表明 ESR、CRP、FC 在大肠湿热证患者中表达最高且与 Mayo 评分相关性最高，相关的机制可能是湿热证黏膜局部致炎因子增加，而黏膜保护因子减弱，致炎细胞因子与抗炎细胞因子之间的平衡失调，从而引发疾病的慢性炎症过程。

综上所述，通过 Mayo 疾病活动度评分和检测 ESR、CRP、FC 水平，可以协助中医辨证分型，并反映 UC 病变程度和判断预后，确定治疗方案，从而为临床上中医辨证提供参考依据，提高本病的临床辨治水平，并为治疗 UC 中药方剂的配伍组成提供思路，提高临床疗效。

145　衷中参西论溃疡性结肠炎诊治思路

　　溃疡性结肠炎（UC）属于炎症性肠病（IBD）范畴，系由自身免疫紊乱引起结直肠黏膜炎症所致的疾病，具有病程长、易于反复发作的特点，始终伴随着病情活动、缓解、复发的病程经过。目前尚无治愈本病的方法，西医常使用 5-氨基水杨酸（5-ASA）、皮质类固醇、免疫抑制剂、生物制剂等抗炎调节免疫治疗，中医则在辨病分期的基础上辨证施治。

　　张锡纯先生衷于中医学术思想参照西医学说，著有《医学衷中参西录》一书，汇融中西医学术思想，博古创新，拓宽思路，以解决临床问题，为后世医者治学提供了极好的借鉴。学者郑凯等在多年治疗 UC 的临床实践中秉承"衷中参西"的原则，力求深刻理解 UC 的诊疗，在思考中有所感悟。

湿热即炎症，贯穿疾病始终

　　UC 活动期以黏液脓血便为主要临床表现，肠镜下可见溃疡、糜烂形成；缓解期镜下虽无明显溃疡、糜烂，但病理上固有膜内仍可见中性粒细胞、慢性炎症细胞浸润。无论活动期与缓解期，炎症始终存在，这点亦可以从 UC 治疗上体现，轻中度 UC 常规使用 5-ASA 抗炎治疗，诱导疾病进入缓解期后并未更换药物，而是将 5-ASA 减量使用，印证了无论分期如何炎症始终存在于 UC 病程之中。

　　湿热是 UC 的主要病理因素，活动期患者多伴有苔黄腻等湿热之象，治疗以清热化湿为主要治法，可见湿热存于活动期之中。而进入缓解期后治疗以健脾益气为法，佐以清热化湿。为何缓解期佐以清热化湿之法？因过往单纯使用健脾之法维持缓解，但疾病往往易于复发，究其因乃湿热之邪胶着，留恋于体内，虽病情已缓解，但湿热之邪未完全化解，故留为"伏邪"存于肠道，造成疾病易于复发。在临床实践中我们发现在缓解期治疗之中佐以清热化湿之法易于维持疾病的长期缓解。故 UC 活动期与缓解期均存在湿热的病理因素，湿热贯穿本病的始终。

　　西医证实炎症一直存在于 UC 病程之中，中医认为湿热贯穿疾病始终，因此本病中的湿热可以理解为炎症。在治疗上亦可印证此观点，清热化湿是治疗 UC 的关键环节，本病治疗常用清热化湿类中药黄连、黄芩等，药理学研究均具有抗炎作用，清热化湿相当于西医针对本病的抗炎治疗。湿热即炎症，存在于整个病程之中。

激素依赖型 UC，炎毒为罪魁

　　"毒"是 UC 的重要病理因素之一。此处的"毒"可细分为热毒、癌毒、炎毒。重度 UC 表现为便血、腹痛、发热，此期热毒为重要病理因素，因热毒炽盛，伤络动血而出现此类临床表现。UC 病程日久，部分癌变，此时出现癌毒的病理因素。

　　"炎毒"的观点此前未见报道，此系我们在长期临床工作中总结感悟而来。激素依赖型 UC 在治疗上欧洲克罗恩病和结肠炎组织（ECCO）及中华医学会消化病学分会的炎症性肠病共识意见均推荐抗肿瘤坏死因子 α（TNF-α）制剂作为主要治疗手段之一，而不是首选 5-ASA，因为随着炎症程度的加重，疾病病理处于炎症的高度聚集状态，故常规 5-ASA 抗炎治疗无效，需要升级使用抗 TNF-α 制剂抗炎，此期即为"毒"的阶段，"毒"具有高度集聚的意思，《说文解字》中这样解释毒："厚也。害人之艸，往往而生。"传统中医教材理解毒多为癌毒，而此时的毒为炎症的聚集状态，有别于癌毒，故称为"炎毒"更为合适，此期更可理解为 UC 肠疾炎癌转变过程中的病理进程，而是否激素依赖型 UC 的癌变发生率高于普通 UC 患者目前尚未知晓，有待今后的观察。在治疗激素依赖型 UC 时清热化湿类中药已显力量不足，应升级为具有清热解毒功效的中药，结合药理学研究，从中选用具有抗 TNF-α 作用者，例如中草药穿心莲。

调节免疫，健脾益气立功

UC 是自身免疫紊乱所致的疾病，免疫激活后 T 细胞分化失衡可以导致 UC 发病。初始 T 细胞增殖后分化成为效应 T 细胞和调节性 T 细胞，破坏两者之间的平衡可使免疫激活，效应 T 细胞以无法控制的方式增殖，导致肠道黏膜炎症进展而致使 UC 发病，故免疫耐受对于维持肠道稳态至关重要。

脾虚是 UC 的发病基础，中医学已公认此观点，治疗上多采用健脾益气结合清肠化湿之法。金代刘河间提出"调气则后重自除，行血则便脓自愈"的经典治痢原则，其强调的调气观点与恢复免疫耐受相类似，调气之法具体体现为行气健脾，在西医可理解为调节免疫治疗。刘河间依据此治痢原则提出的芍药汤目前仍是治疗 UC 的经典方剂，现代使用芍药汤多以白芍为君药，白芍归肝、脾经，其主要药理成分为白芍总苷，目前白芍总苷已作为免疫调节药运用于类风湿关节炎的临床治疗中。用于 UC 治疗的西医免疫抑制剂硫唑嘌呤存在白细胞减少及肝功能损害的副作用，而白芍总苷理论上可作为免疫调节药应用于 UC 的治疗。

防治高凝，活血祛瘀助力

便血为 UC 活动期常见症状，西医在治疗时并不强调止血治疗，而是观察到此期患者多呈血液高凝状态，血栓形成风险明显增加，强调预防性应用低分子肝素行抗凝治疗。古代医家在治疗血证时早已对此有所认识，明代缪希雍在《先醒斋医学广笔记》的治吐血三要法中提出"宜行血不宜止血"，即当出现血证时忌单纯使用止血治疗，以免瘀血内停，使用行血的方法则血循经络，不止自止。这一治疗原则可广泛运用于众多血证之中，并不局限于吐血病。UC 以便血为主要症状时属于"血证"范畴，治血时当慎用固涩止血之法，而应使用活血止血之品，如茜草、蒲黄等，犹如西医的抗凝治疗，方能有效的控制便血症状。

痉挛疼痛，祛风化湿见效

UC 多有腹痛症状，系炎症刺激肠道平滑肌痉挛所致，可短期少量给予胃肠道解痉药以缓解腹痛症状。UC 的平滑肌痉挛与中医学痉病的概念有相似之处。初期中医学对痉病的认识以外感为主，《黄帝内经》中痉病的病因以外邪立论为主，认为系风寒湿邪，侵犯人体，壅阻经络而成。而 UC 系由各种因素致湿热内生，蕴结肠腑，气滞血瘀，气血相搏，损伤肠络而发病，与《黄帝内经》所述痉病邪阻经络发病机制有相通之处。内经理论提出痉病的病因以风邪、湿邪为主，在《素问·至真要大论》中载"诸痉项强，皆属于湿""诸暴强直，皆属于风"，治疗上应使用祛风药与化湿药。这两类药物放在 UC 治疗中亦极为适用，UC 本属中医"肠风"范畴，使用祛风药不仅可以止血、解痉，因风能胜湿还具化湿之效，UC 治疗常用的风药如防风以祛风止痛缓解平滑肌痉挛、荆芥以散风止血、钩藤以息风解痉、木瓜以化湿舒筋。清热化湿药的使用更是贯穿 UC 抗炎治疗的始终。

精神有压力，宁心以缓解

精神心理因素在 UC 发病中起到一定作用，研究表明脑力劳动者 IBD 的发病率明显高于体力劳动者，抑郁状态可以导致 UC 复发。心理压力与 UC 的病情活动密切相关，长时间承受较大压力可能会导致 UC 患者的病情复发或加剧，即使在镜下缓解期的 IBD 患者也可有临床表现，存在 IBD 与肠易激综合征症状重叠的现象，因此保持心理健康可以减少 UC 复发，缓解症状。心理因素即中医学中的情志，情志不仅与肝关系密切，而且与心的功能有关，《素问·灵兰秘典论》云"心者，君主之官，神明出焉"，提示人的精神思维活动与心的生理功能有关。心在志为喜，UC 患者久病多见情绪抑郁与焦虑，因患者病程日久，影响生活质量，且担心病情癌变及药物的副作用，易于出现心理压力过大，导致肠道及全身症状，西医使用抗焦虑药物往往可以改善躯体症状，体现了 UC 疾病发展过程中与中医心的生理功能失调有关，提示治疗上在疏肝解郁之时辅以宁心安神之品。

　　UC 的发病率日渐升高，重度、激素抵抗与依赖型患者时有出现，临床不断出现新的问题，中西医治疗均棘手，要求医者勤于思考，不断总结，秉前贤衷中参西之则，融会贯通，中西结合，助于诊疗。

146　基于络病论溃疡性结肠炎的病机特征

络病学说是中医学术体系的独特组成部分，是研究络病发病特点、病理变化、临床表现、辨证论治、治疗原则以及治疗方药应用理论，而溃疡性结肠炎（UC）是临床公认的疑难疾病，以溃疡性结肠炎难治性复杂疾病为研究切入点，以络病理论为指导原则，研究络病共同致病特点与溃疡性结肠炎相关性。以"络病理论"为基础认识各种难治性疾病发生、发展及演变规律，中医整体思维与现代微观研究有机结合，进一步挖掘络病理论实质，加深认识，建立完善"络病证治体系"，归纳提升用于内伤疑难杂病辨证方法，并有效应用于临床，提高疗效。学者季芳等基于"络病"理论对溃疡性结肠炎的病机特征及意义做了全面的阐述。

传统中医对 UC 病机的认识

溃疡性结肠炎是一种慢性非特异性结肠炎症，病变主要累及结肠黏膜和黏膜下层。临床主要表现为腹泻、腹痛和黏液脓血便。《黄帝内经》是对本病最早的记载，提出"肠澼"和"赤沃"。历代医家主要认为病机根本在于脾，病机的特点是虚实夹杂，邪气乘虚攻于肠胃，瘀毒互结，蕴结为脓。多是由于先天禀赋不足、后天脾胃功能不健即脾胃虚弱基础上，感受湿热之邪，或是恣食肥甘厚腻，酿生湿热，或寒湿化热客于肠腑，气机不畅，通降不利，血行瘀滞，肉腐血败，而最终导致脂络受伤而成内疡。早在《诸病源候论》中记载"凡痢皆由荣卫不足，肠胃虚弱，冷热之气乘虚入客于肠间，虚则泄，故为痢也"。这里明确提出休息痢的形成是由于肠胃虚弱所致。又如宋金元时期《圣济总录·伤寒下痢》云："伤寒下痢，其种固多端，然皆由表实里虚，寒热湿气，乘虚客搏于肠胃之间。"现代医家在前人研究基础上，公认脾虚为发病根本，如谭丹认为病机虽然复杂，但是总以本虚标实、虚实夹杂为主，即脾虚为发病根本。王新月等认为，脾虚日久累及肾虚，标实离不开湿痰热瘀毒。徐景潘认为本性病机是脾虚湿盛，病久累及肝肾，兼有湿热血瘀。王子坪等认为 UC 长期病变过程在脾虚基础上的瘀血过程。

西医对于 UC 疾病研究的难点

从西医的研究发病机制来看，对 UC 发病机制并不明确，主要涉及的是环境因素、遗传因素、感染因素和免疫因素，过程可概括为环境因素作用于遗传易感者，在肠道菌丛（或者目前尚未明确的特异性微生物）的参与下，启动肠道免疫及非免疫系统，由于免疫调节的紊乱，最终均导致免疫反应和炎症反应。所以肯定是肠道黏膜免疫反应的激活是导致 IBD 肠道炎症发生、发展和转归过程的直接原因。大量国内外研究证实 T 淋巴细胞、细胞因子、黏附分子、NO、氧自由基及细胞凋亡等共同构成免疫网络，形成免疫损伤机制中的各级病理环节，引发多环节的级联损伤炎症反应，产生肠黏膜的病理损害。无论是天然免疫及获得性免疫反应最终是以产生各种炎性细胞因子和炎症介质为效应分子，作用于局部黏膜，介导免疫应答和炎症反应，并最终导致组织损伤。针对病机，在治疗方面无论对于免疫调节还是抑制炎症方面，如常用药物氨基水杨酸、糖皮质激素等，或者针对微循环障碍应用肝素及单一活血化瘀中成药物制剂为主的抗血栓治疗，均未出现明显突破性效果，反而出现患者耐药、副作用较大、耐受性较差、病情易于复发、价格昂贵等特点。除了局部症状无明显改善外，对于 UC 的肠外表现，如伴有关节炎、结节性红斑、坏疽性脓皮病、巩膜外层炎等，加之伴有的抑郁、焦虑等心理疾病，均未出现明显治疗效果，使 UC 在临床上的出现缠绵难愈及复发率高等特点。

所以季芳认为 UC 不是仅仅局限于单一方面的病机，而是多途径、多元素的发病机制相互影响、相互作用结果，免疫、炎症与微循环机制并不是孤立存在的，病理环节损伤是互为影响、连环有机的整体，所以应从整体化和核心化去分析发病机制。这正与中医治疗思路相吻合，中医近几年在 UC 治疗方面凸显优势，针对 UC 疾病不同时期、不同证型，遵循"整体观念、辨证论治"的理念，采用多途径、多靶点针对性治疗、采用临床症状与生活质量方面双向调节，使疾病达到治愈率高、治疗效果稳定、长期预后良好的效果。

"毒损肠络"病机形成及其生物学基础

1. 络脉的概述及研究：广义的络脉分为经（气）络与脉（血）络，经络运行经气，脉络运行血液，两者形成经脉系统中相互独立又密切联系的两大网络。是维持人体内环境稳定和生命活动的网络结构，具有渗灌血气、互渗津血、贯通营卫、保证经气环流的功能。加强了十二经脉中表里两经之间的联系，输送营卫气血、渗灌濡养周身，同时协调机体的整体平衡、维持内环境稳定。在络脉网络中蕴含着独特的结构功能单元-络脉缠绊。早在《医门法律·络脉论》明确记载"故外邪从卫而入，不遽入于营，亦以络脉缠绊之也"。通过络脉的缠绊作用，加强营卫之气在脉内与脉外相互联系，即血络与气络相互影响、相互化生的作用，使血络与气络形成经络相互独立而又密切联系两大网络系统，这也正是机体感受外邪入里，由气络转为血络；或内生之邪向外，由血络转为气络。

关于血络有文献报道引用清代名医喻嘉言著有《医门法律》中"络脉论"。唐容川著有《血证论》中的论述主要指的是血络，血络具有充盈满溢和出入自由的功能和结构的特点。对于既往研究多集中在对血络的方面，因为提起络脉，必然要与血联系起来。在血络基础上形成的脉络学说认为是中医学的脉络与西医学的血管系统具有高度相关性。对于疾病研究涵盖了心脑血管病、心律失常、慢性心力衰竭和周围血管病变等重大疾病。是基于"脉络学说"即"脉络-血管系统病"，研究疾病的发病规律、基本病理、临床证候、辨证治疗的系统理论。

而对气络的研究甚少，气络是中医络脉体系中的重要组成部分。最早在《黄帝内经》记载中有"络气"一词。如《素问·通评虚实论》云："络气不足，经气有余者，脉口热而尺寒也。"虽然《黄帝内经》未明确提出"气络"一词，直到张景岳在《类经》中首次明确提出"气络"一词，并指出气络的部位，《类经·四卷·藏象类》云："血脉在中，气络在外。"指出气络行于脉外，主要作用经气游行，内联脏腑，外联肢节，与血络相伴而行互相影响。王永炎院士依据气络部位和功能，指出"卫气"就是指"气络"，所以卫气生理功能也与气络有相似之处。气络体现了络脉多维立体的网络结构系统，以"五脏为中心"的整体观，认为气络的病变对全身脏腑、四肢百骸、五官九窍发病产生广泛的影响，气络不通导致络气"虚、滞"则机体功能失调，从而出现各种紊乱综合征。

关于"气络学说"的研究，也包括对气与血、气络与血络并重的发病规律的研究。有学者根据血络与气络"行血气而营阴阳"共同的生理功能，将络病理论与营卫理论相结合，围绕"营卫气血"核心思想，提出"营卫承制调平"理论。如穆腊梅认为气血在十四经循环过程中由各经溢于所属络脉，将血气渗灌全身，从而发挥了营阴阳、濡筋骨、利关节的作用。从无形之气与有形血脉的辩证关系研究脉络生理功能与疾病发展规律，更好地反映了人体作为复杂巨系统、血管病变作为复杂性疾病在生理、病理、治疗、转归的不同阶段的内在规律。近年来用气络学说在神经、内分泌、免疫疾病研究已取得一定进展，如针对运动神经元疾病，提出从"奇经论治"的思想，制定相应的中药组方，明显提高了临床疗效。王文健等又如运用气络学说研究胰岛素抵抗，应用益气通络方治疗糖尿病取得了良好的临床疗效。研究"气络学说"依据整体观的"内属于脏腑、外络于肢节"思想，是对"天人相应""形神合一"中医思想的具体体现。

2. 从中医角度解释"毒损肠络"病机的形成：中医对于"毒"的理解，早在《金匮要略心典》中记载"毒，邪气蕴结不解之谓"。毒为邪之渐。毒分为外毒和内毒，外毒以外感六淫为主，内毒是机体在各种致病因素的作用下，脏腑功能失调、气血运行失常使体内生理病理产物不能正常分布及时排出，蕴结体内转化为毒。有学者认为这种邪气入侵脏腑，或引起局部红肿热痛及斑、疹、溃烂等症状时可称之为"毒"，王永炎进一步解释毒是由于脏腑功能和气血运行失常使体内的生理病理产物不能及时排除，蕴结体内而产生的，是一种邪气亢、败坏机体而转化为"毒"。络脉是机体最重要邪气侵入靶标和途径，为机体排毒重要的功能性结构载体，所以一旦诸邪炽盛，或蕴化成毒，必然损伤络脉。所以毒成络损是络病发病机制中的关键环节。UC 发病肠腑局部溃烂、出血，病情沉疴难治，气血衰败，且不易速愈，正邪胶着，伴有多脏腑受伤的复杂特点，虚实互见、寒热错杂多样性证候，符合毒邪致络病的特征。

关于 UC 的"毒邪"可以概括为热毒、湿毒和瘀毒 3 个方面，产生原因主要集中在如下几个因素：过食肥甘厚味，脾失健运，湿热内生，如《景岳全书·泄泻》所云："饮食不节……脾胃受伤，水反为湿，谷反为滞，精华之气不能输化，乃至合污下降而下利作矣。"情志不遂、忧思恼怒，肝失疏泄、气机郁结，或郁而化火，木旺乘土，横犯脾胃，损伤脾胃，脾失运化湿浊内生，蕴结成毒，正如《景岳全书》云："凡遇怒气便作泄泻者……但有所犯，即随触而发……以肝木克土，脾气受伤而然。"最终均导致气血运行受阻，湿热痰瘀交结，由于日久蕴积体内而生毒。

近年来有学者以脉络学说为指导，考虑溃疡性结肠炎的病机是"毒损肠络"，认为"微血管炎"是"毒损肠络的生物学基础"。然而在多年的临床实践中发现，虽然 UC 的发病机制毒邪产生于局部，但是并不局限于"脉络系统"，即肠道微循环系统的疾病。而是与"气络"密切相关，即与神经递质、神经肽、激素及细胞因子等综合信息分子及其受体有关：①"毒损肠络"之毒，因热、湿、瘀等导致火毒，是由于卫气行于脉外脏腑腠理之间，卫气壅滞在局部，化生火毒，进而灼伤络脉，化生火毒损络而不循经脉漫及全身，故无全身火毒壅盛之症状与脉象，重在局部络阻、络郁滞或络破等病络状态，符合溃疡性结肠炎火热下行瘀阻肠道，肠道湿热熏蒸、肠络受损的病理状态。这是"毒损络脉"的由来，也正是 UC 发生、发展及反复发作的病机关键所在。②由于气络承载着元气、宗气、卫气和脏腑经络之气，流通于全身，经络的感传作用主要通过气络系统来完成，加之"气为百病之母"，所以气络病变对全身脏腑、四肢百骸、五官九窍发病均产生一定影响。故 UC 发病过程中当"毒滞肠道"的同时，会通过气络病变使毒邪弥漫，侵及其他脏腑，而产生一系列如口腔溃疡、骨关节炎、胆囊炎、皮肤损害及眼病等一系列肠外症状。③有学者基于"营卫承制调平"的理论提出络脉气血出入失常，是由于卫气壅滞局部化生之毒，损伤络脉，这个过程致气血敷布及营气与卫气失于交汇协调，营卫失于贯通、津血失于互化，出现气滞、津凝，则血瘀脉络，致肠络受损；反过来血行不畅、血虚则气凝、气虚，致津液输布异常，湿热蕴滞，血败肉腐，这是在 UC 发病过程中"气络"与"血络"相伴而行，相互影响的集中体现。④气虚、气滞是气络系统的主要病理变化。邱幸凡认为邪气侵犯经络，依据气络的特点，首先伤及于气，气络中之气不足，络脉空虚失运，日久则因虚而滞。气络运行不畅，致气血津液阻滞，脏腑器官功能活动缺乏物质基础，缺乏气的推动作用，气的升降输布异常。如脾为后天之本，气血生化之源，在 UC 发病过程中，出现气络中之气不足，与脾虚密切相关，进而产生湿热蕴结，壅而化毒，损伤肠络。正如《周慎斋遗书·卷十·外科杂证》中记载"凡毒，血气不足而成；气血凝滞，毒之所由发也"。叶天士所云"至虚之处便是留邪之地"，《慎柔五书·卷五》云"毒必从虚脏而出"，反映了 UC"虚实夹杂"的病机特点。

通过"气络学说"总结 UC 的发病机制，卫气壅滞局部而化生，UC 的内毒产生于局部，邪盛结毒入络，加之气络流通于全身，感传作用，脏腑组织损伤，加剧病情进展，同时络脉损伤而致气血敷布及营卫交会异常，从而表现气化障碍，形成络脉亏虚，毒邪留恋的恶性循环。

3. 从现代医学的角度解释"毒损肠络"病机的形成：UC 虽然病位主要发病于结肠，临床上主要表现为结肠黏膜弥漫性炎症，在隐窝或固有层中有中性粒细胞的浸润反应，甚至会导致黏膜溃疡。但是越来越多的报道 UC 是全身免疫性疾病，且与神经、内分泌系统有密切相关性，神经内分泌免疫网络（NEI）是多维立体网络调控机构，存在着网络关系和双向调节的作用，这三大信息传递系统通过共有的化学信号分子（神经递质、神经肽、激素、细胞因子等）和受体相互作用、影响。

当诸多因素导致肠道上皮黏膜屏障的破坏，NEI 网络出现失稳状态时，改变肠上皮对肠内抗原物质的耐受性，从而诱导肠道免疫系统过度反应或错误识别，主要以 T 细胞功能障碍和炎性细胞侵润为特征，释放一系列细胞因子和炎症介质，引起肠黏膜透壁性炎症，以持续的、不能控制的炎症性细胞因子和趋化因子的释放为特征。细胞因子（主要是白细胞介素）可以由大脑血管内皮细胞、神经元、胶质细胞和内分泌细胞产生。通过自分泌或旁分泌作用于相应受体，即调节免疫功能又调节神经系统和内分泌系统。肠道神经内分泌系统通过产生神经肽、激素和递质通过免疫系统表面相应的受体调节免疫功能，包含自主神经系统对免疫功能的调节，交感神经释放的去甲肾上腺素可以直接扩散至免疫系统，调节免疫细胞的功能。激活过度的免疫应答，使炎症过程继续逐级扩大并持续化，免疫系统亦可通过细胞因子的作用将信息反馈给神经内分泌系统，使炎症过程继续逐级扩大并持续化，整个肠黏膜的损伤形成一种恶性循环。上述机制正是湿热瘀久而成毒，损伤肠络，致使 UC 难以治愈和反复发作。所以从现代分子生物学角度认为 UC 是给予各种（免疫、神经、激素）等诸多因素所引起的 NEI 紊乱一种病理状态。然而气络与 NEI 网络在维持生命活动的多维立体网络系统、整体系统的生命观、生命运动的稳态机制、生命运动的功能状态、生物-心理-社会医学模式转变等方面具有共性特征，比如气络具有络脉网状结构的特点，与 NEI 多维立体网状结构相似。气络运行气血具有双向流动气血，这与 NEI 网络双向调节功能相类似。最后气络将气布散全身，并通过气的感应传导发挥调节、联系机体各种功能，病理情况下，在络气"虚、滞"的基础上，导致气络不通，则机体功能失调，与 NEI 网络异常出现各种紊乱综合征特点相类似。所以认为气络与 NEI 网络具有高度相关性和一致性，其中神经递质、神经肽、激素、细胞因子等信息分子及其受体不仅是 NEI 网络通用的生物学语言，同时也是气络在分子水平的生物学基础。气络对血络的影响也通过 NEI 网络作用于血管内皮，从现代医学角度来看血络就是指肠道动脉系统终端分支微循环系统，气络对血络的影响病理学基础就是缺血性微血管炎及微血管病变，具体表现在神经、内分泌、免疫等诸多因素作用下的小动脉平滑肌的收缩松弛的变化和血流运动障碍方面。所以气络对血络的影响就是 NEI 网络异常对血管内皮的作用。肠道内皮细胞活化，表达细胞黏附分子（CAM），增加白细胞附着和移动，从而影响内皮细胞与血液中各种炎性细胞、血小板黏附作用，继而影响黏膜免疫，累及的微血管产生微小血栓，加重肠黏膜缺血、组织坏死形成溃疡。由于络病是疾病发生的中心环节，目前可以将气络、NEI 和 UC 联系起来。以"气络理论"为指导能够深入剖析 UC 发病机制，认为 UC 的发病机制是"络脉虚滞、毒损肠络"，其现代生物学基础是"NEI 网络的异常"，实质是打破机体内络脉结构和功能（气络和血络）统一的稳态。治疗上有效调解 NEI 网络，能够达到治愈 UC 的作用。

研究思路的意义

1. 通过"络病理论"体现中医"整体观念"的思想，发挥络病理论"三维立体网络系统"框架特点：首先，络脉系统从脏腑、经络之间的整体功能关系模式出发，承担着机体功能的统一、协调、精细的调控作用，具有贯通营卫、环流经气、渗透气血、互化津血的生理功能，符合络脉系统本身与整体之间协调统一的思想。通过"络病理论"实现"功能脏腑"的病理生理相互关系，在中医的藏象学说中，络具有延续、贯通、承接，交互之意，五脏的生克，脏腑的表里，皆靠经络维系，从而实现整个机体的自稳状态。根据上述学说的理论源流，近年有学者从脏腑相关学说的角度，陆续提出"脾肾相关说""肺与大肠相表里说""肝郁脾虚说"等 UC 病机理论，极大丰富了中医对 UC 病机的认识。其次，以"营卫承制调平"的理论作为指导，将气络和血络作为病机整体协调统一，坚持气血相关的整体系统理论，是在营卫交会生化的自稳调控机制，启动机体代偿性自我调节。"络以通为用"即通络干预，重新恢复"平"之效应目标。所以中医药基于络病理论的整体观念即"系统效应"为出发点，干预 UC 病变这一复杂性疾病，从人体复杂系统进行调控，从调节全身性 NEI 网络机制到改善肠道黏膜损伤、肠道微循环障碍，从神经内分泌系统到抑制氧化损伤及炎症免疫反应，从调节"免疫-炎症-凝血"机制恶性循环到内源性自我保护机制，都是中医治疗恢复"络脉系统"自稳态的具体表现。

2. 通过"络病理论"将中医理论从整体功能模式向结构功能关系模式转化： 目前中医的现代化的发展方向是在细胞水平阐述中医基础理论。通过"络病理论"将 UC 中医发病机制中的气血凝滞、湿热蕴结、脾虚健运等病理变化，与西医的血管内皮细胞、细胞因子释放、免疫机制紊乱机制有效联系起来，从分子水平辩证地研究整体的功能和联系，如有学者将络病机制主要结构载体分为细胞、亚细胞、活性蛋白、基因等。而细胞乃处于由细胞外基质（ECM）、ECM 降解酶、细胞因子等组成的信息网络中。使对中医整体观认识更加客观、清晰，也是中医的抽象理论思维建立在实验科学研究基础上，使中医病机理论更加客观化和定量化。NEI 网络与气络相关性提出，说明西医在注重微观局部研究同时，也逐步走向对机体整体调控的探讨，更好地有利于运用中西医两种医学从宏观整体角度认识 UC 的发生、发展及演变的规律，同时从微观分子水平提供一个新的思维模式，有助于从中医宏观整体辨证思维与现代微观研究有机融合在一起，提高对疑难疾病的诊疗水平。

总之，溃疡性结肠炎是一种难治型的肠道慢性疾病，近几年凸显中医治疗的优势，所以对于 UC 发病中医病机目前成为中医界研究热点。络病理论体现了中医基础理论特色，络脉病变的实质是虚、瘀、毒互结，痹阻络脉，化毒为害则是络病经久难愈，渐成痼疾的关键所在，这也正是 UC 治疗难点关键所在。结合现代医学病理认识"毒损肠络"的病机，也是对 UC 病机认识的深化，为传统中医基础理论做出了发展和创新的同时，汲取现代科学前沿进展，不断赋予新的时代内涵，使古老的络病理论在 UC 疾病防治中发挥更大的指导作用。

147　基于浊毒理论治疗溃疡性结肠炎

溃疡性结肠炎（UC）是发生于结肠、直肠黏膜及黏膜下层的弥漫性、连续性非特异性炎症，临床主要表现为反复发作的腹泻、腹痛、里急后重、黏液血便，可伴有消瘦、乏力、发热等症状，且多数病情漫长、迁延难愈，给患者带来巨大的痛苦，生活质量受到严重影响。近年来，随着生活节奏的加快和饮食结构变化，UC 的发病率呈增加趋势。目前，现代医学对于 UC 的治疗多限于氨基水杨酸类、免疫抑制剂、糖皮质激素及生物制剂等药物，但总体疗效不理想，且西药不良反应较多。UC 发病机制复杂，多种因素在本病的发生和进展中发挥了重要作用，中医药治疗疾病具有多靶点、多中心、多环节的临床特点，在 UC 的治疗中具有广阔的应用前景。学者季芳等本研究以浊毒理论为依据，应用自拟中药泄浊解毒饮治疗 UC，取得满意的疗效，并探讨了该方对血清脑肠肽、炎症因子的影响，为 UC 的治疗探索新的有效方案。

资料与方法

1. 一般资料：选择 2017 年 1 月—2019 年 6 月某医院消化科收治的 UC 患者 110 例，按照数字随机表法分为 2 组，每组 55 例，所有入选研究对象对本研究知情同意，并签署协议书。治疗组男性 30 例，女性 25 例，年龄 22～56 岁，平均（35.4±7.8）岁，病程 4～29 个月，平均（13.2±4.6）个月，病情程度：轻度 15 例，中度 27 例，重度 13 例；病变部位：直肠 17 例，左半结肠 28 例，广泛结肠 10 例。对照组男性 32 例，女性 23 例，年龄 23～58 岁，平均（35.9±7.4）岁，病程 3～27 个月，平均（12.9±4.4）个月，病情程度：轻度 18 例，中度 26 例，重度 11 例；病变部位：直肠 19 例，左半结肠 27 例，广泛结肠 9 例。两组年龄、性别、病程、病情及病变部位等一般资料比较，差异无统计学意义（$P > 00.5$），具有可比性。

纳入标准：①符合《炎症性肠病诊断与治疗的共识意见（2018 年，北京）》中 UC 的西医诊断标准，均处于活动期。②符合《溃疡性结肠炎中医诊疗专家共识意见（2017）》中大肠湿热证的中医辨证标准。③年龄 20～60 岁。④入组前 4 周内未接受相关治疗。⑤自愿参加本研究，并签署协议书。

排除标准：①合并肠道梗阻、肿瘤、穿孔、局部狭窄等严重的并发症。②需激素、生物制剂治疗的重度 UC 患者。③结直肠手术史患者。④合并心肝肾严重器质性疾病或恶性肿瘤、血液病及严重感染。⑤过敏体质或对本研究所涉及药物过敏。⑥妊娠或哺乳期女性。⑦合并精神系统疾病不能配合治疗和随访。

2. 方法：两组均接受 UC 相关知识的健康教育，规律作息，适当运动，避免劳累或精神紧张，保持心情愉快。对照组给予美沙拉嗪肠溶片口服，每次 0.5 g，每日 3 次，餐前 1 小时服用。治疗组在对照组治疗基础上给予泄浊解毒饮口服，药物组成苍术 15 g，黄连 12 g，佩兰 15 g，佛手 12 g，仙鹤草 15 g，泽泻 10 g，飞扬草 15 g，地榆 15 g，乌梅 10 g，凤尾草 15 g，石榴皮 12 g，厚朴 10 g，儿茶 10 g，炙甘草 6 g，上述中药由本院制剂室制备口服煎剂，每剂煎 2 次，共取汁 300 mL，混匀后分 2 袋真空包装，每日 1 剂，早晚分 2 次温服。两组均连续服用 8 周，期间不服用其他药物。

3. 观察指标：

（1）中医证候评分：参照《中药新药临床研究指导原则》中的相关内容制定 UC 主要中医证候量化评分标准，将主要中医证候腹痛、腹泻、腹胀、黏液脓血便、里急后重分为无、轻度、中度、重度，分别计 0 分、2 分、4 分、6 分。

（2）实验室检查：治疗前 1 日及治疗结束后第 2 日抽取两组空腹静脉血 6 mL，以 3 000 r/min 的转速离心 10 分钟，分离血清置于 -20 ℃ 冰箱内待测。应用放射免疫法测定两组血清肿瘤坏死因子- α（TNF-α）、酶联免疫法测定血清 IL-10 和 IL-33 水平。并应用放射免疫法测定血管活性肠肽（VIP）、P 物质（SP）和生长抑素（SS）水平，试剂盒均购自深圳晶美生物制品公司，上述操作均严格按照试剂盒说明书进行。

（3）疗效评价：治疗前后应用改良 Mayo 评分评价两组患者病情，改评分系统包括排便次数、便血、内镜检查、医师总体评价共 4 项，每项根据程度轻重计 0～3 分，各项计分之和作为该患者的改良 Mayo 评分。总评分减少≥30% 或≥3 分，且便血评分减少≥1 分或便血评分为 0 或 1 分为临床有效；改良 Mayo 评分减少 1～3 分为内镜应答；改良 Mayo 评分中内镜检查评分为 0 分或 1 分为黏膜愈合，比较两组临床有效率、内镜应答率和黏膜愈合率。

4. 统计学处理： 应用 SPSS 20.0 软件分析统计数据，计量资料符合正态分布，以均数±标准差表示，中医证候评分及血清 TNF-α、IL-10、IL-33、VIP、SP、SS 水平间、组内比较应用 t 检验，组间临床有效率、内镜应答率和黏膜愈合率的比较应用 χ^2 检验，$P<0.05$ 为差异有统计学意义。

结　果

1. 两组主要中医证候比较： 治疗前两组主要中医证候腹痛、腹泻、腹胀、黏液脓血便、里急后重积分比较，差异均无统计学意义（$P>0.05$），治疗后两组上述中医证候积分均显著降低，且治疗组各项积分均低于对照组，差异均有统计学意义（$P<0.01$）。

2. 两组血清脑肠肽水平比较： 治疗前两组血清 VIP、SP、SS 水平比较，差异无统计学意义（$P>0.05$）；治疗后两组血清 VIP、SS 水平升高，SP 水平降低，治疗组血清 VIP、SS 水平高于对照组，SP 水平低于对照组，差异均有统计学意义（$P<0.01$）。

3. 两组炎症因子比较： 治疗前两组血清 TNF-α、IL-10、IL-33 水平比较，差异无统计学意义（$P>0.05$）。治疗后两组血清 TNF-α、IL-33 水平降低，IL-10 水平升高，治疗组血清 TNF-α、IL-33 水平低于对照组，IL-10 水平高于对照组，差异均有统计学意义（$P<0.01$）。

4. 两组临床疗效比较： 疗程结束后，治疗组临床有效率及黏膜愈合率均高于对照组，差异有统计学意义（$P<0.05$）。两组内镜应答率均为 100%，差异无统计学意义（$P>0.05$）。

讨　论

UC 是世界卫生组织公认的难治性疾病之一，任何年龄段均可发病，临床主要表现为腹痛、腹泻、黏液血便、腹胀、里急后重等，给患者带来严重痛苦。结肠镜检查可发现肠黏膜充血水肿，血管纹理模糊，表面可见多发溃疡或糜烂，并可见脓性分泌物。尽快控制疾病的发作、促进肠黏膜的愈合、改善患者的生活质量是 UC 治疗的关键。西医价格昂贵，且疗效不稳定，复发率高，而中医药具有多中心、多靶点治疗的优势，可弥补西药的不足，在 UC 的治疗中发挥重要作用。

传统中医学并无溃疡性结肠炎的病名，根据其临床表现，将其纳入"肠风""肠澼"等范畴，患者多饮食不节，外感邪毒，致脾胃不和，脾失健运，胃失和降，水湿内停，气机运行不畅，瘀血阻滞，久之化浊成毒，浊毒蕴结于肠腑，耗血伤气，化腐成脓，而致肠澼。本研究基于浊毒理论，自拟中药泄浊解毒饮予以辨证施治。该方由苍术、佩兰、仙鹤草等 14 味中药组成，其中苍术、佩兰可健脾燥湿，以祛湿浊，共为君药；仙鹤草、飞扬草、凤尾草可清热利湿，凉血化浊，配伍泽泻可淡渗利湿，共为臣药。肠澼患者浊毒蕴藉于肠腑，易入血伤络，则见瘀血与出血并行，故应用地榆、佛手、厚朴旨在行气止血，石榴皮、乌梅可收色止痢；黄连、儿茶而清蕴藉于胃肠的湿热之邪，上述诸药共为佐药；炙甘草可健脾、调和诸药。全方配伍可散热邪、祛湿邪、解毒邪、破瘀邪，可有效泄浊解毒，诸证自愈。本研究发现治疗组主要证候积分改善情况优于对照组，临床有效率及黏膜愈合率均高于对照组，表明在美沙拉嗪治疗基础上应用泄浊解毒饮可有效改善症状，促进黏膜修复，提高临床疗效。

　　UC 的具体发病机制未明，多种因素相互作用在本病的发生和进展中发挥了重要作用，其中多种炎症细胞因子失衡所引起的免疫功能异常 UC 的发病中占据重要地位。其中 TNF-α 是疾病发生过程中重要的促炎因子，可诱导局部炎症反应，并促进致炎因子的释放，与 UC 的疾病活动度密切相关；IL-33 通过巨噬细胞、NK 细胞等调节机体的免疫反应，促进 TNF-α 等炎症因子的表达，导致并加重局部的炎症反应；IL-10 是一种抑炎因子，可抑制 TNF-α 的分泌和肥大细胞的激活，调节变态反应，减轻 UC 患者肠黏膜的炎症反应。近年的研究发现脑肠肽与 UC 的发病存在密切联系，其中 VIP 作为一种胃肠激素，可发挥抑制性神经递质的作用，可抑制平滑肌收缩，降低肠道阻力，并可单核细胞、T 淋巴细胞产生促炎因子，从而缓解肠黏膜的炎症反应。SP 可促进肠道蠕动和胃排空，并可聚集炎症细胞，促进肥大细胞释放血清素、组织胺等炎症介质，参与肠黏膜炎症反应，并引发腹泻。SS 也是一种具有广泛抑制作用的胃肠激素，并可通过抑制各种胃肠激素的分泌调节胃肠的蠕动，其血清含量可间接反应疾病的严重程度。本研究发现治疗后治疗组血清 TNF-α、IL-33、SP 水平低于对照组，IL-10、VIP、SS 水平高于对照组，表明中药泄浊解毒饮有利于调节炎症因子和脑肠肽水平，这可能是其改善症状、提高疗效的机制。

　　综上所述，基于浊毒理论自拟中药泄浊解毒饮治疗 UC 可有效调节炎症因子和脑肠肽水平，改善患者症状，促进肠黏膜修复，疗效显著。

148　基于伏邪论溃疡性结肠炎的证治

溃疡性结肠炎（UC）是以腹泻、黏液脓血便、腹痛为主要临床表现的一种慢性非特异性肠道炎症性疾病，病变主要以大肠黏膜和黏膜下层连续性、弥漫性炎症改变为特点。目前该病西医病因及发病机制尚不十分明确，主要与遗传、环境、心理、感染、肠道微生态失调等引起免疫失衡有关。近年来随着人们生活、饮食、工作习惯的改变，本病在我国的发病率明显增加，目前西药治疗具有一定的疗效，但存在一定不良反应。本病中医学属于"痢疾""久痢""肠澼"等范畴，有大量研究表明中医药治疗 UC 具有缩短临床诱导时间、减少药物不良反应等优势。中医伏邪理论与 UC 反复发作、迁延难愈的发病特点具有高度的相似性，张莉敏等基于伏邪理论进行的一项多中心研究表明：运用健脾散邪方可以有效治疗活动期 UC。UC 病情复杂，治疗难度较大，故学者胡露楠等从伏邪理论出发，探讨了伏邪与 UC 的相关性，以期对临床论治 UC 有所启发。

伏邪理论的内涵

伏邪又称为伏气，为潜伏而暂不发之邪。伏有潜伏，隐藏之意，可分为由外而伏和自内而伏两种；邪有不正、妖异之意，中医引申为不正之气、不正之物。《中医大词典》把伏邪定义为"藏伏于体内不立即发病的病邪"。伏邪最初属于伏邪温病的范畴，即狭义的伏邪，因外邪入体、正气被遏或正气虚不能鼓邪外出，使邪气潜藏于脂膜、膜原、肌腠部位，伺机而发。正如《黄帝内经》"冬伤于寒，春必温病""藏于精者，春不病温"之言，指出感寒未及时发病可成为伏邪，潜藏于体内，遇感而发，且发病与否取决于人体正气是否充沛。随着温病学说迅速发展，伏邪不仅仅局限于伏邪温病，逐渐扩展到一切体内伏而不即刻发病的邪气，即广义的伏邪。正如刘吉人提出"六淫皆可为伏邪"，风、寒、燥、火、暑、湿六淫皆能伏而后发。《王氏医存》云："伏匿诸病，六淫、饮食、诸郁、结痰、瘀血、积气、蓄水、诸虫皆有之。"又进一步提出伏邪不仅仅局限于外感六淫，还包括了内伤杂病，主要为湿热、瘀血、痰浊、内毒等内在的致病因素。

从伏邪理论认识 UC

1. 病因病机：

（1）内伤伏邪：UC 发病与饮食、环境、情绪密切相关，吸烟、过食肥甘厚味、生冷、辛辣刺激之品等因素尤为重要，负面情绪可以通过影响神经免疫系统导致 UC 的发生。《素问·太阴阳明论》云："食饮不节，起居不时者……入五脏则满闭塞，下为飧泄，久为肠澼。"过食肥甘厚味及生冷辛辣刺激之品，碍脾运化，湿、饮内盛（生），郁而酿生湿热，水湿不化，水不运则血不行，发为瘀血。研究发现 UC 患者常有凝血功能异常，血流缓慢，机体处于血栓前状态。李军祥认为肠镜下肠黏膜糜烂出血属于瘀血的范畴。《血证论·脏腑病机论》云："木之性主于疏泄，食气入胃，全赖肝木之气以疏泄之而水谷乃化，设肝之清阳不升，则不能疏泄水谷，渗泄中满之证，在所难免。"肝主疏泄，情志拂郁导致肝失疏泄，木不疏土；情志高亢则致疏泄太过，克犯中焦，均可导致脾虚失运，内生湿热之邪。若机体尚可代偿，潜伏于内，逾时而发。

（2）外感伏邪：感六淫而不即发者，过后方发，谓之伏邪。六淫伏邪有伏风、伏寒、伏暑、伏燥、伏湿、伏热之区别。任继学教授认为外感伏邪为外感六淫伏邪，刘果等认为外感伏邪还包括细菌、病毒及寄生虫等病原微生物及其滞留于体内的产物、代谢废物等。近年来有学者提出 UC 发病与感染有一定关系，目前大量研究表明肠道幽门螺旋杆菌及病毒感染与 UC 患者的发病及病情的加重密切相关。外感邪气尤以湿热之邪为主，UC 患者素体禀赋不足，正气较虚，肠道微生态稳态易于失衡，此时若外感湿热邪气，更加破坏肠道微生态稳态，邪气虽势微不足以致害，但因正虚亦不足以逐邪外出，致湿热邪气伏藏于肠道膜原之间，滞气郁血，凝痰生瘀。时日迁延，湿热伏邪渐盛，而正气渐虚，复因外感、情志、饮食等因素引动湿热痰瘀，发为 UC。

（3）先天伏邪：《小儿药证直诀》云"小儿在胎十月，食五脏血秽，此血秽禀受于母体……若时逢非是之令，正气与外界戾气相搏，此时胎毒亦随正气从肾脏而出，从少阴出三阳，两邪相合，正不胜邪，故发病"。说明了先天伏邪受之于父母，遗有邪毒潜伏于内。长期的临床研究表明 UC 发病具有遗传易感性、家族聚集性及种族差异性的特点，先天禀赋异常为 UC 发生的重要因素。研究表明 UC 与湿热或痰湿体质相关，张天涵等通过中医辨证分型与炎症活动性指标的相关性研究显示：湿热之邪可发生于 UC 整个疾病过程，是疾病活动的重要诱发因素，是 UC 反复发作、缠绵难愈的重要原因。

2. 发病特点：UC 发病特点总归邪伏于内，逾时而发。伏邪既是病理产物，是新的致病因素，贯穿 UC 始终。患者素体脾胃虚弱，痰饮、水湿停聚，轻者滞久化热，下迫大肠，灼伤肠络，血溢脉外；湿热久蕴，气血壅滞，酿化成脓，发为活动期轻、中度 UC；湿之甚为浊，热之极为毒，甚者痰浊、热毒壅滞肠腑，损伤血络，血败肉腐成脓，发为活动期重度 UC。初发型 UC 经治疗后，一则治愈，二则湿热未尽邪伏于体内，临床以后者居多。湿热伏邪可静可动，静则潜藏成为缓解期的 UC。邪伏体内，一方面暗耗正气，托邪外出更加无力；另一方面，久病入络，湿热与气血搏结，难分难解，深伏于内。动而病发，湿热伏邪可因饮食不洁、情志不畅、感受外邪而触发，或伏久自发，发为活动期 UC。因此，UC 的发生、发展和转归都与伏邪密切相关，以脾虚为本，湿热为标，血瘀是本病发生发展的重要因素。

从伏邪理论论治 UC

UC 治疗目的在于诱导并维持临床缓解，预防复发。据王丽丽等研究显示：理气健脾化瘀清肠法联合美沙拉嗪较单纯口服美沙拉嗪治疗活动期 UC 疗效更为显著，能缓解体内炎症水平及血液高凝状态，有效改善临床症状。柯晓等发现运用健脾清化散瘀的中药可以改善葡聚糖硫酸钠诱导 UC 小鼠模型的临床症状及黏膜组织损伤。因此，基于伏邪理论，胡露楠等认为活动期及缓解期 UC 的治疗该重视脾虚、湿热、血瘀。

1. 健脾扶正为逐邪之本：脾虚是导致 UC 及 UC 反复发作的基础，治疗上应注重健脾法的运用，并贯穿疾病全程，在缓解期尤其应当重视。"脾病者，虚则腹满肠鸣，飧泻食不化"，脾气虚弱常见大便溏薄、有少量黏液，食少，腹胀等，治以健脾益气。活动期应慎用补气滞湿的药物如人参、党参等，可选择补气兼有祛邪的药物如绞股蓝、白术等。孙丙军等研究表明脾愈疡汤联合美沙拉秦缓释颗粒口服治疗 UC 活动期疗效可靠。黎文华等研究发现健脾愈疡汤可以通过下调 IL-17、TNF-α、IFN-γ 表达及上调外周血调节性 T 细胞水平，较柳氮磺胺吡啶更为有效地维持 UC 的长期缓解。

2. 清化湿热为祛病之标：湿热伏邪是本病的主要致病因素，治疗上应注重把握"徒清热则湿不退，徒祛湿则热愈炽"的原则，以清化湿热为治疗大法，尤其在活动期。谢晶日认为治疗 UC 当注重祛除湿热之邪，尤其在活动期更要强调以清热化湿法为主，常用苦参、黄连、黄柏、白头翁、夏枯草、秦皮、败酱草等。张天涵等研究表明 UC 患者大肠湿热证积分与疾病活动 Mayo 积分呈正相关。柯晓等研究指出口服清化肠饮方配合灌肠Ⅰ号方治疗湿热型 UC，较口服加灌肠巴柳氮钠疗效更明显，且不良反应少。丛龙玲等指出肠炎清合剂联合美沙拉嗪肠溶片、醋酸泼尼松片、双歧杆菌活菌散剂治疗慢性复发型 UC 大肠湿热证，较单用西药可更好地诱导病情缓解、缩短病程、降低复发率、推迟复发时间。

3. 活血化瘀为治病之要：瘀血阻络是 UC 发生发展的重要因素，治以活血化瘀，发作期更应注重凉血行瘀。"行血则便脓自愈，调气则后重自除"，化瘀勿忘理气之品，以期止血不留瘀，凉血不凝血；缓解期侧重益气活血化瘀，化瘀通滞不伤正。现代医学研究也证明，中医运用活血化瘀法治疗 UC 相比于单用西药临床疗效更好且安全性高。黄明河认为 UC 发作期以凉血止血化瘀为主，可选用槐花、地榆、紫草、蒲黄、三七、仙鹤草、茜草根等药物。梁新雨等运用美沙拉嗪配合益气活血法治疗慢性 UC，较对照组仅用美沙拉嗪口服，在症状、肠镜检查结果、DAI 评分方面均有明显改善。

总之，UC 的治疗应以健脾固本、清化湿热、活血化瘀为治疗大法，并结合其发作、缓解和复发交替的特点，对 UC 进行分期论治，以期更好地辨证施治。UC 发病虚实夹杂，活动期以邪实为主，治以清化湿热、凉血化瘀为主，健脾固本为辅；缓解期以正虚为主，邪正相持，伏邪留恋，治疗应重视健脾固本，辅以清化散瘀。

149　从虚实标本辨治溃疡性结肠炎

随着生活水平的提高，饮食结构、生活习惯的改变，环境的变化及诊断技术的不断进步，我国溃疡性结肠炎（UC）的发病率逐年增高，已成为消化系统常见疾病和慢性腹泻的主要病因，UC 已严重影响到患者的生活质量。学者惠建萍等对从虚实标本辨治溃疡性结肠炎的思路与方法做了阐述。

UC 的概念及研究现状

UC 又称慢性非特异性溃疡性结肠炎，是主要累及直肠、结肠黏膜和黏膜下层的慢性非特异性炎症，属于炎症性肠病（IBD）范畴，临床以腹泻、黏液脓血便、腹痛、里急后重为特征。UC 的病因迄今仍未完全明了，一般认为，本病与遗传因素、肠道感染、免疫功能异常、食物过敏、肠道防御功能障碍及环境与精神因素有关。近年的研究认为，本病是易感基因、环境和免疫系统之间的复杂的交互反应所致，这些交互反应导致非特异性炎症细胞激活，炎性细胞因子与介质产生，进而造成肠黏膜的损伤。但对 UC 的治疗仍难以找到一个特异性的治疗方法，西医治疗本病多采用水杨酸制剂、肾上腺皮质激素、免疫抑制剂等综合治疗，有一定效果，但存在不良反应大、价格昂贵等问题。现有的循证医学证据表明，皮质激素长期维持并不能降低复发，而且会增加药物不良反应。尽管有 UC 的干预措施，如干细胞治疗、生物治疗、黏膜修复以及限时加速的序贯等治疗方法的出现，但由于其安全性、可行性等问题尚未得到解决，目前仍难以广泛应用于临床。故 UC 的治疗仍然是临床上非常棘手和亟待解决的问题。

中医对 UC 的认识

中医学早在《黄帝内经》就记载了与 UC 表现类似的疾病，并概括了 UC 腹泻、便血或里急后重的特征。UC 属于中医学"泄泻""痢疾""肠澼"等范畴，其中慢性复发型又属中医学"休息痢"范畴，而慢性持续型属中医学"久痢"范畴。UC 的病因有内因和外因之分，内因主要为饮食不节、内伤七情、脾胃虚弱、瘀血内阻；外因主要因外感湿热、疫毒之邪入侵体内，而致湿热、积滞等客于肠道，与肠道气血相搏结，大肠传导失司，气血凝滞，脂膜血络损伤，血败肉腐，壅滞成脓，内溃成疡，形成本病。疾病日久不愈，反复发作，损耗正气，而成寒热错杂、虚实夹杂之证，以脾肾亏虚为本，湿、热、瘀、积为标。发作期以气郁、湿热、血瘀之邪实为主；缓解期以脾胃、脾肾正虚为主。发作期气血壅滞，肠中有滞而不通；缓解期脾肾亏虚，余邪未净。瘀血内阻、积滞不通是 UC 反复发作的病理基础。

虚实标本辨治 UC 的临床思维方法分析

本虚标实是存在于一些难治性疾病漫长病程中最常见的证候特征，最常用的治疗法则是虚实标本辨治。如冠心病、老年性慢性支气管炎、慢性萎缩性胃炎、糖尿病、肾病综合征等许多中医中药疗效的优势病种，临床基本采用虚实标本辨治思维，实施补虚泻实、标本兼顾的干预措施都取得了较好的疗效。UC 在疾病正邪盛衰的演变中多处于一种正邪交错、虚实兼夹的病机状态，对其临床辨证论治采用虚实标本辨治思维方法，分析证候结构特征并加以治疗，则为虚实标本辨治。中医证候研究是近几年来研究的热点问题，在 1992 年中国中西医结合学会消化系统疾病专业委员会就已经制定了《慢性非特异性溃疡性结肠炎中西医结合诊断、辨证和疗效标准（试行方案）》，但其只是针对单证候的辨证标准，不能够完全反映 UC 在疾病正邪盛衰的病机演进中表现出正虚与邪实交错的病理状态。有学者将这一虚实相关、正邪相兼的证候状态称为"虚实关联证"，认为 UC 具有反复发作、虚实相兼、滞损交加的病变特点，其疾病的缓解期与发作期反映着疾病本虚与标实矛盾的主次变化特征。通过临床观察，UC 的患者存在虚实夹杂的病机过程。由于 UC 的患病人群有脾虚肠弱，结肠黏膜黏蛋白缺陷的易感基因，故平素多有饮食不振、胃肠不适、体倦乏力等脾虚表现，每因饮食不当，感寒受凉，或情志失调而诱发急性发作，出现黏液脓血便、腹泻腹痛。病程长的患者多有乏困加重，全身或腹部怕冷，腰困腿软，舌淡紫、脉沉细的症状，为脾胃气虚，肾阳亏虚，瘀血阻络。因此，治疗本病宜标本兼顾，补虚泻实，急则治标、缓则治本是大要，但具体治疗则要根据不同病理阶段的证候特征采用不同治法；在疾病的发作期，以治实治标为主，根据滞壅大肠之病邪属性，采用不同的逐邪方法，调理胃肠并兼顾正气；缓解期以治虚治本为主，依据正气内虚的涉脏病性采用不同的补脏方法，扶助正气兼除余邪。

UC 的个体化治疗及疗程

在临床上约 80％的 UC 患者呈周期性发作，多数患者病情迁延反复，难以根除，且被认为是结肠癌的癌前病变。临床上尚未有特异性的根治措施。因此，如何提高 UC 患者的临床缓解率和降低本病的复发率，对于临床医生来说是一个严峻挑战。目前针对诊断标准的不完善和治疗方案的不规范，重点强调完善诊断标准和建立规范化治疗方案，并需要根据患者的不同病情采用综合与个体化治疗，认为只有这样才能为更多患者解除痛苦。陕西中医学院附属医院脾胃病科近年来采用口服中药煎剂辨证分型施治，配合结肠滴注及隔姜灸中医三联疗法辨证治疗 UC，在治疗上采取个体化的治疗方案，在给药途径上采用内外并用，加之标本兼治的辨证思维及随症加减的灵活用药特点，疗效上有了较大的突破，在治疗方法上有所创新，在药物剂型上不断改革。

UC 的中医中药治疗过程是一个从量变到质变，循序渐进的缓慢过程，只有坚持治疗较长时间，才能使疗效得到巩固，所以疗程一般不少于 3 个月，并随访 6～12 个月，才能准确判断其治疗效果。

150　从湿热论溃疡性结肠炎

　　溃疡性结肠炎（UC）是一种以结肠黏膜连续性、弥漫性炎症改变为特点的慢性非特异性肠道炎症性疾病。属于中医学"痢疾""泄泻""肠澼""腹痛""肠风"等范畴。UC的西医病因尚不明确，治疗上多对症治疗，药物多以氨基水杨酸制剂、糖皮质激素、免疫抑制剂为主。而中医以其理论体系的不同，在认识及治疗本病上有其独到之处。《素问·太阳阳明论》云："饮食不节，起居不时者，阴受之……下为飧泄，久为肠澼。"认为本病的重要致病因素在于感受外邪和饮食不节，就外感时邪之中，湿热之邪常易致泄，且朱丹溪在《格致余论·序》如此言及湿热："六气之中，湿热为患，十之八九"，在本病认识过程中，"湿热"两字不论是在本病的发病还是治疗上都是极为重要的一个方面，学者石洋等就"湿热为患"论述了本病发生、发展的机制。

湿热为因

　　现在多数认为本病属本虚标实，本虚在于本病，可累及脾肾二脏，其中脾虚尤为关键。明代医家张景岳所著的《景岳全书·泄泻论证篇》关于泄泻与脾的关系由此云："泄泻之本，无不由于脾胃。"标实则见本病的病因，多数医家认为本病多由外感时行邪气、情志内伤、饮食不节、素体脾肾不足所引起，病理因素有湿热、血瘀、气滞等。本病根据其临床表现，可分为缓解期和活动期。缓解期多属虚，活动期多属实，而不论虚实，湿热蕴肠，气滞络瘀为本病的基本病机，贯穿于本病始终。虽外感寒湿暑热之邪均可以引发本病，但湿热之邪由于其自身致病特点，与本病关系尤为密切。

　　湿为阴邪，易伤阳气，易困脾，其性氤氲黏腻。热为阳邪，其性燔灼，易动血，易伤津耗气。湿邪郁久可化热，热邪亦可生湿，《宣明方论》对于湿热化生由此言，"湿病本不自生，因于火热怫郁，水液不能宣行，即停滞而生水湿，故湿者多自热生"。两者既可相互转化，亦可相兼致病。湿热之邪既可自外表侵袭，亦可内蕴自发。从病势传变来看，湿热两者多少不同，互有进退之变，或见热较湿重，或见湿较热盛，或见湿热并重，病变过程中，寒化热化不一，致使病机转化十分复杂，热盛、寒化及寒热错杂之象均可见。且湿热邪气易与他邪相兼致病，故合并症多。从病位来看，湿热为病，上、中、下三焦俱受，但总以中焦脾胃为中心。

　　本病常发生于夏秋季节，湿热之邪致病，亦易发生于夏秋，此时气候炎热潮湿，脾脏本恶湿，外生湿热邪气加重了人体脾胃运化水液的负担，因而加重湿热蕴于机体。加以时值炎热季节，贪食生冷，阻遏脾胃阳气，亦会加重脾困之势。加之因饮食不节，嗜食肥甘厚味，膏粱之品难以化生，反化为湿浊。湿热内外相引相合，最易犯于中焦阳明，郁蒸于胃府肠道，发于本病。故《杂病源流犀烛·泄泻源流》对于泻下类病由此一言："湿盛则飧泄，乃独由于温耳。不知风寒热虚，虽皆能为病，苟脾强无湿，四者均不得而干之，何自成泄？是泄虽有风寒热虚之不同，要未有不原于湿者也。"

湿热致病

　　1. 发作期，湿热邪实雍盛：本病有发作期、缓解期之分，发作期症状较重，多为腹痛、腹泻、黏液脓血便、里急后重四大症状。在发作期由于外感或内生湿热之邪侵袭机体，邪盛正衰而发病。《类证治裁》有以下有关痢疾的记载："痢多发于秋，即《黄帝内经》之'肠澼'也，症由胃府湿蒸热壅，致气血凝结，挟糟粕积滞，迸入大小肠，倾刮脂液，化脓血下注，或痢白、痢红、痢瘀紫、痢五色，腹痛呕吐，口干溺涩，里急后重，气陷肛坠。"从中可见，胃腑湿热为痢疾发病的重要因素，湿郁热蒸，阻滞气机，蕴于脾胃肠道，肠腑传导失常，无以泌浊，而致湿浊水谷混杂而下产生腹泻。热盛灼伤肠络，使气滞血阻，气血与湿热邪气博结，血败肉腐，肠道脂络受伤，腐败而化为脓血，故可见痢下赤白脓血；气机阻滞于肠道，腑气闭塞不通，不通则痛，故出现腹痛、里急后重等症状。因湿热之邪易碍中焦气机升降，除主要症状外，还可表现为痞满胀闷，不思饮食，恶心欲吐，小便不利等症。

2. 缓解期，湿热留恋难去：本病至缓解期，症状渐轻，但由于泻下日久耗其正气，再加上湿为阴邪本易伤阳，病久致使体内阳气受损，累及脾肾，或致脾气亏虚，而见运化无力。或致脾肾阳虚，阴寒渐生。故本病日久多见虚寒之象，此时复感湿热邪气，寒热之邪相结，故本病常见寒热错杂证。缓解期以虚为主，但也有余邪存在。正气尚虚不能抵抗邪气，以祛邪外出，而湿热致病，缠绵难愈，邪气留恋于脏腑经络，损伤机体正气，故见本病反复发作，难治难愈。本病除病势缠绵外，残存于体内的湿热邪气在体内郁蒸日久化毒，循经络而弥漫全身，或上行或下注，邪犯脏腑，染及三焦，而常见不同的证候。

从湿热治

本病既以湿热为患，治病当以清热与燥湿为大法。李东垣清热多用苦寒诸药，燥湿则有升阳、风胜、温燥和淡渗等诸法。因苦味药具备"能泄、能燥"之特性，故治湿热泄下当以苦味为先，且多以苦寒之药为多，如苦参、黄连、败酱草，白头翁，秦皮等，其中黄连，善于清中焦湿热，为湿热痢疾之首选药；苦参善治下焦湿热之症。两者同用，以清中、下二焦之湿热；败酱草、金银花可清热解毒，白头翁凉血止痢，秦皮兼有收涩之性，均常用来治疗热毒痢疾，下痢脓血。但不可一味苦寒降泄，叶天士于祛湿热有言，"湿热有虚象"，要"顾其阳气，不可过于寒凉"，此外，苦寒燥湿之品多易伤脾胃，故方药多选诸如茯苓、白术等药健脾以利湿，随症加减。除苦寒之品，还可选取另芳香化湿之药，如苍术、砂仁、广藿香等其性走散，有宣发升散之特性，可透邪发表，疏通气机，宣化湿浊，且芳香药除有化湿行气之功还兼见悦脾和胃之功效。然本病除清热利湿之外，还需根据患者临床表现不同，还需佐以泻火解毒、凉血止血、补脾益气、温中补虚以治疗。

1. 清热燥湿并泻火解毒：本病发作及初起时，多以实证热证多见，此时湿热蕴结，火毒秽浊之邪壅塞肠道，郁热津伤，可伴见腹痛明显，身大热，口大渴，心中烦闷，恶心呕吐，肛门灼热，里急后重之感明显，小便短赤，舌质红，苔黄腻或黄燥，脉滑数。方药可加用白头翁、黄柏、青黛、土茯苓、金银花等以清热解毒。若兼见食滞，腹痛拒按，用以大黄、枳实、芒硝通腹泻浊，泄热止痢，此为通因通用之法。

2. 清热燥湿并凉血止血：本病发作时常见下痢赤白脓血，若见赤多白少，以血为主者，则为热邪伤及血分，血热妄行。可加以生地黄、牡丹皮等以清热凉血；加地榆，白及、仙鹤草等止血药以收敛止血；本病日久，可见阴血亏虚之征象，如腹中灼痛，口渴引饮，心烦不安，舌质红，苔少或花剥，脉细数等。所以治疗时在治血同时，亦应兼顾营阴，如将白芍、甘草合用以调营和血，用当归、太子参、麦冬、白芍等，滋阴养血。

3. 清热燥湿并健脾益气：湿热之邪郁于体内，易困脾土，脾不运化，又生水湿，日久脾虚湿盛之症；若见大便稀溏，黏液白多赤少，或为白冻，脘腹胀满不适，神疲倦怠，少气懒言，饮食不思，舌质淡，边有齿痕，苔白或腻者。多为脾气虚弱，湿邪内蕴，治疗应以健脾利湿。白术健脾益气，燥湿利水，为"脾脏补气健脾第一要药"。故脾虚湿蕴者可用白术、茯苓、薏苡仁、黄芪等健脾益气，运脾以化湿。

下痢白多赤少，为病在气分，当以气药行之。若见腹痛即泻，泻后痛减，嗳气不爽，食少腹胀，情绪焦虑不安，脉弦者。多为肝郁气滞，可用木香、槟榔等导气行滞，法半夏、厚朴、陈皮运脾燥湿，行气除满。

4. 清热燥湿并温中补虚：本病日久多见中虚脏寒，脾肾阳虚之症状，周身寒象明显，而见腹痛绵绵，畏寒喜暖，四末发凉，偶见盛夏仍需厚衣棉被覆于身，时有完谷不化，舌质淡白，苔薄白或腻，脉沉细或濡软。此时人参、附子、干姜等温中散寒以暖脾，补骨脂、肉桂、吴茱萸，肉豆蔻，五味子等温肾以固肠止痢。若见下痢稀薄，夹有黏冻，反复发作，四肢不温却兼见口渴喜饮，胃脘灼热，烦渴喜饮，舌红苔黄，多属上热下寒、寒热错杂证，可用乌梅丸加减。

近些年来对一些难治性疾病，从湿热论治，常取得很好的效果，本病亦属于难治性疾病。在于本病，从病邪性质来说，湿热之邪，既可外感亦可内生，或见于外感六淫湿热邪气，蕴积于大肠；或见于饮食不节，嗜食肥甘，滋生湿热。从临床症状来论，本病主要症状为泻下黏液脓血，此为湿热邪气客于大肠，气血壅滞，脂络受损，而见诸如此类症状。本病难愈，多数患者只可缓解症状，究其因，此亦由于湿热之邪缠绵之故。因此以"湿热为患"认识本病，治疗上以利湿热，清肠止泻为总，根据临床辨证论治。

151　从肠道微生态探析溃疡性结肠炎从湿热论治

　　溃疡性结肠炎（UC）是一种慢性非特异性消化道炎症。患者出现反复或持续性腹泻、黏液脓血便伴腹痛、里急后重等临床表现，该病病程较长，顽固不愈，给患者带来极大的痛苦。近年来，UC 的发病率呈明显快速上升趋势。其病因和发病机制尚不完全明确，过往研究认为 UC 的发病可能与感染、免疫、精神、遗传和过敏等因素相关联。而近些年研究表明，肠道菌群失衡与 UC 发病高度相关。

　　UC 属于中医学"痢疾""泄泻"和"便血"等范畴。中医学又将该病分为大肠湿热、热毒炽盛、脾虚湿蕴、寒热错杂、肝郁脾虚、脾肾阳虚、阴血亏虚 7 个证型，其中大肠湿热型是 UC 活动期最主要的证型。中医药通过调节肠道微生态治疗 UC 是近年来众多学者研究的方向。为了更好地掌握肠道微生态与大肠湿热型 UC 中医治疗的相关性，学者刘源福等对近年来研究进行了梳理分析。

肠道微生态与 UC 的关系

　　人体肠道中生长的细菌数量庞大、种类繁多，维持肠道微生态的平衡对人体健康至关重要。根据细菌对人体的影响，可将其大致分为有益菌、中性菌和有害菌 3 种类型。有益菌又称益生菌，大多为专性厌氧菌，如双歧杆菌、乳酸杆菌等，主要作用为参与机体代谢、维持肠道微生态平衡、调节肠道免疫和增强肠道屏障等；中性菌主要有肠杆菌、肠球菌等，该细菌被称为条件致病菌，正常情况下与有益菌协同工作抵御病原体入侵，而一旦增殖失控，则会引发多种疾病，危害宿主健康；有害菌多为外源性病原菌，其大量增殖是肠道疾病发生发展的重要因素。

　　菌群在肠道中可以形成一种重要的生物性屏障，抵抗外来致病菌的入侵，维护肠道的生态平衡，并参与宿主营养代谢、免疫激活等生命活动。宿主与微生物共生关系的破坏是 UC 发生发展的关键步骤。正常情况下，肠道中的有益菌会通过免疫作用来抑制致病菌。大量研究表明肠道菌群在 UC 患者中出现严重失衡，主要体现在有益菌的减少，而致病菌则大量增多。有益菌的抑制能力减弱后，来自致病菌分泌的肠毒素会刺激肠道上皮细胞，使肠道黏膜屏障遭到破坏，且肠道上皮细胞能量的代谢也会受到正常菌群数量改变的影响，使肠道上皮细胞遭受损伤，诱发肠道炎性反应。褚源等采用 16SrRNA 荧光定量 PCR 法对 35 例 UC 患者直肠黏膜标本进行菌群分析，发现 UC 活动期的双歧杆菌属、乳酸杆菌属、梭菌属、类杆菌属含量与健康对照组比较都明显减少，大肠杆菌明显增加，肠球菌属含量则无明显变化。张婷等采用梯度稀释法对 113 例 UC 患者的粪便菌群进行定量培养，与健康对照组比较后，发现 UC 患者粪便中酵母菌和肠球菌等条件致病菌数量显著增高。

肠道微生态与湿热的关系

　　薛生白《湿热病篇》记载"湿饮停聚，客邪再至，内外相引，发为湿热"。大肠湿热证是指湿热秽浊之气蕴结于大肠，使传导功能失常所表现的证候。多由感受外感湿热之邪或过食肥甘厚腻饮食不节所致，环境因素是外因，饮食因素是内因。

　　肠道微生态与中医证候的联系是当前众多学者研究的重点。王菁等人工模拟环境控制湿度，根据饲养适度不同将大鼠分为 3 组，检测大鼠各肠段菌群，发现高湿组结肠和空肠中大肠埃希菌菌落数显著升高，结肠中双歧杆菌菌落数显著升高，低湿组空肠乳酸杆菌显著增多，结肠、回肠及空肠的双歧杆菌均显著增多。研究发现，肠道中不同菌群对营养物质有着不一致的偏好，有益菌偏好植物蛋白与糖类，而致病菌则偏好高动物蛋白和高脂肪类。刘雪姬等为探究高脂肪饮食对健康小鼠肠道微生态的影响，用高脂饮食饲养小鼠，结果表明小鼠肠道中肠杆菌数量明显上升，而肠球菌、双歧杆菌及乳酸杆菌的数量显著降低。王婷等在高温高湿的人工气候箱中饲养小鼠以模拟外来湿热之邪，并使用花生油脂加米酒灌胃的方法模拟肥甘厚味以产生的内湿因素。以此建立温病湿热证小鼠模型后，检测肠道主要菌群相对含量，发现肠球菌属、肠杆菌属、梭菌属等条件致病菌出现不同程度的增加，其中肠杆菌属增加最为明显，而乳杆菌属和双歧杆菌属在含量表达上出现差异则受到湿热发病机制的影响。

湿热是 UC 发病的主要病机

UC 属于现代医学疾病概念，中医没有与之完全对应的疾病。根据其反复或持续性腹泻、黏液脓血便伴腹痛、里急后重等临床症状，本病在中医古代典籍中散见于"痢疾""下利""滞下""久痢""肠澼""便血""赤沃""泄泻""大肠泄""大瘕泄"等诸多病症中。病因可以分为外感和内伤两部分，外感主要是外感六淫或时邪疫毒，而内伤则包括了饮食不节、七情内伤和脾胃虚弱。刘完素《素问玄机原病式》记载"诸泻痢皆属于湿，湿热甚于肠胃之内，而肠胃怫郁，以致气液不得宣通而成"。朱丹溪《丹溪心法》指出"赤痢乃自小肠来，白痢乃自大肠来，皆湿热为本"。大肠湿热证是 UC 最重要的证型，其病因病机较为复杂，外感湿热之邪，或因饮食不节，脾胃受损；或七情内伤，情志不调，损伤脾气。日久使脾胃虚弱，运化失司，故水聚而成湿，湿郁化热，湿热交蒸，湿热与肠道气血相搏，致使肠道传导失司，气血凝滞，气血邪毒壅滞于肠道间，损伤脂膜血络，最终血败肉腐化为脓血，则下痢赤白，导致发病。

国医大师田德禄认为 UC 脾虚为本，湿热为标。脾虚既为本病之根本，又可贯穿疾病发生发展之始终。而湿热之邪，或可见于发病之初，或因热化而所得，均与脾虚有着密切的关联。两者不但存在先后，又可相互影响，互为因果，贯穿疾病的同时，决定本病的转归及预后。湿邪还能与其他外邪相兼为病，使病程日久，难以痊愈。国医大师徐景藩教授认为本病病理因素湿热相兼，湿热可直接伤及血络，也可阻滞气机，使血行受阻，脾胃虚弱使气虚血瘀，使湿、热、血瘀滞于肠腑之中。

中医药对大肠湿热型肠道微生态的调节

于姣等将 86 例 UC 患者随机分为对照组和观察组，对照组单用美沙拉嗪肠溶片口服，观察组在此基础上给予中药（白及 10 g、木瓜 10 g、白芍 10 g、大血藤 12 g、败酱草 12 g、延胡索 12 g、山药 15 g、地榆炭 15 g、槐米 15 g）煎取药液灌肠，留取患者治疗前后粪便样本以统计球/杆菌比值，并将患者分为正常菌群者、Ⅰ度、Ⅱ度和Ⅲ度失调者共 4 类，发现观察组治疗后的正常菌群者和Ⅰ度失调患者比例较对照组显著升高，提示中药灌肠联合美沙拉嗪肠溶片可以明显改善 UC 患者的肠道菌群失调症状。靳瑾等对 20 例 UC 患者在美沙拉嗪治疗基础上加用黄连解毒汤进行治疗，并对患者治疗前后的粪便样本进行菌群分析，发现患者治疗后菌群多样性较治疗前明显提升，肠杆菌和放线杆菌的丰度下降，黄杆菌属、变形杆菌属、布劳特菌属、小韦荣球菌、梭状芽孢杆菌等的丰富度增高，提示黄连解毒汤能调节肠道菌群。俞媛等将 70 例 UC 患者随机分为两组，对照组给予美沙拉嗪缓释颗粒口服，观察组在此基础上加用芍黄安肠汤（黄连 6 g、生甘草 6 g、黄芩 10 g、厚朴 10 g、炒槟榔 10 g、木香 10 g、丹参 15 g、赤石脂 15 g、白芍 20 g），发现治疗后，两组双歧杆菌和乳酸菌菌落数高于治疗前，肠杆菌和肠球菌菌落数低于治疗前，观察组双歧杆菌和乳酸杆菌数量比对照组多，肠杆菌和肠球菌数量较对照组少，一氧化氮自由基（NO）较对照组下降更为明显，提示芍黄安肠汤更能调节肠道微生态平衡，并有效清除机体内氧自由基，对氧化应激进行调节，使肠道黏膜及内环境得到改善。单琳琳等将 120 例 UC 患者随机分为两组，对照组给予美沙拉嗪肠溶片并联合双歧杆菌三联活菌肠溶胶囊进行治疗，观察组在此基础上给予清溃愈疡汤（青黛 10 g、黄连 10 g、白头翁 10 g、白及 10 g、地榆 10 g、地锦草 10 g、金银花 10 g、血竭 10 g、乳香 10 g、儿茶三七 10 g）煎取药液灌肠，发现观察组肠杆菌和肠球菌的数量明显低于对照组，体内炎症因子水平下降较对照组更明显，说明清溃愈疡汤可重建 UC 患者肠道菌群平衡状态，缓解肠道炎症应激反应。

大肠湿热型是 UC 活动期最主要的中医证型，有研究收集中医药治疗 UC 的流行病学调查文献，发现 UC 的大肠湿热证占比达 34.8%，从肠道微生态角度探索中医药对大肠湿热型 UC 的治疗具有重要的临床科研价值及现实意义。西医治疗 UC 常使用氨基水杨酸制剂、激素和巯嘌呤类药物等，但长期使用毒副作用大、疗效不稳且易复发，而中医药治疗具有多靶点、多途径、多环节的特性，且安全有效、毒副作用小，在治疗 UC 及调节肠道菌群方面有独特的优势。对大肠湿热型 UC 患者，采用清热燥湿等中医疗法，可以调节肠道微生态，改善 UC 活动期症状，提高患者生存质量。

152　从肝脾相关论治溃疡性结肠炎

溃疡性结肠炎（UC）是消化系统最常见的疾病之一，发病率较高，临床以腹泻、黏液脓血便、腹痛为主要临床表现，病因及发病机制尚不明确，亦无特效治疗措施。在治疗方面，单纯西药治疗不良作用较大，价格也相对昂贵，临床效果欠佳。近年来，中医药治疗溃疡性结肠炎积累了丰富的经验，疗效显著、无明显不良反应，在本病治疗中的优势和特色得到了体现和重视，已成为主要治疗方法之一。本病属于中医学"泄泻"范围，病位在大肠，病由肝气郁结、横逆犯脾，或忧思伤脾、土虚木乘，致脾之健运和气机升降失常，水谷不化，下趋肠道而为泻，故疏肝健脾是首要治法。近年来，"肝脾相关"理论指导治疗溃疡性结肠炎等消化系统疾病和其他疾病取得了显著疗效，为研究治疗难治性疾病提供了重要思路。学者刘苗等从"肝脾相关"理论探讨了中医药治疗溃疡性结肠炎的疗效机制。

肝脾相关是五脏相关的局部体现

"五脏相关"是五脏一体观的基础，最早由邓铁涛教授于 1988 年提出，其将中医五行学说与脏腑学说相结合，以诠释疾病病理的复杂性和相互关联性，并用于指导临证诊疗，是当代中医理论学的创新。"五脏相关"作为学术性的创新点，以理论研究为基础，并且广泛应用于临床实践和实验研究，横跨三个层面，是医学研究的重点和难点。因此，该学说是中医基础理论藏象学说的继承与发展，起到了弘扬学术典范和优势作用。"肝脾相关"属于五脏相关理论的子系统，中医认为，脾胃为后天之本、气血生化之源，为气机升降出入之枢纽。脾主升清、主运化，脾（胃）为气血生化之源；肝主藏血，体阴而用阳。脾胃功能正常，血液化生充足，则肝内阴血充盈，肝的疏泄功能条达；而肝的疏泄功能条达，又有助于脾胃的运化、气血的化生。肝脾两脏在生理和病理上的这种密切联系是五脏相关的局部体现。"肝脾理论"最早源于《黄帝内经》，如《素问·气交变大论》云："岁木太过，风气流行，脾土受邪，民病飧泄、食减、体重、烦冤、肠鸣、腹支满，上应岁星。"《难经》中亦有相关记载，如《难经·七十七难》云："见肝之病，则知肝当传之于脾，故先实其脾气。""肝脾相关"理论在《伤寒论》中予以应用，如少阴、厥阴、阳明病的辨证论治，并广泛用于临床各科。《金匮要略·脏腑经络先后病脉证》首条便讲"见肝之病，知肝传脾，当先实脾"，充分体现了仲景对"肝脾相关"理论的重视。刘苗等以为，关于"肝脾相关"理论的应用，临床上只要具备"肝郁脾虚"的症状和体征，即可采用"疏肝健脾"的治疗方法，此亦体现了中医整体观和辨证论治指导临床的重要性和优越性。

从肝脾相关探讨溃疡性结肠炎的理论基础

中医学没有与溃疡性结肠炎等同的病名，但根据其症状、特征与中医学"肠澼""痢疾""滞下""肠风""下血""脏毒""大瘕泄"等病症相类似。中医认为，肝喜条达而恶抑郁，若因情志刺激导致肝的疏泄失职，肝郁气滞、不通则痛，出现腹痛；肝气犯脾胃，脾之运化失职，胃失和降，大肠传导失司，清浊相混而下致泄；日久则水湿下注大肠，湿浊蕴阻，气滞血凝，损伤肠络，血败肉腐，出现黏液脓血便，而成本病。《素问·阴阳应象大论》有"怒伤肝，思伤脾"的记载，可见，肝脾两脏易被情志所伤。《景岳全书》指出"凡遇怒气便作泄泻者，必先以怒时挟食，致伤脾胃，故但有所犯即随触而发，此肝脾二脏之病也，盖以肝木克土，脾气受伤而然"。由此可见，肝脾在生理病理上相互联系、密切相关，所以临证辨治溃疡性结肠炎时首先应该从肝脾着眼。王春芳等研究证实，脾虚病机反映了肠黏膜免疫系统的病理损害，所以从中医五行相克理论可以认为，肝郁脾虚是溃疡性结肠炎的主要病机，是肝郁影响到肠的机制，即"肝郁-脾虚-肠黏膜免疫紊乱结肠炎"。

从肝脾相关论治溃疡性结肠炎的临床基础

依据"肝主疏泄""脾虚则濡泄"的中医理论，采用疏肝健脾法治疗溃疡性结肠炎取得了很好的临床疗效。如程卫军用疏肝健脾法治疗溃疡性结肠炎，总有效率93.3%，证实了疏肝健脾法能很好地巩固溃疡性结肠炎的远期疗效；樊高薇等用疏肝健脾方加味治疗溃疡性结肠炎120例，治疗组总有效率86.7%；李淑英等用健脾疏肝煎治疗70例肝郁脾虚型活动期溃疡性结肠炎患者，结果示此方可显著减轻患者的临床症状，提高中医证候疗效，改善结肠镜下黏膜病变。此外，韩建庆等以健脾疏肝活血法治疗慢性溃疡性结肠炎患者47例，有效率占91.5%，说明健脾疏肝活血法治疗慢性溃疡性结肠炎疗效显著。可见从"肝脾相关"论治溃疡性结肠炎具有良好的临床基础。

从肝脾相关论治疡性结肠炎的实验研究

迄今采用疏肝健脾法治疗溃疡性结肠炎在临床上取得了显著疗效，但对疏肝健脾法的实验研究较少。近年一些学者从肝郁脾虚大鼠造模、免疫指标观察等方面做了初步的探索，如采用2,4,6-三硝基苯磺酸灌肠加饮食失节、束缚应激法制作肝郁脾虚型溃疡性结肠炎大鼠模型，用疏肝健脾的方药干预，检测溃疡性结肠炎大鼠结肠黏膜中过氧化物酶体增殖物激活受体-γ（PPAR-γ）基因和蛋白的表达，观察对模型大鼠血管活性肠肽（VIP）和神经肽Y（NP-Y）正常分泌以及对诱生型一氧化氮合酶（iNOS）、一氧化氮（NO）、肿瘤坏死因子-α（TNF-α）、白介素-1β（IL-1β）和白介素-6（IL-6）促炎因子分泌的影响，以评价疏肝健脾方药对大鼠结肠组织的保护和修复作用、对炎性反应的减轻作用。此外，顾立刚等研究发现疏肝健脾方可以降低结肠黏膜组织中的NO含量和髓过氧化物酶（MPO）的活性，对肝郁脾虚型大鼠的结肠溃疡有修复作用。蔡光先等认为，肝脾相关的现代生物学基础为脑肠轴失衡，且多数学者认为以脑-肠轴为主的胃肠功能紊乱的基本病机是肝失疏泄、脾失运化，而中医肝主疏泄与神经内分泌系统功能密切相关。脾主运化主要与胃肠功能有关，可见脑-肠轴从现代医学的角度丰富了中医肝脾相关理论。而李婷等研究提示，痛泻要方可以抑制肝郁脾虚型溃疡性结肠炎大鼠下丘脑中IL-6/IL-6R信号通路的异常活化，为从"脑-肠互动"途径研究疏肝健脾法治疗溃疡性结肠炎的作用机制的可能与干预中枢IL-6及其受体的信号通路密切相关的假说做了初步探索，为肝脾相关理论提供了一个佐证。赵荣华等研究发现，肝郁、脾虚及肝郁脾虚模型大鼠都有一定程度的甲状腺功能降低及下丘脑-垂体-甲状腺调节功能异常，且均存在下丘脑促甲状腺激素释放激素（TRH）调节异常，而中医疏肝健脾方可改善这3证的甲状腺功能，其中对肝郁脾虚型的作用最优。这些研究无疑为中医"肝脾相关"理论提供了实验证据。

从肝脾相关论治溃疡性结肠炎的思路与方法

五脏相关理论是中医基础理论的继承发展和临床诊断治疗连接的桥梁和中心环节，研究五脏相关理论对临床疗效的提高、对疾病病理基础的阐释、对中医药优势的发挥具有重要意义。"肝脾相关"理论属于五脏相关理论的重要组成部分，不仅临床应用广泛，而且涉及病种颇多。肝郁脾虚是溃疡性结肠炎的重要病机，且此证型已被多数医家认同。但目前运用"肝脾相关"理论治疗溃疡性结肠炎侧重于临床报道以及中医理论性阐释，缺乏实验及其相关治疗机制的研究，因此在一定程度上限制了该理论的发展和应用。目前溃疡性结肠炎的研究重点主要集中于免疫、感染和遗传三方面，具体发病机制尚不明确。

虽然溃疡性结肠炎是局部炎症性病变，但人体各系统、各脏腑以及患者的精神心理因素对其发病皆有波及，这与中医整体观念和五脏一体观念相吻合，进而也说明局部的病变与整体功能失调相关。中医药治疗溃疡性结肠炎是通过调控五脏六腑的功能来抑制局部炎症的发生，所以从肝脾理论探讨溃疡性结肠炎中医药疗效机制需从中医整体观念和系统生物学方面深入研究，寻找肝脾功能相关的内在联系及物质基础，探讨肝郁脾虚证与溃疡性结肠炎的关系，明确疏肝健脾法治疗溃疡性结肠炎的疗效机制，并针对相关治疗靶点进行更深入的研究，为丰富中医理论提供依据，对溃疡性结肠炎优势药物的筛选及研发提供指导。

153　溃疡性结肠炎中医用药规律

　　溃疡性结肠炎（UC）是一种病因未明的慢性肠道炎性疾病，目前西药常规治疗 UC 的有效性和安全性未取得让人满意的结果，尤其是在临床缓解维持和内镜缓解方面的证据质量相对不足。中医药在治疗 UC 上显示出其标本兼治、副作用小、可长期用药、远期疗效可观等特有优势，但各医家观念不一、治疗方法繁杂，用药差异性大且缺乏大样本的临床研究。学者彭卓嵛等通过搜集近 10 年来中医药治疗 UC 的文献并提取相关信息，对该病的证型分布及用药规律进行了数据挖掘、分析，以期探索该病药物配伍规律，从而指导临床制定合理有效的方药。

资料与方法

　　1. 资料来源：本研究的检索数据库为中国期刊全文数据库、万方数据库、维普中文科技期刊数据库、博硕士学位论文数据库、Pubmed，时间限定在 2009 年 1 月至 2019 年 5 月，采用数据库高级检索，检索词包括溃疡性结肠炎、中医、中药、中医药，以中国知网展示检索式为例，知网：SU＝溃疡性结肠炎 and（SU＝中医 or SU＝中药 or SU＝中医药）。

　　2. 纳入标准：①纳入的研究对象经诊断标准确诊为 UC。②涉及处方用药的与中医药治疗 UC 相关的各种临床研究文献。③观察组样本量≥30 例。④处方需包含证型（或据症状、治则可判定证型）、药物组成、剂量，且只计主方用药，兼证及伴随症状的加减用药忽略不计。⑤纳入的方药经研究证明临床疗效确切，总有效率≥80％。⑥纳入处方均为煎煮汤剂。

　　3. 排除标准：①不符合所列的纳入标准。②动物实验研究、单纯理论性研究及综述性研究。③个案、验案。④观察组采用联合灌肠、针灸、贴敷等方法难以排除影响者。⑤观察组中西医联合治疗，不能排除其影响者。⑥一稿多投或同一药方发表的多篇文章，只取其中 1 篇，余不计。

　　4. 数据标准化处理：中医证候规范参照《中医诊断学》及《中医证候鉴别诊断学》，如湿热证、湿热蕴结证均归为大肠湿热证，脾虚湿蕴证、脾虚湿盛证归为脾虚湿困证，脾胃气虚证、脾胃虚弱证均以脾气虚证计，一方治疗多证者经规范证型后保留其所有证型，两书中未见有相对应证型者保留其原有证型。中药名及性味、归经、归类的规范则参照《中华人民共和国药典》及《中药学》进行标准化处理，中药名如湘曲、建曲→神曲，天丁→皂角刺，红藤→大血藤。统计性味、归经时以每一性味、经别出现 1 次为 1 个统计单位，凡一药归数性味、数经别者分别统计之。

　　5. 数据分析方法：首先应用 Excel 表格依据方名、证型、药名、功效、性味、归经建立数据库，采用双人复核输入法录入；其次运用 SPSS 22.0 软件进行频数统计及聚类分析；最后运用 Modeler15.0 软件将 188 味药物通过 Apriori 算法进行关联规则分析，挖掘处方中的药物关系关联的强弱。

结　　果

　　1. 证型频数分布：本次研究初检出 752 篇文献，据纳排标准纳入 184 篇，经规范后共得到 49 个证型，频次最高的 6 个证型分布为大肠湿热证 63 个（25.93％）、脾肾阳虚证 36 个（14.81％）、肝郁脾虚证 20 个（8.23％）、脾虚湿困证 18 个（7.41％）、脾气虚证 17 个（7.00％）、寒热错杂证 14 个（5.76％），该六证占总证型频次的 69.14％。

2. 药物频数分布：本研究纳入方剂 243 首，药物 188 味，运用 SPSS22.0 软件对药物进行频次统计，共用药频次 2773 次，其中用药频次最高为甘草 169 次，最低为秦皮、地榆均 29 次。

3. 药物关联规则分析：运用 Modeler 15.0 软件，选用 Apriori 算法对 188 味中药进行关联规则挖掘，其中设定最低条件支持度（S）为 14%，最小规则置信度（C）为 90%，最大前项数为 4，且提升度（L）≥1.0，得出关联规则结果。

4. 聚类结果分析：在频数统计结果基础上，本研究采用 SPSS 22.0 软件对前 28 味高频药物进行系统聚类分析得 6 个聚类结果，分别是补骨脂-五味子-吴茱萸-肉豆蔻-肉桂（脾肾阳虚证）；柴胡-防风-干姜-附子-乌梅（寒热错杂证兼肝郁证）；黄柏-秦皮-白头翁-地榆-赤芍-黄芩（大肠湿热证）；薏苡仁-山药-陈皮（脾虚湿困证）；白术-党参-茯苓（脾气虚证）；黄连-木香-白芍-当归-甘草（大肠湿热证）。

5. 功效、性味、归经：

（1）药物功效分类统计：药物使用总频次为 2773 次，功效分类涉及 18 类，前六类分布为补虚药（32.53%）、清热药（16.80%）、理气药（8.44%）、收涩药（6.56%）、利水渗湿药（6.24%）、温里药（6.20%），其中尤以补虚药及清热药为主，两者占药物类别总频次的 49.33%。

（2）药物四气统计：药物四气总频次为 2756 次，临床大多数药物偏温（38.03%）、寒（28.41%）、平（23.78%）二性，占四气总频次的 90.17%。

（3）药物五味统计：用药五味总频次为 4475 次，以苦（30.50%）、甘味（29.56%）为最，其次为辛（23.31%）、酸（7.96%）、涩（4.60%）、淡（3.64%）、咸味（0.42%）。

（4）药物归经统计：所用药物归经总频次为 8 496 次，其中以脾胃经（38.58%）为最，其次为肝、肺、心、肾、大肠、胆、膀胱、小肠、三焦、心包经。

讨　　论

1. 中医辨证分型特点：本次研究发现，频次最高的 6 个证型分布为大肠湿热证（25.93%）、脾肾阳虚证（14.81%）、肝郁脾虚证（8.23%）、脾虚湿困证（7.41%）、脾气虚证（7.00%）、寒热错杂证（5.76%）。其中又以大肠湿热证为首，表明湿热为 UC 最主要的病理因素，这与本病脾虚的基本病机是密切相关的。中医学认为，UC 的发生多由于感受外邪、饮食所伤、情志不畅、劳倦过度等使脾气受损，脾虚湿滞，久则湿从热化，湿热壅滞，气血互搏，损伤肠络，导致血败肉腐，内溃成疡。且湿热日久易伤及脏腑阴阳气血，出现脾肾俱阳虚，后期形成寒热、虚实错杂之证。由此可见，脾虚为其本虚，气滞、湿热、瘀毒为其病理产物，尤其湿热乃为 UC 的一大病机及核心病理产物，其可加速该病病程进展，湿热不祛，脾虚难复是本病复发难愈的根源所在，并且迁延不愈易导致患者肝郁气滞，情志失调为诱因又为影响因素，故临床上肝郁脾虚证亦常有之。综上可知，本研究结果中临床常见辨证分型分布情况与 UC 慢性病证演变过程是基本相吻合的。

2. 用药规律分析：

（1）基本病机及治则：从本研究的关联规则结果来看，在 S≥14%，C≥90%，L≥1.0 条件下，挖掘出的 28 个关联规则中，以白术出现 20 次最高，其次是甘草、党参、白芍、茯苓、陈皮、木香、当归、黄连、山药、黄芪、吴茱萸、黄芩、防风，可知在临床常用的关联性较强的药物多为补气健脾药、清热燥湿药、温里药和理气药。且以上主要的二阶、三阶、四阶关联规则中配伍规律多为补气健脾药+理气药、补气健脾药+清热燥湿药、补气健脾药+温里药、补气健脾药+理血药、补气健脾药+解表药、补气健脾药+利水渗湿药、补气健脾药+理气药+利水渗湿药、补气健脾药+理气药+清热燥湿药，从中不难发现补气健脾药在 UC 治疗中的主导作用，从中可窥探脾虚湿滞为 UC 发病基本病机和关键作用因素，引伸出该病从脾论治的基本治疗大法。并且在置信度为 100% 时挖掘出的陈皮-党参→白术及陈皮-党参-甘草→白术关联规则中均用到健脾燥湿要药之白术，均配伍甘、平补益之党参和芳香理气之陈皮，这两药物组合规律也充分体现 UC 治疗中从脾论治为其关键所在。除补气健脾药以外，清热燥湿药、理气药、理血药、温里药、利水渗湿药、解表药等多种功效药物都涉及该病的治疗，以不同的组合方式分别契合病机各个侧面以达到治疗或者辅助治疗的目的，符合了 UC 多病因综合作用、多病理因素堆积的病机特点，临床上当在明辨病因病机基础上，以补气、健脾、清热、理气、活血等多法联用方能取得满意疗效。

结合药物功效、性味、归经等统计结果分析，使用频率最高的依次为补虚药、清热药、理气药，用药以温、寒、平三性为主，药物偏苦、甘、辛、酸，归经多为脾胃经、肝经、肺经、心经、肾经、大肠经。可见 UC 发病主脏在脾（胃），还与肝、肺、心、肾、大肠密切相关，与 UC 发病初期以脾病为先，久病及肝、肺、心、大肠，后期致脾肾俱虚的疾病发展特点相一致。用药功效多为补虚、清热、理气类，体现了该病临床治疗从脾论治为主，清热除湿、调气理血并重，后期注重补火助阳的治疗思想。在四气、五味方面，两者均可反映中药作用的共性和基本特点，结合药物功效分析，甘可补可缓以补益脾气，苦燥湿以健脾除湿，辛发散以行气活血、调和气机，酸收涩以涩肠止泻，温性可温肾助阳，寒性可发挥协苦味而清热燥湿，平性药作用和缓而顾护脾肾之本虚，诸药性味合参、多法协用以达标本兼治的目的。不难发现，以上 UC 用药特征、治则与明代李中梓提出的著名治泄九法中的"清凉、甘缓、酸收、燥脾、温肾、固涩"六法相一致。与关联规则结果相对照，两相印证了该病脾虚湿滞的基本病机，符合久病及肾，湿热、气滞、血瘀诸邪夹杂的病理特点。故临床用药施治多以补气健脾、温肾暖脾、清热燥湿、疏肝理脾、活血化瘀立法，多法联用以标本兼治，往往能奏显疗效。

此外，从单味药统计频次上看，使用频次大于 150 次的药物为甘草（169 次）和白术（152 次），其次是黄连（118 次）、党参（118 次）、白芍（118 次）、木香（105 次）、茯苓（100 次），与关联规则中强关联药物使用频次前 8 味相同，从中亦可发现，甘草和白术用药频次要远高于其他药物。从功效上分析，两者均为补气药，甘草性甘平能补脾而益气，白术功善益气补脾而燥湿，为健脾要药，可见益气健脾为治疗 UC 的关键治则，反映了脾虚湿滞为其基本病机并贯穿于整个病程始终，临床治疗当顾护脾气，标本兼治。现代药理研究结果证实，甘草和白术均具有抗炎、抗氧化、抗癌、免疫调节等多种药理作用，为胃肠道疾病常用药。关于其具体机制，国内外实验表明甘草可通过抑制 NF-κB 调节的促炎信号通路有效治疗 UC。白术提取物可通过调节激酶抑制炎症介质而改善结肠炎症，或通过促进多胺介导的上皮细胞迁移、增加 TGF-β1 及 EGFR 的基因的表达、调控钙离子以促细胞迁移及 E-钙黏蛋白表达等不同机制促进肠黏膜损伤的修复。

（2）辨证处方规律：本次研究通过前 28 味高频药物进行系统聚类分析，提取出 6 个聚类结果，分别如下。①补骨脂-五味子-吴茱萸-肉豆蔻-肉桂：为四神丸加肉桂而成，该方的运用体现了脾肾阳虚致泻的证机，正如《医方集解》所云"久泻皆由肾命火衰，不能专责脾胃"，肾阳虚衰，火不暖土，脾失健运，肠失固涩而成泄泻，故采用具有温肾健脾、涩肠止泻之功的四神丸原方配伍补火助阳要药之肉桂治疗。②柴胡-防风-干姜-附子-乌梅：为乌梅汤加减而成，该方的运用从侧面反映了该病日久致气滞、寒热、虚实夹杂的复杂病情变化特点。UC 的发生常与感受风邪、情志不畅相关，是以《素问》云"以春伤于风……乃为洞泄"，《景岳全书》云"凡遇怒气便作泄泻者……此肝脾二脏之病也"。故该方切合此病因在乌梅汤基础上配伍了两味风药，一取柴胡疏肝理气之力，二取防风轻扬升散且具燥湿之性，可助脾升清并助肝气升发，配伍精妙得当，适用于寒热错杂证兼肝郁者。③黄连-木香-白芍-当归-甘草：为芍药汤的主要组成方药。UC 发病以脾虚为基本病机，日久湿从热化，湿热壅肠，气血搏结伤络，血败肉腐成疡。芍药汤是针对大肠湿热证证机而拟定的要方，具有清热燥湿、调和气血之功，方中黄连苦寒入大肠经，功善清热燥湿解毒，白芍、当归、甘草和营理血、缓急止痛，木香调气则后重自除，组方体现了"行血则便脓自愈"之义。④黄柏-秦皮-白头翁-地榆-赤芍-黄芩：为白头翁汤加减而成。重度 UC 病理特征表现以热毒为主，热毒深陷血分，燔灼肠胃气血而见下痢脓血。该方药物组合侧重于切合热毒血痢的证机特点，白头翁苦寒入血分可清热解毒、凉血止痢，黄柏、秦皮、黄芩清热燥湿止痢，赤芍清热凉血解毒，地榆凉血止血，全方共奏清热解毒、凉血止痢之功。⑤薏苡仁-山药-陈皮：为参苓白术散部分组成方药，脾虚失运是 UC 的基本病机，乃脾虚湿蕴，饮食不化而为泻。方中运用淡渗甘补之薏苡仁，既利水渗湿又健脾止泻，且利水不伤正，补脾不滋腻。山药具有"益肾气，健脾胃，止泄痢"之效，配伍陈皮既能理气又可燥湿，三药合用可使脾健湿除，泄泻可止。⑥白术-党参-茯苓：为四君子汤主要方药。脾气虚弱既是 UC 的发病基础，又始终贯穿于整个病程中。党参甘平以益气补脾，配伍白术以补气健脾除湿，佐以补利兼优之茯苓，可助白术健运脾气，且使参、术补而不滞，并以其淡渗之性渗利湿浊。三药相合补气健脾之效强，用于 UC 脾气虚证，证方相宜，疗效可彰。

UC 基于其难治愈、易复发的疾病特点，已被世界卫生组织列为现代难治病之一，中医药在治疗 UC 上显示出其标本兼治、副作用小、可长期用药、远期疗效可观等特有优势。近年来，随着我国 UC 发病率呈明显升高趋势，关于该病的中医临床研究逐年增多，但各医家治疗方法繁杂，用药差异性大。目前，国内对本病的辨证治疗还未形成一个统一的标准，限制了中医药疗效评价机制的形成和有效方剂的推广使用。本研究通过数据挖掘技术中的频数统计、聚类分析、关联规则等方法，较全面的对近十年中医治疗 UC 的用药规律进行了初步的探索研究。通过此次数据挖掘发现，UC 发病以脾虚为本，湿热壅滞为核心病理因素，与肝、肾、肺密切相关，证型分布以大肠湿热证、脾肾阳虚证、肝郁脾虚证、脾虚湿困证、脾气虚证、寒热错杂证为主。核心用药多味苦、甘，归脾、胃经，功效上以补虚、清热、理气、收涩、渗湿、温里药为主。聚类出的核心药物组合多由四君子汤、参苓白术散、四神丸、乌梅丸、芍药汤、白头翁汤等经典方剂化裁而来，挖掘出的大部分强关联药对及潜在方剂组合均体现了从脾论治的用药思路，且清热除湿、调气理血并重，后期注重补火助阳，扶正祛邪并用，临床上常多药相合，多法并用以达标本兼治目的。

本研究在宏观层次上分析了中医药治疗 UC 的配伍特点，对完善该病的中医辨证论治具有一定借鉴意义，挖掘出的部分强关联药对及潜在方剂组合可为临床中医药治疗该病提供一些借鉴和新的思路，也能更好的指导临床进行合理有效的处方用药。

154　溃疡性结肠炎中医治疗研究

　　溃疡性结肠炎（UC）是一种迄今为止原因不明的慢性非特异性胃肠道炎症性疾病，临床主要表现为泄泻、腹痛和黏液脓血便。UC 的病因及发病机制目前尚不清楚，西医认为本病与环境、感染、遗传、免疫等因素密切相关。目前 UC 尚无特异的治疗方法，西医主要运用糖皮质激素、5-氨基水杨酸（5-ASA）以及免疫抑制剂治疗，虽能够短期内缓解症状，但迁延难愈，容易复发，尤其是对于顽固性 UC，更是治标不治本，中医以整体观念为治疗理念，针对病因病机辨证施膳，标本兼治，能很好地改善患者的临床症状及内镜分级。目前，已有不少临床研究及基础实验验证了中医药在 UC 领域的肯定作用，学者郭玲珑等将中医药治疗 UC 的研究做了梳理归纳。

病因病机

　　中医学认为 UC 可归属于"肠澼""滞下""泄泻""痢疾""肠风"等病症范畴，《诸病源侯论·痢病诸侯》在病因方面提出"痢由脾弱肠虚……肠虚不复，故赤白连滞……血痢者，热毒折于血，入大肠故也"，可见脾虚与热毒为 UC 的内外因素。牛少娟等认为脾胃虚弱是本病的发病基础，加上外感六淫、饮食不节、情志失调、过劳伤脾导致湿热留滞大肠与气血相搏，脂膜血络受伤，从而引起本病。芦煜等通过分析《金匮要略》的相关条文，将 UC 的病因病机概括为素体虚弱，外邪乘之；饮食不节，积滞致痢；湿热互结，迫血妄行；邪正相持，迁延不愈。徐文强等根据疾病发展的不同阶段，基于络病理论将 UC 的病机分为早期-络气郁滞、中期-湿热蕴络、后期-络脉阳虚，为 UC 的诊疗提供了新的思路。

　　综上所述，可看出 UC 的病机以脾虚为本，湿热为标，气血瘀滞为关键，因此历代医家多以益气健脾、清热化湿、调气和血为治疗大法。

中医内治法

　　1. 效方专用：金元时期的著名医家刘河间根据"溲而便血，气行血止"的原则，提出"行血则便脓自愈，调气则后重后除"的治则，对后世产生了深远的影响。中医在治疗 UC 的临床经验中，多以清热化湿、理气活血为法，不仅临床疗效显著，也在现代药理研究中被证实疗效确切，例如杨杰等采用理气清肠方（党参 12 g、茯苓 12 g、白术 12 g、木香 6 g、当归 12 g、赤芍 12 g、牡丹皮 6 g、败酱草 15 g、地榆 15 g、陈皮 6 g、甘草 6 g）治疗 UC，总有效率为 87.5%，高于西药对照组的 70.9%（$P<$ 0.05）。俞媛等在使用美沙拉嗪肠溶片的基础上加用芍黄安肠汤（黄连 6 g、炒白芍 20 g、黄芩 10 g、槟榔 10 g、厚朴 10 g、丹参 15 g、煨木香 10 g、赤石脂 15 g、生甘草 6 g）治疗 UC，结果显示，观察组的临床症状、内镜评分均优于对照组（$P<0.05$），观察组 $CD8^+$ 水平低于对照组，$CD3^+$、$CD4^+$、$CD4^+/CD8^+$ 的水平均高于对照组（$P<0.05$），表明芍黄安肠汤可通过调节 T 淋巴细胞亚群平衡而改善免疫功能。高雪亮等基于"脑-肠互动"理论阐述了化浊解毒方（藿香 12 g、茵陈 15 g、佩兰 15 g、凤尾草 15 g、飞扬草 15 g、泽泻 6 g、苍术 12 g、仙鹤草 15 g、地榆 15 g、白芍 15 g、石榴皮 12 g、胡黄连 12 g、儿茶 6 g、乌梅 9 g、佛手 12 g、厚朴 6 g、炙甘草 6 g）对 UC 的正向作用，将 120 例 UC 患者随机分为两组，对照组服用美沙拉嗪肠溶片，观察组服用化浊解毒汤，治疗 4 周后，观察组总有效率为 82.46%，高于对照组的 60.71%（$P<0.05$），前相比，血清生长抑素（SS）及血管活性肠肽

（VIP）水平上升，P 物质（SP）、5-羟色胺（5-HT）水平下降，且观察组优于对照组（$P<0.05$），表明化浊解毒汤可通过调节脑肠肽水平修复胃肠黏膜，从而治愈 UC。张杨等在使用肠愈宁颗粒治疗活动期 UC 大肠湿热型的临床研究中得出以下结果：肠愈宁治疗 UC 的临床总有效率为 86.49%，肠黏膜病变的总有效率为 83.78%，治疗后血清 C 反应蛋白、免疫复合物免疫球蛋白 G（IgG）明显降低，差异有统计学意义（$P<0.05$）。马旭冉等通过比较黄芩汤、四神丸、痛泻要方对 UC 的细胞炎症因子与肠道菌群的作用而得出结论：黄芩汤抑制肿瘤坏死因子-α（TNF-α）、IL-6、IL-8、前列腺素 E_2（PGE_2）的作用优于四神丸和痛泻要方，肠内益生菌含量从大到小分别为黄芩汤组＞四神丸组＞痛泻要方组。赵崧等运用清肠化湿方（黄连 6 g、黄芩 10 g、白头翁 10 g、煨木香 10 g、炒白芍 20 g、炒当归 10 g、肉桂 3 g、生甘草 6 g）口服加灌肠治疗湿热内蕴证轻型 UC 患者 3 周后，患者的血清 $CD8^+$ 降低，$CD4^+$/$CD8^+$ 升高，差异均有统计学意义（$P<0.05$），这表明清肠化湿方可能通过调节机体免疫功能抑制肠道炎症。

综上所述，可以看出中药验方对治疗 UC 有确切的效果，通过调节机体免疫功能、修复胃肠黏膜发挥作用。

2. 中药专用：经现代药理研究，某些中药对 UC 有确切的疗效，例如，张君红等使用黄连素治疗 UC 大鼠 2 周后，血清 IL-9 和结肠组织中 Toll 样受体 2（TLR2）mRNA 及 TLR2 蛋白表达水平均下降（$P<0.05$），表明黄连素可能通过抑制 TLR2 mRNA 及 TLR2 蛋白表达而降低炎症因子水平，从而治愈疾病。肖迅等使用苦参总碱治疗 UC 大鼠 2 周后，结肠组织 NF-κB 蛋白表达、血清细胞因子 TNF-α、IL-1、IL-8 水平显著下降，且对苦参总碱剂量呈依赖性（$P<0.05$），表明苦参总碱可能通过抑制 NF-κB 活化，下调促炎因子 TNF-α、IL-1、IL-8 的水平，从而减轻肠道炎症反应，修复黏膜损伤。刘岩等在研究黄芩-白芍药对对 UC 的治疗作用中，黄芩-白芍（2:1）组小鼠的血清 TNF-α、IL-1β、IL-6、D 乳酸（D-LA）及二胺氧化酶（DAO）水平，结肠组织中髓过氧化物酶（MPO）、超氧化物歧化酶（SOD）活性和一氧化氮（NO）、丙二醛（MDA）水平均显著改善（$P<0.05$），表明黄芩-白芍可通过下调促炎因子水平，增强抗氧化作用改善 UC。毕夏在口服 5-ASA 联合 5-ASA 灌肠的基础上加用黄连-木香治疗 UC，治疗 2 个月后，治疗组的中医症候治疗有效率、临床疗效率、肠镜疗效率分别为 86.7%、61.7%、90.0%，均高于对照组（$P<0.05$），血清抗中性粒细胞胞质抗体（ANCA）含量、结肠黏膜组织 Smad7 表达水平明显下降，结肠组织 IkBa 表达水平升高（$P<0.05$），这表明黄连-木香可通过降低 ANCA 含量、Smad7 表达水平，升高 IkBa 表达水平，减少对中性粒细胞的活化，从而抑制炎症反应。刘启鸿等基于文献分析了中医药治疗 UC 的用药规律，其中在 UC 活动期，用药频率最高的是黄连、甘草、黄芩、木香；在 UC 缓解期，用药频率最高的是白术、白芍，这表明在 UC 活动期以清热化湿为主，缓解期以健脾补虚为主。

3. 分型论治：在治疗原则上，《医宗必读·痢疾》指出"如因于湿热者，去其湿热；因于积滞者，去其积滞；因于气者，调之；因于血者，和之。新感而实者，可以通因通用；久病之虚者，可以塞因塞用"。可见辨证的要点是分清寒热虚实，在气在血。袁红刚等总结了沈洪从脏腑辨证治疗 UC 的经验，沈洪认为湿热贯穿 UC 的整个发病过程，在气者多用芍药汤，在血者多用地榆散、槐角丸，脾虚湿盛为本病的关键，常选用补气运脾汤、参苓白术散，肝郁脾虚者选用四逆散、逍遥散，肺肠同病者，加用浙贝母、陈皮、法半夏、桔梗，脾肾阳虚者，多选用附子理中汤加减。朱微微等通过对 UC 患者及同时期健康体检人群设计 1:1 的病例对照研究，发现痰湿质、湿热质、阳虚质最容易导致 UC 的发生，这对临床上通过体质分型论治 UC 具有重要的指导意义。樊静娜等治疗 UC 以辨证为主，分期论治，认为 UC 活动期以标实为主，湿热蕴结肠道，与气血搏结，以芍药汤为主方加减论治，UC 缓解期以正虚邪恋为主，脾虚者采用四君子汤合参苓白术散加减，肾虚者采用真人养脏汤、四神丸等加减。刘启泉认为肝郁脾虚湿热为 UC 的关键病机，在 UC 发作期，湿热蕴结者以葛根芩连汤合当归芍药散加减，气滞湿阻以四逆散合痛泻要方加减，瘀血内结者常选用川芎、桃仁、红花、赤芍、八月札，在 UC 缓解期，湿热伤阴者，予以黄连阿胶汤、桃红四物汤加减，脾肾阳虚者，常在葛根芩连汤基础上加用巴戟天、干姜、肉桂等，这表明在辨证准确的前提下，中药治疗 UC 效果显著。

中医外治法

1. 针灸疗法：针灸在治疗 UC 中具有健脾除湿、通经活络、行气活血的功能，现代医学认为针灸能提高人体免疫力，促进免疫系统内环境趋于平衡，从而达到扶正祛邪的目的。薛丹等采用俞募配穴温针灸疗法治疗 UC 40 日后，针灸组结肠镜下大部分活动期溃疡消失或转为修复期、瘢痕期，血液中 TNF-α 与 IL-6、NF-κB 蛋白表达均下调，与美沙拉嗪组比较，差异无统计学意义（$P > 0.05$），C 反应蛋白、血清脂肪酶与空白对照组相近（$P > 0.05$），这表明俞募配穴温针灸疗法可通过下调 TNF-α、IL-6、NF-κB、C 反应蛋白、血清脂肪酶减轻肠道炎症，其治疗效果与美沙拉嗪相近。曾于恒等将 40 只大鼠分为空白组、模型组、隔药灸组、电针组，造模成功后，对试验组采用天枢加气海进行电针或隔药灸治疗 14 日后，结肠组织中 NOD 样受体蛋白 3（NLRP3）mRNA 及 IL-1β mRNA 表达量，血清中还原型烟酰胺腺嘌呤二核苷酸磷酸（NADPH）氧化酶（NOXs）、活性氧簇（ROS）、NLRP3 及 IL-18 表达量均低于模型组（$P < 0.05$），电针组和隔药灸组可能通过抑制 NOXs-ROS-NLRP3 炎症小体信号通路减缓肠黏膜损伤，从而治疗 UC。

2. 中药灌肠：中药灌肠疗法具有见效快、简单易行、患者易接受等优点，在临床上运用广泛，通过肠道给药能使高浓度药物直达病所，提高局部血药浓度，并且还可根据各人的不同体质将药物进行适当调整，使药物更具针对性，因此是一种十分具有中医特色且运用广泛的外治疗法。沈洪以黄柏、石菖蒲、地榆、苦参、白及、诃子、紫珠叶、乌梅、三七粉、锡类散为基础灌肠方治疗 UC，活动期加用五味子、石榴皮等，缓解期加用白术、苍术、黄芪等，能迅速修复肠黏膜，加快溃疡的愈合。隋楠等分别采用气药灌肠法和传统灌肠法使用不同浓度的通灌汤结合止血灌肠散，结果显示，气药中剂量组的总有效率为 96.7%，高于其他各组，差异有统计学意义（$P < 0.05$），肠镜黏膜积分、症状积分均低于其他各组（$P < 0.05$），这表明应用中等剂量的通灌汤结合止血灌肠散采用气药灌肠法的临床疗效显著，优于传统灌肠法。张卿等在口服美沙拉嗪的基础上使用清溃愈疡方灌肠（白头翁 30 g、青黛 10 g、地锦草 10 g、儿茶 10 g、血竭 10 g、白及 10 g、地榆 10 g、黄连 10 g、金银花 10 g、乳香 10 g、三七 10 g）治疗 UC 4 周后，美沙拉嗪灌肠组、中药灌肠组的症状积分、Baron 内镜评分、生活质量评分、不良反应发生率均优于对照组和锡类散灌肠组（$P < 0.05$），中药灌肠组、美沙拉嗪灌肠组的临床有效率分别为 93.3%、90.0%，差异无统计学意义（$P > 0.05$），这表明使用清溃愈疡方灌肠疗效显著，与美沙拉嗪效果相当。

3. 穴位埋线：现代研究认为，穴位埋线后可通过降低 ANCA 阳性率减轻肠道炎症，增强机体免疫力。杨茜等采用"老十针"（双侧中脘、天枢、关元、大肠俞、足三里）穴位埋线结合柳氮磺胺吡啶治疗 UC，治疗率可达 96%，高于对照组的 86%（$P < 0.05$）。宗伟等采用穴位埋线（中脘、足三里、天枢）治疗 6 周后，结肠组织中 5-脂氧合酶（5-LOX）和 NF-κB065 的 mRNA 及蛋白表达明显下降，穴位埋线联合美沙拉嗪联合组下降最为明显（$P < 0.05$），表明穴位埋线可能通过抑制 5-LOX 和 NF-κB065 的 mRNA 及蛋白表达减轻肠道炎症。

4. 中药足浴：国医大师徐景藩认为中药足浴能使药物透过皮肤渗入机体，发挥行气活血，理脾安胃的功效，配合内服药物往往能事半功倍，常用基础方为鬼针草 30 g，地榆 30 g，虎杖 15 g，当归 15 g，红花 6 g，根据患者的不同分型进行加减，肿瘤配合白花蛇舌草、半枝莲，胰腺炎配合大黄，临床疗效显著。

综合疗法

韩捷在国内首创中医"四联疗法"（汤剂——通络汤；灌肠剂——七炭方；栓剂——健脾栓；针刺）

方案控制 UC 的急性发作，采用中医"四联疗法"治疗 30 日及停药 3 个月后，综合组的有效率为 97.5%，优于中药组和西药组的 87.5% 和 85.0%，综合组的复发率、肠镜积分、CD4$^+$、CD8$^+$、粪便钙卫蛋白均低于中药组和西药组（$P < 0.05$），这表明中药综合疗法在调节免疫功能，缓解肠道炎症方面具有显著优势。隋华章等采用中医多法联用（中药口服＋针灸＋灌肠）治疗慢性 UC 2 周后，观察组有效率为 95.0%，并发症发生率为 10.0%，优于西药对照组的 82.5%、17.5%（$P < 0.05$），这表明中医多法联用要显著优于一法单用，临床可根据病情的轻重缓急选择不同治疗方案。

中医综合疗法对比单项疗法临床疗效往往更加显著，对于部分难治性 UC，可采用中医综合疗法或中西医结合疗法。然而无论中医内治法还是外治法，都是通过扶正祛邪来改善患者体质从而治疗疾病。因此无论选用哪种治法，都要谨守《黄帝内经》中"谨守阴阳，以平为期"的治法准则，采用八纲辨证正确施治，发挥中医药的独特优势。

155　基于系统生物学的溃疡性结肠炎中医证候研究

溃疡性结肠炎（UC）是一种慢性非特异性肠炎，发病原因以及致病机制尚未完全明确。目前 UC 缺乏理想的治疗方案，患者往往会经历漫长的治疗过程，疾病缓解后易反复，迁延难愈。学者王包晟等基于系统生物学对溃疡性结肠炎中医证候研究现状做了梳理归纳。

常规治疗方案忽略了 UC 发病的整体复杂性

目前治疗 UC 的常规药物为氨基水杨酸制剂（5-ASA）、糖皮质激素和免疫抑制剂等。研究表明 UC 的发病机制可能与基因表达异常，免疫细胞和炎症信号通路失调控，肠道微生态紊乱，肠黏膜屏障受损，氧化应激失衡等相关。常规治疗药物均为 UC 的非特异性药物，在治疗过程中仅能够针对局部机制作用发挥治疗效果，临床运用受限，且不能从根本上治愈疾病。另外随着 UC 研究的不断深入，治疗目标已从改善临床症状，转变为从组织学水平全面控制炎症为特征的深度愈合（DR），而常规药物的治疗方案显然无法达到这样的目标。

每个患者的基因与外部影响环境的不同，造成个体差异性大，而且疾病在进展过程中会经历分子层面的变化，因此 UC 治疗面临着很大困难。基于上述原因，系统生物学的引入对于 UC 诊疗非常具有价值。有研究认为不同靶点药物的有机结合比单一药物治疗 UC 更有效，通过系统生物学的所有组学研究分析整合后产生一个针对整个 UC 的相互作用体，能够达到更高的治愈标准。

中医辨证与系统生物学结合为多靶点作用提供可能

中医药强调从整体上调节人体的平衡和内环境的稳定；在治疗上重视辨证施治，区分个体差异，这与系统生物学存在许多相通性。系统生物学将为中医药现代化提供重要的理论基础，有可能从系统角度阐明中医药多靶点、平衡调理、标本兼治的治病机理和分子机制。

临床上无论是单味中药还是中药复方都具有复杂的化学体系，每种成分都与自己的靶标受体结合。中药复方将这些不同有效成分协同组织起来，创造出整体的、多靶点的、多层次的药理作用，药理作用可以通过系统生物学的技术表现出来，从而实现个性化精准治疗。如果采用传统的生物化学或分子生物学方法进行研究，不仅费时费力，而且难以系统地理解中医证候本质和中药作用机制。因此，系统生物学的发展为疾病的个性化治疗以及精准治疗提供了良好的平台。

虽然目前经典方剂诸如芍药汤、四神丸、白头翁汤、乌梅丸、痛泻要方、少腹逐瘀汤加减以及各医家自拟方如清肠化湿方、愈溃方等中医药手段能够有效地在整体宏观层面缓解 UC 患者的临床症状，但是除了部分中药活性成分如黄芩苷、苦参素、白及多糖、黄芪多糖等在分子靶向层面可探明其作用机制外，作为临床主要用药形式的中药复方多缺乏对药效成分以及分子靶向层面的高质量研究。

因此，系统生物学是中医 UC 治疗过程中发挥多靶点治疗优势的关键，从系统生物学层面针对 UC 发病转归的根本机制，阐明 UC 不同证型的生物学基础，将系统生物学指标赋予证候内涵，基于中医证候建立规范化的生物学数据体系，中医和现代医学优势互补，有助于中医发挥更规范客观、更精准有效的治疗作用。

UC 中医证候学的系统生物学研究

系统生物学是中医个性化医学新时代的开端，个体化中医应该依托系统生物学，科学地开发特异性的生物标志物。这些生物标志物是联系疾病和治疗诊断的重要纽带。中医诊疗以证候为核心，具有收集患者宏观诊断信息的优势，但中医治疗的有效性取决于辨证的准确性。由于辨证分型仅依赖于中医传统四诊和临床经验，缺乏客观性、准确性和可重复性，加上 UC 个体差异大、疾病变化多样，精准辨证以及精确的遣方用药十分困难。因此，迫切需要对中医证候的生物学基础进行阐释，来促进中医诊疗的规范化和精准化。

1. UC 中医证候研究： UC 的中医证候复杂多样，转归变化繁多，因此 UC 证候的研究对于中医药论治 UC 具有重要意义。UC 在临床上活动期以实证居多，缓解期大多有虚证或虚实夹杂表现。UC 实证主要临床表现为腹痛腹泻，黏液脓血便，里急后重，舌红苔黄，脉滑。UC "实"的生物学基础有凝血-纤溶系统紊乱，机体高凝状态；黏蛋白减少，肠屏障损伤；炎症通路激活；Fas/FasL 信号通路诱导结肠细胞凋亡；细菌、内毒素经肠道进入血液循环等。UC 虚证主要临床表现为久泻久痢，大便稀薄，肠鸣腹胀，舌淡苔薄白，脉细。从系统生物学角度来说，UC "虚"的生物学基础主要有易感基因；肠道微生态失衡；机体免疫系统对共生细菌存在免疫反应缺陷；T 淋巴细胞转化率（LTR）降低，细胞免疫缺陷；情志刺激，神经内分泌改变等。UC 致病的生物学基础是复杂多样的，只有针对这些缺陷加以调节和纠正，才能从根本上治疗缓解 UC。

研究证实活动期患者以肝郁脾虚和大肠湿热证居多，缓解期患者以脾气虚弱和脾肾阳虚证为主，轻者多肝郁脾虚证，中重度者以大肠湿热证常见。裴银奇等对 UC 中医证候要素分布进行文献分析后发现湿、火（热）、阳虚、寒是 UC 中出现频率最高的病性要素。李毅等研究认为老年 UC 基本证型为脾胃气虚证、大肠湿热证、脾肾阳虚证、肝郁脾虚证、阴虚肠燥证、血瘀肠络证。UC 病因病机复杂，中医证候常随着 UC 的进展而动态变化，在临床中表现出不同的中医证型，而 UC 证型的标准和分类在临床也尚未达成广泛共识，现对于 UC 证候的研究仍在不断探索中。

2. UC 证候与基因组学研究： 基因组学对所有基因序列、功能以及相互作用关系进行研究，从中医学角度，基因组学可以为 UC 中医证候研究提供了极大的物质基础与理论依据。修宗昌等通过 cDNA 芯片技术对脾气虚证 UC 患者的外周血免疫相关基因表达谱进行研究后发现，CD164、CD9、RARB 等基因表达下调，DEFA1、GNLY 等表达上调，脾气虚证 UC 患者 T、B 淋巴细胞被异常激活。基因检测的技术手段有助于筛选 UC 患者的差异基因，在疾病早期进行辨证论治，早期干预，未病先防，实现"治未病"的目标。通过建立 UC 不同中医证候的差异基因表达图谱和功能基因调控网络，制订个性化诊疗方案，在遵循中医治疗法则"三因制宜"的同时达到精准化治疗的目标。当前针对不同证候患者基因组差异研究甚少，给个体化治疗带来很大的困难。

3. UC 证候与宏基因组学研究： 宏基因组学是一种基于环境样品中微生物种群基因组的微生物研究方法，旨在研究微生物多样性、种群结构、进化关系、功能活性、相互作用和环境关系。柯一帆等发现，肝郁脾虚证患者副类杆菌属丰度最低且不受其他菌属影响，是潜在的诊断标志物。报道称副拟杆菌属丰度在抑郁症患者中显著下调，而抑郁症与"肝郁"证候密切相关，由此从侧面证实了肝郁脾虚证在 UC 证型中的合理性。一项临床研究表明大肠湿热证患者菌群多样性明显降低，与正常人群差异的高丰度菌群主要为大肠埃希菌-志贺菌属。大肠埃希菌-志贺菌属具有激活固有免疫，促进炎症反应发生，损伤肠黏膜等特性，有研究称大肠埃希菌-志贺菌属的数量增加以及与菌群菌属之间的负相关偏态是 UC 患者活动期肠黏膜的两个重要特征。另一项研究也对大肠湿热证 UC 患者肠道菌群进行测序后发现，大肠湿热证患者链球菌数量明显增加，而链球菌的增加会导致乳酸盐分泌旺盛，从而刺激肠道，加重炎症，同样证实大肠湿热证作为活动期 UC 主要证型的科学性。目前 UC 不同证候的宏基因组多集中于对不同证型患者差异肠道菌群的研究，重点针对核心特异菌属的挖掘，力求精确地进行中医辨证分型，但对于肠菌水平中医药治疗的作用机制研究较少。

4. UC 证候与转录组学研究：转录组学作为基因组和蛋白质组学的联系枢纽，可以研究物种基因组与其外部生理特性之间的动态联系，反映特定生理阶段特定器官、组织或细胞中所有基因的表达水平，揭示生物过程和疾病发展的分子机制。现转录组学已广泛应用于中医证候研究。李毅等应用基因芯片技术对不同证型的 UC 患者外周血与结肠黏膜组织分别进行 microRNA 进行检测，并运用 SAS 系统进行筛选分析后发现，湿热内蕴、脾胃虚弱、脾虚湿热 3 种证型与正常人群相比，外周血与结肠黏膜组织中 microRNA 存在显著差异，3 组各组间也筛选出多条差异 microRNA，证实虚、实、虚实夹杂证候在疾病发生发展过程中与 microRNA 存在一定相关性。有研究运用第二代测序技术（NGS）对脾肾阳虚型 UC 大鼠进行差异基因筛选，筛选出 Olfm4、MMP13 等 84 个上调基因与 Cd209b、AABR07065789.2 等 166 个下调基因，进一步分析后发现，差异 mRNA 主要富集于细胞因子受体相互作用、趋化因子、吞噬小体、细胞黏附分子等炎症相关通路，而涉及的最大功能差异为蛋白结合与催化活性。目前针对 UC 的转录组学研究主要集中在转录组差异表达，通过 NGS 测序与差异基因分析等转录组学技术手段可以为中医证型的微观本质研究提供具有更有针对性的研究方向。

5. UC 证候与蛋白质组学研究：蛋白质组学整体性、动态性、稳定性与中医证候的整体观、恒动观和辨证论治思维模式非常契合，能直接在蛋白质水平上研究 UC 的作用机制和靶点，在揭示疾病证候本质方面具有巨大优势。SchniersA 等发现与健康对照组相比，UC 组织中与免疫系统和内质网应激反应相关的未折叠蛋白反应（UPR）和信号肽酶复合物（SPC）蛋白等的丰度增加。包括 SCFA 和 LCFA 代谢的线粒体酶以及 TCA 循环等代谢蛋白在 UC 患者中含量较低，可能是 UC 线粒体功能障碍和结肠细胞能量缺乏的原因之一。刘永华等发现脾肾阳虚证 UC 大鼠结肠组织中基质金属蛋白酶 MMP3、MMP13 等表达上调。MMPs 的过表达打破细胞外基质蛋白动态平衡，导致 UC 溃疡形成。同时趋化因子通路中的 CXCL1、CXCL2 和 CXCR2 等也显著上调，其中 CXCR2 作为当前研究中唯一差异表达的趋化因子受体，可能是脾肾阳虚型 UC 的特异性靶点之一。利用蛋白质组学技术对 UC 不同证候的蛋白质组成分和表达水平的动态变化进行分析，挖掘与 UC 不同证候相对应的功能蛋白标志物，建立 UC 病-证相关的蛋白质表达图谱及数据库，将是未来研究方向之一。

6. UC 证候与代谢组学研究：代谢组学通过研究生物体的代谢产物和疾病过程中的动态变化来研究生物体的代谢调控网络。代谢组学相较于基因组、蛋白质组等其他组学，更简洁直接，有助于揭示中医证候本质，通过评估各种内源性物质（如血液、尿液和粪便）的差异表达，分析与中医证候相关的差异表达成分的共同特征，更好地挖掘不同中医证候患者在疾病发展和恢复过程中的代谢途径。研究发现实证慢性复发型 UC 患者葡萄糖、苏氨酸、肌肽明显高于虚证患者，而虚证患者中甘氨酸、缬氨酸、丙氨酸较高，上述差异代谢产物可以作为慢性 UC 虚实证候判别的潜在生物指标物。王佳婕等应用核磁共振氢谱对 UC 患者的血浆代谢物含量进行检测并通过多元统计分析后发现，UC 患者丙酮、乙酰乙酸明显升高，丙氨酸、乳酸、异亮氨酸等显著降低，相比于脾胃气虚证，大肠湿热组苏氨酸和肌肽水平较高，缬氨酸、丙氨酸、甘氨酸水平偏低。利用代谢组学技术对不同证候的 UC 患者进行研究，找到区分不同证型的差异代谢产物，获得特征性代谢表达谱，建立与特异性代谢产物相结合的中医诊断模型，为 UC 病证诊断提供参考依据，有助于揭示 UC 中医证型的生物学机制，还能够从代谢调控水平上评估整体药效以及用药安全性。

本文在利用系统生物学理论，对 UC 的中医证候研究以及当前治疗策略进行一系列的总结，探讨了 UC 中医证候的生物学机制，为 UC 的诊断提供了生物学指标和定量标准，未来应建立多组学技术平台，对中医病证模型进行综合研究分析，整合研究数据，使用生物信息学方法构建量化、可视化的生物学网络模型。从中医证候的本质上阐明 UC 的发病机制以及中医药治疗 UC 的作用机制，有助于开发新型靶点和新型药物，制定精准有效的治疗策略，提高临床疗效。当前，将这些具有差异的数据与临床中医辨证论治相结合，建立客观科学的中医诊疗体系是如今的研究方向。

156 基于溃疡性结肠炎与肠道菌群关系的中医研究

溃疡性结肠炎（UC）是一种结肠和直肠慢性非特异性炎症性疾病，以反复腹痛、腹泻、黏液脓血便为主要临床特点。随着人们社会压力、生活习惯的改变，在我国溃疡性结肠炎的发病率呈日渐增高的趋势。该病病因、发病机制尚未十分明确，目前肠道菌群成为当前研究的一大热点。虽然尚未发现与UC发病相关的特异性肠道细菌，但越来越多的学者研究发现，肠道菌群失调可能是UC发生、发展的始动因素。近年来很多学者发现中医学与微生态学之间存在很多相通之处，并且研究表明中医药可以通过调节UC的肠道微生态，从而在治疗UC上取得了显著的疗效。学者章天琪等通过对溃疡性结肠炎与肠道菌群的关系，及中医药与肠道菌群的相关性做了梳理归纳。

溃疡性结肠炎与肠道菌群关系

正常人肠道菌群：正常人肠道内的菌群种属可达上千余种，而细菌的总数量可达100万亿。肠道菌群与胃肠道系统共存，各司其职，肠道内的各个细菌种类及数量在一定范围内波动，从而形成一种动态平衡，将这种平衡称为肠道微生态平衡。一般来说，人体肠道内的菌群种属主要有3种，分别为厌氧菌、兼性厌氧菌、需氧菌，其中厌氧菌的数量占据主导地位，它们主要分布在结肠。这些细菌中有对机体有益的细菌，称为优势菌群，主要为专性厌氧菌，例如双歧杆菌、乳酸杆菌、肠杆菌、类杆菌属，可参与宿主体内的代谢及增加机体的免疫功能。在一定条件下对机体有害的细菌称为条件致病菌，主要为兼性厌氧菌，如肠球菌、肠杆菌。还有一类菌在机体处于生态平衡时，很难定值，量少，不易致病，但是当其超过一定数量时，即可打破机体原有的肠道菌群平衡，导致疾病的发生，此类细菌称为病原菌或过路菌。

UC 患者肠道菌群

目前关于肠道菌群参与UC发病的机制主要从机体的免疫功能、肠道菌群的多样性以及肠黏膜屏障等方面来探讨。

1. 肠道菌群与机体免疫功能：研究发现肠黏膜共生菌对肠道稳态至关重要的作用，其不仅可为机体提供营养、产生重要的代谢产物，亦能促进机体免疫系统成熟，尤其胃肠道局部免疫。肠道淋巴组织（GALTs）是人体肠道免疫中最重要的免疫系统，通过小鼠实验发现，与对照组的无菌小鼠相比，实验组的肠道菌群对GALTs的形成有明显的促进作用，说明GALTs的形成与肠道各种菌群的刺激有明显关系。从而证明了肠道菌群对人体的胃肠道免疫系统存在着至关重要的作用。

2. UC 患者肠道菌群的改变：UC患者存在肠道菌群异常，主要是通过比较UC患者和健康人，发现前者肠道菌群的种类减少。Walujkar等通过使用16sRNA高通量测序技术，分析了不同发病阶段的UC患者粪便中细菌的分布，结果表明细菌的多样性减少。此外，他们还发现严重的UC患者细菌总量增加而细菌多样性在减少。梁淑文等通过分组比较UC的活动期、缓解期及健康组，发现活动期乳酸杆菌、双歧杆菌、类杆菌、真杆菌、消化球菌的菌群数量显著减少，即优势菌属的减少，而大肠埃希菌、肠球菌和小梭菌菌群等条件致病菌数量显著增加。表明 UC 患者肠道菌群正常结构失衡，导致机体肠道的炎症的产生。

3. UC 患者肠道菌群与肠黏膜屏障：研究发现肠道菌群的改变可引发肠道的炎症反应，而肠道菌群的直接作用途径与肠黏膜屏障有关。主要通过以下方面：①肠道内的有害菌群数目增多，其释放的肠毒素可致肠黏膜的通透性增强。②不断增长的有害菌群可直接侵袭、损伤肠上皮细胞，使肠道的黏膜屏障遭受破坏。③肠道的黏膜屏障功能缺陷，肠壁屏蔽功能减退，肠道菌群及产物易位，进一步损伤肠道的黏膜屏障，形成恶性循环，加重肠道炎症反应。此外肠道黏膜屏障非特异性的一层保护是肠黏膜固有免疫，而肠道菌群与肠黏膜免疫互为影响。

中医药对 UC 患者肠道菌群影响

1. 中医学与肠道微生态的关系：中医学理论虽无"肠道菌群"这一说法，但是它与微生态的基础理论观点有一些相似之处，关于中医学与肠道微生态学的关系近年来探讨甚多，杨景云阐述了现代微生态学与中医学理论的相通之处，前者认为肠道菌群平衡与人体健康密切相关，认为当肠道菌群失调时应扶植优势菌、清除病原菌，从这点来看这与中医强调扶正祛邪的治疗原则有着不谋而和之处。并且，张玉等认为肠道微生态存在对立统一关系，与中医阴阳学说中对立统一、互根互用关系有着很多相通之处。肠道微生态的对立统一关系表现在两个方面，一是肠道微生物之间的对立统一关系，肠道内的菌群也有好坏之分，彼此相互竞争又相互依赖，保持着肠道微生态相对平衡。二是肠道微生物与人体之间的对立统一关系，人体与肠道的微生物一直是共生的状态，从出生开始，肠道微生物就已经寄居在人体的肠道内，彼此相互依赖，相互制约。正常情况下，这种对立统一关系是相对平衡的，然而一旦遭到破坏，则会导致疾病的发生。

溃疡性结肠炎中医可以将其归入"泄泻""久痢""休息痢""肠澼"等范畴。历代医家认为溃疡性结肠炎的主要病因之一为正气不足，尤以脾肾虚损、健运失常为关键。张景岳云："泄宵之本，无不由于脾胃。"《医宗必读·痢疾》云："痢之为证，多本脾肾，脾司仓廪……肾主蛰藏……二脏皆根本之地。"可见，正气不足，脾肾虚损是本病的发生关键。目前认为肠道菌群与溃疡性结肠炎的发生关系密切，肠道菌群通过参与机体的能量代谢，与机体免疫力及肠黏膜局部免疫密切相关。此与"泄泻"的中医病机关乎"正气"有着异曲同工之处。

2. 中医药对 UC 患者肠道菌群的影响：越来越多的研究表明中医药可以调节肠道菌群，维持肠道菌群的平衡，并且其通过对 UC 肠道菌群的调节，在治疗 UC 上取得很好的疗效。李晓冰等通过建立溃疡性结肠炎动物模型，来研究参苓白术散的免疫调节作用，发现使用参苓白术散后，模型小鼠的 TNF-α、IL-1β 水平降低，肠系膜淋巴结 Treg 细胞的比例上升，表明参苓白术散可以增加机体的免疫功能以及抑制炎症反应。冯澜等通过 DSS 诱导溃疡性结肠炎模型，经马齿苋多糖给药 7 日后，发现双歧杆菌和乳杆菌数量增加。从而证实了马齿苋多糖可以通过调节肠道菌群失调，对溃疡性结肠炎发挥治疗作用。姚惠等发现经益气愈溃汤（黄芪 15 g、白术 10 g、炒薏苡仁 30 g 等）联合美沙拉嗪治疗 UC 后，乳酸杆菌和双歧杆菌数量均高于单用美沙拉嗪组，说明益气愈溃汤可通过改善肠道菌群紊乱状态，提高 UC 患者的临床疗效。李哮天等通过加味柴芍六君颗粒和柳氮磺胺吡啶肠溶片治疗溃疡性结肠炎的疗效比较，发现 2 组患者肠道菌群变化明显，均为乳酸菌和双歧杆菌的含量增加，肠球菌、大肠埃希菌含量减少。

肠道菌群的异常参与了溃疡性结肠炎的发病，而越来越多的实验研究、临床研究证明了中医药可通过调节肠道菌群，维持肠道微生态的平衡。同时近年来有研究表明，UC 不同的中医辨证分型，其肠道菌群存在不同的变化。在今后的研究中，可通过结合中医辨证分型、发病因素，深层次地研究中医药对 UC 肠道微生态结构及功能的影响，为中医药治疗 UC 取得更好的疗效提供理论基础。

157　中医调节溃疡性结肠炎常见证型肠道菌群的研究

　　溃疡性结肠炎（UC）是一种慢性肠道炎症性疾病，以反复发作的腹泻、黏液脓血便、里急后重、腹痛为主要症状，因其病程长、易反复、预后差，甚至有癌变风险。肠道菌群失调是溃疡性结肠炎发病的重要机制之一。中医药疗法具有临床疗效高、毒副作用小、接受度高等优势。研究表明中医药可以通过调节肠道菌群达到治疗 UC 的目的，且不同证的 UC 患者肠道菌群具有一定的特异性。学者张玉雯等基于中医证分析中医药对于 UC 肠道菌群的调节机制，为 UC 的微观辨证与中医药治疗 UC 的作用机制提供了新的研究思路。

肠道菌群在 UC 发病中的作用机制

　　肠道菌群是人体肠道内种类繁多、数量庞大的微生物的统称，具有提供营养和能量、促进免疫系统发育和参与宿主防御的生理作用。肠道菌群可分为有益菌、中性菌、有害菌三大类。研究表明肠道菌群失调是 UC 的重要发病机制之一。肠道菌群失调体现在有益菌的减少、有害菌的增加两方面，其中有益菌的减少以双歧杆菌（Bifidobacteria）、萨特菌（Sutterella）、阿克曼菌（Akkermansia）、罗斯菌（Roseburia）、乳酸杆菌（Lactobacillus）、类杆菌（Bacteroides）、真杆菌（Eubacterium）、消化球菌（Peptococcus）等为代表；有害菌的增加以大肠埃希菌（Escherichiacoli）、克雷伯菌（Klebsiella）、变形杆菌（Proteus）、链球菌（Streptococcus）、肠球菌（Enterococcus）等为代表。当外来致病物质破坏黏膜屏障，宿主免疫过度应答，肠道菌群结构及功能发生改变，炎性细胞活化，炎症介质释放，肠黏膜组织受损，且肠道菌群失调程度与疾病严重程度呈正相关。

中医药调节 UC 常见证的肠道菌群

　　辨证论治是中医特有的临床诊疗思维与方法。UC 常见中医大肠湿热证、脾虚湿蕴证、脾肾阳虚证、脾气亏虚证、肝郁脾虚证、寒热错杂证、热毒炽盛证均与肠道菌群失调具有一定的相关性，一些研究显示不同中医证的肠道菌群有特征性变化，而且经过中医药治疗后菌群结构和数量均发生改变，中医药调节不同证的肠道菌群与其作用途径不同有关。

1. 大肠湿热证：

（1）UC 大肠湿热证的肠道菌群特征：李丹等研究发现较健康人群相比，UC 大肠湿热证典型舌苔（黄腻苔）的患者肠道菌群物种丰富度和多样性降低，肠道菌群物种数量减少，肠道致病性细菌 Streptococcus 增多，而具有潜在保护作用的细菌奈瑟菌和普氏菌等减少。丁庞华等基于高通量测序技术研究发现，UC 大肠湿热证患者肠道中变性菌门和疣微菌门显著增加，类杆菌门和厚壁菌门显著降低，同时 Akkermansia 处于富集状态，属于大肠湿热证的特征菌种。Zhang YL 等通过 16S rRNA 的焦磷酸测序法测定肠道细菌群落的组成，与健康受试者相比，UC 大肠湿热证患者 Streptococcus 丰度显著增加，并提出导致不同证型肠道微生物之间的差异途径主要包括脂质代谢、免疫调节和多肽代谢。杨振寰等通过 Alpha 多样性分析表明，UC 大肠湿热证组群落 Alpha 多样性指数均显著低于健康对照组，表明 UC

大肠湿热证患者肠道中微生物物种丰富度、菌群多样性均降低。李舒采用肠道菌群 DNA 指纹图谱、高通量测序技术、生物信息学等方法，研究发现与健康人组相比，湿热内蕴组的 Firmicutes 所占比例减少，以 Firmicutes 中的韦荣球菌最为突出，Bacteroidetes 中的 Bacteroides 比例增加、Prevotella 降低；与脾胃虚弱组和脾虚湿蕴组相比，湿热内蕴组中 Proteobacteria 的嗜血杆菌所占比例最高，且湿热内蕴组的菌群多样性低于其他两组。

（2）中医药调节 UC 肠湿热证肠道菌群：Hu JY 等发现清肠化湿汤（黄芪 15 g、白芍 15 g、黄芩 10 g、地榆 15 g、白头翁 15 g、白芷 10 g）可改善葡聚糖硫酸钠诱导的小鼠急性和慢性结肠炎，显著提升 Firmicutes 水平，降低 Bacteroidetes 水平，表明该方可促进肠道菌群的恢复。刘丽等应用清肠化湿方（黄芩 10 g、黄连 6 g、煨木香 6 g、炒当归 10 g、地榆 10 g、炒白芍 15 g、白芷 10 g、甘草 6 g）治疗后，小鼠肠道有害菌 Akkermansia、欧尔森菌属等丰度降低，有益菌别样杆菌属、臭气杆菌属、Ruminiclostridium 等丰度增加，且肠道菌群 Alpha 多样性增加，失衡的肠道菌群趋向正常组水平。Yang Y 等采用黄芩汤调节肠道微生物群，可显著抑制 DSS 诱导的结肠炎症反应，从而改善体重下降、疾病活动指数、结肠缩短、组织损伤和炎性细胞因子变化等。芦煜研究发现，UC 患者肠道菌群的多样性显著减少，祛风宁溃汤（防风 10 g、荆芥 10 g、白头翁 10 g、马齿苋 20 g、败酱草 20 g、炒白术 15 g、白芍 20 g、炙甘草 10 g）可调节肠道微生态平衡，使大肠湿热证的肠道益生菌 Bacteroidetes 丰度增加，有害菌 Proteobacteria 丰度减少，增加 Butyricicoccus 的数量，修复受损的肠道黏膜屏障。Luo Shuang 等发现大黄牡丹汤可恢复 DSS 诱导的结肠炎小鼠肠道菌群 Alpha 多样性，提高 Firmicutes、放线菌门的丰度，降低 Proteobacteria、Bacteroidetes 的丰度，尤其增加了产丁酸盐细菌 Butyricicoccus、Pullicaecorum 的数量，提示大黄牡丹汤治疗 UC 机制可能与肠道菌群相关。单琳琳等通过清溃愈疡汤（青黛 10 g、地锦草 10 g、儿茶 10 g、血竭 10 g、白头翁 10 g、白及 10 g、地榆 10 g、黄连 10 g、金银花 10 g、乳香 10 g、三七 10 g）灌肠联合双歧杆菌三联活菌肠溶胶囊治疗后，有益菌 Bifidobacteria、Lactobacillus、丁酸梭菌较治疗前增加，有害菌 Escherichiacoli、Enterococcus 较治疗前减少且明显优于常规治疗组。俞媛和李晨采用芍黄安肠汤（黄连 6 g、炒白芍 20 g、黄芩 10 g、槟榔 10 g、厚朴 10 g、丹参 15 g、煨木香 10 g、赤石脂 15 g、生甘草 6 g）可提高 UC 患者肠道 Bifidobacteria、Lactobacillus 菌落数，降低 Escherichiacoli、Enterococcus 菌落数，且中药联合治疗组菌群数量前后差异较对照组明显。

2. 脾虚湿蕴证：

（1）UC 脾虚湿蕴证肠道菌群特征：王晗潞等通过高通量测序技术分析 UC 大鼠粪便菌群发现，与空白对照组相比，UC 组菌群丰度、多样性降低，Bacteroidetes 丰度升高，Lactobacillus 丰度下降。Zhang YL 采用 16SrRNA 的焦磷酸测序法分析发现，与健康受试者相比，UC 患者肠道微生物组成在脾虚湿蕴证和大肠湿热证之间鉴定了 5 个差异分类群，脾虚湿蕴患者 Lachnoclostridium 增加。柯一帆等采用 16SrDNA 测序技术分析发现，在所有证型样本中脾虚湿蕴证特有菌属数量最多为 23 个，且不同证型 UC 患者肠道菌群构成及菌群代谢特性差异明显。杨振寰研究发现 UC 脾虚湿蕴证组群落 Alpha 多样性指数均显著低于健康对照组，肠道中微生物物种丰富度、菌群多样性均降低，但与大肠湿热差异无统计学意义。

（2）中医药调节 UC 脾虚湿蕴证肠道菌群：孙娟等通过肠杆菌基因间重复共有序列基因扩增（ERIC-PCR）技术进行 UC 大鼠菌群分析发现，参苓白术散组与正常组最接近，表现为肠道菌群优势菌种种类增加，表明参苓白术散能明显调节肠道菌群。王晗潞等应用自拟安肠愈疡汤（黄芪 30 g、败酱草 30 g、黄连 9 g、炒白术 30 g、薏苡仁 30 g、黄芩 9 g、白及 12 g、木香 9 g、槟榔 15 g、炒白芍 12 g、当归 9 g、防风 6 g、地榆炭 15 g、甘草 9 g）治疗 UC 大鼠，与模型组比较，给药组 Bacteroidetes 丰度下降，Lactobacillus 丰度升高，安肠愈疡汤可通过恢复肠道菌群多样性，促进益生菌生长，抑制致病菌生长进而修复肠黏膜。刘凯文研究表明参苓白术散主要通过调节乳杆菌科的数量来改善脾气亏虚型泄泻患者的临床症状。王金周等应用固肠止泻丸联合康复新液灌肠使 UC 患者肠道益生菌数量较前增加，如厌氧杆菌、Bacteroides，有害菌数量较前降低，如 Escherichiacoli、铜绿假单胞菌，且治疗后患者中医证候评分较前降低，腹泻与黏液脓血便症状较前好转。陈绮婷采用理肠汤（党参 15 g、炒白术 15 g、茯苓 20 g、乌梅 10 g、赤石脂 15 g、蒲黄 5 g、椿根皮 15 g、白及 10 g、薏苡仁 20 g、三七 10 g、徐长卿 10 g、甘草 10 g）治疗脾虚湿蕴型 UC 患者，治疗后其 Bifidobacteria、Lactobacillus 水平较前增加，Escherichiacoli、具核梭杆菌水平较前降低，且中医症状积分较前显著下降。

3. 脾肾阳虚证：

（1）脾肾阳虚证肠道菌群特征：陈志敏等研究表明脾肾阳虚泄泻大鼠肠道菌群较造模前出现了严重的肠道菌群失调，表现为 Bifidobacteria、Lactobacillus 菌群异常低下，Escherichiacoli、Enterococcus 含量显著增加。柯一帆等研究发现 UC 患者副拟杆菌属的富集与脾肾阳虚证的相关性较强，且蛋白酶体代谢在脾肾阳虚证组中最低。

（2）中医药调节 UC 脾肾阳虚证肠道菌群：陈志敏等研究发现，二神丸能够促进脾肾阳虚泄泻大鼠肠道中有益菌 Bifidobacteria、Lactobacillus 的增殖，抑制有害菌 Escherichiacoli、Enterococcus 的生长，提示二神丸具有促进正常菌群成长和调整肠道菌群失调的作用。Zou JF 等采用理中汤对 DSS 诱导 UC 小鼠模型进行干预，治疗后其病理症状明显改善，同时采用 16SrRNA 基因测序技术和非靶向代谢组学对 UC 小鼠肠道菌群组成和代谢产物谱等进行分析，发现理中汤可以明显逆转肠道菌群的丰富性降低的现象，降低 Proteobacteria 数量并增加 Bacteroidetes 数量。给药组肠道菌落与健康对照组肠道菌落保持高度相似性，故推测理中汤有助于恢复肠道菌群失调。王晓东等研究发现四神丸可以降低小鼠肠杆菌科、Enterococcus 数量，提高 Bifidobacteria、Bacteroides、Lactobacillus 数量，其变化均趋于正常组，提示四神丸发挥了调节肠道菌群的作用。

4. 脾气亏虚证：

（1）UC 脾气亏虚证肠道菌群特征：马芳笑等研究发现与其他证型组与健康人群组比较，UC 脾虚型组中的戴尔福特菌属明显降低，推测 Delftia 显著减少是 UC 脾虚型肠道菌群的特征性改变。陈韵如通过对 Bifidobacteria 和 Escherichiacoli 的 DNA 进行荧光定量分析，与脾胃湿热证比较，脾气虚证的 Bifidobacteria 含量升高，与正常人组无差别，因 UC 湿热证处于邪盛状态，机体的正气多被外邪压制，从而使代表正气的 Bifidobacteria 数量下降，当转变为脾气虚证时，正邪相争后，正胜邪退，正气逐渐恢复，Bifidobacteria 数量随之增加。

（2）中医药调节 UC 脾气亏虚证肠道菌群：周联等应用四君子汤治疗脾虚型小鼠，其 Bifidobacteria、Lactobacillus、脆弱类杆菌、Escherichiacoli 数量均有下降趋势，同时 Bifidobacteria/Escherichiacoli 的定植能力接近正常水平，且高剂量四君子汤作用趋势更明显。潘丹峰等采用健脾方（党参、白术、茯苓、甘草）联合肠内营养治疗后，能有效改善脾虚型 UC 大鼠的肠道菌群，具体表现为肠道菌群多样性增加，Lactobacillus 和乳酸杆菌科相对丰度增加，肠杆菌科和拟杆菌科相对丰度降低。李哮天等采用加味柴芍六君颗粒（柴胡 10 g、白芍 15 g、陈皮 6 g、制半夏 10 g、太子参 15 g、茯苓 15 g、炒白术 15 g、甘草 6 g、白花蛇舌草 20 g、三七 10 g、凤尾草 20 g）治疗比单纯柳氮磺胺吡啶肠溶片疗效更优，且两组患者的 Lactobacillus 和 Bifidobacteria 含量均增加，Enterococcus、Escherichiacoli 含量均减少，提示其机制可能与调整肠道菌群结构有关。

5. 肝郁脾虚证：

（1）UC 肝郁脾虚证肠道菌群特征：柯一帆等分析发现肝郁脾虚证 UC 患者的 Parabacteroides 丰度最低，因此 Parabacteroides 的丰度有潜力成为 UC 肝郁脾虚证的诊断性生物标记物。

（2）中医药调节 UC 肝郁脾虚证肠道菌群：俞媛等采用痛泻要方治疗后，肝郁脾虚型 UC 患者有益菌群 Bifidobacteria、Lactobacillus 数均明显上升，有害菌群 Escherichiacoli 数目明显下降，且治疗组的症状指标改善情况均优于对照组，提示痛泻要方可纠正肠道菌群紊乱从而提高临床疗效。赵恩春等应用怡情止泻汤（党参 12 g、茯苓 12 g、白术 12 g、厚朴 12 g、薏苡仁 12 g、枳壳 12 g、柴胡 12 g、郁金 12 g 等）使 UC 肝郁脾虚型患者 Bifidobacteria、Lactobacillus 数量升高，Enterococcus 和 Escherichiacoli

数量下降，且较西药组改善更明显，提示怡情止泻汤可提升临床疗效，改善肠道菌群，同时降低不良反应发生率。

6. 寒热错杂证：

（1）UC 寒热错杂证肠道菌群特征：柯一帆等通过观察 UC 不同中医证型患者肠道菌群代谢途径发现，寒热错杂证组在类胡萝卜素生物合成、蛋白酶体代谢途径中差异有统计学意义，表明各证型肠道菌群的作用机制可能存在差异。

（2）中医药调节 UC 寒热错杂证肠道菌群：李克亚等以乌梅丸治疗寒热错杂型 UC，患者炎症因子水平较治疗前降低，肠道菌群趋于正常，较对照组改善更明显，提示乌梅丸可有效调节肠道微生态。魏文先等采用泼尼松联合乌梅丸加减（乌梅 15 g、炒白术 15 g、炒白芍 15 g、地榆 15 g、干姜 10 g、黄连 10 g、党参 10 g、桂枝 10 g、附子 5 g、当归 5 g、三七粉 3 g）治疗寒热错杂型 UC，治疗后患者 Bifidobacteria、Lactobacillus 水平升高，Escherichiacoli 水平降低，联合治疗组疗效优于单独泼尼松治疗组，提示乌梅丸加减可提高有益菌水平，改善肠道菌群结构。

沈灵娜等采用甘草泻心汤联合美沙拉嗪治疗寒热错杂型 UC 患者，治疗后其有益菌较前增多，如 Bifidobacteria、Lactobacillus，有害菌较前减少，如 Escherichiacoli，且联合用药组改善幅度优于单独美沙拉嗪治疗组。

7. 热毒炽盛证：中医药调节 UC 热毒炽盛证肠道菌群，Chen XQ 等发现白头翁汤可有效改善 DSS 诱导 UC 鼠模型症状并降低其病理评分，经 16SrDNA 测序显示在门水平上，Firmicutes/Bacteroidetes、Proteobacteria 比例降低；在属水平上，Escherichia-Shigella 丰度减少，Lactobacillus、Akkermansia 丰度增加。Wu ZC 等发现三黄熟艾汤（黄连 3 g、黄柏 9 g、黄芩 9 g、艾叶 6 g）可有效改善 DSS 诱导的 UC 小鼠模型症状，减少 Lactobacillus 数量，使肠道菌群数量恢复。Yuan ZW 等发现黄连解毒汤可通过抑制 UC 小鼠肠道病原菌生长和防止有益菌减少，纠正肠道菌群的功能紊乱，从而恢复肠道菌群稳态。靳瑾和周知然采用黄连解毒汤治疗后，患者致病性的菌落丰度、Escherichiacoli 的丰度均较治疗前减少。

辨证论治是中医诊疗的特色与精髓，其核心思想体现在疾病诊疗过程中针对患者个体的具体问题具体分析。在 UC 病变过程中肠道菌群发挥着重要的作用，不同证型的肠道菌群呈现出不同的特征。UC 常见证型的特征性菌群为肠湿热证和 Akkermansia、脾虚湿蕴证和 Lachnoclostridium、脾气亏虚证和 Delftia、肝郁脾虚证和 Parabacteroides，这些特征菌群均有潜力作为 UC 证型的诊断性生物标记物。

158　中医抗溃疡性结肠炎复发的研究

溃疡性结肠炎（UC）是一种累及直结肠的非特异性、炎症性疾病，局部病变以糜烂、溃疡形成为主。目前其发病机制尚未明确，主要与遗传、免疫、环境、饮食、精神心理等相关。西医常用的药物有氨基水杨酸类、免疫抑制剂、肾上腺类固醇皮质激素，然而 SASP、5-ASA 的临床远期疗效欠佳，1 年内的复发率在 11.3%～73%。高蛋白高脂饮食、精神压力、合并感染、治疗依从性是 UC 复发的危险因素。目前国内外的共识是 UC 患者应长期维持缓解治疗，以降低 UC 癌变的风险，维持缓解治疗的时长为 3～5 年，甚至终生。中医药在治疗本病方面具有疗效确切、有效维持缓解、降低复发率、毒副作用小等特点。中医药抗 UC 复发日渐凸显出明显优势，成为研究热点，学者徐逸等将中医药抗 UC 复发的研究做了梳理归纳。

病因病机

根据 UC 的临床表现及易反复迁延的发病规律，中医学将其归属于"泄泻""肠风""休息痢"等范畴。"泄泻之本，无不由于脾胃"，本病以脾胃虚弱为发病基础，感受外邪、饮食不节（洁）、情志内伤是其诱发因素。脾虚是复发之根本，始终存在于 UC 病程及病理阶段，而瘀滞内阻是主要病理因素。脾虚则运化失司，气血输布不利，益气生血功能受损，造成肠黏膜防御功能减弱，局部"贫血"，久病入血入络，气血壅塞瘀滞，疮疡乃成。患者脾胃虚弱，易外感六淫邪气、内伤七情饮食，皆可致瘀。寒、热、湿、毒等邪气壅塞气血经络而致瘀；气郁、食滞而致瘀；阳虚、气虚则温煦推动无力而致瘀；肠络瘀滞，血败肉腐，内溃成疡。反之，瘀滞壅塞胃肠，瘀不生新，瘀血越甚，气血愈虚，黏膜御邪能力下降，久则气血亏虚，后天失养，终至脾胃虚弱。脾虚与瘀滞互为因果，正虚与邪实相互胶着，则使 UC 病程迁延反复，缠绵难愈。病久而由脾及肾，由气及血，出现虚实、寒热等病机变化，累及脏腑气血阴阳。

中医内治法

1. 辨证论治：辨证论治为中医学的基本特点之一。中华中医药学会脾胃病分会 2017 年专家共识将本病分为大肠湿热、热毒炽盛、脾虚湿蕴、寒热错杂、肝郁脾虚、脾肾阳虚、瘀阻肠络 7 个证型，常用方剂分别是芍药汤、白头翁汤、参苓白术散、乌梅丸、痛泻要方合四逆散、理中汤合四神丸、少腹逐瘀汤等。宋晓红将 UC 患者分为 4 型：大肠湿热型、肝气郁结型、脾阳不振型、脾肾阳虚型，治疗组分别治以清热利湿、疏肝理脾、健脾益气、温补脾肾，予白头翁汤、逍遥散、参苓白术散、理中汤临证加减，对照组予美沙拉嗪缓释颗粒口服。结果显示治疗组的总有效率 95.0%，且复发率也较对照组低，差异具有显著性。彭志红等将 86 例中医辨证为肝郁脾虚型的 UC 患者随机分组，治疗组予逍遥散随症加减，对照组予柳氮磺胺吡啶口服，对比两组治疗效果并观察 6 个月的复发率。结果显示总有效率治疗组为 90.7%，对照组为 74.4%，6 个月复发率治疗组为 23.3%，对照组为 46.5%。两者比较差异具有统计学意义。吴娅妮将 120 例中医辨证为寒热错杂型的 UC 患者随机分组，治疗组给予加味半夏泻心汤内服，对照组予常规西医治疗，两组均配合灌肠治疗，观察两组临床疗效及两年复发率。结果显示治疗组总有效率达 87.7%，对照组为 72.7%；治疗组复发率为 15.9%，对照组为 65.0%。治疗组在提高临床疗效、降低复发率等方面均优于对照组，差异具有统计学意义。徐凤等将 70 例 UC 模型小鼠分为正常对照组、模型组（生理盐水灌胃）、半夏泻心汤（4.5 g/kg）组、半夏泻心汤（9 g/kg）组、阳性对照组（0.5 g/kg SASP 灌胃），连续给药 21 日后考察小鼠病变活动指数（DAI）变化，测量结肠长度并进行结肠黏膜损伤指数（CMDI）及结肠组织病理学评分（HS）评分，测定髓过氧化物酶（MPO）活性、血清二胺氧化酶（DAO）及 D-乳酸（D-LA）水平，检测紧密连接相关蛋白闭锁小带蛋白-1（ZO-1）和闭锁蛋（Occludin）的表达。结果与模型组相比，半夏泻心汤（4.5 g/kg）组、半夏泻心汤（9 g/kg）组及阳性对照组 DAI、CMDI、HS、MPO 活性、D-LA 和 DAO 水平明显降低，ZO-1 和 Occludin 表达明显升高，且半夏泻心汤组优于阳性对照组。提示半夏泻心汤对 UC 模型小鼠肠道黏膜屏障功能具有良好的保护作用，可能的作用机制是通过升高 ZO-1 和 Occludin 表达。袁继云等认为慢性复发型 UC 病机总属脾肾阳虚，治疗组予真人养脏汤随症加减，对照组予美沙拉嗪缓释颗粒口服，治疗 6 个月后停药，随访半年，观察复发情况，嘱患者注重生活作息、饮食、情绪等。结果表明治疗组的总有效率高达95.5%，比对照组高 13.5%；治疗组半年复发率仅为 9.5%，比对照组低 25.3%。治疗组在近期及远期疗效方面均优于对照组，且差异具有统计学意义。从现代药理角度分析，很多补益药可增强免疫力，加速细菌与毒素被吞噬的作用，抑制炎性介质分泌，对于肠源性感染的临床治疗有显著意义。

2. 专方验方： 王新月等认为慢性复发型活动期及慢性持续型 UC 患者病机总属本虚标实，以脾胃气虚为本，瘀滞为标。临床以益气活血解毒为法，自拟溃结复发方（生黄芪、炒白术、茯苓、赤芍、白芍、三七粉、生蒲黄、炒五灵脂、黄连、煨木香、焦槟榔、连翘）随症加减。采用随机、阳性对照的方法，将慢性复发型活动期和慢性持续型 UC 患者 60 例分为治疗组与对照组，治疗组给予自拟溃结复发方随症加减治疗，对照组给予柳氮磺胺吡啶每日 4～6 g。两组疗程均为 3 个月，其中对有效病例随访 6个月。结果显示总有效率治疗组为 100%，对照组为 74.07%；复发率治疗组为 17.86%，对照组为70.00%。治疗组有效降低复发率，同时在提高近期临床疗效、改善中医证候积分、内镜指数等方面皆优于对照组，存在显著差异，且未出现明显的毒副作用。陈升有等认为 UC 主要病机为浊毒内蕴，自拟兰术化浊汤（茯苓、败酱草、墨旱莲、佩兰、炒白术、仙鹤草、苍术、地榆、佛手、白芍、黄连、石榴皮、葛根、当归）临床取得显著疗效。将 80 例 UC 患者随机分为两组，两组基础治疗采用奥沙拉嗪钠，对照组仅为基础治疗，治疗组则在基础治疗上加用自拟兰术化浊汤治疗。实验结果对照组和治疗组总有效率分别为 77.50%、95.00%，复发率分别为 17.50%、5.00%；两组差异有统计学意义，且治疗组在降低临床证候积分、TNF-α、IL-8 等炎性细胞因子水平方面优于对照组。说明自拟兰术化浊汤治疗UC，可有效缓解临床症状，提高临床疗效，改善炎性因子水平，有效预防远期复发，对于改善预后具有重要意义。张学明等认为脾虚为 UC 复发根本，研究对象为 UC 缓解期患者，研究振脾汤的治疗远期疗效。治疗组 60 例服用振脾汤（黄芪、党参、炒白术、茯苓、桂枝、干姜、炒白芍、煨葛根等）随症加减，对照组 60 例服用柳氮磺胺吡啶片 0.5 g，每日 3 次口服。病例随访期为 1 年，其中治疗组复发17 例，复发率为 28.30%，对照组复发 22 例，复发率为 36.67%。治疗组远期疗效优于对照组，两组复发率比较差异有统计学意义。顾庆华等认为脾肺气虚是 UC 发生的内在根本，久病入络，积滞为标。临床以益气健脾、化瘀导滞立法论治，具体方药组成太子参、炒白术、茯苓、炮姜、黄连、炒山药、薏苡仁、煨木香、炒白芍、凤尾草、仙鹤草、莪术、炒山楂、槟榔、煅花蕊石等。随机将 60 例 UC 患者分为治疗组和对照组。治疗组予健脾化瘀解毒导滞立法的中药复方汤剂，对照组予美沙拉嗪（每日 4 g）口服，两组疗程均为 3 个月，其中对完全缓解及有效病例随访 6 个月。结果显示治疗组在提高临床疗效及内镜指数改善方面优于对照组，而且抗复发作用明显优于对照组。与对照组相比，治疗组 EsR、DAI、血清中 IL-6 明显降低，血清中 IL-10 显著升高。其作用机制可能是调节机体免疫，改善局部微循环，促进黏膜修复等。

樊冬梅等以补肾固本、活血化瘀立法，自拟固本化瘀方（生黄芪、炒白术、白芍、补骨脂、菟丝子、炒五灵脂、生蒲黄、木香、槟榔）。将 84 例 UC 患者随机分为治疗组和对照组，并以 20 例健康者作为正常对照组。对照组仅给予柳氮磺胺吡啶口服，治疗组在对照组基础上予固本化瘀方口服，两组疗程均为 3 个月，随访期 6 个月，观察复发晴况。结果显示治疗组总有效率 88.64％，复发率为 10.26％，其近期临床疗效及远期疗效明显优于治疗组；治疗组治疗后及随访期的血清 TNF-α 水平显著低于治疗前，同时也低于对照组；复发患者血清 TNF-α 水平高于未复发患者及健康对照组，组间存在极显著差异。故固本化瘀方治疗 UC 的近期及远期临床疗效确切，其抗复发的作用机制可能是与抑制炎性因子 TNF-α 过度表达相关。

中医外治法

清代吴师机《理瀹骈文》云："外治之理即内治之理，外治之药亦内治之药，所异者，法耳。"中医外治法作为一种独特的治疗手段，具有副作用小、安全性高、便捷性等优点。近年来，中医外治法在 UC 的治疗及维持缓解、预防复发方面取得了很大进展，疗效确切，对内治法治疗起良好的辅助作用，具体包括灌肠法、穴位埋线、穴位贴敷、针灸、刮痧等。

1. 中药灌肠：中药灌肠主要以敛疮生肌、清热解毒、活血化瘀、缓急止痛为主，能直接作用于病位，起止血、抑制肠道炎症、促进黏膜愈合等作用。现代研究证明，药物灌肠的作用机制在于直达病灶，减少肝脏首过效应，快速提高病变部位的药物浓度和血药浓度，此外灌肠液的温热刺激可使肠黏膜血管扩张，促进淋巴、局部血液的循环。陈晨心纠从中西医结合治疗、中药口服配合灌肠疗法、单纯中药保留灌肠三方面归纳中药灌肠在 UC 急性发作期的应用效果，发现中药保留灌肠疗效确切，优势明显，可有效改善腹痛、腹胀、腹泻、肛门坠痛、黏液脓血便等临床症状，改善肠黏膜镜下表现，是在 UC 急性发作期有效的治疗手段。李杰等运用自拟二黄汤（黄芩、马齿苋、黄芪、白芷、葛根、地榆炭、牡丹皮、白及）灌肠治疗 UC 患者 20 例，疗程为 15 日。结果 16 例痊愈，4 例显效，治愈率为 80.0％，有效率为 100.0％。随访 1 年期间，1 例因不节饮食病情复发，经再次灌肠治疗 1 个疗程后好转。伍群业以清热化湿为法，以清肠汤随症加减口服（黄芩、黄连、白芍、当归、木香、槟榔）结合中药灌肠（黄连、黄芩、地榆、牡丹皮、丹参）治疗中医辨证为湿热内蕴型 UC 患者 32 例。对照组予美沙拉嗪缓释片口服。1 个疗程为 1 个月，治疗 2 个疗程后随访 6 个月。治疗组、对照组总有效率分别为 87.5％、75.0％，复发率分别为 14％、20.83％。治疗组在提高临床疗效、降低复发率方面均优于对照组。董佳等以美沙拉嗪片联合白头翁汤加减（白头翁、败酱草、地榆炭、白及、佛手、马齿苋）灌肠治疗 UC，对照组予美沙拉嗪肠溶片。两组疗程均为 8 周。结果显示治疗组、对照组有效率分别为 90％、75％，复发率分别为 5.5％、20.0％。治疗组有效降低复发率，同时在提高临床疗效、改善中医证候积分方面皆优于对照组。张春阳用白芍甘草煎剂（党参、白术、茯苓、白芍、甘草、山约、砂仁、白扁豆、莲子、桔梗、薏苡仁）灌肠治疗 UC 患者。对照组予美沙拉嗪灌肠液保留灌肠（4 g/次）。治疗组总有效率为 90.0％，且复发率明显低于对照组。其作用机制是白芍甘草煎剂灌肠可直接作用于病灶，起到局部抗炎、解痉止痛、促进肠管微循环、促进溃疡愈合的效果。滑永志等将 UC 模型大鼠分为模型组（Nacl）、达康灌肠方（白芍、苦参、地榆、防风）高（10.2 g/kg）、低（2.55 g/kg）剂量组、阳性对照组（柳氮磺胺吡啶 0.55 g/kg），结果显示与模型组比较，达康方高剂量组及阳性药组肝细胞生长因子（HGF）、肝细胞生长因子受体（c-Met）、表皮生长因子受体（EGFR）及增殖细胞核抗原（PcNA）的表达增强，达康方高低剂量组比较，HGF 及 EGFR 表达差异有统计学意义。中药达康灌肠方可减轻炎症反应，修复结肠黏膜损伤，可能作用机制是通过干预 HGF、c-Met、EGFR 表达而加快结肠黏膜上皮细胞增殖，恢复结肠上皮屏障功能。

2. 非药物外治：

（1）针法：针刺疗法、穴位贴敷、穴位埋线、耳穴贴压等目前在 UC 诊治过程中运用广泛，疗效确切。主要是通过经络腧穴刺激作用来达到治疗效果，取穴以脾胃经、任脉二脉、足太阳膀胱经及腰腹部的穴位居多，是调和气血、改善免疫，调整机体功能状态的治疗方法。其机制与改善肠道微循环，促进炎症吸收，提高机休免疫力等相关。杜丽君陌引将 62 例 UC 患者随机分为美沙拉嗪对照组与美沙拉嗪联合穴位埋线治疗组，观察两组 12 个月后的缓解时长、复发率及不良反应发生情况，发现对照组、治疗组复发率分别为 40.6％和 16.7％；治疗组缓解时间（260±67）日，比对照组缓解时间（219±77）日相对较长，差异有统计学意义。

（2）灸法：灸法治疗 UC 具有有效优势并取得很大进展，灸法可对 UC 的肠道黏膜固有免疫系统（肠上皮细胞屏障、上皮内淋巴细胞、固有层淋巴细胞、自然杀伤性 T 细胞、单核/巨噬细胞、树突状细胞、中性粒细胞等）进行调节，促进肠黏膜结构和功能修复，防治 UC 及其肠纤维化。陈晓玲将 95 例 UC 患者随机分为观察组（50 例）予以温脾肾汤联合艾灸治疗（中脘、气海、神阙、天枢及关元，30 min/次），对照组（45 例）予口服美沙拉嗪肠溶片（1 g，每日 3 次口服）。8 周后，观察组临床疗效总有效率为 92％，而对照组为 73.33％，两组间有显著差异，且观察组在肠黏膜镜下愈合率、中医证候积分改善等方面均优于对照组。随访期间，观察组复发率为 4％，远低于对照组 20％。

（3）壮医刮痧排毒法：壮医学将 UC 归属于"痧证""绞肠痧"等范畴，根据"毒虚致百病"的理论，认为痧证、绞肠痧多为感受毒邪所致，而壮医刮痧排毒疗法能祛邪排毒。何晓微等将 60 例 UC 患者随机分为西药组（美沙拉嗪）、中药组（香连丸）、刮痧组（根据《壮医外治学》中的刮痧疗法并结合牙廷艺教授的刮痧排毒疗法，采用刮痧、刺血、拔罐三步操作，每 3 日进行治疗 1 次）连续治疗 1 个月，随访 6 个月。结果显示西药组及刮痧组在临床疗效及内镜评分方面优于中药组；刮痧组在改善腹泻、腹痛及便血等方面优势明显；3 组均能有效抑制 UC 复发，在远期疗效方面未见明显差异。壮医刮痧排毒疗法能够有效地修复损伤的肠黏膜，抑制炎症反应，改善症状，在防治 UC 方面疗效显著。

综合疗法

中医综合疗法是在中医理论指导下，合理选择多样化的药物与非药物于一体的综合治疗方法，注重辨证论治、三因制宜，从而最大限度发挥中医整体观念的治疗优势，切实提高临床疗效。陈宇基运用中药汤剂、灌肠、穴位贴敷、针灸等综合疗法治疗 UC 患者 64 例，总有效率为 96.9％。近年来，研究中药与肠道菌群以及各种炎症因子之间的关系日趋成为热点，中西结合成为治疗及预防 UC 的临床思路及方法。赵秋枫等将 60 例复发性 UC 患者分为对照组（美沙拉嗪组）、治疗组（甘草泻心汤组），疗程为 3 个月，对比治疗前和治疗后的症状及肠道菌群的测定结果，结果显示两组总有效率无显著差异，但对照组不能立即停药（易反跳），治疗组患者均可以停药，随访 1 个月，其中 11 例病情平稳，13 例症状有所波动。肠道菌群测定结果发现，治疗组患者肠道内的双歧杆菌、乳酸杆菌等有益菌的含量显著升高，大肠埃希菌、粪肠球菌数量下降，与对照组相似。从而表明中药可能是通过补充有益菌，达到调整肠道菌群、改善肠道屏障的作用，从而有效治疗 UC 降低其复发率，临床多配合微生态制剂。此外，配合高压氧、补充外源性维生素 D 可有效降低 UC 复发率。对于 UC 且有肠黏膜增生性病变（假性息肉、不典型增生）的患者，有研究显示内镜治疗后 UC 复发率升高，考虑与医源性肠上皮损伤（内镜治疗术）、血沉有相关性。

溃疡性结肠炎病情反复、迁延难愈。中医药在治疗 UC 及抗复发方面具有显著优势，包括中药复方、中药灌肠以及针灸、埋线等多种方法，疗效确切，临床用药灵活，标本兼治，毒副作用小。

159 溃疡性结肠炎中医临床研究

溃疡性结肠炎（UC）是以持续或反复发作的腹泻、黏液脓血便为主要临床表现，伴腹痛、里急后重和不同程度全身症状的一种慢性非特异性肠道炎症性疾病。被世界卫生组织（WHO）列为现代难治病。随着经济全球化带来生活方式、饮食结构的改变，20余年来我国 UC 的患病人数呈快速上升的趋势，成为临床研究的热点。目前 UC 的治疗目标是诱导并维持临床缓解和黏膜愈合，防治并发症，改善生存质量。达标治疗是最新的治疗管理策略，要求首先是对患者的临床状况进行基线评估，建立"治疗目标"，然后设定合理的时间间隔范围，对患者的病情进行持续评估，从而判断是否继续当前治疗方案，或进行治疗方案的调整，最终避免长期的肠道损伤和致残。治疗方案的选择建立在对病情进行全面评估的基础上，根据病情活动性的严重程度、病变累及的范围和疾病类型等，制订治疗方案，治疗过程中需根据患者对治疗的反应以及对药物的耐受情况随时调整治疗方案。临床应加强对患者的长期健康管理，以期获得更好的治疗结局。

西医治疗 UC 的药物主要有：5-氨基水杨酸、糖皮质激素、免疫抑制剂和生物制剂等。可能的发展方向是基于药物基因组学的个体化治疗。辨证论治是中医治疗 UC 的主要方法，如何发挥中医药在 UC 治疗中的作用，是临床研究重大课题。学者沈洪等就当前中医药治疗 UC 的研究现状，以及需要重点解决的临床难点、热点问题做了系统的梳理述评。

基于中医药规范化的治疗方案和共识

为了提高中医药治疗 UC 的规范化水平，中华中医药学会脾胃病分会按照国际通行的方法，制定了《溃疡性结肠炎中医诊疗共识（2009）》。规范 UC 中医病名、病因病机、治疗原则、诊治方法和流程、疗效评价标准，提出了不同病隋分期和不同症状的病机侧重点，填补了 UC 中医诊疗指南的空白。共识认为 UC 基本病理因素有气滞、湿热、血瘀、痰浊等，湿热蕴肠、气滞络瘀为基本病机，脾虚失健为主要发病基础，饮食不调是主要发病诱因。本病多为本虚标实之证，活动期以标实为主，主要为湿热蕴肠，气血不调；缓解期属本虚标实，主要为正虚邪恋，运化失健，且本虚多呈脾虚，亦有兼肾亏者。确立了大肠湿热、脾虚湿蕴、寒热错杂、肝郁脾虚、脾肾阳虚、阴血亏虚 6 个 UC 常见证型的辨证标准和治疗方药，内服与灌肠并进，针灸与用药同施，为规范 UC 的中医诊治和提高中医临床疗效起到了积极的推动作用。

随着临床研究的进展，起草小组对共识内容进行了更新，2017 年发布了《溃疡性结肠炎中医诊疗专家共识意见（2017）》。新共识认为本病的病理因素主要有湿邪（热）、瘀热、热毒、痰浊、气滞、血瘀等。强调了重度 UC "热毒、瘀热"的病机特点，反复难愈者应考虑痰浊血瘀的因素，难治性 UC 的病机关键主要为脾肾两虚、湿浊稽留、气血同病、寒热错杂、虚实并见。随着病情演变，可出现虚实、寒热、气血的病机转化。辨证分型增加了热毒炽盛证，更能体现重度 UC 的证治特点。治疗以诱导病情深度缓解（包括临床症状缓解、黏膜愈合及组织学缓解），防止病情复发，提高生存质量，减少并发症，降低重症患者手术率为目标，根据病情轻重程度、病变累及部位的不同，采用不同的治疗手段。提出了对应的基本方剂：芍药汤、白头翁汤、参苓白术散、乌梅丸、痛泻要方、附子理中丸和驻车丸等。

国家中医药管理局也分别于 2010 年和 2017 年发布了两版《久痢（溃疡性结肠炎）中医诊疗方案》，方案强调辨病（分型、分期、分级和病位）与辨证的结合；辨证与辨症（辨脓血便、辨血便、辨腹痛）

的结合；补虚（气、血、阴、阳）和泻实（湿、热、瘀、毒）的结合；调整脏腑功能（调肺、健脾、疏肝、补肾）与气血同治的结合；内外给药、针药同施和健康指导的结合，形成了病、证、症、法、方、药六位一体化的治疗方案，突出了中医药特色和优势，规范了临床诊疗。

2019 年中华中医药学会发布了《消化系统常见病中医诊疗指南——溃疡性结肠炎（基层医生版）》。指南针对基层临床的医疗特点和技术水平，细化了中医辨证要点，包括结合病情分期辨证、结合主症辨证、结合病情程度辨证、结合体质辨证和结合脏腑功能辨证。指南认为本病病机复杂，以清热化湿、调气和血为基本原则，针对不同的证候特点结合健脾、调肝、补肾、温中、滋阴之法。强调中医辨证论治的规范化和结合病情轻重分级管理，提高基层临床医生处理疑难疾病的临床能力和疗效，改善患者生存质量，减轻社会经济负担，充分发挥中医药的治疗优势。

与此同时，中华中医药学会还发布了《中医治未病——溃疡性结肠炎高危人群专家共识》，指出应针对 UC 高危人群，在罹患 UC 前"治其未生、治其未成、治其未发"，改善体质，避免致病因素，预防疾病发生。通过健运脾气，祛除湿热之邪，调整脏腑功能，防止肠道黏膜损伤，预防疾病的发生，发挥中医治未病的优势。共识总结的 UC 高危人群包括：①炎症性肠病家族史或自身免疫性疾病家族史；②反复腹泻，肠镜或病理检查有肠道炎症改变；③肠道感染史、肠道菌群失调；④原发性硬化性胆管炎或其他免疫系统疾病伴排便异常；⑤食物不耐受或食物过敏史；⑥应激状态、不良生活习惯、不良饮食嗜好；⑦携带易感基因：人白细胞抗原和与屏障功能相关的基因，如肝细胞核因子 40r 和 E-钙黏蛋白等。

临床研究中应遵循的评价原则和疗效指标

1. 评价原则：治疗目标的转变带来疗效评价方法的更新。中医临床研究的疗效评价需紧扣治疗目标和国际公认的标准，根据不同的研究目的综合制定。UC 临床研究的疗效评价原则上应采用临床症状德者报告结果，结合内镜和组织学检查，辅以炎症性标志物（血沉、C 反应蛋白和粪便钙卫蛋白等），其中包含组织学缓解的深度缓解被认为是一个更为理想的治疗目标。此外，也可根据临床研究目的不同，增加对患者生存质量、营养状况、精神心理状态等内容的研究。

2. 疗效指标：

（1）症状学指标：包括单项症状、按改善百分率计算的主要症状综合疗效以及按照尼莫地平法计算的证候疗效评价指标。最好采用 PRO 量表进行评估。

（2）非侵入性生物标志物：目前，研究最广泛的炎症标志物是 C 反应蛋白和粪便钙卫蛋白，与组织学肠道炎症存在相关性。需要说明的是，非侵入性生物标志物水平对于炎症和对治疗应答的预测缺乏足够的敏感性和特异性，不能作为主要疗效指标。其他的生物学标志物还包括血沉和相关免疫学指标。

（3）内镜学评价：UC 的内镜评分方法有多种，目前应用较多的是 Ma 评分和 UC 内镜下严重度指数（UCEIS）oMayol 为镜下 UC 评分重点评价黏膜的整体特征，UCEIS 与其不同的是定义了三种描述项目的不同水平，且排除了易脆性这一主观性项目，使定义更加精确。

（4）组织学评价：UC 患者存在持续性组织学炎症，与住院、结肠切除、肿瘤风险和整体残疾的风险增加有关，临床研究应将组织学深度缓解作为 UC 治疗的终极目标，常用的评分方法，包括 Geboes 评分和 Robarts 组织病理学指数。

（5）影像学评价：磁共振肠造影（MRE）、计算机断层扫描（CT）和超声（US）检查具有侵入性较小，能够提供肠道透壁性炎症的信息，用于疾病活动度的判断和治疗反应的评估。

（6）患者报告结果：UC 的疾病严重程度不仅仅取决于症状，还应包括患者相关因素，例如患者报告结果（PRO）、生活质量（QOL）和残疾。PRO 直接来自患者与疾病相关的生活质量的评估，还涉及患者的焦虑、抑郁和残疾，在中医临床研究中，应注重对 PRO 的评估。

3. 评价策略：目前国际上开展的新药临床研究采用的疗效评价方法多依据改良 Mayo 评分系统，

主要分为以下几个标准：

临床有效：总 Mayo 评分相对于基线值的降幅≥30％或≥3 分，而且便血的分项评分降幅≥1 分或该分项评分为 0 或 1 分。临床缓解：总 Mavo 评分≤2 分且无单个分项评分＞1 分。内镜应答：Mayo 评分内镜亚评分相对于基线下降至少 1 分。黏膜愈合：Mayo 评分内镜亚评分的绝对分为 0 分或 1 分。临床研究中应根据研究的目的和定位选择合理的疗效评价指标、疗程和观察时点、对照方法，并应明确主要疗效指标和次要疗效指标及评价标准。

中医临床研究的特色

1. 名医治疗经验的总结是 UC 中医临床研究的特色之一： UC 根据临床表现属于中医学"久痢""休息痢"范畴，古代典籍有大量证治经验可参考。随着本病在我国的患病率持续上升，当代中医学者们做了大量探索性实践。曹鸣高结合仲景的乌梅丸"又主久利"的经验，用乌梅丸加减治疗 UC，为本病寒热错杂型的治疗提供了借鉴。董建华认为本病初期证候属湿热者为多，后期则属虚寒者多，并且在治疗过程中始终注意要顾护胃气，并创立了"标本虚实论""气血两调论""温清并用论""燥润相济论""通涩结合论"等五论学说。徐景藩认为本病病位涉及肝、脾、肾及大肠，活动期腹痛下利有血，为气滞、热损阴络，或兼有肠腑积滞，按痢证论治，缓解后一般以脾虚肝郁为主，久则及肾，治以抑肝、敛肝，健脾并佐以温肾之法，治血则常以凉血、行瘀类方药（地榆、槐花、侧柏叶、牡丹皮、仙鹤草、紫草等），抑肝、敛肝健脾常用痛泻要方内加乌梅、木瓜、蝉蜕及炙僵蚕等。朱良春认为本病存在脾气虚弱的一面，又有湿热，故既要补脾敛阴，又要清化湿热，创制仙桔汤（仙鹤草 30 g、桔梗 6 g、白槿花 9 g、炒白术 9 g、炒白芍 9 g、广木香 5 g、炒槟榔 2 g、乌梅炭 4 g、甘草各 4 g）。李振华认为病机主要为脾虚湿阻，以及脾肾不足、肝气乘脾三方面，病位在脾、肾两脏，病性以虚为主，温肾健脾是治疗基本原则。李佃贵提出了浊毒致病论，认为浊毒既是病理产物，也是致病因素，浊毒内蕴是本病病机关键，贯穿疾病发展始终，因此治则在于化浊解毒。马贵同认为本病当清温并用，明辨标本缓急；化瘀生肌，辨证与辨病相结合；心药兼施，重视调摄情志；调理善后，清热除湿贯穿始终；研制清肠栓，由三七、青黛、马齿苋、五倍子等组成。单兆伟认为脾虚湿盛是本病的病机关键，热郁、血瘀是其兼证，治法包括健脾化湿、调理肝脾、温阳补肾、清热活血和收涩固脱法等。朱秉宜认为脾胃虚弱、湿浊内蕴是本病的发病之本，自创"健脾敛疮"法，内外同治，并认为健脾益气法应贯彻治疗始终。李乾构认为活动期时属脾胃虚弱、大肠湿热证，治以健脾助运，清化湿热，拟清化溃结汤（白头翁、红藤、黄连、广木香、虎杖、六一散、焦四仙、生黄芪、生薏苡仁、生白术），而缓解期属脾肾俱虚、湿邪留滞证，治以健脾补肾，除湿导滞，拟健脾溃结汤（黄芪、白术、炒薏苡仁、五味子、补骨脂、肉豆蔻、广木香、红藤、焦四仙、六一散）。劳绍贤提出，UC 乃血瘀化热所致，湿热是 UC 发病的重要病理因素，同时血瘀也是其重要病理因素之一。

2. 临床治疗用药方案趋同存异： 近年来中医药治疗 UC 的临床研究报道显著增多，治疗方药虽不尽相同，但治疗原则并未超出共识意见中"活动期的治法主要为清热化湿，调气和血，敛疮生肌；缓解期的治法主要为健脾益气，兼以补肾固本，佐以清热化湿"的基本范畴。各家的用药不同之处体现在对具体证型正邪虚实、脏腑关系、气血阴阳的各有偏重，以及不同地域气候特点下的流派特色。比如广东名医劳绍贤善用岭南草药救必应、火炭母；江苏名医朱良春、徐景藩、单兆伟喜用仙鹤草。有学者统计分析了中医药及中西医结合治疗 UC 的研究文章共 1 369 篇，结果显示主要药物为黄连、黄芩、黄柏、黄芪、白及、白头翁、白术、白芍等；主要方剂为参苓白术散、锡类散、白头翁汤、云南白药、理中汤、芍药汤、葛根芩连汤等。贾波等分析了中医治疗溃疡性结肠炎的用药特点，结果显示，居前 9 位的药类依次为补虚、清热、理气、渗湿、收涩、温里、解表、活血、止血药；居前 10 位的核心药物为甘草、白术、党参、木香、黄连、白芍、茯苓、黄芪、当归、陈皮。杜斌等分别挖掘了溃疡性结肠炎口服及灌肠方用药，口服方中以健脾益气药的出现频数最高，其次是清热化湿药和芳香理气药，方中出现频率最高的药对为白术、茯苓；出现频率最高的 10 味药为甘草、白术、黄连、茯苓、白芍、木香、党参、当归、黄芪、陈皮。灌肠方中以清热燥湿药和凉血药使用频率最高，方中出现频率最高的 10 味药为白及、黄连、地榆、黄柏、苦参、白头翁、五倍子、败酱草、甘草、黄芪，最常使用的药对为白头翁配黄连。

3. 符合循证医学的研究受到重视，提高了中医临床研究水平：多中心、大样本的随机对照试验（RCT）结果是具有最高级别的循证医学证据，是现代医学指南的核心支撑，近年来中医的 RCTiI 开究也越来越受到重视。国外一项随机、双盲、安慰剂对照试验评估了穿心莲提取物治疗 UC 的有效性。224 名轻、中度 UC 患者被随机给予 HMPL-004 每日 1.2 g 或 1.8 g 或安慰剂，持续 8 周。结果显示 1.8 g 组临床有效率 60%，优于安慰剂组。日本学者报道了青黛治疗 UC 的多中心、双盲、随机对照研究，86 名患者（Mayo 评分＞6 分）随机分为不同剂量（0.5 g、1.0 g、2.0 g）青黛组和安慰剂组，疗程 8 周。结果显示第 8 周的临床有效率：青黛 0.5 g 组 69.6%、1.0 g 组 75.0%、2.0 g 组 81.0%，安慰剂组 13.6%；缓解率：青黛 1.0 g 组 55.0%、2.0 g 组 38.1%，安慰剂组 4.5%；黏膜愈合率：青黛 0.5 g 组 56.5%、1.0 g 组 60.0%、2.0 g 组 47.6%，安慰剂组 13.6%。青黛组均显著优于对照组。值得注意的是，该研究中有 1 例患者自行服用青黛治疗 6 个月后出现了肺动脉高压。

国内有研究采用随机、双盲双模拟、阳性药平行对照设计方法观察复方苦参结肠溶胶囊治疗 UC 湿热内蕴证的临床疗效及安全性，并同美沙拉嗪缓释颗粒（艾迪莎）进行比较，结果显示，2 组在临床总有效率（92.0% vs 83.3%）、中医证候疗效总有效率（91.7% vs 85.0%）方面比较差异均无统计学意义；但试验组在降低中医证候积分、改善黏液脓血便等单项中医症状的作用方面更具优势（$P < 0.05$）。另有研究观察了美沙拉嗪联合固肠止泻丸治疗 UC 的临床疗效和安全性，56 例患者随机分为试验组和对照组，对照组单纯服用美沙拉嗪，试验组在服用美沙拉嗪的同时服用固肠止泻丸，结果表明试验组总体有效率高于对照组（89.3% vs 75.0%）（$P < 0.05$）提示加用中药可以提高美沙拉嗪的疗效。江苏省中医院是国家中圆临床研究基地重点病种 UC 项目的主持单位，在运用中医药提高 UC 缓解率和黏膜愈合率，降低复发率方面，开展了随机、对照、多中心临床研究。针对 UC 在活动期和缓解期呈现出不同的证候特点，总结了以病情分期为基础，结合中医辨证的中药分期序贯治疗方法，即活动期以清肠化湿、调气和血、敛疡生肌为法，予清肠化湿方（黄连、黄芩、白头翁、煨木香、炒当归、炒白芍、茜草、生甘草等）口服，配合中药灌肠（黄柏、苦参、地榆、白及、三七粉、锡类散等），内外合治，控制病情；缓解期以健脾助运，佐以清肠化湿，同时参以补肾调肺，以巩固疗效，减少复发，予扶正清肠方（炙黄芪、炒白术、炒薏苡仁、白及、炒白芍、桔梗、木香、黄连、补骨脂、炙甘草等）口服。以美沙拉嗪肠溶片为阳性对照，疗程 24 周。共纳入 239 例轻、中度 UC 患者，中药分期序贯治疗组缓解率 77.5%，对照组缓解率 74.2%，经非劣效性检验，中药序贯治疗的缓解率非劣效于美沙拉嗪肠溶片，在脓血便的消失率和腹痛缓解的起效时间方面均显著优于对照组（$P < 0.05$），治疗过程中未出现严重不良反应。随访 6 个月内，试验组复发率明显低于对照组。显示了中药分期序贯治疗方法对于轻、中度 UC 具有满意疗效。

160　克罗恩病的中医诊治

克罗恩病（CD）是一种慢性肉芽肿性炎症，病变可累及胃肠道各部位，以末段回肠及其邻近结肠为主，呈穿壁性炎症，多呈节段性、非对称性分布，临床主要表现为腹痛、腹泻、腹部肿块、梗阻、肠瘘、肛门病变以及发热、贫血、体质下降、发育迟缓等全身症状。CD多见于青、中年，其病因及发病机制至今尚未明确，目前认为可能与遗传、免疫、感染、饮食、环境及心理因素有关。中医古典医籍中无CD病名的记载，根据其证候表现可归属于"腹痛""泄泻""积聚""肠痈""肠结""肛痈""肛瘘""血证""虚劳"等范畴，学者吕永慧等分别从CD的中医病名、病因病机、中医诊断、治疗原则以及辨证施治等方面做了广泛的讨论。

CD 的中医病名

CD自古至今中医未能用一个病名概括CD全过程的特点与规律，其疾病特点是反复发作，不同阶段的临床表现不一。有的患者起初发病是以肛周脓肿为主，直到数年之后才发现肠道内有溃疡，此时，中医病名诊断为"肛痈"较为合适。肛痈溃后，余毒未尽，疮口不合，日久成瘘，故又有"肛瘘"诊断之说。大多患者是以腹痛为主症，多以右下腹痛及脐周痛为主，可诊断为"腹痛"。当然，诊断腹痛也是比较局限的，如果结合肠道内的溃疡、脓性分泌物，尤其是病变在回肠末端，可诊断为"肠痈"，也称"内痈"。《素问·厥论》云："少阳厥逆……发肠痈不可治，惊则死。"《金匮要略》总结了肠痈辨证论治的基本规律，推出了大黄牡丹皮汤等有效方剂，至今仍为后世医家所应用。如果腹痛反复发作伴有排黏液脓血便、里急后重，病变在结肠远端，似溃疡性结肠炎，可诊断为"久痢"。而由于CD大多的病变除分布于大肠以外，还见于小肠、胃、食管等全消化道，所以腹泻也成为主要症状，而无黏液脓血便，"泄泻"的诊断也可成立。随着病情的进展，腹部出现包块，诊断为"积聚"；病情进一步发展，肠道狭窄，肠道阻塞不通，气血运行不畅，表现出"痛、吐、胀、闭"四大症状，即腹痛、呕吐、腹胀、便秘，此时可诊断为"肠结"。如果患者以排血便为主症，可诊断为"血证—便血"。由于长期反复发作，各脏器功能均受损，而致疲倦乏力、消瘦等，中医也可诊断为"虚劳"。总之，仅仅用一个中医病名来概括CD的发病全过程的特点与规律是不可能的，因此，根据CD的不同阶段所表现不同的特点而诊断相对应的中医病才较为客观。

CD 的病因病机

1. 感受外邪：感受寒湿、暑湿、湿热之邪，邪滞于中，阻滞气机，不通则痛，而致腹痛；升降失调，运化失职，清浊不分，而致泄泻；邪滞于肠，经络受阻，郁久化热，而成肠痈；湿热熏灼肠道，肠络受伤，气血瘀滞，化为脓血，则下痢赤白；寒湿内侵，脾阳不振，湿痰内聚，阻滞气机，气血瘀滞，积块而成；肠道滞涩不通，而致肠结。

2. 饮食不节：恣食肥甘厚腻辛辣之品，湿热积滞，蕴结肠胃，或过食生冷，遏阻脾阳，损伤脾胃，气机失调，腑气通降不利，则腹痛；湿热内阻，下注大肠，蕴阻肛门，或肛门破溃染毒，致经络阻塞，气血凝滞而致肛痈；肠道功能失调，糟粕积滞，湿热内生，积结肠道而成肠痈；湿积成痰，痰阻气机，血行不畅，脉络壅塞，痰浊与气血相搏，壅塞脉络，渐成积聚；食积壅滞致腑气不通，燥屎内结，则肠结；传导失职，水反为湿，谷反为滞，而成泄泻。

3. 情志失调： 情志抑郁，恼怒伤肝，木失调达，肝郁气滞，气机不畅，而致腹痛；横逆犯脾，运化失职，湿从中生，而致泄泻；气机不畅，肠内阻塞，食积、痰凝，瘀积化热而致肠痈；气机不畅，脉络受阻，血行不畅，气滞血瘀，渐成积聚；积而腑气不通，则成肠结。

4. 脏腑亏虚： 饮食劳倦久伤，脾胃虚弱，脾阳不振，寒凝气滞，则腹痛；肺、脾、肾亏损，湿热乘虚下注而成肛痛；肛痛溃后，余毒未尽，蕴结不散，血行不畅，疮口不合，日久成瘘；脾胃虚弱，不能运化水谷，水谷停滞，清浊不分，混杂而下，而致泄泻；泄泻日久，脾病及肾，脾肾同病，肾中阳气不足，命门火衰，既不能温养脾土，又不能固摄二便，则泄泻不止，夜尿增多，甚则水湿内停，泛于肌肤，日久正气难复，精气耗损，逐渐转成虚劳，病情危笃，预后欠佳，即"五脏之病，穷必归肾"也。

CD 的中医诊断

1. 症状特点：

（1）腹痛：本病腹痛多以右下腹痛或脐周痛为主，以隐痛或胀痛为主，其痛便后即减。多伴有肠鸣、大便呈稀烂、水样便，可伴有包块，也可见腹痛持续性阵发性加剧，并伴腹胀、呕吐、大便闭，此乃病情发展致肠结表现。

（2）腹泻：本病腹泻多有轻中重之别，轻者 1 日 3 次，重者 1 日 6 次以上，中者位于两者之间。大便多呈糊状或稀水样，若病变位于远端大肠，可有里急后重感或黏液脓血便，此往往易与溃疡性结肠炎相混淆。

（3）呕吐：本病病变累及于小肠以上部位，若出现高位梗阻，则可见呕吐频繁，朝食暮吐，吐出大量胃内容物或胃液、十二指肠液及胆液；若低位梗阻，呕吐发生较晚，吐出物较臭，或为"粪样"。

（4）便血：大便黑色或暗红色，甚者鲜红色，少有黏液血便。

2. 辨证要点：

（1）辨寒热：腹痛得热痛减，大便清稀，完谷不化为寒证；腹痛得寒痛减，大便黄褐而臭，泻下急迫，肛周脓液稠厚，肛门胀痛灼热为热证。

（2）辨虚实：泻下腹痛，痛势急迫拒按，泻后痛减属实证；病程较长，腹痛隐隐，时作时止，痛时喜温喜按，神疲肢冷，肛周脓液稀薄，肛门隐隐作痛属虚证。

（3）辨气血：腹部积块软而不坚，胀满疼痛为气滞；腹部积块明显，硬痛不移为血瘀。

（4）辨脏腑：少腹疼痛，掣及两胁，多是肝胆病。小腹痛及脐周，多属脾胃、小肠、肾、膀胱。

辨证分型

1. 湿热内蕴证： 腹痛拒按，泻下急迫，或大便溏滞不爽，大便黄褐而臭，或下痢赤白，或便秘，肛周脓液稠厚，肛门胀痛灼热，烦渴喜冷饮，小便短黄，舌红苔黄腻，脉弦滑或滑数。

2. 寒湿困脾证： 腹痛急暴，得温痛减，大便溏薄，或清稀如水样，或下痢赤白黏冻，白多赤少，头身困重，舌淡苔白腻，脉濡缓。

3. 脾肾阳虚证： 病程较长，腹痛隐隐，时作时止，痛时喜温喜按，肛周脓液稀薄，肛门隐隐作痛，大便稀溏，或黎明即泻，食欲不振，神疲肢冷，腰酸多尿，舌质淡，或胖有齿印，苔白，脉沉或细无力。

4. 肝郁脾虚证： 每因忧郁恼怒或情志不遂而腹痛泄泻，以胀痛为主，嗳气食少，舌淡红脉弦。

5. 气滞血瘀证： 腹部积块软而不坚，胀痛不移，或腹部积块，硬痛不移，下痢纯血，腹痛拒按，胃纳不佳，消瘦无力，舌质紫暗，或有瘀斑，脉弦或脉细涩。

CD 的治疗原则

根据"急则治其标""缓则治其本""虚则补之""实则泻之""扶正祛邪"等原则，辨清 CD 的寒热虚实，而选择清热化湿、散寒除湿、健脾温肾、活血化瘀、行气消积、通腑泻热等法则，给予施治。

辨证论治

1. 湿热内蕴证：治以清热化湿，调气行血。方用白头翁汤《伤寒论》。加减：热毒壅盛者加连翘、蒲公英、生地黄、牡丹皮，清热凉血解毒；便血严重，黏液较多者加苍术、薏苡仁；腹痛较甚者加延胡索、乌药、枳实理气止痛；腹部坚块，宜加三棱、莪术；身热甚者加葛根。

2. 寒湿困脾证：治以除湿散寒，理气温中。方用胃苓汤《丹溪心法》。加减：腹痛怕凉喜暖者加炮姜温中散寒；下痢赤白黏冻，白多赤少，去泽泻、猪苓，加白芍、当归以活血和营，槟榔、木香、炮姜以散寒调气；久泻不止者加薏苡仁，山药，赤石脂、石榴皮、乌梅、诃子，健脾化湿，涩肠止泻。

3. 脾肾阳虚证：治以健脾温肾，固涩止泻。方用参苓白术散《太平惠民和局剂方》合四神丸《证治准绳》。加减：腹痛甚加白芍缓急止痛；小腹胀满加乌药、小茴香、枳实理气除满；食欲不振，可加山楂、神曲、麦芽等；虚寒盛、腹泻如水样者，可用理中汤加附子、肉桂；大便滑脱不禁加赤石脂、诃子涩肠止泻。

4. 肝郁脾虚证：治以疏肝理气，健脾和中。方用痛泻要方（刘草窗方，录自《医学正传》）合四逆散《伤寒论》。加减：排便不畅，矢气频繁者加枳实、槟榔理气导滞；腹痛隐隐，便溏薄，倦怠乏力者加党参、茯苓、炒扁豆健脾化湿；胁胀痛者加柴胡、香附疏肝理气；有黄白色黏液者加黄连、白花蛇舌草清肠解毒利湿。

5. 气滞血瘀证：治以活血化瘀，行气消积。方用少腹逐瘀汤《医林改错》。加减：腹胀甚者加枳实、厚朴；呕吐，加生赭石、法半夏、竹茹、生姜等降逆止呕；有包块者加炮穿山甲、皂角刺，活血消积，软坚散结；痛甚者加三七粉（冲服）、白芍活血缓急止痛；热甚便秘者，加大黄、厚朴、金银花、黄芩、枳实等；寒甚，加干姜、附子、大黄。

中药灌肠

用中药灌肠法治疗 CD，适用于回结肠型及结肠型。一般选用敛疮生肌、活血化瘀与清热解毒类等中药灌肠。

1. 采用经结肠途径治疗：采用经结肠途径治疗仪，用离子水将结肠清洗净，然后将中药如肠炎清（广州市中医医院院内制剂）经结肠途径输入高位结肠，直接作用与溃疡面或糜烂处，有保护和修复肠黏膜的作用。

2. 中药直肠滴注：可通过中药直肠滴注，使药物缓慢匀速的流入结肠中，有利于药物充分吸收及延长药物作用时间，并通过直肠中下静脉及肛管静脉，进入体循环。

中成药

1. 香连片：适用于湿热蕴结证。每次 5 片，3 次/d。

2. 锡类散：适用于湿热蕴结证，每次 2 g，1～2 次/d，保留灌肠。

3. 补脾益肠丸：适用于脾胃气虚证。每次 6 g，3 次/d。

4. 人参健脾片：适用于脾胃气虚证。每次 4 片，2 次/d。

5. 固本益肾丸：适用于脾肾阳虚证。每次 8 片，3 次/d。

6. 致康胶囊：适用于血瘀肠络证。每次 4 片，3 次/d。

7. 肠炎清（广州市中医医院院内制剂）：适用于以湿热内蕴型为主兼气虚瘀阻证。每次 50 mL，2 次/d，口服；或每次 100～300 mL，1～2 次/d，保留灌肠。

8. 肠炎消（广州市中医医院院内制剂）：适用于以阴血亏虚型为主兼气虚瘀阻证。每次 50 mL，2 次/d，口服；或每次 100 mL，1～2 次/d，保留灌肠。

9. 云南白药：适用于各种类型的出血，每次 1 g，4 次/d；或每次 2 g，1～2 次/d，保留灌肠。

161　基于 miRNA 介导的 NLRP3 炎症小体活化论中医在肝纤维化中的作用

　　肝纤维化是由肝细胞发生坏死及炎症刺激而导致肝脏内纤维结缔组织异常增生所形成的一个病理生理过程，是一个炎症增生修复反应。肝纤维化的发病机制十分复杂，其发生和发展的重要机制是肝脏中肝星状细胞（HSCs）活化以及炎症细胞分泌炎症因子诱导 HSCs 进行持续活化。miRNA 是一类具有调控功能的内源性非编码小分子 RNA，参与调控许多疾病发生和发展的过程，已有研究证实肝炎、肝硬化以及恶性转化与 miRNA 的异常表达有关。炎症贯穿着肝纤维化的整个过程，持续的肝脏炎症是引起肝纤维化的常见原因。NLRP3 炎症小体可以调节固有免疫和获得性免疫，是炎症级联的关键分子途径，参与多种病理生理过程。多项研究表明，NLRP3 炎症小体的功能、结构、表达和分布会影响 NLRP3 介导的炎症反应。NLRP3 炎症小体由衔接分子 ASC、Nod 样受体 NLRP3 以及效应分子 pro-Caspase-1 组成。当受到外界刺激后，NLRP3 炎症小体会被激活。活化的 NLRP3 炎症小体可刺激大量致炎因子的生成与释放，诱导细胞焦亡，最终加速纤维化的发展。众多炎症小体分子中，在肝疾病中发挥主要功能作用的为 NLRP3、黑色素瘤缺乏因子 2（AIM2）和 Nod 样受体热蛋白结构域相关蛋白 6（NLRP6），其中在肝疾病中，对 NLRP3 的研究最为广泛。研究表明，miRNA 介导的 NLRP3 炎症小体活化与肝纤维化的发生密切相关。学者郭新华等主要论述了中医药基于 miRNA 介导的 NLRP3 炎症小体活化在抑制肝纤维化发生中的作用。

miRNA 在抑制肝纤维化发生中作用的研究

　　1. miRNA-350-3p/白细胞介素-6（IL-6）介导的信号转导和转录激活因子 3（STAT3）/c-myc 信号通路影响脂肪性肝纤维化的进展：大量研究表明，miRNA 可调控代谢性炎症以及肿瘤的发生，如微小RNA-224（microRNA-224，miRNA-224）、微小 RNA-146a（microRNA 146a，miRNA-146a）、微小RNA-34c（microRNA-34c，miRNA34c）等。其中靶向 IL-6/STAT3 信号通路介导的炎症反应以及肿瘤相关的 miRNA 的低表达，在高脂饮食诱导的非酒精性脂肪肝疾病（NAFLD）进展为非酒精性脂肪性肝炎（NASH）以及肝癌中发挥了重要作用。研究表明，低表达的 miRNA350 可通过靶向 IL-6，对STAT3/c-myc 信号通路进行持续活化。c-myc 是 STAT3 下游一个重要的靶基因，STAT3 的激活可以促进 c-myc 的表达，并介导细胞增殖、细胞存活、抗凋亡、血管生成、耐药性、免疫逃避和炎症反应等，最终促使肿瘤的发生。

　　2. miRNA-148a 经 hedgehog 信号通路诱导肝星状细胞的自噬与凋亡：利用生物信息学软件分析方法发现，miRNA-148a 在调节 HSCs 的增殖与凋亡过程中发挥着重要作用。构建及转染 miRNA-148a 过表达及抑制剂载体于 HSCs 系后的结果表明，miRNA-148a mimic 可通过诱导细胞自噬，进而抑制HSCs 的活化、增殖并诱导其凋亡。进一步研究发现，miRNA-148a 可通过其靶基因 Gas1 实现对 HSCs自噬、增殖与凋亡等生物学过程的调控。因此，miRNA-148a 可通过抑制其靶基因 Gas1 mRNA 的表达来抑制 hedgehog 信号通路的活化，进而增强 HSCs 的自噬活性。因此，miRNA-148a 是干预肝纤维化进程的一个重要机制。miRNA-148a 的过表达可以直接抑制肝星状细胞 LX2（HSC-LX2）以及肝星状细胞 T6（HSC-T6）的增殖并促进其凋亡，进而参与调控肝纤维化的发生，甚至有可能对肝纤维化的部分机制实现逆转。

3. miRNA-155 经细胞因子信号转导抑制物 1（SOCS-1）自身负反馈调节调控 NLRP3 炎症小体的炎性复合，进而调控肝纤维化：炎性细胞死亡可导致炎症反应。在炎性细胞死亡现象中，通过采用 RT-PCR 技术、Western blot 技术以及 TaqMan PCR 双尾探针法分别检测 SOCS-1 蛋白、NLRP3 复合体、炎性相关蛋白以及 miRNA-155 分子的表达情况。检测结果表明，在发生炎性细胞死亡时，SOCS-1 蛋白的表达水平下降，而 NLRP3 复合体、miRNA-155 分子的表达水平上升。由此可见，miRNA-155 在炎性细胞死亡现象中，具有正性调节作用，其可通过 SOCS-1 蛋白的负反馈调节调控 NLRP3 的炎性复合，促进释放炎性因子，诱导细胞凋亡，最终促进肝纤维化的发生和发展。

4. miRNA-181a 介导的丝裂原活化蛋白激酶（MEK）/细胞外信号调节激酶（ERK）/核转录因子 κB（NF-κB）炎症通路活性调节下游 NLRP3 炎症通路激活：在氧化低密度脂蛋白（ox-LDL）刺激下的人髓系白血病单核细胞（THP-1）源性巨噬细胞炎症模型中，采用 qrtPCR 和 Western blot 等技术检测 miRNA-181a 的表达水平、MEK/ERK/NF-κB 以及 NLRP3 炎症通路相关炎症因子的表达情况。

检测结果表明，在上述模型中，miRNA-181a 的表达水平发生下调，MEK/ERK/NF-κB 以及 NLRP3 炎症通路相关炎症因子的表达水平上升。进一步分析得出，miRNA-181a 可以通过作用于靶向基因丝裂原活化蛋白激酶激酶 1（MEK1）来抑制 MEK/ERK/NF-κB 炎症通路激活，并进一步抑制下游 NLRP3 炎症通路的激活。由此得出，miRNA-181a 可通过介导 MEK/ERK/NF-κB 炎症通路的活性来抑制 NLRP3 炎症小体的表达，进而缓解细胞焦亡，抑制肝纤维化。

5. miRNA-21 通过抑制 A20 促进小鼠 RAW264.7 细胞中 NF-κB 和 NLRP3 的表达：对小鼠的 RAW264.7 细胞进行研究，结果表明，在接受脂多糖（LPS）刺激后，细胞中 miRNA-21 的表达水平明显升高，与此同时，白细胞介素-6（IL-6）、肿瘤坏死因子-α（TNF-α）、白细胞介素-1β（IL-1β）、NF-κB 以及 NLRP3 的表达水平均有上升。采用 miRNA-21-inhibitor 和 miRNA-21-mimic 对 RAW264.7 细胞中 miRNA-21 的水平进行调控，所得结果与上述结果相同，证明 miRNA-21 可以正向调控 RAW264.7 细胞中促炎细胞因子 IL-6、TNF-α、IL-1β 的表达以及 NF-κB 和 NLRP3 蛋白的表达。IL-1β 可以促进免疫细胞焦亡坏死并释放大量的促炎细胞因子，IL-1β 主要通过 NF-κB 炎症应激信号通路、NLRP3 细胞焦亡信号通路发挥作用。TNF-α 诱导蛋白 3（TNFAIP3）又称泛素编辑蛋白 A20，是 NF-κB 信号转导的内源性负调节剂，参与多种自身免疫和炎性疾病。研究证实，miRNA-21 是调控巨噬细胞抗炎反应的关键因素。miRNA-21 可通过靶向抑制 A20 的表达，减轻 A20 的负性调节作用，促进 NF-κB 和 NLRP3 信号通路的激活，并进一步促进下游 NLRP3 炎症小体的活化，诱发炎症反应。

6. miRNA-20b 可激活 NLRP3 信号通路进而促进 IL-1β、白细胞介素-18（IL-18）炎症因子的表达：荧光素酶报告基因检测显示 miRNA-20b 可以直接靶向 NLPR3。采用逆转录定量聚合酶链反应法检测 miRNA-20b 表达，Western blot 检测 Caspase-1、NLRP3、IL-1β 和 IL-18 蛋白的表达水平。结果表明，过表达的 miRNA-20b 促进 NLPR3、Caspase-1 蛋白表达，且能上调体外模型上清液中 IL-18 和 IL-1β 的蛋白表达水平；下调 miRNA-20b 则会抑制 NLPR3、Caspase-1 蛋白表达，且能降低体外模型上清液中 IL-18 和 IL-1β 的蛋白表达水平。miRNA-20b 可通过调节三磷酸腺苷（ATP）和活性氧（ROS）的水平调控 NLRP3 信号通路。NLRP3 主要在血管内皮细胞和小胶质细胞中进行表达，在星形胶质细胞和神经元中表达较少。LOUJ 等指出，miRNA-20b 可通过靶向调控 NLRP3/Caspase-1/IL-1β 信号通路来缓解炎症反应。由此推测 miRNA-20b 可通过调控 NLRP3 炎症小体的表达调控肝纤维化。

7. 替诺福韦阿芬太尼富马酸替诺福韦（TAF）/替诺福韦富马酸二异丙酚（TDF）上调 NS5ATP9，汇集调控转化生长因子-β1（TGF-β1）/Smad3、NF-κB/NLRP3 炎性小体信号通路，抑制肝纤维化：检测经 TAF/TDF 处理后的肝星状细胞中非结构蛋白 5A 反式激活蛋白 9（NS5ATP9）的表达水平以及肺组织 TGF-β1/信号传导蛋白 Smad3、NF-κB/NLRP3 炎性小体信号通路的活性。在体内、外实验中，基因敲除或基因沉默 NS5ATP9 后检测肝纤维化相关基因的表达水平。检测结果表明 TAF/TDF 可以抑制 TGF-β1/Smad3、NF-κB/NLRP3 炎性小体信号通路的活性，且该结论在体内、外均成立。进一步研究表明，TAF/TDF 可通过上调 NS5ATP9 的表达调控 TGF-β1/Smad3、NF-κB/NLRP3 炎性小体信号通路的活性，进而阻止肝纤维化的进程并促使其逆转。TAF/TDF 可以调控肝星状细胞的分化、激活与增殖，为肝纤维化的治疗提供了新的途径。

8. miRNA-101 在肝纤维化中的表达与肝功能指标、炎性细胞因子以及肝纤维化的相关因子密切相关： 研究表明，在肝纤维化患者体内，微小 RNA-101（miRNA-101）的表达水平会发生下调，且与胆碱酯酶（ChE）水平呈正相关，与血清透明质酸（HA）、Ⅲ型前胶原肽（PCⅢ）呈负相关。在患者血清中，补体 C3、补体 C4、ChE 的水平明显降低，表明患者肝功能已受到严重损伤。因此，miRNA-101 表达量的下调与肝功能损伤有关。HA 为糖胺多糖的一种，可被肝内细胞降解，主要由肝间质成纤维细胞合成与分泌。肝细胞受损后，患者血清中的 HA 水平会显著上升；PCⅢ 的表达水平与肝纤维化的程度密切相关，其水平可反映肝纤维的合成状况及炎症反应的程度。因此，miRNA-101 表达量的下调与肝纤维化的发生程度密切相关。由上述内容可得，在肝纤维化患者的肝脏组织中，miRNA-101 表达量的降低与肝功能指标、炎性细胞因子以及肝纤维化相关的指标联系十分密切。因此，miRNA-101 可作为重要指标诊断早期肝纤维化以及监测疾病的进程，还为肝纤维化的预防和治疗提供了新的思路。

中医药在抑制肝纤维化发生中的作用

多种中医药具有散瘀消肿、清肺止咳、清肝降浊、健脾益气、清热解毒以及利湿等功效，具有多层次、多途径、多靶点等特色，可通过抑制 HSCs 的活化、促进 HSCs 的凋亡、抑制肝脏炎症反应、抑制肝内细胞外基质（ECM）的合成与降解等多种途径抑制肝纤维化的发生。

1. 莪术的活性产物可通过抑制 NLRP3 炎症小体的活化抗肝纤维化： 莪术是广西境内道地药材，具有消积止痛、行气破血、抗肿瘤、抗血栓、抗炎、抗病毒、保肝、抑菌等功效。目前，莪术的活性产物莪术醇已被证实具有抗肝纤维化的作用。NLRP3 炎症小体参与肝纤维化的关键因子就是其活化后下游所释放的炎症因子 IL-1β 和 IL-18。研究发现，在肝纤维化小鼠模型中，炎症因子 IL-1β 的表达水平明显升高，因此可以通过减少 IL-1β 受体的表达来抑制肝纤维化的发生，IL-1β 成为预防和治疗肝纤维化的靶向分子。研究表明，莪术醇可以抑制 NLRP3 炎症小体中 NLRP3 和 Capase-1 的表达，并进一步抑制 NLRP3 炎症小体的激活，从而降低下游炎症因子 IL-1β 的表达，抑制肝纤维化的发生。

2. 甘草异黄酮类化合物可通过微小 RNA-27a（miRNA-27a）/脾酪氨酸激酶（SYK）/NF-κB 轴抑制 NLRP3 介导的细胞焦亡： 甘草具有补脾益气、清热解毒、祛痰止咳、缓急止痛等功效。甘草异黄酮类化合物异甘草素可通过 miRNA-27a/SYK/NF-κB 轴抑制 NLRP3 介导的细胞焦亡。异甘草素是一种酚类黄酮化合物，可通过抑制 NLRP3 炎症小体介导的细胞焦亡缓解肝纤维化。在体外，异甘草素可以保护原代小胶质细胞免受 LPS 和 ATP 诱导的 NLRP3 炎症小体激活的影响。通过 miRNA-27a 抑制剂和 miRNA-27a 模拟物研究 miRNA-27a 在异甘草素发挥作用中的作用后发现，miRNA-27a 抑制剂降低了异甘草素的治疗效果，而异甘草素的细胞保护作用则类似于 miRNA-27a 模拟物。因此，异甘草素可通过 miRNA-27a/SYK/NF-κB 轴抑制 NLRP3 介导的细胞焦亡，进而抑制肝纤维化的发生。

3. 衢枳壳提取物（QAF）对 CCl4 诱导的肝纤维化小鼠肝脏炎症及 NF-κB/NLRP3 炎性体通路的影响： 衢枳壳为浙江的特色药材，具有理气宽中、化痰消积、行滞消肿等功效。QAF 可以显著抑制脂多糖诱导的 RAW264.7 巨噬细胞炎症因子的表达及分泌，显著减少肝纤维化小鼠肝脏炎症细胞浸润，并进一步抑制炎症因子 IL-1β 和 IL-18 mRNA 的表达。因此，QAF 可以通过抑制肝脏炎症来抑制肝纤维化的发生和发展。NF-κB/NLRP3 炎性体通路是一个调控炎症因子表达与分泌的重要通路。在细胞核内，NF-κB p65 已被证实可以调控 NLRP3、IL-1β 和 IL-18 等基因的表达。研究表明，QAF 可以通过抑制 NF-κB p65 蛋白磷酸化和 NF-κB 抑制蛋白（IκB）、NLRP3 蛋白表达以及 Caspase-1 蛋白剪切来抑制 NF-κB/NLRP3 炎性体通路的激活，并抑制促炎性细胞因子 IL-1β 和 IL-18 的分泌，进而抑制肝纤维化的发生。

4. 虎杖的提取物可通过调节微小 RNA - 223 - 3p（microRNA-233-3p，miRNA-233 - 3p）/NLRP3 通路来抑制肝纤维化： 虎杖具有散淤止痛、利湿退黄、止咳化痰等功效。虎杖的提取物白藜芦醇具有抗炎、抗氧化、抗菌、抗心血管疾病、抗肿瘤等多种药理活性。研究表明，白藜芦醇可通过磷脂酰肌醇 3 激酶（PI3K）/蛋白激酶 B（Akt）、肿瘤坏死因子受体相关因子 6（TRAF6）/NF-κB 和 Src 激酶等多种信号途径在骨关节炎、肺损伤和脊髓损伤等多种疾病中发挥抗炎作用。白藜芦醇可以抑制炎症反应以及细胞焦亡。研究表明，白藜芦醇可通过上调 miRNA-223-3p 的表达，抑制 NLRP3 炎症小体的活化，进而抑制下游 Caspase-1 的活化和 IL-1β、IL-18 炎症因子的活化，最终达到抑制细胞焦亡，缓解肝纤维化的目的。因此，虎杖的提取物白藜芦醇可以通过调控 miRNA-223-3p/NLRP3 通路抑制肝纤维化的发生。

5. 牡丹皮提取物可通过促进外泌体（exosomes，exo）中微小 RNA - 233（microRNA-233，miRNA-233）的表达抑制 NLRP3 信号通路，进而抑制肝纤维化： 牡丹皮具有清肝降压、清热凉血、活血化瘀等功效。牡丹皮的提取物丹皮酚（Pae）具有抗炎、降压、镇痛、解热、抗过敏等功效。研究表明，NLRP3 炎症小体是 miRNA-223 的下游靶点。Haneklaus M 等发现，miRNA-223 可以通过靶向 NLRP3 3′-非翻译区中高度保守的 miRNA-223 靶位点，阻止 NLRP3 蛋白的表达，并进一步抑制下游炎性因子的产生。实验结果表明，丹皮酚可以上调外泌体中 miRNA-223 的表达，从而抑制 NLRP3 信号通路的活化，并进一步抑制 Caspase-1 的活化以及炎性因子 IL-1β、IL-6 的活化，进而缓解炎症反应，抑制肝纤维化。此外，Pae-exo 和 miRNA-223 mimics 均能缓解炎症反应，均能发挥抗炎作用。

6. 白芍提取物通过调控肺腺癌转移相关转录本 1（MALAT1）/微小 RNA - 876 - 5p（microRNA-876-5p，miRNA-876-5p）/NLRP3 轴抑制肝纤维化： 白芍是中医药方中的常用中药材，性凉、微寒，具有平肝止痛、养血敛阴、补血柔肝、平抑肝阳等功效。白芍的提取物白芍总苷（TGP）具有抗炎、护肾、保肝、止痛、调节免疫等多种功能。研究表明，MALAT1 吞噬巨噬细胞中 miRNA-876-5p 的过程可被白芍总苷抑制，白芍总苷还可以进一步抑制 NLRP3 的表达，缓解炎症反应，进而抑制肝纤维化。因此，白芍的提取物白芍总苷可以通过调控 MALAT1/miRNA-876-5p/NLRP3 轴来抑制肝纤维化的发生。

7. 淫羊藿的活性成分可通过调控微小 RNA - 223 - 3p（microRNA-233-3p，miRNA-233-3p）/NLRP3 信号通路抑制肝纤维化： 淫羊藿又称仙灵脾，味辛性温，无毒，具有温补肝肾、强筋健骨、壮阳起痿等功效。淫羊藿的活性成分淫羊藿苷具有提高造血功能、免疫功能、补肾壮阳、抗衰老等功效。研究表明，MiRNA-223-3p 可以通过靶向 NLRP3 的 3′-UTR 来调控 NRLP3 的表达，因此，淫羊藿苷可通过上调 miRNA-233-3p 的表达，进而抑制 NLRP3 介导的炎症反应。由此可见，淫羊藿的活性成分淫羊藿苷可以通过调控 miRNA-223-3p/NLRP3 信号通路来抑制肝纤维化。

8. 肉桂提取物可通过抑制 miRNA-21、miRNA-155 的表达抑制 NLRP3 炎症小体活化，进而抑制肝纤维化： 肉桂，味辛中带甘，性质大热，具有驱寒活血、温补肾阳、护胃通便等功效。肉桂的提取物肉桂醛具有抗癌、抗炎、抗糖尿病等药理活性。研究表明，肉桂醛可以抑制 miRNA-21、miRNA-155 的表达，而 miRNA-21、miRNA-155 可以促进 NLRP3 炎症小体的活化。因此，肉桂醛可以通过抑制 miRNA-21、miRNA-155 的表达来抑制 NLRP3 炎症小体活化，进而抑制炎症反应，缓解细胞焦亡，抑制肝纤维化的发生与发展。

总　　结

肝细胞发生炎症或坏死而导致肝脏内纤维结缔组织异常增生是引发肝纤维化的原因。肝纤维化的发生受炎症、氧化应激、凋亡、增殖等多方面的影响。其中，炎症反应是肝纤维化发生过程中的一个重要组成部分，可加速纤维化的进程。miRNA 分子可调控机体免疫、炎症反应等生理病理过程。目前已有多项研究表明，多种 miRNA 分子可参与调控肝纤维化，为治疗肝纤维化提供了多条有效途径。炎性小体是一个参与天然免疫反应的多蛋白复合物。2002 年，Martinon F 等研究 NLRP3 炎性小体是目前钻研的最具有象征性、也最为深刻的炎性小体。NLRP3 炎性小体可发挥促炎作用，促进肝纤维化的发生。研究表明 NLRP3 炎性小体的激活可直接加速肝纤维化的进展，其影响机制为活化的 NLRP3 炎性小体刺激大量致炎因子的生成与释放，诱导细胞焦亡，进而加速肝纤维化的进展。由上述结论可见，减少 NLRP3 炎性小体的表达，抑制其活化，可有效缓解肝组织损伤，并进一步逆转肝纤维化的发展。巨噬细胞是肝纤维化发生过程中的主要参与者，NLRP3 炎性小体主要存在于巨噬细胞中，众多致炎细胞因子来源于巨噬细胞，可刺激 HSC 的活化与增殖，Karlmark K R 等针对慢性肝损伤和肝纤维化患者进行了研究，结果表明，肝脏中巨噬细胞的数量随患者体内炎症程度的加重而增加，该研究结果也证实了上述观点。

　　肝纤维化发生发展过程中的关键信号通路为 NLRP3/Caspase-1/IL-1β 信号通路，其在肝纤维化发生过程中主要参与炎症反应和细胞焦亡 2 个过程。由于 NLRP3/Caspase-1/IL-1β 信号通路可调控炎症反应，参与肝纤维化发生和发展的过程，因此，抑制该信号通路的激活，即可抑制 Caspase-1、IL-1β 和 IL-18 等细胞因子的释放，减轻肝组织的炎症反应，进而缓解肝纤维化。

　　细胞焦亡参与了"焦亡-炎性反应-纤维化"轴样病理改变的构成，与肝纤维化的发生发展密切相关。Takahashit 等研究表明，HSC 的活化可受细胞焦亡所引起的炎症反应的影响。Caspase-1 介导的细胞焦亡直接诱导大量 IL-1β、IL-18 炎症因子的成熟，引发细胞溶解、死亡，加速焦亡的发生，进而激活 NLRP3 炎症小体，促进纤维化的发生。大量研究表明，HSC 是肝脏最主要的纤维化细胞类型，HSC 的异常激活是肝纤维化发生的关键原因，因此，HSC 的凋亡对肝纤维化的逆转具有重要意义。Wreea 等也揭示了 NLRP3 依赖性肝细胞焦亡是肝纤维化的一个新机制，NLRP3 炎性小体的活化可使促炎信号发生转导、肝细胞发生焦亡、HSC 发生活化，从而加速肝纤维化的进程。实验研究显示 LPS 可刺激 Kupffer 细胞释放 IL-1β、TNF-α 等致炎细胞因子，进而导致肝细胞的焦亡以及 HSC 的活化。冯会婷等发现琴叶榕根鲜药水提取物与琴叶榕根干药水提取物均可有效抑制酒精所致的肝细胞损伤，其提取物可下调 NLRP3、Caspase-1、IL-1β 以及肝纤维化相关细胞因子的表达水平，其提取物不仅能够保护肝脏受损细胞，还可以通过抑制肝细胞焦亡来减轻肝细胞损伤的程度。肝细胞焦亡与肝纤维化的发生密切相关，肝细胞焦亡的增加可加速肝纤维化的发展进程。因此，抑制肝细胞焦亡可抑制肝纤维化的发展进程。在中医药方面，肝纤维化具有气阴虚损、瘀血阻络、肝郁脾虚、肝胆湿热等类型，目前已有研究发现，莪术、虎杖、牡丹皮等多种中药材可通过调控 miRNA 分子、NLRP3 炎症小体对肝纤维化进行调控。因此，对中医药进行更深入的研究，将有望对肝纤维化进行更有效的治疗。

162　慢性胆囊炎的中医治疗

　　慢性胆囊炎因胆囊结石、高脂饮食等诱发，呈慢性起病，也可由急性胆囊炎反复发作、失治所致，临床表现为反复右上腹疼痛或不适、腹胀、嗳气、厌食油腻，右上腹部有轻度压痛及叩击痛等体征。治疗慢性胆囊炎，除通过饮食和生活习惯的改变，西医学多应用利胆、解痉镇痛、助消化、抗感染、外科手术等治疗方法。这些方法副作用大，长期疗效不佳，患者生活质量差，而中医治疗慢性胆囊炎疗效明确，避免手术，可提高生活质量，因此中医药治疗慢性胆囊炎日渐受到重视。学者陈宇华等对慢性胆囊炎的中医药治疗研究做了梳理归纳。

病因病机

　　现代医学认为的慢性胆囊炎的发病机制为胆囊结石、细菌感染、胆囊动力学异常、胆囊缺血和病毒、寄生虫感染。中医学将慢性胆囊炎归属于"胁痛""胆胀"，病因主要是情志不遂、饮食失节、感受外邪、虫石阻滞、劳伤过度，病机不外虚实两端。实者多因邪实阻滞，胆腑不通，不通则痛；虚者多因精血亏损，肝络失养，不荣则痛；亦可虚实夹杂。《灵枢·胀论》云："胆胀者，胁下胀疼，口中苦，喜太息。成冬生认为肝气郁结，日久化火，酒食蒸蕴，阻滞中焦，则胆腑郁热，肝失疏泄，脉络瘀滞，气机不利而发病。"郁惠兴认为胆为"中精之府"，内藏胆汁，与肝相依，助肝疏泄。邪伤肝胆，疏泄失职，气机阻滞，胆失通降，气血瘀滞，"不通则痛"引起胆系痛证。《素问·血气形志》描述了少阳胆经多气少血的基本生理状态。本病病位在胆，与肝、脾、胃关系密切，病情迁延难愈，病久耗伤肝阴，阴虚不荣脉络，发为虚证，故"不荣则痛"。肝胆相表里，肝藏血，主疏泄，体阴用阳。肝之阴血，滋养本脏，涵敛肝阳，则气机疏利，疏泄条达。一旦阴血不荣，气机疏利不佳，胆汁排泄不畅，则见虚实夹杂之证。

辨证分型

　　胆囊炎中医诊疗规范专家共识意见中将慢性胆囊炎分为肝胆气滞证、肝胆湿热证、胆热脾寒证、气滞血瘀证、肝郁脾虚证和肝阴不足证。刘敏等采用流行病学的调查方法将本病分为肝胃郁热证、肝胃气滞证、肝气郁滞证、肝胆湿热证和肝阴不足证，以前两种为主。胡明卫认为"凡诸胁痛，肝火盛，木气实也"。热郁为本，气滞为标，将本病根据临床表现不同分为郁滞型和湿热型两种。而郝守山根据临床症状分为肝胆实热型和气滞血瘀型。张尊敬和郑小伟则根据病因病机分为肝气郁结、肝胆湿热、肝郁脾虚、脾胃气滞、气滞血瘀和寒气凝结6种证型。

治　　疗

　　对于慢性胆囊炎的治疗，中医西医各有其优缺点。西医起效快速，但易产生副作用；中医安全，远期疗效好，长期服用能达到根治效果，有效提高患者的生活质量。

　　1. 中药复方：

　　（1）柴胡疏肝散：聂文山和路小燕用《医学统旨》中的柴胡疏肝散加减治疗慢性胆囊炎。柴胡疏肝利胆解郁，枳壳下气宽中，消痞除胀，两药相合，一升一降，运转枢机；香附、川芎行气解郁止痛；陈皮辛温，辛行温通，加强香附、川芎的行气止痛作用；甘草合白芍缓急止痛；诸药合用共奏疏肝利胆、行气活血、和胃降逆之功。田君和杨师鉴应用《金匮要略》中的大柴胡汤加减治疗本病。本方为柴胡疏肝散加减，诸药联合，借助肝之疏泄，打通少阳气滞，从而疏肝利胆，和降通腑。崔保星则应用《伤寒杂病论》中的大柴胡汤。

（2）小柴胡汤：郑建军选用《伤寒杂病论》中的小柴胡汤，运用"和"法达到清解邪毒，培补正气之功，从而使三焦通达，脾胃调和，内外宣通，机枢畅利，邪去正安。彤举根据"通则不痛"的理论，同样应用小柴胡汤，以通为主，疏肝利胆，清热化湿，通腑降浊，达到"六腑以通为用"的目的。

（3）血府逐瘀汤：郭汇浩和冯娥认为本病病程较长，由血及气，治疗疼痛应以活血利胆法为优，应用《医林改错》中的血府逐瘀汤治疗慢性胆囊炎急性发作，活血祛瘀，行气止痛。

（4）半夏泻心汤：高凤琴与刘瑞采用辛开苦降法，应用半夏泻心汤，治疗慢性胆囊炎或胆囊结石术后综合辨证属寒热错杂之痞证者，对心下胃脘痞满者疗效显著。纪江红认为半夏泻心汤能平调寒热，消痞散结，而肝气易伤脾，故而合用逍遥散疏肝健脾，两方合用能有效缓解临床症状，提高疗效。

（5）一贯煎：刘鲁明运用一贯煎治疗慢性胆囊炎，本方能濡养肝体，条达肝气，从而解除胸脘胁痛。石玮以张仲景芍药甘草汤、麦门冬汤合一贯煎加减成滋阴柔肝方，以滋阴柔肝为主体，滋水涵木，培土荣木，同时补疏兼施，使补而不滞。

（6）温胆汤：关力和李国信应用温胆汤治疗慢性胆囊炎，本方最早见于《集验方》，后收录于《备急千金要方·胆虚实》，有疏肝理气、清热化湿之功。

（7）蒿芩清胆汤：尹雪峰应用蒿芩清胆汤治疗肝胆湿热证，本方出自《重订通俗伤寒论》，可清利肝胆湿热，条畅气机。

（8）自拟方：彭光军自拟胆囊炎方，功能平衡胆腑通降，疏散胆汁郁滞，护肝利胆，调理胃气，清热利湿，消炎镇痛。杨芳自拟柴胡、金钱草、姜黄、白芷、威灵仙、枳壳、槟榔片、佛手、砂仁为方，诸药合用疏肝利胆，通络止痛。李福章自拟疏肝利胆方，组成为柴胡、黄芩、鸡内金、郁金、白芍、枳壳、当归、炒白术、佛手、砂仁、金钱草、生甘草。董文和王德运以疏肝利胆、清热利湿、行气止痛、利胆排石治疗本病，自拟方中有柴胡、枳壳、川芎、郁金、法半夏、黄芩、鸡内金、金钱草、威灵仙、枳壳和川楝子。江一平与许嵩认为慢性胆囊炎多为湿热夹瘀型，以"湿""热""瘀"互结为病机要点，自拟清热利湿活血方，药物组成为柴胡、栀子、黄芩、延胡索、川楝子、赤芍、白矾、郁金、虎杖和炙甘草。工晶自拟清肝利胆方以龙胆清肝利胆燥湿为君，上清肝胆之火，下泻肝经湿热；柴胡疏肝解郁、黄芩清热燥湿、栀子清热解毒，三者共为臣药；车前子、泽泻清热渗湿利尿；当归、生地黄益阴补血养肝；川楝子、延胡索疏肝泄热止痛；甘草调和诸药。杨建雄和刘桂华自拟利胆清毒汤治疗胆胃湿热证，药物组成为金钱草、龙胆、鸡内金、枳实、延胡索、瓜蒌、甘草，诸药共奏利胆清毒、清化湿热之功。

2. 中成药：胆乐胶囊能理气止痛，利胆排石。有研究显示其对于慢性胆囊炎的治疗效果明显优于单纯抗生素治疗。然而与胆乐胶囊相比，胆舒胶囊对减轻疼痛和缓解临床症状有更好的作用，它是根据疏肝利胆，理气止痛的中医理论基础研制而成的，其主要成分是薄荷油，薄荷的作用主要有发汗解热、抗菌抗病毒、抗炎镇痛、利胆、抑制平滑肌的运动、溶石排石。八宝丹功能清利湿热、活血解毒，在治疗慢性胆囊炎的方面，比胆舒胶囊效果更优。鸡骨草胶囊作用强大，能护肝利胆、抗菌抗病毒、抗炎解热镇痛、提高免疫力。王思明临床研究得出，在西医应用氨基苄青霉素、甲硝唑静脉滴注的基础上，加用裸花紫珠胶囊比单纯应用西医基础治疗更能缓解慢性胆囊炎的症状。杨小平在使用环丙沙星和头孢曲松的基础上加用胆宁片来治疗慢性胆囊炎急性发作，其效果明显优于单纯西药治疗。现代药理学研究表明，胆宁片能减轻胆囊炎症，恢复上皮细胞功能；缓解 Oddi 括约肌张力，降低胆管压力；促进胆汁分泌；溶解和预防胆固醇结石形成。

3. 特色治疗：大量临床研究表明，针灸治疗慢性胆囊炎有显著的疗效，并且起效迅捷，可以避免长期反复使用抗生素，取穴中频繁使用的穴位有胆俞、阳陵泉、期门、日月、胆囊、太冲、足三里、肝俞、中脘、内关。刘涛和刘臣在治疗上采用远近结合取穴，腹部近取的穴位为梁门、腹哀，便于针刺手法操作，远取辨证论治选穴。热证剑突部疼痛取厉兑及足窍阴刺血；寒证剑突部疼痛取足三里；虚寒证右上腹疼痛取阴陵泉；右上腹气滞疼痛取三阴交。温峰云等学者研究得出针刺肩井穴能反射性地兴奋延髓，从而改善延髓对胆汁分泌的调控；在慢性胆囊炎急性发作时，能缓解胆囊的牵涉痛；抑制外周或中枢的敏化，调节胆囊运动功能。研究证明，双侧穴位中右边的选穴对于慢性胆囊炎的治疗效果更佳。脐历来被视为治病之要穴，为先天之结蒂，后天之根本。张庆宁与张庆光学者经过长期的临床观察发现针刺巽、坤、艮和兑能对疾病的治疗起到良好的疗效。吴海斌和丁涛采用耳穴贴压法联合西药治疗慢性胆囊炎，应用王不留行子贴压于神门、肝、胆、十二指肠、内分泌、交感、皮质下，本法治疗复发率低，安全性高。邓厚波和刘铁军利用红外线高效的温热效果照射溻渍有中药的局部皮肤，使得皮肤组织温度升高，血管扩张，血流加速，中药的有效成分渗透入组织中，从而消肿化瘀、扶正固本。许婷婷采用穴位埋线，两组穴位交替使用，第一组为胆俞（右）、日月（右）、阳陵泉（双）、足三里（双），第二组为肝俞（右）、期门（右）、胆囊（双）、天枢（双），通过缓慢持久的刺激使得顽固的疼痛得到缓解。

163　胆胃同治理论在慢性胆囊炎中的应用

慢性胆囊炎是指胆囊慢性炎症性病变，中医认为情志不遂、饮食失节、感受外邪、虫石阻滞及劳伤过度多会诱发胆囊炎。慢性胆囊炎病情轻者可仅表现为右上腹的憋胀、隐痛，病情较重者可见右上腹疼痛，向右肩背部放射并伴恶心呕吐、腹胀、纳差等消化道症状。随着现代人工作生活压力增大、饮食高脂化且缺乏运动，慢性胆囊炎的发病率越来越高。中医疗法在慢性胆囊炎的治疗中有着明显效果，其整体与局部辨证相结合的观念，以及因人制宜的药物配伍理念，使得中医治疗胆囊炎更具优势。慢性胆囊炎属于中医学"胆胀""胆瘅""胁痛"范畴。对于胆胀病的治疗，"胆胃同治"较好地体现了中医的辨证特点。中医认为胆胃同为六腑，胆与胃两者在生理及病理上息息相关，胆腑病变极易传邪于胃，胆汁排出障碍影响脾胃的气机，导致脾胃运化失调，而胃腑的病变可能通过影响中焦的气机导致胆道运动功能失调。治疗慢性胆囊炎采取胆胃同治的方法，在疏肝利胆的同时配合调和脾胃，能更快地取得理想的疗效。学者李峥等对"胆胃同治"理论在慢性胆囊炎中的应用做了探讨。

理论根据

1. 胆胃生理相关：《灵枢》称胆为"中精之府"，指出胆的生理功能为贮藏、排泄胆汁。"胆者，肝之腑"，肝胆相表里，胆乘肝之余气，化生胆汁，胆汁可促进饮食水谷的消化与吸收。胃与胆同属六腑，为"水谷气血之海"，是机体对饮食物进行消化吸收的重要脏器。唐容川谓："胆者，肝之府，属木。主升清降浊，疏利中土。""疏利中土"即胆助胃肠化食。胆属少阳相火，为甲木。少阳即是阳气初生之意，是生命活力的生发之本，性喜条达而恶抑郁。胆气的疏泄，可助胃气的下降，而《医学求是》谓"胆木赖胃土之降"，《四圣心源》中"相火本自下行，其不下行而逆升者，由于戊土之不降"，胃气的肃降又有利于胆气的疏泄，升降有序、通降得当则胆胃调和。结合脏象理论、五行学说可以看出，胆与胃在生理上相互协调。胆囊的功能主要是贮存并浓缩肝胆汁，排入肠道帮助食物消化，而参与调节胆囊运动的激素主要是由胃肠道分泌的胃肠激素，如缩胆囊素（CCK）、胃动素（M1L）、胰多肽家族、胰高血糖素样肽-2（GLP-2）等。胃肠激素按其作用可分为两类：兴奋性激素和抑制性激素，胆囊生理功能失调可能与兴奋性激素分泌减少或作用减弱而抑制性激素分泌增加或作用增强所致。体内胃肠激素调节紊乱，可以导致胆囊动力学异常和胆汁淤滞，从现代医学角度为"胆胃同治"理论提供了依据。

2. 胆胃病理相关：《灵枢》云"邪在胆，逆在胃"，已认识到胆的病变可影响胃的通降。胆病及胃可表现为木不舒土，亦可表现为木旺乘土。《四圣心源》云"木邪横侵，土被其贼，脾不能升而胃不能降"，胆气不舒，胆汁郁结，横逆犯胃使胃气壅滞，影响脾胃的受纳腐熟和运化，在出现右上腹不适的同时可有厌食、腹胀、腹泻等方面的症状。《素问·至真要大论》云："少阳之胜，热客于胃，呕酸、善饥。"肝胆疏泄太过，多见于胆火、胆热冲逆犯胃，致胃失和降，出现烧心、反酸等症状。胃的病变也可影响胆的调畅。《四圣心源》云："木以发达为性，己土湿陷，抑遏乙木发达之气，生意不遂，故郁怒而克脾土，风动而生疏泄。"脾胃气虚，中焦不利，胆受其乱，致土虚木郁，出现腹部胀满、腹痛下利或大便干稀不调等症状。从古代文献看出，胆腑气郁、胆失通降是胆胀发生的基本病机，胆气宜降宜舒，中焦脏腑气机升降失调，疏泄失常，导致胆汁排泄异常而生胆胀病。

临床应用

胆胃同属中焦，经脉相络。胆气郁滞，胆汁分泌与排泄受阻，则影响脾胃的受纳腐熟和运化；脾气运化失常，则水湿内生，气机闭阻日久，郁而化热，湿热蕴肝胆，以致肝失疏泄，胆汁外溢。在治疗应整体辨证，谓"木得土以培之，土得木之助而达之"。在慢性胆囊炎治疗中，疏利肝胆为本，配合调理脾胃以使中州得安。胆为肝之府，亦喜条达，胆之为病具有易郁滞易化热等的特点，临床常用治法有利胆、疏胆、清胆等；胃为六腑之一，以通为用，以降为顺，治法有和胃、温胃、清胃、益胃等。《金匮要略》云："见肝之病，知肝传脾，当先实脾。"无论是否有消化道的症状，都应在治疗胆囊炎症的同时顾护脾胃，一强健中气防止邪气传变，二防止苦寒药物损伤中阳。

1. 利胆和胃法："木气郁塞，则胆病上逆。"肝胆互为表里，发病过程中常肝病及胆、胆病及肝或肝胆同病。脾胃为一身气机之枢纽，脾胃和，则气机畅，气血盛。肝气郁结，胆气不疏，横逆犯胃，胃失和降。患者可出现胁肋窜痛，胃脘胀满，恶心、嗳气、纳差，发病每与情志改变相关，舌红苔白腻，脉弦滑等。常用药有柴胡疏肝解郁，《神农本草经》谓柴胡"去肠中结气，饮食积聚，寒热邪气，推陈致新。"柴胡具有抗炎及抗病原微生物的作用，同时能够促进胆汁排出；香附理气疏肝，助柴胡以解肝郁；郁金、延胡索、川芎行气活血而止痛，三药配合增加行气止痛之功，助柴胡解肝经之郁滞；陈皮、枳壳理气行滞；白芍养血柔肝，缓急止痛；黄芩清泻肝胆之热，与柴胡配伍调肝胆之气机，清内蕴之湿热。

2. 舒胆温胃法：情志抑郁，肝胆之气不舒，加之素有脾胃虚寒或过用寒凉之品损伤阳气，脾阳不足则无力运化饮食水谷。患者可出现腹部及两胁胀痛，遇寒加重，易乏力倦怠，大便稀溏，舌淡苔薄，脉弦等。常用药有柴胡疏肝解郁，香附、川芎行气解郁止痛；白术、黄芪健脾益气；陈皮、厚朴行气消胀；桂枝辛温，可散寒温经通络，以去中焦之积寒，又可平肝理肝气；生姜、炮姜、干姜温中散寒；焦三仙健胃消食等。

3. 清胆和胃法：饮食不节，耗伤脾胃，运化失调，水液聚而为湿，湿邪重着黏腻，缠绵难除，久则郁而化热，热与湿相合为病，胆为其扰，诸症可现。患者可出现两胁胀痛，胃脘胀满，口苦，吐酸，大便干结或黏腻，舌红苔厚腻或黄腻，脉滑数等。清利湿热同时通腑导热下行，常用金钱草、茵陈、青蒿清热利湿，金钱草善清肝胆之火，除下焦湿热，亦能利尿通淋，排石解毒；现代研究金钱草有利胆、抗炎镇痛、利尿、排石、抗菌等作用，配合柴胡、郁金行气解郁除肝胆之湿热；茯苓健脾利湿，湿甚者可加苍术；竹茹清热止呕，热甚者可加黄芩、黄连清泻火热；大黄通腑利胆，厚朴、鸡内金、枳壳行滞消胀，理气止痛。

其他疗法

针灸、穴位贴敷等传统疗法多有用"胆胃同治"方法治疗胆胀病。研究发现针刺胆囊穴、足三里治疗可改善保胆术后患者的胆囊收缩功能。艾灸神阙配合耳穴刺激（肝、胆穴，脾、胃穴）的治疗方法在临床上取得理想疗效，且治疗方法安全简便、无痛苦及副作用。足三里温和灸联合中药贴敷（茵陈100 g、生大黄100 g、芒硝100 g、莪术60 g、金钱草60 g、青皮60 g）可缩短胆囊切除术后患者胃肠功能恢复的时间。耳穴压籽（胆、脾、胃、肝、内分泌等）联合西药治疗慢性胆囊炎急性发作，结果显示联合治疗组的临床疗效优于单纯西药组，耳穴压籽联合西药治疗慢性胆囊炎急性发作疗效确切。观察耳穴贴压结合体针治疗慢性胆囊炎，耳穴贴压结合体针治疗组治疗在改善疾病症状体征，改善胆囊壁厚度方便均有较好的疗效。研究显示使用穴位贴敷（中脘、双阳陵泉、三焦俞、肝俞、胆俞、脾俞、胃俞）配合药物治疗慢性胆囊炎急性发作疗效优于单纯口服药物的疗效。中医传统疗法其配穴多选用足少阳胆经与足阳明胃经之穴，共奏疏肝理气、消炎利胆、健脾和胃之功。在改善胆胃功能，缓解慢性胆囊炎症状，减轻疼痛方便传统疗法有着独特的效果，可作为药物治疗的辅助手段配合治疗慢性胆囊炎。

验案举隅

崔某，男，59岁。2021年3月13日就诊。主诉间断右上腹疼痛1年，加重2日。患者1年前无明显诱因出现间断右上腹疼痛，每于进食油腻或情志不畅时加重。2日前因过食油腻导致右上腹疼痛发作，持续不减，刻下：右胁胀痛，胃脘部胀满不适，嗳气，纳差，大便黏滞不爽，口干口苦，舌质暗红，苔黄厚腻，脉弦滑。体格检查：腹平坦柔软，右上腹压痛（＋），墨菲征（＋），无反跳痛及肌紧张，腹部叩诊呈鼓音。B超提示胆囊壁毛糙增厚。中医诊断为胆胀病（肝胆湿热证）。西医诊断为慢性胆囊炎。方以《岳美中医案集》柴金汤加减。

处方：柴胡15 g，郁金12 g，黄芩10 g，金钱草15 g，大黄6 g，炒枳壳10 g，醋香附10 g，延胡索10 g，炒白术12 g，茯苓15 g，厚朴10 g，鸡内金8 g（由医院药剂科提供中药颗粒剂）。7剂，开水冲200 mL，早晚空腹温服。

服药后右上腹疼痛减轻，余症明显减轻。后将上方酌情加减，连服21剂后右上腹疼痛基本消失，纳食佳。嘱其调畅情志、清淡饮食、避免熬夜、适当锻炼，随访至今未复发。

按：根据症状及舌脉表现，此病例当属肝胆湿热之证。或因平素饮食不洁，损伤脾胃，运化失职，水湿内生，滞留体内，湿邪郁久化热，发为湿热。湿热之邪最易阻滞气机，导致百症丛生。方中柴胡疏肝解郁；郁金、黄芩清肝凉血；柴胡配金钱草，疏肝利胆，引热自小便而出；大黄、枳壳泄热通腑，使湿热从大便消散；香附、延胡索行气止痛；白术、茯苓益气和胃、健脾利湿；鸡内金、厚朴消食导滞，下气除满，引郁滞之邪由下而出。

综上所述，胆与胃在生理上、病理上相互联系影响，为"胆胃同治"提供了理论依据。随着检测技术的发展，胆囊炎的发现率逐渐增高，特别是一些无明显症状的慢性胆囊炎被及时发现，人们对胆囊炎的防治越来越重视。从临床疗效可以看出，对于慢性胆囊炎，中医有较好的临床疗效，配合多种疗法，有望快速地缓解症状、消除炎症，从根本上治疗本病。

164　从心胆相通辨治慢性胆囊炎伴焦虑抑郁状态

近年来，随着人们生活方式的改变，慢性胆囊炎临床发病率逐年上升。临床诊疗中发现，慢性胆囊炎发病常伴有不同程度的焦虑、抑郁情绪问题，这些情绪反之又可诱发或加重本病，因病致郁，因郁致病，形成恶性循环，久治不愈，影响患者生活质量，属消化心身疾病范畴。西医针对慢性胆囊炎急性发作的方法主要是抗感染、解痉止痛等，而对炎性指标不高、非感染性的慢性胆囊炎疗效有限，且存在不良反应。中医认为心与胆相通，两者统一于神志，并在经脉上相互络属，生理上相互影响，病理上相互累及。学者宗雪羽等基于心胆相通理论，并结合慢性胆囊炎的发病规律，认为其病位虽在胆，但与心密切相关，其病机又因心胆生理功能不及或太过而演变不同，虚证以心虚失养、胆腑虚怯多见，以益心温胆为主要治则；实证以心气不畅、胆腑郁滞，心火内扰、胆火上炎多见，以调心疏胆、清心利胆为主要治则，心胆同治、心身同治。

心胆相通的理论基础

早在《黄帝内经》中就已认识到心胆之间经脉联络、生理相关、病理累及，由于并没有对心胆关系进行详细、直接的论述，故后代医家们对其没有足够的重视，直至明代李梴在《医学入门·脏腑》转引《五脏穿凿论》中方才有了明确的表述："心与胆相通，心病怔忡，宜温胆为主；胆病战栗癫狂，宜补心为主。"张景岳在《景岳全书》中亦云："胁痛之病，本属肝胆二经……故凡以焦劳忧虑而致胁痛者，此心肺之所传也。"论述了当出现胁痛不舒等症时，并非要执着于肝胆，可考虑其是由焦虑、恐惧等情志异常伤及心神，累及胆腑的病理变化。

1. 心胆相通于经络：《灵枢·经脉》云"心手少阴之脉，起于心中……是主心所生病者，目黄，胁痛"。又云："胆足少阳之脉……其支者……以下胸中，贯膈，络肝属胆，循胁里……其直者，从缺盆下腋，循胸过季胁……是动病病口苦，善太息，心胁痛不能转侧。"明确提出了胆经之经别横胸贯膈通过心脏，心胆之间通过经脉相互联系，构建了心胆相通的基础生理结构。《灵枢·经别》云"足少阳之正……别者，入季胁之间，循胸里，属胆，散之上肝贯心"，既表明其机制为经别相联相关，又表明心胆相通之意。《医贯·十二官论》云："脾、胃、肝、胆、两肾、膀胱各有一系，系于包络之旁，以通于心。"指出心与胆通过心包络相关的又一种联结方式。由心胆之间的渊源可看出，相互联结的经脉所隶属的脏腑之间的气化相通关系是心胆相通的理论基础。

2. 心胆统一于神志：心主神明。《灵枢·口问》云："心者，五脏六腑之主也……心动则五脏六腑皆摇。"强调了心为五脏之主，在机体的一切生理、心理活动中起主导作用，有总统之意，主宰意识、思维、情感等精神活动。其功能的正常发挥依赖于心气调达。近年来，广泛性焦虑的诊断率逐年上升，与生活节奏、工作压力、人际关系等密不可分，这些外界不良刺激首先作用于心，损伤心神，耗伤阴血阴精，使心失所养以致心神失常，引发焦虑紧张、情绪不宁、失眠等一系列神志病症状。正如《灵枢·口问》云："忧思则心系急，心系急则气道约，约则不利。"说明情志刺激可伤及心神，导致气血不和，血脉不畅，百病变化而生。现代医学对心脑关系的研究也为"心主神明"提供了有力的支持。可见，心之波动，牵一发而动全身，无不由心动，无不动心。

胆主决断。《素问·灵兰秘典论》云："胆者，中正之官，决断出焉。"此谓胆似刚正不阿的官员，其性刚直，有担事之力，不偏不倚，也说明了胆与人体的神志活动有关。胆可决断其他脏腑的神志和人生命活动的情志。另肝胆互为表里，肝之余气化生胆汁，故其对神志的影响旨在疏泄诸脏气血，因气血恰为神志的物质基础。胆形似腑而功似脏，其气可沟通阴阳，并协调表里、内外、上下气机，与其他脏腑相互制约、协作，即"凡十一脏，取决于胆也"。心胆相通，两者统一于神志。《灵枢·本神》云"所以任物者，谓之心"，认为接触外来事物并围绕其发生思维活动这一过程是心的作用，人的精神活动都受心神的调节，胆主决断同样是精神活动，是对事物作出判断决定的能力，其功能的正常发挥是在心主神的前提下进行的。心胆各自气机调畅，相须为用，正如严用和《重订严氏济生方》云："心气安逸，胆气不怯，决断思虑，得其所也。"心任物又需胆决断，两者相辅相成。心胆失司，胆失决断，则心主神明功能不能正常发挥，从而出现情志异常变化。关于此在古籍中多有论述，如《医学心悟》中云："心惊然后胆怯，乃一定之理。"又如《金匮玉函经》云："烦惊虽系乎心，未有不因于胆，何者？胆为将军之官，失荣则多畏也。"

3. 心胆协调于气血：《素问·痿论》云"心主身之血脉"。心气推动血液在脉中运行，将营养物质散布周身，濡养四肢百骸，此项生理功能的正常发挥，依赖于心气的充沛。心"主明则下安"，胆为臣，胆气疏泄及时，可防御和清除精神刺激带来的不良影响，辅佐君主，维持气血精津的正常运行和代谢，使脏腑功能保持协调一致。胆汁即精汁，是参与食物消化吸收的重要一环，促脾胃化生水谷精气，藏于血脉之中，随血液周游于脉管之中濡养全身，以充养脏腑之间种种功能活动。长期的焦虑、抑郁，情志不畅，忤犯心神，心神动摇，心脉气机失畅而致胆气郁滞。故情志活动失调常成为胆腑病的一种潜在致病因素，且每于发作之时常伴有胆腑失调的症状。

胆以甲木而化相火，心居上位内藏君火，相火者君火之佐也，心在上，主降，降中有升；胆在下，主升，但又为六腑之一，以通降为顺，故升中有降。若因外感六淫、七情内伤等不能敛降心火导致心火过亢，则君火不宁，继而君火引动相火上炎，从而出现君相火旺之证。《理虚元鉴》中论述"君火不明，则相火烈焰冲天"。张锡纯提出"胆与心虽一在膈上，一在膈下，而上下相连，其气化即可相助为理"。《素问·阴阳离合论》首先将三阴三阳的开阖枢运动运用于经络，"是故三阳之离合也，少阳为枢……三阴之离合也，少阴为枢"。王冰补注此处云："枢者，所以主动转之微。"心主血脉，少阴心经可枢转调节血在人体的布施；胆主疏泄，少阳胆经枢转调节气在人体的布散。少阳、少阴相助为理，枢转气血，把控开阖，调节阴阳，是生命周转不息的关键。

分证论治

1. 心虚胆怯证：《素问·调经论》云"五脏之道，皆出于经隧，以行气血，气血不和，百病变化而生"。劳倦思虑太过、嗜食肥甘厚味、饥饱失调等因素耗损脾胃，气血化生失源，心虚失养，心脉失充，少阴心经枢转不利，血液则无法正常外达肌腠、内入脏腑；心胆经络相联，子病及母，胆腑得不到充养，胆气不足，少阳胆经疏泄不及，生理功能无法正常发挥，影响胆汁分泌、排泄。《辨证录·怔忡门》云："心与胆为子母，补胆而兼补心者，子强而母自不弱也。"故胆虚之治，必从心胆同治。

治以益心温胆为法，临床常用安神定志丸加减，方中重用酸枣仁以宁心安神温胆，《本草经疏》中对酸枣仁有如此表述："能补胆气，故可温胆。母子之气相通，故亦主虚烦、烦心不得眠……久服之，功能安五脏"。《药品化义》中也有"若胆虚血少，心烦不寐，用此使胆血足"的说法，且据药理学研究，其活性成分可通过增强中枢 γ 氨基丁酸能系统传递功能，产生镇静、抗抑郁焦虑等作用。诸药合用益心气、盈心血、充胆腑，常可收效。若气虚明显者，可加黄芪、五味子益气固摄；若失眠、多梦明显者，可加合欢花、首乌藤养心安神。

2. 心郁胆滞证：《类证治裁》云"凡病无不起于郁者，如气运之乖和也，则五郁之病生"。或忧思无度，或愤恨郁闷，致肝气郁结，胆气不通，或气结胸中不散，而致心气郁结，心气失于调达，经脉运行不畅。心气以通降为顺，少阴心经可枢转调节气血在人体的输布，胆依附于肝居于下，内盛精汁，"以通为用、以降为顺"，其胆汁疏泄畅达自然依赖于肝气疏泄、心气调达，若少阴心经枢机不利，气逆不畅，滞于胆腑，则胆汁淤积，影响其分泌、排泄。

治以调心疏胆为法，临证常用柴胡舒肝散加减，方中寓四逆散之意，四逆散是张仲景和解少阴枢机之专方。柴胡和解阳枢；白芍主入阴分，以利阴枢，重用以敛阴柔肝，避免柴胡截肝阴，《本草求真》有"气之盛者，必赖酸为之收"之言，故白芍可敛肝之液，收肝之气，而令气不妄行，且芍药苷可通过减轻脑区神经炎症，发挥抗抑郁的功能；香附为血中气药，《本草述》云"香附……故上焦心包络所生病，如七情抑郁者能开之，以心包络主血也"。诸药合用使肝气条达、心气通畅则升降自和，胆腑通利。若气滞疼痛明显者，可加木香、延胡索、厚朴等芳香理气、破气之品，但不宜久用，以免耗散正气；若气滞兼见阴虚者，可加佛手、香橼等理气而不伤阴之品；若久病并见血瘀者，可加丹参饮、失笑散活血祛瘀止痛。

3. 心胆火旺证：《景岳全书》认为气有余便是火，谓"五脏各有火，五志激之，其火随起"。气滞日久不通，郁而化火；或饮食不节，过食肥甘厚味，宿食停滞，郁久化火；或过食伤及脾胃，湿邪不化，痰浊互结化热；或外感热邪，耗伤阴液，煎灼成痰，痰热上扰。诸如种种，致心火炽盛，心神不宁，出现烦躁易怒、夜卧不安等神志症状，正如《古今医统大全》云："痰火扰乱，心神不宁，思虑过伤，火炽痰郁而致不眠者，多矣。"心中君火妄动，不能主位，心神无法下达，胆中相火失首，疏泄太过，固摄失职，煎灼精汁成石，而致胆道阻塞、胆汁不畅。

治以清心利胆为法，临证常用小柴胡汤合丹栀逍遥散加减，小柴胡汤在《伤寒论》中是宣畅少阳相火的首选方剂，牡丹皮透血分之伏热，张元素云"牡丹皮，治神志不足……能泻阴中之火"；栀子味苦气寒，清一切有余之火，如《本草经疏》云"栀子，清少阴之热，则五内邪气自去"；郁金清心解郁利胆，为血分之气药，《本草汇言》云"此药能降气，气降则火降"。合而成方，旨在"火淫于内……以苦发之"《素问·至真要大论》）。诸药合用使君火守位，胆腑禀命，各司其职。若嘈杂吞酸、肝火犯胃者，可加用左金丸清泻肝火、降逆止呕；若痰火互结者，可加用黄连温胆汤清胆宁心化痰。

验案举隅

徐某，女，70岁，2020年9月12日初诊。主诉反复右胁下不适半年余，再发加重1个月。患者平素饮食无明显偏嗜，年初因伴侣去世，情绪低落，郁郁寡欢，每思及便悲伤落泪，难以自控，随即出现右胁下不适、胀痛，伴胃脘堵闷、嗳气频作，腹部彩超：胆囊结石伴胆囊炎。未服药治疗。近1个月症状加重，刻下症见：右胁下不适，情绪波动时可诱发加重，伴胃脘堵闷，嗳气频作，口干口苦，时觉咽喉异物感，咳之不出，咽之不下，无胃痛，无泛酸烧心，无脘腹怕凉，纳少，食欲欠佳，眠差，入睡难，多梦，因思念故人不能安睡，每夜入睡4～5小时，大便日1次，欠成形，小便可。舌淡红边轻度齿印，舌苔薄白，脉弦。焦虑抑郁量表：焦虑评分14分，抑郁评分10分，躯体化症状44分。西医诊断：①慢性胆囊炎；②睡眠障碍；③焦虑抑郁状态；④躯体化障碍。中医诊断：①胁痛，肝胆气滞证；②胃痞病；③不寐；④郁证。该患者明显情志不调，肝失疏泄，气机郁滞，长此以往结于胸中不散，而致心气郁结。心气失于调达，肝气失于疏泄，胆气郁滞，气逆不畅，发为本病，且伴焦虑、抑郁状态。

处方：柴胡12 g，白芍12 g，金钱草30 g，合欢皮12 g，炒枳壳12 g，香附12 g，川芎15 g，青皮12 g，佛手10 g，郁金12 g，鸡内金30 g，首乌藤12 g，炙甘草6 g。7剂，每日1剂，水煎400 mL，早晚饭后半小时各温服200 mL。

二诊：服药后患者右胁下不适明显缓解，胀满减轻，仍时有嗳气、咽喉异物感，故上方加旋覆花12 g以理气降逆，连服14剂后症状基本消失。

胆囊炎作为临床常见病，发病多与情志因素相关，因此基于心胆相通理论，从病因病机、病理因素等多方面综合分析，运用益心温胆、调心疏胆、清心利胆等治法，心胆同治、心身同治，可获良效。

165   慢性胰腺炎的中医治疗

慢性胰腺炎（CP）是指由于各种不同病因引起的胰腺组织和功能的持续性损害，其病理特征为胰腺纤维化。临床以反复发作的上腹部疼痛、胰腺外分泌功能不全为主要症状，可合并有胰腺内分泌功能不全、胰腺实质钙化、胰管结石、胰腺假性囊肿形成。调查显示 CP 病因与酒精相关者占 34.6%，合并慢性胆管系统疾病者占 31.2%。其他病因包括腹部外伤或手术后、胰管梗阻、高血脂、高血钙、自身免疫病、先天因素等均较少见。学者马国珍等对该病的中医药治疗做了梳理归纳。

病因病机

CP 属于中医学"腹痛""泄泻""胁痛"等范畴，由于症状不典型，多与胁痛、胃脘痛相混淆而未能引起重视。中医古代文献中未明确胰腺为一脏或一腑，中医基础理论中也并未论及胰腺。刘淑清认为 CP 表现的腹痛、脂肪泻、体质量减轻等症状，与中医学关于脾主运化、主四肢肌肉、主升清、胃主降浊、斡旋中焦气机等功能失调引起的病证相似，因此胰腺的病证应属中医学"脾病"的一部分，脾与肝关系极为密切，肝、脾两脏在生理上互相依存，在病理上互相影响。CP 的临床表现属"土虚木郁"证，若迁延失治，或治不如法，必然气血俱虚，湿停血瘀。因此调治肝脾是治疗 CP 的关键。李厚根认为其病因多为情志不畅，饮食不节而损伤脾胃，以致脾胃虚弱，升降失司，气机郁滞发为泄泻。内伤脾胃，百病由生。临床表现变化多端，但其病变部位在脾。中焦枢机不利，升降失司是其主要病理机制。蔡玉仙认为其机制主要是阴阳失调，饮食所伤，气滞血瘀，热结胸腹，而出现中焦腑气不通之症。张剑等则认为慢性胰腺炎基本病机不出脾虚生痰、胰蕴湿热、脉络瘀阻，病位不离胰、胆、脾，病性不越虚实夹杂，实中夹虚，以实为主，其诱因多为饮酒、骤进高脂饮食与劳累等。袁道生认为 CP 有虚实不同，肝气郁阻、湿热蕴胆属实证，与肝胆相关；脾阳虚衰、清浊不分属虚证，与脾脏有关。孙恒青等认为胰腺位居中焦中心，与三焦气机运化有关，与肝胆、脾胃关系密切。胰腺有病，则中焦枢机不利，瘀积不通。故 CP 多表现为中焦瘀积，肝郁气滞，夹湿生痰。胡珂等认为本病患者多因恣食肥甘，长期酗酒，损伤脾胃，脾胃虚弱，运化失职，肝木相乘，或因忧思恼怒，肝气郁结，或因砂石阻滞胆管；肝胆失疏，肝脾失调，气机郁滞，血脉不行。气滞血瘀，脾失健运，酿生湿热，煎熬成痰，痰瘀交阻，结为癥积；湿热蕴结，气机不通，或饮食不慎，食滞中脘，又可导致脘腹疼痛暴发。归纳其病机之本为脾胃虚弱，肝脾不调，其标为湿热、食积、气滞、血瘀、痰浊。王喜媚从 4 个方面分析本病病因病机：①外邪化热入里，或过食辛辣厚味，湿热食滞交阻，结聚于里，气机不和，腑气不足，导致脾胃实热亢盛。②外邪内侵或饮食不调，以致湿热之邪蕴结于肝胆，使其失于疏泄条达。③素体脾胃虚弱，复因暴饮暴食，脾运不及，肠胃受伤，食积停滞，气机失畅。④久病入络，导致瘀血内结，气机不通。吕彩虹等认为本病归咎于湿、气、热、瘀四种致病因素。本病反复发作，病程较长。久病则正气多亏，脾胃虚弱。脾失健运则水湿不化，水湿内停是产生本病的基础。气机失畅，胃气失降是本病的主要病机。热与湿为本病之主要病因，热常与湿结合成湿热而发病。湿热之生多由素嗜酒酪、膏粱厚味，伤及脾胃，蕴久而成；或木郁脾虚日久，生湿化热，湿热内蕴，交阻于中焦而发本病。本病病情反复，病史较长，病久多瘀，多由于湿阻日久，湿热蕴结久留，或肝气郁滞，气机失畅而致气滞血瘀。尹崇波将本病病因病机总结为以下 4 类。①情志因素：情志活动异常可伤及内脏，致气机紊乱，功能失调而表现为慢性胰腺炎发作。②饮食因素：暴饮暴食导致饮食积滞，生湿蕴热，湿热内阻，蕴积肝胆而发病。③外邪侵扰：外邪侵袭人体导致经络不通。④劳累及虫积阻滞：可导致肝胆瘀阻失于疏滞，气机不利而发病。肖义达等认为慢性胰腺炎的病因主要为嗜食肥甘、过量饮酒，损伤脾胃；或由于情志不畅，肝失疏泄而致；肝脾不和，气机郁滞，不通则痛，因而见腹痛、胁痛；脾胃虚弱，木旺乘之，乃见泄泻；而气滞日久，血行不畅，又可有血瘀之候。

分型辨治

张笑平结合临床将本病分为5型。①湿热蕴结型：多因胆道疾病所致。主症为脐与右胁反复或持续掣痛，轻重不一，可放射至右肩胛，腹满，厌油，呕恶，口苦黏，便秘，溲黄或见黄疸，体型胖瘦不一，舌质红，苔黄厚而腻，脉弦滑。②痰瘀内阻型：多因高脂血症所致。每由饱餐、劳累所诱发或加重。主症为脘腹反复或持续钝痛，间或掣痛，痛点多固定，脘腹痞满或胸闷，口黏多涎，乏力，便秘或腹泻，溲微黄，体型多胖，舌体胖大，舌质较暗，有瘀点、瘀斑，苔微黄而厚滑或腐燥，脉缓涩或弦滑。③湿热夹瘀型：多因胆道疾病合并高脂血症所致。主症为上腹偏右隐痛或胀痛，呕恶，厌油，口苦黏，胸闷，乏力，溲黄，便秘或泄泻，舌质偏晦，有瘀点，苔黄燥，脉沉滑。④酒毒郁蒸型：多因慢性乙醇中毒所致。多由饮酒、过食辛热食品诱发或加重。主症为脐腰掣痛，口臭，溲黄，便秘，面色黧黑或身目黄染，体瘦，舌质红而欠津，有裂纹，苔黄燥或发黑，脉弦数。⑤阴虚夹湿型：多为合并糖尿病者，每由饮食失调、劳累诱发或加重。主症为脐腰隐痛，腹满，口渴思饮，夜尿多。便溏，体瘦，舌质红，有裂纹，苔白滑或微黄，脉沉弦或细数。采用基本方加减治疗。基本方炒黄芩、茵陈、金钱草、木瓜、炒枳壳、陈皮、苍术、桃仁各10～15 g，皂荚、大黄（生用后下）各3～5 g。湿热蕴结型加龙胆草、赤茯苓等；痰瘀内阻型加瓜蒌皮、当归、川芎等；湿热夹瘀型加炒栀子、郁金、红花等；酒毒郁蒸型加葛根、芦根、淡竹叶等；阴虚夹湿型加知母、玄参、西洋参等。胡珂等根据本病发病特点，分急性发作期和缓解期论治本病。①急性发作期：症见上腹部剧痛、拒按，腹胀，恶心呕吐，大便秘结不通或溏滞不爽，苔黄腻，脉弦滑，以湿热蕴结中焦或夹有饮食积滞，腑气不通的标实之证为主。治宜清热化湿，导滞通腑，行气止痛。常选用大黄、黄连、黄芩、虎杖、柴胡、木香、枳实、厚朴、延胡索、莱菔子、焦山楂等。②缓解期：症见上腹持续不适或胀痛、痞满，餐后明显，嗳气，纳差，泄泻，甚至脂肪泻，消瘦，腹部癥块，舌质淡或紫暗，有瘀斑，脉沉细无力或弦软，以脾胃虚弱，肝脾不调为主，或兼有痰瘀阻结，湿热积滞未尽，为本虚标实，虚实夹杂之证，治宜健脾益气，疏肝导滞。常用党参、白术、茯苓、炙甘草、柴胡、香附、白芍、枳壳、木香、砂仁、焦山楂、麦芽等。王喜媚根据自己的临床经验将本病分为4型论治。①肠胃实热型：临床症见腹部胀痛而拒按，胃脘部痞塞不通，恶心呕吐，口干，大便秘结，舌质红，苔黄燥，脉滑数。治宜清化湿热，通里攻下。方选清胰汤合大承气汤加减。②肝胆湿热型：临床症见胃脘、两胁疼痛，厌食油腻，发热，恶心，身重倦怠或黄疸，舌苔黄腻，脉滑数。治宜清肝胆，利湿热。方选清胰汤合龙胆泻肝汤加减。③脾虚食积型：症见脘闷纳呆，食后上腹部饱胀不适，泄泻、大便酸臭或有不消化食物，面黄肌瘦，倦怠乏力，舌淡胖，苔白，脉弱。治宜健脾化积，调畅气机。方选清胰汤合枳实导滞丸加减。④瘀血阻滞型：症见脘腹疼痛加剧，部位固定不移，脘腹或左胁下癥块，X线或B超发现胰腺有钙化或囊肿形成。舌质紫暗或有瘀斑、瘀点，脉涩。治宜活血化瘀，理气止痛。方选少腹逐瘀汤加减。林长春等运用中医辨证理论，分3型治疗慢性胰腺炎。①肝郁气滞，脾胃失和型：症见脘胁胀满或窜痛，常因情绪激动而发作，纳差，饱胀，嗳气，恶心，呕吐，吐后胀痛不减，大便秘结，舌质红，舌苔白，脉弦。治宜疏肝理气，消导和中。方选舒肝汤加减。②气滞血瘀，脾虚失运型：症见脘胁隐痛或刺痛，胁下痞块，食少纳差，乏力神疲，大便稀溏，舌质淡红，苔薄白，脉弦缓。治宜行气活血，健脾助运。方选柴胡疏肝散加减。③肝胆湿热，蕴阻中焦型：症见脘胁胀痛，口干口苦，身热，纳差，无力，可有黄疸，大便秘结，小便黄少，舌苔黄厚腻，脉弦数。治宜疏肝利胆，清泻湿热。方选龙胆泻肝汤加减。郑庆海等以中医辨证治疗为主，配合西药对症处理，临床治疗本病取得了良好疗效。辨证论治分5型。①气滞血瘀型：症见腹痛拒按，痛如针刺，痛处固定，上腹部扪及包块，压痛明显，舌质紫暗，脉沉涩。多见于慢性胰腺炎发作日久病情较重者，属正虚邪实阶段。治宜活血化瘀，行气通络止痛。方选血府逐瘀汤加减。②肝气郁滞型：症见脘腹胀满，疼痛拒按，恼怒常使病情加重。治宜疏肝解郁，理气止痛。方选小柴胡汤加减。③肝胆湿热型：症见胃脘、两胁疼痛，厌食油腻，发热，恶心，身重倦怠或黄疸。治宜疏肝泄胆，清热利湿。方用龙胆泻肝汤加减。④肠胃积热型：症见腹部胀痛而拒按，胃脘部痞塞不通，恶心呕吐，口干，大便秘结。治宜清热化湿，通里攻下。方用清胰汤合大承气汤加减。⑤脾胃虚弱型：症见食欲不振，倦怠乏力，大便溏薄。治以健脾理气，方选香砂六君子汤加减。

验方治疗

蔡玉仙临床上治疗急慢性胰腺炎 30 例均以散结汤为基本方（蒲公英、柴胡、黄芩、白芍、大黄、枳实等），认为其具燮理阴阳，调理气血，通腑泻热，散结化瘀，行气止痛之功，随症加减，总有效率为 93%。肖义达等以疏肝健脾活血为基本法，以加减逍遥散化裁，由柴胡、茯苓、白术、当归、白芍、党参、丹参、桃仁、香附组成。大便秘结者，加大黄，芒硝；脘腹胀满、恶心嗳气，加厚朴、枳实、麦芽。腹泻、苔腻，加薏苡仁、泽泻、山药、莲子，改白术为炒白术；脘胁胀痛甚，加香附、郁金、延胡索。总有效率达 92.11%，与西药综合治疗相比较，在总有效率、腹痛腹胀腹泻等症状改善及治疗前后患者血尿淀粉酶的转归均有明显的优势。李厚根以升阳益胃汤化裁，方药由党参、生黄芪、炒白术、黄连、法半夏、生甘草、陈皮、茯苓、泽泻、防风、白芍、柴胡等组成。腹痛明显加川楝子、延胡索、丹参、枳壳，手足抽搐加僵蚕、生牡蛎，腹泻加山楂、车前草，治疗效果满意。孙敏等对临床上 15 例该病患者经系统抗炎解痉治疗后无效者改用中药治疗，根据"通则不痛，痛则不通""正气存内，邪不可干"的理论，采用"解毒、排毒，理气活血，消积除痞"的治则，服用清胰汤（柴胡、黄芩、黄连、白芍、木香、延胡索、生大黄等），并配合外敷芒硝及仙人掌，1 周后腹痛缓解率达 80%。靳华用参苓白术散（人参、茯苓、白术、炙甘草、莲子、薏苡仁、砂仁、炒桔梗、白扁豆、山药）加减，治疗慢性胰腺炎腹泻 52 例，治愈 32 例，显效 18 例，无效 2 例。张云程等用甘露消毒丹（滑石、茵陈、黄芩、石菖蒲、川贝母、木通、藿香、射干、连翘、薄荷、白豆蔻）去黄芩加鸡内金、厚朴、茯苓、槟榔，治疗湿热交阻，中气不畅型的慢性胰腺炎，取得良好疗效。韩建香等用大黄䗪虫丸（大黄、黄芩、甘草、桃仁、杏仁、白芍、干地黄、干漆、虻虫、水蛭、蛴螬、䗪虫）临床治疗慢性胰腺炎患者 20 例，治疗 6 周后，厌食、上腹痛、腹泻症状和血、尿淀粉酶活性均有显著改善。盛辉用大黄䗪虫丸合鳖甲汤（生大黄 15 g、土鳖虫 15 g、水蛭 10 g、桃仁 15 g、白芍 20 g、生地黄 30 g、虻虫 10 g、黄芩 15 g、制鳖甲 20 g、三棱 15 g、大腹皮 20 g、当归 20 g、柴胡 15 g、桂枝 15 g、干姜 10 g、鱼腥草 30 g、猫爪草 30 g、马鞭草 30 g、生甘草 6 g）。体虚乏力，腰膝酸软者，加黄芪 20 g，补骨脂 20 g；腹满胀痛，大便秘结者，加麻子仁 15 g，天花粉 30 g；口舌生疮，口苦咽干者，加黄连 15 g，焦栀子 15 g，腹泻便溏，纳呆反胃者，减少生大黄用量或改用制大黄；治疗慢性胰腺炎 120 例，痊愈 77 例，显效 38 例，无效 5 例，治愈率 64.17%，有效率 95.83%，疗效显著。牛豫洁用加味丹葛止痛方治疗 50 例慢性胰腺炎患者，组成为丹参 15 g，葛根 15 g，枳壳 10 g，青皮 10 g，大黄（后下）10 g，当归 10 g，厚朴 10 g，炮穿山甲 10 g，甘草 6 g。痊愈 25 例，显效 18 例，总有效率为 86.0%。

中医认为本病的病因有长期嗜酒、饮食不节、情志不畅以及外邪侵扰等，病机则是由诸因素引起的肝、胆、脾、胃的功能失常。病理因素为食积、气滞、血瘀、湿热、痰浊。实证偏多，虚证较少，实则属气机阻滞，瘀血阻络；虚则多归于脾气虚弱，失其健运。治疗本病的方药较多，各家或根据自己经验组方，或古方今用，临床均取得较好疗效。

166　从肝新视角论治慢性胰腺炎

慢性胰腺炎是在多种因素的影响下形成的一种呈进展性、破坏性以及不可逆性的一种炎症性疾病，主要病理变化为胰腺组织实质性的损伤、纤维化钙化、逐渐出现节段性或弥漫性的改变，最终导致胰腺功能不全。临床上常以发作性的上腹痛、腹泻、消瘦、黄疸以及营养不良为典型症状，另外，常伴有胰腺的外分泌不全（脂肪泻）、内分泌功能不全（糖尿病）以及多种并发症的发生。我国主要以梗阻性胰腺炎居多，但近年来，酒精性胰腺炎在我国呈逐年上升的趋势。由于慢性胰腺炎早期诊断技术尚未成熟，导致该疾病在发病的早期诊疗上存在一定的滞后现象，导致一些漏诊和误诊，因而会导致一些不可逆的损伤和改变。现代医学治疗慢性胰腺炎的主要目标为去除病因，缓解疼痛，改善机体内代谢，治疗并发症，解决患者情绪问题以及延缓病情的发展；主要治疗手段包括了药物、内镜以及手术治疗。中医药一直以来在慢性疾病的诊疗上存在明显的优势，能够明显改善患者的症状，延缓病程进展及改善病情的预后。

中医古籍中未有关于胰腺的记载，但根据现代医学中胰腺的解剖部位、生理功能及病理变化等方面的综合考虑，认为胰腺与脾、胃组织位置接近，生理功能最为相似。慢性胰腺炎属于中医学"腹痛""泄泻""胁痛""胃脘痛""癥瘕积聚"等疾病范畴。《素问·六元正纪大论》云："民病胃脘当心而痛，上支两胁，膈咽不通，饮食不下。"《灵枢·厥病》云："痛如针刺其心，心痛甚者，脾心痛也。"这均记载了胰腺炎疼痛的特征。众多医家普遍认为本病主要与湿、热之邪相关，主要病机为湿热内蕴、气血瘀滞、不通则痛，因此在治疗上多以清热利湿、行气化瘀止痛为主。中医药特色疗法在治疗慢性胰腺炎上具有一定的应用前景，值得进一步地深入挖掘。学者党琳从现代医学分子学研究基础以及中医基础理论等方面进行阐述，提出了慢性胰腺炎从"肝"论治的新视角，为今后临床工作提供了一定的理论依据。

何以从肝论治

1. 从肝论治理论基础：肝主疏泄，主疏导一身气机；肝若疏泄太过，则易导致肝气横逆，肝气疏泄不足，则肝郁易气滞。另外，肝脏主贮藏一身血液的功能，能调节全身各个脏腑器官的血流灌注、分布情况，来维持各个机体内各脏腑、四肢肌肉的正常生理功能。

（1）肝与腹痛：慢性胰腺炎疼痛的典型表现是以上腹部反复发作的间歇性疼痛为主，通常位置固定不移，严重时可呈持续性和进行性加重或成集丛性疼痛，或伴有明显腹胀等表现。孙备认为慢性胰腺炎的疼痛机制主要与胆汁的多次反流刺激、胰腺实质内高压以及氧自由基代谢紊乱等密切相关。胰腺是人体中重要的消化腺，可促进人体对食物的消化吸收，中医将胰腺病症归为"脾病"范畴，《黄帝内经》中认为"脾……其主肝也""土得木而达之"，正如叶天士在《临证指南医案》中云："木能疏土而脾滞以行。"肝与脾在生理功能上相辅相成，互以制用。《素问·举痛论》云："百病皆生于气也。"肝失疏泄，则气机郁滞，不通则痛，最终导致腹痛、腹胀等症；病久气不行则血脉不畅，血凝成瘀，不通则痛，久则发为腹痛。

（2）肝与泄泻：慢性胰腺炎时会导致胰腺的内外分泌功能失常，胰腺外分泌功能障碍时，引起蛋白质吸收不良，则出现脂肪泻等症。中医认为，泄泻的主要病变部位为大肠、脾胃，与肝的关系密切。正所谓"脾宜升则健，胃宜降则和"，脾胃升降功能的正常发挥，有赖于肝的疏泄作用。唐容川在《血证论》中云："木之性主疏泄，食气入味，全赖肝木之气以疏泄之，而水谷乃化；设肝之清阳不升，则不能疏泄水谷，渗泄中满之症，在所不免。"因此，忧思气结或者暴怒伤肝，引起肝脾不和，脾不升清，胃不降浊，最终出现泄泻等症。另外，慢性胰腺炎属"脾病"范畴，脾胃是人体重要的消化器官，脾胃虚弱，则运化失司，水谷不化，清浊不分，出现以消化功能减弱为主的症状，如消化不良、腹胀等表现。

（3）肝与黄疸：在慢性胰腺炎的中后期，患者会出现以胆红素增高为主，表现为黄疸，研究发现由于胰头的显著纤维化或假性囊肿压迫了胆总管下段，可出现持续或进行性加重的黄疸表现。《金匮要略》中记载"然黄家所得，从湿得之"，中医认为黄疸以"湿邪"为主要病因，湿邪阻遏脾胃，壅滞肝胆，致使肝失疏泄，胆汁外溢，从而引发黄疸。夏克平认为不应片面强调湿邪是黄疸的主要病因，肝胆疏泄失常才是黄疸的病机关键。素体亏虚，易外感湿热或湿浊等邪气，蕴结于中焦，湿热累及肝胆，导致肝失疏泄，胆汁不循于经脉，随血外溢，泛溢肌肤、巩膜等处；暴怒伤肝或忧思气结，肝疏泄功能失常，胆液外渗，浸淫肌肤而发黄。

（4）肝与"郁"：慢性胰腺炎是一种慢性疾病，严重影响着患者的生活质量。另外，在一定程度上，对患者的心理健康产生一定的影响，而情志因素可对本病产生一定的影响，两者互为因果，进一步加重病情的发展。戎锦锦提出"郁"在慢性胰腺炎的发病及预后过程中均起到了重要的作用。正如朱丹溪在《丹溪心法·六郁》中提到"气血冲和，万病不生，一有怫郁，诸病生焉。故人身诸病，多生于郁"。郁，不仅可以引起郁证，也是临床多种疾病的致病因素之一。肝主疏泄功能失常，进而引起机体内气血精液输布失常，导致水湿、痰饮等病理产物的积聚；还有肝主藏血，肝失条达，则血脉不和，进而引起气血瘀滞，而痰瘀互结也是慢性胰腺炎纤维化的病理基础之一。郁病，是指由于情志抑郁导致的一种病症。慢性胰腺炎病程日久，迁延难愈，而生郁病，正所谓"因病而郁"。

2. 现代分子学研究基础：

（1）胰腺炎相关蛋白（PAP）：在正常机体内的胰腺炎相关蛋白 PAP 表达量极低，但在急性胰腺炎的患者体内 PAP 呈明显高表达的现象，但在慢性胰腺炎患者体内的表达情况尚未明确。日本泽金大学在研究自发性慢性胰腺炎的动物模型时发现，在慢性胰腺炎的早期 PAPmRNA 开始出现，其达到峰值的时间和慢性胰腺炎的发病呈现高度的一致性；有实验研究使用同位素追踪法，发现在肾、胃、小肠及胰腺组织中表达较高，而心、肝、肺中未见表达，现代认为 PAP 在胃肠道分布广泛，经由肾脏灭活及排除。另外其研究发现柴胡桂枝汤对慢性胰腺炎有明显的抑制作用，可以延缓慢性胰腺炎的发作。而柴胡桂枝汤出自《伤寒论》，是疏肝利胆的代表性方剂，其临证治疗范围颇广，为中医药探讨从"肝"论治慢性胰腺炎提供了　个新的研究方向。

（2）转化生长因子（TGF）、白细胞介素（IL）等细胞因子：慢性胰腺炎典型的病理表现是胰腺纤维化。胰腺纤维化本质是以胶原为主的细胞外基质合成增多，降解相对减少导致沉积而促进胰腺纤维化的发生与发展。近年来发现，胰腺星状细胞（PSC）是细胞外基质的主要来源细胞，活化的 PSC 可以产生Ⅰ型、Ⅲ型胶原等主要的细胞外基质成分。研究发现，PSC 活化受多种自分泌和旁分泌细胞因子调节。转化生长因子与胰腺纤维化有密切的关系，能刺激 PSC 的生长与增殖，使细胞外基质合成明显增加。白介素是另一类在胰腺炎纤维化中发挥重要作用的炎症介质，其中主要包括了 IL-1、IL-6、IL-8、IL-10 等，研究发现其与 PSC 的增殖密切相关，另外 IL-10 在胰腺纤维化中具有保护作用。肝纤维化的形成也是一个不断变化的动态过程，其中多种细胞因子和活性成分参与其中，其中肝星状细胞的活化和细胞外基质的合成增多而降解不足是该病理生理变化的中心环节。因此可见，转化生长因子、白介素等细胞因子是肝、胰纤维化的主要基础物质之一，可作为从"肝"论治慢性胰腺炎的基础物质。

（3）氧自由基代谢：1956 年 Harman 首先提出了自由基学说，认为自由基攻击大分子造成一部分组织损伤。在对酒精性慢性胰腺炎患者的血液分析中研究发现，血清中抗氧化剂的水平明显降低，结果显示胰腺腺泡细胞的损伤与氧自由基的代谢紊乱相关性强，因而引发了胰腺炎的疼痛的发生和炎症的进展。氧自由基与氧化应激反应密切相关，氧化应激在慢性胰腺炎的发病机制起着重要的作用。Rosado

研究发现氧自由基阻断腺泡细胞的胞吐作用，导致腺泡细胞的自噬代偿增加，促进消化酶及氧自由基产物进入胰腺间质，引发胰腺炎症。另外，有研究发现氧自由基会破坏细胞内钙离子稳态平衡，引发腺泡细胞合成大量的消化酶，持续的内质网刺激引发细胞凋亡及坏死，最终导致纤维化。氧自由基是一种具有羟化作用的物质，机体内对外来的物质的解毒作用主要发生在肝脏，而肝脏的解毒作用的实质是肝微粒体细胞色素 P450 催化下对各类毒性物质的羟化作用，连接于细胞色素上的氧自由基是真正羟化作用。由此可见，氧自由基可作为研究从肝论治慢性胰腺的基础物质之一，但如何调节肝内氧自由基代谢来改善慢性胰腺炎的炎症反应，值得进一步探讨。

从肝论治慢性胰腺炎

1. 病因病机分析：慢性胰腺炎的病机总属虚实夹杂，本虚标实，本虚以脾虚为主，标实主要指肝失疏泄，肝脾不调。清代周学海言"肝者，贯阴阳，统气血，居贞元之间，握升降之枢纽者也"。因此，提出治肝是治疗慢性胰腺炎的关键。

2. 治则治法：

（1）疏肝通腑法：从本病的病因病机分析，"郁"是慢性胰腺炎发生的关键，因此治疗上首治"郁"，而治郁的关键在于调气。《证治汇补·郁证》云："郁病虽多，皆因气不周流，法当顺气为先，开提为次。"中医认为郁多由肝生，肝疏泄失常，则气机郁滞，疾病乃生。症见脘腹胀满为主，或伴胀痛，一侧或两侧胁肋胀痛拒按，多与情志密切相关，善叹息或喜怒，纳呆，嗳气，矢气痛减，二便尚调，舌淡苔薄，脉弦或细弦兼涩，证属肝郁气滞，腑气不通，治以疏肝解郁，理气通腑，拟方柴胡疏肝散加减，药可选柴胡、合欢皮、枳壳、陈皮、制香附、木香、厚朴、玫瑰花、川芎、延胡索、郁金等。药多选芳香理气之品，但临床应用时可适当配伍活血之品，气郁易致血瘀。此外，若见腹部胀满，疼痛拒按，或伴大便秘结，须当以大柴胡汤以开闭通腑。

（2）泄肝清胰法：外感湿浊或湿热之邪，蕴结中焦，伤及脾胃，结于肝胆，胆液益于脉外，犯溢肌肤、巩膜等处；或湿热蕴结，久则酿痰，痰凝成石，沙石阻滞胆道。肝胆湿热是本病的病机关键之一。症见胁肋灼痛胀痛，或胁下有痞块按之疼痛，发热，恶心，厌食油腻，身重倦怠或黄疸，舌红，苔黄腻，脉弦数或弦滑，大便或闭或溏。治以清利湿热、泄肝利胆，方选龙胆泻肝汤合清胰汤加减，药可选龙胆、枳实、黄芩、柴胡、车前子、泽泻、木通、制大黄、椿皮、黄柏、金钱草、虎杖、茵陈等。

（3）补肝健脾法：老年人或慢性胰腺炎患者病程日久，病久则体虚，因此在治疗上需注重培补后天之精。《血证论·脏腑病机论》云："木之性主于疏泄，食气入胃，全赖肝木之气以疏泄之而水谷乃化，设肝不能疏泄水谷，渗泄中满之证，在所不免。"因此，在治疗上需将补肝与健脾同重，肝气条达，则脾气上升，一身气机升降有序、血液运行条畅，则病情向愈。肝主藏血，属阴脏，所谓"补肝"即补肝阴、养肝血；脾气虚弱，水谷运化失常，脾不升清，胃不降浊，故见肠鸣、食谷不化、下利等症。症见腹痛隐隐拒按，胁下胀满，头晕目眩，纳差，嗳气，呕逆，面色晦暗少华，小便可，肠鸣，大便溏，或伴食谷不化，女性月经量少或推迟，舌质淡，苔薄白，脉弦紧。治法以健脾补肝，气血双补，方以四物汤合参苓白术散加减，药可选白芍、当归、生地黄、川芎、白术、山药、炒薏苡仁、白扁豆、太子参等品。

（4）缓肝止痛法：慢性胰腺炎急性发作期，主要以腹痛拒按为主症，或伴发热、恶心呕吐等症。《素问·六元正纪大论》云："民病胃脘当心而痛，上支两胁，膈咽不通，饮食不下。"《灵枢·厥病》云："痛如以椎刺其心，心痛甚者，脾心痛也。"暴怒伤肝或忧思气结，气机郁滞，血脉不畅，气滞血瘀，不通则痛，则发为腹痛。症见腹痛拒按、痛连胁背、脘腹胀满，口干口苦，苔黄腻，脉滑数，大便不通。治法以柔肝缓急，理气止痛为主，方以芍药甘草汤加减，药可选白芍、甘草、延胡索、川楝子、当归等品。其中白芍与甘草合用，是柔肝缓急的最佳配伍，能有效缓解内脏平滑肌痉挛所引起的疼痛表现。

慢性胰腺炎是在多种致病因素的影响下形成的一种破坏性、进展性的炎症性疾病。其中引起慢性胰腺炎的致病因素包括了环境、遗传以及免疫因素等方面。但近年来，自身免疫性慢性胰腺炎发病率逐渐上升，在临床上逐渐被受到重视。慢性胰腺炎的治疗上主要包括了去除病因、缓解疼痛、调节胰腺的分泌功能、内镜或手术治疗等手段，但临床效果甚微，属于消化系统中的难治疾病之一。中医药治疗取得一定的疗效，能有效改善临床症状及预后，因此中医药治疗本病优势显著。

167 从胰腺纤维化微环境论中医防治慢性胰腺炎的机制

慢性胰腺炎（CP）是一种以胰腺实质破坏和纤维化改变为特征的慢性炎症性疾病，最终可导致胰腺内外分泌功能不全，患者预后较差。大量研究证实胰腺纤维化是慢性胰腺炎发病的关键步骤，也是治疗过程中的重要靶标，其在慢性胰腺炎进程中起决定作用。而在胰腺纤维化微环境中主要有 3 种细胞相互作用参与胰腺纤维化的进展，即胰腺腺泡细胞、炎症细胞（以巨噬细胞为主）和胰腺星状细胞（PSC）。在致病因素的作用下，胰腺腺泡细胞发生损伤，引起炎症细胞在胰腺组织中浸润，并释放多种炎症因子，刺激 PSC 由静止变为活化状态，进而转变为肌成纤维样细胞，表达 α-平滑肌肌动蛋白（α-SMA），增殖和迁移能力增强，并产生大量的细胞外基质（ECM）成分，促使胰腺纤维化的发生。中医虽无"胰腺炎"之名，但根据其临床症状，可将本病归属于"腹痛""脾心痛""泄泻"等范畴，病因病机主要包括阴阳失调、脾胃虚弱、肝脾失调、情志不疏等。近年来，大量学者结合慢性胰腺炎发病机制的最新研究进展，开展了多种中医药防治慢性胰腺炎的药理机制研究，主要针对慢性胰腺炎胰腺纤维化微环境进行探索。学者彭青侠等从胰腺纤维化微环境入手探讨了中医药防治慢性胰腺炎的相关机制，并做了系统的阐述。

中医药调控 ECM 的过度产生和降解

在胰腺损伤中，PSC 被激活，产生大量的 ECM 蛋白，包括Ⅰ型胶原、Ⅲ型胶原、Ⅳ型胶原、纤维连接蛋白（FN）和蛋白多糖基质，在纤维形成活跃的部位进行组织修复和再生，然而 ECM 蛋白产生的不平衡可使胰腺实质发生纤维化，最终导致器官永久性的形态学损伤。因此，平衡 ECM 的合成与降解被认为是治疗胰腺纤维化的有效手段。ECM 降解主要依赖于机体内降解酶系统的调控，其中，基质金属蛋白酶（MMPs）能选择性降解多种 ECM 成分，MMPs 的活性和表达水平又受金属蛋白酶组织抑制剂（TIMPs）的抑制，所以干预 MMPs 或 TIMPs 表达，调控 MMPs/TIMPs 相关信号通路活性可以调节 ECM 降解。LTC 细胞系是永生化的大鼠 PSC，保留了原代 PSC 的基本功能和形态特征，是目前常用的研究胰腺纤维化事件较为合适的哺乳动物细胞模型，而在体内、外研究中最常用到的，也是最强有力的纤维化诱导剂是转化生长因子-β（TGF-β）。

相关研究证实，中医药可通过调节 ECM 的过度沉积抑制纤维化形成。Lin Z 等用 TGF-β 刺激 LTC-14 细胞，研究中药成分的抗纤维化作用，其研究结果显示大黄酸、大黄素和姜黄素都可以通过抑制 LTC-14 细胞的 COL I-α1 和 Fn1 在 mRNA 和蛋白质水平的表达，起到抑制胰腺纤维化的作用。Zhang S K 等采用 DBTC 诱导 CP 模型，发现造模后 28 日，大鼠的胰腺中 MMP13 和 TIMP1 的表达显著增加，天狼星红染色证实，模型大鼠胰腺组织中存在Ⅰ型和Ⅲ型胶原的弥漫性纤维化；而给予加味小柴胡汤灌胃后，大鼠胰腺组织中 MMP13 表达明显升高，Ⅰ型和Ⅲ型胶原含量明显降低，提示加味小柴胡汤可以提高基质金属蛋白酶对胰腺组织中 ECM 的降解能力，从而减缓纤维化的进程。此外，张天玲等还提出用和解利湿方（由柴胡桂枝汤和茵陈蒿汤组成）治疗慢性胰腺炎急性发作，他们采用乙醇流质饮食联合内毒素脂多糖（LPS）构建大鼠慢性胰腺炎急性发作模型并给予和解利湿方灌胃治疗，发现此方可以减少大鼠胰腺组织纤维沉积，对慢性胰腺炎急性发作有明显的治疗作用，并提示其治疗机制可能与此方能调节胰腺组织中 MMP-2、TIMP-1 和 TIMP-2 蛋白的表达，调节 MMP/TIMP 的平衡，增强其降解 ECM 的能力有关。

中医药抑制 PSC 活化

研究表明，在 PSC 活化过程中，TGF-β 和血小板源性生长因子（PDGF）扮演着至关重要的角色，两者可发挥不同的效应。PDGF 作为一个多肽类生长因子，能促进 PSC 的有丝分裂；而 TGF-β 具有增加 α-SMA 表达和 ECM 蛋白质的合成的功能。PSC 在胰腺炎症微环境中被激活，且通过复杂的信号通路进一步促进炎症及促纤维化的进展，PSC 活化的主要信号通路包括 Smad 和丝裂原活化蛋白激酶（MAPKs）信号通路等。MAPK 家族又包括 3 个成员，即 JNK、ERK、p38 MAPK，在慢性胰腺炎进展过程中活化的 PSC 与 p-JNK、p-ERK、p-p38 MAPK 存在共表达；在体外，PSC 受到 TGF-β1 刺激后发生了 JNK 和 ERK 的过表达。研究提示嘌呤 P2 X7R-NLRP3 炎性小体（P2 X7R-NLRP3）也参与了慢性胰腺炎的进展，NLRP3 炎性小体可以诱导 IL-1β、IL-18 的释放，进而通过自分泌和旁分泌信号，导致 TGF-β1 表达增加并进一步促进 PSC 活化；而 PSC 活化后也可分泌一些炎症因子，如结缔组织生长因子（CTGF）、趋化蛋白 1、白细胞介素-1 等，通过自分泌方式促进 PSC 增殖。

研究发现中医药可通过调控参与 PSC 活化的细胞因子和通路，阻止或延缓胰腺纤维化的进程。张心磊采用 SD 大鼠尾静脉注射 DBTC 复制慢性胰腺炎模型，发现丹参注射液可以减轻慢性胰腺炎大鼠胰腺的纤维化程度，并可降低大鼠血清中 TGF-β1 及 IL-6 的水平。陆宏伟等的研究发现，秋水仙碱可以减轻 TGF-β1 所诱导的 PSC 活化、抑制 PSC 增殖、促进其凋亡，同时发现秋水仙碱可以明显降低 PSC 中 Smad2、Smad3 和 Smad4 的磷酸化水平。许小凡采用 DBTC 联合饮用乙醇诱导小鼠慢性胰腺炎模型，发现大柴胡汤在减轻胰腺组织纤维化的同时，可有效降低胰腺组织 p-ERK、p-JNK 的表达水平。朱林佳采用腹腔注射 20% L-精氨酸复制小鼠慢性胰腺炎模型，给予大柴胡汤灌胃后，小鼠血清和胰腺组织中 IL-6 的含量及磷酸化 STAT3 的蛋白表达程度明显降低，同时胰腺组织炎细胞浸润程度、PSC 活化程度明显减低，胰腺纤维化减轻。王曼雪等用番石榴叶的主要活性成分番石榴叶总黄酮作用于雨蛙素（cerulein）诱导的慢性胰腺炎小鼠模型，发现番石榴叶总黄酮可以降低小鼠胰腺中 NLRP3、IL-1β、IL-18 蛋白表达，提示番石榴叶总黄酮可通过抑制 P2 X7R-NLRP3 信号通路的激活，达到保护胰腺组织的作用。

大量的实验证据表明中医药抑制 PSC 活化、抗胰腺纤维化的作用与其调控多种炎症信号通路和细胞因子的生成有关。但是由于 PSC 活化是一个非常复杂的过程，其具体机制尚未完全阐述清楚，关于中医药抑制 PSC 活化的具体机制仍需进一步研究。

中医药抑制炎症细胞浸润和炎症因子释放

早期的研究发现，慢性胰腺炎患者胰腺组织浸润的主要免疫细胞是淋巴细胞和巨噬细胞。慢性胰腺炎时，在胰腺组织中，巨噬细胞的浸润程度较正常胰腺组织升高 3～4 倍。Xue J 等研究发现在人类和小鼠慢性胰腺炎胰腺组织中巨噬细胞标记物 CD68 和 F4/80 表达增加。有研究发现活化的巨噬细胞可能通过分泌促纤维因子，尤其是 TGF-β，参与 PSC 活化，使 PSC 合成并分泌胶原纤维成分，促进胰腺纤维化的发展。Michalski C W 等通过建立巨噬细胞与 PSC 共培养体系，进一步证实巨噬细胞不仅可以促进 PSC 活化，而且可以提升 PSC 分泌 MCP-1、IL-6 和 TGF-β 的能力，从而可能导致慢性炎症持续状态。

中医药可以通过抑制巨噬细胞浸润和炎症因子的释放来抑制胰腺纤维化。Duan L F 等用 20% L-精氨酸制备慢性胰腺炎小鼠模型，发现胰腺组织在纤维化的同时，可见大量巨噬细胞浸润，血清 IL-6

浓度亦明显升高，给予大柴胡汤灌胃后，发现小鼠胰腺巨噬细胞浸润及纤维化程度明显减弱，IL-6、MCP-1、MIP-1α 及纤连蛋白的 mRNA 水平明显降低，提示大柴胡汤可通过抑制胰腺组织中的巨噬细胞浸润和炎症因子分泌来有效改善胰腺纤维化。何林用 C57BL/6 小鼠腹腔注射 cerulein 构建慢性胰腺炎模型，发现胰腺组织中纤维化相关因子（a-SMA 和 FN）、巨噬细胞表面标记物（CD68 和 F4/80）及炎症相关因子（TNF-a 和 IL-6）的表达均升高，而给予异甘草素灌胃治疗后，这些因子的表达均受到抑制，说明异甘草酸可以通过抑制巨噬细胞浸润和相关炎症因子表达，对慢性胰腺炎发挥治疗作用。

中医药抑制腺泡细胞凋亡

腺泡细胞损伤是慢性胰腺炎胰腺组织的重要病理学表现之一，继之被纤维化所替代。而胰腺腺泡损伤主要包括坏死和凋亡两种形式。细胞凋亡在慢性胰腺炎腺泡损伤的早期和中期具有重要作用。有研究报道大量腺泡细胞凋亡会释放组蛋白、高迁移率族蛋白 1 等，其可能作为潜在原因通过增强胰蛋白酶原活性，促进胰腺损伤和慢性胰腺炎进展。而胱天蛋白酶（Caspase）家族成员可与多种蛋白因子产生作用对细胞凋亡进行调控，为介导细胞凋亡的重要因子。此外，Bcl-2 家族蛋白在凋亡过程中同样扮演着重要角色，Bcl-2 家族中存在着对凋亡作用相反的两类调节蛋白，即促凋亡的蛋白有 Bax、Bak、Bad 等，以及抗凋亡的蛋白有 Bcl-2 和 Bcl-XL 等。

中医药可以通过调节凋亡蛋白，抑制腺泡细胞凋亡，从而达到防治慢性胰腺炎的目的。高丽娟等用 L-精氨酸制备 SD 大鼠慢性胰腺炎模型，给予胰泰复方（由四君子汤加减化裁而成）治疗，发现此方可下调慢性胰腺炎大鼠胰腺组织中明显升高的 Caspase-3 蛋白表达，抑制慢性胰腺炎胰腺纤维化的进程。周钱梅等采用乙醇饲料联合尾静脉注射 LPS 制备 SD 大鼠酒精性慢性胰腺炎模型，给予和解利湿方灌胃治疗，发现此方能减轻胰腺组织炎症细胞浸润和腺泡细胞凋亡，并降低 Caspase-3、Caspase-9 及 Bax 的表达，增加 Bcl-2 的表达和 Bcl-2 与 Bax 的比值。和解利湿方含药血清对 AR42J 细胞的体外实验显示，和解利湿方可能通过减少腺泡细胞凋亡对慢性胰腺炎具有治疗作用。

中医药治疗慢性胰腺炎的其他机制

酒精滥用被认为是慢性胰腺炎的主要病因之一，其主要损伤目标为腺泡细胞。酒精过量，可使腺泡细胞中用于异种生物代谢的 I 型细胞色素 P450 酶和 II 型偶联蛋白的活性增加，导致活性氧（ROS）大量增加。细胞内 ROS 生成增加会开启细胞凋亡通路，细胞凋亡通路激活后，抗凋亡蛋白 Bcl-2 受到抑制，诱导促凋亡蛋白 Bax 寡聚化，线粒体膜透化及细胞色素 C 的释放，细胞色素 C 与凋亡蛋白酶激活因子 1（Apaf-1）结合形成 Apaf-1/pro-Caspase-9 凋亡小体，从而激活启动子 Caspase-9，进而激活下游效应子 Caspase-3/Caspase-7，导致 PARP 蛋白破坏，最终诱导细胞凋亡。此外，还有研究报道氧化应激增加会阻断胰腺腺泡细胞的胞吐作用，从而导致腺泡细胞自噬代偿增加，促使氧化自由基产物及新合成的酶进入腺泡间质，促使胰腺炎症的发生。

大量研究表明，许多中草药可作为天然抗氧化剂，通过清除自由基和抑制过氧化对胰腺起到保护作用。Kavitha Y 等采用乙醇和 cerulein 诱导 Wistar 大鼠慢性胰腺炎模型，给予桑白皮甲醇提取物灌胃治疗，发现桑白皮甲醇提取物可以使慢性胰腺炎大鼠血液中缺失的内源性抗氧化因子，如超氧化物歧化酶（SOD）、过氧化氢酶及还原型谷胱甘肽等的表达水平得到改善，胰腺纤维化和炎症程度也明显减轻，由此可见，桑白皮甲醇提取物可能通过恢复其抗氧化功能从而达到对胰腺的保护作用。以疏肝理脾、行气活血为治法的胆胰宁对 L-精氨酸诱导的慢性胰腺炎也具有治疗作用，其机制为增加机体 SOD 的活性，减少胰腺自由基的含量，从而对大鼠胰腺组织发挥保护作用。在 DBTC 复制的慢性胰腺炎小鼠，给予柴胡疏肝散治疗后小鼠血清淀粉酶活性、透明质酸的含量明显降低，SOD 活性呈回升趋势，而丙二醛明显下降并维持在较低水平，提示柴胡疏肝散可以通过提高胰腺组织的抗氧化能力，有效延缓胰腺纤维化的发展。

综上所述，ROS增加可通过增加腺泡细胞凋亡促进慢性胰腺炎的发展，许多中医药单体或者复方具有抗氧化功能，有望通过减少氧自由基的形成，遏制慢性胰腺炎的进展。中医药可以通过调节胰腺纤维化微环境延缓胰腺纤维化进程，中医药复方、单体及提取物可抑制PSC活化、炎性细胞浸润和炎症因子释放、腺泡细胞凋亡等，以减少胰腺纤维化的形成，减轻胰腺实质的损伤。

168 从脾胰同源论治慢性胰腺炎胰腺纤维化

胰腺纤维化是慢性胰腺炎的典型病理特征，亦是胰腺癌的较为重要的危险因素之一。在中医学中虽没有慢性胰腺炎胰腺纤维化的病名和专门论述，但根据其临床常表现为食欲下降、恶心、呕吐、腹胀、脘腹疼痛、便溏等症状，可将其归属于中医学"呕吐""痞证""胃脘痛""腹痛""泄泻""癥瘕积聚"等范畴。学者王科军等基于脾胰同源理论，阐述了以脾为中心论治慢性胰腺炎胰腺纤维化。

胰与脾之间的关系

首次出现"胰"字的医学著作为明代李时珍的《本草纲目》。《本草纲目》中所提之胰，一为可作为药用的动物之胰，如猪胰、羊胰等；二为人体之胰，李时珍认为其"生两肾中间，似脂非脂，似肉非肉""乃人物之命门"，将其命名为"颐"亦作"胰"。由此我们可以看出，李时珍所述人体之胰与现代医学胰腺基本一致，首次提出了中医的命门就是胰。

在较早的医学文献中虽无"胰"之名称，但有与胰相关的记载，如《难经》云"脾重二斤三两……有散膏半斤"，此处"散膏"，无固定形态，外形表现松散，呈膏状，当指胰腺组织。李东垣《脾胃论》云"其脾长一尺，掩太仓，太仓者，胃之上口也"。此处"脾长一尺"的描述，与现代医学中脾和胰的总长相近。杨继洲《针灸大成·五脏六腑》亦云"脾……掩乎太仓，附着于脊之第十一椎。"《医学原始》中有脾"居胃上，并胃包络及胃脘相连""叠于小肠之上"的记载。由此可知，从解剖位置上来看，中医之脾与胰的解剖位置非常接近，两者关系密切，中医之脾涵盖了胰。

在后世的医学著作中，亦有胰的相关记载。王清任在其著作《医林改错》中云"脾中有一管，体像玲珑，易于出水，故名珑管。"其所绘脾图，与胰腺形态更为相近，对珑管（可认为是胰腺管）亦做了标示。唐容川在其著作《中西汇通医经精义》中所载脾图明显为现代医学之脾脏与胰腺的结合体。张锡纯在《医学衷中参西录》将《难经》之"散膏"称为"膵"，指出了"古人不名胰而名散膏"的原因为其"时时散其膏液于十二指肠之中"，认为胰附属于脾，为"脾之付脏"。

此外，在诸多文献关于脾的解剖形态描述中，亦可推测出中医脾胰关系密切。如晚唐时期《五脏六腑图》中所绘脾图犹如镰刀，《类经图翼》亦记载脾"形如刀镰"，《医纳总括》认为脾"形如犬舌，状似鸡冠……中有一管斜入肠，名云珑管"。"刀镰""犬舌"及"珑管"之描述与胰"形态扁长，边缘锐利"的形态更为接近。

由于受到中国古代传统思想的影响，虽然中医解剖形态学发展较为粗浅，但是古人所观察到的脏器解剖形态却是藏象理论产生的基础。因此，从古代文献中医脾之解剖形态描述看，中医之脾不仅仅是指现代医学之脾脏，亦涵盖了胰腺等其他组织。

从生理功能上来看，脾主运化，为后天之本。脾主运化主要表现在2个方面：一方面是运化水谷，另一方面是运化水液。脾的运化功能主要是将经过胃受纳腐熟后的饮食转化为水谷精微和津液，在其他脏腑的协同作用下，将其吸收并转输到全身各个器官组织，发挥其濡养和滋润的作用。现代医学认为，胰腺是人体的一个非常重要的消化腺，由内分泌腺和外分泌腺两部分组成，外分泌腺可分泌胰液，具有消化蛋白质、脂肪和糖的作用；内分泌腺主要由胰岛组成，对人体血糖具有重要的调节作用。由此可知，中医脾之运化功能发挥与胰腺密切相关。

从病理表现上来看，胰腺功能异常往往表现为脾系症状。如慢性胰腺炎患者常表现为脘腹疼痛、食欲下降、恶心、呕吐、大便稀薄、消瘦等症状，皆与脾的运化失调有关。《素问·刺热》云："脾热病者，先头重、颊痛、烦心、颜青、欲呕、身热。热争则腰痛，不可用俯仰，腹满泄，两颔痛。"其中记载与急性胰腺炎的临床表现较为相似。糖尿病的发病与胰腺的内分泌功能失调相关，其主要临床表现为"三多一少"，即多饮、多食、多尿、消瘦，皆属于脾系症状，与脾主运化功能失调密切相关。有学者认为胰的相关疾病在中医证候主要表现为脾虚与脾实两大类，皆与脾相关。胰虽未纳入五脏六腑之列，并非是古人对胰认识不够，而往往是将其归于脾之名下。朱良春之学生何绍奇在治疗糖尿病时曾提出"脾胰同源"说，胰归属于脾，治脾即是治胰，对我们辨治胰腺纤维化具有很好的借鉴作用。

慢性胰腺炎胰腺纤维化病因病机

慢性胰腺炎胰腺纤维化是一种慢性、进行性胰腺疾病，临床多见脾系症状，具有慢性迁延难愈的特点，久病脾虚，失于运化则易生痰湿，可见脾虚失运，痰湿内停是慢性胰腺炎胰腺纤维化的主要病机。脾主运化，生理特性喜燥而恶湿，湿邪困脾，是脾功能失调的常见病因，如外感寒湿之邪、过食肥甘厚腻之品等都可导致脾为湿困，运化失调，发为胰腺炎，日久导致胰腺纤维化。《素问·阴阳应象大论》云"脾……在志为思"，可知思虑过度易伤脾，脾气受损，失于运化则导致胰腺纤维化发生。《素问》云"土得木则达"，肝的疏泄功能可以促进脾胃运化。肝主疏泄而调畅情志，情志失调，可致肝失疏泄，则"木郁乘土"。脾为肝乘，脾虚失运，则发为慢性胰腺炎胰腺纤维化。

以脾为中心论治慢性胰腺炎胰腺纤维化

1. 以健脾祛湿为治疗大法：脾虚失运，痰湿内停是慢性胰腺炎胰腺纤维化的主要病机，故在治疗时应以健脾祛湿为大法。脾主运化，为"仓廪之官"。《素问·藏气法时论》云："脾病者……虚则腹满肠鸣，飧泄食不化。"慢性胰腺炎胰腺纤维化多迁延难愈，一般处在缓则治其本的阶段，脾胰同源，治脾即是治胰，因此针对疾病之本，首倡用健脾之法。高丽娟等以健脾益气为治疗大法，以人参、茯苓、白术为君组方为胰泰复方，并通过实验研究证实了胰泰复方可以减少胰腺腺泡细胞凋亡以延缓慢性胰腺炎胰腺纤维化进程。黄芪性微温，味甘，归脾、肺经，有健脾祛湿之效。林镇海等应用黄芪注射液治疗胰腺纤维化，实验结果显示随着黄芪注射液所用剂量的逐渐增加，治疗组中大鼠的血清 MDA 含量逐渐降低，且大鼠胰腺中的Ⅰ型胶原和 α-SMA 含量逐渐减少，表明了黄芪注射液可以通过减弱慢性胰腺炎的氧化应激反应，以达缓解胰腺纤维化的功效。水楠楠等基于中医脾藏象理论，认为胰腺纤维化病机主要责之脾气亏虚，治疗贵在运脾，通过梳理文献，得出治疗胰腺纤维化使用率较高的方剂多具有健脾益气之效，如参苓白术散、六君子汤、香砂六君子汤、胰泰复方等。

脾喜燥而恶湿，清代吴达认为"脾燥则升"，叶天士在《临证指南医案》中亦指出"脾宜升则健"。《素问·至真要大论》云："诸湿肿满，皆属于脾。"由此可见，脾气健运，方可"水精四布、五经并行"，津液输布代谢正常。脾虚失运，津液失布，则易生湿邪，故在慢性胰腺炎胰腺纤维化的治疗中应重视祛湿之法。

魏品康从中西医结合的角度认为慢性胰腺炎胰腺局部的炎症、充血、水肿等，日久易聚湿化痰，形成慢性胰腺炎胰腺纤维化，并以二陈汤加减自拟消痰和中方，从消痰以促进中焦水液代谢的角度对慢性胰腺炎大鼠进行治疗，研究得出消痰和中方能有效降低胰腺层黏连蛋白和增强基质金属蛋白酶-1的蛋白表达以抑制胰腺纤维化形成。水楠楠应用健脾祛湿通络法含药血清干预活化的胰星状细胞，结果表明健脾化湿通络法可通过调控小鼠胰腺星状细胞的活化增殖而达到抗胰腺纤维化的目的。张天玲等以"和解利湿"为治疗方法，和解以柴胡桂枝汤，利湿以茵陈蒿汤，两方合为和解利湿方，针对酒精性慢性胰腺炎大鼠胰腺纤维化进行干预，结果显示和解利湿方可有效调节大鼠胰腺组织的 TGF-β/Smad/ERK 信号通路，对酒精性慢性胰腺炎胰腺纤维化大鼠有一定的治疗作用。

2. 兼用疏肝补肾之法：肝属木，喜调达而恶抑郁，主疏泄，主升发；脾属土，主运化，宜升则健。肝之疏泄可助脾之运化，肝之升发可助脾胃之升降。如《素问》云"土得木则达"，《医学衷中参西录》云"盖肝之系下连气海，兼有相火寄生其中……为其寄生相火也，可借火生土，脾胃之饮食更赖之熟腐"，叶天士亦云"木能疏土而脾滞以行"。因此，疏肝之法运用在治疗慢性胰腺炎胰腺纤维化中可助脾之运化，以达健脾祛湿之效。另外，从五行相侮方面来看，慢性胰腺炎胰腺纤维化，脾病日久，湿浊内生，脾胃壅滞，可影响肝的疏泄功能，形成"土壅木郁"，故在治疗时除健脾祛湿外，亦需辅以疏肝之法。在具体应用中，可加入柴胡、郁金等一些具有疏肝解郁作用的药物或方剂。如孙逊等通过研究得出柴胡在抗胰腺纤维化方面存在一定的增效作用。许小凡等用大柴胡汤治疗小鼠慢性胰腺炎胰腺纤维化，结果表明大柴胡汤在防治慢性胰腺炎胰腺纤维化方面具有良好的效果，其主要是通过调控 TGF-β/Smad 信号通路中的 MMP-1/TIMP-1 平衡而发挥的作用。张晓芹等应用柴胡疏肝散治疗胰腺纤维化小鼠，结果显示柴胡疏肝散可有效减轻胰腺的纤维化损伤程度。

《景岳全书》中有"五脏之伤，穷必及肾"的记载，肾为五脏阴阳之本，各种慢性病，迁延不愈，失于调养可致肾虚，慢性胰腺炎胰腺纤维化病久则"穷必及肾"。此外，中医有"益火补土"之说，通过温补肾阳可达到补脾阳以助运化的作用。因此，在慢性胰腺炎胰腺纤维化治疗时要兼以补肾之法。

3. 辅以活血通络之法：慢性胰腺炎胰腺纤维化的主要病机为脾虚失运，痰湿内停。脾胃乃气机升降之枢纽，脾气亏虚，失于推动，气机阻滞，可进一步导致血行不畅而为瘀。脾气亏虚，失于运化，痰湿内停，阻滞脉络，亦可为瘀。中医有"久病入络、久病必瘀"之说，如《素问·痹论》云"病久入深，荣卫之行涩，经络时疏，故不通"，叶天士认为疾病"初为气结在经，久则血伤入络"，亦有"大凡经主气，络主血，久病血瘀"之说。慢性胰腺炎胰腺纤维化迁延难愈，病久入络，可化为瘀。

因此，在治疗慢性胰腺炎胰腺纤维化时，应注意佐以活血通络之药，以提高治疗效果。如高丽娟等研究得出以四君子汤和复元活血汤加减而成的胰泰复方具有较好的抗胰腺纤维化的作用，方中在健脾祛湿的基础上佐以桃仁、红花以活血通络，效果甚佳。梁晓强等研究认为大黄、丹参水煎剂可改善 ECM 沉积以缓解胰腺纤维化进程，其中大黄、丹参均有祛瘀通经之效。

胰无论在解剖生理方面，还是在病理表现方面，与脾关系密切，可将此种关系称为"脾胰同源"。脾失运化在慢性胰腺炎胰腺纤维化发生中起着关键作用，故在治疗慢性胰腺炎胰腺纤维化时要注意以脾为中心，健脾祛湿为主，兼以疏肝补肾，辅以活血通络。

169　慢性胰腺炎继发糖尿病的中医辨治

　　糖尿病是一组由多病因引起的以慢性高血糖为特征的代谢性疾病。胰源性糖尿病又被称为 3c 型糖尿病（T3cDM），是在胰腺外分泌功能障碍所继发的糖耐量异常和糖尿病，慢性胰腺炎（CP）是胰源性糖尿病的最常见的原因。一项 2011 例患者的队列研究显示，CP 发病后 20 年和 50 年的糖尿病的累积发病率分别为 45.8% 和 90.0%。CP 是一种由遗传、环境等因素引起的胰腺组织进行性慢性炎症性疾病。酒精性 CP 已逐渐替代胆道疾病成为 CP 的首要病因，除了表现为胰腺外分泌功能异常导致的营养不良和慢性腹痛、腹胀、消化不良症状外，糖尿病成为其最常见的并发症。CP 模型大鼠胰腺组织内见大量炎症细胞浸润、腺体萎缩或消失、胰管狭窄或扩张并可见导管和小叶周边纤维化，并证明炎症反应是导致 CP 患者胰腺损伤的主要原因。CP 的典型病理特征为胰腺腺泡萎缩、破坏和弥漫纤维化，并导致胰腺外分泌及内分泌功能障碍，其胰岛素分泌不足呈进行性。由于与 T2DM 有相似的临床表现、并发症及预后，在临床中误诊率较高，但其血糖波动大，易发低血糖、恶心、腹泻、腹痛等消化道症状却与 T2DM 相区别。因此，胰源性糖尿病更需要规范、个体化的治疗，一方面把握共性，遵循和继承现有成熟的糖尿病中医分型、分期辨证规律；另一方面要突出特殊性，认识到胰源性糖尿病在临床辨治中的特殊性。胰腺外分泌功能不全的症状从中医辨证角度来看可以定位到脾胃，而其内分泌功能障碍所致的糖尿病则不能完全按照消渴病证候规律进行辨治，学者李俊等从胰脾相关理论出发，探讨了中医论治 CP 继发糖尿病的思路。

功能上的"胰属脾"

　　古代中医学文献中无"胰"之名称，难以推测古人是否发现了胰腺的解剖实体。《医林改错》云："脾中有一管，体象玲珑，易于出水，故名珑管。"现代医家多认为脾中"珑管"乃指胰腺。胰腺在中医学理论中的脏腑属性和功能缺乏共识。很多学者考证古代文献中对脾脏重量、位置、形态及颜色等的描述，如"脾重二斤三两""生于胃下，横贴胃底""形如犬舌，状如鸡冠"等，认为胰腺形态的描述和位置与现代解剖的认识极为相似，提出"脾即胰"的论断。也有医家持"胰脾一体"之说，其根据《难经·四十二难》云"脾重二斤三两，扁广三寸，长五寸，有散膏半斤"，指出"脾重二斤三两"是指脾脏，而"扁广三寸，长五寸，有散膏半斤"则指胰腺，同现代医学中对胰腺松散脂肪样的腺体组织的描述。应当指出不能将现代医学中的胰腺简单地等同于中医学中的脾脏，"脾即胰"的论断在特定的历史时期具有合理性，结合当时的西方医学对于胰腺在消化功能方面的认知在当时无疑是正确的。但中医藏象理论是针对人体脏腑功能的研究，虽然功能单位的脏腑是由解剖器官发展演变而来，但基于历史的局限性，中医脏腑中残留的部分解剖特点无疑是不完善的，应该更多从脏腑功能上来补充对解剖上胰脾关系不足的理解。古代文献中虽未提及胰腺的具体功能，但与胰腺生理功能相关的记载却不少，这些文献都指向了中医的脾脏。《黄帝内经》言及脾的生理功能之处颇多，诸如"脾主为胃行其津液""主裹血，温五脏""饮入于胃，游溢精气，上输于脾，脾气散精，上归于肺""诸湿肿满皆属于脾"等，其中尤为重要的是脾主运化的功能，脾气助胃肠磨消水谷，并将气血精微物质转输到全身的脏腑经络及四肢百骸，这与胰腺外分泌胰液以助消化、内分泌胰岛素等激素以促进靶器官/组织/细胞中葡萄糖等营养物质的代谢相似。这种相关性在胰腺病变和脾脏损伤症状上尚可以得到证实，古代文献中与胰腺功能损伤所引起病理表现有关的记载有很多，包括胰腺内分泌功能受损所致的糖尿病，《黄帝内经》云"有口甘者，病名为何？何以得之？歧伯曰：此五气之溢也，名曰脾瘅。夫五味入口，藏于胃，脾为之行其精气。津液在脾，故令人口甘也，此肥美之所发也。此人必数食甘美而多肥也，肥者令人内热，甘者令人中满，其气上溢，转为消渴"，还有脾脆者善病消渴之说，此处脾瘅、脾脆的临床表现解释为现代医学的胰腺是符合实际的。再如胰腺外分泌功能不全导致的胰酶缺乏，表现为腹泻、腹胀、腹痛和消化不良等，中医辨证多为脾虚湿盛，治法也是以益气健脾燥湿为主，这进一步说明胰腺与中医学脾脏在功能上相对应。但中医学的脾是一个集合解剖、生理、病理多系统功能的综合体现，包括解剖学上的胰腺及脾脏，生理学上的肝、胰、胃、肠内外分泌功能，脾造血、破血、调节血小板等功能，以及消化系统的神经调节功能。现代医学的胰腺只是中医脾脏系统中某方面功能的代表，应该是功能上的"胰属脾"，因此，在 CP 继发糖尿病的辨治中应紧密围绕脾脏的生理及病机特点。

CP 继发糖尿病的病理

CP 主要的病理表现是胰腺组织纤维化，胰腺纤维化的形成是一个由复杂的信号网络通路所介导的、以胰腺星状细胞活化为中心，多种细胞因子与炎性介质参与的、最终以成纤维细胞（PSCs）增生和细胞外基质（ECM）沉积为特征的复杂的病理发展过程，胰腺星状细胞活化是 CP 纤维化发生的关键步骤。本病初起胰腺局部的炎症明显，表现为巨噬细胞和粒细胞等多种炎性细胞的活化，大量细胞因子损伤胰腺细胞。随着病情进展，胰腺纤维化等所致 β 细胞、α 细胞及胰多肽细胞等大量被破坏是 CP 进展为糖尿病的主要原因，此时残存的胰岛 β 细胞总数低于正常值 40%，导致糖代谢的异常。此时，胰多肽细胞受损，抑制胃肠蠕动的能力下降，肝脏对胰岛素敏感性也下降，可表现出明显的肝脏胰岛素抵抗。有回顾性研究表明 CP 继发糖尿病发生的中位时间为 CP 发病后 1 年左右。本病后期因成纤维细胞增生和 ECM 沉积导致不可逆的胰腺纤维化及钙化，此时胰岛 β 细胞、α 细胞及胰多肽细胞等大量被破坏，胰岛内、外分泌功能已近衰竭。

CP 继发糖尿病的病机

中医学认为本病多因饮食不节、嗜酒无度或情志不畅等，致使脾胃肝胆功能失调，湿热、痰浊、气滞等交阻于中焦表现为腹痛、腹胀、腹泻等，故 CP 初起以脾胃湿（实）热蕴结和肝郁气滞的实证为主。此时主要病机为气滞、湿热等实邪阻滞中焦，胰络失畅。若治疗不及时或饮食起居不慎，CP 病程迁延日久，脾胃受损而表现为脾气亏虚，水湿不化，湿邪困阻则肝胃之热郁久更甚，脾胃虚弱，升降失司，湿盛气滞发为腹胀、泄泻，肝木乘脾则腹痛绵绵，郁热耗津于上则口渴多饮，迫津于下则多尿，则消渴病的症状渐渐显现。疾病后期，一方面泄泻日久脾气愈虚，脾虚则湿盛，湿盛则泄泻益甚，耗伤气阴，形成一个恶性循环。脾虚湿盛，气血不足，故见口干、消瘦、乏力等。当病程愈久，气虚推动不足，痰湿、瘀血内生，气滞、痰凝、血瘀交阻于胰络则纤化、钙化之势已成，对脾脏功能造成不可逆的损伤。消渴病以阴虚为本，燥热为标，阴虚贯穿始终，这是目前被普遍认可的证候规律，但在临床中也不能忽视疾病的特殊性，CP 继发糖尿病中脾虚是从始至终存在的病机，功能上的"胰属脾"是辨治 CP 继发糖尿病的理论基础，在临床诊治中需要进一步认识其特殊的证治规律。

CP 继发糖尿病的辨治

1. 脾损为本，分期论治： CP 继发糖尿病的病程长短不一，16.1% 的患者于 CP 发病后出现糖尿病，且随着 CP 病程延长胰腺功能的损伤逐渐加重，糖尿病的累积发生率逐年增加。本病多呈慢性反复发作，病程短者多由饮食不节，湿热郁结肝胆脾胃，升降失常，表现多以脾胃湿（实）热内蕴及肝郁气滞的实证为主，症见腹痛拒按，烦渴多饮，脘腹胀满，大便秘结，或溏滞不爽，怕热多汗，小便短赤，舌红苔黄燥或腻，脉滑数或弦数等，治宜通腑行气、清热化湿为法。CP迁延发作期，胰脾进一步损伤，消渴诸症渐作，证属脾虚湿滞，肝胃郁热，症见脘腹胀满，时有腹痛，神疲纳呆，厌食呕恶，胸胁满闷，心烦易怒，口干口苦，大便秘结或溏薄，舌淡苔黄腻，脉濡数，治宜理气健脾、苦辛通降。病程长者多由久病正气多亏，脾气虚弱，加之消渴久伤气阴，表现为脾虚湿盛，气阴两虚，症见倦怠乏力，气短懒言，口渴咽干，形体消瘦，纳谷不化，脘腹隐痛，小便频数，腹泻便溏，舌质淡苔薄白，脉缓弱或沉细，此时不可一味苦温、淡渗，宜燥湿与滋阴并进。因此，CP继发糖尿病的病机不离于脾，也不限于脾，故治疗上应因时制宜，灵活分期辨治。

2. 以通为用，护胰缓糖：

（1）调中祛湿，预防急作：CP虽然是一种慢性疾病，但如因治疗不当、饮食不调、暴饮暴食、嗜酒不节等，可造成CP发作为急性胰腺炎（AP）。AP患者易出现糖代谢异常，且与严重程度相关，30%～34%的AP患者会出现血糖升高。CP的每次急性发作均对胰岛功能造成一次打击，加速了CP的病程进展。因此，AP时应注意内分泌功能的修复和维护，这有助于保持胰腺的全部功能正常，防止胰腺炎后糖尿病的发生。CP的急性发作以恶心、呕吐、腹胀、大便秘结、小便量少色黄等为主，表现为湿热或实热蕴结胃肠，腑气不通，六腑以通为用，治宜清热利湿理气为法。湿热留滞中焦，壅塞脾胃、肝胆是CP急性发作的关键病机。有研究表明肝胆湿热型CP患者急性发作率高于其他分型。对于CP继发糖尿病的治疗中除了关注近期的症状，还应该充分发挥中医药防治结合的优势，更多的减少CP的急性发作，使患者获得远期的临床获益。首先，湿热是CP的急性发作的主要病理因素，其中尤以湿邪缠绵难解。在CP迁延发展期应灵活运用清热燥湿、健脾化湿等法，防止湿邪郁积化热而致CP的急性发作。此外在治疗中也应重视气机的调达，如厚朴、枳壳、槟榔、陈皮等理气通腑，柴胡、香附、桔梗等疏肝理肺。一方面腑气的通畅可减少湿热、瘀血、食积等实邪积滞，减少CP的急性发作；另一方面土得木而达，肝肺气机的调达又可以资助脾胃的运化功能，使湿浊不易内生。在CP迁延发展期胰岛细胞尚未完全衰竭，胰岛素分泌受损与胰岛素抵抗并存是糖代谢障碍原因，此时从多方面进行治疗往往收效更捷。有研究显示柴胡疏肝散可通过上调肝脏胰岛素受体表达的机制，改善胰岛素抵抗，进而发挥治疗CP所致糖代谢障碍的作用。

（2）中西合参，预防纤化：CP病程初起以脾胃湿（实）热、气滞等证型为主，此时胰腺局部的炎症明显，多种炎性细胞的活化及大量细胞因子损伤胰腺细胞。炎症是胰腺纤维化的基础，通过清热利湿、理气通腑等可减轻局部的炎症，促进胰腺功能恢复，显著改善患者临床症状。研究表明大柴胡汤通过抑制TGF-β/Smad信号通路的活化，调节基质金属蛋白酶-1（MMP-1）/基质金属蛋白酶抑制剂-1（TIMP-1）的平衡，进而阻止和逆转胰腺纤维化进程。和解利湿方（茵陈、栀子、大黄、桂枝、黄芩、人参、甘草、法半夏、白芍、大枣、生姜、柴胡）在降低TGF-β1、Smad2/Smad3蛋白表达水平的同时，也能降低ERK1蛋白的表达并且抑制ERK1/ERK2的活化来改善酒精性慢性胰腺炎（ACP）大鼠胰腺纤维化程度。CP病程发展，脾失运化，水湿转输，运化受阻，痰浊内生，气虚推动不足，血滞成瘀，痰瘀互结于胰络则纤维化，根据中医学"久病入络""久病必虚"的病证理论，此时不可峻攻，可在健运脾气的基础上，辅以化痰行瘀、通络散结诸法，缓缓图之。胰泰复方（人参、白术、柴胡、红花、甘草）可明显抑制由L-精氨酸诱导的CP胰腺组织中NF-κB及IL-6的阳性表达，对胰腺纤维化具有明显的治疗作用。此外，还可借鉴近年来关于中药干预胰腺纤维化的药理研究，对于CP继发糖尿病的治疗具有重要意义。氧化苦参碱在脂多糖诱导的胰腺纤维化中通过减少NF-κB mRNA和蛋白的表达，抑制NF-κB向核内易位来发挥抗纤维化的作用。滨蒿内酯（茵陈提取物）和丹酚酸B（丹参提取物）通过调节TGF-β/Smad途径抑制PSCs的激活来减轻纤维化。除了延缓纤维化的形成，中药还可保护胰腺腺泡细胞，白藜芦醇可通过抑制蛋白激酶B和丝裂原活化蛋白激酶（MAPK）信号通路发挥对腺泡细胞的存活和保护作用。总之，对于胰腺纤维化的干预应强调以病程早期为宜，迁延至后期胰岛内外分泌功能衰竭后治疗便失去了应有的意义。

3. 补气升提，减脆稳糖：由于CP引起的胰腺内分泌功能不全所致的糖尿病，不同于T1DM和

T2DM，如胰高血糖素的分泌改变导致低血糖的风险更高，外分泌功能导致营养吸收的障碍，加上胰高血糖素等激素的分泌受损，较 T2DM 更易发展为脆性糖尿病。西药治疗方面要使用较足量胰岛素更低的剂量，增加基础胰岛素的占比，减少餐后速效胰岛素比例。患者血糖波动大、易发生低血糖，临床表现为消瘦、乏力、多饮多尿、心悸、冷汗、面色苍白、四肢麻木等，多因久病体虚，脾气亏虚益甚，气血生化乏源，一时饮食、运动失宜，则中气易于陷下。如不及时救治，则进一步发展为阴竭阳脱，急则治其标，因此治疗上应该以补气升提为法，方用升陷汤加减，药物组成生黄芪、柴胡、知母、升麻、桔梗等，如乏力、冷汗者，可加党参、白术以补脾益气，心悸者加酸枣仁、五味子以养心定悸，若四肢麻木较重者，可加鸡血藤、桂枝、白芍以养血通脉。未发作时需缓则治其本，以补中益气汤加减补气健脾，中气渐旺，则气机不易虚陷。

李俊等基于胰脾功能相关的理论，对 CP 继发糖尿病的病因病机、辨治原则做了简要的探讨。CP 继发糖尿病的是一个慢性进展性疾病，脾气亏虚是疾病的基本病机，胰腺纤维化是贯穿始终的病理基础，其证候变化经历了三个不同的阶段，包括病程早期的脾胃湿（实）热蕴结、肝郁气滞，迁延发作期的脾虚湿滞、肝胃郁热，后期脾虚湿盛、气阴两虚。在治疗上首重以脾损为本，分期辨治。还应充分发挥中医药的优势，在防治结合的基础上延缓或预防胰腺功能进一步损伤，包括预防 CP 急性发作及延缓胰腺纤维化的进展。对于 CP 所致的脆性糖尿病，也应从脾气虚陷上进行论治

170 泌尿系感染的中医辨治

　　泌尿系感染是指病原体侵犯尿路黏膜或组织引起的泌尿系炎症，根据受侵犯部位可分为上泌尿系感染和下泌尿系感染，临床多表现为小便频数短涩、滴沥刺痛、欲出未尽、小腹拘急或痛引腰腹等症状，归属于中医学"淋证""腰痛"等范畴。据流行病学资料显示，我国该病的发生率为0.91%，男女老少均可发病，女性和男性的发病率之比为10∶1，约50%的妇女会发生泌尿系感染，尤见于性生活活跃期的青年女性。西药常采用抗生素等药治疗泌尿系感染，疗效较好，但由于该病易反复发作，复发率高，远期疗效不理想，且长期使用抗生素等药物，使治疗的依从性降低，而以中医药之辨证施治则可获持久良效。学者刘艳芳等对泌尿系感染的中医辨治做了阐述。

病因病机

　　"淋"之名称始见于《黄帝内经》，中医学对本病早有认识，《金匮要略·消渴小便不利淋病脉证并治》对本病描述为"淋之为病，小便如粟状，小腹弦急，痛引脐中"。说明淋证以小便淋漓不爽，尿道刺痛为临床表现。《诸病源候论·淋病诸候》指出"膀胱与肾为表里，但主水，水入小肠与胞行于阴，为溲便也。若饮食不节，喜怒失常，虚实不调，脏腑不和，致肾虚膀胱热，肾虚则小便数，膀胱热则小便涩，数而且涩，则淋沥不宣"，巢元方并对淋证的发病机制进行了高度概括，指出"诸淋者，由肾虚而膀胱热故也"，认识到除致病原外还存在着机体本身的防御功能和易感因素等问题。金元时期《丹溪心法·淋》亦指出"淋有五，皆属乎热"，肾虚为热所乘，热则成淋。同时指出本病与脏腑的心和小肠的病变关系密切，多为"心火下移小肠"而发病。

　　本病病因大致归纳为以下4个方面：①饮食不节，过食辛辣肥甘之品，或嗜酒太过，损伤脾胃，致脾胃运化功能失常，中焦内蕴湿热，下注膀胱而为本病。②情志不畅，肝气郁结，膀胱气滞，或气郁化火，气火郁于膀胱，影响膀胱气化，气不化津且与热相合，湿热留滞而成本病。③外阴不洁，秽浊污垢之邪从下侵入机体，上逆侵及膀胱，或由小肠邪热、心经火热等邪热传入膀胱，酿生湿热发为本病。④房室不节，劳累过度，多产多育，或先天禀赋不足，或年老体弱久病，均可导致脾肾亏虚，脾虚而失健运，肾虚而失气化，致使水谷津液运化失常，内聚而蕴热生湿，酿成湿热，下注膀胱，久则邪恋正伤，而发本病。病位不仅在肾和膀胱，与脾胃、肝胆等脏腑关系也很密切，以脾肾亏虚为本，湿热、气滞、血瘀为标。总之，本病之患证属本虚标实，脾肾亏虚为本，湿热、浊瘀之邪实为标。

辨证论治

　　中医学素倡整体观念、辨证论治，这也是中医在诊疗疾病方面的独特优势。本病病位虽在下焦，然病变不仅与肾和膀胱相关，亦与脾胃、肝胆之气机升降及三焦气化功能息息相关，张景岳在《景岳全书·淋浊》中提到淋证初起，虽多因于热，但由于治疗及疾病变化各异，又可转化为寒、热、虚等不同证型，从而倡导"凡热者宜清，涩者宜利，下陷者宜升提，虚者宜补，阳气不固者宜温补命门"的治疗原则，故于临证之时应注重本虚标实，分清轻重缓急，实则清利，虚则补益，急则治其标，缓则治其本，据证症异同分而治之，也可根据个人临床经验辨证论治，可收到良好效果。

　　1. 湿热蕴结证：表现为腰酸而痛，或小腹绞痛，溺时涩滞淋漓不畅，或灼热刺痛，甚或尿中夹砾，尿色黄赤，或尿中带血，伴心烦口苦，便秘，舌质红，苔薄黄或黄腻，脉数。本型是以湿热蕴结下焦，致使膀胱气化失司，水道不利，治以清热利湿，下泄通淋，方用八正散合导赤散加减。如遇小腹绞痛者，酌加白芍、甘草以缓急止痛；便溺淋漓涩滞者，加泽泻、猪苓、茯苓以淡渗利湿；若有血尿，加槐花、小蓟、藕节、白茅根、生地黄以凉血止血；小便难涩、尿流中断者，加车前子、泽泻、路路通以利水渗湿；发热心烦、手足心热者，加麦冬、知母、黄柏以滋阴降火；口苦加黄连、黄芩、黄柏以清热燥湿；便秘者，加大黄以泻火通便。诸药加减则湿热去、膀胱清利。

2. 气滞血瘀证： 症见胁胀腰痛，甚则痛引少腹，累及阴股，或尿痛如刺，腰痛固定不移，小便艰涩，或欲出不能，小腹胀癃，尿急窘迫，苔薄黄，脉弦数。本证型是以气机运行壅滞，气滞而血行不畅致瘀阻脉络，治以行气活血、化瘀通淋法为旨，方用沉香散合血府逐瘀汤加减。在辨证处方的基础上，可选加红花、丹参、川牛膝之品或配薏苡仁、鳖甲等增强通导下行作用；重则加用水蛭、莪术等破血行瘀之物。若胁肋胀痛者，加延胡索、郁金以疏肝理气；腰腹胀痛加青皮、陈皮、厚朴、乌药以行气除胀止痛。合理加减则气行瘀化、清利而淋止。

3. 脾肾亏虚证： 病程日久，或反复发作，常伴低热，腰痛，小腹坠胀，神疲乏力等症，每因劳累过度，情志变化，感受外邪而诱发，舌质淡，苔薄白，脉沉细无力。以健脾益肾，利湿清热为治，方用无比山药丸加减。伴尿溺无力、少腹坠胀者，加黄芪、升麻、柴胡、桔梗以升阳行气；纳差者，加鸡内金、山楂、神曲以消食化滞；便溏者，加藿香、肉豆蔻、白扁豆以健脾止泻。随症加减而脾肾双补、淋止气血得养。

依时机行中西医结合之道

治疗淋证以求急标缓本，在本病治疗早期，应注重清利膀胱湿热，若病情迁延日久，养阴与清热并重。大量的临床实践证实，现代医学的抗生素等药物能有效控制泌尿系感染的急性发作期，缓解病情，但不良反应大，复发率高，反复运用易产生耐药性；中医在辨证论治的基础上治疗本病，扶正祛邪，标本兼顾，注重调整机体状态，疗效肯定，毒副作用小，但控制急性发作期症状的时间较长。中西医各有所长，若相互配合，运用得当，则效如桴鼓。

讨 论

泌尿系感染是一种常见病、多发病，女性多于男性，从中医视角审视，乃为脾肾亏虚、湿热蕴结下焦、膀胱气化失司而致。肾与膀胱相表里，肾气的盛衰，直接影响膀胱的气化与开合。淋证日久不愈，热伤阴，湿伤阳，易致肾虚；肾虚日久，湿热秽浊邪毒容易侵入膀胱，引起淋证的反复发作。治疗上总以利湿通淋、行气活血、健脾补肾为治，然而各证型之间不仅可相互转化，亦可实证转虚证，或虚证转实证，更常表现为虚实夹杂，故而在临床上应做到辨病与辨证相结合，灵活全面选方用药。淋证日久或反复发作会耗伤津液，致阴津亏虚，反使邪恋不易驱离。所以，郑建民教授指出，在诊治过程中，要注意防津伤耗气、要注意滋阴增液，治疗中慎用辛散发表之物，以防劫伤营阴之弊。而对于淋病之劳淋，病程长且常反复，根据"久病入络""久病多瘀"的理论，本病在其发展过程中不可避免地存在"瘀阻"的病理状态，要注重活血化瘀法在整个病程中的运用。此外，平素应注意饮食调节，舒畅情志，切勿劳累，保持外阴清洁，适当运动以增强机体抗病能力，祛除所有可能致病的不利因素，有利于各型淋证的治疗和长期康复。

171 中医治疗急性肾盂肾炎用药规律

急性肾盂肾炎是指肾盂及肾实质由于受到各种病原微生物侵袭引起的急性炎症。其临床表现为非特异性全身症状如高热、寒战、乏力、食欲不振及腰痛等，以及泌尿系刺激症状如尿频、尿急、尿痛等。本病主要好发于育龄期妇女、糖尿病患者、尿路畸形患者及幼儿、老年人等免疫力低下者。研究表明，尿路感染占医院感染的40%。本病最严重的并发症为中毒性休克。若本病未能得到有效控制，则病情可能发展为慢性肾盂肾炎，逐渐影响肾功能，最终进展为肾衰竭。目前关于本病的治疗方案主要为抗感染治疗，如口服或静脉输注抗生素及对症治疗，以及碱化尿液、降温及支持治疗等。临床尿培养及药敏分析结果一般需要3日左右，因此，在此之前需要临床医师根据经验选择抗生素治疗。但是张海谱等的研究结果显示，本病的经验性用药与细菌药敏结果的不符合率约为27.36%。而且无效的经验性使用抗生素可能是导致尿路感染病原菌耐药性上升的重要原因。因此，临床医师如何更有效的经验性使用抗生素治疗本病是目前面临的重要挑战。仍有研究表明使用抗生素可引起肠道菌群失调等发生，与此同时，肠道菌群失调后引起肠道内大量致病菌繁殖，可能造成二重感染，加重患者疾病进展的问题同样值得关注。

如何更准确地用药、如何减少药物不良反应及如何缩短用药疗程是亟待解决的问题。根据急性肾盂肾炎的症状和体征，可将本病归属于中医学"热淋"范畴。中医药治疗本病不仅能够显著改善患者症状，而且可以有效缩短抗生素使用时间，还可以减少病原菌耐药的发生，对改善患者预后具有显著疗效。中医药具有辨证施治、组方灵活等优势，对于抗生素引起的肠道菌群失调等问题配伍使用健脾等药物可有效治疗。研究表明，中医药可通过抗炎、调节氧化应激等多条途径保护肾功能。学者谭晓宁等基于古今医案云平台（V2.2.2）对治疗急性肾盂肾炎的已发表的且研究结果显示有效的临床研究的用药规律进行数据挖掘，为临床中医药治疗本病提供了参考。

资料与方法

1. 资料来源与检索：由双人计算机检索中国知网（CNKI）、维普数据库（VIP）、万方数据库及中国生物医学文献数据库（CBM）。以"急性肾盂肾炎"或"热淋"等为主题词进行检索，以"中医"或者"中西医"为限定词进行检索。检索时间为从建库至2020年4月。检索结束后将双人检索结果进行核对，避免漏检。

2. 纳入与排除标准：

（1）纳入标准：①使用中医或中西医结合治疗急性肾盂肾炎的相关临床研究。②诊断标准参照王海燕主编的《肾脏病学》第三版"急性肾盂肾炎"的诊断标准及国家中医药管理局中医药标准化工作办公室主编的《中医病证诊断疗效标准修订技术方案》2017年版"热淋"的诊断标准。中医处方完整，包含完整药物组成，使用方法为内服；样本量＞20且研究结果表明使用该处方有效，疗效评价标准参照《肾脏病学》第三版中的具体内容。

（2）排除标准：①排除药理研究、动物及细胞实验研究、个案报道、理论综述及理论探讨、经验总结等类型的文献。②少数民族医药类文献，如苗医、藏医、彝医等。③研究对象为小儿、妊娠期妇女等特殊人群的文献。④中医治疗方法为针灸、中医外治法及中药注射液的文献。⑤药物组成未全部报道的文献。

3. 数据录入与核对：将筛选后的处方药物纳入古今医案云平台（V2.2.2），建立"急性肾盂肾炎"标准化数据库，由双人同时录入后核对，确保准确录入数据。

4. 数据规范：录入中药名称根据 2015 年版《中华人民共和国药典（一部）》进行规范。不同炮制方法的中药名称分别录入，不进行合并，如"炙甘草""生甘草"不进行合并；同种中药不同名称进行合并，例如"淮山药""山药"等统一合并为"山药"；相同中药但功效不同者不进行合并，如"怀牛膝""川牛膝"等。

5. 数据分析：采用古今医案云平台（V2.2.2）对所整理数据进行分析。该平台是由中国中医科学院中医药信息研究所临床应用与健康管理研究室开发的一款医案管理与名医经验传承挖掘的软件。对所纳入处方的中药组成、中药四气五味、归经及功效进行频数分析，并进行关联规划分析、聚类分析。

结　　果

1. 频数分析：经计算机检索共获得文献 637 篇，将检索到的文献全部导入 Endnote X9 中，剔除重复文献 337 篇，阅读标题及摘要后排除不符合纳入标准的文献 195 篇，全文阅读后排除 21 篇处方不完全和无法获取全文的文献。最终得到符合纳排标准的文献共 84 篇，合计处方 91 首，含中药 146 味。使用频数≥15 的药物共 19 味，使用频率排名前 10 位的中药分别是滑石、生甘草、瞿麦、萹蓄、车前子、栀子、大黄、蒲公英、黄柏、金银花。

2. 四气五味及归经分析：药物的四气主要分为寒、热、温、凉、平、大寒、大热、微寒、微温九大类，分析结果显示这 91 首处方 146 味中药中寒性、微寒及平性的药物使用频数最高。药物的五味主要分为酸、苦、甘、辛、咸、淡、涩及微酸、微苦、微甘、微辛 10 个类别，分析结果显示这 146 味中药中甘、苦、辛、淡味的药物使用频数最高。根据十二脏腑经络将中药归经进行分类，结果分析显示 146 味中药中频数最高的是分为肺、肝、胃、心、膀胱五经。

选择该平台"功效分析"模块，对所纳入研究的 146 味中药的功效进行分析，分析结果显示其功效主要为利尿通淋（252 次）、清热解毒（170 次）、凉血解毒（72 次）、清热燥湿（63 次）、清热解暑（59 次）、缓急止痛（53 次）、调和诸药（53 次）、活血通经（50 次）、凉血止血（49 次）及渗湿止泻（45 次）等。

3. 药物关联分析：对 91 首处方进行药物关联规则分析，其中支持度表示中药 A 与中药 B 在 91 首处方中同时使用的概率；置信度表示在使用中药 A 时，再使用中药 B 的概率；提升度表示使用中药 A 的条件下，同时使用中药 B 的概率与使用中药 B 的概率之比。提升度＞1，则表示使用中药 A 与中药 B 是有效的强关联规则；提升度＝1，表示中药 A 与中药 B 的相互独立，两者无关。提升度＜1，表示中药 A 与中药 B 是无效的强关联规则。设置置信度＞0.4、支持度＞0.3，获得 18 条中药关联组合。

4. 药物聚类分析：选择"聚类分析"模块，将使用频率排名前 20 的中药进行聚类分析，设定距离类型"欧氏距离"，聚类方法"最长距离法"。筛选使用排名前 20 味中药聚类分析，根据聚类分析的结果，可将排名前 20 味中药分为 2 大类，7 小组；第 1 大类可分为 3 组，第 1 组滑石、甘草；第 2 组萹蓄、瞿麦；第 3 组栀子、车前子、大黄；第 2 大类可以分为 4 组，第 4 组柴胡、黄芩、蒲公英、金银花；第 5 组石韦、茯苓、生地黄、金钱草；第 6 组黄柏；第 7 组白茅根、木通、车前草、白花蛇舌草。

讨　　论

中医典籍中虽无"急性肾盂肾炎"的病名，但其症状及体征符合中医学"热淋"范畴。《黄帝内经》

中并无"热淋"的名称，只有"淋""淋溲""淋满"等名称。《中藏经》中记载了淋证的分类，将淋证分为冷淋、热淋、气淋、膏淋、劳淋、砂淋、虚淋及实淋8种。《丹溪心法》中记载"淋病有五，皆属于热"；《幼科金鉴》中记载"淋病有五……名虽不同，不过肾热流于膀胱，故令水道不利，小便赤少而数，小腹急痛引脐"；《诸病源候论》中记载"诸淋者，由肾虚而膀胱热故也"；《覆载万安方》中记载"三焦壅盛，移热于膀胱，流传胞内，热气并结，故水道不利而成淋""心经热，小便涩"；《景岳全书》中记载"淋之初病，则无不由乎热剧"。由此可见，古籍中记载本病的病机主要是湿热蕴结于下焦。与现代医家认为的本病病机主要为下焦湿热蕴结，肾与膀胱气化不利基本一致。

本次研究共纳入文献84篇，包含处方91首，合计146味中药，其中用药频数≥15次的中药中，清热利尿通淋的药物就有8味。药物功效频数分布中，利尿通淋与清热解毒药物最多，体现了重视清利湿热的治疗方法。结合频数分析、聚类分析结果，治疗本病的用药涉及八正散、导赤散、六一散、芍药甘草汤等方剂中的药物及小柴胡汤、银翘散、五味消毒饮、白头翁汤等方剂中的部分药对，体现出以清利下焦湿热为主，兼凉血止血、分清泄浊、行气疏导的治疗思路。其中八正散为治疗热淋的经典方剂，常用于治疗湿热下注之证。目前临床常用于治疗尿路感染的中成药银花泌炎灵就是由该方化裁而来，研究表明该药具有抑菌、抗炎、利尿等作用，其中该药的抗炎作用可能与其可以干扰或破坏细菌细胞壁合成或破坏菌体内蛋白，以致细菌结构出现改变或者其抗细菌内毒素的作用有关。六一散本为治疗外感暑湿的常用方剂，其中滑石甘淡而寒，质重下降，甘草和中益气，调和诸药，祛邪而不伤正。而且配伍甘寒之品，清热而不伤阴。临床不仅用于中暑等疾病的治疗，而且常用于治疗泌尿系统结石或感染、口疮等疾病而证属湿热者。导赤散为钱乙《小儿药证直诀》中的主要用于治疗小儿"心气热"的方剂，后世根据其组方将其病机拓展为治疗"心热下移小肠"之证，有学者认为本方为集畅、清、利三法为一体的畅通三焦、宣通郁热的方剂。因本方用药性属甘、淡、寒，清热利湿而无伤阴之弊，聂莉芳就喜用此方用于治疗尿路感染。其次，芍药甘草汤源自于《伤寒杂病论》，其中芍药酸苦柔肝止痛，炙甘草甘温补中缓急，为调和肝脾，缓急止痛的经典方剂。现代药理研究表明该方具有抗炎、解痉镇痛等作用，对于急性肾盂肾炎引起肾被膜紧张导致的腰痛同样有效。

根据药物属性四气五味及归经的分析结果，所用药物四气主要以寒、平为主；五味以甘、苦、辛、淡为主；与《素问·至真要大论》中"热淫于内，治以咸寒，佐以甘苦，以酸收之，以苦发之。湿淫于内，治以苦热，佐以酸淡，以苦燥之，以淡泄之"的治疗方法相符，甘寒之药清热而不伤阴，且甘寒与苦寒相伍，利水不伤阴，滋阴不恋邪，以达到清热利水养阴之目的。辛味能行能散，兼具清热与行气之效；淡味淡渗利湿，使湿热之邪从小便而解。此外，药物归经分布主要以肺、肝、胃、心、膀胱、肾为主。本病的病机虽然以下焦湿热壅盛，肾与膀胱气化不利为主，但肺居上焦，为五脏华盖，下通膀胱，外达皮毛，为气之主，故肾与膀胱气化不利必及肺脏，而且本病常见肺脾气燥之证，故用药入肺、胃之经，清肺脾之热。肝经为少阳枢机，肺经郁热，太阳膀胱气化不利，故用药归肝经，以和解少阳，调畅气机；且《丹溪心法附余》中记载"诸方中类多散热利小便，而于开郁行气、破血滋阴盖少焉"，故用归肝经之药行气开郁活血。用归心与小肠经的药物，清利心经湿热，以免下移小肠，影响其泌清别浊。由此可见，用药以肾与膀胱为基，兼顾心、肝、肺、小肠与脾胃，五脏同治。

根据所纳方剂中药物聚类分析的结果，可得到"滑石-甘草"组合，取六一散之意，清热渗湿利水；"萹蓄-瞿麦"与"栀子-车前子-大黄"组合，取八正散之意，清热泻火、利水通淋；"黄芩-柴胡"组合，取小柴胡汤之意，柴胡解表邪，黄芩清里热，表里同解；"白花蛇舌草-车前草-白茅根"三者皆性味甘寒，皆具有清热利尿通淋之效，三者相伍，增强处方清利之效而无伤阴之虞。白花蛇舌草与车前草两者均具有利尿通淋之效，是用来治疗淋证的常用药对，如经验方参芪三草汤、通淋八草汤等。"蒲公英-金银花"组合，其中蒲公英与金银花均具有"消痈化疡"之效，从微观病理角度治疗本病肾盂、肾盏及肾实质所引起的急性化脓性炎症，清热解毒消痈。而且蒲公英还具有通淋之效。

综上所述，从药物频数、关联分析及聚类分析等结果提示临床治疗急性肾盂肾炎以清利下焦湿热，恢复肾与膀胱气化为主，用药多从利尿通淋、清热利湿着手，尤其重视使邪气从小便而解，与目前对本病的病机认识一致。从药物四气五味分析中得出，在治疗本病清热利湿时，要注意苦寒耗气伤阴之弊，多选用甘寒之品。本研究对已发表治疗急性肾盂肾炎的临床研究进行整理借古今医案云平台（V2.2.2）进行分析，以总结目前治疗急性肾盂肾炎的用药规律。中医药传承的载体和技术随着科技的发展发生着日新月异的变化，各大数据分析平台和中医药相关 App 的研发，为中医药在科技快速发展的今天提供了更多的支持。

172　补肾活血法治疗慢性肾盂肾炎

　　慢性肾盂肾炎是临床常见病，多见于女性，患者多伴有尿路刺激症状，或尿有余沥，腰膝酸软，小腹坠胀，尿检常有白细胞，以及尿菌阳性等。本病易反复发作，迁延不愈，日久演变成慢性肾衰竭。学者曹和欣等用补肾活血方治疗慢性肾盂肾炎，在缓解临床症状、降低复发率及改善肾小管功能方面取得较好疗效。

资料与方法

　　1. 诊断标准：慢性肾盂肾炎的诊断参照第二届全国肾脏病学术会议通过的慢性肾盂肾炎诊断标准：①尿路感染病史在 1 年以上，经抗菌治疗效果不佳，多次尿细菌培养均为阳性或频繁复发者；②经治疗症状消失后仍有肾小管功能（尿浓缩功能等）减退，能除去其他原因所致者；③X 线肾脏造影证实有肾盂肾盏变形，肾影不规则甚至缩小者。

　　2. 纳入和排除标准：

　　（1）纳入标准：①符合西医慢性肾盂肾炎诊断标准；②年龄 18～70 岁。

　　（2）排除标准：①血肌酐≥442 $\mu mol/L$ 的慢性肾盂肾炎患者；②妊娠或哺乳期妇女以及对本药过敏者；③合并有心血管、肝和造血系统等严重原发性疾病以及精神病患者；④近 2 周内服用中药及西药抗生素者；⑤尿道综合征（尿频-排尿困难综合征）；⑥复杂性肾盂肾炎、肾盂肾炎急性期全身情况较重者。

　　3. 一般资料：全部病例均为 2006 年 9 月至 2009 年 6 月间上海某医院肾内科门诊及住院的女性患者，共 72 例，采用简单随机法将患者分为治疗组和对照组。治疗组 36 例，年龄最小 35 岁，最大 70 岁，平均年龄（63.79±11.12）岁；病程最长者 13 年，最短者 1.25 年，平均病程（7.31±5.24）年。对照组 36 例，年龄最小 38 岁，最大 70 岁，平均年龄（62.41±12.32）岁；病程最长者 15 年，最短者 1.17 年，平均病程（7.86±5.01）年。两组患者年龄、病程等基线资料比较，差异无统计学意义（P>0.05），具有可比性。

　　4. 治疗方法：治疗组给予补肾活血方（太子参 15 g，生黄芪 15 g，生地黄 15 g，女贞子 15 g，牛膝 15 g，丹参 15 g，薏苡仁 15 g，水煎每日 1 剂，水煎分 2 次服。对照组患者每晚临睡前排尿后予左氧氟沙星 0.1 g 口服。2 组患者的疗程均为周。

　　5. 观察项目与检测指标：

　　（1）临床观察项目：对患者出现的尿频、尿急、尿有余沥、小腹坠胀、腰膝酸软及舌苔、脉象等主要症状和体征按轻重程度记分，记分标准参照《中医病证诊断疗效标准》，分为无（－）、轻（＋）、中（＋＋），重（＋＋＋）四个等级，每个（＋）记 2 分，治疗前后对总积分情况进行比较。对两组中达到临床痊愈的患者随访 6 个月，观察复发情况。

　　（2）检测指标：每 2 周检测 1 次尿常规，治疗 2 周后检测中段尿培养，以后每 4 周检测 1 次。采用比色法检测尿 N-乙酰 β-D-氨基葡萄糖苷酶（NAG）、采用免疫比浊法检测视黄醇结合蛋白（RBP）、采用放射免疫法测尿 β_2 微球蛋白（β_2-MG），分别于治疗前后各检测 1 次。

　　6. 疗效评定标准：参照中华人民共和国原卫生部发布《中药新药临床研究指导原则》（1993 年版）制订。痊愈：临床症状、体征消失，尿常规检查 2 次恢复正常，尿菌阴性，并于第 2、第 6 周复查尿菌 1 次，均为阴性，为近期治愈（追踪 6 个月无复发者为完全治愈）；显效：临床症状、体征消失或基本消失，尿常规正常或接近正常，尿菌阴性；有效：临床症状、体征减轻，尿常规显著改善，尿培养偶有阳性；无效：症状、体征及尿检改善不明显，尿菌检查仍阳性，或于第 2、第 6 周复查时尿菌为阳性，且为同一菌种。

7. 统计学方法：所有数据均采用 SPS 13.0 统计软件进行统计学分析。计量资料以 $x \pm s$、表示，采用配对资料 t 检验；计数资料中的等级资料比较，采用 iRidt 分析，非等级资料的比较采用卡方检验。以 $P < 0.05$ 为具有统计学差异。

结　　果

1. 临床疗效比较：治疗组与对照组的总有效率分别为 86.11% 和 63.89%，治疗组总有效率明显高于对照组，差异有统计学意义（$P < 0.01$）。

2. 主要症状积分比较：治疗组治疗后主症积分较治疗前显著降低，差异有统计学意义（$P < 0.01$）；对照组主症积分较治疗前减少，但无统计学意义（$P > 0.05$）。两组间比较，治疗组明显优于对照组（$P < 0.01$）。

3. 复发率比较：治疗组痊愈 14 例中复发 2 例，复发率为 4.28%；对照组痊愈 6 例中复发 3 例，复发率为 50%，治疗组复发率显著少于对照组，差异有统计学意义（$P < 0.01$）。

4. 肾小管功能比较：治疗组疗程结束后尿 NAG、RBP、β_2-MG 较治疗前均有明显下降，差异有统计学意义（$P < 0.05$ 或 $P < 0.01$）；对照组各指标与治疗前比较，差异无统计学意义（$P > 0.05$）。治疗后，治疗组尿 RBP、β_2-MG 与对照组比较，差异有统计学意义（$P < 0.01$）；尿 NAG 与对照组比较，差异无统计学意义（$P > 0.05$）。

讨　　论

目前西医在治疗慢性肾盂肾炎方面尚无突破性进展，主要依靠抗生素用法、疗程和种类的更换，虽不断有新的抗生素出现，但并未能减少本病的复发率，且长期应用抗生素可出现耐药性，甚至可导致菌群失调，给患者带来很大的痛苦。近年来中医药治疗慢性肾盂肾炎逐渐受到人们的重视，其在有效控制临床症状及防治反复发作等方面显示出独有的优势。

慢性肾盂肾炎属于中医学"淋证""腰痛""虚劳"等病症范畴，常反复发作，病程缠绵，可持续数年或数十年不愈。初起多为邪实，日久则由实转虚，虚实夹杂，所以治疗上不能一味清利，而宜补泻兼施。肾虚为本，因虚导致外邪入侵，即所谓"邪之所凑，其气必虚"。近年来许多研究也表明机体的全身免疫功能紊乱和尿道局部免疫功能低下，是造成尿路感染反复发作的重要原因。同时因其患病初期多有湿热，湿性重浊黏滞，易阻气机，气滞而成血瘀；湿热久羁，煎熬津液，而津血同源，津亏血少凝聚而成血瘀；另外本病病程较长，反复发作，"久病成瘀"，也易形成瘀血。现代研究也表明，活血化瘀药可增加肾血流量，提高肾小球的滤过率，起到冲洗尿路的作用，同时可促进局部血液循环，使药达病所。因此我们认为补肾固本是治疗慢性肾盂肾炎的重要治则，而活血化瘀亦是不可或缺的方面。

补肾活血方由太子参、生黄芪、生地黄、女贞子、牛膝、丹参、薏苡仁组成，方中太子参、生黄芪益气补肾，生地黄、女贞子滋肾阴，牛膝、丹参活血，薏苡仁健脾利湿。现代药理研究表明，生黄芪能促进机体代谢，调节免疫功能，还有明显的利尿作用，从而间接冲洗尿道；生黄芪、女贞子含有雌激素成分，能提高女性（特别是绝经期妇女）的局部抵抗力，从而降低本病的复发率。丹参的化学成分主要为含水溶性的酚酸类成分以及脂溶性的菲醌类成分，其脂溶性成分具有明显的抗炎能力，体外抑菌实验表明，丹参对大肠埃希菌、金黄色葡萄球菌、白色葡萄球菌、变形杆菌、乙型链球菌均有抑制作用；丹参水溶性成分可改善机体组织代谢，促进免疫器官发育，降低毛细血管通透性，防止溶酶体的氧化及代谢产物等物质的过多释放，从而减轻组织损伤。本研究结果表明，补肾活血方治疗慢性肾盂肾炎，对控制症状，调整机体整体情况，疗效持久而稳定，并能显著改善肾小管功能，减少复发，从而提高治愈率。

173　赵玉庸教授治疗慢性肾盂肾炎经验

慢性肾盂肾炎（CPN）为临床常见病、多发病，病程隐匿，早期多无明显症状。随着病程进展，患者可表现为腰酸腰痛、倦怠乏力、夜尿增多或伴有尿频、尿急、尿痛、低热、食欲不振等，缠绵难愈，CPN 已经成为近年来肾脏病领域研究的热点。有报道指出，慢性肾盂肾炎的发病率明显上升，在导致慢性肾衰竭的原发病中，慢性肾盂肾炎占 10.13%，已经成为我国人群中导致慢性肾衰竭第 2 位病因。慢性肾盂肾炎多为复杂性尿感，治疗的关键为祛除易感因素并根据病情制定方案，长期规范性药物治疗。目前，针对本病的治疗，西医以抗生素控制炎症为主，但治疗效果不甚理想。赵玉庸行医 60 余载，在治疗慢性肾脏病方面积累了丰富的经验，博采古今有效方药，并把西医辨病和中医辨证相结合，分析用药规律，扶正祛邪，清补并用，可明显改善患者临床表现和复发率。学者周文平等将赵玉庸治疗慢性肾盂肾炎的学术思想与临床经验做了归纳总结。

慢性肾盂肾炎的概述

慢性肾盂肾炎属于细菌感染引起的慢性炎症疾病，主要侵犯肾间质、肾盂和肾盏组织，以肾盂肾盏形成瘢痕为重要特征。病变日久累及肾小管，疾病后期由肾小管损伤导致肾小球受损而出现肾功能进行性下降，最终发展为尿毒症。该病起病隐匿，进展缓慢，临床表现形式呈多样性，患者可能仅有腰酸和/或低热，可无明显的尿频、尿急、尿痛症状，病久肾小管功能受损可表现为夜尿增多，当病变累及肾小球时反而会出现少尿甚至无尿。患者常有反复发作的尿路感染病史，育龄期和老年女性是 CPN 的高发群体。妊娠期女性受到雌激素影响，输尿管张力下降，进而导致其蠕动减弱。老年女性自身雌激素水平降低，致膀胱膨隆，尿流不畅，尿液反流率增高，反复发生尿潴留。针对慢性肾盂肾炎的治疗西医目前主要以抗感染为主，经尿常规和尿细菌学培养后确定致病菌种类针对性选择抗生素，可显著抑制细菌繁殖和感染程度。但由于长期用药容易产生耐药性及药物不良反应，治疗效果并不理想，极容易复发。究其原因，慢性肾盂肾炎的治疗除需考虑细菌致病因素外，患者自身抵抗力及免疫应答功能与本病的进展及预后联系密切。研究显示中医药治疗最大的优势在于免疫调节，中药含有多种活性成分，其相互协调或抑制，发挥免疫调节作用。近年来，中医治疗慢性疾病的价值越来越受到重视，尤其是中西医结合治疗慢性肾盂肾炎显示出独特的优势，目前通过常规抗感染联合中医辨证用药，可显著提高对细菌感染的抑制率及肾脏功能代谢效率，减轻肝肾等多个脏器代谢压力，抑制疾病复发率，疗效显著。

慢性肾盂肾炎的中医病机

中医学并无慢性肾盂肾炎的病名，依据患者的临床表现，其多归属于"淋证（劳淋）""虚劳""腰痛"等范畴。淋之名称，始见于《素问·六元正纪大论》。《中藏经》将淋证分为冷、热、气、劳、膏、砂、虚、实八种，为淋证临床分类的雏形。《金匮翼·诸淋》载"劳淋者，劳伤肾气，内生虚热，热传膀胱，气不施化，以致小便淋涩作痛"。《诸病源候论·淋病诸候》总结淋证的病机"诸淋者，由肾虚而膀胱热故也"以及"劳淋者，谓劳伤肾气而生热淋也"。赵玉庸教授在长期的临床实践中，遵循巢元方提出的"肾虚而膀胱热"的病机，结合患者年龄、体质和临床特征，认为慢性肾盂肾炎的病机要点为脾肾亏虚、湿热屡犯，而致小便赤涩不甚，溺痛不重，淋漓不已，余沥难尽。本病初期多为肾阴亏虚兼有湿热下注，若治不及时或治不得法，肾气亦虚，形成肾气阴两虚。中医认为，肾是人体元阴元阳之所在，封藏之根，脾为后天之本，气血生化之源，肾虚日久则脾气必虚，日久患者多为脾肾两虚。久病劳倦，房事不节，多产多育，或久淋不愈，或妊娠、产后造成脾肾亏虚、正气大伤。久病御邪无力，则湿热之邪作祟愈甚，久则缠绵反复。或因外阴不洁，湿热之邪上犯膀胱，或感受外来的风寒、风热之邪入里郁而化热为湿热之邪，留注膀胱。或嗜食醇酒辛辣之品，酿成湿热，留注于下焦而发病。脾肾两虚者肾失所用，脾不生精，可形成气滞，气滞可导致血瘀，同时，湿热留恋也可导致血虚，因此，日久患者多兼血瘀证的表现。故本病属于本虚标实之证，脾肾亏虚为本，湿热内蕴为标。脾虚中气下陷，肾虚固摄无权，脾肾两虚，膀胱气化不及，正虚邪恋，湿热屡犯，致病情迁延，反复发作，缠绵难愈。

慢性肾盂肾炎的中医治法

治疗宜谨守病机，以清利与补益并举，标本兼顾。早期以清利膀胱湿热为主，同时要注意若热伤血络者，治宜凉血止血；热煎熬尿液成石，治宜通淋排石；气火郁结下焦，治宜理气疏导。慢性肾盂肾炎迁延难愈的根本原因，除了湿热屡犯，难以根除外，更为重要的是病久致使正气耗损，脾肾亏虚，故在清利下焦湿热的同时，要注重健脾益肾。以脾虚为主者，治宜健脾益气，以肾虚为主者，治宜补益肾气，共奏培元固肾，扶助正气之功。此外，由于很多患者抵抗力逐渐低卜以及临床表现不典型，在治疗上必须考虑老年人对药物的排泄能力减弱、抵抗力下降等特点，清利湿热不可太过，不能一味攻伐，补益脾肾亦不可太过，以防湿热留恋。由于湿热贯穿病程始终，湿热蕴于膀胱，易伤阴分，故劳淋的转归，以伤阴最为多见，阴损及阳，亦可导致阳气亏虚。肾为水火之脏，元阴元阳所居之处，肾虚日久，湿热秽浊邪毒容易侵犯膀胱，故导致淋证缠绵难愈。临证须调整阴阳平衡，明辨虚实。久病生瘀，久病入络，此为隐患，可酌情配伍活血化瘀药物，通过活血利水。由于患者体质亏虚，易于感邪，但本身下焦有湿热留恋，阴液不足，故应避免使用辛温药物，以免耗气伤阴。因此慢性肾盂肾炎治疗，当以清利湿热、健脾益肾为主，调整阴阳平衡，辅以活血利水，提高免疫功能即提高人体的正气，对于治疗效果的评定有着重要的意义。

慢性肾盂肾炎的辨治经验

1. 补虚泻实标本兼顾：赵玉庸临床治疗慢性肾盂肾炎主要贯穿的思想为"补其不足为本，泻其有余治标"。这与中医理论中对该病本虚标实的认识相一致。本虚多责之于脾肾，患者多表现为疲倦乏力、纳呆少食、腰酸胀痛、夜尿频多等，以黄芪、当归、太子参、山药、白术等益气补血，以资生化之源；山茱萸、生地黄、黄精、阿胶、女贞子补益肾阴；怀牛膝、桑寄生、续断、杜仲等补肾强腰；乌药、制何首乌、益智等益肾固摄；陈皮、砂仁、豆蔻益气健脾、理气和胃。标实多责之于湿热，患者多表现为小便频数短涩、淋漓刺痛，赵老常用石韦、蒲公英、土茯苓、滑石、白花蛇舌草、鱼腥草、萹蓄、马齿苋、忍冬藤等清热通淋；若患者外感风热或感受风寒入里化热，表现为恶寒发热，可选生石膏、知母、黄芩等疏风清热；表现为寒热往来，可选用柴胡、黄芩等和解少阳，热退则减；若患者饮食不节，中焦湿热流注下焦膀胱，可加薏苡仁、枳壳、佩兰以健脾理气祛湿。

2. 中医辨证和西医辨病治疗相结合：由于中医临床上对于慢性肾盂肾炎的诊断并不清晰，在临床上多采取西医辨病和中医辨证相结合的诊疗方法。根据病情和参考药敏试验结果，在抗菌治疗的基础上，结合中医辨证施治，补泻并用。若患者的临床症状不典型，但尿检异常，表现为蛋白尿者可加用积雪草、倒扣草、青风藤、鬼箭羽、金雀根等清热利湿。尿中红细胞较多，可加用小蓟、白茅根、地榆、茜草等清热凉血止血。现代药理学研究证实，黄芪、太子参、熟地黄、山茱萸、山药等健脾益肾中药可调整机体整体功能，提高和增强机体的抵抗力，减少感染发作频次，从而保护肾脏，延缓肾衰竭进程。石韦、蒲公英、土茯苓、积雪草、白花蛇舌草等清热解毒、利尿通淋药物，有利于病灶周围血液循环的改善，又有类似光谱抗菌素的作用，使大量吞噬细胞及抗菌有效成分进入病灶发挥抗菌作用。还有研究指出，当归中主要的有效成分阿魏酸钠可抑制慢性肾病大鼠炎性细胞的浸润，明显改善肾炎症状。白术主要通过抑制炎症反应，调节免疫等方式起到肾脏保护作用。积雪草的有效成分积雪草苷具有良好的改善细胞炎症损伤的作用。金雀根通过免疫抑制调节作用，可降低尿蛋白，从而保护肾脏。

3. 结合患者年龄、体质和病程进行辨治：在辨治时综合考虑患者的年龄、体质、病程等因素，早期以清利膀胱湿热为主，晚期则以健脾益肾，扶助正气为主。若病程日久，患者表现为唇紫，舌质暗有瘀斑或瘀点，脉细涩或结代等，多为血滞之象，则加丹参、泽兰、益母草等活血利水。若病情到了恢复期，患者的尿频、尿急等症状明显减轻，尿液检查亦恢复正常，但仍有舌质红、少苔、脉细等症状，多为阴虚尚未缓解，湿热之邪仍需清利，可选用增液汤合八正散加减善后，同时注意药物的用量宜少，过用分利则伤正，须格外谨慎。另外，很多老年患者尽管临床症状消失，但机体的免疫力较差，感受外邪或饮食不当，复发率仍很高，可选用玉屏风散或香砂六君子汤等益气扶正。治疗过程中，处方遣药，有肾毒性的药物如关木通、木防己、厚朴等避免使用，以免损伤肾功能。中西医联合用药，注重疗程的完整和彻底，防止复发。

验案举隅

陈某，女，57 岁，2017 年 7 月 20 日初诊。主诉小便频数短涩，淋漓刺痛，腰痛 1 周。患者于 20 年前患"肾盂肾炎"住院治疗，给予抗生素静点及口服药物后好转出院，之后仍有尿频、尿急、尿痛等症状，多因嗜食辛辣、劳累及生气等因素诱发，当地医院确诊为"慢性肾盂肾炎"，但由于症状不明显经常忘记服药，未能按疗程治疗，经常反复发作。1 周前外出旅游，饮水较少，出现尿频、尿急、尿痛，小腹部坠胀不适，当时服用三金片，症状有所缓解，但仍有频数短涩，淋漓刺痛，腰痛酸软，下肢乏力，舌质红，苔黄腻，脉弦数。肾区叩击痛为阴性。查尿常规：Pro（－），BLD（－），镜检 WBC 满视野，上皮细胞（＋＋）。中医诊为淋证，证属脾肾亏虚，湿热下注，治以健脾益肾，清利湿热。

处方：太子参 10 g，山药 12 g，黄精 15 g，石韦 15 g，蒲公英 10 g，滑石 12 g，车前草 20 g，鱼腥草 15 g，白花蛇舌草 15 g，淡竹叶 10 g，忍冬藤 15 g，萹蓄 10 g，乌药 10 g，柴胡 6 g，黄柏 6 g，瞿麦 10 g，赤芍 10 g，生甘草梢 6 g。7 剂，每日 1 剂，水煎分 2 次服。

二诊（2017 年 7 月 27 日）：小便频数短涩，淋漓刺痛减轻，小腹部坠胀不适消失，口干口苦，舌质红，苔薄黄脉弦细。尿常规：Pro（－），BLD（－），镜检 WBC（＋＋）。上方去柴胡、乌药，加麦冬 10 g，石斛 10 g，陈皮 10 g，7 剂。

三诊（2018 年 8 月 2 日）：小便频数短涩，淋漓刺痛明显减轻，仅有轻度口干，舌质红苔薄黄脉弦细。尿常规：Pro（－），BLD（－），镜检 WBC（＋）。继服上方，连续服药 3 周为 1 个疗程，共 3 个疗程。患者症状消失，尿常规正常，尿培养 3 次阴性，半年后回访无复发。

按：患者反复发作 20 余年，病程日久，久淋不愈，湿热耗伤脾肾之气。脾虚则中气下陷，肾虚则下元不固，肾虚脾弱，正气亏虚，因劳累、饮水较少复发，下焦湿热明显，表现为虚中夹实。湿热下注为实，症见小便频数短涩、淋漓刺痛，方中选用石韦、蒲公英、滑石、车前草、鱼腥草、白花蛇舌草等清热利湿、解毒通淋；湿热之邪阻滞下焦，不通则痛，症见小腹部坠胀疼痛，选用乌药、柴胡等疏肝理气止痛。除了邪实的一面，患者同时存在腰痛酸软，下肢乏力等正虚表现，治疗缠绵难愈的淋证不可一味攻邪，易伤正气，需要扶正和祛邪兼顾。因此，在清利湿热的同时，加太子参、山药益气扶正，黄精以滋阴益肾。考虑到患者病程日久，反复发作，加赤芍活血化瘀，而且赤芍在《神农本草经》中有记载可"破坚积，利小便"，通过活血来利水。诸药相伍，标本兼顾，共奏健脾益肾，清利湿热之功。药后邪去正复，病告痊愈。

174   慢性肾小球肾炎病理与中医辨证的相关性

    慢性肾小球肾炎（CGN）是一组以血尿、蛋白尿、高血压和水肿为主要临床表现的肾小球疾病，本病起病隐匿，病程迁延，病变缓慢进展，大部分患者最终均发展为慢性肾衰竭。虽然现代医学采用了控制高血压、降低蛋白尿、降脂、抗凝等疗法，但目前仍然是我国慢性肾衰竭的首位原因。近年来，中医药治疗 CGN 取得了显著的疗效，辨证论治思路逐渐由中医的宏观辨证向宏观、微观辨证相结合的模式发展，越来越多的学者将肾脏病理与中医辨证分型相结合，从微观病理环节入手，研究病理改变与中医宏观辨证分型的关系，使中医学对 CGN 的研究迈上了一个新的台阶，丰富了中医辨证论治的内容。学者晋中恒等根据国内相关文献，结合临床病例观察，对慢性肾小球肾炎病理与中医辨证论治的关系做了探讨。

IgA 肾病

    IgA 肾病（IgAN）系一种常见的原发性肾小球疾病，其发病率占原发性肾小球疾病的 20%～50%。肾脏病理显示以 IgA 为主的免疫复合物在肾小球系膜区沉积为特征。

    1. 中医辨证分型：2013 年中国中西医结合学会肾脏疾病专业委员会将 IgA 肾病分为急性发作期和慢性持续期。急性发作期中医证型以外感风热证和下焦湿热证为主；慢性持续期中医证型以脾肺气虚、气阴两虚、肝肾阴虚、脾肾阳虚为主。慢性持续期在正虚的基础上多兼夹邪实的证候，包括水湿、痰湿、湿热、寒湿、血瘀、肝郁、毒浊。

    2. 病理分级与中医证型关系：车妙琳等观察 108 例 IgAN 患者，脾肾气虚证、气阴两虚证患者以 Lee 氏Ⅲ级为主，分级较轻；肝肾阴虚证患者以 Lee 氏Ⅲ至Ⅳ级为主，分级较重；脾肾阳虚证以 Lee 氏Ⅳ至Ⅴ级为主，分级最重。辨证分型与 Lee 氏分级显著相关（$r=0.28$，$P<0.01$）。气阴两虚证、脾肾阳虚证在内皮增生中所占比例高于脾肾气虚证、肝肾阴虚证；肾小管萎缩或间质纤维化在脾肾阳虚证所占比例最高。李现成等观察 IgAN 在光镜下的病理表现（Lee 氏分级）与中医证型的关系，发现 Lee 氏Ⅰ级、Ⅱ级中医证型多为热毒内扰和/或湿热壅滞；Lee 氏Ⅲ级、Ⅳ级中医证型多为脉络瘀阻和/或虚实夹杂；Lee 氏Ⅴ级中医证型为虚实夹杂。仲昱等观察 113 例 IgAN 患者，轻微病变 32 例，最多见于热结咽喉证、脾虚湿热证；系膜增生性肾炎 62 例，以脾虚湿热证、肾虚湿瘀证多见；局灶节段性肾小球硬化 15 例，以肾虚湿瘀证所占比例最大；新月体性肾炎 4 例，其中脾虚湿热证 1 例，肾虚湿瘀证 3 例。

    3. 活动性病变与中医辨证的关系：陈贤峰等对 180 例 IgAN（慢性肾脏病 1～2 期）患者的临床及病理资料进行回顾性分析发现，从新月体产生率来看，风热上扰证组和风湿内扰证组明显高于下焦湿热证、气阴两虚证和脉络瘀阻证组（$P<0.05$）。

    4. 免疫复合物沉积与中医辨证的关系：赵著华等研究发现，IgA 和 IgA×＋C3 沉积者多见于脾肾气虚证，其次为肺肾气虚证；IgA＋IgG 和 IgA＋IgG＋C3 沉积者多见气阴两虚证和肝肾阴虚证；IgA＋IgG＋IgM 和 IgA＋IgG＋IgM＋C3 沉积多见脾肾阳虚证。李靖等通过 201 例 IgAN 的观察分析发现，IgA、IgM、C3、FRA 等免疫复合物沉积多见肺肾（脾）气虚证；IgG、IgM、C3 等免疫复合物沉积多见气阴两虚证或合并湿热证；IgA、C3 沉积多见肝肾阴虚、外感证、湿浊证和血瘀证；IgA、IgM 免疫复合物沉积多见湿热证。

    5. 某院 IgAN 观察资料：某院将 IgAN 中医证型分为基本证候及合并证候，基本证候分为气阴两虚证、脉络瘀阻证、风湿内扰证，其中以气阴两虚证、脉络瘀阻证多见；合并证候分为风热扰络证、湿浊犯脾证、下焦湿热证，其中以风热扰络证和下焦湿热证多见。关于病理类型与中医辨证的关系，晋中恒等于2010年2月—2012年3月观察了71例IgAN患者，其中局灶增生性38例，系膜增生性27例，硬化性6例。中医辨证证气阴两虚证37例，风湿内扰证19例，脾肾气虚证7例，Lee氏分级分别为在Ⅲ级或Ⅲ至Ⅳ级；脉络瘀阻证8例，Lee氏分级为Ⅳ至Ⅴ级。

系膜增生性肾小球肾炎

系膜增生性肾小球肾炎（MsPGN）是一个病理形态学诊断，以弥漫性肾小球系膜细胞增生及不同程度的系膜基质增多为主要病理特征。

1. 中医辨证分型：中医认为，其病位当责之于肺、肝、脾、肾，中医辨证多见肺脾两虚型、脾肾阳虚型、气阴两虚型及肝肾阴虚型。王铁良等将MsPGN分为肾阴不足，热毒内蕴型；脾肾两虚，水湿内停型；肝肾阴虚，血瘀阻络型；气阴两虚，湿热蕴蓄型。王立新等通过对53例肾穿刺患者的病理及中医证型相关性分析显示，MsPGN临证分为本虚证和标实证，本虚证中脾肾气虚40例，脾肾阳虚3例，肝肾阴虚1例，气阴两虚9例；标实证中湿浊证2例，湿热证15例，水湿证9例，血瘀证3例，湿浊夹瘀证5例，湿热夹瘀证14例，水湿夹瘀证5例。袁发焕等对129例MsPGN患者的研究发现，其主证分型以肺肾气虚（50例）和脾肾气虚证（68例）常见，脾肾阳虚、肝肾阴虚、气阴两虚证相对较少，分别为4例、4例、3例。标证分型以湿热（65例）、瘀血证（27例）常见，湿浊（1例）相对少，余36例无标证。

2. 病理分级与中医证型关系：范军芬等观察109例MsPGN患者，发现最常见的是中医证型是气阴两虚证和脾肾阳虚证，肝肾阴虚证最少见。轻、中、重度MsPGN与中医证型的关系，肺肾气虚证患者中，轻度MsPGN占大多数，中度所占比例较小，而无重度MsPGN；气阴两虚证和肝肾阴虚证患者中，重度MsPGN所占比例较大；肝肾阴虚证少见，但病理程度较重，重度MsPGN的所占比例较大，109例患者中仅9例肝肾阴虚证，但中、重度就占7例；脾肾阳虚证患者，轻、中、重度MsPGN均可见，轻度MsPGN所占比例较气阴两虚证和肝肾阴虚证大，但次于肺肾气虚证。徐大基等观察96例原发性肾小球疾病患者，系膜增生性肾炎22例（22.9%），其中轻度MsPGN15例（68.2%），中医辨证脾（肾）气虚10例，肺肾气虚3例，气阴两虚1例，肝肾阴虚1例，标证兼湿热6例，水湿6例，外感3例；中度、重度MsPGN 7例，属脾（肾）气虚2例，肝肾阴虚2例，气阴两虚3例，标证兼湿热4例、水湿1例，瘀血2例，

3. 某MsPGN观察资料：某于2010年1月—2013年2月观察47例MsPGN患者，其中脾肾气虚证15例，气阴两虚证13例，脾肾阳虚证8例，肺肾气虚证7例，肝肾阴虚证4例；标证中兼湿热证8例，湿浊证6例，血瘀证5例；轻度MsPGN 28例，中医辨证以脾肾气虚及肺肾气虚多见；中重度MsPGN 19例，中医辨证以气阴两虚证、脾肾阳虚证、肝肾阴虚证兼湿热证或血瘀证多见。

膜性肾病

膜性肾病（MN）是以肾小球基底膜（GBM）上皮细胞下免疫复合物沉积伴占GBM弥漫性增厚为特征的一组疾病。其在慢性肾小球肾炎的发病率占第三位，目前研究发现，膜性肾病的病理分期与中医证型之间存在着一定的相关性。

1. 中医辨证分型：黎民安等观察113例特发性MN患者，中医辨证以气阴两虚证和脾肾气虚证为主，分别为48例（42.5%）和40例（35.4%），脾肾阳虚和肝肾阴虚较少，分别为20例（17.7%）和5例（4.4%）。其临床兼证，兼湿热证29例（25.7%），血瘀证27例（23.9%），湿浊证15例（13.3%），水气证1例（0.9%），其余为无兼证者。俞东容等分析28例MN患者，认为MN的中医辨

证以脾肾气虚型、气阴两虚型多见，前者多伴水湿内停，后者多伴湿热内蕴和血瘀。

2. 病理分期与中医辨证的关系： 黎民安等研究 113 例特发性 MN 患者，对有明确病理分期的 85 例患者进行分析。结果显示：①脾肾气虚证与脾肾阳虚证患者，肾脏病理多见于 MNⅠ、Ⅱ期；②气阴两虚证患者除见于 MNⅠ、Ⅱ期，也见于Ⅲ、Ⅳ期患者，且以Ⅲ、Ⅳ期者较多（10.5%）。③MN 患者肝肾阴虚证少见；气阴两虚证常伴有较明显的系膜病变。俞东容等观察 28 例 MN 患者发现，脾肾气（阳）虚证患者病理多见于 MNⅠ期，气阴两虚证患者多见 MNⅡ期以上，而气阴两虚证患者可有比较明显的系膜病变，4 例患者均表现弥漫性系膜细胞增生，基质增多，7 例伴系膜区电子致密物沉积；而小管间质损伤明显者，免疫病理也多伴有 IgM、IgA 沉积。毛加荣等研究 101 例 MN 患者发现，Ⅰ期膜性肾病（85.02%）、大部分Ⅱ期膜性肾病（72.31%）以脾失健运、湿热蕴结为主；Ⅲ期膜性肾病（90.14%）及少部分Ⅱ期膜性肾病（17.58%）表现为脾肾阳虚、湿热蕴结为主要证型；各期均有少部分气阴两虚、水瘀互结及脾肾衰败、湿毒内盛之证。

局灶节段性肾小球硬化

局灶节段性肾小球硬化（FSGS）是指病变累及部分肾小球及肾小球毛细血管袢部分小叶的硬化性病变。

1. 病理类型与中医辨证的关系： 当前研究认为，FSGS 中医辨证以脾肾阳虚证及气阴两虚证为主。蔡忠钦等观察小儿原发性肾小球疾病发现，MsPGN＋FSGS16 例，其中气虚型 12 例，阳虚型 1 例，气阴两虚型 3 例；FSGS 3 例，其中气虚型 2 例，阳虚型 1 例。任艳芸等总结 116 例 FSGS 的患者，其中阴虚证 24 例，阳虚证 29 例，气阴两虚证 25 例，三者占 FSGS 患者的 67.2%。袁斌等收集 16 例 FSGS 的患儿资料，分析中发现湿热内蕴 1 例，脾肾湿困 4 例，脾肾阳虚 9 例，肺脾气虚 2 例，亦为脾肾阳虚多见。

2. 某 FSGS 观察资料： 某观察了 32 例 FSGS 患者，其中脾肾气虚证 13 例（40.6%），气阴两虚证 11 例（34.4%），脾肾阳虚 6 例（18.8%），肝肾阴虚证 2 例（6.2%）。

膜增生性肾小球肾炎

膜增生性肾小球肾炎又称系膜毛细血管性肾小球肾炎（MCGN）。其病理特点为，光镜下系膜细胞及系膜基质弥漫重度增生，免疫病理常见 IgG 和 C3 呈颗粒状系膜区及毛细血管壁沉积，电镜下系膜区和内皮下可见电子致密物沉积。

1. 病理分型与中医辨证的关系： 大多数学者认为，MCGN 其病机为本虚标实之证，本虚以阳虚为主，标实以水湿多见。任艳芸等总结 84 例 MCGN 患者发现，气虚证 8 例，阴虚证 7 例，阳虚证 28 例，气阴两虚证 4 例，水湿型 24 例，瘀血型 4 例，其他类型 9 例。袁斌等分析 15 例 MCGN 患者，风水相搏证 2 例，湿热内蕴证 6 例，脾虚湿困证 3 例，脾肾阳虚证 4 例。

CGN 的病理类型复杂，常见的有系膜增生性肾小球肾炎（包括 IgA 肾病和非 IgA 细膜增生性肾小球肾炎）、局灶节段性肾小球硬化、膜性肾病和膜增殖性肾炎等，随着病情进展，所有各种病理类型均可转化为肾小球硬化、肾小管萎缩和间质纤维化，最终肾脏体积缩小，发展为硬化性肾小球肾炎。近年来，随着精准医疗战略的提出，慢性肾脏病的治疗由中医传统的宏观辨证向宏观、微观辨证相结合的模式发展，多数学者将肾脏病理与中医辨证相结合，从微观病理入手，研究病理改变与中医宏观辨证的关系，使慢性肾脏病的治疗逐步实现个体化。有关 CGN 辨证分型与肾脏病理相关性的研究也取得了一定的进展，就目前相关文献报道，以 IgAN、MsPGN 及 MN 研究较为成熟，文献积累较多，且样本数量较大，这在一定程度上促进了慢性肾炎临床研究的发展，为慢性肾炎的精准医疗、提高临床疗效奠定了良好的理论基础。

175　慢性肾小球肾炎的中医治疗

慢性肾小球肾炎（CGN）简称慢性肾炎，是由多种原因引起的病理表现不同的原发性肾小球疾病，病程长，临床以蛋白尿、血尿、水肿和高血压为主要特征并常伴有肾功能损害。慢性肾炎病程迁延难愈，若治疗不当或不及时，可加速肾纤维化发展，最终导致终末期肾病（ESRD）。ESRD患者需要依靠肾替代治疗以维持生命，给患者的身心健康带来巨大影响，为家庭、社会带来严重的经济负担。因此，对于慢性肾炎必须早发现、早治疗，从而有效保护肾功能，延缓肾衰进展，提高患者生活质量，减轻社会负担。对于慢性肾炎的治疗，西医主要以激素、免疫抑制剂及具有降尿蛋白、利尿、降压等作用的药物对症处理。临床实践发现，这些药物存在较多不良反应，甚至存在弊多利少的缺点，而且停药后易致病情反复，总体疗效不佳。中医药在治疗慢性肾炎中有独到的优势，若能坚持以中医为主导的中西医结合治疗，常常能提高疗效，减少不良反应、减少病情复发。

慢性肾炎可归属于中医学"水肿""尿血""腰痛""虚劳""慢肾风"等范畴。其病因病机较复杂，主要缘于先天禀赋不足或后天劳倦太过、起居饮食失调以及情志所伤引起的肺、脾、肝、肾虚损、气血阴阳失调，加之感触外邪或寒、或湿、或热、或风、或复感多邪而杂合致病，其病位主要在肾，涉及肺、脾、肝等脏腑，病性属本虚标实，本虚可见阴虚、阳虚、气阴两虚、阴阳两虚等。标实常见风湿、湿热、热毒、瘀血等，可诱发并加重本病，并在整个病程中夹杂出现。学者张雅兰等对近年来关于慢性肾小球肾炎的中医药治疗做了梳理归纳。

扶正祛邪法

1. 扶正为主：《素问·水热穴论》云"勇而劳甚，则肾汗出，肾汗出逢于风，内不得入于脏腑，外不得越于皮肤，客于玄府，行于皮里，传为胕肿。""故其本在肾，其末在肺，皆积水也"。《素问·至真要大论》云"诸湿肿满，皆属于脾。"说明肺脾肾的功能失职均可导致水液代谢的紊乱。许多学者认为本病虽然虚实夹杂，但总是脏腑虚损在先，并以气虚、阴虚、气阴两虚、阳虚多见，若能及时发现，早期采取扶正为主的治疗方法，势必能正本清源。慢性肾炎常由外感而诱发加重，焦安钦等认为慢性肾炎益肺有利于祛邪安正。李学铭认为慢性肾炎患者可因先天或后天因素导致脾胃受损，使病情反复，故其临证中重视固护脾胃，常施以健脾利水法、补脾益肺法、温补脾肾法、健脾和胃法等。杨霓芝认为脾虚是慢性肾炎发病及病机演变的重要环节，肾虚是慢性肾炎演变与转归的必然结果，治疗上重视健脾补肾，临床多选用四君子汤、肾气丸加减。梁琼芳等医家认为慢性肾炎之蛋白尿多有脾虚表现，治疗上常将补脾肾与固精气同用，脾气虚者常以补中益气汤加减；对于脾肾气虚、脾不统血之血尿，药常用参苓白术散加减。对于阴虚证慢性肾炎患者，何立群重视滋补肝肾，多以一贯煎加南沙参、覆盆子等药，如此酸甘调和有度，津精始生。对于阴虚生热之证，乔成林以六味地黄汤"壮水之主，以制阳光"，加知母、黄柏以滋阴降火；选加赤芍、白及、女贞子、墨旱莲、炒槐米、阿胶（烊化），以凉血止血。辨证为气阴两虚证者，周富明认为主要缘于肾不藏精、脾失升清和统摄，其善用参芪地黄汤加减（黄芪、党参或太子参、生地黄、山茱萸、茯苓、白术、山药、甘草、金樱子、生姜、大枣），以达脾肾双补、益气养阴之功效，减轻蛋白尿。童少伯认为慢性肾炎初期即存在阴虚，只是此时阳虚症状较阴虚显著。但在疾病过程中，蛋白、血液等精微不断流失，以及温阳利水药的伤阴耗液，使阴液不断受损，阴虚的症状逐渐显现。故其认为应在水肿消退后，加入适当的滋阴药物，来补充因阳虚而损及的阴液，以治"未病"之阴虚。慢性肾炎阳虚者常责之脾肾二脏，赵涛等以常规西药治疗为对照组，在此基础上加用济生肾气丸，结果显示治疗组在改善肾功能，减轻蛋白尿、血尿，改善预后方面均优于对照组，差异具有统计学意义（$P < 0.05$）。

2. 祛邪为主：慢性肾炎由于病程长，易反复，因此到后期病机表现日趋复杂，痰、饮、水、湿及瘀血在机体内聚而不散，不断演化，或化热，或成毒，或侵袭脏腑，或扰乱神明，或深入骨骱，治疗颇为棘手。因此许多学者认为此阶段治疗当以祛邪为主，只有邪去才有正安。由于病理产物各异，因此临床采用的祛邪法亦各有侧重。

（1）祛风除湿法：《金匮要略》云"风湿相搏，一身尽痛疼，法当汗出而解"。首先提出"风湿"证，并提出"风湿，脉浮身重，汗出恶风者，防己黄芪汤主之"，创制了防己黄芪汤，开创了祛风除湿以消水肿的先河。风湿二邪，或由外袭，或由内生，两邪相夹，互借其性，常致病情缠绵难愈。近年来，有不少医家将祛风除湿法作为慢性肾炎的一个重要治疗方法，其中以王永钧为代表。王氏认为风湿内扰于肾是慢性肾炎的主要病机，并根据病情发展，概括出了肾虚→肾痹→肾劳的病机演变规律，提出慢性肾病风湿证与气血相关的理论，在治疗上遵循祛风先养血、治湿先健脾；治风先治血、血行风自灭；气为血帅、气行血行和气行湿行等传统理论，创复方积雪草Ⅱ号方。赵纪生亦擅长从风湿辨治慢性肾炎，常在兼顾脾肾亏虚的本质特点及改善血瘀的病理表现上，以祛风除湿为主，自拟经验方黄芪30 g、茯苓10 g、薏苡仁20 g、青风藤30 g、徐长卿10 g、川芎10 g、羌活10 g、威灵仙20 g、猫爪草10 g、鸟不宿20 g、鬼箭羽20 g、白花蛇舌草20 g，共奏健脾补肾、祛风除湿、活血化瘀之效，能有效减轻慢性肾炎患者的血尿、蛋白尿，延缓病情进展。

（2）清热除湿法：机体常由外感或内伤而致水湿内停，久而化热，薛生白云"湿得热而湿愈蒸，热得湿而热愈炽"。故湿与热易胶结难解。湿为阴邪，其性趋下，易袭阴脏；热为阳邪，易伤津耗气。戴恩来认为湿热阻滞是导致蛋白尿的主要病机，其实质内涵在于感染导致的免疫反应状态，治疗上通过清利湿热来消除免疫反应，并根据病变部位的不同分别施以清热化湿、清热燥湿、清热利湿。叶传蕙认为肾炎蛋白尿的形成，在邪实方面以湿热二邪多见，提出"湿热不除，蛋白难消"的观点。临床中常以清热祛湿（化湿、燥湿、利湿）为提纲，配合使用活血祛风、益气养阴等治法治疗难治性肾病蛋白尿。

（3）活血化瘀法：瘀血的产生原因很多，或因虚（气虚、阴虚、阳虚）致瘀或因实（气滞、血热、血寒）致瘀，瘀血作为病理产物和致病因素，亦在慢性肾炎的发生发展过程中占有极其重要的地位。瘀血内停，损伤肾络，血溢脉外，血尿自出；肾络失养，肾气不充，统摄失司，故见蛋白尿、血尿。张大宁认为"肾虚血瘀"是慢性肾病的基本病机，治疗上在扶正固本的同时将化瘀贯穿始终。其常用药物一类如川芎、丹参、赤芍等活血化瘀之品，另一类如三棱、莪术等破血逐瘀之品。杜金行教授认为IgA肾病蛋白尿患者，有急瘀（炎症所致）和慢瘀，故临床中非常重视活血化瘀。少量蛋白尿者常用丹参、当归、何首乌、川芎、茜草等以活血化瘀；瘀血较重者予桃仁、红花、苏木、三七、三棱、莪术等以破血逐瘀；大量蛋白尿者则适用水蛭、地龙等虫类活血剂以消癥散结。赵玉庸认为"肾络瘀阻"是慢性肾脏疾病的发病机制，治疗多用具有搜剔通络作用的虫类药物，配以益气、活血化瘀药等，创立了肾络通方以标本兼顾、通补并用，本方亦可减轻糖皮质激素的不良作用，从而改善病情。

（4）清热解毒法：热邪太过，则为热毒，热可伤阴、动血。陈静等认为热毒在慢性肾炎的发生、发展过程中占有重要地位，并将其分为外感热毒和内生热毒。刘玉宁等临床中运用清热解毒法有：①疏风清热解毒法，多适用于慢性肾炎急性发作期，用药以金银花、连翘、菊花、薄荷为主；②清热解毒利咽法，适用于IgA肾病及其他系膜增生性肾炎，以热毒客喉证多见，用药多为板蓝根、大青叶、山豆根、射干等；③清热利湿解毒法，多适用于治疗以蛋白尿为主的慢性肾炎，常用黄芩、半边莲、白花蛇舌草、车前草等；④清热化瘀解毒法，多用于肾小球局灶增生硬化性病变等，以肾络瘀闭证多见、常用穿山龙、僵蚕、大黄、芒硝等；⑤凉血清热解毒法，治疗以血尿为主的慢性肾炎多见，多用牡丹皮、赤芍、紫草、玄参等。

调畅气机法

1. 疏泄肝经法：魏之秀在《续名医类案》中云"肝为万病之贼，殆以生杀之柄不可操之人耳"。清代医家周学海在《读医随笔》中云："医者，善于调肝乃善治百病。"《黄帝内经》早已有"辛以散之，酸以敛之，甘以缓之"的治肝三法。肝主疏泄，气机不畅可致脏腑功能失调。叶传惠认为久病多郁，在慢性肾炎调理肺、脾、肾而疗效不佳时，应责之于肝郁气滞，可以从肝着手，采用疏肝泄热、疏肝养血、疏肝解郁、疏肝利水活血、疏肝和胃之法进行治疗。许正锦对慢性肾脏病的涉肝病机进行了深入研究，在慢性肾炎的治疗中亦重视应用调肝法，在治疗肝实证以肝气郁滞为主时常投以小柴胡汤以疏肝解郁。

2. 疏利三焦法：诸气及水液运行的通畅与三焦的通利密切相关。《难经》云："三焦者，原气之别使也。"《类经·藏象类》云："下焦不治则水乱二便，三焦气治，则脉络通而水道利。"三焦与肾密切相关。《灵枢·本脏》云："肾合三焦膀胱。"李梴《医学入门》引《五脏穿凿论》云："肾与三焦相通。"三焦气化之动力为少阳相火，而少阳相火又源于肾，如《灵枢·本输》云："少阳属肾，肾上连肺，故将两脏。"黄文政等根据"少阳三焦网络调节机能"，对慢性肾炎的治疗在扶正祛邪的原则上，提出了"疏利少阳"的大法，组成了肾炎 3 号方（以生黄芪、丹参、柴胡、黄芩四味药为基本方），意在疏利少阳，斡旋三焦，调理枢机，藉以连接健脾补肾、清利湿热、活血化瘀诸法，获得良好的临床疗效。

慢性肾炎病机复杂多变，常常虚实夹杂，因此治疗上不可拘泥某方某法，而应根据病机变化灵活变通，准确应用扶正、祛邪、疏利等治法，只有辨证准确，治法得当，用药合理合法，才是提高疗效的根本。在临床实践中发现风湿扰肾的病机普遍存在，在常规辨证的基础上联合祛风除湿药往往能提高慢性肾炎的疗效。从风湿论治慢性肾炎是中医肾病名家赵纪生的常用思路，而王永钧以"风湿扰肾"立论，创立以风湿证为中心证候进行辨证的临床思路，取得了多项科研成果。

176 从"其本在肾，其末在肺"论慢性肾小球肾炎

《素问·水热穴论》云："肾者，至阴也，至阴者，盛水也。肺者，太阴也，少阴者，冬脉也。故其本在肾，其末在肺，皆积水也。"其中，"其本在肾，其末在肺"是古代医家对水肿病病机的高度概括。而慢性肾小球肾炎多以水肿为主要临床表现，故可归于水肿病范畴。通过查阅古今文献，可以发现"其本在肾，其末在肺"不仅概括了慢性肾小球肾炎水肿的基本病机，同时对慢性肾炎临床治疗亦具有指导意义。学者闫永钊等从"其本在肾，其末在肺"的角度解析了慢性肾小球肾炎。

"其本在肾，其末在肺"的含义剖析

1. "本""末"的释义：《辞源》云"标，木末也，后起者为标，原始者为本"。"本""末"的原始含义即是指树木之枝末与树木之根。《黄帝内经》则引伸其义，用于说明事物之间的相对主次关系。比如先病为本，后病为标。马莳亦云："本者，病之根也。末者，病之标也。肾气上逆，则水气客于肺中，此所以为积水也。"故"其本在肾，其末在肺"一方面指出了肺、肾二脏与水肿病机密切相关，通过"本""末"两字说明了两者在水肿病中的主次关系，即肾为主，肺为次，同时也提示了肺、肾二脏在水肿病机及诊疗方面的重要性。

2. 从五行角度剖析"其本在肾，其末在肺"：五行学说是中医的重要学说，其指导着中医对于疾病的认识与治疗。而在五行之中，肺属金，肾属水。金生水，水为金之子。中医有"子病及母"之理，包括了三种情况，子气亢盛引起母气亢盛的"子病犯母"，子气虚弱导致母气虚弱的情况以及子气亢盛导致母气虚弱的"子盗母气"。这三种情况都说明了可以通过子脏影响母脏。如慢性肾小球肾炎发展至尿毒症期阶段，由于尿毒症毒素储留使肺泡毛细血管渗透性增加，可引起尿毒症肺炎。此即肾病及肺，即"其本在肾，其末在肺"。

3. 从现代医学角度剖析"其本在肾，其末在肺"：有研究通过总结肺系疾病与免疫复合物性肾小球肾炎之间的关系和肾功能不全时的肺功能异常的表现，揭示了肺肾之间的密切关系，并且进一步明确的提出了肾脏病变是肺炎克雷伯菌及其抗体所引起的免疫复合物性肾小球肾炎这一观点。此外亦有研究通过测定雄激素受体（AR）在雄性大鼠气管和肺的表达，得出肾可能通过雄激素及其受体对肺进行调节，雄激素及其受体可能是"肺肾相关"的物质基础这一观点。通过以上研究，提示肺肾之间的确存在密切关系，且肾可能通过某种机制实现了对肺功能的调控，此即"其本在肾，其末在肺"。

"其本在肾，其末在肺"是慢性肾小球肾炎重要发病机制

慢性肾小球肾炎可由急性肾小球'肾炎迁移而来，而急性肾小球肾炎可见于上呼吸道感染等链球菌感染之后。这就与中医论述的水肿病机不谋而合。《素问·水热穴论》云："勇而劳甚，则肾汗出，肾汗出逢于风，内不得入于脏腑，外不得越于皮肤，客于玄府，行于皮里，传为胕肿，本之于肾，名云风水。"即是说卫气出于下焦，肾虚则卫气不固，易感外邪，现劳甚而汗出，风水相搏故发为肿。无论是西医或中医的病因，都强调了肺、肾二脏在疾病发生过程中的重要性和肺为诱因引发肾炎的过程，此即"其本在肾，其末在肺"。

"其本在肾，其末在肺"贯穿慢性肾小球肾炎发病全过程

慢性肾炎大多发病缓慢，以血尿、蛋白尿、高血压、水肿为其基本临床表现，可有不同程度的肾减退，病情迁移、反复，逐渐发展为慢性肾衰竭。根据对古今文献的整理分析，认为在慢性肾小球肾炎发展的各个阶段，"其本在肾，其末在肺"均是其主要病机之一，其主要临床表现多与肺肾相关。

1. 水肿：慢性肾小球肾炎患者多有不同程度的水肿，轻者仅出现在眼睑等组织疏松处，进而发展到足踝、下肢等处；重者则全身水肿，并可有腹水和胸腔积液。这与《灵枢·水胀》中对水肿症状的描述相似："水始起也，目窠上微肿，如新卧起之状，其颈脉动，时咳，阴股间寒，足胫肿，腹乃大，其水已成矣。以手按其腹，随手而起，如裹水之状，此其候也。"故当以水肿为主要临床表现时，慢性肾小球肾炎可归于中医的水肿病范畴。而水肿之为病，必为水液代谢失常所致。《灵枢·五癃津液别》云："饮入于胃，游溢精气，上输于脾。脾气散精，上归于肺，通调水道，下输膀胱。水精四布，五经并行，合于四时五脏阴阳，揆度以为常也。"这构建了中医对于水源代谢过程的认识。饮入于胃，游溢布散精气，上行输送于脾，脾气升清，将水液上输于肺。肺通调水道，一方面布散水液于全身，一方面下输水液至膀胱，使水液得以排出体外。此即肺为水之上源的具体作用，故云"其末在肺"。而肾除了为水之下源以外，亦可通过阳气的作用对水液代谢产生影响。《素问》云"五脏以阳竭"，即强调了阳气在水液代谢中的重要性。五脏阳，是指五脏阳气。五脏阳气衰竭，气化无权，津液不布，则为水肿。而肾为先天之本，为一身之命门，五脏阳气皆离不开肾脏的滋养。故云"其本在肾"。故当以水肿为慢性肾小球肾炎主要临床表现时，"其本在肾，其末在肺"为其主要病机之一。

2. 尿异常：慢性肾小球肾炎由于肾小球滤过膜通透性的增高，可导致蛋白尿，血尿等尿异常。中医认为，若肺脏失和，肺不生水，则肾不能正常封藏，故血与蛋白等精微物质从下而出。卫气出于下焦，肾病日久，无法产生充足的卫气，卫气不足则肌表不固，易受外邪侵袭，伤害肺脏，反而加重肺脏的病情。亦有观点认为蛋白尿，血尿的发生与风邪有关。风性开泄，其客于肾，则致肾不藏精而出现蛋白尿。风邪内入，穿透肾膜，血络等而开泄，故出现血尿。以上均说明了肺、肾二脏在尿异常的发生发展中有重要作用，而又通常是以肺卫不固或肺脏受损为诱因，肾不藏精或肾脏受损，血液外泄为根本，说明了当以尿异常为慢性肾小球肾炎的主要临床表现时，"其本在肾，其末在肺"是主要病机之一。

3. 高血压：现代医学认为慢性肾小球肾炎出现高血压的主要机制为钠水储留和肾素分泌增多。钠水潴留可导致血容量增加从而引起容量依赖性高血压。肾实质缺血刺激肾素．血管紧张素分泌增加，从而小动脉收缩，外周阻力增加，引起肾素依赖性高血压。中医则多认为其慢性肾小球肾炎过程中出现的高血压，是建立在肾脏已病的基础上，故当以肾为根本，而又与肺有着密切关系。有学者从肺朝血脉与血压调控，肺主行水与血压调控两方面主要说明肺在高血压中的重要作用。肺朝百脉，助心行血，一则全身气体经过肺脏与外界气体相通交换，二则肺脏亦助心气推动全身血液循环。若换气不佳与血液循环障碍则可通过缺氧与血流动力学异常产生体循环小动脉收缩，外周阻力增高；心脏负荷加重；儿茶酚胺等物质释放增多等改变从而使血压增高。并且肾为水之上源，肺为水之下源。若水液失调亦可导致血液容量增加从而导致高血压，而钠水储留正是慢性肾小球肾炎出现高血压的重要机制之一。故"其本在肾，其末在肺"是以高血压为主要临床表现时慢性肾小球肾炎的主要病机之一。

"其本在肾，其末在肺"影响慢性肾小球肾炎临床治疗

针对慢性肾小球肾炎一病，许多医家从肺、肾出发，提出了具有自己特色的治疗方法。如童少伯强调肺与慢性肾炎的关系，根据慢性肾炎的时期与症状不同，提出了9种立法：①辛温宣肺利尿法，用于外感风寒证，方用射干麻黄汤合五苓散加减。②固表祛邪利尿法，用于表虚邪凑证，方用玉屏风散合杏苏饮加减。③辛凉肃肺利尿法，用于外感风热证，方用桑菊饮合五皮饮加减等。④宣肺清热利尿法，用

于外寒内热证,方用越婢汤合四苓散加减。⑤清热解毒法,用于慢性肾炎急性发作,方用银翘散加减。⑥泻肺理气法,用于慢性肾炎,水肿严重而肺气不利之时,方用葶苈大枣泻肺汤合三子养亲汤加减。⑦滋养肺肾法,用于慢性肾炎肺肾阴虚者,方用沙参沙参麦冬汤加减。⑧疏风宣肺法用于风水相搏之水肿,方用越婢加术汤加减。⑨益气温阳利尿法,用于慢性肾炎卫表气虚兼见阳虚者,方用防己黄芪汤或麻黄附子细辛汤。赵绍琴治疗慢性肾病则擅用风药。其认为选用风药可以通过宣肺利水治疗尿检异常、小便不畅,或浮肿不消。此即"提壶揭盖"之妙。

通过查阅文献,发现现代亦有人提出宣肺益肾法治疗慢性肾小球肾炎,并总结了益肾为本,兼顾五脏。宣降肺气,贯彻始终。分清标本,辨证运用。随症加减,灵活运用四大临床治疗原则,且临床疗效颇佳。但是从整体来看,从肺肾论治慢性肾小球肾炎呈逐渐减少的趋势。闫永钇以"慢性肾小球肾炎"为关键词,检索中国知网 2013 年 1 月—2015 年 12 月 31 日期间收录的文献,筛选其中明确提出中医治疗原则并有临床研究数据支持的文献,共 82 篇。将其按照具体治疗思路分类统计,发现其中多从肾和脾肾角度论治,从肺肾论治的文献寥寥无几,提示当前慢性肾小球肾炎的临床治疗中,着重于强调肾脏和脾、肾二脏之间的关系,而忽略了发病过程中肺脏及肺、肾两脏的相互作用。结合上文分析,肺、肾二脏在慢性肾小球肾炎发生、发展的各个环节都有着重要的意义,故从肺肾论治慢性肾小球肾炎是十分必要的,而临床疗效颇佳更说明了从肺肾论治慢性肾小球肾炎的正确性,因此提倡重视从肺肾论治慢性肾小球肾炎。

慢性肾小球肾炎作为一种常见疾病,西医治疗多用激素等药物,副作用较多且费用不菲,故发挥中医治疗慢性肾小球肾炎的优越性是十分有必要的。而通过剖析"其本在肾,其末在肺"含义和其在慢性肾小球肾炎发病、发生机制和临床治疗方面的重要作用,说明肺肾两脏,主要通过其在生理上的紧密联系,在水液代谢过程中的重要作用,肾主封藏的作用和对气血精微物质的产生输布作用决定了慢性肾小球肾炎的发生、发展过程。这就提示我应该重视"其本在肾,其末在肺"对于慢性肾小球肾炎的指导思想,着重于肺、肾二脏治疗慢性肾小球肾炎,从而更好发挥中医治疗在肾小球肾炎领域的优越性。

177　从风论治慢性肾小球肾炎

慢性肾小球肾炎（CGN）简称慢性肾炎，系指以蛋白尿、血尿、高血压、水肿为基本临床表现，可伴有不同程度的肾功能减退，起病方式不同，病情迁延，最终可发展成慢性肾衰竭的一组肾小球疾病。该病治疗较困难，预后较差，目前，西医治疗效果不佳，尚未发现特效药物。据其临床表现，本病可归属中医学"肾风""风水""水肿""尿血"等范畴，故"从风论治"为治疗慢性肾炎的关键，学者李雯雯等将近年来"从风论治"慢性肾炎的研究做了梳理归纳。

理论溯源

《金匮要略》开篇云："夫人禀五常，因风气而生长。风气虽能生万物，亦能害万物。"由此可知，风与人体生理病理的关系渊源甚远，而风邪与肾病的关系自古即有论述。"肾风"一词首见于《素问·奇病论》云："有病庞然如有水状，切其脉大紧，身无痛者，形不瘦，不能食，食少，名为何病？歧伯云：病生在肾，名为肾风。"论述了肾风的病位、症状、体征及脉象。《素问·水热穴论》云："肾汗出逢于风，内不得入于脏腑，外不得越于皮肤，客于玄府，行于皮里，传为胕肿。本之于肾，名云风水。"讨论了风水的病因病机、病位及命名。《金匮要略·水气病脉证并治》云："脉浮而洪，浮则为风，洪则为气……风气相击，身体洪肿，汗出乃愈。恶风则虚，此为风水。"重点论述风水的脉象及致病机理。《诸病源候论》亦云："风邪入于少阴则尿血"，提出尿血亦源于风邪袭肾的致病机制。王永炎院士主编的《临床中医内科学》还专设"肾风病"的章节，并将肾虚和风邪列为其主要病因。除病因病机、症状、脉象等的记载，也不断有关于"肾风""风水"等诊治的论述。《素问·至真要大论》中"风淫于内，治以辛凉，佐以苦甘，以甘缓之，以辛散之"的理论为后世风邪所致疾病的用药奠定了理论基础。《金匮要略》不仅提出"汗出而愈"的治则并设立越婢加术汤等经典方剂，为后世治疗急慢性肾病提供了准绳。《中藏经》云："肾风之状，但距坐而腰腿重痛也……肾风宜灸肾俞穴也。"《备急千金要方》云："治肾风虚寒，灸肾俞百壮。"亦将灸法运用于肾风的治疗。综上可知，风邪导致肾病的理论及治法历代均有论述，从风论治慢性肾炎是诊治慢性肾炎不可或缺的重要组成部分。

病因病机

"风为百病之长""善行而数变"。常与"寒""热""湿""毒"等相合，而成"风寒""风湿""风热"等伤肾而致病。"风寒""风湿""风热"诸邪侵袭人体，迁延日久可化热生毒，"热毒"可乘虚而伤及人体组织器官，肾是诸毒排出的主要器官，所以最易受风邪热毒的侵袭而受损伤，故李靖等认为风邪与肾脏病的密切关系是导致慢性肾炎发生的主要原因，并将肾风的病因病机概括为"肾元亏虚，风邪侵袭"。"风邪"可贯穿慢性肾炎的始终，发病初期、中期以外风为主，后期则以内风为主，王暴魁等将慢性肾炎的病机明确概括为"外风伤肾"与"内风扰肾"。寒、湿、热、毒等邪依附风邪侵犯人体，而导致外风伤肾，饮食、肝胆湿热、脏腑虚损等可致内风形成。外风与内风相合，"善行而数变"而致疾病迁延难愈。故卢富华认为风邪与慢性肾炎的复发、加重、迁延不愈密切相关。内风与外风同气相求，内扰于肾，蒸腾气化失司，致水湿无以运行而出现局部或全身性水肿；风邪侵袭，太阳膀胱及肾的气化失常，"风性开泄"而致脾肾统摄、封藏失司，精气下泄而形成蛋白尿；风邪内入，穿透肾膜、血络，膜络受损而开泄，则有血液外渗，发为尿血。故肾元亏虚，风邪袭肾"鼓荡五气而伤人"最终导致慢性肾炎的形成。

临床研究

1. 经典方剂临床运用：王钢等采用祛风胜湿经典方剂独活寄生汤加减治疗慢性肾炎，73 例慢性肾炎患者有效率达 90.4%，24 小时尿蛋白定量、血清蛋白等较治疗前有显著差异（$P<0.01$），且有肾功能损害的 15 例患者血肌酐较治疗前亦有显著改善（$P<0.05$）。时振声亦将祛风法运用于慢性肾炎的治疗，其中风寒者予麻黄汤、麻黄附子细辛汤、荆防败毒散加味；风热者予银翘散、桑菊饮加味；风湿者予升阳益胃汤加味。赵庆等根据"风伏肾络"的病机，临床常用仲景之麻黄连翘赤小豆汤、防己黄芪汤、越婢汤等治疗慢性肾炎，多有效验。张志坚将祛风之法运用于慢性肾炎治疗的始终，以解毒祛风、胜湿祛风、补脾祛风、益肾祛风、养血祛风、凉血祛风、活血祛风、柔肝熄风等辨证论治，分别予麻黄连翘赤小豆汤、薏苡仁汤、四君子汤合玉屏风散、独活寄生汤、当归养血汤、犀角地黄汤合升降散、桃红四物汤、六味地黄丸及镇肝熄风汤等加减治疗，取得良好疗效。

2. 经验方研究：孙虎生自拟祛风胜湿方，将 92 例慢性肾炎患者分为治疗组（祛风胜湿方组）和对照组（雷公藤多苷、潘生丁、卡托普利组），3 个疗程后，治疗组有效率达 88%，对照组有效率为 55%，且治疗组血尿及蛋白尿的消失时间明显短于对照组（$P<0.01$ 和 $P<0.05$），血微球蛋白、免疫球蛋白 IgA、尿白蛋白、免疫球蛋白 IgG 较治疗前均有显著性变化（$P<0.01$、$P<0.05$），研究结果还提示该方具有抗过敏、调节免疫功能、提高肾血流量，改善肾功能的作用，故对于慢性肾炎引起的水肿、蛋白尿、血尿、高血压有肯定的治疗效果。王身菊等以宣肺祛风、扶正清化为治法自拟祛风中药汤剂（荆芥 10 g、连翘 15 g、僵蚕 10 g、蝉蜕 10 g、生黄芪 15 g、防风 10 g、生白术 10 g、石韦 30 g、生地黄 10 g、炙鸡内金 5 g、生甘草 3 g）用于慢性肾炎的治疗，61 例慢性肾炎患者随机分为治疗组（自拟中药汤剂）与对照组（苯那普利片），结果显示治疗组有效率达 87.5%，对照组有效率为 62.1%，治疗组疗效优于对照组（$P<0.05$）。黄文政临床治疗慢性肾炎，注重从风邪入手阐释病机，治疗上运用祛风通络之法，应用验方蝉蚕肾风汤，根据病情加减化裁，辨证施治，取得良好疗效。何立群治疗慢性肾炎时善用风药，知常达变，在健脾补肾原则上，根据其独特的治疗经验，以祛风除湿法治疗蛋白尿，研制出四蚕汤治疗慢性肾炎蛋白尿，疗效甚显。

现代研究

1. 方药实验性研究：孙万森等将制备的系膜增生性肾小球肾炎大鼠随机分为祛风通络方中药组及西药组（福辛普利钠片）治疗，9 周后实验室指标提示，24 小时尿蛋白定量及血清白细胞介素 IL-6、IL-8，模型组与正常对照组比较明显升高（$P<0.01$），祛风通络方组明显低于模型组（$P<0.01$）；肾组织形态学观察显示祛风通络方组系膜细胞增生和细胞外基质增加减轻，故该方能延缓或减轻肾组织损伤，保护肾功能。侯火明等将慢性肾炎大鼠模型随机分为空白对照组，模型对照组，肾复康对照组及益气活血祛风汤治疗组以研究益气活血祛风汤对大鼠蛋白尿的作用机制，研究结果表明该方不仅能够减少慢性肾炎模型大鼠的尿蛋白，而且能够提高血清总蛋白、白蛋白水平，降低血总胆固醇标准值，从而保护肾功能，并能够抑制肾小球纤维化、系膜细胞和基质增生。故以祛风功效为主的益气活血祛风汤能够通过提高机体对抗原的清除力，使肾小球基底膜损伤得以恢复，并能改善肾脏微循环，最终达到消除尿蛋白、改善肾功能的作用。

2. 风药的研究：风邪为患是慢性肾炎发生发展的重要病因，故而风药在慢性肾炎的临床中应用广泛，如雷公藤、青风藤、昆明山海棠及虫类药在慢性肾炎的临床应用与药理研究方面已日臻成熟。雷公藤作为一种新的免疫抑制剂，在肾脏病领域已被广泛应用并取得瞩目的疗效，雷公藤可以通过抑制 NF-κB 活性进而抑制 IL-2、IL-2a、IL-6、IL-8、细胞黏附因子等免疫因子，从而达到抑制免疫细胞的趋化、浸润、活化和增殖，调控慢性肾炎患者的免疫功能。祛风药青风藤的提取物青藤碱亦可以抑制一氧化氮自由基水平，抑制 IL-1、IL-2、IL-6、肿瘤坏死因子- α 等炎症因子。有研究表明昆明山海棠不仅具有抗炎作用，而且可以清除肾小球基底膜免疫复合物沉积，以及降低肾小球滤过膜的通透性、抑制系膜细胞的增殖、减少间质炎症细胞的浸润，从而减少尿蛋白和血尿的排泄、改善肾功能和防止肾小球硬化及肾小管间质纤维化。虫类药为祛风药中疗效尤为显著的一类，该类药具有祛风散邪、清利湿热、活血化瘀、益肾固本的中医功效，现代研究亦表明该类药还具有抗变态反应、抗凝、改善微循环、增强免疫等作用。如蝉蜕、蚕茧、僵蚕等药物临床应用甚广。现代医学多从调节免疫着手治疗慢性肾炎，近年来的研究表明风药治疗慢性肾炎的肯定效果机理就在于其免疫调控作用。祛风药不仅对免疫功能紊乱具有调整作用，还有抑制抗体、清除抗原或中和介质等其他免疫调节作用，为从风论治慢性肾炎即通过调节免疫反应的过程而起到治疗作用提供了科学依据。

　　慢性肾炎属于中医学"肾风""风水"等范畴，肾脏本虚、风邪侵袭的致病机制自古即有论述，且得到现代医家的广泛认可，经典方剂、经验方剂、单药的临床应用与实验研究均取得一定进展，但就目前的研究现状而言亦存在某些不足，在后续的研究中应重视多中心、大样本的临床研究；着重挖掘治疗慢性肾炎有效的祛风类单药，规避复方汤药在剂型、口感等方面的不足；治疗时祛风与补肾同时兼顾，标本同治；根据风邪致病的临床表现，确立统一的证候分型，以便于专方专药的开发与确立。由于风邪贯穿于慢性肾炎的始终，故从风论治在慢性肾炎迁延不愈的过程中地位重要，单药的挖掘将会拓宽慢性肾炎的治疗途径，大样本的临床研究及专方专药的确立将会使从风论治慢性肾炎更加科学化与规范化。

178 从虚论治慢性肾小球肾炎

慢性肾小球肾炎（CGN）简称慢性肾炎，是一组以血尿、蛋白尿、水肿和血压升高为临床表现的肾小球疾病，临床特点为病程长，起病前多有一个漫长的无症状尿异常，然后缓慢持续进行性发展，可有不同程度的肾功能减退，最终导致慢性肾衰竭。本病属于中医学"水肿""尿血""腰痛""虚劳""肾风"等范畴。与西医治疗相比，中医药有很大的治疗潜力和积极作用。在中医治疗诸法中，补法运用较广泛。学者王振亚等就近年来的文献做了梳理归纳，以期为中医补法治疗CGN提供科学依据。

虚与慢性肾小球肾炎的病因病机关系

隋代巢元方《诸病源候论》云："水病无不由脾肾虚所为，脾肾虚则水妄行，盈溢皮肤，而令周身肿满。"元代朱丹溪《丹溪心法》云："惟肾虚不能行水，惟脾虚不能制水，肾与气合，胃为水谷之海，又因虚不能传化焉。故肾水泛滥反得以浸渍脾土，于是三焦壅滞，经络壅塞，水渗于皮肤，注于肌肉而发水肿矣。"王钢认为慢性肾炎的病因主要在于以肾气虚损为主的内因和以外感六淫、疮毒之邪、肾毒药物为主的外因，而基本病机则是正虚邪实。张琪认为慢性肾炎的病因、病机特点是虚实并见、寒热夹杂，外邪侵袭是主要诱发因素，脾肾虚损是病机关键。杨霓芝、周仲英教授等均认为，慢性肾炎病机为本虚标实、虚实夹杂，虚多为脾、肺虚及气阴两虚，久虚致湿、瘀等实邪。

虚与慢性肾小球肾炎的辨证论治关系

1. 从气血辨证研究：

（1）气阴双补：许敬春等将50例CGN患者随机分为2组，治疗组30例采用益气养阴汤（药用黄芪、生地黄、知母、茯苓、泽泻等）治疗，对照组20例以肾炎灵胶囊口服治疗，发现治疗组患者尿潜血明显减少，提示益气养阴汤治疗CGN具有较好的临床疗效。何炎燊教授认为CGN临床以气阴两虚多见，故以三补三泻之六味地黄丸及养阴清火之二至丸为基础，加入黄芪、白术、萆薢、益母草组成二至地黄汤。周静仪在西医治疗基础上联合二至地黄汤随症加减治疗CGN，研究结果表明该治疗方案可以有效地提高气阴两虚型CGN的临床疗效。史为伍等以六味地黄汤为基础方，随症加太子参、黄芪以益气养阴，治疗气阴两虚型CGN患者，发现此方能明显消除水肿、尿蛋白、尿红细胞，改善肾功能。

（2）补气活血：项立军等以益气化瘀祛湿为组方原则，自拟益气化瘀方（黄芪、三七、淫羊藿、大腹皮、茯苓、丹参、当归、桂枝等）治疗气虚型CGN患者疗效明显。饶和平以益气祛瘀、调节气机为基本法则，自拟芪茜汤治疗CGN患者，结果表明芪茜汤能明显减轻CGN患者蛋白尿、血尿、水肿等症状，对CGN具有较好的治疗作用。张梅以益气活血汤为基础方治疗30例CGN气虚血瘀型患者，发现益气活血汤能显著改善患者的尿异常，降低慢性肾炎患者的24小时尿蛋白定量、尿红细胞，进而保护肾功能。杨倩春等研究提示中药制剂黄芪注射液和丹参注射液均可降低CGN气虚血瘀患者尿蛋白、肌酐、尿素氮，提高免疫功能。

2. 从脏腑辨证研究：

（1）补益单脏：胡艳等将59例慢性肾炎患者随机分为治疗组和对照组，治疗组予益气补肾汤结合西药治疗，对照组予单纯西药治疗，结果治疗组总有效率显著优于对照组（$P < 0.05$），提示益气补肾

汤结合西药治疗慢性肾炎，尤其对降低尿蛋白、改善肾功能优于单纯西医治疗。张军等采用补肾益气法，应用苁蓉益肾颗粒治疗肾虚型以蛋白尿为主的 CGN 患者 34 例，达到了改善症状、降低尿蛋白和减轻水肿的目的，是治疗肾虚型慢性肾小球肾炎蛋白尿的有效药物。周宝宽治疗隐匿性 CGN 患者时，以补脾固涩为法，自拟固涩汤加减（黄芪、龙骨、牡蛎、太子参、白术、白扁豆、女贞子、墨旱莲、茜草、山药、芡实、白茅根、金樱子等），结果疗效显著。

（2）补肾益脾：秦春红等以 100 例脾肾气虚型 CGN 患者为研究对象，对其中医治疗的病历资料进行了回顾性分析，方取加味二仙汤，以补肾益脾、培本固源，效果明显。郭恩绵教授确立补益脾肾的基本治疗原则，自拟玉肾露，方药由黄芪、白术、太子参、菟丝子、山茱萸、枸杞子、丹参、金樱子、泽兰组成，并将辨证与辨病相结合，使很多 CGN 患者症状改善，生活质量提高，并延缓了慢性肾功能不全的进程。马欣等研究结果提示百令胶囊与氯沙坦联合治疗脾肾气虚型 CGN 患者比单用氯沙坦治疗中医临床症状改善更加明显，血肌酐、尿素氮、蛋白尿指标改善更加明显，对肾脏具有保护作用，可延缓慢性肾衰竭的进程。

（3）温肾益脾：赵林颖等自拟肾炎丹，由黄芪、白术、茯苓、熟地黄、川芎、菟丝子等 16 味中药组成，以培补脾肾为大法，随症加减，临床效果明显。王秀健采用温肾补脾法治疗 CGN 患者 50 例，方用真武汤加减，方药由附子、人参、干姜、小蓟、益母草、蒲黄、茯苓、白术、山药、白花蛇舌草等组成，总有效率达 98%，疗效明显。陈红将 120 例 CGN 患者随机分为观察组和对照组，观察组在对照组治疗的基础上给予中药健脾温肾汤随症加减，观察组尿频、尿急、尿痛、血尿等症状积分降低均较对照组明显，肾功能尿白蛋白排泄率（UAER）、血肌酐（Scr）、血尿素氮（BUN）、24 小时尿蛋白定量等指标改善较对照组明显。

3. 从综合辨证研究：

（1）补肾活血：朱颖玲观察益气补肾、活血降浊类中药治疗 35 例 CGN 患者的疗效，采用自拟补肾活血汤（生黄芪 15 g、太子参 15 g、山药 15 g、白茅根 15 g、当归 15 g、茯苓 10 g、菟丝子 10 g、桃仁 10 g、红花 10 g、丹参 10 g、泽泻 10 g、怀牛膝 10 g）治疗，总有效率达 91.42%，疗效显著。邹迪用补肾培元、化瘀通络中药汤剂口服治疗 CGN 患者 54 例，研究结果表明治疗组疗效明显优于对照组（$P < 0.05$），证明此法是治疗慢性肾小球肾炎肾虚夹瘀证型患者的有效方法。高嘉妍等将 100 例患者随机分为对照组和治疗组，对照组采用西医常规治疗，治疗组加用补肾活血的中药汤剂，结果发现治疗组总有效率高于对照组（$P < 0.05$），治疗组 24 小时尿蛋白定量、血尿素氮均显著下降，并优于对照组。

（2）补肾祛湿：晏慧民等通过观察益肾化湿颗粒治疗慢性肾小球肾炎 40 例的临床疗效，认为慢性肾炎在使用洛丁新的基础上配合益肾化湿颗粒治疗，具有改善脾虚湿盛症状、有效降低蛋白尿、调节机体免疫、利水抗炎的作用，比单用洛丁新效果更明显。刘孝琴等研究结果显示，CGN 在西药利尿、降压、抗凝治疗的基础上，配合中成药益肾化湿颗粒进行中西医结合治疗，能显著降低蛋白尿、改善肾功能。陈琦等观察益肾化湿颗粒对 CGN 患者蛋白尿和尿红细胞的影响，发现其在减轻临床症状、蛋白尿、血尿等方面均有确切疗效，可为保护肾功能提供新的药物。

（3）益脏除湿祛瘀：于秀梅等采用温肾健脾、化气行水法治疗脾肾阳虚型 CGN 临床疗效显著，能够改善患者的临床症状、体征，有效降低尿蛋白、尿潜血，改善肾功能。李大凤等将 278 例原发性 CGN 患者随机分为对照组和观察组，对照组患者均服用贝那普利片及阿司匹林肠溶片，观察组在对照组治疗的基础上加服健脾益肾祛瘀泄浊方，2 组患者治疗周期均为 6 个月。结果观察组患者的肾功能指标和 24 小时尿蛋白尿定量均显著低于对照组。

以上研究从虚与慢性肾小球肾炎的关系，揭示了肾虚夹实是该病主要病因、病机。并从气血辨证研究、脏腑辨证研究、综合辨证研究 3 方面阐述了补虚治则的临床具体研究。在临床治疗时，应遵循整体观念和辨证论治为准则，以补虚为基本大法，辅以活血、祛瘀、除湿等他法，以使患者阴阳平衡，邪气乃去。

179 从虚、瘀、风论治肾小球肾炎

慢性肾小球肾炎简称慢性肾炎，主要是免疫介导的炎症性疾病，以蛋白尿、血尿、水肿、高血压及肾功能异常为主要的临床表现。它是慢性肾脏病的最主要的病因，病程渐进而不可逆，最终进展为终末期肾病（ESRD）。目前在改善其症状或延缓病情上，西医疗法较为有限，而中医药治疗慢性肾炎的思路较多；学者姜健等从"虚""瘀""风"3个方面讨论了慢性肾炎的中医药治疗。

慢性肾炎的中医病因病机

慢性肾炎根据其临床特，属于中医学"水肿""血尿""肾风"等病症范畴。目前各医家多认为本病的病机是本虚标实，本虚多为气阴、血、阳之亏虚；标实多为外邪（尤其以风邪为主导，夹杂湿热毒等邪气）、血瘀、水湿。外邪（主为风邪）侵袭体表，郁遏肺卫，肺失通调水道，水湿停留，风邪与水湿相互搏结于肌肤，发为水肿。风邪循经入肾，耗伤肾阴；母病及子，脾气亏虚，致使精微失于固摄，出现蛋白尿、血尿；或久治不愈、误治及正气不足，外邪由表内伏于里，致使蛋白尿、血尿久治不愈；禀赋不足或饮食失常，导致脾肾气化失常，水湿停聚，溢于肌肤而为水肿。病久入络或离经之血久不循经，继而瘀血内生。旧血不去，新血不生，导致血失所养，可见肌肤甲错，甚至出现肾内微型癥积。

曹恩泽认为慢性肾炎的病因病机为虚、瘀、湿，三者互为因果，日久脏腑之气虚损，病机错综复杂，逐渐加重，甚至出现水气凌心射肺的危重证候。邵朝弟认识到外邪因素在慢性肾炎发病中的作用，她认为在各种因素导致肺脾肾亏虚的基础上，为外邪、水湿、瘀血、湿热等邪所犯而发病。随着现代医家对慢性肾炎病因病机认识的进一步深化，医家逐步重视"外风""内风"在其发病中的地位。管竞环认识到"风"为主导的邪气是慢性肾炎发生发展的重要因素，其中风热邪气最为突出。王永钧认为正虚邪实贯穿慢性肾炎的始终，重视风湿、瘀痹等实邪为疾病进展的因素。聂莉芳提出了肝风的病因，认为肾炎的病因病机以肝脾肾亏虚为核心；常夹杂外邪、水湿、湿热、热毒、瘀血、肝风等邪气；张志坚明确提出了"外风""内风"在慢性肾炎的疾病分期中的主次，认为在疾病的初、中期以外风为主，后期以内风为主；风邪常挟寒、湿、热、毒等邪，使病情变化多端、缠绵难愈。

有学者通过文本挖掘来探索慢性肾小球肾炎"证-症-方-药"相应规律的研究表明：慢性肾小球肾炎的病因病机为本虚标实，虚证多见，标实以湿热、血瘀、风邪，相关脏腑以肾为主，涉及肺、脾。

慢性肾炎的中医药治疗

1. 辨证论治：现代医家对慢性肾炎病因病机的看法各有不同，故"治虚""治瘀""治风"的主次有别。

（1）注重"本虚"论治：本虚，有气、血、阴、阳之别；随之，有相应的补虚之法。邵朝弟认为临证时应立足本虚，脏腑多与肺、脾、肾、肝关系密切，分清气血阴阳之不足，其次再分辨是否有兼证。临床上慢性肾炎可分为本证和兼证，本证为肺肾亏虚证、气阴两虚证、肝肾阴虚证、脾肾阳虚证，方以六味地黄汤加减化裁；兼证有水湿证、湿热证、血瘀证、湿浊证，分别以参苓白术散、三仁汤、肾炎化瘀汤、温脾汤加减。戴希文以扶正祛邪为总则，在慢性肾脏病1～2期，益气活血、清热解毒利湿为主；3～4期以益气活血、清热利湿泄浊为主；5期则为益气活血、利水湿泄浊为主，兼以和中。聂莉芳主张扶正为主，兼以治标祛邪。扶正重视滋阴补肾、健脾益气、养血柔肝；祛邪多用疏散风热、解毒利咽、利水渗湿、活血化瘀、利尿通淋、通腑泄浊、平肝潜阳等治法。

有研究通过文本挖掘显示慢性肾炎的证型以气阴两虚型、肝肾阴虚型、脾肾阳虚型为主，从气血阴阳的角度可分为阳虚、阴虚、气虚三大类，方药以六味地黄丸、肾气丸、参苓白术散为核心；从中药运用的角度，黄芪、茯苓、丹参运用频次最高；从药物功效的角度，依次为益气养阴药物为主，化湿利水药物为其次，活血化瘀药物为再次。苏晓乾等分析表明益气养阴法在治疗慢性肾炎在总体疗效、降低血尿素氮、血肌酐等方面优于纯西医治疗组。初步验证了注重"本虚"治疗慢性肾炎的重要性。

（2）注重"血瘀"论治：慢性肾炎病程长久，根据中医"久病入络"的理论，在疾病的过程中多有"血瘀"之象，临床上也多用活血化瘀之法。曹恩泽主张将活血化瘀法贯穿在慢性肾炎治疗的始终，常选用丹参、益母草、泽兰、牡丹皮、川芎、赤芍、莪术等。邹燕勤提倡"久病必和络"，病轻者活血和络，如牡丹皮、丹参、赤芍、当归、泽兰、鸡血藤之类；有瘀血症状者，用活血化瘀药，如桃仁、红花、三棱、莪术、川芎、三七等；顽固性肾炎蛋白尿、水肿者，则用虫类药，如僵蚕、蝉蜕、蜈蚣、全蝎。赵纪生善用活血化瘀法运用于慢性肾炎，提出活血化瘀，兼有祛风清热、清热利湿、清热解毒、益气温阳、养阴清热等五大具体治法。杨霓芝强调慢性肾炎的辨证论治需以"益气活血"为基础，多以健脾补肾、益气活血为治疗大法，常兼配伍清热利湿化浊之品；对于复感外邪者，则宜祛邪固肾。

分析研究表明，西医基础治疗之上结合中医活血通络法治疗慢性肾炎与单纯西医治疗慢性肾炎的随机对照的试验研究中，活血通络法在治疗慢性肾炎的总体疗效、降低血肌酐等方面优于纯西医治疗。

（3）注重"风邪"论治：风邪为百病之长，善行而数变，常兼其他五邪。在治疗慢性肾炎时，许多医家注重风邪因素。张志坚以辨证为基础，祛风贯穿始终；祛风之法具体有宣肺祛风、解毒祛风、胜湿祛风、扶正祛风、治血祛风、祛风活络、柔肝息风。曹式丽认为外风宜散、内风宜息。治外风需根据外邪性质选用桂枝、荆芥、防风、苏叶以散风寒；浮萍、牛蒡子、菊花、桑叶以疏风热；祛除内风应辨证选用祛除内风之药，应注意以下几点：一是能入络搜风，祛除在里之风邪；二是能入肝，平肝潜阳、息风通络；三是由于风邪入经袭腑，气化失常，湿痰瘀浊内生，选用之药应能利湿化浊、熄风涤痰、活血化瘀，如选用青风藤、雷公藤、蝉蜕、僵蚕、地龙、乌梢蛇等。

临床研究表明祛风凉血法治疗慢性肾炎总有效率为93.33%，与对照组（有效率为60%）比较有显著性差异；此法可以有效的缓解临床症状，减少尿蛋白及尿沉渣红细胞、改善肾功能、降低血脂等作用。

2. 中成药及单味药运用：

（1）补虚益肾药：百令胶囊具有补肺肾、益精气、止咳化痰之功效，现代的药理表明其主要成分为人工虫草菌粉甘露醇、虫草酸、甾体以及19种氨基酸，具有提高机体免疫力、抑制肝损伤、降低血脂、抗炎及抗氧化等作用，对慢性肾炎有良好疗效。临床研究显示替米沙坦联合百令胶囊对慢性肾炎的肌酐、尿素氮、24小时尿蛋白定量的近期临床疗效较佳。肾炎康复片具有益气养阴、健脾补肾、清解余毒的功效。实验表明肾炎康复片抑制 TGF-β1 诱导的细胞活力及肾小球细胞外基质的合成可能是治疗慢性肾小球疾病的重要机制之一；临床研究显示，肾炎康复片治疗总有效率显著高于仅接受常规治疗者，且24小时尿蛋白、血肌酐等指标改善较好。分析表明肾炎康复片联合 ARB 类药物治疗慢性肾炎在降低蛋白尿、总有效率等方面比 ARB 类药物更具有优势。

（2）活血化瘀药：丹参类制剂具有活血化瘀之功效。动物实验表明在 STZ 诱导的糖尿病肾病大鼠模型中，丹参酮ⅡA 可以减轻肾脏损害，可能与下调 TGF-β1 与 NF-κB、上调 Smad7 有关；有系统评价及荟萃分析认为丹参多酸盐联合常规治疗在改善临床症状、降低肾小球透过率、保护肾功能等方面均优于单纯使用常规治疗；银杏类制剂亦具有活血化瘀的功效。动物实验研究显示银杏叶提取物可以明显抑制人肾脏成纤维细胞的增殖和整合素 β1 的表达，进而具有抑制肾间质纤维化的作用；其次还具有抗氧化、改善微循环、增加肾小球血液供应等药理作用。何芳等进行系统评价认为银杏提取物更能减小尿白蛋白排泄率（$P < 0.01$）和24小时尿蛋白定量（$P < 0.01$）；但不能显著减少血清肌酐（$P > 0.05$）。

（3）祛风除湿通络药：火把花根片由昆明山海棠之根加工而成，有祛风通络、清热解毒之功效，能显著降低患者尿蛋白和血肌酐；雷公藤具有祛风除湿通络、解毒消肿之效，可减少尿蛋白的排出，提高血清总蛋白，降低脂质过氧化物，促进肾小球上皮细胞足突结构恢复正常。荟萃分析表明中等剂量雷公藤能够提高慢性肾炎患者的临床疗效，疗效优于非雷公藤组，并有较好控制蛋白尿的作用；而且雷公藤联合 ACEI 和/或 ARB 比单用 ACEI 和/或 ARB 治疗肾炎的疗效更有优势，但单用雷公藤对蛋白尿的疗效与单用激素比较无明显差异。黄葵胶囊具有清热利湿之功效，其在减少蛋白尿、改善肾功能、抗炎、调节机体免疫等方面均取得了令人满意的疗效；有研究表明黄葵胶囊、氯沙坦及两药联合治疗 417 例慢性肾炎患者，6 个月后观察 3 组的 24 小时尿蛋白定量的下降水平有统计学差异，而且其下降率分别为 47%、33%、51%。

慢性肾炎的总病机为本虚标实。早期多虚为主，久之"因虚致实""久病入络"，随之血瘀之征显现；"正气存内，邪不可干"，久病体虚，外邪易袭人，常以风邪为主导。针对其病机，治法也随之而生。从治法角度上，"治虚""治瘀""治风"三者互相联系。"治虚"可振奋机体之正气，恢复脏腑经络之气化；清代叶天士云："初为气结在经，久则血伤入络"，故而"治风"在气分层面，"治瘀"在血分层面，又云"治风先治血，血行风自灭"，可知"治瘀"与"治风"两者关系密切。在临证之时，需综合考虑"虚""瘀""风"之间的关系变化而分主次。李东垣《脾胃论》云"肾肝之病同一治，以俱在下焦，非风药引经不可"，叶天士云"百日久恙，血络必伤"，故而补虚、活血、祛风之药常联合配伍使用。

180　基于因子分析法探析慢性肾小球肾炎证素

　　慢性肾小球肾炎是引起慢性肾衰竭的常见病因，因此早期防治慢性肾小球肾炎任重道远。中医学运用其独特的辨证论治方法在慢性肾小球肾炎的治疗中具有优势，在疗效上也得到一定程度上的认可。对本病的认识常"仁者见仁，智者见智"，目前本病中医证候存在多样性、复杂性。多数医家认同本病正虚邪实的存在，但在正虚邪实的侧重点上存在争议。慢性肾小球肾炎以正虚为主还是邪实为主？正虚侧重于哪些脏腑以及气血阴阳哪个方面？邪实侧重的是风，是湿热，还是血瘀？学者刘变玲等以中医辨证方法为参考，运用因子分析方法，初步探析了慢性肾小球肾炎证的要素。

资料与方法

　　1. 诊断标准：慢性肾小球肾炎诊断标准参照原发性肾小球疾病诊断标准。

　　2. 纳入及排除标准：

　　（1）纳入标准：①原发性肾小球肾炎。②符合慢性肾脏病 1～3 期。③年龄 18～80 岁。④签署患者同意书。

　　（2）排除标准：①继发性肾小球肾炎。②慢性肾脏病的 4～5 期患者。③不能配合完成问卷调查者。

　　3. 研究对象：患者均为 2011 年 2 月—2012 年 2 月北京某医院门诊及住院就诊者。本研究共采集病例 292 例，剔除 3 例四诊信息资料缺失者，共纳入 289 例，其中男性 137 例，女性 152 例，年龄 18～79岁，平均（50.38±19.22）岁。病理分型以 IgA 肾病最多，其次是膜性肾病。

　　4. 观察指标及方法：

　　（1）调查表的制定：参照《中药新药临床研究指导原则》中有关慢性肾炎及慢性肾衰竭常见症状，制定"临床病例调查表"。

　　（2）数据整理：收集资料录入到 Excel 数据库，建立四诊信息数据库。四诊信息表中的"有"和"无"，转换成 1 和 0 录入数据库。

　　（3）指标的筛选：在 289 例资料中，对收集的四诊信息进行指标筛选，把频数<4% 的四诊信息予于剔除，并将部分舌脉合并。最终筛选出 37 个四诊信息，即疲乏无力、水肿、五心烦热、腰痛、腰膝酸软、头晕、咽干、夜尿频、口干、食欲不振、口黏腻、脘腹胀满、肢体困重、畏寒肢冷、头痛、口苦、胸水、视物模糊、肢体麻木、耳鸣、气短声低、恶心、肉眼血尿、大便秘、便溏、尿少色黄、舌红、舌暗、苔黄腻、苔白腻、脉弦、脉滑、脉数、脉无力、脉沉细、齿痕舌、胖大舌。

　　（4）研究方法：运用 SPSS18.0 统计软件对四诊信息进行因子分析。采用因子分析提取四诊信息的公因子。因子分析是将具有错综复杂关系的指标综合为数量较少的几个具有代表性的指标（即因子），以再现原始指标与因子之间的相互关系。因子分析前，应作适用性检验，即 KMO 和 Bartlett 球形检验。Bartlett 球形检验是检验相关阵的分布，即各变量之间是否各自独立，若相关阵是单位阵，则各变量独立，无法进行因子分析。KMO 检验用于检查各变量间的偏相关性，取值在 0～1，KMO 统计量越接近 1，说明各变量的相关性越好，<0.5 则不适合做因子分析。样本量的估算：样本含量与变量数的比例在 5∶1 以上；总样本含量不得少于 100。应做适用性检验，即 KMO 检验。因子分析系统默认特征根>1 的即为提取的公因子。

结　果

中医证候是一个复杂庞大的系统，其内部四诊之象间既相关又不同，非常复杂。运用因子分析可以将复杂的高维证候信息降维，从而探讨其内部的基本构成与本质特征。因此目前因子分析已广泛应用于中医证候的研究。

1. 适用性检验：KMO 统计量为 0.572>0.5，且 Bartlett 球形检验先假设为相关阵为单位阵，$P<0.05$ 拒绝该假设，说明相关阵不是单位阵，即各变量不是相互独立的。综上所述，本数据适合做因子分析。

2. 提取公因子：本研究共提取出 15 个公因子，它们的累计方差贡献率达到 62.538>60%，结合统计学专业知识以及本调查表，说明提取的 15 个公因子包含了绝大部分指标。

第 1 个公因子的特征根为 3.480，它解释了总变异的 9.206%，以此按特征根大小类推，到第 15 个公因子，其特征根为 1.025。第 15 个因子以后，特征值均<1，故只能提取 15 个公因子。经方差最大正交旋转，迭代 20 次之后，得出因子载荷矩阵。根据每个因子内部各指标的载荷不同，决定其在本类成分（公因子）中的主次不同，结合专业知识，按绝对值>0.3 原则提取指标进行分析。已提取的 15 个公因子，每个公因子内各指标按载荷值大小排列，分别为公因子 1（F1）口苦、脉弦、苔黄腻、口黏腻、五心烦热、脉无力；公因子 2（F2）脘腹胀满、肢体困重、畏寒肢冷、胸腔积液；公因子 3（F3）食欲不振、水肿、气短声低；公因子 4（F4）舌暗；公因子 5（F5）头晕、耳鸣、头痛；公因子 6（F6）胸水、苔白腻、脉滑；公因子 7（F7）腰膝酸软、胖大舌；公因子 8（F8）肉眼血尿、恶心、胖大舌；公因子 9（F9）肢体麻木、视物模糊；公因子 10（F10）口干、头痛；公因子 11（F11）尿少色黄、水肿、齿痕舌、脉沉细；公因子 12（F12）疲乏无力、气短声低、胖大舌；公因子 13（F13）气短乏力、脉沉细；公因子 14（F14）便秘、齿痕舌、腰痛；公因子 15（F15）便溏、苔白腻。

3. 因子得分与证候分布：对本研究而言，公因子是由指标载荷较高的指标所组成，因而可相当于证候，当某病例在 15 个公因子中的某一个得分最大时，即可认为该患者的主证候属于这一公因子代表的证候。289 例患者可以分别归属这 15 个公因子。作为贡献率最大的第 1 因子，其在本研究中作为第一位的主证，出现的例数最多，这说明 F1 在本研究中的重要性。F1 由 6 个指标组成，其前 4 个指标辨证为湿热证，后 2 个指标辨证为气阴两虚火旺证。由于前 4 个指标的载荷值明显高于后 2 个指标的载荷值，因而湿热证是 F1 表达的主证候。

讨　论

本研究运用因子分析方法，在中医学理论指导下，初步探索了慢性肾小球肾炎的中医证候分布特征，由此希望为本病的防治提供一些新的思路及视点。

因子分析是在尽可能保留变量信息的基础上将多个相关变量简化为少数几个综合指标的一种无监督数据的分析方法，属于多元统计分析中处理降维的一种统计方法。在中医证候学的研究中，四诊信息繁多而复杂，运用因子分析可在庞大的四诊信息中提取少数几个指标反映原始变量中的大部分信息，并用这些新指标来分析证候信息，由于产生的新变量之间互不相关，故消除了多重共线性，这种思想比较符合中医辨证既要考虑全面又要专注主证的原则，因而广泛应用于证候学的研究。但运用因子分析有一定的适用条件：①样本量不能太小。因子分析要求样本量比较充足，否则结果会不可靠。一般要求样本量至少是变量数的 5 倍以上，10 倍以上得到的结果才可能比较理想，样本总量理论上不应少于 100。②各变量间应该有相关性。因子分析前应做变量间的相关性检验，在 SPSS 中为 Bartlett 球形检验，它能检验各变量之间是否各自独立，若相关阵是单位阵，则各变量独立，无法进行关性，取值在 0～1。KMO 统计量越接近 1，说明各变量的相关性越好，因子分析的结果越好，<0.5 则不适合做因子分析。本研

究经适用性检验，即 KMO 和 Bartlett 球形检验，得出 KMO 统计量为 0.572，即＞0.5，且 Bartlett 球形检验假设为其相关阵为单位阵，结果 $P＜0.05$ 拒绝该假设，相关阵不是单位阵，即各变量不是相互独立的。故本数据适合做因子分析。将因子分析运用在中医证候的研究中，其优点一是在不影响主要证素表达的情况下可以将庞大的四诊信息简化；二是与传统研究证候方法相比，这种方法无需研究者人为判定证候，减少了研究者的主观因素影响。

结合专业知识，F1 初步辨别病位证素是肝、胆、脾，病性病邪证素是湿、热、气虚、阴虚；F2 初步辨别病位证素是脾、肺，病性病邪证素是阳虚、水湿；F3 初步辨别病位证素是脾、肾、肺，病性病邪证素是气虚、水湿；F4 初步辨别病邪证素可能是阳虚、血瘀；F5 初步辨别病位证素在肝、肾，病性病邪证素可能是阴虚、热、血瘀；F6 初步辨别病位证素在肺，病邪证素是水湿；F7 初步辨别病位证素是肾，病性证素是气虚；F9 初步辨别病位证素可能涉及肝、脾、肾，病性病邪证素可能是虚、血瘀；F10 初步辨别病性病邪证素可能是阴虚、热、血瘀；F11 初步辨别病位证素在肾，病性病邪证素是气虚、水湿；F12 初步辨别病位证素在脾、肺，病性证素是气虚；F14 初步辨别病位证素在脾、肾，病性证素是气虚。F13 和 F15 为单一主症，F8 辨证缺少关键指标，故降低提取标准，分别将脉沉细（0.279）、苔白腻（0.277）和胖大舌（0.267）提取出纳入，进一步辨别 F13 病位证素在脾、肺，病性证素是气虚，可并入 F12 中；F15 初步辨别病位证素在脾，病性病邪证素是气虚、湿；F8 初步辨别病位证素可能在脾，病性病邪证素可能是气虚、热；最后，将反映同一或近似证候的因子合并，得出最常见证候为湿热兼阴虚证，脾（肾）阳虚证，脾（肾）气虚证，肺脾气虚证，肝肾阴虚证，水湿证，血瘀证。在本研究中发现，有的因子虽属同一证候，但其主症不同，在本研究中的贡献度亦不同。综上所述，因子分析得出本病的病位证素主要在脾、肾，其次是肝、肺；病性病邪证素以气虚、水湿、热、血瘀、阴虚为主。从总体上看，本病关键可以归纳为湿、热、瘀、虚 4 个方面。

基于以上统计分析得出的慢性肾小球肾炎中医证候特征与其他学者研究结果既有一致性，也存在一定的差异性。有学者还通过文本挖掘技术研究，认为慢性肾小球肾炎本虚标实，虚证多见，标实以湿热、血瘀，相关脏腑以肾为主，涉及肺、脾。通过探索性的因子分析对慢性肾小球肾炎临床四诊信息的研究，从统计学角度说明了其主病位证素是脾、肾，次病位证素是肝、肺，病性证素主要是气虚、阴虚、阳虚，病邪证素主要是水湿、热和血瘀。其中虚证在本病中普遍存在，纯实证少见，总括地讲，"虚"为本病重要的病性要素。在标实的统计中，"湿"所占的百分比最高，因而是本病重要的病邪证素。因此，在临床实践中，慢性肾炎应重视补"虚"与化"湿"。本研究应用因子分析对数据进行处理，尽量排除人为干扰，探寻慢性肾炎中医证候要素的内部特征，研究方法力求客观。运用因子分析的降维思想研究中医证候，与传统辨证方法相比，更有利于证候研究中客观证据与人的专业技术相结合，使证素构成更加清晰，共识度提高，有利于弥补传统辨证方法中主观性太强的缺陷，是证候规范化研究的可行途径之一。

181 基于伏邪理论探析从肺论治慢性肾小球肾炎

伏邪理论源于《黄帝内经》，指藏伏于体内而不立即发病的病邪，原多属温病的范畴，又称为"伏气"，在后世医家的完善发展中，其概念不断更新，并随着疾病谱的变化，其应用范围也日趋扩大，目前在内伤杂病方面也有广泛的应用。慢性肾脏病是临床常见慢性疾病，其表现多为蛋白尿、血尿和水肿等，常伴有肾功能的进行性损害，最终多发展为终末期肾脏病。在这之中，慢性肾小球肾炎是危害我国人民健康的主要慢性肾脏疾病，最近一项调查表明，我国约 57.4% 的透析患者是由慢性肾小球肾炎发展而来。中医药在降低蛋白尿，降低尿中红细胞，减轻水肿等全身症状方面具有良好的综合疗效。根据戴希文教授多年的临证经验，总结出肺肾气虚、卫表不固合并风热湿毒、内归伤肾是慢性肾小球肾炎的主要中医病机特点，提出益气固表、清热解毒的基本治疗法则。据此，学者马放等从伏邪的角度，阐释了慢性肾小球肾炎从肺论治的治疗理论。

伏邪理论的源流和拓展

早在《五十二病方》中就有记载致病因素潜伏一段时间后发病，这是有关伏邪的首次记录。《黄帝内经》是伏邪理论的萌芽。《灵枢·岁露》云："虚邪入客于骨而不发于外，至其立春，阳气大发，腠理开……此两邪相搏，经气结代者矣。"指的就是虚邪冬季侵袭人体而不发病，到春季伺机而发。《素问·疟论》云："温疟者，得之冬中于风，寒气藏于骨髓之中，至春则阳气大发，邪气不能自出……此病藏于肾，其气先从内出之于外也……名云温疟。"指出伏邪潜藏的部位在肾，而后由内而外传变。《素问·阴阳应象大论》和《素问·生气通天论》两篇中都对伏邪有类似的叙述，"故云冬伤于寒，春必温病；春伤于风，夏生飧泄；夏伤于暑，秋必痎疟；秋伤于湿，冬生咳嗽"和"是以春伤于风，邪气留连，乃为洞泄。夏伤于暑，秋为痎疟。秋伤于湿，上逆而咳，发为痿厥。冬伤于寒，春必温病。四时之气，更伤五脏"，认为四时之气都可内伏致病。而通过《素问·金匮真言论》中"夫精者，身之本也，故藏于精者，春不病温"，可以认为邪气可影响伏邪致病的发生，正气是发病的决定因素，而环境是诱发因素。至此，伏邪理论已形成了初步的轮廓。

在之后的漫长发展过程中，伏邪学说逐步完善，长久以来多属于温病学的范畴。至明代吴有性的《温疫论》中正式提出伏邪的概念，标志着伏邪学说的形成。到清代，不少医家将其理论从温病扩展到一切不即刻发病的邪气，如清代医家王燕昌《王氏医存》中就主张"伏匿诸病，六淫、诸郁、饮食、瘀血、结痰、积气、蓄水、诸虫皆有之"。由此可见，伏邪不单是外感疾病的致病因素，还可以是内伤杂病的病因，极大的丰富了伏邪理论的应用范围。到了现代社会，由于疾病谱的改变，各类慢性疾病和内伤疾病成为了影响人们健康的主要原因，故而伏邪的理论被更多的运用到内伤杂病的临床治疗当中。任继学主张伏邪不仅有外感所致的伏邪，还包括内伤杂病导致的伏邪，认为伏邪致病与现代的中风、冠心病、肝硬化和慢性肾功能不全有关。有学者进一步提出内伤伏邪包括伏风、伏寒、伏湿、伏燥、伏火、伏痰、伏瘀、伏毒等。可见，伏邪理论日益完善，不仅指导外感病的治疗，同时也已广泛应用于各类内伤杂病中。

慢性肾小球肾炎与伏邪的相关性

　　文献研究表明，伏邪主要有动态时空、隐匿潜藏、自我积聚的特点，三者相互关联，相互影响，不可分割。动态时空是指伏邪在时间和空间的层面上发生变化，随着时间的推移和机体内外环境即正邪力量抗争的改变，伏邪的发病条件不断变化，同时其潜伏的位置也可能发生由浅入深或者从深入浅的传变。隐匿潜藏表明了伏邪在机体内的状态，伏邪侵袭人体时，在正邪斗争中处于劣势，邪气的力量尚不足以发病，故而其状态是隐匿的不被知晓的，导致伏邪潜藏；但潜藏之后，伏邪仍以无外在症状或无典型症状的情况下继续与正气斗争，暗中消耗正气，对机体造成无声无息的损害。自我积聚说明的则是正气和邪气在数量上此起彼伏的变化，一方面伏邪处于积蓄的状态，不断壮大；另一方面正气的损耗不断增加，损耗范围不断扩大。当伏邪积聚到一定程度，超出正气的控制，即可发病。此外，正是由于伏邪存在自我积聚的特点，因此其发病并不是渐进逐步体现的，而呈现出一种爆发性，突然从无明显症状到很严重很典型的临床表现。3 个特点相互依赖，相互作用，密不可分。隐匿潜藏是最本质的特征，体现伏邪在时间上的迟发性、空间上的潜藏性；自我积聚说明伏邪时刻处在动态变化中；动态时空即通过其他两个特点体现出来。伏邪的这 3 个特点与慢性肾小球肾炎的病因病机也有高度的一致性。

　　对于慢性肾小球肾炎的病因，不少学者认为主要是由于外邪侵袭。由于饮食失节、七情内伤，妊娠、劳倦等原因，引起脾肾两虚，脏腑阴阳气失调而导致正气内虚；在此基础上，当风、寒、湿、热、皮肤疮疡、感染病灶等外邪侵犯后，循经入肾，潜伏体内。当邪气微可不即发病，邪气伏于内，再因"外邪乘之，触动伏气"而发为慢性肾炎。有关其病机，多认为是由于"正虚邪实"。正虚可以包括脾肾两虚、肺肾亏虚、阳气不足以及肺脾肾三脏虚损久而伤及肝脏等多种理论，外感邪实则包括湿、热、风、寒等，内伤邪实包括湿热、痰饮、瘀血等。由此可见，慢性肾小球肾炎的发病是在各种病因的影响下，机体处在正气不足的状态中，当邪气侵袭时，若正气尚足，仍可抵抗邪气，则暂不发病，但正气已损，无力祛邪外出，因此邪气隐匿潜藏于体内。随着时间的推移，伏邪时刻处于动态变化之中，不断自我积聚，一方面持续损伤正气，为伏邪发病创造条件；另一方面伏邪继续积蓄，当性质复杂的伏邪累积到一定程度足以对抗正气时即可显现发病。具体实例来看，不少慢性肾小球肾炎患者在发病之初都有前驱感染史，如 IgA 肾病患者常伴有感染同步血尿，即在血尿出现的数小时或数天前有过上呼吸道感染、急性胃肠炎、泌尿系感染等症状，即六淫之邪入侵，所谓"风邪入于少阴则尿血"。当邪气轻微，可不即时发病，潜藏于内，再因"外邪乘之，触动邪气而发"，临床表现为慢性肾小球肾炎。

　　还有一种情况，即新感外邪，引动伏邪，与伏邪同气相求，合而发病，这一情况多见于慢性肾小球肾炎迁延难愈、反复无常的患者中。这类患者素体已虚，但平时蛋白尿、血尿和水肿等症状已得到很好的控制，但一旦感受外感之邪，肾炎的症状加重或复发。原因在于当病情缓解之时，正是正邪互相妥协的平衡状态，若不加以巩固，如饮食不当、精神失调、劳累过度等，则会导致肾中卫气不足，元气不发，血少气弱，邪气因入，引动伏邪发病。

伏邪与从肺论治慢性肾小球肾炎

　　中医学认为"肾主藏精"，尿蛋白由精微物质组成，属于中医肾精的范畴，有关肾精形成的中医认识，古今医家大多同意"肾失封藏，精微下泄"的理论。"精微"宜藏不宜泄，肾为"封藏之本"，受五脏六腑之精而藏之；肾虚则气化无权，封藏失司，肾不藏精，便可致精气下泻而出现蛋白尿。因此，传统中医治疗慢性肾小球肾炎蛋白尿大多采用补肾固摄法，常用中药为芡实、金樱子、覆盆子等，但有时却收效甚微。临床上一个常见的现象是慢性肾小球肾炎容易"外感"，而且常因此导致蛋白尿加重或复发。针对这一情况，戴希文根据多年经验提出在慢性肾小球肾炎的稳定期以玉屏风散益肺固表、活动期以银翘散等清热解毒利咽的治疗方案，即从肺论治，可以很好的降低蛋白尿、减少尿中红细胞、缓解水肿症状。以黄芪、白术、防风散益气固表，金银花、连翘、蛇莓、白茅根、白花蛇舌草清热解毒，茯苓、泽泻、益母草、穿山龙等活血利湿，共奏益气清热解毒利湿之功。相关的证候学研究结果也证实：慢性肾小球肾炎的中医病机不外正虚和邪实两个方面，通常都是在本虚的基础上兼有邪实。本虚证中以肺肾气虚或气阴两虚为主，特别是肺气亏虚、卫表不固在本虚证中占有很大比例；邪实之证又可见热毒扰乱肾窍、湿热碍滞肾关、瘀热阻塞肾隧等，本虚邪实共同作用，导致肾脏开阖启闭失常、精微下泄，从而致病。因此，在慢性肾小球肾炎的中医治疗中，扶正法以益肺固表或益气养阴为主，祛邪施以清热利湿、清热解毒或活血化瘀等法，已逐渐成为一种重要的干预措施，在临床中收获了满意的疗效。

　　肺与肾金水相生，二脏在生理功能方面表里相通、升降相因、吐纳相合、阴阳互济，物质上相互转化，共同维系人体正常的生理功能。故"肺为水之上源，肾为水之下源"。当肾失气化、肺失通调，水液的输布和排泄障碍，导致水液停聚而为病。正如《景岳全书·肿胀》所云："盖水为至阴，故其本在肾；水化于气，故其标在肺。"因此，慢性肾小球肾炎水肿、特别是因感受外邪而发生水肿时可以从肺论治。此外，慢性肾小球肾炎患者因肺气亏虚，卫表不固，腠理疏松，热毒内扰，在上影响肺脏宣发肃降，在中阻碍脾脏转输运化，在下扰乱肾脏固摄封藏，以致精微外泄形成蛋白尿。调整肺的功能，可以恢复体内气血津液的正常运行，这是临床中从肺论治肾脏病取得佳效的重要原因。全身之气血，通过经脉聚会于肺，经过肺的宣发布散，使百脉之气血宣畅运行，敷布全身。气调则营卫脏腑无所不治，故从肺入手治疗，能调节全身气机，恢复肾脏的气化固摄功能，减少尿蛋白的流失。在肺肾亏虚的基础上，热毒、湿热等外邪乘虚而入，虚实夹杂导致慢性肾小球肾炎缠绵难愈。如能及时从肺论治，采用清肺利窍、益气护卫诸法，驱邪逐寇，以安内宅，不仅可把疾病消灭在萌芽状态，且可收到清除病灶、避免滋生变证的效果。

　　后世医家在对慢性肾小球肾炎这一病症的认识上，逐步形成了许多从肺论治慢性肾炎的方法。邹燕勤强调加强肺的功能，临证常应用疏风宣肺利水法，药用三拗汤合五苓散，根据风寒或风热偏重，加荆芥、防风、金银花、连翘等；降肺理气利水法，药用苏子降气汤合三子养亲汤加减；清肺解毒利咽法，药用玄麦甘桔汤合银翘散加减；补气固卫渗利法，药用玉屏风散为主，加用健脾渗利之品；以及润肺滋阴清利法，药用沙参麦门冬汤加减，治疗慢性肾炎，取得很好的疗效。焦安钦等认为肾炎肇始于肺卫受邪，水湿内停因于肺失通调，迁延不愈缘于肺虚感邪，因此辨证论治以治肺为主，清肺发汗以利水消肿，清肺解毒以澄源洁流，补肺固卫以祛邪安正，补肺益气以消尿蛋白。运用疏风清肺法、清肺解毒法、宣肺利水法、补肺健脾、益气摄精法、补益肺肾、益气养阴法治疗慢性肾小球肾炎。

　　从伏邪理论分析从肺论治这一治法，可以看出其兼顾了伏邪发病的两个方面。一方面针对正虚的病机，采用补肺大法，益气固表，固本清源，填补伏邪对正气的损耗，使正气得以克制伏邪，抑其病发，防其传变。另一方面，采用清热解毒利咽之法，既是对新感外邪的清肃，亦是削减体内的潜伏之邪。两者清补兼施，标本兼顾，同时针对慢性肾小球肾炎正虚邪实的基本病机。正虚是邪伏的病理基础，扶正既可防邪内入，又能托邪外出，从而改变伏邪隐匿的内环境，增加机体抵御外邪的能力，阻断伏邪自我积聚，防其时间上迟发、空间上潜藏。

　　进一步分析从肺论治的常用药物，也存在对伏邪两个方面的药理作用，兼顾扶正和祛邪。如黄芪为补肺之品，《珍珠囊》说它"补肺气，实皮毛"，现代药理结果显示它可以通过增强细胞免疫和体液免疫，提升杀伤细胞的活力，以提升机体免疫力；同时它还具有一定抗病毒的作用，兼顾驱邪。党参可补肺益气，可以兴奋下丘脑-垂体-肾上腺皮质系统以增强机体应激能力，还可抑制体外血栓形成、降低血液黏度。具有清热解毒作用的金银花不但可以抗炎抗病毒抗病原微生物，还能促进白细胞的吞噬作用以调节免疫系统。白茅根可以清肺热，药理作用包括抑菌作用和增强免疫两个方面。

　　伏邪理论经过多年的完善和扩展，其概念不断更新变化，经过临床验证，愈见明朗。伏邪致病具有动态时空、隐匿潜藏、自我积聚的特点，由此提出慢性肾小球肾炎从肺论治的治疗新思路，尝试从伏邪的角度进行阐释，以期更好地指导临床用药。通过结合相关中药的药理研究，为从肺论治慢性肾小球肾炎提供一定的客观依据，以更好地指导临床辨证施治。

182　黄文政教授治疗慢性肾小球肾炎用药规律

慢性肾小球肾炎（CGN）是一组以血尿、蛋白尿、水肿和高血压为主要临床表现的肾小球疾病，确诊本病前，尚需排除继发性肾小球疾病如狼疮性肾炎、紫癜性肾炎、糖尿病肾脏疾病及高血压肾损害等。随着学科交叉、大数据等兴起与发展，计算机科学逐渐开始参与中医学的相关研究。特别是数据挖掘、机器学习等领域在中医学研究中有着巨大的应用前景。目前，针对中药处方的研究已经迈入大数据时代，运用此类技术分析中药处方，探讨其用药规律，探索新处方已成为一种常用的研究方法。如药物关联规则分析、核心子处方分析、药物聚类分析等方法，往往能从不同角度展示大量中药处方中所蕴含的中心思想。

黄文政从事中医、中西医结合临床工作近六十载，对慢性肾脏病的中西医结合诊治有着丰富的临床经验。学者吕阳等通过统计学方法及多种数据挖掘方法研究黄文政诊治慢性肾小球肾炎的用药规律，初步探索了其治疗该病的思路与经验。

研究对象与方法

1. 数据来源： 所有数据均来源于 2017 年 1 月—2018 年 12 月就诊于天津中医药大学第一附属医院门诊经黄文政教授诊治的慢性原发性肾小球肾炎患者，共 197 例，1 289 诊次。

2. 纳入及排除标准：

（1）纳入标准：①符合慢性原发性肾小球肾炎诊断标准。②肾小球滤过率（GFR，CKD-EPI 公式计算所得）$\geqslant$60 mL/(min • 1.73 m^2)。③年龄、性别不限。④临床资料完整可靠。

（2）排除及脱落标准：①明确为急性或继发性肾小球肾炎患者。②GFR<60 mL/(min • 1.73 m^2)。③临床资料缺失不全。④合并心、脑、肝、肺等其他脏器严重疾病者。⑤精神病患者。

3. 研究方法：

（1）数据录入：将患者姓名、性别、年龄、中医诊断、中医辨证、病理类型及方药信息录入 Excel 表格中。

（2）数据规范化处理：参考《中药大辞典》《中华人民共和国药典》对中药名进行规范。

（3）数据分析：运用 SPSS 22.0、SPSS Modeler 18.0、Gephi 0.9.2 软件，导入数据库内容，分别运用统计描述、Apriori 算法、K-核分解算法及标签传播算法进行分析，从而得到中药使用频数情况、中药关联规则情况、K-核心子网络情况及中药群划分情况，以从多角度展现处方用药规律。

结　果

1. 中药使用情况： 本研究对全部处方进行了中药频数的统计分析。全部 1 289 首处方，共使用中药 304 种。选取全部处方统计数据中频数前 20 位。

2. 中药关联规则分析： 运用 SPSS Modeler 软件的"建模"功能，基于 Apriori 算法，设置前项数至多为 4、支持度$\geqslant$15%、置信度$\geqslant$60%，获得关联规则 512 条。结合支持度、置信度，对前项数为 1 部分按增益排序，选取前 15 条关联规则。

前项数为 1 的药物关联规则分析及中药使用频数分析显示芡实、金樱子同时使用过于频繁。随着前项数的增加,此2药的极高置信度对关联规则分析存在不良影响,属于异常节点;且黄文政教授运用此2药多为加减配伍用药,并非以此作为组方的核心。故在前项数为3、4的药物关联规则分析中剔除包含此2药的结果。

3. K‑核心网络分析及中药群划分:运用Gephi软件的"K‑核心"功能,基于KITSAK提出的K‑核分解算法,设置K值为16,提取K‑16核心子网络,其包含节点62个。运用Gephi软件的"模块化"功能,基于SUBELJ提出的标签传播算法及Lambiotte对解析度的优化,设置解析度为0.5,可将该核心子网络分为11个中药群。将62个节点药物按强度排序,选取强度>100的节点,按中药群划分。

讨　　论

通过数据挖掘的方法对黄文政治疗慢性肾小球肾炎的方剂进行了用药规律分析,在一定程度上契合黄文政对本病的认识、临床辨证论治的思路以及临证加减用药经验。同时在一定程度上体现了黄文政治疗慢性肾小球肾炎用药的特色。

1. 对慢性肾小球肾炎的认识:黄文政临证中常将慢性肾小球肾炎根据主要表现不同辨为"肾风病""水肿病""尿浊病""尿血病""虚劳病"等,认为"本虚标实,枢机不利"为其总的病机,素体肺、脾、肾三脏亏虚,加之风、湿、瘀邪侵袭,发为本病。治疗上宗其提出的"疏利少阳、标本兼治"之大法,根据临床,辨证化裁。其中,表现为多汗恶风、眼睑颜面浮肿、肢节疼痛者主辨肾风病;表现为下肢、腹背水液潴留者主辨水肿病。而无明显水肿、恶风、关节疼痛等症状者,黄文政基于微观辨证的学术思想,将化验检查作为辨病辨证的辅助和参考。尿常规检查可作为中医望诊的延伸,白蛋白在中医学中可归属于人体精微物质,红细胞、血红蛋白属于血液的一部分,认为这3种物质随尿液泄漏与《中医内科学》尿浊病、尿血病成因极其相似,故取类比象,将蛋白尿为主者辨为尿浊病,镜下血尿且红细胞计数较多者辨为尿血病。若久病失治,精微物质大量外泄,"精气夺则虚",此时邪气已不甚,正气尤虚衰者主辨虚劳病。

黄文政在辨证与辨病结合论治本病的基础上,提出了扶正与祛邪相结合的治疗原则,且在辨证立法上有着独特的见解。将本病主要分为3个证型论治:①气阴两虚,湿热内蕴证,治以疏利少阳,益气养阴,清热利湿,活血化瘀为法,方用肾疏宁加减。②肝气郁滞,肾阴不足证,治以滋阴养血,清热疏肝为法,方用滋水清肝饮加减。③风入肾络证,治以祛瘀化浊,清热解毒散风为法,方用蝉蚕肾风汤加减。

在此之上,黄文政常用扶正法包括滋肾益阴之六味地黄丸加减、滋肾壮阳之济生肾气丸加减、益气养阴之参芪地黄汤加减、养阴清热之知柏地黄丸加减,常用祛邪法则包括清热利湿之小蓟饮子加减、滋阴清热之茜根散加减、活血化瘀之化血丹加减。此外,因持续不缓解的蛋白尿是本病进展的危险因素,黄文政针对性地提出了辨治蛋白尿的大法,以将治疗重点着眼于控制蛋白尿上,其包括健脾、补肾、固精、祛湿、清热、化瘀共6种治法,其常用基础方包括参苓白术散、金匮肾气丸、知柏地黄丸、水陆二仙丹、萆薢分清饮、五味消毒饮、当归芍药散等。

2. 数据挖掘结果分析:根据数据挖掘统计结果可得出以下结论。

(1)黄文政治疗慢性肾炎常用黄芪、白术、山药、生地黄、熟地黄、山茱萸、太子参、麦冬等品健脾益肾、补气养阴;以茯苓、防己利水消肿;以当归、丹参养血活血;以柴胡、黄芩疏利少阳三焦;同时重视虫类药的应用,最常使用蝉蜕、僵蚕。

(2)中药关联规则分析中总结出临床常用药对及多药组合。其中常用药对有地锦草、荠菜花,蒲公英、白花蛇舌草,柴胡、黄芩,金樱子、芡实。多药组合典型有3类:黄芪、生地黄、熟地黄、山药;黄芪、白术、防风、汉防己;黄芪、熟地黄、白术、山药、当归。

(3)中药群划分情况大体可总结概括为4个模块。模块Ⅰ:黄芪、党参、生白术、生地黄、当归、丹参、僵蚕；模块Ⅱ：太子参、麦冬、北沙参、柴胡、黄芩、小蓟、白茅根、金银花；模块Ⅲ：萆薢、石菖蒲、茯苓、苍术、黄柏、牛膝、桑叶、天麻；模块Ⅳ：蝉蜕、桂枝、蜜麻黄、荆芥、紫菀、桔梗、陈皮。

数据挖掘结果印证了不同临床表现决定了中医的临床辨治。结合数据挖掘结果以及黄文政教授临证经验，可初步探知黄文政常从脾肾亏虚、气阴不足、湿热内蕴3个方面辨治慢性原发性肾小球肾炎，以"疏利少阳三焦"之法贯穿始终，同时重视虫类药，特别是蝉蜕、僵蚕、水蛭在治疗该病中的运用。具体分述如下：

当临证见以神疲乏力、腰膝酸软、舌淡边有齿痕、苔白、脉沉细等脾肾亏虚证为主要表现时，多应用模块Ⅰ药物加减应用，恶风者加防风，下肢水肿者酌情加防己、茯苓、泽泻等；当临证见以心悸气短、咽干咽痛、易感、镜下血尿为著、舌红少苔、脉细等气阴不足证为主要表现时，多应用模块Ⅱ药物加减，心悸气短者合用清心莲子饮，咽干咽痛者合用石斛、麦冬、蝉蜕，易感者合用玉屏风散、知柏地黄丸；当临证见以尿液浑浊、小便多泡沫、舌淡红苔白腻或黄腻、脉弦滑等湿热内蕴证为主要表现者，多应用模块Ⅲ药物加减，小便泡沫多加青风藤、威灵仙、络石藤，兼肾气虚者酌情加乌药、益智、菟丝子；当慢性肾炎患者突感外邪，发为感冒病、咳嗽病时，常用模块Ⅳ药物治疗。

3. 扶正与祛邪药物运用特点： 黄文政提出了"疏利少阳，标本兼治"的肾系疾病治疗原则，其中疏利少阳为其总纲，临证根据虚实的主次缓急，从复杂的病变中抓住关键，对证施治。黄文政能够精确把握扶正法与祛邪法在组方用药中的平衡，有赖于其对辨病机、辨病证的精准。在遣方用药时，其一在于对某一味药物补益作用与祛邪作用的正确认识和精确把握；其二主张合理配伍，强调必须在足够扶正基础上应用祛邪法，并重视药物的互相作用，以求达祛邪不伤正，扶正不恋邪之功。根据数据挖掘结果举例如下：

黄文政对单味药物的性味功效主治把握精确，并重视单味药物在组方中发挥的最终作用。如在治疗大量蛋白尿、低蛋白血症、高度水肿患者时，常以健脾补气、益肾填精法扶助正气、培元固本，同时加减运用芡实、金樱子收涩固精。本研究统计所得芡实在全部诊次中共使用492次，金樱子共使用446次，可以发现黄文政临床不仅芡实、金樱子作为药对应用，亦较多单独应用芡实。此玄机在于芡实兼有祛除水湿邪气之功；而金樱子仅能固涩精微，无祛湿之功效。这微小的差别却对利水消肿有着重要的影响，固涩太过往往阻碍水湿消去，影响疗效。故在患者高度水肿期间常单用芡实而不配伍金樱子，体现了黄文政精确把握药物性味功效，合理运用以求扶正而不恋邪。

黄文政强调必须在足够健脾益肾、补气养血的基础上应用虫类药物祛邪，并且重视补益类药物与虫类药物的相互影响，从而发挥1+1＞2的作用。例如，黄文政尤其重视运用虫类药治疗慢性肾小球肾炎，临证擅根据辨证运用不同虫类药治疗。虫类药属于祛邪药，常用息风镇痉及活血通络作用的虫类药物。本研究药物关联规则显示，僵蚕及蝉蜕常配伍使用，其支持度为26.84%，置信度为83.53%，是最常使用的虫类药对。息风镇痉类虫类药物如蝉蜕（频数442次）、僵蚕（频数346次）、地龙（频数181次）等主要具有散风、利咽、通络的功效。此类药物在治疗中与疏风解表药配伍时，发挥了其发散风邪的外向性作用，常用于慢性肾炎兼有外感者；当其与益气补肾药配伍时，此类药物外解发散功能被削弱，而在内祛风解痉作用增强，能够搜剔肾络之风邪，解除络脉痉挛。活血通络类虫类药物如土鳖虫（频数78次）、水蛭（频数59次）活血化瘀力度较大，单独应用往往有损伤机体正气之虞，应用时必须有补气养血药物作为基础。而本研究所得药物组合黄芪、熟地黄、白术、山药、当归正是属于此类补益药物，多药合用以期益气活血、化瘀消癥之功，达到祛邪而不伤正的目的。

183 健脾益肾活血法治疗慢性肾小球肾炎

慢性肾小球肾炎简称慢性肾炎，是一组以血尿、蛋白尿、水肿、高血压为临床表现的肾小球疾病。中医学既往无慢性肾炎这一病名，但依据其临床出现的各种症状将其归属于"水肿""虚劳""肾风""腰痛"等范畴。慢性肾炎起病隐匿，往往易被人忽视，其病程缠绵难愈，并常伴有肾功能损害，病情逐渐发展最终可进展至终末期肾衰竭。有研究表明，2008—2013 年浙江省终末期肾病发病率持续上升，原发病中以慢性肾小球肾炎为主。目前现代医家对于慢性肾炎的治疗尚无确切有效的疗法，但是历代医家对于该病的论述内容颇丰，现代医家通过学习经典并结合自己的临症经验，在本病的病因病机探讨、辨证论治等方面取得较大的进展。学者董金胜等对健脾益肾活血法治疗慢性肾小球肾炎的研究做了梳理归纳。

慢性肾炎病因病机

慢性肾炎病因病机复杂，《黄帝内经》中曾记载"正气存内，邪不可干""邪之所凑，其气必虚"，说明疾病的发生是在体内正气亏损的基础上加之感受外邪而产生的，慢性肾炎的发生与进展也离不开正虚与邪实两方面。古代文献对"水肿"病因病机已有描述，如《景岳全书·肿胀》中所云："凡水肿等症，乃肺脾肾三脏相干之病，盖水为至阴，故其本在肾；水化于气，故其标在肺；水唯畏土，故其制在脾。"详细地描述了水肿的发病离不开肺脾肾三脏，三脏相互联系、互相影响，水肿产生的根本原因在于肾脏亏虚，但肺虚其通调水道功能失职，脾虚不能运化水湿，水湿泛溢肌肤则会导致水肿加重。《素问·至真要大论》云"太阴司天，湿淫所胜……腑肿"，《金匮要略》云"血不利则为水"的描述则阐发了湿邪、瘀血等病理因素导致水肿的病机。

现代临床各医家依据自己治疗慢性肾炎的临床经验对该病的病因病机提出不同的观点。国医大师张大宁教授认为，"肾虚血瘀"是各类慢性肾脏病持续进展过程中某一特定阶段的病理基础，也是慢性肾炎的基本病机。刘宝厚认为慢性肾炎发病机制中有 3 个基本环节，分别是虚损、瘀血与湿热，其特点是本虚标实，本虚以脾肾虚损为主，标实以湿、热、瘀为主。正虚导致病变的发生，邪实则为病变持续发展、肾功能进行性减退的原因。孙郁芝基于多年临床经验结合经典理论的学习，总结出慢性肾炎的病因病机包括以下几方面：①该病发病的根本原因是脾肾亏虚。②瘀血阻络贯穿于本病的始终。③湿热是影响本病缠绵难愈的主要影响因素。④外邪侵袭是导致与诱发本病加重的主要因素。王祥生临床经验丰富，结合自身多年临证经验，认为慢性肾炎病机主要为脾肾亏虚，湿浊瘀阻。

由此可见，历代医家虽然对于慢性肾炎的病因病机观点各异，但对于慢性肾炎的基本病机为本虚标实，虚实夹杂，本虚多以脾肾亏虚为主，标实多兼夹水湿、湿热、血瘀等邪气的认识已基本达成共识。

中药治疗慢性肾炎

对于慢性肾炎的治疗，张仲景在《金匮要略》中已有记载："风水，脉浮身重，汗出恶风者，防己黄芪汤主之，腹痛者，加芍药。"随着医学的进步与发展，慢性肾炎的诊治得到很大的提高。吕冬梅等通过对多家数据库检索近十年来发表的有关中药治疗慢性肾小球肾炎的 99 篇文献，并将收集到的文献进行阅读、整理得出以下结论，中药治疗慢性肾炎有一定疗效。

1. 健脾益肾药：《珍珠囊》云"黄芪甘温纯阳，其用补诸虚不足，益元气，去肌热"。现代药理研究证实，黄芪既可以提高人体免疫力，又可以调节由肾脏疾病导致的脂质与蛋白质代谢紊乱，升高患者血浆白蛋白水平，降低尿蛋白水平。彭志红通过观察 80 例慢性肾炎患者，分为治疗组与对照组各 40 例，对照组予以常规治疗，治疗组在常规治疗的基础上加用黄芪注射液静脉滴注，结果表明黄芪注射液可以降低治疗组尿蛋白水平与 24 小时尿蛋白定量，改善患者血清白蛋白水平。李树纲等观察黄芪煎剂联合丹红注射液治疗慢性肾炎的临床疗效，结果表明黄芪煎剂联合丹红注射液治疗慢性肾炎疗效显著，它可以降低患者 24 小时尿蛋白定量、BUN、Scr，升高患者红细胞，降低尿红细胞。党参性甘平，归肺、脾经，具有补中益气、健脾益肺等功效。近年学者对党参的药理研究进行了比较深入的探讨，发现党参在内分泌系统方面可直接作用于垂体，在免疫系统方面可以增强机体免疫功能、抗应激作用。吴君等采用迟发超敏反应与免疫器官质量法观察测定免疫指标，结果发现党参破壁粉粒可以增强迟发超敏反应，小鼠耳肿胀度明显提高，党参破壁粉粒能显著提高免疫抑制小鼠免疫器官的脏器指数，还可显著提高胸腺指数；党参破壁粉粒和党参饮片具有加强免疫的功效，且党参破壁粉粒在低于传统党参饮片剂量即可以达到传统党参饮片的效果。茯苓功效利水渗湿、健脾宁心，《本草纲目》云"气味淡而渗，其性上行，生津液，开腠理，滋水源而下降，利小便"，其利水以健运脾湿为主。现代药理研究表明，茯苓可以通过健脾利尿，加快肾功能恢复，减少尿蛋白水平，调节人体免疫功能，起到扶正固本与健脾和中的共同功效。泽泻、白术具有补肾健脾、利水渗湿之功，山药、熟地黄、山茱萸、地龙、白茅根等既能补肝、脾、肾三脏之阴，且现代药理学研究证实，其均具有增强机体免疫功能的功效，且可以有效改善患者水肿，临床应用也较多。

2. 活血化瘀药：《本草纲目》云川芎味辛，性温。归肝、胆、心包经，其功效为活血行气，祛风止痛。川芎嗪是从川芎中提取的一种有效的生物碱，药理学研究证明其具有改善微循环、预防血栓形成等功效，其治疗肾脏病的主要机制为抑制血小板黏附聚集，降低血脂与血液黏度，改善肾脏微循环；扩张肾脏血管，增加肾脏血流量；抗氧化，清除氧自由基，抑制组织蛋白血糖基化反应，减少蛋白漏出，且川芎嗪可以有效防治肾间质纤维化。石媛等选取 82 例慢性肾脏病患者，分为治疗组与对照组，两组均予以常规基础治疗，治疗组在常规治疗基础上加用川芎嗪注射液，结果发现治疗组有效率为 75%，明显优于对照组有效率 52.63%，表明川芎嗪注射液可以延缓慢性肾脏的进展，并通过降低患者血同型半胱氨酸与尿 α-L 岩藻糖苷酶，进而减少慢性肾脏病出现心血管疾病的风险。丹参中提取的含有各种丹酚酸的混合物称为丹参总酚酸，其可减少慢性肾脏病患者的尿蛋白水平，改善肾功能。任松等就丹红注射液（主要成分包括丹参酸、丹参酮、红花酚苷、红花红色素等）对慢性肾脏病患者尿蛋白水平的影响进行 Meta 分析，结果表明丹红注射液可以改善慢性肾脏病患者尿蛋白水平，同时可以降低患者血清肌酐、尿素氮等水平，改善患者肾功能。

肾脏疾病多病程冗长，迁延难愈，"久病入络"，日久则肾气不固，津液气血运化失常，固结于肾而成瘀，虫类药物大多为血肉有情之品，清代叶天士云"病久则邪风混处其间，草木不能见其效，当以虫蚁疏络逐邪"。杜雅静等通过复制 MsPGN 模型大鼠，并对其分组，各治疗组大鼠分别予不同剂量地龙、乌梢蛇颗粒制剂灌胃，正常对照组、模型组予以等量生理盐水灌胃。结果表明，地龙、乌梢蛇可以减少 MsPGN 模型大鼠蛋白尿水平，改善肾脏病理变化。

自拟方治疗慢性肾炎

刘新瑞等观察李莹益肾健脾法治疗慢性肾小球肾炎的临床疗效，给予治疗组益肾健脾颗粒口服，对照组给予益肾化湿颗粒口服，结果表明治疗组治疗效果优于对照组，疾病综合疗效判定分别为 76.67% 和 63.33%，说明益肾健脾法能有效的治疗慢性肾小球肾炎患者。闫昱江等用自拟温肾健脾方（黄芪、太子参、山茱萸、金樱子等）临证加减治疗慢性肾小球肾炎，结果表明温肾健脾方临证能降低慢性肾炎患者 24 小时蛋白尿、BUN 及 Scr，临床疗效确切。钟之洲等观察 77 例慢性肾炎患者，分为对照组 38

例采用贝那普利片、阿司匹林肠溶片治疗，治疗组 39 例在对照组治疗基础上加用健脾益肾祛瘀化浊汤（黄芪、茯苓、山药、杜仲、丹参、红花等）治疗，结果表明两组治疗后各项生化指标较治疗前下降或升高，治疗组下降或升高程度优于对照组（$P < 0.05$），治疗组总有效率 87.2%，明显高于对照组 42.1%。刘丽霞采用益肾健脾化浊法自拟方剂（黄芪、白术、当归、生地黄、熟地黄、石韦等）治疗慢性肾炎，结果表明该方可以改善患者肾功能指标及 24 小时尿蛋白定量，具有改善症状、减少尿蛋白、保护肾功能的作用。

综合以上文献可看出，慢性肾炎在中医学中因临床症状不同而被归属的病名不同。病因包括内因与外因两方面，内因以脏腑虚损为主，外因以外邪侵袭为主。中医基本病机为本虚标实，虚实夹杂，本虚以脾肾亏虚为主，实证包括血瘀、水湿、热毒等，但是血瘀在慢性肾炎过程中尤为突出。中医辨证治疗对于慢性肾炎治疗疗效显著，中药健脾益肾、活血化瘀之剂对于慢性肾炎效果较好。虽然不同医家在治疗慢性肾炎时的组方各异，但是万变不离其宗，以健脾益肾活血化瘀法为治疗的基本法则。

184　从肺论治慢性肾小球肾炎

慢性肾小球肾炎（CGN）是以蛋白尿、血尿、水肿、高血压为主要表现，可伴有不同程度的肾功能减退，最终可发展成为慢性肾衰竭的一组肾小球疾病。其归属于中医学"慢肾风""水肿""尿浊""尿血""腰痛"等范畴，医家多认为其病机为本虚标实，肺脾肾亏虚为本，湿浊、湿热、瘀血、风邪为标，虚实夹杂，病程较长，反复难愈。由于肺与肾生理、病理上的密切相关性，许多医家临床中常常从肺论治慢肾风，并取得了较好的临床疗效。近年来从肺论治慢肾风的研究和文献日益增多，并且其中部分医家在长期的临证总结和研究中形成了较为系统的从肺论治的理论。学者任静等从四个方面将近年来中医从肺论治慢性肾小球肾炎的概况做了梳理归纳。

从肺论治慢性肾小球肾炎的中医理论依据

肺与肾在水液代谢方面密切相关，肺主宣发肃降，通调水道，为水之上源，肾主水，为水之下源。肺气不宣，通调水道失常，水液不能下输于膀胱，则出现尿少、水肿，又可损伤肾气，使肾之气化、封藏功能失常，导致血尿、蛋白尿等。闫永钰等认为慢性肾炎高血压的形成与肺行水及肺朝百脉功能失职有关，肺行水失常，则水钠潴留，导致高血压；肺朝百脉失权，不能助心行血，导致血液运行失常，引起外周血管阻力增加等导致高血压。此外，肺肾间又存在金水相生关系，即肺肾之阴可相互滋养，故肺虚日久及肾导致肾亦虚。从经络走行关系来说，肾脏直行之脉，从肾上行，进入肺，循喉咙，而咽为肺之门户，肾与肺可通过经络直接相连。以上所述肺肾之间的紧密关系，可一语概之"其本在肾，其末在肺"。

肺与慢性肾小球肾炎发病的关系

1. 外邪袭肺：肺为娇脏，且居高位，为华盖之官，其外合皮毛，开窍于鼻，与天气直接相通，六淫外邪侵袭人体，不管是从口鼻而入，还是从皮毛入里，皆易于犯肺而致病。在临床中，慢性肾小球肾炎常继发于急性肾炎，而急性肾炎又常常因呼吸道感染诱发所致，且在慢肾风整个病程中，病情常因呼吸道感染加重，并迁延难愈。郭海等提出从黏膜免疫防治慢性肾炎的理论恰与中医"肺主皮毛""肺主卫气"的理论相呼应。肺主皮毛，包括主呼吸道的黏膜；而包含呼吸道与泌尿道黏膜在内的黏膜免疫系统与温病学说中的卫气密切关联，中医学认为，卫气为肺所主，因此，宣肺散邪能够控制泌尿系统黏膜的炎症及免疫活动。马鸿斌继承赵绍琴理论认为，慢性肾小球肾炎病程中存在着非常明显的卫气营血传变和免疫活动，在疾病早期会出现发热、恶寒、咽痛、口干等邪在肺卫的表现。童少伯亦认为肾炎始于肺卫受邪，下伤及肾，外感是肾病的"源"，故在治疗慢性肾炎时，应先"截源"后"治本"，将预防外感放在首位。

2. 病理因素"湿浊""湿热"的形成与肺相关：湿浊、湿热是慢性肾小球肾炎重要的病理因素，它们的形成皆与肺紧密关联。肺失宣降，失于通调水道，则水湿内停，内蕴日久化热则为湿热。湿困中焦，脾不升清，精微下泄，故见蛋白尿；或湿邪日久化热，流注下焦使肾失封藏，精微外泄则见蛋白尿；损伤血络则尿血。马进认为湿既是病理产物，又是加重病情发展、贯穿疾病始终的病理因素，使病情缠绵难愈。而湿邪的产生多为禀赋不足、饮食不节、起居失调或劳倦过度，损伤人体正气，肺及脾肾三脏受损，或外邪侵袭致肺气不宣，导致水液代谢失调泛滥凝聚为湿。裴国超等也认为，慢性肾小球肾炎发病的内因是肺、脾、肾三脏功能失调，水谷精微运化失常，湿浊内生，化瘀生热，湿热浊瘀滞留，致脏腑功能进一步受损。赵绍琴认为慢性肾病形成的主要机理是湿浊与邪热相互胶结，湿热郁阻与下焦血热血瘀相互交错，致使肾清浊不分，混浊而下，见蛋白尿、血尿难治不消。

3. 肺虚受邪： CGN患者易于感受外邪，源于这部分患者往往肺气亏虚，卫表不固，卫外失司。戴希文通过多项临床研究发现，慢肾风的本虚中以肺肾气虚为根本，尤其是肺气亏虚、卫表不固，从而感受外邪是慢性肾小球肾炎发生、发展的关键，治疗上，戴希文以"从肺论治"为指导思想。冯松杰认为许多慢性肾小球肾炎患者在治疗初见疗效后，病情常常反复，其原因为肺虚感受风邪诱发或加重病情；他认为正气充足，免受风邪，肾炎则自然相应好转，临证常选用人参败毒散或玉屏风散益肺固表。马放等从伏邪理论论述肺虚与慢性肾小球肾炎发病的关系，认为邪气潜伏于人体之中，当邪气尚微、正气尚足时可不发病，若正气耗损，再因新感外邪，触动伏气可发为慢性肾炎。其病机当属本虚标实，而肺气亏虚、卫表不固在本虚证中占有很大比例，故治疗上常采用补肺大法，益气固表，固本清源，使正气得以抑制伏邪，抑其病发，防其传变。

从肺论治的治法分类

很多医家对从肺论治慢肾风进行了系统的分类，例如童少伯将辨病与辨证相结合，根据慢性肾炎的不同分期和主症，将从肺论治此病分为七种具体的治法，辛温宣肺利尿法、固表辛凉肃肺利尿法、宣肺清热利尿法、清热解毒法、泻肺理气法、滋养肺肾法、疏风宣肺法和益气温阳利尿法。综合各医家从肺论治的文献，大致可分为以下3类：

1. 宣降肺气· 窦立芸总结邹燕勤经验认为在慢肾风病程中，临证治疗应不忘宣降肺气，使其发挥其通调水道之功，三焦水道通畅，有利于利湿消肿；肺之宣肃正常，有助于肾发挥其封藏之职，减少精微外泄，保护肾脏功能。叶景华对于风邪侵袭人体肺卫导致的蛋白尿，提出祛风先治肺的观点，临证常常加入前胡、紫菀、杏仁、桑白皮、桔梗等宣畅肺气。杨洪涛认为肾性蛋白尿的缠绵不愈与风邪紧密相关，蛋白尿患者复受外邪侵袭，治疗大法不离宣肺祛风散邪。选方用药因风寒、风热邪气的不同，用药相应不同，偏于风寒，选用桂枝、麻黄、防风、独活、羌活、荆芥等；偏于风热常用金银花、连翘、葛根、柴胡等。赵绍琴认为慢肾风的病机中，湿热郁遏是关键，他独创宣肺开郁之法，临床擅用辛味轻浮之风药如荆芥、防风、羌活、紫苏等，并少量轻投宣展肺气以提壶揭盖，使湿易化而热外达。马进认为慢性肾小球肾炎患者在内脾肾不足，湿浊瘀血等病理产物内阻，在外易感外邪，内外合病，则气机逆乱，治疗上他强调气机调畅的重要性，而维持气机调畅，依赖肺肝脾胃的调节，故而，宣发肃降肺气是其中一个关键环节。远方提出从三焦论治慢性肾炎的观点，上焦病证以宣发肺气，利水消肿为原则，常用药分为清宣和温宣之品，温宣如麻黄、桂枝、防风等；清宣如金银花、连翘、菊花、薄荷、桑叶、牛蒡子、浮萍等，且用量较小，所谓"治上焦如羽，非轻不举"。韩成全在观察越婢汤治疗慢性肾小球肾炎风水相搏证疗效的临床研究中，对照组予以西药，治疗组给予越婢汤联合西药，观察治疗前后24小时尿蛋白定量、血肌酐、尿素氮等的变化情况，结果表明越婢汤治疗慢性肾小球肾炎风水相搏证能够取得较为满意的疗效。

2. 温肺与清肺： 李延认为治疗慢性肾小球肾炎应以慢性肾脏病分期来论治，在初期他善用炙麻黄来宣畅肺气，若夹湿热者加石膏、桂枝、苍术等；若为邪热犯肺者，常表现为水肿经治减轻而又遇感染加剧，加黄芩、麦冬、知母等利咽清肺之品。王浩等复制慢性肾炎寒饮蕴肺证大鼠模型，观察小青龙汤对慢性肾炎该证型大鼠疗效的影响，发现小青龙汤能够降低慢性肾炎寒饮蕴肺证大鼠尿蛋白的水平，并能保护肾功能、防止肾组织发生病理改变。杜锦海将慢肾风分为肺热证、肺热脾虚证等5个证型，肺热证治疗以宣肺清热利水为总法，在临床上常视肺热证所表现的不同的主症组方用药，如肺热证以咽痛、尿蛋白为主，常用自拟之肺热合剂为主方治疗；以咽痛、血尿为主，常以自拟之银翘合剂为主方治疗；

以皮肤疮疖湿疹为主，常用自拟之防风荆芥合剂为主方治疗。

3. 补肺：

（1）补益肺气：王耀光认为慢肾风的部分人群自身免疫力较差，易于感冒，根据缓则治本的治则，在患者平素未感外邪之时，他在治疗慢性肾脏病的同时，使用玉屏风散以固其本源。鉴于肺与肾、肺与脾之间的生理病理关系，肺虚久则及肾或及脾，导致肺肾气虚或肺脾两虚，故临床上常肺肾同治或肺脾同治。朱霄虹通过中医传承辅助平台软件对国医大师郭子光教授治疗慢性肾炎的学术经验进行挖掘，发现郭子光教授常以玉屏风散合肾气丸为基本方治疗慢性肾病。郭教授认为慢性肾炎的基本病机为"肺肾虚损"，提出"治肾必治肺"。吴改红等发现与使用西药相比，补肺汤合七味都气丸可更显著的提高慢性肾小球肾炎肺肾气虚证患者的症状缓解率。张雨帆等发现补气升阳方联合西药相较单纯使用西药能够更有效地减轻慢性肾小球肾炎肺脾气虚型患者的中医临床症状，降低 24 小时尿蛋白定量，提高血白蛋白水平，改善肾功能。郑路照在观察补中益气汤治疗慢性肾小球肾炎脾肺气虚证的临床研究中发现补中益气汤能显著改善脾肺气虚型慢性肾小球肾炎患者的中医临床症状，提高其生活质量。

（2）滋养肺阴：黄文政临床常用屏风知柏地黄汤治疗气阴两虚兼有阴虚火旺型血尿，病位主要涉及肺、肾二脏，该方由知柏地黄汤合玉屏风散加药对柴胡、黄芩组成，其中作为主体的知柏地黄汤主要针对的是尿血阴虚内热的本证，药对柴胡、黄芩取疏利三焦之义。张宗礼认为顽固性蛋白尿发作前多感受风热或湿热毒邪，风热毒邪从腠理而入，由表及里，先犯肺，后母病及子而入肾，灼伤肾络，并伤阴耗气，故临证常以滋阴清热为大法，以银翘散为底方形成临证常用之基础方：滋阴清热方，只取银翘散中金银花、淡竹叶、芦根、生甘草四味药，取轻平之法，用以辛凉清热、生津滋阴。王铁良临证常用加味养阴清肺汤来治疗慢性肾炎肺肾阴虚，湿热内蕴者，并将此方临床应用进一步扩展，用治肾病属热毒内蕴、扰动血络、迫血妄行者。

从肺论治单味药的现代研究

宣肺作用的中药能够抗变态反应、抗过敏、调节免疫、控制感染、消退水肿等，这些作用使它们能够在慢性肾病中发挥较好的疗效。研究表明，荆芥多糖对免疫系统具有一定的调节作用。其中一个机制为荆芥多糖能够显著促进巨噬细胞增殖，提高巨噬细胞的吞噬活性，很大程度影响小鼠巨噬细胞 Raw 264.7 细胞形态，并且能显著升高免疫抑制小鼠的脾脏指数和胸腺指数。研究发现，荆芥、紫苏、防风均有抗过敏的作用，其中防风还能够诱导 T 细胞、B 细胞的增殖以调节机体的免疫，改善肾脏的病理状态，减少蛋白尿的漏出。蝉蜕、僵蚕除了具有抗过敏的作用外，还能够抗组胺，并且能通过调整血管内皮细胞的功能，减少尿蛋白的产生。以这两位药为主药组成的升降散具有宣发肺气、透解开郁、升清降浊的功效，常用于慢肾风的治疗中。大多数肾小球疾病是免疫介导的炎性病变，肾脏的损伤是在免疫反应的基础上各种炎症介质如炎症细胞、补体等的参与造成的，而白芷能够抑制 IL-1β、IL-6、IL-8 和 IFN-γmRNA 等炎症介质的表达，并可降低 LPS 诱导的 RAW264.7 细胞中 NF-κB 等物质。研究表明，黄芪的成分主要有皂苷、黄芪多糖、黄酮类物质，它们均具有抗炎、抗氧化的作用，而黄芪多糖还具有增强免疫的作用，可能正是这些成分使得具有补肺固表作用的黄芪在肾脏病中广泛使用。

从肺论治慢性肾炎的中医理论依据充分，方法多样，并且大量的研究已经证实这些方法治疗慢性肾炎的疗效。然而，目前对于从肺论治 CGN 的研究大多停留在对其疗效的临床研究上，虽有部分研究初步提出了黏膜免疫、抑制炎症因子可能为从肺论治慢肾炎的机制，然而缺乏更深入的研究去证实。从肺论治肾脏病起源于《黄帝内经》，古代医家多将此法用于外邪犯肺，风水相搏，然而从肺论治并不局限于此，它的应用范围已十分广泛。由于肺主宣发肃降，能够通调水道，疏调三焦以化湿浊，散郁热，还可调畅气机，故湿浊或湿热内结证，或慢肾风各证型伴有气机逆乱者皆可适用，因此，临证使用此法时医者应拓宽思路。值得强调的是，由于 CGN 病情复杂，常涉及多个脏器，本虚与标实同见且相互影响，故治疗上常肺肾、肺脾，或肺脾肾多脏同治，临床应用当不必拘泥于仅从肺论治。

185   从脾论治慢性肾小球肾炎

慢性肾小球肾炎简称慢性肾炎，包括各种原发性及继发性肾小球疾病，以水肿、蛋白尿、血尿、高血压为主要临床表现，可慢性进展，最终发展为终末期肾病。本病临床表现复杂，病程绵长，病机复杂，复发率高。西医主要采取控制血压，使用血管紧张素转化酶抑制剂/血管紧张素Ⅱ受体拮抗剂、激素及免疫抑制剂等药物控制病情。然而长期应用激素，部分患者可发生激素依赖、撤减困难，从而出现库欣综合征面容、骨质疏松、代谢性疾病等不良反应；长期使用免疫抑制剂可能出现机会性感染增加、肝功能损伤、诱发肿瘤等一系列不良反应。而中医在减少蛋白尿、改善临床症状、减轻西药的不良反应方面均具有一定优势。

本病归属于中医学"水肿""腰痛""虚劳""尿血"等范畴。大多数医家认为本病为本虚标实证，本虚主要表现为肾、脾、肺的虚损，而以肾虚最为明显，标实主要为湿热瘀血等。脾居中焦，为后天之本，气血生化之源，五脏六腑、四肢百骸皆赖其所养，主运化水液，与肾之先天之本互相为用。脾属土，肾属水，水惟畏土，其制在脾。李东垣所云："脾病则下流乘肾，土克水则骨乏无力，是为骨蚀。"学者孙玄静等临床从脾论治此病，取效满意。

脾土虚衰是慢性肾炎发病的核心病机

脾胃被称为"中土"，医圣仲景云"四季脾旺不受邪"，《素问·玉机真脏论》提出"五脏者，皆禀气于胃；胃者，五脏之本也"。脾胃共居中焦，为后天之本，气血生化之源，脾胃互为表里，一纳一化，一升一降，燥湿相济，而成中气，共同完成水谷的受纳功能。李中梓在《医宗必读》中云："夫脾具土德，脾安则土为金母，金实水源。土不凌水，水安其位，故脾安则肾愈安也。"《素问·经脉别论》云："饮入于胃，游溢精气，上输于脾，脾气散精，上归于肺，通调水道，下输膀胱，水精四布，五经并行。"均指出脾肾功能相互影响，而脾土占据主导地位。脾胃功能旺盛，则五脏六腑、四肢百骸得以濡养，水归其位；脾胃衰败，则痰、湿、饮病理产物丛生。《严氏济生方·水肿门》云："水肿为病，皆因真阳怯少，劳伤脾胃，脾胃既寒，积寒化水。"治疗上"先实脾土，后温肾水"，把脾胃虚寒作为病机的主要矛盾，实脾饮命名取义也在乎此。张仲景治疗"四水"而创立的名方越婢加术汤、防己黄芪汤中无一不含有健脾利水之中药，可见脾在本病中的重要性。文玉敏等运用数据挖掘的方法分析糖尿病肾病中药组成特点，发现治疗糖尿病肾脏疾病的中药中出现频率最高的是具有健脾益气固表功效的黄芪，而山药和茯苓出现的频率也高达30%以上。故孙玄静等认为脾土虚衰是慢性肾炎发病的核心要素。

1. 脾与蛋白尿的关系：蛋白尿类似于中医学"精微物质""精气"等概念。脾居中焦，为水谷精微气化升降之枢纽，脾胃受损，气血生化无源，中焦气虚甚或气陷，清阳不升，浊阴不降，水谷不归正化而出现蛋白尿，所谓"中气不足，溲便为之变"。《素问·阴阳应象大论》云："清气在下，则生飧泄。"由此观之，脾虚可导致蛋白尿的产生。

2. 脾与水肿的关系：《素问·至真要大论》云"诸湿肿满，皆属于脾"。张景岳云："脾虚则土不制水而反克"。朱丹溪云："脾虚不能制水。"脾主运化，有布散水精的功能，肾为主水之脏，而脾为制水之脏，脾阳被困，脾气受损，上不能输精以养肺，反为痰饮而干肺，下不能助肾以制水，水寒之气反伤肾阳，由此必致水液内停中焦，流溢各处，波及五脏，乃成水肿。

3. 脾与血尿的关系：脾主统血，即脾有统摄血液行于脉管之中的功能，防止血溢脉外。若脾虚则中气不足，统血无权，血随气陷，不循常道，离经妄行则可见溺血。清代李用粹在《证治汇补·血证》中云："凡血证有脾虚者，当先补脾，以统其血。"《医学入门》对于血证的善后，十分强调脾胃的重要性，谓"血病每以胃药收功，胃气一复，其血自止"。

健脾是慢性肾炎基本的治疗原则

脾居中焦主运化，有运输水谷精微、升清降浊之功能。近代医家大多认为湿热及瘀血既是致病因素又是病理产物，是慢性肾炎的重要标证。若脾虚不运，则水谷精微不归正化，聚而为痰饮瘀血，补肾养阴之品大多滋腻碍胃，若脾胃虚弱，则虚不受补，不能化生精微而转为湿浊，精微不摄而下陷，故固护中气是治疗肾病之本。时振声认为健脾法为治水肿之正法，国医大师邹燕勤常说"补肾必健脾""得胃气则生，无胃气则死"，故脾胃功能盛衰为肾脏病变进退之枢机，补肾需用调脾胃药物，脾胃调和，病邪易退。临证具体用药体会如下：

1. 补气健脾：肾炎日久，脾病以气虚证候为常见，常用参、芪类补气药。重用生黄芪 60～120 g、党参 30～60 g，与白术相须为用，脾气旺，上源清则下源畅，肾病自已。

2. 温养脾胃：中焦脾胃喜温恶寒，多虚寒为病，脾之健运，重在脾阳，故李东垣《脾胃论》指出"大抵脾胃虚弱，阳气不能生长，是春夏之令不行，五脏之气不生"。张仲景提出以"温药和之"为痰饮治疗原则，孙玄静常在健脾的基础上加制附子 10 g 升举脾之阳气。

3. 疏肝醒脾：脾失健运，往往影响气机的升降，出现腹胀、纳少等脾气壅阻之证。反之，《黄帝内经》云："东方肝木为生生之气，肝郁则害脾。"肝失条达，木横乘土或木不疏土，均可影响脾胃功能。故在治疗中，应配合使用理气消导法，在补气的同时宜加法半夏、砂仁、香附、莪术、焦三仙等疏肝行气消导之品。基于以上治则，孙玄静临证常以自拟升清健脾方化裁论治慢性肾炎，疗效确切。药用生黄芪 15 g、党参 15 g、炒苍术 15 g、炒白术 15 g、当归 10 g、茯苓 15 g、制附子 10 g、木香 6 g、炙甘草 6 g。肝气郁结，横逆犯脾，酌加制香附 12 g、郁金 12 g；饮食化积，酿生痰湿，酌加焦三仙（各）10 g；脾失健运，水湿不化，酌加苍术 15 g、山药 20 g、泽泻 10 g、砂仁 8 g；津液不布，炼液成痰，酌加石菖蒲 12 g、陈皮 12 g、生姜 8 g；瘀水互结，酌加莪术 10 g。

健脾疏肝舒筋是巩固慢性肾炎疗效的关键

1. 健脾饮食，补益气血：饮食忌暴饮暴食、饥饱不均，以清淡易消化食物为宜，避免辛辣生冷、醇酒厚味，可食用枸杞子、山药等健脾食物，以充气血生化之源，补益气血。《素问·痹论》云"饮食自倍，肠胃乃伤。"《素问·脏气法时论》云："五谷为养，五果为助，五畜为益，五菜为充，气味合而服之，以补精益气。"

2. 疏肝健脾，调畅情志：中医非常重视精神情志对人体的作用。《素问·上古天真论》强调"恬淡虚无，真气从之，精神内守，病安从来"。肾病迁延不愈，大部分患者恐慌疾病进展为终末期肾病，故临床上我们注意到肾病患者思虑过重、郁郁寡欢，这些都是肝郁的表现，以疏肝解郁、调畅情志为主。《素问·阴阳应象大论》与《素问·五运行大论》均提及"思伤脾"，过度思虑则会暗耗气血，加重中土羸弱。故倡导健脾疏肝，嘱患者保持乐观情绪，避免过度紧张，减少不良精神刺激，若能控制住内心的不安定感，则阴阳和合、百病不生矣。

3. 健脾舒筋，适当运动：孙思邈在《备急千金要方·道林养性》中云"养生之道，常欲小劳，但莫大疲及强所不能堪耳"。动静结合，不妄劳作，以中等强度的有氧运动为宜。现代科学研究证实，太极拳、八段锦、气功等亦是很好的运动方式，能够保养正气，益气健脾，振奋脾阳，舒筋活络，所谓"正气存内，邪不可干"。

验案举隅

赵某，男，42 岁。2018 年 6 月 11 日初诊。因体检发现蛋白尿 13 入院。精神一般，面色无华，周身乏力，下肢水肿，失眠，纳差，尿频，大便尚调，舌质淡，苔薄白，脉细。尿常规：蛋白（＋＋＋），隐血试验（＋＋＋），红细胞计数 35 个/μL，白细胞计数 11 个/μL。肾功能：肌酐 123.9 μmol/L，尿酸444 μmol/L。空腹血糖 5.19 mmol/L。24 小时尿蛋白定量 1.39 g。肾穿刺提示 IgA 肾病（早期硬化型）。肾脏病理提示肾小球硬化较多，有新月体形成。诊断为慢性肾小球肾炎。予口服泼尼松 60 mg，每日 1 次；环磷酰胺 0.6 g，每半个月 1 次，静脉滴注。中医证属脾肾亏虚、气血两虚。治以健脾补肾、益气养血，予自拟升清健脾方加减。

处方：生黄芪 15 g，党参 15 g，炒白术 15 g，当归 10 g，茯苓 15 g，远志 10 g，酸枣仁 10 g，制附子（先煎）20 g，木香 6 g，龙眼肉 10 g，香附 15 g，莪术 10 g，焦三仙各 10 g，补骨脂 10 g，枸杞子 10 g，仙茅 10 g，杜仲 10 g，炙甘草 6 g。每日 1 剂，水煎取 100 mL，早晚饭后半小时温服，连服 28 剂。

复诊（2018 年 7 月 9 日）：药后患者乏力、纳差症状改善，仍感夜寐欠安，偶感心烦，乃脾虚肝郁、心神失养，故加茯神 15 g 健脾安神，郁金 10 g 疏肝醒脾。14 剂。每周减少泼尼松 5 mg，环磷酰胺继续静滴。

三诊（2018 年 7 月 23 日）：药后患者诸症缓解，唯诉尿频，乃肾虚失固，故加淫羊藿 10 g、菟丝子 10 g 补益肝肾，以固肾护先天之本。15 剂。泼尼松减至 10 mg/d，2 个月后停用，环磷酰胺 3 个月后停用，随后膏方调护。随访至今，血肌酐控制在正常范围，24 小时尿蛋白定量在 0.5 g 之内。

按语：本病系慢性肾炎，然中医病证在脾。脾为营卫气血生化之源，脾虚难以统摄四脏之气，气血精微无所上承而见纳少、体倦乏力、面色萎黄无华、舌质淡、脉细；血虚难以养神，神无所依，故而失眠。自拟升清健脾方加减，方中党参、黄芪、白术、炙甘草大队甘温之品补脾益气，四者相伍，使补脾益气之力尤彰，共为君药。臣以当归甘温质润，与龙眼肉补脾气，和心血，治脾不养血则夜难成寐。酸枣仁、远志交通阴阳，养血宁心；"土爱暖而喜芳香"，木香辛香而散，理气醒脾，与大量益气健脾药物配伍，复中焦运化之功，又防滋腻碍胃，使补而不滞，滋而不腻。诸药共为佐，与补气养血药相伍，使补不碍胃，气血得畅。炮附子温补元阳，取"益火补土"之法，配伍补骨脂、枸杞子、仙茅、杜仲等补肾药物，填精益髓，先后天相互滋生，精血共济，香附疏肝，焦三仙消食，莪术活血，共为使药。全方共奏健脾、补肾之效，正气充、卫气固，则邪不可干，诸症得复。

《黄帝内经》云："治病必求于本。"慢性肾炎的治疗涉及肝、脾、肾等多个脏腑，而与脾土的关系密不可分。脾土虚衰是慢性肾炎的核心病机，补肾健脾乃治疗大法，尤其重视饮食、情志、运动在治疗中的作用。"从脾论治"理论，为慢性肾炎的中医药治疗拓展了新的思路。

186　慢性肾小球肾炎临证辨治

慢性肾小球肾炎简称慢性肾炎（CGN），是一组原发于肾小球的疾病，其起病隐匿，临床表现多样，轻重不一，病情迁延，随着病情的发展，可出现肾功能减退、贫血、电解质与矿物质代谢紊乱等情况，最终可导致慢性肾衰竭而危害生命。慢性肾炎是最常见的肾系疾病，学者邹燕勤教授将自己在临床的辨证治疗体会做了归纳总结。

病因病机

1. 肾气不足，发病之本： 慢性肾炎是由多种原因引起的原发于肾小球的一组免疫性疾病。现代研究表明，免疫性疾病的发生与其自身的遗传因素和生活环境失调有关。先天禀赋不足，后天调摄失宜，加之劳倦过度、房事不节、七情所伤等因素，均可导致脏腑功能受损，机体抗御疾病的能力下降。肾为五脏之根本，慢性肾炎患者的脏腑功能虚损是以肾气不足为根本。肾气不足，即抗御肾炎发生的免疫功能受损，这是慢性肾炎发生的根本内因。而感受外邪、毒物损伤是慢性肾炎发生的外因，也是重要条件。外邪指六淫、疮毒等邪气；毒物损伤，包括肾毒性药物和其他肾毒性的物理化学物质。慢性肾炎的发病起根本作用的是内因，外因是通过内因起作用。临床上患者常因外感发热、肺炎咳嗽、扁桃体炎、咽喉炎、猩红热、丹毒或皮肤化脓等而诱发，但不是所有发生上述情况的患者都会发生肾炎，有的高热40 ℃、咽痛也不发肾炎，有的仅是很轻的咽部红痛即发肾炎。这除了与病灶感染即六淫致病因素等外因有关以外，还有个体差异的内在因素，内因起着主要作用，这个内因就是人体的"肾气"。这里"肾气"应理解为人的体质，人体的正气，泛指肾的气化功能，包括人体的免疫功能等。肾气充足的人，即使在外感六淫或疮毒、肾毒药物常规剂量的使用下，也不会发生肾炎。而肾气不足之体，在外感六淫与疮毒等邪侵袭下，病邪可乘虚而入，导致肾炎的发生。所以治疗中扶正补虚非常重要。

2. 脾肾气虚，病机之要： 慢性肾炎的发病以肾气不足为其根本内因。肾与脾，先后天相互资生，二脏在生理上相互协同，病理上也相互影响。先天禀赋不足，后天失于调养，脾肾虚损，脏腑功能虚弱，免疫功能失调，病邪乘虚而入，就会导致肾炎的发生。故脾肾虚损是慢性肾炎发病的病理基础，其中尤以气化功能虚弱最为关键。因慢性肾炎常见的水肿、蛋白尿、血尿等，实则为精、气、血、津液等物质代谢与转化障碍的结果，而这些物质代谢与转化的过程即为气化运动的过程。脾肾虚损，影响肺之通调，可致水液代谢失常而发生水肿。《灵枢·经脉》云："肾足少阴之脉……其直者，从肾上贯肝膈，入肺中，循喉咙，挟舌本。"又如《诸病源候论》所云："风邪入于少阴则尿血。"临床常见肾炎患者因咽部炎症发作而诱发或加重血尿、蛋白尿的病例。脾肾虚弱者，肺虚卫外不固，易反复外感，邪犯肺卫，搏结咽喉，下扰及肾，导致慢性肾炎的病情反复不愈。脾肾虚损，常可伤及肝、心等脏。脾失健运，可影响肝之疏泄，土壅木郁，气机升降失司，气血运行失常，精微变生湿浊痰瘀，阻滞脏腑脉络。临床可见于使用激素、雷公藤等免疫抑制剂后疗效差，蛋白尿不消而副作用明显者。乙癸同源，慢性肾炎患者肝肾同病者亦较常见。心肾相交，水火既济。在慢性肾炎患者中，亦可见脾肾阳虚、水泛凌心、或阴虚火旺，或心脾气血不足者。在慢性肾炎的初期往往多见脾肾气虚，病理上常见轻度系膜增生性肾炎、局灶增生性肾炎、早期膜性肾病等，病理变化并不严重。脾肾气虚，肺卫不固，还可出现肺肾气虚的证候。若长期蛋白精微下泄，阴精亏损，或久病气血俱虚，正气未复而阴血虚损，则可转为气阴两虚；肾精耗损，肝血亦亏，水不涵木，则可致肝肾阴虚；脾肾气虚日久及阳，中阳虚损、命门火衰，而致脾肾阳虚，终致阴阳两虚。故强调脾肾气虚乃慢性肾炎发病的基本病机。应抓住脾肾气虚阶段，积极治疗，防止其病变向气阴两虚、肝肾阴虚、脾肾阳虚，甚或阴阳两虚阶段演变。

3. 风水湿瘀，病变之标：慢性肾炎在脾肾气虚为主的病机基础上，随着疾病演变，常易感受风邪，又可变生水湿、湿热、湿浊、瘀血等种种病理产物，成为慢性肾炎病情反复、加重、恶化的致病因素。外感风邪既是慢性肾炎发病的常见诱因，也是肾炎病情变化、反复的重要因素。外风还可扰动内风，导致肝风内动，出现眩晕、头痛等症，常见于肾性高血压。水湿是常见的兼夹标邪。水湿内蕴，久郁化热，湿热之邪常贯穿肾炎病程的始终，清气不升，浊气不降，浊与湿合，湿浊滞腻则病情缠绵难治。肾脏是运行血气的脏器。在病理状态下，脾肾两虚，气虚血运无力，则血停为瘀；水湿停聚，使气血运行不畅，渐致肾脏瘀阻络伤，而湿热、湿浊等邪均可导致瘀血的形成。正如叶天士所云"久病入络"。瘀血内阻又可致水湿内聚，造成血瘀、水阻的恶性循环局面。

辨证思路

慢性肾炎的辨证，必四诊明查，从望神色形态，闻病气声音，细询病史，到诊脉观舌望喉，无一疏漏。按照本证与标证相结合的方法，先辨本证气血阴阳，别脏腑病位，明确本虚病性，再辨兼夹标证。

1. 抓主症，辨本证之病位病性：首先根据主症，辨别脏腑病位，是在肾、在脾、在肺、在肝，还是多脏同病。如腰脊酸痛，下肢浮肿明显者，病位在肾；四肢倦怠乏力，纳少或脘胀，大便易溏泄者，病位在脾；易感冒，颜面浮肿，少气懒言者，病位在肺；头晕耳鸣，目睛干涩或视物模糊者，病位在肝。明确脏腑病位后，还须分清病性。凡病程长，身疲乏力者以虚证为主，病程短无乏力者以实证为主。面色萎黄，少气乏力以气虚为主；面色㿠白，手足不温，畏寒肢冷以阳虚为主；五心烦热，目睛干涩以阴虚为主。辨明患者的病位病性后，即可明确其本证所属。

2. 识病邪，辨兼夹之标实证候：如面肢浮肿，舌苔白腻，脉细或细沉者，属水湿证候；皮肤疖肿、疮疡，或咽喉肿痛，或小溲黄赤、灼热或涩痛不利，或面肢浮肿，口苦或口干、口黏，舌苔黄腻，脉濡数或滑数者，为湿热证候，亦有临床无明显表现，但尿检提示蛋白尿、血尿、细胞尿、管型尿等异常，生化及免疫学检测可见免疫功能异常，炎性细胞因子异常表达，肾脏病理活检可见轻者肾小球毛细血管壁轻微病变，或系膜细胞轻度增殖，重者系膜细胞广泛增殖，间质炎细胞浸润，毛细血管壁损伤明显，属湿热证候；腰痛固定，昼轻夜甚，舌暗红有瘀点瘀斑者，为血瘀证候；纳呆，恶心呕吐，口有尿味者，为湿浊证候；恶寒发热，鼻塞喷嚏，咽痒咽痛，或面部浮肿，或关节疼痛，腰脊酸痛，或眩晕，头痛，伴蛋白尿、血尿、水肿等急剧加重，脉浮细，或弦细者，属风邪为患。

3. 重诊查，望咽喉及舌脉辨证：慢性肾炎患者要重视咽喉的诊查。咽喉不仅为肺之门户，也是外邪循经伤肾之关隘。咽喉红赤，喉核肿大，伴咽痒咽痛者，为风热毒邪壅结咽喉；喉核红赤肿大，散在白色脓点，属热毒炽盛，上攻于喉；咽喉部暗红少津，乃阴虚火灼于喉；咽喉淡红，为气虚咽喉失养；乳蛾反复不愈，喉核暗淡，属痰湿瘀阻。对于临床症状不明显的患者，重点关注苔脉的变化进行辨证，如舌淡、舌边有齿痕为气虚，舌红苔少为阴虚，舌暗红或有瘀点瘀斑为血瘀，苔白腻为湿，苔黄腻为湿热，苔黄脉数为热等。

治疗要点

1. 益肾健脾，补气为先：慢性肾炎的病理基础是脾肾气虚，故补益脾肾之气是其治本之治。"补肾必健脾，健脾必补气"。益肾可维护肾气，加强气化功能。肾气包活了肾阴肾阳，故补益肾气应注意以平为要。常用续断、桑寄生、杜仲、狗脊等平补肾气之品。健脾可助生化之源，又可强后天而养先天，以达脾肾双补之效。脾乃气血生化之源，补气与健脾两者不可分。

益肾健脾补气法，取四君子汤或参苓白术散之意，常用药续断 15 g、桑寄生 15 g、太子参 30 g、生黄芪 30 g、炒白术 10 g、茯苓 30 g、生薏苡仁 20 g 等。续断味苦辛，性微温，桑寄生味苦甘，性平，均为平补肾气之品，若患者腰酸较甚，加入杜仲等补肾强腰。生黄芪味甘微温，归脾、肺经，具补气健脾、利水消肿之功。太子参味甘，微苦，其性略偏寒凉，补气健脾，兼能养阴生津，与黄芪相伍，可制约其甘温益气之温燥之性，又可防利湿之品苦燥伤阴。白术益气健脾、燥湿利水，薏苡仁、茯苓甘淡渗湿、健脾利水，三者既可扶正，又能祛邪。喜用生黄芪、太子参等，此类药物具有调节免疫的作用，还能降低尿蛋白。黄芪乃补气药之最，能补诸虚不足，其在肾病蛋白尿的治疗上很有价值，常遣生黄芪补气益肾健脾，行水消肿，根据病情重至 30～60 g，配以小剂量防风舒发以防气机壅滞，并助药力布散周身。

气虚日久伤阴，转为气阴两虚证，此时须补气而兼顾养阴，取参芪地黄汤之意，在补气药中加入生熟地、山茱萸、枸杞子、制何首乌等补益肾阴之品。气为阳之微，肾炎后期气虚渐损及阳，或阴伤及阳，出现脾肾阳虚证者，方拟右归丸或理中丸合济生肾气丸加减，常用党参、生黄芪、菟丝子、淫羊藿、枸杞子等，脾肾并补，温阳药常选菟丝子、淫羊藿等平补肾阳之药，少用肉桂、附子等辛温大热之品，以防耗真阴损真气，阳虚证重时才用，遣方用药上注意配伍味甘凉润之品，以制约其辛温之性。气虚可兼见血虚，此时当补气养血，着重健脾益气，常用归脾汤、八珍汤，或于补气药中加入当归、白芍、制何首乌、枸杞子等养血之品。

2. 脾肾为主，多脏同治： 慢性肾炎的治疗不拘泥于肾，常根据辨证多脏器同治。包括肺肾同治、肝肾同治、心肾同治。肺肾同治，常用如下几法：①补气固卫法，适用于肺肾气虚证，见于慢性肾炎缓解期，方选玉屏风散加味，药用生黄芪、太子参、炒白术、防风、续断、桑寄生、茯苓皮、生薏苡仁、泽泻。②宣肺利水法，适用于风水犯肺证，见于慢性肾炎急性发作期，方选三子养亲汤、葶苈大枣泻肺汤加减，药用紫苏子、莱菔子、葶苈子、杏仁、防风、桑白皮、泽泻、茯苓皮。③清热利咽法，适用于热结咽喉证，见于慢性肾炎外感初期，方选玄麦甘桔汤合银翘散加减，药用玄参、麦冬、桔梗、射干、牛蒡子、金银花、连翘、制僵蚕、蝉蜕、生甘草。④清肺解毒法，适用于肺经热盛证，见于慢性肾炎合并呼吸道感染，方选桑白皮汤加减，药用桑白皮、炒黄芩、紫菀、款冬花、鱼腥草、金荞麦、冬瓜仁、浙贝母、南沙参、麦冬。⑤养肺滋肾法，适用于肺肾阴虚证，见于慢性肾炎合并呼吸道感染的恢复期，方选麦味地黄汤加减，药用南沙参、北沙参、百合、玄参、麦冬、生地黄、山茱萸、山药、茯苓、生薏苡仁、泽泻。

慢性肾炎肝肾同病者，须从肝论治。常用方法：①清肝解毒法，用于肝功能损害见有肝经湿热者，常用药物柴胡、炒黄芩、法半夏、制大黄、贯众、土茯苓、垂盆草、田基黄、鸡骨草、凤尾草、白花蛇舌草、五味子等。②养肝滋肾法，见于肝功能受损后恢复期，见有肝肾阴虚者，常用药物当归、白芍、枸杞子、生地黄、山茱萸、山药、制何首乌、茯苓、牡丹皮、泽泻等。③平肝潜阳法，用于肾性高血压，见有肝肾阴虚，肝阳上亢者，常用药物天麻、钩藤、白蒺藜、夏枯草、杜仲、牛膝、桑寄生、生地黄、山茱萸、制何首乌、茯神等。④疏肝和络法，用于慢性肾炎合并肝胆疾病日久不愈，见有气滞血瘀者，常用药物制香附、广郁金、川楝子、佛手片、丹参、川芎、赤芍、桃仁、红花、泽兰、泽泻、车前子等。此外，还有疏滞泄浊法，常用于治疗慢性肾炎中使用激素、雷公藤、免疫抑制剂，疗效不显，蛋白尿不消，而药物副作用明显者，越鞠丸主之，常用药苍术、生薏苡仁、制香附、广郁金、合欢皮、法半夏、广陈皮、川芎、当归、神曲、茯苓等。

慢性肾炎久病及心者，常心肾同治。心气虚者，常用太子参、生黄芪、炒白术、茯苓、茯神、酸枣仁、丹参、远志等补益心气，养心安神。心气心阴不足者，常用太子参、麦冬、五味子、首乌藤、酸枣仁、碧桃干等益气养阴。心肾阴虚者，常用生地黄、山茱萸、麦冬、山药、茯苓、泽泻、牡丹皮、丹参等滋养心肾。心肾阳虚者，选用熟附子、淡干姜、淫羊藿、丹参、炒白术、茯苓皮、猪苓、泽泻、车前子、牛膝等温阳利水。若气滞痰瘀致心胸阳气不展，出现胸闷、胸痛、心悸者，常用丹参、川芎、降香、瓜蒌、薤白头、炙远志等以宽胸理气，祛痰化瘀。

3. 扶正渗利，轻药重投：慢性肾炎性水肿的治疗当以利水消肿为第一要务。无论水肿轻重，病程新久，总以健脾益肾、淡渗利水为主法。根据病情、脾肾虚证的不同，具体运用补脾肾之气，补脾肾气阴，或温脾肾之阳的方法，扶正补虚治疗本证，涉及心、肝、肺的虚损，常应顾及。而淡渗利水之法为必用参入之法。

慢性肾炎性水肿的患者脾肾虚弱，脏腑虚损，病程长久，肿势缠绵，若用大戟、芫花、甘遂、商陆、黑丑、白丑等攻下逐水的药物，或可取一时之效，但戕伐正气，水肿势必卷土重来，故只可缓图，不得骤取，要注意维护正气，取持久之效。淡渗利水的药物，习惯用茯苓皮、生薏苡仁、猪苓、泽兰、泽泻、车前子等药物。此类药物性平味淡，渗湿利水的作用平缓，但作用持久，能起缓消其水的作用。并常伍以太子参、生黄芪、炒白术等补气健脾之品，利水而不伤正。此实属扶正利水法，利水不伤阴液，不伤正气，增强了体质，有时也起到快速利水消肿之效果。对于水肿肿势明显的阴水患者，采用"轻药重投"的方法，即作用轻缓的淡渗药物投以重剂。如茯苓皮常用至 50 g，生薏苡仁用至 30 g，猪苓常用 30~40 g，泽泻 20 g，车前子（包）30 g、胡芦巴 50 g 等。这些药物不仅淡渗利水，而且有健脾补益的作用。

4. 清热利湿，贯穿始终：清热利湿法贯穿慢性肾炎的病程始终。湿热壅结上焦，咽红，咽干，咽喉肿痛，干咳，舌红苔黄者，选用玄参、麦冬、桔梗、射干、牛蒡子等清利咽喉，常合金银花、连翘、炒黄芩等清热解毒。湿热蕴结中焦，伴腹痛腹泻，纳谷不馨，舌苔黄腻者，常用制苍术、白术、藿香、佩兰、马齿苋、凤尾草、车前草、荠菜花等健脾化湿清利。湿热流注下焦，尿频尿急尿痛，血尿，尿液浑浊者，常遣石韦、萹蓄、瞿麦、蒲公英、紫花地丁、车前草、荔枝草、白花蛇舌草等清热解毒，利湿通淋。女子下焦湿热，出现带下色黄量多有异味，外阴湿痒，尿中白细胞较多时，常选用椿根皮、蜀羊泉清利解毒。湿热浸淫肌肤，皮肤疮疖肿痛，每遣蒲公英、紫花地丁、土茯苓、地肤子、白鲜皮等清利解毒，消肿祛风。湿热损伤络脉，血溢于外，伴见肉眼血尿或镜下血尿者，视血尿情况选用大蓟、小蓟、槐花、生地榆、水牛角片、白茅根、荠菜花、仙鹤草等清利止血。清热利湿药大多苦寒，临证时注意苦寒清利而不伤阴，不可清利过度。

5. 活血化瘀，层次分明：治疗慢性肾炎，"久病必和络"。和络法属于活血化瘀的范畴。根据瘀血程度的不同而分别运用活血和络、活血化瘀、逐瘀破血的方法。常以此法治疗肾炎蛋白尿而获效。常用的药物分为 3 类：病轻者用轻药"和络"，病久者用"活血化瘀"药，顽疾可用虫类药。活血和络常用当归、赤芍、牡丹皮、丹参、鸡血藤、泽兰等，用于瘀血证较轻者；活血化瘀则用桃仁、红花、三棱、莪术、川芎、三七、益母草、茺蔚子、怀牛膝、川牛膝、乳香、没药等，用于病程久，有瘀血症状者；顽固性疾病常用虫类药祛风活血，破血逐瘀，如僵蚕、蝉蜕、全蝎、地龙、水蛭、蜈蚣，亦用成药大黄蟅虫丸等，用于病久又瘀血证明显，而一般草药不易见效者。凡有小毒的药用小剂量，控制在药典用药范围。对于顽固性蛋白尿、水肿，投草类药效差时，投以虫类药可获效。且运用活血药时，辨证方中常伍以补气理气之品，气行血行，气顺血畅。

6. 祛除风邪，以增疗效：祛除风邪法包括祛风利咽法、祛风除湿法、祛风通络法等。祛风利咽法，适用于风湿热毒壅结咽喉，咽喉不利者，常用药玄参、射干、桔梗、牛蒡子、制僵蚕、蝉蜕等，热重加黄芩、炒栀子。牛蒡子中提取的牛蒡子苷元具有较强的抗炎及免疫调节活性，并可抑制尿中总蛋白的排泄。祛风除湿法，适用于风湿痹阻而见关节疼痛等，常用药青风藤、雷公藤、鸡血藤、桑枝、姜黄等，雷公藤用于临床治疗肾脏病的作用已经临床证实，其中提取的雷公藤多苷片已广泛应用于临床，而青风藤中提取的青藤碱被药理实验证实具有明显的抗炎及免疫抑制作用。祛风通络法，适用于顽固性蛋白尿、水肿，常用药全蝎、蜈蚣、水蛭等虫类药，有抑制肾脏免疫反应、抗炎、降低尿蛋白的作用。上述虫类药不仅活血化瘀，还能搜风剔络，在辨证施治的基础上用于治疗难治性肾病综合征的蛋白尿、水肿常可取效，对于病理类型为膜性肾病、局灶节段性肾小球硬化者尤常使用。此外，虫类药、祛风药的药性偏于燥烈，使用时多配伍柔肝养血、解毒调和的药物。

7. 护咽固卫，重视外邪：慢性肾炎病情复发的一个主要因素就是感受外邪，肺卫失和。肺卫不固者，每易感受外邪，咽喉是外邪循经伤肾之门户。外邪循经扰肾，可使水肿、蛋白尿、血尿等复发或加重。对于此类肺肾气虚，卫表不固，易反复外感者，注意补气固卫，参入玉屏风散，以防外感。若感受外邪，风热壅结咽喉，出现咽喉红肿疼痛者，常选玄麦甘桔汤和银翘散加减以清热利咽。外邪入里，肺经热盛者，则选桑白皮汤以清肺解毒。外感后期或有慢性咽炎者，常感咽喉隐痛，咽部暗红，则用麦味地黄汤养肺滋肾，并参入清热利咽之药以清除余邪，并配合金银花、南沙参、胖大海、生甘草等泡饮频服，局部可用锡类散吹喉，以增加疗效。护咽固卫，防止外感，祛除外邪，是稳定肾炎病情的重要环节，也是维护肾气的重要措施。

187 慢性肾小球肾炎治疗经验

慢性肾小球肾炎（CGN）简称慢性肾炎，其病因、病机和病理类型不尽相同，但其基本机制是免疫异常引起的自身反应。目前现代医学对于该病仍以免疫抑制剂（包括糖皮质激素、吗替麦考酚酯、环磷酰胺、环孢素）及对症治疗为主，存在疗程长、易反跳、毒副作用大等诸多问题，因病理类型不同存在疗效不理想，且患者依从性较差，引起病情反复。王亿平致力于肾脏疾病临床及研究 20 余年，详参经典，勤于实践，中西并用，对慢性肾炎的治疗多有建树。学者陈成等将其治疗经验做了归纳总结。

慢性肾小球肾炎的病因病机

1. 脾肾亏虚为本：王亿平认为慢性肾小球肾炎，属于中医学"慢肾风""水肿""腰痛""尿浊""血尿""虚劳"等范畴，证属本虚标实。尿常规是诊断慢性肾炎最常见的实验室检查，以血尿、蛋白尿为最重要的临床表现。蛋白质是人体最重要的精微物质之一，慢性肾小球肾炎患者蛋白质从尿中丢失，是造成脾肾亏虚的主要原因之一，脾肾亏虚又可加重精微物质的丢失。《素问·六节藏象论》云："肾者，主蛰，封藏之本，精之处也。"《素问·上古天真论》云："肾者主水，受五脏六腑之精而藏之。"其精乃是肾所藏之先天之精和由后天脾主运化而成的水谷之精。《素问·经脉别论》云："饮入于胃，游溢精气，上输于脾，脾气散精，上归于肺，通调水道，下输膀胱，水精四布，五经并行。"表明脾、肾二脏在体内精微物质代谢中的重要作用。肾为先天之本，脾为后天之本，先天需要后天的充养，后天需要先天的培育。肾虚日久，失于封藏，精气外泄；脾主升清，脾虚则水谷精微失于运化，故治疗慢性肾炎，应注重脾肾双补，缺一不可。

2. 湿浊瘀毒为标：水肿亦是慢性肾炎的主要症状之一，主要为体内水液代谢失常造成水钠潴留。有关水肿病机，《素问·至真要大论》云："诸湿肿满，皆属于脾。"认为水肿病与脾相关。《景岳全书·肿胀》云："凡水肿等证，乃肺脾肾三脏相干之病。盖水为至阴，故其本在肾；水化于气，故其标在肺；水惟畏土，故其制在脾。今肺虚则气不化精而化水，脾虚则土不制水而反克，肾虚则水无所主而妄行。"《素问·水热穴论》云："肾者，胃之关也，关门不利，故聚水而从其类也。"古代医家认为水肿病机，其本在肺脾肾气化功能的失调，湿、瘀、外邪等亦可导致水肿发病或加重。肺为水之上源，主宣发肃降；脾为中枢，主升清降浊；肾为水之下源，主蒸腾气化。故脾肾亏虚，水液运化、输布失常，水湿内生，久郁化热。脾肾亏虚，气血运行不畅，湿热之邪阻碍气机，气为血之帅，气滞则血瘀。湿、瘀既是病理产物又是加重疾病损害之病因。

慢性肾小球肾炎的中医药治疗

1. 重视辨证，扶正固本：王亿平认为慢性肾炎病因、病机复杂多变，因此医者在治疗时应首先辨证，再据证施治，根据辨证的结果，确定相应的治疗方法。多数年轻患者在慢性肾炎的早期脉象多洪大、弦滑，舌苔厚腻，实证居多，不可单纯使用扶正药。一些医学工作者对现代医学肾炎与中医肾虚在认识上存在偏差，认为肾炎就是肾虚，盲目使用补肾助阳之剂，其中有些性味温热可能引发溃疡，得不偿失。王亿平强调在治疗时重视四诊合参，尤其是对舌苔、脉象的把握。

慢性肾炎患者精微物质长期从小便中丢失，造成脾肾亏虚，因此健脾补肾、扶正固本是慢性肾炎的治疗大法。王亿平在长期的临床观察及实验研究的基础上也证实了慢性肾炎的基本病机为脾肾亏虚，其研制的参地颗粒（由人参、茯苓、熟地黄、五味子、桑螵蛸、川芎等组成）是在清朝新安医学名医程林删定的《圣济总录纂要·卷十三·虚劳门》所载人参汤基础上化裁而来，功在健脾益肾、固摄精微。大量临床实验证明其有明显改善慢性肾炎脾肾亏虚证的临床表现、消减尿蛋白和红细胞数量的功能。王亿平善于使用黄芪治疗本病，一般予黄芪 30 g 加入方中，黄芪有补气健脾、利尿消肿之功，现代药理学研究也证实了黄芪能促进机体代谢、抗疲劳、促进血清和肝脏蛋白的更新；能增强和调节机体的免疫力；能降低血清肌酐水平，有明显的利尿作用，消减实验性大鼠肾炎尿蛋白；保护残余肾功能，防治肾小球硬化，起到保护肾脏的作用。山药味甘，性平，归肺、脾、肾经，可益气养阴，补脾益肺养肾；熟地黄味甘、性温，为补益精血、补五脏之常用药，与黄芪共同入药，可起到脾肾并补、气血调和的效果。

2. 活血化瘀，贯穿始终：大多数慢性肾炎患者有血瘀症状，表现为尿血、腰痛、舌暗淡；且久病入络必致瘀，瘀血会加重肾小球硬化，因此活血化瘀是治疗慢性肾炎常用的治疗方法。王亿平认为使用活血化瘀药意在防止肾小球硬化，延缓病情的进展，因此常予补阳还五汤、四物汤为主方进行加减。常用药有当归、川芎、桃仁、红花、丹参等活血化瘀药物，尤其善于使用丹参，一般予 30 g 剂量，认为一味丹参散，功同四物汤，丹参味苦、性微寒，现代药理研究表明能扩张冠脉，增加血流量；具有保护缺血性肾损伤、改善肾功能的作用。桃仁、红花也具有较好的活血化瘀的功效，而慢性肾衰竭时常伴有肾性贫血，因此与当归合用有活血、化瘀、补血之功，体现瘀血不去、新血不生的理念。根据患者病情及经济情况也会酌情加用全蝎、地龙这些破血逐瘀药。对于尿检红细胞增多明显者加用三七、茜草、蒲黄炭、棕榈炭、藕节炭等化瘀止血之品，以期改善肾脏微循环。

3. 健脾补肾，化湿利水：水肿也是慢性肾炎患者常见症状。晋代葛洪《肘后备急方》描述病状颇详，其文云："水病之初，先目上肿起如老蚕色，侠颈脉动，股里冷，胫中满，按之没指，腹内转侧有声，此其候也。不即治，须臾身体稍肿，肚尽胀，按之随手起，则病已成。"慢性肾炎出现水肿与肺、脾、肾三脏及三焦水液代谢失常有密切关联，且湿邪郁久化热，热伤血络，血液不循常道而形成尿血，此环环相扣，因此化湿利水也是治疗的关键。湿邪可分为外湿和内湿，外湿多由外邪内侵；内湿则主要责之于肺、脾、肾虚损，而致肺失通调、脾失运化、肾失开阖。《素问·汤液醪醴论》云："平治于权衡，去菀陈莝……开鬼门，洁净府，精以时服。"以五皮散为基本方，其中陈皮、茯苓皮、桑白皮、大腹皮均有利水消肿之功效。临床上从三焦论治，上焦湿热常予黄芩；中焦湿热加藿香、佩兰；下焦湿热用黄柏、茯苓等。白术益气健脾，燥湿利水；茯苓利水消肿，可抑制肾小管对水电解质的重吸收，这些均是常用之药物，临症治疗不可拘泥，需据证适当加减药物，方可取得好的疗效。

4. 中西并进，克敌制胜：慢性肾炎患者出现血压升高，若用西药降压，效果快捷，根据改善全球性肾脏病预后组织（KDIgO）相关指南建议，血压一般控制在 140/90 mmHg 以下，可优先选用具有保护肾功能的血管紧张素转化酶抑制剂和血管紧张素受体拮抗剂。目前动物实验和临床研究均已证实中药雷公藤具有较好的降低尿蛋白作用，因此在中药中加入雷公藤 9 g；鸡内金、芡实有固摄精微的作用，往往组合使用，疗效更佳。如果是尿蛋白 2 g 以下经正规中药汤剂及 ARB 药物治疗超过 3 个月效果不佳，且无生育要求的慢性肾炎患者，王教授会建议服用中药提取物雷公藤多苷片，1 次 2 片，每日 3 次。临床研究证实雷公藤具有消减尿蛋白作用，但其也有损害肝肾功能的报道，因此服用 2 周后需查血常规，以及肝、肾功能。

5. 注重调养，改善预后：《素问·上古天真论》云"饮食有节，起居有常，不妄作劳，故能形与神俱，而尽终其天年，度百岁乃去"。慢性肾炎病程较长，病情缠绵，如果治疗不当最终会发展为慢性肾功能衰竭。因此日常预防与调护十分重要，归纳起来如下：①注意休息，避风寒，加强锻炼，增强体质；②低盐、低脂饮食，不可过食肥甘厚味；③切忌不可病急乱投医，慎用单方偏方，防止发生急性肾损伤；④调畅情志，树立信心，定期复查。

病案举例

患者，李某，男，31 岁，2014 年 3 月初诊。患者因出现眼睑水肿，尿中泡沫增多就诊外院，时查尿常规：蛋白（＋＋），血清 ANCA、自身抗体、特殊蛋白系列未见异常，24 小时尿蛋白定量 1.65 g，诊断为慢性肾炎。予对症治疗，未见明显好转，平时尿常规：蛋白波动在（＋～＋＋）。患者 7 日前出现咳嗽，咳黄色黏痰、咽痛、纳差、双下肢水肿。体格检查：T 37.9 ℃，P 73 次/min，R 18 次/min，BP 128/76 mmHg，双下肢凹陷性水肿。尿常规：蛋白（＋＋）。扁桃体 1 度肿大，未见分泌物。舌苔黄腻，两脉细滑。辨证为风热束表，湿邪内蕴。

处方：黄芪 30 g，党参 20 g，茯苓皮 10 g，冬瓜皮 10 g，桑白皮 10 g，陈皮 10 g，薏苡仁 20 g，白术 10 g，豆蔻 10 g，芡实 10 g，麻黄 10 g，连翘 10 g，金银花 10 g，蒲公英 10 g，竹茹 10 g。14 剂，每日 1 剂，水煎分 2 次服，配合七味参地颗粒。体现了急则治其标，缓则治其本的原则，予麻黄发汗解表，连翘、金银花、蒲公英清热解毒，竹茹清热化痰，配合五皮饮利水消肿。

二诊：患者无咽痛，体温恢复正常，水肿明显减轻。但患者仍腹胀纳差，睡眠不佳。尿常规：蛋白（＋＋），24 小时尿蛋白定量 1.46 g。

处方：黄芪 30 g，党参 20 g，白术 10 g，薏苡仁 10 g，桃仁 10 g，红花 10 g，益母草 10 g，熟地黄 10 g，雷公藤 9 g，山药 10 g，炒谷芽 10 g，炒麦芽 10 g，焦山楂 10 g，磁石 10 g，酸枣仁 10 g，益智 10 g。予炒谷芽、炒麦芽消食健胃；磁石配合酸枣仁、益智重镇安神；雷公藤消减尿蛋白；桃仁、红花活血化瘀；山药、白术、党参健脾益肾。

三诊：患者诉腰背部疼痛，尿中泡沫减少，无其他不适，24 小时尿蛋白定量 0.92 g。泌尿系彩超检查未见异常，直腿抬高实验、仰卧挺腹实验、4 字实验未见明显异常，建议患者行腰椎 CT 检查，但患者拒绝。辨证为脾肾亏虚，治以温补脾肾。

处方：狗脊 10 g，续断 10 g，杜仲 10 g，牛膝 10 g，羌活 10 g，独活 10 g，黄芪 20 g，白术 10 g，山药 10 g，熟地黄 10 g，山茱萸 10 g，桃仁 10 g，红花 10 g，益母草 10 g，鸡内金 10 g，芡实 10 g，雷公藤 9 g。

方中狗脊、续断、杜仲、牛膝固肾强腰，羌活、独活驱风湿、止痛，久病必瘀，因此继予活血化瘀之品如桃仁、红花、益母草，配合健脾益肾及固摄精微之品。后患者定期就诊门诊，嘱其低盐、低脂饮食，注意休息，尿蛋白转阴，且患者无其他不适，治疗效果明显。

188　慢性肾小球肾炎蛋白尿中医病机和治法

　　慢性肾小球肾炎简称慢性肾炎，是以蛋白尿、血尿、高血压、水肿伴缓慢进展的肾功能减退为临床特点的一组肾小球疾病。蛋白尿是慢性肾损害进程中危险因素之一，改善蛋白尿对于延缓肾损害进展具有重要意义。慢性肾炎从脾肾虚损论治，可改善患者蛋白尿的症状。蛋白尿反复迁延不愈、瘀阻肾络者，培补脾肾时可辅以僵蚕、蝉蜕等虫类药祛风通络、活血祛瘀。学者王李君对慢性肾炎蛋白尿的病机及治法做了探析。

中医对慢性肾炎蛋白尿的认识

　　蛋白尿目前在中医范畴尚无确切命名。蛋白相当于中医学"精微""精气"，由脾运化之水谷精微与肾藏纳之精气所化生。中医学认为蛋白尿产生与脾肾虚损密切相关。脾虚气陷，健运失职，精微随小便外泄，即"中气不足，溲便为之变"。《素问·六节脏象论》云："肾者主蛰，封藏之本，精之处也。"五脏六腑精气满溢渗灌于肾，肾乃藏之。肾气充足则精气内守。肾气虚损、固摄失司，精微随小便外泄。周恩庆认为慢性肾炎蛋白尿应归属于"精气下泄"的范畴，脾肾虚损是肾炎蛋白尿的直接机制，贯穿始终。通过以上分析发现，蛋白尿是由脾肾虚损时统摄固摄失司，精微物质随小便而出形成。

慢性肾炎蛋白尿病机分析

　　1. 脾肾虚损，复感湿热：是慢性肾病蛋白尿形成的病机特点。湿热是慢性肾炎蛋白尿的主要病因，而脾肾虚损是其病机的关键。脾主运化升清，肾主蒸腾温煦，两者功能正常时，则人体不易感湿热。脾肾气虚，湿热之邪相客，内外相引，则易感湿热，正如章虚谷所云："外邪伤人，必随人身之气而变"。慢性肾病蛋白尿夹湿热者，本虚责之于脾肾，标实责之于湿热。脾肾虚损是蛋白尿形成的内因，而湿热则会加重蛋白尿的症状。张琪认为肾病蛋白尿的病机关键是脾肾虚损，湿热是蛋白尿的病理产物，培补脾肾、清利湿热使脾肾功能恢复而蛋白尿病愈。李济仁认为慢性肾炎蛋白尿虽有风热、湿邪为患，但脾肾不足是肾炎蛋白尿形成的根本，主张从补益脾肾，辅以燮理气血。任云城等认为脾肾亏虚是蛋白尿形成的内在原因，湿热是蛋白尿加重的重要因素。盛梅笑等指出肾虚是发病之本，湿热是致病之标，主张以益肾清利法治疗肾炎蛋白尿。临证用药施治时，抓住脾肾虚损的病机，但不可忽视湿热因素。小便浑浊是湿热的主要标志，临证时见小便浑浊，必须两者兼顾，不得偏废。

　　2. 脾肾虚损，风邪相搏：是慢性肾病蛋白尿反复不愈的病机特点之一。肾病蛋白尿久治不消，小便见泡沫者，为风邪所致。风性开泄，精微外泄，尿的泡沫明显增多，故泡沫尿是风邪的重要特征。湿热等病邪常以外风为先导侵袭人体。脾肾功能正常时，风邪不易侵袭人体，即所谓"正气存内，邪不可干"。脾肾虚损时，外风夹湿侵袭，困遏脾阳，致脾失健运，不能升清降浊；风邪上受，首袭肺卫，循咽喉下扰于肾，肾络受损，开阖失司，则精微随小便下泄形成蛋白尿。肾阴耗损不能涵养肝木，肝木乘脾，脾统摄失司，精微随小便外泄。

　　3. 脾肾虚损，瘀阻肾络：是慢性肾病蛋白尿反复不愈的病机特点之二。"久病多虚""久病多瘀"。慢性肾病日久可因虚致瘀，其因有三：其一、气虚致瘀。肾为气之根，藏纳元气，肾气虚损影响他脏，从而作用于气血。《医林改错》云："元气既虚，必不能达于血管，血管无气必停留而为瘀。"肾气虚损，无力行血致瘀。其二、阳虚寒瘀。脾肾阳虚，寒从内生，凝滞血脉而成血瘀。其三、阴虚热瘀。脾肾气阴不足，阴亏水乏，虚热内生，煎灼阴液成瘀。瘀血虽为脾肾虚损的病理产物，亦是蛋白尿反复不愈的主要因素。脾肾受损，瘀血内生，阻滞肾络，精微物质运行受阻，壅而外溢成为蛋白尿。

从脾肾论治肾炎蛋白尿的治法阐析

慢性肾炎病情多表现出虚实错杂之证候，治疗时宜补虚泻实、扶正祛邪。根据其病机特点，治疗时应以补益脾肾为要，兼顾祛风、清热利湿、活血化瘀。慢性肾炎蛋白尿反复不消，脾肾不固者，可予补益、固涩合用。肾炎蛋白尿具体可从益气健脾、双补脾肾、益气养阴兼清热利湿、健脾固肾、活血化瘀诸法施治。

1. 益气健脾，祛风除湿：脾虚气弱、湿邪内蕴者，症见面色淡黄、纳差乏力、脘腹胀满、大便稀溏、小便见泡沫、脉细缓，宜东垣升阳益胃汤益气健脾、祛风除湿。该方取党参、白术益气健脾，黄芪补脾固表，白芍敛阴调营，羌活、独活、柴胡、防风升阳、祛风除湿，茯苓、泽泻除湿降浊。纵观全方配伍，益气健脾为主，祛风除湿为辅，党参、黄芪剂量宜重，羌防等祛风除湿药剂量宜轻。唐容川指出"脾土能制肾水，所以封藏肾气也"。补脾有助于肾之封藏，脾土得健，肾得封藏，开阖有度，精微则不下泄。据此法立方，可选用参苓白术散、香砂六君子汤。若湿热明显者，用药宜轻灵平淡，不宜峻补或单独补益，否则湿热壅滞难化、蛋白尿难消。

2. 脾肾双补法：脾肾两虚者，症见蛋白尿日久不消、腰痛腰酸、倦怠乏力、夜尿频多、舌淡红、脉沉缓，宜以参芪地黄汤双补脾肾。方取六味地黄汤补肾摄精，黄芪、党参补气健脾，全方配伍，脾肾双补，两者兼顾。脾胃之所以能正常运化，全赖肾气鼓舞；肾气之所以能正常封藏，依赖脾胃生化的精微以涵育。症见大便滑泄、腰酸乏力、滑精之脾肾不固者可酌加金樱子、菟丝子固肾填精。此法不宜于肾病蛋白尿日久，夹杂湿热者。

3. 益气养阴，清热利湿：气阴两虚，湿热内蕴者，症见倦怠乏力、腰酸腰痛、手足心热、口干咽干、舌红、脉细数，宜以清心莲子饮益气滋阴、清热秘精。方取党参、黄芪益气健脾，地骨皮、麦冬、石莲子、柴胡、黄芩清热滋阴，车前子、茯苓利湿泻浊。《太平惠民和剂局方》谓此方"常服清心养神、清热补虚"。湿热明显者，可酌加白花蛇舌草、益母草、白茅根清热利湿、化瘀利水。

4. 健脾固肾，活血化瘀：脾肾虚损、瘀阻肾络者，症见蛋白尿反复不愈、腰膝酸软、腰痛、头晕耳鸣、舌质红有瘀斑、脉沉细，宜以金锁固精丸合当归芍药散健脾固肾、活血化瘀。方取沙苑子补肾益精、芡实、莲子健脾固肾涩精，龙骨牡蛎固涩，合用当归芍药散养血、活血、通络。若血瘀明显者，可合用补阳还五汤加益母草、泽兰益气活血利水、通络。该法适用于脾肾久病失固、瘀血阻滞肾络之本虚标实者。

5. 补脾生血，益肾填精：脾肾虚弱，气血不足者，蛋白尿反复迁延，面色无华，体倦乏力，气短懒言，爪甲色淡，舌淡嫩，脉弱，宜以归芍六君子汤加何首乌、砂仁补脾生血、益肾填精。方取六君子汤益气健脾，当归补血润燥、白芍敛阴养血、柔肝理脾。当归、白芍二药相伍，一则可以缓和六君子汤之燥，二则柔肝以助脾运，三则助六君子以补血。制何首乌补肝肾益精血，砂仁化湿理气和胃，全方以益气健脾、补血敛阴为主，辅以益肾填精。此法适用于慢性肾炎蛋白尿反复，伴贫血的患者。

脾肾虚损蛋白尿久不消

1. 益卫固表，扶正祛邪：体虚卫外不固，蛋白尿迁延不愈者，须培补脾肾、益卫固表。素体虚弱，反复易感外邪，是肾炎蛋白尿久治不消的一个重要原因。对于此类患者，可辅以玉屏风散益气健脾、固卫肌表。玉屏风散方取黄芪补气健脾、益卫固表，白术健脾燥湿，防风祛风散邪，纵观全方，培补脾气、益卫固表兼顾。若平素食少纳差、神疲乏力、大便不成形、脉细缓者，可辅以参苓白术散健脾渗湿、扶正固表。卫气虚损，新受外感者，须培补脾肾、祛风解表兼顾。盖卫气"发源于下焦，滋养于中焦"，脾肾虚损是卫虚不固的根本，祛邪解表时必须注重顾护脾肾。

2. 补气固摄，健脾除湿：慢性肾炎脾气虚损者，补益脾气、扶正固本可减少蛋白尿的流失。黄芪与党参、太子参配伍，补气健脾，可促进脾胃对精微物质的运化、固摄。湿热是蛋白尿的主要因素。纯用黄芪、党参等补脾，可致脾气壅滞、湿邪内蕴，须辅以白术、茯苓、薏苡仁等健脾渗湿。脾虚失固者可辅以芡实、莲子、山药健脾固涩。肾虚失固者，可配伍菟丝子、金樱子等补肾固精。

3. 补虚培元，活血化瘀：慢性肾炎蛋白尿迁延不愈者，可从瘀血、祛风、补虚培元施治。虫药亦可补虚。"久病入络"，肾络受病非一般草木类药所能奏效，须用僵蚕、蝉蜕、水蛭、乌梢蛇、地龙等虫类药搜风活血通络、补虚培元。虫类药在慢性肾病蛋白尿治疗中既可以祛瘀通络，亦可祛风胜湿、补肾培元。肾病蛋白尿久病，瘀阻肾络，舌下络脉瘀滞，脉涩时，可予全蝎、蜈蚣、地龙、水蛭活血祛瘀，通络散结。尿中泡沫多者，可辅以僵蚕、蝉蜕祛风以减少蛋白尿的形成。肾炎蛋白尿久不愈者，风邪兼夹湿热是主因，僵蚕、蝉蜕既可祛风，亦可引导湿邪外达。脾肾虚损，蛋白尿日久不消，兼见喘不足以息之肾不纳气者，予冬虫夏草、蛤蚧、紫河车补肾培元、固纳肾气。该类虫药温而不燥，既能温补脾肾，亦无附子、肉桂燥热之弊。顽固性蛋白尿者，适时使用虫类药搜风入络，既可补虚培元，又可活血祛瘀，有助于蛋白尿消除。改善蛋白尿症状可以延缓慢性肾损害的进展。慢性肾炎蛋白尿病机关键是脾肾虚损，湿热、风邪、瘀血是蛋白尿持续反复的主要病因。临证治疗时，必须注重补益脾肾，兼顾祛风、除湿、活血化瘀。久病蛋白尿者，须辅以虫类药补虚培元、活血通络。

189 从湿热论治慢性肾小球肾炎蛋白尿

蛋白尿是慢性肾炎发病过程中常见的临床表现，尿蛋白量的多少直接影响肾脏病的预后，与肾脏结局的风险呈线性相关，因此尿蛋白含量是肾脏病临床预后的重要指标。长期以来中医认为蛋白尿的产生是因脾肾亏虚，精微外泄，常从虚论治，虽取得一定疗效，但对病情日久、迁延不愈的患者疗效仍欠佳。近年来研究发现，湿热、热毒、瘀血等是慢性肾炎常见的几种实邪，存在于慢性肾炎的各种类型、各个阶段，其中又以湿热之邪最为常见。因此重视慢性肾炎湿热证的治疗，对降低蛋白尿有重要的临床意义。学者叶可平等将慢性肾小球肾炎湿热证蛋白尿的诊疗体会做了介绍。

湿热分治，因势利导

慢性肾炎患者出现湿热证十分复杂，既有外感，又有内伤，还有内外合邪及药物等因素，其症状繁杂多变不易诊治。望诊常表现为疲乏少神，面色萎黄或偏黑，部分会出现面部油垢或痤疮；舌象表现为舌质红或暗，舌苔常见黄腻苔。症状多表现为上焦的胸闷、头汗出，中焦的食欲不振、脘腹痞闷，下焦的腰部困重、小便黄赤有热感、大便溏滞不爽。脉象常见滑脉、濡脉、弦脉，也常两种脉象相兼如滑数脉、弦涩脉等。借鉴三焦辨证及临床诊治经验，根据湿热之邪部位分清主次，遣方用药能起到事半功倍的效果，肾炎湿热证也不例外。上焦湿热证常用轻清之品宣泄湿热，如荷叶、紫苏叶、紫苏梗、佩兰、金银花、淡竹叶，可随症加减。中焦湿热证因体质差异和湿热程度不同，又分为湿重于热、湿热并重与热重于湿三种类型。湿重于热者应温中化湿，以砂仁、白豆蔻行气化湿，陈皮、厚朴淡渗利湿，茯苓、薏苡仁少佐黄连泻中焦之热；湿热并重或热重于湿应在化湿基础之上，清热燥湿并施，配黄芩、黄连、栀子等，若湿邪重者，苦寒当少用。下焦湿热根据《湿热病篇》十一条"湿热证，湿流下焦……宜滑石、猪苓、茯苓、泽泻、萆薢、通草等味"，临证以此组方治疗湿热阻滞下焦证以分利湿热。然湿热之邪弥漫，下焦湿热为主者常伴有中上焦证候，如脘腹痞满、胸闷呕恶，常需佐入紫苏叶、荷叶、桔梗等予湿热之邪以出路，源清则流洁。

脾肾合治，扶正祛邪

湿热的产生与脾肾关系十分密切，脾虚生湿，湿蕴生热，因虚致实，两者互为因果。正如薛生白《湿热病篇》所云："太阴内伤，湿饮停聚，客邪再至，内外相引，故病湿热。"肾者主水，肾气的蒸化及肾中阴阳协调使津液得化、输布全身，反之肾虚则气不化津而成水，水湿内生，真阴不足，相火上僭，湿火相合而成湿热。湿热之邪使肾失封藏，从而出现慢性肾炎，临床常见蛋白尿、血尿、白细胞尿等。据此临证常治脾与补肾，扶正与祛邪并施。治脾之法以藿香、佩兰芳香醒脾，以苍术、白术燥湿健脾。治肾之法以泽泻、黄柏泻水中之热，牡丹皮、地骨皮滋肾清火，玄参、知母补肾水不足兼以清热。在此基础上，补脾药还可加用太子参、黄芪等，补肾药用六味地黄丸中的三补成分—熟地黄、山药、山茱萸，补肾固涩药可用莲须、芡实、金樱子、菟丝子等，需根据具体病情酌情配伍。理脾配合健脾、补脾，泄肾配合补肾、涩精，使补中有泄、泄而不过，以恢复脾主升清、肾主封藏的生理功能，使正气存内，邪不可干，从而达到治疗肾病的目的。

湿盛阳微，顾护阳气

临床治疗湿热之证常予苦寒之品，其虽对症，然湿伤阳，苦寒亦伤阳。阳气损则气化无力，阳不化阴易使湿邪停聚而更伤其阳，《温热论》也提出"湿热一去，阳亦衰微"。鉴于此，在治疗慢性肾炎湿热证时常加入少量的扶阳药如巴戟天、附子以助其阳，使阳气得化、湿热易祛。附子之意，一则助脾肾之阳以祛湿气，二则阳为湿困，治以温通。巴戟天一药，叶氏言其之用主要有补阴中之阳、辛温通肾络、益火补脾胃、温肾助纳气、温阳止腰痛五大功效，取其能补助元阳而兼散邪之用，温而不燥烈，补而不助邪，正宜湿盛阳微之候。

湿热日久，兼顾化瘀

叶天士在《临证指南医案》中云："初病湿热在经，久则瘀热入络。"湿邪重浊黏滞阻遏气机，热易灼伤血络煎熬阴血，湿热合则气机阻滞、血运受阻以致瘀血内生。对于这类慢性肾炎患者，湿热之邪久病入络，临床常见舌质偏暗、舌下络脉曲张、面色晦暗等，常用丹参、牡丹皮、鬼箭羽等散血化瘀、活血通络，对久治不效的蛋白尿案例可取得不错的疗效。丹参一药是师从翁维良教授所得，血瘀证应重视活血化瘀药的应用，而丹参性微寒，如兼有热象，用之更为适宜。通过临床观察发现丹参、牡丹皮、鬼箭羽等活血化瘀药对于肾脏疾病血瘀证疗效显著。现代药理研究也表明丹参中丹参酮ⅡA通过纠正内皮功能障碍，抑制平滑肌细胞增殖和迁移，抑制炎症，抑制血小板集聚。鬼箭羽亦有抑制炎性介质释放，抑制变态反应，抗氧化等作用，从而达到改善肾血流量，减少免疫复合物沉积，促进肾小球基底膜修复，降低蛋白尿等功效。

验案举隅

杜某，女，67岁。2017年5月18日初诊。主诉双下肢间断水肿半年，尿检异常4个月余。患者于2016年底出现双下肢水肿，未予重视。2017年1月检查发现尿蛋白（＋＋），血压轻度升高，当地医院予百令胶囊、黄葵胶囊、氯沙坦片治疗未见明显缓解。5月15日查尿蛋白（＋＋＋），24小时尿蛋白定量4.0 g。初诊时症见双下肢轻度可凹性水肿，困倦疲乏，口苦，纳眠欠佳，腰部困重，小便有泡沫，大便黏滞不爽，每日2次。舌质暗、苔薄黄腻，脉沉滑。临床诊断为慢性肾炎（下焦湿热、肾虚血瘀证），治以清热利湿、补肾化瘀。

处方：泽泻15 g，芡实20 g，马鞭草15 g，穿山龙20 g，地龙15 g，菟丝子15 g，薏苡仁20 g，沙苑子15 g，金樱子15 g，白花蛇舌草20 g，鬼箭羽20 g，杜仲20 g。28剂，每日1剂，水煎分2次服。

二诊（2017年6月22日）：查尿蛋白（＋），血白蛋白38.6 g/L，双下肢水肿减轻，口苦不显，疲乏、腰部困重亦觉好转，上方加陈皮10 g，白果仁10 g。28剂，每日1剂，水煎分2次服。

三诊（2017年7月20日）：查24小时尿蛋白定量1.69 g，下肢水肿情况明显减轻，腰部不适、小便有沫、大便溏等症明显改善，上方加用巴戟天15 g，附子15 g，生黄芪60 g。

守方服用2个月后，查尿蛋白（＋），24小时尿蛋白定量0.46 g，血白蛋白42.8 g/L。此后根据患者体质状态，或补脾，或益肾，或清热，或化瘀，常随症配伍黄芪、生地黄、栀子、菊花、牡丹皮等。2018年5月22日查尿蛋白（－），24小时尿蛋白定量0.13 g，患者诸症基本治愈，未出现水肿、肾炎等临床表现。2019年随访查尿蛋白（－），24小时尿蛋白定量0.09 g，余无不适。

按：该患者病程不长，以湿热标实为主，兼有肾虚血瘀，曾服用百令胶囊、黄葵胶囊、氯沙坦等药，蛋白尿减轻不明显，后转以中医辨证治疗。初诊时患者尿蛋白量偏高，湿热症状明显，然而患者病程不长舌质却偏暗，是明显的血瘀表现，故在常规清热化湿的基础上加马鞭草、穿山龙、鬼箭羽、地龙等活血化瘀通络之品以利降蛋白。此外患者在标实的基础上伴有腰部不适、疲乏等肾虚表现，予芡实、金樱子、沙苑子、菟丝子、杜仲补肾固涩，防止精微外泄。三诊时患者尿中蛋白明显下降，湿热证候已去大半。此时加用巴戟天、附子，一是服用寒凉之药已久，恐伤人体阳气；二是湿热一去，阳亦衰微，用以助其阳，使阳气得化。此医案用三焦辨湿热，以脏腑定虚实，考虑患者湿热证及兼证的证候特点，采用活血化瘀、顾护阳气的治法，使得湿热渐祛、脏腑得安。

190　从毒−络论虫类药治疗肾小球肾炎蛋白尿

　　肾小球肾炎（CGN）是由不同原因引起，发生于双侧肾脏肾小球，以一组证候群为主要临床表现的疾病，是导致终末期肾病的首要因素。蛋白尿指标对肾脏疾病预后有重要影响，同时也是判定治疗效果的基本标准，降低蛋白尿是 CGN 治疗的难点与重点。目前 CGN 治疗主要采取饮食控制、对症治疗、免疫抑制治疗等，这些治疗的并发症较多，病情缠绵难愈容易反复，并且免疫抑制剂有较多的不良反应，给患者及家庭带来了严重的经济负担和精神压力。中医药因其独特的优势在 CGN 疾病的治疗中有积极作用。马晓燕医治肾小球肾炎有 30 余年的临床经验，其基于"毒−络"理论辨证论治合理运用中药，尤其注重对虫类药的应用，从而改善了患者症状，延缓了病情。学者师帆等将马晓燕教授这方面的临床经验做了归纳总结。

蛋白尿与"毒−络"理论

　　1. "久病入络"理论与 CGN 蛋白尿："久病入络"理论由清代医家叶天士提出，其在《临证指南医案》中指出"久痛必入络，气血不行；积伤入络，气血皆瘀；初病在经，久病入络，以经主气，络主血"，疾病发展是"由经到络，由气到血，由虚到瘀"。马晓燕认为"久病入络"是肾小球肾炎发病的重要机制，蛋白尿的病位在肾中络脉−肾络，此为沟通肾脏内外的通道，是气血聚集之地，其发病之本在。肾络亏虚，肾络失于濡养，久病由虚至瘀，瘀更致虚，最终导致肾络瘀滞。肾脏功能失司，蛰守不固，精微外泄而致蛋白尿，虚瘀互结贯穿疾病始终。

　　2. "肾毒"理论与肾性蛋白尿："毒邪"之说由汉代医家华佗首次提出，屈静、邹忆怀等指出"毒"既是致病因素，同时又是病理产物。余立敏认为在慢性肾炎中，"毒"主要为热、湿、瘀 3 毒。"至虚之处，便是留邪之地"，一方面先天不足导致肾精气亏虚，毒邪趁虚而入，毒损肾络，肾络不固，形成蛋白尿；另一方面毒邪入里阻滞肾络，经脉不利，影响气血运行，腰脊失养，进一步加重肾络亏虚。虚实夹杂导致肾小球肾炎病势缠绵，久病不愈。

从"毒−络"理论论治肾小球肾炎蛋白尿

　　马晓燕应用"毒−络"理论解释慢性肾小球肾炎蛋白尿的发病机制，认为虚实夹杂是 CGN 缠绵难愈的关键所在，其中肾络亏虚为本、毒邪瘀滞为标，临证之时虚实兼顾才能标本兼治，才能在临床上取得疗效。同时叶传蕙指出"瘀血不除，蛋白难消"，可见活血化瘀也是治疗蛋白尿的关键之一。马晓燕根据多年治疗肾小球肾炎的经验，总结其治疗原则在于"补肾络，解肾毒，祛肾瘀"，治疗大法为"益（肾）气活血，解毒通络"。

虫类药治疗肾性蛋白尿

　　虫类药归属于动物药范畴，为血肉有情之品。虫类药大多味辛咸，辛能散能行，行气活血通络，咸能软坚散结。马晓燕在治疗慢性肾小球肾炎时常常应用虫类药，并通过与其他药物合理配伍，总结出治疗肾性蛋白尿的基础方——玉肾消旦汤，组方太子参，黄芪，山茱萸，白术，菟丝子，穿山龙，狗脊，青风藤，石韦，桑白皮，地龙，僵蚕，鳖甲，水蛭，蝉蜕，白花蛇舌草，半边莲，茵陈，土茯苓等。临床治疗效果显著。

1. 久病入络——益气通络，活血化瘀：CGN为慢性病，久病入络，瘀血内停，损伤肾络，属本虚标实。梁家华、姜晨光等通过Meta分析，发现参芪地黄汤加减治疗能够降低尿蛋白，延缓慢性肾脏病的发展过程。参芪地黄汤作为益气养阴治疗慢性肾脏疾病的代表方，马晓燕将原方中的人参换成太子参，太子参培补元气的同时又能生津液，配伍黄芪、山茱萸、狗脊补肾健脾、益气养阴，补而能清，滋而不腻，濡养肾络以补本虚。肾络迂曲复杂，一般草木之品不能攻达，虫类药性善灵动，走窜之力强，能够破血除瘀，散结通络，釜底抽薪。

（1）水蛭：水蛭味咸、平，可破血逐瘀通经，《神农本草经》云其"治恶血，瘀血，月闭，破血瘕，积聚，无子，利水道"。国医大师朱良春认为水蛭为活血化瘀之峻品，临床上用水蛭治疗肾病综合征、蛋白尿效果显著。王朝、蒋莉莉等研究水蛭对糖尿病肾病以及尿微量白蛋白和内皮功能的影响，将100例患者平分为对照组和治疗组，治疗组在对照组治疗基础上加用水蛭进行干预，结果发现水蛭能够使患者尿微量白蛋白排泄减少，促进修复肾脏损伤。在治疗中常用水蛭（5 g）来破血祛瘀，对于久病瘀血较重的患者再配伍丹参、夏枯草、泽兰等，以加强水蛭活血利水散结的功效，效果显著。

（2）地龙：别名蚯蚓，味咸、寒，可清热息风、平喘通络、利尿。现代药理研究表明，地龙能够调节肾脏功能，在一定程度上可抑制肾小球系膜细胞的增殖。朱良春在治疗肾炎时就常用黄芪配伍地龙，两者相合既能提高机体免疫力，又能消肿、降血压。马晓燕认为久病肾精亏虚，肾水不能制约内火，龙雷之火燔灼，耗伤津液，多见于出现肾性高血压的患者，临床常见头痛、头晕、牙疼、耳鸣如潮、口舌生疮等症状，用地龙来清热息风通络，再用钩藤、天麻等药物来清肝平肝，佐少量肉桂以引火归原，往往取得较好的疗效。

（3）鳖甲：归肝、肾经，具有滋阴潜阳、软坚散结的功效。现代药理研究表明，鳖甲中所含的鳖甲多糖可显著增加免疫抑制小鼠的胸腺指数和脾脏指数，提高免疫抑制小鼠的非特异性免疫功能。莫欣宇、王贤良等研究发现，鳖甲及其复方制剂具有抗肾脏纤维化和保护肾脏的作用。马晓燕常在治疗肾炎患者时应用鳖甲来提高久病患者免疫力，与黄芪、白术等补益培本；对于使用激素的肾炎患者，马晓燕认为激素属阳属热，易耗伤津液，临床患者多出现身热、口干、失眠、舌红脉数等火热之症，其常用鳖甲来滋阴潜阳，同时配伍知母、胡黄连等清虚热滋肾阴。

2. 毒损肾络——清热利湿，解毒通络：肾为先天之本，肾虚不能滋养后天，脾虚运化失司，水湿内生，湿毒病久化热，湿热蕴结，阻滞气机，水液代谢失司，肌肤出现水肿；热毒炎上，临床上易出现咽痛、口干等症；毒邪燔灼肾脏，肾封藏不固而成蛋白尿。湿、热、瘀三毒互结而致肾炎病久不愈，治疗应在补肾健脾的同时注重活血解毒、清热利湿。临床上常用土茯苓、半边莲、白花蛇舌草、茵陈、石韦等药清热利湿，使湿毒热毒从下焦排出。肾中络脉错综复杂，藤类药生长多绕木而行，屈曲而长，与肾络结构相似，卢璐指出应用藤类药既可以祛除病邪，又可以作为引经药引领诸药物直达肾络。马晓燕常用青风藤祛风搜络，穿山龙清热解毒通络，川芎行气活血通络，用藤类药配伍虫类药攻逐走窜之性，搜刮肾络之毒邪，活血通络推陈出新，起到珠联璧合、事半功倍的作用。

（1）蝉蜕：肾小球肾炎患者多有外感病史，巩振东指出肺与CGN的发病关系密切，临床上应注重从肺论治CGN。《黄帝内经》提出治水肿"开鬼门、洁净府、去宛陈莝"三原则，其中"开鬼门"一发汗为后世应用宣肺疏风药物治疗肾小球肾炎提供了一定的理论基础。蝉蜕也称蝉衣，功擅疏散肺热、利咽透疹、息风止痉、明目退翳。马晓燕常用蝉蜕治疗急性肾小球肾炎患者，尤其是治疗兼有外感风热证的患者，肾炎急性期多合并上呼吸道感染，患者多见咽痛、眼睑颜面浮肿等。现代药理研究表明，蝉蜕具有一定的抗过敏作用。于俊生、杜雅静等研究发现，蝉蜕、僵蚕能降低尿蛋白，升高血浆白蛋白，改善脂质代谢，保护肾脏。蝉蜕入肺经，在疏散风热的同时还能够"提壶揭盖"，起到通调水道、宣肺利水的作用。马晓燕在临证时常应用蝉蜕配伍白鲜皮、防风等脱敏药物治疗紫癜性肾炎，可改善患者变态反应症状，缓解病情。

（2）僵蚕：具有解毒散结、息风止痉、祛风止痛的功效。毛静仪、周恩超指出咽喉之疾可循经侵犯足少阴肾。马晓燕根据咽肾相关理论，认为外在风热之邪与蛋白尿关系密切，风、热均为阳邪，其性开泄，精微不固，下泄于外而成蛋白尿。故在治疗蛋白尿时常应用桑白皮、牛蒡子等药，桑白皮能清肺热利水消肿，牛蒡子能清热解毒利咽喉，与僵蚕相配伍，更能发挥解毒散结、宣肺利水降蛋白的作用。同时僵蚕与蝉蜕相配伍，既能疏散外风，又能剔逐外风，具有通经活络、搜剔余邪的作用。

验案举隅

患者，男，56 岁，2019 年 9 月 13 日初诊。主诉腰痛反复发作 4 个月余，加重 1 周。患者自述于 4 个月前无明显诱因出现腰痛，于当地医院查尿常规：尿蛋白（＋＋＋），诊断为肾小球肾炎，予中药汤剂（具体用药及用药量不详）及缬沙坦治疗，腰痛症状略缓解；1 周前劳累后出现腰痛症状加重，遂来就诊。刻下：腰酸痛，畏寒肢冷，自汗出，纳可，大便溏，尿中泡沫多，寐可，舌暗红、苔黄厚腻，脉沉弱。肾功能：血肌酐 55 μmol/L；尿常规：尿蛋白（＋＋＋），镜下红细胞 6～8 个/HP，异性红细胞畸形率 85％；尿白蛋白 2 240.60 mg/L。西医诊断为慢性肾小球肾炎。中医诊断为腰痛病（脾肾亏虚兼湿热血瘀证），治以补肾健脾，清热利湿，活血化瘀。

处方：黄芪 40 g，太子参 15 g，山茱萸 15 g，白术 15 g，菟丝子 15 g，狗脊 20 g，青风藤 20 g，穿山龙 20 g，石韦 20 g，夏枯草 15 g，桑白皮 15 g，地龙 10 g，僵蚕 10 g，鳖甲 15 g，水蛭 5 g，半边莲 20 g，茵陈 30 g，车前子 20 g，红曲 10 g。14 剂，每日 1 剂，水煎分 3 次服。

二诊：患者腰酸痛症状较前缓解，畏寒肢冷较前好转，大便调，尿中有泡沫，纳可，寐佳，余无明显不适，舌暗红、苔白腻，脉沉。查尿常规：尿蛋白（＋＋），镜下红细胞 4～6 个/HP；尿蛋白定量 0.85 g/24 h。上方去红曲，改地龙 15 g，加土茯苓 30 g，白花蛇舌草 30 g，继服 14 剂。

三诊：患者腰痛症状较前明显改善，余无明显不适。复查尿常规：尿蛋白（＋），镜下红细胞 3～5 个/HP；尿蛋白定量 0.51 g/24 h。上方改土茯苓 40 g，21 剂。

3 周后复查尿常规：尿蛋白（＋），镜下红细胞 2～3 个/Hp；尿蛋白定量 0.25 g/24 h。此后为巩固疗效，给予门诊中药汤剂治疗，病情平稳，24 小时尿蛋白控制在 0.3 g 以内，身体无明显不适。

按：此患者明确诊断为慢性肾小球肾炎，中医辨证为脾肾亏虚兼湿热血瘀证。蛋白为人类三大营养物质之一，其属"精微"一类，脾运化水谷精微产生蛋白质，由肾封藏蛰守，脾虚运化失调，肾络亏虚，封藏失司，精微外泄而成蛋白尿；脾虚水湿内生，日久化热，湿热阻滞气机，气不行血而成瘀血，湿热瘀三毒，毒损肾络而致此病缠绵难愈。治疗时以补肾健脾为治疗大法，方中用太子参、白术、黄芪、山茱萸、菟丝子、狗脊来健脾益肾；半边莲、车前子、白花蛇舌草、石韦、茵陈、红曲清热利湿；青风藤、穿山龙祛风搜络；患者肾炎病史较长，瘀血较重，用僵蚕、水蛭来破血祛瘀；鳖甲滋阴潜阳；夏枯草清肝散结；桑白皮清肺热利水。在此病例的治疗过程中标本兼顾，注重虫类药的配伍，取得了较好疗效。

蛋白尿是肾小球肾炎迁延不愈的重要因素，中医在改善蛋白尿、提高肾小球肾炎生活质量方面有一定优势。马教授认为肾络亏虚是肾小球肾炎发病的内在条件，湿、热、瘀毒阻络是发病的重要因素，治疗时应虚实兼顾、标本兼治，以"补肾络，解肾毒，祛肾瘀"为治疗原则，补益肾络为主，辅以活血解毒通络。在治疗慢性肾小球肾炎时常应用虫类药，与其他药物合理配伍，一方面可以活血化瘀、益气通络；另一方面可以解毒通络、清热利湿，更好发挥虫类药的临床功效。

191　中药治疗慢性肾小球肾炎信号通路研究

慢性肾小球肾炎简称慢性肾炎（CGN），是一种原发性肾小球疾病，由多病因引起，多种病理类型组成，且以慢性肾小球病变为主。常见的临床症状有血尿、蛋白尿、高血压、水肿等，且多数症状隐匿、发病缓慢。病程较长者可发展为不同程度的肾功能减退、肾纤维化，最后导致末期肾衰竭，威胁数百万患者的生命。中医药治疗 CGN 有着悠久的历史，临床经验丰富，但由于其作用机制未明，影响了中药在该领域的发展。有研究发现，相关信号通路通过调节肿瘤坏死因子 TNF-α、转化生长因子 TGF-β、干扰素 INF-γ、IL-1、IL-6 等的含量表达，进而调控 CGN 发病以及发展。学者吴素琪等通过整理中药治疗 CGN 所涉及的信号通路及其研究进展，为阐明中药治疗 CGN 的作用机制提供了思路。

关键信号通路

1. NF-κB 信号通路：NF-κB 是核转录因子 Rel 家族成员之一，其介导的 NF-κB 信号通路在免疫炎症反应中具有重要的调节作用。通常情况下，NF-κB/Rel 家族成员首先两两结合形成同源或异源二聚体，然后与抑制性蛋白 IκB 结合成三聚体复合物，最终以非活性状态存在于细胞质中。当受到某些胞外信号刺激时，IκB 激酶（IKK）被激活，使 IκB 磷酸化进而从三聚体中解离出来，导致 NF-κB 被活化，进入细胞核内，启动相关基因的转录，促进 IL-6、TNF α、IL-2、IL-1β、MCP-1 等炎症因子和介质的分泌，导致炎症发生。因此，通过抑制肾组织 NF-κB 信号通路，减少相关炎性因子的释放，可能是减轻肾小球炎症损伤的途径之一。

雷公藤甲素是雷公藤抗炎的主要活性成分。YingZhou 等研究雷公藤甲素治疗膜性肾小球肾炎小鼠的作用机制时发现，与模型组相比，雷公藤甲素组中 NF-κB p65、IκBα、TNF-α、IL-1β、MCP-1 表达均显著下降，提示雷公藤甲素可能通过抑制 NF-κB 信号通路的激活，减少炎性因子的分泌，从而缓解膜性肾小球肾炎的炎症反应。益肾清利颗粒处方由黄芪、山茱萸、杜仲、白术、泽泻、石韦、白花蛇舌草等中药组成。研究表明，益肾清利颗粒可以降低阳离子化牛血清白蛋白诱导的 CGN 大鼠的 24 小时尿蛋白及血清肌酐含量，升高血清白蛋白量，改善胆固醇升高趋势。其作用机制可能是抑制 NF-κB 信号通路，从而下调血清 IL-6、TNF-α 表达水平，达到减轻肾小球炎症损伤的目的。CGN 常伴有肾小球系膜细胞增生，王强研究升降散对系膜增生大鼠的治疗机制时发现，升降散能明显降低系膜增生大鼠肾组织中 TLR4、NF-κB 的表达。提示升降散可能通过下调 TLR4 的水平，进而抑制 NF-κB 信号通路的激活，从而减少相应炎症因子的释放，达到抑制系膜细胞增殖的作用。此外，参地颗粒、益肾宁配方颗粒等也可通过调节 NF-κB 信号通路缓解 CGN 症状。

2. Wnt 信号通路：Wnt 信号通路参与了许多重要的生物进程，包括动物胚胎的生长发育、器官形成、细胞的增殖、分化、迁移、凋亡等，分为经典 Wnt 信号通路（Wnt/β-catenin）和非经典 Wnt 信号通路（Wnt/Ca²⁺、Wnt/JNK）。研究发现，经典 Wnt 信号通路与 CGN 的发病机制密切相关。病理状态下，Wnt 信号通路被激活，Wnt 蛋白与 FZD/LRP 受体结合，激活细胞质内的 DVL 蛋白，抑制了与 Axin、APC、GSK-3、CK-1 等蛋白形成的 β-catenin 复合物的降解活性，使 β-catenin 蛋白在细胞内堆积，游离的 β-catenin 进入细胞核中与转录因子 TCF/LEF 结合，激活下游相关相关基因的转录。

益气清热膏由生黄芪、白术、穿山龙、白花蛇舌草、防风、金银花等组成。孙雪艳发现益气清热膏对脂多糖诱导的 CGN 大鼠肾小球系膜细胞的增殖有抑制作用，可明显降低 β-catenin、Wnt4 和 TGF-β1

蛋白的表达水平。表明益气清热膏通过抑制 CGN 大鼠中 Wnt 信号通路，减少 β-catenin 的堆积，进而抑制肾小球系膜细胞的增殖。一半汤由大青叶、玄参、浮海石、地肤子、败酱草、天冬、甘草、半枝莲、益母草、蒲公英、黄芪、西洋参、菊花组成。刘益源研究一半汤对牛血清白蛋白＋四氯化碳＋脂多糖诱导的 IgA 大鼠肾组织的影响，发现一半汤可减少大鼠血尿、蛋白尿等症状，其机制可能是下调 Wnt4、Wnt5a、β-catenin 蛋白表达，抑制 Wnt 信号通路的过度激活，从而治疗慢性肾炎。

3. MAPK 信号通路：由丝裂原活化蛋白激酶（MAPK）介导的信号转导通路是真核细胞最广泛的调控机制之一，在 CGN 发病机制中占有重要地位。目前，已发现 ERK1/2、JNKs、P38、ERK7/8、ERK3/4、ERK5 6 种 MAPK 信号通路，其中，以 ERK1/2、JNKs、P38 三条级联反应研究最多。当受到细胞因子、生长因子、炎症介质、射线等刺激时，MAPK 激酶激酶（MKKKs/MAP3Ks/MEKKs）、MAPK 激酶（MKKs/MAP2Ks/MEKs）、MAPK（ERK/JNK/P38）逐级磷酸化，激活转录因子 c-fos、c-Jun、c-myc 等，增强 AP-1 的转录，进而调控 INF-γ、TNF-α、IL-1β、IL-6、IL-8 等炎症因子的表达，导致炎症的发生。

Tu 等使用黄胶囊治疗阿霉素诱导的小鼠慢性肾病时发现，小鼠的精神状态、肾形态外观、蛋白尿、白蛋白含量、肾硬化得到明显改善，另外，黄葵胶囊高剂量组还能减少巨噬细胞（ED1＋、ED3＋）的浸润，降低肾组织 TNF-α、IL-2 含量和 TGF-β1、p38MAPK、p-p38MAPK 的表达，提示黄葵胶囊改善肾脏炎症和肾小球损伤的作用机制可能是通过抑制 p38MAPK 信号通路，减少促炎因子 TNF-α、IL-2 的释放，从而减轻肾小球炎症损伤。王朝俊研究肾炎康复片（由西洋参、人参、生地黄、杜仲、山药、白花蛇舌草、黑豆、土茯苓、益母草、丹参、泽泻、白茅根、桔梗组成）对阿霉素诱导的肾病大鼠模型肾组织炎症损伤的分子机制时发现，肾炎康复片可减少大鼠肾小球内巨噬细胞的浸润，下调 TGF-β1、p-p38MAPK 蛋白的表达，抑制 p38MAPK 信号通路的异常激活，发挥抗炎作用。

4. Syk/Ras/c-Fos 信号通路：Syk/Ras/c-Fos 信号通路不仅参与了自身免疫、免疫反应和免疫球蛋白的产生，还与 B 细胞功能密切相关。B 细胞是体液免疫过程中的重要免疫细胞，脾络氨酸激酶（Syk）是 B 细胞受体（BCR）信号传导的关键介质，而 BCR 信号通路对 CGN 炎症的发生具有重要影响。Syk/Ras/c-Fos 信号通路能促进活化蛋白- 1（AP-1）的形成，对 TNF-α、IL-2、IL-6、IL-8 等细胞因子的表达具有重要调控作用，最后导致 CGN 炎症的发生。

宋俊梅将 10 只未造模大鼠作为正常对照组，50 只多柔比星诱导的 CGN 大鼠模型随机分为模型组、芪藤消浊颗粒不同剂量组、黄葵胶囊组。其中，芪藤消浊颗粒组、黄葵胶囊组给予相应剂量的药物，模型组和正常对照组给予等量溶媒，每日 1 次，连续 30 日后，测定大鼠 24 小时尿蛋白、N-乙酰-β-D-氨基葡萄糖苷酶（NAG）以及血清中尿素氮、肌酐、胱抑素、视黄醇结合蛋白的含量，发现芪藤消浊颗粒中、高剂量组均可显著降低以上因子的含量。通过检测 Syk、Ras、MEK1/2、ERK1/2 和 c-Fos mRNA 及相应蛋白的表达情况，发现芪藤消浊颗粒的作用机制可能是抑制上述 mRNA 及相应蛋白的表达量，影响下游信号因子的表达，从而抑制 Syk/Ras/c-Fos 信号通路，进而起到治疗慢性肾炎的作用。

其他信号通路

1. AGEs/RAGE/NF-κB 信号通路：晚期糖基化终末产物（AGEs）与晚期糖基化终末产物受体（RAGE）结合，促进了 NF-κB 的核转录，从而提高 TNF-α、IL-1β、IL-6 等促炎因子的表达，最终导致炎症的发生。真武汤出自《伤寒论》，由茯苓、白芍、生姜、附子、白术组成。Wu 等研究发现真武汤可抑制由阳离子化牛血清白蛋白诱导的膜性肾小球肾炎大鼠肾组织中 ACGs、RAGE1、NF-κB p65 的表达，其作用机制是通过抑制 ACGs/RAGE/NF-κB 信号通路的激活，降低血清中炎症介质 TNF-α、IL-1β 和 IL-6 的水平，进而达到保护肾脏的作用，治疗膜性肾小球肾炎。

2. PI3K/AKT 信号通路：磷脂酰肌醇 3-激酶/蛋白激酶 B（PI3K/AKT）信号通路与细胞的增殖、

分化、凋亡和炎症的发生密切相关。白芍总苷（TGP）是毛茛科植物白芍干燥根中的主要活性成分，具有调节机体免疫功能、抗炎的作用。研究表明，白芍总苷可通过 PI3K/AKT 途径抑制系膜增生性肾炎大鼠血清中 IL-1α、IL-2、IL-10、INF-γ 的水平，从而抑制肾系膜细胞的过度增殖，改善肾脏炎症损伤。

　　慢性肾小球肾炎具有起病隐匿、病程长、复发率高、难治愈等特点，另外，其起病原因、作用机制尚未明确，增加了治疗的难度。中药治疗着眼于整体调控，有效成分多样，相互协调，具有多靶点、多环节、多系统的优势。中药治疗慢性肾炎涉及的信号通路有 NF-κB 信号通路、Wnt 信号通路、MAPK 信号通路、Syk/Ras/c-Fos 信号通路等，不同信号通路之间存在相互作用。同时，一种中药可调控多条信号通路，如雷公藤可抑制 NF-κB 和 MAPK 信号通路，黄葵胶囊可抑制 P38MAPK/AKT 和 P38MAPK 信号通路。中药通过调控不同信号通路，从而调节细胞因子、炎症介质的表达，进而达到缓解肾组织炎症、恢复肾小球功能的作用。因此，通过信号通路研究中药治疗 CGN 的作用机制，可为 CGN 的治疗提供新的思路，促进中药在慢性肾小球肾炎方面的应用。

192   中医药干预尿酸性肾病炎症的实验研究

　　尿酸性肾病（UAN）是世界范围内常见的代谢性疾病之一，目前为止仍然是一个全球性的健康难题。尿酸性肾病是嘌呤代谢紊乱导致尿酸生成过多或和/或尿酸在肾脏排泄减少，导致尿酸盐微晶沉积在肾小管引起高尿酸血症和肾脏损害的一种疾病，根据病程可分为急性尿酸性肾病、慢性尿酸性肾病、尿酸性肾结石，学者李东东等针对中医药治疗慢性尿酸性肾病炎症展开了论述。

　　长期以来，与尿酸盐浓度升高相关的饮食风险因素包括酒精、红肉和海鲜，最近研究证实，含糖饮料的摄入与尿酸盐浓度的增加有关，人体摄入的酒精和果糖被肝脏代谢为尿酸盐，会迅速增加尿酸盐水平，沉积在肾脏的尿酸钠结晶与机体固有免疫细胞相互作用形成和激活 NLRP3 炎性体，机体释放促炎细胞因子、趋化因子、黏附因子和活性氧、前列腺素 E_2、溶酶体酶，引起肾脏炎症。在尿酸性肾病动物模型肾组织中，T 细胞和巨噬细胞大量增加，炎症细胞浸润，伴随着白介素-1β（IL-1β）、肿瘤坏死因子（TNF-α）、单核细胞趋化因子-1（MCP-1）等炎症介质表达上调，肾小管间质是主要的浸润位置。越来越多的实验数据表明，在尿酸性肾病炎症过程中存在多种细胞内信号转导通路参与，当尿酸盐浓度长期高于正常生理水平时，常伴随高尿酸血症和高尿酸尿症，尿酸结晶在肾小管沉积，激活核因子-κB（NF-κB）、TLR4/MyD88/NF-κB、JNK、NLRP3 炎性体等信号通路，其中 NLRP3 炎性体是近年研究最多的信号转导通路，尿酸结晶被细胞溶酶体吞噬，随后溶酶体破裂，线粒体活性氧（ROS）产生，激活 NLRP3 炎性体。当不同的炎性通路被激活后，影响多种转录因子的活性，如细胞因子、趋化因子、黏附分子等炎症相关分子蛋白表达，引起肾脏炎症。尿酸结晶在关节沉积，形成痛风性关节炎；在肾脏集合管沉积会引起急性肾损伤；慢性炎症持续存在会引起肾小球硬化和小管间质纤维化，是慢性肾脏病向终末期肾病发展的重要因素，因此，抗炎和控制尿酸水平在维持肾功能方面同样重要。此外，细胞内可溶性尿酸增多，直接或间接地通过黄嘌呤氧化酶产生氧化应激，引起炎症。尽管抑制尿酸生成和促进尿酸排泄药物有效的抑制了尿酸水平，其副作用限制了临床应用。过去几十年，人们对传统中药有效的抗尿酸性肾病炎症和肾保护作用的药物进行了大量的研究，天然产物中药作为治疗尿酸性肾病的替代和补充治疗受到越来越多的重视和关注。多种单味中药、复方或中药提取物可以通过不同途径减轻尿酸性肾病炎症反应，保护肾脏功能。

参与炎症反应的炎细胞和炎症介质

　　尿酸性肾病中随着血清尿酸水平升高和尿 pH 降低，肾小管管腔中尿酸结晶沉积阻塞肾小管，引起肾脏炎症；在未出现尿路梗阻的实验中，尿酸结晶同样引起了巨噬细胞的浸润。尿酸结晶能黏附在肾小管上皮细胞表面，引起炎症反应。炎症反应时，炎症细胞大量产生，在趋化性因子的引导下向定运动，向炎症组织间隙聚集。多种炎症细胞、黏附分子、趋化因子参与尿酸性肾病的炎症反应。

　　1. 炎细胞：尿酸性肾病的疾病过程中，有多种炎症细胞参与，如单核吞噬细胞系统、中性粒细胞、血管内皮细胞、淋巴细胞等，不同的炎症细胞释放多种炎症介质，各自发挥着不同的作用，其中以单核/巨噬细胞引起的炎性浸润最为常见。此外，肾脏本身的小管细胞、小球细胞，间质细胞、成纤维细胞等固有细胞也参与了尿酸性肾病的炎症反应。因为尿酸结晶主要由尿酸转运体在近端小管转运，尿酸结晶能黏附在小管上皮细胞表面，引起炎症反应，因此，肾小管上皮细胞更多的参与了肾脏损伤。

　　2. 炎症介质：尿酸性肾病中参与肾脏炎症的炎症介质主要包括细胞源性炎症介质、黏附分子及趋化因子。炎症介质可以通过促进炎症细胞的聚集、活化、趋化等作用改变炎症细胞的行为，诱导促进或扩大炎症。细胞因子：多种细胞因子参与尿酸性肾病的炎症反应，细胞因子可活化巨噬细胞、趋化各种炎细胞，具有抗炎和促炎的作用，根据细胞因子在炎症反应中的不同作用分为两类，其中由巨噬细胞产生的如 IL-1β、TNF-α 以及趋化因子等可以促进炎症的发展的称为促炎细胞因子，主要有 T 细胞产生的 IL-4、IL-10、IL-13 等细胞因子称为抗炎细胞因子。两种细胞因子在尿酸性肾病中共同调节肾脏的炎症反应。黏附分子：参与尿酸性肾病中的黏附分子如免疫球蛋白超家族黏附分子，白细胞被趋化因子激活后，通过 LFA-1 分子构型发生变化，与 ICAM-1、VCAM-1 的亲和力增加，使白细胞与黏附分子更紧密的黏附。趋化因子：趋化因子共分为 3 个亚群，其中 MCP-1 是第一个人类发现的"C‐C"类趋化因子，在尿酸性肾病中主要是由炎症早期产生的关键因子 IL-1、TNF-α、IFN 等细胞因子诱导产生，因此，被认为是次级炎症细胞因子。趋化因子可以引导白细胞向炎症部位聚集，这是炎症反应的重要标志。ZHOU Y 等研究发现尿酸在体内外实验能激活 NF-κB 信号通路上调 MCP-1 的表达，引起肾脏炎症。

中医药研究

　　基于炎症在尿酸性肾病向慢性肾脏病和终末期肾病发展过程中的重要作用，中医药对尿酸性肾病的治疗主要以降尿酸、抑制炎症和黄嘌呤氧化酶的活性、抗纤维化为主。中医学并无尿酸性肾病的病名，古代医籍记载多分布于"水肿""癃闭""历节病"中。《万病回春》记载"膏粱之人，易患痛风"，疾病初发湿浊、痰湿、邪毒、瘀血壅滞经络血脉，气血不通，久则聚为湿毒；张景岳云"壮人无积，虚人则有之"，湿毒瘀血日久损及脾肾，脾主运化水湿，肾为水脏，体内津液代谢失调，瘀血浊毒不能外达，疾病有实转虚，王清任提出"瘀血致痹"，湿浊、邪毒、瘀血聚而不散，损害先天之本。近代医家认为尿酸性肾病病机多为湿浊痰瘀、脾肾不足，属本虚标实之证。课题组运用痰湿和瘀血理论，在研究中发现运用"化痰祛湿、活血化瘀"能减轻肾脏炎症，验证了中医药的疗效。结合中医辨证治疗，组方用药以化痰祛湿、活血化瘀兼补脾肾肝为主，多种中药复方、单体、单味中药从不同途径验证了中医治疗尿酸性肾病的机制及作用靶点，尤其对多种炎症介质有广泛的调节作用。

　　1. 端本清源，以除湿浊：利湿类中药治疗尿酸性肾病疗效肯定，虎杖能利湿、散瘀、通经，现代研究虎杖可抗炎、抗氧化应激，通过调节 NF-κB p65、环氧化酶‐2（COX-2）蛋白表达，抑制 IL-1、TNF-α 及 PGE2 炎症因子产生，减轻肾脏炎症。萆薢能通淋化浊、除湿，其水提物可调节血清 MCP-1 蛋白合成及肾组织中 TNF-α、MCP-1、ICAM-1 的表达，减轻尿酸性肾病大鼠的肾脏炎症反应，保护肾脏功能。伍新林等发现化湿泄浊祛瘀汤使尿酸性肾病模型大鼠 IL-1β mRNA、MCP-1 蛋白表达下调，减轻肾脏炎症的作用。萆薢除痹汤在尿酸性肾病模型体内外实验结果共同表明，萆薢除痹汤通过下调组织中 MCP-1、NF-κB、ICAM-1 炎症介质表达，减轻尿酸性肾病炎症反应。车前子清热利尿、渗湿，其水煎液可降低尿酸性肾病大鼠血尿酸，调 NLRP3、ASC、Caspase-1 蛋白表达，能抑制 NLRP3 炎性体的活化，减少下游炎性因子的释放，减轻肾脏炎症。酸脂清胶囊（大黄、姜黄、土茯苓）能抑制尿酸性肾病中 TNF-α 的表达，减轻肾脏炎症反应，保护肾功能。Zhu 和同事们发现鸡矢藤的提取物环烯醚萜苷，在尿酸性肾病大鼠模型中具有抗炎和免疫调节作用，通过使 NF-κB p65 信号转导通路失活，调控 MCP-1、NF-κB p65、α-SMA 的生物活性及 MCP-1、α-SMA 的 mRNA 表达，调控炎症因子的产生。苏筠霞等在右侧肾脏切除的尿酸性肾病大鼠模型中研究证实，痛风定可能通过下调 TNF-α 等炎症因子延缓尿酸性肾病的进展，保护肾功能。中药提取物槲皮素具有抗炎、抗氧化、抗癌等药理作用，可下调尿酸性肾病大鼠肾脏中炎症通路相关蛋白 NLRP3、凋亡相关点样蛋白（ASC）、Caspase-1、TOll 样受体 TLR2、TLR4 基因和蛋白表达，抑制 NLRP3 炎性体活化和 TLRs 信号通路的激活，减轻肾脏炎症损伤，保护肾功能。

　　2. 活血化瘀，以通脉络：Wu 等发现驱邪化瘀汤提取物丹参酮ⅡA，在尿酸性肾病动物模型中与别嘌醇有相同的效果，使 NF-κB p65 信号转导通路失活，同时影响 IL-1β、MCP-1 的表达，通过抑制尿酸引起的炎症状态，保护肾功能。Chen 等研究证明，土茯苓提取物落新妇苷在高尿酸和肾病的动物模型中能减少 IL-1、PGE2 的生成，同时抑制转化生长因子（TGF）和结缔组织生长因子（CTGF）的产生，减轻高尿酸血症和肾损害。菝葜根茎提取的黄酮类化合物能明显抑制炎症因子白介素-6（IL-6）、IL-1、TNF-α，还能抑制尿酸的生成和减少尿酸的排泄，减轻尿酸性肾病的炎症反应。大黄提取物大黄酸通过减少尿酸性肾病模型小鼠促炎细胞因子 IL-1、TNF-α、PGE2 和 TGF-β1 的表达，改善小鼠肾组织结构和功能的异常；大黄酸还能通过调节尿酸性肾病大鼠体内长链非编码 RNA ANRIL 的水平，起到抗炎和肾保护作用。海昆肾喜胶囊（褐藻多糖酸酯）在尿酸性肾病模型中能降低肾组织活性氧（ROS）水平，抑制 IL-1β 和 TGF-β1 的合成，通过抑制肾脏炎症因子的表达减轻肾脏炎症。复方青秦液可下调大鼠肾脏血管紧张素Ⅱ（AngⅡ）、环氧化酶-2 mRNA（COX-2 mRNA）转录及蛋白表达水平，下调尿酸性肾病大鼠肾组织 Toll 样受体 TLR2、TLR4 蛋白表达，抑制炎性通路激活，从而减轻肾组织炎性病理损伤，保护肾功能。

3. 固护脾肾肝，以扶正气：尿酸性肾病病程较长，久病致虚，正气受损，化痰祛湿、活血化瘀治标，顾护脾肾肝治本。补血首方四物汤可通过抑制肝脏黄嘌呤氧化酶的活性、调节肾脏尿酸阴离子转运体 OAT1、ABCG2、OCT1、OCT2、OCTN1 和 OCTN2 的表达，抑制 NLRP3 炎性体的激活和 IL-1β 的释放，调节肾脏炎症。降尿酸复方具有健脾补肾、化痰祛瘀之功，研究显示降尿酸复方可下调 NLRP3 炎性体、IL-1 在肾组织中的表达，减轻肾内组织炎症损伤。肾康降酸颗粒（大黄、丹参、地龙等）在尿酸性肾病大鼠组织 TNF-α、TGF-β1 的表达较模型组明显减少，肾病理组织中尿酸结晶沉积明显减轻，肾康降尿酸颗粒通过下调 TNF-α 炎症因子的表达，改善了大鼠肾功能。酸脂清胶囊能降低 TNF-α 在肾组织中的表达，减轻大鼠肾脏组织的炎症侵润，通过抗炎作用保护肾功能。威草胶囊健脾益肾补肝、活血利湿排毒，对尿酸性肾病具有显著疗效，体内外实验显示威草胶囊能通过抑制 NLRP3 炎性体，扩大自噬，抗增殖和抗凋亡，改善肾功能相关指标，减少尿酸结晶在肾小管的沉积，减轻尿酸性肾病炎症。有温补脾阳之功的加味威草胶囊能减轻肾脏炎症，抑制肾组织中 NF-κBp50、COX-2 蛋白及 mRNA 表达水平，提示加味威草胶囊肾脏保护机制与抑制炎症密切相关。

尿酸作为一种危险信号被称为"危险相关分子模式"，激活机体固有免疫系统产生促炎反应。尿酸性肾病动物模型显示，尿酸通过招募巨噬细胞和 T 细胞浸润，促炎细胞因子和趋化因子，引起肾脏炎症。肾实质中多种细胞在肾损伤后肾脏炎症中也发挥了重要作用，小管细胞产生的趋化因子和细胞因子有助于形成具有化学吸引力的微环境，吸引 T 细胞和巨噬细胞浸润到肾小管和间质。尿酸作为促炎因素和炎症是一种促进肾损伤进展的重要机制早已被人们所熟知，上述中药可以通过多种机制抑制尿酸生成和促进排泄，减少 T 细胞和巨噬细胞浸润，IL-1、TNF-α 和 MCP-1 产生，为治疗尿酸性肾病炎症损伤拓宽了治疗思路。近年来，中医治疗尿酸性肾病炎症在理论和临床方面都取得了长足的进步，在湿浊和痰瘀的基础上，认识到肾虚贯穿尿酸性肾病的始终，在驱邪的同时更应该注重扶正治疗。

193　中医治疗慢性前列腺炎思路和方法

慢性前列腺炎是成年男性最常见的泌尿生殖系良性疾病，发病率高，35%～50%的男性在一生中某个时候会受到前列腺炎的影响。慢性前列腺炎临床主要表现为排尿类症状和疼痛类症状，多数患者由于慢性前列腺炎病情顽固、缠绵难愈而出现焦虑、抑郁等精神症状，而且不同患者又有其特异性的临床表现。因此，近年来专家学者提出了前列腺炎综合征的概念，即它是一种具有不同病因、不同临床表现、不同疾病进程且对治疗反应不一的临床综合征。中医学没有"慢性前列腺炎"病名，但对本病的临床症状却有很多记载，属于中医学"精浊""劳淋""白淫"等范畴。中医药治疗慢性前列腺炎有一定的优势，并取得一定的疗效，但是临床上慢性前列腺炎的证候特点、诊治规律等仍困惑着医生。学者莫旭威等对近年来关于慢性前列腺炎的相关研究进行了梳理归纳，望能为中医治疗慢性前列腺炎提供新的治疗思路与方法。

中医对慢性前列腺炎的认识

中医古籍中并无前列腺炎的病名，一般根据前列腺炎的尿道症状归属于"淋证""精浊""白淫""白浊"范畴。《中医病证诊断疗效标准》中将前列腺炎命名为"精浊"。《中医临床诊疗术语疾病部分》精浊的病因为因湿热下注，阴虚火旺，精室瘀阻等所致。

1. 肾虚、湿热、血瘀是慢性前列腺炎的基本病机：慢性前列腺炎病因多为外感毒邪湿热，蕴结于下焦，或饮食不节，滋生湿热，湿热下注，均可致下焦膀胱气化不利，扰动精室，精与浊相混，而成精浊之证，湿热为其发作的主要诱因。湿热日久缠绵难愈，久则伤阴耗气，伤及脾肾，或肾虚及脾，湿热内生，肾气虚则湿愈难化，且精易下泄，由实转虚，虚实互结而发本病，肾虚为其发病基础。湿热不得清利，相火不得疏泄，湿热之邪入于营血，血与邪互结，血为之瘀结，乃致精道气血瘀滞，瘀滞是其发展趋势。经过大量临床研究，多数学者认为，湿热瘀结是本病主要病因，气滞血瘀贯穿本病始终，久治不愈则气滞血瘀。湿热、瘀血、肾虚是前列腺炎三大主因，湿热内蕴、瘀血内阻及肾虚人病理变化往往互为因果，使前列腺炎病情缠绵难愈。所以，慢性前列腺炎的中医病机是肾虚为本，湿热为标，瘀滞为变。即湿热为患为共识，瘀血内阻为趋势，湿热瘀结为特征，肾虚为内在基础。

2. 气滞血瘀贯穿慢性前列腺炎始终：随着中医对慢性前列腺炎的深入认识、研究与总结，认识到气滞血瘀病机在本病中占有重要地位，发现气滞血瘀贯穿疾病的始终。感受热邪，热伤阴液，血热互结，即可成瘀；或受湿邪，阻遏气机，气滞血停而成瘀；情志内伤，饮食起居失宜皆可致瘀。在慢性前列腺炎的病理发展过程中，间接的血瘀更为常见，即多种病机可向血瘀转化，主要有气滞血瘀、气虚血瘀、血热成瘀等。气虚推动血行无力，血行迟缓而成瘀；或气虚统摄无力，血液离经，不得消散，也可成瘀；热灼阴液，致血液黏滞不行，或热邪灼伤脉络，血溢脉外，不能消散，积而成瘀。而中医学中还有"久病从瘀"的说法，叶天士也指出"初病在气，久病在血"。慢性前列腺炎病证久治不愈，黏滞缠绵，必定会由浅入深发展，气血同病，日久影响血液循环，必致血瘀。另外，前列腺特殊的解剖结构也致使慢性前列腺炎的病机与血瘀密切相关。从中医解剖理论来看，前列腺属于古称"精室"之范畴，位居下焦。有分泌前列腺液的作用，有如五脏的藏精功能，同时又有排泄作用，类似于六腑，故前列腺当归于奇恒之腑，奇恒之腑易虚、易瘀。从现代医学解剖来看，前列腺的血供来源较多，主要有阴部内动脉、膀胱下动脉和直肠下动脉的分支，进入前列腺体的动脉多相对粗大，而汇入前列腺静脉丛的静脉则相对细小迂曲，在发生炎症时容易导致血流缓慢，而致血瘀。

3. 慢性前列腺炎辨证分型及特征：中医基于对慢性前列腺炎病因病机的认识，以肾虚、湿热、瘀滞为基础，对其进行辨证分型。临床上，因临床工作者对慢性前列腺炎的认识有一定的分歧和差异，所以慢性前列腺的辨证分型有多种分法。但是，目前公认的辨证分型为湿热蕴结证、气滞血瘀证、阴虚火旺证、肾阳虚损证 4 个证型。在临床中发现由于慢性前列腺炎病情缠绵，患者自觉此病难以治愈，缺乏信心，自控能力下降，导致心理负担加重。患者常心情抑郁、焦虑，又因为患病日久，常出现倦怠乏力、体质虚弱等症状，慢性前列腺炎中广泛存在肝气郁结和中气不足证候。对慢性前列腺炎患者进行调查研究显示慢性前列腺炎患者伴有焦虑、抑郁的发生率分别为 41.0% 和 54.5%。因此，我们提出了慢性前列腺炎肝气郁结证、中气不足证 2 个中医证型。故而，将慢性前列腺炎辨证分为湿热蕴结证、气滞血瘀证、阴虚火旺证、肾阳虚损证、肝气郁结证、中气不足证 6 个证型。近年来对慢性前列腺炎的证型分布规律进行了研究。研究结果显示：①证型非均衡分布。对证型出现频率进行统计发现，湿热蕴结证为 74.07%，气滞血瘀证为 89.76%，阴虚火旺证为 13.62%，肾阳虚损证为 22.55%，肝气郁结证为 37.8%，中气不足证为 27.3%。所以，在所有证型中气滞血瘀证最多。②单一证型少，多为复合证型，即多个证型相互夹杂。临床中，慢性前列腺炎的证型常夹杂出现，多以二证相兼出现，部分以三证相兼出现，单一证型较少出现仅占 18.41%。其中二证兼见者，湿热蕴结证＋气滞血瘀证最多，占 50.11%；三证兼见者，湿热蕴结证＋气滞血瘀证＋肝肾阴虚证 10.24%，湿热蕴结证＋气滞血瘀证＋肾阳虚损证 7.95%。③证型可动态变化，即证型之间可相互转化。慢性前列腺炎发病初期以邪实为主，且湿热、瘀血多交互为患，失治或误治，导致病情迁延反复，耗伤肾气，则以虚实夹杂证为主。

中医治疗慢性前列腺炎的思路与方法

基于对慢性前列腺炎病因病机的重新认识与研究总结，尤其是气滞血瘀病机贯穿慢性前列腺炎的始终，莫旭威提出慢性前列腺炎"从瘀论治""从络论治"等新的治法，重视活血法在慢性前列腺炎中的运用，尤其是以疼痛类症状为主的慢性前列腺炎。由于慢性前列腺炎是一种具有不同病因、不同临床表现、不同疾病进程且对治疗反应不一的临床综合征。因此，单一的治疗方法效果可能不理想，综合治疗成为趋势并在临床广泛推广。所以，治疗慢性前列腺炎以口服中药为主的同时，还配合一些外治方法，可显著提高治疗效果。而近年来该病对患者心理及生活质量的影响逐渐受到重视，临床中也逐步重视并开展对患者进行心理疏导和教育。

1. 慢性前列腺炎"从瘀论治"效果好：临床上中医治疗慢性前列腺炎以辨证论治为主，抓住肾虚、湿热、瘀滞三个基本病理环节，分清主次，权衡用药，方可取得较好的疗效。慢性前列腺炎以肾虚为发病之本，多由于湿热下注，膀胱气化不利，湿浊黏腻，阻塞精道血脉，导致气滞血瘀，湿热瘀血为发病之标。湿热、瘀血、肾虚是其基本病机。因此，清利湿热，活血化瘀，兼以补肾温阳是治疗慢性前列腺炎的大法。但是，在临床中逐渐认识并发现，气滞血瘀贯穿慢性前列腺炎的始终。而 918 例慢性前列腺炎中医证型分布研究显示，在慢性前列腺炎的所有证型中，气滞血瘀证最多，占 89.76%，于是提出了慢性前列腺炎"从瘀论治"。本病的发生、演变、转归与瘀血密切相关，瘀血既是慢性前列腺炎病理产物，又是引起慢性前列腺炎的致病因素，同时也是慢性前列腺炎反复发作、缠绵难愈的主要原因。瘀滞贯穿于慢性前列腺炎疾病的始终，所以在治疗上要注意辨证分型、审因论治，尤其是要注意活血化瘀的应用。常规疗法有清热利湿、行气活血法；活血化瘀、行气止痛法；滋阴补肾、活血化瘀法；温补脾肾、行气活血法；活血通络法等。而在临床上使用活血通络法治疗慢性前列腺炎较之活血化瘀法取得更好的疗效，继而想到中医的"络病理论"，发现慢性前列腺炎与络病理论有很多相同之处。络病临床上以疼痛为主要表现，而疼痛是慢性前列腺炎的主要症状。慢性前列腺炎病情顽固、缠绵难愈也符合"久病入络、久痛入络"的理论。因此，又提出来慢性前列腺炎"从络论治"，在活血化瘀的基础上加用活血通络药物，常用的有水蛭、蜈蚣等，为中医治疗慢性前列腺炎提供了新的思路与方法，进一步提高了临床治疗效果。因此，慢性前列腺炎的辨证论治，要在肾虚、湿热、血瘀三个病机的基础上，突出把握瘀滞是贯穿慢性前列腺炎始终这一病机。在辨证分型、辨证论治的基础上重视活血化瘀通络药物的使用，往往能够取得理想的治疗效果。

2. 配合外治法可显著提高疗效： 中医外治法治疗慢性前列腺炎优势明显，效果确切。中药内服配合外治法可显著提高临床疗效，因此中医内外治结合的综合疗法治疗慢性前列腺炎成为趋势。

（1）温水坐浴：可单纯热水坐浴，亦可使用药物坐浴。本方法主要适用于因久坐等原因导致的以会阴疼痛不适为主的患者。热水或者药物可以作用于前列腺周围区域，促进局部血液循环和炎症吸收，到达一定的缓解疼痛的效果。注意温度不宜过高，以不超过 45 ℃为宜，另外睾丸产生精子的功能对温度很敏感，阴囊局部温度升高可以导致睾丸生精功能障碍甚至不育，因此，有生育要求者不宜坐浴，或者坐浴时将阴囊抬起。

（2）直肠给药：对于缓解慢性前列腺炎的疼痛症状有较好的疗效，临床上使用普遍。药物被直肠黏膜直接吸收，可以经过直肠上静脉进入肝门静脉，运行全身；可以经过中、下直肠静脉进入髂内静脉，汇入髂总静脉，进入大循环；还可以经过痔生殖静脉交通支，到达前列腺周围的泌尿生殖静脉。通过上述途径，药物可以到达前列腺周围，从而发挥局部治疗作用。通过临床研究发现，单纯使用前列安栓治疗以疼痛为主的慢性前列腺炎有效率为 83.3%，其可以显著改善慢性前列腺炎患者的疼痛症状。栓剂使用可能出现的不良反应有腹泻等，但发生率低，临床症状多轻微，停药后一般可自行恢复。

（3）丁桂散敷脐：肚脐中央为神阙穴，又称脐中穴，与脏腑经络关系十分密切。隶属于阴脉之海任脉，任脉与督脉相表里；同时，神阙穴也是经脉之海冲脉循行之所，与百脉相通。五脏六腑的病变都可以影响到脐。神阙穴在疾病的发生、发展及治疗上具有重要的作用。脐部用药不经过肝脏代谢，避免了药物对消化道的刺激，以及肝脏首过效应对药物有效成分的破坏，从而可以更好地发挥治疗效果。通过临床研究发现，使用丁桂散敷脐治疗慢性前列腺炎气滞血瘀证有效率为 81.2%。丁桂散由丁香和肉桂组成，其中丁香行气活血，肉桂温经通络，两者合用有温经散寒、行气止痛之功效。但是，使用时需要避免局部过敏等不良反应，例如使用防过敏敷料、减少单次持续贴敷时间、使用刺激性较小的调和剂等。如果出现了药物过敏，则需要及时停药，并对症处理。

（4）经会阴超声疗法：超声治疗慢性前列腺炎主要利用了超声波与机体的各种生物效应，如热效应、机械效应和空化效应等。通过这些效应，可以起到增强血液循环，加强代谢，改善局部组织营养，增强酶的活力，降低肌肉和结缔组织张力，缓解痉挛，减轻疼痛，降低感觉神经兴奋的作用。应用 GR-QLX 超声治疗仪从会阴部对前列腺进行多维度持续汇聚超声治疗，对 96 例慢性前列腺炎患者进行了临床试验总有效率为 70.83%，其可显著缓解小腹、会阴、睾丸、耻骨等部位的疼痛症状。由于该治疗仪是经会阴部位汇聚超声治疗，非介入，无侵袭性，患者易于接受。

3. 重视心理疏导的积极作用： 慢性前列腺炎病情顽固、缠绵难愈，据对慢性前列腺炎患者进行的精神心理学调查显示，30%～80%患者有不同程度的精神障碍，其中 20%～50%为严重精神障碍，突出的精神症状为焦虑、抑郁、情绪不稳定、男性特征弱化和性功能障碍，而且病程越长。所以，临床中在对慢性前列腺炎患者进行辨证论治、内外治结合等的综合治疗时，还要配合对患者的心理疏导，解除患者的心理问题及负担，才能更好的提高疗效。对患者进行心理疏导：①对患者给予热情、尊重、同情、接纳的态度，耐心倾听其主诉，支持和鼓励患者主动描述对病情的认识和自我的心理状态，适时做出必要的科学的信息反馈，取得患者信任，建立良好的医患关系。②让患者了解正确的慢性前列腺炎的知识和慢性前列腺炎的形成原因，以及饮食、情绪、生活工作方式等对慢性前列腺炎的影响，纠正错误知识和观念，树立治疗信心。③解除患者的思想顾虑。多数慢性前列腺炎患者，由于网络、广告等方面的错误宣传与误导，对前列腺炎知识有着错误的认识，心理顾虑较多，压力较大，医生应该给予患者认真的解释，解除患者的思想顾虑。④教育患者避免过度关注疾病。对于焦虑、抑郁等精神障碍较为严重的患者，要进行反复的解释、安慰甚至说服等教育方式，使其避免过度关注病情，转移到工作等其他方面，减轻心理负担，使其对治疗态度和认知有积极改变。

  慢性前列腺炎病因与发病机制未完全清楚，临床表现多样，检测前列腺液内的白细胞是诊断、分类及判定治疗效果的重要依据之一。而近年来随着对慢性前列腺炎的深入认识与研究，发现其具有异质性，是具有不同病因（或多种机制）、不同临床表现、不同疾病进程且对治疗有不同反应的临床综合征。进而国外学者制定了能够对前列腺炎进行分类并指导临床个性化治疗的表型分类系统——UPOINT。UPOINT 由 6 个独立的因子组成，分别为排尿症状（U）、社会心理（P）、器官特异性（O）、感染（I）、神经/系统性的（N）及盆底肌疼痛（T）。而 UPOINT 的划分是根据患者的临床特征来确定的。由此可以看出现代医学已经从以抗生素治疗为主转变为以个体化治疗为主的综合治疗，但是临床效果仍然难以令人满意。

  中医治疗慢性前列腺炎历史悠久并积累了丰富的经验，尤其是近年来对慢性前列腺炎病因病机的深入认识，认识到瘀滞贯穿于慢性前列腺炎的始终，湿热瘀阻是慢性前列腺炎的病机特点，提出慢性前列腺炎"从瘀论治、从络论治"的新观点，使得中医理论得以创新突破，临床治疗慢性前列腺炎取得较为满意的疗效。莫旭威认为，中西结合治疗慢性前列腺炎是个趋势。首先，中西医在治疗慢性前列腺炎的不同症状表现上各有优劣，所以，一定要明确各自的优势，选择最有效的方法治疗相应的临床表现。如现代医学在抗感染、解除排尿梗阻等方面有优势，而中医的优势在于改善躯体症状、缓解疼痛等方面。其次，中医治疗慢性前列腺炎强调整体观念、辨证论治、因人制宜，而现代医学也开始转变为综合治疗、分型论治、个体化原则。所以，中西医在临床上治疗慢性前列腺炎都越来越注重以个体化为主的综合治疗方案。在中医理论的指导下使用现代医学的治疗方案和药物，在现代医学对慢性前列腺炎病理认识的基础上促进中医对慢性前列腺炎病机的深入探索。通过中西医的相互促进、相互融合，促进对慢性前列腺炎的深入研究，突破创新理论，提高临床疗效。

194   慢性前列腺炎中医病因病机

慢性前列腺炎（CP）是一种男性泌尿系统常见疑难病，好发于青壮年，其病因病机复杂，以发病缓慢、反复发作为特点，主要临床表现以骨盆区域疼痛或不适、排尿异常等症状为特征的一组疾病。中医药作为我国传统医学，针对慢性前列腺炎的发病原因及发病机理有其独特的见解，在对病因病机的阐述中有本虚标实之分。学者郑小挺等就慢性前列腺炎中医病因病机从虚实的角度进行了归纳阐述。

中医对慢性前列腺炎病因病机的认识

传统中医文献中本无前列腺炎之说，文献中大多数认为"淋病""白浊""白淫"等名词的记载都与慢性前列腺炎相关，其病因复杂，与相火妄动、所愿不遂或忍精不泄，肾火郁结；房事不洁，湿热毒邪下注、败精瘀阻；久病伤及肾阴、肾阳等因素有关，与脏腑关系十分密切。病机以脾肾亏虚为本，湿热浊毒瘀滞为标，标本相兼为患，互为影响。

1. 本虚辨病因病机：

（1）肾精虚损：关于慢性前列腺炎病因病机，王劲松等认为体质亏虚是本病的病变基础，因虚致病是本病的重要致病因素，房劳过度耗伤肾精，机体抵抗力弱，病邪乘虚而入致病。本病亏损多肾精虚损为主，阴虚脉失所养，筋失所荣，则阳弱腰酸膝软，阴虚阳亢，相火易动，动则早泄遗精滑精，阴虚日久，伤及肾阳，则阴阳两虚，诸多全身症状蜂起。徐福松认为肾虚是发病之本，其他各型均可见及肾虚，或两型相杂，或三型互兼，其中又以肾虚兼湿热者最多见。按照审症求因、审因求治的精神，徐福松教授善以补肾导浊为主，根据中医辨证的观点来对症治疗，通过补肾求本，扶正为主，佐以祛邪来达到治疗本病的目的。

（2）心脾两虚（中气不足）：本病机以心脾两虚、脾胃气血为主。陈非凡等认为脾虚为其重要的病因，治脾是最关键的一步，应当重视脾胃，先补脾待脾虚好转，食欲渐佳，方可再根据病情酌情加点补肾等药。马建平认为本虚以脾胃气虚、脾阳不振为先、为重。治疗补益脾气为主，渗湿化浊、祛瘀散毒并重。陆海旺总结宾彬治疗慢性前列腺炎经验认为本病的发生与脾胃的关系密切，湿浊留恋，虚实夹杂是常见的病机，而湿浊形成与脾胃的联系密切，脾虚湿阻是其重要的病机。《素问·经脉别论》云："饮入于胃，游溢精气，上输于脾，脾气散精，上归于肺，通调水道，下输膀胱，水精四布，五经并行。"脾气虚弱，则运化乏力，湿浊内生，蕴久化热，循经下注精室，可引起前列腺炎等病变。

（3）阴虚火旺：刘秋杨认为本病病因病机与肝肾阴虚有密切关系，相火旺动，久而疾病缠身，伤及肾阴，精不内首致病。认为当以滋补肝肾，祛毒通利为主的治法，通过滋补肾阴及祛毒并用来达到治疗本病的目的，方用大补阴丸加减治疗本病。早在《素问·痿论》中就有"思想无穷，所愿不得，意淫于外，入房太甚，宗筋弛纵，发为筋痿，及为白淫"的记载。江海身认为基本病机为相火偏旺，克伐肾阴，精不内守，败精瘀阻精道，进而酿生湿热，其病位则主要在精道。治疗应根据其病因病机对症治疗以滋阴清火、疏通精道、清化湿热、活血化瘀的方法来治疗疾病。

2. 标实辨病因病机：

（1）湿热下注：中国中西医结合学会男科专业委员会指出本病早期的病因以湿热下注为主，中期则以湿热瘀滞为主，到了后期由于久病导致脾肾亏虚而致使虚实夹杂的阶段，指出在治疗过程中早期以清利湿热为主，中后期在湿热的基础上佐以补法来达到治愈疾病的目的。冷治文将慢性前列腺炎的病因病机归纳为肾气亏虚，中气不足，湿热下注，瘀血内阻。认为要重视局部的湿热、残精败浊、气滞血瘀以及痰积内生等病变。而且要十分重视心、肝、脾、胃和全身气血阴阳的影响。高尚认为其病因为外邪入侵，久而火热，在疾病的过程中始终伴随有湿热，湿热相夹以致患者自感灼烧尿路而致病。

（2）血瘀：①因气致瘀。张春和认为滞为其致病原因，滞则不通。以"滞则行而通之"为基本原则，认为"通"是其关键，即"必伏其所主，而先其所因"之故。精血通畅是维持生命活动的根本，男子以精为本，精宜动而恶滞。焦永克认为初病病因多湿热，继而湿阻气滞血脉不畅，久病耗伤正气，久拖不治或治之欠妥，久病入络，此期以气滞血瘀为主的致病特点。马卫国认为本病发表病因不外本虚标实之分，以往研究以湿热下注为主，目前多认为气血瘀阻为本病的主要病机。其治疗上采用活血化瘀、清利湿热、利水通淋、补肾固精及疏肝理气等治法，根据对疾病的辨证论的基础上佐以相应的治法。②因湿致瘀。周俊杰等认为认为瘀血既是慢性前列腺炎的病理产物，又是引起慢性前列腺炎的致病因素，尤其要注意化瘀通络的应用来治疗本病。本病在传统中医文献属精室疾病，王民和等认为湿热病邪下注精室，久则瘀滞精室，便成"精浊"，精浊之慢性病理关键是精室瘀阻，即是本病的病理产物又是其发病因素，故应用疏通精室瘀滞法为主。《圣济总录》云："毒热内郁，则变为瘀血。"北方平素多嗜食肥甘膏粱厚味，肥甘油腻易化湿，中焦湿热夹杂，湿热下注于下焦；或房劳过度，湿热下注于精室。湿阻精室，致血运不畅，久而化瘀。③因虚致瘀。孙自学认为瘀的病机贯穿慢性前列腺炎的始终，故治疗应以活血化瘀为根本大法。肾为先天之本，脾为后天运化之源。所以孙自学认为在治疗上应以补肾健脾为主，注重利湿化浊、活血化瘀。本病病机出现频率最高的中医证型组合是湿热下注合并气滞血瘀（即湿热瘀滞证），占78.59%，部分患者在以上2证基础上兼夹肾阳亏虚证，占15.73%。蓝广和等基于文献研究和临床实践总结了本病的绝大多数是由2种或2种以上基本证型构成的复合证型，并提出了肾阳虚合并气滞血瘀的"肾虚血瘀证"引起本病的发生。周少虎认为本病发病早期以湿热为主，但随着疾病的发展，正气耗伤，由实转合并虚实夹杂的病机，后期多为湿热未尽，瘀浊已成并伴有肾虚或脾肾两虚或心脾两虚，以虚为主。其治则应扶正与祛邪相结合，但不同的阶段有所偏重，早期以祛邪为主，后期以扶正为主。但活血化瘀贯穿着疾病的始终，认为血瘀是本病的共有病机。

（3）肝郁气结：张春和认为肝之功能的失调是引起本病的重要病机，从肝郁气滞、肝经湿热、寒凝肝脉3个方面系统对本病发病机制进行分析，认为肝郁是本病发生的重要环节。韩桂香等认为本病的虽病因诸多，证候复杂多样，有虚实、气血之分，但该病的缠绵性与反复性导致肝郁气滞始终贯穿着疾病的全程，具有重要的临床病理意义。本病从肝论治，认为因郁助病、因郁致变、因郁病甚。要注重调动病患的内在积极性以解郁疏肝。郑胜总结张敏建教授经验认为本病从肝论治，肝郁是主要病机，当肝气抑郁，气机紊乱，情志失调，往往影响人体的各脏腑功能，导致疾病的发生，指出要做好说服开导工作，帮助患者排除思想苦恼。《临证指南医案·郁》云："郁证全在病者能移情易性，医者构思灵巧，不重在攻补。"

3. 其他病因（心理因素致病）：慢性前列腺炎是一种慢性复杂病，其病因复杂多样，除了上述病因病机外还受自身心理因素的影响。孙志强等认为本病与精神心理因素有关，本病病程缠绵，致使患者心理负担加重，肝主疏泄，调畅气机，能调节精神情志而使人心情舒畅。肝失疏泄，气机逆乱，可症见情志抑郁、烦躁、焦虑等。故在治疗本病伴精神心理障碍的患者时，应重在疏肝。卞廷松总结徐福松经验认为本病常难根治，容易复发。应嘱咐患者加强预防及消除不必要的心理负担。"畅怀于服药之先"，重视心理疏导，加强精神情志调节，避免紧张、抑郁、恼怒、恐惧等不良心理。谢海东等认为慢性前列腺炎发病与心理因素有关，建议对患者进行心理疏导，增强对疾病治愈的信心，或者教其练习太极拳，通过在针对疾病治疗的同时，加以调畅患者的心理，增强治愈疾病的信心，从而更有效地控制本病。

慢性前列腺炎发病的病因病机复杂多样，中医药针对其病因病机的分析有独特的见解，可按本虚实来分析，针对其治疗应该结合辨证，分清虚实来对证治疗。本虚多因肾气亏虚、心脾两虚、阴虚火旺，标实多因气滞、血瘀等病机。本虚致病者多扶正为主，补正气；标实者多清利为主；虚实夹杂者，在清利湿热浊毒的同时佐以补益要防止脏腑虚损，祛邪扶正并用。贾金铭教授认为，慢性前列腺炎临床上单独出现单一证型较少，常见虚实夹杂而为病。湿热内蕴常伴气滞血瘀，肾气亏虚，湿热是标，肾虚是本，瘀阻是发病过程中进一步的病理反映。李兰群等认为本病以邪实证为主，湿热、血瘀、肝郁多交互为患，虚证多为兼夹证，较少见。而湿热下注和气滞血瘀较为显著，居住环境不舒适者肝气郁结较显著，冬季发病肾阳虚损及肝郁较显著，认为本病的病机转化和证型的演变验证了中医的整体观的科学性。周少虎认为慢性前列腺炎患者大多数长期慢性充血、肿大、疼痛，致使前列腺腺体内瘀血形成，使局部微循环障碍。认为瘀血既是本病的病理产物又是其致病因素。再者，本病疾病病程较长，久病难愈，迁延反复，病久入络，久病成瘀，因此认为淤血阻滞贯穿着疾病的始终。高兆旺等人认为本病多属慢性，其病理关键在于精室瘀阻，单清理湿热则效果欠佳；败精既是精室瘀阻的病理产物又是致使精室瘀阻的致病因素，认为治法上应用通窍祛瘀使精窍开而瘀得以去除，精浊清而相火宁。郁春等认为本病虚实夹杂者居多，即以肾虚或兼脾虚为本。临床分为湿阻血瘀、气虚血瘀、肾虚血瘀、气滞血瘀证型，而湿热毒积易于瘀结，聚而难散，加之内外诱因的参与，则症状反复发作，病程缠绵，伤及正气，久病入络，败精瘀浊与湿热等各种病理产物互结，瘀阻精室脉络。因此，慢性前列腺炎血瘀贯穿着本病过程的始终，精窍络脉瘀阻是其病机的关键。因此，在治疗用药方面无论虚实，在辨证论治的基础上都应佐以活血化瘀药改善盆腔及前列腺局部的血液循环，祛除前列腺腺管中瘀积的脓栓，收到显著地疗效。

195 从伏邪论慢性前列腺炎病因病机

慢性前列腺炎（CP）是男科常见病，属于中医学"淋证""白浊"等范畴。慢性前列腺炎主要表现为小腹、会阴等部位疼痛，可伴有尿频、尿急、尿痛等尿路症状和性功能障碍，发病率为10%～15%。慢性前列腺炎患者病情易反复，迁延缠绵，严重影响患者的生活质量，尤其是病程时间较长的难治性慢性前列腺炎，一直是临床治疗的难点。学者罗成龙等及其研究团队发现，临床应用中医药治疗慢性前列腺炎有较好疗效，而从伏邪化气角度认识慢性前列腺炎的病因病机是关键点。

伏邪源流

《中医大辞典》定义伏邪为"一切伏而后发"的邪气。中医对伏邪的认识最早见于《黄帝内经》，体现于"冬伤于寒，春必病温""藏于精者，春不病温"等论述。王叔和于《伤寒论·序例》进一步发挥，"冬令严寒……中而即病者，名为伤寒；不急病者，寒毒藏于肌肤，至春变为温病，至夏变为暑病"，深刻解释了伏邪致病的过程和机制，奠定了伏邪学说的理论基础。随着中医学发展，伏邪理论的研究也在不停深入。宋金时期是一个重要的分水岭，韩祗和认为，"伏寒化温"的原因是阳气内郁而化为温病，不仅扩大了伏邪的病因范围，而且对伏邪致病的病机有了进一步的理解。明清之际，众多医家都对伏邪有了基本的认识，并在此基础上提出了自己的见解，使得这一时期的伏邪理论达到了一个高峰。刘吉人在《伏邪新书》中云："初感治不得法，正气内伤，邪气内陷，暂时假愈，后仍复作者，亦为之伏邪；已发治愈，而未能尽除病根，遗邪内伏后又复发，亦为之伏邪。"明确指出伏邪不仅来源于外感，也有内伤所致。

伏邪与慢性前列腺炎

慢性前列腺炎邪气的源头有两种，一种为旧感邪气。急性前列腺炎等泌尿系感染经过失治误治导致正气受损，不足与邪气抗争和祛邪外出，邪气趁机内伏，而后伺机发作，发为慢性前列腺炎。正如刘吉人所言："初感治不得法，正气内伤，邪气内陷，暂时假愈，后仍复作者，亦为之伏邪。"另一种为新感小邪，中医外感病因分类根据致病能力的强弱将邪气分为大邪小邪。《金匮要略·脏腑经络先后病脉证》云："大邪中表，小邪中里。"尤在泾在《金匮要略心典》中进一步解释"大风漫邪，虽大而力散，故中于表。小邪户牖隙风，虽小而气锐，易中里"。这种小邪因为致病力弱，不容易与正气抗争，所以小邪中人的特点是患者并不察觉或仅有轻微症状，之后邪气内潜。感受小邪所导致的慢性前列腺炎往往没有明显的发热等外感症状，最开始直接表现为轻微的前列腺局部症状，很快就消失，但是此后反复发作，迁延加重。此即《诸病源候论》所谓"去来几微，而连滞不瘥"的"微注"状态。除了外感邪气之外，情志所伤、饮食失宜、痰浊、瘀血等也是极其重要的内伤因素。蓝天等调查发现，焦虑是慢性前列腺炎的高危因素。饮酒和嗜食辛辣以及长时间久坐、骑跨动作使前列腺处于充血状态，可增加感染风险。这些内伤因素如饮食、生活方式和性格往往更容易诱发邪气内伏，发生慢性前列腺炎。

伏邪伏留部位

慢性前列腺炎的发病部位以前列腺为主，亦会牵涉睾丸、附睾、精囊甚至整个盆腔。王劲松等认为，男性的睾丸、附睾、精囊、前列腺等位于下焦的性腺，归属于精室，所以将慢性前列腺炎邪气伏留之地定为精室。精室亦满足邪气伏留的特点。郝斌认为，"邪气伏藏的关键为静则内伏"和"虚处受邪规律"，即人体气血流动缓慢的地方容易邪气伏留。前列腺位于人体下焦，盆腔的深部中央，位置深险，其血管本就细小而少，一旦久坐久骑，更加血行缓慢，易成虚处，致使留邪。

精室之中除了前列腺等具体的器官，还有通行其中运行气血的经络。邪气中于经络脏腑的不同，便有疾病症状的不同。《金匮要略·中风历节病脉证并治》云："邪在于络，肌肤不仁；邪在于经，即重不胜；邪入于府，即不识人；邪入于藏，舌即难言，口吐涎。"叶岩曾在《临证指南医案》言及经络病位，其认为"初则气结在经，久则血伤入络"，这一结论又被后人进一步提炼出"经主气，络主血"的观点。张文选认为，经脉相对表浅，以气机郁滞为主，病情较轻，故在经属气。而脏腑深层的阴络，主藏血液，故在络属血。慢性前列腺炎的症状以会阴部的坠、胀、满为主，或牵涉到周边，常伴有小便不利，偏于气分、水分，病位在经。而一旦日久不愈，疼痛加重，部位逐渐固定，则在络在血。所以慢性前列腺炎的病位在精室之经脉，属气分、水分，后期病情加重可入血络。

伏邪结聚

《伤寒论注考证》云："凡云结者，谓邪气与物相结聚也。物者何？水血是也。"邪气一旦留藏于精室的经脉之中，经脉狭窄，邪气则多与经气相结从而产生结的病机。这个结的病机也不是固定不变的，而是会继发一系列的病机转归。唐仁康等将其总结为结必有热，结必有水，结必有瘀。

1. 结必有热： 刘完素从《黄帝内经》的"病机十九条"总结出"六气皆从火化"的病机理论，认为邪气在体内郁结，致使"阳气郁结，怫热内作"，明确指出因为阳气郁结，气机壅滞，继而化热。现代研究表明，慢性前列腺炎的急性期或亚急性期往往伴有弥漫性的炎细胞浸润，但这些炎细胞浸润往往是继发的，与中医的化热不谋而合。慢性前列腺炎病变主要在气分，伏邪郁结气机，不通则痛，出现小腹、会阴等部位的胀痛；精室的结热逼迫下焦阴津外出，致使阴囊潮湿；气分热循经上传，热扰心神，产生情绪上的郁烦懊恼。但化热也会随着病情的进展而进一步的内陷，与水、血发生关系。若化热与水相结，则会出现小便不利；与血水相结，则出现小便淋痛。

2. 结必有水： 机体在生理状态下津液输布是依靠气的推动。"饮入于胃，游溢精气，上输于脾……下输膀胱，水精四布，五经并行"。慢性前列腺炎中，伏邪与精室经气郁结，局部气机郁滞不畅，气行则津行，气结则津停而成水。现代病理研究表明，慢性前列腺炎的病理多表现为前列腺腺管、腺泡及间质的水肿、腺管阻塞、腺液滞留。水停于精室则会使患者精室局部出现漫满之感。因为精室与膀胱位置相近，也会影响膀胱的津液输布，可出现小便不利等症状，若水停较重，进一步影响全身的津液代谢，甚至可以出现口干不渴等症状。

3. 结必有瘀： "气为血之帅"。血液的运行是依靠气的推动，气行则血行，伏邪与经气郁结，气机郁滞，血行也随之不畅而成瘀；另外，伏邪郁结产生的化热也会入血伤血脉，致使血分受损，出现瘀血。血液流变学也显示存在高凝聚状态，符合血瘀证的特点。慢性前列腺炎中瘀血的主要表现为疼痛明显，或伴有刺痛；疼痛点逐渐缩小固定。而且瘀血若不及时清除，日久则病位逐渐由经致络，一旦入络则病情顽固难解，慢性前列腺炎后期顽固性焦虑和抑郁等情志障碍可能与此有关。

4. 结必正虚： 伏邪本就易于伏匿，一旦瘀结，则更难祛除。伏邪多为小邪，其伤人往往不重，但伏邪结聚产生的化气会不断地消耗人体的正气，尤其是下焦的阳气。慢性前列腺炎虚弱症状可见自汗、盗汗，精神困倦，腰膝酸软、大便稀溏等。值得注意的是，当处于主症缓解期时，患者所述往往是虚证，这也引导许多医者走到了补肾的误区，而忽视了伏邪及其产生的化气。慢性前列腺炎因为邪结，一定会有上述四种继发病机的存在。根据个体禀赋和病程的不同，不仅热、水、瘀、虚的多少会有偏颇，甚至有病位的进一步深入，需根据临床症状加以辨证分析。

慢性前列腺炎传变

慢性前列腺炎日久不愈，邪结化气，暗耗正气精血，气机郁结，津血不运，又血不利则为水，三者相互影响，最后产生气血水互结，终成积聚，发为精癃。马跃等统计得出结论，慢性前列腺炎患者更容易罹患前列腺增生。虽然两者之间的联系尚没有明确的机制说明，但中医伏邪理论给出了很好的一个认识途径。

讨 论

慢性前列腺炎发病机制目前尚不明确，普遍认为与感染、神经调节、内分泌紊乱、饮食和环境等因素有关，但从伏邪化气角度能较为全面地认识慢性前列腺炎，而其中有三个关键点需要抓住。

1. 伏邪多为"小邪"：在慢性前列腺炎里，伏邪之所以能伏留，除了机体正邪对抗状态的变化之外，与伏邪本身致病力弱有着极大关系。临床上绝大部分慢性前列腺炎发病并无失治误治之过，这些伏邪性质为"小邪"。基于这一特点，"小邪"可能是导致慢性前列腺炎的一些低毒菌或者支原体、衣原体等，这一推断需要更多同仁一起验证。本文在着重讨论了其"小邪"袭人不知，"连滞不瘥"的特点，也解释了慢性前列腺炎反复发作，缠绵难愈的原因。

2. "结"的病机：邪气内伏之后，是与气血水相搏结，聚而难分。临床根据症状判断结在气分或是血分，在经还是在络。邪结病机是此病的关键，它不但影响疾病的发展转归，也是疾病治疗的切入点。因此临床诊疗慢性前列腺炎不但要清热利湿活血散瘀，更重要的是破结消癥，针对病机，多配伍炒王不留行、皂角刺、莪术等。

3. 化气：在慢性前列腺炎病程中往往对人体造成直接伤害最大的便是伏邪产生的化气，所以在慢性前列腺炎的治疗过程中，化气和化气带来的伤害是治疗的重点。慢性前列腺炎中化气主要为化热，化热日久便能入血伤血，临床多用蒲公英、牡丹皮、赤芍等。

伏邪是慢性前列腺炎的病因，结和化气是慢性前列腺炎的重要病机，也是本病反复发作的原因。基于伏邪化气理论从另一个角度理解慢性前列腺炎，可以更加完整全面地认识慢性前列腺炎。通过对病因病机的把握，伏邪理论可以让治疗有的放矢，为临床提供更好的诊治思路。

196 慢性前列腺炎伴抑郁症的中医证候特征

慢性前列腺炎是中青年男性的常见病、多发病，且慢性前列腺炎反复发作，迁延不愈常常伴随有抑郁症，因患病个体的体质不同，因而表现于个体的症状特征不同，病因病机及证候也有差异。随着科学的发展，对疾病认识的逐渐深入，发现慢性前列腺炎合并抑郁症发病率逐渐增高，因此，慢性前列腺炎合并抑郁症成为困扰许多男性身心健康的重要问题，研究其证候特征对更有效地治疗慢性前列腺炎合并抑郁症，具有重要的临床意义。学者杨会志等对慢性前列腺炎伴抑郁症的中医证候特征进行了研究。

临床资料

1. 病例来源： 所收集的 110 份临床资料，来源于 2014 年 5 月—2015 年 8 月某中医医院门诊及住院的慢性前列腺炎伴抑郁症患者。

2. 诊断标准：

（1）西医诊断标准：慢性前列腺炎诊断标准，参照《中药新药临床研究指导原则》（2002 年）及《中国泌尿外科疾病诊断治疗指南》（2014 年）中慢性前列腺炎诊疗指南制定。下列 4 项必须有 2 项或 2 项以上符合：①临床表现有耻骨上及会阴部不适，尿痛、尿频、尿急，尿道口流白色分泌物，排尿不尽等异常排尿症状，或有精神神经症状或性功能障碍等。②肛诊腺体饱满，或软硬不均，或有炎性结节，或质地较韧。可有局限性压痛。体积可增大、正常或缩小，或前列腺 B 超检查包膜不光滑、增厚，腺体质地不均匀等慢性前列腺炎影像特征。③前列腺液检查 WBC＞10 个/HP，和/或见有脓细胞；或 WBC＜10 个/HP，卵磷脂小体明显减少≤2＋。④前列腺液细菌培养阳性。

抑郁症诊断标准：参考 2001 年中华医学会精神科学会《中国精神疾病分类方案与诊断标准》第 3 版（CCMD—3）作为诊断标准。汉密尔顿抑郁量表（HAMD）作为评定工具。

1）症状标准：以心境低落为主要特征且持续至少周，此期间至少有下述症状中 4 项。①丧失兴趣，无愉快感；②精力减退或疲乏感；③精神运动性迟滞或激惹，④自我评价过低，或自责，或有内疚感，⑤联想困难，或自觉思考能力下降；⑥反复出现想死的念头，或有自杀、自伤行为；⑦睡眠障碍如失眠、早醒或睡眠过多；⑧食欲降低，或体重明显减轻；⑨性欲减退。

2）严重标准：社会功能受损，或给本人造成痛苦或不良后果。

（2）中医辨证及证候、证素诊断标准：

1）中医辨证诊断标准：参考 2002 年国家药品监督管理局修订的《中药新药临床研究指导原则》及 2014 年中华中医药学会脑病专业委员会制定《抑郁症中医证候诊断标准及治疗方案》的辨证分型标准，1997 年发布的《中华人民共和国国家标准中医临床诊疗术语·证候部分》的国家标准。

2）中医证素评定标准：参考《中华人民共和国中医药行业标准·中医病证诊断疗效标准》和《中医证候鉴别诊断学》中相关证候及证素标准。将证候分解成基本的证素。如肝郁气滞、心脾气虚证分解成的基本病位要素为肝、心、脾；病性要素为肝郁、气滞、气虚。

3. 纳入标准： 符合上述中西医有关的诊断标准，同意接受调查的患者；年龄 18～50 岁的患者，无合并其他急性疾病及严重并发症患者。

4. 排除标准： ①不符合上述有关疾病诊断与证候诊断标准者。②神志障碍，不能正确回答问卷者。③慢性前列腺炎合并其他急性疾病、心血管、脑、肝、肾和造血系统严重疾病、慢性腹泻的患者。④合并有前列腺增生、前列腺癌、尿道狭窄、膀胱颈硬化、神经源性膀胱、间质性膀胱炎等疾病患者。⑤有盆腔外科手术或外伤史的患者。⑥有严重自杀行为者；伴有幻觉和妄想等精神病性症状。⑦有癫痫病史者。

方　　法

1. 研究方法：本研究采用临床流行病学横断面调查方法，制定慢性前列腺炎伴抑郁症的病例调查表。包含以下内容：

（1）一般资料：年龄，职业，文化程度，婚姻，经济收入，性格特征，个人爱好情况。

（2）病史资料：首次发病年龄及总病程；起病或犯病原因；既往病史；婚姻史；性生活史；手术史，家族史，抑郁症病史。

（3）中医症状、体征及舌脉象：根据临床症征的不同特点，采用四级量化（无、轻、中、重）和两级量化（无、有）方法。

（4）评分方法：根据慢性前列腺炎国际症状评分表（NIH-CPSI）及汉密尔顿抑郁量表进行评分。

2. 临床观察：填写调查表及确定证候、证素：对符合标准的患者认真填写症状、体征，由 2 名副主任医师职称以上的临床医生共同结合临床经验，对临床收集到的病例按照证候及证候要素诊断标准进行评判。

3. 数据录入与统计学方法：用 Excel 建立数据库，原始数据采用双人双机录入的方法，所有数据录入完毕后进行二次检验，对于存在误差的地方，由两人分别核对修改，并再次检验直到两个数据库完全吻合。用 SPSS 19.0 统计软件处理分析，通过描述性统计程序计算各变量的频数及百分比。

结　　果

1. 一般资料分布情况：110 例患者平均年龄为（34.65±11.57）岁，发病年龄分布于 30～40 岁者占 52.7%；已婚者占 72.5%；文化程度分布，小学 8.2%，中学 40.91%，大专 30.9%，本科 17.3%，研究生 2.7%；体力劳动者 52.4%，脑力劳动者 39.8%，无职业者 7.83%；平均病程为（2.50±1.18）年，其中病程在 2 年以上者占 71.8%。

2. 慢性前列腺炎伴抑郁症病情程度分布情况：110 例患者 CPSI 评分均值为 20.49±5.62；总分≤14 分为轻度，15～29 分为中度，≥30 分为重度；HAMD 评分均值 22.85±6.58，8～19 分轻度，20～34 分为中度，≥35 分为重度。

3. 110 例慢性前列腺炎伴抑郁症患者中医证型及证素分布特征：

（1）慢性前列腺炎伴抑郁症中医证候分布情况：符合纳入标准的 110 份病例总计有不同的证 12 个，出现频次 10 以上的依次是肝郁气滞＋湿热下注证、肝郁气滞＋痰湿证、肾虚肝郁＋气滞血瘀证、心肾不交＋膀胱湿热证。

（2）慢性前列腺炎伴抑郁症中医证素分布特点：通过症状分析及证素辨证，运用描述性统计方法，对慢性前列腺炎抑郁症临床流行病学资料中证素的频数及频率进行统计，总提取中医证素 17 个，其中病位类证素 6 个，分布顺序为肝＞肾＞心＞脾＞胆＞膀胱；病性类证素 11 个，分布顺序为肝郁＞气滞＞湿热＞肾虚＞痰湿＞脾虚＞血瘀＞心虚＞气虚＞阴虚＞阳虚。

（3）不同程度 CPSI 评分慢性前列腺炎伴抑郁症的证素分布情况：轻度患者分布顺序为肝郁＞气滞、湿热＞肾虚＞痰湿＞血瘀＞脾虚、气虚、阴虚＞心虚、阳虚；中度患者分布顺序为肝郁＞气滞＞肾虚＞湿热＞痰湿＞脾虚＞心虚、血瘀＞气虚＞阴虚＞阳虚；重度患者分布顺序为肝郁＞气滞、肾虚＞痰湿＞湿热＞血瘀＞脾虚＞气虚、心虚＞阴虚＞阳虚。

（4）不同程度 HAMD 评分慢性前列腺炎伴抑郁症的证素分布情况：慢性前列腺炎伴轻度抑郁症的

证素分布顺序：肝郁＞湿热＞气滞＞痰湿、血瘀、肾虚＞心虚、气虚、脾虚＞阴虚＞阳虚；伴中度抑郁症分布顺序为肝郁＞气滞＞湿热＞肾虚＞痰湿＞脾虚＞心虚、血瘀＞气虚＞阴虚＞阳虚；伴重度抑郁症分布顺序为肾虚＞肝郁＞痰湿＞气滞＞血瘀＞脾虚、湿热＞心虚＞气虚＞阴虚＞阳虚。

讨　论

　　慢性前列腺炎是中青年男性常见的泌尿系统疾病，约占泌尿男科门诊的 25％～30％。因其反复发作，既引起患者躯体不适，也可诱发患者的情志改变，甚至心理障碍，近半数患者合并抑郁症。因此慢性前列腺炎是一种心身疾病。抑郁症是前列腺炎患者最多见的心理问题之一，是慢性前列腺炎患者一种不愉快的情绪体验，表现为郁闷沮丧、多愁善感、悲观失望甚至绝望，部分患者还会产生极端的思想如自杀倾向。中医对慢性前列腺炎伴发抑郁症的证候及病因病机描述的文献较少，本次通过对该病横断面调察研究初步反映了慢性前列腺炎伴抑郁症中医证候特征。在证候分布上最常见证型是肝郁气滞、湿热下注、痰湿证、肾虚肝郁、气滞血瘀。主要病位要素为肝、肾、心、脾；主要病性要素为肝郁，气滞，湿热，肾虚，痰湿；从 CPSI 评分及 HAMD 评分由轻到重可以看出，随着病情加重血瘀、脾虚、气虚、心虚、肾虚、阴虚、阳虚证素所占比例逐渐增多，符合久病必虚，久病及肾，久病必瘀临床特点。人的情志活动依赖于气的升降出入功能正常，肝土疏泄，调畅气机，协调脾胃升降，协助心调节情志活动，而久患慢性前列腺炎易致肝气郁结，气机不畅，肝木克土，脾失运化，升降失调，痰湿内生，郁久化热，蕴结下焦，阻塞精窍，升至上焦，蒙蔽清窍，表现精神抑郁。《血证论》云"运血者，即是气"，肝气郁滞，气血不畅，气滞血瘀，瘀阻精道。《医方集解》云："人之精与志皆藏于肾，肾精不足则志气衰，不能上通于心，故迷惑善忘也。"肾虚则水火不济，心肾不交，心主神志功能失调，亦表现情志抑郁。

　　通过对该病证素分布研究，可看出慢性前列腺炎伴抑郁症病机早期多以实证为主，后期表现为虚实夹杂证候，实证多以肝郁气滞、痰湿证、气滞血瘀、湿热蕴结常见，虚证多以心脾气虚、肾阴、肾阳、肾气亏虚常见。可见肾虚肝郁、肝郁脾虚、心脾两虚是其本，肝郁气滞、痰湿蕴结、气滞血瘀是其标，病性为虚实夹杂证。如有学者亦认为湿热夹瘀是其基本病机，随病程延长，出现肾虚兼证。该病辨证分型是多种多样的，临床以复合证型多见。

197 慢性前列腺炎从瘀论治

慢性前列腺炎是男性常见疾病，在男性人群中的发病率高达 2.5%～16.0%。其病因和发病机制尚不完全明确。临床以发病缓慢、反复发作、症状多样、缠绵难愈为特点，严重影响患者的身心健康和生活质量。中医学没有"慢性前列腺炎"病名，但对本病的临床症状却有很多记载，属于中医学"精浊""劳淋""白淫"等范畴。中医药疗法应用于慢性前列腺炎具有悠久历史并积累了宝贵经验，尤以中草药为主的中医内外治相结合疗法取得了较好的效果。中医药治疗慢性前列腺炎临床应用研究报道支持该疗法广泛用于慢性前列腺炎的治疗，其中以活血化瘀为主治疗慢性前列腺炎取得了令人满意的效果。学者韩亮等从活血化瘀的角度对慢性前列腺炎的病因、病机及其治法进行了深入探讨。

前列腺炎从瘀论治的理论基础

1. 古代文献对慢性前列腺炎瘀阻理论的认识：现举例说明。《证治要诀·白浊》云："白浊甚……此精浊窒塞窍道而结。"《证治汇补·下窍门·便浊·附精浊》云："精浊者，因败精流于尿窍，滞而难出。"《王旭高临证医案·遗精淋浊门·淋浊》云："水窍精窍，异路同门，二窍不并开，水窍开，则湿热常泄，相火常宁，精窍常闭。"《类证治裁·淋浊·论治》云："有过服金石，入房太甚，败精淤遂而成淋者。"清代叶天士在《临证指南医案·淋浊》中的一则案例后评论道："若房劳强忍，精血之伤，乃有形败浊阻于隧道，故每溺而痛。徒进清湿热利小便无用者，以溺与精同门异路耳。"上述文献都强调了瘀阻在慢性前列腺炎发病中的重要性。

2. 病因及病机的发展、转归与慢性前列腺炎瘀阻理论的关系：综合历代文献来看，本病的病位主要在肾、膀胱及精室，疾病初起以实证居多，日久以虚证居多，病因病机虽然错综复杂，但其基本病机表现在湿热、肾虚、气滞、血瘀四个方面。这些证型可以相互转换，都可以发展为血瘀证型。一项针对918 例慢性前列腺炎患者各证型出现频率的研究发现，本病多为复合证型，且以气滞血瘀证为临床最常见。可见血瘀证型在慢性前列腺炎中的重要性。

（1）湿热向血瘀转化：《景岳全书》云"有浊在精者，必由相火妄动，淫欲逆精，以致精离其位，不能闭藏，则源流相继，淫溢而下，移热膀胱则溺孔涩痛，清浊并至，此皆白浊之因热证也"。《医宗必读·淋证》云："淋，湿与热两端。"饮食不节，嗜食肥甘厚味，湿热内生，循肝经下注精道，又或房事不洁，湿热毒邪从外而入，致精室之精，流而不畅，清浊相混，湿热之邪胶着不化，久而不去，下焦气化不利，津凝为痰，血行不畅，痰瘀互阻，从而加重前列腺炎临床表现。

（2）气滞向血瘀转化：中医理论有"气为血之帅，血为气之母，气行血则行，气滞血则瘀"之理。肝藏血，主疏泄，调情志，每因情志不畅而导致肝气郁结。肝郁多变。"一有怫郁，诸病生焉"。《临证指南医案·郁》云："因情志不遂，则郁而成病矣……皆因郁则气滞，气滞久必化热，热郁则津液耗而不疏，升降之机失度，初伤气分，久延血分，延及郁劳成沉疴。"肝郁气滞，血行不畅，或气郁化火，或耗伤阴血，从而形成瘀血病理产物。瘀血阻于精道，气滞与瘀血互为因果，使病情缠绵难愈。

（3）由虚致瘀：《景岳全书·虚劳门》云"淫欲邪思又与忧思不同，而损惟在肾。盖心耽欲念，肾必应之，凡君火动于上，则相火应于下……故其在肾，则为遗淋带浊"。《临证指南医案·淋浊》指出"精浊者，盖因损伤肝肾而致"。性生活过频或手淫过度，或所愿不遂，精未外泄，或同房、手淫忍精不泄，火郁结而不散，先天禀赋不足或素体虚弱，都可以导致肾阴或肾阳虚，阴损及阳，阳损及阴，出现阴阳两虚。肾阳具有推动、温煦、蒸腾、气化、激发以及固摄等生理功能，肾阳虚无力推动血液运行，则脉道涩滞而成血瘀。王清任在《医林改错》中云："元气既虚，必不能达于血管，血管无气必停留而为瘀。"若肾阳不足，阳虚生内寒，寒凝经脉，气血运行不畅，则瘀血内生。肾阴亏虚，虚热内灼，耗伤营阴，脉络瘀阻。从慢性前列腺炎易感人群来看，久坐之人容易患慢性前列腺炎。由于长时间坐位，阳气不得舒展，经络通行受阻，则演变为气滞血瘀或日久伤阳。初期往往伤及脾阳，但久必及肾。

另外从嗜食辛辣、长期酗酒、久坐或长途骑车挤压、寒冷刺激、工作、生活压力大等慢性前列腺炎的常见病因来看，绝大多数发病是由不良的生活方式所致。这些诸多因素均可致瘀。

3. 以瘀为主的络病理论与慢性前列腺炎瘀阻理论的关系：络脉是气血运行的载体，从大到小，分成无数细小分支网络遍布全身，将气血渗灌到人体各部位及组织中去，对整体起调节作用。络脉之窄，如网如曲，纵横交错，血流之末，流速之缓，缓而易塞，容易为病，病而难显。其共同临床表现为"久、痛、瘀、难、怪"。这与慢性前列腺炎的临床特点极为相似。邪犯络脉可影响络中气血的运行和津液的输布，导致络脉阻滞、气滞血瘀、津停痰积而变生诸病。络脉为病易虚，易滞，易瘀。络病机制虽复杂，但络体细窄易瘀，其证候特点总离不开一个"瘀"字。前列腺导管常因炎证刺激、纤维变性而管腔狭窄，致前列腺导管内分泌物瘀积不出，此与络脉阻滞、气滞血瘀、津停痰结的病理变化相符。久病入络，精室脉络瘀阻，败精瘀浊与湿热之邪互结，贯穿于整个病变过程。

4. 慢性前列腺炎瘀阻理论的解剖基础：从中医解剖理论来看，前列腺属于古称"精室"之范畴，位居下焦。有分泌前列腺液的作用，有如五脏的藏精功能，同时又有排泄作用，类似于六腑，故前列腺当归于奇恒之腑，奇恒之腑易虚、易瘀，当以通为顺。冲任督三脉一源三歧，均始于"胞宫"，男子即为精室，胞宫之病久延不愈，影响冲任督等奇经。奇经不属于正经，没有脏腑隶属，所以一般药物难以透入，从而加大了治疗难度，使疾病久治不愈，进一步加重瘀阻。

从现代医学解剖来看，前列腺的血供来源较多，主要有阴部内动脉、膀胱下动脉和直肠下动脉的分支，进入前列腺体的动脉多相对粗大，而汇入前列腺静脉丛的静脉则相对细小迂曲，在发生炎症时容易导致血流缓慢，而致血瘀。前列腺位于膀胱颈和尿生殖膈之间，位置比较深。前列腺导管细长弯曲，开口处口径小，与尿道成直角或斜行向上进入尿道，有利于尿道菌进入腺体，不利于腺体引流，致使炎性分泌物易潴留。秽浊之物难以排出，停而为瘀。病理上多表现为前列腺腺管、腺泡及间质充血水肿，腺管阻塞，腺液滞留，炎性细胞浸润，炎性渗出物潴留及间质纤维化。同时慢性前列腺炎患者存在高黏附低脑血流量的血液流变学特点，影响了患者前列腺局部的血循环和微循环，引起组织缺血、缺氧，代谢和功能失调，引起局部炎症反应加重。

5. 基于慢性前列腺炎瘀阻理论的临床表现：慢性前列腺炎不同程度的下腹、会阴、腰骶等骨盆区域的疼痛和不适，伴随睾丸坠胀疼痛，阴囊潮湿，尿后滴白，舌质红或瘀点，瘀斑。直肠指检前列腺正常或表面不平或不对称，可触及不规则的炎性硬结，并有压痛，这些表现都可以由瘀所致，符合中医"不通则痛、瘀滞则肿、瘀滞则凝"等理论。

治则治法

从病因病机、解剖、络病、症状等方面看，其基本病机是瘀阻。本病的发生、演变、转归与瘀血密切相关，瘀血既是慢性前列腺炎病理产物，又是引起慢性前列腺炎的致病因素，同时也是慢性前列腺炎反复发作、缠绵难愈的主要原因。在治疗上要注意辨证分型、审因论治，尤其是要注意化瘀通络的应用。现代药理研究提示，活血化瘀药具有显著的扩血管，降低血液黏稠度以及改善红细胞变形能力等作用，使腺体微循环得以改善，前列腺上皮细胞膜通透性增加，同时随证配合清热、利湿、补益之品，促使体内残败精得以迅速通泄，纤维瘢痕组织软化、吸收，腺小管通畅。

1. 常规疗法：

（1）清热利湿，行气活血法：适用于血瘀兼湿热证，症见少腹、会阴、睾丸、腰骶、腹股沟等处的坠胀隐痛，伴有尿频，尿急，尿痛，尿道灼热，尿道白浊，阴囊潮湿，尿后滴沥，舌红苔黄或黄腻，脉滑等症状。多见于慢性前列腺炎的初期或急性发作时，以疼痛、尿道刺激症状为主，病理上以炎性腺液潴留为主，见腺体饱满，按摩时大量腺液取出，按后腺体松弛，腺液中白细胞含量明显升高，部分人尿液分析可有少量白细胞，尿流率图曲线多正常。治宜清热利湿、行气活血。方用八正散加减。直肠给药前列安栓。坐浴药黄柏 10 g、倒扣草 10 g、益母草 30 g、苦参 20 g、大黄 15 g、冰片 3 g。

（2）活血化瘀，行气止痛法：适用于病程日久，症见少腹、会阴、睾丸、腰骶、腹股沟坠胀疼痛，时轻时重，在久坐、受凉、性生活过少或过频时加重，热浴、保暖后减轻，舌暗或有瘀点瘀斑，脉多沉涩。病理上以腺管阻塞、盆底肌肉痉挛为主，触诊前列腺腺体饱满，质地偏中，可有硬结，甚至变硬缩小，按摩腺体取出少量前列腺液，或无法按出前列腺液。前列腺按出液中白细胞和含脂肪的巨噬细胞数量多在正常范围。按摩腺体有轻压痛。部分患者偶尔前列腺液中出现大量的白细胞，尿液分析多正常，尿流率图曲线呈高幅密集齿形波。治宜活血化瘀、行气止痛。方用前列腺汤加减。成药前列通瘀胶囊。直肠给药解毒活血栓。坐浴药乳香 15 g、没药 15 g、益母草 30 g、苦参 20 g、大黄 15 g、冰片 3 g。

（3）滋阴补肾，活血化瘀法：适用于病程较久，症见尿后余沥，小便涩滞不畅，伴有少腹、会阴、睾丸、腰骶、腹股沟等处的坠胀隐痛，时有精浊，腰膝酸软，头晕眼花，失眠多梦，遗精早泄，五心烦热，口燥舌干。舌红少苔，脉沉细或细数。多见于性格内向、多愁敏感者，精神压力大，前列腺腺体松弛，前列腺按出液量少或不能按出，前列腺液白细胞多正常或稍高，尿液分析多无白细胞，尿流率多正常或偏低。治宜滋阴补肾、活血化瘀。方用知柏地黄汤加减。直肠给药解毒活血栓。坐浴药黄柏 15 g、红花 15 g、大黄 15 g、赤芍 30 g、冰片 3 g。

（4）温补脾肾，行气活血法：适用于病久体弱，腰骶酸痛，倦怠乏力，精神萎靡，少腹拘急，手足不温，小便频数而清，滴沥不尽，阳事不举，劳则精浊溢出，舌淡苔白，脉沉无力。病理上以腺液分泌不足为主，按摩前列腺手感松弛，或小，按后很少有前列腺液被按出，腺液中白细胞接近正常，或轻度升高，尿液中多无白细胞，伴随症状以性欲减退为特征。尿流率图曲线呈丘形接斜坡，同时 B 超声显示有中等量残余尿，提示气虚或脾肾两虚。治宜温肾助阳，佐行气活血。方用济生肾气丸加减。偏中气不足者，被膜平滑肌收缩乏力，腺体饱满，按出前列腺液量多，按后腺体松弛。治宜补中益气，佐行气活血。方用补中益气汤加减。直肠给药解毒活血栓。坐浴药桂枝 15 g、益母草 30 g、蛇床子 20 g、大黄 15 g。

（5）活血通络法：叶天士云"经年累月，外邪留着，气血皆伤其化为败瘀凝痰，混处经络，多年气衰，延至废弃沉疴"。张聿青又指出"经者为经，横者为络，邪既入络，易入难出，势不能脱然无累"。在治疗时"络病散之不解，邪非在表，攻之不去，邪非着里，补正祛邪，正邪并树无益"。所以，叶天士指出"考仲景于劳伤血痹诸法，其通络方法，每取虫蚁迅速飞走之诸灵，其飞者升，走者降，血无着，气可宣通，与攻积除坚走人脏俯者有间"。虫类通络药性善走窜，剔邪搜络，久痛久瘀入络，凝痰败瘀阻络中，草木药物之攻逐无效，虫类通络药则独擅良能。常用药有水蛭、僵蚕、穿山甲、地龙、鳖甲等。叶天士又云"络以辛为泄"。常用桂枝、细辛、檀香、薤白、乳香等。上述药物，在辨证的基础上可以酌情加用。

2. 其他疗法：

（1）脐疗法：慢性前列腺脐疗法历史悠久，临床使用广泛，对于慢性前列腺炎的疗效显著，脐部中央是神阙穴，神阙穴隶属任脉，任脉与冲脉相交会，与督脉相表里。任脉、督脉、冲脉"一源三歧"，三脉经气相通。同时，任脉与督脉周循全身，分别总督阳脉与阴脉，在防治疾病中具有十分重要的作用。脐疗治疗慢性慢性前列腺炎的药物可选用王不留行、肉桂、黄柏、麝香、石菖蒲、艾叶、茜草、香附等，以活血化瘀类为主，配合清利湿热、温经通脉类中药。

（2）经会阴超声疗法：韩亮应用 GR-QLX 超声治疗仪对 96 例慢性前列腺炎患者进行了临床试验治疗组总有效率为 70.83%，对照组总有效率为 25%，优于对照组（$P < 0.001$），在缓解疼痛方面显著优于对照组（$P < 0.001$）。超声治疗慢性前列腺炎主要利用了超声波与机体的各种生物效应，如热效应、

机械效应和空化效应等。通过这些效应，可以起到增强血液循环，加强代谢，改善局部组织营养，增强酶的活力，降低肌肉和结缔组织张力，缓解痉挛，减轻疼痛，降低感觉神经兴奋的作用。综合上述的生物效应，其治疗功能与中医的活血化瘀法有很大的相似之处。

历代医家认为慢性前列腺炎病因病机主要为肾虚、湿热、气滞、血瘀等。随着有关慢性慢性前列腺炎的中西医研究的进展，前期提出从瘀论治慢性前列腺炎的观点，强调瘀阻是慢性前列腺炎的关键病机，贯穿慢性前列腺炎发病的始终，把活血化瘀作为本病的根本治法。并以此指导临床治疗，得到了学术界的广泛共识。近几年来临床治疗也逐步从清利湿热为主转为活血化瘀为主，活血化瘀中药大量应用于治疗慢性前列腺炎。大量样本的 Meta 分析也提示活血化瘀法治疗慢性慢性前列腺炎临床疗效显著优于对照组。

198　中医治疗慢性前列腺炎研究

　　慢性前列腺炎（CP）是以疼痛（下腹、腰骶、股内侧、会阴、阴囊等部）、排尿异常（尿痛、尿频、尿急、尿道灼热或瘙痒感、尿后余沥、尿道口滴白）和精神神经症状（失眠多梦、头晕耳鸣、紧张焦虑等），甚或出现早泄、阳痿等性功能异常为临床表现的综合症候群。近年来，国内外对于 CP 的有关调查研究不断增多，目前国内所报道的 CP 发病率要明显高于国外，为 6.0%～32.9%，并具有病程长、疗效差、易复发等特点。西医学对病因病机的研究存在广泛争议，治疗上以缓解症状为主要目的，缺乏特异性，其方法主要包括西药内服治疗（抗生素、非甾体抗炎镇痛药、M-受体阻滞剂、α受体阻滞剂、植物制剂、抗抑郁药及抗焦虑药等）、生物反馈治疗、物理治疗、前列腺按摩等，疗效一般，特别是远期疗效不甚理想。中医药在治疗 CP 方面具有理论基础深厚、治疗方法多样、临床疗效良好和毒副作用较少等明显优势，是治疗本病的重要手段之一，具有广阔的发现前景，学者王永等对中医药治疗慢性前列腺炎的研究做了梳理归纳。

病因病机

　　中医典籍中并无"慢性前列腺炎"这一病名，根据其临床表现及体征特点，可归属于中医学"精浊""白浊"等范畴。当代学者主要从瘀血论、湿热论、肾虚论、肝郁论、瘀浊阻滞论等进行病因探索，目前较普遍的认为是，CP 的病因多为肝郁、湿热、瘀阻、肾虚 4 个关键因素，肝郁、湿热为标，肾虚为本，瘀阻是疾病进一步发展的病理状态。王琦提出 CP 的主要病机是湿热、瘀浊阻滞，前列腺可类比"六腑"，以通为顺，湿热、瘀血、浊毒为病理产物，不通则痛。王铁良认为，CP 的致病主要原因是湿浊之邪，可由外入，可由内生。湿热循经下扰，导致前列腺反复充血，久则致瘀，热毒耗气致机体正气亏虚；正气亏虚则无力祛邪，进而又加重瘀血程度。湿热内蕴、瘀血内阻及正气亏虚三者往往互为因果，使病情反反复复、缠绵难愈。崔云指出，气郁与本病的关系最为密切，肝郁气滞、气机不畅是本病发生发展的关键和基础，而诸郁相因为病，相兼相化，导致病情错综复杂，变化丛生。袁少英认为，CP 是因湿邪、热邪、瘀血等因素导致瘀积精室而发病，"瘀"是前列腺炎的核心病机。

辨证分型

　　目前多采用由国家药品监督管理局 2002 年颁布的《中药新药临床研究指导原则》中湿热下注证、气滞血瘀证、肝肾阴虚证、肾阳不足证四个临床分型，但各医家学者结合自身临床经验，亦提出不同的分型方法。袁少英将 CP 分为湿浊瘀滞、湿热瘀结、气滞血瘀、瘀热伤阴、气虚血瘀、肾虚血瘀 6 个证型。薛建国根据"邪、瘀、虚、郁"致病理论分为 4 个主证型，即湿热下注证、痰瘀阻滞证、脾肾亏虚证、肝气郁结证。曾庆琪倡导从肝论治 CP，并分为肝郁气滞证、肝经湿热证、瘀阻肝络证、寒凝肝脉证、肝肾亏虚证、心肝血虚证 6 个证型。郭军以中医整体辨证为基础，采取宏观辨证和微观辨证相结合，以慢性前列腺炎肾虚为本，夹湿、夹瘀、夹热为标，将其分为湿热瘀滞、气滞血瘀、肾虚挟瘀、寒凝肝脉 4 个证型。

临床治疗

1. 中医内治法：

（1）辨证分型治疗：张宗礼将 CP 分为 5 型论治。①湿热下注证，治宜清热利湿、分清泄浊，用三妙汤加减。②肝郁气滞证，治宜疏肝解郁、健脾祛湿，以逍遥散加减。③阴虚火旺证，治宜滋肾养阴、清泄相火，以知柏地黄汤加减。④肾虚不固证，治宜温肾固本、化湿去浊，用二仙汤加减。⑤心肾不交证，治宜调补心肾，宜桑螵蛸散加减。曾庆琪从肝论治，分为：①肝郁气滞证，柴胡疏肝散加减。②肝经湿热证，龙胆泻肝汤加减。③瘀阻肝络证，复元活血汤加减。④寒凝肝脉证，暖肝煎合天台乌药散加减。⑤肝肾亏虚证，一贯煎加减。⑥心肝血虚证，天王补心丹加减。李有文从 4 个证型辨证论治 CP：①湿热下注型，方用自拟萆薢分清饮。②肝肾阴虚型，用六味地黄丸加减。③中气不足型，选用补中益气汤加减。④肾阳亏虚型，方用右归丸化裁。赵刚从 4 个证型辨治 CP：①湿热下注型，治以清热利湿、解毒排浊，方用萆薢分清饮合八正散加减。②阴虚火旺型，治拟滋阴清热、利湿导浊，方选知柏地黄汤加减。③肾阳虚衰型，治以温补肾阳，方用五子衍宗丸合右归丸加减。④气滞血瘀型，治以活血化瘀、行气导滞，方选少腹逐瘀汤加减。孙自学将 CP 分为湿热下注、阴虚火旺、脾肾两虚、气滞血瘀等证型，常用方剂有程氏萆薢分清饮、龙胆泻肝汤、六味地黄汤、四君子汤、五子衍宗汤、少腹逐瘀汤等。

（2）专方、自拟方治疗：王键从通立法，调畅三焦，拟定前列腺汤（赤芍、败酱草、虎杖、王不留行、猫爪草、白花蛇舌草、益母草、马鞭草、萆薢、石菖蒲、金樱子、益智、竹叶、甘草梢、琥珀），临床多有成效。王琦提出，精窍瘀浊阻滞兼肝郁气滞为本病的主导病机，并创制了本病主方前列止痛汤，临证时宏观与微观诊疗结合，主病主方与对症处理并举，用药兼顾患者体质。王铁良教授提出了清热利湿不伤阳气，温化寒湿不损阴液的指导原则，并自拟利湿汤（金钱草、海金沙、车前子、黄柏、桂枝、土茯苓、萹蓄、瞿麦、金银花、连翘、益母草、半枝莲、白花蛇舌草、丹参），加减用之，积累了丰富的临床经验。王鹏等选取符合ⅢA 型型前列腺炎诊断标准患者 80 例，随机分为治疗组和对照组各 40 例，治疗组使用前列舒方（浙贝母、菟丝子、制何首乌、鹿衔草、三七、川牛膝、合欢皮、薏苡仁、败酱草、绵萆薢、盐车前子、延胡索）治疗，对照组予银花泌炎灵片＋多西环素分散片治疗；对比治疗前后两组中医证候评分、CP 症状指数（NIHCPSI）评分、前列腺液白细胞计数、卵磷脂小体密度。结果显示：两组比较，在降低前列腺液中 WBC 计数、改善 NIH-CPSI 及中医证候评分、提高卵磷脂小体密度方面差异具有统计学意义（$P<0.05$）。

（3）中成药治疗：林成楚等将 390 例 CP 患者为研究对象，实验组 196 例了口服宁泌泰胶囊治疗，对照组 194 例予口服安慰剂治疗，疗程 6 周，结果显示：治疗后 NIH-CPSI 评分总分及各项分值之间的差异均有显著的统计学差异（$P<0.01$）。余明海将ⅢB 型 CP 患者 214 例分为两组，每组各 107 例，对照组患者口服盐酸特拉唑嗪片，治疗组患者在对照组的基础上口服前列回春胶囊，两组患者均连续治疗 3 个月；结果显示，对照组和治疗组临床有效率分别为 74.8% 和 87.9%，两组比较差异具有统计学意义（$P<0.05$）。钟勇等将 CP 患者 165 例随机分成对照组（82 例）和治疗组（83 例），对照组口服诺氟沙星胶囊，治疗组患者在对照组基础上口服癃清片，两组患者均连续治疗 28d，结果显示：治疗后，对照组临床有效率为 87.80%，显著低于治疗组的 97.59%，两组比较差异具有统计学意义（$P<0.05$）。杨庆等将 89 例 CP 患者分为对照组 44 例和观察组 45 例，对照组采用坦洛新治疗，观察组采用前列泰胶囊联合坦洛新治疗，结果观察组患者治疗后的总有效率 91.11% 明显高于对照组的总有效率 72.73%，差异有统计学意义（$P<0.05$）。

2. 中医外治法：

（1）针刺治疗：欧洋帆等将 67 例Ⅲ型前列腺炎患者分为 A 组（ⅢA 型）35 例和 B 组（ⅢB 型）32 例，两组均给予针刺治疗，结果 A 组总有效率为 91.4%，B 组为 90.6%，两组治疗后 NIH-CPSI 评分、EPS 中 WBC 计数及 NE 含量与同组治疗前比较，差异均有统计学意义（$P<0.01$）。杨慧等选取 117 例

CP 患者分为针刺组（60 例）和对照组（57 例），针刺组选取肾俞穴、中髎穴、会阳穴、三阴交穴，对照组进行以上 4 穴旁开非经非穴点微针刺，结果针刺组总有效率显著优于对照组（$P<0.05$），两组治疗 8 周后及治疗后 12 周、24 周的 NIH-CPSI 评分，IIEF-5 评分均明显改善（$P<0.05$），且针刺组较对照组疗效更为显著（$P<0.05$）。朱燕侠等将 CP 患者随机分为治疗组和对照组，每组 30 例，对照组予坦索罗辛口服，治疗组在对照组基础上予针刺双侧三皇穴治疗，疗程均为 8 周，结果治疗后两组 NIH-CPSI 评分、前列腺液白细胞计数均较治疗前降低（$P<0.05$）；治疗组 NIH-CPSI 评分、前列腺液白细胞计数较对照组降低更显著（$P<0.05$）；治疗后治疗组总有效率为 96.67%，明显高于对照组 76.67%。

（2）灸法治疗：郭江等将 360 例 CP 患者随机分为实验组、对照组、空白组各 120 例，实验组予口服盐酸坦索罗辛胶囊加隔姜灸治疗，对照组仅口服盐酸坦索罗辛胶囊，空白组不给予任何治疗，疗程 30 日；结果：实验组 NIH-CPSI 评分明显低于对照组及空白组，实验组 EPS 中卵磷脂小体含量明显高于对照组及空白组，实验组 EPS 中炎性因子水平明显低于对照组及空白组；治疗组 EPS 中 WBC 阳性总例数由治疗前的 86 例减少为治疗后的 20 例，明显优于对照组及空白组。李泰标等将 100 例 CP 患者分为热敏灸联合盐酸坦索罗辛缓释胶囊的治疗组（50 例）和单纯盐酸坦索罗辛缓释胶囊的对照组（50 例），治疗 20 日结果：治疗组 NIH-CPSI 评分、前列腺液中白细胞、卵磷脂小体及血液流变学各指标优于对照组，差异均有统计学意义（$P<0.05$）；总有效率治疗组为 86.0%，对照组为 70.0%，差异有统计学意义（$P<0.05$）。陈立昌等将 60 例肾气亏虚型 CP 患者分为治疗组和对照组各 30 例，治疗组采用隔药灸脐法，对照组采用口服普适泰片，结果显示，治疗组总有效率 90.0%，对照组 75.9%，两组比较差异有统计学意义（$P<0.05$）。

（3）中药灌肠：牛培宁等将ⅢA 型前列腺炎湿热瘀阻证患者 60 例分成前列通Ⅰ号保留灌肠的治疗组（30 例）和前列闭尔通栓塞肛的对照组（30 例），疗程 4 周；结果显示，治疗组 NIH-CPSI、中医证候积分、前列腺按摩液中白细胞数目和卵磷脂小体数量改善均显著优于对照组。王晓民等将湿热瘀滞型 CP 患者 96 例，随机分为两组，每组 48 例，对照组采用前列安栓治疗，观察组采用中药保留灌肠治疗（白花蛇舌草 30 g、蒲公英 30 g、败酱草 30 g、萆薢 30 g、莪术 30 g、威灵仙 20 g、皂角刺 20 g、延胡索 10 g、桃仁 10 g、王不留行 10 g、大黄 6 g、冰片 3 g），治疗 20 日，观察组治疗有效率 85.42% 明显高于对照组 68.75%，两组比较差异有统计学意义（$P<0.05$）。张兴将 70 例 CP 患者分为中药保留灌肠联合普乐安片的治疗组（35 例）和单纯普乐安片的对照组（35 例），结果显示：治疗组总有效率 94.3%，对照组总有效率 71.4%，治疗组疗效优于对照组（$P<0.05$）；组治疗后 NIH-CPSI 疼痛、排尿、生活质量评分及总分与本组治疗前比较均明显降低（$P<0.05$），且治疗组治疗后 NIH-CPSI 疼痛、排尿、生活质量评分及总分较对照组治疗后降低更明显（$P<0.05$）。唐仕峰等将 80 例 CP 患者分为坦索罗辛单独治疗组和中药灌肠（败酱草 15 g、丹参 15 g、王不留行 15 g、黄柏 10 g、大黄 10 g、穿山甲 10 g、车前子 10 g、益智 10 g）与坦索罗辛联合治疗组，每组 40 例患者，结果显示：联合治疗组患者的尿路症状、疼痛症状、生活质量评分和 NIH-CPSI 总分均显著低于单独治疗组，其差异均有统计学意义（$P<0.05$）；联合治疗组患者的治疗总有效率 92.5% 显著高于单独治疗组患者的 70.0%，其差异有统计学意义（$P<0.05$）。

（4）穴位贴敷：段陈洁等将 80 例肾阳虚型 CP 患者分为穴位敷贴组（40 例）和常规治疗组（40 例），常规治疗组予口服盐酸坦洛新缓释片和复方玄驹胶囊，穴位敷贴组在常规组基础上加"温肾贴"，疗程 3 个月，结果穴位敷贴组有效率 87.5%，常规治疗组有效率 75.0%，两者差异具有统计学意义（$P<0.05$）。周萍等将 80 例湿热瘀阻型 CP 患者分两组，治疗组（40 例）予穴位贴敷神阙、关元、中极、会阴等穴，对照组（40 例）口服泽桂癃爽胶囊，结果显示：治疗后两组 NIH-CPSI 评分、中医证候积分均较治疗前降低（$P<0.05$），世界卫生组织生存质量测定量表均较治疗前明显升高（$P<0.05$），其中治疗组改善的程度优于对照组。

综上所述，CP 是泌尿男科的多发病、常见病，病因病机复杂，症状表现多样，病程缠绵难愈，易反复发作，严重危害男性健康。中医药在治疗 CP 方面积累了丰富的经验，疗效肯定，具有独特优势。

199　中医复方治疗慢性前列腺炎用药规律

慢性前列腺炎是中青年男性常见的生殖系统疾病，临床上可表现为长期反复的会阴、下腹部疼痛，或表现为尿频、尿不尽，可伴有不同程度的性功能障碍、生育能力下降及心理症状。此病迁延难愈、缠绵反复，严重影响患者的身心健康和生活质量。目前西医治疗慢性前列腺炎常见的方法有药物疗法、物理疗法、免疫治疗、生物治疗、综合疗法等，但长期效果不稳定，临床报道数据不一，且病情易反复。中医药治疗慢性前列腺炎具有良好的临床疗效，但目前主要依靠经验论治，尚未建立统一的病因病机观及形成系统、完整、标准的辨治体。学者刘碧娥等通过检索知网数据库中中药复方治疗慢性前列腺炎的临床随机对照试验文章，运用数据挖掘技术，探索了中药复方治疗慢性前列腺炎的用药特点和组方规律，从而为临床的遣方用药提供了理论参考。

资料与方法

1. 资料来源：以"慢性前列腺炎""慢性骨盆疼痛综合征""Ⅲ型前列腺炎""精浊""劳淋"等为检索词，检索自建库至 2020 年 6 月 30 日知网数据库中关于中医药治疗慢性前列腺炎的 RCT 文章。

2. 处方筛选：

（1）纳入标准：①中药复方治疗慢性前列腺炎的临床随机对照试验文章。②第一诊断为慢性前列腺炎。③药味、用法明确。④剂量、疗程及用法合理。⑤临床研究治疗有效或能改善患者症状。

（2）排除标准：①诊断不明确、非研究具体疾病的医案（慢性前列腺炎不是第一诊断）。②具体处方记录不完整。③方药组成、剂量均相同的处方仅保留最早发表者，其余的均剔除。④来自动物实验类、综述类、流行病学研究类文献中的处方。

3. 处方录入及预处理：将纳入文献的原始数据录入 Excel 表格，包括第一作者姓名、处方证型、方剂名称、具体中药及剂量等，然后对数据进行预处理。①修正错别字，针对中药名称存在谬误者，予以修正。②规范并统一中药名称，参照《中药学》和《中华人民共和国药典》修正并统一后再录入数据库，如将"田七"统一为"三七"、"大血藤"统一为"红藤"、"瓜蒌根"统一为"天花粉"等。③药物功效分类，按照《中华人民共和国药典》分为解表药、清热药、化湿药、利水渗湿药、理气药、泻下药、活血化瘀药、补虚药、温里药、祛风湿药、消食药、止血药、杀虫止痒药、化痰止咳平喘药、平肝息风药、收涩药、安神药、开窍药等。④药物性味及归经，按照《中华人民共和国药典》区分四气五味及十二归经。数据录入采用双人核对模式，一人负责录入，另一人负责核对，确保每个数据正确无误。

4. 数据统计分析：

（1）频数统计：采用 Excel 表格对纳入文献数据进行频数分析，统计各证型和中药的频数，从中提取出高频药物，并对其功效、性味、归经、使用剂量进行频数分析，初步归纳出慢性前列腺炎的用药特点及高频药物群。

（2）聚类分析：将数据导入至 IBMSPSSStatistics25 软件中，针对高频药物，根据功效、性味、归经等进行聚类分析，总结慢性前列腺炎治疗的核心药物群。

（3）最后运用 IBMSPSSMOdeler18.0 进行药物关联规则分析，将最低支持度设定为 10%，最小置信度为 65%，最大前项数为 5，从而得到处方规律，并挖掘核心处方。

结　　果

1. 筛选文献处方：共检索出 1 082 篇文献，经过仔细逐层筛选后，最终纳入分析的文献有 460 篇。

2. 频数统计：

（1）证型分布：纳入研究的 483 首方剂中，133 首方剂未提及具体证型，120 首方剂虽未明确提及具体证型，但提出在辨证基础上加减用药。其余方剂均明确提出具体证型，最常见的是湿热瘀阻型（96）次，其次是气滞血瘀型（48）次和湿热蕴结型（44）次。

（2）用药方式：纳入研究的 483 首方剂均明确提及了用药方式，口服、灌肠、熏洗、口服＋灌肠、口服＋熏洗的频数分别为 412 次（85.30%）、46 次（9.52%）、8 次（1.65%）、9 次（1.86%）、8 次（1.65%）。

（3）高频中药的频次分布：根据纳排标准纳入 483 个处方，共有 277 味中药，出现药物频次共 8396 次，使用频次≥50 次的高频药物有 34 味，排名前 5 位的药物分别为：甘草 190 次（39.34%）、黄柏 177 次（36.65%）、丹参 175 次（36.23%）、赤芍 173 次（35.82%）、败酱草 160 次（33.13%）。

（4）高频药物的性味、归经频数分布：对高频药物进行药性、药味、归经进行统计分析。四气以平、寒、微寒为主；五味以苦、甘、辛为主；归经以肝、脾、肾、胃为主。

（5）高频药物的功效分类：高频药物的功效排名前 3 位的分别是活血化瘀药（19.09%）、清热药（16.49%）、利水渗湿药（10.38%）。

（6）高频药物的用量分析：对使用频次排前 5 位的中药（甘草、黄柏、丹参、赤芍、败酱草）进行用量分析，甘草的用量为 6 g 时使用频次最高，为临床常用剂量；黄柏的最大剂量为 40 g，10 g 时使用频次最高；丹参的最大用量为 30 g，15 g 时使用频次最高，10 g、20 g、30 g 时次之；赤芍 15 g 时使用频次最高，10 g 时次之；败酱草 30 g 时使用频次最高，15 g、20 g 时次之，均是临床常用量。

3. 关联规则分析：运用 IBMSPSSMOdeler18.0 软件对使用频数≥50 次的高频核心药物用 Apriori 算法进行关联规则分析，设置最小支持度为 10%，最小置信度为 65%，最大前项数为 5，按置信度由高到低排序，共计得到核心药对组合 20 个，且在统计学上均有意义。置信度最高的 5 组药对分别是"没药→乳香""桃仁→红花和赤芍""乳香→没药""赤芍→没药""红花→桃仁和丹参"。桃仁、丹参和赤芍与其他高频药物的关联均较为紧密，且用药频率最高，提示此 3 味为慢性前列腺炎的核心治疗药物。

4. 聚类分析：将数据导至 IBMSPSSStatistics25 软件中，对高频药物进行系统聚类分析，选择瓦尔德法、平方欧式距离，结合中医学相关理论，得到 6 个中药聚类组合。

讨　　论

在中医古籍中虽无慢性前列腺炎或与其相似的病名，但根据该病的临床症状，可将其归属于"精浊""白淫""淋证""白浊"等范畴。目前中医治疗慢性前列腺炎缺乏统一的病机观、辨证分型和疗效标准。本研究通过汇总分析所纳入的文献发现，慢性前列腺炎最常见的证型是湿热瘀阻型，其次是气滞血瘀型、湿热蕴结型。慢性前列腺炎的病机虽复杂，但始终与湿热瘀虚相关。肾虚为本，湿热为标，血瘀为变，三者相互影响、相互作用，导致慢性前列腺炎缠绵难愈。

中医治疗慢性前列腺炎的用药方式有很多种，包括内服和外治法。外治法因其操作简便易行，容易被患者接受，在临床中应用十分广泛，目前临床上常见的外治法包括灌肠和熏洗。前列腺与直肠之间存在特殊的静脉通道，灌肠主要通过药物改善局部血液循环，经直肠黏膜吸收后进入静脉或淋巴系统，随血液或淋巴液运行至全身或局部，从而达到治疗作用。中药坐浴熏洗时，一方面温热水浴可以令皮肤舒张，药物的有效成分更容易吸收；另一方面中药布包煎汤的活性成分通过坐浴让直肠肛门及阴囊皮肤吸收，可直达病所，疗效更佳，而且热水坐浴本就有活血化瘀的治疗效果。

高频药物分析结果中，得到34味治疗慢性前列腺炎的核心药物，将高频药物进行分类，排名前3位的分别是活血化瘀药（19.09%）、清热药（16.49%）、利水渗湿药（10.38%）。可见治疗本病以活血化瘀、清热利湿为主，辅以补肾助阳、疏肝理气、益气健脾。《金匮要略》云："热之所过，血为之凝滞。"本病起病缓慢，病程较长，初起多以湿热为主，湿热之邪入于营血，血与邪互结，血为之瘀结，乃致精道气血瘀滞。经络阻滞，脉络损伤，血溢脉外，离经之血亦成瘀。另外，根据现代解剖学，前列腺导管进入尿道呈直角或斜行，不仅不利于排出前列腺液，还易导致尿道病原微生物、尿液进入腺体，引起前列腺液的淤积和感染；同时，进入腺体的动脉相对粗大，而静脉则相对细小迂曲，两者均易引起血瘀。可见瘀血既是导致慢性前列腺炎发生的致病因素，又是其病理产物，是此病迁延不愈的重要病因。临床工作中在辨证论治的基础上，应注重使用活血化瘀药。现代药理研究表明，活血化瘀药可改善腺体的微循环，增加前列腺上皮细胞膜的通透性，同时可随证配合清热、利湿、补益之品，促使体内残血败精得以迅速通泄，从而引流炎性分泌物，缓解或消除症状。

在34味核心药物中，治疗慢性前列腺炎使用频次排名前5的中药是甘草、黄柏、丹参、赤芍、败酱草。甘草可补脾益气、清热解毒、缓急止痛、调和诸药，现代药理学研究表明，其具有抗炎、止痛、调节免疫力的作用。黄柏功能清热燥湿、解毒疗疮，可抗炎、抗氧化、抗菌、保护神经。丹参功能活血祛瘀、清心除烦、凉血消痈，可调节免疫、抗炎镇痛、改善微循环。赤芍功能清热凉血、散瘀止痛，可抗炎、抗抑郁及抗氧化。败酱草功能清热解毒、祛瘀止痛、消痈排脓，可镇痛、镇静、抗菌、抗病毒。另外，对使用频次排名靠前的这5味中药进行用量分析，甘草、黄柏、丹参、赤芍、败酱草使用频次最高的剂量分别是6 g、10 g、15 g、30 g，均是临床常用量。

高频药物的性味归经频数分析结果表明，四气以平、寒、微寒为主。性平，不寒不热，其性中正，避免寒热太过，作用缓和；"热者寒之"，性寒，可泻人体火热之邪。五味以苦、甘、辛为主。苦能泄、能燥，用于湿热之证，起苦寒燥湿之功；甘能补、能和、能缓，可补益、和中、调和诸药、缓急止痛；辛能散、能行，可行气活血化瘀。药物归经以肝、脾、肾、胃为主。肝肾亏虚是本病的基本病机，脾胃阴阳燥湿相济失调致湿热毒邪内蕴是其发生的关键。肾藏精、司二便，腰为肾府；肝藏血、主疏泄，且与气血运行关系密切，另肝经绕阴器抵少腹。肝肾亏虚，可见腰骶酸痛、尿频、尿急、尿余沥不尽；肝气郁滞，血脉不畅，可见少腹会阴或睾丸坠胀疼痛；若湿热毒邪内蕴，膀胱气化失司，则可见尿频、尿急、尿痛。关联规则分析中按置信度由高到低排序，共计得到核心药对组合20个。置信度最高的5组药对分别是"没药→乳香""桃仁→红花和赤芍""乳香→没药""赤芍→没药""红花，桃仁和丹参"，均为活血化瘀类。乳香性味辛、苦、温，可活血定痛、消肿生肌，侧重于行气活血；没药性味辛、苦、平，可散瘀定痛、消肿生肌，侧重于活血化瘀。《医学衷中参西录》中记载乳香、没药合用，为宣通脏腑、流通经络之要药，凡心胃胁痛、肢体关节诸痛皆能治之，外用能解毒消肿、生肌止痛，虽为开通之药，但不耗伤气血。现代药理学表明，乳香、没药具有镇痛、抗炎、抗菌、抗肿瘤、抗溃疡、抗氧化等药理作用。桃仁质重沉降，偏入里走下，破瘀力强；红花质轻升浮，善走外达上，行血力胜，两者相互配对，破瘀而利血行，行血而利瘀去，以祛瘀为核心，辅以养血、行气，从而使活血化瘀之力倍增，是桃红四物汤、复元活血汤、血府逐瘀汤等方剂的重要药物组合。赤芍性微寒，味苦，具有清热凉血、散瘀止痛的功效，血府逐瘀汤、桃仁红花煎、补阳还五汤等方中均含有"桃仁-红花-赤芍"，3药组合可增强活血化瘀之效。丹参味苦性微寒，归心、肝经，功能活血调经、凉血祛瘀，善消瘀热引起的痈肿，"红花-桃仁-丹参"组合，为治疗瘀热证的常用药对。现代医者治疗慢性前列腺炎大都围绕着桃仁、赤芍、丹参进行组合，常用的药物有乳香、没药、红花、王不留行子、败酱草、蒲公英等。由网络图可发现桃仁、丹参和赤芍与其他高频药物的关联均较为紧密，且用药频率最高，提示此3味为治疗慢性前列腺炎的核心药物。

数据挖掘技术可运用于中医药治疗疾病的用药频次、配伍规律、用药药性及药-症关联等研究，从中挖掘辨证思维、组方思路和用药配伍等内在规律，为精简复方、发现新的配伍组合提供理论支持，为临床医师开具处方及合理用药提供指导，有利于中医药知识的传承和发扬，促进现代中医药学的发展。本研究通过数据挖掘的方法揭示了中药复方治疗慢性前列腺炎的核心药物及其配伍规律，为该病的临床用药提供参考和借鉴。在临床上治疗慢性前列腺炎应遵循扶正祛邪的基本治则，以活血化瘀、清热利湿为主，辅以补肾助阳、疏肝理气、益气健脾。

200 国医大师王琦治疗慢性前列腺炎用药规律

慢性前列腺炎（CP）是指前列腺在病原体或某些非感染因素作用下，出现以盆腔区域疼痛或不适、排尿异常等症状为特征的疾病，对患者的身心健康造成严重影响。由于其病因尚不明确、临床症状复杂多样化、诊断方法存在争议、治疗时间长等问题，临床疗效欠佳。西医对 CP 发病机制尚未完全阐明，缺乏特效疗法。中医药治疗 CP 具有疗效稳定、不良反应小、禁忌症少的优点。CP 属于中医学"淋证""子痛""精浊""白浊"等范畴，其中医病名及证候难以规范统一。中国工程院院士、国医大师王琦是中医男科学的创始人及学科带头人，对 CP 的治疗具有独到见解。王琦结合西医解剖观察，认为 CP 病机不等同于"湿热下注膀胱"，提出主导病机为湿热、瘀浊阻滞，即患病日久，湿热不攘，浊毒瘀血内蕴，前列腺脉络、导管阻滞不通。学者刘桂敏等采用中医传承辅助平台分析了王琦院士治疗 CP 的用药规律，为临床诊疗提供了参考。

资料与方法

1. 数据来源：收集 2016 年 9 月—2019 年 9 月王琦院士在北京中医药大学国医堂门诊治疗 CP 的病案 65 个，涉及患者 65 例，其中伴勃起功能障碍 9 例、早泄 4 例。共纳入处方 122 首，中药 178 味。

2. 纳入标准：①西医诊断标准以《中国男科疾病诊断治疗指南》和 1995 年美国国立卫生研究院 CP 症状评分标准为参考，中医诊断参考《王琦男科学（第二版）》。②CP 诊断明确，症状、方药及药量记录完整且患者复诊时症状有所改善的病案。③对于第二次复诊时症状明显改善的 CP 患者，除初诊处方外，其第一次复诊处方也作为纳入处方。

3. 排除标准：患有膀胱炎、慢性尿道炎等与 CP 症状相似的疾病者。

4. 数据录入与规范：将筛选后的病案录入中国中医科学院中药研究所提供的中医传承辅助平台 V2.5 的"临床采集"系统中，包括患者基本信息、四诊信息、诊断确定的疾病及中药处方，最后保存并导入平台数据库。数据录入完成后，由另一人通过"平台管理"系统中的医案、方剂、患者管理系统进行检查核对，防止病例录入有遗漏或错误。为保证最终数据分析结果的精确性与规范性，进入"平台管理"中的"中药饮片管理"项，对中药名称进行规范和统一，补充录入中药性味归经及所属功效类别。中药名称规范及性味归经参照 2015 年版《中华人民共和国药典》，中药所属功效类别参照《中药学》，如"丹皮"规范为"牡丹皮"，性味"苦、辛、微寒"，归"心、肝、肾经"，属"清热凉血药"。

5. 数据分析：进入中医传承辅助平台 V2.5 的"数据统计系统"和"数据分析系统"，进行数据挖掘分析。①频次统计：主要包括药物性味归经、药物使用频次、药物类别。②关联规则分析：核心药物关联规则分析、基于改进的互信息法关联度分析。③聚类分析：复杂系统熵聚类分析、无监督熵层次聚类分析。

结 果

1. 药物性味归经：对 178 味中药进行性味归经统计，可见药性以寒、温为主，平性次之；药味以苦、甘为主，辛味次之；归经以肝经为主，其次入胃、脾、心、肺、肾经。

2. 药物频次：利用平台对 178 味中药进行频次统计，筛选出频次≥10 的中药，共 35 味，其中前 8

味药物与当归贝母苦参丸高度相似，频次排名9～16味的药物与复元活血汤高度相似。

3. 药物类别：对频次≥10的中药功效类别按照药物频次由高到低的排序，发现频次＞70的6种药物类别分别是活血调经类、利尿通淋类、化瘀止血类、清热燥湿类、理气类、补血类。

4. 药物关联规则：根据文献和方剂数量，结合中医传承辅助平台默认参考值，在"组方规律分析"中将支持度个数（药物组合在所有处方中出现的最低频次）设为23、置信度设为0.9，得到出现频次≥23药物组合68个，包含的中药共16味。对治疗CP的常用药物进行关联规则分析，得出59条关联规则，置信度均等于1。设置支持度个数分别为33、23、13，对治疗CP核心药物的关联规则进行可视化处理。

5. 组方复杂系统熵聚类分析：根据文献和方剂数量，结合中医传承辅助平台默认参考值，在"新方分析"中将相关度设置为8，惩罚度设置为2，进行复杂系统熵聚类分析，可得到3～6味药物组成的新核心组合，共计24个。对得到的部分药物核心组合进行可视化处理。

6. 核心组方无监督的熵层次聚类新方分析：基于上述核心组合，进行无监督的熵层次聚类新方分析，可得到药物数量4～7味的12个新方。

讨　论

CP临床表现复杂多样，病情顽固。关于CP病机，《素问·至真要大论》云"诸转反戾，水液浑浊，皆属于热"，认为下焦有热可引发此病。《灵枢·口问》云"中气不足，溲便为之变"，认为脾气虚弱，中气下陷可引发此病。王琦总结出CP的核心病机理论，即热毒蕴结论、瘀血论及瘀浊阻滞论。热毒蕴结论认为CP病机为热毒之邪蕴结于精窍，湿热为病，其性缠绵，久而失治，变为精浊，湿热浊毒瘀滞精室。瘀血论认为瘀血郁阻是CP的主要病机之一，患者多出现血液流变学异常、前列腺变硬或结节、会阴部刺痛等症状。瘀浊阻滞论认为瘀不仅指血瘀，还包括淤积不通，指前列腺导管常因炎症刺激、纤维变性而管腔狭窄，或结石阻塞，致使前列腺导管引流不畅。CP初期湿热为主，出现尿频、尿急、尿痛等症状；中期以湿毒内蕴为主，出现尿道口有乳白色分泌物等症状；后期瘀浊互结，阻滞下焦，致使前列腺脉络阻滞不通，出现会阴部、后尿道疼痛等症状。基于此，王琦提出分期论治、主病主方的诊疗思想，CP前期和中期治疗以清热解毒为主，祛瘀排浊为辅，佐以温阳散寒之品防湿遏伤阳；后期治疗以祛瘀排浊为主，清热解毒为辅，加温通之品以助血行。CP患者一般具有湿热、血瘀、气郁的体质，故王琦在辨证基础上又分别投以清热利湿、祛瘀通络活血、疏肝理气之品。

本研究药物性味归经统计结果显示，药性以寒、温、平为主，药味以苦、甘、辛为要，结合药物频次统计中的前35味药物可见，王琦用药时寒温之性并用，苦甘之味并存，如善用药对乌药和黄柏，乌药能温通肝脉、理气止痛，黄柏泻火坚阴、清下焦湿热，一温一寒，相辅相成。王琦治疗CP用药多以浙贝母、苦参、黄柏等苦寒之品，对湿热、热毒蕴结大有裨益，但苦寒之物易伤脾胃，需佐以当归、乌药等辛温之品，一方面可减轻寒性药物之寒性，防止其过寒伤阳，另外辛温之品多具有温经散寒、疏肝理气、通络行气止痛功效，对瘀浊阻滞、肝郁气滞疼痛的治疗有益。从归经上看，药物以入肝经频次最高，其次入胃、脾、心经。瘀血郁阻为CP的主要病机之一，肝与血瘀关系密切，肝不疏泄，气血郁遏于内，所滞之处皆可成瘀。前列腺属阴器，为肝经所过，由肝经所主，肝之经气不舒，疏泄不利，则瘀浊阻滞精窍。故王琦以柴胡、当归、桃仁、红花等入肝经疏肝行气、活血祛瘀。其次考虑患者精神心理状况，为调畅情志，常用柴胡等疏肝解郁类中药。

本研究共筛选出35味常用中药，排名前8位的中药分别为当归、乌药、蒲黄、萆薢、滑石、苦参、浙贝母、黄柏。在药物类别统计中频次＞70的前6种类别分别是活血调经类、利尿通淋类、化瘀止血类、清热燥湿类、理气类、补血类，活血调经化瘀类药物配以补血理气类药物，可破血通利，治疗患者血运不畅，血瘀气滞疼痛；利尿通淋类药物可治疗排尿不畅、尿余沥等症状；清热类药物可以清热利湿、泻火解毒，祛除CP患者湿热，解热毒之蕴结。分析频次统计中的前8味中药，发现其与当归贝母苦参丸高度相似。当归贝母苦参丸源自《金匮要略》，原方包括当归、浙贝母、苦参、滑石等，王琦对该方进行加减，以当归通络活血，苦参、浙贝母、滑石清热利湿、排浊利窍，湿热较重者辅以萆薢、马鞭草利湿祛浊，排尿不利较重者加蒲黄合滑石以泄热利湿、化瘀利窍。若患者为湿热体质，再加黄柏、土茯苓清热利湿，佐以乌药，防止苦寒药伤阳。药物频次排名第9～16味中药与复元活血汤高度相似。复元活血汤源自李东垣《医学发明》，原方由酒大黄、柴胡、当归、桃仁、红花、穿山甲、瓜蒌根、甘草8味中药组成。王琦以此方为基础加减治疗盆腔疼痛显著者。胁下为肝经循行之处，瘀血停留、气机阻滞则胁下疼痛，而柴胡具有疏肝行气功效，可引诸药入肝经。大黄泄热毒、行瘀血，柴胡、大黄两药合用，可泄热利湿、化瘀利窍。桃仁、红花均有活血散瘀之效，两者搭配当归可使活血祛瘀止痛功效更加显著。天花粉不仅有清热解毒之功，还能消肿散结，缓解瘀结疼痛。王琦还喜用苦寒的虎杖，可清热毒、祛瘀利窍、去秽浊之物。若祛瘀止痛之效不显著，可再加三七，或佐以温通督脉之品，如菟丝子。湿热明显者可加黄柏、乌药。若疼痛日久，瘀血阻络，可酌加炮穿山甲等破血祛瘀，再加甘草以清热解毒、缓急止痛、调和诸药。

对组方进行关联规则分析发现，支持度个数≥23、置信度＝1的核心药物组合大多是由王琦基于当归贝母苦参丸或复元活血汤进行药物加减变化所得。即药物组合多出现在"当归、浙贝母、苦参、蒲黄、滑石、萆薢、乌药、黄柏"或"柴胡、当归、桃仁、红花、天花粉"之中。基于复杂系统熵聚类分析得24个治疗CP的药物组合，进一步分析得到12个新方，或以清热利湿解毒为主，或以活血祛瘀通络为主。王琦常以8味药物作为基础方，新方"乌药，黄柏，柴胡，萆薢，天花粉，桃仁，红花"的药味数目最为契合，且该处方从药物组成看具有清热祛湿排浊、疏肝理气、化瘀通络止痛之功效，与复元活血汤有异曲同工之妙，以活血祛瘀通络为主，适于后期盆腔疼痛症状明显的CP患者，疗效有待临床验证。

综上所述，王琦治疗CP有独到见解，提出了热毒蕴结论、瘀血论、瘀浊阻滞论3个CP核心病机理论，总结出"湿热瘀浊阻滞下焦"的CP主导病机，提出分期论治，早中期应以清热解毒为主、祛瘀排浊为辅，后期以祛瘀排浊为主、清热解毒为辅。王琦总结出主病主方，CP患者早中期湿热阻滞精室，以当归贝母苦参丸为主方进行药物加减；后期瘀浊阻滞，出现盆腔疼痛症状，以复元活血汤为主方进行药物加减。在主病主方的基础上提出辨体论治，如对湿热体质患者用清热利湿之品，对血瘀体质患者用祛瘀通络活血之品，对气郁体质患者用疏肝理气之品。对尿路刺激、盆腔疼痛、精神心理障碍等不同症状选用不同药物加减，如精神心理症候群的治法为疏肝解郁，选用柴胡疏肝散进行加减。CP病因、病机、临床表现复杂多样，通过药物频次统计、关联规则、聚类分析得出治疗CP的核心药物，主要包括当归、浙贝母、苦参、滑石粉、柴胡、大黄、桃仁、红花、天花粉、蒲黄、萆薢、乌药、黄柏、甘草等药物，具有清热祛湿排浊、化瘀通络止痛之效，与当归贝母苦参丸合复元活血汤加减基本一致。

201　从阳虚论治前列腺炎

　　戴恩来从事中西医结合防治肾系疾病的科研、教学以及临床诊疗工作，在慢性肾系疾病如前列腺炎、前列腺增生、慢性肾炎等疾病的诊疗上有着丰富的临床经验。擅长根据经典，发掘新的治疗思路，临床屡获奇效，学者马丽等将其治疗前列腺炎的经验做了归纳总结。

前列腺炎的治疗研究

　　前列腺炎是由于前列腺组织受到病原微生物感染或某些非感染性因素慢性刺激而引起的炎性反应，好发年龄为 25～35 岁，老年患者还往往伴发前列腺增生。根据其病程长短，大致可分为急性和慢性发病；根据其病理特点，又可分为细菌感染和非细菌感染两种。1978 年 Brach 等提出前列腺炎综合征的概念，将前列腺炎分为 4 类：①急性细菌性前列腺炎（ABP）；②慢性细菌性前列腺炎（CBP）；③慢性非细菌性前列腺炎（CNP）；④前列腺痛（PD）。1995 年美国国立卫生研究院（NIH）提出新的分类方法，将前列腺炎分为 4 类：①急性细菌性前列腺炎；②慢性细菌性前列腺炎；③慢性非细菌性前列腺炎或慢性盆腔疼痛综合征（CPPS），又根据每高倍视野白细胞是否超过 10 个，分为 ⅢA、ⅢB 两型；④无症状炎性前列腺炎。该分类方法区别于传统的分类方法，使前列腺炎的分类更符合临床治疗的需要，是在传统分类基础上的进步。前列腺炎的现代医学研究，主要集中于病原体感染、免疫异常、组织病理学改变、尿液返流、神经内分泌异常、精神心理因素等方面。病因学研究也有病原体感染学说、尿液反流学说、氧化应激学说、免疫学说等。现代临床医学的检查手段如前列腺彩超、前列腺液常规检查等对于本病的诊断也提供了更加精准的方法。前列腺炎的治疗，西医学倾向于针对患者临床症状特点，采取保守治疗和综合治疗，治疗药物多采用如抗生素、α 受体阻滞剂、抗炎镇痛药等，也有配合前列腺按摩等局部理疗措施，但不同患者的治疗效果仍有较大差异，临床上也缺乏统一的治疗方案。

　　由于前列腺炎具有病症复杂多样、易反复发作、个体性强的特点，中医药在前列腺炎，特别是慢性前列腺炎的治疗与病后调理上具备优势。根据李兰群等对慢性前列腺炎中医证型的临床调查分析，认为慢性前列腺炎（CP）中医辨证以邪实证为主，湿热、血、肝郁多交互为患；虚证多为兼夹证，较少见。证型的衍变与分类诊断、病程、年龄、工种、居住舒适度和发病季节等因素有关。

　　采用中医学辨证论治观点，目前对前列腺炎的证型与病因研究已达到一定高度，有利于进一步明确中医药治疗该病的治则治法。另外，实验研究表明，许多中药对金黄色葡萄球菌、乙型溶血链球菌、丙型链球菌、大肠埃希菌等均有明显的抑制作用。体外中药药敏实验表明，白花蛇舌草、土茯苓、地肤子、黄柏、墨旱莲等对临床不同血清型 UU 及其耐药菌株具有较高的敏感性。大黄、黄连、苦参、龙胆等具有广谱抗菌、抗病毒等作用。可见在前列腺炎的辨证诊断以及治疗上，中医药的治疗应用已凸显优势，可以弥补西医学在本病诊断与治疗上的不足，而且某些传统经方如八正散、程氏萆薢分清饮以及中药药对的联合应用，根据患者的个体特点辨证用药，可在一定程度上满足改善患者症状与生活质量的需要，组方的多重作用如清热解毒、利湿通淋等，在发挥抗菌抑菌作用的同时，不易产生耐药性。因此在前列腺炎的临床研究与治疗上，将中医药的诊断与治疗优势与西医学明确的检查手段以及快捷的治疗方法相结合，可在该疾病的治疗上取得更好的临床疗效。

前列腺炎的中医病因病机

对于前列腺炎的病名，中医学没有明确记载，对其病因病机的描述也不清晰，根据前列腺炎的临床表现，可将其归属于"淋证""膏淋""精浊""白淫"等范畴。《医碥赤白浊》篇中有"窍端时常牵丝带腻、如脓如胗"的记载，类似于前列腺炎患者尿道口之尿末流白，对其的症状描述较为细致。但《素问·痿论》云："思想无穷，所愿不得，意淫与外……及为白淫。"该论述表明了古人认识到了情志因素在本病发病中的作用。《寿世保元》指出"精之主宰在心，精之藏制在肾，凡人酒色无度，思虑过情，心肾气虚、不能管摄，往往小便频数，便浊之所有生也。"足见对本病的发病病机逐渐清晰，更指出了房事活动、饮食习惯、情志异常对于本病发病的影响，而心肾气虚，固摄无权则是该病的发病病机。《临证指南医案·淋浊》亦认为"若房劳强忍精血之伤，乃有形败浊阻于隧道，故每溺而痛，徒进清湿热利小便无用者，以溺与精同门异路耳"；"败精宿于精关，宿腐因溺强出，新者又瘀在里"，可见对于本病病因病机的分析描述，后者更为细致，更结合了朴素的解剖学认识，形成了房事强忍精血的病因认识以及湿热浊瘀阻滞的病机观点。曾庆琪认为在慢性前列腺炎的发病机制中，湿热浊毒瘀滞精室是主要病机，体质虚弱是病变基础，感染充血是重要因素。李海松等将其概括为本虚标实，本虚为肾虚、脾虚等，标实为湿热、气滞、血瘀等。尽管许多医家对于本病的病因病机见解不同，但大致可将其归纳为虚实两端。虚者，都强调了患者体质的虚弱是发病的内在前提，至于脾虚肾虚，各人有异；实者，均考虑到了湿浊、瘀血等病理因素的影响，临床辨证时，患者表现亦各有偏重。戴恩来教授结合所治疗的前列腺炎患者的临床病情特点，并结合前人的经验，认为前列腺炎的病机特点，在早期往往以湿热瘀浊阻滞为主，类似于急性细菌性前列腺炎，但是慢性前列腺炎患者的病机表现，特别是病史在10年以上者，多呈现"阳虚"的特点，即虚的表现更为突出，病证的各个阶段虚实夹杂，但慢性反复发作患者，"阳虚"的病机特点不容忽视。慢性前列腺炎的病机，在脾肾阳虚为本、湿热浊瘀为标的基础上，久病及肾、肾阳虚损、寒滞肝脉才是病机关键。肾阳虚损，气化无力，加之肝肾乙癸同源，出现虚寒凝滞肝脉、厥阴气机失疏、精血凝滞不行，故以精浊、尿末流白、阴器周围疼痛不适等为临床表现，这也符合中医学脏腑辨证与经络辨证的特点。

遣方用药特色

在前列腺炎的治疗上，戴恩来从肾阳虚损、寒滞肝脉的病机出发，认为急性前列腺炎患者在西医早期治疗多应用抗生素或者口服消炎药，故急性期之后，不宜再用清热解毒中药，因而在临床上针对前来就诊的患者，从舌脉辨证属虚寒者，多不用龙胆草、栀子、萹蓄等苦寒性质的清热解毒利湿药；而从"阳虚"的观点出发，采取温补肝肾、助阳摄精治法，组方多以暖肝煎、缩泉丸等加减，取其温补肾阳，兼能散肝寒行气滞，使精血得以运化通行的功效。用药多以乌药、沉香、小茴香、肉桂等温热性质的温阳药。更从清代《温热论》中"救阴不在血，而在津与汗；通阳不在温，而在利小便"的治法中得到启发，对于阳虚兼有湿热表现的患者，也加入茯苓、王不留行、薏苡仁之类，也符合前列腺炎患者淋证表现的治疗需要；对于阳虚兼有瘀滞的患者，往往以制乳香、没药、当归之类温性活血祛瘀之品为主，方药突出肝肾两经的归经特点，主导治疗方法是散肝寒、温肾阳、通经络。在前列腺炎的治疗与病后调理上，形成了个人"温补兼通"的特点，临床上也取得了良好的疗效。

验案举隅

张某，男，19岁，学生，2016年3月4日初诊。主诉尿液异常伴小腹疼痛5个月余。自诉5个月前夜间因坐石头凳受凉后出现会阴部胀痛，并在夜间小便时出现排尿不畅感，大便时尿液呈果冻样，浑浊不清。晨起时尿液浑浊，尿后尿道口滴白色胶状液体，伴有腰酸、肌肉酸痛，无发热，但觉小腹及会阴部冷痛明显，上述症状时好时坏，症状反复至今。曾至甘肃省某医院就诊，诊断为前列腺炎。刻下患者尿液浑浊不清，大便时尿道口仍出现果冻样分泌物，会阴部胀痛，舌质淡白，边有齿印，苔薄白，脉沉弦。本病患者受凉后尿液呈果冻样，伴有小腹及会阴部胀痛，西医考虑急性前列腺炎；中医辨证为膏淋，外感寒邪，寒气客于厥阴，寒滞肝脉，厥阴气机失疏，故出现尿液异常、小腹胀痛。治以温补肝肾、助阳行气之法，以暖肝煎加减。

处方：乌药 30 g，盐小茴香 15 g，茯苓 15 g，枸杞子 15 g，当归 15 g，胡芦巴 15 g，王不留行 15 g，干姜 10 g，黑附子 10 g，肉桂 10 g，沉香 6 g，醋没药 6 g，醋乳香 6 g。4 剂，每日 1 剂，水煎分 2 次温服。

二诊（2016 年 3 月 8 日）：患者小腹胀痛明显缓解，尿液浑浊，口干，偶有腹泻。舌质淡白，舌苔白，脉弦紧。上方黑附子改为淡附子 20 g，加麸炒枳壳 15 g，白术 15 g，陈皮 10 g。7 剂。

三诊（2016 年 3 月 15 日）：果冻样尿液明显好转，2 日前出现过一次果冻样尿液，胀痛已不明显，大便干，舌质干红，舌苔少，脉弦。守上方，将沉香增量至 10 g，减去茯苓、枸杞子、王不留行，加益智 15 g，郁金 15 g，菟丝子 15 g。7 剂。

四诊（2016 年 3 月 22 日）：患者诉诸症已不明显，坐位时右下腹稍有胀痛，咽干口燥，舌淡红，舌苔黄，脉弦细。上方去乳香、醋没药、淡附子、干姜，加延胡索 15 g，白芍 15 g，桔梗 10 g，玄参 10 g，甘草 5 g。续服 14 剂善后。

按：针对上述慢性前列腺炎患者，采用温补肝肾治法，是结合了"阳化气，阴成形"的观点，因正常前列腺液当为流动清晰之物，而变为果冻样凝胶状态，当为寒邪所致，且足厥阴肝经循行于阴器，会阴部胀痛，当属寒气凝滞不通，使肝气失于条达，且舌脉皆为寒凝征象，阳虚表现甚为明显，素体阳虚，外感寒邪故能直达于里。故以暖肝煎为主方，乌药为主药，能散寒行气，助肝肾之阳气外达。后方加减，又可见缩泉丸之方义，取其缓补阴阳功效。患者尿道口出现果冻样分泌物，即前列腺液，在大便时流出，根据李宏军等对于大便异常与前列腺炎关系的研究，认为是前列腺的充血肿胀改变，且两者之间存在相关性，因而本案患者大便时前列腺受到挤压后症状更为明显，也符合前列腺炎的特殊临床表现。

从"阳虚"的观点出发，善用暖肝煎等，在治疗慢性前列腺炎疾病上，为医者提供了独特的诊疗思路，更是对传统湿热、瘀浊、脾肾阳虚等观点的补充。从"阳虚"理论发掘治疗智慧，用温补肝肾、助阳化气的方法治疗慢性前列腺炎，疗效肯定，其经验值得临床借鉴。

202 从虚实滞损辨治慢性前列腺炎

慢性前列腺炎（CP）是由于前列腺受到微生物等病原体感染或某些非感染因素刺激而发生的慢性炎性反应，是泌尿男科常见疾病。其主要表现为长期、反复的骨盆区域疼痛或不适，持续时间超过3个月，可伴有不同程度的排尿症状（如尿频、尿急、夜尿增加、排尿等待/中断等）和性功能障碍（如早泄等），EPS/精液/VB3细菌培养结果阴性。本病发病机制不明，目前多数学者认为本病可能是感染、精神心理因素、免疫功能异常、盆底肌肉失调等多因素共同作用的结果。国内流行病学资料显示，CP发病率处在6.0%～32.9%，且有临床资料显示约50%男性在一生中的某个时期受到前列腺炎的影响。现代医学对于本病的治疗主要是抗菌、松弛平滑肌、抗炎、镇痛、抗焦虑抑郁等，但长期服用抗生素类药物不良反应较大，且对症治疗未能从根本解除病因、阻断疾病发展，加之本病病势缠绵，病程迁延，且易反复发作，故致临床症状反复，严重影响患者生活质量。本病属于中医学"精浊""白浊""淋证"等范畴，基于中医学"整体观念""辨证论治"，并结合现代医学认识，运用中医药治疗本病，可取到良好的疗效。翁剑飞长期致力于泌尿男科相关疾病的中西医结合诊治，临证经验丰富，其善从脏腑气血津液的"虚实滞损"角度辨治慢性前列腺炎，处方用药灵活，疗效显著，学者王磊等将其诊治经验做了归纳总结。

脏腑虚实变化是发病的根本

翁剑飞认为，脏腑虚实变化是本病发生、发展的根本，尤以肾、脾、肝三脏虚实变化为重。其中，肾虚是发病的核心要素，脾虚、肝郁是病理产物交织蕴郁及病情迁延的关键环节。

1. 肾虚为发病的核心要素： 肾藏精化气，内寄元阴元阳，为一身诸阴诸阳之本，也是自身履职的物质基础。同时，前阴为肾所主司，前阴启闭及代谢物质的排泄均与肾中精气阴阳密切相关。《诸病源候论》云："虚劳尿精者，肾气衰弱故也。"若劳欲太过或年老久病，肾本动摇，其主水、藏精、司气化等功能失常，水津不化、精微不藏、气化无力，则津反为湿、精反为浊，水湿、败精内生，混杂氤氲，随溺而出，流溢而下。正如《景岳全书》云："有浊在精者……欲逆精，以致精离其经，不能闭藏，则源流相继，流溢而下。"肾为其他脏腑代谢运动的根本动力，肾本不虚，则其余诸脏功能不竭；肾本动摇，其余诸脏亦失于元阴元阳的濡润、温煦、推动，其代谢功能亦随之衰竭，故肾虚为本病发病的核心病机。这与不少现代学者的认识相一致，如徐福松认为，肾虚为发病之本，肾亏于下，封藏失职，精关不固，精离其位而发，其他各证型均可兼及肾虚，或两型相杂，或三型互兼；新安王氏医家认为，本病病位在下焦，脾肾两虚为本；孙自学结合临床，认为本病多见虚实夹杂之证，但肾虚为发病之核心要素。

2. 脾虚肝郁是邪郁迁延的关键环节： 脾土运化，主司化生与敷布精微和津液，同时，脾胃为后天之本，是先天正常稳定履职的保证。肾虚日久，津液失于蒸化而为水湿，反侮脾土；加之脾阴脾阳失于先天元阴元阳充养，致"釜中无水""釜下无火"，其运化之力衰惫，致精微反为水湿，进一步加重精室邪实壅滞的状态。《灵枢·口问》云"中气不足，溲便为之变"，《类证治裁》据此又进一步提出"有浊在精者，久之则有脾气下陷，土不制湿，而水道不清者"，因此，不少学者提出本病与脾虚失运关系密切。常德贵认为，本病病位虽在前列腺，但与脾运失调密切相关，若脾气虚弱，运化失职，脾不健运，水湿不循其常道而流注精室，则发为本病。黄建波等认为，正气虚弱、脾失运化是慢性前列腺炎的发病基础，临证之际当用益气补脾法为基础辨治本病。肝郁也是本病迁延难解的重要因素。气血津液代谢每以气机为先导，气机通畅是人体物质代谢的重要环节，而肝为"将军之官"，主司一身气机疏泄，气机通畅则人体气血津液的生成、敷布无所滞碍。若肝郁失疏，气机郁滞，一则津液敷布和血脉运行停滞，反为浊瘀，停留精室，或致前列腺增生，或致结石，加重小便不利、骨盆区的不适或胀痛感；二则肝郁气滞，可致局部经脉挛急不利，进一步加重小便不利之症。且足厥阴肝经"循股阴，入毛中，环阴器"，又"挟胃，属肝，络胆"，脾胃湿热或肝胆湿热最易循肝脉下注阴器；三则肝郁不解，肝血不行，久则可致性交时精液早泄，宗筋痿废不用。故而无论从功能抑或是脏腑联属关系上，需要注重调肝。

气血湿热蕴郁是本病的重要病理因素

翁剑飞认为，气血湿热蕴郁是肾虚、肝郁、脾虚等脏腑代谢失常的结果，同时也是本病发生、发展的重要病理因素，主要表现为湿热下注精室，困遏气机运行，又损伤络脉，加之情志拂郁、饮食失节、作息失调等因素影响，更加重气血滞瘀。湿热血瘀胶结不解，凝滞精室（前列腺），久则可致局部组织增生、结石甚至癌变。

1. 湿热下注：湿热之邪多源自中焦，或因中虚不运，或因湿邪困遏，多为湿邪久蕴不解所致；其兼具阴阳两性，湿热相合，如油裹面。湿热虽自脾胃而生，但可循经络下注膀胱、肝肾。湿重于热，则加重下焦气机阻滞，气化不利，出现骨盆区的不适或疼痛；热郁较甚则煎熬津液，酿生结石，或热灼血络，出现尿血或血淋；湿热并重，则两症兼具。

2. 气血瘀滞：是本病的病理表现，也是本病新的病理产物。常继发于湿热或肝郁之后。症状上，骨盆区的胀痛、刺痛或不适感均与气滞血瘀有关；体征及检验检查方面上，局部组织增生、结石、尿血、潜血阳性或血淋均与气血瘀滞、血络损伤密切相关。

辨治论治

基于上述认识，本病多因劳欲太过、年老久病、饮食失节、作息失调及情志不畅等因素所致，脾肾两虚、肝郁气滞是 CP 发病以及病情迁延的脏腑基础，而脏腑虚实变化所继发气血津液的代谢失常，即湿热下注、气血瘀滞等邪实，壅塞精室，又进一步促进本病发生、发展。因此，强调 CP 辨治应立足脏腑气血津液"虚实滞损"，遵《黄帝内经》"虚则补之，实则泻之""结者散之，留者攻之"之旨，以补肾、健脾、疏肝为调治脏腑的"着眼点"，以理气散瘀、清利湿热为治疗"扳手"，同时应对重视生活调摄和外治康复手法，以加强口服汤药的疗效。

1. 补肾健脾疏肝：脾肾不足为本病的根本，故补肾健脾之法是本病的核心。本病肾虚不仅为肾气虚（无明显阴阳偏损倾向），还可表现为肾阴虚、肾阳虚、肾精虚。肾阴虚，可伴见心烦、口干、腰酸、盗汗、五心烦热之症，常以六味地黄丸为基础方，伴尿血时常伍以二至丸（女贞子、墨旱莲）、生地黄、赤芍补肾凉血；肾阳虚多见腰膝酸软、夜尿频多、畏冷、脉沉的表现，常以杜仲、续断强腰健骨，菟丝子、沙苑子、益智温肾缩泉；肾精不足，常用枸杞子、金樱子、熟地黄填精益髓；肾气虚则遵仲景名方金匮肾气丸，于大队滋阴药中加入少许桂枝、附子，其常言意在"少火生气"。

健脾之法不仅是补脾不足，还在于健脾祛湿，故常选用白术、茯苓、薏苡仁、扁豆等健脾与祛湿并重之药。同时，因本病常兼夹湿热证，用药不免寒凉，故常伍以生姜或干姜温运脾阳，一则防苦寒药败胃，二则湿为阴邪，干姜温中散寒，"益火之源以消阴翳"。其还强调，调肝是本病治疗的关键。而调肝重在气与血，即疏肝理气、柔肝缓急、活血止痛，常用柴胡疏肝散化裁，其中，"柴胡-白芍""柴胡-枳壳""白芍-甘草""白芍-川芎"四组药对，是柴胡疏肝散的配伍核心，既疏利膜腠，缓急止痛，又调达气血，补益肝脾。

2. 清利湿热：湿热利湿为本病逐邪的直接手段。但需分清湿热偏重，并认识到湿热来源。热重于湿，重在清热燥湿，药如黄柏、栀子、马鞭草、虎杖、赤芍、生地黄等苦寒清气凉血之药；湿重于热，重在利湿清热，药如泽泻、车前子、土茯苓、薏苡仁等甘淡渗利之品；湿热并重，常据患者湿热程度将两类药物杂用。

3. 理气散瘀： 是本病改善情志影响、畅达下焦氤氲之邪的重要治法。短期来看，重在理气、解郁、止痛；长远看，则可散邪郁，进一步促进气血流通，防止湿热之邪蕴郁下焦。理气之法，着眼肝脾，疏肝之品如柴胡、香附、乌药，醒脾之药如陈皮、木香、槟榔等。散瘀常佐凉血，常用川芎、丹参、赤芍、地龙。

4. 生活调摄： 对于慢性前列腺炎患者，还需要注重生活调摄。在饮食方面，应减少肥甘厚味、煎炸炙煿之品，更不宜频繁酗酒，减少不良食物刺激、助湿生热。在作息方面，应减少久坐、熬夜、憋尿等不良生活习惯，增加体育运动。在生活方面，应劳逸结合，保持身心愉悦，房事应适度，不宜沉溺其中。

5. 外治康复： 本病外治疗法，常用主要包括温水或药汤坐浴和前列腺局部手法按摩。前者，重要温通血络，改善前列腺局部血运，减轻局部炎症水肿，缓解盆底肌肉疼挛。但需要注意 3 点：其一，水温不宜过高，35 ℃～41 ℃，以人体能够耐受为宜，坐浴 20～30 min/次，1～2 次/d；其二，进行坐浴时患者如出现脉搏加快、头晕等症状时，应立即停止坐浴。其三，因睾丸对文温度十分敏感，睾丸温度升高会造成睾丸结构和功能的改变，导致睾酮分泌减少，长此以往会妨碍睾丸的生精功能，甚至可能引起男性不育，一定要注意托起阴囊，避免睾丸浸泡在温水中。后者，作为传统治疗方式为指南所推荐，研究显示，适当的前列腺按摩可促进前列腺管排空，并增加局部血药浓度，进而缓解症状。

验案举隅

患者，男，46 岁，电焊工，2021 年 9 月 29 日初诊。反复小腹胀痛，会阴部坠胀感 4 日，尿常规：尿隐血试验（＋＋）、白细胞微量，泌尿系彩超：前列腺增大。刻下：尿意来时，急不可耐，心烦易躁，郁闷难解，夜尿 3～4 次，大便每日 1 次，先干后稀。纳可，寐差，入睡困难，舌质红，苔薄黄，脉弦稍沉。辨证属肾虚肝郁，湿热夹瘀。治以补肾疏肝，清热利湿，兼化瘀、止痛。

处方：柴胡 15 g，醋香附 10 g，陈皮 10 g，炒枳壳 10 g，白芍 15 g，赤芍 12 g，黄柏 12 g，土茯苓 30 g，牛膝 10 g，菟丝子 10 g，益智 10 g，乌药 10 g，马鞭草 10 g，虎杖 15 g，甘草 6 g。7 剂，每日 1 剂，水前分 2 次服。

二诊（2021 年 10 月 6 日）：小腹仍稍胀痛，会阴部坠胀感已明显减轻，尿意来时，无急迫感，但排尿时有尿涩、尿道灼热感，夜尿 3 次，纳可，寐较前转佳，大便每日 1 次，色黄质偏软。舌质红，苔薄稍黄，舌根处腻，脉弦稍数。再观患者面容，已有轻松愉悦之感。复查尿常规：尿隐血（＋），白细胞转阴。继续询问一周内饮食，得知 3 日前有饮酒经历，嘱其病情期间，不可再饮酒，饮食上以清淡营养为主，忌食辛辣、海鲜。守方加车前草 10 g，白术 10 g。7 剂继服。

三诊（2021 年 10 月 15 日）：已无小腹胀痛、会阴部坠胀感，排尿时偶有尿道灼热感，夜尿 3 次，大便调，纳寐尚可，舌淡红，苔薄稍黄，脉弦。嘱其白天时多饮水，饮食上需再忌口辛辣、海鲜 1 周。效不更方，再服 3 剂，每 2 日 1 剂。

按：本患者以"反复小腹胀痛、会阴部坠胀感 4 日"为主诉，主证属肾虚肝郁，湿热夹瘀。肾主二阴，前阴启闭、尿液蒸化均为肾气、肾阴、肾阳所调控。肝主疏泄，调畅情志，今肾虚渐亏，故夜尿频多；肝气郁结，疏泄失常，故见心烦易躁，郁闷难解；湿热之邪蕴结下焦，致使三焦气道不利，加之肝气郁结，无法及时调畅气机，现气聚下焦，又血为气之所御，血随气滞，不痛则痛，故小腹胀痛；湿热夹瘀阻滞，下焦水气二道运输失常，膀胱气化上行不能反降，故会阴部坠胀；湿热下注，热势急迫，故尿意来时，急不可耐，同时湿热扰于膀胱，加之夜间阳收于内，更助热势，则夜尿频繁，进一步导致入睡困难；舌质红，苔薄黄，脉弦稍沉，为肾虚肝郁，湿热夹瘀之征象。故治宜以补肾疏肝，清热利湿为主，再兼以化瘀、止痛，达到肝舒气畅，下焦水气通达，膀胱开阖守职。初诊方中柴胡苦辛微寒，归肝胆经，攻擅条达肝气而疏郁结，故为君药。香附微苦辛平，入肝经，长于疏肝理气，并能行气止痛；川芎味辛气温，入肝胆经，能行气活血，开郁止痛，两药共助柴胡疏肝解郁，行气止痛之效，同为臣药。陈皮理气行滞而和胃；枳壳行气止痛以疏理肝脾；赤芍活血以散瘀，乌药行气以止痛；牛膝引血下行、利尿通淋，又合菟丝子、益智温肾缩泉；黄柏性味苦寒，入肾、膀胱经，清下焦湿热之力尤甚，马鞭草、土茯苓、虎杖清湿热，散血瘀，可助整方清热散瘀之功效；白芍、甘草养血柔肝，缓急止痛，俱为佐药。甘草兼和药性，又作使药。二诊时，患者小腹胀痛、会阴部坠胀感已有减轻，但因病情期间，饮食不当，加剧湿热之势，湿热下注，可见尿涩、尿道灼热感，故方中再加车前草以强化清热利湿之效，又恐寒凉过甚，伤及脾胃，遂加白术以中和整方寒凉之性，同时白术兼有健脾祛湿之效。三诊时，患者已无小腹胀痛、会阴部坠胀感，偶见排尿时尿道灼热感，考虑残有余邪，遂再予前方3剂，巩固病情，并嘱其多饮水，使余邪随尿而去。

慢性前列腺炎由于病程长，较难治愈，且易复发的特点，容易让患者产生焦虑、担忧等情绪，同时发病机制的不明，临床治疗变得棘手，翁剑飞从脏腑虚实变化、气血湿热滞损的角度，论治慢性前列腺炎，兼重补虚泻实理气，并辅以外治法，提高慢性前列腺炎的治疗效果，丰富其治疗方法，为临床上诊治慢性前列腺炎提供了新的思路。

203   通法论治慢性前列腺炎

　　慢性前列腺炎（CP）是常见病和疑难病，其病因病理复杂，症状表现多样，体征不典型，病情迁延，反复发作，经久难愈，临床发病率呈逐年上升趋势，给患者精神、健康和生活质量带来严重影响。中医文献中没有前列腺病名，根据该病的临床表现将其归属于"精浊""劳淋"等范畴，"精浊"之病名首见于《景岳全书》。目前认为慢性前列腺炎是由于前列腺受到微生物等病原体感染或某些非感染因素刺激而发生的炎症反应以及由此造成的患者前列腺区域不适或疼痛、排尿异常、尿道异常分泌物等临床表现，是一种常见且让人十分困惑的疾病，有近半数（35%～50%）的男性在一生中的某个时候会受到前列腺炎的影响。近年来西医在治疗 CP 方面没有大的突破，而中医药在治疗慢性前列腺炎方面具有较大优势，中医认为"湿、热、瘀、滞"为慢性前列腺炎的主要病机，治疗强调"以通为用"，学者张春和等临床上应用活血化瘀、通络开窍、行气导滞、通瘀散结、清热利湿等"通法"明显提高了临床疗效。

病因病机认识

　　慢性前列腺炎属精室病症，精室居下焦，其生理功能主要是生精、藏精、施精种子，为肾主生殖效应器官之一，精室之精，贵在藏泄有度。中医古籍文献对 CP 的病因病机提供了很多有价值的认识。《灵枢·经脉》云："肝足厥阴之脉，循股阴，过阴器。"《素问·痿论》云："思想无穷，所愿不得，意淫于外，入房太甚，宗筋弛纵，发为筋痿，是为白淫。"《扫叶庄一瓢老人医案·遗精淋浊尿血》云："浊病乃湿热下注，久而失治，变为精浊，不易速愈。"《医衡·证论·精浊论》云："尿与精所出之道不同，淋病在尿道，故纲目列之肝胆部，浊病在精道，故纲目列之肾膀胱部……每见时医以淋法治之，五苓、八正杂投不已，因而剧增者，不可胜数，予每正之，其余尚难以户说也。盖由精败而腐者什九，由湿热流注与虚者什一。"《得心集医案·淋浊门·败精阻窍》云："其离位之精，出而不出，日久必聚为腐秽胶浊，且牵引新精妄动，故溺欲出，而败精先阻于外，是以管痛艰涩也。"《医学衷中参西录》云："血淋之症，大抵出之精道也。其人或纵欲太过而失于调摄，则肾脏因虚生热，或欲盛强制而妄言采补，则相火动无所泄，亦能生热，以致血室中血热妄动，与败精混合为腐浊之物，或红，或白，成丝、成块，溺时堵塞牵引作疼。"李云庆认为，CP 的病机特点是邪实者多，本虚者少。邪实多湿热、气滞、血瘀、寒凝，本虚多为肝脾肾不足，辨治过程中要紧紧抓住肾虚为本、湿热为标、瘀滞为变三个基本病理环节。魏贤品认为，任何影响前列腺液产生和排泄过程的不利因素，皆可导致前列腺藏泄功能失调，或虚或实皆有碍于前列腺功能的正常发挥，日久必本虚标实，易于浊物瘀阻。王琦认为，CP 的病机特点为瘀浊阻滞。瘀不仅指血瘀，还包含瘀积不通，指前列腺导管常因炎症刺激、纤维变性而管腔狭窄，或结石阻塞，致使前列腺导管内分泌物瘀积不出，浊为秽浊之分泌物。秦国政认为，精血通畅是维持生命活动的根本，男子以精为本，精性动而恶滞，无论是湿热、气滞、肾虚致经络阻隔，还是精气逆乱、精离其位致湿热、气滞、肾虚，久则互为因果，从而形成以"瘀"为主兼夹他症，故明辨瘀之本源是其关键。综上所述，本病多因情志抑郁，思欲不遂，致肝失疏泄，气机不调，血失流畅，脉络瘀阻精室；或湿热久羁不去，而致脉络瘀阻；或感受寒湿，阻于厥阴之络，气滞血瘀，运行不畅，血瘀络阻，精道不通，发为精浊；或机体亏虚，或感染充血导致湿热浊毒瘀滞精室，当为 CP 病机变化的关键所在。其基本病机是脾肾亏虚，肝肾不足，肝脾不调以致正气内虚为本，气滞血瘀，湿热内蕴，毒邪侵袭，瘀浊留滞精室为标，因此虚实夹杂是本病的病机特点。

通法论治慢性前列腺炎的理论基础

把精室定为男子奇恒之腑之一，对于男子性及生殖系疾病的认识、临床诊治、辨证用药奠定了坚实的理论基础。王琦认为，把精室视为奇恒之腑，不仅解决了冲、任、督三脉在男子的起源问题，同时解决了在中医基础理论中女子的奇恒之腑有六个而男子只有五个的问题，从而为精室疾病的治疗提供了理论根据。腑病多实宜通，脏病多虚宜补，精室兼具脏腑特性，其病有实有虚，故治疗宜视病情或通或补，不能拘泥于精病宜补之一途；精室与肾、肝、心、脾、肺五脏均有联系，应从多脏论治非治肾之一法。前列腺作为精室的重要组成部分，具有奇恒之腑的生理特点，而奇恒之腑是一个"亦脏亦腑、非脏非腑、能藏能泄"的特殊器官，前列腺液是精液的主要组成部分，前列腺分泌、储藏前列腺液，具有"满则溢泻"的特征，前列腺的生理功能是"以通为用"，因此通法是治疗前列腺疾病的基本法则。张子和谓："君子贵流不贵滞。"着重强调了气机通畅的重要性；高士宗云："通之之法，各有不同。调气以和血，调血以和气，通也；上逆者使之下行，中结者使之旁达，亦通也；虚者助之使通，寒者温之使通，无非通之之法也。若必以下泄为通，则妄矣。"由现代医学研究可知，前列腺因各种生理、心理及社会因素引起的性冲动、饮酒、食入辣椒等常常处于充血状态；慢性前列腺炎时，前列腺腺泡、腺管和间质均呈炎性改变，组织长期水肿、淤血等，部分腺泡坏死并纤维性变，腺管狭窄，部分腺管被脓细胞和脱落上皮细胞堵塞，在很大程度上加重前列腺液的引流障碍，同时存在尿流动力学改变；若炎症经久不愈，前列腺因感染灶长期存在的炎性刺激及尿液反流的反复化学性刺激而引流不畅，更加重了前列腺腺泡扩张、纤维变性等，可见前列腺炎的病理改变符合中医理论"气滞血瘀，精络瘀阻"的病机。精室作为男子奇恒之腑，精室之精贵在流通，若不能通过房事或遗精排出则出现病理状态，因此对慢性前列腺炎的立法施药着眼一个"通"字，气郁者理气使之通，瘀阻者行瘀使之通，湿胜者化湿利湿燥湿使之通，火热者清热泻火解毒使之通。

通法治疗慢性前列腺炎的临床研究

根据慢性前列腺炎患者血清流变学指标异常，前列腺直肠指诊常变硬或者结节，会阴部常出现刺痛的临床表现，以及运用活血化瘀中药确能提高中医治疗慢性前列腺炎疗效的临床实践，瘀血阻滞是慢性前列腺炎重要的病理基础。刘猷枋和张亚强认为，CP的本质问题在瘀阻经脉、瘀积包块的瘀血证，临床观察发现90%的CP患者出现舌下络脉瘀阻，其组织病理学改变和临床特征均证实了"瘀血"的存在，活血化瘀法是治疗CP的常用之法。秦国政认为，治疗前列腺疾病，"通瘀"是其关键，前列腺炎"精瘀窍道"是其病理变化，如瘀滞不除，则任何药物无法进入腺体中发挥治疗作用。临证治以"通瘀"为法，改善前列腺局部微循环，改善盆底肌群的慢性充血，同时配合清热解毒、行气利水之品以消除炎症病灶，促进炎症分泌物排出。根据《黄帝内经》对痛、痒、疮病机的论述及《外科启玄》"凡疮疡，皆由五脏和六腑壅滞，则令经脉不通而生焉"的论述，多种疮疡及其与之相关的痛、痒，大都因血脉不通，气血凝滞所致，说明疮疡的产生与脏腑功能失调有关，从而提出"慢性前列腺炎当以疮疡论治"的理论。治疗慢性前列腺炎常配伍虫类药，如水蛭、土鳖虫、蜈蚣、地龙等，虫类药行走攻窜，其通达经络，疏通搜剔之功，远非草木药物所能比。其中水蛭功擅破血逐瘀、利水道，现代药理研究认为，水蛭具有较好的改善微循环、抗缺氧及抗凝等作用，用于治疗慢性前列腺炎，有较好的疗效。

伊春有采取大黄9 g、鱼腥草30 g、茯苓30 g、车前子9 g、黄柏9 g、桃仁15 g、泽兰12 g、丹参15 g、赤芍12 g为基本处方，治疗慢性前列腺炎56例，总有效率为91.7%。周雄根应用清热活血汤

（萹蓄、瞿麦、炒栀子、黄芩、黄柏、车前子、败酱草、白花蛇舌草、半枝莲、丹参、赤芍、王不留行、红花）治疗慢性前列腺炎效果良好，并认为活血化瘀类药物能够扩张外周血管，增加器官血流量，改善血黏度，使血液周流全身，维持组织器官血液供应，改善局部组织的血液循环，降低炎症区毛细血管的通透性，减少炎症渗出，促进炎症渗出物的吸收。刘海军认为，慢性前列腺炎乃湿热蕴聚下焦，湿性黏滞，聚而不去引动内邪，湿热毒盛，瘀阻脉络，气化不利所致，应用利湿解毒活血化瘀汤（威灵仙、连翘、赤芍、怀牛膝、淡竹叶、土茯苓、生地榆、生蒲黄、生甘草）治疗慢性前列腺炎取效迅捷。李兰群等对 1 322 例慢性前列腺炎患者的病例进行中医辨证分型统计分析，结果显示湿热下注（92.44％）和气滞血瘀（85.02％）是最常见的基本证型，故认为清利湿热、活血化瘀、兼以温补肾气是治疗慢性前列腺炎的大法。张朝德采用疏肝通络法（川楝子、王不留行、泽兰、路路通、莪术、赤芍、郁金、香附、川牛膝、虎杖、穿山甲、柴胡、土鳖虫）治疗 CP 患者 50 例，有效率达 92％，与对照组比较差异有统计学意义。徐新建和周智恒运用清热化瘀法（红藤、白花蛇舌草、蒲公英、柴胡、泽泻、黄柏、泽兰、丹参、桃仁、王不留行、野菊花、鹿衔草）治疗 CP 患者 80 例，结果临床治愈 17 例，显效 20 例，有效 28 例，总有效率 81.25％。谢坚和李慈香采用加味血府逐瘀汤（桃仁、红花、当归、生地黄、川芎、白芍、川牛膝、柴胡、桔梗、琥珀、泽兰、白茅根、炙甘草）治疗气滞血瘀型慢性前列腺炎 80 例，结果治疗组总有效率 81.25％，对照组为 61.84％。段登志等自拟清热活血汤（忍冬藤、牛膝、茯苓、白花蛇舌草、丹参、野菊花、黄柏、萆薢、白术、泽兰、红花、生三七粉）治疗 CP 患者 52 例，结果治愈 14 例，显效 16 例，好转 13 例，无效 9 例，总有效率 82.7％。董玉军自拟前列腺汤治疗慢性前列腺炎 46 例，认为 CP 的中医治疗思路在清热除湿、活血化瘀的基础上，兼以补肾固本。前列腺中医谓之精室，非脏非腑，既藏又泻，因前列腺液是精液的重要组成部分，生理上以通为顺。王照平和邓志厚认为，CP 临床以湿热蕴结证多见，少许或兼夹有气滞血瘀、阴虚火旺、肾阳虚等证。治疗以清热利湿，祛瘀化浊为主，自拟九仁汤加减治疗慢性前列腺炎 116 例，取得较好疗效。蔡春贵认为，中医治疗 CP 主要在于恢复其生理功能，包括前列腺液的分泌、排泄以及前列腺的抗菌因子，因此，根据病理改变结合中医辨证，认为血瘀湿热是本病重要因素，尽管有的患者可见到脾肾虚证候，但瘀、湿、热始终是主要矛盾，它们可造成腺管相对不通畅进一步加重炎性前列腺液潴留，而炎性分泌物刺激使充血不易消退，以致缠绵难愈，故自拟活血利湿汤治疗慢性前列腺炎 60 例，使瘀去热清，血运改善，有利清除慢性前列腺炎症，收效显著。李小平结合现代认识，认为精浊、劳淋仅仅是 CP 临床表现之一，并不能概括其组织器官的炎症、感染性疾患的本质，亦即中医学之疮疡，应用中医外科治疗疮疡气血不足、脓毒排出不畅的补托法为指导，予补气化瘀祛湿为法，自拟补气化瘀祛湿汤治疗慢性前列腺炎 60 例，共奏补益气血，活血和营，托毒化湿之功，以达标本兼治之目的，收效显著。张和平和林皓认为，对抗生素耐药的 CP 乃久病损伤正气，脾为湿困，下焦气机不利，排毒不畅，正不胜邪致湿热毒瘀阻内蕴资生，浸淫膀胱致败毒为患，治疗以清热解毒除湿通淋为其大法，采用自拟"清热解毒灭菌淋汤"治疗 56 例取得了很好的疗效，有效地改善了临床症状，减轻了患者的病痛。

　　慢性前列腺炎属精室之疾，其主要病理机制是精室瘀阻，流动之精瘀而为浊，治当通窍逐瘀使精窍开而瘀腐祛，精浊清而相火宁方能取得满意的疗效。《吕氏春秋·达郁》云："血脉欲其通也……精气欲其行也。若此，则病无所居，而恶无所生矣。"治疗前列腺疾病，"通"是其关键，即"必伏其所主，而先其所因"之故。精血通畅是维持生命活动的根本，男子以精为本，精宜动而恶滞。无论是湿热、气滞、血瘀致经络阻隔，还是精气逆乱，精离其位致湿热、气滞、血瘀，久则互为因果，而形成以"精室不通"为主兼夹他症；或血瘀气滞；或血瘀湿阻；或气滞湿阻；或久病入络多瘀；或因邪致瘀等。故明辨"精室不通"之本源是其关键，治疗方能有的放矢。如气滞可致血瘀，血热、湿阻亦可致瘀血存留，治疗上就有区别。如气滞血瘀者，每以活血通瘀为主，以"滞则行而通之"为基本原则，瘀通则畅流，忌因滴白、小便淋漓不尽等而畏惧攻逐，反致延误病机。若因湿阻、血热而致瘀者，则应本着"湿则化而通之""热则清而通之"等基本原则，务使精气血通调畅达。前列腺炎病理学改变为前列腺腺泡内及其周围有不同程度的浆细胞、巨噬细胞和区域淋巴细胞聚集，腺叶中纤维组织增生明显，部分患者因腺管被脓性物及脱落的上皮细胞阻塞、引流不畅、小泡扩胀，故"精瘀窍道"是其病理变化。若瘀滞不除，则任何药物无法进入腺体中以发挥治疗作用。临证治以"通"为法，应用活血化瘀、通络开窍法，行气导滞、泄热通瘀法，及利湿散结、清热解毒法治疗慢性前列腺炎，能起到扩张血管，改善微循环的作用，解除病灶炎性梗阻，促进炎性分泌物吸收，从而增加疗效。

204　慢性前列腺炎中西医结合诊疗专家共识

　　慢性前列腺炎（CP）是指前列腺在病原体或某些非感染因素作用下，患者出现以盆腔区域疼痛或不适、排尿异常等症状为特征的疾病。对于本病，目前尚存在致病因素复杂、临床症状多样化、诊断方法和疗效标准存在争议、疗程长短不统一等问题，因此有必要研究制定适合国情的 CP 诊疗指南。

　　本病属于中医学"精浊""淋证""白浊"等范畴。长期的临床实践表明，中西医结合治疗本病具有明显优势。CP 的临床辨证分型繁多，以往关于证候的研究以病案分析、专家经验报告等回顾性分析为主，对于证候的前瞻性研究甚少，遵循证医学（EBM）的研究更少，因而在辨证方面缺乏统一的标准和科学、客观的方法，中国中西医结合学会男科专业委员会于 2007 年制定了《中国慢性前列腺炎中西医结合诊疗指南（试行版）》，试行版的发行促进了 CP 的证候规范化，为广大中西医泌尿男科临床工作者诊治 CP 及临床研究提供了有益的指导，促进了中西医结合诊治 CP 疗效评价的统一和治疗水平的提高。近年来 CP 的诊断和治疗方面有了许多新的发展，国内中西医结合男科专家提出了很多建设性的意见，推动了本共识的完善。

西医诊断

　　1. 前列腺炎分类：1995 年美国国立卫生研究院（NIH）根据当时对前列腺炎的基础和临床研究情况，制定了前列腺炎分类方法。Ⅰ型：急性细菌性前列腺炎（ABP）。Ⅱ型：慢性细菌性前列腺炎（CBP）。Ⅲ型：慢性前列腺炎/慢性盆腔疼痛综合征（CP/CPPS），根据前列腺按摩液（EPS）或精液或第三份膀胱中段尿标本（VB3）常规显微镜检查，该型又分为ⅢA（炎症性 CPPS）和ⅢB 型（非炎症性 CPPS）两种亚型，即ⅢA 型患者的 EPS 或精液或 VB3 中 WBC 数量升高，ⅢB 型患者的 EPS 或精液或 VB3 中 WBC 在正常范围。Ⅳ型：无症状性前列腺炎（AIP），无主观症状，仅在有关前列腺方面的检查（EPS、精液、前列腺组织活检及前列腺切除标本的病理检查等）时发现炎症证据。

　　前列腺炎常见的类型主要是Ⅱ型、ⅢA 型和ⅢB 型，Ⅳ型前列腺炎由于缺乏明显症状而少有就诊者，但报道显示在男性不育患者中有较高的发病率。

　　2. 临床症状：患者表现为不同程度的下尿路症状（LUTS），如尿频、尿急、尿痛、尿不尽感、尿道灼热；于晨起、尿末或排便时尿道有少量白色分泌物流出；会阴部、外生殖器区、下腹部、耻骨区、腰骶及肛周坠胀疼痛不适；还可有排尿等待、排尿无力、尿线变细、尿分叉或中断及排尿时间延长等。部分患者还可出现头晕、乏力、记忆力减退、性功能异常、射精不适或疼痛和精神抑郁、焦虑等症状。在诊断 CP 时，推荐应用 NIH 的 CP 症状指数（NIH-CPSI）进行基础评估和治疗监测。

　　3. 体格检查：包括直肠在内的泌尿生殖系统检查和局部神经肌肉系统检查。

　　（1）局部体检：检查患者下腹部、腰骶部、会阴部、阴茎、阴囊、尿道外口、睾丸、附睾、精索等有无异常，有助于进行鉴别诊断。

　　（2）前列腺指检：包括大小（增大或正常）；边界（清或不清）；质地（腺体饱满，或软硬不匀，或有结节，或质地较硬）；中央沟（存在、变浅、消失）；前列腺局部温度（增高、正常）；压痛（有无局限性压痛）；盆底肌肉的压痛和触发点以及肛门直肠本身的病变。建议在进行前列腺指检前先留取尿液做尿液分析。

4. 实验室检查：

（1）尿常规分析及尿沉渣检查：前列腺按摩前留取尿液进行尿液分析是排除尿路感染和诊断前列腺炎的辅助方法，可发现或排除部分相关疾病如细菌感染、泌尿生殖系统恶性肿瘤等。

（2）前列腺按摩液检查：一般认为在Ⅱ型、ⅢA型腺炎患者 EPS 中 WBC 数目增加，而ⅢB型WBC 不增加。WBC 计数与症状严重程度相关性尚不明确。EPS 中巨噬细胞的胞质内含有被吞噬的卵磷脂小体或细胞碎片等成分，为前列腺炎的特有表现。

（3）病原学定位检查：①四杯法为经典方法，但试验繁杂，可操作性有限，本共识不推荐应用于日常的诊疗工作中。②推荐使用两杯法或按摩前后试验（PPMT），后者诊断准确率大于 96%。仅有 8% 的 CP/CPPS 患者前列腺细菌定位培养阳性，这一比例与无症状者无显著差异，因此，病原学定位检查对于 CP/CPPS 的诊断价值有限，并非必需。

5. 辅助检查： 主要有 B 超、尿流率、尿动力学、膀胱尿道镜、血清 PSA、CT 和 MRI 检查、前列腺穿刺等。B 超检查可见前列腺回声不均匀、钙化、结石、腺管扩张、精囊改变、盆腔静脉充血改变等，但不推荐单一使用 B 超检查结果作为诊断依据。上述各项辅助检查主要用于排除泌尿生殖系统以及盆腔脏器可能存在的其他疾病。

6. 鉴别诊断： 本病需要与良性前列腺增生、睾丸附睾和精索疾病、膀胱过度活动症、神经源性膀胱、间质性膀胱炎、腺性膀胱炎、泌尿生殖系统结核、泌尿生殖系统结石、性传播疾病、膀胱肿瘤、前列腺癌、肛门直肠疾病、腰椎疾病、中枢和外周神经病变等可能导致盆腔区域疼痛和排尿异常的疾病进行鉴别。

7. CP/CPPS 临床表型分类系统： 前列腺炎的 NIH 分类法和 NIH-CPSI 症状评分体系的建立，以改善症状作为前列腺炎的治疗目的，已经基本达成共识。但是，多项基于此的多中心临床试验结果并不十分令人满意。NickeIJC 等于 2009 年提出并初步验证了可用于指导 CP/CPPS 诊断和治疗的表型分类系统和建议的治疗方法。该系统将 CP/CPPS 的临床表现（表型）细分为六类，即排尿症状、社会心理障碍、器官特异性表现、感染、神经系统/全身性状况和盆底肌肉触痛，简称为 UPOINT。并建议使用评估步骤和项目对 CP/CPPS 进行 UPOINT 表型分类。这一分类方法倡导对于造成 CP 的几个因素进行综合干预，可有效缓解症状，达到临床治愈的目标。

尽管仍需更多的临床实践和研究对其进行验证，但 UPOINT 表型分类系统对于 CP/CPPS 诊断、治疗和临床研究的指导价值已获得较广泛肯定，是继 NIH 分类系统和 NIH-CPSI 之后的又一重大进展，与中医强调整体观念的辨证治疗方法也有相通之处。

中医辨证

1. 基本病机： 本病多由饮食不节，嗜食醇酒肥甘，酿生湿热，或因外感湿热之邪，壅聚于下焦而成；或由于相火妄动，所愿不遂，或忍精不泻，肾火郁而不散，离位之精化为白浊，或房事不洁，湿热从精道内侵，湿热壅滞，气血瘀阻而成。其病机演变初期往往以湿热为主，日久缠绵不愈时多表现为气滞血瘀之象，病久则损耗肾气，可致"肾虚则小便数，膀胱热则水下涩"之虚实夹杂证型，或肾阴暗耗，可出现阴虚火旺证候，亦有火势衰微，易见肾阳不足之象。总之，湿、热、瘀、滞、虚贯穿在 CP 不同阶段。

2. 辨证分型： CP 的证型主要分为基本证型与复合证型。近年来，涉及不同地区的多中心 CP 基本证型临床流行病学调查报告陆续发布，姚飞翔等研究表明 CP 常见的是湿热下注证、气滞血瘀证、湿热瘀阻证和肾阴虚证、肾阳虚证、脾气虚证。实证因素为湿热、气滞、血瘀，虚证因素则主要是肾虚和脾虚。李兰群等研究显示湿热下注证、气滞血瘀证、肝气郁结证的出现频率较多，且多合并出现；肾阳虚损证、中气不足证、阴虚火旺证出现频率较少，且多为兼夹证；以邪实证为主，湿热、血瘀、肝郁多交互为患。其他调查报告也显示湿热下注证与气滞血瘀证最为多见。

　　本病绝大多数是复合证型，即由 2 种或 2 种以上基本证型构成，其中出现频率最高的证型组合为湿热下注证加气滞血瘀证（湿热瘀滞证）。证候变化与病程、年龄等呈相关性，早期以湿热为主，实证多见，且多有夹瘀兼证；后期则在湿热、瘀血基础上，多伴虚证，以肾虚为主，或伴脾虚、气虚等证。

　　在上述调查结果的基础上，经过专家的反复综合论证，CP 中医辨证分型最终得到了专家们的一致认可。CP 主要的基本证型及湿热下注证、气滞血瘀证、肝气郁结证、肾阳不足证、肾阴亏虚证，复合证型及湿热瘀滞证。

　　中医证型的诊断标准：具备下述主症 1 项、次症 2 项和舌脉者，即辨证成立。临床科研时可以进行量化诊断：根据主症 1 项计 2 分，次症、舌脉 1 项计 1 分的原则，累计得分≥5 分辨证成立。

　　(1) 基本证型：①湿热下注。主症尿频尿急，灼热涩痛；次症小便黄浊，尿后滴白，阴囊潮湿，心烦气急，口苦口干舌苔黄腻，脉滑实或弦数。②气滞血瘀。主症会阴部、或外生殖器区、或小腹、或耻骨区、或腰骶及肛周疼痛或坠胀，尿后滴沥；次症排尿刺痛，淋漓不畅，血精或血尿；舌质紫黯或有瘀点、瘀斑，苔白或黄，脉弦或涩。③肝气郁结。主症会阴部、或外生殖器区、或少腹、或耻骨、或腰骶及肛周坠胀不适，似痛非痛，小便淋漓；次症胸闷心烦，排尿无力，余沥不尽，疑病恐病；舌淡红，脉弦细。④肾阳不足。主症尿后滴沥，劳后白浊；次症畏寒肢冷，腰膝酸软，精神萎靡，阳痿早泄或性欲低下；舌淡胖苔白，脉沉迟或无力。⑤肾阴亏虚。主症尿频尿急，尿黄尿热；次症五心烦热，失眠多梦，头晕眼花，遗精早泄、性欲亢进或阳强；舌红少苔，脉沉细或弦细。

　　(2) 复合证型：湿热瘀滞。主症小便频急，灼热湿痛，排尿困难，余沥不尽，会阴胀痛或下腹、耻部、腰骶及腹股沟等部位不适或疼痛；次症小便黄浊，尿道滴白，口苦口干阴囊潮湿；舌质红，苔黄腻，脉弦数或弦滑。

　　本病临床表现多样化，复合证型尚见肾虚湿热、脾肾两虚、中气亏虚、肝郁脾虚、肝郁化火、寒凝肝脉等证候。

治　疗

　　CP 中医、中西医结合综合治疗主要以改善症状、提高生活质量和促进相关功能恢复为目的。在强调辨病辨证个体化治疗的同时，关注患者的生活质量和纠正不良生活方式。对 AIP 一般无须治疗，应注意观察，只有当合并男性不育或有特异性病因时才推荐治疗。

　　CP/CPPS 治疗方法繁多，既往研究显示，采用单一的措施治疗研究结果常常令人失望，其原因可能是 CP/CPPS 是一种具有多种病因、不同进展途径、症状多样和对治疗反应不一的异质性临床综合征，单一治疗措施难以使得所有患者获益。因此，目前尚无特定有显著临床疗效的单一疗法被推荐用于CP/CPPS。

　　1. 基础治疗：CP/CPPS 与患者疾病认知缺乏以及不良的饮食和生活行为相关。接受健康宣教、心理和行为辅导有积极作用。应告知患者忌酒及辛辣刺激食物；避免憋尿、久坐，注意保暖，加强体育锻炼。应杜绝不洁性行为和避免频繁性兴奋。保持适度规律的性活动，但不宜忍精不射。热水坐浴或局部热敷有助于缓解疼痛症状，但未生育者要注意长期热水坐浴对睾丸生精功能的不良影响。

　　2. 西药治疗：最常用的 3 种药物是 α 受体阻滞剂、抗生素、非甾体抗炎药（NSAIDs），其他药物（M 受体阻滞剂、植物制剂、抗抑郁药、抗焦虑药、改善局部微循环药物等）对缓解症状也有不同程度的疗效。

　　Shoskes DA 等为 UPOINT 系统的每一类表型提出了针对性的建议治疗方法。他们实施的一项前瞻性病例系列研究显示，使用 UPOINT 系统进行表型定向治疗可显著改善患者的症状及生活质量，这一结论也被国内最近一项前瞻性研究所证实。

　　(1) α 受体阻滞剂：可通过拮抗膀胱颈和前列腺的 α 受体，或直接作用于中枢神经系统的 α1A/1D 受体，降低膀胱、后尿道、前列腺内张力，松弛膀胱颈、后尿道，改善排尿功能。常用的 α 受体阻滞剂有特拉唑嗪、阿夫唑嗪、多沙唑嗪和坦索罗辛。国外一项系统综述和网络荟萃分析显示α受体阻滞剂可显著改善患者的疼痛、排尿、生活质量及总的症状评分，但仍存在争议，尚无足够的循证医学证据进行论证。病史较短的患者给予较长疗程的α受体阻滞剂治疗，症状改善可能更为明显。因此，基于目前的证据，尚不能推荐α受体阻滞剂作为治疗所有CP/CPPS的首选药物。推荐使用α受体阻滞剂治疗病程＜1年的CP/CPPS患者，可与其他药物联合使用治疗，疗程不应少于6周，应注意该类药物导致的眩晕和直立性低血压等不良反应。

（2）抗生素：Ⅱ型前列腺炎应根据细菌培养结果选择前列腺腺体内药物浓度较高的敏感抗生素，常用氟喹诺酮类药物，治疗至少维持4～6周，其间应对患者进行阶段性的疗效评价，疗效不满意者，可改用其他敏感抗生素。ⅢA型可经验性使用抗生素2～4周。经验性抗菌药物治疗CP/CPPS可改善一些患者的症状，因而也被广泛使用，但前列腺相关标本的细菌培养、白细胞和抗体状态并不能预测CP/CPPS患者对抗菌药物治疗的反应，CP/CPPS患者前列腺活检标本细菌培养结果与无症状者比较差异并无统计学意义。

（3）非甾体抗炎药：研究表明，与下尿路症状相比，CP/CPPS患者的疼痛症状对生活质量的影响更大，缓解疼痛的治疗应得到充分重视。NSAIDs是治疗CP/CPPS相关症状的经验性用药，其主要目的是缓解疼痛和不适。

3. 其他药物：还可根据临床情况选用植物药（如普适泰、槲皮素、锯叶棕提取物）、M受体阻滞剂、抗抑郁药及抗焦虑药等。

4. 中医辨证论治：

（1）湿热下注：治则——清热利湿，导浊通淋。推荐方药——八正散（《太平惠民和剂局方》）。推荐备选方药——龙胆泻肝汤（《医方集解》）、程氏萆薢分清饮（《医学心悟》）。推荐中成药——宁泌泰胶囊（由四季红、芙蓉叶、仙鹤草、大风藤、白茅根、连翘、三棵针组成）。

中西医结合治疗思路：在辨证论治的前提下，可根据具体情况，联合选用α受体阻滞剂、M-受体阻滞剂改善下尿路症状，根据药敏选用足量疗程的敏感抗菌药物，以提高疗效。

（2）气滞血瘀：治则——行气活血，化瘀止痛。推荐方药——复元活血汤（《医学发明》）。推荐备选方药——少腹逐瘀汤（《医林改错》）。推荐中成药——大黄䗪虫丸。

中西医结合治疗思路：气滞血瘀证患者主症为疼痛时，在行气活血基础上，可加用NSAIDs、α-受体阻滞剂等改善疼痛症状。

（3）肝气郁结：治则——疏肝解郁，行气止痛。推荐方药——柴胡疏肝散《景岳全书》）。推荐备选方药——逍遥散（《太平惠民和剂局方》）合金铃子散（《太平圣惠方》）。推荐中成药——逍遥丸。

中西医结合治疗思路：本证型可以单用中药治疗，要选用抗抑郁药及抗焦虑药。α受体阻滞剂及NSAIDs有助于改善或消除下尿路症状和慢性疼痛等症状，从而缓解焦虑抑郁状态，提高疗效，可酌情选用。针对CP患者焦虑、抑郁相关的性功能障碍，推荐中成药疏肝益阳胶囊（由蒺藜、柴胡、蜂房、地龙、水蛭、九香虫、紫梢花、蛇床子、远志、肉苁蓉、菟丝子、五味子、巴戟天、蜈蚣、石菖蒲组成），对改善CP患者的勃起功能，改善焦虑、抑郁等症状有较好的疗效。

（4）肾阳不足：治则——温补下元，补肾壮阳。推荐方药——济生肾气丸（《济生方》）。推荐备选方药——肾气丸（《金匮要略》）。推荐中成药——龟龄集（由人参、鹿茸、海马、枸杞子、丁香、穿山甲、雀脑、牛膝、锁阳、熟地黄、补骨脂、菟丝子、杜仲、石燕、肉苁蓉、甘草、天冬、淫羊藿、大青盐、砂仁等组成）。

中西医结合治疗思路：以扶正祛邪治疗为主，伴有严重ED/早泄者，可加用5型磷酸二酯酶抑制剂（PDE5）/选择性5-羟色胺再摄取抑制剂。

（5）肾阴亏虚：治则——滋肾填精，养阴清热。推荐方药——知柏地黄丸（《医宗金鉴》）。推荐备选方药——左归丸（《景岳全书》）。推荐中成药——大补阴丸（《丹溪心法》）。

中西医结合治疗思路：以扶正祛邪为主。

（6）湿热瘀滞：治则——清热利湿，行气活血。推荐方药——龙胆泻肝汤（《医方集解》）合桃红四物汤（《医宗金鉴》）。推荐备选方药——四妙丸（《成方便读》）合失笑散（《太平惠民合剂局方》）。推荐中成药——前列舒通胶囊（由黄柏、赤芍、当归、川芎、土茯苓、三棱、泽泻、马齿苋、马鞭草、虎耳草、川牛膝、柴胡、甘草组成）。

中西医结合治疗思路：在辨证论治的前提下，如有明确感染者可选用氟喹诺酮类或四环素类抗生素口服，注意掌握疗程；还可根据临床需要选用 α 受体阻滞剂及 NSAIDs 等西药综合干预，提高疗效。

5. 外治法：

（1）中药保留灌肠：在各型辨证的基础上，改变用药途径，可进一步提高疗效。前列腺与直肠之间存在特殊的静脉通道，保留灌肠可改善病灶血液循环，促进局部药物吸收和前列腺瘀积物排泄；同时，温热刺激可降低痛觉神经兴奋性，减轻炎性水肿，解除局部神经末梢压力，使肌肉、肌腱、韧带松弛，以消肿止痛。

（2）栓剂塞肛：已有多项临床试验及系统评价证实前列安栓（由黄柏、虎杖、泽兰、栀子等组成）对 CP 具有较好疗效。对于以会阴部、腰骶部坠胀痛不适为主要表现，伴或无 LUTS 症状的患者，或不能耐受口服药物治疗、口服药物依从性差的患者，推荐使用前列安栓，睡前排便后塞肛。

（3）其他外治法：药物离子导入、中药坐浴、中药熏洗、中药贴敷、脐疗也可取得一定疗效，但需注意掌握适应证和禁忌证。

6. 针灸治疗：有多中心随机对照试验和 Meta 分析显示针灸对 CP 有较好疗效，可明显改善症状积分。推荐辨证选穴——中极、关元、气海、足三里、太冲、太溪、肾俞、三阴交、阴陵泉、血海等。

7. 物理治疗：

（1）热疗：主要利用多种物理方法所产生的热力作用，促进前列腺腺体内温度均匀升高、血管扩张、血流加快、血液循环改善，白细胞吞噬功能增强，加快局部代谢产物和毒素的排出，增强抗生素的杀菌作用，促进炎症消退，消除组织水肿、缓解盆底肌肉痉挛，缓解症状。但鉴于经尿道、会阴途径应用微波、射频、激光等物理手段尚缺乏循证医学证据的支持，一般不作为常规治疗方法推荐使用，尤其不宜用于未婚及未生育者。

（2）前列腺按摩：可促进前列腺血液循环、腺体排空，促进引流，并增加局部的药物浓度，进而缓解 CP 患者的症状，故推荐为 Ⅱ、Ⅲ 型前列腺炎的辅助疗法，联合其他治疗可有效缩短病程。对不能耐受医师前列腺按摩的患者，定期排精亦可获得与前列腺按摩同等的疗效。

（3）生物反馈和电刺激治疗：生物反馈和电刺激联合治疗 CP/CPPS 有协同作用，能明显改善 CP/CPPS 患者疼痛与不适症状，提高生活质量，以及提高最大尿流率。

8. 心理治疗：心理干预能够改善患者的疼痛症状、灾难心理和生活质量，但不能改善抑郁或某些下尿路症状。推荐对有明显心理困扰的 CP/CPPS 患者实施针对性的心理治疗。

205　前列腺增生症合并慢性前列腺炎中医体质和证候分布规律

前列腺增生症（BPH）是老年男性最常见疾病之一，临床表现为进行性排尿困难，并易导致下尿路症状（LUTS），对老年男性健康产生严重的影响。慢性前列腺炎（CP）可存在于一生的各个阶段，主要表现以会阴、睾丸及少腹部疼痛，排尿不畅，精神状态欠佳为主，其缓慢的发病过程、顽固的病情特性、反复发作难以治愈的临床特点常常对患者造成了严重的身体及心理影响。此两者是男性患者普遍发生的前列腺疾病。对于 BPH 合并慢性前列腺炎的诊断需以症状为线索，体征为指导，并结合实验室检查等进行判断。近年来，由于对 BPH 合并 CP 发病机理研究的逐渐深入，其临床有效率明显提高。然而，目前对于 BPH 合并 CP，中医学尚无统一的证候诊断标准与治疗规范。学者白强民等在调查分析 BPH 合并 CP 的中医证素，对 BPH 合并 CP 中医证候的分布规律进行了初探，为今后制定或完善 BPH 合并 CP 的中医证型标准提供一定的依据。

资料与方法

1. 研究对象： 为云南某医院男科门诊及住院部就诊且年龄在 45～70 岁的前列腺增生症患者，收集 2018 年 9 月至 2019 年 9 月符合病例调查标准的有效病例 680 例，其中合并慢性前列腺炎 382 例。

2. 中医证型标准： 参照 2002 年版《中药新药临床研究指导原则》的 BPH 及 CP 中医证候诊断标准及中华中医药学会颁布的《中医体质分类与判定标准》拟定。

（1）湿热下注证：主症尿频、尿急、尿痛；次症尿道有白色分泌物且有灼热感，尿不尽，阴囊潮湿；舌质红，苔黄或黄腻，脉滑。

（2）气滞血瘀证：主症会阴部、小腹部、外生殖器区、耻骨上区、腰骶和肛门周围有疼痛或坠胀感；次症尿频，尿等待，尿不尽，尿后滴沥，尿刺痛；舌质暗或有瘀点、瘀斑，脉涩或弦。

（3）肝肾阴虚证：主症腰膝部感酸痛，小腹部感胀痛，五心烦热，头晕眼花；次症小便短赤，遗精，或阳痿早泄；舌红少苔，脉细或沉细。

（4）肾阳不足证：主症畏寒肢冷，腰膝酸痛；次症尿频，尿等待，尿无力，尿后滴沥，精神萎靡，阳痿，或早泄；舌淡苔白或薄白，脉沉或沉迟。

具备以上诊断标准中的各证型 2 项主症及 1 项次症，结合舌脉象者即可辨证成立。

3. 纳入标准： ①年龄在 45～70 岁。②前列腺增生症合并慢性前列腺炎者。③符合上述辨证标准者。

4. 排除标准： ①年龄在上述范围之外者。②无法合作者，如精神病患者。③对药物过敏或不耐受者。④合并有前列腺癌、尿道狭窄、神经源性膀胱等疾病者。⑤有盆腔外科手术或外伤史者。⑥非药物疗法适应症者。⑦正在服用可能影响膀胱功能的药物。

5. 研究方法：

（1）证候调查表的制作："前列腺增生症合并慢性前列腺炎证候学调查表"参照第 10 版新世纪全国高等中医院校规划教材《中医外科学》及《中药新药临床研究指导原则》（2002 年版）及相关文献制定；中医体质分类与判定参照中华中医药学会颁布的《中医体质分类与判定标准》平和质、阳虚质、阴虚质、气虚质、血瘀质、湿热质、痰湿质、气郁质、特禀质在内的 9 种体质类型。

（2）调查方法：对 BPH 合并 CP 的患者采用"前列腺增生症合并慢性前列腺炎证候学调查表"，由专业的中医或中西医男科医师，对符合标准的研究对象进行问卷调查并作质量控制。调查内容主要分为5 项：①一般情况；②主诉及症状；③病史；④体征；⑤实验室等相关检查。一般情况主要包括患者的姓名、年龄、从事行业、自身体质、居住地气候环境、受教育程度等；病史主要包括现现病史、既往史、婚育史和性生活史、用药史（有无药物过敏）、生活习惯等；症状包括 BPH 合并 CP 出现的全身症状和局部症状；体征包括中医四诊所得及其他体格检查为阳性的体征。根据四诊结果进行中医辨证分型，辨证标准参照第 10 版新世纪全国高等中医院校规划教材《中医外科学》及《中药新药临床研究指导原则》（2002 年版）相关内容制定。对回收的调查表建立数据库，并对数据进行整理、归类。

（3）质量控制：①被调查者认真选择或填写调查表内容；②避免诱导因素；③调查表内容被选择或填写 70％以上视为有效，未达 70％为无效；④提前与被调查者沟通，保证调查情况真实；⑤根据被调查者的资料和有关行业标准进行证候分型；⑥数据搜集客观广泛，严格按照相应的方法统计分析，确保结果真实。

（4）数据处理与分析：调查结束后，运用 SPSS 23.0 软件包对调查表进行统计处理，采用描述性分析、相关系数、构成比等方法统计分析。

结　　果

1. 年龄：382 例 BPH 合并 CP 患者其就诊率高峰在 45～65 岁，两者构成比之和为 91.37％。该年龄段的患者前列腺炎的发生率较高，可能与工作等原因久坐或性生活相对较频有关，说明该年龄段 BPH 就诊的患者群中有合并 CP 的可能性。

2. 体质：382 例 BPH 合并 CP 患者以实性体质居多，其中气滞血瘀最多（47.12％），湿热质次之（10.47％），特禀质最少（2.62％）。

3. 泌尿生殖系症状：BPH 合并 CP 患者最常见的泌尿生殖系症状为尿频（85.34％）、尿等待（75.65％）、耻骨上区疼痛（60.21％）；而出现尿末白浊（8.44％）的可能性最小；在性功能障碍方面出现阳痿（50.26％）、早泄（20.42％）。

4. 舌象：382 例 BPH 合并 CP 患者以舌质紫暗（71.99％）为主，其次为淡红（16.50％）；舌苔则以薄白苔居多（78.53％），其次为薄黄苔（9.42％）；舌体舌边瘀斑瘀点为主（71.99％）；舌下脉络以紫暗居多（67.80％），其次舌下脉络有 64 例正常，占 16.75％的比例。

5. 脉象：382 例 BPH 合并 CP 患者中以弦脉居多，所占比例为 37.17％；其次是涩脉，所占比例26.18％；再次是正常脉象（18.85％）；其余脉象均低于 10％。

6. 中医证型：因调查者对辨证的认知不完全一致，为确保调查结果不出错，调查者应根据被调查者的资料和有关行业标准进行正确的证候分型。

前列腺增生患者的证型中与慢性前列腺炎最为密切的为血瘀。主证型中，气滞血瘀证有 230 例，占60.21％；湿热下注证 60 例，占 15.71％；肝肾阴虚证 52 例，占 13.61％；肾阳不足证为 40 例，所占比例最少，为 10.47％。

BPH 合并 CP 患者主证以气滞血瘀为主，夹杂肝肾阴虚者 110 例（47.83％），夹杂肾阳不足者 89例（38.70％），单纯气滞血瘀 18 例（7.83％）。同时，肝肾阴虚与肾阳不足的 92 例患者中有 72 例夹杂血瘀（78.27％），肾虚夹杂血瘀患者共 271 例（70.94％）。可见，单纯证型少，虚实夹杂多，肾虚血瘀为其常见证型。

讨　　论

1. BPH 是一种炎症反应性疾病：1937 年，有学者提出炎症在前列腺增生症的发生及进展中起到重要作用，因此，对 BPH 是一种炎症反应性疾病的研究亦越来越多。有研究者通过临床试验证实，前列腺增生症的下尿路症状与慢性前列腺炎有一定关系。Collin 通过对一般男性调研显示，16％的男性曾患过急慢性前列腺炎，其中，57.2％患有前列腺增生症，患 BPH 的男性有 38.7％曾患过慢性前列腺炎，前列腺手术后对其标本进行病理检测常有炎症浸润现象。亦有研究发现，炎症的发生与组织的增生有一定相关性。根据患者症状进行对症治疗后，大部分患者症状得以改善，说明炎症与增生相互叠加是导致症状缠绵难愈的主要原因。由此可见，从流行病学调查、组织病理检测以及临床特点分析等几个方面均可发现 BPH 常常与慢性前列腺炎合并存在。

2. 以异病同治基础，以证候体质为核心：异病同治理论是中医治疗疾病的重要理论，核心在于寻找相同病机，共同病证，即"证同治亦同，证异治亦异"，内容包括方治同证、药治同证、脉治同证等。《内经》中虽然未见"异病同治"一词，却在多个篇幅中阐述其精要，例如"诸风掉眩，皆属于肝"等经典条文亦表达了异病同治的思想。《伤寒论》中常可见一方多用，例如肾气丸、桂枝汤、抵挡汤等皆可对具有相同病机的多种症状进行治疗。可见，异病同治思想已渗入经方之内涵。在临床应用中，例如血精与子痈虽属不同疾病，若其出现口干口苦、阴囊潮湿、舌红苔黄等症状，则其病机则是湿热下注，需运用清热利湿之法，选用四妙丸治之则是切中病机。因此，在"异病同治"理论下围绕人及前列腺为一个整体的思路下进行辨证施治。

3. 体质及证候的标准和规范化研究在中医理论研究中尤为重要：吕爱平认为，证候研究的主要内容是采用现代科技的手段与方法，探求证候与临床中有效方剂两者的内在联系，从而指导临床辨证选方，提高临床疗效。而证是诊察和思辨所得，是指各种疾病在发展变化过程中，多种矛盾与各种病理因素综合作用下的整体反应，既有其特殊性又处于动态的变化之中。在认识证候演变规律时亦要结合西医学的相关内容。目前，对于 BPH 合并 CP 仍缺乏统一的中医证候学标准。本研究采取辨病与辨证相结合的方法探讨 BPH 合并 CP 的中医证型分布规律和特点，对本病的证候学研究及临床治疗提供参考。体质与证有区别，王琦等从界定前提、形成因素、形成特点、表现特点、表达信息、涵盖范围、指向目标、诊查内容、干预目的 9 个方面对体质与证候的界定进行了论述，认为中医体质类型是非疾病状态下的生理及病理表现，而证候是疾病状态下的临床类型。

4. 中医对 BPH 合并 CP 无明确命名：前列腺所在位置为任、督、冲等三脉相聚之处，在疾病的发生发展过程中常虚实夹杂，虚而瘀滞从而阻塞水道，日积月累则形成慢性前列腺炎此病。李海松认为，肾虚为此病致病之本，湿热瘀滞为病机变化。崔云认为，此病亦实亦虚，脏腑涉及肝和肾，致病因素与气滞、血瘀、湿热等关系密切。通过对经典文献整理及当代医家的临床研究，总结出肾气不足是此病的发病基础，气滞血瘀及湿热瘀滞相互兼并。由此可见，此病的三大发病因素为肾气虚弱、湿热内生、瘀血阻滞。前列腺增生症的中医认识主要从肾及膀胱的基本作用为切入点，并围绕《素问·上古天真论》记载"男子七八……天癸竭，精少，肾脏衰，形体皆极"之理论展开。肾气亏虚，瘀血阻滞，瘀阻水道，终导致膀胱气化失司。李曰庆认为，本虚标实是此病的病机特点。总结各家经验发现，其基本病机为肾虚与血瘀，最终导致膀胱气化失司。张春和对 540 例患者进行证候学调查，经统计分析后总结规律，发现肾虚血瘀证所占比例最高，且基于金水相生理论及肝肾同源理论运用肺肾同治法、肝肾同治法辨治前列腺增生症时，亦将伴随慢性前列腺炎的情况纳入其中。秦国政认为，邪毒瘀阻是慢性前列腺炎的病机关键，在老年患者慢性前列腺炎的治疗中亦经常加用黄芪，既能托毒生肌又能补益肾气。两种疾病虽然临床表现有明显差异，但其病因病机密切相关，肾虚血瘀是两者的共同病机。且患者年老体衰，肾气会逐渐耗损，从而使病情反复迁延，终致缠绵难愈。因此，以证候学为中心进行整体治疗，早期干预，防止传遍尤为重要。通过此研究，从中医学角度进行证候学体质学分析，揭示了临床上 BPH 合并 CP 以肾虚血瘀证为主，在崇尚自然疗法的今天，积极挖掘传统医学宝贵遗产，研究开发出针对性强、疗效确切、副作用小的中成药有广阔前景。恰如《本经疏证》所云："盖其用之之道有六：曰和营，曰通阳，曰利水，曰下气，曰行瘀，曰补中。"诸法只为增加临床疗效，解决疾患痛苦。

206 中医干预慢性前列腺炎细胞因子研究

慢性前列腺炎（CP）是一种好发于青壮年男性的慢性泌尿生殖系统炎症。在我国基于人口数量的横断面研究，8.4%被确诊具有前列腺炎症状。美国国立卫生研究院将 CP 分为 Ⅱ 型慢性细菌性前列腺炎，Ⅲ 型慢性非细菌性前列腺炎/慢性盆腔疼痛综合征，Ⅳ 型无症状炎症性前列腺炎，其中 Ⅲ 型约占 90% 左右。近期研究表明，在 Ⅲ 型前列腺炎患者的前列腺按摩液有炎性改变的只有 33%，却经常出现只在自身免疫性炎症过程中才出现的特异性 T 细胞亚群；由此推断，在没有感染因素情况下 CP 患者存在的炎症状态可能是由于自身免疫反应引起的。研究表明 CP 的不同类型、发展过程中的不同阶段都伴随着细胞因子水平的精细调节，炎症、炎症细胞与细胞因子交互作用促进了 CP 的发生发展。进一步研究这些炎性基因以及相应细胞因子的表达，及其在 CP 的病因和发病机制中的作用，对于探讨 CP 的分型、诊断，进行有效的治疗都具有重要意义。近年来，中医药对引起 CP 发生发展的细胞因子做了大量的干预研究，学者朱闽等对此做了梳理归纳。

相关细胞因子

细胞因子是由一类免疫细胞和相关细胞产生的具有调节功能的高活性多功能可溶性小分子蛋白，多数细胞因子是由局部自分泌和旁分泌产生的，它们能通过多种细胞的产生和释放构成极其复杂的细胞因子网络，调控机体的免疫反应正常进行，也决定着炎症反应的类型和持续时间。现已发现细胞因子与感染性疾病有关，根据其在感染和炎症反应中的作用可分为①促炎性因子，如白细胞介素-1（IL-1）、IL-8、IL-12、肿瘤坏死因子-α（TNF-α）等；②抗炎性因子，如 IL-4、IL-6、IL-10、转化生长因子-β（TGF-β）等；③调节性因子，如 IL-2。促炎性因子在组织的炎症反应过程中起促进作用，而抗炎抗因子可抑制炎症反应及促进组织的修复和再生，两者的平衡将影响组织创伤和炎症的结局。

临床对照试验

林兆丰等采用利湿祛瘀法（基础方川楝子 10 g，延胡索 10 g，五灵脂 10 g，蒲黄 10 g，黄柏 10 g，苍术 10 g，牛膝 15 g，薏苡仁 20 g。兼阳虚者，基础方加熟地黄 20 g，山茱萸 15 g，菟丝子 15 g；兼阴虚者，去苍术，加生地黄 20 g，熟地黄 20 g，知母 10 g；兼气虚者，加黄芪 30 g，白术 10 g；治疗 Ⅲ 型湿热瘀结型前列腺炎，与口服诺氟沙星对照。治疗 2 个月后，治疗组 $CD4^+$ 水平较治疗前上升（$P<$ 0.05），对照组较治疗前无差异（$P>0.05$），两组治疗后比较无差异（$P>0.05$）；治疗组转化生长因子 β1 水平较治疗前显著下降（$P<0.0001$），对照组也较治疗前下降（$P<0.05$），两组治疗后比较治疗组优于对照组（$P<0.05$）。由此推测利湿祛淤法对 Ⅲ 型前列腺炎的作用可能是通过 T 淋巴细胞的免疫调节、使免疫紊乱趋于协调。

何乐中等使用电针配合中药熏蒸治疗慢性非细菌性前列腺炎（电针取穴分两组，一组为关元、中极、大赫、横骨、足三里、太冲穴，另一组为肝俞、肾俞、膀胱俞、次髎、秩边、三阴交、阴陵泉穴，两组穴位隔日交替使用。熏蒸药物虎杖 30 g、黄芩 10 g、菟丝子 20 g、草薢 30 g、苦参 9 g、当归 12 g、制乳香 10 g、制没药 10 g、桃仁 10 g、红花 10 g、土茯苓 30 g、黄柏 10 g、黄芪 30 g、杜仲 15 g、甘草 6 g、川楝子 10 g、延胡索 10 g，10 日为 1 个疗程；与口服普适泰片对照，10 日为 1 个疗程。3 个疗程后，治疗组患者前列腺按摩液中 IL-8、TNF-α 的水平显著降低（$P < 0.05$），且治疗组优于对照组（$P < 0.05$）。

袁少英等使用针刺加电针治疗慢性骨盆腔疼痛综合征，治疗组穴取中极、归来、阴陵泉、三阴交以及关元、水道、血海、太冲，运用飞经走气四法中青龙摆尾，针刺腹部穴位务使针感到达会阴部，下肢穴位针感也应有较长距离的传导，手法用毕后，加用电针疗法，接脉冲电疗仪，用连续波，频率 3 Hz，强度以患者能耐受为，留针 30 分钟。每隔 2 日治疗 1 次，两组穴位交替，全疗程 20 次。治疗后慢性前列腺症状指数疼痛或不适感评分较治疗前明显降低（$P < 0.01$），IL-8、IL-10、TNF-α 水平较治疗前降低其止痛的作用机制主要是降低 IL-10 水平，而降低 IL-8、TNF-α 水平对于消除前列腺的炎症也有明显作用。

袁少英等使用千雪清精方（槐花、千里光、败酱草、荷包草、野葡萄根、藤梨根、蛇莓、积雪草、琥珀、荔枝草、六月雪、车前草、黛灯心、瞿麦、六一散）口服治疗湿热下注型非炎症性慢性骨盆疼痛综合征，采用中药配方颗粒，对照口服前列腺安通片，2 组均以 4 周为 1 个疗程。2 个疗程后，治疗组治疗前后、治疗后治疗组与对照组 IL-8、IL-10、TNF-α 水平比较，差异均有显著性意义；IL-10 和疼痛症状评分、IL-8 和白细胞计数评分有显著的相关性；表明其作用机制主要是通过下调 IL-8、TNF-α 水平以消除前列腺的炎症，下调 IL-10 水平达到消除疼痛症状。

王大进等使用前癃通汤（黄芪 20 g、丹参 15 g、赤芍 15 g、三七 5 g、蒲黄 15 g、延胡索 15 g、三棱 15 g、王不留行 15 g）治疗气虚血瘀型慢性非细菌性前列腺炎，对照组予以口服前列康片，两组均以 4 周为 1 个疗程。1 个疗程后，两组患者前列腺液中促炎性细胞因子 IL-8 和 TNF-α 水平值降低（$P < 0.01$），并使与细胞因子呈正相关的前列腺按摩液白细胞计数降低，且治疗组优于对照组比较（$P < 0.01$）。

实验研究

1. 对自身免疫性前列腺炎模型的实验研究： 周青等使用加味虎杖散（虎杖、车前草、金钱草、益母草、黄柏、王不留行、乳香、菟丝子、枸杞子、墨旱莲、女贞子等）对模型大鼠进行灌胃，连续给药 30 日。研究表明大、中、小剂量组均可显著降低模型大鼠前列腺组织中单核细胞趋化蛋白 1（炎症趋化因子）、血小板源生长因子 BB（炎症相关生长因子）及其 mRNA 的水平，并呈现出明显的量效关系。

温志鹏等使用前列活血汤（红花、赤芍、莪术、败酱草、白芷、泽兰、牛膝、小茴香等）对模型大鼠进行灌胃，每日 1 次，连续给药 8 周。结果表明前列活血汤组模型大鼠前列腺组织内 IL-8、IL-10、TNF-α、TNF-α mRNA 表达水平较模型组均有所降低（$P < 0.05$）。

黄志洪等使用丹红通精方（丹参、桃仁、红花、水蛭、川牛膝、红景天、穿破石、失笑散、牡蛎、黄芪）对模型大鼠进行灌胃，每日 1 次，连续给药 35 日。结果丹红通精方能提高模型大鼠血清及前列腺组织中 TNF-α、IL-10 水平，并且中、高剂量给药组大鼠血清及前列腺组织中 TNF-α、IL-10 水平升高更明显，表明丹红通精方对改善自身免疫性前列腺炎具有显著作用，其机制与提高模型大鼠血液及前列腺组织中 TNF-α、IL-10 水平有关。

王伊光等使用热淋清颗粒对模型大鼠进行灌胃，每日 1 次，连续给药 30 日。结果表明热淋清颗粒能抑制模型大鼠脾淋巴细胞的增殖活性，抑制促炎细胞 IL-1、IL-8 及 TNF-α 的分泌，调节抗炎细胞因子 IL-10 的表达。

宋坚旗等使用丹蒲胶囊（丹参、蒲公英、赤芍、泽兰等）对模型大鼠进行灌胃，每日 1 次，连续给药 10 周。结果模型组前列腺组织及血清 IL-2、IL-8、IL-10 水平明显高于正常组（$P < 0.05$），各中药干预组前列腺组织及血清 IL-2、IL-8、IL-10 水平均明显降低，与模型组比较，差异有统计学意义（$P < 0.05$）；表明丹蒲胶囊通过免疫调节机制发挥治疗作用。

2. 对慢性非细菌性前列腺炎模型的实验研究： 周青等使用麝香配伍乳香促虎杖提取物对模型大鼠

进行灌胃，每日 1 次，连续给药 14 次。结果表明麝香配伍乳香加虎杖提取物组前列腺组织结构改善，无明显炎性细胞浸润；明显降低前列腺组织炎症因子 TNF-α、IL-1β、IL-6、IL-8 的水平，炎症趋化因子 MCP-1（CCL2）及其受体 CCR2 的 mRNA 及其蛋白表达水平也显著降低（$P<0.01$）；麝香乳香配伍组合的应用具有促进虎杖提取物对慢性前列腺炎的治疗，降低炎症反应程度，从而促进前列腺组织结构修复的作用。

夏立营等使用苦豆肾茶方（苦豆子 3 g、丹参 15 g、延胡索 15 g、肾茶 10 g、蒲公英 15 g、土茯苓 15 g、川牛膝 10 g、王不留行 10 g）对消痔灵造模的模型大鼠进行灌胃，每日 1 次，连续给药 3 周。结果该方能减轻消痔灵注射引起的大鼠前列腺间质纤维细胞增生、抑制大鼠前列腺组织炎症细胞浸润，降低大鼠前列腺组织 TNF-α、前列腺素 2 的水平（$P<0.05$）；表明其对消痔灵引起的慢性非细菌性前列腺炎有明显的治疗作用，其作用机理与降低 TNF-α、前列腺素 2 生成，减轻局部的炎症反应有关。

黄馨仪等使用茵陈蒿汤加味（茵陈 18 g、栀子 12 g、大黄 6 g、刘寄奴 12 g、野菊花 15 g、荔枝核 12 g）对模型大鼠进行灌胃干预，每日 1 次，连续给药 1 个月。结果该方能减轻模型大鼠的前列腺湿质量/体质量比，降低 TNF-α 水平（$P<0.01$）、抑制诱导性 iNOS 在模型大鼠前列腺组织中的表达（$P<0.01$）；表明该方的治疗机制可能是通过降低 TNF-α 含量和抑制前列腺组织中诱导性 iNOS 的表达来实现。

张喜奎等使用桃核承气汤化裁（桃仁 9 g、大黄 6 g、桂枝 6 g、芒硝 9 g、甘草 5 g、北刘寄奴 12 g、野菊花 15 g、荔枝核 9 g）进行灌胃干预，每日 1 次，连续给药 4 周。结果大鼠血清 TNF-α、前列腺组织的 iNos 趋于正常，组织学检测出的炎性病理变化明显减轻或恢复正常，与模型对照组比较差异有统计学意义；表明该方能够通过抑制炎性基因的表达，调节免疫功能，从而对模型大鼠产生治疗作用。

3. 对慢性细菌性前列腺炎模型的实验研究：何丽清等使用当归贝母苦参煎剂（当归 15 g、浙贝母 20 g、苦参 15 g）对模型大鼠进行灌胃干预，每日 1 次，连续给药 4 周。与模型组比较，当归贝母苦参煎剂各剂量组 TNF-α 组化阳性表达和 mRNA 基因表达均明显降低（$P<0.01$），表明当归贝母苦参煎剂治疗慢性细菌性前列腺炎的作用机制可能与减少 TNF-α 的产生有关。

赵乔等使用前列康泰方（由蒲公英、败酱草、土茯苓、丹参、红花、黄芪等组成）对模型大鼠进行灌胃干预，每日 2 次，连续给药 5 周。结果该方能改善慢性细菌性前列腺炎大鼠前列腺组织病理学改变；可降低前列腺组织中细胞因子 TNF-α、IL-1β 的含量。表明该方对慢性细菌性前列腺炎有明显的治疗作用，其作用机制可能与降低前列腺组织中细胞因子 TNF-α、IL-1β 水平有关。

CP 是表现为排尿异常及慢性盆腔疼痛为主，或伴有性功能障碍、精神神经症状的一类综合征，其发生率占男性患者的 9%～14%，约有 50% 的男性在其一生的某个阶段会受其影响。但其确切病因至今不明，使其在生物医学模式下，到目前尚没有统一、规范的治疗方案。因此长久以来，在临床上对 CP 的治疗效果并不理想。而中医药治疗 CP 以组方灵活、整体调节为特点，在改善患者的自觉症状和疗效的持久性方面有一定的优势和潜力。

207　中医治疗炎症性血精症研究

中医所说的血精症大多属于西医慢性精囊炎的范畴，目前的西医治疗有抗生素、经尿道输尿管镜下精囊冲洗术、输尿管镜下射精管口电切开术、直肠超声介入精囊穿刺术等，但均有一定的适应症和禁忌症，药物不良反应和术后并发症也不少。而合理地运用中医药治疗炎症性血精症也能避免西医疗法的诸多不良反应，取得满意的疗效，符合微创医学的理念。学者张迅等就炎症性血精症的病症归属、病因病机、疗效判断标准以及治疗用药做了梳理归纳，以期加深对中医药治疗炎症性血精症的认识。

血精症之中医范畴辨识

中医讲究辨证论治，知其证即施其治，这一思维方法执简御繁，能解决很多临床问题。但现代中医学讲究病症结合，同一证型，疾病不同，治疗方法会有所差异。具体到某些临床表现不但要弄明白其证型，更要知道其归属于中医学中的哪些疾病范畴。从目前公开出版发行的学术期刊及著作来看，炎症性血精症大体归属于中医学"血证""虚劳""精浊"范畴。隋代巢元方《诸病源候论·虚劳精血出候》首先指出"此劳伤肾气故也。肾藏精，精者血之所成也，虚劳则生七伤六极，气血俱损，肾家偏虚，不能藏精，故精血俱出矣"。认为血精症发病是由于劳伤肾气、肾虚精失所藏所致，血精症为"七伤六极"发展的一种严重虚弱的表现形式，旗帜鲜明的提出血精症以肾虚为本，涉及气血，当属于"虚劳"的范畴。受制于当时医学技术的发展，《诸病源候论》从《黄帝内经》藏象学说出发，认为"肾为先天之本"，血精症的出现表明肾气大衰，非极虚不至于此，把血精症看成"虚劳"之症。从目前临床来看，这显然夸大了血精症的病情的严重性，但其开创性地指出血精症肾虚的本质，却对后代医家深入本症的认识提出了指导性的意见，直到目前仍应用其理论指导。如李永生据之创立了加味二至汤治疗血精。明代以后医家在总结前人经验的基础上，将本症归属于"赤白浊"范畴，这是一大进步。首先，"赤白浊"有虚有实，不必拘泥于《诸病源候论》认为的血精症纯虚无实。其次，把血精症归属于"赤白浊"，有助于客观评价血精症病情的严重程度。《医宗必读·赤白浊》云："浊病即为精病，非溺病也……精者血之所化，浊去太多，精化不及，赤未变白，故成赤浊，此虚之甚也。所以少年天癸未至，强力行房，所泄半精半血；少年施泄无度，亦多精血杂出……虚滑者，血不及变，乃为赤浊。"认为血精症的病位在精道，病因为房劳伤肾、精化不及、赤未变白、故成赤浊，仍认为本症为极虚之证，未能摆脱《诸病源候论》认识的束缚。后代医家在长期的临床实践中逐渐完善了浊证的认识，郑武等运用"浊证"理论在临床中创立血精症辨治六法；张迅等也认为血精症当属血不化精，混杂而出。清末以后，随着中西医学的交流与融合，唐容川《血证论》的问世，开辟了临床从血证着手认识和治疗疾病的新局面。因血精症表现为射精时或者射精后精液或者尿液混杂血液，与一般出血性疾病类似，故而现在有相当多的临床医生将本症归属于中医"血证"的范畴，采取相应的中医药治疗。这对丰富血精症的治疗做了有益的补充。但把血精症看成一般的血证未免形而上学，而机械地套用血证的药物尤失中医之大旨，不可不慎。

概而言之，血精症虽为精室出血，但与一般的血证不完全一致，属于浊证（精浊）的范畴。临证时，当注意这点，尽量多参照浊证的理论治疗，以提高临床疗效。

血精症之病位病机探讨

在现代西医解剖学的影响下，现代中医几乎都毫无争议的认为血精症病位在"精室"（主要指精囊腺），并与血尿的病位作出了鉴别。一般认为血精症与足厥阴肝经、足少阴肾经相关，主张从肝肾论治，虚则补肾，实则泻肝。补肾则以知柏地黄丸加减为主，泻肝则以龙胆泻肝汤加减为主，已成固定不移之大法，验之临床，或效或不效。从经脉走形来看，血精症尚与冲任失调相关，"冲脉起于少腹之内胞中，夹脐左右上行""任脉起于少腹之内，胞室之下，出会阴之分"。在女性而言，胞即现代医学的子宫，在男性而言，胞当为精囊腺及前列腺，这可以从现代医学男女生殖器衍化的对比关系得以证实。认识到血精症与冲任失调相关，就能借鉴妇科治疗月经及崩漏的知识，丰富临床治疗手段，对一些难治性血精症能提高临床疗效。

把血精症归属于"血证"的学者认为，血精症之成或因为饮食不节、酿湿生热或湿热从尿道外侵，湿热蕴结，或化火成毒，下扰精室，灼伤血络，迫血妄行；或因为素体阴虚或劳伤阴虚，阴虚火旺，虚火灼络，络伤血溢；或为外伤或久病入络，瘀血阻络，干扰血之运行通路，血不归经。也有学者认为血精初期多血热、病久多瘀血，主张分期治疗，实际上仍没有超出"火"与"瘀"的范畴。认为血精症归属于"浊证"的学者大体认为，血精症的病因病机也基本上包括以上几点。只是相对于"血证"，"浊证"重在"火"与"瘀"，更强调"虚"。认为虚包括肾阴亏虚、脾肾亏虚、心脾两虚。张迅等认为"冲为血海，下注于精室化为精而为肾所藏，肾虚不足，冲脉受损，精化不及，而致精血杂出，血精症病机为肾虚精化不及"。主张血精症不但有阴虚火旺，更有肾阳不足，无以化血为精。盖肾为水脏，阴中有阳，阳中有阴。认识到这一点，对血精症，尤其是难治的血精症的治疗，实为一大进步，发前人所未发。

故此，血精症病位在精室，与冲任二脉相关，病机以肾虚为本，湿热毒瘀为标，肾虚、湿热、湿毒、淤血可以单独致病，也可合并致病，但以合并致病多见，形成虚实夹杂病情。

疗效标准有待规范和统一

血精症的临床表现为射精时或者射精后精液或者尿液混杂血液，且具有反复发作性，大多无其他明显症状和体征，影像学表现也不是特别明显。因此应该采用类似于评价疼痛的视觉模拟评分一样的量化指标来评价血精症的严重程度及药物疗效。遗憾的是，由于国家中医药管理局 1994 年颁布的《中医病证诊断疗效标准》中有关血精症的疗效标准缺乏全面的、量化的描述，故不适用于临床，造成之后的疗效标准的混乱。目前为止，尚无全面的、客观的、可以量化的疗效判断标准。大多数学者以血精的消失程度、复发情况自行拟定。有学者直接以减少多少红细胞作为疗效判断依据，而无血精的复发情况。也有一些学者从症状、体征、影像学表现等多维角度评价血精的治疗效果。这些不统一的疗效判断标准得出的临床数据，缺乏对比性，严重地影响了中医学血精症的临床交流及发展。必须指出的是，就如评价镇痛药物的疗效，只需要看其镇痛效果而不需要考虑药物对原发疾病的影响一样，评价药物治疗血精症的疗效就是看血精的消退情况，过多地牵涉其他临床症状、体征或者影像学表现既不符合客观临床，也容易干扰药物的真正疗效判断。因此，应该从血精的消退以及生活质量的改善情况两个维度来评价药物治疗血精症的疗效。同样地血精的严重程度也应该从这两个维度去评价。应该设计类似于评价 ED（勃起功能障碍）的 IIEF（国际勃起功能问卷）量表一样，从血精的减少情况、复发情况以及生活质量的改善情况等维度，设计统一的临床问卷，这样有助于客观评价药物治疗血精症的疗效。

血精症的辨证用药

根据血精症的病因和病机，临床治疗或以补虚为主，补虚包括补肾滋阴、阴阳并补、补肾健脾等；或以泻实为主，泻实包括清热利湿、清热解毒、活血化瘀等；或攻补兼施，依据病情灵活运用，并且都可根据病情加入止血药物，以提高临床疗效。

1. 湿热蕴结，下扰精室：本证如由于饮食不节，饥饱无常，嗜食肥甘厚味、辛辣刺激、醇酒奶酪，酿湿生热；或由于房事不洁，湿热从尿道口入侵；或恚怒忧思，肝气不畅，肝失调达，气郁化火，横犯脾胃，脾失健运，湿热内生，湿热下注，迫血妄行而致血精。临床表现为血精，或伴有会阴、小腹、睾丸疼痛，尿频、尿急、尿痛，阴囊潮湿，舌红，苔黄腻，脉滑或滑数或弦滑。治以清热利湿、凉血止血，兼以解毒。方药用五味消毒饮配凉血止血中药加减。常用药物蒲公英、紫花地丁、土茯苓、金银花、连翘、野菊花、三七粉、败酱草、白花蛇舌草、车前子、瞿麦、茯苓、牡丹皮、赤芍、川牛膝、血余炭、萆薢、墨旱莲、女贞子、大蓟、小蓟、白茅根、虎杖等。

为什么不首选龙胆泻肝汤而用五味消毒饮加减？这是因为一方面湿热蕴结精室易成毒，龙胆泻肝汤适用于肝火上炎或肝经湿热下注证，主要用于急性炎症性疾病（如急性睾丸附睾炎、急性前列腺炎等），治疗慢性炎症湿热成毒非其所宜；另一方面苦寒泻火药物（黄连、黄芩、栀子之类）之药性多较峻猛，久服不但会败胃伤阳，而且会化燥伤阴，只适用于脏腑实热火证，不适用于经络湿热成毒证。而五味消毒饮五味药物皆来源于植物花或全草，清轻灵动，不泄脏腑，久服无害。

2. 滋阴降火，凉血止血：本证如由于素体阴虚，或房劳过度，损伤肾阴，阴虚火旺，虚火灼络，络伤血溢，而致血精。临床表现为血精，或伴有头晕目眩，心烦失眠，腰膝酸软，烦躁易怒，舌红苔黄，脉细或细数。治以补肾滋阴，凉血止血。方药用知柏地黄丸合二至丸加减。常用药物生地黄、山茱萸、知母、黄柏、当归、紫草、泽泻、牡丹皮、苎麻根、女贞子、墨旱莲等。

3. 瘀血阻络，血不归经：本证如由于阴部外伤，络破血溢，瘀血阻络，或久病入络，气血郁滞，血不归经，随精液而出。常见排出精液呈暗红色，或挟血块，射精不爽而刺痛；或伴有下阴部坠胀而痛，夜间尤甚，舌质紫暗或有瘀点，脉弦涩等。治宜活血化瘀，通络止血。方用桃红四物汤加减。常用药为桃仁、红花、生地黄、赤芍、当归、川芎、丹参、蒲黄、怀牛膝、小蓟、茜草、三七等。

另外，赵锦令等以自拟补肾泻热、凉血化瘀止血的理血汤（山药 30 g、生龙骨 18 g、生牡蛎 18 g、海螵蛸 12 g、茜草 6 g、生白芍 9 g、白头翁 9 g、阿胶 9 g）治血精症 32 例，痊愈 20 例（62.5%），好转 11 例（34.4%），无效 1 例（3.1%），总有效率为 96.9%。实际上处方具有补肾调冲、固肾止血的功效，与张迅等用补肾调冲止血汤（续断 10 g、鹿角胶 10 g、阿胶珠 10 g、女贞子 10 g、墨旱莲 10 g、茜草 10 g、海螵蛸 20 g、当归 10 g、黄柏 6 g）组方疗效相当。张迅认为血精症与月经失调同属冲任病变，治疗当互相借鉴，处方不能一味地利尿通淋、凉血止血，而应温润平和，不寒不热，阴中有阳，阳中有阴，符合下焦肾及冲脉生理特征，对血精症尤其是顽固性血精症，常能取得满意的治疗效果。

其他中医微创疗法

由于前列腺、精囊及直肠等器官周围静脉丛较多，其静脉丛又无瓣膜，彼此相通，灌肠或者肛门给药时，多数药物可不经大循环，不被消化液和肝脏破坏，直接达炎症部位，吸收快而完全，局部用药浓度高，因此有一定的效果，配合局部微波治疗效果会更满意。外用药物一般可根据内服药物的处方用药原则选用。刘晶以中药保留灌肠配合微波热疗治疗血精症，根据辨证加减组成方药，用文火浓煎取汁 100 mL，温度 39 ℃～41 ℃，保留灌肠，保留时间越长越好；灌肠后会阴部微波照射 1 小时，温度 40 ℃～42 ℃，每日 1 次，7 日为 1 个疗程，间隔 3～5 进行下一个疗程，结果表明中药保留灌肠配合微波热疗治疗血精症疗效好，不良反应少。李凯英等应用前列安栓治疗精囊炎 36 例，每日 1 粒，放置直肠 3~4 cm；对照组 33 例，服用复方磺胺甲噁唑，每日 2 次，每日 2 粒，安络血 5 mg，每日 3 次，1 个疗程后治疗组总有效率 88.8%，对照组总有效率 63.6%，两组比较，差异有统计学意义（$P <$ 0.05），认为前列安栓治疗精囊炎具有良好的疗效，无不良反应。王志书等用云南白药治疗慢性精囊炎 9 例，均奏显效，3~6 个月随访，未见复发。云南白药系经典名方，具活血散瘀、消炎祛肿、解毒排脓、止血愈伤之特效，故能活血消肿而疏通精囊、射精管道，散其炎性积液瘀滞，增加精道潴留物的排泄。

另外，也有学者采取局部药物穴位注射治疗血精症。李俊应用喜炎平注射剂穴位注射治疗精囊炎 86 例。先嘱患者排空小便，仰卧位，用 5 号注射器吸取喜炎平注射液 4 mL，取曲骨穴进行穴位注射，注射深度 3~5 cm（依患者胖瘦而定）。从曲骨穴进针，针管向上腹壁做 60°倾斜，使针尖指向会阴部。推注前先回抽以证实无回血、无回尿后缓慢推注，每次注射 4 mL，1 次/d，5 日为 1 个疗程，治疗期间禁止性生活，禁止饮酒，总有效率为 96.5%。

综上所述，中医药治疗炎症性血精症，当炎症较为活跃，前列腺液白细胞数增高，证属湿热证时，治以清热利湿，解毒止血，方用五味消毒饮配凉血止血中药加减；证属阴虚火旺证时，治以滋阴降火，凉血止血，方用知柏地黄丸加二至丸加减；证属瘀血阻络时，治以活血化瘀，方用桃红四物汤加减。但临床上血精症往往经过多家医院辗转治疗，尤其是现在多家医院基本都配有抗生素及治疗慢性前列腺炎的中成药，比较简单的血精症用这些药物治疗，大都得以治愈，其余的血精症必须另辟蹊径。张迅等在临床实践中发现，顽固性血精症往往表现为阴阳并亏、冲任虚损，主张以补肾调冲止血汤治疗，取得满意疗效。

208 慢性肾脏病中医治疗研究

慢性肾脏病（CKD）是由多种疾病引起的以肾脏结构和功能进行性恶化或不可逆转的损害为特征的一系列临床表现和代谢紊乱综合征。ZHANG 等进行的一项横断面调查研究显示，中国糖尿病、高血压患病率的增长，将导致 CKD 的流行并产生深远的社会经济影响和严重的公共卫生后果，因此 CKD 的防治已成为中国重要的公共卫生问题之一。CKD 的发生及进展是由于原发或发作性急性肾损伤，形成了微炎症环境，氧化应激状态等一系列病理过程，直接或间接损害肾细胞，从而导致肾脏的损伤。现阶段临床常用西药是血管紧张素受体阻滞剂（ARB）和血管紧张素转化酶抑制剂（ACEI），但在临床实践中效果并不理想。作为一种由多途径，多通路共同参与的疾病，仅通过单一路径治疗 CKD 并不能起到很好的治疗效果。近年来的多项研究也表明中药可通过多种药效物质及不同中药的配伍与协同作用从而有效延缓疾病进展，降低并发症的发生率。学者王冠然等对近年来中药治疗 CKD 的研究进展进行了梳理归纳。

中药通过改善氧化应激状态发挥对 CKD 的治疗作用

1. 氧化应激对 CKD 进展的影响：大量实验和临床证据表明，氧化应激是错综复杂致病途径中的中心环节，氧化应激反应存在于 CKD 发病的各个阶段，在慢性肾脏病发病机制中占有重要地位。氧化应激反应通过烟酰胺腺嘌呤二核苷酸磷酸（NADPH）氧化酶、脂氧合酶、黄嘌呤氧化酶、解偶联一氧化氮合酶（NOS）和线粒体呼吸链的激活作用，使活性氧（ROS）过量产生，并同时造成如超氧化物歧化酶（SOD）、过氧化氢酶（CAT）和对氧磷酶（PON）等抗氧化防御机制受损。过量的超氧化物和其他自由基诱导的免疫反应继续促进肾脏特异性损伤，并刺激促炎信号的表达，从而导致更多自由基和/或活性氧的形成。在长期损伤状态下，ROS 介导的损伤最终会导致肾单位退化，严重损伤组织与器官。而在损伤或疾病期间，氧化应激信号不仅破坏机体氧化还原的平衡状态，还促进了导致细胞凋亡、坏死、基因表达改变、组织损伤进展、促进纤维化和肾功能异常的损伤通路。此外，近年来还有研究证明，氧化应激反应与糖尿病肾脏疾病及 CKD 的心血管并发症的进展均有密切的相关性。因此，氧化应激反应可作为 CKD 治疗的有效靶点。

2. 中药具有改善 CKD 的氧化应激反应的作用：近些年多项实验通过对有特异性的氧化应激标志物水平的检测，证明了中药对氧化应激状态的改善作用。JI 等检测小鼠肾脏组织中 8-OHdG、丙二醛（MDA）、SOD 的含量，评价氧化应激水平，证明黄芪中的主要成分黄芪甲苷对氧化应激反应产生抑制作用，并可有效改善硫酸吲哚氧基诱导的肾小管间质损伤，为中药抗氧化应激提供有力证据。Nrf2/ARE 信号通路可以通过调节抗氧化应激基因的转录从而抑制核因子 κB（NF-κB）等通路，对多种原因引起的由于氧化应激造成的 CKD 具有保护作用，目前此信号通路已成为国际研究的热点。FU 等发现，经中药制剂肾毒宁颗粒干预后的 5/6 肾切除小鼠不仅 24 小时 UTP、SCr 和 BUN 水平得到了改善，还上调 Nrf2、HO-1、γ-GCS 和 SOD 的表达水平，抑制了 MDA 的表达。这也证明了中药可通过调节 Nrf2/ARE 信号通路发挥抗氧化应激活性从而保护肾脏功能。DUNI A 等的一项研究证实，氧化应激的主要产物 NADPH 氧化酶及其副产物在成纤维细胞向肌成纤维细胞的表型转变和纤维化形成中起主导作用。黄葵胶囊对腺嘌呤诱导的慢性肾衰竭（CRF）大鼠 Scr、BUN、UP，α-SMA、ERK1/2、NADPH 氧化酶 1、NADPH 氧化酶 2、NADPH 氧化酶 4 的表达均有明显的抑制作用，表明黄葵胶囊及其黄酮成分可有效地改善氧化应激状态，且通过调控 NADPH 氧化酶/ROS/ERK 途径起到了 CRF 大鼠肾小管间质纤维化的保护作用。氧化应激反应激活 MAPK 通路，可以引起肾脏近端小管上皮细胞的凋亡和炎症，在 CKD 的发生发展中起重要作用。LIU 等研究了肾康注射液的对 5/6 肾切除大鼠所致肾损伤的治疗作用及其对过氧化氢（H_2O_2）诱导的肾近端小管上皮细胞凋亡的影响。通过观察肾脏的形态学表明肾组织的损伤有所改善，并对 HK-2 细胞凋亡有明显的保护作用，抑制了由强氧化物引起的磷酸化细胞外信号调节激酶（ERK）和磷酸化 p38 水平的升高。这些研究表明，中药可以调节 NF-κB 等促氧化应激信号通路，上调抗氧化通路 Nrf2 等抗氧化因子的表达，还可以调节氧化应激反应诱导的 MAPK 信号通路等多途径起到改善 CKD 氧化应激状态的作用。

中药可改善 CKD 微炎症状态

1. 微炎症状态对 CKD 的影响： 微炎症状态广泛出现于各阶段的 CKD 患者，也是疾病进展的重要因素。正常生理状态下，肾脏损伤后出现了由淋巴细胞、巨噬细胞共同参与的炎症反应来清除受损细胞，保护肾脏功能。而由于体内补体，免疫化合物及内毒素的蓄积、脂质代谢功能的紊乱，氧化应激反应被激活，巨噬细胞及淋巴细胞炎症介质如白细胞介素-1β（IL-1β）、白细胞介素-12（IL-12）、肿瘤坏死因子-α（TNF-α）、基质金属蛋白酶 12（MMP-12）大量产生并持续隐匿性的存在，从而形成肾脏的微炎症状态。微炎症状态是促进 CKD 肾脏纤维化的主要途径，在 CKD 发展后期，巨噬细胞由 m1 型转化为 m2 型，通过产生并分泌 TGF-β1、成纤维细胞生长因子 2（FGF-2）、血小板源生长因子（PDGF）、结缔组织生长因子（CTGF）和半乳凝素-3，激活成纤维细胞和细胞外基质的产生。近年研究发现，微炎症状态还与 CKD 患者的营养不良，心脑血管风险，血脂及矿物质骨代谢均有密切关系。因此通过微炎症状态的调节，可对 CKD 的进展及 CKD 并发症的预防起到积极作用。

2. 中药干预微炎症状态发挥对于 CKD 的治疗作用： 最近的研究表明，CKD 造成机体微炎症状态与 C 型凝集素密切相关，巨噬细胞诱导的 Mincle 维持 M1 巨噬细胞极化，可以上调炎性细胞因子的表达和分泌，在形成炎症状态中起关键作用，成为微炎症状态研究的热点。TAN 等利用姜黄的提取物姜黄素干预脂多糖（LPS）诱导的巨噬细胞炎症细胞模型和顺铂诱导的小鼠急性胰腺炎模型，通过细胞活化、炎性细胞因子表达和分泌、蛋白水平、巨噬细胞极化和肾脏病理等方面进行分析，发现姜黄素下调了多种炎性因子包括 IL-1β、IL-6 和肿瘤坏死因子 α 的分泌和表达的同时，有效地降低 M1 巨噬细胞的数量，证明了姜黄素的抗炎作用，且可能与 Mincle 调节的巨噬细胞转分化有关。此外，李春雨等利用代谢组学以高分离度快速液相色谱-质谱为核心分析技术，探讨大黄治疗 CKD 的作用机制，证明大黄通过减少 CRF 模型大鼠体内炎症因子的生成，从而改善体内的 D-谷氨酸代谢、蛋氨酸循坏。在微炎症状态中，NK-κB 信号通路被证明是最重要的调节通路之一，LU 等对 5/6 肾切除大鼠细胞因子的多重分析显示，健脾益肾方可能通过调控 NF-κB 信号通路，抑制促炎因子的产生，增加抗炎因子释放，改善肾脏炎症状态，有效延缓疾病进展。真武汤降低膜性肾小球肾炎（MGN）大鼠血清 AGEs 水平，减少炎症介质 TNF-α、IL-1β、IL-6 释放，减轻肾脏病理损伤，抑制 RAGE1 和 NF-κB p65 表达，证明真武汤通过下调 AGEs/RAGE/NF-κB 通路减轻 MGN 炎症反应。糖肾清 2 号方可能通过激活 AMPK-α1 信号抑制 NF-κB 的活性，减少炎症反应，从而保护肾脏。此外，有研究表明，五苓散可显著降低高尿酸血症肾功能不全小鼠 UA、SCr 和 BUN 水平，减轻肾小球炎症细胞浸润，作用机制可能与抑制 TLR4/MyD88/MAPKs 信号转导与 NLRP3 炎性小体的激活及减少 IL-1β 的产生有关。综合上述研究，可通过抑制 Mincle 的炎性作用，调控 NF-κB 及其上游通路，抑制 MAPK 通路，减少炎性因子的释放，有效改善 CKD 引发的微炎症状态。

中药可有效改善 CKD 引起的肾脏纤维化

1. 肾脏纤维化与 CKD 的关系： 肾脏纤维化是 CKD 随疾病进展至终末期最重要的病理表现之一，

也是导致肾衰竭的决定性因素。以肾小管上皮细胞为代表的肾脏固有细胞被损伤后，与巨噬细胞、淋巴细胞等免疫细胞一同分泌促纤维化因子如 TGF-β、CTGF、Shh、Wnts 等。在促纤维化因子的作用下，肾脏多种细胞转分化为肌成纤维细胞并发生上皮间充质细胞转分化（EMT）。同时，以巨噬细胞、淋巴细胞为主的炎症细胞生产炎症因子，巨噬细胞发生间充质转化，促进细胞外基质（ECM）的形成，加快了纤维化进程。在 TGF-β/Samd、Wnt/β-catenin、hedgehog 和 Notch 等与生长发育相关的信号通路的作用下促进细胞外基质的形成。随纤维化的进展，过量的细胞外基质堆积降低了基质金属蛋白酶（MMP）等 ECM 降解酶的降解速度，从而造成了 ECM 的沉积。肾小管间增多的 ECM 导致营养物质及氧气无法充分运送至毛细血管并造成损伤，继而又激活 Sanil 等上皮细胞转录因子，促进了 EMT，受损细胞继续分泌促纤维化因子并加快纤维化的进程。在肾脏纤维化过程中有众多信号通路的参与，TGF-β 被认为是与肾脏纤维化关系最密切的通路。在 TGF-β1 刺激下，Ⅱ型跨膜 TGFβ 受体与Ⅰ型受体结合形成紧密的复合物，导致 Smad2 和 Smad3 的磷酸化和激活。然后，磷酸化的 Smad 二聚体与 Smad4 发生异聚，并转移到细胞核中，控制 TGF-β 反应基因的转录。近年围绕中药对导致肾脏纤维化进展的各个病理因素的作用机制研究已成为热点。

2. 中药可起到改善肾脏纤维化的作用：TGF-β 信号通路的表达是衡量中药抗肾脏纤维化作用的金指标。CHEN 等通过研究肾气丸对腺嘌呤诱导的 CKD 大鼠的肾脏纤维化影响发现，经肾气丸干预的小鼠肾脏形态学改变明显好转，磷酸化 Smad2/3 的表达明显降低而 TGF-β/Smads 信号通路的 Samd7 基因和蛋白表达均显著增加。由此可知，肾气丸可通过 TGF-β/Smads 信号通路对肾脏纤维化起到保护作用。在慢性肾小球肾炎（CGN）模型大鼠中会出现 BUN、SCr、TG、TC 升高，TP、ALB 降低，蛋白尿及肾脏病理损害和纤维化。益肾化湿颗粒明显改善 CGN 大鼠的生化和病理改变，下调大鼠肾组织中 TGFβ1、磷酸化 Smad2/3 和 Smad4 的蛋白表达水平，提示益肾化湿颗粒抗肾损伤和肾纤维化的机制与抑制 TGFβ/Smads 信号通路有关。付文成等研究发现，姜黄素有效拮抗醛固酮诱导的肾间质纤维化，其机制可能与姜黄素抑制 TGF-β1、CTGF 和 SGK1 的表达有关。LIU 等研究发现，黄芪丹参汤降低 CKD 大鼠 SCr 和 BUN 水平，下调纤维化标志物 FN、Col-IV 和 α-SMA 的表达，改善肾小管萎缩和间质纤维化。此外，还有研究发现加味六味地黄汤可能通过抑制 Notch1/Jagged1 信号的激活，改善肾间质纤维化。活血化瘀通络方有效减少 DN 大鼠 24 小时 UTP，改善肾小球基底膜增厚、毛细血管球肥大，抑制肾组织中 AngII 和 AT1R 的表达，减缓肾小管间质纤维化的进展。中药可通过对 TGF-β 通路及其下游通路信号及 Notch1/Jagged1 等与肾脏纤维化进展密切相关通路的调节有效减缓肾脏纤维化的进展。随肾脏纤维化机理研究越来越深入，中药对肾脏纤维化的治疗更深层机制也将被进一步阐明。

中药通过抗足细胞损伤与凋亡延缓 CKD 进展

1. 足细胞损伤和凋亡与 CKD 的关系：近年出现大量关于足细胞损伤而造成 CKD 进展的研究。CKD 的各个阶段都有足细胞损伤的参与。足细胞位于肾小球滤过屏障的最外层，是肾小球发挥滤过功能的最重要的组成部分。足细胞具有高度分化的特点，其结构极容易遭到破坏，而一旦被破坏将难以再生，而造成大量蛋白尿的形成，并促进了炎性因子的释放及肾脏纤维化的进展继而导致 CKD 的进展。研究发现足细胞的损伤与血流动力学的改变，线粒体的代谢障碍及细胞自噬调节失常有密切关系，而血液高糖状态是引发足细胞凋亡的重要途径。因此，减轻足细胞损伤与凋亡是延缓 CKD 发展的重要环节，目前西药并没有针对足细胞损伤的有效治疗药物，而近期研究发现中医药具有抗足细胞损伤的作用。

2. 中药可有效减轻足细胞损伤：足细胞相关分子 nephrin、podocin 的表达及 NLRP3-Asc-caspase1-IL-1β/IL-18 信号通路均与足细胞的损伤密切相关。通路 DN 模型大鼠表现为胰岛素抵抗、空腹血糖升高、尿蛋白排泄增加、SCr 水平升高以及足细胞损伤，冬虫夏草明显改善上述病理变化；体内外实验结果均显示冬虫夏草显著下调 P2X7R、NLRP3、Asc、Caspase-1、IL-1β、IL-18 的 mRNA 和蛋白表达水平，上调足细胞相关分子 nephrin、podocin 和 WT-1 的 mRNA 与蛋白表达。

以上结果表明 P2X7R 和 NLRP3 炎性小体参与 DN 的发病过程，冬虫夏草的治疗作用机制是有效抑制 P2X7R 的高度表达和 NLRP3-Asc-caspase1-IL-1β/IL-18 通路的激活。温肾健脾方升高血清 TP、ALB 水平，降低 U-TP、U-ALB、UUN 水平，明显降低血流量和红细胞聚集指数、改善微循环，显著改善 DN 大鼠肾小球肥大、系膜扩张，作用机制可能与上调足细胞相关分子 nephrin 和 podocin 的基因表达有关。化瘀通络方降低 DN 大鼠肾脏指数、24 小时 UTP 和 BUN 水平，减轻肾脏结构紊乱、基底膜增厚、系膜重度增生、足突广泛融合等病理改变，提示化瘀通络方可能通过上调肾小球足细胞裂孔膜蛋白 P-cadherin、ZO-1、podocin、CD2AP、足细胞骨架蛋白 Synaptopodin、α-actinin-4、足细胞表面标志蛋白 PCX/ 的 mRNA 和表达，抑制肾组织 HPA、信号通路 Notch1/Jagged1/Hey1 和 Wnt/β-catenin 的过表达，减少基底膜阴离子位点丢失，维持足细胞的正常结构和功能，保护肾功能，延缓 DN 病程发展。此外，高糖环境诱导小鼠足细胞损伤模型，肾络通抑制足细胞 VEGF、Flt-1mRNA 和蛋白表达水平，改善足细胞损伤，保护肾功能。RhoA/ROCK1 信号通路在足细胞突起形成过程中发挥重要作用。益肾活血方干预 DN 大鼠后，24 小时 UTP 明显减少、ALB 升高，作用机制可能与抑制 RhoA、ROCK1 的表达有关。由于足细胞为高度分化细胞，破坏后再生能力极低，所以正常生理状态下足细胞靠自身修复维持生理稳定性，自我修复的过程高度依赖于足细胞中的自噬小体，而当自噬平衡被破坏，进而造成足细胞损伤。细胞中 mTOR 被认为是直接作用于细胞自噬的负向调节因子，也是反映自噬水平的重要标志物。研究发现益肾颗粒可能通过下调 mTOR 的表达，调控 PI3k/Akt/mTOR 和 LKB1/AMPK/Sirt1 信号通路从而降低 DN 大鼠 SCr、BUN、24 小时 UTP，减轻肾脏病理改变。此外，王蒙等通过研究肾衰 II 号方对 CRF 大鼠的肾功能作用发现 II 号方可以缓解肾间质纤维化，作用机制可能与激活肾皮质和肾髓质中自噬相关信号通路 Atg5、Beclin-1 蛋白表达及升高 LC3-II/LC3-I 比值有关。另一方面，中药在抑制足细胞凋亡方面也具有调节作用。金匮肾气汤干预后，DN 大鼠 24 小时 UTP 降低、肾小球内系膜增宽程度减轻、肾小球足细胞足突倒伏、融合明显减轻，表明金匮肾气汤通过下调 JNK1/Bcl-2 信号途径，抑制足细胞凋亡，延缓 DN 的发展。小檗碱抑制高糖环境诱导的足细胞凋亡，作用机制可能与下调 Caspase-8/Caspase-3 和 Bcl-2/Caspase-9/Caspase-3 凋亡通路相关。黄芩苷减轻 DN 大鼠肾脏细胞凋亡，作用机制可能是激活凋亡抑制因子 survivin 的表达。左归降糖益肾方降低 DN 小鼠空腹血糖和尿微量白蛋白，下调 Bax 的表达，上调 Bcl-2 的表达，Bax/Bcl-2 比值降低。因此证明足细胞凋亡参与 DN 的发病过程，左归降糖益肾方可能通过抑制足细胞凋亡发挥保护肾脏作用。以上研究证明中药不仅可干预足细胞损伤密切相关的 NLRP3-Asc-Caspase 1-IL-1β/IL-18、Notch1/Jagged1/Hey1、Wnt/β-catenin、RhoA/ROCK1 等信号通路，还作用于调控 PI3k/Akt/mTOR 和 LKB1/AMPK/Sirt1 信号通路调节足细胞的自噬平衡，并有效抑制了病理性足细胞的凋亡，从而有效保护了肾脏功能。

CKD 是一种由多个致病因素共同作用导致的疾病，其发病机制极其复杂。氧化应激状态，微炎症环境浸润，足细胞损伤与凋亡及肾脏纤维化广泛存在于 CKD 发生发展的各个阶段。随病理学研究的深入，揭示了慢性肾脏病每种致病因素是相互影响的，不是孤立存在的。近年来研究发现造成肾脏损伤的病理学激活受着多条信号通路的共同调控，每条信号通路之间存在着相互串扰和调控。这证明病理机制的复杂性与目前单一药物的单一作用靶点之间的矛盾，通过多靶点治疗 CKD 是临床上迫切需要的。随网络药理学、基因组学、代谢组学、免疫组学等更全面，更系统的研究方法的应用，中药对 CKD 更深层次的作用机制研究仍有着巨大的空间。总结近年中药治疗 CKD 的研究成果发现中药可作用于不同靶点，通过改善各个病理因素治疗疾病，为中药治疗 CKD 的临床应用提供了理论依据。

209   慢性肾脏病营养不良-炎症-动脉粥样硬化综合征的中医认识

蛋白质-能量性营养不良（PEM）和慢性炎症状态在慢性肾脏病患者中普遍存在。营养不良、动脉粥样硬化和炎症相互作用、相互影响，形成营养不良-炎症-动脉粥样硬化（MIA）综合征，在透析和非透析患者中均普遍存在，与慢性肾脏病心血管并发症密切相关，影响患者预后。中医古文献并无对MIA综合征的理论的系统阐述，现代中医大多针对MIA综合征的各个组成部分分别进行了理论探讨。学者包娅琼等对慢性肾脏病营养不良-炎症-动脉粥样硬化综合征病因病机的认识做了阐述。

慢性肾脏病微炎症状态的中医病因病机的认识

慢性肾脏病微炎症状态的病理机制可归属于中医学"毒邪""络病"等范畴，属于慢性肾衰的标证，且毒邪是慢性肾脏病微炎症状态的病理基础，毒损肾络贯穿于慢性肾脏病微炎症状态的始终。魏明刚认为慢性肾脏病微炎症状态病机关键在于机体的正气亏虚和血脉不利，气血亏虚导致脏腑功能失调是内因，六淫邪气侵袭导致病变产生，肾脏微炎症病变进展损害血脉，病理表现为"血脉瘀阻"，病位可归属于中医的经络理论中的"孙络"的范畴。朱辟疆等指出慢性肾脏病各中医证型均存在微炎症状态，脾肾虚损为实质，伴有不同程度的湿浊潴留，属于本虚标实证，微炎症状态属于慢性肾脏病的"标证"，从现代医学反映即有不同程度的炎症因子增高，以湿浊证及湿热证炎症因子较高。慢性肾脏病微炎症状态与湿热内蕴病机相关，脏腑功能失调和气血运行失常致机体的生理或病理产物不能及时排出，痰、瘀、浊、水等蕴积体内，化生湿热。慢性肾脏病中各种炎症因子、大量的氧自由基、脂质代谢紊乱，以及炎症因子作为营养不良、动脉粥样硬化中间环节的作用均与湿热病机密切相关。湿热作为病理产物，又成为新的致病因素，致微炎症状态发生发展。微炎症状态没有确切的中医病名，微炎症状态的病理物质是炎症因子，可归属为"浊毒""湿热"范围。瘀血、浊毒、水湿是慢性肾脏病微炎症状态的体现，贯穿始终。糖尿病肾脏疾病存在的微炎症状态是其发生发展及其并发症和预后的重要影响因素，许成群认为"肾络瘀阻"是其主要病理变化，从"微型癥瘕""络息成积""毒损肾络"不同侧面对糖尿病肾脏疾病病理的描述，采用"辛味通络""虫类通络""解毒通络""化瘀通络"等方法治疗糖尿病肾脏疾病具有重要的指导价值。

慢性肾脏病营养不良的中医病因病机的认识

慢性肾脏病患者存在蛋白质-能量性营养不良、贫血、高血磷、高尿酸、低胆固醇等营养障碍表现，与肾功能损害程度呈正相关。慢性肾脏病营养不良中医无相关病名，主要与慢性肾脏病中医"水肿""关格""虚劳"等相关。其病机特点为本虚标实，虚实夹杂：本虚常以肾虚为主，涉及肺、脾、肝、膀胱、胃、心等脏腑；标实以风寒、水湿、湿热、痰瘀、浊毒等多见。本虚和标实相互影响，互为因果。慢性肾脏病营养不良主要与脾失健运相关。脾主运化，为水谷之海，后天之本；脾气旺盛，运化水谷，濡养全身，脾胃健运，则消化易，食欲佳。"脾肾相关"理论基础在于脾肾先后天互根、精气互生，并与体质禀赋和养生关系密切；脾肾为病以虚证为多，且相互传变，脾病及肾、肾病传脾，最终致脾肾同病。慢性肾脏病营养不良主要表现为肾性贫血和低蛋白血症，根本原因在于脾肾两虚，肾气亏虚，精微不藏，精气化血不利；脾为气血生化之源，脾虚生化乏源，与慢性肾脏病中的病理产物"湿、浊、痰、瘀、热、毒"合而为病，致气血两亏。慢性肾脏病累及多脏腑，脏腑功能失调，湿邪浊毒内生，留蓄体内，伐伤气血，浊毒阻碍气血生化；浊毒损伤肾络，络脉不通，气血运行不畅，瘀血浊毒内生，瘀血不去，新血不生，致贫血。肾为"先天之本""生命之根"，主藏精，而精能生髓，骨赖髓以充养。肾精充足，骨髓生化有源，则骨骼得到骨髓的滋养而坚固有力；若肾精虚少，加上痰瘀浊毒内生，骨髓化源不足，不能营养骨骼，便会出现骨骼脆弱，以致骨折，骨病的发生。肾气的盛衰与骨骼生理、病理有着密切的联系。肾性骨营养不良是慢性肾脏病常见并发症。崔爽认为肾性骨病是由"关格"发展而来，以脾肾阴阳衰惫、五脏俱损本虚为基本病机，以浊邪内聚成毒为标，虚实夹杂不断演变形成的。

慢性肾脏病动脉粥样硬化的中医病因病机的认识

从中医辨病出发，动脉粥样硬化（AS）的病理过程相当于中医学中"瘀阻、痰阻"等范畴，为本虚标实证，病因病机与虚、瘀、痰、毒等致病因素关系密切。"血瘀"存在于慢性肾衰竭之始末，也是慢性肾衰进展的诱发因素。动脉粥样硬化是血管壁的慢性炎性损伤，主要与瘀血致病有关，活血化瘀中药能通过抑制炎症介质减轻或延缓 AS 的病变程度。周景想等认为痰浊凝聚，痰瘀互结，着于血脉，日久胶结不解，凝之愈坚，这种痰浊瘀血相凝之结块即是 AS 斑块，动脉粥样硬化的病理过程属于中医的毒邪，热从毒化、变从毒起、瘀从毒结是 AS 的病机关键。高龄、高血脂和高凝状态、高血压、遗传因素均是动脉粥样硬化的危险因素，这些因素在慢性肾脏病中均可存在，分别与气虚血瘀、脾气虚、肝肾不足、宗气不足、肾精不足等中医病机有关。AS 易损斑块破裂及其病理生理过程，与中医的"瘀毒"致病密切相关，痰饮、瘀血、毒邪三者之间，毒能生痰、生瘀，痰饮、瘀血蕴久亦可化毒，从而形成痰瘀毒交夹的病理状况。慢性肾脏病动脉粥样硬化属于动脉血管结构功能障碍的血管疾病，可归属于中医的"血脉病"。陈文强等认为"脉浊"理论对动脉粥样硬化发病是从脉管自身损伤出发研究的病机理论，由饮食不节、劳逸失度、情志内伤、痰瘀壅滞、正气虚衰等原因所致。"脉浊"发病过程中，存在"正虚"与"邪损"两方面因素相互影响与转化，其病位在于脉，本虚标实是"脉浊"的病机关键。郝媌等认为实邪内壅，气血运行失常，脉道痹阻为血脉病主要病机，基础上强调"火热灼脉"，火热病邪为起病之源，火热内炽，凝津滞血，促生痰瘀，痰瘀互结又蕴生火热，痰火瘀热壅盛，灼伤虚处血脉，损伤局部脉道，成为局部受邪部位，久则胶结难解，凝结变生斑块，致经脉受损，血脉闭阻。

慢性肾脏病 MIA 综合征的病理过程中出现的血液流变学与血脂异常，使血液黏稠度增加，加重高凝状态，与中医湿热有关；血瘀证可能涵盖血液循环障碍、血栓形成、血小板活化黏附聚集、炎症、动脉粥样硬化等范畴。从湿热、瘀血立论符合 MIA 综合征的病理生理变化。王晓红等认为慢性肾脏病病势缠绵，临床症状复杂多变，主要与疾病的发展过程中的主要病理产物湿热、瘀血有关。刘宝利指出脾肾衰败，湿浊潴留是慢性肾衰竭的基本病机。脾胃的升清降浊功能异常，湿浊、食滞等病理产物使水谷精微无以化生，气血不能充盈血脉，与营养不良密切相关，同时指出血管微炎症反应也是导致慢性肾衰竭早中期营养不良的重要因素。王雄等总结湿浊瘀阻为慢性肾脏病的主要病因病机，血脂、蛋白质代谢紊乱、肾脏血管内皮细胞损伤或功能障碍是慢性肾脏病致 MIA 综合征中的病理生理变化，故从湿浊瘀阻病机出发，治疗上强调健脾益气、升清降浊、活血化瘀、温阳利水。

慢性肾脏病属于中医学"虚劳、水肿、关格"等范畴。外感六淫，内伤七情，劳逸失衡，饮食不节，皆可损伤脾肾。肾脏受损，则气化功能失职，膀胱开阖失度，导致水湿浊毒内蕴。MIA 综合征病理过程中炎症因子水平升高、血液成分及血液流变学改变等变化，属于本虚标实证，以脾肾虚损为本，痰瘀、湿热毒邪为致病之标。

210 慢性肾脏病炎症机制和中医治疗

肾脏是人体的重要器官，它兼有排泄和产生细胞因子功能。大多数慢性肾脏病（CKD）患者表现为肾脏固有细胞损害和炎细胞浸润，通过肾小球内皮-系膜-上皮轴，最后导致细胞外基质积聚、肾小球硬化、间质纤维化。CKD时肾脏的清除能力明显降低，因此不管患者有无进行透析，均导致炎症因子在体内潴留。学者徐欢等对慢性肾脏疾病炎症机制及中医治疗进行了归纳阐述。

慢性肾脏病的炎症机制分析

1. 氧化应激反应增强，抗氧化能力降低：氧化应激反应导致中性粒细胞炎性浸润，产生大量的白介素-1（IL-1）、白介素-6（IL-6）以及肿瘤坏死因子（TNF-α）。研究发现CKD患者氧化应激增强的原因可能与体内某些毒性物质蓄积有关。

2. 血管紧张素Ⅱ（AngⅡ）产生增加：AngⅡ是已知最强的缩血管活性物质之一，其本身就是一个致炎症因子和纤维化因子，且可刺激肾小球系膜细胞分泌IL-6、TNF-α，刺激单核细胞分泌单核细胞趋化蛋白-1（MCP-1）等炎症细胞因子，从而促进微炎症的发展。

3. C反应蛋白（CRP）浓度增高，促进微炎症产生：近年研究发现，CRP本身也是一种炎症介质而主动参与了炎症和免疫反应过程，通过受损的肾小球滤过膜，进入肾小管后与肾小管上皮细胞上相应受体结合，使肾小管上皮细胞受损活化，产生炎症和致纤维化介质，导致CKD的进行性发展。

4. 脂质代谢异常：脂肪组织不仅是体内最大的能量储存器官，而且是一个内分泌器官，能分泌多种细胞因子，如抵抗素（Res）、TNF-α、IL-6等。这些细胞因子与机体的炎症反应有关。并且Res与超敏C反应蛋白（hs-CRP）呈显著正相关，可视为终末期肾脏病（ESRD）微炎症状态的一种炎症介质。

5. 糖代谢异常：研究发现，高血糖状态可刺激肾素血管紧张素Ⅱ在肾小球系膜细胞和足细胞中合成；肾素血管紧张素Ⅱ通过多种途径如升高肾小球内血压，加速纤维化，促进炎性因子和生长因子的作用，增加细胞外基质的合成及破坏足细胞。另外，过高的血糖与蛋白质形成的晚期糖基化终末产物（AGE）亦可活化多种炎症细胞因子，激活氧化应激反应，产生氧自由基，加速动脉及肾小球硬化。

慢性肾脏病的相关炎性因子

1. 肿瘤坏死因子（TNF-α）：TNF-α是肿瘤坏死因子家族中最广为人知的成员，也是一种多效的细胞因子，参与介导了炎症过程和组织损伤等。Pruijm等在对6000多例人群的研究中发现，TNF-α水平与肾功能水平呈显著负相关，提示炎症在CKD进展中起重要作用。Therrien等发现在肾衰竭大鼠模型中，TNF-α表达明显升高，而使用TNF-α中和抗体后血压降低、蛋白尿减少，并伴随纤维化和炎症的减轻。

2. 高迁移率族蛋白B1（HMGB1）：HMGB1广泛分布于淋巴组织、脑、肝、肺、心、脾、肾等组织中，是一种具有多种生物学功能的核内蛋白，一旦分泌到细胞外，即可发挥致炎作用。现在认为，HMGB1是一种重要的晚期致炎因子，其本身也可刺激单核巨噬细胞分泌某些促炎因子，如TNF-α、IL-1、IL-6等，具有更重要的临床意义。

3. 几丁质酶-3样蛋白-1（YKL-40）： YKL-40是目前最新的炎症因子，它可由多种细胞分泌，主要参与先天免疫系统的激活和有关细胞外基质的重塑，通过促进血管内皮细胞趋化、黏附、扩散和迁移导致内皮功能障碍。尽管YKL-40和炎症在CKD患者之间的关联目前尚未研究，但Okyay等研究发现，相较于健康受试者，血液透析和腹膜透析的CKD患者有较高浓度的YKL-40、IL-6、hs-CRP，这对将来研究YKL-40与CKD的作用机制有很好的启示。

4. 转化生长因子β1（TGF-β1）： TGF-β1不仅能刺激IL-1、血小板源生长因子（PDGF）等分泌，并且其过度的表达可致肾小球硬化和肾间质纤维化。Strutez等研究发现TGF-β1可促进肾间质成纤维细胞的3H-脯氨酸的插入，随着TGF-β1剂量增加，3H-脯氨酸增加，胶原合成量增多，导致肾纤维化并逐渐加重。

5. 基质细胞衍生因子（SDF-1）： SDF-1又称趋化因子CXCL12，属于趋化因子蛋白家族。趋化因子是指具有吸引白细胞移行到感染部位的一些小分子细胞因子家族蛋白，它的释放可刺激炎症细胞因子如IL-1的释放。近年来已有大量研究表明，SDF-1可能在自身免疫性疾病的发生中发挥着重要作用。

6. 趋化因子配体5（CCL5）： Lennard等研究发现，炎症趋化因子包括CCL5，是吸引炎性细胞的关键。这可能与FLI-1结合在CCL5远端区域内源性ETS结合位点有关。FLI-1，系ETS转录因子家族成员之一，即Friend造血细胞插入位点-1，是一种新颖的并且是促炎性趋化因子的关键调节剂。

7. 白介素18（IL-18）： IL-18具有强大的诱生γ-干扰素能力，是一种新型的促炎细胞因子，不仅能产生Th1应答，而且在诱导严重的炎症反应中起重要作用。对免疫调节以及多种免疫相关性疾病的发生、发展、转归也具有重要作用。

中医对慢性肾脏病炎症的认识及治疗

中医学认为，脾主运化水谷精微，化生气血，为后天之本；肾藏先天之精，是生命之源，为先天之本。脾气健运，气血充盈，下灌肾脏，先天得养，而肾中精气得以旺盛蓄藏。若脾虚运化无力，气血生化无源，后天之精不能得到充养，精不化气，肾气一虚，邪之所凑，故而肾病易由此而生。另外，脾主运化水液，须赖肾气的蒸化及肾阳的温煦；肾主水液代谢，又赖脾气及脾阳的协助和制约。若两者亏虚、水液代谢失调，最容易产生的病变产物是水湿之邪；湿性黏腻，易阻碍气机，水湿内停导致气血运行失常以致瘀血，日久尚可蕴浊成毒。水湿、瘀血、浊毒等邪阻滞肾络又可导致肾失所养，进一步加重肾虚，从而使CKD缠绵难愈。由此可见，中医学虽无"炎症状态"的病名，但从炎症状态的病理物质是炎症因子来看，可归属为中医学"浊毒、瘀血"等病机范畴。通过上述中医理论认识，可归纳CKD主要病机是脾肾亏虚、湿瘀内停，治疗上主要有益气升阳、行气化湿、活血化瘀、通腑降浊等治则。

1. 益气升阳： 脾气亏虚，清阳不升是CKD的重要病机，临床上采用补中益气汤、玉屏风散等方剂化裁以益气健脾升阳，通过增强患者免疫来抑制肾病炎症发生而减轻蛋白尿，常用药物有黄芪、党参、白术、防风等。研究表明，黄芪可调节机体免疫功能起到抗肾纤维化作用。

2. 行气化湿： 脾肾亏虚，水湿运化失常内阻中焦，而致气机不利、血行不畅，日久化瘀成毒，故在治疗上要早期着重注意健脾益肾、行气化湿。临床上采用实脾饮、五苓散、五皮饮等化裁，常用的药物有木香、砂仁、法半夏、陈皮、藿香、大腹皮等。现代研究认为，这些方剂和药物可以促进或调节CKD的胃肠动力，改善消化道水肿及纳差、恶心呕吐等症状。

3. 活血化瘀： 湿邪黏腻，引发气滞血瘀是导致CKD发展的主要病变过程。临床上采用桃红四物汤、血府逐瘀汤、丹参饮等化裁，常用的药物有丹参、川芎、当归、姜黄等。现代研究证明，川芎嗪（TMP）是从中药川芎中分离的一种生物碱，除具有扩血管和抗血小板集聚效应外，还有抗间质纤维化等作用。当归具有通过降低毛细血管通透性、抑制PGE2的合成或释放起到抗炎作用，并且还能改善肾小球过滤功能及肾小管重吸收功能，从而对肾脏有一定的保护作用。姜黄中含有的姜黄素是一种能通过抑制许多促炎细胞因子和趋化因子的释放而起抗炎作用的生物活性化合物。

4. 通腑降浊： CKD 中因中焦气机升降失常以致清阳不升、浊阴不降而使患者出现便秘、恶心、呕吐等毒素内停症状。临床上可通过清热解毒、通腑泻浊法使浊阴得降，清阳得升。常用的配方为生大黄、六月雪、生牡蛎等。大黄中主要的活性成分蒽醌类衍生物具有广泛的、较强的抗菌消炎作用，能显著降低患者血清中肿瘤坏死因子、白细胞介素和内毒素水平。六月雪属茜草科类植物，能有效抑制 COX-2 的表达及 PGE2 的释放而达到抗炎作用。

国内外研究已证明，慢性肾脏病自始至终都伴随着炎性因子的异常表达及炎症反应的发生。目前已有大量文献证实，中医药不但能改善 CKD 患者症状，并能有效地延缓肾小球纤维化，改善患者肾功能情况。然而，CKD 始终是一个慢性进展过程，临床上不少患者可蛋白尿转阴，肾功能得到控制。

211 肾病微炎症状态的中医理论

微炎症近年来在国外文献中多次出现，这是一种既有别于病原微生物感染，亦不等同于全身炎症反应综合征（SIRS）而独立存在的病变。微炎症是在分子生物学理论的基础上对疾病本质的认识，主要是指机体没有全身或局部明显的感染，但存在低水平、持续的炎症状态，主要表现为细胞因子白细胞介素-1（IL-1）、白细胞介素-6（IL-6）和肿瘤坏死因子 α（TNF-α）和血浆 C 反应蛋白（CRP）、纤维蛋白原、血清淀粉样蛋白的轻度升高，渐渐表现为非感染性炎症病变，导致机体病变而损伤器官功能。微炎症是由非病原微生物感染引起的，表现为全身循环中炎症相关细胞因子升高，机体出现非显性的炎症状态。具有持续性和相对隐匿性，实质是免疫性炎症。临床多见患者进行性非感染性炎症性疾病如动脉粥样硬化、营养不良、β_2 微球蛋白淀粉样变等。结合相关研究发现，微炎症病变在心血管和肾脏当中最为常见。由于肾脏的微炎症病变是最为多见的病变之一，因此，进行肾脏微炎症的中医研究具有重要的现实意义。学者魏明刚结合传统中医药的相关理论知识，对于"微炎症"进行了分析，首先从现代医学的角度对于其病理和病理生理学实质认识清楚，然后结合中医药相关知识分析了本病的中医辨证论治原则和方法。

微炎症的现代医学认识

1. 微炎症状态：微炎症状态是指没有全身或局部明显的临床感染症状，机体内存在低水平、持续的非感染性炎症，主要表现为细胞因子轻度升高。非感染性炎症在流行病学上被认为是人群中心血管事件的重要危险因素。目前认为，CRP、TNF-α 即使轻微升高也对预测未来心血管事件发生具有价值。CRP 等升高导致心血管事件的实质是血管内皮细胞的病变。肾脏病患者特别是终末期肾病患者，同样存在由于非感染性炎症导致肾小球毛细血管内皮细胞病变引起动脉粥样硬化、营养不良，称之为营养不良-炎症-动脉粥样硬化综合征，三者之间相互影响。微炎症可导致营养不良和动脉粥样硬化，营养不良和动脉粥样硬化又可加重炎症反应。炎症可明显改变血管的结构，其实质是内皮细胞结构和功能的改变从而加快动脉粥样硬化。研究认为，微炎症状态可以通过以下几种途径导致血管损伤：①CRP 通过激活补体系统及与脂蛋白结合加重内皮损伤。②血管细胞间黏附分子-1 可增加单核吞噬细胞系统与内皮细胞的黏附，进而诱发动脉粥样硬化的发生发展。③激活的细胞因子还可引起贫血及使促红细胞生成素（EPO）作用受到抑制。

2. 微炎症状态的发生机制：目前认为，肾脏病相关微炎症状态的原因是多方面的，有肾病自身因素、药物的使用和内环境的氧化应激反应等。

（1）肾脏功能下降：肾脏有清除细胞因子的重要功能，研究发现，肾切除小鼠血液中 IL-1、TNF-α 升高表明肾脏在细胞因子清除方面有重要作用。肾功能减退时机体对促炎症细胞因子的清除减少。研究表明，肾功能不全患者的 CRP 水平在透析治疗前就已经升高，进行维持性透析治疗后 CRP 水平更高。研究发现，慢性肾衰竭尚未透析者 IL-6、CRP 明显增高，其增高程度与肌酐清除率呈负相关。除了炎症因子外，尿毒症时糖基化终末产物（AGES）、蛋白质氧化终末产物（AOPP）在体内积聚都可以导致炎症反应。Witko 等认为，尿毒症患者血浆中 AOPP、AGES、TNF-α 水平明显增高，体外 AOPP 能激活单核细胞，引发微炎症反应。这些说明，尿毒症本身就可以引起炎症反应。

（2）感染：对于肾脏病患者而言，由于机体病变导致体内大量蛋白等营养物质的丢失和治疗时使用糖皮质激素和/或细胞毒类药物，均可导致机体免疫功能低下而使患者感染的机会升高。感染的出现往往会导致机体内多种细胞因子的表达增加，这些物质的出现会导致机体内炎症和微炎症反应同时发生，对于肾脏病的患者由于机体本身的原因和药物使用导致机体不能产生正常的炎症相关免疫应答，引发体内广泛的炎症反应，肾脏本身是其损害的主要脏器之一。

（3）药物：某些药物也可以导致患者的微炎症状态，导致肾脏病患者微炎症状态最常见的药物是非甾体抗炎药物、某些抗肿瘤药和超大剂量使用某些含马兜酸的中草药等等。这些药物导致肾脏微炎症状态的主要原因是药物引起的肾小管和间质非感染性炎症反应，引起机体单核-巨噬细胞、嗜酸性粒细胞和炎症相关细胞因子损害肾脏。

（4）某些慢性病变：微炎症状态主要病变部位在血管，对于肾脏病患者而言其直接作用主要是组成肾小球的毛细血管等部位的病变。例如，糖尿病伴发的糖尿病肾病，其主要的病理学改变是肾小球由于糖代谢紊乱导致肾小球毛细血管异常，继而使肾小球功能受到影响，病变发生和发展过程之中，由于血液供应障碍等因素使得肾脏的间质和肾小管同样受到影响。从分子生物学的角度来看，糖尿病肾病发生的原因是高血糖导致细胞因子表达超过正常水平。由此产生的非特异性炎症可能是肾脏微炎症状态的主要原因之一。此外，高血糖导致的非酶性糖化作用和多元醇途径也是糖尿病肾病出现微炎症状态的重要原因，从病变的趋势及影响来看，最终总是出现生长因子和细胞素增多，但是值得关注的是氧化应激反应和氧自由基活性增加。病变不仅可发生在肾小球部位，同样也可以出现在肾小管和间质，这些都对肾脏有直接影响。

（5）氧化应激：Borawski 等发现，肾衰竭患者肝脏合成载脂蛋白减少，高密度脂蛋白胆固醇（HDL-C）水平下降，同时低密度脂蛋白胆固醇（LDL-C）积聚，甘油三酯（TG）水平增高。而 HDL-C 本身是一种重要的抗氧化物质，能够保护内皮细胞免受细胞因子的损伤。HDL-C 成分结构的改变进一步放大了反应的效应。此外，血管紧张素 II 可以激活 NADPH 氧化酶，导致超氧化阴离子的产生和一氧化氮（NO）效应的下降，进一步损伤血管功能。

对于肾病微炎症的中医探讨

1. 病因病机：结合肾脏微炎症病变的相关机制，病变开始主要由于机体存在阴阳失和，外感六淫邪气侵袭机体引动体内宿根导致病变发生，正如《黄帝内经》所云："正气存内，邪不可干，邪之所凑，其气必虚。"结合肾炎微炎症病变的发生主要以微观表现为主，病情逐渐进展到一定程度才会出现明显的临床症状，按照中医理论进行辨证可能找到病变的端倪。例如，糖尿病肾病患者，早期缺乏肾脏病变的客观依据，但是从中医药理论的角度认识本病就比较容易。本病中医称为"消渴"，由于肺、脾、肾三脏气血不合，阴虚火旺导致病变产生。病机为阴虚为本，燥热为标，病变日久而致变证百出。病位主要出现在三焦，特别是下焦肾脏损伤为主。因此，消渴病变初期中医在治疗上就始终贯穿滋补肾阴和活血化瘀的治疗理念。应用活血化瘀及益肾养阴中药，可以从现代中药药理学相关研究看出其对于改善血液循环和抗氧化作用，正是针对微炎症状态的基本病机进行治疗，既可以治疗病变，同时也可以使肾脏免受微炎症病变引起的损害。

2. 辨证论治：结合上述相关论述不难看出，对于肾病微炎症状态的认识和治疗并不能脱离常规。实质上，微炎症状态是在现代分子生物学发展的基础之上，对于病变表现出临床症状和实验指标异常之前的状态，是临床病变的前期表现。"治未病"是中医由来已久对于疾病根本治疗大法，对于本病的治疗正是中医传统理论"治未病"的最好体现。

（1）益肾扶正是治疗根本：肾病微炎症状态病机关键是机体本身气血亏虚导致肾脏功能失调，机体气血亏虚导致肾脏功能失调是内因，六淫邪气侵袭机体就会导致病变产生。因此，首先是扶助正气，主要是益肾扶正的治疗。

（2）清利活血是治疗关键：微炎症状态的发展是炎症病变损害血脉导致血运不畅、气血失和。因此，进一步的治疗就是要清利活血。改善血脉壅塞和血脉运行异常，治疗血脉不利的病机关键是使得微炎症状态得到逆转。

（3）和络祛浊不容忽视：微炎症状态正像前面论述，如果在病变发生和发展过程之中不能得到正确的诊断和治疗，病变发展不但损害肾脏本身的功能，甚至可以危及患者的生命。因此，在益肾、清利和活血治疗基础上对于病邪的清除也是关键的问题之一。"邪去正安"是中医药学多年临床诊治疾病经验的总结。肾脏微炎症状态主要是血脉受损和病邪留存肾脏，治疗上将这两个核心问题进行针对性治疗，同时与上述方法相配合，作用相得益彰，自然可以达到事半功倍的治疗效果。

因此，对于微炎症状态的治疗不但要有现代医学的相关知识，同时还必须具备扎实的中医药相关知识，这样才能对病变进行准确、合理的辨证治疗。糖尿病肾病大鼠的动物实验研究和人类糖尿病患者肾脏病理活检发现，肾脏组织可以看到明显毛细血管阻塞的病理特点以及细胞因子和多种细胞基质的堆积。这些病理特点在出现外在表现之前就已经存在，说明微炎症状态治疗的必然性。结合前述内容，肾脏微炎症病变主要病理改变是中医的"血脉瘀阻"，从中医的经络理论来看是属于"孙络"的范畴。治疗原则应该以原发病变为依据，中医辨证论治理论为指导，贯穿活血化瘀的治疗特色进行微炎症状态的中医辨证论治。

212 C反应蛋白与慢性肾脏病微炎症状态和证候的关系

随着生活方式的改变和对疾病本身关注度的提高，慢性肾脏病（CKD）的患病率和知晓率呈持续上升趋势。其具有高发病率、高死亡率等特点，已成为危害全球公共健康问题的重大疾病。近年来，诸多研究提出在CKD患者中均存在着不同程度的慢性炎症反应。有学者将其称作"微炎症状态"，同时有临床试验表明该状态能够进一步加重肾功能恶化以及影响其他诸如心血管疾病、贫血、营养不良等并发症的发展。目前国内外文献报道较多地关注于对其发病机制及影响因素等方面的研究，缺乏中医药对该病的认识与施治。因此学者李瑞等的本研究试图通过测定C反应蛋白（CRP）在CKD患者中的分布情况及患者中医证候分布规律，进一步探索CRP与中医证候间存在的关系。

资料与方法

1. 一般资料：选取2015年3月～2016年2月河南四家三级甲等医院就诊的肾内科门诊、病房及血液净化中心患者203例作为研究对象，其中剔除依从性差的患者13例及误纳入患者8例，最终纳入符合诊断标准的CKD患者共182例，其中男112例（61.5%），女70例（38.5%）；年龄18～75（50.88±14.32）岁；CKD 2～4期患者58例（32.0%），CKD 2～5期患者124例（68.0%）。

2. 诊断标准：

（1）西医诊断标准：2002年美国肾脏基金会制定的K/DOQI《CKD临床实践指南》。本试验选取CKD 2～5期患者，即肾小球滤过率（GFR）<90 mL/(min·1.73 m²)。

（2）中医证候标准：根据2002年《中药新药临床研究指导原则》之"中药新药治疗慢性肾衰竭的临床研究指导原则"中医证候诊断标准，其中本虚5证：脾肾气虚证、脾肾阳虚证、肝肾阴虚证、脾肾气阴两虚证、阴阳两虚证；标实5证：湿浊证、湿热证、水气证、血瘀证、风动证。

3. 病例纳入标准：①符合CKD西医诊断标准，即通过Cockcroft-Gault公式计算GFR为CKD 2～5期的患者。包括非血液透析、维持性血液透析3个月以上（包括3个月），透析频率每周3次，透析时间不少于每周12小时的患者。②符合中医证候诊断标准。③急性加剧因素如活动性出血、酸中毒、电解质紊乱、严重高血压、心力衰竭等得到有效控制。④年龄≥18岁且≤75岁。自愿参加本研究并签署知情同意书者。

4. 病例排除标准：①不符合上述CKD诊断标准及纳入标准者。②合并有心、脑、肝和造血系统等严重原发性疾病，或合并有肿瘤、甲状腺功能亢进等消耗性疾病者。③近2周内感染患者。④妊娠及哺乳期妇女或准备妊娠的人员。⑤近2个月内参加其他临床研究者。⑥精神病或其他不能合作的患者。

5. 剔除标准：①不符合纳入标准，但被误纳入者。②虽符合纳入标准而纳入后依从性<80%，未按规定完善调查表者。

6. 研究方法：

（1）血清CRP检测：取初诊患者晨起过夜禁食8～10小时后肘静脉血2 mL，血液透析患者在透析上机前采血。立即分离血清，置于-70 ℃冰箱保存待测。采用双抗夹心酶联免疫吸附法（ELISA）测定，试剂盒购自武汉博士德生物工程有限公司。

（2）中医证候判定方法：每家医院由两名主治医师采用盲法分别对符合西医诊断标准的患者在门诊初诊或住院当天进行中医证候诊断。本虚诸证各型中凡具备1项主症2项次症或2项主症1项次症和/或舌脉中一项者可判定为该型。标实诸证各型中水气证和风动证具备任何1项即可，其他各型具备2项方可辨为兼夹该邪实。同一病例虚证可兼夹多个实证，但不能诊断多个虚证，即只能诊断一个虚证。两名医师判定一致者即判定，不一致者交各观察医院肾内科由第三名主任医师进行判定。

7. 统计学方法： 采用SPSS 19.0统计学软件进行统计分析，计量资料以均数±标准差（$x \pm s$）表示，定性资料以频数描述。定量资料采用t检验，定量资料相关分析均采用Pearson相关，组间比较采用t检验、F检验。分别设定血清CRP浓度为因变量，十种中医证候为自变量，将有关非数值指标采用常规代表数值法进行数量转化后，采用Logistic回归分析，以$P < 0.05$为差异有统计学意义。

结　果

1. 血清CRP分布情况： 依据参考文献，以血清CRP浓度5 mg/L作为微炎症状态界定水准，发现182例CKD患者中CRP>5 mg/L者81例，占44.5％；CRP≤5 mg/L者101例，占55.5％。非透析患者共92例，其中CRP>5 mg/L者30例，占32.61％，透析患者共90例，其中CRP>5 mg/L者51例，占56.67％。

2. 血液透析和非血液透析患者血清CRP水平比较： 182例CKD患者按照是否进入血液透析治疗对其血清CRP水平进行组间比较，其中血液透析3个月以上患者90例，非血液透析患者92例，结果发现维持性血液透析3个月以上的患者CRP水平为（33.26±34.6）mg/L，明显高于非血液透析患者的（19.38±19.1）mg/L，差异有统计学意义（$t=2.33$，$P=0.0226 < 0.05$）。

3. 血清CRP>5 mg/L者中医证候分布情况： 81例血清CRP>5 mg/L的CKD患者中医辨证属本虚诸证，其中肝肾阴虚证14例，占17.28％；脾肾气虚证36例，占44.44％；脾肾气阴两虚证19例，占23.46％；脾肾阳虚证及阴阳两虚证均6例，各占7.4％。提示血清CRP>5 mg/L者本虚证中脾肾气虚证最多，其次为脾肾气阴两虚证及肝肾阴虚证，脾肾阳虚证及阴阳两虚证最少。血清CRP水平在本虚证中差异无统计学意义（$P > 0.05$）。

而辨证属标实诸证者中，风动证13例，占8.3％；湿热证26例，占16.67％；湿浊证44例，占28.21％；水气证9例，占5.8％；血瘀证64例，占41.03％。提示血清CRP>5 mg/L的CKD患者的标实证以血瘀证为最多，其次是湿浊证、湿热证及风动证，水气证最少。血清CRP水平在标实证中差异无统计学意义（$P > 0.05$）。

4. CRP>5 mg/L时不同证候血清CRP水平比较： 本研究结果显示，本虚各证中血清CRP水平比较无统计学意义（$P > 0.05$），标实证中湿浊证与非湿浊证患者两者之间血清CRP比较有统计学意义（$P < 0.05$），表明湿浊证患者CRP水平高于非湿浊证者。

5. 湿浊证与血清CRP回归性分析： 在以上10种中医证候（包括本虚证、标实证）中筛选出血清CRP升高具有统计意义的证候，即湿浊证，进一步运用Logistic回归方法进行分析，结果显示湿浊证患者血清CRP升高的概率是非湿浊证患者的4.125倍（$P < 0.05$）。

讨　论

受生活习惯、饮食结构、环境等多种因素的影响，CKD发病率在逐年提高。中国CKD患者流行病学调查研究发现，我国现有成年人群中CKD患病率达10.8％。有研究发现在CKD的进展中存在一种以炎症因子驱动，加速氧化进程为特点的慢性炎症状态。该状态便是学者普遍认同的微炎症状态，是一种由非病原微生物感染引起的缓慢发生、低强度但呈持续进展的非显性状态，其实质是免疫性反应，表现为全身循环中炎症因子的活化以及急性时相蛋白水平的改变。目前，很多促炎症因子可作为反应微炎症状态的有效指标，诸如白细胞介素-1（IL-1）、白细胞介素-6（IL-6）及肿瘤坏死因子-α（TNF-α）等，它们水平持续高于参考值的上限便可考虑为"微炎症状态"。C反应蛋白作为炎症反应蛋白，已被大多学者公认为是慢性炎症产生的标志物。微炎症状态诊断标准尚未统一，目前较为公认的最具客观、敏感特异性的血清CRP水平可作为微炎症状态（CRP>5 mg/L）和非微炎症状态（CRP≤5 mg/L）的分界点。本次研究发现182例CKD 2～5期患者中有高达44.5%的血清CRP水平高于正常参考值，其中非血液透析患者中有32.6%的血清CRP水平出现异常，而血液透析患者中有高达56.67%的血清CRP水平高于正常值，与相关文献报道具有一致性。血液透析技术为尿毒症患者带来福音的同时，问题也不期而至。研究表明肾功能不全患者的血清CRP水平在血液透析前后均高于正常，而血液透析后反而高于血液透析前，本研究结果数据也符合此观点。有文献指出，微炎症状态普遍存在于维持性血液透析的患者中。这与CKD时期血清CRP清除减少，内环境的氧化应激，非甾体抗炎药的应用等因素有关。同时，在血液透析过程中，患者机体暴露于体外的机会增加，维持性血液透析患者体内受到内毒素及微生物、补体等刺激，致使机体单核吞噬细胞系统激活，释放促炎性细胞因子（如CRP等），最终导致微炎症状态持续存在。

中医学无微炎症状态的病名，考虑炎症因子是该病的关键病理因素，可归属于"湿热""浊毒""湿毒""瘀血"等范畴，相比西医对该病发病机制的"复杂认识"，"阴阳失衡，本虚标实"已被中医各家所公认，其机制为各种原因所致的肺、脾、肾气血失和，伴浊、瘀、毒相互蕴结。在机体内以不同程度存在的湿浊、血瘀等即可表现为不同程度炎症因子的增高，故可将微炎症状态看作是CKD的标证。病变过程中产生的浊毒、瘀血等邪实既是病理产物，又是疾病的恶化因素，正虚而邪恋，日久形成本虚标实、内外相干的多环节病理改变。《黄帝内经》云"正气存内，邪不可干"，"邪之所凑，其气必虚"，该状态多由外在因素诱发机体潜在病变导致疾病的发生发展。但目前鲜有文献对微炎症状态与中医证候的关系进行报道，近年有临床数据显示湿浊证或湿热证微炎症程度高于其他证候。本研究对81例CRP>5 mg/L的CKD患者进行中医辨证分型，发现各种不同证候均存在CRP的异常表达，中医证候分布中，脾肾气虚证36例占44.44%，血瘀证64例占41.03%，分别居本虚证、标实证首位，正如清朝医家周学海在《读医随笔》中所言"气虚不足以推血，则血必有瘀"。但对各证候间CRP水平比较时，却未能获得具有统计意义的支撑数据。而将所有证候与血清CRP水平进行相关性分析发现，湿浊证与非湿浊证患者CRP水平相比具有统计学意义（P<0.05），进一步采用Logistic回归分析，显示湿浊证患者血清CRP升高的概率是非湿浊证的4.125倍（P<0.05），说明湿浊证很可能是CKD微炎症状态的关键病理因素。

微炎症状态是在现代生物分子学理论基础上同临床医学结合所发现的，既往传统观点认为CRP是一种非特异的炎症标志物，随着认识的深入现已将其作为CRF患者微炎症状态的重要评判指标。由于微炎症状态具有隐匿性，故早期进行CRP检测及干预，对防治及改善患者微炎症状态有积极作用。辨证论治是中医学的精髓，而证候学是其最重要的理论体系。对CKD伴微炎症状态中医证候分布的研究，必将对寻找客观辨证依据、临床诊断及用药具有重要的指导意义。随着对循证医学的不断认识，具有多靶点、多途径治疗优势的中医药面临着缺乏系统的科研思路及大数据的论证等诸多方面问题。本研究旨在通过对来自4家三级甲等医院肾病科CKD 2～5期患者血清CRP水平、中医证候分布情况进行初步分析，以探索CKD患者CRP水平与微炎症状态及中医证候特点的关系，为中医药干预CKD微炎症状态提供了必要的理论依据。

213　从痰瘀论治慢性肾脏病微炎症状态的研究

慢性肾脏病（CKD）是由各种肾脏疾病导致的慢性肾脏结构和功能障碍的疾病。我国成人 CKD 患病率为 13.2%，并在逐年上升。研究证实 CKD 患者广泛存在微炎症状态，微炎症状态不同于细菌、病毒等引起的炎症反应，是由非病原微生物引起的持续性、非显性的免疫性炎症反应，能影响血管内皮细胞的结构和功能，使血清淀粉样蛋白 A（SAA）、C 反应蛋白（CRP）等急性时相蛋白以及白细胞介素-6（IL-6）、肿瘤坏死因子 α（TNF-α）等炎症细胞因子持续升高，进而引发多种并发症。中医学认为，CKD 微炎症状态之本为脾肾亏虚，之标为痰瘀互结，阻于脉络。痰瘀贯穿疾病始终，是 CKD 微炎症状态不断进展的主要因素。学者张宇等就近几年国内外文献，将 CKD 微炎症状态从痰瘀论治的研究做了梳理归纳。

现代医学对 CKD 微炎症状态的认识和研究

微炎症状态参与并加快 CKD 发生发展，但发病机制尚未完全明确，研究认为主要与氧化应激反应有关。随着肾小球滤过率的下降，机体蓄积了大量内毒素及化学物质，在补体、免疫复合物的刺激下，单核巨噬细胞系统激活，血液中炎性因子水平升高，血管内皮细胞受损，大量的单核细胞浸润并附于血管壁，改变了血浆蛋白成分，产生了氧化应激反应。氧化应激反应可刺激炎症细胞的活化，释放出炎性因子。同时，微炎症状态下，通过氧化复合物的作用，活化的炎性因子可发挥氧化作用，进而增强氧化应激反应，故氧化应激反应和微炎症状态密切相关，两者相互作用而加重肾功能损伤，共同使 CKD 逐步发展。有学者认为可能还与血管紧张素 Ⅱ 分泌增加、脂质代谢异常、肾脏自身因素等有关，上述因素加重肾小球硬化，肾组织逐渐纤维化，最终肾脏结构和功能改变而导致肾衰竭，此时患者只能接受肾脏替代治疗。微炎症状态并无临床症状，目前主要依靠检测炎性标志物 SAA、CRP、TNF-α 等来诊断，且在微炎症状态中 SAA 的敏感性高于 CRP。SAA 是一种急性时相反应蛋白，是感染性疾病早期炎症反应的敏感指标，当机体受到炎症刺激时，血中 SAA 的水平在 5～6 小时内快速升高。当刺激减退后，SAA 会快速恢复到正常水平。目前 CKD 微炎症状态西医以对症治疗为主，包括降血压、降血脂、改善微循环等，常用药物为 ACEI 及 ARB 类药物、他汀类药物、左卡尼汀、骨化三醇等，然而治疗效果欠佳。因此，如何用中医中药防治 CKD 微炎症状态逐渐成为临床重点的研究领域。

中医学对 CKD 微炎症状态的认识和研究

中医学中并无 CKD 微炎症状态对应的病名，从微炎症状态的炎性因子来看，可归属于中医学"痰浊""瘀血"的范畴。"痰""瘀"是形成微形癥积的病理因素。肾为封藏之本，司开阖，主水，能够调节人体水液代谢；脾为仓廪之官，主运化，能将水饮转化为津液，并将其吸收转运至全身。肾虚则失于封藏，精微物质外泄，激发推动作用减弱，蒸腾气化水液无权；脾虚则运化失职，津液输布障碍。故脾肾两虚，不能相互资生，而致痰湿浊内生，壅滞三焦，阻滞气机，妨碍血行而成瘀，日久痰湿瘀血阻于肾络。因此，治疗 CKD 微炎症状态应标本兼顾，在补益脾肾的基础上，酌用利湿化痰、活血化瘀之品，积极治疗痰瘀等标实之证。

1. 健脾补肾，利湿化痰：中医学认为，凡体内由水谷所化，具混浊、黏腻之态，有流而不畅、阻滞留恋之性的物质，皆可归属于痰。张德英认为，广义的痰浊为膏粱厚味所酿生，生于脾胃，脾胃属土，痰浊的实质为脾家之实。根据五行相克理论，土克水，然"气有余则制其所胜"，故脾土过盛易伤肾水。狭义痰浊指肺中有形之痰，肺为贮痰之器，属金，金生水，痰浊壅肺则生水乏源，故肾水不足。中医有"百病皆由痰作祟"之说，王刚认为CKD微炎症状态主要责之于脾肾，而痰的形成与脾肾脏腑功能失调密切相关。肾主水而藏精，肾精亏虚，肾阳不足，失于温煦，气化失司，水湿内聚，肾虚则水泛成痰；肾精亏虚，肾阴不足，不能上济于脾胃之阴，胃阴亏虚，燥火内生，灼伤津液，炼液成痰。脾主湿，脾气亏虚，湿聚亦成痰，或过食膏粱厚味，水谷不能化生精微而变生痰浊。恰如张景岳所言，痰之化无不在脾，痰之本无不在肾。刘玉宁认为治痰需补脾肾，以绝生痰之源，可选用六君子汤健脾化痰，金匮肾气丸温肾化痰。同时，气行则一身之津液皆随气而行，故治痰应行气，可选用石菖蒲、郁金、陈皮等以行气化痰。对于气火偏盛，炼液成痰者，多选用竹茹、竹沥、浙贝母、天竺黄、胆南星等以清热化痰。张景岳治痰强调"见痰休治痰，而治生痰之源"，认为治痰必求其本。脾肾分别为先后天之本，故生痰之本为脾肾两脏。脾主湿，聚湿成痰，而肾主水，水湿泛滥多为痰，故张景岳善于温补脾肾之法以疗痰，常选用金水六君煎、左归丸、右归丸加减以补肾化痰。对于慢性肾脏病患者，痰浊尤易窜入肾络，痰阻妨碍血行成瘀，血瘀则痰阻，二者相互交结，导致肾瘀阻络。林燕杰认为，痰浊属阴邪，其性胶着黏滞，凝结积聚，虽流动性小，但却无处不到，致病广泛，当积聚到一定程度，终成痰邪，则表现为复杂而怪异的"痰病"，故常从痰论治各种疾病。痰性黏浊，易流窜、凝阻、沉积于肾络，此时微炎症状态明显，日久肾脏萎缩，肾衰竭，多与痰浊损肾有关，并在CKD的各个阶段，均可表现为痰浊证。由此可见，在治疗上应顾护脾肾，以绝生痰之源，改善CKD患者微炎症状态。

2. 益气活血，化瘀通络：血瘀证是CKD微炎症状态最常见的标实证，相关研究将CKD血瘀证组与非血瘀证组进行比较，发现血瘀证组广泛存在微炎症状态，并多与其他标证相兼。CKD血瘀证组常伴有肾功能恶化，故血瘀证可反映微炎症状态和肾功能的进展情况。赵玉庸在络病理论的基础上，提出CKD"肾络瘀阻"的学说。赵玉庸认为瘀血内阻在疾病的中后期起主要的作用。实邪壅滞，肾络不通而瘀，瘀去则气机调畅，肾气恢复，故治疗上重视益气活血、化瘀通络，并贯穿于治疗主线，以改善肾脏微循环。刘宝厚提出"瘀血不去，肾气难复"的理论，指出瘀血是主要的病理产物和致病因素，是CKD逐步恶化发展的重要因素。刘宝厚以活血化瘀、祛邪利水为治疗大法。常用药有当归、川芎、赤芍、三七、泽兰、水蛭、莪术、益母草，既活血又利水，既祛瘀又生新。张大宁认为肾虚与血瘀相互作用，肾虚者无力行血而血瘀，血瘀又可加重肾虚，形成肾虚血瘀证，且久病入络，故提出了"补肾活血法"，通过补肾来活血，用活血之法调补肾气，使机体处于阴阳平衡之态，祛邪而正存。张大宁轻者善用辛温类活血药，如川芎、蒲黄、五灵脂等；重者善用破血逐瘀类药，如莪术、三棱。何立群认为血瘀证贯穿疾病的始终。在CKD发病早期，以脾肾气虚为主，治疗多以健脾补肾为主；但对于CKD中后期，产生水湿、瘀血、浊毒等大量病理产物，故应针对标证治疗，多用活血化瘀药如桃仁、红花；破血逐瘀通络药如水蛭、地龙，使药力直达病所；活血养血药如当归、川芎，使祛瘀而不伤正，顾护正气，并根据患者临床复杂的症状，临证加减。

中医中药多方式、多途径的治疗方法

近年来，中医诊疗方式不断创新，以中医辨证论治为基础，中医中药多方式、多途径的综合治疗方法，可有效降低CKD患者体内炎症因子水平，改善患者微炎症状态，延缓肾功能恶化，日渐发挥着重要作用，充分发挥了中医学的优势与特色。

1. 常用单味中药的应用：

（1）黄芪：味甘，微温，入脾、肺经。《本经逢原》云黄芪"性虽温补，而能通调血脉，流行经络，可无拟于壅滞也"。CKD微炎症状态选用黄芪，一是取其补阳还五汤之意，重用生黄芪为君药，补气以活血，气行则血行；二是取其防己黄芪汤之意，用黄芪益气固表、利水消肿，可有效改善反复浮肿之症，以扶正祛邪利水。现代药理研究明，黄芪尚有活血之功，可保护血管内皮细胞，抑制氧化应激反应，减轻炎症因子介质的释放，抗肾脏纤维化，保护肾功能，故广泛应用于 CKD 微炎症状态的治疗，从而延缓 CKD 的进程。

（2）大黄：味苦，大寒，入胃与大肠经。《神农本草经》云其"下瘀血，血闭，寒热，破癥瘕积聚，荡涤肠胃，推陈致新，通利水谷道，调中化食，安和五脏"。味厚为阴，血者阴也，血凝则瘀，大黄味苦下泄，故可下瘀血，瘀血去而新血生；味厚则泄，性沉下降，专入阳明胃肠，故宿食等实邪可被大黄荡平，取其三承气汤之意，通过排泄大便以驱邪外出。研究表明，大黄的主要化学成分为蒽醌及其苷类、多糖、鞣质等，能抗炎、调节免疫、清除氧自由基、抑制血小板聚集，进而使炎性因子分泌减少，并降低内毒素水平，改善微炎症状态，延缓了 CKD 的进展。

（3）积雪草：味苦寒，入肾、脾、膀胱经。《神农本草经》记载积雪草"主大热，恶疮痈疽，浸淫赤㿠，皮肤赤，身热"，具有清热利湿，解毒消肿，活血化瘀的功效。现代药理研究表明，积雪草苷合大黄素能抑制炎性细胞因子 TNF-α 水平，进而减少补体 C_3 产生，减轻了局部的免疫反应，可有效保护肾功能，改善微炎症状态，延缓病程进展。同时，积雪草的有效成分发挥着抗炎、抗氧化、调节免疫等作用，可减轻内皮细胞损伤，提高肾脏血流量，防治肾脏纤维化，从而减轻肾组织的损伤。

2. 常用的中药配伍治疗：

（1）丹参配川芎：丹参，味苦，性寒，色赤，归心、脾经，凡血症无不治之。《景岳全书》云其"养血活血，生新血，行宿血"。研究证明，丹参对治疗 CKD 微炎症状态有显著的疗效。丹参可扩张血管，改善微循环，增加肾血流量，使肾小球滤过率增加；同时还可清除氧自由基，降低肌体炎症因子水平，减轻微炎症状态。川芎，味辛温，入手、足厥阴经，其力上升、下降、外散、内透无所不至。《本草汇言》评价其上行头目，下行血海，中开郁结，旁通经络。善活血行气、祛风止痛，为血中气药也。川芎可治一切血症，破瘀血而养新血；治一切气症，行胸腹诸气。研究表明，其主要成分川芎嗪具有肾脏保护作用，抗肾组织纤维化，同时能降低血肌酐等肾功能指标。CKD 发展至后期，必有瘀血阻于肾络，致肾脏萎缩不用，故用川芎活血行气，为血中之动品；丹参祛瘀生新，为血中之静品。两药相伍，一寒一温，动静相合，活血化瘀行气之力强，祛瘀又不伤正，且辛温散结、苦降泄毒，共奏活血祛毒之功，改善微炎症状态效果明显。

（2）水蛭配地龙：水蛭，味咸苦，色黑，入肾、膀胱经。咸能软坚散结，善入血分而不损气分，破血逐瘀而不伤新血。《神农本草经》云其"主逐恶血、瘀血、月闭，破血瘕积聚"。水蛭主要有效成分是水蛭素，可改善肾脏微循环障碍，具有抗凝血、抗炎的作用，能明显降低血清中炎性因子水平。地龙，味咸寒，入肺肝脾经，其性善走窜，动而不居，可通达全身经络，且咸寒走下入肾，能引诸药直达病所。现代研究发现地龙具有调节肾脏的功能，能够疏通瘀滞的肾络以畅达肾脏气血，改善微炎症状态。许筠等研究发现蛭龙胶囊可改善氧化应激反应和微炎症状态，其机理与其活性成分能扩张血管，改善微循环有关，缓解了肾脏缺血、缺氧，起到抗凝、降低血液黏度的作用，从而增加了肾血流量。水蛭配地龙，两药皆属虫类药，可搜剔通络，祛瘀散结，合用后活血祛瘀通络之效强，促进气血运行调和，是从血瘀浊毒论治 CKD 微炎症状态的体现。

3. 中成药的应用：参苓白术散可健脾益气，利湿化痰。黄氏等应用参苓白术散联合小剂量腹膜透析治疗慢性肾脏病具有显著疗效，血 BUN、SCr 水平稳定。同时，还可纠正胃肠功能紊乱、增强机体免疫功能等。庄葛等运用温胆汤加减联合高通量血透来减轻糖尿病肾病患者的炎症反应与氧化应激反应。温胆汤以半夏燥湿化痰、降逆止呕，辅以陈皮健脾和胃、理气化痰，也是健脾补肾、利湿化痰治疗大法的体现，共奏理气化痰，和胃利胆之功，改善患者肾脏血液循环，以改善微炎症状态，防止肾间质纤维化，保护肾功能。汪远霞等的研究表明，用尿毒清颗粒配合西医对症治疗，患者的血肌酐、尿素氮水平明显降低，表明尿毒清颗粒能有效清除患者体内的有害物质，降低 TNF-α、IL-6 等炎症因子水平。因此，尿毒清颗粒在治疗 CKD 微炎症状态有明显的疗效。邓晓玮等的实验研究表明肾康注射液能增加 CKD 患者肠道排泄功能，降低血肌酐、尿素氮水平，抑制肾小球硬化及肾间质纤维化，炎性因子释放减少，以改善患者的微炎症状态，具有降逆泄浊、益气活血、通腑利湿的作用。冯立等用百令胶囊联合α-酮酸片治疗 CKD 微炎症状态，结果显示 2 组患者 CRP、IL-6、TNF-α 水平明显低于治疗前。百令胶囊为冬虫夏草制剂，可清除体内氧自由基，抑制氧化应激反应，改善患者炎症反应，减轻肾脏损伤。综上所述，中成药配合西药对症治疗 CKD 微炎症状态优势明显。

4. 中医外治法：

（1）中药皮肤透析：中药皮肤透析疗法即中药药浴，是在药气熏蒸下，汗液排出增多，药物有效成分直接作用于皮肤，由表及里，内达脏腑。谭秦湘等通过研究证实中药皮肤透析疗法能明显降低血肌酐、尿素氮的含量，减轻肾脏负担，通过降低炎症介质水平，改善微炎症状态。中药足浴是中药药浴的局部应用，即将药液浸没双足，高至膝盖，以达到内病外治的目的。对比其他中药治法，中药药浴副作用小、治疗费用低廉，优势明显，是中医学体系中独特的疗法。

（2）中药保留灌肠：中药保留灌肠目前广泛应用，是改善 CKD 患者微炎症状态的有效手段。丁保明等研究发现，用和络降浊汤保留灌肠联合结肠透析可明显降低患者血肌酐、尿素氮、CRP、IL-6 等水平，中药直接作用于肠道，吸附血中毒素从肠道直接大量的排出，以改善患者肾功能及微炎症状态，故患者周身无力、恶心纳差、皮肤瘙痒、腰膝酸软等症状也明显改善。

（3）穴位贴敷：穴位贴敷是指将某些药物制成丸剂或饼剂贴敷在人体的某些穴位，药物刺激特定部位的皮肤腠理渗透吸收，直达患者病根。张晓娟等研究治疗 CKD 时采用穴位贴敷配合常规治疗，取大黄、肉桂、丹参、红花粉等制成丸剂，在双侧肾俞、肺俞、气海、三阴交、足三里等穴位每日贴敷 2 次，每次 4 小时，连续 2 周，其疗效优于一般基础治疗，具有延缓肾功能进展，改善微炎症状态的作用。

CKD 是一种多因素共同作用导致的疾病，广泛存在微炎症状态，其发病机制复杂。随着现代药理学的发展，中医中药发挥着越来越重要的作用。王刚通过多年的临床实践提出了微炎症状态的炎性因子与痰浊、瘀血相关，故以健脾补肾、利湿化痰和益气活血、化瘀通络为主要治法，可有效降低炎症因子，改善微炎症状态，从而延缓 CKD 的进展，阻止多种并发症的发生，是目前重要的研究方向之一。

214 毒损肾络与慢性肾脏病微炎症状态的相关性

慢性肾脏病（CKD）的患病率增高，已经成为人类面临的主要健康问题。因此，CKD 的早期综合防治是目前临床关注的重点。近年来，相关研究显示，"毒损肾络"与多种慢性肾脏病的病理进程密切相关。从毒论治难治性肾脏病，通过祛除毒邪，进而提高脏腑自身化解毒邪的能力，对于减轻 CKD 病情，改善预后具有重要意义。慢性肾脏病患者普遍存在微炎症状态，学者张琳等认为，探讨浊毒损伤肾络与慢性肾脏病微炎症状态的相关性，对于丰富 CKD 的治疗思路具有重要意义。

邪气蕴结而为浊毒

浊毒是多种原因导致脏腑功能紊乱、气血运行失常的病理产物，又是造成机体严重损害的致病因素。浊毒的产生，是机体阴阳失和，气血运行不畅，脏腑功能失调，体内排毒系统功能发生障碍的标志。其主要来源于机体在生命过程中无时无刻不在产生的各种代谢废物，因而是内生之毒的主要途径；其次，原本为人体正常所需的生理物质，在代谢障碍超出其生理需要量时，也可转化为致病物质。此外，正常生理性物质，由于所应在部位的改变，也具有致病性而成为毒邪。内毒的形成不仅严重干扰脏腑气血阴阳的运行，加重原有病情，又可产生新的病变。

浊毒作为致病因素，大可为致病的主要原因，小可为致病诱因。相关研究显示，浊毒病邪胶结作用于人体，导致人体细胞、组织和器官的浊化，即致病过程；浊化的结果导致细胞、组织和器官的浊变，即形态结构的改变，包括现代病理学中的肥大、增生、萎缩、化生和癌变，以及炎症、变性、凋亡和坏死等变化。浊变的结果是毒害细胞、组织和器官，使之代谢和功能失常，乃至功能衰竭。若浊毒之邪猖獗，往往发病急重；若浊毒之邪滞留，则疾病迁延不愈。

浊毒的致病特点

临床病变规律显示，浊毒致病具有秽浊性、多发性、正损性，易损脉络。浊毒的秽浊性表现为疾病缠绵难愈，容易慢性化。多发性表现为浊毒致病，内侵脏腑、经络，外达四肢肌腠。既可生风动血，又可损阴伤阳。正损性即浊毒可败坏形体，极易耗伤正气，形成正虚邪实，病机复杂。浊毒致病易损脉络。络脉的作用为运行脏腑气血、联络形体官窍、沟通上下内外，是机体的运毒、排毒管道，也是发挥整体功能结构的重要载体。浊毒导致络脉功能失调，则使体内的生理或病理产物蓄积蕴结，进而伤及脏腑，使病情突变或进展恶化，从而更加难治难愈。

浊毒伤络与慢性肾脏病微炎症状态

1. 慢性肾脏病微炎症状态：微炎症状态，是指机体在微生物、内毒素、各种化学物质、补体、免疫复合物等的刺激下，以单核巨噬细胞系统激活，C 反应蛋白、白细胞介素-1（IL-1）、IL-6 和肿瘤坏死因子（TNF-α）等为主的促炎性细胞因子释放为中心的，缓慢发生和持续存在的轻微炎性反应。近年来诸多研究发现，慢性肾脏病，尤其是慢性肾衰竭（CRF）患者普遍存在着微炎症反应状态。慢性微炎症反应不仅与肾功能下降程度密切相关，也是 CRF 患者心血管事件发生率和死亡率居高不下的主要原因。其中，慢性肾衰竭患者出现胰岛素抵抗（IR），亦与微炎症状态有关。IR 不仅会加重 CRF 患者的水、电解质及酸碱平衡紊乱，而且能引起蛋白质和脂肪代谢异常，也是高血压、高凝倾向、动脉粥样硬化及蛋白质营养不良发生发展、促进肾功能恶化的一个重要因素。有关 CRF 微炎症状态发生机制，近年来的研究从以下方面阐明。

（1）C 反应蛋白（CRP）浓度增高，促进微炎症产生。CRP 是肝脏在炎症刺激下产生的多种细胞因子，如 IL-6、TNF-α 作用下生成的急性时相蛋白原型，参与局部或全身炎症反应。CRP 在终末期肾病（ESRD）患者体内高表达，可诱导单核细胞产生炎症因子和组织因子，促进炎症的发生发展。CRP 是机体存在细胞因子激活的标志。

（2）氧化应激反应增强，抗氧化能力降低。氧化应激反应可激活血液中的中性粒细胞和单核细胞，活化补体系统，产生大量的炎症细胞因子 IL-1、IL-6 及 TNF-α。与肾脏疾病关系最密切的白细胞介素在 CRF 微炎症状态中以 IL-6 升高最为显著。

（3）AGE 在尿毒症患者体内蓄积，可活化多种炎症细胞因子，激活氧化应激反应，产生氧自由基，加速动脉硬化及肾小球硬化。AGE 还能促进蛋白质氧化修饰，肾功能减退致体内过度潴留中小分子毒素，以及尿毒症背景下蛋白质的修饰加速和/或被修饰蛋白质的清除障碍，导致微炎症状态进一步加重。

（4）CRF 时体内血管紧张素 Ⅱ（Ang Ⅱ）分泌增加，特别在肾脏局部 Ang Ⅱ 合成显著增高，Ang Ⅱ 本身就是一个致炎症因子和纤维化因子，且 Ang Ⅱ 可刺激肾小球系膜细胞分泌 IL-6、TNF-α，刺激单核细胞分泌 MCP-1 等炎症细胞因子，促进微炎症的发生。

（5）脂质代谢异常。脂质代谢异常参与了微炎症状态的发生，Lp（a）是近年来颇受关注的一种类似低密度脂蛋白的脂质。有报道认为，Lp（a）对判断是否有炎症有重要意义，是敏感的炎症标志蛋白之一，甚至是比 CRP 更敏感的急性时相蛋白，可能为 CRF 患者微炎症状态的原因之一。

关于 CRF 时肾内微炎症反应与胰岛素抵抗。肾脏与糖代谢关系极为密切，肾脏是仅次于肝脏的糖异生器官，肾脏的正常功能是维持糖代谢的关键之一。CRF 患者往往存在糖代谢异常，其原因是胰岛素分泌不足或胰岛素抵抗。CRP 与体重指数和腰围明显相关，也与其他胰岛素抵抗综合征的参数相关，包括血压、胰岛素、高密度脂蛋白胆固醇、甘油三酯等。TNF-α 致胰岛素抵抗作用的第一个证据来自于观察到肥胖动物的脂肪细胞过度表达 TNF-α。同时在这些动物中，循环 TNF-α 水平也升高。可能与以下机制有关：TNF-α 干扰胰岛素信号传导；TNF-α 降低过氧化物酶增殖活化受体 γ（PPARγ）mRNA 的表达。PPAR 是核受体，PPAR 激活剂有助于维持内环境中葡萄糖浓度的稳定，并通过增加肝脏脂肪酸的 β 氧化促使脂肪酸进入血液并降解。TNF-α 能降低 PPARγ 的 mRNA 的表达，减少 PPARγ 的产生，从而引起胰岛素抵抗；TNF-α 通过 NO 介导的对胰岛素 β 细胞代谢的全面抑制，引起 β 细胞胰岛素抵抗。IL-1、IL-6 均参与机体的炎症反应过程，还是能量代谢平衡的重要调节因子。它们不仅由免疫活性细胞产生，也由脂肪细胞和肌肉细胞产生，而 IL-1 能升高血糖和胰岛素引起 IR。CRF 患者代谢性酸中毒亦影响胰岛素的代谢，导致胰岛素抵抗和糖耐量减低。

2. 浊毒损伤肾络与慢性肾脏病微炎症状态：肾络即肾中的络脉，肾络的调达是全身气机调畅的保证，肾络瘀阻常来源于正气内虚与邪毒损伤两个方面。肾络之病为络病之一，生理状态下，肾络通畅，能升能降，能开能合，能出能入，能收能放，气血、水谷精微、津液、营卫等各种精微物质，输布于全身内外，以维护机体的各种生理功能。病理状态下，毒邪入络，络脉亏虚，则气机不畅，导致浊毒内生，影响络脉运行气血功能，入络难解。

从中医角度分析，微炎症状态的病理属性为"浊毒"。浊毒损伤肾络是 CRF 微炎症状态的病理基础，炎症因子是引起微炎症状态的原因，在诸多的炎症因子中，IL-1、IL-6 及 TNF-α 能刺激内皮细胞分泌炎性介质，激活凝血系统，抑制纤溶，增加炎性渗出和中性粒细胞溶酶体酶释放及氧自由基产生，促使炎症的发生与发展。CRF 为本虚标实之证，炎症因子的高表达为标实之证；肾络亏虚则为本虚。肾脏是炎症介导物的重要靶器官，浊毒损伤肾络因体内高表达的炎症因子加重肾小球硬化、肾小管间质纤维化。此外，体内水分过多导致水肿，亦可使血浆内毒素水平升高，IL-6、TNF-α 浓度也有所升高，导致炎症状态。由于肾排泄功能与微炎症具有直接相关性，肾功能不好的患者肾小球滤过率（GFR）越低，血浆 IL-6 及 CRP 水平越高。

浊毒损伤肾络导致 CRF 的发生发展与 IR 导致 CRF 进展的机制是相符的。CRF 时体内各种代谢紊乱（包括水电解质及酸碱平衡失调和脂质代谢失常）及 CRF 时高表达、分泌增加，蓄积增多的如 CRP、IL-1、IL-6、TNF-α、糖基化终末产物（AGE）、AngⅡ、AOPP 及 MCP-1 等高表达的炎症因子的作用不仅与中医学的浊毒的特征相似，而且与浊毒致病的秽浊性、多发性、正损性的特点一致。炎症因子的作用与中医学的毒随邪生，变由毒起，毒损肾络的观点是一致的。

从毒损肾络论治慢性肾脏病

浊毒与现代医学所述 CRF 与机体不能排泄代谢废物，即尿毒症毒素（包括尿素、肌酐、胍类、多肽类等）蓄积体内这一观点亦是相吻合的。从"毒损肾络"论治慢性肾脏病，通过解毒泄浊通络法治疗 CRF 可达到抑制 CRF 微炎症状态的目的。相关观察显示，应用泄浊解毒通络法可抑制 CRF 微炎症状态，可清除尿毒症毒素，因而具有防治肾小球硬化及肾间质纤维化、改善肾功能的作用。实验研究已证实，解毒通络法具有抑制体内 AGE，降低 RAS 活性，干预 AngⅡ、转化生长因子-β（TGF-β）过度形成，促进 ECM 降解，保护肾功能。

解毒即凡能消除产生毒邪的原因，依靠脏腑的解毒功能化解毒邪，或通过扶助正气以提高脏腑自身的解毒功能，从而达到祛除毒邪的目的。浊毒为患，遍及全身，泄浊解毒治疗涵盖多种治法：降逆泄浊方用苏叶黄连汤、吴茱萸汤、温脾汤加减；利尿泄浊常用方如五苓散、济生肾气丸加减；升清降浊，常用药物如葛根、枳壳（实）、荷叶（梗）、大黄、升麻、柴胡、桔梗、川牛膝等；和胃泄浊则以黄连温胆汤加减，以缓解呕恶吐逆等症状。CRF 中后期，始终伴有脾胃症状，浊毒为主因，治当解毒泄浊兼以调理脾胃，存得一分胃气，便有一分生机，以后天补先天。常用方如平胃散、藿朴夏苓汤、半夏泻心汤加减。

解毒泄浊通络法有如下作用：①荡涤肠胃，使浊毒排出体外，缓解尿毒症症状，使积存于肠中之废物毒邪及时排出。②浊阴不降则清阳不升，腑气通畅则恢复气机升降，有利于发挥治疗作用。③对尿毒症患者可防止浊毒扰乱全身各种功能及上扰神明，有毒邪犯脑者，有利于醒神复苏。④和调气血，助气化，有利于排毒保肾。

215　慢性肾脏病蛋白质能量消耗的中医治疗

蛋白质能量消耗（PEW）是慢性肾脏病重要的并发症之一，是以营养与热量摄入不足、低身体质量指数（BMI）、低白蛋白血症、微炎症状态、进行性骨骼肌消耗为特征的一组综合征。根据其发病的临床表现神疲乏力、气短懒言、纳谷减少、肌肉消瘦、面色萎黄、腰膝酸软、大便溏、恶心、呕吐等症状，临床合并的尿毒素和微炎症因子，将其归属中医"虚劳""肌痿"等病症范畴。随着慢性肾脏病（CKD）患者肾小球滤过率下降，PEW 的发生率逐渐升高，给社会和家庭经济带来沉重的负担。加强对 CKD 患者 PEW 的研究意义重大，近年来中医药在 PEW 方面的研究较多，学者张芳芳等将中医药治疗的概况做了梳理归纳。

病因病机及治则治法

CKD 病机复杂，目前认为其基本病机为本虚标实，本虚以脾肾亏虚为主，可涉及五脏，标实为水停、湿浊、血瘀、湿热之证。PEW 是在 CKD 进展过程中伴随的体内蛋白质和能量储备下降的状态，临床主要表现为倦怠乏力、气短懒言、腰膝酸软、面色萎黄或无华、形体消瘦、毛发无光泽、食少纳呆、体质量与活动能力下降等，其病机总属脏腑亏虚，浊毒内停。PEW 脏腑亏虚主要为脾肾亏虚，涉及肺、肝；标证主要是水湿、浊毒、痰瘀。CKD-PEW 的治疗从补虚祛邪入手，强调培补先后天之本，祛除痰、浊、瘀之邪。周冬枝以健脾补肾、益气生血为主，佐以化瘀泄浊，用益肾保真方干预 CRF 营养不良，研究提示根据补益脾肾、益气生血为法的益肾保真方可明显提高患者的血清白蛋白（ALB），减轻其神疲、乏力、纳差等临床症状，考虑与该方通过改善虚证症状促进机体造血功能、增加蛋白质合成从而改善营养状况有关。魏连波提出慢性肾衰竭（CRF）营养不良属中医气血两虚，浊毒中阻证，并结合多年的临床经验，研制出肾衰养真胶囊，治以补益气血、通腑降浊为法。张莉薇等认为 PEW 的治则应标本兼治，治本为补肾健脾，治标为利湿泄浊、解毒活络，强调透析患者当更加重视扶正固本，使用保肾片能有效改善脾胃功能、微炎症状态、营养不良及相关并发症。以上所述 PEW 治法主要包括健脾益肾、补气活血、祛湿泄浊、通络化痰。重视益肾健脾、调和气血，在此基础之上予以泄浊排毒、和络化痰。

辨证论治

杨波等对 102 例维持性腹膜透析合并营养不良患者中医辨证分型的研究显示，本虚证中脾肾气虚在轻度营养不良患者中占比最大，随着营养不良程度加重其占比逐渐减少，而同时脾肾阳虚证和阴阳两虚证比例则增加；标实证中以湿浊证为主，其次是瘀血证，营养不良程度越重，湿热、瘀血、风动证越多。在分析透析患者透析充分性与中医证型的关系方面，研究显示脾肾气虚证与透析充分性成正比，而随着透析充分性下降，其他如肝肾阴虚证、气阴两虚证和阴阳两虚证等证型属本虚证的占比明显增加；标实证中，透析充分性好的患者湿浊证、瘀血证出现率高，透析充分性差的患者湿热证、风动证出现率高。吴立友等对一组维持性血液透析（MHD）合并 PEW 的 100 例患者进行中医辨证分型分析，结果发现中医主证以脾肾气虚为主，阴阳两虚证占比最少；标实证中湿热证占比最高，其次是瘀血证。随着尿素清除指数的下降，可见患者的中医证型从脾肾气虚证、湿热证、瘀血证转变为肝肾阳虚证、阴阳两虚证及风动证、湿浊证等，提示了病情在加重。

复方治疗

倪道磊等观察益肾补脾法对 CKD4～5 期非透析患者 PEW 状态的影响。结果显示：中药益肾补脾法能明显改善 PEW 患者营养指标。裴朝华等观察健脾补肾泄浊法治疗 MHD 营养不良的患者 60 例，发现以健脾补肾泄浊法确立的方剂能明显提高 MHD 患者营养指标，能明显改善患者的临床症状，降低患者主观全面评定法（SGA）评分，能显著改善其营养状况，提示中药能起到健运脾胃，补益肾气的作用。桂志红等应用降逆泄浊、益气活血法治疗 76 例 CKD5 期非透析蛋白质能量消耗状态的患者显示：降逆泄浊、益气活血法组方能显著减轻患者营养不良状况与微炎症状态。林开亮对 176 例终末期肾脏病合并营养不良的脾肾气虚型患者在常规治疗基础上（包括血液透析、优质高蛋白饮食、纠正贫血、控制血压等）加黄芪补中汤加减治疗，每 3 个月为 1 个疗程。结果显示：黄芪补中汤能够明显改善患者的食欲，并改善患者的营养不良的状况。兰义成将 40 例 CKD5 期 MHD 合并肾性贫血辨为脾肾气虚兼血虚证的患者分为治疗组和对照组，对照组予西医一般治疗，治疗组在西医一般治疗基础上配合中药健脾益肾养血颗粒口服，疗程 6 个月，治疗结果显示：两组患者治疗前后血细胞比容（HCT）、血红蛋白（Hb）、红细胞计数（RBC）、血清白蛋白（ALB）均见明显升高（$P<0.05$），且治疗组疗效较对照组好（$P<0.05$）。提示健脾益肾养血法可以显著减轻 MHD 患者的贫血情况。董萍等在西医基础治疗上加用中药加味六君子汤对 60 例 CRF 营养不良患者进行治疗。研究发现加味六君子汤与西医基础治疗相比，可以改良患者的营养状况和微炎症状态。崔冰等在西医常规治疗包括规律的血液透析、优质蛋白饮食等的基础上，加用参苓白术散对 62 例血液透析营养不良的患者进行治疗观察，研究显示参苓白术散对于患者的食欲减退、腹胀、乏力等临床症状能明显改善，治疗前后两组患者 SGA 评分都能明显降低，与对照组相比，治疗组效果更明显（$P<0.05$），说明参苓白术散能明显提高患者营养指标。江燕等在腹膜透析基础上加服运脾强生方治疗 CRF 腹膜透析患者 55 例，结果显示，治疗组加服运脾强生方可以显著改善 KDQOL-SF1.3 量表总体评分，总有效率为 83.3%，优于对照组（$P<0.01$），特别是在对患者一般健康状况、睡眠及肾病对患者生活的影响的改善方面，并可增强体力（$P<0.05$），并能降低改良主观综合评估法（MQSGA）评分，降低血清尿素氮（BUN），提高 Hb、血清前白蛋白（PA）、三头肌皮褶厚度（TSF）水平。张秀娟等在常规治疗基础上加用中药补肾健脾泄浊（主要药物包括人参、白术、生地黄、熟地黄、大黄等）治疗 80 例 MHD 患者，研究发现：中药治疗组可以显著缓解患者的临床症状，改善营养指标。罗玮将 100 例尿毒症性营养不良-炎症综合征患者随机分为常规治疗组和参苓白术散联合红芪治疗组，常规治疗组接受血液透析、纠正贫血等治疗，参苓白术散联合红芪治疗组在常规治疗基础上给予免煎中药参苓白术散配方加红芪饮片泡茶饮。结果显示，参苓白术散联合红芪治疗组能明显改善患者的营养状态相关指标及降低炎症指标，与常规治疗组比较差异有统计学意义（$P<0.01$）。说明参苓白术散联合红芪能改善患者微炎症状态、改善患者营养状况。

单方验方

王梅芳将 61 例 CRF 合并营养不良的患者按随机方法分为治疗组、对照组，对照组给予规律血透、改善贫血及调节钙磷水平、调节血压等常规治疗，治疗组在常规治疗基础上加服大黄，生大黄每日 6 g，水煎服，煎出药量约 150 mL。治疗组治疗 3 个月后，血浆超敏 C 反应蛋白（hs-CRP）水平降低，Hb、ALB、转铁蛋白（TRF）水平明显上升（$P<0.05$）。3 个月后，治疗组改良 SGA 评分下降，BMI、上臂肌围（MAMC）、三头肌皮褶厚度（TSF）指标上升（$P<0.05$），说明大黄能够改善 MHD 患者的微炎症状态，避免营养不良的情况。杨波等对 102 例长程持续性非卧床式腹膜透析（CAPD）患者在基础治疗上加自制的扶肾颗粒（以陈皮、半夏、黄芪、当归、丹参等制备）治疗，结果显示：扶肾颗粒能明

显增加患者食欲，使主症积分及 SGA 评分下降（$P<0.05$），同时升高血清 ALB、Hb 水平（$P<0.05$），说明扶肾颗粒可以减轻慢性肾衰竭腹透患者的营养不良情况。刘先英在西医一般治疗基础上应用中药补肾排毒合剂治疗 CRF 营养不良患者 90 例，与药用炭片和百令胶囊口服进行对照研究，观察到补肾排毒合剂可以显著改良 CRF 营养不良患者的营养情况（总有效率 82%），同时升高血清 PA、ALB、TRF 水平（$P<0.05$），降低 SGA 评分（$P<0.01$），提示补肾排毒合剂可降低 MHD 患者 MIS 评分，有助于改善患者预后，说明补肾排毒合剂是治疗 CRF 营养不良的有效方剂。毛炜等于普通碳酸氢盐透析液中注入益气固肾液（由黄芪、三七等组成，按照标准工艺制备），对照组予常规碳酸氢盐透析液透析，用 MIS 进行评分。6 个月后，与对照组相比，益气固肾液治疗组患者测量学指标与治疗前相比显著好转，差异有统计学意义（$P<0.05$）。杜冬慧等在常规血液透析治疗基础上加用自拟的整体滋养汤治疗 76 例尿毒症血液透析（HD）营养不良患者，40 天后发现治疗组患者临床症状包括乏力神疲、食欲不振、腹胀等都有明显改善，组间比较差异有统计学意义（$P<0.05$）。治疗后治疗组患者营养状况明显改善，与对照组比较差异有统计学意义（$P<0.05$），提示整体滋养汤对于尿毒症血液透析患者营养不良情况有明显改善作用。

中成药

覃丹平等对 36 例维持性血液透析（MHD）合并 PEW 的患者随机分为观察组及对照组，对照组给予常规治疗，在常规治疗基础上观察组同时服用尿毒清颗粒，检测治疗前后营养状态、微炎症指标。结果显示：与治疗前比较观察组 ALB、PA、TRF、Hb 均有提高，差别有统计学意义（$P<0.05$），组间相比差异也具有统计学意义（$P<0.05$）；治疗后观察组患者 hs-CRP、白细胞介素-6（IL-6）、肿瘤坏死因子-α（TNF-α）水平下降，治疗前后差别有统计学意义，治疗组比对照组疗效更好（$P<0.05$），说明对于 MHD 患者的 PEW 状态服用尿毒清颗粒能得到有效改善。陶静等在常规治疗基础上给予院内制剂保肾片对 96 例 MHD 患者进行治疗，检测营养指标和炎症因子指标。研究显示经保肾片治疗后患者血清 C 反应蛋白（CRP）、白细胞介素-1（IL-1）、IL-6 及 TNF-α 水平降低，治疗前后差异有统计学意义（$P<0.05$），患者血清 ALB 水平较治疗前上升，组内、组间比较差异均有统计学意义（$P<0.05$）。治疗后患者总胆固醇（CHOL）水平较治疗前亦有明显下降，组内、组间比较差异均有统计学意义（$P<0.05$）。研究说明保肾片能改善 MHD 患者营养不良和调节脂质代谢，其机制考虑可能通过抑制患者微炎症状态而发挥作用。杜渊等对 CRF 营养不良患者在给予充分血液透析，纠正贫血，降血压、降血糖等治疗基础上加虫草制剂百令胶囊治疗，应用 SGA 进行评估，观察到百令胶囊能明显升高患者血浆 ALB 及 Hb 水平。吴锋等对 60 例 CRF 非透析合并营养不良的患者给予黄芪注射液进行治疗，对照组仅予以一般治疗包括优质低蛋白饮食、纠正贫血、控制血压等，发现治疗组患者的血清 ALB 和 TRF 明显提高，CRP 明显降低，与对照组比较差异具有统计学意义（$P<0.05$），说明黄芪注射液能够改善 CRF 非透析患者的营养不良和炎症状态。徐媛等应用排毒保肾丸治疗 80 例 CAPD 患者，选择与口服复方酮酸片进行对照，观察 6 个月，结果显示治疗组治疗前后比较，患者测量学指标均升高（$P<0.05$），SGA 评分下降，肾功能指标 BUN、Scr 下降（$P<0.01$）；与对照组进行比较，SGA 评分及 Scr 差异有统计学意义（$P<0.05$），说明排毒保肾丸能改善患者营养不良状况。

外治法

闫二萍等将 92 例营养不良的血液透析患者，运用 MQSGA 进行营养不良的评估，分为正常营养、轻中度营养不良、重度营养不良三组，进行辨证施灸治疗。主穴选足三里、三阴交，根据不同的证型选加穴位，采用无烟灸法。结果显示"辨证施灸方案"可以改善 MHD 患者的体脂百分比含量、BMI、MQSGA 评分，改善患者的营养状况。刘丽红等研究穴位注射对 MHD 营养不良患者的疗效，观察 38

例中医辨证分型为气阴两虚型的 MHD 患者，两组均给予基础治疗，治疗组在基础治疗上在透析日进行穴位注射，穴位选足三里，药物选择黄芪注射液，配合脐贴左归丸，3 个月后观察到治疗组患者 BMI、改良 SGA 评分与治疗前比较差异有统计学意义（$P<0.05$），与对照组比较疗效更优，差异有统计学意义；治疗组治疗前后 Hb、ALB、BUN 比较以及与对照组比较差异均具有统计学意义（$P<0.05$）。说明穴位注射联合脐贴左归丸对 MHD 患者的营养不良状态有明显的改善效果。

实验研究

王丽等采用腺嘌呤灌胃方法制作 CRF 大鼠模型，建模后分为正常组、模型组、黄芪三七合剂组、缬沙坦组 4 组，分别给予正常饮食、0.9% 的氯化钠溶液、黄芪三七合剂和缬沙坦进行干预。结果显示：黄芪三七合剂组大鼠摄食量与体质量明显增长，白蛋白、血红蛋白显著升高（$P<0.05$），同时肌酐、尿素氮、24 小时尿蛋白显著下降（$P<0.05$）。提示对于腺嘌呤导致的 CRF 模型大鼠的营养不良，中药治疗能够改善大鼠营养不良的状态。鲁科达等将 CRF 营养不良大鼠模型随机分成模型组、开同组、消瘀泄浊饮组，结果显示治疗 4 周后消瘀泄浊饮组大鼠的血清 ALB 明显上升（$P<0.05$），肾功能与营养状况亦显著好转（$P<0.05$），与开同组比较差异具有统计学意义（$P<0.05$）；提示消瘀泄浊饮能改善 CRF 营养不良大鼠的营养状况和肾功能。周冬枝等研究中药益肾保真方对 CRF 大鼠营养不良模型的疗效，采用 5/6 肾切除法制作大鼠 CRF 模型，随机分为正常组、模型组、尿毒清组、开同组与益肾保真方组，治疗 6 周后观察到大鼠 BUN、Scr 及瘦素水平在益肾保真方组可明显下降（$P<0.01$），同时ALB、Hb 及促红细胞生长素水平明显升高（$P<0.01$），说明益肾保真方能够改善 CRF 大鼠营养不良的状况，其机制可能与益肾保真方降低氮质潴留，减少蛋白代谢，促进瘦素的排泄等有关。

PEW 增加了 CKD 患者的住院率及病死率，引起预后较差。中医治疗从辨证论治、复方治疗、单方验方、中成药、外治法、实验研究等方面进行了研究，临床疗效好，改善了 PEW 的临床症状和营养状况，值得临床推广。

216　基于微炎症论中医治疗慢性肾脏病营养不良

慢性肾脏病（CKD）是指有肾脏结构或功能损害≥3 个月，估算的肾小球滤过率（eGFR）<60 mL/(min·1.73 m²)≥3 个月。近 10 年来，中国成年人中 CKD 的患病率达 10.8%，中国 18 岁以上人群中有 1.2 亿 CKD 患者，知晓率仅为 12.5%。而营养不良是 CKD 患者的常见并发症。有研究表明，CKD 患者营养不良的发生率为 22.7%。CKD 患者营养状况对 CKD 进展的影响包括两方面：一方面营养不良会加速 CKD 疾病进展；另一方面营养过度又会导致 CKD 患者高钾血症、高磷血症、蛋白质降解的有毒代谢物蓄积，加速 CKD 疾病进程。有研究显示，药物营养治疗组 CKD 患者与非药物营养治疗组的患者相比，适当的营养干预能改善 CKD 患者的临床结局。目前西医治疗大部分只能对症治疗，其价格昂贵，难以推广，还存在毒副作用大、免疫紊乱、花费高等问题。近年来中医药在改善 CKD 患者营养不良方面疗效显著，学者曹响等将近年来中医药防治 CKD 营养不良研究做了梳理归纳。

中医病因病机

CKD 中医学属于"水肿""尿血""腰痛""溺毒""虚劳""癃闭""关格"等范畴。"本虚标实"为其基本病机，本虚在肾气虚亏，肾精受损。肾主水，肾虚水液代谢障碍，久病肾病及脾，脾肾虚弱，水湿不化，湿浊内聚，水停致瘀，瘀血又可加重水停。故其基本病机关键是脾肾两虚，浊毒内阻。CKD 营养不良多为正虚为本，浊毒为标，主要病机在于脾肾两虚，三焦不利，湿阻血瘀，浊毒留蓄。日久化浊，浊腐成毒，毒滞成瘀，而形成浊、毒、瘀、湿的病理特点。有学者认为 CKD 合并营养不良患者中以脾肾气虚证最多，阴阳两虚证最少，标实证中湿浊证最多，其次为瘀血证。

现代医学研究

有研究提示蛋白质-能量消耗是 CKD 患者机体内蛋白质、能量储备下降，蛋白质合成率降低，分解速率加快，骨骼肌进行性消耗，并伴有微炎症的一种营养与代谢状态。无论是透析前还是已经进行替代治疗的 CKD 营养不良患者，均可能存在慢性炎症状态。炎症通过白细胞介素-6（IL-6）、肿瘤坏死因子-α（TNF-α）等细胞因子引起肌肉蛋白质分解增强，血清白蛋白合成减少，从而造成消瘦和低蛋白血症。近年来的研究发现 CKD 患者广泛存在微炎症状态，微炎症其特征性表现为全身循环中炎症性细胞因子升高，持续的微炎症状态会导致患者出现各种并发症及营养不良状态，这也是影响肾功能进展的因素，肾功能进展又反过来刺激微炎症状态的加重，这两者相互影响，是一个作用与反作用的过程。炎性机制可分为几种，CKD 本身会诱发炎症状态；还有氧化应激反应、C 反应蛋白（CRP）浓度增高、脂质代谢紊乱、血管紧张素Ⅱ产生增加及一些细胞因子如 IL-6、白细胞介素-8（IL-8）、白细胞介素-10（IL-10）、TNF-α都可激活、诱发或促炎症反应。而微炎症因子 TNF-α 可直接影响 CKD 患者蛋白质的合成和分解代谢。动物实验证明血浆 TNF-α与白蛋白、体质量呈显著负相关，提示 TNF-α可能参与了营养不良的发生；TNF-α还可直接激活 ATP-泛素依赖途径，增加蛋白水解，引起骨骼肌消耗、体质量下降。

中医药治疗

1. 单味中药： CKD 后期存在营养不良，其病机以脾肾两虚，湿阻血瘀为特点。治疗以补脾益肾为本，祛湿活血化瘀为标。有研究证实茯苓、党参等中药能减少血清 CRP、TNF-α、IL-6 水平。黄芪当中含有多种糖及氨基酸，可降低超敏 C 反应蛋白（hs-CRP）、IL-6、TNF-α 水平，清除自由基，促进血清白蛋白合成，从而缓解 CKD 微炎症状态，改善 CKD 营养不良状态。龚学忠等通过临床研究发现川芎、大黄可明显减少体内 hs-CRP、TNF-α、IL-6 水平，缓解微炎症状态。邓丽娥等通过临床观察发现黄芪、水蛭这两味中药具有补气活血的作用，能明显降低体内微炎症因子的水平。杨翠等通过动物实验发现人参具有减轻氧化应激作用，提示人参在减轻微炎症状态具有一定的理论基础。而微炎症状态可直接影响 CKD 患者蛋白质的合成和分解代谢，这些单味中药均可通过减轻体内微炎症状态，从而改善 CKD 患者营养不良状态。

2. 中成药：徐磊通过观察对照发现肾康注射液可以增加 CKD 患者肠道排泄功能，促进胃肠道透出毒素，减轻患者的局部炎性反应，可有效改善患者的微炎症状态。有研究发现尿毒清颗粒通过减少慢性患者氧化应激进程中相关生物因子水平，增加机体抗氧化能力，从而延缓氧化应激；其改善微炎症机制可能是通过降低体内 hs-CRP、IL-6 等细胞因子释放，从而延缓微炎症进程。有研究表明和肾络颗粒可有效降低 IL-6、TNF-α 因子的水平，改善肾纤维化，进而改善肾性营养不良。冬虫夏草制剂金水宝胶囊及百令胶囊通过降低体内 hs-CRP 因子的水平，抑制肾小球系膜细胞增生和肾间质纤维化，改善患者食欲，促进体内蛋白质的合成代谢和氨基酸的利用，促进正氮平衡，从而改善 CKD 患者营养不良状态。吴金玉等发现田七注射液能调控患者的血脂代谢状况及树突细胞数量，降低体内 IL-8、IL-6、TNF-α 含量，考虑田七注射液改善微炎症状态机制可能跟患者血脂代谢状况和树突细胞数量有关。王超等通过动物实验发现升清降浊胶囊可降低体内 IL-1β、IL-6、TNF-α 水平，减轻微炎症状态，进而改善患者营养不良状态。

3. 中药复方：随着科技的发展，中医药在实验药理研究方面进步飞跃，但始终还是离不开中药复方。有研究发现参芪地黄汤能够提高患者的白蛋白、血红蛋白、总胆固醇等指标的水平，改善患者的营养状态，机制可能与促进患者蛋白的吸收及减少尿蛋白漏出有关。谢永祥等收集研究 CKD 3 期患者，发现在一般基础治疗上采用益肾补脾方加减，能显著降低 hs-CRP、IL-6、TNF-α 等炎性因子，明显增加 SOD 活性，血红蛋白、白蛋白等指标水平均明显增加，表明益肾补脾法能减轻 CKD 3 期患者微炎症及氧化应激反应，改善营养状态。桂志红等通过实验发现通腑泄浊法、益气活血法能有效改善 CKD 非透析患者营养不良及微炎症状态。马俊杰等通过临床实验研究发现真武汤重用附子可明显改善患者血清 hs-CRP、TNF-α、IL-6 的水平，从而改善 CKD 患者的微炎症状态。亦有研究发现益血降浊汤可明显降低 CKD 4 期患者血清炎症指标 CRP、TNF-α、IL-6 水平，从而提高血红蛋白、白蛋白、总白蛋白、前白蛋白的水平，改善 CKD 患者营养不良状态，提高患者的生存质量。张光等运用益肾汤经结肠透析治疗发现益肾汤可改善 CKD 患者血清总蛋白、白蛋白及 CRP 水平，提示益肾汤经结肠透析可改善 CKD 患者的生存质量和营养状况，其机制可能是通过经肠道排泄毒素，改善了全身微炎症状态。徐建等通过临床研究发现保肾方通过益肾活血、解毒泻浊法能降低超敏 CRP、血清淀粉样蛋白等水平，升高血清白蛋白及转铁蛋白，从而缓解 CKD 营养不良状态。范伟等通过临床研究发现肾活血利湿解毒方能够降低 CKD 3～4 期患者血 hs-CRP、TNF-α、IL-6 水平，得出益肾活血利湿解毒方能够明显改善 CKD 3～4 期患者的微炎症状态。赵华等发现香砂六君子能够有效干预老年 CKD 患者瘦素、IL-6 水平，减轻体内微炎症状态，调节氧自由基代谢，从而改善营养状态。

近年来，慢性肾脏病患者发病率高，而营养不良是其主要的并发症之一。目前西医治疗大部分只能对症治疗，其价格昂贵，难以推广，还存在毒副作用大、免疫紊乱、花费高等问题。近年来中医药在改善 CKD 患者营养不良方面疗效显著，具有独特的优势。微炎症介质在中医药治疗 CKD 营养不良中发挥了重要桥梁作用。

217 中医从炎症角度治疗肾纤维化研究

肾纤维化是各类慢性肾脏病终末期的共同途径，炎症作为肾纤维化致病的始动因素，炎症细胞和炎症介质的作用较为关键。中医药抗肾纤维化具有多成分、多靶点、多途径的治疗特点。学者余柯娜等就肾纤维化与炎症反应的关系及中医药在抑制肾纤维化炎症途径中的作用做了阐述。

肾纤维化与炎症反应的关系

肾纤维化（RF）是指在各种致病因子（如炎症、损伤、药物）等作用下，引发诱导炎症细胞的浸润，间质及细胞间质增多，尤其是基质合成蛋白增加及基质降解受抑制造成细胞外基质（ECM）的大量堆积的疾病过程。作为各种原因的慢性肾脏病（CKD）发展至终末期肾脏病（ESRD）的最后共同途径和主要病理基础，肾纤维化病因广泛，病理机制复杂，涉及细胞凋亡、EMT（上皮细胞向间充质细胞转化）、炎症、细胞因子和多种信号通路的联级反应，最终造成肾小球硬化、肾小管间质纤维化。

肾纤维化分为肾小球硬化和肾小管间质纤维化。肾小球血管内皮受损，引起细胞抗凝活性降低、细胞表型改变、释放各类细胞因子，加之系膜细胞分泌的细胞因子，从而吸引炎性细胞至肾小球，引发炎症反应导致肾小球纤维化，最终造成肾小球硬化。

肾小管间质纤维化的病理生理进程分为小管细胞的活化及损伤期、纤维化信号启动期、纤维化形成期、肾脏损毁期 4 个阶段，第一阶段即为肾纤维化形成中固有细胞的炎症反应阶段。其中，肾间质损伤引起单核巨噬细胞的浸润，引发大量细胞因子、生长因子、血管活性物质的聚集反应，于疾病后期造成细胞外基质（ECM）生成和降解的失衡，导致 Ⅰ、Ⅱ、Ⅲ 型间质胶原及 Ⅳ 型膜胶原的堆积，造成肾间质纤维化。故在慢性肾脏病的进展过程中肾组织的炎症反应及其相关的组织损伤是导致其进展至终末期肾病的根本原因。

炎症细胞与炎症介质

肾纤维化是不可逆的、进行性病变，动物模型和人类肾脏病均已证实，肾间质炎症细胞浸润的程度与临床和病理病变程度相关，提示炎症细胞在肾脏疾病的发生发展中起重要作用。炎症反应作为肾脏疾病的基本病理表现和纤维化的启动因素，主要表现为炎性细胞的浸润和炎性介质的分泌。

1. 炎症细胞： 在肾纤维化疾病中，参与炎症反应的炎性细胞多样，不同细胞所具临床意义不同。肾脏的炎症效应细胞主要有中性粒细胞、单核/巨噬细胞、T 淋巴细胞、血小板、肥大细胞、泡沫细胞和肾脏固有细胞。肾脏固有细胞包括肾小球内皮细胞、肾小球上皮细胞、肾小管上皮细胞、系膜细胞、足细胞、肾间质成纤维细胞。研究表明，肾脏固有细胞不仅仅是炎症反应的靶细胞，而且通过产生多种细胞因子、生长因子积极地参与炎症反应，甚至成为炎症反应的中心环节。

炎症细胞在肾纤维化病变过程中起着重要作用，相关研究表明巨噬细胞在肾小球肾炎的炎症浸润中起了主导作用。炎症起始阶段，巨噬细胞通过分泌炎性介质如 TNF-α、IL-1β 等激活免疫反应，活化 T、B 淋巴细胞和肾脏固有细胞，上调其表面的 MHC-Ⅰ 类分子和黏附分子的表达，从而募集更多的炎性细胞到达病变部位，放大炎症反应过程。而在炎症进入慢性期后，巨噬细胞通过分泌 TGF-β 等促进肾小球硬化、间质纤维化，造成不良预后。

2. 炎症介质:

(1) 细胞因子: 根据参与途径的不同, 将炎症反应中的细胞因子分为促炎细胞因子和抗炎细胞因子。攻击性炎症介质主要包括 IL-1、IL-6、TNF-α、NF-κB, 启动和促进炎症; 抗炎细胞因子包括 IL-4、IL-10、IL-13, 参与炎症防御和组织修复。故炎症的发生发展与促炎细胞因子和抗炎细胞因子的攻击和防御的平衡失调有关。

(2) 生长因子: 生长因子亦按其与肾纤维化的关系分为促纤维化生长因子和抗纤维化生长因子两类。促纤维化生长因子有 TFG-β、CTGF、PDGF、bFGF、AngⅡ、内皮素, 抗纤维化生长因子有 HGF、BMPs、IFN-γ。其中, TGF-β 在抗肾纤维化中意义重大, 是一把"三刃剑"。虽然阻抑 TGF-β 是抗肾纤维化的重要手段, 而抗 TGF-β 抗体在抗纤维化的同时, 也抑制了 TGF-β 的抗炎症作用和抗免疫作用, 诱发肿瘤和自身免疫性疾病的发生, 加重肾脏的炎症反应。

(3) 黏附因子: 细胞黏附分子 (CAM) 分为 ICAM-1、CD40、骨调素等是一类通过配受体结合而介导细胞间或细胞与细胞外基质的糖蛋白, 并介导 T 细胞及巨噬细胞在肾间质中的炎性浸润。Arrizabalaga 等对 45 例 IgA 肾病患者进行了 2 年随访观察, 发现肾组织内 ICAM-1 表达与肾功能减退存在明显的相关关系。

(4) 趋化因子: 趋化因子是启动炎症反应瀑布链的关键因素, 主要分为 IL-8、MCP-1、RANTES、MIP-1, 具有激活单核细胞、促进炎症的作用。

中医药的干预

基于炎症在纤维化中的重要作用, 临床主要以抗炎、抗凋亡、抗氧化、细胞因子抗体及抑制体等手段为主要治疗方面。中医学无肾纤维化病名, 只有"虚劳""腰痛""水肿""癃闭""关格"等相关症状病名。《黄帝内经》最早记载了癥积的有关内容, "凝血蕴里不散, 津液涩渗, 著而不去, 积乃成已", 现代研究表明, 肾纤维化的病理学形态改变符合中医有关"癥积"或称之为"肾内微型癥积"的认识。肾纤维化本虚标实的病机已为广大医家所认同, 《景岳全书·积聚》中记载"壮人无积, 虚人则有之", 其本虚在肾, 涉及五脏, 而以脾肾虚损为著。脾肾阳气虚损, 三焦气化障碍, 气血津液生化不足, 津液输布不利, 壅滞血脉, 久之酿为湿毒, 成为难治之症。故肾纤维化病机涉及"虚、瘀、湿、毒", 以"虚"为本, "瘀、湿、毒"为标, 且"瘀"病机贯穿疾病始终, 是肾微型癥积的主要病理基础。辨证治疗中, 组方常以活血化瘀和健脾补肾为主要方面, 辅以清利、解毒。至于中医药抗肾纤维化, 其临床及药理研究甚广, 且近年发现多味中药及中药单体对炎症细胞、炎症介质均有调节作用。

1. 法以活血, 化瘀堪宗: 传统经方中, 大黄䗪虫丸用于抗肾纤维化疗效肯定, 其主要通过降低 TGF-β mRNA 含量、控制肾间质炎症细胞浸润而抑制肾间质纤维增生、控制炎症扩大而实现抗肾纤维化。当代开发的抗肾纤维化复方, 如黄芪当归合剂、抗纤灵、慢肾康、尿毒清冲剂等均有活血之意。桂华诊等对"慢肾康"的研究中发现, 治疗组大鼠的蛋白尿、BUN、Scr 显著低于对照组, 且其活血成分具有改善肾脏血液流变及循环的功效。王东等在研究中发现抗纤灵具有抑制肾脏纤维化相关和基因表达的作用, 并通过对 TGF-β-Smad 信号通路的抑制、骨髓来源成纤维细胞表型转化的抑制、肾间质各型胶原的抑制多靶点多途径地抗肾纤维化。尿毒清在临床运用甚广, 研究发现其具有改善肾血流量, 提高红细胞、血红蛋白含量的作用。

在慢性肾衰竭常用活血化瘀药物中, 大黄、丹参、川芎应用频率高、治疗靶点多。大黄酸、大黄素为大黄主要有效成分, 大黄酸能改善 CAN 大鼠肾功能及肾组织慢性病理改变, 降低生长因子 CTGF 表达, 减轻肾脏纤维化。丹参的主要有效成分为丹参酮、丹参总酚酸, 研究发现丹参酚酸 B 能降低大鼠尿 NAG 和 β2-MG, 通过减少Ⅲ型胶原、纤维连接蛋白、α-SMA 的表达, 减轻肾纤维化。而丹参酮ⅡA 亦能通过抑制 CTGF 减轻大鼠肾间质成纤维细胞增殖和细胞外基质合成。川芎嗪为川芎单体, 抗肾间质纤维化作用显著, 不但能够降低肾组织中促纤维化生长因子 TGF1 含量, 而且通过阻遏肾小球内皮细胞自分泌促炎症因子 IL-6，抑制肾小球系膜细胞增殖及细胞外基质产生。

2. 健脾固中，益肾扶正：活血为宗，补益为本。补气药物以黄芪、党参使用频率最高，当归、枸杞子、淫羊藿的使用频率分别居补血、补阴、补阳药物使用频率首位。补益之法，常以建中州、温肾阳为治疗大法。现代研究表明，黄芪可下调 TGF-β1、Smad7 蛋白，并通过下调促炎症生长因子 NF-κB、趋化因子 MCP-1 而降低 24 小时尿蛋白定量、NAG，而达到保护肾小管的作用。有实验证明黄芪能够通过调控 IL-6 和 b-FGF 的含量以减轻炎症损害。黄芪为君药的复方中，黄芪当归合剂可减少促纤维化因子 TGF-β1、CTGF 高表达，减轻肾小管上皮细胞转分化；降低小管骨桥蛋白的表达和间质单核巨噬细胞浸润。对当归单体的研究发现，当归多糖可以促进乙肝病毒转基因小鼠树突状细胞的成熟，上调其表面协同刺激分子 CD86，提高其促淋巴细胞增殖和分泌 IL-12、r-IFN 的能力。淫羊藿具温补肾阳之效，其单体成分可抑制活化的成纤维细胞、系膜细胞的增殖和 TGF-β 的表达，有效防治肾纤维化。此外，冬虫夏草温阳之功较著，Zhao 等发现冬虫夏草能通过上调肾小管间质中的 BMP-7 表达，显著下调 α-SMA 和 TGF-β1 表达，还可诱导肾组织中 HGF 的高表达，改善肾小管间质纤维化。补益类复方如肾衰冲剂也能抑制炎症细胞、炎症因子，其主要通过降低 ET-1 和减少成纤维细胞的增殖抗纤维化。

3. 酌情清利，辅以清毒：慢性肾衰竭缠绵难愈反复发作，除责之于脾肾亏损外，湿热瘀毒已成为突出矛盾。素体气阴两虚者，或长期使用激素或过用温补之品等，易致水湿留恋，郁久化热，湿热蕴结，或酿湿为毒，弥留难消。故在中药抗肾纤维化治疗中，虽以补益活血为治疗大法，然若遇湿热瘀毒阻遏之症，应辅以清热利湿解毒。复方研究中发现，肾衰泄浊汤对于 CRF 患者 TNF-α、IL-6 等指标均有不同程度改善，对于 CRF 有确切疗效。而调查发现清热药与利水渗湿药的使用率分别为 17%、10%，占抗纤维化使用药物的第 3、4 位。除清瘀血之热外，大黄同具清热利湿之功，使用频率为诸药之首。大黄素可以抑制 CRF 患者外周血单个核细胞产生 TNF-α；含大黄素代谢物的大鼠血清可明显拮抗 IL-6、TNF 对肾小球系膜细胞（MC）的刺激作用。动物实验研究表明，大黄能从炎症角度抗纤维化，通过抑制系膜细胞分泌纤维连接蛋白，大黄使肾组织产生白细胞介素 Ⅰ 和 Ⅱ，减弱对系膜细胞增生的刺激，同时其抑制肾小球系膜细胞合成 DNA 和蛋白质等功能，可以间接地加强对系膜细胞增殖的抑制作用。调查发现，利湿药物中，茯苓应用最多，其健脾渗湿之功较著，且其味甘、淡，性平，在慢性肾脏病治疗中起着平调性味之功。动物实验研究提示茯苓多糖、茯苓总三萜均对急慢性炎症具有抑制作用。

肾纤维化机制多样，病程复杂，分子生物学的探索研究使其与炎症的关系不断深化。中医药治疗能够通过炎症机制多靶点、多途径抑制肾纤维化。单味中药及单体的研究中，药物系统的评估体系尚无具体标准，其成果虽然零散，但较中药复方的临床研究更为丰富、全面。

217 从微炎症机制论慢性肾衰竭中医治疗思路和方法

慢性肾衰竭（CRF）是一组由各种慢性肾脏病所导致肾功能损害，不能维持生物体内环境的稳定状态而出现的一系列症状和代谢紊乱的临床综合征。近来诸多研究发现 CRF 患者普遍存在着微炎症反应状态。这种微炎症既有别于病原微生物感染，亦不同于全身炎症反应综合征。慢性微炎症反应与肾功能下降程度密切相关。同时微炎症反应亦在 CRF 进展恶化中起着重要作用，是 CRF 患者心血管事件发生率和死亡率居高不下的主要原因。目前已引起国内外肾脏病学者的广泛关注，亦成为研究和预防 CRF 发生、发展及预后的关键。目前对微炎症状态尚缺乏有效的治疗方法，因此加强对 CRF 微炎症状态的中西医发病机制相关性的探讨及治疗方面的研究，对改善 CRF 患者的预后有极其重要的意义。学者于敏等从微炎症发病机制探讨了中医治疗慢性肾衰竭的思路与方法。

微炎症状态与 CRF

微炎症是指由非病原微生物感染引起，表现为全身循环中炎性蛋白、炎性细胞因子升高，导致患者出现各种并发症的非显性炎症状态，具有持续性和相对隐匿性，其实质就是免疫性炎症。终末期肾病（ESRD）病死率明显高于一般人群，已被越来越多的研究证实微炎症反应状态在其中起主要作用。CRF 患者普遍存在慢性微炎症状态，主要表现为如白细胞介素-1（IL-1）、白细胞介素-6（IL-6）和肿瘤坏死因子-α（TNF-α）等单核细胞衍生的细胞因子水平增高和 C 反应蛋白（CRP）等正性急性时相反应物增多。众多研究表明，微炎症状态与 CRF 患者营养不良、动脉粥样硬化等并发症的发生有极其密切的关系，也是导致 CRF 并发心血管疾病（CVD）的主要因素，微炎症状态已被认为是预示 CRF 预后的可靠指标。

CRF 微炎症状态的发生机制

肾脏是兼有排泄和产生细胞因子功能的器官。CRF 时体内代谢紊乱，氧化应激及晚期糖基化终末产物（AGE）增加，导致炎性蛋白及炎性细胞因子产生增加，而肾脏在 AGE 的代谢中起重要的作用。CRF 时肾脏的清除能力明显降低，导致炎症因子在体内潴留，而血液透析及腹膜透析并不能清除这些炎症因子，因此 CRF 患者无论是否已经进行透析治疗，均存在微炎症状态。目前对于 CRF 产生微炎症状态的机制尚未十分清楚，但概括起来主要有以下几点认识。

1. 氧化应激反应增强，抗氧化能力降低：氧化应激反应可激活血液中的中性粒细胞和单核细胞，活化补体系统，产生大量的 IL-1、IL-6 及 TNF-α。有学者发现 CRF 患者氧化应激增强的原因与体内某些毒性物质蓄积有关，其中比较明确的有晚期氧化蛋白产物（AOPP），其亦是近年来引起广泛重视的大分子毒素之一。

2. CRP 浓度增高，促进微炎症产生：CRP 是肝脏在炎症刺激下产生的多种细胞因子，如 IL-6、TNF-α 作用下生成的急性时相蛋白原型，参与局部或全身炎症反应。CRP 在 ESRD 患者体内呈高表达状态，可诱导单核细胞产生炎症因子和组织因子，促进炎症的发生发展。CRP 在多数组织受损、感染和炎症中于 6 小时内迅速升高，是微炎症状态的一项客观、敏感的指标，是机体存在细胞因子激活的标志，故 CRP 升高可作为晚期肾脏疾病患者持续炎症状态的标记。微炎症状态的存在又可加剧贫血、营养不良、动脉粥样硬化性心脑血管并发症。

3. AGE 与微炎症状态：AGE 在糖尿病及尿毒症患者体内蓄积，主要沉积在皮肤、肾脏及血管等组织内，可活化多种炎症细胞因子，激活氧化应激反应，产生氧自由基，加速动脉硬化及肾小球硬化。AGE 潴留与透析相关性淀粉样变、动脉粥样硬化等 CRF 并发症的发生有关。CRF 患者循环 AGE 水平明显增高。

4. 血管紧张素 Ⅱ（AngⅡ）产生增加：CRF 时体内 AngⅡ分泌增加，特别在肾脏局部 AngⅡ合成显著增高，AngⅡ本身就是一个致炎症因子和纤维化因子，且可刺激肾小球系膜细胞分泌 IL-6、TNF-α，刺激单核细胞分泌单核细胞趋化蛋白-1（MCP-1）等炎症细胞因子，从而促进微炎症的发展。

5. 脂质代谢异常：CRF 患者 TG、TC、LDL 均有不同程度的升高，尤以 TG、LDL 升高最显著，而 HDL 则降低。脂代谢异常参与了微炎症状态的发生，Lp（a）是近年来颇受关注的一类脂蛋白，是一种类似低密度脂蛋白的脂质，是动脉粥样硬化斑块中重要的脂质成分。近年来有报道认为，Lp（a）对判断是否有炎症有重要意义，是敏感的炎症标志蛋白之一，甚至是比 CRP 更敏感的急性时相蛋白，可能为 CRF 患者微炎症状态的原因之一。

6. 其他因素：CRF 时可能存在的心力衰竭及肠道功能紊乱使肠道毒素弥散入血刺激单核细胞分泌炎症因子；透析的质量及透析膜的不相容性等亦可激活免疫细胞及补体，以及酸中毒等都在 CRF 微炎症的产生中起着一定的作用。

毒损肾络病机理论与 CRF 微炎症状态发病机制的相关性

1. "毒"的含义："毒邪"在一定意义上是指病因之毒，是决定许多疾病发生、发展和转归的重要因素。根据 CRF 的临床表现，隶属于中医学之"关格"范畴，其主要病机为脾肾衰败，毒瘀内蕴，损伤肾络，为本虚标实之证。毒邪贯穿于 CRF 的始终，既是 CRF 发病的始动因素，也是其病情发展的关键所在。中医学所谓"毒"至少应具备 3 个方面：能够对机体产生毒害或损害，损害致病的程度，应与人体相互作用。中医学中"毒邪"的含义具有多样性和应用的广泛性。邪盛谓之毒，而毒邪包括外毒和内毒，CRF 时的微炎症状态可谓是内毒。内毒是因脏腑功能失调和气血运行失常而导致机体的生理或病理产物不能及时排出，而致痰、瘀、湿、浊、热、水等蕴积体内，化生毒邪，而毒邪既是病理产物，又是新的致病因素，代表着一种非常邪所能为的病势胶着、顽固不愈的病因病理概念。毒邪可随经脉、血液入肾，损伤肾络，导致肾脏的生理功能失调，而出现一系列的病理变化。CRF 时体内各种代谢紊乱（包括水、电解质、酸碱平衡失调）及 CRF 时高表达、分泌增加及蓄积增多的 CRP、AGE、AngⅡ、AOPP、IL-1、IL-6、TNF-α、Lp（a）及 MCP-1 等都可以称之为"毒"。

2. 毒损肾络与 CRF 微炎症状态：络脉是运行气血的通道，既是病邪侵入的通路，也是容邪之所。肾络的调达是全身气机调畅的保证。生理状态下，肾络通畅，则能开能合，能出能入，能收能放，保证了气、血、津、液的正常代谢，从而维持机体的各种生理活动。病理状态下，肾失所主、所统之用，则导致水、湿、浊、瘀、痰、热等邪内生，影响络脉运行气血功能，久则蕴积为毒，入络则难解。毒既是因又可为果，故毒损肾络是 CRF 微炎症状态的病理基础，并贯穿 CRF 微炎症状态的始终。而毒损肾络的病理基础可能是体内高表达的炎症因子所引起的肾内炎症反应。各种肾脏病变进展到 CRF 阶段都有共同的病理特征，即肾小球硬化、系膜基质增多和肾小管间质纤维化。瘀血既是 CRF 病理产物又是标证之一，这一点与 CRF 发生后肾血流量减少、肾小球滤过率下降是一致的。近年来研究发现许多炎症因子与 CRF 微炎症状态关系密切，在诸多的炎症因子中 IL-1、IL-6 及 TNF-α尤为重要，其能刺激内皮细胞分泌炎性介质，激活凝血系统，抑制纤溶系统，增加炎性渗出和中性粒细胞溶酶体酶释放及氧自由基产生，从而促进炎症的发生与发展。

中医学虽无"微炎症状态"的病名，但从微炎症状态的病理物质是炎症因子来看，可归属为中医学"浊毒""瘀血"等范畴。CRF为本虚标实之证，其本质属于虚证范围，由于脾肾虚损，往往伴有不同程度的湿浊与瘀血停留，也就是有不同程度的炎症因子增高，因此微炎症状态应属于CRF的"标证"。研究表明，肾排泄功能与微炎症具有直接相关性，肾功能不良患者肾小球滤过率越低，血浆IL-6及CRP水平越高。毒损肾络是指体内高表达的炎症因子导致的肾小球硬化、肾小管间质纤维化。毒损肾络导致CRF的发生发展与CRF微炎症状态导致CRF进展的机制是相一致的。

肾脏是炎症介导物的重要靶器官，炎症因子是引起肾内炎症的原因，又是炎症反应随之而生的病理性标志产物，高表达的炎症因子即是毒，炎症因子的作用与中医学的毒随邪生，变由毒起的观点是一致的。毒损肾络亦指CRF时体内代谢紊乱，氧化应激及AGE增加，导致炎性蛋白及炎性细胞因子产生增加，过度积聚从而介导肾内炎症反应，加速动脉硬化及肾小球硬化，促进CRF的进展。动脉粥样硬化是CRF患者微炎症状态的重要表现之一，其形成及粥样斑块的不稳定均为炎症活动的结果。其发生的机制可能与纤维蛋白原、Lp（a）及CRP直接促进动脉粥样硬化的发生及血栓的形成，以及细胞因子能抑制脂蛋白酯酶的活性引起高甘油三酯血症，从而促进动脉粥样硬化的形成有关。Lp（a）作为一个炎性因子在肾小球硬化中起着重要的作用。许多肾脏疾病肾小球内均有Lp（a）的沉积，且沉积的程度与肾小球硬化的程度相关。Lp（a）具有损害肾动脉内皮细胞的作用，能影响肾小球的血流动力学，并能增加血管张力。这一机制与中医学所谓瘀血阻滞肾络导致CRF的病理变化及病程的进展是一致的。中医学认为瘀血即是CRF的病理产物，反过来又作为病因进一步导致脏腑功能失调，病变加重，使病机复杂化，瘀毒对CRF症状的产生及病情的不断进展至关重要，随着肾功能的衰减，血瘀兼证发生率亦随之升高。

健脾补肾、解毒通络法是抑制CRF微炎症状态发病的有效途径

根据毒邪多变的致病特点，必以健脾补肾（通过健脾补肾可以使机体正气恢复，以清除炎症标志物赖以产生和发展的条件，即减少毒邪产生的环境条件，达到"正气存内，邪不可干"，乃扶正固本之基）、化浊解毒（解毒可抑制炎症因子的致病作用，即使毒易于分解，即伏其所主，应先其所因之法）、活血通络（通络可改善肾内单核细胞和巨噬细胞浸润及促使细胞因子的释放，即疏通气血，使邪有出路，既病防变之道）之法，方可标本兼治，促进疾病的康复。CRF的发生是由于各种慢性肾脏病日久不愈，脾肾虚衰，水液、湿浊、痰瘀等毒邪内蕴，化生毒邪，损伤肾络演变而成，为本虚标实之证，故在治疗上应标本兼治，才能收到良好的效果。健脾补肾乃同护正气，正本求源之大法。气血俱伤、肾络瘀阻是CRF的病理转机之一；久病入络，久病必瘀，久病必虚，脾肾两虚，络脉失和。络脉是经脉气血调节与营养作用的场所，也是毒邪传变之通道，法《黄帝内经》"祛瘀陈莝"之旨，化瘀通络可以使气血调和，经脉畅通，利于毒邪从营透气而出，因此化瘀通络法是CRF的主要治法之一，即通过活血通络法治疗CRF可达到抑制CRF微炎症状态的目的。痰瘀、湿浊、水邪内蕴化为毒邪，是CRF的主要致病因素，当属内毒范畴，内毒是机体代谢中不断产生的病理产物，机体自身解除毒邪的能力随着CRF的病情发展而不断下降，毒邪善变，故解毒可防其变。解毒法就是化解转化毒素，使毒邪分解和排出，给毒邪以出路，促使机体恢复生理平衡，邪去则正安。治毒亦应根据毒邪的性质而确定不同的解毒之法，如湿毒则祛湿，浊毒则芳香化毒、通腑排毒，热毒则清热，瘀毒则化瘀通络，痰毒则化痰，水毒则利水，虚毒则扶正等。可见解毒具有广泛的含义，激活机体自身的解毒能力，使邪外出，是解决CRF发生发展的关键所在。实验研究已证实解毒通络法具有抑制体内AGE，降低肾素血管紧张素系统活性，干预AngⅡ、转化生长因子-β（TGF-β）过度形成，促进细胞外基质降解，保护肾功能的作用。

CRF基本病机特点为本虚标实，本虚为脾肾衰败，标实多为痰凝、血瘀、湿阻、水停为患，内蕴

为毒，胶着互结，损伤肾络，其病机核心是"毒损肾络"。因此确立解毒通络、健脾补肾法，重在保肾，清除毒素。该法在 CRF 的治疗中具有重要的意义，结合 CRF 微炎症状态的发生机制及其在 CRF 发生发展中的作用，并通过理解中医学的毒邪与微炎症的关系及"毒损肾络"病机理论与 CRF 微炎症状态发病机制的相关性，探讨开发以 CRP、IL-1、IL-6、TNF-α、Lp（a）等为靶点的治法及中药制剂，有助于提高 CRF 的临床疗效，丰富 CRF 中医病机理论，为中医药治疗 CRF 提供新的思路和途径。

219　慢性肾衰竭微炎症状态的中医病机和治疗

慢性肾衰竭微炎症状态与动脉粥样硬化、贫血、营养不良等并发症的发生、发展密切相关，并参与慢性肾衰竭病情的恶性发展，严重影响慢性肾衰竭患者的生存质量及预后，是影响预后的独立危险因素。但是现代医学对慢性肾衰竭微炎症状态的发生机制仍处于动物实验阶段，缺乏较为系统的认识，治疗方法并不理想。因此，学者李罗德等认为，应利用中医辨证治疗的优势，加强中药复方治疗慢性肾衰竭微炎症状态的研究和探讨，为临床治疗提供新的思路。

慢性肾衰竭微炎症状态与毒邪的关系

"毒"的本义是指毒草，《说文解字》云："毒，厚也，害人之草，往往而生。"中医中运用很广泛，泛指药物或药物属性，《周礼·天官》云："医师聚毒药以共医事。"也指中医病名，如丹毒；病因，如瘀毒；治法，如解毒。多指对机体不利的因素，《广雅·释诂》云："毒，犹恶也。"在慢性肾衰竭微炎症状态的形成机制中，毒邪既是内外因素的病理产物，也是促使疾病加重的因素。作为病理产物，多系命门火衰，不能暖脾以促运化，水湿浊邪不能外泄，瘀血蕴结不散，内蕴为毒邪。同时肾精不藏，气血不能固摄，致不能驱邪以固正，故标盛暴烈之气直中少阴，是为外毒。

1. 慢性肾衰竭微炎症状态与毒邪病机的关系：现代研究认为，肾脏是兼有产生和排泄细胞因子的器官。慢性肾衰竭时期由于肾脏清除率降低，健存肾单位不足以排泄促炎因子及代谢产物，血管紧张素 II 的分泌增多、酸中毒等因素，致体内代谢紊乱，氧化应激及糖基化终末产物增加，使炎症因子在体内潴留而增高，致普遍存在慢性微炎症反应。从病理物质主要是炎症因子方面来说，炎症因子的作用与中医学的"毒随邪生、变由毒起、毒损肾络"观点相一致。其"尿毒入血，血毒攻心，甚则血毒上脑头痛而晕，视物模糊，耳鸣耳聋，恶心呕吐，甚或神昏惊厥，不省人事，循衣摸床撮空"（《重订广温热论》）。与慢性肾衰竭微炎症状态脑病及心血管动脉粥样硬化病变相似，并且中医毒邪包括浊毒、溺毒、瘀毒，不仅可以包括炎症细胞因子，还包括各种大中小分子毒素，其意更广。因此可以说毒损肾络是慢性肾衰竭微炎症状态的病理基础，毒邪是慢性肾衰竭发生、发展的主要病理因素。

2. 慢性肾衰竭微炎症状态毒邪病机的特点及分类：慢性肾衰竭毒邪多为凶、重、难的致病因素，包括内毒和外毒之邪。其致病的特点，一是多顽固性，尤在泾《金匮要略心典》云："毒，邪气蕴结不解之谓。"毒邪的顽固性体现在毒邪致病具有缠绵难愈，病情久发频发。二是相兼性，毒邪很少单独为病，多依附他邪发病，浊、瘀、湿等邪蕴结不解多从化为毒邪，"凡病有留邪无出路必发肿毒"。故治疗颇为棘手。三是病势多重，毒邪包括内毒和外毒之邪，毒邪既成，多呈凶、重、难之象，《素问·五常政大论》云："夫毒者，皆五行标盛暴烈之气所为也。"根据毒邪的病机，兼挟与兼症，慢性肾衰毒邪可以分为以下三种：肾为胃之关，肾气衰则关门不利，脾胃升降反作，浊逆清陷，是为浊毒；水液升降失司，清浊相干，浊阴弥漫，则形成溺毒；邪蕴结于肾络，与络中气血相搏结，致脉络痹阻，气血运行不畅，内蕴毒邪，是为瘀毒。

慢性肾衰竭微炎症状态与络病病机的关系

1. 络脉与络病：络脉的构成主要包括经络之络和脏腑之络。一是经络之络，《灵枢·脉度》云：

"经脉为里，支而横出者为络，络之别者为孙络。"作为经络的独特组成部分，是经脉分出来的呈网状的大小分支；二是多为五脏六腑的大络，《黄帝内经》将浮浅的络脉称为"阳络"，而将体内深处（深而不见者）的络脉称为"阴络"，叶天士在《临证指南医案》中云："阴络即脏腑隶下之路。"络脉是输布渗灌气血的场所，又是气血进行津血互换和营养代谢场所，故《黄帝内经》云："夫脉者，血之府也。"《临证指南医案》云："凡人脏腑之外，必有脉络拘绊，络中乃聚血之地。"络病是指络脉损伤，络血瘀滞、痹阻不通的一种病理状态，多见于内伤疑难杂病和外感重症。

2. 慢性肾衰竭微炎症状态形成络病的病因：慢性肾衰竭微炎症状态络病形成多系水肿、淋证、消渴、尿血、眩晕等病迁延日久所致，病势缠绵难愈，故可呈现不同程度的水肿，腰痛，肌肤甲错，肤色黧黑，面色晦暗，疼痛如针刺，甚者癥积，舌质紫暗、有瘀点、瘀斑、脉象沉涩。究其因，多系气滞致瘀，《医学正传·气血》云："血非气不运。"叶天士认为"凡气既久阻，血亦应病，循行之脉络自痹"。或因虚致瘀，《医林改错》云："元气既虚，必不能达于血管，血管无气必停留而为瘀。"或水湿致瘀，《活血化瘀专辑》云："血与水，上下内外，皆相济行，故病血者，未尝不病水；病水者，亦未尝不病血也。"或为血寒或血热致瘀，"经络中气血，虚实寒热，稍有留邪，皆能致痛"。或毒邪致瘀，何廉臣称癃闭的病机为"溺毒"，并谓"溺毒入血，血毒入脑"。故毒邪内蕴血瘀，多是疾病缠绵难愈，加重的表现。

3. 慢性肾衰竭微炎症状态与络病病机的关系：肾络作为络脉的组成部分，现代研究发现中医学之"脉"在解剖形态上与西医学血管具有同一性，肾脏微血管结构特点与肾络相似。慢性肾衰竭微炎症状态损伤肾小管间质刺激间质成纤维细胞增殖和细胞外基质的积聚，促进肾小管萎缩、间质纤维化和小管周围毛细血管丧失的过程与慢性肾衰竭病时期脉络瘀阻、络脉绌急、络脉瘀塞、络虚不荣、络脉损伤等脉络的病理变化具有相似性，而且肾主骨生髓，髓为血生化之源，慢性肾衰竭微炎症状态抑制骨髓红细胞生成的机制与肾络"瘀血不行，则新生断无生理……盖瘀血去则新血易生，新血生而瘀血自去"（《血证论·男女异同论》）的病机相符。因此可以说络病是慢性肾衰竭加重的主要病理因素。

4. 慢性肾衰竭微炎症状态的络病病机与血瘀病机的区别：现代中医学者从慢微炎症状态的病理物质是炎症因子来看，将慢性肾衰竭微炎症状态的病理机制归属于中医学"瘀血"等范畴。慢性肾衰竭微炎症状态的血瘀病机和络病病机不尽相同，血瘀仅仅指血液流行的情况，不能反映肾络脉络自身的损伤，特别是慢性肾衰时期脾肾气血亏损日久，络虚不荣，肾络中气血推动无力，致脉络不通，血流不畅，瘀血阻滞，单单只作为血瘀病机辨证治疗，往往药不得病所，故叶天士从"至虚之处，便是容邪之处"的思想，主张"大凡络虚，通补最宜"，因此以络病病机辨证作为慢性肾衰竭微炎症状态的中医病机，有益脉络损伤早期，血流瘀滞较轻的治疗。从而防止病久入深，化生热毒，生风动血；或蕴浊成痰，蒙神蔽窍；或毒瘀互结，戕伐五脏。

慢性肾衰竭微炎症状态中医药治疗

慢性肾衰竭微炎症状态与动脉粥样硬化、贫血、营养不良等并发症的发生发展密切相关，严重影响慢性肾衰竭患者的生存质量及预后。因此如何减轻和控制慢性肾衰竭微炎症状态，是延缓肾功能恶化，提高患者生存质量，降低死亡率的关键。尽管现代医学使用血管紧张素转换酶抑制剂类，他汀类及左卡尼汀等药物虽然能一定程度上改善慢性肾衰竭微炎症状态，但缺乏较为有效的治疗方案，副作用较大，价格昂贵。近年来应用中药及中药复方治疗慢性肾衰竭微炎症状态引起重视，中医认为慢性肾衰竭微炎症状态基本病机为正虚邪实，以脾肾虚衰为本，湿浊瘀毒蕴结为标，故治疗应扶正祛邪并用。通过临床应用及实验研究发现益肾解毒通络是抑制慢性肾衰竭微炎症状态的有效途径。络病、毒邪病机贯穿慢性肾衰竭微炎症状态的始终，是预示慢性肾衰竭预后的可靠指标，治疗方法包括活血通络，通腑泄浊排毒。现代研究发现活血通络能显著降低慢性肾衰竭患者C反应蛋白、肿瘤坏死因子-α的水平，抑制炎症细胞因子，延缓慢性肾衰竭的进展。通腑泄浊排毒能改善存在的微炎症状态，减少肾小球硬化和肾间质纤维化发生，延缓肾功能衰竭进程。在祛邪的同时应兼顾扶正，"正气存内，邪不可干"，通过扶正固本之法，使机体正气恢复，提高机体防御外邪入侵的能力，以驱邪外出，并且毒为阴邪，易伤阳，"非阳云不化，气滞则难消"，故温补肾中元阳，使阳自伸，气化得行。益肾治法主要包括健脾益肾温阳，临床发现健脾益肾丸（黄芪、丹参、淮山药、生白术、肉苁蓉、豆蔻、生大黄、炙甘草）能有效降低维持性血液透析（MHD）患者血清 CRP 及血浆内毒素水平，改善临床症状，从而在一定程度上改善维持性血液透析患者的微炎症状态。故慢性肾衰竭微炎症状态的治疗以健脾益肾温阳、活血通络、通腑泄浊排毒为法。

中医有"久病及肾"之说。临床上慢性肾衰多是水肿、淋证、消渴、尿血、眩晕等病迁延日久的结果，在中医属"关格"病范畴，多属久病痼疾，其基本病机为正虚邪实，正虚为脏腑气血虚弱，尤以脾肾虚衰为主，邪实是指湿浊瘀毒蕴结，从微炎症状态的病理物质是炎症因子来看，慢性肾衰竭微炎症状态的病理机制可归属于中医学"毒邪""络病"等范畴，为慢性肾衰的标证，且络病蕴毒、毒邪损肾络是慢性肾衰竭微炎症状态的病理基础，贯穿于慢性肾衰竭微炎症状态的始终。

220　从"虚气留滞"论慢性肾衰竭微炎症状态的病机和防治

　　"虚气留滞"是王永炎院士援引《仁斋直指方》中"虚者，时胀时减，虚气留滞，按之则濡，法当以温药和之"而形成的中医理论，是指因元气衰败、气血相失，气血津液运行不畅，导致气滞、血瘀、痰饮及水停的病理过程，是多种慢性疾病（心力衰竭、慢性肾衰竭、糖尿病肾病等）的共同病理环节。慢性肾衰竭（CRF）是以肾功能缓慢进行性减退直至衰竭的临床综合征，可累及多系统，成为临床治疗的一大难题。微炎症状态在多种慢性疾病中普遍存在，其本质为免疫炎症。研究已证实微炎症状态是影响 CRF 发生发展及预后的关键因素，严重时可促进肾功能恶化，加重营养不良、贫血、动脉粥样硬化等并发症的发生，增加心血管疾病发生风险。CRF 为本虚标实之证，本虚为脾肾气血阴阳亏虚，标实为湿浊、瘀血及浊毒，可将其病机概括为"虚气"和"留滞"两端。在 CRF 的发病过程中，"虚气"与"留滞"互为因果，相互促进，形成恶性循环。"微炎症状态"根据其病理物质为炎症因子来说，可归属于"浊毒""瘀血"等范畴，与 CRF 的病机有异曲同工之妙。学者杨梦等基于"虚气留滞"理论，探讨了中医对 CRF 的认识，并与"微炎症状态"相结合，从中西医两方面进一步阐述 CRF 的病理机制，并系统总结中医防治 CRF"微炎症状态"研究进展，为临床治疗 CRF 提供了指导。

微炎症状态与慢性肾衰竭

　　微炎症状态指在微生物、内毒素等非致病性因素的影响下，以单核吞噬细胞系统激活为中心的慢性、持续的免疫炎症反应，主要表现为全身循环中炎症标志蛋白及炎性细胞因子轻度升高，而无明显临床症状感染。其诊断尚未形成统一认识，目前较认可的是 C 反应蛋白（CRP）升高达到 $9.5 \sim 15$ mg/L 时可作为微炎症状态的判断指标。目前临床常用的检测指标有 CRP、白细胞介素-6（IL-6）、肿瘤坏死因子-α（TNF-α），这些炎症蛋白、炎症因子均与肾病的发展密切相关，如 IL-6 是导致肾小球系膜细胞增殖、硬化的重要因子之一；CRP 在终末期肾病患者体内呈高表达状态，是反应"微炎症状态"的敏感指标之一。CRF 普遍存在慢性微炎症状态，其严重程度可作为判断 CRF 患者的预后指标，且长期存在可导致"营养不良-炎症动脉粥样硬化综合征"。如 CRF1～3 期患者血清超敏 C 反应蛋白（hs-CRP）、TNF-α、IL-6、同型半胱氨（Hcy）水平较健康人明显升高；CRF 血瘀证患者普遍存在微炎症状态，血清中 Hcy、血管紧张素转化酶（ACE）、CRP 的表达可成为判断 CRF 患者血瘀证存在与否的参考指标。以上研究表明微炎症状态与 CRF 密切相关，故临床改善 CRF 微炎症状态，对于延缓病情进展及减少并发症具有重要的意义。

虚气留滞与慢性肾衰竭微炎症状态

　　在 CRF 微炎症发病过程中，脾肾虚衰和五脏虚损为 CRF 发病之本，概括为"虚气"。湿浊、瘀血等病理产物内生，日久化为浊毒，乃"虚气"所带来的"留滞"，为发病之标。"虚气"影响气血津液运行，血瘀、湿浊内停，浊阴难以从下窍而出，致使体内电解质紊乱、毒素及代谢产物潴留，导致"留滞"的产生；留滞日久，扰乱脾肾之功能，加重虚气，二者互为因果，反映于临床即本虚标实、因虚致实之证。故"虚气留滞"是 CRF 微炎症状态的基本病机,贯穿疾病发展的始终。

1. 虚气(脾肾衰微)为 CRF"微炎症状态"发病之本:CRF 为本虚标实之证,即脏腑(脾肾)气血阴阳亏虚为本,湿浊毒邪内盛为标。病机为脾肾衰惫,气化不利,湿浊毒邪内蕴三焦。病位在脾肾,涉及心、肝、肺、三焦等。脾主运化水湿,升清降浊。肾主气化开阖,二者在气血津液的化生、运行及代谢中起重要作用。若脾、肾两脏功能失调,其具体表现在 2 个方面:①脾肾衰惫,气血不生,日久则气血阴阳俱损,导致 CRF 患者细胞免疫器官萎缩及免疫功能低下。现代研究已证实 CRF 患者均有不同程度的机体免疫功能异常,多种炎症因子的异常表达常贯穿于 CRF 发展的始终。②脾肾衰败,气化失司,不能"分解血中糟粕,下注膀胱,由尿除之",产生湿浊、瘀毒等病理产物,壅滞三焦,上下阻隔不通。闭阻上焦,则头晕而痛,心悸喘脱,与 CRF 微炎症状态脑病及心血管动脉粥样硬化病变类似;闭阻中焦,则恶心呕吐;闭阻下焦,则神昏惊厥,不省人事。综上所述,脾肾衰微为 CRF"微炎症状态"发病之本,即脾肾主水、统五液功能失常,关门不利,导致体内代谢毒物停留,而致血浆内毒素水平升高,导致炎症状态。故益肾健脾法贯穿于 CRF 各阶段,临床通过健脾益肾,改善相关指标及临床症状,以延缓 CRF 发展进程,提高患者生活质量。国医大师张大宁认为脾肾虚损是 CRF 微炎症状态发病之本,在遣方用药上,多采用补肾健脾之法,以扶正固本,调整阴阳,增强机体免疫力。

2. 留滞(瘀浊毒邪)为 CRF"微炎症状态"发病之标:微炎症状态实质为免疫炎症反应,对人体产生的影响可概括为两方面:一是免疫功能及脏腑功能下降;二是炎症因子过度释放及病理产物堆积,与 CRF 辨证中的标,即"浊毒"相关。CRF 久治不愈,元气(脾肾)亏虚,气血运行不畅,津液输布不利,导致体内产生的代谢产物不能及时排出,日久化生湿浊、瘀血等浊邪,浊邪进一步阻滞气机,郁久化热则为毒,在经为聚,入肾络成积(瘀),形成浊毒之证,故浊毒发展规律为:虚→水→湿→浊→久郁→热→毒→浊毒,与现代医学所述的 CRF 因肾功能受损,致体内代谢毒物(尿毒尿素、肌酐、胍类、多肽类等)蓄积体内这一观点相一致。近年来随着中医对微炎症状态研究的深入,发现 CRF 各证型中均存在"微炎症状态",不同证候其微炎症状态亦不同,尤以夹湿浊、湿热者突出,其中核转录因子-κB(NF-κB)、IL-6 与 CRF 浊毒内盛有关,水通道蛋白 2(AQP2)与水湿相关。临床研究亦证实,CRF 微炎症状态最常见的本虚证为脾肾气虚证、气阴两虚证;标实证为血瘀证、湿浊证,其次为湿热证、风动证、水气证,说明"血瘀"和"湿浊"作为 CRF 标实证,贯穿于整个疾病进程。

综上所述,CRF 微炎症状态发生多因脾肾衰惫,元气不足,因感受风、寒、湿、热之外邪或饮食不节、劳欲过度等内伤因素而致病。本病既有脾肾虚弱、气血亏虚,又有湿浊、瘀血等病理产物留滞。虚气与留滞胶着存在呈螺旋式发展,最终形成以虚为本,虚、滞兼夹相伴,贯穿疾病过程始终。正如《医宗必读·古今元气不同论》所云:"气血虚损,则诸邪辐辏,百病丛集。"因此,临床治疗上应重视补脾益肾、祛瘀泄浊。

中药干预 CRF 微炎症状态的研究

CRF 微炎症状态为本虚标实之证,虚气(脾肾衰微)为 CRF"微炎症状态"发病之本,留滞(瘀浊毒邪)为 CRF"微炎症状态"发病之标,临床治疗以扶正祛邪为主。即扶正以补肾、健脾,祛邪以祛瘀、化湿、泄浊为主。近年来,在中医理论的指导下,中医药以其辨证论治、扶正祛邪等优势,在延缓 CRF 发病进程、减轻临床症状及抑制 CRF 微炎症状态方面具有独特优势,以 CRF 早中期干预为最佳时期,合理治疗能使肾功能出现逆转,其治疗机制主要体现在抑制 CRP、IL-6、TNF-α 等微炎症指标,从而发挥保护肾功能、提高机体免疫力的作用。

1. 中药复方:CRF 多为内伤性疾病,临床中以虚实夹杂证最为多见,单一虚证或实证较少。通过查阅相关文献,根据中药复方功效可归纳为三类,即健脾益肾、祛瘀泄浊类,针对虚实夹杂证;补益脾肾类,针对虚证(脾肾虚衰为主);化瘀泄浊类,针对标实证(湿浊证),其治疗作用机制与下调 CRP、IL-6、TNF-α 等微炎症指标相关,以改善微炎症状态,提高免疫力,保护肾功能,达到扶正祛邪之目的。

（1）健脾益肾，祛瘀泄浊类：CRF 微炎症状态多因脾肾衰败，瘀浊毒邪壅滞肾络、三焦所致，为虚中夹实之证，临床常扶正祛邪并用，以达到扶正不留邪，祛邪不伤正之目的。健脾益肾、祛瘀泄浊类中药复方主要针对虚实夹杂证，即（脾）肾虚衰、瘀浊内阻证。如肾衰宁胶囊益气健脾、活血化瘀、通腑泄浊，通过干预糖尿病肾病 CRF 慢性肾脏病（CKD）3～4 期患者 3 个月后，缓解患者微炎症状态，延缓肾脏的疾病进展。健脾益肾泄浊方通过降低 CRF 患者血清中 CRP、IL-6、TNF-α 的水平，缓解机体微炎症状态，保存残存肾功能。健脾清化汤益气和中、清热化湿，配合常规西医疗法治疗脾虚湿热型，能有效降低体内肌酐（Scr）、CRP、NF-κB 的表达，上调肾小球滤过率（GFR）、浆白蛋白（ALB）、前白蛋白（PAB）及转铁蛋白（TF）的表达，改善微炎症及营养状态，提高患者生存质量。补肾活血汤通过降低体内炎性因子 IL-6、hs-CRP 值，改善微炎症和营养不良状态，保护肾功能。肾衰方补肾益气、祛瘀解毒，通过下调患者血清中 CRP、IL-6、TNF-α、血尿素氮（BUN）、Scr、β_2-微球蛋白（β_2-MG）的含量，抑制微炎症状态，保护肾功能，提高临床疗效。肾衰康方补益脾肾、活血化瘀、解毒泄浊，通过降低 CRF 患者血清 TNF-α、IL-6、CRP、β_2-MG、Scr、BUN、丙二醛（MDA）水平，改善微炎症状态，抑制氧化应激水平，值得推广及应用。芪蛭地龙汤健脾益肾、化瘀降浊，通过降低 CRF 患者血清 Scr、BUN、CRP、IL-6 水平，提高 ALB、Hb 含量，改善肾功能。黄芪六味汤补肾健脾、化瘀利水，通过降低 CRF 患者体内 CRP、IL-6、$CD8^+$ 水平，升高 $CD4^+$ 含量，改善微炎症状态，提高免疫功能。丹芪益肾泄浊汤补脾益肾、祛湿泄浊、化瘀解毒，通过干预 CRF 患者 3 个月后，显著降低体内 CRP、IL-6、TNF-α 炎症因子表达，达到保护肾功能、减轻微炎症状态作用。培本祛瘀冲剂健脾补肾、泄热化浊、补血活血，通过降低脾肾虚衰、湿浊瘀阻型 CRF 患者血液中 CRP、IL-6、TNF-α 水平，改善微炎症状态。黑地黄丸健脾补肾、补脾和胃、化湿降浊，通过降低 5/6 肾切除肾衰竭大鼠血清 IL-1β、TNF-α、IL-6、CRP 的表达，提高 IL-10 水平，以延缓 CRF 大鼠炎性进程。肾衰排毒胶囊扶正祛邪、化瘀解毒，通过降低 CRF 2～3 期患者血液中 hs-CRP、IL-6、TNF-α 等炎症因子的含量，改善相关临床症状。大黄附子细辛汤温补脾肾、泄浊排毒，通过降低 CRF 患者机体炎症因子（CRP、IL-6、TNF-α）水平，改善患者微炎症状态，从根本上控制疾病的发展。肾衰营养胶囊益气活血、泻浊解毒，通过对 5/6 肾切除 CRF 大鼠进行干预后，可显著抑制 NF-κB p65、TNF-α、IL-6、细胞间黏附分子（ICAM-1）、血管细胞黏附分子（VCAM-1）等炎症因子的表达，改善 CRF 大鼠微炎症状态。

（2）补益脾肾类：脾肾阴阳衰惫为 CRF 微炎症状态发病之本，补益脾肾类中药复方主要针对 CRF 虚证，即脾肾虚衰。该类复方以温补脾肾、益气养阴类为主，通过减轻微炎症状态（CRP、IL-6、TNF-α），改善肾功能（BUN、Scr），提高人体免疫力 [$CD4^+$、$CD4^+$/$CD8^+$、免疫球蛋白（Ig）M、IgG、IgA]，以恢复人体之阴阳、五脏之功能。如右归丸为温补脾肾的经典方剂，通过降低 CRF 患者血、尿中 CRP、IL-6、TNF-α、β_2-MG、BUN、Scr，升高 $CD4^+$、$CD4^+$/$CD8^+$、IgM、IgG、IgA 的水平，改善肾功能，提高免疫力，临床值得推广及应用。参芪地黄汤健脾补肾、益气养阴，通过降低 CRF 患者 hs-CRP、IL-6、Scr、BUN 的表达，提高患者生存质量及预防心血管事件的发生。益气养阴方通过降低血清 IL-6、hs-CRP 和 IL-10 水平，有效改善 CRF 气阴两虚证腹膜透析患者的微炎症状态。

（3）化瘀泄浊类：瘀浊毒邪为 CRF 微炎症状态发病之标，化瘀泄浊类中药复方主要针对标实证，即湿浊、瘀毒证。如清肾颗粒清热化湿、祛瘀泄浊，联合黄芩解毒泄浊颗粒保留灌肠能够有效降低 CRF 患者体内 Scr、24 小时尿蛋白（24 小时 UP）、IL-6、TNF-α 水平，提高肾小球滤过率估算值（eGFR），改善患者肾功能。固肾排毒液通腑泄浊、解毒活血，通过降低 CRF 1～3 期患者血清中 hs-CRP、TNF-α、IL-6、Hcy 的含量，进而改善氧化应激及微炎症状态。

2. 单味中药及注射液：目前研究较多的单味中药主要针对 CRF 微炎症状态中的标实证，即湿浊、瘀血，注射液主要针对气阴两虚、瘀血。单味中药及注射液通过减低体内中的炎症因子、Scr、BUN 等表达，改善微炎症状态，调节机体免疫功能。如大黄水煎液祛除毒邪、清热化浊，联合西医常规干预可显著降低 CRF 患者体内 BUN、Scr、CRP、IL-6 及 24 小时尿蛋白值,改善肾功能及微炎症状态,其副作用小、价廉,可广泛应用于临床。黄芩清热除湿,通过灌胃治疗后能显著降低 5/6 肾切除 CRF 大鼠体内 Scr、IL-6、CRP 水平,改善微炎症状态。三七超微饮片活血化瘀,通过降低 CRF 患者体内 Scr、BUN、TNF-α、IL-6、hs-CRP 水平,保护肾功能,疗效与血栓通注射液相当。参麦注射液益气固脱、养阴生津,通过对气阴两虚证 CRF 膜透析患者治疗后,降低患者血清 hs-CRP、IL-6 的水平,发挥抗炎作用。肾康注射液泻下导浊、益气活血、消除水肿,通过降低 CRF 患者 hs-CRP、IL-6、TNF-α 水平,改善患者的微炎症状态,延缓 CRF 病情进展。

讨 论

CRF 为多种肾脏疾病的终末期阶段,病程长且发病机制复杂,久病不愈易蕴积瘀毒之邪阻滞肾络,致肾功能受损,使代谢产物停留体内,促进炎症因子的升高而见微炎症状态。CRF 微炎症状态为本虚标实之证,"虚气留滞"为其核心病机。虚气(脾肾虚衰)为发病之本,留滞(瘀血、浊毒)为发病之标,两者互为因果,形成恶性循环,诱发此病。具体表现为:"虚气"影响体内气血津液运行,导致湿浊、瘀血等"留滞"的产生;"留滞"日久损及正气,则加重"虚气"的程度,形成虚浊瘀毒之邪,贯穿疾病发展的始终。临床以扶正祛邪为治疗原则,即补肾健脾、化瘀泄浊。通过分析上述文献可知:目前中药治疗 CRF 微炎症状态以中药复方为主,多具有健脾益肾、化瘀泄浊之功效,以虚实夹杂证为主,单一证候少见。微炎症状态贯穿于 CRF 发展的始终,是 CRF 发生发展关键病理因素。中药以其健脾补肾、化瘀泄浊之法,通过抑制微炎症因子(hs-CRP、IL-6、TNF-α)的表达,从根本上祛除因脾肾虚衰衍生的病理废物,改善微炎症状态,调节机体免疫功能,以恢复机体阴阳平衡而达到祛邪外出的目的,延缓疾病进展。

221　慢性肾衰竭营养不良微炎症状态与辨证分型的关系

　　近年来的研究表明慢性肾衰竭营养不良与患者持续存在的微炎症状态有密切的关系。Stenvinkel 等提出"营养不良–炎症–动脉粥样硬化综合征（MIA）"的概念，认为炎症激活了细胞因子，细胞因子可促进动脉粥样硬化及营养不良的发生，后二者在相互影响的同时，继续维持微炎症状态的存在。目前中医药在改善慢性肾衰竭营养不良方面有一定优势。学者于俊生等选择 300 例慢性肾衰竭营养不良患者进行临床调查，分析了其炎症相关指标与中医辨证分型之间的关系。

资料与方法

　　1. 诊断标准：

　　（1）西医诊断标准：采用美国 2002 年发布的慢性肾脏病临床实践指南之"慢性肾脏疾病的定义与分期"。以慢性肾脏疾病的分期 2～5 期作为慢性肾衰竭分级标准。

　　（2）中医证候诊断标准：参照中华中医药学会肾病分会 2006 年慢性肾衰竭的诊断、辨证分型及疗效评定（试行方案）制定。主证为脾肾气虚证、肝肾阴虚证、脾肾阳虚证、气阴两虚证、阴阳两虚证；兼证为湿浊证、湿热证、热毒证、瘀血证。所选病例均为病情相对稳定且能配合调查者，因此所有病例中热毒证者较少，无风动证患者。

　　（3）营养状态评分标准：根据 SGA 评分标准对慢性肾衰竭患者进行营养状态评分，SGA 评分≤5 分为营养良好，5～10 分为轻度营养不良，10～15 分为中度营养不良，15～20 分为重度营养不良。

　　2. 纳入标准：①符合慢性肾衰竭西医诊断标准，即符合慢性。肾脏病第 2～5 期，包括非透析患者、维持性血液透析和腹膜透析 6 个月以上（包括 6 个月）的患者。②患者无严重水钠潴留、严重感染及心衰等。③根据主观综合营养评估法评分（SGA 评分）符合营养不良诊断的患者。④年龄在 18 岁以上，75 岁以下者。

　　3. 排除标准：①不符合上述慢性肾衰竭和营养不良诊断标准及纳入标准者。②妊娠或哺乳期妇女。③合并有心、脑、肝和造血系统等严重原发病性疾病，以及合并有肿瘤、甲状腺功能亢进症、严重感染等消耗性疾病者。④不能配合研究者。

　　4. 临床资料：纳入病例共 300 例，来源于 2006 年 6 月～2008 年 6 月××中医医院、××市立医院、××中心医院肾内科住院及门诊、血液净化室患者，包括非透析患者 126 例、血液透析患者 114 例、腹膜透析患者 60 例。健康对照组 30 例均为健康志愿者。非透析组男 67 例，女 59 例，平均年龄（58.95±11.99）岁；平均原发病病程（17.76±9.41）年，肾衰竭病程（3.15±3.10）年；血透组男 63 例，女 51 例，平均年龄（57.19±13.46）岁，平均原发病病程（16.05±6.94）年，肾衰竭病程（4.5±3.48）年，透析龄（3.01±3.07）年；腹透组男 31 例，女 29 例，平均年龄（60.36±10.22）岁，平均原发病病程（18.51±8.57）年，肾衰竭病程（3.97±1.72）年，透析龄（1.96±1.1）年。原发病包括糖尿病肾病 87 例、慢性肾小球肾炎 77 例、高血压肾病 47 例、慢性肾盂肾炎 18 例、慢性间质性肾炎 13 例、多囊肾病 17 例、梗阻性肾病 18 例、高尿酸肾病 6 例、紫癜性肾炎 2 例、狼疮性肾炎 3 例、其他 12 例。各组年龄、性别构成及原发病比较差异无统计学意义（$P>0.05$）。SGA 分组、主证亚组、兼证亚组 3 组的原发病构成比均差异无统计学意义（$P > 0.05$）。

5. 观察方法：

（1）主观综合营养评估法（SGA）：由专业医师按 SGA 对患者进行营养评估，分轻度、中度及重度营养不良 3 个亚组。

（2）辨证分型：由两位副主任医师根据中医辨证分型标准对患者进行中医辨证分型。

（3）实验室检查受试者抽取空腹静脉血 5 mL（血液透析的患者于透析前抽空腹血），置于普通试管中，2500 r/min 离心 10 分钟，立即提取血清，其中 1 mL 加入 10 μL 抑肽酶，摇匀，-20 ℃保存，待测 TNF-α。其余血清均于 -20 ℃保存，待测。分别测定健康对照组、慢性肾衰竭患者血清超敏 C 反应蛋白（hS-CRP）、白细胞介素 - 6（IL-6）、肿瘤坏死因子 - α（TNF-α）。hS-CRP 的检测采用乳胶增强免疫投射比浊法。IL-6、TNF-α 的检测采用放射免疫检测法，检测试剂来源于北京北方生物技术研究所。

6. 统计学方法：采用 SPSS 11.5 软件对数据进行统计学分析，计量资料用（$x \pm s$）表示。$P < 0.05$ 为差异有统计学意义。

结　　果

1. 按 SGA 分组炎症相关指标的比较：各亚组血清炎症相关指标（hS-CRP、IL-6、TNF-α）均明显升高，与健康对照组相比，差异有统计学意义（$P < 0.01$）。随着营养不良程度加重，患者血清 hS-CRP、IL-6、TNF-α 水平明显升高，组间比较差异有统计学意义（$P < 0.01$ 或 $P < 0.05$）。

2. 各组炎症相关指标比较：血透组 hS-CRP、IL-6、TNF-α 显著升高，与非透析组相比，差异有统计学意义（$P < 0.01$ 或 $P < 0.05$）；TNF-α 血透组与腹透组相比差异有统计学意义（$P < 0.05$）。

3. 不同主证亚组炎症相关指标的比较：肝肾阴虚证、阴阳两虚证亚组患者血清炎症相关指标 hS-CRP、IL-6、TNF-α 较其他 3 组均明显增高，组间比较差异有统计学意义（$P < 0.01$ 或 $P < 0.05$），脾肾气虚证亚组 IL-6 水平较脾肾阳虚证、气阴两虚证亚组低（$P < 0.01$ 或 $P < 0.05$）。

4. 不同兼证亚组炎症相关指标的比较：不同兼证亚组炎症因子相比，湿热证及热毒证亚组血清 hS-CRP、IL-6 水平明显高于其他两组（$P < 0.01$ 或 $P < 0.05$），湿浊证亚组血清 IL-6 水平高于瘀血证亚组（$P < 0.01$），湿热证亚组 TNF-α 明显升高，与其他 3 组相比差异有统计学意义（$P < 0.01$ 或 $P < 0.05$）。

讨　　论

已有研究提示，无论是透析前还是已经进行替代治疗的慢性肾衰竭营养不良患者，均可能存在慢性炎症状态，炎症通过白细胞介素 - 6（IL-6）、肿瘤坏死因子 - α（TNF-α）等细胞因子引起肌肉蛋白质分解增强，血清白蛋白合成减少，从而造成消瘦和低蛋白血症。透析膜生物相容性差可通过旁路途径激活补体，导致粒细胞活化并脱颗粒，释放的蛋白水解酶可引起机体组织和血浆蛋白分解。同时亦可引起单核细胞活化，释放细胞因子，如 TNF-α、IL-1、IL-6 等，后者可激活支链酮酸脱氢酶。引起肌肉蛋白的分解。如果透析液受污染，透析液中细菌产物浓度中度提高，即使透析膜是完整无损的，也可刺激体内细胞因子的大量产生。细胞因子诱导体内产生亚临床炎症反应、急性期 CRP 水平上升，导致营养不良。

本研究结果显示：各亚组炎症相关指标明显高于健康对照组，并且随着营养不良程度加重，炎症相关指标显著上升。血透组患者炎症相关指标较非透析组、腹透组增加更明显。说明慢性肾衰竭微炎症状态与营养不良有一定相关性，血液透析患者微炎症状态更为显著。

300 例患者不同主证亚组比较可见，肝肾阴虚证、阴阳两虚证亚组血清炎症因子 hS-CRP、IL-6、

TNF-α 水平较其他 3 组均明显增高（$P<0.01$ 或 $P<0.05$）；兼证亚组比较结果显示：湿热证及热毒证亚组血清 hs-CRP、IL-6 水平明显高于其他两组（$P<0.01$ 或 $P<0.05$）；湿热证亚组 TNF-α 水平明显升高，与其他 3 组相比差异有统计学意义（$P<0.01$ 或 $P<0.05$）。提示炎症因子在慢性肾衰竭营养不良患者与肝肾阴虚、阴阳两虚及湿热、热毒证密切相关，上述指标可能是相应证型的物质基础之一。

222　清热化湿改善慢性肾衰竭微炎症状态研究

微炎症状态普遍存在于肾脏疾病进展到终末期肾衰竭的机体内。微炎症状态，是指一种非微生物感染引起，表现为全身循环中炎症标志但不及炎性细胞因子轻度持续升高，导致患者各种并发症的低强度、慢性进展的非显性炎症状态。慢性肾衰竭（CRF）不仅存在微炎症状态，而且是 CRF 并发动脉粥样硬化（AS）、营养不良的主要原因，导致所谓"营养不良-炎症-动脉粥样硬化综合征（MIA 综合征）"。由于该炎症状态不同于微生物感染引起的全身炎症反应综合征，症状隐匿，尚未引起临床上的足够重视。中医药研究者对于中医证型与微炎症关系及有关单味中药、有效成分及中药复方在改善慢性肾衰竭方面进行了大量的研究，发现许多中药，特别是清热化湿类中药能改善微炎症状态，延缓肾衰竭的进展，显示了中医药治疗在慢性肾衰竭方面的优势。学者孙悦等就此做了梳理归纳。

湿热贯穿于慢性肾衰竭始终

在中医学中未见慢性肾衰竭的专门论述，但根据其临床症状的发生、发展与转归，应属于中医学"水肿""癃闭""虚劳"等范畴。辨证论治是中医认识和治疗疾病的基本原则。刘艳秋认为感受六淫是发病的外因和诱因。赵润栓等认为慢性肾衰竭总属本虚标实的病变，本虚是指气血阴阳俱虚、脏腑功能衰败而失调；标实是指湿热、血瘀、痰浊等毒邪蕴蓄。而研究表明，湿热在慢性肾衰竭发生发展过程中起重要作用，如在慢性肾炎、肾病综合征等疾病中，湿热的消长与临床疗效密切相关。孙伟等通过对152 例慢性肾炎患者观察发现，慢性肾炎患者中，兼湿热者高达 83.3%。余江毅等观察 251 例慢性肾病患者发现，肾功能不全兼见湿热证者占 83.64%（46/55），肾功能正常兼见湿热证者占 65.82%（129/196）。肾脏病中湿热形成的原因极其复杂，既有外感所致的，也有湿热内生的，还有内外合邪以及药物饮食等原因，皆可产生湿热证。根据历代医家论述，结合现代临床分析，湿热的产生大概有以下几种因素：①居仕之处卑湿，或冒雨涉水，水湿之气内侵，或平素饮食不节，湿蕴于中，脾失健运，湿邪郁久化热，而成湿热。②劳倦过度，损伤脾气，加上饥饱无常，造成脾气亏损，水湿内生，郁而化热，酿成湿热。③素体正虚，或病后体弱，复感风热之邪，外邪与内湿相合，郁而化热，亦成湿热。④其他原因，如过服壮阳之药，或长期使用激素等药物，每易生热，再与水湿相合而成。慢性肾衰竭病位在肾，由肾及脾，再及于肺。有学者认为，脾肾两虚是慢性肾炎发病的内因，但在慢性肾衰竭的整个病程中，都有不同程度的邪实状态的存在，其中又以湿热毒邪最为常见。患者尿中出现红细胞、白细胞、管型等沉渣增多，都是湿热的标志。慢性肾炎病程长且迁延难愈，脏腑亏损，正气不足，虚则不耐邪侵。湿热之邪又可由体内而生，内外湿热之邪交攻于肾，加重肾之损伤，表现为寒、热、虚、实错杂，日久难愈，甚至脾肾衰败，湿热内蕴以至于肾衰竭。故可以认为，疾病初起风邪挟湿邪，中期气阴两虚，晚期湿中挟热，这是慢性肾功能不全的病理变化的基本转归，在个别病例或病程的某个阶段，可阴损及阳，或显示阳虚的某些症状，但终非主要矛盾。概言之，在慢性肾炎以及肾功能严重损害的过程中，湿热是贯穿始终的病邪；而脾肾两脏则是损害的主要病位。

湿热与慢性肾衰竭微炎症状态

微炎症状态在慢性肾衰竭进展、并发症的发生发展方面已引起广泛关注。近年来对慢性肾衰竭及其机制的探索，发现微炎症反应与慢性肾衰竭关系密切，研究表明维持性血液透析患者普遍存在微炎症状态，故在非透析阶段积极利用祖国医学来改善微炎症状态无疑是延缓慢性肾衰竭患者进入到终末期慢性肾衰竭的重要方法之一。

中医虽无微炎症状态的病名，但微炎症状态的病理物质是炎症因子，因此可归属于中医学"浊毒""湿热"范围。CRF 本质属于虚证范围，由于脾肾虚损，往往伴有不同程度的炎症因子增高。微炎症状态从中医角度，其本虚标实的病机特点已为大多数医家所认可，且有一个共识，即肾虚是微炎症状态形成的根本。在邪实方面，大多数医家认为以湿热、痰浊、瘀血和浊毒为主，且一般认为湿热为邪实之首。

慢性肾衰竭时的微炎症状态即可谓是湿热内蕴。湿热湿浊因脏腑功能失调和气血运行失常而导致机体的生理或病理产物不能及时排出，而致痰、瘀、浊、水等蕴积体内，因此湿热不仅是病理产物，又是新的致病因素，是一种病势胶着、顽固不愈的病理概念。湿热证重时细胞因子及炎症介质活跃，造成小球、小管及间质的病理损伤，最终导致肾纤维化。何立群认为"湿热"作为加重慢性肾衰竭的影响因素，与高度表达的细胞生长因子和代表炎症的白介素对肾组织的损害有关。王忆平发现慢性肾衰竭急剧加重湿热证患者的血清 TNF、IL-6 水平明显高于正常人，且随着血肌酐的升高亦显著增高，同时和湿热证中医证候积分呈明显正相关。故可认为，慢性肾衰竭的机体内的各种代谢紊乱（包括水、电解质、酸碱平衡失调）及慢性肾衰竭时的高表达、分泌增加及蓄积增多的 CRP、ACG、Ang II、AOPP、TNF、Lp（a）及 MCP-1 等都能称之为"湿热"。

清热利湿改善微炎症状态的机制及疗效

中医认为，慢性肾衰竭病程迁延，久病入脏，尤以脾肾两脏为主，脾肾两虚则水湿代谢障碍，水湿蕴久而化热，故均存在不同程度的恶心、纳差、呕吐、口苦、口中黏腻等湿热症状。在朱辟疆等将 69 例非透析慢性肾衰竭微炎症状态患者辨证中认为夹湿热证者微炎症状态程度最明显。于敏等在中医药改善慢性肾衰竭微炎症状态研究中发现，各治疗方法中多以清热利湿方法为主。

1. 抑制炎症的发生：慢性肾衰竭微炎症状态时糖基化终末产物（AGE）及晚期氧化蛋白产物（AOPP）在体内聚积，它们可以与单核吞噬细胞系统表面特异性受体结合，分泌大量的黏附分子，并激活 NF-κB，分泌大量炎性细胞因子如 IL-6、IL-1 及 TNF-α 等，肝脏在这些炎性细胞因子（特别是 IL-6）刺激下，分泌大量急性时相蛋白如 C 反应蛋白（CRP）、淀粉样蛋白（ALL）等而肾脏及血透均不能将这些大分子炎性蛋白及细胞因子及时清除，血中炎症因子蓄积。近年来发现大黄的主要有效成分大黄鞣质、大黄酸、大黄素对于急性炎症的早期渗出、毛细血管透性增高、白细胞游走等显示出较好的对抗作用，大黄可通过抑制 IL-6 的分泌减轻免疫炎症反应而保护肾功能，延缓 CRF 微炎症的进程。

2. 增加抗氧化能力：慢性肾衰竭抗氧化能力降低，氧化应激增强，产生大量的氧自由基，刺激单核细胞产生大量的 TNF-α、IL-6 及 IL-1 等炎性细胞因子。慢性肾衰竭的氧化应激增强的原因与体内某些毒性物质蓄积有关，其中比较明确的有晚期氧化蛋白产物（AOPP），AOPP 既是氧化应激的产物，其本身又能诱导和加重氧化应激，刺激单核细胞分泌炎性细胞因子。蒲超等研究复方丹参片对维持性血液透析患者氧化应激和微炎症的影响，结果透析患者的 CRP、IL-6、TNF-α、晚期氧化蛋白产物（AOPP）、丙二醛（MDP）明显高于正常对照组、超氧化物歧化酶（SOD）显著低于正常对照组。常规透析组第 3 个月时 AOPP、MDA 较服药前增加，SOD 降低，CRP、IL-6、TNF-α 增加但无显著差异。透析加丹参组在 1～3 个月时 MDA、AOPP 明显低于服药前以及同时点常规透析组，而 SOD 则显著增高，第 3 个月所测 CRP 低于服药前以及同时点常规透析组，但 IL-6、TNF-α 降低不明显，透析加丹参组各时点的 CRP、IL-6、TNF-α、AOPP、MDA 仍高于正常对照组，SOD 低于正常对照组。认为血液透析可能加重维持性血液透析患者的氧化应激和微炎症状态，复方丹参片能有效地改善维持性血液透析患者的氧化应激和微炎症状态。

3. 减少肾小球系膜区基质积聚: 伍劲华采用健脾益气、祛湿清热、补肾活血法,选用肾衰合剂(黄芪、补骨脂、淫羊藿、鹿衔草、鱼腥草、白术、当归、大黄、茯苓、川芎、菟丝子、制何首乌)治疗慢性肾衰竭患者的整体功能代偿及微炎症状态。结果证明肾衰合剂能促进慢性肾衰竭患者整体功能代偿及改善微炎症状态,并且有研究证实滋肾清热能抑制肾小球系膜细胞增殖,减少系膜区基质积聚。其机制可能与其抑制肾小球细胞分泌的 IL-1、TNF-α 的活性有关。

4. 改善脂质代谢: CRF 患者 TG、TC、LDL 均有不同程度的升高,尤以 TG、LDL 升高最显著,而 HDL 则降低。脂代谢异常参与了微炎症状态的发生,Lp(a)是近年来颇受关注的一类脂蛋白,是一种类似低密度脂蛋白的脂质,是动脉粥样硬化斑块中重要的脂质成分。近年来有报道认为,Lp(a)对判断是否有炎症有重要意义,是敏感的炎症标志蛋白之一,甚至比 CRP 更敏感的急性时相蛋白,可能为慢性肾衰竭患者微炎症状态的原因之一。现代药理研究证实:大黄能促进肠蠕动,减少外源性胆固醇的吸收,可提高肝 LDL 受体 mRNA 的水平,减少内源性胆固醇的合成;黄连、黄芩能抑制氧化脂质的生成,降低 TG、Lp(a),提高 HDL、APOA1 水平。

5. 改善营养状态: 慢性肾衰竭常合并营养不良。传统的观念认为能量和蛋白质摄入不足、尿中蛋白的丢失是引起慢性肾衰竭营养不良的主要原因,但进一步的动物实验发现,给动物注射重组 IL-6 及 IL-6 转基因小鼠可以引起血清白蛋白明显降低及肌肉消耗等营养不良症状。CRF 营养不良患者血中炎性细胞因子增高,这些有力地说明微炎症是引起营养不良的重要原因。目前认为,微炎症状态导致营养不良的机制主要是炎症因子抑制白蛋白及肌肉蛋白的合成,加速骨骼肌蛋白分解代谢,以及抑制食欲,使营养成分摄入减少。杨曙东等以黄芪为君、淮山药和生白术为臣,加之肉苁蓉、豆蔻、丹参、生大黄组成的健脾益肾方,以氨基酸胶囊口服作为对照,治疗前后检测血清白蛋白、前白蛋白、转铁蛋白、血清胆固醇、肌酐、尿素氮等指标。结果显示健脾益肾方能明显改善 CRF 营养不良患者的营养状况。魏连波等利用腺嘌呤饲料喂养大鼠制作 CRF 模型,腹膜透析后判定为营养不良的大鼠分成人参养荣汤组、生理盐水组、肾灵对照组,研究人参养荣汤对 CRF 腹膜透析营养不良大鼠营养状况的改善作用。结论是人参养荣汤对 CRF 腹膜透析营养不良大鼠的营养状态有改善作用。

清热利湿在改善慢性肾衰竭微炎症状态的地位

近年来随着对 CRF 研究的不断深入,逐渐认识到湿热这一致病因素在其发生发展过程中起着重要作用。中医认为,肾病日久,正气亏虚,气虚则水湿运化无力,水湿蕴久则化浊化热,相应的机体一些相应的微观指标也出现了相应的变化。余江毅等对 87 例慢性肾衰竭临床对比观察发现,湿热证组尿唾液酸(SA)、尿 N-乙酰-氨基葡萄糖苷酶(NAG)含量明显高于非湿热组。经单味清热利湿药黄蜀葵花治疗后,尿 SA、NAG 均呈显著性下降,尿蛋白量亦明显减少。现代药理学研究证明,清利湿热中药能降低血液黏滞度,使肾小球毛细血管通透性降低,并能调整肾脏微循环及改善肾小球间质细胞基质增生,改善肾脏血供,改善肾功能。王亿平等研究发现,CRF 急剧加重湿热证患者的血浆黏度、血栓素 B2(TXB2)明显升高,6-酮-前列素 F1α(6-keto-PGF1α)显著下降,从而促使血栓素 A2/前列素 I2(TXA2/PGI2)代谢失衡,导致肾血管收缩,进一步加重了 CRF 的高凝状态;余江毅等研究发现,湿热证及湿热挟瘀证甘油三酯、总胆固醇、低密度脂蛋白胆固醇、载脂蛋白 B 均显著增高($P<0.01$),而高密度脂蛋白胆固醇显著降低($P<0.01$),提示高脂血症与湿热关系尤其密切,而这种高脂血症及高凝状态恰恰是加重微炎症状态的重要因素。由此而得出,对于湿热证的治疗,是控制 CRF 微炎症状态的基本大法。

微炎症状态是慢性肾衰竭竭存在的病理表现,尤其是肾脏疾病进展到终末期慢性肾衰竭的共同途径,因此,微炎症状态的程度预示着肾功能受损的程度,决定慢性肾脏病患者的预后,从而对其发生、发展的机制及其防治越来越受到国内外学者的关注。所以缓解微炎症状态即可以阻断或延缓慢性肾衰竭的进程。对于慢性肾衰竭目前人大多数采用对症治疗,但从根本上难以阻止 CRF 的进展,而中医药在这一方面显示出广阔的前景，结合现代医学的一体化治疗，控制微炎症状态，尽可能地减慢 CRF 患者进入透析的速度和改善生活质量，具有极大的社会效益和经济效益。

从资料看，目前中药缓解 CRF 微炎症的实验研究备受重视，已对大黄、草果等单味中药及其提取物有较深入的实验研究，且对一些经验复方也进行了研究，但因中药复方配伍的多样性、单味药成分的复杂性以及剂型的影响，使中药方剂作用机制的研究多停留于临床观察阶段，实验研究甚少，多数实验尚不够成熟，缺乏深入系统的研究，如作用机制、中药复方的有效成分、药理、药效的研究仍较少。而在患者 CRF 微炎症状态的临床研究方面资料极少，尤其缺乏多中心、随机的临床研究报道。这是因为目前 CRF 的中医药疗效评定的标准不一，用药疗程亦各有异，且有些方药缺乏实验研究，机制不明，不易反复验证，为国内外医药界人士及 CRF 患者广泛接受尚有一定困难。同时，孙悦等认为：①应用单味药、提取物改善 CRF 微炎症状态难以发挥中医整体及辨证治疗的优势。中医治疗学的精髓在于整体观念、辨证论治。CRF 微炎症的产生是一个多环节、多途径作用的过程，任何一种治疗药物只能干预其过程中某个或某几个环节。②传统大复方难深入研究。中药的成分复杂多样，其有效成分尚未完全弄清，虽然中药复杂的成分产生了多靶点的作用环节，但却给有效成分的筛选、提取造成了困难，以致作用机制的研究难以开展。③通过以上探讨与研究，应用清热利湿法及方药患者 CRF 微炎症具有可靠的理论基础与客观依据。鉴于上述三点，可将清热利湿方药进行拆方研究，运用客观数据来阐明清热利湿法及方药的协同作用；可将传统大复方"变小"，通过对不同配伍药物及配伍剂量的对比研究，筛选最佳配伍形式，这可能是中药复方研究的突破点之一。

223 微炎症状态与慢性肾衰竭关系和中医干预

慢性肾衰竭（CRF）患者包括接受血液净化治疗患者的生活质量仍明显低于正常人，其合并症与病死率很高，有关影响其预后的因素及改善预后的研究一直是本领域的热点。近来诸多研究发现 CRF 患者普遍存在着微炎症状态，后者在 CRF 中尤其在其进展恶化中起着重要作用。这种微炎症状态既有别于病原微生物感染，亦不同于全身炎症反应综合征，其与肾功能下降程度密切相关。目前 CRF 微炎症状态已越来越受到人们的关注，而且尝试着采用中医药治疗也取得了一定的效果，学者郭茹叶等就近年来微炎症状态与 CRF 的关系以及中医药对其干预作用的研究做了梳理归纳。

微炎症状态及其对 CRF 影响的机制

微炎症状态是 2000 年首先由 Schoming 等提出，概念中是指患者没有全身或局部急性的临床感染征象，但存在低水平持续的炎症状态，由非病原微生物感染引起，表现为全身循环中炎性蛋白、炎性细胞因子升高，导致患者出现各种并发症的非显性炎症状态，具有持续性和相对隐匿性，其实质就是免疫性炎症。CRF 患者普遍存在慢性微炎症状态，主要表现为如白细胞介素-1（IL-1）、白细胞介素-6（IL-6）和肿瘤坏死因子-α（TNF-α）等单核细胞衍生的细胞因子水平增高和 C 反应蛋白（CRP）等正性急性时相反应物增多。近来发现，尿毒症患者、血液透析患者等终末期肾病（ESRD）病死率明显高于一般人群，已被越来越多的研究证实微炎症状态与之有着很大的相关性。

国内外专家研究发现，微炎症状态与 CRF 患者心血管疾病、营养不良、动脉粥样硬化等并发症的发生有着极其密切的关系。目前对于 CRF 产生微炎症状态的机制尚不清楚，但归纳起来有几点认识：氧化应激反应增强，抗氧化能力降低；CRP 浓度增高，促进微炎症产生；糖基化终末产物（AGE）和血管紧张素 II（Ang II）产生增加；脂质代谢异常和其他因素。肾脏是兼有排泄和产生细胞因子功能的器官。CRF 时体内代谢紊乱，氧化应激及晚期 AGE 增加，导致炎性蛋白及炎性细胞因子产生增加，而肾脏在 AGE 的代谢中起重要的作用。CRF 时肾脏的清除能力明显降低，导致炎症因子在体内潴留，而血液透析及腹膜透析并不能清除这些炎症因子，因此 CRF 患者无论是否已经进行透析治疗，均存在微炎症状态。

微炎症状态与 CRF 的关系

CRF 微炎症状态患者存在炎症因子的轻微而持续的活化，是一种细胞因子激活的慢性微炎症状态。CRF 非透析和透析患者中 CRP、IL-6、TNF-α 和补体水平较健康人群明显升高，因此 CRF 患者体内存在以炎症因子在正常范围内的相对升高为特征的微炎症状态。在机体发生损伤、感染或炎症时，CRP 水平快速显著地升高。由此可见，CRP 水平是微炎症状态一项客观、敏感的指标，是机体存在细胞因子激活的标志。

1. 在透析状态下 CRF 微炎症状态的变化：王道静等研究左旋肉碱对 ESRD 患者微炎症状态的影响，选择 34 例透析患者（透析治疗均在 6 个月以上）为透析组和 40 例非透析患者为非透析组，每组分别随机再分为治疗组和对照组。每组的治疗组均使用左卡尼汀注射液，透析患者透析结束后缓慢静脉注射，非透析患者每周 3 次静脉推注；对照组给予生理盐水，3 个月后进行监测各项指标。研究结果表明，治疗开始时透析组患者 CRP 水平高于非透析组，并且 2 组在治疗后 CRP 水平均明显下降，表明维持性血液透析患者体内炎症状态较透析前患者严重。其原因，开始透析治疗的患者，由于透析膜的生物不相容性，透析液种类或污染，反复穿刺动静脉瘘及留置导管等均可激活粒细胞、单核细胞产生多种细胞因子；而患者长期血液净化治疗则成倍地加快了炎性反应的进展，体内炎症因子水平上调，刺激机体产生急性时相反应。

徐群红等研究腹膜透析治疗对微炎症状态的影响，选择 43 例腹膜透析患者，在接受透析治疗前后空腹采取静脉血，同时透析治疗后留取透出液，测定相关指标。结果显示，治疗后血中超敏 C 反应蛋白（hs-CRP）和 IL-6、IL-8 水平均低于治疗前；超出液中 hs-CRP 和 IL-8、TNF-α 水平均低于血液中水平。由此可见尿毒症患者在腹膜透析后仍然有许多微炎症状态存在的因素。血中 hs-CRP、IL-6、IL-8 较接受透析前有所降低，说明腹膜透析治疗改善尿毒症患者的微炎症状态。原因主要是腹膜透析能通过毒素的清除，尿毒症症状得以改善，并非直接通过透析液清除微炎症因子。

2. 在非透析状态下 CRF 微炎症状态的变化： 王鸿泰等研究微炎症状态对 CRF 非透析患者肾功能影响，选择 CRF（CKD）3～4 期的非透析患者 150 例，健康者 10 例作为对照组，测定血清 IL-6、TNF-α、CRP 的浓度，并根据其浓度分为微炎症状态组（56 例）和非微炎症状态组（94 例），观察 3 个月后肾功能水平。研究发现，血清 IL-6、TNF-α、CRP 变化程度高度一致，经分析密切相关，37.3% 的患者存在微炎症状态，微炎症状态组较非微炎症状态组肾功能下降明显、肾功能恶化速度增快，炎症因子浓度高，预示肾功能恶化迅速。因此，CRF 非透析患者微炎症状态对肾功能有负面影响，控制微炎症状态对 CRF 有益。丁德良等采用实验室项目检测和颈动脉超声测定的方法，研究 CRF 患者微炎症状态与脂蛋白 a（Lpa）及动脉粥样硬化的关系。结果显示，CRF 患者血清 CRP 水平和 Lpa 水平均较健康对照组升高，反映了 CRF 患者体内存在炎症反应，处于微炎症状态。作为 CRF 患者持续微炎症状态的标记物 CRP 与脂质代谢、动脉粥样硬化间存在明显相关性，CRP 可能是 CRF 并发心血管事件的独立危险因素。钟春梅等研究 CRF 肾功能衰竭期患者微炎症状态与血清白蛋白、血脂的关系，结果显示，在 CRF 低白蛋白血症患者中，CRP>3 mg/L 的比例明显升高；在排除了感染、肿瘤、自身免疫性疾病等常见可引起 CRP 升高因素后，仍有 CRF 患者 CRP>3 mg/L。CRF 高脂血症患者 CRP 浓度显著高于血脂正常者。研究证实微炎症状态在透析前期的 CRF 患者中已普遍存在。低白蛋白、脂代谢异常参与了微炎症状态的发生，可能为 CRF 患者微炎症状态的原因。同样，严艳等研究也发现非透析 CKD 患者中存在微炎症状态，微炎症状态与 CKD 患者营养不良、低蛋白血症直接相关。陆红等研究辛伐他汀对尿毒症患者微炎症状态的影响时，选择尿毒症非透析患者 64 例，随机分成辛伐他汀组和非辛伐他汀组；另设正常组 30 例。结果显示，尿毒症患者甘油三酯、IL-6、CRP 的水平显著高于健康者，表明尿毒症患者的确存在着微炎症状态。朱辟疆等选择 69 例非透析 CRF 衰竭微炎症状态患者作为研究，发现 CRF 普遍存在微炎症状态，CRF 患者各中医证型均存在微炎症状态，但不同证型微炎症状态程度有一定差异，其中夹湿浊或夹湿热证者微炎症状态程度最明显。

中医药治疗的研究

CRF 为本虚标实之证，其本质属于虚证。中医学虽无微炎症状态的病名，但从微炎症状态的病理物质是炎症因子来看，可归属于"浊毒""瘀血"等范围。由于脾肾虚损，常伴不同程度的湿浊与瘀血潴留，即有不同程度的炎症因子增高，因此，微炎症状态应属于 CRF 的"标证"。近年来，中医药对 CRF 微炎症状态治疗有了一定进展。

1. 透析状态下中医药治疗的研究： 诸多研究表明中药可以保护残余肾功能、改善透析患者的营养不良、治疗长期的慢性感染、抑制某些炎症指标等等，从而可以直接或间接地抑制透析患者微炎症状态。李靖等观察倍生颗粒（由人参、炙黄芪、绞股蓝、炙何首乌、丹参、枸杞子、当归、制大黄等组成），可显著改善血透患者的微炎症状态。蒋宇峰等发现治疗组 40 例患者在对症治疗基础上口服抗纤灵颗粒（含生黄芪、丹参、制大黄、淫羊藿）治疗后血 IL-6、CRP、TNF-α 水平有明显下降，在一定程度上改善尿毒症维持性血液透析患者的微炎症状态。蒲超等发现血液透析可能加重维持性血液透析（MHD）患者的氧化应激和微炎症，复方丹参片能有效地改善 MHD 患者的氧化应激和微炎症状态。同时，张宏华等观察黄芪注射液能改善 MHD 老年患者的氧化应激和微炎症状态。现代中药药理研究表明：丹参具有明确的抗氧化性和抗炎症作用；黄芪能通过调节机体的免疫功能，促进肾脏病变的修复，调节肾脏疾病蛋白质及脂肪代谢紊乱，稳定血压，改善血流动力对肾脏的影响。

2. 非透析状态下中医药治疗的研究：叶彩霞等观察八珍汤加减能改善气血两虚型 CRF 患者微炎症状态，减少促红素抵抗，且能发挥中药本身提升血红蛋白的作用。治疗组在常规治疗基础上加服八珍汤，对照组予常规治疗。结果显示，治疗组 hs-CRP、TNF-α、IL-6、血肌酐、尿素氮明显降低，同时血红蛋白、红细胞比积、血清铁蛋白明显升高。沈建明等观察大黄可以改善尿毒症非透析患者微炎症和氧化应激状。结果显示，治疗组在按照慢性肾衰竭一体化基础上加服大黄治疗 2 个月后，hs-CRP、TNF-α、IL-6 和血浆丙二醛水平水平均明显下降，谷胱甘肽过氧化物酶水平增高。

CRF 普遍存在着微炎症状态，且后者是其并发营养不良、难治性贫血、心血管等疾病的重要因素。就目前的研究进展来看，各种治疗方法和手段并不能完全清除微炎症状态的各种炎症因子，因此早期发现并进行干预性治疗对改善其预后极为重要。

224 中医对慢性肾衰竭微炎症状态的影响

　　慢性肾衰竭（CRF）是指各种原因导致肾脏慢性进行性损害，使其不能维持基本功能，临床以代谢产物和毒素潴留，水、电解质和酸碱平衡紊乱以及某些内分泌功能异常等表现为特征的一组综合征。为各种原发性和继发性肾脏疾病持续进展的转归，终末期成为"尿毒症"。西医治疗目前无特效治疗方法，局限于降血压、降血脂、降血糖、改善微循环，保护肾功能，延缓肾功能进展等，而中医通过辨证施治，运用单药、复方制剂及成药、中药保留灌肠等多靶点、多途径手段，显示出独特优势。学者白兰等就中医药对慢性肾衰竭患者微炎症状态影响的研究现状做了梳理归纳。

中医理论与微炎症状态

　　CRF 多属于"水肿""癃闭""关格"等范畴，总的病机属于本虚标实，虚实夹杂。多是由于感受外邪、饮食不节、劳倦太过或失治误治，脾肾衰惫，气化不利，湿毒弥漫。病位在脾（胃）、肾（膀胱），本虚即气血阴阳即五脏六腑虚损，邪实即以浊瘀为主。且瘀浊毒邪内蕴贯穿于慢性肾衰竭的整个病程，是病机之关键，与疾病进展密切相关。Schoming 等在 2000 年首次提出"微炎症状态"的概念，指出由非病原微生物感染引起，表现为全身循环中炎性蛋白、炎性细胞因子升高，而无全身或局部急性临床感染征象，持续且隐匿，普遍存在于 CRF 患者的病程中。随着研究的深入，已被证实与高居不下的终末期肾病（ESRD）病死率密切相关。但 CRF 患者发生微炎症状态的机制尚不明确，多认为可能与以下几点相关：①氧化应激反应增强；②C 反应蛋白（CRP）、糖基化终末产物（AGE）和血管紧张素Ⅱ（AngⅡ）产生增加；③脂代谢异常。总之 CRF 时肾脏的 eGFR 进行性下降，体内代谢紊乱，抗氧化能力减弱，氧化应激增强，炎症因子在体内潴留，导致出现微炎症状态。临床中缺乏特异性指标，多以 CRP、白细胞介素-1（IL-1）、白细胞介素-6（IL-6）、肿瘤坏死因子 α（TNF-α）、尿素氮（BUN）、血肌酐（SCr）、胱抑素 C（Cys C）等为观察指标。近年来随着中医对微炎症状态研究的深入，发现慢性肾衰竭微炎症状态的病理因素，与中医辨证的"标"实，即湿浊、瘀血相关。另有研究认为微炎症状态的炎症因子致病特点与中医"毒邪损伤肾络"相似；临证中发现，慢性肾衰早期临床表现隐匿，SCr、BUN 等指标不是很高，随着疾病的进展，出现脏腑虚损，而出现严重的临床表现如恶心呕吐，少尿，甚至尿闭，神昏谵语等变证。这与中医理论中"病久及肾，久病入络必为瘀"的发病过程相似；有研究提出"毒损肾络"是慢性肾衰微炎症状态的病理基础的理论。刘新华等认为毒邪包括外毒和内毒，而 CRF 时的微炎症状态为毒邪之内毒，为脏腑功能失调、气血运行失常所致的生理或病理产物（痰、瘀、湿、浊、热、水）不能及时排出，蕴积体内，化为毒邪，毒邪可随经脉、血液入肾、入络，损伤肾络，其认为瘀血、浊毒以及水湿是微炎症状态的体现。

中医药对慢性肾衰竭微炎症状态影响的动物实验研究

　　姚东升等研究肾衰竭Ⅱ号方对肾衰竭模型大鼠的影响，发现其可显著改善模型大鼠肾功能，降低 CRP、IL-1、IL-6、TNF-α、单核细胞趋化蛋白-1（MCP-1）等炎症因子及内毒素水平，证实通过改善肠道屏障功能抑制肠源内毒素入血，降低微炎症水平是治疗慢性肾衰竭的靶点之一；胡蓉等研究证实了肾衰营养胶囊可降低 5/6 肾切除慢性肾衰模型大鼠体内血管可溶性细胞黏附因子 1（sICAM-1）、血管细胞黏附分子 1（VCAM-1）、NF-κB p65、TNF-α、IL-6 等炎症因子的水平，从而改善 CRF 大鼠微炎症状态血管炎症损伤；宋丽研究发现升清降浊胶囊可有效改善慢性肾衰模型大鼠的肾功能、肾性贫血，且病理显示炎性细胞浸润及间质纤维化低于对照组，可抑制肾组织 TNF-α 的阳性表达。吉勤等采用降浊颗粒（法半夏、人参、茯苓、大黄、白术、生姜）治疗 5/6 肾切除慢性肾衰模型大鼠，结果发现实验组大鼠的 BUN、SCr、24 小时尿蛋白定量、CRP、TNF-α 低于对照组，证实降浊颗粒可延缓肾功能进展，其机制可能与减轻慢性肾衰竭微炎症反应相关。许云龙发现益肾降浊方（黄精、制附子、生大黄、白条参）能通过降低 CRF 模型大鼠血清中 CRP、TNF-α、IL-6 及提高 ALB 含量，改善微炎症状态，抑制肾间质纤维化，延缓肾衰竭进展。

中医药对慢性肾衰竭微炎症状态影响的临床研究

1. 中药汤剂内服：李娟等研究发现自拟方参芪补肾汤（人参、黄芪、枸杞子、当归、白芍、淫羊藿、酒大黄、丹参、水蛭、红花、姜半夏、白术等）可改善慢性肾衰患者肾功能指标（BUN、SCr 和 eGFR），降低 CRP、IL-6 水平，提示参芪补肾汤可改善患者机体微炎症状态，保护肾功能，延缓肾功能进展。蒋丽君等研究发现大黄附子细辛汤可改善脾肾阳虚型慢性肾衰竭患者畏寒肢冷、浮肿、腰腿酸软、面色㿠白、纳差、反胃及大便稀溏等临床症状，降低 BUN、SCr、CysC 水平，从而改善患者微炎症状态。朱智峰研究发现不同剂量倍生颗粒（人参、制黄芪、绞股蓝、制大黄、当归、枸杞子、当归、紫丹参、制何首乌）能减轻慢性肾衰血透微炎症患者蛋白尿，降低 SCr、IL-6、hs-CRP 水平，通过改善微炎症状态起到保护肾功能，延缓进展的作用。李宁等研究发现扶正泄浊保肾汤（冬虫夏草、熟地黄、黄芪、党参、当归、山药、白术、枳实、法半夏、陈皮、茯苓、制大黄、车前子、水蛭）组 CRF 患者 SCr、hs-CRP 及 IL-6 水平降低，eGFR 有所改善，证实扶正泄浊保肾汤能通过调控微炎症状态改善 CRF 患者临床症状、保护肾功能。张璐芸研究发现健脾补肾通络方（黄芪、黄精、杜仲、当归、丹参、葛根、川芎、夏枯草、白蒺藜、白芥子、制大黄）组慢性肾衰（CKD 3～5 期）患者 CRP、IL-6、TNF-α、SCr、β₂-微球蛋白（β₂-MG）、BUN 水平低于对照组，提示该方剂可有效抑制 CRF 的微炎症内环境，保护肾脏功能。刘斌雄研究发现自拟益肾降浊方汤剂与尿毒清颗粒治疗后慢性肾衰竭患者 hs-CRP、TNF-α 和 IL-6 均较治疗前下降，且益肾降浊组优于尿毒清组，证实自拟益肾降浊方可改善 CRF 微炎症状态，保护肾功能。

2. 中成药：王敏等探讨参乌益肾片对慢性肾衰竭（脾肾气虚证）微炎症状态的影响，发现观察组 TNF-α，IL-6，Lkn-1 和 IL-12 均低于对照组，提示参乌益肾片可通过减轻慢性肾衰竭患者的微炎症状态，参与机体免疫调节，减轻炎症损伤，从而起到延缓肾功能进展的作用，且研究期间未发现不良事件，使用安全。姜国珍等观察百令胶囊对维持性血液透析患者微炎症状态及营养状况的影响，发现治疗组 CRP、中性粒细胞-淋巴细胞比值、血小板-淋巴细胞比值、血清铁蛋白和糖化血红蛋白水平均低于对照组，提示百令胶囊可以改善慢性肾衰竭患者微炎症状态，其作用机制可能为冬虫夏草可改善氧化应激状态，减少炎症因子释放，并通过调节 Th1、Th2 相关因子减缓巨噬细胞激活，从而改善微炎症状态。唐世红通过尿毒清颗粒（UCG）改善慢性肾衰患者微炎症状态的 Meta 分析发现，最终纳入的 55 篇尿毒清颗粒治疗 CRF 患者微炎症状态的文献结果显示，UCG 能降低 CRF 患者的炎症因子（hs-CRP、IL-6、TNF-α、IL-8）水平，能有效改善微炎症状态，且安全可靠。姚洁观察肾衰宁胶囊治疗糖尿病肾病慢性肾衰竭的疗效及对患者微炎症状态的影响，提示治疗组 hs-CRP、Hcy、SCr、BUN、24 小时尿蛋白定量水平均明显下降，且优于对照组，证实肾衰宁胶囊可改善机体的微炎症状态，改善临床症状，延缓肾功能进展。赵亚等观察肾衰排毒胶囊对慢性肾衰竭（CKD 2～3 期）微炎症状态的影响，发现治疗后实验组肾功能明显改善，hs-CRP、IL-6、TNF-α 炎性因子较治疗前明显下降，证实肾衰排毒胶囊可改善 CRF 的微炎症状，保护肾功能。南静等观察对血必净注射液对慢性肾衰竭患者微炎症状态的影响，提示观察组治疗后 CRP、TNF-α 滴度显著下降，可明显改善肾衰竭患者微炎症状态。

3. 中药保留灌肠：丁保明等研究和络降浊汤（生地黄、大黄、黄芪、续断、山茱萸、白术、茯苓、川芎、牡蛎、丹参、车前子等）保留灌肠联合结肠透析对慢性肾脏病浊瘀互结证患者微炎症状态、肾功能及血清铁蛋白的影响，治疗组治疗后 hs-CRP、TNF-α、IL-6、血清铁蛋白（SF）水平均明显低于对照组（$P<0.05$），提示中药灌肠通过改善慢性肾衰患者体内微炎症状态和铁代谢来延缓肾功能进展。张亚楠等研究中药灌肠方（大黄、蒲公英、煅牡蛎、盐巴戟天、槐花炭）对慢性肾脏病 3～5 期患者微炎症状态的影响，发现实验组患者中医证候积分较治疗前明显降低，SCr、BUN、GFR 和 IL-6 均较治疗前显著改善，且优于对照组，证实中药灌肠可能通过肠道给药，促进毒素排泄，调节肠道菌群，减轻微炎症反应，从而保护残余肾功能，延缓疾病进展。

讨　　论

慢性肾衰竭患者普遍存在"微炎症状态"，临床常与肾性贫血、高血压、高血脂、高血糖、心脑血管疾病、营养不良等密切相关，中医学可将其归为瘀血、痰浊、水湿、邪毒等范畴，进行辨证论治，个体化治疗。西医缺乏治疗 CRF 慢性微炎症状态行之有效的治疗手段，且对"微炎症状态"病机研究尚不明确，中医对于病机不明且复杂的病例突显出独特的辨证优势，且具有多靶点、多途径联合用药的特点，辨证分型多以脾肾亏虚为主，治法多采用补肾健脾、养血活血、排毒降浊等，无论从自拟方剂、中药成药，还是从内服、保留灌肠等多个维度，均取得了一定成效。

225 国医大师张大宁治疗慢性肾衰竭微炎症状态的经验

国医大师张大宁提出了"补肾活血法"治疗慢性肾脏疾病。中医学关于微炎症状态的认识较少，各医家根据其临床主要症状和发病特点，将其归属于中医学"浊毒""关格""溺毒""瘀血"等，多数认为是"实证"范畴。慢性肾衰竭普遍伴有微炎症状态，对肾病病情的进展有直接影响，加重动脉粥样硬化、贫血、营养不良等，增加病死率，是严重影响慢性肾衰竭预后的重要指标。学者赵亚等对张大宁治疗慢性肾衰竭微炎症状态的经验做了归纳总结。

慢性肾衰竭微炎症状态的病因病机

对于慢性肾衰竭微炎症状态的病因，张大宁认为正气不足是浊毒发生的根本原因，浊毒是微炎症状态的致病因素和结果。湿浊在慢性肾脏病中普遍存在，是其病机的重要组成部分。正所谓"肾如薪火，脾如鼎釜"，慢性肾衰竭患者多久病，耗伤正气，致脾肾亏虚，脏腑功能失常，气血运行障碍，机体的痰、瘀等生理、病理产物蕴于体内，不能排出体外，化成湿热，阻遏三焦，浊毒内蕴。故微炎症状态本质上还是"本虚标实"，本即正气的亏损，涉及的脏腑有肺脾肾三脏；标即是湿热、瘀血、浊毒。

现代医学对微炎症状态的理解和治疗

微炎症状态是由于机体化学物质、内毒素、免疫化合物的刺激，使促炎症因子释放造成的慢性、持续性炎症反应。该状态无显性症状，临床主要通过检测 C 反应蛋白（CRP）、白细胞介素-6（IL-6）、内毒素等炎症指标表达。CRP 在终末期肾脏病患者体内呈高表达状态，是微炎症状态一项客观、敏感的指标，故 CRP 升高可作为晚期肾脏病患者持续炎症状态的标记。尽管患者没有明显的炎症反应临床症状，却直接影响疾病的进展及预后。

辨治慢性肾衰竭微炎症状态的用药经验

1. 益气扶正是基础：正气虚损，在慢性肾衰的发病中起重要作用。遣方用药上，补肾、健脾、益肺之法，即培补正气是治疗关键，扶正固本可平衡阴阳，调理气血，增强机体抗病及修复能力，预防外邪入侵，减少病情反复，是治疗微炎症状态"本虚"的重要方法。在扶正药中，常用黄芪、党参、白术、山药、莲子、茯苓、白扁豆等以甘淡实脾，用菟丝子、补骨脂、杜仲、枸杞子等补益肾元。张大宁喜用大剂量的黄芪，常在 30~180 g。党参偏于阴而补中，黄芪偏于阳而实表，一阴一阳，一里一表，相互为用，使益气健脾之力增强。有报道显示健脾益肾可通过调节营养指标，从而改善临床症状，延缓肾衰发展进程，保存残余肾功能，减少尿蛋白。

2. 利湿、活血、降浊是关键：湿热为本病进展之基，瘀血为本病进展之果，湿热和瘀血贯穿慢性肾衰竭的始终，瘀血阻滞气血运行，久致脏腑经络功能衰退。张大宁认为由于脏腑功能减弱，湿热、瘀血、浊毒等病理产物蓄积，属于慢性肾衰竭的"标证"。对于这些蓄积的病理产物，张大宁借鉴叶天士的分消走泄法，化整为零，逐个击破，分而治之。对于湿热的成因，张大宁指出，一是饮食不节，过食辛辣肥甘；二是先天禀赋不足，水谷不能化成精微，酿成湿热。见微知著是中医诊病的特色，见湿热表现，要区分上、中、下三焦的不同。临床辨证时，湿热存于上焦者，选用银翘散加减；存于中焦者，见脘腹痞闷，纳呆，常用三仁汤加减，常用薏苡仁、藿香、莲子心等；存于下焦者，选用八正散加减，擅长用猪苓、白茅根、白花蛇舌草等，利水祛湿解毒，利水且不伤阴。湿热易伤阴液，常在清热利湿的同时，配伍二至丸。本方清上补下，药味平和，女贞子滋肝肾之阴，补而不腻不燥，墨旱莲补益肝肾，养阴而不腻滞。二者调和阴阳，常用于肾脏疾病的治疗。慢性肾衰肾小球硬化、肾间质纤维化，与微观的瘀血理论是一致的，张大宁首先在中医肾病界提出"补肾活血法"，用丹参、川芎、三七、三棱、莪术等活血药，使气旺血行，延缓疾病发展。张大宁指出，三棱、莪术一般用量为 10 g 左右，只要剂量合适，实际上并无破血之弊端，尤其经常和补气、健脾药同用，对人体更没有什么出血损害，可以放心使用。丹参、川芎能抑制炎症因子水平，改善肾功能。对于浊毒，张大宁认为其本质上是肾功能下降，不能排出人体的代谢产物，即尿毒症毒素，也是气血运行不畅、脏腑功能失调的表现。治疗上，一是清热解毒，善用蒲公英、败酱草、白花蛇舌草、半枝莲、半边莲等；二是通腑降浊，善用大黄、大黄炭等。大黄可抑制 IL-6 等细胞因子的分泌，减轻肾脏免疫炎症反应，通过抑制细胞增殖减少细胞外基质的过度沉积，改善微炎症反应。张大宁将中医的通腑排毒与西医的肠道清除法相结合，利用活性炭吸附原理，把炭药（如大黄炭、蒲黄炭、黄芪炭等）应用于慢性肾衰竭的治疗，缓解肾衰患者的面色晦暗、恶心呕吐、皮肤瘙痒等症状，改善微炎症状态。

3. 中西医结合，优势互补：张大宁认为，作为临床医生要有系统的思维，应中西医并重。不管是血液透析还是腹膜透析患者，均存在微炎症状态，而肾脏替代治疗仅能部分代替肾脏的排泄功能，不能代替内分泌和代谢功能。中医药在调整机体免疫方面有独特优势，看病以证候为先导，辨病辨证相结合，在改善患者症状、提高患者生活质量上，有自己独特的优势。

4. 注重调养，顾护脾胃：慢性肾衰竭会导致各脏器虚损，再加上久服清热利湿、泄浊排毒、活血化瘀药，寒凉之性会伤胃气，从而使脾胃化生气血津液的功能减弱。即使正常口服上述药物，受纳吸收也会下降，出现微炎症状态常见的贫血、营养不良等，因此顾护胃气应贯穿始终。"胃气无损，诸可无虑"，脾胃健运，饮食增加，能够化生气血津液，方能改善营养不良、贫血，改善微炎症状态。针对慢性肾衰竭微炎症状态的治疗，张大宁有自己独到的见解和用药经验，处方中每味药必有依据且与病情丝丝入扣，治疗上取得了较好的临床效果。

验案举隅

患者，男，63 岁，2018 年 3 月 20 日初诊。主诉发现血肌酐（Scr）升高 3 年，乏力、恶心欲吐 1 个月。患者既往有慢性肾小球肾炎病史 30 年。3 年前体检时发现肾功能异常，Scr 220 μmol/L，尿素氮（BUN）9.4 mmol/L，未系统诊治。1 个月前，自觉乏力、恶心欲吐。复查肾功能：Scr 352 μmol/L，BUN 16.4 mmol/L，尿酸 540 μmol/L；血常规：白细胞 7.88×10^9/L，红细胞 3.2×10^{12}/L，血红蛋白 95 g/L；CRP 34 mg/L。刻下症：面色晦暗，乏力，懒言，身体困重，腰酸痛，晨起恶心欲吐，后背及皮肤瘙痒，双下肢轻度水肿，纳少，寐可，大便 2 日 1 次，小便调。舌暗红，苔黄腻，脉沉涩。血压 120/80 mmHg。西医诊断为慢性肾衰竭；中医诊断为虚劳。辨证属肾虚血瘀，湿浊内蕴。治以补肾活血，降浊排毒。

处方：生黄芪 120 g，土茯苓 30 g，荠菜花 30 g，丹参 30 g，大黄 30 g，蒲黄炭 30 g，茵陈 30 g，五灵脂 30 g，三棱 30 g，莪术 30 g，蒲公英 30 g，白花蛇舌草 30 g，白术 30 g，砂仁 30 g，川芎 60 g，大黄炭 60 g，败酱草 60 g。7 剂，3 日 1 剂，水煎服，每次 200 mL，每日 2 次。

二诊（2018 年 4 月 14 日）：患者服药 2 周，恶心欲吐消失，仍乏力，皮肤瘙痒好转，纳食增加，大便每日 1～2 次，小便调，舌暗红，苔黄腻，脉沉涩。上方黄芪加至 150 g，去荠菜花、白花蛇舌草，加党参 30 g。12 剂，3 日 1 剂，水煎服，每次 200 mL，每日 2 次。

三诊（2018 年 5 月 21 日）：患者面色、乏力明显好转，腰酸痛，尿中泡沫多，大便 2 次/d。舌暗红，苔薄黄，脉沉。肾功能：Scr 302 μmol/L，BUN 12.4 mmol/L；尿常规：蛋白（＋＋），潜血（＋），24 小时尿蛋白定量 3.17 g。二诊方加金樱子 30 g，芡实 30 g，煅牡蛎（先煎）60 g。12 剂，3 日 1 剂，水煎服，每次 200 mL，每日 2 次。

后随访，患者乏力、恶心症状不明显，多次查 Scr 在 200～300 μmol/L，尿蛋白在（＋）～（＋＋）。

按：患者乏力、懒言是典型的气虚表现，恶心欲吐、皮肤瘙痒是浊毒上逆、外溢之表现，结合患者 CRP 偏高，考虑存在微炎症状态，故用黄芪扶正，是治疗微炎症状态"本虚"的重要方法，通过大剂量黄芪匡扶正气，托邪外出。"久病必瘀"，故用丹参、川芎活血化瘀，抑制炎症因子水平，和黄芪的"补气"作用相得益彰，脏腑经络气血更加通畅。土茯苓、荠菜花两者合用，清热利湿、泄浊。大黄药性趋下，降逆泄浊排毒，《读医随笔》云"泄浊毒即所为保肾元"；五灵脂、蒲黄炭、茵陈源自国医大师张大宁自拟方"茵陈失笑散"，茵陈善清利湿热；五灵脂、蒲黄炭活血化瘀。三棱长于破血中之气，莪术善于破气中之血，二者联合使用，气血双治，活血化瘀；湿浊之邪日久化为湿热，故用蒲公英、白花蛇舌草清热祛湿解毒，取其药性趋下，利尿入膀胱，使湿热从小便而解。内生湿浊，惟土能制之，故合用白术、砂仁调理脾胃，散精微而运湿浊。二诊时患者恶心欲吐及皮肤瘙痒均好转，考虑微炎症状态缓解；乏力懒言改善不明显，考虑正气不足，正气没有恢复，故加大黄芪用量，并配合党参，使益气健脾之力增强。三诊时患者微炎症状态的表现如面色晦暗、恶心呕吐、皮肤瘙痒基本消失，肾功能水平好转，但大量蛋白尿，预后不佳，予金樱子、煅牡蛎、芡实，意在补肾、固涩，从而健脾益肾，减少精微下泄，从而延缓病情进展。

慢性肾衰竭病情复杂，病程缠绵，和微炎症状态密切相关。"补肾活血"法，从扶正和祛邪角度治疗慢性肾衰竭微炎症状态。补益肺脾肾，意在"正气存内，邪不可干"；同时针对标实，分别给予清利湿热、活血化瘀、降浊排毒等，标本兼顾，攻补兼施，从而延缓慢性肾衰竭的进展。

226　慢性肾衰竭微炎症状态的中医研究

由于血液净化技术的开展与进步，使"尿毒症为不治之症"的论断已成为历史。但慢性肾衰竭（CRF）患者及接受血液净化治疗患者的生活质量仍明显低于正常人，其合并症发生率与病死率很高，有关影响预后的因素及改善预后的研究一直是本领域的热点。近来诸多研究发现 CRF 患者普遍存在着微炎症反应状态，微炎症反应在 CRF 进展中起着重要作用，也是 CRF 患者心血管事件发生率和死亡率居高不下的主要原因，目前已引起国内外学者的广泛关注。这种持续性炎症状态并非由外源性病原微生物感染或体内机会性病原微生物感染引起，而是机体在微生物、内毒素、各种化学物质、补体、免疫复合物等刺激下，激活单核巨噬细胞系统，释放以白细胞介素-1（IL-1）、白细胞介素-6（IL-6）和肿瘤坏死因子（TNF-α）为主的促炎症细胞因子，引发持续存在的轻微炎症反应，主要表现为全身循环中炎性蛋白、炎症性细胞因子升高，导致患者出现持续及相对隐匿性的各种并发症，其实质为免疫性炎症。如何减轻和控制 CRF 患者的微炎症状态，将成为临床治疗 CRF 的新切入点及研究和预防尿毒症并发症的关键。近年来，中医药在 CRF 微炎症状态的研究方面已取得一定的进展，学者于敏等对此做了梳理归纳。

中医学对 CRF 微炎症状态的认识

CRF 在古代中医文献中，根据其少尿、无尿、水肿、恶心、呕吐等临床表现及演变经过和预后，常将其归属于"癃闭""关格""溺毒"等范畴。其基本病机初为脾肾气虚，继致肾元衰竭、水毒潴留。肾元衰竭是发病之本，水毒潴留是发病之标，故此为本虚标实之病。脾肾气虚易受外邪，气虚无力祛邪外出，加之气虚行血无力，而致瘀阻百脉，五脏六腑失其所养，加速功能减退，最终又加重气虚，致病邪留恋，而呈现慢性炎症状态。气虚水液无以气化，湿瘀内阻，阻滞中焦则见食少纳呆、腹胀痞满、恶心呕吐。脾肾气虚日久，气血失于化生；瘀血内阻，新血不生，机体失养，故见面色苍白无华等营养不良症状。血脉瘀阻，心失所养，不通则痛，故发为胸痹、心痛等。晚期可出现多脏器疾病，如水毒上犯中焦，则发口臭苔腻、恶心呕吐的胃逆证候；水毒内蕴肠腑，可致腹泻、便溏或便干难解；水毒不能排泄，则致水肿少尿或无尿，甚则出现风阳上扰、心气衰竭等危险证候。中医学虽无微炎症状态的病名，但从微炎症状态的病理物质是炎症因子来看，可归属为"浊毒""瘀血"等范围。CRF 为本虚标实之证，其本质属于虚证，由于脾肾虚损，常伴不同程度的湿浊与瘀血潴留，即有不同程度的炎症因子增高，因此，微炎症状态应属于 CRF 的"标证"。

中医关于 CRF 微炎症状态辨证分型的研究

朱辟疆等将 69 例非透析 CRF 衰竭微炎症状态患者辨证分为七型：脾肾气虚型（主症为倦怠乏力，气短懒言，食少纳呆，腰膝酸软；次症为脘腹胀满，大便不实，口淡不渴，舌淡有齿痕，脉沉细）、脾肾阳虚型（主症为畏寒肢冷，倦怠乏力，气短懒言，食少纳呆，腰膝酸软；次症为腰部冷痛，脘腹胀满，大便不实，夜尿清长，舌淡有齿痕，脉沉细）、肝肾阴虚型（主症为头晕，头痛，腰酸膝软，口干咽燥，五心烦热；次症为大便干结，尿少色黄，舌淡红少苔，脉沉细或弦细）、脾肾气阴两虚型（主症为倦怠乏力，腰膝酸软，口干咽燥，五心烦热；次症为夜尿清长，舌淡有齿痕，脉沉细）、阴阳两虚型

（主症为畏寒肢冷，五心烦热，口干咽燥，腰酸腰痛；次症为夜尿清长，大便干结，舌淡有齿痕，脉沉细）、湿浊证（主症为恶心呕吐，肢体困重，食少纳呆；次症为脘腹胀满，口中黏腻，舌苔厚腻）、湿热证（主症为恶心呕吐，身重困倦，食少纳呆，口干，口苦；次症为脘腹胀满，口中黏腻，舌苔黄腻），其中脾肾气虚型20例，脾肾阳虚型20例，肝肾阴虚型12例，脾肾气阴两虚型（气阴两虚型）12例，阴阳两虚型5例；69例中兼夹湿浊证24例，兼夹湿热证6例。结论认为，各中医证型均存在微炎症状态，但不同证型微炎症状态程度有一定的差异，其中夹湿浊证或夹湿热证者微炎症状态程度最明显，微炎症状态程度可作为湿浊证及湿热证的辨证参考。

单味中药的研究

李富岐等研究大黄对维持性血液透析患者微炎症状态的影响，采用随机、单盲、对照的研究方法，将60例肾内科维持性血液透析患者随机分为治疗组与对照组各30例，对照组给予规律血液透析、常规口服ACEI及注射促红细胞生成素（EPO）、补钙降磷等治疗；治疗组在上述治疗基础上每日予生大黄10 g，由患者自行开水泡服，浸泡时间为0.5 h，浸泡出的药液量应根据患者尿量，以其无明显不适为度，若服后出现腹痛、恶心、水样便等症状，当日不应再饮用，次日剂量减半（5 g）再重新泡服，疗程为1个月。治疗1个月后治疗组患者C反应蛋白（CRP）（3.23±3.20）mg/L，与治疗前相比明显下降；IL-6（16.64±13.45）pg/L，与治疗前相比下降明显；TIW-α（123.71±11.38）pg/L，与治疗前相近。对照组CRP（16.68±31.09）mg/L，IL-6（52.79±59.49）pg/mL，TNF-α（128.64±12.95）pg/L，与治疗前比较明显升高，提示大黄对终末期肾病（ESRD）维持性血液透析患者微炎症状态有明显改善作用。系统评价显示，大黄治疗CRF可能有效，但延缓CRF进展的作用尚不肯定。药理研究显示，大黄具有清除氧自由基、调节脂质代谢、抗菌消炎、调节免疫、拮抗炎性细胞因子等作用。上述因素在ESRD患者微炎症状态的产生和维持中起重要作用，因此，大黄可能在ESRD维持性血液透析患者微炎症状态的治疗中起积极作用。

黄积仓等研究虫草菌丝联合银杏叶片对CRF血液透析患者微炎症的影响中发现，虫草菌丝联合银杏叶片对此种微炎症状态具有明显改善作用。其选择长期血液透析患者65例，随机分为对照组32例和治疗组33例，治疗组加用金水宝（每粒含虫草菌丝0.33 g）3粒，银杏叶片1片，均为每日3次口服，疗程3个月，治疗后采用ELISA法检测血清IL-6、TIW-α的浓度及超敏反应蛋白（hs-CRP）的水平，另选择30例健康人检测血清炎症因子水平。结果与健康人对照组相比，长期血液透析患者hs-CRP、IL-6及TNF-α水平均明显升高，在虫草菌丝联合银杏叶片治疗3个月后，治疗组hs-CRP、IL-6及TNF-α水平均明显下降；对照组治疗前后hs-CRP、IL-6及TNF-α水平相近。另据报道，中草药姜黄具有抑制炎症因子的作用，其机制可能是通过抑制免疫细胞NF-κB的活化和TNF-α的表达而达到抗炎效果。

王鸿泰等研究姜黄、女贞子对CRF非透析患者微炎症状态下肾功能的影响，选择在肾内科门诊及住院患者150例及10例健康对照组，均为慢性肾脏病（CKD）3～4期的患者。采晨起空腹静脉血，用ELISA法测定血清IL-6、TNF-α的浓度；用免疫速率比浊法测hs-CRP、血清尿素氮（BUN）和肌酐（Scr）浓度，结果三组IL-6水平与TNF-α、CRP之间呈正相关，TNF-α与CRP亦呈正相关。证实IL-6、TNF-α、CRP之间呈正相关。并根据这些炎症因子浓度分为微炎症状态组（56例）和非微炎症状态组（94例），微炎症状态组再随机分为治疗组和非治疗组各28例。治疗组给予姜黄、女贞子各9 g，3个月后观察血清IL-6、TNF-α、hs-CRP和肾功能的变化。结果微炎症状态组治疗后较非治疗组上述炎症介质明显下降，肾功能恶化程度减轻。结论认为CRF非透析患者微炎症状态对肾功能有不良影响。姜黄、女贞子能降低炎症介质（IL-6、TNF-α、hs-CRP）的浓度，延缓CRF的进展。中药女贞子中的齐墩果酸也具有抗炎作用。熊飞等将鱼腥草注射于足三里、肾俞，注射后发现CRF患者CRP下降明显，提示体内炎症状况有所改善。

中药复方研究

CRF 血液透析患者血中前炎症因子 TNF-α、IL-6 水平均较正常人明显增高，提示体内存在微炎症状态，并且在 CRF 早期这种肾功能与炎症因子水平之间的负相关关系已经显示。左琪等研究中药益气固肾液对 CRF 维持性血透患者前炎症细胞因子的影响，将患者随机分为治疗组和对照组各 30 例，治疗组在常规治疗中加入中药益气固肾液治疗，对照组为常规血液透析液，疗程为 3 个月，观察中药干预后患者临床症状以及血清 TNF-α、IL-6 等变化。治疗组与对照组治疗后比较，血浆 TNF-α 水平明显下降，血清 IL-6 有所降低，提示中药益气固肾液能改善血透患者的微炎症状态，从而改善营养不良-炎症-动脉粥样硬化综合征。杨霓芝等亦发现中药益气固肾液可改善 CRF 维持性血透患者营养不良-炎症反应综合征的症状，也可降低血浆 TNF-α 水平。

叶彩霞等研究中药八珍汤对存在促红素抵抗的气血两虚型 CRF 患者微炎症状态的影响，将所观察的 60 例患者随机分为治疗组和对照组，对照组予常规治疗，治疗组在常规治疗基础上加服八珍汤；同时选取 20 名健康成人作为正常对照组。结果所有患者治疗前 hs-CRP、TNF-α、IL-6 均高于正常对照组；治疗 1 个月后，治疗组 hs-CRP、TNF-α、IL-6、Cr、BUN 明显降低，同时血红蛋白、血细胞比容、血清铁蛋白明显升高，与对照组相比有显著差异。方中人参益气补脾，黄芪补气升阳、益卫固表、利水消肿。现代药理研究表明人参、黄芪可增强免疫力，提高血清 EPO 的浓度。

张晓东等探讨活血复肾胶囊（成分为大黄、黄芪、人参、淫羊藿、猪苓、乳香、没药、水蛭等）对 CRF 过程中微炎症状态的影响，采用腺嘌呤制作大鼠 CRF 模型，将大鼠分为三组：正常对照组（A 组）10 只、模型对照组（B 组）10 只、活血复肾胶囊治疗组（C 组）10 只，采用自身对照方法，观察三组大鼠治疗 4 周前后 Cr，BUN，CRP 及 TNF-α 的改变。结果 B 组存在肾功能损害，CRP 及 TNF-α 明显增高。采用活血复肾胶囊治疗后 C 组与 B 组相比，CRP 及 TNF-α 水平明显下降。表明 CRF 大鼠模型中存在微炎症状态；活血复肾胶囊可能具有调节 CRF 微炎症状态的作用。

蒲超等研究复方丹参片（丹参、三七、冰片）对维持性血液透析患者氧化应激和微炎症的影响，结果透析患者的 CRP、IL-6、TNF-α、晚期氧化蛋白产物（AOPP）、丙二醛（MDA）明显高于正常对照组，超氧化物歧化酶（SOD）显著低于正常对照组。常规透析组 3 个月时，AOPP、MDA 较服药前增加，SOD 降低，CRP、IL-6、TNF-α 增加但无显著差异。透析加丹参组在 1～3 个月时 MDA、AOPP 明显低于服药前以及同时点常规透析组，而 SOD 则显著增高，第 3 个月所测 CRP 低于服药前以及同时点常规透析组，但 IL-6、TNF-α 降低不明显，透析加丹参组各时点的 CRP、IL-6、TNF-α、AOPP、MDA 仍高于正常对照组，SOD 低于正常对照组。认为血液透析可能加重维持性血液透析患者的氧化应激和微炎症状态，复方丹参片能有效地改善维持性血液透析患者的氧化应激和微炎症状态。体内外试验亦证实丹参具有抗炎症的作用，这可能与丹参酮抑制炎症细胞内细胞因子的产生有关。

伍劲华采用健脾益气、祛湿清热、补肾活血法，选用肾衰合剂（黄芪、补骨脂、淫羊藿、鹿衔草、鱼腥草、白术、当归、大黄、茯苓、川芎、菟丝子、制何首乌）治疗 CRF 患者的整体功能代偿及微炎症状态。结果证明肾衰合剂能促进 CRF 患者整体功能代偿及改善微炎症状态，并且有研究证实滋肾清热能抑制肾小球系膜细胞增殖，减少系膜区基质积聚。其机制可能与其抑制肾小球细胞分泌的 IL-1、TNF-α 的活性有关。

综上所述，CRF 患者均存在机体免疫功能失常及炎性因子表达异常，患者接受长期血液净化治疗则成倍地加重了炎性反应的发展。因此早期发现并进行干预性治疗对改善患者预后极为重要。微炎症状态时炎症因子 CRP、IL-1、IL-6、TNF-α 分子质量大，常规血液透析不能清除，只有高通透量血液透析并灌流吸附才能部分清除，但费用昂贵，操作繁琐。如何降低 CRF 非透析患者及透析患者的并发症和提高患者的生活质量是医学界面临的重要课题。

目前中医药关于 CRF 微炎症状态的相关性研究已取得了一定进展。中医药治疗 CRF 微炎症状态，立足于辨证论治，从整体入手，其作用机制和途径有多靶点、多向性、多层面等特点，有着化学合成药物所不可比拟的优势。但是，中药复方配伍的多样性、单味药成分的复杂性以及剂型的影响，使中药方剂作用机制的研究多停留于临床观察阶段，实验研究甚少，多数实验尚不够成熟。因此，进一步加强CRF微炎症状态中医理论及中医药作用机制的研究，积极开展设计较严谨的前瞻性临床与实验研究，探讨 CRP、IL-1、IL-6、TNF-α 等在 CRF 发生、发展中的作用机制．筛选 CRF 的特效中药。改良剂型，尽快建立中医药治疗体系的客观化、定量化指标，将进一步丰富中医药防治 CRF 病机理论学说的内涵，为中医药治疗 CRF 提供新的思路和途径，从而提高透析的有效性与充分性，减少透析次数，减轻患者的经济负担和心理压力，为中医临床治疗 CRF 提供坚实的理论基础。

227 从毒损肾络论治慢性肾衰竭胰岛素抵抗

胰岛素抵抗（IR）是指因患者胰岛组织器官对胰岛素的反应敏感性降低、受损或丧失而产生一系列病理变化和临床症状。慢性肾衰竭（CRF）时会出现胰岛素抵抗，且与肾功能损害相平行。据调查，CRF 患者中有 IR 者占 47.0%，尿毒症患者中约为 80.0%。CRF 患者存在 IR 不仅会加重 CRF 患者的水、电解质及酸碱平衡紊乱，而且能引起蛋白质和脂肪代谢异常，也是高血压、高凝倾向、动脉粥样硬化及蛋白质营养不良发生发展的主要原因，同时也是促进肾功能恶化的一个重要因素。学者于敏等探讨了 CRF 中医"毒损肾络"病机理论与肾内微炎症及胰岛素抵抗发生机制的相关性，对丰富 CRF 的治疗思路，改善 CRF 患者的预后有极其重要的意义。

毒损肾络是 CRF 胰岛素抵抗的病理基础

1. 毒的含义：毒邪在一定意义上是指病因之毒，是决定许多疾病发生、发展和转归的重要因素。CRF 之毒主要指内生之毒，机体内的生理或病理产物不能及时排出或化解，蕴积体内，化生毒邪，其病势胶着，顽固难除，寓于诸邪之中。痰、湿、浊、瘀、热邪是 CRF、IR 毒邪形成的物质基础。毒邪具有损伤、致变、顽固、秽浊、结聚、依附、入络等多种病理特性。从毒论治 CRF，如《证治汇补·癃闭》云："既关且格，必小便不通，旦夕之间，陡增呕恶，此因浊邪壅塞三焦，正气不得升降……阴阳闭绝。"《医门法律·关格门》："凡治关格病，不知批郤导窍，但冀止呕利溲，治其标，使穷力竭，无益反损，医之罪也。"实际上，CRF 之毒涵盖了水毒、湿毒、脂毒、瘀毒、痰毒等，是疾病过程中气、血、津液运化失常，致浊、瘀、痰、水、湿、热等病理产物不断积聚，凝结而成的具有毒害作用的病理物质，内攻脏腑，外趋皮肉，从而导致 CRF、IR 的发生发展。

2. 肾及毒损肾络与慢性肾衰竭微炎症状态：近来来诸多研究发现，CRF 患者普遍存在着微炎症反应状态，且慢性微炎症反应与肾功能下降程度密切相关。CRF 归属于中医学"关格""癃闭"等范畴。其发生是由于各种慢性肾脏病日久不愈，脾肾虚衰，水液、湿浊、痰瘀等邪内蕴，化生毒邪，损伤肾络而成。毒邪既是病理产物，又是新的致病因素。毒邪可随经脉、血液入肾，损伤肾络，导致肾脏的生理功能失调，而出现一系列病理变化。其病机特点是本虚标实。而瘀毒则贯穿于 CRF 的始终，既是 CRF 发病的始动因素，也是其病情发展、恶化的关键所在。CR 为本虚标实之证，其本质属于虚证，由于脾肾虚损，往往伴有不同程度的湿浊与瘀血潴留，也就是有不同程度的炎症因子增高。络脉是运行气血的通道，既是病邪侵入的通路，也是容邪之所。各种致病因素伤及络脉最易影响其气血的运行，而失其运行时速和常度。肾络的调达是全身气机调畅的保证。生理状态下，肾络通畅，则能开能合，能出能入，能收能放，保证了气、血、津、液的正常代谢，维护了机体的各种生理活动。

病理状态下，肾失所司、所统及枢机之用，则导致水、湿、浊、瘀、痰、热等邪内生，影响络脉运行气血功能，久则蕴积为毒，入络则难解。正如《张聿青医案》所谓"邪既入络，易入难出"。毒滞肾络，又可化生浊、瘀、痰、湿、热等邪，阻滞脉络，胶结壅滞，留而不去，又成新毒，形成恶性循环的病理状态。因此，毒损肾络是 CRF 微炎症状态的病理基础，并贯穿 CRF 微炎症状态的始终。而毒损肾络的病理基础可能是体内高表达的炎症因子所引起的肾内炎症反应。CRF 的根本为脾肾双亏，气血不足。气血衰少必致血行不畅而瘀血内阻，瘀血既是 CRF 病理产物又是标证之一，这一点与 CRF 发生后，肾血流量减少，肾小球滤过率下降是一致的。

近年来研究发现，许多炎症因子与 CRF 微炎症状态关系密切，在诸多的炎症因子中白细胞介素- 1（IL-1）、白细胞介素- 6（IL-6）及肿瘤坏死因子 α（TNF-α）尤为重要，能刺激内皮细胞分泌炎性介质，激活凝血系统，抑制纤溶，增加炎性渗出和中性粒细胞溶酶体酶释放及氧自由基产生，促进单核吞噬细胞系统释放 IL-1、IL-6、TNF-α 和前列腺素 E_2（PGE_2）等，促使炎症的发生与发展。研究发现，肾排泄功能与微炎症具有直接相关性，肾功能不全患者肾小球滤过率（GFR）越低，血浆 IL-6 及 C 反应蛋白（CRP）水平越高。在急性反应时相蛋白中 CRP 为主要的急性反应蛋白，它具有反应快，半衰期短，升高幅度大等特点。因此，是理想的炎症反应标志物。

3. CRF 时肾内微炎症反应与胰岛素抵抗：肾脏与糖代谢关系极为密切，肾脏是仅次于肝脏的糖异生器官，肾脏的正常功能是维持糖代谢的关键之一。CRF 患者往往存在糖代谢异常，其原因是胰岛素分泌不足或胰岛素抵抗。胰岛素抵抗在 CRF 的早期即可存在，它可先于尿毒症症状和体征之前出现，其可能是尿毒症毒素所致。CRP 是由肝脏产生的急性时相蛋白，主要由循环 IL-6 水平调节。最近有研究发现，CRP 与体重指数和腰围明显相关，也与其他胰岛素抵抗综合征的参数相关，包括血压、胰岛素、高密度脂蛋白胆固醇、甘油三酯等，CRP 水平与 IL-6 及 TNF-α 也明显相关。研究发现，TNF-α 致胰岛素抵抗作用的第一个证据来自于观察到肥胖动物的脂肪细胞过度表达 TNF-α。在这些动物中，脂组织中 TNF-α 增多，同时循环 TNF-α 水平也升高。关于 TNF-α 致胰岛素抵抗的机制近年来研究较多，可能与以下机制有关：TNF-α 干扰胰岛信号传导；TNF-α 降低过氧化物酶增殖活化受体 γ（PPARγ）mRNA 的表达。PPAR 是核受体，PPAR 激活剂有助于维持内环境中葡萄糖浓度的稳定，并通过增加肝脏脂肪酸的 β 氧化促使脂肪酸进入血液并降解。另外，PPAR 在不同免疫细胞和血管壁细胞中表达，具有抗炎和促凋亡作用。TNF-α 能降低 PPARγ 的 mRNA 的表达，减少 PPARγ 的产生，从而引起胰岛素抵抗；TNF-α 通过 NO 介导的对胰岛素 β 细胞代谢的全面抑制，引起 β 细胞胰岛素抵抗。IL-1、IL-6、白细胞介素- 8（IL-8）等均参与机体的炎症反应过程，IL-1 和 IL-6 还是能量代谢平衡的重要调节因子。此外，这两种细胞因子还通过控制凋亡而调节脂肪和肌组织的总量。它们不仅由免疫活性细胞产生，也由脂肪细胞和肌肉细胞产生，而 IL-1 能升高血糖和胰岛素引起 IR。

CRF 毒损肾络病机理论与胰岛素抵抗发生机制的相关性

慢性炎症反应在 CRF、IR 发生发展中的作用不容忽视，而核因子 κB（NF-κB）、单核细胞趋化蛋白- 1（MCP-1）在介导 CRF、IR 炎症的作用尤为学者所关注。NF-κB 是炎症启动、调节的关键核因子，被激活的 NF-κB 可调控各种炎症反应基因转录。MCP-1 是单核吞噬细胞系统特异性的趋化因子，在 MCP-1 基因启动子部位上含有 NF-κB 的结合位点。CRF 时存在胰岛素抵抗，最近在对美国非糖尿病肾病 CRF 患者的研究结果进一步证实了这一现象。CRF 时发生 IR 涉及甲状旁腺素水平升高，代谢性酸中毒，肉毒碱不足，肾素-血管紧张素-醛固酮系统活跃，肌肉蛋白丢失等。在普通人群中，胰岛素抵抗可导致糖耐量异常、高血压、高甘油三酯血症、中心性肥胖、微量蛋白尿等临床变化。在非 DN 的 CRF 患者中，常常出现空腹血糖升高，但空腹胰岛素水平大多正常或升高，多伴有高血压、高尿酸血症及脂代谢紊乱等临床表现，如果在非 DN 的 CRF 患者中 IR 与上述表现相关，无疑将丰富 CRF 患者的治疗手段。

CRF 时体内血管紧张素 Ⅱ（AngⅡ）分泌增加，特别在肾脏局部 AngⅡ 合成显著增高，AngⅡ 本身就是一个致炎症因子和纤维化因子，且 AngⅡ 可刺激肾小球系膜细胞分泌 IL-6、TNF-α，刺激单核细胞分泌 MCP-1 等炎症细胞因子，促进微炎症的发生。最近的研究显示，IR 通过与血管紧张素系统（RAS）之间的密切联系，成为参与肾脏疾病进展的一个重要因素。业已证明，AngⅡ 可以阻断胰岛素信号传导通路，造成胰岛素抵抗。在细胞及亚细胞水平 RAS 系统与胰岛素信号转导之间存在着复杂的信息交通/对话，RAS 与胰岛素共享胰岛素信号转导通路，如代谢综合征- 1/- 2 酪氨酸的磷酸化，PI3 激酶及 MAP 激酶途径等，但作用不同。RAS 激活抑制胰岛素 PI3 激酶的糖代谢作用；但在 MAP 激酶途径上则与胰岛素协同增强细胞增殖作用，还可促进细胞间基质增加，增加内皮细胞、β细胞线粒体的氧化应激反应，ROS产生增加，内皮NO减少，增强炎症通路（NF-κB）活性和凝血活性，导致血管内皮细胞紊乱。反之高血糖症及胰岛素均可激活RAS系统，提高ATⅡ及ATⅠ受体的表达，共同促发高血压、AGES的产生及胰岛素抵抗。AGES在尿毒症患者体内蓄积，可活化多种炎症细胞因子（如IL-6、TNF-α及IL-1β等），激活氧化应激反应，产生氧自由基，加速动脉硬化及肾小球硬化。AGE潴留与透析相关性淀粉样变、动脉粥样硬化等CRF并发症的发生有关。AGE还能促进蛋白质氧化修饰，肾功能减退致体内过度潴留中小分子毒素，以及尿毒症背景下蛋白质的修饰加速和/或被修饰蛋白质的清除障碍，导致微炎症状态进一步加重。CRF患者代谢性酸中毒亦影响胰岛素的代谢，其机制可能是代谢性酸中毒不仅抑制胰岛素分泌，而且抑制胰岛素与受体的结合及胰岛素受体后作用，导致胰岛素抵抗和糖耐量减低。

此外，CRF患者血清甘油三酯（TG）、总胆固醇（TC）、低密度脂蛋白胆固醇（LDL-C）均有不同程度的升高，尤以TG、LDL-C升高最显著。脂代谢异常参与了微炎症状态的发生。近年来，许多研究表明，IR与脂代谢异常相关，可能的机制有：脂蛋白脂酶（LPL）活性依赖于胰岛素；IR时胰岛素活性降低，LPL活性下降，导致TG清除障碍；IR时组织对糖的利用下降，脂肪动员增加，血糖和脂肪酸浓度增加，刺激肝脏合成和分泌极低密度脂蛋白胆固醇（VLDL-C）和LDL-C，血中TG、VLDL-C、LDL-C的水平升高，由胰岛素介导的LDL-C与肝细胞表面LDL-C受体的结合力下降，使LDL清除下降。越来越多的研究认为，脂肪组织是IR产生的始发部位。首先，血中长链游离脂肪酸（FFAs）水平升高使脂质在脂肪细胞内过度沉积，脂肪细胞的体积增大伴有数目增多。增大的脂肪细胞对胰岛素介导的抑制脂解的作用不敏感，脂肪分解增强和脂肪合成减弱，导致循环中FFAs水平升高并储存到非脂肪组织，必然引起IR和胰岛功能损伤，从而产生并加重脂毒性。此外，脂肪组织是人体内最大的内分泌器官，可分泌多种细胞因子，诸如FFAs、TNF-α、纤维溶解酶原激活抑制物-1（PAI-1）、MCP-1、IL-6、脂联素、瘦素、抵抗素等，均可影响脂肪细胞胰岛素信号转导，引起或加重IR。研究证实，血液中异常增高的脂质即是一种痰浊，而高血脂可加速肾小球硬化。中医学认为，痰浊凝聚，注入血脉，损伤肾络是CRF高脂血症的关键病机。高血脂对CRF患者的肾损害起着关键的作用，参与肾衰竭的进展，高脂血症可以导致肾组织损伤或肾组织损伤加重，已经在多种动物模型之中被证实，而降低血脂可以改变肾损伤。

CRF时体内各种代谢紊乱（包括水、电解质、酸碱平衡失调、脂质代谢失常）及CRF时高表达、分泌增加及蓄积增多的如CRP、IL-1、IL-6、TNF-α、糖基化终末产物（AGE）、AngⅡ、AOPP及MCP-1等都可以称之为毒。毒损肾络是指CRF时体内代谢紊乱，氧化应激及AGE增加，导致炎性蛋白及炎性细胞因子产生增加，过度积聚从而介导肾内炎症反应，而加速动脉硬化及肾小球硬化，促进CRF的进展。毒损肾络导致CRF的发生发展与IR导致CRF进展的机制是相符的。肾脏是炎症介导物的重要靶器官，炎症因子是引起肾内炎症的原因，又是炎症反应随之而生的病理性标志产物，高表达的炎症因子即是毒，炎症因子的作用与中医学的毒随邪生，变由毒起，毒损肾络的观点是一致的。

解毒通络益肾法可抑制CRF肾内微炎症状态

于敏针对毒损肾络是CRF、IR的病理基础，创立解毒通络益肾法为治疗CRF、IR的大法。解毒法就是化解转化毒素，使毒邪分解和排出，给毒邪以出路，促使机体恢复生理平衡，邪去则正安，为伏其所主，先其所因之法。治疗亦应根据毒邪的性质而确定不同的解毒之法，如湿毒则祛湿解毒，浊毒则芳香化毒、通腑排毒，热毒则清热解毒，瘀毒则化瘀通络解毒，痰毒则化痰解毒，水毒则利水解毒，虚毒则扶正解毒等。可见解毒具有广泛的含义，激活机体自身的解毒能力，使毒邪外出，是阻止CRF发生发展的关键所在。

肾络瘀阻是CRF的病理机制之一。络脉是经脉气血调节与营养作用的场所，也是毒邪传变之通道，法《黄帝内经》"去菀陈莝"之旨，化瘀通络可以使气血调和，经脉畅通，利于毒邪从营透气而出，因此，化瘀通络法是 CRF 的主要治法之一，即通过活血通络法治疗 CRF 可达到抑制 CRF 微炎症状态的目的；通络则畅通气血，使毒有出路，既病防变之道；益肾可减少毒产生的环境条件，改善肾络瘀阻的状况，减少痰浊、湿浊、瘀热等邪毒，为未病先防治本之法，已在临床实践中取得了较好的疗效。实验研究已证实，解毒通络法具有抑制体内 AGE，降低 RAS 活性，干预 Ang Ⅱ、转化生长因子-β（TGF-β）过度形成，促进 ECM 降解，保护肾功能。

毒损肾络与肾内微炎症发病机制及胰岛素抵抗高度相关，并促进 CRF 的发展和恶化。研究中医药治疗 CRF 的作用机制，并探讨 CRP、IL-1、IL-6、TNF-α、MCP-1、NF-κB、AGES 等在 CRF、IR 发生发展中的作用，将其作为 CRF 的治疗靶位筛选中药，可丰富中医药防治 CRF 病机理论学说的内涵，为中医药治疗 CRF 提供新的思路和途径，并有助于提高 CRF 的临床疗效。认识 CRF、IR 与中医毒损肾络的相关性，并进一步通过实验研究证明，解毒通络法可抑制炎症因子的致病作用，补益脾肾可清除炎症因子赖以产生、生存和发展的条件，正是根据 CRF 中脾肾虚衰，毒损肾络之病机关键而设，是一种针对性较强的靶点治疗方法。

228　从抵抗素与微炎症关系论慢性肾衰竭的中医辨治

　　慢性肾衰竭（CRF）是一组由各种慢性肾脏病所导致肾功能损害，不能维持生物体内环境的稳定状态而出现的一系列症状和代谢紊乱的临床综合征。近来诸多研究发现，CRF 患者普遍存在着微炎症反应状态。这种微炎症既有别于病原微生物感染，亦不同于全身炎症反应综合征，主要表现为如白细胞介素-1（IL-1）、白细胞介素-6（IL-6）和肿瘤坏死因子-α（TNF-α）等单核细胞衍生的细胞因子水平增高和 C 反应蛋白（CRP）等正性急性时相反应物增多。众多研究表明，微炎症状态与 CRF 患者营养不良、动脉粥样硬化等并发症的发生有极其密切的关系，也是导致 CRF 并发心血管疾病（CVD）的主要因素，微炎症状态已被认为是预示 CRF 预后的可靠指标。学者刘新华等从抵抗素与微炎症状态的关系探讨了慢性肾衰竭的中医药辨证论治。

抵抗素与微炎症状态的关系

　　近年来，抵抗素可能的免疫调节功能和在炎症反应中作用机制方面的研究进展迅速。抵抗素作为一种前炎性分子的新特性被提出，国外研究认为，抵抗素是一种比 CRP 更为敏感的炎症标识分子。抵抗素是 2001 年由 Steppan 等首先报道的一类由小鼠脂肪细胞分泌的多肽，因其具有直接抑制脂肪细胞胰岛素刺激的葡萄糖摄取而得名。人的抵抗素主要在外周血单核细胞中表达，并在向巨噬细胞分化时表达增加。抵抗素与炎症、心血管疾病的相关性更为密切。抵抗素可能作为一个效应分子，从机制上联系炎症过程和动脉粥样硬化；并通过影响血管内皮细胞功能，炎症因子活化，凝血和纤溶系统平衡在血栓性疾病的发生、发展中起到重要作用，是血栓形成的重要的独立危险因素。体外实验提示，抵抗素可能与单核和巨噬细胞的功能有关。内毒素可激活转录因子核因子 κB（NF-κB）导致 TNF-α、IL-6、IL-1β 等多种炎症因子的产生与释放，后者又可引起抵抗素高表达。这也是一个瀑布式反应过程，阻断炎症因子的作用可减少抵抗素的表达，由此推测抵抗素可能是各炎症因子的效应分子。另有研究表明，炎症刺激因子如 IL-6、肿瘤坏死因子-α（TNF-α）、白细胞介素-1β（IL-1β）等，可上调人单核细胞抵抗素的 mRNA 水平。脂多糖（LPS）是一个重要的炎症刺激因子，LPS 能明显促进抵抗素表达。LPS 通过诱导人单核吞噬细胞系统分泌炎症细胞因子 TNF-α 和 IL-6，由后两者诱导抵抗素分泌，形成炎症级联放大反应。另一方面，抵抗素本身也具有炎性因子的性质。抵抗素可通过激活 NF-κB 核转运而诱导 TNF-α 及白细胞介素-12（IL-12）的释放，以及促进巨噬细胞对氧化修饰低密度脂蛋白（OX-LDL）的摄取。而在人血管内皮细胞中抵抗素能使一种重要的细胞黏附因子与趋化因子 fractalkine 表达增加，其上升水平与抵抗素诱导 TNF-α 表达上升一致。因此，抵抗素与炎症相互作用，形成一个正反馈环路，加重局部及全身的炎症反应，促进心血管及血栓性疾病的发生发展。

　　慢性肾衰竭持续性炎症状态，并非均由外源性病原微生物感染或体内机会性病原微生物感染引起，而是机体在各种化学物质、免疫复合物、内毒素和/或微生物的刺激下引起，还可能与尿毒症毒素、代谢性酸中毒等有关；透析患者的血管通路、透析液、血透透析膜的生物相容性差等也会加重炎症。

慢性肾衰竭的中医发病机制

　　CRF 根据其临床表现，归属于中医学"关格""癃闭""水肿""虚劳"等范畴。本研究认为，脾肾两虚、少阳不利、湿阻血瘀、浊毒留蓄是该病的主要病机。少阳不利主要反映胆和三焦的病机变化。《素问·阴阳离合论》云："太阳为开，阳明为阖，少阳为枢。"胆属少阳，枢司开阖，升达出入，调和表里。病邪内犯少阳，胆府受累则疏泄失常，相火内燔，蒸腾上冲，亦可影响脾胃运化以及中焦气机的升降。慢性肾衰竭内有固邪留滞或外邪内传，每每影响少阳枢机。运行水液和通行元气为三焦的主要功能，故其病机变化当以水不得通而为肿、气不得行而为胀为主，《灵枢·五癃津液别》云："三焦不泻，津液不化……留于下焦，不得渗膀胱，则下焦胀，水溢则为水胀。"关格是小便不通与呕吐并见的中医病名，《伤寒论·平脉法》云："关则不得小便，格则吐逆。"《证治汇补》云："既关且格，必小便不通，旦夕之间，陡增呕恶，此因浊邪壅塞三焦，正气不得升降，所以关应上而小便闭，格应上而呕吐，阴阳闭绝，一日即死，最为危候。"这些描述与慢性肾衰竭晚期出现的尿闭、呕吐症状相似。究其病机，与"浊邪壅塞三焦，正气不得升降"密切相关。慢性肾衰竭的各个阶段，均可出现瘀血证。慢性肾衰竭瘀血的形成有因虚致瘀和因实致瘀两个方面。周学海《读医随笔》云："气虚不足以推血，则血必有瘀。"水湿是慢性肾衰的常见证候，在生理上血水同源，在病理上血水相互影响，如《血证论》云"血不利化为水""病水者未尝不病血"，若水湿内停，气机受阻，气机不畅则血行涩滞而成瘀，瘀血内停，又可影响水液的正常运行而致水湿内停，出现水瘀互患之候。毒邪包括外毒和内毒，CRF 时的微炎症状态可谓是内毒。内毒是因脏腑功能失调和气血运行失常而导致机体的生理或病理产物不能及时排出，而致痰、瘀、湿、浊、热、水等蕴积体内，化生毒邪，而毒邪既是病理产物，又是新的致病因素，毒邪可随经脉、血液入肾，损伤肾络。可以说瘀血、浊毒、水湿是 CRF 微炎症状态的体现，并贯穿 CRF 微炎症状态的始终。

慢性肾衰竭的中医药治疗

　　肾间质纤维化的发生涉及了炎症细胞的浸润、小管细胞的增殖与凋亡、上皮系膜细胞的转分化、肌成纤维细胞的积聚、细胞外基质（ECM）的沉积及小管的萎缩等一系列相互关联的过程。而本研究认为，脾肾两虚，少阳不利，湿阻血瘀，浊毒留蓄是肾间质纤维化的主要病机，故治疗时应扶正、祛邪、和解少阳三者并举，而以和解为总纲，健脾补肾，和解泄浊为本病的主要治则，小柴胡汤为和解少阳第一方，以此方为基础方，加减组成新方——补肾排毒合剂，药物组成为柴胡、黄芩、太子参、白术、生地黄、山茱萸、制大黄、六月雪、土茯苓、淫羊藿、丹参。以柴胡、黄芩和解少阳，疏利三焦；以太子参、白术健脾益气养阴；生地黄、山茱萸滋补肾阴，淫羊藿温补肾阳；丹参活血养血通络；制大黄、土茯苓、六月雪泄浊解毒。有人认为高抵抗素血症与炎症和营养不良密切相关，张睿等研究证实，抵抗素水平和主观综合营养评估（SGA）与 CRP、IL-6 呈正相关，说明 MHD 患者血浆抵抗素升高的同时伴有营养不良和炎症。健脾补肾可以使机体正气恢复，减少毒邪产生的环境条件，达到"正气存内，邪不可干"，乃正本求源之大法。毒邪善变，故泄浊解毒可防其变，并可抑制炎症因子的致病作用。络脉是经脉气血调节与营养作用的场所，也是毒邪传变之通道，法《黄帝内经》"去菀陈莝"之旨，化瘀通络可以使气血调和，经脉畅通，利于毒邪从营透气而出，达到抑制 CRF 微炎症状态的目的。在长期的临床实践中运用补肾排毒合剂治疗慢性肾衰竭，通过监测抵抗素水平的变化，发现可明显改善患者的微炎症状态，延缓肾衰竭进程。

229 从炎症-营养不良角度论肾性贫血的中医认识

贫血是慢性肾脏疾病（CKD）常见的并发症。文献报道在CKD4期的患者中有50%～60%的患者有贫血发生；而在CKD 5期中则可高达75%～92%。贫血可以影响心功能，增加心血管疾病的风险，甚至可以加重肾损害，影响患者的生活质量和生存率。目前已知心血管疾病是CKD患者最主要的死亡原因。CKD、心血管疾病、贫血之间形成了一个恶性循环，即心肾贫血综合征。因此，纠正贫血在CKD患者中占有非常重要的地位。学者沈康等从炎症-营养不良角度探讨了中医对肾性贫血的认识。

现代医学对肾性贫血与炎症-营养不良关系的认识

肾性贫血的产生有多种因素，促红细胞生成素产生的绝对或相对减少是其主要原因。CKD患者贫血的发生和严重程度除与肾功能下降的程度和基础疾病相关外，还与炎症和营养状态、铁缺乏等因素有关。

在CKD患者中，慢性炎症反应及营养不良普遍存在。慢性炎症与CKD患者的低蛋白血症、营养不良、促红细胞生成素（EPO）抵抗、动脉斑块形成及其他合并症及死亡率的增加显著相关。慢性炎症反应特点为即使没有明确的感染，前炎症细胞因子及C反应蛋白（CRP）升高，负性急性时相反应蛋白如白蛋白、前白蛋白、转铁蛋白等降低。以往的研究发现在维持性血液透析患者中存在着营养不良-炎症-动脉粥样硬化综合征，炎症可导致营养不良和动脉粥样硬化，而营养不良和动脉粥样硬化又可加重炎症反应。进一步的研究发现，非透析的CKD患者中也存在着慢性炎症反应，并且与患者的营养不良直接相关。传统观念认为能量与蛋白摄入不足、透析或丢失等因素是CKD患者营养不良的主要原因，造成低蛋白血症及铁、叶酸及维生素B_{12}造血原料的缺乏。近年的研究认为炎症是CKD患者营养不良的重要原因。慢性炎症可抑制白蛋白和肌肉蛋白的合成并促进分解，影响患者的食欲而使能量和蛋白摄入不足，导致营养不良。

重组人促红细胞生成素（rHuEPO）是治疗肾性贫血的主要手段，但仍有部分患者在接受rHuEPO治疗后出现对药物的低反应性，而这种患者常同时合并营养不良和/或炎症状态，因此有学者认为炎症-营养不良是造成rHuEPO低反应的主要原因之一。CKD患者体内处于慢性炎症状态，体内炎性因子及C反应蛋白的增加可以抑制靶细胞对EPO的敏感性。研究证实CRP水平与患者每周的EPO剂量成正比，EPO的抵抗性与前炎症因子的水平升高和血清蛋白水平的降低呈明显相关。铁缺乏是影响EPO疗效的主要因素之一，但是足够的铁补充又会增加患者感染、氧化应激和心血管疾病的风险。目前的研究表明，铁缺乏可能也提示了与炎症相关的铁生成释放障碍。因此，炎症-营养不良在肾性贫血中起着不可忽视的作用。

中医对肾性贫血和炎症-营养不良关系的认识

根据CKD的病因病机及症状表现，可将其归属于中医学"水肿""虚劳""失精""癃闭""关格"等范畴。其病机总属本虚标实。本虚主要指脾肾两虚；标实指在疾病发展过程中产生的湿、浊、痰、瘀，并日久化热、酿毒。肾性贫血的根本原因在于"脾肾两虚"，肾气亏虚，精微不藏，而精气是血液生化的原动力；脾为气血生化之源，脾虚生化乏源，致气血两亏。这个基本病机既包含了现代医学肾脏产生 EPO 这一"精微物质"的不足，也包含了营养不良及铁这些"后天饮食精微"的缺乏。

CKD 是慢性疾病，是在疾病的过程中产生的病理产物"湿、浊、痰、瘀、热、毒"形成标实，这些标证又不可避免地对疾病的发展产生一定的作用，成为新的致病因素，加重疾病，使病情复杂化，形成恶性循环。那么，炎症-营养不良是否可以认为是 CKD 过程中的"标实"呢？李建英等观察了 300 例慢性肾衰竭营养不良患者，中医证型以脾肾两虚证最多（占 57.33%），具有兼证的占 63%（189/300），兼证中湿浊证出现率最高，占 36%（108/300）。并且随着营养不良的程度加重，兼证的出现率也随之升高。于俊生等的研究表明，慢性肾衰竭营养不良患者普遍存在慢性炎症反应，并且炎症因子与热毒、湿热、湿浊证密切相关，可能是相应证型的物质基础之一。王绍华等调查血液透析患者贫血与中医证候的关系，发现未达标的邪实证候患者中，湿热证中有 57.6% 不达标，湿浊证中有 53.8% 不达标。可见，营养不良及贫血过程中易出现湿热或湿浊邪实标证，而湿热或湿浊邪实证的出现使得营养不良及贫血加重并且难治，这一现象非常类似于现代医学肾性贫血与炎症-营养不良的关系。朱辟疆等的观察显示，非透析慢性肾衰伴微炎症状态患者中以脾肾两虚为主证，各证型中均存在微炎症状态，其中夹湿浊证或湿热证的微炎症状态程度最明显，认为微炎症状态程度可作为湿浊证或湿热证的辨证参考。

基于以上对肾性贫血本虚标实的中医理论认识，对于肾性贫血的中医治疗应以扶正祛邪为原则，标本兼治，以补脾益肾为大法，配以化湿泄浊、清热解毒。中医认为扶正能祛邪，既然邪实是在正虚的基础上产生，炎症-营养不良的根本原因是脾肾两虚，那么补脾益肾应该能改善炎症-营养不良相关的肾性贫血。杨霓芝等应用中药益气固肾液治疗慢性肾衰竭维持性血透患者，发现益气固肾液能降低血浆前炎症因子肿瘤坏死因子- α（TNF-α）水平，提高营养指标转铁蛋白、铁蛋白、白蛋白水平，提示益气固肾液能改善维持性血透患者营养不良-炎症综合征。叶彩霞等研究证实，八珍汤加减（党参 15 g、白术 15 g、白茯苓 15 g、当归 10 g、川芎 10 g、白芍 10 g、生地黄 15 g、大黄 6 g、黄芪 40 g、炙甘草 6 g、生姜 3 片、大枣 5 枚）对存在 EPO 抵抗的慢性肾衰竭患者具有降低超敏 CRP 和 TNF-α 的作用，并能提升血红蛋白、血细胞比容、血清铁蛋白水平，认为八珍汤加减能改善 EPO 抵抗，且能发挥中药本身提升血红蛋白的作用。也有研究证实，祛邪或扶正祛邪也能改善炎症-营养不良或炎症-营养不良相关的肾性贫血。大黄是治疗慢性肾衰常用药物，李富岐等观察提示单药大黄对维持性血液透析患者微炎症状态的改善起积极作用，可以降低维持性血液透析患者的 CRP 和白介素-6、使 TNF-α 不上升。魏连波等应用肾衰养真颗粒（主要药物为黄芪、当归、人参、白术、大黄、砂仁）治疗慢性肾脏病 4～5 期并发营养不良，发现肾衰养真颗粒能有效地改善营养不良及贫血。刘海红等试验证实，补肾生血颗粒（紫河车、黄精、枸杞子、龟甲、党参、茯苓、白术、黄芪、大黄、法半夏、砂仁、当归、川芎、丹参）能提高血 EPO 含量，还能够降低血炎症因子肿瘤坏死因子，有效治疗慢性肾衰竭大鼠肾性贫血。从理论上讲，补脾益肾为主，配以化湿泄浊、清热解毒应优于单纯补益，但目前无实验及临床依据。

肾性贫血与炎症-营养不良有着密切的联系。中医理论认为，湿浊或湿热标实证对肾性贫血起着重要作用，湿浊或湿热标实证与炎症-营养不良相关。

230　腹膜透析微炎症状态诱导腹膜损伤的中医治疗策略

　　腹膜透析（PD）作为一种连续性血液净化治疗方式，已成为终末期肾脏疾病的一种有效替代疗法，是多数经济欠发达地区终末期肾衰竭患者行肾脏替代治疗的首选。但在 1～4 年内，仍有 3%～36% 的患者出现腹膜超滤功能衰竭，造成大量患者退出该治疗方式，而腹膜纤维化（PF）是导致腹膜超滤功能衰竭的主要原因，同时也是患者退出 PD 的首要原因。

　　PD 患者普遍存在不同程度的微炎症状态，PD 微炎症状态参与并介导了腹膜损伤，促进了腹膜纤维化的发生发展，微炎症状态是决定 PD 患者预后的重要因素，严重影响 PD 患者生活质量及生存率。目前，尚缺乏特异性防治 PD 微炎症状态、保护腹膜功能的临床药物。中医药防治 PD 微炎症状态做了许多有益的尝试，在中医理论指导下，研究如何减轻和控制 PD 微炎症状态所导致的腹膜损伤、延长腹膜生存时间，对改善 PD 患者的长期预后，提高生存质量和生存率，具有重大的科学和社会意义。学者杨端云等对腹膜透析微炎症状态诱导腹膜损伤的中医治疗策略阐述了自己的见解。

PD 微炎症状态参与并介导了腹膜损伤

　　自从 2000 年 Schoming 等首先提出终末期肾衰竭患者存在"慢性微炎症状态"以来，微炎症的研究越来越深入。微炎症状态其实质可能是免疫炎性状态，表现为全身循环中炎症标志蛋白及炎性细胞因子轻度持续增高，可导致患者出现各种并发症的非显性炎症状态，具有持续性及相对隐匿性，临床上无明显症状。

　　PD 患者体内普遍存在不同程度的微炎症状态，是引起相关并发症及死亡率增加的重要因素。已经证实这种慢性炎症状态与慢性营养不良、心血管事件的发生、死亡率的增高等紧密联系，可能还是营养不良-炎症-动脉粥样硬化综合征（MIA 综合征）的重要环节。尽管目前有大量充分的证据证实低白蛋白血症和慢性炎症是 PD 患者死亡率的重要预测指标，但 PD 患者常见的死亡原因不是营养不良和慢性炎症，而是动脉粥样硬化性心血管系统疾病。PD 患者有较高的心血管事件发生率，可能与微炎症状态导致的动脉粥样硬化及血管钙化等病变有关。有学者认为微炎症状态的严重程度是判断 PD 患者预后的可靠标准之一。

　　通常认为慢性炎症是腹膜纤维增生的主要触发因素。现已明确，无论有无细菌感染，连续不卧床腹膜透析均可使腹膜产生慢性炎症。有研究表明，PD 使腹腔局部生理环境改变，腹腔免疫系统功能失调，形成腹腔慢性炎症状态，表现单核吞噬细胞系统在腹腔募集增加，巨噬细胞、肥大细胞等炎性细胞激活，分泌多种细胞因子（包括炎症因子、促纤维化因子、促新生血管生成因子等），以及多种信号通路活化。这些因子反过来又活化炎性细胞进而加重腹膜损伤，引起腹膜纤维增生。

　　PD 过程中，腹膜的微炎症状态，与 ESRD 的全身微炎症状态共存，不仅导致慢性营养不良、心血管事件等系统性损害，而且导致腹膜局部组织损伤，促进腹膜纤维化的发生发展，这也体现了中医学"整体观念"的理论。PD 微炎症状态参与并介导了腹膜损伤，而腹膜损伤又促进了 PD 微炎症状态的发展。如何减轻和控制 PD 微炎症状态将成为临床预防腹膜损伤、提高患者生存质量、减少病死率的新突破点。

影响 PD 微炎症状态产生的关键因素

PD 患者微炎症状态持续存在，这种微炎症状态的产生是由多种因素共同造成的，主要包括肾衰竭本身的因素、肾衰竭并发症以及 PD 相关因素等。

1. 肾脏因素： 慢性肾衰竭（CRF）是微炎症状态产生的最基本原因。CRF 时，体内代谢紊乱，AGEs 及晚期氧化蛋白产物等尿毒症毒素在体内积聚，与单核吞噬细胞系统表面特异性受体结合，激活核因子 κB，分泌大量炎性细胞因子如 IL-1、IL-6 及 TNF-α 等，肝脏在这些炎症细胞因子的刺激下，分泌大量急性时相蛋白如 CRP、淀粉样蛋白、补体成分、凝血蛋白等，而肾脏对这些大分子炎性蛋白及细胞因子清除能力下降，导致血中炎症因子蓄积。除肾衰竭本身外，肾衰竭的各种并发症均有加重微炎症反应的可能。如容量超负荷和/或心脏衰竭及贫血、肠道菌群失调等。临床研究表明，不同残余肾功能（RRF）对 PD 患者微炎症状态有较大影响，RRF 较好者微炎症状态较轻。

2. 腹膜透析相关因素：

（1）腹膜透析液：以葡萄糖为基础的腹膜透析液经传统的高温灭菌后产生一定量的葡萄糖降解产物（GDPs），并随着贮存时间的延长而增多。这些 GDPs 对各种细胞均有不同程度毒性，腹膜间皮细胞（PMC）暴露于 GDPs 中，其血管细胞间黏附分子- 1、IL-6、IL-8 等炎症因子增加。GDPs 尚可与体内多种蛋白质发生非酶促糖基化反应形成 AGEs。此外，腹膜透析液中含有的增塑剂等均可对腹膜产生持续刺激，最终激活单核吞噬细胞系统从而引起炎症反应。

（2）腹膜转运功能：研究发现腹膜转运功能与炎症因子水平密切相关，腹膜透析流出液中炎症因子 IL-6 水平是影响溶质转运速率的独立因素。

（3）其他因素：腹膜透析管作为异物以及透析通路的隐匿性感染有可能刺激机体微炎症状态的发生。此外，PD 可致肠道屏障作用减弱，导致肠道内毒素吸收增加也是 PD 微炎症状态产生的重要原因。

3. 水平衡因素： 水平衡紊乱，出现高容量负荷是大多数 CRF 患者重要的病理生理特征，同时也是 PD 患者退出 PD 的重要原因之一。研究发现，PD 患者中高容量负荷比例较高，容量超负荷是形成 PD 微炎症状态的独立影响因素。

4. 营养不良因素： PD 患者更容易出现营养不良。据报道，18%～51%持续不卧床腹膜透析患者存在营养不良，营养不良与微炎症状态密切相关。一方面，营养不良导致机体免疫力低下而增加患者对感染的易感性，另一方面，微炎症状态可使患者能量消耗增加，加快肌肉分解代谢，出现负氮平衡，抑制白蛋白的合成，同时机体释放的炎症因子可促进瘦素的合成，直接抑制下丘脑食欲中枢，从而使患者食欲减退，影响患者营养物质的摄入，并且促进肝脏合成白蛋白减少和分解增加，最终导致低蛋白血症，加重了营养不良的发生。

5. 脂代谢异常因素： CRF 患者常伴有脂代谢紊乱，而腹膜透析可加重这一紊乱，研究表明，脂代谢紊乱参与了微炎症状态的产生，脂蛋白可以作为促炎介质，促进各种炎症因子的产生，激活单核吞噬细胞系统从而引起炎症反应。

可见，PD 微炎症状态的产生是由多因素综合作用的结果，而其根本原因是 CRF，PD 部分替代了肾脏功能，但 PD 过程本身的诸多因素又进一步加重了 PD 微炎症程度，并诱导了腹膜损伤。持续的 PD 微炎症状态可影响体内多个系统，导致动脉硬化、营养不良等并发症，加速腹膜功能丧失，因此，及早予以合理干预，对保护腹膜功能，降低 PD 患者并发症发生率、死亡率有重要意义。

药物对 PD 患者微炎症状态的干预

目前，临床上尚缺乏针对性强的防治腹膜透析微炎症状态、保护腹膜间皮细胞的药物，多数研究集中在现代化学药物和中药制剂通过抑制腹膜透析相关炎性因子表达以改善微炎症状态方面。

1. 现代化学药物：目前用于微炎症治疗的药物有血管紧张素转化酶抑制剂（ACEI）、血管紧张素Ⅱ受体拮抗剂（ARB）类药物、他汀类等。慢性肾衰竭时，体内 Ang Ⅱ分泌增加，同时 PD 时腹膜局部 Ang Ⅱ亦合成增高，Ang Ⅱ本身就是一个致炎症因子和纤维化因子，通过 Ang Ⅱ型受体通路激活核因子κB 等转录因子表达 IL-6、单核细胞趋化蛋白-1 和血管细胞间黏附因子等多种细胞因子，介导微炎症反应。ARB 类药物可与过氧化物酶体增殖物激活受体，调节吞噬细胞的功能，同时该类药物还可阻滞 C-C 趋化因子 2b 型受体干扰其在炎症部位招募单核细胞，从而直接调节机体的免疫系统，发挥抗炎作用。羟甲基戊二酰辅酶 A 还原酶抑制剂（他汀类）除了传统的调脂作用，还可以通过抑制炎症细胞的聚集、激活，发挥抗炎作用。研究发现，大黄联合辛伐他汀治疗能减轻维持性 PD 患者的全身微炎症状态，但该类药物主要用于抑制动脉血管壁炎症反应。

2. 中药及其制剂：目前，中医药防治 PD 微炎症状态做了许多有益的尝试，综合近年的相关研究，发现具有健脾益气活血功效的黄芪、葛根、丹参、川芎及五苓散等中药及其制剂，可以改善 PD 患者的微炎症状态、营养状态和生活质量。但这些研究多局限于观察中医药对微炎症状态炎性因子如 CRP、IL-6、TNF-α 的影响，而针对 PD 微炎症状态对腹膜功能影响的研究则较少。

中医药防治 PD 微炎症状态的思路和方法

中医学虽无"微炎症状态"的病名，但在中医理论指导下，结合 PD 的临床特点及微炎症状态的发病机制，进而探讨中医药防治 PD 微炎症状态的思路和方法，以期为中医药的特色治疗有效防治腹膜透析患者微炎症状态提供理论指导。

CRF 病机总属脾肾亏虚，痰浊水湿瘀血蓄积，本虚标实。CRF 时的微炎症状态可谓是内毒。内毒是因脏腑功能失调和气血运行失常而导致机体的生理或病理产物不能及时排出，而致痰、瘀、湿、浊、热、水等蕴积体内，化生毒邪，而毒邪既是病理产物，又是新的致病因素。故 CRF 微炎症状态的病理性质仍属本虚标实，且以脾肾亏虚为本。因此，健脾益气补肾对 CRF 所致微炎症状态应有较好的防治作用。临床研究表明，健脾益气补肾法能有效减轻 CKD 3 期患者微炎症及氧化应激反应，改善营养状态。

CRF 病情发展到尿毒症阶段，正气大虚，邪气益盛，正不胜邪，开始 PD 治疗后，邪有出路，体内代谢废物可通过透析液排出体外，标实减轻，但精微物质也随之丢失，加重了脾肾亏虚。《素问·热论》中提出"脾主大腹"，明确指出了脾脏对腹部组织器官功能的正常发挥有着重要作用。在 PD 过程中，患者腹腔中每日要灌入大量的 PD 液并留腹一定时间，这样就人为地造成"水湿困脾"的病理局面，土不制水，易出现脾气亏虚证候。脾气亏虚日久，"土崩瓦解"，腹膜间皮细胞层损伤、脱落，腹膜功能减退或丧失，表现为腹膜纤维化，导致超滤衰竭。通过对 381 例 PD 患者进行证候分析，发现 PD 初期脾肾气虚证的比例最大。脾肾阳虚证则在透析中期比例显著升高，并可发展为阴阳两虚；阴阳两虚证在 PD 后期的比例增大，从而总结出 PD 患者正虚证由气虚阳虚—阴阳俱虚的变化规律。腹膜功能与脾脏功能密切相关，当腹膜透析患者腹腔在外邪侵袭、药毒、内伤等因素影响下，痰湿和瘀血之邪易在腹腔受损络脉处停聚、互结，日久则积于腹部络脉形成"微型癥积"，使腹腔络脉功能减退，甚至丧失。所以，脾气亏虚、毒损腹络是 PD 微炎症状态诱导腹膜损伤的主要病机，脾胃属土，百毒归土，无所复传，从脾胃着手防治 PD 微炎症状态诱导的腹膜损伤，体现了中医病证结合的辨治特色。临床研究表明健脾益气法能抑制 PD 流出液中致腹膜纤维化相关因子的表达（TGF-β1、血管内皮生长因子），进而保护腹膜功能。研究表明，健脾益气法不仅能显著改善连续不卧床腹膜透析患者疲倦乏力、消瘦等脾气亏虚的临床症状，纠正其营养不良状况，而且能调节肠道菌群，抑制肠道细菌易位，减弱肠道内毒素吸收增加而致的 PD 微炎症状态。随着人口的老龄化，老年 PD 患者在 ESRD 中的比例日益增多，结合老年人"脾胃易虚"的生理特点，健脾益气法可以调整胃肠道功能，促进营养物质吸收，更能体现中医药防治 PD 微炎症状态的优势。

　　针对 PD 微炎症状态中"脾气亏虚"的重要机制，选择具有健脾益气作用的中药，减轻或抑制 PD 微炎症状态诱导腹膜损伤，保护腹膜间皮细胞结构和功能，防止或延缓腹膜纤维化发展。采用的健脾益气方以四君子汤为基础方加味（黄芪 30 g、党参 15 g、白术 10 g、茯苓 15 g、炙甘草 8 g、丹参 15 g、川芎 8 g、葛根 15 g、大腹皮 6 g），方中以黄芪、党参益气健脾为君，白术、茯苓健脾燥湿为臣，脾以升为健，以葛根、川芎、丹参升阳理气活血为佐，炙甘草调和诸药，大腹皮引诸药入腹络为使。其中四君子汤为健脾益气的经典方，加黄芪、川芎、葛根、丹参，这些药物的有效成分不仅有保护腹膜间皮细胞、防治腹膜纤维化的作用，而且可能干预细胞内质网应激，具有潜在的腹膜保护作用。动物实验表明健脾益气方能有效防治 PD 微炎症状态诱导的 PMC 损伤，其机制可能是通过干预腹膜间皮细胞内质网应激 IRE1α-XBP1 通路，激活其适应性保护作用，以减轻微炎症状态导致腹膜间皮细胞 EMT 改变。微炎症属于免疫状态异常，而现代中药研究结果表明，一些风药具有免疫调节作用，在临床治疗慢性肾脏病过程中，加用部分祛风药，疗效显著。方中的川芎、葛根、黄芪即属此类，川芎、丹参则活血祛风，寓"血行风自灭"之义。四君子汤则是培土御风，求本之治。因此，本方可能有免疫调节作用，用于防治 PD 微炎症状态，针对性更强。

　　针对目前缺乏特异性防治腹膜透析微炎症状态、保护腹膜功能的临床药物。在中医理论指导下，结合现代医学对 PD 微炎症状态诱导的腹膜损伤发生机制的认识，形成中医药防治 PD 微炎症状态相关性腹膜损伤的理法方药体系，对 PD 微炎症状态诱导腹膜间皮细胞损伤的"脾气亏虚"的生物学本质进行研究和阐释，不仅可以极大地丰富 PD 相关性腹膜病变的微观辨证，而且为进一步开发有效的防治 PD 微炎症状态，保护腹膜功能、防治腹膜纤维化的中药方剂及中药单体具有重大的指导意义。

231　单味中药及其提取物防治维持性血液透析微炎症状态

微炎症状态是指机体在非病原微生物、免疫复合物、补体等因素刺激下，以急性期蛋白激活和促炎细胞因子释放为主要表现的慢性炎症反应，主要与晚期糖基化终产物的累积、氧化应激反应、内毒素释放、透析膜的类型、透析技术和质量等多种因素相关。不同于全身或局部急性感染症状，微炎症状态的特点在于炎性因子呈持续性轻度增高，并具有相对隐匿的特征。其在维持性血液透析（MHD）患者中普遍存在。研究发现，有 35%～65% 的 MHD 患者存在微炎症状态。微炎症状态是诱发心血管疾病的重要因素，而心血管疾病是慢性肾脏病患者高发病率和高病死率的主要原因。据统计，在接受 MHD 的尿毒症患者中，约有一半死于心血管事件。因此，降低 MHD 患者的微炎症状态至关重要。然而，目前尚无有效的抗微炎症药物，常规血液透析很难清除 C 反应蛋白（CRP）、白细胞介素 - 1（IL-1）、IL-6 和肿瘤坏死因子 - α（TNF-α）等大分子炎症细胞因子，高通量血液透析和血液灌流可以部分清除，但价格昂贵，且并不能明显改善微炎症状态。因此，寻找安全有效的治疗措施是当今肾脏病领域研究的热点之一。近期研究显示，一些中药及其提取物以其多成分、多靶点优势被应用于血液透析微炎症状态的治疗，并取得了一定的疗效，学者杨少宁等对此方面的研究做了归纳总结。

血液透析微炎症状态中医病因病机

微炎症状态当归属于中医学"浊毒""瘀血"等范畴，因正气不足，肾中脉络受损，加之浊毒潴留，为炎症因子的产生创造了基本条件，而炎症因子又是脏腑功能衰惫、邪实内聚而发为炎症状态的标志性病理产物。孙响波认为微炎症状态的产生，实则是在脾肾亏虚前提下的痰瘀浊毒内阻。刘志华通过临床观察发现本病病位主要在脾、肾、肝，病久可及心肺，本虚证以气阴两虚为多见，实证以湿热为多见，湿浊、血瘀、水气和风动等为本病病理产物。综上所述，微炎症状态属本虚标实、虚实夹杂之证，本虚以正气亏虚、脾肾衰败为主，标实为浊毒痰瘀潴留。故微炎症状态的治疗当以健脾益肾、补气养阴，佐以通腑泄浊、活血化瘀、清热利湿为法。

单味中药

1. 冬虫夏草：冬虫夏草为麦角菌科植物，是冬虫夏草菌寄生在蝙蝠蛾科昆虫的幼虫上的子座与幼虫尸体的结合体，包含氨基酸、多糖、核苷、甾醇、维生素等多种元素，具有补肾益肺、止血化痰之功效。现代研究发现冬虫夏草具有抗炎、抗氧化、抗纤维化、免疫调节等药理活性。

金水宝片是从冬虫夏草中提取的菌株，并经人工发酵培养而成的虫草菌粉，具有与天然冬虫夏草相同的活性成分。禚丽琴等研究发现，金水宝片可能通过降低 MHD 患者促炎因子 IL-6、IL-1、TNF-α 水平，同时参与调控 Th1、Th2 细胞相关因子，减少巨噬细胞因子活化而改善微炎症状态；还可能通过促进体内氨基酸和蛋白质的利用，进而改善 MHD 患者的营养状况。易晔等研究证实金水宝在改善糖尿病血液透析患者炎症和氧化应激反应等方面具有疗效，且无明显不良反应。

百令胶囊是采用冬虫夏草菌粉加工而成的中成药，研究发现其具有减轻细胞脂质过氧化损伤、抑制肾小球代偿性肥大、促进肾小管细胞增殖及修复等肾保护作用。黄巧等观察百令胶囊治疗后 MHD 患者微炎症指标超敏 C 反应蛋白（hs-CRP）、TNF-α、IL-6，以及营养状况指标白蛋白、前白蛋白和总胆固醇水平，结果发现百令胶囊治疗后炎症因子水平明显低于对照组，且前白蛋白水平高于对照组，提示百令胶囊可能通过降低体内微炎症因子水平并促进蛋白质的合成与代谢，改善 MHD 患者微炎症及营养不良的状态。陈天华等研究显示百令胶囊可以增加 MHD 患者的超氧化物歧化酶（SOD），降低氧化指标丙二醛（MDA）和 8-羟基脱氧鸟苷（8-OHdG），同时能减轻炎症，增强抗氧化的作用。

2. 金蝉花： 金蝉花是麦角菌科真菌大蝉草寄生于蝉若虫后形成的虫生真菌，是冬虫夏草的无性型同属，药用部位是子座及寄主昆虫的尸体（菌核）。现代药理研究显示，金蝉花与冬虫夏草化学成分相似，主要包括多糖、氨基酸、核苷、糖醇、麦角甾醇等化合物。王琼等对金蝉花的药理活性进行综述发现，金蝉花具有改善肾功能、调节免疫、抗氧化等作用。其肾保护作用可能是通过下调转化生长因子β1（TGF-β1）、重组人结缔组织生长因子（CTGF）蛋白及其信使 RNA（mRNA）的表达，调控鞘脂代谢，阻断 IL-2 受体信号转导，从而抑制 T 细胞的繁殖等。孙欣等通过动物实验表明金蝉花可能通过下调 TGF-β1、α-平滑肌肌动蛋白（α-SMA）和纤维粘连蛋白的表达，进而减少相关代谢因子的释放，延缓肾小管上皮细胞（HK-2）间质转分化，甚至可能逆转肾小球硬化与肾间质细胞纤维化。熊玮等观察蝉花免煎颗粒对 MHD 患者炎性及氧化应激的影响，经口服蝉花免煎颗粒治疗 12 周后，治疗组 IL-1、IL-6、TNF-α 等炎症指标，MDA、髓过氧化物酶（MPO）、晚期氧化蛋白产物（AOPP）等氧化应激指标均较治疗前和对照组降低；同时，治疗组红细胞计数、血红蛋白、红细胞压积等贫血相关指标，白蛋白、前白蛋白、运铁蛋白等营养相关指标相较治疗前和对照组显著升高，差异具有统计学意义。

3. 黄芪： 黄芪是豆科植物蒙古黄芪或膜荚黄芪的干燥根，主要包含黄酮类、多糖类、皂苷类等活性成分，具有调节免疫、抗疲劳、改善代谢、抗病毒等药理作用。

多位学者通过临床研究证实对 MHD 患者使用黄芪注射液进行干预治疗，能够有效控制血尿素氮（BUN）、肌酐（Scr）及残存肾功能（RRF）水平。吴青等研究黄芪注射液对血液透析过程中微炎症状态的疗效，结果显示在血液透析过程中滴注黄芪注射液后，患者透析前后 CRP 差值、IL-6 差值均较未用药时明显减少（$P < 0.05$），TNF-α 差值虽减少，但差异无统计学意义。杜美莲等研究黄芪注射液对静脉补铁诱导的氧化应激的影响，结果发现，经 10 次黄芪注射液治疗后，血清血浆谷胱甘肽过氧化物酶（GSH-Px）和 SOD 均较对照组升高，MDA 降低，认为黄芪注射液对血液透析患者静脉铁剂治疗后诱导的氧化应激状态有一定改善作用。

4. 大黄： 大黄为蓼科植物掌叶大黄、药用大黄或唐古特大黄的干燥根茎。《汤液本草》云："大黄，阴中之阴药，泄满，推陈致新，去陈垢而安五脏。"现代药理研究显示大黄含蒽醌衍生物、多糖、芪、单宁等化学成分，具有抑制残肾单位高代谢状态、抑制血管紧张素转换酶、改善肾小球高滤过、减轻肾硬化、调节炎症反应等作用。周娟等观察大黄对 MHD 患者血清淀粉样蛋白和 hs-CRP 的影响，发现经开水冲服生大黄治疗 2 周后，上述指标与对照组比较具有统计学差异。吴长秀等研究发现大黄联合辛伐他汀使用可以更有效地控制 MHD 患者全身微炎症状态，表现为治疗后的白蛋白和高密度脂蛋白胆固醇明显升高，总胆固醇、低密度脂蛋白胆固醇和 CRP 显著下降，组间差异有统计学意义。

5. 丹参： 丹参是唇形科草本植物丹参的干燥根或根茎，主要包含 2 大类化合物：一类是以丹参酮型二萜为主的二萜类脂溶性成分，另一类是以酚酸为主的水溶性成分。此外，还有含氮类化合物、内酯类化合物、黄酮、多糖和三萜等成分。现代研究发现其具有抗炎、抗氧化、舒张血管、调节代谢、神经保护等药理活性。近年来丹参酮ⅡA 磺酸钠、丹参注射液、丹参多酚酸盐、复方丹参片等与丹参相关的活性成分被用于 MHD 患者微炎症状态的治疗，并取得了一定疗效。

丹参酮ⅡA 磺酸钠是从丹参中提取的二萜醌类化合物丹参酮ⅡA，经磺化而得出的一种水溶性物质，该化合物既能降低尿白蛋白排泄率（UAER）、24 小时尿蛋白、Scr 和 BUN，而且能调节脂质代谢。实验研究还发现，丹参酮ⅡA 磺酸钠可激活核转录因子红系 2 相关因子 2（Nrf2），上调血红素加氧酶-1（HO-1）的表达，减轻大鼠肾小管坏死、细胞凋亡、HK-2 细胞的氧化应激。雷文晖等研究发现，MHD 患者在经过为期 4 周的丹参酮 II A 磺酸钠注射液静脉滴注治疗后，其炎症指标血浆可溶性尿激酶纤维蛋白溶酶原激活物受体、IL-10、IL-6、CRP 水平下降，明显低于对照组，并且在治疗过程中未发生明显不良反应。此外，周薇薇等研究发现在血液透析过程中使用丹参注射液能够减轻补铁治疗诱导的 MHD 患者的微炎症状态。蒲超等研究证实在血液透析时静脉输注丹参多酚酸盐连续治疗 3 个月后，能有效改善 MHD 患者的氧化应激相关指标（AOPP、MDA、SOD）。蒲超等研究还发现，MHD 患者连续口服复方丹参片 3 个月后，患者氧化应激及微炎症状态相关指标得到有效改善。

6. 白芍总苷： 白芍总苷是从白芍干燥根中提取的有效成分，主要包含芍药苷、羟基芍药苷等多种单萜苷类化合物，研究发现其具有免疫抑制、抗氧化、抗炎等药理活性，现被广泛应用于糖尿病肾病、IgA 肾病等肾系疾病的治疗。付会玲等研究白芍总苷胶囊对 MHD 患者微炎症状态的影响，治疗组经 16 周口服白芍总苷胶囊治疗后，患者的 hs-CRP、IL-6、TNF-α、中性粒细胞明胶酶相关载脂蛋白（NAGL）较治疗前明显下降，并且 Toll 样受体 4（TLR4）和髓样分化因子（MyD88）表达水平较治疗前明显下降，该研究结论认为白芍总苷胶囊可能通过抑制 TLR4/MYD88/NF-κB 信号通路导致的级联炎症反应，改善 MHD 患者的微炎症状态，进而发挥肾保护作用。此外，该研究还发现，在治疗期间有部分患者出现大便次数增多，呈稀糊状。研究认为白芍总苷改变大便性状的特性对于伴有便秘的透析患者，有利于毒素的清除。

7. 青藤碱： 青藤碱是防己科植物青风藤或毛青藤根茎中提取的生物碱单体，具有抗炎、双向调节免疫、改善微循环、镇痛等药理作用。近年来，青藤碱在干预和治疗多种肾性疾病（系膜增生性肾小球肾炎、IgA 肾病、糖尿病肾脏疾病、过敏性紫癜性肾炎等）方面发挥了积极作用，青藤碱不仅能调节 Th1/Th2 免疫平衡、纠正 T 辅助细胞/T 抑制细胞紊乱发挥其调控免疫作用，而且可通过抑制前促炎因子、细胞黏附分子及趋化因子的表达发挥其抗炎作用，从而减轻肾组织炎症，修复肾脏损伤。吴志茹等通过临床研究认为盐酸青藤碱能降低 MHD 患者血清 CRP、TNF-α、IL-1、IL-6 水平，从而改善患者微炎症状态，特别是对于血液透析龄短，血白蛋白水平较高的患者疗效更好。

8. 氧化苦参碱： 氧化苦参碱是从豆科槐属植物苦参、管萼山豆根等植物中提取的生物碱，具有抗炎、抗纤维化、抗缺氧等药理作用。苦参碱可能通过减少炎症和氧化应激、改善肾小球基底膜厚度和滤过膜结构、调控相关细胞因子的表达而发挥肾脏保护作用。周文祥等研究认为，苦参素胶囊（主要成分为氧化苦参碱）可通过降低 hs-CRP、IL-1β 和 TNF-α 水平，进而改善 MHD 患者微炎症状态。

9. 水飞蓟素： 水飞蓟素是从菊科植物水飞蓟中提取的黄酮木脂素类化合物，研究发现其具有降低炎症因子表达、改善肾缺血再灌注大鼠肾组织病理变化、抑制肾小管 CD14 的表达、抗氧化、降脂等作用。周小平等研究水飞蓟素胶囊对 MHD 患者的作用，结果显示，患者口服水飞蓟素胶囊 4 周后，其 MDA、CRP、红细胞沉降率水平明显降低，同时血红蛋白水平明显升高。研究认为单独使用水飞蓟素胶囊可减轻患者体内炎症和氧化应激水平，提高血红蛋白浓度，且联合使用维生素 E 胶囊效果更好。

10. 白藜芦醇： 虎杖中提取的白藜芦醇，是一种天然的抗氧化剂，具有抗炎、抗氧化应激、清除自由基、调节脂质代谢紊乱、降血糖、调节细胞自噬等多种作用。实验研究发现白藜芦醇能够减轻糖尿病大鼠肾缺血再灌注损伤后炎症和氧化应激反应，从而减轻肾组织损伤，保护肾功能。此外，白藜芦醇可增强肾脏抗纤维化的能力，研究表明白藜芦醇可参与调控相关细胞因子、影响肾脏内血流动力学、减轻脂质过氧化损伤、减少肾脏炎症与氧化应激反应，抑制肾小球系膜细胞增殖及细胞外基质的沉积，延缓肾小球硬化及纤维化。贾军利等研究尿毒清颗粒联合白藜芦醇对 MHD 患者微炎症状态的影响，结果显示单纯口服白藜芦醇，不仅能够降低 MHD 患者 CRP、IL-6、TNF-α 水平，还能下调与氧化应激相关的晚期氧化蛋白产物、不对称性二甲基精氨酸的表达。同时，白藜芦醇与尿毒清颗粒联合使用，对 MHD 患者炎症和氧化应激反应的改善情况更为明显。

综上所述，单味中药及其提取物能够通过抑制炎症相关信号通路的表达、降低炎症细胞因子的释放、减轻氧化应激反应、调节蛋白质和脂质合成与代谢、参与调控免疫等多种方式清除 MHD 患者体内毒素，发挥改善微炎症状态、减轻炎症损伤和肾保护作用；同时能够参与纠正贫血和营养不良、减少血液透析过程中相关并发症的发生、整体改善患者的临床症状，进而提高血液透析的质量。单味中药及其提取物相较于中药复方，具有靶点明确的优点；而相较于化学药物，则又具有整体调理的优势，也更具研究潜力。以上各研究中涉及注射剂、片剂、胶囊、颗粒和饮片等多种剂型，而血液透析患者需要更严格地控制液体量的摄入，因此，中药制剂不失为一种便捷而有效的选择。在治疗血液透析微炎症状态、改善透析患者预后等方面单味中药及其提取物具有十分广阔的应用前景。

232   动脉粥样硬化发病机制假说——炎症学说

目前以动脉粥样硬化（AS）为病理基础的心脑血管疾病是发病率和病死率最高的疾病，但 AS 的发病机制至今尚未明确。人们先后提出脂质浸润学说、动脉平滑肌细胞（SMC）增殖学说、血栓源性学说、损伤反应学说等假说。近年炎症学说的提出和建立为 AS 的研究指明了方向。Ross 于 1999 年在他的损伤反应学说的基础上明确提出"AS 是一种炎症性疾病"，指出 AS 是具有慢性炎症反应特征的病理过程，其发展始终伴随炎症反应。同其他炎症一样，AS 的病理表现也具有炎症的基本形式：变质、渗出、增生是对各种不同损害的过度的炎症——纤维增生反应的结果。学者殷治华等对动脉粥样硬化的发病机制假说——炎症学说做了阐述。

AS 炎症反应的始发因素

1. 感染：微生物的感染可能是炎症反应的始发因素。急性感染可使血流动力学及凝血纤溶系统发生改变。血管外的慢性感染（如牙龈炎、前列腺炎和支气管炎等）可产生血管外炎性因子，促进远隔部位 AS 病变的进展；血管内的感染则可直接通过局部炎症的刺激加重 AS 的发生。目前已知 AS 形成中的微生物感染包括：肺炎衣原体（Cpn）、幽门螺杆菌（HP）、巨细胞病毒（CMV）以及甲型肝炎病毒（HAV）、EB 病毒和疱疹病毒等。其中以巨细胞病毒和肺炎衣原体研究的相关证据最多。CMV 主要存在于血管内皮细胞（EC）和中膜 SMC 内，且多聚集在细胞核中，而在外膜组织及细胞外间质少见。CMV 在细胞核中增殖复制而后释放，自内膜逐步向中膜基层扩散，导致血管组织增生及炎症反应。研究发现血管 EC 上存在 CMV 受体，可能在感染细胞中形成 CMV 转化基因，促使动脉细胞的形态学改变。Cpn 能够通过多种机制促进单核细胞、血管 SMC 迁入内膜、增殖分化，并促进泡沫细胞的形成，而后者是 AS 的特征性病理改变。Cpn 的产物衣原体脂多糖（CLPS）和衣原体热休克蛋白（CHSP60）能够引起动脉内膜的免疫损伤。在 1998 年 12 月法国卫生研究院及 Merieux 基金会在法国的安纳西组织了一次感染与 AS 的研讨会，其基本观点是：从现有的流行病学、病理学和动物模型的研究资料来看，感染与 AS 之间是否存在着必然的因果关系，还不能做出最后判断。AS 病变中发现的病原体是直接引起病理变化，还是通过免疫反应起作用尚未明确，也可能与其他危险因素共同起作用。

2. 氧化型低密度脂蛋白（ox-LDL）：LDL 在 AS 发生、发展中起重要作用，特别是经氧化修饰的 ox-LDL。ox-LDL 可诱导血管 EC 及单核吞噬细胞系统表达黏附分子、趋化性细胞因子、促炎因子及其他炎症反应的中介物，因此 ox-LDL 是炎症过程潜在的诱导剂。体外实验表明 ox-LDL 可直接损伤 EC 表面层糖萼，从而导致 EC 黏附能力增强，使血液中的单核细胞易于黏附于 EC 表面。

3. 高血压：高血压是 AS 形成的重要危险因素。1997 年国外学者首次发现血管紧张素 Ⅱ 有致炎作用，高血压患者血管紧张素 Ⅱ 增高，它通过刺激血管平滑肌生长而参与 AS 的形成。高血压时，血浆中过氧化氢、超氧阴离子和羟基等自由基增高，内皮生成一氧化氮减少，增加白细胞黏附和外周阻力，促进炎症反应。

4. 糖尿病：与糖尿病有关的高血糖可生成如糖基化终产物（AGE）等大分子物质，通过与血管内皮细胞上皮 AGE 受体相结合，增加炎症因子及炎性介质的表达。

5. 肥胖：肥胖不仅容易造成胰岛素抵抗及糖尿病，还可引发高脂血症。来自内脏脂肪的大量自由脂肪酸通过门静脉到达肝脏，刺激肝细胞合成富含甘油三酯的极低密度脂蛋白（VLDL），VLDL 可促进与高密度脂蛋白（HDL）的交换而降低 HDL 胆固醇。脂肪组织还可合成肿瘤坏死因子（TNF-α）、IL-6 等细胞因子，从而触发炎症，导致 AS 的发生。

AS 炎症反应的调节

免疫过程一直被认为是炎症的标志，免疫机制参与了 AS 的形成这一概念由来已久。在 AS 病灶区，同样存在大量的 T 淋巴细胞，它与其他白细胞一样被趋化进入内膜下。活化的巨噬细胞可表达人类白细胞抗原（HLA-DR）等Ⅱ类组织相容性抗原 T 细胞，与这种抗原结合就被活化分泌出各种细胞因子 TNF-α 和干扰素 IFN-γ，增强炎症反应。INF-γ 的主要作用是诱导内皮细胞和 SMC 表达产生Ⅱ类 HLA 分子，也可能对 T 细胞活化有影响。在 AS 患者血浆中检测到抗 LDL 抗体和 LDL-抗 LDL 免疫复合物，免疫细胞是 AS 斑块的主要成分，而单核吞噬细胞系统在 AS 损伤的启动和发展中起重要作用，有多种证据表明体液免疫和细胞免疫在 AS 发生发展中并存。

内皮细胞损伤（多半是功能性损伤）是 AS 发生的启动步骤，其功能降低主要表现在正常的抗凝、抗细胞黏附和抗氧化功能减弱。同时，内皮细胞和血小板表达的黏附分子主要是 P 选择素、细胞间黏附分子-1（ICAM-1）和单核细胞趋化因子（MCP-1）增高。ox-LDL 及一些炎性因子，如 INF-γ、TNF-α、IL-1 均可刺激 MCP-1 表达上调，导致单核细胞移行至内膜下并增殖。SMC 的增殖是 AS 形成中的重要环节。它与一些生长因子的作用有关，血小板和巨噬细胞产生的血小板源性生长因子（PDGF）和平滑肌自分泌的 PDGF 样生长因子均可促进 SMC 增殖。IL-8 可吸引 T 淋巴细胞活化的 SMC 和巨噬细胞分泌的血管内皮生长因子（VEGF）、碱性成纤维细胞生长因子（bFGF）、转化生长因子-β（TGF-β）、IGF 及 IL-1、TNF-α 与 SMC 增殖、趋化有一定的关系。

细胞因子是炎症的重要介质。在血循环中的各种刺激物质的作用下，血管 EC 能够表达多种促炎分子，如 IL-6、MCP-1、PDGF、TGF-β 和 TNF-α，这些因子在 AS 发生过程中发挥重要作用。巨噬细胞源性泡沫细胞是活性炎症分子的另一重要来源，而巨噬细胞转化成泡沫细胞后又可以刺激 EC，表达生长调节分子如 PDGF、TGF-β 和 TNF-α。

总之，在病变中所有主要的细胞类型都能产生各种各样的化学介质、细胞因子和生长因子。随着时间的推移，SMC 改变了表型、复制和分泌连接组织基质蛋白，吞饮脂质、凋亡和死亡。在随后的阶段里 EC 受到损害并脱落，导致形成血栓的病灶，最终纤维帽变薄、破裂，以致血流与富含组织因子的病变内部接触，从而启动了血栓的病灶事件。这些过程并不一定是连续的，也不一定按时间顺序出现，最终形成了异质性的复合病变。在复合病变中，一些巨噬细胞位于内皮细胞下面，其他的接近坏死的脂质核心，这些细胞所处的环境不同，在特定的病变中它们的基因表现形式不同。在 AS 炎症过程中，SMC 改变了表型，因此在病变中有异质同源性。AS 炎症学说的提出，实质上是对 AS 发病机制研究的概括和启示。继续寻找 AS 的发病机制，以采取切实有效的措施，延迟和逆转 AS 病变的进展，从而降低心脑血管疾病的病死率仍是目前和今后一段时期内心脑血管疾病研究领域中的最重要的课题。

233　炎症、毒邪与动脉粥样硬化

以动脉粥样硬化（AS）为病变的心脑血管疾病严重影响着人类的健康，但 AS 的发病机制至今尚未完全阐明。学者先后提出脂质浸润学说、动脉平滑肌细胞增殖学说、血栓源性学说、损伤反应学说等假说，近年来炎症学说的提出和建立为 AS 的研究另辟了一条新途径。学者董欢等对炎症、毒邪与动脉粥样硬化的关系做了阐述。

动脉粥样硬化的发病机制——炎症学说

1856 年德国病理学家 Virchow 提出 AS 是动脉内膜炎症的观点，但一直未被普遍接受。Ross 于 1999 年在他的损伤反应学说的基础上明确提出"AS 是一种炎症性疾病"，指出 AS 具有慢性炎症反应特征的病理过程，其发生发展过程中，从脂质条纹到纤维斑块和粥样斑块乃至不稳定斑块的生成、破裂和血栓形成中始终都有各种炎症细胞和大量炎症介质参与。随着研究不断深入，逐渐发现 AS 的病理变化存在变质、渗出和增生等炎症的基本特征。炎症反应在 AS 发病中才逐渐获得重视。

动脉粥样硬化的中医病因病机——痰瘀热毒

《金匮要略心典》云："毒，邪气蕴结不解之谓。"王永炎指出邪气亢盛，败坏形体即转化为毒。"毒"系脏腑功能和气血运行失常使体内的病理产物不能及时排出，蕴积体内过多而生成。AS 属于中医学"痰浊""瘀血"范畴，"痰凝""血瘀"是其主要病理改变，采用"化痰""活血"法可促使 AS 患者斑块软化、痰瘀消散。因此，可认为体内"痰、瘀"日久不去而成毒，毒邪与体内气血津液相互搏结而致 AS 的发生、发展。AS 发病以形成粥样斑块为特征，外来之毒作用于人体而产生的内毒或体内原有内毒作用于机体，造成脏腑功能失调、津液不能正常输布代谢而滞留体内，凝聚成为痰饮；津液受热毒煎熬成痰；毒邪煎熬熏蒸血液，血凝成瘀；毒邪伤络，血溢成瘀；毒邪伤津耗阴，阴伤血滞为瘀；毒壅气机，血脉凝滞；热毒损脏，血行失司。反之，痰饮、瘀血作为津液代谢的病理产物，其本身因邪气蕴结不解化为毒害，形成痰毒、瘀毒，且津血同源，痰瘀相关，郁而化热，痰毒、瘀毒、热毒三者相互促生，交结为患，日久不化，酿成浊脂，浸于脉管，而此既是机体病理之产物，又是致病之毒邪，可诱发机体炎症反应，致使粥样斑块形成和不断增大。即所谓"无邪不有毒，热从毒化，变从毒起，瘀从毒结也。"以毒邪为引发关键，以痰、瘀为有形之病灶，与现代医学因炎症而致动脉粥样硬化斑块相合。

清热解毒法治疗 AS

AS 粥样斑块的形成与痰毒、瘀毒、热毒密切相关。近来研究发现运用清热解毒、祛痰逐瘀法治疗 AS 可取得满意疗效。

周明学研究活血解毒中药对 ApoE 基因消除小鼠主动脉粥样硬化炎症反应的影响，发现大黄醇提取物组、虎杖提取物组血清超敏 C 反应蛋白（hs-CRP）和血清可溶性细胞分化抗原 40 配体（sCD40L）水平较模型组显著降低（$P<0.01$、$P<0.05$），大黄醇提物组的斑块内肿瘤坏死因子-α（TNF-α）阳性表达较模型组明显较少（$P<0.05$），虎杖提取物、大黄醇提取物、黄连提取物、三七总皂苷组均较

模型组明显减少，斑块内粒细胞巨噬细胞集落刺激因子（GM-CSF）阳性表达（$P<0.05$），黄连提取物组小鼠主动脉斑块内过氧化物酶体增殖因子活化受体 γ（PPAR-γ）蛋白表达较模型组明显增多（$P<0.01$）。说明清热解毒、活血化瘀中药可通过降低炎症反应减轻 AS 的发生、发展。临床研究也发现，他汀药常规治疗加用新清宁片（主要成分熟大黄）组和加用丹七片（主要成分丹参、三七）组患者血清 hs-CRP 浓度显著降低（$P<0.05$、$P<0.01$），与他汀药常规治疗组比较有显著差异（$P<0.05$），加用丹七片组患者血清基质金属蛋白酶-9（MMP-9）浓度与治疗前比较显著降低（$P<0.05$）。张梅等研究表明丹参注射液有降低大鼠血清甘油三酯和总胆固醇的作用，同时可抑制细胞间黏附分子（ICAM-1）的表达。韩跃刚等在研究血栓心脉宁（川芎、麝香、牛黄、蟾酥、水蛭）对高脂血症患者表达黏附分子时发现，血栓心脉宁可降低 ICAM-1 的水平，使内皮细胞活化减轻，延缓动脉粥样硬化进展。毛莉娜用三黄泻心汤和二陈汤加减化裁而来的清热解毒祛痰中药（黄芩 15 g、黄连 8 g、法半夏 10 g、陈皮 10 g、茯苓 20 g）和常规西药作为观察组，常规西药加氟伐他汀作为对照组，研究清热解毒法对冠心病患者血脂及 C 反应蛋白（CRP）的影响表明，清热解毒祛痰药组降低 CRP 水平优于氟伐他汀组。清热解毒、祛痰逐瘀中药治疗 AS 是通过降低炎症反应的标志性指标 hs-CRP、sCD40L、TNF-α，减少 ICAM-1 和 VCAM-1 在内皮细胞的表达，抑制炎症细胞与内皮细胞黏附；通过减少斑块内 GM-CSF 阳性表达，抑制单核细胞分化为巨噬细胞，减少泡沫细胞生成；通过降低血清 MMP-9 浓度，抑制斑块内胶原和纤维冒内其他细胞外基质降解，稳定斑块；增加斑块内 PPAR-γ 蛋白表达，活化的 PPAR-γ 又能通过活化蛋白、信号转导和转录活化因子（VXQX）信号通路抑制多种与斑块进展相关促炎症因子、黏附分子的基因表达，抑制 IL-6、环氧化酶、内皮素-1、一氧化氮合成酶的表达，从而抑制炎症反应及减少基质金属蛋白酶（MMPs）的产生，最终起到稳定动脉粥样斑块的作用。清热解毒、祛痰逐瘀法的显著疗效也反证了 AS 的形成与痰瘀热毒为患密切相关。

总之，AS 乃痰瘀毒邪为患，炎症反应贯穿于 AS 发生、发展的全过程，清热解毒即解炎症之毒，包括炎症细胞（单核吞噬细胞系统、淋巴细胞、泡沫细胞等）和炎症介质（白细胞介素、TNF-α、γ 干扰素、CRP 等），也即解痰毒、瘀毒和热毒，毒邪清则炎症愈，炎症愈则斑块易消、临床症状改善，因此应重视痰瘀热毒在 AS 发病中的重要作用。

234　炎症与动脉粥样硬化关系的新认识和中医研究

动脉粥样硬化（AS）是一种慢性心血管疾病，高脂血症、高血压、吸烟等多种因素均可导致其发生，目前得到广泛认可的发病机制是以脂质浸润学说和损伤反应学说为基础的炎症理论。在 1976 年首先由著名学者 Ross 提出，主要认为 AS 是脂质积累于动脉内壁而形成的局部斑块的病理变化过程，主要经由炎症反应介导，并伴有氧化应激的发生。巨噬细胞、树突状细胞等免疫炎症细胞与多种炎症因子之间的相互作用在 AS 的发生、发展过程中占有重要的位置，基于炎症细胞因子的多靶点、较复杂等作用特点，众多学者将 AS 的治疗角度放在中药方面。学者张娜等梳理归纳了致炎的巨噬细胞和树突状细胞、肿瘤坏死因子（TNF）、白细胞介素（IL）、各种趋化因子以及基质金属蛋白酶（MMP）等细胞因子引起 AS 的作用机制，以及中药对 AS 的治疗作用。

与 AS 有关的致炎免疫细胞

1. 巨噬细胞： AS 主要是通过单核吞噬细胞系统"入侵"动脉壁上的"病原性"脂蛋白而引起的。在正常状态下，血液中存在一定数量的单核细胞，当机体发生早期病变时，血管内皮在脂蛋白和氧化低密度脂蛋白（ox-LDL）的作用下释放单核细胞趋化因子（MCP-1），趋化单核细胞迁移入血管内膜，转变为泡沫化的单核吞噬细胞系统，进而释放大量的前炎症因子，如 IL-1β、IL-6、TNF-α，加重局部病灶的炎症反应。AS 的晚期则主要产生易损性的 AS 斑块，大量的巨噬细胞和巨噬细胞源泡沫细胞聚集，合成与分泌蛋白水解酶，主要为 MMPs，具有水解细胞外基质（ECM），参与新生血管重构，导致胶原的降解-合成的动态失衡，引起 AS 斑块的纤维帽破裂、出现溃疡等病理现象。研究发现，在人体易损斑块破裂区域聚集的巨噬细胞中含有环氧化酶-2（COX-2）、前列腺素（PGE$_2$）和 MMPs。巨噬细胞可以通过自身合成的 COX-2 介导 PGE$_2$/环腺苷酸（cAMP）依赖途径产生 MMP-2 和 MMP-9，进而发挥作用。综上可知，单核吞噬细胞系统在 AS 发生和发展的过程中发挥重要作用，可能成为抑制免疫炎症反应发生、预防和治疗 AS 的一个新靶点。

2. 树突状细胞： 免疫炎症反应在 AS 发生和发展中发挥的重要作用正日益受到重视。树突状细胞是目前发现的功能最强的专职性抗原提呈细胞（APC）。正常情况下，有少量的树突状细胞存在于血管的内膜上，被认为是血管壁中的重要成分，发挥免疫作用。当发生病变时，动脉内膜上可见大量树突状细胞，脂纹和纤维斑块中数量最多。这些树突状细胞通过突起包绕泡沫化的单核-巨噬细胞，同时插入其胞浆中，这就提示树突状细胞可能参与 AS 的免疫炎症反应。

Bobryshev 等研究发现，在主动脉的 AS 高发区，内膜层广泛分布着树突状细胞，并和单核-巨噬细胞、淋巴样细胞等免疫细胞接触，但是与内皮细胞的接触消失，说明树突状细胞可能参与了 AS 的早期发病。在发生 AS 的部位，树突状细胞的高度分布与聚集可由氧化修饰的脂蛋白、新生抗原和尼古丁等物质诱导产生。Perrin-Cocon 等应用不同浓度、不同氧化程度的 ox-LDL 作用于体外培养的树突状细胞，显示 ox-LDL 可促进树突状细胞的成熟，增强其激活 T 细胞的功能，并且与 ox-LDL 浓度和氧化程度的增高呈正相关。综上可知，在机体发生 AS 时，高浓度的树突状细胞可能促进 AS 的发生。

与 AS 有关的炎症因子

炎症伴随着 AS 的整个发生、发展过程，大量炎症因子通过引发炎症反应，加重动脉粥样硬化。其中，具有代表性的炎症因子主要包括肿瘤坏死因子家族、白介素家族、各种趋化因子以及基质金属蛋白酶及其抑制物等。

1. TNF-α：TNF 作为一类具有多种生物学活性的细胞因子，包括 3 种，其中 TNF-α 主要由单核吞噬细胞系统产生。在发生 AS 时，血液中 TNF-α 的合成明显增多。TNF-α 通过诱导细胞坏死、新生血管形成以及血栓形成促进 AS 易损斑块的发生，被认为是病理变化过程中发生内膜增生以及内皮功能紊乱的重要炎症因子。在 AS 发生、发展的整个过程中 TNF-α 均发挥着重要作用。发生病变时，对于巨噬细胞，TNF-α 作为前炎症因子，通过诱导急性炎症因子 C 反应蛋白（CRP）产生黏附分子，其中细胞黏附分子-1（ICAM-1）促进巨噬细胞的产生，加重 AS 的发生。对于主动脉血管平滑肌细胞（VSMC），TNF-α 可以通过抑制其胶原基因的表达，导致其破裂、凋亡、斑块不稳定，进一步激活炎症细胞，诱导 MMPs 的合成，基质降解，加重斑块的易损性。TNF-α 作为一种前炎症因子，大量的研究已被报道，但是具体的致病机制还有待进一步的研究。

2. MCP-1：MCP-1 作为趋化因子家族中的一员，具有趋化单核细胞向血管内膜迁移，活化为巨噬细胞，诱导早期 AS 的发生等作用。Cochran 等首先发现了 MCP-1 因子。机体内的多种细胞可以分泌 MCP-1，直接或间接参与了 AS 的整个免疫炎症过程。有研究发现，血浆 MCP-1 水平的升高会增加发生冠状 AS 的风险。内皮细胞作为预防 AS 的初始因素，大量的脂质因素聚集此部位导致其发生损伤，MCP-1 促使单核吞噬细胞系统、淋巴细胞等免疫细胞聚集于动脉壁，引起炎症反应，导致 AS 易损斑块的形成。血管平滑肌细胞的增生和向血管内膜的迁移是 AS 晚期病变的代表因素，MCP-1 对其具有趋化增殖的作用，同时通过诱导组织因子的表达，促进血栓形成。Hartung 等研究发现，MCP-1 可作为一种重要因子，用于推测斑块的易损性。同时，有学者发现 MCP-1 的浓度与 AS 的炎症程度呈现正相关。提示 MCP-1 的水平可能作为评价 AS 治疗效果的一个重要指标。

3. MMPs：AS 的形成过程与 ECM 的降解-合成的动态失衡有着重要的联系，MMPs 是调节 ECM 最重要的酶类，多种前炎症因子可以诱导单核吞噬细胞系统、内皮细胞等产生 MMPs，加重 AS 的病理变化。MMPs 是一类酶活性依赖锌离子的蛋白酶超家族，其活性主要受到酶原激活、转录水平以及抑制物的调控。MMPs 过度表达可引起 AS、脑血栓等相关疾病。Galis 等研究发现，IL-1β 和 TNF-α 可以通过刺激 VSMC，导致 MMPs 的分泌，诱发 ECM 的降解-合成发生失衡。在 AS 病变部位的巨噬细胞、SMC、内皮细胞中检测到了 MMPs 的存在，表明 MMPs 参与了 AS 的发生、发展过程。

VSMC 增殖及其向血管内膜的迁移是 AS 斑块形成的关键因素之一，其发生除受到细胞自身的基因表达调控外，还与 ECM 的代谢密切相关，MMPs 在此过程中发挥了重要作用。MMPs 家族包括多种细胞因子，如"经典型"的 MMP-2 和 MMP-9，新型的 MMP-14 等。血小板源性生长因子（PDGF）诱导 VSMC 的增殖过程与 MMP-2 的活性密切相关，bFGF 诱导的 VSMC 增殖则与 MMP-2 和 MMP-9 均具有相关性。对这些细胞因子的深入研究可能为 AS 的防治提供新的思路。

中药对动脉粥样硬化的干预作用

辨证论治是中医的精髓和治病的原则，近年来，通过对中医的辨证论治进行研究，发现可以根据中医活血化瘀法、清热解毒法、益气活血法等方法的医学理论，采用对应的中药或中成药对 AS 进行防治。

1. 清热解毒：中医研究中，清热解毒类的中药主要适用于痈肿疔疮、斑疹丹毒、瘟毒发颐、咽喉肿痛、热毒下痢、蛇虫咬伤以及其他急性热病等。在西医范畴，则可将上述症状归为炎症类的疾病。由于 AS 的病理变化主要是围绕炎症发生发展的，所以认为具有清热解毒作用的中药同时具有治疗 AS 的作用。中医理论认为炎症因子属于中医学"毒"的范畴。

清热祛瘀颗粒由瓜蒌、浙贝母、丹参、三七、鸡血藤、山楂、王不留行组方，用中药有效部位制成的颗粒剂。程文立等研究了清热祛瘀颗粒对糖尿病 $ApoE$ 基因敲除小鼠冠状动脉 AS 的影响。清热祛瘀颗粒水溶液 180 mg/kg 连续 ig 给药 16 周后可以显著降低模型小鼠体内单核-巨噬细胞、冠脉周围炎症细胞的含量，与糖尿病 AS 模型组小鼠比较差异显著（$P < 0.01$）。因此认为清热祛瘀颗粒可显著抑制糖尿病动脉粥样硬化小鼠冠状动脉血管内、外膜的炎症反应及炎性因子的表达，减缓冠状动脉粥样硬化的进展。

致炎因子 C 反应蛋白（CRP）的异常程度与 AS 程度密切相关。林培政等采用临床经验方王氏连朴饮（黄连、厚朴、石菖蒲、法半夏、淡豆豉、栀子组方）及加味连朴饮（王氏连朴饮基础上加丹参、赤芍）的水煎液治疗湿热模型家兔，剂量均为 7.5 g/kg 连续 ig 给药 3 周。结果显示，王氏连朴饮和加味连朴饮组均表现出明显的降低血脂与干预 AS 相关细胞的作用，与对照组相比差异显著（$P < 0.01$）。

临床实践发现 AS 的炎症反应具有中医学毒邪煎熬、血凝成瘀、痰瘀成毒等特点，继而造成脏腑的功能障碍，津液不能正常运转代谢的表现，提示可以通过清热解毒类中药辨证论治。

2. 益气活血： 益气活血法最初来源于《黄帝内经》，记载有"定其血气，各守其乡，血实者宜决之，气虚者宜掣引之"等论述。现代医学研究发现益气活血类方药主要具有扩张血管、抑制炎症反应以及抗氧化应激等作用，继而达到干预动脉粥样硬化的作用。

益气解毒活血方由人参、大黄、瓜蒌组方，是姜良铎的经验方，在临床上可以明显改善动脉粥样硬化患者的临床症状，并有降低超敏 C 反应蛋白（hs-CRP）水平的作用。吴圣贤等采用新西兰兔 AS 模型研究了益气解毒活血方的作用机制。将人参 0.64 g/kg、大黄 0.43 g/kg、瓜蒌 2.14 g/kg 细粉配成 50 mL 混悬液 ig 给药，用药 11 周后能够明显地抑制 AS 相关炎症因子的表达，与模型组相比有统计学差异（$P < 0.05$）。其机制可能是通过抑制炎症反应，降低 hs-CRP、ICAM-1、血管细胞黏附因子（VCAM-1）、MCP-1 等炎症因子的水平，起到延缓 AS 进程的作用。

周明学等探讨活血益气化痰中药对 $ApoE$ 基因敲除小鼠 AS 斑块炎症反应的影响。基因敲除小鼠予高脂饮食喂养 13 周后，形成成熟的 AS 斑块后随机分为 6 组：活血组给予丹参酮 0.6 g/kg、益气组给予西洋参总皂苷 0.27 g/kg、化痰组给予瓜蒌提取物 4.505 g/kg、阳性对照组给予辛伐他汀 9.01 mg/kg、模型组和正常组予生理盐水，均 ig 给药，1 次/d。相应处理 6 周后，处死动物取主动脉根部染色、测量并计算脂质核心占斑块总面积的百分比以及斑块内脂质成分与胶原成分的比值，免疫组织化学染色法观察主动脉根部粒细胞-巨噬细胞集落刺激因子（GM-CSF）和 TNF-α 的蛋白表达，实时荧光定量法检测主动脉内核因子 κB（NF-κB）的表达。结果发现与模型组相比，益气化痰水提液组小鼠动脉斑块内 GM-CSF 表达明显减少（$P < 0.01$），但是对 TNF-α 表达无明显影响。提示中药可能通过干预 AS 炎症反应达到改善斑块内部成分以及稳定易损性斑块的作用。临床实践提示可以通过益气活血类中药对 AS 进行辨证论治。

3. 活血化瘀： 中医理论认为 AS 斑块为脉道中有形之邪，可以"血瘀"辨证，因此，可以利用活血化瘀方剂作为主要治疗处方。大量研究显示，活血化瘀中药可以通过调节血脂代谢，改善血液流变学以及稳定或消退 AS 斑块等方法来对抗 AS，具有多方面、多途径的特点。

调肝导浊方为临床经验方，主要由炙何首乌、柴胡、决明子、泽泻、蒲黄、姜黄、丹参等组方。张红霞等用 AS 家兔进行研究，发现调肝导浊方水提醇沉液 16.5 g/kg 连续 ig 给药 12 周后，与模型组相比 AS 家兔肝脏总胆固醇、甘油三酯、丙二醛等含量明显下降（$P < 0.01$），同时超氧化物歧化酶活性显著增高（$P < 0.01$），且作用效果优于阳性药洛伐他汀 1.05 mg/kg 组（$P < 0.05$）。通心络胶囊是根据中医络病理论研制而成的含多种虫类的中药复方制剂，其主要成分有人参、全蝎、水蛭、蜈蚣、土鳖虫、蝉蜕、冰片、赤芍等，具有益气活血、解痉通络之功效。韩召展等研究了通心络胶囊对颈 AS 及其内皮功能的影响，以洛伐他汀作为阳性对照药口服 20 mg，每晚 1 次，治疗组在常规治疗基础上口服通

心络胶囊 3 粒，3 次/d。给药 3 个月后中药组血脂和血浆内皮素（ET）含量较治疗前明显降低，一氧化氮（NO）浓度升高，有效地减少了斑块的面积。任会远等从氧化应激角度探讨通心络治疗 AS 机制，同样发现与治疗前相比，通心络胶囊组可以有效地干预实验组 ox-LDL 以及 MDA 等水平（$P < 0.01$）。AS 作为一种慢性炎症反应，从脂纹形成到斑块破裂的全过程炎症因子贯穿始终。活血化瘀中药可以通过氧化应激、调节血脂等角度对 AS 进行辨证论治。

AS 可以认为是一种慢性免疫炎症性疾病，其发病原因复杂，一般认为单核-巨噬细胞、树突状细胞、T 细胞等免疫细胞以及白介素家族、TNF-α 等前炎症因子贯穿其整个发病过程。目前，某些炎症标志物已被用来评估 AS 患者的临床疗效，降低这类炎症标志物的水平可能降低 AS 等心血管事件的发生率，同时为防治这些疾病提供新的思路。但是，迄今为止针对 AS 炎症治疗方面的化学合成药作用效果并不明显，因此对于研究中药抗 AS 炎症反应的发生就显得至关重要。但是，中药多靶点、多成分的特点为药效研究设置了很大的制约，同时也为其提供了巨大的空间。相信随着药理学和分子生物学的迅猛发展，AS 的具体机制将得到更加深入的研究，同时更多药效明显的中药单体、复方等将会发现，为 AS 的防治提供更多新型药物。

235　从阴火论动脉粥样硬化炎症机制的中医内涵

动脉粥样硬化（AS）是一种以脂质沉积和炎症细胞浸润为主要特征的慢性低度炎症反应，通常伴有众多免疫细胞的参与，是心脑血管疾病的共同病理基础。中医认为，慢性低度炎症以气虚为基础，火热为重要致病因素，气火失调正是李东垣"阴火"理论的核心观点。如何结合现代研究成果到自身理论体系中，进而指导临床应用，是目前中医学需要转化与解决的科学问题。学者黄琦等研究了中医"阴火"理论与AS慢性低度炎症之间的关系，并基于"气-火"与"自噬-免疫炎症体系"的相关性，展望了中医"阴火"理论与AS炎症机制相衔接的可能物质靶标，希望给中医药临床应用与现代化研究提供参考。

"阴火"理论

1. "阴火"的形成机制： "阴火"是李东垣脾胃学说的核心内容，其形成深受《内经》的影响。《素问·调经论》云："有所劳倦，形气衰少，谷气不盛，上焦不行，下脘不通，胃气热，热气熏胸中，故内热。"此处虽未明确"阴火"一词，但阐述了正气虚弱导致发热的机理，脾胃之气不足是内伤发热的基础。《素问·阴阳应象大论》进一步指出气与火之间对立统一的关系，"壮火食气，气食少火，少火生气，壮火散气"。李东垣根据上述内容，首次提出"阴火"之名，《脾胃论·饮食劳倦所伤始为热中论》云："心火者，阴火也，起于下焦，其系系于心。"随后在同篇中总结"阴火"的形成机理，即"火与元气不两立，一胜则一负；脾胃气虚则下流于肾，阴火得以乘其土位"。李东垣认为，脾胃气虚，一则清阳不升，湿浊下流肝肾，闭塞其下而无出路，郁遏下焦阳气致阴火上冲；二则脾土不能濡养下焦，土不滋水，水不涵火，则阴火窜动。所以，阴火为水中之火，循经上冲于心，心包代君主受邪，心胸乃热，此为"热中"，总归"土薄则火动"，正如黄元御所云："水之所以不能胜火者，全赖乎土；水虽有胜火之权，而中州之土堤其阴邪，则寒水不至泛滥。"因此，阴火的形成关乎脾、肝、肾三脏，尤以脾胃不足，气火失调，升降不利为要。

2. "阴火"的病理表征： 阴火既与元气不两立，说明它是一种病理之火；又在李东垣著述中冠名心火、相火、虚火等，可见它有多种病理表征。本研究认为，"虚"和"火"是阴火的两个方面。"虚"是指脾虚气陷，伴精神委顿、气短乏力、纳谷不馨、脘腹坠胀、久泻脱肛等症。"火"是指火热内扰，根据不同病因又有不同的征象：

（1）郁火：《内外伤辨惑论·杂病门》中记载胃虚过食冷物，郁遏阳气于脾土，表现四肢、肌肉、筋脉、骨髓多部位发热，然其辨证要点是"发困"，应以升阳散火法发之。

（2）痰火湿热：《内外伤辨惑论·辨寒热》中提到脾胃劳倦内伤，清阳不升反化为痰湿，闭塞下焦致使阴火上冲，虽有气高而喘、脉洪大标实之候，"不任风寒"，足见其土不生金的本虚之证，李东垣以黄芪、炙甘草、人参为主药，因其"除湿热烦热之圣药也"。

（3）瘀火：《脾胃论·安养心神调治脾胃论》云"心生凝滞……脉中惟有火矣"。论述胃中元气不转，津血不行的瘀血化火，也是阴火的病理表征之一，治宜调畅心神，恢复胃中元气的转枢。又《兰室秘藏》云："营气伏于地中，阴火炽盛，日渐煎熬，血气亏少。"气血虚损，加之阴火煎熬营血，是瘀火的另一个来源。综上所述，阴火累及三焦，遍布全身，有不同的外候，但总体来说，"阴火"是内伤引起的虚性或本虚标实的火热邪气。

"阴火"理论与 AS 炎症机制

1. AS 炎症之火是"阴火"： "AS 是一种慢性低度炎症反应"的观点得到广泛支持，这种炎症具有低水平、持续性、非特异性等特点，主要表现在循环中的炎症标志物出现 2~4 倍升高，且持续时间较长。鉴于这些特点，多数学者认为慢性低度炎症以气虚为基础。研究发现，AS 斑块内含有大量免疫细胞和炎症介质，其局部温度高于正常区域，证实中医从火热认识 AS 炎症的合理性。

然而，火热有"阳火"与"阴火"之别。"阳火"多属实热证，表现为壮热大汗、烦渴饮冷、谵语、舌红绛、脉洪大滑数或沉迟有力等。反观 AS，好发于中老年人群，多伴发慢性消耗性疾病，正气衰退明显。再者 AS 的临床表现，如胸痛、心悸等多于活动后加重、休息时减轻，这与中医"动则气耗"的观点相一致；其火象多为烦热懊憹或者间有躁热，虽为有余之火热却常见"冬不耐寒，夏不耐热"、倦怠乏力等气虚之象。在气虚普遍存在而火象并不显著的病例中，仍从"阳火"认识其炎症之火，并立苦寒泻火法进行治疗是存疑的。从一般特征及临床表现上来讲，"阴火"似乎更合 AS 炎症之火的特点。

2. "阴火"基本证候要素与 AS 炎症机制： 慢性低度炎症是 AS 发生发展的关键原因，其致病因素多属于中医学"虚、痰、瘀、毒"范畴。如前所述，阴火的基本证候要素是气虚和火热，本文从这两方面探讨阴火与 AS 炎症机制的相关性。

（1）气虚是 AS 慢性低度炎症发生的基础：AS 慢性低度炎症与免疫系统密切相关，免疫系统担当免疫防御、免疫监视和免疫自稳的功能，免疫系统贯穿炎症过程。中医学认为气具有防御作用，"至虚之处，便是容邪之所"，气的防御作用减退，即气虚削弱了免疫防御功能，导致炎症的发生。又由于气虚不能驱邪外出，正虚邪恋引起免疫监视和免疫自稳功能减弱，导致了低度炎症长期存在。气虚是 AS 慢性低度炎症的基础性因素，也是阴火形成的根本原因。AS 多发生于中老年人群，阴气自半，肾中元阴元阳失调，水虚不能制火，水中之火离位上越，熏蒸心胸而见心烦、心悸、少寐等症，即张景岳所说："盖火性本热，使火中无水，其热必极。"肾为元气之根，乃先天之精气，"非胃气不能滋之"。脾胃之气不足导致元气匮乏，是加重肾中水火阴阳失衡的直接原因，正如《脾胃论·饮食劳倦所伤始为热中论》所云："脾胃气虚则下流于肾，阴火得以乘其土位。"阴火与元气不两立易引发"脾肾气愈虚，阴火愈郎张"的恶性循环。李东垣《内外伤辨惑论》记载当归补血汤是补阳气、泻阴火的重要方剂，描述其发热"证象白虎，惟脉不长实有辨耳"，具有抑制 AS 慢性低度炎症的作用，说明气虚是 AS 炎症反应的必要因素，反证阴火与 AS 炎症机制的似同性。

（2）火热是 AS 发展与斑块不稳定的关键因素：炎症在 AS 斑块扩大以及不稳定斑块形成、演变、破裂过程中起着十分重要的作用，各种炎症介质对机体而言实为"火热之邪"。饮食不节、情志过极、劳逸失调、久病体虚等造成脏腑功能紊乱，气血运行失常导致各种病理产物如痰浊、瘀血不能及时排出，并入血脉，郁久化热，以致血中伏火，败坏形体，表现炎症过程中斑块的迅速发展和不稳定性增加，临床上不少患者进展为心肌梗死、脑梗死，这实际上是火热生风的结果。《中风斠诠》云："肥甘太过，酿痰蕴湿，积热生风，致为暴仆偏枯。"火热之邪在 AS 的变证中起关键性作用，"阴血受火邪"正是"阴火"的产生途径。火热伏于血脉，煎熬阴血，灼津为痰，凝血成瘀，进而相互搏结，损筋伤脉，变生诸证，所谓"诸阳气根于阴血中，阴血受火邪则阴盛，阴盛则上乘阳分，而阳道不行，无生发升腾之气也"。对于血中伏火，李东垣认为"当先于阴分补其阳气升腾，行其阳窍而走空窍，次加寒水之药降其阴火"。黄芪、炙甘草、人参之类既益于扶正也益于降火攻毒，具有增强机体免疫力和不同程度地扩管、抗炎、抗氧化、抗心肌缺血等多种功效，有学者基于此提出健脾是急性冠脉综合征的中医辨治核心。

（3）气虚是 AS 火热之邪形成和缠绵难愈的重要基础：《素问·举痛论》云"百病莫生于气"，气虚是 AS 炎症之火的始动因素。在 AS 慢性低度炎症过程中，炎性渗出、组织破坏和增生修复往往同时出现，并以血管反应为中心环节。气虚引起免疫系统功能紊乱，促进各种炎症细胞因子和趋化因子释放，导致 AS 斑块附近的温度和炎症水平超出未病变区域，火热之邪由此产生。各种炎症标志物在血管壁沉积，凝血纤溶系统不断进行组织破坏和修复，势必造成气血津液运行不畅。费晋卿云："火之为物，本无形质，不能孤立，必与一物相附丽，而始得存。"强调火热之邪无根，依附有形之物才能长期存在。气虚导致气的推动和激发作用减弱，气血津液失去运行动力而停聚在血脉，最终形成气郁血瘀痰凝状态。气虚之火附于郁、瘀、痰复合物，致病具有重浊凝滞的特征，容易造成病情反复、病程较长，这些符合 AS 低度炎症持续存在、缠绵难愈的病理特点。气虚之火即阴火，与不同的病理产物相胶结，化为郁火、瘀火、痰火助长阴火之势，败坏脏腑，变证丛生。正如李东垣在《脾胃论》中云："阴火乘土位，清气不生，阳道不行，乃阴血伏火……脉者，血之府也，血亡则七神何依，百脉皆从此中变来也。"

气虚是 AS 炎症之火的基础，郁火、瘀火、痰火的形成莫不由于气化功能的异常。气虚和火热是阴火的基本证候要素，也是 AS 慢性炎症迁延不愈的致病因素。AS 以血管微炎症为主，患者通常自觉发热或无明显发热，也有活动性炎症导致高热不退的情况，国医大师邓铁涛的研究启示，"（阴火）发热程度可随阳气虚衰、虚阳亢奋的程度不同而不同……体温表上是否显示发热或高热，不能作为是否采用甘温除大热法的依据，关键则在于抓住气虚或虚这一本质"。对于火热深重的病例，详审病机，考虑是否属于"阴火"，或者清热泻火解毒法更为恰当，这也是"知犯何逆，随证治之"的内在要求。

中医"阴火"理论与"自噬-免疫炎症体系"的关联性

慢性低度炎症和免疫系统密切相关，AS 炎症之火与"阴火"存在似同性。那么，炎症涉及多方面的调控因子，有无衔接中医"阴火"理论与 AS 炎症机制的可能物质靶标呢？本文从自噬相关研究做了探讨。

1. 自噬是免疫炎症级联反应的重要调控因子：自噬即真核细胞的"自我吞噬"，它是通过溶酶体依赖途径对胞内异常蛋白质和细胞器进行降解或回收，以此实现大分子再循环和细胞器更新的生物学过程。除被认为是代谢和细胞内生物量及细胞器数量的控制途径，现在已认识到自噬在免疫炎症体系中扮演着广泛的角色：一方面自噬是先天免疫受体刺激下游的一种特殊效应机制，适度自噬有助于限制免疫应答和炎症反应；另一方面自噬体可将入侵病原微生物或胞内的自身抗原递呈给主要组织相容性复合体 Ⅱ 类分子（MHCⅡ），然后在活化 CD4$^+$ T 细胞、释放炎症因子方面发挥作用。此外，调节性 T 细胞（Tregs）是一类维持免疫内稳态和外周耐受的 T 细胞亚群，研究人员在 Tregs 内找到了自噬体；进一步研究发现，自噬在 Tregs 的存活中充当关键的信号依赖控制器，对炎症因子具有重要的调控作用。

2. 自噬与 AS 炎症反应的联系：AS 是一种慢性炎性疾病，其特征是免疫细胞在斑块内积聚。先天免疫系统的巨噬细胞和树突状细胞可作为危险信号的传感器，通过 Toll 样受体、Nod 样受体等信号通路触发和调节炎症反应。巨噬细胞是斑块内含量最多的免疫细胞，分为促炎 M1 型和抗炎 M2 型。研究表明，适度自噬促进巨噬细胞表型由 M1 型向 M2 型转换，从而抑制炎症和稳定斑块。随后的研究发现，NLRP3 炎性小体是 Nod 样受体家族的重要成员，属于先天免疫和炎症反应的范畴。适度自噬可下调 NLRP3 炎性小体分泌的白细胞介素-1β（IL-1β）、IL-18，同时促使巨噬细胞定向为 M2 抗炎型，进一步减少斑块负荷。近年研究表明，AS 的进展和稳定性在很大程度上取决于 T 细胞亚型。自噬相关蛋白 7（Atg7）的 T 细胞特异性缺乏使实验小鼠的斑块面积减少 50% 以上，这与外周淋巴组织中 T 细胞室的脂肪变性和炎性效力的降低有关。而在 Tregs 中，自噬活性抑制使 CD4$^+$CD25$^+$Foxp3$^+$ Tregs 的凋亡数量增多，导致促炎/抗炎因子失衡，加速斑块的形成和发展。

调节自噬在一定程度上对延缓 AS 起积极作用，然而，自噬不足导致异常蛋白和细胞器未得到清除而在胞内释放促炎物质，自噬过度导致非选择性降解正常蛋白和细胞器而增加斑块的不稳定性。探索自噬与 AS 之间的关系，解析适度自噬的调控机制，对于防治 AS 具有重要的意义。

3. "气-火"与"自噬-免疫炎症体系"的相关性：中医认为，气是构成和维持人体生命活动的最基本物质，既是脏腑功能活动的产物，也是维持脏腑功能的动力。正如《难经》所云："气者，人之根本也，根绝则茎叶枯矣。"气的物质属性一直是学界探索的问题，有研究认为，自噬是正气亏虚下作出的自救方式。自噬可将细胞内异常蛋白和细胞器降解成小分子物质，为多种生化进程提供物质合成的原料，并可作为代谢底物进行氧化分解补充能量，故有"备用仓库"之称。自噬作为先天性和适应性免疫的效应器和调配器，在病原体识别、抗原呈递、免疫应答、炎症反应等方面扮演着广泛的角色。自噬作用与气化功能颇相一致。气虚之火与自噬功能异常引起的免疫炎症级联反应也可能存在相关性。

自噬是免疫炎症体系的重要效应器和调配器。自噬不足引起异常蛋白质、受损细胞器、病原微生物、自身抗原等有害物质在细胞内积累，造成免疫防御功能下降，表现为 M2 型巨噬细胞和 Tregs 细胞数量减少等，导致促炎因子未得到抑制、细胞处于持续炎症状态；自噬过度使得自噬体的生成量超出溶酶体的可降解量，引起溶酶体膜破裂，释放出来的溶酶体过度活化免疫系统，表现为 CD4$^+$ T 细胞和 NLRP3 炎性小体数量增多等，导致促炎因子分泌过多、细胞遭受炎症损伤。从中医理论来看，自噬重新利用"废物"转化为细胞需要的物质和能量，这是"形化气"的微观体现，但其不及或太过同样是致病因素。自噬不足，形气转化不及，气虚无力驱邪外出，闭塞其内，郁而化热；自噬过度，形气转化太过，消耗过多精微，"精气夺则虚"，阳气失去收敛，阳入阴分乃生阴火。由此可见，自噬不足或过度引起的炎症反应和中医"阴火"存在一定的交叉，临证须细辨其虚性或本虚标实属性。

对于"阴火"的治疗，李东垣以补脾胃、升阳气、泻阴火为法，提出"惟当以辛甘温之剂，补其中而升其阳，甘寒以泻其火则愈矣"以及"先补其阳，后泻其阴，脾胃俱旺而复于中焦之本位，则阴阳气平矣"。他强调，脾胃阳气升发则元气自旺，浊热自消而阴火自潜，因此创立了甘温除热法。临床研究观察到，阴火的代表方补中益气汤可改善 AS 患者的症状，减少颈动脉斑块面积及内膜中层厚度，下调免疫相关细胞因子肿瘤坏死因子-α（TNF-α）水平。TNF-α 又是评估 AS 炎症水平的经典指标，甘温除热方药可能通过调节免疫炎症体系发挥疗效。黄芪和人参是治疗阴火的常用药物，药理学研究表明，黄芪和人参的活性成分均有抗炎、调节免疫等作用，可用于防治缺血性心脏病、心律失常等多种心血管疾病。巨噬细胞是斑块内最丰富的免疫细胞，实验研究发现，黄芪甲苷可诱导巨噬细胞自噬，减少斑块内泡沫细胞的积累，同时下调炎症小体 NLRP3 水平，发挥其抗炎和抗 AS 作用。人参皂苷可上调血清剥夺抑制的自噬活性，减少巨噬细胞凋亡，从而缩小脂质坏死核心、稳定斑块，还可在心肌缺氧/复氧模型中维持细胞三磷酸腺苷（ATP）水平，抑制自噬，促进心肌的存活。张东伟等发现黄芪甲苷及人参皂苷均可抑制线粒体过度自噬，合用效果更明显，同时降低促炎因子 TNF-α、IL-6 水平，减少心肌梗死再灌注阶段的心肌损伤。以上表明，阴火的常用药物黄芪和人参均可双向调节自噬，减少自噬不足或自噬过度相关的炎症免疫水平。推测甘温除热药物可能通过调节"气-火"的平衡，从而维持自噬稳态，抑制 AS 炎症反应，自噬-免疫炎症体系可能是甘温除热法的作用靶标之一。

236　代谢性炎症和动脉粥样硬化内生热毒病机

　　动脉粥样硬化（AS）系指多种危险因素作用下血管内皮细胞结构或功能受损，导致其通透性发生改变，以血脂异常沉积到内膜下为主要特征的渐进性病理过程。目前，动脉粥样硬化引起的脑卒中、脑血栓、心肌梗死、冠心病等已成为人类致死、致残的主要原因。当前，联合中西医学的优势，深入研究动脉粥样硬化的病理机制，积极探索动脉粥样硬化新的防治方法具有重大意义。近年来，越来越多的中医学家依据大量的临床实践，逐步认识到毒邪是导致各类杂病顽疾难治的关键因素，其中动脉粥样硬化内生毒邪病机越来越受到关注，而与此同时，现代医学则提出代谢性炎症和代谢性炎症综合征的概念，使人们对动脉粥样硬化病理变化的认识逐渐加深。学者杨化冰等进一步阐释了动脉粥样硬化内生毒邪病机内涵，探讨了动脉粥样硬化内生毒邪病机与代谢性炎症的相关性，为动脉粥样硬化的中医临床及基础研究带来了新的启示。

动脉粥样硬化内生热毒的病机

　　1. 内生热毒的含义及其致病特点："毒，邪气蕴结不解之谓。"（《金匮要略心典》）"邪气者，毒也。"（《古书医言》）一般来说，"毒"是指性质险恶、胶结难愈、危害较大的病邪。以人体为界，根据来源不同，毒邪被分为"外来毒邪"和"内生毒邪"。在人体内正常生命过程中机体内不存在的物质，或原本适应机体生命活动的物质超过了生命机体的需求或改变了其所应存在的部位而对机体形成危害者，为"内生毒邪"。其具有火热之性，使机体出现阳热偏盛者为"热"，热常化毒，毒常蕴热，毒邪最易化火化热。内生毒邪多因脏腑功能失调，气血运行紊乱，致使机体生理或病理代谢产物不能及时排出，蕴积体内而化生，内生毒邪化生后极易化热生火成热毒，导致人体邪热亢盛，形体败坏。内生热毒是内生毒邪最常见的存在方式。

　　内生热毒属继发性病因，其化生与人们生活习惯不良、饮食结构失调，导致脏腑功能失调，代谢障碍密切相关。随着生活水平的提高，人们或过食肥甘厚味，热量过剩，脏腑失调致痰湿内生，湿浊郁久化热；或过食辛香刺激发散之品，化燥生火；或精神压力过大、"五志过极"致气机郁滞，化热生火；或劳倦伤脏，脏腑失调，湿浊痰瘀内生，蕴久化热成毒等。作为继发性病因，内生热毒既是疾病之果，又是疾病之因，是病情发生发展变化的病理因素。在致病特点上，内生热毒不但具有一般毒邪所具有的病变复杂骤烈、凶险顽固难愈等特点，同时更具有"火热""猛烈"之性，导致人体全身或局部邪热亢盛，且极易攻遂脏腑，流于经络、四肢，腐蚀败坏机体，使原来的疾病加重或变证丛生。

　　脂毒、糖毒目前被认为是导致糖尿病、动脉粥样硬化等慢性病的内生毒邪。脂代谢失常，糖尿病使蛋白发生变性，形成晚期糖基化终末产物等，这些本来都为人体正常所需的生理物质，由于机体代谢障碍，超出其生理需要量，转化为对机体有害的致病物质，成为内生毒邪，邪气蕴积体内壅滞气机，化热化火，成为内生热毒，进而腐蚀败坏全身脏腑形体组织，最终形成疾病痰瘀、热毒、虚损的复杂病机，使疾病顽固难愈。可见，内生热毒是现代诸多慢性病及其并发症发病机制中的一个重要环节。

　　2. 动脉粥样硬化内生热毒的病机：动脉粥样硬化在中医无类似病名，根据动脉粥样硬化的临床症状，结合中医辨证，可将其归属于中医学"眩晕""中风""胸痹"等范畴。传统中医认为动脉粥样硬化多为饮食不当、外邪内侵、情志失调、年老体虚等因素所致之脉道痹阻不通之证，其病机为本虚标实之证，然而，随着现代生活方式和饮食结构的极大改变，动脉粥样硬化病机也随之发生变化。随着"高脂、高蛋白、高热量及缺乏纤维素摄入"的饮食模式占到主导地位，加上生活安逸，运动减少，人们的体质以及病理、生理特点都与以前有了很大不同，其临床特点集中表现为实证增多而虚证减少，而实证中表现为瘀滞热毒证增多明显。《素问·生气通天论》中有"高粱之变，足生大丁"，指过食膏粱厚味，容易内生热毒，导致身体发生病理变化。高脂血症是公认的动脉粥样硬化主要危险因素，而其又与现代人高热量少运动的饮食生活习惯密切相关。据临床观察，动脉粥样硬化表现出热证、实证为主的患者逐渐增多。内生热毒病机在动脉粥样硬化的发生发展中起着越来越重要的作用。动脉粥样硬化热毒病机认为，受现代生活方式和"三高"饮食等综合因素的影响，人体营养和能量过剩，脏腑气化失调致使痰瘀化生，痰瘀积郁化热生毒，热毒之邪最易腐筋伤脉，导致脉壁受损，斑块形成和不断增大，乃至败坏全身脏器组织。热毒之邪既是病理产物，又是脉络受损的直接原因，内生热毒贯穿在动脉粥样硬化长期复杂的形成发展过程中。

已有的研究表明，清热解毒方药的确可有效干预动脉粥样硬化斑块的形成，缩小脂质核心，改善斑块的内部成分（脂质、胶原等），稳定易损斑块，并最终预防和/或逆转动脉粥样硬化的发生、发展进程。有学者认为动脉粥样硬化发生初期以脂毒形成为特点，在动脉粥样硬化的早期阶段论治以化痰解毒为主；当动脉粥样硬化形成后，辨证多以瘀血为主，治疗上强调活血化瘀辅以清热解毒，清除血液内炎性因子使斑块稳定。可见清热解毒法贯穿动脉粥样硬化治疗始终，与动脉粥样硬化内生热毒病机特点一致。

动脉粥样硬化代谢性炎症学说

1. 代谢性炎症的含义：动脉粥样硬化是血管内皮损伤后的一种慢性炎症性增生性疾病，炎症反应贯穿动脉粥样硬化疾病的始终，并成为其关键的病理环节之一。动脉粥样硬化不仅是一种炎症性疾病，更是一种代谢性疾病，肥胖、高脂血症、糖尿病等危险因素均可促进其进展。美国哈佛大学的 Hota-misligil 教授于 2006 年在 Nature 上撰文将代谢引发的炎症命名为"代谢性炎症"。代谢性炎症系由营养和能量过剩所促发的一系列由传统炎性分子及其相关信号通路所介导的慢性炎症状态。近期有学者提出代谢性炎症综合征这一概念。所谓代谢性炎症综合征，是一组由不良生活习惯诱导巨噬细胞极化，从而介导血管、胰岛、肝脏、脂肪细胞的炎性损伤的代谢性疾病，其本质主要是巨噬细胞介导的慢性低度炎症。代谢性炎症综合征包括 2 型糖尿病、动脉粥样硬化、肥胖和脂肪肝，这些疾病的病理变化都与慢性低度炎症有关，常常同存并发。慢性低度炎症主要由不良生活习惯引起，如能量摄入过多而活动较少，多余的能量存储后导致代谢产物刺激巨噬细胞极化，但巨噬细胞在处理多余代谢产物的同时也损伤了组织器官。动脉粥样硬化实际上是一种炎症性疾病，巨噬细胞吞噬过多胆固醇后形成泡沫细胞，沉积在血管壁上，导致动脉粥样硬化。

2. 动脉粥样硬化代谢性炎症学说：高脂饮食、缺乏运动等不良的生活习惯使代谢产物游离脂肪酸（FFA）在体内堆积、异位，增加的 FFA 分别与巨噬细胞表面的 Toll 样受体 2/4 结合使巨噬细胞极化，激活核因子 κB 和 c-Jun 氨基末端激酶炎症信号通路，产生一系列炎性因子促进动脉粥样硬化斑块的发生发展。同时饮食结构的改变使肠道菌群也发生变化。肠道有害菌群产生的脂多糖（LPS）及炎性细胞因子是动脉粥样硬化斑块形成的重要原因。研究发现，高脂、高糖饮食将诱导肠道菌群功能失调，并增加 Escherichia spp 等格兰氏阴性菌的丰度和/或相对比例，后者过度表达 LPS 及其他致炎分子（如肽聚糖、鞭毛蛋白等）。LPS 刺激肠道组织发生炎症反应，进而破坏肠道屏障功能，并从肠上皮细胞的紧密连接蛋白之间直接入血，或通过肠上皮细胞中的乳糜微粒以主动转运的方式吸收入血。进入血液循环系统中的 LPS 将引发血管壁的炎症反应，或加剧已有动脉粥样硬化斑中的炎症反应。肠道菌群失衡还可导致 Toll 样受体所介导的炎症信号系统活化从而促动脉粥样硬化形成。可见，动脉粥样硬化的发生发展过程实质是一种代谢性炎症。

动脉粥样硬化内生热毒病机与代谢性炎症的相关性

　　动脉粥样斑块的形成，是营养和能量过剩所促发的代谢性炎症，是以脂质沉积为基础，从内皮功能障碍开始，通过炎症介质和氧化应激作用逐渐形成慢性炎症状态，乃至全身脏器出现炎性损伤。如前所述，内生热毒的化生同样与过食肥甘厚味、热量过剩密切相关，人体营养和能量过剩，脏腑气化失调致使痰瘀化生，痰瘀郁久化热生毒，内生热毒腐筋伤脉，乃至败坏全身脏器组织。病理产物内生热毒腐蚀脉络的病机，贯穿于动脉粥样硬化整个形成发展过程中。中医内生热毒与代谢性炎症致病特点十分相似，二者都是营养和能量过剩使脏腑失调，机体生理或病理代谢产物不能及时排出，蕴积体内生成；在致病特征上都表现出属火属热的特点，容易导致人体全身或局部邪热亢盛，形体败坏；都有致病病变复杂、症状多变，且全身脏腑组织皆可累及的特点。代谢性炎症状态下出现的血脂、炎性介质、毒性氧自由基、凝血-纤溶产物、微小血栓等均可看成是中医的内生热毒。可见，中医动脉粥样硬化内生热毒病机与代谢性炎症密切相关，代谢性炎症是中医动脉粥样硬化内生热毒的致病机制之一。有研究报道表明，清热解毒方药主要通过抑制炎症反应、调节脂质代谢及阻断细胞外基质降解等，抑制动脉粥样硬化斑块的发生。许多清热解毒的方药能够作用在复杂炎症网的某一个环节，起到抗动脉粥样硬化的作用，这个复杂炎症网中的炎性因子、炎症介质等都可以认为是内生热毒。

　　随着人们生活习惯、饮食结构的改变，动脉粥样硬化的实证、热证呈增多趋势，内生热毒已成为动脉粥样硬化病机中的一个重要组成部分，从清热解毒的角度探讨动脉粥样硬化的防治原则，具有较好的研究前景和较大的现实意义。动脉粥样硬化的发生发展过程实质是一种代谢性炎症，中医动脉粥样硬化内生热毒病机与代谢性炎症密切相关，代谢性炎症是中医动脉粥样硬化内生热毒的致病机制之一。结合现代科学，从代谢性炎症角度探讨中医动脉粥样硬化内生热毒病机，有助于阐释中医抽象病机概念的现代致病机制，促进清热解毒法防治动脉粥样硬化的临床推广运用，也将为清热解毒法防治动脉粥样硬化的分子机制研究带来启发意义。

237 动脉粥样硬化内生热毒病机和清热解毒法运用

动脉粥样硬化（AS）是由于多种因素作用下导致血管内皮受损，血脂异常沉积到内膜下，以形成黄色粥糜样病灶，造成血管壁增厚、变硬为主要特征的一种慢性进行性疾病。AS 与心脑血管疾病密切相关，目前 AS 引起的脑卒中、脑血栓、心肌梗死、冠心病等已成为人类致死、致残的主要原因。随着生活方式和现代饮食的巨大变化，动脉粥样硬化的发病机制也发生了变化，许多中医学家逐渐意识到，热毒是导致其迁延难治的关键因素。近年来，大量临床研究数据表明，动脉粥样硬化是血管内皮损伤后的一种慢性炎症性增生性疾病，炎症反应贯穿动脉粥样硬化疾病的始终，并成为其关键的病理环节之一。AS 患者中表现为热证、实证者明显增多，动脉粥样硬化内生热毒病机逐渐受到重视。当前结合中西医学科优势，积极探索 AS 的发病机制，深入研究防治 AS 的新方法具有重大意义。学者杨化冰等对动脉粥样硬化内生热毒病机及清热解毒法运用做了探讨。

内生热毒的提出及含义

1. 毒的含义：《说文解字》云"毒，厚也，害人之草"。"毒"的本义是指有害的药草，后被广泛引申运用，解释为苦痛、或危害、或毒物等。在古代医药典籍中，毒具有多重含义。如《神农本草经》云："药……又有寒热温凉四气及有毒无毒。"《素问·生气通天论》云："虽有大风苛毒，弗之能害。"毒在中医学主要包括三方面内容：一指药物偏性和药物作用；二指病症；三指致病因素。随着现代中医的发展，毒的含义有了进一步扩展。一般来说，毒是指性质险恶、胶结难愈、危害较大的病邪，是对机体生理功能有不良影响的物质的总称。当代医家对"毒"展开研究，认为"万病悉与毒相关""无邪不有毒"，可见毒邪致病之广泛，更有"热由毒生，变由毒起"的观点。

2. 内生热毒的含义：毒有内外之分、寒热之别。其中，内生毒邪是指由于脏腑功能或气血运行失常，导致机体产生原本不存在的物质，或原有的物质产生过多或排出不及，瘀积于体内而致病。《成方便读》云："毒者，火邪之盛也。"何秀山认为"火盛者必有毒"，毒与热有密不可分的关系。内毒与内热常相互转化、相互衍生，火热之性是毒邪的重要属性，内生热毒是内生毒邪最常见的存在形式。内生热毒作为一种致病因素，通常是由于内伤病因和各种疾病发生后，致使脏腑功能紊乱而产生，它既是一种病理产物，又是一种新的致病因素，也是疾病发展和变化的关键；与现代医学结合，可将其理解为人体受到某些因素刺激，使体内产生原不存在的物质，或使原有的生理物质超过了所需的正常水平，而对机体产生的不良影响或危害。现代研究发现，中医热毒证患者中多有炎症因子、氧化应激因子、能量代谢指标等生物标志物表达水平上升的表现，异常的炎症水平和脂质代谢紊乱可能是中医热毒证的发病机制之一。

内生热毒病机在动脉粥样硬化中的重要作用

1. 内生热毒是导致动脉粥样硬化发生的重要原因：

（1）内生热毒的形成：其中一个方面是饮食失宜。早在《黄帝内经》中已有记载"内热""中满"

"气逆发满"等多种病变乃"膏粱之疾"，并强调过食油腻对健康的危害。喻嘉言云"内因者，醇酒厚味之热毒也，郁怒横决之火毒也"，认为嗜食肥甘厚味是热毒内生的重要原因。随着现代社会的发展，人们的饮食结构发生了巨大变化。肉类和油脂在现代人饮食结构中的比例明显增加，高热量、高蛋白、高脂肪的饮食模式导致脾胃运化功能受损，水谷精微异化而生成痰、浊、湿、瘀，这些病理产物积聚郁结于体内，日久不解则蕴热化火，酿生热毒。而研究证明"三高"饮食大大增加了许多难治性疾病的发生率，如肥胖，高脂血症，糖尿病，代谢综合征，心脑血管疾病等。此外，烟酒不良嗜好也对热毒内生起着推波助澜的作用。

另一个方面是生活失常。长期持久、强烈或突然的情志刺激可使人体气机紊乱，脏腑阴阳失衡，气血运行失常，从而导致疾病的发生和/或发展。刘完素在《素问·玄机原病式》中提出"五志过极皆为热甚"的论点，认为五志活动过度导致脏腑气机失调，使阳气怫郁，化生火热，各伤本脏，并强调五志化热生火最易影响到心，导致心火暴甚。沈金鳌在《杂病源流犀烛》中写道七情除"喜之气能散外，余皆足令心气郁结而为心痛也"。心为五脏六腑之大主，又主血而藏神，异常的情志活动最先影响心神，心神受损则必涉及其他脏腑。现代人面临巨大的社会生活和工作压力，异常的情志刺激使脏腑（尤其是心、肝、脾三脏）气机郁滞，气郁久而化火，扰乱津血代谢运行，生痰致瘀。痰瘀热蓄积日久，蕴结成毒，腐蚀脉络，败坏形体。另外，全球气候变暖、工业废气污染、生活垃圾、水资源污染等环境因素也是导致人体热毒内生的原因。

（2）内生热毒导致动脉粥样硬化的机制：高脂肪和高糖饮食、多坐少动的生活习惯、面临巨大的社会及工作压力成为现代人的主要生活特点。这些都是导致机体火热内生的重要原因。长此以往，这些不良的生活方式致使脏腑功能失调，机体气血津液运行失常，一些诸如痰饮、瘀血等的病理产物产生并蓄积于体内，变生痰毒、瘀毒、脂毒等更为棘手难治的病邪。内热与内毒蓄积日久，相互结聚，形成热毒之邪，邪气亢盛，败坏形体，腐蚀脉络，导致 AS 的发生发展。

现代基础医学研究表明，动脉粥样硬化是多种因素共同作用的结果，与脂质浸润，内皮损伤，氧化应激，血栓形成，炎症反应等因素相关。实验研究发现，一些具有热毒证候特点的动物模型体内有肿瘤坏死因子（TNF-α）、白细胞介素（IL-1β、IL-6）、单核细胞趋化蛋白（MCP-1）等细胞因子表达水平升高，细胞间黏附分子（ICAM-1）和血管细胞黏附分子（VCAM-1）增多，血脂水平异常等现象，而使用对证的清热解毒方药后，这些指标得到改善，证明了中医理论中的热毒与这些生物标志物的表达异常有一定相关性。同时有研究发现，临床常用治疗 AS 的清热解毒中药，如黄芩、黄连被证明具有调节脂质代谢，改善炎症反应，抑制平滑肌细胞增殖等的作用。

2. 内生热毒影响动脉粥样硬化的进程

（1）内生热毒病机的发展及演化：热毒致病常有夹痰、夹瘀的特点。内生热毒可由病理产物蓄积日久而化生，反过来又可导致瘀血痰浊的形成，并与其胶结，共同为病。其一，热毒熏蒸血液，血凝成瘀：热入血分，熏蒸血液，血热互结，使血液黏滞运行不畅而成瘀；热毒腐蚀脉络，血溢脉外，未能排出体外而致瘀。其二，热毒燔灼津液，炼液成痰：热为阳邪，其性燔灼，最易煎熬津液，使人体津液不足，凝聚成痰；热毒之邪酷烈之性更甚，耗伤津液的同时，浸淫败坏脏腑形体，熏蒸三焦，导致人体津液代谢失常，运化水液的功能进一步受损，痰浊内生。其三，痰瘀热毒搏结，耗气伤阴：热毒消灼津液，津亏血凝。热极逼入营阴，耗伤阴液，则阴亦病；津气同源，津液被火灼竭，气随津耗。总言之，热毒与瘀血、痰浊、阴亏或相兼或转化，郁结于体内，日久则损伤脉络，这与现代医学 AS 斑块的形成与发展在一定程度上相关联。

（2）内生热毒是动脉粥样硬化发展的关键环节：热毒与 AS 的进展、粥样斑块的稳定性以及动脉血栓的形成密切相关。中医理论认为，热毒是导致血瘀的重要原因。研究发现，AS 血栓形成时机体表现的微循环障碍、凝血-纤溶系统失衡、血液高黏稠状态、血液流变学改变、血管内皮功能障碍、免疫功能异常等多种病理生理反应，与中医血瘀证本质的研究结果相一致。近年来国际上有大量的证据提示，斑块部位炎症反应的加剧、血管新生所致的斑块内出血、斑块部位的微钙化是导致斑块不稳定而易于发生破裂的主要因素。而这些炎症介质、炎症因子、细胞因子被归属于中医之内生热毒范畴。

3. 内生热毒对动脉硬化相关疾病的影响

（1）急性冠脉综合征（ACS）：是发生在冠状动脉粥样硬化病变的基础上的表现为急性心肌缺血的一组临床综合征。不稳定的斑块受损破裂或糜烂，使得血小板黏附聚集，继发完全或不完全血栓形成，导致冠脉痉挛血流中断，是 ACS 的主要病理机制。研究发现 ACS 患者体内高敏 C 反应蛋白（hs-CRP）、TNF-α 等炎症因子水平明显升高，提示炎症反应贯穿于 ACS 过程中。文献报道血液 hs-CRP 水平与热毒证症状具有一定的相关性，并且患者出现口气臭秽、大便秘结、舌苔黄厚腻等实热症状，表明内生热毒在 ACS 病程中扮演重要角色。

（2）中风：本病盖因五志过极，或饮食不节，导致脏腑功能紊乱，阴阳失调，气血逆乱，上犯于脑而成。内生热毒与中风病具有极强的关联度，是中风发生的症结所在。长期持久或突然猛烈的精神刺激，导致脏腑功能失常，火热内生，气血津液运行失调，瘀血痰浊自生，火热与痰瘀互结，日久酿生热毒，毒损脑络，遂发为突然昏仆，不省人事，面赤身热，气粗口臭，躁扰不宁，舌红苔黄厚，脉弦滑而数等症；甚至厥而不复，瞳孔或大或小，病情危笃，凶险难救。与此同时，中风病急性期出现的脑组织能量代谢障碍、兴奋性氨基酸毒性作用、氧化/硝化应激、炎症反应、细胞凋亡、细胞自噬等一系列病理过程，与机体表现的火热毒证密切相关，在一定程度上说明了热毒是导致中风病发生的重要因素。

（3）糖尿病足（DF）：是因动脉及小动脉粥样硬化，微循环发生障碍，影响营养物质的吸收和代谢产物的排出，导致足部血管、神经出现病变，引起肢端缺血缺氧、营养障碍、感觉异常，并出现溃烂、感染症状，甚至组织坏死的病症。糖尿病足属于中医学"脱疽"范畴，其肇始于消渴。消渴病患病日久，损伤三焦、五脏六腑之气血阴阳，气血阴阳失调，下肢脉络受阻，气血难达，肢末荣养失司；邪郁日久化热生毒，损肉伤筋，腐蚀痹阻脉络而致坏死，甚则脱落，发为本病。正虚血瘀，热毒内蕴是本病的重要病机。研究发现 DF 重度感染患者血清二胺氧化酶（DAO）和炎症因子 CRP、ICAM-1 及 TNF-α 水平明显升高，而清热解毒中药能减轻全身和局部炎症反应，并能保护肠黏膜屏障功能，改善患者胃肠道症状，提高生活质量和治愈率，有效控制病情发展，减少致残率和病死率。

清热解毒法的运用

清热解毒法属于"八法"中清法范畴，是根据《素问·至真要大论》"热者寒之""治热以寒"之旨确立的运用寒凉解毒功效药物来清解热毒之邪的治法。根据 AS 内生热毒病机，从清热解毒的角度探讨动脉粥样硬化的防治原则，对 AS 的临床治疗具有重要的指导意义。

1. 清热解毒治法的历史源流：汉代张仲景《金匮要略》有"阳毒"为病之论，开清热解毒祛瘀法之先河，代表方有泻心汤和大黄牡丹汤；《伤寒论》则常用葛根芩连汤。晋代葛洪在《肘后备急方》中提出以黄连、苦参、龙胆等清热药单独组方治疗心痛。唐代孙思邈在《千金方》中记载"凡除热解毒，无过苦醋之物"，用玄参、栀子等除热解毒，并扩大了清热解毒法的适用范围。宋金时期刘完素在创立"火热论"的同时，主张用寒凉之剂，制订了不少疗效卓著的清热解毒方剂，并提出"治热厥心痛……当用金铃子散"。明代秦景明《症因脉治》中言用川连枳橘汤、栀连二陈汤可治疗热因胸痹。清代陈士铎《石室秘录》认为心痛之热痛者，用泻火止痛汤治疗，其中包含炒栀子、甘草、白芍、柴胡等。可见，古代医家已认识到清热解毒之法为治疗胸痹心痛原则之一。

2. 清热解毒治法的现代临床运用：随着现代医学对 AS 认识的深入及现代中医 AS 热毒理论的提出，清热解毒法在临床正逐渐受到重视。姜旭等选取 60 例符合要求的稳定型冠心病伴颈动脉粥样硬化斑块患者为研究对象，随机分为西药对照组和中西结合治疗观察组，观察组在对照组基础上加用清热活血解毒方药（虎杖 30 g、漏芦 30 g、制何首乌 5 g、红花 10 g、姜黄 10 g、制黄精 15 g）口服，连续治疗 3 个月后结果显示，加用中药治疗能明显降低患者血浆巨噬细胞游走抑制因子（MIF）、血管内皮细胞生长因子（VEGF）、基质金属蛋白酶（MMP-9）、C-Jun 蛋白水平和 TNF-α、IL-6 水平，调节患者血管内皮功能和机体炎症反应，缩小斑块在横切面上最大面积（S_{max}），减少斑块数量，并改善患者颈总动脉血流动力学水平（PSV）和舒张期血流速（EDV）。冯丽丽等运用具有清热解毒、益气活血功效的院内特色制剂，联合西药治疗颈动脉粥样硬化斑块患者，发现西药联合特色制剂脉管通胶囊治疗能明显降低患者血清总胆固醇（TC）、甘油三酯（TG）、低密度脂蛋白胆固醇（LDL-C）水平，改善颈动脉内膜内-中膜厚度（IMT），提高总有效率，且安全性良好。彭国庆将符合诊断标准的 84 例动脉粥样硬化合并 H 型高血压患者分为他汀组 43 例和中药组 41 例，他汀组在常规降压治疗的基础上加服阿托伐他汀钙片，中药组给予黄连降脂合剂（黄连 10 g、三七 10 g、天麻 10 g、法半夏 9 g、葛根 15 g、陈皮 12 g）口服。治疗 6 个月后结果发现，清热解毒活血中药能显著降低患者血液 hs-CRP 水平和血脂水平，改善脂代谢紊乱及炎症反应，降低血同型半胱氨酸（Hcy）水平和患者 24 小时血压变异系数，从而降低终末事件的危险性，减少颈动脉 IMT 及 Crouse 积分，达到稳定斑块的效果。

随着当代中医对 AS 内生热毒病机的重视，已有许多医家在临床上运用清热解毒法治疗 AS 取得良好效果，其主要通过降低血脂水平、炎症反应，改善患者血管内皮功能、凝血功能，减小斑块厚度、数目，稳定斑块从而延缓 AS 进程。

238 中医药防治动脉粥样硬化炎症反应相关信号通路研究

动脉粥样硬化（AS）已成为现今存在对人类健康产生巨大威胁的常见慢性疾病之一，是以内皮细胞功能障碍、脂蛋白聚集和炎性细胞浸润为主要表现的一种血管壁慢性炎症性疾病，也是导致各类心脑血管疾病发生的病理基础，脂质代谢功能紊乱和免疫调节功能失调是其主要成因。炎症是 AS 发生和发展过程中生理和病理变化的共同基础，炎症反应贯穿了 AS 的各个阶段，且与炎性细胞因子、炎症介质、趋化因子和黏附分子等多种炎症细胞都有关联。炎性细胞因子包含 C 反应蛋白（CRP）、白细胞介素（IL）、γ 干扰素（INF-γ）、肿瘤坏死因子- α（TNF-α）、血管紧张素 II、单核细胞集落刺激因子等，趋化因子包含单核细胞趋化蛋白 - 1（MCP-1）、CXCL1 等，黏附分子包含血管细胞黏附分子（VCAM）、细胞间黏附分子（ICAM）、整合素与选择素等。

对于 AS 的发生发展机制以及中医药防治 AS 的相关研究，已经取得了很大的进展。AS 演变过程的病理机制非常复杂，而中医以其辨证论治思维的先进性和中药多成分、作用多靶点、多途径等优势，在 AS 的临床治疗中一直发挥着重要作用，临床的良好疗效也证明了中医理论对 AS 相关疾病的认识和证治分类方法的正确性。近年来，关于中医药干预 AS 作用与机制的研究日渐增多，学者李帅帅等就此做了梳理归纳。

中医对 AS 的认识

AS 既是一种独立命名的慢性炎症性疾病，又是脑卒中、冠心病等其他心脑血管疾病的主要形成因素和并见症。在中医理论中，并无其名，但根据其临床症状表现，有"中风""胸痹""心痛"等中医疾病名称与之相对应。关于胸痹，《金匮要略·胸痹心痛短气病脉证治》云："夫脉当取太过不及，阳微阴弦，即胸痹而痛，所以然者，责其极虚也。今阳虚知在上焦，所以胸痹心痛者，以其阴弦故也。"阐明了胸痹、心痛的病机是胸阳不振与阴寒邪闭，水饮内停并见的本虚标实之证。中风以病者出现突然昏仆，不省人事，半身瘫痪麻木，舌謇不语等为主要症状。中医典籍《黄帝内经》中载有"大厥""仆击""偏枯""风痱"之病名，在症状表现上皆有与其相合之处。关于中风的病因病机，金元时期医家刘河间主张"心火暴甚"，李东垣主张"形盛气衰，本气自虚"，朱丹溪主张"痰湿化热生风"，清代王清任提出"气虚血瘀"的认识，张锡纯认为"肝阳肝风夹气血并行于上"是其主要病机。可见中风的病因病机总不离"风""火""痰""瘀""虚"五类因素的相互作用，相互影响所致阴阳失调，气血逆乱。现代研究表明，高脂血症是导致 AS 的关键危险因素之一，这与中医的"痰浊""瘀血"致病说有很大相似性。《医学心悟》云："凡人嗜食肥甘或醇酒乳酪，湿土生痰，痰生热，热生风，故卒然昏倒无知也。"《临证指南医案》云："络主血，久病血瘀。"动脉血管壁中积累的脂质与痰浊、瘀血均属于"有形实邪"，阻碍正常的气血通畅运行。然而 AS 病属虚实夹杂，在发展转归过程中肝风、火盛、气滞、气虚等诸多因素皆可与痰浊、瘀血产生相互影响的作用，故处方用药也并非只用活血化瘀，祛痰化浊之品，需要辨证论治，即"有是证用是方"。

中医药干预 AS 炎症反应相关信号通路

1. 酪氨酸激酶/信号转导子和转录激活子（JAK/STAT）信号通路： JAK/STAT 家族有 Janus 激酶（JAK1-3、TYK2）和 7 个 STATs（1、2、3、4、5a、5b、6）。JAK/STAT 信号分子可存在于 AS 斑块内和炎症刺激的血管细胞内。血管内皮细胞或炎性细胞 STATs 缺乏可抑制小鼠 AS 斑块形成，用 JAK2 抑制剂作用于局部可减轻血管新生内膜的形成。研究表明，抑制 JAK/STAT 信号通路可对脂多糖诱导的 AS 具有拮抗作用。诱导或模拟细胞因子信号抑制物（SOCS）可对 JAK/STAT 信号通路产生抑制作用，从而抑制 AS 的发生。JAK/STAT3 信号通路在细胞增殖以及凋亡方面也担任着重要调节作用。

李妹娟等研究显示，大黄素可显著增加载脂蛋白 E 敲除（ApoE$^{-/-}$）小鼠的 SOCS3 含量，减低磷酸化 JAK 激酶 2（p-JAK2），磷酸化- STAT3（p-STAT3）含量，降低 JAK2，STAT3 mRNA 表达且抑制 AS 斑块形成。提示大黄素有抗 AS 的作用，抑制 JAK2/STAT3 信号通路可能是其作用机制之一。李自立等为研究白藜芦醇抑制 ApoE$^{-/-}$ 小鼠动脉血管氧化应激及炎症损伤的作用进行实验，结果显示，白藜芦醇可显著降低总胆固醇（TC）、甘油三酯（TG）、低密度脂蛋白胆固醇（LDL-C）、AS 指数（AI）水平、主动脉脂质蓄积面积以及凋亡细胞指数。各剂量白藜芦醇组血清丙二醛（MDA）、一氧化氮（NO）、TNF-α、白细胞介素- 1（IL-1）及白细胞介素- 6（IL-6）水平显著降低，超氧化物歧化酶（SOD）、谷胱甘肽（GSH）水平显著增高，p-JAK1、p-STAT3 蛋白亦显著降低。提示白藜芦醇延缓 ApoE$^{-/-}$ 小鼠动脉血管内的氧化应激和炎症损伤的作用可能是通过抑制 JAK1/STAT3 通路实现的。廖强研究显示，五脏温阳化瘀汤降低了 AS 大鼠血清 IL-6、SOCS3、STAT3、JAK2 含量以及 p-STST3、p-JAK2、p-JAK2/JSK2 和 p-STAT3/STAT3 含量。下调了肝脏内 IL-6、SOCS3、p38MAPK、STAT3 及 JAK2 mRNA 表达。提示五脏温阳化瘀汤通过抑制 JAK 与 p38MAPK 磷酸化，下调 Toll 样受体 4（TLR4）mRNA 含量，抑制 IL-6 分泌，从而影响 JAK2/STAT3 信号通路，达到抗 AS 作用。

2. 核因子 κB（NF-κB）信号通路： NF-κB 信号通路作为参与炎性反应的重要通路，大部分存在于细胞内，具有多向性调节作用，通过激活下游缺氧诱导因子- 1α（HIF-1α）基因的转录与表达，在 AS 的发生发展过程中发挥着重要作用。NF-κB 通路的激活在炎症发生中起着中心作用，可由基因编码、促炎细胞因子、黏附分子、趋化因子、生长因子和与内皮细胞结合的单核细胞诱导。另外，有研究表明，在 AS 进程中 NF-κB 对白细胞介素- 1β（IL-1β）、TNF-α、INF-γ 等表达起调节作用，加速了斑块的生长和促进了炎症反应。

刘雅蓉等研究显示，丹皮酚对 AS 大鼠动脉斑块面积、内膜增生及血管壁脂质沉积均有显著改善作用。并能促进主动脉中小凹蛋白- 1 相对表达，减低血清中 VCAM-1、TNF-α、IL-6 水平和 p65 蛋白水平。提示丹皮酚可通过上调主动脉血管小凹蛋白- 1 的表达来对 NF-κB 通路的激活进行抑制，从而减弱内皮炎症反应实现抗 AS 的作用。柳士博等研究显示，益气活血复方干预可使血浆 CRP 水平降低，使 NF-κB 基因表达下调。提示益气活血复方可通过降低血浆 CRP 的水平来抑制 NF-κB 基因表达，从而达到延缓 AS 发生发展进程的作用。景梦婷等研究显示，用蛭龙活血通瘀胶囊拆方组分干预后，AS 大鼠胸主动脉 NF-κB p65 表达有所降低，提示蛭龙活血通瘀胶囊可能是通过抑制 NF-κB p65 活化以减少炎症因子释放来实现抗 AS 作用的。

3. 丝裂原活化蛋白激酶（MAPK）依赖性信号通路： 研究表明，MAPK 信号通路作为细胞内主要的信息传递途径之一，可对多种细胞功能如增殖、分化、转化、死亡等有调控作用，还可通过激活来调节 AS 中的一系列炎症反应。此信号通路是由一系列蛋白激酶及其磷酸化作用构成，其中又包括细胞外信号调控的蛋白激酶（ERK）、c-Jun 氨基末端激酶（JNK）和 p38 MAPK 3 条通路。

王凯丽等研究显示，护心康片可降低 AS 大鼠 JNK，p38 及 ERK1/2 表达水平。提示护心康片可能通过对 MAPK 信号通路的抑制，以达到治疗 AS 的作用。冷雪等研究表明，化瘀祛痰方干预可使

$ApoE^{-/-}$ 小鼠 TC，TG，LDL-C 明显下降，高密度脂蛋白胆固醇（HDL-C）明显升高；主动脉管腔中粥样斑块面积和肝脏脂质沉积量明显减少；血清内 TNF-α、IL-6、VCAM-1、ICAM-1 含量降低；血管内相关 MAPK 信号通路磷酸化 p38（p-p38）、磷酸化 JNK（p-JNK）蛋白表达降低。提示化瘀祛痰方可抑制 $ApoE^{-/-}$ 小鼠主动脉斑块形成，这可能与其调节血管 MAPK 信号通路基因表达有关。苏绍红等研究证实，白芍总苷对 AS 大鼠 TNF-α/p38MAPK/NF-κB/RBP4 信号通路相关蛋白以及 IL-27、IL-17 及 IL-33 等表达有抑制作用，并可显著改善 AS 病变程度。吴晶魁等研究显示，水蛭可降低 AS 大鼠 TC、LDL-C，升高 HDL-C，同时下调转化生长因子-β₁（TGF-β₁），增殖细胞核抗原（PCNA）表达水平，增高胱天蛋白酶-3（Caspase-3）表达水平，抑制原癌基因（C-myc）、丝裂原活化蛋白激酶 3（MKK3）、p38 蛋白表达；改善内膜增厚、抑制斑块形成，提示水蛭对减缓早期 AS 进程的作用可能与影响 p38 MAPK 信号通路蛋白表达相关。柴毅等研究显示，补阳还五汤加味能降低 TC、TG、LDL-C 水平，升高 HDL-C 水平；使斑块减少，内-中膜厚度变薄；降低 p38 MAPK 蛋白表达量，增高 ERK5 蛋白表达。提示补阳还五汤加味可通过干预 MAPK 信号通路中的 p38 MAPK，细胞外调节蛋白激酶 5（ERK5）来发挥预防 AS 的作用。

4. 活性氧（ROS）依赖性信号通路： ROS 是主要由还原型辅酶Ⅱ（NADPH）氧化酶产生的细胞内信号转导分子，生理状态下血管 NADPH 氧化酶活性较低，而脂多糖（LPS）等刺激可使其表达升高，从而影响内皮细胞功能，诱发炎症反应，破坏血管平衡状态。ROS 可通过致炎物质激活其在细胞上的受体而产生，进而活化 NF-κB，对炎性细胞因子的表达起到调节作用。有研究表明，同型半胱氨酸可以通过 NMDAR/ROS/NF-κB 信号通路诱导 VSMCs CRP 表达。

研究表明补肾和脉方可减轻 AS 病变程度，降低血凝集素样氧化型低密度脂蛋白受体-1（LOX-1）蛋白表达，增高 SOD 的表达。补肾和脉方通过抑制炎症反应，减少 ROS 的生成，对 AS 早期病变有明显的抑制作用。陈昌国等研究结果显示，健脾化浊方明显改善了 AS 大鼠主动脉内膜增厚及粥样斑块的变化，降低了全血黏度低、中、高切以及内皮素 1（ET-1）、血小板膜蛋白-140（GMP-140）含量和 TNF-α、IL-1β、ICAM-1、CRP、MDA、ROS 的含量，下调了 NADPH 氧化酶（NOX4）、NF-κB 的蛋白表达。提示健脾化浊方通过抑制 NOX4/ROS/NF-κB 通路介导的炎症反应及氧化应激反应可能是其抗 AS 的作用途径。

5. CD40-CD40L 信号通路： CD40、CD40L 是一对存在互补关系的跨膜糖蛋白，CD40 属于肿瘤坏死因子（TNF）受体超家族中的一员，CD40L 是其配体。CD40/CD40L 作为一条重要的细胞信号转导途径，通过调控炎症及免疫反应影响 AS 的发生、发展。CD40/CD40L 信号通路是体液免疫和细胞免疫之间的一条重要桥梁。有研究证实，通过 CD40/CD40L 信号通路 CRP 可实现诱导 VECs 表达基质金属蛋白酶-2（MMP-2）相基质金属蛋白酶-9（MMP-9）的作用。阻断 CD40/CD40L 信号系统有可能成为治疗 AS 的新靶点。

江小萍等对 99 例颈 AS 患者进行研究，结果显示，患者服药 12 周后，人可溶性 CD40 配体（sCD40L）和斑块积分均明显降低。提示三七总皂苷可通过抑制 CD40/CD40L 信号通路，抑制相关炎症因子表达，进而起到抑制颈动脉内膜增厚及 AS 斑块形成的作用。刘伟等研究显示，益肾活血解毒汤明显下调了 AS 家兔外周血单核细胞 CD36，CD40/CD40L 表达百分率，且两者的增减同步进行呈正比关系。提示益肾活血解毒汤可能是通过抑制 CD40/CD40L 信号通路及 CD36 蛋白，调控血脂，减缓炎症反应实现抗 AS 的作用。秦合伟等研究显示，血管软化丸可明显减低小鼠血清血脂 TC 和 LDL-C 水平，升高 HDL-C 水平，减轻 AS 病变程度，降低血小板活化标志物水平。提示血管软化丸可能是通过对 CD40/CD40L 的调控从而抑制血小板活化及调控血脂实现抗 AS 的作用。

6. TLR 依赖性信号通路： TLR 是一种新型的炎症信号传递蛋白，有研究表明，TLR2 与 TLR4 在巨噬细胞、平滑肌细胞、内皮细胞、树突细胞表面均有表达。TLR6 可通过启动炎症反应从而促进 AS 的形成。TLR4 可通过调节血浆胆固醇的水平和调控 Th1 的分泌来参与小鼠 AS 的发展。作为脂质代谢、免疫反应和慢性炎症之间的介导物质，TLR 在 AS 中具有重要作用。

雎世聪等研究显示，四逆汤干预后抑制了泡沫细胞的形成，VSMCS 的增殖；降低了血清 TC，TG，载脂蛋白 B（ApoB）水平，升高了 HDL-C，载脂蛋白 A1（ApoA1）水平；增高了 ATP 结合转运蛋白 A1（ABCA1）蛋白表达，降低了 TLR2，TLR4 与 IRF3 蛋白表达，且对 TLR2，TLR4 和 AB-CA1 在细胞膜上的平均荧光强度表达有逆转作用。提示四逆汤可能通过抑制 TLR2/4/IRF3 信号通路，上调 ABCA1 蛋白表达，使胆固醇逆转运实现抗 AS 的作用。麻莉等研究显示，景虎通脉方可降低 AS 小鼠血清 TC、TG、LDL-C 水平，提高 HDL-C 水平；减少斑块面积；降低 IL-1β、TNF-α、IL-6 以及 TLR4 表达。分析景虎通脉方抗小鼠 AS 与减少炎症因子、调节脂质、调控 TLR4 信号通路有关。朱博冉等研究显示，补阳还五汤能改善 ApoE$^{-/-}$ 小鼠动脉斑块及炎性细胞浸润，下调 TG、TC、LDL-C 水平，升高 HDL-C 水平，且对 TLR4、髓样分化因子 88（MyD88）、肿瘤坏死因子受体相关因子 6（TRAF‑6）、NF-κB 的 mRNA 与蛋白的表达均有抑制作用。分析补阳还五汤预防 AS 发生发展的作用可能与抑制 TLR4 信号通路相关。

基于以上综述，中医药对 AS 的防治具有独特的优势，可同时对 AS 炎症反应相关多个环节多个方面进行有效调控，涉及 JAK/STAT、NF-κB、MAPK、ROS、CD40/CD40L、TLR 等多条信号通路，通过对这些信号通路的研究，对 AS 的病理演变及治疗的机制有了更深入的了解，然而其中仍有一些分子机制尚未完全清楚。本文参考了近几年的有关文献，对此 6 条主要炎症反应信号通路进行总结，可为后续研究提供一些参考。

中药药理的复杂性及 AS 疾病本身的复杂性决定了中药抗 AS 必然涉及多条信号通路，这些通路是非单一的，是互相关联呈网状的，AS 炎症反应通常也由多个信号通路所调节，各个信号通路之间交叉相互作用，共同构成一个复杂的调控网络。中医药治疗 AS 通过其作用的多条信号通路之间直接或间接联系，在调控血脂代谢、血管平滑肌细胞的增殖和迁移、血小板聚集等多个方面综合发挥药效。这亦体现了中医理论中"整体观念"的思想，而现今对信号通路间互联关系的探讨仍然较少。在临床治疗中，中药常以组方形式运用，目前的研究关注点仍在中药单体或其提取物上，增加对经典方剂作用机制的研究，探讨其信号通路网与"君、臣、佐、使"组方原则之间的关系，将有助于为中医药的运用提供更多现代科研依据，为 AS 的防治提供新的靶点和途径。

239 营养不良-炎症-动脉粥样硬化综合征论治探析

营养不良-炎症-动脉粥样硬化综合征（MIAS）是影响终末期肾病（ESRD）患者生存质量的重要原因，也是 ESRD 患者心血管疾病发生率和死亡率居高不下的主要原因之一。目前，该病已经引起国内外学者的广泛关注，然而现代医学针对 MIAS 的认识主要集中在病理生理研究以及疾病认识等方面，在 MIAS 干预方面仅局限于对症支持治疗，尚无确切的手段可以预防和干预。牛春兰长期从事慢性肾脏病的中医防治研究，经过多年的临床经验积累与总结发现调肾活血汤可以明显改善 ESRD 患者的 MIAS 状态，学者韩君英等将其做了总结。

研究背景

1999 年，Stenvinkel 等发现营养不良、炎症、动脉粥样硬化三者之间存在相关性，并提出了营养不良-炎症-动脉粥样硬化综合征的概念。2000 年法国针对 7123 名血液透析患者的调查研究结果显示 36% 的患者存在与病死率相关的营养不良；2004 年 DOPPS 研究亦显示血清白蛋白水平与 ESRD 患者病死率存在强烈负相关。国外有报道称维持性血液透析患者营养不良发生率为 10%~51%，而国内的相关研究显示其发生率可达 60.1%~86%，明显高于国外。营养不良的状态严重影响着 ESRD 患者的生存质量。罗慧等指出 MIAS 发病中起着主要作用的是炎症细胞因子，并指出动脉粥样硬化是一种特殊的炎症状态，炎症可促进动脉粥样硬化的发生、发展。原发性及各种继发性肾脏疾病均存在机体免疫功能异常，并伴随着炎性因子的异常表达，ESRD 患者长期血液净化治疗更加重了炎症反应的进展。同时，朱辟疆等就慢性肾脏病（CKD）中医证型的研究结果显示慢性肾脏病各中医证型都存在微炎症状态。刘新华等则强调瘀血、浊毒、水湿是慢性肾脏病微炎症状态的体现，贯彻疾病始终。由此可见，中医、西医都认为抑制炎症是 MIAS 预防和治疗的关键。尽管现代医学在慢性肾脏病的防治领域已取得长足发展，但单纯西医干预 ESRD 患者 MIAS 状态的临床疗效仍差强人意，因此，寻找有效干预 ESRD 患者 MIAS 状态及其并发症进展的综合治疗方案势在必行。

病因病机

终末期肾病属于中医学"溺毒""虚劳""关格""癃闭"等范畴，为危殆之证，病程冗长，必存在"久病必虚""久病必瘀"，以及诸多新的病理产物，病机错综复杂，既有正气的耗损，又有实邪蕴阻，属虚实夹杂之证。《素问·生气通天论》云："阴平阳秘，精神乃治。"在这一经典理论指导下，治宜注重扶正祛邪，调和阴阳。肾主先天之精气，脾主后天之水谷，二者相辅相成。终末期肾病患者，既病日久，累及于肾，致肾阴、肾阳俱衰，上不能温煦脾土，气化不行，而使脾失健运，无力运化水谷精微，终见脾肾二脏衰惫之症。故临床见 ESRD 患者常表现为面色萎黄、晦暗或无华，毛发缺少光泽，形体偏瘦，倦怠乏力，体重下降，活动能力下降，以及气短懒言，脘腹胀满，食少纳呆，大便质稀或干结等。《脾胃论·脾胃盛衰论》云："病脾则怠惰嗜卧，四肢不收，大便泄泻。脾既病，则其胃不能独行津液，故亦从而病焉。"又云："脾胃俱虚，则不能食而瘦。"李建英等观察表明慢性肾衰竭营养不良的中医主证出现率以脾肾气虚证最高。王肖志发现血液透析（HD）患者本虚证中以脾肾气虚多见，其次为气阴两虚、脾肾阳虚、肝肾阴虚，阴阳俱虚较少，标实证中以血瘀证最多见，风动证少见，说明透析患者正虚多以脾肾气虚为主，而夹血瘀多见。浮金晨发现维持性透析患者本虚证中，营养不良患者以脾肾气阴两虚证和阴阳两虚证为主；邪实证中，营养不良患者以血瘀证为主。黄文政认为 IgA 肾病不仅仅存在元气不足、脏腑能力下降、作用减弱，而且存在着气、血、水等输布运转障碍，以及湿热、瘀血的积存贮留，在干预过程中强调在疏泄通利少阳基础上，重视补益、清利、活血之法。刘宝厚则指出慢性肾脏病的中医治疗当祛邪、扶正适度，湿热瘀血宜除。从以上诸多医家的研究结果可以看出 ESRD 患者 MIAS 为正虚邪实之态，正虚当以脾肾气虚为主，邪实则以湿热、血瘀阻络多见。牛春兰在继承山西省名医刘绍武学术思想的基础上，根据中医久病多虚、久病多瘀及脏腑间生理病理相联理论，结合终末期肾病 MIAS 发生发展的规律和中医药临证干预治疗的经验，认为气虚血瘀、肾络瘀阻、湿浊壅盛、浊毒浸淫是 MIAS 的主要病机。

治疗方药

　　牛春兰结合多年临床经验及心得，创立了调肾活血汤。调肾活血汤即由调肾汤加活血通络中药而成（药物组成黄芪、党参、金银花、丝瓜络、车前子、白茅根、郁金、柴胡、黄芩、紫苏子、花椒、当归、丹参、地龙）。调肾汤乃刘绍武治疗慢性肾脏病之常用方，由小柴胡汤加决渎汤组成。刘绍武巧用小柴胡汤以协调整体，决渎汤则针对具体病变而设，全方通过寒热共施、补泄并用、升降有序、表里兼顾而达到少阳和、三焦通，气化水行之妙。方中黄芪补益肾中精气；当归补血活血，二药相合达气旺血生、阳生阴长之妙；柴胡苦辛平，配黄芩苦寒之性，透外清利和解少阳，少阳和则全身气机得以通畅，津液得以疏利，上药共为君。党参有益气健脾之功，助君药黄芪扶正益气、升提清阳；金银花、丝瓜络取自民间验方，二药同用有祛除湿火、宣通经络之妙；丹参为微寒之品，活血祛瘀而性缓，祛瘀生新而不伤正，黄芪合丹参，寓补气于活血之中，共收气旺血行之效、改善肾脏血液循环之功；地龙为走窜化瘀通络、渗湿行水之要品，黄芪合地龙益气开瘀、利尿消肿，上药共为臣。佐药紫苏子主降，润而不燥，与热不伤津之花椒同用，达升降协调之妙；郁金为活血行气之品，与君药黄芪相伍以防其壅滞；车前子具有味甘淡能渗利、性滑利能降泄之特性，与甘寒、利水而不伤阴之白茅根同用，加强全方利水之功。以上诸药合用，在调节机体整体阴阳平衡的基础上，共奏益气补肾、利湿清热、祛瘀通络之功效。

　　现代药理证实黄芪与当归两者同用有升高血浆白蛋白、血红蛋白水平，调脂降低血液黏度，调节人体免疫、抑制炎症反应，改善凝血状态、抗组织纤维化等效。党参能增强机体免疫，减少体内自由基，还能使血管得以扩张，降低血压，降低血小板聚集率和血浆 TXB2 水平，改善血液流变学。柴胡、黄芩能够抑制炎性介质释放，对于疾病后期炎症局部细胞的再生和增殖亦具抑制作用，并可抑制机体超敏反应。此外，柴胡尚有保肝、改善低蛋白血症、降血脂、促进免疫的作用。药理研究表明丹参除在心血管领域应用广泛外，在肾脏病方面也起着重要作用，能够阻止成纤维细胞增殖、活化，促使其凋亡。地龙、郁金均能改变慢性肾炎之血流动力学，抑制肾小球血栓形成，进而能延缓慢性肾衰竭之进展。金银花、白茅根、紫苏子具有广谱抗菌、抗病毒、抗肿瘤、增强免疫等功效。

验案举隅

　　白某，男，37 岁，2019 年 7 月 11 日首诊。主诉间断双下肢水肿 7 年，伴乏力、纳差 1 年，加重 5 日。患者 7 年前无明显诱因出现双下肢可凹陷性水肿，右侧为重，尿中多沫，无肉眼血尿，不伴头晕乏力、胸憋气紧等症，就诊于外院，经肾穿刺活检，明确诊断为肾病综合征、膜性肾病。予激素联合免疫抑制剂治疗，尿蛋白持续大于 10 g/24 h，疗效欠佳。其后激素规律递减停药，尿蛋白波动于 10～15 g/24 h。2017 年 2 月劳累后再次出现上述症状，伴乏力、纳差，于当地医院测血肌酐 105 μmol/L，予他克莫司胶囊（早晚各 1 mg）治疗，多次复查尿蛋白仍持续大于 10 g/24 h，且血肌酐渐进性进展，遂于 2017 年 12 月停用他克莫司胶囊，其后未规律复查。5 日前劳累后再次出现双下肢水肿，劳累后加重，乏力、纳差，时有恶心、呕吐（呕吐物为胃内容物），偶有头痛，大便日一行，质干。舌胖大质暗，苔白厚腻，脉弦滑数。实验检查：血红蛋白 92 g/L，血白蛋白 23.8 g/L，血肌酐 548 μmol/L，尿素氮 14 mmol/L，C 反应蛋白 68 mg/L，尿蛋白定量 14.5 g/24 h。西医诊断为慢性肾衰竭（失代偿期）、肾病综合征、膜性肾病；中医诊断为慢性肾衰。证属脾肾气虚，湿热瘀阻。治以健脾益肾，和胃降逆，化瘀通络。

处方：生黄芪 30 g，党参 15 g，金银花 20 g，丝瓜络 30 g，车前子（布包）15 g，白茅根 30 g，郁金 20 g，柴胡 10 g，黄芩 12 g，紫苏子 15 g，花椒 6 g，当归 10 g，丹参 15 g，地龙 10 g，熟大黄 10 g，甘草 10 g。7 剂，每日 1 剂，水煎早、晚 2 次温服。

二诊（2019 年 7 月 19 日）：患者双下肢水肿较前减轻，恶心、呕吐减轻，纳略增。予上方加枳实 15 g，炒白术 20 g。14 剂，煎服法同前。

三诊（2019 年 8 月 3 日）：患者双下肢轻度水肿，无明显恶心、呕吐，纳食好转，大便畅。予上方加鸡内金 20 g。14 剂，煎服法同前。

四诊（2019 年 8 月 17 日）：患者双下肢无水肿，诸症缓解。实验检查：血红蛋白 112 g/L，血白蛋白 31.8 g/L，血肌酐 429 μmol/L，尿素氮 8.6 mmol/L，CRP 32 mg/L，尿蛋白定量 9.8 g/24 h。效不更方，继予三诊原方 14 剂，密切监测病情变化。

按：该患者病程较长，症状纷杂，病机特点为虚实夹杂，标实阻滞气机，致使脏腑功能紊乱，阴阳失调。灵活运用扶正祛邪的原则，以祛邪治病为主，兼以益气扶正，最终使患者邪去正安。张子和云："陈莝去而肠胃洁，癥瘕尽而营卫昌，不补之中有真补存焉。"患者既病日久，湿浊瘀毒阻滞气机，遂予清利湿热、祛瘀活络之法，脾肾不足则酌以益气补肾。

中医药干预 ESRD 患者的 MIAS 状态有着独特的优势，在一定程度上可以明显提高 ESRD 患者的生存率和生活质量。牛春兰针对 ESRD 患者 MIAS 病变病机特点所创制的调肾活血汤在调节机体整体阴阳平衡的基础上，具有益气补肾、利湿清热、祛瘀通络之功效，并对 ESRD 患者的 MIAS 状态有明显的改善作用，可阻断气虚、血瘀、湿热三者的恶性循环的病理影响，临床疗效确切。

240 原发性高血压血瘀证与血管炎症的关系

原发性高血压（高血压病）属于中医学"眩晕""头痛"等范畴。根据多年临床经验和文献调研发现，高血压具有"虚、瘀、风"的中医病机特点，大量研究也表明，血瘀证可作为主证或兼证存在于高血压病的整个病变过程中。近年来研究发现，血管炎症是高血压现代医学的重要发病机制之一，炎症因素在其发生、发展及转归过程中具有重要作用。因此认为，高血压血瘀证与血管炎症相一致，这对中医药防治高血压的"理法方药"研究具有重要指导意义。学者蔺晓源等就此做了简要论述。

原发性高血压具有"虚、瘀、风"的病机特点

眩晕多由于患者经年操劳，忧思郁怒，久伐肝肾，导致脏腑功能失调所致。如《灵枢·本神》云："五脏者，主藏精者也，不可伤，伤则失守而阴虚。"眩晕可定位于肝肾，如《普济本事方·头痛头晕方》云："下虚者肾也，故肾厥则头痛，上虚者肝也，故肝厥则头晕。"肝肾阴虚，水不涵木，阴不维阳，肝阳上亢，肝风内动，发为眩晕，即肝阳化风。肝肾阴虚，一方面阴虚可致血枯脉涩，日久成瘀，瘀血阻络，髓海失濡；另一方面，阴虚阳亢，肝失疏泄，气血运行不畅，日久亦可致瘀血阻络，气血不能上达，清窍失养，眩晕发作，即瘀血化风。对于阴虚血瘀，清代周学海《读医随笔》云："阴虚必血滞。"对于瘀血能够导致眩晕，明·虞抟、杨仁斋也分别提出了"血瘀致眩"和"瘀滞不行，皆能眩晕"的论点。因此，眩晕为本虚标实之证，本虚为肝肾阴虚，标实为肝阳上亢、瘀血阻络。故"阴虚阳亢、瘀血阻络"是高血压发病的基本病机，其可用"虚、瘀、风"来概括，治宜治虚、治瘀、治风相结合。文献报道，SHR大鼠较同龄Wistar大鼠体质量明显减轻，表现为阴虚；SHR大鼠具备中医"血瘀-阳亢"的证候特点，存在血瘀的病理改变，且持续气盛、腋温偏高、心率偏快，具有肝阳上亢的表现。实验研究也表明，SHR大鼠可出现肝肾阴虚（饮水量增加、粪便干结、消瘦、活动减少等变化）和血瘀（肌肤甲错、爪甲青紫，血栓形成，血液流变学、炎症反应标志物改变等情况），并在此基础上出现"风"（血压增高）的表现，为"虚、瘀、风"的高血压中医病机特点提供了实验依据。

血瘀证存在于原发性高血压的整个病程中

李辉等在对临床303例原发性高血压患者的调查后发现，血瘀证均伴随存在于肝阳上亢、肝肾阴虚、气阴两虚等证候中；随着高血压的发展及其病情的深入，其并发血瘀证的概率也在上升；而且并发心律失常、冠心病、心肌梗死等的高血压血瘀证患者也均多于非血瘀证患者。该研究说明血瘀不仅是高血压的重要病理产物，同时是导致高血压发生及其多种并发症出现的一个主要病理因素。此外，王丹等选取高血压肝火亢盛型、阴阳两虚型、阴虚火旺型、痰湿壅盛型患者和健康者各20名，通过测定其血压、血脂、血流变学、一氧化氮、纤溶酶原激活物抑制物等水平后发现，高血压各证型均与血瘀密切相关，进一步证实了血瘀证是高血压发病的重要病理环节。而闫西鹏等综合相关文献，从中医基础理论、流行病学、现代医学研究进展等方面论证了血瘀与高血压的关系，进而为从血瘀论治高血压提供了理论依据。

值得注意的是，即使一些高血压患者没有明显的血瘀证表现，但其病变过程中所伴随的高脂血症、血小板功能和血液流变学改变、微循环障碍及血管内皮功能损害等病理改变，也是诊断血瘀证的重要依

据。由此可见，无论患者临床是否具有血瘀证的直观表现，血瘀证始终存在于高血压的全过程中并影响其进展，这已成为高血压重要的病理机制。

血管炎症反应是原发性高血压的主要发病机制

高血压是最常见的心血管疾病之一，研究进一步证实其与炎症因子密切相关，炎性细胞系统的激活充斥于高血压整个慢性低级别炎症过程中。炎症可通过改变一氧化氮的生物活性，减少内皮依赖的血管舒张因子，促进高血压的发生。而高血压又通过增加 C 反应蛋白、肿瘤坏死因子（TNF-α）、细胞黏附分子等炎性因子的表达引起血管炎性反应进一步促进其发展，加剧高血压的血管结构与功能改变。也有研究表明，高血压患者使用抑制炎性细胞因子生成的药物，能通过有效抑制炎性信号通路而达到降压的目的，兼有抗炎作用的降压药物可能具有更多靶器官保护作用的优势。以上事实证明，血管炎症反应是高血压的重要发病机制。

原发性高血压血瘀证与炎症反应密切相关

现代医学认为，血瘀证是全身或局部组织器官，在各种致病因子的作用下造成的缺血、缺氧和微循环障碍而导致的血液黏度增加、血栓形成、组织变性水肿等的一系列病理改变。中国医学科学院血液学研究所则明确把血瘀归纳为病理学中的血液循环障碍及结缔组织的增生和变性。而高血压的实质在于机体存在"血流供求不平衡"，是因血中脂质增加，血浆黏度和血细胞比容增高，血管粥样斑块形成等致使心脏血液流变学状态改变，这也正符合"血瘀证"的特点。

即使对于血瘀证的认识以往只是集中在微循环和血流动力学改变等方面，但是随着免疫炎症机制的深入研究，炎症因子在血瘀证中的作用已被重视。炎症因子可导致血管内皮损伤，使得血小板活化，促进血栓形成，即血瘀证。大量研究也表明，血瘀证在临床治疗、动物模型及某些活性因子方面与炎症密切相关，即炎症反应从侧面揭示了血瘀证的实质。张竞之等在通过观察活血化瘀中药提取物丹皮酚，对高血压血瘀证患者血管内皮细胞 TLR-NF-κB 信号通路的影响时发现，此信号途径介导的炎症反应是高血压血瘀证形成的机制之一。研究也表明，高血压阴虚阳亢挟瘀证患者血清 hs-CRP 水平升高。基于以上可知，高血压血瘀证与血管炎症反应密切相关。

综上所述，高血压血瘀证（阴虚血瘀、血瘀生风）与血管炎症相一致。而通过阐明高血压血管炎症的现代医学病理特征和中医眩晕"阴虚血瘀生风"病机之间的相关性，探讨高血压微血管病变从阴虚血瘀论治，以期对完善中医"瘀血生风"理论有所帮助。同时明确血瘀证作为高血压独立证型的理论渊源和临床实用性，探讨其病理机制，从而丰富高血压的病机理论和临床分型体系，可为高血压的中医药防治提供新的思路与方法。

241　原发性高血压痰瘀互结与炎症因子相关的机制

　　原发性高血压是一种严重危害人类健康，并且发病率呈逐年上升趋势的常见的多发的多基因遗传性疾病。现代医学认为高血压与年龄、性别、肥胖、家族史、精神紧张、血脂异常、食盐摄入量过高等密切相关，并提出了血管重构、胰岛素抵抗、膜学说、盐敏感性、肾素-血管紧张素、血栓前状态、亚临床炎症等作用机制理论。多数学者认为高血压有血管壁的炎症反应和内皮细胞受损，高血压病患者需要终身服药，但这并未降低心脑血管疾病的发生率，反而对肝肾的损害较大。因此，学者韩学杰等试图在中医药方面寻找解决防治原发性高血压的新思路和方法，对原发性高血压痰瘀互结与炎症因子相关的机制做了探析。

原发性高血压与炎症反应的相关性

　　原发性高血压与动脉粥样硬化（AS）有着相似的动脉炎性病理改变，都有血管壁的炎症反应和内皮细胞受损。高血压时，AS 的发生和形成明显提前，斑块病变程度加剧，使高血压的程度加重，引发脑卒中、冠心病、心肌梗死等急性事件。近年多项研究显示，慢性低程度炎症与 EH 的发生发展有关，至少高血压部分是一种炎症性病理过程，炎症性反应是有关炎性因子参与整个过程的反应，它的损伤程度随着病变过程的延长而加重，同时炎性因子的分泌也增加。

　　C 反应蛋白（CRP）是机体非特异炎性反应的一种敏感标志物，高浓度的 CRP 使内皮血管扩张功能削弱，并使炎症递质激活内皮细胞、巨噬细胞和多形核白细胞释放内皮素-1 及内皮素-1 样免疫激活物，使血管收缩，这些均在 EH 的病理过程中起着重要作用。

　　白细胞介素-6（IL-6）参与抗病毒感染和激发抗菌性炎症反应；IL-6 与 CRP 一起可能直接参与局部或全身炎症反应，损伤血管内皮细胞。

　　核因子 κB（NF-κB）是调节黏附因子（VCAM-1、ICAM-1）、化学介质（MCP-1）、IL-6 等表达的转录因子，对炎症、血管紧张素 Ⅱ（Ang Ⅱ）依赖性细胞增殖和血管平滑肌细胞的转移有影响。而 NF-κB 拮抗剂可抑制 Ang Ⅱ 介导的 IL-6、MCP-1、VCAM 的表达，降低血压，修复血管损伤和抑制心脏肥大的发生。

　　白细胞与血管内皮细胞之间的黏附因子是 AS 和组织损伤的主要原因之一。sICAM-1 增高与 EH 发生、发展及病情演变有关，同时，黏附于血管内皮细胞的白细胞被激活，产生和释放氧自由基、血管活性物质等，加重血管内皮细胞损伤，导致血管收缩和管腔狭窄，引起心、脑、肾等重要器官功能障碍。

　　TNF-α 能在体外刺激内皮素-1（ET-1）和血管紧张素的产生。在高血压病患者的外周血单核细胞中可见 TNF-α 分泌的上调。TNF-α 还决定了与胰岛素抵抗相关的内皮细胞功能紊乱。

　　Ang Ⅱ 作为重要的炎症介质，通过激活内皮细胞表达 ICAM-C、VCAM-1 和 E-seletin，刺激 MCP-1、IL-6、TNF 的产生，降解 NOS 的表达及生物活效应，增加 VEGF mRNA 的表达。Ang Ⅱ 的 1 型受体 AT1R 通过刺激平滑肌细胞介导 VEGF 表达，2 型受体 AT2R 则是通过刺激视网膜细胞和肾脏细胞来实现的，血管紧张素转化酶抑制剂（ACEI）或 AT1 受体阻滞剂（ARB）通过改善肾小球滤过率，减缓肾血管炎症反应，降低血管压力，使血压降低。AT1R 和 AT2R 拮抗剂可共同消弱 Ang Ⅱ 的作用，直接参与炎症过程。

以上研究证明：高血压是血管炎症的始动因素，其相关的血管病变属于炎症反应过程，慢性炎症在高血压及其并发症的发生机制中发挥重要作用。

中医对原发性高血压病因病机的认识

原发性高血压属于中医"眩晕""头痛"等范畴，其病位在肝，根源在肾。近年研究表明，高血压的形成是一个长期的病理过程，不是单一因素，而是由素体、精神、饮食、劳欲等多种因素交互作用所致，病理因素多属风、火、痰、瘀、虚。

过去临证时常将高血压的证候分为肝阳上亢、肝肾阴虚、气滞血瘀等证，研究主要集中在肝肾阴虚和肝阳上亢证，治疗多以滋阴补肾法、平肝潜阳法、活血化瘀法等为主，然结果并不十分满意。究其原因，主要是对其病因病机认识不足，尤其缺乏对痰瘀的认识，直至 20 世纪 90 年代，对痰瘀互结的研究才逐渐成为新的热点，但对其研究不够深入。韩学杰通过 2000 多例调查发现高血压的常见中医证型有痰瘀互结、肝肾阴虚、肝阳上亢、阴阳失调，其中，痰瘀互结证约占 43% 且发病率居第 1 位，因此痰瘀互结可能是一个不能忽视的因素。

痰瘀互结、毒损心络是原发性高血压的主要病因病机

研究发现痰瘀互结是原发性高血压发生的重要病理因素。临证时经痰瘀同治法干预，患者症状不但明显减轻，而且停减了降血压西药，改善了脂质代谢和减轻瘀血状态，舒缓了紧张的情绪，提高了生活质量，其作用机制有待于进一步探讨。

高血压常伴高脂血症，由高脂所化生的痰浊，必致血液黏度增高，血液流动性降低，聚集性增高，最终导致内皮细胞损伤。这是由痰致瘀的主要病理特征，也说明了由痰浊引发瘀血的演变过程。瘀血内阻可影响津液输布，瘀血与血黏度、血液流变学及微循环等密切相关，血脉瘀滞而出现津液凝聚为痰，痰瘀互结为患，蕴久而化毒，损伤心络，引起血管内皮微炎症及损伤，加重了高血压的危害。

高血压在病位、病机、证候上与络病相一致，故属于络脉病变。于向东等对从络论治 EH 的机制进行探讨，认为络脉的分布与微循环相近，络病与 EH 在发病机制上相关联、临床表现上有一致性、降压机制上有共同点。

炎症因子及自由基是中医"毒"的主要生物学基础

毒，何谓也？其含义较广，它是一种致病因素，包括对机体产生毒害（或毒性）作用的各种致病物质。传统毒邪是指六淫之甚及六淫之外的一些特殊致病物质，如"风气相搏，变成热毒"及疫疠之毒、蛇毒等。随着现代医家对毒邪认识的深化，毒邪有内外之分已被明确提出。外感毒邪可分为风毒、热（火）毒、寒毒、湿毒、疫毒、药食毒、虫兽毒、秽毒等。同时，外感邪气入里，胶着不去，也会产生相应毒邪，尤其是湿邪有黏腻特性，致病病程长，易于产生如湿热毒、寒湿毒等。而内生邪气主要是在疾病的发展过程中产生，如瘀血、痰饮、水液等，因此，邪气郁结会导致瘀毒、痰饮毒、水毒等产生，加重病情。

从现代医学角度看，其生物学物质基础具有广泛的含义。各种病原微生物如病毒、细菌、真菌、原虫等均可认为是中医外毒的一部分。临床实践和研究表明，毒邪涉及诸多感染性疾患和各系统疾病，是决定疾病发生、发展和转归的重要因素。内生之毒则包括组织细胞功能障碍，机体一系列病理生理生化过程的产物，如毒性氧自由基、兴奋性神经毒、过敏介质、炎性介质、钙离子超载、新陈代谢毒素、致癌因子等。内、外毒邪在致病的过程中常相互影响，使患者病情加重。由于脏腑、眼底正是络脉汇聚之

处，故而日久"痰瘀之毒"可损及心、脑、肾和眼底等器官而引起相应疾病。

原发性高血压与"痰、瘀、毒"的相关性

　　痰和瘀是 2 种不同的物质和致病因素。二者虽然不同，但源同而流异，它们既是病理产物又是致病因子，在某种特定条件下，有分有合，相互转化。痰之所以能致瘀，是因其在某些物理、化学因素等的激发下，发生了某些化学反应或物理变化后，改变了本身的化学结构和性质，这时候的痰才成为新的致病因子。因此，饮食失衡，湿浊凝聚为痰，痰浊上犯，血运不畅，痰瘀互结，蕴而化毒，毒损心络乃至眩晕、头痛，血压升高。对它的产生机制及对机体的损害应该深入地探讨和研究。

242 原发性高血压痰瘀互结与炎症因子相关的动态临床研究

原发性高血压是一种严重危害人类健康并且发病率呈逐年上升趋势的常见的多发的多基因遗传性疾病。临证过程中发现高血压患者舌质暗，舌苔腻，边有瘀斑或瘀点，即痰瘀互结证比例增加。探索其原因是高血压患者常伴有高脂血症，由高脂血所化生的痰浊，必致血液黏稠性增高，血液流动性降低，聚集性增高，最终导致内皮细胞损伤血管痉挛。这是由痰致瘀的主要病理特征。瘀血内阻可影响津液输布，瘀血与血黏度、血液流变及微循环等密切相关，血脉瘀滞而出现津液凝聚为痰，痰瘀互结为患，蕴久而化毒，损伤心络，引起血管内皮微炎症及损伤，加重了高血压的危害。因此，学者韩学杰等针对原发性高血压痰瘀互结证与炎症因子的相关性进行了动态临床观察。

资料与方法

1. 诊断标准：

（1）原发性高血压中医证类标准：根据 2008 年中华中医药学会心病分会发布的《高血压病中医诊疗方案》的证类标准，确定痰瘀互结证：舌质暗红，有瘀点或瘀斑，舌苔腻，脉弦滑、或沉涩、或结代，眩晕头痛，头重如裹，胸闷胸痛，口淡无味，咳吐痰涎，口唇指甲紫暗，舌下络脉青紫，食少体胖。

（2）原发性高血压诊断标准：参照 2007 年《中国高血压防治指南》，以静息、非药物状态下 2 次或 2 次以上非同日多次重复血压测定所得平均值作为依据。收缩压 $\geqslant 140$ mmHg 和/或舒张压 $\geqslant$ 90 mmHg，并排除继发因素。

2. 病例选择：

（1）病例来源：资料来自 2007 年 4 月 19 日至 2008 年 12 月 31 日于××学院中医门诊部就诊的高血压患者，共收集病例 112 例，符合条件者连续观察 3 个月患者 70 例。血样抽取情况：正常组 10 人，取血 1 次，痰瘀互结患者 6 例，取血 4 次，分别为治疗前、治疗后 1 个月、2 个月、3 个月。收集血样进行检测。

（2）病例的纳入标准：符合高血压西医诊断标准及中医证类诊断标准；年龄在 25～75 岁；分级主要为Ⅰ、Ⅱ级，分层主要为低危、中危的高血压患者并签署知情同意书者；未服降压药或者高血压患者欲停减西药及血压控制不理想者。

（3）病例的排除标准：年龄在 25 岁以下或 75 岁以上者；继发性高血压；经检查证实为冠心病急性心肌梗死以及其他严重性心脏疾病、重度神经症、围绝经期综合征、甲状腺功能亢进症、胆心病、胃食管反流等所致胸痛者；合并重度心肺功能不全，重度心律失常，肝、肾、造血系统等严重原发性疾病，精神病患者；妊娠或哺乳期妇女；过敏体质及对多种药物、射线过敏者。

3. 治疗方法： 痰瘀互结证组服用痰瘀同治、解毒调络方加减（莱菔子、泽泻、川芎、水蛭）。每日 1 剂，水煎分 2 次，餐后 40 分钟温热服，1 个月为 1 个疗程，共观察 3 个疗程。

4. 观察指标：

（1）一般资料：患者年龄、性别、职业等人口学情况分析，以及进行血压、心率、心律等的测量。

（2）每个疗程血压的变化情况：治疗后与治疗前收缩压及舒张压及其差值变化的比较。

（3）炎症因子及生化检测：炎症因子检测指标：CRP、TNF-α；生化检测指标：NO。

1）标本处理：清晨空腹，严格无菌条件下于肘静脉取血 10 mL 左右，加到 EDTA-Na$_2$ 的试管中，混匀。在 3000 r/min 水平离心 15 分钟。用移液管吸取上层血清分装在 EP 管中。将血清和血浆均贮存于－60 ℃冰箱保存待测。

2）炎症因子（CRP）：采用酶联免疫吸附剂测定（enzyme-linked immunosorbnent assay）血清 CPR 浓度，试剂盒由美国 ICLLB 公司提供。

3）炎症因子（TNF-α）：采用酶联免疫吸附剂测定，试剂盒由美国 RayBiotech 公司提供。

4）生化指标（NO）：采用酶联免疫吸附剂测定，试剂盒由美国 BIOVISION 公司提供。

结　果

1. 一般情况：性别，男性患者 46 例，占 65.71%；女性患者 24 例，占 34.29%。年龄，年龄＜50 岁的患者 34 例，占 48.57%；年龄≥50 岁的患者 36 例，占 51.43%。职业，脑力劳动者 43 人，占总人数的 61.43%，体力劳动者 18 人，占总人数的 25.71%。

2. 疗程与降压疗效的相关性：70 例高血压患者随着治疗时间的延长，显效率由第 1 疗程后的 19.51%，增加到第 3 疗程后的 25.61%，无效比例由 35.37%降低到 18.29%。中药治疗前后收缩压和舒张压具有明显变化，且随着治疗时间的延长，降压效果越显著（$P<0.05$ 或 $P<0.01$）。

3. 炎症因子的检测：

（1）正常组 CRP、NO、TNF-α 的情况：正常组的 NO、TNF-α 曲线图，基线较平稳，CRP 基线波动较大，这可能与慢性感染和吸烟有关。

（2）痰瘀互结组治疗前后 CRP、NO、TNF-α 的变化：随着疗程的延长，痰瘀互结组患者的 CRP、NO、TNF-α 浓度含量均有下降，有些患者的数值有所波动，第 3 疗程后基本趋于正常水平。

4. 服中药后西药的停减：70 例高血压患者，1 个疗程后血压降至正常者 17 例，占入组人数的 24.64%；3 个疗程后血压降到正常者 7 例，占入组时血压高人数的 11.15%。3 个疗程共有 22 例患者血压降至正常，占 29.31%。同时，1 个疗程后减药的人数为 19 人，占入组时血压高人数的 27.59%，治疗 3 个疗程后减药人数为 17 人，占入组时血压高人数的 24.14%。停减人数总和为 53.45%。

讨　论

1. 痰瘀与炎症反应密切相关：近年来痰瘀互结与炎症的关系受到诸多学者的关注。洪永敦等发现急性冠脉综合征（ACS）痰瘀证组的炎症因子水平高于血瘀证组，提示前者的炎症活动可能更为活跃。林桂永等研究显示 CRP、TNF-Ⅱ 及 D-二聚体等炎症因子介导的免疫炎症活动与 ACS 痰瘀证的形成密切相关，可能是 ACS 痰瘀证形成的始动因素；CRP、TNF-α、D-二聚体等免疫、炎症因子有可能成为 ACS 痰瘀证划分的客观指标。华军益等用 ELISA 法测痰瘀互结组与非痰非瘀组血清 MCP-1、MMP-9、sICAM-1 水平，结果显示血清 MCP-1 和 MMP-9 水平与冠心病痰瘀辨证之间具有相关性（$P<0.05$ 或 $P<0.01$），血清炎症因子 MMP-9 和 MCP-1 水平可为冠心病痰瘀辨证分型提供客观依据。本研究发现原发性高血压痰瘀互结证患者炎症因子含量明显增高，炎症因子的含量与血压数值呈正相关，经过中药干预，不仅可以降低患者血压和稳定血压，而且还可以明显减少降压药的用量。

2. 祛痰化瘀、解毒调络法是治疗原发性高血压的有效途径：本研究结果显示，痰瘀同治，解毒调络法不仅可以降低血压，而且可以调节脏腑功能，明显改善患者的症状，调节患者的心理状态，提高患者的生活质量。随着疗程的延长，降压效果越显著，病程越短疗效越佳，疗程延长疗效较好。

方中莱菔子消食化积除胀，降气化痰，其提取液有缓和而持久的降压作用，效果稳定，还有改善排尿功能及降低胆固醇，防治动脉硬化等作用；泽泻利水消肿，渗湿，泄热，有降压作用，还有抗脂肪肝作用；水蛭味咸苦，性平，破血通经，逐瘀消癥，水煎剂能改善血液流变学，能降血脂，消退动脉粥样硬化斑块，缓解颅内压增高，改善局部血循环；共奏祛痰化瘀、解毒调络之功效。其作用可能是通过祛除体内的痰湿水饮、化瘀消癥通络，排出体内毒素，降血脂和改善血液流变学，扩张血管和改善血液高凝状态，修复血管内皮，纠正炎症因子紊乱，从而起到降压的作用。

243　原发性高血压病证类研究中的相关炎症因子

　　原发性高血压（EH）是一种常见的心血管系统疾病，又是引起脑卒中、冠状动脉粥样硬化性心脏病和肾衰竭的重要危险因素，临床主要表现为体循环动脉压持续升高并伴有心、脑、肾及血管壁的结构与功能的进行性损害，起病及经过缓慢，最终可导致这些器官的功能衰竭。随着中医现代化的进程，EH 中医辨证分型客观化逐渐为当前中西医结合临床研究的一项重要内容，有利于揭示 EH 中医证类的病理本质，丰富中医药治疗 EH 的思路与方法。学者李元等就近年相关研究的进展做了梳理归纳。

EH 中医证类与血液流变学的相关性

　　研究已证实，EH 患者血液流变学指标高于正常人，而不同证类的 EH 患者其血液流变学有相应不同的变化。研究发现 EH 患者血液流变学各指标中的红细胞刚性指数、红细胞聚集指数、红细胞沉降率方程 K 值、血浆黏度以及全血黏度高于正常组，而红细胞电泳指数与变形指数则较之正常组明显要少，说明 EH 患者的血液流变学相关指标以及超敏 C 反应蛋白存在异常，影响着 EH 的发生与发展。有研究对 108 例 EH 患者的血液流变学指标进行测定，发现指标在各证类之间存在明显的差异性，其高低顺序为痰湿壅盛型＞肝阳上亢型＞肝肾阴虚型＞阴阳两虚型。还有学者发现颅内各动脉血流异常率为阴虚阳亢证 9%，阴阳两虚证 8%，痰湿壅盛证 8%，肝火亢盛证 3%，各型 EH 患者都有不同程度的颅内动脉脉动指数指标损害，其中阴阳两虚证患者损害程度更明显，提示这些特征可作为中医辨证分型的部分依据。血浆血栓素 B2（TXB2）是反映血小板活化的标志物，研究发现，EH 各证类血浆 TXB2 均明显升高，分布规律为阴虚阳亢型＞气虚痰浊型＞肝火亢盛型＞阴阳两虚型，其中气虚痰浊型和阴虚阳亢型升高特别明显，说明 TXB2 在各中医证类中均有一定的临床意义，尤其以气虚痰浊型和阴虚阳亢型临床意义最大。

EH 中医证类与神经体液因素的相关性

　　1. 与肾素-血管紧张素-醛固酮系统（RAAS 系统）的相关性：RAAS 系统在调节机体血压、维持内环境稳定等方面发挥着重要作用，与 EH 的病因关系密切。研究发现，随着 EH 患者血压的升高，卧位血浆血管紧张素 Ⅱ（AngⅡ）及卧、立位醛固酮（ALD）水平也出现递增，两者呈同步化。有研究观察各证类 EH 病患者血浆肾素活性（PRA）、AngⅡ、ALD 含量变化规律的分布规律，结果显示肝火亢盛型的 PRA、AngⅡ 明显高于非肝火亢盛组（$P<0.01$）。

　　2. 与胰岛素抵抗（IR）的相关性：EH 和 IR 的密切相关性已经为临床实践和流行病学调查证实，IR 与 EH 的发生、发展、预后及治疗均有密不可分的关系。有学者发现患者空腹胰岛素（INS）水平在各证类之间存在显著差异，各组间 IR 水平为肝火亢盛组＞阴阳两虚组＞阴虚阳亢组＞痰湿壅盛组。另有研究发现肝火亢盛、阴虚阳亢型组与正常组相比较，空腹 INS，C 肽显著升高，ISI 显著降低（$P<0.05$），提示 EH 患者 IR 主要体现于肝火亢盛、阴虚阳亢证类。

EH 中医证类与血脂的相关性

脂性代谢紊乱是 EH 患者常见的代谢异常，并且血脂水平与血压级别有关。有研究选取 200 例原发性 EH 患者，观察病例各证类的载脂蛋白等指标并与正常对照组比较，结果发现，痰湿壅盛证血清载脂蛋白 A（ApoA）、血清高密度脂蛋白胆固醇（HDL-C）降低明显（$P<0.01$），阴阳两虚证血清载脂蛋白 B（ApoB）、血清高密度脂蛋白胆固醇（LDL-C）明显升高（$P<0.01$），提示 ApoA 降低可作为痰湿壅盛证的客观化辨证指标，ApoB 升高可作为阴阳两虚证的客观化辨证指标。还有研究观察 100 例 EH 患者血脂水平变化及脂质代谢紊乱程度，发现痰湿壅盛与肝火亢盛、阴虚阳亢、阴阳两虚三型相比 TG 差异显著（$P<0.05$）；阴阳两虚、痰湿壅盛型与肝火亢盛、阴虚阳亢型相比，TC/HDL 明显升高，差异显著（$P<0.05$）。有学者在临床研究中发现原发性 EH 的阴虚阳亢组和痰湿壅盛组的 TG、TC 和 LDL-C 的含量均高于正常对照组（$P<0.05$），且两证类组之间也存在统计学差异（$P<0.05$）；阴虚阳亢组和痰湿壅盛组的 HDL-C 的含量低于正常对照组（$P<0.05$），且两中医证类组之间也存在统计学差异（$P<0.05$），认为痰湿壅盛是原发性 EH 合并血脂代谢异常的关键病机。

EH 中医证类与炎症因子的相关性

C 反应蛋白（CRP）是机体炎症反应的一种敏感但非特异性标志物，白细胞介素-6（IL-6）是一种促炎细胞因子，参与免疫和炎症反应。研究指出，血管内皮损伤所引发的炎症反应可能参与了 EH 病的发生发展。有研究发现，EH 组血清 CRP、IL-6 浓度高于正常组，在不同证类组中，肝阳上亢组血清 CRP、IL-6 浓度明显高于痰湿壅盛组、阴虚阳亢组和阴阳两虚组，而痰湿壅盛组、阴虚阳亢组和阴阳两虚组血清 CRP、IL-6 浓度相近，指出 EH 患者血管内皮炎症反应以肝阳上亢型为重，血清 CRP、IL-6 浓度变化更能反映 EH 中医病机肝火、阳亢的本质，可作为 EH 中医辨证分型的客观化指标。

EH 中医证类与大血管功能结构的相关性

EH 患者常有不同程度的大型弹力型动脉和中型弹力型动脉血管壁增厚、血管弹性减退、血流量明显下降或增高。有研究将 124 例 EH 患者分为肝火亢盛、阴虚阳亢、阴阳两虚和痰湿壅盛 4 型，应用彩超检测发现，收缩期峰值流速（SPV）、舒张末期流速（EDV），排序依次为肝火亢盛＞阴虚阳亢＞阴阳两虚＞痰湿壅盛，颈动脉血管内-中膜厚度（MT）除肝火亢盛型外，其他证类均较正常组增厚，其中又以阴阳两虚型及痰湿壅盛型最显著（$P<0.01$）。提示肝火亢盛型患者，血管受损的程度较轻，仅表现为血管弹性及顺应性的减低，而阴阳两虚型、痰湿壅盛型患者除血管阻力及搏动指数明显增高外，血管内-中膜较正常组显著增厚。说明阴阳两虚、痰湿壅盛是 EH 的危险证类。研究发现，痰湿壅盛组动态动脉硬化指数（AASI）、相应对称性动态动脉硬化指数（AASI-BPVR）高于肝火亢盛组和阴虚阳亢组（$P<0.05$），提示中医痰证在 EH 患者动脉硬化发病中有内在的病理基础，这也与以前众多学者的研究结果一致，说明 AASI、AASI-BPVR 为 EH 中医辨证分型及治疗提供了客观依据。

EH 中医证类与动态血压的关系

EH 是以血压升高为主要临床表现，伴或不伴有多种心血管危险因素的综合征，血压平均水平、血压昼夜节律等与 EH 中医辨证分型具有相关性。有学者研究计算患者血压昼夜变异率发现，按照肝火亢盛证、痰湿壅盛证、瘀血阻络证和气阴两虚证的顺序昼夜变异率逐渐下降，其中仅气阴两虚证组患者的昼夜变异率低于 10%，且与其他三组差异明显（$P<0.05$），表明同证类的 EH 其动态血压水平存在差

异，当病症发展至气阴两虚证时，非杓型 EH 比例明显升高，人体健康损害加重。另有研究根据本虚标实辨证原则，将全部病例分为夹痰证、夹瘀证、夹痰夹瘀证和非夹痰、夹瘀证 4 种类型，发现夹痰夹瘀证组的全程、白天、夜间收缩压及脉压均高于夹瘀证组，而其他组各项血压指标及血压形态均无统计学差异。提出痰瘀互结与 EH 患者的收缩压和脉压升高有关。研究表明，中医各证类 EH 患者 24 小时平均血压依次为肝火亢盛型＜阴虚阳亢型＜阴阳两虚型＜痰湿壅盛型，揭示了动态血压的监测可作为 EH 中医辨证分型的客观指标。

EH 中医证类与相关基因的关系

随着分子生物学的不断发展，EH 中医证类研究与基因多态性联系了起来，成为研究热点。有学者采用 PCR 方法检测 EH 不同证类与 AGTM235T 基因多态性的相关性，结果发现 EH 肝火亢盛型 AGTM235T 基因 TT 型频率及等位基因 T 频率显著高于健康对照组（$P<0.05$），提示肝火亢盛型 EH 可能与 AGTM235T 基因 TT 型有关联。有研究选取 178 例 EH 患者，检测受试者外周血细胞中 COX-2 基因启动子区－1290A/G、－1195G/A、－765G/C 位点基因多态性，发现 COX-1195G/A 基因多态性与 EH 肝火亢盛证、阴虚阳亢证的发生有相关性，与虚证比较，实证 GG、CG＋CC 基因型频率明显增高。提示 COX-1195G/A 基因变异可能是 EH 肝火亢盛证、阴虚阳亢证发生过程的重要遗传因素；－765G/C 位点 GG、CG＋CC 基因频率可能与 EH 虚实辨证相关。

国内众多学者运用现代科技手段，对 EH 中医辨证分型进行了大量的客观化研究工作，涉及组织、器官、细胞、分子、基因等多个方面和层次，以求寻找出各中医证类的特异性辨证指标，实现 EH 中医辨证分型的客观化。

244 原发性高血压病证素与炎症因子的相关性

原发性高血压是一种由许多病因相互作用引起的、复杂的、处于不断进展状态的心血管综合征，最终可导致心脏和血管功能与结构的改变。随着我国高血压发病率的上升，中医药对于高血压病的研究也在不断深入。但是高血压的中医辨证分型尚无统一标准，各家众说纷纭，使得高血压的中医辨证更加标准化、客观化已经成为必然需求；而探索高血压中医证素和炎症因子相关的客观量化指标之间的内在联系，有其必要性，有助于高血压中医证素的客观化、标准化研究，可以加深对高血压中医发生和进展中的特点的认识，从而进一步指导临床辨证施治。学者潘茜等对原发性高血压中医证素及其与炎症因子的相关性做了研究阐述。

中医学对原发性高血压的认识

原发性高血压中医学归属于"头痛""眩晕""中风"等范畴，尚无统一的中医病名。现代医家大多认为"眩晕"这一命名较准确地反映了高血压的基本病因病机，为临床广泛使用。《黄帝内经》提出高血压的病机"诸风掉眩，皆属于肝"之说，认为其发病主要责之于肝。《诸病源候论》云："风头眩者，由血气虚，风邪入脑，而引目系故也。"《景岳全书》与《丹溪心法》则分别提出"无虚不作眩"，"无痰不作眩"的观点。亦有古代医家认为高血压与"瘀血"的形成密切相关，虞抟提倡"血瘀致眩"学说，《医宗金鉴》也认为"瘀血停滞，神迷眩晕，非用破血行血之剂，不能攻逐荡平也"。经过历代医家探索总结，高血压的病理因素可归纳为风、火、痰、瘀、虚等；其病因与情志刺激、年迈体虚、劳欲过度、饮食不节等方面相关；病性为本虚标实；病位主要与肝、脾、肾、心相关。

原发性高血压中医证素的相关性

"证素辨证"这一概念首先是由朱文锋提出的，"证素"是证候要素的简称，根据中医学理论体系建立起来，是通过对证候症状、体征等病理信息的辨识而确定的病位和病性，是构成证名的基本要素，是辨证的关键，是建立以证素为核心的辨证统一体系的基础。以证素为核心的辨证体系，是在原有中医辨证理论的基础上的创新，比较深刻、具体地揭示了中医辨证的基本规律和内在基本原理。吕翠田认为证素与证素辨证的提出，是中医辨证思想的升华，是中医学研究标准化、规范化、客观化、科学化的基础。

高血压的病情复杂多变，辨证分型错综复杂，早期可表现为肝阳上亢，久则郁而化火，表现为肝火亢盛；肝气犯脾，脾失健运，痰湿内蕴，湿蕴化热，则表现为痰湿、痰热的证候；晚期则主要以虚证为主，可表现为肝肾亏虚、脾肾两虚等。将中医证素概念引入高血压的中医辨证中能够准确地把握高血压病的证型，帮助认识高血压的本质，避开复杂多变的证型组合，有利于进一步指导临床辨证用药。高血压的中医证素分布近年来大多数临床和科研主要参考原国家卫生部《中药新药临床研究指导原则》，将高血压分为肝火亢盛、痰湿壅盛、阴虚阳亢、阴阳两虚这4种证型。吕翠田通过对大量文献以及临床资料统计，对临床97个证候名进行证素提取，总结出高血压中医病位证素为肝、肾、脾、胃、心、上、中、内、络、冲、任，病机证素为阳、阴、精、气、血、风、寒、热、火、瘀、水、湿、痰、虚、盛、泛、滞、阻、逆、动、不交、不调。配合证素统计，范晔等提出高血压中医证素分布以阴虚证、阳亢证、痰湿证、血瘀证、阳虚证、火热证、气虚证和肝风证为主。王爽等报道指出 13682 例高血压病患者可归纳出 12 个中医证素，主要是阴虚、阳亢、痰湿、火热、血瘀，且单因素证多见。王国利等分析得出高血压主要中医证素是血瘀、气虚和阴虚，证素组合则以阴虚兼夹阳亢所占比例最高；中年患者以阳亢证素多见，而老年患者则多见气虚证素。

参阅多篇文献发现"痰湿"是高血压极为常见的中医证素之一，虞抟在《医学正传》中云："其为气虚肥白之人，湿痰滞于上，阴火起于下，是以痰挟虚火，上冲头目……治以清痰降火为先。"《丹溪心法》云："头痛，多主于痰。"由此可见，古代医学专著已认识到"痰"是高血压病的重要病理因素。

姚建斌发现高血压中医证型构成分布比例最大的为痰湿型。张志斌等研究得出痰浊型高血压患者在其所收集的 857 例原发性高血压患者中所占比例最高。何皓颢等研究得出，中医痰证在高血压患者动脉硬化发病中有内在的病理基础。王清海等报道高血压痰浊证素出现频率最高。

高血压的中医证素分布与患者年龄分布也有一定相关性，陈文鑫在对当地高血压患者的研究统计中发现，青壮年年龄段以肝火证素为多见，阴虚和痰湿则是中老年人高血压患者的主要证素特点，老年患者则以阴虚、阳虚为主。

周浩等通过对老年高血压患者中医证素的研究得出结论：老年高血压患者中医证素出现频次依次为痰浊＞阴虚＞气虚＞阳亢＞血虚＞血瘀＞阳虚，其中实性证素和虚性证素各占 50%。刘志龙等通过观察 300 例高血压患者中医证素与心血管疾病危险因素的相关性，认识到痰、瘀在高血压中医证素中占有重要位置。陈广根指出痰湿证素患者在高血压中医证素中所占比例最高，而且与引发或影响高血压发生发展的诸多危险因素（肥胖、血浆同型半胱氨酸、血脂异常）密切相关。

原发性高血压中医证素及其炎症因子的相关性

近年来大量研究证实原发性高血压中医辨证分型与遗传易感性、血液流变学、肾素-血管紧张素-醛固酮系统、胰岛素抵抗、动态血压变化、体内激素水平以及心脑肾等重要脏器血管损害有关。炎症因子反应蛋白则是影响高血压的又一独立危险因子。研究发现炎症因子在高血压的发生发展中起了重要作用，对高血压患者在降血压的同时进行抗炎治疗，不仅有利于控制血压，更有利于阻止其并发症的发生，从而降低心脑血管相关病死率，这也为抗高血压治疗提供了新的干预策略。因此探讨高血压中医证素分布情况及其与炎症因子的相关性，能够为高血压辨证的客观化和规范化提供可靠依据。

陈慧等通过探讨得出高血压患者血清超敏 C 反应蛋白（hs-CRP）水平与高血压血瘀证形成的轻重密切相关这一结论，这一发现将可作为选择相关活血化瘀中药干预、保护靶器官的参考依据。张志斌等研究发现高血压肝火亢盛型 CRP 阳性率明显低于其他各证型，提示肝火亢盛型患者血管内皮炎症反应弱于其他证型，可能与高血压患者早期以肝火证素为主有关。谈学平等发现血浆 hs-CRP 浓度水平可以用来作为辨别高血压阴虚阳亢证和痰湿壅、盛证的客观生化指标，前者 hs-CRP 水平明显高于后者。董旭等认为肝阳证高血压患者血清 CRP、白细胞介素-6（IL-6）浓度水平高于痰湿证、阳亢证以及阴阳两虚证。研究表明高血压痰湿证素患者血清 CRP、TNF-α 水平与非痰湿证素者存在明显差异。周浩研究表明老年高血压患者痰浊证素 CRP、IL-6 水平明显高于非痰浊证素。吴小青等研究指出高血压患者 CRP 水平与阳虚证呈正相关，与气虚证和火热证呈负相关。

综上所述，现阶段对于原发性高血压中医证素分布情况及其与炎症因子之间相关性的分析，已做了大量的研究工作，为高血压中医辨证论治的客观化和规范化提供了有益的借鉴。将中医证素与西医客观临床指标相结合，可以为中医辨证提供量化依据，构建现代化的原发性高血压中医辨病辨证模式，更好地指导临床用药，以防治高血压的进展。

245　原发性高血压胰岛素抵抗瘀热证候与炎症因子

从 Framingham 研究认识到高血压、血脂异常、糖耐量减低和吸烟都是心血管疾病独立的危险因子，而这些危险因子都与胰岛素抵抗（IR）相关，高血压及高血压前期都伴有胰岛素抵抗指标的升高。近年来的研究显示炎症是导致胰岛素抵抗的重要因素之一，初步表明高血压胰岛素抵抗具有瘀热为患的病机特点。为探讨瘀热的病理因素与炎症机制在高血压胰岛素抵抗发病中是否相关，学者蒋卫民等对原发性高血压胰岛素抵抗患者瘀热证候与炎症因子的关系进行了如下研究。

资　　料

研究对象，共观察原发性高血压患者 92 例，诊断标准采用《2005 年中国高血压防治指南》收缩压 ≥140 mmHg 和/或舒张压≥90 mmHg，采用 HOMA 模型计算胰岛素抵抗指数，根据是否伴有胰岛素抵抗分两组，即伴胰岛素抵抗的 IR 组 39 例和不伴胰岛素抵抗的 NIR 组 53 例，所有病例均经临床及实验室检查排除继发性高血压、糖尿病。其中 IR 组男 25 例，女 14 例；年龄 39～70 岁，平均（40.3±11.4）岁；病程 2～12 年，平均（7.9±3.2）年。NIR 组男 33 例，女 20 例；年龄 40～68 岁，平均（46.1±14.2）岁；病程 4～16 年，平均（8.4±2.1）年。两组高血压患者在性别、年龄、病程等方面均经统计学处理无显著性差异，具有可比性。

方　　法

1. 瘀热证候积分：参照《中华人民共和国国家标准·中医临床诊疗术语·证候部分》、中华人民共和国卫生部 2002 年制定的《中药新药临床研究指导原则》等进行瘀热证候辨证，主要表现为头胀痛、痛有定处，肢麻，舌暗或紫，舌下脉络暗紫，烦躁易怒，面红目赤，口干口苦，脉弦数或细涩。根据其表现为无、轻、中、重程度不同分别记为 0、1、2、3 分，所有入选对象进行瘀热证候积分评估。

2. 糖及胰岛素代谢：所有观察对象空腹 12 小时后，于早上 6 时采静脉血 5 mL 测定空腹血糖（FBG）、血胰岛素（FINS）水平，血糖测定采用葡萄糖氧化酶法，血胰岛素测定采用放免双抗体法（药盒由北方同位素公司提供）。采用 HOMA 模型计算胰岛素抵抗指数 HOMA-IR＝FBG×FINS/22.5，将 HOMA-IR 大于第 75 百分位点为定为胰岛素抵抗。

3. 炎症因子检测：所有观察对象空腹 12 小时后，于早上 6 时采静脉血 5 mL，测定肿瘤坏死因子-α（TNF-α）、白细胞介素-6（IL-6）、C 反应蛋白（CRP），TNF-α、IL-6 采用双抗体夹心法（ELISA），试剂盒来源于上海森雄科技实业公司；CRP 采用免疫散射比浊法，使用美国 BECKHAM 公司的 IM-MAGE 型特定蛋白分析仪测定血清含量。

4. 统计学处理：数据以 $x\pm s$ 表示，两组之间比较采用 t 检验。瘀热证候积分与炎症因子相关性用多元逐步回归性分析法，$P<0.05$ 为显著性差异。应用 Spss 13.0 软件包分析完成。

结　　果

1. 两组临床资料比较：除体重指数 IR 组明显高于 NIR 组外，收缩压、舒张压、心率两组之间比较均无显著差异（$P>0.05$）。

2. 两组患者胰岛素抵抗指标比较：两组高血压患者空腹血糖比较无显著差异，但 IR 组空腹胰岛素要明显高于 NIR 组（$P<0.05$），HOMA-IR 也明显高于 NIR 组（$P<0.01$），提示 IR 组存在明显的胰岛素抵抗。

3. 两组患者瘀热证候积分及炎症因子比较：两组高血压患者瘀热证候积分比较，IR 组则明显高于 NIR 组（$P<0.01$），提示胰岛素抵抗患者存在明显的瘀热证候表现，炎症因子 TNF-α、IL-6 胰岛素抵抗组也明显高于 NIR 组（$P<0.05$），CRP 两组比较则未显示出显著性差异。

4. 瘀热证候与炎症因子相关性分析：采用多元逐步回归性分析法分析瘀热证候积分与炎症因子的相关性，结果表明瘀热证候积分与 TNF-α、IL-6 存在显著正相关（$r=0.42$，$r=0.46$，P 值均 <0.05），而与 CRP 则无显著相关（$r=0.11$，$P>0.05$）。

讨　　论

胰岛素抵抗是高血压患者常伴有的代谢异常，胰岛素抵抗可通过多种机制导致和/或加重高血压心、脑、肾等靶器官的损害，在高血压形成与发展中起着重要作用。

胰岛素抵抗产生的确切机制目前尚未明确，近年来炎症机制在导致胰岛素抵抗发生中的作用受到重视。胰岛素和胰岛素受体结合后主要通过两条途径将信号下传至效应器，其中之一是经胰岛素受体底物（IRS）和 PI3-K（磷酯酰肌醇-3 激酶）途径，即代谢信号通路，另一个途径是经 Shc/Raf/MAPK（促分裂原活化蛋白激酶）调节基因转录和细胞增殖，即生长信号通路。胰岛素受体后的信号通路与炎症因子的信号传导存在交叉作用，非特异性炎症所产生的炎症因子如 TNF-α、白细胞介素-1（IL-1）、IL-6、干扰素-γ 等，通过诱导 IRS 的丝氨酸/苏氨酸磷酸化，阻碍 IRS 正常的酪氨酸磷酸化，导致 IRS 与胰岛素受体的结合能力下降，并减弱 IRS 激活其下游的 PI3-K 磷酸化，干扰胰岛素信号经 IR/IRS/PI3-K 通路下传，这可能是炎症导致胰岛素抵抗的主要分子机制。本项研究也表明，高血压胰岛素抵抗患者 TNF-α、IL-6 明显高于非胰岛素抵抗患者，虽因 CRP 未行高敏检测，掩盖了其可能的差异，但已初步表明高血压胰岛素抵抗患者存在明显的炎症反应。

我们之前的研究已初步表明高血压胰岛素抵抗的中医证候特点具有明显热象，表现为肝阳（火）亢盛，进一步结果表明高血压胰岛素抵抗患者中存在瘀热为患的病机特点，其瘀热证候积分明显高于非胰岛素抵抗患者。

瘀热的病机概念首见于张仲景《伤寒论·太阳病》："太阳病六七日，表证仍在，脉微而沉，反不结胸，其人发狂者，以热在下焦，少腹当硬满，小便自利者，下血乃愈，所以然者，以太阳随经，瘀热在里故也，抵当汤主之。"后世医家对瘀热为病也多有论述，但多限于外感热病。现代医家周仲瑛教授总结长期临床实践及复习相关文献，发现内伤杂病中也多有瘀热为患，提出了"瘀热相搏证"，主要是指血瘀、血热两种病理因素互为搏结、相合为患而形成的一种病证。

研究发现高血压胰岛素抵抗患者也存在瘀热为患，"瘀"当为血瘀，临床表现为头痛、痛有定处、肢麻、舌暗或紫、舌下脉络暗紫、实验室指标如血液流变学指标异常等。中医传统对瘀的认识除了指血行瘀滞和瘀血的病理产物外，也指污秽、非生理性的有毒之血，"百病由污血者多"（《证治准绳》）。高血压胰岛素抵抗患者往往合并有代偿性高胰岛素血症，高脂血症，血液中胰岛素、胆固醇（尤其是低密度脂蛋白胆固醇）、甘油三酯等成分明显升高，这种血液成分病理性改变即污秽之血当为血瘀。现代研究也发现原发性高血压血瘀证患者存在着明显血小板活化及胰岛素抵抗的异常，血小板溶酶体膜糖蛋白、血小板 α-颗粒膜糖蛋白、胰岛素敏感指数可能是血瘀证微观辨证的指标之一。而高血压胰岛素抵抗瘀热证候的"热"我们认为主要是肝热而非血热，临床表现为头痛、烦躁易怒、面红目赤、口干口苦、舌红苔黄、脉弦数等，这些症状多类似于高血压胰岛素抵抗同时多伴有的交感神经兴奋表现，因此在高血压胰岛素抵抗中瘀热证候主要表现为肝热血瘀交互为患。通过进一步分析，瘀热证候积分与 TNF-α、IL-6 存在明显的正相关，提示高血压胰岛素抵抗瘀热证病机特点与其炎症机制具有明显相关性，这为通过抑制炎症反应改善高血压胰岛素抵抗开拓了思路，同时为阐明中药清肝泄热、活血化瘀改善高血压胰岛素抵抗的可能机制提供了研究方向。

246 中医治疗原发性高血压和炎症的相关研究

血管壁炎症在高血压、动脉粥样硬化、冠心病的发生和发展中都起到了重要的作用。炎性因子是指机体的免疫细胞（淋巴细胞、单核细胞等）、非免疫细胞（血管内皮细胞、表皮细胞、成纤维细胞等）合成和分泌的一组具有广泛生物学活性的小分子多肽，能调节多种细胞的炎症和免疫应答。其对血压水平的影响已得到越来越多的证实，中医药治疗高血压与炎症的基础研究和临床试验均取得了一定的进展。学者段练等对中医药治疗原发性高血压与炎症的相关研究做了梳理归纳。

原发性高血压与炎症的相关性

血压高时会出现外周血管阻力增加。动脉阻力在其中扮演着重要角色，因管腔狭窄而明显增加，可能导致高血压的发生。高血压时心肌内的肥大细胞含量明显增加，患者也有外周血中单核细胞的显著激活。动物实验证实，自发性高血压大鼠存在着大量淋巴细胞和单核细胞激活。阻力动脉的功能和结构改变可能是高血压中最早出现的血管改变。炎症和细胞外基质沉积在血管重塑中起着主导作用。随着慢性血管收缩受肌张力、肾素-血管紧张素-醛固酮系统（RAAS）、儿茶酚胺类物质和生长因子的影响，静脉可能嵌入重塑的细胞外基质，使血管无法恢复之前的扩张状态。而 RAAS 系统的激活在内皮功能失调和血管重塑的过程中起关键作用。血管紧张素 II（Ang II）有升压效应，血压的缓慢升高导致 T 细胞活动，刺激炎症以及进一步升高血压，导致发生严重的高血压。

随着血压升高，肿瘤坏死因子（TNF-α）、C 反应蛋白（CRP）、白细胞介素-6（IL-6）等炎性因子水平逐渐升高。有研究发现，压力负荷可增加细胞凋亡水平，加重炎症反应，使促生长因子和 TNF-α的表达增加。高血压通过增加如细胞黏附因子、趋化因子、生长因子、心脏休克蛋白、内皮素-1 及 Ang II 等因子的表达而引起前炎症状态的激活，增加细胞凋亡水平，加重炎症反应，使促生长因子和 TNF-α 的表达增加。La Marca BBD 等在对妊娠大鼠的研究中发现，血浆 TNF-α 水平升高 2 倍时的动脉血压及肾动脉阻力均显著增加。该前炎症反应亦促进高血压的进展，加剧高血压心肌纤维化及高血压血管重构，增加动脉粥样硬化的患病风险。

炎症反应参与高血压的病理生理过程。研究显示低级别炎症与内皮功能失调、高血压及其并发症的发展有密切的联系。炎症可以减少内皮依赖的血管舒张，与高血压互相影响，互为因果。血管紧张素转换酶抑制剂（ACEI）与 Ang II 1 型受体拮抗剂也可通过直接或间接抑制 Ang II 的作用，产生抗炎效应。ACEI（如卡托普利）和血管紧张素受体阻断剂（如缬沙坦）的体外实验显示，其能抑制脂多糖刺激的 TNF-α 和 IL-6 的产生。抗高血压的研究中发现他汀类药物也有降压作用。实验和临床研究显示，羟甲戊二酰辅酶 A（HMG-CoA）抑制剂能够降低血压，其机制可能是对血管内皮的影响或减轻炎症。抗炎对高血压治疗具有重要意义。应用他汀类药物治疗高血压，不仅可以改善血管弹性，稳定、缩小动脉粥样斑块，还可能与其抑制高血压患者血管壁的炎症作用有关。

中医药治疗

1. 中医学对原发性高血压伴随炎症状态的认识：高血压的基本病机为肝火、心火、肾虚以及痰瘀互结。肝火多见颜面潮红，脑中烘热，目赤，口苦，急躁易怒；心火多见心烦意乱，神志不宁，失眠多梦。在下可见肾虚，肾虚有生理性与病理性之分，生理性肾虚多见于中老年患者，此时肾气不足，肾阴渐虚；病理性肾虚多因大病、久病及肾，导致肾虚。而痰浊瘀血，多见心胸憋闷、刺痛，舌下瘀络，苔腻。

炎症因子很有可能与痰瘀等病理因素密切相关。隋代巢元方《诸病源候论》云："诸痰者，此由血脉壅塞，饮水积聚而不消散，成痰也。"痰瘀互结于脉道，影响气血在脉道内的通畅，导致气血失和，机体血液供求不平衡，从而导致高血压的产生。朱丹溪云："痰挟瘀血，遂成窠囊。"痰瘀为患，也是高血压病迁延不愈和中后期众多并发症的重要发病机制。而高血压和炎症的关系类似于高血压与痰饮瘀血的关系。痰饮和瘀血既是高血压的病理产物，又会促进高血压的发展，二者与高血压的关系皆为互相促进，互为因果。

炎症因子及自由基与中医的"毒"相关。毒的含义较广，它是一种致病因素，包括对机体产生毒害（或毒性）作用的各种致病物质。毒包括机体一系列病理生理生化过程的产物，如毒性氧自由基、过敏介质、炎性介质、新陈代谢毒素、致癌因子等。由于脏腑、眼底正是络脉汇聚之处，故而日久"痰瘀之毒"可损及心、脑、肾和眼底等器官而引起相应疾病。

2. 中医药治疗：中医药对高血压的治疗效果已得到证实，其作用机制是否与炎症相关有待进一步探索。针对高血压的基本病机——以肾虚为本，心火、肝火、痰瘀互结为标，并结合其与炎症反应相关的特点，活血化瘀、补肾活血、平肝潜阳以及清热解毒法等针对高血压伴随炎症反应的治疗都取得了一定进展。

（1）活血化瘀：丹参具有改善血液流变学、抑制氧化应激等多种作用。细胞间黏附分子-1（ICAM-1）是血细胞和血管内皮细胞膜受损后释放的一系列糖蛋白分子，在炎症反应、免疫应答、凝血与血小板形成以及维持正常内皮细胞结构方面有重要作用。ICAM-1 表达水平随血压值升高而增加。高水平的 ICAM-1 表达，也参与促进高血压的发生发展过程。4 mg/mL 的丹参灌胃与西药苯磺酸氨氯地平对比，受试动物收缩压有明显下降，心脏质量指数、ICAM-1 水平也明显下降。丹参可降压，并明显降低 ICAM-1 的表达，抑制高血压心室重构。用解毒通络方（莱菔子、泽泻、川芎、水蛭）加减治疗高血压病痰瘀互结证患者，治疗后发现炎症因子的含量与血压数值呈正相关；随着疗程的延长，炎症因子浓度含量明显下降，趋向于正常水平。解毒调络法不仅可以降低血压，而且还可明显减少西药的用量，使部分患者可以停服西药，血压稳定，减少炎症因子含量。研究发现化瘀复元胶囊（水蛭、土鳖虫、三七等）能明显抑制高血压患者上述炎症因子血清含量的升高，显示了良好的抗炎作用。也有一些中药虽无明显的降压功效，但对心脏有保护功能，其机制可能与降低炎症反应有关。如麝香保心丸对自发性高血压大鼠（SHR）无明显降压作用，但能提高 SHR 心脏组织总抗氧化能力。给予麝香保心丸 6 周和 14 周后，均能显著抑制 SHR 心脏炎症相关因子 ICAM-1、血管细胞黏附分子-1 mRNA 表达及 ICAM-1 蛋白表达；给药 14 周后，能显著抑制炎症相关因子 IL-1β、TNF-α mRNA 表达及蛋白表达；停药 9 周后，仍能抑制炎症相关因子 ICAM-1、TNF-α mRNA 表达及 ICAM-1 蛋白表达。说明麝香保心丸具有独立降压以外的对 SHR 心脏保护作用，其机制可能与抑制心脏组织炎症反应及降低组织氧化应激有关。

（2）补肾活血：降压脉净液（桑寄生、决明子、丹参、葛根等）具有降压作用，实验表明，20 周后苯磺酸氨氯地平的降压作用有所减弱，而降压脉净液的降压作用较为持久。同时降压脉净液还可降低 IL-6 及 TNF-α 的表达水平，降压作用与炎症因子的下降很可能是相互影响的。研究发现，地黄饮子能显著改善 SHR 肠系膜上动脉内皮功能，表现为较好的抗高血压作用，与卡托普利比较作用较弱，但停药后作用仍可持续。降压作用可能与其抑制 IL-1、IL-6、TNF-α 和 iNOS 表达，改善血管微环境的炎症反应状态有关。李浩等对 135 位老年患者洗脱期治疗后，用降压胶囊（川牛膝、牛膝、地龙、海藻、天麻、川芎等）予以治疗。与治疗前比较，各组收缩压水平显著降低，症状明显改善；治疗后各组血清 NO、6-keto-PGF1A 水平显著升高，ET-1、TXB2、hs-CRP 水平显著降低；结合组

（降压胶囊联合尼莫地平）降低收缩压的作用优于中药组或西药组，改善症状的作用优于西药组；结合组升高血清 NO 含量及降低血浆 TXB2 含量作用明显优于西药组。提示中西医结合方案（降压胶囊联合尼莫地平）降压疗效显著，能够显著改善患者症状、血管内皮细胞功能并抑制炎症因子水平。

（3）平肝潜阳：平肝潜阳方（天麻 12 g、钩藤 10 g、石决明 20 g、牡蛎 30 g、牛膝 10 g）对早、中期原发性高血压患者具有较好的降压疗效，能够改善临床症状，提高生活质量，并且能够调节血脂代谢，其作用机制可能与减轻炎症反应及抑制 RAAS 活性有关。田心等对菊藤胶囊（钩藤、栀子、牛膝、菊花、杜仲、防己、地龙、牡蛎、石决明、丹参、酸枣仁、甘草等）进行研究，发现其在降低血压的同时，亦能降低 SHR 血清 TNF-α、CRP 水平和心肌组织的 TNF-α、CRP 表达，说明菊藤胶囊可减少炎症反应引起的心肌损害。

（4）清热解毒：黄连解毒汤以黄连泻心火、兼泻中焦之火为君；黄芩清肺热、泻上焦之火为臣；黄柏泻下焦之火，栀子通泻三焦之火，导热下行，合为佐使，共收泻火解毒之功。黄连解毒汤由黄连、黄芩、黄柏、栀子按 3∶2∶2∶3 比例组成。可通过调节 CRP、ET-1、Hcy 和 MCP-1，增加 NO 和 6-keto-PGF1A，降低炎症因子水平，控制 SHR 高血压的发展。SHR 血清中 IL-6、TNF-α 的过度表达可能参与了高血压左室重构的过程，而黄连解毒汤抑制了这一进程。但清热解毒药多苦寒，易对脾胃造成影响。尤其针对老年患者，脾胃功能较差，故用清热解毒药时须慎重权衡或中病即止。

（5）其他：气为血帅，气的病变均可引起血行异常。《灵枢·天年》云："血气虚，脉不通。"《灵枢·营卫生会》云："老者之气血衰，气道涩。"随着年龄增加，脏腑功能减退，人之气血亦随之亏虚，这是老年多瘀证的生理基础。而黄芪是补中益气的代表药，可扩张冠脉，改善心脏功能，还通过提高淋巴细胞的免疫功能，具有抗炎作用。IL-1 和 IL-6 是公认的血管壁炎症标记物。实验证明，高血压患者常规降压治疗，血压可下降，但炎症因子的水平并未能立即改善。加用黄芪注射液，在血压下降的同时，治疗后 CRP、TNF-α、IL-1 和 IL-6 水平均下降。证明其可在较短治疗周期内降低高血压患者血清炎症介质含量。

而中药提取物的工作也取得了一定的进展，如无患子皂苷对于 CRP 的影响及厚朴酚降低 TNF-α 的效果。无患子皂苷为无患子科植物无患子树的种子，无患子假种皮为提取的有效部位。研究表明，对 SHR 使用无患子皂苷可显著降低 CRP，CRP 是一种主要由肝脏合成的急性时相蛋白，与炎性反应、免疫、肿瘤损伤程度等有密切关联。当组织受到损伤或发生炎症反应时，巨噬细胞释放白细胞介素等刺激肝脏合成 CRP，炎症反应消退后，CRP 迅速下降，故较其他标志物能更灵敏地反映机体的炎症反应状态。实验发现，无患子皂苷降低 CRP 的能力较卡托普利强，但仍需进一步实验，找寻合适的剂量浓度。和厚朴酚是厚朴中的有效部位提取物。研究表明，给予 SHR 和厚朴酚可降低 TNF-α，作用较卡托普利稍弱。TNF-α 是一种重要的炎症细胞因子，在触发炎症反应中处于中心地位，能诱导炎症因子生成和激活，并刺激细胞生长。所以，和厚朴酚可抑制炎症反应。

这一方面体现了中药多靶点、多层次、多环节、多途径的疗效特色和优势，在用西药有效控制血压的同时加用活血化瘀中药可能为高血压病伴随炎症干预过程带来更多的益处。

炎症对高血压的发生、发展有促进作用，细胞炎症因子在高血压病程中起重要作用。血管紧张素抑制剂他汀类药物在高血压的治疗中均显现出了较好的抗炎作用。而中医药在此方面的研究也有一定进展，包括应用活血化瘀法、滋补肾阴法、平肝潜阳法以及清热解毒法对高血压的炎症反应都有一定影响。

中医药对高血压和炎症都有治疗作用。与卡托普利比较，中药有作用缓和、时间长，停药后仍可发挥药效的特点。而对于改善患者临床症状，也有其独特的优势。对于老年患者，其病情复杂，多合并有冠心病、糖尿病、脑卒中、高脂血症等多种慢性疾病，需要采用联合治疗，治疗难度较大，且依从性较差。而中医治疗具有多靶点、多途径整体综合调节特点，可针对老年人特有的生理状态进行全面治疗。越来越多的证据说明高血压与炎症的联系。高血压是许多心血管疾病的基础病理状态，炎症是许多疾病发生发展的必经过程，研究中医药对其作用有广泛的治疗意义。中医药在高血压炎症方面有积极的治疗作用，也为其他疾病的研究提供了新的思路。

　　高血压与炎症的发展密切相关。治疗上应谨守高血压病机以肾虚为本，心火、肝火、痰瘀互结为标，并结合其与炎症反应相关的特点进行研究。若离开中医的病因病机的把握，单独从炎症下手可能会与中医的认识方法违背，无法做到病证结合。

247 冠心病炎症反应的中医干预研究

冠心病动脉粥样硬化病变过程中伴随炎症反应，斑块糜烂及斑块破裂几乎总与炎症共存，在临床不稳定状态时斑块内炎症总是上调的。多种炎性因子、细胞因子和黏附分子参与了动脉粥样硬化炎症反应，如超敏C反应蛋白（hs-CRP）、白细胞介素家族（IL-1、IL-2、IL-6、IL-8、IL-18）、肿瘤坏死因子-α（TNF-α）、可溶性细胞间黏附分子-1（sICAM-1）、可溶性血管细胞黏附分子-1（sVCAM-1）、巨噬细胞集落刺激因子（M-CSF）、单核细胞趋化蛋白-1（MCP-1）等，其中对hs-CRP、IL-1、IL-6和TNF-α的研究较多。中医药在干预冠心病炎症反应方面具有一定作用，学者王光耀等将3年冠心病炎症反应的中医药干预的相关研究做了梳理归纳。

证型研究

杨徐杭等通过分析120例冠心病与非冠心病人群血清IL-18、基质金属蛋白酶-9（MMP-9）、可溶性CD40配体（sCD40L）、肺炎衣原体（Cpn）IgG抗体水平，结果发现冠心病患者（心血瘀阻证组、痰浊内阻证组、非血瘀痰浊证组）血清IL-18、MMP-9、sCD40L水平与健康人比较有统计学差异（$P<0.05$ 或 $P<0.01$），其中IL-18、MMP-9呈痰浊内阻证＞心血瘀阻证＞非血瘀痰浊证组趋势，而sCD40L呈心血瘀阻证＞痰浊内阻证＞非血瘀痰浊证组趋势。痰浊内阻证组、非血瘀痰浊证组抗体阳性率与健康人比较有统计学差异（$P<0.05$），提示冠心病各证组存在不同程度炎症反应，Cpn感染与冠心病之间存在联系，瘀血、痰浊是冠心病中医证候的重要病理因素。龙卫平等将186例冠心病证属阳气虚衰型、心血瘀阻型、痰阻心脉型、心肾阴虚型及气阴两虚型患者与30例健康人对照，观察血浆血管性假性血友病因子（vWF）、hs-CRP、P选择素（CD62P）水平，发现各证型患者血中vWF水平均高于正常对照组（$P<0.01$），而阳气虚衰型hs-CRP、CD62P显著高于其他各型（$P<0.05$ 或 $P<0.01$），且阳虚证型hs-CRP异常率最高（73.3%），提示炎症反应及血小板活化与阳气虚衰证型关系最为密切，"阳微"是贯穿整个冠心病病程的主要病机。治疗上不应一味祛邪，顾护胸阳、益气温阳可能通过干预炎症反应、改善内皮功能等方面提高中医药治疗冠心病的疗效。

治法研究

孙萍等依据心系疾病"热毒伤络"病机及中医"甘温除大热"理论，将42例冠心病患者以60岁为界分为中青年组及老年组，在常规治疗基础上加用甘温除热中药治疗12周，观察治疗前后血清CRP含量，发现两组CRP水平较治疗前均有不同程度下降，其中以老年组下降更为明显，进一步证实了冠心病发病热毒学说及甘温除热法抑制炎性因子，发挥治疗冠心病的作用。张振贤等将86例冠心病患者在常规西药治疗基础上，随机分为益气养阴、活血解毒组，单纯益气养阴组及对照组，治疗2个月，观察三组治疗前后血浆血管性假性血友病因子（vWF）、α颗粒膜蛋白140（GMP-140）、CRP和TNF-α、IL-6含量变化，发现治疗后益气养阴、活血解毒组vWF、GMP-140、CRP、TNF-α、IL-6含量均明显低于其他组（$P<0.05$），推测益气养阴、活血解毒法治疗冠心病可能通过抗动脉炎症反应、改善内皮细胞损伤、改善动脉硬化及抑制血小板活化发挥作用。

内服药物治疗研究

吴春凤等观察了 265 例在西药治疗基础上加服银杏叶 3 个月的冠心病患者血浆 IL-6 和 TNF-α 水平，并与同期体检的 215 例健康人相对比，发现观察组治疗前血清 IL-6 和 TNF-α 较正常组均显著升高（$P<0.01$），经银杏叶治疗后，观察组血清 IL-6 和 TNF-α 与治疗前比较，差异有统计学意义（$P<0.01$）。同时指出银杏叶治疗心绞痛的作用是多方面的，除可能通过抑制血小板、上皮细胞和红细胞摄取腺苷、抑制各种组织中的磷酸二酯酶（APE）及血栓烷素 A_2（TXA_2）、增强内源性 PGI_2 作用外，可能通过减轻冠脉斑块炎症反应起到稳定斑块作用。孙萍将 117 例冠心病患者随机分为 3 组，实验组在对照组常规治疗基础上分别加服中药大黄和黄芪治疗 3 个月，观察发现与对照组比，黄芪组、大黄组 IL-6、hs-CRP、TNF-α 显著下降（$P<0.05$），且大黄组水平显著低于黄芪组，大黄组 Toll 样受体 4（TLR4）水平显著降低，黄芪组的 NO 和 ET-1 水平显著降低。进一步分层研究发现，大黄对中青年、短病程患者炎性因子的抑制作用优于黄芪，而黄芪对老年人、长病程患者炎性因子的抑制作用优于大黄，推测两药均能通过降低血脂和血清炎症因子水平、改善内皮功能等途径起到抗炎和抗动脉粥样硬化的作用，大黄的抗炎效果明显优于黄芪，而黄芪的降血脂及保护内皮的作用强于大黄。郑峰等将 30 例冠心病稳定期患者在他汀类降脂药常规治疗基础上随机分为 3 组，实验组给予新清宁片，对照组分别予丹七片治疗 1 个月，观察 hs-CRP、TNF α 及血脂水平。结果显示，经治疗后新清宁片组 hs-CRP 水平较其他两组下降有统计学差异（$P<0.05$ 或 $P<0.01$），同时 TC、非高密度脂蛋白胆固醇（non-HDL-C）、载脂蛋白 B/A（ApoB/A）、动脉粥样硬化指数（AI）等指标改善亦有统计学差异。通过血瘀证计分对比发现，对于 hs-CRP>3 ng/m 的患者，具有活血解毒作用的新清宁片在改善血瘀状态方面较单纯活血之丹七片有一定的优势，说明新清宁片除通过降低 hs-CRP 水平外，还通过改善血瘀状态，辅助综合调脂等方面改善冠心病血管功能。舒君将 240 例血脂异常的中、高危冠心病患者随机分为两组，在常规西药治疗基础上分别给予脂必泰胶囊和阿托伐他汀，发现两组治疗 8 周后 hs-CRP、P－选择素、MMP-9、sICAM-1 各炎症因子较治疗前均明显降低（$P<0.01$），TC、LDL-C、HDL、TG 等血脂指标显著改善（$P<0.05$）。提示脂必泰可能通过有效降低炎症因子、抑制血管局部炎症细胞浸润、抑制脂质沉积和脂纹早期病变、稳定纤维帽、维护血管内皮功能等途径防治 AS。付华等将 88 例经冠脉造影确诊的 ACS 患者随机分为两组，分别给予常规西药和加用复方丹参滴丸治疗 4 周。结果显示，两组血清妊娠相关血浆蛋白 A（PAPP-A）及 hs-CRP 水平较治疗前均有显著下降（$P<0.01$），两组治疗后比较亦有统计学差异（$P<0.05$），PAPP-A 是胰岛素样生长因子（IGF-1）调节剂，复方丹参滴丸可能通过降低 PAPP-A 及 hs-CRP 途径抑制血管炎症反应、血管壁构型的改变、平滑肌增殖、泡沫细胞增加、细胞外基质降解，从而改善血管功能，预防心血管事件发生。张伟华等将 86 例冠心病患者在西医常规治疗基础上随机分为 2 组，治疗组 1 组予舒心祛风汤，2 组予舒心饮，观察治疗 1 个月后 sICAM-1、sVCAM-1 和 MCP-1 水平的变化情况，结果发现 1 组 sICAM-1、sVCAM-1 与 MCP-1 水平均显著降低（$P<0.05$），且 1 组 sVCAM-1 水平显著低于 2 组（$P<0.05$）。黏附分子参与多种炎症因子调控，介导白细胞黏附、增加斑块不稳定性，舒心祛风汤可能通过调节黏附分子、改善炎症环境防治冠心病。赵华云等通过观察参七汤对 88 例冠心病经皮冠脉介入术（PCI）患者炎症免疫反应、机体免疫状态以及再狭窄的影响，发现 PCI 后活化的 T 淋巴细胞（CD3+/HLADR+）较术前降低，可溶性白细胞介素-2 受体（sIL-2R）、hs-CRP 较术前升高，参七汤治疗后再狭窄率低于对照组，CD3+/HLADR+ 水平较对照组升高（$P<0.01$），sIL-2R、hs-CRP 水平较对照组降低（$P<0.01$）。提示参七汤可能通过抑制炎症、调节机体免疫状态预防冠状动脉介入术后再狭窄的发生。

注射药物治疗研究

林萍和任谦将 108 例老年冠心病患者随机分成两组，分别给予常规西药治疗和加用注射用红花黄色素治疗 14 日。结果显示，两组治疗前后血脂、hs-CRP、TNF-α、IL-6 差异有统计学意义（$P<0.05$），治疗组与对照组比较，差异有统计学意义（$P<0.05$）。验证了红花黄色素不仅具有抗血小板聚集、改善微循环作用，而且可以通过调节血脂的代谢、抑制炎症细胞因子表达等多途径防治 AS。张茹等观察了丹红注射液和丹参冻干粉针对 82 例经造影确诊冠心病患者内皮功能和炎症因子影响，发现经治疗 14 日后前者 NO 水平、血流介导的血管扩张（FMD）明显高于服药前，vWF、CRP 水平明显低于服药前，疗效理想。同时指出舒张功能异常是内皮功能失调早期指标，血流介导舒张功能检测联合 CRP、vWF、NO 水平变化来反映炎症状态和血管内皮功能的敏感性和重现性效果好。

外治疗法研究

刘建梁将 60 例不稳定型心绞痛患者随机分为两组，在西药治疗基础上实验组予心俞、内关穴皮内针治疗两周，发现在临床疗效、硝酸甘油停减率、CRP 下降等多方面比较，实验组均优于对照组，提示针药结合可通过抗炎、神经体液调节等改善冠心病预后，再次验证了脏腑经络表里关系，针刺能够补虚泻实、防治疾病。殷建明等观察了通心贴对 80 例冠心病肾阳亏虚兼痰瘀内阻证患者冠状动脉炎症、血小板活化作用的影响，发现通心贴外治膻中、心俞，可显著降低血清 M-CSF、同型半胱氨酸（Hcy）、GMP-140 水平。通过体表特定穴位给药，药物之气味透过皮肤可直入经络，传于脏腑、输布全身而融化于津液之中，与之合而为一。

基础实验研究

范冀湘等将 50 只 Wistar 雄性大鼠随机分为 5 组：空白组、模型组、硝酸异山梨酯组及活血通脉灵高、低剂量治疗组治疗 12 日后，通过皮下注射异丙肾上腺素，形成心肌缺血复合模型，观察心肌酶、TNF、IL-6 水平，发现以浊毒理论为指导的活血通脉灵和硝酸异山梨酯作用相似，与模型组比较，差异有统计学意义（$P<0.01$），炎症因子表达水平与用药剂量有一定负相关性，考虑其抗炎作用可能是对缺血心肌具有保护作用。

248　冠心病斑块炎症反应与中医阴阳的相关性

冠状动脉粥样硬化性心脏病（简称冠心病）主要是由于冠状动脉粥样硬化导致管腔狭窄或阻塞，随后心肌缺血、缺氧而引起的一种慢性进展性疾病。虽然医学日益发达，但调查显示，该病目前仍然是最常见的死亡原因。冠心病属于中医学"胸痹""心痛"等范畴，多因寒邪内侵、饮食不当、情志失调、年老体虚等引起，总体病机是气血阴阳失调和本虚标实。"阳微阴弦"首见于汉代张仲景的《金匮要略·胸痹心痛短气病脉篇》："夫脉当取太过不及，阳微阴弦，即胸痹而痛，所以然者，责其极虚也。今阳虚知在上焦，所以胸痹心痛者，以其阴弦故也。"张仲景认为"阳微阴弦"四字可高度概括胸痹心痛的主要病因病机，即本有心阳不足，标有寒凝痰瘀之阴邪上乘于心，阴阳失调，气血失和，每感疼痛。故中医治疗大法当以"心阳虚"为出发点，首先予温补之药温通心阳、振奋胸阳，兼以散寒宽胸、化痰祛瘀之品。学者王怡茹等对冠心病斑块炎症反应与中医阴阳的相关性作了探讨分析。

冠心病斑块的炎症反应

炎症反应已被证实为冠心病除传统危险因素诸如吸烟、饮酒等以外的重要发病机制，故通过调节患者免疫情况可治疗冠心病。动脉粥样硬化（AS）是冠心病发生发展过程中的一个重要环节。随着血浆低密度脂蛋白异常升高，其堆积于血管内皮，随后被氧化为脂过氧化物、磷脂化合物和羰基脂化合物，化学结构的改变引发巨噬细胞的吞噬，斑块局部微环境产生炎症反应，同时机体启动 AS 免疫机制。斑块局部的炎症微环境调节是治疗冠心病的一个重要靶点。目前西医治疗冠心病以调脂、抗凝、抗心肌缺血及经皮冠脉介入术等为主要治疗方案。

炎症反应与中医阴阳理论

阴阳学说是中国古老的哲学理论，同时也是中医学重要的基础理论之一。《灵枢·病传》云："何为日醒？云：明于阴阳，如惑之解，如醉之醒。"由此可见阴阳之于中医学的重要性。阴和阳既可代表所有相互对立的事物，又可用于分析一个事物内部存在的对立关系。正所谓"阴阳者，天地之道也，万物之纲纪"。

正常生理情况下，人体的阴阳处于对立制约、互根互用、相互消长及相互转化的动态平衡，从而维持机体整体与局部的内环境稳定。阴阳关系是人体生理的核心，即"阴平阳秘"。中医学认为疾病总的病因不离阴阳之动态平衡间的破坏，当这种失衡状态持续发展，未得到及时的调整，则可由局部的对立失衡发展至整个机体的失衡，最终必然会出现相应的疾病，表现一系列的阴证或阳证，甚至出现阴阳离决的危急情况。故阴阳关系的异常是疾病发生发展过程中的关键，即所谓"阴胜则阳病，阳胜则阴病，阳胜则热，阴胜则寒"。所以中医的"阴阳"是一种衡量机体稳定性的状态参量，调理阴阳关系是中医治病的主要法则之一。

多篇文献曾报道过中医阴阳与西医免疫的关系，如有学者利用太极阴阳模型解释 γ 干扰素（IFN-γ）在免疫应答与炎症反应过程中表现出的阴阳对立转化的双向性，当炎症发生时，IFN-γ 诱导一部分促炎细胞因子，表现为阳的特征；"重阳必阴"，当机体炎症反应过强时，IFN-γ 则诱导产生抑炎因子，对免疫系统的平衡起到重要作用。

斑块炎症反应与阴阳关系

中医学的阴阳平衡理论与免疫学强调的免疫平衡观念具有很高的相似度，因此免疫也受阴阳平衡规律的调节和支配。需要注意的是，阴阳绝非固定的某种物质，而是一组对立、依存的概念，在不同的过程和状态下，阴阳可能代表不同的物质或功能。基于上述文献回顾及背景，立足于中西医结合的角度，从阴阳关系的角度理解斑块局部的炎症反应，通过整体与局部的有机结合，更好地发挥中医药在心血管疾病治疗中的优势。

1. 阴阳对立制约：阴阳对立制约是指一切事物均具有阴阳（即矛盾相反两方面）互相排斥、斗争，最终达到制约彼此的功能，使宇宙万象或生物体（包括人体）达到相互协调。

冠心病斑块局部的炎性微环境在疾病发生发展过程中发挥着重要作用，促炎分子和抑炎分子的作用机制始终呈现出动态的平衡以维持正常的生理活动。其中，具有不断生长、增殖特性的，属于"阳"；具有抑制生长、增殖特性的，属于"阴"；故正性信号（促炎因子）属"阳"，负性信号（抑炎因子）属"阴"。这个过程类似于中医阴阳的对立制约，机体的各项生命活动尚能够得到精确的调控，若促炎和抑炎分子之间的平衡关系被打破，则会激活免疫系统，局部炎症反应逐级放大。

基于此，如果可以保持机体的促炎因子和抑炎因子各自总量达到动态平衡，清除局部脂质的同时不会过度刺激机体形成慢性炎症反应，达到阴阳平衡的局部稳态，这将是冠心病控制炎症反应的一个重要切入点。

2. 阴阳互根互用：阴阳互根是指一切事物或现象中虽为相互对立的阴阳两方，但却又总是彼此依存，不能脱离对方而单独存在；阴阳互用是指阴阳双方的某一方不断地作用、促进和滋生于另一方的功能或增殖。

在 AS 初发阶段，首先是由于过多的脂质积于血管内壁，巨噬细胞发挥吞噬作用后形成泡沫细胞，对于机体来说，此时的泡沫细胞就相当于是内生抗原，从而刺激机体免疫系统对抗原性异物识别的功能。有学者曾提出免疫反应的物质基础为有形之物，属器质性，如从阴阳属性分应为阴；调节和控制免疫反应、维持免疫稳定的系统属功能性，多为无形之物，故为阳。所以在 AS 发生发展过程中，局部为清除斑块而形成的炎症复合体属阳，而机体发挥免疫功能及清除异物的作用属阴。没有炎症复合体这一抗原，就不会刺激机体产生相应的抗体，这一功能的产生是以抗原为前提的，只有当体内出现抗原才会刺激免疫系统。

3. 阴阳消长平衡与相互转化：阴阳在彼此对立且依存的情况下，一直发生此长彼消、此消彼长的变化，可在一定的条件下尤其是处于"物极"状态，阴阳发生相互的转化。消长平衡是量变，相互转化是质变。

AS 斑块引起免疫反应的初期，由脂质体和泡沫细胞等形成的炎症复合体内生抗原（阳）量多，但当免疫应答反应开始发生，抗体（阴）大量产生后与抗原结合形成抗原抗体复合物，抗原被不断清除，抗原量就会逐渐下降。这里就可以体现出阴阳的消长平衡关系，机体通过这种方式维持局部的阴阳稳态。

另有学者指出 AS 病变中的 $CD4^+$ 细胞，存在 Th1/Th2 亚型间的调节。大多数病变情况下机体会表达大量 Th1 的诱导物促炎因子 IL-12（阳），但 Th2 的诱导物抑炎因子 IL-10（阴）也会出现。IL-10 通过下调 IL-12 和 IL-18 的产生，抑制以 Th1 为基础的诱导表达，进而影响 Th1 与 Th2 的比值。这也被称为 Th1 和 Th2 的阴阳对 AS 形成的影响。

中医有"谨察阴阳所在而调之，以平为期"，对于疾病的治疗强调无"太过"也无"不及"。Aikawa 在提到阴阳时评论："古代的哲学家们早已知道了健康的本质就是平衡，但其所代表的机制是复杂的，以至数千年来，我们还一直在试图回答着同样的问题。"由此可见，和谐的本质就是内稳态的阴阳动态平衡。

　　强调阴阳动态平衡的生理调控以及分析阴阳失衡的病理现象，对阐明疾病病理过程和指导诊疗有着重要的意义。尤其在面对发病机制不明确的疾病时，按照阴阳对立制约、互根互用等特性，探索其作用靶点、功能和未知物质的功能，使阴阳在微观（病变局部）和宏观上（整个机体和机体内外环境）达到"平衡"。中医药通常作用于多个靶点，在调节机体阴阳平衡中具有十分显著的疗效，而恢复冠心病患者的阴阳动态平衡是临床施治的基本准则。

249　冠心病炎症因子和热毒学说的相关性

　　冠心病属中医学"胸痹""真心痛""心痛"等范畴，基本病机为"阳微阴弦"，属本虚标实之证。多以气虚、阳虚、气阴两虚为本，气滞、血瘀、寒凝、痰浊为标。现代医学认为，炎症反应是冠心病发生发展的重要因素，C反应蛋白（CRP）、白细胞介素、肿瘤坏死因子等炎症因子与冠心病有着直接的关系。近年来，中医学认识到热毒亦是冠心病非常重要的致病因素，清热解毒法治疗冠心病亦取得了良好的效果。学者赖仁奎等结合冠心病炎症因子和热毒学说的认识，对两者的相关性做了探讨。

冠心病热毒病机的历史源流

　　在中医学的论著中，阳微阴弦占据着主导地位，但亦不缺乏热毒致病的论述。《素问·刺热》中的"心热病者，先不乐，数日乃热，热争则卒心痛"，论述了热盛导致卒心痛。《素问·厥论》云："手心主少阴厥逆，心痛引喉，身热，死不可治。"说明身热是心痛的一个症状。《诸病源候论·心悬急懊恼候》云："邪迫阳气，不得宣畅，壅瘀生热，故心悬而急，烦懊痛。"指出阳气不得宣畅、壅瘀生热而发心急等。《圣济总录·心痛懊恼》也同样指出"阳中之阳心也，与小肠合，其象火故其支别络，为风冷邪气所乘，留薄不去，阳气不得宣发，郁满生热，则心神懊恼而烦痛"。《杂病广要·胸痹心痛》云："凡痛在心，牵连两胁至两乳下，牵引背臀及耻骨下实热也。"《周慎斋遗书·心痛》云："心痛有属心火者。"《傅青主男科·疼痛门·心腹痛》云："心痛之症有二：一则寒邪侵心而痛，一则火气焚心而痛。"《血证论·脏腑病机论》云："火结则为结胸，为痞，为火痛；火不宣发则为胸痹。"《医林改错·积块》云："血受热则煎熬成块。"明确指出热邪可以致瘀。可见，中医自古就有关于胸痹心痛热毒证候的论述。

冠心病热毒病机的现代研究

　　现代中医继承先人的经验，在热毒病机的认识上亦有阐发。现代人生活节奏快，心理压力大，致肝郁气滞，气郁化火；或素体阴虚，阴虚火旺，故平素急躁易怒，气火偏旺，灼耗阴液，加之体质多痰或吸烟、饮酒、进食煎炸肥腻之品而生热毒或痰瘀化热久而蕴毒所致。于涛等检索56篇论述胸痹心痛与热证相关的文献后，指出苔黄、便秘、咽干、恶心呕吐、烦躁、脉数是胸痹热证证候表现特点，在胸痹的辨证中具有重要的鉴别诊断意义。丁书文等提出了心系疾病的热毒学说，认为气候环境、工作生活、饮食失调、保健品滥用、体质因素等易致火热之邪，同时体内脂毒、糖毒、浊毒、瘀毒等蓄积蕴结，变生热毒，邪气亢盛，败坏形体，损伤心脉，导致冠心病的发生发展，并具有病变复杂、骤发性烈、凶险善变、虚实夹杂、顽固难愈等毒邪致病的特点，指出清热燥湿、解毒通络法治疗动脉粥样硬化取得良好效果，因而提出用清热解毒法治疗冠心病的新观点。路志正等认识到即使胸中阳气不亏，在饮食、情志等因素作用下也可发生冠心病，病机特点是素体阳盛，由于饮食不节，致纳运不及，聚湿生痰，蕴而化热，湿热上蒸。吴伟等认为冠心病的热毒病机包括两种机制：一是由饮食、情志因素内生之热毒痹阻心脉；二是外邪内侵，邪毒痹阻心脉，并认识到清热解毒法应该作为冠心病的一种新治法或治法的补充。

冠心病炎症因子的研究进展

现代医学认为冠心病是多因素综合作用的结果，与血管内皮损伤、脂质浸润、血小板聚集与血栓形成、氧自由基产生等多种因素有关。近年来因感染被作为动脉粥样硬化（AS）、冠心病的重要发病因素而提出一种新的冠心病发病机制，即炎症反应学说。研究表明，炎症反应启动 AS 的发生和进程，使 AS 斑块不稳性增加，斑块表面出现腐蚀、裂痕、破裂、斑块内出血、血栓形成，最终导致血管不完全或完全闭塞而引发冠心病。

目前认为促进斑块不稳定性增加的原因主要有炎症反应和脂质代谢异常，其中炎症占相当重要的地位。目前的研究焦点主要集中在炎症因子方面，如 CRP、白细胞介素-6（IL-6）、肿瘤坏死因子-α（TNF-α）、可溶性 CD40 配体（sCD40L），还有细胞黏附分子等。研究报告提示 CRP 在动脉粥样硬化发生和进展中起直接的病理生理作用，能诱导内皮细胞功能紊乱、促进泡沫细胞形成等，在危险分层、预后评估中起重要作用。在动物实验中提示 CRP 增加了心肌梗死的面积，抑制 CRP 功能可以减少心肌梗死面积。IL-6 主要在动脉粥样硬化斑块的肩部表达，并通过促进基质金属蛋白酶和 TNF-α 等的表达而增加斑块的不稳定性。TNF-α 是一种预示急性冠脉综合征后心肌功能失调及重塑的促炎细胞因子。CD40L 已被证实具有促进动脉粥样硬化和增加斑块不稳定的作用，可区分出 6 个月心血管死亡、非致死性心肌梗死风险等。

冠心病热毒病机与炎症因子的相关性

业已证实，冠状动脉内斑块的温度与斑块的稳定性相关，斑块温度的测定为炎症提供了直接证据。1999 年 Stefanadis 等检测了 90 例冠心病患者的冠状动脉粥样硬化斑块表面温度，发现绝大多数动脉粥样硬化斑块温度较正常血管壁高，并表现出温度异质性从稳定型心绞痛、不稳定型心绞痛到急性心肌梗死逐步升高的趋势，而在正常对照组间则没有温度异质性，因此通过冠状动脉粥样硬化斑块温度异质性的测定可以预示斑块的稳定程度。2002 年 Madjid 等在其研究中发现，炎性斑块表面的温度较非炎性斑块和正常动脉壁温度高，可以通过测量斑块表面的温度间接了解斑块中炎性细胞和平滑肌细胞（VSMC）的数量。Webster 等发现部分稳定型心绞痛、绝大多数的不稳定型心绞痛和急性心肌梗死患者有 2 处甚至 3 处"热斑块"。因此，感染、炎症在一定程度上反映了热毒的病理变化，冠心病的炎症学说中提及的各种病因和炎症介质，均属于中医瘀热蕴毒范围。

在治疗上，范砚超等认为 AS 和冠心病炎症学说中提及的各种病因和炎症介质，均可归于中医毒邪学说的内毒或外毒。吴辉等通过动物研究发现，以肺炎支原体（Cpn）感染可成功复制 AS 的新西兰兔模型，表明 CRP、TNF-α 等炎症因子激活参与了 AS 的发病，阿奇霉素和高剂量黄连解毒汤均能抑制该模型 AS 病理进程。结果显示，阿奇霉素主要通过抗 Cpn 感染发挥作用，而高剂量黄连解毒汤主要通过拮抗 Cpn 感染引发的炎症因子紊乱而发挥作用。吴伟在动物实验研究中发现，早期给予高、低剂量黄芩苷或阿奇霉素治疗，可不同程度降低高胆固醇合并 Cpn 感染小鼠的血清 TNF-α、IL-6 水平，并有助于减轻 Cpn 感染的高胆固醇饲养小鼠主动脉粥样硬化斑块损害程度；而黄芩苷的作用比阿奇霉素略优，提出了热毒痹阻心脉，热壅血瘀是冠心病的基本病机之一。吴辉其后亦研究发现，冠心病痰热证候与体内炎症活动有密切关系，表现在这类患者体内高敏感性炎症因子水平的异常增高，提示痰热乃冠心病之病机所在。丁书文等运用具有清热解毒通络、滋阴和营的方药心和颗粒剂（连翘、玄参、白芍、桂枝）治疗不稳定型心绞痛有确切疗效，并对不稳定型心绞痛患者静脉血中 TNF-α、IL-6、P 选择素等炎症因子有调节作用，初步显示了炎症因子与热毒之间的相关性。何淑娴等发现活血解毒法，对治疗急性冠脉综合征有显著疗效，使 hs-CRP 显著下降，说明活血解毒法对炎症反应有抑制作用。舒士敏等研究发现冠心病抗感染治疗基础用药配合清热解毒中药较单用基础用药能更好地降低 CRP 水平，从而能抑制冠心病慢性炎症发展，稳定粥样斑块，降低冠心病患者不良事件的发生率。耿立梅等认为热毒与瘀血互结，壅滞心脉，心脉闭阻不通是胸痹心痛的基本病机之一，治宜清热解毒、活血化瘀，用解毒活血方能明显改善临床症状，并能降低 CRP、血管性血友病因子（vWF）水平。洪永敦等研究认为，冠心病证候与炎症因子有相关性 CRP、IL-6、TNF-α 等炎症指标可作为冠心病辨证参考，清热化痰活血法可能通过抗炎这一途径而达到治疗冠心病的目的，改善患者预后。黄衍寿等研究发现，运用三黄片能使急性冠脉综合征患者的 CRP、IL-6、TNF-α 下降，表明清热解毒法对炎症反应有抑制作用，推测其机制可能与下调各项炎症因子、抑制患者体内炎症反应有关。

热毒痹阻心脉可能是冠心病的基本病机之一，主要由于外邪入侵或邪毒内生，痹阻心脉所致。不稳定斑块的破裂、溃破，急性炎症的触发，引发急性冠脉综合征，相当于中医"外邪入侵"，而稳定斑块炎症的慢性感染、心肌细胞缺血、损伤、心室重构，相当于"邪毒内生"。实则泻之，热则寒之，故清热解毒可作为治疗冠心病的新方法。

250　从炎症因子角度论冠心病热毒病机

冠心病是以胸部闷痛甚则胸痛彻背为主症的疾病，属于中医学"心痹""胸痹""真心痛""胸痛"等范畴。中医文献对冠心病病因病机的认识早在《黄帝内经》就有记载。《素问·刺热》云："心热病者，先不乐，数日乃热，热争则卒心痛。"《素问·厥论》云："手心主少阴厥逆，心痛引喉，身热，死不可治。"论述了身热也是心痛的一种证候。在临床实践基础上，后世医家也明确提出心痛有部分属热证的理论。如《周慎斋遗书·心痛》云："心痛有属心火者。"《傅青主男科重编考释·疼痛门》云："心痛之症有二，一则寒邪侵心而痛，一则火气焚心而痛。"《血证论·脏腑病机论》云："火结则为结胸，为痞，为火痛；火不宣发则为胸痹。"《医林改错·积块》又云"血受热则煎熬成块"，明确指出热邪可以煎熬致瘀。可见，冠心病的病机不仅存在阳虚寒凝血瘀，还应包括火热煎熬致瘀。学者彭锐员等从炎症因子角度对冠心病热毒病机做了梳理归纳。

现代中医对心痛病机的论述

现代中医对冠心病的相关研究基本沿用了古代心痛病的病因病机理论，但也进行了病机与治法、方药的验证，并有所阐发。林传骧认为，冠心病心绞痛的主要原因是寒邪内侵、情志失调、饮食不当，或年老体虚、肾气渐衰。刘艳骄认为，如心阴（气）虚痹阻虚衰，不仅会导致血脉瘀滞，还因不能宣散痰湿，使之痹阻心脉而发生绞痛。陆广莘认为，心绞痛主要由于肝气郁滞、痰浊中阻、寒凝血滞、心脉瘀阻所致。翁维良认为，冠心病心绞痛患者标证均有不同程度的血瘀证。史大卓认为，本病多以本虚为重点，瘀血阻脉是建立在内脏亏损基础上的。路志正认为，其病因病机已不只"阳微阴弦"，即使胸中阳气不亏，在饮食、情志等因素作用下也可发生冠心病，病机特点是素体阳盛，由于饮食不节，致纳运不及，聚湿生痰，蕴而化热，湿热上蒸。丁书文等在总结现代人生活方式的基础上，提出了心系疾病的热毒学说，认为气候环境、饮食结构、工作生活习惯、体质等较以往有所不同，易导致火热之邪；同时体内脂、糖、浊、瘀等毒蓄积蕴结，变生热毒，邪气亢盛，败坏形体，损伤心及心络，导致冠心病的发生发展，并具有病变复杂、骤发性烈、凶险善变、虚实夹杂、顽固难愈等毒邪致病的特点。以清热燥湿、解毒通络法治疗动脉粥样硬化，清热解毒通络、滋阴和营法治疗冠心病不稳定型心绞痛，取得良好效果，因而提出用清热解毒法治疗冠心病的新观点。

国内外对冠心病病理生理的认识

近年来，国内外学者对冠心病的形成机制进行了很多的实验研究，对其形成和发展规律进行了阐述，而在这些机制中，炎症反应无疑是最为重要的机制之一，就目前研究较多的炎症指标来看，主要有C反应蛋白（CRP）、白细胞介素-6（IL-6）、白细胞介素-10（IL-10）、肿瘤坏死因子（TNF-α）、血清新蝶呤（NPT）和单核细胞趋化蛋白-1（MCP-1）、OX40L、细胞间黏附分子（ICAM-1）等，以及因幽门螺杆菌、肺炎衣原体等病原菌感染导致炎症反应，从而诱发冠心病的临床试验等，通过对临床患者的实验室分析，得出了冠心病患者在病程的急性期体内炎症反应亢进的事实。吴辉等研究认为，冠心病痰热证候与体内炎症活动有密切关系，表现在这类患者体内高敏感性炎症因子水平的异常增高，提示痰热乃冠心病之病机所在。有学者研究认为，冠心病证候与炎症因子有相关性，CRP、IL-6、TNF-α等炎症指标可作为冠心病辨证参考。吴辉等研究证实，以肺炎衣原体（Cpn）感染可成功复制动脉粥样硬化（AS）的新西兰兔模型，表明 CRP、TNF-α 等炎症因子激活参与了 AS 的发病。阿奇霉素和高剂量黄连解毒汤均能抑制该模型病理进程，实验结果显示，阿奇霉素主要通过抗 Cpn 感染发挥作用，而高剂量黄连解毒汤主要通过拮抗 Cpn 感染引发的炎症因子紊乱而发挥作用。黄衍寿临床研究表明，清热解毒法对炎症反应有抑制作用，推测其机制可能与下调各项炎症因子有关，表明清热解毒法对急性冠脉综合征（ACS）有治疗效果，与研究设计相符，其干预机制与下调各项炎症因子，抑制患者体内炎症反应有关。吴伟等研究发现，早期给予高、低剂量黄芩苷或阿奇霉素治疗，可不同程度地降低高胆固醇合并 Cpn 感染小鼠的血清 TNF-α、IL-6 水平，并有助于减轻 Cpn 感染的高胆固醇饲养小鼠主动脉粥样硬化斑块损害程度；而黄芩苷的作用比阿奇霉素略优。通过文献研究发现，现代对炎症与热毒致冠心病的机制开始重视起来，并且试以清热解毒法干预治疗。徐荣丰等探讨了冠心病患者 NPT 和 MCP-1 与冠状动脉不稳定斑块的关系，采用酶联免疫吸附法（ELISA）检测 23 例急性心肌梗死患者（AMI 组）、21 例不稳定型心绞痛患者（UAP 组）、23 例稳定型心绞痛患者（SAP 组）和 20 名健康人（对照组）血清 NPT 和 MCP-1 水平。结果 AMI 组和 UAP 组血清新蝶呤和 MCP-1 水平显著高于 SAP 组和对照组（$P<0.05$），且血清 NPT 水平与冠脉复杂病变数量呈正相关（$r=0.387$，$P=0.0000$）。证明血清新蝶呤和 MCP-1 水平反映了巨噬细胞的活化和增殖程度，可作为预测冠脉不稳定斑块活动性的无创性指标。

西方现代医学对于冠心病发生及发展过程中体内炎症反应的进行给予了充分的重视和研究。目前，炎症反应已经成为冠心病发生发展过程中的一个重要机制，并将在不久的将来成为冠心病治疗不可忽视的一个重要方面。很多学者对冠心病患者发病时体内各项炎症标记物进行了研究，并试图通过各项炎症因子水平的不同对冠心病患者的病情严重程度及预后做出估计，也有相当数量的学者希望通过降低患者体内炎症因子水平来达到治疗冠心病的目的。以下选择有代表性的炎症指标进行论述。

血清 CRP 浓度增加与动脉粥样斑块炎症反应程度相关，CRP 是预示急性冠脉综合征的一项诊断指标，可用于对冠心病的监测和随访。有文献报道，血液中 CRP 升高的心绞痛患者以后发生冠状动脉事件的危险性明显高于 CRP 无升高者。即使在正常群体，CRP 升高者较不升高者更易患心肌梗死和脑卒中，提示 CRP 是心血管病发生发展的一个危险因素。有研究显示，稳定型心绞痛、不稳定型心绞痛与急性心肌梗死患者的 CRP 明显高于正常人，但从稳定型心绞痛到不稳定型心绞痛，最后发展为心肌梗死的过程中，其水平有逐渐增高的趋势，这与国内外的研究结果相符。在不稳定型心绞痛患者中进行冠状动脉支架置入的前瞻性研究中发现，术前 CRP 水平高的患者术后发生心脏事件较多。

Heeschen 等从 CAPTURE 研究数据库抽取 547 位患者为研究对象，根据入院时患者血清 IL-10 的水平以 3.5 pg/mL 为界分为两组，随访 6 个月，观察终点冠心病的死亡、非致死性心肌梗死等心血管不良事件。发现血清 IL-10 是预测冠心病患者心血管不良事件的有利因子，但其预测作用仅限于 CRP 升高的患者（CRP>10 mg/L），另与肌钙蛋白 T（TnT）同时测定并进行比较，发现 IL-10 低水平可作为预测心肌坏死的独立危险因子。Cha-1ikias 等以连续入院的 107 位 ACS 患者为对象，观察住院期间患者心血管事件发生率分别与 IL-10、IL-18 和 IL-18/IL-10 的关系，发现 IL-18/IL-10 比单独的 IL-10 或 IL-18 能更好地预测 ACS 患者住院期间不良心血管事件发生率。Wojakowski 等入选了 50 例急性心肌梗死和 30 例稳定型心绞痛患者，测定其血浆 IL-10 的浓度，并评价其与传统充血性心力衰竭危险因素、左室射血分数和已知的炎症标志物超敏 C 反应蛋白（hs-CRP）的相关性。结果表明，急性心肌梗死 IL-10 的水平比稳定型心绞痛低，各值分别为 9.81 pg/mL、22.63 pg/mL，$P<0.00001$；IL-10 在急性心肌梗死伴随多个充血性心力衰竭危险因素的水平比同样疾病伴随≤2 个充血性心力衰竭危险因素的水平低，各值分别为 8.64 pg/mL、11.85 pg/mL，$P<0.05$；在稳定型心绞痛中有同样的情况，各值分别为 19.48 pg/mL、23.77 pg/mL，$P<0.005$；hs-CRP 浓度急性心肌梗死比稳定型心绞痛高，hs-CRP 与 IL-10 呈负相关（$r<-0.413$，$P<0.05$）。Waehre 等评价 IL-10、TNF-α 与不稳定型心绞痛的关系，入选了 44 例稳定型心绞痛患者、29 例不稳定型心绞痛患者和 20 例健康对照者，对其血浆 IL-10、TNF-α 和外周血单核细胞中这两种细胞因子 mRNA 进行测定，并在不稳定型心绞痛外周血单核细

胞中加入外源性的 IL-10，观察其效应。结果：①TNF-α 及其信使 RNA 水平在心绞痛中尤其是在不稳定型心绞痛中明显升高；②心绞痛与健康对照者比较，IL-10 水平没有明显差异，但 TNF-α 与 IL-10 的比例明显升高，尤其在不稳定型心绞痛中；③在不稳定型心绞痛中，外源性地加入 IL-10 能明显抑制外周血单核细胞 TNF-α、IL-8 和组织因子的释放，损害明胶溶解酶的活性和抑制基质金属蛋白酶- 9（MMP-9）mRNA 的产生，同时促进基质金属蛋白酶组织抑制因子（TIMPs）的产生。从以上两个实验结果分析，虽然 IL-10 的浓度在 ACS 中既可不变亦可下降，但其与促炎因子的比值总是下降的。由此说明，促炎与抑炎间的失衡可能导致了急性冠脉综合征的发生。

研究发现，健康人可溶性细胞黏附分子- 1（sICAM-1）水平较高者亦有较高的心肌梗死发生率，认为 sICAM-1 水平升高可能是冠心病的一项危险因素，也有学者认为它是动脉粥样硬化的独立预测因子。已有实验证明，sICAM-1 的测定可作为冠心病早期诊断的分子标志，而且有实验证明，外周血 sICAM- 1 水平与冠状动脉粥样硬化严重程度呈正相关。检测稳定型心绞痛、不稳定型心绞痛和急性心肌梗死患者血清 sICAM-1 的变化，显示 sICAM-1 均升高，还发现不稳定型心绞痛和急性心肌梗死患者 sICAM-1 水平高于稳定型心绞痛患者，提示各期内皮细胞、单核细胞或平滑肌细胞被活化，即在动脉粥样斑块内存在炎症反应且程度不同。这可能因为不稳定型心绞痛和急性心肌梗死患者冠状动脉斑块内含较多的单核细胞和淋巴细胞，这些炎症细胞表达丰富的 ICAM-1。此外，循环中单核细胞的活化也可能是不稳定型心绞痛和急性心肌梗死患者 sICAM-1 水平高于稳定型心绞痛患者的原因之一。在心肌缺血再灌注期，冠状动脉微循环内皮细胞和心肌细胞表达 ICAM 1，因此，急性心肌梗死患者心肌坏死或再灌注损伤可能会引起 sICAM-1 的释放。为探讨冠心病患者 ICAM-1 水平与再发冠状动脉事件（再发不稳定型心绞痛、非致死性心肌梗死、死于心血管疾病）间的相关性，Haim 等对 136 例冠心病患者进行随访（平均 6.2 年）发现，ICAM-1 每增加 100 μg/L，发生冠状动脉事件的可能性就增加 11.27%，ICAM-1 越高，发生冠状动脉事件概率就越大。

近期 Yang 等研究发现，单核细胞产生的 CXCL16/SR-PSOX 在急性冠脉综合征患者的外周血中的表达明显升高，从而推测 CXCL16/SR-PSOX 介导的炎症反应可能和急性冠脉综合征的发生有关，并且 CXCL16 可能在动脉粥样硬化的过程中起着重要的作用。

最近一些有关斑块不稳定性与炎症关系的研究发现，动脉粥样硬化斑块的温度有所升高。Madjid 等发现，动脉粥样硬化血管与健康血管壁温度不同，并发现这与斑块的不稳定性相关。温度不但是全身炎症反应的标记物，并且是已行冠脉介入术后严重心脏意外的强预测因子。近 2/3 的急性心肌梗死是由无明显狭窄的已损伤血管发展而来的，炎症是这些高危斑块的特征。Madjid 进一步研究还表明，炎症动脉粥样硬化斑块的温度升高，其表面温度与巨噬细胞数量增多和纤维帽厚度的减少相关。斑块温度的不均一性与体内炎症相关。Toutouzas 等通过对易损斑块的研究发现，易损斑块在形态和免疫学上的特异性表现已有报道，如大的脂质核（由游离胆固醇结晶、胆固醇酯、凝血酶浸润的被氧化的脂质组成）；由平滑肌细胞和胶原构成的薄纤维帽；炎症细胞浸润于纤维帽和外膜（大部分是单核巨噬细胞，部分为活化的 T 细胞和肥大细胞）；血管增生。通过冠状动脉热相图可以获得识别易损斑块重要的病理、生理和临床信息，在实验和临床上都已证明，斑块温度的升高和斑块内部巨噬细胞的聚集有关。这种局部炎症的发生和局部温度升高的联系，通过 C 反应蛋白炎症标志物在外周组织也可测到。预计热相图是一种有希望的评价易损斑块的手段，对粥样硬化斑块温度升高患者的临床事件发生率有着良好的预测价值。

小　结

通过对比分析，发现很多冠心病患者在发病的急性期表现出一派热毒内盛的证状，如胸痛，烦躁，口干，口苦，小便黄，大便秘结，舌红，苔黄腻，脉弦滑等，这些症状符合中医热毒内蕴的表现。与此同时，在医院进行了大量炎症反应同冠心病相关性的研究。通过研究发现，炎症反应确实可以促进动脉粥样硬化发生，而通过抗炎治疗，对冠心病有明确的治疗效果，这很好地佐证了炎症反应在冠心病发生发展过程中的地位和作用，大量的国外研究文献证实，炎症反应是冠心病的一个重要促动因素，医学界对于它的作用日趋重视。通过国内外的文献回顾及临床试验分析，炎症反应在冠心病的病理变化过程中的重要地位已经确立，而机体内在的炎症反应正与患者外在症状相统一，正所谓有诸内必形诸外，虽然有些心肌梗死患者出现"手足青至节"，全身冷汗出，四肢厥冷，呼吸微弱等阳脱之象，这正是热毒盛于里、格阴于外的表现，因此属真热假寒证。通过现代科技手段得到的微观结论和中医的整体观念在此刻得到了统一，治病必求于本，但这个"本"在当今应该有更加深刻的含义，对于一个冠心病患者来说，机体内在的炎症反应和动脉粥样硬化形成的不稳定斑块，以及斑块不稳定造成的心肌缺血症状是其病的根本，而中医通过辨证分析得出患者证属真热假寒也是其病之本。有人质疑西医学的炎症反应、斑块温度升高和中医的热毒是否能联系起来，炎症反应是机体的一种抵抗活动，是机体的免疫系统受到外界抗原侵袭时产生的一种抗原抗体反应，而中医所讲的热，是一种全身性的表现，包括了很多临床症状，除体温升高（甚至不升高仅为自觉症状）外，还可能包括舌红、苔黄、烦躁、小便黄、大便秘结等症状，在机体发生炎症反应的过程中，绝大多数患者都出现过上述症状，因此，中医的热的概念完全包括了西医的体内炎症反应概念，或者说炎症反应这种"小热"是归属于中医学"大热"范畴中的。可见，针对冠心病患者而言，炎症反应和中医的热毒病机有相关性，这种相关性是一种宏观与微观的相关，是一种外在表现与内在机理的相关。

251 炎症和感染因子与冠心病证候的关系

炎症和感染与冠心病的发生发展有关，白细胞介素-18（IL-18）、基质金属蛋白酶-9（MMP-9）、可溶性CD40配体（sCD40L）、肺炎衣原体（Cpn）IgG抗体水平在动脉粥样硬化（AS）形成和发展中有促进作用，是预测冠心病意外危险的重要因子。学者杨徐杭等通过检测冠心病患者血清IL-18、MMP-9、sCD40L含量及Cpn IgG抗体水平，探讨了炎症和感染因子与冠心病中医证候的关系。

1. 临床资料：选择××医院2007年10月—2008年2月诊断为冠心病的住院患者98例作为观察组，其中男53例，女45例；平均年龄（65.51±9.41）岁。冠心病诊断采用1979年国际心脏病学会和协会及世界卫生组织临床命名标准化联合专题组的报告关于缺血性心脏病的命名及诊断标准。中医证候诊断按照《中华人民共和国中医药行业标准·中医内科病证诊断疗效标准·胸痹心痛》分型标准，分为心血瘀阻证34例，其中男21例，女13例；平均（65.20±9.70）岁；痰浊内阻证27例，其中男15例，女12例；平均（62.10±11.65）岁；非血瘀、痰浊证（包括心气虚弱证、心肾阳虚证、心肾阴虚证、寒凝心脉证）37例，其中男17例，女20例；平均（64.89±10.18）岁。健康人对照组22名，男10名，女12名；平均（59.64±9.66）岁，均为排除心脑血管疾病、糖尿病、肾病的健康体检者。各组研究对象年龄、性别经统计学分析均无显著性差异（$P > 0.05$），具有可比性。

2. 研究方法：IL-18、MMP-9、sCD40L、Cpn IgG抗体测定均在患者入院后24小时内空腹抽取肘静脉血4 mL；对照组于晨起空腹采静脉血4 mL，分离血清，−20 ℃冰箱保存待测。全部标本收集完后用ELISA法一次性成批检测。试剂盒由上海森雄科技实业有限公司、深圳晶美生物工程有限公司提供，检测由××医院生化室严格按说明书操作，IL-18、MMP-9、sCD40L检测灵敏度分别为8 pg/mL、0.08 ng/mL、15 pg/mL；Cpn IgG抗体检测待检标本孔OD值≥弱阳性对照孔OD值的1.1倍判为阳性。

3. 统计分析：用统计软件SPSS 11.0处理数据，计量资料以均数±标准差表示，进行方差齐性检验，组间比较用t检验，指标间相关性用直线相关分析，计数资料组间率的比较用χ^2检验，$P < 0.05$为差异有统计学意义。

4. 研究结果：

（1）各组血清IL-18、MMP-9、sCD40L水平比较：冠心病各中医证组血清IL-18、sCD40L、MMP-9水平与对照组比较有显著性差异（$P < 0.05$，$P < 0.01$），其中IL-18、MMP-9痰浊内阻证＞心血瘀阻证＞非血瘀、痰浊证组；sCD40L心血瘀阻证＞痰浊内阻证＞非血瘀、痰浊证组。各证组间IL-18、MMP-9、sCD40L水平比较无显著性差别（$P > 0.05$）。

（2）各组血清Cpn IgG抗体阳性率比较：冠心病各中医证组血清Cpn IgG抗体阳性率高于对照组，其中非血瘀、痰浊证组＞痰浊内阻证＞心血瘀阻证。心血瘀阻证组与对照组Cpn IgG抗体阳性率比较无显著性差异（$P > 0.05$）；痰浊内阻证组、非血瘀痰浊证组Cpn IgG抗体阳性率与对照组比较有显著性差异（$P < 0.05$）。各证组间Cpn IgG抗体阳性率比较均无显著性差别（$P > 0.05$）。

（3）冠心病患者IL-18、MMP-9、sCD40L指标间的相关性：线性相关分析结果IL-18与MMP-9（$r = 03203$，$P < 0.05$）、MMP-9与sCD40L（$r = 0.225$，$P < 0.05$）均呈正相关；IL-18与sCD40L（$r = 0.271$，$P < 0.01$）呈显著正相关。

5. 讨论：炎症和感染在AS的发生、斑块破裂、血栓形成过程中起重要作用，已成为冠心病的危险因子。IL-18与冠状动脉疾病的发生发展和预后密切相关，江华等发现急性冠脉综合征（ACS）组、稳定型心绞痛（SAP）组血清 IL-18 水平明显高于对照组，IL-18 水平与冠脉病变程度密切相关；对 ACS 临床调查研究发现，瘀血痹阻型与痰浊闭阻型组的 IL-18 水平偏高。MMP-9 是影响粥样斑块不稳定的主要基质金属蛋白酶（MMPs），在促进斑块破裂过程中有重要作用。急性心肌梗死（AMI）患者 MMP-9 mRNA 表达增强，导致血浆 MMP-9 水平增高，并加重继发性心肌损害；对不稳定型心绞痛（UAP）患者进行中医辨证并检测血清 MMP-9，发现实证组 MMP-9 含量均高于虚证组。CD40L 作为重要炎症信号的通路配体，可促进白细胞介素、金属蛋白酶等物质的产生，sCD40L 可诱导释放 MMPs，造成斑块不稳定及促进炎症反应。ACS 患者血浆 sCD40L 水平与对照组、SAP 组比较显著升高；活血化瘀中药能明显降低 ACS 患者 sCD40L 水平，有抑制炎症反应的作用。Cpn 感染可触发炎症反应，并通过与机体免疫系统及局部细胞间的相互作用促进冠心病的发生发展。AMI 及 UAP 抗 Cpn IgG 抗体阳性率明显高于健康对照组，认为 Cpn 感染与冠心病之间存在联系。

　　本研究结果显示，与对照组相比，冠心病各中医证组 IL-18、MMP-9、sCD40L、Cpn IgG 抗体阳性率明显升高，提示 IL-18、MMP-9、CD40L、Cpn 感染与冠心病发生发展有关。对冠心病患者检测 IL-18、MMP-9、sCD40L、Cpn IgG 抗体有助于了解其病情的稳定性，可作为判断病情严重程度的参考指标。对 IL-18、MMP-9、sCD40L 进行相关分析得出 IL-18 与 MMP-9、IL-18 与 sCD40L、MMP-9 与 sCD40L 呈正相关，说明炎症因子相互作用，共同参与了冠心病的发生发展。实验结果提示，冠心病各中医证组存在不同程度的炎症反应，瘀血、痰浊是冠心病中医证候的重要病理因素；冠心病患者血清 IL-18、MMP-9、sCD40L、Cpn IgG 抗体水平与中医证候有相关性。IL-18、MMP-9、sCD40L、Cpn IgG 抗体水平检测可为冠心病发生的炎症机制、中医证候客观化研究及中药干预提供参考，为冠心病抗炎防治提供新思路。

252 冠心病中医证候与炎症因子的关系

动脉粥样硬化是血细胞、紊乱血流和血管壁之间的动态相互作用的结果，是一种以高度特异性的细胞分子反应为特征的炎症进程，通过炎症标志物的检测可预测心血管病的危险性。学者洪永敦等试图通过观察分析冠心病中医证候与炎症因子的相关关系，以便找出一些规律，为中医临证提供一些客观依据，更好地指导临床治疗与用药。

对象与方法

1. 病例选择：

（1）西医诊断标准：以 1979 年世界卫生组织（WHO）"缺血性心脏病"中有关内容为诊断标准。同时，不稳定型心绞痛之诊断尚要求至少符合以下 1 条：①在相联两个或以上导联出现新的或有动态变化的 ST-T 改变；②超声心动图新发现的室壁运动异常；③新发的可逆的心肌再灌注损伤，经核素心肌显像证实；④肌钙蛋白未超过正常上限的 2 倍。急性心肌梗死（AMI）的诊断要求有心肌酶（CK、CK-MB）或肌钙蛋白超过正常上限的 2 倍以上。

（2）中医诊断标准：按照中国中西医结合学会心血管分会 1990 年 10 月修订的冠心病中医辨证标准。

（3）纳入标准：符合上述中西医诊断标准，且年龄在 18 岁至 75 岁者均可纳入。

（4）排除标准：①感染性疾病及非感染性炎症疾病患者；②1 个月内的外科手术和严重创伤、休克；③已知的血栓性疾病（如脑血栓形成、下肢静脉血栓等）；④冠状动脉旁路移植术 3 个月以内或经皮冠脉介入术 6 个月以内；⑤严重心力衰竭，NYHA（纽约心脏协会）心功能分级 III 级及以上；⑥严重肝功能不全（谷丙转氨酶达正常上限 2 倍以上）；⑦严重肾功能不全需透析者；⑧肿瘤、造血系统疾病及精神病患者。

2. 临床资料：全部病例均来源于 2002 年 7 月至 2004 年 6 月间在××医院心内科住院患者，经确诊为冠心病患者，共 524 例，将冠心病患者分为急性冠脉综合征（ACS）组和非 ACS 组。其中 ACS 组含不稳定型心绞痛、心肌梗死（ST 段抬高型心肌梗死和非 ST 段抬高型心肌梗死），非 ACS 组含稳定型心绞痛和缺血性心肌病。ACS 组 289 例，非 ACS 组 235 例。其中，ACS 组男 158 例，女 131 例；年龄最小 36 岁，最大 75 岁，平均（64.35±8.86）岁。非 ACS 组男 129 例，女 106 例；年龄最大 75 岁，最小 42 岁，平均（63.91±9.04）岁。ACS 组兼见高血压病 201 例，糖尿病 163 例，血脂异常 188 例；非 ACS 组兼见原发性高血压 154 例，糖尿病 135 例，血脂异常 147 例。两组患者的基线特征（年龄、性别、病程、兼见病等）经统计学处理（t 检验、卡方检验）差异均无显著性（$P>0.05$），具有可比性。

3. 指标检测：空腹抽静脉血测血常规、血脂、纤维蛋白原（FIB）、白细胞介素-6（IL-6）、肿瘤坏死因子（TNF-α）及 C 反应蛋白（CRP）。其中 IL-6 采用酶联免疫双抗夹心法测定，试剂盒由晶美公司提供。TNF-α 测定采用双抗体夹心 ABC-ELISA 法，试剂盒由美国 Biosource 公司提供。CRP 用散色比浊法在全自动化分析仪测定，药盒由美国 Beckman 公司提供。以上操作严格按照说明书进行。

4. 统计学处理：所有数据使用 SPSS 12.0 统计软件包处理。

结　　果

1. ACS 组与非 ACS 组患者的炎症指标检测结果：两组患者血中的白细胞（WBC）计数和 FIB、CRP、IL-6、TNF-α 等炎症指标含量均有显著性差异（$P<0.05$）。

2. ACS 组与非 ACS 组患者血脂的检测结果：ACS 组血中的总胆固醇（TC）、低密度脂蛋白胆固醇（LDL）均高于非 ACS 组（$P<0.05$）；而甘油三酯（TG）、高密度脂蛋白胆固醇（HDL）则无显著性差异（$P>0.05$）。

3. ACS 组中医基本证候的分布与炎症指标的关系：按中医基本证候出现的频数，对各证候的相应炎症指标进行分类统计并作比较（主要观察血瘀证组、痰热证组与其他证型组的比较结果）。结果显示，ACS 血瘀证组的各项炎症指标，除在血 WBC 计数上与痰热证、阴虚证、阳脱证组和在血 FIB 水平上与痰浊证、气虚证组无显著性差异（$P>0.05$）外，与其余证型比较，差异均有显著性（$P<0.05$）；ACS 痰热证组的各项炎症指标，除在血 WBC 计数上与血瘀证、阴虚证、阳脱证组无显著性差异（$P>0.05$）外，与其余各证型比较，差异均有显著性（$P<0.05$）。

4. ACS 组中医基本证候的分布与血脂的关系：结果显示，ACS 血瘀证组、痰热证组的血 TC、LDL 含量与其他证型组比较，均存在显著性差异（$P<0.05$）；而在血 TC、LDL 含量方面则多数不存在显著性差异（$P>0.05$）；血瘀证组与痰热证组间的各项血脂指标比较差异均无显著性（$P>0.05$）。

5. 非 ACS 组中医基本证候的分布与炎症指标的关系：结果显示，非 ACS 组血瘀证患者除与痰热证在 WBC 计数上、与阴虚证在血 IL-6 含量上，与气滞、气虚、阴虚、阳虚证在血 TNF-α 含量上有显著性差异（$P<0.05$）外，其余各项炎症指标均无显著性差异（$P>0.05$）。而痰热证患者除血中 IL-6、TNF-α 含量与其他证型比较大多存在显著性差异（$P<0.05$）外，其他炎症指标与各型比较，差异大多无显著性（$P>0.05$）。

6. 非 ACS 组中医基本证候的分布与血脂的关系：血瘀证组、痰热证组的各项血脂指标与其余各组相比较，差异均无显著性（$P>0.05$）。

7. ACS 组死亡与非死亡患者的炎症指标比较：结果显示，ACS 组死亡患者炎症指标血 WBC 计数和 FIB、CRP、IL-6、TNF-α 含量均较非死亡患者高（$P<0.05$）。

8. 非 ACS 组死亡与非死亡患者的炎症指标比较：非 ACS 组死亡患者炎症指标除血中 FIB 水平外，其他各项炎症指标均较非死亡患者高（$P<0.05$）。

9. 两组死亡患者与证候关系：经卡方检验，两组死亡患者中，痰热证和阳虚证组间比较，差异有显著性意义（$P<0.05$），而与其他各证比较，差异均无显著性意义（$P>0.05$）。

讨　　论

冠心病是临床的常见病、多发病，传统医学在冠心病的治疗上积累了丰富的临床经验。如何从临床上复杂多变的症状中，分析总结冠心病的基本证候及从中总结出指导治疗的有效辨证规律，是现代中医面临的巨大挑战。现代医学认为冠心病与血管内皮受损、脂质浸润、血小板聚集与血栓形成、氧自由基产生等多种因素有关。近年来，感染作为动脉粥样硬化、冠心病的一个重要发病因素也有不少报道，其中与冠心病关系比较密切的有肺炎衣原体（CPN）、幽门螺杆菌（HP）、单纯疱疹病毒和巨噬细胞病毒等，从而提出了一种新的冠心病发病机制：炎症反应学说。该临床研究旨在通过探讨冠心病的证候与炎症因子的关系，以求揭示中医宏观证候与现代医学微观指标之间的联系，指导临床治疗与用药。

本研究把冠心病患者分为 ACS 组和非 ACS 组。ACS 是冠心病中的一种特殊类型，病情危急，目前认为这类疾病有着共同的病理机制，即在动脉粥样硬化的基础上，斑块不稳定性增加，表现为斑块表面出现裂痕、破裂、血栓形成，最终导致血管不完全或完全闭塞。导致和促进斑块不稳定增加的原因目前认为主要有炎症、脂质代谢异常等，其中炎症占相当重要的地位，表现为炎症标志物水平在这类患者体内明显升高，且与疾病严重程度、预后明显相关。在 ACS 患者体内，不仅全身炎症标志物水平显著升高，而且局部病变血管与斑块形态结构、组化特性、稳定性均与局部炎症反应程度密切相关。炎症反应相对缓和者，其斑块的稳定性相对较高，而炎症反应显著者其斑块的不稳定性明显增加，过度的炎症反应使斑块内部出现腐蚀，继而斑块出现裂痕、破裂、斑块内出血，最后导致血栓形成。

目前，临床研究较多的炎症性指标有 CRP、IL-6、TNF-α 等。CRP 是人体非特异性炎症反应主要的、最敏感的标志物之一，是体内急性炎症反应最重要的分泌蛋白，近年来大量流行病学调查及临床试验的结果均肯定了 CRP 对冠状动脉病变所致的心血管事件具有独立而强有力的预测价值。CRP 是冠心病患者近期和远期发生心血管事件独立而强有力的预测因子。有专家预测，CRP 可能是冠心病一级和二级预防干预的新目标。另外，CRP 升高与心血管并发症如猝死和 AMI 有很强的正相关性。IL-6 是一种促炎症细胞因子，循环中的 IL-6 是由许多细胞包括激活的巨噬细胞和淋巴细胞分泌的。最近研究发现循环中 IL-6 的浓度升高可预测 5 年随访期间全体人群及心血管疾病的死亡率。TNF-α 是由激活的巨噬细胞分泌的一类具有多种生物学效应的细胞因子，具有广泛影响的有效的促炎症性细胞因子，能引起广谱的致病性效应。TNF-α 存在于粥样硬化损伤部位，介导和放大了许多相互作用，导致炎症发展、斑块不稳定和促血栓形成倾向。最近研究发现，TNF-α 与 AMI 的发生、发展及转归有关。

本研究结果显示：痰热血瘀和气虚血瘀为临床上冠心病的常见证候，血瘀、痰热、气虚、气滞、痰浊证是冠心病的常见基本证候，血瘀、痰热证是最常见的基本证候。结果提示：热、瘀、痰与冠心病关系密切。许多学者也多偏重于从痰瘀或痰瘀化热论治冠心病。韩学杰以痰瘀同治方治疗冠心病心绞痛痰瘀互结证；徐绕军自拟化痰活血通腑泄热方治疗痰瘀互结或郁而化热之真心痛，在改善临床症状及预后方面疗效满意。许多临床报道均显示冠心病与痰瘀、痰瘀化热关系密切。在研究中，不论是 ACS 组还是非 ACS 组血瘀证、痰热证 WBC 计数和血中 CRP、IL-6、TNF-α 含量均较其他组显著升高，且 ACS 组升高更为明显，除上述指标外 ACS 组血中 FIB、TC、IDL 升高亦有显著性意义。结合现代冠心病炎症反应学说，可提出一种新的冠心病发病机制：把肺炎衣原体、幽门螺杆菌、单纯疱疹病毒和巨噬细胞病毒等感染因子视为一种邪毒、热邪，当这种邪毒、热邪入侵血管内膜后，可以引起局部的损伤反应，刺激细胞因子生成增多，血管内皮平滑肌细胞和成纤维细胞增生，进一步加重内膜损伤，进而脂质浸润，斑块形成而致痰浊内生；日久血管内血液变缓，冠状动脉狭窄，淤血形成，从而导致冠心病的发生。邪毒（热）是引发冠心病的一个重要机制。因此，热、痰、瘀是贯穿于冠心病始终的证候，是冠心病的基本证候。冠心病是本虚标实之证，本虚是指心气虚、心阳不足、心阴亏虚，标实是指痰浊、瘀血、寒凝、气滞等，在岭南地区尤以痰热、瘀血为多见。因为岭南地区气候潮湿，痰浊易从火化热，夹瘀阻滞脉管，令气血运行不畅，发为胸痹心痛。痰、瘀为内膜损伤后的病理产物，是长期、慢性的病理改变，也是大部分冠心病患者的共同证候。当由六淫、情志不调、饮食不洁等邪毒诱发时，痰瘀与热毒胶结为患，内膜斑块不稳定性迅速增加，冠状动脉痉挛、心肌缺血，诱发 ACS。故在 ACS 中，WBC 计数和血中 CRP、IL-6、TNF-α、FIB、TC、IDL 含量明显升高，且以血瘀和痰热证候为明显；同时不论是在 ACS 组还是非 ACS 组，死亡患者的炎症指标均较非死亡者升高，这与文献报道血中 CRP、IL-6、TNF-α 水平可预测冠心病患者预后的结论相一致。在 ACS 组和非 ACS 组的死亡患者与证候关系比较中，痰热证在两组间的差异有显著性（$P<0.05$），说明炎症因子可能对冠心病不同中医证候患者的预后有一定的影响，冠心病证候与炎症因子有相关性，CRP、IL-6、TNF-α 等炎症指标可作为冠心病辨证参考；清热化痰活血法是否通过抗炎这一途径达到治疗冠心病的目的并改善患者的预后，有待进一步研究。

253　冠心病痰热证候与炎症因子的相关性

　　痰热证是冠心病（CAD）临床常见的中医证候，此型在我国南方地区尤其多见，现代中医对其实质缺乏认识和研究。学者吴辉等以近年来备受关注的冠心病新的发病机制-炎症机制为耦合点，检测了冠心病患者 82 例体内几种主要的炎症因子如纤维蛋白原、白细胞介素- 2（IL-2）、白细胞介素- 6（IL-6）、肿瘤坏死因子- α（TNF-α）及超敏 C 反应蛋白（hs-CRP）等的水平，并初步探讨了其与中医痰热证候的相关性。

临床资料

　　全部病例均来源于 2002 年 8 月～2003 年 12 月期间，因心绞痛或心肌梗死于××医院心内科住院的 CAD 患者。CAD 心绞痛或心肌梗死的诊断标准：以 1979 年，WHO 有关"缺血性心脏病"有关标准执行，其中不稳定型心绞痛尚要求至少符合以下 1 条：在相联两个或两个以上导联出现新的或有动态变化的 ST-T 改变；超声心动图新发现的室壁运动异常；肌钙蛋白未超过正常上限的 2 倍。急性心肌梗死之诊断则要求有心肌酶 CK、CK-MB 或肌钙蛋白超过正常上限的 2 倍以上。中医辨证标准：凡具备以下证候中 5 项者，可视为痰热证或兼有痰热证——心烦，口干或口苦、不欲饮或饮不解渴，发热，痰黄稠，小便短赤，大便干结，胸脘痞满，纳呆，倦怠，舌红、苔黄腻或黄厚腻，脉滑数。纳入标准：符合上述诊断、辨证标准且年龄在 21～75 岁。排除标准：排除急慢性感染、炎症性疾病、近 1 个月内的外科手术、严重创伤、血液病及肿瘤、急性期脑卒中、严重肝肾功能不全、精神系统疾病者。

　　共收集符合上述标准的 CAD 患者 82 例，其中男 51 例，女 31 例；年龄介于 46～75 岁之间；平均病程为 4.8 年。其中稳定型冠心病 45 例，不稳定型冠心病 37 例（其中不稳定型心绞痛 27 例，急性心肌梗死 10 例）；中医辨证属于痰热证或兼有痰热证者有 45 例（54.9%），非痰热证候者 37 例（45.1%）。2 组性别构成、年龄、病程比较无显著性差异，但痰热型组 ACS 患者比例较非痰热型组高，差异有显著性意义。

检测指标及检测方法

　　空腹抽静脉血测血常规、血糖、血脂、纤维蛋白原（FIB）、IL-2、IL-6 及 hs-CRP。其中 TNF-α、IL-2、IL-6 测定采用放射免疫分析法，药盒购自法国 Immunotech 公司。hs-CRP 用免疫透射比浊法在全自动生化分析仪测定，药盒由伊利康生物技术有限公司提供。以上操作严格按照说明书进行。

　　统计学处理：以上各指标均以均数±标准差表示，组间比较用 t 检验，2 组间构成比例比较用 V^2 检验。

观察结果

　　1. 两组血脂、血糖水平比较：痰热型 CAD 患者与非痰热型 CAD 患者相比，空腹血糖（GLU）、总胆固醇（TC）、甘油三酯（TG）、低密度脂蛋白胆固醇（LDL-C）、高密度脂蛋白胆固醇（HDL-C）等指标，2 组间并无显著性差异。

2. 纤维蛋白原（FIB）、白细胞（WBC）及中性粒细胞数目（NEU）比较：痰热型 CAD 患者与非痰热型 CAD 患者相比，WBC 及 NEU 两指标无显著性差异，而 FIB 差异显著。

3. 两组血液 IL-2、IL-6、TNF-α、hs-CRP 水平比较：除 IL-6 外，其余各指标在痰热证组明显高于非痰热证组，差异具有显著或非常显著性统计学意义。

讨　　论

中医认为，冠心病属本虚标实之证，其本虚涉及心气血阴阳亏虚，标实则为痰浊、瘀血、寒凝等，在南方地域，痰浊证十分普遍，而且往往痰郁化热而形成痰热证候。如刘永家统计了南方冠心病患者 382 例，发现挟痰热证候者约占 50%。现代中医研究一致认为，痰证的产生与血脂代谢紊乱有较密切关系，但对于痰热证或痰郁化热之机制缺乏研究。本研究选取了 CAD 患者 82 例，将其辨证分为痰热证组和非痰热证组，发现痰热证组患者中急性冠脉综合征（ACS，包括不稳定型心绞痛和急性心肌梗死）占多数，明显多于非痰热证患者。而目前认为，ACS 主要是由于斑块不稳定性增加所致，炎症是其主要原因之一。这不仅提示痰热型冠心病患者病情、预后的严重性，同时也提示痰热证与体内炎症活动相关联的可能性。进一步研究发现，痰热型冠心病患者体内血脂、血糖与非痰热型患者相比无显著性差异，白细胞及中性粒细胞数目等炎症反应细胞也无显著性差异，而 FIB、IL-2、TNF-α、hs-CRP 等指标在痰热型患者明显高于非痰热型患者，差异有非常显著性意义，IL-6 虽有差异，但缺乏统计学意义。这可能与白细胞及中性粒细胞数等指标并不敏感有关，而 TNF-α、hs-CRP、白细胞介素系统较敏感，这与目前大多数研究结果相一致。目前，冠心病尤其是不稳定性冠状动脉疾病，其炎症被认为是局限于血管内皮及斑块周围，因此，敏感的炎症因子才能反映出其内在的炎症状态，而 TNF-α、hs-CRP、白细胞介素系统以及黏附分子等是目前研究较多的较敏感的炎症指标。

本研究结果提示，冠心病中医痰热证候与体内炎症活动有密切关系，表现在这类患者体内高敏感性炎症因子水平的异常增高，这可能提示冠心病痰热证之实质所在。

254 冠心病痰瘀辨证与相关炎症标志物的关系

现有资料多支持动脉粥样硬化（AS）是一种慢性炎症性疾病，痰瘀互结可导致血管内皮损伤，是疾病发展过程中的病理产物和始动因素。Plutzky 认为从动脉粥样硬化开始到最后结局均有炎症的参与，这包含炎症细胞、炎症因子、内皮对炎症的反应等多种作用，学者刘艳等本研究探讨了冠心病（胸痹）痰瘀辨证与炎症标志物的关系。

对象和方法

1. 研究对象：2006 年 3 月至 2007 年 3 月期间××医院心内科门诊和住院患者共 80 例，其中冠心病患者 60 例，健康志愿者 20 例。冠心病诊断标准参照 1979 年国际心脏病学会和协会及世界卫生组织临床命名标准化联合专业组的报告，辨证标准参照《中华人民共和国中医药行业标准·中医病证诊断疗效标准》，排除糖尿病、感染性疾病或炎症性疾病、肝肾功能衰竭、其他器质性心脏病、严重心功能不全、恶性肿瘤、血液系统疾病。60 例冠心病患者中包含慢性稳定型心绞痛患者 11 例，不稳定型心绞痛患者 35 例，急性冠脉综合征患者 8 例，急性心肌梗死患者 6 例。按胸痹辨证分型标准分为 3 组，非痰非瘀组 20 例，其中男 12 例，女 8 例，年龄（61.4 ± 8.52）岁，病程（7.2 ± 1.3）年；痰凝心脉组 20 例，其中男 13 例，女 7 例，年龄（59.8 ± 7.86）岁，病程（7.1 ± 2.2）年；痰瘀互结组 20 例，其中男 14 例，女 6 例，年龄（60.9 ± 9.23）岁，病程（7.4 ± 1.8）年。另选无心血管病史，体格检查无阳性体征的健康志愿者 20 例作为正常对照组，其中男 11 例，女 9 例，年龄（58.4 ± 9.72）岁。以上 4 组性别、年龄、病程经统计分析均无显著差异（P 均 >0.05）。

2. 研究方法：

（1）血液标本采集及检测：所有患者入院后次日清晨空腹安静状态采静脉血 10 mL，其中 4 mL 直接离心后采用免疫透射比浊法测定血清超敏 C 反应蛋白（hs-CRP）含量，应用德灵诊断产品有限公司 DADE BEHRING 生化仪进行检测，采用德灵公司原装试剂盒。余 6 mL 分装于肝素抗凝试管中，3000 r/min 离心 20 分钟，分离血浆，$-70\ ℃$ 保存。酶联免疫吸附（ELISA）法测可溶性 CD40 配体（sCD40L）的表达，严格按照人 sCD40L ELISA 试剂盒（Bender 公司）操作说明书进行。

（2）统计学处理：应用 SPSS 13.0 统计软件包分析，本实验所得数据均为计量资料，经检验为正态分布资料，结果以 $x \pm s$ 表示，hs-CRP 水平数据为非正态分布数据，用中位数（四分位数间距）表示，各治疗组与正常对照组比较选用 t 检验，各组间两两比较选用 q 检验。非正态分布数据运用秩和检验，多个样本比较用 Kruskal-Wallis test，hs-CPR、sCD40L 水平与冠心病痰瘀辨证之间的关系用 Pearson 相关分析。检验标准以 $P<0.05$ 为差异有统计学意义，$P<0.01$ 为差异有显著性统计学意义。

结 果

1. 各组患者血清炎症标志物的水平：与正常对照组比，非痰非瘀组、痰凝心脉组和痰瘀互结组患者血清 hs-CRP、sCD40L 水平升高（$P<0.05$ 或 $P<0.05$）。

2. 冠心病痰瘀辨证与炎症标志物的相关性：血清 hs-CRP 水平与冠心病（胸痹）痰瘀辨证有相关性，$P<0.05$ 或 $P<0.01$。

讨　论

冠心病属中医学"胸痹心痛"范畴，从中医痰瘀理论与近几十年来的研究结论来看，痰瘀互结证可能是冠心病最重要的实证型之一。痰指痰浊，是人体津液不归正途的病理产物；瘀指瘀血，是人体血运不畅或离经之血着而不去的病理表征。痰和瘀是两种不同的物质和致病因素，但都是人体津血运化失常的病理反映。张广增等研究发现，传统中医理论所认为的瘀血、痰浊等实邪皆可痹阻心脉的理论是合理的，现代医学所认为的 AS、血栓形成等引起的冠状动脉狭窄、阻塞、供血不足等病理变化，不能单纯地以中医血瘀病机阐释，应重视痰浊等瘀血以外的病因对冠状动脉疾病的影响，进一步探讨胸痹的现代医学病理基础、提出针对性较强的治疗方法是下一步研究的方向。冠心病（胸痹）痰瘀互结证病机复杂，病情较重，胸闷、胸痛、肢麻、心悸、舌下脉络瘀张、舌苔腻、脉弦或弦滑、脂质代谢紊乱、糖代谢异常、胰岛素抵抗同时伴有血液流变学异常可作为冠心病痰瘀辨证的参考指标，但对证候的标准化和规范化问题仍需深入研究，并尽量做到量化，使研究具有可比性。

在心血管领域 hs-CRP 的研究报道最多，2003 年美国心脏病学会和美国心脏病学院发表的"炎症标志物与心血管病"的报告中 hs-CRP 被推荐为目前最适宜用于临床的炎症标志物。现认为，hs-CRP 对促进动脉粥样硬化和内皮细胞的炎症反应具有直接的影响。一定浓度的 hs-CRP 能促进巨噬细胞摄取低密度脂蛋白（LDL-C），下调内皮细胞一氧化氮合酶和前列环素的合成，直接上调血管平滑肌 1 型受体，刺激血管平滑肌的迁移、增殖，促进胶原的降解。有报道从前瞻性研究获得的一致性和可重复性材料表明，hs-CRP 作为冠心病的独立危险因素，预测危险性在统计学上优于 LDL-C，不仅对筛查冠心病的高危人群有帮助，对于稳定型心绞痛和急性冠脉综合征（ACS）等心血管事件的患者，hs-CRP 还与病变严重程度和预后直接相关。Arroyo Espliguero 等研究 700 例慢性稳定型心绞痛（SAP）和 125 例非 ST 段抬高的 ACS 患者，随访 1 年发现 hs-CRP 水平在 ACS 明显高于 SAP 患者，与造影狭窄的病变血管支数密切相关。而且在 ACS 患者中，hs-CRP 水平可能是 AS 斑块易损以及冠心病活动的一个标志物。最近一项研究表明，非 ST 段抬高 ACS 患者入院时高水平的 hs-CRP（>7.2 mg/L）对于院内心血管事件的发生具有独立于心肌梗死溶栓治疗血流分级（TIMI）危险评分以外的预测作用，联合 hs-CRP 和 TIMI 危险评分提高后者对预后的预测价值。

CD40-CD40L 系统是免疫反应和炎症反应的枢纽，其高度表达会激发免疫及炎症的瀑布反应，导致动脉粥样斑块的形成和不稳定。血小板内部的 CD40 在血小板激活后迅速转位至血小板表面，被水解成可溶性片段脱落进入血液循环形成 sCD40L。sCD40L 是 CD40L 的活性形式，具有促血栓形成的活性。ACS 患者外周血可溶性 sCD40L 水平明显高于 SAP 患者，提示可能与 ACS 形成有关，并可作为动脉粥样硬化斑块不稳定的标志。检测 sCD40L 水平对冠心病患者的病情判断或预后估计有一定临床意义。sCD40L 水平升高预示着在未来 6 个月内心脏事件发生的风险增加，而且在肌钙蛋白 I（cTnI）阴性、无心肌坏死证据的患者，检测 sCD40L 能进一步发现心脏风险增加的亚群，提示 sCD40L 联合 cTnI，对于死亡和心肌梗死的危险分层有更多的益处。

因此本研究探讨了血清炎症标志物 hs-CRP 和 sCD40L 水平与冠心病痰瘀辨证的关系。有研究显示，血 hs-CRP、D-二聚体、纤维蛋白原、脂蛋白（a）水平可为冠心病痰瘀辨证分型提供依据。研究发现，与正常对照组比，非痰非瘀组、痰凝心脉组和痰瘀互结组患者血清 hs-CRP 和 sCD40L 水平均升高（$P<0.05$ 或 $P<0.01$）；与非痰非瘀组比较，痰凝心脉组及痰瘀互结组患者血清 hs-CRP 水平逐渐升高（$P<0.05$ 或 $P<0.01$），且二者之间的差异具有统计学意义，而 sCD40L 水平略高于非痰非瘀组且两组之间的差异亦没有统计学意义（76.34 ± 21.75 vs 80.01 ± 23.30，$P>0.05$）。相关性分析可见，血清 hs-CPR 水平与冠心病（胸痹）痰瘀辨证有相关性（$P<0.05$ 或 $P<0.01$）。

由此推测，血清炎症标志物 hs-CRP 水平可为冠心病痰瘀辨证分型提供客观依据，同时可为进一步探讨痰和瘀在冠心病中的本质内容和病理特点，以此验证某些中药及配伍组方的疗效，使冠心病（胸痹）从痰瘀论治的内涵更完善和具有针对性。

255   冠心病与炎症反应的中西医临床研究

当前，冠心病（CAD）是危害全球人类健康的最主要疾病之一，我国冠心病发病率 10 年增加 2～3 倍，急性心肌梗死发病率 10 年增加 2 倍以上。动脉粥样硬化是冠心病的主要危险因素。研究表明动脉硬化是一种慢性炎症性疾病。而急性冠脉综合征（ACS）的主要病理基础是炎症在动脉粥样硬化斑块从稳定向不稳定状态的转化。炎症标记物不仅反映动脉粥样硬化斑块的稳定程度，而且是 CAD 危险预测的重要指标。学者徐伟等针对目前临床研究中几种常见的血清炎症标记物如高敏 C 反应蛋白（hs-CRP）、白细胞介素（IL-1、IL-6、IL-8、IL-17 等）、肿瘤坏死因子-α（TNF-α）、可溶性细胞间黏附因子-1（sICAM-1）、可溶性黏附分子 E-选择素（sE-selectin）、基质金属蛋白酶（MMPs，包括 MMP-2、MMP-3、MMP-9 等）的表达水平与冠状动脉斑块稳定性之间的关系做了梳理归纳，并探讨了其诊断或预测严重心血管事件的价值，以及冠心病中西医治疗药物对炎症反应的影响。

现代医学对冠心病炎症反应的研究

1. 冠心病与炎症因子关系：C 反应蛋白（CRP）是一种急性期反应蛋白，是目前研究最多的炎症因子，正常人血清中含量极微，当机体在急性炎症等病理情况下，激活的粒细胞和巨噬细胞产生的细胞因子如 IL-6 等刺激肝脏生成，在急性期可增加 1000 倍。其主要功能为：①激活补体，释放炎症介质。②作用于淋巴细胞和单核细胞受体，促进淋巴因子生成，并促进抑制性 T 淋巴细胞增生，也增强了吞噬细胞的吞噬作用。③抑制血小板的聚集和释放反应，妨碍血小板引起血块收缩。④刺激单核细胞表面的组织因子表达及其他免疫调控功能，CRP 水平与炎症的出现及其严重程度具有相关性，发生损伤后血清迅速升高，疾病恢复后迅速下降，对临床有一定预报作用。

然而 CRP 和病情表现、严重度之间的关系尚不明确。Sentürk 等观察 50 例 ACS 患者发病 48 小时后 hs-CRP 的变化和 3 个月后的重要心血管事件发生情况，心肌梗死患者（STEMI、NSTEMI）和不稳定型心绞痛（UAP）急性患者 hs-CRP 明显升高，但是与病情表现、严重程度之间没有相关性。

IL-6 也是冠状动脉粥样硬化（AS）斑块的重要标志物之一，在急性心肌梗死、不稳定型心绞痛、经皮冠脉介入术治疗和之后的再狭窄都会出现反应性升高。研究发现 IL-8 水平对冠心病的发生也有预测意义，是冠心病的独立危险因素。Hashmi 等观察 58 例冠心病患者，其中稳定型心绞痛 14 例，不稳定型心绞痛 24 例，急性心肌梗死 20 例，另选 20 名健康者为对照组。结果在不稳定型心绞痛和急性心肌梗死患者的 IL-17、IL-6、IL-8、hs-CRP 浓度升高，IL-10 浓度降低。IL-17 与 IL-6、hs-CRP 具有相关性，IL-17 在冠心病患者不稳定状态发展中可能起重要作用。刘虹等观察冠状动脉造影检查确诊的 CAD 患者 176 例，与冠状动脉造影检查未发现异常的对照组相比，从稳定型心绞痛组、不稳定型心绞痛组到急性心肌梗死组，IL-6、IL-8、IL-10、hs-CRP、TNF-α 逐渐升高，差异均有统计学意义。且血清炎症指标水平与冠脉病变累及血管数有关，单支病变组最低，而三支病变组最高，差异均有统计学意义。

sE-selectin 是机体炎症反应的标志物之一，有研究表明，sE-selectin 是反映内皮细胞损伤和血小板激活状态的良好指标，被看作冠心病独立的危险预测因子。但其是否与冠心病病情变化及冠状动脉病变程度有关系，目前尚无定论。Venturinelli 等通过检测冠心病患者 sE-selectin 的浓度变化，试图探讨其与冠心病病情的相互关系。观察不稳定型心绞痛 28 例，稳定型心绞痛 30 例，分别查血中 P-选择素、

血栓素 B_2（TXB_2）和血清素，结果发现不稳定型心绞痛患者 P-选择素、TXB_2、血清素明显高于稳定型心绞痛患者。

MMPs 在动脉粥样硬化斑块内对细胞外基质降解中起主要作用，是造成斑块不稳定的重要原因之一。其中 MMP-9 起着重要的作用，MMP-9 是明胶酶的一种，在动脉粥样硬化损伤处表达及活性增加，降解细胞外基质，加重斑块的炎症反应，促进斑块破裂，在动脉粥样硬化的发生、发展中起着重要的作用。Urbel 等比较 78 例有症状冠心病患者，67 例无症状冠心病患者，需要血管重建 CAD 患者的 MMPs、MMPIs，结果有症状冠心病患者与无症状者相比 MMPs（MMP-2、MMP-9）、MMPIs（MMP1 抑制剂）、CRP、IL-8、IL-10、内皮素（ET）、纤溶酶原活化因子 1 等指标均有明显升高。

2. 药物治疗对炎症因子的影响：近年来，临床试验发现他汀类药物对心血管事件的减少与其降脂作用不成比例，故引起了人们对其非调脂作用的关注。推测他汀类药物治疗除有降脂作用外，还有抗炎及保护内皮功能的作用。

Schuster 等在 GALAXY 临床研究中认为罗苏伐他汀疗效达标能有益于调整炎症因子，减慢动脉硬化进程，提高心血管功能，高风险的患者也能获益，甚至阻止或逆转动脉硬化。罗镝等治疗冠心病患者 100 例，其中常规治疗组 50 例，辛伐他汀治疗组 50 例。辛伐他汀组在常规治疗基础上加用辛伐他汀，每次 20 mg，连续服药 8 周，结果辛伐他汀组患者治疗 5 周、10 周后，可溶性细胞间黏附因子（sICAM-1）、MMP-9 均较治疗前明显降低，并且均呈逐渐下降趋势。而常规治疗组患者治疗前后 sI-CAM-1、MMP-9 水平无明显差别。结论显示辛伐他汀可降低冠心病患者血清 sICAM-1、MMP-9 水平，减轻冠心病的炎症反应，稳定动脉粥样硬化斑块。史晓静等观察年龄>65 岁，经临床和心电图及冠状动脉造影或 CTA 证实为冠心病且符合心房颤动的患者 100 例。在标准心房颤动治疗基础上分别加用阿托伐他汀 10 mg/d，20 mg/d，6 个月后血清 hs-CRP、IL-6、TNF-α 水平较前明显降低，其中 20 mg 组较 10 mg 组降低更明显。这提示阿托伐他汀可以减低老年冠心病合并心房颤动患者血清 CRP、IL-6、TNF-α 水平，并呈量效关系；阿托伐他汀对老年冠心病合并心房颤动患者的炎症状态具有抑制作用，剂量越大，抑制作用越明显。2 组患者心房利钠肽（ANP）水平及左房内径（LAD）治疗 6 个月后均较治疗前降低，且 20 mg 组降低更明显。这说明阿托伐他汀可以改善左心房重构，这可能与其对心房颤动患者的炎症抑制作用有关。

血管紧张素转化酶抑制剂（ACEI）的抗炎机制是通过阻断细胞间黏附因子和细胞因子表达，进而防止 AS 发展和急性冠脉综合征过程中的斑块破裂，目前国内研究较少。Ceconi 等在 PERTINENT 研究中，选取 1200 例患者，治疗 1 年，治疗组用 ACEI 培哚普利。结果培哚普利治疗稳定型冠状动脉疾病研究中证明能减少心血管死亡率和心肌梗死发生率，具有抗动脉粥样硬化作用，且明显降低 TNF-α。

向祚再等观察符合内科学冠心病诊断标准以及冠状动脉造影明确的冠状动脉狭窄患者 65 例。在常规组治疗的基础上加服二甲双胍 0.5 g，2 次/d，连续服用 6 周。治疗前后血清 hs-CRP、TNF-α、心率变异性（HRV）进行对比分析。结论显示在常规治疗的基础上加用二甲双胍可显著降低冠心病患者血清 hs-CRP、TNF-α 水平，改善 HRV。

尤其应该引起注意的是，天然植物中也含有丰富的降低炎症反应的成分，如 Naruszewicz 等选取 44 例发生心肌梗死后且接受他汀类药物治疗 6 个月的患者，治疗组加用野樱桃类水果提取的黄酮类药物，采用双盲、对照、平行实验，结果心血管风险标记物氧化低密度脂蛋白（ox-LDL）、hs-CRP、单核细胞趋化因子（MCP-1）明显降低，平均降低收缩压和舒张压 11/7 mmHg，认为野樱桃类水果提取的黄酮类能明显减轻炎症反应，可作为心脏缺血疾病的二级预防。

另外应该重视某些药物能升高炎症因子，充分斟酌其在治疗中的利弊，权衡使用。如 Waehre 等研究发现血小板抑制剂氯吡格雷能升高急性冠脉综合征患者外周血中单核细胞化学因子的表达，共观察 37 例稳定型心绞痛患者，随机分氯吡格雷组（18 例）与对照组（19 例），7～10 日后，检测发现活化 T 淋巴细胞的表达和分泌（RANTES）、巨噬细胞炎症肽-1、外周血单核细胞（PBMC）、CD62P、CD63 的表达、血小板衍生微粒（PMP）等指标均增加。即使氯吡格雷在冠心病患者治疗中的作用不能否认，但也不要忽视其对炎症反应的不良影响。

3. 经皮冠脉介入术与炎症因子的研究：经皮冠脉介入术对冠状动脉的斑块破坏可能引发剧烈的炎症反应，可能是术后再狭窄和严重心血管事件的原因之一。药物的预防和支架载药可能减弱这种反应。Sukhija 等观察 249 例因急性胸痛做冠状动脉造影的患者，并随访 6 个月的严重心血管事件发生情况。发现炎症标记物（hs-CRP、IL-6、TNF-α）和 CAD 患者血管造影的严重情况没有相关性，而与年龄、性别、糖尿病、高胆固醇和造影所示动脉硬化程度有关，与严重心血管事件发生情况和炎症标记物（hs-CRP、IL-6、TNF-α）也没有肯定的联系。

相反，Caixeta 等观察 40 例支架置入术患者，抽取术后 6 小时、48 小时和 12 周的静脉血，检测炎症标记物 hs-CRP、IL-6、IL-8、TNF-α 浓度，记录 1 个月、3 个月、6 个月严重心血管事件发生情况。发现 IL-6、IL-8 在 6 小时达到高峰，hs-CRP 在 48 小时达到高峰。发生再狭窄的患者相对于未发生再狭窄的患者 48 小时仍有较高的 hs-CRP 水平，6 小时有较高的 IL-8 浓度。Kochiadakis 等对比研究西罗莫司支架（SES）和裸支架（BMS）对炎症因子的影响，观察 81 例稳定的造影提示严重单支狭窄冠心病患者，随机置入 SES 和 BMS，术前 24 小时，术后 24 小时、48 小时、1 个月分别检测 hs-CRP、IL-6、IL-1β、MCP-1，置入 BMS 者 hs-CRP、IL-6、IL-1 升高超过 24 小时，然后保持稳定。而置入 SES 的患者降低到基线以下保持 1 个月；置入 BMS 者 MCP-1 升高保持 1 个月，置入 SES 的患者 MCP-1 稳定减少，48 小时后低于基线水平。因此 SES 能在支架术后 1 个月减轻炎症反应，可能是其减少再狭窄的机制。

中医药对冠心病的炎症反应认识与治疗

现代医学以还原论为指导，认为是局部病变影响到整体机能状态，当局部病变得以控制，整体的病态反应会自然消退，而忽视了整体病变的调节，或者缺乏对整体进行调节的手段。中国传统医学从整体角度说明部分与整体的关系，中医的证反映了整体的有机综合的功能态。辨证就是对于即使是一个局部的病变都要结合全身的情况来考虑，因为整体机能状态也可以影响局部的病理改变。机制研究中可以观察到大都是通过作用于神经内分泌免疫三大调节系统中的激素、细胞因子，从整体的调节而影响局部的特色与优势。

1. 中医对照研究：解华等观察冠心病不稳定型心绞痛患者 34 例，与正常对照组比较，具有抗炎作用的载脂蛋白 A－I（ApoA-I）明显降低，炎症反应标志物 α1－抗胰蛋白酶（α1-AT）明显升高。为预防和早期治疗冠心病心绞痛提供了依据。龙卫平等观察 186 例冠心病患者，发现与健康对照组比较，患者血浆血管性假性血友病因子（vWF）、hs-CRP、P－选择素（CD62P）水平，发现各证型患者血中 vWF 水平高于正常对照组，而阳气虚衰型 hs-CRP、CD62P 显著高于其他各型，且阳虚证型 hs-CRP 异常率最高，提示炎症反应及血小板活化与阳气虚衰型关系最为密切，"阳微"是贯穿整个冠心病病程的主要病机。治疗上应重视益气温阳，可能通过干预炎症反应、改善内皮功能提高中医药治疗冠心病的疗效。

刘建和等观察了丹红注射液和复方丹参注射液对冠心病心绞痛瘀血证患者炎症反应的影响，将 120 例患者分为两组，治疗组给予丹红注射液，对照组给予复方丹参注射液。结果治疗组总有效率 90.32%，明显优于对照组；治疗后两组 hs-CRP 含量均下降；对照组治疗前（4.54±1.35）mg/L，治疗后（2.86±1.06）mg/L。治疗组明显优于对照组（$P < 0.05$）。证明丹红注射液和复方丹参注射液均可减轻冠心病心绞痛瘀血证患者的炎症反应，而前者疗效更佳。

王阶等观察葛兰心宁组和复方丹参片组对冠心病心绞痛患者的影响，葛兰心宁软胶囊是由葛根、黄酮、山楂提取物及绞股蓝总苷组成，具有活血化瘀、通络止痛、化痰降脂及调整血管活性等作用。观察 120 例患者，分为葛兰心宁组和复方丹参片组，每组 60 例。治疗 4 周后，葛兰心宁组和复方丹参片组中医证候总有效率分别为 83.33%、71.67%。本研究显示，葛兰心宁能显著降低冠心病心绞痛患者

CPR 和 IL-6 水平，说明其可以改善其炎症状况，可能与葛根总黄酮具有抗炎解毒作用有关。复方丹参片能降低 CRP 水平，但对 IL-6 无影响。

沈庆乐等观察了心可舒胶囊（组方以丹参、葛根、三七、木香、山楂为主要成分）对急性冠脉综合征患者的作用。选取患者 44 例，服用方法，每日 3 次，每次 4 粒，观察 4 周。结果提示急性冠脉综合征患者与对照组比较 MCP-1 和 hs-CRP 均不同程度升高。经心可舒干预治疗后，MCP-1 和 hs-CRP 均明显降低。

2. 中西医结合对照研究：陈劲云等将 64 例中医辨证为气虚痰瘀阻络证不稳定型心绞痛患者随机分为对照组和心痛灵片治疗组各 32 例进行临床观察，结果治疗组中医临床证候改善、心绞痛缓解及心电图改善总有效率分别为 90.62%、87.50% 和 75.00%，明显优于对照组，心痛灵组治疗后血浆 CRP 含量明显减少，与对照组比较差异有统计学意义。治疗组明显优于对照组。提示心痛灵片能降低炎症反应。

刘剑刚等将 90 例冠心病心绞痛患者分为对照组与治疗组各 45 例，两组均采用常规治疗，治疗组加用血府逐瘀口服液（由桃仁、红花、当归、川芎、赤芍、柴胡等组成），每次 10 mL，每日 3 次。治疗 4 周后，治疗组中医证候总有效率为 79.07%，明显优于对照组的 62.79%，治疗组治疗后 hs-CRP 明显下降。血府逐瘀口服液能改善冠心病心绞痛及抗炎作用。薛连喜等观察血脂康对冠心病并发高脂血症患者 CRP 的影响，将 57 例患者随机分为治疗组（28 例）和对照组（27 例），对照组采用常规治疗，治疗组在常规治疗的基础上给予血脂康。结果治疗 8 周后，治疗组与对照组比较 CRP 明显下降，认为血脂康有抗炎等调脂外作用。

薛金贵等观察 60 例冠心病心绞痛或心肌梗死患者，随机分为对照组（常规西药治疗）30 例和治疗组（常规西药加中药治疗）30 例，方药组成黄连 9 g、枳壳 9 g、清半夏 12 g、陈皮 9 g、茯苓 20 g、竹茹 12 g、丹参 15 g、砂仁（后入）6 g、檀香 3 g、炙甘草 6 g，每日 1 剂，分 2 次口服，14 日为 1 个疗程。结果治疗后两组 hs-CRP 均明显降低，但治疗组降低的幅度大于对照组，说明黄连温胆汤合丹参饮可明显减轻炎症损伤。

林萍等观察 108 例老年冠心病患者，随机分成常规西药治疗组和常规西药加注射用红花黄色素组。结果显示，两组治疗前后 hs-CRP、TNF-α、IL-6 差异有统计学意义，治疗组与对照组相比差异也有统计学意义。说明红花黄色素具有抑制炎症细胞因子表达等多途径抑制动脉硬化损伤。

吴春凤等观察了在西药治疗基础上加服银杏叶 3 个月的冠心病患者血浆 IL-6、TNF-α 水平，发现观察组治疗前与健康组相对比血清 IL-6、TNF-α 差异有统计学意义。观察组治疗前后比较差异有统计学意义。说明银杏叶可能通过减轻冠脉斑块炎症反应起到减轻炎症反应，稳定斑块作用。

郑峰等将 30 例冠心病稳定期患者在他汀类降脂药常规治疗基础上随机分为 3 组，实验组给予新清宁片，对照组分别予丹七片治疗 1 个月，观察 hs-CRP、TNF-α 及血脂水平。结果显示，经治疗后新清宁组 hs-CRP、TNF-α 水平较其他 2 组下降有统计学意义。通过血瘀证计分对比发现，对于 hs-CRP>3 ng/mL 的患者，具有活血解毒作用的新清宁片在改善血瘀状态方面较单纯活血的丹七片有一定的优势，说明新清宁片除通过降低 hs-CRP 水平外，还在改善血瘀状态，辅助综合调脂等方面改善冠心病血管功能。

中医通过辨证和整体观的运用概括了产生疾病的各方面因素和条件，并参考不同体质，辨证施治，形成了中医药的一大特色。根据中医辨证，采用活血化瘀、理气化痰等治疗对冠心病过度炎症反应等局部的病变有显著改善作用，需要进行更深层次的研究。

256　中医干预冠心病炎症因子研究

　　近年来，冠心病的发病率逐年增高，已成为我国居民的主要死亡原因。在动脉粥样硬化（AS）形成的早期、发展以及斑块破裂乃至最终血栓形成的全过程都有炎性因子的参与。介导冠心病发生的炎性因子有 C 反应蛋白（CRP）、肿瘤坏死因子- α（TNF-α）、白细胞介素- 6（IL-6）、P 选择素、趋化因子、黏附因子、基质金属蛋白酶- 9（MMP-9）、核因子 κB（NF-κB）等，其可通过各自作用或相互协同共同介导冠心病炎症。冠心病属于医学"胸痹""真心痛"等范畴，中医药在改善冠心病患者临床症状、降低炎性因子、改善患者预后方面效果明显。学者张美荣等对中医药干预冠心病炎症因子的研究做了梳理归纳。

中医对冠心病炎症反应的认识

　　1. 痰瘀致病理论：痰瘀致病理论与冠心病炎症反应的讨论最为多见。《症因脉治》云："心痛之因……痰凝血滞。"饮入于胃，素体脾气虚弱，脾不散精，聚津为痰，实邪产物阻滞气机，血行不畅，血脉壅塞，由痰致瘀；《金匮要略》云"血不利为水，水聚则成痰"，讲述由瘀致痰过程，久而形成痰瘀互结之证，发为胸痹。现代医学对痰瘀互结解释为痰浊为脂类代谢异常，瘀血为微循环血流障碍，因脂类代谢异常，引起炎性因子释放，血流动力学减慢，氧自由基增加，造成脂蛋白过度沉积，血管内皮损伤，导致 AS 发生均属于痰瘀互结范畴。胸痹中医证素、证型分布与炎症因子具有一定相关性，陈宏晶研究胸痹中医证素积分与 IL-6 关系，发现痰瘀互结组中医证素积分最高，有痰组高于无痰组，有瘀组高于无瘀组。韩轶调查 252 例冠心病患者中医证型分布与 CRP、同型半胱氨酸（Hcy）关系，发现 CRP、Hcy 在心血瘀阻组、痰阻心脉组明显升高。刘建勋通过构建小猪痰瘀互结模型，发现小猪血清炎性因子 IL-6、TNF-α、超敏 C 反应蛋白（hs-CPR）在第 0 周、第 2 周、第 6 周、第 10 周呈逐渐增高趋势。因此痰、瘀与冠心病炎症因子密切相关。

　　2. 热毒致病理论：《素问·刺热》云"心热病者，先不乐，数日乃热，热争则卒心痛"，则其原因心为阳脏，易生火热，热扰心神，血脉受损，或由于患者素体阴虚或是肝火旺盛，肝郁化火，形成实热或是阴虚体质，或是喜食肥甘厚腻之品导致体内痰浊之毒滋生，加上体内脂毒、瘀毒等蕴而化热，变生热毒，热毒损伤血脉，发为胸痹。中医之毒分有内毒、外毒之分，内毒主要是经人体自身新陈代谢产生的病理产物；外毒指感受六淫之邪或现在狭义"有毒"之物或现代医学中的细菌、病毒、支原体、衣原体等微生物。马素豪认为介导冠心病发生的炎性因子是中医毒的主要生物学基础。现代医学也将各种炎性因子的释放、血管活性物质的表达、血栓形成、毒性氧自由基释放、脂类物质沉积归于中医内毒和外毒的相互作用。因中医热毒产生的一系列病理变化可导致斑块易损，有学者研究发现炎性斑块的温度较非炎性斑块的温度升高，因此将动脉斑块组织温度升高作为斑块易损的预测价值之一。

　　3. 心阳虚衰理论：《黄帝内经》云"血得寒则涩不能流，温则消而去之"，指出寒邪使血脉凝滞不畅。张仲景也概括其病机为"阳微阴弦"。"阳化气，阴成形"，张景岳将其注解为"阳动而散，故化气；阴静而凝，故成形"。现代中医学者认为在炎症因子介导 AS 形成的全过程中，无论是炎症细胞浸润，还是脂质物质沉积，乃至最终斑块形成，都可以看成是阳不化气，有形的阴邪产物太过导致的。因此阳气旺盛，会促进斑块消散，阳气不足会加重炎性因子聚集。

　　4. 气阴不足理论：《黄帝内经》云"年过半百阴气自半"，"心主血脉"，心气不足，不能推动血液在脉管中运行，久而成瘀，不通则痛；气属阳，血属阴，心血不足，不能濡养心脉，不荣则痛，久而发为胸痹。"正气存内，邪不可干"，气有推动和防御等功能。气虚不能防御外邪，导致人体免疫系统受到侵犯。当脂类物质因为代谢异常沉积于血管内皮时，为了清除内皮基质沉积的脂蛋白，单核细胞在内皮细胞牵引下在动脉壁转化为巨噬细胞，激活了血管的一系列炎症，因为气虚不能鼓邪外出，所以加重动脉血管炎症。气虚推动无力时，血脉瘀阻，血流动力学减慢，导致脂类物质过度沉积于血管内皮，加重AS形成。

中医药抗冠心病炎症的作用机制

1. 下调 NF-κB 信号通路活性：NF-κB 是介导冠心病炎症反应的主要转录因子。NF-κB 可促进趋化因子、黏附分子、炎性因子、巨噬细胞集落刺激因子、金属蛋白酶等多基因的表达与转录。中医药可通过降低 NF-κB 信号通路活性，降低该通路炎性因子表达抗冠心病炎症。白藜芦醇是从花生、葡萄、桑椹中提取的多酚类化合物，研究发现白藜芦醇抗炎机制在于可阻断 NF-κB 上游激酶 IKB 蛋白磷酸化，减少 NF-κB P65 释放，抑制该通路下游 TNF-α 和 IL-6 释放，减缓 AS 进展。

2. 减缓血流动力学、防止血栓形成：研究表明冠心病血流动力学的改变，血栓的形成都有炎性因子参与。IL-6 可与 TNF-α 产生协同作用，形成的免疫复合物沉积于血管内皮，促进血栓形成；P 选择素是细胞黏附分子中的主要贮存于血小板 α 颗粒和内皮细胞 Weibel-Palade 小体内的选择素家族，是血小板活化的标志性炎性物质，其主要起黏附作用，其可促进单核细胞向内皮细胞黏附，加重炎症反应，也可促进血小板黏附，形成血栓，是导致 ACS 的主要炎性因子。黄芪多糖是从黄芪中提取的有效成分，黄芪多糖的抗炎机制在于降低冠心病患者 P 选择素水平，减缓单核巨噬细胞和血小板黏附于内皮细胞，抑制血栓形成，同时可降低 TNF-α、IL-6 分泌。

3. 保护血管内皮，抑制炎症连级反应：一方面 TNF-α 可通过不同途径诱导血管内皮细胞、血管平滑肌细胞损伤；另一方面脂蛋白沉积血管内皮造成血管内皮损伤，血管内皮损伤可刺激血液中单核吞噬细胞系统产生大量的炎性标记物，二者的相互作用形成恶性循环，因此抑制炎症连级反应对保护血管内皮尤为重要。丁志欣发现血府逐瘀药物抗炎机制在于降低经皮冠脉介入术（PCI）术后患者血管活性物质内皮素-1水平，保护血管内皮，同时降低 IL-6、IL-18、hs-CRP 对血管内皮炎症刺激，改善心肌缺血。

4. 稳定斑块，防止斑块破裂：斑块内炎症是斑块不稳定性的主要诱因。基质金属蛋白酶-9是巨噬细胞分泌的用来合成与降解细胞外基质（ECM）的蛋白水解酶，ECM 包含的 Ⅳ 型胶原成分是粥样斑块基底膜和纤维帽的重要组成部分，MMP-9 使平滑肌细胞和单核细胞更容易向粥样硬化斑块聚集，其过度表达会导致斑块破裂，ACS 发生。研究发现中药天香丹的抗炎机制在于减少 MMP-9 对动脉斑块纤维帽降解，起到稳定斑块作用。

中医药干预冠心病炎症因子

1. 中药复方辨证论治：临床上患者往往不是某个单一的中医证型，而是病机复杂，中药复方可根据患者临床症状随症加减，因此应用较为广泛。"气行则血行，气滞则血瘀"，王永智针对气虚血瘀证冠心病患者，自制益气祛瘀方，研究发现应用益气祛瘀方后炎症因子 S100 钙结合蛋白 A8/A9 复合物、NF-κB 降低更为明显。吴连红针对气阴不足、血脉瘀滞患者自制益气养阴活血汤，发现治疗组在西药基础上联合益气养阴活血汤较对照组炎性因子可溶性白细胞分化抗原 40 配体、IL-18 和 IL-6 降低更为明显。安冬青教授针对秽浊痰阻类冠心病患者采用避秽化痰通络法自制天香丹（芳香新塔花、丹参、降香、红景天），临床研究发现应用天香丹后冠心病患者心绞痛发作次数明显减少，IL-1β 和 TNF-α 也下降更为明显。宋强以益气温阳活血为总的治疗大法，佐以少量黄连、黄芩，自制益气活血清热解毒汤，研究发现应用该方之后，PCI 术后患者血清 hs-CRP、IL-6、TNF-α 下降更为明显，凝血指标、血液黏稠度均有所改善。魏秀春研究清热解毒中药对 PCI 术后冠心病炎症因子的影响，分别在第 1 日、第 7 日、第 14 日抽取治疗组（西药＋辨证施治方＋清热解毒中药）、对照组（西药＋辨证施治方）血清 hs-CRP，发现应用清热解毒中药患者 hs-CRP 下降更为明显。

2. 中药针剂：心脉隆注射液主要是从昆虫蟑螂中提取的主要成分，研究发现实验组（心脉隆注射液＋硝普钠）治疗冠心病总的有效率 88.33％，炎症因子 hs-CRP 显著下降，患者心功能改善明显。大株红景天注射液是以植物红景天为主要成分制成的针剂，石惠荣分别在第 1 日、第 1 周、第 2 周抽取治疗组（大株红景天注射＋西药常规）、对照组（西药常规）冠心病患者血清 hs-CRP、单核细胞趋化蛋白-1，发现治疗组炎性因子下降趋势更为显著。高宪玺发现以丹参为主要成分的丹参注射液（A 组）、丹红注射液（B 组）、丹参酮 ⅡA 磺酸钠注射液（C 组）均可不同程度减轻冠心病患者心肌缺血症状，炎性因子 CRP 下降程度 A 组＞B 组＞C 组，其结果的不同可能与丹参的主要成分有关，但三组均具有抗炎作用。

3. 中成药与中药单体：中成药因为起效较慢，中药单体多见于基础研究，因此二者临床应用较少。研究发现以丹参为主要成分的复方丹参颗粒，复方丹参胶囊，复方丹参片与复方丹参滴丸，均可不同程度地降低冠心病心绞痛患者炎症因子 hs-CRP、IL-6、脂蛋白相关磷脂酶 A2 及可溶性细胞间黏附分子-1 水平。吴以岭院士在大量虫类药基础上加上人参、降香等药物组成具有补气活血通经络的通心络胶囊，邓丽立等研究发现应用通心络胶囊后，冠心病患者血脂（TC、TG、LDL-C）、炎症因子（TNF-α、IL-6、hs-CRP）下降更为明显。麝香保心丸具有芳香通络作用，谭昕等研究发现应用麝香保心丸治疗后，炎性因子 IL-6、hs-CRP、VCAM-1、MMP-9 降低明显。红花提取物红花黄色素、姜黄的主要提取物姜黄素、黄连提取物黄连素均具有抑制心肌炎症作用。黄芩的主要成分为黄芩苷，刘向群研究发现经黄芩苷处理后大鼠主动脉斑块内炎性因子 NF-κB 分泌减少，镜下观察动脉粥样硬化程度较模型组减轻。

257 从抑制炎症反应析中医干预冠心病新视角

动脉粥样硬化（AS）是冠状动脉粥样硬化性心脏病（简称冠心病）的病理基础，但 AS 发病机制尚未明了，存在脂源性学说、致突变学说、损伤应答学说（即炎症学说）、受体缺失学说等假说。近年来，在抗血小板治疗之外，临床上冠心病基础药物治疗的焦点主要集中于不断降低 LDL-C 目标值。学者李思铭等总结了相关中医药研究，旨在为从"干预炎症反应"角度发挥中西医优势互补效应治疗冠心病展示新的视角。

炎症可能是冠心病新的治疗靶点

早在 1999 年，Ross 就提出了 AS 是一种炎症性疾病，炎症贯穿了 AS 从脂质条纹形成、进展乃至斑块破裂出血等各个阶段，各种因素激活免疫炎症细胞后，使其分泌多种炎症因子，导致斑块破裂出血，炎症反应在 AS 以及心血管事件的发生中起着重要的促进作用。随着冠心病领域研究的不断深入，不少学者认为，除脂代谢异常外，AS 最有前途的干预靶点是炎症。参与 AS 疾病炎症过程的主要有细胞成分（如单核细胞、巨噬细胞和淋巴细胞、血管内皮细胞、血管平滑肌细胞、血小板等），促炎因子（如 TNF-α、IL-1、IL-6、血管紧张素-Ⅱ、γ 干扰素、内皮细胞黏附分子- 1、细胞间黏附分子- 1 等）和炎症标志物如 C 反应蛋白（CRP）等。多项前瞻性试验和流行病学调查发现 CRP/超敏 C 反应蛋白（hs-CRP）水平主要反映冠状动脉粥样硬化斑块的稳定性，与急性心血管事件发生密切相关，是目前最公认的炎症标记物，也是心血管事件的独立危险因素。CRP 可诱导内皮细胞表达细胞黏附分子、IL-6 和内皮素-1（ET-1）等，同时上调巨噬细胞摄取 LDL-C，抑制一氧化氮（NO）生成和血管再生，上调血管平滑肌血管紧张素- 1 受体表达并抑制内皮细胞释放前列环素，这些都与 AS 的发生发展和斑块破裂直接相关。试验结果发现，在无高脂血症而 hs-CRP 水平升高的患者中，随访 1.9 年，与安慰剂对照，他汀治疗（瑞舒伐他汀）降低 hs-CRP 37%，可显著减低大血管事件发生率。IL-1β 是 IL-6 的上游因子，通过 IL-6、CRP 发挥致 AS 作用。最新发表的随机双盲安慰剂对照临床试验 CANTOS 研究发现 IL-1β 单克隆抗体可降低 hs-CRP 水平和复合心血管事件。该研究首次验证了心血管疾病炎症学说，并肯定了炎症在 AS 中的作用。试验入组既往心肌梗死病史且 hs-CRP≥2 mg/dL 患者 10061 例，与安慰剂组进行对照，治疗组分别给予 50 mg、150 mg、300 mg IL-1β 单克隆抗体卡那单抗皮下注射，每 3 个月 1 次，中位随访时间 3.7 年。所有入选患者的基线 hs-CRP 水平为 4.2 mg/dL，LDL-C 为 82 mg/dL，随访结束后，低、中、高 3 个剂量组 hs-CRP 水平分别比安慰剂组多降低了 26%、37% 以及 41%，LDL-C、HDL-C 与基线比较无明显变化，TG 增高 4%～5%。其中 150 mg 卡那单抗组复合心血管事件（包括心血管死亡、非致死性心肌梗死、非致死性脑梗死）风险较安慰剂组降低 15%。《美国心脏病学会杂志》刊发评论文章指出：我们进入了一个以炎症为靶点治疗心血管疾病的时代。当然，卡那单抗在治疗之外也会带来一些问题，比如可引起中性粒细胞、血小板减少，并使致命性感染的风险增加。此外，该药价格昂贵，使其临床应用受到限制。另外，卡那单抗仅阻断了 IL-1β 一条通路，并不能完全抑制炎症，这可能是其能降低复合心血管事件但未能降低心血管死亡率的重要原因。

中药抗炎干预冠心病

冠心病属中医学"胸痹""心痛"范畴，血瘀证是临床最常见的中医证候。然而，血瘀及活血化瘀机制虽涉及血小板聚集、活化、血液黏稠度、凝血活性、血栓形成等诸多方面，但却不能很好地解释冠心病病理过程中的炎症介质、内皮损伤、氧化应激、组织坏死等现象。基于此，陈可冀院士研究团队率先提出"瘀毒致变"病因假说，指出血瘀是贯穿于冠心病发展过程的中心环节，也是稳定期患者的基础病理状态。若瘀久化热、酿生毒邪，或从化为毒，可致瘀毒内蕴，如迁延日久、失治误治，则正消邪长，一旦外因引动、蕴毒骤发，则蚀肌伤肉，进而毒瘀搏结、痹阻心脉，导致病情突变，出现不稳定性心绞痛、急性心肌梗死、心源性猝死等急危重症。在此基础上，通过大样本队列研究加以验证，并建立了冠心病稳定期因毒致病辨证标准，进一步丰富完善了冠心病"瘀毒"病因理论体系，也为中药抗炎治疗冠心病奠定了理论基础。

相关基础研究发现，活血解毒或清热解毒药物如酒大黄、穿心莲提取物、小檗碱、黄芩苷等都具有抑制炎症反应、减轻心肌缺血、稳定 AS 斑块的作用。在临床研究方面，试验也发现丹红注射液和复方丹参注射液、红花黄色素、血府逐瘀口服液、新清宁片等在改善冠心病心绞痛的同时可减轻患者的炎症反应。

活血化瘀中药在冠心病中被广泛应用，其中尤以丹参制剂研究最为深入，丹参的化学成分和生物活性被广泛地研究。超过 30 个脂溶性成分和 30 个水溶性成分从丹参中被鉴别和分离出来。丹参酮 II A (TS) 是丹参中分离出的有效活性中最活跃的成分。李思铭既往基础研究比较了活血解毒中药和单纯活血、解毒中药的抗炎稳定斑块作用，结果显示，兼具活血解毒作用的大黄醇提物、虎杖提取物和丹参酮均具有较好的疗效。另有研究显示，TS 具有很强的抗炎作用，包括对冠心病的慢性炎症。有研究以斑马鱼为动物模型，通过观察药物对降低嗜中性粒细胞计数的作用来筛选抗炎化合物，发现在数千种化合物中，TS 降低嗜中性粒细胞计数的作用最强，认为 TS 可能具有较强的抗炎作用。虽然该报道并非冠心病领域的研究，但也反映出 TS 具有较好的抑制炎症效果。

为验证 TS 能否降低血清 hs-CRP 和其他炎症因子水平以及停药后是否还有持续效应，李思铭采用前瞻性、随机、开放、盲终点临床设计方法开展了一项小规模的临床随机对照试验。hs-CRP＞3 mg/L 是心血管事件独立的相关因素，与＜1 mg/L 比较，发生冠心病的危险性超过 60%，水平在 3～10 mg/L 之间，心血管事件发生率会明显增加，而 hs-CRP＞15 mg/L 则为发生感染的可能性更大，故研究选取了 3 mg/L＜hs-CRP≤15 mg/L 的不稳定型心绞痛/急性非 ST 抬高型心肌梗死患者为研究对象。将患者随机分为对照组（阿托伐他汀 20 mg/晚）和治疗组［阿托伐他汀（20 mg/晚）＋丹参酮 II A 磺酸钠 (STS, 80 mg/d)］，疗程为 14 日，停药后随访 1 个月。所有入组的患者均排除患感染性疾病，并禁止使用抗生素及清热解毒中药。结果发现，治疗 14 日后，两组 hs-CRP 及炎症因子水平均较入组降低，治疗组 hs-CRP（1.72 mg/L）水平低于对照组（3.20 mg/L，$P=0.0191$），IL-6、单核细胞趋化蛋白-1 (MCP-1)、可溶性抗原 CD40 配体 (sCD40L) 水平亦低于对照组（$P<0.05$，$P<0.01$）；治疗组心绞痛症状、血瘀证积分缓解较对照组更为明显（$P<0.01$）。随访 1 个月，治疗组 MCP-1 水平仍然较对照组低，证明 STS 对 MCP-1 的抑制作用仍然持续。研究结果提示 STS 可能通过进一步降低 hs-CRP、IL-6、MCP-1、sCD40L 水平，稳定 AS 斑块，从而改善心绞痛症状。其中 STS 对 MCP-1 的降低作用最显著。研究首次证明了 STS 对 MCP-1 抑制作用的持续性，提示 STS 具有较好的抗炎及缓解心绞痛症状的作用，为从抗炎角度干预冠心病提供了治疗选择。

长期以来，炎症与冠心病的研究主要停留在基础实验水平，相关临床研究结果并不理想。一些临床试验证实某些药物有抗炎作用但可能给冠心病患者带来不利，或并不减少心血管事件，使基于炎症理论的干预措施未能真正实现突破转化而应用于临床。而 IL-1β 抑制剂卡那单抗是目前唯一证明抗炎改善心血管预后的临床研究。随着 CANTOS 试验的发表，冠心病的炎症机制将会越来越受到认可及重视。针对目前冠心病强化药物治疗后仍有较高心血管事件残余风险的现状，中医药具有抗炎、抗血小板、调脂、保护内皮、改善微循环及抗心肌缺血等心血管多效性，在未来治疗 AS 性心血管疾病领域显示有良好前景。上述的丹参酮临床试验无疑为以"干预炎症反应"为切入点、发挥中西医优势互补效应提供了新的视角。

258　基于炎症反应中医干预支架内再狭窄的思考

经皮冠脉介入术（PCI）是冠心病治疗领域的重大突破。但介入治疗潜在的诸多问题，如支架内再狭窄（ISR）就是目前制约介入治疗远期发展的重要因素，也是诸多临床医师和研究学者充分关注的课题。现代诸多根据介入治疗相关的并发症及其机制研究证实，炎症反应是血管内再狭窄发生的核心机制之一，且作为主要研究因素备受关注。因此，推论从抗炎的角度筛选有效中药对炎症反应网络中的一些关键因素进行有效干预，可达到连锁反应的效果，被认为可能是 PCI 术后 ISR 治疗的有效途径。但就目前针对抗炎治疗的有效西药与技术的开发研制依旧不尽如人意，所以研究者将目光转向了具有多靶点治疗，可根据病因辨证论治的中医药研究，争取开创 PCI 术后 ISR 治疗的新局面。中医药对 PCI 及其术后 ISR 的研究较晚，现代中医学将 PCI 术后 ISR 主要归属于"胸痹、心痛"范畴论治。诸多研究揭示 PCI 术后再狭窄机理的中医证素要点、中医药治疗的作用机制及有效方药，显示了中医药治疗干预 ISR 的广阔前景。学者邹国辉等从病因病机的认识、作用机制和治疗方法等方面做了归纳总结。

中医学病因病机认识

支架内再狭窄，中医学认为其病位在心之脉络，PCI 术后炎症反应类似于中医学"毒邪侵袭"概念，因毒邪致气机功能失调，脏腑虚损，形成痰凝血瘀之症。毒邪、痰浊、血瘀相互为用，损坏脉管，血脉凝痹，而至狭窄，属本虚标实之证。

1. 毒邪学说：毒邪致胸痹病的内容早在《黄帝内经》中就有记载。现代研究证实，毒邪与炎症密切相关。血管再狭窄过程中炎症瀑布级联反应等同于毒邪致病反应。从中医学的角度来讲，毒有蕴积不解，迁延难愈的特点，或兼夹瘀血、痰饮、积滞等病理产物，凝聚作用于脉道，致脉道不利，血脉凝痹，而至狭窄，损伤脏腑导致病情加重。

这就是血管再狭窄的中医证候动态演变规律。"毒瘀互结"是血管再狭窄的中医发病关键，毒瘀搏击于脉络，络脉瘀阻，影响气血运行，发生胸痹心痛。

2. 血瘀学说：PCI 术后 ISR 的中医药研究始于 20 世纪 90 年代。陈可冀认为 PCI 术后 ISR 在中医学属"血瘀证"范畴，如胸痹心痛证型中"心脉痹阻""心脉不通"，病机是机械性、外源性损伤血管内膜所致瘀血阻滞于血脉。因此，血瘀乃 PCI 术后 ISR 最基本的病机。同时，机械性、外源性损伤血管内膜也致炎症反应，释放炎症因子，由于炎症因子释放会致毒，进而影响脏腑气机功能失调，血滞聚集血脉而为瘀。因此，血脉瘀阻贯穿于胸痹心痛发生发展的全过程，宜采用活血化瘀法"通络"治疗，预防再狭窄。徐浩等认为血瘀程度与冠脉病变复杂程度呈正相关性，指出血瘀证是影响 ISR 发生的重要因素。因此，血瘀学说为中医药防治 ISR 开辟了一个新视角。

3. 痰瘀学说：再狭窄是中医学"脉络瘀阻"概念，支架损伤血管，造成内膜增生，又类比中医"痰"的概念，故 ISR 的发生发展就是中医痰瘀互结动态演变的证候疾病。该类疾病一般病程较长，痰、瘀、毒日久酿成痰浊、痰瘀、毒浊、瘀浊、毒瘀，可损坏脉管，血脉凝痹，形成狭窄，尤其当三者相互胶结、相互为用，脉管壅塞更为突出，对脉管的影响进一步加剧，最终导致再狭窄的发生。痰浊、瘀血常常是相兼为病，交互为患，致病情缠绵难愈。"瘀血既久，化为痰水"是古人对痰瘀互结为患的高度概括。现代研究证实痰瘀互结是炎症的基本病理特征。张文高等认为"气阴两虚、血瘀痰阻"是心痛与 PCI 术后 ISR 二者共有病机，而 PCI 术后 ISR 患者常表现为胸闷、心悸的血瘀征象，舌质暗红，苔腻等痰瘀互结征象。痰浊、血瘀等病理特点在冠心病及其并发症病程中越来受到重视，成为不可忽视的因素。因此，临床应确立"益气养阴、活血祛瘀、化痰通脉"为基本法则治疗支架内再狭窄。

中医药辨证治疗

痰瘀、毒邪参与了冠心病 PCI 术后再狭窄的炎症反应进程，因此清热解毒、祛瘀化痰始终贯穿于防治再狭窄之中。

1. 从毒、瘀论治：ISR 是"毒瘀互结于内"所致，是为毒邪致病，脉络瘀阻。PCI 术后机械性损伤血管致内膜增生的病理反应与胸痹心痛的"心脉痹阻"证型，在病机认识上有异曲同工之妙，皆属于"瘀血"所致。治疗应以"内生毒邪"或称之为"炎症反应"为切入点，确立解毒活血为法则，揭示中药干预 PCI 术后炎症反应网络的作用机制，从而达到防治 ISR 的目的。诸多研究证实解毒活血法防治 ISR 的有效性。学者运用由大蒜、水蛭、大黄组成的安替瑞丝方治疗 PCI 术后患者，发现该药能显著改善患者心绞痛症状，降低复发率，进一步提示该药可作用于再狭窄的发生。ISR 乃综合因素作用为患，但瘀血形成致脉络阻滞被认为是络病形成的病理基础，因此活血化瘀应贯穿于 ISR 治疗全过程。以中医学"血瘀理论""络病理论"为基础，对 PCI 术后 ISR 的发病机制及中医药干预等问题加以探讨，突显中医药标本兼治、辨证论治的优势所在。徐浩等提出 ISR 的形成与血瘀证有密切关系，主张以活血化瘀治疗，并探讨了血府逐瘀汤及芎芍胶囊防治 ISR 的有效性。在临床中发现，对瘀血的调理治疗，已经取得较为确切的疗效，比如通心络胶囊、银杏叶滴丸等，有的患者一周即缓解，而瘀血较重者，坚持服用较长时间亦可缓解。可见，从瘀论治冠心病具有较为重要的临床意义。

2. 从痰论治："胸痹"属于本虚标实之证，脏腑虚损为本，痰浊血瘀为标。支架术后疾病的产生实为邪气侵袭脏腑，致津液气血运行受阻，痰瘀互结于脉道所致。之所以发生再狭窄，是因为邪实正虚不能彻底清除病理产物，而致痰瘀痹阻心络，故其治疗根本应为"祛邪"，邪去则正安。故建立"益气活血、化痰通脉"为法则治疗 PCI 术后 ISR。丁邦晗等研究发现再狭窄患者的痰浊证候较无再狭窄患者明显，提示津液凝聚、痰浊为患可能是中医认识 PCI 术后 ISR 的关键病机。在临床中运用祛痰法，如用温胆汤或导痰汤加减运用于临床，收到一定效果。但需要指出的是，祛痰疗程比较长，往往需要一个月甚至两三个月的时间，需要与患者耐心沟通，提高其依从性。

3. 从虚、瘀论治：PCI 影响机体内环境，损伤血管，脏腑虚损为患，影响气血津液运行，加之"瘀血不去，新血不生"，进一步加重血瘀，导致管腔狭窄加剧。结合众多学者研究分析，我们认为，"气虚血瘀"是大多数 PCI 术后 ISR 发生发展的病机演变关键。聂恒浩等通过中医对 ISR 的病因病机分析，结合益气活血化瘀的中药预防冠脉成形术后再狭窄的实验及临床研究，总结了中药在预防再狭窄方面，具有抑制血小板聚集、防止血栓形成、减轻血管重塑的作用。因气虚血瘀致 PCI 术后 ISR 产生，治疗以活血化瘀为主，辅以扶正。中医药治疗通过多途径、多靶点的整合作用而起效，所以采用中医药预防冠脉成形术后再狭窄具有很大优势。在临床中观察到气虚与血瘀往往相互为患，益气活血中药在临床中颇有良效。如生黄芪补气升阳而不滞，川芎活血行气，乃"血中气药"，丹参活血化瘀，有"一味丹参，功同四物汤"之说等。

4. 从虚、热、毒、瘀论治：《素问·阴阳应象大论》云"治病必求于本"。正确认识虚、瘀、热、毒证候要素在 ISR 发生发展过程中的作用，完善和丰富病机理论，兼顾标本，辨明缓急，提高临床疗效，有助于防治再狭窄。临床中观察到炎症反应以热毒、痰瘀等形式贯穿于 PCI 术后再狭窄的发生发展过程中，胸痹为本虚标实之证，不可一味攻伐，治疗中应辨明邪正虚实，标本兼治。临床实践中，应处理好补虚与祛邪的关系，使补而不滞，解毒邪、祛痰瘀而不伤正，使脉道通畅，改善再狭窄状态。PCI 术后 ISR 病因病机同时伴见虚、瘀、热、毒者，应标本兼治，确立"扶正祛邪"治则。结合相关研究，我们推论 ISR 是以正气虚弱，毒瘀阻络为主要病理特点的病变，可确立益气活血解毒法为治疗本病的主要方法。临床中依据患者 PCI 术后时间分阶段治疗：首先在 PCI 术后 0～3 个月中，主要针对

PCI 术后血管内膜损伤而引起早期（急性及亚急性）血栓形成及局部炎性因子活跃，炎症反应较剧烈等机理，综合本虚标实的病机因素，治以清热解毒、凉血活血；其次在 PCI 术后 3 个月以上，主要针对慢性炎症所致内膜增生及再狭窄，考虑患者正气不足等本虚体征开始出现，治则以益气活血、清热凉血为大法。解毒活血法防治血管再狭窄的作用受到了广泛关注。研究认为立活血化瘀、清热解毒为法，对中医药干预炎症反应、预防治疗 ISR 疾病的机理具有一定的研究价值。"毒瘀互结"是血管再狭窄的主要病机，运用自拟的解毒活血方治疗冠心病介入后心绞痛患者获得比较肯定的疗效，改善了一些患者支架术后临床不适症状，大大缓解了患者的身体痛苦和心理压力。

现代医学作用机制研究及中医药干预措施

1. 抑制血管平滑肌细胞增殖：血管平滑肌细胞（VSMC）增殖和移行是 ISR 产生的关键环节，是血管新生的主要因素。支架引起血管内膜损伤，引发初始炎症反应，VSMC 迁移和增殖，从而引起血管内膜增生，形成再狭窄。炎症表达亢进，激活、毒害组织细胞，加之异物的存在，对血管壁反复、持续的慢性刺激，形成慢性炎症，即非可控炎症。

我们推论，对炎症因子的表达进行有效的介导，调节炎症因子释放，从而抑制 VSMC 增殖和移行，是减少 PCI 术后 ISR 发生的有效途径，而中药能干预 VSMC 增殖过程中参与的诸多因素，如直接抑制 VSMC 增殖、对细胞因子和生长因子的调节及抗凝作用等等。吴露等研究证明使用补阳还五汤提取物可显著抑制 VSMC 增殖，主要表现为抑制炎症细胞的黏附和迁移趋化性能。血府逐瘀汤具有活血化瘀、养血通络功效，能改善微循环、舒张血管、调节凝血和抗凝系统、防止血栓形成及抑制结缔组织增生等作用，可直接抑制 VSMC 的增殖。内皮细胞损伤是 ISR 的始动因素，由此所造成的一系列的病理变化均能导致 VSMC 增殖移行。研究证实绞股蓝总皂苷通过促进内皮细胞（EC）合成（释放）一氧化氮（NO）抑制增殖。活血化瘀药的抗凝作用影响多个环节，如丹参、益母草对凝血过程中凝血活酶的形成、纤维蛋白的形成均有作用。

2. 抑制炎症级联反应：PCI 术中支架植入后立即引起机体代偿反应，即局部炎症反应。研究表明支架植入后 10～15 分钟，在其局部血管可以观察到白细胞募集，白细胞、血小板和被损伤的冠状动脉内皮细胞可发生一系列功能和结构改变，随后导致局部炎症产生，细胞表面多种炎症因子活跃，炎性标志物升高，可作为启动炎症瀑布的早期标志物，随即可诱发全身的炎症反应，使得炎症效应进一步扩大，包括初始性和继发性炎症反应，类似中医证候演变的动态变化。

我们推论，从抗炎的角度筛选有效中药对炎症反应网络如诱因、介质、黏附因子等进行有效干预，达到连锁反应的效果，可作为干预 ISR 疾病重要的切入点和具有较大潜力的研究方向之一。研究证实具有活血化瘀、清热解毒功效的中药复方对炎症反应有一定作用；研究也证实四妙勇安汤能抑制 PCI 术后炎症反应，对于急性冠脉综合征有较好疗效。毛丽娜观察三黄泻心汤和二陈汤加减化裁而来的清热解毒祛痰中药（黄芩 15 g、黄连 8 g、法半夏 10 g、陈皮 10 g、茯苓 20 g）治疗冠心病疗效，发现患者血脂及 C 反应蛋白（CRP）水平明显下降。同时，应对已经形成的病理斑块进行药物调控，预防进一步扩大造成相关破坏。

3. 对抗炎性不良事件：冠状动脉介入技术的产生使得我们重点关注解决冠心病管腔狭窄程度，一定意义上解决了血管狭窄及规定时间内的血管事件问题，但随之而来的问题是，我们忽略了硬化的斑块由原来的稳定状态变成不稳定状态，而造成急性心血管事件最重要的病理基础恰恰是这种不稳定斑块，我们也称之为易损斑块。其中炎症反应与 AS 斑块不稳定及斑块破裂密切相关。就长远效果来看，PCI 无法阻断动脉粥样硬化的进展，进而减少心血管事件发生。另外临床随访发现，支架术后数分钟或数日内炎症反应标志物持续升高的患者，发生心血管事件的风险更高。这一与炎性机制密切相关的不良事件的产生，值得我们深思并寻求有效方法和措施进行干预。

中医药参与干预抗炎机制的发生，改善临床症状，大大减轻病患的痛苦，提高生存质量。众多关于中医药防治 ISR 的研究证实了临床疗效，凸显了中医药治疗的优势。活血化瘀方药已成为中医药治疗冠心病最主要的方法，如和血中药丹参、赤芍；活血中药川芎、三七及破血中药桃仁、酒大黄，具有调脂、扩冠、改善循环，从而达到稳定斑块的作用。

研究领域有从"痰瘀蕴毒""热毒"论治急性心血管事件的报道。诸多研究也表明不同活血药可作用于 AS 发生的不同环节，稳定斑块作用亦有所差别，阻断炎症反应，减少事件发生，提示活血解毒药可能具有潜在的"抗炎、稳定斑块"的功效，体现了中医药治疗的特色和优势，也提醒我们如能结合"毒""瘀""痰"的发展演变规律，早期识别高危患者，进行有效的干预，对于防治急性心血管事件具有重要的现实意义。这也正是中医学"未病先防""既病防变"的优势所在。

尽管现代医学介入技术的治疗已经进入前所未有的境况，但其潜在的诸多问题严重影响了该项技术的远期发展。中医药具有丰富的理论系统，对疾病发展过程讲究辨证论治，个体差异化实施治疗；单味中药及其复方的不同配伍可以对 PCI 术后再狭窄进行有效地多靶点、多方位调节，可弥补西药治疗的不足，提高冠心病 PCI 术后患者的治疗依从性，为中医药治疗 PCI 术后再狭窄患者提供更多的循证依据，发挥中医药对 PCI 术后再狭窄治疗的最大优势。

259 中医对冠心病 PCI 术后炎症因子的影响

冠心病（CHD）是在冠状动脉粥样硬化的基础上，在各种内外因素作用下心肌短暂的或较长时间的缺血损伤甚至坏死导致的一种心脏病。炎症反应被认为是 CHD 发生发展的重要机制，多种炎症因子参与 CHD 及其介入术后全过程，其中重要的因子有 C 反应蛋白（CRP）或超敏 C 反应蛋白（hs-CRP）、白细胞介素-6（IL-6）、肿瘤坏死因子-α（TNF-α）、基质金属蛋白酶-9（MMP-9）等。经皮冠脉介入术（PCI）治疗能对大血管进行有效的血液重建，却不能抑制血管炎症反应，而炎性因子成分与水平对 PCI 围术期及晚期并发症及其预后产生重要影响，部分因子尚作为心血管事件的危险因素和预测因子。大量研究表明，中医药对冠心病及 PCI 术后并发症防治方面有潜在优势。学者胡根胜等就中医药对冠心病 PCI 术后炎症因子的认识、干预相关临床研究做了梳理归纳。

PCI 术后炎症因子概述

1. 术后炎症因子水平发生变化，短期内炎症加剧：梁健等研究证实，冠心病 PCI 术后 hs-CRP、内皮素（ET）较术前升高，而一氧化氮 NO）较术前降低，提示介入术后内皮功能失调、炎症活动加重。金静等研究发现，介入术后 CRP、TNF-α 较术前明显升高，且 TNF-α 水平与 CRP 呈正相关，而白介素 IL-6 等无显著改变。术后炎症水平的变化与检测时间密切相关。刘晓桥等发现，稳定型心绞痛（SAP）患者术后 hs-CRP 水平 6 小时开始升高，至 48 小时达高峰；不稳定型心绞痛（UAP）及急性心梗（AMI）患者 12 小时开始升高，但 AMI 患者达峰时间提前至 24 小时，三者炎症指标下降时间均从 72 小时开始。而范军等研究提示，术后 hs-CRP 的第 7 日水平显著高于第 3 日水平。两者结果不完全相同可能与所选病例类型以及手术操作本身不同等差异有关。此外，UAP 患者术后炎性水平高于 SAP，同时斑块性质对术后亦有影响，有研究显示，稳定斑块组炎症指标低于不稳定斑块组与钙化斑块组。

2. 炎性因子与术后并发症有关：刘海波等研究证实血清 CRP≥3 mg/L 患者较之 CRP<3 mg/L 患者 PCI 术中冠状动脉痉挛、斑块夹层、血栓形成的发生率显著增高。陈娟等研究发现 SAP 患者术后 72 小时再狭窄组炎症水平显著高于无再狭窄组，结果提示术后 72 小时细胞间黏附分子-1（ICAM-1）和 hs-CRP 高水平预示支架内再狭窄可能性较高。同样有研究认为血清 hs-CRP、基质金属蛋白酶-9（MMP-9）、TNF-α 的高水平对慢血流、无复流的发生有一定预测价值。

3. PCI 术后炎症反应与中医病因病机："毒邪学说"认为炎症反应产生的炎性递质与中医"毒邪"有关，毒邪有 3 类，此处系致病因素或病理产物，而炎症因子属于"内毒"范畴。"瘀毒理论"认为现代医学的炎症瀑布反应、过敏介质、组织损伤与坏死、凝血及纤溶产物、微小血栓等病理生理内涵与中医"毒""瘀"致病特点相似，且瘀毒互为因果，交结凝滞，在内外因素引动下，"变从毒起"，终至变证从生。"瘀毒从化"的结果可致斑块不稳定以及急性心血管事件与介入术后并发症的发生。近年来，瘀热互结论受到关注，认为痰热瘀三者相互化生、胶结，参与炎性反应与术后并发症的发生，痰瘀热毒被普遍认为是介入术后炎症反应的主要病机。

4. 主要证候与治疗法则：瘀血、痰浊、热毒是术后炎症反应的病机关键，痰瘀毒互结是术后的重要证型，采用"活血化瘀法"和"解毒化痰法"成为介入术后主要的治疗大法。活血化瘀药物的抗炎作用早被证实，抗血小板治疗也是抗炎的重要组成部分。由于毒邪胶结依附于瘀血，研究表明，在活血化瘀的基础上加用清热解毒类（如黄连及其提取物、金银花等）尤其是活血解毒类中药（如酒大黄、虎杖、赤芍），则其发挥"抗炎"作用显著优于单一的西药以及单纯的活血或解毒中药。但应注意在"清化瘀热"时，宜辨其热象轻重而区别运用轻宣瘀热、清热凉血或清热解毒之法。

由于介入术后病机仍是本虚标实，术后气虚、阳虚、阴虚等虚证随时间推延而增多，痰浊、血瘀等次之。因此，活血化瘀的同时可辅以益气、温阳、养阴、理气、芳香化浊等法，各法可依据辨证联合使用。

中药干预对炎症因子的影响

1. 单味中药： 目前对单味中药的临床应用药理研究，尤其是与炎症反应方面较少且不全面不深入，研究较多的药物有川芎、黄芪等。川芎主要活性成分为挥发油、生物碱（川芎嗪）、三萜类化合物等。研究显示，川芎嗪能调节 NO/ET 平衡，降低 CRP、IL-6、TNF-α 等炎性因子，从而参与抗心肌缺血、保护血管内皮损伤、扩张血管等作用。黄芪含黄酮类、黄芪多糖、三萜皂苷（总皂苷、黄芪甲苷）等主要成分。炎症与免疫有着密切的关联，调节免疫一定程度上影响炎症反应。黄芪多糖、黄芪甲苷均具有抗炎与免疫调节双重作用，研究显示，黄芪多糖能降低血清白细胞介素-2（IL-2）、IL-6、白介素-8（IL-8）、TNF-α 等的表达而促进炎症的消退。

2. 复方方药： 鉴于介入术后的病机特点以及组方的灵活性，因此临床研究中无一固定的方剂来干预术后炎症状态，多数在瘀血这一基本证候基础上依据辨证组方用药。刘宁等用益气活血法治疗介入术后再发心绞痛患者，结果发现中药组患者 CRP 等各项指标改善情况优于单纯的西药对照组。孟伟等用益气活血、解毒化结法干预介入术后炎症因子及支架内再狭窄发生情况，结果表明中药组炎症指标 hs-CRP、IL-1、IL-8、MMP-9 下降程度显著优于对照组，且术后 6 个月内再狭窄的发生率明显低于对照组。总之，中药方剂常常能显著改善术后症状，使炎症达峰时间提前、程度减轻，并减少术后并发症的发生率。

3. 口服中成药：

（1）通心络胶囊：研究显示，它能降低介入术后 IL-1、TNF-α、CRP 等炎症因子而上调白细胞介素-10（IL-10）水平，能有效减轻血管炎症，改善血管内皮功能，降低术后不良心血管事件与并发症。

（2）芪参益气滴丸：为益气活血的代表，能降低术后 hs-CRP、IL-6、TNF-α、MMP-9 等炎症指标，并能抗血小板、保护血管内皮，从多靶点多环节起到保护心肌损伤，减少围术期并发症以及心脏不良事件的发生。

（3）麝香保心丸：具有芳香温通、益气强心、理气止痛之效。研究发现，该药能抗血小板聚集，能显著降低 hs-CRP、ET-1 以及凝集素样氧化低密度脂蛋白受体-1（Lox-1）水平，或许成为它减轻炎症反应、保护血管内皮功能、扩张血管，改善 PCI 术后心绞痛症状、改善慢血流、降低再狭窄发生率的药理基础。

（4）丹蒌片：主要由瓜蒌皮、薤白、丹参、黄芪等组成，有宽胸通阳、驱痰散结、活血化瘀之功。该药能抑制炎症反应，降低 hs-CRP，改善介入术后心绞痛症状。

（5）稳心颗粒：研究证实，对不稳定型心绞痛患者，该药能显著降低 hs-CRP、IL-6、TNF-α、血管黏附分子-1（VCAM-1）和细胞间黏附分子-1（ICAM-1）水平，从而减轻炎症反应、稳定斑块、有效防治 PCI 术中术后再灌注心律失常。

4. 注射液：

（1）丹红注射液：主要由丹参、红花提取物为主要成分，能显著减轻冠脉介入术后炎症反应，改善血管内皮功能，抑制血小板活化及防治血栓形成。研究显示，它能调节 NO 分泌，降低 hs-CRP、IL-6、TNF-α、MMP-9 等炎症因子；显著降低 P 选择素、糖蛋白 GPⅡb/Ⅲa、纤维蛋白原 C（FIB-C）水平。

（2）丹参多酚酸盐：为丹参的有效成分提取物。研究表明，该药能降低术后 CRP、IL-6、TNF-α、ICAM-1 等多种炎症因子水平；能抑制血小板活化，降低血小板糖蛋白 CD63 和 CD62P 水平；能上调

NO、降低 ET-1。此外，该药尚具有抑制氧化应激，改善血液流变性指标，改善微循环等功能，从而表现出抑制炎症、保护血管内皮功能，减轻 PCI 术围术期心肌缺血损伤以及急性血栓形成与慢血流无血流等现象。

（3）丹参酮注射液：亦为丹参的主要药效提取物，能降低介入术后患者血清 IL-6、TNF-α 水平，提高 IL-10、氧化应激因子中 NO 与超氧化物歧化酶水平，从而有利于对抗心肌缺血再灌注损伤。

（4）生脉注射液：可降低术后内皮素、TNF-α、IL-1、IL-6、IL-8、前列环素（PGI_2）、血栓素 A_2（TXA_2）、CRP 等因子水平，从而缓解炎症反应，发挥其保护心肌细胞、抗心律失常等药理作用。

（5）参附注射液：功能益气温阳，可降低炎性因子 CRP、IL-6、TNF-α 水平，整体上对于减少介入术后炎症反应、改善内皮细胞与心肌损伤、抑制心室重塑、改善心肌收缩功能、血压的维持以及降低对比剂肾病的发生均有积极的作用。

（6）黄芪注射液：研究发现，联合使用该药能明显降低 TNF-α、IL-6、IL-8、NO/ET 等炎性因子水平，显示出良好的抗炎、改善术后心肌缺血症状及心肾功能作用。上述中成药及注射液是临床治疗 CHD 的重要制剂，临床实践及研究中均显示出明显降低炎症指标，改善血管内皮功能，间接或直接发挥出抗心肌缺血损伤、抗心律失常、心室重构以及防治术后并发症的作用。

冠心病是我国居民的主要死因，作为当下重要的检查治疗手段的 PCI 逐年攀升，但同时暴露出其并不能解决所有临床问题甚至引起新的并发症而受到广泛关注。伴随 CHD "炎症学说" 认识的不断深入以及在中西医结合医学的推动下，中医理论将炎性特征归属于 "瘀毒" 范畴，在此理论指导下以解毒活血为治疗大法验之于临床并取得了较好疗效。同样，中药在既往大量的临床实践与研究中体现出多途径多靶点作用特点，甚至部分中药对机体不同器官组织、不同机体状态能发挥不同的调节作用，显示出极大的潜在优势。

260　中医对冠心病 PCI 术后再狭窄炎症反应因子的研究

经皮冠脉介入术（PCI）作为冠心病一种有效而确切的治疗措施已广泛应用于临床，成为冠心病血运重建治疗主要方式之一。目前冠心病介入治疗的应用明显降低了冠心病的死亡率，但与此同时 PCI 术后再狭窄问题也成为制约疗效的瓶颈，其狭窄可严重影响支架血管成形术后的远期通畅率，成为 PCI 术治疗所面临的重大挑战。在 PCI 中，支架植入时造成的局部损伤导致血管内膜发生慢性炎症反应，这一慢性炎症反应与 PCI 术后再狭窄及心血管事件发生密切相关。在众多炎性因子中，CRP、IL-10 等已被公认为是评价炎症与冠心病相关的可靠临床指标。中医药在冠心病 PCI 术后再狭窄的治疗方面，可以针对其术后炎症的预防及连锁反应进行干预并采取措施，防止术后再狭窄的发生。学者商晓明等就中医药对冠心病 PCI 术后再狭窄炎症反应因子的研究做了梳理归纳。

中医药对抑制 PCI 术后炎症反应因子作用机制研究

1. 阻断炎症级联反应：PCI 术后再狭窄的发生机制虽然尚不明确，但目前的研究认为支架内再狭窄的主要机制是血管内膜的增生反应。冠心病 PCI 术后血管内皮损伤，炎性细胞激活，分泌大量生长因子和炎性因子，进而介导炎症相关信号通路，刺激血管平滑肌细胞（SMC）迁移和增生，细胞外基质内蛋白和纤维过度沉积，最终导致支架区域再狭窄。因此干预炎症因子的释放，阻断其后的炎症级联反应，是减少 PCI 术后再狭窄发生的主要措施之一。血管内皮损伤诱发的单核细胞及血小板在血管壁的黏附聚集是炎性反应的初始步骤，王国峰等研究发现川芎嗪具有对抗氧化低密度脂蛋白（ox-LDL）诱导的内皮细胞炎症和黏附反应，并抑制丝裂原活化蛋白激酶（MAPK）核因子 κB（NF-κB）信号通路的激活。目前发现的细胞黏附分子较多，且多为糖蛋白，黏附分子介导的炎症过程在病变早期，主要是促使单核细胞向内皮迁移、黏附；进展期则促进已迁移入病灶的单核细胞滚动及淋巴细胞激活，加强细胞间的相互作用；随着炎症进一步发展，黏附分子介导更多的细胞进入斑块，促使斑块发展并影响其稳定性；因此抑制黏附因子可阻断炎性诱发级联反应。李玉洁等在经内皮剥脱复合高脂诱导动脉粥样硬化家兔早期炎症损伤模型上，使用参莲提取物可显著减轻病变血管亚急性修复反应，主要表现为抑制炎症细胞的黏附和迁移趋化性能。

2. 抑制炎症过激反应：PCI 术中支架植入引起局部损伤，致血管内膜慢性炎症，血管内皮化延迟。炎症作为一种机体的代偿反应，早期为防御保护性，当机体未及时清除时而逐渐演变为慢性病理性斑块。王东伟等对益心康泰胶囊治疗 PCI 术后炎症因子前后进行比较发现，益心康泰胶囊可显著降低血液中 hs-CRP、IL-10 因子的含量，且与常规治疗组相比，能够更有效地抑制支架植入术后的炎症反应。对炎症因子已经致病理斑块形成的，为防止炎症因子所致病理破坏进一步扩大，还应积极预防和药物调控。蔺正平等研究发现由人参、水蛭、全蝎、土鳖虫、蜈蚣等组成的通心络胶囊可抑制冠心病患者血清内脏脂肪因子和炎症因子 IL-6 的表达。

3. 对抗炎性不良事件：对于 AMI 后的非 IRA，PCI 治疗通过改善严重冠状动脉狭窄或阻塞，可以逆转心绞痛的频繁发作，但无法阻断动脉粥样硬化的进展，减轻炎症反应，降低主要心血管事件发生率。中医药对冠心病术后再狭窄临床症状的干预及抗炎机制的参与，可大大减轻病患的痛苦，通过对治疗前后患者临床症状及炎性因子下降程度的对比，凸显了中医药在抗炎、减少冠心病 PCI 术后心血管不良事件方面的优势所在。同时研究证实急性冠脉综合征患者 IL-8 水平与心血管导致死亡事件发生相关，这提示 IL-8 可作为病程较长患者预后的预测指标。袁丽荣等研究发现补心饮拆方联用抗血小板药预防支架植入术后冠脉事件的发生方面优于单用抗血小板药：其一，与单用抗血小板药相比，补心饮拆方联用抗血小板药物能显著降低术后患者血浆 CRP，同时对 CD62P 也有降低的趋势，表明补心饮拆方具有较强抗炎功效；其二，补心饮拆方有降低血小板 α 颗粒膜活化分子标志 CD62P 的趋势，更强化了抗血小板药物的抑制作用。因此对炎症及血小板活化的抑制，能够有效预防支架术后冠脉事件的发生。

中医对 PCI 术后再狭窄炎症反应的认识

1. 毒邪学说：传统中医认为，微生物感染、内毒素损伤及炎症反应等多与"毒邪"密切相关，而中医理论认为参与炎症进程的炎症因子属于中医学"内生之毒"范畴。预防调摄上，《素问·刺法论》云："正气存内，邪不可干，避其毒气。"《黄帝内经》中毒邪的概念是指具有强烈致病作用，对人体毒害很深的邪气，是有别于六淫的特殊病因，与外感、内伤的发病均有密切的关系。冠心病 PCI 术后所造成的血管内膜损伤及继发的一系列炎性反应，无疑加重了毒邪的播散。同时毒邪易与火热痰瘀交结，壅滞气血，损伤心络，络虚毒伏，发为心痛。陈无择《三因方》中"金刃所伤"切合支架植入再狭窄的病因病机，即血管内膜损伤导致瘀血阻滞，血脉不通。研究发现冠脉介入术后损伤血管内膜引起的局部炎症反应可能是诱发再狭窄的启动因素之一，而受损的血管局部出现红肿热痛相当于中医外科局部受损的热毒证。

2. 痰瘀学说：冠心病 PCI 术后炎症因子的释放，属中医毒邪学说中的"毒邪"范畴，因毒邪致病后，脏腑气机功能失调，津液凝聚为痰，血滞聚集而为瘀。毒、痰、瘀等三者相互为用，而致冠状动脉粥样硬化、痉挛、斑块破裂以致发生不稳定型心绞痛或急性冠脉综合征。痰浊、瘀血常常是相兼为病，不仅在于二者同源于津而不归正化，而且在于二者常可胶着互结，交互为患，缠绵难愈，故古人云"瘀血既久，化为痰水"。研究发现痰饮、瘀血为轻度炎症的主要病理产物，而痰瘀互结是轻度炎症的基本病理特征。且冠心病行支架术者多为中老年人，五脏渐亏，夹有本虚，加之《血证论》亦指出"刀伤乃是气分之血，故宜补气以生血，气达患处乃能生肌，气充肌肤乃能行血"，因而治疗上张振贤等应用益气养阴、活血解毒中药及组方能显著降低血清前炎症因子水平，从而达到较好的临床疗效。

PCI 术后再狭窄炎症反应因子的中医病机

痰瘀、毒邪参与了冠心病 PCI 术后再狭窄的炎症反应进程，因此对血瘀、痰浊、毒邪的论治始终贯穿于防治术后再狭窄的治疗之中。冠心病 PCI 术后患者的主要病机要素为血瘀、痰浊、气虚、阴虚、阳虚、热蕴，临床表现上多数患者仍属于中医"胸痹"范畴。

1. 从瘀辨识：冠心病患者施用介入治疗手术，支架对血管损伤的致病病理过程与中医学"心脉痹阻""心脉不通"有雷同之处，属于"血瘀证"类。

2. 从痰辨识：丁邦晗等对 56 例 PCI 术后患者进行辨证分型和冠状动脉造影，通过比较显示再狭窄组痰浊证发生率显著高于无再狭窄组，提示痰浊为病可能是中医认识 PCI 术后再狭窄的关键病机。

3. 从虚、瘀辨识：冠心病 PCI 术后患者气血空虚，运行乏力，加之原有瘀滞的存在会进一步加重血行的滞留时间，给痰、瘀留有可乘之机，导致管腔狭窄的加剧，李七一等研究认为冠心病的基本病机为气阴两虚、瘀血阻滞，支架对血管的损伤类似中医"外伤致瘀"，而内膜组织过度增生所造成的变化又可类比中医的痰，故 RS 的中医基本病机应以气阴两虚、痰瘀互结为宜。

4. 从虚、瘀、热、毒辨识：病情进展处于各个时段各具特点，临床表现症状虽大体一致，但证型主次偏重点各有侧重，因此有阶段的分层并进行治疗对病情的控制会收到较好的效果。郭维琴认为虚、瘀、热、毒是 PTCA 后再狭窄治疗的关键，以扶正祛邪为治疗原则，根据患者术后时间分二步治疗：①PTCA 后 1~3 个月，考虑本虚标实的病机因素，治以清热凉血、活血解毒，主要针对 PT 以损伤血管内膜而引起早期血栓形成及局部炎性反应。②PTCA 后 3 个月以上，考虑正气不足的症状体征开始显现，治以益气活血、清热凉血，主要针对慢性炎症反应。因此针对痰瘀、毒邪始终夹杂兼症存在的治疗，即阴虚、阳虚、气虚等的存在，对炎症因子应辨证、分型、因时干预，同时也切合了中医辨证治疗举措。

扶正祛邪为总的治疗原则

虽然炎症因子以热毒、痰瘀形式贯穿于冠心病 PCI 术后再狭窄的进程中，然冠心病的根本病机为本虚标实，一味地攻伐，易造成"虚虚实实"之弊，不利于患者临床症状的缓解，因而在治疗上始终要兼顾本虚的存在。《素问·阴阳应象大论》云："治病必求于本。"处理好补虚与解毒祛瘀的关系，使补而不滞，解毒祛瘀不伤正。真正恢复脉道的通利，改善再狭窄血管状态。

中医药防治冠心病 PCI 术后再狭窄的作用机制是多方面的，对抗炎症因子仅仅作为一种治病、防病手段参与其中；虽然中医药对炎症因子的认识及干预有了初步了解，但其作用于冠心病 PCI 术后血管再狭窄是多个病理环节共同参与的过程，还需进一步探讨和挖掘。中医药具有强大的理论支持，对疾病发展过程讲究辨证论治，个体差异化实施治疗；同时适当的组方能够减缓患者因多种元素导致的病理进程，以发挥中医药最大的治疗优势。

261　冠心病心绞痛中医证型分布与炎症因子的关系

冠心病是危害人体健康的心血管疾病，多因冠状动脉粥样硬化导致血管管腔狭窄，而引起心肌缺血所致，不稳定型心绞痛（UA）是其发病的主要形式之一，是介于稳定型心绞痛和急性心肌梗死之间的一种临床状态，发展迅速，且病情不稳定，易恶化为急性心肌梗死或猝死。冠心病中医学属于"胸痹""心痛"范畴，其病多为"阳微阴弦"所致，表现为"本虚标实"，本虚以气虚、阴虚、阳虚为主，标实以血瘀、痰浊、气滞、寒凝等为主，本标相互作用。Gensini 评分是冠心病的评价指标，能够评估冠状动脉病变的部位、数量、狭窄程度。炎性因子在冠心病 UA 中起着重要作用，参与其发生及发展。有研究表明冠心病 UA 的中医证型与某些危险因素相关，学者吴芸等在探讨研究冠心病 UA 患者中医证型分布及其与 Gensini 评分、炎症因子的关系，以期为中医证型的量化研究提供新的研究路径。

资料与方法

1. 研究对象：选择 2019 年 1 月—2021 年 1 月××医院就诊的冠心病 UA 患者 189 例。

（1）纳入标准：①符合冠心病 UA 诊断标准；②中医诊断分型参照《中药新药临床研究指导原则》；③冠状动脉造影新证实冠状动脉至少 1 支血管显著狭窄；④患者临床资料均完整。

（2）排除标准：①存在冠状脉造影禁忌证患者；②伴有恶性肿瘤患者；③伴有严重的肝、肾、肺疾病患者；④伴有严重内分泌系统、全身免疫性疾病患者；⑤伴有严重精神疾病患者；⑥妊娠或哺乳期妇女。本研究经医学伦理委员会同意。

2. 观察指标：

（1）不同中医证型冠心病 UA 患者的一般资料比较：收集患者的一般资料，对性别、年龄、BMI 进行比较。

（2）不同中医证型冠心病 UA 患者的血脂水平比较：患者入院后取静脉血 3 mL，3000 r/min 离心 10 分钟，分离上层血清，采用日立 7180 全自动生化检测仪检测血清中的甘油三酯（TG）、总胆固醇（TC）、低密度脂蛋白胆固醇（LDL-C）、高密度脂蛋白胆固醇（HDL-C）水平。

（3）不同中医证型冠心病 UA 患者的冠状动脉病变支数及 Gensini 评分比较：患者入院后行冠状动脉造影检测，其中造影显示血管腔径狭窄≥50%的病变，若左前降支、左回旋支或右冠脉动脉中存在 1 支狭窄者为单支病变，存在 2 支及以上的则为多支病变。采用 Gensini 评分对血管病变损伤程度进行评分；管腔狭窄≤25%为 1 分，26%～50%为 2 分，51%～75%为 4 分，76%～90%为 8 分，91%～99%为 16 分，100%（全闭）为 32 分，对左前降支、左回旋支或右冠脉动脉均进行评分，各分支之和为总积分。

（4）不同中医证型冠心病 UA 患者血管病变级别分布情况：根据 Gensini 评分 1～30 分为轻度病变，31～60 分为中度病变，>60 分为重度病变。

（5）不同中医证型冠心病 UA 患者炎性因子水平比较：患者入院后取静脉血 3 mL，3000 r/min 离心 10 分钟，分离上层血清，采用免疫比浊法测定超敏 C 反应蛋白（hs-CRP）水平，仪器为西门子公司 Bayer ADVIA1650；采用酶联免疫吸附法检测血清中的肿瘤坏死因子- α（TNF-α），白细胞介素- 1

(IL-1)。

3. 统计学方法：采用 SPSS 20.0 统计学软件进行统计分析，计量资料以（$\bar{x}\pm s$）表示，采用 t 检验；计数资料以率（％）表示，采用 χ^2 检验，以 $P<0.05$ 为差异有统计学意义。

结　　果

1. 不同中医证型冠心病 UA 患者的一般资料比较：189 例患者中心血瘀阻证 76 例（40.21％），气滞血瘀证 18 例（9.52％），痰阻心脉证 16 例（8.47％），气虚血瘀证 41 例（21.69％），气阴两虚证 38 例（20.11％），5 组患者的性别、BMI 及年龄比较，差异无统计学意义（$P>0.05$）。

2. 不同中医证型冠心病 UA 患者的血脂水平比较：5 组患者 TC、LDL-C 水平比较，差异无统计学意义（$P>0.05$）；心血瘀阻证患者 TG 水平高于其余 4 组，差异有统计学意义（$P<0.05$）；心血瘀阻证患者 HDL-C 水平高于气阴两虚证患者，差异有统计学意义（$P<0.05$）；痰阻心脉证 HDL-C 水平高于气滞血瘀证、气虚血瘀证、气阴两虚证患者，差异有统计学意义（$P<0.05$）。

3. 不同中医证型冠心病 UA 患者的冠状动脉病变支数及 Gensini 评分比较：5 组患者冠状动脉病变支数比较，差异有统计学意义（$P<0.05$）；心血瘀阻证患者 Gensini 评分高于其余 4 组，差异有统计学意义（$P<0.05$）；气虚血瘀证、痰阻心脉证患者 Gensini 评分均高于气滞血瘀证、气阴两虚证组，差异有统计学意义（$P<0.05$）。

4. 不同中医证型冠心病 UA 患者血管病变级别分布情况：5 组患者血管病变级别比较，差异有统计学意义（$P<0.05$）。

5. 不同中医证型冠心病 UA 患者炎性因子水平比较：5 组患者 hs-CRP、TNF-α、IL-1 比较，差异有统计学意义（$P<0.05$）；心血瘀阻证患者 hs-CRP、TNF-α、IL-1 高于气滞血瘀证、痰阻心脉证、气阴两虚证患者，差异有统计学意义（$P<0.05$）；气虚血瘀证、痰阻心脉证患者 hs-CRP、TNF-α、IL-1 均高于气滞血瘀证、气阴两虚证组，差异有统计学意义（$P<0.05$）。

讨　　论

冠心病 UA 是临床常见类型，流行病调查发现其发病率不断升高，几乎占冠心病的 60％，严重影响患者的生活质量。冠心病 UA 主要机制是冠状动脉粥样斑块形成或其不稳定导致破裂出血，容易引起心肌缺血、缺氧，局部心肌血流量明显下降，具有发生急性梗死的潜在危险。中医学认为，冠心病 UA 属于"胸痹""心痛"范畴，患者多为老年人，因其体衰，血脉不通，痰热、瘀血侵犯机体，导致瘀血阻络，心脉痹阻，逐渐演变成本虚标实、虚实交错等各种不同类型的病症。胸痹中所谓本虚主要指心的阴阳气血亏虚，而标实主要指气滞、血瘀、痰邪、寒邪，冠心病不同临床类型中医证候要素分布特征之间存在差异，有学者提出为提高中医治疗冠心病 UA 的疗效，应从中医视角明确主要证型及其本质区别，从而有效治疗本病。本研究 189 例患者中心血瘀阻证 76 例（40.21％），气滞血瘀证 18 例（9.52％），痰阻心脉证 16 例（8.47％），气虚血瘀证 41 例（21.69％），气阴两虚证 38 例（20.11％），其中以血瘀、气虚两种最为常见，提示这两种证型是中医中较为危险的证型。有学者认为血瘀是冠脉狭窄的病理基础，而血栓形成亦是 UA 发病的主要原因，因而心血瘀阻是其发病关键。中医学认为，心脏是血液运行的动力，而现代医学中认为心气虚实与心脏作功强弱的机制存在一定的关系，故中医中提到在治疗时宜益气活血，从而有效提高患者的生存质量。

根据近年来的研究发现，血脂异常是冠心病发生的重要危险因子，与动脉粥样硬化相关。还有研究表明 TG 升高是导致心肌梗死的独立危险因素。本研究中心血瘀阻证患者的 TG 水平高于其余 4 组，HDL-C 水平高于气阴两虚证患者，痰阻心脉证的 HDL-C 水平高于气滞血瘀证、气虚血瘀证、气阴两虚证患者，提示不同证型患者的血脂水平存在一定差别，心血瘀阻证及痰阻心脉证患者的血脂紊乱程度更高。有研究表明脂质代谢异常是痰瘀证的物质基础，脂质沉着于管壁为痰浊，血细胞聚集黏附为瘀血，最终发生痰瘀互结，因此在临床中需要注意这两种证型，并注重活血化瘀及益气养阴在临床治疗中的重要作用。

冠状动脉造影是冠心病诊断的"金标准"，临床通常采用 Gensini 评分评估患者的冠状动脉病变情况，有利于医师对患者病情的掌握及指导用药。本研究中 5 组患者的冠状动脉病变支数及血管病变级别比较有明显差异，且 Gensini 评分由高到低依次为心血瘀阻证、气虚血瘀证、痰阻心脉证、气阴两虚证、气滞血瘀证，表明不同证型患者的血管狭窄及病变程度存在区别，其中血瘀、气血、痰阻等会增加胸闷胸疼的发生。心血瘀阻证中多为多支病变，且多为重度病变，这与胸痹的本虚标实的基本特点相关。中医认为胸痹多因气血过度消耗，脾胃运化失司，导致血瘀、气机不畅、心脉痹阻，因此在临床中应对心血瘀阻证患者多加关注。

炎性因子在冠心病 UA 的发生及发展中具有重要作用，hs-CRP 是严重反应的重要指标，其水平升高，与心血管危险性呈正相关；TNF-α 具有多种生物活性，与动脉粥样硬化相关，还可释放氧自由基，使心肌细胞受损；IL-1 通过激活细胞质中的核转录因子发挥生物学作用，其水平被认为与斑块的不稳定相关。本研究中，5 组患者的 hs-CRP、TNF-α、IL-1 比较有明显差异，其中以心血瘀阻证、气虚血瘀证、痰阻心脉证较高，提示临床中应注意观察不同证型患者的炎症水平，从而进行针对性治疗。

冠心病 UA 患者中医证型以心血瘀阻证为主，其次为气虚血瘀证、气阴两虚证、气滞血瘀证、痰阻心脉证，其中心血瘀阻证患者 Gensini 评分最高，且冠状动脉多为多支病变，且大部分为重度病变，其血脂及炎性因子水平均较高，提示在临床中应注重活血化瘀的治疗来改善患者症状。

262 急性冠脉综合征炎症反应中医防治切入思路

急性冠脉综合征（ACS）因多种因素综合而致平滑肌细胞增殖与凋亡、基质的合成与降解、凝血与纤溶等动态平衡失调而致血管重塑，局部凝血活性增高而致斑块易破裂，斑块破裂后，斑块内致血栓物质暴露于血管腔，导致血小板的附着及聚集，血栓素生成及纤维素增加，并由此引起不稳定型心绞痛、ST 段抬高型或非 ST 段抬高型急性心肌梗死等心血管不良事件的发生。多项研究表明，ACS 的发生及发展与斑块的稳定与否密切相关。由多种因素参与，在不稳定斑块形成及破裂的全过程中炎性反应贯穿始终，其中炎症因子的释放及作用重大。因而，近年来学术界对炎症因子及其炎症反应在不稳定斑块中的作用研究不断深入。中医药之多途径、多环节、多靶点治疗疾病且不良反应轻的特点，有可能在稳定动脉粥样硬化（AS）斑块方面发挥潜在的防治优势，因而学者王昀等认为探讨 ACS 炎症反应中医药干预切入点，对拓宽 ACS 的防治思路意义重大。

急性冠脉综合征与炎症反应

1. 炎症因子：炎症因子具有调节免疫应答、诱导炎症反应、影响造血功能和组织细胞增殖的作用。ACS 炎症过程中的主要细胞因子包括白细胞介素-6（IL-6）、白细胞介素-1（IL-1），而 C 反应蛋白（CRP）和肿瘤坏死因子（TNF）为 ACS 的主要炎症标志物，标志 ACS 的严重程度。因 ACS 为炎症反应过程，在 AS 斑块内纤维帽肩部聚集着大量激活的炎症细胞，释放细胞因子，AS 斑块破裂的主要因素为平滑肌细胞及细胞外基质，而细胞因子大量释放后，即可使细胞外基质合成减少、分泌下降、降解增加，同时促进平滑肌细胞凋亡，使纤维帽变薄，斑块易破裂。TNF 介导免疫和炎症反应；CRP 的增高与 ACS 密切相关，CRP 水平与 ACS 的程度及死亡呈正相关，CRP 的增高预示 ACS 的预后差已被公认，而 CRP 主要由肝脏合成，其合成由 IL-6、IL-1、TNF 调节，其中 IL-6 起主要作用，因而 IL-6、IL-1、TNF 为 ACS 的主要炎症标志物，其水平标志着 ACS 的预后及病情程度。因而，细胞因子的增高与 ACS 病情成正比，为 ACS 的独立标记物。

2. 炎症反应：ACS 为慢性炎症反应，是动脉硬化斑块内炎症反应的近期活化使斑块趋于不稳定，其中包括趋化因子的表达、内皮细胞和黏附分子的表达相互作用及细胞因子释放的共同作用，整个过程可视为内皮下炎症细胞的持续激活、细胞因子持续释放，恶性循环，病变持续进展。研究表明，ACS 是一个局部和系统的炎症过程。高血脂、血流切力、感染可致局部炎症，不稳定斑块中单核吞噬细胞系统、T 淋巴细胞、肥大细胞等炎症细胞浸润，当这些炎症细胞被激活，就说明此斑块处进行着炎症反应，可直接或间接作用于斑块中其他细胞或间质成分，使斑块不稳定，加速易损性而破裂。在斑块破裂过程中，激活的炎症细胞可促使细胞因子等表达。炎症反应在一定程度上决定着斑块的稳定，导致心血管事件发生。

急性冠脉综合征的辨证实质

ACS 属于中医学"胸痹""心痛""真心痛"范畴，为本虚标实、虚实夹杂之证，标实为气滞、血瘀、痰浊、寒凝等，本虚为正气不足，是发病的主要因素。其与心、肺、肝、脾、肾相关，五脏功能失调使心主血脉功能受影响，气血运行不畅，发生胸痹。因冠心病患者血液多有浓、黏、聚、凝的病理特点，因此，本病是痰瘀互结、损伤心络的结果，其治疗应从痰论治，痰浊夹瘀时应痰瘀同治。

急性冠脉综合征炎症反应与毒瘀交阻

ACS 是慢性进展性的血管内膜病变，其病位在血脉。王清任指出"久病入络为瘀"，叶天士亦云："大凡经主气，络主血，久病血瘀……凡久病从血治者多。"血脉艰涩，瘀滞日久，则为"败血""污血"，由此导致邪甚，蕴久生热酿毒。传统中医认为，"久病多瘀"，"毒邪最易腐筋伤脉"，似可与 ACS 斑块溃烂、糜烂、炎症细胞浸润、出血等系列病理改变相联系。ACS 为 AS 斑块内炎症反应的活化，使斑块不稳定，易损易破裂，这是因炎症因子的释放、内皮细胞和黏附分子的表达相互作用所致。研究表明，ACS 为局部和系统的炎症过程，此慢性炎症反应过程可视为内皮下炎症细胞的持续激活、炎症因子持续释放，恶性循环，病变持续进展的过程。ACS 冠脉狭窄往往是渐进的，严重的心血管事件是在病变斑块由稳定—易损性—破裂的过程中发生的，而炎症反应及炎症因子在这一过程中所起的作用极为关键。不稳定斑块中有单核吞噬细胞系统、T 淋巴细胞、肥大细胞等炎症细胞浸润，当这些炎症细胞被激活，就说明此斑块正进行着炎症反应。

从中医毒邪学说来看，ACS 炎症学说中提及的致病因子和炎症细胞因子属于"内毒"或"外毒"范畴。外界毒邪侵袭易使脏腑气血津液运行输布功能失常，津液凝聚为痰浊；血行不畅，瘀血阻滞聚集，毒、痰、瘀三者互患，交阻凝聚互用，产生 AS 斑块。该斑块内纤维帽肩部聚集着大量激活的炎症细胞，释放细胞因子为内毒，而毒、痰、瘀三者交阻凝聚互患日久加剧，导致 ACS 发生，并不断恶化。因而，临证可从毒瘀为切入点，以清热解毒、活血化瘀之法治疗，干预 ACS 炎症因子，以达到防治 ACS 的目的。中药如穿心莲、黄芩、黄连、黄柏、大黄等可抑制炎症因子。

急性冠脉综合征炎症反应与痰瘀交阻

不稳定易破裂的动脉硬化斑块具有较大的脂质核心，纤维帽较薄，尤其是丰富的激活的中性粒细胞、淋巴细胞及巨噬细胞等，大量集中在纤维帽的肩部，此处为易发生破裂的部位。从中医病理学角度上说，这种不稳定斑块为痰瘀交阻所致。若素有脏腑虚损，或饮食不节，或嗜食肥甘厚味之品，内伤脾胃，可致运化失职，痰浊内生，血行不畅，瘀血阻滞，痰瘀交阻，脉络瘀阻而致病。气为血之帅，血为气之母。若脏腑气血受损，气机运行不畅，则瘀血内阻，痰浊与瘀血交阻，则脉络阻滞而发病。此当以活血化瘀祛痰治疗为宜。血府逐瘀汤、桃红四物汤、失笑散等为常用的活血化瘀方剂，可不同程度地减轻局部炎症反应，改善血液流变学，抑制高脂血症及 AS 的形成，祛瘀消斑，抗动脉硬化，抗炎、抑菌，防止血栓形成。

急性冠脉综合征炎症反应与活血解毒

ACS 过程的炎症变化如淋巴细胞、巨噬细胞等炎症细胞浸润，炎症反应标志物、炎症介质水平增高等属于中医学"毒""瘀"。研究表明，清热解毒药与活血药相配伍，在清除毒素、降低炎性介质及调节免疫炎症反应等方面均表现出明显的协同作用，效果优于单独使用清热解毒药或活血药。研究显示，活血解毒药中酒大黄在稳定斑块方面综合作用最佳。结合酒大黄的作用特点和对 AS 的现代认识，有学者提出了"活血解毒-抗炎-稳定斑块"的新思路，使活血化瘀研究进一步得到深入；另外，现代研究还显示，酒大黄活血解毒功能表现为抗炎作用。这与近年来"AS 是一种炎性病变"的认识不谋而合，提示活血解毒药可能具有潜在的稳定斑块作用，并据此提出"活血解毒-抑制 AS 炎症反应-稳定斑块"的假说。研究结果显示，具有活血解毒作用的大黄醇提取物、虎杖提取物和具有抗炎作用的丹参酮均具有较好稳定斑块的作用，提示"活血解毒"可能是一种类效应，其结果对于 AS 和冠心病的防治具有重要意义。

　　ACS 为复杂的病理过程，与多种因素相互作用相关，目前认为易损斑块和炎症学说为其核心。因很难用单一的药物从多靶点阻断 ACS 的途径，而中医药具有多靶点、多环节的干预优势，故在 ACS 的防治领域发挥重要的作用。临床研究表明，采取中西医结合治疗 ACS 可降低病死率，提高生存质量，显示中医药对 ACS 干预的疗效和特色，但其远期效果及作用机制尚待进一步研究。中医将临床研究及实验研究相结合，重点应放在药物作用部位、作用靶点及作用环节等方面，从整体、器官、分子水平阐明其作用机制，揭示中药治疗 ACS 的本质。

263　急性冠脉综合征痰瘀证与免疫、炎症因子的相关性

急性冠脉综合征（ACS）是冠心病的重要分型之一，随着饮食习惯、生活方式的改变，其发病率及死亡率明显升高，严重威胁人类的生命安全，且发病日趋年轻化。临床对其关注程度越来越高，研究越来越多，研究发现 ACS 的发生发展主要是由于冠脉内斑块不稳定，甚则破裂所致，故针对斑块本身的分子细胞机制研究日益增多，越来越多的研究发现，在 ACS 发生发展过程中，免疫、炎症反应明显加强。学者王芸素等从免疫炎症的角度出发研究 ACS 痰瘀证，探讨 ACS 痰瘀证的本质，为中医辨证分型提供客观依据。

资料与方法

1. 一般资料： 所有病例均来自于××中医院心内科住院患者，共收集符合纳入标准的患者 60 例，中医辨证分型为痰瘀证者 30 例，其中急性心肌梗死（AMI）18 例，不稳定型心绞痛（UAP）12 例，男性 17 例，女性 13 例，年龄 23～74 岁；非痰瘀证者 30 例，其中急性心肌梗死 14 例，不稳定型心绞痛 16 例，男性 16 例，女性 14 例，年龄 24～72 岁。健康对照组为 20 例，均来自××中医院体检中心的健康体检者，其中男性 11 例，女性 9 例，年龄 23～71 岁。三组患者的年龄、性别、病情等一般资料比较差异无统计学意义（$P>0.05$），具有可比性。

2. 诊断标准：

（1）西医诊断标准：ACS 诊断标准参照 2007 年中华医学会心血管病学分会、中华心血管病杂志编辑委员会制定的《不稳定性心绞痛诊断和治疗指南》。

（2）中医诊断标准：参照中西医结合学会心血管分会制定的《冠心病中医辨证标准》、2002 年《中药新药临床指导原则》及各版中医学教材对胸痹心痛辨证的相关论述，痰瘀证主症为形体肥胖、四肢困倦、沉重、口中黏腻，次症为口唇紫暗、爪甲紫暗、苔厚腻、舌质暗或有瘀斑、瘀点，舌下静脉迂曲、怒张、色紫暗，脉弦或弦滑。临床诊断：主症 1 项加次症 1 项，脉象供临床参考。

3. 纳入与排除标准：

（1）纳入标准：符合西医、中医诊断标准和中医辨证分型标准，年龄 18～80 岁。将符合纳入标准的 ACS 患者，根据中医辨证分型分为痰瘀证组和非痰瘀证组。根据西医分型分为不稳定型心绞痛（UAP）组和急性心肌梗死（AMI）组。另设健康对照组，选取我院体检中心健康体检者，各系统回顾无重大病史。

（2）排除标准：①严重肝、肾功能不全患者；②合并脑卒中的患者；③严重感染性疾病患者，如重症肺炎、感染性心内膜炎等；④非心源性胸痛患者，如心脏神经症、气胸、颈椎病、胸膜病变、恶性肿瘤等；⑤儿童、妊娠、哺乳期妇女等特殊人群等。

4. 检测指标： 血脂（TC、LDL-C、TG）、sCD40L、CRP、FIB、IL-6、TNF-α 及 D-二聚体。

5. 统计学方法： 所有数据均使用 SPSS 20.0 软件进行处理，对计量资料均进行正态检验，符合正态分布的数据用均数加减标准差（$x\pm s$）表示，计数资料用 χ^2 检验，计量资料用 t 检验，疗效分析用 Ridit 检验。$P<0.05$ 为差异具有统计学意义。

结　　果

1. 血清 sCD40L 检测结果：痰瘀证组和非痰瘀证组患者 sCD40L 水平与对照组比较差异具有统计学意义（$P<0.05$），痰瘀证组与非痰瘀证组患者 sCD40L 水平比较差异具有统计学意义（$P<0.05$）。

AMI 组和 UAP 组患者 sCD40L 水平较对照组显著升高，差异具有统计学意义（$P<0.05$）。AMI 组与 UAP 组患者 sCD40L 水平比较差异具有统计学意义（$P<0.05$），提示 sCD40L 可能参加了 ACS 的发生发展，AMI 患者的免疫炎症活动可能更活跃。

2. 两组患者炎症因子水平比较：痰瘀证组及非痰瘀证组患者 D-二聚体、CRP 及 TNF-α 水平比较差异具有统计学意义（$P<0.05$），提示 CRP、TNF-α、D-二聚体与 ACS 痰瘀证密切相关，FIB、IL-6 与 ACS 痰瘀证的相关性不大。AMI 组患者 CRP、FIB、D-二聚体、IL-6、TNF-α 水平均高于 UAP 组，但差异无统计学意义（$P>0.05$）。

3. 两组患者血脂水平比较：痰瘀证组、非痰瘀证组患者 TC、TG、LDL-C 水平均高于正常对照组，TC、LDL-C 水平差异具有统计学意义（$P<0.05$），TG 水平未见统计学差异（$P>0.05$）。

讨　　论

1. ACS 痰瘀证与血清 sCD40L 的关系：许多临床试验发现，ACS 与冠状动脉内粥样硬化斑块不稳定关系甚密，因此寻找反映斑块不稳定性的指标，以早期预测 ACS 的发生，成为目前研究的热点。越来越多的研究提示，斑块的稳定性与炎症水平密切相关。sCD40L 是调节各种免疫、炎症的重要通路。很多研究显示 ACS 患者血清中 sCD40L 水平明显高于稳定型冠心病患者，表明 sCD40L 与冠状动脉斑块的不稳定明显相关。

近年来，ACS 斑块稳定性与 sCD40L 的相关研究屡见报道，但 ACS 痰瘀证与 sCD40L 的关系报道甚少。ACS 属于中医学"真心痛"范畴，痰瘀证被认为是"真心痛"各型中的共同病机，且为病情最重的一型。痰瘀证并非固定证型，而是由痰致瘀的动态过程，从现代医学角度而言，是动脉粥样硬化由斑块形成到斑块不稳定，甚至破裂形成血栓的过程。本研究发现：sCD40L 参与 ACS 的发生，并且在 AMI 患者更活跃；sCD40L 与 ACS 痰瘀证关系密切。根据本研究的结果提示，sCD40L 可能与粥样硬化斑块不稳定明显相关，在促进 ACS 发生中起关键作用，并且与 ACS 痰瘀证明显相关。

2. ACS 痰瘀证与炎症相关指标的关系：许多研究表明，ACS 存在冠状动脉内和冠状动脉外的炎症、免疫反应，并且在急性期经治疗后，临床症状虽然得以改善或缓解，但免疫炎症仍持续存在，只是程度不同，故通过监测炎症、免疫反应的因子，可发现炎症反应的存在，进而预测 ACS 的出现、进展及演变。目前临床较为关注的炎症因子有 D-二聚体、CRP、IL-6、TNF-α、FIB 等。有关 ACS 痰瘀证与炎症因子的研究不多，从中医学角度而言，在 ACS 发生发展中起着重要作用的是痰和瘀，并认为 ACS 的主要病机为痰凝血瘀，故本研究从 CRP、FIB、IL-6、TNF-α、D-二聚体与 ACS 痰瘀证的相关性着手研究，以期发现其相关性。

CRP 是目前最有用的急性时相蛋白，是机体非特异性免疫的一部分，心肌梗死面积大小的判定通常参照 CRP 浓度升高的水平。CRP 也可存在于动脉粥样硬化斑块中，血清高水平 CRP 提示冠心病患者由稳定期向不稳定期发展，甚至出现 ACS。林江等研究发现 ACS 组患者 CRP 水平明显高于非 ACS 组，提示 CRP 水平与 ACS 的出现、进展及演变相关性较大。李文军等研究发现，在临床上，发生 AMI 和 UAP 的患者 CRP 水平明显升高。本研究也发现 CRP 水平在 ACS 痰瘀证组患者中明显升高，因此 CRP 水平可作为评判 ACS 发展的一种手段，也可作为 ACS 中医辨证分型的客观依据之一。

FIB 是由肝脏合成的一种蛋白质，存在于血浆中，大规模的临床试验发现，FIB 是血栓形成性疾病的独立预测因子。李文军等研究发现，在临床上发生 AMI 和 UAP 的患者 FIB 水平明显升高，ACS 患者血浆中 FIB 的水平会随着心肌缺血程度的加重而升高，故检测 FIB 变化在 ACS 的诊疗和监测中具有重要临床价值。谢宗渊等研究发现，FIB 水平在一定程度上反映 ACS 患者病情的严重程度。本研究发现 ACS 患者 FIB 水平明显升高，提示 FIB 参与 ACS 的发生、进展及演变，除此之外，本研究还发现在痰瘀证组与非痰瘀证组之间，FIB 差异无显著性，与很多临床研究的结果不符，考虑可能与样本量较少有关。

IL-6 是炎症细胞分化的主要调节因素，起到加强炎症反应的作用。闫杰等研究发现，ACS 组患者血清 IL-6 水平显著高于稳定型心绞痛组，提示 IL-6 水平与粥样斑块的形成、发展及破裂等不稳定性相关。本研究发现 IL-6 水平在 AMI 组及 UAP 组均升高，提示 IL-6 与 ACS 的发生、进展及演变相关较大，可作为 ACS 病情监测的指标之一。但 IL-6 在痰瘀证组与非痰瘀证组之间，AMI 组与 UAP 组之间差异均无显著性，故本研究认为 IL-6 水平尚不足以作为 ACS 辨证分型的客观指标。

TNF-α 主要由活化的单核吞噬细胞系统生成，可诱导肝细胞急性期蛋白合成，是重要的炎症因子，其可损伤血管内皮，使血中脂肪通过损伤的内皮进入血管壁，沉积在血管内膜，逐渐形成不稳定斑块。丛也彤等研究发现，ACS 患者冠状动脉内斑块形态不同，血清 TNF-α 水平不同，其中代表斑块破裂和/或其表面血栓形成的 II 型斑块患者中，TNF-α 水平明显升高，提示 TNF-α 水平与 ACS 患者冠脉内斑块不稳定密切相关。本研究发现 ACS 患者 TNF-α 水平明显升高，ACS 痰瘀证患者 TNF-α 水平较非痰瘀证升高明显，提示 ACS 痰瘀证患者中冠脉病变情况较非痰瘀证患者明显。

D-二聚体对血栓形成高度敏感，是血栓形成性疾病的主要检查及监测指标，反映纤维蛋白溶解功能。因而，D-二聚体的检测可用于诊断新血栓相关性疾病的形成及发现原有血栓性疾病病情的进展。谢宗渊等研究发现，D-二聚体的水平在一定程度上反映了 ACS 患者病情的严重程度。本研究发现，临床上发生 AMI 和 UAP 的患者，血清 D-二聚体水平显著升高，而且 ACS 痰瘀证患者 D-二聚体较非痰瘀证患者亦明显升高，提示 D-二聚体参与了 ACS 的发生、进展及演变。总而言之，本研究发现：①CRP、TNF-α、D-二聚体这 3 个炎症因子在 ACS 痰瘀证组患者中的升高程度明显高于非痰瘀证组，提示 ACS 痰瘀证组的炎症活动与非痰瘀证组相比可能更明显，斑块不稳定程度更严重。而 ACS 痰瘀证与非痰瘀证组间 FIB、IL-6 水平比较差异无显著性，估计与样本量较少有关。AMI 组与 UAP 组相比，各项炎症指标数值均升高，但差异无统计学意义，考虑是由于 AMI 组与 UAP 组动脉内斑块均处于不稳定状态，炎症指标均较高。

3. ACS 痰瘀证与 TC、TG 及 LDL-C 的关系：现代医家对 ACS 的中医辨证分型意见不一，但 ACS 患者存在痰瘀的证候，存在由痰致瘀的动态病机演变，得到大多数中医大家的认可。沈绍功认为，痰瘀互结是冠心病标实证的主要证型。洪永敦等认为痰瘀证为冠心病标实证的重要证型，治疗上在治本的同时应重视治痰治瘀。本研究亦发现，ACS 痰瘀证组及非痰瘀证组患者 TC、LDL-C 水平均明显升高，但 TG 水平未见明显升高。ACS 痰瘀证组与非痰瘀证组 TC、LDL-C 水平比较有显著性差异，TG 水平未见明显差异，研究表明 TC、LDL-C 可能是痰瘀证形成的基础，或许可成为痰瘀证辨证分型的客观依据。本研究表明，ACS 痰瘀证的发生发展与 sCD40L、CRP、TNF-α、D-二聚体等免疫、炎症因子关系密切，据此推测，sCD40L、CRP、TNF-α、D-二聚体等免疫、炎症因子可能是 ACS 痰瘀证形成的使动因素。关于 ACS 痰瘀证与 FIB、IL-6 的关系，本研究中未发现有明显相关性，可能与样本量不足有关。

264 急性冠脉综合征痰瘀证与炎症关系的临床研究

急性冠脉综合征（ACS）为冠心病的危急重症，约占冠心病总数的 30%，病死率很高。近 10 年来，随着对急性冠脉综合征研究的逐步深入，人们发现 ACS 的发生取决于冠脉内粥样斑块的稳定性，人们对急性心肌缺血发病机制的重视开始由过去重视斑块大小、冠脉腔狭窄程度的"冠脉腔学"转向注意斑块本身特征的分子和细胞机制。越来越多研究表明炎症及免疫反应是 ACS 发生过程的早期重要步骤。现代医学鲜有从斑块的不稳定性论证 ACS 痰瘀证的形成机制。学者林桂永等针对 ACS 痰瘀证研究的空白，从免疫炎症的角度出发，进一步探讨了 ACS 痰瘀证的本质，为中医临证提供了客观依据。

对象与方法

1. 病例选择：

（1）西医诊断标准：以 1979 年世界卫生组织（WHO）"缺血性心脏病"中有关内容为诊断标准。同时，不稳定型心绞痛之诊断尚要求至少符合以下 1 条：①在相联两个或以上导联出现新的或有动态变化的 ST-T 改变；②超声心动图新发现的室壁运动异常；③新发的可逆的心肌再灌注损伤经核素心肌显像证实；④肌钙蛋白未超过正常上限的 2 倍。急性心肌梗死（AMI）的诊断要求有心肌酶（CK、CK-MB）或肌钙蛋白超过正常上限的 2 倍以上。

（2）中医诊断标准：按照中国中西医结合学会心血管分会 1990 年 10 月修订的冠心病中医辨证标准。将符合纳入标准的患者分为痰瘀证组和非痰瘀证。

（3）纳入标准：符合上述中、西医诊断标准且年龄在 18～75 岁者均可纳入。

（4）排除标准：①合并脑卒中严重的肝、肾功能不全；②合并感染性疾病如严重的上呼吸道感染肺部、肝胆道感染等；③重度神经症、围绝经期综合征、肋神经炎、颈椎病所致的胸痛者；④18 岁以下、妊娠或哺乳期妇女。

2. 临床资料：全部病例均来源于××医院心内科住院患者。共收集符合 ACS 诊断标准的患者 90 例中医辨证属于痰瘀证的患者 55 例（急性心肌梗死 40 例，不稳定型心绞痛 15 例），其中男性 35 例，女性 20 例，年龄 50～86 岁；中医辨证属于非痰瘀证的患者 35 例（急性心肌梗死 10 例，不稳定型心绞痛 25 例），其中男性 20 例，女性 15 例，年龄 36～85 岁。健康对照组为 70 例，男女比例为 13:9，年龄 54～80 岁。经统计学处理，年龄、性别三组间均无显著性差异（$P>0.05$）。

3. 指标检测：空腹抽静脉血测血脂、纤维蛋白原（FIB）、白细胞介素-6（IL-6）、肿瘤坏死因子（TNF-α）及 C 反应蛋白（CRP）。其中 IL-6 测定采用酶联免疫双抗夹心法测定，试剂盒由晶美公司提供。TNF-α 测定采用双抗体夹心 ABC-ELISA 法，试剂盒由美国 Biosource 公司提供。CRP 用散色比浊法在全自动化分析仪测定，药盒由美国 Beckman 公司提供。以上操作严格按照说明书进行。

4. 统计学处理：应用 SPSS 10.0 统计软件进行统计分析，所有计量统计指标均进行正态性检验，正态分析的各统计指标均以均数±标准差（$x\pm s$）表示。组间比较采用 OnewayANOVA 检验，用 Bonferroni 方法进行两两比较。相关性采用 Pearson 线性相关分析。采用双侧 $P<0.05$ 为差异有显著

性。计数资料采用卡方（x^2）检验。

结　　果

1. ACS 痰瘀证组与非痰瘀证组炎症因子的检测结果：痰瘀证组及非痰瘀证组间 D-二聚体具有高度显著性差异（$P<0.01$），CRP 及 TNF-α 具有显著性差异（$P<0.05$）。

2. 血脂的检测结果：本次临床观察试验检测病例组总胆固醇（TC）、甘油三酯（TG）、低密度脂蛋白（LDL-C）浓度，按中医辨证组统计结果。痰瘀证组及非痰瘀证组之间总胆固醇（TC）的比较具有显著性差异（$P<0.05$），而甘油三酯（TG）、低密度脂蛋白（LDL-C）无显著性差异（$P>0.05$）。

讨　　论

中医认为，冠心病属本虚标实之证，其本虚涉及心气血阴阳亏虚，标实则为痰浊、瘀血、寒凝等。现代医学认为冠心病与血管内皮受损、脂质浸润、血小板聚集与血栓形成、氧自由基产生等多种因素有关。近年来，感染作为动脉粥样硬化、冠心病的一个重要发病因素也有不少报道，其中与冠心病关系比较密切的有肺炎衣原体（CPN）、幽门螺杆菌（HP）、单纯疱疹病毒和巨噬细胞病毒等，从而提出了一种新的冠心病发病机制：炎症反应学说。急性冠脉综合征是冠心病中的一种特殊类型，病情危急。目前认为这类疾病有着共同的病理机制，即在动脉粥样硬化的基础上，斑块不稳定性增加，表现为斑块表面出现裂痕、破裂、血栓形成，最终导致血管不完全或完全闭塞。导致和促进斑块不稳定性增加的原因目前认为主要有炎症、脂质代谢异常等。其中炎症占相当重要的地位，表现为炎症标志物水平在这类患者体内明显升高，且与疾病严重程度、预后明显相关。

1. ACS 与炎症相关指标的关系：ACS 的出现主要由于冠状动脉内不稳定粥样斑块形成、破裂，血小板聚集和血栓形成，而局部炎症细胞浸润以及全身炎症是导致不稳定斑块破裂引起 ACS 的主要原因之一。大量的证据表明在 ACS 中伴有局部和全身的炎症反应，并且在临床症状缓解后有持续很长时间的炎症反应，持续的炎症反应与炎性指标水平的增加能预测将来缺血性事件的发生。目前，临床研究较多的炎症相关指标有 CRP、FIB、IL-6、TNF-α、D-二聚体等。但是有关急性冠脉综合征痰瘀证与炎症的关系报道较少，中医学历来非常重视痰瘀证在冠心病发生发展中的作用，认为痰凝血瘀是冠心病的主要病理改变。因此，研究痰瘀证的本质，尤其是痰瘀证与炎症的关系成为当前冠心病的中医证型研究的一个热点。

CRP 是迄今为止最有用的急性时相蛋白。应激状态下，肝脏在肿瘤坏死因子-α以及白细胞介素-1（IL-1）、IL-6 等细胞因子的作用下合成，是机体非特异性免疫功能组成部分，具有免疫调控作用，它能诱导单核细胞表达组织因子，启动凝血过程，增加血栓形成的危险性。有研究表明稳定型心绞痛、不稳定型心绞痛、急性心肌梗死患者血清 CRP 水平依次增高，可能是动脉本身粥样硬化斑块内广泛严重的炎症组织损伤，CRP 增加促进局部补体的激活、增加组织损伤。杨徐杭等研究发现，冠心病患者中医辨证以瘀阻脉络证和痰热壅塞证为多见，并且两证中 CRP 水平升高明显，二者与对照组比较有显著性差异（$P<0.05$，$P<0.01$）。胡坚等研究也发现 ACS 患者血浆 CRP 水平较稳定型心绞痛患者（SAP）及对照组明显升高，表明 ACS 存在明显的炎症反应。Tanaka 等通过对 ACS 患者行血管内超声检查，发现血浆 CRP 水平与破溃的斑块数呈正相关，且血浆 CRP 水平升高预示着不良预后。本研究发现中医痰瘀证组与非痰瘀证组的 CRP 数值较正常值明显增高，痰瘀证组较非痰瘀证组数值增高，差异有显著性（$P<0.05$）。提示 CRP 与 ACS 痰瘀证有密切关系，炎症损害在痰瘀证组较非痰瘀证组更为明显，与上述文献结果相符。因此可将 CRP 水平检测作为冠心病病情发展的一种监测指标和冠心病中医辨证

分型的客观指标。

血浆纤维蛋白原（FIB）是由肝脏合成的一种血浆蛋白，属肝急性时相蛋白，作为凝血因子Ⅰ在凝血酶作用下转变为纤维蛋白单体，继而交联为纤维蛋白参与血液凝固。有研究发现 AMI 患者 FIB 水平明显高于 UAP 患者。众所周知，ACS 发生的主要机制是不稳定斑块破裂伴血栓形成，而斑块破裂伴血栓形成必然会有大量的 FIB 的参与。大量的流行病学研究发现 FIB 为血栓形成性心血管疾病的独立预测因子，因其为炎症活动的标志物，又是重要的凝血因子，故较非特异性炎症指标可更直接表达冠状动脉粥样硬化病变。本研究发现中医痰瘀证组及非痰瘀证组的 FIB 数值较正常值明显增高，痰瘀证组较非痰瘀证组数值增高，但是差异无显著性意义（$P > 0.05$）。提示 FIB 参与 ACS 的形成，ACS 患者体内凝血功能亢进，血浆 FIB 水平可以作为 ACS 发生的一个预测因子。但本研究未发现痰瘀证与非痰瘀证之间的显著差异。

IL-6 主要源自于活化的单核吞噬细胞系统，可促使肝细胞产生急性期反应蛋白，包括 CRP、FIB 等。IL-6 与 CHD 的发生、发展存在一定的关系，研究表明 IL-6 作为炎症细胞分化的主要调节因子，促进激活的巨噬细胞分化和浸润，还可以上调黏附分子和其他细胞因子的表达，从而加强炎症反应。有关血清 IL-6 水平与 CHD 不同类型之间关系的研究，提示 IL-6 参与了 ACS 的发生和发展。本研究观察到中医痰瘀证组及非痰瘀证组的 IL-6 数值较正常值明显增高，提示 IL-6 参与 ACS 不稳定斑块的形成，IL-6 可能是参与痰瘀证形成的始动因素之一。痰瘀证组较非痰瘀证组数值增高，但是差异无显著性意义（$P > 0.05$）。

肿瘤坏死因子（TNF）是由激活的巨噬细胞分泌的一种具有多种生物效应的细胞因子，能直接造成肿瘤细胞死亡。近年来认为 TNF 与动脉粥样硬化的形成密切相关，认为它是冠状动脉内皮细胞功能紊乱、内膜增厚的始动因素。余丹青等研究认为 TNF-α 在冠状动脉不稳定斑块组水平明显高于稳定斑块组，提示 TNF-α 与斑块的稳定性有关。本研究发现中医痰瘀证组及非痰瘀证组的 TNF-α 数值较正常值明显增高，痰瘀证组较非痰瘀证组数值增高，差异有显著性意义（$P < 0.05$）。提示 TNF-α 参与了 ACS 的形成，这与大部分的研究结果一致；还表明 TNF-α 是 ACS 痰瘀证形成的始动因素，痰瘀证中的炎症活动较非痰瘀证严重。

血浆 D-二聚体作为交联纤维蛋白的特异性终末产物，其含量增高反映继发性纤溶活性增加，对高凝状态和血栓性疾病的诊断具有重要意义。当血管内皮细胞受到损伤、血栓形成或梗死以及血管运动改变时，可使体内的纤溶酶激活因子增加，纤溶酶原转变为纤溶酶，后者使纤维蛋白水解为纤维蛋白降解产物（FDP），最终导致血液循环中交联纤维蛋白降解产物 D-二聚体增加。因此 D-二聚体可以作为体内高凝状态及血栓形成的标志之一。本研究发现中医痰瘀证组及非痰瘀证组的 D-二聚体数值较正常值明显增高，痰瘀证组较非痰瘀证组数值增高，差异具有高度显著性（$P < 0.01$）。提示痰瘀证与 D-二聚体增高密切相关，而且反映痰瘀证纤溶系统活性增强，较非痰瘀证活性显著。

综上所述，本实验研究发现急性冠脉综合征痰瘀证与 CRP、TNF-α、D-二聚体密切相关，可能是痰瘀证炎症活动更加剧烈、斑块相对更不稳定的表现。而痰瘀证与 FIB、IL-6 的关系尚有待大样本的进一步研究。

2. ACS 痰瘀证与 TC、TG 及 LDL-C 的关系：目前大部分关于冠心病痰瘀证机制的研究都从血脂及血液流变学异常角度来探讨。韩学杰认为高脂血症是痰浊的生化物质基础，由高脂所化生的痰浊，必然使血液黏度增加，血浆流动性降低，聚集性增高，最终导致内皮细胞损伤。这是由痰致瘀的主要病理特征。多数研究发现痰瘀证型 TC、TG、LDL-C 均明显高于非痰瘀型。本文亦对 ACS 痰瘀证组及非痰瘀证组的 TC、TG 及 LDL-C 的关系进行研究。结果发现 ACS 痰瘀证组及非痰瘀证组的 TC、TG 及 LDL-C 均高于正常水平，其中痰瘀证组 TC 数值显著高于非痰瘀证组（$P < 0.05$），其余 TG 及 LDL-C 在两组间的比较未见显著性差异（P 均 > 0.05）。提示高胆固醇血症与痰瘀证的关系最为密切，是痰瘀证形成的物质基础。

综上所述，ACS 痰瘀证的形成与 CRP、TNF-α、D-二聚体等免疫炎症介质密切相关。CRP、

TNF-α 等免疫炎症的活动可能是介导 ACS 痰瘀证形成的始动因素。有关 ACS 痰瘀证与其他炎症介质（如 FIB、IL-6）的关系尚需大样本进一步研究，各免疫、炎症介质之间的关系及其协同作用机制亦有待进一步研究证实。目前关于 ACS 痰瘀证与免疫、炎症介质水平将可能成为指导 ACS 痰瘀辨证治疗的重要指标，最终可能实现通过痰瘀证同治并结合早期切断免疫、炎症反应达到防治 ACS 的目的。

265　NLRP3 炎症小体介导的细胞焦亡与心肌缺血再灌注损伤的关系和中医干预

心血管疾病（CVD）仍然是全世界的主要死亡原因，而急性心肌梗死（AMI）是冠心病的最常见临床表现之一，具有较高的发病率和死亡率。发生 AMI 时，心脏血氧循环受阻诱发心肌缺血，导致心肌组织坏死。及时进行再灌注恢复缺血心肌的血液供应，是阻止心肌坏死的一种有效治疗手段。临床上常用的溶栓治疗或冠状动脉介入治疗能显著提高患者的生存率。但是，血液的再灌注会进一步加速缺血心脏的损伤，幸存的患者仍有发生心衰的风险，临床上将此过程称为心肌缺血再灌注损伤（MI/RI）。研究发现 MI/RI 发病机制复杂，与心肌氧化应激系统失衡、Ca^{2+} 超载、凋亡、焦亡、自噬、内质网应激、线粒体功能障碍以及炎症等密切相关。因此，积极阐明心肌免受 I/R 损伤的精准分子机制已成为当前研究的热点。研究表明 NLRP3 炎症小体介导的焦亡在 CVD 中特别是在 MI/RI、心肌梗死、心力衰竭等方面的重要作用引起了国内外学者的广泛关注。细胞焦亡不仅可引起局部炎症，还可导致炎症反应逐级放大。基于此，学者栾飞等查阅了 2015 年 1 月～2021 年 7 月发表的相关文献，对 NLRP3 炎症小体介导的细胞焦亡与 MI/RI 的关系以及传统中医药对其干预进行了系统梳理归纳，旨在为 MI/RI 的预防和治疗提供新的视角。

细胞焦亡概述与作用机制

焦亡（pyroptosis）一词最初来源于 2001 年，其中"pyro"表示为发热或者火烧；"ptosis"表示为下降或者下垂，反映这种形式的细胞死亡的炎症特征。焦亡是一种新的炎性程序性细胞死亡（PCD）方式，其特征为细胞不断胀大直至膜破裂，导致细胞内容物释放引起强烈的炎症反应。焦亡是机体一种重要的天然免疫反应，主要由 Gasdermin 家族介导，在抗击感染和内源危险信号中发挥重要作用。当疾病中发生细胞焦亡后，大量的炎性因子 IL-1β 和 IL-18 等释放入血促进炎性反应。早在 1992 年就有研究发现 Caspase-1 介导的 PCD（后被称为细胞焦亡），是一种形态上区别于细胞凋亡的新的程序性细胞死亡形式。2015 年以来，邵峰院士课题组围绕细胞焦亡的发生机制进行深入研究，发现 Caspase-1 和 Caspase-4/5/11 是通过切割一个叫作 Gasdermin D（GSDMD）的蛋白而诱发细胞焦亡，GSDMD 在被 Caspase-1 或 Caspase-4/5/11 切割后，释放出其 N 端结构域即 N-GSDMD，该结构域具有结合膜脂并在细胞膜上打孔的特性，引发细胞渗透压的急剧变化导致细胞胀大直至膜破裂，这种新的细胞死亡方式即细胞焦亡效应才为人所知。结构生物学研究进一步揭示 GSDMD 的 N 端发生多聚化并在细胞膜上形成孔道，同时释放成熟的 IL-1β，并驱动细胞肿胀直至膜破裂。而 Caspase 家族成员诱发焦亡的根本原因是其能切割并激活 Gasdermin 家族的特定成员。该基因家族是一类保守蛋白，多数都具有打孔特性。Gasdermin 家族中，人类拥有 GSDMA、GSDMB、GSDMC、GSDMD、GSDME 和 DFNB59。因此，GSDMD 是 Caspase-1/4/5/11 的共有底物，也是触发细胞焦亡的关键执行者，在不同的人体组织中广泛表达。

GSDMD 是一种自抑制构象，正常细胞中处于失活状态，在人体中大约有 480 个氨基酸残基，其含有一个 242 个氨基酸残基（31 ku）的氨基末端结构域（称为 N 域），通过中间连接器连接到另一个含有 199 个氨基酸残基（22 ku）的羧基末端结构域（称为 C 域），其中 N 域具有成孔结构域（PFD），C

域具有抑制成孔的抑制域（RD）。与凋亡相比，焦亡发生速度和进程更快且细胞形态较大，同时伴随大量的炎性因子释放，其机制主要是通过 NLRP3 炎症小体介导多种 Caspase 家族成员被激活，造成包括 GSDMD 和 GSDME 在内的多种 Gasdermin 家族成员发生切割和多聚化，引起细胞膜穿孔，最终导致细胞死亡。细胞焦亡的发生需要炎性 Caspase 家族成员的参与，而另一种坏死性和炎症性的凋亡则不需要 Caspase 的参与。细胞焦亡的信号通路主要有两种，即依赖 Caspase-1 的经典途径和依赖 Caspase-4/5/11 的非经典途径。两种机制都会引起促炎因子 IL-1β 和 IL-18 的释放，扩大或加剧局部或全身炎症反应。在经典通路中，细胞在受到病原体、细菌等信号的刺激下，胞内的 NLR（NOD-like receptors）识别这些信号，通过衔接蛋白 ASC（CARD）与 pro-Caspase-1 结合，激活 Caspase-1，活化的 Caspase-1 一方面切割 GSDMD，形成 GSDMD 的 N 端和 C 端，其 C 端会和细胞膜上的磷脂蛋白结合，在膜上形成孔洞，释放内容物，诱导焦亡发生；一方面，活化的 Caspase-1 对 IL-1β 和 IL-18 的前体进行切割，使其转化为活性形式并释放到胞外，造成炎症反应；在非经典通路：以炎性刺激因子 LPS 为例，没有通过受体直接进入细胞质内，Caspase 其他家族成员如 Caspase-4/5/11 被活化，活化的 Caspase-4/5/11 切割 GSDMD，诱导焦亡发生；另一方面，诱导 Caspase-1 的活化，对 IL-1β 和 IL-18 的前体进行切割，造成炎症反应，最终也会导致焦亡的发生。早期研究认为，以 Caspase-1/4/5/11 为代表的 Caspases 家族成员的活化代表焦亡的发生，而 Caspase-3 的活化则代表凋亡的发生。但是，2017 年邵峰院士课题组在 Nature 上发表文章，发现在癌症患者化疗中也检测到有焦亡发生，此过程与上面提到的两个通路不一致，其主要是由 Caspase-3 切割 Gasdermin E，从而造成细胞焦亡，而当 DFNA5/GSDME 缺失时，Caspase-3 的活化则引起细胞凋亡的发生。焦亡作为一种新的细胞死亡方式，与许多疾病密切相关，如心肌病、胃癌、糖尿病肾病、肾纤维化、晶体相关性肾病等。因此，有效抑制焦亡的发生很可能成为治疗许多疾病的新靶点。

NLRP3 炎症小体与细胞焦亡的关系

炎性小体（Inflammasome）家族成员较多，主要包括 NLRP3、NLRP1、NLRC4、AIM2、NLRP6 等，可被细菌、真菌、病毒等信号识别并激活，随后活化 Caspase-1，诱发促炎因子的成熟和释放，引起细胞焦亡。在细菌感染以及调控代谢及免疫应答过程中，炎性小体都发挥重要的作用。NLRP3 炎症小体是目前最受关注且研究最多的炎性小体，是由感受蛋白 NLRP3、ASC 和下游的蛋白剪切酶 Caspase-1 组成的多聚蛋白复合物。NLRP3 主要包括 N 端热蛋白结构域（PYD）、中央核苷酸结合和寡聚化结构域（NACHT）和 C 端富亮氨酸重复区域（LRR）等 3 个结构域，ASC 作为支架蛋白连接上游的 NLRP3 和下游的 pro-Caspase-1，可在病原相关分子模式（PAMPs）或损伤相关分子模式（DAMPs）作用下与特定受体结合。炎症小体复合物 NLRP3 作为下游 Caspase 家族成员的激活平台，与细胞焦亡发生密切相关。NLRP3 炎性小体激活的分子机制与焦亡的诱导发生需要两步：第一步是启动步骤，即促炎因子如 pro-IL-1β、NLRP3 和 Caspase-11 等的转录生成。第二步是激活炎性复合物，炎性复合物包括 NLR（NOD-like receptors，胞浆内感受器）蛋白家族成员、衔接蛋白 ASC/TMS1 和 pro-Caspase-1，其中 NLRP3 是细胞焦亡中的主要炎性复合物。焦亡主要依靠炎症小体激活 Caspase 家族的部分蛋白，使其切割 Gasdermin 蛋白进而激活 Gasdermin 蛋白，活化的 Gasdermin 蛋白转移到胞膜上，在膜上形成孔洞，引起细胞肿胀，胞质外流，导致细胞膜破裂。其机制是 Caspase-1 通过炎症小体感知危险，招募 pro-Caspase-1，使其水解成为具有活性的 Caspase-1，Caspase-1 切割并激活 IL-18、IL-1β 等炎症因子，促进其成熟与释放，同时切割 GSDMD 的 N 端序列，使其结合到膜上产生膜孔，导致细胞焦亡。目前，有关 NLRP3 的活化机制尚未明确，大部分研究表明其主要与氧化应激、活性氧产生、细胞焦亡、炎症反应以及 Ca^{2+} 转运等密切相关。

NLRP3 炎症小体和细胞焦亡在 MI/RI 中的作用

研究表明，NLRP3 炎性小体激活介导的焦亡与 MI/RI 密切相关，在 MI/RI 的进展中扮演重要角色。细胞焦亡主要由 NLRP3 炎性小体活化而驱动。Bian 等发现，小鼠 MI/RI 模型中 MI/RI 能触发 NLRP3 炎性小体激活，导致心肌组织中 IL-1β 和 IL-18 等转化为活性形式，加速 IL-1β 和 IL-18 的分泌，诱发炎症反应，进而扩大心肌梗死面积和加重心肌功能紊乱。MI/RI 能导致心肌细胞 DNA 片段碎片化，线粒体肿胀和细胞膜破裂并上调包括 GSDMD，NGSDMD 和 Caspase-1 等焦亡相关蛋白表达水平，诱发心肌发生焦亡，最终加重 MI/RI 程度。而沉默小鼠 NLRP3 siRNA 或给予 NLRP3 抑制剂后，NLRP3 活性明显降低，Caspase-1、IL-1β 和 IL-18 的水平下降，心肌梗死面积缩小。大鼠 MI/RI 模型中，心肌中 NLRP3、TLR4、Myd88、ASC、cleaved-caspase1、cleaved-GSDMD、IL-1β 和 IL-18 等蛋白水平也明显高于假手术组，证实焦亡参与 MI/RI 的病理进程。此外，因细胞焦亡需在 Caspase 家族成员激活下才能发生，通过构建 ASC 和 Caspase-1 基因敲除小鼠建立 MI/RI 来验证 Caspase-1 的缺失是否对 MI/RI 产生影响。结果发现，敲除 Caspase-1 基因后，小鼠体内炎症反应减轻，心肌梗死面积也相应降低，同时心肌纤维化程度与心室射血分数等也明显改善。Marchetti 等抑制 NLRP3 炎症小体的活性后发现，MI/RI 大鼠的心肌梗死面积和血清中肌钙蛋白（cTnI）含量明显降低，表明细胞焦亡可能是 MI/RI 的调控机制，而抑制焦亡相关因子能有效缓解 MI/RI 损伤。以细胞焦亡通路相关的 NLRP3、GSDMD、pro-Caspase-1、Caspase-1、IL-1β、IL-18 及 ASC 等为切入点深入探讨在 MI/RI 中的作用及机制，对寻找并研发靶向细胞焦亡以防治 MI/RI 的治疗手段至关重要。

中医药对心肌缺血再灌注损伤的保护作用

中医药凭借其多成分、多靶点、多通路、毒性小的优势及其中医辨证论治和整体观念的指导思想，结合现代医学研究方法和技术手段，使其在预防和治疗 MI/RI 方面有着较为显著的优势，具有良好应用前景。目前，关于中药复方制剂、粗提取物以及活性单体预防和治疗 MI/RI 的研究越来越多，涉及多重保护机制。从受试药物，动物或细胞模型、给药方式、给药剂量、治疗时间、效应及作用机制（信号通路）对其进行了归纳与总结，旨在为快速寻找安全、有效、低毒的预防和治疗 MI/RI 的天然药物提供理论支撑。

1. 中药活性成分：中药单体是中药发挥功效的直接物质基础，其抗 MI/RI 的研究报道最为丰富，目前发现多种中药单体成分能通过缓解心肌氧化应激、影响线粒体膜电位及 NLRP3 炎症小体介导的焦亡等发挥抗 MI/RI 作用。Sweroside 是一种环烯醚萜酸，具有抗氧化和抗炎活性。Li 等研究发现，Sweroside 预处理能提高 H9c2 细胞活力，减少大鼠心肌梗死面积、减少 CK-MB 和 LDH 的释放同时改善心脏功能。此外，Sweroside 能明显抑制细胞焦亡，降低 Caspase-1 和 IL-1β 的活性，同时下调 NLRP3、ASC、cleave-Caspase-1 和 IL-1β 的表达。Scutellarin 是从黄芩中分离的黄酮类物质，有明显心肌保护作用。研究发现，Scutellarin 对 SD 大鼠 MI/RI 模型可明显缓解舒张功能障碍，改善心肌结构异常，抑制心肌细胞凋亡和炎性反应并促进自噬。Scutellarin 能显著抑制 NLRP3 炎性小体的激活，同时抑制 mTORC1 的活性，并增加 AKT 的磷酸化，上述作用可通过 siRNA 对 Akt 的基因沉默而被消除。Kanglexin 是一种化学合成的新型蒽醌化合物，研究发现 Kanglexin 能剂量依赖性地减少小鼠的心肌梗死面积和 LDH 的释放同时改善心脏功能。心肌梗死可触发 NLRP3 炎症小体激活，导致 IL-1β 和 IL-18 在心脏中转化为其成熟形式，进而扩大梗死面积并导致心功能不全。另外，心肌梗死还可同时上调焦亡相关蛋白进而诱发细胞焦亡，Kanglexin 能明显阻止这些有害的改变。

金盏花苷 E 是一种五环三萜皂苷类化合物，具有明显的心肌保护作用。研究发现，在 SD 大鼠 MI/RI 模型，金盏花苷 E 能改善心脏功能，减小心肌梗死面积，增加心肌细胞活力以及抑制与 MI/RI 相关的心肌细胞凋亡，在体内和体外发挥重要的心脏保护作用，其机制可能与金盏花苷 E 通过修复线粒体超微结构，增加 ATP 含量和线粒体膜电位，减少线粒体通透性转换孔开放来恢复 MI/RI 诱导的线粒体稳态有关，同时促进线粒体融合并防止线粒体裂变。人参皂苷 Rb2 通过减少 MI/RI 大鼠心肌超氧化物的产生、下调 gp91phox 表达，同时降低了 IL-1β、IL-6 和 TNF-α mRNA 的表达水平。而且，人参皂苷 Rb2 通过上调 SIRT1 的表达并下调 Ac-p53 的表达，进而抑制氧化应激和 SIRT1 激活引起的炎症反应，减轻了大鼠 MI/R 损伤，其机制是人参皂苷 Rb2 通过激活 SIRT1 从而抑制 MI/RI 引起的氧化应激和炎症反应。此外，尚有其他中药有效成分也可通过其他途径保护心肌免受 I/R 损伤，从而减轻 MI/RI 的程度。

2. 中药粗提取物：中药提取物是指用特定方法获得的具有多种药理活性物质组成的有效成分群或者有效部位，其保留了中药整体性和多成分的特点。目前，中药粗提取物发挥心肌保护作用主要与抑制心肌氧化应激、心肌细胞凋亡和自噬、降低线粒体膜电位、增强脂肪酸氧化和抑制糖酵解有关。研究发现，肉桂皮乙醇提取物能明显改善缺血/再灌注引起的大鼠心肌损伤和心律失常，减少心肌梗死面积，提高 SOD，CAT 和 GPx 的活性，减少 LDH，cTnI 和 MDA 的含量，证明肉桂皮乙醇提取物能够保护心脏免受缺血再灌注损伤，机制可能与抑制心肌氧化应激反应有关。李慧芳等发现天山花楸叶黄酮提取物能显著增强缺血心肌的心功能指标，减少梗死面积和缓解心肌组织病理损伤，增强心肌组织中 SOD，GSH/GSSG，T-AOC 和 CAT 等抗氧化指标，抑制 mPTP 孔的开放，减轻线粒体水肿从而发挥心肌组织保护作用。梁自强等发现香青兰总黄酮通过减少大鼠缺血心肌的梗死面积，改善心肌病理学形态，降低 LC3 和 Beclin1 的蛋白水平，升高 Bcl-2、p-mTOR、p-AMPK 和 p-AKT 的蛋白水平发挥心肌保护作用。但是，给予 mTOR 抑制剂 Rapamycin、AMPK 抑制剂 Compound C 和 PI3K 抑制剂 LY294002 后，香青兰总黄酮心肌保护作用消失，表明其机制与抑制心肌细胞自噬和调节 AMPK/mTOR 和 PI3K/AKT/mTOR 信号通路有关。除此之外，尚有一些其他中药提取物能通过其他途径发挥心肌保护作用。

3. 中药复方制剂：中药复方制剂是我国中药临床应用最多的形式，目前已证实一些中药复方制剂具有抗 MI/RI 作用。活血化痰汤是治疗冠心病合并痰瘀证的常用药物，已在临床应用了 20 多年，由丹参、黄芪、三七、银杏、木瓜、大葱属和青枣等 7 味药材组成，具有补气活血和化痰化瘀之功效。研究发现，MI/RI 大鼠模型中，活血化痰汤能显著缓解心肌病理学损伤，降低 CK-MB 和 LDH 水平，升高心肌 T-SOD、SDH、CuZn-SOD 和 GSH-Px 水平，减少心肌梗死面积和 MDA 含量。同时，活血化痰汤能上调心肌组织中 PGC-1α、PPARα、NRF1、mtTFA 和 mtDNA 的蛋白和 mRNA 水平，其机制可能与激活心肌线粒体 PGC-1α-PPARα 和 PGC-1α-NRF1-mtTFA 两条通路相关。通脉配方是一种经典的传统中药配方，由丹参、葛根和川芎等 3 味药组成，国内广泛用于治疗缺血性脑血管和心血管疾病。通脉配方能明显减少 MI/RI 大鼠的心肌梗死面积，改善左心室的收缩功能，抑制心肌细胞凋亡，减少心肌中 cTnI、CK-MB、LDH 和 MDA 的含量，升高 GSH 和 SOD 的活性，恢复线粒体膜电位和 mPTP 的开放，进而发挥抗 MI/RI 作用。丹红滴丸由丹参和红花组成，具有活血化瘀之功效，临床常用于治疗心脑血管疾病。研究发现，丹红滴丸能减少缺血心肌大鼠的心梗面积和心肌凋亡指数，降低 Cyt-C 水平，上调心肌 Bcl-2 蛋白表达和下调 Bax 和 Caspase-3 的蛋白表达，同时升高 Bcl-2/Bax 的比例，其机制与调节 Bcl-2/Bax-Cyt-Caspase-3 凋亡信号分子从而抑制 MI/RI 大鼠心肌细胞凋亡相关。此外，尚有其他中药复方制剂预防和治疗 MI/RI 的最新报道。总之，结合目前中药复方制剂的研究报道，可发现药物多具有抗 MI/RI 功效，其保护作用发挥与抑制心肌细胞凋亡和自噬和改善心肌线粒体动力学等有关。

急性心肌梗死后，及时进行再灌注治疗能有效减少患者心肌梗死面积，改善患者病情，然而恢复心外膜动脉通畅并不能阻止微血管水平的损伤，心肌存活仍然不理想。因此，从分子机制层面研究 MI/RI 和不可逆细胞损伤的关联一直受到研究人员的广泛关注。目前，新型程序性死亡方式即焦亡广泛参与了 MI/RI 发生发展，NLRP3 炎性小体激活和 Caspase 家族酶的活化，导致心肌细胞焦亡且诱发和加重炎症反应，如果能靶向抑制 NLRP3 炎性小体和 Caspase 家族酶的生成，可能会减轻缺血再灌注后心肌损伤程度，进而改善患者预后。因此，靶向细胞焦亡有可能成为未来治疗 MI/RI 的新策略。

　　中药在预防和治疗 MI/RI 方面已取得不少令人瞩目的成果，无论是体内还是体外研究，许多中药复方制剂、粗提取物、有效单体成分在基础研究中显示出较显著的治疗潜能，凸显其潜在价值。要重视基础研究与传统中医药理论、现代 MI/RI 病理机制认识的结合，MI/RI 病理损伤存在多维度表现，中医药具有整合性特点，基础研究中充分利用现代药理学研究手段，多方位、多层次探究传统功效主治与 MI/RI 相关的单味中药或中药复方制剂抗 MI/RI 的作用及机制，则将具有更好的临床应用潜能，推进入临床试验的进程。虽然中药化学成分复杂，作用靶点多，但其副作用小。而化学药作用明确，副作用多，但优势是起效快。因此，可考虑将中药与化学药联用，为抗 MI/RI 研究提供新方向和数据支撑。

266　从阴火论血管稳态失衡综合征炎症机制的中医内涵

　　由血管稳态失衡导致的以血管功能障碍及损伤修复异常引起的血管重构为病理学基础，以心脑肾外周动脉血管病变（如冠心病、脑卒中、高血压、外周动脉粥样硬化闭塞症、肾动脉狭窄等）为主要临床表现的综合征称为血管稳态失衡综合征（VHDS），是人类面临的头号健康问题。这些血管性疾病有着相似的病理机制和治疗原则，其稳态的失衡与重构机制涉及代谢、氧化应激、炎症、生物活性物质和表观遗传调控等，其中氧化炎症级联反应是血管重构的关键机制之一。如何结合现代医学的这些研究成果，从中医学的角度认识这些问题并融合到自身的理论体系中来指导临床应用，是迫切需要转化和解决的科学问题。学者王新东等从中医学的视角对这一关键机制做了中西医理论的比对，试图发掘其内在的联系，探索融通协同诊治体系。

血管稳态失衡综合征病理机制与中医认识

　　1. 氧化炎症级联反应影响血管稳态的病理机制：血管是由内膜、中膜和外膜及其附属结构组成，并通过自-旁分泌作用相互偶联形成主动整合性网络组织与内分泌器官，血管内外膜通过分泌活性因子，参与细胞表型转化、增殖、凋亡、迁移、内膜增生以及胶原合成分泌，从而在血管生长、功能调节、维持稳态以及血管重构、钙化和纤维化等过程中发挥重要作用，在高血压、动脉粥样硬化、血管内再狭窄、肺动脉高压等血管重构性疾病的发生发展中起重要作用。目前的研究显示，动脉粥样硬化等血管病变是一种血管壁的炎症反应。大量研究证据提示，动脉粥样硬化血管内外膜均有炎细胞和巨噬细胞浸润、成纤维细胞增殖、平滑肌细胞迁移和内皮细胞表型转化。氧化应激（OS）是引起这种炎症反应的重要上游因素。血管壁氧自由基的产生和消除失衡或外源性氧化物质摄入过量，导致活性氧（ROS）和活性氮（RNS）在细胞内过量蓄积，引起细胞基因组 DNA、蛋白质、脂质及线粒体等细胞器的损伤，激活应激反应激酶以及其他氧化还原敏感的信号蛋白，还可损伤端粒，抑制线粒体自噬（激活自噬能通过降低内皮细胞 OS 和炎症、增加一氧化氮的含量），诱发 OS 和炎症反应，此氧化炎症级联反应可诱导血管壁成分变化，是引起血管壁功能障碍导致血管稳态失衡，最终引起高血压、动脉粥样硬化等病理状态的主要原因之一。

　　2. 从阴火角度认识 VHDS 炎症之火：中医学对于炎症多从火热来认识。目前学界提及炎症之火多从"阳火"认识，遣方用药多为苦寒清热之品。然"阳火"实证多表现为蒸蒸发热，濈濈汗出，烦躁，谵语，口干喜饮冷，小便赤涩，大便燥结，唇红口焦、舌绛、苔黄燥裂，脉象多见实、大、浮、数、滑或沉滑有力，与 VHDS 的临床证候表现有很大出入，因此临床从阳火认识此炎症而以清热解毒之法论治值得商榷。反见 VHDS 诸病之临床征象，如胸闷痛、头昏等多有动则加重之症，动则加剧、休息则减且中老年人发病居多等虚象占比较多。动则气耗，以此可推知此炎症之火当与气虚关系密切。气虚之火属于中医学"阴火"范畴，阴火的病机理论与 VHDS 的炎症中医病因病机理论有着很大的似同性。阴火主要是来自气虚以及气郁、湿郁，而气郁、湿郁根在脾胃虚弱，即阴火的本质还是虚，颇合 VHDS "火"的特点。

　　"阴火"为金元时期著名医家李东垣所提出。《脾胃论·饮食劳倦所伤始为热中论》云："若饮食失节，寒温不适，则脾胃乃伤。喜、怒、忧、恐，损耗元气。既脾胃气衰，元气不足，而心火独盛。心火者，阴火也。起于下焦，其系系于心，心不主令，相火代之；相火、下焦包络之火，元气之贼也。火与元气不两立，一胜则一负。脾胃气虚，则下流于肾，阴火得以乘其土位。"阴火产生之源有二：一是脾胃气虚，气血生化不足，心肝肾失却阴血滋养，导致心君之火、肝肾相火亢盛；二是李东垣在《兰室秘藏》中云："脾胃既虚，不能升浮，为阴火伤及生发之气，营血大亏；营气伏于地中，阴火炽盛，日渐煎熬，血气亏少……清气不升，浊气不降，清浊相干。"脾胃气虚，升降失常，清浊相干，阳气不得宣发，郁而渐盛，消耗营血，助长热势，此为阴火之又一来源。总而言之，阴火总以脾胃元气亏虚为本，而心君之火、肝肾相火之亢盛以及气机升降失调、阳气郁而化火皆为其标，标本相因为患，百病由生。

动脉粥样硬化的致病因素中医学多从虚、瘀、痰、毒认识，西医学从高血压、高脂血症、糖尿病等代谢性危险因素认识，"脾胃"在这些代谢性危险因素的形成过程中发挥了重要作用，成为两种理论体系的有效接点。阴火生于饮食不节、思虑劳倦过度等损伤脾胃之气，此与VHDS的饮食代谢性病因相似。动脉粥样硬化多发生于中老年，气虚血瘀痰浊是VHDS如冠心病的基本证候要素已成共识，而气虚血瘀痰浊的形成均与脾胃的运化失常密切相关。联系AS是代谢失常性器官损伤性疾病，因此此炎症的"火"与脾胃运化失常导致的气虚关系密切，而"阴火"致病论颇切合VHDS的炎症病理特点。故而VHDS产生的病机气虚是根本，气虚致阴火内生，瘀痰与阴火胶结形成瘀热痰热而加重阴火之势。

言为"阴火"者必具二证，一为脾虚气陷，一为"阴火"上扰。脾虚气陷则有纳减、少气、懒言、怠惰、嗜卧、胸脘痞闷、脘腹坠胀、久泄、脱肛等症状；"阴火"上扰则有身热、面赤、口苦、咽干、眩目、头痛等症状，此类症状在VHDS病患中颇为常见。VHDS早期，以木郁（气郁）、土郁（湿郁）为主；气机壅滞，郁而化火，气有余便是火，形成肝、胃火热证；壮火食气，热盛伤津，火热未尽，脾胃气虚、气阴两虚、阴虚火旺等虚证已成，阴火便在脾胃气虚的基础上产生，痰、瘀等病理产物亦可在此时相伴形成。阴火伏于血中，继续耗气伤阴，加之年老肾元亏虚与痰瘀胶结，形成痰热、瘀热；阴火、痰热瘀热等皆为"伏毒"之患，均会造成脉络的损伤，伏毒损脉形成VHDS及易损斑块、易损患者。上述病机理论与李东垣"内伤脾胃，百病由生"的观点有着很大的切合点。

中医学"气-火"与线粒体-氧化炎症体系的相关性

中医学认为，气是构成人体、维持人体生命活动的最基本物质，是脏腑功能维持的动力，也是脏腑功能活动的产物。李东垣在《脾胃论》中云："真气，又名元气，乃先天之精气也，非胃气不能滋之。""脾胃之气既伤，而元气又不能充，而诸病之所由生也。"目前学界有观点认为，气的物质属性是线粒体。线粒体是生物氧化的场所，通过呼吸作用产生ATP、氧化磷酸化、三羧酸循环均在线粒体中进行，故而有"动力工厂"之称，在细胞的生物合成、能量代谢、维持细胞氧化还原、钙缓冲以及调节细胞程序性死亡等过程中扮演着重要角色。线粒体和气具有一定的相关性。气虚而热与线粒体功能障碍引起的氧化炎症级联反应也可能有一定的相关性。

线粒体是调节细胞活性氧（ROS）的关键部位，与炎症因子活化相关的ROS主要来源于线粒体。研究显示，线粒体氧化应激在血管稳态功能失衡中占据重要地位。在氧化应激的状态下，超氧化物歧化酶（SOD）抑制、谷胱甘肽（GSH）含量下降、核因子NF-E2相关因子（Nrf2）/抗氧化反应元件（ARE）功能障碍、过氧亚硝酸盐介导的硝化以及电子传递链失常等，线粒体生成的过量ROS可直接损伤血管内皮细胞诱导其凋亡。损伤的线粒体可通过加重氧化应激、炎症反应、细胞凋亡及胆固醇蓄积等病理过程，影响VHDS的病理性发展。因此，及时、有效地清除损伤的线粒体对细胞功能的维持具有重要意义。

气虚、瘀热、痰热证素是血管稳态失衡的关键

1. 气虚是 VHDS 形成的关键证候要素：

（1）肾气亏虚是基础：VHDS 多发生于中老年人。《素问·上古天真论》云："女子六七，三阳脉衰于上，面皆焦，发始白。""男子五八，肾气衰，发堕齿槁。"肾为阴阳水火之根，年老肾元减亏，水火阴阳失衡，张景岳《景岳全书》云："盖火性本热，使火中无水，其热必极，热极则亡阴，而万物焦枯矣。"或欲念过极，房事耗伤必动相火，亦涸其水，均能导致水虚不能制火之证，如心烦、少寐、头晕、口干、盗汗、夜热等。

（2）气虚是内伤脾胃、运化失司的结果：脾胃为后天之本，气血津液化生之所，司升降，脾以升清为要，升则上输心肺，降则下归肝肾，脾胃升降功能正常，则如《素问·阴阳应象大论》所谓"清阳出上窍，浊阴出下窍；清阳发腠理，浊阴走五脏；清阳实四肢，浊阴归六腑"。若饮食劳倦内伤脾胃，升降失司，则导致谷气下流而蕴为湿热。李东垣《脾胃论》认为"脾胃不足，荣气下流而乘肝肾"，"脾胃之气下流，使谷气不得升浮……下流于肾，阴火得以乘其土位"。此时非独少阴肾水受困，亦必促成少阴的"阴火上冲"。少阴之经上系于心，但心尊不受邪，有邪则心包代受。《灵枢·邪客》云："故诸邪之在于心者，皆在于心之包络。"如是，包络相火受"阴火"之扰，而出现胸闷、心烦、心悸等心系常见之症。

2. 火热是动脉粥样硬化进展和易损斑块形成及破裂的关键证候要素：

（1）VHDS 阴火的形成：包含以下 4 个方面。①痰火湿热：李东垣提出湿气下流、郁而生热是阴火的成因。《脾胃论》云："肾间受脾胃下流之湿气，闭塞其下，致阴火上冲，作蒸蒸而躁热。"脾胃受损，水湿运化失司，湿气内生而其性下流，闭塞于下，郁而生热；又湿可聚而成痰，郁久而成痰火，痰火湿热蕴结，从而形成李东垣所谓的"阴火上冲"。②虚火：李东垣《脾胃论》云"脾胃之气不足，而反下行，极则冲脉之火逆而上"。通常气虚不直接产生火热，然气虚推动无力可产生气郁，气郁可化火；气虚中气下陷，致气郁下焦或湿随气陷郁于下焦，化火而上炎。此二者皆为阴火的产生机理。③郁火：肝郁是脾虚形成的原因之一。赵羽皇《古今名医方论》云："盖肝性急善怒，其气上行则顺，下行则郁。郁则火动而诸病生矣。故发于上则头眩耳鸣，而或为目赤；发于中则胸满、胁痛，而或作吞酸；发于下则少腹痛疝，而或溲溺不利；发于外则寒热往来，似疟非疟，凡此诸证，何莫非肝之象乎？"另外肝郁之病，复有脾虚不能培木，肾虚不能涵木而成者；因肝木端赖水土之滋培，失之则违其疏泄之性，郁屈而不伸，于是则有克脾伤阴的不同。肝肾为乙癸同源皆内藏相火，气郁于肝，必火动于肾，相火封藏不固，使精血暗耗则火动益甚，常见有骨蒸夜热、头目眩晕、心烦不寐、食少痰多等症。④瘀热：气为血帅，气行则血行，气虚则血行无力，血液瘀阻于脉瘀久则生热，而成瘀热之证。同时，瘀热的形成与痰火湿热亦密切相关。

（2）气虚是 VHDS 火热之邪形成的基础：综上分析可见，年过半百，后天之本脾胃、先天之本肾的气虚是 VHDS 之火形成的关键。瘀热、痰火、湿热、虚火、郁火的形成莫不由于肝脾肾主司之气功能的异常。正如《素问·举痛论》所云："百病生于气。"在复杂的见证中，应从错杂的症状中透过"热""火"的假象，抓住脾肾气虚的本质。

甘温除热法防治 VHDS 的可能机制靶点分析

1. 甘温益气、降火除热是防治 VHDS 的基础治法：阴火的治疗原则李东垣在《脾胃论》中强调"伤其内为不足，不足者补之"，"大忌苦寒之药，损其脾胃"，提出"以辛甘温之剂，补其中而升其阳，苦寒以泻其火"，以及"以诸风药升发阳气……用辛甘温药接其升药"的治疗大法，主张补脾胃、升阳气而散阴火，认为"升阳气"就是"降阴火"，脾胃阳气升发则元气自旺，浊热阴火自潜，从而创立了

甘温除热法。其代表方补中益气汤、当归补血汤、升阳散火汤等以及黄芪、人参、当归等甘温除热法的常用药物，在 VHDS 的临床防治中有着广泛的应用，众多研究报道显示了其良好的临床疗效。

线粒体-氧化炎症级联反应可能是甘温除热方药的物质靶点之一。据上所述，气虚和线粒体的功能障碍可能有一定的相关性，"气虚而热"可能与线粒体-氧化炎症体系有关。据此可以推测，线粒体氧化炎症级联反应可能是甘温除热方药的物质靶点之一。目前相关的诸多基础研究也支持本文的推测。如有研究发现，甘温除热代表方剂当归补血汤具有促进衰老心肌梗死大鼠冠状动脉侧枝血管生成的作用，能够抑制动脉粥样硬化过程关键步骤巨噬细胞吞噬氧化低密度脂蛋白（ox-LDL）形成泡沫细胞，可减少心肌细胞线粒体 ROS 的产生，通过抑制还原型烟酰胺腺嘌呤二核苷酸磷酸氧化酶 4（NOX4）下调氧化应激水平，具有明确的抗氧化作用，能够减少巨噬细胞肿瘤坏死因子 TNF-α、细胞间黏附分子 ICAM-1 的蛋白表达发挥其抗炎和免疫调节作用。黄芪是甘温除热治法的代表药物，其多种有效成分对巨噬细胞白细胞介素-1β 的抑制而发挥抗炎作用也已明确，黄芪的明确抗氧化作用亦有众多研究支持。人参的活性成分对心血管系统的多种疾病如缺血性心脏病、心力衰竭、心律失常以及抗氧化、抗炎等方面的作用亦有大量研究证实。

随着对血管稳态失衡微观病理机制研究的进展，中医学如何随之发展，将现代医学的进展和自身的理论体系融合而促进辨病与辨证水平的提高，从而提高临床诊治的针对性和疗效是关键的科学问题。从气与线粒体的似同性、气虚与线粒体功能障碍的相关性、气虚而热与线粒体-氧化炎症体系关联性、补气健脾中药的抗炎抗氧化性切入，是诠释该科学问题的理想切入点。本文理论假说的提出，可以桥接中西医理论，提高辨病、辨证、用药的针对性和准确性，也有助于理解中医学传统经典理论的科学内涵。

267 中医干预心血管疾病炎症反应研究

近年来，心血管疾病的免疫炎症反应学说逐渐被认知和接受，免疫是机体抵抗外敌感染和入侵的自我保护行为，适当的免疫反应能清除病原体，有利于机体，但免疫反应过度则对机体产生伤害，炎症反应就是剧烈的免疫反应的结果。心血管系统发生炎症反应，致使局部组织被炎症细胞浸润，使局部组织纤维化、瘢痕丛生，致使心血管功能进一步受损。炎症反应过程中又涉及多种炎症细胞、炎性细胞因子、炎性介质、黏附分子、趋化因子、生长因子等。而中药在传统医学理论的指导下，可作用于反应过程中的多靶点、多环节，在抑制过度炎症反应上具有独特作用。学者杨雪萍等就单味中药和/或提取物、中药复方、中成药3个方面在抑制心血管炎症反应上取得的疗效进行了梳理归纳。

单味中药和/或提取物干预心血管炎症反应

《素问·五行大论》云："其变炎烁。"这里的炎即热。因此中医多将炎症辨证为"热"，包括湿热、痰热、瘀热、虚热等，由证及治，延伸出清热祛湿、清热化痰、凉血化瘀、益气活血、滋阴清热等多种治法。单味中药多使用益气活血药、清热凉血药、燥湿化痰药、滋阴药、破血行气药等干预炎症反应。其中以益气活血的红景天、黄芪，清热凉血的玄参最具代表性。

1. 益气活血药：在中药抑制心血管炎症研究中，益气活血药以红景天、黄芪的作用最为明确。红景天为景天科红景天属植物大花红景天、库页红景天、圣地红景天、唐古特红景天等的根或根茎，中医学将其归类为补气药，具有益气活血，通脉平喘的作用，临床常用于抗衰老、神经系统疾病、心血管系统疾病、抗肿瘤等，其主要有效成分为红景天苷，临床常见提取物制药为大株红景天注射液、大株红景天胶囊、大株红景天片等。沈洁等研究证明，红景天能显著降低慢性心肌梗死伴心力衰竭患者血清白细胞介素-6（IL-6）、超敏C反应蛋白（hs-CRP）、N端B型脑钠肽前体（NT-proBNP）水平，且不同时间点IL-6、hs-CRP、NT-proBNP比较差异有统计学意义，治疗3个月炎症因子降低水平优于治疗1个月。关爽通过LPS诱导的小鼠单核吞噬细胞系统RAW 264.7的体外炎症模型研究发现，红景天苷通过调控（Ca^{2+}）i、cAMP、核因子κB（NF-κB）、ERK和p38 MAPKs通路而抑制肿瘤坏死因子-α（TNF-α）、IL-6、白细胞介素-1β（IL-1β）分泌和炎性介质一氧化氮（NO）、PGE_2合成。付金容等实验证明，红景天苷组慢性间断性缺氧模型大鼠的心脏功能显著改善，心肌组织的MPO活性降低，心肌组织及血清TNF-α含量下降明显，血清IL-6水平亦明显降低。王泰然等研究证实，大株红景天注射液治疗不稳定型心绞痛疗效确切，其作用机制可能与降低患者血清ICAM-1和MMP-9水平，抑制炎症反应有关。

黄芪亦属于补气药，具有补气升阳，生津养血，行滞通痹，固表止汗，利水消肿等作用，其主要有效成分包括黄芪多糖、黄芪甲苷等。陈添华等研究发现，与血管紧张素Ⅱ刺激组比较，不同浓度黄芪多糖干预后，心肌细胞TLR4、ANP、TNF-α mRNA表达减少，心肌细胞培养液中TNF-α浓度下降，心肌细胞总蛋白含量减少，随着干预浓度的升高，这种作用逐渐增强。魏冰等实验证明，黄芪甲苷可以下调CD40 mRNA、CD40蛋白表达，抑制内皮细胞分泌TNF-α、IL-6、IL-8和sVCAM-1。李梦非等通过对脂多糖诱导的急性内毒素心肌损伤小鼠模型研究发现，与脂多糖组相比，黄芪甲苷（40 mg/kg、80 mg/kg）组均能明显提高EF、FS、LVIDd、LVIDs，以及明显降低TNF-α、IL-1β、IL-6的含量及TLR4、p38MAPK、p-p38MAPK的表达。

2. 清热凉血药：清热凉血药的抗炎作用是毋庸置疑的，中医以"热"辨"炎"，在心血管系统疾病研究中，玄参表现出的出色抗炎效果具有一定代表意义。玄参为玄参科玄参属植物玄参及北玄参的根，中医学将其归类为清热凉血药，具有清热凉血、滋阴降火、解毒散结的作用。研究表明，玄参可以降低血清 TNF-α 的含量，从而改善心脏功能、逆转心室重构。玄参还可以使动脉硬化大鼠 TNF-α、IL-1β、IL-6 水平降低，升高 IL-10 的水平，抑制动脉 NF-κB 的过量表达。这都表明了，玄参对于心血管系统有明确的抑制炎症反应的作用。临床研究中还有许多中药提取物对于心血管系统炎症反应有明确的抑制作用，包括栀子苷、厚朴酚、姜黄素、山茱萸总苷及多糖等。

中药复方干预心血管炎症反应

中医学讲究同病异治，以辨证为基础，由证及治，由证拟方，因此中药复方在抑制心血管炎症反应方面更具有多样性。

抵当汤出自《金匮要略》，由桃核、熟大黄、水蛭、虻虫组成，原主治太阳、阳明蓄血证。孙志等发现抵当汤可抑制实验性动脉再狭窄大鼠炎性因子 IL-6、TNF-α 表达并具有降脂效应，其作用以低剂量为佳。储全根等通过使用抵当汤干预因核转录因子-κB 通路激活而导致的糖尿病大鼠的心肌炎症反应发现，与模型组比较，各治疗组 NF-κB p65 蛋白和 TNF-α 表达明显降低，且抵当汤高剂量组 TNF-α 表达较模型组降低更加显著；各治疗组胞浆内 ICAM-1、MCP-1 蛋白不同程度减少；说明抵当汤可通过抑制 NF-κB 通路的激活来减轻 DM 模型大鼠的心肌炎症反应。黄芪桂枝五物汤出自《金匮要略》，由黄芪、桂枝、白芍、大枣、生姜组成。何慧等研究表明，黄芪桂枝五物汤加味可有效降低急性心肌梗死PCI 术后患者 TNF-α、hs-CPR、IL-6 水平，进而减轻心肌炎症反应。真武汤出自《伤寒论》，由茯苓、白芍、白术、生姜、炮附子组成。李杨等通过对慢性心力衰竭大鼠心肌组织结构以及炎症因子水平研究发现，加味真武汤组病理评分显著低于模型组，且血清 IL-6、IL-1、BNP 水平明显减低，提示加味真武汤可能有抑制炎症因子的释放，减慢心室重构，保护心肌细胞的作用。桂枝汤与黄连解毒汤被证实均可以抑制 NF-κB 阳性表达，抑制Ⅳ型胶原蛋白表达，降低基膜厚度，且桂枝汤优于黄连解毒汤。赵霞等研究表明，养心汤能显著降低急性心肌梗死 PCI 术后患者 TNF-α、hs-CPR、IL-6 水平，减轻炎症反应，改善血管内皮功能。王华等观察益气活血养心汤对 PCI 术后患者血浆 EF-1 和血清 BNP、hs-CRP水平的影响发现，观察组治疗后 3 个月血浆 ET-1 和血清 BNP、hs-CRP 水平均低于对照组，证实益气活血养心汤有助于改善患者心功能，降低炎症因子水平。芪参颗粒是王伟教授由真武汤和四妙勇安汤化裁而来，以黄芪、丹参、附子、玄参、金银花、甘草为组方。王景实验证明，芪参颗粒能有效改善AMI 急性期与修复期左心室功能的急剧下降；针对 AMI 急性期，芪参颗粒能够减少心肌组织中炎细胞浸润并抑制心肌局部的炎症因子的释放，提示芪参颗粒改善 AMI 急性期心功能的作用机制与抗炎密切相关。芪参颗粒的抗炎机制除与抑制心肌组织中巨噬细胞与心肌细胞内 COX2 的表达相关，还能够下调巨噬细胞释放炎症因子 TNF-α、IL-6、MCP-1，其作用途径与调控 NF-κB、JAK2/STAT3 等通路蛋白相关。参七汤由西洋参、三七组成。黄嘉文等指出，对于急性冠脉综合征 PCI 术后患者，术后 7 日参七汤组的血清 IL-6、hs-CRP 水平明显低于对照组。于远航等进一步研究证实，参七汤可促进 PCI 术后患者抗炎因子 IL-10、TGF-β1 的合成，从而促进血管内皮修复。壮药壮通饮由扶芳藤、三七、黄花倒水莲组成。张世田等通过研究壮通饮对心肌缺血（血瘀证）大鼠血清炎症因子水平影响发现，与模型组相比，壮通饮组 TNF-α、IL-6 的表达明显降低，IL-10 的表达明显升高，且中剂量组总体效果较好；且 HE 染色结果显示，药物干预组心肌细胞损伤明显好转、炎症细胞浸润较少。李平等研究证实，蒙药黄连-4 汤对心肌缺血再灌注损伤大鼠具有保护作用，作用机制可能与减少血清炎症因子 TNF-α、IL-6含量有关。

中成药干预心血管炎症反应

心血管疾病常用药物复方丹参滴丸，主要成分为丹参、三七、冰片，李光智等发现，复方丹参滴丸能有效改善 IL-6、IL-10、NO、内皮素等水平，改善或缓解老年冠心病病症。陈宏等也对复方丹参滴丸进行了研究，发现复方丹参滴丸可有效降低老年急性心肌梗死 PCI 术后患者体内 IL-6、IL-8 及 TNF-α 水平，改善患者炎症状态。潘洁丽等研究显示，复方丹参滴丸能够通过调节 NF-κB p65 转录因子和 CRP 的表达，抑制炎症因子及氧自由基的释放，起到抑制炎症反应、改善心功能的作用。通心络胶囊由人参、水蛭、全蝎、蝉蜕、降香、酸枣仁等药物组成，它是由吴以岭院士的通心络复方演化而来，黄婷等通过干预缺血再灌注模型大鼠证实，通心络胶囊可抑制心肌细胞凋亡，并通过降低血清 TPS 和 c-Fos 及组胺表达水平，抑制肥大细胞脱颗粒诱导的炎症反应，保护受损心肌。位庚等研究同型半胱氨酸诱导的大鼠心肌微血管内皮细胞炎症损伤发现，通心络可减轻 Hcy 对 RCMECs 的损伤，其作用机制可能与减轻炎症反应有关。与模型组相比，通心络中、高剂量组细胞形态明显改善，ICAM-1 和 IL-6 释放减少，细胞内 ROS 水平降低，NF-κB 蛋白表达下调。稳心颗粒主要由党参、黄精、三七、琥珀及甘松构成，戴凤娇研究显示，稳心颗粒可以降低血清 IL-6、CRP 和 TNF-α 水平，减轻炎症反应，改善心功能。参附注射液源于参附汤，王琰康等通过参附注射液干预心肌缺血再灌注损伤 SD 大鼠，观察各实验组心肌组织病理形态变化发现，与缺血再灌注组相比，参附组心肌损伤程度明显减轻，炎性病变显著减轻。渠莉等进一步研究表明，与 PCI 术后患者常规治疗组相比，参附治疗组 hs-CPR、IL-6、PA-1、DD、CK-MB 水平均明显降低。丹蒌片主要成分包括丹参、瓜蒌皮、薤白、川芎、赤芍、郁金、葛根、泽泻、黄芪、骨碎补。陈洁等通过干预痰瘀互结型 AS 大鼠发现，丹蒌片可能通过抑制 LPPLA2 的表达，减少 ox-LDL 生成，从而发挥其抗炎、抗 AS 的作用。

炎症反应是心室重构的重要原因之一，而心室重构又是多种心血管疾病最终发展为心力衰竭的主要原因，可见炎症反应在心血管疾病中的重要地位。中医在干预心血管疾病炎症反应中逐渐形成了清热解毒、益气活血、温通心脉等治法，其清热化瘀的思想贯穿其中，符合中医对于炎症"瘀热"的认识。目前研究大多以炎症细胞因子为主，一方面 TNF-α、IL-6、NF-κB、hs-CRP 等炎性细胞因子水平与心血管炎症反应程度呈正相关，而另一方面，IL-10、IL-1、TGF-β1 等因子则相反，能够抑制炎症的过度发生，对于心血管具有保护性的作用。上述研究表明，中医药正是通过调节炎症细胞因子水平，从而达到控制心血管过度炎症反应，发挥保护心血管、缓解症状的作用。

268　炎症发病学说与糖尿病发病机制

　　糖尿病（消渴）是以多饮、多食、多尿、形体消瘦，或尿有甜味为主要临床表现的病症，其病机主要是禀赋不足，阴津亏损，燥热偏盛，且多与血瘀密切相关。消渴与西医学的糖尿病基本一致。近年来越来越多的现代医学研究显示，慢性、亚临床性、非特异性的炎症状态与糖尿病的发生发展有密切关系，从而提出了糖尿病的炎症发病学说，大量的研究结果显示，炎症标志物影响对本病的发生和发展具有重大的作用。中医传统理论认为消渴的病机为阴精亏虚、燥热偏盛，以阴虚为本，燥热为标，该病的发生发展与湿热、血瘀、痰瘀、毒热密切相关，四者既可单独为病，又可兼挟为病。这个理论与消渴的炎症发病学说有着很强的似同性，学者张冰冰等就糖尿病的中医病名"消渴"与炎症的中医病机做了进一步的探讨。

炎症发病学说的提出

　　2 型糖尿病炎症发病学说的产生有着深厚的历史根源，是人类对糖尿病本质认识的深化和必然。随着胰岛素问世以及糖尿病治疗新方法、新技术的不断推陈出新，糖尿病（1 型和 2 型）急性并发症发生率及病死率日益减少，而长期慢性血管并发症日益突出，成为糖尿病的核心问题。西方国家的统计表明，2 型糖尿病 70% 左右死于心血管并发症，而其中一半死于冠心病。这就吸引了大量的糖尿病学者去研究血管并发症的病因及发病机制。半个多世纪以来，已形成了高血糖毒性、组织蛋白质非酶糖基化、氧化应激、多元醇旁路、脂中毒以及 PKC、核因子 κB（NF-κB）通路激活等一套机制理论。在这些理论中实际上已经孕育了炎症学说。

　　脂肪内分泌学的重大进展：目前认为脂肪组织不仅是能量储存库，还是一个具有复杂的内分泌及代谢作用、功能十分活跃的内分泌器官，能分泌几十种脂肪细胞因子及蛋白质。肥胖者能分泌大量致炎因子或炎症介质，引起或介导炎症反应。目前认为肥胖是一种炎症状态，炎症是肥胖、胰岛素抵抗和 2 型糖尿病的联系环节。近来动脉粥样硬化的研究进展：对动脉粥样硬化形成起重要作用的是巨噬细胞集落刺激因子，而不是高胆固醇血症。心脏病学家已明确提出，动脉粥样硬化是一种炎症性疾病，慢性炎症是动脉粥样硬化的关键特征，抗炎治疗具有抗动脉粥样硬化的作用。糖尿病是一种心血管疾病，也是一种炎症性疾病。

病理机制与炎症发病的关系

　　消渴的"湿热、血瘀、痰瘀、毒热"产生的病理机制和炎症发病的关系。

　　1. 湿热与消渴炎症发病的关系：现代人生存条件改善，生活方式的变化导致人体长期摄入过多高热量饮食，但消耗却明显减少，肥胖人渐多，湿热为患易见，已成为当代消渴病十分突出的病机特点。人有先天禀赋与后天调养之异，体质有阴阳寒热燥湿之别，特别当内外合邪时，或先受湿，后化热；或先伏温，后受湿，久则伤及阴液而成消渴病。许多医家认为，糖尿病患者多长期进食甜味和高脂饮食，或长期嗜酒。肥甘厚味酒酪之属，不易为脾胃运化，以致湿邪内生，郁而化热，这也可能是湿热型糖尿病患者多体形臃肿肥胖的原因。中医学认为肥能生热，甘能壅中，肥性滞，甘性缓，肥甘可窒碍胃肠，影响脾胃升降，壅滞中焦，使中阳不运而生湿、生痰，形成痰湿，而痰湿是低度炎症发生的内在基础。

此外，肥甘厚味太过，先伤脾胃，脾胃伤则后天乏源，易导致气虚，而气虚是导致炎症发生的重要条件。

2. 血瘀与消渴炎症发病的关系：消渴以气阴两虚为本。气虚运血无力，血流缓慢致瘀；阴亏液少，血液黏滞，血行不畅，血液滞瘀。金代张从正《儒门事亲·三消论》云："内有瘀血则气为血阻，不得上升，水津固，不能随气上布，是以消渴。"消渴病起病隐匿，病程长，久之必会导致脏腑功能失常，气血津液紊乱，阴阳失衡，这为瘀血的产生奠定了基础。阴虚亏损而致阴津亏少，津伤则血少，致营血不足，脉道不能充盈，血行艰涩，停而为瘀或阴虚火旺，灼伤阴津，血液浓炼，黏滞不畅而致瘀；燥热旺盛：燥热易伤津耗气，使气血亏少，血液在脉络中运行无力，而滞于脏腑经络则为瘀血，久病必入络，导致经脉不畅，络脉痹阻，从而发展为糖尿病的各种血管并发症。炎症学说认为糖尿病是一种自然免疫和低度炎症性疾病。糖尿病患者血管并发症的发生目前认为是炎症因子、脂肪细胞内分泌障碍、氧化应激、免疫反应、胰岛素抵抗、持续高血糖状态等多种因素引起内皮细胞功能障碍、动脉血管平滑肌细胞增生。结缔组织增生和各种生长因子沉积，以及促进血凝，抑制纤溶等原因，引起动脉粥样硬化和血管病变。而上述各种因素均能促进体内肝脏细胞合成 CRP 增加，所以体内 CRP 浓度水平和糖尿病血管并发症发生关系密切，有学者甚至认为 CRP 可能是比尿蛋白更为敏感的预测糖尿病血管并发症的有用指标。CRP 和 2 型糖尿病的发生、发展和预后确实存在非常密切的关系。

3. 痰瘀与消渴炎症发病的关系：中医认为"肥人多痰"，这里是指广义的"痰"，是体内不能正常运化的精微津液停留聚积而成，痰浊是水液代谢障碍形成的病理产物。明代张景岳云："五脏之病俱能生痰，故痰之化无不在脾，而痰之本无不在肾。"过食肥甘而导致中焦失于健运，谷反为滞，痰浊内生，阻于络道，影响津液化生及输布，发为糖尿病。现代研究表明，引发 2 型糖尿病胰岛素抵抗的诸多因素中，肥胖与本病关系尤为密切。局限于糖尿病患者，肥胖者痰湿体质的发生率高达 98.93%。在 2 型糖尿病患者中，70%~80% 的有肥胖病史，特别是与内脏脂肪蓄积性肥胖关系尤甚。炎症病因学理论认为，胰岛素抵抗是一个慢性亚临床炎症过程，来自脂肪等组织的细胞因子和炎症敏感蛋白如 IL-8、抵抗素、脂联素、C 反应蛋白对胰岛素抵抗的发生有重要作用，由于痰瘀导致肥胖而产生的炎症标志物水平的变化将会引起胰岛素抵抗的发生，从而引起消渴的发病。

4. 毒热与消渴炎症发病的关系：毒邪分为外毒和内毒。外毒是指由外而来，侵袭机体并造成损害的一类病邪，主要指邪化为毒或邪蕴为毒，前者指六淫过甚转化为毒邪，后者指外邪内侵，久而不除，蕴积成毒。引起消渴的毒邪指的是内毒。《备急千金要方》《千金翼方》共载方 74 首以治消渴，用药 100 多种，主要为清热养阴生津，其次为补气益肾。其代表方黄连丸由黄连、生地黄两味药物组成，一味清热解毒，一味清热养阴，奠定了热毒致病说的理论及临床基础。

"热毒"在糖尿病中的发病机制是热毒消灼津液。消渴初起阴精亏虚，郁久化热为毒，热毒上灼肺津，中劫胃液，下耗肾水则三消俱现，阴精亏损愈甚，则消渴之症愈甚，易生变证。中医理论认为，炎症因子属于中医学"内生之毒"的范畴。毒邪内聚，郁而化热，热毒蕴结，耗伤阴津，是消渴病及各种变证发生的基本病因病机。糖尿病时各种代谢紊乱（包括高糖、高脂），及肝组织内高表达的 NF-κB、MCP-1 等细胞因子，都可以称之为毒。毒损肝络导致消渴病的发生发展与肝内炎症引起 IR 最终致 DM 的发生发展机制相符。毒损肝络是 NF-κB 活化促使过度分泌的炎症因子（如 MCP-1）介导肝内炎症反应，引起胰岛素受体损伤，并通过影响肝内胰岛素信号的传导通路，引起胰岛素抵抗，从而发生消渴。

湿热、血瘀、痰瘀、毒热相互作用和消渴炎症发病

消渴的病理特点是本虚标实，"本虚"是炎症发病的病理基础，"标实"，则是"湿热、痰瘀、血瘀、毒热"为主的病理性产物在体内的形成与积聚。湿热、血瘀、痰瘀、毒热四者之间密切相关。津液蕴结，积聚或潴留则为痰为湿为水，其病理改变既可发生于消渴病之前，亦可发生于之后。明·秦景明《症因脉治·外感三消》提出的湿邪致消之说，"酒湿水饮之热，积于其内，时行湿热之气，蒸于其外，

内外合受，郁久成热，湿热转燥，则三消乃作矣"。痰病致瘀可因痰在经络，滞于血中，直接阻滞脉中气血的运行，致使局部血滞为瘀；或痰浊停聚于脉之内外，致使血行障碍产生瘀血。瘀病致痰则因瘀血阻滞络道，致使络中之津不能渗出脉外，络外之津亦不能还于脉中，从而津液聚积化生痰浊；或瘀血积聚日久，亦可化生痰浊。痰毒互化而致病。痰饮阻滞日久而化毒是为痰毒，毒邪侵犯机体，在其致病过程中又可化生痰饮，造成脏腑功能障碍，津液不得正常输布代谢，滞留体内成痰，终形成毒痰交夹。而瘀也可化毒，毒可致瘀。脉络为血行之道，毒邪伤络，使血不归经，妄行外溢而成瘀，且毒邪伤津耗阴，阴伤血滞为瘀，故痰瘀毒交夹为病，缠绵难愈，迁延日久。炎症学说指出，糖尿病是一种天然免疫性疾病，而中医理论的整体观念、脏腑、气血津液等理论对消渴的阐释存在着许多方面的一致性与结合点。如代谢综合征及糖尿病慢性并发症，与脾的运化升清功能的下降有密切关系，脾病之后导致的痰浊阻滞、气血不畅，又是引发各种并发症的病理基础。又如毒邪一说，可因情志抑郁，气机不畅，痰湿不行，血液瘀滞，日久酿毒，热痰瘀毒邪蕴结，不得宣泄，从而促进了炎症因子的产生及炎性反应的过程，加速消渴病情的发展，并使其病势呈现迁延、反复、易变的临床特点。

269　糖尿病炎症学说与中医理论

　　近年来有研究认为，2 型糖尿病（T2DM）可能是由细胞因子介导的炎症反应，是一种先天的免疫性疾病，炎症在 T2DM 的发病机制中起媒介作用。此观点被称之为糖尿病"炎症学说"。T2DM 涉及的炎症因子种类繁多，广义炎症因子可分为以下几类：①免疫炎症反应细胞，如白细胞。②急性期反应蛋白，如 CRP。③细胞因子，如 TNF-α、IL。④凝血因子，如纤溶酶原激活物抑制物 1、第 Ⅷ 因子等。⑤脂肪因子，如脂联素、抵抗素。⑥其他，如唾液酸、血清类黏蛋白、淀粉样物质、γ 球蛋白、内皮细胞黏附分子和 Tains 蛋白。现代研究普遍认为，肥胖是引起慢性低度炎症的首要因素，脂肪组织被认为是一个包括脂肪细胞、神经组织、结缔组织、免疫细胞等的复杂的内分泌器官，分泌众多脂肪因子 IL-6、瘦素、脂联素和抵抗素等，其均可引起、介导或直接、间接参与炎症反应。学者陈莹莹等用中医理论探讨了炎症学说与 T2DM 的关联。

炎症学说与中医理论

　　1. 痰湿体质是炎症学说的内在基础：无论是 T2DM，还是肥胖，均有一定的遗传倾向，具有遗传易感性。家族中有患这种疾病的人，其近亲的患病率要增加几倍。这与中医的先天禀赋的理论相同。有学者认为，体质是由先天遗传和后天获得所形成的形态结构、机能活动方面固有的、相对稳定的个体特征。体质因素决定着疾病的易感受性和疾病的证型。《灵枢·寿夭刚柔》云"人之生也，有刚有柔，有弱有强，有短有长，有阴有阳"，《灵枢·五变》云"肉不坚，腠理疏，则善病风"及"五脏皆弱者，善病消瘅"，说明了体质因素与先天禀赋有关以及对疾病的易感性不同。中医认为，痰湿体质是肥胖人群的主要体质类型，肥胖痰湿之人患糖尿病的机会显著大于非痰湿体质者。研究显示 T2DM 的患病率随着 BMI 的增加呈近似线性增加，两者之间呈正相关关系，由此可见，大多具有肥胖或腹型肥胖体形，存在低度炎症的个体，非常符合中医痰湿体质的特点，是低度炎症的内在基础。

　　2. 现代生活方式是炎症学说的外在条件：近年来随着生活水平的提高，人们生活方式发生了较大的变化，如高热量、高脂肪、高蛋白饮食，吸烟，体力活动不足，快节奏的生活等与低度炎症性疾病密切相关，和遗传因素共同作用而发病。这些现代生活方式分别属于中医学嗜食肥甘厚腻，劳逸不当，情志不畅的内伤病因学范畴，是低度炎症发生的外在条件。

　　《素问·奇病论》云："肥美之所发也，此人必数食甘美而多肥，甘者令人中满，故其气上溢，转为消渴。"这是对嗜食膏粱厚味引起糖尿病的记载，这种描述与现代医学认为大量进食高热量、高脂肪、高蛋白饮食，易患糖尿病非常相似。中医学认为，肥能生热，甘能壅中，肥性滞，甘性缓，肥甘可窒碍胃肠，影响脾胃升降，壅滞中焦，使中阳不运而生湿、生痰，形成痰湿，而痰湿是低度炎症发生的内在基础。

　　随着科技的进步，人们日常活动明显减少，体力活动不足也成为诸多疾病的易患因素。中医学早就认为体力活动不足即过度安逸可导致疾病，是内伤病因之一。《素问·宣明五气》云："久卧伤气，久坐伤肉。"陆九芝《逸病解》云："逸之病，脾病也。"过度安逸使中焦壅滞，脾失健运，水湿停聚，酿生痰浊，可直接耗伤阴液，又可郁而化热损伤阴液，更有痰湿日久闭阻经络，阴津失于输布，使机体失去濡养而发为消渴。

　　在生活节奏日益加快，竞争压力无时不在，人际关系普遍紧张的现代社会，越来越多的人出现焦虑、时间紧迫感、敌意、指责别人等情绪。长期不良精神刺激或劳心竭虑等致郁久化火，火热内燔，消灼肺胃阴津而发为消渴，正如《临证指南医案·三消》所云："心境愁郁，内火自燃，乃消症大病。"

中医药治疗

根据目前中医理论对 T2DM 炎症学说病因病机的认识，施剑等认为，健脾利湿通络法实为一治病求本之大法。结合临床，拟用经典三仁汤加减，选用杏仁、豆蔻、薏苡仁、厚朴、滑石、淡竹叶、法半夏、黄芪、丹参、川芎等临证加减治疗 T2DM 患者，临床效果证实健脾利湿通络法能显著改善 T2DM 患者的炎症反应，服用二甲双胍缓释片、瑞格列奈及阿卡波糖之西药组血 CRP、IL-6 水平均高于中药组患者。杨叔禹等用陈皮、法半夏、茯苓、僵蚕及地龙等组成的平糖方治疗糖尿病大鼠。结论表明具有燥湿化痰、活血化瘀功效的平糖方，大、中剂量治疗后可显著降低糖尿病大鼠的血清 sVCAM-1、CRP、TNF-α 及 PAI-1 水平。

糖尿病炎症学说与中医的整体观念、脏腑、气血津液等理论对糖尿病阐释存在着许多方面的一致性与结合点。今后研究应将中医理论研究成果与临床实践相结合，拓宽治疗思路，为糖尿病患者提供更有效的治疗方法。

270 糖尿病炎症学说中医病机

2 型糖尿病是一组由于胰岛素缺乏和/或胰岛素生物作用障碍导致糖代谢紊乱，以长期高血糖为主要特征的代谢综合征。近年来提出的炎症学说认为糖尿病是一种自然免疫和低度炎症性疾病，这里所指的炎症状态是非特异性的、慢性的、持续的、低度的炎症状态。持续的炎症状态对糖尿病的发生发展过程具有重大影响，为中医研究糖尿病的理论与实践带来了一个新的切入点。学者黄沙等对 2 型糖尿病炎症的中医病机做了探讨。

2 型糖尿病与低度炎症

2 型糖尿病发病中炎症可能是通过引起胰岛素抵抗（IR）和 B 细胞凋亡而导致 2 型糖尿病。近年研究显示，胰岛素受体后的信号通路与炎症因子的信号传导存在交叉作用，非特异性炎症所产生的炎症因子干扰胰岛素 IRS/PI3-K 信号传导通路，是导致 IR 的主要分子机制。但炎症的诱发因素目前尚不清楚，可能是遗传背景基础上各种环境因素的综合作用。遗传因素是炎症调节的重要因素。研究发现 TNF-α 启动子的基因多态性 G-308A 携带者的血浆 TNF-α 浓度升高，发生 DM 的危险性增加。IL-6 启动子的基因突变（C-124G）携带者发生 IR 的危险性升高。环境因素如过量摄食、肥胖、游离脂肪酸增多、血瘦素水平升高以及感染、吸烟、精神紧张等均可造成氧化应激增强，使单核细胞产生的活性氧簇（ROS）增多，NF-κB 活性增强，产生许多促炎症因子及炎性标志物如 TNF-α、IL-6、CRP、PAI 等，这些炎症因子可能通过干扰胰岛素信号转导而引起 IR。炎症也是 B 细胞功能减退的原因之一。炎症作用于 IRS-2，引起丝苏氨酸磷酸化，加快了 IRS-2 的降解，促进胰岛 B 细胞的凋亡。另外大量的 IL-6 其他细胞因子、效应分子包括 IL-1、TNF-α 胰岛 B 细胞产生直接的细胞毒作用，引起 B 细胞损伤和死亡，加快糖尿病的发生。

糖尿病血管并发症主要包括大血管并发症及微血管并发症。糖尿病大血管并发症主要是动脉硬化，目前在对动脉硬化机制的研究中证实，动脉硬化是一种慢性炎症性疾病，它的形成包括一系列病理过程：内皮损伤及功能不良，黏附分子表达增加，趋化因子的释放，单核细胞聚集，白细胞黏附及迁移，氧化型低密度脂蛋白被巨噬细胞摄取，泡沫细胞形成，活化的单核细胞释放一系列细胞因子，平滑肌细胞迁移和增殖，最终形成粥样斑块。在糖尿病患者中，胰岛素抵抗与慢性高血糖均参与了这种炎症过程。糖尿病微血管并发症主要包括糖尿病肾病、视网膜病变和神经病变。2 型糖尿病发展为糖尿病微血管并发症的过程中持续的低度炎症在起作用。其产生以上结果的可能途径：CRP 能直接作用于血管内皮，促糖化及脂化，终末产物使血管壁增厚，弹性下降，促进动脉硬化的发展。慢性炎症反应可引发机体的氧化应激，使低密度脂蛋白氧化成过氧化低密度脂蛋白，后者可直接损伤肾小球内皮细胞，增强单核细胞对血管内皮的黏附及浸润。TNF-α 可刺激血管内皮因子释放，使肾小球内皮细胞通透性增加；通过合成黏附因子及化学趋向物如单核细胞趋化蛋白-1，促进白细胞合成，释放超氧化物和蛋白水解酶，引起组织损伤；刺激肾小球系膜细胞产生氧自由基，从而使氧化脂质代谢产物增多，造成细胞内膜损伤；TNF-α 能减少血浆溶酶原激活物的合成，导致肾小球毛细血管内血栓和纤维素样物质的生成，直接引起肾小球结构和功能异常。

低度炎症与中医病机

低度炎症属于西医病理学范畴，是一种病理状态。然而，低度炎症的中医病因病机如何，如何用中医学的思维来诠释它，这对于中医工作者从降糖以外的角度探索糖尿病的治疗是非常有利的，寻找一个确切的切入点是很有必要的。

糖尿病中医学归属于"消渴"范围。2型糖尿病的发病与肥胖、IR有关，而炎症状态贯穿于肥胖、IR及DM的全过程。肥胖，脂肪堆积，分泌大量致炎因子或炎症介质，引起或介导炎症反应，环境中各种应激加重了炎症反应。张红敏等认为，痰湿体质是低度炎症发生的内在基础。痰湿体质是肥胖人群的主要体质类型，肥胖痰湿之人患高脂血症、高血压病、冠心病、糖尿病、中风等病的机会均显著大于非痰湿体质者，肥胖、存在低度炎症的个体一般符合中医痰湿体质的特点，是低度炎症的内在基础。现代生活方式如进食高热量、高脂肪、高蛋白饮食，体力活动不足，工作压力及紧张的快节奏的生活等是低度炎症发生的外在条件，年老肾虚是低度炎症高发的自然趋势。张红敏等从传统中医理论角度、血管内皮损伤的微观角度以及临床表现方面探讨低度炎症的中医病理，认为痰饮、瘀血是低度炎症的主要病理产物。因痰瘀相关，痰可致瘀，瘀可致痰，从而痰瘀交结，致痰瘀同病。所以，痰瘀互结是低度炎症的基本病理特征。以此，可以认为痰瘀互结既是消渴病的病理产物又是其致病因素，导致消渴各种并发症的产生。于淼等从毒损肝络探讨胰岛素抵抗、2型糖尿病炎症发病机制，认为IR、2型DM时各种代谢紊乱（包括高糖、高脂），及肝组织内高表达的核因子κB（NF-κB）单核细胞趋化蛋白-1（MCP-1）等细胞因子，都可以称之为毒。毒损肝络导致消渴病的发生发展与肝内炎症引起IR最终致DM的发生发展机制相符，肝络瘀阻是单核吞噬细胞系统浸润肝脏的病理基础。毒损肝络是NF-κB活化促使过度分泌的炎症因子（如MCP-1）介导肝内炎症反应，引起胰岛素受体损伤，并通过影响肝内胰岛素信号的传导通路，从而引起IR，发生DM。毒邪阻肝络，深滞于浮络、孙络，是IR、DM病情缠绵、久治不愈的根本原因。朴春丽等根据炎症细胞因子导致DN、ECM积聚、系膜细胞增生等病理特征，提出的毒损肾络病机理论，认为各种炎症因子即为毒，毒损肾络是指体内高表达的炎症因子导致的肾小球硬化、肾小管间质纤维化。毒损肾络，肾元亏虚，肾之体用俱病是DN迁延难愈的根本原因，毒、虚并存，正邪交争是DN的基本病理。也有学者认为气虚是低度炎症发生的重要条件，气虚导致了炎症的发生，也导致了这种炎症状态是低度的、慢性的。

糖尿病炎症发病学说与中医的整体观念脏腑、气血津液等理论对糖尿病及其血管病变的阐释存在着许多方面的一致性与结合点。中医药防治糖尿病慢性并发症的作用机制可能是通过不依赖于降糖作用的抗炎途径来实现，各炎症环节可能正是中医药发挥其作用的靶向。

271   糖尿病炎症学说对中医临床的意义

2 型糖尿病又称非胰岛素依赖型糖尿病，中医学将其归属于"消渴"范畴。在长期的实践与理论积淀中获得了丰富的经验，形成了一整套卓有成效的治疗方法。而现代医学在先进科技手段的辅助下，亦取得长足的进展。近年来，不少学者在探索糖尿病的病因时提出了"炎症发病学说"，大量的研究结果表明，炎症因子对于本病的发生与发展来说确实是一个不容忽视的因素。从中医目前的认识来看，学者王忆黎等认为，2 型糖尿病患者通常具有虚、痰、瘀、毒的病理特点，与炎症发病学说之间具有相当的认同性，比较、讨论二者，对病理实质的认识具有一定的临床意义。

炎症发病学说的提出

2 型糖尿病炎症发病学说的产生，具有深厚的历史根源，是人们探索本病实质的深化和必然。随着胰岛素的发明及糖尿病治疗的新方法、新技术的不断问世，其急性并发症发生率及病死率日益降低，然而长期、慢性的血管并发症的日益突出凸现为治疗上的一个难题。有关资料表明，欧美等西方发达国家 2 型糖尿病患者约 70% 死于心血管并发症，而其中的一半死于冠心病。由此形成的高血糖毒性、组织蛋白质非酶基糖基化、氧化应激、多元醇旁路、脂中毒等一系列关于血管并发症的病因及发病机制理论，孕育了炎症学说。而脂肪内分泌学的发展则进一步为其提供了重要依据。目前已经公认，机体的脂肪细胞是一种分泌细胞，脂肪组织是内分泌组织。由脂肪细胞所分泌的数十种脂肪细胞因子直接或间接地参与了机体的炎症反应。肥胖（特别是内脏型肥胖）时，因脂肪细胞增生、肥大，会分泌大量的促炎或炎症因子。所以说，肥胖实际上是一种"炎症状态"，而内脏肥胖者常有的肝脏、心脏、肌肉、B 细胞、血管内皮细胞等非脂肪细胞的脂质异位沉积，是引起系统性胰岛素抵抗和 2 型糖尿病的重要原因。所以，在本病的发病中，炎症机制参与其中。

炎症反应过程与虚痰瘀毒的形成

炎症学说认为，2 型糖尿病的发病所涉及的炎症因子主要包括如下几类：①免疫炎症反应细胞，如淋巴细胞及其亚类、巨噬细胞、单核细胞等；②急性期反应蛋白，如 C 反应蛋白；③细胞因子、TNF-γα、IL 系列，主要为 IL-6、Ieptin 脂联素和抵抗素；④凝血因子、纤维蛋白原、第Ⅷ因子等；⑤血脂成分，如 FFA、TG、脂质氧化应激中间产物；⑥其他，如唾液酸、血清类黏蛋白、γ 球蛋白、结合珠蛋白、内皮细胞黏附分子等。上述均可统称为"炎症标志物"，对它们进行追踪，能从多方面观察到其对 2 型糖尿病发生、发展产生的影响。如由糖耐量的正常，向糖耐量降低以及糖尿病转化过程中所具有的预测作用；在血管病变方面所起的推进作用；患有 2 型糖尿病时炎症因子水平与其他疾病和危险因素相关性的提高等。上述情况从中医临床角度分析，根据患者常见的脾虚气弱，阴津下流，上不奉心肺而燥热，下不滋肝肾而阴亏的常见症状，以及早、中、晚各期患者在不同程度上普遍存在的气机失调，湿邪痰浊蕴滞，血液黏稠度增高、血行泣迟甚或血瘀、毒邪蓄积等特有的病理态势，将其病机归纳为虚、痰、瘀、毒四端，颇能反映出该病本虚标实的病理特点。其中本虚包括脾气虚、肾阴虚（肾阴乃一身阴液之根本）、脾肾两虚（脾肾气阴不足或阴阳两虚）3 个不同层面的病理进程；所谓"实"则是痰、瘀、毒为主的病理性产物在体内的形成与积聚。故 2 型糖尿病的"本虚"是机体产生炎症因子的基本条件；

而炎症因子又是脏腑功能失常，痰、瘀、毒成聚而发生炎性反应过程中，随之而生的病理性标志产物。

炎症发病说与中医相应理论的认同性

炎症学说与目前已形成共识的关于 2 型糖尿病的病因与发病机制的基本理论并无相悖，而是植根于前述理论之中，进一步提出了新的见解。炎症学说系统化后可以概括出几个明确的概念：即 2 型糖尿病是一种炎症性的疾病，是一种天然免疫系统的疾病，是一种代谢综合征，也是一个血管内皮功能紊乱所致的血管性疾病。现代医学的这些观点，与中医的整体观念、脏腑、气血津液等理论对本病的阐释存在着许多方面的一致性与结合点。如 2 型糖尿病的代谢紊乱综合征及慢性病变，与脾的运化升清功能的降低有密切关系，脾病之后导致的痰浊阻滞、气血不畅，乃是引发各种并发症的病理基础。又如毒邪一说，其途径既可由外而内，因感染某些病毒，使胰岛 β 细胞广泛受损而造成糖尿病；亦可因情志抑郁，气机不畅，痰湿不行，血液瘀滞，日久酿毒，痰瘀毒邪蕴结，不得宣泄，从而促进了炎症因子的产生及炎性反应的过程，加重糖尿病病情的发展，并使其病势呈现迁延、反复、易变的临床特点。

炎症学说为临床探索新的有效治法提供佐证

对于 2 型糖尿病采用中医辨证与西医辨病相结合的治疗，采取益气养阴清热的方法施治，对于降低血糖、纠正代谢紊乱确实能起到一定的作用，但就其疗效的稳定性和可重复性而言，特别是在解决病势的迁延反复及多种并发症的防治方面，仍然不尽如人意。所以，如何立足源头，探讨针对性更强的治疗方法或配合治法，筛选有效方药，仍有大量的工作要做。王忆黎等认为，2 型糖尿病炎症学说的提出，客观上为虚痰瘀毒的病理框架构设，从现代医学角度提供理论上的旁证，这两者之间虽尚无依据表明存在着简单的等同关系，但彼此之间进行比较、印证，仍然能够求得某些共通性，以资拓宽治疗上的思路。近年来王忆黎在辨证论治的原则下，借鉴他人经验，结合自身体会，采用益气养阴、化痰祛浊、活血化瘀、清热解毒、理气开郁等方法，治疗 2 型糖尿病取效较为满意。其关键就在于抓住了虚、痰、瘀、毒的病理特点，从根本上清除炎症因子赖以产生和发展的条件，改善代谢障碍，阻断或延缓血管病变的进程，扭转长期依赖各类降血糖药（包括胰岛素）的被动局面，预防各类并发症以及降血糖药的毒副反应与耐药性的发生。

272 糖尿病"瘀热致消"与炎症因子

瘀热学说是由国医大师周仲瑛在其长期临床实践基础上提出的，周仲瑛发现在急性外感热病及某些内伤杂病（尤其是疑难病症）发展的一定阶段，不少患者同时兼具血热和血瘀两证，如果单纯运用清热凉血法或活血化瘀法治疗疗效往往欠佳，因此提出瘀热是血瘀与血热两种病理因素胶结和合而成的新的继发性复合病理因素，病机为热搏结，脏腑受损；治疗大法为凉血化瘀，临床上对各种疾病中出现的瘀热相搏证，用此理论指导处方用药，能显著提高临床疗效。学者瞿文云等对糖尿病"瘀热致消"与炎症因子的关系做了阐述。

糖尿病"瘀热致消"学说

周仲瑛根据其60多年的临床总结，提出消渴不只肾虚燥热，还有湿热、瘀热、瘀毒，创立了消渴病"瘀热致消"学说。消渴病中"瘀热"是重要的病理因素，瘀热贯穿在糖尿病全过程。周仲瑛提出"瘀热阻络"是糖尿病及其并发症共同的病机特征。郭蕾认为糖尿病基本病机特点是热毒蕴结，耗伤阴津，同时瘀血在其发生发展过程中贯彻始终，引起血脉瘀阻、气血不畅。虞舜等通过文献普查发现瘀热这一病理性因素在外感、内伤疾病中是广泛存在的。通过对近10年来文献统计发现，发表在各学术期刊上的有关凉血散瘀法治疗瘀热性疾病的文献共209篇，其中不乏凉血散瘀法治疗糖尿病肾病（DN）、糖尿病视网膜病变、糖尿病周围神经病变等。吴勉华等指出瘀热是致病之因，同时又是一个病机词汇。通过对凉血化瘀法治疗"瘀热"相关疾病临床科研资料统计分析及临床个案分析回顾性研究，得出"瘀热相搏证"在内科难治疾病中存在客观性、普遍性、层次性及凉血化瘀方药的有效性，而糖尿病是其中重点关注病种之一。

糖尿病"炎症因子"学说

王忆黎等指出2型糖尿病炎症发病学说的产生具有深厚的历史根源，是人们探索本病实质的深化和必然。2型糖尿病的发生与发展与炎症有着密切的关系，炎症因子可引起胰岛素抵抗、胰岛素分泌功能障碍，炎症因子包括肿瘤坏死因子-α（TNF-α）、白细胞介素-6（IL-6）、超敏C反应蛋白（hs-CRP）、脂联素、单核细胞趋化蛋白-1（MCP-1）等。

2012年的美国糖尿病协会（ADA）会议指出T2DM常伴有不同于感染、损伤等应激因素作用下的炎症反应，是机体的先天性免疫反应激活和慢性炎症过程，在糖尿病的发病机制中起媒介作用，并可以预测糖尿病的发生。炎症因子水平的升高，不但可直接损害血管内皮、增加血液黏度、易于形成血栓和栓塞，同时在急相反应中可激活并加重患者的血脂紊乱，从而加速糖尿病血管病变的发展。炎症因子在T2DM发病机制中的重要作用及其预测价值提示，对炎症因子及其受体的特异性阻断剂的针对性抗炎治疗，可明显降低T2DM的发生率或延迟其发展，在T2DM的预防和治疗中起着重要作用。

李秀钧认为在2型糖尿病的发生发展中，炎症因子可能具有重要作用。炎症因子与脂肪内分泌、氧化应激、免疫系统相互作用引起胰岛素抵抗B细胞结构与功能的障碍，并导致2型糖尿病。朱震宏通过实验研究发现炎症因子广泛参与动脉粥样硬化过程，认为血糖波动对动脉粥样硬化更重的损害是否还通过与炎症因子有关的机制来实现不容忽视，证实了hs-CRP，IL-6与MAGE呈正相关，提示血糖波动可以促进炎症因子的释放而加重动脉粥样硬化。李新胜等通过近年来研究发现炎症因子IL-6、TNF-α和hs-CRP在DN发生发展中起着重要作用。实验发现炎症因子可通过干扰胰岛素信号传导系统，从而导致细胞内皮功能紊乱，最终导致大血管及微血管的并发症。

糖尿病"瘀热"与"炎症因子"之联系

中医学认为消渴系肾阴耗损，肺胃津亏，燥热内生所致。阴虚燥热日久，灼伤脉络，血溢脉外，使循环发生障碍，白细胞、内皮细胞过度黏附，从而产生瘀血证，采用活血化瘀药进行辅助治疗，瘀血得祛、邪浊得消、血行通畅。

术红燕认为，炎症因子在中医学属于"内生之毒"范畴。毒邪内聚郁而化热，热毒蕴结，耗伤阴津，是消渴病及各种变证发生的基本病因病机。同时瘀血在其发生发展过程中贯彻始终，血脉瘀阻、气血不畅，清热化痰活血祛瘀可以抑制糖尿病的炎症反应。

张弘弘等通过实验发现疏血通联合缬沙坦治疗与缬沙坦单药治疗相比，前者不仅在改善血脂、血液流变学指标、尿白蛋白/肌酐（ACR）方面有显著疗效，而且对炎症因子血浆纤溶酶原激活物抑制物-1、尿结缔组织生长因子亦起到抑制作用。因此得出疏血通不仅可以改善DN患者的血脂及高凝状态，还可通过抑制炎症，从而减少细胞外基质的积聚，延缓DN的进展。而疏血通注射液的主要成分为水蛭、地龙，其主要功效是活血化瘀通络。

王霞等研究认为消渴病的主要病机为"阴虚内热，脉络瘀阻"，通过实验观察研究具有滋阴清热、活血化瘀作用的六味地黄软胶囊加银杏叶片对早期T2DM血浆炎症因子水平的影响。实验最终证明具有滋阴清热、活血化瘀作用的中药可降低炎症因子水平，抑制血管壁炎症发生。其作用机制可能是通过不依赖于降糖作用的抗炎途径来实现的，各炎症环节可能是中医药发挥作用的靶向，但作用能否持续，尚待更大样本、更长时间的临床观察。

毛春谱等通过实验发现炎症反应贯穿DN整个过程，银杏叶提取物（EGB）可通过减轻血清IL-6、TNF-α的表达起到显著抑制炎症反应的作用，从而可减少糖尿病肾病患者尿肌酐水平，故对早期DN患者及早使用EGB进行干预治疗可以有效减轻尿肌酐水平，改善肾功能。而银杏叶主要功能是敛肺，平喘，活血化瘀，止痛，说明两者是有关联的。

杨鸿等通过实验研究清热解毒注射液，即由栀子、灯盏花等中药的有效组分组成的复方中药制剂，且是王永炎院士多年的临床经验方，结果发现清热解毒注射液具有明显的解热抗炎作用，同时对改善急性"血瘀"模型大鼠血液的"浓、黏、凝、聚"状态有显著疗效，可纠正异常的血液流变学指标，对防止血栓形成和发展显示出很好的清热解毒、活血通络的作用，因此可以运用到糖尿病瘀热证候患者中。

王青等实验研究发现大黄素对HT-29细胞IL-8分泌及NF-κB有抑制其分泌的作用，该实验结果为阐明大黄素抗炎作用的分子机制提供了有利的证据，而上面已经提过糖尿病是慢性炎症性病变。

谭炎炎通过研究黄连解毒汤对2型糖尿病大鼠细胞因子IL-4和IL-10水平的影响，得出黄连解毒汤提升抗炎作用明显，其机制可能为黄连解毒汤在改善胰岛素抵抗的同时，促进胰岛素分泌和抗炎因子IL-4、IL-10水平升高。说明其在降血糖、降血脂的作用之外对炎症反应有良好的抑制作用。

中医药对炎症因子的干预治疗

目前中医药对炎症因子的干预治疗，主要集中在实验研究干预阶段和临床干预研究阶段。陈利平等通过实验研究观察健脾益气方对脾气虚证T2DM大鼠血清炎性介质水平的影响，健脾益气方由黄芪、党参、白术、茯苓、山药、砂仁、甘草等组成，得出结论健脾益气类中药能有效改善高胰岛素血症，提高胰岛素敏感性，同时可以改善糖尿病大鼠的慢性炎性状态，为以后研究更多的实验研究中草药干预炎症因子提供了线索。

临床干预研究有车志英通过临床使用益气养阴，活血化痰法（黄芪、茯苓、山药、天花粉、生地黄、玄参、知母、薏苡仁、丹参等），发现 T2DM 胰岛素抵抗患者用中药益气养阴，活血化痰法治疗后 IL-6 明显降低，提示益气养阴活血化痰法可改善 T2DM 患者血糖水平和胰岛素敏感指数，为中药的开发利用提供了有利依据，而此治疗大法与上述消渴病病机相符。

综上所述，大量资料证实 T2DM 是一种慢性低度炎症性疾病，而中医不论在病机方面，还是活血化瘀、清热凉血的中药方面，通过调节糖尿病的炎症状态、改善胰岛素的抵抗，都能达到防治糖尿病的目的，说明这两者是有相通性的。

273　糖尿病低度炎症机制的中医研究

　　现代医学对糖尿病的病因与发病机制尚不完全明了。大量研究表明，炎症与糖尿病的发病存在密切的关系。目前普遍认为糖尿病是一种自身免疫和低度炎症性疾病。低度炎症是指非特异性的、慢性的、持续的、低度的炎症状态，表现为一些非特异性的炎性标志物的浓度升高，包括 C 反应蛋白（CRP）、肿瘤坏死因子- α（TNF-α）、白细胞介素 IL-1、IL-6、γ 干扰素、血管内皮生长因子、成纤维细胞生长因子、可溶性血管细胞黏附分子- 1、细胞间黏附分子- 1、纤溶酶原激活物抑制剂- 1、脂联素等。目前，炎性因子参与糖尿病发生的机制并不清楚，一般认为糖尿病是由于炎性因子干扰胰岛素的信号转导，导致细胞胰岛素受体后信号转导通路的缺陷所致。糖尿病中医学属于"消渴病""脾瘅""消瘅"等范畴，中医治疗糖尿病已有长久的历史及丰富的经验。近年来，中医在糖尿病的慢性炎症机制方面进行了大量基础实验及临床研究，为中医药防治糖尿病提供了理论及临床依据。学者朱玲等对糖尿病低度炎症机制的中医实验及临床研究做了梳理归纳。

中药对糖尿病低度炎症影响的实验研究

　　张红敏等和王丽英等认为，低度炎症发生的内在基础是先天体质异常，糖尿病发病与痰湿体质关系最密切；环境因素、不良生活方式是发病的外在因素，包括饮食不节、吸烟、劳逸失衡、情志不畅等。还与年老肾衰竭，气血生成减少且运行不畅，易产生瘀血痰湿有关。其病机为本虚标实，虚为脾肾不足，实为痰湿、瘀血、气滞。气虚为本是发病的基本条件，痰湿、瘀血既是低度炎症病理产物也是致病因素。低度炎症的病理特征是本虚标实，痰瘀互结。故拟制参芪复方并观察参芪复方（人参、黄芪、山药、山茱萸、生地黄、天花粉、丹参、制大黄等）对 GK 大鼠白色脂肪组织脂联素基因、炎性标志物的影响，该实验首次使用腹腔注射 L-精氨酸甲酯的同时喂饲高脂饲料来制备糖尿病大鼠模型，成功复制出具有低度炎症的模型，模型组 CRP 含量明显高于正常对照组。研究结果表明，参芪复方低、高剂量组大鼠的血清 CRP、TNF-α 水平均较模型组显著降低，脂联素 mRNA 表达和血清蛋白含量较模型组明显增加，主动脉核因子 κB 的表达与活化均降低。这说明参芪复方可降低大鼠血清内炎性标志物的含量。陈利平等认为"脾虚致消"，观察健脾益气方（由黄芪、党参、白术、茯苓、山药、砂仁、甘草等组成）对脾气虚证 2 型糖尿病大鼠血清炎性因子的影响。研究结果显示，健脾益气方可降低大鼠血清炎性因子，效果明显优于阿司匹林对照组，提示健脾益气类中药能降低糖尿病大鼠的炎性因子，达到抑制炎性因子生成的作用，从而减少炎性因子对胰岛 β 细胞的损伤。胡伟等和喻嵘等观察左归复方对骨骼肌胰岛素样生长因子 1 及胰岛素双受体功能缺失（MKR）转基因 2 型糖尿病小鼠糖代谢及相关炎性因子的影响。左归复方由熟地黄、吴茱萸、黄芪、山药、菟丝子、丹参、黄连、葛根等药物组成，具有滋阴益气，活血解毒之效。研究结果表明，左归复方高剂量组具有显著改善 MKR 鼠糖耐量异常、降低空腹血糖和改善高胰岛素血症的作用，并具有降低细胞间黏附分子- 1 和血管细胞黏附分子- 1 水平的作用。而左归复方低、高剂量组，罗格列酮组中血清 CRP、IL-6 和 TNF-α 含量均低于模型组，差异有统计学意义。这说明左归复方有显著降低 MKR 鼠空腹血糖，CRP、IL-6、TNF-α 含量的作用，可改善 2 型糖尿病 MKR 鼠的炎性反应情况。范冠杰等给予糖尿病大鼠降糖补肾方，观察其对炎性因子的影响。降糖补肾方（狗脊 10 g、续断 10 g、女贞子 15 g、墨旱莲 15 g、地骨皮 15 g、生黄芪 15 g、生地黄 15 g、葛根 15 g、黄连 5 g、桑白皮 10 g、知母 6 g），具有补肾健脾，滋阴清热之功。研究结果表明，降糖补肾方高、中、低剂量治疗组均能明显降低糖尿病大鼠的血清 TNF-α 水平，与阿司匹林组相比，差异有统计学意义；降糖补肾方高、中剂量治疗组能明显降低血清 IL-6 水平，与阿司匹林组效果相当；降糖补肾方高、中、低剂量治疗组均能明显降低血清 CRP 水平，与阿司匹林组相比，差异有统计学意义。以上结果说明降糖补肾方可降低糖尿病大鼠的炎性因子水平，减轻糖尿病大鼠的炎症状态。

朴春丽等认为，肥胖 2 型糖尿病的病机为"六郁和络滞"，"六郁"是指以食郁为先导而形成的气郁、血郁、热郁、痰郁、湿郁的病理状态；六郁相互作用而形成络脉郁滞，即"络滞"。连梅汤主要由黄连、乌梅、大黄、干姜组成，方中黄连、大黄苦寒，乌梅酸涩，干姜辛温，四药寒热并用，清上温下，苦酸制甜。研究结果显示，连梅汤组的 2 型糖尿病大鼠脂肪组织单核细胞趋化蛋白-1、固醇调节元件结合蛋白 1c（SREBP-1c）、载脂蛋白及 mRNA 表达水平较模型组明显减低，说明连梅汤可改善脂肪组织微炎症及脂代谢紊乱。朴春丽等还观察消渴脂平方对糖尿病大鼠炎症及脂代谢的影响。消渴脂平方具有燥湿泻壅、养阴益气，开郁清热、通调气机作用。实验结果显示，消渴脂平组大鼠血清中 TNF-α、FFA 水平，脂肪组织中单核细胞趋化蛋白 1，SREBP-1c 及 mRNA 表达水平较模型组明显减低，说明消渴脂平能够通过降低炎性因子水平、减轻脂代谢紊乱，从而改善胰岛素抵抗。

宰军华等提出"脉积"观念，认为 2 型糖尿病以气阴两虚为本，痰瘀互结为标，痰浊瘀血搏结日久而成积块，阻于脉络，则为"脉积"。因此治疗的关键在于益气养阴，活血化瘀，软坚散结，故选用鳖甲煎丸治疗。实验结果表明，鳖甲煎丸具有降低 CRP、TNF-α 水平的作用和降低实验大鼠胸主动脉基质金属蛋白酶 9 表达水平的作用。有研究者也认可痰瘀阻络的观点，观察化痰方（制半夏、陈皮、茯苓、僵蚕等）和化痰活血方（化痰方基础上加丹参、地龙等）对糖尿病大鼠血清可溶性血管细胞黏附分子-1、CRP、TNF-α 及纤溶酶原激活物抑制剂-1 水平的影响。结果显示两方均能降低大鼠血清可溶性血管细胞黏附分子-1、CRP、TNF-α 及纤溶酶原激活物抑制剂 1 水平，化痰活血方降低的水平更显著。

炎性因子属中医"毒邪"范畴，毒邪凝滞，郁而化热，热毒灼伤气血津液，是糖尿病变证频发的病因。张东萍等观察具有清热解毒、清利湿热功效的陈兰花冲剂（茵陈、泽兰、黄芩、一枝黄花等）对糖尿病足大鼠血清 TNF-α、IL-6、CRP 的影响。实验结果显示，陈兰花冲剂可显著降低大鼠体内 TNF-α、IL-6、CRP 含量。谭焱等则予黄连解毒汤治疗 2 型糖尿病大鼠，结果发现大鼠血清 CRP、IL-1、IL-6、TNF-α 的水平比模型对照组明显降低，葡萄糖耐量试验显示治疗组在各时段血糖均显著低于对照组。这说明黄连解毒汤具有降低炎性因子水平的作用，且有显著的降糖作用。术红燕等认为糖尿病的治法必然是清热解毒、养阴生津。自拟清热解毒饮（黄连、黄芩、玄参、生地黄、麦冬、女贞子、益母草等）对 2 型糖尿病大鼠炎性因子水平进行干预，研究结果表明，清热解毒饮较二甲双胍对 TNF-α 降低作用强，两者比较差异具有统计学意义。

中药对糖尿病低度炎症影响的临床研究

范冠杰认为 2 型糖尿病病机为脾肾两虚，阴虚内热，故治疗宜健脾补肾、滋阴清热，拟降糖补肾方（狗脊 10 g、续断 10 g、女贞子 15 g、墨旱莲 15 g、地骨皮 15 g、生黄芪 15 g、生地黄 15 g、葛根 12 g、黄连 5 g、桑白皮 10 g、知母 6 g）。治疗组在对照组的基础上加用中药，两组疗程均为 4 周。治疗后两组空腹血糖和中医临床症状积分均下降，其中治疗组中医临床症状积分较对照组下降明显，差异有统计学意义；治疗组在治疗后胰岛素、IL-6、TNF-α、CRP 含量均较治疗前显著下降，胰岛素敏感指数明显升高，且优于对照组。这说明降糖补肾方能降低血清炎性因子水平，有效地改善胰岛素抵抗，减轻患者临床症状。朱章志等亦认为老年糖尿病患者中医辨证多以属脾肾阳虚、肝胃虚寒为主要病机。将 80 例 2 型糖尿病患者随机分为治疗组和对照组，两组均采取糖尿病教育、合理饮食并常规应用西药降血糖治疗，治疗组加用温脾肾暖肝胃方药（黄芪 30～60 g、条参 10 g、茯苓 30～50 g、白术 10～30 g、制附子 6～15 g、干姜 10～15 g、桂枝 10 g、白芍 10 g、当归 10～20 g、柴胡 6～10 g、升麻 6 g、吴茱萸 3～15 g、大枣 30 g、炙甘草 10～30 g、生姜 30 g），1 个月为 1 个疗程，共观察 2 个疗程，测定两组治疗前后空腹血糖、餐后 2 小时血糖、治疗后胰岛素、CRP 含量，计算胰岛素敏感指数。治疗后 CRP 含量治疗组较对照组下降明显，差异有统计学意义，说明温脾肾暖肝胃方药可以显著改善低度炎症环境。高书荣等认为糖尿病气虚为本，同时兼血瘀热毒，自拟芪连汤（黄芪、黄连、大黄、楮实子、水蛭等）治疗糖尿病患者。试验选择 2 型糖尿病患者 62 例，随机分为两组，两组均常规应用西药降糖药，治疗组同时加用芪连汤口服，疗程 4 周。结果治疗组 TNF-α、IL-6 和 CRP 含量治疗后比治疗前明显下降，且治疗组优于对照组。因此，认为芪连汤可降低炎性因子水平。杨帅等观察蒲参胶囊对 2 型糖尿病血脂边缘升高患者炎性因子的影响，蒲参胶囊由何首乌、蒲黄、丹参、川芎、赤芍、山楂、泽泻、党参组成，具有活血化瘀、祛湿降浊、滋肾健脾的功能，治疗组每次 4 片，每日 3 次，连续服用 4 周后观察炎性因子的变化。研究显示，蒲参胶囊能明显降低 2 型糖尿病血脂边缘升高患者总胆固醇、低密度脂蛋白胆固醇、甘油三酯、内皮素-1 和 CRP 的水平，调节一氧化氮合成及释放，既可降低血脂，也能降低炎性因子水平。张萌等从热毒病机拟制的清解合剂（黄连、黄芩、大黄、金银花、生地黄、玄参、麦冬、西洋参、丹参），具有清热解毒、益气生津、活血化瘀之功。试验选取 50 例糖尿病属肺胃热盛、热毒内蕴者，给予清解合剂口服。试验结果显示，清解合剂能明显改善患者的症状、体征，总有效率为 80%；治疗后患者血清 TNF-α、IL-6 较治疗前显著下降。结果说明，清解合剂可明显降低 2 型糖尿病炎性因子水平。中成药也常常被应用于治疗糖尿病。孙晓玲等观察丹参酮对 2 型糖尿病高 CRP 患者的作用，给予治疗组糖尿病患者口服丹参片 4 片，每日 3 次，连续治疗 3 个月。结果显示，丹参酮可降低增高的 CRP，抑制 2 型糖尿病患者的炎性反应，与对照组比较差异有统计学意义，且无明显不良反应。王霞等运用六味地黄软胶囊安慰剂、银杏叶片治疗糖尿病，并观察其对患者炎性因子的影响。观察组 53 例给予基础治疗加六味地黄软胶囊、银杏叶片；对照组 51 例给予基础治疗加六味地黄软胶囊安慰剂、银杏叶片安慰剂，疗程为 6 个月。结果显示，观察组 CRP、IL-6 水平均显著低于对照组，说明中成药六味地黄软胶囊、银杏叶片，有助于降低炎性因子水平。

综上所述，中医认为糖尿病发病禀赋异常为内因，后天环境因素和生活方式是外因，其病机是本虚标实，本虚多责之脾肾，标实可为痰浊、瘀血、热毒，三者既可单独为病，更多是相互搏结，互为因果，而致糖尿病病程缠绵，变证丛生。治疗方面健脾补肾、益气养阴、活血化瘀、清热解毒、化痰泄浊等法均可改善糖尿病患者血清炎性因子水平，说明中医药对低度炎症的改善是多靶点的，需要更深入研究其作用机制。

274　糖尿病炎症状态理论和实践的中医研究

近年来的研究揭示，2 型糖尿病在本质上属于一种炎症性疾病。持续的炎症状态在糖尿病发病及其演化过程中都具有重要作用，也为中医研究糖尿病的理论与实践带来了一个新的切入点。学者黄雯晖等就中医对糖尿病炎症状态的理论与实践研究做了梳理归纳。

糖尿病与低度炎症状态

本文所指的炎症状态是非特异性的、慢性的、持续的、低度的炎症状态，又称"亚临床炎症"，有别于感染性炎症和自身免疫性炎症，无红、肿、热、痛等局部和全身症状，表现为一些非特异性的炎症标志物浓度的升高，如 C 反应蛋白（CRP）、IL-6、TNF-α、唾液酸、α1 -酸性糖蛋白、血清淀粉样蛋白 A 和皮质醇等。

现有研究表明，炎症可能是通过引起胰岛素抵抗（IR）和胰岛 B 细胞凋亡而导致 2 型糖尿病。许多炎症因子如 IL-6、TNF-α 等通过激活一系列激酶（核因子 κB 抑制物 IKK 等，诱导胰岛素受体底物（IRS）的丝氨酸，苏氨酸磷酸化，阻碍 IRS 正常的酪氨酸磷酸化，导致 IRS 和胰岛素受体的结合松散以及激活下游底物磷脂酰肌醇- 3 -激酶的能力下降，从而减弱了胰岛素信号转导，引起胰岛素抵抗。其次，炎症也是 B 细胞功能减退的原因之一，作用的关键部位是胰岛素受体底物 2，其丝氨酸/苏氨酸磷酸化后将加快胰岛素受体底物 2 的降解，促进胰岛 β 细胞的凋亡。

持续的低度炎症状态在糖尿病血管病变的发生、发展中也具有重要作用。炎症加重糖尿病血管内皮功能损伤，参与动脉粥样硬化（AS）的全过程。研究显示，T2DM 患者中，葡萄糖和 FFA 可作为前炎症因素激活 NF-κB，促进炎性蛋白表达，这些炎症蛋白促进炎性细胞的迁移和增殖。激活的单核细胞在 NADPH 氧化酶作用下可产生大量超氧阴离子，与已生成的 NO 结合，加重血管内皮损伤，出现黏附、增殖等炎症反应的基本特征，导致 AS 的产生与发展。CRP、IL-6、TNF-α 作为炎症指标直接参与血管病变的病理过程。还有报道炎症是糖尿病肾脏疾病发生与持续进展的关键因素。

低度炎症状态与中医理论

1. 消渴病因与糖尿病炎症状态：糖尿病中医学归属于"消渴"范畴。从现代医学的研究结果可知，2 型糖尿病的发病与肥胖、IR 有关。而炎症状态贯穿于肥胖、IR 及 DM 的全过程。肥胖脂肪堆积，分泌大量致炎因子或炎症介质，引起或介导炎症反应，环境中各种应激加重了炎症反应。各种细胞因子的产生，急性期蛋白含量，均随着年龄增长而增加，因此张红敏等认为，痰湿体质是低度炎症发生的内在基础。现代生活方式如进食高热量、高脂肪、高蛋白饮食，体力活动不足，工作压力及紧张的快节奏的生活等是低度炎症发生的外在条件；而年老肾虚是低度炎症高发的自然趋势。从炎症角度探讨，消渴病因可归结于先天不足（痰湿体质）或后天失养（过食肥甘、过度安逸、情志失调）或年迈体虚（年老肾虚）。

2. 消渴病机病理与糖尿病炎症状态：中医强调"正气存内，邪不可干"。消渴病性为本虚标实。在"本虚"方面，偏重气虚。王丽英等认为，炎症因子的产生是机体免疫、脂肪内分泌及凝血纤溶系统相互作用与联系失调的产物，这些生理功能在中医理论中归属于气的卫外、气化、固摄和推动作用，故提出气虚是低度炎症发生的重要条件，气虚导致了炎症的发生，也导致了这种炎症状态是低度的、慢性的。在"标实"方面，部分学者认为是痰饮、瘀血为标，王丽英等提出痰饮、瘀血是低度炎症持续存在，缠绵难愈的致病因素。此外，无论何种原因引起的气滞都可导致痰饮、瘀血的产生，故认为气滞也是低度炎症发生的重要条件。张红敏等从传统中医理论角度、血管内皮损伤的微观角度以及临床表现方面探讨低度炎症的中医病理，认为痰饮、瘀血是低度炎症的主要病理产物。因痰瘀相关，痰可致瘀，瘀可致痰，从而痰瘀交结，致痰瘀同病。所以，痰瘀互结是低度炎症的基本病理特征。以此，可以认为痰瘀互结既是消渴病的病理产物，又是其致病因素，导致消渴各种并发症的产生。还有部分学者以毒邪为标，以毒邪损络为基本病机。于淼等从毒损肝络探讨胰岛素抵抗、2 型糖尿病炎症发病机制，认为 IR、2 型 DM 时各种代谢紊乱（包括高糖、高脂），及肝组织内高表达的核因子 κB（NF-κB）、单核细胞趋化蛋白-1（MCP-1）等细胞因子，都可以称之为毒。毒损肝络导致消渴病的发生发展与肝内炎症引起 IR 最终致 DM 的发生发展机制相符，肝络瘀阻是单核/巨噬细胞浸润肝脏的病理基础；毒损肝络是 NF-κB 活化促使过度分泌的炎症因子（如 MCP-1）介导肝内炎症反应，引起胰岛素受体损伤，并通过影响肝内胰岛素信号的传导通路，从而引起 IR，发生 DM。毒邪阻肝络，深滞于浮络、孙络，是 IR、DM 病情缠绵、久治不愈的根本原因。朴春丽等根据炎症细胞因子导致糖尿病肾脏疾病、ECM 积聚、系膜细胞增生等病理特征，提出的毒损肾络病机理论，认为各种炎症因子即为毒，毒损肾络是指体内高表达的炎症因子导致的肾小球硬化、肾小管间质纤维化。毒损肾络，肾元亏虚，肾之体用俱病是糖尿病肾脏疾病迁延难愈的根本原因，毒、虚并存，正邪交争是糖尿病肾脏疾病的基本病理。王忆黎等将 DM 病机归纳为虚、痰、瘀、毒四端。其中，本虚包括脾气虚、肾阴虚（肾阴乃一身阴液之根本）、脾肾两虚（脾肾气阴不足或阴阳两虚）3 个不同层面的病理进程；所谓"实"，则是痰、瘀、毒为主的病理性产物在体内的形成与积聚，认为 2 型糖尿病的"本虚"，是机体产生炎症因子的基本条件；而炎症因子又是脏腑功能失常，痰、瘀、毒成聚而发生炎性反应过程中，随之而生的病理性标志产物。

低度炎症与中医实践

目前中医治疗主要采用益气养阴、补肾健脾、燥湿化痰、活血化瘀、清热解毒等治法。陈莉娜等临床观察益气养阴清热方对糖耐量受损的炎症因子（hs-CRP、TNF-α、IL-6）的影响，治疗组服用益气养阴清热方，方药组成有生黄芪 30 g，地骨皮 15 g，知母 20 g，连翘 20 g 等，对照组服用吡格列酮片，结果两组的炎症因子指标均有下降（$P<0.05$），与对照组比较，治疗组治疗后各炎症因子值更低（$P<0.01$）。范冠杰等将 64 例 2 型糖尿病患者随机分为治疗组 34 例，对照组 30 例，两组均予糖尿病教育、合理饮食并常规应用西药降血糖，治疗组加用降糖补肾方，治疗 4 周后两组 FBG 和中医临床症状积分均下降（$P<0.05$，$P<0.01$）；治疗组 FINS、IL-6、TNF-α、CRP 含量治疗后均显著下降、ISI 明显升高，且优于对照组（$P<0.05$）。表明健脾补肾、养阴清热中药降糖补肾方能有效改善胰岛素抵抗，减轻患者临床症状，其作用机制可能与调节炎症因子的产生、抑制炎症反应有关。

还有学者进行动物实验，杨叔禹等采用平糖方治疗糖尿病大鼠，结论表明具有燥湿化痰、活血化瘀功效的平糖方能明显干预糖尿病大鼠的慢性炎症状态。冷三华等研究黄连解毒汤对 2 型糖尿病大鼠高糖、高脂血症有明显的抑制作用，谭炎赛等进一步研究发现黄连解毒汤能显著提高 2 型糖尿病大鼠血清抗炎因子 IL-4、IL-10 水平，其机制可能为黄连解毒汤在改善胰岛素抵抗的同时促进胰岛素分泌和抗炎因子 IL-4、IL-10 升高，说明其在降糖、降脂的作用之外对炎症反应有良好的抑制作用。

目前中医对糖尿病炎症状态的理论与实践研究表明，糖尿病炎症发病学说与中医的整体观念、脏腑、气血津液等理论对糖尿病及其血管病变的阐释存在着许多方面的一致性与结合点。中医药防治糖尿病慢性并发症的作用机制可能是通过不依赖于降糖作用的抗炎途径来实现，各炎症环节可能正是中医药发挥其作用的靶向。今后研究应进一步深入探讨中医药在抗炎方面的作用靶点及作用途径。同时将中医理论研究成果与临床实践相结合，拓宽治疗思路，除传统的益气养阴、清热润燥的治法，还可进一步研究评价痰瘀同治、清热解毒等治法在糖尿病及其并发症防治中的作用。开展系统的、规范的临床试验研究，对中医药疗效进行多方位、多角度的评价，为中药新药的开发提供理论及临床证据。

275　糖尿病慢性炎症状态与中医研究切入点

炎症学说是近年来糖尿病研究的热点，这里所指的炎性症状态是非特异性的、慢性的、持续的、低度的炎性症状态。持续的低度炎症状态对糖尿病的发生及发展过程具有重大影响，为中医研究糖尿病的理论与实践带来了一个新的切入点。糖尿病，中医称之为"消渴"，低度炎症，又称亚临床炎症。低度炎症属于西医病理学范畴，是一种病理状态，现代中医家运用中医理论，通过大量实验及临床研究，为中医在低度炎症方面治疗糖尿病提供依据。学者季雯雯等对糖尿病慢性炎症状态做了探析。

低度炎症与中医病因

在 T2DM 中，肥胖被认为是重要的环境因素，具有 T2DM 遗传易感性的个体中，肥胖有使 T2DM 呈现的作用。而且，肥胖患者体重减轻后，可使糖尿病症状减轻甚至糖耐量也可恢复正常。肥胖时因脂肪堆积，分泌大量的致炎因子或炎症介质，引起或介导炎症反应，环境中各种应激加重了炎症反应。痰湿体质是肥胖人群的主要体质类型。张红敏等认为，痰湿体质是低度炎症发生的内在基础，肥胖痰湿体质之人患高脂血症、原发性高血压、冠心病、糖尿病、脑卒中等病的机会均显著大于非痰湿体质者，肥胖、存在低度炎症的个体一般符合中医痰湿体质的特点，是低度炎症的内在基础。现代生活方式，如不合理的饮食及热量摄入，体力活动的不足，流行病学的调查发现，强体力劳动者发生 T2DM 者远低于轻体力劳动或脑力劳动者，另外，工作压力及紧张的快节奏的生活等，这些现代生活方式分别属于中医学过食肥甘、过度安逸、情志不畅的内伤病因学范畴，是低度炎症发生的外在条件。张红敏等还认为，年龄是 2 型糖尿病等炎症性疾病的主要因素之一，人体寿夭的根本因素，取决于五脏的坚与不坚，而在五脏中，肾为先天之本，五脏之根，年老肾虚，五脏六腑随之转衰，结果不仅气血、津液产生减少，而且其正常代谢也会受到影响，使低度炎症高发，年老肾虚是低度炎症高发的自然趋势。因此，从中医角度来探讨糖尿病炎症状态、痰湿体质、后天失养（过食肥甘、过度安逸、情志不畅）、年老肾虚共同导致了糖尿病低度炎症的产生。

低度炎症与中医病理

1. 痰饮、瘀血：中医认为，痰饮是人体水液代谢障碍所产生的病理性产物，水液的正常代谢有赖于脾、肺功能的正常，使水精四布，五经并行，使水精通灌于五脏经脉，并通过五经输送，最后下输膀胱，与现代医学血液循环遍布全身，最后通过肾脏排出代谢产物及维持水电解质平衡的理论相符。如果五经并行出现了问题，则水液输布受阻，从而出现痰饮。现代医学认为，血管反应是炎症的中心环节，大血管在中医学则属经脉，低度炎症正是经脉出现了病变，故痰饮停聚。瘀血是体内血液停滞所形成的病理产物，不论何种致病因素及何种脏腑的功能失调，只要损害了脉管，影响了血液的运行，使血行不畅，或血溢脉外均可形成瘀血，低度炎症包含了血液固体成分在血管壁黏附形成附壁血栓及血液有形成分渗出血管壁，因此，瘀血必然存在。张红敏等从传统中医理论角度、血管内皮损伤的微观角度以及临床表现方面探讨了低度炎症的中医病理，认为痰饮、瘀血是低度炎症的主要病理产物。因痰可致瘀，瘀可致痰，从而痰瘀交结，致痰瘀同病。所以，痰瘀互结是低度炎症的基本病理特征。

2. 湿热：现代人生活方式的改变，人体长期摄入过多高热量食物，导致肥胖日渐增多而消耗却明显减少。中医学认为，肥能生热，甘能壅中，而肥性滞、甘性缓，过食肥甘可影响脾胃升降，壅滞中焦，中阳不运，生湿、生痰，形成痰湿，而如前文所阐述，痰湿是低度炎症发生的内在基础。而糖尿病患者多长期进食甜味和高脂饮食，或长期嗜酒，不易为脾胃所运化，以致湿邪内生，郁而化热，这也可能是湿热型糖尿病患者体形多臃肿肥胖的原因。

3. 毒邪：毒邪分为外毒和内毒，而引起消渴的毒邪指的是内毒。中医理论认为，炎症因子属于中医学"内生之毒"范畴，糖尿病时各种代谢紊乱（包括高血糖、高血脂）以及肝组织内高表达的 NF-κB、MCP-1 等细胞因子，都可以称之为毒。于森等从毒损肝络探讨 IR、T2DM 炎症发病机制，认为毒损肝络导致消渴病的发生、发展与肝内炎症引起 IR 以及最终导致 DM 的发生、发展机制相符。肝络瘀阻是单核/巨噬细胞浸润肝脏的病理基础，毒损肝络是 NF-κB 活化促使过度分泌的炎症因子介导肝内炎症反应，引起胰岛素受体损伤，通过影响肝内胰岛素信号传导通路，从而引起 IR，最终导致 DM。毒邪阻于肝络，滞于浮络、孙络，是 IR、DM 病情缠绵、久治不愈的根本原因。朴春丽等提出，毒损肾络的理论，根据炎症细胞因子导致 DN、ECM 积聚、系膜细胞增生等病理特征，认为各种炎症因子即为毒，毒损肾络是指体内的炎症因子导致肾小球硬化、肾小管间质纤维化等。毒损肾络，肾元亏虚是 DN 迁延难愈的根本原因，毒、虚并存是 DN 的基本病理。

4. 气虚：中医强调"正气存内，邪不可干"，消渴病性属本虚标实，本虚偏重于气虚，肥甘厚味太过，先伤脾胃，脾胃伤，则后天乏源，易导致气虚。王丽英等认为，炎症因子的产生是机体免疫、脂肪内分泌、凝血纤溶系统相互作用与联系失调的产物，这些生理功能在中医中归属于气的卫外、气化、固摄以及推动作用，因此提出了气虚是低度炎症发生的重要条件，气虚导致炎症的发生，也导致这种炎症状态是低度的、慢性的。

低度炎症与中医实践

根据目前中医对糖尿病低度炎症病因病机的认识，主要采取的中医治疗方法有益气养阴、补肾健脾、燥湿化痰、活血化瘀、清热解毒等。王霞等评价滋阴清热、活血化瘀中药对 T2DM 早期患者炎症因子的影响，观察组基础治疗加六味地黄软胶囊、银杏叶片，对照组予基础治疗加六味地黄软胶囊安慰剂、银杏叶片安慰剂，结果观察组 CRP、IL-6 水平均显著低于对照组（$P<0.05$），表明滋阴清热、活血化瘀中药有助于降低炎症因子水平，抑制血管壁炎症。范冠杰等将两组 2 型糖尿病均予糖尿病教育、合理饮食并常规应用西药降糖，治疗组加用降糖补肾方，治疗组 FINS、IL-6、TNF-α、CRP 含量治疗后均显著下降、ISI 明显升高，且优于对照组（$P<0.05$），说明健脾补肾、养阴清热中药降糖补肾方能改善胰岛素抵抗，减轻症状，其作用机制可能与调节炎症因子的产生、抑制炎症反应有关。杨叔禹等用平糖方治疗糖尿病大鼠。结论表明具有燥湿化痰、活血化瘀功效的平糖方能明显干预糖尿病大鼠的慢性炎症状态。陈莉娜等观察益气养阴清热方对炎症因子（hs-CRP、TNF-α、IL-6）的影响，治疗组服用益气养阴清热方，对照组服用吡格列酮片，结果两组的炎症因子指标均有下降（$P<0.05$），与对照组相比，治疗组治疗后各炎症因子值更低（$P<0.05$）。冷三华等研究表明黄连解毒汤对 T2DM 大鼠高糖、高脂血症有明显的抑制作用。谭嫩等进一步研究发现，黄连解毒汤能显著提高 T2DM 病大鼠血清抗炎因子 IL-4、IL-10 水平，说明其在降血糖、降血脂的作用之外对炎症反应有良好的抑制作用。张萌等通过运用清热解毒法对 T2DM 患者进行治疗，患者症状改善的同时，FBG、PBG 及 HbAIc 显著降低，炎症因子明显下降，表明清热解毒法有明显的降血糖、降低炎症因子作用。

糖尿病低度炎症与中医的整体观念、脏腑、气血津液等理论对糖尿病阐释存在着许多方面的一致性与结合点。通过现代中医的各种临床、试验研究表明：中医药防治糖尿病各种慢性并发症的作用机制可能是通过不依赖于降糖作用的抗炎途径来实现，各炎症环节可能正是中医药发挥其作用的靶向。

276   糖尿病胰岛素抵抗炎症机制与中医辨治

　　2 型糖尿病（T2DM）的病因与发病机制尚未完全阐明。近年来大量研究表明 T2DM 及其并发症的发生发展同炎症密切相关。T2DM 是先天性免疫和低度慢性炎症性疾病。在 T2DM 的易感个体，随着老龄化和营养过剩等环境因素的作用，先天性免疫系统被激活，巨噬细胞、脂肪细胞等前哨细胞分泌 TNF-α、IL-6 等多种炎症因子，进而引起胰岛素抵抗（IR）、胰岛素分泌功能障碍的发生。中医药治疗糖尿病有着丰富的临床经验，而针对 T2DM 的慢性炎症学说，开展中医药防治糖尿病的研究，将有助于提高临床效果和阐明其作用机制。

　　现有研究表明，IR 及胰岛素分泌功能障碍可能不是相互独立的，如果胰岛素自分泌作用确定的话，那么胰岛 β 细胞的 IR 似乎是二者联系的桥梁，在这基础上可能存在着炎症因子对二者共同的作用，其分子机制是靶细胞胰岛素受体后信号转导通路的缺陷。由于 IR 在 T2DM 发生发展中的主导地位，因此，学者郑文静等对胰岛素抵抗的炎症机制进行了梳理综合。

炎症因子引起胰岛素抵抗

　　目前，炎症反应与 IR 发生、发展的关系并不十分清楚，一般认为其分子机制是靶细胞胰岛素受体后信号转导通路的缺陷。许多炎症因子，包括肿瘤坏死因子 α（TNF-α）、白细胞介素-1（IL-1）、白细胞介素-6（IL-6）、γ 干扰素（IFN-γ）等，通过血液和/或旁分泌的作用干扰胰岛素的信号转导，导致胰岛素敏感细胞（如肝细胞、肌肉细胞和脂肪细胞）内的胰岛素受体底物（IRS）丝氨酸磷酸化，抑制其酪氨酸磷酸化，导致 IRS 与胰岛素受体的结合能力下降，减弱 IRS 激活其下游的磷脂酰肌醇-3-激酶结合能力下降，并减弱 IRS 激活其下游的磷脂酰肌醇-3-激酶（PI-3K）的磷酸化过程，干扰胰岛素信号经 IR/IRS/PI-3K 通路下传，从而诱发 IR。

　　1. TNF-α：TNF-α 来自多种细胞，其中脂肪细胞是其重要来源之一。目前 TNF-α 引起 IR 的作用机制较明确，大致分为以下几点：①TNF-α 可诱导胰岛素受体底物-1（IRS-1）、胰岛素受体底物-2（IRS-2）丝氨酸磷酸化，降低 IRS 酪氨酸激酶活性。同时 TNF-α 抑制其后的 IRS 蛋白与胰岛素受体及下游信号转导途径相互作用的活性。TNF-α 的这种作用可能与鞘脂类代谢有关，通过激活鞘髓磷脂酶，引起神经酰胺的生成，激活 PI-3K，增强丝氨酸/苏氨酸激酶活性，从而使信号转导受阻。实验证明 TNF-α 刺激下，鞘髓磷脂酶和神经酰胺可使 PI-3K 活性升高约 5 倍。②有研究表明，TNF-α 能直接抑制葡萄糖转运蛋白 4（GLU4）、胰岛素受体及 IRS-1mRNA 的表达水平，从而抑制葡萄糖转运时外周组织利用葡萄糖的限速步骤，因而细胞对葡萄糖的转运能力大大降低，使胰岛素刺激的葡萄糖的摄取能力显著下降。③TNF-α 可通过抑制脂蛋白脂酶活性，促进脂肪细胞内脂肪分解，使外周游离脂肪酸（FFA）水平升高。FFA 通过影响胰岛素信号传导通路的蛋白，如抑制 PTK 的活性，抑制 IRS-1 的表达与酪氨酸磷酸化，从而降低组织器官对胰岛素的敏感性。研究表明急性升高血 FFA 水平能促使白细胞生成活性氧族（ROS）增加，增加氧化应激，导致单核细胞核因子 κB（NF-κB）升高，启动内皮细胞（EC）的炎症过程。④作用于其他细胞因子，如刺激 IL-6 的生成，抑制脂联素、瘦素和过氧化物增殖因子受体 γ（PPAR-γ）的产生。⑤刺激单核细胞趋化蛋白-1（MCP-1）的产生，从而趋化巨噬细胞浸润脂肪组织，导致炎性因子大量分泌，引起 IR。⑥研究证实 TNF-α 可以抑制 EC 一氧化氮合酶（NOS）表达，导致胰岛素受体磷酸化及蛋白质表达降低。

2. IL-6：体内 IL-6 约有 1/3 来自脂肪细胞，它既可以作用于脂肪细胞本身，又可以无距离调节其他组织细胞的功能。在炎症反应早期，少量 IL-6 促进胰岛素产生，导致高胰岛素血症；在炎症反应晚期，IL-6 抑制胰岛素产生，从而促进糖尿病的发生和发展。IL-6 通过以下机制诱导 IR：①IL-6 诱导 IRS-1 丝氨酸磷酸化，抑制其酪氨酸磷酸化，使胰岛素信号传导受阻；研究发现，细胞因子信号转导抑制因子家族（SOCS），能抑制胰岛素信号转导，而 IL-6 可诱导 SOCS 蛋白表达，从而抑制 IRS-1 酪氨酸自身磷酸化，导致 IR。②IL-6 抑制脂联素表达（脂联素能提高胰岛素敏感性），降低胰岛素敏感性，导致 IR。③IL-6 受体与瘦素受体有共同的细胞信号传导通路，IL-6 和瘦素具有竞争性抑制作用，IL-6 增多可导致瘦素抵抗；同时，肥胖个体对瘦素受体不敏感，使其抑制胰岛素细胞分泌胰岛素的作用减弱，从而导致 IR。④IL-6 可导致脂代谢紊乱，一方面通过脂蛋白脂酶的活性，另一方面与 IL-6 基因—174G/C 多态性有关，−174 位碱基为 G 时，FFA、甘油三酯、极低密度脂蛋白的水平增高，而 FFA 升高可抑制胰岛素在肝脏的清除，导致高胰岛素血症，也可使脂肪酸氧化增加，竞争抑制葡萄糖的氧化。⑤最近发现，在 3T3-L1 脂肪细胞、小鼠肝细胞和人 HepG2 细胞中 IL-6 抑制 GLUT4 和 PI-3K 的活性，进而抑制胰岛素信号传导，导致 IR。

3. C 反应蛋白（CRP）：CRP 是由肝脏产生、分泌的重要防御分子，是全身炎症反应的敏感性标志物，其表达受某些炎性因子调控，如 IL-6 和 TNF-α 作为极强的促炎因子，可刺激肝脏合成 CRP。CRP 为急性时相蛋白，许多研究都已经证明 CRP 和胰岛素抵抗及糖尿病呈正相关。

4. 脂联素（adipokine）：脂联素是脂肪细胞分泌的特异性血浆激素类蛋白。它不仅与肥胖、糖尿病、胰岛素抵抗有关，也参与炎症反应。Yokta 等认为，脂联素对免疫炎症起负调控作用。通过抑制成熟巨噬细胞的功能对抗急性炎症反应，通过抑制粒、单细胞系成长而在慢性炎症中起作用。脂联素可以抑制脂多糖诱导的 TNF-α 产生，抑制 TNF-α 诱导的内皮细胞黏附分子的表达，调控内皮细胞的炎症反应。同时，脂联素尚可诱导胰岛素介导的胰岛素受体酪氨酸磷酸化，进而增加胰岛素敏感性。

5. MCP-1：MCP-1 是介导巨噬细胞激活和趋化的重要介质，可诱导巨噬细胞由外周血液循环进入脂肪组织并使其激活。巨噬细胞一旦被激活，可分泌多种炎性因子如 IL-6、TNF α 等，这些炎性因子均可抑制脂肪细胞的胰岛素信号传导，还可进一步刺激巨噬细胞分泌大量炎性因子，最终引起脂肪细胞广泛降解，解放大量游离脂肪酸，导致 IR。

6. NF-κB：NF-κB 普遍存在于细胞质，与抑制性蛋白 IκB 结合处于非活性状态，它可被 IL-6、TNF-α 和 CRP 激活。NF-κB 通过介导一氧化氮的合成及促进 TNF-α 和 IL-6 的产生来加重炎症反应，使炎症反应持续扩大，导致 IR。

炎症学说认为，2 型糖尿病的发病所涉及的炎症因子主要包括如下几类：①免疫炎症反应细胞，如淋巴细胞及其亚类巨噬细胞、单核细胞等。②急性期反应蛋白，如 C 反应蛋白。③细胞因子、TNF-αγ、IL 系列，主要为 IL-6、瘦素、脂联素和抵抗素。④凝血因子、纤维蛋白原、第Ⅷ因子等。⑤血脂成分，如 FFA、TG、脂质氧化应激中间产物。⑥其他如唾液酸、血清类黏蛋白、γ球蛋白、结合珠蛋白、内皮细胞黏附分子等。目前对这些因子进行的大量研究，其结果皆显示了与 IR 及 T2DM 的相关性。

胰岛素抵抗炎症发病说与中医

1. 中医对胰岛素抵抗病因病机的认识：现今多数学者认为，胰岛素抵抗是本虚标实之证，其中与脾胃虚损关系最为密切；标实包括痰、瘀、毒等致病因素。脾主运化，维系人体正常的新陈代谢。饮食不节，嗜食酒醴肥甘，则脾胃受损，酿生痰浊，影响气血化生；同时也可导致胃与大肠实热燥结，腑气不通，加重脾胃受损。肌肉为脾之所主，其功能的正常发挥，主要依赖于脾胃功能的正常运转。而健脾胃、通腑实，可以恢复脾胃功能，提高肌细胞摄取及利用葡萄糖的作用。肝郁是发生消渴的重要因素。肝主疏泄、调畅气机，发挥正常生理功能。郁怒伤肝，易从火化，肝火炽盛灼津以致津液亏损，燥热内升而发生消渴。同时，糖尿病日久不愈，患者多忧郁焦虑，精神紧张，使肝失疏泄加重，而致气滞血瘀，郁久化热，进一步灼伤阴津；血瘀气滞，亦可进一步影响水津的输布和吸收，使津液匮乏而加重原有的"三消"症状。表现在胰岛素抵抗方面，即是肝糖原合成的减少、肝糖原分解的加速。过食肥甘，损伤脾胃，滋生痰湿与内热，痰热内阻发为消渴；而生活方式的改变，造成"久卧伤气，久坐伤肉"（《素问·宣明五气论》），使中焦壅滞，脾失健运，水湿停聚，酿生痰浊，可直接耗伤阴液，又可郁而化热损伤阴液，更有痰湿日久闭阻经络，阴津失于输布，使肌体失去濡养而发为消渴，胰岛素抵抗综合征患者一般多肥胖或超重。机体气虚推动无力、痰湿阻碍气机、热邪煎熬津血、阳虚寒凝血脉，均可造成血瘀。而凝血纤溶系统对维持机体出凝血平衡有举足轻重的作用，在调控血栓形成和动脉粥样硬化过程的同时也与炎症过程密切相关。毒邪其途径既可由外而内，因感染某些病毒，使胰岛 β 细胞广泛受损而造成糖尿病，亦可因情志抑郁，气机不畅，痰湿不行，血液瘀滞，日久酿毒，痰瘀毒邪蕴结，不得宣泄，从而促进了炎症因子的产生及炎性反应的过程，加重糖尿病病情的发展。

2. 中医方药的治疗效果和机制：许多中药复方和单味药及有效成分具有调节免疫功能、抗炎作用。郝钰等发现黄连小檗碱能抑制 IL-1 和 TNF 激活的内皮细胞与多形核白细胞（PMN）的黏附，拮抗这 2 种细胞因子的作用，同时减少 TNF 诱导的 PMN CD18 表达增多。邢杰等报道大黄素能显著抑制由 LPS 诱导的人巨噬细胞释放炎性细胞因子，使 IL-1、IL-5、IL-8、TNF 的分泌显著减少。黄芩素体外能有效抑制正常人外周血单核细胞（PBMC）分泌 IL-1β、IL-6、TNF、IFN-γ。黄芪多糖对肾阳虚型糖尿病大鼠肾组织 NF-κB 及 IκB 上调 IκB mRNA 表达，抑制 NF-κB mRNA 的过度表达，从而延缓肾阳虚型糖尿病肾病的进展。

现代药理研究表明，人参、生黄芪、大黄等健运脾胃、通腑泄浊的中药能抗炎降糖、减轻胰岛素抵抗、提高胰岛素敏感性。对复方的研究显示，黄连解毒汤（黄连、黄芩、黄柏、栀子）对 IL-1 的生成有抑制作用。马俊等研究显示，复方黄连降糖片（黄连、大黄、肉桂）能改善胰岛素抵抗小鼠的糖脂代谢紊乱，增加小鼠骨骼肌 GLUT-4 mRNA 的表达。这表明中医的虚、痰、瘀、毒可能与 T2DM 的炎症之间存在一定关系。

综上所述，大量资料证实 T2DM 是一种慢性低度炎症性疾病，而进一步阐明炎症发生及引起 T2DM 的具体分子机制可以为 T2DM 提供更为有效的诊断、预防和治疗手段，而中医药可能通过调节糖尿病的炎症状态，改善胰岛素的抵抗，达到防治糖尿病的目的。

277　胰岛素抵抗与炎症因子的关系和中医研究

　　胰岛素抵抗（IR）是滋生多种代谢相关疾病，特别是糖尿病及心血管疾病的"共同土壤"。因此，揭示胰岛素抵抗发生发展机制，将为认识与防治心血管疾病及其他代谢相关疾病提供新的思路。近年来更深入的研究认为，胰岛素抵抗是一个慢性亚临床炎症过程，且在这一炎症过程当中二者相互作用、相互影响，从而导致机体内一系列的变化及疾病的演变。学者吴桂梅等就胰岛素抵抗与炎症因子的关系及中医药方面的研究做了梳理归纳。

胰岛素抵抗的产生和炎症因子的作用

　　1. 胰岛素抵抗的定义及产生：胰岛素抵抗是指机体组织或细胞对一定量胰岛素诱导的葡萄糖摄取和利用的生物学效应低于预计正常水平（即机体组织细胞对胰岛素的敏感性降低），于是机体代偿性分泌更多的胰岛素而产生高胰岛素血症（HIS）。分子水平上的胰岛素抵抗产生涉及胰岛素与其受体结合后所激活的一系列细胞信号通路。目前，研究涉及的 IR 信号通路有 IRS/磷脂酰肌醇 3 -激酶（PI_3K）信号转导通路、核因子 κB 抑制激酶（IKK）/核因子 κB（NF-κB）通路、C-jun 氨基末端激酶（JNK）通路。

　　2. 胰岛素抵抗与炎症之间的关系及作用：炎症是指具有血管系统的活体组织对损伤因子所产生的一种防御反应。血管反应是炎症过程的中心环节。炎症反应时，机体内产生大量的炎性因子，譬如肿瘤坏死因子- α（TNF-α）、白细胞介素- 6（IL-6）和 C 反应蛋白（CRP）等来实现对自身的保护。结合目前的研究，胰岛素抵抗所涉及的炎症因子主要包括一些炎症细胞、细胞因子、急性反应蛋白和脂肪细胞因子等。

　　探讨胰岛素抵抗发生及发展的机制是可能控制和改善胰岛素抵抗从而治疗心脑血管疾病、改善患者生活质量的最根本途径。以往对胰岛素抵抗的研究，大多涉及靶器官及胰岛素受体等内容。而近年来，许多研究证实，胰岛素抵抗与炎症之间有着密切的关系，如在原发性高血压、高脂血症、2 型糖尿病（T2DM）、代谢综合征等患者的血浆中炎症因子释放增加，例如 TNF-α 和 IL-6 水平明显升高。反之，炎症因子又可进入重要的代谢组织，引起其功能异常，从而导致胰岛素抵抗。

　　Hotamisligil 等首次证实脂肪组织产生的 TNF-α 能诱导胰岛素抵抗产生，从而明确了炎症因子与胰岛素抵抗之间的关系。王春华等研究 2 型糖尿病患者血浆 TNF-α 水平与胰岛素敏感性（SI）呈显著负相关，与空腹甘油三酯水平呈正相关。说明 TNF-α 在胰岛素抵抗时表达增强，血浆中 TNF-α 含量能加重 2 型糖尿病患者的胰岛素抵抗。有研究表明，IL-6 能够引起胰岛素抵抗。

　　黄少坤等研究表明，代谢综合征患者血浆瘦素水平显著升高，且伴有胰岛素敏感性下降，其瘦素水平升高可能与胰岛素抵抗有关。陈明卫等进行血清 TNF-α、游离脂肪酸以及抵抗素与 2 型糖尿病患者胰岛素抵抗的关系的研究。结果提示：血清瘦素、TNF-α、游离脂肪酸、抵抗素均与胰岛素抵抗指数呈正相关（$P<0.05$），且瘦素、TNF-α、游离脂肪酸、抵抗素之间存在正相关，结论表明这些脂肪细胞因子是糖尿病患者胰岛素抵抗的独立影响因素，支持着脂肪细胞因子可能是胰岛素抵抗、2 型糖尿病等疾病联系关键的结论。更具体的来说，炎症因子通过影响通路中激酶的活性、磷酸化等途径最终引起细胞基因表达和功能的改变而造成胰岛素抵抗。

中药通过炎症机制改善胰岛素抵抗

胰岛素抵抗是冠心病、原发性高血压、2 型糖尿病、高脂血症等多种疾病滋生的"共同土壤"，且临床表现也多与此类疾病相关，因此多可归属于中医"胸痹""头痛""眩晕""消渴""脂浊"等范畴。胰岛素抵抗病机复杂，有认为与痰瘀脾虚相关，有认为与肾虚血瘀相关，有认为与肝阳亢盛相关。胰岛素抵抗作为多种疾病所共有的病理生理基础，存在中医病机证候的基本共性，且有一定的规律性可循。

研究表明，高血压胰岛素抵抗患者瘀热证候积分与 TNF-α、IL-6 存在明显的正相关，提示高血压胰岛素抵抗瘀热病机特点与其炎症机制具有明显相关性。

现有研究已初步证实部分单味中药如黄连、大黄、牡丹皮、葛根、黄芪及其有效成分等具有增加胰岛素的敏感性，改善胰岛素抵抗的作用。如黄连体外研究发现其有效成分为小檗碱，通过细胞外信号调节激酶（ERK）信号传导途径以及 JNK 信号传导途径发挥抗炎效应，从而预防和控制动脉粥样硬化的形成和发展，并可以进一步预防胰岛素抵抗的发生。

除了单味中药之外，一些经验方、复方汤剂等也有改善胰岛素抵抗和抗炎的作用。如蒋卫民等观察针箭颗粒（鬼针草、鬼箭羽、玄参、泽泻等）对高血压患者胰岛素抵抗瘀热证候及炎症因子的影响，结果治疗组空腹血浆胰岛素、胰岛素抵抗指数水平较对照组明显降低（$P<0.05$），提示针箭颗粒可以更显著改善胰岛素抵抗；治疗组治疗后瘀热证候积分、TNF-α 等炎症因子显著低于对照组，提示针箭颗粒可以更明确地改善高血压患者胰岛素抵抗瘀热证候，抑制炎症反应。第五永长等观察助脾散精复方颗粒（人参、苍术、黄连、虎杖等）对胰岛素抵抗模型大鼠海马及皮质 TNF-α、IL-1β 水平的影响，结果表明，胰岛素抵抗模型大鼠海马及皮质 TNF-α、IL-1β 水平明显增高，与正常对照组比较有统计学意义（$P<0.01$）；助脾散精复方颗粒治疗后，海马及皮质 TNF-α 等水平显著下降（$P<0.01$）；罗格列酮治疗后，海马及皮质 TNF-α 水平显著下降（$P<0.01$），从而得出结论：助脾散精复方颗粒能够降低胰岛素抵抗模型大鼠海马及皮质炎症因子 TNF-α 的水平。牛洁观察中药糖耐康干预炎症介导的胰岛素抵抗作用机制，其动物实验结果：与模型组比较，中药糖耐康可降低 GK 大鼠血糖、胰岛素水平及 HOMA-IR 指数（$P<0.05$ 或 $P<0.01$）；可降低 GK 大鼠 TG、LDL-C、FFA 水平（$P<0.01$），同时升高 HDL-C 水平（$P<0.01$）；可降低 GK 大鼠 TNF-α、CRP、IL-6 水平（$P<0.01$）；表明糖耐康可改善胰岛素抵抗状态。黄连解毒汤则通过降低模型动物血清 IL-6、TNF-α、IL-1β 等细胞因子的水平，提高血清 IL-4、IL-10 水平，改善胰岛素抵抗。

近年来众多研究证实了中药在治疗 2 型糖尿病及改善胰岛素抵抗方面有着广阔的应用前景。因此，从传统药用植物中利用传统的中医整体观念及辨证施治的特点，对可改善胰岛素抵抗的中药材进行合理的筛选，深入研究其药理作用，并进一步探讨以及明确胰岛素抵抗与炎症因子之间的相互作用关系，从而改善胰岛素抵抗，可为治疗冠心病、原发性高血压等代谢疾病提供更有力的途径。炎症反应、胰岛素抵抗及大血管病变之间的关系，已成为近年来国内外研究的热点。许多研究表明，胰岛素抵抗是 2 型糖尿病、高脂血症、动脉粥样硬化等疾病的共同生理、病理基础。目前已有许多研究表明，炎症因子与胰岛素抵抗之间存在密切的关系，并参与胰岛素抵抗的发生和发展，且中医药治疗胰岛素抵抗对炎症因子有一定的影响。这为以后防治心血管系统疾病提供了更广阔的思路。

278 肠道免疫-慢性炎症与胰岛素抵抗和中医治疗

胰岛素抵抗（IR）是指外周组织和靶器官对内和/或外源性胰岛素的敏感性和反应性降低的一种代谢状态，主要表现为胰岛素抑制葡萄糖释放及促进周围组织利用葡萄糖的能力下降，从而导致机体一系列病理生理变化及各种代谢性疾病的发生，是多种疾病的"共同土壤"。1993 年，首次报道肿瘤坏死因子（TNF）与肥胖相关，提出了炎症与 IR 的关系。近年来大量研究显示，炎症是导致 IR 的根本原因。IR 患者循环的促炎症因子 TNF-α、白细胞介素-1β（IL-1β）、IL-6 的增加诱导胰岛素受体底物的丝氨酸/苏氨酸磷酸化，阻碍胰岛素受体底物正常的酪氨酸磷酸化，导致胰岛素受体底物与胰岛素受体的结合能力下降，并减弱胰岛素受体底物激活其下游的 Akt 磷酸化，从而干扰肝脏、肌肉、脂肪及肠道组织中胰岛素信号的传导。

内脏脂肪组织炎症是 IR 发生的主要驱动因素。研究表明，内脏脂肪组织中 M1 巨噬细胞、$CD8^+$ T 细胞、Th1 细胞、B 细胞、自然杀伤细胞及中性粒细胞等促炎免疫细胞的增加，同时 M2 型巨噬细胞、Treg 细胞、嗜酸性粒细胞及 2 型固有淋巴细胞等抗炎免疫细胞的减少均参与导致了内脏脂肪组织慢性炎症的发生。除内脏脂肪组织外，其他器官也表现出与 IR 相关的慢性炎症，如肝、肌肉、胰腺、脑、小肠及大肠。其中，作为接触饮食抗原的第一防护线——肠道，包括天然免疫系统和适应性免疫系统，越来越多的数据表明，肠道免疫系统在 IR 及代谢性疾病发生中发挥重要的作用。然而，肠道免疫-慢性炎症与 IR 关系尚不完全清楚。学者韩煦等对肠道免疫系统在 IR 中的作用及中医药通过免疫-炎症改善 IR 的研究做了梳理归纳，为中医药改善 IR 提供了新的研究方向。

肠道免疫-慢性炎症影响 IR 的相关机制

肠道免疫系统包括天然免疫系统与适应性免疫系统。肠道天然免疫系统组成包括肠黏膜、肠道上皮细胞（IECs）、固有淋巴细胞（ILCs）及其他快速反应免疫细胞（如巨噬细胞及中性粒细胞）等。肠道适应性免疫系统主要包括特异性免疫应答的 T 细胞及 B 细胞等。研究证实，肠道的免疫细胞、免疫分子以及肠道共生菌群共同影响 IR 的发生。

1. 肠道黏膜免疫系统的改变：肠道黏膜免疫是机体的第一道防线。当机体肠道黏膜免疫功能紊乱时，就会导致肠道炎症、代谢性疾病的发生。肠道黏膜免疫系统主要由肠相关淋巴组织及其散在的免疫细胞组成。研究证实，高脂饮食诱导的肥胖小鼠肠道的通透性增加，其机制和肠上皮紧密连接蛋白 ZO-1 和 Occludin 的表达降低有关，该结果也在高脂饮食诱导的 SD 大鼠以及肥胖小鼠 ob/ob 中得到验证。研究表明，在肥胖小鼠中，肠道黏膜中的 $CD14^+$ 和 TLR4 阳性免疫细胞以及炎性因子 γ 干扰素（IFN-γ）、IL-1β 均参与破坏肠道黏膜屏障，导致 IR 的发生。在肠道上皮细胞中，IFN-γ 直接减少肠上皮紧密连接蛋白 ZO-1 的表达，损坏肠道的屏障功能。炎性因子 IL-1β 增加肠上皮紧密连接的通透性。另一方面，抗炎免疫细胞 Treg 及抗炎因子 IL-22 可抑制 IFN-γ 的表达，增加黏蛋白和抗菌免疫球蛋白 IgA，保护肠道的黏膜免疫屏障；同时，嗜酸性粒细胞可释放因子保护肠道屏障，但其机制还不清楚。

2. 肠道固有免疫：肠道的天然免疫反应受模式识别受体（PRR）的调控，主要包括能结合到肠道菌群或病原体的病原相关分子模式的 Toll 样受体（TLRs）及 NOD 样受体（NLRs）。TLRs 是识别病原相关分子模式（PAMPs）的主要受体，在发现微生物 PAMPs 后，TLRs 能够启动炎性反应，最终消灭致病微生物。研究证实，肠道上皮细胞表达的 TLR4 可结合脂多糖（LPS）以时效和剂量依赖性的模式促进 NF-κB 的释放。TLR9 可被肠道细菌的未甲基化胞核鸟嘌呤核苷酸序列（CpGs）激活，从而引起肠道的慢性炎症。

除模式识别受体的调控外，肠道的固有免疫细胞也参与 IR。小肠内存在大量的先天淋巴细胞，其中 3 型固有淋巴细胞（ILC3s）分泌的 IL-22 参与了肠相关淋巴组织和对抗共生菌的肠上皮屏障的形成。通过饮食减重的人群乙状结肠中巨噬细胞产生的炎症因子，如 TNF-α、IL-1β、IL-8 和 CCL2 均降低，也有研究发现高脂饮食大鼠的肠道上皮巨噬细胞含量不变，在 1 周时间内树突状细胞数量也没有明显改变。IR 造模后肠道内巨噬细胞和树突状细胞的亚群的比例和功能尚未被评估，因此，要排除这些细胞在促进或发展中的作用，可能还为时过早。其他和肠道密切相关的细胞还有黏膜相关稳定 T 细胞（MAITs）、嗜酸性粒细胞、γδT 细胞和中性粒细胞。

3. 肠道获得免疫：除了肠道固有免疫系统外，小肠和大肠的固有层中的获得免疫细胞也参与 IR 的过程。高脂饮食干预 3 周后的小鼠，其结肠中的 Treg 免疫细胞的比例明显下降，但是在小肠中并没有发现下降的趋势。高脂饮食干预 12 周后的小鼠，其小肠和结肠中的 Th1 免疫细胞产生的促炎因子 IFN-γ 以及 CD8$^+$T 细胞比例上调，而 Treg 细胞比例下调。但是，Th17 免疫细胞产生的 IL-17 比例并没有改变。而有研究发现，高脂饮食干预 30 日的小鼠，其回肠中 Th17 细胞明显减少。在 1 个小样本的队列研究中发现，肥胖个体在小肠和结肠中显示出增加的 T-bet（Th1，ILC1）和 CD8$^+$T 细胞和减少的 Foxp3（Treg）细胞。而在较大标本的队列研究中，总的空肠黏膜 CD3$^+$T 细胞增加，上皮内 CD3$^+$T 细胞增加更多。同时激活的肠道 T 细胞释放的促炎因子 IL-17A、IL-22、IFN-γ 和 TNF-α 通过钝化肠上皮细胞中胰岛素敏感性诱发加重肠道的 IR。目前，有关肠道获得免疫在肠道 IR 中的作用还不十分清晰。

4. 肠道共生菌群的影响：肠道菌群是人体细胞总数的 10 倍，它们的基因数量是人类基因数量的 150 倍。肠道菌群 DNA 是控制调节性 T 细胞和效应 T 细胞数量的重要佐剂，其中的寡核苷酸中含有的未甲基化胞核鸟嘌呤核苷酸序列可激活血浆树突状细胞产生 IFN-α 并诱导 B 细胞和 NK 细胞的成熟。另外，DNA 抑制性配体有助于包括各种益生菌在内的乳酸菌 DNA 富含的抑制配体抑制固有层树突状细胞的激活。共生菌代谢产物包括乳酸、短链脂肪酸、醋酸、丙酸和丁酸等也参与了肠道免疫。丁酸盐可通过抑制组蛋白脱乙酰作用显著下调人类小肠和结肠上皮细胞中与免疫相关因子 NF-κB、IFN-γ、TLR2、TNF-α 的基因表达，丁盐酸减少会导致肠道黏液不足，增加肠道上皮细胞通透性，从而诱发炎症，引起 IR。此外，越来越多的证据表明，群体感应（QS）可作为一种细菌调节机制通过感知和促进同步行为影响宿主的免疫。与传统方法饲养的小鼠相比，germ-free（GF）小鼠派尔集合淋巴结（Peyer's patches）、B 细胞、T 细胞发育均不完善。根据目前的研究，促糖尿病发生作用的细菌包括粪拟杆菌、变异梭状芽孢杆菌、大肠埃希菌、脱硫弧菌属、加氏乳杆菌、变形链球菌和副流感嗜血杆菌等。而有抗糖尿病作用的细菌有梭状芽孢杆菌、直肠真杆菌、罗氏菌、疣微菌科和普氏粪杆菌等。但由于肠道菌群的复杂性，是否存在与糖尿病抵抗有直接因果关系的菌属尚未确定。

中医药通过免疫-慢性炎症调节 IR

肠道疾病与糖尿病的关联在中医药理论中早有论述。《素问·阴阳别论》云："二阳结谓之消。"后人注释："二阳结，谓胃及大肠俱热结也。肠胃藏热，则喜消水谷。""二阳"指手阳明大肠和足阳明胃，同时根据王冰的注释，"结"作"热结"解，即大便不通。《金匮要略·消渴篇》的"趺阳脉数，胃中有热，即消渴引饮，大便必坚，小便则数"及"趺阳脉浮而数，浮则为气，数则消谷而大坚"，也同样解释了"二阳结谓之消"。据此提出"治当去其坚结，清其积热，故中消可下"的治疗方法并推崇调胃承气缓下之法。

现代中医药研究表明，中药通过免疫-炎症调节 IR 主要发生在脂肪组织、肝脏组织及肌肉组织中。

1. 中药单体或复方通过调节脂肪组织炎症因子减轻 IR：槲皮素被证实可以通过 AMPKα1/SIRT1

提高脂肪细胞对胰岛素的敏感性，同时下调如瘦素、TNF-α、IL-6 等促炎症因子，抑制肥大细胞向附睾脂肪组织募集。苦瓜可明显降低高脂饮食喂养后小鼠附睾脂肪组织内升高的 TNF-α、IL-6 和单核细胞趋化蛋白-1（MCP-1），同时可下调抑制炎症因子 IL-10，抑制 NF-κB 和 JNK/p38 MAPKs 通路，提取于茶叶中的儿茶素呈剂量依赖型下调脂肪组织中的 TNF-α 及其介导的 JNK、ERK1/2、p-38 磷酸化、核 AP-1-DNA 绑定，同时抑制 NF-κB 通路激活，阻断由 TNF-α 介导的 p65 NF-κB 通路，从而减轻 IR。也有研究认为，黄连素使高脂饮食导致肥胖的小鼠胰岛素敏感度恢复至正常水平与降低脂肪组织内升高的 IL-1β、酪氨酸激酶（NADPHox）、MCP-1 有关，而对 TNF-α 无明显影响，也有研究认为和抑制脂肪组织中 M1 巨噬细胞的活化有关。

2. 中药单体或复方通过调节肝脏组织炎症因子减轻 IR：丹参酮可降低由高脂饮食造成的 SD 大鼠炎症相关 IR 的炎症因子 IL-6 和 TNF-α 在外周血清的含量，同时降低肝脏中 NF-κB 核转位和 IRS-1 中 Ser307 的磷酸化水平，从而通过减轻炎症提高胰岛素敏感性。黄连素抑制由棕榈酸诱导 IR 的 HepG2 细胞中升高的 IL-6 和 TNF-α，并改善胰岛素受体底物-1 的丝氨酸/苏氨酸磷酸化和下游 Akt 信号，缓解 IR。氧化苦参碱通过下调 p38 MAPK 通路，减轻肝脏中的氧化应激，改善肥胖小鼠 IR。苦瓜可以降低肥胖小鼠肝脏中升高的 TNF-α，同时抑制 p65 NF-κB，提高 Akt 和 pIRS-1 水平。复方如乌梅丸可以降低 HepG2 细胞中参与 IR 的促炎症因子 IL-1β 和 TNF-α，同时降低炎性小体 NLRP3 的表达。

3. 中药单体或复方通过调节肌肉组织炎症因子减轻 IR：青钱柳叶提取物也可以降低由活性巨噬细胞诱导的 IR 的肝脏和肌肉细胞内升高的炎症因子 IL-6、TNF-α、MCP-1。苦瓜可降低高脂饮食小鼠肌肉中 TNF-α、IL-6 和 CCL2 水平，同时提高 pAKT 和 pIRS-1 水平。黄连素通过下调 TLR4/IKKβ/NF-κB 炎症信号通路提高肥胖小鼠骨骼肌细胞内的胰岛素敏感性。也有研究认为，黄连素通过降低细胞中的二酰基丙三醇和三酰基丙三醇的聚集缓解棕榈酸诱导的 H9c2 心肌细胞的 IR。

4. 中药单体或复方通过调节肠道共生菌和肠上皮屏障减轻 IR：槲皮素和白藜芦醇联用时，除了可以降低高脂饮食造模的肥胖小鼠升高的炎症因子（IL-6、TNF-α、MCP-1）外，还会显著抑制肥胖小鼠肠道中脱硫弧菌、氨基酸球菌科、红蝽菌科、嗜胆菌、毛螺菌等与肥胖相关的共生菌的丰度，且可以提高抑制肥胖的类杆菌的丰度。麻黄可以显著抑制肥胖小鼠外周血中的 IL-1、MCP-1，改变肠道寄生菌尤其是布劳特菌属、罗氏菌属和梭状芽孢杆菌的丰度，显著降低肠道内毒素、增加粪便中的乙酸。牛磺熊脱氧胆酸不仅可以缓解高脂饮食导致的非酒精性脂肪肝小鼠肝脏中的炎症因子及相关受体（IL-1β、IL-6、CCL2、CCL4、ICAM-1 和 TNF-α、TLR4、TLR2、CD14）和肠道上皮细胞中炎症因子（IL-1β、CCL2、ICAM-1），还能修复减少的肠上皮紧密连接分子，修复肠上皮固态屏障，同时高脂饮食喂养小鼠肠道的厚壁菌和变形菌丰度升高、拟杆菌丰度降低，而经牛磺熊脱氧胆酸治疗后，这 3 种菌门丰度可接近正常饮食小鼠。黄连素可恢复肠上皮紧密结合蛋白的分布，通过恢复肠道屏障的完整性缓解代谢内毒素血症和随后的全身炎症，但治疗后小鼠肠道菌群的丰富性和多样性相比于高脂饮食肥胖小鼠和正常饮食小鼠均有所下降。葛根芩连汤抗 2 型糖尿病 IR 作用可能与其改善 LPS、TNF-α、IL-6 等炎症因子，及肠道乳杆菌丰度相关。

279 糖尿病肾病内热证与肾功能和炎症因子的相关性

糖尿病肾病是糖尿病最重要的微血管并发症之一，且发病率逐渐增加，成为慢性肾病和终末期肾病的重要原因。中医药依靠其独特的辨证论治理论和多途径、多靶点的治疗优势，能够有效改善糖尿病肾病患者的临床症状、延缓疾病进展。现代许多医家结合古代文献记载，根据临床实践，提出内热病机是消渴病肾病发生发展的重要病机。王耀献在"肾络微型癥瘕"理论的基础上，提出"伏热致癥"理论，认为"伏热"是肾络癥瘕形成的初始病机，并贯穿于疾病的始终。学者闫润泽等对糖尿病肾病内热证与肾功能及炎症因子的相关性做了研究。

资料与方法

1. 一般资料：选取自 2015 年 6 月至 2017 年 12 月就诊于北京××医院的糖尿病肾脏疾病患者 202 例。

2. 诊断标准：参考 2007 年 NKF-K/DOQI 指南和 2016 年中华医学会内分泌学会颁布的《中国成人糖尿病肾病临床诊断的专家共识》。对于有明确的糖尿病病史的患者出现以下任意一条即可诊断：①白蛋白尿（3～6 个月内复查，3 次结果中 2 次或以上异常）；②糖尿病视网膜病变伴任意一期的慢性肾脏病；③经肾活检证实为糖尿病肾病。

3. 分期标准：①早期，尿白蛋白排泄率 30～300 mg/d 或者尿白蛋白/肌酐 30～300 mg/g（或 3～30 g/mol），且 24 小时尿蛋白定量＜0.5 g。②中期，24 小时尿白蛋白定量＞300 mg 或者肾小球滤过率＞300 mg/g（或 30 g/mol）或者 24 小时尿蛋白定量＞0.5 g 且肾小球滤过率≥60 mL/（min・1.73 m²）。③晚期，肾小球滤过率 30～60 mL/（min・1.73 m²）。

4. 中医辨证标准：参考《实用中医诊断学》《糖尿病肾病诊断、辨证分型及疗效评价标准》与《糖尿病肾病中医防治指南》中关于消渴病肾脏疾病的诊断分型标准来制定中医证候要素，进一步根据证候要素组合进行分型辨证，按照症状轻、中、重的程度对症状进行量化计分，采用无、轻、中、重 4 个级别，分别赋以 0、2、4、6 分进行统计；舌苔、脉象采用无、有 2 个级别，分别赋以 0、2 分。内热证：①渴喜冷饮；②咽喉肿痛；③皮肤疮疡、红肿热痛；④小便黄赤；⑤口中臭秽或生疮；⑥多食易饥；⑦大便干结或黏腻；⑧目赤眵黄；⑨急躁易怒；⑩面赤或口唇红赤，舌红苔黄，脉数。具备 3 项且内热证候积分≥8 分即可诊断。

5. 病例纳入标准：①明确临床诊断为糖尿病肾脏疾病并符合本课题制定的早、中、晚期分期标准的患者；②性别不限，年龄 25～70 岁；③未接受透析治疗；④同意并已签署知情同意书。

6. 病例排除标准：①近 1 个月内发生严重感染、电解质紊乱、酮症酸中毒等急性并发症的患者；②近 3 个月内发生过严重心、脑、肝和造血系统等严重疾病以及使用过糖皮质激素或免疫抑制剂的患者；③少尿或无尿、重度水肿以及大量胸腔积液与腹水的患者；④肾移植术后；⑤妊娠或准备妊娠以及哺乳期的女性。

7. 观察指标：①炎症指标，采用酶联免疫吸附法检测微炎症指标，包括超敏 C 反应蛋白（hs-CRP）、白细胞介素-6（IL-6）、肿瘤坏死因子-α（TNF-α）。②实验室检查，血常规、尿常规、大便常规、肝功能、肾功能、血脂、24 小时尿蛋白定量/尿微量白蛋白、心电图、糖化血红蛋白、眼底检查等。③中医证候资料，症状、舌脉、证候积分等。

8. 统计学方法：采用 SPSS 20.0 统计学软件，计数资料采用频率表示，计量资料呈正态分布时采用均数±标准差（$x±s$）表示，非正态分布时采用中位数±四分位数间距（$M±Q$ 表示）。数据首先进行正态性检验，若符合正态分布，两组之间比较采用 t 检验，多组之间比较采用单因素方差分析；若不符合正态分布采用非参数检验，两两比较采用 Mann-Whitney U 检验，多组之间比较采用 Kruskal-Wallis H 检验；计数资料采用卡方检验。相关性分析，若双变量符合正态分布时采用线性相关，不服从正态分布采用 Spearman 相关。$P<0.05$ 为差异有统计学意义。

结　果

1. 一般情况：本研究共纳入病例 202 例，其中男 144 例，女 58 例，年龄（58.81±8.78）岁，病程（15.0±10.0）年。早期组 61 例，其中男 31 例，女 30 例，年龄（60.08±8.12）岁，病程（12.0±12.5）年；中期组 74 例，其中男 60 例，女 14 例，年龄（57.10±9.30）岁，病程（15.5±10.0）年；晚期组 67 例，其中男 53 例，女 14 例，年龄（59.54±8.56）岁，病程（16.0±10.5）年。早期组内热证 47 例，中期组内热证 59 例，晚期组内热证 45 例。内热证在早、中、晚期的分布分别为 77%、79.7%、67.2%。经检验，各组患者年龄比较，差异无统计学意义（$\chi^2=3.775$，$P=0.151>0.05$）；各组患者病程比较，差异无统计学意义（$\chi^2=4.487$，$P=0.106>0.05$）；早期组、中期组与晚期组性别分布比较，差异有统计学意义（$\chi^2=17.67$，$P=0.00<0.05$），早期组女性所占的比例明显大于中期、晚期组女性所占的比例；各组患者内热证分布比较，差异无统计学意义（$\chi^2=3.186$，$P=0.203>0.05$）。

2. 内热证与非内热证肾功能比较：早期内热证组与非内热证组各项肾功能指标比较，差异无统计学意义（$P>0.05$）。糖尿病肾脏疾病中期内热证组 24 小时尿蛋白定量明显高于非内热证组（$P<0.05$）；糖尿病肾脏疾病晚期内热证组的血清肌酐与非内热证组比较，明显升高（$P<0.05$），肾小球滤过率较非内热证组明显降低（$P<0.05$），24 小时尿蛋白定量较非内热证组明显升高（$P<0.05$）。

3. 内热积分与炎症因子相关性分析：

（1）炎症因子：hs-CRP、IL-6、TNF-α 随疾病进展均呈上升趋势，TNF-α 在早期、中期、晚期比较，差异有统计学意义（$P<0.05$）；IL-6 晚期组与早期组比较，差异有统计学意义（$P<0.05$）。

（2）晚期内热证组与非内热证组比较：早期、中期内热证组与非内热证组比较，差异无统计学意义（$P>0.05$）。

（3）各期内热证积分与炎症因子的相关系数比较：中期组 hs-CRP 与内热积分呈正相关（$r=0.309$，$P<0.05$），晚期组 TNF-α 与内热积分呈正相关（$r=0.318$，$P<0.05$）。

讨　论

"微型癥瘕"学说由吕仁和提出。他认为消渴病久治不愈，气阴耗伤，痰、热、郁、瘀胶结于肾络，由瘕聚逐渐形成癥积。"瘕者，假也，假物以成形也"；"癥者，征也，有形而可征也"。初为瘕聚，聚散无常，治不得法，积久成形，终成癥积。吕仁和将癥瘕形成过程与现代医学中肾脏功能的变化和病理研究相结合，将癥瘕形成过程细分为"微型癥瘕期""小型癥瘕期""中小型癥瘕期"和"大型癥瘕期"。王耀献在"肾络癥瘕"理论的基础上，进一步提出"伏热致癥"理论，认为"伏邪"与"二阳结"所导致的"伏热"是肾络微型癥瘕形成的必备条件和初始病因，更是肾络微型癥瘕形成和发展的关键因素。本研究将内热证作为"伏热"病机的具体体现，根据尿蛋白、肾脏功能分为早、中、晚 3 期，分别对应肾络癥瘕形成的不同阶段。

在糖尿病肾病早期，内热证组血肌酐低于非内热证组，但肾小球滤过率高，提示肾小球处于高灌注、高滤过的状态。此时为肾络癥瘕形成的早期，热入肾络，邪正相争于肾之脉络，热势熏蒸，使脉络经血充盈，与西医学中糖尿病肾病早期肾脏血流动力学的异常在病理上有相似之处。糖尿病肾病中期，内热证组 24 小时尿蛋白定量高于非内热证组，提示内热证组肾气亏损更加明显。此时内热与气郁、痰浊、瘀血互结，癥瘕处在聚散消长态，肾气已亏，肾精失固，以致精微外泄。临床上尿蛋白逐渐增加，肾功能开始下降。在糖尿病肾病晚期，与非内热证组比较，内热证组的血清肌酐明显升高，肾小球滤过率明显降低，提示肾脏受损更加严重，热、痰、瘀、毒等病理因素胶结日久，癥瘕逐渐由动态的聚散消长态发展至癥瘕形成态，由"微型癥瘕"扩展至"小、中型癥瘕"乃至"大型癥瘕"，肾络受损，肾元亏虚更加明显，临床出现大量蛋白尿、肾功能明显降低甚至进行性下降。此时所形成的肾络癥瘕已难以消散，疾病缠绵难愈，正气日渐耗损，气血阴阳俱虚，加之肾气亏虚，精微下泄，临床上出现白蛋白、血红蛋白降低，营养不良、贫血、水肿等全身表现更加明显。可见内热病机是肾络癥瘕形成的始动因素和关键病机，与疾病的病情发展密切相关。

内热证与炎症因子的相关性研究表明，晚期内热证组 IL-6、TNF-α 高于非内热证组（$P<0.05$）；中期 hs-CRP 与内热积分呈正相关（$r=0.309$，$P<0.05$）；晚期 TNF-α 与内热积分呈正相关（$r=0.318$，$P<0.05$）。说明在糖尿病肾病发展的过程中，内热病机与炎症因子 hs-CRP、TNF-α 的表达存在一定的相关性，这种相关性在疾病不同时期表现程度不同，在疾病的中期、晚期更加明显。西医认为，糖尿病肾病存在着慢性炎症反应，这种炎症状态不同于病原微生物感染或全身炎症反应综合征，表现为全身低水平的持续的炎性因子升高，所以称之为微炎症状态。机体在各种病理因素的刺激下，以巨噬细胞为主的炎性细胞浸润，多种炎性细胞因子释放。这些因子通过自分泌和旁分泌方式使炎症范围不断扩大，以致成纤维细胞活化及细胞外基质分泌增加，加速肾小球硬化以及肾间质纤维化，从而促进糖尿病肾病的形成和发展。研究表明，hs-CRP、IL-6、TNF-α 与糖尿病肾病的进展及肾脏的损害程度呈正相关，对指导临床诊治及预后判断具有一定的临床价值。许多研究表明，体内炎症特征表现明显的糖尿病患者更易发展为糖尿病肾病，不同的炎症标志物是糖尿病发展的强有力预测因子。

近年来，随着中医药基础研究的发展，中西医结合的进一步深入，很多学者尝试用中医理论解释炎症反应。王丽英等认为，气虚是低度炎症发生的重要条件，气的防御、气化等功能失常，导致机体免疫、内分泌与凝血系统的功能与相互作用失调，以致糖尿病肾病微炎症的发生。张红敏等认为，痰饮、瘀血是炎症反应的主要病理产物，痰可致瘀，瘀可致痰，痰瘀互结是低度炎症持续存在的发病条件，导致各种并发症的产生。于森等认为，炎性因子属中医学"毒邪"范畴，消渴病日久，耗伤气阴，渐致痰、郁、湿、热等病理产物瘀滞血脉，积聚日久成毒。吕杰等认为，炎症因子当属中医学"热邪"范畴，早期热伤气阴，肾络受损，炎症通路和炎症因子被激活；随着疾病进展，热致痰瘀，肾络瘀阻，微型癥瘕形成，肾小球硬化和肾间质纤维化，炎症因子高表达。中医古籍中并无炎症的明确记载，但对一些病症，如对热毒证的红、肿、热、痛的描述，却与西医炎症发生时的一些表现有异曲同工之处。何廉臣在《重订广温热论》中云："凡伏气温热，皆是伏火，虽其初感受之气有伤寒、伤暑之不同，而潜伏既久，蕴酿蒸变，超时而发，无一不同归火化。中医所谓伏火症，即西医所谓内炎症也。"古代医家一般擅用清热解毒类的中药治疗热毒证，很多具有清热解毒功效的中药被现代医学证实有抗炎的效果，能够降低或抑制糖尿病肾病患者炎症因子的表达，改善微炎症状态。糖尿病肾病微炎症状态因在微观层面而不同于传统的感染性炎症，是由多条炎症通路和大量炎症因子形成复杂的细胞因子网络系统，每种炎症因子在疾病的不同阶段的调控和表达也不尽相同，不可能完全与中医的内热证或内热积分相对等。中医的内热病机往往反映了糖尿病肾病微炎症的总体水平，由内热病机导致的肾络微型癥瘕的形成过程，与炎症因子所介导的系膜细胞增生、肾小球硬化等病理过程有很多共性。Tuttle 认为糖尿病肾病可以被看作一种由代谢紊乱所触发的炎症性疾病，早期的高血糖、脂代谢紊乱以及胰岛素抵抗均可促进微炎症的产生，与内热病机相似，炎症因子也贯穿于疾病的始终。在疾病的进展中，炎症因子又可以作为代谢紊乱的启动剂和催化剂，加重胰岛素抵抗、引起糖耐量异常、促进氧化应激反应，相当于热毒在体内不断蓄积的过程。早期伏热初起，热入肾络，灼津损络，凝痰致瘀，痰、瘀与热胶结，瘀阻于肾络，微型癥瘕初步形成，由功能态发展至聚散消长态，相当于炎症反应不断扩大、炎症细胞浸润的过程；晚期浊毒化生，痰、瘀、热、毒等病理产物凝滞、闭阻于肾络，肾络受损，肾元衰败。此时已发展至癥瘕形成态，相当于肾脏"微炎症"网络系统形成并造成细胞外基质聚集、基底膜增厚、肾小球硬化的病理过程。在临床上采用"清热消癥"法治疗糖尿病肾病能够有效改善患者的症状、延缓患者的生活质量，可能与降低体内炎症因子表达、改善微炎症状态有关。同时，炎症因子在糖尿病肾病进展过程中也可作为内热病机动态变化以形成肾络癥瘕的生物效应学指标，为临床诊断与治疗提供依据。

280   糖尿病肾病 "伏热致癥" 病机的生物学内涵

　　糖尿病肾病是糖尿病引起的肾小球硬化症，是其微血管并发症之一。2013 年调查发现中国成年人糖尿病发病率为 10.9％，30％～40％的糖尿病患者发展为糖尿病肾病。既往传统认为阴虚燥热为糖尿病及其并发症的基本病机，随着生活方式、社会节奏的改变，现代医家对糖尿病及其并发症的病机又有新的认识，如国医大师周仲瑛认为 "热" 为消渴病发生的关键病机；仝小林院士认为中满内热为消渴病的基本病机。王耀献结合自己临床实践及对文献研究，在 "肾络微型癥瘕" 病机理论的基础上，强调 "伏热" 在糖尿病肾病发病中的重要作用，提出 "伏热致癥" 为糖尿病肾病的核心病机，在临床取得了一定的疗效。学者王晓娜等现结合现代病理机制研究，将 "伏热致癥" 病机理论的生物学内涵做了阐释。

"伏热致癥" 病机理论的中医内涵

　　《临证指南医案·三消》中提出 "三消一证，虽有上、中、下之分，实不越阴虚阳亢，津枯热淫而已"，形成了 "阴虚燥热" 这一对消渴病病机的基本认识，影响至今并作为消渴病的基本病机写进中医内科学教材。然若追源溯流，中医对消渴病的认识最早源于《黄帝内经》，《黄帝内经》中提出 "二阳结，谓之消"。王冰注此 "二阳" 者，乃 "胃及大肠俱热结也，肠胃藏热，则喜消水谷"。《素问注证发微》所论述 "二阳者，足阳明胃也，胃中热盛，津液枯涸，水谷即消，谓之云消"。仝小林院士认为中满内热为糖尿病的核心病机，并发现开郁清热法明显优于滋阴清热法的疗效。

　　随着现代生活水平的提高，人们的生活方式呈现长期过食膏粱厚味，安逸少动，思虑好胜的特点，饮食不节则胃肠积热，或致痰盛体肥，热自内生，五志过极则易郁而化热，皆为伏热的来源。伏热之邪产生后既可热壅气滞，阻滞气机，又可敛液为痰，炼血为瘀，形成痰饮、瘀血等有形病理产物。"痰、郁、热、瘀" 相互攀援，交相济恶，闭阻经络，严重阻碍气机升降出入。且火热之邪又可食气、伤阴，损伤人体正气之本，久之形成本虚标实的病理状态。肾络细小迂曲，具有易入难出、易滞易瘀、易息成积的特点，一旦热邪深入肾络，即可滞气、生痰、成瘀，且无形之热邪与有形之痰、瘀相互攀援，结成窠穴，日积月累，息以成积，导致微型癥瘕的产生。而 "微型癥瘕" 一经形成，又可作为新的致病因素，与 "热、郁、痰、瘀" 相互搏结，既可使已有之癥瘕难于消散，又可酿生新的癥瘕，如此恶性循环，病情渐进加重。

"伏热致癥" 病机理论的物质基础

　　1. "伏热" 蛰藏的条件：喻嘉言《医门法律》云 "肾气从阳则开，阳大盛则关门大开，水直下而为消"。糖尿病肾病早期，伏热之邪是始动病因，肾关从阳则开，津液直趋下行，随小便排出体外，故小便频数量多，肾脏早期常表现为超滤过状态，小便混浊，泡沫量多，形成微量白蛋白尿。klotho 蛋白是一种具有抗衰老作用的蛋白，在肾脏高表达，与炎症、氧化应激等病理过程关系密切。KANGW 等研究发现 α-klotho 蛋白在糖尿病肾脏疾病发病起始起到重要作用，且在糖尿病肾病早期阶段α-klotho 蛋白明显下调，纳入 100 例 2 型糖尿病患者和 40 例健康受试者，发现与健康受试者相比，糖尿病组尿蛋白浓度越高，klotho 浓度下降越明显。LIU YN 等研究发现暴露于晚期糖基化产物的近端肾小管上皮细胞

klotho 蛋白及 mRNA 表达量下降，且呈剂量相关性。早期干预能够上调 klotho 蛋白含量起到肾脏保护作用，而从晚期开始干预则疗效不明显。Yamamoto M 等研究发现 klotho 蛋白的减少导致氧化应激通路的增强，而 klotho 蛋白的上调能够对抗氧化应激。klotho 蛋白从糖尿病肾病早期阶段便开始下降，klotho 蛋白的下降能够导致炎症、氧化应激的增强，而炎症、氧化应激是"热"的物质基础之一，故认为类似 klotho 蛋白的表达下降可能是伏热之邪蛰藏的物质条件之一。

2. 炎症、氧化应激与"热"相关：糖尿病肾病早期伏热伤阴的状态不能改善，伏热蛰藏日久不除则郁积深入肾络，肾络络脉细小，络道狭窄，易入难出，炼血为瘀，阻滞气机，热邪与瘀血、痰湿互相搏结，形成有形实热，更难清除，有研究调查统计发现糖尿病早期热邪类型以阴虚内热证、郁热证、燥热证、湿热证为主，中期以湿热证、瘀热证、痰热证为主，晚期以浊热证、结热证为主。

普遍认为现代医学的炎症可以归属于中医学"热证"范畴，而热证不仅限于炎症。越来越多的证据表明糖尿病肾病的发病机制与内在固有免疫系统的激活，以及慢性亚临床低水平的炎症密切相关。Tuttle KR 等指出糖尿病肾病是代谢紊乱引起的炎症性疾病。研究表明糖尿病肾病患者的炎症因子水平明显高于单纯糖尿病患者，且与蛋白尿及肾脏结构改变相关。有研究发现糖尿病瘀热证素与炎症因子 CRP 密切相关。

氧化应激增强在糖尿病肾病的发生发展中起到重要作用。在高糖环境下，代谢紊乱导致体内产生的活性氧簇增多，且抗氧化系统被干扰，造成过多的活性氧簇蓄积，从而造成氧化应激的状态。研究表明火热证患者血清中丙二醛（MDA）、谷胱甘肽（GSH）、超氧化物歧化酶（SOD）、总抗氧化能力（T-AOC）明显高于非火热证患者，应用系统药理学方法研究火热与氧化应激之间的关系时发现，通过对黄连解毒汤这一经典清热方剂的 22 个活性组分的靶点预测，发现对应的 38 个组分中有 10 个靶标是与氧化应激相关的，说明火热证与氧化应激密切相关。

3. 血管内皮细胞损伤导致"络损"的发生：糖尿病肾病是病位在肾小球的继发性肾脏疾病，清代叶天士创"久病入络"一说，而肾小球是由入球小动脉逐渐分支形成的毛细血管球，与中医所讲的络脉是经脉分支、经脉横支特点相似。络病的病理特点为病根深伏，病情缠绵，久病频发，正邪胶着，不易速愈。糖尿病肾病是以肾络为病变部位，伏热之邪气日久不除，一方面耗伤经脉中的气阴，使络虚失荣；另一方面，络道狭窄，伏邪阻滞络气、络血，结成窠穴，便是络损病理。近年来以中医络病为指导的临床科研在心脑血管疾病、糖尿病、肿瘤等方面均取得了研究进展，这些均围绕血管病变展开，有学者认为络病学已经成为血管疾病防治学。

临床研究发现糖尿病肾病患者血管内皮生长因子（VEGF）随着疾病的进展而有不同程度的升高，且与尿蛋白、血肌酐、肾小球滤过率密切相关，而 VEGF 可特异性地作用于血管内皮细胞，改变血管内皮细胞的结构和功能，促进内皮细胞增殖、迁移，抑制其凋亡，提高毛细血管通透性，导致"络损"的发生，从而加剧蛋白尿，使病情进一步恶化。

4. "癥瘕"与肾脏纤维化的形成："癥瘕"之名首见于《黄帝内经》，"凝血蕴里不散，精液涩渗，著而不去，积乃成矣"，古代将其归属于"积聚"范畴。聚者，"聚散而无常也"；瘕者，"假物以成形也"；"积"较"瘕"质硬甚，"积久而成形也"，"癥"之程度可能较积更甚，"有形而可征也"。疾病迁延不愈，后期积久成形，固定不变，"癥瘕"形成，病情严重难治，日久肾体失用，肾元衰败，浊毒不得排泄，壅塞三焦，气机逆乱，甚至形成关格之证，而肾脏纤维化与癥瘕形成类似，病理见肾小球呈现弥漫性的、结节性的硬化改变，具体可表现为肾小球基底膜弥漫性增厚，基质增生，出现 K-W 结节，肾小管萎缩，肾间质纤维化，病变较重，即为"癥积"。

本研究证实与对照组相比，糖尿病肾病组大鼠Ⅳ型胶原（Col-Ⅳ）与纤维粘连蛋白（FN）表达增多，伴有肾小球硬化、肾间质纤维化。近年来，国内外陆续报道在糖尿病肾病过程中肾小球系膜细胞基质金属蛋白酶合成及降解的失衡，导致细胞外基质（ECM）聚集。晚期糖基化产物可直接影响基质金属蛋白酶（MMP）的表达和活性，并使机体对 MMPs 的降解不敏感，高糖还可以使 ECM 的成分和性质发生变化，影响其与细胞之间的信号转导。转换生长因子 β（TGF-β）是 MMPs 重要的调控因子，多项研究表明高血糖时，TGF-β 表达上调，通过激活不同的下游事件从而导致 MMPs 表达下调，TIMPs 表达上调，在肾脏纤维化的过程中起到重要作用，以上纤维化过程可能是"癥瘕"形成的物质基础之一。

5. 糖尿病肾病"聚散消长"状态：人体是有机整体，始终处于动态平衡状态，人体本身存在自稳调节机制，聚散平衡则阴平阳秘，聚散失衡则作为疾病的始动环节，并最终导致疾病的发生。肾络聚散消长失衡，是导致肾脏病形态学及功能改变的重要原因之一。自噬、泛素蛋白降解系统在疾病调节过程中相互对立，糖尿病肾病使自噬功能降低，而泛素蛋白酶体系统在糖尿病肾病中处于激活状态，这种"邪聚正散"失衡状态使得 TGF-β 及其下游通路激活而促进肾脏纤维化，泛素化蛋白及其他待降解蛋白的积聚、细胞体积增大进一步导致"癥瘕"形成。然而作为机体蛋白代谢的重要途径，二者又是紧密联系，相互依存的，一方面二者对于损伤和异常蛋白的降解作用可以相互补充；另一方面自噬的活动离不开泛素化对蛋白的修饰，自噬可以特异性地清除泛素化底物复合物，防止底物的蓄积。

综上所述，随着现代疾病机制研究的深入，中医病因病机的生物内涵也将得以明确，对物质基础的研究有助于理解其科学内涵，对临床运用起到推广作用。

281 从微炎症论糖尿病肾病 "内热致癥" 微观机制

糖尿病肾病（DKD）作为糖尿病（DM）的主要微血管并发症之一，既是慢性肾脏病的主要病因，也是其死亡的重要危险因素。近年来国内外学者关注到微炎症状态与该病发病机制之间的密切关系，所谓微炎症状态即全身促炎因子轻度升高，抗炎因子轻度降低，表现为轻微、缓慢、持续性炎症。学者韩宜臻等发现，糖尿病肾病 "内热致癥" 的关键病机与微炎症状态的发病机制存在相似之处，故从微炎症状态探讨了 DKD "内热致癥" 的病机微观机制。

"内热致癥" 是糖尿病肾病的关键病机

DKD 在中医理论中属于 "消渴病肾病" 范畴，可参考古代 "消瘅" "关格" "水肿" "肾消" 等病症。基于 "二阳结，谓之消" "壮火食气" "热伤气阴"，可知糖尿病肾病发病是由于患者嗜食辛辣肥甘厚味，劳倦少动，情志不舒，导致内热滋生，气郁不畅，气津耗伤，炼液成痰，熬血成瘀，与热纠缠内伏肾络，致 "热、郁、痰、瘀" 互结，毒癥弥漫，形成肾络微型癥瘕，此类有形之邪在病理上相当于 K-W 结节产生。随着肾络微型癥瘕不断生成，脾肾先后天之本受损，正气不足，导致脾胃难以充养，脾气不振，谷气下陷，难行运化水谷、运行水液之功；肾络难以扶助，肾气不固，精微外泄，肾元虚耗，肾阳、肾阴难行温煦、滋养之功，而后气血败坏，损及阴阳，病情持续恶化。"内热致癥" 是 DKD 的关键病机。通过王耀献团队对 296 例此类患者中医证型研究发现，初期实证居多，后期虚证居多，内热证在实证初期居多，后期减少；脾肾不足的血虚、阳虚证在虚证后期居多，可见较低白蛋白为以上提供了临床证据支持。

微炎症状态与糖尿病肾病 "内热致癥" 病机关系密切

基于内热致癥的糖尿病肾脏疾病关键病机，王耀献认为其病机本质是人体正邪相争，"热、郁、痰、瘀、毒、虚" 聚散消长的动态过程，而这与微炎症状态发病机制有异曲同工之处，表明微炎症状态可能参与 DKD 发生发展过程。

1. 微炎症状态是 DKD 肾络微型癥瘕形成的必经病理过程：

（1）内热生炎：DKD 患者初期多有内热，见典型糖尿病 "三多" 症状，表现为口干口渴，多饮多食，舌红苔黄，脉滑等。诚如《重订广温热论》所云："中医所谓伏火症，即西医所谓内炎症也。" DKD 患者嗜食辛辣肥甘厚味及原病阴虚产生的热邪，可表现为肠道菌群失调的肠源性微炎症。此时革兰氏阴性菌群比例增多，其表面脂多糖（LPS）通过单核吞噬细胞系统表面 CD14，激活跨膜非催化性蛋白 Toll 样受体 4 分子（TLR4），通过下调 miR-140-5p（microRNA），不断趋化单核吞噬细胞系统，经 MyD88、非 MyD88、PI3K/AKT 途径参与炎症。其中 MyD88 经典途径，与髓样分化因子（MyD88）结合，活化 TNF 受体关联因子 6（TRAF6）及转化生长因子激酶-1（TAK1），或与含 TIR 转接蛋白（TRIF）直接结合，活化肿瘤坏死因子受体作用因子（TRAF3）及 TANK 结合激酶 1（TBK1），上调 IKK 复合物活性，激活 NF-κB 产生炎症，可引起超敏 C 反应蛋白（hs-CRP）、肿瘤坏死因子-α（TNF-α）、白细胞介素-1（IL-1）、白细胞介素-6（IL-6）等促炎因子升高，加快炎性细胞浸润。以上表明内热可表现为肠道菌群失调的肠源性微炎症，产生肾脏炎症。

（2）气郁促炎：DKD患者多情志不舒，肝气疏泄失常，气机郁结，表现为心情抑郁，胁肋胀满，嗳气腹胀，舌淡苔白，脉弦等。现代研究表明此类患者体内多存在自主神经病变，这与气郁密切相关。肾脏自主神经病变表现为迷走神经功能紊乱和交感迷走神经张力失衡，可导致肾脏动脉血管压力系统不稳，肾内入球小动脉压力增加，日久肾动脉平滑肌功能紊乱，肾小球血流量持续增加，产生高滤过反应，导致肾小球微血管内皮损伤，一氧化氮（NO）活性下降，内皮素-1（ET-1）及可溶性血管细胞黏附分子-1（sVCAM-1）大量增加，炎症应答反应激活，刺激巨噬细胞清道夫受体A（SR-A）、C-C基序趋化因子2（CCL2）、TNF-α、IL-1等促炎因子产生，导致单核吞噬细胞系统大量炎性细胞浸润，导致肾小球功能受损，引起肾小球滤过率持续性下降，产生大量蛋白尿，具有肾毒性蛋白尿继续损伤肾脏。以上表明气郁可表现为肾脏自主神经功能紊乱，间接促进炎症因子释放，促进炎症反应。

（3）痰湿积炎：DKD患者多嗜食肥甘膏脂，其脂液入血，化生痰浊，阻滞脉道，日久附着肾络，表现为肥胖，肢体沉重，咳嗽多痰，双下肢水肿，舌淡胖苔白腻，边有齿痕，脉沉弦滑。此类患者体内普遍存在脂代谢紊乱。在中医理论中，痰多与脂代谢紊乱相关。当痰浊内蕴机体，表现为大量游离脂肪酸，会使低密度脂蛋白（LDL）与甘油三酯（TG）含量升高，固醇结合蛋白（SREBPs）调节出现异常，促进转化生长因子-β（TGF-β1）、hs-CRP、TNF-α、IL-6等促炎因子产生，加快炎性细胞浸润；同时在脂代谢紊乱的特殊环境下由大量聚集成团脂肪细胞分泌的内源性蛋白质，具有胰岛素抵抗性负性调节作用的肾脂联素（ADPN）会被抑制，导致受体相互作用蛋白1/3（RIP1/RIP3）通路激活，促炎因子大量产生，炎性细胞浸润肾脏。以上表明痰湿可表现为脂代谢紊乱，间接导致促炎因子积累，不断加剧炎症反应。

（4）血瘀产炎：正所谓"久病必瘀"，血瘀作为DKD公认贯彻始终的病理产物，表现为面色晦暗、胁肋刺痛、肌肤甲错、舌暗有瘀点瘀斑，脉弦涩等。此类患者体内普遍存在血液流变学改变。在中医理论中，瘀多与血液流变学改变相关。当瘀内蕴机体，表现为高糖环境下被糖基化产物（AGEs）损伤的血管内皮释放血管活性介质如胰岛素样生长因子1（IGF-1）、胰高血糖素、NO、血管内皮生长因子（VEGF）和前列腺素等引起的肾脏传入小动脉扩张时，肾内入球小动脉比出球小动脉粗，可调节血液流变的肾素-血管紧张素-醛固酮系统（RAAS）被激活，导致血管紧张素（Ang）Ⅱ过度产生，诱导TGF-β升高，纤溶酶原激活物抑制剂1（PAI-1）mRNA和蛋白水平增加，纤溶酶原活性降低，纤维蛋白无法降解而在肾脏中沉积，导致足细胞受损，蛋白尿排泄率增加的同时促炎因子被大量产生，加快了肾脏细胞外基质（ECM）沉积。以上表明血瘀可表现为血液流变学的改变，间接导致促炎因子产生。

（5）炎致毒癥："热、郁、痰、瘀"表现的肠道菌群紊乱、肾自主神经病变、脂代谢紊乱及肾内血液流变学改变可产生促炎因子TGF-β导致ECM沉积、肾小管系膜细胞增生，形成肾小球硬化及肾小管间质纤维化，以上过程与内热致癥，有形实邪互相搏结，积聚成癥即"肾络微型癥瘕"的产生不谋而合。

2. 微炎症状态与DKD本虚证密切相关：机体炎症反应病理产物是炎症因子，根据作用不同分为促炎和抗炎，前者促进炎症，后者抑制炎症，两者拮抗共同调节炎症。TGF-β1诱导M2c型巨噬细胞产生的IL-10，作为单核细胞/巨噬细胞强效调节物，能抑制前列腺素（E₂）、TNF-α、IL-1等促炎因子；ADPN亦是抗炎因子，可抑制炎症，保护肾脏。在中医理论中，正气是维持机体正常生理功能与活动的一类不停运动的细微物质，源于脾肾二脏，肾为先天之本，主藏精，为元阴元阳之根；脾为后天之本，主运化水谷，为气血生化之源，两者共同参与正气生成，在炎症中类似抗炎因子表达，故在微炎症状态动态平衡中，IL-10和ADPN等抗炎因子可作为正气表现形式之一。在DKD AGEs堆积及脂代谢紊乱环境下，微炎症状态加剧，促炎因子增加，抗炎因子减少，会使周围炎性细胞加快浸润，加重肾脏损伤。从上分析，随着促炎因子生成，抗炎因子下降，邪实愈盛，正气益亏，内热终致毒癥，形成虚实夹杂的证候。

从微炎症状态浅析祛邪扶正中草药治疗糖尿病肾病

　　研究显示具有祛邪、清热、解郁、化痰、祛瘀以及扶正健脾补肾作用的中草药，在 DKD 治疗中确有疗效，可明显调节微炎症状态，改善临床症状，降低肾功损害，改善肾纤维化。在实证中，祛邪中药可抑制促炎因子，如大黄中的大黄素可下调 TGF-β1、CTGF mRNA 转录及蛋白表达，发挥肾脏抗纤维化作用；黄芩中的黄芩苷可下调 TNF-β、NF-κB 水平，抑制炎症，改善糖尿病患者肾脏功能。在虚证中，扶正中药可提高抗炎因子，如黄芪中的黄芪甲苷可抑制 NF-κB、p-ERK1/2，提高 IL-10 的水平，改善肾损害。部分中药则具有抑制促炎因子、促进抗炎因子的双重作用，如雷公藤中的雷公藤多苷可以降低 IL-1、IL-6 水平，提高 IL-10 水平，抑制炎症以保护肾脏。此外，由于该病累及多靶点、多机制、多通路，十分复杂，难以入手，故在临床治疗中若仅用单药则难从根本起澄源固本之功，而中药复方由于其本身由多味不同药性的中草药组成，具有多靶点、多机制、多通路的治疗优势，在临床被中医广泛使用，如许茜等在临床使用解毒通络保肾汤治疗该病，方中黄芪、生地黄、黄精、枸杞子等健脾补肾，大黄、土茯苓、丹参、益母草等清热解郁化痰祛瘀，通过降低促炎因子 ET-1 和 MCP-1，提高抗炎因子 ADPN 水平来抑制炎症，减轻临床症状，改善肾功。以上研究从治疗角度充分说明从微炎症状态探讨 DKD"内热致癥"关键病机微观机制的合理性。

　　《素问·生气通天论》云："阴平阳秘，精神乃治，阴阳离决，精气乃绝。"《素问·刺法论》云："正气存内，邪不可干。"只有阴阳动态平衡，正气充足，抵御邪气，方可维持正常机能。微炎症状态与"内热致癥"关键病机在 DKD 发生发展及肾络微型癥瘕的产生中有密切关系，表现为"热、郁、痰、瘀、毒、虚"即促炎因子增多，抗炎因子减少的微炎症失衡状态，最终引起肾小球硬化、肾间质纤维化。DKD 临床常用祛邪、扶正的中草药可改善微炎症状态，改善肾络微型癥瘕，减轻肾损害。中医在临床用药中可根据促炎/抗炎失衡程度即标实/本虚严重程度的不同，灵活调整祛邪/扶正用药比例，能改善微炎症状态，提高疗效。

282 从炎症机制论糖尿病肾病中医治疗思路和方法

糖尿病肾病一般是指糖尿病性肾小球硬化症，是糖尿病重要的慢性微血管并发症之一，其基本病理改变是指肾小球毛细血管基底膜增厚和系膜区扩张及进一步发展形成的弥漫性肾小球间与结节性肾小球硬化。糖尿病肾病是进展性肾病的一种，5/6 肾切除的进展性肾病模型研究得出炎症加快进展性肾病进展，抗炎治疗能减慢进展性肾病进展。

近年来，不少学者在探索糖尿病肾病的病因时，提出了"炎症发病机制"，大量的研究结果表明，炎症因子对于本病的发生与发展是一个不容易忽视的因素。学者朴春丽等认为，从中医学目前的认识来看，糖尿病肾病患者通常具有的虚、瘀、痰、毒病理特点，与炎症发病学说之间具有一定的相关性，比较、讨论两者对糖尿病肾病病理实质的认识具有一定的临床意义。

炎症发病机制与糖尿病肾病

糖尿病肾病的进展与炎症是关系密切的。糖尿病中存在的高糖、血液动力学障碍等均可损伤肾脏固有细胞，细胞损伤后释放前炎介质，导致白细胞滤出到损伤部位并活化随着滤出的白细胞增多，局部增殖释放更多的炎症趋化因子。

单核细胞趋化蛋白-1（MCP-1）具有发动炎症反应，促进肾小球系膜细胞增生，介导单核细胞产生细胞因子，表达黏附分子等多种生物效应。MCP-1 介导的单核吞噬细胞系统在肾脏的聚集和活化对糖尿病肾病的发生发展起关键作用，其可能通过黏附分子的介导参与糖尿病肾病的发展。研究发现 MCP-1 可上调巨噬细胞膜表面黏附分子 CD11/CD18 的表达，使巨噬细胞黏附性增强。此外 MCP-1 还能引起溶酶体酶的释放、超氧化物阴离子及胶原的产生，直接参与肾脏的损伤过程。激活的单核吞噬细胞系统可通过释放肿瘤坏死因子、血小板衍化生长因子等细胞因子及分泌细胞外基质（ECM）加剧炎症，刺激系膜细胞分泌Ⅳ型胶原、层粘连蛋白、纤维连接蛋白导致肾小球硬化。肾小球损伤后蛋白滤出增加及滤出的前免疫介质刺激肾小管上皮细胞，肾小管上皮细胞也能分泌免疫介质、核因子 κB（NF-κB），使肾间质单核吞噬细胞系统聚集，原基质成纤维细胞和经上皮间叶转化来的肌纤维细胞增殖，导致间质纤维化。

NF-κB 的活性与肾小球系膜细胞的增殖和分泌炎症因子有关，它参与了多种炎症因子、趋化因子、促纤维化因子的合成、细胞增殖、ECM 交联、细胞凋亡以及成纤维细胞的分化过程，NF-κB 的异常激活将启动不正常的炎症反应和自身免疫反应。NF-κB 除了介导早期炎症反应，在炎症反应最终导致的 ECM 增加，肾毛细血管纤维蛋白沉积和间质纤维化中亦发挥作用。活化的 NF-κB 又可诱导多种炎症介质的基因表达，这些炎症介质主要有炎症性细胞因子、趋化因子、细胞黏附分子、MHCⅠ和Ⅱ类抗原以及 ECM 成分。

随着肾小球硬化和肾小管间质纤维化的发展，肾病进入终末期。炎症参与了整个疾病的发生、发展过程，但它不是孤立的，而是与其他机制一起加快糖尿病肾病的进展。所以说炎症机制参与糖尿病肾病进展的过程，其中炎症因子起了重要的作用。

糖尿病肾病炎症发病机制与"毒损肾络"病机理论的相关性

中医学将糖尿病肾病称之为消渴肾病，病机特点为本虚标实。本虚为气血阴阳、五脏亏虚，标实为血瘀、痰凝、湿阻、水停、浊毒内生等。痰瘀积累肾络，络气阻遏，络脉瘀滞，蕴邪成毒，毒损肾络。但邪毒所以入络，是因络虚所使，至虚之处，便是容邪之地。以往中医学对消渴肾病的认识，主要基于临床表现，一般病程多在中、晚期，不利于早期诊断和治疗。经过长期临床实践提出的毒损肾络病机理论在炎症细胞因子导致糖尿病肾病、ECM 积聚、系膜细胞增生等病理特征上，再一次得到了验证。

消渴病久而肾虚，肾虚而毒侵，其毒既为因又为果，损伤肾络，又致虚、郁、痰、瘀，此乃毒之变也。虚作为糖尿病肾病虚、瘀、痰、毒四大病机之首，对本病的发生发展起着重要作用，具体是指肾虚络损，是糖尿病肾病发病的起因，它是机体产生各种炎症因子 MCP-1、NF-κB 等的基本条件，而炎症因子又是脏腑功能失常，痰、瘀、毒成聚而发生炎性反应过程中，随之而生的病理性标志产物。瘀实质是指肾络瘀阻，是糖尿病肾病发病的病理基础，是以肾脏血流动力学改变为基本表现，系膜细胞增殖、进一步出现 ECM 积聚，肾小球结节性或弥漫性硬化。毒可以囊括瘀、痰、湿、浊，是指糖尿病肾病时各种代谢紊乱，ECM 积聚，肾组织内高表达的 MCP-1、NF-κB 等细胞因子，毒损肾络是高度概括了的糖尿病肾病的病理机制。各种炎症因子即为毒，毒损肾络是指体内高表达的炎症因子导致的肾小球硬化、肾小管间质纤维化。毒是指对机体生理功能有不良影响的物质，它代表着一种非常邪所为的病势胶着、顽固不愈的病因病理概念，寓于诸邪之中。糖尿病肾病炎症发病机制的提出，客观上为毒损肾络的病理框架构设，从现代医学角度提供理论上的旁证。毒损肾络是糖尿病肾病主要病理机制。毒损肾络贯穿糖尿病肾病始终。肾用失司，气血俱伤，脉络瘀阻，湿浊瘀血，内蕴化毒，毒损肾络，消渴肾病乃成。消渴肾病后期肾气衰败，五脏损极，浊毒壅塞三焦，升降失常，水湿泛滥，浊毒充斥，气机逆乱而成危候，该理论为临床辨治本病有相当大的指导作用。

解毒通络保肾法抑制糖尿病肾病炎症发病机制

对糖尿病肾病采用中医辨证与西医辨病相结合的治疗，采取传统的益气养阴清热、调补脾肾、补肾活血等方法施治，不仅可以改善症状，而且能降低血糖、纠正代谢紊乱，改善微循环、肾功能，但就其疗效的稳定性和可重复性而言，特别是在解决病势的迁延反复及多种并发症的防治方面，仍然不尽如人意。如何探索针对性更强的治疗方法、筛选有效方药，仍有大量的工作要做。针对毒损肾络病机理论而设立的解毒通络保肾法在多年的临床实践中取得了较好的疗效，前期实验研究证实解毒通络保肾法具有抑制体内、体外非酶糖基化中间产物 5-羟甲基糠醛（5-HMF）和糖基化终产物（AGEs），降低肾素血管紧张素系统（RAS）活性增加，干预血管紧张素Ⅱ（AngⅡ）、转化生长因子-β（TGF-β）过度形成，促进 ECM 降解，保护肾功能的作用。临床研究证实解毒通络保肾胶囊治疗糖尿病肾病具有 78.07% 的疗效。

目前炎症细胞因子与糖尿病肾病的研究已取得一定的进展，研究认为单核细胞浸润肾组织是糖尿病肾病发展的重要环节，而 MCP-1 含有核因子 NF-κB 结合位点，干预其表达已成为治疗糖尿病肾病的重要手段。探讨开发以 MCP-1、NF-κB 为靶点的治法及中药制剂，会进一步提高临床疗效。从 NF-κB、MCP-1 对 DM 大鼠肾小球及其系膜细胞增殖、单核吞噬细胞系统浸润、ECM 积聚的影响角度，研究中药治疗糖尿病肾病机制，并探讨 NF-κB、MCP-1 在糖尿病肾病发生、发展中的相关性，将 MCP-1、NF-κB 作为 DN 的治疗靶位筛选中药，可丰富中医药防治糖尿病肾病理论学说内涵。解毒通络保肾法为消渴肾病的治疗大法，进一步通过实验将证明解毒可抑制炎症因子的致病作用；通络能改善系膜细胞增殖、ECM 积聚；保肾会清除炎症因子赖以产生和发展的条件，三法合用，切中毒损肾络之病机关键，是一种立足源头，针对性强的治疗方法。依据毒邪多变的致病特点，圆机活法，才能突出辨治之精髓，必以解毒（伏其所主、先其所因之法）-通络（畅通气血、既病防变之道）-保肾（扶正固本之基）之法，应用于糖尿病肾病，针对炎症发病机制这一中心环节，达到标本兼治，促进病情的康复。糖尿病肾病病机特点为本虚标实，病机核心是毒损肾络。针对糖尿病肾病的临床特点，应注重气阴两虚、肾失封藏、毒损肾络的病机，确立解毒通络保肾法。解毒可以防变，激活机体的解毒能力，是解决糖尿病肾病发生发展的关键所在。通畅络脉，推陈出新，补肾固护正气乃正本求源之大法。该法在糖尿病肾病的治疗中有重要意义，但并不是该病的唯一治疗方法，应结合中医辨证正确认识和理解毒邪在糖尿病肾病中作用的不同病机演化，随症治之，有助于提高疗效，丰富糖尿病肾病中医病机理论，为中医药治疗糖尿病肾病提供新的思路和途径，为临床提供安全有效的中医药疗法。

283 从炎症机制论糖尿病肾病从热论治

糖尿病肾病是糖尿病重要的微血管并发症，现已成为终末期肾衰竭和糖尿病患者死亡的重要原因之一。近年来糖尿病肾病的炎症发病机制备受关注，而中医认为热邪是糖尿病肾病的重要病因，热邪与糖尿病肾病的炎症发病机制关系密切，因此，学者吕杰等从炎症发病机制角度，探讨了糖尿病肾病从热论治之理。

糖尿病肾病热邪致病机制

中医历来重视热邪在糖尿病肾病中的发病作用，叶天士《临证指南医案》云："三消一症，虽有上中下之分，其实不越阴亏阳亢，津涸热淫而已。"程钟龄《医学心悟》云："三消之症，皆燥热结聚也。"《丹溪心法》云："热伏于下，肾虚受之，腿膝枯细，骨节酸疼，精走髓空，引水自救，此渴水饮不多，随即溺下，小便多而浊，病属下焦，谓之消肾。"诸多医家论述均认为热邪为糖尿病肾病的重要病因病机。临床上邪热淫盛，最易下汲肾水，内窜肾络，进而灼津成痰，炼血为瘀，热、痰、瘀互相搏结，在肾络之中结成巢穴，从而损伤络体，阻滞络道，导致肾络瘀痹，久至络息成积，以致肾体萎废，肾用失司，从而精微失藏而下泄，则见蛋白尿；浊毒不泄而内聚，则见血肌酐升高，发为糖尿病肾病。

热邪在糖尿病肾病中的发病作用也可从糖尿病肾病之炎症发病机制得到充分的说明。有证据表明，糖尿病肾病时，高血糖、胰岛素抵抗、非酶糖基化、氧化应激、血液流变学异常等损伤肾脏固有细胞并激活局部炎症细胞，损伤及活化的细胞和其释放的各种炎症因子加速肾脏病变进展。巨噬细胞在这一环节中有重要作用，体外研究证明，在富含一氧化氮（NO）、肿瘤坏死因子-α（TNF-α）的巨噬细胞培养液中，肾小球系膜细胞发生增殖。

在巨噬细胞衍化生长因子和转化生长因子-β1（TGF-β1）等作用下，系膜细胞出现增生和细胞外基质聚集。此外通过炎症细胞因子如 TNF-α 和白细胞介素-1β（IL-1β）等的作用，还可上调黏附分子和趋化因子的分泌，从而进一步有利于白细胞渗入到肾小球局部。炎细胞网络共同导致了肾小球系膜细胞的增生和基质分泌增多，从而导致糖尿病肾病发生。糖尿病肾病相关的基因组学研究表明，炎症相关的基因显著表达，细胞能量代谢紊乱及继发的局部炎症反应在糖尿病肾病进展中发挥重要作用。因此，Katherine 明确提出要把糖尿病肾病看作一种代谢紊乱引起的炎症性疾病。多年来我们的临床发现，中医所谓热证不一定仅限于现代医学的炎症，而炎症归于热证之中应无疑义，足见热邪是糖尿病肾病发病的重要因素。

糖尿病肾病热邪的来源

糖尿病肾病热邪的主要来源有三：饮食不节，情志失调，痰湿体质。三者均可导致热邪的产生，蕴结日久，化热成毒。结合现代研究发现，热邪的产生均伴随炎症因子的生成。

1. 饮食不节，积热内生：长期过食肥甘厚味，辛辣炙煿之品，可导致胃肠积热，化燥耗津；另饮食不节可致脾胃受损运化失职，水谷不化精微，或精微输布障碍，变生痰浊，可进一步酿生热毒。《丹溪心法·消渴》云："酒面无节，酷嗜炙煿……于是炎火上蒸，腑脏生热，燥热炽盛，津液干焦，渴饮水浆而不能自禁。"饮食不节所致积热内生与代谢性炎症关系密切。由于现代人饮食营养摄入过多，加之缺乏锻炼使得代谢系统的负担大大加重，在这种情况下，营养物质的过多摄入可诱发代谢和免疫紊乱，引起代谢性炎症。糖尿病肾病早期体内高糖，高脂可引起真核细胞内质网应激，生成大量氧化应激产物，激活核因子 κB（NF-κB）、C-Jun 氨基末端激酶（JNK）通路等炎症信号传导通路，诱导合成大量炎症因子，如 TNF-α、白细胞介素-6（IL-6）等。代谢性炎症与饮食不节导致积热内生颇为相似，代谢紊乱产生大量炎症因子为糖尿病肾病热邪的主要来源。

2. 情志失调，郁而化火：长期精神刺激，情绪抑郁，五志过极皆可导致气机紊乱，郁而化火。金代刘河间《三消论》云："消渴者……耗乱精神，过违其度，而燥热郁盛之所成也。此乃五志过极，皆从火化，热盛伤阴，致令消渴。"现代研究发现，肝炎上火之人以炎症反应和内源性神经-体液代谢失调，交感神经功能偏亢为特征，体内炎症介质 TNF-α、前列腺素 E$_2$（PGE$_2$）等释放增加。五志过极，肝郁化火，可导致机体产生炎症因子。

3. 体肥痰盛，热自内生：糖尿病肾病尤以体质肥胖、痰浊偏盛者最易罹患，由于过食肥甘，酿生痰浊，充塞脏腑形廓，浸淫脉体络道，从而阻滞气机，困遏阳气，蕴而化热。痰浊相当于现代医学的脂质代谢紊乱，脂质过氧化损害等病变。近年来有关痰浊证微观辨证指标的实验研究已表明，血清脂类代谢异常是痰浊证的生化基础。肥胖时脂肪组织分泌许多炎症因子，如 TNF-α、IL-6 等，肥胖能够诱导慢性炎症的发生，参与糖尿病肾病的发生。

糖尿病肾病不同分期的热邪致病特点

多年来我们的临床发现，热邪是贯穿糖尿病肾病始终的重要因素。但在糖尿病肾病的不同分期，其致病特点又有所不同。在糖尿病肾病早期则表现为热伤气阴，肾络失养；中期则表现为热致痰瘀，肾络瘀阻，息以成积；晚期则见热伏肾络，肾元衰败。

1. 早期热伤气阴，损伤肾络：糖尿病肾病早期，内热偏盛，热盛耗气伤津，肾络之气阴两虚，络脉失养，加上热迫血行，造成肾络受损，固摄失司，精微走失，可见蛋白尿。糖尿病肾病早期糖脂代谢紊乱和血流动力学紊乱，致肾小球毛细血管内皮细胞、足细胞、系膜细胞失去了原有的生存和代谢环境，表现为络脉失养的病理机制。热迫血行使肾络中的血流动力学异常，球内高血压所致高灌注、高滤过损伤了内皮细胞，促进了黏附因子和趋化因子的合成释放，单核细胞趋化蛋白-1（MCP-1）可趋化巨噬细胞到损伤部位并活化，释放更多的炎症介质，形成相互作用的恶性循环。大量炎症因子聚于肾络，激活炎症信号通路，介导糖尿病肾损伤。

2. 中期热致痰瘀，肾络瘀阻：息以成积，热致痰瘀，为微型癥积形成的病理基础。肾络是气血津液输布、弥散、渗灌之所，在细小肾络中，热邪可炼液灼津成痰，烧炼营血为瘀。痰瘀积久化热，热、痰、瘀胶结不解，阻滞肾络，终致微型癥积形成。肾络癥积的形成在肾脏病理上表现为肾小球结节性和/或弥漫性硬化，肾小管萎缩和间质纤维化。炎症因子通过复杂的细胞因子网络系统可导致肾小球硬化和肾间质纤维化，其中 TGF-β1 为核心因子，TGF-β1 可促使肾脏细胞肥大，增加系膜细胞外基质的产生并抑制其降解，造成肾小球硬化肾间质纤维化。

3. 晚期热伏肾络，肾气衰败：本期热邪致病的主要特点为热邪深伏肾络，常与浊邪相兼，次生诸多症状。"痞坚之处，必有伏阳"，热邪深伏络积中，致使癥积坚固难消。癥积一经形成，便可作为新的致病因素而加速肾脏的损伤。且热与痰、瘀、积交相济恶，致使癥积不断形成，渐趋扩大，以致肾体萎废，肾用失司，导致精微失藏，溺浊内生。热邪与溺浊上犯心肺，导致喘闷心悸；中败脾胃，出现呕恶纳呆；下乱肝肾，引起尿少尿闭，治疗较为棘手。研究发现，晚期糖尿病肾病患者存在不同程度的微炎症状态，血清中可见 CRP、IL-6、TNF-α 等炎症因子高表达，且随病情进展而加重。晚期糖基化终产物参与慢性肾衰竭微炎症发生与发展。微炎症状态的存在可加剧营养不良、贫血、心脑血管并发症的发生，严重影响糖尿病肾病患者的生存质量及预后。

糖尿病肾病从热论治的方法

热邪是糖尿病肾病发病不可或缺的致病因素，其治疗当宗《内经》"热者寒之"之说，以清热解毒为治疗法度。研究表明，清热解毒药物在调节氧化应激→炎症→糖尿病肾病这一病理生理过程中具有重要意义，清热解毒药具有调节糖脂代谢，清除自由基抗氧化，抗凝改善微循环等作用，从而抑制炎症因子的合成和释放。其发挥调节炎症因子的作用机制是多靶点、多环节的，使炎症因子网络的功能态达到平衡，以减轻炎症造成损伤。

在清热解毒之治疗大法确立以后，还应针对糖尿病肾病不同时期热邪致病的特点，进一步采用分期施治的方法。早期热盛伤阴，以清泄里热为主，选用葛根芩连汤，使热清津复。中期热邪与痰瘀互结，治以清热化痰散结，处方以"仙方活命饮"和"消瘰丸"，以收热、痰、瘀分消之功；晚期浊热相兼为病，治疗以清热利湿，解毒降浊，可选"蚕矢汤"，以收热清湿利、浊降清升之效。各期治疗可因证伍以活血、化痰，散结消积类药物，以期收功。

综上所述，热邪为 DN 的重要病因，炎症因子当属中医学"热邪"范畴；热邪是贯穿糖尿病肾病始终的致病因素，治疗上根据糖尿病肾病各期邪热致病的特点，采取分期论治的方法。

284　糖尿病肾病炎症机制与中医治疗

　　糖尿病肾病是糖尿病流行最重要的医学问题之一。根据新的数据表明，我国糖尿病肾病患者高达2430万。无论糖尿病类型如何，大约1/3的糖尿病患者受到糖尿病肾病的影响。糖尿病肾病作为糖尿病患者常见的微小血管并发症之一，目前已成为慢性肾衰竭的主要原因。糖尿病肾病的生理病理机制十分复杂，涉及遗传信息、氧化应激、炎症因子、糖脂代谢紊乱等多个方面。越来越多的研究数据证明，炎症细胞、细胞因子以及炎症途径等炎症机制共同参与了糖尿病肾病的发生与发展过程，了解炎症机制在糖尿病肾脏损伤发展和进展中的关键特征，将有助于寻求新的潜在靶点，设计新的治疗策略。中医学认为，糖尿病肾病属于"消渴""尿浊"范畴，众多医家针对糖尿病肾病的炎症状态也提出不同的治则，在一定程度上延缓病情的发生与发展。学者许雯雯等对近年来糖尿病肾病炎症机制的主要研究进行了梳理归纳，为进一步探索其发病机制及设计治疗方案提供了参考。

炎症细胞与糖尿病肾病

　　多种固有细胞（内皮细胞、上皮细胞、系膜细胞、树突状细胞以及管状细胞等）与血源性细胞（单核细胞、中性粒细胞、巨噬细胞以及 T 淋巴细胞等）均可以参与糖尿病肾病的炎症反应。几乎所有类型的肾脏细胞，在氧化应激下，不同程度地激活各种病理通路，导致肾脏纤维化。在糖尿病肾病早期，肾小球和间质就会发生巨噬细胞以及 T 细胞浸润，出现早期的肾损伤。在高血糖的环境下，被应激激活的蛋白激酶（SAPK）激活 P38，从而激活驻留的肾细胞，增加了包括单核细胞趋化蛋白-1（MCP-1）和巨噬细胞集落刺激因子-1（CSF-1）在内的趋化因子的分泌以及黏附分子（如 ICAM/VCAM）的表达。这些信号促进了单核细胞和 T 淋巴细胞的募集，并与肾实质细胞一起，表达促炎细胞因子和活性氧（ROS），从而建立了炎症损伤的恶性循环。越来越多的研究表明，巨噬细胞是浸润糖尿病肾脏的主要炎症细胞，能诱导肾脏的固有细胞分泌大量的促炎细胞因子，最终导致糖尿病性肾损伤。在局部微环境中，炎症细胞合成和分泌的促炎细胞因子和成纤维细胞因子直接破坏肾脏的结构，触发上皮-间充质的转化过程，从而导致细胞外基质积累。此外，有研究证明巨噬细胞表达组织因子在糖尿病肾病大鼠肾小球中的浸润增加，凝血因子 X（FX）被组织因子激活成为 FXa，进而刺激蛋白酶激活的受体 2（PAR2）并引起炎症，增强的 FXa 和 PAR2 使得糖尿病肾病进一步加重。

炎症因子与糖尿病肾病

　　炎症因子是一类具有自分泌、旁分泌和近分泌作用的具有药理活性的低分子量多肽，在不同的细胞因子和相关信号通路的参与下，协同调控炎症和免疫反应。炎症因子由炎症细胞产生，如 IL-17、IL-18、TNF-α、TNFR1 和 MCP-1 等，可以不同程度破坏肾脏的结构，在其发病机制中起关键作用。

　　1. 白细胞介素（IL）：IL-17 在多种炎症性疾病的发病机制中的作用已被广泛报道，它主要由 Th17 细胞分泌，是一种多效性的细胞因子，MA 等研究发现，在高糖环境下，IL-17 增强了系膜和肾小管上皮细胞中 IL-6、TNF-α 和 CCL2 的表达，导致足细胞损伤、系膜扩张，以及肾脏的纤维化，而 IL-17 信号的缺失减少了肾脏组织中上述炎性细胞因子和趋化因子的表达，提示 IL-17 参与细胞的损伤，在其发病机制中具有促炎作用。IL-17 也被证明可以增加 IL-17Rs 的系膜表达和包括 CCL2 在内的下游促炎趋化因子表达。有研究发现，IL-17 参与 IL-6 的反馈循环，诱导 NF-κB 信号的激活，导致包括 TGF-β 在内的各种趋化因子的过表达，以及信号传感器和转录激活因子 3（STAT3）的参与。这些都表明 IL-17 参与糖尿病肾病炎症的发生与发展过程。

IL-18 是一种强效的促炎细胞因子，主要由巨噬细胞或单核细胞分泌，参与 γ 干扰素（IFN-γ）的释放，刺激人系膜细胞中功能性趋化因子受体的表达。陈伟等研究发现，IL-18 不仅能促进肾脏近曲小管上皮细胞转分化，还能通过 NF-κB 胞内信号转导途径使近端肾小管上皮细胞转分化，导致肾脏的损伤以及纤维化。刘树娇等研究发现，在高糖环境下，糖尿病肾病患者的尿白蛋白排泄率（UAER）与 IL-18 均呈现上升趋势，二者呈正相关，且 UAER 正常时 IL-18 已明显升高，这进一步表明 IL-18 可以加重肾小球的损伤。此外，目前有研究表明，IL-6 信号通路参与糖尿病肾病进展的炎症反应，而 gp130-STAT3 依赖机制被证实介导了这些炎症反应，该机制不仅能触发先天免疫反应向适应性免疫反应的转变，还能在局部作用于组织重塑和免疫细胞浸润。

2. 肿瘤坏死因子（TNF）：TNF-α 是分子质量为 34 ku 的跨膜同源三聚体蛋白，在被肿瘤坏死因子-α 裂解后，转化酶 17（ADAM-17）被释放到循环系统中并与 TNF 受体 1（TNFR1）或 TNFR2 结合。TNF-α 主要由单核细胞、巨噬细胞和 T 细胞产生，但也由内在的肾细胞产生。有动物实验证明，在糖尿病肾病环境下肾小球和肾小管中的 TNF-α 蛋白和表达水平得到增强，对肾细胞造成直接细胞毒性，导致细胞凋亡以及坏死细胞死亡，甚至引起直接肾损伤。近年来的研究认为，TNF-α 不但能活化 NADPH 氧化酶，激活蛋白激酶/磷脂酰肌醇 3-激酶途径，最终导致 ROS 的产生和相应的细胞损伤，还能通过增加纤连蛋白和 TIMP-1.8 的表达与其他促纤维化细胞因子 TGF-β 协同促进 ECM 积累。除此之外，TNF-α 能激活上皮的钠通道，从而导致钠的重吸收增加，并诱导 TFG-β 的表达，导致肾脏不断肥大。因此，TNF-α 作为肾微炎症的主要诱导剂和驱动器，在促炎分子网络中起着核心作用。TNFR1 作为一种跨膜糖蛋白，是人体 TNF 受体超家族主要成员之一。正常情况下，在足细胞中炎症因子 TNF-α 调控 TNFR1 的表达。有实验发现，在高糖环境下，TNFR1 的表达明显升高，而 NF-κB 和 MAPK 炎症通路是其发挥促炎作用主要形式。因此，炎症机制作为 TNFR1 主要参与途径，在糖尿病肾病的进展中发挥了重要作用。

3. 单核细胞趋化蛋白-1（MCP-1）：炎症因子 MCP-1 是趋化因子家族的重要成员之一，主要由内皮细胞、系膜细胞、肾小管上皮细胞等产生，它不仅能促进单核吞噬细胞系统以及 T 淋巴细胞的迁移及激活，使单核吞噬细胞系统进入肾组织中，释放 IL-8、转化生长因子（TGF）等众多损伤肾功能的物质，导致肾脏的纤维化和瘢痕化，还能调节其他炎症因子和黏附因子的表达，从而促进了炎症的发展。有研究证明，在敲除诱导糖尿病模型小鼠中的 MCP-1 后，其对肾脏的损害得到了减轻。另一项研究证明，MCP-1 通过激活血管紧张素转化酶（ACE）或 NF-κB 途径从而在 DN 的发生发展中起重要作用，相反，通过抑制 ACE 或阻断 NF-κB 信号转导途径，能使 MCP-1 表达水平下调，进而明显延缓糖尿病肾病的形成过程。这极大地说明了 MCP-1 参与肾脏损伤的炎症机制。

信号通路与糖尿病肾病

近年来，研究表明，炎症途径在糖尿病肾病的发展和进展阶段起着核心作用。而对 NF-κB/NLRP3、NOD1-RICK-NF-κB、NLRP3-Caspase-1-IL-1β 等炎症通路的研究也逐渐深入，从而为治疗糖尿病肾病提供了新的方法。

1. NF-κB/NLRP3 炎症小体信号通路：NF-κB 作为重要的转录因子，以 p50/p65 异二聚体为其表达形式。正常情况下，处于胞内的 NF-κB 与其抑制性蛋白（IκB）结合而呈非活性状态，当受到外来信号刺激，IκB 激酶被激活，使得 NF-κB 与 IκB 解离并向核内转移，调节靶基因的表达。HONG Y 等研究结果表明，在高糖条件下，NF-κB 的亚基 P50 可能与 lncRNA-Gm4419 相互作用，通过 NF-κB/NLRP3 炎症小体信号通路参与肾小球系膜细胞的炎症、纤维化和增殖。Toll 样受体（TLRs）是 NF-κB 上游信号调节因子，在高糖环境下能通过胞膜外区的富含亮氨酸的重复序列识别配体使信号转换至胞膜内的 TLRs 区，诱导相应的信号转换级联反应，致使 NF-κB 被激活。GARIBOTTO G 等研究发现，TLRs 向下信号转导导致促炎性细胞因子的产生，并指出在 DN 中，NLRP3 炎性小体、TLR4 和含核苷酸结合的寡聚域蛋白 2（NOD2）共同参与了炎症的发生和持续，TLR 的激活刺激了几种炎性细胞因子和趋化因子的表达，例如 CCL2 和 TNF-α。这些研究证明了 NF-κB/NLRP3 炎症小体通路在肾损伤中发挥重要作用。

2. NOD1-RICK-NF-κB 炎症信号通路： NOD1 是细胞内模式识别分子（PRM）NOD 样受体（NLR）家族的成员，它能识别细菌肽聚糖的片段并启动先天免疫应答。有研究表明，NOD1 参与 NF-κB 炎症信号通路，高葡萄糖或脂多糖（LPS）会增加 NOD1、RICK、NF-κB p65 的表达，NOD1 受体激活 NOD1-RICK-NF-κB 炎症信号通路，并参与糖尿病肾病的发展。GAO C 等研究表明，受体相互作用蛋白激酶 2（RIPK2）在 NF-κB 和 MAPK 参与的炎症反应中起重要作用，RIPK2 能激活炎症小体、调节细胞自噬，而自噬对高糖诱导的 ROS-NLRP3 炎性体信号转导有消极的调节作用，一定程度上促进了糖尿病肾病炎症的发展。

3. NLRP3-Caspase-1-IL-1β 信号通路： 目前许多研究数据表明，NLRP3-Caspase-1-IL-1β 作为经典信号通路被广泛用于炎症机制的阐述。NLRP3 炎性小体是一种大分子复合物，参与细胞内免疫和炎症过程，由细胞膜表面的 Toll 样受体和细胞质内的核苷酸结合寡聚化结构域样受体蛋白 3（NLRP3）与胱天蛋白酶-1 前体（pro-Caspase-1）、凋亡相关颗粒蛋白（ASC）共同组成，称为 NLRP3 炎性体。当细胞受到各种胞内危险信号或胞外病原体刺激时，均可激活并形成 NLRP3 炎症体。作为炎症中央调节器，NLRP3 炎性体不仅能够感受到外源性的危险信号，调控 IL-1β、IL-18 等多种炎性因子的分泌、成熟和释放，还能促进巨噬细胞的生产和 Caspase-1 分子裂解激活，在炎症反应的机制中起重要的调控作用。

中医与糖尿病肾病炎症机制

1. 中医治则与糖尿病肾病炎症： 糖尿病肾病属于中医学"肾消""水肿""下消"等范畴。众多医家学者认为糖尿病肾病属内伤积损性疾病，其病机特征为因虚致实，本虚标实；核心病机为气阴两虚夹瘀。病位在脾肾两脏。所谓本虚指气血、阴阳、脏腑之虚，标实指痰浊、瘀血、水湿、浊毒等病理产物停留。因此，以健脾补肾、益气养阴、活血化瘀为治疗原则的中医治法被广泛应用于糖尿病肾病的治疗中。

李献华以健脾益肾、活血泄浊为法，组降糖益肾方（黄芪、党参、山茱萸、制大黄、土茯苓、胡芦巴等），经治疗后发现糖尿病肾病患者血清炎症因子 TNF-α、IL-18、TGF-β1、MCP-1 水平均低于对照组。吴英萍等运用养阴益气化瘀方（黄芪、党参、知母、玄参、山药、丹参、三棱、莪术、龙骨、牡蛎、熟地黄、茯苓、泽泻等）治疗早期糖尿病肾病气阴两虚夹瘀证，治疗后发现患者血清中 hs-CRP、IL-6、TNF-α、MDA 水平明显降低，而 SOD 水平明显升高，表明养阴益气化瘀方不仅能有效抑制氧化应激，还能降低血清炎症反应。刘永明等遵循益气养阴、活血化瘀法组方益气活血汤（黄芪、太子参、泽兰、鹿角、熟地黄、黄连等），用药后发现血清中 IL-6、IL-18 与 TNF-α 水较对照组明显降低。王素利等以益气滋肾养阴、利水渗湿、化瘀通络法自拟培元方（黄芪、熟地黄、女贞子、桑椹子、淫羊藿、枸杞子、泽泻、茯苓、猪苓、石韦等），治疗后糖尿病肾病患者血清 CRP、IL-6、IL-8、TNF-α 水平较治疗前均显著下降。以上研究均体现中医健脾补肾、益气养阴、活血化瘀法在治疗糖尿病肾病炎症中具有一定优势。

2. 中药提取物的研究：

（1）川陈皮素（NOB）：又称蜜橘黄素，是一种从芸香科柑橘属橘子果皮中提取的多甲基黄酮类化合物。在由高糖诱导的大鼠肾小球系膜细胞模型中表明，NOB 不仅能改善高血糖和胰岛素抵抗状态，降低由高糖诱导的 MCP-1 和 IL-6 等炎性因子水平，还能抑制肾小球系膜细胞 ROS 水平，从而发挥抗炎的作用；研究表明，NOB 可降低由脂多糖诱导的脓毒血症小鼠模型中 IL-6 的释放，减轻炎症反应。这些研究表明川陈皮素可能具有潜在的抗糖尿病肾病作用。

（2）番泻苷 A（SA）：是从大黄中提取的一种蒽醌类化合物，不仅在抗炎、抗癌、通便、抗氧化等方面发挥重要作用，还具有胃肠保护的功能。徐博等研究发现，用链脲佐菌素（STZ）诱导的糖尿病肾病大鼠，在予以 SA 治疗后，Caspase-3、Caspase-9 以及 Fibronectin 的表达被减弱，IL-1β、IL-18 水平也明显降低。这表明 SA 可缓解 STZ 诱导的糖尿病肾病大鼠肾损伤及炎症反应，为糖尿病肾病的治疗提供了新的方向。

（3）石韦黄酮组分（SWHT）：是从中药材石韦中提取的活性成分，石韦常用于泌尿系统的炎症治疗，是中医药临床常用的中药。有研究表明，SWHT 不仅能显著改善糖尿病肾病大鼠肾组织的结构和功能，还能减轻炎症损伤，降低 IL-1β、TNF-α、IL-6 等炎症因子的表达水平，并且可以有效地下调血清中糖基化终产物（AGEs）水平，进而减慢糖尿病肾病的发展进程。

（4）三七多糖：是三七的主要活性成分之一，是三七皂苷提取的主要副产物。有研究报道三七多糖具有减轻炎症、调节脂质代谢紊乱、抗衰老、抗肿瘤等作用，因此也为治疗肾病的常用中药。李易等研究结果显示，三七多糖不但能改善肾功能，减少 IL-1β、IL-6 和 TNF-α 等炎症因子的释放，而且能下调乙酰辅酶 A 羧化酶 α（ACCα）以及固醇调节元件结合转录因子-1c（SREBP-1c）的水平，调节脂质代谢紊乱，具有改善糖尿病肾病、保护肾脏的作用。

近年来炎症机制在糖尿病肾病中的作用受到越来越多研究者的重视，而中医药作为传统医学在治疗糖尿病肾病方面具有一定优势，了解炎症机制在糖尿病肾病损伤发展和进展中的关键特征，规范糖尿病肾病的中医辨证分型，探究中药的有效成分及作用机制，有助于寻求新的治疗靶点，设计新的抗炎治疗策略。

285 糖尿病肾病抗炎治疗的中医研究

糖尿病肾病是糖尿病（DM）的主要并发症和死亡原因之一。糖尿病肾病已成目前导致终末期肾病（ESRD）最主要的原因，其发病机制十分复杂，至今尚未能完全阐明，其中涉及遗传易感因素、糖代谢异常、血流动力学改变、炎症机制、细胞因子等多种因素共同作用的结果。近年来，尽管糖尿病肾病是一种进展性的炎性疾病已渐成为共识，西医应用肾素-血管紧张素-醛固酮系统阻滞剂、他汀类、噻唑烷二酮类等药物能部分缓解病情，对糖尿病肾病炎症反应亦有一定的抑制作用，但仍不能十分有效地阻止肾小球硬化的进展，这使得中医药在治疗糖尿病肾病方面的优势更为突显。因此，学者龚蕾丽等认为，深入研究中医药抗炎治疗糖尿病肾病有重要意义。

糖尿病肾病炎症作用机制，自 1998 年 Pickup 等首次提出 2 型 DM 是一种先天免疫性疾病引起的炎性反应以来，越来越多的研究表明，多种炎症分子和通路参与了糖尿病肾病肾损害的各个阶段，炎症反应与糖尿病肾病的持续发展关系密切。DM 时，细胞内核苷酸结合寡聚化结构域样受体介导的炎症反应活化并释放 Caspase-1、白细胞介素 IL-1β 和 IL-18 等细胞因子，产生系统和局部微炎症及促炎细胞因子的释放，促进了糖尿病肾病的发生发展。单核吞噬细胞系统浸润是糖尿病肾病炎症反应的特征性表现之一，巨噬细胞浸润直接介导了 DM 肾脏损害，导致蛋白尿、系膜细胞增殖及足细胞的完整性改变等肾脏炎症细胞聚积程度与糖尿病肾病进展密切相关。多种细胞因子与参也了糖尿病肾病炎症反应。研究表明，糖基化终产物能促进人胚肾细胞 IL-6 合成；高糖可通过活化细胞 NF-κB 信号通路，上调 Toll 样受体 4（TLR4）和单核细胞趋化蛋白-1（MCP-1）表达，使足细胞存活率明显下降。目前在糖尿病肾病患者或糖尿病肾病模型中发现的炎性因子还有肿瘤坏死因子-α（TNF-α）、IL-10、IL-17、细胞间黏附分子-1（ICAM-1）、转化生长因子-β1（TGF-β1）等。炎症细胞和细胞因子在成纤维细胞活化及细胞外基质积聚中发挥着至关重要的作用，是导致糖尿病肾病发生发展的关键因素。

中医药对糖尿病肾病炎症状态的影响

目前已有不少研究以炎症细胞和炎症因子作为靶点，证实中医药能不同程度改善糖尿病肾病患者微炎症状态，从而改善肾功能、延缓糖尿病肾病进展，随着研究的深入这将能进一步提高临床疗效。而介导单核吞噬细胞系统在肾脏聚集和活化及炎症因子的产生机制十分复杂，使得中医药阻断炎症产生的途径或环节成为研究治疗糖尿病肾病的难点和热点。

1. 中药辨证论治复方的抗炎作用： DM 属于中医学"消渴"范畴，消渴日久，缠绵不愈，耗气伤阴，痰瘀阻滞，最终脏腑亏损，阴损及阳，而发为糖尿病肾病。其病机特点为本虚标实，本虚指气血、阴阳、五脏之虚，标实指瘀血、痰浊、水湿等病理产物停留，病位在肺脾肾，辨证以气阴两虚为基础，在病程的不同发展阶段兼有痰瘀阻络、脾肾亏虚等类型。

（1）益气养阴，活血化瘀法：糖尿病肾病中医病机复杂，但气阴两虚一直以来备受医家们重视，甚至作为研究本病的基本病机，故而长期以来糖尿病肾病治疗多采用益气养阴法。近年来，众多临床研究已经证实益气养阴，或佐以活血化瘀的中药复方能降低糖尿病肾病患者血清 CRP、TNF-α、IL-6 等炎症因子水平，改善患者临床症状并延缓病情进展。而李艳等动物实验也发现，养阴益气活血中药方丹蛭降糖胶囊能显著降低 DM 大鼠肾组织 TNF-α、IL-6、MCP-1 等多种炎症因子表达，减轻肾损害。孙凤平等用益气养阴、活血化瘀的参芪复方（人参、黄芪、山药、山茱萸、生地黄、天花粉、丹参、制大黄等）研究表明，能显著抑制糖尿病肾病 GK 大鼠肾组织的 NF-κB 及血清多种炎症因子表达。而 NF-κB 表达调控多种细胞因子和炎性因子产生，甚至可能是糖尿病肾病炎症过程的枢纽。因此，以益气养阴、活血化瘀为法组方中医药治疗糖尿病肾病，其作用机制可能与抑制 NF-κB 活性从而减轻炎症反应有关。

（2）健脾补肾活血法：糖尿病肾病病位在脾肾已成为共识。因此，一直以来，健脾补肾也是糖尿病肾病中医治疗的基本大法之一。分析近 15 年的文献也发现，糖尿病肾病中医药治疗用药规律中，益气养阴、补脾益肾之品与其他类药物相比，高居首位。彭书磊自拟健脾益肾通络饮（黄芪、党参、熟地黄、茯苓、炒山药、山茱萸、枸杞子、泽泻、鬼箭羽、砂仁、补骨脂、蒲公英、水蛭粉、甘草），观察发现能显著降低糖尿病肾病患者尿 MCP-1、血清 hs-CRP、IL-6 等炎症因子水平；王晓光等遵循补脾益肾活血法组方（黄芪、太子参、茯苓、白术、熟地黄、山茱萸、菟丝子、枸杞子、当归、桃仁、红花、大黄、砂仁等），发现能改善糖尿病肾病患者尿微量白蛋白，同时也能降低血清 hs-CRP、IL-6 水平。孙新宇等认为糖尿病肾病病机关键为肾元亏损，拟方益肾通络解毒胶囊（黄芪、人参、丹参、枸杞子、生地黄、麦冬、地龙、法半夏、陈皮、大黄、白花蛇舌草、益母草），能降低患者血清 NF-κB 水平，延缓糖尿病肾病进展。实验研究方面，郭晓燕等拟方益肾胶囊（黄芪、当归、芡实、泽泻、红景天等），经系列研究发现，不仅可降低糖尿病肾病大鼠肾脏组织 NF-κB、MCP-1、IL-6 及 TGF-β 等多种炎症因子水平，而且能抑制促炎因子 TLR4 表达，及促进炎症负性调节因子细胞因子信号抑制物 3（SOCS3）表达，表明益肾胶囊可能通过调节 SOCS3 与 TLR4 信号通路抑制糖尿病肾病炎症反应，体现了中医药多途径、多靶点的优势。

（3）其他治法：糖尿病肾病中医病机复杂，尤其炎症作用机制受到重视以来，越来越多的研究者们提出了对中医传统病机认识的挑战，开始探索新的治则治法。司廷林提出糖尿病肾病辨证当属阳气不足，痰气互结，治以温阳化痰法（制附子、人参、炙黄芪、金樱子、陈皮、茯苓、法半夏、白术、炙甘草），临床观察能降低血清 hs-CRP、IL-6、TNF-α 等炎症因子水平。吕杰等认为炎症因子当属中医"热邪"范畴，提出糖尿病肾病热邪致病的病机，治当清热解毒。黄学民等认为糖尿病肾病炎症和免疫损伤机制与中医学"风邪致病"密切相关，治当疏风通络。提出根据"邪之所凑，其气必虚"及"络病"理论，进行微观辨证：气虚导致肾脏炎症细胞浸润、炎症因子产生等"邪气"的入侵，"肾络瘀阻"则表现为细胞外基质积聚、肾小球硬化，以此确立糖尿病肾病中医气虚血瘀的基本病机，并立法组方糖肾宝，临床及实验研究中均显示有较好的抗炎及保护糖尿病肾病肾脏的作用。

2. 中成药的抗炎作用：尿毒清颗粒具有通腑降浊、健脾利湿、活血化瘀之功效，在临床主要用于慢性肾衰竭、尿毒症早期等患者。若能通过抗炎作用逆转糖尿病肾病患者早期微量蛋白尿及肾脏病理改变，则能扩展其治疗范围。基于此，何玉明等临床观察发现尿毒清颗粒能降低早中期糖尿病肾病患者血清中 IL-1β、IL-18、CRP、TNF-α 多种炎症因子浓度，减轻肾小球硬化。疏血通注射液的成分主要为水蛭、地龙，孙雪鹏研究发现疏血通能抑制老年糖尿病肾病患者血清 CRP、IL-6 炎症因子产生，具有抗炎治疗糖尿病肾病，改善肾功能作用。人工虫草菌制剂具有价格低廉和临床疗效可观的优点，广泛应用于各种慢性肾脏病的防治。已有较多临床观察发现百令胶囊能降低糖尿病肾病患者血清 MCP-1、IL-6、TNF-α、CRP 等多种炎症因子水平，其机制可能与抑制 TLR4 信号通路有关。

3. 中药提取物：雷公藤多苷（GTW）是含雷公藤二帖内酯、雷公藤生物碱及少量苷类的雷公藤提取物，现已有较多研究证实 GTW 有治疗糖尿病肾病的作用，但其作用机制尚不完全明确，目前研究报道的主要有免疫抑制、非免疫抑制两大类。免疫抑制包括抗炎作用，如通过抑制肾脏组织和血清多种炎症因子产生，减轻炎症反应，保护糖尿病肾病肾功能。深入研究发现，GTW 对糖尿病肾病抗炎作用机制可能与抑制 p38 丝裂原活化蛋白激酶（MAPK）信号通路及甘露糖结合凝集素（MBL）介导的补体激活途径有关。康伟等实验发现地黄多糖通过抑制阻断 NF-κB 信号通路防止炎症对糖尿病肾病大鼠模型的肾脏损伤。李菁菁等也证明枸杞多糖通过抑制 MCP-1、ICAM-1 mRNA 表达减少单核吞噬细胞系统浸润肾小球，减轻炎症过程，从而改善糖尿病肾病肾功能。黄连提取物小檗碱可抑制糖尿病肾病大鼠肾脏组织炎症因子 TGF-β1 和 IL-18 表达，直接体现其抗炎作用。已有颇多的研究表明川芎嗪具有改善糖尿病肾病糖和脂类代谢、调节细胞因子并抗血小板聚集等药理作用，而苏保林等发现川芎嗪能降低糖尿病肾病患者血清 CRP、IL-1、TGF-β1 等多种炎症因子水平，认为其对糖尿病肾病肾脏的保护作用可能也与抑制炎症反应有关。此外，还有研究发现白藜芦醇可降低 DM 大鼠血清 IL-1β、IL-6、ICAM-1 水平，抑制肾组织 ICAM-1 mRNA 表达。与此药理作用相似的还有丹参多酚酸盐，能抑制早期糖尿病肾病患者血清多种炎症因子表达，改善糖尿病肾病炎症状态。

近年来越来越多研究者重视炎症机制在糖尿病肾病发生发展中的作用，而中医药在抗炎治疗糖尿病肾病上也显示出了突出的优势。因此，规范糖尿病肾病的中医辨证分型，借助现代先进技术，筛选确切有效的中药方，发挥中医理论中"异病同治（炎症状态）"优势，进行深入研究，有望阐明中医药防治糖尿病肾病的作用机制。

286　中医辨治糖尿病肾病炎症状态

糖尿病肾病是糖尿病最常见和最严重的一种并发症，基础和临床研究都证明炎性因子参与了糖尿病肾病的发生发展，如 C 反应蛋白（CRP）、白细胞介素-6（IL-6）、肿瘤坏死因子-α（TNF-α）、单核胞趋化蛋白-1（MCP-1）、视网膜血管细胞间黏附分子-1（CAM-1）等。有学者认为，可以将糖尿病肾病视为一种由代谢紊乱引起的炎症性疾病。近年来中药及其提取物对糖尿病肾病（尤其是对早、中期糖尿病肾病）炎症状态的作用受到学界关注。学者黎雾峰等就中医对糖尿病肾病炎症状态发病机制的认识及中药干预研究做了梳理归纳。

中医对糖尿病肾病炎症状态的认识

中医理论对于糖尿病肾病炎症状态的认识与对于糖尿病及其血管病变的阐释有许多相似之处，主要体现为虚、痰、瘀、毒。

1. 以虚为主：王丽英、张红敏等认为糖尿病炎症因子的产生是由于机体免疫、内分泌及凝血纤溶系统相互作用与紊乱，可概括为气的卫外、气化、固摄和推动功能失常。其中气虚是导致炎症的主要因素，且这种炎症状态是低度的、慢性的。气滞可导致痰饮、瘀血的产生，故气滞也是低度炎症发生的重要条件。

耿文佳等以 CRP 作为炎症状态指标，观察糖尿病肾病不同证型与其的关系。结果表明，单纯阴虚和气虚患者 CRP 水平较低，且随着阳虚程度的逐渐增加，患者血清 CRP 的水平也随之升高，从而验证了"虚"与糖尿病肾病炎症状态的关系。

2. 以痰、瘀为主：张红敏等从传统中医理论、血管内皮损伤以及临床表现方面，探讨糖尿病炎症反应的中医病理。认为痰饮、瘀血是炎症反应的主要病理产物。因痰瘀相关，痰可致瘀，瘀可致痰，进而痰瘀交结，致痰瘀同病。所以，痰瘀互结是糖尿病低度炎症的基本病理特征。以此，可以认为痰瘀互结既是糖尿病低度炎症的病理产物，又是其致病因素，并导致各种并发症的产生。

3. 以毒为主：朴春丽等根据炎症细胞因子导致糖尿病肾病细胞外基质（ECM）积聚、系膜细胞增生等病理特征，提出毒损肾络理论。认为各种炎症因子即为毒，毒损肾络是指体内高表达的炎症因子导致的肾小球硬化、肾小管间质纤维化。痰瘀积于肾络、络气阻遏、络脉瘀滞、蕴邪成毒、毒损肾络是糖尿病肾病的基本病机；毒损肾络、肾元亏虚、肾之体用俱病是糖尿病肾病迁延难愈的根本原因；毒虚并存、正邪交争是糖尿病肾病的基本病理。

中医对糖尿病肾病炎症状态的辨治

1. 经验方：杨爱成等以益气健脾、滋阴养肾、活血通络为治法，观察中药肾康丸对早期糖尿病肾病患者炎症因子的影响。该方以黄芪益气健脾，芡实、金樱子滋阴补肾固涩，蝉蜕、玉米须利尿泻热以祛湿热毒，水蛭、益母草、山楂健脾通络、活血祛瘀。结果表明，肾康丸可降低早期糖尿病肾病患者尿α1微球蛋白及血炎症细胞因子水平，具有不依赖于降糖、降脂的肾脏保护作用。

张美兰等以中药健脾益肾汤（黄芪、丹参、太子参、生地黄、熟地黄、茯苓、山药、山茱萸、枸杞子、菟丝子、猪苓、泽泻等）治疗糖尿病肾病，可显著降低患者血清 CRP、TNF-α 水平。认为其作用机制可能与抑制炎症反应有关。

冯天保等采用中药糖肾安（黄芪、太子参、冬虫夏草、桑椹子、玄参、川芎、当归、大黄、玉米须）治疗糖尿病肾病，可显著降低患者尿蛋白、超敏 CRP、TNF-α 和 IL-6 水平。提示其通过改善微炎症状态，延缓病情进展。

范维等用健脾补肾汤（党参、白术、黄芪、菟丝子、淫羊藿、山药、薏苡仁、丹参、赤芍、益母草、车前子、水蛭）干预早期糖尿病肾病患者的炎症状态。结果表明其有一定的改善脂质代谢紊乱的作用，可明显降低 CRP 及 TNF 水平。

徐筱玮等的实验研究结果显示，糖肾平（熟地黄、山药、山茱萸、肉桂、水蛭、大黄、虎杖、夏枯草、甘草）可明显降低糖尿病肾病大鼠转化生长因子-β1（TGF-β1）和纤维结合蛋白（Fn）水平。

唐善慈等的实验研究结果显示，改良保肾方Ⅱ号方（生地黄、熟地黄、黄芪、枸杞子、苍术、水蛭、女贞子、北刘寄奴、丹参、地骨皮、连翘、鬼箭羽）可明显降低糖尿病肾病大鼠血清超敏 CRP 水平。

2. 单味药及有效成分：

（1）雷公藤：现代药理研究表明，雷公藤具有抑制免疫、抗炎、抗生育、抗肿瘤、抗菌等多方面作用，可以明显抑制病理情况下 TNF-α 对肾小管上皮细胞 C3mRNA 表达的上调及 C3 蛋白合成，被广泛用于治疗肾病蛋白尿。雷公藤多苷是含雷公藤二萜内酯、雷公藤生物碱及少量苷类的雷公藤提取物，可通过抑制核因子 κB（NF-κB）活性，进而抑制 NF-κB 参与调控的许多重要免疫因子的表达，包括 IL-2、IL-6、IL-8 以及细胞黏附因子，从而抑制免疫细胞的趋化、浸润、活化和增殖分泌。也有研究表明，雷公藤多苷片能明显降低糖尿病肾病患者的 TGF-β1 和 MCP-1 水平，其机制可能与抑制 NF-κB 有关。

（2）银杏叶提取物：多项研究证实，银杏叶提取物能显著降低早期糖尿病肾病患者的尿微量白蛋白排泄率，其机制可能与降低血清 IL-6、TNF-α、IL-18 表达，抑制炎症反应有关。陈军宁等观察银杏达莫注射液对糖尿病肾病早期患者炎症因子纤溶酶原激活物抑制物-1（PAI-1）、TGF-β、嗜酸性粒细胞趋化因子（PANTES）、IL-8 及 β2 微球蛋白的影响，证明其具有减少早期糖尿病肾病炎性细胞因子的作用。

（3）苏木提取物：目前已知苏木中含有原苏木素、原苏木素苷元及高异黄酮，具有抗炎、抑制免疫、降血糖等作用。胡克杰等的实验研究结果显示，苏木水提取物可以显著降低糖尿病肾病大鼠血 CRP、IL-6 水平，减少尿蛋白排泄率，改善肾脏组织形态学。

（4）黄蜀葵花：现代药理学研究发现，黄蜀葵花有抗血小板聚集、降血脂、清除氧自由基、提升 SOD 活性，以及减轻肾小球免疫炎症反应、促进免疫复合物清除、保护肾小管功能等作用。高志田等的临床试验结果表明，黄葵胶囊可明显降低糖尿病肾病患者蛋白尿及 CRP、TNF 水平，提示其对改善糖尿病肾病炎症状态具有一定的作用。

3. 中成药：

（1）参芪降糖颗粒：毛春谱等的研究结果表明，参芪降糖颗粒可显著减少早期糖尿病肾病患者血清 TGF-β1、血管内皮生长因子（VEGF）表达，同时可显著降低尿白蛋白排泄率。

（2）芪丹益肾降糖胶囊：贾凤新等研究发现，芪丹益肾降糖胶囊能明显提高糖尿病肾病患者机体的免疫功能及血液一氧化氮（NO）、超氧化物歧化酶（SOD）含量，降低 T 淋巴细胞亚群及 TGF-β、胰岛素样生长因子-1（IGF-1）、内皮素-1（ET-1）的水平。

（3）肾炎康复片：邓跃毅等的研究结果表明，肾炎康复片可有效缓解糖尿病肾病患者的临床症状，减少尿蛋白，CRP、TGF-β1 也有下降趋势。

（4）肾炎消白颗粒：于梅等研究发现，肾炎消白颗粒能明显降低早期糖尿病肾病患者尿蛋白的排泄率，其机制可能与抑制以 TGF-β1 表达为代表的炎症状态相关。

目前，糖尿病肾病的微炎症反应受到临床广泛的重视，也有越来越多的中医学者开始注意到，较之降糖，改善炎症反应可能更适于作为中医药发挥其作用的靶目标。综上所述，目前中医学界认为糖尿病肾病炎症反应的主要病机为虚、痰、瘀、毒交杂，治疗大多以益气为主，兼用化痰祛瘀、解毒通络之法，包括经验方剂、单味药、中成药在内的中药疗法取效良好。以中西医理论相互印证的方式认识糖尿病肾病微炎症反应，有助于拓宽临床思路，进而有利于充分发挥中医药的优势。通过抗微炎症状态治疗糖尿病肾病，对于延缓疾病进展、保护肾脏功能具有重要的临床意义。

287　糖尿病肾病微炎症状态与瘀的关系

糖尿病肾病是糖尿病（DM）最常见的微血管并发症之一。一项涉及多国家、多种族的调查研究显示，糖尿病肾病在 2 型糖尿病患者中的发病率高达 50%，且这个比例还在上升。研究认为，糖尿病肾病发病是肾脏高滤过状态、糖脂代谢紊乱、血液流变学改变、免疫介导微炎症状态等诸多因素共同作用的结果。其中，对糖尿病肾病微炎症状态的研究逐渐成为近年来研究的热点。中医学中，糖尿病肾病发病以脾肾二脏气阴俱虚为本，瘀阻脉络为标，纵观整个糖尿病肾病的病机演变过程，"瘀"承上启下、贯穿始末，对整个疾病的发生、发展及预后起着至关重要的作用。因此，学者李响探讨了糖尿病肾病微炎症状态与病机"瘀"的关系。

病因病机

中医学并无 DM 之名，古人根据发病过程中其人易口渴多饮的病症表现，称为消渴。糖尿病肾病根据其症状特征对应为"水肿""关格""溺毒"等病名。从病机方面，认为病变早期燥热之邪伤及气阴，血脉枯涩，血行缓滞，而致瘀血内生；后期气阴俱损，推动血行之力不足，脉道空虚，更易致瘀血内阻。"瘀"在糖尿病肾病的发生发展中，既是作为病机概念的血瘀，又是作为病因概念的瘀血而同时存在的，是病机—病理产物—致病因素的关系，循环往复于整个病程中。刘宝厚提出"瘀血不去，肾气难复"，足见"瘀"不仅贯穿糖尿病肾病病程始终，且对于"瘀"的治疗也成为糖尿病肾病治疗的重点。

糖尿病肾病的血瘀与瘀血

古时，瘀同"淤"，原指沉积于水底的泥沙，但又有滞涩、不通之意，《辞海》中解释："瘀，积血。"中医学中的瘀有四层含义：一为血结不行，指原本在脉中畅行无阻的血液，在多种病因作用下，停滞不行；二为血行迟缓，流速减慢；三为血液离经，溢于脉外，成为新的病因再次作用于人体；四为现代中医学研究中对"瘀"赋予的新含义，"气为血之帅"，认为"气滞""气瘀"也属于瘀的范畴。现代医学认为，糖尿病肾病病程中出现的一些病理生理改变，如血液流变学的异常、血栓素增高、血小板聚集及功能亢进、血管内皮功能损伤、血液的高凝状态等共同作用造成微循环障碍。这与中医学中"瘀"证的概念相互对应。而在糖尿病肾病肾活检病理报告中的肾单位硬化、细胞外基质（ECM）增多、肾小球基底膜增厚、间质纤维化等亦属于"瘀"的范畴。

微炎症的机制及致炎因子的作用

糖尿病肾病的微炎症状态是一种局部的、非显性的慢性低度炎症，并非由病原微生物引起，而是与多种致炎因子相关的免疫性炎症。研究认为，其发生机制与氧化应激、核因子 κB（NF-κB）、酪氨酸激酶/转录激活因子（JAK/STAT）信号转导通路、丝裂原活化蛋白激酶 p38（p38MAPK）通路等有关。在以上各机制的作用过程中，高度表达的致炎因子，包括黏附分子、炎症趋化因子、肿瘤坏死因子-α（TNF-α）、转化生长因子-β（TGF-β）、白细胞介素-1（IL-1）、白细胞介素-6（IL-6）等，是加速和维持这种炎症反应的关键，它们与体内多种调节因子密切关联、相互作用，甚至反作用于上述各机制过程，如此往复，形成了恶性循环，扩大了炎症级联反应，最终导致肾脏的损伤。这种免疫性质的炎症反应，细胞间的黏附是第一步，主要发生在多种炎症细胞与内皮细胞之间，其中起关键作用的是细胞间黏附分子-1（ICAM-1）和血管细胞黏附分子-1（VCAM-1），二者促成了上述过程的发生。Sucosky P 等发现，糖尿病肾病患者体内的 ICAM-1 及 VCAM-1 含量明显高于正常人群。实验证实糖尿病肾病小鼠体内如果剔除了 ICAM-1 及 VCAM-1，尿中蛋白的排出量明显降低，可减轻局部炎症的发生，从而缓解肾脏损伤。以血清单核细胞趋化蛋白-1（MCP-1）、C-C 基序趋化因子 2（CCL2）为代表的趋化因子是上述反应的第二步，它能促进炎症细胞移动到炎症发生的部位，从而加重某些部位炎症反应的程度。MCP-1 在糖尿病肾病患者中表达增强，它促进了单核细胞向肾脏的迁移，以及在肾组织中的浸润。MCP-1 还通过诱导 ICAM-1 的产生，加强了第一步中多种因子间的黏附作用，继续加重糖尿病肾病微炎症。最后，白细胞介素类、TGF-β1、TNF-α 等作为致炎因子，通过其自分泌和旁分泌作用，使这种炎性反应的影响不断扩大，共同作用于糖尿病肾病微炎症形成的过程。

微炎症状态中的各种致炎因子在"瘀"形成中的作用

糖尿病肾病患者体内各种致炎因子，如 ICAM-1、VCAM-1、TGF-β、TNF-α、IL-1、IL-6 等的高度表达，以及相互间发生的各种细胞的黏附、聚集、移动、组织浸润等反应，改变了患者体内血液的动力学及流变学，造成了糖尿病肾病中"瘀"的结果。ECM 增多，也是糖尿病肾病病理中"瘀"的表现之一。研究发现，ECM 增多时 TGF-β 也高度表达，而使用其对应抗体治疗，肾脏病变的严重程度可减轻。TGF-β 促进 ECM 沉积的机制，首先是它能明显增加 ECM 成分，如胶原 I、III、IV 及纤粘连蛋白等，使其高度表达；其次是通过减少其中特定酶的表达，即金属蛋白酶及其抑制剂的合成来减少 ECM 的降解。TGF-β 还通过刺激其对应受体的合成，增加整合素的生成而影响 ECM 的产生。TGF-β1 作为 TGF-β 的亚型之一，是其同类中致纤维化作用最强的因子之一，它伴随 p38MAPK 和 Smad-7 被活化，利用 Smads 信号传导通路，起到促进肾小管上皮细胞转化及分化的作用，造成肾脏组织的纤维化，主要是间质部位，也是瘀血的一种现代病理表现。MCP-1 作为 C-C 趋化家族最重要的成员，一方面通过趋化和活化单核吞噬细胞系统，使之移动到肾小球及肾小管区域参与内皮细胞的损伤和 ECM 沉积；另一方面通过自分泌或旁分泌的形式直接刺激肾脏细胞表达 IL-1、TGF-β、平滑肌肌动蛋白-α（α-SMA）等致炎因子，加重肾血管损伤、硬化和基质纤维化，同样造成糖尿病肾病"瘀"的结果。

活血化瘀中药治疗糖尿病肾病微炎症

对于瘀血状态有改善及治疗作用的中药称为活血化瘀药，川芎、红花、赤芍是这类药物的代表。研究显示上述药物可通过扩张血管、改变血液黏度、抗血小板聚集、抗纤维化等药理作用，来改善淤血状态。同时，此类中药能显著降低糖尿病肾病患者体内 TNF-α、IL-6、MCP-1、ICAM-1、TGF-β1 等致炎因子的水平，起到同时改善糖尿病肾病瘀血状态及微炎症的作用。川芎，气浓香，味苦、辛，有活血行气、祛风止痛之功，其有效成分川芎嗪（TMP）为一种新型的钙离子拮抗剂。研究表明 TMP 能改善糖尿病肾病患者高血糖、高血脂状态，增加肾脏血流，降低肾小球高滤过状态，对微炎症状态有改善作用，也是其延缓肾功能下降的一个重要方面。苏保林等证实 TMP 能有效降低糖尿病肾病患者体内 C 反应蛋白（CRP）、TNF-α、IL-6 及 TGF-β1 等致炎因子水平，发挥抗炎及延缓肾脏纤维化进展的作用，从而提高患者生活质量和长期生存率。此外，TMP 能减少因缺血致脑卒中大鼠模型的脑梗死面积，减轻水肿，降低炎细胞的活化与炎性介质的产生，考虑与其抗炎作用有关。《本草纲目》中描述，红花有"活血、润燥、止痛、散肿、通经"之效，是活血化瘀中药的代表之一，而红花黄色素是其主要活性成分，红花总黄酮，被誉为"万能抗氧化剂"，可抑制血小板聚集和血栓形成，抑制炎症反应、抗动脉粥样硬化、降脂等。肖宇霞等发现红花黄色素能降低糖尿病肾病患者体内超敏 C 反应蛋白（hs-CRP）、

IL-6 等炎症指标水平，达到减少蛋白尿、保护肾脏的作用。单侧输卵管梗阻（UUO）导致同侧肾脏病变的大鼠模型，经红花治疗后，梗阻一侧肾脏组织的病变减轻，TGF-β1 显著降低，考虑与其抗纤维化作用有关。赤芍具有清热凉血，散瘀止痛的功效。赤芍的主要有效成分赤芍苷有抗炎、抗氧化、保护血管内膜、抑制胃酸分泌等作用。动物实验发现赤芍能抑制 TNF-α 的表达，降低大鼠体内 MCP-1 及 ICAM-1 的含量，减少肾组织中巨噬细胞的迁移和浸润，从而减轻糖尿病肾病微炎症，改善糖尿病肾病大鼠模型早期肾功能。同时亦发现，赤芍能通过抑制血管壁 MCP-1 mRNA 的表达，减轻实验动物的内膜增生程度，MCP-1、ICAM-1 均是糖尿病肾病微炎症形成机制中的重要炎症因子。另外，单味活血化瘀中药姜黄、丹参、银杏叶及其有效成分，组合制剂蛭龙胶囊等，均被证实能通过降低糖尿病肾病患者体内多种致炎因子水平，起到改善微炎症的作用。

无论是从糖尿病肾病微炎症发病机制中多种致炎因子作用导致的糖尿病肾病"瘀"的结果，还是活血化瘀药物在动物试验及临床实验中对微炎症状态的治疗作用，都说明二者存在密切的关系。现代医学中的糖尿病肾病微炎症状态，可能属于糖尿病肾病"瘀"的一部分。

288　糖尿病肾病微炎症和氧化应激的中医研究

糖尿病肾病是糖尿病的全身微血管并发症之一。近年来糖尿病的发病率逐年增加，而糖尿病肾病已经成为导致终末期肾病出现的首要影响因素，同时也是糖尿病导致死亡的一个重要原因。虽然糖尿病肾病的发病原因及发病机制较为复杂，但随着医学认识的逐步加深，氧化应激微炎症学说作为一个重要的研究机制日渐受到关注。近些年的一些观点认为糖尿病肾病是一种非感染性的慢性疾病，而微炎症和氧化应激水平的升高与它有着密切关系。学者朱蓓等对糖尿病肾病微炎症及氧化应激的中医药研究做了梳理归纳。

微炎症和氧化应激的概念

以巨噬细胞为主的炎症细胞存在于糖尿病肾病患者的肾小球及间质中，导致了肾小球的损伤，这类炎症是一种非显性炎症状态，特征主要包括各炎症因子表达增强，C反应蛋白（CRP）增高，具有相对的隐匿性和持续性。该炎症区别于传统意义上红肿热痛为主要特点的炎症，因为其具备慢性以及低度等特性，且较为轻微，故一般被称为"微炎症"。而氧化应激是指在机体受到伤害时，活性氧类（ROS）及活性氮自由基（RNS）不能正常代谢，沉积于机体，从而导致机体出现损伤。正常的生理状态之下，这些由氧化应激所产生的活性氧簇能够快速地被机体内的抗氧化系统所清除，但在某些病理状态下，当体内的自由基增多或者机体的抗氧化防御的能力下降，机体氧化能力和抗氧化能力之间失去了相对的动态平衡，就会发生氧化应激反应，从而导致组织的损伤。氧化应激反应可以刺激细胞内的信号传导途径，活化转录因子，上调化学因子的表达，刺激单核细胞产生大量炎性介质，促进炎症反应发生。因此，氧化应激反应也是微炎症状态产生的一个机制，它们是相互作用，相互影响的。

中医学对糖尿病肾病微炎症及氧化应激的认识

糖尿病肾病是现代病名，古代医家将它归属于中医学"脾瘅""消渴""水肿""消肾""虚劳""关格"等范畴，也有学者认为糖尿病肾病具体的中医病名可结合西医的病情分期症状，如糖尿病肾病早期患者多见多饮、多食、多尿、身体逐渐出现消瘦，临床上可表现为血糖的异常，中医学属于"消渴"范畴，中期出现颜面双下肢水肿，当属于中医学"水肿"等范畴；晚期发展为肾功能的进一步衰竭，见恶心、呕吐、少尿或无尿，可归属于中医学"关格"等范畴。总的来说，本病主要是消渴病反复缠绵迁延日久，脾肾俱虚，气化不利，湿浊毒邪内蕴三焦。发病的原因主要包括恣意饮食、情志不畅、先天禀赋不足、久病劳倦等，病变脏腑主要有肺、脾、肾三脏功能严重受损，其病理性质为本虚标实，本虚属气血、阴阳以及五脏之虚，标实属水湿、瘀血、痰浊之实。近些年来，有研究者发现这些病因、病理机制与糖尿病肾病的微炎症及氧化应激反应关系甚密。王丽英、张红敏等认为气虚为慢性低度炎症出现的重要条件。张红敏等指出，痰瘀互结为微炎症主要的病理因素，而庞博等也认为清热解毒药可抗氧化，控制炎症因子，从而延缓其对肾脏的损害。

中医学对糖尿病肾病微炎症及氧化应激的应用

随着中医对糖尿病肾病微炎症状态及氧化应激反应的认识加深，临床上运用中药口服、针灸、灌肠等方法，通过抑制微炎症水平及抗机体氧化应激的途径来提高糖尿病肾病患者临床疗效的应用研究日渐增多。

1. 单味中药及单味中药提取物的应用：王俏等将丹参酮ⅡA用于糖尿病肾病大鼠的试验表明丹参酮ⅡA具有抗氧化之效。李晨等将山茱萸用于糖尿病肾病建模的大鼠实验中，结果显示山茱萸可抑制氧化应激从而延缓糖尿病肾病的肾小管间质损伤。毛春谱等把39例糖尿病肾病3期患者分成两组，治疗组予对照组相同治疗基础之上再予银杏叶提取物，治疗后治疗组超氧化物歧化酶（SOD）增高水平优于对照组，表明银杏叶提取物提高机体氧化活性的作用显著。

2. 中药复方的应用：赵宗江等将黄芪等中药组成的参芪糖肾安颗粒用于糖尿病肾病大鼠的实验。研究结果显示：参芪糖肾安可减轻糖尿病肾病的氧化应激反应。周雪梅等将早期糖尿病肾病大鼠分为3组，分别予以冬梅饮（麦冬、乌梅等组成）、缬沙坦治疗两组及无治疗的观察组，8周后观察：冬梅饮治疗组SOD水平显著增高，表明冬梅饮对于早期糖尿病肾病的防治可能与阻断机体的氧化应激等相关。薛华把78例早期糖尿病肾病病例分成予以常规治疗的对照组38例，予以常规治疗加用健脾保肾方的治疗组40例，每日1次，治疗8周后观察结果表明该方可调节氧化应激产物水平。赵宗江等将健脾益肾化瘀通络方运用于糖尿病肾病建模的大鼠实验，结果显示该方可拮抗糖尿病肾病大鼠的氧化应激。谢辉等将72例患者随机分为给予厄贝沙坦的西药组及给予降糖保肾方的中药组各36例，治疗8周后结果显示中药组SOD水平较西药组显著增高，表明本方可显著提高早期糖尿病肾病患者抗氧化能力。王国馨等把70例糖尿病肾病病例分成两组，两组都予常规治疗，对照组加用氯沙坦钾片，治疗组加用糖肾宁2号方治疗12周后结果显示：治疗组SOD水平增高效果优于对照组，该方能增强机体抗氧化能力。陈磊等把240例糖尿病肾病病例分成两组，观察组予以对照组相同治疗情况下再予益气养肾方，治疗3周后结果说明该方可抑制微炎症反应。胡茜等把80例糖尿病肾病3～4期病例分成两组，治疗组予以对照组相同治疗前提下再予益肾摄微饮，治疗8周后结果显示：治疗组CRP水平显著降低，SOD活力显著升高，表明该方具有一定的抑制炎症反应及抗氧化作用。曾庆春等将壮通饮用于糖尿病肾病建模的大鼠氧化应激的干预实验，结果显示壮通饮治疗组SOD活性显著提高，该方可提高抗氧化能力，减少机体内氧化应激的发生。

3. 中成药的应用：黄龙等把糖尿病肾病慢性肾衰竭病例89例分成两组，其中试验组在对照组相同治疗前提下再予百令胶囊，治疗3个月后结果显示百令胶囊可改善微炎症和氧化应激状态。高志田等把43例早期糖尿病肾病病例分组为正常对照组20例，黄葵胶囊组23例，黄葵胶囊组在正常对照组相同治疗情况下加予黄葵胶囊，连续治疗8周后观察结果表明黄葵胶囊能改善糖尿病肾病微炎症状态。徐伟明等把早期糖尿病肾病病例分成两组，治疗组在对照组相同治疗前提下再予黄葵胶囊，4周之后两组相比较，治疗组SOD较对照组显著升高，表明黄葵胶囊可有效地改善糖尿病肾病氧化应激状态。易晔等把18例糖尿病肾病血透病例分成两组，治疗组在对照组予以血透（3次/周，4 h/次）的相同治疗情况下，再予金水宝胶囊，治疗3个月后结果显示金水宝胶囊可有效改善机体的氧化应激及微炎症状态。陈红艳等将连芪消渴胶囊运用于糖尿病肾病建模的大鼠实验中，观察结果表明该药能提高SOD水平，起到降低氧化应激反应、抑制炎症因子的作用。彭卫平等把41例糖尿病肾病血透病例随机分成两组，治疗组在非治疗组相同治疗前提下再予尿毒清颗粒及阿托伐他汀，治疗12周后超敏C反应蛋白（hs-CRP）明显下降，且较非治疗组下降水平更优，表明其能够有效地改善微炎症状态。蒋文高等把早期糖尿病肾病气阴两虚兼血瘀证病例分成两组，治疗组在对照组相同治疗情况下再加予芪参益气滴丸，治疗12周后观察结果提示该药能有效抑制氧化应激反应。龙海波等将肾康丸用于早期糖尿病肾病建模的大鼠实验，观测SOD等，结果表明该药可抑制氧化应激反应。王爱媛等把66例早期糖尿病肾病病例分成两组，观察组在对照组相同治疗前提下加用肾康注射液，治疗 4 周后观察表明该药可有效增强机体的抗氧化应激能力。姚秀松等将 152 例糖尿病肾病 3～4 期病例分成两组，治疗组在对照组相同治疗前提下再予生脉注射液，治疗 28 日后观察得出：治疗组相对于对照组来说 CRP 水平显著降低，提示该药可改善糖尿病肾病微炎症状态。刘琳把 65 例糖尿病肾病病例分成两组，治疗组在对照组相同的治疗情况下再加舒血宁，治疗 8 周后结果提示该药具调节氧化应激作用。楼天红等将 94 例早期糖尿病肾病病例分成两组，治疗组在对照组相同治疗前提下再予糖脉康片，疗程 12 周后结果提示该药能减轻氧化应激损伤。李波等把 172 例糖尿病肾病病例分成两组，治疗组在对照组相同治疗前提下再予银杏达莫注射液，从治疗后两组 SOD 水平的比较来看，治疗组对于 SOD 水平的改善效果显著优于对照组，提示该药能提高抗氧化能力。

4. 中医其他治法的应用：曾湘杰等把糖尿病肾病导致肾衰竭的 76 例病例分成两组各 38 例，治疗组在对照组相同治疗情况下再用以大黄等水煎而成的复方灌肠液，取汁 150 mL 行保留灌肠，1 剂/d，治疗 4 周后观察显示：治疗组 hs-CRP 水平下降较对照组更显著，表明该方灌肠可改善微炎症状态。王漫等把 144 例糖尿病肾病病例分成两组各 77 例，观察组在对照组相同治疗前提下加调理脾胃针法（选取中脘等穴位）治疗，2 次/d，6 日为一疗程，6 个疗程后结果显示：观察组较对照组 SOD 升高明显，提示针刺可提高机体对氧化反应的敏感性。

从微炎症及氧化应激机制的角度治疗糖尿病肾病日渐成为临床治疗的一种选择，而中医学对于糖尿病肾病微炎症及氧化应激具有其独特的优势。通过对中医药疗法的研究，抑制微炎症，改善氧化应激状态，从而达到治疗糖尿病肾病的目的，此举能够丰富糖尿病肾病的治疗方向。

289 解毒通络法对糖尿病肾病炎症发病干预研究

糖尿病肾病是糖尿病的主要慢性并发症之一，也是导致终末期肾病的主要原因之一。糖尿病肾病的确切发病机制不明，目前认为是糖代谢紊乱、肾血流动力学的改变、细胞因子以及遗传背景等多因素综合作用的结果。近年来研究揭示，糖尿病肾病的发病在代谢紊乱与血流动力学改变的基础上，炎症机制是其持续发展的关键因素之一。阻止各种炎性损伤、炎症细胞因子的表达和巨噬细胞的浸润，有望延缓糖尿病肾病慢性进展。学者孙新宇等立足中医学理论，结合多年临床经验，提出"气阴两虚、肾失封藏、毒损肾络"为糖尿病肾病的病机关键，解毒通络法为其基本治则。从炎症分子水平探讨了解毒通络法对糖尿病肾病的治疗作用，为该法治疗糖尿病肾病提供了理论基础及实验依据。

研究对象

1. 一般资料：选取 2010 年 4 月～2011 年 1 月××医院内分泌科门诊及住院患者 60 例，随机分为 2 组。治疗组及对照组各 30 例，年龄、病程等一般资料比较，差别无统计学意义（$P > 0.05$），具有可比性。

2. 诊断标准：参照 1999 年世界卫生组织（WHO）糖尿病诊断标准，并采用国际通用的 Mogensen 分期标准。Ⅰ期肾脏体积增大，肾小球滤过增高（GFR150 mL/min）；Ⅱ期正常白蛋白尿期，尿蛋白排泄率（UAE）< 20 μg/min（< 30 mg/24 h），病理见肾小球基膜增厚和系膜基质增加；Ⅲ期又称早期糖尿病肾病，尿蛋白排泄率（UAE）在 20～200 μg/min（30～300 mg/h），此期基膜增厚，系膜基质明显增加，肾小球结节型或弥漫型病变及小动脉玻璃样变。

3. 纳入标准：在符合上述诊断标准和下述条件者。①确切的 DM（2 型）病史；②排除其他原因引起的肾脏损害；③尿微量白蛋白排泄率（UAER）20～200 μg/min。

4. 排除标准：①18～65 岁以外的年龄，妊娠或哺乳期妇女，对本药过敏者；②不合作者（指不配合饮食控制或不能按规定用药而影响疗效者）；③有严重心、肝、脑等并发症或精神病者；④近 1 个月内有糖尿病酮症、非酮症昏迷及感染者；⑤未满规定观察期而中断治疗，无法判断疗效或资料不全者。

方 法

1. 治疗方法：将符合标准的病例采用随机、开放、对照试验的设计方法，通过随机表把纳入病例分为治疗组和对照组各 30 例。2 组均给予糖尿病健康知识教育，重点为糖尿病肾病的相关知识教育。运动、饮食控制方法相同，蛋白质 0.8 g/(kg·d)。根据病情选择口服降血糖药或和/或胰岛素治疗。对照组在治疗基础上加服厄贝沙坦 150 mg，每日 1 次，连续口服 90 日。治疗组在对照组基础上加服益肾通络解毒胶囊（黄芪、人参、丹参、枸杞子、生地黄、麦冬、地龙、法半夏、陈皮、大黄、白花蛇舌草、益母草组成）。每次 4 粒，每日 3 次，1 个月为 1 个疗程，观察 3 个疗程。

2. 观察指标：收集受试者 24 小时尿并准确记录尿量，同时留取静脉血 5 mL 待测。

（1）24 小时蛋白：放射免疫法测定尿白蛋白，试剂盒由中国原子能科学研究院提供，操作按说明书。

（2）NF-κB 的测定：采用双抗体夹心酶联免疫吸附试验（ELISA）测定，试剂盒由 DaKo 公司提供。

3. 疗效标准：参照《中药新药临床研究指导原则》制定标准。显效：症状基本消失，24 小时蛋白尿减少 40% 以上；有效：症状减轻，24 小时蛋白尿减少 20% 以上；无效：24 小时蛋白尿减少 20% 以下。

4. 统计学方法：采用 SPSS 13.0 版统计分析软件进行统计分析，先对样本资料进行正态性检验和方差齐性检验，数据以均数±标准差（$x \pm s$）表示，计数资料用 χ^2 检验，计量资料采用 t 检验，等级资料采用 Ridit 分析。

结　　果

1. 2 组患者临床疗效评定比较：2 组患者临床疗效评定经 Ridit 分析，$u = 3.223$，$P = 0.001$，具有显著性差异（$P < 0.05$），说明治疗组疗效明显优于对照组。

2. 2 组患者 24 小时尿蛋白定量、NF-κB 治疗前后比较：2 组治疗前指标比较无显著性差异（$P > 0.05$），具有可比性。2 组治疗后组内比较有显著性差异（$P < 0.05$），组间比较有显著性差异（$P < 0.05$）。

讨　　论

糖尿病肾病是糖尿病常见的微血管并发症。在糖尿病患者中的发病率约 47.66%，其中早期糖尿病肾病发生率约 34.11%。其临床特征为持续性尿蛋白，随着病情的发展及恶化，如未经有效控制肾功能进行性减退，直至终末期肾病。因此，如何在糖尿病肾病早期进行有效的治疗，防止发展为临场期糖尿病肾病是当前研究的热点。糖尿病肾病病因及发病机制错综复杂，近年研究显示炎症在糖尿病肾病的发生、发展中起重要作用。炎症细胞因子可导致 ECM 集聚，系膜细胞增生，加速糖尿病肾脏功能的损害。NF-κB 作为核转录因子参与糖尿病肾病的炎症过程，其活性与肾小球系膜细胞的增殖和分泌炎症因子有关，最终引起肾脏组织炎症纤维化、肾脏肥大及 ECM 成分的聚集。由于 NF-κB 在糖尿病肾病发生发展中的作用愈来愈受到重视，干预 NF-κB 的活性已成为治疗糖尿病肾病的重要手段。糖尿病肾病病机关键为肾元亏虚，毒损肾络，肾之体用俱病。病性为本虚标实，气阴亏虚为本，病位在肾，连及肝脾、络脉，痰湿、浊毒、瘀血等为标实之证，临床上具有虚、郁、痰、瘀等病理特点。毒可以囊括瘀、痰、湿、浊，是指糖尿病肾病时各种代谢紊乱，ECM 积聚，肾组织内高表达的 NF-κB 等细胞因子，毒损肾络是高度概括了糖尿病肾病的病理机制。据此特点提出"气阴两虚、肾失封藏、毒损肾络"为糖尿病肾病的主要病机。以此病机为依据，确立解毒通络法，组成益肾通络解毒胶囊，可有效改善糖尿病肾病的临床症状，减缓肾功能进行性损害。益肾通络解毒胶囊由黄芪、人参、丹参、枸杞子、生地黄、麦冬、地龙、法半夏、陈皮、大黄、白花蛇舌草、益母草组成。方中黄芪、人参为君，共奏滋阴益气扶正之功；方中丹参、枸杞子、生地黄、麦冬为臣，活血祛瘀、补肾润肺、清虚热而生津止渴；方中以地龙、大黄、陈皮、法半夏、白花蛇舌草、益母草为佐使，既可活血通络，又可燥湿祛浊、祛瘀解毒。大量研究显示，NF-κB 与 DN 的病理生理机制密切相关，检测血浆 NF-κB 的变化对判断 DN 的进展是一种可靠而易行的方法。因此，本研究以此为观察指标，观察早期糖尿病肾病在应用解毒通络法治疗前后 NF-κB 水平的变化及相应生化及尿白蛋白的变化。结果显示，该法具有改善糖代谢、降低尿白蛋白和 NF-κB 水平的作用，且中药组作用显著优于单纯西药组。提示其通过降低 NF-κB 水平，达到保护肾脏的目的，从而延缓 DN 患者的病程进展，同时该法丰富了糖尿病肾病中医病机理论，为中医药治疗 DN 提供了新的思路与途径。

290 健脾补肾活血法对糖尿病肾病炎症因子的影响

糖尿病肾病是常见的慢性微血管并发症之一，近年来，西医学认为糖尿病肾病是一种炎症相关性疾病，炎症反应机制是其持续发展的关键因素，通过降低炎症因子的水平可延缓糖尿病肾病的发生、发展。学者彭书磊通过健脾补肾活血法治疗 DN 能够明显降低炎症因子水平。

资料与方法

1. 临床资料：观察病例全部来源于 2012 年 1 月～2013 年 12 月门诊及住院的糖尿病肾病患者。将97 例患者随机分为中药治疗组 30 例、西药治疗组 32 例和联合治疗组 35 例。3 组患者治疗前性别、年龄、病程等情况经统计学处理差异无统计学意义（$P > 0.05$），具有可比性。

（1）西医诊断标准：糖尿病的诊断标准采用 WHO（1999 年）糖尿病诊断标准。糖尿病肾病的分期：参照 2010 年《中国 2 型糖尿病防治指南》及《内分泌代谢病学》制定。

（2）中医证候诊断标准：参照 2002 年国家药品和食品监督管理局制定的《中药新药临床研究指导原则》拟定。

（3）纳入标准：选择Ⅲ、Ⅳ期糖尿病肾病，排除其他原因的肾脏损害，并符合下列情况者。①有确切的糖尿病史；②尿白蛋白排泄率>20 $\mu g/min$（30 mg/L）或常规方法测定尿蛋白阳性或 24 小时尿蛋白定量>0.5 g；③轻度肾功能不全（血肌酐<265 $\mu mol/L$）；④符合中医证候诊断标准者；⑤年龄在18～70 岁，且签订知情同意书者。

2. 治疗方法：

（1）基础治疗：3 组患者均以糖尿病饮食、低盐低脂优质低蛋白饮食、戒烟戒酒等为基础治疗，使用胰岛素或口服降血糖药控制血糖，使血糖达标，避免使用损害肾的口服降血糖药。严格控制血压，使之尽量达标，选择不影响糖代谢和脂代谢的降压药物，中药治疗组患者不选用血管紧张素转化酶抑制剂和血管紧张素Ⅱ受体拮抗剂。

（2）西药治疗组：本组 32 例患者在基础治疗的同时给予缬沙坦胶囊口服，1 次/d，每次 80 mg。

（3）中药治疗组：本组 30 例患者在基础治疗的同时，给予具有健脾补肾、活血通络作用的中药健脾益肾通络饮治疗。黄芪 60 g、党参 15 g、熟地黄 15 g、茯苓 15 g、炒山药 15 g、山茱萸 12 g、枸杞子15 g、泽泻 12 g、鬼箭羽 15 g、砂仁 10 g、补骨脂 12 g、蒲公英 15 g、水蛭粉（冲服）1 g、甘草 6 g，1 剂/d，水煎 400 mL，分早、晚饭后温服。

（4）联合治疗组：本组 35 例患者，在基础治疗的基础上，给予缬沙坦胶囊口服，1 次/d，每次80 mg。同时联合中药健脾益肾通络饮治疗，1 剂/d，水煎 400mL，分早、晚饭后温服。

（5）疗程：3 组患者均以 8 周为 1 个疗程，共观察 1 个疗程。

3. 观测指标：观测治疗前后尿单核细胞趋化因子-1（MCP-1）、血清超敏 C 反应蛋白（hs-CRP）、肿瘤坏死因子-α（TNF-α）等炎症因子的水平。

4. 统计学处理：采用 SPSS 19.0 统计软件进行统计学分析。计量资料用均数±标准差（$x \pm s$）表示、计数资料用率、构成比表示，比较用 χ^2 检验；多组资料间比较采用单因素方差分析，组间两两比较用 LSD-t 检验。以 $P<0.05$ 为差异有统计学意义。

结　　果

3 组患者治疗后尿 MCP-1、血清 hs-CRP、TNF-α 均较治疗前明显降低，差异具有统计学意义（$P<0.05$），联合治疗组在降低尿 MCP-1、血清 hs-CRP、TNF-α 的程度上优于西药治疗组和中药治疗组，差异具有统计学意义（$P<0.05$）。

讨　　论

糖尿病肾病是一种由糖代谢紊乱及脂代谢紊乱引发的炎症性疾病，炎症介质参与了 DN 的发生、发展过程。在糖尿病肾病的发生和发展中炎症机制至关重要，是糖尿病肾病持续发展的关键性因素。糖尿病肾病患者体内急性时相蛋白如 MCP-1、TNF-α、白细胞介素-6 及 C 反应蛋白等炎性因子的表达均高于正常，其水平与蛋白尿的增加呈正相关。抗炎治疗，通过抑制炎症因子的产生可延缓糖尿病肾病的发生。

脾肾亏虚、瘀血阻滞是糖尿病肾病的基本病机。脾肾亏虚是糖尿病肾病发病的基础，而瘀血阻滞贯穿糖尿病肾病始终。因此，健脾补肾以治其本，活血通络以治其标，健脾补肾活血法是其重要治法。

健脾益肾通络饮中重用黄芪，味甘微温，归脾、肺经，补中益气，升阳固表，又可利水消肿，党参甘平，亦归脾、肺经，补中益气，生津养血，与黄芪合用，以增强其补中益气之功，共为君药；山药功能补脾气，益脾阴，又能补益肾气以固精，茯苓具有健脾渗湿之功，泽泻淡渗利湿，以泄肾浊，熟地黄滋阴补肾，填精益髓，山茱萸补益肝肾，并能涩精，枸杞子补益肝肾，以上六味健脾益肾共为臣药；鬼箭羽、水蛭粉活血化瘀通络，补骨脂补肾、固精、暖脾，砂仁化湿行气、温中止呕，蒲公英清热解毒、利湿消肿，以上五药共为佐药；甘草调和诸药为使。诸药合用，共奏健脾补肾，活血通络之效。该研究表明，健脾补肾活血法能有效低糖尿病肾病患者的尿 MCP-1、血清 TNF-α、hs-CRP 等多种炎症因子水平，延缓肾小球硬化及肾间质纤维化过程，可有效地预防糖尿病肾病的发生、发展，此种机制可能是健脾补肾活血法抗糖尿病肾病肾小球硬化的主要机制之一。且该法无明显不良反应，是治疗糖尿病肾病安全有效的方法。

291　中药对糖尿病肾病炎症因子的影响

随着我国人口饮食结构的改变和体力活动的减少，糖尿病及其并发症的发病率迅速上升。糖尿病肾病是糖尿病最常见的微血管并发症，其发病机制基本包括糖代谢紊乱、血流动力学异常、氧化应激、细胞因子参与及遗传因素等。最近越来越多的研究表明，急性时相蛋白、趋化因子、黏附因子、白介素家族、肿瘤坏死因子等炎症因子在糖尿病肾病的发生、发展中也起着重要作用。近来中医药在防治糖尿病肾病的发生和发展、延缓肾功能的进行性恶化方面取得了较大的进展，中医药逐渐体现出其优势，学者杨延虹等就中药对糖尿病肾病炎症因子影响的研究做了梳理归纳。

糖尿病肾病炎症因子致病机制

糖尿病肾病是糖尿病全身微血管病变的肾脏表现，其早期症状为微量白蛋白尿，而病理学上则为肾小球肥大、肾小球基底膜增厚及系膜基质增宽，终致肾小球硬化、纤维化。有研究表明肾小球内巨噬细胞的浸润程度与肾小球硬化指数呈正相关，而诸如白细胞介素等炎性因子的表达增多还可促进炎性巨噬细胞的浸润，最终导致肾小球基底膜产生增多，使肾小球硬化进程加速。另外近年来研究发现，炎症因子介导的多种信号通路激活都可调控糖尿病肾病的病情进展。

几种重要的炎症因子

单核细胞和巨噬细胞是重要的炎症细胞，而且也是固有免疫的重要的组成部分。单核细胞在肾组织中的浸润导致炎症递质肿瘤坏死因子（TNF-α）大量释放，其可通过增加淋巴细胞趋化蛋白的合成和细胞表面细胞间黏附因子-1（ICAM-1）的表达从而介导全身炎症反应。白细胞介素-6（IL-6）可刺激肾小球系膜细胞增殖、细胞外基质生成，影响肾小球系膜细胞和足细胞细胞外基质（ECM）生成并使内皮细胞渗透性提高。C反应蛋白（CRP）是肝脏细胞对炎症刺激应答所生成的一种急相蛋白，炎症反应时血浆中巨噬细胞产生的IL-6可刺激CRP生成，并导致其浓度急剧升高。ICAM-1是一种细胞表面蛋白，由TNF-α、IL-6及γ干扰素诱导合成，蛋白激酶C（PKC）的激活也可刺激其产生，糖尿病肾病时ICAM-1可加强白细胞的黏附作用并参与巨噬细胞的浸润。单核细胞趋化蛋白-1（MCP-1）可调节巨噬细胞的浸润和积聚，高浓度的葡萄糖和糖化终末产物可刺激肾小球系膜细胞、足细胞、肾小管上皮细胞中MCP-1的合成，其在肾组织中的含量对晚期糖尿病肾病有一定意义。转化生长因子-β（TGF-β）在糖尿病状态下通过增加肾小球ECM的积聚而导致肾小球硬化症及间质纤维化，由此可见其在糖尿病肾病发生发展过程中发挥着重要作用。

中医药干预糖尿病肾病炎症因子机制的研究

1. 中药复方： 姚民秀等用葛脾煎剂对早期糖尿病肾病大鼠进行干预，结果发现与模型组比较，中药治疗组尿蛋白排泄率明显下降（$P < 0.01$），血清BUN、SCr均下调（P 均< 0.01），血尿MCP-1、血TNF-α均低于模型组（P 均< 0.01），推断葛脾煎剂可能通过干预炎症因子、氧化应激而保护肾脏。张美兰等应用具有益气健脾、补肾滋阴、利湿化浊、活血祛瘀功效的健脾益肾汤与口服格列喹酮的对照

组进行对比，结果治疗组临床总有效率、显效率显著高于对照组（P 均<0.05），中药组治疗后 CRP、TNF-α 水平均显著降低，与治疗前比较有显著性差异（P 均<0.01）。肖柯等应用解聚复肾宁对糖尿病肾病大鼠进行干预，其益气养阴、解毒活血等功效适用于临床辨证为气阴两虚、瘀毒痰凝证型的糖尿病肾病。HE 染色结果显示，治疗组肾脏病理改变明显轻于模型组。中药联合厄贝沙坦组中骨桥蛋白（OPN）、CD68 的表达明显低于中药组和厄贝沙坦组（P 均<0.01）。提示解聚复肾宁对糖尿病大鼠的肾脏保护效应可能与其减少肾小管中 OPN 含量，抑制 CD68 细胞在肾小管间质的过度浸润有关，并且与西药联合治疗时效果更明显。冯天保等采用益气养阴、祛瘀生新之复方糖肾安治疗糖尿病肾病患者30 例，并与单用西药常规治疗 15 例对照，结果发现治疗后治疗组总有效率显著高于对照组（P<0.05）。治疗后治疗组 hs-CRP、IL-6、TNF-α 较治疗前显著下降（P<0.05 或 0.01），且治疗组下降程度明显优于对照组。提示在西药治疗的基础上加用中药能有效提高临床疗效，下调糖尿病肾病患者的血清炎症因子水平，改善糖尿病肾病患者的微炎症状态，从而阻止糖尿病肾病病情进展。郝亚宁等应用复方肾清饮对糖尿病大鼠进行干预后发现，肾清饮联合贝那普利组 24 小时尿蛋白量下降效果显著（P<0.01），联合组与其他药物组比较下调肾组织及尿 MDA 含量、肾组织 SOD 活性和血清 TGF-β1 表达有显著差异（P 均<0.05），提示肾清饮与贝那普利联用对糖尿病大鼠肾脏有协同保护作用，其作用机制可能与抑制氧化应激和增强机体抗氧化能力，降低炎症因子 TGF-β1 的表达有关。

2. 中成药：王淑花等将 162 例中医辨证为肝肾气阴两虚的糖尿病肾病患者分为 2 组，治疗组予补肾化浊胶囊，对照组予西药贝那普利治疗。结果治疗组中医症状积分变化比较有显著性差异（P<0.01）。治疗组血清胆固醇（TC）、甘油三酯（TG）、CRP 水平降低，一氧化氮（NO）水平升高，与治疗前比较均有显著性差异（P 均<0.05），推断补肾化浊胶囊可改善糖尿病肾病的临床症状，通过降低尿蛋白、抑制肾脏内炎症反应、升高血清 NO、改善脂代谢异常实现对肾脏的保护作用。孙新宇等对早期糖尿病患者在常规治疗的基础上予以益肾通络解毒胶囊，并与西药厄贝沙坦进行对照，结果发现治疗组总有效率高于对照组。治疗组可见早期糖尿病患者血中核因子 κB（NF-κB）水平及 24 小时尿蛋白定量显著降低（P<0.05）。向少伟等应用具有益气活血功效的糖肾宝冲剂联合厄贝沙坦治疗糖尿病肾病患者 46 例，对照组为西药厄贝沙坦。治疗后治疗组 UAER、血清胱抑素（SCysC）较对照组改善更显著（P<0.05 或 0.01）。治疗后 2 组 hs-CRP、IL-6、TNF-α 及尿 TGF-β1 均改善（P<0.05 或<0.01），但治疗组较对照组改善更显著。周家俊等应用补肾活血祛风方联合西药缬沙坦对脾肾气虚兼痰瘀型Ⅳ、Ⅴ期糖尿病肾病患者进行干预，用药 12 周后，与对照组单纯应用缬沙坦相比较，治疗组 24 小时尿蛋白定量较对照组明显改善（P<0.05），SCr、尿 MCP-1 与治疗前及对照组相比均明显降低（P 均<0.01）。杨小红等发现火把花根片可明显改善糖尿病肾病患者中医证候，降低蛋白尿，抑制 IL-6 等炎症因子，延缓慢性肾功能不全的进展。丁来标等应用芪地固肾丸干预糖尿病肾病患者，也可减少蛋白尿排出，降低 CRP 水平，取得了满意的疗效。

3. 中药注射液：李军等应用灯盏花素注射液治疗早期糖尿病肾病患者 50 例，结果显示治疗组患者血清 IL-6、TNF-α 和 hs-CRP 水平均显著下降（P<0.05 或 0.01），而常规治疗的对照组无明显变化（P>0.05）。张弘弘等用疏血通注射液治疗 20 例糖尿病肾病患者，结果治疗组能显著降低患者血脂、血液流变学指标、UALB/CR、血纤溶酶原激活物抑制物-1（PAI-1）、尿结缔组织生长因子（CTGF）（P 均<0.01），提示疏血通注射液具有抗炎和肾脏保护作用，可延缓糖尿病肾病进展。陈芳等观察舒血宁注射液对 34 例早期糖尿病肾病患者 IL-18 的影响，结果与厄贝沙坦比较，治疗后治疗组 IL-18 下降更为明显（P<0.01），UAER 也明显降低（P<0.05）。

4. 中药提取物：马瑞霞等利用雷公藤甲素对 2 型糖尿病模型大鼠进行干预，结果灌胃 8 周后发现雷公藤甲素治疗组大鼠 24 小时尿白蛋白明显低于模型组（P<0.05），肾组织巨噬细胞浸润明显低于模型组（P<0.05），模型组肾组织肾病蛋白（Nephrin）表达较模型组显著降低（P<0.01），雷公藤甲素可明显恢复其表达并可显著抑制肾组织 OPN、TGF-β 的过度表达（P<0.01）。研究表明雷公藤甲素可能通过抑制肾组织巨噬细胞浸润、炎症反应，从而减轻足细胞损伤，达到肾脏保护作用。高清等同样

以雷公藤甲素对 db/db 小鼠干预，与模型组比较，治疗后小鼠蛋白尿下降（$P<0.05$），肾小球肥大细胞和足细胞损伤减轻，肾组织炎症和氧化应激状态改善，同时高血脂和肥胖减轻，其降低肾组织炎症和氧化应激的作用比缬沙坦更强。张丽娜等与马小芬等均以人参皂苷 Rg1 干预糖尿病大鼠，给药 8 周后检测 TNF-α、MCP-1、CRP、TGF-β_1 等指标与模型组相比较均有明显降低（P 均<0.05）。

　　糖尿病肾病属消渴病证，其病理性质普遍认为属本虚标实，本虚主要是指阴阳、气血、五脏亏虚，气阴两虚为其基本病机，日久阴损及阳可导致阴阳俱虚，涉及脏腑主要为肺、脾、肾，其中肾脏最为关键。标实主要是病变过程中由于各种原因导致瘀血、痰浊、湿浊等病理产物生成，交互为患而致瘀浊内阻。糖尿病肾病在治疗上可从气血、阴阳、脏腑、毒浊、痰瘀等不同方面进行辨证论治，综合之前所述，大多数学者以补益脾肾治疗本虚之证，又因湿浊瘀血贯穿于糖尿病肾病之始终，以利湿化浊、活血祛瘀方法治疗标实之证。目前西医治疗糖尿病肾病以 ACEI、ARB 类药物为主，但在治疗疾病的同时也偶有不良反应影响患者应用。中药治疗糖尿病肾病与西医相比较效果显著且不良反应较小，其根据患者个体情况辨证论治，在方药上进行灵活配对加减，可明显改善患者的临床症状及理化检查指标，并延缓病情发展进程，保护肾脏功能，其疗效已经有目共睹，而且这也正是中医对疾病个体化论治的本质所在。

292 炎症因子在糖尿病肾病发病机制中的中西医研究

糖尿病肾病是糖尿病常见和严重的微血管并发症。其发病机制尚未完全清楚，目前普遍认为主要有遗传因素、肾脏血流动力学异常、血管活性物质代谢异常、高血糖造成的代谢异常、高血压等。糖尿病肾病病理特点为肾小球基底膜（GBM）增厚、肾小球系膜区细胞外基质（ECM）沉积，肾小球硬化伴或不伴肾小管-间质纤维化。近年来研究认为，糖尿病肾病主要是在遗传易感性基础上多种炎性因子参与引起的肾脏慢性损伤，因此炎症学说备受关注，并认为糖尿病肾病是一种免疫炎症性疾病。大量研究表明，炎症是糖尿病肾病发生发展中的一个关键环节。学者李雪英等对炎症因子在糖尿病肾病发病机制中的中西医研究做了梳理述评。

糖尿病肾病的炎症发病机制

研究发现，糖尿病患者胰岛素敏感性下降，影响了胰岛素的生理功能，导致 C 反应蛋白（CRP）的合成增加。当胰岛素分泌不足时，高血糖可刺激胰岛细胞分泌白细胞介素-6（IL-6），大量的 IL-6 作用于肝脏细胞，使 CRP 的合成增加，而 CRP 也可以刺激单核细胞释放 IL-6、TNF-α、IL-1β，介导内皮细胞产生单核细胞趋化蛋白-1（MPC-1）和内皮细胞黏附因子等，发挥致炎的作用。IL-6、TNF-α可直接作用并损伤胰岛 β 细胞，诱发胰岛素抵抗，是糖尿病肾病发生的独立危险因素。在糖尿病肾病形成过程中，IL-6、TNF-α、CRP、IL-1β升高，又可导致核因子 κB（NF-κB）激活，而 NF-κB 又是炎症启动、调节的关键核因子，它不仅参与多种炎症因子转录的调控，活化后还能诱导许多细胞因子的转录，因此，NF-κB 的激活将会导致炎症状态的放大，形成恶性循环。此外，白介素-18（IL-18）、巨噬细胞移动抑制因子（MIF）、单核细胞趋化因子-1（MCP-1）等与糖尿病肾病发生发展也有着密切关系。

1. 炎症细胞因子与肾脏血流动力学异常· 糖尿病肾病早期就可以观察到肾脏血流动力学异常，主要表现为肾小球高灌注和高滤过，导致肾血流量和肾小球滤过率（GFR）升高，若增加蛋白量的摄入，其升高的程度更显著。

（1）白细胞介素-6（IL-6）：IL-6 是一种多功能细胞因子，由纤维母细胞、单核吞噬细胞系统及血管内皮细胞等多种细胞合成，具有多种生物学效应，它通过体液和细胞免疫功能影响炎症。IL-6 可作用于血管内皮细胞，诱导其表达促凝血因子和黏附分子，并黏附炎症细胞，促进血管内血栓形成，增加毛细血管通透性，此外它还可以刺激毛细血管附近的间质细胞合成与释放胶质酶及其他细胞外蛋白酶，使糖蛋白酶降解，在基底膜处带负电荷的糖蛋白降解，导致血浆中带负电荷的蛋白质渗漏，从而致糖尿病微量白蛋白尿的发生，促进了糖尿病肾病的发生发展。

（2）肿瘤坏死因子-α（TNF-α）：TNF-α主要是由单核吞噬细胞系统产生，但血管内皮细胞和肾脏的多种细胞（包括肾小球系膜细胞、近曲小管上皮细胞）也均可产生 TNF-α。长期高血糖可以刺激肾脏多种细胞释放 TNF-α，TNF-α的增加能刺激系膜细胞产生氧自由基，使脂质代谢产物增多，造成了细胞内膜损伤，引起肾小球局部微血管通透性的改变，促进了白蛋白尿的产生。有研究证明在糖尿病肾小球微血管病变的早期，血清 TNF-α水平已明显升高，这充分说明 TNF-α过度表达参与了肾小球微血管通透性的改变，使肾小球呈高滤过状态，促进了蛋白尿的产生。崔海英等进一步说明 TNF-α 是导致糖尿病肾病发生发展的重要炎症因子，并且血清 TNF-α 升高与糖尿病肾病的严重程度密切相关。

（3）C 反应蛋白（CRP）：CRP 是当机体受到微生物入侵或组织损伤等刺激时，肝细胞合成的急性时相蛋白，参与局部或全身炎症反应。hs-CRP 是血管炎症反应更为敏感的指标，也是全身炎症反应非特异性标志物。近年来报道认为，hs-CRP 本身可直接作用于肾小球小动脉，加重肾小球高滤过、高灌注，引起肾损害。Galvan 等的研究结果表明，hs-CRP 是尿白蛋白增加的独立危险因素，hs-CRP 水平的升高与尿白蛋白肌酐比值（UACR）有显著相关性。许敏玲等研究发现在糖尿病肾病不同进展阶段中，与 IL-6、TNF-α 相比，CRP 随着疾病的进展，其增高趋势最为明显。因此认为 CRP 是评价糖尿病肾病微炎症状态的一项客观且敏感的指标，是机体存在细胞因子激活的重要标志。

高血糖能刺激 IL-6、TNF-α 合成增加，而 IL-6 和 TNF-α 的升高，又可促使肝脏合成 CRP 增多，三者共同作用于肾脏，造成肾脏损害。

2. 炎症细胞因子与血管活性物质代谢异常：糖尿病肾病的发生发展过程中可有多种血管活性物质的代谢异常。其中包括肾素-血管紧张素系统（RAS）、内皮素（ET）、前列腺素族（PG）和生长因子〔如胰岛素、血小板衍生因子（PDGF）、白细胞介素类生长因子（IL）〕等代谢异常。

（1）IL-6 诱发胰岛素抵抗：胰岛细胞可自分泌 IL-6，且在正常状态下 IL-6 是胰岛行使功能的促进因子，但在病理状态下是损伤因子。以不同剂量的 IL-6 作用于胰岛，发现 IL-6 低浓度促进胰岛素分泌，高浓度抑制胰岛素分泌。高浓度的 IL-6 产生细胞毒作用，最终引起胰岛 β 细胞损伤乃至死亡，发生胰岛素抵抗。而李军等认为胰岛素的缺乏又可以促进急性期炎症反应的增加，致 IL-6 水平升高，由此形成恶性循环。此外，IL-6 还可以促进肾小球系膜细胞增殖，产生和释放 PG，使肾小球滤过膜增厚，损伤肾脏，促进糖尿病肾病的发生与发展。

（2）TNF-α 诱导炎症介质的产生：TNF-α 是一个多效性的炎症细胞因子，可促进系膜细胞产生 PG 等炎症介质以增强炎症反应，激活氧化应激反应，产生氧自由基，加速肾小球硬化。TNF-α 在培养的人肾小球系膜细胞、中性粒细胞、巨噬细胞和血管内皮细胞中，可诱导前列腺素（PG）、白三烯（LT）、IL-1 和血小板活化因子（PAF）等炎症介质的合成，与脂多糖协同作用于 PAG，在糖尿病微血管损伤中起着重要的作用，此外，有研究证实，TNF-α 可直接作用于胰岛 β 细胞，并造成胰岛 β 细胞损伤，诱发胰岛素抵抗。当机体处于胰岛素抵抗状态下，异常升高的 TNF-α 能促进肝脏合成 CRP，并通过对胰岛素酪氨酸激酶活性抑制，加重胰岛素抵抗。TNF-α 和 IL-6 水平的异常升高，不仅能诱导炎症介质的合成与释放，可引起微血管内皮损伤，还能造成胰岛 β 细胞损伤，促进了糖尿病肾病的发生及病情的进展。

3. 炎症细胞因子与高血糖造成的代谢异常：血糖过高主要通过肾脏血流动力学改变以及代谢异常引致肾脏损害，表现为肾小球基底膜（GBM）增厚、细胞外基质蓄积，肾小球毛细血管的通透性增加。

（1）IL-18：IL-18 是一种多效的促炎性细胞因子，主要由巨噬细胞、脂肪细胞、肾小管上皮细胞、肾小球系膜细胞和胰岛细胞等产生，IL-18 能够激活 T 细胞和巨噬细胞，并产生一系列细胞因子发生炎症反应，血糖升高会上调 IL-18 的表达，糖尿病患者出现微量蛋白尿，预示着炎症反应的发生，糖尿病肾病患者的肾小球和肾间质可有巨噬细胞浸润，从而引起 IL-18 表达的增加。欧阳清等的研究结果显示 T2DM 各组患者，随着 UAER 增加血清 IL-18 浓度值也相应随之升高，这提示了 IL-18 在糖尿病肾病发病机制中起着重要作用。

（2）巨噬细胞移动抑制因子（MIF）：在炎症因子中，MIF 为活化 T 淋巴细胞中发现的一种可溶性细胞因子，能促进巨噬细胞黏附、扩散迁移、吞噬的作用，高血糖可诱导糖尿病肾病患者炎症因子水平变化。在糖耐量异常及 T2DM 患者体内 MIF 表达明显升高，陈霞等研究发现，糖尿病患者的 MIF 呈高表达，且糖尿病肾病患者 MIF 表达水平更高，说明 MIF 与糖尿病肾病的发生有相关性，且在对 T1DM 动物模型实验研究中发现，MIF 可免疫介导胰岛 β 细胞损伤，T2DM 患者 MIF 高表达对患者胰岛功能是否存在影响还有待于进一步研究。

（3）单核细胞趋化因子-1（MCP-1）：MCP-1 是介导糖尿病肾损伤的一个关键的趋化因子。张巍等认为高血糖和晚期糖基化终末产物（AGEs）等物质可以促进趋化因子的产生，近年来的大量研究发现高血糖能刺激肾系膜细胞表达 MCP-1，MCP-1 则使血循环中的单核吞噬细胞系统在肾脏的炎症处聚集和活化，并且释放各种生长因子和炎性递质，该结果与 Nam BY 等的研究相符。Zhao AJ 等进一步研究发现 MCP-1 与糖尿病肾病肾小动脉内膜/中膜厚度比呈正相关，MCP-1 与肾脏损伤有相关性。Haojun Zhang 等的动物实验结果表明，肾组织 MCP-1 蛋白的表达在糖尿病大鼠显著增加，柴黄益肾颗粒处理后能明显降低肾组织 MCP-1 的表达，这可能是通过抑制 NF-κB 活性而实现的。

（4）肿瘤坏死样凋亡微弱诱导因子（TWEAK）：TWEAK 是一个分泌性蛋白质，是肾脏的一种多功能的细胞因子，属于 TNF 超家族成员。TWEAK 与肾病的关系十分密切，它在肾脏存在和表达，TWEAK 可促使肾脏细胞炎症趋化因子分泌，参与炎症反应。实验研究证实，随着糖尿病肾病病情的不断进展，血清 TWEAK 浓度逐渐下降，说明血清 TWEAK 浓度下降是糖尿病肾病病情进展的指标，并可以为糖尿病肾病肾损伤提供诊断信息；而尿 TWEAK 浓度方面在糖尿病早期就明显增加，故推测尿 TWEAK 浓度也是糖尿病肾病肾损伤标志物。

糖尿病肾病的中医病因病机与证候分型

1. 糖尿病肾病病机演变：糖尿病肾病属于中医学"水肿""关格""虚劳"等范畴。中医对糖尿病肾病的病因病机认识源远流长，但目前尚无统一标准，呈现百家争鸣的局面。刘文峰认为糖尿病肾病中医病机，一是脾肾亏虚，肾虚为本；二是瘀血、痰浊、痰瘀交阻，日久蕴结化热成毒，痰瘀浊毒损伤肾络。王俊琪等认为可以从"肾虚""脾虚""脾肾两虚""络病学说""瘀血""水湿""痰浊""毒邪"论。崔玉枝和孙新宇认为肾元亏虚、气阴两虚、脏腑虚损、血瘀阻络、脾肾亏虚、毒损肾络、三焦决渎失职是本病的病机。此外，中医还认为对于以血瘀、浊毒、痰湿为主要病机，"瘀"是贯穿其病程始终的一个重要因素。

2. 糖尿病肾病不同中医证候分型结合炎症机制的研究：尽管糖尿病肾病与炎症因子的相关性研究目前比较多，但糖尿病肾病不同中医证型与炎症因子的相关性研究还比较少。目前已开展的与糖尿病肾病中医证型有关的炎症因子的研究主要有 CRP、TWEAK、TGF-β。

（1）CRP 与糖尿病肾病中医证型：耿文佳等将糖尿病肾病分为 4 个本证组与 3 个标证组，研究结果发现本证 4 组患者血清 CRP 水平，随着证型由阴虚燥热、脾肾气（阳）虚、气阴两虚、阴阳两虚的逐步演变而呈逐渐升高的趋势，并且阴虚燥热型、脾肾气虚型、气阴两虚型分别与阴阳两虚型组比较，差异均有统计学意义（$P<0.05$），而标证组中，痰瘀证与正常对照组、无兼证组与正常对照组及血瘀证组与痰瘀证组比较，差异也均有统计学意义（$P<0.05$）。进一步分析数据还发现，血清 CRP 升高是以阴阳两虚的糖尿病肾病患者为主，且阳虚比例明显增加。《黄帝内经》云："阳虚则寒。"机体在阳虚的状态下呈现"寒""沉静"的状态，其病理反应深藏于里，在微血管内显示出一种"非感染性炎症反应"，进而认为血清 CRP 水平与中医证型具有相关性，并在一定程度上能为中医辨证分型提供客观的依据。

（2）TWEAK 与糖尿病肾病中医证型：有研究证明 TWEAK 与糖尿病肾病中医各证型也有相关性，该研究结果发现，阴虚燥热证组血清及尿 TWEAK 浓度明显高于气阴两虚组、脾肾气虚组和阴阳两虚证组，差异有统计学意义（$P<0.05$），而血清 TWEAK 浓度在主证中阴阳两虚证最低，而与非痰瘀证组比较，差异有统计学意义（$P<0.05$），痰瘀证组在所有证型中最低。血清 TWEAK 浓度水平随中医证型进展而逐步降低，主证依次为阴虚燥热证＞气阴两虚证＞脾肾气虚证、阴阳两虚证。

（3）TGF-β 与糖尿病肾病中医证型：近几年，丁曦研究发现与糖尿病肾病无血管病变相比，痰湿组与非痰湿组糖尿病肾病的 TGF-β 水平显著升高，说明 TGF-β 在糖尿病肾病的发病过程中起着重要作用。

目前的研究表明，炎症反应在糖尿病肾病的发病机制过程中起着重要的作用，诸多炎症细胞因子是导致糖尿病肾病的危险因素；而炎症细胞因子之间并不是独立的，它们相互作用共同推动糖尿病肾病的发生发展，从中西医结合的角度阻断炎症细胞因子的活化与表达，有望减轻糖尿病肾组织损伤，为预防和治疗糖尿病肾病提供有效的方法。

293 从"陈气蕴毒化热"论糖尿病急性并发症

糖尿病是中国常见疾病之一，吕仁和认为糖尿病应采用《古今录验方》"消渴病"疾病名称，而糖尿病酮症酸中毒、非酮症高渗性昏迷等是糖尿病常见的急性并发症，属"消瘅"范畴，其发生与消渴息息相关。吕仁和认为"陈气"是引起消渴一系列症状的主要因素，是形成消渴病的基础，也是糖尿病急性并发症的基础，并提出了引起糖尿病急性并发症的关键理论——"陈气蕴毒化热"理论。该理论将传统中医经典理论与现代临床实践及当今糖尿病研究成果相结合，对糖尿病及其并发症的中医诊断、治疗及科研颇具指导意义。学者李莉等对吕仁和从"陈气蕴毒化热"理论探讨糖尿病急性并发症的见解做了归纳总结。

"陈气"源流

1. "陈气"溯源：中医对消渴病的认识源远流长，对"陈气"一词的提出最早见于《黄帝内经》。《素问·奇病论》云："有病口甘者，病名为何？何以得之？岐伯云：此五气之溢也，名为脾瘅。夫五味入口，藏于胃，脾为之行其精气，津液在脾，故令人口甘也；此肥美之所发也，此人必数食甘美而多，肥也。肥者令人内热，甘者令人中满，故其气上溢，转为消渴。治之以兰，除陈气也。"明确论述"陈气"的中医医家及医学古籍并不多见，直到清代医家张璐，他在《千金方衍义》一书中多次提到"陈气"。如对于陷胸汤，"小陷胸用半夏、黄连、瓜蒌实以涤胸中痰垢，大陷胸用大黄、芒硝、甘遂以散心下结硬。此以食积仓廪而蕴热，故于小陷胸中除去半夏，参入大陷胸中大黄……以除水谷陈气，而与有形坚积略无干预也"。张璐在书中明确指出黄连、黄柏、瓜蒌等药物可以祛除陈气，对现代临床实践有着重要的指导意义。

2. 何为"陈气"：首先要理解何为"陈"。"陈"作为名词有以下释义：①地名，古宛丘地，春秋时陈国国都。②古国名。③陈朝，朝代名，南朝之一。④战阵，行列。⑤姓氏。"陈"作为动词有以下释义：①陈设，陈列。②述说，除了可以作名词及动词，"陈"还可以作为形容词，其义为时间久的、陈旧的，与新生相对。如推陈出新、新陈代谢。古文中可见多处记载，如"春三月，此谓发陈，天地俱生，万物以荣"，出自《素问·四气调神大论》；"宛陈则除之"，出自《灵枢·九针十二原》；"年谷复熟而陈积有余"，出自《荀子·富国》。

在中国医家的古籍中，除上述常见意义之外，"陈"还可以引申为以下意义：①调和。《素问·生气通天论》云："是以圣人陈阴阳，筋脉和同，骨髓坚固。"②蓄积之水气。《素问·汤液醪醴论》云："平治于权衡，去宛陈莝，微动四极。"宛，通郁，即郁结；陈莝，是陈旧的铡碎的草，代指人体水液废物、蓄积之水气。③敷布、布散。《素问·痹论》云："水谷之精气也，和调于五脏，洒陈于六府。"

3. 现代医家对"陈气"的认识：现代医家亦重视研究发展陈气相关理论，如芦少敏等医家认为"陈气"相当于现代医学中的脂肪肝、高脂血症等血液黏稠壅滞不通等病理状态。吕靖中认为"陈气"应该从痰湿论治，除陈气即是应用健脾化湿、除陈化湿法治疗，使湿去脾旺，水津四布，消渴自止。刘林等认为所谓陈气者，乃"湿热气聚与谷气相搏，土有余也"，为湿热之邪所致。李涛认为"陈气"是"久食甘美所致陈积之气"。赵柏恒则认为陈气为湿热浊毒，通过清热燥湿健脾除陈气治疗糖尿病。总之，陈气乃郁积陈腐之气，凡是引起积滞之浊气，如痰湿、湿热、糖毒等等，均可引起血糖升高，均为陈气。

综上所述，"陈气"中的"陈"，应取其作为形容词之释义，即旧的、时间久的。陈气，可以在广义上理解为郁积陈腐之气。

"陈气蕴毒化热"理论

1. 理论溯源及内涵："陈气蕴毒化热"理论源于《黄帝内经》，发展于历代医家，形成于现代医家。吕仁和教授认为消渴形成有三因素：内热、甘满、陈气，三者缺一不可，其中陈气是形成消渴的必然因素之一，糖尿病急性并发症的核心病机为陈气蕴毒化热，怒气上逆，血气逆留。

2. 理论详细解析：

（1）"陈气"形成过程：陈气是如何形成的？《黄帝内经》中指出"味归形，形归气，气归精，精归化，精食气，形食味，化生精，气生形，味伤形，气伤精，精化为气，气伤于味"，认为药食气味既能充养人体的形体精气，但过度摄入后其气上溢，反能损害形体精气，正如《素问·至真要大论》中所指"久而增气，物化之常也，气增而久，夭之由也"，即尽管开始是万物正常化生之所需，日久过度增加同样对身体有害，甚至成为早亡的缘由。陈气亦是如此，过度增加，长期积累，郁积积滞于体内，形成陈腐之浊气。当患者长期大量进食肥甘厚味、高热量食物时，就会逐渐导致肥胖，"肥者令人内热，甘者令人中满"，从而出现各种临床症状。甘，为甘甜之气，甘气上溢，郁积日久而形成陈气；满，体现在血液、三焦、胃脘、肌腠、全身之中，血液中血糖满溢、积滞于内，三焦、胃脘气机不畅，有中满之感。五谷精微过盛而充溢机体，造成五气之溢，其气上溢，甘气上溢，日久郁积陈腐，形成陈气。

（2）"陈气"蓄积日久进展过程：陈气形成之后，容易郁积，日久化热。肥人多痰湿，肥胖之人，由于过食肥甘厚味，陈气蓄积日久生热，陈气壅滞中土，湿热痰湿内滞脾土，或耗伤津液，阻碍运化，脾不能为胃行其津液，水病成之后，患者引水自救，但饮入之水，"如以水投石，水去而石自若也"，穿肠而过，水精难为所用，终至燥象更著，热象丛生，渴饮更甚。赵献可《医贯》中提出"人之水火得其平，气血得其养，何消之有？其间摄养失宜，水火偏胜，津液枯槁，以致龙雷之火上炎。熬煎既久，肠胃合消，五脏干燥"。如《医贯·消渴论》所云"上消者，舌上赤裂，大渴引饮……中消者，善食而瘦，自汗，大便硬……下消者，烦躁引饮，耳轮焦干"。故消渴病初期多有火热、壮热的表现，乃陈气蓄积日久所致。

张景岳曾在《类经·阴阳类》中提到"火，天地之阳气也。天非此火，不能生万物；人非此火，不能有生，故万物之主，皆由阳气。但阳和之火则生物，亢烈之火反害物，故火太过则气反衰，火和平则气乃壮。壮火散气，故云食气，犹言火食此气也……此虽承气味而言，然造化之道，少则壮，壮则衰，自是如此，不特专言气味者"。朱丹溪认为"气有余便是火"，陈气蓄积积滞日久从而生火生热。热亦有实热与虚热之分。实热者，邪热有余，多为饮食失节、过食肥甘；或服用温燥之药；或情志失常、郁怒化火，如刘完素《三消论》所云"五志过极，皆从火化热，热盛伤阴，致令消渴"；或痰瘀互结所致"邪热有余"。

实热可分为：①心脾之热，二阳郁结而化热。②胃肠之热，胃肠积滞化为湿热。③肝气郁热，肝气郁滞久而成为郁热。④肺胃实热，肺胃积滞化为实热。⑤毒邪之热，如烟酒、痰、瘀日积月累成为毒热。虚火者，真阴不足，主因五脏柔弱，如年老体衰、脏腑功能不和，或饮食劳倦，或久病体弱，或房劳不节，或跌打外伤等导致"阴津亏耗"。火热之邪，无论虚实，燥热内灼，导致气血津液严重耗伤，营阴受损，毒浊内生，"毒"侵淫人体并与热、痰、瘀等邪胶结，壅滞气血，损伤经脉；气血津液耗伤严重，气行则血行，更无力推动气血运行，造成血行迟滞加重，终致血运不畅，瘀血加重，正所谓"无邪不有毒，热从毒化，变从毒起，瘀从毒结也"。

吕仁和认为陈气也是溢出来的"甘甜之气"，超过正常对身体造成损害的高血糖，即为糖毒。同时，陈气形成之后，既是病理产物，又是新的致病因素，阻滞气机，蕴化为毒，亦使血行不畅，瘀血内生，《血证论》中记载到"瘀血在里，则口渴，所以然者，血与气不相离，内有瘀血，故气不得通，不能载水上升，是以发渴，名为血渴，瘀血去则不渴也"，故"气为血阻，不得上升，水津因之不能随气上布"而致"瘀血发渴"。瘀滞形成，则陈者当去不能去，新者当生不能生，积久化热，瘀热丛生，加重热象，血热、血瘀、糖毒并见，痹阻脏腑经络，出现多种并发症。

3. 应用该理论阐释糖尿病急性并发症：糖尿病进一步发展会出现急性并发症，此时患者五脏娇弱，陈气蓄积日久蕴毒化热，怒气上逆，血气逆留，毒、热、瘀相互交错缠绕，互为影响。陈气积累壅滞中土，阻碍脾胃正常运化。《素问·经脉别论》云："饮入于胃，游溢精气，上输于脾。脾气散精，上归于肺……水精四布，五经并行。"脾不能为胃行其津液，水谷精微不得正常布散全身经脉，五脏失其濡润滋养。《素问·经脉别论篇》曾提到"食气入胃，浊气归心，淫精于脉"，脾胃不能正常运化，陈气、浊气蓄积留滞于体内，易阻塞气机运行，困遏脾阳，导致气血津液失于运化，毒、热、瘀等内生，进一步阻塞气机甚至阻碍经络，影响气血津液运行，毒、热、瘀等相互交错凝滞，阻滞气机，津液失于敷布，缠绵难愈，出现多种并发症，病及血脉及肌肤，毒、热、瘀贯穿始终，全身皮、肌、筋、骨、五脏六腑、诸窍均可受损，其中微型癥瘕贯穿始终。正如《灵枢·五变》中提到"五脏皆柔弱者，善病消瘅……其心刚，刚则多怒，怒则气上逆，胸中蓄积，血气逆留，髋皮充肌，血脉不行，转而为热，热则消肌肤"。陈气浊邪秽毒积聚体内，怒气上逆，壅塞三焦，血脉逆行，病及血脉及皮、肌、筋、骨、五脏六腑、诸窍等，血气逆留，清阳不升，浊阴不降，浊毒内盛，互为因果，糖毒秽浊即成，日久发为糖尿病急性并发症。其中，陈气既可内蕴化热，耗伤阴津，又可瘀败腐化而酿毒，损伤脏腑，是糖尿病急性并发症形成的关键。

综上所述，糖尿病急性并发症因陈气蕴毒化热、怒气上逆、血气逆留而成，以气阴大伤为本，以燥热、浊毒、血瘀为标，其中热、毒、瘀贯穿始终。

对"治之以兰"的理解和应用

最早提到对于陈气相关治疗的古代文献《素问·奇病论》云："治之以兰，除陈气也。"古代医家认为兰草能除陈腐、解郁结、濯垢腻、涤肠胃。高士宗注"兰，香草也……除陈气者，推陈致新之意"。王冰注云"兰草味辛热平，利水道，辟不祥除陈久甘肥不化之气者，以辛能发散故也"。说明消渴治疗当以芳香辛散之品祛除体内郁积陈腐之浊气，兰草能行气利水，除不化之浊，散上逆之气，恰合消渴之"精浊不化、气逆上满"的病机，故临床治疗消渴，应"治之以兰"，当用兰草以"开郁气、洁净腑"，使湿去脾旺，水津四布，消渴自止。

何为兰？对兰的认识，普遍医家认为指佩兰和泽兰，甚至有医家认为"兰"指兰草汤，即佩兰和泽兰两味药，曾有现代医家用兰草汤治疗脾痹收到很好的疗效。佩兰，味辛性平，归脾、胃、肺经，功在芳香辛散，理气醒脾化浊，善于清脾胃湿热及醒脾，以发越陈气，利湿豁痰，使湿去而热孤易除，与"火郁发之"有相近之意。张志聪在《侣山堂类辨》中提出"有脾不能为胃行其津液，肺不能通调水道为消渴者……以燥脾之药治之，水液上升即不渴也"。泽兰入足太阴脾经和足厥阴肝经，其气香而温，味辛而散，是阴中之阳药，辛则行散祛结，苦能清热燥湿，效在活血祛瘀、利水消肿，药性较为温和，具有散结祛瘀而不伤正的特点。与其他活血化瘀药所不同的是，泽兰既能活血通络，又可行气利水，具有独特的活血利水作用。李时珍《本草纲目》云："兰草、泽兰气香而温，味辛而散，阴中之阳，足太阴、厥阴经药也。脾喜芳香，肝宜辛散。脾气舒，则三焦通利而正气和；肝郁散，则营卫流行而病邪解。兰草走气道，故能利水道、除痰癖，杀蛊辟恶，而为消渴良药；泽兰走血分，故能治水肿，涂痈毒，破瘀血，消癥瘕，而为妇人要药。"《神农本草经》亦云："兰草味辛平，利水道，辟不祥，胸中痰癖也。"消渴病日久缠绵不愈，毒邪内生，内热伤阴耗气，引起气阴两虚，阴损及阳，致阴阳气血失调，脏腑亏损，病变波及脏腑、三焦、经络，以致阴阳俱虚，热毒、气滞、血瘀、痰湿互相影响，日久互结于肾之络脉，使肾体受损，肾用失司所致，形成微型癥瘕。通过泽兰的活血利水通络作用，使水道通调，全身的水液运行通畅，脾气得健，脾胃运化水谷精微的功能也得以完成。佩兰与泽兰在消渴病治疗中均起着重要作用。结合消渴病机及芳草类药物特点，芳草类药物在应用于消渴病时，一要注意不可久用、中病即止；二要注意用量宜轻，旨在给郁气以出路，发陈气以降浊，过用需防散气。

开郁气、洁净腑、除陈气，兼顾毒、热、瘀

糖尿病急性并发症因陈气蕴毒化热、怒气上逆、血气逆留而成，其中热、毒、瘀贯穿始终，在开郁气、洁净腑、除陈气的基础上还需兼顾毒、热、瘀。该病日久缠绵不愈，多伤阴耗气，还会引起气阴两虚、阴阳两虚，所以在治疗糖尿病急性并发症时还需兼顾正气及虚实，根据患者具体情况进行辨证分析，给予相应的治疗，如清热解毒、活血化瘀、益气养阴等治疗方法。在临床实践中多数医家对糖尿病的治疗往往会应用甘寒类、苦寒类中药材，同时还会辅以活血化瘀药物，不仅可以清热解毒，还有宁心养阴、活血化瘀的功效。吕仁和在治疗糖尿病多用益气养阴药的同时，更加注重清热凉血活血之品的使用，进行医案用药频率统计应用最多的两组药对即为丹参、牡丹皮和赤芍、白芍。该四味药可凉血活血、减轻热毒之势，体现了在治疗糖尿病急性并发症的过程中要始终有"通、清"的基本思路。现代药理研究也表明，养阴活血中药可以提高胰岛素敏感性及改善胰岛素抵抗状态，同时可以纠正微循环障碍，有一定保护糖尿病患者内皮细胞作用，发挥降血糖作用，如丹参、川芎、赤芍等药物。国医大师孙光荣在临床实践中经验性应用三联药对治疗糖尿病并发症糖尿病性心肌病效果比较理想，例如提出针对病机"瘀"应用三联药对"人参、黄芪、丹参"进行治疗，针对病机"热"应用三联药对"柴胡、黄芩、郁金"进行治疗，针对病机"毒"应用三联药对"法半夏、广陈皮、淡竹茹"或"生山楂、玉米须、荷叶"以达到化痰解毒或泻浊解毒的目的，对于糖尿病急性并发症的治疗有着较大的指导意义。

随着生活条件的改善，日常生活常食用肥甘美味，糖尿病及糖尿病急性并发症发病率逐年增高。为了更好地治疗糖尿病急性并发症，吕仁和结合自身丰富的临床经验和深厚的理论基础提出了宝贵的经验总结，用"陈气蕴毒化热"理论来阐释、分析并指导糖尿病急性并发症的诊断、治疗及研究，认为糖尿病急性并发症发生的基础是甘气上溢、郁积日久形成陈气，核心病机为陈气蕴毒化热，怒气上逆，血气逆留。治疗上应治之以兰，兼顾毒、热、瘀，同时还需兼顾正气及虚实，在临床和科研上都具有极高的指导意义。

294 从炎症论糖尿病大血管病变的中医防治

糖尿病（DM）是一种威胁全人类健康的疾病。自 20 世纪 20 年代胰岛素问世以来，经过近百年的发展，糖尿病急性并发症得到了有效控制。然而，各种慢性并发症仍是治疗上的难题，特别是血管病变依然是糖尿病患者死亡和致残的主要原因。糖尿病属于中医"消渴"的范畴，中医学认为糖尿病血管病变是因消渴日久，气阴两虚，以致气虚血行无力，阴虚脉道失濡而滞涩，终致瘀血阻滞脉道而成。因此，气阴两虚，瘀血阻滞是糖尿病血管病变发生、发展的基本病机，大量临床观察也发现糖尿病并发血管病变以气阴两虚兼血瘀证最常见。近年来，炎症反应与糖尿病及大血管病变之间的关系已经成为国际研究的热点。炎症发病学说的提出，更新了 2 型糖尿病及大血管病变的发病机制，为这些疾病的防治指明了新的方向。学者陈敏等结合炎症学说，探讨了糖尿病大血管病变的中医药防治。

糖尿病血管病变的西医认识

1. 流行病学资料：据世界卫生组织（WHO）估计全球目前有超过 1.5 亿糖尿病患者，到 2025 年这一数字将增加一倍。估计我国现有糖尿病患者约 3000 万，居世界第 2 位。在糖尿病患者群中 1 型糖尿病占 5%～10%，2 型糖尿病占 90%～95%，且 2 型糖尿病是动脉粥样硬化性血管疾病的重要危险因素。心血管疾病是 2 型糖尿病患者的主要致死原因，约占总死亡率的 70%。流行病学调查显示，调整年龄后心血管疾病和脑血管疾病患者的死亡率有降低趋势，但调整年龄后糖尿病患者的死亡率却没有相应降低。导致这种情况的原因尚不清楚，因此，目前迫切需要寻找与 2 型糖尿病和心血管疾病相关的关键生物学启动因素。

UKPD 研究显示，强化血糖控制对 2 型糖尿病患者的死亡率无显著影响，主要是因为强化血糖控制不能有效预防大血管病变。而另外一项针对心血管危险因素的治疗发现，降低低密度脂蛋白胆固醇（LTL-C）特别是应用羟甲基戊二酰辅酶 A（HWG-CoA）抑制剂（他汀类药物）能显著降低糖尿病患者的心脏病、卒中的发生率和死亡率。大量研究证据表明，大血管病变不仅是糖尿病的主要并发症，而且是导致糖尿病患者死亡和致残的主要原因。控制血糖是改善糖尿病患者大血管并发症的重要措施，但是还需干预其他心血管危险因素。

2. 糖尿病大血管病变的炎症发病学说：2 型糖尿病患者可出现动脉内皮功能受损、动脉粥样硬化加速形成、基质增殖和炎症反应等。近年来，炎症反应与糖尿病及大血管病变之间的关系已经成为国际研究的热点。糖尿病及大血管病变的炎症发病学说已经形成，该学说的核心论点是：炎症反应在糖尿病及大血管病变的发生、发展中具有重要作用，糖尿病及大血管病变是炎症性疾病。大血管病变主要是指动脉粥样硬化。近年来心脏病学家也提出：动脉粥样硬化是一种炎症性疾病；糖尿病是一种心血管疾病，也是一种炎症性疾病。这种炎症是一种低度的炎症反应，不是感染性的。循环中炎症介质水平与胰岛素抵抗相关，在有发生 2 型糖尿病风险的人群中炎症介质水平明显升高。炎症因子引起的血管炎症反应在糖尿病尤其是大血管病变的发生发展中有重要作用。大量的临床研究也进一步证实，多种前炎症标志物及炎症因子如白蛋白、C 反应蛋白（CRP）、白细胞介素（IL）、肿瘤坏死因子- α（TNF-α）、黏附分子等参与了糖尿病及其血管并发症的形成，与糖尿病的发展、转归以及预后明显相关。前瞻性研究显示 CRP、白细胞计数和其他急性期炎症标志物可预测糖尿病风险，并独立于其他预测因素。预防糖尿病的一些措施，如减轻体重、适当锻炼，口服二甲双胍以及新近建议的应用他汀类药物、血管紧张素抑制剂等均有抗炎作用。因此，监测炎症介质有助于预测 2 型糖尿病风险，有助于发现新的防治方法。

糖尿病血管病变的中医认识

1. 病因病机古代认识：糖尿病属于中医学"消渴"范畴。中医学认为消渴的发生多由于以下病因：①先天禀赋不足。如《灵枢·五变》云："五脏皆柔弱者，善病消瘅。"②长期过食肥甘厚味、醇酒等损伤脾胃，酿生内热，耗津伤液而发。如《素问·奇病论》云："肥美之所发也，此人必数食甘美而多肥，甘者令人中满，故其气上溢，转为消渴。"③长期不良精神刺激或劳心竭虑等致气郁，郁久化火，火热消灼阴津而发。如《临证指南医案·三消》云："心境愁郁，内火自燃，乃消症大病。"④劳欲过度，肾精亏虚而致虚火内生，则"火因水竭而益烈，水因火烈而益干"，终致肾虚肺燥，发为消渴。本病古代多认为阴虚为本，燥热为标是其主要病机。

2. 病因病机近现代认识：虽然阴虚为本，燥热为标是消渴的主要病机。然燥热可耗气伤津，故病程日久，也可出现气阴两虚。在近年的消渴证型研究中也发现，气阴两虚是临床最常见的证型。2002版《中药新药临床研究指导原则（试行）》将 DM 分为阴虚湿热、湿热困脾、气阴两虚、阴阳两虚、血瘀水停和血瘀脉络 5 型。中国中西医结合学会糖尿病专业委员会制定的中西医结合糖尿病诊疗标准（草案）中将 DM 分为阴虚热盛、气阴两虚及阴阳两虚型。可见，气阴两虚是消渴的主要病机。

近年来 DM 的瘀血病机日益受到重视，认为瘀血是贯穿 DM 病程始终的重要病机。DM 及其并发症者，多表现为舌质紫暗，或有瘀斑，或舌下静脉曲张，或心胸憋闷、刺痛，或肢体疼痛，或眼底出血等均属于中医血瘀证。中医学认为糖尿病血管病变的发生是因消渴日久，气阴两虚，以致气虚行血无力，阴虚脉道失濡而滞涩，终致瘀血阻滞脉道而成。因此，气阴两虚，瘀血阻滞是糖尿病血管病变发生、发展的基本病机。近来不少学者从血液流变学、甲皱微循环、血小板黏附聚集及纤溶系统等方面证明 DM 患者确有瘀血存在，并认为瘀血是形成 DM 血管和神经并发症的重要因素。

综上所述，气阴两虚，瘀血阻滞为消渴的主要病机，因此益气养阴活血为本病的基本治法。

炎症学说的中医释义

王丽英等认为，低度炎症的形成是先天的禀赋特质、现在生活方式和人类自然衰老过程共同作用的结果。其病理机制为虚实夹杂。虚主要责之于气虚；实主要责之于气滞、痰饮和瘀血。气虚或气滞是发生低度炎症的重要条件；痰饮、瘀血是低度炎症的主要病理产物，也是导致低度炎症持续存在、缓慢进展的致病因素；痰瘀互结是低度炎症的基本病理特征。脂肪组织分泌的多种脂肪细胞因子参与炎症过程，是广大学者认可的事实。脂肪内分泌功能异常是导致低度炎症的重要原因，因而肥胖被认为是炎症状态。中医学认为肥胖是人体的气、血、津液等物质的新陈代谢及其相互转化失常的结果，与气化失常、痰饮、瘀血等关系密切。另外，气的推动作用失司，可致血流不畅，成为炎症过程中炎症细胞聚集、黏附、血栓形成以及脂质在血管壁沉积的原因之一。有研究证实行气活血法和益气活血法都可以改善患者血小板功能亢进、血液的浓、黏、凝、聚状态。

糖尿病血管病变治疗现状及中医药治疗介入的需求

目前西医把抗炎治疗和改善 IR 作为防治 DM 及血管炎症的热点，开发了很多药物如阿司匹林、过氧化物酶体增殖物激活受体（PPARγ）激动剂、他汀类降血脂药和胰岛素等。上述药物应用于临床能较好地降低炎症标志物（致炎因子）和改善 IR，控制糖尿病血管及其血管炎症的发生、发展。但是这些药物有明显的毒副作用及禁忌证，且部分药物价格昂贵，不能满足包括我国在内的大部分患者的需求。相比之下，中医药价廉而有效。因此，中医药介入糖尿病血管病变的治疗，能缓解病情、减轻国民经济负担。

另外，2型糖尿病患者早在糖耐量异常时，心血管疾病的危险性已增加。致动脉粥样硬化危险因子与糖尿病脂质代谢紊乱、糖化终末产物的产生、氧化损害、纤溶系统异常、胰岛素抵抗等发病机制密切相关。长期高血糖可造成不可逆的血管壁、内皮细胞损害，这些病变一旦发生，心血管并发症将呈进行性不可逆发展。临床上，许多糖尿病患者由于没有重视糖尿病心血管疾病的防治，没有进行早期有效的防治性干预而导致糖尿病心血管并发症的进一步恶化并最终导致死亡。临床迫切需要能确切防治糖尿病心血管并发症发生发展的方法与药物，这无疑为中医药防治该病的研发提出了迫切的要求。

中医"治未病"的思想早在《素问·四气调神大论》中就有记载："圣人不治已病治未病，不治已乱治未乱，此之谓也。大病已成而后药之，乱已成而后治之，譬犹渴而穿井，斗而铸锥，不亦晚乎！"中医的"治未病"有两个方面的含义：一是强调养生预防疾病的发生；二是得病之后早期诊断和早期治疗，及时控制疾病的发生发展，延缓或避免疾病加重。要控制糖尿病心血管并发症，就必须做到"未病先防、既病防变"，实施有针对性的预防治疗措施，这样才能达到事半功倍的效果，这对开展该病的综合治疗及医疗资源的节约也是非常有利的。

295 从阴虚血瘀论治糖尿病血管炎症损伤的研究

糖尿病是由于胰岛素分泌缺陷或胰岛素作用缺陷而引起的以慢性血糖水平升高为特征的代谢疾病群。我国糖尿病主要以 2 型糖尿病为主，1 型糖尿病及其他类型糖尿病相对较少见。全国性糖尿病流行病学调查发现，糖尿病患病率呈上升趋势，且发病趋于年轻化。阴虚血瘀是糖尿病的重要病机，与糖尿病的发生、发展密切相关。滋阴活血是防治糖尿病血管炎症损伤的有效方法，可通过促保护性因子的释放，抑制炎症因子表达，促进内皮祖细胞归巢、血管新生，从而改善血管炎症损伤。学者徐林诗等对从阴虚血瘀论治糖尿病血管炎症损伤的研究做了梳理归纳。

糖尿病血管炎症损伤的机制

1. 糖尿病与炎症损伤的关系：糖尿病是一种由机体代谢紊乱所引发的慢性炎症性疾病。众多临床研究显示，2 型糖尿病常伴有多种炎症因子浓度的升高，而炎性标志物如肿瘤坏死因子-α（TNF-α）、白细胞介素-6（IL-6）等能够预测 2 型糖尿病的发生，提示糖尿病与炎症反应密切相关。既往研究表明，糖尿病早期即出现血管分泌物质异常及血管内皮损伤，内皮细胞和/或巨噬细胞被激活，在高血糖、氧化应激等因素的作用下，大量炎症因子被释放，从而损伤血管内皮细胞。随着糖尿病病程的进展，长期的高糖环境，通过一系列分子途径刺激机体分泌大量炎症因子，使炎症因子的表达上调，激活炎症反应，导致机体长期处于慢性炎症反应状态，直接或间接地对血管产生损伤。以上研究提示炎症反应参与了糖尿病血管内皮炎症损伤。

2. 炎症损伤与动脉粥样硬化的关系：动脉粥样硬化与持续性的血糖升高、高胰岛素血症、动脉壁内皮细胞损伤等密切相关。陈比特研究证实，多种炎症因子如可溶性细胞间黏附分子-1（sICAM-1）、C 反应蛋白（CRP）、白细胞介素-1β（IL-1β）、IL-6 等均参与糖尿病动脉粥样硬化的一系列病理过程。研究表明炎症因子的表达导致内皮损伤及功能不良，黏附分子表达增加，趋化因子释放，单核细胞募集，白细胞黏附及迁移，氧化型低密度脂蛋白（ox-LDL）被巨噬细胞摄取，巨噬细胞活化，提取大量的 ox-LDL，泡沫细胞形成，巨噬细胞吞噬大量的 ox-LDL，诱导 Toll 样受体 4/Toll 样受体 6 二聚体组装，上调核因子 κB（NF-κB）。活化的单核细胞释放一系列细胞因子，平滑肌细胞迁移和增殖，最终形成动脉粥样硬化。此外，炎症因子还可以通过增加胰岛素抵抗、抑制血管内皮功能，从而引起动脉粥样硬化、斑块形成。

中医病因病机

糖尿病属于中医学"消渴"范畴，多由饮食不节、禀赋不足、情志失调、劳欲过度等因素导致，其病机主要为阴津亏耗、燥热偏盛，以阴虚为本，燥热为标。阴虚津液耗伤，燥热偏盛，灼耗津液，二者互为因果，阴虚愈甚则燥热愈甚，燥热愈甚则阴虚愈甚。血为阴液，且津血同源，津液亏损，血液易有所耗损，不能充盈脉络，故致脉络枯涸。消渴日久，津液耗伤，则血亦耗伤，故致血行不畅，血脉瘀滞。消渴以阴虚为本，久病入络，伤津耗血；阴虚亦可生内热，灼耗津液，使血行不畅，血脉瘀滞。阴虚耗伤津血，阴血缓慢聚集而成血瘀，故致阴虚血瘀，以阴虚为本，血瘀为标。李红阁研究证实，阴虚患者可见红细胞聚集性及全血黏度升高，易致各脏腑、器官微血栓形成，故阴虚与血管循环障碍有一定的相关性。

以滋阴活血为治疗大法

王行宽在临床工作及研究中证实，滋阴类药物如麦冬、天冬、熟地黄等可改善胰岛素抵抗，增强胰岛素敏感性。彭婉、曾玉凡研究证实，麦冬可有效增强免疫力，并增加胰岛素敏感性，其提取物麦冬多糖可长效控制血糖。吕景娣等通过分析单味中药的作用特点，发现部分活血类药物如牡丹皮、丹参、益母草等多是从扩张血管、改善缺血、减轻炎症反应角度达到控制血糖的目的。其中牡丹皮中的丹皮酚对炎症有显著的抑制作用；川芎、红花、桃仁的提取物川芎嗪、红花黄色素以及桃仁提取液均被证实能有效扩张血管，增加血流量，改善微循环，减轻缺血情况。滋阴活血法防治糖尿病已被证实是切实可行的。

对于糖尿病导致血管炎症损伤，单纯西药治疗效果较不理想，西药联合中药治疗是目前的研究热点。马强通过测定空腹血糖、餐后 2 小时血糖、糖化血红蛋白等指标，发现桃红四物汤可有效降低阴虚血瘀型糖尿病患者的血糖水平，提示滋阴活血法对阴虚血瘀型糖尿病疗效确切。肖明珠、詹晓旭等研究进一步证实，滋阴活血法对阴虚血瘀型糖尿病患者有显著疗效，不仅能改善临床证候，对血糖的调控也有较好的作用。王志敏等研究发现，在糖尿病常规治疗的基础上予活血益气滋阴方，可有效降低核苷酸结合寡聚化结构域样受体蛋白 3（NLRP 3）炎性小体及下游炎症因子的表达水平，达到控制炎症反应的目的。戴鹏研究发现，通过影响血管炎症因子水平可有效降低动脉血管炎症反应，起到改善血管损伤的目的。符宇、王文平等也证实了阴虚血瘀是老年 2 型糖尿病的主要病机，符合糖尿病血管损伤的病理改变，滋阴活血法在临床上有较好的疗效。

基于血管新生探讨滋阴活血法改善糖尿病炎症损伤

目前关于炎症与糖尿病的关系已较为明确，已有较多相关研究证实通过抑制炎症因子的表达，可减轻炎症反应。为寻求其他能够减轻炎症反应、控制血糖的方法，Ghadge SK 等基于促血管新生以减轻炎症反应进行研究，结果提示糖尿病血管炎症反应可导致局部组织缺血、缺氧，缺血组织可促进内皮型一氧化氮合酶（eNOS）磷酸化，从而加快内皮干细胞回到缺血组织，机体自身通过上调保护性因子以抑制炎症因子的表达，证实促血管新生可减轻机体炎症反应，达到改善血管损伤、控制血糖的目的。

血管内皮生长因子（VEGF）为一种常见的血管保护因子，与其抗体被认为是最重要的调控血管发育的信号。VEGF 是刺激血管新生的主要因子之一，其为低氧诱导因子（HIF）最主要的靶基因。郭庆敏等通过回顾性研究发现，在由于缺氧导致糖尿病眼底病变的患者中，若缺氧情况持续存在，HIF-2α 会持续表达，诱导血管新生，同时可激活并上调 VEGF 的表达。VEGF 可促进血管内皮细胞等的生成和表达；还可通过正反馈调节 VEGF 等因子的合成和分泌，从而促进血管生成，营养神经，改善血管炎症损伤。陈瑞雪等研究发现，滋阴活血类方剂可改善糖尿病导致的 VEGF 表达下调，使其趋于正常。基质细胞衍生因子 1（SDF-1）为新发现的血管保护因子，与其趋化因子受体 4（CXCR4）结合可形成 SDF-1/CXCR4 轴，促进胚胎发育、介导炎症与免疫反应、参与体循环造血及血管的新生等。通过调节 SDF-1/CXCR4 轴，可改善糖尿病引起的血管损伤。樊兆廷、刘雪莲等研究表明，SDF-1 可抑制炎症反应，同时通过改善局部组织缺血、缺氧，对血管产生保护作用。用 ox-LDL 诱导形成的血管平滑肌细胞（VSMCs）的动脉粥样硬化模型进行实验，分别给予 SDF-1 及 CXCR 4 的抑制剂，结果发现两组蛋白激酶 C 和 NF-κB 信号表达水平均明显降低，且细胞凋亡减少，提示 SDF-1 可通过促进 ox-LDL 诱导的平滑肌细胞的增殖，起到改善血管炎症损伤的作用。此外，SDF-1/CXCR 4 轴不仅能减少骨髓干细胞凋亡，上调 SDF-1 的表达，还可直接刺激 VEGF，VEGF 作用于表达在血管内皮细胞表面的 CXCR4 受体，并增强其表达，上调 SDF-1 的表达，从而抑制炎症因子，诱导新生血管形成。张涵君等研究发现益气养阴活血方可上调糖尿病脑梗死患者血浆 SDF-1 表达，影响血液流变，起到改善脑血管的作用。

　　消渴久病阴虚，阴虚生内热，灼耗阴液，血脉瘀滞，而致阴虚血瘀，其治法为滋养阴液，活血通络，使血脉通畅；SDF-1、VEGF 等血管保护性因子通过促血管新生，可抑制炎症因子表达，改善血流，二者作用机制上具有相似性。现代研究发现滋阴药物对防治糖尿病有显著作用，许多滋阴类药物可增强机体免疫力，从而促进机体自身修复。活血类药物多可以有效改善血流动力学，促内皮祖细胞归巢，诱导血管新生，从而达到减轻炎症损伤的目的。故滋阴活血为糖尿病血管炎症损伤的重要治法。

　　动脉粥样硬化是糖尿病血管炎症损伤的始动环节，其生理病理基础为血糖升高引起的炎症反应以及多种炎症因子的释放。阴虚、血瘀贯穿于糖尿病病程的始终，也是糖尿病血管炎症损伤的重要病机。故滋阴活血法是防治糖尿病血管炎症损伤的基本大法，适用于糖尿病治疗的全过程。

296 糖尿病血管并发症低度炎症机制的中医研究

低度炎症（LGI）是指非特异性、慢性、持续、低度的炎症，表现为一些非特异性炎症标志物，如 C 反应蛋白（CRP）、选择素 E（sE）、肿瘤坏死因子-α（TNF-α）、白细胞介素-1（IL-1）、IL-6、血管内皮生长因子（VEGF）等浓度的升高。系统性低度炎症（SLGI）又称 LGI 对血管性并发症、非感染性持续炎症表现的病理参与过程，是目前代谢性疾病的发病机制、损伤特征及预后研究的热点之一。随着非特异性炎症因子表达异常及乙酰胆碱酯酶等 LGI 标志性大分子临床论证研究的不断进展，糖尿病（DM）血管并发症的 LGI 机制研究向宏观和微观方向的研究均有了长足的进步，并在中医药研究的发展过程中起到了检验疗效、提高量化指标准确性的作用。DM 血管并发症分为大血管并发症和微血管并发症。其中，大血管并发症包括冠状动脉疾病、脑血管疾病和周围血管疾病；微血管并发症包括肾脏疾病和眼底疾病。大量研究表明，DM 及其血管并发症同属 LGI 疾病，LGI 在 DM 血管并发症的发生、进展过程中起着重要作用。DM 属于中医学"消渴""脾瘅""消瘅"范畴。DM 血管并发症在中医并无对应病名，依照中医病因病机分析，可归属于"水肿""关格""肾劳""脉痹""脱骨疽"等范畴，中医治疗 DM 血管并发症已有长久的历史及丰富的经验。近年来，中医在 DM 血管并发症的 LGI 机制方面进行了大量的基础实验及临床研究，为中医药进一步防治 DM 血管并发症奠定了基础。学者朱玲等对糖尿病血管并发症低度炎症机制的中医研究做了梳理归纳。

基础研究

1. 低度炎症与中医辨证分型：根据中医证候积分分级标准，DM 下肢血管病变气阴两虚兼血瘀证患者均合并有不同程度的其他脏器的大血管或微血管病变，且中医证候积分高者较低者合并 DM 其他血管并发症发病率明显增高。王文锐等将符合纳入病例标准的 64 例 DM 下肢血管病变患者分为轻、中、重 3 组，另选 10 例健康志愿者为对照组，观察各组定量 CRP、sE 的变化情况，并分析其与证候积分的相关性。结果轻、中、重证候积分各组累计合并 DM 血管并发症的发病率为渐次递增，且积分高者较低者合并 DM 血管并发症的发病率明显增高。轻、中、重 3 组分别与正常对照组比较 CRP、sE 明显升高（$P<0.05$），sE 与证候积分呈正相关（$P<0.01\sim0.05$），而 CRP 与证候积分无明显相关性（$P>0.05$）。

常柏等将 32 例截肢的糖尿病足（DF）患者按中医辨证分为气血两虚瘀阻、脉络瘀热、脉络热毒和气阴两虚瘀阻 4 型，观察各型 Ki67 的表达。结果显示，Ki67 的阳性表达与 DF 动脉硬化闭塞程度呈负相关，与血管炎症病变程度呈正相关。说明炎症在 DM 大血管病变过程中起了重要作用。该研究表明 DF 血管病变主要体现在中动脉的病理学变化，其中脉络热毒、气阴两虚瘀阻两型以动脉周围及全层的炎症性改变为主；脉络瘀热、气血两虚瘀阻证以中膜钙化、平滑肌细胞萎缩、变性、坏死及胶原纤维增多及内膜粥样斑块形成为主，炎症表现不明显；而 Ki67 的阳性指数与血管炎症病变程度呈正相关则说明炎症在 DM 大血管病变过程中起了重要作用，特别是脉络热毒证型对临床具有重要的指导意义。

耿文佳等通过将 64 例糖尿病肾病患者分为阴虚燥热、气阴两虚、脾肾气虚（阳）、阴阳两虚 4 种本证组和兼湿证、瘀证、痰瘀证 3 种标证组，与健康志愿者对照组进行比较。随着证型由阴虚燥热向脾肾气（阳）虚、气阴两虚、阴阳两虚的演变，患者血清 CRP 水平逐渐升高，糖尿病肾病患者 CRP 水平明显升高（$P<0.05$），且 CRP 正常的糖尿病肾病患者，其中本证证型以气阴两虚为主；CRP 升高的糖尿

病肾病患者以阴阳两虚为主，其阳虚比例明显增加，阳虚则寒，机体在阳虚状态下呈现沉静的状态，也说明糖尿病肾病是 LGI 而非急性炎症反应。由此认为 CRP 水平在一定程度上为中医辨证分型提供了客观依据。

实验研究

王旭等观察糖足洗液对链脲佐菌素诱导的 DM 小鼠皮肤溃疡的疗效及炎症因子 CRP、IL-6、TNF-α 的影响。胰岛素治疗联合糖足洗液干预下，DM 小鼠溃疡愈合时间早于模型对照组，差异有统计学意义（$P<0.01$），同时 CRP、IL-6、TNF-α 均低于模型对照组，差异均有统计学意义（$P<0.01$）。在胰岛素有效控制血糖的前提下，应用糖足洗液能够缩短溃疡愈合时间、促进肉芽组织生长、促进创面愈合，其机制与降低炎症细胞因子水平有关。

糖尿病肾病患者通常具有的虚、瘀、痰、毒病理特点，为痰瘀积聚肾络，络气阻遏，络脉瘀滞，蕴邪成毒，毒损肾络所致，与炎症发病学说之间具有一定的相关性。朴春丽等在此理论基础上观察了以解毒通络、化痰祛瘀法立方的保肾胶囊对糖尿病肾脏疾病大鼠肾脏病变的保护作用，糖尿病肾病大鼠第 12 周反映血糖、尿素氮、血肌酐、尿白蛋白排泄率（UAER）、血脂、血管紧张素 II（AngII）、单核细胞趋化蛋白-1（MCP-1）mRNA、肾内纤维连接蛋白（FN）和 IV 型胶原（Col IV）蛋白、细胞增殖核抗原（PCNA）蛋白、NF-κB p65 蛋白、MCP-1 蛋白等表达水平。显示解毒通络保肾胶囊能够明显降低血糖水平（$P<0.01$），且 UAER 明显减少（$P<0.05$），尿素氮和血肌酐水平下降，肾脏肥大指标改善（$P<0.01$）。由于 AngII、NF-κB 和 MCP-1 在糖尿病肾脏疾病的发生、发展中起着极其重要的作用，因此认为解毒通络保肾胶囊是通过减少肾组织中 AngII 含量，下调糖尿病肾病大鼠 NF-κB，减少 MCP-1 表达，从而抑制肾内炎症反应。

有报道观察补脾益气升阳方对糖尿病肾病大鼠肾组织 MCP-1 mRNA 表达的影响，通过灌服大鼠 8 周后检测大鼠体重、肾质量、尿量、血糖、血肌酐、尿微量白蛋白（U-MA）、CRP 含量以及 MCP-1 mRNA 表达，一定剂量下 U-MA 可明显降低（$P<0.01$）；尿 CRP、MCP-1 mRNA 均有降低（$P<0.05$）；肾组织 MCP-1 mRNA 表达有显著降低（$P<0.05$），提示临床对糖尿病肾病蛋白尿可能有较好的降低作用。

有研究显示，以健脾益气升阳法拟制的参芪消肾汤可降低大鼠空腹血糖（FBG）、UAER、血清 CRP，减弱肾组织 MCP-1 mRNA 的表达水平。通过其抗炎症反应机制降低了 DM 大鼠 U-MA 排泄量，降低蛋白尿，改善炎症细胞对肾组织的损伤，延缓 DM 进展。

研究表明，解毒通络保肾法具有抑制体内、体外非酶糖基化中间产物 5-羟甲基糠醛（5-HMF）和糖基化终产物（AGEs），降低肾素-血管紧张素系统（RAS）活性，干预 AngII、转化生长因子-β（TGF-β）过度形成，促进细胞外基质（ECM）降解，保护肾功能的作用。

马小芬等研究了人参皂苷 Rg1 对糖尿病肾病大鼠肾脏有保护作用，结果显示，给予人参皂苷 Rg1 治疗的糖尿病肾病大鼠肾脏病理改变明显减轻，血肌酐、24 小时尿蛋白、血 CRP、TNF-α、内皮素-1（ET-1）、TGF-β1 较模型组明显降低（$P<0.05$）。研究表明，人参皂苷 Rg1 能显著减少 TGF-β1 和炎症反应因子水平，改善肾脏的病理损伤，其机制可能与人参皂苷 Rg1 降低尿蛋白、对抗炎症反应、抑制 TGF-β1 的表达有关。

在对高活性人工冬虫夏草菌粉对糖尿病肾病大鼠肾脏 MCP-13、MCP-1 等细胞因子表达的影响研究中，糖尿病组大鼠肾脏 MCP-1 的 mRNA 表达均明显升高，是糖尿病肾病炎症相关的直接证据。治疗组大鼠肾脏 MCP-1 的 mRNA 表达均有不同程度下调，并且减少单核吞噬细胞系统聚集、降低 ECM 沉积、抑制肾脏肥大、降低尿蛋白，防止 DM 的发生发展。表明高活性人工冬虫夏草菌粉对糖尿病肾病的保护作用与其调节免疫功能、非特异性抑制炎症相关的细胞因子在肾脏的表达、减少单核吞噬细胞系统聚集，减轻糖尿病肾病的炎症反应有关。

临床研究

1. 专方治疗：闵存云等在西药常规治疗基础上，联合补肾通络方，治疗 2 个月后，糖尿病肾病患者的 U-MA、转铁蛋白、α1 微球蛋白（MG）、β2-MG、CRP、TNF-α 等指标均有明显下降（$P < 0.01$）。说明补肾通络方可减轻 LGI 水平，对糖尿病肾病有一定的防治作用。杨爱成等观察了肾康丸对早期糖尿病肾病患者胰岛素敏感性及炎症因子影响。肾康丸在有效控制血糖基础上治疗 8 周后，总胆固醇（TC）、甘油三酯（TG）、低密度脂蛋白胆固醇（LDL-C）均明显下降（$P < 0.01$），高密度脂蛋白胆固醇（HDL-C）明显升高（$P < 0.05$）。尿 α1-MG 及血 CRP、IL-6、TNF-α 均显著下降（$P < 0.01$）。提示肾康丸可改善 DM 患者胰岛素敏感指数（ISI），降低其尿 α1-MG 及血炎症因子水平，具有不依赖于降糖、降脂的肾脏保护作用，临床治疗作用明显。

王文锐等将 59 例 DM 下肢血管病变病例随机法分为 2 组，观察糖敏康颗粒对 2 型 DM 下肢血管病变患者炎症因子 CRP、sE 的影响。对照组常规予降糖及对症治疗，治疗组加服糖敏康颗粒益气养阴治疗，结果治疗组可有效降低 DM 下肢血管病变患者炎症标记物 CRP、sE 水平（$P < 0.05$），起到了抗炎症的作用。并推测其主要作用机制为通过改善 β 细胞功能，促进进餐后葡萄糖诱导的胰岛素分泌峰值前移，降低餐后 2 小时血糖（2hBG）水平，减低胰岛素抵抗（IR）。

有报道，应用参芪复方治疗 LGI 表现的 DM 及其慢性并发症，患者症状、体征有明显改善，其中咽干口燥、倦怠乏力及便秘改善尤为明显。患者 FBG、TG、CRP、TNF-α 水平均较治疗前明显降低（$P < 0.05$），提示对 2 型 DM 血管炎症患者症状好转与中医证候改善、与参芪复方降低炎症因子 CRP、TNF-α 的作用有关，阻断炎症造成的 IR 和胰岛 β 细胞损伤，从而降低 TG 水平，多途径、多环节来逆转机体的病理状态，发挥对 2 型 DM 血管炎症的治疗作用。

殷丽平等观察了益气养阴、活血化瘀法对 2 型 DM 血管炎症患者 CRP、TNF-α 影响，结果患者 CRP、TNF-α 值显著降低（$P < 0.05$），血脂、血糖及体质量指数等也有一定程度的改善。

2. 中成药：2 型 DM 下肢血管病变患者炎症因子 CRP、TNF-α、IL-6 明显高于未合并下肢血管病变者，结合其 LGI 表现，李芳平等研究发现丹参可显著降低 CRP、TNF-α、IL-6 水平，其对比了 DM 合并下肢血管病变者与未合并下肢血管病变者的 CRP、TNF-α、IL-6 含量，结果 DM 合并下肢血管病变组明显升高，说明 DM 下肢血管病变过程中炎症机制起重要作用。

有研究以通心络胶囊治疗原发性高血压合并糖尿病肾病患者，并观察血小板活化和血管炎症因子以及内皮功能的影响，结果糖尿病肾病患者血清 CRP 和血浆 FIB-C、CD62P 及 GPⅡb/Ⅲa 较正常对照组明显增高（$P < 0.01$）；治疗 8 周后迪心络组和常规组收缩压和舒张压均降低（$P < 0.05$），CRP、FIB-C、CD62P、GPⅡb/Ⅲa 以及 ET-1 均有显著下降（$P < 0.01$），而且通心络组较常规组降低更明显（$P < 0.05$），NO 升高更明显（$P < 0.05$）。说明通心络胶囊可以抑制糖尿病肾病患者血小板激活和血管炎症反应，改善血管内皮功能，对糖尿病肾病合并血栓性疾病的并发症具有一定作用。

有报道观察 DM 合并大血管并发症患者应用金芪降糖片治疗前后的血糖、血脂、ET-1、细胞间黏附因子（ICAM-1）、TNF-α、P 选择素指标变化，结果 FPG、2hBG、糖化血红蛋白（HbA1c）治疗后均有明显的下降，由于 HbA1c 是反映患者 3 个月的血糖平均水平的指标，是监测一段时间内治疗效果的重要指标，其准确性优于 FPG、2hBG，而这恰恰显示了中药复方的优势，中药组的 HbA1c 下降幅度明显大于对照组，说明中药金芪降糖片有显著的降糖作用。说明调补脾肾不仅能从根本上解决脾虚湿热、肾阴暗耗的 DM 基本病理改变，且从 LGI 角度出发，对炎症因子控制及临床症状改善，具有显著意义。

中医学认为，DM 血管病变的发生是因消渴日久，耗伤气血精液，进而血瘀、痰凝、湿阻、浊毒内生，胶着痼结，本虚标实是 DM 血管病变发生、发展的基本病机。在典型 LGI 临床表现为主的 DM 血管性并发症中医辨证中，其主要的证型表现形式为气阴两虚兼瘀证、脉络热毒证及发病晚期的阴阳两虚证。上述研究表明，在相关炎症因子高水平表达前提下，中医辨治的出发点集中在清热解毒、敛疮生肌、活血化瘀、益气养阴、解毒通络、化痰祛瘀、补脾益气、升阳举陷等，以上诸法均可改善糖尿病血管性并发症患者的血清炎性因子水平，说明中医药对低度炎症的改善是多靶点的，对于中药在抗炎方面的作用靶点及作用途径，需更深入研究。由于 DM 的发病率高，并发症损害大，治疗药物应用时间长，因此，中医药成为主要干预措施和减轻、解除并发症的重点。

297　中西医调控炎症因子治疗代谢综合征

　　代谢综合征（MS）是由中心性肥胖、高血糖、高血压和血脂异常构成的一种代谢紊乱集合体，可显著增加心脑血管事件、2型糖尿病和癌症的发生率。目前普遍认为胰岛素抵抗（IR）是参与其发病的重要病理生理基础。胰岛素抵抗是指机体对一定浓度胰岛素的生物学效用低于正常水平的现象，即胰岛素敏感组织或靶组织包括肝脏、肌肉、脂肪等中胰岛素作用降低或丧失的一种病理生理状态。

　　胰岛素抵抗与MS的发生发展密切相关，同时也是糖尿病或心脑血管事件发生的独立风险因素。因此，改善胰岛素抵抗已成为目前临床治疗或控制代谢综合征的主要途径。胰岛素抵抗的机制复杂，至今尚未完全阐明，可由多种因素引起。近年来炎症病因学理论受到广泛关注，炎症因子与胰岛素抵抗之间的关系尤其成为近年研究的热点，大多数专家学者认为胰岛素抵抗是一个慢性亚临床炎症过程。相关研究表明，许多炎症因子，如肿瘤坏死因子-α（TNF-α）、白细胞介素-6（IL-6）等，均可启动炎症细胞因子信号转导，从而引发细胞内炎症反应，最终导致胰岛素敏感细胞内胰岛素信号传导受阻，引发胰岛素抵抗。

　　中医既往对MS无系统论述，也无MS直接对应的中医病名，但根据其临床证候，可归属于中医学"肥满""湿阻""消渴""眩晕"等范畴。MS中医病因病机复杂，总结起来主要为素体肥胖，嗜食肥甘厚味，或情志不畅，损伤肺、脾、肾之气，酿生痰湿痰浊，使人体气化运行受阻，久而郁热伤阴、化瘀阻络，导致以痰浊、血瘀、郁热、毒邪为标，脾虚、气虚、阴虚为本的顽症。正如《黄帝内经》云："肥者令人内热，甘者令人中满。"

　　西医针对MS不同组分予以控制血压、调节血脂紊乱、控制血糖等对症治疗和/或增加胰岛素敏感性治疗，在患者临床症状改善上有所欠缺，缺乏对患者整体性和从根本病因上对患者的治疗，且抗高血压药、降血脂药、降血糖药均有一定不良反应，临床上MS患者往往临床症状多、合并症多，并发症多，常合并有心脑血管疾病，然而Meta分析显示胰岛素增敏剂代表药物吡格列酮、罗格列酮由于可显著增加患者心衰及男性膀胱癌风险，而在临床应用中受到很大限制。中医学以整体观念为指导，针对患者不同体质不同证候及疾病特点辨证论治，又可发挥中医学未病先治、既病防变的优势，对于MS此类集多症候群为一体的合并症和并发症较多的慢性疾病治疗中有显著优势，且在此类过程性疾病中，发挥了其多靶点、多途径的有效性及相对于西药来说较高的安全性。学者刘丞豪等就中西医调控炎症因子治疗MS的临床研究做了梳理归纳。

西医治疗 MS 的临床研究

　　施中平将52例MS患者随机分为对照组和治疗组。对照组维持原降压降糖方案不变，治疗组在此基础上给予阿托伐他汀20 mg口服，每日1次，共4周。4周后，两组炎症因子血清超敏C反应蛋白（hs-CRP）、TNF-α、IL-6水平均明显降低（$P<0.01$），与对照组比较，治疗组炎症因子下降水平有统计学差异（$P<0.05$）。提示阿托伐他汀可降低代谢综合征患者体内部分炎症因子水平。

　　肖斌等选取合并MS的2型糖尿病患者90例，随机等分为观察组和对照组各45例。对照组维持原西药治疗方案不变，观察组在对照组的基础上加用胰岛素增敏剂吡格列酮每次30 mg，每日1次进行治疗。治疗3个月后，观察组炎症因子IL-6、TNF-α、PAI-1、hs-CRP水平与治疗前比较明显下降（$P<0.05$），且显著低于对照组治疗后（$P<0.05$）。观察组治疗后糖脂代谢水平及胰岛素抵抗指数

（HOMA-IR）均较治疗前明显下降（$P<0.05$），且显著低于对照组治疗后（$P<0.05$）。提示吡格列酮可通过调节炎性因子改善胰岛素抵抗。

于晓等将 86 例 MS 患者分为替米沙坦组（40 mg/d）和硝苯地平组（30 mg/d），连续治疗观察 6 个月，治疗后 2 组的血压均明显降低（$P<0.05$），但组间比较差异未见统计学意义（$P>0.05$）；替米沙坦组 hs-CRP、TNF-α、IL-6、UA、UAER 较治疗前明显降低（$P<0.05$），而硝苯地平组与治疗前比较无明显变化（$P>0.05$）。提示替米沙坦除有良好的降压疗效外，还能抑制 MS 患者的炎症反应。

严小宏等按照随机数表法将 2 型糖尿病合并 MS 患者 60 例，分为对照组、观察组各 30 例。对照组患者接受单独二甲双胍（每次 0.5 g，1 日 3 次，口服）治疗，观察组患者接受 DPP-4 抑制剂联合二甲双胍治疗（加用西格列汀 100 mg/次，1 次/d），连续治疗 12 周，治疗后，观察组患者糖代谢指标 FPG、FPI、HOMA-IR 及脂质代谢指标 TG、TC 的含量低于对照组患者，HDL-C 的含量高于对照组患者；血清中炎症因子 IL-6、CRP、TNF-α 的含量低于对照组患者（$P<0.05$）。提示 2 型糖尿病合并 MS 患者接受 DPP-4 抑制剂联合二甲双胍治疗，能够更为有效地控制机体糖脂代谢进程，并抑制微炎症状态，改善胰岛素抵抗。

西医治疗 MS 目前基本还是停留在对于 MS 各组分的治疗上，以控制血压、控制血糖、调节血脂为主，尚无突破性的进展，治疗药物上也停留在降糖药、降脂药和降压药中，虽对于 MS 有一定疗效，但缺乏对患者临床症状的改善、病程进展的延缓以及根本上的病因学治疗，因此中医或者中西医结合治疗 MS 或许会成为主流。

中医药治疗 MS 的临床研究

1. 辨证论治： 中医学认为，MS 病因离不开个体先天禀赋的因素，与个体后天的生活方式也密不可分，病位涉及肺、脾、肝、肾，属本虚标实，脾虚、气虚、阴虚为本，郁热、痰浊、血瘀、毒邪为标贯彻始终。

全小林等将 MS 分为郁、热、虚、损 4 个阶段，根据因郁而热，热耗而虚，对由虚及损的不同阶段辨证论治。MS 的早期即郁热阶段，郁证阶段治以六郁汤加减开郁泄热；热证阶段又分为肝胃郁热型和痰热互结型，分别以大柴胡汤加减和加味三黄汤（生大黄、黄芩、黄连、水蛭、赤芍）加减治疗。中期虚实相兼，既有脏腑气血功能不足的本虚，更有痰浊、瘀血的标实，治疗当标本兼顾；虚证阶段分为气阴两虚型、肝肾不足型及阴阳两虚型，分别治以参芪地黄汤加减益气养阴，杞菊地黄丸加减培补肝肾及地黄饮子加减阴阳双补。后期诸虚渐重，脉损络瘀益显，故在补虚的基础上必须强调活血化瘀通络，因此损的阶段在前一阶段治疗基础上加用抵当丸等活血通络药物。

肖月星将 MS 分为早、中、晚期，对应病理特点，辨证为肝郁脾虚型、痰浊中阻型和痰瘀阻络型，分别治以解郁健脾汤（黄芪、山药、香附、郁金、川芎、生蒲黄、苍术、泽泻、黄连、决明子、生山楂、生麦芽）健脾解郁、清热化湿，温胆汤、连朴饮健脾祛痰、清气化湿，生脉饮、桃红四物汤合二陈汤或平胃散益气养阴、化痰逐瘀通络。

王琦等将 MS 辨证为 4 型：肝郁脾虚型选用柴胡疏肝散、逍遥丸等培土扶正疏肝理脾；瘀血内阻型方用桃红四物汤、丹参饮活血通脉、化瘀散结；痰湿内蕴型治用苍附导痰汤健脾化痰利湿；气阴两虚型以参芪地黄汤益气养阴。

刘志龙等按中医辨证将 MS 分为 6 个证型治疗：肝胃郁热型，治宜清热解郁，方选大柴胡汤加减；痰湿困阻型，治宜燥湿化痰、健脾理气，方选香砂六君子汤加减；肝肾阴虚型，治宜滋补肝肾、养阴填精，方选左归丸加减；气阴两虚型，治宜益气养阴，方选参芪地黄汤加减；阴阳两虚型，治宜滋阴温阳、补肾固摄，方选二仙汤合肾气丸加减；瘀血阻络型，治宜活血化瘀通络，方选血府逐瘀汤加减。

2. 中成药治疗： 任昶等认为 MS 早期病机以邪实为主，邪实主要是痰湿瘀血互结。荷丹片按照"化痰降浊，活血化瘀"的治疗原则，发挥其在改善胰岛素抵抗、调节血脂、抑制慢性炎症方面的协同作用。其将 98 例非糖尿病 MS 患者分为 2 组，分别给予荷丹片每次 2 片，每日 3 次和罗格列酮，每次 4 mg，每日 1 次，治疗 12 周，观察 2 组治疗后腰围（WC）、BMI、FPG、FINS、HOMA-IR、TG、TC、HDL-C、LDL-C、CRP、TNF-α、纤维蛋白原（FIB）的变化。2 组治疗后 FINS、HOMA-IR、CRP、FIB 水平均降低，且组间比较无显著性差异；荷丹片组治疗后 WC、BMI、TC、TG 明显下降，HDL-C 明显升高，且较罗格列酮组更显著。

刘德恒等认为 MS 病因病机乃先天禀赋不足，加上多食少动导致后天脏腑受损，气化障碍，邪热、湿浊和瘀血乘虚留驻，使精微不得化生和正常布输而发病。血脂清颗粒具有祛瘀化痰、益气通脉、化积调脂之功，可安全有效地降低 MS 患者体内炎性细胞因子水平，改善胰岛素抵抗，与阿托伐他汀钙片联合使用疗效更显著。其将 90 例患者分为 3 组（A 组：阿托伐他汀钙片组；B 组：血脂清组；C 组：阿托伐他汀钙片加血脂清组），每组各 30 例。A 组：阿托伐他汀钙片 10 mg/次，qn；B 组：血脂清颗粒 1 包/次，每日 3 次；C 组：阿托伐他汀钙片 10 mg/次，qn，加血脂清颗粒 1 包/次，每日 3 次。疗程 8 周，观察患者治疗前后血清 hs-CRP、TNF-α、HOMA-IR 水平及血脂水平变化。治疗后 3 组 HOMA-IR 下降幅度与治疗前相比差异均有显著统计学意义（均 $P<0.01$）；C 组和 A 组治疗后血清 TNF-α 明显下降，差异均有显著统计学意义（均 $P<0.01$）；治疗后 HOMA-IR 比较，A 组与 B、C 组差异均有统计学意义（$P=0.004$、0.000、0.002）；TNF-α 比较，A 组与 B 组、A 组与 C 组比较差异均有统计学意义（$P=0.000$、0.000）；C 组与 B 组比较差异无统计学意义（$P=0.626$）。

3. 中药专方治疗：赵俊坡认为 MS 病因多为饮食不节，过食肥甘，多卧少动，伤及脾胃，加之先天禀赋不足，脾虚不运，水湿内停，而聚湿成痰，痰湿久居体内，阻于血脉，痰凝瘀阻而致病。为本虚标实之证，予健脾利湿方治疗。其将 82 例 MS 患者随机分为 2 组，对照组 35 例予常规西医治疗（氟伐他汀钠胶囊，每次 40 mg，每日 1 次睡前口服），治疗组 44 例在对照组治疗基础上加用健脾利湿方（黄芪 25 g、白术 20 g、泽泻 15 g、茯苓 15 g、丹参 12 g、大黄 6 g、荷叶 15 g、甘草 6 g，每日 1 剂，分早晚 2 次服）治疗。2 组均 2 个月为 1 个疗程，1 个疗程后统计临床疗效，2 组治疗后 TC、TG、LDL-C、收缩压、舒张压、BMI 及腰围较治疗前均降低，HDL C 升高，差异有统计学意义（$P<0.05$）。2 组治疗后 hs-CRP、TNF-α、IL-6 及 IL-18 均降低，差异有统计学意义（$P<0.05$）；且治疗组治疗后均低于对照组，差异有统计学意义（$P<0.05$）。2 组治疗后 SOD、GSH 水平均升高，MDA 降低，差异有统计学意义（$P<0.05$）；且治疗组治疗后 SOD、GSH 高于对照组，MDA 低于对照组，差异有统计学意义（$P<0.05$）。结果治疗组总有效率 92.68%，对照组总有效率 77.14%，2 组比较差异有统计学意义（$P<0.05$），治疗组疗效优于对照组。

周晖等认为 MS 早期以邪实为主，包括气郁血瘀、湿浊热结等，随着病程的延长，由实致虚，而呈现出虚实错杂之证。糖脂平具有化湿降浊，活血通络的功效。方中丹参、鬼箭羽活血化瘀，泽泻化湿降浊，恢复一身气机运化。其将 70 例 MS 患者分为治疗组 35 例、对照组 35 例，治疗组在原治疗的基础上给予中药糖脂平汤药（主要由泽泻、丹参、鬼箭羽等组成）口服，对照组在原治疗的基础上给予罗格列酮（每次 4 mg，1 日 1 次）口服。疗程 12 周，观察 2 组治疗前后胰岛素作用指数（IAI）、HOMA-IR、hs-CRP 和 TNF-α 的变化情况。结果完成临床试验的 65 例中，治疗组 33 例，对照组 32 例。治疗后 2 组的 IAI 水平均升高，与本组治疗前比较，差异均有统计学意义（$P<001$）；组间比较差异无统计学意义（$P>0.05$）。治疗后 2 组的 HOMA-IR 水平均下降，与本组治疗前比较，差异均有统计学意义（$P<0.01$）；组间比较差异无统计学意义（$P>0.05$）。治疗前 2 组 hs-CRP 均有轻度升高，治疗后 2 组的 hs-CRP 均较本组治疗前明显降低（$P<0.01$）；治疗前后组间比较差异均无统计学意义（$P>0.05$）。治疗后 2 组的 TNF-α 水平均明显降低，与本组治疗前比较，差异均有统计学意义（$P<0.01$）；治疗后组间比较差异无统计学差异（$P>0.05$）。

刘兴郡认为 MS 以血瘀痰湿为标，以脾虚为本，三黄丹参饮具有利湿化痰、活血行气，兼以扶助正气的功效，可降低 MS 患者降低炎症反应及内皮损伤。其将 61 例痰湿瘀滞型 MS 的患者随机分为中药组（三黄丹参饮组）31 例及对照组（维持原西药治疗方案）30 例。治疗 12 周后，观察并比较治疗前后

2 组炎症因子：hs-CRP、TNF-α、IL-6，氧化应激因子：丙二醇（MAD）、超氧化物歧化酶（SOD）以及内皮损伤因子：血管性血友病因子（vWF）、内皮素-1（ET-1）水平的变化。治疗后，2 组组内比较 TNF-α、IL-6 水平下降（$P<0.05$），组间差异有统计学意义（$P<0.05$）。治疗后，中药组 hs-CRP、MDA、vWF、ET-1 水平下降（$P<0.05$），与对照组比较差异无统计学意义；其中 hs-CRP、MDA、ET-1 组间差异有统计学意义（$P<0.05$），vWF 组间差异无统计学意义（$P>0.05$）。治疗后，2 组组内比较 SOD 水平均升高（$P<0.05$），组间差异有统计学意义（$P<0.05$）。

MS 是以胰岛素抵抗为中心的一组代谢紊乱集合体，胰岛素抵抗是 MS 的重要病理基础。近年来炎症病因理论受到广泛关注，认为胰岛素抵抗是固有免疫反应及慢性亚临床炎症的过程。有研究表明，炎症因子是将 MS 和胰岛素抵抗联系起来的纽带，且随着 MS 组分的增多，胰岛素抵抗程度亦随之加重。因此，改善 MS 患者炎症状态，提高胰岛素的敏感性对 MS 患者尤为重要。目前胰岛素增敏剂的代表药物罗格列酮和吡格列酮，因有增加患者心血管疾病（包括心肌梗死、脑卒中、心力衰竭死亡等）风险及男性膀胱癌风险，使其临床使用受到严格限制。

由于 MS 具有发病多因素性和临床表现复杂性等特点，中医学的辨证论治和个体化治疗有显著优势，且具有整体性、多靶点、多途径、安全性高的特点。随着 MS 发病率的不断上升，中医药在治疗 MS 方面发挥着越来越重要的作用，其在改善患者临床症状和缓解病情方面具有一定疗效，可调整人体糖脂代谢失衡，延缓停药后病情复发及进展；在改善生存质量方面也有良好疗效，具有相较西药安全性高的明显优势。

298　高脂血症中医辨证分型与炎症因子的相关性

高脂血症与动脉粥样硬化（AS）的关系已经得到很多研究的证实，而炎症因子与 AS 的关系则成为当前心血管领域研究的热点之一。因此，高脂血症与炎症因子的关系也被顺理成章地放到了令人瞩目的地位。另一方面，中医辨证分型缺乏客观指标的问题则一直阻碍着中医的发展和临床研究的开展，所以中医对于建立一个完善的规范化、客观化的辨证体系这一想法由来已久。然而，至今尚罕见从中医辨证分型的观点出发来研究高脂血症各证型与人体炎症因子水平的相关性，并对微观检查进行分析综合的报道。学者倪永骋等本研究在高脂血症中医辨证分型的基础上，通过对高脂血症患者 hs-CRP、TNF-α、IL-6 等炎症标记物的检测与统计，研究各炎症因子水平在原发性高脂血症中的分布情况，并探讨高脂血症患者炎症因子水平和中医证型之间的联系，为中医辨证分型提供实验室依据，也为寻找改善高脂血症患者动脉粥样硬化的中医方、药提供临床依据。

资料来源

228 例高脂血症患者，全部选自 2002 年 2 月～2005 年 2 月在××中医院住院的原发性高脂血症患者。其中男 142 例，女 86 例；年龄 34～76 岁；符合《中华心血管杂志》编委会血脂异常防治对策专题组提出的血脂异常防治建议诊断标准。在正常饮食情况下，2 周内 2 次检测。排除遗传或其他疾病继发的高脂血症患者，排除合并肝、肾及造血系统等严重原发性疾病、精神病患者及合并严重心功能不全（NYHA Ⅳ级）及急性脑血管意外的患者。

测定项目及检测方法

血脂异常防治对策专题组的《血脂测定技术及标准化建议》所推荐的程序，采用中华医学会检验学会的推荐方法。高脂血症中医辨证分型，参照原国家卫生部《中药新药临床研究指导原则》提出的诊断分型标准。炎症因子水平测定，参与动脉粥样硬化炎症发生的因素主要包括炎症细胞和炎症介质。前者包括单核吞噬细胞系统、T 淋巴细胞、肥大细胞、树突状细胞等，后者包括黏附分子、细胞因子、趋化因子、基质金属蛋白酶和生长因子等，本研究观察目前临床上最常用的几个炎症标记物：hs-CRP、TNF-α 和 IL-6 使用 ELISA 法测定。统计方法：多组比较采用 F 检验，所有统计均使用 SAS 6.12 统计软件完成。

结　　果

1. 一般情况比较：各组间在年龄和性别构成方面无显著性差异（$P > 0.05$）。血脂基础水平，除痰浊阻遏组和气滞血瘀组的 TG 水平显著高于其余各组（$P < 0.01$）外，各组在血脂基础指标上未见显著性差异。

2. 炎症因子水平比较：无论是 hs-CRP，还是 TNF-α 或 IL-6，代表实证的痰浊阻遏、气滞血瘀组都要明显高于代表虚证的脾肾阳虚和肝肾阴虚组（$P < 0.05$），而虚实夹杂的阴虚阳亢组则居于其间。

讨　　论

　　高脂血症是常见的心血管疾病之一，也被认为与动脉粥样硬化有着密切的联系。而随着 1993 年 Ross 的动脉粥样硬化炎症学说的提出，人们逐渐认识到炎症和免疫反应也是动脉粥样硬化发病，尤其是斑块不稳定发生破裂的中介和中心环节。AS 的炎症概念，不但给 AS 的基础研究带来了新气象，也给临床带来了有希望的预告标记和治疗靶向。同时，大量关于高脂血症与炎症关系的研究也成为热点，现有的大量临床观察也都证明炎症因子水平与高脂血症有着密切的联系。

　　从中医学说的角度来讲，炎症多被认为是痰、瘀等实邪为患，同时我们通过选择有意义的炎症标记物进行观察和分析，发现高脂血症患者辨证分型偏于实证组别的各炎症标记物要显著高于偏于虚证的组别。表明高脂血症患者的炎症水平和中医辨证分型有一定的相关性，故炎症反应可能是高脂血症中医辨证分型的病理基础之一，炎症标记物可以考虑作为高脂血症中医辨证分型的客观化标准之一。

299 肝豆状核变性合并抑郁症的中医证型与神经递质和炎症因子变化特点

肝豆状核变性（WD）是以铜代谢障碍为特征的神经系统常染色体隐性遗传病，由于铜从肝细胞到胆汁的转运以及铜与卵母细胞体蛋白的结合受损，导致过量的铜沉积在肝、脑、肾、心、肺、角膜、骨骼、角膜等众多器官和组织中，临床表现为肝功能障碍、神经和精神症状、角膜 K-F 环、肾功能损害、骨关节损害等。WD 精神障碍的表现形式多种多样，可伴发抑郁、焦虑、狂躁、恐惧等，其中抑郁症状最为常见，可加重患者日常生活能力的减退。相关临床研究发现，WD 合并抑郁症状的患者多表现为焦虑躯体化、睡眠障碍、阻滞。学者李祥等采用中医证候积分量表、汉密尔顿抑郁量表- 24（HDRS-24）、抑郁自评量表（SDS）、统一 Wilson 病评定量表（UWDRS），测定 120 例 WD 合并抑郁症状患者量表积分和血清单胺类神经递质、血清炎症因子水平，探讨了该病合并抑郁的可能发病机制。

临床资料

1. 诊断标准：①西医诊断标准，参照中华医学会神经病学分会 2008 年颁布的《肝豆状核变性的诊断与治疗指南》。②抑郁症诊断标准，参照《精神障碍诊断与统计手册》第 5 版（DSM-5）中抑郁症诊断标准。③WD 中医证型诊断标准，参照《22 个专业 95 个病种中医临床路径》中 WD 临床路径。

2. 纳入标准：①符合 WD、抑郁症诊断标准。②年龄 14～45 岁。③自愿进行本项试验并签署知情同意书。④所纳入病例均经过××医院伦理委员会审核。

3. 排除标准：①不符合纳入标准。②半年内服用抗抑郁药者。③研究人员认为其他原因不适合临床研究者。

4. 一般资料：120 例 WD 合并抑郁症状患者来自 2017 年 1 月至 2018 年 12 月××医院脑病中心住院部。其中男 60 例，女 60 例，年龄 14～45 岁，平均年龄（25.45±8.13）岁，病程 2～280 个月，平均病程（145.22±26.46）个月。

方 法

1. 中医证候分型：收集符合诊断标准的 WD 合并抑郁症状患者的一般信息和中医证候，进行中医证候分型。

2. 指标观测方法：①中医证候积分，HDRS-24、SDS、UWDRS 量表评分。②采集患者入院次日清晨空腹血清 5 mL 进行检测。其中铜蓝蛋白、铜氧化酶、血清铜检测送××医院生化检验中心检测；采用酶联免疫吸附法测定血清中 5 -羟色胺（5-HT）、多巴胺（DA）、血清白细胞介素- 4（IL-4）、白细胞介素- 6（IL-6）、白细胞介素- 10（IL-10）水平，5-HT、DA、IL-4、IL-6、IL-10 试剂盒由上海源叶生物科技有限公司提供，严格按照试剂盒说明书中步骤操作。

3. 统计学方法：采用 SPSS 23.0 统计软件对数据进行统计学分析。连续型变量采用"均数±标准差（$x \pm s$）"表示，用两个独立样本 t 检验比较满足正态分布的定量资料，用配对 t 检验比较组内数据。$P < 0.05$ 表示差异有统计学意义。

结　果

1. 中医证候分型：120 例患者的铜生化检验结果均符合 WD 诊断标准。对所选患者的年龄、性别等进行统计，结果显示差异均无统计学意义。采用中医证候量表进行辨证分型，结果显示，9 例脾肾阳虚证，56 例湿热内蕴证，55 例痰瘀互结证。

2. HDRS-24 量表抑郁症状分析：采用 HDRS-24 量表对 120 例 WD 患者的抑郁症状进行分析，发现抑郁情绪 114 例（95.0%），有罪感 2 例（1.7%），自杀倾向或有自杀史 2 例（1.7%），睡眠困难 16 例（13.3%），工作和生活兴趣减退 52 例（43.3%），阻滞 20 例（16.7%），激越 14 例（11.7%），焦虑 30 例（25.0%），自觉胃肠道不适 4 例（3.3%），全身躯体化症状 26 例（21.7%），性症状 2 例（1.7%），疑病 3 例（2.5%），体质量减轻 3 例（2.5%），自知力减退 17 例（14.2%），人格解体或现实解体 2 例（1.7%），偏执症状 11 例（9.2%），强迫症状 1 例（0.8%），能力减退感 83 例（69.2%），绝望感 9 例（7.5%），自卑感 68 例（56.7%），日夜变化 9 例（7.5%）。

3. 不同中医证型患者 HDRS-24、SDS、UWDRS 量表评分比较：与脾肾阳虚证、湿热内蕴证患者比较，痰瘀互结证患者 HDRS-24、SDS、UWDRS 评分较高（$P < 0.05$），表明痰瘀互结证患者抑郁症状更为明显。与湿热内蕴证患者比较，脾肾阳虚证患者抑郁症状多见（$P < 0.05$）。

4. 不同中医证型患者外周血 5-HT、DA、IL-4、IL-6、IL-10 水平比较：与脾肾阳虚证和湿热内蕴证患者比较，痰瘀互结证患者外周血 5-HT、DA、IL-4、IL-6、IL-10 水平较低（$P < 0.05$），IL-6 水平较高（$P < 0.05$）。脾肾阳虚证与湿热内蕴证患者上述指标比较，差异均有统计学意义（$P < 0.05$）。

讨　论

WD 归属于中医学"肝风"范畴，合并的抑郁症状可归属于"郁证"范畴。抑郁作为 WD 非运动症状中一个重要部分，是目前研究的热点。其具体发病机制不明，中医病机可能与该病铜毒内聚，夹杂痰瘀、湿热等引动肝风相关，铜毒与痰浊互结，上扰脑络，蒙蔽清阳，气机受阻而致郁。此外，铜毒损伤肝脾肾，脏腑受累，湿热内生，蕴久化风，阳亢气逆，肝失疏泄，情志不舒也有相关性。有文献报道，抑郁症患者体内血浆铜水平显著升高，推测可能与 WD 存在类似的发病机制。研究发现，WD 合并抑郁症痰瘀互结证患者体内 5-HT 含量高于湿热内蕴证患者，推测可能是痰瘀互结证患者体内 5-HT 生成代谢更容易受到阻滞，引起其含量降低，影响调节情感等生理功能，导致抑郁症发生。本研究将 120 例 WD 合并抑郁症患者根据中医证候评分分为 3 种类型，其中脾肾阳虚证患者仅有 9 例，与其他两组相比明显存在数量上的差异，但也将该证型纳入研究，为临床提供借鉴。

HDRS-24、SDS 量表是目前临床上使用较广的常用评价患者抑郁症状的精神类量表，能比较客观地反映患者的抑郁情况和临床表现。HDRS-24 包含 7 个因子结构，参照评分标准，得分<8 分不认为具有抑郁症状。SDS 量表共 20 个项目 4 级评分，得分<50 分不认为具有抑郁症状。UWDRS 量表是目前国内评价 WD 病情进展、预后、疗效、转归较为公认的量表之一。本研究采用 UWDRS 量表神经功能部分，包括移动运动、流涎、吞咽、吃饭、洗澡、语言、面部表情、眼球运动、静止性震颤、动作性震颤、肌强直、书写、指鼻试验、下肢灵活性、坐椅起立、姿势、步态 17 个内容，结果发现患者的抑郁症状与神经功能密切相关，神经功能障碍越严重，抑郁症状越明显。

目前，抑郁症发生机制不明，研究显示其可能与神经递质、神经内分泌和神经炎症有关。WD 是大脑内重要的兴奋性神经递质，WD 降低可引起精神不振、乏力疲劳、兴趣减低、情绪低落，与抑郁症的发生密切相关。铜沉积于豆状核可直接引起脑部 DA 的合成减少，含量减低。本研究发现，痰瘀互结证患者体内 DA 含量最低，脾肾阳虚证其次，湿热内蕴证 DA 含量最高，推测可能痰瘀互结比湿热更易影响脑内 DA 的合成和分泌，痰瘀更易阻滞气血运行，脑部神经递质合成的微观环境稳态受损明显，DA

合成减少，其他抑制性神经递质合成增加，导致抑郁症状。有研究显示，抑郁与炎症因子关系密切，在抑郁症伴有自杀念想或自杀未遂的患者体内发现 IL-6、肿瘤坏死因子-α（TNF-α）、IL-4 等炎症因子明显异常，抗炎治疗可改善躯体和抑郁症状。IL-6 在体内直接参与免疫炎症反应，IL-6 升高可引起中枢神经系统内的免疫炎症反应，干扰 DA、5-HT 等神经递质的代谢，可能诱导抑郁发生。另一项研究发现，在重型抑郁症患者接受抗抑郁治疗后，患者体内血清 IL-6、TNF-α 等炎症因子水平降低，提示神经炎症参与抑郁发生。IL-4、IL-10 为促炎症因子，有研究显示，IL-4、IL-10 水平降低可能与单相抑郁的发生相关，文拉法辛可通过升高 IL-4、IL-10 水平改善抑郁症状。本研究发现，WD 痰瘀互结证患者 IL-4、IL-10 水平较低，IL-6 水平较高，脾肾阳虚证患者各个指标数值居中，湿热内蕴证患者 IL-4、IL-10 水平较高，IL-6 水平较低。其原因可能为铜在脑内沉积，除引起神经功能障碍的临床表现外，还可导致脑微环境稳态改变，脑的氧化应激反应加剧，炎症递质和氧自由基等释放，激活免疫炎症反应，IL-4、IL-6、IL-10 等炎症因子水平异常。动物实验研究表明，铜在脑部沉积可引起炎症因子增加，炎症因子影响神经细胞和神经胶质细胞稳态，导致认知和行为表现异常。研究证实，痰瘀与炎症因子产生关系密切，痰瘀证比非痰瘀证的 TNF-α、IL-6、IL-18 水平变化明显，炎症反应与痰瘀呈正相关。抑郁可分为实证和虚证，实证以气滞、血瘀、痰火为主，虚证以气虚、血亏、津少为主。有研究显示，抑郁症患者最常见的中医证候为肝郁气滞型，痰瘀型次之。本研究中，痰瘀互结证 WD 合并抑郁症状患者的病情重，符合抑郁症中医证候特征。

综上所述，WD 抑郁症状发生与 5-HT、DA 关系密切，与炎症因子 IL-4、IL-6、IL-10 水平变化有关，其机制可能与铜沉积脑部诱发炎症反应有关。WD 痰瘀互结证患者抑郁程度重，原因可能为痰瘀更容易阻滞体内 5-HT 生成代谢，比湿热等病理因素更易影响脑内 DA 的合成和分泌，比非痰瘀证引起 IL-4、IL-6、IL-10 等炎症因子变化明显。本研究为后续采用调节神经递质和炎症因子等方案治疗 WD 抑郁症状提供了借鉴。

300　焦虑症与炎症因子的相关性和中医干预

焦虑症是临床常见的一种情感性精神障碍，以广泛和持续性焦虑或反复发作的惊恐不安为主要特征，并伴有自主神经功能紊乱及运动不安等异常行为的疾病。随着社会压力的增大，焦虑症已成为严重危害人们身心健康的问题之一，据世界卫生组织（WHO）的全球精神卫生调查结果显示，中国焦虑障碍的终生患病率和 12 个月的患病率分别为 4.8% 和 3.0%。免疫系统对神经系统的影响主要通过白细胞介素（IL）、肿瘤坏死因子- α（TNF-α）等炎症细胞因子实现，有学者研究发现免疫功能紊乱可引发焦虑，但其发病机制及因果关系尚不明确。学者赵景州等就焦虑症与 IL、TNF-α、C 反应蛋白（CRP）等炎症因子的关系及中医药干预对炎症因子的影响做了梳理归纳，以期为探索焦虑症的发病机制及焦虑症的治疗开辟新思路和新方法。

焦虑症与炎症因子的关系

炎症细胞因子是由免疫细胞分泌的具有调节免疫应答反应的生物活性蛋白，主要包括 IL、TNF-α 和 CRP 等，不仅对免疫系统具有调节作用，还可充当神经内分泌系统的信息传递者，广泛参与机体的信号传递。

1. 焦虑症与 IL 的关系：IL 是由多种细胞产生的一类细胞因子，在机体免疫功能的调节过程中发挥重要作用，有研究发现焦虑症的发病与 IL 关系密切。通过动物实验发现 IL-1 可以引起小鼠产生明显的焦虑样行为。张晓玲等通过对比发现伴有焦虑情绪的老年冠心病患者血清 IL-6 水平升高，且与焦虑程度呈正相关。Kim 等研究发现 IL-1β 不仅会影响单胺类神经递质的活性，而且会引起明显的焦虑表现。倪林等研究发现，合并焦虑的心绞痛患者 IL-6、IL-18 含量高于未合并焦虑的心绞痛患者，说明炎症反应激活系统可能参与焦虑情绪的调节。

2. 焦虑症与 TNF-α 的关系：TNF-α 是一种单核细胞因子，主要由单核细胞和巨噬细胞产生，是重要的炎症因子，对神经有一定的营养作用，可诱导产生细胞因子 IL-2 及 IL-6。有研究表明 IL-1、IL-2、TNF-α 可诱发动物的焦虑样行为，TNF-α 减少会影响前额叶皮质-边缘系统的神经功能，最终引发焦虑、抑郁症状。许晶晶等通过临床观察发现伴有焦虑、抑郁情绪的冠心病患者 TNF-α 水平较非焦虑、抑郁患者显著升高，TNF-α 与汉密尔顿焦虑量表（HAMA）、汉密尔顿抑郁量表、焦虑自评量表得分呈正相关，由此推测焦虑、抑郁情绪可能加重冠心病患者体内的炎症反应。张晓蕾等研究发现焦虑、抑郁患者 TNF-α 水平明显升高，TNF-α 与医院焦虑和抑郁量表（HADS-t）、焦虑亚量表（HADS-a）和抑郁亚量表（HADS-d）评分均呈正相关，表明焦虑、抑郁障碍越严重，患者体内的炎症反应越强。

3. 焦虑症与 CRP 的关系：CRP 是一种高度保守的蛋白，由 5 个多肽链亚单位以非共价形式组成，长期以来，作为炎症标志因子被广泛应用于临床。有研究发现 CRP 是焦虑症的全身炎症反应的标志，但目前尚不清楚二者的直接因果关系。慢性应激状态可导致各种细胞因子分泌明显增加，引起炎性反应物 CRP 合成增加。有研究发现经过焦虑情绪影响，应激激素皮质醇水平、IL-6、CRP 在焦虑症患者中比非焦虑患者水平明显增高。韩安邦研究亦发现心房颤动伴焦虑、抑郁的患者血清超敏 C 反应蛋白（hs-CRP）水平较不伴有焦虑、抑郁的患者升高更为明显。由此推测焦虑、抑郁等精神心理因素对炎症因子有明显的影响作用，可增强体内的炎症反应。

焦虑症的中医药治疗研究

中医学中并无"焦虑症"这一病名，根据其临床表现，归属于"郁证""心悸""不寐""烦躁""百合病"等范畴。目前西医以选择性 5-羟色胺（5-HT）再摄取抑制药和去甲肾上腺素再摄取抑制剂等新药作为治疗焦虑症的一线药物，但由于其存在严重的不良反应、成瘾性和起效慢等缺点，中医药治疗焦虑症优势更加明显，尤其在中长期疗效方面更持久平稳。近年来中医药在焦虑症的临床治疗和基础研究方面尤为受到关注。

1. 经方治疗：

（1）逍遥散：逍遥散源于宋《太平惠民和剂局方》，常用于治疗妇科、消化系统和精神心理障碍等多种疾病。现代药理学研究发现，逍遥散全方具有调节中枢神经系统、内分泌、免疫、改善微循环等作用，这与现代医学提出的焦虑症神经-内分泌-免疫功能紊乱发病机制学说相吻合。金钟晔等通过观察逍遥散对慢性束缚应激肝郁脾虚证焦虑模型大鼠血清炎症因子的影响，发现逍遥散可降低慢性束缚应激肝郁脾虚证焦虑模型大鼠 IL-1β、IL-6、TNF-α，对改善焦虑有一定作用。动物实验发现逍遥散通过减弱慢性束缚应激焦虑模型大鼠海马神经元损伤从而减轻应激诱导的焦虑行为，且能抑制外周血清和中枢炎症细胞因子 IL-1β、IL-6 和 TNF-α 的过表达。

（2）酸枣仁汤：酸枣仁汤出自东汉张仲景所著《金匮要略》，临床上常用于治疗因肝血不足、心失所养所致的失眠、心悸等症。现代药理学研究发现酸枣仁汤具有抗抑郁焦虑、镇静催眠、改善心脑血管功能等作用。王欣通过研究酸枣仁汤抗焦虑作用的神经-内分泌-免疫网络调节机制发现酸枣仁汤可以明显升高焦虑模型大鼠血清 IL-1β、TNF-α 水平，增加垂体促肾上腺皮质激素（ACTH）的合成或分泌，调节焦虑状态下机体内分泌-免疫功能紊乱。王守勇等研究发现含有多糖和黄酮类组分配方的酸枣仁汤可明显降低大鼠血清 IL-2 含量，升高血清 TNF-α 含量，并推测酸枣仁汤组分配方对大鼠的免疫功能有一定影响，其所含的多糖和黄酮类成分可能是影响血清细胞因子水平的物质基础。

2. 自拟方治疗：杜青等研究发现自拟百合疏肝安神汤可升高焦虑性抑郁症模型大鼠血浆 TNF-α 含量，认为百合疏肝安神汤可能是通过调节大鼠血浆和大脑组织中细胞因子和单胺类神经递质，起到抗焦虑抑郁的作用。熊航研究发现泻肝安神方能有效降低广泛性焦虑症肝郁化火证患者血清中的 IL-1β、TNF-α 和 γ 干扰素，并能有效增加血清皮质醇含量，因此推测广泛性焦虑症与炎症因子具有一定的相关性。李小黎等通过对广泛性焦虑大鼠模型进行敞箱测试和高架十字迷宫测试，发现安神解虑方能改善广泛性焦虑模型大鼠的焦虑样行为，具有一定的抗焦虑作用。

3. 针灸治疗：赵瑞珍等将 120 例焦虑症患者随机分为观察组和对照组，各 60 例，对照组予丁螺环酮治疗，观察组选取印堂、百会、风池、内关、三阴交、太冲等穴，配合电针进行治疗。治疗 6 周后，发现两组汉密尔顿焦虑量表评分、中医证候评分均较治疗前减小，结果提示其疗效与目前常用药物效果相当，且具有操作方便、副反应少等优点。卢小叶等总结近 10 年针灸治疗焦虑症的选穴规律，研究发现所选取的经络以督脉、足太阳膀胱经、足厥阴肝经为主；局部选穴主要以头部、上下肢及背部穴为主；选穴以百会、内关、神门、太冲、印堂、四神聪、三阴交、足三里、心俞、合谷、神庭最多；特定穴以交会穴使用最多，其次为原穴及输穴。邵明月等通过比较针灸治疗焦虑症的国内外随机对照研究，发现在干预措施方面，国内外研究均以使用体针为主，重在调神，多选取宁心定志、通督除烦的穴位；而国外对于焦虑情绪的治疗多采用耳穴疗法。郑祖艳等将 60 例广泛性焦虑症患者随机分为治疗组和对照组，各 30 例，治疗组用头穴丛刺配合呼吸补泻治疗，对照组采用常规针刺取穴治疗。治疗 6 周后，发现治疗组总有效率为 93.4%，显著高于对照组的 73.3%（$P<0.05$），说明头穴丛刺配合呼吸补泻法治疗广泛性焦虑症相对常规针刺疗效更佳。

炎症细胞因子与焦虑症之间存在着一定的相关性，但尚不清楚二者的直接因果关系，有研究表明炎症细胞因子可诱发动物的焦虑样行为，而焦虑障碍患者亦存在炎症细胞因子异常的情况。

301　NLRP3 炎症小体与抑郁症的关系和中医干预

　　抑郁症（MDD）以情绪低落、思维迟缓、意志活动减退为核心症状，具有高患病率、高致残率、高自杀率、高复发率的特点，带来严重的社会经济负担。抑郁症的病理生理机制尚未完全阐释清楚，主要存在炎症反应学说、单胺类神经递质及其受体学说、下丘脑-垂体-肾上腺（HPA）轴功能失调学说、神经营养因子学说等，其中炎症反应与其他作用机制之间均存在相关性。研究发现：①抑郁症患者血清白细胞介素-1β（IL-1β）、白细胞介素-6（IL-6）等促炎细胞因子水平升高；②抑郁症常与炎症性肠病、类风湿关节炎等炎症相关性疾病共病；③给予α干扰素（INF-α）等外源性促炎细胞因子可诱发抑郁样行为；④非甾体抗炎药（NSAIDs）等抗炎药物具有一定的抗抑郁作用。凡此，皆提示炎症是抑郁症发生、发展过程中的关键病理因素。

　　目前，抑郁症的炎症机制研究主要集中在 IL-1β、IL-6 及 TNF-α 等促炎细胞因子方面，并发现 NLRP3 炎症小体、P2X 受体、HMGB1 等在抑郁症发病中均有一定的参与作用。NLRP3 炎症小体是由含 pyrin 结构域 NOD 样受体家族 3（NLRP3）、凋亡相关微粒蛋白（ASC）及胱天蛋白酶-1（Caspase-1）组成的多蛋白复合物，主要表达于巨噬细胞、小胶质细胞等免疫细胞。现有证据表明，IL-1β、IL-6、IL-18 及 TNF-α 等促炎细胞因子与抑郁症关联密切。IL-1β 主要分布于海马的小胶质细胞，应激会触发小胶质细胞活化，导致 IL-1β 水平显著增加，从而引起一系列炎症反应。而 IL-1β 的激活离不开 NLRP3 炎症小体，提示 NLRP3 炎症小体可能是连接心理应激和抑郁症的桥梁，同时可能是抑郁症和一些伴发躯体疾病的连接点。因而，NLRP3 炎症小体可能成为抑郁症新的防治靶点。学者张楠等就 NLRP3 炎症小体与抑郁症的关系及中医药的干预作用做了梳理阐述。

NLRP3 炎症小体与抑郁症的关系

　　随着研究的不断深入，愈来愈多研究表明，心理应激和身体应激可以激活免疫和炎症反应，引起促炎细胞因子水平升高，导致神经元结构和功能的改变以及抑郁症的发生。而 NLRP3 炎症小体在抑郁症发病中发挥着将心理应激转化为炎症反应的关键作用，在抑郁症的发病机制中占据着重要地位。小胶质细胞是中枢神经系统内的固有免疫细胞，生理情况下，小胶质细胞处于静息状态，分泌基础水平的细胞因子，参与神经发生、突触产生和神经营养等活动；当大脑受到外界刺激时，中枢神经系统微环境稳态被打破，小胶质细胞被激活，分泌大量促炎细胞因子、趋化因子及活性氧等，启动炎症级联反应，放大炎症信号，对正常组织和细胞造成一定程度的损伤，加重中枢神经炎反应。NLRP3 炎症小体还可以介导小胶质细胞从静息到激活的转化过程，而活化的小胶质细胞是应激模型小鼠海马神经炎症反应的重要参与者。

　　在应激和抑郁症免疫炎症反应过程中，应激可以导致活性氧（ROS）和三磷酸腺苷（ATP）的生成增加，而这两者都可以有效激活 NLRP3 炎症小体，NLRP3 炎症小体过度激活可以活化 Caspase-1，持续地将 pro-IL-1β 和 pro-IL-18 分别剪切为成熟的 IL-1β 和 IL-18，导致过量的促炎细胞因子 IL-1β 和 IL-18 生成，进而激活下游信号转导通路，引发一系列炎症瀑布反应，导致抑郁症的发生。研究证实，慢性不可预知性温和刺激（CUMS）可以诱导大鼠海马小胶质细胞中 NLRP3 炎症小体的激活。因此，NLRP3 炎症小体是介导应激与抑郁症之间的关键因素。

NLRP3 炎症小体有望成为防治抑郁症的新靶标

NLRP3 炎症小体的活化需要启动和激活双信号参与。第一信号启动是由细胞膜上的 Toll 样受体（TLR）、肿瘤坏死因子受体（TNFR）或者 IL-1 受体启动核因子 κB（NF-κB）转录活化，进而上调 NLRP3、pro-IL-1β 和 pro-IL-18 mRNA 表达水平，为 NLRP3 炎症小体的激活做准备；第二信号激活是由 ATP、颗粒物质等引起，通过多种细胞和分子效应，促进 NLRP3 炎症小体组装，介导 pro-IL-1β 剪切成熟，发生炎症反应，提示 NLRP3 炎症小体在抑郁症的发生过程中占据关键地位。因此，NLRP3 炎症小体与抑郁症联系密切，深入研究 NLRP3 炎症小体及其相关通路，有望为抑郁症的治疗寻求新的切入点，并找到突破口。

1. NF-κB/NLRP3 信号通路：NF-κB 在炎症反应中发挥重要作用，是 NLRP3 炎症小体的启动信号，也是调控 NLRP3 表达的关键核转录因子，参与抑郁症的发生与发展。小胶质细胞广泛分布于海马和前额叶皮质，在情绪和行为调节中起关键作用。研究表明，慢性应激可通过激活小胶质细胞中的 NF-κB/NLRP3 信号通路触发下游炎症细胞因子释放，导致海马神经炎症和抑郁样行为的产生。因此，NF-κB/NLRP3 信号通路是引发炎症反应的核心因素，也是潜在治疗抑郁症的关键靶点。

2. P2X7R/NLRP3 信号通路：细胞内 K⁺ 浓度变化与 NLRP3 炎症小体活化关系密切。P2X7R 属于 ATP 门控的非选择性阳离子通道受体，主要分布于小胶质细胞、星形胶质细胞，参与心理应激介导的神经炎症，在抑郁症的发生发展中具有重要意义。生理条件下，由于胞外 ATP 浓度较低，P2X7R 处于关闭状态。在心理应激、缺血缺氧等病理状态下，细胞损伤释放高浓度 ATP，激活 P2X7R，导致 K⁺ 外流和 Ca²⁺ 内流，K⁺ 外流是激活 NLRP3 炎症小体的必要信号，进而释放炎症细胞因子，导致抑郁症的产生。因此，可以通过调控 P2X7R/NLRP3 信号通路，缓解炎症级联反应，对抑郁症发挥一定的治疗作用。

3. CaSR/NLRP3 信号通路：Ca²⁺ 整合剂可以抑制 NLRP3 炎症小体活化，Ca²⁺ 通道蛋白如 TRPM2 缺陷后，NLRP3 炎症小体活化显著降低，提示 Ca²⁺ 信号与 NLRP3 炎症小体的激活有关。Ca²⁺ 敏感受体（CaSR）可识别细胞外 Ca²⁺，进一步激活 NLRP3 炎症小体，从而导致 IL-1β 的分泌。细胞外 Ca²⁺ 浓度升高或者 CaSR 激动剂，可以通过 CaSR 与磷脂酶 C（PLC）相结合，催化肌醇 1,4,5 - 三磷酸受体（IP3Rs），诱导细胞内 Ca²⁺ 增加，促进 NLRP3 炎症小体激活。CaSR 还可以通过与腺苷酸环化酶（AC）相互作用，减少环磷腺苷（cAMP）产生，特异性激活 NLRP3 炎症小体，促进 IL-1β 分泌。CaSR 可通过介导细胞内 Ca²⁺ 增加和 cAMP 降低，导致 NLRP3 炎症小体的激活。因此，CaSR/NLRP3 信号通路作为调控抑郁症炎的重要靶点值得深入研究。

4. ROS/TXNIP/NLRP3 信号通路：ROS 是 NLRP3 炎症小体激活的常见信号。硫氧还蛋白互作蛋白（TXNIP）对 ROS 敏感，是 NLRP3 的配体。生理情况下，硫氧还蛋白（Trx）与 TXNIP 结合，并抑制其活性；当细胞内 ROS 浓度增加时，该复合物解离，TXNIP 与 NLRP3 结构蛋白结合，进而激活 NLRP3 炎症小体，介导 IL-1β 剪切成熟，诱导炎症反应。因此，ROS/TXNIP/NLRP3 信号通路在抑郁症的发展过程中发挥着重要作用。

中医药通过调控 NLRP3 炎症小体发挥抗抑郁作用

NLRP3 炎症小体与抑郁症的发生发展密切相关，中医药通过多通路、多靶点调控 NLRP3 炎症小体，可以在一定程度上发挥抗抑郁作用，为抑郁症的防治提供新思路。

黄连温胆汤、柴胡疏肝散、逍遥散通过调控 NF-κB/NLRP3 通路，下调 NF-κB、NLRP3、ASC 和 Caspase-1 蛋白表达，降低 IL-1β、IL-6 等炎症细胞因子释放，发挥抗炎、抗抑郁作用。麻黄附子细辛汤通过调控 TXNIP/NLRP3 和 TrkB/BDNF 通路，有效改善 LPS 诱导抑郁模型小鼠的抑郁状态，下调

IL-1β、TNXIP 水平，抑制 NLRP3 炎症小体激活；同时上调 BDNF、TrkB 以促进海马神经发生，进而发挥抗抑郁作用。半夏厚朴汤、百合地黄汤、柴胡加龙骨牡蛎汤通过调控 NLRP3 炎症小体，抑制 NLRP3 炎症小体的过度激活，下调 NLRP3、ASC、Caspase-1 蛋白表达，降低外周与中枢 IL-1β、IL-6、IL-18 等促炎细胞因子水平，缓解海马炎症反应及神经元损伤。

金银花多糖、银杏酮酯、丹酚酸 B 等可以通过抑制 NLRP3 炎症小体激活和小胶质细胞活化，下调海马组织 NLRP3、ASC 蛋白表达，抑制 Caspase-1 活化，进而降低 IL-1β、TNF-α 和 IL-6 水平，发挥抗炎、抗抑郁作用。红花提取物、菊花提取物、巴戟天低聚糖等可以通过调控 NF-κB/NLRP3 信号通路，抑制 NLRP3 炎症小体激活，下调 Caspase-1 表达，降低 IL-18、IL-1β 等促炎细胞因子水平，减轻海马炎症反应，发挥抗炎、抗抑郁作用。姜黄素可以抑制 NF-κB 活化，通过干预 P2X7R/NLRP3 通路和 IDO-Kyn 通路，降低 IL-1β、IL-6 和 TNF-α 等炎症细胞因子水平，保护神经元，发挥抗抑郁作用。

女贞子苷通过干预 CaSR/Gα11、TLR4/MyD88 和 TLR4/NLRP3 通路，RAS 系统，调节维生素 D 代谢，抑制小胶质细胞激活，减少 IL-1β 水平、缓解中枢炎症反应，改善抑郁样表现。紫苏醛可以通过调控 TXNIP/TRX/NLRP3 通路，下调 TXNIP、NLRP3、Caspase-1、p-NF-κB p65 蛋白表达，降低 IL-1β、TNF-α 水平，抑制 NLRP3 炎症小体激活，减轻海马炎症反应，发挥抗抑郁作用。α-香附酮通过调控 SIRT3/ROS 通路，抑制 NLRP3 炎症小体激活，改善神经可塑性，下调炎症细胞因子表达，缓解 CUMS 模型小鼠抑郁样表现，发挥抗抑郁作用。厚朴酚是中药厚朴的有效成分，可以有效缓解 CUMS 模型小鼠抑郁样行为，调节小胶质细胞 M1/M2 极化，并通过 Nrf2/HO-1/NLRP3 通路，下调 IL-1β 成熟与释放，抑制炎症反应，发挥抗抑郁作用。

炎症是机体应对刺激时的防御反应，与固有免疫系统关系密切。NLRP3 炎症小体是多蛋白复合物，通过模式识别受体识别来自外源性感染和内源性危险信号介导促炎细胞因子 IL-1β 和 IL-18 剪切、成熟和释放，是启动下游炎症级联反应的始动因素，在抑郁症的发病机制中至关重要。目前的研究显示，NLRP3 炎症小体与抑郁症的调控机制主要存在 NF-κB/NLRP3 信号通路、P2X7R/NLRP3 信号通路、CaSR/NLRP3 信号通路和 ROS/TXNIP/NLRP3 信号通路。

中医药基于整体观念和辨证论治，可以有效改善抑郁症患者临床症状，提高其生活质量，在抑郁症的防治方面具有疗效稳定、复发率低、不良反应少、患者依从性好等独特优势。中医药可以通过干预 NLRP3 炎症小体相关通路，抑制 NLRP3 炎症小体激活，下调炎症细胞因子释放，发挥抗抑郁作用，为抑郁症的防治提供新思路。基于 NLRP3 炎症小体与抑郁症的关系，还可以进行更加深入、完善的研究：①结合网络药理学、分子生物学，挖掘 NLRP3 炎症小体及其相关通路与抑郁症的科学内涵，进一步明确炎症反应与抑郁症之间的关联性。②中医药具有多通路、多靶点、多成分的特点，结合蛋白组学、转录组学等，从不同角度探究中医药对 NLRP3 炎症小体上下游通路及关键蛋白的影响，归纳分析其对抑郁症的作用机制，寻找有效靶标。③基于中医药干预 NLRP3 炎症小体及相关通路，开展中医药治疗抑郁症、抑郁症合并炎症性疾病的临床研究，为中医药的临床治疗提供科学依据。

302 基于中风不同阶段热毒与炎症反应相关性探讨中医防治思路

中风是脑梗死和脑出血的总称，西医学称为"卒中""脑卒中"，为中医四大难症"风、痨、臌、膈"之首。因其具有高发病率、高死亡率、高致残率、高复发率等特点，严重威胁人们的生命健康，影响生存质量。目前认为中风与风、火、痰、瘀、虚等相关，风火痰瘀久蕴不解皆可成毒，加上自然环境、生活方式、饮食习惯和心理因素的改变，中风的发病呈现出热证比例增多的现象，越来越多的人认为热毒是中风发病关键和主导因素，是中风诱发、病情险恶、发展迅速、难以治愈、预后不佳的关键原因。临床上人们发现中风后热毒表现和炎症反应有许多相同与相似之处，故常用清热解毒之法减轻热毒不同阶段的炎症反应，然而热毒与炎症反应的内在联系十分复杂，具有明显的动态性和网络性。所以学者胡梦玲等从热毒在中风中的重要作用入手，探讨了其在中风不同发展阶段与炎症反应的内在联系及其应用中医药特色防治措施，以期为中风防治提供思路。

"中风热毒论"是中风的重要病机

1. "中风热毒论"的提出："中风"理论起源于《黄帝内经》，中风病因病机历代医家众说纷纭，经历了从外风到内风立论，从风、火、痰、气、瘀、虚六端单一立论到"毒损脑络"复杂网络的演变过程。如今随着自然环境、生活方式、饮食习惯和心理因素的改变，致病因素发生了较大变化，中风的发病特点也有了一些变化。如气候的变热，饮食上喜食厚、腻、辛辣之品及社会环境的变化，致人们情绪变化而出现暴躁情绪的增加，均导致中风热证比例增多，如有研究表明中风急性期患者舌苔多黄腻，脉细数偏多，提示热性证型偏高，比例高达70.1%；王顺道在210例中风患者的证候研究中发现，风证居多（86.16%），其次就是火证（61.43%），由于风证常兼夹他证，可见火证的普遍性，且中风的临床表征多呈一派火热之象，也提示中风热证征象明显。清热解毒法在中风的治疗中有明显效果也证实了火热与中风之间存在密切联系。因此，临床医家开始认识到内生火热在中风发生发展过程中的重要地位。

然而从内生火热单一立论并不能完整概括中风的复杂病机，结合宏观表征和微观指标整体把握疾病尤为重要。一方面，中医关于"脑络"的认识，与现代医学关于脑血管功能认识上接近，且"脑络"作为功能和结构的复合体，有着分布广泛、结构复杂、功能多维等特点，"脑络"既发挥着运行气血精微的生理功能，也是病理毒邪产生堆积的重要场所，是抵御毒邪进入人体的重要屏障。正常情况下可阻碍热毒的扩散，功能失常时加剧热毒的扩散，一旦"脑络"损伤，会导致一系列病理损伤；现代医学认为，中风过程中的氨基酸、钙超载、炎症因子、酸中毒等发挥的毒性效应，具有中医"毒"的特性，且毒邪来源于风、火、痰、瘀、虚等内生之邪，蕴积酿化成风、火、痰、瘀之毒等，各毒之间又相互转化、兼夹，使得不同来源形成的毒邪在错综复杂的网络结点中相互影响、转化、消长，最终造成动态、多维、复杂、多变的临床复杂证候，这与现代医学中风发生过程中的炎症瀑布反应的形成过程有共同之处；另一方面，现代医学提出神经血管单元（NVU）概念，NVU涉及多种结构、多个作用环节、多种信号通路。其中中风后炎性细胞迁移、浸润以及炎性因子、炎症介质的过度表达，不仅对脑组织造成直接的破坏，更是进一步激发 NF-κB、MAPK、Notch 等多个信号通路的上下游反应，从而破坏神经元、内皮细胞和胶质细胞三者之间的信号传导，最终引起炎性损伤。说明中风发生时并非单一的神经元或血管的损伤，而是一个复杂的生理病理网络的损伤。

因此，针对"脑络"的复杂性和病理过程的级联性和网络性特征及其与现代脑血管病发生后神经血管单元损伤的相似性，1997 年王永炎院士提出将"毒邪"和"络病"作为深入研究中风的切入点，提出的一个具有指导性意义的中风临床及实验研究的重要理论，即中风病"毒损脑络"学说，为中医药治疗中风提供了新的思路。在"内毒损络"这一动态过程中，"热毒"最早出现、持续时间最久、对机体破坏最严重，使得许多医家在"毒损脑络"基础上又进一步提出了"中风热毒论"，"热-毒-中风模式"将内毒表现的"火热之性"与"毒性效应"相结合，将清热和解毒作为相互补充的治疗手段，是中风的重要病机。

2. 中风病热毒的产生和演变过程：所谓热为火之渐，火为热之极，毒为火之聚，火热蕴结不解成为火毒，也就是说，火热这一病理产物日积月累超过了人体排泄废物的能力，异常堆积，损害人体，是所谓"毒"；邵念方指出热毒是中风的主导病机，火热内炽，酿生成毒，致脏腑功能失调，痰瘀内生，化热为毒，毒蕴日久，化风动血，犯脑损络，提出了热毒损络的基本病机；周庆博认为中风的发病，热毒是关键和主导因素，热毒由火热痰瘀演化而来，除具火热之性，更寓痰瘀之形，指出了热毒不只来源于火热之邪，其实更包含了众多内毒的参与，因表现出火热之性故称其为"热毒"；赵海滨指出热毒内炽，痰瘀交阻，相激相助，犯脑损络是中风主导病机，更是总结了热毒损络的基本过程，概而言之，热毒的发展演变大致可分为 4 个阶段，即隐匿期、显现期、极变期和削弱期。隐匿期热毒处于酝酿阶段，火热和痰瘀同时在体内聚集，火热可炼津成痰、煎血留瘀，反过来痰瘀又能生热化毒，二者相互胶结，深伏体内。显现期热毒与痰瘀相互胶结，从量变到质变的积累，积久成毒，热毒初成，加上肝阳上亢，内风旋动，热毒随气血上涌，走窜脑络，扰乱清窍。虽是萌芽之态，但已具有损害形体之性。极变期热毒迅速暴增，发生极变，火热肆虐燔灼，气血逆乱，内败脑窍，外灼筋脉，伐伤脏腑。局灶症状突然扩大，弥漫全身内外上下。削弱期虽热毒毒性减弱，但内热难平，机体无力驱除残留的病理产物，深伏脏腑之内，遇热而发。因此，热毒的发生发展在中风的病理过程中亦有迹可循，中风不仅在先兆期和急性期以热毒为主，恢复期和后遗症期仍然要注重热毒的治疗。总的来看，热毒是中风发病关键和主导因素，且热毒存在于中风的全过程。

热毒在中风不同阶段与炎症反应的关系分析

脑卒中根据其病理进程大致可分为先兆期、急性期、恢复期和后遗症期 4 期。临床发现中风后热毒表现和炎症反应有许多相同与相似之处，故常用清热解毒之法，在热毒不同阶段减轻炎症反应。然而，热毒并不简单等同于炎症反应，清热解毒药不能通治一切炎症，只有当炎症表现出"火毒"证候的时候，二者的作用才相似。那么比较分析中风病不同阶段热毒与炎症反应的内在联系就尤为重要。

1. 中风先兆期与炎症反应：在中风热毒论的假说构建中，很多学者阐明了热毒的形成是诱发中风先兆证的重要致病因素，李先涛等对中风先兆证的临床特征进行了系统分析，发现中风患者舌质红绛、红赤发生率分别可达 31.4% 和 38.8%；邵念方认为中风先兆证与中风的病因病机虽一脉相承，但病理阶段不同而各有差异，认为中风先兆以"内风旋动"为特征，肝阳化风仅是一个方面，而"热毒化风"更为重要，因为本病的发生远非朝夕之际而成，热毒的形成是一个长期的过程，尤其是老年人体质多阴虚阳盛、情绪急躁易怒、烦劳过度、喜食肥甘厚味，又因现代脑力劳动增加，思虑过度，致气血运行不畅、痰浊瘀血互生，最后热、毒、痰、瘀胶结不去，伏于体内，侵于脉络，日久不解，终酿热毒。邹忆怀分析中风发病前后非特异性症状和体征的特点变化发现，风病发病前期患者多有头痛、眩晕、乏力、多梦等非特异性体征，说明从头痛晕眩到中风期间漫长的蕴积酿化发病过程是火毒痰瘀从量变到质变的过程，相当于中风前高血压、高脂血症状态，这些往往是患者在发病前的核心不适感觉和主旨解决需求，不能轻易忽视。

"有诸内必形诸外"，反过来亦如此，结合中风发病前的非特异性表征，针对毒邪的生物学基础实验室指标的研究也颇多成果，特别是炎症反应的指标，体现了神经元的损害与毒邪的致病相应。现代医学研究发现，中风诱发机制主要表现为脑血管动脉粥样硬化（AS）的演变形成，研究发现几乎所有的炎症因子都在 AS 中发挥了作用，加剧了向脑卒中转变的风险。其中 C 反应蛋白（CRP）是血栓形成的重要标志物，也是预测卒中风险和预后的炎症标志物。同时，巨噬细胞释放肿瘤坏死因子-α（TNF-α）导致斑块表面内皮由抗凝转变为前血栓状态。血小板在血管细胞分化、增殖以及血管壁重塑的过程中发挥重要作用，并分泌相关炎症因子，导致动脉粥样硬化病变的不稳定性进一步增加；王嵩等观察用清热解毒法对 50 例 AS 患者的血脂、动脉硬化指数和纤溶指标的影响，结果示清热解毒法能调节血脂紊乱，有效改善 AS 的病理进程。总的来看，目前的研究发现动脉粥样硬化的形成与热毒痰瘀相互胶结蕴积成热毒的过程有相同或相似之处，相关炎症标记物也是用于早期观察和诊断中风热毒证先兆期的实验室指标。

2. 中风急性期与炎症反应： 在中风热毒论中，很多学者认为热毒的形成是中风急性期的重要标志，是中风原发疾病发展到一定阶段至中风骤然发生这一时段的病理特点，也标志着病情从量变的积累到质变的突然加重。王嘉麟对中风急性期的热毒证候表现归纳为肢体力弱迅速发展为肢体不利，甚者瘫痪；或语言不利；或突然口眼㖞斜，肢体麻木；合并伴有火热之证。张志辰基于数据挖掘 154 例中风患者，发现血压骤变和体温升高联动变化为急性脑梗死火毒证的证候特点。不仅如此，人们发现急性期热毒的证候是动态变化的。马斌等对 140 例中风患者研究发现中风 14 日内，痰、热、虚是主要证候，且随着时间的延长热证不断下降，气虚逐渐上升，强调了中风急性期证候体征处于不断动态变化之中。干凤丽通过建立缺血性脑卒中火毒证病证结合大鼠模型，发现其体温在 24 小时明显升高，到 3 日达到高峰后逐渐下降，直到 7 日恢复正常。现代医学发现炎症因子不仅参与了中风前基础疾病的形成，更是在急性期大量聚集造成瀑布式炎症反应，破坏血脑屏障、造成高热、微循环障碍、脑水肿，甚至休克，在短期内形成不可逆转毒性效应，这也是疾病骤然变化的重要原因。不仅如此，中风急性期炎症因子有着明显的动态变化。柳洪胜等分别测定 6 个时间点脑缺血再灌注大鼠的炎症因子水平的变化，结果发现再灌注 6 小时后 IL-1β 开始升高，12 小时达到高峰，再灌注 3 小时病变测 TNF-α 开始升高且于 24 小时最为明显。IL-1β、TNF-α 是两个引起炎症反应关系最为密切的指标，其动态变化体现了中风急性期毒性效应时间延长破坏越重的特点。另外，IL-1β、TNF-α、IL-6 均为致热性细胞因子，它们通过介导大脑温控核团相应的信号通路，产生体温调节效应从而导致机体出现发热反应。

由此可见，急性期热毒证候是动态变化的，且可能与炎症因子相关联。临床上运用清热解毒法治疗中风病中具有热毒表现的炎性反应及其并发症疗效显著，其中清开灵、黄连解毒汤、醒脑静、安宫牛黄丸等具有清热解毒的中药运用颇多。庞春红等用清开灵注射液治疗缺血再灌注大鼠时发现，再灌注 24 小时和 72 小时时间点 TNF-α 蛋白明显降低，说明清开灵注射液能抑制 TNF-α 所介导的炎细胞黏附及内皮细胞损伤。陈晓文用醒脑静治疗脑出血患者，发现醒脑静能明显降低脑出血患者 Th9 细胞及 IL-9 水平，说明醒脑静治疗脑出血可能与减轻细胞因子介导的炎性反应有关。可见应用清热解毒药物的抗炎作用可以减轻病灶的炎性反应以及带来的热性征象。反之，清热解毒药物的清热作用也可以抑制炎症反应。林毅等在研究亚低温对大鼠脑缺血炎症反应的影响中发现，亚低温可减低毒性自由基，抑制炎症因子的表达。

总之，目前研究发现中风后继发瀑布式炎症反应破坏血脑屏障、造成高热、微循环障碍、脑水肿，甚至休克等的"毒性效应"与"热毒"有相同或相似之处。"火热"强调了中风后体温升高的"发热"趋势，"痰"对应代谢产物的病理堆积，"瘀"强调血管流动性受阻，"毒"则是对应不可逆的直接损伤。热、毒、痰、瘀比例不断变化，造成了中风急性期的动态变化，这与炎症因子的动态变化小有相同或相似之处。抑制炎症可以实现清热的效果，而降低温度亦可以抑制炎症，说明两者的关系是并列互促的。所以在使用清热解毒法治疗中风急性期时，注意辨别其炎症反应及其并发症热毒的表现，方可取得理想疗效。

3. 中风恢复期和后遗症期与炎症反应： 一般情况下中风恢复期和后遗症期患者正气已衰，虽有火热之象但多为阴虚阳亢之"虚火",症状以自我感觉不适且夜晚加重为主。临床上多表现为瘫痪失语、舌质黯淡有瘀点、脉象沉涩、神志不清、躁动不安、虚热内扰、便干便秘。虽然经过治疗热毒得减,脑络得复,但神伤难复。大病初愈,患者多体虚,肝肾阴亏,肝阳上亢,阴虚则燥热,若再次燥热搏结痰瘀,恐有热毒再生之患。本期虽热毒毒性减弱,但内热难平,机体无力驱除残留的病理产物,深伏脏腑之内,遇热而发。热毒削弱期是毒损的深化期、迁延期,该期以热毒败坏形体,脏腑器官形质的破坏为主,其危害也不容忽视。邵念方认为在中风恢复期和后遗症期,热毒的发生发展直接决定有无复发危险,需高度重视临床表征的辨识。疾病后期实验室相关炎症指标的分析也非常关键,虽然此时炎症反应已得到有效控制,但是脑血管病变有着顽固性和易反复性,致炎因子在很长一段时间持续存在并且损伤脑组织,部分发展成为慢性炎症,慢性炎症红肿热痛不显,但是长期慢性的炎症反应会引起自身免疫系统紊乱,造成自我消耗性反应、器官组织的变性破坏,这与热毒的残留"毒性效应"相关联。李世泽等发现醒脑静能促进脑出血患者苏醒,减少呼吸机相关性肺炎及抑制炎性介质的产生,有效清除致炎因子,明显降低肺部感染发生率。该期是疾病最长的阶段,如何有效防止疾病的恶化和复发应是重中之重。

中风不同阶段调控"热毒"对中风治疗的意义

清热解毒药不能通治一切炎症,只有当炎症表现出"火毒"证候的时候,二者的作用才相似。所以在中风治疗的过程中,关注热毒证候的动态变化过程,合理运用清热解毒法来发挥清除热毒和抗炎的作用,并结合"治未病"理念做到未病先防、已病防变、瘥后防复,进行多维度、多角度、多通路、多靶点的综合干预尤为重要。中风前期要注意辨别困倦感、面色晦暗、食欲情绪睡眠的变化,舌象脉象的变化,四诊合参,加强发病前期热毒的危险因素的综合管理,预防未生之毒,减轻动脉粥样硬化及相关炎症反应的危害因素,从而提升早期预防和风险监测的临床价值。中风急性期则重在及时祛除络脉热毒、抓住抑制白细胞浸润的最佳时间窗,抑制炎症因子过度表达以及引导机体免疫调节,洞悉疾病发展预后,随时做出方案调整,以降低疾病的恶化风险,从而提升综合整体治疗的临床价值。中风恢复期和后遗症期重点在排出蓄积之热毒,控制毒之伴侣,化痰逐瘀,祛除热毒形成的土壤,并有效控制致炎因子的持续存在,避免其继续损伤脑组织并发展成为慢性炎。

总的来说,热毒是中风诱发、病情险恶、发展迅速、难以治愈、预后不佳的关键原因,在中风治疗的过程中,需要关注热毒证候的动态变化,针对中风复杂的病理生理网络综合研究其发病机制、治疗靶点,贯彻和应用中医药"整体观念"理论,注重对热毒致病网络特性的研究和对西医微观病理机制尤其是炎症反应机制的整体性干预,推动和完善脑卒中防治网络体系的建设。

303 基于阴阳理论与生物信息学探讨抗脑缺血再灌注损伤后炎症反应的思路

中风已经成为世界范围致死与致残的重要原因之一，其中炎症反应对于脑血管损伤尤为严重。脑缺血再灌注属于脑缺血性中风，极大威胁人类的生活质量以及生命安全。现阶段缺乏对脑缺血再灌注炎症反应系统详细的病理生理机制探索，因此无法有效全面治疗此类疾病。基因研究闯入人们的视野，有望提供进一步的解决思路。学者杨小钰等认为，"阴阳"贯穿中医理论，合理运用中医理论解释缺血性中风病因病机，发挥中医药特色，能为中西医结合抗脑缺血再灌注炎症反应提供治疗依据。

脑缺血再灌注炎症反应的病理生理研究

过度的炎症反应，是脑缺血再灌注损伤进一步加重的主要原因。小胶质细胞、星形胶质细胞和白细胞作为中枢神经系统炎症反应的细胞基础，在炎症级联反应中发挥重要作用。脑缺血再灌注后，小胶质细胞活化是炎症反应开始的标志；星形胶质细胞受损，与小胶质细胞表达各种炎症相关因子，如白细胞介素-1（IL-1）、肿瘤坏死因子-α（TNF-α）、核因子、血小板活化因子等，靶细胞表面的细胞间黏附因子-1（ICAM-1）、血管细胞黏附因子-1（VCAM-1）等大量释放，血管内白细胞通过迁移、黏附、活化，附着在血管内壁，释放炎症介质，进一步加剧了白细胞的聚集，造成周而复始的循环；血管发生堵塞，形成血栓并从而减少血流。白细胞也可透过血管壁，加重脑组织损伤。

其中炎症细胞活化释放大量的炎症因子是炎症反应的中心环节。淋巴细胞、中性粒细胞、单核吞噬细胞系统的聚集，是炎症反应发生发展的重要步骤。最新研究表明，多种炎症细胞因子与炎性细胞的浸润共同使炎性病变进一步发展，导致脑组织中缺血性坏死，脑水肿和神经元损伤加重。早期研究已发现IL-1β中和抗体或其阻断剂可有效减轻缺血性脑损伤。通过肢体反复预处理，王小琴等发现降低TNF-α和IL-6水平，脑缺血再灌注损伤得到有效缓解，细胞损伤程度减轻、脑梗死体积缩小。黄韬等通过研究发现，高剂量桦醇可以降低脑缺血再灌注大鼠脑组织中的IL-1β、IL-6、TNF-α水平，取得一定的疗效。因此，从炎症细胞与炎症细胞因子入手，抑制免疫损伤，为治疗脑缺血再灌注炎症反应提供靶点与方法。

近年来研究发现基因调控对于疾病的发生发展产生影响。miRNA是一种非编码RNA，其参与调控细胞能量代谢、生长分化、细胞凋亡等一些重要的细胞生理过程。目前有大量研究探索了生理条件下和缺血性卒中后循环血和脑组织中miRNA的表达分布及作用。miRNA与脑组织生理功能和病变等有着密切关系，它们和靶基因共同参与炎症、动脉粥样硬化、神经血管再生、细胞凋亡等多种与缺血性卒中相关的病理生理学过程，这充分表明miRNA可能成为缺血性卒中早期诊断的分子标志物和有效的治疗靶标。而circRNA是一种新近研究的非编码RNA。据报道，环状RNA在多个器官中富集，在大脑中尤其丰富，这表明环状RNA可能参与其中脑生理和病理过程。circRNA已被证明与miRNA密切相关，circRNA-miRNA-基因通路对于调节基因表达起着重要作用。但现阶段研究尚不清楚circRNA在脑缺血的发病机制中的具体作用。Liu等发现脑缺血再灌注48小时后，有914个circRNA显著上调，其余113个则显著下调。随后选择3个circRNA，预测相关重要的细胞信号传导途径和功能，构建出circRNA-miRNA-靶基因的相互作用网络。随着国内外研究发展，发现竞争性内源RNA（ceRNA）也为脑血管疾病研究和治疗提供新依据。

疾病-靶点网络的建立

1. 靶点蛋白 PPI 网络构建：通过 GeneCards 数据库，以 "Cerebral ischemia-reperfusion inflammatory response" 为检索词，收集抗脑缺血再灌注炎症反应的作用靶点，以 Score 值≥30 为限定条件进行筛选，得到 TNF、IL6、IL10、IFNG、TLR4、IL1B、TGFB1、CXCL8、TP53、ICAM1、APP、MPO、NOS2、PTGS2、CCL2 共 15 个靶点；采用 Srting 数据库及 Cytoscape 软件 Network analyzer 功能构建靶点 PPI 网络。按照 "Degree" 分析，结果表明通过多个作用靶点可实现抗脑缺血再灌注炎症反应。

2. KEGG 通路富集分析：利用 DAVID 数据库及 Cytoscape 软件，将 15 个靶点进行 KEGG 富集分析，并对 P 值取负对数，得出 "-IgP"，-IgP 值越大，富集程度越大，将数据导入 Origin，绘制 heatmap。KEGG 富集分析结果显示，TNF、IL6、IL10、IFNG 等为重要靶点，可通过细胞因子与细胞因子受体的相互作用、沙门菌感染、NF-κB 信号通路、TNF 信号通路等多条通路实现对靶点的调控。

脑缺血再灌注炎症反应的治疗

通过对脑缺血再灌注炎症反应病理生理机制的研究，发现炎症级联反应涉及环节靶点众多，炎症细胞与炎症因子相互错杂且独立，靶点之间相互沟通，阻碍治疗进程，以往研究多以溶栓为主，他汀类药物经临床与试验研究证明有效；也有学者涉及单靶点受体抑制剂，如 IL-1 受体拮抗剂，从而人为降低 IL-1 水平，阻断级联反应，减轻脑组织损伤；亚低温治疗、干细胞疗法也是研究的热点。

随着国内外研究水平的提高，氢气对于多种疾病的治疗均具有一定疗效。富氢水是氢气给药方式之一，能明显缩小脑梗死面积、减轻脑水肿症状，张威等研究证明其可下调 TNF-α、IL-1β 水平，减弱炎症反应，抑制线粒体凋亡途径。常压高浓度氧治疗直接改善缺血脑组织氧合状态，恢复脑组织氧分压。核因子 κB（NF-κB）参与多种炎性因子转录及表达，师文娟等发现常压高浓度氧治疗通过抑制其过度活化，从而防止炎症反应发生；另外，一定剂量的雷公藤红素可以抗炎、抗肿瘤、免疫抑制，对脑缺血再灌注后脑血管神经具有保护作用，杨雪莲等用不同剂量的雷公藤红素治疗脑缺血再灌注后的大鼠，研究其神经保护作用，发现随浓度增加，炎症因子释放减少。苯海索与丙磺舒经研究表明均可抑制炎症反应，减轻脑组织缺血再灌注后损伤。

阴阳理论对脑缺血再灌注炎症反应的认识

1. 阴阳学说是中医理论基础：阴阳学说是研究世间万物发生发展及其运动变化规律的学说，属中国古代哲学范畴，是传统文化的核心思想。"易以道阴阳"，阴阳学说是中医学的基础理论。《素问·阴阳应象大论》云："阴阳者，天地之道也，万物之纲纪，变化之父母，生杀之本始，神明之府也，治病必于本。"阴阳交感、对立、互根，消长以及转化，是人体生理活动及病理变化的规律和基本法则。如精、气、血、津液是构成人体和维持生命活动的基本物质，其中气属阳，精、血、津液属阴，阴在内，阳之守也；阳在外，阴之使也；阴阳保持动态平衡，"形神相得"；阴阳任何一方偏盛偏衰及变化导致阴阳失调，"邪气盛则实""精气夺则虚"则"阴阳离绝，精气乃绝"。《景岳全书·传忠录》云："凡诊脉施治，必先审阴阳，乃为医道之纲领。"可见阴阳学说对于疾病的认识、诊断、治疗意义重大。

2. 缺血性中风与阴阳失调：历代医家研究表明，气血逆乱导致缺血性中风。虚、瘀、痰、毒致使脑脉失荣，闭塞不通，出现神经系统症状，甚至死亡。其中以阴阳失调所致的"气虚"为根本。阳气为人体生命活动的原动力，张景岳云："天之大宝，只此一丸红日；人之大宝，只此一息真阳。"古人早在

《上古天真论》中论述女子"五七阳明脉衰""七七任脉虚"而"形坏"，男六七"阳气衰竭于上"。《千金方》亦云："人年五十以上，阳气日衰，损与日至，心力渐退，忘前失后，兴居怠惰，计授皆不称心。"而"头为诸阳之会"，为人之神灵所居，伴随年龄的增长，阴阳失于调和，阴阳消长转化失去平衡。"阳主气，故气全而神旺；阴主血，故血盛而形强。人生所赖，唯斯而已。"气为血之帅，"营气者，泌其津液，注之于脉，化以为血"。"五脏六腑之精，皆上属于脑"，因此气虚则血虚，脑脉失荣；又因"运血者，即是气"，《医林改错》云"血管无气"故"必停留而瘀"；李东垣有"气虚致中"学说；张景岳结合自身临床实践，提出"元气亏损"是缺血性中风的主要原因；王清任云："中风诸症皆为气虚所致。"阴阳失衡，气虚血虚及瘀，出现肢体活动欠佳，言语不利等神经功能障碍。阴阳失调导致气虚，《血证论·阴阳水火气血论》中有云"水化于气""气行水亦行"。津液的生成、输布和排泄与气密切相关。气虚津伤水停，由此形成水湿、痰饮。痰瘀互结于脑脉，《素问·本病论》云"久而化郁……民病卒中偏瘫，手足不仁"，痰瘀毒邪久而化热，瘀热毒邪互结呈现，使神明蒙蔽，脑络失养，"瘟毒在内烧炼其血，血受烧炼，其血必凝"，血瘀之证益甚。

3. 缺血性中风与炎症反应：通过辨证论治，瘀热型为炎症重要类型。《素问·五运行大论》云："其变炎烁。"这里的"炎"即热。《黄帝内经》中所述"营卫稽留于经脉之中，则血泣而不行；不行则卫气从之而不通，壅遏不得行，故热，大热不止，热盛则肉腐，肉腐则为脓"。通过现代医学同样发现，血瘀证与炎症、炎症因子、微循环等方面密切相关。以中医传统理论为核心，结合现代微观研究，探究血瘀证与炎症反应发生的内在联系。马晓娟等发现血瘀证与 C 反应蛋白、IL-6、TNF、ICAM 等存在密切相关性；活血化瘀法在临床诸多炎症的治疗中发挥着重要的作用；同样，以中医角度来看，缺血性中风所产生的炎症因子相当于内生毒邪，通过建立热毒血瘀证模型，发现炎症因子水平明显升高。因此，基于以往研究表明缺血性中风以"瘀"为代表，产生炎症反应。

中老年阳气虚弱，阴阳失调，气虚血虚，脑脉失养，又因气虚导致血瘀，津液生成输布障碍，形成痰湿，痰瘀互结，郁而化热，痰、瘀、热、毒使血瘀证日益严重，从内部推动炎症反应的发生发展。纵观从阴阳失调到炎症反应，环环相扣，在每一个环节均可发挥中医药优势，益气活血、活血化瘀、清热解毒化湿等方法，为治疗脑缺血再灌注炎症反应提供有效选择。

中医药防治

通过对于缺血性脑卒中病因病机的分析，中医药运用益气活血、活血化瘀、清热解毒等方法对于治疗此类疾病具有优势，其具有多靶点、多环节、双向调节的特点，近年来各类实验研究表明，中医药存在明显的疗效。

除治疗缺血性中风经典方剂补阳还五汤外，诸多复方均有疗效。芪蛭通络胶囊对脑缺血性中风中多种病理因素治疗有效，武晓伟等对其进行拆方研究，分为含有水蛭、川芎、土鳖虫、丹参、郁金、红花、鸡血藤、姜黄、泽兰 9 味药的活血化瘀药味组，与不含以上九味药的缺活血化瘀药味组。活血化瘀药味组对大鼠脑缺血再灌注损伤具有缓解作用，较缺活血化瘀药味组脑梗死率、TNF-α、IL-1β 均明显降低。脑心清胶囊同样也是脑血管疾病的常用药，闵冬雨等学者对其进行了研究，柿叶为脑心清胶囊的主要成分，柿叶提取物中黄酮、有机酸和香豆素等具有抗炎、抗氧化、改善平滑肌功能的作用，通过实验研究表明，其能有效抑制海马神经元的损伤，抑制组织氧化应激损伤，降低炎症因子水平，对于脑血管具有明显的保护作用。涤痰汤出自《奇效良方》，具有豁痰清热，利气补虚之功效，主治中风，痰迷心窍，舌强不能言，是临床治疗中风急性期的常用方剂。相关研究表明其可以抑制体内炎症反应。加味涤痰汤可以通过干预脑缺血再灌注损伤后的细胞自噬，改善脑缺血再灌注过程中脑组织损伤，降低炎症因子水平，起到缺血再灌注后神经保护的作用。

对于单味药及其有效组分的研究，为抑制脑缺血再灌注后炎症反应开拓了视野。败酱草，最早出现于《神农本草经》，具有清热解毒、止血、活血等功效，其入药部位是黄花败酱和白花败酱的全草。研究指出，败酱草具有抗炎、抗氧化、抗肿瘤等作用。败酱总黄酮是败酱草的有效成分，败酱总黄酮能够降低脑缺血再灌注模型大鼠脑组织中 TNF-α、IL-1β 等炎症因子水平，起到减轻炎症反应对脑组织损伤的作用。白藜芦醇作为多酚类活性物质，主要存在于藜芦、决明等植物中。研究表明，给予白藜芦醇后，脑缺血再灌注模型大鼠脑组织中的 Caspase-1 含量、NLRP3 炎症小体明显下降，而 ZO-1 含量明显增加，这证明白藜芦醇能够通过改变 NLRP3、Caspase-1、ZO-1 水平，从而降低炎症反应，减轻脑缺血再灌注损伤；另一方面，白藜芦醇能保护血脑屏障，抑制炎性细胞侵袭脑组织，从而抑制大脑炎症因子的释放。另外白芍具有养血敛阴，柔肝止痛，平抑肝阳的功效。芍药苷是中药白芍的有效成分，具有抗炎、抗氧化等药理作用。有研究表明，芍药苷能够调控 Ca^{2+}/CaMKⅡ/CREB 信号通路、抑制神经元凋亡，从而发挥对脑缺血再灌注损伤的保护作用。芍药苷能显著降低大鼠 IL-6、IL-1β、TNF-α 等炎症因子的水平，从而发挥对脑缺血再灌注的抗炎作用。通过益气活血、清热解毒等方法为抗脑缺血再灌注炎症反应提供有效选择；同时参与多种炎症因子的调控。且中医药在脑血管疾病中双向调节的优势不断突显，中医治疗注重"亢者承之，弱者彰之"，在治疗中强调"调"字，调节机体寒与热、虚与实、表与里、阴与阳的矛盾对立面的"证"，这在一定范围内可使机体内稳态失却平衡得到改善，使中医治疗脑缺血再灌注炎症反应取得一定进展。

中西医结合防治思路

1. 注重脑缺血再灌注炎症反应的中医病因病机：气虚血瘀、瘀毒互结是缺血性中风的基本病机，六淫邪气、情志因素、饮食因素等皆可导致炎症反应的发生。诸多因素常常相兼为病。缺血性中风中，以湿热、瘀热辨证较多，以阴虚火旺为主要病机。人体差异性较大，素来肝阳上亢者，上实下虚，脑脉受损，产生炎症反应；血虚者，脉道失于濡养，难以维持内环境平衡，产生炎症反应；自身正气不足，容易感受六淫邪气者，正邪相搏，炎症反应随之而来。炎症反应类型与缺血性中风的病因病机相交叉，则产生诸多新的影响因素，给中医药诊治带来极大困难。因此，要收集大数据的样本资料，兼顾多种致病因素与个体差异性，阐明病因病机，发挥中医药治疗脑缺血再灌注炎症反应的优势。

2. 注重脑缺血再灌注炎症反应的病理生理机制：脑缺血再灌注炎症反应通过多种炎症细胞、炎症因子以及相关通路对机体产生损害。目前研究阶段，基因研究产生重大突破，但是难以完全阐明其发病机制。而中医药具有多环节、多靶点的整体调节作用，与脑缺血再灌注炎症反应的病理生理特点相符合，通过整体调控，达到疗效。结合生物信息学，基于 GeneCards 数据库，筛选靶点，结合 String 及 Cytoscape 软件算法分析对功能靶点进行蛋白互作 PPI 分析，从微观角度推测抗脑缺血再灌注炎症反应的靶点与作用机制，同时利用 DAVID 数据库，将靶点进行 KEGG 富集分析，说明 TNF、IL-6、IL-10、IFNG 等为重要靶点，可通过细胞因子与细胞因子受体的相互作用、沙门菌感染、NF-κB 信号通路、TNF 信号通路等多条通路实现对靶点的调控，有望成为重要治疗靶点，为治疗脑缺血再灌注炎症反应提供新的理论依据，有助于中医药针对更多的致病因子甚至基因进行同时调控，对于研究中西医结合防治脑缺血再灌注炎症反应损伤具有重要意义。

3. 加强对中医药治疗脑缺血再灌注炎症反应的有效物质及机制研究：中医注重"调"字，通过多途径、多靶点进行调控，在众多慢性病中发挥优势。经验医学发现诸多中药具有一定疗效，但是对于药效物质、组方用药的配伍原理、治病原理并不十分清楚。单味药中有效成分是什么，含量占比是多少，是作用于发病的哪一环节，是对于哪一类细胞进行调控，组方用药药物配伍的原理是什么，为什么形成最佳配伍比例等问题都等待去解决，从而使中医药治疗更加具有科学性、准确性、针对性。

4. 提高治疗方案脑靶向性：血脑屏障的存在一定程度上能降低药物疗效。通过注射纳米激动剂，细胞表面的腺苷 A2A 受体被激活，使毛细血管内皮细胞紧密性降低，从而提高血脑屏障通透性，提高大分子药物入脑效率，药物在脑内分布显著增加，纳米激动剂延长了血脑屏障开启的时间窗口，增加血脑屏障通透性；外泌体也有望成为脑缺血再灌注诊断新的生物标志物，具备良好的治疗潜能。刘辰庚研究表明，外泌体通过跨越血脑屏障将 miR-135a 这一生物信息传达至脑细胞内，并发挥其生物学作用。将其与中医药相结合，展现中医药的强大生命力。

　　脑缺血再灌注损伤的炎症反应机制复杂，影响因素众多。基于阴阳学说理论，合理运用中医药的双向调节作用，通过单味中药的有效组分或多味中药配伍，阐明病理生理机制，并且结合现代科学技术，促进药物透过血脑屏障，加强疗效。始终坚持在中医理论的指导下，运用现代高新技术，勤于研究，为中医药的精准医疗提供新思路，为中西医防治脑血管疾病提供新参考。

304   中医对脑缺血后炎症细胞因子的干预作用

研究表明，急性炎性反应参与脑缺血损伤过程，而炎症细胞因子作为免疫反应中的基本介质，在脑缺血后炎症损伤过程中，可以直接或间接参与炎症细胞的活化和浸润，并在神经元的损伤与修复过程中起到重要作用。脑缺血的炎症反应与中医的毒邪致病学说有关，雷燕认为现代医学的毒性氧自由基、兴奋性神经毒、酸中毒、钙离子超载、炎性递质和血管活性物质的过度释放等，均可看成是中医的"内生毒邪"。已有大量临床观察和动物实验表明，中医药能够广泛调节炎症细胞因子的生成和活性。现代医学研究发现，中医药能够改善动脉硬化，防止脑血管病变的进展。中医病机上多从脾虚不运、肾气虚衰、肝气虚衰、气虚血瘀、痰浊内生、毒邪致病、湿热内蕴等入手，治以补脾健脾、补肝益肾、益气活血、清热解毒、化湿消瘀等法，疗效较好。学者李土明等就几种炎症细胞因子在中医药干预脑缺血后的含量及病理变化进行了梳理归纳。

肿瘤坏死因子-α（TNF-α）

研究发现，TNF-α可作为缺血性脑卒中的标志物，旨在用于早期诊断脑卒中患者。在一项1388例脑梗死患者与1027例正常对照组的病例对照研究中，研究者发现脑梗死患者血清TNF-α水平明显高于正常对照组，TNF-α启动子单核苷酸基因多态性与卒中发生呈正相关。段春艳等采用大脑中动脉线栓法复制局灶性脑缺血模型大鼠的实验结果显示，给予滋阴活血解毒饮方（熟地黄、枸杞子、黄芪、葛根、黄芩、野菊花、蒲公英等）可明显降低大鼠血清IL-1β、IL-8、TNF-α含量，与对照组比较，$P<0.01$。庞晓斌等研究发现，脉络宁注射液能显著降低脑缺血大鼠脑组织TNF-α、ICAM-1等的表达，且能够明显改善脑缺血大鼠脑组织神经血管单元的病理变化。

单核细胞趋化蛋白-1（MCP-1）

MCP-1可通过介导单核吞噬细胞系统、T细胞和平滑肌细胞在血管病变处的募集和进入血管壁。脑缺血以后数小时MCP-1快速地在外周血中被检测到，被认为是炎症机制中单核细胞招募的一个关键蛋白。陈施艳等采用免疫荧光染色方法检测脑缺血后大鼠缺血脑组织中MCP-1的表达情况，发现脑缺血后MCP-1表达明显上调，小檗碱可抑制缺血脑组织MCP-1的表达，从而起到神经保护作用。高、低剂量丹参酮ⅡA均能降低缺血脑组织MCP-1和TNF-α含量，且高、低剂量组之间差异有统计学意义（$P<0.05$），丹参酮ⅡA可以降低缺血再灌注损伤脑组织MCP-1和TNF-α含量。

细胞间黏附分子（ICAM）

目前认为，ICAM的表达除了利于内皮细胞活化及白细胞的迁移和浸润，还在急性缺血性脑梗死炎症反应中起重要作用。研究显示，ICAM-1、IL-6、TNF-α、vWF可成为新的血管事件的预测因子。在脑卒中急性期，患者的ICAM-1明显高于正常人，中脏腑患者ICAM-1水平高于中经络患者，风痰火亢证、痰热腑实证、风痰瘀阻证ICAM-1水平高于气虚血瘀证、阴虚风动证。朱晓磊等发现胆酸、栀子苷及其配伍对抑制脑缺血后炎症因子和黏附分子的表达具有良好的作用，能够减轻炎性损伤，其中胆酸和栀子苷配伍作用尤为突出，对两个时段炎症因子和黏附分子的表达都有显著的抑制作用。参龙汤由人参、何首乌、淫羊藿、地龙、川芎、益智、神曲组成，陈利平等研究发现，大剂量参龙汤可显著降低血清中 IL-6、IL-8、ICAM、TNF-α 的含量。

白细胞介素（IL）

白细胞介素是经典的炎症因子，现研究发现，IL-6、IL-18 与脑缺血关系密切。IL-6 是急性相反应时的一个细胞因子介质，在上游由 TNF 和 IL-1 诱导生成，众多研究发现，脑梗死急性期 IL-6 明显增高。IL-18 是一种分子质量为 18000～19000 u 的多肽类物质，主要由单核细胞产生，与细胞膜上 IL-18 受体相结合而发挥作用。研究显示，在急性缺血性脑梗死组 IL-18 明显升高。一项入组 844 例卒中患者的前瞻性研究发现，IL-6 水平升高与预后不良有关。姜华研究发现，羟基红花黄色素 A 对大鼠缺血再灌注损伤具有保护作用，能够降低血清中 IL-6、IL-18 含量。贺普仁创立的针灸治疗方法，对于脑缺血大鼠给予针刺治疗后，可改善血清 IL-18 和 IL-1 水平，达到保护脑损伤的作用。

基质金属蛋白酶-9（MMP-9）

MMP-9 又称明胶酶 B，为基质金属蛋白酶（MMPS）家族中的重要成员。在缺血性脑卒中及引起的继发性脑损伤病理过程中起重要作用。敲除 MMP-9 基因小鼠短暂性脑缺血发作后不显示血脑屏障损害，说明 MMP-9 在脑缺血发生时血脑屏障破坏中起重要作用。研究发现，在急性缺血性脑卒中患者脑组织中 MMP-9 明显升高，并在脑缺血动物模型中，永久性大脑中动脉闭塞 12 小时后 MMP-9 明显升高。刘冉等用线栓法建立大脑中动脉阻塞 90 分钟的脑缺血模型，通过免疫组织化学染色方法测定 MMP-9 的表达，发现通心络治疗后 24 小时及 5 日，通心络组 MMP-9 的表达较对照组下降（$P<0.05$），推测通心络（人参、水蛭、全蝎、土鳖虫、蜈蚣、蝉蜕、赤芍、冰片、檀香、降香、乳香、酸枣仁等组成）可能通过抑制 MMP-9 的表达起到减轻大鼠脑缺血损伤的作用。高颖等通过制作大鼠大脑中动脉阻塞模型，发现补阳还五汤可以保护血脑屏障，其作用可能和抑制 MMP-9 在缺血脑组织中的表达有关。

脂蛋白相关磷脂酶 A2（LP-PLA2）

LP-PLA2 属于磷脂酶家族，相对分子质量约为 45 kDa，主要由成熟的巨噬细胞和淋巴细胞合成分泌，其可水解、氧化低密度脂蛋白产生溶血磷脂酰胆碱和氧化型游离脂肪酸，后两者是强烈的促炎症介质，能够引起单核细胞趋化，内皮功能障碍，诱导内皮细胞黏附分子表达，增加血小板内源生长因子和表皮生长因子类蛋白表达，导致并加速动脉粥样硬化的发生、发展。LP-PLA2 可用于脑梗死的危险分层，也可作为脑梗死复发的风险预测标志物。钟萍等研究表明，LP-PLA2 参与大动脉粥样硬化性脑梗死的病理生理过程。一项前瞻性研究表明，脑梗死与 LP-PLA2 水平有关。宋娟等采用线栓法建立大鼠大脑中动脉阻塞脑缺血动物模型，发现脑肿消可使缺血后脑组织中 LA2 活性表达水平、Ca^{2+} 含量、脑含水量降低，进而减轻脑水肿。

炎症反应参与了脑缺血的整个过程，而炎症细胞因子作为炎症反应介质起着重要作用，因此调节炎症细胞因子，减少炎症损伤是预防脑缺血发生发展的关键。研究表明，中医药对炎症细胞因子调节作用主要是通过降低 TNF-α、IL-6、IL-18、MCP-1、ICAM-1、MMP-9、LP-PLA2 水平实现的。许多中医药的疗效是多靶点的，虽然个别中药的作用机制目前尚不完全明了，但动物实验及临床研究证实效果是肯定的，这也从另一方面说明中医药在这领域的研究和开发前景非常广阔。

305　中医对脑缺血损伤炎症级联反应干预研究

炎症反应参与了脑缺血后的脑损伤，脑缺血/再灌注损伤过程中激活了炎症细胞，激活的炎症细胞产生一系列炎症介质如肿瘤坏死因子（TNF-α）、白细胞介素-1（IL-1β）、白细胞介素-8（IL-8）、细胞间黏附分子-1（ICAM-1）、血小板活化因子（PAF）、自由基、趋化因子等，后者进一步激活炎症细胞，从而引起正反馈式的炎症级联反应或瀑布反应，促进脑再灌注损伤的发展。研究其炎症反应机制有助于采取相应的干预措施，阻断脑缺血损伤级联反应，减少神经元死亡，对临床更有效地防治脑缺血/再灌注损伤具有重要的理论和应用价值。学者高剑峰等就近几年对脑缺血/再灌注损伤炎症级联反应的中医药干预进行了梳理归纳。

脑缺血/再灌注过程中炎症级联反应

脑缺血/再灌注时能量代谢障碍、钙超载，细胞线粒体功能受损，诱发大量自由基和脂质炎症介质（LTs、PAF 等）产生。缺血缺氧、大量自由基及 LTs、PAF 等炎症介质激活炎症细胞，活化的炎症细胞合成释放促炎细胞因子（TNF-α、IL-1β、IL-8、ICAM-1、PAF 等）。在缺氧、大量促炎细胞因子、自由基刺激下，缺血区内的单核吞噬细胞系统、中性粒细胞、小胶质细胞、星形胶质细胞及神经元内的转因子 κB（NF-κB）激活。NF-κB 快速移至核内与核内靶基因的 κB 位点结合并诱导相应的靶基因转录，这些基因所表达的因子包括细胞因子（IL-1β、IL-6、TNF-α 等）、黏附分子（VCAM-1、ICAM-1）等，后者可使炎症细胞进一步激活，引起正反馈式的炎症级联反应，加重脑缺血/再灌注损伤。

TNF-α 可促进脑微血管内皮细胞黏附分子表达（如 ICAM、VCAM、选择素等），诱导中性粒细胞和单核细胞趋化因子表达，导致白细胞聚集黏附，从毛细血管迁移到损伤脑组织。但研究发现，TNF-α 预处理可抑制 IL-1β 亚单位 p65 磷酸化及与连接蛋白 p300 结合，选择性抑制 TNF-α/NF-κB 诱导的炎性细胞因子（ICAM-1 等）的过度表达，从而诱导脑缺血耐受和神经保护作用。

脑缺血后炎性细胞因子（IL-1β、TNF-α 等）表达增多，激活转录因子 STAT1 和 NF-κB，后者与细胞核内 iNOS 基因的启动子反应元件相结合而引起 iNOS 基因表达蛋白。大量产生的 NO 发挥以下神经毒性作用：①NO 与超氧自由基反应生成过氧亚硝酸根，并进一步生成过氧亚硝酸或降解成羟自由基或 NO_2，造成细胞蛋白质、核酸和生物膜损伤。②NO 和细胞线粒体中的非血红素铁-硫复合物中的铁-硫中心结合，抑制线粒体呼吸。③NO 导致核酸的亚硝酰化和 DNA 链降解引起细胞死亡。用 NOS 抑制剂 L-NAMW 及 L-NNA 治疗局灶性脑缺血损伤，可显著缩小大鼠局灶性脑缺血区的范围。因此合理调控 NOS 对机体有重要意义。

激活的白细胞穿越血管壁到达效应组织过程复杂，主要由 3 步完成：第一阶段为链系式滚动过程，由白细胞表面的 L 选择素与血管内皮细胞表面的$_sL_e^X$ 及血管内皮细胞表面的 E 选择素与白细胞表面的$_sL_e^X$ 相互作用而完成，在血流作用下白细胞沿着血管内壁滚动。第二阶段为黏附强化期，这一时期内皮细胞和白细胞在促炎细胞因子和炎症介质的作用下被进一步激活，白细胞表面表达的整合素 $β_2$ 亚族和血管内皮细胞表面表达的免疫球蛋白超家族黏附分子相互作用发生牢固的黏附（$α_1β_2$-ICAM-1，2，3、$α_4β_1$-VCAM-1）。第三阶段是在炎症病灶的趋化因子和炎症介质作用下，激活白细胞的运动装置，通过形成伪足穿过血管内皮细胞，向炎症部位游走，此过程中白细胞释放弹性蛋白酶、胶原酶、基质金属蛋白酶（MMP）等，作用于血管基底膜以及血脑屏障（BBB），以便其穿透。穿出血管的白细胞表达整合素（整合素的 β_1 亚族），使白细胞易于与基质间相互作用，能定向转移到炎症灶中。

脑缺血损伤后脑内巨噬细胞来源于脑实质内分支型小胶质细胞活化、血管周小胶质细胞和血源性单核巨噬细胞的浸润，小胶质细胞活化早于巨噬细胞浸润，在短暂性全脑缺血模型中，20 分钟即出现活化的小胶质细胞，在永久性脑缺血模型中，小胶质细胞应答于 24 小时出现，48 小时达高峰。脑缺血/再灌注后血管内及脑实质内的单核吞噬细胞系统积聚有重要的病理作用，包括：①阻塞血流或释放血管收缩物质，降低脑血流量；②释放蛋白水解酶、脂质介质及氧自由基，加重血脑屏障和脑实质的损伤；③IL-1β、TNF-α 等细胞因子诱导其产生组织因子（TF），促进血栓形成。

中医药对脑缺血炎症反应的干预

1. 对炎症细胞和细胞因子的干预：炎症级联反应参与脑缺血/再灌注损伤，抑制炎症细胞过度激活、合理调控炎性细胞因子的表达是治疗缺血性脑损伤的重要环节。

陈虎等报道，祛风活血方（地龙、黄芪、川芎、红花、桂枝、防风、独活等水煎醇提物）可显著下调脑缺血（MCAO）SD 大鼠脑组织中性粒细胞趋化因子 mRNA（CINC mRNA）表达及降低 MPO 活性，从而减轻 PMN 浸润。葛根素可显著降低脑缺血/再灌注大鼠脑组织中 TNF-α、IL-1β 的含量，MPO 活性亦显著减弱，通过干预缺血/再灌注后炎症反应过程而起到抗缺血/再灌注损伤作用。脑血宁口服液（黄芪、当归、川芎、红花、生地黄、全蝎、葛根、地龙、赤芍）可显著减少脑缺血大鼠脑组织水肿和坏死灶周围炎性细胞浸润，促进坏死灶内毛细血管和胶质细胞增生修复。郭改会等研究发现，通络注射液（黄芪、丹参、川芎、赤芍等）可明显抑制脑缺血/再灌注大鼠白细胞与血管内皮细胞的黏附，抑制微小血栓形成。中药脑络通（黄芪、三七、川芎、蜈蚣等）在脑缺血各个时期都能有效降低外周血和脑组织中病理性升高的 TNF-α，亦可通过预防性给药有效降低脑缺血急性期外周血和脑组织中病理性升高的 IL-1β，抑制炎症反应。临床上早期应用麝香、冰片配伍可使缺血脑组织中 IL-1β mRNA 表达显著降低，其作用强于尼莫地平，从而起到对抗脑缺血引起的炎症损伤作用。活血化瘀药灯盏花能有效降低脑缺血 SD 大鼠再灌注期 IL-1β 和 TNF-α 的活性，发挥保护神经元的作用。拟清热解毒之法组成的脑宁康颗粒（野菊花、夏枯草、重楼、半边莲、大黄、水蛭、陈皮、川芎等）能抑制再灌注 TNF-α 的分泌，发挥抗 TNF-α 的毒性作用，显著降低局灶性脑缺血大鼠血清 TNF-α 含量，且优于阿司匹林。中药复圣散预防和治疗性给药后脑缺血大鼠脑组织匀浆中 TNF-α 含量显著降低，减轻 TNF-α 的损害作用。通脑精胶囊（大黄、郁金等）显著下调脑缺血大鼠血清 TNF-α 和 ET-1 水平，抑制脑缺血时的炎症反应过程而起到脑保护作用。醒脑静（麝香、冰片、栀子、郁金等）能明显降低脑缺血/再灌注家兔脑组织及血清中 TNF-α、IL-1β、IL-6 等细胞因子水平，抑制其介导的炎症反应。川芎嗪亦能抑制持续缺血和缺血/再灌注 WiStar 大鼠纹状体内 IL-1β 合成。高永翔等研究表明，脑脉通注射液（黄芪、川芎、灵芝等）能降低全脑缺血/再灌注模型大鼠脑组织 TNF-α 含量，且高、中剂量的脑脉通注射液疗效优于单纯活血的丹参注射液，提示脑脉通具有阻断 TNF-α 的释放或抑制 TNF-α 活性的免疫调节作用。

针灸对脑缺血及再灌注损伤的保护作用目前已经得到广泛证实，其保护作用与介入的时间点有十分密切的关系。郭佳等用艾灸预处理（小艾炷直接灸双侧"足三里""曲池穴"）脑缺血/再灌注大鼠，可使再灌注产生的血清炎性细胞因子含量显著降低，周围血白细胞数量明显减少，脑自由基的含量下降，炎症反应受到抑制，神经元得到保护。局灶性脑缺血/再灌注大鼠给予电针（穴位取人中、百会）治疗，可显著降低脑缺血后大脑皮质白细胞介素-1 受体（Ⅰ型）（IL-1RI）mRNA 和蛋白的表达，减轻 IL-1β 的脑损伤作用。霍则军等研究表明，脑缺血/再灌注后针刺足三里、曲池、后顶穴，能降低白细胞数量和血清 TNF-α、IL-6 的水平，抑制脑缺血/再灌注时的炎症反应。

2. 对黏附分子表达的干预：脑缺血/再灌注时白细胞与内皮细胞间的黏附是炎症级联反应的重要环节，促进脑缺血/再灌注损伤发生、发展。采取有效措施阻断这一过程，减轻缺血性脑损伤是目前治疗缺血性脑血管病的可行途径。

丹参注射液可抑制大鼠脑缺血/再灌注区 ICAM-1 的表达，并且其相应区域的中性白细胞浸润及神经细胞损伤也轻于对照组，有显著的抗血管内皮细胞和白细胞黏附的作用。王文安等研究表明，脑缺血大鼠治疗性应用黄芩苷能使缺血区脑组织 ICAM-1 mRNA 的表达明显下调，从而抑制缺血区白细胞的浸润，减轻缺血性神经元损伤。海风藤新木脂素类成分（包括海风藤新木脂素复合物及单一成分海风藤酮）通过拮抗 PAF 来抑制 IL-1、TNF-α 等炎性细胞因子的表达，下调 ICAM-1 mRNA 及其蛋白的表达，起到脑保护作用。银杏叶片是银杏叶标准萃取物（EGb761），孙丽莎等报道，银杏叶片能抑制脑缺血大鼠缺血区 ICAM-1 的表达，主要机制可能是高含量的黄酮苷具有较强的抗氧化和捕获自由基的作用，可阻断炎性细胞对内皮细胞的刺激，抑制内皮细胞 ICAM-1 的表达，拮抗炎症级联反应。芳香开窍药麝香、冰片具有很好的抗炎、抗免疫作用，沈强等发现，麝香、冰片能有效下调脑缺血/再灌注大鼠缺血区脑组织 ICAM-1 的表达，抑制缺血区白细胞的黏附、浸润，其作用优于尼莫地平。

3. 对 NO 和其他炎性介质的干预： 脑缺血后 NOS 活性升高，NO 过量产生，通过多种机制引起脑组织损伤，合理调控 NOS 的表达，抑制 NO 的过量生成，能降低脑缺血损伤程度，发挥脑缺血保护作用。

牛珀至宝微丸（水牛角、玳瑁、麝香、琥珀、血竭、藏红花、大黄、石菖蒲等）能够显著上调缺血侧 eNOS 的表达，提高源于 eNOS 产生的 NO 神经保护作用；抑制 nNOS 及 iNOS 的过度表达，降低源于 nNOS 和 iNOS 过度表达所形成的 NO 神经毒性。表明牛珀丸通过对 NO 双重调控作用产生对脑缺血后神经保护作用。中药脑络通（黄芪、三七、川芎、蜈蚣等）预防性给药可降低脑缺血大鼠发病急性期病理性升高的脑组织 nNOS、iNOS 活性，降低缺血脑组织 NO 含量，升高脑缺血大鼠血清 NO 含量，从而通过多种途径降低脑缺血损伤程度，发挥脑缺血保护作用。陈东风等研究龟甲水煎液对局灶性脑缺血大鼠脑组织 3 种 NOS 亚型的影响，发现龟甲可抑制缺血侧脑组织 iNOS 和 nNOS 的过度表达，降低源于 iNOS 和 nOS 过度表达所形成的 NO 神经毒性；上调缺血脑组织 eNOS 的表达，提高源于 eNOS 产生的 NO 神经保护作用。预防性给予脑缺血大鼠甘草总黄酮可有效抑制脑缺血/再灌注损伤所致的 NO 升高，减轻局灶缺血脑水肿，发挥脑保护作用。雷公藤多苷（GTW）能有效抑制脑缺血/再灌注大鼠脑组织 NOS 活性，减少 NO 的产生，通脑精胶囊亦有此疗效。补阳还五汤可有效阻止缺血/再灌注大鼠血清及脑组织 NO 含量和脑组织 NOS 活力的升高。翟晓翔通过观察黄芪、水蛭、地龙配伍对急性脑缺血模型鼠血浆 NO 含量的影响，发现用药组血浆 NO 含量在急性脑缺血初期较模型组有明显升高。崔晓军等用电针针刺脑缺血大鼠百会、大椎穴，发现电针组脑灰质 iNOS、nNOS 表达及 NO 含量均低于缺血组，而电针组缺血侧 eNOS 表达显著高于缺血侧，从而起到防治局灶性脑缺血的作用。

脑缺血病灶炎症反应的发生和作用机制极其复杂，在脑缺血损伤中扮演了相当重要的角色。炎症反应的深入研究，为防治脑缺血/再灌注损伤提供了新的思路。拮抗炎症级联反应关键是对炎症级联反应进行整体调节，阻断炎症通路中的一个环节很可能会破坏机体内在的负反馈机制，导致其他成分的上调，加重损伤。中药成分复杂，在辨证论治的整体思想指导下配伍组方，往往可以通过多层次、多途径、多靶点综合作用于多个病理环节，从整体上有效阻断炎症级联反应的瀑布效应，保护脑缺血损伤，这是中医药优势所在。

306 急性脑出血中医证型与炎症因子的相关性

急性原发性脑出血（ICH）是指脑实质发生的非外伤性的出血性病变。急性脑出血一般于情绪激动或过度劳累情况下起病，起病非常急，症状严重，可在短时间内发生昏迷，进展迅速，预后较差，死亡率和后期残疾率非常高。流行病学调查研究显示，我国急性脑出血的发病率占所有脑血管的第2位，为10%~17%，30天死亡率为35%~52%，30天死亡率随着脑血肿面积的大小和脑干、脑桥等重要部位的出血量升高。6个月后肢体功能恢复良好，可独立生活者仅为20%。脑卒中后抑郁、焦虑的发病率越来越高，急性脑出血严重影响人们的生命健康。急性脑出血属于中医学"中风"范畴，中医药治疗中风积累了丰富的经验，在改善症状、促进康复等方面具有优势。辨证论治是中医学的核心，辨证是论治的前提和基础，但是目前急性脑出血的证型不统一，在一定程度上限制了中医药治疗 ICH 的应用。而且随着中西医结合的研究深入，辨病论治和辨证论治越来越受到临床医生的关注，如何把西医诊断指标纳入中医辨证论治的体系中来，发挥两种医学模式的优势，是目前急性脑出血研究的热点。因此，学者魏华等对急性脑出血患者的证型分布规律进行了研究，并探讨中医证型与肿瘤坏死因子-α（TNF-α）、白细胞介素-6（IL-6）的关系，为急性脑出血的中医药防治提供了依据。

资料与方法

1. 一般资料： 2010 年 6 月~2017 年 6 月××医院急诊科、神经内科和神经外科收治的急性脑出血患者共 320 例，年龄 40~86（61.2±18.5）岁，所有患者均行头颅 CT 或 MRI 检查确诊。其中基底节出血患者 112 例（35.00%），脑叶出血患者 48 例（15.00%），丘脑出血患者 36 例（11.25%），脑桥出血患者 41 例（12.81%），小脑出血患者 56 例（17.50%），脑室出血患者 27 例（8.44%）。

2. 诊断标准：

（1）西医诊断标准：急性脑出血的诊断标准参照 2005 年中华医学会神经病学分会制定的《中国脑血管病防治指南》的诊断标准进行拟定。

（2）中医诊断标准：中医证型诊断标准参考《中药新药临床研究指导原则（试行）》拟定，分为痰湿蒙神证、痰热腑实证、风痰瘀阻证、风痰火亢证、风火上扰证、气虚血瘀证、阴虚风动证 7 个中医证型，各中医证型均由主症和次症组成。各证型的主症均是一致的，均为半身不遂、口眼㖞斜、言语不利。各证型的次症分别为：

1）痰湿蒙神证：肥胖，痰多而黏，腹胀，大小便闭，舌淡，舌苔白腻，脉弦滑或弦缓。

2）痰热腑实证：素有头痛晕眩，心烦易怒，神识不清或昏糊，肢体强直，舌暗，边有瘀斑瘀点，苔黄腻，脉滑或脉涩。

3）风痰瘀阻证：手足拘挛，口角流涎，肌肤不仁，手足麻木，苔薄白，脉浮数。

4）风痰火亢证：痰多而黏，眩晕耳鸣，目赤红睛，舌红苔黄，脉弦数。

5）风火上扰证：平素头晕头痛，眩晕耳鸣，舌红苔黄，脉弦。

6）气虚血瘀证：倦怠懒言，四肢乏力，纳差，舌淡，边有瘀斑瘀点，苔薄白，脉沉细涩。

7）阴虚风动证：平素头晕头痛，腰膝酸痛，眩晕耳鸣，舌红少苔，舌苔黄，脉弦细数。

3. 纳入标准： 符合急性脑出血的诊断标准；年龄 18~85 岁；急性起病，发病在急性期内；原发性脑出血患者。急性起病，发病在急性期内；原发性脑出血患者。

4. 排除标准：血管畸形、动脉瘤、烟雾病、血管炎、口服抗凝血药、口服抗血小板药、血液系统疾病、肝脏疾病、肿瘤等导致的继发性脑出血；出血性梗死或多灶性出血；合并严重心肺功能不全、肝肾功能不全、凝血功能障碍、血液系统疾病者；妊娠或哺乳期患者；既往有精神障碍者。

5. 方法：

（1）中医证型判定：制定急性脑出血患者的中医调查问卷，包括主症、次症、舌脉、既往病史、生活史等一般资料。中医四诊主要采集患者的体型、是否出现半身不遂、口角流涎、肌肤不仁、四肢麻木、口眼㖞斜、言语不利、手足麻木、关节疼痛、大小便、腹胀腹痛、纳呆、口干口苦、汗出、痰多、舌象、脉象等资料。既往病史包括高血压、糖尿病、冠心病、感染性疾病、过敏史等。生活史包括居住地、饮食习惯、吸烟史、酗酒史等。收集四诊信息后，由神经专科的 2 名副主任中医师进行中医证型判定，两者的中医证型判定一致者入选，若不一致则进行讨论统一后入选，同时加强质量控制。

（2）炎症指标检测：在入院第二日空腹抽血 10 mL，3000 r/min 离心 20 分钟后取上清液，采用 ELISA 法检测血清 TNF-α 和 IL-6 的水平，严格按照说明书操作。

6. 统计学处理：运用 SPSS 21.0 软件进行分析，计量资料用均数±标准差（$x \pm s$）表示，多组间比较采用单因素方差分析，两组间比较采用 LSD-t 检验法，一般资料采用描述分析，以 $P \leq 0.05$ 为差异有统计学意义。

结 果

1. 急性脑出血患者中医证型分布：急性脑出血患者中医证型分布具有一定的规律性，以痰热腑实证、风痰火亢证、风痰瘀阻证最常见，分别为 86 例（26.87%）、63 例（19.69%）、54 例（16.87%），随之为痰湿蒙神证 36 例（11.25%）、风火上亢证 30 例（9.38%）、气虚血瘀证 27 例（8.44%）和阴虚风动证 24 例（7.50%）。经卡方检验，差异具有统计学意义（$P < 0.05$）。

2. 急性脑出血患者中医证型与 TNF-α、IL-6 的关系：TNF-α 在各中医证型间分布规律为风火上扰证＞风痰火亢证＞痰热腑实证＞风痰瘀阻证＞气虚血瘀证＞阴虚风动证＞痰湿蒙窍证，风火上扰证、风痰火亢证和痰热腑实证 TNF-α 水平明显高于风痰瘀阻证、气虚血瘀证、阴虚风动证、痰湿蒙窍证，差异具有统计学意义（$P < 0.05$）；IL-6 在各中医证型间分布规律为风火上扰证＞风痰火亢证＞痰热腑实证＞风痰瘀阻证＞痰湿蒙窍证＞阴虚风动证＞气虚血瘀证，风火上扰证、风痰火亢证和痰热腑实证 IL-6 水平明显高于风痰瘀阻证、气虚血瘀证、阴虚风动证、痰湿蒙窍证，差异具有统计学意义（$P < 0.05$）。

讨 论

脑出血分为原发性脑出血和继发性脑出血，其中以原发性脑出血为主，占 80%～85%。我国原发性脑出血的病因以高血压为主，占 50%。急性脑出血常见的出血部位有基底节出血、脑叶出血、丘脑出血、脑桥出血、小脑出血和脑室出血，其中以基底节出血最常见。随着生活习惯、作息规律和现代生活压力的增加，原发性高血压、高同型半胱氨酸血症、糖尿病、动脉粥样硬化等疾病的发病率逐渐升高，由于上述疾病皆是脑出血的危险因素，导致脑出血的发病率呈现上升的趋势。脑出血患者具有起病快、发病迅速、致死致残率高等特点，已经成为我国居民致死的首因。脑出血后引起继发性神经功能损伤的机制较多：脑出血继发性脑水肿可贯穿于疾病的整个过程，直接压迫脑组织致缺血缺氧或形成脑疝。脑出血后血肿扩大可直接压迫脑实质致神经功能缺损症状加重。并且脑出血后不仅血肿组织坏死，而且血肿周围组织出现血流量减少和氧化应激反应致缺血半暗带损伤。脑出血后大量凝血酶释放，可致脑出血进一步加重，并可激活级联炎症瀑布反应，致细胞凋亡、血管通透性水肿等。脑出血后细胞凋亡致神经组织不可逆损害。虽然脑出血的病理生理基质较多，但是目前炎症反应是其主要的原因。

脑出血后炎症反应的研究已经成为脑出血病理生理研究的热点。有研究指出炎症反应与脑出血的预后密切相关。脑出血患者影响预后的主要因素是脑水肿，而 TNF-α 在脑水肿的发生发展中起到重要的作用。当脑出血发生后，神经细胞和胶质细胞分泌 TNF-α 增加，可通过炎症诱导细胞发生细胞毒性作用、诱发氧自由基或氧化应激反应从而造成细胞性水肿，使脑实质的血管通透性增加从而加重血管性水肿，TNF-α 可以促进白细胞、单核吞噬细胞系统在局部浸润造成血管堵塞或诱导细胞凋亡，影响患者的预后。IL-6 是一种具有双向调节作用的炎症因子，主要由单核吞噬细胞系统产生，当发生脑出血时，体内 IL-6 分泌增多，可通过增加脑血管的通透性、促进炎症介质局部浸润、释放氧自由基、炎症反应导致脑细胞坏死、凋亡，继发性脑损伤加重而影响预后。

高血压性脑出血属于中医学"中风"范畴，多由于情绪不畅、饮食不节、阴阳失衡等致肝阳暴亢、气血逆乱，并走于上，发为本病。目前急性脑出血的中医证型尚缺乏统一的标准，辨证分型混乱，在一定程度上限制了中医药治疗中风的应用和发展。因此，对脑出血中医辨证进行调查并制定符合实际的分型标准具有一定的意义，但目前关于脑出血中医证型与炎症指标的相关性研究较少。

本研究发现，急性脑出血患者中医证型分布具有一定的规律性，以痰热腑实证、风痰火亢证、风痰瘀阻证最常见，分别为 86 例（26.87%）、63 例（19.69%）、54 例（16.87%），随之为痰湿蒙神证 36 例（11.25%）、风火上扰证 30 例（9.38%）、气虚血瘀证 27 例（8.44%）和阴虚风动证 24 例（7.50%）。不同中医证型间 TNF-α 和 IL-6 水平存在差异，风火上扰证、风痰火亢证和痰热腑实证 TNF-α 和 IL-6 水平明显高于风痰瘀阻证、气虚血瘀证、阴虚风动证、痰湿蒙窍证，差异具有统计学意义（$P<0.05$）。

急性脑出血中医证型以痰热腑实证、风痰火亢证、风痰瘀阻证多见，不同中医证型的 TNF-α 和IL-6 水平存在差异。

307　急性脑梗死炎症因子与血瘀的多重线性分析

　　急性脑梗死（ACI）的病理生理基础主要是血管内炎症反应、血管内皮功能不全及凝血异常。影响血管内皮功能的炎症因子和介质通过受体或非受体依赖的途径作用于血管内皮细胞，改变内皮结构和功能，破坏血管内皮屏障，加剧血管的炎症反应以及暴露内皮细胞下凝血物质，促进动脉粥样硬化斑块（血脉不通）的进展及形成血液高凝状态（血行不畅）。血脉不通、血行不畅属中医之"血瘀"范畴。中医认为血瘀是中风基本核心病机。瘀血阻滞，经脉不和，阴阳失调，气血逆乱，上犯于脑，而发为中风。血瘀研究一直是中西医结合科研领域的重点研究方向。既往对其基础研究多集中于血流动力学、血液流变学、血管病理、微循环等方面，但单纯的针对血液、血管的客观化研究或不能反映血瘀的全部实质，探讨血瘀的生物学基础应该从更多方面进行研究。近年来，关于二者的相关性研究逐渐得到重视。学者程南方等探讨了 ACI 患者血清炎症因子与血瘀的相关性和血瘀相关炎症因子的物质基础。

资料与方法

　　1. 一般资料：选取××医院脑病科 2016 年 8 月至 2017 年 6 月住院治疗的西医诊断为"急性脑梗死"、中医诊断为"中风（血瘀证）"的患者共 120 例。

　　2. 诊断标准：

　　（1）西医诊断标准：参照 1995 年中华医学会第四次全国脑血管病学术会议修定通过的《各类脑血管疾病诊断要点》。诊断主要依据临床症状、体征及影像学检查结果。

　　（2）中医诊断标准：参照 1996 年国家中医药管理局脑病急症协作组审议通过的《中风病诊断与疗效评定标准》。

　　（3）中医辨证标准：参照 1994 年国家中医药管理局脑病急症科研组于全国脑病协作组第六次会议上通过的《中风病辨证诊断标准（试行)》。血瘀积分≥7 分则符合血瘀证。

　　3. 病例纳入标准：年龄 40～80 岁；符合中西医诊断标准、血瘀证候诊断标准；发病 6～72 小时；4 分≤NIHSS 评分≤25 分；签署知情同意书。

　　4. 病例排除标准：无症状、无局灶体征的静止性脑梗死；合并脑出血或蛛网膜下腔出血者；发病 1 周内有呼吸道、消化道、泌尿系统等系统感染者。伴阻塞性肺气肿、哮喘、慢性肺源性心脏病发作期、中重度肝炎、肾盂肾炎、中枢神经系统感染等急慢性感染性疾病者；发病时有严重心脏病、心功能不全（心功能 3 级以上）、肝功能异常（血清 ALT 大于正常值上限 3 倍）、肾功能不全（血浆 Cr 大于 442 μmol·L^{-1}）、呼吸衰竭、消化道出血、恶性肿瘤等疾病者；精神疾患等不配合治疗者；发病前有严重残疾者；妊娠期或哺乳期妇女；对研究中药物过敏或有不良反应者；不愿参与研究者。

　　5. 炎症因子检测：一次性真空采血普通管（无抗凝剂）采集 ACI 患者空腹肘静脉血 2 mL，室温血液自然凝固 15 分钟，送至医院免疫生化室，离心 20 min（3000 r/min），收集上清液后置于－70 ℃超低温冰箱中保存，待全部标本采集完成后一次性成批检测。采用 ELISA 法检测促炎因子白细胞介素-1β（IL-1β）、白细胞介素-6（IL-6）、基质金属蛋白酶（MMP-9）、甲基环丙烯（MCP-1）、细胞间黏附分子-1（ICAM-1）及抑炎因子白细胞介素-10（IL-10）、转化生长因子-β1（TGF-β1）含量，分别以化学发光、免疫比浊、血细胞分析仪法检测促炎因子肿瘤坏死因子-α（TNF-α）、C 反应蛋白（CRP）、白细胞（WBC）含量。

6. 统计学方法: 统计分析及结果报告使用 IBM SPSS Statistics Version 20.0 软件完成。设定 ACI 患者血清炎症因子含量为自变量，用 X 表示，血瘀积分为因变量，用 Y 表示，各炎症因子含量及血瘀积分对应的变量符号：$X1 = CRP$，$X2 = WBC$，$X3 = IL\text{-}1\beta$，$X4 = IL\text{-}6$，$X5 = IL\text{-}10$，$X6 = TGF\text{-}\beta1$，$X7 = TNF\text{-}\alpha$，$X8 = MMP\text{-}9$，$X9 = MCP\text{-}1$，$X10 = ICAM\text{-}1$，$Y = $ 血瘀积分，进行血瘀与血清炎症因子的多重线性回归分析（逐步回归法）。$P < 0.05$ 为差异有统计学意义。

结　果

进行血瘀与血清炎症因子的多重线性回归分析（逐步回归法），将因变量 Y 和自变量 $X1$、$X7$、$X4$、$X3$、$X5$ 纳入拟合模型后，Anova 检验 $F = 3833.704$，$P < 0.01$，提示 $X1$、$X7$、$X4$、$X3$、$X5$ 与 Y 之间存在多重线性关系。多重线性回归方程表达式为 $Y = -8.944 + 0.460X1 + 0.825X7 + 1.867X4 + 0.116X3 - 1.190X5$。故 ACI 患者血瘀程度与其血清 CRP、TNF-α、IL-6、IL-1β、IL-10 含量水平密切相关，在其他变量保持不变的情况下，ACI 患者的血清 CRP、TNF-α、IL-6、IL-1β 含量越高，IL-10 含量越低，则其血瘀程度越重。

讨　论

炎症反应参与 ACI 的形成和发展，对动脉增厚、斑块形成和破裂具有促进作用，促炎因子损伤血管内皮细胞及神经元，是导致 ACI 及缺血继发损伤的重要因素；同时，脑缺血损伤又进一步诱导多种多效性炎症因子的合成表达，从而扩大炎症反应、促进血栓形成、加重神经损伤。各炎症因子相互交联影响，形成一个复杂的炎症因子级联网络，共同参与 ACI 的全程病理过程。由于产生时程及作用不同，致炎因子占主导地位时诱发加重脑损伤，抗炎因子占主导地位时对脑损伤产生保护作用。

中医认为，血瘀为脑梗死（中风）关键致病因素与基本核心病机。任继学总结了 1637 例中风患者的诊治辨证，认为中风病发病核心在于气血逆乱、瘀血阻滞、血脉不畅、气血循行受阻。炎症与血瘀都是主要发生于血液血脉系统的异常病理状态，二者皆存在于脑梗死病理病机中，都可表现为病理产物的聚集、脉道的瘀堵、毒性物质的释放、局部损伤的产生及加重等。对于脑梗死而言，炎症与血瘀都是一个由相对渐进的量变过程至发生急剧反应、产生较持久损伤的质变过程。

血瘀是多种疾病共同的致病因素及病理机制，炎症反应是多系统疾病普遍存在的病理环节。大量研究表明，血瘀与炎症在病理、病机及治疗方面存在密切的关系。朱爱华认为血瘀证的病理因素主要包括微循环改变、炎症损伤、代谢障碍及组织增生等几个方面，其中炎症损伤导致的渗出、变质、增生在血瘀证的病理改变中有着重要的意义。胡文娟等认为，在形成血瘀证的过程中，炎症因子可直接作用于血管内皮细胞，造成内皮损伤影响血管通透性，导致炎症的渗出、增生，使血小板活化致血栓形成，亦可直接引起局部的多核白细胞聚集和激活释放炎症介质，还可通过诱导黏附因子、白细胞介素、前列腺素 E_2 等的合成与释放进一步加强这种作用。这种炎症反应的加剧，会造成局部血液循环障碍（血瘀）程度的加重。

本研究纳入了脑梗死炎症级联反应中重要环节若干关键因子，包括主要发挥促炎作用的 IL-1β、IL-6、WBC、TNF-α、ICAM-1、MCP-1、MMP-9、MCP-1，以及主要发挥抑炎作用的 TGF-β1、IL-10。对 ACI 血瘀患者上述因子血清含量与血瘀积分进行多重线性回归分析显示，血清 CRP、IL-1β、IL-6、IL-10、TNF-α 含量与血瘀（积分）之间存在多重线性相关（回归系数分别为 0.460、0.116、1.867、-1.190、0.825），即在其他变量保持不变的情况下，ACI 患者的血清 CRP、TNF-α、IL-6、IL-1β 含量越高，IL-10 含量越低，则其血瘀程度越重。可见，急性脑梗死血瘀与以上炎症因子存在着密切的相关性，这些因子可能是血瘀相关炎症因子的潜在物质基础。

脑缺血损伤过程中，各炎症因子相互交联影响，形成一个复杂的炎症因子级联网络，共同参与病理过程。由于产生时程及作用不同，致炎因子占主导地位时诱发加重脑损伤，抗炎因子占主导地位时对脑损伤产生保护作用。IL-1β 在脑缺血时表达明显增高，介导白细胞向损伤区域迁移、浸润并释放多种炎症介质加重炎症反应；可刺激内皮活化，产生促凝活性物质如 PAF、Ⅷ因子、TX 因子、TXA2、ET-1、PGI2 等，起到促凝、加重脑缺血损伤的作用；还可促自由基释放，增强兴奋性氨基酸毒性作用，诱发发热，间接降低脑血流量，加重脑缺血损伤。IL-6 在 ACI 启动及进展阶段都发挥了重要作用，它可刺激血管内皮细胞释放白细胞趋化因子，增加白细胞与内皮细胞的黏附性，引起内皮细胞损伤，促进炎症反应，增加血脑屏障通透性，产生、增加氧自由基及兴奋性氨基酸的释放，促进凝血，加速血栓形成，促使神经细胞死亡和脑缺血再灌注损伤，从而参与脑梗死的发生。TNF-α 对脑组织的损伤包括激活多形核白细胞、增加细胞间黏附分子的表达及促进 IL-1、IL-6 与粒-单核细胞集落因子释放引起的炎症反应，损伤血脑屏障及促进微血管内血栓形成。CRP 与脑梗死的发生发展及病情轻重有关，可作为判断病情、预后的一种敏感指标。CRP 在急性脑梗死发病中的可能机制：通过与脂蛋白结合，经过传统和旁路途径活化补体（C3、C4），引起非特异性免疫病理损伤；诱导内皮细胞黏附分子和单核细胞组织因子表达，活化单核细胞、粒细胞 CRP 受体，激活单核细胞释放的炎症细胞直接发挥致炎作用，造成血管内膜损伤。IL-10 对脑缺血保护作用的可能机制是：在转录水平抑制细胞因子和趋化因子产生；上调体内细胞因子拮抗剂如 IL-1RA 及可溶性 p55、p75TNFR 基因表达，拮抗 IL-1、TNF 的促炎作用；抑制核因子 κB、Ras 等信号转导通路，抑制多种相关炎症介质的产生，起到脑保护作用。

　　脑血管疾病（CVD）是严重危害人类生命与健康的主要疾病，ACI 占其中的 70%～80%。然而，除发病 4～5 小时及时溶栓治疗外，目前尚无有效的治疗方法。因此，寻求治疗时间窗以外的新型有效治疗方法成为当务之急。而在以缺血级联反应为靶点的治疗途径中，炎症调节可能是最有希望的治疗手段之一。

308　血管性痴呆中医证型与炎症因子的相关性

　　血管性痴呆是指因脑血管病变而引起的脑组织损害所导致的痴呆，主要以注意、记忆、执行和语言等功能出现障碍为主，调查数据显示我国 65 岁人群中血管性痴呆患者约有 5%。血管性痴呆的病因较为复杂，目前尚未被完全阐释，大量研究数据显示年龄、遗传、神经递质障碍、炎症作用、细胞骨架改变及雌性激素下降等均与该病的发生有关。中医学认为血管性痴呆属于"痴呆""善忘""郁证"等范畴，中医学对于"痴呆"一病最早见于《华佗神医秘传·华佗治痴呆神方》中，此后各代医家对于"痴呆"的描述不尽相同，主要有呆证、文痴、武痴、癫证、狂证等。历代病名虽有不同，但从临床表现来看主要以智力低下、善忘、神情淡漠、反应迟钝、言辞颠倒等为主。中医学将血管性痴呆分为肾精亏虚、痰浊阻窍、瘀血阻络、肝阳上亢、火热内盛、腑滞浊留、气血亏虚 7 种类型，其中以前 4 种临床上较为常见。虽然现代医学研究已证实炎症反应与血管性痴呆的发生关系密切，但对于血管性痴呆患者中医证型与炎症因子相关性分析方面的研究较少，因此学者贺海霞等选取血管性痴呆患者中较常见的肾精亏虚、痰浊阻窍、瘀血阻络、肝阳上亢 4 种证型患者开展相关研究，旨在阐明血管性痴呆患者中医证型与炎症因子的相关性，为中医药防治血管性痴呆提供理论依据。

资料与方法

　　1. 一般资料：选择 2015 年 1 月至 2018 年 1 月在××医院接受治疗的 165 例血管性痴呆患者及同期健康体检者 40 例进行研究。

　　（1）纳入标准：①血管性痴呆患者符合《内科学》第 8 版教材中血管性痴呆的相关诊断，中医诊断符合中国中医药学会内科延缓衰老专业委员会颁布的《血管性痴呆诊断、辨证及疗效标准》中肾精亏虚、痰浊阻窍、瘀血阻络、肝阳上亢 4 个证型之一；②脑血管病变经影像学检查确诊，并在 3 个月内出现痴呆，痴呆持续 3 个月以上；③患者家属已获知情同意；④康奈尔痴呆抑郁量表（CSDD）在 8 分以上；⑤Hachinski 缺血量表在 7 分及以上。

　　（2）排除标准：①早老性痴呆或其他类型痴呆；②心、肝、肾等重要脏器患者；③阿尔茨海默病患者；④恶性肿瘤患者。根据患者中医证型将其分为 4 组，痰浊阻窍组共 41 例、肾精亏虚组共 40 例、瘀血阻络组共 43 例、肝阳上亢组共 41 例、健康对照组共 40 例。5 组患者性别、年龄、文化程度等一般资料差异均无统计学意义（$P > 0.05$）。

　　2. 方法：所有患者均采用真空负压管抽取清晨空腹肘静脉血 5 mL，以 3000 r/min 转速离心 15 分钟后置 $-20 ℃$ 冰箱中保存备检。采用 Olympus 公司生产的 5811 型号全自动生化分析仪检测白细胞介素-1（IL-1）、白细胞介素-6（IL-6）、白细胞介素-8（IL-8）、C 反应蛋白（CRP）、肿瘤坏死因子-α（TNF-α）等炎症因子水平。中医证候评分标准采用《血管性痴呆诊断、辨证及疗效标准》中血管性痴呆辨证量表（SDSVD）中的评分标准，各证候满分 30 分，7 分及以上为证候成立，7～14 分为轻度，15～22 分为中度，23～30 分为重度。对比不同中医证型患者炎症因子水平，并对各中医证型严重程度与炎症因子水平进行相关性分析。

　　3. 统计学方法：采用 SPSS 22.0 统计学软件进行数据分析，计量资料以"$x \pm s$"表示，多组比较采用 F 检验，两两比较采用 LSD-t 检验，相关性采用 Spearman 相关性分析，均以 $P < 0.05$ 为差异具有统计学意义。

结　　果

1. 不同中医证型患者炎症因子比较：四组患者各炎症因子水平均明显高于对照组（$P<0.05$）；痰浊阻窍组 IL-1、IL-8 明显高于肾精亏虚组及肝阳上亢组（$P<0.05$），IL-6 明显高于肾精亏虚组及瘀血阻络组（$P<0.05$），CRP 明显低于肾精亏虚组、高于瘀血阻络组（$P<0.05$），TNF-α 高于肾精亏虚组、瘀血阻络组及肝阳上亢组（$P<0.05$）。

2. 各中医证型严重程度与炎症因子水平相关性分析：相关性分析结果显示各中医证型严重程度均与炎症因子水平呈正相关关系（$r>0$，$P<0.05$），且痰浊阻窍组与各炎症因子水平相关性均高于其他组。

讨　　论

血管性痴呆是由一系列脑血管因素（缺血或出血或急慢性缺氧性脑血管病等）所致脑组织损害而引起的获得性认知功能缺陷或衰退综合征，以认知功能障碍为主要表现，是老年期痴呆的主要类型之一，其发病率仅次于阿尔茨海默病，已成为老年人生活质量的重要影响因素之一。现代医学研究认为血管性痴呆的发生机制为脑动脉硬化、狭窄、急慢性闭塞所引起的脑卒中灌注量下降，缺血使得供血区脑组织坏死，神经元因缺血而造成损伤，引起认知能力的下降。多项研究发现，炎症因子在血管性痴呆的发病过程中起着重要的作用，其中细胞炎症因子主要包括 IL-1、IL-6、IL-8、CRP、TNF-α。血管性痴呆属于可防可治的痴呆类型，具有一定的可逆性，对该类患者应尽早进行相关干预，可提高患者的预后水平。目前现代医学对于血管性痴呆的治疗并无优势明显的特效药，而中医学以其独特的理论体系与医疗实践在血管性痴呆的治疗上有一定的优势。

中医学常见痴呆症论述为"健忘""善忘""呆病"等疾病的范畴，使用传统医学手段对于血管性痴呆进行治疗，首先应对血管性痴呆的中医证候特点进行研究。对于痴呆历代的医家均有较为深入的研究，如《灵枢经·海论》云"脑为髓之海……不足则脑转耳鸣，胫酸眩冒，目无所见，懈怠安卧"，可见中医学认为痴呆的发生可能与肾水不足有关。清代著名医家陈士铎所著《石室秘录》云"治呆无奇法，治痰即治呆也"，其将痴呆的病因主要分为肝郁乘脾、胃衰生痰、痰迷心窍和髓减脑消。现代医家在对前人研究进行总结的基础上认为肾精亏虚、痰浊阻窍、瘀血阻络、肝阳上亢 4 种证型是临床上大部分血管性痴呆患者的辨证类型，因此本研究选取上述 4 种类型患者进行研究。有研究者曾对湖南汉族人 IL-1 基因的单核苷酸多肽性 rs1800587 对血管性痴呆的敏感性进行研究，发现该基因多态性与血管性痴呆敏感性较高，可见 IL-1 在血管性痴呆的发生发展中具有重要的作用。TNF-α 作为早期的炎性因子，是炎症级联的启动者，可引发继发性脑损伤而致痴呆。IL-8 则可通过刺激细胞增殖，抑制线粒体凋亡，调节信号转导通路而抑制 NK 细胞死亡，从而诱导 IFN-γ 的产生而释放炎症因子损害脑组织。本研究结果显示四组患者各炎症因子水平均明显高于对照组（$P<0.05$），痰浊阻窍组在 IL-1、IL-6、IL-8 及 TNF-α 炎症因子水平均明显高于其他组（$P<0.05$），与相关研究结果相一致，提示炎症水平与缺血性痴呆的发生有关，而痰浊阻窍型患者炎症因子水平高于其他患者，分析原因可能为：近期大量研究结果显示"毒损脑络"学说认为"毒"为脑组织能量代谢障碍病理过程产生的一系列有害物质，从中医学的角度理解"毒"包括内生和外生之毒，"内生之毒"除风、火、瘀等邪气外还可能与痰邪有关。有研究者认为肾精亏虚、痰瘀阻窍是血管性痴呆发生的基础，痰瘀蕴结酿生浊毒是血管性痴呆发病的重要原因，即使是肾精亏虚的血管性痴呆患者以肾精不足为主，痰瘀之邪早已存在只是尚不显著而已。痰浊阻窍的患者因痰浊的存在日久酿生浊毒，浊毒阻塞脑络，导致患者体内炎症反应的发生而使体内炎症因子水平显著上升。中医学认为肾为先天之本，主骨、生髓，且肾气同于脑，脑为元神之府。女子七七，男子八八之年肾气开始虚衰，天癸竭，髓海空虚导致脑髓失养而记忆力下降，故肾精亏虚亦为血管性痴

呆的常见类型。

相关性分析结果显示各中医证候严重程度均与炎症因子水平呈正相关关系（$r>0$，$P<0.05$），且痰浊阻窍组在各炎症因子水平相关性均高于其他组。分析原因，中医学认为痰为阴邪，可上蒙清窍，具有阻遏清阳的作用，且常与其他有形的病理产物兼加为患导致出现痰瘀互结脑窍、痰火酿毒损伤脑络等而引起脑窍失养。"毒损脑络"学说中的"毒"是因脏腑功能紊乱、气血运行不畅而引起的痰浊、瘀血内蕴日久，邪气亢盛，败坏形体转化而来。有研究者认为"毒"是脑组织在缺血缺氧情况下代谢而产生的有害物质，如细胞因子过度表达而引起的炎症反应等，因此炎症因子水平高低与中医证候的严重程度呈正相关关系。

综上所述，血管性痴呆辨证为肾精亏虚证、痰浊阻窍证、瘀血阻络证、肝阳上亢证的患者炎症因子水平均明显高于健康患者，且各证型严重程度均与炎症因子水平呈正相关关系，其中以痰浊阻窍型相关性最强。

309   桥本甲状腺炎病因病机与中医命名

桥本甲状腺炎（HT）又称慢性淋巴细胞性甲状腺炎，一种常见的甲状腺自身免疫性疾病，也属于最常见的内分泌疾病。目前认为其发病可能与遗传、免疫和环境因素有关，与Th17细胞及其相关因子IL-17、IL-18等关系密切。近年来，由于生活水平的不断提高，饮食结构、生活习惯的改变，以及甲状腺功能、B超检查的普及，其发病率明显增高。据Weetman对HT近百年的回顾研究发现，近年该病的发病率有逐年增高的趋势，且合并甲状腺癌的报道逐年增多。李堂研究表明，甲状腺功能减退症发生率逐年增加，每年增加5%～7%。学者王福凯等对桥本甲状腺炎病因病机与中医命名做了阐述。

治疗现状

桥本甲状腺炎以甲状腺无痛性肿大较为常见，可伴有结节、颈前不适等症状。起病较隐匿，进程缓慢，症状多不典型，多数患者表现为甲状腺功能减退症，也有少部分患者表现为轻度甲状腺功能亢进症或甲状腺功能正常。由于腺体萎缩、破坏，患者往往存在很高的甲状腺过氧化物酶抗体（TPOAb）和甲状腺球蛋白抗体（TgAb），进一步发展为甲状腺功能减退，最终逐步恢复正常。西医治疗本病主要以甲状腺素替代疗法、激素局部治疗和补硒治疗为主，但糖皮质激素有显著的不良反应，停药后易复发，一般不推荐使用。中医药对桥本甲状腺炎在缓解症状、降低抗体、调节免疫、延缓病情等方面有明显优势。

现有中医命名

古代文献中，《诸病源候论》最早对"瘿病"进行描述，分为血瘿、肉瘿、气瘿3种，并指出瘿病的产生与水土有一定相关性。《千金翼方》中对"瘿病"的分类有所增加，包含气瘿、劳瘿、忧瘿、泥瘿、石瘿五种。历史文献均无对此病完全一致的描述，没有明确中医命名。《中医外科学》"十一五"规划教材与之前版本，均将桥本甲状腺炎归属于"瘿痈"章节，该书中提出"痈者，壅也，是指生于体表皮肉之间的急性化脓性疾病，如颈痈、腋痈"。桥本病是非化脓性疾病，与痈的定义相矛盾。新版中医外科学教材中，将桥本甲状腺炎单独设立一个章节，进行单独描述，但未进行中医命名，属于"瘿病"范畴。宋景贵根据桥本甲状腺炎的临床症状，首次提出将桥本甲状腺炎命名为"瘿肿"。王福凯认为瘿肿是根据桥本病临床以颈前肿胀、木硬为临床表现的命名，此命名稍有欠缺，不能体现中医的病因病机，不能指导临床治疗，容易误导治疗。为了规范中医对疾病的命名，王福凯提出桥本甲状腺炎的中医命名问题，并结合近现代中医名家治疗桥本病的经验，总结病因病机，进一步提出规范化命名，有助于认识疾病的基本病因，发现疾病的关键病机，从而有效指导临床治疗。

现代名家的治疗

中医学是以整体观念和辨证论治为指导的个体化医学，根据不同症状进行辨证施治，在临床治疗中取得比较满意的疗效。

姜兆俊认为病因与情志内伤、饮食不当、操劳过度、外感温热之邪等诸多因素相关，而首要病因在于情志抑郁，肝郁气滞，气郁化火而灼津成痰；或肝木乘土，脾失健运而聚湿生痰，气滞痰凝结于颈前，最终导致脾肾阳虚，以肾阳虚为主。基本病机为肝郁痰凝，根据不同时期的症状，辨证分为3型：肝郁痰凝型，疏肝理气，化痰散结，自拟消瘿方；脾肾阳虚型，温阳散寒，疏肝理气，化痰软坚，方用消瘿方加淫羊藿、鹿角胶、熟地黄；气阴两虚型，益气养阴，疏肝理气，化痰散结，方用消瘿方去海藻、昆布，加白芥子、紫苏子、莱菔子、黄芪、生地黄。同时注重饮食调护，减少含碘食物摄入，多食用富含硒食物，减少接触日常生活中的电离辐射。

林兰认为甲状腺为"奇恒之腑""能够助肝疏泄，助肾生阳"。情志内伤是本病的主要病因，且与体质密切相关。本病的发生与肝、脾、肾等多脏功能失调有密切关系。治疗以扶正为基本治则，重在补益脾肾，兼以行气、化痰、利湿、祛瘀，重视调理脾胃。早期疏肝理气、化痰消瘿，方以四逆散或柴胡疏肝散加减；甲状腺功能亢进期滋阴清热、软坚散结，方以左归饮或知柏地黄丸加减；甲状腺功能减退期温补脾肾、化痰祛瘀，方以金匮肾气丸合二仙汤加减。同时倡导膏方调补，分期选用含碘方药及选用改善免疫功能中药，在治疗过程中注重心理疏导及休息调护。

许芝银认为桥本病与肝、脾、肾三脏关系最为密切，通过调肝补脾益肾的中医治法不仅能有效改善患者症状，还能影响相关免疫指标。将HT分为早、中、晚3期。早期气阴两虚、心肝郁热，以滋阴清热，方用生脉饮合丹栀逍遥散加减；中期气滞血瘀痰凝，以活血化瘀、理气化痰，方用半夏厚朴汤合桃红四物汤加减；后期脾肾阳虚，以温阳散寒、软坚散结，方用右归丸合阳和汤加减。

徐蓉娟提倡"病证结合"辨治桥本甲状腺炎，认为禀赋不足，情志失调，劳倦内伤，导致肝脾肾脏腑功能失调，正气亏虚，痰凝血瘀，壅聚于颈前而发病。在治疗过程中将其分为4证。肝郁痰凝证，以逍遥散合六君子汤加减，疏肝理气，化痰散结；脾肾阳虚证，以金匮肾气丸合六君子汤加减，益气温阳，补肾健脾；气阴两虚证，以生脉散加味，补气养阴，消瘿散结；痰瘀互结证，以二陈汤合桃红四物汤加减，行气化痰，活血消瘿。

不同医家对于桥本甲状腺炎的临床治疗分型，均根据患者所处的阶段进行辨证分型。以上医家均认为本病的发生与体质有着密切关系，将体质作为内在因素。总结以上医家治疗经验，前期多以疏肝理气、清热化痰之法；中期痰瘀标实，以活血理气，化痰散结。后期多影响脾肾二脏，本虚标实，补脾益肾，调理阴阳。由此可以看出体质是发病的内在基础，情志失调能够进一步引发本病，为主要诱因。

病因病机

本病由肝气郁结诱发，继之痰瘀互结，本虚标实，伤及阴阳。其内在因素与体质有密切关系。中医体质学说最早起源于《黄帝内经》。《黄帝内经》体质差异的论述已比较完备，虽然没有明确提出"体质"一词，《灵枢·通天》《灵枢·阴阳二十五人》是最典型的体质分类代表篇目。王琦提出了目前较有代表性的体质九分法，将体质分为9种中医体质类型：平和质、阳虚质、阴虚质、气虚质、湿热质、痰湿质、气郁质、瘀血质及特禀质。王文锐研究发现体质与疾病的发生和中医证型有明显的相关性。

据统计桥本甲状腺炎患者，中医体质分类中以气虚质和阳虚质为主，且以女性为主，并以20～59岁青中年多见。气虚体质与阳虚体质比较相近，从性质上来说，均属于虚性体质。脾胃为后天之本，虚性体质脾气功能虚弱，浊邪不能及时排出；水谷精微不能正常输布，蓄积化为浊邪。

1. 浊邪生成：祝谌予提出"气虚浊留"理论，指出脾气虚弱，健运失司，精微物质不能正常转输布散，滞留蓄积于血液而为浊。脾胃纳化失司。脾主升清，将水谷精微向上转输至心、肺。脾不散精，精微物质不能正常输布，一方面不能被机体有效地利用，另一方面精微物质蓄积易生浊邪。脾主升清，胃主降浊，若脾胃功能失常，升清降浊失常，浊邪不能正常排出体外。浊邪蓄积阻碍脾胃运化升清，相互影响，互为因果。

2. 浊邪分类：浊用于中医首见于《黄帝内经》，涉及生理性物质、病理性邪气两个方面。

生理性"浊"包含了饮食精微及所化生的质地较为稠厚的部分。《素问·经脉别论》云："食气入胃，浊气归心，淫精于脉。"同时，也是正常的生理产物，体内产生的浊邪主要包括无形之浊气和运化水谷产生的糟粕。当生理性浊邪产生后，通过胃主降浊功能排出体外，若无法排出，就会引起浊邪积聚，转化为病理产物，导致机体发病。

病理性"浊"是指机体脏腑功能失常，导致浊邪排出异常或精微物质积聚过多，超出脏腑转输、布散、濡养的能力，而化生为异常的病理性物质。《灵枢·逆顺肥瘦》云："此肥人……其血黑以浊，其气涩以迟。"

3. 浊邪特点："浊邪内生"本质上与"膏、脂、痰、饮、湿、毒、瘀"大不相同。"浊"是机体无法通过降浊排出体外或正常精微物质的过度积聚而化生的异常病理性物质，源于膏脂精微。《灵枢·阴阳清浊》云："清者其气滑，浊者其气涩。"若脏腑气化失常，则体内浊邪排出异常，膏脂精微积聚停滞化为浊。

浊不同于痰饮水湿，是一种中间的过渡状态或过渡的病理产物。痰饮水湿是机体水液代谢障碍所形成的病理产物。痰与湿异名而同类，同为水液代谢失常的产物。浊不同于瘀，浊是血瘀的前期阶段。浊气入血，气机不利，血行不畅，脉道不利，日久留于脉中而成瘀。《医碥》云："气本清，滞而痰凝，血瘀则浊矣。"浊邪蓄积，进一步引发痰和瘀的形成，两者相互影响，互为因果，恶性循环，致使浊邪体内蓄积过量，痰瘀加重。

浊邪为阴邪，具备黏腻、重滞的特点，每于病位停留滞着，易于困阻脾之清阳，脾胃气机升降失调，失却推动温煦之功，升清降浊失司则"清化为浊"，临床变症多见。上则不能承运津液，灼伤肺津；中劫胃液，气机痞塞；下耗肾水。浊邪常处于疾病的前期阶段，症状不明显，致病呈隐匿性或间断性。浊邪停聚体内，日久蕴化而成浊毒。浊毒具有浊与毒双重特性的病理产物，与单纯浊邪相比，更易耗伤气血，败坏脏腑。

4. 浊邪的治疗：治疗浊邪，循其本，探其源，首先应了解浊邪产生与排泄的途径，减少产生和增加排出，才能从根本上清除浊邪。脾胃为后天之本，脾胃虚弱，脾不散精，精微物质不能上输于肺，导致浊邪产生，胃不降浊，排出减少，浊邪进一步积累，蕴结为浊毒。应从补肺气，健脾胃，通腑降浊，减少浊邪化生。其次浊邪的产生影响气血津液运行输布，生成的痰瘀水饮进一步加重浊邪积聚。应从调理脏腑气机，疏肝理气，化痰散结，活血化瘀，加快浊邪消散。二者相辅相成，互为补充。

总结近代名家治疗桥本病的经验，体质是浊邪产生的内在因素。前期浊邪尚轻，以疏肝理气、清热化痰为主；中期浊邪蕴久而成浊毒，多以活血理气，化痰散结为主；后期多影响脾肾二脏，重在调理脾肾。治疗过程中始终注重消散浊邪，兼顾调理脾胃。

综上所述，桥本病的发生与浊毒关系密切，结合中医命名原则，王福凯认为将桥本甲状腺炎命名为"瘿浊"更能反映本病的病因病机，指导临床治疗。

临床表现

桥本甲状腺炎好发于中年女性，临床表现多样，甲状腺呈弥漫性、无痛性肿大，腺体质地硬而韧，病情发展缓慢，全身症状不明显，也有部分患者出现特殊临床表现，这主要取决于甲状腺功能，临床上可表现出甲状腺功能亢进的高代谢症候群，如心慌、多汗、多食、消瘦等症状；也可出现甲状腺功能减退的低代谢症候群，如心率减慢、水肿、乏力、不思饮食等症状。

中年女性，多为气虚体质与阳虚体质，家庭、工作、精神压力较大，易导致肝气郁结、思虑伤脾。桥本甲状腺炎的发病与体质因素有密切关系，虚性体质成为内生浊邪的内在因素，发病初期均有不同程度的劳倦思虑，如工作紧张、压力大、过度劳累等精神情志不舒。足厥阴肝经循喉咙之后，肝气郁结，导致循行部位气机郁滞，气血津液循行不畅，阻碍气血津液运行，易产生气郁、血瘀、痰湿等有形实邪。浊邪积于颈前，相互蕴结而为浊毒，化热、化火灼伤甲状腺，成为本病发生极为重要的内在因素。浊邪为有形实邪，积于颈前，气血津液运行失常，进而加重浊邪。积而化热、化火，炼液成痰结于颈前。甲状腺呈弥漫性、无痛性肿大，腺体质地木硬。

浊邪蕴久而成浊毒，火热之邪炽伤甲状腺，损伤甲状腺，此时引起弥漫性损害的超声影像学表现。临床出现甲状腺损伤的标志物甲状腺过氧化物酶抗体和甲状腺球蛋白抗体升高，甲状腺内部储存的甲状腺激素释放入血，血中甲状腺激素增多，产生临床甲状腺功能亢进的高代谢症候群，如心慌、多汗、多食、消瘦等症状；浊毒结于颈前，影响全身气机运行。阳郁于上不能下行，则阳亢于上，加之肝气郁结，肝阳上亢，出现类似于甲状腺功能亢进的精神亢奋的表现。

随着疾病进一步进展，伤及脾胃，升清降浊功能失常，加重浊毒积聚，进一步影响脾胃功能及全身气血津液运行，本虚标实。气郁化热、化火，久病伤津耗气，耗伤气阴，损伤肝肾，患者进入气阴两虚、肝肾亏虚的甲状腺功能减退状态。中医认为外感与内伤是疾病发生的两个方面，并主要强调正气在疾病发生过程中发挥主要作用。"浊毒邪积聚"是桥本甲状腺炎的病因；"浊毒壅滞，气血津液运行失常，脏腑功能失调"为本病病机，这对于临床治疗桥本甲状腺炎具有重要指导意义。

310 桥本甲状腺炎中医辨证论治

桥本甲状腺炎（HT）又称慢性淋巴细胞性甲状腺炎，本病起病隐匿，发展缓慢，病程较长，是一种常见的自身免疫性甲状腺疾病（AITD）。现代医学认为，HT 主要与遗传、环境、免疫等因素相关，可导致甲状腺滤泡受损。其中，碘摄入量是影响本病发生、发展的重要因素，随着碘摄入量的增加，本病发病率显著升高。HT 初起时大多无明显临床表现，少数患者早期可伴有轻度甲状腺功能亢进症表现，病程晚期出现甲状腺功能减退的表现。临床上凡有弥漫性甲状腺肿大，质地较韧，特别是伴峡部锥体叶肿大，无论甲状腺功能是否改变，都应怀疑为 HT，如伴甲状腺过氧化物酶抗体（TPOAb）、甲状腺球蛋白抗体（TgAb）阳性，诊断即可成立，而甲状腺细针穿刺有确诊价值。

西医治疗手段有限，目前临床治疗主要是应用左甲状腺素、硒制剂及糖皮质激素。大量研究显示，上述药物可降低 TgAb、TPOAb 水平，改善临床症状及自身免疫状态，但其存在较多不良反应，严重者甚至死亡，左甲状腺素钠片过量可能引发心律失常、药物性甲状腺功能亢进症、骨质疏松，而全身使用激素不仅不良反应较大，且停药后易复发。对无相应临床症状，或甲状腺激素水平正常的 HT 患者，应主张低碘饮食并随访甲状腺功能，也可临床随访观察。而中医辨证论治为 HT 的临床治疗提供了一种新思路，其不良反应小、安全性高，且能兼顾治疗伴随症状。学者邹冉等从古今中医对 HT 辨证论治做了归纳总结，以更好地明确中医药在辨证论治 HT 方面的认识。

古代医家对 HT 的认识

中医学无 HT 对应的病名，根据临床表现，HT 大多归属于"瘿病"范畴，唐朝书籍中不乏海藻、昆布等含碘中药对瘿病治疗的记载，表明此时期医家认为其病因主要为饮食缺碘。宋朝时医家丰富了对 HT 的病因认识，将瘿病分为石瘿、泥瘿、劳瘿、忧瘿、气瘿五大类，阐明了古人对其病因认识的扩展，从饮食至情绪。发展至明朝，气血凝滞为瘿病病机的说法尤为盛行，在用药上开始注意使用当归、川芎等活血化瘀之药，表明这一时期已开始认识瘿病发展过程中出现的气血变化。后有学者指出瘿瘤形成的主要病机为气、痰、瘀壅结，将本病的认识发展至气滞、血瘀、痰凝。清朝已逐渐形成以气滞、痰凝及血瘀壅阻于颈前等为基本病机的瘿病辨证理论，注重痰邪在瘿病形成和发展中的作用。在辨证上偏向于辨痰浊来源为瘿病辨证之首，治疗以从根本上杜绝痰浊的产生为主。

现代医家对 HT 的认识

在总结古代医家学术思想的同时，现代医家结合当代生活起居、饮食环境等诸多因素，提出了不同的辨证思路，包括分期辨证、分型辨证、注重补虚为主以及伏邪阻络为主。

1. 分期辨证：临床上 HT 患者不同时期的临床主要症状不一，每个时期都各有特点。根据分期辨证，一般将病程分为 3 期，病机虚实夹杂，正虚邪实。情志内伤作为主要起病诱因而为多位医家认同。同时，HT 进程中外邪侵袭作为一个重要致病因素，亦参与到了病机演变中来。肝气失于条达是疾病早期的公认病机，整个疾病过程涉及气滞、痰凝、血瘀。HT 中期围绕此 3 种病理产物，呈现不同的临床表现，后期患者证型因属脾肾阳虚是诸位医家的共识。

HT 早期，患者大多以情志内伤为病因，致使肝气郁结。中医认为郁而化火者，以柴胡疏肝散加减或小柴胡汤疏肝理气、清热泻火；化热伤阴者，主张柴胡清肝汤合一贯煎加减以疏肝解郁、清热养阴；或气机不畅，易聚液成痰，而气顺则痰消，治痰必先治气，故以二陈汤合半夏厚朴汤加减疏肝解郁、理气化痰。HT 中期，患者肝郁日久，影响气血运行，水液疏泄，而致气滞、血瘀、痰凝等病理产物出现。中医认为气滞为主者，以逍遥散加减疏肝健脾、理气化痰、软坚散结；痰凝为主者以二陈汤合逍遥散加减以疏肝健脾、化痰散结；3 种病理产物同时存在时，有医家主张气血痰同治，以四逆散加减活血化痰，疏肝理气；亦有主张辨证施治，气滞血瘀者以桃红四物汤加味行气活血；气滞痰凝者以半夏厚朴汤疏肝理气，健脾化痰；痰瘀互结者选桃红四物汤合二陈汤加减以破瘀化痰，软坚散结。HT 后期，患者发展至脾肾阳虚，各医家对该期的疗法观点大多相同，选用真武汤加减以温补脾肾、化痰软坚散结，亦有医家选择使用加减阳和汤以温阳散寒。

各医家在各期论治总则上有差异，但针对的病理产物基本一致，早期多因情志不畅而起，当重疏肝，且均认为在疾病中期气滞、痰凝、血瘀共见，是疾病发展诊治的关键期，而后期对脾肾阳虚的辨治大多认为应以温补脾肾为主。有研究显示，相比单纯使用西药，西药联合中医经方分期论治指标改善更加明显，证实中医分期论治对 HT 具有确切疗效。综观各期辨证论治，各医家针对同一病理产物，有不同的治疗观点阐发。

2. 分型辨证： 由于 HT 中医辨证分型尚无统一标准，各医家从不同临床思维出发，将 HT 分为多种证型。一篇样本量为 266 例的 HT 证候分布文献研究显示，HT 相关证型共 32 个，单个证型在文献中出现频次共 421 次，其中脾肾阳虚、痰瘀互结、肝郁脾虚为常见证型，占 57.24%。对脾肾阳虚的证型，各医家基本采用温补脾肾之法，选方上大多使用肾气丸加减方，亦有少数医家使用真武汤和实脾饮健脾补肾、温阳利水。研究表明，对脾肾阳虚型的 HT 患者，相较单纯服用左甲状腺素钠片，使用左甲状腺素钠片联合肾气丸可更有效地改善临床症状，降低抗体滴度；对痰瘀互结的证型，各医家大多持化痰活血、消瘿散结的治疗原则，而在选方用药上以海藻玉壶汤加减方为主，亦有主张使用消瘰丸者。另有研究证实了海藻玉壶汤对改善患者抗体水平有确切临床疗效；对肝郁脾虚的证型，治疗原则以疏肝健脾为主，各医家对参苓白术散加减方、逍遥散加减方均有选择，亦有自拟方者，另有医家以桥本方疏肝健脾、化痰解毒，效果显著。

3. 以补虚为主的辨证： 与主张分期辨证的医家一样，虽病因统一，但不同医家对 HT 治疗方案上有些微不同，围绕虚实关系，其大致可分为本虚标实与因实致虚。部分医家认为 HT 以正虚为本，气、痰、瘀邪为标，在治疗原则上应以扶正为主，佐以理气化痰、活血解毒、散结。亦有医家认为本病正虚主要是气阴两虚或脾虚，且气虚、阴虚是发病根本，在治疗过程中始终注意益气养阴、扶助正气、攻补兼施。认为脾虚为主的医家，主张脾为后天之本、气血生化之源，若脾胃失于健运，气血津液生化乏源，运行无常，则气滞、痰凝、血瘀内生，贯穿 HT 整个病程，故治疗上应以补益中气、健脾为本。有学者认为本病除脾虚的主因外，还伴有郁火内生，故益气健脾的同时，应辅以清解郁热。在一项样本量为 80 例的临床研究中，学者运用自拟健脾消瘿方进行研究，结果显示健脾消瘿方可有效降低 HT 两个主要的相关抗体滴度——TPOAb、TgAb，同时可明显改善患者临床症状，这印证了补虚在临床治疗HT 方面的有效性。有学者在脾虚的基础上，认为 HT 患者兼有肾虚，治疗应以健脾益肾为主。另有医家认为虽病机为本虚标实，但治疗时应侧重解决病理因素，扶正为辅，这亦为我们提供了另一种治疗思路。

同时，有医家主张因实致虚，认为正虚乃因气痰瘀等病理产物羁留体内，日久阳气损耗而致，虽病理过程不同，但主要病理产物及辨证论治与上述医家基本一致。而无论本虚与病理产物的出现顺序孰前孰后，其共通点在于本虚是存在于病程发展中的重要病因，气滞、痰凝、血瘀与之密切相关，临床治疗HT 在扶正的同时，应当关注患者即刻主导病情的病理产物。

4. 以伏邪阻络为主的辨证： 伏邪又称伏气，是潜藏于体内而不立即发病的病邪。朴春丽等认为HT 的发生、进展，是由外感六邪或内伤七情等导致的脏腑功能失衡，形成的诸多病理产物，发病当时未及时治理，可导致气滞痰凝，血行不畅，气滞血瘀，脉道瘀阻，气滞、痰凝、血瘀、湿浊等产物潜藏交结，壅结于颈前，不能及时化解，凝聚胶结而成伏邪，作为致病因素不断堆积，潜藏在正气虚弱之处，迁延日久而入络，在治疗上当以扶正同时应用搜剔通络之品。

对 HT 有效的中药药理

在治疗 HT 过程中，部分中药使用频率较高。李思思等通过网络检索文献 270 篇，提取处方 171 首，共 177 味中药，总频次 1817 次，其中黄芪、夏枯草均为最高频次（103 次）。在一项纳入 143 味中药的 HT 用药分析研究中，结果显示黄芪、夏枯草频率依旧位于前 5 位。现代临床药理研究中，黄芪对细胞代谢、核酸代谢、细菌及病毒感染等有显著作用，可增强及调节机体免疫功能，对正常机体的抗体生成功能有明显促进作用，对免疫功能有增强及双向调节作用，这与其补气、扶正作用密切相关。夏枯草对甲状腺自身免疫异常具有调节作用。研究显示，夏枯草乙醇提取物对小鼠体液及细胞免疫均有明显抑制作用，常被用于 HT 的临床治疗，且联合左甲状腺素钠片使用，可明显降低患者 TgAb、TPOAb 滴度，改善甲状腺功能，且其成药联合左旋甲状腺素钠（levothyroxine sodium）治疗 HT，在改善甲状腺功能、降低甲状腺抗体水平等方面疗效显著。在含碘药物的应用方面，应忌用海藻、昆布等富碘中药，避免过量碘引起甲状腺内碘有机化障碍而导致的碘逸脱现象，可适当选用夏枯草、玄参、浙贝母、香附、山慈菇、黄药子等含碘量少的中药和不含碘的生龙骨、生龙齿等。

现代医学对 HT 的治疗方案中，尚无对因治疗的方法，在对症处理手段中无可有效降低 HT 甲状腺自身抗体（TPOAb、TgAb）滴度的相关证据。相较现代医学，传统中医在治疗 HT 方面有一定优势，对出现临床症状的患者，可较好地缓解临床症状。本病在中医辨证上属虚实夹杂证，本虚标实是诸家共同肯定的病机之一，同时气滞、痰凝、血瘀等是 HT 病程中存在的病理因素，也为诸位医家认可。中医药治疗 HT 方面大都强调疏肝理气，而肝气条达则是对 HT 的辨证共识，未来进一步开展大样本研究以探究 HT 的辨证论治特点至关重要。

311 从络病论桥本甲状腺炎病机和虫类药运用

桥本甲状腺炎又称慢性淋巴细胞性甲状腺炎，是一种常见的自身免疫性疾病，发病人群以女性为主，且患病率随年龄增加而升高。目前本病病因与发病机制仍不明确，西医也尚无针对其病因的治疗方法，主要通过补硒来调节免疫功能。中医药治疗桥本甲状腺炎独具优势，在改善症状方面，无论是单独使用还是中西医结合治疗，疗效皆更优于单纯口服西药。本病主要临床表现为甲状腺弥漫性肿大、质韧，可归属于中医学"瘿病"范畴。疾病早期，以颈前肿大为主要表现，病机为痰瘀互结于颈前，以实证为主；病程发展至后期，患者甲状腺形态和功能已发生难以逆转的改变，出现明显甲状腺功能减退症（简称甲减）症状，此时以脾肾阳虚的虚证为主。本病病性虚实夹杂，涉及肝、脾、肾等多个脏腑，缠绵难治。络脉纵横交错，运行气血，络病以虚损、瘀滞为特点，与桥本甲状腺炎病机相合。虫类药走窜搜剔，擅长通络以治疗顽疾。学者丁环宇等从络病学角度阐述桥本甲状腺炎的病因病机，并探讨了虫类药治疗本病的思路，以期对本病的临床诊疗有所裨益。

络病与甲状腺疾病

络脉，即经脉别出的分支，纵横交错于全身，状如网络。吴以岭院士基于时间、空间和功能角度，提出了"三维立体网络系统"，认为气血在络脉中按一定速度和规律运行输布于周身。由此，络脉可分为气络（经络之络）和血络（脉络之络），分别运行经气和血液。根据络脉在人体的分布，又可分为浅层体表的阳络和深层脏腑的阴络。络脉细小曲折，气血运行较缓，故易虚易损易瘀滞，发而成络病，病久则难愈。

1977 年 Basedovsky 提出了 NEI 网络的概念，即神经-内分泌-免疫网络中，由各种神经递质、激素、细胞因子等分子进行细胞之间的信息沟通，从而使三大系统形成一个多维立体网络结构来维持人体稳态。而中医学中的"气"于气络中运行，遍布全身，维持人体正常生理功能，抵御外邪侵袭，与 NEI 网络的作用具有很强的相关性。甲状腺是人体重要的内分泌器官，从位置上来看，甲状腺位于颈前区，为任脉、足厥阴肝经和足少阴肾经所过之处，亦属督脉分支，又任督二脉分别为"阳脉之海"和"阴脉之海"，联系十二经，故甲状腺病变与经络中气血运行状况密切相关。而功能方面，甲状腺对人体的生长发育、脏腑功能和新陈代谢等具有广泛的调节作用，一旦发病，症状复杂，病程绵长，经久难愈，符合络病"久病入络"的发病机制。由此可知，甲状腺病变多由气络受损所致，病位多深入于脏腑之阴络。而桥本甲状腺炎是一种常见的甲状腺疾病，临床表现以颈前肿大、质韧为主要特征，后期常伴见乏力、畏寒、浮肿等症状，虚象与瘀滞之象并见，也能体现络脉易虚易损易瘀滞的病理特点。故当桥本甲状腺炎患者临床症状难以改善时，可考虑从络病论治。

桥本甲状腺炎的病因病机可归于"络"之病

1. 先天禀赋不足——肾络亏虚：有学者认为，桥本甲状腺炎与诸多遗传基因相关，即先天禀赋对该病有一定影响。先天肾精亏虚，则肾络亦虚，若再感六淫邪气或内伤杂病，一旦邪气入里侵于肾络，后虽病情可好转，但余邪仍易伏于肾络。此时正气若再受损，无力与余邪相抗，则气血运行受阻，瘀滞于颈前，日久成积，可见颈前肿大；气血瘀滞而新血不生，使得阳气更伤，导致畏寒、乏力等甲减的症状。

2. 情志调节不畅——肝络不畅：情志不舒一直被认为是甲状腺疾病的重要病因之一，有研究显示桥本甲状腺炎患者较正常人更容易焦虑和抑郁，以合并甲减的患者为甚。焦虑则易怒，怒而不发则郁，中医认为肝主怒、主藏血又主疏泄。《笔花医镜》云："怒气泄则肝血必大伤，怒气郁则肝血又暗损。"常常发怒则肝火旺盛，肝气易泄，肝血亦被灼伤，气血耗伤则运行无力，或是常常怒而不发，则气郁不疏，同样会导致气血运行不畅。络脉最是细小曲折，其中的气血运行也最缓慢，而气血运行不畅所生之瘀血首先阻于肝络，再逐渐发展。肝木之邪克制脾土，脾虚不运又生痰，痰瘀互结随肝木之邪上循肝经至颈部，就形成了桥本甲状腺炎患者典型的颈前肿大之象。因而在使用祛痰消瘀之法治疗桥本甲状腺炎之时，也当重视疏通肝络之气血。

3. 病程缠绵日久——络脉瘀闭：病程发展至后期，甲状腺滤泡结构已经大量被破坏，甲状腺组织纤维化明显，形成间隔，甲状腺逐渐萎缩。此时的甲状腺功能已严重受损，临床可见明显甲减症状。目前已有研究证实纤维化的形成与凝血酶的作用密切相关，相当于中医学之瘀血积聚。此时病程已较久，久病入络，痰浊瘀血阻于络脉，颈部络脉闭阻，气血不通，甲状腺不得濡养，故逐渐萎缩。久病及肾，肾络不得气血濡养，日渐亏虚，伤及先天之元气，可见畏寒肢凉、腰膝酸软、疲劳乏力等肾阳亏虚之象。故此时辨证施治，既要化瘀通络以促进气血运行，又要兼顾温肾助阳以缓解患者症状。

虫类药的应用

虫类药为血肉有情之品，可走窜于人体全身之经络，既能走表而搜风泻热解毒，如蝉蜕、乌梢蛇、白僵蚕等，又能入里而行气破血散结，如土鳖虫、地龙、蜈蚣等。《神农本草经》中就有虫类药的记载，后世虫类药逐渐发展为治疗络脉重症和顽固难愈之症的要药，非草木之品所能替代，可使络痹易开，结邪易去。

1. 固本培元，补肾络之亏虚：除了常见的通络活血作用以外，还有部分具有补益作用的虫类药，如桑螵蛸、龟甲、蛤蚧等。血肉有情之品既能增强补益效果，使补而不滞，又可入络以温养修复受损的络脉。当桥本甲状腺炎患者后期出现明显的脾肾阳虚证时，单用植物药有时难以达到理想的补益效果，甚至是虚不受补。而具有补益作用的虫类药物，多入肝肾二经，可走窜修补深处之络脉，补益肝肾络脉之气血，固本培元，对久病不愈的体虚患者有独到之功效。贾坤静等研究表明，各种制法的桑螵蛸皆能改善肾阳虚大鼠下丘脑-垂体-甲状腺轴的功能，其中又以盐炒桑螵蛸和盐炒桑螵蛸卵的效果为最佳。

2. 理气和血，疏肝络之不畅：目前临床上用于理气和血的中药，多以植物药为主，如香附、郁金、合欢皮等，但对于肝络郁闭之象严重的患者，处方中添一二味虫类药，如九香虫加强疏肝之力，或是蜣螂虫、白僵蚕等祛除肝络之痰瘀，往往可收获更好的疗效。陆源源等使用的健脾疏肝和络方中就用有一味九香虫，疏肝理气且能温脾肾之阳，与其余草药相辅相成，共同调节免疫功能，对桥本甲状腺炎起到良好的治疗效果。另外，何泽认为桥本甲状腺炎患者肝郁日久，会化火生风，故常用蝉蜕、僵蚕和刺蒺藜来搜风通络。

3. 破血祛瘀，通络脉之瘀滞：张仲景于《伤寒杂病论》中创制了多个以虫类药为主的经典名方，用以活血通络、化瘀散结，对多种顽疾都有较好的疗效。目前现代医学研究也已证明多种虫类药具有抗凝和抗血栓的作用，可改善患者微循环，抑制纤维化病变。在桥本甲状腺炎后期纤维化病变明显之时，不妨考虑使用蜈蚣、土鳖虫等具有破血逐瘀通络作用的虫类药，可入肝经、通肝络，效专力强。但此时也需要考虑桥本甲状腺炎患者的体质大多偏虚，所以在使用虫类药时，恐伤气血，应当考虑制成丸剂或是与其他药物进行配伍，缓和药性，以顾护正气，祛瘀而不伤正。张维丽等就曾使用以虫类药为主要成分的通心络胶囊来治疗桥本甲状腺炎，经临床观察证明其确能使甲状腺肿进一步缩小，并能使甲状腺质地变软，这是单用西药所无法达到的。朱跃兰在治疗痰瘀所致的桥本甲状腺炎时，也强调化痰通络，选用僵蚕、土鳖虫、全蝎等虫类药治疗，收效良好。

4. 引药入络，剔络脉之余邪：虫类药物除了自身可走窜人体全身经络，又可作为引经药来引导方剂中其他药物深入细小络脉。将虫类药与行气药配伍，可行络脉气血；与活血药配伍，既可增强活血化瘀之效，又可祛除络脉中沉积不化的瘀血；与化痰药配伍，则可搜剔络脉中的痰邪。痰瘀之邪得化，气血行之无阻，则瘿瘤渐消。临床应用时，处方中虫类药大多仅需一二味，就可使疗效明显提高，由此可知其引经作用之必要。如阴建军治疗桥本甲状腺炎所用的通络活血汤中，仅一味全蝎，活血化瘀的同时，引诸药入肝络，疏散肝络之瘀，取得良好疗效。

验案举隅

穆某，女，32岁。2020年6月16日初诊。主诉发现甲状腺功能异常3年余，乏力1年。患者于3年前体检时发现甲状腺功能异常，未予系统诊治，近1年来自觉乏力，晨起时双下肢及颜面部水肿，纳差，便微溏，1～2日一行，舌质黯淡、边有齿痕，舌苔薄白、微腻，脉沉细滑。既往无特殊病史。体格检查：甲状腺Ⅰ°肿大，质稍韧。辅助检查：游离三碘甲腺原氨酸（FT$_3$）4.31 pmol/L，游离甲状腺素（FT$_4$）15.7 pmol/L，第三代促甲状腺激素（TSH）6.42 mIU/L，甲状腺球蛋白抗体（TgAb）552 U/mL，甲状腺过氧化物酶抗体（TPOAb）42.3 U/mL。西医诊断为桥本甲状腺炎合并亚临床甲减；中医诊断为瘿病。辨证属脾肾阳虚，治以健脾益肾、活血消瘿，方选八珍汤合二仙汤加减。

处方：黄芪30 g，桂枝10 g，白芍10 g，当归12 g，川芎10 g，党参15 g，白术20 g，茯苓10 g，鬼箭羽10 g，穿山龙15 g，白僵蚕15 g，桑螵蛸20 g，淫羊藿10 g，巴戟天10 g，仙茅10 g，车前子10 g，泽兰15 g，甘草6 g。30剂，颗粒剂，每日1剂，分2次开水冲服。

二诊（2020年7月14日）：患者诉乏力较前改善，双下肢及颜面部水肿好转，食欲较前改善，二便调。查甲状腺功能示：FT$_3$ 4.03 pmol/L，FT$_4$ 14.03 pmol/L，TSH 2.817 mIU/L，TgAb 214.9 U/mL，TPOAb 57.4 U/mL。予初诊方去桂枝、车前子、泽兰，30剂。此后电话随诊，患者诉偶有乏力，双下肢及颜面部水肿未再复发，食欲正常，二便调。

按语：患者初诊时询问知其平素工作压力较大，时常熬夜，耗伤肝肾精血，饮食不规律，损伤脾胃之气。脾肾亏虚，气血失于运化，津液不得输布，导致双下肢及颜面部水肿；气血津液运行不畅，日久内生痰浊瘀血，循经而上，结于颈部而生瘿。初诊处方以健脾益肾、活血利水为治则。方中四君子汤加黄芪合四物汤去地黄补益气血；二仙汤去知母、黄柏温肾助阳；车前子、泽兰利水消肿；桂枝一方面与白芍配伍取桂枝汤调和气血之意，另一方面又能温化水气；鬼箭羽、穿山龙活血散结消瘿；桑螵蛸入肾络以温肾助阳辅助二仙汤；白僵蚕入肝络以除痰散结加强消瘿之力。全方将多个经典方剂相配伍，针对患者虚实夹杂的证候，有补有泻，补而不滞，辅以两味虫类药既是加强药效，也有引药入络之意。二诊时患者浮肿症状好转，故去温化水气的桂枝和利水消肿的车前子、泽兰，继予30剂调理患者体质，最终取得较好疗效。

312　从伏邪阻络论治桥本甲状腺炎

桥本甲状腺炎（HT）又称慢性淋巴细胞性甲状腺炎，是一种自身免疫性甲状腺疾病，其发病与细菌、病毒、遗传、情绪、环境等因素有关，临床以甲状腺弥漫性肿大和甲状腺过氧化酶（TPOAb）与甲状腺球蛋白抗体（TgAb）阳性，伴有甲状腺功能异常为表现。TPOAb、TgAb、TRAb是甲状腺出现自身免疫性反应的一种重要指标，可作为预后判断、疗效评估及HT诊断的依据。本病在病程进展中甲状腺功能可表现为正常、亢进或减退，亦可由甲状腺功能亢进症（简称甲亢）进展为甲状腺功能减退症（简称甲减），通常表现出甲亢仅需数月时间，而进展为甲减多需数年。随着病情的发展及激素缺乏的严重程度加深，部分患者的甲减呈永久性，须终身服用甲状腺素。现代医学对于桥本甲状腺炎的治疗以激素疗法、免疫疗法、手术治疗等为主，其中糖皮质激素类药物治疗虽起效迅速、疗效明显，但副作用也较严重，而中医辨证施治对于桥本甲状腺炎有它独有的优势。学者金美英等从"伏邪阻络"探讨了桥本甲状腺炎论治。

桥本甲状腺炎的中医辨证思路

本病病名在中医学中并没有相关的记载，根据甲状腺的弥漫性无痛性肿大或结节等症状及其他临床表现，桥本甲状腺炎（HT）可归属于中医学"瘿病""瘿瘤"范畴。现代医家对于本病的病位有诸多的探讨，多数认为与肝、脾、肾三脏关系密切，并且认为本病的发生离不开络病理论，在治疗方面大量研究证实，中药单体治疗、中药复方治疗、中药外治法治疗等均能有效改善桥本甲状腺炎临床症状及相关指标。金美英团队通过多年的中医药干预桥本甲状腺炎方面的研究，认为"伏邪阻络"为本病的病机核心。

1. "伏邪"是HT发病之根源："伏邪"概念源于《黄帝内经》中《素问·生气通天论》的"苟毒"学说，早在《黄帝内经》时代，医家已经认识到伏邪发病与人体感受外邪和正气亏虚两方面关系密切，并随着"伏邪"理论的不断发展，发现不仅外感之邪有感六淫而不即病但过后发病之特性，脏腑功能失衡而致内生之痰、火、食、郁、蓄血等病理产物，同样也可不断蓄积，潜藏于体内形成"伏邪"，遇到机体脏腑亏虚时，亦可使伏邪透而外发而发病。因此"伏邪"发病不仅应重视外因，更应强调先天禀赋不足、房劳过度、饮食不节、情志失调等影响脏腑功能失衡，导致内生之"伏邪"在发病中的重要性。因此总结概括"伏邪"发病之条件：因复感新邪，引动伏邪发病；因正气亏虚、脏腑气血阴阳失调；因疾病治不得法使伏邪内陷发病。

团队通过多年的研究发现，总结本病发生由外感六邪、先天禀赋不足、房劳过度、饮食不节、情志失调等导致脏腑功能失衡，形成郁、痰、郁、湿、热、火等病理产物，发病当时未能及时治疗，导致气滞痰凝，血行不畅，气滞血瘀，脉道瘀阻，气滞、痰凝、血瘀、湿浊等产物潜藏交结，壅结于颈前，不能及时化解，凝聚胶结而成伏邪，作为致病因素不断堆积，潜藏在正气虚弱之处，不容易被清除，成为HT发病的根源。因此从甲状腺的病理角度来看，HT诊断依据之一的TPOAb、TgAb自身抗体的升高可以视为中医学理论中的潜藏凝聚之"伏邪"未能得到化解导致。

HT 属于络病范畴

络病，即由于络脉中营卫、气血、津液的运行、输布及渗化失常等各种原因导致，而出现的络脉瘀滞、痹阻不通的一类病症。本病的发生根源在"伏邪"，与肝的疏泄功能失衡关系密切。本病多发于女性，而女子以"肝"为先天。《素问·至真要大论》云："肝者，罢极之本，魂之居也。"并且发现本病的发病部位甲状腺与肝的经络走行关系密切，《灵枢·经脉》云："肝足厥阴之脉，起于大指丛毛之际……属肝，络胆，上贯膈，布胁肋，循喉咙之后，上入颃颡。"当人体遇到精神压力，抑郁状态，烦躁易怒等情志问题时，气的运化失衡气机逆乱则引动伏藏"伏邪"，极易导致本病的发生。经络不仅是气血运行、濡养脏腑的通道，同时也是运化毒邪及排出毒邪的重要通道。伏邪藏于体内而不立即发病，导致本病迁延日久，日久伤络，络脉失于气血的渗灌与濡养，使络脉受损而致络病的发生。络脉失常，气血运行受阻，不能及时为脏腑排出有害之毒，则势必"伏邪阻络"形成甲状腺的受伤，形成临床征象。本病迁延日久，充分体现了"久病入络"的发病机制，其病变过程体现了络病具有络气郁滞、络脉瘀阻、络虚不荣和络脉损伤的病机演变特点。因此我们认为"伏邪阻络"贯穿于 HT 疾病发展过程的始终，在治疗过程中应强调解毒祛邪，调畅气机并全程坚持"通经活络"的治疗理念。

甲状腺"体用俱损"为"伏邪阻络"的最终结果

甲状腺本身是人体重要的内分泌器官，通过分泌甲状腺激素来发挥人体的濡养功能。当"伏邪阻络"导致其特有精微的弥散及濡养功能受限，导致气化与凝聚、分化与合成平衡失衡，对精微弥散功能失衡，物质和能量的相互依存、相互转化失衡，进一步导致甲状腺的"体用俱损"。"体损"，其病变过程体现了络病具有易滞易瘀、易积成形的病机特点，从而最终形成了甲状腺肿的发生。"用损"，肝郁气滞日久，疏泄失度，横逆犯脾，累及运化，五脏所伤穷必及肾，病邪潜滋暗长，蚕食人体阳气，终至脾肾阳虚；形成津液、痰浊、血瘀等病理产物，发病当时未能及时治理，不能及时排出，病情隐伏导致脉道瘀阻，气滞、痰凝、血瘀、湿浊等病理产物交结，壅结于颈前，不能及时化解，凝聚胶结而成伏邪，日久阻滞络脉，因此说，"伏邪阻络"是导致 HT 迁延反复发作，胶结不去的一个重要因素。因"伏邪络脉"具有病邪潜伏、逾期而发、起病隐匿、暗耗正气，病情缠绵、久治不愈等特点，从而影响甲状腺形态改变；TPOAb、TgAb 等抗体的升高；甲状腺激素的紊乱等方面的改变。

桥本甲状腺炎治疗策略

1. 未病先防，已病防变：桥本甲状腺炎的高发认为与环境以及社会因素等各种因素共同作用的结果。尤其与饮食不节、情志不畅等因素有密不可分的关系。随着生活水平的提高，工作压力的不断增加、生活节奏的不断加快及周围环境，进而影响个体免疫功能的改变，再加上现代人喜食海产品，导致该病的发病率逐年增加。故限制碘的摄入量在安全范围，平素注意调畅情志，保持精神愉快，能起到一定的预防作用。瘿病的病变是一个动态的变化过程，故当发病时，应立即就医，规范用药，定期复查甲状腺功能及甲状腺彩超等，以延缓病情进展。及早发现本病，并采取积极正确有效的防治措施，是防止甲状腺萎缩，甚至发展为永久性甲减的重要举措，对提高患者生活质量、改善患者的预后和转归有重大的意义。

2. 标本同治，虚实兼顾：近年来，中医学在桥本甲状腺炎临床治疗方面的研究日益深入。目前研究桥本甲状腺炎安全、有效的疗法成为临床工作的重点。本团队以"毒损络脉"为病机核心，以扶正祛邪，通络调肝，软坚散结为治疗大法。《证治要诀·停饮伏痰》云："善治痰者，不治痰而治气，气顺则一身之津液亦随气顺矣。"肝之疏泄顺矣，则一身气机畅达，有利于痰凝、血瘀的消散。清代叶天士《临证指南医案》有"医不知络脉治法，所谓愈究愈穷矣"的论述，因此在本病的治疗中，始终不忘"通络调肝"药物的应用，既解津液、痰浊、瘀血等有形之邪，又通气滞的无形之邪．使气络、血络通畅，将气血弥散全身，发挥对络脉的渗灌濡养作用。本病的治疗既治肝、脾、肾功能失常之本，又兼顾"毒损络脉"之标，标本同治；并且《素问遗篇·刺法论》云"正气存内，邪不可干"，本病的治疗应虚实兼顾，扶正祛邪，疗效甚佳。补益之目的是通过扶助正气而使推陈出新，导邪外出。在临床应用中发现补益药物能有效地降低血清 TgAb、TPOAb 水平，纠正和改善甲状腺功能，具有免疫调节的功效，并对甲状腺肿大有积极作用。

验案举隅

患者，女，42 岁，2015 年 2 月 6 日初诊。主诉颈前紧胀不适、乏力 3 个月，加重伴颜面部浮肿 7 日。患者于 3 个月前因工作压力及过度疲劳后出现颈前部不适及乏力症状，未予重视。7 日前，与同事发生争执后上述症状加重伴颜面部浮肿，遂至吉林××临床医院内分泌科就诊。查甲状腺功能 5 项：TSH＞15.9 μIU/mL，FT 410.26 pmol/L，TPOAb 385.2 IU/mL，TgAb 1000.0 IU/mL；甲状腺彩超：甲状腺右叶大小 21 mm×13 mm×47 mm，左叶大小 19 mm×12 mm×48 mm，峡部厚度 2.2 mm，甲状腺大小、形态正常，回声减低、增粗、分部欠均匀。诊断为桥本甲状腺炎（甲状腺功能减退期），给予左甲状腺素钠片 25 μg，每日 1 次口服，症状持续不缓解，今日至长春××医院求诊，刻下：易感冒，口苦，颈前乳房胀痛，食欲差，食后胃脘部胀，双下肢沉重，眠差，大便不成形，每日 2 次。舌质暗，苔白腻，脉弦滑。体格检查：颜面部水肿，双侧甲状腺Ⅰ度肿大，质硬，触痛（一）。西医诊断为桥本甲状腺炎（甲状腺功能减退期），中医诊断为瘿病（肝郁脾虚，伏邪阻络），以本团队自拟解毒通络消瘿方口服。

处方：柴胡 10 g，法半夏 8 g，炮穿山甲（先煎）5 g，黄芪 25 g，灵芝 6 g，莪术 8 g，陈皮 10 g，浙贝母 15 g，山慈菇 15 g，连翘 30 g，炙甘草 10 g。7 剂，每日 1 剂，水煎取汁 300 mL，早晚各 150 mL 分服。

二诊（2015 年 2 月 16 日）：颜面部水肿及乏力较前明显改善，但仍感颈前部不适明显，原方中加夏枯草 20 g，继续服 7 剂。

三诊（2015 年 2 月 26 日）：口苦及食欲较前有所改善，但仍感寐差，二便尚可。复查甲状腺功能 5 项：TSH 9.7 μIU/mL，TPOAb 313.9 IU/mL，TgAb 875.6 IU/mL；甲状腺查体：甲状腺肿大明显改善，但仍感质硬。上方中加酸枣仁 20 g，继续服 7 剂。

四诊（2015 年 3 月 8 日）：患者无明显不适症状。但甲状腺查体仍感质硬，上方加鸡血藤 30 g，继续 7 剂。

五诊（2015 年 3 月 18 日）：患者无明显不适症状。复查甲状腺功能 5 项：TSH 7.2 μIU/mL，TPOAb 254.4 IU/mL，TgAb 756.6 IU/mL；甲状腺查体：甲状腺无明显肿大，质硬有所改善。继续服原方剂 7 剂。此患者长期在门诊随访，最终甲功完全恢复，甲状腺查体未见明显异常，至今疾病未再反复。

按：以"伏邪阻络"为病机核心，以解毒通络散结法为治疗大法，在经典方剂逍遥散基础上加减自拟解毒通络消瘿方，以柴胡、法半夏为君药，达疏肝泻火，化痰散结之功效；黄芪、灵芝补益正气，辅助扶正祛邪，正本求源；炮穿山甲、莪术散结通络，破血行气为臣药；浙贝母、陈皮、山慈菇、连翘为佐药，达软坚散结，清热解毒之效；炙甘草健脾和中，兼调和诸药为使药。全方调畅气机，推陈出新，解毒通络以通畅络脉，既治疗伏邪阻络之本，又兼顾气滞、痰凝、血瘀之标。全方共奏解毒祛邪，宣通脏腑，活血通络之功效。在本方的应用中重用理气解郁之品，认为肝的疏泄功能正常，全身气、血、津液运行才可以畅达，利于痰凝、血瘀、湿浊等伏邪的消散及祛除。同时在本病的治疗中运用炮穿山甲等通络之品，始终不忘"通经活络"在本病中的重要性，既解津液、痰浊、瘀血等有形之伏邪，又通气滞的无形之伏邪．使气络、血络通畅，将气血弥散全身，发挥对络脉的渗灌濡养作用，标本兼顾，疗效甚佳。

因此认为，通过扶正祛邪，通经活络，调畅气机可有效改善包括甲状腺相关激素水平以及甲状腺抗体水平等甲状腺疾病相关问题，减轻甲状腺自身损害，提升机体免疫力，增强机体抗病能力，是中医药治疗 HT 的新思路和新方法。

313 中医治疗桥本甲状腺炎概况和思考

桥本甲状腺炎（HT）是一种以自身甲状腺组织为抗原的慢性炎症性自身免疫性疾病，又称慢性淋巴细胞性甲状腺炎。本病起病隐匿，发展缓慢且病程较长，主要表现为甲状腺肿大，多数为弥漫性，少数可为局限性，部分以颜面、四肢肿胀感起病。该病发展到中后期，甲状腺组织遭到破坏，则多发展为甲状腺功能减退症。HT 发病率女性高于男性。随着现代生活工作节奏加快，压力增加及饮食结构改变等，HT 的发病率逐年升高且发病群体日益年轻化。目前 HT 病因与发病机制尚未完全明了，研究表明与免疫、环境、遗传等关系密切。国内报道关于 HT 的治疗主要有手术、西药、中医药等方式，但由于多数 HT 患者无手术指征且甲状腺功能正常无须服用西药甲状腺素片，故中医药逐渐成为本病的特色治疗方式。学者冯静等通过整理分析近 10 年国内关于中医药治疗 HT 的文献，从中医认识、名家经验、药对运用、针灸治疗等方面做了梳理归纳，以期为临床治疗 HT 提供参考。

中医对桥本甲状腺炎的认识

中国古代文献中将所有甲状腺疾病统称为"瘿"，而没有直接与桥本甲状腺炎对应的病名。近十年的相关文献中，除了李品等针对桥本甲状腺炎的病名做了考证和总结分析，尚无其他人对该病的中医病名专门做详尽的研究。叶子将 HT 归结为"泥瘿"；王玮莉将 HT 归结为"石瘿"。李品等通过对文献的整理研究，认为"瘿"可以作为对 HT 的整体命名，以及 HT 不伴有甲状腺功能异常时的名称。"瘿，瘿气"相当于桥本甲状腺炎合并甲状腺功能亢进，"瘿，虚劳"相当于桥本合并甲状腺功能减退。此外，依据 HT 伴有的其他兼症，以其中的主要兼症来命名，如心慌、乏力，为"瘿，心悸"；多汗、怕热，名为"瘿，汗证"；水肿严重时为"瘿，水肿"；伴有便秘为"瘿，便秘"；伴有情绪抑郁为"瘿，郁证"等。由此可见，HT 的中医命名并未完全统一，故中医对该病的命名有待规范统一。

辨证论治是中医治病的特点与基础。目前对 HT 的辨证分型尚无统一标准。依据相关文献经验总结，大致将 HT 分为心肝火旺、肝郁脾虚、肝郁气滞、脾气虚、脾肾阳虚等表现类型。"瘿，郁证"症见吞咽有异物感，情绪抑郁不稳定，善太息，易怒，目赤，口苦，舌质红，舌苔黄，脉弦或脉弦数，属肝郁气滞或肝郁化火；"瘿，虚劳"症见倦怠乏力，畏寒肢冷，大便溏薄，纳呆，腰膝酸软，小便清长，面目浮肿，腹胀，月经不调或阳痿，尿频，舌质淡，有齿痕，脉沉，属脾肾阳虚或心肾阳虚；"瘿，瘿瘤"症见咽部异物感，甲状腺肿大，刺痛，面色萎黄，咳痰，舌质紫暗，舌苔腻，脉滑或涩，属痰凝血瘀；"瘿，汗症"症见神疲懒言，倦怠乏力，口渴，汗多，纳少，舌质红，脉沉细，属气阴两虚证。近 10 年来，由于 HT 没有明确统一的中医病名，各医家对 HT 的研究主要以某一中医证型为切入点，研究具体方药或治疗方式对该证型 HT 的治疗效果。总结各家研究的中医证型，并将各个证型粗略地归属相应的"瘿病"类别下。

中医药治疗桥本甲状腺炎

近 10 年来，运用中医治疗桥本甲状腺炎呈明显上升趋势，主要以中医药治疗以及针灸治疗为主。

1. 分期治疗：早期中医治疗 HT 主要以辨证论治为主，而近 10 年以来，依据 HT 的发病特征，在辨证施治的基础上，临床医家进一步探讨了 HT 的分期治疗。亓鲁光、许芝银、程益春、魏军平等主张对该病采用西医辨病，中医辨证的综合治疗，认为本病病程可分为早、中、晚 3 个时期。亓鲁光认为 HT 早期多属气郁化火，治以疏肝理气、清热解毒为主；中期多见肝郁脾虚痰凝，治以疏肝健脾、化痰消瘿；后期则脾肾阳虚，则强调滋补脾肾、软坚散结。许芝银认为 HT 早期多有郁热伤阴，治以养阴清热；中期痰瘀互结，治以化痰消瘿；后期脾肾阳虚，治以温补脾肾之阳。程益春主张早期治疗以疏肝行气、清热解毒为主，中期健脾疏肝、化痰消瘿，后期则温补脾肾、软坚散结。陈银等总结魏军平治疗 HT 经验，依据 HT 患者甲状腺激素和相关抗体水平，将 HT 患者病情分为早、中、后 3 期。早期病程短，正气未损，病位在肝，以气滞、痰凝血瘀为主，治以柴胡疏肝散加减；中期时病位在肝脾，多表现为虚实夹杂，痰气交阻于颈前，属肝郁脾虚，治以逍遥散加减；后期因病程日久，伤及脾胃，使得气血缺乏生化之源，故病以脾肾阳虚为主，治以金匮肾气丸合软坚散结加减。魏军平强调以"治未病"的思想贯穿整个治疗过程，即未病先防、既病防变、已病防复。对此类情志病，更应身心同治，在医患交流中，以善言解人心结，调畅气机。其病案显示，1 例 HT 伴有甲亢突眼患者经过一个半月服药，甲状腺功能恢复正常，眼部症状明显改善；1 例 HT 不伴甲状腺功能异常患者，服药 1 个月后头痛、乏力症状明显改善，甲状腺抗体浓度降低；1 例 HT 伴甲状腺功能减退的患者服药 2 个月后神疲乏力等症状改善，THS 水平恢复正常。

叶蓓等总结许芝银治疗 HT 经验，将本病早、中、后三期分为 3 个基本证型治疗，即早期痰气交阻或肝郁化火，治以柴胡疏肝散加减；中期痰瘀互结，治以桃红四物汤合二陈汤加减；后期脾肾阳虚，治以阳和汤加减。其临床病案显示通过 9 个月用药，治愈 1 例 HT 伴甲状腺功能亢进患者，使其 T_3、T_4、TSH、TPOAb、TgAb 均恢复正常。陈文信等总结李红治疗 HT 经验，认为 HT 发病多属正气不足，外邪入侵，致使痰瘀互结，气阴两虚为本，痰气瘀阻为标，故治以自拟桥本方，益气养阴，化痰祛瘀，治愈 HT。程益春认为 HT 早期以疏肝健脾、清热解毒为主，治以小柴胡汤加减；中期当以健脾疏肝、化痰消瘿为主，治以自拟方桥本消瘿汤加减；后期主要温补脾肾、软坚散结，治以桂附地黄汤合软坚散加减。党毓起重视中医辨证治疗的整体调节作用，从治本和治标两个方面对桥本甲状腺炎进行辨证论治，同时根据疾病不同分期自拟验方进行分期论治，取得了一定的疗效。赵勇等总结陈如泉对 HT 的治疗经验，认为该病应当辨病与辨证结合，在四诊合参的基础上，利用现代检查设备，探清甲状腺组织是否有结节以及结节的性质等重要情况。在明确诊断，辨证准确，探清局部组织情况的基础上，确立八大治法，即疏肝解郁、健脾化痰、活血化瘀、益气养阴、清热解毒、温肾助阳、软坚散结、滋阴降火，根据患者情况，灵活运用八大治法，随症加减。

众多中医名家对 HT 的证治经验表明，辨病与辨证结合，分期辨证论治是治疗 HT 的主要方式。辨病，是为了对疾病的发生、发展、结局有整体把握；辨证，是为了对疾病某一阶段的正邪斗争、病情进展有准确判断。在中医理论恒动观念的指导下，病证结合，精准治疗，是改善 HT 症状，纠正甲状腺功能，改善相关抗体水平的有效方法。

2. 中药治疗： 中药的使用是在中医辨证论治的理论指导下用药，临床医家在治疗 HT 时擅于针对本病的发病特点，运用药对，使治疗更加精准有效。程益春在多年临床经验中，总结了治疗 HT 时常用药对和药组，包括白花蛇舌草＋半枝莲，用于 HT 初期肝郁化火证，具有清热解毒之效；夏枯草＋浙贝母，用于 HT 初期患者出现一过性甲亢时的肝郁化火，灼伤阴液之证，可化痰散结、清肝降火，与左甲状腺素钠片合用可降低 HT 相关抗体滴度；柴胡＋白芍，一散一收，用以疏肝解郁，现代研究表明柴胡具有抗炎、调节免疫功能的作用；莪术＋三棱，用于 HT 伴有甲状腺结节，具有破血行气、消积止痛之效；水红花子＋泽兰，用于 HT 后期水瘀互阻证，可利水消肿、活血化瘀；黄芪＋山药＋枸杞子＋山茱萸，用于 HT 后期甲状腺功能减退的脾肾阳虚证，具有补肾健脾之效。陈如泉教授在治疗 HT 的几十年经验中，不仅确立了对该病的八大治疗方法，也总结了 10 个常用药对和药组，包括蜈蝶虫＋土鳖虫＋蜈蚣，常用于 HT 中期痰瘀互结证，具有破瘀消肿、攻毒散结之效；橘叶＋郁金，用于 HT 伴有气滞型结节，具有疏肝行气、散结消肿之效；鬼箭羽＋猫爪草，用于 HT 伴有痰热郁结型结节，可化痰散结、解毒消肿；龙葵＋白花蛇舌草，适用于肿瘤性结节术后或者伴有钙化者，具有清热解毒、活血消肿的功效；瞿麦＋泽兰；适用于 HT 伴有囊性结节，具有破血通经、利尿通淋之效；王不留行子＋急性子，二药配伍入肝经，可活肝经瘀血，用于血瘀偏甚者；天葵子＋土贝母，二者配伍入膀胱经，使热毒之邪从小便出，用于热毒蕴结证；山慈菇＋白芥子，利气消肿，用于痰浊偏甚者；浙贝母＋连翘，二者配伍，既能化痰散结消肿，又能清热解毒，适用于 HT 伴有痰热型结节。

临床使用中药治疗 HT，是在分期辨证论治的指导下灵活处方，根据患者症状和病证，结合医生用药经验，有针对性地运用药对配伍，使治疗更具针对性和精准性，以期提高临床疗效。

3. 针灸治疗： 胡从富治疗经验得出，应用扬刺法取阿是穴、间使、气舍、天突等穴，可明显缩小甲状腺局部肿块及改善全身症状，治愈率（甲状腺肿块完全消失）25％，有效率（甲状腺肿块部分消失）94％。卡咪拉等经研究认为应用浅刺甲状腺投影面积和邻近区域（双侧：人迎-水突）方法治疗之后，甲状腺激素水平有恢复至正常的趋势，抗甲状腺抗体滴度降低，患者整体情况趋向好转。蔡冬经临床试验研究认为，"瘿"病的主要病机是肝气瘀滞。"足少阴之脉，其直者从肾上贯肝膈，入肺中，循喉咙，挟舌本"，故循经远端取穴照海，上病下治；循经邻近取穴肺腧穴，可调胸中之气，二穴合用，调理气机，气调则痰散，甲状腺结节的治愈率显著提高。针刺治疗 HT 以局部取穴为主，结合辨证取穴，循经取穴进行整体治疗。

艾灸治疗 HT 在临床上运用虽然还未大范围推广，但早已有学者做了相应研究，疗效确切，安全简便。胡国胜等运用隔附子饼灸膻中、中脘、关元、大椎、命门、肾俞治疗桥本甲状腺炎，并对照研究附子饼中加入活血化瘀药物后的疗效。研究表明，单纯附子饼组总有效率为 42.9％，对照组总有效率为 77.8％，单纯附子饼灸和加入活血化瘀药物后的药饼灸，均能使患者症状、体征改善，且加入活血化瘀药的隔药饼灸在减轻甲状腺肿大，消除甲状腺结节等方面作用明显优于单纯附子饼灸。夏勇等运用隔附子饼灸，取主穴命门、关元培补元阳，配穴膻中调畅气机，中脘温补脾土，大椎、肾俞配合关元和命门，助以扶阳，并与西药组做对照研究，结果表明艾灸组和西药组的总有效率均不高，但桥本甲状腺炎患者后期因病程日久而出现的脾肾亏虚，命门火衰证候，经隔药饼灸命门、关元等穴之后，脾肾之阳得以培补，病情得到有效缓解，向着良好趋势恢复，症状评分显示疗效优于单纯口服西药。张育瑛等采用隔附子饼灸和单纯西药做对照研究，探讨两种治疗方式对桥本甲状腺炎患者血清特异性抗体的影响，研究结果表明，隔附子饼灸组中患者血清特异性抗体的下降率显著高于单纯西药组，且血清 TPOAb 和 TgAb 的下降率均有显著性差异。两组患者咽干口燥、心悸心慌、失眠、气短乏力、便溏便秘、面色萎黄等各症状均见明显好转，提示艾灸结合西药治疗能够改善诸多伴随症状。王晓燕等研究隔药饼灸治疗慢性淋巴细胞性甲状腺炎，取穴肾俞、命门、中脘、大椎、关元、足三里，将附子、肉桂、五灵脂、乳香四味药共研细末，用黄酒调制，做成药饼。研究表明经隔药饼灸后，患者血清中 T_3、T_4 水平升高，TSH 水平降低，同时血清特异性抗体水平降低，且均有统计学意义。徐惠芬等在 HT 患者服用左旋甲状腺素钠的基础上加隔药饼灸，并与单纯服用西药做对照研究，研究证实隔药饼灸加左旋甲状腺素钠在改善 HT 症状及甲状腺功能方面均有较好疗效，表明隔药饼灸可以切实有效地提高患者免疫功能，改善免疫环境。

4. 其他治疗： 中药汤剂和针灸是 HT 的常用治疗方法，除此以外，陈如泉不拘泥于内服汤药，自制理气消瘿片、活血消瘿片等成药剂型，以便患者长期服用巩固疗效，自制理气消瘿膏、金黄消瘿膏、散结消瘿膏及温阳消瘿膏等膏剂，内外合治，以增强疗效。林兰治疗 HT 时，强调在 HT 后期甲状腺功能减退时，对出现脾肾阳虚证的患者使用既能针对甲状腺功能恢复，又能温补脾肾的膏方。

桥本甲状腺炎起病隐匿，发展缓慢，疾病早期 HT 患者甲状腺功能正常，临床症状不明显，容易被患者忽视。疾病进程发展为亚临床甲状腺功能减退期（游离 T_4 正常，TSH 升高），患者容易出现乏力疲惫，畏寒肢冷等症状，严重者可合并桥本脑病、不孕、淋巴细胞性间质性肺炎、甲状腺淀粉样改变、癌变等。西医尚无有效治疗药物，临床以补充甲状腺素为治疗首选，此类药物虽能改善部分患者甲状腺激素水平，但需要定期检查甲状腺素水平以调整药物剂量，并可能会降低患者的认知功能和生活质量。

　　通过归纳分析近 10 年来中医药应用于 HT 领域的研究现状发现，中医药在改善 HT 患者症状及甲状腺功能等方面具有一定的优势。因此，基于中医药治疗 HT 的研究现状，应制定合理的研究方案，进一步明确中医药对 HT 的疗效。与此同时，有必要深入开展中医药及针灸治疗 HT 的效应机制研究，可借助实验性自身免疫性甲状腺炎大鼠模型，结合现代分子生物信息学技术，筛选 HT 甲状腺组织中差异表达的 miRNAs、lncRNA 等，寻找中医药治疗 HT 的特异性靶点，拓展中医药治疗 HT 的临床应用范围。

314 中医治疗桥本甲状腺炎用药特征

桥本甲状腺炎（HT）又称慢性淋巴细胞性甲状腺炎，是一种常见的自身免疫性甲状腺疾病，以甲状腺组织的弥漫性肿大为常见临床表现，血清中存在高滴度的过氧化物酶抗体（TPOAb）和甲状腺球蛋白抗体（TgAb）为主要特征。本病是原发性甲状腺功能减退最常见的原因，并与甲状腺癌有一定联系。HT 的病因和发病机制尚未完全阐明，尽管如此，有学者总结近 10 年中医药干预 HT 的动物实验研究，发现中药可能通过调节淋巴细胞及细胞因子的平衡来发挥治疗作用。越来越多的临床研究发现中药治疗 HT 具有特色，对缩小甲状腺结节、减低甲状腺自身抗体滴度等方面效果尤为突出。有研究总结 HT 中药用药规律的报道中，或因混杂 HT 伴甲亢和甲减这两类临床表现截然相反的临床病例，或因夹杂经验阐述和个案报道，或因常用中药累积构成比较低等因素，使得结果对临床裨益有限。HT 伴甲状腺功能正常的患者，证候表现不如 HT 伴甲亢或甲减患者显著，临证难度大。学者吴佳芸等借助文本挖掘方法、检索整理近 10 年甲状腺功能正常 HT 的中医临床研究文献，以发掘用药特征。

资料与方法

1. 资料来源：通过中国知网、万方数据库检索文献。以"中医药""中药""中西医结合"和"桥本氏甲状腺炎""慢性淋巴细胞性甲状腺炎"为检索词，检索期限为 2010 年 1 月 1 日—2019 年 12 月 31 日。根据纳入标准及排除标准进行文献筛选。

2. 纳入与排除标准：

（1）纳入标准：研究对象确定为 HT 伴甲状腺功能正常或亚临床甲减的患者；采用中医或中西医结合治疗（中药汤剂、组方成分明确的颗粒剂或胶囊及其他类型的丸剂）；临床研究型文献；若对同一处方疗效研究的类似文献，则取论述更加全面或疗效更确切的文献。

（2）排除标准：实验报道；个案或病例报道；专家经验介绍；综述类报道；重复出现的方剂；临床用药不清楚的报道；评价指标不包括 TPOAb 或 TgAb 的报道。

3. 数据加工：参照《中华本草》（国家中药管理局编委会，1999 年版）对所纳入的中药名规范化处理。同一味药不同命名者，统一正名，如仙灵脾、淫羊藿统一为淫羊藿；中药经加工炮制后药效差异不大者仍用原名，如焦白术、炒白术，统一为白术；因产地不同而命名不同者也统一正名，如郁金、广郁金，统一为郁金。参照《中华本草》确定药物的性味和归经，参照《中药学》（新世纪第 2 版）确定中药的功效分类。

4. 数据录入和分析：采用数据处理软件（SPSS）19.0 版本。单味中药以频次和构成比的形式显示。选择频次≥2 次的中药，按药性、药味、归经和功效归类，类别间比较采用卡方（χ^2）检验。若某味中药存在多种性味，则重复计入每种药性或药味。选择频次≥5 次的药物作为自变量，赋值 1 表示用药，赋值 0 表示未用药。采用主成分分析，以主成分累积贡献度>80% 和特征根>1 为条件判断中药组合数量。采用聚类分析，针对变量进行聚类（组间联接法），以 Pearson 相关为度量标准，挖掘中药组合特征。

结　　果

1. 文献整理分析：共检索到 57 篇文献，因研究对象伴甲亢或甲减，删去 33 篇；因发表类型及时间，删去 3 篇。共找到 67 味中药，因命名不同正名 3 味，炮制不同正名 6 味，产地不同正名 2 味。筛选后的 21 篇文献均为前瞻性研究，其中 20 篇采用随机分组。按对照类型分类，包括空白对照 4 篇，自身对照 1 篇，安慰剂对照 3 篇，阳性药对照 13 篇。按研究对象分，包括甲状腺功能正常 18 篇，合并亚临床甲减 3 篇；按治疗方式分，其中中药干预 13 篇，中西医结合干预 8 篇；按临证方式分，辨病论治 15 篇，辨证论治 6 篇。

2. 频次分布特点：文献中共出现中药 56 味，频次总计 187 次。其中，频次≥2 次的有 34 味，总频次为 165 次，累积构成比为 88.2％。频次≥5 次的中药有 12 味，累积构成比为 57.2％，降序排列依次为夏枯草、黄芪、白术、香附、茯苓、白芍、当归、生地黄、柴胡、浙贝母、甘草和玄参。夏枯草、黄芪和白术的使用次数最高（≥10 次），是文献报道中最常用药物。

3. 性味分布特点：寒性药共 14 味（夏枯草、白芍、浙贝母、柴胡、生地黄、连翘、牡蛎、牛蒡子、泽泻、牡丹皮、麦冬、郁金、北沙参、玄参），构成比为 40.4％；温性药共 11 味（黄芪、陈皮、半夏、莪术、当归、白芥子、白术、淫羊藿、熟地黄、山茱萸、五味子），构成比为 34.3％；平性药共 8 味，构成比为 22.9％；凉性药物仅 1 味，构成比为 2.4％；没有热性药物。

按药味分类，甘味药 19 味（黄芪、白花蛇舌草、当归、甘草、生地黄、党参、北沙参、白术、茯苓、太子参、淫羊藿、灵芝、熟地黄、山药、泽泻、麦冬、五味子、香附、玄参），构成比为 37.2％；苦味药 17 味（夏枯草、白芍、陈皮、玄参、浙贝母、莪术、柴胡、生地黄、北沙参、白术、连翘、牛蒡子、牡丹皮、麦冬、郁金、香附、太子参），构成比为 34.6％；辛味药 12 味，构成比为 21.1％；酸味药 3 味，构成比为 4.5％；咸味药 2 味，构成比 2.6％。文献中用药性呈现寒温并用，药味以甘、苦为主。

4. 归经分布特点：归于脾经药物 14 味，构成比 19.6％；归于肝经药物 15 味，构成比 17.4％；归于肺经药物 19 味，构成比 17.1％；归于心经药物 12 味，构成比 14.4％；归于肾经药物 13 味，构成比 13.2％；归于胃经药物 7 味，构成比 6.8％；归于胆经药物 3 味，构成比 5.9％；其余归经（大肠经、小肠经、膀胱经、三焦经）药物 6 味，构成比 5.5％。结果提示，文献用药偏于脾经、肺经和肝经，兼顾心经。

5. 功效分布特点：按功效分类，补虚药 12 味（黄芪、党参、太子参、白术、山药、甘草、淫羊藿、当归、熟地黄、白芍、北沙参、麦冬），构成比 40.0％；清热药共 7 味（夏枯草、玄参、白花蛇舌草、生地黄、连翘、地锦草、牡丹皮），构成比 24.2％；解表药 2 味，利水渗湿药 2 味，理气药 2 味，活血化瘀药 2 味，化痰止咳平喘药 3 味，收涩药 2 味，安神药 1 味，平肝息风药 1 味，累积构成比 35.8％。结果提示，治疗 HT 中药以补虚药和清热药为主。

6. 中药组合特点：频次≥5 次的中药共 12 味，作为变量进入主成分分析。Bartlett's 球形检验卡方值 162.03，$P<0.001$，提示变量间存在关联性。根据累积贡献度和特征根，选取主成分数 5 作为中药组合数量，方差累计贡献度值为 82.06％。树状图中以纵轴代表中药变量，横轴代表中药之间的"距离"，"距离"的远近可作为药物集合同质性的参考，将"距离"较小的中药归为一类别，"距离"较大的中药归为不同类别。根据主成分数和聚类分析结果，得出聚类方 5 个：C1—夏枯草、黄芪、香附、生地黄；C2 白芍、当归、柴胡；C3—白花蛇舌草；C4—玄参、贝母；C5—甘草、白术、茯苓。

讨　　论

中医学并无桥本甲状腺炎这一病名，据其病证特点，可将其归属于"瘿病"范畴。瘿病分为气瘿、肉瘿、血瘿、筋瘿、石瘿等不同类型，现代医家多将 HT 归属于"肉瘿"范畴。瘿病是由于情志内伤、饮食及水土失宜，从而使气滞、痰凝、血瘀等病理产物壅结颈部而成。其病变部位在肝脾，肝郁则气滞，气滞则津停，脾虚则酿生痰湿，痰气交阻，血行不畅。以实证居多，久病由实致虚，后期多以心肝阴虚多为常见。HT 病程较长，早期多以肝郁气滞为主，后期转化为虚证多见。

　　研究发现，文献中出现的中药品种较广泛，常用中药有 12 味，依次为夏枯草、黄芪、白术、香附、茯苓、白芍、当归、生地黄、柴胡、浙贝母、甘草和玄参。其中，夏枯草、黄芪和白术使用频率最高，属于最常用中药。夏枯草味辛、苦，性寒，归肝、胆经，《本草经》云"主寒热、瘰疬、鼠瘘、头疮……散瘿结气，脚肿湿痹"，为治疗瘿病要药。其药理作用和药效成分也得到初步阐明。黄芪补气健脾，联合白术益气和中，既体现中医学扶正祛邪的原则，又可以改善免疫系统紊乱。相对常用的中药有 34 味，其中药性以寒性和温性居多，药味以甘为主，苦、辛次之，归经偏于脾经、肺经和肝经，功效分类以补虚药和清热药为首选。

　　通过聚类发掘 5 个常用中药组合，C1 方为夏枯草、黄芪、香附、生地黄，夏枯草为治疗瘿病要药，加以黄芪、香附补气理气之功，生地黄凉血活血，瘿病初期以实证为主，因痰气交阻导致气血瘀滞，血行不畅，此四味药合用，共奏补气活血，消瘿散结之效。C2 方为柴胡、白芍、当归组合在一起，取逍遥丸之意，逍遥丸具有疏肝解郁、养血健脾的功效。研究表明逍遥丸具有良好的改善情志的作用，同时对 HT 患者的甲状腺功能有一定的稳定作用。C3 单味白花蛇舌草，微苦、微甘、微寒归心、肝、脾经，具有清热解毒、消肿止痛之功效，现代医学研究表明白花蛇舌草具有一定的抗炎作用，与 C4 方玄参凉血滋阴、泻火解毒，贝母清热化痰散结联合在一起使用，可以治疗痰瘀互结导致的瘿病。C5 为茯苓、白术、甘草，是四君子汤及参苓白术散等方的基础用药，这些经方都有提高免疫力且降低炎性反应的作用，而且有研究发现参苓白术散对治疗 HT 有效。上述 5 个常用中药组合可以大体分为 2 大类，一是"祛邪"，如夏枯草、白花蛇舌草、贝母、生地黄等，通过清热泻火、化痰散结来"祛邪"；二是"扶正"，所谓"正气存内，邪不可干"，如黄芪、白术、茯苓等，通过补气健脾来调节机体免疫力，达到"扶正"的目的。

　　综上，本研究通过文本挖掘初步发现了甲状腺功能正常桥本甲状腺炎中医治疗的用药特征：寒温并用、攻补兼施，甘药补中以扶正、苦药泄热以祛邪。此结果不仅可供临证施治借鉴，而且可以为深入研究中医药治疗 HT、增强疗效提供参考。

315　从脾论治桥本甲状腺炎及其并发症

桥本甲状腺炎（HT）是最常见的自身免疫性甲状腺炎（AIT），是一种以甲状腺过氧化物酶抗体（TPOAb）、甲状腺球蛋白抗体（TgAb）升高和甲状腺组织大量淋巴细胞浸润为典型特征的器官特异性自身免疫病，占甲状腺疾病的 20% 以上，好发于 20～50 岁女性。我国 TPOAb 阳性率为 10.19%，TgAb 阳性率为 9.7%。本病病程进展可能出现不孕、桥本脑病（HE）等并发症，HE 发病率约为 2.10/10 万，HT 引起的女性排卵功能障碍、不孕等占下丘脑-垂体-卵巢轴功能失调的 5%～15%。

HT 属于中医学"瘿病""虚劳"范畴。足太阴脾经"上膈，挟咽"，所治即所及，经气的充盈与否会对甲状腺的病理生理产生影响。体质学研究结果表明甲状腺功能正常期 HT 以气虚质最多，普遍表现为脾虚，临床研究和动物实验研究均证实"健脾益气"法对治疗 HT 有明显疗效。脾虚则生痰、瘀，二者又能够相互转化，推动病情，出现伴发症状。因此，高天舒提出本病的基本病机是脾气虚弱，夹痰夹瘀，壅于颈前。学者刘畅等根据中医理论结合相关文献，从脾的病理生理，IIT 的病变发展，脾虚与免疫及 HT 的关系以及治疗的有效方法几个方面进行了论述，从脾探析 HT，旨在为从脾论治 HT 及其并发症提供理论依据。

脾的病理生理

1. 脾的生理功能：脾脏的健运与否决定着人体的正气是否充足，故脾虚是疾病发生的关键。早在先秦时期，《灵枢·五癃津液别》中就明确记载了"脾为之卫"的理论，脾气健运对卫气抵御外邪的功能有着重要作用。汉代医家张仲景在《金匮要略》中提出"脾旺不受邪"的理论，金元李东垣进一步发展了这一理论，认为"内伤脾胃，百病由生"。皆说明脾的功能健旺对抗病防御起着关键作用。故重视补脾对预防疾病的发生和提高机体的抗病能力都有重要作用，正如《寓意草·论善后之法》所云"理脾则百病不生"。历代医家均认为脾是抗病防御的中心环节，脾气健运是机体自稳且具备防御功能的关键，提示脾与免疫功能相关。脾虚则百病生，故临床治脾至关重要。

《素问·玉机真脏论》云："脾脉者……孤脏以灌四傍。"脾居中央，化生气血，灌溉四傍，四肢百骸及其余四脏的充养皆依赖于脾的运化功能，且脾主肌肉，若脾虚则肌肉不充，筋骨失养，与甲状腺激素（TH）能促进骨的生长发育，维持其强度和结构以及 TH 能够调节神经肌肉系统密切相关。TH 对心脏还有显著的正性肌力作用，对心功能及血液系统的调节至关重要，皆与脾统血的功能相关。

2. 脾虚致痰瘀：脾主运化，脾气健运，周身水液才能正常代谢输布，若脾虚失健，水液代谢失调，津液停滞，化而为痰。脾为后天之本，气血生化之源，若脾气虚弱，化源匮乏而使气血生成不足或因气虚无力运血均可致瘀。脾虚生痰，痰作为有形之邪，又阻滞气机，妨碍血的运行而生瘀。脾虚所生之瘀，又反过来影响气机，津液内停，化为痰湿。脾虚生痰瘀，痰瘀又相互转化，加重病情，出现伴发症状。

HT 的病变发展

HT 早期由于遗传和环境等因素导致甲状腺腺体破坏，淋巴细胞、浆细胞及散在的单核细胞浸润甲状腺组织。超声表现为甲状腺内实质回声不均匀减低，此期实质血流最为丰富。中后期大量淋巴细胞浸润攻击甲状腺腺体滤泡，滤泡变小萎缩，腔内胶质减少，细胞失去正常形态，滤泡结构被破坏，滤泡间形成纤维间隔，出现致密透明的纤维组织。此期甲状腺因不能代偿，功能逐渐降低，超声表现为实质回声弥漫性减低，出现网络样条索状强回声改变，并伴结节样的回声改变，实质血流降低。

HT 中后期明显出现甲状腺的纤维样改变，甲状腺纤维化的病机主要与痰、瘀、虚有关。故 HT 病理进程中出现的甲状腺纤维化可能缘于脾虚所生之痰、瘀，痰瘀又可引发 HT 的伴发症状：痰瘀阻滞胞宫，则伴发不孕；痰瘀上犯清窍，痹阻脑络，则伴发认知功能障碍。故痰瘀不仅是 HT 病程中的病理产物，也是导致 HT 伴发症状最重要的病理因素。

从免疫学角度探析脾虚与 HT 及其并发症的关系

1. 脾虚与 HT：机体处在正常的免疫应答中时，免疫细胞不会破坏自身组织，而维持免疫应答的顺利进行与各种免疫细胞是否健全和免疫调节机制是否正常有关。HT 所引起的甲状腺组织结构破坏，最终导致甲状腺功能低下的原因与其免疫应答处于异常情况，T 淋巴细胞亚群平衡失调，出现抑制性 T 淋巴细胞的遗传性缺陷，使其对 B 淋巴细胞形成自身抗体不能发挥正常抑制作用，生成大量破坏性的甲状腺自身抗体密不可分，T 淋巴细胞亚群中 Th1/Th2 的免疫失衡和调节性 T 细胞（Treg）/Th17 的失衡在 HT 发病中尤为关键，是机体免疫功能紊乱的重要表现。

脾虚证也涉及免疫学的各个方面，其免疫学本质包括 T 淋巴细胞亚群比例失衡等，这与 HT 免疫监控失常时出现的情况不谋而合。谢鸣等研究表明，脾虚模型存在 T 细胞亚群调节功能的紊乱，李家邦等研究表明，脾虚模型大鼠免疫功能失调，Th1/Th2 细胞比例失衡，李萍等研究结果提示健脾可恢复 Treg/Th17 细胞间的免疫平衡，以上皆说明脾虚时自身免疫系统的紊乱。且 HT 发展到疾病晚期时的临床症状与脾虚证患者由于气血生化障碍使病情发展到一定程度时出现的全身性虚损证候大致相同。综上，脾虚与 HT 关系密切，是其发病的重要因素，亦是其病机的中心环节。探析 HT 的病因病机及治疗时，当以脾为先。

2. HT 与不孕：不孕的两个常见原因，多囊卵巢综合征和子宫内膜异位症中甲状腺自身抗体滴度均远高于正常女性，提示不孕与甲状腺自身免疫密切相关。T 细胞异常是 HT 和不孕的共同免疫基础，Th1 细胞介导细胞免疫，分泌 γ 干扰素（IFN-γ）等多种细胞因子参与炎症反应，是甲状腺自身免疫反应的驱动因子，其介导的促炎免疫应答与胚胎植入失败有关。Th2 细胞通过释放白细胞介素-4（IL-4）、IL-5 和 IL-10 介导体液免疫，抑制 Th1 细胞功能。在生理状态下，Th1、Th2 细胞处于互相调节，互相制约的动态平衡。Th1/Th2 免疫失衡时，IFN-γ 的高分泌和 IL-4、IL-10 的减少参与 HT 和不孕的发病。有研究发现，甲状腺自身免疫者体内 NK 细胞增加 40%，其过度活化增强细胞毒作用并向子宫迁移可能导致受孕失败。此外，有研究表明甲状腺自身抗体可能通过人绒毛膜促性腺激素受体或靶向透明带改变生育能力。

3. HT 与认知功能障碍：免疫细胞可能通过调控成体海马神经发生进而影响认知功能，T 细胞异常是 HT 和认知功能障碍的共同免疫学基础，CD4$^+$ T 淋巴细胞的损耗导致海马神经和脑源性神经营养因子（BDNF）表达显著减少，Th17 细胞通过外周淋巴组织产生促神经源性细胞因子间接影响神经发生，Treg 细胞则是通过产生 IL-10 促进正常和缺血小鼠 SVZ 的神经发生。有研究表明，HT 患者血清中 IL-6 增加，而 IL-6 与执行功能和处理素的能力呈负相关，且 IL-6 等炎性因子的释放介导了小胶质细胞在神经发生中的损伤作用，因此，认知功能障碍还可能由 CX3CL1/CX3CR1 信号通路介导的小胶质细胞和神经元的交叉连接部分的损伤引起。此外，肥大细胞的缺失也可能导致明显的海马神经损伤。

益气化痰活血——有效方法

脾气亏虚是 HT 的发病根本，故在治疗时应以补脾为先。临床研究证明加味补中益气汤联合中药外敷法能有效改善 HT 患者临床症状及甲状腺功能。动物实验研究证明 Th17 细胞通过 JAK2/STAT3 途径参与 NOD. H-2h4 小鼠 AIT 的免疫应答，miRNA-155 可能通过抑制 SOCS1 促进 Th17 细胞分化介导炎症反应，参与 AIT 发生。补中益气汤能减少淋巴细胞浸润，改善免疫失常，原因可能是通过影响 miR155-SOCS1 轴反馈性调控 JAK2/STAT3 信号通路进而抑制 Th17 细胞分化。夏仲元等研究结果也证明，补中益气颗粒能够改善 HT 甲状腺功能，与本研究结果一致。

　　HT 出现不孕、认知功能障碍等伴发症状则是在脾虚的基础上夹痰夹瘀，故在补脾以扶正固本的基础上还应化痰祛瘀以治标。因此，高天舒在补中益气汤的基础上自拟益气化痰活血方，前期临床研究结果显示益气化痰活血方不仅能缓解 HT 患者临床症状、改善甲状腺功能，同时能显著降低甲状腺自身抗体滴度，改善甲状腺肿大，且能调节血脂，改善记忆力。动物实验研究提示益气化痰活血方能减轻 AIT 小鼠甲状腺滤泡细胞及间质内淋巴细胞浸润程度，提示此方能通过降低 Th17 细胞分化的始动因子或通过影响 miR155-SOCS1 轴反馈性调控 JAK/STAT3 信号通路、下调 Th17 细胞转录因子 RORγt、RORα 及信号转导蛋白 STAT3 的表达，增强 Th1、Th2、Treg 进而抑制 Th17 细胞分化，从而减少 IL-17 释放发挥免疫抑制作用，减轻 AIT 的程度。益气化痰活血方还可能通过调节亚临床甲减大鼠的甲状腺功能及海马 BDNF 改善记忆能力。黄燕等应用健脾化痰活血法治疗不孕症也取得良好疗效，结果显示此法对排卵期子宫内膜厚度、全身症状和 BMI 的改善均有积极影响。在 HT 所致不孕、认知功能损伤发病中痰瘀是最重要的病理因素，说明此方在 HT 中后期出现伴发症状时，即脾虚痰瘀期也能发挥良好疗效，在健脾益气的基础上又化痰祛瘀，从发病根本到致病因素均可有效缓解。

　　脾气亏虚是 HT 形成的重要原因，健脾益气是 HT 及其并发症的根本治则，化痰活血是对健脾益气法的有效补充。从脾论治 HT 及其并发症可为 HT 及其并发症的中医药治疗提供重要参考。

316　亚急性甲状腺炎病因病机和中医命名

亚急性甲状腺炎好发于 $30\sim50$ 岁中青年女性，国外文献报道本病占甲状腺疾患的 $0.5\%\sim6.2\%$。西医认为该病是一种自限性疾病，病程较长，一般为 $4\sim6$ 个月。多种病毒如柯萨奇病毒、腮腺炎病毒、流感病毒、腺病毒感染与本病有关。K. Luotola 等认为病毒感染后可引起免疫功能紊乱，而发为本病。Hamaguchi 等认为遗传因素与本病的发生有一定关系。西医治疗本病方法及疗效相对有限，目前主要以糖皮质激素及解热镇痛类药物治疗，不良反应多，复发率高，患者难以接受，且影响甲状腺功能的恢复。中医治疗本病有其显著优势，已成为防治亚急性甲状腺炎的重要组成部分。学者王福凯等对亚急性甲状腺炎病因病机特点和中医命名做了探析。

现代中医临床对亚急性甲状腺炎的认识和治疗

1. 临床表现：亚急性甲状腺炎起病前多有上呼吸道感染前驱症状。在其发病过程中会伴随甲状腺肿大、疼痛或发热、耳后疼痛等症状。发病初期由于炎症破环甲状腺滤泡，血清游离三碘甲腺原氨酸（FT_3）、游离甲状腺素（FT_4）一过性增高，出现甲状腺功能亢进症状，如心悸、多食、多汗、怕热、震颤等。血清 FT_3、FT_4 增高可抑制促甲状腺激素（TSH）分泌，使 ^{131}I 吸收率明显降低，出现分离现象。随着炎症减退和甲状腺胶质的耗竭，临床由甲状腺功能亢进转为甲状腺功能减低并逐步恢复正常。红细胞沉降率（ESR）在本病早期增快，>50 mm/h 时，对本病是有利的支持。

2. 辨证分型：整体观念和辨证论治是中医学的基本特点，以整体观念为指导，辨病与辨证相结合。疾病在其发生发展过程中因体质及外界环境发生不同的变化，而出现不同的证型、转归及预后，临床应该进行个体化治疗。姜兆俊对本病有独特的见解，认为本病多由外感风热、肝郁胃热、热毒循经上扰所致。认为亚急性甲状腺炎的"热毒"与一般感染性疾病中的"火热之毒"显著不同，其性质与风湿或免疫系统疾病的病因相类似，并将其归属为"风湿热毒"。临床治疗具有其鲜明特色，分为急性期和恢复期，根据临床表现急性期分为热毒内结型和阴虚内热型。许芝银根据亚急性甲状腺炎的病程演变规律总结为外感风热证、外感风寒证、肝郁蕴热证、气阴两虚证、瘀热互结证、脾肾阳虚、痰瘀互结证、气滞血瘀证、痰气互结证等证型，辨证施治。范崇信根据临床表现将其分为热毒炽盛、阳虚湿困和肝郁蕴热3 种证型。刘雪梅认为热毒壅盛、血热夹瘀型是亚急性甲状腺炎最常见的证型，饮食、情志内伤、水土等因素是亚急性甲状腺炎的主要病因，肝郁化火，痰凝气结，郁而化热。根据亚急性甲状腺炎的临床表现分为初期、中期、恢复期。在亚急性甲状腺炎不同阶段中，"毒"作为主要病机影响疾病全程，对疾病的辨证分型有重要意义。

通过对现代中医名家治疗亚急性甲状腺炎的临床经验进行分析，均将"毒"作为本病的主要病机，并根据疾病不同阶段"毒"对机体的不同影响进行分型治疗。

3. 临床治疗：姜兆俊治疗亚急性甲状腺炎局部与整体结合，注重阴虚内热对本病的影响，将亚急性甲状腺炎分为急性期和恢复期。对于急性期的热毒内结型，进行疏肝清胃、散风透邪；急性期的阴虚内热型在疏肝清胃、散风透邪的基础上加滋阴清热。提出祛风除湿与清热解毒散结并重，治疗上重用虎杖与雷公藤。

许芝银采用清肝泻热、和营解毒、理气止痛法治疗亚急性甲状腺炎肝郁蕴热证，方以栀子清肝汤加减；益气养阴、清热凉血、化瘀止痛法治疗气阴两虚、瘀热互结证，方以生脉散加减；温阳化痰散结法，治疗脾肾阳虚、痰瘀互结证，方以阳和汤加减；理气化瘀、化痰散结法，治疗气滞血瘀、痰气互结证，方以血府逐瘀汤合二陈汤加减。范崇信用银翘散加减，治疗亚急性甲状腺炎热毒炽盛型，临床总有效率 100%。刘雪梅初期以活血化瘀、清热解毒为主；中期以行气利水、健脾温阳为主；恢复期以化瘀散结、疏肝理气为主，临床均取得良好疗效。

临床治疗亚急性甲状腺炎，临床分型与毒的关系密不可分，注重针对"毒邪结聚"作为病因病机进行相对应的清热解毒治疗，疾病后期注重对热毒导致的阴津耗伤进行养阴生津清热，在临床上均取得良好疗效。

病因病机特点

亚急性甲状腺炎病程较长，符合毒邪重浊胶黏的特点；本病起病前多有上呼吸道感染前驱症状，外感热毒；气机不畅会影响气血运行和水液代谢，而产生瘀血和痰浊，痰浊和瘀血阻碍气血津液运行，相互影响。外感热毒之邪入里与痰浊、瘀血相搏产生有形实邪，进一步影响局部气血运行和加重痰浊瘀血积聚，则出现甲状腺肿大和疼痛。产生疼痛的主要原因有"不通则痛"和"不荣则痛"。手少阳经与足少阳经均循颈前过耳后，颈前"热毒"灼伤经络，则易引起颈部连及耳后部位疼痛。"毒"为热邪，加之气郁化热化火，导致机体出现热盛之象，如心悸、多食、多汗、怕热、震颤等类似甲亢状。但此热毒局部结聚不足以致热盛肉腐成脓，不会出现红、肿、热、痛的化脓性表现。根据亚急性甲状腺炎临床表现特点，亚急性甲状腺炎的病因与"毒"有极其密切的关系。

中医学认为疾病的发生主要包括外感与内伤两个方面。"毒"根据来源不同，分为内毒与外毒。内毒具有依附性、广泛性、从化性、选择性，易交结为患，易损伤脏腑。本病的发生与外来毒邪有密切关系，大多先由外感病毒性感冒引发。亚急性甲状腺炎发病中的"内毒"，多由情志失调或饮食不节，损伤脏腑及气、血、津液运行，日久集聚成瘀、成痰，日久蕴结化热而成"毒"。于世家认为亚急性甲状腺炎的发病因素主要与外感六淫、内伤七情及体质因素有关。病初多由风温等热邪袭表，入里化热，热毒壅盛，灼伤津液，炼液为痰，瘀热、痰毒互结于颈前而发。肖璟等认为本病的发生主要包括内因和外因。机体内在病理变化主要有情志不遂，肝失疏泄，气郁化火，热毒灼津炼液为痰，痰热互结于颈前，如遇外感风热之邪上犯颈咽，两毒邪相合而发病。

根据临床医家治疗的经验，结合本病的病程及临床特点，亚急性甲状腺炎的主要病机"毒邪结聚"，切合临床实际，对疾病的治疗具有指导意义。

中医对毒的认识

中医学对毒的论述最早见于《黄帝内经》，归结为外感病因和药物两方面，包括"寒毒""热毒""清毒""湿毒""燥毒"等。《金匮要略》首次将毒分为"阴毒"和"阳毒"，"阳毒之为病，面赤斑斑如锦纹，咽喉痛，唾脓血……阴毒之为病，面目青，身痛如被杖，咽喉痛"，并指出两者均与颈前咽喉痛有重要关系。隋代巢元方《诸病源候论》将毒分为"温病毒""时气毒""热病毒"3 种。宋代庞安时在《伤寒总病论》中进一步细化了张仲景提出的阴毒、阳毒，认为外感病发生的共同病因是"毒"，且"毒"有阴阳寒热属性的不同，其临床表现主要有伤寒、温热、中风、暑湿等。

刘河间和张从正对"毒"进行了总结和发展，对后世"毒学说"具有深远影响。明清时期，温病学派将"毒"作为病因进行探讨。喻昌首次将"毒"作为疾病的内因。《临证指南医案》云："久蕴成毒。"《金匮要略·心典》云："毒，邪气蕴结不解之谓。"现代学者对"毒"也有进一步研究。常富业等认为"毒"与邪气蕴结密不可分，并将"毒"分为内毒和外毒。罗国钧认为"毒"可致气血运行不畅，日久成瘀，瘀久亦可蕴而化毒；正虚邪盛亦可化为"毒"。两者互为因果，相互影响。"毒"作为病理产物，机体气血运行失调而生；作为致病因素有别于六淫外邪；亦可作为病名或治法，如丹毒；还指代药物偏性及毒性。结合古代文献及现代医家对"毒"的认识和阐述，上述分析之毒与古代文献及现代所述之"毒"相一致，将"毒邪结聚"作为亚急性甲状腺炎的病因病机有文献及理论支持。

中医命名

目前，现有《中医外科学》教材，均将亚急性甲状腺炎归属为"瘿痈"章节，瘿痈的定义为"甲状腺炎症性疾病，以喉结两侧结块、肿胀、灼热、疼痛为特点，发病急骤，相当于西医的急性甲状腺炎或亚急性甲状腺炎"。在教材总论中，对"痈"有明确解释，"痈者，壅也。是指生于体表皮肉之间的急性化脓性疾病，如颈痈、腋痈。"教材中病名除"瘿痈"外，如肝痈、肠痈、子痈、颈痈、腋痈等，均符合化脓性疾病的定义特点。亚急性甲状腺炎临床症状并无化脓性表现，其中医命名与书中基本概念、定义相矛盾，在学习和指导临床治疗方面具有一定困惑。《诸病源候论》最早对"瘿病"进行描述，分为血瘿、肉瘿、气瘿3种，并指出瘿病的产生与水土有一定相关性。《千金翼方》中对"瘿病"的分类有所增加，包含气瘿、劳瘿、忧瘿、泥瘿、石瘿五种。在历史文献均未提及"瘿痈"及"瘿毒"，《中医外科学》教材中指出，古代文献中没有明确提出"瘿痈"，是现代依据其局部表现特点而确定。此命名与急性化脓性甲状腺炎的临床表现相符，但对于病毒感染导致的非化脓性亚急性甲状腺炎并不适用。为了规范中医对疾病的命名，王福凯提出亚急性甲状腺炎的中医命名问题。由于对疾病的认识有一定的局限性，导致命名比较笼统。随着中医对疾病研究的逐步细化，在中医理论指导下，对不同疾病的命名进行规范，有助于认识疾病的基本病因，发现影响疾病的关键病机，并有效指导中医临床治疗。宋景贵考量亚急性甲状腺炎的病因和临床症状，首次提出将亚急性甲状腺炎命名为"瘿毒"。王福凯根据现代名家临床治疗经验，结合临床疗效证治分类及治法，通过对亚急性甲状腺炎病因病机分析，根据中医对"毒"的认识和中医命名原则，认为将亚急性甲状腺炎命名为"瘿毒"最为合适。

纵观众多医家亚急性甲状腺炎的临床治疗经验，尽管分型不尽相同，但在治疗方法及用药方面，始终围绕"毒"进行。结合现代研究及临床表现总结认为，亚急性甲状腺炎为"外毒"与"内毒"相合，主要病机为"毒邪结聚"。故在排除其他疾病的基础上，"瘿毒"作为亚急性甲状腺炎的中医命名较为恰当，体现了命名与病因、病机、理法方药的一致性。

317 亚急性甲状腺炎的诊断和中医治疗策略

亚急性甲状腺炎又称亚急性肉芽肿性甲状腺炎、非感染性甲状腺炎、（假）巨细胞甲状腺炎、移动性甲状腺炎等，是一种最常见的甲状腺疼痛性疾病，呈现一定的自限性。本病占甲状腺疾病的 $0.5\%\sim6.2\%$，近年来发病率有上升的趋势。本病多由病毒感染引起，如柯萨奇病毒、流行性感冒病毒、腮腺炎病毒等。本病甲减发生率一般<10%，但有研究报道可达 15%。西医的治疗原则以对症治疗为主，多采用解热镇痛类药物、糖皮质激素、受体阻滞剂以及甲状腺激素等药物缓解症状，缺乏特异性的治疗方法。其治疗具有一定的局限性，且副作用较大，尤其是糖皮质激素治疗。中医药具有整体调节、副作用小的优势，在改善疼痛、缓解炎症反应、增强机体免疫调节能力等方面具有一定的疗效，因此，对本病进行中西医结合诊疗具有重要的临床价值。学者倪青等对亚急性甲状腺炎的诊断与中医药治疗策略做了阐述。

本病属于中医学广义"瘿病"范畴，并可将其称为"痛瘿"。本病内因主要是肝气郁结，外因主要是外感火热之邪，内外合邪，气滞、痰凝、血瘀壅于颈前。火热之邪内侵，热毒炽盛；或肝气郁结，气郁化火，又遇外感火热之邪，风火相搏，继而风火痰瘀损伤阳气，脾肾虚衰；或气郁日久化火伤阴，津灼为痰，血凝为瘀。

诊断与鉴别诊断

1. 西医诊断与鉴别：诊断本病的特征多是短暂疼痛的破坏性甲状腺组织损伤伴全身炎症反应。常在感染病毒后 1～3 周发病。可出现上呼吸道感染的前驱症状、甲状腺区域的疼痛肿大等表现，典型的亚急性甲状腺炎可分为 3 个阶段。①甲状腺毒症期：病程 3～8 周，50%～75%的患者可出现体重减轻、怕热多汗、心慌气短、口干口渴、腹泻等症状。②甲状腺功能减退阶段：约 25%的患者会出现怕冷、水肿、便秘等症状。③甲状腺功能恢复阶段：病程 6～12 个月，多数患者的甲状腺功能会在几周到几月内恢复正常，少数会发展成为永久性甲状腺功能减退。2%～4%的患者会复发。诊断要点：①急性期发病，体温不同程度地升高，可见肌肉酸痛、疲劳、咽痛等全身症状。②甲状腺弥漫性或不对称肿大，多伴有结节、质硬伴触痛，甲状腺区域疼痛，转颈或吞咽时加重，可放射至同侧耳、咽、下颌等部位，甲状腺肿痛常为播散性，由一叶波及另外一叶，少数伴有声音嘶哑或吞咽困难。③红细胞沉降率快（>5 mm/h）。④血清甲状腺激素浓度升高与甲状腺摄碘率降低的双向分离现象：血清 T_3、T_4 浓度升高，而甲状腺摄碘率降低（低于 2%），$T_3/T_4<20$。

本病需要与急性化脓性甲状腺炎、结节性甲状腺肿出血、桥本甲状腺炎、无痛性甲状腺炎和甲亢相鉴别。①急性化脓性甲状腺炎：甲状腺局部或邻近组织红肿热痛，全身炎症反应明显，或可找到邻近或远处感染灶；白细胞升高、核左移；甲状腺功能及摄碘率多为正常。②结节性甲状腺肿出血：出血突然，出血部位波动感，或伴甲状腺疼痛；无全身症状，红细胞沉降率不高；甲状腺超声可诊断。③桥本甲状腺炎：可有甲状腺疼痛，也可伴有血沉轻度升高，可有短暂甲状腺毒症和摄碘率低；无全身症状，血清甲状腺过氧化物酶抗体（TPOAb）和甲状腺球蛋白抗体（TgAb）升高。④无痛性甲状腺炎：甲状腺肿，可经历甲状腺毒症、甲状腺功能减退、甲状腺功能恢复 3 个阶段；本病无全身症状，无甲状腺疼痛，红细胞沉降率不高；细针穿刺细胞学检查（FNAC）有助于鉴别诊断，本病可见局灶淋巴细胞浸润。⑤甲亢：甲亢可出现甲状腺激素升高与摄碘率降低的双向分离现象，但甲亢的 T_3/T_4 及红细胞沉降率有助鉴别。

2. 中医诊断与鉴别诊断：瘿病诊断要点如下。①以颈前喉结两旁结块肿大为特征，肿块可随吞咽上下移动。初可如樱桃或指头大小，一般生长缓慢。大小程度不一，大者可如囊如袋，触之多柔软、光滑，病程日久则质地较硬，或可扪及结节。②多发于女性，常有饮食不节、情志不舒的病史，或发病有一定的地区性。③早期无明显的伴随症状，发生脾肾阳虚的病机转化时，可见形寒肢冷、乏力、面色㿠白，或面浮肢肿，脉沉无力等表现；发生阴虚火旺的病机转化时，可见低热、多汗、心悸、眼突、手抖、多食易饥、面赤、脉数等表现。

瘿病需要与瘰疬和瘿瘤相鉴别：①瘰疬的病变部位在颈部的两侧或颌下，肿块一般较小，每个约黄豆大，个数不等。②瘿瘤则颈前肿块较大，两侧较对称，肿块光滑，柔软，其病机主要是气郁痰阻，若日久兼瘀血内停者，局部可出现结节。

治　疗

1. 西医治疗：西医对本病的治疗原则以对症治疗为主。①早期以缓解炎症反应和疼痛为主：较轻者可用乙酰水杨酸、吲哚美辛等非甾体抗炎药或环氧酶-2抑制剂。②若出现剧烈疼痛、体温持续升高或其他消炎药无效者需要使用糖皮质激素：起始泼尼松 20～40 mg/d，1～2 周后根据体温、疼痛及红细胞沉降率缓慢减小剂量，维持 6～8 周。若停药或减药过程中出现反复仍可使用糖皮质激素。③甲状腺毒症明显者，可用 P 受体阻滞剂，不推荐使用抗甲状腺药。④甲状腺功能减退明显或持续时间久者可短期、小量使用甲状腺激素治疗，永久性甲状腺功能减退需甲状腺激素长期替代疗法。

2. 中医治疗：

（1）病证结合：中医药对于本病的治疗基本原则是病证结合，分期论治。结合本病的甲状腺功能变化（即甲状腺毒症阶段、甲状腺功能减退阶段、甲状腺功能恢复阶段）大致可将本病分为 4 期，即热毒炽盛期、阴虚火旺期、阴阳两虚期和气郁痰阻期。临床诊疗时依据病证结合的思路，热毒炽盛期以疏风清热解毒、和营消肿止痛为主；阴虚火旺期以养阴清热、软坚散结为主；阴阳两虚期以温补脾肾为主；气郁痰阻期以理气舒郁、化痰消瘿为主。

1）中药复方：①热毒炽盛证。咽痛、吞咽疼痛，甲状腺区域疼痛伴皮温升高，发热，舌边尖红，苔薄黄，脉浮数等。本证多见于亚甲炎初发阶段，红细胞沉降率增快，血清 T_3、T_4 无明显升高，淋巴结肿大；上呼吸道感染症状及甲状腺区域特征性疼痛明显。治以疏风清热解毒、和营消肿止痛。方用银翘散合五味消毒饮加减（连翘 10 g、金银花 30 g、薄荷 10 g、牛蒡子 10 g、紫花地丁 10 g、野菊花 30 g、天葵子 10 g、蒲公英 15 g、桔梗 15 g、生甘草 15 g）。若咽干明显，加麦冬、玄参清热养阴；若颈前肿胀明显，加夏枯草、猫爪草、浙贝母，连翘加量软坚散结；若伴有心慌，加五味子、柏子仁、丹参、黄芪、麦冬益气养心。②阴虚火旺证。颈肿伴有触痛、质韧，发热，心慌、胸闷、气短，失眠多梦，五心烦热、怕热多汗，手抖，舌红少津，脉细数或弦细数。本证多见于亚甲炎甲状腺毒症期，全身基础代谢加快，T_3、T_4 升高，摄碘率降低，红细胞沉降率较高，并出现一系列机体基础代谢加快的症状、体征。治以养阴清热，软坚散结。方用知柏地黄丸加减（知母 20 g、熟地黄 30 g、黄柏 10 g、山茱萸 30 g、山药 30 g、牡丹皮 10 g、茯苓 20 g、泽泻 10 g、枸杞子 30 g、牛膝 10 g）。若皮肤瘙痒，加地肤子、白鲜皮除湿止痒；若口干咽干，加生地黄、玄参、麦冬、乌梅滋阴止渴；若疼痛明显，加忍冬藤、野菊花、蒲公英、金银花清热解毒止痛。③阴阳两虚证。甲状腺弥漫性肿大或伴有结节，乏力易疲、倦怠，纳呆，畏寒肢冷，便秘，舌淡苔白腻，脉细。本证多见于本病甲状腺功能减退阶段，TSH升高，FT_3、FT_4 正常或降低，机体代谢减退症状较为明显。治以温肾健脾。方用金匮肾气丸加减（熟地黄 30 g、山药 30 g、山茱萸 30 g、茯苓 20 g、牡丹皮 10 g、泽泻 10 g、桂枝 10 g、制附子 10 g）。若便秘明显，可加肉苁蓉、当归、芦荟养血滋阴通便；水肿者，可加泽兰、冬瓜皮、冬瓜子、益母草利水消肿。④气郁痰阻证。颈前肿胀、憋闷、疼痛，咽中不适感、自觉有痰，喜太息，舌淡苔白腻，脉弦。

本证多见于亚甲炎甲状腺功能恢复期，甲状腺功能恢复正常，红细胞沉降率不高，仅以颈咽部症状明显。治以理气舒郁，化痰消瘿。方用柴胡疏肝散合半夏厚朴汤加减（陈皮 15 g、柴胡 10 g、川芎 6 g、枳壳 10 g、赤芍 15 g、白芍 15 g、炙甘草 15 g、香附 10 g、法半夏 10 g、厚朴 15 g）。若畏寒肢冷，加仙茅、淫羊藿温阳补肾；心慌、心悸、失眠，加红景天、甘松、太子参、麦冬益心安神；口咽干燥，加麦冬、天冬、乌梅养阴止渴。

2）中成药：除上述辨证复方外，还可辨证使用以下中成药。①六神丸：可用于本病热毒炽盛、痰凝血瘀证患者。②清开灵：用于表现为发热、咽喉肿痛等风热壅盛证的本病患者。③小金胶囊：临床适用于痰凝血瘀证的本病患者。④夏枯草片（胶囊）：可用于以颈部肿大或伴有结节、淋巴结肿大为主的火热内蕴证本病患者。⑤抑亢丸：可用于表现为心慌、手抖、多汗、消瘦等阴虚阳亢证本病患者。⑥二仙膏：可用于表现为畏寒肢冷、便秘、皮肤干燥等脾肾阳虚证本病患者。

（2）辨症论治：

1）上呼吸道症状（如发热、咽干咽痛、咽部异物感明显者）：可合用甘露消毒丹。或在复方辨证的基础上加用：①玄参 10～20 g；②牛蒡子 10～20 g；③僵蚕 10～20 g；④浙贝母 10～30 g；⑤夏枯草 10～30 g。

2）甲状腺局部不适：①甲状腺局部发热、肿痛者，可用清热解毒、消痈散结的如意金黄散调白醋或黄连膏（黄连、黄柏、姜黄、生地黄、当归）外敷。②甲状腺局部热退而肿痛甚者，可用具有消肿散结作用的活血散（北刘寄奴、虎杖、生南星、半枝莲、地肤子、土鳖虫、黄柏、红花）或消瘿止痛膏（香附、黄芪、白芥子、黄药子、川乌、全蝎、三棱、莪术、山慈菇、露蜂房、瓦楞子等）外敷。③甲状腺局部热退痛消，遗留甲状腺结节者，可用小金胶囊白醋调敷。

3）甲状腺功能变化：TgAb、TPOAb 升高者，可在复方辨证的基础上使用以下中成药。①白芍总苷胶囊：2 粒/次，3 次/d；②雷公藤多苷片：2～3 片/次，3 次/d；③通心络囊：2～4 粒/次，3 次/d。

当前随着生活节奏的加快，本病的发病率呈现逐年攀升的态势，其发病突然、疼痛剧烈，会严重影响患者的生活质量。瘿病内因是肝气郁结，外因是外感火热之邪，内外合邪，致使气滞、痰凝、血瘀结于颈前。本病大致可分为 4 期：热毒炽盛期、阴虚火旺期、阴阳两虚期和气郁痰阻期。西医治疗本病多采用对症治疗的方式，缺乏特异性的治疗方法，且副作用较大，尤其是糖皮质激素的使用。而中医病证结合治疗具有一定的优势，首先对于发热、咽痛、颈肿等症状的改善效果较好，其次副作用小，并且还能整体调节，兼顾全身，延缓病情进展。因此，中西医结合，西医精确诊断与中医整体治疗相结合，有助于本病患者的康复。

318　从少阳论治亚急性甲状腺炎

亚急性甲状腺炎是一种与病毒相关的急性自限性甲状腺疾病，一般好发于中年妇女，起病多急骤，呈发热，伴以怕冷、寒战、疲乏无力和食欲不振等。最为特征性的表现为甲状腺部位的疼痛和压痛，常向颌下、耳后或颈部等处放射，咀嚼和吞咽时疼痛加重。甲状腺病变范围不一，可先从一叶开始，以后扩大或转移到另一叶，或始终限于一叶。病变腺体肿大，坚硬，压痛显著。近年来，亚急性甲状腺炎的发病率逐年上升，且在缺乏检测手段的基层医院，此病易被误诊为甲亢，若按照甲亢治疗原则给予处理，则会使患者出现药物性甲减。西医对于治疗亚急性甲状腺炎没有特效药，一般为对症处理。对轻型患者采用对乙酰氨基酚或用水杨酸盐可控制症状；病情严重病例，如疼痛、发热明显者可短期应用糖皮质激素，如泼尼松，可迅速缓解临床表现，但使用糖皮质激素周期长，且减少药量或停药后容易出现复发，不良反应明显。中医药治疗亚急性甲状腺炎疗效确切，可以明显改善患者临床症状，减少药物不良反应。学者倪青等从少阳枢机不利角度立论，常使用小柴胡汤加减治疗亚急性甲状腺炎，临床效果显著，丰富了亚急性甲状腺炎的治疗方法。

中医病因病机

亚急性甲状腺炎根据其临床表现可归属于中医学"瘿痛""瘿痈""结喉痛""瘿瘤""瘿肿"等范畴。中医学认为瘿病的发生可分为外感与内伤两类。

1. 外邪袭肺：宋代《三因方》云"此乃外因寒、热、风、湿所成矣"。本病的发生与外感风温、疫毒等有关，因外邪侵袭肺卫，而使卫表不和，肺卫失宣，邪气夹痰蕴结，致使痰气交阻，壅滞于颈前，日久则气血瘀滞，导致痰瘀毒邪相互搏结，出现瘿肿疼痛。

2. 郁怒伤肝：《重订严氏济生方·瘿瘤论治》云"夫瘿瘤者，多由喜怒不节，忧思过度，而成斯疾焉。大抵人之气血，循环一身，常欲无滞留之患，调摄失宜，气凝血滞，为瘿为瘤"。肝喜调达恶抑郁、主疏泄，若由于情志不调等因素，引起肝脏的正常生理功能失常，则首要表现为影响气血津液运行，若津液不行，为痰为湿，留于各处；肝气横逆犯脾，势必影响脾的运化功能，脾不能运化水湿，则湿聚成痰，痰随气逆，痰气搏结于颈前，发为瘿瘤。

3. 饮食损脾：《吕氏春秋季·春纪》云"轻水所，多秃与瘿人"。《诸病源候论》中"瘿候"一节也记载了水土因素与瘿病之间的关系。脾胃为后天之本、主运化，若饮食失调或水土失宜，则会影响脾胃的正常生理功能，易出现痰凝湿聚；也可导致气血运行不畅，从而导致了瘿病的发生。

少阳病与甲状腺

1. 少阳病之病因病机："少阳"一词首见于《黄帝内经》，而少阳病则为张仲景所创立。《素问·阴阳类论》中指出少阳阳气弱小，为一阳，乃阳气初生，其气尚微。《素问·血气形志》中指出在人体气血分布中，少阳常少血多气，然而由于少阳经的特殊功能，且少阳之气不亢不烈，所以少阳对于全身五脏六腑、四肢百骸的生发生长都有着激发、推动的作用，故《素问·六节藏象论》云："凡十一脏，取决于胆也。"少阳居于半表半里之间，可转枢内外，少阳病就是在此生理基础上发生的。

少阳病提纲指出"少阳之为病，口苦、咽干、目眩也"。由于病邪侵及少阳，邪在半表半里，枢机不利，胆火内郁上炎，灼伤津液，走窜空窍，故口苦、咽干；足少阳胆经起于目内眦，肝胆互为表里，肝开窍于目，胆火循经上扰清窍，则目眩。此为邪入少阳的早期表现，反映了少阳病枢机不利、胆火上炎的基本病理特点。由于少阳自身的生理病理特点，少阳病则具有易经腑同病，易气郁化火，易生痰饮水湿之患，易伴发太阳、阳明、太阴之气不和等特点，少阳病临床涵盖面广，证候表现复杂。

2. 少阳经脉循行与甲状腺：少阳经在人体分布为手少阳三焦经及足少阳胆经，两经脉气相合。从经络循行上来看，亚急性甲状腺炎以颈前两侧疼痛和压痛，常向颌下、耳后或颈部等处放射，而在《灵枢·经脉》记载"肝足厥阴之脉……上贯膈，布胁肋，循喉咙之后，上入颃颡……胆足少阳之脉……下耳后，循颈……贯膈络肝属胆"，"三焦手少阳之脉……上贯肘……而交出足少阳之后……系耳后直上，出耳上角……其支者，从耳后入耳中……至目锐眦"。以上均提示亚急性甲状腺炎的发病部位为少阳经脉循行路线。

3. 少阳功能与甲状腺：《素问·金匮真言论》云"东风生于春，病在肝，俞在颈项"。指出肝脏经气输注的部位在颈项，而甲状腺位于颈前喉结下，为肝脏气血输注的部位，因此有医家认为在生理上甲状腺当为肝所主也。然而甲状腺生理上虽为肝所主，但甲状腺的功能体现在少阳，原因有二，首先足厥阴肝经与足少阳胆经互为表里，经脉相连，疏泄相关。另外在于肝的生理特性为主升发，具有充满生机、升发生长的特点，而少阳对全身五脏六腑、四肢百骸的生发生长都有着激发、推动的作用之意，且在《临证指南医案》中提到"肝为风木之脏，因有相火内寄，体阴用阳"，这些都指出了肝以厥阴为体，但功能上以少阳为主的特点。

少阳枢机不利论治亚急性甲状腺炎

1. 理：亚急性甲状腺炎在临床上多表现为发热，伴以怕冷、寒战、疲乏无力和食欲不振以及颈部的疼痛和压痛，其西医发病原因不明，大多数患者在发病前有上呼吸道感染病史，多数医家认为此病的发生由于病毒感染所致。从中医角度来看，可由于外感六淫邪气，后表邪传变入里但尚未入阳明，处于半表半里之状态，邪气阻滞三焦，造成少阳枢机不利，正邪交争则恶寒发热、寒热往来；表邪未解则颈项部疼痛不适；气机不畅影响脾胃升降功能，出现胸脘满闷，食欲不振；热邪最易伤津耗气，导致疲乏无力之症。因此，对于亚急性甲状腺炎患者，可以从少阳枢机不利之角度进行辨证，当用"和"法以和解少阳，予以小柴胡汤加减治疗。

2. 法：对于少阳之病，《伤寒明理论》中指出"伤寒邪气在表者，必渍形以为汗，邪气在里者，必荡涤以为利，其于不外不内半表半里，既非汗之所宜，又非吐下之可用，是当和解则可矣"。关于和解之大法，《医学心悟》中又言"有清而和者，有温而和者，有消而和者，有补而和者，有燥而和者，有润而和者，有兼表而和者，有兼攻而和者，和之义则一，而和之法变化无穷焉"。

3. 方：小柴胡汤原出自《伤寒论·辨太阳病脉证并治中》"伤寒五六日，中风，往来寒热，胸胁苦满，嘿嘿不欲饮食，心烦喜呕，或胸中烦而不呕，或渴，或腹中痛，或胁下痞硬，或心下悸，小便不利，或不渴，身有微热，或咳者，小柴胡汤主之"，后又提到"但见一证便是，不必悉具"。小柴胡汤在临床上多用于治疗由于少阳枢机不利所引起的多种病症，如发热类疾病、情志病、水饮痰湿之证等。

4. 药：小柴胡汤方中柴胡味苦性平，可疏解透达少阳经中之邪热，黄芩苦寒，可清泄少阳胆腑之邪热，柴芩合用，可使邪热外透内清，共解少阳之邪；法半夏、生姜调理脾胃，降逆止呕；人参、甘草、大枣甘温益气和中，扶正祛邪，且二药合用调脾，体现了"见肝之病，当先实脾"的治未病思想，先安未受邪之地，防止病邪内传或合病。纵观全方，小柴胡汤以"和解"为总则，祛邪扶正，散寒清里，调气解郁，枢机畅达，使太阳之气可升，阳明之气可降，气机升降转运无碍，气血运行通畅，则阴阳自调。

5. 用：现代药理研究提示小柴胡汤具有抗炎、抗病毒、增强机体免疫功能等作用，其中柴胡、黄芩合用可显著增加其主要药效成分柴胡皂苷和黄芩苷的溶出。目前临床上已有医家使用小柴胡汤加减来治疗亚急性甲状腺炎，李如梅等应用小柴胡汤加减治疗急性期亚急甲状腺炎患者，选取 60 例急性期亚急性甲状腺炎患者，将其分为对照组和观察组。对照组予以醋酸泼尼松治疗，观察组在此基础上采取小柴胡汤加减治疗。治疗后，观察组患者超氧化物歧化酶（SOD）、丙二醛（MDA）、人总抗氧化能力（TAOC）等指标均明显低于对照组；血清游离三碘甲腺原氨酸（FT$_3$）、游离甲状腺素（FT$_4$）水平明显低于对照组，促甲状腺激素（TSH）水平明显高于对照组；退热、甲状腺消肿、疼痛明显减轻时间均明显短于对照组；临床总有效率高于对照组。提示应用小柴胡汤加减治疗亚急性甲状腺炎可促进病变转归，提高临床疗效，应用效果比较理想。凌俊辉等使用小柴胡汤联合西药治疗亚急性甲状腺炎 80 例，随机分为西医组与中西药组各 40 例，西医组予以抗炎镇痛疗法治疗，中西药组在此基础上予以小柴胡汤治疗，治疗结束后，中西药组效果则更优，且中西药组患者甲状腺恢复正常率更高。西医组治愈患者 5 例，治疗有效率 75%，中西药组治愈患者 10 例，治疗有效率 94%，说明小柴胡汤联合西药治疗可有效提高亚急性甲状腺炎患者甲状腺功能，临床症状改善显著。焦素杰等均使用小柴胡汤加减治疗亚急性甲状腺炎，结果显示小柴胡汤不仅能改善甲功指标情况，更能改善患者临床症状，减少不良反应。王斌使用小柴胡汤治疗亚急性甲状腺炎患者 1 例，效果满意，他认为在亚甲炎治疗中应抓住"邪郁少阳"这一关键病机，以和解少阳、清热解毒为大法，予以小柴胡汤则切中病机，诸症自消。

验案举隅

患者，女，37 岁，2018 年 8 月 28 日初诊。主诉间断咽痛伴颈部灼痛 4 个月，患者 2018 年 4 月感冒后出现发热恶寒，咽痛，前颈部灼热感，体温最高为 37.9 ℃，当地 ×× 医院经查血常规、甲状腺功能、甲状腺超声，诊断为亚急性甲状腺炎，未予用药。患者因甲状腺结节产生焦虑情绪，心理科诊断为焦虑状态，现为求进一步治疗就诊于我科。刻下：无发热，咽痛、颈前部灼热感，放射至耳后及耳内，口干，手微抖，紧张时甚，情绪紧张时手脚麻木，心慌，眠差，每日需劳拉西泮 0.5 mg，每晚 1 次辅助睡眠，纳可，二便调。舌暗苔薄黄，脉弦数。既往身体健康，否认高血压、糖尿病等慢性病史。否认过敏史。LMP：2018 年 8 月 22 日，经行 5 日，量正常，颜色可，血块（＋），痛经（－），平素月经规律，经前心烦明显。西医诊断为亚急性甲状腺炎，甲状腺结节，失眠；中医诊断为瘿病，不寐。治疗方用小柴胡汤加减。

处方：柴胡 15 g，法半夏 9 g，党参 15 g，黄芩 15 g，浙贝母 30 g，蒲公英 30 g，连翘 20 g，穿山龙 30 g，生姜 10 g，大枣 15 g，生甘草 15 g。7 剂，水煎分 2 次早晚饭后温服。同时予服劳拉西泮 0.5 mg，隔日 1 次。嘱其禁食海产品、油腻辛辣之品，保持心情舒畅。

二诊（2018 年 9 月 12 日）：患者情绪焦虑症状缓解，无心慌，咽痛、颈部灼热较前好转，劳拉西泮辅助睡眠，纳可，大便不成形。舌质暗，舌苔白，脉弦。

处方：柴胡 10 g，法半夏 9 g，白芍 30 g，陈皮 15 g，厚朴 15 g，首乌藤 60 g，柏子仁 15 g，炒酸枣仁 15 g，远志 6 g，玫瑰花 20 g，五味子 20 g，生麦芽 15 g，野菊花 30 g，椿根皮 15 g，合欢皮 20 g，炙甘草 15 g。14 剂，水煎分 2 次早晚饭后温服。

三诊（2018 年 9 月 25 日）：偶有心慌，咽痛不显，颈部灼热较前明显减轻，劳累时易加重，乏力，纳可，夜休较差，易惊醒，大便 1～2 次/d，小便调。舌暗苔白，脉细。

处方：太子参 30 g，10 g，五味子 10 g，柏子仁 15 g，炒酸枣仁 15 g，首乌藤 60 g，合欢皮 30 g，生牡蛎 30 g，远志 6 g。14 剂，水煎分 2 次早晚饭后温服。

患者服后自觉睡眠质量好转，夜间惊醒次数明显减少，劳拉西泮已停服。嘱患者继服 14 剂，适量运动，保持心情舒畅，不适随诊。

按语：患者为中年女性，因外感六淫邪气，后出现邪气传入少阳，阻滞三焦，造成少阳枢机不利，正邪交争则恶寒发热、寒热往来，表邪未解则颈项部疼痛不适，就诊于当地医院行西医检查时诊断为亚急性甲状腺炎，未行治疗，就诊时我院时患者仍存在咽痛、颈前部灼热感，放射至耳后及耳内，口干，情绪焦虑，心烦，心慌，夜寐不安等症，遂以小柴胡汤为基础方，方中柴胡可以清利少阳半表之邪，使邪从外而解；黄芩清少阳半里之热，二药合用可疏利少阳，清利湿热，通畅三焦，调理气机，从而使少阳三焦枢机畅达；党参代替人参，与法半夏共奏健脾益气之功；生姜散卫阳、升胃气，大枣滋营阴、益脾气，二者和脾胃之津液而和营卫；党参、大枣、甘草三药合用，又可扶助正气，先安未受邪之地；患者舌苔薄黄，脉弦数，予以蒲公英、连翘清热解毒；舌质暗且月经出现血块，予以穿山龙取其活血通络散瘀之意；患者甲状腺结节，且出现焦虑状态，予以浙贝母软坚散结，开郁理气。因患者夜寐不安程度较重，且焦虑症状明显，遂仍予以劳拉西泮辅助睡眠，改为隔日1次，向患者讲解病情并开导患者，嘱其禁食海产品、辛辣刺激之物，适量运动，保持心情舒畅。二诊时患者症状好转，焦虑状态减少，颈部不适症状也较前缓解，大便不成形，考虑原方清热泻火之力较强，以致损伤脾阳，且根据此次舌脉之象，遂在原方基础上，去除蒲公英、连翘、黄芩等苦寒之力较强之药，改为椿根皮、野菊花清热之力较弱之品；陈皮、厚朴、玫瑰花、生麦芽等可疏肝理气健脾，以固护脾阳、行气解郁；患者仍然夜寐不安，此次停用劳拉西泮，加入首乌藤、柏子仁、远志、炒酸枣仁、合欢皮、五味子以安五脏、定心神，取其收敛固涩、养心安神之意；炙甘草固护中焦，健脾益气和中。三诊时患者症状改善明显，咽痛不显，情绪紧张焦虑明显减轻，夜休情况较前好转，但劳累后自觉颈部不适，乏力。根据患者临床表现，考虑患者目前主要矛盾在于气虚、阴虚，气虚则乏力、懒言，劳累后颈部不适加重；不寐总属阳盛阴衰，阴阳失交，此患者表现为阴虚不能纳阳，遂以生脉饮为基础方进行加减辨证治疗，方中太子参代替人参，益气健脾、生津润肺，麦冬养阴生津，五味子收敛固涩，三药合用，一补、一润、一敛，可以益气养阴、生津敛气，使气复津生；柏子仁、炒酸枣仁、首乌藤、远志、合欢皮、生牡蛎安神定志、养血宁心，诸药合用，共奏益气养阴，安神宁心之功。

319　从体质论中医防治亚急性甲状腺炎

亚急性甲状腺炎是一种自限性、免疫反应性甲状腺炎症，其发生与病毒感染、遗传因素等密切相关。本病多发于中青年女性。临床症状以甲状腺肿胀、压痛为主，常伴有耳后、下颌疼痛，以及发热、怕冷、乏力等类似呼吸道感染的症状。实验室检查常伴有甲状腺功能异常、红细胞沉降率增快、C反应蛋白升高等改变。西医治疗主要以口服非甾体抗炎药和糖皮质激素为主，但存在药物不良反应大、易复发等诸多问题。近年来，中西医结合治疗亚急性甲状腺炎有显著疗效，中医中药治疗亚急性甲状腺炎的优势明显，被越来越多的人所接受。

学者周吉等从体质因素探讨了中医药对亚急性甲状腺炎的防治。

肝郁气滞为亚急性甲状腺炎的基本病机

亚急性甲状腺炎归属于中医学"痛瘿""瘿毒""瘿痈"等范畴。《济生方·瘿瘤论治》云："夫瘿瘤者，多由喜怒不节，忧思过度，而成斯疾焉……调摄失宜，气凝血滞，血瘀壅结颈前，为瘿为瘤。"其中已经较为全面地提到了瘿痈的病因病机。本病病因往往包含多种因素，但以情志内伤为主，甲状腺具有"助肝疏泄"之功，若长期肝气郁结，往往会导致甲状腺出现问题，任志雄等报道林兰认为本病的发生先有内伤于肝，肝失疏泄，复加外感风热邪毒，内外影响交结而致，其中明确指出了亚急性甲状腺炎"肝郁气滞"的基本病机。亚急性甲状腺炎的发生往往以肝郁气滞的内因为基础，外感风热、疫气的外因为辅共同致病，患者平素情志不遂，肝失疏泄，肝郁日久则生热化火，加之外感风热、疫气之毒，火热愈炽，两热相合成痈，发病日久可导致瘀血、痰湿等多种病理产物出现而使疾病病机复杂化。可见亚急性甲状腺炎的发病以肝郁气滞为基础加之外感邪毒致病。本病六经辨证属于少阳经病范畴，病机为邪郁少阳，一方面有少阳枢机不利的寒热往来表现，又有温邪侵袭肺卫症状，亦属少阳温病范畴。以颈部胀痛、压痛、质硬，急躁易怒，发热，口干口苦，眠差，小便黄，大便干，舌红苔黄，脉弦数为辨证要点，以疏肝解郁、清热消肿为治疗大法。

亚急性甲状腺炎的发生与气郁体质关系密切

中医体质学说历史悠久，早在《黄帝内经》中就有相关描述，体质的形成主要受先天和后天两方面影响。经漫长的发展，体质学说不断完善，清代叶天士在《临证指南医案》一书中提出"阴虚体质""木火体质"等，明确了"体质"这一概念。2009年由中华中医药学会制定的《中医体质分类与判定》正式发布，将体质分为平和质、阳虚质、阴虚质、气虚质、气郁质、痰湿质、湿热质、血瘀质、特禀质共九大体质类型，标志着中医体质学说的正式确立。

体质是指人体生命过程中，在先天禀赋和后天获得的基础上所形成的形态结构、生理功能和心理状态方面综合的、相对稳定的固有特质，正常生理状态下的阴阳寒热气血偏颇造就了不同人体不同体质，不同体质状态是预测疾病发展、转归、预后的重要依据。体质可以决定个体对某种疾病的易感性、耐受性。"妇人多有之，缘忧患有甚于男子也"，《圣济总录》最早提出了妇女最易罹患瘿病的观点；《小品方》云"长安及襄阳蛮人，其饮沙水喜瘿……其地妇人患之"，也指出了妇女易患此病。可见甲状腺疾病的发生与个人体质有较为密切的联系。某种体质之人往往会对某种疾病有着较大的易感性，研究发现气郁体质与甲状腺疾病的发生密不可分。气郁体质是由于长期情志不畅、气机郁滞而形成的以性格内向、敏感多疑、忧郁脆弱为主要表现的体质类型，而亚急性甲状腺炎患者往往情志不畅，出现易怒、两胁胀痛、舌红、脉弦等以气机郁滞为主的临床表现，这种体质导致患者长期处于"郁"的状态，加之在外感受邪气，最终导致疾病的发生，可见气郁体质与亚急性甲状腺炎的发生关系紧密。

有不少学者认为气郁质与柴胡体质极为相似。此两种体质类型都有明显的"气滞"表现，如情志不舒、急躁易怒、两胁胀痛、肌肉紧张、口苦、舌红、脉弦等。近年来，体质学说不断创新，黄煌本着"以人为本"的思想提出了"药人""方人"体质学说，"药人"即适合长期服用某种药物及其类方的体质类型。《中医十大类方》中提出的"柴胡体质"是指适合长期服用柴胡及其类方的一种体质类型。柴胡体质之人服用柴胡及柴胡类方，往往疗效显著。柴胡体质的外貌特征：体型以消瘦、中等为主，面色以黄或白、光泽暗，皮肤干燥、肌肉紧实为多，上腹部或两胁下按之有抵抗感、压痛或肌紧张。好发症状：胸闷痛、腹痛、腹胀；嗳气、反酸、喉中异物感、纳差、眠差、心悸；性格敏感、对疼痛寒热环境敏感；口干、口苦、便秘、舌红或暗红苔黄或黄腻，弦脉为主兼滑脉、细脉；女性月经失调，经前胸闷乳胀、烦躁、痛经等。柴胡体质之人多有脾气暴躁、胸闷、腹胀、喉中异物感、口苦、便秘等，一派"气郁火盛"之象，故宜多服柴胡疏肝清热，以调其不足。患有亚急性甲状腺炎之人常有急躁易怒、口苦、眠差、便秘、舌红苔黄、脉弦等肝经郁火之象，应用柴胡及柴胡类方治疗效果明显。可见柴胡体质与亚急性甲状腺炎关系密切，柴胡体质之人可能更易患亚急性甲状腺炎。因此，辨别体质因素与甲状腺疾病的关系，并通过体质因素探求辨证论治的新方法，灵活运用柴胡体质与甲状腺疾病的联系进行辨治，可以取得意想不到的临床效果。

柴胡及柴胡类方治疗亚急性甲状腺炎效果显著

1. 柴胡常用于治疗亚急性甲状腺炎：针对肝郁气滞的基本病机，临床治疗亚急性甲状腺炎广泛地应用柴胡以疏肝解郁，效果显著。柴胡性微寒，味苦，归肝、胆两经，具有解表退热、疏肝解郁、升举阳气的功效。《本草经解》云："柴胡能升达胆气，胆气条达，余脏从此宣化，能和解表里之寒热，和解少阳。"李东垣提出"柴胡能引清气而行阳道，又能引胃气而上行，升腾而行春令者"，说明柴胡能调畅人体之气机。《本草纲目》云："柴胡平肝胆、三焦、包络相火。"可见柴胡能够清利肝胆之火。《本草从新》云："柴胡能引清气上行，而平少阳厥阴之邪热。""为足少阳胆经表药。"说明柴胡能行气、泻胆热。《长沙药解》云柴胡"清胆经之郁火，泻心家之烦热，行经于表里阴阳之间，奏效于寒热往来之会"。可见柴胡可以清泄肝胆之火，为治疗半表半里证、寒热往来证的要药。自古以来，柴胡一直被用作和解少阳、疏肝解郁的"第一药"。

大量现代药理研究发现，柴胡中的主要成分为柴胡皂苷，其具有退热、抗炎、免疫调节、抗肿瘤生长、保护肝细胞、抗抑郁状态等多种作用，对亚急性甲状腺炎具有较好的治疗效果。基于中医传承辅助系统软件，卢圆圆等统计中国知网中治疗亚急性甲状腺炎方剂中的中药出现频次，发现柴胡居于首位；谢函谕通过对王秀阁在2012—2019年治疗亚急性甲状腺炎的用药规律进行数据挖掘发现，在此期间治疗此病使用的中药共有79味，其中使用频次最高的为柴胡；付畅等分析了陈如泉治疗亚急性甲状腺炎的用药规律，结果显示出现频率最高的药物为柴胡，出现频率最高的药对为柴胡-黄芩。可见柴胡在临床上已被广泛应用于治疗亚急性甲状腺炎。

2. 柴胡类方治疗亚急性甲状腺炎临床疗效确切：比"药人"更具体、明确，细化到某一方剂的"方人"，是指服用某方有效且适合长期服用的体质类型，"方人"体质更能突出"以人为本"的体质思想，例如适合长期服用小柴胡汤的体质类型称之为小柴胡汤体质，柴胡体质的柴胡类代表方有小柴胡汤、柴胡牛蒡汤、大柴胡汤、逍遥散、柴胡桂枝干姜汤、四逆散等。尤念炼等通过 Meta 分析对柴胡类方对比激素治疗亚急性甲状腺炎进行客观评价发现，相比于激素治疗，柴胡类方治疗亚急性甲状腺炎具有总有效率高、疗程短、不良反应少等特点。小柴胡汤出自《伤寒论》，被称为和解法之祖方，具有透邪外出、和解少阳之功用。吴昆《医方考》云："柴胡、黄芩能和解少阳经之邪。"研究发现小柴胡汤加减联合西药治疗亚急性甲状腺炎效果比单纯西药治疗效果显著，主要体现在提高总有效率、降低复发率、改善临床症状、降低红细胞沉降率等方面。柴胡牛蒡汤具有清热解毒、散结止痛之功效，研究发现柴胡牛蒡汤加减对改善甲状腺功能有重要影响。与单纯激素治疗相比，柴胡牛蒡汤加减治疗亚急性甲状腺炎有疗效高、不良反应少等优点。大柴胡汤为治疗少阳阳明合病之主方，功擅和解少阳、内泄热结，其善治风温疫毒侵袭少阳、阳明二经，气血失调导致的亚急性甲状腺炎。给予大柴胡汤加减治疗热、火、气、痰证的亚急性甲状腺炎患者，其症状及实验室指标改善明显优于单纯西药治疗者。出自《太平惠民和剂局方》的逍遥散，具有疏肝健脾养血之功效，临床研究发现以加味逍遥散加减合吲哚美辛片的试验组治疗亚急性甲状腺炎总有效率比单纯西药治疗的对照组高，可见中药干预具有较好的临床疗效。升降散出自《伤寒瘟疫条辨》，具有升清降浊、散风清热之效，原方并无柴胡，莫小书等在升降散基础上加味，组成的"柴胡升降散"治疗亚急性甲状腺炎患者总有效率显著高于激素组。

李玲等应用柴胡消瘿汤联合小剂量泼尼松治疗亚急性甲状腺炎的临床疗效明显，且能有效改善患者的甲状腺功能，同时下调患者炎症因子水平；王利莹采用回顾性研究发现，由柴胡、枳实、金银花、连翘等组成的柴胡银翘汤加减治疗亚急性甲状腺炎，可有效改善患者甲状腺疼痛、汗出、手抖、乏力、心慌、咽痛等症状，相比于单纯西医治疗有明显优势。由此观之，柴胡类方治疗亚急性甲状腺炎疗效显著。

综上所述，亚急性甲状腺炎以肝郁气滞为主要病机，气郁质与其发生关系密切，柴胡体质之人体型消瘦，肌肉紧实，脾气较暴躁，易怒，常有情志不畅，与气郁质极为相似，易患亚急性甲状腺炎。临床广泛应用柴胡及柴胡类方治疗亚急性甲状腺炎且效果显著，可见体质因素与亚急性甲状腺炎的发生有着密切的内在联系。临床治疗中，合理应用"药人""方人"体质学说，辨体质与辨证相结合，具有个体化意义，在治疗亚急性甲状腺炎时，应该突出柴胡的主导地位，灵活应用其类方，常常能获得理想的临床疗效。正确认识柴胡体质与亚急性甲状腺炎的相关性，对临床治疗亚急性甲状腺炎具有重要指导意义与参考价值。《黄帝内经》云："圣人不治已病治未病。""正气存内，邪不可干，邪之所凑，其气必虚。"治未病思想一直是中医所倡导的预防疾病的重要思想，调整体质是治未病的重要一环，不同的体质类型，往往暗示着对某种疾病更为易感；某药或某方的体质类型，预示着某药或某方对此类体质类型有着良好的补充、调节、改善作用，其更为具体、明确。所以调整体质，减少对疾病的易感性，不仅对亚急性甲状腺炎治疗具有重要意义，还对其他疾病的预防及治疗亦有重要价值。

320 亚急性甲状腺炎中医辨证论治

亚急性甲状腺炎（SAT）是一种甲状腺组织炎症反应性疾病，有渗出、变性、增生、坏死等炎症性改变。西医以解热镇痛为主，必要时加用糖皮质激素帮助快速度过炎症反应期。临床在缓解症状和防止复发方面，中医中药有着十分可观的优势，中医药疗法在治疗 SAT 中疗效确切，不仅能缩短疾病疗程，减少复发，而且避免了应用激素所带来的众多副作用。学者高喜岩等按照疾病发展进程，将 SAT 分为 4 种中医证型——邪毒壅盛、病及肝胆、痰瘀互结、正气虚损。以此 4 个病理阶段，概括 SAT 的整个病程，并列举各家用药组成和治疗思路，以期在临床中有所借鉴。

现代医学的认识

临床甲状腺炎可分为急性、亚急性、慢性 3 种类型。1895 年 Mygind 首次提出亚急性甲状腺炎区别于淋巴细胞性甲状腺炎和急性化脓性甲状腺炎，是一种自限性炎症性疾病，又称 DeQuervain 甲状腺炎、肉芽肿性甲状腺炎。亚甲炎占甲状腺疾病的 5%～6.2%，且近年来呈上升态势。SAT 可以发生在各年龄段，以 40～50 岁女性最为常见，男女发病比例为（1∶3）～（1∶6）。现代医学对本病的发病原因尚不明确，自 1952 年 Greene 提出其与病毒感染有关以来，世界范围内已经做了相关的大量研究，却仍未发现有力证据证明其确切性，之后又有人认为亚甲炎是病毒感染后诱发的变态反应性炎症，属自身免疫性疾病。1995 年，Ohsako 提出 SAT 的发病与遗传因素有关。

SAT 早期典型表现为甲状腺刺痛、胀痛或放射至咽部耳后的放射痛，并有不同程度发热，体温可上升至 40 ℃，或因炎症反应破坏腺体滤泡，甲状腺素释放入血，发生一过性甲亢。有高达 15% 的患者会发展为永久性甲减。西医疗法有非甾体抗炎药消炎镇痛，或以肾上腺糖皮质激素治疗，包括口服糖皮质激素和局部注射糖皮质激素，但停药后复发率较高，分别可达 21.43% 和 3.57%。

中医病因病机

中医学根据其发病特点和临床表现，将其归属于"瘿痈""瘿痛"范畴。既往文献记载中，"瘿痈"与"瘿痛"常常混淆，刘祥秀等指出"瘿痈"是临床以颈前瘿肿、疼痛拒按或和/或伴畏寒、发热、感冒症状为特征的病症，不同于"瘿痛"伴有"痛"之易肿、易脓、易溃、易敛的特点。赵进喜等则认为 SAT 应对等于中医病证"瘿痛"。

王东等认为，从痛瘿论治 SAT，其发病机制应为素体肝气郁结而化火，恰逢外感风邪，二者搏结于颈前肝经，内外合邪，发为瘿痛。周柯鑫依据络病学理论，肝经循行络属脏腑关系，肝经气机不畅、郁滞不通，势必影响络属器官的功能，久之引起癥瘕积聚的发生，在女性身上表现更为明显——颈部则发为瘿病，乳腺则为乳腺增生，子宫则为子宫肌瘤等。魏宪坤等认为瘿病是由于正气不足，外感时邪，结聚于经络、脏腑，导致气滞、血瘀、痰凝等相互交结而成，或因有形之痰阻遏气机，气滞则成瘀，气、痰、瘀互结而形成。王平认为病机以肝郁化火、肝经郁热为主，临床常兼见痰凝、血瘀、湿盛夹杂。

辨证分期治疗

根据所查文献，现代中医在治疗 SAT 时虽然理念各有不同，所分证型也不尽相同，但经过对比归纳总结，可认为 SAT 的发生是内外因共同作用的结果，且不同阶段的临床表现，恰好符合疾病的发展进程，即病机连续，SAT 的临床表现也呈连续性。遂将 SAT 总结为 4 个阶段。

1. 邪毒壅盛——风邪、热毒、风热、风火：邪气初起进犯人体，正盛邪佞，正邪相搏，外在反映为一派表证，此时患者多表现为甲状腺疼痛（刺痛、胀痛）或放射至耳后颈后，部分患者疼痛剧烈难忍，并伴有恶寒发热，或咽痛，周身关节疼痛，小便短赤，舌红苔黄或白，脉多浮数。金艺璇认为此期属热毒炽盛，银翘散加黄芩、浙贝母，以疏风清热，解毒散肿，热势较高者加石膏、知母、栀子以加强清热之力。高上林认为此阶段为甲状腺毒症期，属热毒壅盛，治疗用清热解毒，化痰散结，以柴葛解肌合贝母瓜蒌散加减。王继宁认为此期属热毒壅盛，方予银翘散加防风、大青叶、黄芩、栀子、夏枯草、制乳香、制没药。牛瑾瑜认为此期属风热上犯，银翘散加板蓝根、黄芩、玄参、夏枯草、半枝莲，恶寒重者加防风、柴胡。刘玲等认为此期属热毒壅盛，方予银翘散加黄芩、浙贝母、板蓝根。王丽认为此期属风火热毒，治以疏风清热，泻火解毒，方予银翘散去淡豆豉、芦根、薄荷，加野菊花、蒲公英、大青叶。

2. 病及肝胆——肝郁胃热、肝郁化火、肝胆湿热、肝郁蕴热：情志失调，气郁日久，恰逢病邪进犯，壅滞少阳，或久郁而化热，热传阳明而成。此时表现为胃火偏盛；肝胆为人体气机升降及代谢之枢纽，病则枢机不利，易生变证，或见兼证。症见颈部肿痛，触之坚硬，心悸失眠，多汗，口苦口干，急躁易怒，或消谷善饥，小便黄赤，大便干结，舌红苔黄，或见厚腻，脉滑数。毛小红认为此型为肝郁化火，治以丹栀逍遥散加味。金艺璇认为本型当属肝郁蕴热，丹栀逍遥散加法半夏、香附、夏枯草、黄芩、丹参。高上林认为此时若见肝胃蕴热，则予丹栀逍遥散合玉女煎，若见热蒸肝胆，寒热往来，湿热下注，则予龙胆泻肝汤。袁占盈认为此时属肝郁化火，予丹栀逍遥散随症加减。王继宁认为此时当属肝胆蕴热，龙胆泻肝汤加夏枯草、川楝子、赤芍、白芍。牛瑾瑜认为此时肝胃郁热，龙胆泻肝汤加夏枯草、牡丹皮、郁金、延胡索，汗多明显者，加黄连、麦冬。王丽认为此期为肝胆蕴热，龙胆泻肝汤加浙贝母、牡蛎。

本期病及肝胆，不外乎肝火、胃热、肝胆湿热几种，治疗总以丹栀逍遥散合玉女煎疏肝清热，泻火养阴，或以龙胆泻肝汤清湿热、利肝胆湿热。在病及肝胆胃之后，同时或可兼见病理产物致病。

3. 痰瘀互结——痰凝、痰湿、痰瘀：患者素体阳虚，气血津液失于温煦，易生痰凝，情志不畅或情志过激都可导致肝气郁结，气行不利，阻碍津血运行，津凝化痰，血滞化瘀，从而痰瘀阻络，或因郁久化火，煎灼津血，以致痰瘀阻络，发为瘿病。症见颈前肿块触之柔软，疼痛不甚，性情急躁易怒，憋气堵闷，肢体困重，头昏头沉，舌暗红苔薄白或腻，脉弦滑。袁占盈认为此期辨证为气郁痰阻，六君子汤合血府逐瘀汤加减。关勇建认为此期属气郁痰凝，方予海藻玉壶汤加味，以解毒清热、化痰软坚消瘿。王继宁将本期分型为肝郁痰凝，柴胡疏肝散加夏枯草、浙贝母。牛瑾瑜将此阶段分型为痰瘀互结，方用二陈汤合桃红四物汤加夏枯草、牡蛎、三棱、莪术，肿块较硬者加海藻、昆布。王丽认为此期分型属气郁痰凝，柴胡疏肝散加贝母、丹参、竹茹、法半夏以活血兼化痰。

本期常与病及肝胆的几个分型同时或稍后出现。临床常以柴胡疏肝散、二陈汤疏肝理气化痰，合并痰凝血瘀予血府逐瘀汤或桃红四物汤，在此基础上酌加夏枯草、海藻、昆布、牡蛎、三棱等，以助软坚散结化痰破气。SAT 后期常见甲状腺功能减退，恰如中医常言久病伤正，一派脾肾不足的征象。

4. 正气虚损——阴虚、阳虚：情志过极、热病过后、久病耗伤均易耗伤人体之阴阳，本病的前几个阶段恰是这种状况，所以极易造成阴虚和阳虚，按病程划分，此时也属于 SAT 的后期。

（1）阴虚：阴虚者临床常见颈前肿块坚硬，疼痛较重，情绪焦躁烦热、潮热或低热，舌体瘦，色红少苔或无苔，脉沉迟。金艺璇将其分属为阴虚火旺，予自拟方玄参、天冬、麦冬、生地黄、知母、浙贝母、当归、白芍、枸杞子、陈皮、牡丹皮、黄柏、甘草，以滋阴降火软坚化痰。牛瑾瑜在本阶段概括其为脾肾两虚，方予四君子汤合六味地黄丸加黄药子、山慈菇。王丽在本期的阴虚火旺中予六味地黄丸加沙参、麦冬、川楝子、浙贝母、枸杞子。潮热盗汗加鳖甲、龟甲养阴清热。遗精、梦交加龙骨、牡蛎重镇固摄，烦躁不寐加炒枣仁养心安神。

阴虚以肾阴亏损为主要证候，所谓"五脏之阴气，非此不能滋"，阴虚常以六味地黄丸补脾益肾，佐以玄参、麦冬等养阴佳品增强滋阴效力。

（2）阳虚：阳虚临床常见肢寒怕冷，面色无华，食少便溏，浮肿，小便清长，大便稀溏，舌淡苔白脉弱。高上林认为此期患者属甲状腺功能减退阶段，辨证总属肝郁脾虚，水湿内停，以苓桂术甘汤温阳化饮，健脾利水。刘玲等认为此期阳虚湿困，温脾汤去大黄、芒硝，加茯苓、泽泻、陈皮、砂仁、车前子。金艺璇认为本期阳虚湿困型，予自拟方人参、桂枝、茯苓、泽泻、当归、砂仁、陈皮、附子、干姜、车前子等。毛小红认为此期属脾肾阳虚痰瘀阻滞，治以温阳健脾，益气活血化痰之法，方用参苓白术散加味。刘国玲认为甲状腺功能减退期，病以肾阳亏损不能温煦为主，遂以"补肾助阳"之法，予金匮肾气丸加附子、枸杞子、肉桂。

阳虚在 SAT 后期更为常见，或可对应甲状腺功能减退阶段。治以益气温阳，或兼寒湿内生，佐以利水渗湿之品。

SAT 虽然是一种可自发缓解性炎症状态，但因发病迅速，疼痛和发热较重，患者十分痛苦，西医疗法手段单一而无力，而中医药疗法在临床中可明显缩短病程，减轻患者痛苦，针对患者身体状况给予随症调整，十分灵活，并且能避免应用西药的副作用，复发率低，具有独特优势。

321　亚急性甲状腺炎的中医研究

亚急性甲状腺炎又称肉芽肿性甲状腺炎、DeQuervain 甲状腺炎、巨细胞性甲状腺炎，是一种与病毒感染相关的自限性疾病，常见的临床表现起病前 1～3 周，多数患者常有上呼吸道感染病史，然后出现甲状腺局部肿胀疼痛，吞咽时加重，可放射至耳部，并且多伴有全身性症状如发热、心动过速、食欲减退、肌肉疼痛、多汗等。该病约占甲状腺疾病的 5%，男女发生比例为 (1∶3)～6，以 40～50 岁女性多见。西医学治疗亚急性甲状腺炎多使用口服药物，症状较轻者予非甾体抗炎药，全身症状较重者酌情酌量给予糖皮质激素，甲状腺功能亢进者常用普萘洛尔对症治疗，症状明显的一过性甲减患者可给予甲状腺制剂替代治疗。临床观察发现，糖皮质激素治疗该病确有良好的效果，可以有效缓解甲状腺局部肿胀、疼痛的症状，控制病情进一步发展，但是在减药期极易复发，甚至病情加重，病程延长，严重者可出现终身性甲状腺功能减退现象。中医学治疗亚急性甲状腺炎有较好疗效，学者王彤等对亚急性甲状腺炎的中医药研究做了梳理归纳。

病因病机

亚急性甲状腺炎属于中医学"瘿病"范畴。《吕氏春秋》提到了地理环境对瘿发病的重要影响，即"轻水所，多秃与瘿人"。《诸病源候论》认为瘿病的发病与七情内伤、饮食习惯有着紧密联系。《千金要方》已经有了治疗瘿病的专方。《圣济总录》对瘿病有了细致的分类。近年来，随着亚急性甲状腺炎逐渐增高的发病率，医家对该病的研究越来越深入，其病因病机主要概括为以下 3 点。

1. 热毒内结： 发病多因外感六淫邪气，日久不解，而致热毒壅滞，胶结于颈前，发为肿痛。冯志海认为本病发生主要与以下因素有关：情志内伤、感受外邪、个人饮食及体质因素。患者体质虚弱，外感风热之邪，郁热内蕴，痰热互结，经络气血受阻，胶结颈前发为瘿痛。李中南认为，该病发病初期多因患者外感风温热邪，灼伤津液，炼液为痰，气机运行不畅，血行受阻，或气郁生痰，蕴结于颈前所致；后期则多见气阴两虚夹瘀。李红认为，在疾病的不同阶段，病因病机完全不同，应分期论治：发病初期，多因外感风热邪毒，临床表现不明显，或仅见恶寒发热等表证征象；疾病中期，风热火毒结于颈前，可见颈前肿胀、疼痛、发热；进一步发展，热入血分，血热互结，阻滞颈前气血，可见颈前肿痛拒按；日久瘀而不解，则呈血热夹瘀之症。

2. 气机郁滞：《济生方·瘿瘤论治》云"夫瘿瘤者，多由喜怒不节，忧思过度，而成斯疾焉"。于世家认为本病缠绵难愈、反复发作的最主要因素是肝失疏泄，气机不畅，情志不调。患者外感风热之邪，热毒内结，致气机阻滞，血液运行不畅，而成瘀血；气滞则津液运行不畅，水液代谢失常，痰饮内生；气滞、血瘀、痰凝结于颈前，发为颈前肿大，日久郁而化热，故表现为发热、肿胀、疼痛拒按等症状。

3. 痰凝、痰瘀互结： 沈金鳌认为"痰为诸病之源，怪病皆由痰成"。张景岳云："痰生百病，百病多兼有痰。"在本病的发病过程中，痰既是重要的致病因素，又是最终的病理产物。吴学苏认为该病的发生与痰作祟有关。机体水液代谢不畅形成痰饮，而痰性黏滞，容易阻滞气机，致使气血经络失于通畅，不通则痛，最终导致颈部肿胀疼痛；痰气胶结于颈前，日久郁而化热，形成瘿痈，故表现为颈前放射样疼痛。戴芳芳认为，本病发病主要是由于风热火毒，痰毒蕴结，情志内伤，肝胆郁热，其病机关键为热、毒、瘀。余江毅认为，本病发病初期，多由于患者外感风热之邪，瘀而不解，毒邪壅结于颈前，致气血壅结于颈咽；疾病中期，则表现为痰凝热结，着重强调情志因素在此过程中的重要影响，七情内伤，日久不解，郁而化热，炼液成痰，或因火毒伤阴，素体阴虚火旺等，都可致痰结内生；疾病后期，瘿病日久不愈，机体阳气受损，脾失健运，肾失气化，痰湿内生，阳气虚损无力鼓动气血，久则气血壅滞于颈前，而致肿痛难以消散。

临床治疗

目前主要有分期治疗、专方验方治疗、中药外敷治疗、中药内服外敷治疗等。

1. 分期治疗：余江毅认为疾病早期，外感风热毒邪，壅结于颈前而发病，治疗当疏风清热、解毒散瘀，常用药物以清热解毒、抗病毒类为主，如金银花、牛蒡子、连翘、大青叶、板蓝根等；若肝经风热偏盛，可在此基础上另加以清泻肝火类药物。疾病中期，痰凝热结，治疗当注重化痰散结，另佐以清热解毒之法，常用化痰散结类药物，如浙贝母、夏枯草、牡蛎、法半夏等，并可在此基础上酌情加药。疾病后期，脾肾亏虚，治疗当以补脾益肾、扶助正气为主，常用扶正固本类药物，如黄芪、山药、党参、淫羊藿、白术等。

刘喜明在治疗该病时，将其分为两种类型。一种为典型性亚急性甲状腺炎，分为活动期、甲亢期和恢复期。活动期以发热为主，属邪郁少阳，枢机不利，治以疏解少阳、散邪退热，方用蒿芩清胆汤或小柴胡汤加减；甲亢期以甲亢表现为主，辨证为属肝胃火盛，治以清泄肝胃之火为主，方用栀子清肝饮加减；恢复期则表现为邪热伤阴，治疗当以清热养阴为主，方用竹叶石膏汤或沙参麦冬汤加减。另一种为非典型性亚急性甲状腺炎，常以咽喉部症状为主，常无发热，治疗以清凉利咽为主，方用六和汤加减。

孙贻安认为中医药治疗亚急性甲状腺炎的优势在于缓解甲状腺局部疼痛、缩短激素用药时间、降低复发率，并根据病程和临床症状分为早期、中期和晚期。早期多属风热痰凝型，方用连翘散坚汤加减；中期多属肝胃郁热型，方用柴胡清肝汤加减；晚期多为阴虚内热型，方用青蒿鳖甲汤加减。

简小兵将本病分为早、中和晚期。早期多属表证或阳热证，治疗时多以疏风清热解表为主，佐以散结消瘿止痛，方用银翘散或小柴胡汤加减；中期多属阴虚内热，寒热错杂，治疗时以清热滋阴降火为主，佐以散结消瘿止痛，方用青蒿鳖甲汤合柴胡龙骨牡蛎汤加减；疾病后期则所属阴寒证，治疗时以温阳化痰为主，佐以消瘿散结，方用阳和汤合金匮肾气丸加减。衡先培根据该病的临床表现和不同发展阶段演变的不同病因病机，提出了亚急性甲状腺炎按3期9型辨证论治。

1）初发期：在此期，患者主要表现为明显的表证征象，主要分为3个证型。①风寒束表证：治以解表散寒、祛风通络止痛，方用自拟散寒消瘿方化裁。咳嗽者加桔梗；肢节酸疼痛者加威灵仙。②上焦风热证：治以解表清热、和营消肿止痛，方用自拟疏热消瘿方化裁。热甚且舌质红少苔者加石膏；颈痛严重者倍增甘草加白芍，甚或加全蝎通络止痛。③外感寒湿：治以散寒通络、化湿健脾，方仿羌活胜湿汤、当归四逆汤加减。骨节酸痛重者加附子，头身困重加滑石，脘痞食差加砂仁、豆蔻。

2）缓解期：在此期，甲状腺功能逐渐恢复，颈部肿大明显好转但仍有压痛，也可有其他全身关节的痹阻症状，主要分为3个证型。①痰湿郁阻证：治以健脾化湿、祛痰通络散结，方用平成汤加减。头重如蒙加滑石，咳嗽加桔梗、枇杷叶。②痰郁气滞证：治以理气宽胸、化痰通络消瘿，方仿四逆散、二陈汤加减。腹胀加佛手，胸闷加瓜蒌、川芎。③痰瘀互结证：治以化瘀祛痰、软坚散结消瘿，方用桃红饮、消瘰丸加减。

3）迁延期：在此期，患者各项指标基本正常，颈部无疼痛及压痛，但仍有颈部不同程度的肿大，主要分为3个证型。①痰瘀痹阻证：治以化痰行瘀、蠲痹通络消瘿，方用经验方芎蒌方及消瘰丸化裁。②正虚邪结证：治以补肝肾、化痰瘀、通络消瘿，方仿独活寄生汤化裁。面浮体肿、阳痿者加桂枝，经血少加红花，心烦或尿黄加栀子。③脾肾不足证：治以健脾益气、补肾通络，方用自拟补肾强筋方化裁。气虚重可加太子参甚或红参，肢冷加桂枝，便溏加薏苡仁、炮姜，喜热食加吴茱萸、干姜。

2. 专方、验方治疗：张定华根据亚急性甲状腺炎的发病特点，提出了清热解毒、化痰散结的治法，自拟亚甲康方，组以夏枯草、桔梗、延胡索、浙贝母等。热甚津伤者加生知母、石膏、天花粉，疼痛明显者加白芷，痰阻明显者加瓜蒌皮。用该方法治疗亚急性甲状腺炎 46 例，临床疗效满意，总有效率约 97.83％，对 22 例患者随访 10 个月未见复发。

王素梅将 76 例火郁痰阻型亚急性甲状腺炎患者随机分为治疗组和对照组，每组各 38 例。对照组采用西医学治疗，治疗组在对照组治疗基础上加用疏肝清甲汤，两组疗程均为 4 周。结果治疗组总有效率为 92.11％，高于对照组，且中医证候积分及实验室各项指标缓解程度均明显优于对照组。

朴春丽认为本病的主要发病原因为外感六淫、肝郁化火、痰瘀互结，提出了疏肝清热、解毒止痛的治法，方用自拟解毒止痛开郁方（夏枯草、连翘、牡丹皮、紫花地丁、栀子、漏芦、浙贝母、远志、香附、郁金、茯苓、白术、甘草）治疗。发热不退者，加羚羊角；失眠多梦者，加酸枣仁、首乌藤等；咽部不适，加桔梗、牛蒡子等；手指颤抖者，加天麻、钩藤等。

李红认为重症亚急性甲状腺炎属热毒壅盛、血热夹瘀，治疗应重视凉血之法。自拟亚甲方，组以金银花、紫花地丁、蒲公英、白花蛇舌草、玄参、桃仁、赤芍、炙鳖甲、青蒿，临床效果显著。

张曾譻认为亚急性甲状腺炎发病多由于先天禀赋不足，外感风热疫毒之邪，故在治疗中以清热解毒为主，佐以益气养阴、活血散结，自拟经验方君康液（党参、丹参、羌活、茯苓、川芎、赤芍、连翘、重楼、玉竹、麦冬、石菖蒲、甘草、白花蛇舌草），临床效果显著。

路波认为本病的主要发病原因为情志不畅，肝郁气滞，故治法以疏风清热、解毒消肿为主，方用银翘散加减，临床效果满意。

3. 中药外敷治疗：王媛媛将 66 例亚急性甲状腺炎患者随机分为治疗组 33 例、对照组 33 例。对照组予瘿痛汤（紫花地丁、蒲公英、金银花、野菊花、连翘、天葵子、土茯苓、延胡索、牡丹皮、赤芍、薄荷、生甘草）口服；治疗组在对照组治疗基础上加用消瘿止痛散（姜黄、瓜蒌根、生南星、夏枯草、大黄、黄柏、白芷、甘草、苍术等）外敷，用蜂蜜调成糊状后敷于患者双侧甲状腺组织周围。两组均治疗 4 周。治疗结束后 8 周进行随访。结果治疗组总有效率为 96.97％，高于对照组的 80.65％。结果表明消瘿止痛散外敷可以改善亚急性甲状腺炎患者的症状及体征。

李理等将 52 例患者随机分成两组。对照组 25 例，予夏枯草口服液治疗；治疗组 27 例，予瘿痛消（大黄、栀子、南星、乳香、僵蚕、冰片、陈皮等）穴位贴敷治疗。结果与对照组对比，治疗组患者的甲状腺疼痛、压痛消失时间，红细胞沉降率下降时间相对较短。结果表明，瘿痛消穴位贴敷在患者病情控制、症状消除、指标改善方面均有明显的临床疗效。

4. 中药内服外敷治疗：韩辅纳入 50 例辨证符合火郁痰阻型的亚急性甲状腺炎患者，采用中药内服＋中药外敷法治疗。内服汤剂由穿山甲 10 g、三棱 10 g、莪术 10 g、川芎 10 g、丹参 15 g、夏枯草 20 g、牡丹皮 10 g、玄参 10 g、赤芍 10 g、甘草 10 g 组成。外敷药由夏枯草 15 g、海藻 10 g、牡蛎 10 g、黄药子 10 g、栀子 10 g、连翘 10 g、清半夏 10g 组成。结果治愈率 20％，显效率 26％，有效率 44％，无效率 10％，总有效率 90％。结果表明中药内服配合外敷法治疗亚急性甲状腺炎有一定的疗效，且副作用小，能够缩短病程，避免西药的副作用，为中医药治疗亚急性甲状腺炎提供了科学依据。

王高元将符合亚急性甲状腺炎诊断的 56 例患者随机分为治疗组 28 例、对照组 28 例。对照组以泼尼松龙 30～40 mg/d 分次口服；治疗组予中药（柴胡 10 g、黄芩 10 g、夏枯草 30 g、金银花 20 g、连翘 20 g、白芷 10 g、牡丹皮 10 g、赤芍 10 g、郁金 10 g、大青叶 15 g）口服，并外敷医院自制青敷膏，2 周为 1 个疗程。1 个月后复查甲状腺功能。结果治疗组总有效率、复发率均高于对照组。结果表明中医内服、外敷治疗亚急性甲状腺炎能增强疗效，减短疗程，减少激素用药的不良反应，降低复发率，是治疗亚急性甲状腺炎的首选方案之一。

常用药物及其现代研究

陈哲等挑选 91 首治疗亚急性甲状腺炎的中药方剂，将纳入的方剂以双人双机的形式依次输入 SPSS

22.0 统计软件中进行频数统计，将使用频次在平均值及以上的单味药作为高频中药建立中医治疗亚急性甲状腺炎高频中药数据库，进行频数分析和聚类分析，最后得出结论，使用频次由多到少依次为柴胡、连翘、夏枯草、甘草、黄芩、浙贝母、金银花等。

现代药理学研究显示，柴胡中所含有的柴胡皂苷具有显著的抗炎作用，可以抑制炎症介质的释放、结缔组织的生长及肉芽肿的生长。从连翘中提取出来的化学成分主要有苯乙醇苷类、木脂素类、挥发油类和黄酮类物质。连翘煎剂中所含的乙醇提取物是其抗菌作用的主要成分，连翘果壳具有解热、抗炎、抗内毒素的作用。从夏枯草中提取出来的化学成分主要有萜类、黄酮类、蒽醌类、甾体类、有机酸类、挥发油类等。夏枯草水煎剂具有广谱抗菌、抗病毒和调节免疫平衡的作用，其提取物还有降压、降糖、保肝等作用。黄芩所含有的化学成分主要有黄酮及黄酮苷类、多糖类、挥发油及其他成分，其所含的黄芩素等物质具有较强的抗菌、抗病毒作用，黄酮类化合物对急性炎症反应具有较强的抑制作用；此外，还可保护肝脏，抗肿瘤，调节免疫系统。甘草提取物主要包括甘草皂苷和甘草黄酮等，其中甘草酸不仅有抗炎、抗病毒作用，还有保肝解毒活性、抗氧化、抗衰老、提高免疫力等作用。

亚急性甲状腺炎作为一种病毒感染性疾病，西医学的主要治疗方法为激素和非甾体抗炎药治疗，药物具有一定的副作用。非甾体抗炎药在疾病前期具有良好的解热、抗炎、镇痛作用，可以快速缓解症状，但是对于有溃疡病史和哮喘病史患者则不适用。激素类药物是治疗亚急性甲状腺炎的首选药物，但在其撤药及减量期间，病情极易复发。亚急性甲状腺炎是中医的优势病种之一，中医药在其治疗过程中显现出了独特的优势。现代药理学研究显示，常用的柴胡、连翘、夏枯草、甘草、黄芩等中药具有良好的解热、抗病毒、抗炎的作用，可以有效缓解患者肿胀、疼痛等症状，且副作用小，提高了药物的安全性，降低了复发率，容易被患者接受。

322　亚急性甲状腺炎中医治疗临床研究

　　亚急性甲状腺炎（SAT）是常见的自限性的甲状腺疾病，临床表现为甲状腺局部疼痛明显，痛引耳背，发热，部分患者有呼吸道感染症状。本病发病机制不明，考虑与病毒感染有关。西医的治疗主要为口服或局部注射糖皮质激素，口服非甾体抗炎药等，复发率高，副作用明显。近年来，传统中医疗法如中药口服、中药局部外敷等在 SAT 的临床治疗中效果显著，引起了越来越多临床研究者的关注，学者张翠等对其临床研究做了梳理归纳总结。

辨证论治

　　中医根据本病发病部位及症状，考究其病名为"瘿瘤、瘿痈"，疾病的发生发展多与肝气郁结、痰阻候、血瘀及毒邪有关。病性本虚标实、虚实夹杂。

　　曹高雨等基于 1000 余例文献归纳出瘿病的证候要素：实热占六成，其余主要是痰与气滞；证候靶位主要在肝、肺、胆。赵进喜开创辨体质、辨病、辨证"三位一体"的诊疗模式，辨体质主要包括太阳卫阳太过体质；少阳郁热、气虚、气郁体质；少阴阳虚、阴虚及阴阳俱虚体质。根据体质又将该病分为风热袭表证、热郁少阳证、阴虚火旺证、阴阳两虚证、气滞血瘀证。国医大师张学文认为瘿病的发病主要原因是中医毒邪，因而确立泄毒、化毒及抗毒的治疗大法。郭俊杰认为 SAT 急性期主要病因是外感热毒，后期主要病理因素是气郁、痰阻、血瘀。

专家验方

　　学者们根据自己对 SAT 疾病发生、发展的认识及结合自己的临床诊疗经验，自拟经验方治疗本病，可以从不同程度上缓解患者不适症状。文献中专家主要以疏肝解郁、解毒、清热化痰散瘀为治疗大法。

　　1. 疏肝解郁，配合中药局部外敷：左新河考虑痛瘿主要分为肝经郁热及肝郁热毒。用疏肝清热、化痰消瘿法治疗肝经郁热型痛瘿，药用延胡索、川楝子、蒲公英、大青叶、板蓝根、乳香、没药、橘核、荔枝核、黄芪、赤芍、生白芍、夏枯草、玄参、木蝴蝶、黄芩，并选用金黄消瘿膏外敷颈前；用疏肝清热、消瘿止痛法治疗肝郁热毒型痛瘿，方药为生地黄、玄参、牛蒡子、山豆根、蒲公英、板蓝根、夏枯草、柴胡、延胡索、桔梗、柏子仁、火麻仁、枳实等。赵玲认为肝气郁结是本病的基本病机，急性期用药大多为苦寒之品，易损伤脾胃，治疗予柴胡清肝汤、消瘰丸、升降散加减，同时少加健脾益胃之品顾护脾土。基本处方为柴胡、牡丹皮、白芍、连翘、浙贝母、玄参、法半夏、猫爪草、蝉蜕、僵蚕、姜黄、大黄、茯苓、蜂房。辨证内服的同时，配合中药四黄水蜜加紫金锭粉混合外敷颈前。张兰根据本病风热外袭、肝气郁滞的病机特点，确立疏肝解郁、清热解毒、化痰散结的治疗原则，常用银翘散和逍遥散加减治疗肝郁化火型亚甲炎，基础方为金银花、连翘、白芍、柴胡、瓜蒌、猫爪草、炙甘草。于秀辰从肝论治，临证以疏肝、清肝、柔肝等大法，常用组方为柴胡、白芍、夏枯草、僵蚕、法半夏、连翘、野菊花、浮小麦、山茱萸、生黄芪、防风、炒白术、升麻、桔梗、知母。向楠认为亚甲炎分为外感风热、肝郁内热两个主要证型，证型常相互兼夹。外感风热证宜疏风祛邪、清热解毒、消肿止痛，喜用银翘散加减化裁。常用药物板蓝根、连翘、蒲公英、金银花、猫爪草、穿山龙、川楝子、延胡索、蜈蚣、甘草等；肝郁内热证宜疏肝清热解毒、活血止痛，方以银翘散合小柴胡汤加减：板蓝根、连翘、金银花、蒲公英、柴胡、黄芩、延胡索、川楝子、夏枯草、猫爪草、生甘草。

2. 解毒：朴春丽认为"瘿痛"的病位在经络，以毒损经络为核心病机。自拟解毒通络调瘿方，通常以五味消毒饮为主方加减，整体调瘿，化痰毒以浙贝母，化瘀毒以丹参，通络以鸡血藤。郭俊杰结合病因病机自拟清热解毒、散结消瘿、消肿止痛的清热化瘿止痛方，药物组成为蒲公英、夏枯草、菊花、浙贝母、牡丹皮、玄参、郁金、苍术、白芍。

3. 清热化痰散瘀：戴芳芳从热、痰、瘀3方面入手，将亚急性甲状腺炎辨证分为外感风邪、热毒壅盛、肝火旺盛、气郁血瘀、邪热未清及痰浊凝滞，自拟银甲散为基本方，药物组成：金银花、连翘、黄连、天花粉、夏枯草、白芍、皂角刺、浙贝母、山慈菇、雷公藤、生薏苡仁、猪苓、茯苓、泽泻、生甘草，并根据辨证分型加减用药。

分期论治

分期论治是根据亚甲炎的疾病进展不同时期即发病的早期、中期及恢复期行相关的辨证治疗。早期治宜清热解毒，中期宜调和肝脾，恢复期宜补益气血，化痰消瘿兼顾。也有学者提出甲亢期、甲减期及甲状腺功能恢复期。甲亢期宜解郁化火，甲减期宜化痰散结，恢复期宜健脾益肾。

张曾譻认为瘿瘤因外感风热疫毒之邪、内伤七情所致，强调根据病情发展的不同阶段进行辨证施治：①亚甲炎急性期阶段，运用自行研制的中药制剂"君康合剂"清热解毒，中药组成包括党参、麦冬、丹参、羌活、石菖蒲、玉竹、赤芍、茯苓、连翘、重楼及生甘草等；②亚甲炎慢性期阶段，甲亢阶段因精明失养，肝肾阴虚，予甲安合剂健脑宁心、柔肝滋肾；甲减阶段因气血不足、脾肾阳虚，予心脑血脉宁治疗。余江毅认为亚甲炎早期辨证属外感风温、热毒壅盛，治以辛凉透表、清热解毒，甲亢期辨证属气郁化火，治以行气解郁、泻火消肿；甲减期辨证属气郁痰阻，治以行气化痰、解郁散结；恢复期辨证属气阴两虚，当以健脾益肾、益气养阴。夏仲元主张对亚甲炎进行分期论证，亚甲炎早期因气血痰热瘀滞于颈前，故治以清热解毒、化痰散结，常用银翘散、牛蒡解肌汤、普济消毒饮或升降散加减；中期热邪耗伤气阴，治以益气养阴、化痰散结，常用生脉饮合消瘰丸加减；后期脾阳不振、水湿内停，治宜温补脾肾、化痰利水，常用补中益气汤加减。裴瑞霞考虑本病主要以少阳枢机不利，脏腑不和为特点，故以"和法"为本，重视机体"阴平阳秘"。早期（甲状腺毒症期）主要表现为邪郁少阳、热毒壅盛，当和解少阳、清热解毒，方选小柴胡汤加减；中期（甲状腺功能减退期）辨治以调和肝脾为重点，脏腑和而诸症自消，当选疏肝健脾之逍遥散加减；恢复期（甲状腺功能恢复期）辨证当属气郁痰瘀互结，治以行气活血，化痰散结，方选逍遥散合二陈汤。李红将瘿瘤分为热毒外感期、瘀热互结期及恢复期。热毒外感期治宜疏风祛邪、清热凉血，喜用银翘散加减；瘀热互结期以清热解毒、凉血活血为主，方药以亚甲方加减；恢复期重视扶正，治以益气养阴为主，常用方药黄芪、党参、茯苓、蒲公英、赤芍、桃仁、法半夏、穿山龙、柴胡、黄芩、甘草。

嵇冰认为亚甲炎基本病机是正虚邪盛，治以攻补兼施：早期以邪盛为主，多以清热解毒、化痰消瘿、散结止痛；中期因正虚邪恋，阴虚热盛、痰瘀阻滞，治疗当清热养阴、活血化瘀；恢复期以正虚为主，治以益气养阴、活血散结为治则。周强等认为本病可以分为3期，即早期、中期、恢复期。早期通常予疏散风热、清热解毒，方选银翘散加减；中期热毒亢盛期，少阳证突显，以小柴胡汤合银翘散加减；对于晚期正气虚损、气阴耗伤，要兼顾祛除外邪及益气养阴，固护正气。衡先培根据亚甲炎不同发展阶段提出三期九型辨治法：三期分别为初发期、缓解期、迁延期。初发期：①风寒束表，自拟散寒消瘿方；②上焦风热，自拟疏热消瘿方化裁；③感受寒暑，处方仿羌活胜湿汤、当归四逆汤加减。缓解期：①痰湿郁阻，处方平成汤加减；②痰郁气滞，处方仿四逆散、二陈汤加减；③痰瘀互结，处方桃红饮、消瘰丸加减。迁延期：①痰瘀痹阻，治以化痰行瘀，蠲痹通络消瘿；②正虚邪结，治以补肝肾，化痰瘀，通络消瘿；③脾肾不足，治以健脾益气，补肾通络。段富津认为本病多表现为实证，治疗以祛邪为主。早期治以疏风清热、理气散结，药用连翘、金银花、夏枯草、浙贝母、法半夏、柴胡、黄芩、牡丹皮等；中期治以疏肝理气、化痰消瘿，药用柴胡、香附、郁金、赤芍、生牡蛎、浙贝母、法半夏、夏枯草；后期治以理气活血、化痰消瘿，药用郁金、赤芍、生牡蛎、浙贝母、法半夏、茯苓、海藻、昆布等。

中药内服联合外敷

1. 中药外敷：张丹等研究 SAT 的中药外敷用药规律，发现使用频次最高的成方是金黄散，治疗用药主要以清热药、活血药、化痰药、解表药为主，其中使用最频繁的为清热药，其次为活血药、化痰药。清热药中常见黄柏、夏枯草、黄连、金银花。活血药中主要为姜黄、延胡索、香附、乳香。

2. 中药内服联合外敷：王柳芸等自拟清阳祛邪汤联合中药外敷治疗 SAT。清阳祛邪汤的药物组成为羌活、川芎、柴胡、黄芩、葛根、白芷、金银花、连翘、石膏、赤芍、桔梗、橘红。中药外敷膏剂主要成分为夏枯草、山慈菇、牛蒡子、浙贝母、三棱、莪术，按比例研磨混合，白醋调成糊后局部外敷甲状腺，治疗后甲状腺功能、红细胞沉降率、发热、颈部不适等均有明显改善。陆芝兰等使用内服处方：金银花、蒲公英、牛蒡子、板蓝根、连翘、柴胡、黄芩、羌活。外敷方主要成分为如意金黄散、天仙子、黄药子及山慈菇，内服联合外敷，较激素更能够缩小甲状腺肿块，缓解疼痛，促进甲状腺功能恢复。高轩等通过回顾性研究发现：在对照组西医常规治疗方法的基础上根据中医辨证加用中药内服及外敷治疗，甲状腺肿胀消退时间、疼痛缓解及退热时间均优于常规治疗组。中医治疗方案为：中药内服分别采用蒿芩清胆汤加减及柴胡疏肝散加减治疗肝胆蕴热型及肝热痰湿型瘿瘤；配合中药外敷方成分为川乌头、生大黄、瓦楞子、全蝎、乳香等贴于甲状腺局部。洪嘉婧等观察消瘿解毒汤联合中药外敷治疗 SAT 的临床疗效，口服消瘿解毒汤（夏枯草、柴胡、牛蒡子、栀子、牡丹皮、金银花、连翘、赤芍、玄参、浙贝母、生牡蛎、黄芩、乳香、没药、炙甘草），中药外敷（夏枯草、玄参、生牡蛎、浙贝母、山慈菇、连翘、蒲公英、石见穿、姜黄、三棱、莪术、冰片）。与泼尼松片和布洛芬缓释片（发热疼痛明显）口服的治疗相比，消瘿解毒汤联合中药外敷可以明显改善患者临床症状、减轻甲状腺肿大，不良反应少、安全性好。

SAT 的病理机制不明，中医致病因素较多，循证求因，整体防治才可以取得更好的疗效。近年来，中医药在 SAT 的理论及临床、实验方面都进行了深入的研究，并取得一定的成果。采用清热解毒、疏肝健脾及中药局部外敷、局部姜灸等治疗方案，不仅改善患者不适症状，还明显减少不良反应及复发率，价格低廉，使用方便，毒副作用小，患者依从性高，具有显著的临床优势及应用前景。

323 基于 HIS 数据库探析亚急性甲状腺炎辨治规律

亚急性甲状腺炎（SAT）是一种自限性甲状腺炎性疾病，其典型症状为甲状腺区域疼痛、发热、上呼吸道感染及全身炎症反应，严重影响患者生活质量。本病发病率约占甲状腺疾病的 5%，男女比例 1∶3，好发于 40～50 岁中青年女性，且 30%患者可反复发作。西医治疗本病常采用非甾体抗炎药或糖皮质激素，短期内疗效尚佳，但常因药量不足、减量过快、停药过早等导致疾病反复发作，且不能有效缩短病程，而复发患者常受激素类药物可能诱发消化道溃疡、骨质疏松症等不良反应困扰数月以上，使其治疗本病存在一定局限性。中医药立足于整体观念，强调辨证论治，治疗本病具有复发率低、不良反应少、疗效确切等优势，可迅速缓解发热及疼痛等不良症状，并能有效缩短病程，弥补了西药的不足。现阶段对 SAT 的研究多见名医经验或文献研究，而罕见基于真实世界数据的研究报道，医院信息系统（HIS）数据库具有真实、可靠、维度丰富等优势，是真实世界研究的重要数据来源。中医药作为临床治疗 SAT 的有效手段之一，明确其临床实践中用药的特征规律及作用特点，可以为临床相关治疗决策验证、归纳、拓展提供借鉴，为 SAT 指南制定提供依据。学者熊梦欣等基于 HIS 数据库解析了"真实世界"中医药辨治 SAT 特点并明确其规律，以期为临床诊治提供参考，便于优化临床诊疗方案。

资料与方法

1. 资料来源：本研究数据来源于××附属医院，基于 HIS 电子病历数据抽取 2017 年 1 月—2019 年 12 月住院治疗且临床第一诊断为亚急性甲状腺炎患者的病历资料。

2. 纳入标准：①诊断标准符合《中国甲状腺疾病诊疗指南——亚急性甲状腺炎》（2008 年），且实验室检查及影像学检查完整者。②HIS 系统中病历资料完整，包括一般信息、诊断及处方，且入院天数＞3 日。③治疗以中药复方为主，且处方记录完整的患者。④可依据患者症状酌情使用西药对症支持治疗，如发热者予抗感染治疗，疼痛较重者予小剂量激素治疗。⑤病案首页显示治疗结局为好转或痊愈的患者。

3. 排除标准：①单纯使用中成药或西药者。②病历资料有缺失或入院时间＜3 日者。③治疗结局为无效或未能获得治疗结局者。④合并严重内科疾病或精神疾病者。

4. 数据录入与审核：建立 SAT 临床资料数据库，包括临床一般资料（性别、年龄、病例数）、西医疾病诊断、中医疾病诊断、中医证候诊断、临床症状和体征、治则治法、处方用药等信息条目。由 2 名研究生进行资料录入，高级职称者进行数据审核，以确保数据的真实性与完整性。

5. 数据预处理与标准化：中医疾病诊断依据《中医临床诊疗术语·疾病部分》和《中医内科学》进行标准化处理；中医证型依据《中医临床诊疗术语·证型部分》和《中医诊断学》进行标准化处理；证素以《证素辨证学》为参照；中药名称、性味归经依据《中华人民共和国药典》及《中药学》进行标准化。

6. 数据挖掘与统计分析：采用古今云医案平台 V2.1（由中国中医科学院中医药信息研究所提供）进行医案的数据整理与挖掘。①采用数据挖掘模块对证型、药物、药物功效及性味归经进行频数统计分析。②采用关联分析（Apriori）算法进行药物组合关联规则分析，得到药对组合。③采用层次聚类进行药物聚类分析，得到核心药物组合。

结　　果

1. 一般资料： 本研究最终纳入病案 223 例，累计处方 712 张。其中男性 40 例，女性 183 例，男女比例 1∶4.58；年龄 27～69 岁，平均（43.67±8.95）岁，平均病程（9.58±4.62）周。其中病案首页结局显示好转为 185 例（82.96%），结局显示为痊愈为 38 例（17.04%）。223 例患者中，有 124 患者使用过抗炎药物；42 例患者使用过地塞米松磷酸钠注射液 10 mg 局部注射；所有患者均于入院 3 日内口服中药复方。纳入病案共涉及 14 种中医疾病诊断。

2. 证型分布： 对纳入病案进行证型统计，结果显示本研究共涉及证型 25 种，其中肝经郁热证、痰瘀化热证、外感风热证、痰瘀互结证、痰热内扰证为常见证型，占 71.85%。根据脏腑病位、虚实病机要素对证型做进一步拆分，如肝经郁热证为实性病机要素——气滞和火热，病位为肝，记为气滞 355 次，火热 355 次，肝 355 次，依此类推。最终得到 11 个病机要素，其中实性病机要素 7 个，依次为火热 520 次（35.04%），气滞 395 次（26.62%），痰湿 186 次（12.53%），血瘀 102 次（6.87%），外风 60 次（4.04%），外热 56 次（3.77%），外寒 17 次（1.15%）；虚性病机要素 4 个，依次为阴虚 54 次（3.64%），气虚 53 次（3.57%），阳虚 23 次（1.55%），血虚 18 次（1.21%）；脏腑病位 6 个，总频次 562 次，分别为肝 438 次（77.94%），肺 85 次（15.12%），肾 23 次（4.09%），脾 12 次（2.14%），心 2 次（0.36%），胃 2 次（0.36%）。

3. 症状和体征分布： 症状（包括体征、舌诊、脉诊）标准化处理后得到 164 个症状，总频数 6283 次。对出现频数＞63 次、频率＞1% 的 39 个症状进行聚类分析，得到四大类症状组合。

4. 用药规律：

（1）药物频次及类别分析：712 张处方包含 282 味中药，总频次 9501 次，依据功效对其分类，得到 18 大类，其中清热药、补虚药、活血化瘀药、理气药、解表药为频次最高的前 5 类药物，进一步分类得到 42 小类。

（2）药物性味归经：本研究中药物以归肝经、肺经、心经药物居多。药味首见苦/涩味，次为辛味、甘味。药性首见寒性，次为温性、平性。

（3）关联规则：采用 Apriori 算法对进行药物关联规则分析，设置置信度为 0.70，支持度为 0.20，提升度＞1，得到药对 16 对。结果显示，本研究中常出现的药对有荔枝核-橘核、板蓝根-甘草、大青叶-延胡索。

（4）聚类分析：对出现频次＞95 次，频率＞1% 的 31 味药物进行层次聚类分析，采用欧式距离、最长距离法，分析结果及药物组合提取。选取边为 18，得到 6 类核心药物组合。

讨　　论

1. 基于真实世界对 SAT 的中医认识：

（1）病证结合——诊病为先，辨证为主：传统中医古籍中虽无直接关于"亚急性甲状腺炎"这一病名记载，但根据其临床症状及发病特点，可归属于"瘿病""外感热病""痛瘿"等范畴。"瘿病"泛指常见甲状腺疾病的总称，"外感热病"不能揭示本病的发病部位与临床表现的特点。"痛瘿"多指颈前下部疼痛为主的疾病，与 SAT 的病位、临床症状更为贴近。在本研究中，SAT 的中医诊断多达 14 种，说明 SAT 的中医诊断尚缺乏统一认识；同时说明 SAT 缺乏特异性的临床表现，更应以辨病为先，注重对本病的诊断，临床上需与急性化脓性甲状腺炎、结节性甲状腺肿出血、桥本甲状腺炎、上呼吸道感染相鉴别，充分结合患者病史、症状、体征及辅助检查尽早明确诊断，避免误诊漏诊，为中医学个性化辨证施治奠定基础。基于正确的疾病诊断，有助于实时把握 SAT 的病程，提高辨证论治的准确性。因此，以诊病为先，辨证为主，二者有机结合，对 SAT 的临床治疗更具灵活性、针对性及个性化，达到更优的治疗目的。

（2）肝失疏泄为关键病机：对本研究涉及的证型进行统计分析，结果显示频次最高的证型为肝经郁热证，并可散见肝郁脾虚证、肝郁证、肝火炽盛证等肝失疏泄导致的证候类型，且病位要素首见于肝。《灵枢·经脉》云："肝足厥阴之脉……循喉咙之后，上入颃颡。"可见甲状腺位于足厥阴肝经循行部位。《素问·金匮真言论》又云："东风生于春，病在肝，俞在颈项。"意为颈项为肝脏气血输注部位，而甲状腺位于颈前喉结下，故生理上二者联系紧密。肝主疏泄，喜条达，是调畅全身气机，推动气血津液运行输布的重要环节。肝失疏泄则气机升降失常，血液运行障碍，形成血瘀，或导致津液输布失常，聚而成痰，痰瘀交阻于咽喉，则喉头有异物感，或吞咽疼痛，或触之疼痛，发为本病。肝失疏泄郁而化火，又常常伴心火、胃火，热灼津液则见口苦咽干、渴而喜饮、大便秘结，火热上扰则视物模糊，热逼津液外泄则多汗，肝火扰心则心悸。此外，凡一身精神情志，皆与肝有关，肝失疏泄，气机郁滞则情志不遂或烦躁易怒，有学者认为情志内伤为 SAT 发生的主要内因。本研究纳入病例年龄、性别与流行病学研究大致相一致，此年龄段女性正值六七阳明脉衰于上之时，面始焦，发始白，脾肾皆虚，肝阳独亢，常见肝气郁滞、情志不调，甚则郁久化火、烦躁易怒，火热灼津为痰、炼血为瘀，聚于颈前而见甲状腺肿痛。本研究中肝经郁热证为出现频次最高的证型，且出现频次大于 100 次的高频症状中，颈前疼痛、吞咽疼痛、咽干、口渴欲饮、烦躁易怒、视物模糊、大便秘结、舌红、脉弦均为肝经郁热证的临床表现，陈如泉曾提出肝经郁热为 SAT 的主要病机，情志不遂，肝气郁滞化火，火热灼伤津血继生痰瘀，痰瘀热毒聚于颈前而发本病。

（3）外感风热为主要诱因：本研究主要证型中见外感风热证，实性病机要素见外风、外热、外寒，病位要素频次第二者为肺，说明 SAT 的发病与外感六淫息息相关，尤其是外感风热病邪。以六淫致病论，风性善行而数变，游移不定，故本病常先发于一侧颈前，后辗转至另一侧，或往来游走发作，痛无定处；热为阳邪，热邪致病常见一派热象，可见发热、微恶风寒、咽干喜饮。SAT 发病之初，多呈发热恶寒、咽痛咽干、干咳、颈前疼痛、转项不利、多汗、脉浮数等症状，即为风热、风温邪气侵袭肺卫的表现。此时为疾病的初期，极易传变，若失治误治，风热邪毒、风温邪热入里伤阴，热毒壅盛，热伤津血，成痰成瘀，阻碍气机，形成局部结节肿块难以消散，或患者恰有情志不遂，肝气郁滞甚则郁而化火，外热内火相夹杂，灼伤津血而生痰瘀，痰瘀热毒搏结于颈前，经气不畅而疼痛，最终发生本病。同时，当患者情志不畅，暴怒或郁怒时，则导致 SAT 病情程度加重。

（4）热郁、痰凝、血瘀为基本病理改变：本病的病机在外为风热或风温客于肺，在内为肝失疏泄、郁热内结，最终导致积热上壅于颈前，痰热蕴结，气滞瘀血相搏结而发本病。对本研究证型进行证素提取，频次最多的病机证素分别为火热、气滞、痰湿、血瘀，涉及证型亦多见痰、瘀、热互结之证。

SAT 发病初期，患者情志不畅，肝失疏泄，气机不利，则见气滞之证。气滞化火，兼或外感风热风温，或气郁化火，则可形成肝经郁热、肝火炽盛证。若气滞化火或风热灼伤津液为痰，则见痰热蕴结之证。若气血阻滞不畅，津停血阻则见痰瘀互结之证，病久不愈，郁而化热则见痰郁化热证。若火热伤阴则见阴虚内热之证。疾病后期，病久不愈，伤津耗气，为正气虚衰阶段。正气亏损，推动无力，血行不畅而瘀滞，则见气虚血瘀之证。阳虚则温煦失职，气化不利，水液不化而成痰，若感外寒，则痰瘀寒凝而发展为阳虚寒凝证。恢复期时，肝郁伤脾，脾失健运，痰湿内生，可见气滞痰凝或痰阻血瘀之证。

由此可见，在 SAT 的发病中，以热郁、痰凝、血瘀为其基本病理改变，且病证演变复杂，常见多种证机要素相兼发病的虚实夹杂之证，临证需辨证求因，审因论治。

2. 辨证施治：

（1）清肝活血，化瘀止痛为治疗之大法：本病病位为颈前喉结处，始于"肝失疏泄"而变病丛生，肝气郁结化火，可见口干发热、急躁易怒、舌红脉数之症。气滞致血瘀，故颈前肿大疼痛明显，需得活血药方可消。因此，从肝论治，辨证求因。本研究中，归肝经、苦寒类、清热类、活血类药物使用较多，提示清肝活血、化瘀止痛是基于 SAT 病因病机和症状特点的治疗大法。清热者，清肝经气郁之火，解痰瘀搏结之热毒，予夏枯草、大青叶等清热解毒，泻火止痛之物。清热药性寒凉，沉降入里，"疗热以寒药"，以性味苦寒的清热类药物治疗本病，与本病的"火热"病机相符合。活血者，活血行血、消瘀止痛，使血脉通畅，颈前瘰结消散，则疼痛自除，常用延胡索、丹参、莪术等逐瘀止痛、散结消瘰。基于关联规则得到的高频对药中，多有清热药或活血化瘀药物，或二者相配伍。如大青叶-延胡索药对，其中大青叶性味苦寒，具有清热解毒、凉血利咽的功效，能清血分热毒失火，延胡索气味辛温，无毒，行血气之滞，二药相配，一寒一温，一气一血，合大青叶清热解毒之功，则气行血畅，热清痛消。现代药理学表明，大青叶具有抗菌、消炎、抗病毒的作用，而延胡索活血、行气、止痛的功效对应镇痛、镇静催眠等药理作用。

经层次聚类得到的药物组合中，第二类为夏枯草、延胡索、川楝子、大青叶，为金铃子散加减而成，金铃子散为理气剂代表方剂，《古方选注》云"金铃子散，一泄气分之热，一行血分之滞"，是治疗气郁血滞而致诸痛的基础方。方中川楝子走气分，疏肝气，泻肝火，延胡索辛温活血，行气止痛，配伍夏枯草、大青叶清热解毒，化痰散结，共奏疏肝泄热，活血止痛之功效。第三类为连翘、柴胡、黄芩，柴胡伍黄芩出自《伤寒论》小柴胡汤，柴胡升清，黄芩降浊，二药相伍，升清降浊，和解少阳，又可疏调肝胆。连翘芳香清解，既轻宣透表，又清热解毒，配伍柴胡、黄芩，共奏疏肝清热，透邪解表之功。第四类为猫爪草、穿山龙、蒲公英、生地黄、牡丹皮，以生地黄、牡丹皮、蒲公英清热凉血、活血化瘀，使热清血宁而无耗血之虑，配伍猫爪草、穿山龙化痰散结消肿，痰瘀同治，可用于 SAT 痰瘀互结证或痰瘀化热证。第五类为板蓝根、橘核、荔枝核、贯众、乳香、没药，其中乳没为临床上常出现的活血化瘀药对，乳香活血定痛，消肿生肌，侧重行气活血；没药散瘀定痛，消肿生肌，侧重活血化瘀，二者相须为用，协同增效。板蓝根、贯众清热凉血，解毒利咽，橘核、荔枝核行气散结止痛，诸药合用共奏解毒利咽，理气散结之效。以上药物组合虽有加减，但均可体现出清肝活血、化瘀止痛之治则。

此外，辛温类药物亦使用较多。辛温类药物能行能散，因其温而能通、辛而易透的性能，常用于活血化瘀方剂中，与苦寒类清热药相配治疗因热成瘀的病证，可加强其活血化瘀的作用。

（2）温阳化痰，活血止痛为治疗之变法：本病虽为自限性疾病，但病程持续时间可达 2～3 个月，部分患者甚或持续数年之久。由于病程迁延日久或反复发作，损伤正气，或素体阳气不足，或阴损及阳导致脾肾阳虚，阴寒内盛，痰凝血瘀壅于颈前，当适时采取温阳化痰，活血止痛之法。故高频药物可见白芍、麦冬、菟丝子等补虚类药物。经聚类分析得到的第六类药物，赤芍、白芍、黄芪、玄参、桔梗、白术、茯苓、法半夏、浙贝母、当归、郁金、丹参，以白术、茯苓、黄芪益气补气振脾阳，赤芍、玄参凉血活血，配伍白芍、当归补血养血，一散一收，补泻相宜，瘀血自除；浙贝母、桔梗、法半夏化痰散结，丹参、郁金理气行气，助痰瘀消散，临床上亦可加减应用。

（3）调气顺气贯穿始终：肝失疏泄不仅是本病的起始因素，其病理产物——气滞，更是贯穿整个病程，故调气顺气之法亦当贯穿始终。荔枝核-橘核为置信度最高的药对，为理气药相伍，橘核味苦，性平，具有行气、散结、止痛的功效；荔枝核味辛、微苦，性温，具有行气散结、散寒止痛的功效，均是临床中常用的理气散结止痛中药。《施今墨对药临床经验集》云："橘核沉降，入足厥阴肝经，功专行气、散结、止痛；荔枝核善走肝经血分，功擅行气、散寒、止痛。二药参合，专入肝经，直达少腹，祛寒止痛、散结消肿之功益彰。"橘核味苦伤胃，虚者不宜，而加入甘、温的荔枝核后，可中和橘核之苦。且现代医学证明橘核、荔枝核提取物具有抗炎镇痛的药理作用。且在各类核心药物组合中，均可见诸如柴胡、川楝子、郁金等理气顺气之品，使气机调畅，气行血通，在此基础上，再予以活血消瘰，化痰散结之法，可事半功倍。

324   脓毒症中医研究

  脓毒症是由感染所致的全身炎症反应综合征，此类患者病情危重，常常迅速出现多器官功能衰竭从而导致死亡。该病对全球人类健康和社会经济已经构成了极大的威胁和挑战，是全球 ICU 患者死亡的主要原因。随着人口老龄化的进程，外科干预治疗手段的持续增加及细菌对抗生素产生的耐药等原因，每年脓毒症发病率持续上升。近年来，中医药在临床治疗脓毒症中起着不可磨灭的作用。中医并无脓毒症一词，根据其临床表现，将其归属于中医学"温病""热病""温毒"范畴。学者黎辉等通过查阅文献，对该病的中医病因病机和治法进行了归纳论述。

中医病因病机

  1. 因虚发病：中医认为正气是人体的保护屏障，正气充盛与否决定了感邪后是否发病，正气强盛，即使感邪，也可奋起抗邪，祛邪外出，使邪祛人安，正如《黄帝内经》所云："正气存内，邪不可干。"然正气不足者，感邪后，无力祛邪，邪毒由表入里，由浅入深，阻滞气机，气机逆乱，气血经络脏腑功能失常，发为脓毒症。正如《黄帝内经》所云："冬不藏精，春必病温。"说明了人体精气不足（即正气不足），可使冬季感受温热之邪潜伏体内至春季病发温病；《黄帝内经》云"邪之所凑，其气必虚"也说明了所有的疾病包括脓毒症的发病之本在于正气不足。因此，有学者认为正气虚弱是脓毒症发病的根本原因。如奚小土等认为正气不足是该病发生发展的根本原因，人体急性虚损贯穿了该病发生发展变化的始末。刘清泉认为正气亏虚为发病之本，毒瘀伤络、阻络为发病之关键。王今达和曹明华提出的脓毒症的急性虚证即是人体正气虚弱无力抗邪导致的重症脓毒症发病过程中的免疫抑制阶段的状态。

  2. 因热发病：中医有学者认为脓毒症归属于"热病""温病"范畴，由于温、热、火邪三者性质相类似，因而均统称为热。热邪之由不外乎外感温热之邪，或者风寒湿之邪入里化热，或情志过极，气机逆乱，郁而化热化火，从而形成里热偏盛之症。若热在阳明，则可出现阳明腑实之证；若热邪逆陷心包，则可出现邪陷心包之证。然热为阳邪，耗伤精气阴液，一则气虚推动津液运行无能，津聚成痰成湿；二则热邪直接灼津为痰，痰阻气机，气机郁滞化热化火。因此，热邪由于其病理特性，常夹痰、湿为患，形成痰热互结、湿热蕴结之证；又热盛则为毒，因此，热与毒常互不分开，形成热毒壅盛之证，正如王今达和陈雪提出的脓毒症分型中的热毒证。由于热证中阶段不同，证型有所差异，因此，治疗时当根据具体病情，选方处药。

  3. 因毒发病：早在《黄帝内经》就已提出了毒的概念，其云"寒热燥湿……寒毒不生……湿毒不生"，指出了即使外感同一邪气，然由于体质差异，可从其化性而变生为寒毒、湿毒等。而在脓毒症的发生发展过程中，毒邪内蕴是脓毒症的重要发病基础。毒邪的产生不外乎外来之毒和内生之毒，两者均可引起人体气血脏腑经络的失常，导致气血阴阳失衡，正气耗伤，而正气耗伤又更易致使外来之毒的侵袭，外毒入侵，又可产生内生之毒，两者互相影响，共同危害人体的健康。然脓毒症之毒邪并非单独存在，而是常与其他病邪（火热、痰、瘀）相互为患，若附于火、热之邪则为火毒、热毒。正如雷丰《时病论》所云："温热成毒，毒邪即火也。"王孟英又云："疫证皆属热毒，不过有微甚之分耳州。"若附于痰邪则为痰毒，此多因火热耗伤阴津，炼液成痰；热毒煎灼血液，及气不行血，血不利则为水，水停则为湿为痰，痰邪日久不化则为痰毒；若附于痰，则为痰毒。此多因火热煎灼血液，血行不畅，或火热耗伤气阴，气虚推动血行无力，而致瘀血形成，若日久瘀血不祛，则成瘀毒。然其三者并非完全独立分开，而是常相互蕴结为患，形成恶性循环，只是根据脓毒症的不同病理阶段，病机的侧重点有所不同。刘清泉认为毒邪贯穿于脓毒症的始终，因此患者无论处于脓毒症的任何阶段，治疗时均应用解毒法和排毒法。

4. 因瘀发病：有学者认为脓毒症的发生与瘀血的形成有着密切的关系。因脓毒症的发病之本在于正气不足，正气不足一则运血无力，血行不畅则为瘀血。正如王清任《医林改错》所云："元气既虚，必不能达于血管……瘀血阻滞。"日久不去，则为瘀毒；二则外来之毒易侵犯人体，毒邪阻滞气机，气行血无力而成瘀血，瘀与邪毒蕴结成瘀毒，或内生之毒与瘀血互结也可成瘀毒。又因脓毒症的发病过程中，温热之毒是该病的重要发病基础，温热之毒一则可阻滞气机，气血运行不畅而成瘀；二则直接搏血为瘀；三则煎灼津液，耗伤阴津，又因津血同源，致使津亏血少，血虚则瘀；四则温热之毒迫血妄行，血离于经络之脉，留而为瘀。因此脓毒症的温热之毒常致血瘀病理产物形成，而瘀血又可加重脓毒症的病情及造成新的器官或系统的损害，最终形成毒瘀互结，病情呈缠绵难愈之势甚则出现阴竭阳脱之证候。对应于脓毒症的临床表现，观察也可发现在严重脓毒症的中后期阶段，患者可并发弥散性血管内凝血，主要表现有皮肤瘀血、瘀点、唇甲发绀、四肢末端发凉发绀，脉象多为细、涩之脉，此皆符合"血瘀"的病理特征。同时，这也符合王今达和曹明华提出在脓毒症的某一阶段可归属于瘀血证。刘清泉认为瘀毒伤络损络病机可以说在空间和时间上均广泛存在于脓毒症的发病过程中。曹迎等认为瘀血阻滞为该病发生的重要病机，贯穿了脓毒症的始终。

中医治法

1. 扶正固本法：因虚发病者，根据《黄帝内经》"虚则补之"的原则，故临床治疗该病时，采用扶正固本法的原则，收效颇佳。金丽娜等对 74 例脓毒症休克进行研究，发现参芪扶正注射液可提高脓毒症休克患者的平均动脉压和中心静脉压，降低 IL-6、TNF-α 的水平，提高总有效率。陈荣琳等将 63 例脓毒症患者随机分为对照组（常规治疗）和治疗组（生脉注射液＋常规治疗）。发现生脉注射液具有促进患者心功能的恢复，可有效缩短住院天数。高冬娜研究表明益气养阴法具有减轻脓毒症患者的炎症反应，提高患者免疫功能等作用。

2. 清热解毒法：因热、毒发病者，根据《黄帝内经》"热者寒之""温者清之""实者泻之"的原则，治法大致分为清热解毒法、清热化痰法、清热通腑法。方药主要在承气辈、黄连解毒汤、柴胡辈等基础上化裁而成。有学者认为因毒发病者，治疗大法主要有解毒法、排毒法、抗毒法。无论是哪种治法，其最终目的在于纠正人体气血阴阳的平衡，从而阴平阳秘，精神乃治。常燕敏研究发现应用清热解毒和泄热通腑中药可有效降低肺炎脓毒症患者的炎症指标和改善 APACHE Ⅱ 及中医临床症状。徐震宇等将 64 例脓毒症初期患者随机分为两组，研究发现治疗组（清热解毒灌肠方＋常规治疗）在总效率和降低血液炎症因子等方面优于对照组（常规治疗）（$P<0.05$）。史玉龙观察 60 例脓毒症患者，研究发现血毒清可改善患者的炎症水平、凝血功能指标、中医证候评分等。高戎等发现大承气汤可降低脓毒症患者的血乳酸、降钙素原的水平，从而改善患者的认知功能障碍。杜琨研究表明复方清热颗粒可有效减轻实热证脓毒症患者的炎症反应，缩短住院天数。

3. 活血化瘀法：因瘀发病者，根据《黄帝内经》"结者散之"的原则，采用活血化瘀之法治疗，收效颇佳。陈燕等将 233 例血瘀证脓毒症休克患者随机分为两组，研究发现治疗组在改善组织灌注，缩短机械通气时间、ICU 住院时间等方面优于对照组（$P<0.05$）。刘娟应用活血化瘀药物治疗 40 例脓毒症患者，疗效显著。陈浩辉发现活血化瘀药物具有减轻脓毒症患者炎症反应和心肌损伤及患者病情严重情况等作用。

4. 六经和卫气营血论治：刘清泉将伤寒论和温病学灵活地结合并应用到脓毒症的研究中，认为六经辨证和卫气营血辨证是脓毒症辨证的基本体系。脓毒症的初期表现为卫分证、太阳病，选方以麻黄汤、银翘散为主；脓毒症的进展期主要表现为阳明病、少阳病、气分证、营分证、血分证，此期是治疗及抢救的关键时期，根据外邪性质的不同，选方也有差异，选方以麻杏石甘汤、承气辈、柴胡辈等为主；脓毒症休克、脓毒症多器官功能障碍综合征主要表现为三阴病，选方以犀角地黄汤、生脉散、参附汤等为主。

　　在脓毒症的中医药临床研究中，中医认为脓毒症的病因病机与虚、热、毒、瘀密切相关，四者多并行存在，因脓毒症的阶段不同，其病机的侧重点有所差异。脓毒症治疗法则以扶正固本、清热解毒通腑、活血化瘀为主。近年研究表明，中医药具有有效改善脓毒症患者的自觉症状，减轻炎症反应，调节凝血系统的紊乱和免疫功能紊乱等作用，从而阻止病情进一步发展，缩短了住院天数，提高了患者的存活率。

325   腹膜炎所致全身炎症反应综合征的中医研究

全身炎症反应综合征（SIRS）是多种细胞因子和炎性介质所产生的全身反应，严重者可导致多器官功能障碍综合征（MODS）。腹膜炎是引起 SIRS 的首要疾病，细菌毒素和炎症介质可通过受损的肠黏膜屏障移位到肠系膜淋巴结和远隔器官引起 SIRS。现代医学对外科严重感染性 SIRS 的抗生素治疗并没有使革兰氏阴性菌感染患者的死亡率下降，反而有上升的趋势。中药可以对机体进行整体调控，多途径、多靶点地阻断炎症反应，在临床应用中取得了一定的疗效。学者周永坤等对腹膜炎所致全身炎症反应综合征的中医药研究做了梳理归纳。

中医学对腹膜炎所致 SIRS 的认识

腹膜炎所致 SIRS 患者具有腹胀、腹痛、便秘、发热等症状，病位多在六腑。中医学认为六腑的功能是"传化物而不藏"，以通为用，以降为顺。如饮食不节，脾胃受损，或肝气郁结，气滞血瘀，或寒温不适，或劳累过度，或燥屎内结，或中焦气机郁闭，都可影响到肠腑气机的通降而化热化腐，引起腹痛、腹胀、呕恶、发热等症，其根本是里、热、实证。根据"六腑以通为用"等理论，中医治疗主要有通里攻下、清热解毒、活血化瘀等方法。

常用治疗方法和机制研究

1. 通里攻下法：是治疗腹膜炎最常用的方法之一，适用于里热实证，代表方剂为大承气汤。本方具有攻下实热、消除痞满之功效。主要药物为大黄，具有攻下泻火、荡涤肠胃、清热解毒和凉血行瘀等功效。现代研究认为，大黄在 SIRS、MODS 的发展过程中，对多个环节具有阻断作用。①排出胃肠积滞，改善肠动力，使细菌和内毒素排出体外，还有直接抗菌及较强的拮抗内毒素作用。②增强机体网状内皮系统吞噬、清除微生物的能力，可有效促进内毒素的灭活，保护肠道机械屏障的完整性。③降低磷脂酶 A_2、PAF 的含量，升高超氧化物歧化酶，清除氧自由基，降低 NO 水平。④显著降低 SIRS 和MODS 患者血清 TNF-α、IL-1 和 IL-6 水平，有效阻止炎性介质的扩增及其生物学作用的发挥，防止炎性介质介导的严重并发症的发生。⑤通过阻滞 Ca^{2+} 通道，减少细胞 Ca^{2+} 内流，对上述细胞因子产生起一定的抑制作用。⑥稳定组织细胞内溶酶体膜、抑制肠溶性内毒素血症发生时溶酶体酶合成及溢出活化，以达到对组织器官的保护，并具有免疫调节作用。

现代研究证实，大承气汤通过泻下作用，能清除肠道内细菌和内毒素，降低细菌对肠黏膜的侵袭力，保护肠屏障功能，增强肠壁血氧供应，改善腹腔脏器的血液循环，促进炎性渗出物的吸收，降低小肠切除合并腹腔感染大鼠血中 ET、NO 水平，减轻腹腔感染胃肠黏膜的损伤。对调节腹膜炎大鼠脏器组织中 PGF1α/TXB2 的平衡具有显著作用，可改善机体的微循环状态，降低脏器组织的病理损害程度，下调 TNF-α 和 IL-6 等炎性介质，对机体的重要器官有不同程度的保护作用，有利于阻断 SIRS/MODS 的发展，明显抑制由内毒素诱导的小鼠腹腔巨噬细胞分泌的 TNF-α、IL-1、IL-6。

通里攻下法在治疗腹膜炎所致 SIRS 中，具有清下兼施功效，能收到菌毒并治、标本同治的效果。其机制可能为：①通过泻下作用增强胃肠道的推进功能，促进细菌及内毒素排出，减少细菌及内毒素易位，抑制细菌生长和代谢，减少内毒素产生和吸收。②减少过量细胞因子的产生，降低过度免疫反应。

③调动体内因素，增强网状内皮细胞功能，促进内毒素灭活。④改善微循环，降低血管通透性，增加脏器血流量，对重要脏器起到保护支持作用。

2. 清热解毒法：近年研究表明，许多清热解毒药物对内毒素有直接拮抗作用。如青蒿素可明显抑制 CpGDNA 诱导的 TNF-α 和 IL-6 释放。雷公藤提取物具有明显的抗炎和免疫调节作用，对大鼠脓毒症及其并发的 MODS 具有一定的防治效果。

复方制剂中，陈哲宇等研制的抗炎灵用于腹部外科术后患者，发现治疗组血清 C3、C4 值比对照组明显增高。表明抗炎灵对补体成分的生成有促进作用，能增强机体的免疫功能，有效抑制 SIRS/MODS。崔华雷等研制的活血清解灵口服液，由蒲公英、败酱草、白头翁、玄参、大黄等组成，对肠道内毒素有直接摧毁作用，能够对抗 TNF-α、IL-6，并能提高网状内皮系统吞噬能力。姚晓瑜等研制的胰炎灵颗粒，主要由栀子、败酱草、大黄等组成，可使急性胰腺炎模型大鼠血液中的 CD18、CD54 减少，阻止 PMNS 活化，减弱氧应激，减轻内毒素血症和抑制相关细胞因子，从而减轻胰腺组织损伤。.

清热解毒法在治疗腹膜炎所致的全身炎症反应综合征中，具有清热解毒、消炎抗菌之功效，综合现代最新实验研究结果，其作用机制可能有以下几点：①增强网状内皮系统功能，特别是肝脏枯否细胞的吞噬功能，促进其对内毒素的吸收。②稳定溶酶体膜，减少溶酶体酶的释放，保护肝微粒体，增强其解毒功能。③抑制氧自由基的生成，促进氧自由基的清除，拮抗内毒素的生物学效应。④诱导内源性集落刺激因子（CSF）的产生，抑制炎性细胞因子的生成与释放，遏制全身炎症反应。

3. 活血化瘀法：丹参是一种含有多种有效成分的中药，其功能为活血化瘀、护肝清胆、抗氧化、清除氧自由基、改善微循环等，应用丹参治疗重症急性胰腺炎，血 IL-1、IL-6、TNF-α 水平明显降低，胰腺病理损害程度明显减轻。其机制可能为：①活血化瘀，改善微循环，减轻微血管痉挛，减轻胰腺组织缺血、缺氧，减少氧自由基的产生，稳定细胞膜，减少胰酶的释放，减少磷脂酶 A 的激活，减轻胰腺病变。②具有同维生素 E 同样的直接消除氧自由基的功能。③通过其改善血液流变学、抗凝、增加毛细血管网及加快微循环血液流速等机制，改善微循环，以及提高胰腺组织从微循环中摄取氧的能力，促进其对氧的利用，具有增加毛细血管张力，降低其脆性的功效。

郭昌星等采用血府逐瘀汤治疗 SIRS 患者，发现能调节氧自由基代谢状况，一定程度上减少了炎性因子的释放，对系统炎症反应起到了一定的阻止作用；同时，脂质过氧化反应程度的降低也减轻了机体细胞的受损害程度，减轻炎症反应，防止细胞再灌注损伤的发生。

曹书华等拟制神农 33 号，主要成分为桃仁、当归、红花等，研究表明能减少大鼠肠系膜循环中白细胞的黏附，抑制红细胞聚集，降低血小板黏附，改善微循环，并具有下调促炎细胞因子 TNF-α、IL-6 的产生，减轻组织损伤。李桂等证实腹膜炎早期应用活血化瘀中药能促进细菌、蛋白性渗液、腐败组织分解产物、内毒素等物质的腹腔吸收，有利于致病物质的清除。张艳军等观察到桃仁、赤芍等提取物组成的活血化瘀注射液能够通过抑制细胞黏附分子的过度表达，从而影响白细胞、内皮细胞的相互作用，减少白细胞的组织募集，发挥其对胰外脏器的保护作用。

总结实验研究，活血化瘀药治疗腹膜炎所致的全身炎症反应综合征的机制可能是：①通过抗凝、促纤溶等作用，减少腹腔纤维蛋白渗出，改善消化道血液循环，增进肠道屏障作用。②增强腹腔内巨噬细胞功能，促进内毒素炎性细胞因子的灭活。③通过调控由内毒素诱导的级联反应起作用。④调节细胞因子网络平衡。⑤改善微循环，稳定溶酶体膜，保护线粒体，保护心肾功能。

4. 培补正气法：最近研究显示，辅助性 T 细胞（Th）特别是 Th1、Th2 细胞能够反映机体免疫功能状态，Th1 细胞以分泌 IFN-γ 等介质为特征。刘建华等研究证明黄芪有诱生 IFN-γ 功效，能够增强和调节机体免疫功能、提高机体抗病能力、维持机体内环境平衡。

生脉注射液的主要成分为红参、麦冬、五味子，其主要功效为益气养阴、复脉固脱。郭昌星等将其用于 SIRS 患者，结果表明生脉注射液能提高 SIRS 患者体内 PGI2 含量，降低 TXA2 含量，减少 ANP 与 ET 的释放，与西医常规治疗组比较有显著性差异。SIRS 的病理生理过程存在着诸多环节，PGI2、TXA2、ANP、ET 等的改变只是其中的几个方面，疾病的预后取决于多种因素综合作用的结果。

岩垣博已将补中益气汤用于患者术前服用（7.5 g/d），分别于术前、术后 1 日采血，测定皮质醇、sTNF-R、IL-1Ra、sIL-2R，并与对照组比较。结果显示：与对照组相比，治疗组皮质醇、sIL-2R 明显抑制，sTNF-R、IL-1Ra 有被抑制倾向。表明术前给予补中益气汤可抑制因手术刺激所致的免疫抑制。皮质醇降低与单核细胞发生变化有关，表明补中益气汤对因手术刺激造成的单核细胞产生 TNF、IL-1 具有抑制作用，从而减轻了 SIRS 所致的免疫抑制。

中药可多途径、多环节、多靶点发挥作用，既有一定的直接拮抗内毒素、炎性因子的作用，更具有显著增强机体免疫系统和解毒、灭毒的功效。应用中药治疗内毒素血症本身就可体现对抗性和保护性治疗相结合的原则。但是，中医药治疗腹膜炎所致的全身炎症反应综合征应注意以下几点：①本病多为急症、重症，多表现为实证、热证，因此，在遣方用药中要突出重点，重视通里攻下法和清热解毒法的运用，在此基础上，佐以活血化瘀之品。②根据中医辨证论治原则，按照病期病位的变化，系统分析，统筹兼顾，区分主次和轻重缓急，将攻下、解毒、化瘀、扶正等法辨证应用，达到互增互补的效果。③坚持中西医结合，及时对感染灶清除与引流，选择有效的抗生素，并做好全身营养支持治疗，在此基础上，结合中医辨证用药，提高治疗效果。综上所述，腹膜炎所致 SIRS 因其危险性较大而越来越受到重视，中西医结合治疗较传统的常规治疗有一定的优越性。因此，加强中医治疗作用机制的研究，对于提高本病治疗效果是十分必要和有益的。

326   从炎症细胞因子析血栓性浅静脉炎病因病机

    血栓性浅静脉炎为临床常见周围血管疾病，以青壮年为高发人群，通常情况下是一种良性、自限性疾病，但据相关文献，0.75%～40%的患者发展为深静脉血栓，0%～17%的患者演变为肺栓塞。既往研究明确血液高凝状态、血流缓慢、静脉壁损伤这三大因素在血栓性浅静脉炎中具有重要作用，但尚不能完全阐述其病机。随着研究的深入，学者发现炎症在其病机中的重要作用，认为炎症可诱发凝血、放大凝血级联反应，炎症细胞因子参与其中，并发挥关键作用。中医学理论中，血栓性浅静脉炎可归属于"青蛇毒""赤脉""恶脉"等范畴。《医宗金鉴·外科心法要诀》有关于本病的阐述："青蛇毒，此证又名青蛇便，生于小腿肚下，形长二三寸，结肿，紫块，僵硬，憎寒壮热，大痛不食。"由肾经素虚，湿热下注而成。然而本病辨证标准尚不统一，对其进行微观辨证客观化研究，可为临床辨证分型提供依据。学者李建鹏等从炎症细胞因子探讨了血栓性浅静脉炎的病因病机及其与中医辨证分型的关系，从理论、临床用药两个方面论述了其病机及治疗经验。

论炎症与血栓形成的关系

    炎症反应是内源性或外源性损伤因子诱导组织、细胞发生损伤性改变，机体为限制、消灭损伤因子，清除坏死组织细胞，修复损伤而发生的一系列复杂反应，是机体的防御性反应。血栓形成是心血管系统中血液或血液中有形成分凝集为固体质块的过程。已有充分的研究证实，炎症与凝血之间存在明确且复杂的关系。

    传统观点认为，血栓形成与炎症是两个独立的病理过程，但随着分子生物学研究的深入，学者发现血栓形成与炎症同为宿主反应。根据现代凝血理论，组织因子在生理性凝血过程及病理条件下的血栓形成过程中均发挥重要作用。血浆中存在组织因子途径抑制物等生理性抗凝物质，及肝素、抗凝血酶、蛋白质 C 系统等其他抗凝物质，内皮细胞与血细胞在正常生理情况下不表达组织因子，故心血管系统在正常情况下并无血栓形成。而血管内皮一旦受损暴露出组织因子，则可促进血栓形成。研究证实，白细胞介素-1（IL-1）、白细胞介素-6（IL-6）、内毒素等炎症细胞因子均可诱导血管内皮细胞组织因子的表达。除了通过诱发凝血形成血栓之外，炎症细胞因子还可通过抑制抗凝物质促进血栓形成，如肿瘤坏死因子-α（TNF-α）可调低内皮细胞蛋白 C 受体、凝血酶原调节蛋白的表达，进而抑制蛋白质 C 的抗凝作用。此外，炎症细胞因子还可诱导纤溶酶原激活剂抑制物生成，进而促进血栓形成。

    凝血酶是单核细胞与中性粒细胞趋化物，其功能不仅在于促进纤维蛋白原转化为纤维蛋白，还可通过作用于内皮细胞、白细胞，参与急慢性炎症反应过程。凝血酶作用于内皮细胞，白细胞在其介导下黏附于血管壁，刺激上皮细胞、成纤维细胞、单核细胞表达炎症细胞因子，如 IL-6、白细胞介素-8（IL-8）等，刺激内皮细胞发生一系列生化反应，包括可溶性介质的释放、血浆蛋白通透性改变，还可诱导细胞间黏附分子、P 选择素、血管细胞黏附分子-1 等在内皮细胞中的表达，介导内皮细胞-白细胞之间的相互反应。尤其是其中的黏附分子，可使中性粒细胞释放更多活性氧与蛋白酶，增加对内皮细胞的氧化损伤。

炎症细胞因子与血栓性浅静脉炎的三大致病因素的联系

　　血栓性浅静脉炎是由多种因素共同作用形成的浅静脉炎症性血栓性疾病。如导管插入、感染、直接内膜损伤、静脉曲张、易栓症、凝血功能异常均为血栓性浅静脉炎的可能致病原因。如部分血栓性浅静脉炎患者，静脉虽无异常表现，但存在抗凝血酶、蛋白质S或蛋白质C异常。对于育龄期女性，妊娠、长期口服避孕药也是肢体血栓性浅静脉炎形成的危险因素。目前，血液高凝状态、血流缓慢、静脉壁损伤是公认的与血栓性浅静脉炎形成相关的三大主要因素。其中，血液高凝状态的作用日益被重视，为抗凝血酶、蛋白质C系统、纤溶系统异常所致，先天性染色体异常导致的抗凝血酶、蛋白质S、蛋白质C下降或失活，造成的原发性血液高凝综合征占相当一部分比例。当血流变缓、产生旋涡时，被激活的凝血酶与凝血因子在局部聚集，达到一定浓度，使血液凝固。同时，血流瘀阻造成静脉缺氧，内皮细胞坏死，无法合成分泌抗凝血因子，内源性、外源性凝血途径被激活，因此血流缓慢是血栓性浅静脉炎形成的重要因素。静脉内膜具有屏障作用，可避免血小板、凝血因子和内皮胶原接触，进而抑制血小板活化和凝血系统激活，防止血栓形成。但静脉壁可在创伤、穿刺、输液、感染等物理、化学、生物性损伤的作用下受到损伤，内膜下胶原暴露，激活血小板活化和凝血系统，导致血栓形成。

　　目前认为，血栓性浅静脉炎是上述3个因素共同作用的结果，而炎症与血栓性浅静脉炎的上述三大致病因素紧密关联。血液高凝状态下，抗凝物质减少，促凝物质增加，内皮细胞、成纤维细胞、上皮细胞表达的炎症细胞因子增加；血流缓慢使细胞坏死、缺氧，造成白细胞黏附，释放多种炎症细胞因子；静脉壁物理、化学、生物性损伤均可诱发炎症反应，使炎症细胞因子大量释放，继而促进血栓形成，同时炎症细胞因子可加剧血液高凝状态及静脉壁损伤。基于此，炎症细胞因子与血栓性浅静脉炎的发病相互影响。

　　炎症因子与血栓之间存在错综复杂的关系：炎症因子可促进凝血因子表达，使血液处在高凝状态，导致血栓形成；而凝血系统启动后，炎症因子释放增加，可进一步加重炎症反应。炎症与血栓之间的相互作用是诸多血栓性疾病、动脉粥样硬化、弥散性血管内凝血等的主要发病机制，故而了解两者之间的关联可为此类疾病的诊疗提供新思路。炎症细胞因子参与血栓性浅静脉炎病因病机。

血栓性浅静脉炎中医证型与炎症细胞因子关系

　　各医家对本病的病因病机提出了不同想法，姜振等认为本病为外伤、感染、药物刺激、血液高凝状态等因素引起瘀血阻络、湿热郁结所致；王景春等认为血流滞缓为根本病因，外伤瘀血、外感风寒湿等为诱因。目前已有研究对血栓性浅静脉炎中医证型与炎症细胞数量、血管张力因素等的相关性进行微观辨证方面的探索。尹孝亮等的研究显示，TNF-α、IL-6、IL-8、超敏C反应蛋白（hs-CRP）在血栓性浅静脉炎患者与健康体检者血清中水平存在差异，且在瘀血阻络证、湿热郁结证两证型之间表现出显著差异，湿热郁结证组患者的上述炎症细胞因子水平显著高于瘀血阻络证组，且与病程呈显著的负相关性。

　　临床工作中发现，湿热郁结证患者血液流变学检查血沉较瘀血阻络证患者明显更快。同时，血栓性浅静脉炎患者无论是何种中医证型，只要适量加以丹参、桃仁、益母草、赤芍、红花等活血化瘀中药，均有一定治疗效果，而对于瘀血阻络证患者，需加大活血化瘀中药用量，方可有明显效果。湿热郁结于肝脾二经，脾主运化，脾气健旺则水液运化正常，水精四布，则无水湿痰饮停聚；脾气虚衰则水液运化障碍，水湿痰饮停聚内生，继而脾气不得升，脾阳难振，水湿困脾。多为饮食不节，辛辣刺激、膏粱厚味，致脾胃受损，水液失运，火毒内生，湿热下注。肝主疏泄，脾胃运化有赖于脾气、胃气之平衡协调、升降相因，而肝气之疏泄功能则与之密切相关。肝气疏通，可调畅全身气机，利于脾胃之气升降，反之若肝失调达，疏泄不利，影响脾胃运化，则湿自内生，久之化热，湿热下注，郁结下肢而成本病。故湿热郁结证患者多处在病情发展的急性进展期，伴随热痛、红肿等典型炎症表现，这一阶段炎症细因子大量释放，内皮细胞受损严重，血栓有扩散趋势。血栓性浅静脉炎进入慢性期后，静脉血回流障碍，使静脉处在高压状态，大量液体、蛋白深处，周围组织已发生脂肪硬化、纤维化、结缔组织增生、筋膜增厚等炎性改变。其中医病机可总结为：瘀血阻脉，营血逆行不畅，水液外溢，故胫足水肿、下肢胀痛；瘀久化热，而成硬结红肿。其中，瘀血为其病理基础。瘀血阻络证患者相对而言炎症明显缓解，但轻度的炎症仍存在。同时，炎症细胞因子水平随着病程延长而有所减轻，也即炎症逐渐缓解，血栓相对稳定。基于血栓性浅静脉炎中医证型与炎症细胞因子之间有密切关联，这一特点可对了解患者病情、制定针对性的治疗方案提供指导，避免盲目用药。

治疗经验总结

现代医学治疗血栓性浅静脉炎是依据不同病理类型、病因学、病变范围及严重程度实施的。通常采用双功彩超明确病变范围，再实施合理治疗，对于表浅性的、发生在距离隐静脉主干较远的曲张静脉丛的病变，一般采用循序减压弹力袜、口服阿司匹林；对于输液并发的症状明显的血栓性浅静脉炎，建议口服非甾体抗炎药，外用肝素胶、双氯酚钠胶；若病变广泛蔓延，出现严重的红、热、肿、痛症状，需采用理疗热敷，穿戴弹力袜或弹力绷带，合并淋巴感染、皮肤溃疡者合理应用抗生素治疗；若血栓性浅静脉炎蔓延到大腿，至腘静脉、隐股静脉结合点，可能累及深静脉时，需予以抗凝治疗，采用低分子肝素或利伐沙班、依诺肝素等抗凝剂；为了避免血栓继续向深处蔓延，尤其是双功彩超证实血栓范围扩大至股部大隐静脉时，需采用外科手术治疗，行大隐静脉剥脱高位结扎并剥脱术。

中医的精髓在于辨证论治、整体观念，故治疗血栓性浅静脉炎应局部与整体并重，病证结合。湿热郁结证型患者伴随炎症细胞因子大量释放，故治疗应注重清热解毒，可用通络、利湿中药，西医治疗包括及时的抗凝、溶栓，有效抑制血管炎症，缓解血管内皮损伤，控制血栓扩展，遏制病情发展。瘀血阻络证型患者病情进入慢性期，处于慢性瘀血状态，炎症相对减轻，炎症细胞因子减少，这一阶段的治疗应以软坚散结、活血逐瘀为主要原则，消除瘀血，同时控制轻微的炎症，减轻血管内皮损伤，防止复发。

1. 湿热郁结证的治疗：湿热郁结证型以浅静脉红肿、灼热、胀痛为主要表现，有条索样硬结或此起彼伏的红斑硬结，伴随发热、大便秘结、小便短赤、口干但不欲饮，舌红、舌苔黄腻，脉滑数。治疗应注重清热解毒，兼以通络利湿，常用药八妙通脉汤加减，方由金银花、玄参、薏苡仁各 30 g，当归20 g，苍术 15 g，黄柏 12 g，牛膝、生甘草各 10 g 组成。方中金银花、玄参清热解毒；薏苡仁清热利湿；当归、牛膝活血化瘀；黄柏燥湿清热；苍术健脾利湿益气，诸药合理配伍，可共奏清热燥湿、活血化瘀之功效。久病或年老体虚者，加以黄芪、党参扶正益气；红肿严重者，加以蒲公英、栀子、紫草以和营凉血，增强清热解毒之效。

2. 瘀血阻络证的治疗：瘀血阻络证患者红肿、灼热退散，局部遗留条索样硬结，皮肤色素沉着，有针刺样疼痛，舌暗红，或有瘀点，舌苔薄白，脉沉细涩。治疗应以软坚散结、活血逐瘀为主要原则，常用药活血通脉饮，方由丹参30 g、赤芍 30 g、土茯苓 30 g、金银花 30 g、当归 15 g、川芎 15 g、鸡血藤 15 g、牛膝 15 g 组成。当牡、丹参、赤芍、鸡血藤、川芎活血化瘀；牛膝活络散结；土茯苓、金银花清热解郁，以上诸药合理配伍，可共奏活络散结、活血化瘀之功效。硬结长久不消者，加以制没药、制乳香、莪术、三棱、土鳖虫、王不留行，增强软坚散结之效。

在中医理论与临床的不断探讨与实践中，血栓性浅静脉炎的研究取得了很大进展，中医理论强调辨证论治与整体调护，且治疗方法也十分多样，疗效也已得到充分证实。

327　血栓性浅静脉炎炎症因子与中医证型的相关性

血栓性浅静脉炎中医学称为青蛇毒，是临床常见的发生于四肢皮下浅静脉的血栓性炎症性周围血管疾病，男女均可以患病，但多见于青壮年。一般情况下本病具有自限性，预后良好，但本病存在进一步发展形成深静脉血栓进而引发肺栓塞的风险，故而引起了医患双方的高度重视。1956 年 Virchow 认为静脉壁受到损伤、血流缓慢以及血液高凝状态是引发静脉血栓的主要因素，近年来研究发现炎症在本病血栓形成过程中起着很重要的作用。炎症反应引发凝血导致血栓形成，血栓形成促进炎症反应，二者相辅相成，形成恶性循环。因此，作为炎症反应中的关键性物质炎症因子，是促使血栓形成的重要因素。学者陈啸等将炎症因子 hs-CRP、TNF-α、IL-6、IL-8 在肢体血栓性浅静脉炎患者主要中医证型之间及与健康人之间的差异性做了研究。

资料与方法

1. 诊断标准：

（1）西医诊断标准：依据 1995 年中国中西医结合学会周围血管疾病专业委员会所制订的诊断标准。①既往有静脉输液注药史、静脉损伤病史、静脉曲张病史一种或一种以上者。②局部突然红肿、疼痛并沿四肢浅静脉走向出现索条状物。③白细胞轻度升高或伴低热。满足以上 3 项条件即可诊断。

（2）中医诊断标准：依据《中西医结合周围血管疾病诊疗学》诊断标准及副高级以上中医师的临床经验分为两型。①湿热蕴结型：患处沿浅静脉走行出现条索状硬结，红肿热痛，压痛明显；严重者可出现在浅静脉周围大片红肿区，或有肢体肿胀，伴发热，口渴不欲饮；舌质红、舌苔黄腻，脉滑数。②瘀血阻络型：患处局部遗留有硬结节或硬索条状物，皮肤有褐色色素沉着，不红不热，伴有针刺样疼痛；舌黯红，或有瘀斑、瘀点，脉沉细涩。

2. 纳入和排除标准：

（1）纳入标准：满足上述诊断标准；年龄在 16～80 周岁；知情同意的患者或健康体检人员；患者辨证分型属于湿热蕴结型和瘀血阻络型者。

（2）排除标准：处于妊娠期或者哺乳期的患者；合并心、脑、肝、肺、肾等严重并发症者；中医辨证有显著兼夹证候或/和合并症者；胸腹壁及游走性血栓性浅静脉炎患者。

3. 一般资料：收集 2014 年 2 月—2015 年 2 月期间××医院血管外科门诊及病房确诊为肢体血栓性浅静脉炎且符合纳入标准者，随机选择其中属于湿热蕴结型和瘀血阻络型患者各 40 例分别作为观察 A组和 B 组。对照组设为 C 组，资料来自随机抽取的××医院健康中心体检者共 40 例。A 组男 23 例，女 17 例；年龄最小 29 岁，最大 67 岁，平均（53.08±7.89）岁。B 组男 20 例，女 20 例，年龄最小为36 岁，最大 70 岁，平均（52.58±8.45）岁。C 组中男 22 例，女 18 例，年龄最小 38 岁，最大 72 岁，平均（53.21±8.78）岁。组间性别、年龄分别经 χ^2 检验、t 检验显示无显著性差异（$P > 0.05$）。A 组病程平均（5.630±3.146）日，B 组病程平均（20.730±4.705）日，经成组校正的 t 检验显示（$P < 0.01$），瘀血阻络型患者病程明显长于湿热蕴结型患者。A 组 40 例患者病变部位左下肢最多，为 17 例，其次是右下肢，为 14 例，另外 6 例在左上肢，3 例在右上肢，其中存在诱发因素者 33 例，分别是因于

静脉曲张者最多，为 20 例，4 例因于外伤，3 例因于浅静脉置管，3 例因于静脉输液，2 例因于注射硬化剂者，1 例因于静脉反复穿刺。B 组 40 例患者病变部位也是左下肢最多，为 18 例，其次是右下肢，为 16 例，另外 4 例在左上肢，2 例在右上肢，其中 35 例存在诱发因素，分别为因于静脉曲张者最多，为 22 例，4 例因于外伤引发，4 例因于静脉输液，3 例因于浅静脉置管，1 例因于静脉反复穿刺者，1 例因于注射硬化剂。两组病变部位、诱发因素经 χ^2 检验不存在显著差异（$P>0.05$）。

4. 研究方法：

（1）检测方法：hs-CRP 采用免疫比浊散射法测定，测定仪器为德国奥林巴斯 AU2700 全自动生化分析仪；TNF-α、IL-6 和 IL-8 采用放射免疫法测定，测定仪器为 SN695 智能放射免疫 γ 计算器。以上血样指标检验均由××医院检验室操作。

（2）统计学方法：采用 SPSS13.0 统计软件包进行数据的统计分析。

结　　果

1. 各组间炎症因子参数比较： 经方差分析 A 组与 B 组、A 组与 C 组 hs-CRP 数值比较存在非常显著的差异，B 组与 C 组 hs-CRP 存在显著差异，湿热蕴结型患者、瘀血阻络型患者、健康人群的 hs-CRP 水平逐次降低。湿热蕴结型患者、瘀血阻络型患者、健康人群的 TNF-α 水平逐次降低。

2. 各炎症因子与病程的相关性： 经检验，病程与各炎症因子呈现非常显著的负性相关，P 均小于等于 0.01。

讨　　论

现代医学多认为血栓性浅静脉炎是由各种血管创伤（如插入导管、直接损伤内膜、感染、静脉曲张，凝血异常和易栓症等）导致的浅静脉炎症性血栓性疾病，其病理基础为损伤静脉内膜、血流缓慢和血液的高凝状态。该病分静脉曲张后血栓性浅静脉炎、损伤后血栓性浅静脉炎、游走性血栓性浅静脉炎、感染性血栓性浅静脉炎 4 型，在本研究中以前两种类型为主。然而炎症因子与本病病因紧密联系，很多研究表明，炎症因子与血栓形成存在很大相关性。本研究显示炎症因子 hs-CRP、TNF-α、IL-6、IL-8 水平在血栓性浅静脉炎两类证型的患者体内显著升高。

在微观辨证方面，已有很多学者对中医辨证分型与体外血栓的长度、超声表现、血管张力、炎性细胞水平、红细胞沉降率等方面的关系都进行了有益的探索。本研究进一步证明病程，hs-CRP、TNF-α、IL-6、IL-8 在本病湿热蕴结证和瘀血阻络证之间存在明显差异，可用来作为两种证型初步辨证筛选的客观指标。

综上所述，在本病的不同中医辨证分型证型中，炎症细胞因子水平也存在差异，这对中医临床及时准确掌握病情变化，制定最佳治疗方案，实施有效针对性治疗，避免误诊以及盲目用药意义重大。湿热蕴结型患者炎症因子水平较高，因而治疗中应特别注重清热解毒中草药的使用，如金银花、连翘、黄连等，并注意利湿活血通络，使湿热去，络脉通，血流通畅，同时配合西药进行及时有效的溶栓、抗凝等治疗，可很好地控制病情，预防血栓形成。虽然瘀血阻络型患者体内的促炎症细胞因子相对较少，但仍须注意此型患者存在较低的炎症反应，治疗除注重中药活血化瘀、软坚散结外，还须控制炎症反应，消除瘀血阻滞的状态，预防疾病复发。

328　从"阳化气，阴成形"论治血栓闭塞性脉管炎

血栓闭塞性脉管炎（TAO）是一种常见的慢性复发性闭塞性疾病，其特征是以中小动静脉节段性、非化脓性炎症和动脉腔内血栓形成，常常累及四肢末端，为血管外科的难治病之一，近年来有研究表明，血栓闭塞性脉管炎的发病率正在逐年上升，常可导致严重的肢体功能障碍及器质性改变，致残率高。TAO病因尚未完全阐明，目前国内外学者多将其归为吸烟、寒冷、免疫、年龄、遗传等多重因素，目前西医治疗此病主要依赖药物治疗，但是其改善血流效果有限，而动脉重建手术、旁路手术、腔内治疗，难度大，治疗差异性大，失败率高。而介入治疗虽疗效显著，然费用高昂。故寻用一种价廉效著的治疗方法为临床所需，中医药治疗不失为佳选。学者刘思敏等立足《黄帝内经》"阳化气，阴成形"理论认为本病的形成是由于素体阳气亏虚或阳气受损而阴聚成形，是"阳化气"不及所致"阴成形"太甚的结果。本文以"阳化气，阴成形"思想为指导，探讨了温阳法在脱疽中的应用。

"阳化气，阴成形"理论

1. "阳化气，阴成形"源流考："阳化气，阴成形"最早见于《素问·阴阳应象大论》，其论述了阴阳学说及阴阳二气相互制约及平衡的变化过程。中医认为，宇宙万物中的原始物质都是由气构成的，自然界万物的发生、发展和变化，与"气"的作用关系极为密切。古代哲学以为"气分阴阳"，正如"易有太极，是生两仪"，中医从哲学的角度类比，太极即气，两仪即是阴阳，即论气分阴阳。《春秋繁露·五行相生》云："天地之气，和而为一，分为阴阳。"中医学深受这种哲学观念的熏陶，因而亦言气分阴阳，其中把具有温煦作用属动的归为阳，具有滋润濡养作用的属静的归为阴。基于"粗守形，上守神"理念，中医学对人体生命的理解是关于属性的。"阴静阳躁"亦印证了阴阳是一对相对的属性概念。张隐庵注云："故阳化万物之气，而吾人之气由阳化之；阴成万物之形，而吾人之形由阴成之。"其意为：人之气属阳，因其无形而不能直接观察；人之形属阴，精血津液等质为有形之物。阳气与阴精可相互转化，精血津液化气有赖于阳化气之功，而气化为阴精有形之物离不开阴成形的作用，此言总括了人体阳气与阴精的主要功能。

2. "阳化气，阴成形"的内涵：《素问·阴阳应象大论》云"阴阳者，天地之道也……阳生阴长，阳杀阴藏，阳化气，阴成形"。精确地描述了阴阳与人之生命的紧密联系：阴阳决定了生命的功能与形质，阴阳调和，则生命如常康健，"阳化气"与"阴成形"功能的辩证统一维持着人体正常的生命活动。《素问·六微旨大论》云："故非出入，则无以生长壮老已非升降，则无以生长化收藏。是以升降出入，无器不有。"只有气化功能正常，气机的升降出入如常，才能使生命生生不息。人是由阳气阴精构成的整体，其生命活动表现为阴阳的动态变化，只有二者介乎动态平衡，人体才能维持健康状态。"阳气者，若天如日，失其所则折寿而不彰"，人的生命活动取决于阳气的功能，在生理上阳气占据主宰地位，决定生化，在病理上阳气也更易受损，"阳气者，烦劳则张"，阳气一旦受损，则人之机能下降，变证百出。刘思敏认为，"阳化气，阴成形"总括了人体阳气和阴精的主要功能，所以人体患病时的状态，也可认为是"阳化气，阴成形"的失调。阴阳的过犹或不及均会导致病理变化，阳不足则表现为脏腑功能减退，气化失司，津液无法正常输布和排泄，则可导致阴津敛集成形太甚。

血栓闭塞性脉管炎病机以阳化气不足为本

血栓闭塞性脉管炎中医学属于"脱疽"范畴，此病临床多表现为恶寒、肢体冰冷、麻木，肢端皮色苍白或紫暗，下肢动脉搏动减弱或消失，肢端拘急疼痛，甚者彻夜难眠，后期可见坏疽溃疡，阳虚质者其坏死组织脓水量少，腐肉干枯。舌脉可见舌淡、苔白或紫，脉沉细、弦、涩、迟等象。机体阴阳平衡失调是脱疽病发生发展的根本因素，脱疽患者因"阳化气"功能不足，加之"邪之所凑，其气必虚"，易受寒邪侵袭，寒气客于脉外则脉寒，则见蜷缩拘急，肢体疼痛、畏寒。寒邪留滞于脉络可见痛有定处，肤色苍白或青紫，滞塞经脉，甚或趺阳、太溪等脉搏微弱或消失；留滞于筋骨则痛剧，屈伸不利，动则痛甚。日久阴伤气耗，阴损及阳，更致阳气虚衰。在临证中观察到，此病的患者多因先天禀赋不足，素体肾精亏损，阳气不足，寒邪侵袭，筋脉拘急，气血滞缓，不通不荣则痛而发此病。加之外感寒湿、食生冷，以及熬夜、性生活过度等原因，更使阳气折伤，肾阳亏虚，元神受损。脾气虚弱，脾肾阳气不足，无以濡养四肢，气血凝滞，经络阻塞，日久发为此病。气血亏虚内不能荣养脏腑，外无法充养四肢，肢末失于濡养日久而致皮肉枯槁，甚至坏死、脱落。清代郑钦安更是推崇阳气的作用，认为"子不知人之所以立命者，在活一口气乎……阳气不足，稍有阻滞，百病丛生"。阳化气功能失调，气化失职，气血无以达周，气血不荣，阻滞脉络，发为脱疽，阳虚甚者则肢冷畏寒，冷痛，得温则减轻，遇冷加重。正如《洞天奥旨》所云："脱疽之生，止四余之末，气血不能周到也，非虚而何。"张璐在论述血证病因病机时也指出，人身阳气为阴血之引导，阴血为阳气之依归。"阳化气"功能不足，不仅可直接形成水湿痰饮等无形之阴邪，而且可因阳气的推动作用不足，气化不利，无以推动气血的正常输布，则致"阴成形"太过，积聚于局部而形成痰、瘀等有形之病理产物，痰饮既成，碍气阻络，气血被有形实邪所阻，日久为瘀。痰瘀互结，遏滞脉道，气血难以达四末，日久阳失温煦，阴血失荣，而致患处发凉、苍白，动脉搏动减弱或消失，甚至变黑坏死、脱落。

从温阳论治血栓闭塞性脉管炎

正因血栓闭塞性脉管炎的病机以"阳化气"不及为本，临床辨证以阴证居多，其治法应以温阳为根本，阳和通膝兼温补气血。古今众多医家也认为阳虚是脱疽之病机根本，《外科证治全生集》认为治疽证之法为"通膝理、散寒凝"，其直接针对病因入手，并言"治之之法，非麻黄不能开其膝理，非肉桂、炮姜不能解其凝结。此三味，酷暑不能缺一也。膝理　开，凝结一解，气血能行，行则凝结之毒随消矣"，此为王维德治"阴疽"方法的高度概括。国医大师唐祖宣认为脱疽是由于心阳不足、功能紊乱，影响到气血的运行，使气滞、血瘀。也是因为如此，他在治疗脱疽时，主张从病机根本入手，灵活运用温阳法，临床效验。医圣张仲景深谙重阳之理，在实践中极其重视顾护阳气，感言"若五脏元真通畅，人即安和"。其认为人若能保持五脏"元真"运行通畅，即可得以安和健康，更是高度肯定了阳气的重要作用。以郑钦安为开山宗师的火神派，不仅理论上推崇阳气，治疗上更是擅用附子、干姜、肉桂等辛热药物，以辛热之性温阳散邪。正由于素体阳虚为脉管炎的根本内因，众多医家借助针灸通阳补虚的作用，减轻其临床症状。针灸具有疏导经络、调理气血及镇痛作用，可促进闭塞血管血栓机化，吸收，再通，从而可以促进代偿性侧枝循环的建立，以改善患肢血供，而之中通元针法因其引气归元之效，尤适用于脱疽阳虚质者。"药之不及，针之不到，必须灸之。"四肢为诸阳之末，得阳气则温，失阳气则寒，脱疽因寒凝血滞，脉络不通，故借以艾灸火之温性借针传入穴道给人体以温热刺激，既能发挥针刺的直接刺激作用，又有艾灸的局部和深层温通经脉的作用，其疗效显著。艾叶苦辛温，因其纯阳之性，能回垂绝之阳，通十二经，走三阴，理气血逐寒湿，生姜辛温，温阳散寒，故用艾叶隔姜灸法可回阳祛寒通经，尤适用于脱疽中体虚羸弱之名。

《素问·举痛论》云："寒气入经而稽迟……客于脉中则气不通，故卒然而痛。"血栓闭塞性脉管炎的特征表现为脉络不通所致肢体疼痛，因此在辨证论治过程中，其治法应贯穿一个"通"字，通阳、通气、通瘀。经方中诸多扶阳之类，临床上用治此病，其效尤彰。麻黄附子细辛汤出自《伤寒论》第301条："少阴病，始得之，反发热，脉沉者，麻黄附子细辛汤主之。"功能温经扶阳，通达内外，散寒除湿。方中麻黄解表祛邪、开通腠理，附子壮命门之火，回阳散寒、振奋心阳，解血脉之寒凝，寒湿散，则拘挛蹙躄之症愈矣。细辛善走窜经络，散湿活血，入髓透骨，温经通窍止痛。千古名方阳和汤，是治疗阴疽的经典方剂，方中以麻黄、肉桂、炮姜为君，古籍中谓麻黄"开腠理凝滞闭塞"；肉桂"纯阳，引火归元，解阴寒凝结"；生姜"炒成炭，性纯阳"。三药配伍，具有开通腠理、解散寒凝之功。厥阴主方乌梅丸、当归四逆汤，尤适用于阳虚火郁之脱疽。当归四逆汤乃治血虚寒凝所致的厥寒的代表经方，本方立足于养血，以温通为主，温阳散寒并用，养血与通脉并重，温而不燥，补而不滞，温养厥阴以散寒，调营卫以通阳，尤擅活血以通利经络，用于脉管炎论治，可温散厥寒、养血止痛。方中既有人参、干姜、花椒温脾胃之阳，又有当归、乌梅、桂枝、附子解血脉之凝，复有细辛解筋膜之沉寒，用于脱疽者可使寒去血通，温煦阳气。乌梅丸方用之精妙，最妙在乌梅，极酸则生津，与诸温热药合用，最能冲开筋膜中之凝寒拘挛，复通筋脉，肢体复利。斯以为，脱疽之论治，应以温阳为根本大法，根据病因的不同结合清热解毒利湿、温补脾肾、化痰软坚等法。"留者温之"，温阳药物虽能除痼寒，但因其辛热之性，尤其是在舒达肝气、内有伏阳时，当配以滋润柔静之品折其刚性，温阳药物的使用要立足于辨证，灵活化裁变通才能有效扩大临床治疗范围。

脉管炎病因病机复杂，临床上不仅有真阳虚证，更可见"湿邪滞气，阳气不能宣达于外所造成的假性阳虚证"，其临床表现多为肢体红肿热痛，皮色紫红光亮，皮温高，溃疡渗脓，臭秽，滋水淋沥。虽手足逆冷，但口干口苦，渴喜冷饮，大便燥结难解，舌质暗红，苔黄厚腻，脉沉实或滑数有力。此时若一味地以纯阳之品以温阳则适得其反。"通阳不在温而在利小便"是清代著名医家叶天士提出的治疗湿温的方法。此言不止于治疗湿温病，活用此法可扩大其治疗范围，临床上因湿邪阻滞，阳气无以宣达所致的假阳虚证均适用。岭南地土卑弱，气候湿热，加之人群饮食多寒凉，体质多湿多热，外湿入里，从阳化热，湿热胶着，阻滞脉络，因此岭南地区脉管炎多见湿热证之表现，尤适用于此法。通阳是指通畅、恢复人体阳气之气化功能，并不只是单纯地用利尿之品来利小便。利小便仅仅是其治疗方法，而通达阳气才是最终目的。只有通利小便，才能阳气通达；只有阳气通达，湿热之邪才有出路而随尿排出，湿热之邪去则阳气自散。阳虚者扶阳，其病当愈，若阳"似虚非虚"者，当通不通，妄用温补，恐犯虚虚实实之戒。

验案举隅

患者，男，42岁，主诉左足趾冷感2年，足底硬块1个月。患者2年前无明显诱因开始自觉左足趾凉感，麻木不适，左下肢疼痛，天气寒冷时尤甚，当时未予重视，凉感逐渐加重，1年前于广州××医院住院治疗，其间诊断为左下肢血栓闭塞性脉管炎，并行左下肢动静脉转流术，术后自觉冷感减轻，1个月前患者左足足底出现一硬块，夜间静息痛明显，间歇性跛行约150 m。体格检查：左下肢皮色苍白，皮温凉，左足背动脉、胫后动脉搏动消失，足底皮色瘀暗，足底硬结3 cm×3 cm，明显压痛，未见明显溃疡。舌淡暗，苔薄白，脉涩。彩超：左下肢股浅、腘动脉闭塞，胫前、胫后动脉狭窄，斑块形成，血流断续。西医诊断为血栓闭塞性脉管炎；中医诊断为脱疽（阳虚血瘀证）。

处方：桂枝10 g，当归15 g，麻黄10 g，熟附子（先煎60分钟）30 g，地龙10 g，桃仁10 g，白芍10 g，川芎15 g，黄芪20 g，丹参20 g，鸡血藤30 g，杜仲10 g。每日1剂，水煎分2次服。

半月后复诊，足底硬块基本消失，可持续行走1.5 km，长时间久坐后左足麻木感。

处方：桂枝10 g，熟附子（先煎）10 g，麻黄10 g，黄芪15 g，鸡血藤30 g，益母草15 g，丹参20 g，川芎10 g，路路通10 g，当归10 g，牛膝10 g，五爪龙20 g，甘草3 g。每日1剂，水煎分2次服。继服巩固疗效。

　　按：本例患者时当壮年，罹此脱疽之证，可知其人素来阳气亏虚，且病程迁延，阳气更加耗散，运营血脉之能不足，以致于气血不能濡养温煦足趾，足趾为人体四肢之末端，阳气不足，寒凝血脉，不能通达于足趾部，故见有冷感、足底硬块而疼痛之症，况其足底皮色瘀暗，是血液瘀滞其间，然溯其瘀滞之由，乃因阳气之虚致不能营运血脉而成，气虚则不能行血也。阳气之用，经络四肢百骸赖其流行，而血液因而周其灌溉。使阳气有一丝不能流行，则血液必有一毫不能灌溉，失阳气之所在，则折而不彰。阳为气，故无形，阴为质，故有形，气化之要，在阳气充沛，阳气若不足，则有形之阴不能气化而凝结成形，故见足底硬块，气化则能流行不息，气化塞则血脉寒，寒则阻滞血脉之运，不运则痛矣。而人之所以气血周流，经脉贯通者，亦赖此一息真阳也。观其舌质淡暗苔薄白，淡则阳气亏虚，暗则留有瘀血，薄白有虚寒之嫌，是阳气不能行阴血而成瘀，故脉亦因之而涩，涩有轻刀刮竹之象，则亦有气滞血瘀之征，原其所致，阳不能化气，故阴凝结而成形也。因此治以温阳化气，活血通脉，促阳化气，故予桂枝通阳化气，横走于四肢温通经络，以附子辛热走窜回阳散寒化饮之品为君，以温煦其肾阳，振奋阳气，使气得阳助而运行无端，寓有"大气一转，其气乃散"之意，阴凝得散；麻黄开通腠理，黄芪甘温，益气温阳，助阳化气，调和气血。当归、白芍补血养营，温养血脉；佐以桃仁、川芎、鸡血藤、益母草等活血化瘀之品，使"阳化气"功健，虚弱之阳气振奋，遏郁之气血通畅，通行周身。

　　对于血栓闭塞性脉管炎的治疗，大多医家主张从活血化瘀入手，然气血不利仅仅是本病的中间机制，并非根本原因，其病机之本为"阳化气"不足。"治病必求于本"，对于本病的中医治疗，不应单纯从气滞血瘀的表象出发，而应究本溯源，抓住"阳化气"不足这个根本。应以温阳化气为治疗总则，以"阳和通腠，温补气血"为法，且温阳不在通，而在利小便、化痰饮、散寒邪、活血化瘀等。在临床治疗中当以温阳化气为本，随证立法，明辨虚实，温阳抑阴，促阳化气，促使"阳化气"功能得到正常发挥，使"阴成形"太过所产生的阴寒、痰凝、瘀滞等质得以正常气化，使其逐渐温散，以达标本并治。正如祝味菊所云："阳不患多，其要在秘，及其治病，则当首重阳用；阳衰一分，则病进一分；正旺一分，则病却一分，此必然之理也，得阳者生，失阳者死。"同时，温阳可贯穿整个治疗始终，以"温阳"为本，祛邪为先，结合局部病变的寒热虚实，灵活配伍，斟酌使用，方能祛邪而不伤正，温阳而不留邪。临床上可结合配伍，伍以柔静滋润之品制其温躁之性，兼顾逐寒达表、通经化气、清热化毒、裨益气血等作用。

329　从痰瘀论治血栓闭塞性脉管炎

血栓闭塞性脉管炎（TAO）是指发生在周围血管（中、小动脉及静脉）的一种慢性、持续性、进行性的血管炎症病变，可导致血栓形成而使血管腔闭塞，又称伯格病。1897 年 Winiwarter 首次描述这一疾病的由来，但病因至今尚未阐明。有研究发现该病与吸烟、寒冷、外伤和营养不良等有密切关系。TAO 属于中医学"脱疽"范畴。虽然中医在本病的治疗上取得了显著成绩，但目前临床以活血化瘀为主的治法可能掩盖了疾病的本质。学者李立等及其课题组从痰瘀论治血栓闭塞性脉管炎，深入探讨了本病病机，以期为中医药治疗血栓闭塞性脉管炎提供新的思路。

痰瘀与 TAO 的关系

中医学认为，TAO 内因为思虑伤脾。脾在体合肌肉、主四肢，脾之运化、升清不利，则"清阳实四肢"失权，出现四肢肌肉酸软、倦怠无力。《素问·太阴阳明论》云："四肢皆禀气于胃而不得至经。必因于脾乃得禀也。今脾病不能为胃行其津液，四肢不得禀水谷气，气日以衰，脉道不利，筋骨肌肉皆无以生，故不用焉。"《马培之外科医案》云："又感恶寒涉水，气血冰凝。"指出本病外因是感受寒湿之邪，寒性收引、凝滞，导致经脉收缩，气血凝滞，则瘀阻不通。由此可见，无论内因、外因，均可影响脾脏功能，而脾又为水湿代谢之重要脏器。《景岳全书·杂证谟·痰饮》云："五脏之病，虽俱能生痰，然无不由乎脾肾。盖脾主湿，湿动则生痰，肾主水，水泛亦有痰，故痰之化无不在脾，而痰之本无不在肾。"《医宗必读·痰饮》云："脾土虚弱，清者难升，浊者难降，留中滞膈，瘀而成痰。"《三因极一病证方论·痰饮叙论》云："人之有痰饮病者……饮食过伤，嗜欲无度……津液不行，聚而为痰饮。"痰浊内生为瘀血形成的先导。在病理条件下，气不化津，则津液停聚，凝结而形成痰饮；痰饮既成，碍气阻络，影响血液正常运行，出现血行缓慢或停聚，日久为瘀。此为由痰致瘀而成痰瘀互结的病变过程。痰瘀互结，阻遏脉道，气血不能达四末，日久阳气不温，阴血不荣，导致患肢末端发凉、苍白，甚至坏死变黑、脱落。

从痰瘀论治 TAO 的理论基础

1. 痰瘀是 TAO 的关键病机：根据《实用中医周围血管学》中 TAO 的中医诊断标准，可将该病辨证分为脉络寒凝、脉络血瘀、脉络瘀热、脉络热毒、气血两虚等证型，各证型之间直接或间接包括痰瘀病机。

（1）脉络寒凝/脉络血瘀致痰瘀：素体阳虚、内寒中生，或外感寒邪、寒主收引，导致肢体脉络气血运行不畅。《素问·调经论》云："寒独留，则血凝泣，凝则脉不通。"津血同源，二者同源于水谷精微，生理关系密切，病理相互影响。行血不良，必然合并津液布散失常，形成痰浊，阻碍气血，导致瘀血，出现肢体发凉、麻木、疼痛或酸胀，跌阳脉搏动减弱。

（2）脉络瘀热/脉络热毒致痰瘀：脉络血瘀日久化热，热灼津伤，或进一步加重，日久成毒，热盛肉腐，出现皮肤破溃，疮口流脓；毒热聚集，毒热伤津，出现口渴，发热。《血证论·发渴》云："瘀血发渴者，以津液之生，其根出于肾水……有瘀血，则气为血阻，不得上升，水津因不能随气上布，是以发渴。"可见瘀血与津液运行密切相关，病变日久则热毒灼津为痰、灼血为瘀，出现肢体干燥脱屑、灼热疼痛，皮肤发绀、潮红，甚则疮溃肉腐、彻夜难眠。

（3）气血两虚致痰瘀：《景岳全书·胁痛》云"凡人之气血犹源泉也，盛则流畅，少则壅滞，故气血不虚则不滞，虚则无有不滞者"。病变后期，气血不足，气虚则津液、血行不畅，血亏则脉失充盈，血流缓慢，导致痰瘀互结、脉络瘀滞，出现体瘦虚弱，气短乏力，疮口缠绵不愈。

2. 痰瘀与 TAO 的发生发展： TAO 多为体虚或先天禀赋不足、饮食失调、情志内伤、嗜烟喜酒等导致痰瘀形成。痰瘀作为机体的病理产物，又可成为新的致病因素作用于机体诱发他病。中医学认为痰瘀既可诱发疾病，又可加重疾病。张仲景在《伤寒杂病论》中首次提出"痰饮""瘀血"之病名，其所载瓜蒌薤白白酒汤、瓜蒌薤白半夏汤、抵挡汤、大黄牡丹汤等均为痰瘀同治之代表方剂，在临床上运用不衰，屡获佳效。《金匮要略·水气病脉证并治》提出"血不利则为水"之论，明确指出了血瘀和水气病的关系。巢元方《诸病源候论·诸痰候》云："诸痰者，此由血脉壅塞，饮水结聚而不消散，故能痰也。"首次阐明了瘀血致痰的病变过程。《外科正宗》云："夫脱疽者，外腐而内坏也。此因平素厚味膏粱，熏蒸脏腑，丹石补药，消灼肾水，房劳过度，气竭精伤。"《马培之外科医案》云："又感恶寒涉水，气血冰凝，积久寒化为热。始则足趾木冷，继则红紫之色，足跗肿热，足趾仍冷，皮血筋骨俱死，节缝渐久裂开，污水渗流，筋断肉离而脱……要皆积热所致，以养阴清火为主。"此论述与现代医学认识的 TAO 发生、发展、演变和治法非常接近。《血证论》云："血瘀既久，亦能化为痰水。"又云："热结膀胱则下血，是水病而累血也。吐血咳血，必兼痰饮。"明确阐释了瘀血、痰水相互结为害的病机。《灵枢·痈疽》云："发于足趾，名脱痈。其状赤黑，死不治；不赤黑，不死。不衰，急斩之，不则死矣。"以上可见，痰瘀理论由历代医家逐渐发展而成，且与该病的临床演变有着直接或间接的关系。

从痰瘀论治 TAO 的临床意义

邓铁涛早在 20 世纪 70 年代就阐述了冠心病本虚标实、由痰致瘀、痰瘀相关的病机，认为痰是瘀的初级阶段，瘀是痰浊的进一步发展，并将这一理论运用在心血管疾病的临床治疗中，取得了较好疗效。本课题组通过痰瘀对血栓闭塞性脉管炎发生发展的探讨，发现痰瘀既是致病原因，又是致病产物，是疾病演变的必然过程；从痰瘀论治血栓闭塞性脉管炎是基本治法。该病早期虽然已有痰瘀存在，但没有明显的痰瘀临床证候表现，故在此期未能引起重视。随着疾病的进展，患者正气亏虚，脏腑虚弱，情志不遂，复感外邪，导致机体气机逆乱，津液输布失常，津液乱则为痰，气血乱则为瘀，使痰瘀夹杂为病，导致病情加重，临床出现肢体发凉、麻木、疼痛，甚至足趾坏死征象，而趺阳脉搏动消失、脉象细或涩等夹痰夹瘀之象皆提示疾病进展至中晚期。此期多虚实夹杂，可表现为痰或瘀为主，亦可表现为气虚为主，故治疗时应注意标本兼治，祛邪需扶正，扶正防恋邪。

活血化瘀法目前为治疗 TAO 的主流方法。纵览诸多文献，均以活血、化瘀、通络等方法治疗该病。此将 TAO 局限于脉管病变，提起血管病变首先想到血瘀，血瘀自然想到活血，而忽略了气血津液这一整体水液代谢的生理及病理过程，认为许多疾病的各种证型都存在瘀血要素，从而阻碍了思路。本课题组认为在临床治疗 TAO 时，单以活血化瘀为主要治疗原则实为不妥当之举，应在辨证论治的基础上，重视化痰祛瘀的治法，防止治疗血管病陷入活血化瘀的固定思维模式，将中医药治疗血栓闭塞性脉管炎引至一个崭新的平台。

330　中医治疗血栓闭塞性脉管炎用药规律

　　血栓闭塞性脉管炎（TAO）又称 Buerger 病，是一种发作性、非动脉粥样硬化性的慢性周围血管疾病，多见于长期大量吸烟的青壮年，发展中国家较发达国家发病率高。其高度炎性血栓形成可导致中小血管阻塞，从而导致足趾性坏疽和肢体残疾。现代医学对 TAO 发病原因及机制的阐述尚未明确，治疗上以扩血管药及抗血小板药等为主，手术治疗有交感神经节切除术、动脉旁路移植术、经皮腔内血管形成术等。患病前期患者会出现指（趾）节麻木、苍白、怕冷，间歇性跛行，后期出现坏疽，甚至指（趾）节脱落，给患者带来极大的痛苦。中医药在治疗 TAO 方面有明显优势，诸多医家通过辨证论治治疗 TAO，处方灵活多变，缺少总结分析研究，难以把握其药物之间的关联。学者张婧等运用中医传承辅助平台，分析中医药治疗 TAO 的药物使用频次和性味归经频次及证型，聚类核心组合以及演化新处方等，挖掘部分医家治疗 TAO 的用药规律和经验，为中医药治疗 TAO 提供了临床参考。

资料与方法

　　1. 文献检索：进入 CNKI 数据库检索页面，模糊关键词为"血栓闭塞性脉管炎""脱疽""脉管炎""伯格病"，文献发表时间设置为 1989 年 1 月～2019 年 10 月。在网络检索基础上，结合手工筛选，筛选出符合条件的文献 410 篇。

　　2. 处方筛选：

　　（1）纳入标准：有关中医药或中西医结合治疗 TAO 的文献，包括医家经验、临床试验、名老中医医案及个案报道等。

　　（2）排除标准：①不完整方药组成和剂量的文献。②文献质量不佳，处方与临床辨证明显不符。③方药和剂量完全相同或重复文献由同一作者发表者，以一篇计。④以丸剂、溻渍、中成药、中药熏洗等非口服汤剂方法治疗者。⑤组方药物组与对照组疗效比较 $P > 0.05$ 者。符合以上任一条者，即予排除。共筛选出符合条件方剂 600 首。

　　3. 处方的录入与核对：根据《中华人民共和国药典》统一中药名称，将符合条件文献中的方剂中药组方录入中医传承辅助平台。数据资料的汇总采用双人录入法：一人录入，一人核查，以确保数据录入的准确性及完整性。

　　4. 数据分析：通过平台中"数据分析"模块里的"方剂分析"功能，再利用系统"数据查询"功能，对录入的证型、方剂中药物出现的频次、性味归经频次、聚类核心组合、关联规则及新方等做数据统计分析。

结　　果

　　1. 用药频次分析：对所筛选出的治疗 TAO 的 600 首方剂进行统计分析，共涉及 233 味中药，出现频次≥60 次的药物有 33 味，其中前 8 味分布是当归、甘草、牛膝、丹参、黄芪、赤芍、金银花、红花。

　　2. 用药性味归经统计：233 味中药中性温、寒、平、凉、热的占比分别为 40%、30%、24%、4%、2%，味甘、苦、辛、咸、酸、涩的占比分别为 34%、30%、24%、6%、5%、1%，可见性温、寒、平，味甘、苦、辛的中药所占比重较大。主归肝经、心经和脾经。

3. 药物关联规则分析： 在辅助平台的"组方规律"版块，将支持度个数设置为"140"（即支持度≥23.3%）、置信度为"0.9"，点击"用药模式"及"规则分析"，得到31组常用药（包括13味中药）及5条关联规则。

4. 无监督熵层次聚类算法新方分析： 在平台的"新方分析"模块，设置相关度为"8"、惩罚度为"2"、结果为"4"，点击"聚类"得到13条数据。在"聚类"基础上进一步点击"提取组合"，得到28个3～5味药物的核心组合，14个治疗TAO的新方组合。①续断，独活，狗脊，草乌；②连翘，黄芩，黄柏，生地黄，牡丹皮；③麦冬，柴胡，天花粉，枳壳，郁金；④党参，熟地黄，白术，白芥子，麻黄，肉桂，鹿角霜；⑤蜈蚣，水蛭，地龙，全蝎，守宫，毛冬青；⑥莪术，乌梢蛇，姜黄，三棱，桑枝；⑦延胡索，乳香，没药，皂角刺，白芷；⑧白花蛇舌草，三七，葛根，白英；⑨白花蛇舌草，大黄，仙鹤草，败酱草，郁金；⑩吴茱萸，桔梗，薏苡仁，半夏，阿胶，蜂房；⑪白芥子，鹿角霜，炮姜，麻黄，肉桂，干姜；⑫远志，陈皮，五味子，皂角刺，白芷；⑬茯苓，白术，地龙，白芍，党参；⑭熟附子，金银花，蒲公英，桂枝，紫花地丁，细辛。

5. 关于证型的分析： 通过查阅和筛选CNKI数据库中关于中医药治疗TAO的文献发现，由于中医辨证论治的灵活诊疗特点，目前诸多医家对该病的证候分型持不同意见，尚未有统一的认识。统计结果显示出现频次≥10次的证型：依次是寒凝血瘀证，频率67次；热毒证，频率57次；血瘀证，频率54次；气血两虚证，频率46次；湿热证，频率37次；阳虚寒凝证，频率28次；气虚血瘀证，频率23次；阴寒证，频率23次；气滞血瘀证，频率22次；寒湿证，频率17次；虚寒证，频率12次；寒凝血脉证，频率10次。

讨　论

TAO属于中医学"脱疽""血瘀"范畴，20世纪50年代初，本病发病率高，高位截肢率可达30%～80%，我国以中药治疗TAO为开端，开创了中西医结合治疗周围血管病的先河。多年来，各个医家治疗TAO的方法灵活多变，无论是中医医案、专家经验还是临床试验等，都是医家们的智慧结晶，有着极大的临床应用价值。中医传承辅助平台软件（V2.5）可以很好地结合中医药特点，以中医数据分析为基准，广泛应用于医案的数据挖掘、中药治疗疾病的用药规律研究、新方研究等方面，在传承和推动中医药学术进步上发挥着巨大作用。TAO在发病过程中病理变化曲折多变，治则治法有较大差异，运用中医传承辅助平台系统可以充分挖掘中医药治疗TAO的用药规律，提供临床应用依据。

本研究录入数据时发现，部分医家开展临床试验时常根据TAO发展阶段的不同或者症状差异等在基础方上临证加减中药，采用一方共用法治疗TAO，遂缺乏证型统计，对这部分的统计按"未分证型"录入，结果共统计出79个证型，将"未分证型"排除，出现频次在前10位证型共12个：寒凝血瘀证、热毒证、血瘀证、气血两虚证、湿热证、阳虚寒凝证、气虚血瘀证、阴寒证、气滞血瘀证、寒湿证、虚寒证、寒凝血脉证。结果显示：药物出现频次≥60次的有33味，可分为以下几类：①活血化瘀药，牛膝、丹参、红花、川芎、鸡血藤、桃仁、没药、乳香、水蛭、穿山甲、延胡索。②清热药，赤芍、金银花、玄参、蒲公英、连翘、紫花地丁、黄柏。③补虚药，当归、甘草、黄芪、党参、白芍、熟地黄、白术。④温里药，熟附子、肉桂、干姜。⑤其他（包括发散风寒、平肝息风和利水渗湿药），桂枝、细辛、地龙、蜈蚣、茯苓。从这些药物的功效类别来看，各个医家在治疗TAO时通常应用活血化瘀、调经止痛、清热解毒、清热燥湿、补益气血、温经通脉等治法，这也与其统计的高频证型相吻合。

本文研究结果发现，在治疗TAO的方剂中，赤芍，甘草→当归有较高的关联度，其次为金银花，玄参→当归，玄参→当归，丹参，甘草→当归和金银花，甘草→当归，置信度均在0.9以上，表示在治疗TAO时多使用当归。分析单味药出现频次≥200次的高频用药共8味，分别为当归、甘草、牛膝、丹参、黄芪、赤芍、金银花、红花。同时，分析结果显示治疗TAO常用药组，当归和甘草、牛膝、丹参、黄芪、赤芍、红花、金银花组成药对出现频率高，可见这几味药在临床上治疗 TAO 应用相当广泛。《本草正》云："当归，其味甘而重，故专能补血，其气轻而辛，故又能行血，补中有动，行中有补，诚血中之气药，亦血中之圣药也。"指出当归有补血活血，调经止痛等功效。TAO 的发病机制尚不明确，除吸烟外，感染、炎症、遗传、环境及自身免疫等均是导致其发病的重要因素，而现代药理研究证明，当归中含有的主要成分为挥发油、多糖类、有机酸等，在治疗 TAO 过程中发挥着镇痛、造血、调节免疫、抗血小板凝集、抗过敏等作用，为当归治疗 TAO 的有效性提供了药理支持。张传奇等将脱疽病的病因病机总结为阴阳失调，寒凝致瘀；热灼精气，气血亏虚；气阴耗伤，脉络瘀阻。《寿世保元》云："盖气者，血之帅，气行则血行……气寒则血凝。"《医宗必读》云："血气俱要，而补气在补血之先。"故甘草和黄芪两味补气药出现在高频用药中。甘草还具缓解止痛、清热解毒、调和诸药等功效，黄芪可托毒生肌、益卫固表。现代药理发现，甘草提取物中含有的多种成分如甘草总皂苷、甘草酸、甘草次酸、甘草总黄酮等均有抗炎杀菌作用；甘草多糖可以保护免疫功能；甘草酸有较好的抗人巨细胞病毒的作用。黄芪有对抗巨细胞病毒感染的作用，其含有的黄芪茎叶总黄酮可调节和增强免疫。陈以宽等研究发现，在 TAO 病变血管中存在人巨细胞病毒的感染，TAO 的发病可能与人巨细胞病毒感染有关。金银花具有清热解毒、消肿止痛等功效，具有体外抗人巨细胞病毒的作用。从中西医角度解释了为何在治疗 TAO 时多使用甘草、黄芪、金银花这三味药物。前 8 味高频用药中除当归外，牛膝、丹参、赤芍、红花均有活血化瘀之效。丹参中的水溶性提取物丹酚酸 A，具有抑制血小板激活和聚集以发挥抗血栓的作用。赤芍中的有效成分总称为赤芍总苷，可通过抗血小板聚集、延长血栓形成时间、降低血液黏度等多种途径起到抗血栓和改善血流流变学的药理作用。红花有扩张血管，增加冠状动脉血流量，改善微循环及抑制血小板的作用，其含有的主要活性成分红花黄色素 A 有显著促进内皮祖细胞血管新生的能力，从而达到修复血管内皮损伤，抑制血管损伤性疾病发生发展的目的。《药性解》云牛膝"补精气，利腰膝，填骨髓，除脑痛，祛寒湿，破血结，通月经，堕胎孕"；《本草衍义补遗》云牛膝"能引诸药下行"。TAO 在临床上病变部位多位于下肢，牛膝可引血下行，引导诸药直达病所，增强药物疗效。现代研究显示，牛膝总皂苷具有明显的抗炎镇痛作用。分析治疗 TAO 药物频次及关联规则中常用药组发现，用药以活血化瘀药物为主，配伍清热解毒、燥湿、益气活血、通络止痛等药物，印证了TAO 病机以"血瘀"为基础，治疗时立足于"活血化瘀"的治则，辨证配合清热解毒利湿、益气活血、温通脉络、通络止痛等法。

《素问·举痛论》云："寒气入经而稽迟……容于脉中则气不通，故卒然而痛。"脱疽发病初期多因正气不足，寒湿侵袭，脉络瘀阻所致，随着病程的进一步发展，尤其是肢体发生坏疽继发感染时，常表现为热毒炽盛、燔灼脉络、热盛肉腐的病理特点。将药物的四气"寒、热、温、凉"划分为"温热"和"寒凉"两大类，分析治疗 TAO 的药物四气结果分析显示："温热"药物占 42%，"寒凉"药物占 34%，说明不同的病理阶段所使用药物的药性不同，明辨病理发现，辨证用药是治疗 TAO 的关键。治疗 TAO 的药物五味和归经："甘味"占 34%，"苦味"占 30%，"辛味"占 24%；主入肝、心、脾经。甘味药物先入脾经，可补益和中、缓急止痛，治疗 TAO 时常用的黄芪、党参、熟地黄、白术等药物可益气活血，在使用大量寒凉药物时，加用调护脾胃的中药使气血生化有源，正胜邪退，疾病向好。苦味药物先入心经，能清热泻火、燥湿解毒，常用于治疗热证、湿热蕴结、寒湿留滞等病证，《黄帝内经》云"心主身之血脉"，心脉充盈则周身血液循环畅通，有祛除瘀阻之效。辛味药物能散能行，多见于行气药、活血药，用于治疗表证及气滞血瘀等病证。主归肝经的药物，如当归、牛膝、赤芍、川芎、鸡血藤、地龙、白芍、水蛭、熟地黄、穿山甲、延胡索、蜈蚣等，多具补血活血的作用。《血证论》云："肝为藏血之脏，血所以运行周身者……肝则司主血海，冲任带之脉又肝所属，故补血者总以补肝为要。"说明肝有生血、运血之功，故在治疗 TAO 时常使用归属肝经的药物。

基于熵聚类数据分析，演化得出 14 个新处方。中医认为 TAO 发病责之心、肝、脾、肾虚损，又感受寒湿之邪导致瘀血阻络、脉络不通，蔡炳勤提出"因虚致瘀"理论，指出 TAO 属虚瘀证，新方 1和新方 13 中多使用补肝肾、补气血的药物以抗御外邪。新方 2 中连翘、黄芩、黄柏清热解毒，生地黄、牡丹皮清热凉血化瘀；新方 3 共奏疏肝清热，滋阴理气之功；新方 4、11 均是阳和汤加减，有温阳补血、散寒通滞之功，适用于寒凝血瘀证、阳虚寒凝证、虚寒证或寒湿阻络证的 TAO 患者；新方 5 中蜈蚣、水蛭、地龙、全蝎、守宫均为虫类药，使消瘀、通利血脉之力倍增，配合毛冬青活血通脉，消肿止痛，清热解毒；新方 6、7 中莪术、姜黄、三棱、延胡索、乳香、没药、乌梢蛇、桑枝有活血化瘀消癥，行气通络止痛之效，皂角刺具有抗病毒、增强免疫力、抗凝血和抑制血栓形成、抑制静脉血管内皮细胞增殖的作用，白芷提取物中有抗炎、镇痛等多种药理活性；新方 8 和 9 有活血化瘀止痛，清热解毒利湿的功效。新方 10 和新方 12 中包含温里药、补益药、利水渗湿药、安神药、理气药等，配伍繁杂，无规律可循，新方 14 中温通药与清热解毒药同用，这些新方在治疗 TAO 的有效性上有待临床验证。

　　本研究结果说明在治疗 TAO 时用药以"活血化瘀"为基本治则，辅以清热、补虚、温通、息风止痉、止痛、托毒生肌、燥湿、通络等中药，治疗可从肝、心、脾三脏入手，分清寒、热，用药时标本兼顾，打破仅"祛瘀"的固定思维，辨证与辨病结合，辅以补肝肾、补气血、祛湿热、温阳散寒等治法，进而将中医药治疗 TAO 引领至一个崭新的平台。

331　血栓闭塞性脉管炎辨证规范和辨证差异性

血栓闭塞性脉管炎（TAO）又称 Buerger 病，是血管的炎性、节段性和反复发作的慢性闭塞性疾病。多侵袭四肢中、小动静脉，以下肢多见。表现为肢体末梢畏寒发凉、疼痛、间歇性跛行，后期甚至出现肢端溃疡和坏死。本病属于中医学"脱疽"的一部分。针对 TAO，中医通常采用辨证论治的方法，显示一定的特点和优势。然而，研究表明，在辨证标准文献之间、学术界与辨证标准文献之间，以及学术界内部，TAO 辨证差异甚大，直接影响了临床方药应用经验的交流与借鉴。故而学者刘泓利等认为，揭示 TAO 辨证失范的林林总总及其成因，提出重新辨证规范的思路与方法，具有重要的临床意义。

辨证标准文献 TAO 辨证构成比较分析

当前，TAO 可供参考的辨证标准文献包括国家主管部门颁布的辨证标准《中药新药临床研究指导原则》（简称《原则》）、《中医病证诊断疗效标准》（简称《标准》）；统编教材有顾伯康、李曰庆、陈红风、何清湖各自主编的《中医外科学》（简称顾本、李本、陈本、何本 1），李乃卿、何清湖分别主编的《中西医结合外科学》（简称李本、何本 2）和《实用中医外科学》；另有《实用中医周围血管病》和《中西医结合周围血管疾病学》（简称《结合血管》）；以及国内权威会议通过的《血栓闭塞性脉管炎的中医诊断及疗效评定标准》、《周围血管科常见疾病证候诊治指南（2015）》（简称《指南（2015）》）等。通过 13 部辨证标准文献的比较，即可发现各版本 TAO 辨证的异同点。

《中药新药临床研究指导原则》，辨证分为寒湿阻络、血脉瘀阻、湿热毒盛、气血两虚 4 证。《中医病证诊断疗效标准》《中医外科学》李本、陈本、何本 1 辨证分为寒湿阻络、血脉瘀阻、湿热毒盛、热毒伤阴、气血两虚 5 证。《中医外科学》顾本、《中西医结合外科学》李本辨证分为寒湿、血瘀、热毒、气血两虚、肾虚 5 证。《中西医结合外科学》李乃卿、何本 2 辨证分为寒凝血脉、血瘀脉络、热毒蕴结、气血两虚、肾气虚弱 5 证。《中西医结合周围血管疾病学》辨证分为阴寒、血瘀、湿热下注、热毒炽盛、气血两虚 5 证。《实用中医周围血管病》、《血栓闭塞性脉管炎的中医诊断及疗效评定标准》辨证分为脉络寒凝、脉络血瘀、脉络瘀热、脉络热毒、气血两虚 5 证。《周围血管科常见疾病证候诊治指南（2015）》辨证分为脉络寒凝、脉络血瘀、脉络瘀热、脉络瘀热湿阻、脉络瘀滞毒腐、脉络气血俱虚型。《实用中医外科学》辨证分为寒湿阻络、血脉瘀阻、热毒伤阴、气血两虚 4 证。

不难看出，各文献辨证构成除完全相同者外，实际存在 8 种类型，辨证数量 4～6 种不等。合并同证异名，13 部辨证标准文献共推出血脉瘀阻（血瘀、脉络血瘀）、脉络瘀热、脉络瘀热湿阻、脉络瘀滞毒腐、热毒（脉络热毒）、热毒炽盛、热毒蕴结、热毒伤阴、湿热毒盛、寒湿阻络（寒湿）、寒凝血脉（脉络寒凝）、阴寒、湿热下注、气血两虚（脉络气血俱虚）、肾虚（肾气虚弱）15 证。其中，血脉瘀阻、气血两虚 2 证各辨证标准文献均有收录，计 13 次，寒湿阻络收录 8 次，热毒伤阴、湿热毒盛、寒凝血脉各 5 次，热毒 4 次，肾虚、脉络瘀热各 3 次，脉络瘀热湿阻、脉络瘀滞毒腐、热毒蕴结和湿热下注各 1 次。由各证收录频次，可大致看出学术界对各证认可的程度。总体说来，各文献辨证构成既有继承性，又有变异性，以后者占主导地位。值得注意的是，何清湖主编的《中医外科学》和《中西医结合外科学》，两书 TAO 辨证相同者仅有血脉瘀阻（血瘀脉络）和气血两虚 2 证，《中医外科学》寒湿阻络、湿热毒盛、热毒伤阴 3 证与《中西医结合外科学》寒凝血脉、热毒蕴结、肾气虚弱 3 证各不相同。

一方面，累计15证远远超出TAO临床辨证的实际范围，亦即临床上没有辨出15证的必备诊断条件；另一方面，各辨证标准又给学术界提供了临床辨证诊断时的多种选择，助推了TAO临床辨证的离散和混乱局面。事实说明，各部门实施TAO辨证规范的努力，导致了各辨证标准文献的严重失范。

学术界TAO临床辨证比较分析

为了解学术界TAO辨证情况，以"血栓闭塞性脉管炎"和"中医"为关键词，从中国知网、万方等数据库检索2000年1月至2020年1月近20年临床文献共320篇。纳入标准，含有血栓闭塞性脉管炎的中医临床辨证文献。剔除标准，综述、动物实验、未加辨证的临床报道。最后筛选出42篇临床文献。

1. 参照TAO辨证标准文献考察分析： 经归纳，TAO临床辨证大致分为4类：第1类完全参照辨证标准文献的标准，如张建勇等诊断出阴寒、血瘀、湿热、热毒、气血虚弱5证，完全参照《结合血管》之标准。陈宗余等所辨寒湿阻络、血脉瘀阻、热毒伤阴、湿热毒盛、气血两虚5证，则完全参考《标准》。两者虽均参酌辨证标准文献，但却各有所宗。第2类是在参考辨证标准文献基础上另作改动，如陈志光等诊断出的湿热瘀阻为湿热下注与血脉瘀阻合并而来。第3类比较独特，如刘培宏诊断为虚寒、血瘀、热毒3证，分别对应TAO局部缺血期、营养障碍期和坏疽期；肖国峰则以寒凝对应局部缺血期，血瘀郁热对应营养障碍期，阴虚湿毒对应坏死期，两者中医辨证与TAO分期虽不尽相同，但建立中医辨证与疾病分期对应关系的思路是一致的，类似的辨证方式不乏所见。第4类为根据个人经验自行灵活辨证，如李向东推出痰湿阻络证，汪庆平诊断的气滞血瘀证。由此可见，学术界对TAO辨证标准文献的执行可谓"自行其是"，所辨诸证急剧扩张。将纳入分析的42篇文献辨证情况进行整理，合并同证异名者，诸如瘀滞与血瘀、湿热与湿热下注、阴寒与寒凝、阳虚寒凝与虚寒等，共得18证：血瘀（21次），阴寒（19次），湿热下注（16次），热毒（15次），气血两虚（15次），虚寒（10次），寒湿（9次），湿热毒盛（4次），热毒炽盛（4次），气虚血瘀（4次），气滞血瘀（3次），阴虚湿毒（2次），痰湿阻络（2次），湿热瘀阻（2次），瘀热（2次），寒凝血瘀（1次），热毒伤阴（1次），阴虚（1次）。

在辨证标准文献归纳出来的15证中，学术界取用了其中的12证，肾虚（肾气虚弱）、脉络瘀滞毒腐、热毒蕴结3证皆未采用，说明未能得到学术界的认同；扩增出虚寒、气虚血瘀、气滞血瘀、阴虚湿毒、痰湿阻络和阴虚6证，且虚寒频次颇高，提示在辨证标准文献之外，学术界尚有趋同的认识。分析结果表明，各辨证标准文献缺乏权威性，执行起来各衷一是；大概受个体化诊疗思想的影响，中医师普遍喜欢在诊断标准之外另立门户，因而又推出许多新证。使TAO辨证业已混乱的局面愈演愈烈。

2. TAO血瘀证、阴寒证症状构成考察分析： 如所周知，病辖诸证是借助所属症状维系的。证与所属症状的紧密相关性，是辨证诊断得以确立的重要条件。TAO辨证由诊断标准文献归纳出的15证，扩大到学术界使用的18证，自然与所属症状有关。故整理使用频次居前的血瘀证的症状构成，可以发现潜在问题。将各临床文献TAO血瘀证、血瘀型、血脉瘀阻证、瘀滞证的所属症状体征一并收集，由于局部症状体征的表述杂乱无序，故对同症异名者适当合并后，按全身症状、局部症状、舌象和脉象分为4类。

全身症状：彻夜难眠，乏力（2个）。局部症状：患趾（指）疼痛加重，持久性夜间静止痛，夜间疼痛剧烈，患趾（指）酸胀刺痛，肿胀疼痛；步履沉重，步履维艰，间歇性跛行；患趾（指）皮色暗红或紫暗，有瘀血斑点，局部皮色黑黯紫而红、下垂时更甚、抬高则皮色苍白；小腿游走性红斑、结节或条索，足背汗毛脱落，趾甲变厚，可有粟粒样黄色瘀点；患肢营养障碍，麻木，趾（指）甲增厚，粗糙变脆；皮肤肌肉萎缩，小腿肌肉萎缩；患肢发凉，患肢畏寒，触之发凉，皮肤发凉，患肢发热，皮肤干燥不出汗；跗阳脉减弱，跗阳脉搏动消失（29个）。舌象：舌苔薄白，舌苔白，舌微黄，舌质红绛，舌质红，舌暗红，舌紫暗，舌有瘀斑，舌有瘀点（9个）。脉象：脉弦，脉涩，脉沉细涩，脉缓，脉弦数（5个）。

　　由上可知，TAO 血瘀证主要依据局部症状和舌脉象做出诊断。突出特点是，局部症状太多，表述极不规范，互有参差，重叠交叉严重；舌象和脉象过多，特别是舌象，没有明确血瘀证的基本舌象特征。关键问题在于，局部症状有患肢发凉、患肢畏寒、触之发凉、皮肤发凉等，则不是单纯的血瘀证，而应是寒凝血瘀的复合证；伴有患肢发热，便可能诊断为瘀热证。舌象出现舌微黄、舌质红绛、舌质红，似乎兼有热或虚热之征。脉弦数也并非血瘀证的代表性脉象。TAO 血瘀证症状甚多，主要原因有两个方面，一是局部症状重叠交叉严重，二是混杂不少他证症状。至于后者，是临床事实，抑或不经意窜入，均应通过深入研究而得出确切结论。TAO 阴寒证问题大同小异。为了说明问题，对阴寒证所属症状体征作同样处理，归纳结果：

　　全身症状：面色晦暗，失眠，畏寒，素体恶寒喜暖（4 个）。局部症状：患肢（或指或趾）喜暖怕冷，肢端发凉，触之冰凉；下肢冷痛，遇冷痛剧，小腿时有抽痛，麻木疼痛，小腿酸胀痛；皮色苍白，皮色潮红，皮色发绀，创面色白，创面紫红；肢体有沉重感，下肢重着、保暖则缓，步履不利，间歇性跛行，患肢酸困不适、足下垂时明显；趺阳脉减弱或消失，足阴脉细弱；营养不良性改变（溃疡），下肢浅静脉瘀紫，伴有游走性血栓性静脉炎（23 个）。舌象：舌质淡红，舌质淡，苔白，苔薄白（时有齿痕），苔白腻，胖大舌，苔厚腻（7 个）。脉象迟，沉迟，细，沉细，弦滑沉，沉细而迟（6 个）。

　　由上不难看出，TAO 阴寒证所属症状体征亦达 40 余个，即便除外同症异名者，数量也相当可观。无论何证，推出数十个症状体征都是不可思议的。考察表明，全身症状中，面色晦暗、失眠并非阴寒证特异性症状；局部症状中，与阴寒直接相关的有局部自觉或他觉发凉与冷痛，其他多数症状、体征在血瘀诸证均可见到，并无支持阴寒证诊断的排他性，且表述极不统一。而皮色潮红、创面紫红、苔白腻、苔厚腻等，通常也不是阴寒证的特有症状。分析表明，TAO 血瘀证和阴寒证所属症状体征构成存在问题相同，亟待通盘加以解决。

TAO 中医辨证规范的思路与方法

　　TAO 辨证标准和学术界临床辨证，均存在不容忽视的严重失范问题，毫无疑问，若允许这种情况长期存在，中医学便无法发展，也不可能被科学大家庭所认可。故针对具体问题提出重新规范的几点建议和方法。

　　1. 建立 TAO 中医辨证与疾病分期相照应的辨证规范：TAO 是以局部症状体征为主要临床表现的疾病，全身症状较少，即便彻夜难眠（失眠）等全身性症状，也是本病持续性静息痛所导致的，不应成为中医辨证诊断的主要依据。本病的症状体征自然与疾病分期相照应，而这些症状体征（尚不包括舌脉象）同样是中医辨证的主要素材，因而建立中医辨证与疾病分期相照应的辨证规范，理应是以局部症状体征为主的外科疾病的正确选择。可以注意到，学术界已经开展了这方面的探索、汇总：

　　（1）虚寒、血瘀、热毒证，见于局部缺血期、局部缺血期或营养障碍期、营养障碍期或坏疽期。

　　（2）寒凝、血瘀郁热、阴虚湿毒证，见于局部缺血期、营养障碍期、坏死期。

　　（3）阴寒、湿热下注、热毒炽盛、气血两虚证，见于缺血期、早期或坏疽期、肢体坏疽感染期、恢复阶段。

　　（4）阴寒、血瘀、湿热下注、热毒证，见于局部缺血期、营养障碍期、坏死期的早期。

　　（5）阴寒、血瘀、瘀热、毒热证，见于局部缺血期、营养障碍期、坏疽期、坏疽重期。

　　（6）虚寒或寒湿、血瘀、热毒炽盛或湿热、气血两虚证，见于早期或恢复期、营养障碍期或恢复期、坏疽期早期或恢复期。

　　（7）虚寒、血瘀、热毒证，见于局部缺血期、局部缺血期或营养障碍期、营养障碍期或坏疽期。

　　由上可知，人们多数倾向将 TAO 分为 3～4 期，分别有 3～4 证与之相照应。各期在辨证方面由阴寒（虚寒、寒凝）→血瘀→热毒（湿热、热毒炽盛）→气血两虚的基本脉络已大体形成。尽管疾病 3 期对应 3 证，抑或 4 期对应 4 证尚未统一，而且还有疾病早期和恢复期等较含糊的说法，但这一辨证思路与方法体现的合理性和客观性，应当引起学术界的高度重视。

2. 协调有关部门，组成统一的专家团队：以往制定中医辨证标准的部门甚多，TAO 辨证失范，与缺乏协调，各自为战不无关系。因此，国家标准、行业标准、国家级学会标准、教育系统建立的教材标准均应统一协调起来，这是从管理角度避免"证"出多门的重要举措。基于这一构思，首先组成统一的临床专病辨证规范专家团队。

3. 形成专家共识：组成了统一的专家团队，即可在 TAO 疾病分期、各期基本症状体征、辨证直接相关症状体征、分期与辨证对应关系等方面，经过反复讨论论证，形成专家共识。在此过程中，一并解决同证异名、同症异名问题，解决单证与复合证的关系问题，对症状体征表述交叉、重叠、冗长、不规范等问题一揽子加以解决。需要指出，以往开展辨证规范研究的事实已经证明，采取流行病调查的方法并非解决辨证规范的灵丹妙药。根据西医疾病的具体情况，在西医疾病分类、分期、分型、并发症等与中医辨证的对应关系上寻找辨证规范的突破口，或许是解决辨证失范问题的正确途径。

332　血栓闭塞性脉管炎的中医治疗

血栓闭塞性脉管炎（TAO）是一种主要累及于四肢末端中、小静脉，阶段分布的慢性复发性血管闭塞疾病。其临床病理表现多为四肢血管壁阶段性、非化脓性炎症伴血栓形成。多见于青壮年，目前对其具体病因机制尚无明确定论，但普遍认为多与抽烟、寒冷刺激、外伤等因素相关。临床典型表现主要为患肢疼痛、肿胀、皮肤色泽改变、麻木、发凉等，随着病情加重可出现间歇性跛行、雷诺现象，甚者出现溃疡和坏疽。TAO 是临床常见周围血管疾病，近年来发病率越来越高，且病势缠绵难愈，重者可致患肢坏疽而截肢，严重影响患者的生活质量。近年来中医药治疗 TAO 取得了一定的进展，学者陈立强等查阅了 10 年中医药治疗 TAO 相关文献，并做了梳理归纳。

中医学对 TAO 的基本认识

血栓闭塞性脉管炎属于中医学"脱疽""脉痹"等范畴。《灵枢·痈疽》云："发于足指，名曰脱痈。其状赤黑，死，不治；不赤黑，不死。不衰，急斩之，不则死矣。"晋末《刘涓子鬼遗方》云："发于足指曰脱疽，不去者死，赤黑者死。"唐代王焘《外台秘要》云："发于指者，名曰脱疽，其状赤黑，死，不疗，不赤黑可疗，疗不衰，急斩去之得活，不去者死。"明代申斗垣《外科启玄·脱疽》云："足之大趾次趾，或足溃而脱，故名脱疽。"陈文治《疡科选粹·足疡》云："脱疽发手足趾，溃则自脱，故名曰脱疽。"清代吴谦《医宗金鉴》云："脱疽多生足指间，黄疱如粟黑烂延，肾竭血枯五败证，割切仍黑定归泉。"本病初起可见患肢皮肤苍白、发凉、怕冷、麻木、间歇性跛行；进而出现患肢剧烈疼痛，夜间为甚；日久不治则出现皮肤色泽改变，皮肤干燥，皮温升高，肌肉萎缩，再发展可出现溃烂，最终导致坏疽、脱落，是中医外科恶性疾病之一。

病因病机

中医对脱疽的病因病机早有明确认识，例如《素问》云："心者五脏六腑之主也，悲哀悉忧则心动，心动则五脏六腑皆摇。"情志不畅引起五脏功能失调，导致气血经脉功能紊乱，气机不畅，不通则痛。又如《素问·举痛论》云："寒气入经而稽迟，泣而不行，客于脉外则血少，客于脉中则气不通，故卒然而痛。"寒邪易致气血凝滞，损伤阳气，血液不能抵达四肢，失去温煦，发为此病。明代《外科理例》云："气血充实，经络通畅，决无患者；若气血之素亏，或七情所伤，经络郁结，或腠理不密，六淫外侵，壅塞隧道。"清代《医林改错》云："元气既虚，必不能达于血管，血管无气，必停留而瘀。"这是对脱疽病因的详细阐述。中医从整体辨证原则出发，认为 TAO 乃本虚标实，多由于情志不畅、素体阳虚、感受寒邪，脉络闭塞导致四肢脉络失于濡养，引起肢痛麻木、疼痛、活动不利等。

名医经验

近现代医家根据自己多年临床经验对 TAO 也有独特认识。陈品英等从"邪"与"气血"对 TAO 进行论述，指出"气血"是致病之源，诸邪客于脉络，则气血痹阻不通，血行不畅而致瘀发为此病。曹烨民认为素体阳虚为 TAO 的根本病机。外邪乘虚而入，内邪滋生，邪毒久蕴，耗气伤血，肢节失于濡养，发为坏疽。扶阳固本应贯穿治疗始终。李立等提出从痰瘀论治 TAO，认为痰瘀是致病的关键；他认为 TAO 早期就有痰瘀存在，但并无痰瘀之症，因此从痰瘀论治血栓闭塞性脉管炎是基本治法。李妍怡认为本病与热、痰、瘀邪损伤血络以及寒湿之邪凝滞经络，导致瘀血阻滞，血脉阻塞密切相关，治当以清热、化痰、活血化瘀为原则。王云超从温散、温通、温清、温补四法论治 TAO。所谓"邪之所凑，其气必虚"，日久易伤阴耗血损伤阳气，阴损及阳，致阳气衰微。所以温阳法治疗 TAO 切合病机。门纯德教授治疗 TAO 注重阳气，善用温法。认为本病以寒为"本"、以瘀为"标"、以热为"变"，多因感受寒邪、素体阳虚，阳虚寒凝，气血凝滞所致。付岚岚从伤寒"六经辨证"理论出发，认为 TAO 涉及了厥阴、太阳、阳明、少阴、太阴等多个病证，并对其病理过程进行详细概括。仝小林认为 TAO 乃素体正气不足，寒湿邪入侵，壅滞经络，深入骨髓，引发下肢的缺血坏死。侯玉芬认为本病的发生以脾肾亏虚为本，寒湿外伤为标，而气血凝滞经脉阻塞为其主要病机。王学军认为本病发病之本在于脾气不健、肾阳虚衰，多与瘀血、湿浊、热结等病理因素相关。治疗上宜标本兼治，补脾温肾以治其本，行气通络以治其标，活血化瘀法应贯穿本病的始终。奚九一针对此病提出了"因邪致瘀、祛邪为先、分病辨邪、分期辨证"的学术思想，形成了祛邪与扶阳相结合的理论。门军章从整体考虑，重视人体阳气，运用"兴阳法"与"活血化瘀法"相互配合联合治疗。孙文亮认为脉道壅塞，瘀血日久化热伤阴，从四妙勇安汤着手治疗 TAO，认为养阴法能很好地解除瘀热之症。魏大燕认为 TAO 病机属脉络痹阻、气滞血瘀，临床辨证以"通"为法，但应兼顾标本缓急，扶正与祛邪辨证统一。郑学军根据不同疾病阶段，选用相应的药物，Ⅰ期重用黄芪以"补气统血"，Ⅱ期选用丹参、赤芍活血之类，Ⅲ期重用益母草活血消肿清热，同时重视外治，常联合熏洗、换药、手术等。

总之，本病病位在血脉，与心、肝、脾、肾密切相关，外与感受寒湿之邪，损伤阳气有关，内与饮食失调、情志太过损伤肝脾肾等脏腑有关。且"瘀"为本病的最终病理结果，温阳、散寒、活血化瘀法是各医家治疗本病的宗旨。

辨证分型

辨证论治是中医学四大基本特点之一，本病现在还没有明确辨证分型标准。李在明教授将本病分为 4 个证型，虚寒型、寒凝血瘀型、热毒型、气血虚弱型，治疗分别以阳和汤加减、活血通脉饮、四妙勇安汤加减、托里消毒散加减。门纯德教授根据临床经验将本病分为寒凝血滞、气滞血瘀、阴虚化热、湿热蕴毒、气血两虚、正虚邪陷 6 型，方选乌头桂枝汤、当归四逆汤、黄芪桂枝五物汤、白术附子汤或理中汤，身痛逐瘀汤化裁，四妙勇安汤加薏苡仁、夏枯草、地龙、龟甲等，五味消毒饮加夏枯草、苍术、黄柏、大黄，人参养荣汤、炙甘草汤，阳和汤加黄芪。侯玉芬总结为气虚血瘀、阳虚阴寒、血脉瘀阻、湿热证、气血两虚，分别以补阳还五汤加味、阳和汤加减、桃红四物汤合四逆汤化裁、四妙勇安汤原方减量、八珍汤加减。门军章将其分为寒凝血滞证，治以"乌头桂枝汤"兴阳祛寒，配合"自拟活化汤"活血化瘀；阳虚寒凝证，以"当归四逆汤"加味或"附子汤"加味，兴阳温经，配合"活络效灵丹"加味，活血通脉；气血瘀阻证，以"当归四逆汤"加味与身痛逐瘀汤交替；气血两虚证，以"附子汤"加味兴阳温经，配合"活络效灵丹"加味和"人参养荣汤"益气补血活血；正虚邪陷证，用"阳和汤"加味配合"自拟活化汤"和"人参养荣汤"。赵建霞等将 TAO 分寒凝型、湿热下注型、阴虚湿毒型 3 型。夏天等将其分为阴寒型、湿热下注型、热毒炽盛型、气血两虚型 4 种类型，采用自拟方治以温经散寒、活血化瘀、疏通脉络、清热解毒。巴哈尔古丽等将本病分为 3 期，一期证属涉水履冰，寒湿阻络，气血不调，经络痹阻，方选独活寄生汤加减；二期证属寒凝络痹，不通则痛，气血不能贯注，阳气不能下达，方选阳和汤、当归四逆汤加减；三期证属病久寒郁化热，必伤阴液，热胜则肉腐骨烂，方选顾步汤加减。李志娟根据其病机、病情，将其归纳为 4 种类型，寒凝血滞型、气血瘀滞型、阳虚毒陷型、阴虚化热型。赵晓军临床将其分为脉络阴寒证，方用阳和汤加减温经散寒、活血通络；脉络血瘀证，方用血府逐瘀汤加减；脉络瘀热证，方用四妙勇安汤加减养阴清热、活血通络；脉络毒热证，方用四妙勇安汤加减清热解毒、活血通络；气血俱虚证方用人参养荣丸或八珍益母丸调补气血。肖德宽等分 5 型论治，阴寒证、血瘀证、湿热证、热毒证、气血两虚证，分别给予阳和汤加减、桃仁四物汤、四妙散加减、八珍汤和人参养荣汤。

临床治疗

现代医学治疗 TAO 包括一般支持疗法，戒烟、防寒、防潮以及避免外伤等，内科治疗主要以舒张血管、抗血小板聚集、溶栓等为主，外科手术治疗也有一定的疗效。然而到目前为止依然没有一种十分理想并能被所有患者所接受的治疗方法。近年来传统中医药治疗 TAO 疗效显著，已被众多患者所认可。当代医家根据古籍对本病的认识，结合亲身临床经验治疗本病。

1. 内治法：王超等用独活寄生汤治疗寒湿型 TAO，治疗组 40 例，显效 25 例，有效 10 例，总有效率为 87.5％，2 组治疗比较差异明显有统计学意义（$P<0.05$）。随访复发仅 5 例，明显优于对照组。王昕冉用当归四逆汤治疗 TAO，治疗组 31 例，治愈 8 例，显效 14 例，有效 7 例，无效 2 例，总有效率为 93.55％，高于对照组的总有效率 78.13％（$P<0.05$），提示当归四逆汤加减治疗 TAO 能够快速达到治疗效果，具有一定的可靠性。姜志峰用自拟黄芪通脉汤（黄芪 60 g、鸡血藤 30 g、桑寄生 30 g、川芎 20 g、葛根 20 g、莪术 20 g、当归 12 g、山茱萸 12 g、地龙 12 g、水蛭 10 g、桃仁 9 g、桂枝 8 g、细辛 5 g、大枣 5 g、甘草 3 g）治疗下肢 TAO，实验组 56 例中显效 19 例，有效 31 例，总有效率为 89.29％，优于对照组的 71.43％。说明黄芪通脉汤能够有效改善肢体末梢血运、促进创面愈合。田忠等用活血溶栓汤（丹参 15 g、红花 10 g、当归 10 g、鸡血藤 10 g、土鳖虫 5 g、水蛭 3 g、独活 10 g、川牛膝 10 g、延胡索 10 g）治疗 TAO 血脉瘀阻证，治疗组 35 例总有效率为 88.57％，高于对照组的 77.14％，活血溶栓汤具有很好的活血通经、祛瘀止痛的功用，能够有效改善血流状态，加快血流速度，降低血栓的发生。莫良民自拟毛冬青汤（毛冬青 30 g、黄芪 30 g、党参 10 g、肉桂 5 g、三七 5 g、地龙 10 g、丹参 10 g、红花 10 g、全当归 15 g、牛膝 15 g）治疗 TAO，治疗组 35 例中治愈 17 例，显效 9 例，有效 6 例，总有效率为 91.4％，优于对照组的 77.1％，证明毛冬青汤能改善患者肢端血运，减轻临床症状。四妙勇安汤出自《验方新编》，是治疗脱疽、热毒炽盛的经典名方。周科等用四妙勇安方加减（金银花 90 g、玄参 90 g、当归 30 g、牡丹皮 10 g、甘草 10 g、红花 10 g、牛膝 10 g、鸡血藤 30 g）治疗 TAO，结果 50 例患者中治愈 20 例、显效 18 例、有效 9 例，总有效率 94％，优于对照组的 74％，且治疗前后炎性因子及血脂水平均优于对照组。庄丽华等用桃红四物汤加赤芍治疗早、中期 TAO，治疗组 39 例中痊愈 9 例、显效 19 例、好转 10 例，治疗总有效率为 97.44％，优于对照组的 79.49％，2 组比较差异有统计学意义（$P<0.05$），治疗组治疗后疼痛评分、ABI 指数等均优于对照组。王文超的临床研究用自拟中药通脉汤［黄芪、当归、赤芍、三七、玄参、牛膝、土鳖虫、毛冬青、附子、肉桂、细辛。随症加减，指（趾）端疼痛明显者加乳香、没药；指（趾）端水肿者加汉防己、泽泻］治疗 TAO，治疗组 92 例中痊愈 20 例、显效 22 例、有效 30 例，有效率为 82.6％。证明自拟方可以有效改善局部血运，达到活血通脉的效果。王国朗采用经典名方仙方活命饮加减（生归尾 25 g、桃仁 12 g、红花 20 g、赤芍 20 g、水蛭 3 g、虻虫 3 g、陈皮 6 g、白芷 12 g、防风 12 g、乳香 9 g、没药 9 g、穿山甲 9 g、金银花 15 g、连翘 15 g、皂角刺 6 g、麻黄 6 g、细辛 3 g、熟附子 3 g、肉桂 6 g）治疗本病，治疗总有效率为 95.35％，证实仙方活命饮加减对寒湿型血栓闭塞性脉管炎有较好的疗效。陈品英等自拟血管再生方（黄芪 60 g、生水蛭 3 g、地龙 25 g、全蝎 5 g、乳香 15 g、没药 15 g、延胡索 12 g、益母草 30 g、木瓜 12 g、白芍 10 g、天花粉 20 g、三七粉 3 g、甘草 10 g）治疗 TAO，观察组总有效率为 94.0％，对照组总有效率为 74.0％，观察组明显优于对照组（$P<0.05$），临床证明本方能很好地治疗缺血期、营养障碍期、坏疽期 TAO，效果显著。何强等采用肢痛逐瘀汤（当归 15 g、鸡血藤 30 g、丹参 15 g、黄芪 15 g、赤芍 10 g、牡蛎 20 g、延胡索 15 g、生地黄 15 g、全蝎 8 g、乳香 30 g）治疗 TAO 患者 40 例，治愈 10 例，显效 13 例，有效 8 例，总有效率为 77.5％，高于对照组的 55％，差异有统计

学意义（$P<0.05$）。治疗前后血液流变学指标改变明显，更能改善患者的疼痛、皮肤色泽、足背动脉搏动、怕冷、跛行、酸胀等临床症状。

2. 外治法：《素问·至真要大论》云"内者内治，外者外治"。中医外治是在中医理论指导下采用针刺、艾灸、外洗、熏蒸、贴敷等方法治疗疾病。其历史悠久、操作简单、种类多样、方法独特、疗效显著、安全可靠，临床应用广泛。

（1）针灸疗法：针灸疗法在我国已有数千年历史，是以脏腑、经络学说等基础理论为依据，运用针刺、艾绒、艾条等法，在特定穴位刺激、温灼穴位以调整气血，达到温通经脉、调和气血的目的。周长振根据自己多年临床针刺经验，选用足阳明胃经伏兔、阴市、足三里；足太阳脾经三阴交、阴陵泉；足少阳胆经阳陵泉等穴位，强刺激后再加 685 电疗仪，连续治疗，留针 1 小时，隔日 1 次，10 次为 1 个疗程。证实此法能纠正和消除使气血瘀滞运行障碍的因素，并可疏通经络、调整阴阳平衡、调节气血，以改善气血运行状态，达到治疗此病的目的。唐永等取穴患侧阳陵泉、足三里、昆仑穴，进针得气后行捻转补法，1 次/d，隔日＋施针，10 日为个疗程，同时口服中药。观察组 48 例，痊愈 13 例，显效 19 例，有效 12 例，总有效率为 91.67%，优于对照组的 65.96%，与对照组比较差异有统计学意义（$P<0.05$）。表明此治疗能够抑制炎性反应、改善血管内皮细胞功能、提高下肢功能，治疗 TAO 疗效显著。疗程最长半年，最短 1 个多月痊愈。魏玉莹等针灸治疗 TAO，采用温针联合点刺放血，选穴太冲、太溪、昆仑、解溪、三阴交、足三里、阳陵泉、血海，隔日 1 次。八风穴点刺放血，每 5 日 1 次。治疗 10 次后患者疼痛消失、无冷感及麻木感等症状明显好转。随访 3 个月未复发。杜景辰等选取 30 例血栓闭塞性脉管炎患者进行电针夹脊穴治疗，治疗选腰部 L3～S1 夹脊穴，取双侧穴位，以疏密波型刺激 20 分钟。每日 1 次，连续 20 次后，患者肢体疼痛、冷感、间歇性跛行等临床观察指标均有明显改善。

（2）中药熏洗：中药熏洗是指用中药熏蒸和洗涤的方法治疗疾病，可以达到温通腠理、调和气血、清洁疮口的作用。具有临床疗效确切、治疗时间短、复发率低等优点。黄南等用牟重临的经验方通阳活血方外用熏洗治疗 TAO，本方由麻黄 10 g、红花 10 g、水蛭 10 g、透骨草 10 g、丹参 15 g、当归 15 g、怀牛膝 15 g、艾叶 30 g 组成。将药物打粉装进纱布袋内扎好，加水煎煮 30 分钟。煎好的药液倒入木桶内，对患肢严密熏蒸，待药汤温热不烫时，将患肢浸于药汤中泡洗、热渍。每日熏洗 2～3 次，每次 30～60 分钟。30 日为 1 个周期，治疗 2 个周期后观察组患者 ABI、间歇性跛行、疼痛情况改善显著优于对照组；并且观察组血清 IL-6、TXB_2 水平改善较明显。李光宗等采用脉络通瘀汤口服联合脱疽洗剂（桂枝 30 g、红花 15 g、乳香 15 g、花椒 10 g、金银花 15 g、苏木 15 g、透骨草 30 g、鸡血藤 15 g、千年健 15 g、樟脑 5 g）治疗 TAO，将药物装入纱布袋，放入水中煎沸，煎取药液 500 mL，患肢隔药液先熏，待药液温度冷至 38 ℃左右，将患肢放入药液中浸洗 20～30 分钟，熏洗后注意肢体保温，每日 1 次，14 日为 1 个疗程，治疗 2 个疗程，临床效果显著。

（3）中药湿敷、外敷：中药湿敷是用纱布或棉絮蘸取煎好的中药药液，湿敷在患者患处进行外敷治疗，使药物吸收，促进局部血运、改善微循环，从而起到收湿敛疮、排毒、促进创面愈合和治疗疾病的目的。商月娥等中药湿敷治疗 TAO，用中药紫花地丁 15 g、连翘 15 g、乳香 15 g、没药 15 g、防风 15 g、白芷 15 g、白蔹 15 g、蒲公英 15 g、蜂房 15 g，水煎 30 分钟，医用纱布蘸药液湿敷 30 分钟，每日 3 次，2 个月后结果显示观察组 40 例，临床治疗 20 例，显效 11 例，有效 6 例，总有效率为 92%，明显高于对照组的 70%。与对照组比较差异有统计学意义（$P<0.05$）。由此可见中药湿敷治疗 TAO 临床效果显著。金萌等自拟脉通散外敷治疗 TAO，临床结果显示观察组 50 例，痊愈 20 例，显效 13 例，有效 10 例，总有效率为 86%，优于对照组的 73.9%，差异有统计学意义（$P<0.05$）。金黄散是明代陈实功《外科正宗》所载方，有清热解毒、散瘀消肿的功效。章练红应用金黄散膏外敷治疗 TAO 伴发皮肤溃疡，临床治愈率达 83.3%，能够很好地改善局部微循环，加快创面愈合。

333 中医治疗肩周炎临床研究

肩关节周围炎是肩关节周围滑囊、韧带、肌腱、肌肉以及关节囊等软组织的慢性无菌性炎症，初期临床表现以肩部疼痛及肩关节活动功能障碍为主要症状，中后期可见肌肉粘连或废用性肌萎缩。其主要原因是由肩关节囊及关节周围软组织发生的一种范围较广的慢性无菌性炎症反应。肩周炎属于中医学"肩痹"范畴，根据其临床表现、发病特点及发病年龄又称"漏肩风""肩凝症""冻结肩""五十肩"。现代研究认为，肩周炎发病的因素与肩关节周围软组织的退行性变、内分泌激素水平变化等有关，加上外伤、劳损等外在因素使肩周组织的血液循环障碍，组织新陈代谢异常，使肩部周围组织、关节囊处于痉挛缺血缺氧状态，代谢产物堆积，引起疼痛，导致无菌性炎症的发生，出现渗出、水肿，肌腱纤维化变性，失去弹性、短缩，继而使关节囊下方粘连，肩关节出现疼痛和功能障碍。肩周炎由于病因复杂，病势反复缠绵。目前西医对该病治疗手段单一，疗效不佳。而中医通过对本病辨证分型，并给不同证型的患者不同论治方法，取得良好疗效。学者洪靖等对近几年中医治疗慢性肩周炎的研究做了梳理归纳，为今后进一步研究与发展提供了参考。

中医对肩周炎的认识

早在秦汉时代，中医学对肩周炎就有初步的认识与记载，如《灵枢·经脉》中云"肩臑肘臂外皆痛"，《针灸甲乙经》称其为"肩胛周痹"，并描述其症状"肩痛不可举，引缺盆痛"。《医林改错·瘫痿论》云："凡肩痛、臂痛、腰痛、腿痛或周身疼痛总名曰痹证。"对于其病因的认识，《素问·举痛论》云："寒气入经而稽迟，泣而不行，客于脉外而血少，客于脉中则气不通，故卒然而痛。"《中藏经·五痹》云："肾气内消……精气日衰，则邪气妄入。"《太平圣惠方》云："夫劳倦之人，表里多虚，血气衰弱，腠理疏泄，风邪易侵……随其所感，而众痹生焉。"外感风、寒、湿邪是导致本病的外因，而素体虚弱，久病耗伤肝肾，劳伤精血，是为内因。

近些年来，诸多学者用中医理论对肩周炎的病因病机做了各种探析。总的来说，认为肩周炎属于本虚标实或虚实夹杂之证，主要病理因素为风寒、水湿、气滞、血瘀等，主要病机为风寒邪气侵入筋脉，遂致气血阻滞，筋脉凝滞或脾虚生湿，湿凝为痰，湿痰流注肩背，或因动作失度，提重伤筋，经筋受损，气滞血瘀，不通则痛。符文彬等结合现代社会城市人多在空调环境下生活与工作，更常因作息无定，致体虚而更易受风寒之邪侵袭；或静而少动；或体力劳动疾劳损伤致经脉不利、血瘀于内等特点。认为外伤劳损、风寒湿邪外袭为肩周炎的外因；而气血失养、经脉不利、血运不畅为肩周炎发病的内因。姜文清等认为肩周炎的形成有内外两个因素，内因是年老体弱，肝肾不足，气血亏虚。外因是风寒湿邪，外伤及慢性劳损，多为寒凝筋脉，气滞血瘀，筋失所养，筋脉拘急，属"不通则痛"导致活动障碍。另外，肩部的骨折、脱位，臂部或前臂的骨折，因固定时间太长或在固定期间不注意肩关节的功能锻炼亦可诱发关节炎。张恒芳等认为肩周炎常随天气变化或因劳累过度而诱发，或因人过中年气血不足、肝肾亏损致营卫失调，以致经脉肌肉失去濡养，或久居阴寒湿地使血液流通受阻、阳气不足等而产生肩关节疼痛、功能障碍。中医药在治疗肩周炎方面具有无与伦比的特色，不仅仅局限于内服中药，而且还有许多中医外治法，如针灸、推拿等方法，毒副作用小，疗效显效。

中医药治疗

1. 辨证论治：刘军将肩周炎分成 3 型辨证论治，肝肾亏虚兼风寒湿阻型，治以祛风散寒除湿、宣痹通络止痛，方用独活寄生汤合宣痹汤加减；肝肾亏虚兼气滞血瘀型，治以培补肝肾、活血化瘀、行气止痛，方用补阳还五汤为底加减，酌加熟地黄、桑寄生、杜仲等补肝肾之品以加强补肝肾之力。肝肾亏虚兼气血虚弱型，多见于病变后期，治以补益肝肾气血、舒筋通络止痛，方用黄芪桂枝五物汤合当归鸡血藤汤加减。王作顺从风、痰立论辨治肩周炎，痰湿痹痛型，指迷茯苓丸（茯苓、枳壳、法半夏、朴硝）加减；风邪痹痛型，秦艽天麻汤（秦艽、天麻、羌活、陈皮、当归、川芎、炙甘草、生姜、桑枝）加减。赵和平将本病分成 3 型加以辨治，风寒湿闭阻型，治以祛风散寒、利湿通络，方用二仙蠲痹汤加减；寒凝血瘀型，治以温通经脉、散寒止痛，方用乌头汤合活络效灵丹加减；气血亏虚、肝肾不足型，治以补肝肾、益气血、通经络，方用独活寄生汤加减。

2. 专方治疗：李冠峰运用当归补血汤加味内服，药用黄芪 30 g、当归 10 g、葛根 18 g、桂枝 9 g、威灵仙 15 g、羌活 12 g、姜黄 12 g、炙甘草 6 g。风寒湿型加制川乌、防风、秦艽；瘀滞型加鸡血藤、丹参、制乳香、制没药；气血虚型黄芪用量 40～50 g、当归 20 g，加熟地黄、枸杞子、山茱萸等，并辅以手法推拿治疗 110 例肩周炎患者，治愈 40 例，好转 66 例，未治愈 4 例，有效率为 96.3%。石氏伤科自创牛蒡子汤治疗肩周炎，该方由牛蒡子、僵蚕、白蒺藜、独活、秦艽、白芷、法半夏、桑枝 8 味药组成。若痰瘀重者，酌加地龙、土鳖虫；若兼有寒湿较重者，酌加制草乌、磁石；若关节粘连严重者，酌加白芍、甘草；若素体气血亏虚者，酌加黄芪、当归；若脾肾亏虚，化源不足者，合以调中保元汤治之。邵爱民等先局部封闭疗法治疗后，再进行中药解凝阳和汤治疗，方由桂枝、熟地黄、炮姜、附子、麻黄、姜黄、鹿角胶、鸡血藤、甘草、延胡索、黄芪、丹参、当归、川芎、寻骨风、白芍组成，阳虚寒重者加细辛、淫羊藿；风湿重者加苍术、羌活、全蝎；疼痛重者加乳香、没药；74 例肩周炎患者，痊愈 35 例，显效 19 例，有效 17 例，无效 3 例，总有效率 93.88%。

中医外治法

1. 针灸治疗：针灸治疗应用范围广泛，通过古今医家们长期的实践，发现针灸治疗具有祛风散寒除湿、疏经通络止痛、行气活血荣筋之功效。针灸疗法通过刺激肩关节局部穴位得气后留针可使肩部气血流通，达到疏通经络、消肿止痛的作用。毫针、电针和温针灸是治疗肩周炎相对有效的疗法，疼痛显著者应首先考虑使用电针。

（1）针刺治疗：肩周炎的发病与肝、肾、脾密切相关，针刺通过手法虚实补泻来纠正脏腑阴阳的盛衰，恢复脏腑的正常功能，从而达到"以平为期"的目的，针刺方法具有操作简便、起效快、费用低、无毒副作用等优点，在临床中广泛应用。孙远征依据传统经络循行学说、疼痛部位特点和多年的临床经验总结出循经远取动法，分经论治肩周炎。手阳明经型取合谷穴，手太阳经型取后溪穴，手少阳经型取中渚穴，手太阴经型取鱼际穴，混合型则辨经取穴，在临床取得较好的效果。齐昌菊等通过交叉取肩痛穴（位于小腿前外侧，腓骨小头与外踝高点连线的上 1/3 处），40 例肩周炎患者，治愈 20 例，显效 8 例，有效 10 例，无效 2 例，总有效率 95.0%。安朋通过浮针疗法，针刺病痛点或 MTrP 点，治疗 22 例肩周炎患者，其中治愈 16 例，好转 4 例，无效 2 例，总有效率 90.9%。李永春采用针刺下合穴配合常规针刺治疗肩周炎 42 例，痊愈 9 例，显效 10 例，有效 19 例，无效 4 例，总有效率 90.5%。盛雪燕等在有筋结或条索状、滚动感的常规穴位及阿是穴操作"金钩钓鱼"针法治疗 30 例肩周炎患者，痊愈 16 例，显效 9 例，有效 2 例，无效 3 例，总有效率 90.0%。

（2）温针灸治疗：温针灸刺激病灶可迅速改善和消除局部组织的水肿和神经等病理改变，有效加快局部组织循环，促进代谢，有效修复局部神经和病变组织，并吸收局部炎症，从而有效缓解患者肩部疼痛和局部功能障碍，取得较佳的临床治疗效果。周靖等将 60 例肩周炎患者随机分成 2 组各 30 例，对照组给予常规西医治疗，给予阿司匹林等解热镇痛类药物口服，在痛点局部皮肤进行封闭治疗。治疗组采用温针灸法，毫针刺肩髎、肩贞、肩前、阿是穴，上臂疼痛配臂臑、手五里穴，肩背疼痛配天宗穴，所有针刺穴位处均用 2 cm 长的艾条套在针柄上，在近穴端点燃，以患者局部有温热感为度。对照组治愈 8 例，显效 6 例，有效 5 例，无效 11 例，总有效率 63.33%；治疗组治愈 17 例，显效 9 例，有效 2 例，无效 2 例，总有效率 93.33%，两组患者治疗效果比较差异显著（$P<0.01$），具有统计学意义。吴毅明等用透灸法治疗 41 例肩周炎患者，针刺取患侧阿是穴、肩髃、肩髎、肩贞、肩前穴，然后将 8 段长 3.5 cm 的艾条一端点燃后放入艾灸箱内，将艾灸箱放在肩部施灸，治愈 23 例，显效 10 例，好转 6 例，无效 1 例，总有效率 97.5%。闵奇将 140 例肩周炎患者随机分成 2 组，每组 70 例，对照组应用电针针刺肩前、肩贞、曲池、天宗、肩髃，治疗组采用温针灸相同穴位。对照组治愈 10 例，显效 15 例，有效 23 例，无效 22 例，总有效率 68.58%；治疗组治愈 38 例，显效 12 例，有效 17 例，无效 3 例，总有效率 95.72%，温针灸能明显改善肩周炎患者的临床症状和关节活动，差异具有统计学意义（$P<0.05$）。

（3）电针治疗：电针刺治疗肩周炎，可提高机体痛阈值，起到止痛效果，且可扩血管改善血液循环，使病灶周围代谢增强，促进炎性介质的吸收。邵萍对肩周炎患者采用电针治疗，使用 1.5 寸一次性无菌针灸针，夹持法进针，直刺患侧条口穴，深约 1 寸，予平补平泻手法，患者有酸胀麻木得气感后，接电针仪。针刺 5 分钟后，让患者尽最大活动度活动患肩。每次治疗持续时间为 30 分钟，隔日 1 次，每周 2~3 次，6 次 1 个疗程，取得很好的临床效果。

2. 小针刀： 应用针刀实施的闭合手术，对肩周炎患者进行纵疏横剥、提插切割等操作手法，一方面能切开瘢痕、粘连与挛缩，疏通堵塞，达到"通则不痛"的目的；另一方面，也改善了局部血运，加速炎性因子的消除，促使肿胀消失，从而恢复肩关节周围软组织动态平衡。小针刀治疗见效快，维持时间长，操作简单易学，且患者痛苦小。对于治疗肩周炎是一种非常安全、行之有效的治疗方法。

李冬等将 52 例肩周炎患者随机分成 2 组，对照组 25 例，治疗组 27 例。对照组外用药物治疗，采用 NSAIDs 类双氯芬酸二乙胺乳胶剂。治疗组采用针刀"肩三刀"疗法，主要选择治疗点有肱骨结节区、冈上窝区、关节盂后侧区 3 个部分。对照组治愈 8 例，显效 6 例，有效 5 例，无效 6 例，总有效率 76.0%；治疗组治愈 20 例，显效 3 例，有效 3 例，无效 1 例，总有效率 96.3%。差异具有统计学意义（$P<0.05$），治疗组治疗肩周炎效果明显优于对照组。余红超等将 9 例肩周炎患者随机分成 2 组各 45 例，对照组采用传统推拿治疗，治疗组采用针刀整体松解术结合卧位平衡手法治疗。治疗 3 个月后，对照组痊愈 11 例，显效 13 例，有效 16 例，无效 5 例，总有效率 88.9%；治疗组痊愈 23 例，显效 19 例，有效 2 例，无效 1 例，总有效率 97.8%，两组患者之间有着明显的差异统计学意义（$P<0.05$）。贾燕对 31 例肩周炎患者予小针刀治疗，并配合中西医护理干预。随访 3 个月发现，治愈 28 例，占 90.32%；显效 2 例，占 6.45%；无效 1 例，占 3.23%；总有效率为 96.77%。孙强等将 128 例肩周炎患者随机分成两组，每组 64 例。对照组电针针刺肩髃、肩髎、肩贞、肩前、臂臑、阿是穴、阳陵泉等穴位，治疗组采用 Z 型拨针法，针刀调整角度进行组织剥离，分离粘连组织。对照组痊愈 9 例，显效 23 例，有效 22 例，无效 10 例，总有效率 84.38%；治疗组痊愈 12 例，显效 27 例，有效 21 例，无效 4 例，总有效率 93.75%。差异有统计学意义（$P<0.05$），说明小针刀治疗效果显著。

3. 其他中医外治法：

（1）推拿疗法：推拿手法是中医学中最早防治疾病的方法之一，适用于各种关节病，疗效显著。运用推拿手法治疗肩周炎能够改善肩关节周围血液循环、加速渗出液的吸收，起到松解肌肉、镇静止痛的作用。郭红阳等采用张力下推拿法治疗肩周炎患者，患者先俯卧位，术者坐于患侧，膝抵住患肢使其外展，保持一定张力，以患者略感不适为度，施以弹拨、拿法、按揉等手法，放松肩关节后方及上方软组织，重点放松限制肩部功能的痛点及组织，扩大肩关节活动范围，待张力下降后，膝部上移，维持张力，往复施术 8 分钟，休息 30 秒。患者再仰卧位，手法及施术重点同俯卧位。然后，双手握患腕，以身体后倾之力持续牵伸肩关节，力量以患者略感不适为度，牵伸过程中逐渐加大外展角度最后牵抖上肢，施术 4 分钟。35 例肩周炎患者，痊愈 19 例，显效 12 例，好转 3 例，未愈 1 例，总有效率为 97.2%。刘明军等采用循经弹拨推拿法治疗肩周炎 30 例，取肩贞、臑俞、天宗、肩外俞、臂臑、肩髃、巨骨、臑会、肩髎、天髎。治愈 10 例，显效 12 例，有效 5 例，无效 3 例，总有效率 90.0%。

（2）热敷疗法：中药热敷法治疗各种关节的疼痛，是多年来常用的方法，有明显的临床疗效。通过温热作用，加速了局部血液循环，促进了炎症吸收，从而达到活血化瘀、祛风除湿、散寒止痛的功效。

（3）点穴疗法：点穴法治疗肩周炎能够松弛甚至消除患肩部位的肌肉、韧带、腱膜的粘连，缓解患肩局部肌肉的痉挛，消除炎性渗出，起到舒筋通络、通利关节的作用。严森等利用点穴法进行点穴治疗肩周炎，主要是用中指弹点点穴手法及点揉法，主穴取肩髃、肩髎、肩贞、肩前、曲池、合谷，配穴根据患者疼痛的部位所属的经络选取穴位。点击时医患均守神，医者以意领气，力贯指尖，垂直作用于穴位，让患者有热感及能耐受的酸胀痛感直达病所。30 例肩周炎患者，治愈 14 例，显效 12 例，好转 1 例，无效 3 例，总有效率 86.7%。

综合治疗

由于方药、针灸、针刀等疗法在肩周炎治疗中均具有一定的局限性，故取得效果有限。综合疗法是以两种或者两种以上治疗方法联合应用，应用得当可进一步松解软组织粘连，改善肩关节各个方向的活动，充分发挥治疗因子间的相加与协同互补作用，其治愈率、显效率均优于单一方法，因此本法在临床上应用最为广泛。

张玉兴等将 103 例肩周炎患者根据不同的治疗方式分成 3 组，针灸组 29 例，针刺患侧肩髃、肩髎、肩前、肩贞、阿是穴，风寒外侵加合谷、风池；瘀血阻络型加内关、膈俞；寒湿凝滞型加天宗、阴陵泉；气血不足加足三里、气海；推拿组先采用揉捻法和按摩肩关节周围肩胛部及上臂，再拇指重揉肩髃、肩贞、肩井、肩三俞（肩中俞、肩外俞、肩内俞）、阿是穴，之后对患肢被动外展、上举、内收、外旋等活动，4～6 次；综合治疗组 42 例，在针灸和推拿方法的基础上，加服补肾宣凝汤（杜仲、补骨脂、熟地黄、桑寄生、当归、桂枝、桃仁、红花、乳香、威灵仙、蜈蚣、姜黄、鸡血藤）内服。针灸组治愈 3 例，显效 10 例，有效 8 例，无效 8 例，总有效率 72.4%；推拿组治愈 4 例，显效 12 例，有效 8 例，无效 7 例，总有效率 78.1%；综合治疗组治愈 8 例，显效 20 例，有效 13 例，无效 1 例，总有效率 97.6%。综合治疗组总有效率高于针灸组、推拿组，差异有统计学意义（$P<0.05$）。张浩将 120 例患者随机分成两组，各 60 例。对照组对肩周炎疼痛点注射复合止痛液（生理盐水 10 mL，1% 利多卡因 5 mL，曲安奈德 15 mL），治疗组内服肩康汤（桂枝 14 g、黄芪 2 g、甘草 7 g、川芎 10 g、白芍 2 g、大枣 4 g、羌活 3 g、乌梢蛇 2 g、当归 8 g，气血不足加淫羊藿 20 g、白术 10 g）；针刺侧肩、肩贞、肩内陵等穴位，按摩风池、肩井、缺盆、曲池、阿是穴等穴位。对照组痊愈 33 例，显效 9 例，无效 18 例，总有效率 70%，治疗组痊愈 56 例，显效 3 例，无效 1 例，总有效率 98.33%。差异有统计学意义（$P<0.05$），临床疗效治疗组优于对照组。丛秀玲等治疗 60 例肩周炎患者随机分成 2 组各 60 例，用 4 号小针刀选择大小圆肌、肩峰下、冈上冈下肌、肱二头肌长头肌腱、三角肌腱止点、喙突下等压痛点进针刀，并针刺取肩内陵、肩贞、肩髃、肩陵泉等穴。显效 38 例，有效 18 例，无效 4 例，总有效率 93.33%，运用针刀结合针刺治疗比单纯针刀治疗肩周炎效果显著。蒋文勇等治疗 33 例肩周炎患者，采用普通针刺肩井、肩髃、肩前、肩贞、大椎、曲池、外关、腕骨，在针刺治疗的基础上加用黄芪桂枝五物汤（黄芪、桂枝、白芍、生姜、大枣）及艾灸（肩髎、肩前、肩贞、阳陵泉、肩痛穴）。治愈 20 例，显效 6 例，有效 5 例，无效 2 例，总有效率 93.9%。李竟运用小针刀联合大秦艽汤治疗肩周炎 80 例，治愈 54 例，显效 14 例，好转 10 例，无效 2 例，总有效率 97.5%。

肩周炎是指肩关节内外软组织慢性损伤性非特异性炎症，引起疼痛和活动障碍的病症。病因目前尚未明确，通常认为是在肩关节周围软组织发生退行性变基础上发病的。肩周炎中医学属于"痹症"，中医学认为肩周炎与体虚、外感密切相关，肾主骨、肝主筋，肝肾不足，筋骨失充，过用之后，肩部受损，复加外感风寒湿邪，经络痹阻而发病。近几年随着对肩周炎病理生理的研究逐步深入，其对人生活困扰越来越受到关注，西医与中医学者均在其诊断与治疗方面进行了较为深入的探讨。中医药对于大多数退行性病变有西医不可比拟的优势，西医短时间见效快，但副作用大，治病易留根。而中医药治疗相对较慢，毒副作用小，预后相对较好。虽然目前其治疗机制尚不明确，但临床资料表明中医药治疗可以减轻肩周炎患者疼痛，缓解肌肉痉挛，加速炎症吸收，解除关节周围粘连，恢复肩关节活动功能，提高患者生活质量。

334 类风湿关节炎前状态的转归和中医防治

类风湿关节炎（RA）是以对称性外周关节炎为主要表现的一种慢性系统性自身免疫病，其主要临床病理特征表现为双手和腕关节等小关节受累为主的对称性、持续性多关节滑膜炎症、侵袭性关节软骨与骨破坏，最终导致关节畸形和功能丧失。本病多见于中年女性，属于中医学"痹症""历节"范畴。《素问·痹论》云："风寒湿三气杂至，合而为痹也。"《金匮要略·中风历节病脉证并治》云："寸口脉沉而弱，沉即主骨，弱即主筋，沉即为肾，弱即为肝……故云历节。"提示正气虚弱是致痹之本，风、寒、湿等邪气侵袭是致痹之标。

RA前状态的诊断标准：抗环瓜氨酸肽（CCP）抗体阳性，至少一个关节出现疼痛伴肿胀，但不符合1987年美国风湿病学会（ACR）关于RA分类标准和2010年美国风湿病学会（ACR）/欧洲抗风湿病联盟（EULAR）关于RA分类标准；或CCP阴性，但满足EULAR对临床可疑关节痛进展为RA的定义，即一年内有关节症状发作、关节症状位于掌指关节、晨僵≥60分钟、清晨症状更严重、一级亲属患有RA、握拳困难、掌指关节压痛7条中的5条。在RA前状态时期，患者多素体脾虚，风湿邪气留滞于肢体经络，虽关节症状尚不明显，但已表现为少数小关节断续疼痛、肢体酸重、乏力倦怠、形体瘦弱、纳差、大便不调等症状。RA前状态人群是RA极早期干预的重点，RA的早期诊断、早期防治可有效防止其向RA的转化，据报道90%的RA患者早期诊治能够很好延缓或改善关节损伤的进展，防止不可逆性残疾的发生。因此探讨RA前状态转化为RA的病因病机，可以更好地治疗RA前状态，有效预防甚至截断向RA的转化。学者王凯丽等对类风湿关节炎前状态的转归及中医药的防治思路做了阐述。

审症求因——伏邪为患

伏邪即为伏气，是一种潜在致病因素，是疾病发生、发展、转化的重要原因，伏邪致病多隐匿潜伏，伏而后发。清代刘吉人《伏邪新书》云"感六淫而不即病，不定期后方发者，总谓之云伏邪；已发者而治不得法，病情隐伏，亦谓之云伏邪。"即指人体在感受外感六淫邪气之后不立即发病而是潜伏一段时间后发病或指已发病而治疗不当，致病情隐匿称之为伏邪。RA起病多隐匿，病情缠绵难愈，在RA前状态时期就可出现CCP抗体阳性，并有少数关节断续疼痛肿胀，提示此时已有风、寒、湿、热等邪气积聚，潜伏于体内，待人体正气亏虚或邪气更盛之时触动体内伏邪，致正邪相搏，转化为RA。

1. 素体脾虚，湿热内伏胶着成痹：《素问·痹论》云"湿气盛者为着痹"，提示湿气壅盛是RA发病的主要因素之一。湿性重着黏滞，易于阻遏气机，湿邪阻滞经络关节，气血不得布达，则关节酸痛重着、肿胀麻木。湿性黏滞，而其黏滞性除了表现在症状上的黏滞不爽外更表现在病程上。湿邪为病，起病多缓慢，缠绵难愈，病程较长，随着邪气留滞，局部肢体筋脉气机受阻，邪气郁久化热，湿与热结，则出现发热、关节红肿热痛、口苦、尿赤等症状。湿邪的产生主要责之于脾气虚弱，如《素问·至真要大论》云："诸湿肿满，皆属于脾。"脾居中焦，在水液的升降输布中发挥着枢转作用，使之上行下达，维持着水液代谢的平衡。若脾气虚弱，运化无力，从而导致运化水液功能失常，水液在体内积聚而形成水湿痰饮等病理产物。脾虚日久，积湿成热，湿热之邪潜伏体内，机体正气不足，或外邪引动则发病。在RA前状态，患者脾气虚弱，运化无权，津液布散失常而聚为湿浊，水湿邪气稽留日久，从阳化热为湿热邪毒胶结。湿热邪气在体内日渐积聚伏藏，致正邪交争，胶着成痹。

2. 痰瘀内伏，正虚邪恋促其转化：林珮琴《类证治裁·痹症论治》指出，痹久不愈，"必有湿痰败血瘀滞经络"，"血停为瘀，湿凝为痰"。痰饮流注于经络，则致经络气机阻滞，气血运行不畅，则出现肢体麻木肿胀、屈伸不利。血瘀必兼气滞，血为气之母，血能载气，故瘀血一旦形成，必然影响和加重气机阻滞，表现于肢体经络则为关节局部青紫、肿胀僵硬。痰瘀致病多为病邪久留，耗伤正气，正虚邪恋，致湿聚为痰，血凝为瘀。而 RA 前状态转化为 RA 的病机与之极其相似。RA 前状态时期，主要责之于先天禀赋不足，风寒湿热邪气留滞于肢体经络，出现少数小关节断续疼痛、肢体酸重、乏力、纳少、形体瘦弱等症状。病久邪留伤正，本虚标实，虚实夹杂致气血津液运行无力，湿聚津凝，蒸灼津液，转化为痰，内伏体内；气机郁滞，引起局部或全身的血液运行不畅，血液凝结为瘀血。痰瘀伏邪日久，相互交结，留滞于筋脉关节，加之外邪引动，正虚邪恋，促使其向 RA 的转变。

3. 日久伤正，毒邪内生转为 RA：毒邪是指痰湿瘀血等邪气盘踞体内，伏而不发，郁于体内。《临证指南医案》云："经以风寒湿三气合而为痹，然经年累月，外邪留著，气血皆伤，其化为败瘀凝痰，混处经络。"风寒湿邪，经年累月，化为败瘀凝痰，在体内积聚潜伏。毒邪既是 RA 的致病因素，又为 RA 的病理产物。毒邪伏藏于体内，影响人体的脏腑功能，转化为痰浊、瘀血等病理产物，痹阻于四肢经络，耗伤正气，影响气血津液的运行，最终诱发 RA 前状态向 RA 的转变。正气虚弱是伏邪发病的内在基础，《灵枢·百病始生》云："风雨寒热，不得虚，邪不能独伤人。"在 RA 前状态时期，风、寒、湿等病邪已伏藏于体内，痹阻于关节肌肉，表现为肢体关节疼痛肿胀、痛处固定不移、肢体酸重，伴有晨僵及活动不利等情况。若不能及时治疗或治疗不当，痰湿瘀血等致病因素蓄积潜伏，化为伏毒，胶着体内，并进一步内侵内伏，肌肤、经络、筋骨等失于濡养，致使经脉闭阻不通、筋骨滞涩不利、气血运行不畅，毒邪肆意侵袭骨关节，造成骨质破坏。正气耗伤日久，伏毒日渐积聚，最终转化为 RA。

已病防传——标本兼顾

《素问·阴阳应象大论》云："故邪风之至，疾如风雨，故善治者治皮毛，其次治肌肤……其次治五脏。治五脏者，半死半生也。"指出疾病的诊治越早，疗效就越好，如果未能及时治疗，病情就会愈发复杂深重，治疗也就越困难。有研究表明，早期干预 RA 前状态可有效防止其向 RA 的转化，因此对于 RA 早期诊断、早期防治至关重要。RA 前状态患者关节症状尚轻，仅表现为少数小关节的断续疼痛、肢体酸重、乏力、便溏等症状，病机为脾气虚弱、风湿邪气痹阻经络所致。治疗当标本兼顾，一方面补益脾气，扶助正气，提高机体抗邪能力，以防邪气乘虚而入，加剧病情转化，同时有助于祛除伏邪，即所谓"正胜邪自去"；另一方面祛风除湿，攻除伏邪，以防邪气入里，耗伤正气。故标本兼治，扶正与祛邪同用，相辅相成，使扶正而不留邪，祛邪而不伤正，最终正气得以恢复，风湿邪气得以祛除。

课题组在国医大师何任的指导下，结合临床表现以及诊疗经验，总结出治疗 RA 前状态的中医治疗基础方——运脾祛风除湿方，全方由苍术、防风、青风藤、金银花、虎杖、土茯苓、徐长卿、炒薏苡仁、昆明山海棠、菟丝子和炙甘草组成。其中苍术、防风燥湿止痛、扶正祛风，共为君药；青风藤祛风湿、通经络，金银花清热解毒、疏散风热，土茯苓解毒除湿、通利关节，虎杖清热散瘀、解毒除湿，共为臣药；薏苡仁、徐长卿健脾祛风除湿，昆明山海棠、菟丝子祛风除湿、补益肝肾，共为佐药；甘草调和诸药，为使药。全方攻补兼施，标本兼顾，补益脾气的同时祛风湿、通经络，旨在延缓甚至截断其向 RA 的转化，改善关节炎症，缓解关节症状。

验案举隅

患者，女，35 岁，2019 年 10 月 6 日初诊。主诉膝关节肿痛 5 个月余，加重 1 周。患者于 5 个月前爬山后出现左膝关节酸痛、肿胀，乏力，眠差易醒，纳少，大便不成形，每日 2～3 次，舌暗、苔薄有齿痕，脉弦细。X 线膝关节摄片：左膝关节退行性病变，类风湿因子 40.20 IU/mL，红细胞沉降率

10 mm/h，CCP 抗体 94.4 RU/mL，抗链球菌溶血素"O" 282.0 IU/mL。西医诊断为类风湿关节炎前状态；中医诊断为痹病，证属脾虚兼风湿痹阻。治以运脾祛风除湿方加减。

处方：苍术 15 g，荆芥 12 g，桂枝 15 g，青风藤 15 g，金银花 15 g，虎杖 15 g，土茯苓 20 g，徐长卿（后下）12 g，炒薏苡仁 15 g，防风 6 g，炙甘草 6 g。14 剂，每日 1 剂，水煎分早晚 2 次温服。

二诊（2019 年 10 月 21 日）：患者左膝关节酸痛肿胀好转，仍乏力，大便不成形，每日 1～2 次，纳食睡眠尚可，舌暗、苔薄，脉弦细。上方去虎杖、土茯苓，加白芍 12 g，芡实 15 g。14 剂，煎服法同前。

三诊（2019 年 11 月 6 日）：患者症状较前明显好转，左膝关节偶有酸痛，乏力减轻，大便通畅，每日 1 次，纳眠可，舌暗红、苔薄白，脉细。类风湿因子 29.70 IU/mL，红细胞沉降率 6 mm/h，CCP 抗体 40.8 RU/mL，予二诊方去桂枝、荆芥，加川牛膝 10 g，14 剂。

此后患者每 2 周复诊 1 次，予运脾祛风除湿法治疗。随诊至 2020 年 3 月，患者左膝关节疼痛肿胀明显好转，偶有大便不成形，每日 1～2 次，纳眠可，舌淡红、苔薄白，脉细。类风湿因子 18.8 IU/mL，红细胞沉降率 10 mm/h，CCP 抗体 39.6 RU/mL。

按语：患者全身无力、纳少便溏、舌暗有齿痕，可知素有脾虚，又复感风湿之邪，即伏邪与外感邪气相合为病，证属脾虚兼风湿痹阻。治疗上一方面补益脾胃之虚弱，另一方面祛风除湿，舒筋通络，予以运脾祛风除湿方加减治疗。方中苍术、薏苡仁健脾祛风除湿，补益脾气的同时祛除在表之风寒湿邪；徐长卿、青风藤搜风通络，又加以桂枝、防风、荆芥等祛除在表之邪气，共奏健脾祛风除湿之效。二诊时患者膝关节肿痛好转，但乏力、便溏等脾虚湿盛症状仍在，故加白芍补脾柔肝、芡实健脾除湿，以顾护正气，复元培中。三诊时患者诸症状较前有明显好转，故去解散表邪的桂枝、荆芥，加川牛膝补益肝肾，通利关节，以巩固疗效。最终风湿邪气得以透达外出，脾胃之气得以恢复，肢体经络得以濡养，诸症缓解，从而成功阻断病情向 RA 的转化。

335 类风湿关节炎湿、热、瘀病机

　　类风湿关节炎（RA）是一类累及关节、滑膜的难治性慢性风湿免疫病，以滑膜炎和血管翳为基本病理特点，以关节肿胀、疼痛、晨僵、畸形等为常见临床表现。RA 骨破坏的出现为其防治的难点与重点，同时也是 RA 的常见不良结局，严重影响患者生活质量。中医学将 RA 归属于"尪痹""痹病"，其病因病机以《黄帝内经》"风、寒、湿三气杂至合而为痹也"为最早论述，以"五体痹""五脏痹"为早期分类。随着时代变迁与地理、气候的变化，以及饮食结构和社会意识形态的改变，现代对 RA 中医病机与分型的认识也与早期有所不同，风、寒、湿病机已不能全面概括 RA 的疾病特点。学者刘蔚翔等在传统中医理论指导下，结合现代医学对类风湿关节炎生理病理的认识，通过临床观察、文献检索以及课题组的前期研究，系统梳理"湿、热、瘀"病机理论的假说缘由、理论精要、理论延伸以及临证运用，全面阐述 RA"湿、热、瘀"病机理论。认为湿、热、瘀互为因果，贯穿 RA 发病的始终，并提出 RA 论治以清热利湿、活血化瘀为首要，全程顾护脾胃，辨证全程都不应忽视"湿、热、瘀"这一核心病机。

湿、热、瘀病机理论的提出

　　20 世纪 80 年代中国中医科学院广安门医院成立了全国首个痹病学组，针对 RA 进行了大量研究工作。经过上千例的临床观察，发现 RA 活动期出现的关节红、肿、热、痛症状伴炎症指标上升时的表现与传统的风、寒、湿痹有所不同，多属于"湿热证"范畴，运用清热利湿活血类方药投之即效。但当 RA 湿热症状缓解，在无触热甚至关节怕冷表现下如若改用温补肝肾类方药，却易导致病情反复甚或加重；而以清热利湿、活血通络治法贯穿 RA 长期治疗过程则能较大程度上减少病情复发、降低疾病活动度，并可改善患者预后。在总结前人经验、反复临床实践、结合当代社会背景与气候特点及大量的文献梳理后总结认为，湿、热、瘀贯穿 RA 发病的始终，并据此提出"湿、热、瘀"为 RA 核心病机的假说。在传统中医理论的指导下，参照当代生活环境与人类体质演化，结合 RA 临床表现，认为现代人生活环境较前已大有改善，营养充足，故气、血、津液充沛；气有余时稍有阻滞即易郁而化火热，外邪侵袭、脾胃运化失常则内伤湿滞而生湿化浊，血脉运行不畅易生瘀滞。病情迁延不愈、关节肿胀不离湿；关节触热、皮色发红是为热；关节疼痛、僵滞乃属瘀，从而形成 RA"湿、热、瘀"病机理论假说。

湿、热、瘀病机理论精要

　　湿、热、瘀既可单独致病，也易复合兼夹、互为因果。外湿趁虚内侵，脾胃不和阻碍津液运化，内、外合邪生湿化浊；气机不畅郁而化热、化火，湿与热合其势更盛；久病入络，血脉瘀滞，乃生瘀血。湿、热、瘀痹阻关节筋脉，影响气、血、津液运行，不通则痛，引发肢体经络关节肿胀、疼痛、屈伸不利、僵滞，甚或畸形等关节表现，甚则影响脏腑功能。湿、热、瘀可贯穿 RA 发病的始终，是 RA 的主要病机，亦是导致病情活动、RA 相关异常指标升高、骨破坏及影响病情预后的重要病理因素。

　　1. "湿"为之首：湿、热、瘀病机理论认为，湿邪黏滞，阻滞气机，导致关节肿胀，迁延不愈，是 RA 的首要病机。湿浊痰饮是异常津液的统称。湿邪分为外湿、内湿，外湿由外邪内侵机体而入、凝滞于经络脏腑，内湿则由过食肥甘厚腻、脾胃不化津液、内生湿浊，内湿、外湿多合而共犯机体。正如

《临证指南医案·痹》所云："从来痹证，每以风、寒、湿之气杂感……由于暑暍外加之湿热、水谷内蕴之湿热。外来之邪著于经络，内受之邪著于脏腑。"

《素问·经脉别论》云："饮入于胃，游溢精气，上输于脾，脾气散精，上归于肺，通调水道。"《素问·至真要大论》亦云："诸湿肿满，皆属于脾。"因此，"湿"为之首有两层内涵：第一层是湿阻经络气血津液，是导致肢体关节筋脉痛、肿、迁延不愈的病理因素；第二层是脾胃不和，是湿邪淫溢的根本内因，RA 论治同时需注重顾护脾胃。

湿邪是 RA 的首要病因，如《神农本草经》云"痹，湿病也"；日本学者指出，"湿"是 RA 最具影响力的气候因素；有学者对 9494 篇文献归纳总结后得出"湿"是 RA 的核心病理要素。此外，国医大师路志正尤擅从脾胃论治痹病，治疗 RA 时重视湿邪，将调理脾胃作为关键。在中医药的辨证治疗当中，对"湿"这一邪气特点的深刻把握，有助于临证选方用药之时拓宽思路和提高疗效。

2. "热"为之渐：在 RA 活动期，出现发热、关节肿痛、皮色发红、口苦、尿赤等表现皆属于热象。湿、热、瘀病机理论认为，随着邪气滞留，导致局部关节筋脉气机不畅、郁积化热、迫血妄行，出现红、肿、热、痛等滑膜炎表现，是外邪入里渐变的病理过程。

《素问·痹论》云："其热者，阳气多，阴气少，病气胜，阳遭阴，故为痹热。"《圣济总录》云："盖腑脏壅热，复遇风、寒、湿三气至，客搏经络，留而不行，阳遭其阴，故痹然而热闷也。"现代人摄入营养充足，是为"阳气多""腑脏壅热"的体质内因，在 RA 发病后随着经脉郁滞、气机不畅，逐渐出现"阳遭阴"的化热病理改变。而同时 RA 热证也是 RA 疾病过程中的转折点，RA 的病情改善及预后取决于"热"能在早期得到有效控制，故积极预防可防止"热胜蚀骨"的出现。

有学者指出，瘀热病机是 RA 活动期的主要矛盾，主张 RA 活动期从"热"论治。湿、热、瘀"病机理论认为，"热"反映了病进之渐、渐进之病，在 RA 发病过程中有着承前启后的地位，提示 RA 病情活动、疾病进展，更是积极治疗的"黄金时期"。故而早期诊断、早期治疗能更大程度地改善患者预后。

3. "瘀"为之终：瘀，说明了体内气血不通的状态。《叶选医衡》云："痹者，闭也，皮肉筋骨为风寒湿气杂感，血脉闭塞而不流通。"即反映出 RA 疾病中后期病理产物（离经之血）的逐渐堆积。《血证论》亦云："瘀血在经络脏腑之间，则周身作痛，以其堵塞气之往来，故滞碍而痛，所谓痛则不通也。"

正如《医林改错》中所谓"瘀血致痹""痹有瘀血"，二者相辅相成、互为因果。湿、热、瘀病机理论认为，瘀存在于痹病的各个类型。瘀阻经脉气血，久病入络影响脏腑精气运行，瘀血不去、新血不生难以修复受损筋骨，从而骨损致残、僵滞肿痛、活动不利，是导致本病难治性、致残性的因素之一，也是 RA 后期的主要病机。

湿、热、瘀病机理论延伸

1. "湿"与脂质代谢、微生物："湿"代指体内津液异常代谢，与之相关的现代术语是脂质代谢，而脂代谢异常影响着 RA 病情的发生发展。有研究表明，湿导致 RA 患者肥胖及脂肪堆积，其分泌的脂肪因子对 RA 的疾病发展与治疗效应有影响。另有学者在对湿与 RA 疾病活动度相关研究中指出，RA 患者的痰湿程度与疾病活动度成正比。同时相关基础研究表明，内（痰）湿因素可能是通过调节脂肪因子 Chemerin 的异常分泌、促进炎症因子白细胞介素-6（IL-6）的释放而影响胶原诱导关节炎小鼠关节病情的发病与加重。

口腔及肠道微生物的变化影响着 RA 的发生发展。有研究表明，在湿困型 RA 患者的肠道菌群中，双歧杆菌和脆弱类杆菌数量明显减少，同时唾液乳杆菌、惰性乳杆菌、瘤胃乳杆菌和黏膜乳杆菌呈高表达。黄腻苔的临床表现是 RA 湿热证的特征，而研究表明，黄腻苔的出现与 RA 免疫失衡状态过程中舌面微生物、相关菌群稳态失衡有关。

2. "热"与炎症、疾病活动期：关节热痛常出现于 RA 热证，其中双腕关节滑膜炎、能量多普勒信号积分>1.5 分是 RA 热证的特征性表现。RA 热证表现为滑膜炎、滑膜充血、水肿，局部表现以关节红、肿、热、痛为主，相关指标变化主要是血沉（ESR）、C 反应蛋白（CRP）、RA 活动度评分（DAS-28）等炎性和疾病活动度指标升高。同时研究还发现，维生素 D 降低也可作为 RA 热证的客观指标。

研究发现，抗环瓜氨酸肽抗体（CCP）阳性的 RA 热证患者病情活动更加明显，且与骨侵蚀相关。有学者借助系统生物学阐释了 RA 热证潜在的生物标志物，分别是 3 -氧-丙酸（3-Oxy propanoic acid）、L -脯氨酸（L-Proline）、尿素（Urea）、5 -氧-脯氨酸（5-Oxo-proline）、核糖醇（Ribitol）、纤维醇（Inositol）的上调表达，同时发现 22 个基因在热证为高表达，如 LOC400509、BF210146、CABLES1、APOA1、CD614215、IGHD、SPP1、WWOX 等。另有学者通过网络药理学阐释影响 RA 热证炎症反应的 4 条生物学通路，分别是粒细胞巨噬细胞集落刺激因子（GM-CSF）信号通路、细胞毒性 T 淋巴细胞相关抗原 4（CTLA4）信号通路、T 细胞受体信号通路及辅助 T 细胞中的 CD28 信号通路。

3. "瘀"与血液流变学：痹病必夹瘀，"瘀"既可以是 RA 病程的主要病因，也是贯穿 RA 病程始终的病理产物。本课题组前期研究表明，RA 瘀证患者的血液流变学指标如血浆浓度、全血黏度、红细胞电泳时间等均较 RA 非瘀证患者升高；同时伴有血管袢轮廓模糊、长度变短、数目减少、袢顶瘀血或血流缓慢等甲皱微循环障碍表现。基础实验提示，血瘀与 RA 关系密切，能诱发肠黏膜免疫及全身免疫功能异常，引发甚或加重 RA 病情，血液流变学甚至有望作为 RA 活动度和疗效评估的标准之一。

研究发现，RA 血瘀证患者的凝血因子（FXⅢ）、血小板计数（PLT）、血小板压积（PCT）、D -二聚体（D-Dimer）升高，且与 IL-6、肿瘤坏死因子- α（TNF-α）、核因子 κB 受体活化因子配体（RANKL）呈正相关，共同参与调节炎症反应和骨代谢机制，影响 RA 的发生发展；而抑制纤凝、促进纤溶能阻止 RA 滑膜炎症的进展，提示活血化瘀法在 RA 的治疗中地位重要且不可替代。

4. "湿、热、瘀"相关指标："湿、热、瘀"作为活动期 RA 的主要病机，在 RA 的发生发展过程中多易出现如下指标变化。

（1）炎症指标升高：研究表明，活动期 RA 主要病机即湿热瘀阻，且与炎症指标相关。有学者对 322 例湿热型 RA 患者中医证型客观化研究后指出，ESR、CRP、PLT、DAS-28 可作为代表性指标。PLT 除了凝血和止血功能之外，还参与炎症和免疫反应，尤其在 RA 热证、瘀证中与 RA 的发生和活动性相关。

（2）影像学异常：湿、热、瘀一定程度上反映了 RA 的持续炎症状态，而持续炎症过程影响成骨-破骨平衡，所造成的骨破坏是 RA 患者临床结局出现残疾的重要原因。

（3）免疫指标：研究表明，RA 患者在湿、热、瘀状态下的类风湿因子（RF）及免疫球蛋白 IgG、IgA、IgM 指标升高；有学者对比了不同证型 RA 患者的免疫指标后指出，湿热痹阻型 CCP 指标最高。同时相关研究还发现，可以通过 RF-IgG、RF-IgA、RF-IgM 与 PLT、ESR、CRP、IgG、IgA、IgM 等是否有明显或显著相关性来判断 RA 血瘀的程度。

（4）血栓前状态标志物：湿、热、瘀与 RA 凝血/纤溶系统异常、微循环障碍密切相关，血栓前状态标志物如 PLT、D-Dimer、纤维蛋白原（FIB）、凝血酶原时间（PT）有助于判定 RA 病情分期，其与疾病活动度呈正相关。

（5）其他：血清葡萄糖- 6 -磷酸异构酶（GPI）是一种多功能蛋白，有研究在 K/BxNT-CR 转基因鼠的关节炎模型中发现该抗体，或可作为新的血清学指标。另有研究指出，RA 湿热痹阻证患者血清中葡萄糖 GPI 浓度与其他证候相比较高。有学者采用同位素标记相对和绝对定量蛋白质组学技术，发现富亮氨酸 α2 糖蛋白可作为 RA 湿热痹阻证血清学标志物之一。

湿、热、瘀病机理论临证发挥

在湿、热、瘀病机理论形成初期，课题组就已针对 RA 湿热型进行了大量临床研究，其中 20 世纪90 年代针对 RA 湿热证拟定的风湿安冲剂作为院内制剂在临证运用中取得良好疗效。在前人不断的探索、研究、创新发展过程中，湿、热、瘀病机理论逐渐趋于成熟，在该理论指导下拟定的清热利湿活血综合疗法清热活血方更是作为推荐方案列入《类风湿关节炎病证结合诊疗指南》，为提高中医药治疗RA疗效和防治骨破坏发挥了重要作用。

湿、热、瘀病机理论囊括了RA发病的始终，也高度归纳了RA的病理特点。在RA治疗过程中，以清热利湿、活血化瘀为首要，不忘顾护脾胃，但需根据不同阶段病情特点酌情加减。辨证过程中始终重视"湿、热、瘀"这一核心病机，即使在积极治疗后患者病情平稳，未出现活动期典型的关节红、肿、热、痛或伴发热、尿赤等湿热征象，却有舌红或暗红、苔黄腻、脉弦或滑等提示湿、热、瘀的表现，也应以清热化湿、祛瘀通络为主要治法。

1. RA 低度活动期 （2.6＜DAS-28≤3.2）： 以关节疼痛、肿胀、晨僵为主要表现，是为湿浊困阻、瘀热内蕴，当祛湿浊以振阳气、化瘀热以利血脉，可选用宣痹汤、当归拈痛汤、大秦艽汤、独活寄生汤等，药物可用秦艽、青蒿、茯苓、赤芍、萆薢、苍术、黄柏、当归、杏仁、蚕沙、青风藤等。

2. RA 中高度活动期 （DAS-28＞3.2）： 以多关节触热、红肿、疼痛、口苦、尿赤等为主要表现，是为湿热炽盛、瘀阻筋脉，当清热利湿以缓急、祛瘀生新以固本，可选用清热活血方、四妙丸等，药物多选用金银花、萆薢、丹参、莪术、青风藤、黄芪、土茯苓、牛膝、薏苡仁、忍冬藤、虎杖等。

3. RA 缓解期 （DAS-28≤2.6）： 以关节肿胀、晨僵等为主要表现，是为湿阻气机、气滞血阻，当化湿健脾以标本通调、行气活血以消瘀散热，可选用二妙散、蠲痹汤等，药物可用黄柏、苍术、半夏、茯苓、陈皮、赤芍、羌活、姜黄、葛根、威灵仙、乌梢蛇、桑枝等。

4. RA 骨破坏期： 以关节肿胀、畸形为主要表现，是为痰瘀痹阻、湿热胶着，当化痰祛瘀以除顽痹、利湿清热以防新邪，可用双合汤、尪痹片、益肾蠲痹丸等，药物选用胆南星、桃仁、红花、白僵蚕、清半夏、地龙、没药、茯苓、土贝母等。

336 从伏邪论类风湿关节炎病因病机

伏邪是一种潜在的致病因素，是疾病发生、发展、转化的重要原因，也是造成疾病反复发作、迁延不愈的根源。伏邪具有物质性，人体感受邪气，未能及时清除，或邪气潜伏于正虚之所不易祛除，则致邪气留连，潜伏于人体，待时而发，待机而作，即谓之"伏邪"。从病机上来说，伏邪是导致发病时出现里证证候，或感受时邪而病发于里的致病因素。学者王建等从伏邪理论探讨了类风湿关节炎病因病机。

伏邪理论探究

1. 伏邪释义：伏邪又称伏气、伏毒。从伏邪的使用看，可作为病名、病因、病机及对发病特点的阐发。古人虽对伏邪早有研究，但并未明确提出伏邪的概念。《辞源》中对"伏"释为"藏匿"，《中医大辞典》则对伏邪给出了明确定义：伏邪即"藏伏于体内而不立即发病的病邪"。在伏邪理论发展过程中，又有狭义伏邪和广义伏邪之分。狭义伏邪是指伏气温病，即外邪侵犯人体，正气被束，不能托邪外出，使邪气得以伏匿，逾时而发。广义伏邪是指一切伏而不即发的邪气。

2. 伏邪理论溯源：伏邪的理论渊源可以追溯到《黄帝内经》。如《素问·生气通天论》云："春伤于风，邪气留连，乃为洞泄；夏伤于暑，秋为痎疟；秋伤于湿，上逆而咳，发为痿厥；冬伤于寒，春必温病。"其"伤寒成温"这一论点，在《阴阳应象大论》《热论》等篇章被多次强调。四季感受外邪不即刻发病，过后而发的规律为后世的"伏气温病说"留下了很大的发挥空间。虽然《黄帝内经》中并没有出现"伏气"这一名词，但是《灵枢》中提到的"故邪"一词与"伏邪"含义非常相似。《灵枢·贼风》云："此皆尝有所伤于湿气，藏于血脉之中，分肉之间，久留而不去；若有所堕坠，恶血在内而不去。卒然喜怒不节，饮食不适，寒温不时，腠理闭而不通。其开而遇风寒，则血气凝结，与故邪相袭，则为寒痹。"指出伤于湿邪或恶血留内，可即时发病，也可能在人体中久留而不去，待时而发。《灵枢·五变》云："百疾之始期也，必生于风雨寒暑，循毫毛而入腠理，或复还，或留止。"可见留伏于人体的邪气，不只湿邪、瘀血，其他如风雨寒暑各种邪气，也可能久留于人体，与"冬伤于寒"而不即时发病，有着共同的特点。

在现存医籍中，最早明确提出"伏气"一词者为东汉时期的张机。其著作《伤寒论·平脉法》云："伏气之病，以意候之，今月之内欲有伏气。"在此基础上，后世的众多医家都提出了对伏邪致病的认识和看法，特别是明清诸多医家对伏气温病进行了详细的论述，吴又可《温疫论》创造性地提出"伏邪"的概念，"凡邪所客……先伏而后行者，所谓瘟疫之邪，伏于膜原，如鸟栖巢，如兽藏穴"。清代刘吉人在所著的《伏邪新书》中明确提出六淫皆可为伏邪的理论。清代王燕昌则进一步扩展了伏邪的范畴，《王氏医存》云："伏匿诸病，六淫、诸郁、饮食、瘀血、结痰、积气、蓄水、诸虫皆有之。"可见伏邪不仅有外感所致伏邪，而且还包括内伤杂病所致伏邪。正如《羊毛瘟疫论》所云："夫天地之气，万物之源也；伏邪之气，疾病之源也。"

3. 伏邪理论的现代认识：现代医家在古代理论认识的基础上，对伏邪理论多有发挥。如任继学从伏邪发病的角度对临床常见的数种疾病的发生、发展、转归进行了总结。王书杰等明确乙型肝炎病毒的病因属性为"湿热伏邪"，其作为疾病的始动因素，贯穿全过程，并总结出以清热化湿解毒为大法的治疗原则。随着现代检测技术的应用，对伏邪概念具象化的深入研究，许多实验室指标也被纳入伏邪的范畴，伏邪理论应用于感染性疾病、自身免疫性疾病及心血管疾病的理论探索和治疗。有学者将感受邪气导致发病出现临床症状之前，或临床症状消失到下次旧病复发这一时间段，已经存在于体内的致病因素统称为伏邪。

从伏邪理论探究类风湿关节炎

类风湿关节炎（RA）是常见的慢性自身免疫性疾病，其主要特征是滑膜炎症及其引起的关节破坏。在中医文献中并无"类风湿关节炎"一词，根据其临床表现可归属于中医学"痹病""历节病""鹤膝风"等范畴。中医学认为正气虚弱是 RA 发病的内在因素，凡禀赋不足、劳逸适度、情志饮食所伤等都易招致外邪侵袭；感受风寒湿热之邪是本病发病的外在因素，邪气痹阻经络，气血不通，痰浊瘀血内阻，流注关节而发病；疾病日久不愈，邪气内陷脏腑，可导致肝肾不足、气血亏损等正虚邪恋之候。其发病隐匿，病情缠绵难愈与伏邪致病具有很大的相关性。

1. RA 伏邪病因的客观性：《临证指南医案》云"痹者，闭而不通之谓，正气为邪所阻，脏腑经络不能畅达，皆由气血亏损，腠理疏豁，风寒湿三气得以乘虚外袭，留滞于内，致湿痰浊血，留注凝涩而得之"。明确指出痹证为正气亏虚，风寒湿邪及痰浊瘀血等伏匿留滞体内所引起，并且"所谓痹者，各以其时重感于风寒湿之气也"，说明当机体免疫功能失常之时，其可"重感"故邪或引动伏邪而再次发病。

RA 发病具有异质性，在不同的个体和/或疾病不同阶段，会有湿热、瘀血、痰浊等证候的偏重。根据中医理论，身体中的物质，适中则为正常，缺少则为虚、为亏，多余则为实、为邪。在 RA 病程中，许多生化物质的表达异常升高，这些物质中包括了大量的炎症细胞和细胞因子，如 IL-1、IL-6、IL-17、肿瘤坏死因子-α（TNF-α）等。RA 病变关节局部聚集了大量免疫细胞、炎性细胞、细胞因子、炎症介质等，从而形成炎症微环境，其中细胞因子是形成滑膜炎，并进一步造成软骨与骨吸收、骨质破坏的重要介质。这些细胞因子在 RA 表达异常升高，而升高的细胞因子又会发生协同效应，从而形成炎症调控网络，进一步地加剧病情的发展。例如，IL-17 诱导、活化 T 细胞产生多种炎性细胞因子、趋化因子、集落刺激因子和基质金属蛋白酶（MMPs），引起中性粒细胞向炎症部位的聚集和骨质的破坏；MMPs 是一组在结构上具有极大同源性、能降解细胞外基质蛋白的内肽酶的总称。其对 RA 的关节破坏作用表现为引起胞外基质的降解，最终导致韧带、软骨及骨的破坏，而炎症因子如 TNF-α 可促进 MMPs 活化，加重局部组织的炎症反应。有学者从生物化学角度将免疫性疾病患者体内明显升高的免疫球蛋白、补体、细胞因子等的实质归结为湿、痰、瘀、毒等，而免疫功能的紊乱伴随 RA 发生发展的始终，从这一角度来说，现代医学 RA 中异常升高的致病物质（如细胞因子等）属于中医的"伏邪"范畴，为伏邪的存在提供了具象化证据。

2. RA 病机符合伏邪的致病机制：RA 具有发病隐匿的特点，患者多无明显的外感或内伤史，或有相关病史而不即时发病。许多有关 RA 发病的现代研究与中医伏邪理论相契合，如 Grazio 等发现 RA 的发病方式与季节有关，突然发病多在春季，中医理论认为春季多风，风为百病之长，外邪引动内邪可引起 RA 的发生。骨质破坏是 RA 临床终点主要的评估指标，依靠高频超声、磁共振成像等技术，可以发现许多患者在出现临床表现之前，就已经有滑膜增生和穿凿样骨质吸收的影像学改变，RA 早期甚至超早期出现的骨侵蚀也为其发病中伏邪的存在提供了证据。

RA 具有时发时止、反复发作、迁延难愈的特点。RA 的发生和发展是一个免疫介导的事件。抗原进入人体引起免疫反应，形成的免疫复合物和自身抗体受外来抗原（如病原微生物等）或一些自身抗原刺激会引起疾病反复发作。例如有研究发现肠道菌群是 RA 发病的一个重要触发因素，有多项随机对照临床研究显示，补充益生菌可以显著改善 RA 疾病活动度和炎症状态，以肠-关节轴为靶向的治疗方案也许是 RA 治疗的新靶点。

RA 在疾病缓解期仍有一定的活动性，并非完全静止，与疾病相关的多种抗体存在于人体，一旦感受外因如天气变化或内环境发生改变（如情志失调、饮食失节等），容易复发和加重。有研究表明，一些气象变量如温度、气压、湿度、水蒸气压力、阳光、云量、风速和降水等影响 RA 疼痛的发生，如低气压、低温度条件会增加 RA 者的关节疼痛风险。这些特点都与传统医学中的伏邪致病特点一致。因此，可以用伏邪学说来解释 RA 的发病机制。

3. RA 治疗与伏邪致病的治疗大法相一致： 明代李士材在《医宗必读》中对痹证的治疗原则做了概括，提出"治外者，散邪为急，治脏者，养正为先。治疗行痹者，散风为主，御寒利湿仍不可废，大抵参以补血之剂，盖治风先治血，血行风自灭。治痛痹者，散寒为主，疏风燥湿仍不可缺，大抵参以补火之剂，非大辛大温，不能释其凝寒之害也。治着痹者，利湿为主，祛风解寒亦不可缺，大抵参以补脾补气之剂，盖土强可以胜湿，而气足无顽麻也"。李士材认为在治疗痹证总的原则为祛邪同时加用养正之品，又要根据邪气特点施以不同扶正药物，可谓攻补有序、主次分明。

当前中医药治疗 RA 研究主要集中在调节免疫、抑制炎症、抑制骨质破坏等方面。利用清热利湿、活血通络法治疗 RA 可以降低异常升高的致病物质。梁清华等发现清热解毒方（白花蛇舌草、肿节风、薏苡仁、丹参、络石藤、骨碎补等）不仅可以降低胶原诱导型关节炎大鼠滑膜炎症因子 IL-1 和 TNF 表达水平，并且通过回顾性研究发现，在控制 RA 患者重要临床结局——关节骨质破坏及改善关节功能的近期和远期疗效上，清热解毒方均明显优于甲氨蝶呤及柳氮磺胺吡啶的联合用药。姜泉等从动物实验和临床研究发现，清热活血方不仅可作用于免疫相关的通路抑制炎症，而且可通过调整与骨吸收和骨形成相关的核因子 κB 受体活化因子（RANK）/核因子 κB 受体活化因子受体（RANKL）/骨保护素（OPG）系统和 DKK-1/Wnt 通路，从而达到抑制 RA 骨破坏的作用。

从古代医家及现代研究对 RA 的治则治法来看，RA 的治疗多围绕"邪伏正虚"这一核心病机展开，可总结为以祛邪为主，辅以扶正，即可概括为"祛邪扶正"之法。具体治法为以祛风利湿、清热解毒、活血化瘀、消痰通络等法祛邪，而祛邪又以清热利湿解毒为主。金银花、土茯苓、苦参、茯苓、泽泻等清热利湿解毒药，不仅可以抑制炎症渗出、减轻关节肿胀，并且可能通过抑制免疫反应、降低炎症因子水平，起到阻止 RA 骨损伤的作用。丹参、莪术、赤芍、白芥子、山慈菇等活血化瘀、消痰通络药有抑制滑膜增生、血管翳形成和消除类风湿结节的作用，从而阻止滑膜炎症和骨质侵蚀的进展。扶正之法则主要体现在补益脾胃、补益肝肾等。这正与伏邪致病治疗之"祛邪扶正"之大法相符。有医家据此提出邪气痹组是 RA 发病的主要病机，祛邪法是治疗 RA 的基本治法，治疗 RA 不祛邪为不得其法，扶正的目的是更好地祛邪。

伏邪理论是中医学理论体系的重要组成部分，各代医家都对其进行了研究和阐发，目前已形成了成熟的理论。其最早用于指导外感病特别是温病的诊疗，随着现代社会疾病谱的变化和人们对于疾病发病的深入研究，从伏邪来探讨常见病、慢性病在今天的临床实践中依然具有重要价值。目前 RA 的主导诊疗指南或方案大多推荐包括慢性抗风湿药、非甾体抗炎药、生物制剂、糖皮质激素等西药，长期应用仍难以达到理想的疗效，均有一定的副作用，且很难解决疾病复发的问题。在此方面中医药的疗效具有一定优势。免疫系统疾病多具有起病隐匿、反复发作的特点，从"伏邪"角度着手，可以加强对疾病的认识，拓宽临床诊疗思路和方法。RA 具有伏邪发病特点，其病因具有伏邪存在的客观实质，病机符合伏邪致病机制，治则治法与伏邪致病的客观规律相契合。因此，湿、热、痰、瘀等邪气伏匿体内、久留不去，痹阻经络，深入骨骱，削筋蚀骨可能是 RA 反复发作和骨质破坏的病机关键。根据伏邪理论针对不同的证型制定相应的治则治法及方药，可以通过中药复方多部位、多靶点、多效应的特点来发挥整体调整的作用，攻逐伏邪，驱除宿根，减少 RA 的复发。

337 从"双毒学说"论类风湿关节炎病因病机

类风湿关节炎（RA）是以侵蚀性关节炎为主要临床表现的自身免疫性疾病，任何年龄均可发病。现代医学多认为其基本病理表现为滑膜炎、炎症细胞浸润，血管翳形成，并逐渐出现软骨及骨组织的侵蚀和破坏，最终导致关节畸形和功能丧失。目前，RA 发病原因、病理机制尚不完全明确，中医治疗 RA 存在较大优势。学者何炷等从"双毒学说"探讨了 RA 的病因病机，希望为临床治疗 RA 提供有益的借鉴。

双毒学说的成因及认识

目前认为痹病病因大多遵循"二因致痹"学说。但 RA 因其致痹特点，又不同于传统意义上的"痹病"，本病病程长、治疗难度大、致残率高，其病因病机必与普通痹病有所差异，如只以"风寒湿邪"三因辨证，治疗效果尚存在很多不足。现代医家在传统认识上加以发挥，讨论 RA 的病因病机多认为"正虚为本、外感为标"，多脏器亏虚致邪毒内伏发为此病。但该学说仍存在一定局限性，针对 RA 病情难治、反复发作仍无明确的总结。何炷等根据多年临床经验，认为 RA 的病因病机可从"痹病"出发，融入现代医学观念，在传统"三因致痹"理论基础上加以发挥总结，提出"双毒学说"。

唐代王冰于《重广补注黄帝内经素问》中首次提出"毒"的含义："夫毒者，皆五行标盛暴烈之气所也也。"对"毒"的暴烈之性有了比较清晰的认识。清代沈金鳌《杂病源流犀烛》云："或由风毒攻注皮肤骨髓之间，痛无定所，午静夜剧，筋脉拘挛，屈伸不得……或由痰注百节，痛无一定，久乃变成风毒，沦骨入髓，反致不移其处，则必搜邪去毒。"说明痹证成因与毒密切相关。"双毒学说"即从毒邪致痹理论总结发展而来，双毒学说的核心病因应归结于毒，又因其发病时间、性质不同可分为"外感邪毒"和"内生伏毒"致痹。

RA 是毒邪致病的代表病症之一，正气亏虚是 RA 发病之本，毒邪入侵是引起 RA 的先决条件，毒力强弱是导致 RA 病理改变及转归的重要因素。基于"双毒学说"论 RA 的发病，一则为外感六淫或其他致病因素，侵袭机体，致体内邪正交争，耗气伤精化生，为"外感邪毒"致痹；二则邪毒久稽、蕴结瘀滞于内、阻滞不通、损伤机体，或反复侵袭、疾病反复发作、重感而伏于内，或外邪引动内毒、经久难愈、内成伏毒而致痹。无论外感与内生，毒邪侵袭人体，痹阻成瘀，郁结于体内，壅塞脏腑经络，为 RA 发病的主要病理机制。由此，其病机在于邪侵、正虚、瘀阻、毒聚 4 个方面。

双毒学说与 RA 病因病机

1. 外感邪毒："邪"即外感病邪，具体指风、寒、湿、热等邪气；"毒"乃邪之剧者。外感邪毒致痹源于外感六淫，但致痹因素又不同于六淫邪气。六淫外侵，胶结于体内，阻闭经络，深入骨骼，最终化生为邪毒，伤筋蚀骨。《儒门事亲·痹论》中对痹证之成因有具体阐释："此疾之作……太阴湿土用事之月，或凝水之地，劳力之人，辛苦过度，触冒风雨，寝处浸湿，痹从外入。"隋代巢元方在《诸病源候论》中也认识到了"热毒气从脏腑出，攻于手足，手足热赤肿痛也"，提出了热毒致痹的观点，其病机为风湿热邪由表及里，搏结体内，风邪善行而数变，热邪得风则气愈旺，湿邪重浊黏腻，留注关节，胶着成毒，发为风湿热毒痹；若寒邪偏盛，寒性收引，易累积筋骨，传变入里，郁而成毒，发为风寒湿毒痹。当机体正气虚弱，时逢严冬或暑夏，衣着、起居不慎，或涉水冒雨、久居湿地，邪毒侵入肌肤、经络、筋骨，导致经脉闭阻不通、筋骨滞涩不利、气血运行不畅，促使 RA 发病。

邪毒性质苦恶猛烈，具有暴戾性、顽固性、破坏性等特点，其病情凶险难治，病程繁复怪异，致使疾病迁延难愈，病势反复难解。外感邪毒主要指从外界环境中直接感受的邪毒，从传统医学上认为以六淫邪气为主，结合现代医学，RA 的发病亦与物理、化学、生物、环境等因素密切相关。研究表明，诸多具有清热解毒功效的药物均可直接作用于人体抵抗机体炎症反应，如土茯苓、白花蛇舌草、雷公藤等均为中药免疫抑制剂，又有很好的抗菌消炎作用，现在已常用于 RA 的治疗中，偏于寒湿者亦可加用麻黄、羌活等疏解透邪之品，以增其效。故而为外感邪毒致痹提供了可靠的现代医学理论依据。

2. 内生伏毒："伏毒"首载于王叔和《脉经》。其云："热病……伏毒伤肺中脾者死；热病……伏毒伤肝中胆者死；热病……伏毒在肝腑足少阳者死。"伏毒是源于湿痰瘀等致病因素或病理产物盘踞体内，伏而未发，郁于体内，伤及五脏，损及筋脉，伏毒之成，一则湿痰瘀等致病因素或病理产物蓄积而发，二则外界邪毒刺激而发。《临证指南医案》云："经以风寒湿三气合而为痹，然经年累月，外邪留著，气血皆伤，其化为败瘀凝痰，混处经络。"在文中虽未明确指出"伏毒"这一名词，但经年累月之败瘀凝痰与伏毒之邪密切相关，内生伏毒致痹的思想亦是阐述的淋漓尽致。

伏毒既是 RA 的致病因素，又为 RA 的病理产物。"伏毒"内闭于人体，影响人体的脏腑功能，化为痰浊、瘀血等病理产物，痹阻络脉，致使正气无力推动气血津液，致 RA 病情反复发作或导致病情恶化。另外，正虚是导致邪伏于内的基础，《灵枢·百病始生》云："风雨寒热，不得虚，邪不能独伤人。"患者正气虚损，邪气较轻或正气尚存者，不足以祛邪，毒邪易伏于体内，化为伏毒，待正气更虚或复感邪气时即可发病。病机在于伏毒胶着于体内，痹于关节肌肉，痛处固定不移，表现为肢体关节疼痛剧烈、肿胀明显，伴有晨僵及活动不利等情况。

从现代医学来看，RA 起病大多隐匿，早期可无明显症状，患者多自诉无明显外感或内伤病史。骨质破坏作为 RA 的重要诊断手段，但许多患者在未出现临床症状之前就已经表现出骨质结构的影像学改变，在 RA 起病极早期未出现自觉症状时，即可能表现出骨侵蚀，也为伏毒致痹提供了有力的依据。

双毒学说的现实意义

1. 与现代医学理论有机结合：从现代医学角度来看，风湿病的外来毒邪，包括了所有外界影响因素，如物理因素、化学因素、病原微生物感染等，这些环境因素可干扰人体的免疫功能；而内生之伏毒则主要是指体内各种超量代谢成分。例如，过多的各类自身抗体、循环免疫复合物、血尿酸、血脂、血糖、蛋白分解物等，这些超量的代谢物质日久势引起机体损伤，从而引起机体免疫系统紊乱，此两种因素均可导致 RA 发病。从这一点来说与"双毒学说"不谋而合，将传统的中医理论与现代医学理论进行有机结合，中西合参，意在于取得最好的临床疗效。

在临床具体应用方面，将患者临床症状与下列实验室检查指标结合，可见高滴度类风湿因子和免疫球蛋白 A、免疫球蛋白 G、循环免疫复合物、C 反应蛋白、过氧化脂质、乳过氧化物酶增高，红细胞沉降率增快以及病理上的血管翳形成，关节软骨破坏等变化，亦认为与内外双毒邪气形成密切相关。

2. 新的诊疗思路：中医学中并无 RA 具体命名，在现今 RA 诊疗思路中多从"痹病"进行论治，然而 RA 并不等同于传统意义中的痹病，从多医家达成共识其属于痹证中较为复杂难治多变的一种类型，故临床上称为"尪痹""顽痹"等。然而在目前常见的诊疗方案中，RA 的选方仍为四妙散、乌头汤、羌活胜湿汤、独活寄生汤居多。RA 的中医诊疗方案及治疗效果多年来未取得很大突破，很大原因是医者多固守于现有的理论框架，有意无意地忽略或回避具有解毒通痹功效的药物。

"双毒学说"与传统意义上的"六淫邪气致病"并不矛盾，本理论仍从邪气致病出发，病情日久后，伏于体内，蕴结成毒，瘀阻脉络。根据毒邪致病暴戾、难愈之性，综合"双毒"及"六淫"理论，在传统治法中加入通络解毒、攻逐祛伏的药物，两者互为帮助、相得益彰。在传统祛风湿药物中加用如重楼、白花蛇舌草、雷公藤等药物进行治疗。

在实际临床运用上，针对"外感邪毒"为重的 RA 患者，治疗上以解毒、祛邪、通络为法，应用"伸灵Ⅰ号"自拟方，该方剂以防己地黄汤为底方，加入土茯苓、蜈蚣、僵蚕、白花蛇舌草、雷公藤等药物，其意在解毒祛邪为先，伍以化痰通络之品，抗邪外出的同时清除患者体内痰浊瘀血等毒邪；针对"内生伏毒"为重的 RA 患者，治疗上以解毒、祛伏、补虚为法，应用"伸灵Ⅱ号"自拟方，该方剂以黄芪桂枝五物汤为底方，加入蜂房、忍冬藤、炒白术、萆薢、土鳖虫等药物，意在祛邪而不留寇、补虚而不恋邪、祛除体内伏毒，又因伏毒闭于体内日久，耗伤人体正气，酌加扶养正气之品。此遣方用药之法，在传统治法上加以改进创新，实际临床收效显著，故而该理论为 RA 治疗提供新的诊疗思路。

讨　论

RA 的病因病机较为复杂，目前现代医学认为其发病因素与自身免疫因素引起的炎症反应相关，主导的诊治方案仍以糖皮质激素、抗风湿药、非甾体抗炎药、生物制剂为主，但现对 RA 的发病因素研究尚不完全明确，西药治疗仍存在不良反应，基本很难根治。此时传统中医药就体现出一定的优势。现主流辨治 RA 仍以痹证辨治为主，存在一定的局限性。

对于 RA 的治疗，从"双毒学说"入手讨论。根据 RA 的发病特点，可总结为 RA 患者或外感邪毒，侵袭患者肌肤孔窍而发病；或蕴结于体内，内化生为伏毒，待体内正气虚损而伏发；或外感邪毒与内生伏毒合而为病，侵扰经络，痹阻关节，毒邪胶结而发为 RA。

在治疗方法上，从传统中医观念"整体观念"及"辨证论治"出发，在传统诊治方法中加入通络解毒、攻逐祛伏的药物，通络祛邪止痛，缓解患者的临床症状，消除炎症反应，调节患者的免疫功能。"双毒学说"的提出丰富了传统的 RA 的病因病机，为中医药治疗 RA 提供了重要的思路。

338　从肾虚血瘀论类风湿关节炎发病机制

　　类风湿关节炎（RA）是以炎症因子侵犯外周关节为主的慢性自身免疫性疾病，可导致关节滑膜、关节软骨及骨的损伤，最终造成关节破坏、畸形，是我国人群致残和丧失劳动力的主要疾病之一。因此，在病程中尽早抑制关节滑膜炎症和阻断骨破坏进程，对 RA 的治疗具有重要意义。现代医学判断 RA 疾病活动度主要以红细胞沉降率（ESR）、C 反应蛋白（CRP）等炎性指标及（DAS28）评分为参考依据，但对于发病极早期、症状不典型的患者缺乏敏感性。RA 属于中医学"痹证""尪痹"等范畴，中医辨证论治与辨病相结合有较好的优势。根据 RA 的发病特点和课题组长期的临床经验，学者李蓉等认为肾虚血瘀是 RA 发病的重要因素。在此结合现代医学对 RA 发病机制的认识，探讨中医肾虚血瘀理论在 RA 发病机制中的作用，以期为中医药延缓 RA 病情进展提供治疗思路。

肾虚是 RA 发病之本

　　1. 肾虚致髓不养骨：RA 属于中医学"痹症"范畴。明朝王肯堂云："痹病有风、有湿、有寒、有热……皆标也；肾虚其本也。"提出了肾虚是痹病发生之本。痹病日久致体弱、腠理空虚，复感于邪，内舍于肾，导致肾虚进一步加重，肾虚既是发病的主要原因，也是病情进展导致的病理结局。现代研究认为骨侵蚀贯穿于 RA 的整个病程，骨丢失和骨侵蚀过程在 RA 早期即已开启，且骨侵蚀速度在早期活动性 RA 患者中更为迅速。RA 骨破坏过程和中医肾虚理论共同参与 RA 病程的始终。

　　早在《黄帝内经》时期，对肾与骨的紧密联系就有描述，认为"肾者，封藏之本，精之处也，其充在骨"，并在《素问·痿论》中提出"肾者，髓之府，不能久立，行则振掉，骨将惫矣"。肾主骨，藏精生髓，肾气足则肾中精髓得以化生，充养肢体骨干，所以，肾中精髓的充盈与否在骨的生长过程中起到积极作用。B 淋巴细胞是由骨髓内多能造血干细胞分化而来的细胞亚群，其在骨髓中的异常发育可导致类风湿因子（RF）、抗环瓜氨酸肽抗体（抗 CCP 抗体）、抗核抗体（ANA）等多种自身抗体的产生，已有研究发现肾虚型 RA 患者出现 ANA 阳性和 RF 高滴度阳性的风险分别是非肾虚型的 2.059 倍和 1.574 倍，同时肾虚型 RA 患者的病情活动度显著高于非肾虚型组。另外，肾虚型 RA 患者外周血记忆 B 细胞及前浆细胞 $Fc\gamma R \, II \, b$ 的表达显著下调，而 $Fc\gamma R \, II \, b$ 695TC 基因位点的改变是 RA 关节破坏的重要因素。提示 B 细胞在骨髓中的异常发育可导致免疫耐受缺失，是 RA 病情进展的重要原因。中医藏象学说"肾主骨生髓"理论与之相通，肾虚致血损精亏，肾主骨生髓功能失调，骨生髓的环境发生改变，最终导致 B 淋巴细胞在骨髓中发育异常，产生多种致病因素，导致关节破坏，加重 RA 病情。

　　2. 肾虚与激素分泌失衡：中医学认为 RA 等自身免疫性疾病的产生与先天禀赋不足相关，先天之气藏于肾，肾中之精气作为人体生命活动的原动力，通过调节机体阴阳平衡维持正常的生长和发育。当先天不足、后天失养，肾中精气不足，肾虚致外邪入侵、内邪相生，打破人体阴阳平衡，从而造成类似现代医学免疫功能紊乱的病理状态。下丘脑-垂体-肾上腺轴（HPA）与免疫系统疾病相关，其中肾上腺功能在 RA 患者中存在不同程度的减弱，主要表现为皮质醇应答能力和促肾上腺皮质激素应答能力之间的正性相关关系减弱或消失，当 HPA 轴功能缺陷小鼠受外来抗原刺激时，可产生持续性的严重炎症反应，由此可见 HPA 轴功能的下降会加重 RA 患者免疫炎症反应。中医肾阳具有与西医学肾上腺相似的功能，肾阳虚衰，对机体温煦、激发、兴奋、制约阴寒等作用减弱，肾阴与肾阳动态失衡，导致疾病的发生、发展，研究发现 HPA 功能降低的患者均存在不同程度的肾阳虚症候，通过温补肾阳能够有效改善 HPA 功能。因此，临床对于 RA 患者的治疗中，适当配伍温补肾阳的药物，有助于增强 RA 患者肾上腺功能，使肾上腺皮质激素的分泌量和储备量维持正常分泌水平，这对调节机体免疫功能的平衡具有重要意义。

女性 RA 患者妊娠期由于雌激素水平升高，可使病情得到缓解，但随着产后雌激素水平的降低亦可导致病情的复发。另外，口服雌激素类避孕药能够降低女性 RA 的患病率。男性 RA 患者中血浆游离睾酮明显降低，使用雄性激素替代进行治疗后病情明显改善，从以上发病特点可知，雌二醇与睾酮的异常分泌参与了 RA 疾病的发展，并与疾病活动有一定的相关性。"人始生，先成精"，而肾藏精，为先天之本，肾精不足，则表现为体内性激素水平的低下，补肾中药可对下丘脑-垂体-性腺轴进行调节，促进靶腺分泌相应的性腺激素，从而使 RA 病情得以改善。此外，雌激素可通过干预 RANK-RANKL 信号通路起到抗骨吸收作用，在切除卵巢后的小鼠模型中，其骨髓细胞内出现了 RANKL 的高表达，研究证实绝经前及使用雌激素治疗的绝经后妇女成骨细胞表达的 RANKL 含量较绝经后妇女显著减少，因此，对于女性 RA 患者运用补肾中药调节体内雌激素水平，能够对骨组织起到一定的保护作用，可以延缓由于 RA 病情进展所致的骨破坏。

血瘀是 RA 患者缠绵难愈的原因

1. 血瘀与骨弱：《灵枢·本藏》云"血和则经脉流行，营复阴阳，筋骨劲强，关节清利矣"。说明气血通畅对维持骨骼关节正常生理状态的重要性，RA 病程缠绵，常表现为多虚多瘀，肾虚致精亏，精为气之母，精亏导致气虚，气虚不能推动血液运行，故致血瘀，瘀血停滞于经络、关节，不通则痛，阻滞津液运行，聚而成痰，导致关节屈伸不利、皮下结节的产生，这与现在医学认为 RA 患者存在血液流变学异常有相似之处。现代医学证实，RA 患者体内存在血脂异常、D-二聚体及血小板升高，且与疾病活动度相关，为活血化瘀法治疗 RA 提供了依据。

血瘀可导致静脉瘀滞，引起骨内动脉再灌注减少，加重了 RA 关节周围的微循环障碍，从而引起关节周围血管供氧不足，缺氧致酸性代谢产物增加，损害了关节滑膜及骨组织，同时由于血瘀阻碍血中精微物质运行，对骨关节的营养输送受阻，供给不足，则髓失所养，骨髓化生无源，骨枯髓空，最终导致继发性骨质疏松的发生。同时由于 RA 患者体内骨免疫机制失常，大量免疫复合物、炎症因子通过激活内皮细胞，引起凝血及纤溶系统的亢进，导致 D-二聚体水平升高，微血栓形成，这与骨弱所致内邪相牛理论相符。因此，血瘀可致骨弱，骨弱则内邪聚生，进一步加重血瘀。因此对 RA 患者使用活血化瘀中药，早期干预体内血液流变学变化，有助于改善患者预后。

2. 血瘀与炎症反应：临床观察发现伴有血小板升高的 RA 患者存在炎症指标高、疗效差、病情易反复的特点，当机体血液运行不畅时，其体内存在大量自身抗体、炎症因子，这些物质便停聚在血管壁、软骨及骨等靶器官，直接参与了骨侵蚀的过程。国外研究提示，抗原诱导型关节炎小鼠滑膜血管内皮细胞可与血小板相互作用，使血小板功能活化，增加滑膜内微血管对血小板的黏附性，提示血小板可能具有放大和维持炎症作用。孟明等通过研究活化血小板对 RA 滑膜细胞的作用，提示活化的血小板能够加重免疫炎症反应、促进滑膜细胞增殖。中医血瘀理论与西医血液学中血小板、D-二聚体升高理论相似，均存在血液流变学的改变，因此认为血瘀会加重免疫炎症反应。中医药在活血化瘀的治疗上独具优势，而西医学在抗炎方面疗效肯定，因此，治疗时将活血化瘀与抗炎相结合，在保证血液流畅的同时减轻炎症反应，对伴有血液流变学改变的 RA 患者具有重要意义。

现代研究认为疾病活动度的升高是导致骨侵蚀的重要原因，而骨质的破坏是不可逆的，单纯运用抗炎镇痛、抑制免疫治疗并不能提高 RA 的远期疗效，关节破坏、残疾仍然是 RA 的最终结局。肾虚血瘀在 RA 病程中相互并存、互为因果，肾虚为本，血瘀为标，肾虚、血瘀均可导致不同程度的关节破坏，并与病情进展相关。因此，积极发挥中医药优势，运用补肾活血法在 RA 病程早期给予积极干预，使机体肾气胖，血脉畅，邪不可干，延缓病情进展，改善患者的生存质量。

339　类风湿关节炎中医病机的分子生物学机制

　　类风湿关节炎（RA）是以对称性、周围性、多关节炎为主要表现，具有慢性、进行性、侵袭性特点，可导致全身多系统损害的一种自身免疫性、炎症性疾病。RA 属于中医学"痹证"范畴，由于风、寒、湿、热、痰、瘀等邪气痹阻经络，导致肢体、筋骨、关节、肌肉等发生疼痛、重着、酸楚麻木，或关节屈伸不利、僵硬、肿大、变形等症状，久痹不愈，复感外邪，邪气内舍而成内痹（即脏腑痹）之象。学者刘健等结合多年理论研究及临床实践，提出 RA 的中医学病机是气血不足、营卫失调，脾胃虚弱，湿浊内生，痰瘀互结，脉络阻滞。近 20 年来，刘健及其团队围绕 RA 中医学病机，应用系统生物学方法与技术进行了系统研究，探讨了 RA 中医学病机的分子生物学机制。

RA 患者气血不足的本质是自身免疫紊乱，整体功能下降

　　RA 病情纷繁复杂，变化多端，既有关节局部症状，如关节肿痛、晨僵等，也有全身系统病变，如心肺功能下降、患者感受降低等；既有实验室指标的变化，如贫血、脂蛋白代谢紊乱等，也有整体功能降低的表现，如非编码 RNA 表达谱紊乱，这些临床表现符合中医学气血不足、营卫失调的病机特点。《黄帝内经》指出"血气皆少，感于寒湿，则善痹骨痛"，而《灵枢》在论述痹证的病机时提出"血气皆少……善痿厥足痹""粗理而肉不坚者，善病痹"。张仲景首次用"历节病"命名 RA，指出历节病是一种特殊的顽固性痹证，而血虚历节的病机、证候是"少阴脉浮而弱，弱则血不足，浮则为风，风血相搏，即疼痛如掣"，这些皆说明气血不足、营卫失调而致病。现代研究表明，RA 的上述病机特点和临床表现往往伴随着自身免疫功能的紊乱和整体功能的降低。

　　1. RA 患者长链非编码 RNA 表达谱紊乱：对 RA 患者进行高通量基因测序研究表明，RA 外周血单个核细胞（PBMCs）存在差异表达的长链非编码 RNA（lncRNAs）表达谱，有 9158 条差异表达的 lncRNAs（差异倍数 ≥ 2，且 $P \leq 0.05$），上调的有 5682 条，下调的有 3476 条，主要与细胞凋亡、氧化应激及炎症信号通路失衡有关。另外，学者刘健等发现，RA 患者 PBMCs 存在差异表达的环状 RNA（circRNA）165 条，表达上调的有 109 条，下调的有 56 条，通过实时荧光定量 PCR 技术（RT-qPCR）验证发现，hsa_circ_0001200、hsa_circ_0001566、hsa_circ_0003972 和 hsa_circ_0008360 是 RA 中具有差异表达的基因。

　　2. RA 患者出现贫血和低蛋白血症：RA 患者常并发贫血和低蛋白血症，与疾病活动度密切相关。研究表明，重组人 B/T 淋巴细胞衰减因子（BTLA）表达失衡使得炎性因子升高，对造血功能产生抑制，破坏外周血红细胞，引起 RA 贫血。RA 合并贫血患者的红细胞参数与免疫、炎症、代谢相关指标具有强关联性，这些指标可以作为红细胞参数的危险因素参与 RA 贫血的进展。RA 低蛋白血症患者常常炎症反应重，疾病活动度高，而年龄、长病程、红细胞沉降率（ESR）等是其重要危险因素。

　　3. RA 患者心功能降低：RA 患者心血管事件发生率高于正常人，其本身的免疫失调和炎症反应在心血管病的发展过程中起关键作用。现代研究表明，RA 患者存在心功能降低，与机体 BTLA 表达减弱、抗氧化能力下降密切相关，RA 心功能变化与 DAS28 评分、症状体征积分以及临床指标具有相关性，RA 心功能下降与微小 RNA-21（miRNA-21）表达的下降、TLR4/p-p38/p-p65 信号通路的激活及促炎因子表达的升高密切相关。

　　4. RA 患者肺功能降低：RA 可导致肺部病变使肺功能下降，与细胞因子失衡、通路异常活化等因

素共同导致的免疫炎症反应有关。现代研究认为，RA 患者肺功能降低与 miR-155 高表达、核因子 κB（NF-κB）异常活化以及细胞因子网络失衡有关，与机体 BTLA 表达减弱、抗氧化能力下降密切相关。

5. RA 患者生活质量低、感受差：RA 患者生活质量低，主要与病程长、并发症多及活动性指标相关。研究表明，RA 患者关节肿胀疼痛、晨僵、乏力、少气懒言、食欲减退等积分明显降低，与炎症指标、NF-κB 信号通路等指标关系密切。RA 患者因生活质量下降使得情绪低下，长期的心理问题会降低免疫力，导致关节疼痛加重。RA 患者长期受关节疼痛、畸形、并发症的产生等多种因素的影响，感受差。研究表明，RA 患者普遍存在焦虑、抑郁等情志障碍，并与疾病活动度及免疫功能失调密切相关。所以，RA 患者气血不足、营卫失调病机的本质是自身免疫紊乱，整体功能下降。

RA 患者脾虚湿浊的本质是炎症免疫失衡，细胞凋亡逃逸

RA 患者关节肿胀、疼痛，与体内炎症因子表达失衡、氧化/抗氧化失衡、细胞凋亡不足等现代分子机制密切相关，这些符合中医学脾胃虚弱、湿浊内生的病机特点。《黄帝内经》注重脾胃在痹证发病中的作用，《素问·痹论》云："脾痹者，四肢懈惰。""淫气肌绝，痹聚在脾。"认为脾胃虚弱，饮食失调，起居失常，可致气血不足，卫外不能；脾气亏虚，运化失司，痰湿内生，湿浊为患，复感外邪而致痹。如感受寒邪，与湿邪夹杂，可致寒湿痹阻之证；如感受热邪，与湿邪夹杂，可致湿热痹阻之证；如感受风邪，与湿邪夹杂，可致风湿痹阻之证。临床常因感邪之不同而表现不同的证候，但与湿邪为患致痹的特征是一致的。现代研究表明，RA 患者上述病机特点和临床表现往往伴随着炎症免疫失衡和细胞凋亡逃逸。

1. RA 患者炎症因子失衡：RA 发病过程中伴随大量炎症因子的释放。现代研究表明，RA 患者外周血中肿瘤坏死因子-α（TNF-α）、IL-1、IL-6、IL-17 等促炎因子表达升高，而 IL-4、IL-10 等抑炎因子表达显著降低。另外，RA 患者促炎/抑炎因子的失衡与关节肿痛、晨僵、生活质量评分、NF-κB 通路等密切相关。

2. RA 患者辅助性 T 细胞 17（Th17 细胞）/调节性 T 细胞（Treg 细胞）失衡：Th17 细胞能促进炎症反应，Treg 细胞能抑制炎症反应。研究显示，RA 患者 Treg 细胞表面分子（CD4、CD25、Foxp3）表达降低、Th17 细胞表面分子（CD3、CD8、IL-17）表达升高，Th17/Treg 细胞失衡与 miR326 高表达、SOCS1/STAT3 激活等密切相关。另外，RA 患者 Treg 细胞表达降低，与疾病活动指标、血小板参数、免疫球蛋白变化、BTLA 及焦虑情绪等关系密切。

3. RA 患者免疫球蛋白及 BTLA 失衡：研究显示，RA 患者普遍存在免疫球蛋白（IgA、IgG、IgM）水平的改变，免疫球蛋白的改变与 BTLA 表达、炎症指标等关系密切。RA 患者 BTLA 表达减弱，表现为 $CD4^+BTLA^+T$ 细胞、$CD8^+BTLA^+T$ 细胞显著下降，同时 BTLA 表达的减弱与炎症指标、氧化应激水平及心肺功能下降等相关。

4. RA 患者存在氧化应激状态：现代研究表明，RA 患者存在氧化/抗氧化机制失衡，超氧化物歧化酶（SOD）表达降低，与免疫、炎症、代谢等临床指标存在明显相关性。另外，RA 患者氧化应激的发生机制与 AMPK-FoxO3a-MnSOD 信号通路、炎性细胞因子、中医脾虚症状等密切相关。RA 患者外周血中的氧化应激指标活性氧自由基、丙二醛呈高表达，而 SOD、总抗氧化能力呈低表达，且这些指标的表达失衡与疾病活动性指标、RA 心肺功能的下降等密切相关。

5. RA 患者免疫细胞凋亡逃逸：细胞凋亡机制参与 RA 发病。研究表明，RA 患者外周血 $CD4^+T$ 淋巴细胞凋亡减少，与相关凋亡蛋白的表达降低、B 淋巴细胞瘤-2（Bcl-2）表达增强有关，说明 RA 存在细胞凋亡缺陷。RA 外周血 $CD4^+T$ 淋巴细胞凋亡指标凋亡基因 fas、fasL、胱天蛋白酶-3（Caspase-3）、Caspase-8、Bcl-2、Bcl-2 相关 X 蛋白（Bax）等表达，与免疫炎症指标、关节疼痛肿胀、中医证候积分、关节功能分级等亦密切相关。所以，RA 患者脾胃虚弱、湿浊内生病机的本质是炎症免疫失衡，细胞凋亡逃逸。

RA 患者痰瘀、络阻的本质是凝血因子失衡，血管内皮增生

RA 的基本病理改变为滑膜炎、血管翳和血管炎等的形成，与患者体内高凝状态、血管内皮增生、血小板异常升高等密切相关，这些临床表现符合中医学痰瘀互结、脉络阻滞的病理特征。王清任在《医林改错》中云："总逐风寒去湿热，已凝之血，多不能活……用身痛逐瘀汤。"叶天士指出痹"久病入络"；《临证指南医案》中指出"风寒湿三气合而为痹，经年累月……气血俱伤其化为败瘀凝痰，混处经络，经用虫类搜剔，以动药使血无凝著，气可宣通"；朱丹溪在《丹溪心法·痛风》中指出"湿痰浊血流注"可致"痛风"。现代研究表明，RA 患者上述病机特征和临床表现往往伴随着凝血因子失调和血管内皮增生。

1. RA 患者凝血因子失调和高凝状态：凝血因子失衡和高凝状态是 RA 患者常见表现。研究显示，RA 患者凝血指标 D-二聚体、纤维蛋白原、血小板活化因子等显著升高，关节刺痛，舌质、皮下瘀斑等血瘀证积分升高，与炎症指标、Act1/NF-κB 通路、细胞因子等密切相关。另外，RA 患者体内高凝状态还与其肺功能、miR-155 的高表达等相关。

2. RA 患者血小板参数升高：现代研究表明，RA 患者血小板参数异常，与 ESR、C 反应蛋白（CRP）、IgA、类风湿因子等临床指标具有相关性，活动期 RA 患者血小板参数与关节疼痛、关节肿胀、口唇紫暗、肌肤甲错、舌体出现瘀斑或瘀点等症状显著相关。血小板参数异常的 RA 患者，疾病活动度显著增高，与 BTLA 或 Treg 表达减少，导致机体免疫紊乱、炎症因子表达失衡有关。RA 患者血小板计数显著升高，与免疫、炎症、代谢等指标共同参与 RA 发病。

3. RA 患者脂蛋白代谢紊乱：现代研究认为，RA 患者存在脂蛋白代谢紊乱，脂代谢指标前白蛋白、高密度脂蛋白、载脂蛋白-A1（APO-A1）、APO-B 等与疾病活动指标 ESR、CRP、IL-6 等、关节肿胀疼痛等密切相关。活动期 RA 患者脂代谢异常主要表现为 APO-A1 水平下降，其变化不仅与炎性指标、关节肿痛、晨僵等相关，还与抑郁情绪、蛋白质代谢有关。

4. RA 患者血管内皮增生：RA 基本病理变化与血管内皮增生密切相关。现代研究显示，缺氧会诱导血管内皮增生，RA 患者缺氧诱导因子-1α（HIF-1α）、HIF-2α、血管内皮生长因子 A（VEGF-A）、VEGFR 的表达升高，与免疫炎症指标、基质细胞衍生因子 1/趋化因子受体 4 通路的激活、炎性细胞因子紊乱等密切相关。所以，RA 患者痰瘀互结，脉络阻滞病机的本质是凝血因子失衡，血管内皮增生。

RA 中医学病机的分子生物学机制是各种原因使人体自身的竞争性内源 RNA 表达失衡或紊乱，引起炎症免疫失衡，细胞凋亡逃逸，凝血因子失调，血管内皮增生，从而表现出一系列关节局部症状和系统性全身功能减退的临床表现，进一步影响生活质量和患者感受。

340 类风湿关节炎中医体质特征

类风湿关节炎（RA）是一种原因不明的慢性炎症性疾病，其患病率在风湿性相关疾病中位列第一。有研究显示，RA 发病率存在区域差异性且有明显的家族聚集性，亲属之间的发病风险较高，其中同胞姊妹发病风险最高，这说明 RA 的发病与环境及遗传因素密切相关。另外，RA 患者临床表现多样，其中以关节炎为多见，严重者可并发间质性肺炎或血管炎，有些患者虽确诊多年但关节无畸形，有些患者短期内即出现关节畸形甚至导致功能障碍。以上说明 RA 患者存在个体间差异，不同患者患病后临床表现及疾病进展程度存在很大差别。西医学认为 RA 的发生受遗传、环境、激素、感染等因素的影响，研究表明 HLA-DRβ 链 70-74 位点的 5 个氨基酸序列为 QKRAA 或 QRRAA 是 RA 的强易感因子。中医认为，遗传和环境因素会导致不同的体质状态，遗传因素往往决定了体质的相对稳定性，后天环境则决定了体质的可变可调性，也就是说中医可以通过后天干预调整体质。学者陈晴晴等对类风湿关节炎中医体质特征的研究做了梳理归纳。

中医体质概述

中医体质源于《黄帝内经》，最早对体质进行分类，如《灵枢·卫气失常》云"必先别其三形，血之多少，气之清浊，而后调之"，将人分为膏、脂、肉 3 种体质类型。张仲景将不同体质的人称为"强人""淋家""亡血家"等，并指出由于病因作用，体质在疾病的发生发展、传变及转归等方面扮演着重要角色。隋代巢元方曾提出特禀质并描述为"人有禀性畏漆，但见漆便中其毒……亦有性自耐者，终日烧煮，竟不为害也"。说明先天条件决定了特禀体质。朱丹溪提出"肥人多湿，瘦人多火"的思想。后代医家吴又可、叶天士相继提出了"体质"概念，吴瑭也曾提到"体质"一词，这个时期体质学说得到了发展并渐趋成熟。现代对体质的论述多从各学科的理论背景出发，直至王琦明确将"体质"概念定义为人在先天禀赋和后天获得基础上形成的形态结构、生理功能和心理状态方面综合的、相对稳定的固有特质，是人生长发育过程中形成的与自然、社会环境相适应的人体个性特征。把体质分为 9 个类型，并在此基础上提出了体质可分论、体病相关论、体质可调论。这些问题的提出有力地推动了中医体质与现代学科的结合。匡调元指出体质的特殊性在大多情况下决定了患者病后临床证型的倾向性，从体质学角度说，疾病的证候是由于致病因子作用于不同体质以后所形成的临床类型。不同的病因作用于同一类型的体质，可以出现相同的证候；同样的致病因子作用于不同类型的体质亦可以出现不同的证候。因此，对疾病的体质进行分类判别能更好地治疗疾病。

中医对 RA 的认识

类风湿关节炎归属于中医学"痹证"范畴。《素问·痹论》云："风寒湿三气杂至，合而为痹也。""所谓饮食居处，为其病本。"首先阐述了痹证的形成与感受外邪有关。张仲景把 RA 称为"历节风"，王焘则称其为"白虎历节"，张景岳命其为"鹤膝风"。古人对 RA 的描述颇多，但多从其临床表现来命名，定义不够明确，可包含西医学的多种疾病。现代医家在前人的基础上完善了对 RA 的认识。国医大师朱良春认为 RA 既有正虚又有邪实，且指出 RA 的病变在骨质，故在治疗上确定益肾壮督法治其本，蠲痹通络治其标。在临床上，朱良春善用虫类药，经典的益肾蠲痹丸经过多年的临床观察，对顽痹疗效确佳。焦树德首次提出"尪痹"之名，焦树德认为尪痹主要由风、寒、湿三气杂至，尤其寒湿之邪，深侵入肾继而及肝，而致骨损筋挛。而陈纪藩提出筋伤骨损的观点，他认为肝肾及气血亏虚是 RA 发生的主因，风寒湿邪侵袭为发病的诱因。总之，正气亏虚是痹病发生的内在依据，外感六淫是痹病发生的外在因素，瘀血痰浊是痹病缠绵难愈的重要因素。其中正气亏虚起决定作用，当机体正气不足时，风寒湿等邪气会乘虚侵袭人体肢体关节肌肉，致经脉气血闭阻不通，而发痹病。

RA 患者的中医体质特征

1. 体质与疾病发生的关系：《灵枢·百病始生》云"风雨寒热，不得虚，邪不能独伤人……此必因虚邪之风，与其身形，两虚相得，乃客其形……因于天时，与其身形"。此说明体质虚弱者较之强壮者易感邪得病。《灵枢·五变》云："肉不坚，腠理疏，则善病风。""小骨弱肉者，善病寒热。""粗理而肉不坚者，善病痹。"体现了不同的体质状态疾病的易感性也不同。那么对于 RA 患者，寒、热体质属性不同，病邪的转化就不同，早在《素问·痹论》中已有相关论述："阳气少，阴气多，与病相益，故寒也……阳气多，阴气少，病气胜，阳遭阴，故为痹热。"言及阳虚阴盛者易表现为寒痹，阳盛者易发生为热痹。另外，痹证不同体质者发生同一经的病证时也会出现不同的证候类型，如同为太阳病者，腠理疏松的患者常发为表虚证，腠理致密的患者常发为表实证。彭海聪在 RA 的中医体质特点研究结果中表明，RA 患者以痰湿质、瘀血质多见；男女的体质类型分布存在显著差异。尹友鑫在研究 RA 患者体质分布的结论时说明：易患 RA 的体质为阴虚质、阳虚质和气虚质，其中男性多见阳虚质和痰湿质，女性以阳虚质及阴虚质多见，且指出体质因素和年龄存在一定的相关性。韩盛昊研究结果为患 RA 的体质多为虚性体质（阳虚质、阴虚质、气虚质等），以阳虚质最多，其中患者多种体质兼夹的占 62.1%。以上均说明，体质与 RA 的发生关系密切，体质偏颇者更易感邪发病。

2. 体质与治疗的关系：中医认为"治病必求于本"，此"本"在某种程度上强调了个体体质。体质的特殊性往往导致机体对某种致病因子或疾病的易感性，因为体质可以影响证的形成，亦能制约证的传变与转归。因人制宜是中医治病的重要法则，其实质是"因体质制宜"。结合 RA 患者在漫长的治疗过程中，多变的症状和证型只表明其中的 1 个点或阶段，而相对固定的体质却可以贯穿疾病始终。因此，治疗 RA 需充分了解患者的体质，注重辨体用方，以便早期治疗并从根本上防止其进展。吴灵培使用二藤汤治疗湿热痹阻型的 RA 总效率为 86.66%，明显高于对照组 66.67%，且研究结果表明辨体用方在改善关节肿胀等方面有统计学差异（$P<0.01$）。对于寒湿痹阻型 RA，刘春丽运用温阳通络方能明显改善患者症状及体征，减低疾病活动指标，取得较好的临床疗效。韩盛昊等研究结果发现气虚质、阳虚质是 RA 患者常见的体质类型，治疗气虚质者应以培补元气、补气健脾为主，代表方有四君子汤、补中益气汤等。《素问·阴阳应象大论》云："形不足者，温之以气，精不足者，补之以味。"这里的"形""精"与"气""味"正是气虚特征及其培补元气具体的调理方法。以上皆体现了充分考虑体质因素，据此遣方用药，在 RA 治疗中发挥的重要优势，少数患者疾病过程中表现出来的症状看似与体质毫无关系，但在治疗时应考虑体质的因素，谨慎用药。例如同是肾虚寒凝型 RA 患者，一者是阴虚体质，一者是阳虚体质，治疗存在很大差异。

3. 体质与预后的关系：《黄帝内经》认为体质对于推断疾病预后的转归有着重要的参考作用。《灵枢·论痛》云："同时而伤，其病多热者易已，多寒者难已。"说明气盛体强的人易愈，而气衰体弱者难愈。尹友鑫研究表明病程与体质类型存在一定程度的相关性，病程 1～20 年的多为阳虚质患者，21～30 年病程的患者多是阴虚质，30 年以上病程的多见血瘀质。谢承成研究统计后发现 RA 患者 DAS28 评分在不同体质类型间存在差异，疾病活动度与中医体质类型具有一定关联性。何俊华在分析 206 例 RA 患者的体质类型与中医证型、疾病预后的关系时表明，风湿痹阻证的患者患贫血的概率小；阳虚体质者不但发生贫血的风险大而且易出现炎症，该体质与疾病的发展存在着微观联系，但未发现证型、体质分类能够作为预测 RA 预后的风险因子。张磊研究 106 例 RA 患者关节变形与体质相关性的结果表明 RA 患者的性别、初发年龄、肥胖程度、工作性质、中医证型等因素对疾病预后的影响存在差异；RA 的关节改变在体质类型方面偏向阳虚质，其次是气郁质和气虚质，但多为兼夹体质。故在临床治疗中根据患者的体质可大概预判出其疾病的预后及转归情况，及时引起重视为治疗及阻止疾病进展早做准备。

4. 体质与防治的关系：因特定的体质与某些病邪之间具有特殊的亲和能力，就是所谓的"同气相求"。而体质有偏颇倾向的人，当相应的病邪侵袭机体时，这种偏颇体质倾向一旦超过一定的阈值即可发病。因体质具有可变性，故预防的目的在于尽可能地改善和纠正偏颇体质，可以通过改变体质与病邪之间"亲和"的时间、方式和强度，从而避免疾病的发生，如《素问·四气调神大论》云："圣人不治已病治未病，不治已乱治未乱。"故对于有患 RA 倾向者或早期 RA 患者可以通过改善体质阻止疾病进展。先天遗传由基因决定难以改变，但可以通过改变后天的环境因素来调整体质。这提示通过改变日常生活习惯（如主动锻炼、调节饮食、精神调摄）等因素来调节体质，完全可以达到预防疾病的目的。西医学运用"治未病"的理念来防治 RA，而体质辨识是"治未病"的前提条件，是建立各级预防的根基，参照不同体质的生理病理特点，有助于在 RA 早期理化指标不明显时进行干预治疗，也可指导发病过程中的治疗思路，将防治的理念贯穿于整个病情发展的全过程。周智慧等认为慢性病可对患者心、脑、肾等重要器官造成损伤，致其生活质量降低，甚者使其丧失劳动能力，因而提出利用"治未病"的理念从体质方面来防治慢性病。叶菁等提出利用"治未病"的思想来构建 RA 的防治体系，从调和肝脾进行预防。徐新宇等在谈到体质学说的发病观及养生时表明"智者之养生，必顺四时而适寒暑，和喜怒而安居处，节阴阳而调刚柔，如是，则僻邪不至，长生久视"，故在 RA 的防治过程中，要充分利用不同体质类型的特点，参照合适的分类标准，找出易患的体质类型，筛查并指导高危人群防治 RA。体质与 RA 的发病及病理演变具有相关性，通过辨体用方可以早期治疗并达到阻止或逆转 RA 病情进展的目的。

341   类风湿关节炎痰瘀积分与炎症因子相关性

类风湿关节炎（RA）是一种临床常见的以累及周围关节为主的慢性多系统炎症性自身免疫性疾病。炎症反应与其发生、发展有密切关系。其中 TNF-α 可促进骨吸收，并可导致骨质破坏，抑制骨胶原的合成，总效应为导致滑膜炎症反应、促进软骨基质的崩解。IL-1 可间接刺激破骨细胞的形成并调节破骨细胞的功能。IL-6 可通过增强 IL-1 和 TNF-α 的炎症效应加重 RA 的致病作用。CRP、ESR 在炎症、感染时明显升高，由于类风湿关节炎为慢性炎症病变，故常用 CRP、ESR 反映类风湿疾病活动情况。

本病属于中医学"痹证"范畴，目前认为正气不足是本病发生的内在因素，痰浊瘀血痹阻经络为其主要病机。痹证初始感受外邪，机体气血运行受阻，血脉不畅，凝滞于内，继而气滞血瘀而产生瘀血，而瘀血又可作为病理产物进一步留滞机体，闭阻经脉，影响气血运行，成为痹症的一个致病因素。而痰浊是水液输布障碍，水湿内停，留滞机体而成。湿邪为酿生痰浊的一个主要原因，不论外感湿邪，抑或是脾虚生湿，湿邪日久皆易聚而成痰。瘀血、痰浊不仅为病因，且为病理产物，循环往复，最终造成痰瘀互结，胶着骨骱，痹阻经络，是 RA 发病的重要病理机制。学者李蓉等对 RA 患者痰瘀积分及炎症指标进行检测，并对其在发病机制中作用进行了初探性研究，以期更好地为中医治疗提供较为客观的理论依据，充分挖掘中医在 RA 防治中的优势。

资料与方法

1. 研究对象：本研究共收集 85 例类风湿关节炎患者，均来源于 2013 年 12 月—2014 年月某医院风湿肾病科门诊及住院患者，其中痰瘀组 43 人，非痰瘀组 42 人。

2. 诊断标准：

（1）西医诊断标准：参照 2009 年美国风湿病学院（ACR）和欧洲风湿病防治联合会（EULAR）联合重新制定诊断标准，即评分≥6.0 分的患者明确诊断为类风湿关节炎。①受累关节 1 个中到大的关节（0 分）；2~10 个中大关节（1 分）；1~3 个小关节（2 分）；4~10 个小关节（3 分）；超过 10 个，其中至少 1 个为小关节（5 分）。②血清学类风湿因子和抗环瓜氨酸肽抗体阴性（0 分）；两个测试至少有 1 项低滴度阳性。低滴度定义为超过正常上限，但不高于 3 倍正常值上限（2 分）；至少有一项高滴度阳性，如滴度超过 3 倍正常上限（3 分）。③滑膜炎持续时间少于 6 周（0 分）；6 周或更长的时间（1 分）。④急性期反应物 C 反应蛋白（CRP）和红细胞沉降率（ESR）均正常（0 分）；CRP 或 ESR 高于正常（1 分）。

（2）中医诊断及辨证标准：参照《中药新药临床研究指导原则》中关于 RA"中医证候诊断标准"以及所确定的瘀血痹阻证的辨证标准，并参照《实用中医风湿病学》中痰瘀痹阻证的诊断要点所制定的痰瘀痹阻证的评分标准。

3. 纳入标准：①符合上述西医诊断标准和中医证型诊断标准的 RA 患者；②年龄在 18~70 岁；③签署知情同意书者。

4. 排除标准：①合并多器官严重疾病的患者；②重叠其他风湿免疫系统疾病的患者；③孕妇或者哺乳期女性患者；④精神病患者。

5. 方法：

（1）采集患者的一般临床资料如性别、年龄、病程等。

（2）由具有丰富临床经验的风湿免疫专业副主任中医师以上人员判定中医临床证型。

（3）记录相关数据：CRP、ESR、IL-1、IL-6、TNF-α。其中 CRP 检测采用免疫速率散射比浊法自动测定，ESR 检测采用全自动动态血沉分析仪用魏氏法测定，IL-1、IL-6 及 TNF-α 采用 Elisa 方法检测。

6. 统计学分析： 采用 SPSS 17.0 软件进行统计分析；计数资料采用卡方检验；计量资料先行正态性检验与方差齐性检验。若呈正态分布，采用 t 检验；若不符合正态分布，则采用数据变换或秩和检验。

结　　果

1. RA 患者一般临床资料分析： 本次研究共收集类风湿关节炎病例 85 例，痰瘀痹阻型 43 例，男性 11 例，女性 32 例，年龄 24～68 岁，病程 0.5～22 年，非痰瘀痹阻型 42 例，男性 8 例，女性 34 例，年龄 18～70 岁，病程 1～21 年。两组患者在性别、年龄、病程上经统计学分析，$P > 0.05$，差异无统计学意义，说明两组间具有可比性。

2. 痰瘀积分与炎症因子相关分析： 经 Pearson 相关分析，TNF-α 水平与痰瘀积分呈显著正相关；IL-1 水平与痰瘀积分呈显著正相关；IL-6 水平与痰瘀积分呈显著正相关；CRP 水平与痰瘀积分呈显著正相关；ESR 水平与痰瘀积分呈显著正相关。

讨　　论

类风湿关节炎是一种慢性全身性炎症性疾病，属于自身免疫炎性疾病范畴。炎症因子是由多种细胞分泌的具有生物活性小蛋白物质的总称，许多细胞因子已被公认为是类风湿关节炎关节损伤的重要介质，这些炎症因子参与类风湿关节炎的发生发展整个病理过程。其中 TNF-α 和 RA 关系最为密切，是一种在 RA 发病过程中居核心地位的促炎症性细胞因子。人 TNF-α 基因定位在染色体 6q21.3 区域，与主要组织相容性抗原复合体Ⅲ类基因（MHC-Ⅲ）紧密连锁，所编码的前体蛋白含 233 个氨基酸，主要由活化的巨噬细胞分泌，其与受体结合发挥作用。在 RA 中的炎症因子调控、成纤维样滑膜细胞的增殖以及骨损伤过程中均有重要作用。TNF-α 能刺激滑膜纤维母细胞和软骨细胞产生前列腺素 E_2（PGE_2）和胶原酶，PGE_2 可通过 G 蛋白-腺苷酸环化酶-环磷酸腺苷信号通路发挥作用，促进骨质破坏和骨的吸收以及纤维母细胞增生，从而抑制骨胶原的合成，导致滑膜炎症反应、软骨基质的崩解。TNF-α 通过核因子 κB（NF-κB）途径促进软骨细胞分泌纤维蛋白溶酶原激活剂，使纤维蛋白溶酶原转换成纤维蛋白溶酶而降解纤维蛋白，促进胶原的分解代谢，加快关节的损伤。故 TNF-α 可通过多种途径介导类风湿关节炎骨破坏和损伤。此外，TNF-α 可以调控类风湿关节炎中炎症因子的生成，相关报道指出，IL-1、IL-6 以及 IL-8 等细胞因子的产生均具有 TNF-α 依赖性。IL-1 是 Th17 细胞分泌的细胞炎症因子，可诱导急性期炎症反应。在类风湿关节炎中，它可从多方面激活血管内皮细胞，从而增加内皮细胞黏附分子表达。在关节炎时，IL-1 与黏附分子相互作用而被汇集到关节内，加重免疫性炎性反应，并可通过诱导成骨细胞和其他细胞产生核因子 B 受体活化因子配体间接影响成骨细胞的生成；同时还能通过作用于细胞 C-Src 和肿瘤坏死因子受体相关因子 6 调控破骨细胞的功能。IL-1 亦是骨质吸收和骨质破坏的主要细胞因子之一，可通过刺激破骨细胞形成，也可以直接刺激成熟的破骨细胞发挥作用，直接作用于炎性部位，诱导组织破坏和其持续性细胞浸润，主要作用于软骨、软骨下骨、肌腱和韧带，最终致关节的炎性破坏，甚至功能障碍。IL-6 是由 T 细胞、单核细胞及成纤维细胞等产生的糖蛋白，其在类风湿关节炎的发生、发展中起以下作用：①促进活化 B 细胞增殖，并分化为 Ig 分泌细胞；②能诱导肝细胞分泌急性相蛋白，促进 Ig 的合成；③可能调节成纤维细胞的增殖。CRP 是一种主要由肝脏合成炎症反应的急性时相反应蛋白，机体在炎症感染、组织损伤、恶性肿瘤、重病肝炎时明显升高，由于类风湿关节炎是慢性炎症病变呈持续、反复发作的过程，在类风湿关节炎的实验室诊断常用 RF、ESR 等，CRP 测定较 ESR 更能反映类风湿疾病活动情况。TNF-α 与多种病情活动指标相关，血清和滑液中 TNF-α 水平与类风湿因子滴度、ESR 和 CRP 成正相关关系。上述多种炎症因子是反应炎症程度的主要指标，在类风湿关节炎早期和活动期明显升高，也是最终评价类风湿关节炎活动期的主要指标。炎症因子组成一个炎症因子系统，作用于骨关节，最终导致了骨骼影像学改变。

近年来随着对类风湿关节炎病因、病机的认识不断深入，"痰瘀致痹"学说也越来越受到重视。娄多峰等就指出"邪""瘀"在痹病中的发病作用，尤其强调"瘀"的作用。国医大师朱良春认为类风湿关节炎患者病机为病邪乘虚袭踞经隧，气血为邪所阻，阻滞经脉，留滞于内，深入骨骸，胶着不去，痰瘀交阻，凝涩不通，尤其强调痰瘀互阻为本病病机。朱孟铸等强调痰瘀流注关节、肌肉，闭阻经脉，经脉运行不畅，关节肌肉出现红、肿、热、痛、麻木、屈伸不利等，痰瘀既是类风湿关节炎的病理产物，也是致病因素。谢海洲认为因脾虚生内湿，久生痰浊，血虚生内风，阴虚生内热，阳虚生内寒，气虚生瘀血，痰浊、瘀血从内而生，留滞经脉，停滞关节，痹从内生。唐先平认为瘀血、痰浊不仅为各种原因所致的病理产物，而且又作为病因重新作用于机体，往复循环，而造成痰瘀互结，胶着骨骸，痹阻经络，是 RA 发病的重要病理机制。李蓉总结多年治疗类风湿关节炎经验，认为痰瘀在本病的发生发展起重要作用。邪痹经脉，经脉阻滞，影响气血津液运行输布，津停为痰，血滞为瘀，且闽南地区地处沿海，气候潮湿，居民喜食膏粱厚味，易生痰湿，最终致痰浊瘀血阻痹经络，病程缠绵，顽固不愈。本病无论新久皆可生痰致瘀，针对病机特点，从涤痰、化瘀入手，辨证论治，可以起到事半功倍的效果。

本次试验共收集 RA 病例 85 例，男性 19 例，女性 66 例，男女比例为 1∶3.47，与流行病学统计类风湿关节炎发病男女比例为 1∶3 相符合。中医学认为痹证主要病机为痰瘀痹阻，特别是沿海，气候潮湿，居民喜食膏粱厚味，易生痰湿，最终致痰浊瘀血痹阻经络，故本研究将痹证分为痰瘀痹阻型及非痰瘀痹阻型。研究显示，不论是痰瘀痹阻型或非痰瘀痹阻型痰瘀积分与 TNF-α、IL-1、IL-6、CRP、ESR 均显著相关，提示痰瘀贯穿于痹证始终，且与炎症水平呈显著正相关。

342 类风湿关节炎辨证分型与炎性指标的相关性

类风湿关节炎（RA）是原发或继发的与 T 细胞相关的一种自身免疫性疾病，临床治疗趋向于应用改善疾病的抗风湿药（DMARDs），但是，DMARDs 的不良反应明显，使越来越多患者接受中医药治疗或中西医结合治疗。炎性指标如 ERS、CRP 能很准确地反映 RA 的病情活动程度，为此，学者王银山等就这些指标与 RA 的中医分型的相关性做了研究，以期为中医临床治疗 RA 提供科学的理论指导。

临床资料

患者来源于某医院门诊连续就诊和住院的活动期 RA 患者共 103 例，女 82 例，男 21 例，平均年龄 44.9 岁，平均病程 9 年，平均病理分期 2.6 级，平均功能分期 1.78 期，平均关节肿胀数 3.7 个，平均关节压痛数 4.9 个，平均红细胞沉降率（ERS）47.27 mm/h，平均 C 反应蛋白（CRP）15.67 mg/L，平均类风湿因子（RF）134.04 U/mL；其中高脂血症 16 例，干燥综合征 6 例，间质性肺炎 5 例，原发性高血压 11 例，糖尿病 5 例，人工关节置换术后 5 例。

研究方法

103 例患者根据《中医内科学》第 2 版痹证的分类进行中医证型分类。研究指标主要是与 RA 活动相关的临床指标 RF、ERS、CRP、IgM、T 淋巴细胞亚群以及血清 IL-1β、IL-6 水平。T 淋巴细胞亚群检测用多参数流式细胞术检测，IL-1β、IL-6 水平检测用 ELISA 法。统计处理数据，用 SPSS for windows 13.0 统计软件包进行统计处理，计数资料用 t 检验，计量资料用 χ^2 检验。

研究结果

1. 中医辨证分型结果： 风寒湿痹 26 例，占 25.24%；风湿热痹 43 例，占 41.74%；痰瘀痹阻 19 例，占 16.50%；肝肾亏虚 15 例，占 13.59%。

2. 各证型与 RF、ERS、CRP、IgM 的相关性： 风湿热痹型 RA 的炎症程度最高，风寒湿痹型次之，而痰瘀痹阻型、肝肾亏虚型 RA 的炎症程度相对较低。

3. 各证型与 IL-6、IL-1β 之间的相关性： RA 患者的血清 IL-6、IL-1β 水平风湿热痹型最高，其次是风寒湿痹型，而痰瘀痹阻型、肝肾亏虚型的血清 IL-6、IL-1β 水平相对较低。

4. 各证型与 CD3$^+$、CD4$^+$、CD8$^+$、CD4$^+$/CD8$^+$ 的相关性： 活动期 RA 风湿热痹型和风寒湿痹型患者 CD3$^+$、CD4$^+$、CD8$^+$、CD4$^+$/CD8$^+$ 的变化较为明显。

讨　论

现代医学研究证明，RA 是一种 T 淋巴细胞介导的全身性自身免疫疾病。通常情况下，活动期 RA 患者的外周血 CD4$^+$ 数量增多，同时 CD8$^+$ 数量会减少，故 CD4$^+$/CD8$^+$ 值升高。IL-1β 是破坏关节软骨的最重要的细胞因子之一，它能促进滑膜细胞和淋巴细胞的增殖和分化，促进滑膜细胞和软骨细胞合成并释放前列腺素 E2（PGE2）和胶原酶。PGE2 和胶原酶引发滑膜炎症反应、软骨基质的崩解，而局部免疫复合物、游离的胶原等分解产物刺激 IL-1β 的合成，这样形成一个恶性循环。此外，IL-1β 还可诱导 IL-2 和 IL-6 产生，在某些病理状况下，IL-1β 可与 IL-2 或 TNF-α 发生协同性生物学效应。IL-6 具有多种生物学活性。IL-1β 和 TNF-α 都能诱导 IL-6 的合成和分泌，与 IL-1β 和 TNF-α 一样，IL-6 也是 RA 关节炎中主要的炎症介质，关节滑膜液中 IL-6 的浓度与 RA 的疾病活动性有关，且与 IL-1β、IL-8 以及白细胞的活化相一致。

中医学认为，脾胃虚弱、饮食失调、起居失常，可致气血不足，卫外不能，或痰湿内生，湿浊为患，复感外邪而致痹。明代医家汪蕴谷在《杂症会心录·痹证》中强调培补脾土的重要性，指出"况痹者闭也，乃脉络涩而少宣通之机，气血凝而少流动之势，治法非投壮水益阴则宜补气生阳；非急急于求肝肾，则拳拳于培补脾土，斯病退而根本不遥也。"本病临床上除一般的关节局部症状如关节肿胀、疼痛以外，还常见气血生化乏源症状，如四肢乏力、肌肉消瘦，甚则肢体痿弱不用等，以及脾湿不运、胃失和降所致的胃脘痞满、食少纳呆、大便溏泄、舌质淡、苔腻等。湿为阴邪，其性黏滞、重着，不但单独作祟，而且极易与其他外邪如风、寒、热邪合而为病，使本病临床表现纷纭复杂，缠绵难愈，故脾胃虚弱、气血亏虚、痰浊内生是本病的重要病机。本研究证实活动期 RA 患者风湿热痹型者最多，占 41.74%；其次是风寒湿痹型，占 25.24%，两者占总数的 66.98%；同时还发现风湿热痹型和风寒湿痹型 RA 患者外周血的 CD4+ 数量和 CD4+/CD8+ 与其他两组比较明显升高，均 $P < 0.05$，有显著性差异，同时风湿热痹型和风寒湿痹型 RA 患者的 CD8+ 数量与其他两组比较明显降低，亦有显著性差异；此外以上两组的 IgM 值与其他两组比较，均 $P < 0.05$，有显著性差异。以上研究数据表明，活动期 RA 主要以风湿热痹型和风寒湿痹型为主，说明 RA 的风、寒、湿三大病因中，湿邪更占主导地位。湿邪致病出现症状严重、病情缠绵难愈、病程冗长且反复发作等特点恰恰与 RA 发病的病程特点与症状相吻合。

叶天士在《临证指南医案》中论述"久病入络"时云："风寒湿三气合而为痹，经年累月，外邪留者，气血俱伤其化为败瘀凝痰，混处经络，经用虫类搜剔，以动药使血无凝著，气可宣通。"瘀血与痰浊亦与本病的发生发展密切相关。气血不足、营卫失调为 RA 致病的内因，脾胃虚弱、湿浊内生是它的重要病机，而痰瘀互结、脉络阻滞则是本病发展的必然结果。本次研究中发现 RA 患者风湿热痹型与风寒湿痹型的 ERS、CRP、IL-6、IL-1β 水平比较明显升高，$P < 0.05$，有显著性差异，而风寒湿痹型的上述指标与其他两组比较亦明显升高，$P < 0.05$，有显著性差异。研究数据表明，风湿热痹型 RA 的炎症程度最高，风寒湿痹型次之，而痰瘀痹阻型和肝肾亏虚型的炎症程度相对较低。风寒湿痹型是 RA 病情发展的起始阶段，是中医药治疗的最佳时期，适当选用祛风胜湿、通经活络之品，佐以健脾之味，使脾旺能胜湿，则会取得良好效果。但如未及时治疗，或由于饮食和起居不当，或治疗不当则使湿邪从阳化热，演变为风湿热痹型 RA，进入高炎症反应期。临床上宜重用清热祛湿、活血通络之品，再佐以健脾之品，如果遇到较难控制者，应该加用小剂量皮质激素或中小剂量免疫抑制剂。如果上证日久未除，痰凝血瘀，出现关节肿大继续变形僵硬，病处固定而拒按，日轻夜重，局部肿胀或有硬结、瘀斑、面色黧黑，肌肤甲错或干燥无光泽、口干不欲饮，舌质紫暗或有瘀斑，舌下静脉迂曲、延长，脉细涩，至此已演变成 RA 痰瘀痹阻型，此型虚实夹杂，病更难疗，则宜用宣痹、化瘀、涤痰之品。而由于长期的治疗，或平素体虚之人过用活血祛风之品，或长期应用免疫抑制剂等致使正气愈虚，病机由实转虚，出现气血亏虚之证，至此已演变成 RA 肝肾亏虚型，此时炎症反应已明显下降，中医药宜用益气养血活络之品为主，再佐以壮骨舒筋，才能收效明显。

343 类风湿关节炎骨破坏作用机制和中医治疗

类风湿关节炎（RA）是一种病因尚未完全明确的慢性自身免疫性炎症性疾病，炎症始于关节滑膜，导致软骨、骨和其他邻近组织的破坏，并形成血管翳。RA 骨破坏多与破骨细胞和成骨细胞的相互作用密切相关，当成骨细胞的骨形成不及破骨细胞的骨吸收时，即导致骨破坏及骨质疏松。尽管 RA 的临床治疗取得了长足进展，但西药现有的治疗效果并不令人满意。因此，需要探索更加安全可靠的治疗方式，中医药在 RA 骨破坏的治疗过程中取得了较好的临床疗效，弥补了西药治疗存在的缺陷。学者赵磊等对 RA 骨破坏作用机制及中医药治疗的研究做了梳理归纳。

RA 骨破坏发病机制

1. 细胞因子/趋化因子在 RA 骨破坏中的作用：

（1）细胞因子：研究发现，TNF-α 能直接促进核因子 κB 受体活化因子配体（RANKL）的表达，促进破骨细胞的生成及炎症状态下的骨吸收。通过抑制 TNF-α，可以减少机体破骨细胞的数量，从而减轻 RA 炎症和软骨的破坏。IL-17 不仅能够通过激活细胞核因子 κB 受体活化因子（RANK)-护骨素系统诱导破骨细胞形成，还能诱导 IL-1 和 TNF-α 的表达间接促进破骨细胞形成，并与 TNF-α 一起在破骨细胞分化和骨吸收中起协同作用。Li 等研究发现 RA 患者血浆 IL-34 水平显著高于健康对照组，且与疾病活动性评分、超声骨侵蚀呈显著正相关。在 RA 中，IL-6 能通过刺激关节白细胞的募集，促进破骨细胞的成熟和活化，刺激滑膜组织增殖，导致关节损伤，造成人体内骨量丢失加剧，诱发骨质疏松。当 IL-6 基因敲除后，小鼠的骨痂形成延迟，破骨细胞密度降低。

（2）趋化因子：在 RA 中的侵蚀性阶段，CCL21 通过刺激 M1 巨噬细胞极化导致 IL-6 和 IL-23 转录增加，同时使原始 T 细胞分化为 Th17 细胞，驱动 Th17 细胞促进 RA 破骨细胞的形成，使关节炎症发展至骨侵蚀。通过阻断 IL-6、IL-23 或 IL-17 的功能，会削弱 CCL21 的破骨细胞形成能力。同时，有研究表明，CCL21 能促进破骨细胞迁移和吸收的活性，进而促进破骨细胞在活体小鼠颅骨模型中的骨吸收。破骨细胞分化基因表达谱显示趋化因子 CCL4 通过 PI3K 途径介导 RANKL 诱导破骨细胞的迁移和侵袭，从而导致骨破坏和骨侵蚀。CCL3 是一种诱导巨噬细胞向炎症关节转运的趋化因子，能够促进破骨细胞的生成从而造成骨破坏和骨量丢失，当 CCL3 被抑制时能减少破骨细胞的形成，减轻关节炎症及相关的骨量丢失。

2. 非编码 RNA 在 RA 骨破坏中的作用：

（1）微小 RNA（miRNA）：参与破骨细胞的 miRNAs 被广泛的分为正向分化调节因子和负向分化调节因子。如 miR-29 家族通过抑制 G 蛋白耦联受体 85（GPR85）和 CD93（巨噬细胞特异性基因转录体）来引导骨髓前体向破骨细胞分化，促进骨破坏。miR-30a 能靶向作用于小鼠骨髓前体细胞，抑制树突状细胞-特异性跨膜蛋白的表达，减少破骨细胞数量，抑制基质吸收，从而抑制骨破坏。在大鼠模型中，下调 miR141 能够诱导升高股骨头组织中 OPG、骨形态发生蛋白 2（BMP2）等表达，促进成骨细胞活性，抑制破骨细胞活性，从而上调转化生长因子 β_2 的表达，缓解股骨头坏死。刘喜德等研究表明温化蠲痹方能通过上调 RA 患者外周血单个核细胞 DNA 甲基化转移酶，同时降低 miRNA-146a 表达水平，影响下游靶基因的表达从而达到治疗 RA 的目的。

（2）长链非编码 RNA（lncRNA）：目前已发现大量的 lncRNAs 在 RA 中表达异常，且与 RA 的疾病活动性相关。如 LNC-AK077216 可在抑制破骨细胞前体细胞凋亡的同时调节破骨细胞形成。T 细胞核因子 1 是破骨细胞生成过程中必不可少的转录因子，LNC-AK077216 通过促进 T 细胞核因子 1 的表达，促进破骨细胞的形成，导致骨破坏，造成骨量丢失。在小鼠实验中，lncRNA-NEAT1 能够抑制成骨细胞的形成，促进巨噬细胞系 RAW264.7 向破骨细胞分化，从而导致骨破坏，造成骨质疏松。lncRNA-MIR22HG 在人骨髓间充质干细胞成骨分化过程中的表达上调，可通过下调磷酸酶和紧张素同源蛋白激活 AKT 信号通路促进成骨分化，当敲除 MIR22HG 基因后，体外和体内的成骨分化均受到抑制。

（3）环状 RNA（circRNA）：circRNA 在 RA 的发病过程中发挥重要作用，BMP2 在诱导成骨分化中起重要作用，目前已发现多种 circRNA 可增强其表达，如 circRNA 0048211 能够负性靶向作用于 miRNA-93-5p 及 circRNA 0016624 后与 miR-98 海绵结合，增强 BMP2 的表达，刺激 DNA 的合成及表达，从而促进骨髓间充质干细胞定向分化为成骨细胞，促进骨的形成，抑制骨破坏，预防骨质疏松。在小鼠模型中，研究表明 circRNA 28313 通过发挥 ceRNA 的作用，解除 miR-195a 对集落刺激因子 1（CSF1）的抑制，调节骨髓间充质干细胞的破骨细胞分化，促进骨破坏和骨吸收，当敲除 circRNA 28313 基因后，这种作用也会被显著抑制。

3. 信号通路在 RA 骨破坏中的作用：

（1）Wnt/β-catenin 信号通路：Wnt 信号通路通过与其他信号通路的交联，调节软骨细胞和成骨细胞的分化和功能，从而影响软骨和骨的代谢，进而直接或间接的调节骨破坏。硬化蛋白（SOST）是骨细胞的特征性标志物，能够抑制骨形成。SOST 基因的降低可以激活 Wnt/β-catenin 信号通路，促进骨形成，抑制骨量丢失，从而减少骨损伤。血管活性肠肽通过激活 Wnt/β-catenin 信号通路，在骨髓间充质干细胞骨修复过程中发挥重要的成骨作用，还可通过促进骨髓间充质干细胞分化为成骨和血管，促进体内骨修复。淀粉样蛋白 β 肽可激活人骨髓间充质干细胞 Wnt/β-catenin 信号转导，显著提高成骨前细胞的碱性磷酸酶活性，降低破骨前细胞的碱性磷酸酶活性，促进成骨细胞的分化并抑制破骨细胞的形成，从而减缓骨破坏的发生。王大伟等研究发现补肾益气活血中药复方能调节和改善 Wnt3a 蛋白的表达，激活 Wnt3a/β-catenin 信号传导通路，促进成骨细胞分化，抑制破骨细胞，起到防治骨质疏松症的作用。

（2）PI3K/AKT 信号通路：PI3K/AKT 信号通路能够参与破骨细胞的生成和分化加重骨侵蚀和骨破坏的发生。B 淋巴细胞诱导成熟蛋白 -1（Blimp1）在破骨细胞的分化和功能中起着至关重要的作用，TNF-α 能够通过 PI3K/AKT 信号通路提高破骨细胞分化过程中 Blimp1 的表达，当 PI3K/AKT 信号通路被阻断，破骨前体细胞中沉默 Blimp1 可明显减弱 TNF-α 对破骨细胞生成的刺激作用，从而造成破骨细胞生成减少，延缓骨破坏的发生。PI3K/AKT 信号通过激活 NF-κB 通路促进成骨前细胞的增殖、分化和基质金属蛋白酶 -13（MMP-13）的表达，当 PI3K/AKT 信号抑制剂 LY294002 被使用后，MMP-13 的诱导作用可被减弱，从而减轻关节软骨退变，减弱骨侵蚀和骨破坏。于冬冬等研究表明中药复方鹿角胶丸能促进 AKT 磷酸化，通过 PI3K/AKT 通路促进破骨细胞凋亡，当加入 LY294002 后鹿角胶丸的促 AKT 磷酸化作用被抑制。

（3）RANKL/RANK/OPG 信号通路：RANKL/RANK 通路可参与破骨细胞的活性和形成，OPG 通过与 RANKL 结合，起到骨保护的作用，防止额外的吸收。RANKL 和 OPG 之间的失衡可能导致过度的骨吸收。Quaking（QKI）是一种 RNA 结合蛋白，QKI 的缺乏能放大 NF-κB 和丝裂原活化蛋白激酶（MAPK）信号转导通路，进而上调 T 细胞核因子 C1（NFATc1）的活化，实现破骨细胞的促破骨作用。除此之外，QKI 缺乏还可通过炎性微环境抑制成骨细胞的形成，破坏骨代谢平衡。IL-20 对破骨前细胞的增殖和凋亡有不同的调节作用，IL-20 可通过激活 OPG/RANKL/RANK 轴对破骨细胞进行差异性调控，显著促进破骨细胞的形成和骨吸收，并抑制 OPG 的表达，造成骨破坏和骨量丢失。张峻玮等研究发现中药骨碎补能够通过调节骨髓间充质干细胞 OPG、RANKL 的表达，激活 OPG/RANKL/RANK 信号通路从而抑制破骨细胞的分化和成熟。

中医药治疗骨破坏

1. 中医辨证论治：RA 归属于中医学"尪痹"，RA 骨破坏属于中医学"骨痹"范围，参照《类风湿关节炎病证结合诊疗指南》，结合临床症状，主要可分为风湿痹阻证、寒湿痹阻证、湿热痹阻证、痰瘀痹阻证、瘀血阻络证、气血两虚证、肝肾不足证、气阴两虚证 8 个证型，针对这 8 个证型，分别予以祛风除湿、通络止痛；温经散寒、祛湿通络；清热除湿、活血通络；化痰通络、活血行瘀；活血化瘀、通络止痛；益气养血、通经活络；补益肝肾、蠲痹通络；益气养阴、通络止痛的治法。

2. 中药单体/单味中药：在 RA 骨破坏的治疗中，中药单体发挥着独特的作用，如槲皮素能够抑制 RANKL、RANK 及 IL-8、IL-17、TNF-α 等细胞因子的产生，增加 OPG 的表达，抑制破骨细胞的活化和形成，减轻骨破坏。雷公藤甲素能够下调细胞凋亡抑制蛋白，进而促进破骨细胞前体凋亡，减少破骨细胞数量，从而有效防治 RA 骨破坏。青藤碱能够抑制各种促炎因子的表达，增加 RANKL/OPG 的比例，抑制 NF-κB 信号通路，降低 NFATc1 的表达，进而抑制破骨细胞的分化及成熟，延缓 RA 骨破坏的进展。有研究表明，杜仲能够通过上调 OPG/RANKL 的比值，使破骨细胞的分化和成熟被抑制，促进成骨作用，抑制骨破坏和骨吸收。

3. 中药复方：武占成等研究证明_虫通络散能明显抑制 RA 骨病变患者血清 TNF-α、IL-6 水平，从而抑制炎性反应，减轻关节滑膜炎性损伤，防止骨质破坏。二妙散能显著降低佐剂性关节炎大鼠血清中 IL-17A、TNF-α 和 IL-6 水平，从而抑制其骨关节的破坏，改善症状。李贞宗等研究证明蠲痹颗粒能够抑制 IL-17、IL-6、IFN-γ 等细胞因子的产生，同时上调 IL-10，具有明显的抗炎作用，从而延缓 RA 患者的局部炎症及骨损害。朱俊研究证明护骨胶囊能在升高血清 OPG 水平的同时降低 RANKL 水平，通过调节 OPG/RANKL/RANK 系统使破骨作用受到抑制，缓解骨破坏。

4. 其他：在 RA 骨破坏的其他治疗方法包括针灸疗法、涂抹疗法、熏洗疗法、贴敷疗法、穴位注射等。如通过针刺综合疗法能够从调节细胞免疫功能、减少 RA 特异性代谢产物、延缓骨破坏等方面减轻 RA 患者症状。王洋等研究表明，通过熏洗疗法能明显降低大鼠模型血清 IL-1β、TNF-α 水平，具有调节免疫、改善关节功能的作用。全健等研究表明通过穴位注射配合桂枝芍药知母汤加减能够通过抗炎、镇痛及免疫抑制等作用改善患者关节肿痛，恢复正常生活劳动。

随着医学的不断发展，对于 RA 的病理生理及其骨破坏的作用机制也在更加深入地了解。RA 最终结局都会导致不同程度的骨损伤和骨破坏，因此积极有效的治疗尤为重要，目前中医药的各种疗法逐渐被重视，且在 RA 治疗方面取得了不少成效，随着临床的不断深入研究，中医药在 RA 骨破坏方面的作用机制也被研究得更加深入。因此，需要更加深入的研究并结合现代科学理论及技术，为中医药在治疗 RA 骨破坏的道路奠定更加科学的理论基础。

344　类风湿关节炎中医证候分型

　　类风湿关节炎（RA）是一种以对称性、多关节炎为主要表现的慢性、全身性自身免疫性疾病。RA不仅可导致关节病变，还可累及全身脏器，具有发病率高、复发率高和致残率高的特点，对患者及家属的生活和工作造成严重的影响。RA 属于中医学"痹病""尪痹""顽痹""历节风"等范畴。随着科技进步及临床实践研究的深入，中医药在 RA 治疗上取得了很大的进展。辨证论治作为中医体系的精髓，其所表现的证型是辨证论治的前提。当前各医家关于 RA 证候分型存在着一定的分歧，在一定程度上阻碍了中医对 RA 的精准治疗。因此，对影响 RA 证候分型的相关因素进行研究显得尤为重要。学者吴闵等就近年来 RA 中医证候分型的研究做了梳理归纳。

中医病因病机

　　RA 的病因病机较为复杂，正气不足为主导因素。《素问·刺法》云："正气存内，邪不可干。"《素问·评热病论》云："邪之所凑，其气必虚。"其发病条件为外邪侵袭。娄多峰认为，RA 的主要病因病机是"正虚、邪侵、痰瘀"，其病机的关键是痰浊血瘀，由于禀赋不足，劳逸过度，病后产后致正虚，风寒湿等邪气侵袭人体，痹阻筋骨肌肉。脾胃为气血生化之源，后天之本。李东垣《脾胃论》云："内伤脾胃，百病由生。"则脾胃亏虚也是 RA 的重要病因病机。姜泉等认为，湿热瘀阻是 RA 的核心病机，但是脾胃贯穿病程的始终。侯雷等认为，正虚为本，外感为标，痰瘀阻络日久、邪毒内阻筋骨关节肌肉而成痹病。"百病多由痰作祟""怪病生于痰"，感受外邪，损伤脾胃，脾胃不能运化水湿，痰浊内阻。张锦花等认为，情志不畅导致气机逆乱、郁结，久而化热，与风寒湿等外邪合而为痹。综上可知，目前多数学者认为，RA 的病因病机主要是机体正气亏虚，不能抵抗外邪（风、寒、湿等）侵袭，内伤情志与风寒湿等邪气痹着筋骨肌肉，损伤脾胃，不能运化水谷精微物质，则气血运行不畅，久致痰瘀阻络而为痹病。

辨证分型

　　目前，RA 的中医证型分型尚未统一，《中药新药临床研究指导原则》将 RA 分为湿热痹阻、寒湿痹阻、痰瘀痹阻、瘀血阻络、肝肾两虚、气阴两虚 6 型；国家中医药管理局《中医病证诊断疗效标准》将 RA 分为风湿寒阻、风湿热郁、痰瘀互结、肝肾阴虚、肾虚寒凝、气血亏虚 6 型。各学者也持有不同的观念。何羿婷等将 RA 分为寒湿阻络、湿热阻络、寒热错杂、肝肾亏损兼痰瘀互结 4 大常见证候类型。娄多峰通过数十载的临床经验总结，运用"虚邪瘀"理论对 RA 进行辨证论治，将其分为气血亏虚证、风寒湿痹证、寒邪痹阻证、风湿热痹证、热邪痹阻证、寒热错杂证、瘀血痹阻证。郭会卿通过疾病发展过程对 RA 辨证分型，根据 RA 的分期将其分为湿热痹阻证（初期、活动期），寒湿痹阻证（中、早期），脾胃虚寒证（中、后期），肝肾亏虚证（稳定期和晚期）。姜小帆等通过收集近 15 年 RA 的文献资料，依据证候要素将其证型分为风寒湿痹证、湿热痹阻证、风湿热痹证、痰瘀痹阻证、寒湿痹阻证、气血两虚证、肝肾阴虚证。张锟等对近年文献进行研究，将 RA 分为风寒湿证、风湿热证、痰瘀痹阻证、肝肾亏虚证、气血不足证。侯雷等通过对 RA 中医证候文献研究，将 RA 分为湿热阻络型、风寒湿痹型、风湿热痹型、寒湿阻络型、痰瘀互结型及肝肾两虚型。由此可知，目前各学者对 RA 的辨证分型主要是根据个人临床经验总结、疾病的发展过程及文献研究整理等，主要证型有风湿热痹证、风寒湿痹证、寒湿痹阻证、痰浊交阻证、肝肾亏虚证及气血不足证。

中医证型与各因素的关系

1. RA中医证型与地域的分布关系：地域因素是影响疾病的重要环节，不同的地域分布影响RA的中医证型，并对中医的辨证论治产生重要的影响。正如《素问·异法方宜论》所云："东方之域，其民皆黑色疏理，其病皆为痈疡；西方者，其民华食而脂肥，故邪不能伤其形体，其病生于内；北方者，其民乐野处而乳食，藏寒生满病；南方者，其民皆致理而赤色，其病挛痹；中央者，其病多痿厥寒热。"刘维等通过对RA中医证候地域性分布的文献研究，得出东北地区肾气虚寒证居多，华北及华中地区以湿热痹阻证为主，西南及西北地区寒湿痹阻证占绝对优势。邢丽丽等通过对辽宁地区151例RA患者的中医证候进行回顾性研究，结果发现，寒湿痹阻证患者最多，其次依次是湿热痹阻证、痰瘀互结证、肝肾阴虚证、血瘀痹阻证，其中女性RA患者肝肾阴虚证比例较大。古结乃特汗·拜克里木等通过对171例新疆少数民族RA活动期的中医特征进行研究，发现该地区寒湿痹阻证最为多见，肝肾阴虚证比例较其他地区高。彭江云等对云南地区1120例RA患者进行统计分析，发现云南地区RA证候实证较多，主要以风寒湿痹证、寒热错杂证、湿热阻络证和瘀血痹阻证为主，且风寒湿痹证所占比例最大。虚证相对较少，以气血两虚证、肾阳亏虚证、阴虚内热证、气阴两虚证为主，以气阴两虚证为多，女性所占虚证比例较大。因此，RA的中医证型与地域分布有着密切的相关性，考虑可能与该地区的气候、饮食、生活习惯有关。

2. RA中医证型与实验室指标的关系：目前，越来越多的实验室检查对RA临床诊治有着重要指导作用。于秀明等对210例RA患者进行研究分析，检测出类风湿因子（RF）阳性率以瘀血痹阻型最高，抗瓜氨酸合成蛋白抗体（CPA）、抗核周因子抗体（APF）阳性者湿热痹阻型明显高于其他证型，肿瘤坏死因子-α（TNF-α）表达阳性者以寒湿痹阻型最高。李勇军等对80例女性RA患者进行分析研究，发现中医热证患者红细胞沉降率（ESR）与C反应蛋白（CRP）较中医寒证高，即活动期RA热证较寒证多，为寒热证的分型提供了一定价值。尹虹等对186例RA患者的APF和TNF-α进行检测，发现APF阳性者湿热痹阻型所占比例高于瘀血痹阻型，TNF-α则是寒湿痹阻型所占比例高于肝肾阴虚型和瘀血痹阻型。马明坤等对76例RA患者进行研究分析，认为ESR与CRP阳性者湿热痹阻型占较大比例。王林等则认为，RA患者体内D-二聚体升高多见于实证的患者，而且与传统活动期RA的炎症指标存在显著的正相关性，为中医辨证论治提供了依据。葛瑶等通过相关研究，得出RA患者湿热痹阻证抗CCP抗体阳性率较其他证型高。以上研究表明，RA中医证型与实验室指标有一定的相关性，即某些炎症指标对临床中医证型的寒热虚实有着一定的指导意义。

3. RA中医证型与影像学的关系：影像学检查能够更直观地看到病变部位的变化，是中医学望诊的延伸，对RA的中医证型分型有一定的指导意义。RA的X线分为4期：Ⅰ期无骨质破坏性改变；Ⅱ期显示骨质疏松，可有轻度软骨破坏，伴或不伴有轻度的软骨下骨质破坏；Ⅲ期显示有骨质疏松伴软骨或骨质破坏；Ⅳ期显示纤维性或骨性强直。孙忠皆通过对RA患者的影像学研究发现，X线征象有关节近端肿胀、呈梭形对称性改变者多属于风寒湿痹阻型；有对称性肿胀、关节间隙增宽、骨质损害者多属于风热湿痹型；痰瘀交阻证及虚证则X线有骨质严重损害，并伴骨质疏松。庄明东等则认为，中医风寒湿痹与风湿热痹属于实证期，X线影像学未出现明显的骨质破坏，以Ⅰ期、Ⅱ期为主，提示风寒湿等邪气痹阻经脉，停留于关节，主要以炎性表现为主。痰瘀交阻与气血亏虚以Ⅱ期、Ⅲ期为主，提示气血不足，运行无力，痰湿内生而侵袭筋骨。肝肾阴虚与肝肾阳虚以Ⅲ期、Ⅳ期为主，肝肾亏虚则筋骨濡养不足，出现纤维性或骨性强直，与何卫等的研究基本相符。由上可知，通过X线检查明确是否有骨质破坏，一方面可作为RA分期依据，另一方面间接表明RA由实到虚的病情发展过程，但不能仅凭X线表现决定中医证型，应与中医四诊相结合。

4. RA 中医证型与超声检查的关系：超声具有无辐射，易于重复操作，且相对较经济等优点，是 RA 患者首选的检查方法，可准确探测到滑膜血管及血流信号的强弱，能精确反映关节滑膜炎症。关节超声对于 RA 患者滑膜炎及骨损害的诊断优于 X 线，在临床中使用也相对较多。傅景霞对 180 例 RA 患者的腕关节超声研究发现，滑膜增厚最明显的是湿热瘀阻证，寒湿痹阻证及风湿痹阻证次之，最轻的是气阴两虚证及肝肾不足证，且在实证阶段患者的腕关节滑膜内血流信号增多，虚证则相对较少，但虚证易发生骨损害。张颖对 RA 患者腕高频超声研究得出，RA 患者关节滑膜厚度与 RA 中医证候的关系依次为湿热痹阻证、寒湿痹阻证、肾气虚寒证、肝肾阴虚证、瘀血痹阻证。郭玲等认为，RA 患者热证炎症反应及血液循环高于寒证，在超声显示下热证的血流信号明显高于寒证。钟玲认为，在超声显示下湿热阻络型患者滑膜炎症反应最重，肝肾不足兼痰瘀互结型骨质破坏较重。由上可知，通过超声判断关节滑膜厚度及血流信号的强弱，并结合中医辨证论治思想，为判断 RA 中医证型提供了一定的参考价值。

目前 RA 的中医证候主要分为虚实两类，实证主要包括湿热痹阻证、寒湿痹阻证、风寒湿痹证、痰瘀痹阻证，虚证主要有气阴两虚证、肝肾亏虚证、气血不足证。随着西医学和自然科学的进步，影响其证候分类因素不仅仅局限于古代医者的个人经验判断，还与地域分布、实验室指标（如 ESR、CPR、APF、TNF-α、D-二聚体等）、超声检查、影像学等密切相关。其中对 RA 的证候分型不仅使用了常用的医学统计学，更重要的是结合了循证医学、实验室指标、超声医学、影像医学等现代技术，使 RA 在中医证候分型中做到了精准化，从而更好地发挥中医药治疗 RA 的优势。

345 类风湿关节炎中医证型与 IL-17 和相关炎症因子的表达

类风湿关节炎（RA）是一种以侵犯关节及关节周围软组织为主要特征的全身性自身免疫病，是临床常见的难治性疾病，严重影响着患者的生活质量。目前 RA 发病机制仍不清楚，近来研究发现 RA 的发病与体内白细胞介素 17（IL-17）的表达有关。IL-17 是近年来新发现的一个白介素家族成员，其参与了 RA 的发病及病情进展，主要由 Th17 细胞分泌而产生，具有强大的致炎作用，在 RA 的发病及病情进展过程中发挥着重要作用，成为近年来研究的一个热点。IL-17 具有很强的促炎作用，能诱导 IL-6、IL-22、IL-23 等炎症因子的产生，加强炎症的表达，而这些炎症因子反过来又能进一步促进 Th17 的活化。Th1 细胞主要产生 γ 干扰素（IFN-γ）等细胞因子，可以抑制 Th17 细胞，从而起到抗炎的作用。调节性 T 细胞主要产生 IL-4、转化生长因子- β（TGF-β）等抗炎因子，在调节免疫紊乱，维持免疫耐受等方面发挥作用。

RA 属于中医学"痹证""历节""尪痹"等范畴。有研究发现不同中医证型的 RA 患者，其在年龄、病程、地域、实验室检验及检查等方面存在差异，但 RA 患者 IL-17 及其相关炎症因子与中医证型之间关系的研究却寥寥无几。因此，学者侯雷等通过检测 RA 不同中医证型患者血清中 IL-17 及其相关炎症因子表达水平，探讨了 IL-17 及其相关炎症因子与 RA 中医证型之间的内在联系，以期为 RA 的临床辨证分型及治疗提供参考依据。

资料与方法

1. 一般资料： 健康对照组来源于某医院体检中心，已排除高血压、糖尿病等长期慢性疾病，且实验室检测各项指标均在正常范围的健康志愿者外周血标本 30 例，其中男性 11 例、女性 19 例，年龄 18～60 岁，平均年龄（46.25＋14.55）岁。选取 2017 年 6 月至 12 月在某医院风湿免疫科住院 RA 患者 120 例，其中男性 9 例、女性 111 例，年龄 21～70 岁，平均年龄（52.32±10.17）岁，病程 1 个月至 26 年，平均病程（59.73±11.28）月。

2. 诊断标准： 120 例 RA 患者均符合 2010 年 ACR/EULAR 中对 RA 的诊断标准，并根据《中药新药临床研究指导原则（试行）》将 RA 患者分为湿热痹阻、寒湿痹阻、痰瘀痹阻、肝肾亏虚 4 个证型各 30 例。

3. 纳入标准： 符合 RA 西医诊断标准和中医诊断标准；年龄在 18～70 岁的患者；未伴有其他影响治疗和检测指标的疾病；近 3 个月未应用非甾体抗炎药、慢作用抗风湿药、糖皮质激素及免疫抑制剂治疗；愿接受检测治疗者，并签订知情同意书。

4. 排除标准： 不符合纳入标准者；严重心脑肝肾功能不全及伴随其他恶性肿瘤者；患者不能合作者。

5. 血清 IL-6、IL-17、IL-22、IL-23 及 IFN-γ 的水平检测： 采用 ELISA 法检测。RA 患者及健康对照组清晨空腹抽取外周静脉血，离心后取血清，按照 ELISA 试剂盒说明书上的步骤检测血清IL- 6、IL-17、IL-22、IL-23 及 IFN-γ 的浓度。

6. 统计学方法： 采用 SPSS 22.0 统计软件分析，计量资料以均数加减标准差（$x±s$）表示，计数资料采用频数和百分比描述。样本资料符合正态分布满足方差齐性，两组间采用独立样本 t 检验，两组以上采用方差分析，不符合正态分布用非参数（秩和）检验。$P<0.05$ 为差异有统计学意义。

结　　果

1. 中医证型与性别、年龄、病程的关系：结果显示不同中医证型间在性别、年龄及病程上相比较差异均无统计学意义（$P>0.05$）。

2. 流式细胞仪检测各组间 CD3+ CD8-IL-17+ 表达水平比较：与健康对照组比较，RA 患者各组 CD3+ CD8- IL-17+ 表达水平均明显升高。各组间相互比较均有统计学差异（$P<0.05$）。IL-17 细胞的表达率由高到低依次为湿热痹阻组、寒湿痹阻组、痰瘀痹阻组、肝肾亏虚组、健康对照组。

3. ELISA 法检测各组间 IL-4、TGF-β1 的表达情况：与健康对照组相比，RA 患者各组 IL-4、TGF-β1 表达水平均明显下降（$P<0.05$）；肝肾亏虚组、痰瘀痹阻组 IL-4、TGF-β1 水平明显高于寒湿痹阻组、湿热痹阻组，有统计学差异（$P<0.05$）；寒湿痹阻组、湿热痹阻组相比无统计学差异（$P>0.05$）；肝肾亏虚组、痰瘀痹阻组比较亦无统计学差异（$P>0.05$）；IL-4、TGF-β1 检测结果由高到低排列为健康对照组＞肝肾亏虚组＞痰瘀痹阻组＞寒湿痹阻组＞湿热痹阻组。

4. ELISA 法检测各组间 IL-6、IL-17、IL-22、IL-23 及 IFN-γ 的表达情况：与健康对照组相比，寒湿痹阻组、湿热痹阻组、肝肾亏虚组、痰瘀痹阻组 IL-6、IL-17、IL-22、IL-23 及 IFN-γ 水平均有统计学差异（$P<0.05$）；湿热痹阻组、寒湿痹阻组 IL-6、IL-17、IL-22、IL-23 及 IFN-γ 水平明显高于肝肾亏虚组、痰瘀痹阻组，有显著性差异（$P<0.05$）；湿热痹阻组、寒湿痹阻组相比无统计学差异（$P>0.05$）；肝肾亏虚组、痰瘀痹阻组比较亦无统计学差异（$P>0.05$）；IL-6、IL-17、IL- 22、IL-23 及 IFN-γ 检测结果由高到低排列为湿热痹阻组＞寒湿痹阻组＞痰瘀痹阻组＞肝肾亏虚组＞健康对照组。

讨　　论

西医认为 RA 可由多种免疫细胞及其分泌的细胞因子共同参与引起慢性炎症病变，其病理特征是慢性炎症细胞浸润，滑膜增厚、血管新生等，最终导致关节畸形，功能丧失。RA 属于中医学"痹证""历节""尪痹""骨痹""鹤膝风"等范畴，主要临床表现以肢体关节、肌肉疼痛、肿胀、酸楚、麻木、重着、变形、僵直、畸形及活动受限等症状为特征。临床实践证明中医药辨证治疗 RA 疗效显著，但中医辨证分型缺乏客观依据，且各医家见解不同，辨证思路亦有差别，所以遣方用药及疗效评价差异较大，RA 的中医辨证评判标准并未统一，影响到临床的进一步推广。基于以上认识，实现中医现代化，寻找与 RA 辨证论治相对应且具有可重复性的客观医学指标具有重要意义，既要遵循中医理论，又能适应现代医学的发展规律，才能更好地为患者服务。

本次实验中对 120 例 RA 患者的研究发现 IL-6、IL-17、IL-22、IL-23 及 IFN-γ 均在 RA 各证型间存在显著差异，且明显高于正常对照组，其在血清中的浓度由高到低依次为湿热痹阻组、寒湿痹阻组、痰瘀痹阻组、肝肾亏虚组、健康对照组，4 种证型中湿热痹阻型 RA 患者 IL-6、IL-17、IL-22、IL-23 及 IFN-γ 的表达水平升高最显著，提示湿热痹阻型 RA 患者可能更多处于病情活动期，其自身免疫处于活跃状态；从中医上讲，可能因外感湿热之邪蕴结于内，或嗜食肥甘厚腻，脾为湿困，郁而化热，湿热壅盛，正邪交争剧烈有关。本研究还发现，湿热痹阻型、寒湿痹阻型 RA 患者 IL-6、IL-17、IL-22、IL-23 及 IFN-γ 表达水平明显高于肝肾亏虚型与痰瘀痹阻型，后两型虽有升高，但表达远不如前两者显著。RA 患者血清中可出现 IL-6、IL-17、IL-22、IL-23 及 IFN-γ 表达升高，与国内外研究报道相吻合，说明其这些炎症因子共同参与了类风湿关节炎的发生发展。本研究结果与大多数研究相同，RA 患者 IFN-γ 水平较正常组明显升高，表明 IFN-γ 可能在 RA 中作为促炎因子而发挥作用。

IL-4、TGF-β1 在 RA 各证型间存在统计学差异，且明显高于正常对照组，其在血清中的浓度由高到低排列依次为肝肾亏虚组、痰瘀痹阻组、寒湿痹阻组、湿热痹阻组；说明这两个细胞因子共同抑制了RA 炎症的进一步发展。在国内外研究中发现：IL-4 到底是抑制炎症的表达还是促进炎症的表达仍存在争议，本研究结果与大多数研究结果相一致：IL-4 抑制了 RA 炎症的表达。本次研究结果显示：无论是活动期 RA 患者还是非活动期 RA 患者，其血清中 TGF-β1 的表达水平均显著低于正常对照组，且活动期 RA 患者比非活动期 RA 患者血清中 TGF-β1 的表达量要更低，这与 Valle 等的研究结果相一致。这说明 TGF-β1 在 RA 的病程中主要发挥免疫抑制作用，其表达量水平下降可引起 RA 患者调节免疫的活性下降。

346 类风湿关节炎辨证分型和客观化研究

类风湿关节炎（RA）是一种主要累及关节的慢性系统性炎性疾病，以滑膜炎为其主要病理特征，对称性小关节炎为特征性临床表现，早期有关节红肿热痛及功能障碍等表现，晚期可出现不同程度的僵硬畸形，并伴有肌肉的萎缩，致残率高，可引起多脏器受累。其致病因素多样，发病机制复杂，目前尚未达成统一。数据显示我国 RA 患病率高达 0.42%，男女比例为 1∶4。根据其临床特点，中医学常将RA 称为"痹病"或"历节病""鹤膝风""尪痹"等，多指因受"风"而得的四肢关节疼痛的疾病。中医药在辨证论治 RA 方面疗效确切，可有效缓解 RA 的症状。学者魏美娟等通过计算机检索 CNKI、VIP、CBM、万方 4 个数据库 2010—2021 年发表的关于类风湿关节炎辨证分型的临床研究文献，并进行整理和分析，发现古代及近现代医家对其辨证分型各有论述，RA 中医证型在流行病学因素及临床研究之间均存在显著差异，临床未形成统一辨证标准，因而就 RA 中医证候分型的研究进行了梳理归纳。

病因病机

关于 RA 的发病原因及机制，古今中医学者提出了明确论点。《类证治裁·痹证》中认为风寒湿三邪来袭，人体正气虚弱不得驱邪外出，气血运行受阻形成瘀血，指出 RA 病机为正虚无力推动血行导致气血凝滞。王大经明确指出"毒"邪为 RA 主要致病因素，其根本在于机体肾虚阳弱，外感风寒湿与内在毒邪相合，寒湿、湿热久蕴体内可形成湿毒，毒邪留滞经脉而致关节肿胀畸形。焦树德首创"尪痹"病名，并指出 RA 病因为正虚邪侵，其根本病机为肾虚寒盛。张锦花等依据"形神一体观"，提出形体健康可受精神情志因素影响，情志失衡可致人体气机失衡、脏腑虚损、痰浊痹阻经络，日久引起痹病。概而言之，RA 为本虚标实之病，正虚是致病的根本原因，肝肾不足、营卫失和、气血虚弱等为其本，邪实为致病的基本条件，风、寒、湿等外邪为其标。

中医辨证分型

东汉张仲景《伤寒杂病论》首倡在辨证的基础上进行遣方用药，其将历节病分为湿热历节与寒湿历节两类，分别选用桂枝芍药知母汤与乌头汤治疗，针对风寒湿邪久郁之痹症施以甘草附子汤，气血阴阳亏虚之血痹方用黄芪桂枝五物汤。宋代医家指出"骨乃痹而其证内寒也"，肾主骨，肾精充沛则骨髓坚满，肾虚寒湿为痹症之内在致病要素。《脉因证治》指出五脏痹脉象之不同，丰富了脏腑论治学说与RA 的关联。明清时期医家多从湿热致痹理论进行辨治，叶天士指出湿邪重着，下先受之，邪蕴日久，后而入络，使之痹病。历代医家在中医学的不断发展及对痹病的深入认识中，逐渐形成以脏腑、八纲、卫气营血辨证等多体系对痹病进行分型论治。RA 的中医证候分型不断发展，2002 年发布的《中药新药临床研究指导原则》中，RA 共有以下 6 个证型：湿热痹阻、寒湿痹阻、痰瘀痹阻、瘀血阻络、肝肾两虚、气阴两虚，目前 RA 临床科研多依此分型开展研究。2018 年《类风湿关节炎病证结合诊疗指南》在以上 6 型基础上增加了风湿痹阻、气血两虚 2 个证型，丰富及拓宽了 RA 临床辨证论治的思路，但目前尚未形成统一的证型标准。

分期辨证

RA 患者临床症状易反复发作，依据 RA 病情疾病活动度可将其划分为活动期与临床缓解期，两者常交替出现。王大经依据自身多年临床经验指出，对 RA 分期辨证可结合应结合 C 反应蛋白（CRP）、红细胞沉降率（ESR）等实验室检查，其中 ESR 升高或降低的 RA 活动期患者，辨证为"热证""寒证"或"寒热夹杂证"，将 RA 稳定期辨证为气血亏虚、痰瘀互阻证，此期 ESR、CRP 等炎性指标一般处于正常水平，有时可见血红蛋白（Hb）水平下降。应森林认为 RA 活动期热毒瘀阻经络，多见热证，稳定期患者机体气血不畅，聚湿成痰，多见虚性及虚实相间性证候，治则以化津祛痰为主。亦有医家将 RA 分为早期、中期、晚期对其进行分阶段辨证论治。娄多峰认为"虚瘀邪"贯穿于 RA 病程的不同阶段，RA 早期病理变化为邪实血瘀，多表现为瘀血痹阻证，中期患者机体邪气入内，正气防御，相互抗争，故多见虚热证，RA 晚期患者正气虚衰，毒邪留恋体内，多见气血两虚证、肝肾亏虚证，从而依据邪正盛衰理论指导临床治疗。于秀明等研究发现，RA 早期多见寒湿阻络证，肾虚寒湿证多见于 RA 中期，病程晚期则多见瘀血阻络证。

客观化研究

1. 地域分布差异： 中医学很早就提出地理与环境因素影响人体的生理、病理，张隐庵于《本草崇原》提出"西北之人，土气敦厚，阳气敦厚……此五方五土之有不同也"。中医证候可受地理分布影响，RA 辨证宜因地制宜。刘维等通过检索 2000—2014 年全国各地 RA 中医证型分布研究的文献，得出全国范围内 RA 证型分布顺序为湿热痹阻、寒湿痹阻、肝肾亏虚、痰瘀互结、风寒湿阻、肾气虚寒等。王建等通过大样本调查，结果显示西南地区患者由于气候、地势等因素，寒湿痹阻证偏多，中国其他各地区均以湿热痹阻证偏多，除中南地区少见以风湿痹阻证外，其他地区均以气血两虚证占比最低。

2. RA 证型在年龄分布差异：《素问·上古天真论》中指出不同年龄阶段有其各自特定的生理特点，划分年龄阶段有利于准确掌握病机与辨证，为疾病的诊治提供依据。郭志玗等收集新疆地区 223 例年龄分布于 18～82 岁 RA 患者，发现 RA 证型在不同年龄组方面存在差异，18～40 岁组及 40～60 岁组患者常见的证候有风湿痹阻证、痰瘀痹阻证，60 岁以上的患者多见痰湿瘀阻型、肝肾亏虚型。谢丽萍等研究发现青、中年 RA 患者常见湿热痹阻证、寒湿痹阻证和寒热错杂证，老年患者证候集中于痰湿瘀阻与肝肾亏虚证，且老年肝肾亏虚患者病程较长。巩勋等研究发现 RA 患者发病年龄的中位数为 47 岁，围绝经期女性是常见的发病人群，不同年龄组的证型分布对比无差异。

3. 实验室指标： 实验室检查可灵敏的监测 RA 的炎症水平与疾病活动度等。陈慕芝等分析 223 例 RA 患者实验室指标，湿热痹阻证患者的 DAS28 评分、ESR 及 CRP 均值均高于其他证型。王林等研究发现，活动期 RA 患者的 D-二聚体（DD）、纤维蛋白原（Fbg）、血小板计数（PLT）等实验室指标水平均升高。古结乃特汗·拜克里木等研究发现血沉 ESR、CRP、DD、Fbg、PLT 在 RA 活动期均有所升高，但各指标在不同中医证候中相比较无差异，抗核周因子（APF）可在 RA 病程早期检测出。尹虹等对 149 例不同证型 RA 患者作 APF 阳性率检测，湿热痹阻和寒湿痹阻型患者阳性检出率高于肾虚虚寒型、肝肾阴虚型。RA 患者血清中肿瘤坏死因子-α（TNF-α）、白细胞介素-6（IL-6）等炎性因子水平可明显高于健康人群。朱海波等对 RA 患者 TNF-α 与 IL-6 的血清浓度作分析发现，湿热痹阻型和寒湿痹阻型仍高于其他证型。

4. RA 与影像学： 影像学技术可以更好地配合症状体征及实验室检查等，在 RA 的诊断及疗效评价中具有重要作用。X 线是 RA 诊断与复查的首选影像学检查，董莱等分析 90 例 RA 患者 X 线片与中医证候发现，寒湿痹阻型患者 X 线多表现为骨质疏松与关节端的梭形肿胀；湿热痹阻型患者关节间隙较其他证型增宽，并且出现不同程度的组织肿胀；痰瘀痹阻型患者均可见骨端缺损表现；气血亏虚型征象为关节间隙较其他证型变窄与骨质疏松。但 X 线检查不能发现滑膜炎、关节腔积液及早期骨破坏，MRI 则弥补了 X 线这一弊端。孙轶等研究发现在 RA 早期阶段，在骨骼破坏的程度上，寒湿痹阻型、湿热痹阻型两者存在差异。肌肉骨骼超声（MSUS）是近年来新兴的影像检查方法，陈光耀等分析各证型 RA 患者 28 关节 MSUS 征象发现，湿热痹阻证、肝肾亏虚证滑膜炎关节数及积分高于寒湿痹阻证、痰瘀痹阻证；湿热痹阻证患者多普勒血流信号（PD）关节数、PD 积分明显高于肝肾亏虚证、寒湿痹阻证、痰瘀痹阻证患者；肝肾亏虚证多见骨侵蚀。

根据类风湿关节炎辨证分型及客观化研究，魏美娟认为 RA 的病因病机特点为本虚标实、正虚邪侵，活动期证候以实性证候为主，缓解期多表现为虚证及虚实夹杂证。在 RA 病程发展的过程中，根据病程的早期、中期、晚期，其辨证分型亦有所不同。同时总结了 RA 的客观化指标，地域分布差异、年龄分布差异、实验室指标及影像学差异，说明在 RA 发展过程中存在多种混杂因素，不可一概而论。随着对 RA 科研的不断深入，以中医宏观辨证与现代流行病学、西医微观指标相结合的方法来研究其证候分型可有助于建立标准化的 RA 中医证候诊断准则，以期促进 RA 中医临床诊疗的客观化与规范化。

347　类风湿关节炎"病证结合"诊疗模式

　　类风湿关节炎（RA）是一种慢性炎症性自身免疫病，持续的炎症可导致骨与关节破坏，甚至引发关节畸形，导致功能丧失，其5～10年致残率达43.5％。随着国际上RA治疗策略的不断更新以及新型药物的研发，RA患者的预后得到很大改善。然而，目前仍存在两大治疗难题：一是RA的"难治性"问题，其临床缓解率仍然很低；二是对RA的"治疗难点——骨破坏"缺乏有效干预手段。学者巩勋等针对RA的相关问题，探析了采用"病证结合"论治RA的临床思路。

据病分证——确立RA八个基本证候，制定证候诊断标准

　　RA证候诊断的正确与否是中医临床疗效的关键。RA属于中医学"痹病"范畴，但痹病是一大类疾病的统称，不能完全与RA对应。通过开展对RA证候分型研究，据病分证，确立了RA的常见证候类型及诊断标准，为RA中医规范化治疗奠定了基础。根据RA可导致关节畸形、高致残性的特征，现代统一将其命名为"尪痹"。对于RA的中医论治，多参合痹病、痹证的相关论述，但具体病机和证候类型认识并不统一。研究者重视对RA的证候研究，据病分证，系统观察了RA的证候演化规律，开展了证候分型、特征、分布规律及相关基础研究。但由于缺乏统一标准，国内对RA的证候分型差异明显。依据古籍文献相关病因病机论述，结合证候调查研究和临床经验，通过聚类分析等手段，国内研究者分别从风湿、寒湿、湿热、痰瘀、瘀血、阴虚、气虚、血虚、肝脾肾亏虚等要素对RA进行证候分类。刘维等通过对260例RA患者临床症状进行聚类分析，将RA分为5个证候类型；白云静等横断面调查了700例患者的179个指标，将其分为7个证候，并通过Logistic回归分析、主成分分析方法，列出了诊断标准。

　　由于中医证候判断的主观因素强，分型诊断标准不统一，使人们对RA的证候认识缺乏深入理解和认识，不利于RA中医诊疗方案的实施。为进一步规范RA诊疗，由姜泉教授牵头制定了中华中医药学会《类风湿关节炎病证结合诊疗指南》，细化和规范了RA证候分型和诊断标准，提出风湿痹阻、湿热痹阻、寒湿痹阻、痰瘀痹阻、瘀血阻络、气血两虚、肝肾不足、气阴两虚证8个证候，基于文献回顾和专家共识，确定了证候的诊断标准。RA指南的制定，证候诊断分型的统一，使RA的中医诊疗日趋规范，亦利于临床试验研究的开展。

以病统证——凝练出"湿热瘀"是活动期RA基本特征和核心病机

　　活动期RA多表现为关节肿胀疼痛、晨僵、关节触热或皮温升高、舌红苔黄腻等湿热证特征，传统从"风寒湿""肾虚"论治痹证的理念与之不符。通过对痹病的文献梳理、证候调查和基于湿热理论的药物临床疗效评价，创新中医理论，凝练出"湿热瘀"是活动期RA的病机关键。

　　《黄帝内经》提出"骨伤内动于肾"，后世医家多从肾虚出发，认为痹病以肾虚为本，风寒湿邪侵袭而致。而除风寒湿外，湿热瘀亦能致痹，张子和在《儒门事亲》中云"痹病以湿热为源，风寒为兼，三气合而为痹"，叶天士提出"湿热入络为痹"，国医大师路志正提出"北方亦多湿"，从人们饮食、季节、环境等多方面分析了"湿之为病"的特点。另外，清代医家更加重视瘀血在痹病的作用，提出"痹久必有瘀血""瘀血致痹"论。瘀血既为RA的病理产物，又是致病因素，贯穿于RA的始终。痹证发病，

其外可先受风寒湿邪，郁久均可化热，湿热蕴结，阻于经络，久而成瘀，不通则痛，其核心病机实为湿热瘀，而非寒湿。

文献回顾显示不同地区对 RA 主要证候究竟是寒湿还是湿热，存在认识差异，彭江云等对云南证候调查认为，寒湿痹阻是云南地区 RA 患者的主要证候，辽宁等地区研究结论与之相近；巩勋前期通过 475 例 RA 患者的证候调查发现，湿热痹阻是活动性 RA 的主要证候，广西、新疆等地区的调查结论与此一致。除了地区环境因素对 RA 证候的影响外，证候认识的观念差异可能与此密切相关。在前期研究基础上，组织全国六大区域 18 个研究单位，共同开展了 RA 病证规律调查研究。通过 1602 例 RA 患者中医证候分布特点的横断面研究，证实湿热痹阻证占比例最高，为 43.86%。证候诊断受地域、季节等因素的影响，除西南地区以寒湿痹阻为主外（32.82%），华北、东北、华东、西北、中南等地区均以湿热痹阻证为主要证候。研究表明全国各地区对 RA 证候的认识逐步趋于一致，湿热瘀是活动期 RA 核心病机的学术思想受到广泛关注和重视，RA 的治疗理念亦从辛温走向辛凉。

从证治病——建立活动期 RA 清热利湿活血的基本治疗大法

在确立湿热瘀是活动期 RA 核心病机基础上，从证治病，确立了以清热利湿活血为主的治疗大法，研发了清热活血方药。多项临床研究证实，其可降低 RA 疾病活动度、缓解 RA 病情、改善患者的生活质量。

早在临床研究中发现，清热活血疗法治疗活动期 RA 的临床疗效更佳，通过进一步优化组方，创立了清热活血方。该方由金银花、土茯苓、丹参、生薏苡仁、莪术、青风藤等药物组成，全方以金银花为君，清热解毒；土茯苓、丹参为臣，利湿活血，佐以生薏苡仁、莪术、青风藤等药物，增强淡渗利湿，通络活血止痛之功，临床加减治疗活动期湿热瘀阻型 RA，取得满意疗效。其中上肢疼痛明显者可加羌活；下肢疼痛明显者加独活、牛膝；颈项不舒者加葛根、白芍；关节红肿热痛者，加忍冬藤、穿山龙；关节肿胀明显加车前草、六一散；关节肿胀日久不消，痰阻瘀血积聚，形成类风湿结节者，可加胆南星、皂角刺、山慈姑等。

通过清热活血方治疗 RA 的多中心临床研究，发现清热活血方单用或联合甲氨蝶呤（MTX）均可降低疾病活动度（DAS28）评分，其疗效优于单用 MTX；从 24 周的观察数据提示，两种治疗方案在缓解 RA 病情（ACR 20/50/70 达标率）、改善患者躯体功能、降低 ESR、CRP 等炎症指标方面均无显著差异；而单纯使用中药治疗的安全性更高。基础研究也表明，清热活血方能有效降低 RA 模型（CIA）大鼠滑膜炎症反应，有效减少 IL-1、IL-8、TNF-α、PGE2 等炎症因子的表达，调节 Th1/Th2 细胞的平衡，进而抑制滑膜增生。

病证互补——发挥中医在延缓 RA 骨破坏中的潜在优势，减少不良反应

RA 为难治性疾病，目前尚无针对 RA 治疗难点"骨破坏"的有效解决方案，且长期服药不良反应多，将辨病治疗与辨证治疗相互补充，一方面可充分发挥中医药在延缓 RA 骨破坏方面的优势，提高临床疗效；另一方面中药组方配伍可降低部分药物的不良反应。

RA 治疗的核心难点在于如何有效抑制或延缓骨破坏进程，也是降低 RA 致残率的关键，然而对此治疗难点目前尚缺乏有效的干预手段。现有治疗方案的重心是抑制疾病的活动性，控制病情发展，对 RA 终点指标——骨破坏干预度不够，然而单纯控制疾病活动性并不能完全阻止 RA 的骨破坏进程。中医药的复杂药物组分，多靶点的干预方式，使其在延缓骨破坏方面具有潜在优势。通过临床随访，观察了清热活血方药治疗 RA 的 1 年期、2 年期、3 年期、5 年期放射学变化，Sharp 评分结果显示中药单用或联合 MTX 均能延缓 RA 患者骨破坏的进展速率。基础研究也证实其能通过调节成骨-破骨细胞的平衡，进而延缓 RA 骨破坏；通过 micro-CT 评估，发现其改善 RA 大鼠模型骨破坏程度与生物制剂相当，

清热活血方药具有延缓骨破坏的作用。

非甾体抗炎药或慢作用抗风湿药，如甲氨蝶呤、柳氮磺吡啶、来氟米特，或抗风湿中药雷公藤等，可引起胃肠道不适、过敏、肝功能损伤、脱发、月经减少等不良反应。在治疗中，将辨病与辨证结合，中西药合理搭配，能够更好地改善患者整体症状，有效减少不良反应。另外，RA病程长，患者需长期服药，易伤脾胃，脾胃运化不利，药物疗效亦欠佳。若脾失健运，水谷不化，可成"内湿"，致经脉凝滞，关节疼痛加重。在RA诊疗中，病证互补，顾护脾胃，不仅能治病求本，而且能为其他药物更好地发挥疗效提供保障。

病证结合——确立内外合治的 RA 综合治疗方案

随着RA中医治疗理念的不断发展，中药控制RA病情的临床疗效日益凸显，使其成为国内RA治疗的重要手段。为使中医药快速起效，并在确保疗效的情况下降低有毒中药的毒副作用，确立了内外合治的RA中医综合治疗方案。

雷公藤是国内外公认的治疗RA的有效中药，但由于其生殖毒性、肝肾毒性、胃肠道不适等不良反应，限制了其使用人群。在前期临床观察基础上，创新改变雷公藤方药的给药途径，口服改外用，开发了复方雷公藤外敷剂，以突出外治法靶关节治疗优势。通过开展复方雷公藤治疗RA的多中心临床研究，证实在常规口服药治疗方案基础上，加用复方雷公藤外敷，能迅速减轻关节疼痛、肿胀症状，提升局部疗效，且无雷公藤生殖毒性的相关不良反应，扩大了雷公藤适用人群。

在"未病先防，既病防变"等治未病学术思想指导下，建议患者坚持三伏、三九贴敷治疗，通过药物敷贴治疗，整体调节脏腑功能，改善怕风怕凉等症。此外，《素问·异法方宜论》提出"杂合以治"，RA可参照此理，病证结合，内外合治，辨证使用中药口服、外敷、泡洗、浸浴、熏治、穴位贴敷、针药并用等手段，最大限度发挥药物的作用优势，避免不良反应，进一步提高临床疗效。

针对活动性RA的核心证候，确立了RA中医综合治疗方案，其临床疗效得以确证，然而仍有部分患者对该方案应答不佳，需通过对RA有效病例和无效病例的证候特征、临床症状和生物信息分析，进一步深度优化方案，明确中医治疗方案的优势人群特征。

348　病证结合分期论治类风湿关节炎

类风湿关节炎（RA）是一种以慢性、进行性、侵袭性关节炎为主要表现的全身性自身免疫疾病，其病程特点为活动期明显的炎症过程与缓解期交替发生。为患者带来巨大痛苦，且远期致残率居高不下，令患者丧失劳动能力的比例达三成以上。RA 属中医痹证范畴，中医药在缓解 RA 患者临床症状和控制疾病进展方面具有优势，但辨证分型较庞杂。学者周新尧等认为 RA 中医治疗既要针对每位个体特点辨证，又要结合 RA 特有发生发展规律辨病；同时，按照早期、活动期、缓解期等分期论治——即病证结合、分期论治，可提高 RA 中医疗效、改善患者预后。

早期——病机风寒湿痹，治疗抑制滑膜增生

RA 早期是指以 2009 年美国风湿病学会（ACR）及欧洲抗风湿病联盟（EULAR）RA 诊断分类标准诊断为 RA 且病程在 1 年以内者。研究发现 RA 发病早期多表现为外感风寒湿，痹阻经络证，治法以祛风除湿、通络止痛为主。同时，RA 早期骨破坏进展快速，治疗以抑制早期滑膜炎发展、预防骨质受损为目标。胡荫奇认为治疗早期 RA 应在辨证论治的基础上，选用现代药理研究证实具有抗肿瘤作用的中药，如莪术、半枝莲、白花蛇舌草及猪苓等，以遏制滑膜细胞过度增生、减轻滑膜炎症，从而减轻或防止关节软骨及骨破坏的发生。

活动期——病机湿热瘀阻，治疗降低疾病活动度

活动期 RA（又称活动性 RA）临床主要表现为晨僵延长、四肢多关节肿痛加重、炎性指标如红细胞沉降率（ESR）和/或 C 反应蛋白（CRP）升高等，其高度炎症过程是发生骨破坏的重要时间窗。因此，降低疾病活动度成为此阶段中西医治疗的重中之重。中医治疗同样可借鉴国际公认的指南建议，进行目标治疗（TT），如应用 28 关节疾病活动度评分（DAS28）监测 RA 患者疾病活动度，并对既定方案的疗效进行及时评估。对于 RA 活动期，中医"病证结合、分期论治"理论应用在 RA 活动期的优势尤为突出，主要表现在中医对症状、生活质量及骨破坏的改善作用，中医综合疗法的满意疗效，以及和西药联用的减毒增效作用。

1. 从湿热瘀阻论治活动期 RA：清代医家叶天士等总结痹病成因或湿热之邪、或风寒之邪，郁久化热后均可转成热痹。横断面研究显示，湿热痹阻证候占 RA 的 40％以上，且其分布与代表疾病活动性的 ESR、CRP 等血清急性反应物含量正相关，居证型之首。王英旭等也发现活动期中医证型以湿热阻络型、寒热错杂型最多，表明活动期 RA 证候确以邪气盛实者居多。湿热瘀阻是 RA 尤其是活动期的核心病机。临床医家亦有诸多相似认识，并确立了清热祛湿、活血通络等以祛邪为主的活动期 RA 中医治则。房定亚治疗 RA 重视清热解毒，认为治疗活动期应"急则治标"，以祛邪为主，常用四妙勇安汤治疗关节红肿热痛、滑膜炎症明显的患者，取得较好疗效。胡荫奇对活动期亦主张从湿热毒瘀论治，常用黄柏、土茯苓、土贝母、忍冬藤、穿山龙、徐长卿、莪术等，以达到清热解毒、利湿消肿、祛风止痛之功。国医大师朱良春认为，痹证日久必须借血肉有情之虫类药，如土鳖虫、僵蚕、露蜂房、乌梢蛇、全蝎、蜈蚣同用，是其治疗顽痹一大特点，亦从侧面反映了本病活动期关键治则在于祛邪通络的观点。总之，RA 活动期核心病机为湿热瘀阻，遣方用药重在祛邪，以清热祛湿解毒、活血通络为主。

2. 清热活血类中药改善症状和生活质量，延缓 RA 骨破坏： 活动期 RA 高度骨破坏过程与局灶性骨侵蚀及关节功能丧失等不良预后密切相关，因此减轻骨破坏、保护关节是 RA 活动期治疗的重点，而湿热瘀阻更是其关键所在。研究结果显示，短期应用清热祛湿活血类方药可降低疾病活动度、改善临床症状效优、起效快、更安全，中长期应用可改善生活质量、有潜在骨保护作用。研究发现，清热活血方对提高活动性 RA 患者生活质量具有长期持久的疗效，可减缓残障的出现。以 Sharp/van der Heijde 方法对患者治疗前、1 年期、2 年期双手 X 线片进行评分，结果显示中药组和中西药组 RA 患者的骨破坏进展程度相似，证明了中药治疗 RA 中远期具有潜在的骨保护作用。

3. 外治佐内治，改善临床症状、提高生活质量： 在遵循清热祛湿活血通络的治则基础上，中药外治法可以使局部组织内药物浓度提高，故发挥作用充分、有局部疗效优势。唐晓颇等为期 4 周观察清热利湿活血类方药/成药口服＋熏洗＋针刺/放血综合治疗 212 例湿热瘀阻证型活动期 RA 患者的疗效，结果显示此疗法可迅速改善临床症状体征及生活质量，降低疾病活动度，且安全性较好。利用清热祛湿活血通络的中药制剂配合多种外治法，如局部离子透入疗法、局部熏洗、局部外用并配合穴位加热器加热、局部熏蒸合并中药内服等对活动期 RA 的临床治疗均有增效作用。

4. 中西协同作用、减毒增效活动期： RA 临床上常用西药包括糖皮质激素（GC）、甲氨蝶呤（MTX）、生物制剂等治疗，可伴随相关不良反应发生，中医药在此过程中可与其协同作用、减毒增效。中药之于 GC，重在减毒。有中医学者认为"燥热内盛，或余热潜伏"是 GC 使用过程中主要病机，"余热未清，脾肾两虚"是 GC 撤减后主要病机，分别应用三黄汤或当归六黄汤加味配合；同时注重顾护脾胃，常用三仙、白及，取白及保护胃黏膜、促进溃疡愈合之效。中药之于 MTX，既减毒又增效。MTX 作为 RA 首选药物，其不良反应主要是恶心、呕吐、厌食、口腔糜烂、腹泻等胃肠道症状，以及脱发、肺炎、肝纤维化及血液学异常等，可与中药联合应用提高疗效、减少不良反应。将 142 例湿热瘀阻证 RA 患者随机分为中药组和中药＋MTX 组，各 71 例，疗程 6 个月，结果发现治疗早期中药联合 MTX 可提高疗效。生物制剂因其价格较昂贵，患者难以长期使用，因此需要规律减量，而减量过程中病情容易出现反弹。生物制剂在减量过程中使用中药及其综合疗法，可协助生物制剂撤减用量、维持疾病稳定、持续缓解状态。

缓解期——正虚邪实兼顾，预防疾病活动

RA 缓解期指标为 DAS28 评分＜2.6，临床表现为无关节疼痛、无关节触痛或运动时疼痛、无关节及腱鞘软组织肿胀，晨僵时间≤15 分钟，女性 ESR＜30 mm/h、男性 ESR＜20 mm/h，无疲劳感等。缓解期应注意扶正兼顾祛邪，预防 RA 活动。方樑等通过对 83 例 RA 患者病机演变规律研究，发现痹久多以气阴两虚、瘀血痹阻证多见。李荣唐等将缓解期患者分为肝肾不足型和痰瘀痹阻型，治疗上标本兼顾，治本以滋补肝肾，治标以祛风除湿、行气活血、化痰通络，并认为此法可降低 RA 复发率。宋绍亮认为 RA 缓解期热毒减，当补气，并分析用清热药后，大多数患者湿热毒证大减，关节疼痛、肿胀、灼热、痹热等症部分或基本消失，痹久邪气久居亦可伤正，此时应注意使用补气药物，并建议首选黄芪。总之 RA 缓解期病机以正虚邪实为主，证型多见虚实夹杂证，治疗宜标本兼顾，扶正祛邪，预防 RA 病情活动。

辨病着重于对 RA 病程纵向变化全过程的认识，强调疾病内在变化规律；而辨证则是侧重于疾病某阶段病情状态横向的整体认识。这种病证结合、分期论治的临床思维方式，恰似给 RA 患者画出横纵坐标轴，医者可精确定位患者所处状态、明确治疗目标，具备更强的临床实用性和可操作性，从而提高 RA 中医临床疗效、改善患者预后。

验案举例

1. 早期风寒湿：患者，女，36 岁，2017 年 9 月 20 日初诊。主诉四肢多关节疼痛 2 年，加重伴肿胀 1 年。多关节串痛，右肘肿痛，晨僵 30 分钟。纳可，夜寐多梦，二便可。舌体瘦小，质暗，尖红，苔白腻，有裂纹，脉滑，偏迟。实验室检查：环瓜氨酸肽抗体（CCP）825.91 RU/mL，类风湿因子（RF）651 IU/mL，血常规、肝肾功未见明显异常。ESR15mm/h，超敏 C 反应蛋白（hs-CRP）3.02 mg/dL；双手片未见异常。DAS28 为 2.88 分。诊断为类风湿关节炎；风湿痹病，风湿痹阻。

处方：秦艽 15 g，羌活 10 g，白芷 15 g，玄参 10 g，生地黄 15 g，熟地黄 15 g，当归 12 g，赤芍 15 g，穿山龙 15 g，忍冬藤 30 g，海桐皮 15 g，女贞子 30 g，露蜂房 9 g，橘皮 6 g。每日 1 剂，水煎分 2 次服。

服药 14 剂，症状减轻，又有颈椎疼痛，舌苔黄，脉细数，上方去白芷，加姜黄 10 g，葛根 30 g，再服 28 剂，并嘱其进行颈部功能锻炼。11 月 18 日，各症状及体征均消失。

按：RA 早期以风湿痹阻为主，尚无热象，治疗当祛风除湿，兼顾患者素体阴血不足之证，祛风湿而不伤阴，通经络而养血活血，取得满意疗效。

2. 活动期湿热瘀：患者，女，52 岁，2016 年 8 月 26 日初诊。多关节肿痛 3 年，左肘、双膝肿痛，活动受限，晨僵 30 分钟。纳寐可，二便调。舌暗红，苔黄腻，脉弦滑。实验室检查：CCP 353.98 RU/mL，RF 29.8 IU/mL，血常规、肝肾功未见异常。ESR 44 mm/h，hs-CRP 15.29 mg/dL；目前服用昆仙胶囊 20 mg，每日 3 次；DAS28 为 5.87 分。诊断为类风湿关节炎；风湿痹病，湿热瘀阻。

处方：苍术 15 g，黄柏 12 g，土茯苓 30 g，萆薢 30 g，车前草 30 g，羌活 10 g，川芎 15 g，莪术 9 g，青风藤 15 g，穿山龙 30 g，生黄芪 30 g，露蜂房 9 g，橘皮 9 g，桑枝 30 g，秦艽 15 g，海桐皮 30 g。每日 1 剂，水煎分 2 次服。

服药 14 剂，症状减轻，右肘仍然疼痛，又有颈椎疼痛，舌苔黄，脉细数，加姜黄 10 g，葛根 30 g，去白芷，再服 28 剂，并嘱其进行颈部功能锻炼。11 月 15 日，各症状及体征均消失。

按：活动期 RA 患者病理特点为湿、热、瘀，治疗当清热除湿、活血化瘀。

3. 缓解期正虚邪实：患者，女，52 岁，2012 年 2 月 3 日初诊。多关节肿痛 7 年，左 PIP2 略肿胀，屈伸受限，晨僵 30 分钟。纳可，眠欠安，入睡困难，大便溏，小便调，偶有耳鸣。舌淡红，苔白中有裂纹，脉细滑。实验室检查：CCP 568 RU/mL，RF＜20 IU/mL，血常规、肝肾功未见异常。ESR 8 mm/h，hs-CRP 3.96 mg/dL；目前服用来氟米特片 10 mg，1 次/d；DAS28 为 2.86 分。诊断为类风湿关节炎；风湿痹病，脾气亏虚，风湿瘀阻。

处方：生黄芪 30 g，炒白术 15 g，茯苓 20 g，炒白芍 30 g，秦艽 15 g，威灵仙 15 g，片姜黄 15 g，忍冬藤 20 g，青风藤 30 g，丹参 15 g，莪术 10 g，露蜂房 10 g，鸡血藤 30 g，葛根 20 g。每日 1 剂，水煎分 2 次服。

服药 14 剂，症状减轻，再服 28 剂。3 月 15 日，各症状及体征均缓解。

按：RA 日久，正气乃伤，此时正虚邪实，治疗当扶正祛邪，寒温相伍，攻补兼施，疗效显著。

349　从"脾肾靶效应"论治类风湿关节炎思路

　　类风湿关节炎（RA）是一种以侵犯关节滑膜为主要特征的慢性、炎症性自身免疫性疾病，患病率为 0.18%～1.07%，且患者中女性多于男性，比例为 3∶1。近年来，科学技术的进步和检测手段的日新月异无疑是给传统中医的辨证论治模式提供了一种新的机遇和可能，同时也是一种新的挑战。在传统中医与现代医学逐渐融合的趋势下，基于 RA 临床实践，学者李露等及其课题组提出从"脾肾靶效应"的角度重新审视治疗策略，以脾肾为根，以炎性靶点标志物为判断疾病疗效的信号和依据，总结中医药治疗 RA 的治疗思路。

"脾肾靶效应"的理论依据

　　1. "脾肾靶效应"以脾肾为本：RA 属于中医学"痹证"范畴，脾为后天之本，在人体生理活动中具有十分重要的作用。《素问·经脉别论》云："饮入于胃，游溢精气，上输于脾，脾气散精，上归于肺，通调水道，下输膀胱。"若脾胃受伤，则人体肌肉、关节无以为养，外感风寒湿邪，无力抗邪，即生痹病，如李东垣《脾胃论》云："内伤脾胃，百病由生。"脾虚可以导致营卫失调，营卫俱虚，三焦通调水道的功能失常，气血不足、正气虚弱，水液停留，遇寒为饮，遇热为痰，湿痰之邪流注关节，进一步阻碍关节气血运行而成痹。痹病迁延日久，久病及肾，由肾虚导致的痹症称之为"肾痹"，肾气虚衰，腰脊失养，水道不通为其基本病机。"肾痹"相当于 RA 缓解期。RA 缓解期为病程较长，病损及肾。遇外邪诱发，可发为"肾痹"。《黄帝内经》云："骨痹不已，复感于邪，内舍于肾，而为肾痹，足挛不能伸，而尻以代踵，身偻不能直，而脊以代头。"临床表现以严重的关节变形，四肢拘挛疼痛，屈伸不利，步履艰难，或有面色黧黑、水肿尿少等为其特点。故中医药治疗痹症常遵循"扶正祛邪""培土制水"等治法，脾为后天之本，肾为先天之本，脾肾精气充足，则外邪不扰，即"正气存内，邪不可干"，强调了调脾肾在痹症治疗的核心作用。

　　2. "脾肾靶效应"以靶为标：RA 的病机主要责之于脾肾，脾虚湿困或肾虚骨弱，都与现代医学的靶点标志物密切相关，通过判断 RA 的靶点标志物如类风湿因子（RF）、抗核周因子抗体（APF）、抗角蛋白抗体（AKA）、环瓜氨酸肽抗体（CCP）抗体等特异性指标或 JAK、STAT 磷酸化水平或肿瘤坏死因子（TNF）的变化，即可判断中医药治疗 RA 的临床效果，其分子机制为通过药物靶向阻断或抑制特异性指标以控制炎症的发生发展。目前发现的靶向治疗药物有 JAK 抑制剂，如巴瑞替尼、托法替布；细胞因子类药物，如英利昔单抗、重组人 TNF 受体融合蛋白等，但其具有潜在的致感染或胃肠道损伤的不良反应。中医药治疗 RA 具有"多靶点、多途径"的治疗优势，且无不良反应。中医学具有"整体观"和"天人合一"特点，结合现代医学的精准治疗，药效机制与靶向基因紧密联系，如 PI3K/AKT 通路是 RA 的重要信号通路之一：智恺等研究发现，清热活血方可能通过下调 RA 成纤维样滑膜细胞中 PI3K、p-Akt 蛋白表达，抑制 RA 成纤维样滑膜细胞的迁移和黏附，从而减缓滑膜炎症和关节破坏的进展。潘东梅研究发现，断藤益母汤可抑制 PI3K/AKT 通路诱导 RA 成纤维样滑膜细胞凋亡。因此，治疗 RA 的思路逐渐从传统的以症状判断疾病预后向在改善症状的基础上以靶点标志物的改善演变。

"脾肾靶效应"的病机特点

《黄帝内经》云："风寒湿三气杂至，合而为痹也。"《医宗金鉴》云："由元精内虚而三气所袭，不能随时祛散，流注经络，久而成痹。"指出了痹证总的病机为脾肾亏虚，风寒湿热外侵，内外合邪，共成痹证。结合现代医学的靶向治疗思维，中医药治疗 RA 从根本病机上调其脾肾，进而多角度、多途径、多靶点改善其靶点标志物，从而改善预后，既符合"五脏一体观"的观点，又符合"表里同治"的治则治法。

1. 健中州脾以调靶：脾胃位于中焦，为上下气机升降之枢纽。《素问·六微旨大论》云："出入废则神机化灭，升降息则气立孤危。"若脾胃的升降功能失常，则气机阻滞或运行逆乱，影响五脏六腑，波及表里内外、四肢百骸、五官九窍，从而发生种种病变，如一身尽疼，四肢关节屈伸不利，经络瘀阻，痹阻不通。国医大师路志正教授主张后天失养是痹证发生的内在基础，人体的四肢功能、肌肉活动是否正常与脾胃功能有关，因此治疗不忘脾胃可有效改善患者的晨僵时间、疼痛评分、关节肿胀评分，进而改善 RA 症状。隋朝医家巢元方在《诸病源候论》一书中强调了痹证发生的内因，由于脾气虚弱，中阳不足，风寒湿邪趁虚而入，故有关节疼肿酸重，纳呆，四肢乏力等症状。沈冯君亦倡导健脾之法，以后天补益先天，化生气血，通利关节，达到缓解尪痹症状作用。武子英等研究表明清热活血方通过健脾运湿降低 Th17 水平，上调 Treg 水平，从而改善 RA 关节炎症。

脾主运化水湿，调节水液代泄；脾主肌肉四肢，脾健则四肢强壮。若水液代泄失常，升降之机不利，精微不充，水湿之邪留滞于五脏，即为五脏痹，留滞于筋、脉、肉、皮、骨，即为五体痹，流于四肢关节，即为肢体痹。因此，恢复脾胃的功能对 RA 的靶点标志物及症状改善非常关键。

2. 补肾固本以调靶：《黄帝内经》云"以冬得之，为骨痹"，"诸寒收引，皆属于肾"。若冬季患者体虚，外受风寒湿邪直中骨及关节，闭阻气血经脉，称为"骨痹"，主要表现为骨质增生、关节变形、关节剧痛、骨质疏松等。陶黎等研究发现肾虚可加重关节炎引起的骨质破坏，补肾方益肾蠲痹丸可以减轻关节炎及肾虚关节炎大鼠关节骨质破坏程度，可能与抑制踝关节局部破骨细胞的数量、升高血清雌二醇（E_2）含量有关。成骨细胞和破骨细胞是构成 RA 关节稳态的两种主要细胞类型。最近研究表明，线粒体自噬可能在调节成骨细胞和破骨细胞的增殖、分化和功能中起着至关重要的作用，其调节过程包括 PINK1/Parkin，SIRT1，MAPK8/FOXO3，Beclin-1/BECN1，p62/SQSTM1 和 mTOR 通路。雷旭杰研究发现，断藤益母汤对改善肾虚型患者骨平衡疗效显著，骨代谢指标 CTX-Ⅰ、总Ⅰ型前胶原氨基端（PINP）、CTX-Ⅰ/PINP 比值均有改善，并有效提高骨密度。沈琳研究发现，骨痹方治疗骨质疏松症肾虚络阻证疗效确切，可改善患者疼痛症状及骨代谢指标，且无明显不良反应。姜昕通过观察三痹汤加减治疗肝肾不足型 RA 患者治疗前后中医证候及免疫学指标的改变，发现三痹汤加减可改善中医证候积分及免疫学指标，缓解临床症状，提高治疗有效率。

肾虚血亏、经脉痹阻、筋骨关节失养为 RA 缓解期的病机特点，邪侵骨损、经脉痹阻是其发病的关键，治宜补肾养血、蠲痹通络。因此临证强调寓补于通，以平补为要，平补肝肾、填精养血，通过改善骨代谢指标、炎症指标发挥祛邪蠲痹而不伤正的优势。

"脾肾靶效应"在 RA 中的临床应用

1. 运脾祛湿解毒通络法：曹炜认为 RA 发病的内在条件是脾虚，脾失运化，湿浊内生，毒邪是其病理基础，络阻是其主要临床表现。采用运脾祛湿解毒通络法治疗 RA 效验俱丰，代表方为运脾祛湿解毒通络方，主要药物有苍术、金银花、蜈蚣、虎杖、炒白芍、当归、菟丝子、炒薏苡仁、炙甘草。热偏盛加知母，寒偏盛加桂枝，腰痛加杜仲，腰以上痛加羌活，腰以下痛加独活。苍术、金银花、薏苡仁健脾除湿以固本，虎杖、炙甘草解毒以调节机体免疫功能，蜈蚣、白芍、当归通络可促进关节周围血液循环。刘健等研究发现健脾化湿通络法能够有效改善 RA 关节症状；娄多峰在施治时也以健脾化湿为核心，并在临床上取得良好成效。周巧等发现健脾化湿法可通过靶向调节氧化应激介导的 AMPK/Foxo3a 通路，提高抗氧化能力，进而恢复机体免疫稳态，改善关节炎症。郭锦晨等通过临床大数据挖掘发现，采用健脾化湿法可显著降低 RA 抗环瓜氨酸肽抗体、超敏 C 反应蛋白（CRP）、红细胞沉降率（ESR）等指标，且改善程度与用药时间存在长程关联。因此采用健脾以调靶的方法为中医药治疗 RA 提供了新的思路。

2. 补肾强骨益气活血法：肾为先天之本，主骨藏精生髓，精血亏虚，则筋骨失养，邪气趁虚入侵，留滞于关节筋脉而成本病，病久气血运行不畅而成瘀，瘀血痹阻关节，可见关节肿大，屈伸不利，皮色紫暗，甚则关节畸形。根据上述理论，曹炜认为治疗 RA 应从肾论治，代表方有补肾强骨益气活血方，其主要药物有枸杞子、菟丝子、淫羊藿、补骨脂、黄芪、白术、白芍、土鳖虫。其中枸杞子、菟丝子、淫羊藿、补骨脂为"肾四味"，益肾精，鼓肾气，温阳无桂附之弊，滋阴无熟地黄之弊；黄芪、白术益气健脾、鼓舞气机，气行则血行，病邪即无留着；白芍养血柔肝、缓急止痛；佐以土鳖虫活血化瘀通络，畅达周身血脉。诸药合用，共奏益气健脾、补益肝肾、活血通络之功。研究显示，益气补肾活血方联合甲氨蝶呤治疗肾虚瘀血痹阻型 RA 疗效显著，此治法可有效改善 ESR、CRP、类风湿因子（RF）、抗 CCP 抗体、TNF-α 和白细胞介素-1（IL-1）水平。赵敏等研究发现，补肾通络汤可有效调节患者骨代谢（PINP、β-CTX）水平，缓解关节疼痛症状，控制病情。补肾强骨益气活血法能靶向调节骨代谢水平及炎症因子水平，进而抑制免疫炎症作用。由此可知采用补肾以调靶的方法为中医药改善 RA 症状及靶点标志物提供了新的途径。

《黄帝内经》将痹症按症状分为五脏痹，包括心痹、肝痹、脾痹、肺痹、肾痹。RA 属"痹症"范畴，以脾痹"肉极虚寒，体重怠惰，四肢不欲举动，关节疼痛，不嗜饮食"和肾痹"善胀，腰痛，遗精，小便时时变色，足挛不能伸，骨痿不能起"的情况为多，故治疗上从脾肾论治 RA。现代中医融入了先进的医学检测仪器和检测方法，疗效的确定亦参考精微的指标变化。通过参考 ESR、CRP 等的水平可以判断 RA 疾病的活动度，通过观察 RF、抗类风湿相关角质蛋白（AKA）、环瓜氨酸肽抗体（CCP）、平均红细胞压积（MCV）等下游靶向炎症因子可以判断治疗效果及疾病的预后。因此，通过调脾肾以调靶，从而改善症状的方法，构建"脾肾靶效应"轴，指导临床诊治思路，是现代中医对传统中医的继承和发展。脾肾靶同调，精准治疗 RA，融合中西医方法、手段探讨中医药治疗 RA 的分子机制将是现代中医发展的一大趋势。中医药治疗 RA 的疗效已很确切，中药复方君臣佐使配伍精妙，具有"多靶点、多途径、多角度"的作用特点。通过细胞实验，动物实验，结合基因组学、代谢组学、蛋白组学等现代研究方法，剖析其治疗 RA 的分子机制提高了中医辨证的准确性，推动了传统中医的现代化。

350　从肝肾同源论治类风湿关节炎

类风湿关节炎（RA）是一种慢性多系统性疾病，累及四肢小关节，与自身免疫功能紊乱有关，目前对其发病机制尚缺乏明确的结论，且无根治方法。学者赵慧敏等从中医"肝肾同源"的角度去认识RA，为RA的临床中医药治疗提供了指导。

肝肾同源理论起源与发展

"肝肾同源"理论源自于《黄帝内经》，《素问》和《灵枢》就分别从生理和病理方面阐述了肝肾二脏之间的相互联系及相互影响。汉唐金元时代人们对肝肾同源的认识由萌芽阶段进入到深化阶段，并将其应用到实践当中，为肝肾同源理论的形成奠定了基础。东汉著名医家华佗从肝肾病理表现角度出发，并指出当以补肝养肾治疗"筋痹"。唐代医家孙思邈在其著作《备急千金方》中提出肝病及肾。金元四大家之一李东垣云："肾主骨……肝主筋。自古肾肝之病同一治。"由此提出了"肝肾同治"的理论。明清时期该理论体系逐渐形成，且得到了全面发展。明代李中梓在《医宗必读》云："古称乙癸同源，肾肝同治……愈知乙癸同源之义矣。"标志着肝肾同源理论的真正形成。清代医家吴鞠通、叶天士等的《温病学说》中进一步丰富了肝肾同源理论的内涵。现代医家经过大量临床实践及动物试验研究，进一步对该理论进行了丰富和发展。范永升教授在大量临床实践当中积累了丰富的经验，他认为在RA的早、中、晚期均可见肝肾阴虚，将滋补肝肾贯穿于RA的整个治疗过程中，疗效显著。高翔等在《黄帝内经》"肾生骨髓，髓生肝"理论的指导下，通过建立同种异性骨髓移植小鼠模型，用左归丸汤剂和生理盐水分别对40只小鼠给予灌胃，6个月后取小鼠的肝组织，采用基因芯片技术检测基因表达谱、WesternBlot检测β-catenin蛋白表达，结果表明补肾组小鼠肝组织β-catenin表达较对照组增强，进一步揭示"补肾生髓成肝"调控肝再生的分子机制。

肝肾同源与 RA 的关系

1. RA与肝的关系：RA在中医学中没有明确记载，可将其归属于痹证、历节等。从病位来看，RA病位在关节，且以手足小关节为主。《素问》云："诸筋者皆属于节。""手足肝之分野。""肝主身之筋膜。""肝气衰则筋不能动。"肝主筋，筋的舒缩功能正常，方能使肢节活动自如，而筋的正常舒张有赖于肝血的濡养，肝血充盛，筋脉充养，肢体运动灵活自如。若肝血不足，筋失所养，则可见手足关节疼痛、屈伸不利。从病因病机看，RA的发病与肝关系密切。《幼科全针》云："痹者，内因肝血不足。"《素问·五脏生成》亦从病理角度阐述了肝血亏虚，不能濡养肢体关节，以致"足不能步，掌不能握，指不能摄"。可见肝血不足在RA的发病过程中起了重要的作用。此外，肝藏血、主疏泄，调畅气机，气机调畅，肝藏之血方可正常运输布散到身体各处，使筋脉、骨节得到正常的濡润滋养；肝与痰浊形成紧密相关，正所谓肺为生痰之源、脾为储痰之器，肝主疏泄功能正常，使脾肺运化水湿功能正常，痰浊之邪则无以化生。且肝为刚脏，喜条达恶抑郁，肝失疏泄则致情志不遂，容易引发本病的抑郁状态。临床流行病学调查显示RA和抑郁症共病具有较高的发病率，国外亦有较大规模的调查表明，大约37%的RA患者伴发抑郁症状，现代学者郭静波等人应用SAS和SDS对2156例RA住院患者进行调查，结果发现53.02%患者存在抑郁症状。所以，肝与RA密切相关。

2. RA 与肾的关系：肾为"先天之本"。《素问》云肾"其充在骨，肾藏精……髓以养骨。""髓者，肾精所生……髓足则骨强。"《圣济总录》云："夫骨者肾之余，髓者精之所充也。肾水流行，则髓满而骨强。"说明肾中之精充足，精髓化生有源，才能"筋骨劲强，肌肉满状"。若肾中之精亏虚，髓空骨弱，骨失所养，以致关节部位骨质破坏，而致痹证。同时，肾主一身之阴阳，肾阳为人体阳气之本，若肾阳虚衰，筋骨关节失于温煦，或者虚寒内生，使人体气血运行不畅，筋脉拘挛而成痹证。《灵枢·五邪》云："邪在肾，则病骨痛阴痹。"《证治准绳》云："痹病有风、有湿、有寒、有热……皆标也；肾虚，其本也。"《景岳全书》云："诸痹者皆在阴分，亦总由真阴衰弱……是以治痹之法，最宜峻补真阴。"指出了认为痹病乃本虚标实之证，且肾虚是其发病的根本治疗当以补肾为主。所以，无论先后天因素导致的肾虚均可引起痹证。现代医家金明秀教授认为在 RA 的早中晚期及各个证型中均可见肾精亏虚，从而确立了补肾填精、壮骨通络法治疗 RA。国医大师朱良春认为 RA 类似于宋《太平圣惠方》中的顽痹，提出从肾论治的观点，创制"益肾镯痹丸"益肾壮骨、蠲痹通络，标本兼治。以上阐述，均说明"肾"与 RA 的发生关系密切。

3. RA 与肝肾的关系：根据中医五行学说中五行相生理论，肾、肝二脏为母子关系，母子相生，精血互化；根据中医藏象学说，肝藏血、主疏泄，肾藏精、主封藏，肝肾精血充足、藏泄有节，方可维持人体正常生理功能。《济生方》云："皆因体虚，腠理空虚，受风寒湿气而成痹也。"《临证指南医案·肩臂背痛》云"夏湿痹……都属肝肾、奇经为病。"论述了痹证的发生与肝肾密切相关。张仲景曾在《金匮要略》中提出"寸口脉沉而弱……沉即为肾，弱即为肝"，论述了痹证与肝肾在脉象上的相关性，又云"历节者，盖非肝肾先虚"，指出肝肾阴虚是历节发生的主要病因，认为这种顽痹是以肝肾气血亏虚为本、风寒湿外邪侵袭为标。肝肾同源，肾主骨藏真阴而寓元阳，肝主筋司全身筋骨关节之屈伸。若肾精不足、肝血失于濡养，故可见筋脉拘急、疼痛；痹病日久伤阴，导致肾水亏虚，水不涵木，筋骨关节脉络失养，则见关节肿大畸形，屈伸不利，与《黄帝内经》中所述的骨痹相类似。RA 后期可见骨质破坏、关节损毁，与关节周围滑膜增生、血管翳的逐渐形成有关，此与肝肾同源、精血互化，久病致肝损及肾，肾主骨而致骨病，两者何其相似。

从肝肾同源论治 RA

古今医家认为 RA 病因病机及治疗与肝肾关系密切，张仲景《伤寒杂病论》云："酸为肝之味，过酸则伤筋……咸为肾之味，过咸则伤肾……肝肾者人之本也，肾部荣而肝不敛，根消源断，故云断泄。"从肝肾同源的角度指出肝肾亏虚是历节发病的基础。孙思邈《备急千金药方》中指出肾气虚弱，复感外邪导致的腰背疼痛，可以独活寄生汤补益肝肾、补血祛血。独活寄生汤为孙思邈治疗痹证之经典方剂，张秉成《成方便读》云："此肝肾虚三气乘袭也。故以熟地、牛膝、杜仲、桑寄生补益肝肾。"《五十二病方》中亦有应用续断、牛膝等补益肝肾药物治疗痹证的记载。现代医家运用肝肾同源论治 RA 的病例有很多：邓波研究认为素体肾虚，肝失所养，日久肝肾亏损，脉络瘀阻是 RA 的发病机制，采用补肾疏肝解郁法治疗后，患者的生理功能、心理功能和总体生命质量明显改善（$P<0.05$），抑郁评分亦明显下降。苏晓认为 RA 的治疗应以肝肾亏虚为本，采用补肾通络方加减治疗 RA，关节疼痛症状明显缓解。赵浩等研究表明运用补益肝肾法治疗 RA 既能提高临床治疗效果，亦能改善 RA 患者的血清 25 -羟维生素 D_3 水平及关节功能。陈平运用类风湿关节炎补益肝肾协定方对 20 例 RA 肝肾亏虚证患者治疗 2 个月后，在临床疗效方面，有效率达 90%，明显高于对照组（60%），在检验指标方面，提高了 RA 患者的骨密度，降低了骨源性碱性磷酸酶水平，从而减少 RA 继发骨质疏松的风险。此外，以肝肾同源为出发点，采用中成药或针灸治疗 RA 亦能明显提高临床效果。

验案举隅

患者，女，67 岁，2019 年 5 月 13 日初诊。主诉四肢关节肿痛伴晨僵 1 年，加重 1 周。患者 1 年前无明显诱因出现双手近端指间关节、双腕、双膝关节肿痛，晨僵大于 1 小时，就诊于当地某医院，查血沉增快，类风湿因子阳性（具体数值不详），诊为 RA，予甲氨蝶呤片、硫酸羟氯喹片服，4 个月后未见明显好转，遂自行停药。停药后自服雷公藤多苷片、甲泼尼龙片抗炎，抑制免疫，上述药物口服至今，病情控制欠佳。1 周前无明显诱因出现四肢关节肿痛加重，夜间痛甚，晨起僵硬，伴口眼干涩，腰膝酸软，神疲乏力，纳寐尚可，小便可，大便干，5～6 日 1 行。体格检查：双手 2～5 近端指间关节、双腕、双膝、双踝关节肿，压痛阳性，皮色皮温正常，双膝骨擦音阳性。舌红有瘀斑，舌少苔，脉细涩。实验室检查：RF 328.60 IU/mL，CRP 3.47 mg/L，ESR 26 mm/h，血尿常规、肝肾功能大致正常，骨密度正常。胸部 CT：肺内陈旧病变。西医诊断为类风湿关节炎。中医诊断为痹证（肝肾不足兼血瘀证）。治似补益肝肾，蠲痹通络。

处方：独活 15 g，桑寄生 15 g，杜仲 15 g，牛膝 15 g，细辛 3 g，茯苓 15 g，当归 15 g，川芎 10 g，白芍 15 g，生地黄 15 g，熟地黄 15 g，盐补骨脂 15 g，鸡血藤 15 g，甘草 15 g。7 剂，每日 1 剂，水煎分 2 次服。继续予雷公藤多苷片 20 mg，每日 3 次；甲泼尼龙片 4 mg，每日 1 次口服。

2019 年 5 月 17 日：患者关节肿痛晨僵、腰膝酸软、乏力减轻，仍有大便干，上方去杜仲、桑寄生、生地黄，加桃仁 10 g，炒火麻仁 15 g，14 剂。

患者述服药后无特殊不适，关节肿痛、晨僵、腰膝酸软乏力症状缓解，饮食睡眠可，口眼干涩、大便干燥症状亦明显减轻。

按：该患年老体弱，正气不足，肝肾亏虚，肝主筋，司全身筋骨关节之屈伸，肾主骨，肝肾之阴不足，筋骨失养，而见关节肿痛，屈伸不利；晨起阳气不得周运肢节，故晨起僵硬；肝肾阴虚，可见腰膝酸软；痹证日久，耗伤气血，故神疲乏力；《素问·五脏生成》云"故人卧血归于肝，肝受血而能视"，肝开窍于目，肝血不足，目失所养，则双眼干涩；瘀血为阴邪，故夜间痛甚；阴虚肠燥，故大便干；舌脉均为肝肾不足兼血瘀之象。故予独活寄生汤加减以补益肝肾，蠲痹通络，方中独活辛苦微温，长于祛下焦风寒湿邪，蠲痹止痛，佐以桑寄生、杜仲、牛膝补肝肾，强筋骨，当归、白芍、生地黄、川芎养血活血，茯苓补气健脾，辅助正气，甘草调和诸药。全方扶正祛邪，标本同治，从而使肝肾气血充足，风寒湿邪得祛而痹病愈。

RA 的发病及治疗都与肝肾同源论密不可分，因此在 RA 的临床辨证施治过程中，应重视两者生理、病理上的相互作用与相互联系，通过应用肝肾同源理论来指导 RA 的中医临床辨证及治疗，可提高疗效。

351　从脾虚生湿论治类风湿关节炎

　　张杰多年专注于风湿免疫性疾病、脾胃以及心脑系统疾病的中西医结合诊疗的研究，在慢性疾病和疑难病方面的临证经验丰富，尤其对类风湿关节炎的中医药治疗有独到的见解。常以中医理论为指导，临床实践为基础，辨病辨证相结合，并总结诊治规律，疗效卓著。

　　类风湿关节炎是一种以对称性外周关节肿胀、疼痛为主要症状，以关节炎症、关节骨破坏为主要临床表现的全身性自身免疫慢性疾病，中医学把本病归属于痹证范畴的"尪痹"，临床具有病因多端、虚实互见、病情复杂、病程迁延、病势深重的特点。《伤寒论》提出了"风湿相搏""久伤取冷""汗出当风"等多种成因，张杰认为脾虚所致的内生痰湿是导致类风湿关节炎（RA）发病及病情活动的重要因素，学者陶宁等将其治疗类风湿关节炎（痹证）的临证经验做了归纳总结。

对类风湿关节炎的见解

　　1. 内生痰湿是类风湿关节炎病机之关键：《说文解字》云"痹，湿病也"。指出痹证的发生是因湿邪为患，留窜骨节经络，闭阻气血，而致关节肿胀疼痛。《素问·痹论》中云："所谓痹者，各以其时重感于风寒湿之气也。""不与风寒湿气合，故不为痹。"指出湿邪是导致类风湿关节炎发病的重要因素之一。湿邪又有内外之分，外湿存在于自然界之中，感天地之湿而发。脾脏喜燥恶湿，外感湿邪则易伤及脾气，脾受湿困而脾阳不振，脾胃升降失衡，运化失职，无力布散水谷精微，使人气血经脉凝滞，水湿内盛，内郁生痰，引动内湿而发为痹痛。内湿（痰湿）即内生的湿浊，是由于脾的运化功能和输布功能减退或障碍导致人体内津液的异常停留。《素问·经脉别论》云："饮入于胃，游溢精气，上输于脾，脾气散精，上归于肺，通调水道。"《素问·至真要大论》云："诸湿肿满，皆属于脾。"均强调了脾在水液代谢中的重要作用，若素体脾阳不振，或恣食生冷，过食肥甘，内伤脾胃，使其纳运失衡，津液输布代谢失常，致水液不化，痰湿内停而发病。在湿邪方面的见解，历代大多数医家认为痹证的致病因素以外感湿邪为主，而忽视了内生痰湿之邪。张杰教授认为外湿最易伤脾而引动内湿，内湿的产生又会加重脾胃虚损继而导致外湿不断停积，阻滞气血，痹阻经络筋脉而痛，脾虚所致的内生痰湿是类风湿关节炎发病内在病机的关键。

　　朱丹溪在《丹溪治法心要》中首次提出"肥白人多痰湿"的论点，后世医家对此也多有阐释，如喻昌在《医门法律》中对"肥人湿多"详尽论述；虞传《医学正传》也指出"气虚肥白之人，湿痰滞于上"；王燕昌在《王氏医存》中云"肥人多痰，大半因湿，盖不病则津液为膏脂，病则作湿酿痰也"，表明痰湿是肥胖的病因；还有研究表明，痰湿蓄积化为浊脂流于肌肤而易于发生或加重肥胖，以上均说明肥胖与"痰湿"密切相关。肥胖的患者大多存在脂质代谢异常，而痰湿壅盛的患者因体内痰湿之邪阻滞经络、骨髓、脑海中血液、精气等使之运行失常，饮食之膏粱厚腻无法升清于上，沉积累秽浊于脉，病理产物累积过多，同样会造成血中脂质升高而发生脂代谢异常。通过对 505 例健康体检者的中医体质类型以及体质量指数、血脂、血糖指标的研究发现，痰湿体质组的血脂高于平和质组和非痰湿体质组，提示脂代谢异常和痰湿体质有密切的关系。还有学者经研究发现痰湿体质患者体内均存在明显的 Th1/Th2 细胞比率失衡，并且与脂代谢紊乱的严重程度显著相关。由此可见，痰湿证的特征性表现是肥胖。

　　随着内生痰湿的产生，类风湿关节炎患者往往会出现体质量增加及脂肪不同程度蓄积的表现，患病早期肥胖概率的增加，佐证了痰湿在类风湿关节炎疾病中的作用。在临床实践中，李学义研究证明痰湿与类风湿关节炎疾病活动度正相关，提示类风湿关节炎患者的痰湿程度越重，疾病活动度越高。在基础实验研究中，陶宁及团队前期实验结果均表明痰湿型胶原诱导关节炎小鼠与单纯胶原诱导的关节炎小鼠相比关节炎指数更高，血清白细胞介素-6（IL-6）、瘦素、Chemerin水平以及基质金属蛋白酶-3（MMP-3）、NLRP3炎症小体等炎性指标的蛋白表达水平显著增加，均提示痰湿会加重类风湿关节炎。

此外，FENG J等研究发现，患者的体质量指数与类风湿关节炎风险指数呈正相关，提示肥胖会增加患类风湿关节炎的风险。EunKK等与CAIXY等的动物实验研究分别从大鼠和小鼠两个方面证明了胶原诱导的肥胖关节炎鼠比胶原诱导的瘦关节炎鼠病变关节的炎症状态更重，提示肥胖会使类风湿关节炎的病情加重，与本课题组实验研究结果基本一致。张杰教授根据多年临证经验以及基础研究的验证，认为内湿（痰湿）因素贯穿类风湿关节炎一系列病变发生的始终，可诱发或加重类风湿关节炎，是类风湿关节炎发生发展的重要致病因素。

2. 脾虚肌肉四肢失养是类风湿关节炎病机之要：《黄帝内经》中最早提出"脾主身之肌肉""脾之合肉也"的说法。《太平圣惠方》云："脾胃者，水谷之精，化为气血，气血充盛，营卫流通，润养身形，荣于肌肉也。"李东垣在《脾胃论·脾胃胜衰论》中指出"脾虚则肌肉削"。由此可见，脾与肌肉密切相关。脾为"后天之本""气血生化之源"，其所化生之水谷精气，能布散至肌肉而发挥滋养作用，使肌肉丰盈健壮，以维持其保护内脏、抵御外邪和进行运动的生理功能。若脾之气血阴阳亏损，运化无力，不能供给肌肉以充足营养，则会出现肌肉瘦削痿软、伸缩无力的病变。人体的四肢同样需要脾胃运化的水谷精气的滋养，才能维持其正常的生理活动。《素问·太阴阳明论》云："四肢皆禀气于胃，而不得至经，必因于脾，乃得禀也。"说明四肢正常的功能活动有赖于脾气的濡养滋润。若脾失健运，则四肢消瘦，甚则痿废不用，正如《素问·太阴阳明论》所云："今脾病不能为胃行其津液，四支不得禀水谷气，气日以衰，脉道不利，筋骨肌肉皆无气以生，故不用焉。"现代研究也表明，脾虚证大鼠骨骼肌线粒体能量代谢存在多方面的障碍，影响了骨骼肌的活力丰满和正常功能的发挥。中医概括为"脾主肌肉四肢"。《素问·痹论》云："淫气肌绝，痹聚在脾""肌痹不已，复感于邪，内舍于脾。"脾主肌肉四肢，脾气虚则易受暑湿之邪所困，不主四肢，痹阻肌肉，使其失于濡养，可发为痹证，脾胃健、气血充则肌肉丰盈而不为痹。在临床中，经流行病学调查发现，与健康人相比，类风湿关节炎的患者肌肉含量减少，同时伴有内脏脂肪含量的增多；有学者研究也发现类风湿关节炎的患者体内更容易出现脂肪含量增加以及肌肉量减少。在基础研究中，胶原诱导的关节炎小鼠出现骨骼肌萎缩的现象。张杰教授认为脾虚能使肌肉四肢失于气血的濡养而肌肉瘦削、四肢关节尽痛，发为痹证。脾虚是类风湿关节炎发生发展的重要病因。

治疗类风湿关节炎的经验

1. 健脾祛痰除湿是治疗类风湿关节炎重要治法：中医认为，对于痹证的治疗，当湿邪侵犯人体，导致肢体关节酸胀重着、屈伸不利等痹证表现时，应当有内外之分，外湿盛者，治应祛风胜湿，散寒通络。内湿盛者，又有虚实之分，脾虚素盛，复感外邪者，脾运化失司，不主肌肉四肢出现肌肤尽痛、四肢瘦削、痿弱无力等表现时，应治以健脾化湿，祛风散寒；内郁生痰者，治以健脾化湿，祛痰通络。由于时代变迁，生活方式及饮食习惯的改变对人体质的影响，人体对外邪的抵御能力增强，脾虚生湿已经逐渐成为类风湿关节炎发生发展的关键病机所在，痰湿壅盛证候已逐渐成为本病的重要证型。如今，单纯生物制剂治疗类风湿关节炎兼肥胖的患者存在疗效及预后不佳、临床缓解率低、一般健康状态更差以及副作用较多等问题，提示若痰湿蕴结于类风湿关节炎患者体内，会对药物的治疗效果产生一定影响。相关研究表明，健脾化湿法通过调节TGF-b1/SmadS信号通路，能促进滑膜细胞凋亡，间接减少自身反应淋巴细胞数量，从而抑制自身免疫反应；还可以通过上调抑炎因子白细胞介素-4（IL-4）、白细胞介素-10（IL-10），下调致炎因子肿瘤坏死因子-α（TNF-α）、白细胞介素-1β（IL-1β）以降低炎性反应；文建庭等总结认为健脾化湿通络法通过调节T细胞、B细胞、细胞因子网络平衡以及脾脏、胸腺免疫改善类风湿关节炎炎症反应，继而改善类风湿关节炎系统病变；张健等研究已初步验证祛痰通络类方药与西药联合使用能够降低痰瘀互结型类风湿关节炎患者类风湿因子（RF）、红细胞沉降率（ESR）、C反应蛋白（CRP）等炎性指标，明显改善患者临床症状，提高临床疗效，且具有更好的安全性。经实验研究发现，健脾方可以提高脾虚大鼠骨骼肌线粒体的活性，对脾虚证大鼠骨骼肌有不同程度的改善作用。由此，张杰根据多年临床经验认为类风湿关节炎患者可以通过健脾之法改善肌肉量减少，调节能量代谢。对于体内痰湿蕴结的类风湿关节炎患者的治疗，张杰认为应中西医结合，注重健脾祛痰化湿之法，使经络得通，气血调和，从而有效控制疾病活动度，改善风湿病情，提高患者生活质量，减缓残障的发生，达到事半功倍的效果。

2. 陈皮、法半夏是健脾祛痰除湿法治疗类风湿关节炎的核心药物：张杰认为脾虚内生痰湿贯穿于类风湿关节炎整个发病过程，迁延难愈，因外感湿邪易深入筋骨经脉，与浊痰败血胶结难解，同时易伤及脾气，使机体无力鼓邪外出，若单用祛风湿药难以深入病所，应善用健脾祛痰化湿之药。张杰在治疗此证型的类风湿关节炎时，根据多年临床经验，自拟健脾祛痰除湿通络方，药用陈皮、法半夏、独活、防风、桑寄生、秦艽、青风藤、白花蛇舌草等，并将陈皮和法半夏作为治疗类风湿关节炎的核心药对。陈皮属于芸香科植物的一种药食同源的中药，性温，味苦、辛，归肺、脾经，长于理气健脾，燥湿化痰。新鲜的橘皮理气效果佳，而中医认为"橘皮用陈久者良"，因久置的陈皮"取其精华，去其糟粕"，有更好的健脾作用。现代研究表明陈皮还具有抗炎、抗肿瘤、抗氧化、抗菌、降血脂、调节免疫等功效；法半夏为天南星科植物半夏的干燥块茎，味辛，性温，有毒，归脾、胃、肺经，除了具有燥湿化痰、降逆止呕、消痞散结等作用外，还具有抗肿瘤、抗菌、抗炎等药理活性，两者合用，可专于健脾理气，祛痰除湿，兼抗炎、降血脂、调节免疫。学者整理姜泉治疗类风湿关节炎组方用药规律发现，陈皮在治疗类风湿关节炎的121个处方中的应用频次为89，位居第二；研究显示，以法半夏等祛湿化痰药配伍的通经络药物治疗痰湿互结型类风湿关节炎效果显著；在4000份类风湿关节炎患者的病例及3643份处方的研究中发现，陈皮、法半夏均为中药治疗类风湿关节炎中使用最频繁的前20味药物，以上均说明陈皮、法半夏已广泛应用于类风湿关节炎的治疗。陈皮与法半夏的主要成分在免疫炎症中的作用同样已多有论述，在总结中药单体成分治疗类风湿关节炎的研究中发现，川陈皮素可以抑制人和关节炎小鼠滑膜纤维细胞中IL-1β介导的金属蛋白酶的凝血酶敏感蛋白-4（ADAMTS-4）和金属蛋白酶的凝血酶敏感蛋白-5（ADAMTS-5）的mRNA表达；还可以抑制人滑膜细胞中基质金属蛋白酶1和基质金属蛋白酶3的产生，正调节人滑膜细胞中内源性基质金属蛋白酶的抑制剂即TIMP-1的产生；还有实验证明陈皮素通过下调CIA大鼠滑膜p38/核因子κB（NF-κB）信号通路的蛋白表达水平，抑制类风湿关节炎的发生发展，以上均提示陈皮中的单体川陈皮素有望成为新的抗类风湿关节炎药物；通过网络药理学对法半夏抗炎活性成分及作用机制的研究发现，法半夏中大黄酚、麻黄碱、松柏苷等化合物具有潜在的抗炎活性；MAPK14、AKT1、JNK等为法半夏抗炎的关键靶点；法半夏可通过调节TNF signaling pathway、PI3KAkt signaling pathway等与炎症息息相关的通路起到抗炎的作用。袁彩虹与杨博洋的实验结果也证实了中药通痹方可通过药对陈皮、法半夏使痰湿型胶原诱导的关节炎小鼠血脂降低，减轻痰湿状态，并下调该小鼠的血清瘦素、抵抗素、白细胞介素-17（IL-17）的表达，抑制炎性反应，减轻骨破坏。由此可见，陈皮、法半夏对治疗类风湿关节炎起重要的作用。

3. 相关局部辨证用药：在祛痰除湿通络的基础上，张杰教授根据不同患者出现的偏盛情况随症加减。如风盛者加防风、白芷；寒盛者加附子、川乌、细辛；湿胜者加薏苡仁、防己、萆薢；根据不同患者出现的不同关节症状分别用药。如痛在肘肩等上肢关节者加羌活、姜黄、川芎等；痛在膝踝等下肢关节者加独活、防己、牛膝等；痛在腰背者加杜仲、桑寄生、续断等；痛在足跟者加熟地黄、山茱萸；出现关节屈伸不利者加木瓜、伸筋草；出现关节变形者加土鳖虫、僵蚕、地龙等；若水湿痰瘀不化，流于关节，痹久可酝酿成毒者加白花蛇舌草、半枝莲、虎杖等。此外，张杰强调在渗湿化浊、祛痰通络的同时，还应顾护脾胃，佐以健脾益气之品，如健脾化湿的山药、白术、扁豆、茯苓、薏苡仁；健脾消食开胃的鸡内金、焦三仙；未病先防的甘草、生麦芽、生谷芽、神曲。

验案举隅

陈某，女，61 岁，2020 年 9 月 13 日初诊，主诉双手指间关节及腕关节反复胀痛 1 年余。现症见双手指间关节肿大、疼痛，腕关节活动不利，伴头晕，肩臂疼痛，晨僵 30 分钟，畏寒喜暖，舌质淡，舌体大，有齿痕，苔白腻，脉滑。实验室检查：RF（＋），ESR 43 mm/h，CRP 32.40 mg/L，抗环瓜氨酸肽抗体（＋）。双手 DR 正位：双手轻度骨质疏松，双手、双腕关节周围软组织肿胀。西医诊断为类风湿关节炎。中医诊断为尪痹（痰湿壅盛证），治以祛湿化痰，通络除痹。

处方：陈皮 10 g，法半夏 10 g，独活 10 g，桑寄生 10 g，秦艽 10 g，防风 15 g，杜仲 10 g，续断 10 g，姜黄 15 g，青风藤 15 g，炙甘草 10 g，细辛 3 g。14 剂（免煎颗粒），每日 1 剂，开水分 2 次冲服。嘱患者清淡饮食，关节保暖，忌食生冷、辛辣、油腻。

二诊（2020 年 9 月 28 日）：患者诉服药后关节疼痛稍减，双手肿胀重着感减轻，腕关节活动不利同前，舌质淡，苔白腻，脉弦滑。治守原法增强舒筋活络。

处方：陈皮 10 g，法半夏 10 g，独活 10 g，桑寄生 10 g，秦艽 10 g，防风 15 g，细辛 3 g，木瓜 20 g，伸筋草 15 g，姜黄 15 g，青风藤 20 g，炙甘草 15 g，细辛 3 g。21 剂（免煎颗粒），每日 1 剂。

三诊（2020 年 10 月 20 日）：服药后双手关节肿痛、活动不利明显减轻，双膝肿胀、刺痛，晨僵，舌暗红，苔稍黄腻，脉弦滑。

处方：陈皮 10 g，法半夏 10 g，独活 10 g，桑寄生 10 g，秦艽 20 g，防风 15 g，伸筋草 15 g，熟地黄 10 g，牛膝 20 g，桃仁 10 g，红花 10 g，大枣 10 g，继服。

四诊（2020 年 12 月 1 日）：诉服药后除双手指关节及肩关节偶发疼痛外，其余诸关节疼痛均已缓解，舌淡红，苔薄黄，脉细弦。实验室检查：RF（－），ESR 11 mm/h，CRP 9 mg/L。张杰认为，类风湿关节炎患者，似风湿而实非风湿外受，乃肝脾肾虚弱，水湿痰饮内生使然，原法有效，加减续治。上方加姜黄 15 g，21 剂，继服。

后随访患者指间关节、肩关节疼痛已除，嘱关节保暖，不适随诊。

按：患者年逾六旬，正气亏虚，肝肾不足，气血俱虚，筋脉失养，风寒湿邪乘虚而入与内生痰湿相互搏结，气血受阻，痹阻经络则见诸关节疼痛。初诊治以祛湿除痹、化痰通络之法。方中陈皮理气健脾祛湿，法半夏燥湿化痰；独活、细辛、秦艽、防风祛风胜湿，散寒止痛；桑寄生、杜仲、续断祛风湿，强壮筋骨；青风藤祛风湿通络除痹；姜黄散风寒湿邪，除肢臂痹痛；炙甘草和中缓急，调和诸药，诸药合用共奏祛湿化痰、通络除痹之功。二诊时双手关节肿胀、痛，活动不利同前，关节肿痛时间较长，痰湿互结，迁延缠绵，需继用祛痰除湿之法；关节活动不利，需增强舒筋活络之功，故加木瓜、伸筋草以祛风除湿，舒筋活络。三诊时双手关节肿痛、屈伸不利症状减轻，膝关节出现肿胀刺痛，考虑患者中气亏虚，痰瘀内停，故增强活血化瘀、祛痰通络之功，加桃仁、红花以活血散瘀，消肿止痛；加牛膝补肝肾、祛风湿、强筋骨；加地黄滋补肝肾；加大枣补中益气。四诊时诸症已除，加姜黄疏通督脉，通经止痛。复查西医指标大致恢复正常。可见辨证之准，药证合拍，终获实效。

352　从湿论治类风湿关节炎

　　类风湿关节炎（RA）是一种主要影响关节的慢性炎症性自身免疫性疾病。它起病隐匿，早期以关节滑膜炎为病理特征，但如果疾病持续活跃，病情控制欠佳，后期则会造成软骨破坏和骨侵蚀等不可逆的组织损伤，从而导致关节畸形和功能丧失。目前根据国际指南推荐多采用包括免疫抑制剂或糖皮质激素以及生物制剂等西医为主的治疗方案，但长期使用存在疗效下降和毒副作用累积等问题。中医学在RA诊治方面具有丰富的认识和宝贵的经验。最近一项关于近十年中医治疗类风湿关节炎的文献研究分析表明：关于RA的中医证候要素分布特征，"湿"作为出现频次第一位的证素，占到了29.6%，远高于其他证素。学者唐璇等所在地为岭南地区，气候潮湿，湿邪是RA发病过程中的最关键因素，兹将从湿论治RA探析如下。

风寒湿合而为痹，湿邪为重要致病因素

　　RA中医学属于"痹症"范畴。经云"风寒湿三气杂至，合而为痹也"，而《素问·热病论》指出"不与风寒湿气合，故不为痹"，又提到"风雨寒热，不得虚，不能独伤人"，从而说明外邪壅盛是该病发生的外在条件；而正气亏虚，营卫失和，腠理开泄，邪气乘虚而入是疾病发生发展与演化的内在因素。起初以邪实为主，久则正气衰弱，虚实夹杂；疾病后期，病久入络，易形成瘀血、痰饮等病理产物。后经历代医家总结完善，认为导致RA发病的外邪主要包括风邪、寒邪、湿邪、热邪，其中湿邪在RA的发病中起着重要的作用，而"从湿论治"也成为中医辨治RA的关键环节和重要思想。

湿邪与RA发病的关系

　　湿本是自然界六种正常气候之一，但如果化生太过与不及，则会形成病理状态的致病邪气，即为六淫贼邪。而关于湿邪为病的特性，历代医家也有着共识，清代叶天士云"吾吴湿邪害人最广"，《六因条辨·伤温辨论》中也提及"夫湿乃重浊之邪，其伤人也最广"。RA的发病，也与湿邪本身的致病特点有着密切的联系。

　　1. 湿邪的易感因素：

　　（1）气候：中医学里强调"天人合一"的整体观念，认为人存在于宇宙之中，与自然界息息相关。自然界四时气候交替变更对人体生理功能也产生相应的影响，从而使某些疾病表现出明显的季节倾向性。《素问·金匮真言论》云："春善病鼽衄，仲夏善病胸胁，长夏善病洞泄寒中，秋善病风疟，冬善病痹厥。"而RA作为慢性宿疾，往往也是在季节更替、气候剧变时诱发加重。湿病一般多发生于阴雨、潮湿等天气，尤其是春夏适逢梅雨季节，阴雨连绵而气候潮湿，或者冬春季节更替时，湿更易夹杂寒邪一同入侵，寒主收引凝滞，可致肢体关节僵硬不舒、屈伸不利。

　　（2）地域：南方、沿海地区因地理环境，气候较北方潮湿，更易外感湿淫而生湿病。且南方气候炎热，属亚热带热带季风气候，湿易与热合而为病，湿热交织，如油裹面，胶着难解，病机也因此变得纷纭复杂，如薛生白所云："热得湿而愈炽，湿得热而愈横。"

　　（3）生活习惯：饮食习惯对于体质也有影响，造成疾病易感。饮食偏嗜和平素喜食肥甘味辛辣之品者，脾胃易酿生痰湿或湿热，湿从中生也；内生湿热之邪又会影响脾胃升降气机的功能。长期饥饱无

度，也会损伤脾胃，致水谷纳运失调，津液停滞，无以濡养肌肉骨节等；长期水中作业的人群也更易患本病。此外，路志正教授结合现代人不良的饮食习惯和生活方式而致痰湿内生、脾胃受损，进而提出了"湿邪不独南方，北方亦多湿病"的观点，说明湿邪的易感性现已不局限于南方，人群普遍易感，患湿阻之人亦不少见。

2. 湿邪致病特点与 RA 病程、症状的关系：RA 起病隐匿，疾病早期常无典型的临床症状。而湿邪致病，往往也是在不知不觉中起病，前期症状并不明显，难以察觉，而一旦显露，则湿邪在体内积滞已久。湿邪黏腻重着，易留滞于脏腑经络，形成胶着状态；且湿为阴邪，留恋不已，祛之不易，在致病的病程中常表现为病情迁延，缠绵难愈。RA 作为一种慢性疾病，病变多持续进展、反复发作，契合湿邪的致病特点。湿邪黏滞，易形成郁闭、结聚的病机特点。感邪后易造成机体气机壅滞，气为血帅，气机郁滞则血脉壅塞不畅，不通则痛，因而患者表现为关节的反复疼痛；"血不利则为水"，血液运行的调达通畅与否也会影响津液输布功能。RA 患者多有关节肿胀疼痛、酸楚重着，现代医学认为是滑膜肿胀和关节腔积液所致，而中医学则考虑可能与上述病机相关。湿邪的影响贯穿 RA 病程的始终，若湿不除，则症状反复，病程迁延，疾病难有向愈之机，唯有釜底抽薪，湿邪去，疾病方可顺势而除。

湿邪在 RA 中的病机演变

国医大师路志正云："湿为土气，兼挟最多也。"湿邪侵入机体并非孤军作战，湿渗透性极强，常常兼挟其他外邪为病。从《黄帝内经》中对于痹症的描述"风寒湿三气杂至，合而为痹也"可以得出 RA 的病因并不是孤立的，湿邪常夹风、夹寒、夹热等，诸种邪气复合侵入，由表入里，由浅入深，进而留注在肌肉筋骨关节等部位，疾病病机也因此复杂而多变。同时，由于湿邪本身的性质和致病特征，使得在 RA 发病过程中，湿邪易转化为其他病理产物而引起新的病理变化。

"气为血之帅"，湿邪重浊黏滞，易阻气机，势必影响血液的正常流动运行，从而形成瘀血等病理产物。湿易困脾阳，脾失健运，中焦水液的输布受阻，水湿内生而凝聚成痰；同时，湿郁日久，邪气由气入血，病久血伤入络。《素问·痹论》云："病久入深，荣卫之行涩，经络时疏，故不通。"清代叶天士云："初为气结在经，久则血伤入络。"后世医家多认为"久病入络"是久治不愈疾病发展的共同规律。综上所述，湿邪在 RA 的致病过程中易转化为痰瘀等病理产物，同时病久还易出现邪客络脉等病机变化。

从湿辨治 RA 的治则治法

从湿辨治 RA，首先要辨清外湿还是内湿。外湿主要为感受外界湿邪所致，而内湿则主要责之肺、脾、肾三脏虚损，肺失通调、脾失健运、肾失温煦，湿从内生。从湿论治既要辨清虚实，分证治之；也需标本兼顾，时刻不忘"治病必求于本"。

1. 外湿——和营透邪：张景岳《景岳全书》云"气有不调处，便是病之所在"。说明营卫之气调和与否与机体防御外邪的功能密切相关。清代林佩琴《类证治裁·痹症》也阐明了气血不足、营卫不和是导致 RA 发病的机制，其云："诸痹……良由营卫先虚，腠理不密，风寒湿乘虚内袭，正气为邪气所阻，不能宣行，因而留滞，气血凝涩，久而成痹。"营卫不和，本非痹症发病的直接原因，但却是外邪侵入的先行条件。卫气不足，则其防御抵抗外邪的生理功能受损，且无以得营气充分濡养。营卫不和，故腠理疏松，卫外不固，湿邪从外乘虚而入侵袭机体而致病。故祛除外湿，也必从调和营卫入手。营卫之气和，则邪不可乘虚而入也。调和营卫也给在表之湿以出路，使其出之有道。《金匮要略·痉湿暍病脉证治》云："若治风湿者，发其汗，但微微似欲汗出者，风湿俱去也。"张仲景指出对于外邪袭表之风湿痹症，法当汗出而解，但湿难以速去，若其发汗太过，则有邪去正亦伤或邪未去而正已伤之弊，当以"微微似欲汗出"为宜。汗微微而出，湿郁郁而蒸，营卫畅通，则邪气自去而病安也。仲景（《金匮要略》）

用麻黄加术汤、麻杏苡甘汤以麻黄配白术或薏苡仁等来达到"微发其汗"的目的，治疗风湿在表之痹病。若表虚则不可用辛温发散之麻黄，改用防己，配益气固表之黄芪；若风湿兼阳虚者，则可桂枝配附子，祛风散寒除表湿，通阳化气利里湿，表里同治；同时可加生姜、大枣、甘草益营助卫、顾护胃气。

2. 内湿——调理脾胃：《三因极一病证方论》云"内外所感，皆由脾气虚弱而湿邪乘而袭之"。《素问·至真要大论》亦云："诸湿肿满，皆属于脾。"可见湿的产生多因于脾虚。脾气不足，不仅易生湿酿痰，同时气血生化乏源，肢体筋脉关节及脏腑失其濡养，可出现关节疼痛、肌肉萎缩等局部表现，甚至肢体麻木、形体消瘦、心悸少气乏力等全身症状。此外，RA 患者病久，长期服用西药，势必碍脾伤胃，因此顾护脾胃在 RA 的治疗中尤为重要。针对关节肿痛重着、屈伸不利者，急则治标，同时兼顾本虚，善用健脾化湿，如茯苓、炒薏苡仁、炒白术、五指毛桃、陈皮等；病久脾胃虚弱、气血亏虚、筋脉失养者，则可用益气健脾，如黄芪、太子参、党参、山药等。

3. 重视活血通络：湿邪致病日久易转化为瘀血等病理产物，且病久入络，因此在治疗上除了针对湿邪本身的治法外，更要着眼于湿邪的病机演变与转归，同时结合其他病理因素综合考虑。叶天士认为痹证"初病湿热在经，久则瘀血入络"，痹证后期湿瘀搏结，阻滞经络。针对湿郁日久，气机不畅，瘀血内阻，本应行气活血化瘀，但 RA 患者后期多有正虚，气血阴津耗伤，因此慎用辛温燥烈之品，以防伤阴耗血，宜用活血兼养血之类，如当归、白芍、鸡血藤、丹参等，此治法体现了"治风先治血，血行风自灭"之意。同时病久入络，痰瘀互阻，筋脉不舒，肢体关节屈伸不利、僵硬变形，因此通络对于改善疾病预后有着积极的作用。治法上应以通为用，通络药物主要以辛味通络药制川乌、制草乌、制附子、羌活等和虫类通络药全蝎、蜈蚣、地龙等，以及藤类通络药海风藤、青风藤、鸡血藤、忍冬藤等为主。

RA 的病因病机复杂，但无外乎内外因相结合而为病。在相关致病因素中，湿邪在 RA 的发病中占有重要地位，因此在治疗上应谨守 RA 的病机，遵循从湿论治的思路，注重调和营卫，使邪出之有道；同时健脾化湿，脾胃得健，水液运化正常，内湿无以化生，气血生化有源，有益于 RA 患者预后；后期还应加强活血通络，使气血经络通畅，通则不痛。只有分清寒热痰瘀虚等要素，辨证治之，方能获效。

353 从瘀论治类风湿关节炎

类风湿关节炎是以对称性关节滑膜炎和关节进行性破坏为主要特征的自身免疫性疾病。早期症状为近端指间关节晨僵、对称性肿痛、活动受限，晚期则以关节软骨破坏、韧带牵拉引起关节畸形及功能障碍为主要表现，为高致残性疾病。由于类风湿关节炎具有关节疼痛难忍、易导致关节畸形、功能障碍和治疗周期长、慢性反复发作等特点，导致焦虑、抑郁等负面心理普遍存在于患病人群中，严重影响其正常生活及生产劳动。因此，进一步研究辨治类风湿关节炎的方法十分必要。

中医辨治类风湿关节炎历史悠久。类风湿关节炎属于中医学"痹病""尪痹"范畴。《素问·痹论》最早提出"风寒湿三气杂至合而为痹，其风气胜者为行痹，寒气胜者为痛痹，湿气胜者为着痹"。《灵枢·百病始生》云："风雨寒热，不得虚，邪不能独伤人。"表明正气亏虚以及风、寒、湿三气是导致类风湿关节炎的重要病因病机。但随着对类风湿关节炎的认识愈加深入，越来越多的医家认为"瘀"既是该病的主要病因，也是贯穿疾病始终并导致病情加重的重要病机。与此同时，多项试验研究结果表明从"瘀"论治类风湿关节炎疗效显著。如谷绍飞等分析国医大师李济仁治疗类风湿关节炎的用药频次发现，活血化瘀药物属高频用药。全国名老中医娄多峰提出，"瘀"既是类风湿关节炎的致病因素，同样也是病理产物。赵越等通过分析近 10 年国内中医治疗类风湿关节炎中医证候分布及用药，发现以活血化瘀、祛风除湿、补肾壮骨等药物最为常用，提出瘀、湿、肾虚是类风湿关节炎的核心病理要素。王建等通过多中心、横断面分析 1602 例类风湿关节炎患者的中医证候分布特点，发现瘀血、痰浊既是类风湿关节炎的致病因素，也是病理产物。薛崇祥等通过分析类风湿关节炎证型分布及治疗用药频率发现，活血化瘀药物在辨治类风湿关节炎中属于高频率用药。马迪等通过网状 Meta 分析口服中药治疗活动期类风湿关节炎疗效发现，活血化瘀疗法疗效优于祛风散寒通络、祛风清热利湿通络、清热利湿解毒通络等治疗方法。由此可见，"瘀"是类风湿关节炎极为重要的致病因素和病理产物，从瘀论治类风湿关节炎具有重要研究价值。《证治要诀》云："不通则痛，不荣则痛。"类风湿关节炎因瘀血阻滞气机，痹阻关节，导致关节肿胀疼痛，血瘀日久则筋脉、骨骼失于濡养，引起骨质破坏和关节功能障碍。学者阿古达木等对近年来中医各家以"瘀"为本，结合辨证论治，以祛风、散寒、清热、化痰、补肾等不同治则从瘀论治类风湿关节炎做了全面的梳理归纳。

活血化瘀通络

赵美等将 104 例活动性类风湿关节炎患者分为试验组和对照组，对照组予口服来氟米特治疗，试验组予来氟米特联合自拟化瘀通痹方治疗。自拟化瘀通痹方由穿山龙、丹参、川芎、当归、地龙、鸡血藤、制附子、延胡索、炒苍术、牛膝、羌活、独活、僵蚕、甘草等组成，具有行气活血、化瘀通络之效。经 2 个月治疗后，发现试验组有效率为 92.31%，对照组有效率为 76.92%，差异具有统计学意义（$P<0.05$），治疗后，两组患者的关节晨僵、肿胀、疼痛等临床表现，血清 C 反应蛋白（CRP）、类风湿因子（RF）、白细胞介素-1β（IL-1β）、肿瘤坏死因子-α（TNF-α）、肿瘤坏死因子样配体 1A（TL1A）、葡萄糖 6 磷酸异构酶（GPI）等指标水平以及两组疾病活动性评分（DAS-28）均较治疗前改善，且试验组疗效好于对照组，差异具有统计学意义（$P<0.05$），表明自拟化瘀通痹方可有效改善活动性类风湿关节炎患者关节晨僵、肿胀、疼痛等临床症状，降低血清 CRP、RF、IL-1β、TNF-α、TL1A、GPI 等指标水平和 DAS28 积分。

宋彩霞等将 80 例类风湿关节炎合并肺间质纤维化患者分为试验组和对照组进行研究，对照组予口服强的松，试验组予强的松联合活血化瘀方治疗。活血化瘀方由丹参、当归、川芎、赤芍、桃仁、红花、三七、鸡血藤、黄芪、五味子、桂枝、全蝎、蜈蚣、大枣等药物组成，具有活血化瘀、通络止痛之效。经 3 个月治疗后对比发现试验组有效率为 95%，对照组有效率为 72.5%，差异具有统计学意义（$P<0.05$）。治疗后两组患者临床表现和红细胞沉降率（ESR）、CRP、免疫球蛋白 G（IgG）、氧分压、血氧饱和度、二氧化碳分压等实验室指标及肺功能均较治疗前改善，且试验组疗效好于对照组，差异具有统计学意义（$P<0.05$），表明活血化瘀方可有效改善类风湿关节合并肺间质纤维化炎患者的临床表现、实验室指标及肺功能。

任占芬等将 80 例活动性类风湿关节炎患者分为试验组和对照组，进行随机对照研究，对照组予口服甲氨蝶呤联合洛索洛芬钠治疗，试验组在对照组用药基础上联合红花注射液经脉静滴治疗。红花注射液为中药红花提取物，具有活血通络、祛瘀止痛之效。经 2 周治疗后，对比发现试验组有效率为 97.5%，对照组有效率为 80%，差异具有统计学意义（$P<0.05$）。治疗后两组 DAS28 积分、疼痛视觉模拟评分（VAS）、CRP、ESR、白细胞介素-1（IL-1）等炎症指标，纤维蛋白原、D-二聚体含量等均较治疗前改善，且试验组疗效优于对照组，差异具有统计学意义（$P<0.05$），表明红花注射液可有效改善活动性类风湿关节炎关节疼痛，降低炎症因子水平，同时可抑制血栓形成。

李锐等将 60 例类风湿关节炎合并肺间质纤维化患者分为试验组和对照组，对照组予强的松治疗，试验组予强的松联合活血通络汤治疗。活血通络汤由川芎、当归、红花、赤芍、丹参、桃仁、三七、鸡血藤、桂枝、五味子、黄芪、大枣、蜈蚣等组成，具有活血化瘀、散瘀通络之效。经 3 个月治疗后试验组有效率为 86.7%，对照组有效率为 70%，差异具有统计学意义（$P<0.05$）。治疗后两组患者临床表现以及 CRP、ESR、IgG 等实验室指标和肺功能均较治疗前改善，且试验组疗效优于治疗组，差异具有统计学意义（$P<0.05$），表明活血通络汤可有效改善类风湿关节炎合并肺间质纤维化患者的临床表现和实验室指标及肺功能。

活血祛风通络

申江曼等将 108 例类风湿关节炎患者分为试验组和对照组，采取对照研究方法，对照组予来氟米特、甲氨蝶呤、白芍总苷胶囊、塞来昔布等常规治疗，试验组在对照组用药基础上使用芎附痛痹汤口服联合中药熏蒸及穴位敷贴治疗。芎附痛痹汤由制附子、威灵仙、川芎、川牛膝、白芍、甘草等组成，具有祛风散寒、通络止痛之效。穴位敷贴方由白芥子、细辛、甘遂、延胡索、麝香等组成，具有通络止痛、活血消肿之效。熏蒸中药则由羌活、独活、防风、川芎、姜黄、苏木、海风藤等组成，具有祛风通络、活血止痛之效。经 3 个月治疗后，对比发现试验组有效率为 96.3%，对照组有效率为 83.33%，差异具有统计学意义（$P<0.05$）。治疗后两组患者关节僵、疼痛等症状和中医证候积分及 ESR、CRP、RF 等炎症因子指标均较治疗前改善，且试验组疗效优于对照组，不良反应少于对照组，差异具有统计学意义（$P<0.05$），表明芎附痛痹汤口服联合中药熏蒸及穴位敷贴治疗可有效改善类风湿关节炎患者的临床表现并降低炎症因子水平。

蔡永等将 96 例难治性类风湿关节炎患者分为试验组和对照组，采取随机对照研究方法，对照组予甲氨蝶呤治疗，试验组予甲氨蝶呤联合自拟祛风通络除湿方足浴疗法治疗。自拟祛风通络除湿方由桂枝、威灵仙、鸡血藤、没药、乳香、黄芪、白术、薏苡仁、甘草组成，具有祛风除湿、活血通络之效。经 3 个月治疗后，对比发现试验组和对照组血清 TNF-α 和血管内皮生长因子（VEGF）水平均较治疗前改善，且试验组优于对照组，差异具有统计学意义（$P<0.05$）。治疗后两组患者关节晨僵时间、疼痛关节数量、肿胀关节数量均较治疗前改善，且试验组疗效优于对照组，不良反应较少，差异具有统计学意义（$P<0.05$），表明自拟祛风通络除湿方足浴疗法可有效改善类风湿关节炎患者关节晨僵、肿胀、疼痛等临床表现，同时可降低血清 TNF-α 和 VEGF 水平。

　　张玉红等将 100 例类风湿关节炎患者分为试验组和对照组，进行随机对照研究，对照组予扶他林治疗，试验组予扶他林联合排毒尪痹汤治疗。排毒尪痹汤方由火把花根、小铜锤、娘母良、秦艽、威灵仙、红花、鸡血藤、黄芪、桂枝、白术、茯苓、枸杞子、淫羊藿、续断、牛膝、甘草等组成，具有祛风散寒、活血散瘀等功效。经 2 个月治疗后对比，试验组有效率为 92%，对照组有效率为 76%，治疗后两组患者关节疼痛、关节肿胀、关节晨僵等临床症状和血清 TNF-α、VEGF 水平、IL-1β 等实验室指标均较治疗前改善，且试验组疗效优于对照组，差异具有统计学意义（$P<0.05$），表明排毒尪痹汤可有效改善类风湿关节炎患者关节疼痛、晨僵、肿胀等临床表现，同时可降低血清 TNF-α、VEGF、IL-1β 水平。

　　田新玮等将 89 例类风湿关节炎患者分为试验组和对照组，采取随机对照研究方法，对照组予甲氨蝶呤等常规抗风湿病治疗，试验组予对照组用药联合自拟活血化瘀方治疗。自拟活血化瘀方由羌活、独活、川芎、当归、鸡血藤、伸筋草、秦艽、地龙、没药、乳香、威灵仙、桂枝、透骨草、延胡索、甘草等药物组成，具有祛风舒筋、化瘀通络之效。经 3 个月治疗后，对比试验组有效率为 93.33%，对照组有效率为 79.55%，差异具有统计学意义（$P<0.05$）。治疗后两组患者临床症状积分、凝血功能、白细胞介素-6（IL-6）和 TNF-α 等炎症因子水平均较治疗前改善，且试验组疗效好于对照组，差异具有统计学意义（$P<0.05$），表明自拟活血化瘀方可有效改善类风湿关节炎患者临床表现，同时降低炎症因子水平，调节患者凝血功能。

活血散寒通络

　　方兴刚等将 114 例风寒湿痹型类风湿关节炎患者分为试验组和对照组，采取随机对照研究方法，对照组予来氟米特联合塞来昔布治疗，试验组予对照组用药联合自拟通络散治疗。自拟通络散由制附子、制川乌、麻黄、桂枝、干姜、细辛、川芎、当归、鸡血藤、全蝎、乌梢蛇、蜈蚣、黄芪、白术、白芍、甘草等组成，具有温经散寒、舒筋通络之效。经 3 个月治疗后对比，试验组有效率为 96.49%，对照组有效率为 80.7%，差异具有统计学意义（$P<0.05$）。治疗后两组中医证候积分及 CRP、ESR、RF 等指标均较治疗前改善，且试验组疗效优于对照组，差异具有统计学意义（$P<0.05$）。治疗后试验组可降低骨质破坏相关的血清分泌型糖蛋白-3α 和骨形成蛋白-2 水平（$P<0.05$），对照组则与治疗前无差异（$P>0.05$），表明通络散可有效改善风寒湿痹型类风湿关节炎患者临症表现及实验室指标，同时抑制骨质的破坏。

　　王芳等将 80 例寒湿痹阻型类风湿关节炎患者分为试验组和对照组，采取随机对照研究方法，对照组予双氯芬酸钠、甲氨蝶呤、柳氮磺吡啶片等治疗，试验组予温经散寒通络汤联合针灸治疗。温经散寒通络汤由制川乌、制附子、干姜、桂枝、细辛、麻黄、川芎、当归、乌梢蛇、鸡血藤、黄芪、炒白术、白芍、甘草等组成，具有温经散寒、通络止痛之效。针刺取关元、气海、风门、阳陵泉等穴位，行提插泻法治疗。经连续治疗 2 周后，对比试验组有效率为 95%，对照组有效率为 72.5%，差异具有统计学意义（$P<0.05$）。治疗后两组患者临床表现和社会、躯体、角色、认知功能等生活质量评分均较治疗前改善，且试验组疗效优于对照组，差异具有统计学意义（$P<0.05$），表明温经散寒通络汤联合针灸治疗寒湿痹阻型类风湿关节可有效改善患者临床表现，提高生活质量。

　　周艳等将 140 例寒湿痹阻型类风湿关节炎患者分为试验组和对照组，进行随机对照研究，对照组予来氟米特联合塞来昔布治疗，试验组予对照组用药加用温经通络汤联合针灸治疗。温经通络汤由制川乌、制附子、桂枝、乌梢蛇、细辛、川芎、当归、鸡血藤、白芍、黄芪、炒白术、甘草等组成，具有温经散寒、通络止痛之效，针刺穴位取足三里、三阴交、阴陵泉和气海，行捻转提插手法。经 4 周治疗后对比，试验组有效率为 92.9%，对照组有效率为 77.1%，差异具有统计学意义（$P<0.05$）。治疗后两组患者关节晨僵、恶寒怕冷、活动不利及肿胀疼痛评分、DAS28、简化疾病活动指数、临床疾病活动指数评分和血清 CRP、ESR、RF、血清分泌型糖蛋白-3α、骨形成蛋白-2、β-连环蛋白等水平均较治

疗前改善，且试验组疗效优于对照组，差异具有统计学意义（$P<0.05$），表明温经通络汤联合针灸治疗寒湿痹阻型类风湿关节炎可有效改善患者临床表现，降低炎症因子水平，抑制骨骼破坏。

尹燕飞将 78 例寒湿痹阻型类风湿关节炎患者分为试验组和对照组，进行随机对照研究，对照组予美洛昔康治疗，试验组予美洛昔康联合自拟温阳除湿、化痰通络方治疗，方由制附子、巴戟天、桂枝、当归、白芍、白芥子、黄芪、炙甘草等组成。经 4 周治疗后，对比试验组有效率为 92.31%，对照组有效率为 74.36%，差异具有统计学意义（$P<0.05$）。治疗后两组患者关节晨僵、肿胀关节数量、压痛关节数量和血清 RF、抗环瓜氨酸肽（CCP）抗体水平均较治疗前改善，且试验组疗效优于对照组，差异具有统计学意义（$P<0.05$），表明自拟温阳除湿、化痰通络方可有效改善寒湿痹阻型类风湿关节炎患者关节晨僵、肿胀、压痛等临床表现，降低血清 RF 和抗 CCP 抗体水平。

活血清热通络

徐国山等将 76 例瘀热型活动期类风湿关节炎患者分为试验组和对照组，进行随机对照研究，对照组予甲氨蝶呤片、来氟米特片，必要时使用双氯芬酸钠缓释片治疗，试验组在对照组用药基础上联合四妙勇安汤化裁方治疗。方由忍冬藤、玄参、当归、穿山龙、牛蒡子、僵蚕、甘草等组成，具有清热解毒、活血通络之效。经 3 个月治疗后对比，试验组有效率为 94.44%，对照组有效率为 62.86%，差异具有统计学意义（$P<0.05$）。治疗后两组关节肿胀、压痛数、VAS、DAS28 积分及 CRP、ESR、RF 等指标等均较治疗前改善，且试验组疗效优于对照组，差异具有统计学意义（$P<0.01$）。治疗后两组血小板有所改善，差异具有统计学意义（$P<0.01$），但两组间无明显差异（$P>0.05$）。试验组双氯芬酸钠缓释片使用剂量及疗程均少于对照组，差异具有统计学意义（$P<0.01$），表明四妙勇安汤化裁方可有效改善瘀热型活动期类风湿关节炎患者临床表现及实验室指标，同时有效减少非甾体抗炎药物的使用量。

张力仁等认为养阴清热、活血通络法在类风湿关节炎的治疗中具有重要地位，对 57 例类风湿关节炎患者给予以养阴清热、活血通络为主要功效的中药组方（由生地黄、白芍、金银花、知母、白花蛇舌草、丹参、当归、络石藤、穿山龙、青风藤、制附子、制南星、薏苡仁、生甘草等组成），治疗 3 个月后，组内对比研究发现，治疗后有效率为 89.47%，患者中医证候、健康调查问卷积分较治疗前改善，差异具有统计学意义（$P<0.05$），DAS28 积分较治疗前明显改善，差异具有统计学意义（$P<0.01$），表明以养阴清热、活血通络为主的治疗方法可有效改善类风湿关节炎患者的关节疼痛。

杜羽等将 31 例类风湿关节炎患者分为试验组和对照组，进行开放对照研究，试验组予中药清热活血方治疗，对照组予清热活血方联合甲氨蝶呤治疗。清热活血方由金银花、黄柏、青风藤、土茯苓、莪术、丹参、赤芍、苍术、薏苡仁、蜂房、萆薢等组成。治疗 3 年后，通过 Sharp-van der Heijde 评分评价两组的关节破坏和进展速率发现，试验组和对照组的关节破坏、关节狭窄指标无明显差异，差异无统计学意义（$P>0.05$），两组关节狭窄进展速率均较治疗前改善，但差异无统计学意义（$P>0.05$），试验组关节侵蚀进展速率有所改善，表明清热活血方可延缓类风湿关节炎患者骨骼的侵蚀破坏。

李斌等将 120 例活动期热毒蕴结、气滞血瘀型类风湿关节炎患者分为试验组和对照组，进行随机双盲对照研究，试验组予房定亚教授验方"消炎镇痛膏"外敷治疗（消炎镇痛膏由大黄、乳香、马钱子、没药、冰片、玄明粉等组成，具有清热活血解毒作用），对照组予安慰剂外敷治疗。经 2 周治疗后对比，试验组有效率为 60.4%，对照组有效率为 20%，差异具有统计学意义（$P<0.01$），治疗后两组关节疼痛、VAS 积分均较治疗前好转，且试验组疗效优于对照组，差异具有统计学意义（$P<0.01$），表明消炎镇痛膏可显著改善活动期热毒蕴结、气滞血瘀型类风湿关节炎患者关节肿胀、压痛等症状。

活血化痰通络

孟庆良等将 74 例痰瘀痹阻型类风湿关节炎患者分为试验组和对照组，进行随机对照研究，对照组予甲氨蝶呤片、硫酸羟氯喹片、叶酸片等治疗，试验组予对照组用药联合化痰活血方治疗。化痰活血方由胆南星、山慈菇、白芥子、僵蚕、地龙等组成，具有化痰消肿、活血通络之效。经 3 个月治疗后对比，试验组有效率为 94.59%，对照组有效率为 75.68%，差异具有统计学意义（$P < 0.05$）。治疗后试验组血管内皮生长因子受体-2（VEGFR-2）、VEGF、白细胞介素-17（IL-17）等与血管内皮细胞功能相关的指标均有所改善，差异具有统计学意义（$P < 0.05$），表明化痰活血方可有效调节痰瘀痹阻型类风湿关节炎患者血管内皮细胞异常增生。

张倩等将 60 例痰瘀痹阻型类风湿关节炎患者分为试验组和对照组，进行随机对照研究，对照组予甲氨蝶呤片、来氟米特片、叶酸片治疗，试验组予对照组用药联合化痰通络方治疗。化痰通络方由半夏、苍术、茯苓、陈皮、白芥子、丝瓜络、川芎、红花、当归、桃仁、白芍、地龙、姜黄、桂枝、延胡索、僵蚕、穿山龙、甘草等组成，具有化痰消肿、活血通络之功效。经 3 个月治疗后对比，试验组有效率为 96.67%，对照组有效率为 73.33%，差异具有统计学意义（$P < 0.05$）。治疗后两组患者的中医证候积分、血清 VEGFR-2、VEGF 及 CRP、ESR 等指标均较治疗前改善，且试验组疗效好于对照组，差异具有统计学意义（$P < 0.05$），表明化痰通络方可有效改善痰瘀痹阻型类风湿关节炎患者的临床证候及 CRP、ESR 等炎症因子水平，同时可有效调节患者血管内皮细胞异常增生。

张茂全等将 83 例类风湿关节炎患者分为试验组和对照组，进行随机对照研究，对照组予甲氨蝶呤片和双氯芬酸钠治疗，试验组在对照组用药基础上联合化痰活血通络方治疗。化痰活血通络方由胆南星、白附子、白芥子、防己、川芎、红花、当归、桃仁、赤芍、地龙、乌梢蛇、丝瓜络、桂枝、细辛等组成，具有燥湿化痰、活血通络之功效。经 2 个月治疗后对比，试验组有效率为 95.24%，对照组有效率为 75.61%，差异具有统计学意义（$P < 0.05$）。治疗后两组患者关节晨僵、肿痛等临床表现和 ESR、血小板、纤维蛋白原等指标均较治疗前改善，且试验组疗效优于对照组，差异具有统计学意义（$P < 0.05$），表明化痰活血通络方可有效改善类风湿关节炎患者临床表现和实验室指标。

李树岗将 317 例老年类风湿关节炎患者分为试验组和对照组，采取随机对照研究方法，对照组予甲氨蝶呤片和美洛昔康治疗，试验组在对照组用药基础上联合自拟活血化痰通络方治疗。自拟活血化痰通络方由白芥子、红花、桃仁、熟地黄、当归、丹参、鸡血藤、地龙、威灵仙、川芎、黄芪、茯苓、全蝎、山药等组成，具有活血化瘀、化痰通络之功效。经治疗后对比，试验组有效率为 86.79%，对照组有效率为 59.49%，差异具有统计学意义（$P < 0.05$），治疗后两组患者 CRP、ESR 等炎症因子均较治疗前改善，且试验组疗效好于对照组，差异具有统计学意义（$P < 0.05$），表明活血化瘀通络方可有效改善老年类风湿关节炎患者关节晨僵、肿胀、疼痛等临床表现，同时降低 CRP、ESR 等炎症因子水平。

活血补肾通络

单翠平将 102 例活动性类风湿关节炎患者分为试验组和对照组，进行随机对照研究，对照组予甲氨蝶呤片和双氯芬酸钠缓释片治疗，试验组予对照组用药联合口服独活寄生汤治疗。经 2 个月治疗后对比，试验组有效率为 94.12%，对照组有效率为 80.39%，差异具有统计学意义（$P < 0.05$）。治疗后两组患者关节晨僵、关节肿胀、关节疼痛程度以及活动耐受度等临床症状指标和 $CD4^+$、$CD8^+$、$CD4^+$/$CD8^+$ 等免疫指标均较治疗前改善，且试验组疗效优于对照组，差异具有统计学意义（$P < 0.05$），表明独活寄生汤可有效改善活动性类风湿关节炎患者关节晨僵、肿胀、疼痛等临床表现，同时可有效调节免疫功能。

石颖等将 80 例肝肾亏虚型类风湿关节炎患者分为试验组和对照组，进行随机对照研究，对照组予口服甲氨蝶呤片、美洛昔康治疗，试验组在对照组用药基础上联合独活寄生汤随症加减治疗。独活寄生汤化方由独活、桑寄生、川牛膝、杜仲、人参、白芍、秦艽、川芎、当归、肉桂、防风、细辛、甘草等组成，具有补益肝肾、祛风通络之功效。经 3 个月治疗后对比，试验组有效率为 97.5%，对照组有效率为 65%，差异具有统计学意义（$P<0.05$）。治疗后两组患者关节晨僵时间、VAS、DAS28 评分及 50m 步行时间均较治疗前改善，且试验组优于对照组，差异具有统计学意义（$P<0.05$），表明独活寄生汤可有效改善肝肾亏虚型类风湿关节炎患者关节晨僵时间、VAS、DAS28 评分及关节活动耐受度。

赵敏等将 62 例类风湿关节炎患者分为试验组和对照组，进行随机对照研究，对照组予洛索洛芬钠片联合金乌骨通胶囊治疗，试验组予洛索洛芬钠片联合胡萌奇经验方补肾通络汤治疗。补肾通络汤由独活寄生汤化裁，由独活、补骨脂、桑寄生、生杜仲、牛膝、党参、白芍、茯苓、鸡血藤、蜈蚣、炙甘草等组成，具有补肾强骨、活血通络之功效。经 4 周治疗后对比，试验组有效率为 87.1%，对照组有效率为 77.4%，差异具有统计学意义（$P<0.05$）。治疗后两组患者 ESR、CRP 等炎症因子和 DAS28 积分及血清维生素 D、骨钙素 N 端中分子片段等含量均较治疗前改善，且试验组疗效优于对照组，差异具有统计学意义（$P<0.05$），表明补肾通络汤可有效改善类风湿关节炎患者临床症状和实验室指标，同时减轻骨质的破坏。

袁敏芳等将 60 例活动期类风湿关节炎患者分为试验组和对照组，进行随机对照研究，对照组予甲氨蝶呤片联合安慰剂治疗，试验组予甲氨蝶呤片联合补肾解毒通络方治疗。补肾解毒通络方由淫羊藿、仙茅、续断、生地黄、姜黄、白芍、牡丹皮、忍冬藤、乌梢蛇、青风藤、羌活、全蝎、肿节风、生甘草等组成，具有补肾强筋，活血通络之功效。经 3 个月治疗后对比，两组患者关节肿胀数、压痛数、DAS28、VAS、健康评估等积分，CRP、ESR 等炎症因子，类风湿因子以及细胞 TNF-α、IL-1 等指标均较治疗前改善，且试验组疗效优于对照组，差异具有统计学意义（$P<0.05$），表明补肾解毒通络方可有效改善患者临症表现和相关实验室指标。

综上所述，近年来中医各家以"瘀"为本，以祛风、散寒、清热、化痰、补肾等不同治则从瘀辨证论治类风湿关节炎，与单纯性西医治疗相比疗效显著。客观化指标关节压痛评分、疾病活动度评分和 CRP、ESR、RF、抗 CCP 抗体、IL-1β、TNF-α、TL1A、GPI、IL-1 等实验室指标的改善表明，从瘀论治类风湿关节炎可通过抑制关节炎症反应从而有效改善关节晨僵、肿胀疼痛等临床表现 CD4$^+$、CD8$^+$、CD4$^+$/CD8$^+$、IgG 等指标变化表明，从瘀论治类风湿关节炎可有效调节类风湿关节炎患者免疫功能；Sharp 评分、血清分泌型糖蛋白-3α、骨形态蛋白-2、β-链蛋白的改善表明，从瘀论治类风湿关节炎可有效延缓骨质破坏；D-二聚体、纤维蛋白原、凝血功能变化表明，从瘀论治类风湿关节炎可有效改善血流状态血清 VEGFR-2、VEGF 等水平改善表明，从瘀论治类风湿关节炎可有效抑制血管内皮细胞的异常增生；肺功能和血气分析结果表明，从瘀论治类风湿关节炎可有效改善类风湿关节炎合并肺间质纤维化患者肺通气和弥散功能。与此同时，中医各家亦采取药物口服结合熏蒸、针刺、穴位敷贴和药物足浴以及药膏外敷等多种中医传统方法治疗类风湿关节炎，疗效显著，充分展现了中医传统治疗方法辨治类风湿关节炎的优势。

354   从祛瘀通痹论治类风湿关节炎

　　类风湿关节炎（RA）是以关节滑膜病变为早期特征的一种慢性全身性免疫疾病，其主要临床表现为对称性的多滑膜关节炎和关节病变。本病多见于女性，男女比例约为1：4。本病的病势呈慢性进行性发展，病程初期表现出双侧手腕等小关节出现麻木、肿痛等症状，随着软骨逐渐受到破坏，关节逐渐出现晨起僵硬、弯曲不利；本病晚期，患者骨质受破坏，关节出现畸形或僵直，活动受到障碍，最终丧失劳动能力。由于类风湿因子（RF）缺乏特异性，故RA发病早期，患者临床表现复杂，症状多变，特异性不明显，容易造成临床误诊、漏诊。研究表明，部分RA患者在发病早期（病程不足2年）即可出现关节受到破坏的症状，随着病情的发展，患者关节反复处于炎症活动期，关节破坏程度不断加深，严重者可能出现"纽扣样""天鹅颈样"等畸形现象，生活质量和工作能力受到严重影响。

　　西医临床针对RA的治疗多以免疫抑制剂如甲氨蝶呤、柳氮磺嘧啶、羟氯喹等为主，但此类药物多种不良反应明显，如骨髓抑制毒性、肝功能异常、肾毒性等，需对患者进行定时监测。近年来，随着生物药领域的飞速发展，使用生物制剂如托珠单抗联合免疫抑制剂给药的治疗思路也随之产生，对使用传统免疫抑制剂反应不明显的RA患者显示出良好的疗效。此外，非甾体抗炎药与糖皮质激素也是RA的重要治疗手段，但相关药物以缓解症状为主，对疾病本身无治疗作用，且长期应用该类药物可能增加心血管疾病出现的风险。对于RA病程初期急性发作，或病势严重，重要脏器受累的患者可应用糖皮质激素以缓解烈性症状，但糖皮质激素存在如继发性高血压、向心型肥胖、糖尿病、骨质疏松等多种不良反应。因此，寻找疗效显著且安全性良好的治疗方式依然是目前RA临床治疗的当务之急。

　　当前，中医药疗法也是RA治疗的重要治疗方式，根据不同患者的具体情况辨证组方，疗效确切，关节功能改善明显，不良反应出现率较低，具有独特的临床优势，受到越来越多患者的青睐。中医学根据RA的临床症状与发病过程将其归属于"痹证""顽痹""尪痹"等"络病"范畴。《素问·痹论》云："风寒湿三气杂至，合而为痹。"《类证治裁·痹证》云："良由营卫先虚，腠理不密，风寒湿乘虚内袭，正气为邪所阻，不能宣行，因而留滞，气血凝涩，久而成痹。"《金匮要略·中风历节病脉证并治》云："少阴脉浮而弱，弱则血不足，浮则为风，风血相搏，即疼痛如掣。"由此可知，中医理论认为RA的病机在于气血亏虚，营卫不稳，感受风、寒、热、湿等外邪后，形成痰湿或瘀血，造成气血运行不畅，络脉痹阻，不荣不通则痛。《类证治裁·痹证》云："痹久必有瘀血。"RA患者经络痹阻，缠绵不愈，容易出现血行阻滞而为瘀，故临床治疗过程中除通络除痹外另应注重活血化瘀。RA患者临床辨证复杂多样，其中寒湿痹阻、湿热痹阻及痰瘀痹阻最为常见，此3类证型在临床RA患者中的占比超过77%。中医临床对RA的治疗多从本虚标实的核心病机着手，祛瘀通痹已逐渐成为目前中医治疗本病的基本思路与治疗方法。学者王森林等立足于中医学关于RA的病理病机诠释，对近年来本病中医治疗的相关文献按不同证型做了梳理归纳，以期为本病在临床实践中更好地应用中医疗法提供参考。

寒湿痹阻

　　营卫不调，气血亏虚的患者受寒湿邪气侵袭后，关节阻滞日久而成痹，抑或寒邪乘虚侵袭，寒凝日久而成瘀，此类患者大多病程较长，皮色灰暗，苔薄白或白腻，脉沉紧或沉缓，可见手足肢端小关节不同程度变形或功能障碍。患者多表现关节冷痛，畏寒怕冷，恶风怕凉，关节痹痛遇阴雨天加重，得温则症状舒缓，故治则当聚焦祛风散寒，通阳蠲痹，温经通络化瘀，根据不同患者具体病情兼佐益气养血。

娄多峰采用黄芪、青风藤、白芍、鸡血藤、当归、薏苡仁配伍治疗气血亏虚兼寒湿型 RA，方中黄芪主益气固表，为主药，青风藤祛风除湿除痹，白芍补血敛营、柔筋止痛，两者共为臣药，佐以鸡血藤、当归活血补血、薏苡仁除湿通痹，共奏补气养血、通络除痹之功效。鲁贤昌临证以温阳通痹为治则，多用祛风通络药物如防风、防己、蕲蛇、木瓜等，寒凝瘀结者配伍温阳散寒之品如桂枝、淫羊藿、巴戟天等，湿重者配伍白术、薏苡仁、狗脊等以祛湿，久病血瘀者加川芎、丹参、独活以活血祛瘀，关节肿胀变形严重，痛定如锥刺者加常用地龙、土鳖虫、伸筋草等走散窜透药物，以奏舒经活络之效。焦树德运用补肾祛寒治尪汤治疗 RA，方中重用续断、补骨脂、熟地黄、附子、淫羊藿等温经散寒之品，血瘀明显者加血竭、乳香、没药、红花等活血祛瘀，肢体关节拘紧、僵直蜷挛严重者加薏苡仁、木瓜、僵蚕等用以除湿通痹。高站在应用免疫抑制剂＋非甾体抗炎药组合疗法（甲氨蝶呤＋尼美舒利＋柳氮磺嘧啶）的基础上加用温阳散寒祛湿汤治疗寒湿痹阻型 RA，结果显示，加用温阳散寒祛湿汤的研究组有效率可达 94.12%，显著高于单用化学药物组合疗法的对照组。温阳散寒祛湿汤方中重用鸡血藤活血化瘀通络，配伍络石藤、忍冬藤等祛湿通痹，另采用附子、桂枝、狗脊、杜仲等温经散寒之品，该方主奏温补阳气、祛风除湿、活血化瘀，对寒湿痹阻型 RA 有良好的疗效。罗雪贞运用针灸联合宣痹汤治疗寒湿痹阻型 RA，有效率可达 95.35%，显著优于应用化学药物组合疗法（来氟米特＋塞莱昔布＋甲氨蝶呤）的对照组，宣痹汤主用熟地黄与桑寄生以温经助阳，配伍鸡血藤、伸筋草、忍冬藤等祛风除湿活络、除痹止痛。李兆福等在口服甲氨蝶呤的基础上加用蠲痹颗粒治疗风寒湿痹型 RA，对照组加用正清风痛宁缓释片，结果表明，蠲痹颗粒治疗组有效率可达 95%，显著优于对照组。蠲痹颗粒方中附子补火助阳，散寒通络，桂枝、细辛温经散寒，黄芪益气固表，川芎活血祛瘀，独活、防己、海桐皮祛风除湿，佐以白芍、甘草、海风藤等，诸药合而成方，共奏温阳散寒通络、祛风除湿止痛之效。寒湿痹阻型 RA 病因在于患者腠理不紧，骨节孔窍受寒湿邪气侵袭，深入络脉，以致阳气痹阻，造成患者气血失和、血行不利又会成瘀，致使患者关节僵直，屈伸不利，故寒湿痹阻型 RA 宜以散寒除湿、祛瘀通痹为主要治则。

湿热痹阻

《黄帝内经》云："其热者，阳气多，阴气少，病气胜，阳遭阴，故为痹热。"《临证指南医案》云："有湿热伤气，及温热入血络而成痹者。"提示此类 RA 病机在于素体亏虚外感湿热或外感风热与湿相合，又或素体湿盛，日久化热，湿热缠绵于经络，蕴结壅阻，继而出现湿热痹阻之证。湿热痹阻型 RA 患者多见舌质红绛，苔白腻或黄腻，脉滑数或濡数，可见关节红肿热痛、晨起僵硬，疼痛明显。患者多表现关节沉重、关节局部灼热，口渴不欲饮。该类 RA 主要治则在于清热解毒、除湿祛瘀通痹，根据患者具体病情兼佐健脾行气、补益肝肾之品。

刘德芳采用三黄一龙汤联合甲氨蝶呤治疗湿热痹阻型 RA，患者接受治疗后炎症因子水平明显下降，其改善幅度显著优于单用甲氨蝶呤治疗的对照组。三黄一龙汤中"三黄"指黄芩、黄连、黄柏，三者均为苦寒燥湿之药，分别清泻上、中、下三焦湿热，配伍地龙穿通走窜，四者合用，可清三焦湿热，通络除痹，有效改善 RA 相关症状。张楠在给药来氟米特的基础上加用补肾清热方治疗肾虚湿热性 RA，给药 12 周后患者晨僵时长、中医证候积分、关节压痛与肿胀数均显著由于来氟米特单用组。补肾清热方重用薏苡仁与桑枝，其核心在于祛湿利水、消肿除痹，又用骨碎补、补骨脂、桑寄生等补益肝肾，辅以威灵仙、秦艽、忍冬藤等祛湿除痹、痛经活络之品，多药合用，共奏清热利湿、补肾健骨之功效。

王德昌重用清热解毒药物治疗热痹型 RA，重用石膏、知母、葛根清热解毒，又取独活、徐长卿、威灵仙等利湿通络，当归、川芎、丹参等活血化瘀，并辅以蕲蛇、乌梢蛇等血肉有情之品搜剔络邪，湿重者另配薏苡仁、泽泻，多药并用，对热痹型 RA 取得良好疗效。余学芳采用清热祛湿汤联合非甾体抗炎药双氯芬酸钠治疗湿热痹阻型 RA，其有效率可达 90%，显著优于单独给药双氯芬酸钠的对照组，且患者关节压痛、肿胀等症状得到明显改善。该方主用白花蛇舌草消肿散结，黄芩清热燥湿，威灵仙、薏苡仁祛湿除痹，配伍当归、丹参活血化瘀，多药合用，显示出良好的清热除湿、通络除痹止痛功效。

湿热痹阻型 RA 的主要病机在于患者营卫失调，禀赋不足，受热邪入侵，体内阳亢阴虚，导致湿热毒邪内蕴，流注经络，而使气血瘀阻。因此，湿热痹阻型 RA 宜以清热燥湿、泻火解毒、祛瘀通痹为主要治则。

痰瘀痹阻

痰瘀同属于阴邪，均为机体脏腑功能失调，津液代谢受阻的病理产物。《类证治裁·痹症》云："痹久必有湿痰败血，瘀滞经络。"《医林改错》明确表示"痹证有瘀血"。痰瘀的生成主要与肺、脾、肾三脏相关。肺失肃降、脾失运化、肾失之升清降浊，均可导致痰饮内生。脏腑功能失调，则津液蓄积，水行停滞而成痰浊，痰浊内生又会阻碍血液运行，造成脉道阻塞，气机受阻，气运不畅则血行受阻，导致瘀血痹滞，日久则痰瘀交结而显示痰瘀痹阻之证。痰瘀痹阻（亦有医家称为"痰瘀互结"）型 RA 患者多见舌质紫暗或有瘀斑，苔白腻，脉弦涩，关节紫暗、肿胀、僵直变形、屈伸不利，病程久者可见关节固定位置刺痛，按之坚硬，肢体顽麻或重着。该类 RA 主要治则在于化痰祛瘀，通络通痹，此类患者一般病程较长，常见久病体虚，故需根据患者具体病情兼佐补益之品。

田雪梅运用武威汉代医简所载"瘀方"与化学药物（甲氨蝶呤＋来氟米特＋双氯芬酸钠）联合用药治疗痰瘀痹阻型 RA，有效率为 92%，显著优于单独给药化学药物治疗的对照组。患者接受治疗后关节压痛数、关节肿胀数及晨僵时间均得到明显改善。"瘀方"取当归、川芎为君药，重在活血祛瘀、行气止痛，另取牡丹皮、漏芦为臣药，以清热解毒，凉血消肿，方中用土鳖虫作为佐使药，旨在化痰散结，诸药合用，以达痰瘀同治、行气通痹之功效。舒春以清络方为基础方，配伍乌梢蛇、蜈蚣、陈皮等加减配伍而成益肾清络活血方治疗痰瘀互结型 RA，患者治疗后晨僵、压痛个数、肿胀个数、屈伸不利等主要症状体征均得到明显改善，从关节压痛指数与屈伸不利的改善程度进行评价，益肾清络活血方对痰瘀互结型 RA 的疗效显著优于使用化学药物（甲氨蝶呤＋来氟米特）治疗的对照组。益肾清络活血方以清络饮为基础，重用黄芪补气，配合当归、鸡血藤活血化瘀，又取乌梢蛇、蜈蚣通络除痹，配以燥湿要药陈皮以清化湿痰，全方聚焦于活血化瘀、燥湿通络以治疗痰瘀互结型 RA。

桃红四物汤是常用于痰瘀痹阻型 RA 的经典名方，近年来医家常以桃红四物汤合并其他方剂共同治疗痰瘀痹阻型 RA。赵桂芳在应用化学药物（来氟米特＋双氯芬酸钠）的基础上采用藤龙汤合并桃红四物汤治疗痰瘀痹阻型 RA，疗效优良者比例达 93.3%，显著优于单用化学药物的对照组，不良反应发生率低于对照组且差异有统计学差异，表明藤龙汤与桃红四物汤联用疗效确切，安全性良好，是治疗痰瘀痹阻型 RA 的一种可行思路。该疗法立足于藤龙汤与桃红四物汤两大定方，取当归为君药呈补血活血之效，又以青风藤、海风藤、忍冬藤、鸡血藤等诸藤祛风胜湿除痹，辅以胆南星、白芥子等豁痰通络，另取川芎、红花活血化瘀，整方立足于化痰除痹，化瘀通络的主要思路，取藤龙汤之胜湿除痹、桃红四物汤之活血化瘀及胆南星、白芥子之祛痰通络，多药并举，对痰瘀痹阻型 RA 显示良好的疗效。赵国青在化学药物（美洛昔康＋来氟米特）的基础上运用桃红四物汤合并二陈汤治疗痰瘀痹阻型 RA。患者接受治疗后，关节肿胀数、关节压痛数均显著减少且改善程度明显优于化学药物对照组，C 反应蛋白水平显著降低。该疗法在桃红四物汤补血活血化瘀的基础上合用二陈汤，取法半夏、陈皮等主燥湿化痰，辅以茯苓健脾化湿，二方合用可有效改善患者 RA 症状，减轻炎症反应，临床疗效良好。

传统中医药方剂治疗 RA 历史悠久，源远流长，临床样本量巨大，为现代中医药治疗 RA 提供了极高的参考价值。中医理论中将 RA 归为"痹症"范畴，认为经络痹阻为其主要发病机制，而经络痹阻又会导致气血运行不畅而致瘀阻，故祛瘀通痹为临床 RA 的主要治则。

从单味药材分析，RA 治疗常用的中药依然是祛瘀通痹治则的体现，常用于 RA 治疗的中药包括活血化瘀的川芎、当归，通络除痹的青风藤、鸡血藤，燥湿化痰的陈皮、法半夏等，临床治疗中根据患者的具体病情随证组方加减。经典名方对不同证型 RA 显示出良好的疗效，如针对寒湿痹阻型 RA 的蠲痹煎、乌头汤，针对湿热痹阻型 RA 的白虎桂枝汤等。经典方剂虽然对 RA 显示出疗效方面的优势，但由于其组方成分过于复杂，导致其发挥疗效的机制尚不清晰，关于疗效机制方面的研究相对薄弱。

中医药对 RA 的治疗效果可能与其调节 Wnt/β-catenin 信号通路的作用有关，作为与多种免疫疾病高度相关的常见通路，Wnt/β-catenin 信号通路对 RA 的病机在多个方面起到重要的调控作用，该通路转导信号的关键环节在于 β-catenin 蛋白与轴蛋白、结肠腺瘤样息肉病基因编码蛋白（APC）和糖原合成酶激酶（GSK-3β）三者组成的降解复合物是否关联。Wnt/β-catenin 信号通路对 RA 的影响主要体现在成纤维样滑膜细胞（FLS）异常增殖，FLS 的过度增殖是导致关节滑膜炎的关键。FLS 激活后可促进炎症因子高表达，造成炎症细胞浸润以致血管翳形成，关节受到不可逆损害。RA 患者可见关节滑膜 Wnt7b 水平显著上调，且经 Wnt7b 转染的正常滑膜细胞中可见 TNF-α、IL-1β、IL-6 等炎症因子表达上升加，而炎症因子水平的上调又会诱导 Wnt 通路激活，形成恶性循环。研究表明，不同的中医药疗法均可通过调节 Wnt/β-catenin 信号通路或以致 FLS 异常增殖对 RA 起治疗作用，如虎杖可显著下调滑膜中 FLS 的 Wnt4、GSK-3β、β-catenin 基因及蛋白的表达水平；通痹颗粒可有效调节 Wnt/β-catenin 通路，缓解 FLS 及血管的异常增生；当归四逆汤可下调 RA 患者血清 Wnt3a、β-catenin 及骨形态发生蛋白-2（BMP-2）基因表达水平，显著缓解 RA 患者关节疼痛症状，改善患者关节功能。

综上所述，RA 的中医治疗方案多样，组方思路灵活，疗效确切，可有效缓解炎症反应、降低关节症状、缓解骨组织及细胞损伤，患者接受度高，应用广泛，是一种行之有效的疗法，具有广阔的应用前景。

355 中医治疗类风湿关节炎研究

类风湿关节炎（RA）是一种慢性、自身免疫性、全身炎症性疾病，其典型特征是滑膜细胞增生，滑膜炎，及软骨损伤和关节旁骨质破坏。RA属于中医学"痹证"范畴，与《灵枢》的"周痹"、《金匮要略》的"历节"相似，因其病程长、难以治愈，后世医家称之为"顽痹""尪痹"。目前还没有治疗RA的有效方法。现代研究表明，中医药治疗RA已成为研究热点，研究学者针对RA的三种特征做了大量的实验研究，并且取得了较大的研究进展，研究表明中医药治疗RA能有效减少患者痛苦，提高患者预后生存质量，改善西药治疗的依赖性，减少对身体的伤害，具有明显的优势。学者李冀等对中医药的中药单体、中药复方，及中药联合针灸治疗风湿关节炎的滑膜细胞的增生，滑膜炎症，及软骨损伤和关节旁骨质破坏进行了详细阐述，这为中医药在RA治疗的应用与进一步研究提供了参考，及中医药在RA的作用机制提供了新的现代医学的理论支持。

常见治疗类风湿关节炎的中药

大量研究表明，中药对治疗类风湿关节炎具有显著的疗效，据统计可以治疗类风湿关节炎的中药材共有百余种，在这些已知的中药材中，把作用于不同证型和作用机制的类风湿关节炎中药可分类为疏散风邪：独活、羌活、防风、麻黄、菊花、柴胡等。温经散寒：熟附子、川乌、草乌、细辛等。除湿蠲痹：薏苡仁、粉防己、苍术、白术、萆薢、土茯苓、猪苓、泽泻、滑石、地乌等。清热宣痹：青蒿、地骨皮、雷公藤、知母、黄柏、虎杖、金银花、连翘、紫草、生地黄、牡丹皮、苦参等。通经活络：徐长卿、海桐皮、络石藤、忍冬藤、青风藤、秦艽、松节、伸筋草、木瓜、透骨草、鸡血藤、穿山龙、姜黄、白花蛇舌草等。搜风剔络：全蝎、蜈蚣、蜂房、僵蚕、乌梢蛇、土鳖虫、穿山甲、地龙等。活血化瘀：麝香、桃仁、红花、当归、赤芍、乳香、没药、川芎、莪术等。化痰散结：法半夏、白芥子、贝母、制南星等。益气养血：黄芪、人参、党参、白芍、丹参、当归等。补肝肾强筋骨：熟地黄、骨碎补、淫羊藿、狗脊、杜仲、续断、桑寄生、牛膝、鹿角、山茱萸、女贞子、墨旱莲、千年健、菟丝子等。

中医药在治疗类风湿关节炎中的作用

1. 中药单体治疗风湿关节炎及作用机制：

（1）单味中药作用于滑膜细胞：成纤维细胞样滑膜细胞（FLS）过度增生和固有的抗凋亡能力是RA起源的重要机制之一。吴华勋等研究发现白芍总苷（TGP）可下调β抑制蛋白2表达，进而阻断G蛋白-AC-cAMP信号通路，抑制关节炎大鼠滑膜细胞的异常增生。一般情况下，RA患者的滑液成纤维细胞中TLR2、TLR4高表达，而MyD88为TLR信号转导途径中的主要接头蛋白，牟慧研究发现青藤碱可抑制滑膜细胞中MyD88表达，抑制TLR信号途径，进而抑制滑膜组织中炎性因子的表达。董文娟等通过构建胶原诱导的关节炎（CIA）大鼠模型，研究发现穿山龙总皂苷通过降低滑膜血管内皮生长因子mRNA、血管生成素-2及其受体Tie-2的表达，抑制滑膜血管新生，从而对类风湿关节炎发挥治疗作用。除此之外，防己碱也可阻止RAFLS的迁移和侵袭，其作用机制包括降低Rac1、Cdc42和RhoA的表达，抑制Akt和JNK的活化，进而抑制PI3K/Akt和JNK信号通路，促进滑膜细胞凋亡。

此外，滑膜细胞凋亡与其激活的 Janus 激酶/信号转导和转录激活因子（JAK/STAT）信号有关，Yang Y 等研究证实苦参碱可降低类风湿关节炎大鼠的滑膜组织和细胞中 Bcl-2 水平，升高 Bax 和 Caspase-3 水平，激活 JAK2、STAT1、STAT3 因子，进一步抑制 JAK/STAT 信号通路，诱导滑膜细胞凋亡。在 IL-1β 诱导的类风湿滑膜成纤维细胞增殖（RASFs）模型中，当归乙酸乙酯可抑制 MMP-1、MMP-3 和 COX-2、PGE2 蛋白的表达，从而 MAPK 和 NF-κB 激活信号通路，抑制滑膜细胞增殖和炎症反应。

（2）单味中药作用于免疫细胞与炎症因子：雷公藤总生物碱（ATW）雷公藤中的主要成分，Zhang Y 等在 Wistar 大鼠 II 型胶原诱导性关节炎（CIA）模型中，研究发现雷公藤总生物碱不仅能明显减轻足肿胀，抑制关节软骨退变，还可以降低炎症因子 IL-6、IL-8、NF-κB 和 TNF-α 的表达，提示 ATW 是治疗 RA 的一种新型药物。赵娟等研究发现防风色原酮提取物可通过抑制血清 IgG 和 IgM 含量，控制 CII 免疫对关节的破坏作用，同时降低血清炎症因子 IL-1β、TNF-α 和 IL-6 水平，进而治疗胶原诱导的大鼠类风湿关节炎。郑福增等研究发现 RA 自身免疫反应产生的炎症因子会对内皮细胞产生一定的损伤，在这种状况下，诱发外源性凝血现象，而红花注射液可抑制外源性凝血产物 DD、FIB 水平，提高 RA 患者生存率。在 LPS 协同诱导大鼠类风湿关节炎中，连翘酯苷 A 通过抑制炎症因子 IL-1β 和 IL-17 蛋白翻译，影响抗氧化酶及自由基含量，最终发挥抗炎功效。罗小红等选取 64 例难治性 RA 患者，其中 23 例用青蒿进行治疗，研究结果表明青蒿可抑制炎症因子 TNF-α 和 IL-17 表达，促进抑炎症因子 IL-10 的表达；同时上调 Treg 细胞，抑制 RA 患者免疫反应，逆转 TH17/Treg 失衡达到治疗目的。此外，王浩等研究也发现乌梢蛇 II 型胶原蛋白也通过调节 Treg/Th17 比率，诱导 CIA 小鼠的免疫平衡，缓解关节炎症。此外研究发现，制天南星提取物可以抑制 CD4$^+$ T 细胞的活性，通过调节 MAPK/NF-κB 炎症信号通路，抑制 IL-1β、TNF-α 和 IL-6 的水平，诱导 T 免疫细胞 jurkat 周期阻滞和凋亡，进而发挥抗 RA 作用。同样，岳静、敖鹏、Yan 等研究发现薏苡仁及其组分和伸筋草氯仿提取物以及川芎嗪都可以通过抑制炎症因子 TNF-α、IL-1β、IL-6 的含量，改善关节炎现象。Li X 等研究发现粉防己碱能减轻 RA 大鼠的病理表现，其作用机制可能包括抑制免疫器官、下调 COX-2 和减少血液炎症因子 IL-1β、TNF-α 和 IL-6 的释放。

（3）单味中药作用于关节软骨和骨破坏：夏玉坤通过构建 CIA 大鼠模型，研究发现，雷公藤多苷可通过抑制 RLX/RXFP1、MMP-9/MMP-13、RANKL/OPG 途径，减轻 CIA 大鼠关节软骨破坏和骨质丢失。脾酪氨酸激酶（Syk）存在于类风湿关节炎患者的滑膜细胞上，是一种重要的免疫受体递质。研究发现粉防己碱（30 mg/kg）能明显减轻 CIA 大鼠骨损伤，减少破骨细胞数量。在体外，粉防己碱抑制 NF-κB 配体受体激活物（RANKL）诱导的早期破骨发生，降低破骨细胞相关标记基因的表达；在体内，粉防己碱通过促进 Syk 的泛素化和降解而抑制 Syk 的活性，减轻 CIA 诱导的骨破坏。王建杰、Li X 等研究发现川芎嗪及青藤碱可通过降低关节滑液中 CD3$^+$ T 细胞上 OPG 水平，升高 RANK、RANKL 水平，使 RANK/RANKL/OPG 分子系统紊乱，不能启动破骨细胞活化，可起到缓解 RA 骨损伤和关节炎症的作用。Kim YO 等研究发现紫草素显著抑制 CIA 小鼠 MMP-1 和上调的基质金属蛋白酶抑制剂-1（TIMP-1）的产生，调节 MMP/TIMP，发挥减轻关节肿胀和软骨破坏的作用。在 CIA 大鼠模型中，骨碎补总黄酮通过抑制骨小梁数量减少，从而改善局部骨破坏。

2. 中药复方治疗风湿关节炎及作用机制： 抑制剂-1 在治疗 RA 的临床实践中，不仅单味中药应用广泛，还积累了丰富和大量治疗类风湿关节炎的中药方剂，有不少独到的临床疗效，各味中药及其有效成分相辅相成，加强对类风湿关节炎的治疗效果。

（1）中药复方作用于滑膜细胞：孟明通过构建佐剂关节炎大鼠 AIA 模型并分离膝关节滑膜组织，进行原代培养，研究表明加味木防己汤不仅能下调炎症因子，更主要的是通过抑制 C-myc 基因活化，ODC 基因的 mRNA 表达，介导细胞凋亡，抑制 AIA 滑膜的类肿瘤样增生。何知广等对 RA 滑膜 FLS 进行体外传代培养，研究三水白虎汤（SSBH）对滑膜细胞抑制作用，研究表明其作用机制可能为 SSBH 可以通过 RA 患者 FLS 中的 IL-1 受体拮抗蛋白来抑制滑膜增生。此外研究还发现，由水蛭、土鳖虫、红花、川芎组成的蛭元方对血小板加剧的 RA 滑膜炎症和增生也具有治疗作用，其作用机制可能为抑制炎症因子同时对血小板过表达产生的 P 选择素具有抑制作用，从而抑制滑膜细胞增生程度。孙剑等研究证实羌活地黄汤具有治疗类风湿关节炎的作用，其机制可能与抑制成纤维样滑膜细胞的增殖及降低 IL-17、RANKL 的表达有关。

（2）中药复方作用于免疫细胞与炎症因子：王志文等研究麝香乌龙丸（人工麝香、制川乌、地龙等）对 RA 的免疫细胞和免疫因子影响机制。研究表明麝香乌龙丸可下调外周血单个核细胞（PBMCs）中 T、B 淋巴细胞分化的 miR-223、miR-130、miR-46a 表达水平来抑制 RA 患者炎症。黄清春等研究证实复方丹参注射液可降低 CIA 大鼠的滑膜细胞所分泌 IL-1β 炎症因子来治疗 RA。丁佳栋等研究证实十味乳香散可显著降低 Th17 细胞分泌的细胞因子 IL-17 水平，且 2 倍剂量效果更显著。此外，研究表明，由桂枝 20 g、制附子 30 g、生姜 10 g、大枣 15 g、炙甘草 10 g 组成的桂枝附子汤，可显著降低 TNF-α、IL-1β 及 IL-6 的水平，抑制 RA 的炎症水平。武子英等采用清热活血方（土茯苓 30 g、金银花 30 g、炒苍术 15 g、黄柏 9 g、赤芍 15 g、萆薢 15 g、丹参 15 g、莪术 9 g、青风藤 15 g、蜈蚣 4 g、蜂房 5 g）治疗 CIA 大鼠，研究表明清热活血方可下调 Th17，上调 Treg 免疫因子，调节机体 Th17/Treg 免疫失衡，从而缓解 RA 局部关节炎性破坏和滑膜血管新生。

（3）中药复方作用于关节软骨和骨破坏：中药复方通痹灵由桂枝、白芍、知母、生姜、甘草、麻黄等 10 余味药组成，在 CIA 模型能有效地抑制病变周围组织炎细胞的浸润和纤维组织增生，并降低和减少了软骨破坏的程度使软骨结构能保持接近正常组织的形态。刘春景等研究证实蓬草除痹汤（骆驼蓬草 9 g、黄芪 15 g、当归 12 g、补骨脂 12 g、桑寄生 15 g、续断 15 g、鹿衔草 12 g、白术 10 g、炒麦芽 10 g、细辛 3 g 等）可降低大鼠关节中 RANKL 的水平，阻断 RANKL 介导的破骨细胞增殖活化，进而抑制类风湿性关节炎骨侵蚀。田东林等运用右归饮（熟地黄 30 g、炒山药 6 g、山茱萸 3 g、枸杞子 6 g、姜杜仲 6 g、制附子 6 g、肉桂 4.5 g、炙甘草 4.5 g）治疗 CIA 模型大鼠，研究表明，补肾方右归饮可有效抑制大鼠膝关节软骨破坏及炎细胞浸润而发挥抗 RA 大鼠膝关节骨吸收的作用。

3. 中药联合针灸治疗风湿关节炎及作用机制：彭旺等以肝肾亏虚型类风湿关节炎患者 80 例为观察组，采用独活寄生汤方加减配合针灸疗法治疗其中 40 例，其中汤药基本方组成为独活 5 g、秦艽 5 g、肉桂 5 g、甘草 5 g、桑寄生 6 g、牛膝 6 g、细辛 6 g、防风 7 g、杜仲 8 g、川芎 8 g、当归 8 g、白芍 8 g、人参 10 g，随症加减；针灸根据不同症状选取不同穴位组合，结果表明，观察组的显效 19 例，有效 18 例，无效 3 例，总有效率为 37%，及血清中 TNF-α、C 反应蛋白（CRP）的水平显著降低。此外还有薏苡仁汤加减联合针灸，具体方药薏苡仁 30 g、川芎 10 g、当归 10 g、羌活 10 g、防风 10 g、苍术 10 g、独活 10 g、麻黄 5 g、桂枝 5 g、炙甘草 5 g、生姜 3 片，随症加减，服药期间，联合针灸疗法，1 个月后，患者类风湿指标明显改善，显著降低类风湿因子、ESR、CRP 的水平。李慧云等研究证实桂枝芍药知母汤外用熏蒸联合针灸也可治疗类风湿关节炎，研究发现患者治疗总有效率为 97.65%，临床指标均有改善，同时降低类风湿因子、CRP 水平。潘民柱等采用温经通络汤联合针灸治疗 RA，其中汤药组成制附子 15 g、黄芪 15 g、川芎 15 g、乌梢蛇 15 g、制川乌 10 g、桂枝 10 g、干姜 10 g、炒白术 10 g、当归 10 g、白芍 10 g、麻黄 9 g、细辛 5 g、甘草 6 g、鸡血藤 30 g、全蝎 1 条、蜈蚣 1 条，随症加减；针灸疗法以阴陵泉、三阴交、足三里、气海、关元、曲池为主穴，连续治疗 1 个月。

结果表明，治疗后，患者恢复总有效率为 94.64%，同时通过下调 Wnt-3α、β-catenin、BMP-2 蛋调节和软骨形成和损伤修复中起着重要作用的 Wnt-3α/β-catenin/BMP-2 的通路来防止 RA 患者的骨损伤。Xu M 等用青藤碱联合针灸法（针刺百会、印堂穴）治疗 CIA 模型大鼠，研究表明两者结合明显比单独使用效果好，联合组可著降低 TNF-α、IL-6、IL-1β 和 IL-8 水平，抑制 COX-2、iNOS、MMP-2 和 MMP-9 的表达，通过 NF-κB 和 MAPK 信号通路治疗关节炎大鼠。

356 中医治疗类风湿关节炎用药规律

　　类风湿关节炎（RA）是一种慢性系统性自身免疫性疾病。目前尚无针对 RA 的特效药，其治疗的目的在于控制病情，改善关节功能和预后。甲氨蝶呤（MTX）是治疗 RA 的基石，因其相对良好的安全性和疗效，在国际指南中得到支持，但长期使用对肝肾功能仍会造成损害，因此临床上常推荐与他药联用以达到最佳的疗效/毒性比率。本病中医学属于"痹证"范畴，中医药因疗效确切、副作用小的优点，在 RA 的治疗上取得了较好的进展。为进一步探寻中医药联合 MTX 治疗 RA 的用药规律，学者陈攀等检索了相关文献，总结如下。

资料与方法

　　1. 收集数据：通过人工检索和计算机检索相结合，利用中文生物医学文献数据库（CBM），万方医学期刊网，维普期刊网及中国期刊全文数据库（CNKI），采用高级检索或者专业检索方式，选择期刊全文，以中医、中医药、中西医结合、类风湿关节炎、类风关、甲氨蝶呤、MTX 等为检索词，时间设置从建库至 2018 年 10 月 20 日，按主题检索，导出检索到的全部题录，利用 NoteExpress 软件筛选相关文献并获取全文。

　　2. 文献选择标准：

　　（1）纳入标准：①中药联合 MTX 治疗 RA 疗效观察的文献研究。②中药联合 MTX 联合使用对比西药的疗效判定为有效（$P<0.05$）。③具有明确的处方及药物用量。④数据资料及文献来源可靠。

　　（2）排除标准：①文献来源不明者。②文献的临床疗效与实际不符者。③只有方名无具体方药或药物不全者。④中药采用的是丸剂、片剂、针剂、散剂者。⑤会议论文、综述文献或学位论文。⑥动物实验类文献。

　　3. 文献分析方法：搜索并下载全文后对文献进行编号，提取文献中的相关数据进行分析，中药按照"十一五"国家级教材《中药学》进行规范化处理，如法夏转化为半夏，地鳖虫转化为土鳖虫，米仁转化为薏苡仁，熟地转化为熟地黄等，并利用 Excel 表录入文献编号、试验人数、处方、剂量、性、味、归经等数据。

　　4. 统计学方法：用 SPSS 22.0 统计分析软件进行数据处理，药物累计频数、药物性味归经采用描述性分析，对出现频率最高的药物进行系统聚类分析，并利用 Clementine 12.0 软件对高频药物进行关联规则分析，探索药对、药组配伍规律。

结　　果

　　1. 证型分布：本研究共纳入 152 篇文献，所有试验共纳入 12 434 名受试患者，所有文献都显示出中医药联合 MTX 治疗 RA 存在疗效（$P<0.05$）。其中有 13 篇文献进行了辨证论治，且根据辨证分型制定相应的治法及组方，出现频率较高的证型分别是风寒湿痹证、风湿热痹证、痰瘀痹阻证、气血亏虚证及肝肾不足证。其余的文献未对患者进行辨证分型，均施以同一方药或以同一基础方随症加减。

　　2. 药物频次分析：纳入的所有文献中，共用到 196 种药物，累计应用频次为 1 323 次，出现频次≥30 次的药物可视为高频药物，共计 26 味。其中用药次数最多者为甘草，共出现 109 次，频率（单味药用药次数/总体用药次数）为 8.2%，其次为当归、桂枝、白芍、独活。

3. 高频药物性味分析：将 26 味高频药物按照药性药味进行频数分析，结果显示，获得药性有效数据 1 323 个，应用频数最多的为温性药，共 518 个，占药性比例（该药性用药次数/药性有效数据总数）39.2%，其次为平性药，共 310 条。获得药味有效数据 2 294 个，其中出现频次最多的是甘味药，共 787 条，占药味比例（该药味用药次数/药味有效数据总数）34.3%，其次为辛味药，共 696 条，出现最少的是咸味药，仅 34 条。

4. 高频药物归经：对 26 味高频药物的归经进行频数分析，共收获 3 477 条有效数据，其中归经频数最高的是足厥阴肝经，共 681 条，占总归经比例（该经出现次数/归经有效数据总数）19.6%，其次为足太阴脾经，出现次数最少的经络是手厥阴心包经，仅 62 条有效数据。

5. 系统聚类分析：根据统计 152 篇文献使用的药物频次结果，对 26 味高频药物进行聚类分析，测量选择欧氏距离平方，输出树形图格式。依据树形图，结合辨证论治思想及临床用药经验，最终将高频药物分类。

6. 基于关联规则分析的组方规律研究：利用 Apriori 算法对高频药物进行中药配对关联规则分析，支持度设置为＞15%，置信度设置为＞80%，共得药物组合 14 对。

7. 复杂网络图分析：利用 Liquorice 软件，对多有文献中的药方进行中医复杂网络图分析，同时筛选边频度阈值为 20，得到核心药物配伍网络，调整边频度阈值得到核心处方，共 26 味药，其中前 10 味为甘草、白芍、桂枝、当归、川芎、防风、独活、牛膝、秦艽、黄芪。

讨　论

RA 按其临床特征当属于中医学"痹证"范畴。《素问·痹论》云："风、寒、湿三气杂至，合而为痹。"痰瘀则是痹证的常见病机，痹证病理关键是"不通"，致病因素皆可致痰瘀，阻塞气血，致使肌肉关节受累，经络痹阻失养为病机所在，临床上常常表现为肝肾亏虚、气血不足之证候。

本研究显示，从 13 篇对 RA 进行辨证分型上看，是将患者大致分为风寒湿痹证、湿热痹阻证、痰瘀痹阻证、肝肾亏虚证、气血亏虚证及寒热错杂证。认为疾病前期多以风寒湿热等邪气合而为痹，治疗上当以祛风、散寒、清热、除湿为先，后期多表现为肝肾不足、气血亏虚之证候，择以滋补肝肾、健脾益气补血之法。

择以滋补肝肾、健脾益气补血之法。196 种药物中最常用的是甘草、当归、桂枝、白芍。甘草、白芍配伍即芍药甘草汤，用于四肢挛急作痛。结合文献遣方组药，可见各医家运用自拟方、经方和经验方治疗本病随症加减时，常用芍药甘草汤控制四肢挛痛。当归性温味甘辛，具有补血调经、活血止痛之效，即所谓"治风先治血，血行风自灭"。桂枝性温味辛甘，有温通经脉之功，两者合用再配伍白芍、甘草，有当归四逆汤之意，可温经散寒，养血通脉止痛，可缓解 RA 引起的筋骨、关节处疼痛、麻木等不适。

研究显示，在 26 味高频药物中，药性频数最高的是温性药，其次为平性药，药味频数最高的是甘味药，其次是辛味药，而苦寒类药物频数偏低，体现了各医家在治疗 RA 时，不盲目使用雷公藤、穿山龙等苦寒药物，正如孙思邈《论痹》所云："凡治痹症，不明其理，认毒烈诸药套药施之，虽舒缓一时，终伤其肺，累及生命，此医之罪也。"显示高频药物多入肝经，中医学认为，肝主筋，又能藏血，故肝脏与筋和四肢的关系都十分密切。而 RA 有肢体筋骨疼痛、重着、肿胀、变形等症状，故在遣方用药上药物多入肝经。

对得到的 26 味高频药物进行 R 型聚类分析，药物组合中有独活寄生汤、术附汤，还有治疗 RA 的常见药对。如熟地黄配伍茯苓一补一泻，使滋而不腻；羌活与独活以治风寒湿痹、风寒夹湿之证；青风藤配伍鸡血藤共奏活血祛风之功；川乌配伍薏苡仁能增强祛风湿除痹之效。另有 RA 临床常用单药如防风、威灵仙祛风胜湿、止痛止痉；黄芪、当归补气养血；桂枝温经通脉，川芎活血行气，祛风止痛。

357 中医治疗类风湿关节炎用药特点

类风湿关节炎（RA）是典型的自身免疫性疾病。西医学对于 RA 的治疗主要包括改变生活方式、口服免疫调节剂、止痛等，效果有限。RA 属于中医学"痹证"范畴，为顽痹、尪痹。近年来动物实验及临床试验已经证明，中药对缓解 RA 病情具有显著疗效。但是，中药复方药味众多、组方各异、各家思想又融汇其中，使得治疗 RA 的中药呈现出品种繁多、功用复杂的局面，因此有必要对中药口服治疗 RA 的潜在用药规律进行探究，以指导临床。学者阮文宪等对国内外发表的中药治疗 RA 的文献进行了检索、整理和分析总结。

研究对象

选取 2008 年 3 月—2018 年 3 月国内外医学期刊公开发表的中药内服治疗 RA 的临床文献，文献下载截止日期为 2018 年 3 月 30 日。

方 法

1. 检索策略： 以 Rheumatoid Arthritis or Rheumatoid or Rheumatoid disease 和 Herb or Chinese Herb medicine or Chinese patent drug or formula or Chinese herbal medicine 和 take orally or decoction or water decoction 为检索式，检索 Pubmed、Web of Science、Clinical Trials 三大英文数据库。

以 RAor 类风湿 or 风湿病和中药 or 中医药 or 中成药 or 方剂 or 中草药和口服 or 汤剂 or 水煎剂为检索式，检索万方、维普、中国知网三大中文数据库。

2. 纳入标准： ①治疗方式为中药口服，可以兼有其他治疗手段（针灸、推拿、理疗、西药等）。②治疗对象的诊断符合《2018 中国类风湿关节炎诊疗指南》及 *Clinical Immunology* 中 RA 的诊断标准且研究内容必须是中药治疗 RA 的临床疗效观察或临床试验。③必须为临床对照试验。④疗效评定标准均为国际或国内同行公认的通用标准。

3. 排除标准： ①综述或系统评价等述评性文献。②治疗方法不以口服中药为主。③研究方法或诊断标准、疗效评定标准不合理或不公认的文献。④只有方名而没有具体药物组成或资料不详实的文献。⑤研究结果显示为无效或差异无统计学意义的文献。⑥只用于动物实验等基础研究文献。⑦流行病学调查、诊断研究等其他文献。

4. 资料提取与文献质量评价： 由 3 名具有文献研究经验的相关人员分别仔细阅读所获文献的文题、摘要和全文，以确定符合纳入标准的文献，并交叉核对，如有分歧意见，则通过讨论或由通信作者协助解决。

5. 分析和统计方法： 根据文献中方剂的具体药物组成和药对，筛选符合标准的文献，对药物依据新世纪课程教材《中药学》和《中医内科学》统一药名。将符合标准的文献依次录入 Excel 表中，采用频数统计的方法，统计总体用药频次、药对频次。采用 SPSS 19.0 软件对上述数据进行聚类分析中的分层聚类（hierarchical cluster）。分层聚类的方法选用样本聚类（Q 型），以欧氏距离平方（square euclidean distance）作为度量方法，类间平均连接法（between-group linkage）作为聚类方法。选择凝聚状态表生成聚类树形图（dendrogram）和凝聚过程表（agglomeration schedule）显示数据结果，并显示所有聚类。

结　　果

1. 文献检索及质量评价结果：中文三大数据库共检索出 221 篇文献。其中，维普共检索出 85 篇，排除 19 篇，有效文献 66 篇；万方共检索出 60 篇，排除 17 篇，有效文献 53 篇；中国知网共检索出 76 篇，排除 22 篇，有效文献 54 篇。合并和删除重复交叉的文献，最终有效文献为 57 篇。英文三大数据库共检索出 9 篇文献。其中，Pubmed 检索出 7 篇，排除 5 篇，有效文献 2 篇；Web of science 检索出 0 篇；Clinical Trials 检索出 5 篇，排除 3 篇，有效文献 2 篇。最终有效文献 2 篇。中英文数据库有效文献共计 59 篇。

2. RA 方药应用情况：全部文献中共计使用中药 102 味，累计 931 次，其中使用频率在 10 次以上的常用中药 26 味，累计出现 815 次，贡献用药频率的 87.54%。使用频次前 30 味中药中，排名前 3 位的是川芎 57 次、桂枝 57 次、甘草 55 次，3 味药累计为 20.74%。

3. 分层聚类分析结果：对使用频次前 30 味的中药进行系统聚类分析，结果显示，治疗 RA 的中药在系数 3 处可提取 4 类核心处方：F1 桂枝、川芎、甘草、当归、没药、栀子、伸筋草、牛膝；F2 川乌、附子、麻黄、细辛、防风；F3 秦艽、鸡血藤、三七、全蝎、地龙；F4 草乌、土鳖虫、熟地黄、淫羊藿、白芍、桑寄生、苍术、延胡索、威灵仙、姜黄、土茯苓、穿山甲。

讨　　论

1. 聚类分析：又称集群分析，是研究物以类聚的一种数理统计方法。聚类分析的基本思想是根据对象间的相关程度进行类别的聚合。聚类树形图可以显示聚类过程中每一步合并及被合并的两项之间的距离以及观测量或变量加入到一类的类水平，因此可以根据此图跟踪聚类过程；由于接近的两类先聚为一类，可以通过聚类过程仔细查看哪些观测量更接近，分层聚类分析用来分析中医辨证论治思想指导下的中药应用规律，因此采用分层聚类统计方法对中药治疗 RA 潜在用药规律加以分析。

2. 中药治疗：RA 潜在用药规律探讨 RA 是一种以滑囊炎为特征，以关节肿痛为主要临床表现的自身免疫性疾病，具有病因不明、病程长、缠绵难愈、致残率高的特点，发病后进展迅速，可出现不可逆的骨关节破坏。RA 属中医学"痹证"范畴。

张伟强等从六经辨证治疗痹证，发现痹证的发展具有一定的变化规律，可能与外感疾病的传变具有某些相似性，初起往往以太阳经病变为主，终末期多表现为少阴、厥阴经病变。而杜彩凤等从文献入手对 RA 常见证候进行分析，发现 RA 患者以肝肾亏虚证、风寒湿阻证、风湿热痹证、痰瘀互结证、肝肾阴虚证、湿热阻痹证、寒热错杂证、气血两虚证 8 种证候最为常见，累计频率达到 60% 以上；病性类型则以湿、热、风、寒、瘀血、精亏、痰、阴虚为主，累计频率达 80% 以上。但是，对于 RA 中药用药规律的研究则较少涉及。中医学历来强调理、法、方、药的整体性，"方以药成""方从法出""法随证立"，所用的药物是医者治则治法及对疾病深入了解和剖析的反映。因此，有必要从潜在用药规律入手探究中医药对 RA 病理变化及治疗思想的认识。

从分层聚类分析树状图结果来看，桂枝、川芎在 RA 治疗中占有重要地位，用药频次并列第一，共使用 114 次，药物出现频率共计 13.54%。桂枝辛、甘、温，归心、肺、膀胱经，以发汗解肌、温经通阳化气见长。若风寒湿痹，可与附子同用，以祛风散寒、通痹止痛，如桂枝附子汤（《伤寒论》）。现代研究表明，桂枝所含的桂皮醛具有良好的抗血小板聚集、抗血栓形成的作用，同时可以促进新生血管、扩张毛细血管，改善微循环。而桂枝内的挥发油有免疫调节能力，可以减少关节液中炎症介质白细胞介素-1β（IL-1β）、转化生长因子-α（TGF-α）及前列腺素 E_2（PGE_2）的含量，起到抑制免疫反应、缓解关节炎症的作用。川芎辛、温，入肝、胆、心包经，具有行气开郁、祛风燥湿、活血止痛的功效。现代药理学研究认为，川芎具有免疫调节作用，可以抑制免疫系统过分激活，促进 T 淋巴细胞恢复正常生理功能。辛味药物具有走窜、发散的特性，川芎、桂枝合用则增强桂枝温经通脉、调和营卫的作用，多应用于四肢筋骨疼痛痹阻、痿躄不遂症状的治疗。甘草在中药复方中一般作为调和药使用，性甘、平，归心、脾、肺、胃经，具有补脾益气、清热解毒、祛痰止咳、缓急止痛、调和诸药的作用，频次为55 次，药物出现频率为 6.53%。3 味药出现频率共计 20.74%。梁娜娜等认为，临床中 RA 患者往往表现为畏寒肢冷、腰背酸软，与寒湿痹阻经络导致气机不通有关。"痛则不通、通则不痛"是中医学对疼痛机制的基本认识，因此温阳行气之川芎、桂枝，与缓急止痛的甘草合用，是治疗 RA 中药的主要组成部分。

从聚类分析看，当归、没药、栀子、伸筋草、牛膝用药频次相当，分别占据第 4～8 位，药物出现频率约为 5.5%。当归、没药、栀子总体属于血药范畴，三药合用，具有活血通络、祛瘀消肿的作用。当归补血养血和血，没药散瘀定痛、消肿生肌，栀子清热泻火凉血。当归、没药中的挥发油成分、栀子中的香豆素成分能促进血管内皮细胞释放一氧化氮，舒张血管壁平滑肌，降低血管阻力、改善微循环。RA 发病及发展与血管内皮细胞缺血缺氧、血管纤维化等改变有关，因此当归、没药、栀子有利于改善微循环病变，治疗 RA 伸筋草微苦、辛、温，归肝、脾、肾经，具有祛风除湿、舒筋活络的功效。《滇南本草》记载伸筋草具有"下气，消胸中痞满横格之气，推胃中隔宿之食，去年久腹中之坚积，消水肿"的功效，为治疗关节痿痹之要药。牛膝性平，味苦、酸，归肝、肾经，补肝肾、强筋骨、逐瘀通经、引血下行。《神农本草经》记载牛膝主治寒湿痿痹，见四肢拘挛、膝痛不可屈伸。裴代平认为，伸筋草、牛膝合用对于寒湿痹阻型关节屈伸不利最为适宜。而 RA 中晚期则多以寒湿痹阻经络之关节挛缩畸形为主。

川乌、附子、麻黄、细辛、防风占据第 9～13 位，药物出现频率分别为 4.87%、4.75%、4.63%、4.51%、4.16%；从药性上看，以上 5 味均属温热性药物，尤其附子乃大辛大热之品，主入心、肾、脾经，有回阳救逆、补火助阳、散寒止痛之功。附子气味俱厚，走而不守，《本草经读》记载附子"火性迅速，无处不到"，上助心阳通脉，中温脾阳健运，补肾阳益火，最善温肾气、补元阳、救厥逆、祛寒湿、除痼冷，为温里回阳、救逆固脱之要药。合麻黄、细辛、防风为麻黄附子细辛汤的组成部分，刘卫认为，该方附子温阳、麻黄散寒凝、细辛助肾阳，3 药配伍相得益彰，是治疗风寒湿痹阻型 RA 的经典用药。川乌辛、苦、热，有大毒，归心、肝、肾、脾经，以祛风除湿、温经散寒止痛见长。郭诚杰认为，川乌辛散苦燥，热能胜寒，使风寒湿祛，经脉畅通，气血行则疼痛止，因此也多用于风寒湿型痹证的治疗。从以上药物来看，RA 中以寒湿痹阻证较为多见。

从聚类分析来看，用药频次排第 14～18 位的分别为秦艽、鸡血藤、三七、全蝎、地龙，药物出现频率最小为 2.14%，最大为 3.21%。秦艽性味苦、辛、平，归肝、胃、胆经，具有祛风湿、清湿热、止痹痛的功效。邓华萍等认为，秦艽养筋透络、祛风湿而利关节，善于治疗寒湿痹阻之关节挛缩屈伸不利，同时止痛效果显著。《中药大辞典》云："鸡血藤苦微甘、温，归肝、心、肾经，色赤入血，质润行散；具有补血、活血、通经的功效；主治风湿痹痛，手足麻木，肢体瘫痪等证。"三七散瘀止血、消肿定痛，全蝎息风镇痉、通络止痛、攻毒散结，地龙通经活络、活血化瘀。现代医学研究认为，鸡血藤具有对抗血液高凝状态、调节造血功能等作用。3 药合用，可使活血通络效用增强。血瘀证型在 RA 患者中较为多见，中晚期 RA 患者常出现血液高凝状态。左艇等通过对 RA 患者中医证素分布规律研究发现，单一证素以血瘀及湿浊多见。当归、没药、栀子及以上 5 味药物提示，在治疗 RA 时要从改善循环入手。

聚类分析中草乌、土鳖虫、熟地黄、淫羊藿、白芍、桑寄生、苍术、延胡索、威灵仙、姜黄、土茯苓、穿山甲应用较少，故将以上 12 味药物归为一类。用药频次分别为第 19～30 位，药物出现频率分别为 1.78%、1.66%、1.54%、1.43%、1.43%、1.31%、1.31%、1.13%、1.07%、1.06%、0.83%、0.24%。草乌被《中华人民共和国药典》列为"大毒"之品，味辛、苦、热，归心、肝、肾、脾经，功效祛风除湿、温经止痛。药理学研究认为，小剂量的乌头碱对人体的免疫器官起到抑制作用，同时可以将细胞自由基进行清除，具有抗氧化效果。土鳖虫具有逐瘀破积、通络理伤，以及接骨续筋、消肿止痛、下乳通经等功效。熟地黄滋补肾阴，淫羊藿温补肾阳，桑寄生平补肝肾，3 药合用组成的独活寄生汤为滋补肝肾的常用组合，多用于肝肾亏虚型 RA 的治疗。白芍养血敛阴、柔肝止痛、平抑肝阳。成无己《注解伤寒论》云："芍药之酸收，敛津液而益荣。"因此，王少纯等认为，在治疗湿邪困脾的 RA 中应用白芍以行其止痛之功，同时应小量用白芍以免留湿助邪。苍术、威灵仙合用，具有祛风燥湿健脾、散寒通络止痛的功效；延胡索活血散瘀、理气止痛，合姜黄可增强破血行气的功效；土茯苓解毒除湿，通利关节；穿山甲目前已禁用。

结合药物功效和用药频次，前 30 味中药分析结果表明，近十年 RA 用药以祛风散寒、缓急止痛（桂枝、川芎、甘草），活血通络、祛瘀消肿（当归、没药、牛膝、土鳖虫、延胡索、姜黄），清热泻火、凉血止痛（栀子），温经散寒、祛风除湿通痹（伸筋草、川乌、附子、麻黄、细辛、防风、秦艽、草乌、苍术、威灵仙、土茯苓），消肿止痛、舒筋活络（鸡血藤、三七、全蝎、地龙、白芍），以及温肾助阳、强筋健骨（熟地黄、淫羊藿、桑寄生）类中药为主，而禁用的穿山甲频次最少。此外，由于部分药物性猛善走窜，能载药达病所，可以把此类中药看作引经药。

同时在临床中，羌活、独活、雷公藤、青风藤等中药的应用亦不少见。薛崇祥等对 RA 用药规律进行研究发现，羌活、独活往往以药对出现，羌活气清属阳，羌活独活合用善行气分，可发表邪，有解表散寒、祛风胜湿止痛之效。《本草纲目》云："藤类药物以其轻灵，易通利关节而达四肢。"认为青风藤可治风湿流注、历节鹤膝、麻痹瘙痒、损伤疮肿等。雷公藤是天然抗风湿植物，会出现多系统不同程度的不良反应，临床应用较少。此外，乌梢蛇、蜈蚣等应用亦不少见，但是由于涉及的文献不符合纳入标准，因此本文并未涉及上述药物。

通过以上对中药治疗 RA 潜在用药规律研究的临床文献分析及其用药规律进行探讨，发现临床中治疗 RA 的中药以祛风散寒、缓急止痛、活血通络、祛瘀消肿、温经散寒、祛风除湿通痹，以及温肾助阳、强筋健骨类为主，希望为临床上中医治疗 RA 的遣方用药提供参考。

358　基于文献多元分析的类风湿关节炎用药规律

　　类风湿关节炎（RA）是指一种以慢性、对称性多关节炎为主要特征的、原因不明、全身性炎性改变的自身免疫性疾病，滑膜炎的持久反复发作，导致关节软骨及骨质破坏，最终导致关节畸形及功能障碍，在中医中属于痹证的一类。西药治疗类风湿关节炎多采用非甾类抗炎药、抗风湿药、糖皮质激素等药物或手术从而达到一个控制、缓解类风湿关节炎的目的。而中医药则采用辨证施治、治疗和调理相互结合，侧重人体整个免疫系统的调理。学者薛崇祥等主要以与类风湿有关的中药方剂及有关研究为切入点，采用现代统计学及数理分析方法进行用药规律研究，以期推进中医治疗类风湿的现代化研究，为其临床的中西医治疗和科学研究提供参考和借鉴。

资料与方法

　　1. 资料来源： 在中国期刊全文数据库（CNKI）、万方数据知识服务平台、维普网（VIP），分别以"类风湿关节炎"和"Rheumatoid arthritis"作为关键词，以 2000 年 1 月至 2016 年 12 月为检索时限进行检索，根据筛查标准选取涉及中药文献录入。

　　2. 选案标准： 诊断标准参照全国高等中医药院校教材《中医内科学》关于类风湿关节炎的诊断标准。

　　（1）纳入标准：①所选论文及医案的疾病描述符合类风湿的诊断标准。②所选论文及医案的治疗方法及辨证遵循中医学的传统思路，要求真实、有效。③若属多次复诊医案，如病症与前诊比较有变化且符合类风湿关节炎的诊断标准者予以纳入，以保证各个医案和论文研究的相对独立性。

　　（2）排除标准：①同一医案在不同数据库中出现重复，只记一条，其余予以排除。②只有主治证候及方名而没有具体药物组成予以排除。③采用中药提取成分或者注射用中药制剂而非传统中药汤剂者予以排除。④被引用者保留，引用者文献内容予以排除。⑤辨证、用药无明显变化的医案或论文研究予以排除。

　　3. 数据规范化处理： 对临床研究论文记录以下信息点：中药组成、功效归类、性味归经。中药名称及剂量规范：中药名参照《中药大辞典》《中药学》将所选医案中中药名称、剂量、功效归类、性味归经等进行规范化处理，防止同药异名，异药同名，保证中药名称的统一。以上所有数据均采用双人录入并查重、纠错，确保数据来源与录入的准确性。

　　4. 统计学分析： ①频数分析，利用 Microsoft Office Excel 2010 对类风湿关节炎文献中的中药及其功效归类及性味归经进行频数分析。②聚类分析，利用 SPSS 21.0 软件对累计使用频率超过 80% 的高频药物进行聚类分析，并按照人民卫生出版社第二版《中药学》进行分类，同时参考《中华人民共和国药典》《中华本草》进行补充。③运用 Clemen-tine12.0 数据挖掘软件，采用关联规则挖掘中的 Apriori 算法对药物→药物进行关联规则分析，通过挖掘频繁项集得出类风湿关节炎文献中常用药对和药物组，设定最小支持度（support）为 5%，最小置信度（confidence）为 80%，网络图是认为连接数≥35 为连接。

结　　果

1. 频数分析：

（1）药物归类：补虚药、祛风湿药、活血化瘀药、清热药、解表药等前五类药物包括的累积频率达到 80%；其中以补虚药、祛风湿药、活血化瘀药为主，累积频率达到 58.3%，占所用药物频率的一半多。

（2）性味归经：在药味方面，各医家治疗类风湿用药的药味频率从大到小依次为甘、辛、苦、咸、酸、淡、涩；其中以甘、辛、苦为主，累计频率达 85.8%。在药性方面，各医家治疗类风湿用药的药性频率从大到小依次为温、平、寒、凉、热、微温、微寒，大热、大寒缺如，其中温、平所占比例最高，达到 66.1%。在归经方面，归经频率由大到小依次是肝、脾、肾、肺、心、胃、膀胱、心包、小肠、三焦%。

2. 聚类分析： 采用系统聚类法对频数前 50 个药物变量进行变量聚类，类别选择 6～15。研究发现，聚到 11 类药物已基本稳定。结合中医临床实际，故认为聚 11 类结果较为合理。具体结果：1 类，黄芪、甘草、当归；2 类，乌头、桂枝；3 类，薏苡仁、防风；4 类，秦艽、羌活、鸡血藤、川芎、牛膝、威灵仙；5 类，独活、白芍；6 类，芥子；7 类，苍术；8 类，麻黄、丹参、白花蛇、续断、雷公藤、桑枝、党参、土鳖虫、穿山甲；9 类，地龙、附子、全蝎、细辛、蜈蚣、茯苓；10 类，赤芍、忍冬藤、黄柏、知母、没药、木瓜、姜黄、乳香、熟地黄、淫羊藿；11 类，防己、生地黄、杜仲、白术、红花、乌梢蛇、桑寄生、青风藤。从聚类分析的结果，可以初步提炼类风湿关节炎用药的核心药物群：黄芪、甘草、当归、乌头、桂枝、薏苡仁、防风、秦艽、羌活、鸡血藤、川芎、牛膝、威灵仙。从药物功效的角度分析，主要有补气养血、温阳散寒、活血化瘀、祛风湿等药物组成。

3. 关联分析：

（1）提取规则说明：前项最大为 4，支持度最小为 5%，置信度最小为 80%，并依据实际调节支持度和置信度进行筛选。使用最频繁的药对是当归、独活和甘草，其次是桂枝和知母。

（2）类风湿药物对药分析：设置支持度 15%，置信度 80%，关联规则分析结果。

后项	前项	支持度百分比	置信度百分比
桂枝	知母	20.779	87.5
乳香	没药	19.481	80
黄芪	没药	19.481	80
没药	乳香	17.532	88.889

（3）类风湿药物三药组合分析：设置支持度 15%，置信度 80%，关联规则分析结果。

后项	前项	支持度百分比	置信度百分比
当归	独活和甘草	22.727	80
桂枝	羌活和黄芪	20.13	80.645
桂枝	独活和黄芪	19.481	83.333
当归	威灵仙和甘草	18.182	85.714
桂枝	薏苡仁和甘草	18.182	82.143
独活	细辛和甘草	17.532	81.481
防风	细辛和甘草	17.532	81.481

续表

后项	前项	支持度百分比	置信度百分比
独活	桑寄生和牛膝	17.532	81.481
桂枝	白术和甘草	16.883	84.615
桂枝	薏苡仁和独活	16.883	84.615
当归	羌活和甘草	16.883	84.615
独活	细辛和当归	16.883	80.769
甘草	细辛和当归	16.883	80.769
桂枝	白术和防风	16.883	80.769
独活	川芎和防风	16.234	84
甘草	川芎和防风	16.234	84
当归	川芎和防风	16.234	84
当归	薏苡仁和羌活	16.234	84
独活	细辛和防风	16.234	80
独活	桑寄生和防风	16.234	80
甘草	桑寄生和防风	16.234	80
独活	川芎和牛膝	16.234	80
当归	威灵仙和黄芪	16.234	80
独活	薏苡仁和羌活	16.234	80
当归	秦艽和牛膝	15.584	87.5
当归	没药和黄芪	15.584	83.333

（4）类风湿药物四药组合分析：设置支持度14％，置信度80％，关联规则分析结果。

后项	前项	支持度百分比	置信度百分比
当归	独活和防风和甘草	16.234	80
桂枝	羌活和独活和黄芪	14.935	82.609
防风	川芎和独活和甘草	14.286	86.364
独活	细辛和防风和甘草	14.286	81.818
当归	川芎和独活和甘草	14.286	81.818
桂枝	白芍和黄芪和甘草	14.286	81.818
当归	白芍和黄芪和甘草	14.286	81.818

讨　　论

《诸病源候论·风湿痹候》云："由气血虚，则受风寒湿而成此病，久不瘥，入于经络，搏于阳经，亦变全身体手足不随。"从中医病因病机的角度分析类风湿关节炎，现代医家大都认为先天禀赋不足，正虚卫外不固是发病的内在基础，感受外邪为引发的外在条件，风寒湿邪侵袭日久，久病入络，聚湿成痰，痹阻关节，导致气血运行不畅，最后病及脏腑，肝肾亏虚。而药物性味归经结果正好契合了类风湿关节炎的基本病因病机。甘味多补，扶植正气，又缓急止痛；辛味能发散解表，透邪外出，又能行气活血；苦味则去寒燥湿，清泄坚阴。温热药多具温中、散寒、助阳、补火等作用，平性药也以补虚居多，扶正祛邪。归经上，肝主筋，肾主骨，肝为"将军之官"，肾为先天之本，筋骨既赖肝肾精血津液的充养，又赖肝肾阳气的温煦；脾主肌肉四肢，为气血生化之源，后天之本，气血充运，痰浊湿阻可消，络脉通畅，邪不易侵。

从药物功效分类的频数分析来看，补虚药的用药频率达到了 22.3%，位于类风湿关节炎用药各类药物之首，以养气血、健脾胃、补肝肾者为主，以黄芪、甘草、当归等药物为代表。现代医学研究证实，黄芪能提高血浆组织内环磷酸腺苷的含量，增强机体免疫功能，具有扩张血管，改善血液运行，双向调节人体免疫功能和利水等作用；黄芪性温微甘，《本草求真》称其为"补气诸药之最"，气能行血，使气旺促血行，祛邪而不伤正。甘草补脾益气，缓急止痛并调和诸药，可用于 RA 急性期的关节疼痛、拘挛，与桂枝、附子联用，能缓攻风寒湿气，又避免桂枝、附子过猛伤及机体正气，来除去关节内风湿寒邪气。当归内含阿魏酸，能改善外周血液循环，同时为补血活血之要药，配以川芎或黄芪使用，使川芎养血活血通脉和黄芪补气活血的作用更强。

挖掘出的核心药物中除了补虚药之外，还有一些温里药、祛风湿药、活血化瘀药等。其中乌头、桂枝都属温热之品，散寒止痛，温经通络。川乌含有多种生物碱，有明显的抗炎、镇痛、麻醉作用，补火助阳，为通十二经纯阳之品，能够治疗多种疼痛；桂枝辛温，力善宣通，散邪气，和营卫，暖肌肉，活血脉，以助郁阳宣发。秦艽药性润而不燥，为治疗痹证之良药，无论寒湿、湿热、痹证新久皆可应用；羌活气清属阳，善行气分，可发表邪，有解表散寒，祛风胜湿止痛之效。威灵仙祛风除湿，通络止痛，临床上也主要用于风湿痹痛，肢体麻木，筋脉挛急，屈伸不利等症。秦艽、羌活、威灵仙也都是祛风湿要药，配以薏苡仁健脾益气、渗湿除痹功效，扶正兼清热邪。防风为治风之通用药，功可祛风胜湿、除痹止痛；牛膝、川芎、鸡血藤主入血分，功可活血化瘀、舒筋利脉。

本研究通过对常见类风湿关节炎治疗药物进行关联规则分析，其中对药组合主要包括桂枝和知母、乳香和没药等；三药组合主要包括当归、独活、甘草和桂枝、羌活、黄芪等；四药组合主要包括当归、独活、甘草、防风和桂枝、羌活、独活、黄芪等。

本研究利用数据挖掘技术，对数据库文献中治疗类风湿关节炎的常见药物进行多元分析后，发现除了核心药物群中的基本药物，还出现了乳香和没药、羌活和独活等经典的药物组合以及一些新的组合形式。从而可以看出在类风湿关节炎治疗上以补虚扶正、补益肝肾、祛风除湿、活血化瘀通络为明显特点，基本符合现代中医对该病"感受风寒湿邪""肝肾不足""痰瘀夹杂"等病因病机的认识，为本病临证治疗提供了组方用药思路，可供临床应用及科学研究借鉴。

359　朱良春治疗类风湿关节炎继发骨质疏松症

　　类风湿关节炎（RA）是一种病因至今未明的慢性侵蚀性且有一定遗传倾向并可累计呼吸、心脏、肾脏及运动系统的风湿免疫性疾病，主要表现为慢性滑膜炎、骨质破坏、1个或多个关节疼痛、肿胀、屈伸不利、僵硬等，最终致关节畸形，同时容易伴随不可逆的关节局部骨破坏及全身骨量的丢失，继而形成骨质疏松甚至导致骨折，成为慢性疾病的巨大隐患，严重影响患者的生活质量。相关研究显示，RA慢性炎症的诱导及糖皮质激素应用与类风湿关节炎患者发生骨质疏松症（OP）的风险增加有关。在慢性炎症的持续过程中，大量的身体能量被转移到活化的免疫系统中，造成进行性骨质流失，与普通人群相比，受RA影响的患者患骨质疏松症的风险增加2倍。西医治疗主要通过实验室标志物来揭示病情进展，而缺乏对患者临床症状及自身感觉状态的重视，抗骨质疏松治疗后症状缓解不明显，骨密度疗效有待进一步提升，仍有骨折的高风险。许多中医学者研究发现，中医药在对患者疾病发展及临床证候表现尤为重视，通过辨证论治对患者疾病状态做整体把握个体化的论治，两者结合在控制病情、改善实验室指标的同时，缓解临床症状，效果尤为显著。学者王芳等对国医大师朱良春用培补肾阳汤在治疗类风湿关节炎合并骨质疏松经验做了归纳阐述。

病因病机认识

　　近来对RA及OP病机的研究表明，其发病涉及多个脏腑，与脾胃、肾、肝及外邪都有密切联系，且RA本身存在骨代谢的异常。肾主骨，病机首先责之于肾虚，肾充则髓实，肾充养骨骼，肾主骨藏精生髓，关节为筋骨之会，赖肾精以滋养，肾精充足则筋骨坚，肾精亏虚则易致骨痿。除此之外，肾中真阳，即命门之火，肾得命门而作强，生命活动的调节无不借命门之火的温养。《灵枢·五变》云："粗理而肉不坚者，善病痹。"正气存内，邪不可干，邪之所凑，其气必虚。类风湿关节炎病程较长，在某种程度致使患者正气亏虚甚至命门火衰，在长时间病情反复的情况下，患者多会出现不同程度的肾阴、肾阳或肾阴阳俱虚，因此正气亏虚既是外邪入侵的主要原因，也是RA继发OP发病的决定因素。

诊断辨证思路

　　朱良春强调辨证与辨病相结合，强调辨证是根本，辨病是参考，没有不治之症，只有不知之症，由此可知，辨证在疾病诊疗过程中的重要性。而中医强调辨证论治，以四诊（望、闻、问、切）为手段，全面了解病情，并结合生理生化及影像学检查等现代检查方法进行确诊。特别是绝经后的女性患者，骨质疏松的发生率明显提高，要高度警惕类风湿关节炎继发骨质疏松的可能，做到明确诊断、早预防、早治疗。骨质疏松症的主要临床表现以腰背部疼痛为主，疼痛沿着脊柱向两侧扩散，仰卧或坐位时疼痛减轻，后伸及久坐久立等姿势时疼痛加剧，日间重、夜间轻，从间断疼痛开始发展到持续性疼痛，严重时翻身、行走困难甚至导致骨折。朱良春在治疗顽痹时运用培补肾阳法有其独到的见解。肾主骨，腰为肾之府，肾阳衰微、精气不充则腰背酸而冷痛，依据"命门学说"温五脏阳气，主张重用淫羊藿、仙茅等药物益肾壮督、生精填髓壮骨以求本，在增强机体免疫力的同时，注重调护脾胃，充养后天之本，调节骨代谢，促进骨组织修复，对预防骨质疏松有着很重要的意义。

治则治法

1. 基于命门学说温五脏之阳：清代陈士铎《石室秘录》云"命门者，先天之火也"。认为命门是肾阳真火，是人体一切功能活动的动力，五脏六腑得以正常运转无不借命门之火温养。肾阴和肾阳温养全身各脏，五脏病久可累及肾，肾作为推动全身功能器官运转的动力，人体各个脏腑器官的调节中心，维持人体稳态起到非常重要的作用。火能生土，脾土赖火以温而运化转输，命门火衰则会出现食少便溏、嗳气腹胀等脾系疾病；肾主纳气，即肺的呼吸在肾的封藏作用下维持一定的深度，若肾精亏虚、纳摄不足则会出现动则气喘、喘促气逆等肺系疾病；肾主水，调节全身的水液代谢，肾阳虚衰、水邪上溢、饮凌心邪则会出现心悸怔忡等心系疾病；肝肾同源，若肝血不足或肾精亏损则可出现头晕目眩、腰膝酸软无力等肝肾两虚症状。因此从整体来看，培补肾阳即温养五脏之阳气，补五脏之虚损，煦五脏之寒气，通五脏瘀阻之滞气，从而调节全身之阳气，通畅全身气血。

2. 重用淫羊藿益肾壮督，生髓壮骨以求本：朱良春治学严谨，医术精湛，其治疗痹证的经验及其用药方法，对风湿性疾病的治疗有着重要的借鉴意义。认为类风湿关节炎是损伤筋骨的病变，"痹证虽顽固，良药有奇功"，提出在辨证时应紧紧掌握"持重"与"应机"方法，即辨证既明，用药宜专，证型已变，药应随易。在辨治时强调用益肾培本之品，如熟地黄、淫羊藿、仙茅、补骨脂、肉苁蓉等，在用培补肾阳法治疗类风湿关节炎继发骨质疏松症时，重用淫羊藿等益肾生髓壮骨之品以求用药宜专，淫羊藿善补肾阳又能祛除风湿，配伍不同药物应用于肾阳不足为基本病机的此类慢性疾病，有增强机体免疫功能的作用。

3. 顾护脾胃，调理阴阳促骨修复：目前中医药在防治类风湿关节炎骨质破坏方面也取得了不错的进展。大量的实验研究发现，中药成分及中药复方对类风湿关节炎骨破坏的进程有一定的阻断作用，且延缓疾病的发展，对防治骨质疏松有很大的意义。程仕萍等通过对中医药治疗类风湿关节炎骨破坏用药规律的文本挖掘，得出类风湿关节炎骨破坏的有效中药复方，主要以益气补肾、活血祛风体现祛邪与扶正标本兼治的治疗思路。

肾为水火之脏，滋肾阴，涵肾阳，脾肾为先天与后天的相互资生关系，张景岳"善补阳者，必于阴中求阳，则阳得阴助，而生化无穷"的论述十分精辟。因此，朱良春在注重调补脾肾的基础上，依据"命门"学说创立"培补肾阳汤"，在治疗类风湿关节炎继发骨质疏松促进骨组织修复方面取得显著疗效。顾护脾胃、调理阴阳不仅体现在本方中，也体现与在对类风湿关节炎继发骨质疏松的整个过程中，更体现于中医的理论基础思想中，只有后天化生之源不断、阴阳和调，才能使机体在逐渐修复和愈合中保持正气充足，不致外邪趁虚而入。并在用培补肾阳汤治疗本病的后期多加用山药、白术、茯苓等益气健脾之品，后天得以调养，脾胃得以健忘则气血充足，对疾病预后至关重要。

4. 善用多用药对方简效佳：药对是药物根据性味功能而产生协同加强或相反相成作用配伍的有机组合，配伍是中医药治疗理念的基础，中医方剂以配伍而丰富多彩，治则治法也不拘一格，当然药对也不是2种药物简单的结合，其配伍是以七情和合理论为基本原则，在中医药学理论不断发展的今天，亦融入升降浮沉、四气五味、归经、有毒无毒、辨病辨证结合、中医病因病机等中医药的基础理论，对药对的研究应用及数据挖掘对组方及增强临床效果意义重大。朱良春在用药对的临床实践中深有体会，指出法随证出，方从法出，在对顽痹的中医治疗中始终坚持中医特色，采取综合治疗方法，对药的配伍及方剂的组成皆有其法度，在药对应用上法宜变通，并分析总结临床经验，对指导临床应用大有裨益。本方中淫羊藿与仙茅、淮山药与枸杞子、紫河车与甘草组成三大药对，是其治疗痹病的常用药物。纵观全方，虽以培补肾阳法命名，而有益肾生髓壮骨、阴阳和中的疗效。在治疗肾阳虚型类风湿关节炎继发骨质疏松症中用药精练，方药精当。同时本方中淫羊藿与仙茅为主要药对，在原方6味药的基础上随症加减，在控制原发病的同时，对其继发的骨质疏松依然有很好的疗效。

方药解析

在注重调补脾肾的基础上，朱良春依据"命门"学说创立此方，名为"培补肾阳汤"，在治疗诸如此类久病不愈等疑难杂症方面取得显著疗效。

培补肾阳汤药物组成：淫羊藿 15 g，仙茅 10 g，山药 15 g，枸杞子 10 g，紫河车 10 g，甘草 5 g。此方中三大药对相得益彰，淫羊藿味辛，入肝肾及命门，主阴痿、绝伤、茎中痛、利小便、益气力、强志、坚筋骨，其培补肾阳、祛除风湿之功甚佳。朱良春在临床中常用此药，谓此为"调理阴阳之佳品"。仙茅有小毒，可祛阴寒之气，其能助阳，虽温而无发扬之气，长于闭精，短于动火，通过大量临床观察及临床实践经验，用中小剂量对机体毫无影响，20 g 以内从未见过任何毒性反应。山药色白入肺，味甘归脾，液浓益肾，能补肺健脾、固肾益精，为理虚要药，可常服久服。枸杞子甘平，如肝肾二经，阴中有阳，是以滋阴而不致阴衰，助阳而能使阳旺。《本草经疏》云："枸杞子，润而滋补，兼能退热，而专于补肾、润肺、生津、益气，为肝肾真阴不足、劳乏内热补益之要药。"

朱良春认为，山药、枸杞子同用有育阴以涵阳之妙，以解仙茅、淫羊藿温壮助阳之峻，故不必担心其太过温燥。紫河车性温而不燥，有温肾补精、益气养血之功。甘草补脾益气，与紫河车组成药对在资先天肾精基础上，注重顾护后天脾胃，先天后天互资互化，使本方培补肾阳有其助力，因果互助。综合各药配伍皆顾护五脏。肾藏先天之精，是生命的本原，为"先天之本"，脾胃化生气血，为"后天之本"。本方特别注重顾护脾肾，立方之据体现中医之本，脾脏运化水谷功能，有赖于肾阳的温煦和促进得以健旺，肾精也需要脾气的水谷运化才得充盛，同时"命门"学说对此方影响颇深。肾阳为命门之火，为人体一切功能活动的助燃剂，维持五脏六腑的功能正常运转，纵观全方体现了中医整体观的思想。

类风湿关节炎属于顽疾，在治疗本病病情重、缠绵难愈者非单独祛风、散寒、除湿所能及．朱良春多用血肉有情之品，其独特的生物活性，以涤痰、化瘀、通络兼以补肾。并在用培补肾阳法治疗类风湿关节炎继发骨质疏松中应用辛温大热、有较强温经散寒、镇痛蠲痹之功的制川乌，具有搜剔精髓骨骱痰瘀之效的天南星、蜈蚣，对于痹久血瘀的"瘀痛"具有佳效，同时给予黄芪、当归、白术益气健脾、补气生血，鸡血藤、延胡索活血通络、行气止痛，共奏温肾壮阳、益气活血通络、蠲痹止痛之功。在控制原发病的同时促进骨组织修复，缓解临床症状。近年来，中医药防治骨质疏松取得了较为确切的临床疗效。同时研究表明，康复服务干预可显著降低类风湿关节炎患者发生骨质疏松的风险。因此类风湿关节炎继发骨质疏松在临床重早期预防，辨证施治及有效的功能锻炼缓解临床症状才能达到治疗目的。朱良春的培补肾阳汤在临床治疗一些疑难杂症，诸如高血压、顽固性疼痛、慢性肝炎、顽固性失眠、哮喘、慢性肾炎等取得良效，在风湿类疾病治疗中同样有借鉴价值，疗效也较为满意。类风湿关节炎具有"久痛多瘀，久痛入络，久痛多虚，久必及肾"的特点，肾为骨所主，朱良春认为久病及肾，肾虚才是类风湿关节炎内在本质。类风湿关节炎继发骨质疏松从肾阳虚论治，同时重用益肾生髓壮骨之品，以资后天充气血促进疾病愈合，结合其用药经验，临床效果显著。

360 类风湿关节炎的中医研究

　　类风湿关节炎（RA）是一种常见的系统性自身免疫病，属于中医学"痹证""痹病"范畴，根据其临床表现及病机特点，历代医家又有"历节""白虎病""痛风""鹤膝风"及"尪痹"等记载。RA 具有较高的患病率和致残率，2006 年第 2 次全国残疾人抽样调查结果显示，RA 是目前中国关节病所致肢体残疾的第 1 位原因，但在中国 RA 认知度较低。西药治疗以非甾体抗炎药（NSAIDs）、糖皮质激素（GCs）、传统改善病情抗风湿药（cDMARDs）及生物 DMARDs 为主，在缓解症状、降低致残率方面作用值得肯定，然而存在多种不良反应的风险。传统中医对本病认识历史悠久，历代医家皆有论述。近年随着对 RA 研究不断深入，RA 中医病机认识以及应用中药复方治疗 RA 取得较大进展，学者卜祥伟等对此做了梳理归纳。

RA 病机研究

　　RA 病机特点为本虚标实。正气亏虚是本病发病之本，《灵枢·百病始生》云："风雨寒热不得虚，邪不能独伤人。猝然逢疾风暴雨而不病者，盖无虚，故邪不能独伤人。"气血阴阳亏虚皆可导致正气不足，虚邪侵滞，发为本病，其肝肾亏虚、脾胃气血亏虚、阳气亏虚、营卫不和尤为重要；风寒湿热等外邪与痰浊血瘀等内邪阻滞肢体经络为本病发病之标。

　　1. 正气亏虚为 RA 发病之本：

　　（1）肝肾亏虚：肝主筋，肾主骨，肝肾亏虚，筋骨失养，外邪趁虚而入，留滞筋骨关节而发为RA。《金匮要略·中风历节病脉证并治》云："寸口脉沉而弱，沉即主骨，弱即主筋，沉为肾，弱即为肝，汗出入水中，如水伤心，历节黄汗出，故云历节。"焦树德认为，尪痹的产生或因先天禀赋不足或后天失养，房事过度，以及妇女经病，产后失血而致肾虚；肾虚不能濡养肝木，筋骨失养而成骨松筋挛，关节变形不得屈伸；肝肾同源，筋骨失养，久则关节变形，而尪羸之疾。王彦杰等认为肝肾先天不足是痹病发病的根本，肝肾后天失养是痹病反复发作的诱因，肝肾亏虚使脾生痰湿是痹病发病之机，肝肾不足更易受外邪而发为痹病。陈慕芝等通过研究发现，肝肾阴虚型 RA 患者贫血程度较重，考虑其病机可能是痹证日久，肝肾不足。肾藏精，肝主血，肝肾同源，精生血，血化精，精血同源，肝肾亏虚则致精气血不足。

　　（2）脾胃气血亏虚：脾胃为后天之本，气血生化之源，脾胃失运，气血亏虚，机体失于濡养，内外之邪滞于肢体关节，发为本病。《医学入门·痹风》云："痹属风寒湿三气入侵而成，然外邪非气血虚而不入。"路志正教授认为，脾胃为营卫气血津液生化之源、气机升降出入之中枢，脾胃失调是导致风湿病发病的重要因素。付新利教授认为，RA 病因主要为湿邪，以脾胃为病变中心，患者多为劳力之人，饮食不节，损伤脾胃，脾失健运，则内生湿邪，内有湿邪易招致外来湿邪，外湿又可引动内湿，内外相引，或湿与风寒热邪相合，痹阻经络，流注关节，甚则攻注脏腑而发为痹病。高雪娇等认为，脾虚可致营卫不足，外邪易侵犯关节肌肉，或脾虚失运，产生湿邪痰瘀，结聚关节，多因相合，变生痹症。

　　（3）阳气亏虚：阳气具有气化温养，卫外防御等功能，阳气亏虚，脏腑失养，外邪易入，发为本病。吴生元基于扶阳学术思想及自身临床实践，认为"阳虚邪凑"是 RA 发病的关键病机，主要为阳虚生寒，或风寒湿邪外凑，从阴化寒，凝滞筋脉，痹阻关节经络，气血周流不畅，出现肢体关节对称性的疼痛、肿胀等症状，提出温阳通络法治疗 RA。吴金玉认为 RA 主因人体阳气不足，风寒湿邪乘虚而入，病机是肾阳不足为根本，治疗上采用扶阳为主，以扶阳治其本，活血化瘀、祛寒化湿治其标。韩盛昊等通过对 RA 患者进行中医体质类型调查发现，骨密度在 RA 患者不同体质类型中存在差异，阳虚体质患者骨密度数值最低。徐昌伟认为，风、寒、湿三气皆为阴邪，而阴邪多伤阳，所以痹症多伴有阳虚，以痛痹为主，因而在用药时注意扶阳固本，扶阳贯穿治疗始终。

（4）营卫不和：《四圣心源》云"营卫者，经络之气血也"。营行脉中，以荣四末，卫行脉外，温分肉，肥腠理。营卫不和，则腠理不固，外邪乘虚而入，滞于关节而成痹。如《类证治裁·痹症》云："诸痹……良由营卫先虚，腠理不密，风湿寒乘虚内袭。正气为邪所阻，不能宣行，因而留滞，气血凝涩，久而成痹。"王刚认为，营卫失调是痹证的重要发病机理之一，是气血理论在痹证中的具体阐释。营卫失调，人体气血不足，筋骨失于濡养，导致痹证的发生。马运锋等认为，RA 整个发病过程中均以营卫不和为内在依据。早期内因是营卫不和，外因是风寒湿热；中期内因是营虚卫弱、脏腑功能失调，外因是风寒湿热深伏；晚期内因是营卫俱微、脏腑虚损，外因是风寒湿热与痰、瘀胶结。马文辉认为营卫倾移为 RA 核心机制，认为 RA 起于三部六病之表部营卫，涉及里枢二部。并提出调和营卫为治疗本病的最主要治法，即从营养代谢和免疫调节两方面来恢复神经-内分泌-免疫-代谢稳态。

2. 内外之邪痹阻经络为 RA 发病之标：风寒湿热等外邪与痰浊血瘀等内邪阻滞肢体筋脉，闭阻经络，为 RA 发病之标。

（1）风寒湿热痹阻：《素问·痹论》云"风寒湿三气杂至合而为痹也"。其风气胜者为行痹，寒气胜者为痛痹，湿气胜者为着痹也。风寒湿热之邪是 RA 发病的主要外因和直接诱因，其致病多"合而为痹"，但各有所胜，既可直接伤人正气，侵入肢体关节，又可与内邪胶结一起，痹阻经络。金实教授认为，"风为百病之长""风者，百病之始也"，发病快、变化多，疼痛游走并遇风加重；寒邪，易伤阳气、凝滞收引筋脉，表现为冷痛、拘急；湿邪，阻遏气机，凝滞血脉，常表现为漫肿酸痛麻木；热邪，壅滞筋脉，病变部位出现红肿、热痛。焦树德认为，"痹症迁延不愈，冬春寒冷之季，复感三邪，寒风气盛内舍肝肾，筋骨同病，渐成尪痹"。姜泉认为，湿热瘀阻是 RA 核心病机之一，RA 活动期多属湿热痹阻型，通过横断面研究显示湿热痹阻证候占 40% 以上，且其分布与代表活动期的 ESR、CRP 等指标正相关，居 6 种证型之首。

（2）痰浊瘀血痹阻：痰浊、瘀血既是外邪痹阻和正气亏虚的病理产物，又可作为致病因素导致 RA 缠绵不愈。焦树德认为，寒湿、贼风、痰浊、瘀血，互为胶结、凝聚不散是尪痹病程绵长病情加重的重要原因。刘喜德认为，久病顽痹胶结难愈的重要因素在于痰瘀痹阻贯穿病程始终。患者感受风寒湿热邪气而痹阻经络肢体关节，肝肾亏虚阳气无力温化，气血凝滞阻滞机体气机生化，津液不行则痰瘀由生，加重肝肾亏虚气血瘀滞，形成痰瘀互结的恶性循环。杜明瑞等认为难治性 RA 的病机是 RA 初期失治或治疗不当，易迁延反复，致气血虚弱，脏腑阴阳失调，气血津液运行不利而变生瘀血痰浊，停留于关节筋骨，痼结根深，难以逐除而成顽疾。申丹等通过研究发现，痰瘀痹阻证型 RA 患者血小板（PLT）明显高于正常值，RA 伴 PLT 升高提示瘀证的存在，并可从炎性反应与凝血在微观层面的关系阐释 PLT 升高与瘀证、热证均相关的机制。

中药复方治疗 RA 的研究

1. 理论研究：根据 RA 本虚标实的病机特点，其治疗多以祛邪扶正为原则。明代李中梓《医宗必读·痹》云："治外者散邪为急，治脏者养正为先。治行痹者散风为主，御寒利湿仍不可废，大抵参以补血之剂，盖治风先治血，血行风自灭也。治痛痹者，散寒为主，疏风燥湿仍不可缺，大抵参以补火之剂，非大辛大温不能释其凝寒之害也。治着痹者利湿为主，祛风解寒亦不可缺，大抵参以补脾补气之剂，盖土强可以胜湿，而气足自无顽麻也。"强调了祛邪与扶正的重要治疗原则。后世医家多在辨证论治前提下,祛邪多根据邪气偏盛不同采用祛风、散寒、除湿、清热、化痰、行瘀通络等治法,扶正多以补益肝肾脾胃为主。近年随着研究深入,应用中药复方治疗 RA 取得较大进展,理论不断丰富和完善。

（1）从五脏论治:

1）从肝论治:肝主疏泄,肝气升发、枢机不利,气滞、痰阻、瘀血阻滞不行而发为痹证;肝主筋,肝血亏虚,不能濡养周身筋脉,筋脉拘挛则致关节屈伸不利乃至变形。研究发现,我国 RA 患者抑郁率高达 44.7%。马武开常以养肝清肝,佐以祛邪通络为治则,用逍遥散、芍药甘草汤为主方,随症加减治疗 RA。冯兴华认为痹证应从肝论治,提出"治肝八法":疏肝理气法、疏肝健脾法、疏肝泻火法、清肝湿热法、疏肝化瘀法、平肝息风法、滋补肝肾法、滋水清肝法。

2）从脾论治:脾为后天之本,脾胃虚,则气血生化乏源,渐致正气不足,是痹证发生之本;脾虚运化无力,水聚津停,化为痰湿,阻遏关节经络,发为痹证;脾失运化、脾不统血、脾阳虚皆可致瘀,瘀血与痰浊流于关节阻于筋脉,不通则痛,发而为痹;且 RA 患者长期服用糖皮质激素、非甾体抗炎药及苦寒或苦温中药等,久则损脾伤胃。因此,许多医家认为脾胃功能的强弱与 RA 的疗效、转归和预后有密切关系,治疗时应顾护脾胃。路志正认为,脾胃失调是导致风湿病发病的重要因素,主张调理脾胃、健脾利湿贯穿治疗类风湿关节炎的始终。常用治法有调理脾胃五法,即健脾益气、理脾和胃、运脾化湿、醒脾健运、温脾散寒。李世年运用健脾除湿为基本法则,自拟苡仁汤治疗 RA,在临床运用中取得满意疗效。

3）从肾论治:肾为先天之本,元气藏于肾,肾虚则先天禀赋不足,是 RA 发病的重要原因;肾主骨生髓,肾精亏虚,骨髓化生乏源,骨枯髓空,导致 RA 骨破坏;肾虚精亏,主骨生髓异常,骨生髓的环境发生改变,使 B 淋巴细胞在骨髓中发育异常,亦为 RA 骨破坏重要因素。《备急千金要方·诸风》云:"夫腰背痛者,皆由肾气虚弱、卧冷湿地当风所得也,不时速治,喜流入脚膝,为偏枯冷痹缓弱疼重,或腰痛挛脚重痹。"提出补益肾气为主的"独活寄生汤"多为后世医家采用。研究发现,肾虚型 RA 患者出现 ANA 阳性和 RF 高滴度阳性的风险分别是非肾虚型的 2.059 倍和 1.574 倍。焦树德认为肾虚是尪痹主要病机,"尪痹发病关键在于风寒湿邪入肾伤骨,骨质受损,关节变形。三邪未侵入肾者,虽久痹不愈也不会使骨质受损变形""针对肾虚寒凝入骨的病机特点,立补肾祛寒法,为治疗大法,辅以化湿疏风、祛瘀通络、强壮筋骨",临床常用"补肾祛寒治尪汤、加减补肾治尪汤、补肾清热治尪汤"等治疗 RA。

4）从肺论治:范伏元认为,肺气失宣、营卫失和、肺经受邪皆可致痹,皆由肺功能失常所致,主张"从肺论治"为早期 RA 风寒湿痹证的基本治疗原则,以宣肺祛风、除湿通络为法,具有一定创新性。

（2）从络论治:清代叶天士《临证指南医案》云"痹者,闭而不通之谓也,正气为邪所阻,脏腑经络不能畅达,皆由气血亏损,腠理疏豁,风寒湿三气得以乘虚外袭,留滞于内,致湿痰浊血流注凝涩而得之",并提出"久病入络""久痛入络"的学术思想,临床注重虫类搜风药的应用。许多学者根据叶天士的学术观点建议从络病学说论治 RA,虫类药、藤类药等搜风通络药的应用极大丰富了 RA 的治疗方法,提高了临床疗效。汪东涛等认为,RA 临床症状符合络病易滞易瘀、易入难出、易积成形的病机特点,"脏虚络病"贯穿于病程的始终,"补脏通络"是 RA 基本治则。朱良春认为,顽痹病机特点为久病入络,久病必虚,久必及肾,"痹证日久,邪气久羁,深入经隧骨骱,气血凝滞不行,湿痰瘀浊胶固,经络闭塞不通,非草木之品所能宣透,必借虫蚁之类搜剔窜透,方能使浊去凝开,经行络畅,邪除正复",而虫类药是朱教授治疗痹证喜用、常用之品。

（3）从毒邪论治:《素问·五常政大论》王冰云"夫毒者,皆五行标盛暴烈之气所为也"。内外之邪进一步发展皆可酿而成毒。周红光等认为,RA 整个病程中反映出毒邪的大多数特性,如 RA 缠绵难愈、反复发作,一般治法难以取效,有毒邪的"顽固性"及"难治性";RA 除侵犯四肢关节肌肉,还出现血管炎、肺纤维化、腺体破坏等全身症状,表现出毒邪的"多发性"及"繁杂性";RA 常伴心律失常、肾脏损害，具有毒邪的"内损性"；RA 的发病常依附于风寒湿热六淫之邪及瘀血、痰浊、水湿等病理产物，突出了毒邪的"依附性"。孙思邈《千金要方》云："热毒流于四肢，历节肿痛。"许多医家认为热毒蕴结，流注筋骨、关节，导致气血壅滞不通是活动期 RA 的主要病机。张鸣鹤将西医之炎症称为热毒，提出了"因炎致痹""因炎致痛""炎生热毒""因炎致瘀"的观点，将清热解毒作为 RA 的基础治疗，贯穿疾病治疗始终。热重于湿者，重用清热解毒；湿重于热者，清热利湿解毒；热毒伤阴者，清热养阴解毒；寒热错杂者，清热散寒解毒。刘清平等认为，"伏毒"是 RA 的病理产物及致病因素，是 RA 发生发展、迁延不愈的一个重要因素，避免诱发因素，控制伏毒外发，可提高临床疗效。

（4）以现代中药药理为用药指导：李楠认为，治疗 RA 应以中医辨证为总纲，以现代中药药理学理论为用药指导。认为临床用药首先进行辨证，根据证型确定治疗原则，在具体选择药物时，经研究证实确有这方面药理作用的中药作为首选。用药加减亦是通过中医辨证论治，从相应功效的中药中选择切合 RA 治疗特点的药物，即有抗炎、调节免疫功能、抑制血管翳形成、抑制骨破坏等作用的相应药物。沈丕安教授认为，RA 具有免疫紊乱、变态反应、炎性肿痛及血管炎性病变的特点，因此临床所用中药需同时具备免疫调节、抗变态反应、抗炎解痛及抗血管炎的作用。

2. 实验研究：近些年中药复方治疗 RA 的实验研究取得较大进展，研究发现，中药复方可缓解 RA 滑膜炎症、滑膜增生、骨破坏等病理改变。

（1）改善滑膜炎症：滑膜炎症是 RA 基本病理改变，主要由滑膜成纤维细胞、巨噬细胞、T 淋巴细胞、B 淋巴细胞等免疫炎性细胞及其分泌的炎性因子共同诱导。研究发现，小柴胡汤可降低 CIA 大鼠血清中 TNF-α、IL-6 等促炎性细胞因子浓度，升高炎症抑制因子 IL-10 浓度，改善滑膜组织水肿、炎性细胞浸润。董小君等研究发现，风湿宁可明显降低风寒湿痹证 CIA 大鼠模型的关节肿胀度与血清 RF、ACPA、IL-1β、TNF-α 含量，升高血清 IL-10 水平，下调滑膜组织中 TLR4、MyD88、IκB-α、NF-κB mRNA 与蛋白表达量，认为风湿宁可能通过抑制 TLR4/NF-κB 信号通路，从而抑制 IL-1β、TNF-α 的产生，起到抗炎与镇痛的作用。郭晴晴等研究发现，乌头汤可抑制趋化因子 MCP-1 及趋化因子受体 2（CCR2）表达，下调 MCP-1/CCR2/ERK1/2 信号，抑制炎症反应。柴立民等研究发现，益气活血解毒方可以明显缓解 CIA 大鼠的关节肿胀度，抑制 B 细胞、T 辅助细胞和细胞毒 T 细胞的增殖和活化。

（2）抑制滑膜增生：RA 滑膜成纤维细胞（RAFLS）呈肿瘤样异常增生、迁移，释放大量促炎性细胞因子及基质金属蛋白，是 RA 骨和软骨破坏的重要原因。研究发现，黄芪桂枝五物汤能通过抑制 Bcl-2 蛋白表达，促进 Bax 蛋白表达，促进 CIA 大鼠异常亢进的滑膜细胞的凋亡。蠲痹汤可使 CIA 大鼠血清和滑膜组织 FasL 蛋白表达升高，Fas 表达降低，通过调节 Fas/FasL 系统介导的细胞凋亡机制诱导滑膜细胞凋亡，抑制滑膜增生，改善 CIA 大鼠关节炎症。梁卫等发现，风湿痹痛方能上调 Caspase-8 的表达，明显降低 sFas、sFasL 水平，促进细胞凋亡，减轻关节损伤。陈秀敏等通过体外实验证实，昆母汤醇提液可抑制 FLS 增殖，诱导 FLS 凋亡，且在一定程度上呈时间剂量依赖性，推测该方可能通过阻断 RA-FLS 的增生，发挥治疗 RA 的作用。

（3）抑制骨破坏：关节骨破坏是造成 RA 关节畸形、功能丧失的主要原因。李波等通过研究证实，清热活血方、风湿清清热活血方药可以作用于 OPG/RANKL/RANK 信号通路，减少炎症因子和破骨细胞（OC）的分化生成，并可通过 Wnt/β-catenin 信号通路促进成骨细胞的生成来减轻 RA 的骨质破坏，说明清热活血方药可能通过调节破骨细胞和成骨细胞的平衡发挥骨保护作用。易永泽等通过研究发现，麝香乌龙丸通过抑制 MMP-3、MMP-9 的高表达和胶原过度降解减轻佐剂性关节炎（AA）大鼠软骨病理改变。郭明慧等研究发现，益肾蠲痹丸可抑制 OC-Tregs 共培养体系中 OC 分化和骨吸收功能，其机制与促进 Tregs IL-10 的分泌，抑制 OC HMGB1、RAGE 表达有关。张冬梅等研究发现，痹祺胶囊可能通过降低 CIA 大鼠血清、软骨、滑膜骨桥蛋白表达及血清 TNF-α 水平，抑制 RA 的软骨破坏。

　　中医对 RA 的认识非常丰富，近现代医家在总结前人论治 RA 基础上，认为肝肾亏虚、脾胃气血亏虚、阳气亏虚等正气不足为 RA 发病之本，风寒湿热、痰浊、瘀血痹阻等内外之邪阻滞经络为 RA 发病之标，治疗方面提出了"从五脏论治""从毒邪论治""从络论治"以及以现代中药药理为用药指导的论治思想。现代实验研究技术的发展进一步证实了中药复方治疗 RA 的有效性，并从缓解 RA 滑膜炎症、抑制滑膜增生和骨破坏等现代医学理论方面揭示了中药复方的作用机制。

361 中医基于血管内皮生长因子信号通路干预治疗类风湿关节炎研究

类风湿关节炎（RA）是一种以关节滑膜炎、破坏性关节病变为主的系统性自身免疫性疾病，其病理主要表现为滑膜衬里细胞增生、间质大量炎症细胞浸润、微血管的新生、血管翳的形成及软骨和骨组织的破坏等，最终导致关节结构破坏、僵直、畸形，甚至功能丧失。RA 的发病原因及发病机制至今仍未完全明确，因此缺乏理想的治疗手段。血管内皮生长因子（VEGF）是一种促血管内皮细胞生长因子，具有高度特异性，可通过诱导血管新生、促使血管翳形成等作用参与血管调控。近年来越来越多的研究表明，VEGF 与 RA 发病密切相关。学者葛珊等对近年来中医药基于 VEGF 信号通路干预治疗 RA 的实验及临床研究进行了梳理归纳，从而为 RA 的临床治疗及新药研发提供参考。

VEGF 信号通路

1. VEGF：又称血管渗透性因子（VPF），属于血小板源性生长因子家族的成员。1989 年，Ferrara 等首次分离得到一种特异性地作用于靶细胞尤其是血管内皮细胞的蛋白质，该蛋白质具有促进血管内皮细胞生长的作用，遂将其命名为 VEGF。VEGF 家族包括 VEGF-A、VEGF-B、VEGF-C、VEGF-D、VEGF-E、胎盘生长因子（PGF）和蛇毒血管内皮生长因子。通常 VEGF 多指 VEGF-A。VEGF 受体（VEGFR）主要包括 VEGFR-1、VEGFR-2、VEGFR3。研究表明，VEGF 与 VEGFR-1 结合后只能引起细胞迁移，而与 VEGFR-2 结合后既能引起细胞迁移又能促使细胞增殖。VEGF 的表达主要受到相关转录因子、炎症因子和某些介质的影响。缺氧是正常和异常组织 VEGF 及其受体表达的主要诱导因素之一。低氧诱导因子-1（HIF-1）在调节缺氧诱导 VEGF 表达的过程中起关键作用。在正常情况下，血管内皮细胞中 VEGF 低表达；在炎症发生时，VEGF 的表达可增加 3～20 倍。

2. VEGF 与 RA：滑膜血管翳是一种慢性炎症组织，其可释放某些水解酶使骨与关节软骨破坏、功能丧失，而滑膜血管翳产生和维持的重要环节就是滑膜的血管新生。VEGF 可以促使 RA 滑膜血管翳的形成，同时也是 RA 发病过程中的直接促炎因子，在 RA 关节侵蚀和破坏过程中发挥了极为重要的作用。RA 患者滑膜组织分泌 VEGF 的同时也分泌大量的炎症因子，两者共同促进血管翳的形成并维持其活性。其中肿瘤坏死因子-α（TNF-α）、IL-1β、IL-6、转化生长因子-β（TGF-β）等可促进 VEGF 的表达，类固醇激素及激素蛋白-1 等细胞内介质亦可促进 VEGF 的转录，而 IL-4、IL-10 则下调其表达。由此可见，通过调控以上 VEGF 相关炎症因子表达可对 RA 起到干预治疗作用。

基于 VEGF 信号通路的抗 RA 研究

1. 中药提取物：

（1）萜类：雷公藤多苷由卫矛科植物雷公藤根提取而来，主要功效有抗炎、抗菌、免疫调节、免疫抑制等。实验研究发现，采用雷公藤多苷提取物对 RA 患者进行临床治疗，能够有效降低沉积在 RA 患者滑膜内的细胞活性物质，降低血清中 VEGF、VEGFR-2 的表达（$P<0.05$），使其恢复至正常水平，具有较好的治疗效果。王伟东等给予弗氏完全佐剂关节炎（AA）模型大鼠雷公藤甲素进行干预，发现

雷公藤甲素能降低 AA 模型大鼠滑膜组织中 VEGF、IL-6 的表达水平（$P<0.01$），从而抑制滑膜血管新生。研究发现，以紫杉醇干预治疗 II 型胶原诱导的关节炎（CIA）模型小鼠后，小鼠关节滑膜组织和外周血清中 VEGF、HIF-1α 水平呈剂量依赖性降低，且关节滑膜微血管密度与滑膜组织中 VEGF、HIF-1α 的表达水平呈正相关，提示紫杉醇可能通过降低 VEGF、HIF-1α 的表达抑制 CIA 模型小鼠的血管生成。

（2）黄酮类：染料木素是一种从豆科植物中提取的天然化合物。研究表明，染料木素可降低 RA 模型（CIA 模型）大鼠血清中 IL-1、IL-6、TNF-α 等炎症因子的水平，抑制 VEGF 的表达，从而阻止滑膜组织中的血管生成。黄欢研究表明，人类风湿关节炎成纤维细胞（MH7A）经两面神激酶/信号传导及转录激活蛋白（JAK/STAT）通路的抑制剂 AG490 及染料木素处理后，VEGF 的蛋白表达量明显降低（$P<0.01$），VEGF mRNA 表达也明显下调（$P<0.01$）。

（3）生物碱类：黄连素是一种季胺类异喹啉生物碱，提取于毛茛科植物根茎中，又称小檗碱。研究表明，小檗碱在抑制 VEGF 的同时还可以抑制 VEGFR-2 的表达，但其影响 VEGFR-2 生物效应的具体机制尚不清楚。

（4）多酚类：白藜芦醇是一种存在于决明子、虎杖、藜芦、葡萄等中的多酚类物质。卢锦森等研究表明，VEGF 蛋白在 AA 模型大鼠滑膜衬里层血管内皮细胞中呈高表达，随着白藜芦醇浓度的增加，血管内皮细胞中 VEGF 蛋白阳性反应逐渐减弱。表明白藜芦醇可能通过抑制 VEGF 的表达和活性，从而发挥对 AA 模型大鼠的治疗作用。

2. 中药复方：近年来研究显示，中医药治疗 RA 疗效颇佳。中医学认为，RA 属于中医学"痹证"范畴，其基本病机是风、寒、湿邪痹阻气血经络，致经脉凝滞，导致气血运行不畅，随之痰浊、瘀血等病理产物积聚，不通则痛。痹证在临床中常分为风寒湿痹和风湿热痹 2 型。

（1）桂芍知母汤：由桂枝、白芍、甘草、麻黄、生姜、白术、知母、防风、炮附子等 9 味中药组成，全方以祛风散寒、除湿通络为主，兼以清热，寒热并调。孙乾等研究了桂芍知母汤对 CIA 模型大鼠 VEGF 表达的影响，结果显示，大鼠关节滑膜组织中 VEGF 水平明显降低（$P<0.01$）。黄清春等研究了以桂芍知母汤为基础方化裁而来的通痹灵浸膏对 RA 患者滑膜细胞中 VEGF 表达的影响，结果显示，通痹灵浸膏能够明显下调 RA 患者滑膜细胞中 VEGF mRNA 的表达水平（$P<0.05$）。

（2）加味犀角地黄汤：由犀角、牡丹皮、赤芍、生地黄等 4 味中药组成，具有清热凉血解毒的功效，首载于唐代孙思邈《备急千金要方》。RA 急性期瘀热互结，应注意通筋活络，加地龙、虎杖搜剔入络，即组成加味犀角地黄汤。李茜研究结果显示，CIA 模型大鼠经加味犀角地黄汤干预后，大鼠关节滑膜组织中的 VEGF mRNA、VEGFR-2 mRNA 表达均明显下调，与雷公藤多苷组比较差异无统计学意义（$P>0.05$）。

（3）祛风舒筋丸：收载于《中华人民共和国药典（一部）》2020 年版，由防风、秦艽、威灵仙、牛膝等 18 味中药组成，用于治疗风寒湿闭阻所致的关节疼痛、屈伸不利等症，具有祛风散寒、除湿活络之功效。张瑶等实验研究表明，祛风舒筋丸具有较强的抗 RA 作用，其作用机制可能与抑制 IL-1β、IL-6、TNF-α 等炎症因子生成以及 VEGF 和 ICAM-1 的表达有关。

（4）芍甘附子汤加味：刘小平等以 RA 成纤维样滑膜细胞（RA-FLSs）为实验对象，采用芍甘附子汤加味进行干预，检测 RA-FLSs 细胞培养上清液中的目的基因表达量。结果显示，芍甘附子汤加味可使 RA-FLSs 细胞培养上清液中的 HIF-1α、VEGF、血管生成素-1（Ang-1）、血管生成素--2（Ang-2）表达量明显下降（$P<0.01$）。实验证实了芍甘附子汤加味对 HIF/VEGF/ANG 通路的靶向作用。

（5）其他：刺山柑果风湿止痛贴消肿迅速。霍新慧等研究表明，刺山柑果风湿止痛贴对 RA 模型大鼠有良好的抗炎、止痛作用，其作用机制可能与抑制 RA 模型大鼠血清 TNF-α 和 IL-1β 等促炎因子的表达，降低血管新生的核心调控因子 VEGF 的含量，以及下调滑膜组织中基质金属蛋白酶（MMP-9）的蛋白表达有关。研究显示，清热化瘀凝胶外敷可明显降低 CIA 模型大鼠血清中 IL-1β、TNF-α、Ang-1 及滑膜组织中 IL1β、TNF-α、VEGF、Ang-1 的水平（$P<0.01$）。

3. 中医外治疗法：

（1）艾灸：灸疗作为中医学传统治疗方法，是治疗 RA 的一种物理辅助疗法。研究表明，艾灸可有效调控 RA 模型大鼠血清中的炎症因子、VEGF 等，减轻滑膜炎症、充血、水肿及关节腔积液等症状，具有良好的抗炎、镇痛及免疫调节作用，且无不良反应。赵彦等实验研究结果显示，艾灸能够降低 AA 模型大鼠关节炎指数评分，其作用机制可能与其下调 VEGF 表达有关。任继刚等研究表明，艾灸可通过调节 RA 模型家兔骨桥蛋白（OPN）的表达，进而调节相关炎症因子及 VEGF 的表达，从而抑制 RA 滑膜炎症及血管翳的形成，发挥对 RA 的治疗作用。

（2）电针：电针疗法是指在刺入人体穴位的毫针上，用电针仪通以微量低频脉冲电流进行治疗的方法。研究显示，电针能使 RA 患者外周血和关节滑液中 IL-1、IL-6 的含量明显降低（$P<0.05$），同时升高 IL-4、IL-10 的含量（$P<0.05$），减轻滑膜炎症反应，使关节结构破坏进程得以减缓。电针治疗可减轻炎症介质引起的关节滑膜炎症反应，特别是炎症反应后的疼痛和肿胀症状，通过抑制 TNF-α 和 VEGF 的表达，进而缓解 RA 患者的临床症状。

4. 中西医联合治疗：目前临床上用于治疗 RA 的药物主要有非甾体抗炎药、抗风湿药、类固醇和生物反应调节剂。虽然西药对于 RA 的治疗取得了一定的疗效，但仍然存在诸多不良反应。许多实验及临床研究表明，中西医联合疗法治疗 RA 疗效显著。

（1）中药复方联合甲氨蝶呤：已广泛应用于 RA 治疗的甲氨蝶呤（MTX）可有效减轻 RA 的损伤程度，但其具体的作用机制尚未明确。朴雪梅等研究显示，在常规西药甲氨蝶呤的基础上给予益气清络方口服，可明显降低 RA 患者血清中的 VEGF 水平（$P<0.05$）。应用当归蠲痹汤联合甲氨蝶呤治疗 RA 湿热痹阻证可有效缓解患者的临床症状，减轻患者疼痛，改善骨质结构，降低血浆中 VEGF、核因子 κB（NF-κB）水平（$P<0.05$）。

（2）扶中清痹通络汤联合益赛普：益赛普是目前全球应用最广泛的 TNF-α 抑制剂，同时益赛普也能抑制 VEGF 的表达，抑制其促进血管新生的作用。黄建武等对活动期 RA 患者给予扶中清痹通络汤口服联合益赛普皮下注射治疗，结果显示，扶中清痹通络汤联合益赛普可明显降低活动期 RA 患者血清 TNF-α 和 VEGF 的水平（$P<0.01$），且效果优于单独使用益赛普治疗（$P<0.05$）。

（3）乌龙丹联合来氟米特：临床研究显示，乌龙丹联合来氟米特比单用来氟米特治疗 RA 临床疗效显著，乌龙丹能有效降低 RA 患者血清 IL-6、IL-17、VEGF 的含量（$P<0.05$），这可能是其缓解 RA 炎症反应的作用机制之一。

（4）通络灵酊剂联合中频导入：马建辉等在关节功能训练的基础上联合通络灵酊剂中频导入治疗 RA 痰瘀互结证患者，结果显示临床疗效显著且安全，其作用机制可能与降低 VEGF、TNF-α、骨特异性碱性磷酸酶（BAP）水平，升高 IL-10 水平有关。

（5）艾灸联合西医治疗：目前西医通过外科手术不能完全治愈 RA，仍需要长期服用药物以缓解病情。研究发现，采用艾灸进行辅助治疗可明显改善 RA 患者的炎症反应及关节症状（$P<0.05$）。熊燕等在采用西药甲氨蝶呤或来氟米特治疗的基础上配合足三里、肾俞、阿是穴艾灸治疗 RA，结果显示，患者血清 IL-1β、VEGF 含量明显下降（$P<0.01$），且作用优于单纯西药治疗（$P<0.05$）。

RA 是一种慢性免疫系统疾病，其发病主要特征是关节滑膜炎，伴有关节滑膜炎性增生及滑膜血管翳的形成。VEGF 能特异性地作用于靶细胞，尤其是血管内皮细胞，是血管新生的重要诱导剂，具有诱导血管新生、促使血管翳形成的作用。RA 患者的 VEGF 含量和其他炎症因子均明显高于正常水平，通过抑制 RA 患者 VEGF 的表达，可抑制血管新生，减少滑膜血管翳的形成，从而起到治疗作用。近年来，随着关节外病变新疗法的不断出现，使 RA 的预后有了明显的改善。通过降低 IL-1β、IL-6 及 TNF-α 等炎症因子的水平，阻断 VEGF/VEGFR2、HIF-1α/VEGF 等相关信号通路，可以有效抑制 VEGF 的表达，从而阻止滑膜血管新生，起到治疗 RA 的作用。

362　骨关节炎免疫炎症关键蛋白表达谱变化和中医干预

骨关节炎（OA）占所有关节疾病的 40% 左右。近年来，骨关节炎的患病率和负担大大增加，生活水平的提高、人口老年化和肥胖人口的增加也成为发病率增高的因素。关节软骨的破坏是 OA 最显著的特征，包括滑膜、Ⅱ型胶原、聚集蛋白多糖、软骨下骨和关节周围软组织的破坏，并伴有关节功能障碍。骨关节炎主要表现为膝关节疼痛、肿胀、压痛、僵硬，严重活动性肿胀，甚至不能活动。除了关注疾病，还需要关注与疾病相关的生理、心理和社会互动。与其他慢性疾病相比，OA 患者的年龄相对较低。OA 不仅给患者带来疼痛，而且对其自身的社会交往也有很大影响，造成负面情绪，导致患者感受降低。学者鲍丙溪等采用 Raybiotech 抗体芯片检测 OA 患者体内与免疫炎症相关蛋白的变化情况，应用 ELISA 进行验证，探讨了中医药对 OA 患者变化的差异蛋白及实验室指标的影响，及其改善 OA 的作用机制。

资料与方法

1. 资料：收集 10 例 OA 患者和 10 例健康人，利用蛋白芯片进行关键蛋白筛选。30 例 OA 治疗前后患者和 30 例健康人，利用 ELISA 进行关键蛋白验证，所有实验组检测样本均来自 2018 年 12 月至 2019 年 2 月××医院风湿科住院患者，健康对照组来自医院健康体检中心。两组数据在年龄、性别上无差异。本研究获得院伦理委员会的批准，患者知情，且签署同意书。①诊断标准：西医诊断标准按照 1995 年美国风湿病学会（ACR）修订的诊断标准及 2007 年中华医学会骨科学分会骨关节炎诊断及治疗指南。②排除标准：排除合并其他风湿性疾病，排除严重原发性心血管疾病、呼吸系统疾病、糖尿病、妊娠期及哺乳期妇女、患有精神疾病无法配合的患者。

2. 方法：

（1）实验分组：实验组新风胶囊联合中药饮片口服（新风胶囊：由薏苡仁、黄芪、蜈蚣、雷公藤组成，0.34 g/粒，3 粒/次，3 次/d；中药汤剂内服，1 剂/d，早晚分服），对照组仅内服中药汤剂，1剂/d。

（2）数据分析：

1）OA 患者免疫炎症差异蛋白筛选：芯片扫描得到的原始数据经 Raybiotech 软件进行芯片背景去除、芯片间归一化处理。然后选择 Result 数据来做分析。两组间比较分析方法为 moderated t-statistics，数据包为 limma，来自 R/Bioconductor；采用 adjust P value（或 P value）和 logFC（表达差异倍数，以 2 为底）对差异蛋白进行筛选；3 组比较分析方法为 One-wayANOVA，数据包为 stats。

2）生物信息学分析：主成分分析（PCA）和基因本体分析（GO）分别鉴定了差异表达蛋白及其功能。京都基因和基因组百科全书（KEGG）富集分析差异表达蛋白具有的主要生物学功能及其参与的主要生化代谢和信号转导途径。层次聚类分析差异蛋白表达模式。PCA 数据包"ggfortify"、GO 及 KEGG 富集分析数据包"clusterProfiler"、层次聚类分析数据包"gplots"。

3）关联规则分析：关联规则中将治疗后指标改善设为 T，反之为 F，前项为中药或新风胶囊联合中药，后项为关键蛋白和免疫炎症实验室指标。设定最小支持度及置信度，若生成的关联规则中所有数据大于最小设定值，则被称为强关联规则。

4）观察指标：关键蛋白 B7‑1、ICOS、PD-L2；免疫炎症指标免疫球蛋白 A（IgA）、免疫球蛋白 G（IgG）、免疫球蛋白 M（IgM）、补体 C3、补体 C4、红细胞沉降率（ESR）、C 反应蛋白（CRP）；患者感受相关指标患者焦虑量表（SAS）、患者抑郁量表（SDS）、SF-36 量表（生理功能 PF、生理职能 RP、躯体疼痛 BP、一般健康 GH、精力 VT、社会功能 SF、情感职能 RE、精神健康 MH）。

3. 统计学分析：数据用 SPSS 21.0 统计软件进行处理，计量资料以 $x \pm s$ 表示，计数资料以率表示，治疗前后应用配对 t 检验，多组数据 a/c 较采用 One-wayANOVA 检验，以 $P < 0.05$ 为差异有统计学意义。

结　果

1. 蛋白芯片筛选 OA 免疫炎症相关蛋白：选取 OA 组 10 例，男 1 例，女 9 例，平均年龄（59.8±9.5）岁；对照组 10 例，女 8 例，男 2 例，平均年龄（58.0±9.3）岁，两组年龄、性别基线差异无统计学意义（$P > 0.05$）。ELISA 验证 OA 免疫炎症相关蛋白，选取 OA 患者治疗前及治疗后 30 例，女 24 例，男 6 例，平均年龄（60.6±10.6）岁；对照组 30 例，女性 26 例，男性 4 例，平均年龄（55.3±8.9）岁，两组年龄、性别基线差异无统计学意义（$P > 0.05$）。

2. 抗体芯片检测 OA 患者血清蛋白表达谱：

（1）OA 潜在生物标志物的鉴定：通过火山图和散点图对 OA 组蛋白与 Control 组蛋白进行比较，结果表明，OA 组血清蛋白表达与 Control 组有显著差异。其中 OA 组 3 个蛋白较 Control 组有显著变化，OA 组 B7-1、ICOS、PD-L2 均下调。

（2）OA 患者血清蛋白表达谱：提示 OA 患者与对照组的蛋白表达模式存在差异。

（3）生物信息学分析：通过 GO 富集分析显示，有显著功能项 25 个，其中 BP 功能项 20 个，MF 功能项 3 个，CC 功能项 2 个。KEGG 富集分析显示，DEPs 在 12 个途径中显著富集。以上富集的信息和信号通路可能反映了 OA 的发病机制。

3. 关键蛋白验证：选取 30 例治疗前后 OA 患者，通过 ELISA 对芯片筛选出的 3 个与 OA 免疫验证相关的蛋白进行验证，结果显示，OA 组与对照组相比较，B7-1、ICOS、PD-L2，3 个蛋白显著下调（$P < 0.01$）。

4. OA 患者治疗前关键蛋白与相关指标的相关性分析：利用 Spearman 相关性检验，结果显示 ICOS 与 ESR、CRP、补体 C3、补体 C4 及 BP 呈显著负相关，B7-1 与 SAS 呈显著正相关。

5. OA 患者治疗前后差异蛋白及相关指标改善情况：选取 30 例治疗前后 OA 患者，比较 OA 患者治疗前后差异蛋白及相关指标改善情况，结果显示 OA 患者治疗后 B7-1、ICOS 和 PD-L2（$P < 0.01$），ESR、补体 C4、SAS 和 BP（$P < 0.05$）均有明显改善，差异具有统计学意义。

6. 两组患者治疗前后差异蛋白及相关指标改善情况：选取 30 例治疗后 OA 患者，其中对照组 19 例，实验组 11 例，比较对照组和实验组患者治疗后相关指标情况，结果显示实验组治疗后患者的 CRP 和 IgA 的改善情况相比对照组，差异具有统计学意义（$P < 0.05$）。

7. 中药与患者实验室指标及其他相关指标的关联规则分析：选取 30 例 OA 患者，调取患者使用中药情况，设定前项为单味中药，设定后项为免疫炎症相关差异蛋白和免疫炎症实验室指标，设置最小支持度为 50%，最低置信度为 90%，经 Aprior 模块分析，差异蛋白 B7-1 的上升与陈皮、蒲公英有强关联；ICOS 的上升与牡丹皮、蒲公英、丹参有强关联；PD-L2 的上升与桃仁、山药和薏苡仁有强关联，以上结果支持度均 >50%，置信度 >90%，提升 >1。

设定前项为新风胶囊联合中药，设定后项为免疫炎症相关差异蛋白和免疫炎症实验室指标，设置最小支持度为 30%，最低置信度为 70%，经 Aprior 模块分析，IgA、IgG、ESR 和 CRP 的下降及差异蛋白 ICOS、PDL2 的上升均与新风胶囊联合山药有强关联，以上结果支持度均＞30％，置信度＞70，提升＞1。

讨　　论

OA 是一种退行性骨关节疾病，以慢性滑膜炎、关节软骨变性和软骨下骨重塑为特征。ESR 和 CRP 是显著反映炎症变化的指标。ESR 和 CRP 浓度是诊断膝关节疼痛（包括并发症）的重要诊断方法。另外补体系统是先天免疫的重要组成部分，在 OA 患者滑膜和滑膜组织中可以检测到。修复软骨紊乱引起的软骨细胞外基质的释放以及软骨细胞凋亡特征的改变所致的病理变化，与激活补体系统有一定的关联，能显著增强 OA 的病理反应。

ICOS 是 CD28 家族的一员。ICOS 信号在维持 T 淋巴细胞效应和记忆细胞活化、免疫球蛋白转换、调节 Th 细胞极化等方面发挥重要作用。ICOS 及其特异性配体（ICOSL）有激活诱导和调控免疫应答的特征，推测 ICOS/ICOSL 信号可能参与 OA 的发生发展，从而参与调节 OA 的免疫损伤和免疫紊乱。B7-1 蛋白表达于抗原呈递细胞（APC）表面，在固有免疫系统中的作用是在免疫激活和免疫抑制之间建立平衡关系。B7-1 及其受体，包括 CD28、CTLA4 和 PD-L1，对机体的稳定起着调节控制作用。PDL2 是 B7-DC 家族成员，是抑制 T 细胞免疫应答的重要调控分子，参与多种自身免疫性疾病和炎症性疾病的发病机制。关于 B7-1 和 PD-L2 在骨关节炎中的作用，相关文献较少，尚需进行大量的临床研究或者动物实验研究。

本研究使用蛋白芯片来分析 OA 患者和对照组血清中关键免疫炎症蛋白的表达，获得 3 个差异蛋白并进行相关蛋白分析（GO、KEGG pathway、PCA），以了解 OA 新的发病机制。GO 和 KEGG 富集分析表明，免疫炎症的关键蛋白在 OA 的发生中起关键作用。蛋白芯片筛选结果显示，与 OA 相关的关键蛋白为 ICOS、B7-1 和 PD-L2，经 ELISA 验证，其表达较对照组下调（$P<0.01$）。中医治疗 OA 以安全、费用低、患者痛苦小，可以改善患者关节功能及生活质量而更容易被患者所接受。本次研究结果显示：通过相关性分析，ICOS 与 ESR、CRP、补体 C3、补体 C4 及 BP 呈显著负相关，B7-1 与 SAS 呈显著正相关，与临床实际相符合；OA 患者治疗后 B7-1、ICOS、PD-L2、ESR、补体 C4、SAS 和 BP 均有明显改善（$P<0.05$）；比较单纯中药组和中药联合新风胶囊组患者治疗后相关指标情况，结果显示使用中药联合新风胶囊治疗后患者的 CRP 和 IgA 的情况较使用单纯中药治疗后改善较好；通过中药与相关指标进行关联规则分析，结果显示差异蛋白 B7-1 的上升与陈皮、蒲公英有强关联；ICOS 的上升与牡丹皮、蒲公英、丹参有强关联；PD-L2 的上升与桃仁、山药和薏苡仁有强关联，IgA、IgG、ESR 和 CRP 的下降及差异蛋白 ICOS、PD-L2 的上升均与新风胶囊联合山药有强关联。研究表明陈皮、蒲公英、丹参、桃仁和山药等有抗炎、抗菌、调节免疫的作用，对调节差异蛋白有着重要作用；新风胶囊是延续新安从脾治痹思想的基础上研制的中成药，通过关联规则分析可知新风胶囊与山药联合使用可以对免疫炎症指标及关键蛋白的调节有重要的作用，这与新风胶囊的药物组成可能有密切联系。新风胶囊主要由黄芪、薏苡仁、雷公藤、蜈蚣等组成。组方中各药都具有一定的抗炎镇痛的效果。黄芪、薏苡仁有益气健脾作用，能够调节雷公藤的副作用造成患者免疫力低下的不良反应。现代药理研究证明，黄芪能增加巨噬细胞的数量以及提高其吞噬能力。雷公藤具有祛风湿、活血化瘀、通络止痛的作用，能抗炎镇痛、抑制白细胞介素等细胞因子的表达，从而达到良好的治疗效果。文建庭等通过数据挖掘的方法研究新风胶囊联合中药与单纯中药治疗 OA 疗效差别，研究显示经过随机行走模型的分析，新风胶囊联合中药在降低 OA 患者 ESR 和超敏 C 反应蛋白（hs-CRP）的效果优于单纯中药组；汪元等观察中药内服外敷对 OA 的疗效，发现新风胶囊联合中药内服与外敷在改善 ESR、ALP、PLT、SOD 等方面优于硫酸氨基葡萄糖组，对患者的生活质量也有一定的改善；谈冰等研究也发现新风胶囊治疗 OA 患者，在降低 P65、TRAF、IL-17、hs-CRP、ESR，升高 IL-4 方面明显优于硫酸氨基葡萄糖组。新风胶囊在临床应用数年，在治疗骨关节炎上疗效显著。

　　应用蛋白芯片检测 OA 患者血清中与免疫炎症相关的蛋白表达情况，进一步明确 RA 的发病机制，发现新的诊断标志物。从上述研究可知，中医药对改善骨关节炎关键蛋白的表达有重要的作用，尤其是新风胶囊联合中药不仅在改善关键蛋白上有明显作用，在对免疫炎症实验室指标的改善上同样发挥着重要的调节作用。

363　中医治疗骨关节炎的机制、意义和研究策略

　　骨关节炎（OA）又称骨关节病、老年性关节炎、退行性关节炎，是老年人的常见疾病，以关节软骨的退变、破坏以及关节边缘和软骨下骨反应性增生为发病特点。随人口老龄化的程度加重，其发病率也升高，是目前老年人慢性残疾的首要原因，属于中医学"骨痹""痹病""骨痿"等范畴，其病因病机主要是肝肾不足、气滞血瘀，证属本虚标实。其症状以疼痛肿胀为主，并常伴有关节活动受限，日久关节僵硬，甚至出现畸形。中医药对于 OA 的治疗手段丰富，有中药内服外用、针灸、推拿、传统功法锻炼等。其疗效明显且不良反应较少。随着网络药理学、基因编辑技术、干细胞技术等组织工程学和分子生物学的大力发展，近年来国内外广泛开展了关于中医治疗骨关节的作用机制的研究，为中医药治疗 OA 提供了现代医学证据，也为精准医疗的开展做出了重要贡献。学者钟静等就目前研究较多的中药单药和复方、针灸推拿及外用膏药治疗 OA 的机制及临床意义进行了梳理论述。

中药单体和药对研究

　　1. 补肝肾强筋骨类：肝主筋，肾主骨，肝肾不足常导致肌肉筋骨的失用，因此补肝肾强筋骨类中药广泛应用于 OA 的治疗。淫羊藿是具有补肾阳、强筋骨、祛风湿功效的中药，常用于肾阳虚所致的 OA，其主要的有效成分淫羊藿苷通过调节 TAR DNA 结合蛋白（TDP-43）、核因子 $\kappa\beta$（NF-$\kappa\beta$）信号通路降低软骨凋亡率，或者抑制 NLR 家族 3（NLRP3）炎性体介导的半胱氨酸蛋白酶-1 信号通路以减少软骨细胞损伤和凋亡；还可以通过降低骨髓间充质干细胞转化生长因子-β1 的分泌量，继而下调 Wnt/β-连环蛋白信号通路抑制因子 Dickkopf 同源物 2（DKK2）的表达，从而上调 Wnt/β-连环蛋白信号通路的活性，纠正 OA 软骨下骨的矿化障碍；或者通过 rf2/ARE 途径减轻基质降解以达到软骨保护功能。淫羊藿苷还可以通过降低基质金属蛋白酶 14、葡萄糖调控蛋白 78 ku 和白细胞介素-1β 的表达积极调控 OA 滑膜细胞，进而改变关节腔微环境，降低滑膜炎症的发生以治疗 OA。中药牛膝具有活血通经、补肝肾强筋骨的功效，经过网络药理学研究发现牛膝的主要有效成分槲皮素存在 26 种与 OA 有关的靶蛋白，这些靶标主要集中在线粒体三磷酸腺苷合成、质子运输、细胞对雌二醇刺激的反应以及一氧化氮的生物合成过程中，故推测 pim-1 癌基因-槲皮素，细胞色素 P450 家族 1 亚家族 B 员 1（CYP1B1）-槲皮素和热休克 70 ku 蛋白 2-槲皮素的对接可能在 OA 的治疗中起重要作用。且有实验证明牛膝醇提物中药含药血清可促进体外软骨细胞的增殖和蛋白合成。另有研究发现牛膝总皂苷能够通过作用于兔膝骨 OA 模型关节液中的细胞因子的表达来缓解兔膝骨 OA 引起的软骨退化，牛膝是通过多种有效成分发挥治疗 OA 的作用。鹿茸益精髓，强筋骨，用于肾精亏虚导致的腰膝酸软，其有效成分通过促进转化生长因子-β/Smad 信号通路下游分子 Smad2、Smad3 表达，抑制 Smad6、Smad7 的表达，使基质金属蛋白酶-1、过氧化物酶体增殖物激活受体（PPARγ）、趋化因子受体 4 表达上调，碳酸酐酶 II、GLI-Kruppel 家族成员 GLI2、分泌卷曲相关蛋白 2、纺锤体蛋白 1、软骨蛋白（CHAD）表达下调，促进关节软骨的修复。龟板胶和鹿角胶是名方龟鹿二仙胶的主要组成部分，具有滋阴填精、益气壮阳的功效，可用于真元虚损、肾精亏虚的骨痹。实验发现其通过下调 OA 豚鼠软骨细胞 c-Jun N-末端激酶（JNK）、P38 丝裂原活化蛋白激酶 mRNA 的表达和 JNK、P38 丝裂原活化蛋白激酶的表达，减轻 OA 豚鼠软骨细胞的退变，同时上调关节软骨细胞丝裂原活化蛋白激酶、丝裂原活化蛋白激酶 1/2 和细胞外信号调节酶 1/2 的表达水平，促进 OA 豚鼠软骨细胞的增殖。

2. 活血通络止痛类： 骨痹常由于气滞血瘀所致，不通则痛，气血瘀滞于关节则关节屈伸不利，故活血通络止痛类中药亦广泛应用于临床。丹参具有祛瘀活血的功效，常用于气滞血瘀型的骨痹，其有效成分通过磷脂酰肌醇-3激酶-丝氨酸/苏氨酸蛋白激酶、白细胞介素-17、缺氧诱导因子-1和肿瘤坏死因子信号通路可能作用于白细胞介素-6、丝氨酸/苏氨酸蛋白激酶1、血管内皮生长因子A、肿瘤坏死因子、肿瘤抑制蛋白P53、FOS原癌基因、丝裂原活化蛋白激酶1和半胱氨酸蛋白酶3这些靶点以发挥调节代谢、凋亡、炎症和细胞增殖作用，从而治疗OA。白藜芦醇存在于虎杖等药材中，虎杖有活血散瘀通经的功效，也可用于气血瘀型骨痹，现代药理学认为其对于骨关节的作用是既能抑制骨破坏又能促进骨形成。其中通过抑制v-src肉瘤病毒癌基因同源物（Src）激酶、信号转导因子和转录激活因子3和Wnt信号通路可以改善胶原诱导，通过激活沉默信息调节蛋白1等信号通路增强成骨细胞的功能，从而防止OA。马钱子是中药中止痛效果极佳的药材，可用于OA造成的疼痛，研究发现核受体家族某些成员（雌激素受体1、孕酮受体、核受体亚家族3，组C，成员1、雌激素受体2）可能是马钱子治疗OA的潜在药物靶标，这为马钱子治疗OA提供了新的研究方向。OA最常见的症状为关节疼痛，而乳香、没药可用于瘀血阻滞之痛症，对于OA引起的疼痛具有良好的控制效用。此药对通过丝氨酸/苏氨酸蛋白激酶-1、肿瘤蛋白P53、白细胞介素-6、肿瘤坏死因子、JUN原癌基因、丝裂原活化蛋白激酶1这些靶点发挥控制炎症反应、细胞凋亡与免疫系统以治疗OA的作用。豨莶草与海桐皮是祛风湿、通血脉、利关节、强筋骨的要药，两药合用可增强治疗筋骨不利、骨节疼痛的功效。用于通过调控半胱氨酸蛋白酶-3、前列腺素氧化环化酶-2、JUN原癌基因、蛋白激酶Cα、PPARγ与周围基因蛋白控制炎症免疫反应及细胞凋亡。

3. 研究策略： 中药治疗OA主要针对软骨和滑膜两方面，大多数从抑制软骨细胞的凋亡和损伤、促进骨细胞的增殖生长，以及抑制滑膜的炎症入手，作用于细胞炎症因子、肿瘤坏死因子，以及金属蛋白酶等相关的基因、蛋白靶点和对应的通路而发挥治疗OA的作用。

筛选临床中常用的补肝肾强筋骨类中药，发现其主要通过发挥保护软骨细胞损伤、促进软骨细胞修复的作用，以及少部分抗炎以治疗OA；而活血化瘀止痛类中药主要通过抑制炎症的发生、调控细胞的凋亡来治疗OA。可见在单药研究中基本上是以西医药理学的方法及理论进行研究，并未结合中医的药性理论，比如青蒿素的发现和应用，虽然是从《肘后备急方》中找到的灵感，但始终是根据西医的药理学进行研究并投入使用的，目前的这类研究方法不利于中医药性理论的发展，建议研究者在未来的研究中尝试换一种思路，从四气五味探讨中药治疗OA的科学性的机制。在日后的研究中可以多进行有效的实验和临床研究，筛选出具体作用的有效成分、有效靶点，为精准医疗的发展提供基础支持。

中药单体成分较复方简单，可联用一些先进的治疗手段。间充质干细胞来源的外泌体（MSC-EXO）对以干细胞为靶点的疾病有显著的作用，其中就包括对OA的治疗，其能够通过调节软骨修复与再生来延缓OA的发生发展，在基础医学与临床医学领域中都是新兴的一大热点。因此在未来的研究中，研究者们可以探索中药单体或药对是否存在干预间充质干细胞来源的外泌体表达的可能性，以及两者联用治疗OA的效果。

中药复方研究

1. 补肝肾强筋骨类： 治疗OA从肝肾论治多可获得理想的疗效。王桂彬研究发现温阳益髓方治疗早期膝OA的过程中，通过对骨钙素、Ⅱ型胶原C端肽、骨保护素等骨代谢指标的有效调控，维持骨形成与骨吸收的相互抗衡稳定状态下骨重塑的动态平衡，能够有效缓解早期膝OA患者的临床症状，改善膝关节功能，临床疗效安全，取效迅速，无明显不良反应。柴毅在建立绝经后骨质疏松与绝经后OA共病模型后实验研究发现"补肾-益精填髓-壮骨"的左归丸是干预软骨——软骨下骨防治绝经后OA的有效方剂。左归丸可促进软骨组织神经肽（NPY）及其受体NPY1R与NPY2R的蛋白表达，阻止软骨退化，促进软骨修复，防治绝经后OA软骨病变。徐兆辉实验研究发现补肾调肝方对膝骨性关节炎大鼠关节软骨的保护优于硫酸氨基葡萄糖胶囊，通过上调 SRY 框（SOX）9 蛋白的表达水平促进软骨细胞增殖和自我修复、抑制软骨细胞和软骨基质退变吸收而发挥治疗作用；且发现 SOX9、矮小相关转录因子 2 表达的动态时空平衡是维持关节软骨正常形态的关键因素。吴广文等经过实验发现补肝肾强筋骨的独活寄生汤可通过调控 miR-146a/- 155-NF-$\kappa\beta$/p38 丝裂原活化蛋白激酶信号通路，抑制膝 OA 炎症反应，有研究发现独活寄生汤可以通过降低 Zn^{2+} 的浓度，降低 Zn^{2+} 转运蛋白尤其是锌转运蛋白（ZIP）8 蛋白水平，减少线粒体裂殖调控因子 1 被激活量，减少对软骨细胞中基质金属蛋白酶家族和 ADAM 金属肽酶含血小板反应蛋白 1 基元家族的表达，从而起到治疗膝 OA 的作用。梁延琛在临床对照研究中对补肾活血方组和硫酸氨基葡萄糖胶囊组膝骨性关节炎患者的改良型里开森氏 OA 严重程度评价指数的评分进行比较，差异无统计学意义；两组患者治疗前后关节液中肿瘤坏死因子-α、白细胞介素-1β 的水平变化情况相比较，差异无统计学意义；但两组之间治疗前后关节液中基质金属蛋白酶-1 的水平相比较，差异有统计学意义。实验研究发现补肾活血方具有抑制关节滑膜细胞分泌白细胞介素-1β 的作用，同时可以降低关节软骨细胞内盘蛋白域受体家族 2 的表达水平，并抑制关节滑膜细胞内基质金属蛋白酶-1 mRNA、基质金属蛋白酶-7 mRNA 的基因表达，并且经检验证实服用补肾活血方后的患者关节液中肿瘤坏死因子-α、白细胞介素-1β、基质金属蛋白酶-1 的水平较服用前明显降低，从而获得了对膝骨性关节炎的明确临床治疗效果。

2. 活血通络止痛类：卢文亚在化湿补肾法对大鼠膝 OA 影响的实验研究中发现化湿定痛汤能够通过减轻大鼠关节软骨和滑膜的炎性水肿和局部肿胀程度，降低 NF-κB、Toll 样受体-3、白细胞介素-1、白细胞介素-6 的表达量，以抑制丝裂原活化蛋白激酶激酶/细胞外信号调节酶信号通路的激活，进而降低一氧化氮、基质金属蛋白酶-13 的表达。杨国元利用整合药理学发现"膝痛康"靶点为 GNAS 复合体基因座、前列腺素氧化环化酶 2，通过实验研究得出"膝痛康"可降低大鼠血清中白细胞介素-1β、肿瘤坏死因子-α、前列腺素 2 的水平，具有减轻膝骨性关节的炎症反应、镇痛作用。肖延成实验研究发现"膝痹宁"可有效降低膝骨性关节炎软骨下骨中 TNF 受体关联蛋白、基质细胞衍生因子-1、轴突生长诱向因子 1、神经生长因子蛋白的表达，改善膝骨性关节炎疼痛症状；可有效降低异常机械应力作用下破骨细胞中基质细胞衍生因子-1、轴突生长诱向因子 1、神经生长因子 mRNA 的表达；有效抑制基质细胞衍生因子-1/趋化因子受体 4 信号轴的激活，减少膝骨性关节炎疼痛相关因子的释放，从而治疗膝 OA。宋寒冰等发现七厘散能够通过调控 Wnt/β-catenin 信号通路促进骨髓间质干细胞的增殖从而改善兔膝 OA。骆帝等经过网络药理学研究得出乌头汤治疗 OA 的生物过程与白细胞介素 1 受体信号转导、过氧化物酶增殖激活受体的协同激活作用、酪氨酸激酶受体 2 的信号转导作用等有关，主要通过调节肿瘤坏死因子信号通路、血管内皮生长因子信号通路、破骨细胞分化信号通路、核转录因子 $\kappa\beta$ 信号通路、Toll 样受体信号通路等发挥治疗 OA 的作用。

3. 研究策略：无论是补肝肾强筋骨类的中药方剂还是活血化瘀止痛类的方剂，都与中药单体或药对相类似，均为通过调节相应的指标而调控相对应的通路，从而发挥治疗骨关节的作用。在多数临床对照试验中发现中药方剂治疗 OA 的疗效与西药相当甚至优于西药，且不良反应较少。但是复方在研究中还是存在一定问题。

第一，难以评价临床疗效。由于无论是临床研究抑或实验研究，大多数医家在各自的单位进行小样本研究，缺乏大样本研究，且选择的评价指标不统一，导致了研究结果缺乏一定的可信度，所研究的药方难以在临床大范围地推广。再者，各药材来源不同导致质量不一，缺乏道地药材，这也为复方疗效的评价增加了不确定因素，然而这个不确定因素也未见明确的标准用以校正和评价。最后，各位医师拟方组药的主观性亦是疗效评价差异的一大因素。所以出现患者服药后出现疗效评价参差不齐，难以广泛推广。

第二，难以评价实验结论。在对于中药复方的研究中缺乏大规模的科学的临床和动物实验，缺乏客观化的验证。在各实验中选用评价 OA 疗效的标准是多样的，更是缺乏对于中药复方本身的评价标准，对于因变量中药复方本身就可能存在很大的误差。

　　第三，缺乏行之有效的专科中药针剂。在临床治疗 OA 中药剂型方面，大多停留在口服汤剂中，缺乏骨科专用的中药静脉注射用剂，这对于中药治疗急危重症的发展是不利的。虽然可能由于中药复方的成分偏多，难以避免造成一定的不良反应，但是广大中医人并不能因为如此就放弃对针剂的探索，毕竟一些中成药针剂例如参芎葡萄糖、红花黄色素、红景天之类的制剂对于气滞血瘀型的 OA 临床疗效显著，有利于改善关节微循环，其对于关节炎中的自由基和炎症因子清除具有辅助作用。所以建议在日后研究中药复方中不止可以研究其疗效显著性研究，也可以进行不良反应的研究，排除对肝肾功能及其他器官损害的药剂以筛选出最适合患者，临床疗效最佳的药方。

　　总之，要发挥中医特色，首先要以中医理论为基础，可以尝试使用中药方剂中的君臣佐使理论为组方剂量和疗效的评判标准，提供新的研究思路。也鼓励广大中医研究者在日后的工作中可以探索出规范化的中药复方疗效评价标准，为发展中医特色和中医药走向世界努力。

针灸推拿

　　1. 毫针针刺、温针灸、电针： 王可心等发现针刺治疗膝 OA 可取得与口服双氯芬酸钠及关节腔注射玻璃酸钠相似的疗效，可能机制是抑制炎症因子释放和增强抗氧化功能。对于针刺治疗 OA 的机制，张琪研究发现针刺治疗可调节膝骨性关节炎患者血清外泌体 miRNA 表达，其中 miRNA-338-3p、miRNA-15b-3p、miRNA-199b5p、miRNA-3168、miRNA-1296-5p 可能是针刺治疗膝骨性关节炎作用的关键 miRNA；通过影响丝裂原活化蛋白激酶通路及细胞凋亡等途径发挥治疗作用，miRNA-338-3p 可促进软骨细胞增殖，miRNA-15b-3p 可抑制软骨细胞凋亡，提示这可能是针刺治疗膝骨性关节炎的机制之一。

　　余波运用基因芯片技术探究温针灸治疗可能通过下调同源物的表达抑制 p53 诱导的细胞过度凋亡，从而达到抑制骨组织的过度衰老和凋亡的作用。陈益丹等利用 "寒者热之" 的理论探究温针灸治疗寒气内结的膝骨性关节炎模型，发现膝关节软骨存在差异基因 Crabp2、基质金属蛋白酶-3、TIMP 金属肽酶抑制因子-1、基质金属蛋白酶-14、信号转导和转录活化因子 3、基质金属蛋白酶-2、DNA 损伤可诱导转录物-4、丝氨酸/苏氨酸蛋白激酶-2 等，可能与膝骨性关节炎的发生、发展有关，有望成为潜在的治疗靶点。

　　虞记华等研究发现电针上调软骨细胞沉默信息调节蛋白 1、抑制关节软骨细胞凋亡、促进细胞再生等与多重途径有关。张媛媛等发现电针内、外膝眼可通过调节磷脂酰肌醇 3 激酶/丝氨酸/苏氨酸蛋白激酶信号通路提高 B 细胞淋巴瘤 2 表达，降低 BCL2 关联 X 蛋白表达，减少炎症因子白细胞介素-1β、肿瘤坏死因子-α 生成，从而抑制软骨基质的降解和软骨细胞的凋亡，保护并改善软骨形态结构，延缓膝 OA 的发展进程。

　　2. 浮针、内热针、针刀： 张清松等研究发现浮针治疗 OA 的机制是在进行扫散动作时，其作用的部位为皮下结缔组织，会导致液晶状态的组织空间结构发生改变，释放生物电传达到病变位置，产生的电压效应将电流转化为化学能或机械能，恢复细胞分子生理作用，然后通过再灌注活动对患肌部位进行反复的收缩和舒张，引起局部压力不断改变，通过压力差推动血液进入缺血部位，大大增加了灌注的动力和范围，改善了局部血液循环，从而促进筋膜及肌肉等软组织的修复。

　　朱仕强等在研究中发现内热针能有效改善软骨下骨微结构，可能通过上调 I 型胶原表达和下调基质金属蛋白酶 3、骨桥蛋白表达，介导异常骨代谢和骨重建实现软骨下骨修复，进而改善软骨下骨结构和功能，达到防治膝骨性关节炎的目的。马诗凝实验研究发现针刀干预能有效改善膝骨性关节炎临床症状，其机制可能是通过激活丝氨酸/苏氨酸蛋白激酶、雷帕霉素靶蛋白和核糖体蛋白 S6 激酶的表达，进而使得丝氨酸/苏氨酸蛋白激酶/雷帕霉素靶蛋白信号通路发挥促进骨骼肌的增大和修复的作用。另有研究发现蛋白酪氨酸激酶 2-磷脂酰肌醇 3 激酶信号通路在针刀干预后关节软骨的修复过程中起到了重要的介导作用。

3. 经筋微创松解术、理筋手法： 韦嵩等发现经筋微创松解疗法可能通过调控 Toll 样受体 4 信号转导通路，抑制下游髓性分化原发应答基因 88、NF-κβ 表达，阻断炎性细胞因子的分泌，改善关节疼痛、活动功能障碍等症状。华植通过研究得出经筋松解疗法通过抑制丝裂原活化蛋白激酶通路的磷酸化，降低基质金属蛋白酶-13 基因和蛋白的表达，导致 Ⅱ 型胶原蛋白的表达增加，从而有效减轻膝骨性关节炎关节软骨破坏，起到治疗膝 OA 的作用。

唐占英发现理筋手法可以延缓软骨细胞退变，其力学刺激效应部分是通过整联蛋白-β1 参与经典的 Hippo/Yes 关联蛋白信号通路调控，同时还存在其他未知的信号通路参与整联蛋白-β1 对 Yes 关联蛋白的调控。

4. 研究策略： 针灸推拿与口服中药对于 OA 的治疗机制大同小异，均是通过刺激调控相应的化学指标，激活和抑制相关通路治疗 OA，与中药不同的是，其属于中医外治法的一种，存在一些力学指标参与调控信号通路，但归根结底进入人体或动物体内均会转化为相应的化学物质进而刺激相关的靶点来发挥作用。存在的问题亦类似，即缺乏统一的评价标准。

针灸不止有上述列举的个别方式，临床上还有颊针、铍针、火针、平衡针、五行针、岐黄针等，它们都是治疗 OA 的有效手段，在推拿方面，各个流派的手法都是不一样的，对于力度、方向、时间的掌握不一样是造成治疗结果差异的影响因素，所以难以进行统一的评价。目前需要制定出一套合理的、科学的评价标准，广大医务工作者可以顺应当今大数据和人工智能的时代潮流，将各种各样的针灸、推拿方法数据化和智能化，以便于学习和交流。

外用膏药

1. 外用膏药： 外治之法即为内治之理，故内治的方法能达到的效果和外治是类似的。张晓哲等发现通络止痛凝胶滑膜组织中 p53、miRNA-502-5p、NF-κB p65 的表达与滑膜的增生及炎症反应密切相关，通络止痛凝胶制剂可能是通过调控滑膜组织中 p53、miRNA-502-5p、NF-κB p65 的表达，从而减轻膝骨性关节炎滑膜的增生及炎症反应。戴雪梅发现透骨灵橡胶膏可抑制血清中基质金属蛋白酶-3、肿瘤坏死因子-α、血管内皮生长因子、降钙素基因相关肽的表达，有上调白细胞介素-10 的趋势，通过调节信号通路和细胞因子等起到减轻炎性反应和止痛作用，甚至起到全身调节作用。李姗认为复方三七消痛软膏外擦对兔膝骨性关节炎的治疗机制可能是通过调节兔膝骨性关节炎软骨细胞半胱氨酸蛋白酶-3、半胱氨酸蛋白酶-9 及凋亡抑制蛋白的表达。

2. 研究策略： 中医药无论是外用还是内服治疗 OA，同样是通过抑制炎性因子的表达；促进软骨细胞增殖、抑制软骨细胞凋亡；细胞外基质的降解与合成；促进透明质酸的分泌，减少血清中透明质酸的含量；改善局部微循环，降低骨内高压等机制。外治的方法可不经肝肾途径代谢，减轻了肝肾的负担，使用范围更广，是临床中常用的治疗手段。

中药用法不局限于外用膏药，目前临床上还广泛使用中药熏洗、中药熏蒸、中药涂擦、中药低频透药等方式，药物直达病所以满足各个关节的疼痛治疗。

目前基于基因、通路、蛋白、代谢相关等分子生物学方面研究中医药治疗 OA 者颇多。不外乎通过改善 OA 局部微循环，降低局部炎症因子浓度，改善关节软骨和滑膜细胞的新陈代谢，抗氧化及细胞凋亡，从而减弱和延缓细胞通路相关蛋白的表达，促进关节软骨修复，达到治疗 OA 的效果。

对于通路的研究，各研究者主要关注抑制性通路：Wnt/β-catenin 信号通路、NF-κβ 信号通路、转化生长因子-β 信号通路、P 细胞外信号调节酶/Bip 信号通路、Toll 样受体信号通路、丝裂原活化蛋白激酶信号通路，以及激活性通路磷脂酰肌醇 3 激酶/丝氨酸/苏氨酸蛋白激酶信号通路。选择白细胞介素-1β、滑膜基质金属蛋白酶-9 mRNA、清骨桥蛋白（OPN）及基质金属蛋白酶、肿瘤坏死因子-α、白细胞介素-6、Ⅱ 型胶原 c 端肽、基质蛋白、软骨与葡糖氨基聚糖（GAG）、细胞因子 BCL2 关联 X 蛋白、B 细胞淋巴瘤 2、前列腺素 2、金属蛋白酶组织抑制因子等为检验指标，通过调控相关基因和蛋白的表达，达到保护软骨、减轻炎症的目的，从而促进 OA 的治愈。

　　研究者还善于使用目前热门的网络药理学，简便快捷地筛选出与 OA 治疗相关的基因、标志物、通路，从而发现中医药的各种治疗手段对于 OA 均是多通路、多靶点发挥作用的，这为进一步的实验或临床研究筛选指标，为后期针对性地进行研究做准备。但由于这些通路和蛋白的研究基本局限于实验室，未应用于临床，因此要加快基础研究与临床的转化，让基础研究走出实验室，切实为患者提供帮助。

　　在筛选出相应的通路和基因并理清相关基因和通路的具体表达过程后，便可以进行下一步的基因编辑，通过基因编辑后将生物药剂释放到特定的解剖学靶点，通过口服、手术、局部外用、关节注射等方式将目的基因导入机体，并在一定时期内保持关节软骨靶点修复部位局部有效药物的浓度，促使受损软骨的修复和再生，在这一过程中可以结合中药的有效成分，共同发挥治疗作用。OA 是临床治疗的一大难题，中西医有许多治疗手段，都是从软骨和滑膜着手。目前广大研究者从基因和通路方面研究 OA 的病因病机，寻找行之有效的治疗靶点，为以后精准治疗 OA 提供了新思路。

364　中医对骨关节炎信号通路的研究

　　骨关节炎（OA）是一种常见的骨关节慢性退行性病变，发病率约占我国人口的 18%。目前对于 OA 的治疗，尚无有效的治疗方案，而中医药对于 OA 的治疗有着广阔的前景，OA 的发生发展与炎症因子、氧化应激、细胞凋亡自噬等有着密切联系，且其中多为信号通路介导。学者王俊峰等就细胞信号通路的抑制和促进两个方面，分别探讨中医单体、复方、针灸、手法等疗法对 OA 信号通路的影响，以期对日后的研究提供相应的参考。

骨关节炎的发生与治疗机制

　　现代医学认为 OA 的特征性改变是软骨的降解，当人体关节发生退变后，会引起关节软骨细胞的基质组成和代谢水平发生相应变化，这些变化可以引起细胞因子的释放，释放的细胞因子会激活相关细胞通路从而加重骨关节的破坏，发生骨关节炎。目前较为推崇 OA 的治疗机制为中医药通过改善 OA 局部微循环，降低局部炎症因子浓度，改善关节软骨和滑膜细胞的新陈代谢，抗氧化及细胞凋亡等，从而减弱和延缓细胞通路相关蛋白的表达，促进关节软骨修复，达到治疗骨关节炎的效果。

中医药对于 OA 抑制信号通路的研究

　　1. Wnt/β-catenin 信号通路：Velasco 等发现 Wnt 信号通路对关节内软骨的形成及分化具有双向调节作用，既可以促进软骨的发生和发展，又可以促进软骨的退变与凋亡。Wnt 信号传导途径与 4 个细胞内途径有关，其中经典信号途径最为重要，也是目前研究较多的信号通路，其可概括为以下途径：Wnt 与受体蛋白结合→Frz→Dsh→β-catenin 的降解复合体解散→β-catenin 积累→细胞核→TCF/LEF→基因转录如 c-myc、cy-clinD1y。除上述信号通路传导外，Wnt/β-catenin 信号通路还包含重要的负向调节因子抑制其进程，最常见的为抑制因子 DKK1，硬化蛋白和分泌型 Fz 相关蛋白。目前中医药对于Wnt/β-catenin 信号通路的研究，补肾活血类中药及复方研究较多，且靶点多集中在 Wnt 和 β-catenin 蛋白检测。

　　中药丹参具有活血调经、祛瘀止痛之功效，其主要成分为丹参酮ⅡA，宋奕等研究发现丹参酮ⅡA 可以通过下调 β-catenin 信号通路中 β-catenin 蛋白的表达，从而达到治疗骨关节炎的效果，这与丹参酮ⅡA 可以抑制 β-catenin 信号通路表达，延缓软骨细胞的退变，促进软骨基质Ⅱ型胶原蛋白的合成有关。黄芪甲苷为中药黄芪的主要组成成分，MMP-7 是软骨基质降解的重要因素，而 COMP、CTX-Ⅱ是软骨基质分解的产物，实验证实黄芪甲苷可明显降低滑膜软骨中 MMP-7、COMP、CTX-Ⅱ蛋白的表达，这与黄芪甲苷抑制 Wnt/β-catenin 信号通路改善改善滑膜-软骨微环境，促使软骨细胞功能恢复有关。研究学者利用 Westernblot 方法检测蛋白表达，证实了姜黄素可通过抑制 Wnt2、GSK-3β、β-catenin 的表达，抑制 Wnt/β-catenin 信号通路，达到促进软骨细胞增殖的目的。

　　WIF1 是一种能够抑制 Wnt 信号通路的胞外蛋白质。研究发现经典方剂右归丸可以通过提高 WIF1 蛋白的合成及降低其下游基质金属蛋白酶和 IL-6 的表达，达到抑制 Wnt 信号通路，促进细胞凋亡的作用。邝高艳等通过研究发现加味独活寄生汤可以抑制 IL-β 炎症因子的表达，进而降低 Wnt/β-catenin 信号通路中 β-catenin mRNA 的表达，猜测其可能与内质网应激性凋亡、细胞自噬等有关。在探究中医药对于 Wnt/β-catenin 信号通路作用中，赵婧等研究发现祛痰化瘀利湿方可以抑制 GSK-3β 蛋白，下调 β-catenin、CyclinD1、MMP-7 蛋白的表达，提示祛痰化瘀利湿方可以抑制 β-catenin 核移位，降低靶基靶基因蛋白的表达，改善软骨损伤。

2. NF-κB 信号通路：NF-κB 信号通路参与介导软骨细胞的增殖、分化、炎症，凋亡等多种过程，在 OA 的发生、发展、变化过程中起着重要的作用。有研究证实当细胞受到促炎因子或病原体相关分子刺激后，会促使 IKK 的合成，同时使 IκB 蛋白磷酸化，之后 IκB 再发生泛素化，引起 IκB 水解，释放 NF-κB，进一步调节 NF-κB 相关基因表达。目前对于 NF-κB 信号通路的研究多集中在炎症因子 IL-1、IL-6、TNF-α 及 NF-κB，公认的机制为相关诱因诱导 NF-κB 通路激活，引起炎性因子释放加重软骨退变，从而诱发 OA。中药龙胆具有"活血舒筋、祛风除湿"的功效，常与其他药物配伍治疗关节疼痛。黄力鹏等将 30 只雄性 SD 大鼠随机分为模型组、治疗组和对照组，研究发现较比于其他两组，治疗组大鼠关节软骨中 NO、TNF-α 及 NF-κB 蛋白含量明显减低，而 IκB 蛋白表达明显增高。提示龙胆苦苷可以抑制炎症因子，促进 IκB 合成，进而诱导 IκB 与 NF-κB 结合形成非活性的二聚体，抑制了 NF-κB 在细胞之间的穿梭，起到抑制 NF-κB 信号通路，改善骨关节炎症状的作用。中药枸杞具有补肝肾，强筋骨的功效，其主要成分为枸杞多糖，实验研究发现枸杞多糖能够有效降低关节软骨细胞中 IL-1β、TNF-α、iNOS 炎性细胞因子及 NF-κB p65 蛋白水平，提示枸杞多糖可以下调趋化因子和促炎介质水平，抗氧化损伤，抑制 NF-κB 信号通路，改善骨关节炎症损伤。研究发现白芍中的有效成分白芍总苷可以促进人骨关节炎软骨细胞增殖，同时促进 NF-κB 通路中 Bcl-2 表达，降低 Bax、Caspase-3、MMP-13/TIMP-1 的表达水平，抑制 IL-1β 诱导的骨关节炎软骨细胞 TNF-α、IL-6 和 IL-8 的分泌。朱海泉等研究发现川芎中分离出的川芎嗪可以抑制 II 型胶原合成、增强 MMP-13 的表达，降低 NO、TNF-α 和 IL-6 水平，提示这与减弱 NF-κB p65 磷酸化水平有关。

《金匮要略》中治疗寒湿痹症型 OA 的乌头汤对 NF-κB 信号通路中的 NF-κB p65 蛋白表达有明显的抑制作用，提示这可能与乌头汤抑制一氧化氮合酶、IL-1β、IL-6、IL-18 和 TNF-α 炎症因子的释放，改善软骨细胞炎性状态有关。许丽梅等通过研究发现独活寄生汤可通过抑制 IL-1β、TNF-α 及 MMPs 的生成，抑制 NF-κB 蛋白核转位，减轻脂多糖诱导的软骨细胞炎症反应，延缓软骨退变。ACT1 是 NF-κB 信号通路活化蛋白，万磊等发现补肾活血类中药汤剂消瘀接骨散对 NF-κB 衔接蛋白激活剂 1 及 ACT1 具有明确的抑制作用，猜测消瘀接骨散可能通过抑制 IL-1、IL-17 表达，抑制 ACT1 激活 NF-κB 过程，改善骨关节炎血瘀状态。周叶等研究证实独活寄生汤和身痛逐瘀汤化裁而来的骨痹活血汤可通过 SphK1-S1P 信号轴抑制 NF-κB 信号通路的激活，降低 SphK1、S1P、NF-κB，MMP-3 因子水平的表达。

3. TGF-β 信号通路：TGF-β 受体有 3 种形式分别为 TβR I 型、TβR II 型和 TβR III 型，当 TGF-β 信号分子先与 II 型受体结合活化，之后再磷酸化 I 型受体，最后通过 smad 蛋白向细胞核内传递信息，改变细胞行为 TGF-β 信号通路中与骨关节软骨有关的信号通路包含两个，分别为 ALK5 经 smad2、smad3 传导引起的 TGF-β 信号通路和 ALK1 经 smad1、smad5、smad8 介导的 BMP 信号通路，TGF-β 通路可以抑制软骨细胞的分化，而 BMP 通路的可以促进软骨细胞的分化。这两种信号通路的介导都与 X 型胶原（COL-X）、基质金属蛋白酶-13 等多种因子参与有关。目前对于 TGFβ 信号通路的研究大多是中药复方研究，且效应因子多集中在 TGF-β1 和 IL-1。中药鹿茸具有壮肾阳，益精血，强筋骨的功效，smad6、smad7 为 TGF-β 信号通路的抑制因子，smad 蛋白 1、2、3、5、8、9 为膜受体激活剂，卢贺等将健康雌性 SD 大鼠 50 只随机分为 5 组，结果显示鹿茸灌胃组血清 smad2、smad3 的表达量明显升高，而 smad6、smad7 的表达量明显降低，这提示鹿茸可以通过激活 smad2、smad3，抑制 smad6、smad7 信号传导，达到促进关节软骨的修复的作用。也有研究表明，丹参酮 II A 能够促进 BMP-2 生成，达到诱导间充质前体细胞向成骨细胞分化的作用。

杨帆等研究发现补肾活血方可以通过调节 TGF-β1、BMP-4 和 BMP-7 的分泌，以此来保护受损的软骨细胞，缓解病情的进展。研究证实益气活血的中药汤剂消骨痛汤能通过调节骨关节炎软骨细胞中 TGF-β1 和 BMP-2 的表达水平，以此来刺激软骨蛋白多糖的合成，达到促进软骨细胞的修复和再生，维持关节软骨的内环境平衡的作用。

在研究火针对于膝关节退行性病变的机制中发现，火针治疗可有效改善大鼠膝关节软骨损伤状态，降低血清及膝关节软骨组织中 MMP-3、TGF-β1 和 TNF-α 因子的表达。同样，电针刺激患者"梁丘""内膝眼""血海""犊鼻""阿是穴"等穴位和普通针刺大鼠后肢膝关节"膝前""后三里"和"阳陵泉"也可以明显抑制 KOA 血清中 TGF-β1 的表达，这都与其可以改善能够改善局部组织水肿、渗出及加快局部组织微循环，改善炎性状态，促进软骨细胞修复有关。

4. PERK/Bip 信号通路： 冷刺激、机械损伤等应激刺激均会激活内质网应激信号通路，引起细胞凋亡。内质网应激与 3 种蛋白的调控有关，分别为 PERK、IRE1、ATF6。研究发现，活化后的 PERK、IRE1 及 ATF6 蛋白会通过增强 Caspase-12 的转录活性引起细胞凋亡，其中 PERK/Bip 是启动内质网应激性凋亡重要信号传导途径。在探求中医药对大鼠的软骨退变的实验中，对于 PERK/Bip 信号通路研究较多为中药方剂独活寄生汤。

叶锦霞等将培养第三代的软骨细胞分为空白组、模型组和实验高、中、低剂量组，以 Annexin V-FITC/PI 双染法流式细胞术检测细胞凋亡率，实验发现实验组 ATF4、BIP、Caspase-3、Caspase-12 的含量均低于其他两组，提示透骨消痛胶囊可以抑制 TG 的轴向作用，使 Caspase-12 和 Caspase-3 活性减低，抑制 PERK 信号通路引起的细胞凋亡过程，赵林灿等采用寒冷刺激法建立膝骨性关节炎模型，研究发现独活寄生汤可明显下调 TNF-α、IL-1β 等炎症因子表达，并使软骨细胞中的 PEAK、Bip、Caspase-9 的 mRNA 的表达也明显下降，这与独活寄生汤通过抑制炎症因子下调 PEAK/Bip 信号通路，改善软骨细胞凋亡状态有关。陈俊等研究发现独活寄生汤还可抑制 PEAK 因子的下游 eIF-2α、ATF-4、GADD153、Caspase-9、Caspase-3 的蛋白表达，猜测这与独活寄生汤可抑制 PERK/Bip 信号通路的表达有关。

5. Toll 样受体信号通路： Toll 样受体是一种模式识别受体，与炎症的发生有着密切的联系，现代研究认为 Toll 样受体引起的固有免疫应答是促使 OA 发生的重要环节。目前已知的 Toll 样受体家族成员有 13 个，而 TLR1 至 TLR10 均在人类均有表达，当 Toll 样受体与衔接蛋白衔接后会激活 MyD88 依赖性与 MyD88 非依赖性两条通路，其中 TLR2、TLR4 是与 OA 最为密切的信号传导途径。目前探究骨关节炎 Toll 样受体信号通路机制中，中医药对于 MyD88 依赖性信号通路研究较多。青藤碱是青风藤的主要成分，研究表明青藤碱中、高剂量组 TLR2、TLR4、MyD88 的 mRNA 和蛋白表达较空白组和低剂量组均具有明显下调，其可能通过抑制固有免疫，达到下调 TLR/MyD88 信号通路表达的作用。《伤寒论》中经典药对桂枝白芍具有温经通脉、柔筋之痛之功效，研究发现桂枝和白芍可不同程度的抑制关节软骨表面 TLR2、TLR4 的阳性表达和细胞上清中 IL-1β、MMP-13 的分泌，其可能是通过抑制炎症因子，下调 Toll 样受体信号途径，抑制机体固有免疫。

在对于膝骨关节炎组织形态学和固有免疫的研究中，发现通络止痛方也可明显抑制 TLR4、NF-κB、MyD88 蛋白的表达，进而抑制滑膜细胞增生及炎症反应，减缓软骨退变。有研究学者提出 NF-κB 可能是 TLR4 引起下游细胞因子分泌的枢纽，陈俊等发现乌头汤不仅可以作用 NF-κB p65 信号靶点，也可以降低 TLR4、MyD88、TRAF6 蛋白表达，达到抑制膝骨关节炎滑膜炎症的作用，其机制可能是乌头汤通过下调 TLR4 信号通路，抑制 NF-κB 的表达，进而改善滑膜功能。研究发现，火针针刺内外膝眼、足三里联合玻璃酸钠，可降低治疗组外周血 TLR4 浓度，达到保护关节软骨的效果。推拿手法对 TLR4 信号通路也有抑制作用，在给予大鼠膝关节的内膝眼、外膝眼、血海、梁丘等穴行一指禅推法后，推拿可以降低膝骨关节炎大鼠滑膜组织 TLR4、MyD88 mRNA 的表达水平，从而抑制炎症反应。经筋微创松解术也可抑制 TLR4、MyD88 的表达，改善膝骨关节炎患者关节疼痛、活动障碍等症状。

6. MAPK 信号通路： MAPK 信号通路的激活与细胞凋亡、炎症反应等多种生物学效应密切相关，是调节骨关节炎软骨损伤最为重要的信号通路。MAPK 信号通路遵循三级激酶级联反应进行，即为磷酸化的 MAP3K 可激活 MAPKK，磷酸化的 MAPKK 再激活 MAPK，并使其磷酸化。MAPK 信号通路主要包括 ERK1/2 通路、JNK 通路、P38 通路和 ERK5 通路等多条信号通路，其中研究较多的为

ERK1/2 和 P38 信号通路。研究发现白芍总苷可以抑制细胞中增殖相关基因 Ki67 和 PCNA mRNA 表达水平，并降低 p38MAPK 和 p-p38MAPK 蛋白的表达。李晓东通过实验研究发现姜黄素能够上调软骨细胞的自噬水平，抑制 IL-10 诱导的软骨细胞凋亡，其作用机制与 ERK1/2 信号通路介导有关。许骏等探究补肾益肝活血方含药血清对骨关节炎模型鼠 ERK/p38MAPK 信号通路的影响，通过对 SD 大鼠灌药 5 日制取含药血清，细胞传代培养，研究发现补肾益肝活血方可以明显降低 IL-1β、TNF-α、ERK、p38MAPK 的表达，这与补肾益肝活血方通过降低 IL-1β 和 TNF-α 炎症因子的表达，进而抑制细胞内的 ERK1/2 和 p38MAPK 等信号转导通路有关。

研究发现电针可通过调节关节软骨中 Ras、Raf、MEK1/2、ERK1/2、C-MYC、C-FOS、C-JUN 蛋白的表达，从而延缓骨关节炎软骨退变。相应手法刺激也可以抑制 ERK1/2 信号通路的传导，在给予家兔髌骨按揉、关节被动屈伸等形式的手法治疗 8 周后，发现手法组软骨 P38、ERK1/2 及滑膜组织 IL-1β、iNOS、MMP-13 的 mRNA 表达水平较模型组有明显的降低。

激活信号通路的研究

PI3K/Akt 信号通路，PI3K/Akt 信号转导通路在软骨细胞凋亡过程中扮演者重要的角色，受体酪氨酸激酶的活化能够将 PI3K 激活，进而使 AKT 发生磷酸化，使其能够作用于 TSC1/SC2 发生解聚，解聚后的 TSC1/TSC2 最终激活 mTOR 及下游转录因子从而激活细胞凋亡相关基因的表达。目前中医药对于 PI3K/Akt 信号转导通路治疗研究多集中在炎症因子 IL-1β、TNF-α 和轴蛋白 PI3K、Akt。

实验发现当归牛膝注射液可以抑制软骨细胞凋亡，当归牛膝组 AKT 的 Thr308 表位活化程度与正常组相同，证明了当归牛膝可以激活 PI3K/Akt 信号通路，抑制软骨细胞凋亡。川芎提取物川芎嗪联合塞来昔布可改善早期膝骨关节炎大鼠血液高凝状态，降低软骨组织 IL-6、IL-1β 炎性因子水平，进一步上调软骨组织中 p-PI3K 和 p-Akt 蛋白含量，改善关节软骨病变。

在实验研究中发现消肿止痛合剂可以明显下调 TNF-α、IL-1β 炎症因子的表达，并且同时使 PI3K、AKT、Caspase-3 基因及蛋白表也显著降低，这与消肿止痛可减轻炎症因子的表达，减缓 PI3K/Akt 信号通路的细胞凋亡过程，从而达到保护关节软骨，延缓 OA 病情进展的作用有关。

张媛媛等研究电针对于模型大鼠软骨细胞凋亡的影响，发现电针刺激可以提高 Bcl-2 表达，降低 Bax 表达，减少炎症因子 IL-1β、TNF-α 生成，且这与电针刺激时间长短有着密切联系。

365 肠道菌群与骨关节炎疾病的关系和中医调节

骨关节炎（OA）、痛风性关节炎（GA）、类风湿关节炎（RA）等几种常见的骨关节炎疾病患病率正在逐年增加，日益成为影响患者生活质量的严重公共卫生问题。目前关于骨关节炎疾病的发病研究多从年龄、劳损、炎症、饮食、遗传等因素出发，而包括微生物的环境因素受到的关注较少，特别是肠道中大量存在的微生物。研究表明，在肠道内定植的微生物，包含了大约1000万个细菌基因，其中菌群数量比人体细胞还要多。总的来说，这些微生物发挥着如保护肠道黏膜免受病原菌的侵袭，将食物成分转化为有用的营养物质，并维持免疫系统的稳态等有益作用。然而，肠道微生态作为近年来广大学者的研究热点及关注焦点，有越来越多的证据表明，肠道菌群的失衡和骨关节炎疾病的发生发展密切相关。因此，了解微生物群失衡在骨关节炎疾病发展中的作用，对于通过微生物群制订骨关节炎疾病潜在的靶向预防及治疗策略至关重要。中医药应用于治疗骨关节炎疾病历史悠久，疗效显著，且占据重要的治疗位置。研究表明，中医药通过影响和调节肠道菌群的平衡可能是其治疗骨关节炎疾病的作用机制之一，运用中医药调节宿主肠道菌群的组成和功能可被认为是治疗骨关节炎疾病的潜在新靶点。学者李辉等通过探讨肠道菌群与骨关节炎相关疾病的关系，归纳了中医药调节肠道菌群治疗骨关节炎相关疾病的研究成果，以期为研究肠道微生物在骨关节炎疾病中的作用提供新的思路，也为临床更好的应用中医药治疗骨关节炎疾病提供参考和依据。

类风湿关节炎与肠道菌群

类风湿关节炎（RA）是一种系统性、炎性及慢性疾病，其特征是持续的免疫反应，从而导致关节炎症和关节破坏。流行病学调查结果显示，RA是基因、环境及免疫系统之间相互作用的结果。肠道共生菌群作为有效的宿主防御病原体，已被证明在树突状细胞与抗原相互作用后可调节T细胞和Treg反应，在未成熟CD4$^+$淋巴细胞分化为Th1、Th2及Th17细胞的过程中发挥重要作用。辅助性T细胞的分化似乎深受肠道菌群的影响。树突状细胞在主要组织相容性复合体（MHC）Ⅱ类分子中显示带电肽来充当抗原提呈细胞（APC）后，将这些分子呈现给B细胞或T细胞受体，使这些细胞敏感，从而启动适应性免疫反应。在RA中，树突状细胞通过调节抗原呈递来参与炎症过程，使关节炎抗原的呈递异常延长，进而有利于炎症的持续。效应T细胞产生的免疫反应由Treg细胞亚群调节，并且Treg细胞具有保持自身抗原耐受性和消除自身免疫的能力，故肠道Treg细胞在维持对膳食抗原和肠道微生物的免疫耐受中发挥着重要作用。CD4$^+$CD25$^+$Treg细胞是表达转录因子叉头框蛋白P3（FoxP3）的抑制性细胞，可通过抑制异常或过度的免疫反应来维持免疫自身耐受和稳态。乳酸菌和婴儿双歧杆菌通过诱导CD4$^+$CD25$^+$FoxP3$^+$Treg细胞产生抗炎作用。脆弱拟杆菌多糖A作为免疫调节剂，通过IL-2依赖机制刺激CD4$^+$Treg细胞产生IL-10，影响抗原提呈细胞Toll样受体（TLR）的表达程度，导致Th17/Treg细胞比例失衡。因此，肠道失调可通过影响T细胞亚群的分化而诱发RA。

刘君等的研究表明，诃子水提物能改善大鼠血清中CD4$^+$CD25$^+$Treg的含量，抑制胶原诱导型关节炎（CIA）模型大鼠对效应T细胞免疫炎性反应，同时降低乳酸菌、大肠埃希菌等有害菌数目，进而发挥对肠道黏膜的保护作用。彭金娥等发现白芍总苷可通过下调Th1细胞和Th17细胞的水平及上调Th2细胞和Treg细胞的水平来维持CIA大鼠中T细胞亚群的平衡，并且长期给药白芍总苷可稳定和重点调节与RA发生发展密切相关的肠道菌群。亦有研究表明，白芍总苷可通过上调肠道紧密连接蛋白-

1（Claudin-1）/纤维状肌动蛋白（F-actin）蛋白表达，降低血清脂多糖结合蛋白浓度，保护肠黏膜屏障，进而降低 CIA 大鼠关节炎指数，起到缓解关节炎症及改善关节骨破坏的作用。武子英的研究表明，清热活血方可上调 CIA 大鼠脾脏 Treg 细胞水平比例，下调 Th17 细胞水平比例，通过上调 IL-10，下调 IL-17 等免疫效应因子，维持 Th/Treg 的稳态，调节机体免疫，进而控制滑膜炎症和血管新生，缓解 CIA 大鼠临床症状。另有研究表明，清热活血方对肠道菌群丰富度呈正向调节，通过改善菌群的丰富程度和菌群物种的均匀度，进而恢复肠道微生态的平衡。

痛风性关节炎与肠道菌群

痛风性关节炎（GA）是一种血尿酸水平慢性升高导致尿酸单钠晶体形成的晶体沉积疾病。最初的表现主要是外周关节滑膜炎的疼痛发作，但最终会出现关节畸形和皮下痛风石。近年来的研究表明，高尿酸血症（HUA）患者的肠道菌群与正常人不同。与健康人群相比，HUA 患者肠道菌群菌群紊乱主要表现为乳酸杆菌数量减少，芽孢杆菌、大肠埃希菌和需氧菌总数增加。而大肠埃希菌、乳酸杆菌、假单胞菌等参与嘌呤和尿酸的代谢，在痛风的发作中发挥着重要作用。丁酸盐是一种Ⅰ类组蛋白去乙酰化酶的有效抑制剂，可抑制痛风患者外周血单个核细胞（PBMCs）中尿酸钠（MSU）诱导的炎性细胞因子产生，而痛风患者的肠道微生物群的显著特征是受损的微生物丁酸盐合成。有研究指出，普拉梭菌具有抗炎特性，可通过产生丁酸促进肠道健康，其中丁酸对肠道的保护机制包括为肠道黏膜提供营养、促进肠绒毛的生长和修复、增强肠道免疫力、促进有益微生物生长、抑制致病菌等。另有研究表明，黄嘌呤氧化酶（XOD）在尿酸的形成中起着重要作用，主要负责嘌呤的氧化代谢，可将嘌呤代谢分解为尿酸。XOD 由大肠埃希菌组的人类肠道细菌分泌，GA 患者体内可将 XOD 富集，加之 GA 患者肠道内将尿酸降解为尿素的微生物（尿囊素酶）消耗殆尽。因此，肠道菌群与痛风发病的另一种可能机制是肠道菌群中 XOD 过多和尿囊素酶相对缺乏积累了较多的尿酸，从而加重 GA 症状。

有研究表明，桑黄的有效提取物桑黄乙醇能通过抑制 XOD 和腺苷脱氨酶（ADA）活性来缓解血尿酸浓度的过度上升，同时上调乳酸杆菌丰度，进而达到降低血尿酸水平的目的。BIAN 等研究菊苣改善高尿酸血症的作用，发现菊苣可修复肠黏膜的损伤，提高肠道屏障的通透性。此外，研究者利用 16SrRNA 测序分析发现菊苣不仅能通过增加益生菌菌群（双歧杆菌、丹毒）和减少致病菌群（螺杆菌科）来恢复肠道微生物群，还可通过下调鹌鹑肾脏中血清 LPS 和 TLR4/NF-κB 炎症通路来降低 LPS/TLR4 轴炎症反应，从而促进肾脏中尿酸的排泄。朱发伟等的研究表明，桑叶可通过调节肠道菌群结构，降低肠源性 LPS 水平，抑制 XOD 活性，从而降低模型大鼠血尿酸水平。有研究显示，祛浊痛痹方具有改善肠道菌群结构和丰度的作用，其成分如茯苓和泽泻等许多中药可通过抑制尿酸合成关键酶 XOD 的活性来发挥功效，进而对 HUA 小鼠血清尿酸产生较好的降低，其作用机制可能与其调节肠道菌群有关。CHEN 等发现铁皮石斛六方通过调节肠道菌群，减少 LPS 的分泌及降低其进入循环数量，并且通过促进肠道 XOD 分泌和降低血清 UA 水平，进而发挥保护肠黏膜屏障的作用。还可上调肠道闭锁蛋白（Occludin）、跨膜蛋白（Claudin）和 ZO-1 蛋白的表达，改善肠道病理变化。此外，铁皮石斛六方可通过抑制 LPS/TLR4/NF-κB 信号通路，减少炎症细胞因子的分泌，进而减轻炎症损伤。

骨关节炎与肠道菌群

骨关节炎（OA）是一种表现为软骨降解、骨重塑、骨赘形成、关节炎症和关节正常功能丧失的退行性疾病。研究发现，肠道微生物能产生包括酶、短链脂肪酸等广泛的分子。这些分子产生的促炎代谢产物主要包括 LPS，LPS 作为细菌内毒素的主要成分，能从"渗漏的肠道"进入体循环，引发系统性炎症。由于 LPS 水平的升高与 OA 的风险因素肥胖和代谢综合征相关，因此有研究推测肠道微生物群至少通过 LPS 诱导的低级别炎症、代谢内毒素血症、巨噬细胞激活等参与 OA 的病理过程。也有研究表明，OA 软骨变性炎症主要是细菌 LPS 相关的炎症细胞因子引起，包括 IL-1、IL-6 和 RANKL。然而，LPS 如何通过软骨介导这些因子的产生还不清楚。HUANG 等发现 LPS 和脂多糖结合蛋白水平的升高与膝关节骨赘的严重程度和滑膜中活化巨噬细胞的丰富度有关。研究发现，肠道菌群紊乱与 TLRs 密切相关。TLRs 能够识别肠道细菌的 LPS，从而诱导促炎细胞因子的分泌，进而激活相应的信号通路，诱导 OA 的发生发展。最近的一项研究表明运动能够改善肠道菌群结构，从而降低 LPS 的含量，减少 LPS 引发的炎症反应及膝骨性关节炎（KOA）的危险因素，从而起到治疗 KOA 的作用。

此外，有研究发现，LPS 通过 TLR4 的依赖性方式抑制碱性磷酸酶（ALP）、骨钙素（OCN）和 Runt 相关转录因子 2（Runx2，影响成骨细胞分化的必需因子）的表达来抑制成骨细胞分化，同时 LPS 诱导巨噬细胞产生多种细胞因子和介导因子来影响破骨细胞的生成。综上所述，肠道菌群影响 OA 的可能机制可概括为一方面肠道微生物和细菌分子代谢物通过内皮屏障转运进入体循环，另一方面肠道菌群抑制成骨细胞成骨分化、促进破骨细胞的发育，进而影响 OA 软骨的生成与破坏。

谢坤铭研究桂皮的有效成分桂皮醛对兔 KOA 模型肠道菌群的影响，发现桂皮醛可通过稳定兔肠道中的韦荣球菌科、考拉杆菌属、消化球菌科，使 KOA 兔模型肠道菌群接近正常状态，进而缓解关节滑膜组织的炎症。郑洁等的研究发现，青藤碱可通过调控 TLR/髓样分化因子 88（MyD88）信号通路，下调 TLR2、TLR4、MyD88 关键分子表达，抑制兔膝骨性关节炎软骨免疫反应，进而延缓 OA 进展。

肠道菌群与宿主之间的共生需要一个微妙的平衡，而平衡被打破则可能对人体健康产生不利影响。随着现代医学研究的深入，研究发现肠道菌群与骨关节炎疾病的发生发展关系密切。肠道菌群失衡在骨关节炎疾病发病中的作用已被越来越多的人认识到。通过归纳肠道菌群对骨关节炎疾病的影响，总结中医药调节肠道菌群治疗骨关节炎疾病的研究现状，对于后续进一步探讨肠道菌群在中医药治疗骨关节炎疾病的潜在靶点作用很有必要。在骨关节炎疾病的发病过程中早期进行中医药干预，对减轻家庭及社会负担和提高患者的生活质量具有重要意义。应用中医药调节肠道菌群治疗骨关节炎疾病这一防治策略具有广阔的应用前景。

366 基于"肾藏精"论衰老与骨关节炎的关系

　　骨关节炎（OA）是一种因关节软骨退变引起的边缘骨赘形成、滑膜炎性病变、关节囊挛缩和软骨下骨硬化的慢性、退行性疾病。随年龄增长 OA 发病率明显增加，流行病学调查发现 60 岁以上人群 OA 的患病率达 50%，75 岁以上人群则高达 80%。除年龄外，其发病还与性别、肥胖、炎症、损伤和遗传等因素相关，该病影响正常关节的结构与功能，继而诱发患者关节疼痛、功能障碍、丧失劳动能力，导致生活质量下降。OA 属于中医学"痹证"范畴，首见于《黄帝内经》。《素问·痹论》曾提出"筋痹""脉痹""肌痹""皮痹""骨痹"的概念，其特点为"痹在于骨则重，在于脉则血涩而不流，在于筋则屈不伸，在于肉则不仁，在于皮则寒"，临床表现为"骨痹，关节疼痛不用，关节拘挛，步履艰难，骨节沉重，活动不利"。

　　OA 病理表现主要在于关节，而其本源在于肾，肾为先天之本，在体为骨，藏精生髓，为作强之官，故 OA 发病与肾藏象关系尤为密切。随着现代医学的发展，认为 OA 是关节软骨的退行性病变，是衰老的一种表现。学者焦丹丽等从中医基础理论和现代系统分子生物学角度重新阐释了衰老、肾虚与 OA 的关系，探寻 OA 发病机制。

肾虚精亏是骨关节炎发病的本源

　　1. 中医基础理论：中医素来重视"肾主骨"理论在骨关节炎疾病中辨证论治中的指导作用，肾与骨痹的病程进展密切相关。骨关节炎实为本虚标实之症，病本在肾，膝为筋骨之所系，中医认为"肾生骨髓""肾在体为骨"。凡筋骨之病皆与肾密切相关。正如《素问》所云："骨痹，病在肾，骨重不可举，骨髓酸痛，寒气至，名云骨痹。"《中藏经·论骨痹》云："骨痹者，乃嗜欲不节，伤于肾也。"《证治准绳·杂病》云："（膝痛）有风，有寒，有闪挫，有瘀血，有痰积，皆实也，肾虚其本也。"上述都强调骨关节炎与肾虚相关。"虚邪之中人也，洒淅动形，起毫毛而发腠理，其入深，内搏于骨，则为骨痹。"《素问·逆调论》云："是人者，素肾气胜，以水为事，太阳气衰，肾脂枯不长……肾者水也，而生于骨，肾不生，则髓不能满，故寒甚至骨也……肾孤藏也，一水不能胜二火，故不能冻慄，病名云骨痹，是人当挛节也。"由此概括出骨关节炎的病因病机为内在肾精亏虚，气血亏损，骨髓空劳，筋失所养；外受风寒湿邪，痹着筋骨，日久瘀络，气血受阻，骨节凝滞，肌萎筋缩，致生本病。《医精经义》云："肾藏精，精生髓，髓生骨，故骨者肾之所主也；髓者，肾精所生，精足则髓足，髓足者则骨强。"阐明了肾、精、髓、骨之间的衍生规律，强调骨的生长发育均依赖于肾中精髓濡养，即肾精充足，骨髓生化有源，骨骼得以滋养而强健有力；反之，若肾精匮乏，骨髓生化无源，则筋骨失养而痿弱无力，甚至骨质脆弱不堪重负，劳作日久则易生骨退变性和骨代谢性疾病，常见有骨关节炎和骨质疏松症等疾病，临床主要表现为关节僵硬畸形、肌肉萎缩、屈伸不利或骨质疏松、骨折易断，或腰背酸痛、膝胫痉挛等症状。骨为肾之所主，骨的生机根源于肾，而肾中精髓充足与否是骨关节炎发生发展的关键因素，肾虚精亏则是骨关节炎发病的根本。

　　2. 现代研究依据：现代研究认为中医藏象中的肾不再单纯是"肾者水脏，主津液"的解剖学层次的概念，更多的强调它是生殖、内分泌、神经、免疫等多系统的功能综合，在机体内发挥骨代谢调节功能，维持体内钙磷代谢的平衡。研究发现下丘脑-垂体-靶腺［肾上腺、性腺、甲状（旁）腺］轴是肾主骨的重要调控方式，它通过介导调节因子释放和激素分泌影响骨组织局部微环境和骨代谢功能，关系着骨代谢性和骨退变性疾病的发生发展。

　　肾可将生长激素转化为胰岛素因子类的物质，促进胶原和硫酸软骨素的合成及沉积。研究发现随着人的衰老，肾精气亏虚，出现胶原、硫酸软骨素的合成减少，使细胞外基质的降解代谢加剧，导致软骨退行性病变。生长激素可以作用于成骨细胞和软骨细胞增殖，刺激前体破骨细胞向成骨细胞分化，促进骨吸收。临床研究证实长期的生长激素替代疗法有促进骨形成和骨吸收的双重作用，改善骨代谢功能。

　　流行病学研究发现 50 岁之后女性 OA 患病率远远超出男性患病率且围绝经期的妇女关节疼痛显著增强，此现象表明 OA 与体内雌激素水平下降有关。雌激素通过多种途径调节骨内微环境的稳态，介导 RANKL/RANK/OPG 通路抑制成骨细胞凋亡，维持成骨和破骨的趋势平衡。此外还通过激活 Wnt/βCatenin 信号通路使骨髓间充质干细胞向成骨细胞分化，进而影响骨代谢功能。与 OA 相关的关节软骨、软骨下骨和滑膜病理改变均有雌激素表达下降现象，研究发现雌激素能够抑制滑膜炎症和软骨细胞破坏、凋亡，发挥保护关节软骨的作用，从而抑制 OA 的发生。

　　血清甲状旁腺激素（PTH）是由甲状旁腺主细胞合成、分泌，在软骨细胞中表达，发挥维持机体钙磷代谢平衡的作用。临床研究发现膝骨关节炎患者 PTH 水平偏高，提示 OA 与自身甲状腺激素水平相关。实验研究发现 PTH1-34 在小鼠 OA 模型中抑制软骨变性，促进软骨再生，防止关节软骨的退化，保持软骨下骨微结构。

肾虚精亏是导致衰老的核心机制

　　1. 中医基础理论： 中医认为衰老是生命的必然趋势，所有生物从有生命开始，无不遵循生、长、壮、老、已的自然规律。随着年龄的增长，五脏六腑虚衰的比率逐渐增加，其中以肾虚最为明显，常伴随腰脊酸痛、膝腿酸软、耳鸣失聪、齿发脱落、性功能减退、生殖功能下降等生理性衰老的表征。中医理论认为肾虚是加速和导致衰老的关键因素，早在两千多年前的《黄帝内经》就开始推崇肾虚至衰的理念。肾为先天之本，元气之根，蕴藏精气，内寓元阴元阳，主生长发育与生殖。肾中精气是构成人体的基本物质，是生命的起始和动力。肾精通过肾阳蒸化肾阴产生肾气，其中对机体有温煦、激发、兴奋、蒸化、封藏和制约阴寒等作用的称之为肾阳，可促进人体的新陈代谢即气化过程，促进精血津液的化生并使之转化为能量，使人体各种生理活动的进程加快，产热增加，精神振奋；对机体有滋润、宁静、成形和抑制过度阳热等作用者称之为肾阴，肾阴则抑制或减缓人体的过度的新陈代谢过程，减慢人体各种生理活动的进程，调节控制人体的脏腑功能活动和精血津液的代谢过程。肾阴与肾阳是机体各脏阴阳的根本，肾中阴阳犹如水火内寄于肾，两者相互依存、相互制约、相互为用，维护体内脏腑阴阳的相对平衡，维持人体的生理功能和生命活动。年老肾虚，阴阳多有不足。阴阳虚衰，平衡失调是衰老的原因之一，也是肾精亏虚的表现之一。《医学正传》云："肾气盛则寿延，肾气衰则寿夭。"提示衰老是体内精气变化至一定阶段时出现的必然现象，肾中精气的盛衰决定人体寿夭长短、衰老的速度，主宰着人的寿命和生命质量。《素问·上古天真论》云："女子七岁，肾气盛，齿更发长。二七而天癸至，任脉通，太冲脉盛，月事以时下，故有子……七七，任脉虚，太冲脉衰少，天癸竭，地道不通，故形坏而无子也。丈夫八岁，肾气实，发长齿更。二八肾气盛，天癸至，精气溢泻，阴阳和，故能有子……七八，肝气衰，筋不能动，天癸竭，精少，肾脏衰，形体皆极；八八，则齿发去。"此强调肾中精气的盛衰不仅是影响人体寿夭的核心因素还是人生不同年龄阶段演变的决定因素，即人体的生长-发育-衰老-死亡与肾中精气初生-盛极-衰退-耗竭的动态演变相互对应。古往今来有关衰老的原因流传众多，如脾胃虚弱、津液不足、气血瘀阻等原因，但综其根本肾虚至衰才是衰老的核心内容，肾虚精亏贯穿衰老始终。

　　2. 现代研究依据： 衰老机制相关学说众多，如免疫学说、神经内分泌学说、自由基学说、蛋白质合成学说和体细胞突变、交联等。现代医学研究发现衰老是生理性的肾虚，肾虚是生理性衰老的基础，而肾虚与自由基损伤，免疫调节功能衰弱和神经内分泌紊乱相关。

　　随着年龄的增长自由基在体内不断积聚，同时体内清除自由基的各种酶类和非酶系统的防御功能却随着年龄的增长而衰减。自由基对机体持续累积性的毒副损害对机体的危害作用渐趋严重，导致人体衰老。肾虚衰老的机制在于自由基代谢和清除平衡的紊乱，提示临床治疗衰老应以补肾药为主。实验研究发现肾阴虚小鼠血清超氧化物歧化酶水平显著降低，丙二醛水平显著升高。对肾阴虚大鼠行左归丸干预后发现血清环磷酸腺苷水平、环磷酸腺苷/环磷酸鸟苷比值及血清肌酐水平显著性降低，证实补肾中药具有提高机体抗自由基损伤，减轻氧化应激反应的功效，因此补肾可达到延缓机体衰老的目的。

免疫器官萎缩及其超微结构的破坏是机体在肾虚状态下的病理表现。肾虚患者的胸腺上皮分泌功能下降，引起免疫细胞和细胞因子调节失衡。无论是肾虚证患者还是老年人，均有不同程度的 T 淋巴细胞数量及功能的改变，T 淋巴细胞亚群 CD3$^+$、CD4$^+$ 显著降低，CD8$^+$ 显著升高。研究发现肾虚患者外周血白细胞介素-2（IL-2）水平降低、白细胞介素-6（IL-6）水平升高，提示肾虚与衰老在机体的免疫功能方面有高度相关性。现代药理学研究发现左归丸、右归丸、金匮肾气丸和六味地黄丸作为补肾抗衰的四大经方均可抑制炎症损伤，增强亚急性衰老模型大鼠的免疫功能。现代研究表明淫羊藿、枸杞子、鹿茸精、肉苁蓉、牛膝等温阳药物可以增加 CD3$^+$、CD4$^+$ 细胞增殖，促进细胞因子的产生，纠正 T 淋巴细胞亚群紊乱；维持免疫相关 mRNA 转录和基因表达水平；抗 DNA 损伤，加强 DNA 修复能力，提高 DN 稳定性，纠正肾虚患者的免疫功能紊乱。

内分泌功能紊乱，性激素分泌减少是肾虚的重要表现之一，也是引起机体衰老的直接原因。人体内分泌腺随着年龄的增长而萎缩，激素在下丘脑-垂体-靶腺轴调控下合成减少，继而导致人体整体水平的内分泌紊乱，诱发衰老。研究发现老年人表现有下丘脑对性激素反馈信息应答能力降低，反应迟钝及下丘脑-垂体-性腺轴老化，内分泌发生紊乱。肾阳虚证状态下公认的病理基础是下丘脑-垂体-靶腺轴的降低，不同环节、不同程度的功能紊乱。而补肾中药可通过多途径、多环节、多层次作用于下丘脑-垂体-靶腺轴，调节肾虚证的激素分泌失衡状态，改善神经内分泌系统功能的衰减、紊乱，延缓衰老。

肾虚精亏导致的衰老是骨关节炎发病的重要机制

1. 中医基础理论：《素问·上古天真论》云"丈夫七八，精少，肾脏衰，形体皆极"。明确人过半百，年老体衰，肾精亏空，气血不足，则筋骨失养，形体疲极、关节不利。若先天禀赋不足加之后天劳作过度，久病血虚，血不荣筋，则筋不束骨，仍复发此病。历代医家多推崇补肾壮骨作为辨治骨痹的主要原则，补肾为其治本之法。《备急千金要方·食治方》云："粟米，味咸微寒无毒，养肾气，去骨痹热中。"《圣济总录》治肾脏中风寒湿成骨痹者用附子独活汤方，《类证治裁》以安肾丸除骨痹。其他骨痹经验方如鹿角胶丸、补肾熟干地黄丸、鹿茸天麻丸等，主要着眼于肾脏亏虚进行治疗。综其组方规律多以配伍熟地黄、附子、鹿角胶、山茱萸、肉苁蓉等辛温滋补之品为主，共凑补肾填精之效，强调了补肾药的君药地位。现代药理学研究发现补益肝肾类中药可通过抑制软骨基质蛋白多糖分解，保护关节软骨形态改变，延缓关节退变。其还可降低关节内炎症介质的表达，清除氧自由基，提高超氧化物歧化酶活性，抑制免疫损害反应，调控关节局部微环境，改善关节炎症。综上可知，肾虚精亏则是 OA 的病理基础，肾虚致衰是 OA 的诱导因素，补肾强骨才是防治 OA 的关键。

2. 现代研究依据：OA 是一种与年龄密切相关的退行性疾病，患病率随着年龄的增长而增加。综其根本肾虚精亏导致的衰老才是骨关节炎发病的重要机制。肾虚伴随免疫调节功能的衰弱，肾虚致衰伴随高促炎反应状态，实际上免疫与炎症是对立平衡的关系，免疫稳态和炎症稳态失衡会引起过度炎症反应和病理性免疫反应。关节炎既有免疫功能的紊乱，又有病理性炎症的产生，研究发现在 OA 患者的关节滑液中存在 IL-6、白细胞介素-1β（IL-1β）、肿瘤坏死因子-α（TNF-α）、基质金属蛋白酶（MMPs）等炎症介质的高表达现象，这些细胞因子通过刺激关节滑膜细胞产生前列腺素 E2（PGE2）和胶原酶，加重关节局部炎症。此外在关节病变滑膜中检测到与免疫相关的 T 细胞、B 细胞和巨噬细胞的浸润，而滑膜的炎性侵蚀是加速关节软骨退变和诱发关节炎症的重要因素之一。

肾虚与氧化应激反应相关，而氧化应激被认为是导致衰老和炎性疾病的一个重要因素。氧化应激是由自由基在体内累积产生的一种负面作用，导致中性粒细胞炎性浸润，蛋白酶分泌增加，产生大量氧化中间产物。而氧化应激反应在 OA 发病中起着关键作用，当机体活性氧簇水平升高时，氧化应激反应加重，诱导一些细胞因子 IL-1β、IL-6、TNF-α、MMPs 的产生，加重关节炎症。持续高水平的氧化应激反应间接导致软骨细胞 DNA 损伤，端粒酶缩短，加速软骨细胞衰老，细胞外基质降解和软骨破坏等一系列的现象。

软骨细胞衰老不仅是人体衰老代谢的产物，也是诱发 OA 的重要因素，参与 OA 病程进展。关节炎的发病主要集中在不易修复的关节软骨中。软骨细胞作为软骨组织的唯一细胞成分，其增殖与合成能力呈年龄依赖性下降，外在遭受长期劳力重荷、机械磨损、生物力学改变的影响，致使软骨细胞数量下降，有丝分裂减少，加速软骨细胞衰老。研究表明衰老软骨细胞可通过端粒酶缩短、氧化应激反应、自噬、DNA 损伤等途径诱发 OA。Martin 检测不同年龄段关节软骨细胞的衰老指标，发现骨关节炎的发生率随年龄的增长而升高。临床文献显示 OA 患者的关节软骨细胞往往出现衰老现象，且该现象随着关节软骨组织退变的严重程度越发明显。软骨细胞衰老在 OA 软骨组织退变分解过程中起着关键作用，因此如何清除衰老软骨细胞成为治疗 OA 热点。研究证实选择性破坏 OA 模型小鼠关节内衰老细胞，降低衰老细胞的数量，激活软骨生长基因促进软骨组织再生和自我修复，降低创伤后骨关节炎的发生，缓解疼痛，改善整体关节功能。

骨关节炎是中老年人常见的慢性骨关节疾病，骨关节炎发生发展与肾精充足与否密切相关，骨代谢的微观调控活动反映肾虚精亏是 OA 发病的关键。衰老是机体全方面、全身性、进行性的退化过程，以肾虚渐亏为其根本原因。肾虚导致衰老理论具有整体性和综合性的特点，它直接影响自由基损伤，神经内分泌系统紊乱和免疫系统衰弱。提示肾虚为衰老之源，肾虚衰老为衰老学说的核心内容。骨关节炎伴随人体的衰老而出现，骨关节炎是多种因素综合的结果，肾虚精亏导致的衰老是骨关节炎发病的核心机制。

骨关节炎的治疗以减少患者痛苦和减缓疾病进展为目标。药物治疗作为临床骨关节炎的一线疗法，是改善患者临床症状、减缓关节损害、提高生活质量的重要措施。补肾中药通过多层面、多环节、系统地调节影响骨关节炎的相关发生因素，肾虚致衰是 OA 发生发展的关键环节，从肾论治，温补肾精需贯彻 OA 治疗的始终。现代医学从软骨细胞衰老角度研究其在 OA 中的作用机制，揭示软骨细胞衰老参与软骨分解退变，加速 OA 的病程进展，近期清除衰老软骨细胞的研究发现，预示着清除衰老软骨细胞是治疗 OA 的新靶点，也许能从根本上改变骨关节炎药物治疗的现状。

本文在强化肾藏精的中医理论认识的同时结合现代医学研究结果，对肾虚、衰老与 OA 三者之间的内在联系进行全新解读，以期为骨关节炎的治疗提供新思路。今后要继续加强 OA 发病与肾虚、衰老之间基础研究，加强肾虚致衰与 OA 的理论相关性，确立客观的诊断标准和合理的检测方法，深入 OA 病因病机系统发病机制研究。补肾强骨固本方药可从根源减少 OA 的发病率，减缓病程进展。

367　中医治疗骨关节炎用药规律

骨关节炎（OA）是一种以关节软骨损害为主，并累及整个关节组织的疾病，最终发生关节软骨退变、纤维化、断裂、溃疡及整个关节面的损害，主要表现为关节疼痛、僵硬、肥大及活动受限。本病好发于老年人，患病率与年龄、性别、民族，以及地理环境因素有关。OA 多由先天禀赋不足、劳作虚损、六淫外邪入侵人体，以及年老肝肾精血亏虚等内外因所引起。本虚标实、虚实夹杂为痹证的中医证候特点，其基本病机为肝肾虚损、脾胃亏虚、湿浊内生；气血不足，营卫不和；痰瘀互结，经脉瘀阻。OA 是由于肝肾亏虚累及脾虚，脾虚反之影响肝肾，其基本理论为"肾为先天之本，脾为后天之本"，先后天互滋互用，因此 OA 脏腑病变是以脾肾为主导。根据不同病邪特征，使用祛风除湿、清热解毒、逐瘀通络之法。学者鲍丙溪等运用数据挖掘技术对安徽某医院风湿科治疗 OA 的用药经验进行了挖掘整理研究，为发展中医的临床经验及学术思想提供了新的思路和方法。

资料与方法

1. 一般资料：选取 2012 年 5 月至 2018 年 6 月在安徽某医院风湿病科就诊的住院 OA 患者 2 363 例，其中男 492 例（20.82%），女 1871 例（79.18%）；<45 岁 361 例（15.28%），45～54 岁 709 例（30.00%），55～64 岁 597 例（25.26%），65～74 岁 463 例（19.59%），≥75 岁 233 例（9.86%）。

2. 诊断标准：西医诊断标准，按照 2010 年美国风湿病学会（ACR）修订的 OA 分类标。中医诊断标准，按照国家中医药管理局医政司修订的诊断标准。

3. 纳入标准：符合上述西医和中医诊断标准。

4. 排除标准：①合并循环系统、呼吸系统、造血系统等严重疾病者。②因各种因素数据不完整者。

5. 数据挖掘：

（1）数据处理：将 OA 患者病历的年龄、性别、使用的方药进行数据处理、归类，利用信息中心的病历管理系统，将不规范的数据信息规范化，将重复的数据合并及删除无用的信息。处方中的中药名称按照《中华人民共和国药典》进行标准化处理，药味包括酸、苦、甘、辛、咸 5 类，药性包括寒、热、温、凉、平 5 类，归经包括心、小肠、肝、胆、脾、胃、肺、大肠、肾、膀胱 10 经，并根据中药名称将其药性、药味以及功效关联在一起。本数据来自风湿病科住院患者的真实情况，因此重复研究的可行性能够得到保证。

（2）描述性分析：将 OA 患者病历信息进行整理后得到数据库，再利用多维数据检索工具分析中药的使用频率，根据使用频率较高药物的性味归经和功效，寻找疾病治疗的相关规律。出现频率=每类药物出现的数量/出现的所有中药数量；使用频率=出现某类药物的处方数量/出现的所有处方数量。

（3）关联规则分析：采用 SPSS Clementine 11.1 中的 Aprior 模块进行数据挖掘，讨论 OA 用药间的关系。关联规则最小置信度设为 80%，最小支持度设为 30%。

6. 伦理要求：本研究已对患者个人隐私信息进行隐匿，并经安徽某医院伦理委员会批准后实施。

结　　果

1. 中药性味归经统计：共涉及 8 916 份中药处方，375 味中药，基于中药性味归经理论进行统计。

基于药性阐述中药出现频率，根据出现频率平性药（82 味，22.93%）和温性药（98 味，26.13%）出现最为频繁，根据使用频率温性药（8 691 次，97.47%）、平性药（8 591 次，96.35%）和寒性药（5 952 次，66.75%）使用最为频繁。

基于药味理论，在出现频率和使用频率两个方面，味苦药（170 味，8 716 次，97.76%）、味甘药（167 味，8 797 次，98.67%）、味辛药（137 味，8 696 次，97.53%）出现及使用最为频繁。基于药物归经，根据出现频率，肝（胆）经药物最常出现（206 味）；根据使用频率，肝（胆）经和脾（胃）经药物最常被使用（>98%）。

2. 中药功效统计：处方中最常出现的 4 种功效的药物，根据出现频率，清热解毒药出现最为频繁（出现频率>18%）；根据使用频率，健脾除湿药、活血化瘀药和清热解毒药使用最为频繁（使用频率>90%）。

3. 单味药物分布统计：纳入研究的 8 916 份处方，375 味中药中，以下 13 味药使用最为频繁（>3 000 次）。分别依次为：①茯苓 a，5 794 次，频率占 64.98%；②甘草 a，5 683 次，频率占 63.74%；③陈皮 b，5 370 次，频率占 60.23%；④红花 c，5 279 次，频率占 59.21%；⑤丹参 c，5 230 次，频率占 58.66%；⑥山药 a，4 687 次，频率占 52.57%；⑦桃仁 c，4 482 次，频率 50.27%；⑧杜仲 d，4 417 次，频率占 49.54%；⑨威灵仙 e，3 630 次，频率占 40.71%；⑩薏苡仁 a，3 748 次，频率占 42.04%；⑪鸡血藤 c，3 540 次，频率占 39.70%；⑫川芎 c，3 316 次，频率占 37.19%；⑬独活 e，3 015 次，频率占 33.82%（a 为健脾除湿药，b 为理气药，c 为活血化瘀药，d 为补虚药，e 为祛风通络药）。

4. 处方中药物功效的相关性分析：关联规则分析被用于发现处方中药物功效的相关性，发现药物之间的搭配模式，关联规则最小置信度设为 80%，最小支持度设为 30%。置信度最高的 3 种药物功效组合分别为祛风通络药与活血化瘀药（置信度 99.19%）、健脾除湿药与活血化瘀药（置信度 98.31%）、补虚药与活血化瘀药（98.19%）。

5. 处方中药物的相关性分析：使用关联规则分析处方中药物的搭配关系，最小置信度设为 80%，最小支持度设为 30%。置信度最高的 3 组药对分别为桃仁与红花（置信度 88.14%）、薏苡仁与茯苓（置信度 87.30%）、白术与茯苓（置信度 86.14%）。

讨　　论

OA 属于中医学"骨痹"范畴，是以肢体麻木无力、骨骼疼痛、关节僵硬变形、活动受限等为主要表现的肢体痹病类疾病。《素问·痹论》云："风寒湿三气杂至，合而为痹也。"其发病内因是年老体衰造成的脾胃亏虚和肝肾不足，外因是外邪留滞四肢百骸所引起。温性药、平性药和寒性药的出现频率以及使用频率均排在前 3 位。温性药有温经通络作用，平性药作用较平缓，使用局限性较小，寒性药有凉血解毒、泻热通便等功效。苦味、甘味、辛味 3 种药性的中药出现频率和使用频率均较高。

苦味能泄、能燥、能坚，有清热泻火、泻下攻积、苦温燥湿、泻火存阴的作用，在 OA 活动期，患者疼痛较为剧烈，用苦味药可以清热降火、通利大便，从而减轻炎症带来的疼痛；甘味药能补、能和、能缓，OA 发病期疼痛感强烈，故用甘味药可起到缓急止痛的作用，甘味尚能补脾和中，调理脾胃。归肝（胆）经及脾（胃）经的中药在出现频率和使用频率位于前 2 位。脾为后天之本、气血生化之源。《金匮要略·脏腑经络先后病脉证》云："四季脾旺不受邪。"《脾胃论·脾胃盛衰论》云："百病皆由脾胃衰而生也。"均说明脾气健运不易受邪，脾失健运，正气不足，人体易感邪患病。另外，OA 患者多为老年人，老年人肝肾精血不足，肝主筋、肾主骨，肝与脾生理上相互依赖、病理上相互影响，肝气不疏，导致脾失运化，从而脾气无法运化水液致湿浊停留肢体经络，导致关节肿满疼痛。总之，寒性、温性、平性、苦味、甘味、辛味，脾胃、肝胆经的中药共同起到健脾除湿、活血化瘀、祛风通络的功效，从而缓解 OA 患者的临床表现。

处方中以健脾除湿药、活血化瘀药、清热解毒药和祛风通络药 4 类为主，其中健脾除湿药中茯苓用药频次居首。脾气虚则水湿无以为化，或脾为生痰之源，或湿阻气滞，或易感外湿；湿聚困脾，日久脾必亏虚。脾虚湿困是痹证重要的病机特点，也是痹证发病过程中的重要环节。茯苓味甘淡、性平，甘味能补，淡味能渗，健脾利水不伤正，标本兼顾，土旺生金，益肺于上源，通调水道，水湿易运。其次是甘草的使用，一方面与甘草在方剂中的调和作用分不开，同时甘草具有补益脾土之功，重用甘草亦有调补脾胃、顾护后天之本的目的。有研究发现，甘草多糖增强机体的抵抗力主要是利用刺激 T 淋巴细胞的增殖达到的；另外，甘草多糖也可以促进内皮系统的激活，诱导人体免疫球蛋白的产生，具有抗补体活性的功能。活血化瘀药中以红花的使用频率最高，有研究证明，使用红花后小鼠免疫力显著提高，未用药组的小鼠免疫器官质量系数和淋巴细胞转化率均低于用药组。红花具有活血化瘀、消炎抗菌的作用，在临床上可以使用红花治疗多种慢性病变，能够提高淋巴细胞的增殖反应和机体耐受力，通过该机制增强机体免疫能力，使得机体营养平衡、营卫调和。

关联规则结果表明，中药的配伍也应该关注扶正祛邪的配伍。补虚药、健脾除湿药、理气药、活血化瘀药、祛风通络药、清热解毒药相互关联且被联合使用。置信度最高的 3 组药分别为桃仁与红花、薏苡仁与茯苓、白术与茯苓。"血瘀"既是脾失运化留下的病理产物，又是痹证发病过程中的主要致病因素，可贯穿痹证发病的全过程。脾虚则生痰湿，痰湿瘀阻肢体经络，在临床上，OA 患者出现肢体关节红肿疼痛，刘健常用茯苓、薏苡仁等健脾除湿药物祛痰湿。《药品化义》云："补脾于中部，令脾肺之气从上顺下，通调水道。"薏苡仁性微降而渗，能祛湿利水，药食两用。脾主运化，OA 患者肝肾亏虚，肝木脾土相互影响，最终导致脾虚，痰湿内生。白术有益气健脾、燥湿利水的作用，与茯苓同用可起到健脾利湿的功效。

368 中药治疗骨关节炎的机制

骨关节炎（OA）是一种以关节软骨变性、破坏及骨质增生为特征的慢性关节病。随着全球人口老龄化及肥胖人口数目的增加，发病率也在逐年增加。骨关节炎属于中医学"骨痹"范畴。《素问·长刺节论》云："病在骨，骨重不可举，骨髓酸痛，寒气至，名曰骨痹。"目前，没有明确的发病机制，西医在治疗上尚无特效药，主要以缓解症状为治疗核心。中医治疗强调个体化，且因其副作用较小、疗效显著而更易被接受。学者鲍丙溪等从细胞及分子生物学水平，对目前中医治疗骨关节炎在细胞因子及信号通路方面的作用机制进行了梳理归纳，以期对中医药治疗骨关节炎及中医药新药研发提供参考。

骨关节炎发病机制

近年来，多数研究者认为骨关节炎的发生是关节软骨细胞、软骨外基质、软骨下骨质合成及降解的平衡破坏导致的。在骨关节炎的发病过程中，软骨结构的完整性被破坏，从而使软骨对外界刺激敏感性增高。初期，关节软骨从软骨表面开始被侵蚀并逐渐出现裂隙，且随着软骨钙化区域的增加逐渐增大。为修复软骨，肥大软骨细胞开始增生，在此过程中产生的降解产物及促炎性介质则刺激邻近滑膜增生和炎症反应，同时软骨下骨出现血管浸润。由于关节软骨自身修复能力的限制，合成与降解平衡被打破，关节软骨结构与属性改变，导致骨关节炎的发生。骨关节炎的发病机制较为复杂且尚不明确，即使是同一个风险因素也会有不同的致病过程，其发病不仅是退行性病变或者机械磨损的结果，目前认为其涉及机械损伤、炎症反应、代谢、细胞衰老及凋亡多种因素，因此骨关节炎更像一种关节损伤综合征而不是单一疾病。

中药及其有效成分对细胞因子的影响

1. 骨关节炎相关细胞因子：细胞因子是指免疫或非免疫细胞受到刺激后合成及分泌具有广泛生物活性小分子蛋白质，通过自分泌、旁分泌及细胞内分泌的形式参与多种生理及病理的发生发展过程，发挥生物学效应，如细胞发育、免疫调节、炎症反应等。细胞因子具有多效性及网络性，在骨关节炎病程中起到重要作用。

细胞因子根据功能大致分为白细胞介素、肿瘤坏死因子、生长因子等。与骨关节炎相关的细胞因子包括白细胞介素-1（IL-1）、白细胞介素-4（IL-4）、白细胞介素-6（IL-6）及肿瘤坏死因子-α（TNF-α），其中IL-1、IL-6及TNF-α属于炎症因子，在骨关节炎的发病过程中主要介导炎症反应，导致软骨破坏。近来研究认为，滑膜炎症在骨关节炎的发病中不再仅是继发性的病理反应，更是参与OA发病机制并推动OA发展的病理过程炎症反应。在炎症反应中产生的炎症因子不仅可以直接作用于软骨，导致关节软骨结构改变，还可以通过调节软骨细胞代谢，产生下游细胞因子及蛋白酶等介导炎症发生和引起相应理化作用，导致关节软骨退化，加速骨关节炎进程。中药及其有效成分通过降低炎症因子的表达，抑制其下游产物生成，减缓软骨基质降解，起到软骨保护作用。

2. 中药及其有效成分对细胞因子及其下游产物的影响：在骨关节炎发病过程中，IL-1是核心炎症因子，外界刺激（年龄、机械应力、损伤等）引起炎症反应产生IL-1。IL-1可以通过促进磷脂酶A2及环氧合酶分泌，刺激软骨细胞、滑膜细胞生成及释放前列腺素（PG），介导炎症反应及参与诱导基质金属蛋白酶（MMPs）表达。目前研究认为，胶原酶 MMP-1 和 MMP-13 可降解 I、II、III 型胶原，间质溶解素 MMP-3 及胶原酶 MMP-13 具有破坏软骨组织主要成分 II 型胶原蛋白，起到促进软骨细胞的降解作用。杨帆等研究表明，补肾通络方通过抑制 MMP-3/MMP-13 和 ADAMTs-4 水平，可以减轻膝关节软骨的破坏情况，改善骨关节炎症状。由 IL-1 介导生成的 PEG2 可调节神经递质释放、敏化痛觉、降低痛阈，以及通过激活 cAMP/PKG 与 PI3K 依赖性 NF-κB 诱导软骨细胞表达 IL-6，参与软骨基质降解。中药通过降低 IL-1、IL-6 及下游产物 PGE2，阻止 OA 进行。王敏龙等研究发现，五福饮颗粒剂可以显著降低血清及关节液中 IL-1β、IL-6 含量，延缓软骨中蛋白多糖（PG）的丢失，促进关节软骨合成 PG，从而预防与治疗骨关节炎。胡培培等研究发现，云南白药可以通过降低血清 PGE2 水平，进而减少炎性介质的分泌，抑制炎性反应，显著增高机械痛阈值，降低痛觉感受器敏感性，改善骨关节炎引起的神经病理性疼痛及减少关节及滑膜损伤。

核因子 κB 受体活化因子配体（RANKL）的表达，协同由巨噬细胞产生的通过激活 NF-κB 途径参与骨吸收过程的强力促炎因子 TNF-α 共同参与破骨细胞分化，影响骨吸收。其中 TNF-α 还能刺激软骨细胞合成 MMPs、PGE2、NO，以及诱导 IL-1 产生，IL-1 的产生可进一步提高 TNF-α 活性，两者协同刺激软骨细胞分泌趋化因子 1（eotaxin-1），进而诱导 MMP-3、MMP-13 的表达，加速软骨基质降解，推动疾病进展。中药通过抑制炎症因子 IL-1、IL-6 及 TNF-α 表达，阻止炎症反应进展，减缓软骨退化。郑炜宏等研究发现，补肾祛痰方可以通过抑制大鼠血清和关节液内炎症因子 IL-1、IL-6 及 TNF-α 表达水平，控制骨关节炎发展。陆洋等研究发现，补肾益肝活血方通过降低血清中 IL-1β、TNF-α 含量，减少 MMP-3 生成，改善关节软骨退变。颜春鲁等研究发现，右归丸可通过降低 IL-1β、IL-6、TNF-α 炎症因子表达，抑制 MMP-1、MMP-3、MMP-13 活性，延缓 KOA 软骨的退变。陈永健等研究发现，益气养血方通过下调 TNF-α 表达，MMP-13 蛋白表达下降，COL-II 胶原表达上调，抑制软骨细胞凋亡及细胞外基质降解。李媛等研究发现，六味骨痹汤通过降低血清和关节液中，TNF-α 及 COMP 的含量，MMP-13 降低，II 型胶原蛋白表达上升，起到保护软骨作用。

IL-1 还可以通过刺激滑膜细胞产生诱导型一氧化氮合酶，继而催化大量一氧化氮（NO）。NO 作为 IL-1 下游产物一方面可以促使滑膜细胞产生金属蛋白酶及促进 IL-1β 介导抑制关节软骨蛋白多糖合成，另一方面抑制白细胞介素-1 受体拮抗剂（IL-1Ra）的合成，使软骨基质进行性降解，推动骨关节炎病程的发展。IL-4 通过抑制 IL-1 诱导软骨细胞合成基质金属蛋白酶而保护软骨。侯德才研究发现，止骨增生合剂通过降低关节炎兔血清中的 NO 含量，缓解骨关节炎症状。赵乐等研究发现，黄芪桂枝五物汤可以通过调节细胞因子 IL-4，诱导 HIF-1α、iNOS 及关节处 TGF-β1 表达的变化，调节关节软骨处蛋白多糖的含量，抑制 II 型胶原及软骨下骨的破坏，修复软骨细胞的凋亡，调节机体免疫低下状态。

中药及其有效成分对信号通路的影响

1. 中药及其有效成分对蛋白激酶 R 样内质网激酶（PERK）/免疫球蛋白结合蛋白（Bip）信号通路的影响：内质网是真核细胞中适应性最强的细胞器，是蛋白质的合成、加工修饰、分选和转运及脂质代谢的重要场所。内质网应激反应（ERS）是体内一种自我保护机制，参与细胞凋亡。细胞内外各种理化因素（如炎症等）均能诱发 ERS，过度的 ERS 可以介导细胞凋亡。研究表明，骨关节炎患者的软骨细胞中存在 ERS。PERK/Bip 信号通路参与骨关节炎内质网应激反应，引起软骨细胞凋亡。具体过程：过度的 ERS 激活 PERK 信号分子使 eIF-2α 磷酸化，继而进一步激活 ATF-4，上调 GADD153 表达，抑制 Bcl-2 的表达，诱导细胞凋亡，或激活 Caspase-9 进一步激活 Caspase-3 启动细胞凋亡程序。陈俊等研究发现，独活寄生汤通过调控 PERK/Bip 信号通路，抑制 PERK、Bip、eIF-2α、ATF-4、GADD153、Caspase-9、Caspase-3 mRNA 及蛋白表达，进而抑制因内质网应激反应引起的软骨细胞凋亡。赵林灿等研究发现，独活寄生汤可通过抑制关节炎症反应，进而下调 PEAK/Bip 信号通路，减少软骨细胞凋亡。

2. 中药及其有效成分对转化生长因子-β/骨形态生成蛋白（TGF-β/BMP）信号通路的影响： TGF-β 是结构相关信号分子，对细胞外基质形成、组织分化、骨重建、免疫调节等均起到重要作用。TGF-β1 促进基质生成和成骨细胞分化且间接限制破骨细胞的形成。BMP 是成骨细胞分泌的一种细胞因子，BMP-2、BMP-4、BMP-7 促进成骨细胞分化。TGF-β/BMPs 信号通路受到多种因子调控，并通过 Smad/R-Smad 复合物或 MAPK 级联传导。当受到外源性因素如软骨损伤等刺激时，激活 TGF-β/BMPs 信号通路，通过一系列信号传导参与骨关节炎的病程。杨帆等研究发现，补肾通络方通过调控 TGF-β/BMPs 信号通路，调节 TGF-β1、BMP-4 和 BMP-7 的分泌，保护受损的软骨细胞，间接抑制软骨细胞破坏，缓解病情进展并改善预后。郝亚明等研究发现，消骨痛汤通过调控 TGF-β/BMPs 信号通路，上调软骨和滑膜中 TGF-β1 和 BMP-2 的蛋白表达，治疗骨关节炎。

3. 中药及其有效成分对 Wnt/β-catenin 信号通路的影响： Wnt-β-catenin 信号通路是一个保守的信号传导通路，与软骨形成及骨重建密切相关，在骨细胞的终末分化中起着重要作用。β-catenin 的过表达可升高 MMP-13 基因表达，导致软骨基质和关节软骨的降解。严可等研究发现，加味独活寄生汤通过调控 Wnt/β-catenin 通路和下游因子 MMP-13 等相关基因表达，抑制膝关节软骨细胞损伤。吴追乐等研究发现，透骨消痛胶囊等中药通过诱导 Wnt/β-catenin 信号通路中 Wnt-4、β-catenin 和 MMP-13 的表达，保护软骨。

4. 中药及其有效成分对 NF-κB 信号通路的影响： NF-κB 是核因子，p38MAPK 信号传导通路参与 MMPs 的表达，NF-κB/p38MAPK 信号通路异常激活将引起下游炎症因子过表达，参与炎症反应。抑制 NF-κB/p38MAPK 信号通路的活化，则可以降低炎症因子过表达，缓解软骨退化。吴广文等研究发现，独活寄生汤可通过调控 miRNA-146a/-155-NF-κB/p38MAPK 信号通路，抑制膝骨关节炎炎症反应，治疗膝骨关节炎。潘建科研究发现，龙鳖胶囊可抑制 MEK-3/6、p38、ATF2、NF-κB p65 及其磷酸化产物 P-MEK-3/6、P-p38、P-ATF2、P-NF-κB p65 的过表达，抑制骨关节炎软骨细胞中 p38MAPK 和 NF-κB 信号通路活化，从而缓解软骨退变，保护软骨，治疗骨关节炎。

5. 中药及其有效成分对 TLR/MyD88 信号通路的影响： Toll 样受体（TLRs）是跨膜信号传导蛋白，免疫的必需分子之一，参与调控适应性免疫应答。髓样分化因子 88（MyD88）是 TLRs 的信号传导下游信号分子。TLR/MyD88 信号通路参与炎症反应。郑洁等研究发现，青藤碱可通过调控 TLR/MyD88 信号通路，下调 TLR2、TLR4、MyD88 关键分子表达，抑制兔膝骨性关节炎软骨免疫反应，延缓 OA 进展。

6. 中药及其有效成分对细胞骨架信号通路的影响： 细胞骨架是维持细胞形态、运动以及应对周围环境的重要纤维状网架结构，为细胞提供机械完整性以承受压缩载荷起到重要作用。异常的机械负荷与骨关节炎的发病密切相关，可以通过调控细胞骨架信号通路抑制软骨细胞骨架破坏，保护软骨细胞。梁杰等研究表明，补肾壮筋汤通过调控细胞骨架信号通路，调节通路相关蛋白 ROCK、Cofilin、Phospho-Cofilin、LIMK1 和 Phospho-LIMK1 的表达，抑制软骨细胞骨架破坏的进程，减缓膝关节关节炎的退变。黄孝闻等研究发现，淫羊藿苷通过调控细胞骨架信号通路，抑制细胞骨架相关因子 RhoA 和 Cofilin 表达，对脂多糖诱导的细胞骨架 Factin 损伤具有保护作用。在机体中，不同的信号通路会互相影响，如 TGF-β 协同 Wnt 信号促进人类间充质干细胞向成骨细胞分化等，为治疗骨关节炎提供多种路径与靶点。

在临床中药预防及治疗骨关节炎疗效显著，简效廉验，相比手术具有低风险优势，其在治疗骨关节炎方面确有广阔的治疗前景。明确中药治疗骨关节炎的具体作用机制，是研发治疗骨关节炎特效中药新药的基础及依据。因此，需要在细胞及分子水平进一步探索及明确中药治疗的具体作用靶点及作用途径。

369　强直性脊柱炎免疫炎症反应和中医干预

　　强直性脊柱炎（AS）是一种主要侵犯骶髂关节、脊柱和外周关节的慢性免疫炎症性疾病。其发病机制尚不清楚，可能与遗传、免疫功能紊乱和炎症反应有关。其西医治疗不外乎非甾体类抗炎药、糖皮质激素、免疫抑制剂及一些生物制剂，这些药物副作用大、患者依从性差且多数药物价格昂贵，而中医药以其副作用小、药品价廉、整体调节为优势，在治疗 AS 中起着越来越大的作用。免疫炎症作为其发病机制，近年来研究甚多。学者汪四海等将 AS 患者免疫紊乱和炎症反应方面的表现，及中医药对其干预作用做了梳理归纳。

强直性脊柱炎的免疫炎症表现

　　1. 免疫紊乱：AS 患者体内存在自身免疫的紊乱，包括体液免疫失调和细胞免疫异常，其中体液免疫的失衡主要表现为免疫球蛋白 A（IgA）、免疫球蛋白 G（IgG）、免疫球蛋白 M（IgM）的异常增高，细胞免疫的异常主要反映在调节性 T 细胞数量的增加或减少，功能的异常。

　　蔡燕等研究发现，AS 患者人类白细胞抗原-B27（HLA-B27）阳性和阴性患者各项免疫指标均显著低于健康者，差异有统计学意义（$P<0.01$ 或 $P<0.05$）。表明 HLA-B27 抗原在 AS 发病过程中起了重要作用，并对机体的免疫功能产生了一定影响。李冬梅等以 21 例 AS 患者外周血作为研究组，20 例类风湿关节炎（RA）患者和 24 名正常人外周血作为对照组，结果发现，与对照组比较，AS 患者外周血 $CD4^+CD25^+CD127$ 低表达或无表达调节性 T 细胞（$CD4^+CD25^+CD127low/-Regulatory\ T\ cells$，$CD4^+CD25^+CD127low/-Treg$）及 $CD4^+CD25^+FOXP3^+$ Treg 百分率降低（$P<0.05$），$CD4^+CD25+highTreg$ 百分率升高（$P<0.05$）；$CD4^+CD25^+CD127low/-Treg$ 与 $CD4^+CD25^+FOXP3^+$（forkhead/wingedhelix transcription factor3）Treg 呈正相关（$r=0.589$，$P=0.021$）。

　　李秀娟等研究发现，AS 患者外周血 $CD4^+CD25^+highTreg$ 百分率增加，但其功能有可能是异常的，即 AS 患者体内存在细胞免疫功能紊乱。刘健等采用流式细胞仪检测 57 例 AS 患者外周血调节性 T 细胞的表达频率，与健康体检者比较，结果显示 AS 患者调节性 T 细胞的百分率显著降低。黄河等实验显示，AS 患者外周血中的 $CD4^+$ Treg 百分率及 $CD4^+CD25^+$ Treg、$CD4^+CD25^+CD127low/-Treg$ 细胞占 $CD4^+$ Treg 百分率均明显高于正常对照组（$P<0.01$）。表明 AS 患者免疫功能紊乱，主要体现为 AS 患者外周血中 $CD4^+CD25^+$ Treg、$CD4^+CD25^+CD127low/-Treg$ 水平显著增高。

　　2. 炎症反应：苏虹等通过研究得出，AS 患者 Toll 样受体 4（TLR4）mRNA 表达、血清凋亡诱导配体（sTRAIL）含量均明显高于正常对照组（$P<0.05$）。但肿瘤坏死因子-α（TNF-α）、白细胞介素-12（IL-12）与 AS 发病的相关性，差异无统计学意义（$P>0.05$）；AS 患者血清 sTRAIL 与 C 反应蛋白（CRP）、TNF-α 与红细胞沉降率（ESR）均呈正相关。表明 TLR4 通路异常及 sTRAIL 水平增高可能在 AS 的发病及炎症反应中发挥一定的作用。张颖等研究结果显示，AS 患者血清白细胞素-8（IL-8）、γ 干扰素诱生蛋白-10（IP-10）水平均高于对照组（$P<0.05$）。AS 患者关节滑膜液中 IL-8 和 IP-10 水平高于血清水平（$P<0.05$），周围型 AS 患者血清 IL-8 水平较中轴型 AS 患者显著增高（$P<0.01$），提示 IL-8 血清水平可能与 AS 患者发病形式有关。赵丽珂等用细胞培养实验结果显示，TNF-α 和 β 干扰素（IFN-β）可通过结合于 B27 启动子中各种转录因子结合元件调控 HLA-B27 启动子的转录活性，间接说明了 TNF-α 和 IFN-β 可能在 AS 的发病机制中起着重要作用。刘小玲等采用人 ELISA 试

剂盒测定 40 例 AS 患者血管内皮细胞生长因子（VEGF），与 30 例健康体检者比较，结果发现 AS 组血清 VEGF 水平明显高于正常对照组，差异有统计学意义（$t=5.678$，$P<0.01$），从而推测 AS 患者血清 VEGF 水平与其发病有关。Yasuharu Abe 等发现一种新的类似 AS 小鼠模型，与正常小鼠比较，AS 模型小鼠血液中白细胞介素-17（IL-17）和 γ 干扰素（IFN-γ）明显升高，提示 IL-17 和 IFN-γ 在 AS 发病中起着关键作用。

中医药对其免疫紊乱和炎症反应干预研究

1. 中药汤剂：周奕等采用益肾培督方（药物组成熟地黄 20 g、山药 15 g、狗脊 18 g、山茱萸 12 g、骨碎补 18 g、淫羊藿 10 g、杜仲 12 g、制附子 6 g、土茯苓 30 g、山慈菇 6 g、鹿角片 10 g、独活 9 g、赤芍 15 g、知母 10 g、鸡血藤 15 g。每日 1 剂，水煎分 2 次服，疗程为 12 周）治疗 60 例 AS 患者，治疗 4 周后，患者的 ESR、CRP 和治疗前比较，有显著性下降，差异有统计学意义（$P<0.05$）；治疗 12 周后患者的白细胞介素-18（IL-18）指标较治疗 4 周后相比有所下降，且差异有统计学意义（$P<0.05$）。表明益肾培督方对 AS 患者血清 IL-18 有一定的调节作用。梁永革等采用自拟补肾健督汤（狗脊 15 g、淫羊藿 10 g、补骨脂 10 g、枸杞子 15 g、牛膝 15 g、炮穿山甲 10 g、黄芪 20 g、当归 12 g、秦艽 15 g、威灵仙 20 g、熟地黄 12 g、地龙 10 g、姜黄 15 g）随症加减治疗 AS 患者 76 例，效率占 90.79%，并有效降低 IgA、ESR、CRP 等免疫炎症指标。路平等给予具有补肾祛寒、壮督除湿、散风活瘀、强壮筋骨作用之补肾强督方（熟地黄、淫羊藿、狗脊、制附片、鹿角片、杜仲、骨碎补、补骨脂、羌活、独活、桂枝、续断、赤芍、白芍、知母、防风、川牛膝、炮穿山甲）对 37 例 AS 患者进行治疗，结果显示，补肾强督方能够显著改善患临床症状及 ESR、CRP。张梅红等将 70 例 AS 患者随机分成治疗组和对照组，治疗组使用强脊汤（金银花 24 g、白花蛇舌草 30 g、土茯苓 30 g、白鲜皮 15 g、川芎 10 g、土鳖虫 10 g、桑寄生 15 g、续断 15 g、骨碎补 15 g、降香 6 g、威灵仙 15 g），水煎浓缩成 300 mL，早晚各服 150 mL，30 日为 1 个疗程；对照组采用口服吲哚美辛 25 mg 治疗，每日 3 次。两组均连服 2 个月评定疗效。结果治疗组治疗后的 ESR、免疫球蛋白的改善明显优于对照组（$P<0.01$），表明强脊汤具有明显的消炎、镇痛和体液免疫调节作用。郭琳琳使用自拟方强肾舒督汤（狗脊 10 g、桑寄生 12 g、枸杞子 15 g、威灵仙 15 g、生黄芪 30 g、葛根 30 g、白芍 12 g、当归 12 g、炮穿山甲 12 g、金银花 30 g、生甘草 10 g）治疗 38 例 AS 患者，有效率占 84.27%，并能有效地降低实验室指标（ESR，CRP，IgA 等）。

2. 中成药：李引刚等采用阳和汤（黄芪 30 g、当归 12 g、熟地黄 30 g、鹿角胶 9 g、白芍 9 g、木瓜 12 g、地龙 6 g、白芥子 6 g、麻黄 2 g、肉桂心 3 g、炮姜 2 g、甘草 3 g）治疗 62 例病程 3 个月至 3 年的 AS 患者，结果显示，该方能在长远时间显著改善患者的晨僵时间、扩胸度、指地距、枕壁距及 Schöber 实验和实验室指标（ESR，CRP，IgA，IgM，IgG）。张剑勇等将 64 例 AS 患者随机分为两组，其中对照组 30 例，采用甲氨蝶呤治疗；治疗组 34 例，采用中药通痹泰颗粒剂治疗。在此基础上两组患者根据情况使用非甾体抗炎药、激素以及胃黏膜保护剂。治疗 6 个月后，两组患者疗效比较，差异无统计学意义（$P>0.05$）；实验室检查中 ESR、CRP、IgG、IgA 均有明显改善，与治疗前比较，差异均有统计学意义（$P<0.05$）。说明通痹泰颗粒剂能显著降低炎性指标，具有明显的抗炎和免疫调节作用。刘健等将 60 例 AS 患者按随机数字表分成两组，治疗组 40 例）和对照组（20 例）分别采用新风胶囊（XFC）、柳氮磺胺吡啶（SASP）治疗。结果显示，治疗后治疗组患者的血浆急性时相反应物水平显著改善，且显著优于对照组，差异有统计学意义（$P<0.05$ 或 $P<0.01$）。说明 XFC 临床疗效优于柳氮磺胺吡啶，且能明显降低 AS 患者的免疫炎症反应。

3. 针灸疗法：牛永义将 62 例 AS 患者随机分成对照组和治疗组，对照组采用 SASP 常规剂量治疗，治疗组在此基础上加用部督脉与华佗夹脊穴梅花针叩刺或采取穴位点刺放血治疗，选穴多为大椎、命门、腰阳关、肾俞、腰眼与病变脊柱相对应的华佗夹脊穴。或放血后再行走罐，少数患者根据病情施以较大面积刺络放血。治疗 3 个疗程后，治疗组有效率（84.38%）优于对照组（60.00%），提示该刺血疗法具有很强的抗炎止痛效果。程林兵将 42 例 AS 患者随机分成蜂针组（22 例）和针刺组（20 例）。蜂针组用家养意大利公蜂，首次接受蜂针治疗者用蜂量 1～3 只，以后每次增加 1～2 只，根据患者的病情、性别、年龄、体质、耐受程度每次用蜂 10～25 只。采用蜂针直刺法，以脊柱部督脉、夹脊和背腰部膀胱经穴位为主，如风府、大椎、至阳、命门、腰阳关、腰俞、华佗夹脊穴、肝俞、脾俞、肾俞等 10～15 分钟后，拔附近蜂针。针刺组以脊柱部督脉、夹脊和背腰部膀胱经穴位为主，辨证配伍，选穴同蜂针组。同时配合颈肩背腰部走罐或拔罐，并以 TDP 照射背腰疼痛部位。两组均每日 1 次，1 个月为 1 疗程，连续治疗 3 个疗程。治疗 3 个月后，蜂针组总体疗效、ESR 和 CRP 等实验室指标优于针刺组，差异有统计学意义（$P<0.05$）。

4. 中医综合疗法：杨洁以独活寄生汤加味与药浴结合治疗 AS 患者 100 例。中药内服药用独活 12 g、桑寄生 20 g、杜仲 20 g、牛膝 12 g、细辛 3 g、秦艽 15 g、党参 20 g、茯苓 20 g、甘草 8 g、肉桂心 6 g。随症加减，每日 1 剂，水煎服，分 2 温服。1 个月为 1 个疗程。药浴方法：取当归 30 g、桂枝 20 g、防风 30 g、桑寄生 50 g、伸筋草 50 g、透骨草 50 g、千年健 50 g、海桐皮 20 g、羌活 20 g、红花 10 g，在锅内加水 50 L，文火煎沸 2 小时，去渣滤汁，放入浴池内加温开水浸泡 1 小时，5 日浸 1 次，1 个月为 1 个疗程。1 个疗程后评定疗效，结果有效率占 92%，并能有效降低 ESR、免疫球蛋白等实验室指标，且无明显不良反应。谢开宇采取针药并用治疗 AS 患者 46 例，针灸治疗，主穴取大椎、筋缩、命门、腰俞、腰阳关、肾俞、八髎，配穴取脊柱受侵部位的督脉穴、夹脊穴，有外周关节受累的关节周围局部取穴，每日治疗 1 次，12 日为 1 个疗程，疗程间休息 2 日。中药内服采用自拟脊痛消，药用熟地黄 30 g、黄芪 30 g、伸筋草 30 g、半枝莲 15 g、鹿角胶 15 g、白芍 15 g、虎杖 15 g、肉桂心 3 g、甘草 3 g、当归 12 g、地龙 6 g、白芥子 6 g、炙蜂房 10 g、炙蜈蚣 10 g。上药锅内加水 500 mL，沸腾后煎 30 分钟，取汁 200 mL；再加水 300 mL，煎 30 分钟，取汁 200 mL，共 400 mL。每日 2 次，饭后服用，连服 1 个月。服药期间，忌牛、冷、辛、辣食物。以上治疗均以 30 日为 1 个疗程，疗程间休息 2～5 日，3 疗程后评定疗效。结果发现有效率占 89.1%，并能有效地改善 ESR、CRP 等指标。庞学丰等使用中药内服结合针灸治疗 64 例 AS 患者。药用狗脊 30 g、熟地黄 15 g、秦艽 15 g、防风 10 g、熟附子 6 g、川牛膝 10 g、制何首乌 10 g、羌活 10 g、独活 10 g、淫羊藿 15 g、炮穿山甲 15 g、千年健 15 g、千斤拔 15 g、黑蚂蚁 15 g、白花蛇舌草 15 g、乌梢蛇 15 g。随症加减。上药水煎内服，每日 1 剂。针灸治疗，取穴肾俞、命门、大杼、腰阳关、太溪、关元、小肠俞、委中。配穴气海、上髎、足三里、后溪、肾俞、命门、太溪。每日 1 次。以上治疗均以 3 个月为 1 个疗程，共治疗 2 个疗程。结果有效率占 95.3%，并能有效降低 ESR 和 CRP，改善患者的炎症反应，减轻患者临床症状。汪四海等按随机数字表法将 60 例 AS 患者分为治疗组（34 例）和对照组（26 例），治疗组采用中医健脾单元疗法，即新风胶囊＋中医辨证论治＋中药外治治疗，对照组采用 SASP＋中医辨证论治＋中药熏蒸治疗，结果中医健脾单元疗法治疗 AS 疗效可靠且优于对照组（$P<0.05$），其机制可能与上调 CD4$^+$ CD25$^+$ Treg 的表达，降低组织炎症反应，从而整体调节 AS 患者的免疫平衡有关。陈培荣等将 67 例早中期 AS 患者，随机分为治疗组（益肾蠲痹丸＋双氯芬酸片）、阳性对照组（柳氮磺吡啶＋双氯芬酸片）和联合治疗组（益肾蠲痹丸＋柳氮磺吡啶＋双氯芬酸片），6 个月后，联合治疗组在改善 ESR、CRP 方面，优于治疗组或阳性对照组，差异有统计学意义（$P<0.05$）。说明益肾蠲痹丸联合柳氮磺吡啶治疗早中期活动性 AS 患者疗效显著，炎症指标下降明显。

近年来，大量的研究表明，AS 患者存在着明显的免疫紊乱和炎症反应，因而积极控制免疫炎症是治疗的要点。中医药以其独特的优势在治疗 AS 方面起着很大作用。现代中医药专家在总结历代医家的基础上结合自己的经验采取中药汤剂、中成药、针灸及中医综合疗法等，都取得了显著的疗效。

370 膝骨关节炎中医证型与外周血炎症指标的相关性

膝骨关节炎（KOA）是一种临床上常见的膝关节退变性疾病，其主要临床表现为病变膝关节的疼痛、僵硬、活动受限等，严重时可出现关节活动障碍或畸形，极大程度地降低了患者的日常生活质量，现代医学对于不同程度的 KOA 患者采取阶梯化、个体化的治疗措施，如口服消炎镇痛药物、手术等，但其潜在的不良反应仍是值得关注的问题。中医药在保守治疗 KOA 方面积累了丰富的经验，具有"无创、多靶点、绿色"等优势。而应用中医药疗法取得满意疗效的基础，是对 KOA 患者证候的准确辨识。在临床诊疗中发现，痰瘀互结证和肝肾亏虚证是 KOA 患者的常见证型。研究表明，炎症反应是 KOA 发生和发展进程中至关重要的因素之一。研究也发现，KOA 痰瘀互结证和肝肾亏虚证患者关节液炎性因子基质金属蛋白酶-9（MMP-9）浓度不同，与其中医证候程度存在相关性。因此从炎症反应出发，对 KOA 肝肾亏虚证和痰瘀互结证的证候特点进行深入研究，具有一定的可行性。

中性粒细胞计数/淋巴细胞计数比（NLR）和淋巴细胞计数/单核细胞计数比（LMR）是外周血中具有代表性的炎症指标，对于多种炎症性疾病严重程度的判定具有重要的临床意义。研究表明，随着 KOA 严重程度的增加，NLR 呈现上升的趋势，LMR 呈现下降的趋势。学者王悦等研究旨在探索 KOA 痰瘀互结证和肝肾亏虚证患者外周血 NLR、LMR 水平特点及其与中医证候程度的相关性，以证候为切入点，结合实验室检查数据，为 KOA 中医证型的客观化提供数据支持。

临床资料

1. 研究对象：遵循横断面现场调查的流行病学研究方法，选取 2019 年 9 月至 2021 年 3 月北京某医院骨伤科住院的 KOA 患者 89 例，经辨证确定其中痰瘀互结证 37 例，肝肾亏虚证 52 例。本研究方案经北京某医院伦理委员会审核批准。

2. 诊断标准：

（1）西医诊断标准：按照《骨关节炎诊疗指南（2018 年版）》中 KOA 诊断标准。

（2）中医辨证标准：参照 2010 年国家中医药管理局发布的《22 个专业 95 个病种中医诊疗方案》中证候辨证标准。

痰瘀互结证-主症：曾有外伤史，或痹痛日久，关节刺痛、掣痛，或疼痛较剧，入夜尤甚，痛有定处。次症：或伴肢体麻木、不可屈伸、反复发作，骨关节僵硬变形、关节及周围可见瘀色。舌脉：舌质紫暗或有瘀点、瘀斑，舌苔白腻或黄腻，脉细涩。

肝肾亏虚证-主症：关节疼痛，肿胀，时轻时重，屈伸不利。次症：或伴关节弹响，腰膝酸软，腰腿不利，屈伸运动时疼痛加剧；或伴关节变形，筋肉萎缩，形寒肢冷；或五心烦热、午后潮热。舌脉：舌质淡，或有瘀点、瘀斑，舌苔白或白腻，脉沉细或沉细涩。

3. 纳入标准：符合 KOA 诊断标准和痰瘀互结证或肝肾亏虚证辨证标准；知情同意，愿意参加调查，依从性好；年龄 30～80 岁。

4. 排除标准：合并可影响关节的疾病（如代谢性骨病、急性创伤、类风湿关节炎等）者；合并严重原发疾病（如内分泌系统、心脑血管以及肝肾疾病等）者；妊娠、哺乳或备孕女性；有精神疾病的患者。

研究方法

1. 指标检测：

（1）中医证候评分：收集患者临床信息，遵循中医四诊原则，根据既往研究及被较多遵循的中医证候量表，对 KOA 痰瘀互结证和肝肾亏虚证中医证候的程度进行评分。根据主症和次症无、轻、中、重的程度差异分别计 0 分、2 分、4 分、6 分，根据舌脉的无、有分别计 0、1 分，证候总评分＝主症评分＋次症评分＋舌脉评分，分值越高，代表中医证候程度越重。

痰瘀互结证-主症：①关节疼痛；②刺痛，痛有定处；③夜间疼痛加重；④疼痛日久。次症：①肢体麻木；②关节僵硬；③关节变形；④关节周围有瘀斑；⑤屈伸活动不利。舌脉：①舌质紫暗，或有瘀点、瘀斑，苔白腻或黄腻；②脉细涩。

肝肾亏虚证-主症：①关节疼痛；②关节肿胀；③屈伸不利。次症：①形寒肢冷；②筋肉萎缩；③五心烦热；④午后潮热；⑤腰膝酸软；⑥屈伸运动时疼痛加剧。舌脉：①舌淡或有瘀点、瘀斑，苔白或白腻；②脉沉细或沉细涩。

（2）血常规检测：所有患者空腹 8 小时以上，静脉采血，于北京某医院检验科行血常规检测，包括中性粒细胞计数、淋巴细胞计数、单核细胞计数，计算 NLR 和 LMR。

（3）膝关节 KellIgren-Lawrence（K-L）分级：所有患者于北京某医院行患侧膝关节正侧位 X 线摄片检查，或患者自行携带近期（1 个月内）膝关节正侧位片，参照 K-L 分级标准进行分级。0 级：表现为正常；1 级：表现为关节间隙无变窄，出现可疑骨赘或微小骨赘；2 级：表现为关节间隙可疑变窄，出现明显的轻度骨赘；3 级：表现为关节间隙明显狭窄，骨质有硬化性改变，中度多发骨赘形成；4 级：表现为关节间隙明显狭窄，严重硬化性改变及明显关节畸形，有大量骨赘形成。

2. 统计学方法：本研究使用 SPSS 17.0 软件对数据进行分析。计量资料用（$x \pm s$）表示，采用非参数检验；等级资料采用卡方检验；相关性检验选用 Spearman's 相关系数。$P < 0.05$ 为差异有统计学意义。

研究结果

1. 不同证型 KOA 患者人口学资料比较：肝肾亏虚证、痰瘀互结证 KOA 患者年龄、体温、呼吸频率、血压、心率等人口学资料比较，差异均无统计学意义（$P > 0.05$）。

2. 不同证型 KOA 患者患侧膝关节 K-L 分级比较：肝肾亏虚证、痰瘀互结证 KOA 患者 K-L 分级构成比差异无统计学意义（$P > 0.05$）。

3. 不同证型 KOA 患者外周血 NLR、LMR 水平比较：KOA 痰瘀互结证患者外周血 NLR 数值显著高于肝肾亏虚证患者（$P < 0.01$），肝肾亏虚证患者外周血 LMR 数值显著高于痰瘀互结证患者（$P < 0.05$）。

4. 不同证型 KOA 患者中医证候评分与外周血 NLR、LMR 数值相关性分析：KOA 痰瘀互结证患者中医证候评分（20.46 ± 0.668）分，与外周血 NLR 数值（2.748 ± 0.207）呈正相关（$r = 0.688$，$P < 0.05$）；KOA 肝肾亏虚证患者中医证候评分（18.27 ± 0.551）分，与外周血 LMR 数值（4.911 ± 0.248）呈负相关（$r = -0.727$，$P < 0.05$）。

讨　　论

关节软骨的损伤退变是 KOA 的主要病理表现之一，炎性因子通过激活炎性信号通路，促进炎性介质释放。炎性介质释放后可以导致软骨降解蛋白酶表达增加，从而诱导软骨细胞凋亡，造成关节软骨损伤。中医治疗 KOA 具有一定特色，不仅重视缓解膝部症状，而且注重改善因证候引起的全身不适症状。如柴喜平等研究发现益肾健骨丸联合强筋益肾健骨膏外敷治疗肝肾亏虚型 KOA 不仅可有效缓解关节疼痛、僵硬等局部症状，还可减轻由肝肾亏虚引起的腰膝酸软、四肢乏力等全身症状。因此，重视 KOA 证型的准确辨识，是应用中医药取得确切疗效的前提和基础。

在 KOA 疾病进程中，炎症反应引起的软骨损伤是造成关节病变、产生关节症状的重要原因之一。前期研究发现，KOA 痰瘀互结证患者证候评分与炎症指标基质金属蛋白酶抑制剂-1（TIMP-1）水平的关系密切。KOA 肝肾亏虚证和痰瘀互结证患者血清核因子 κB（NF-κB）p65 的浓度特点不同。因此，课题组一直致力于以炎症反应为切入点，对 KOA 上述 2 个证候进行深入研究。

本研究结果表明，KO 肝肾亏虚证和痰瘀互结证患者在呼吸、心率、血压、体温、患膝关节 K-L 分级等方面比较，差异均无统计学意义，说明这两种证型的 KOA 患者在人口学资料和 KOA 疾病程度方面均一致。

NLR、LMR 是 KOA 的代表性炎症指标，NLR 与该病的炎症反应程度呈正相关，LMR 与该病的炎症反应程度呈负相关。本研究结果表明，KOA 痰瘀互结证患者外周血 NLR 水平显著高于肝肾亏虚证患者，LMR 水平显著低于肝肾亏虚证患者。由此可知，KOA 痰瘀互结证患者关节软骨炎症反应程度较肝肾亏虚证患者更严重。痰瘀互结证为实证，多由外伤或外感风、寒、湿邪影响气机运行和体液运化，产生痰浊和瘀血。肝肾亏虚证为虚证，多由年老虚衰、久病或劳损导致机体肝肾功能下降。值得关注的是，痰浊和瘀血均可作为有形实邪，对人体产生一定程度的损害。两者互相依存，互相转化，互为病机，阻碍气机血液运行，导致筋络关节闭阻，产生关节症状。结合上述 KOA 痰瘀互结证 NLR、LMR 的数值特点，说明在 KOA 痰瘀互结证状态下，痰、瘀两种实邪或病理产物能对关节软骨造成更多的损伤，与该证候的病因病机分析吻合，可看作是 KOA 痰瘀互结证"邪气盛则实"的具体表现。

随着 KOA 肝肾亏虚证患者中医证候评分的增高，外周血 LMR 数值出现下降趋势，其主要原因是单核细胞计数增多。KOA 患者巨噬细胞集落刺激因子可诱导单核细胞增殖，单核细胞计数增多又可促进肿瘤坏死因子-α（TNF-α）和白细胞介素-8（IL-8）等炎症因子的分泌，提高了炎症反应程度。中医理论认为，筋脉得肝血之滋养方可活动自如，而肾精可化生骨髓和促进骨骼生长发育。肝肾虚衰则使得筋脉骨骼失于濡润滋养从而产生关节屈伸障碍、疼痛、腰膝酸软等症状。随着肝肾亏虚程度的加重，正气的保护作用愈发虚衰，机体抵抗外邪的能力减退，由此出现了炎症反应程度的增加，亦可看作是"精气夺则虚"的具体表现。

NLR 水平升高是炎症刺激增强的表现之一。随着 KOA 痰瘀互结证患者中医证候评分的增高，关节刺痛、疼痛入夜尤甚、痛有定处等代表性症状出现不同程度的加重，外周血 NLR 数值随之出现上升趋势。出现这一趋势的主要原因是中性粒细胞计数的增加，中性粒细胞计数与促炎细胞因子的释放和蛋白水解酶的生成密切相关，产生慢性炎症损伤关节软骨。痰瘀互结证证候程度越重，痰与瘀对筋络关节的损伤越严重，随之出现外周血 NLR 数值同期升高。从微观角度阐释了痰和瘀作为致病因素，引起 KOA 炎症反应增强，可能是 KOA 炎症加重的物质基础。KOA 痰瘀互结证和肝肾亏虚证患者外周血 NLR、LMR 数值特点不同，并且与中医病机分析有较高的吻合度，从现代医学角度佐证了 KOA 中医辨证论治的合理性。KOA 患者痰瘀互结证程度与外周血 NLR 数值、肝肾亏虚证程度与外周血 LMR 数值的相关性则说明外周血 NLR、LMR 水平可以在一定程度上反映中医证候的严重程度。临床治疗 KOA 痰瘀互结证和肝肾亏虚证患者时，应注意"辨病与辨证"相结合，辨明证候之后灵活应用活血散瘀、化痰理气药物或补益肝肾、强筋健骨药物，同时还应明确炎症反应对疾病的影响，酌情添加减轻关节炎症反应的药物，对指导临床治疗有一定意义。

371　血清炎症因子与膝骨关节炎和中医证型的相关性

膝骨关节炎（KOA）是损害人类膝关节健康的最常见疾病之一，是一种慢性、进行性关节病，且好发于中老年。根据国内流行病学研究，KOA 在 40 岁即开始出现发病率的上升，60～70 岁时可达到高峰，KOA 的发病率随年龄增长而呈正相关，越来越影响中老年人的健康和生活质量。随着社会老龄化，KOA 的发病率也逐年攀高，65 岁及以上的老年人发病率已高达 75%。目前，KOA 发病机制尚未完全清楚，可由劳损、体质量、年龄增长、创伤、饮食等诸多因素引起，以关节软骨骨质增生、变性及破坏为特征，临床可表现为膝关节疼痛、僵硬、畸形、活动受限或关节内游离体形成。在病理上可有软骨的退化、磨损以及丧失的表现，软骨下骨囊性变及硬化，而后关节边缘可出现唇样增生及滑膜不同程度的炎症病变。KOA 并不是单纯的退行性疾病，KOA 的病理过程是一系列炎症反应及代谢因子导致膝关节软骨损伤和疼痛的过程。学者薛艳等将炎症因子在 KOA 发病过程中的作用机制及与中医证型的相关性做了梳理归纳。

KOA 血清中主要炎症因子

KOA 作为一种膝关节软骨的常见疾病，主要病因为生物、机械等因素所致，由于其病理过程太过复杂，其中很多环节尚未明了。有研究者发现膝关节功能的丧失与血清及组织中高浓度促炎性细胞因子有关。正常情况下，关节软骨细胞的凋亡和增殖以及细胞外基质降解和合成处于一种动态平衡，从而保持关节软骨结构和功能的稳定。这种动态平衡是由多种细胞因子参与和完成的。细胞因子参与骨代谢可分为 3 大类：分解代谢的细胞因子有白细胞介素-1（IL-1）、IL-6、IL-17、IL-18、肿瘤坏死因子-α（TNF-α）等；抑制代谢的细胞因子有 IL-4、IL-10、IL-11、IL-13、γ干扰素（IFN-γ）；合成代谢的细胞因子有转化生长因子-β（TGF-β）、成纤维细胞生长因子（FGF）、胰岛素样生长因子（IGF）、骨形态生成蛋白（BMP）等。有研究提示炎症因子 IL-1、IL-6、TNF-α 在 KOA 的炎性进展中发挥重要作用。

1. IL-1：是具有广泛生物学活性的细胞因子，是主要的促炎因子，在 KOA 发病过程中起着非常关键的作用，是能引起软骨细胞功能衰退的细胞因子之一。IL-1 家族主要包括 IL-1α、IL-1β、IL-1 受体拮抗剂（IL-1Ra）、IL-18 等至少十几个成员。IL-1α 和 IL-1β 具有同样的致炎性能，但以 IL-1β 为主。有实验研究表明关节内注射 IL-1β 可导致关节软骨表面发生成纤维化改变及骨糜烂，同时发现关节腔内注射重组 IL-1β 可诱导典型的关节炎改变。

2. IL-6：具有典型的多能性，可在 IL-1、TNF-α 诱导下由单核吞噬细胞产生。IL-6 的来源非常丰富，如软骨细胞、巨噬细胞、破骨细胞等，是一种具有多种生物学活性的细胞因子。此外，损伤也可以刺激 IL-6 的生成，IL-6 可以通过自分泌形式作用于软骨细胞，从而阻碍软骨细胞的正常增殖，还会增加滑膜组织的炎症细胞，从而造成 KOA。

3. TNF-α：主要来源于纤维母细胞、巨噬细胞、软骨细胞等，可介导软骨基质降解，是调节 KOA 疾病进程的重要炎症介质，它与 IL-1 共同参与促进软骨的吸收。TNF-α 可促进前列腺素释放蛋白酶活性和胶原酶的产生，致软骨细胞产生过氧化反应，从而加速骨、软骨的破坏。此外，TNF-α 还能促进成纤维细胞释放黏附分子，参与对软骨细胞的破坏。

血清炎症因子与 KOA 的相关性研究

1. IL-1 与 KOA：KOA 患者血清和关节液中 IL-1 含量显著升高。另有研究表明，IL-1 的含量与病情的进展成正相关，IL-1 在关节液中水平变化趋势与血清中保持一致。KOA 软骨细胞不仅表达 IL-1，同时高表达 IL-1 受体家族中 I 型白细胞介素-1 受体（IL-1RI），增强了软骨细胞对 IL-1 的敏感性，从而导致软骨细胞发生退化变性。IL-1 对基质金属蛋白酶（MMP）的异常调控也是导致软骨基质破坏的主要途径之一。目前在 MMP 分型中，大多数研究人员认为 MMP-1、MMP-3、MMP-13 在 KOA 发生发展中相较其他型蛋白酶有更为重要的作用。有研究报道 IL-1β 可增强 MMP-3、MMP-13 的 mRNA 基因在软骨细胞的表达，会抑制 II 型胶原及蛋白聚糖的表达，从而引起关节软骨的降解破坏。由于 IL-1 同时对软骨基质、软骨细胞及滑膜产生不同程度的影响，从而导致 KOA 软骨被破坏。黄金刚等研究发现 IL-1β 能诱导软骨细胞在短期内高表达降解软骨基质的酶，通过酶的作用，直接降解软骨细胞外基质。IL-1 可通过刺激软骨细胞增加促细胞凋亡因子的数量，从而损害软骨组织 DNA，另外 IL-1 还有强大的促炎症作用，可促进软骨细胞和滑膜细胞产生前列腺素 E_2（PGE_2）及其他炎性介质，PGE_2 又可与 IL-1 相互作用，加速软骨分解。因此，随着对 KOA 研究的深入，许多临床试验研究开始将 IL-1 作为治疗骨关节炎的靶点，试图为 KOA 的临床治疗提供更多新的方法。

2. IL-6 与 KOA：IL-6 是由纤维母细胞、巨噬细胞、破骨细胞及软骨细胞合成分泌的细胞因子，正常软骨细胞自身即可产生少量 IL-6，但是 IL-6 水平偏高却是 KOA 的危险因素之一。IL-6 会对软骨细胞增殖、软骨损伤的反应性和增强关节炎症反应产生影响，其生理及病理机制表现为 IL-6 可使软骨及软骨下骨结构发生改变，并刺激软骨细胞的增殖，最终形成骨赘。郭静等研究发现 IL-6 在 KOA 患者的软骨与滑膜中呈高表达，它作为一种多功能细胞因子在 KOA 免疫和炎症反应、软骨破坏及软骨下骨重建中均发挥了重要作用。熊涛等研究发现，KOA 患者 IL-6 水平明显高于健康人群，且 IL-6 水平随着病情的进展而上升，至病情的中期达到最高峰，而当 KOA 发展到晚期时，随着软骨细胞代谢能力下降 IL-6 的水平则有下降趋势。Neide1 等研究表明，KOA 患者关节液中 IL-6 与胶原酶的浓度呈正相关，而胶原酶是导致软骨基质破坏的主要酶类之一。因此，IL-6 在 KOA 的进展中起着很大的作用。任海亮等研究结果显示，KOA 患者关节滑液中除 IL-1β 外，IL-6 浓度也明显偏高，且通过相关性分析提示，两者含量与 KOA 的病程密切相关，也许在未来治疗 KOA 患者的过程中，在将 IL-1β 作为靶点的同时，还可以考虑阻断 IL-6 的信号通路，从而改善患者的症状。

3. TNF-α 与 KOA：TNF-α 会降解软骨基质，对关节软骨进行破坏，同时又可诱导软骨细胞产生其他炎症介质，如 IL-8、IL-6，还可以促进滑膜成纤维细胞的增生，而滑膜成纤维细胞在一定情况下又可促进软骨降解，因此，TNF-α 也是 KOA 发病的重要炎症介质之一。研究表明在 KOA 患者血清及关节液中 TNF-α 水平明显高于正常人群，且关节液中 TNF-α 水平与 KOA 病变程度呈正相关。有研究显示 TNF-α 基因的多态性与关节滑膜炎性改变及增生有一定的相关性。TNF-α 刺激滑膜周围血管，从而引起滑膜腺体萎缩，可间接导致 KOA 的病变。张俊峰等采用免疫组织化学方法检测滑膜中 TNF-α 的研究结果显示，随滑膜 TNF-α 积分吸光度值增加，KOA 退变逐渐加重，证明 TNF-α 是增加 MMPs 及纤维蛋白溶酶原激活物活性，降解软骨细胞，引起 KOA 的重要细胞因子，且滑膜细胞释放的炎症介质可刺激滑膜成纤维细胞增殖，增加胶原酶和溶质素分泌，促进滑膜细胞黏附分子的表达，造成关节软骨微环境紊乱，促进关节软骨的破坏。TNF-α 可激活多形核细胞，刺激滑膜细胞 PGE_2 产生，增加骨、软骨的破坏。

炎症因子与中医证型相关性研究

在中医学中虽无 KOA 这一病名，但据其临床表现可归属于中医学骨痹范畴。《灵枢·刺节真邪》

云："骨痹，关节疼痛不用，关节拘挛，步履艰难，骨节沉重，活动不利。"有研究者归纳所查阅的中医医籍文献所论述 KOA 的病因病机后发现，大致分为正虚与邪实两端。庞坚等在总结 KOA 病因病机时，也指出本病是"本痿标痹、痹痿并存"，此观点同样体现了 KOA"本虚标实"这一本质的病机特点。

从现代中医医籍文献证型进行统计分析以及期刊文献证型单频数统计分析结果发现肝肾亏虚、寒湿阻滞、瘀血阻滞的出现频率最高，说明大多数研究者将这 3 个证型认为是 KOA 常见中医证型。而《中药新药临床研究指导原则（试行）》则将 KOA 分为三大证型：肝肾不足、筋脉瘀滞型，脾肾两虚、湿注骨型及肝肾亏虚、痰瘀交阻型。也有分型是来自部分专家讨论和集体研究所制订的证型、证候诊断标准，所以临床上关于本病的中医证候分型还没有一致的认识，主要是根据该病"本虚标实"这一特点进行辨证分型。

1. 炎症因子与肾虚髓空型、阳虚寒凝型及瘀血阻滞型的相关性：武永利等通过检测血清中 IL-1、IL-6 水平，并将其与中医辨证分型相关性进行探讨，将 80 例 KOA 患者辨证为肾虚髓空型 17 例，阳虚寒凝型 31 例，瘀血阻滞型 32 例。结果显示 IL-1 和 IL-6 的含量在瘀血阻滞型中最高，阳虚寒凝型次之，肾虚髓空型最低，且各型之间差异有统计学意义（$P<0.05$）。究其原因可能为肾虚髓空型 KOA 多发生在早期阶段，病情较轻；阳虚寒凝型 KOA 多发生在中期阶段，病情相对较重；瘀血阻滞型则多发生在晚期阶段，病情程度严重。侯亚平研究炎症因子与中医证型之间的相关性，将 90 例 KOA 患者辨证分为 3 型，其中肾虚髓亏型 29 例，阳虚寒凝型 28 例，瘀血阻滞型 33 例。结果发现阳虚寒凝型患者 IL-1 及 TNF-α 水平明显高于肾虚髓亏型及瘀血阻滞型患者（$P<0.05$），而肾虚髓亏型和瘀血阻滞型患者关节液各炎症因子水平比较差异无统计学意义（$P>0.05$）。考虑阳虚寒凝型患者炎症因子水平较高是因为其膝关节软骨组织免疫炎症反应处于一个高度激活的状态。史彩萍研究中医辨证治疗对 KOA 患者免疫状况和治疗效果的影响，将 140 例 KOA 患者分为 2 组，观察组 90 例辨证分为 3 型，即肾虚髓亏型、阳虚寒凝型、瘀血阻滞型各 30 例，分别予补阳还五汤加减方治疗，对照组 50 例予口服双氯芬酸钠缓释片及关节腔内注射玻璃酸钠治疗。结果 2 组治疗后 IL-1、IL-6 均降低（$P<0.05$）。在观察组中，肾虚髓空组和阳虚寒凝组 IL-1、IL-6 均低于瘀血阻滞组，其中以肾虚髓空组最低，且各型之间比较差异有统计学意义（$P<0.05$）。

2. 炎症因子与肝肾不足筋脉瘀滞型、脾肾两虚湿注骨节型及肝肾亏虚痰瘀交阻型的相关性：蒋盛昶等探索血清 IL-1β 与 KOA 各证型的相关性，将 90 例 KOA 患者分成肝肾不足、筋脉瘀滞证 37 例，脾肾两虚、湿注关节证 28 例，肝肾亏虚、痰瘀交阻证 25 例，另设无 KOA 的正常组 30 例作为对照。结果显示 3 组 KOA 患者 IL-1β 水平均高于正常组（$P<0.01$）；各证型组中按肝肾亏虚、痰瘀交阻证→脾肾两虚、湿注关节证→肝肾不足、筋脉瘀滞证呈逐步增高趋势，其中肝肾不足、筋脉瘀滞证组与肝肾亏虚、痰瘀交阻证组比较差异有统计学意义（$P<0.05$）；而脾肾两虚、湿注关节证组与肝肾不足、筋脉瘀滞证组及肝肾亏虚、痰瘀交阻证组比较差异均无统计学意义（$P>0.05$）。陈利新等为研究 KOA 中医证型与体内炎症因子水平的关系，选取 90 例 KOA 患者辨证分为肝肾不足筋脉瘀滞型、脾肾两虚湿注骨节型、肝肾亏虚痰瘀交阻型 3 个观察组，每组 30 例，且另设 1 个正常对照组 30 例。结果显示 3 型 KOA 患者 IL-1、IL-6 及 TNF-α 水平均高于正常对照组（$P<0.05$），但 3 型之间比较差异无统计学意义（$P>0.05$）。王繁盛选取肝肾不足、筋脉瘀滞型 KOA 患者 90 例，将其分为中药治疗组、西药治疗组、中西药联合治疗组各 30 例，中药治疗组予强骨关节冲剂（淫羊藿、杜仲、秦艽、丹参、牛膝、生地黄、知母、延胡索、甘草）口服治疗；西药治疗组予双醋瑞因口服治疗；中西药联合治疗组予中药加双醋瑞因联合治疗，共治疗 3 个月。结果治疗后，西药组及联合治疗组 TNF-α、IL-1 水平均低于中药组（$P>0.05$），而联合治疗组、西药组 TNF-α、IL-1 水平比较差异无统计学意义（$P>0.05$）。研究反映了 IL-1、TNF-α 在肝肾不足、筋脉瘀滞型初期是有较高水平的，虽然并未就 3 种证型中炎症因子的浓度进行治疗前及治疗后的纵向比较，但却提供了中西药联合治疗 KOA 相关证型的疗效数据。

3. 炎症因子与其他中医证型的相关性：魏合伟等选取 KOA 患者 94 例，经中医辨证分型为肝肾阴虚型、脾肾阳虚型、气滞血瘀型及风寒湿痹型，分别检测各证型中血清 TNF-α、IL-6 水平，结果发现 4

种证型中 IL-6 水平比较差异均无统计学意义（$P>0.05$），而风寒湿痹型中 TNF-α 水平则明显高于其他 3 种证型（$P<0.05$）。提示 TNF-α 可在一定程度上为 KOA 的中医辨证及临床诊疗评价提供客观依据。

　　炎症因子在 KOA 的发病机制及病情进展中的作用越来越受到中外研究者的重视，其中最为主要的炎症因子 IL-1、IL-6 及 TNF-α 均可从不同机制介导关节软骨的破坏，并且其在血清中的浓度也可不同程度提示 KOA 的进程。因此，目前西医采取的新治疗方向之一就是将炎症因子作为靶点来治疗 KOA。据此，研究炎症因子与中医证型之间相关性成了中医研究者的新课题，作为反映病情进展的血清炎症因子与反映患者整体状态的 KOA 中医证型，进行两者间的规律与相关性研究，既能从整体功能层面丰富 KOA 的现代研究，也可以为 KOA 的中医药治疗提供科学依据。

372　中医疗法对膝骨关节炎相关因子影响研究

　　膝骨关节炎（KOA）是一种骨科常见的退行性膝关节疾病，其发生、发展机制尚未明确，具有不可逆性，属于中西医骨科难治性疾病之一。目前我国人口老龄化比例趋势日益加剧，KOA 的发病率也在逐步上升。关节疼痛及活动受限将会给患者带来极大的痛苦，西药副作用大，手术成本高，效果并不理想；中医学运用其辨证理论，在理解、治疗本病方面具有独特的见解，获得了良好的临床反馈。

　　骨关节炎属于中医学"痹症"范畴，为本虚标实之症。中医学认为本病由于患者素体肝肾亏虚、筋骨失养，再加外邪侵袭所致。《素问·痹论》云："风寒湿三气杂至合而为痹。"张仲景认为痹症主要原因在于湿，并提出了"发汗""利小便"等治法。西医关于骨关节炎的药物治疗多采用非甾体类药物、激素等，当 KOA 发展到终末阶段手术治疗采用关节置换术。高昂的手术费用和药物的副作用，迫使研究者寻求其他安全有效的治疗方法，中医药疗法不断被研究者重视。研究表明，疾病发生时关节液中致炎因子增加而抑制因子减少。白细胞介素、肿瘤坏死因子、基质金属蛋白酶、胰岛素样生长因子、转化生长因子等，不仅能够引起关节软骨的破坏，还将导致滑膜的萎缩，加速骨性关节炎的进展。目前多从检测上述指标入手来正确评价某种疗法对骨关节炎的实际疗效。学者邬波等就中医药疗法对骨关节炎患者相关指标的影响做了梳理归纳。

中医药与损伤性细胞因子的相关性

　　1. 白细胞介素（IL）：能够由多种细胞产生，在免疫细胞增殖、分化和免疫调节等多方面发挥重要作用，并且参与机体的多种生理和病理反应。目前发现的白细胞介素至少有 38 种，而与 KOA 进展密切相关的因子有 IL-1β、IL-6、IL-8 等。IL-1 属于淋巴细胞刺激因子，主要来源于巨噬细胞，有 α、β 两种形式。在正常情况下机体仅在皮肤、汗液及尿液中能检测到一定量的 IL-1β，但是 KOA 时关节软骨在受到磨损后，会分泌 IL-1β 加快关节软骨的损伤。孙先润等通过研究大黄酸对骨关节炎猕猴血清 IL-1β 的影响，发现骨关节炎模型组的血清 IL-1β 水平高于非骨关节炎组，进行药物干预后，模型动物的血清 IL-1β 水平又很快下降，而未用药组动物血清 IL-1β 的表达却随着时间推移逐渐升高。孔颖等检测 70 例 KOA 患者血清 IL-2、IL-6、IL-18 的表达，并与 60 例正常患者的相同因子水平进行对比，发现 KOA 组 IL-2、IL-6、IL-18 水平远高于正常组。许治国等将 200 例门诊 KOA 患者分成电针联合补肝肾中药治疗组及常规治疗对照组，发现经治疗后的治疗组患者滑膜厚度及关节腔积液高度均较对照组降低，而且治疗组患者的血清 IL-6 水平较本组治疗前和对照组治疗后均明显降低。

　　2. 肿瘤坏死因子（TNF）：由 CARSWELL E A 等在 1975 发现，后续的研究发现该因子在慢性消耗性疾病中扮演重要角色。TNF 在体内主要有三大来源：活化的巨噬细胞、自然杀伤细胞、T 淋巴细胞。SHALABY 于 1985 年将来源于巨噬细胞的 TNF 命名为 TNF-α，来源于 T 淋巴细胞的淋巴毒素（LT）命名为 TNF-β。OZLER K 等研究发现 TNF-α 的水平与骨关节炎病程严重程度呈正比。杨安忠等将 108 例骨关节炎患者根据病情分为轻、中、重 3 组，检测各组患者的 TNF-α 水平，结果与 OZLER K 等的研究是一致的。刘艳伟等使用火针治疗 KOA 模型大鼠，经干预后大鼠血清 TGF-β1 的表达较未干预组明显下降，经 HE 染色可见火针组大鼠的软骨面更为光滑，仅有轻度增生。李焕峰等将 120 例患者随机分为观察组及对照组，观察组给予电针加按摩治疗，对照组给予口服塞来昔布胶囊，对比两组白介素、TNF 水平和软骨 T2 值发现，治疗后观察组的白介素及 TNF 水平和 MRI T2 值均优于本组治疗前和对照组治疗后。周刚等将 76 例患者分为两组，治疗组采用中药熏洗，对照组予开水熏洗加外用双氯芬酸二乙胺软膏，经 2 个疗程的治疗，两组患者的血清 TNF 水平均下降，但治疗组优于对照组，治疗组总有效率达 94.74%，高于对照组（73.68%）。

3. 基质金属蛋白酶（MMP）：是一个超家族，目前 MMP 已经分离出 26 种亚型，编号 MMP-1~MMP-26，其家族成员结构类似且几乎能分解各种蛋白。研究表明膝骨关节炎发生后，MMP 各亚型在机体内的异常表达，可破坏关节软骨及滑膜，为病情进展推波助澜。高晶等给膝骨关节炎模型大鼠的膝关节腔注射威灵仙注射液并联合电针干预，检测大鼠血清 MMP 和基质金属蛋白酶抑制剂-1（TIMP-1）的表达，发现经干预后大鼠 MMP 表达升高而 TIMP-1 表达降低，可以认为该干预措施通过提高 TIMP-1 的表达来抑制 MMP 的水平。何启荣等为了评价 MMP 与膝骨关节炎患者预后的关系，分别检测预后良好组和预后不良组患者关节液中的 MMP-3、MMP-9 水平，并与病变程度进行相关性分析，结果显示 MMP 含量与疾病严重程度呈正相关（$r=0.802$、0.638，$P<0.01$），预后良好组的 MMP-3、MMP-9 水平低于预后不良组，MMP-3 的敏感度为 79%、特异度为 42%，MMP-9 敏感度为 70%、特异度为 38%。孟锋等对经过小针刀治疗后的 KOA 患者的关节滑液进行检测，并与玻璃酸钠关节腔注射组进行对比，结果表明针刀组 MMP-3、MMP-9、MMP-13 的表达均低于本组治疗前和对照组治疗后，在关节功能评分和有效率方面针刀组均优于对照组。

4. 一氧化氮（NO）：与软骨细胞凋亡密切相关，其含量的增多被认为是 KOA 发生的机制之一，当软骨细胞破裂后所释放的碎片与 Toll 样受体（TLR）结合，促巨噬细胞释放 IL、TNF 等进一步破坏软骨，同时 TLR 进一步增多，同时 TLR 能够促进诱导型一氧化氮合酶（iNOs）高表达，生成更多的 NO，从而进入恶性循环。梁俊晖等建立兔骨关节炎模型后两周使用葛根素干预，并检测第 6 周、第 10 周兔血清诱导型 iNOs 和 NO 水平，结果表明干预后兔血清 iNOs 和 NO 水平较对照组均明显降低，且与正常组比较无统计学差异。常红等将 120 例 KOA 患者分为针刀组和普通针刺组，经治疗后检测发现两组患者血清 NO 和 TNF-α 水平均有降低，两组有效率分别是 78.3%（针刀组）和 71.7%（普通针刺组）。刘俊昌等使用陈元膏膏摩疗法治疗膝骨关节炎模型大鼠，并设立正常对照组及模型对照组，膏摩疗法治疗组在降低 NO 水平和改善关节功能方面均取得很好效果，并优于模型对照组。

5. 前列腺素 E_2（PGE_2）：由巨噬细胞产生具有致炎作用的脂肪酸代谢产物，有研究表明 PGE_2 能够抑制骨软骨合成，导致 II 型胶原破坏引起关节软骨退变。PGE_2 还能够扩张血管，增加血管通透性，是 KOA 的病理基础之一。李文雄等进行大鼠 KOA 造模（Huith 法）时，对大鼠组织进行病理学评价和检测大鼠关节液 MMP-1、NO、PEG_2 来评价模型是否成功，发现造模组的 MMP-1、病理学评分均与对照组有差异，同时模型组的 NO、PEG_2 水平均上升。李敏等通过电针加威灵仙干预 KOA 兔并设立对照组，进过两周治疗后，检测兔血清 IL、MMP、PEG_2 的表达水平，结果发现实验组 PEG_2 水平明显低于其他组，实验组的肿胀率及消肿时间也优于对照组。田鹏英运用电针联合中药熏洗治疗 KOA 患者，发现经治疗后 KOA 患者的关节液 PEG_2 水平与治疗前比较有明显降低，认为电针联合中药能够通过降低关节液 PEG_2 水平，达到改善症状、延缓病情的作用。

中医药与保护性细胞因子的相关性

1. 胰岛素样生长因子（IGF）：是一种多肽类物质，在机体内广泛分布。IGF 有两种：IGF-1、IGF-2，其中 IGF-1 的主要作用是促生长而 IGF-2 则发挥类似胰岛素类作用。相关实验研究表明 IGF-1 与 KOA 发病机制有关，IGF 系统（IGF、IGF 结合蛋白、IGF 受体和有关蛋白酶）能够刺激软骨基质合成同时抑制分解。浮煜等给 KOA 模型兔注射仙仲注射液，与对照组相比，中药组的关节功能明显改善且血清 IGF-1 升高。白斌等为了研究丹参对 KOA 是否有保护作用，在建立兔 KOA 模型后，给予模型兔膝关节注射丹参注射液，结果发现中药注射组的关节破坏程度明显小于对照组，中药组兔局部组织的 IGF-1 表达也高于对照组，结论说明中药丹参对 KOA 模型兔是有保护作用的。乙军等对比西药塞来昔布和牛膝治疗骨关节炎患者的效果，并检测所有患者关节液中 IL-1β、IGF-1、TNF-α、PEG$_2$ 的含量，发现两组患者组内比较差异有统计学意义，组间比较中药组表现更优。

2. 成纤维细胞生长因子（FGF）： 是由垂体及下丘脑分泌的多肽类物质，有酸性（aFGF）和碱性（bFGF）两种，目前认为 bFGF 在促进血管生成、组织修复等方面是起主要作用的。杨广钢等研究 KOA 患者的血清和关节液中 bFGF 含量与疾病严重程度是否存在相关性，发现 KOA 患者无论血清 bFGF 还是关节液中 bFGF 的表达均高于正常人群，但经多元线性回归分析发现关节液指标与病程严重程度是正相关的。徐辉等研究发现血清和关节液中 bFGF 水平的高低均能反映 KOA 的严重程度，他们检测不同 KOA 分级的患者血清和关节液中 bFGF 含量，结果血清及关节液指标均与 KOA 影像学分级有相关性（$r=0.619$，$P<0.001$；$r=0.603$，$P<0.001$），并认为 bFGF 可以作为评价 KOA 严重程度的相关指标。马文等采用针药联合方法治疗 236 例 KOA 患者，对照组干预措施为塞来昔布，经治疗后发现两组患者疼痛及关节功能评分均较治疗前改善，血清 VEGF 和 bFGF 水平经治疗后均降低，组间比较针药联合组疗效更好，不良反应更低。赵鹏飞等通过动物实验发现，加味四妙散能够降低 KOA 兔关节软骨中 IL-6 水平同时降低 bFGF 的表达，通过光镜观察发现中药能够减轻 KOA 过程中的软骨病变来延缓病程进展。

3. 转化生长因子（TGF）： 包括 TGF-α、TGF-β 两类。TGF-α 诱导上皮发育，TGF-β 影响细胞的生长、分化、凋亡。可见 TGF-β 跟 KOA 的关系更为密切，TGF-β 有 3 种亚型（TGF-β1、TGF-β2、TGF-β3），三者功能相类似均能够抑制软骨退变，促进软骨基质合成从而促进软骨修复。有研究表明 TGF-β/Smad 信号通路上调表达时能够促进软骨形成，并维持软骨细胞内稳态。左伟等研究发现 TGF-β3 具有较强的促进软骨前体细胞分化能力。郝明通过动物实验发现活血化瘀类中药能够减少 KOA 模型兔关节积液和滑膜增生发生的概率，而中药可能是通过调控 IGF-1 和 TGF-β 的水平来发挥作用的。也有研究表明 TGF 对诱导软骨细胞增殖、分化起双向调节作用，低剂量时有正向促进作用，而高剂量时反而出现抑制作用。

讨　论

　　KOA 属于一种退行性膝关节疾病，表现为关节软骨蜕变磨损、半月板磨损、软骨缺失、关节边缘骨质增生、骨囊肿形成、平台骨质缺损等导致全膝关节退行性改变，随着病程进展，病变将扩展至全膝关节。现代医学研究发现 KOA 与炎症因子、细胞因子有密切关系，机体内损伤性相关因子（如白细胞介素、肿瘤坏死因子、基质金属蛋白酶、前列腺素 E$_2$）的异常高表达及保护性相关因子（胰岛素样生长因子、转化生长因子、成纤维细胞生长因子）的异常低表达是本病发生发展的重要因素。中医认为 KOA 的病机在于素体肝肾亏虚，筋骨功能减退，再加上外邪侵袭合而发病，故形成本虚标实之证，归属于中医学"痹症"。中医药疗法在治疗 KOA 的作用显著，辨证论治后的中医药对症治疗（中药内服法、中药外治法、针灸疗法及推拿等），与西医治疗结果并无明显差别，在药物不良反应方面，中医疗法更具有优势。研究发现其能够抑制损伤因子或促进保护因子来达到治疗效果。虽然中医与西医的理、法、方、药不同，但就目前而言，中医药治疗 KOA 的研究主要集中于疗效，但起效的内在分子作用机制，研究较少，尚不明确。中医对于 KOA 有具体的辨证分型，在中医看来各个证型之间差异明显，需要将"辨病论治""辨体论治""辨证论治"结合起来，根据膝关节骨性关节炎患者发病情况，达到治疗目的，但上升到现代医学角度，各个证型的 KOA 患者体内上述因子的表达也不尽相同，这要求研究并找出其中内在规律，对中医的推广和中医诊断的规范化有重要意义，另外上述因子可以用来评价中医疗效，为以后的中医辨证和治疗研究提供帮助。

373　膝骨关节炎中医证候研究

随着疾病谱的变化，骨科疾病的研究重点已由"急性创伤"转向"骨与关节退行性病变"如脊柱、关节退变性疾病。膝骨关节炎（KOA）是一种全球范围内常见的、多发的骨科疾病，属于关节退行性疾病，是疼痛与运动功能障碍的主要原因。通过查阅古籍文献，结合本病中医历史沿革，KOA 多归属于中医学"痹证"范畴。中医学对本病的病因、病机及治疗有着独特认识，其中证候研究是辨证论治的重点，也是中医临床与基础研究的核心内容。学者朱立国等对近 10 年公开发表的 KOA 证候研究文献，从证候规范化、证候疗效评价、证候生物学基础研究方面进行了归纳总结，针对现有研究情况进行述评，以期为临证 KOA 的辨证论治奠定基础。

证候规范化研究

证候规范化是建立中医疗效评价体系的基石，也是探索和建立现代中医方法学的前提，研究内容主要包括症状规范化、辨证模式规范化、证名规范化、证候诊断标准规范化等方面。在中医症状研究方面，郭跃等制定"膝骨关节炎中医证候信息量表"，在北京地区采集 217 例 KOA 患者信息，通过对主症、次症的分析，归纳出主要中医症状为关节疼痛，可出现固定痛、刺痛、活动后加重、隐痛，局部症状可表现为关节肿胀、冷痛、痛处拒按、屈伸不利，全身症状表现为腰膝酸软、畏寒肢冷、面肢浮肿、酸困无力、形体肥胖。邓鹏鹏等运用调查问卷方法，采集昆明地区 400 例 KOA 患者临床信息，通过主症、次症分析，总结患者主要中医症状为关节肿痛瘀斑、压痛较甚，反复肿胀、时轻时重，关节红肿灼热、疼痛较剧，喜揉喜按、膝软无力，下肢麻木、倦怠乏力。通过以上两项研究对中医症状的描述与研究结果可知，不仅 KOA 症状名称较为复杂、缺乏规范，而且基于不同的调查工具在不同地区分析得出的主要症状亦存在明显差异。

在辨证分型研究方面，利用中医临床科研信息一体化技术平台采集北京地区 776 例 KOA 患者临床数据，结合聚类分析、主成分分析和复杂网络分析方法，总结出 KOA 有瘀血闭阻证、寒湿凝滞证、肝肾亏虚证 3 个证候类型，其中瘀血闭阻证是最常见的证候类型。采用横断面研究方法，通过问卷调查、数字化采集舌面象的方式，发现北京地区 207 例 KOA 患者的常见证候包括脾肾阳虚证、气滞血瘀证、脾虚湿泛证，其中脾肾阳虚是最常见的证候类型。在广州地区调查 418 例 KOA 患者，结果显示，其证候分布主要为肝肾亏虚证、气滞血瘀证、风寒湿痹证、痰湿困阻证、脾胃虚弱证 5 型，其中肝肾阴虚证最为常见。由上分析可知，KOA 的主要致病因素是风、寒、湿、气滞、血瘀、痰凝，病位主要在肝、脾、肾。以上 3 项研究在北京、广州地区开展，但调查结果中最为常见的证候类型却截然不同。除此之外，单一证候与复合证候的判定增加了证名规范化与证型分类的难度，如瘀血闭阻与气滞血瘀、脾胃虚弱证与脾虚湿泛证，证候彼此之间有明显的关联性及相似性。

建立 KOA 证候诊断标准规范化的过程是如何在错综复杂的症状中找到反映 KOA 各个证候本质的一组症状，公认的证候诊断标准应具有普适性与临床实用价值。目前已发布的 KOA 证候诊断标准包括国家中医药管理局、国家食品药品监督管理总局、学术团体等制定的标准及教科书中的标准。目前已有的 KOA 证候诊断标准较多，但一致性相对较差，尚缺乏统一的证候分类标准。现有的 KOA 证候诊断标准主要来源于专家共识意见，缺乏足够的文献研究以及设计良好的流行病学调查研究数据作为支撑。

证候疗效评价研究

与证候诊断标准有所不同，目前证候相关的疗效评定标准还很不完善，中医证候疗效评价多是侧重于证候组成因素即中医症状及体征的指标评价。骨伤科疾病的证候疗效评价仍然主要采用症状分级量化、症状赋分、主次症求和等方法，用以评价某种治疗措施对于证候的改善。针对这一情况，王停等提出中药治疗 KOA 新药的两种临床定位：一是改善疼痛及功能，二是延缓疾病进展，在选择国际公认的疗效评价量表的同时，中医证候积分可作为次要疗效指标，比较治疗前后的积分变化率。同时国内学者已经证实 KOA 不同证候、证候积分与疾病轻重程度有较高的相关性。王强等纳入 KOA 患者 602 例进行研究，结果发现，以单一证候血瘀为主的实证和以肾虚寒凝型为主的虚实夹杂证与疼痛的程度相关性较高，而以气血亏虚型为主的虚证临床表现越明显其疼痛的程度就越低。王佩等分析 753 例 KOA 患者数据发现，中医证候积分与 KOA 影像学分级呈正相关关系，随着中医证候积分的增加，KOA 影像学严重程度越来越重。

在证候量化评分与疗效评价研究方面，马骁等对比发现，该团队拟定的中医证候量化标准积分与国际公认的西安大略和麦克马斯特大学（WOMAC）骨关节炎指数具有较好的一致性，该中医证候量化标准积分共有 14 个条目，融入了中医证候特征条目，研究认为，该积分标准更适用于 KOA 中医证候疗效的评估。黄松珉等基于中医辨证思路初步构建了 KOA 患者报告结局（PRO）量表，共 11 个条目，并纳入 100 例 KOA 患者对量表性能进行检验，检验结果显示，该量表具有良好的适应性和较高的信度、效度与反应度，适用于 KOA 不同证候的评价，尤其适用于各种非手术疗法治疗 KOA 的疗效评价，但该研究的局限性在于其样本数据来源于单一研究中心。

中医药干预 KOA 的临床疗效评价无法仅使用某个指标的变化来分析，仍然应多维度、多层次地进行评价，其中可包括影像学表现、生化指标检测等，也应考虑中医证候评价的自身特点。疗效评价不能仅以临床医生的判断为主，应该结合患者及陪护者所报告的结局指标，如 PRO 量表，这样才能充分体现"以人为本"的中医学思想。同时目前研究一般是进行治疗前后的两次对比评价，而证候的疗效评价也应该是动态的，建议进行多次观测。

证候生物学基础研究

中医学认为，"有诸于内必形之于外"，疾病的外在证候表现必然与内在的物质基础相联系。病证结合的证候生物学基础研究是中医证候研究的热点与难点，主要探讨证候与生物学系统指标之间的关联。系统生物学及信息分析技术为证候生物学基础研究提供了重要支撑，其关键环节是筛选具有证候诊断和疗效评价功能的潜在特征性标志物。在 KOA 证候研究中，研究者采集患者或者健康志愿者血液、尿液等生物样本，主要从不同组学层面探讨特定证候与生物标志物之间的关联。

杨松滨等依据《中药新药临床研究指导原则》对 KOA 患者进行证候诊断，利用气相色谱-质谱联用技术检查不同证候患者与正常对照者尿液代谢产物，识别潜在的生物标记物，研究发现，KOA 患者与正常人尿液代谢物的总离子流图差异明显，肝肾不足、筋脉瘀滞证与脾肾两虚、湿滞骨节证 KOA 患者的多种内源性代谢物的含量和尿液代谢谱亦存在明显差异。韩煜等也选择《中药新药临床研究指导原则》作为 KOA 患者的证候诊断标准，采用 ELISA 法酶标仪测定不同证候 KOA 患者血液和尿液生物标志物特征，结果显示，肝肾亏虚、痰瘀交阻证和脾肾两虚、湿注骨节证患者血清蛋白多糖 CS846、HA 含量明显高于肝肾不足、筋脉瘀滞证患者；尿液生物标志物的检测结果也显示，与其他两个证候相比，肝肾亏虚、痰瘀交阻证患者尿液中的 I 型和 II 型胶原抗原表位显著增加，而 II 型胶原羧基前肽（CTX-II）却显著减少；该研究团队同时研究证实了与 II 型胶原相关的血液和尿液生物标志物，在 KOA 中医证候中显示了不同程度的相关性。刘健等参考《中医内科学》痹证的证候诊断标准，通过对 77 例 KOA

患者进行中医证候分布规律及相关因素的回顾性分析，证实实证以风湿热痹为主，与血小板计数呈相关性；虚证以肝肾亏虚为主，与免疫球蛋白水平呈相关性。

"司外揣内"是中医学重要的辨证思维方法，而以代谢组学为代表的系统生物学技术通过获取生物体整体功能状态的"生化表型"，来对当下所处的病理状态进行认识，两者具有内在相通性。以上研究主要通过对特定证候 KOA 患者的血液、尿液标本进行分析，但现有研究均未详细报告如何采集、储存与利用生物标本，而且大样本、多中心、前瞻性的随机对照研究、队列研究开展较少，尚无法获得稳定表达的证候特征标志物谱。

目前研究证候生物学基础的方法有很多，比如基于生物网络技术对关键作用节点的筛选，或者基于药物靶点网络与证候网络的共模块分析，但所有获得的结果均需要大样本高质量的研究来进行验证，以构建"预测＋验证"的探索模式。除此之外，生物力学的失衡会导致生物标志物的紊乱，生物标志物的异常引起组织的形变也会造成力学的失稳，在此基础上，不同证候的 KOA 生物力学基础和生物学标志物可能都会有所差异，开展相关工作将有助于 KOA 证候生物学基础研究的进一步完善。

对未来研究的思考

现有 KOA 的辨证分型仍然缺乏大规模的流行病学调查结果支持，已发表的数据主要为单一地域小样本研究，或者是某一临床专家的经验总结。基于病证结合研究模式，应用文献研究方法、临床流行病学调查方法、Delphi 法等对疾病证候开展规范性研究，对疾病的精确诊断、准确治疗有着重要的意义。具体做法是，首先在定性的证候数据资料中挖掘共性特征，筛选出符合 KOA 诊断的必备特征；然后开展多中心、大样本的流行病学调查研究，运用正确的数理统计分析方法，对各项指标、条目进行赋值，最终将 KOA 症状归类，使证候分析实现量化；在量化的基础上，再由骨科领域专家与证候学专家共同论证形成证候诊断标准。

在 KOA 证候疗效评价方面，综合前期文献调研与临床研究结果分析，朱立国认为病（疼痛、功能）证（证候积分、中医症状）结合评价方法仍然是反映中医药干预 KOA 临床疗效的主要手段。此外，KOA 证候特征可能会随着疾病的发展而发生改变，因此建立符合 KOA 疾病特点的证候疗效评价方法仍需积极探索。

中医学的四诊合参、辨证论治、整体观等思想，与系统生物学研究思路有着相通之处。目前基于物质基础的证候科学内涵以及 KOA 病理机制尚不清晰，因此，对于 KOA 的证候客观化以及"证"本质研究的重点在于与系统生物学方法的紧密结合。KOA 的证候生物学基础研究应从整体、系统方面进行分析，不能仅停留在代谢组学、生物标志物探索的层面。未来应建立基于临床生物样本库，结合证候研究关键问题开展疾病发生机制、生物力学机制、分子诊断标记物与药物靶点发现等转化医学研究，充分整合研究证据，进一步提升临床诊疗水平。

374 膝骨关节炎中医证候的系统生物学研究

膝骨关节炎是一种好发于中老年人的退行性骨关节疾病，又称增生性关节炎、肥大性关节炎。本病属于中医学"膝骨痹"范畴。古代中医对此记述较多，《黄帝内经》云："病在骨，骨重不可举，骨髓酸痛，名曰骨痹。"古代医家普遍认为脉络空虚、复感外邪或痰瘀阻滞、气血失调是其主要证候。中医学研究中非常重要的一部分就是中医证候研究，现代中医对其证候分类进行了广泛探讨。系统生物学的发展给中医这个复杂系统带来了新的研究方法，随着中医现代化进程的加速，膝骨关节炎中医证候在基因组学、蛋白组学、代谢组学等系统生物学研究方面也进一步深入。学者冯欢欢从以下几个方面对此进行了阐述。

膝骨关节炎中医证型的研究

膝骨关节炎的主要病位在肝、肾，分为实证和虚证，实证多为寒湿、痰瘀阻滞导致"不通则痛"，虚证多为肝肾不足而致"不荣则痛"。《中医病证诊断疗效标准》将膝骨关节炎分为 3 个证型，分别为肾虚髓亏型、阳虚寒凝型、痰瘀阻滞型。向珍蜻等通过对上海某社区膝骨关节炎患者进行流行病学调查研究，认为肾虚、肝虚、寒、湿、气虚、阳虚、阴虚、瘀血是膝骨关节炎患者中出现频率最高的 8 种病机，并进行聚类分析得出膝骨关节炎的基本病机是肾虚、阳虚、寒、气虚和湿，且肾阳虚和寒湿阻滞是本病最基本的证型及辨证要素。李具宝等在上述研究的基础上总结了膝骨关节炎分布最广的 10 种证型，分别为寒湿痹阻、风湿痹阻、湿热壅盛、筋脉瘀滞、气滞血瘀、阳虚寒凝、脾肾亏虚、气虚湿阻、肾虚髓亏、肝肾亏虚。目前对膝骨关节炎证型的研究仍在不断继续，但尚未形成广泛共识。

膝骨关节炎中医证候的系统生物学研究

系统生物学是一门以系统生物学理论为指导，以整体为研究对象，研究生物系统中所有组成成分的有机构成，并分析在特定条件下这些组分之间相互关系的学科。它以高度的整合性、复杂性及信息化为特点，利用多种组学信息实现基因层面、蛋白层面、代谢层面的从细胞、组织到个体的解析生命过程的复杂过程。膝骨关节炎是骨科常见的退行性骨关节疾病，在膝骨关节炎中医证候的研究中引入系统生物学，使中医证候能以更加客观、易被现代人所接受的客观化模式阐释和呈现，促进中医现代化的发展进程。

1. 基因组学与膝骨关节炎证候：转化生长因子-β_1（TGF-β_1）是一种保护性生长因子，对膝关节软骨细胞的生长具有重要调节作用，而-509C/T 位点是 TGF-β_1 的重要功能学异位点。罗洁等对原发性膝骨关节炎患者关节镜下的病理表现进行证型分类，基因检测发现瘀血阻滞患者携带 CC 基因型的频率明显高于对照组（$P<0.05$），相对于携带 TGF-β_1-509 位点 TT 基因型人群，携带 TGF-β_1-509 位点 CC 基因型人群罹患瘀血阻滞型原发性膝骨关节炎的风险会增高。郑素明等研究了膝骨关节炎不同证型的软骨组织细胞在转运核糖核酸（t-RNA）中的表达，发现肝肾亏虚型组的基质金属蛋白酶$^{-1/-}$13 核糖核酸（MMP$^{-1/-}$13RNA）目标基因在表达方面显著低于脾肾两虚型组，2 种证型在基因表达方面比较差异有统计学意义（$P<0.01$）；促进 t-RNA 表达的酶活性降低可减少细胞因子分化，从而导致膝关节产生骨赘，引起软骨组织退化，加重关节退变。

2. 蛋白组学与膝骨关节炎证候：膝关节软骨凋亡是软骨退变的基础，丝裂原活化蛋白激酶（MAPKs）为应力响应信号通路，是细胞内重要的信号转导系统，其与软骨细胞的凋亡相关，主要包括3种蛋白，分别为p38MAPK、c-Jun 氨基末端激酶（JNK）、细胞外信号调节蛋白激酶（ERKs）。郑素明等研究显示，膝骨关节炎不同证型（脾肾两虚型、肝肾亏虚型）软骨细胞在细胞 MAPKs 通路上的表达均有显著性差异，表现为 MAPKs 通路失效等现象，表明 MAPKs 通路能更好地促进机体正常运作，若能有效促进软骨细胞中 MAPKs 通路的表达，则有可能改善膝骨关节炎症状。

血清脂联素具有参与软骨基质代谢、调节炎症过程的作用。软骨寡聚基质蛋白（COMP）是一种存在于关节软骨细胞外基质中的非胶原糖蛋白物质，与软骨代谢关系密切。李芳等研究表明，痹祺胶囊可以提高膝骨关节炎患者血清脂联素含量及降低血清 COMP 含量，对瘀血阻滞证患者以上 2 个指标的改善作用均明显优于寒湿阻滞证和肝肾亏虚证（$P<0.05$）。

王海宝采用蛋白芯片技术和生物信息学方法筛选膝骨关节炎不同证型（肝肾亏虚型、气滞血瘀型）患者血清中的标志蛋白。结果显示，2 种证型的膝骨关节炎患者和健康组比较，5957 u、2026 u、5932 u、2958 u、5257 u蛋白均下调（$P<0.01$），8132 u蛋白上调（$P<0.01$），推测这 6 种蛋白可能是膝骨关节炎特有的蛋白，可用于临床诊断本病。提示利用蛋白组学和生物信息学的方法可以从患者血清中筛选膝骨关节炎中医证型相关标志蛋白，蛋白质芯片技术对发现和筛选膝骨关节炎患者血清中的标志蛋白是一种有效、快速的工具。

3. 代谢组学与膝骨关节炎证候：MMP 家族是一种重要的蛋白水解酶家族，其广泛存在于结缔组织中，可有效降解软骨细胞外基质，导致细胞外基质合成和降解失衡。其中 MMP-1 及 MMP-13 具有显著降解 Ⅱ 型胶原和蛋白多糖的作用。MMP-1 可明显提高对软骨基质的降解；MMP-13 是目前已知最有效的 Ⅱ 型胶原降解酶，能分解胶原三螺旋结构。侯亚平检测显示，阳虚寒凝型膝骨关节炎患者的膝关节滑液中炎症因子 MMP-13、白细胞介素-1（IL-1）、肿瘤坏死因子-α（TNF-α）的表达均明显高于瘀血阻滞型和肾虚髓亏型（$P<0.05$），基质金属蛋白酶抑制剂-1（TIMP-1）水平明显低于瘀血阻滞型和肾虚髓亏型（$P<0.05$）。LU 等研究认为，杜仲的温补肾阳作用可使膝骨关节炎大鼠关节软骨中的 MMP-1、MMP-13、MMP-3 水平较对照组均明显降低（$P<0.05$）。

研究显示，IL-1、IL-6、TNF-α 具有关节软骨分解的作用，而 TGF-β_1、胰岛素样生长因子-1（IGF-1）、碱性成纤维细胞生长因子（b-FGF）可促进关节软骨合成。马少云等研究显示，肝肾亏虚型、气滞血瘀型、肝肾亏虚合并气滞血瘀型膝骨关节炎患者血清一氧化氮（NO）、IL-1β 含量均高于健康人（$P<0.05$），而 TGF-β_1 含量均低于健康人（$P<0.05$），表明 NO、IL-1β、TGF-β_1 含量与膝骨关节炎发病有关。彭海等研究显示，肾虚髓亏型及瘀血阻滞型膝骨关节炎患者血清 NO 含量高于健康人（$P<0.05$），TGF-β_1 含量低于健康人（$P<0.05$），表明膝骨关节炎的中医证型（肾虚髓亏、瘀血阻滞）与 TGF-β_1、NO 含量有一定的相关性。

研究显示，软骨寡聚基质蛋白Ⅱ型胶原交联羧基末端肽（Ⅱ型胶原的降解片段）在膝骨关节炎患者血清、尿液中含量增加，表明其与膝骨关节炎密切相关。韩煜等研究发现，筋脉瘀滞、肝肾不足证患者血清Ⅰ型与Ⅱ型胶原抗原表位 C1、2C 和尿液中的尿Ⅱ型胶原 C 端肽（CTX-Ⅱ）呈正相关；而在湿注骨节、脾肾两虚证血液中 COMP 与尿液中 C2C 两者呈负相关；痰瘀交阻、肝肾亏虚证患者血液中 COMP 分别与尿液中 C2C、CTX-Ⅱ 之间呈正相关。表明与Ⅱ型胶原相关的血液与尿液生物标志物在膝骨关节炎不同中医证型中显示出不同程度的相关性。杨松滨等利用气相色谱-质谱联用（GC-MS）技术对膝骨关节炎患者尿液代谢进行了研究，结果发现不同证型患者在甘氨酸、4-甲基苯酚、柠檬酸 N-本乙酰及异柠檬酸的表达方面存在差异。

"司外揣内"是一种中医的认知方法，它包含了除对"外"在症状的研究进行疾病、证候等"内"在的推测外，还包含病理生理学、基因组学、蛋白组学、代谢组学等西医学手段"外"在的研究对于"内"在的推测，中医证候学与系统生物学在体现生物本质方面具有一致性。中医证候学研究是中医研究体系中非常重要的环节，然而中医证候是一个相对抽象的概念，是由多症状组成的多维度、动态性的复杂系统，只有契合中医证候复杂系统的科学体系才能对其进行研究，而系统生物学即具有上述特征。近年来的研究中，基因组学、蛋白组学、代谢组学在膝骨关节炎证候中的研究已经有了较为深刻的认识，通过系统生物学研究可以将膝骨关节炎的证候概念更加具体化、客观化。系统生物学与中医整体观念在生物整体研究上的一致性为中医的现代化发展提供了新的研究路径，中医学者要善于借助现代手段更好地发展中医。

375　膝骨关节炎中医证候动物模型研究

　　骨关节炎（OA）是一种慢性进行性骨关节疾病，基本病理改变为软骨变性和丢失、滑膜肥厚及关节边缘和软骨下骨质再生，多发于膝称为膝骨关节炎（KOA）。随着人民生活水平的提高，预期寿命的延长，KOA 的发病率逐年增高。KOA 临床表现为慢性关节活动痛、僵硬，严重者关节畸形甚至瘫痪，尽管最新临床和实验研究认为未变性的 II 型胶原有利于 KOA 患者，但目前病因病机不明，仍缺乏有效的治疗手段。而动物实验是人们深入认识 KOA 发病机制和探索有效治疗手段的重要途径。

　　中医药通过减轻 KOA 患者疼痛、改善关节功能和调节整体生理功能进而提高患者生活质量。KOA 属于中医学"膝痹"范畴，病因病机为"本痿标痹、本虚标实"。肝肾亏虚，筋骨失养为本痿；邪气痹阻，经络不畅为标痹。本病大致可分为气滞血瘀证、寒湿痹阻证和肝肾亏虚证，分别对应血瘀、寒湿和肾阳虚型造模。为进一步探究其发病机制，学者杨威等就膝骨关节炎中医证候动物模型的研究做了梳理归纳。

动物的选择

　　OA 的动物造模，最常复制膝关节，还包括髋关节、掌指关节和颞下颌关节等。按照体积大小可以将 KOA 模型动物分为小型、较大型和灵长类，小型动物包括鼠类和兔等，大型动物包括羊、小猪和马等，灵长类动物有狒狒、猕猴和黑猩猩等。动物的选择应当考虑以下几点因素：实验目的、类型、时间长短、饲养花费、操作难易和结果检测等。时间长短要考虑每种动物骨骼成熟时间和发展为 KOA 的进程。小动物主要用于研究疾病进展的病机和病理生理学特点，也用于对药物干预的首次筛查研究。小动物模型相对经济、快捷，缺点是与人类在解剖学、组织学和生理学等方面差异很大，在药物研究方面不能直接等效地推论到人类。例如，小鼠关节软骨的平均厚度是人类的 1/70。灵长类动物在生物学和行为学上与人类相似，其原发性 KOA 的发展和人类很相似，而且创伤引起的应激障碍和抑郁症基本与人类一样，但花费高。

KOA 的西医病理学造模

　　KOA 按病因分为原发性和继发性，继发性包括创伤后、废用性和继发于其他系统性疾病的 KOA，常以前两者进行动物模拟。对应经典的造模方式是人工诱导和自发造模，人工诱导包括关节制动、侵入性和非侵入性模型，侵入性模型主要是手术诱导和化学生物诱导，手术诱导包括关节内手术和关节外手术，关节内手术指破坏关节韧带、半月板、软骨、滑膜和植入异物等，关节外手术包括破坏关节周围肌肉、韧带、血管和切除卵巢等；非侵入性包括过关节撞击、关节内胫骨平台骨折、周期性胫骨平台软骨受压和胫骨过度负载等。

KOA 的中医证型造模

　　多数学者将 KOA 证型大致概括为正虚、邪实和虚实夹杂证。李具宝等通过比较近 10 年文献中 KOA 患者内服方药，认为其对应的中医证型为虚证、实证和虚实夹杂证，虚证主要分为肝肾亏虚证、肾虚髓亏证、脾肾亏虚证等，实证主要有寒湿痹阻证、气滞血瘀证、湿热壅盛证、筋脉瘀滞证、风湿痹阻证等，虚实夹杂证包括阳虚寒凝证和气虚湿阻证。高玉花通过检索与 KOA 证型相关的文献并对 144 例符合标准的女性患者进行回顾性研究，发现其基本证型是气血瘀滞证、肝肾不足证、脾肾阳虚证和寒湿痹阻证。胡彬等采用 KOA 临床证候调查表，并运用对应分析和二步聚类分析得出 3 种主要证型，分别是肾虚髓亏型（50.5%）、阳虚寒凝型（3.5%）、瘀血阻滞型（23.0%）。何峰等在对 200 例 KOA 患者辨证治疗研究中，将其进一步分为肝肾亏虚证、气滞血瘀证和寒湿痹阻证 3 种证型。因此，对应临床主要证型，目前动物实验也以肾阳虚、血瘀和寒湿模型为主。

1. 肾阳虚模型：肾阳虚证模型是研究最早的中医证候动物模型，已有 50 多年历史，是连接西医基础和中医临床的枢纽，可深化对中医证候的认识，有利于中医药现代化发展，简要概括当前动物造模方法，按照机制大致可分为西医病理学造模和中医病因学造模，且以前者多见。

（1）西医病理学造模：沈自尹等经过大量动物研究认为，下丘脑细胞损害及其引起的功能紊乱是肾阳虚证的主要病理基础，下丘脑受损导致下丘脑-垂体-肾上腺、甲状腺、性腺轴功能紊乱，继而其支配的代谢和免疫器官出现相应的功能失常或结构病理改变。进一步以药测证研究中采用基因芯片技术发现，肾虚证大鼠模型存在神经-内分泌-免疫和神经-内分泌-骨代谢两大基因调控路线紊乱。西医病理学造模可分为肾上腺皮质、甲状腺和性腺功能抑制模型，DNA 合成抑制肾阳虚模型和其他病理模型。

临床研究结果表明，肾阳虚证的表现与肾上腺皮质功能低下紧密相关。肾上腺皮质功能抑制模型可分为糖皮质激素应用法，氨基导眠能灌胃法和肾上腺切除术。最早和最常用的是糖皮质激素法，大量文献表明，糖皮质激素药物种类繁多，造模时给药途径、剂量、给药时间、持续时间和动物选择等都有所差异，其中国内外最认可的方式是将氢化可的松注射液以 10 mg/(kg·d) 的剂量注射到成年大鼠腹腔，持续 15 日即可成模。其次是去势法。切除动物双侧睾丸或卵巢，可成功模拟肾阳虚证。但也有研究认为，此法不仅创伤大且性腺轴的反馈途径中断，去势后的动物不能较好地模拟临床肾阳虚患者表现。根据 Hartley 豚鼠关节软骨快速衰老的特性，杨威通过切除双侧卵巢成功构建绝经后原发性 KOA 模型。最近，陈颖颖等对 SD 大鼠采用 Hulth 造模法加不同浓度腺嘌呤灌胃成功构建肾虚型 KOA 模型，并发现 100 mg/kg 是最佳浓度。

（2）中医病因学造模：肾藏精，主骨生髓，主人体发育和生殖。肾虚多由先天禀赋不足或后天失养，房劳内伤，久病耗气，年老或受惊所致。主要分为房事伤身、老年肾阳虚、恐伤肾和先天肾虚模型。临床诊断肾虚的主要症状为异常精子质量，性功能低下，射精无力或性高潮失常，而精液的代谢组学分析可用于区别肾虚不育男性的中医"证"型。

目前，肾阳虚造模法种类繁多，病理造模方法远远多于病因造模，而后者被越来越多的研究者青睐。但两者都存在明显不足，前者只能反映临床肾虚病理的某一个方面，后者病因和病证之间不存在一一对应的关系。病证结合模型将是未来发展的方向。

2. 血瘀模型：血瘀证的临床表现为舌质青紫、瘀斑等，动物实验的标准是舌质瘀紫、尾色瘀青、血流缓慢、血黏度增高等，常用的造模方法是肾上腺皮质激素注射法。具体方法是采用氢化可的松 10 mg/(kg·d) 肌内注射，13 次用药后肾上腺素 0.36 mg/kg 皮下注射 1 次。2013 年，刘振峰等用此法加经典 Hulth 造模法成功建立了动物体征和血液流变学均符合血瘀证的 KOA 大鼠模型；尽管临床上血瘀证常见，且常以活血法治之，但此后未见相关动物模型报道。

3. 寒湿模型：《素问·痹论》云"风寒湿三气杂至，合而为痹也"。风寒湿邪是重要的病因。2016 年，李艳彦等采用冷固法复制寒湿型 KOA 模型，通过将大鼠放入（6±0.5）℃的水中 6 小时，而后予以双下肢石膏固定 18 小时，如此反复 5 周后建模成功。随后，赵乐等用此法成功建立寒湿证 KOA 动物模型，之后对此法改进，通过交替将大鼠双下肢伸直位石膏固定和自然站立于（6±2）℃冰水中各 6 小时，持续 6 周，也能成功构建该模型。2020 年，孙力威采用石膏固定加低温环境刺激加冰水站立成功建立寒湿证 KOA 模型。

KOA 病证结合模型

辨病与辨证相结合已成为中医主流的诊疗模式，临床收效颇丰，虽然研究其作用机制的病证结合模型进展缓慢，却受越来越多学者的青睐。LIU 等关节内注射木瓜蛋白酶，并将膝关节在 50 ℃ 环境下作用 2 小时，观察局部肿胀、疼痛和活动受限程度及软骨病理变化，得到肾虚血瘀型 KOA 模型。陈颖颖等通过 Hulth、Hulth 及 D 半乳糖、Hulth 及腺嘌呤、Hulth 及去势法等不同造模方法对比发现，Hulth 及去势法更适合建立大鼠 KOA 肾阳虚证模型；而杨威前期单纯采用去势法建立豚鼠绝经后原发性 KOA 肾阳虚证模型，可较好地模拟绝经后原发性 KOA 患者临床表现，操作虽然简单，但耗时太长。为推动 KOA 模型更好地服务于科研，武晏屹等以 KOA 中、西医最新临床诊疗规范为依据，创造性地提出了动物模型与中、西医的临床吻合度，也更有利于病证结合模型的发展。

KOA 中医学称为骨痹、痛痹、寒痹等。《张氏医通》云："骨痹者，即寒痹、痛痹也，其证痛苦攻心，四肢拳急，关节浮肿。"结合 KOA 中医病因证候文献，认为主要病因是肾虚、瘀血和寒湿，基本证型是肝肾亏虚、气滞血瘀和寒湿阻滞证，分别对应肾阳虚、血瘀和寒湿模型。中医学从整体辨证论治的角度出发，治疗 KOA 有独特的优势，而有关 KOA 的中医证候动物模型研究及相关文献资料缺乏或零散，尤其缺少病因学模型研究；加之临床上患者病证的复杂性和动态性，严重限制了中医药对 KOA 的深入研究。KOA 证型大部分是多种病因相互作用的结果，进而出现多种证型兼夹或转变；因此，实际造模时可以将多种基本模型按需求和内在规律组合，建立符合中医临床的复合证候模型；但干预因素过多，实际操作困难，模型稳定性和可靠性不高。另外，动物的食水、垫料、光照及周围环境等饲养环境也极为重要。

KOA 病因病机不明，是世界性难题，单纯用西医或中医都不能有效地解除患者病痛，中西医结合疗效显著。由此过渡到基础实验，将西方先进的 KOA 造模理念结合中医证候模型建立病证结合动物模型将是进一步认识 KOA 病因病机以及药物防治的主流方向。当前 KOA 病证结合模型主要以西医病理病因造模为主，缺乏中医证候体现的病因或诱因，在西医建模基础上施加中医病因可能更有益。

376　风寒湿邪与膝骨关节炎发病机制的相关性

　　膝骨关节炎是一种以膝关节软骨退行性变和继发性骨质增生为特征的慢性关节病，为临床常见病，本病属于中医学"膝痹"范畴，其典型临床表现为患者单侧或双侧膝关节疼痛、酸胀、麻木、僵硬，严重者甚至会出现肢体功能障碍。本病不仅会对患者造成严重的身体局部不适，还会对患者产生较大的心理压力，影响其正常的生活和工作。本病好发于中老年群体，近几年呈现出年轻化的趋势，因而越来越受到临床和科研工作者的重视。随着研究的深入，发现从现代生物力学、病理学和分子生物学等角度来看，《黄帝内经》中"风寒湿邪"致病理论与膝骨关节炎的发病机制之间具有十分紧密的联系，学者范中正等从西医学角度深入探讨了"风寒湿邪"因素与膝骨关节炎发病机制的相关性。

膝骨关节炎的中医病机

　　中医学在痹证的病机和防治方面具有丰富的理论和经验，《黄帝内经》中就有大量关于痹证的论述。其中《素问·痹论》云："所谓痹者，各以其时，重感风寒湿之气也。""风寒湿三气杂至，合而为痹也。""其风气胜者为行痹，寒气胜者为痛痹，湿气胜者为着痹也。"上述论述明确指出，痹证的主要致病因素为风、寒、湿邪，临床中风、寒、湿邪极易合而致病，且因风、寒、湿邪在致病过程中各有偏盛，所以膝骨关节炎患者会出现不同的证候和临床表现。

风、寒、湿邪与膝骨关节炎发病机制的相关性

　　中医学的"风邪"类似于西医学的"抗原"，其致病过程与人体的免疫应答密切相关。"寒主收引"，寒邪侵袭可使人体正常的生物力学结构发生改变，使膝关节周围肌肉及软组织失去平衡，从而诱发膝痹。湿邪积聚形成水湿之邪，可阻滞气机而引发疼痛，其作用机制可能与西医学中的炎症因子介导神经病理性疼痛有关。

　　1. 风邪可能是人体免疫系统所抵抗的各种抗原：风邪治病广泛，具有起病快、变化快、位置不固定等特点。《素问·风论》云："风者，百病之长也。"《素问·生气通天论》中也有"故风者，百病之始也"的说法。人体表面的皮肤作为保护人体最重要的免疫屏障，最容易直接受到各种病原体的侵袭。当这道屏障被突破时，风、寒、暑、湿、燥、热六邪易乘虚而入，导致疾病。《黄帝内经》多以"风"作为发病因素的通称，如《素问·上古天真论》云："虚邪贼风，避之有时。"

　　风邪可侵袭人体表里内外，皮肤、组织、脏腑均会受累，因而可以发生多方面的疾病。自然界中的过敏原种类很多，从致病时令来看，风邪与过敏源的致病季节均以春季为主。现代研究表明，自身免疫性疾病、结缔组织病和过敏性疾病等与人体免疫功能紊乱密切相关，从中医学角度来看，以上类疾病均具有风邪致病的临床特点，并据此提出搜风、祛风的治疗原则。研究发现，风邪致病和炎症细胞因子的作用具有极其相似的特点，如致病广泛、变化多端和易兼他病等，应用祛风药可降低炎症细胞因子的水平。基于风邪与炎症细胞因子之间的密切联系，临床中可通过检测炎症细胞因子水平，以此作为诊断风邪及祛风药物疗效评价的依据。临床中祛风药治疗痹证疗效确切。研究表明，地龙能通过促进巨噬细胞活化从而对人体免疫系统产生双向调节作用。尤其是虫类祛风药，可以增强人体的免疫力，改变抗原、抗体之间的关系，有效防止组织细胞的进一步损伤。

风邪是六淫邪气中致病最广泛的外邪，其可能是机体免疫系统所抵抗的"抗原"统称。在膝骨关节炎发病过程中，风邪可侵犯人体的免疫防线，启动炎症和免疫应答机制，从而为寒湿邪气侵犯人体创造了条件。因此，在治疗膝骨关节炎时，要重视人体免疫系统的病理改变，运用祛风药物对症治疗。然而，风邪与免疫应答过程的关系及风药调节免疫应答的具体机制并不明确，随着相关研究的不断深入，风邪与免疫系统功能的关系终会被阐明。

2. "寒主收引"导致生物力学的改变： 因寒性收引，当人体触冒寒邪后，会出现关节拘紧的症状。《灵枢·调经论》云："血气者，喜温而恶寒，寒则泣而不流，温则消而去之。"经脉喜温恶寒，血气于经脉中，寒则涩而不通，温则通畅且流利。寒邪从外界侵入人体，损伤阳气，经脉失于温煦，则出现关节痉挛、疼痛、活动不利等症状，积寒日久会使筋脉持续收缩挛急，以致关节难以屈伸。

根据"热胀冷缩"的自然现象，人们得出"寒主收引"这一中医基本理论，并以此来指导疾病的辨证和治疗。如寒邪入里或胃肠受寒，会引起膈肌和胃肠道平滑肌痉挛，导致呃逆、腹痛和泄泻等疾病；皮肤受寒，会引起腠理闭合，继而引发体温升高；关节受寒，则会出现关节或周围肌肉痉挛、疼痛和功能障碍等症状。膝关节的稳定性是由周围软组织和骨骼维持，它们维持着膝关节的动态与静态力学平衡，如果这种平衡被打破，将会改变下肢的生物力线，从而诱发膝关节疾病，且随着疾病的发展，患者下肢肌群及膝关节周围软组织的张力会发生变化，损伤肌肉与骨骼，出现关节畸形和活动受限。研究发现，低温雨雪冰冻环境下，小鼠的运动行为会发生变化，出现肌力减弱及肌肉间协调性下降，从而使小鼠的总体运动耐力下降。另一项研究发现，在膝痹发病过程中，股四头肌肌力下降，不仅包括肌肉收缩力的降低，还包括肌肉张力的降低，股四头肌的强度下降亦会导致膝关节失稳。膝关节在矢状面上运动时，腘绳肌和股四头肌是参与运动的主要肌肉，两者共同维持了膝关节矢状面的稳定性。在膝骨关节炎发病早期，患者双侧腿部肌肉的收缩和抗疲劳等能力均会显著下降，这些肌肉病变是膝骨关节炎患者的特征性表现。中医理论认为，正常膝关节的"筋"与"骨"处于平衡状态，若这种平衡被打破则可能出现膝关节疾患。膝骨关节炎的发病则可能是因寒邪的收引特性改变肌肉和周围软组织的柔韧性而引起肌力的改变，从而使膝关节局部的"筋"与"骨"失去平衡而引发。

"寒主收引"，低温有很强的致血管收缩作用。《素问·举痛论》云："寒气入经而稽迟，泣而不行……寒气客于脉外则脉寒，脉寒则缩卷，缩卷则脉绌急，则外引小络，故卒然而痛。"王涛等研究发现，低温可使内皮完整的及去内皮的大鼠颈总动脉环产生持续的收缩，且随着温度的下降血管收缩作用增强；低温组牛主动脉内皮细胞条件培养液能使离体大鼠颈总动脉环产生明显的收缩反应。此外，研究发现，在股直肌、股外侧肌、股内侧肌的滋养血管流量缩减程度较严重的情况下，肌肉萎缩症状比较严重，而对于流量缩减程度较轻的股深动脉及旋股内动脉滋养的股二头肌长头、股薄肌、长收肌，其肌肉萎缩症状较轻。提示滋养血管流量减少越多，肌肉萎缩程度越严重。寒邪长期作用于人体，可阻滞经脉，使肌肉与筋脉失去滋养，导致关节痿弱不用，且相关的肌肉萎缩也会延续和加大膝关节局部生物力学的改变，从而加重病情。因此，在治疗膝痹引发的痿证时，既要重视虚证予以补虚，又需针对寒证进行温经散寒。

3. 湿邪可能是造成膝痹疼痛的关键因素： 中医理论认为，寒邪能消耗人体阳气，阳气不足会使津液气化失司，聚集而成水湿之邪，造成气机不畅，不通则痛。《六因条辨·卷下》云："夫湿乃重浊之邪……故伤表则肢节必痛，中里则脘腹必闷。"由此可知，湿邪重浊凝滞，极易阻滞气机，从而导致膝痹疼痛。

西医学认为，膝关节积液是由于关节液的渗出大于吸收形成的，造成这一现象的原因是创伤、感染和骨质增生等膝关节局部病变或全身性疾病，积液会使膝关节腔内压力增高，造成关节疼痛、肿胀不适和活动受限等。由此看来，膝关节积液并非疾病，而是疾病的一个病理表现。研究证实，膝骨关节炎的病理改变以软骨损伤为主，但关节软骨中没有神经分布，因此疼痛可能与其他因素有关。另外，通过影像学检查，还可见患者膝关节有骨质增生和间隙变窄的改变，但影像学检查显示的严重程度往往与临床疼痛的程度不符合。有研究发现，膝痹患者的疼痛程度与膝关节积液有关，局部疼痛程度与膝关节积液体积呈正相关。随着病程的延长，组织损害亦呈现累积现象，这也印证了湿性重浊黏滞，使疾病迁延、难以治愈的临床特点。关节积液内含有炎症因子白细胞介素-6（IL-6）、肿瘤坏死因子-α（TNF-α）等，可直接作用于疼痛感受器，促进疼痛信号传递或降低疼痛感受器阈值，从而引发患者疼痛。研究表明，IL-6作为TNF-α激活后的产物，是向中枢传递伤害信息的重要因子，与持续性疼痛的产生密切相关。因此，去除膝骨关节炎患者的关节积液可消除炎症因子，从而可以减轻患者的疼痛症状。

　　湿邪的产生与寒邪具有密切关系。因此，在治疗膝骨关节炎时，可通过温阳利湿消除积液、减轻疼痛，如临床中常通过温针灸消除膝骨关节炎患者的膝关节积液。马旭以火针治疗膝关节积液疗效明显，总有效率达99.10%。传统中医药在预防和治疗膝骨关节炎方面具有见效快、疗程短、疗效稳定等明显优势。

377　肾主骨生髓与膝骨关节炎的关系

　　膝骨关节炎（KOA）是在力学因素和生物学因素两者的共同作用下，以软骨细胞变性与凋亡、细胞外基质降解与合成失衡、软骨下骨变性及丢失为特点的一种慢性、进展性关节疾病。核心病机为本痿标痹，以肝肾亏虚、筋骨失养为发病之本，以腠理空虚、风寒湿致痹为标；病理表现以关节软骨退变为核心、继发性骨质增生及骨赘形成为特征，是中老年人的常见病、多发病，严重影响患者的身体健康和生活质量。《黄帝内经》中"肾主骨生髓"理论，髓能养骨，骨连筋，肾虚引发骨病变，而骨病常继发于筋病变。骨髓间充质干细胞（BMSCs）具有高度自我增殖和骨向分化的潜能，通过分化为软骨细胞以及调控软骨细胞的代谢可以改善 KOA 的发生，提示 BMSCs 功能的改变与 KOA 筋骨失养联系密切。学者李慧等对肾主骨生髓与膝骨关节炎筋骨失养的关系做了分析阐述。

筋骨失养是 KOA 的病理基础

　　KOA 属于中医学"痹证"范畴，《儒门事亲》云："皮痹不已，而成肉痹。肉痹不已，而成脉痹。脉痹不已，而成筋痹。筋痹不已，而成骨痹。"KOA 是从"筋痹"到"骨痹"的过程，提示痹证是从表向里、由浅及深传至骨。膝为筋之府，《素问·脉要精微论》云："屈伸不能，行则偻附，筋将惫矣。""不能久立，行则振掉，骨将惫矣。"经筋结聚环周于膝，骨的营养代谢由通过行于经筋的经脉供应，可见筋与膝关节的生理、病理密切相关。在十二经筋中足三阳和足三阴经筋起始于四肢末端，以弹性网络的形式向上延伸，包绕膝关节，并且在此关节处转折后继续延伸，因此经筋病变与 KOA 的发病密切。筋连接于肉，附着于骨，膝关节在活动时，力通过筋作用于骨，进一步又作用于关节，这不仅能够加强膝关节的稳定性，还能保护膝关节的正常运动，提示 KOA 是膝关节周围筋功能失衡，由经筋传导紊乱导致的结果。《诸病源候论》云："肝主筋而藏血，肾主骨而生髓，虚劳损血耗髓，故伤筋骨。"提示肝肾亏虚会累及膝部筋骨，久行久站易损伤筋骨，表现为膝部的筋骨痿痹、肢节挛缩等病理变化以及相应的临床症状。故肾气足，肝血旺盛，能强筋健骨；肾气不足，肝血亏损，则骨髓充养不足，筋脉濡养缺少，骨骼发生退行性改变，集中表现为筋骨失养。

　　1. 软骨退变是 KOA 的病理特征：软骨退变是 KOA 特征性的病理改变，关节软骨是由软骨细胞和软骨基质构成，一方面软骨细胞在生命过程中不断合成-降解软骨基质，通过分泌蛋白聚糖和多种基质降解酶调节软骨代谢反应。另一方面软骨基质通过为软骨细胞提供营养物质及传递信号维持正常生长代谢，两者之间保持相对的动态平衡。软骨基质主要成分是胶原和蛋白多糖，Ⅱ型胶原组成软骨内纤维网架结构；蛋白多糖能够吸引大量水分子形成凝胶，维持关节软骨的膨胀能力和良好弹性。当炎症发生时，软骨基质结构被破坏，导致胶原变性及裂解，蛋白多糖含量下降，软骨细胞代谢功能发生异常，引起基质成分的合成减少，从而加速软骨退变，最终发展为 KOA。基质金属蛋白酶（MMP）在软骨退变中扮演着重要角色，通过降解关节软骨组织中含量丰富的Ⅱ型胶原使软骨基质降解，引起软骨退变。软骨退变常伴随着一些相关基因（如甲状旁腺素相关肽类物质、X 型胶原、碱性磷酸、骨钙素等）表达发生变化，同时发生软骨细胞凋亡和基质钙化。炎症细胞因子（如白细胞介素-β、肿瘤坏死因子-α、转化生长因子-β 等）可以上调 T 淋巴细胞发生免疫反应，阻碍骨吸收，加重软骨退化，提示 KOA 表现为全身性疾病的特征，涉及血管病理学。

　　2. 软骨退变是筋骨失养的病理表现：软骨退变是筋骨失养的必经阶段，主要由软骨基质稳态失衡引起。当软骨受到磨损或软骨细胞发生异常代谢时，软骨细胞释放多种 MMP-13，降解蛋白聚糖，破坏胶原蛋白，导致软骨出现化学、物理性质的改变。关节软骨属于中医学"筋"范畴，《说文解字》云："筋，肉之力也。""骨，肉之覆也。"筋与骨相连，组成人体的支架结构，两者相互作用，共同承担负重和维持关节运动。力学研究发现，软骨、韧带、周围肌群及软组织等组成筋骨动静力平衡，关节软骨能够减轻关节面的摩擦力，降低负荷承受力，维持膝关节内部的力学平衡。骨痹是筋痹发展过程的延伸，是 KOA 最终的表现形式。

3. 肝肾亏虚是筋骨失养的核心病机："肝主筋""肾主骨""肝者……其充在筋，肾者……其充在骨"，筋骨的强弱与肝肾的盛衰密切相关，提示"劲强""隆盛""解堕"过程是筋骨失养必经规律。"女子七岁肾气盛""四七筋骨坚，发长极，身体盛壮""五七阳明脉衰，面始焦，发始堕"，提示筋骨功能是随年龄增加而衰退的过程。《素问·刺要论》云"筋伤则内动肝""骨伤则内动肾"，论述了筋骨与肝肾的病理联系。若骨病日久，气血亏虚，皆可致肝肾不足，造成筋骨病变。人到中年以后，肝肾功能渐衰，肾虚不能主骨，骨髓失去充养，则软骨产生炎症或异常退变；肝虚无以养筋，筋不能维持骨节之张弛，则产生筋纵弛缓或筋拿拘急；肝肾不足，气弱血虚，血不荣筋，使其无力保护骨骼、充养骨髓以及约束主骨，一旦膝关节活动过度频繁，磨损加重，造成软骨过早或过快出现退变，最终导致筋骨失养。"腰者肾之府，转摇不能，肾将惫矣。膝者筋之府，屈伸不能，行则偻附，筋将急矣"，说明从病发症状可逆向推导出筋骨失养与肝肾亏虚之间相互依存、相互联系。西医学认为，肝脏、肾脏可通过调控蛋白质代谢、钙磷代谢、骨髓造血等方面来调控筋骨的生长发育。肝脏、肾脏也可通过合成或分泌的某些激素（如甲状旁腺分泌的甲状旁腺激素、雌激素等）直接干预骨的生长发育。若肝肾亏虚，骨失去滋养，日久伤筋，致使筋骨、关节易发生病变，终将形成 KOA 筋骨失养的病理表现。

肾主骨生髓的病理生理基础

"肾藏精，精生髓，髓养骨"，"肾之合骨也"，故肾"在体为骨，主骨生髓"。肾精充足则激发骨髓保持活力，使骨骼强劲有力；肾精亏虚则骨髓活力减弱，使骨骼脆弱无力。《黄帝内经》指出人类生命过程要经历生、长、壮、老、已 5 个不同阶段，骨骼是人体身形的重要组成部分，也必然与这个阶段相伴，通过对人体身形及技能变化与肾精功能的盛衰比较，将这一过程总结为在人生"七岁""八岁"前后，藏于体内的肾精趋于盛实，其表征为"齿更发长"；在"四七""四八"时，肾精在人生历程中处于巅峰时期，因此表现为"筋骨坚""筋骨劲强"；在"八八"之时，肾主藏之精日渐衰弱、亏虚，出现"齿发去"的现象。提示骨骼的生成发育，强劲与脆弱均会与肾的生理病理功能密切联系，因此生成骨骼的肾精盛衰以及人类生命历程中的不同状态可通过分析骨骼结构与功能的变化作为依据。

1. 肾主骨生髓的生物学基础：西医学多从肾脏的细胞以及分子水平阐述其与中医"肾主骨生髓"的联系，认为肾脏既是一个解剖学器官，同时也是一个复杂的内分泌器官，这与中医"肾主骨生髓"理论不谋而合。从胚胎学发现肾与骨发生于中胚层，在发生学上属同源器官，两者之间有必然的共性和相关性。"肾主骨"联系的物质基础是全身激素、局部因子以及细胞因子等参与。一方面肾脏分泌大量的活性 $1,25$ -二羟维生素 D_3，调节钙磷代谢平衡，促进骨骼发育，刺激成骨细胞产生骨钙素和骨桥蛋白，加强其功能活性。软骨退变是 KOA 发生过程中的中心环节，$1,25$ -二羟维生素 D_3 通过下调 MMP-13 和前列腺素的合成，以减轻两者对关节软骨的损伤，防止软骨内骨化。促红细胞生成素是由肾脏的成纤维细胞分泌，可以活化 JAK/STAT 信号通路，从而刺激骨形态生成蛋白-2（BMP-2）的产生，促进骨形成和骨吸收，同时调节 BMSCs 诱导软骨细胞表型。BMP-7 是由肾脏和骨骼分泌，能够刺激多数软骨细胞外基层蛋白合成的增加，阻碍众多分解代谢介质的退化。研究发现，软骨中 BMP-7 的数量和质量在正常、退化和骨关节炎 3 种情况下发生变化，提示软骨退化影响 BMP-7 的活性状态，BMP-7 是维持软骨动态平衡、基层完整性以及刺激蛋白多糖生成的一种重要介质，在 KOA 治疗中发挥重要的调控作用。

2. BMSCs 与肾主骨生髓的关系：BMSCs 源自于骨髓，在特定的条件下向软骨转化，属于中医学"精""髓"范畴。研究发现，BMSCs 在细胞中的增殖、分化与"肾精"促进生命个体的生长、发育历程有相似之处，提示肾精的功能与 BMSCs 的特性在某种程度上相一致。骨髓位于骨骼之中，濡润骨骼，使其强健有力；反之骨骼发育迟缓，代谢异常，易造成关节病变。有学者发现，将 KOA 患者的原代软骨细胞与 BMSCs 共培养，可诱导 BMSCs 向软骨细胞分化，抑制其可能产生的肥大，同时增强退变软骨细胞的恢复能力，这有利于成熟软骨细胞形成的微环境、促进细胞增殖和合成基质，可以防治体外软骨细胞去分化。研究发现，正常人比骨关节炎患者的 BMSCs 表达更少的转化生长因子-β，同时利用蛋白质组学技术分析，发现骨质疏松患者比骨关节炎患者的 BMSCs 对趋化因子的反应比较弱，说明骨关节炎患者在退变软骨中拥有更多的趋化信号，为此增加 BMSCs 的增殖、分化，延缓软骨退变，这正是 KOA 修复过程中所必须的。随着西医学对"肾藏精"理论科学内涵的不断丰富、充实，成功地将干细胞理念引入"肾藏精"理论中，提示 BMSCs 与先天之精的属性相关。软骨细胞在大多数情况下处于休眠状态，只有受到损伤或刺激时才会被唤醒，与 BMSCs 在病理刺激或诱导时产生不同程度分化的性能相近，因此这更加接近及符合先天之精的属性。

肾主骨生髓与筋骨失养的内在联系

正常状态下"筋"与"骨"处于动态平衡，当被某种刺激因素或诱导因素刺激时会打破这种平衡，发生"筋骨失衡"。筋弛、筋挛影响骨骼的运动功能，而骨伤、骨痿可使筋失去依靠导致筋弛、筋痿甚至筋废，提示筋骨失养发病是筋与骨相互不协调所致。"骨为干……筋为刚"，"诸筋者皆属于节"，"束骨而利关节"，由此可见，筋不仅能束骨使其强健，而且依靠骨的承载和支撑辅助完成机体的各项运动，骨依靠筋的收缩和舒展实现位移。KOA 的病理基础为软骨代谢失衡。若筋骨得养，通过抑制关节周围组织环境的病理变化，从而改善 KOA 筋骨失养的病理状态。

《素问·痿论》云："肾主身之骨髓……肾气热，则腰脊不举，骨枯而髓减，发为骨痿。"肾主先天、主骨生髓，肾虚骨枯、筋骨失养，发为骨痹，提示肾虚髓减是骨痹发生的关键因素。实验研究显示，用补肾活血汤含药血清培养大鼠 BMSCs 成软骨分化，与空白组比较，含药血清组Ⅱ型胶原和聚集蛋白表达明显增多；将 KOA 大鼠的关节腔内注射补肾活血汤含药血清和 BMSCs，与模型组比较，联合组大鼠关节软骨面光滑，无软骨表面纤维化。提示中药治疗 KOA 应内调肝肾、外合筋骨，以达到治疗目的。

肾生髓、髓养骨、骨张筋、筋束骨，几者相互依存、互为所用。BMSc 在软骨正常代谢与延缓软骨退变方面发挥关键的调控作用，对 KOA 的发展起抑制作用。这为临床防治 KOA 筋骨失养提供新的治疗理念。

378 从毒瘀论治膝骨关节炎及其本质分析

  膝骨关节炎是中老年人常见疾病、多发病。本病属于中医学"骨痹"范畴。膝骨关节炎的有多种病因病机，常见的有肝肾亏虚、瘀血阻滞和寒湿痹阻等。从炎症因子及相关蛋白和信号通路在膝骨关节炎发病中的作用机制成为研究热点。学者邝高艳等从中医病机角度，分析了膝骨关节炎"毒、瘀"病机特点及现代医学对骨关节炎毒瘀本质的认识，提出"内毒和外毒"在膝骨关节炎发病的观点，为防治膝骨关节炎提供了参考。

从毒论治膝骨关节炎的理论基础

  毒的概念古已有之，《金匮要略心典》云："毒，邪气蕴结不解之谓。"毒由邪气所生，邪胜谓之毒。《素问·痹论》云："风寒湿三气杂至，合而为痹也。"《外台秘要》提出了"毒邪致痹"的观点。本病所指之毒具有顽固性、相兼性等毒邪共有特点。中老年人，肝肾亏虚而体虚为内在因素，久之肌萎筋缩、痹着筋骨、骨节凝滞，气血不和、瘀血内生、经脉闭阻、瘀热互结，迁延不愈，久病必瘀，瘀而化为内毒，虚瘀毒互结，复外感风寒湿邪，邪胜谓之外毒，邪毒外袭，内外之邪毒，互结而为痹。

从瘀论治膝骨关节炎的理论基础

  《灵枢·营卫生会》云："老者之气血衰，其肌肉枯，气道涩。"随着年龄的增长，气血滞缓不断加重，最终形成瘀血，而使关节发病。《灵枢·痈疽》云："寒邪客于经络之中则血泣，血泣则不通。"表明血遇寒邪则凝滞不畅，凝则成瘀。《沈氏尊生书》明确指出"气运乎血，血本随气以周流，气凝则血亦凝矣"。王清任《医林改错》认为"痹证有瘀血"。高士宗指出"痹，闭也，血气凝涩则不行也"。沈金鳌《杂病源流犀烛·跌扑闪挫源流》言："忽然闪挫，必气为之震，震则激，激则壅，壅则气之周流一身者，忽因所壅而凝聚一处……气凝则血亦凝矣。"故有"恶血留内，发为痹痛"之说。此外跌打损伤也是骨关节炎非常重要的致病因素，慢性劳伤，日久气血瘀滞，每遇气候变化，经络阻塞，而使关节疼痛，亦为瘀血致痹。

膝骨关节炎临床症状有毒瘀可辨

  膝骨关节炎临床上常见症状有膝关节胀痛或刺痛，痛处固定，久行后疼痛加重，活动后疼减，舌质暗淡，脉沉涩等瘀血痹阻的表现。此外亦可见膝关节肿胀、或伴有红肿热痛，舌质红苔黄，脉弦紧等热毒的表现及膝部疼痛较剧，得热痛减，遇寒痛增，关节不可屈伸，行走不利，下肢沉重，阴雨天加重，形寒肢冷等风寒湿等外邪致胜的表现。文献报道采用祛风除湿、通痹止痛、活血化瘀、补益肝肾治疗膝骨关节炎取得良好的疗效。

现代医学对膝骨关节炎毒瘀本质的认识

  膝骨关节炎临床上常见膝关节周围的肿胀、红肿热痛与现代医学对本病研究的代谢产物和炎症因子

（IL-6、TNF-α 及 NO 等炎症因子等）相对应。卢敏等采用伤速康贴膏干预兔膝骨关节炎模型，结果显示可降低兔膝骨关节炎模型关节液中 IL-1、IL-6 及 TNF-α 水平，可抑制炎性因子，减缓膝关节软骨退变。加味独活寄生合剂可降低膝骨关节炎患者关节液中 IL-1、IL-6、TNF-α 及 NO 水平，可抑制炎性因子，从而改善症状。瘀血在膝骨关节炎发病的起到重要的作用。外伤和慢性劳损以及老年退变均可致瘀血，导致血液循环障碍，影响关节软骨，从而出现膝关节疼痛及功能障碍。国延军等临床运用祛瘀通痹汤治疗膝骨关节炎，可缓解临床症状、改善关节功能，动物实验结果显示祛瘀通痹汤可改善软骨微环境，降低 IL-1β 和 PGE_2 的含量。文献报道活血化瘀中药丹参、红花可抑制血小板集聚，增加血流量，改善微循环，使局部血流供应增多，从而起到改善循环消肿抗炎的作用，进而减轻关节肿胀，降低氧自由基、损伤因子的表达等，对软骨的退变有较好的延缓趋势。有学者建立 SD 大鼠膝骨关节炎模型和家兔膝骨关节炎模型，分别给予益气化瘀方和补肾活血方干预，采用用 PCR 技术和 Array 技术检测软骨内Ⅱ型胶原基因（Col2A1）、聚集蛋白聚糖（Agcl）、基质金属蛋白酶-13（MMP-13）以及基质金属蛋白酶抑制剂-1（TIMP-1）mRNA 表达，结果显示能够下调 MMP 的表达。段戡等采用兔早期动物模型给予化瘀祛湿中药灌胃，结果提示膝骨关节炎早期兔模型中，可降低滑膜和关节软骨 iNOS 的表达，抑制滑膜炎症，缓解关节软骨退变。文献报道用益气化瘀利水方干预兔膝骨关节炎模型，观察发现兔膝骨关节炎模型软骨中胰岛素样生长因子、转化生长因子 β1 的表达均降低。

　　膝骨关节炎中存在"瘀、毒"病机特点，从"毒、瘀"病机研究膝骨关节炎，特别是"毒"在膝骨性关节炎的发病中的作用，因人到中年筋骨关节失去气血津液之濡养，本虚为先，感受风寒湿外邪痹着筋骨、久之肌萎筋缩、骨节凝滞，气血不和、瘀血内生、经脉闭阻、瘀热互结故而成，久病必瘀，因虚致毒，因瘀致毒，进而"瘀毒"致虚，"因虚致瘀"，"因瘀致毒"，"因毒致虚"，从而导致"虚、瘀、毒"三邪互结之痹证。本病所谓之毒，由内毒和外毒互结而成，内毒为血瘀久而成毒，外毒为风寒湿侵袭人体，外邪胜而为毒，从中医病机的角度来阐述膝骨关节炎的发病，膝关节周围的肿胀、红肿热痛与现代医学对本病研究的代谢产物和炎症因子（IL-1、IL-6、TNF-α 及 NO 等炎症因子等）相对应，中医药治疗膝骨关节炎的研究取得了较大的进步。

379　基于"络以通为用"论中医治疗膝骨关节炎

　　膝骨关节炎（KOA）是一种以膝关节软骨退变及骨刺形成为特点的慢性退行性关节疾病。好发于中老年人，主要以关节肿痛、功能受限、畸形为临床表现，严重影响患者的生活质量。本病属于中医学"痹证"范畴，"痹者闭也，经络闭塞……故名云痹"，广义来讲凡经络不通者均可形成痹症。《灵枢·卫气失常》云："血气之输，输于诸络。"络脉是从人体经脉别出，遍布脏腑肢节，畅行全身气血的重要通道，具有濡养四肢百骸的重要作用，现代研究也发现 KOA 的发病与络脉密切相关，学者王秀婷等从古代中医文献出发，结合现代医学研究，依据络脉的生理功能及病理机制探讨了膝骨关节炎的发病机制及治疗原则。

络脉的概念、生理功能及病理特征

　　"络脉"之名始见于《灵枢·经脉》。《医学入门》云："经者，径也；经之支脉旁出者为络。"明确指出了络脉是作为经脉出形成的网络。络脉根据其功能可分为气络和血络，根据其部位又可分为阴络及阳络。气络、血络相伴而行，共同运行气血，阳络循行于体表部分以宣发卫气以抵御外邪、温养肌肤，阴络布散于体内以调节脏腑功能。络脉既是气血运行的通道，也是病邪传变的通道，风、寒、湿、热等外邪侵袭，七情过极、饮食劳倦、久病入络及跌仆损伤等均可导致络脉损伤而致络病的发生，由于络脉具有气血双向调节的功能，且分布广泛，层次复杂，因此络脉病变具有易入难出、易滞易瘀、易积成形的病机特点，其临床表现也具有病程长且缠绵难愈，疼痛且痛处固定不移，复杂多样化等特征。

络脉失和与膝骨关节炎的病机关系

　　1. 络脉空虚是 KOA 的发病基础：KOA 大多发生在中老年人，尤其是绝经后女性。《素问·上古通天论》云："今五脏皆衰，筋骨解堕，天癸尽矣。"天癸的盛衰既反映了气血的强弱，也对筋骨是否强健有着重要作用。气主温煦，血主濡润，筋骨为肝肾在体之合，筋骨强健有赖于肝肾强盛及气血充盈，如《灵枢·本脏》云："经脉者，所以行血气而营阴阳，濡筋骨，利关节者也……是故血和则经脉流行，营复阴阳，筋骨劲强，关节清利矣。"反之气血一旦发生不足，肢体络脉失充，无以濡养筋骨则会出现关节的疼痛，即所谓"不荣则痛"，如《金匮要略·中风历节病脉证并治》云："少阴脉浮而弱，弱则血不足，浮则为风，风血相搏，即疼痛如掣。"除此之外，络脉也是人体的护卫屏障，正气存内则邪不可干，反之络虚不容则邪更有时，《诸病源候论·风痹候》云："痹者，风寒湿三气杂至，合而成痹，其状肌肉顽厚，或疼痛，由人体虚，腠理开，故受风邪也。"因此天癸的衰竭导致气血不足，进而导致络脉空虚，加之外邪侵袭络脉，则发为骨痹。现代医学认为绝经后卵巢功能衰退，雌激素减少导致 KOA 发生、发展与中医学天癸渐竭、气血虚衰、络脉空虚的认识基本一致。雌激素具有抑制滑膜产生炎性因子、保护关节软骨、维持软骨下骨稳定等重要作用。雌激素缺乏可降低对白细胞介素-1β（IL-1β）、肿瘤坏死因子（TNF-α）等炎性因子的抑制，并通过 RANKL/RANK/OP 信号通路刺激破骨细胞分化，促进表面软骨的破坏，加速软骨下骨丢失，最终导致软骨下骨改变和关节力线异常，引起或加快 KOA 的病情进展。

　　2. 络脉瘀阻是 KOA 进展的重要因素：络脉瘀滞是导致 KOA 进展的重要原因，KOA 患者多表现为膝关节刺痛或胀痛，痛处固定不移，久行后加重，符合血瘀疼痛的特点。瘀血阻滞络脉中经气运行，使经络闭塞不通，即所谓"不通则痛"，在《医林改错》中也有"痹证有瘀血"的论述。关于"瘀"的形成，《景岳全书》云："凡人之气血犹源泉也，盛则流畅，少则壅滞。故血不虚则不滞，虚则无有不滞者。"说明气血亏虚可使瘀血内生。除此之外，《杂病源流犀烛》云："痹者，闭也。三气杂至，壅闭经络，血气不行，不能随时祛散，故久而为痹。"此外，"忽然闪挫，必气为之震，因所壅而凝聚一处，气凝则血亦凝矣"。说明外邪的侵袭和跌打损伤也可致"瘀"，最终瘀血阻滞络脉，久而成痹。络脉在功能及形态上与现代医学的微循环相似，研究发现 KOA 患者存在红细胞形变能力降低、血液黏稠度增加、血流缓慢，这些微循环改变都可导致微血栓形成，使关节缺血缺氧，局部微环境遭到破坏。关节软骨主要依靠关节液的滋养，而关节液与周围微循环存在动态平衡，周围微循环瘀滞将影响关节滑液对软骨的滋养。此外，骨内静脉瘀滞及血管舒缩活动的减弱还可形成骨内高压，使骨内血流进一步减小，造成骨小梁的坏死及修复形成的骨质硬化，加速病程的进展。

3. 络脉伏毒是 KOA 病程迁延的重要原因： 随着 KOA 的病程逐渐延长，瘀血则会与体内痰湿互搏，蕴积日久而化热生毒，浊毒流注筋骨，走窜经络，影响经络气血运行，从而出现关节肿痛等症状，《诸病源候论·诸肿候》释之："肿之生也，皆由风邪寒热毒气，客于经络，使血涩不通，壅结皆成肿也。"毒邪蛰伏于人体内，顽劣难驯，使病势迁延，虽病情有缓解之时，然体内余毒未尽，其伺正气羸弱或复感外邪之时，便陈疴再犯，尤其是久病入络之毒最为难搜，其深入骨骸，侵骨蚀髓，日久则会出现关节的红肿、变形、僵直及活动受限等。由此可见毒在 KOA 的发病过程中不可忽视。毒邪包括现代医学中的氧自由基、肿瘤坏死因子、炎症因子及血管活性物质等。研究发现 KOA 患者局部皮温与血浆 TNF-α、IL-1β 等炎性因子水平密切相关。IL-1β 可刺激软骨细胞及滑膜产生基质金属蛋白酶（MMP）和前列腺素 E_2（PGE_2）加速软骨细胞降解并降低软骨基质的合成代谢，导致软骨破坏和骨吸收。TNF-α 也可促进软骨吸收，除此之外，还可刺激滑膜成纤维样细胞的增殖，使滑膜组织增厚并升高滑液中的炎症因子，从而加速关节的退变。

通络法治疗 KOA 的临床应用

综上可知，络脉的"虚、瘀、毒"是导致 KOA 发病及进展的关键因素，根据此病理特征及叶天士所云"久病入络，久痛入络"的病机特点，因此我们在治疗过程多遵循"络以通为用"的原则，采用补虚和泻实的两大治法，包括"补益肝肾气血、活血化瘀、通络解毒"等治疗方法，从而使络脉得通，达到攻补兼施、标本兼治的目的。

1. 中医内治法： 人们在长期的临床实践中逐渐发现某些活血通络的中药对于 KOA 的治疗具有确切的疗效。如名医叶天士云："考仲景于劳伤血痹诸法，其通络方法，每取虫蚁迅速飞走诸灵，俾飞者升、走者降，血无凝着，气可宣通，与攻积除坚徒入脏腑者有间。"并提出"络以辛为泄""辛可入络通血"的治疗法则。黄桂成治疗 KOA 时，立足于络病理论，根基其"久、瘀、顽、杂"的病理特点，在治疗时多采用当归尾、桃仁、桂枝、地龙、土鳖虫、络石藤等辛香走窜药物及黄芪、当归等补益药物，常疗效极佳。梁治权等自拟清热解毒通络汤治疗 KOA 患者后发现可明显改善患者临床症状，降低血清相关炎性因子水平。包杭生等发现以补阳还五汤治疗骨关节炎伴骨髓水肿患者，可降低血清炎性因子 TNF-α、PGE_2、MMP-3 水平，促进软骨下骨髓水肿吸收，改善 WOMAC 评分指数，有效恢复机体状态，且无不良反应发生。由此可见，临床复方应用可减轻患者关节炎症反应，缓解临床症状，值得推广应用。

2. 中医外治法： 目前多采取针灸方法来加强络脉调理，《黄帝内经》中也有"毫针……主寒热痛痹在络者也"的论述，通过针灸可疏通经络，调和气血，达到治疗痹证的目的。王虎等发现运用补肾活血通络针灸治疗 KOA 患者可有效缓解疼痛，增强关节功能。高强等采用雷火温针灸治疗风寒入络型 KOA 患者，发现治疗后患者疼痛 VAS 评分、Fairbank 评分、LyshoIm 膝关节评分均明显改善，其疗效确切，具有温经通络、祛风散寒、行气活血之功。林如意等发现予温针灸膝骨关节炎患者后关节腔积液、滑膜厚度低于常规治疗者，且血清 MMP-3、血管内皮生长因子（VEGF）的表达明显减低，提示此方法可抑制炎症刺激，改善骨代谢水平，减轻临床症状。胡立丹等立足于温经通络、活血逐痹的治疗原则，采用温针灸联合刺络拔罐治疗 KOA，发现其可下调 IL-1β、TNF-α、MMP-3 因子水平，改善膝关节血流，明显缓解临床症状。

3. 中医内外合治法： 目前临床治疗 KOA 多采用内外合治的方法，从而标本兼顾。内治可通过辨证论治调理脏腑功能，辅助正气，防止"络虚不容，邪更有时"。外治则可疏通经络，改善局部血液循环，减轻疼痛。内外联合，优势互补，疗效倍增。张其镇等发现，温针灸联合独活寄生汤治疗风寒湿痹型 KOA 患者，可明显改善患者肿痛症状，降低血清 ASF1a，SIRT1 水平，提示其可减少关节软骨细胞凋亡，促进软骨合成。蔡海东等发现采用益肾通络方联合针灸推拿治疗 KOA 患者可改善 VAS 评分、WOMAC 评分、LyshoIm 评分并降低血清 TNF-α、IL-1β 水平，有效改善关节功能。温阳阳等运用补肾活血方联合中药塌渍治疗可明显缓解疼痛，改善关节功能，降低患者 MMP-3、IL-1β 并升高基质金属蛋白酶抑制剂-1（TIMP-1）、转化生长因子-β（TGF-β）水平，说明其可抑制炎性因子产生，改善氧自由基代谢，保护关节软骨。谌曦等自拟健脾补肾通络联合中药离子导入治疗 KOA 患者取得满意的疗效，该方法可升高患者外周血 T 细胞表达比例从而抑制炎性因子释放，减轻炎症反应从而保护关节软骨。由此可见，KOA 患者多表现为肾虚血瘀的状态并伴有络脉的空虚、瘀阻。补肾活血通络并重可有效抑制关节炎症反应，减轻关节疼痛、肿胀，提高患者生活质量。

虽然目前主要认为 KOA 属本虚标实之症，但是从病因病机和临床症状来看都与络脉病变密切相关，根据"络以通为用"的原则，补益肝肾，祛邪扶正的同时也应当注重"通络"法来治疗。近年来，运用络脉理论指导的膝骨关节炎治疗取得较好的临床疗效，大量的临床研究已表明，不管是中药复方、针灸等治法还是内外并举的治疗方案，都能有效抑制关节炎症反应，改善局部血液循环，对患者关节功能有积极的调节作用。

380　基于补肾祛瘀论膝骨关节炎病机和治疗

　　骨关节炎是导致肌肉骨骼疼痛和残疾的主要原因之一，其中，以膝骨关节炎较为普遍，从世界范围来看，60岁以上的人群中有多达1/3的患者被膝骨关节炎影响着正常的生活质量，且女性患病普遍多于男性。传统中医文献典籍中未见有膝骨关节炎的病名，但是通过该病所表现的症状以及体征来看，本病与"骨痹""筋痹""膝痹"等痹证相似，应归属于"痹证"范畴。研究发现，肾虚血瘀是导致膝骨关节炎的主要病因，学者李鑫等基于此病机梳理归纳了"补肾祛瘀"在本病中的应用，为临床膝骨关节炎的防治提供了理论基础。

肾虚血瘀的基本病机

　　膝骨关节炎发病原因复杂，对于该病尚未有统一的辨证分型标准，目前《中医骨伤科临床诊疗指南》将膝骨关节炎分成了寒湿痹阻、湿热痹阻、气滞血瘀、肝肾亏虚、气血虚弱5个证型，但在临床研究和实践中，发现肾虚和血瘀也在膝骨关节炎的发病中扮演着重要的角色，是不可忽视的病因，有理由认为，肾虚血瘀也是该病的一个重要分型之一。

　　1. 肾虚是膝骨关节炎发病的根本：明代王肯堂所撰《证治准绳》认为对于膝骨关节炎，"肾虚其本也"。随着年龄的增长，生理功能的逐渐衰老，加之不良的生活习惯，中老年人群逐渐会产生肾虚的病理变化。《素问·上古天真论》云："七七，任脉虚，太冲脉衰少……五八，肾气衰，发堕齿槁……七八……肾脏衰，形体皆极。"对产生这一病理变化的大致时间有着较为详尽的论述。《素问·调逆论》云："是人者，素肾气盛，以水为事……肾者水也，而生于骨，肾不生，则髓不能满，故寒甚至骨也……病名云骨痹。"指出骨关节炎发病的基础为"素肾气盛"，即平素肾气虚衰而而寒水之气又盛，结果导致虚弱的肾气无法抵御外邪；而过度耗伤肾气，也会导致膝骨关节炎的发生，《诸病源候论·虚劳伤筋骨候》云："肾主骨而生髓，虚劳损血耗髓，故伤筋骨也。"《素问·痿论》云："宗筋主束骨而利机关也。"筋对于整个关节起到了约束和滑利的作用，虚劳伤肾，肾气亏虚，进而伤及筋骨，诱发膝骨关节炎。

　　2. 血瘀是膝骨关节炎的重要因素：清代王清任《医林改错》云"无论内伤外感，所伤者无非气血"，并且认为"瘀血"是本病的一个重要致病因素和重要的病机环节。中医认为，疼痛无外乎"不通则痛""不荣则痛"。《医林改错》云："入于血管，痛不移处……已凝之血，更不能活。"明确提到血瘀是导致疼痛的重要原因之一。《金匮要略》云："少阴脉浮而弱，弱则血不足……即疼痛如掣。"指出血虚致使风邪趁虚而入，导致经脉闭阻，血虚而致瘀，瘀则筋骨失养，抽掣疼痛。有研究表明，膝骨关节炎患者存在骨内高压和骨内静脉郁积的现象，证明了血流动力学的异常改变，导致瘀血的形成，进而引发膝骨关节炎。

　　3. 肾虚、血瘀共同作用导致膝骨关节炎：血主濡之，具有"以荣四末，内注五脏六腑"的功能，《诸病源候论》中载"肾藏精，精者，血之所成也"，早在20世纪80年代初的《肾虚血瘀论》中就有提到，久病则虚，虚则气血运行不畅，气血运行不畅是产生瘀滞的主要原因。瘀滞形成，阻碍机体的气血生成，则机体虚弱更甚，由此可以得出结论，肾虚与血瘀是相辅相成的。肾虚会影响血脉，阻碍血的正常运行，进而导致血瘀；精血同源，血瘀的形成，肾精得不到滋养，则会造成肾虚。《中藏经·五痹》云："骨痹者……伤于肾也……则邪气妄入。"《杂病源流犀烛》云："痹者，闭也，三气杂至，壅敝经络，血气不行……故久而为痹。"由此观之，肾虚和血瘀两个因素与膝骨关节炎密切相关，肾虚和血瘀共同作用，导致了膝骨关节炎的发病。

运用补肾祛瘀理论治疗膝骨关节炎

1. 单味药治疗：兼具补肾强骨、祛瘀活血的中药主要有骨碎补、牛膝和鹿茸，其中的某些活性成分被证明是有效的，现代基础研究与临床研究表明，运用补肾祛瘀理论使用单味药或其提取物治疗膝骨关节炎是可行的。

驼帝等利用网络药理学分析了骨碎补治疗骨关节炎可行性及可能的作用机制，发现骨碎补治疗骨关节炎的关键靶点涉及细胞周期、炎症、感染相关等 31 条信号通路，认为骨碎补治疗骨关节炎是可行的，可能的作用机制包括直接参与骨重建的细胞增殖凋亡分化，参与调节成骨、破骨代谢的平衡，调节免疫、炎症反应等。金连峰采用后肢伸直位管形石膏固定的方法造模兔膝骨关节炎模型，用骨碎补和硫酸氨基葡萄糖分别干预对照，用反转录聚合酶链反应（RT-PCR）法检测关节软骨及滑膜中基质金属蛋白酶-3（MMP-3）、肿瘤坏死因子-α（TNF-α）、白细胞介素-6（IL-6）、超氧化物歧化酶（SOD）、丙二醛（MDA）的含量，结果发现以上因子均较模型组明显降低，且骨碎补组优于硫酸氨基葡萄糖组，认为骨碎补对于膝骨关节炎的治疗作用强于硫酸氨基葡萄糖。研究发现，骨碎补的主要活性成分骨碎补总黄酮，张金虎利用骨碎补总黄酮联合硫酸氨基葡萄糖与单纯使用硫酸氨基葡萄糖对符合纳入标准的膝骨关节炎患者进行干预，发现联合用药组效果更确切，且检测发现治疗后患者血清Ⅰ型胶原交联 C 末端肽（CTX-1）、血清抗酒石酸酸性磷酸酶异体（TRACP-5b）和肿瘤坏死因子-α（TNF-α）、转化生长因子-β1（TGF-β1）均有降低，且联合用药组降低更为明显。

Zhang L 等运用网络药理学阐明了控制牛膝（RAB）对骨关节炎影响的分子机制，认为 RAB 作用于骨关节炎具有多系统、多组件、多目标的特点，RAB 的可能作用机制包括调节免疫和炎症反应，减少软骨细胞凋亡以及保护关节滑膜和软骨以控制疾病的发展，并且认为，RAB 中的活性成分，例如固醇和类黄酮，作为治疗骨关节炎的候选药物具有强大的潜力。MaD 等通过体外实验，诣在评价牛膝提取物（ABE）对骨关节炎软骨细胞功能的保护作用，发现 ABE 通过调控磷酸化马球样激酶 2（PLK2）、胱天蛋白酶（CASP）等多个基因，在体外持续抑制软骨细胞凋亡和糖酵解活性，ABE 通过机械性激活 MAPK 信号通路，抑制 AKT 信号通路，从而降低糖酵解，为 ABE 通过抑制 AKT 信号通路作为 OA 的潜在干预提供了系统的观点和分子生物学基础。Xu 等体外培养软骨细胞，观察了牛膝总皂苷（ABS）对白细胞介素-1b（IL-1b）诱导的软骨细胞炎症和凋亡的保护作用，发现 ABS 通过抑制胱天蛋白酶-3（Caspase-3）的活化来抑制促凋亡蛋白的表达，降低 p53 蛋白磷酸化水平，促进抗凋亡蛋白（Bcl-x）和增殖细胞核抗原的表达，从而抑制细胞凋亡。ABS 还通过下调 MMP-3、基质金属蛋白酶-9（MMP-9）、环氧合酶-2（COX-2）的表达，减轻 IL-1b 诱导的炎症和基质降解。

吴永磊等通过临床试验，证明了鹿茸对膝骨关节炎患者确实有效，但其作用机制仍未明确。卢贺采用鹿茸干预经典 Hulth 方法制备的膝骨关节炎模型大鼠，认为鹿茸促进了软骨组织中 TGF-β/Smad 信号通路下游分子 Smad2、Smad3 基因和蛋白表达，抑制了抑制 Smad6、Smad7 的表达，从而促进关节软骨的修复，认为鹿茸可能通过调控 TGF-β/Smad 信号通路治疗膝骨关节炎。孙志涛等主要研究了鹿茸对软骨细胞外基质相关因子的调控，结果发现鹿茸抑制了软骨细胞外基质中蛋白聚糖酶 4（ADAMTS-4）的分泌，促进了保护因子基质金属蛋白酶抑制剂-3（TIMP-3）的分泌，并且阻止了蛋白聚糖、Ⅱ型胶原蛋白的降解，对软骨起到修复作用。

2. 中药复方治疗：中药复方成分更加复杂，利用中医传统理论君臣佐使的配伍方式，弥补了单味药功效的局限性，达到整体调控的作用。Huang H 等比较了补肾活血药（KTBAMs）和非甾体抗炎药（NSAIDs）治疗膝骨关节炎的有效性和安全性，发现 KTBAMs 在总有效率较高，不良反应率较低和 KSS 评分方面优于 NSAIDs，KTBAMs 和 NSAIDs 在改善 KOA 患者的 VAS 评分，WOMAC 评分和

Lequence 评分方面无显著差异，有理由认为 KTBAMs 可能是治疗膝骨关节炎的一种安全且有效方法。药对可以认为是最简单中药复方，孙亮亮等采用杜仲-当归药对，杜仲补肾，当归祛瘀，作用于膝骨关节炎模型大鼠，效果良好，总结其主要治疗机制可能是通过调控关节软骨中基质金属蛋白酶-13（MMP-13）以及血清中的白细胞介素-1β（IL-1β）和肿瘤坏死因子-α（TNF-α）的含量控制膝骨关节炎的进展。黄霄汉等单纯使用补肾祛瘀通痹方对比盐酸氨基葡萄糖，单用中药复方减轻了软骨保护剂和 NSAIDs 等药物可能潜在的副作用，患者易于接受，且效果良好。但是单纯使用中药可能具有起效慢的特点，对患者的疼痛缓解作用时间比起西药较为缓慢，合理采用中西医结合治疗，效果会更好，胡晓刚等在使用双氯芬酸钠的基础上，加用补肾活血汤，发现相比于单纯使用双氯芬酸钠疗效更确切，结合中药复方更能够降低炎性因子的含量，更有利于缓解患者症状。

3. 针灸治疗：针灸是一种普遍应用的非药物疗法，副作用较小，被认为是一种有效的物理治疗，可以在短时间内减轻膝骨关节炎带来的疼痛，现代医学研究表明，针刺具有改善微循环，增加局部血流量的作用，可以有效改善血瘀的病理状态，在取穴方面，通常选用肾经穴或者选用脾经穴运用以后天滋养先天的理论改善肾虚，并配以局部阿是穴活血祛瘀止痛，巫喜燕等采用融合了刺法与灸法的火针，主取脾经以及局部阿是穴治疗，发现该方法对老年膝骨关节炎的疼痛、肿胀以及膝关节的活动功能改善明显；奥晓静等主要研究了火针治疗膝骨关节炎的机制，认为火针可能是通过下调基质金属蛋白酶-1（MMP-1）和 Wnt 信号通路分子 β-catenin 的 mRNA 及其蛋白表达，同时上调 TIMP-1 来抑制膝骨关节炎。电热针是一种改进了传统温针灸的现代疗法，朱峻松等采用电热针配合关节腔注射玻璃酸钠改善膝骨关节炎患者的症状及体征，认为该疗法可以直接热刺激痛处，促进血液循环，减轻局部软组织炎症，缓解疼痛。针刀疗法是基于传统针灸理论结合现代解剖学的一种现代针灸疗法，具有损伤小、疗效好的特点，王楠等采用小针刀配合按摩手法刺激相应穴位，治疗后发现患者疼痛程度减轻、炎症因子水平降低，治疗效果明显。

4. 其他疗法：传统中医疗法很多，对于膝骨关节炎，中药熏洗、外敷等疗法也有着良好的作用，中药蜡疗是利用现代技术将中药和蜂蜡有机结合在一起，外敷选用补肾活血的中药组合，可以达到补肾祛瘀的目的。叶海霞等采用补肾活血中药与蜂蜡混合进行热敷治疗，结果发现对于早中期膝骨关节炎患者，该疗法能有效缓解膝关节疼痛等临床症状，有助于关节功能恢复，提高患者的生活质量。中药熏蒸疗法是当前中医理疗的主要治疗方法之一，王雨将桂枝、红花、牛膝、骨碎补、熟地黄等中药小火煎煮至沸腾，以蒸汽熏蒸患肢，熏蒸后进行淋洗，发现此疗法可以改善患者肾虚血瘀的病理状态，对膝关节功能恢复大有帮助。

随着生活水平的不断提高，人均寿命也有显著增长，膝骨关节炎的发病率逐年上升，病变晚期具有较高致残率，严重影响中老年人群的生活质量，对于该病的治疗应该引起足够的重视。由于膝关节置换手术假体的有效使用年限、高龄人群翻修手术风险较高等因素限制，尽量延缓膝骨关节炎的病情发展是目前治疗该病行之有效的方法，现代医学尚未研究清楚膝骨关节炎的发病机制，无法有效针对性治疗，而中医的理论体系与现代医学差异较大，很多疾病中医都有独到的见解，运用中医补肾祛瘀理论治疗膝骨关节炎，从目前研究结果看是可行且有效的，在往后的研究中，应充分配合现代医学先进的治疗措施，结合中医理论，加强膝骨关节炎治疗方面的基础与临床研究，总结出更优选的治疗方案。

381 从"肝主筋肾主骨"论膝骨关节炎的中医治疗

膝骨关节炎（KOA）是一种涉及关节损伤及结构退化的慢性炎性疾病，病因复杂，具体发病机制目前尚不明确。KOA常见于中老年人，肥胖与年龄是明显的相关性危险因素，是致残的主要疾病之一。KOA属于中医学"骨痹""膝痹"等范畴。年老体衰、肝肾亏虚是内在脏腑基础，而外感六淫尤其是风、寒、湿等邪气侵袭是外在诱发因素，两者共同作用，久致筋骨受损而发为本病。学者施彦龙等基于《黄帝内经》中"肝主筋，肾主骨"理论指导，分析了中医治疗KOA的不同理念和方法，旨在为充分利用中医药治疗KOA，并进一步发扬和利用中医药文化的优势提供可能的借鉴。

"肝主筋，肾主骨"理论与KOA

1. "肝主筋，肾主骨"理论：

（1）肝主筋，膝乃筋之府：筋，多指人体软组织及其附属结构，主要包括筋膜与肌腱等非骨性组成。《素问·脉要精微论》云："膝者，筋之府。"指膝是全身之筋结聚之处，也充分说明筋作为膝关节组成部分的重要性。《素问·六节藏象论》云："夫人之运动者，皆筋力之所为也。"说明筋主持肢体运动，对骨骼起重要的约束作用。李西海等提出以肝所主的筋系统病变是致使KOA发生的重要诱因。由此可见，肝之精血不足，则其所主之筋膜最先受损，久之因濡养乏源而发生筋痿，并可侵损骨骼，逐渐导致KOA的发生。

（2）肾主骨，骨为髓之充：《素问·阴阳应象大论》云"肾生骨髓，在体为骨"。说明肾、骨髓与骨骼三者之间存在紧密的生理关联。肾蕴藏先天之精用以生髓，髓又可滋养骨骼，彼此互为生化，紧密联系。因此，肾精盈亏决定着人体的生长发育及骨骼强弱。

2. 肝肾两脏与KOA的联系：

（1）肝肾同源，筋骨共患：中医藏象学理论依据五脏与五行之间的配属联络，认为肾水生肝木，肾之水有养则肝之木得滋，恰与温病大家吴瑭"少阴藏精，厥阴必待少阴精足而后能生"之言意合。肝肾在阴阳上又有互济互制之功，在精血方面可达互生互化之用，即寓肝肾同源之意。因此，"肝肾-筋骨"系统一荣俱荣、一损俱损，是名副其实的命运共同体。

（2）生理相因，病理相及：肝肾与筋骨存在生理与病理两个层面的联系，若肝肾精血充足，可在生理上充分濡养筋骨，使其强劲有力，在一定程度上延缓KOA的发生。相反，若肝肾精血亏虚，则筋骨失养不用诱发KOA。诚如薛己在《正体类要·主治大法》所云："筋骨作痛，肝肾之气伤也。"同理，筋骨发生病理改变，久病必内伤气血，亦可导致肝肾亏虚。正如《素问·刺要论》所云："筋伤则内动肝，骨伤则内动肾。"因此，肝肾与筋骨存在生理相因，病理相及的紧密联系，在临床防治工作中应做到双向一体调节，维持"肝肾-筋骨"平衡轴的稳定与协调。

"肝主筋，肾主骨"指导下KOA治疗原则

1. 补肾养精，化髓壮骨：肾为先天之本，在KOA发展进程中，常出现肾虚-髓减-骨枯的因果循环病理改变，故临床上可通过补肾养精以使先天之源满溢，而后能化髓壮骨，使骨干坚强，邪气难以侵袭，从而维持关节内环境稳态，避免或延缓KOA的发生、发展。临床试验表明，利用具有补肾养精作

用的方剂从肾论治 KOA，可明显减轻患者的临床症状并改善关节功能，提高生活质量。

2. 疏肝养血，化源强筋： 肝者藏血之脏，另主疏泄，在膝关节发生病理改变逐步演变为 KOA 的病程中，常以筋出现弛缓衰弱、束骨功能减退为首发表现。筋由肝所主，因此，筋发生病理改变多为肝血亏虚、肝脉凝滞之具象表现，故在临床工作中多以疏肝养血为要务。肝脉得疏则肝气通达，而后能疏通气血，使肝血得养，故能充养筋脉使其强健，减少筋损及其后过程中可能因筋损导致的骨损，降低 KOA 的发生率。有学者认为，临床基于"肝主筋"理论指导从肝治疗 KOA，可得良效。

3. 肝肾并调，强筋壮骨： 中医学强调"治病求本"，KOA 的病程中多出现筋骨并损表现，基于"肝主筋，肾主骨"理论，确定根本病因多为肝肾俱虚，应当确立以肝肾并调，强筋壮骨为主的基本治法。有文献表明，运用补益肝肾法可达到肝肾并调、强筋壮骨的目的，以此来治疗 KOA 多取得良效。

"肝主筋，肾主骨"指导下 KOA 治疗方法

1. 中药内治： 可充分发挥补益肝肾、扶正祛邪的作用，可有效缓解 KOA 临床症状，改善膝关节功能活动。基于"肝主筋，肾主骨"理论，目前临床治疗 KOA 的中药内治法多以口服补益肝肾类中药为主，方药大多为经典名方、名老中医经验方以及院内制剂等。文献指出，补益肝肾类中药能够促进钙在肠道中的吸收，且对软骨内部结构有一定的改善，从而在一定程度上减缓关节的退变。邬波等选取 60 例 KOA 患者进行临床试验，比较自制中药制剂壮骨片与双氯芬酸钠治疗肝肾亏虚型 KOA 的疗效，结果显示，壮骨片对炎症因子的表达具有明显的抑制作用，因此，可有效减轻肝肾亏虚型 KOA 患者的临床症状。中药内治 KOA 具有服用方便快捷，临床疗效满意等优势，但同时也要清楚地认识到中药内治存在单独使用效果较慢，服药周期较长等不足。

2. 中医外治： 主要有中药外敷、中药熏洗、针灸疗法及推拿疗法等。辨证论治是中医药治疗疾病的核心所在，KOA 的核心病机为肝肾亏虚，基于"肝主筋，肾主骨"理论指导，中医外治法的遣方用药与选穴配穴都以补益肝肾为主。

（1）中药外敷：中药外敷法治疗 KOA 多选用补益肝肾类药物，使药物直接作用于患处局部，通过外敷或熏洗的温热作用使患处局部皮肤温度升高，扩张膝关节周围微小血管，皮肤黏膜通过吸收药物使其得以进入血液循环，发挥活血化瘀、消肿止痛及祛风除湿散寒的功效，同时又能通过温补肝肾，改善肝肾气血循环，使筋骨得以濡养。有报道指出，中药外敷可以有效降低 KOA 患者血清炎症因子水平，减轻患者临床症状。

（2）中药熏洗：中药熏洗选用补益肝肾类药物配伍，利用其药液的温热刺激作用直接改善膝关节周围的局部环境，缓解 KOA 临床症状，同时利用皮肤的渗透作用将有效成分吸收入血，发挥补益肝肾精血的作用，肝肾精血得充，则筋骨濡养有源，强劲有力。牛晓莹等将 122 例肝肾亏虚型 KOA 患者随机分为治疗组和对照组，对照组予常规西药治疗，治疗组在此基础上另加中药熏洗治疗，结果临床疗效更为显著，表明中药熏洗治疗 KOA 疗效更佳，值得临床推广使用。

（3）针灸疗法：针灸的作用原理主要是通过毫针刺激患处局部经络，改善局部血运，并减少炎性物质渗出，发挥通络止痛、活血化瘀、祛风散寒的功效。在局部取穴的同时配合肝肾两脏辨证取穴，调理局部气血并纠正筋骨内部微环境紊乱的同时，充分发挥补益肝肾、强筋壮骨的功用，内外兼顾的同时局部与整体统筹，可取得良好疗效。杨榕等将 96 例 KOA 患者随机分为治疗组和对照组，每组 48 例。对照组采取玻璃酸钠关节腔注射，治疗组在对照组基础上加用针灸治疗，结果治疗组总有效率显著高于对照组，说明针灸治疗能更明显地改善 KOA 患者临床症状。

（4）推拿疗法：推拿主要是通过手法柔和、持久地作用于患处局部，使得膝部周围经络得以疏通，改善周围组织血液微循环，并松解关节周围肌肉的粘连与痉挛状态，发挥解痉止痛的功效，同时根据肝肾两条经脉的循行走向进行推拿刺激，发挥疏经通络止痛的作用，且有助于肝肾精气的生发，在膝关节功能恢复过程中具有重要作用。

3. 中医药综合治疗： KOA 综合疗法是以内治法和外治法中的 2 种或 3 种方法相结合为主要方式，如中药内服加外敷、中药内服加外敷再配合针灸等。有文献表明，该治疗方式可充分发挥局部与整体相互统一、内部与外部相互协调的治疗优势，临床治疗特色突出、效果显著，应用前景广阔。

正常状态下，人体内部肝肾与外部筋骨构成"肝肾-筋骨"平衡轴以保持人体运动稳定状态。年老体弱、肝肾亏虚为此平衡轴被打破的内在根源，而外邪侵袭、筋骨痿弱则为外在诱因，主要病理表现为关节软骨的退变，基于病因病机，则当以补益肝肾、强筋壮骨之法治之，内治外调相互协同，以达到肝肾并调、筋骨并重，有利于保持关节筋骨内部微环境的稳定，在一定程度上延缓关节软骨的退变。

目前，任何一种治疗 KOA 的方法都不能彻底解决问题，主要目的还是缓解疼痛、改善症状及延缓病情进展。但是相较于西药不良反应发生率高以及手术所带来的创伤性等，中医药治疗 KOA 具有安全性、有效性以及经济性等优势。但是目前中医不论何种治法，限于研究的局限性，远期疗效暂无法得到有效保证，且缺乏大样本、多数据的临床随机对照研究。因此，应增加设计合理、方法得当的大样本量及多数据的临床随机对照研究，特别是中医综合治疗与西医治疗的疗效比较研究，以此来进一步证实中医综合治疗的临床效果，同时制定相应的统一治疗标准，并加强中医宏观理论与西医学微观视角相结合的研究，以期为中医诊治疾病提供更确切和更有效的途径。

382 膝骨关节炎虚、瘀、毒病机特点

膝骨关节炎（KOA）是临床上常见病、多发病，其特征为关节软骨的变性、破坏、骨质增生及滑膜炎。随着我国老年化进程，KOA 发病率呈现逐年上升趋势。KOA 的具体发病机制仍未完全阐明，对其的治疗主要是缓解疼痛，改善或恢复关节功能，并延缓关节的进一步退变。中医药以整体观念和辨证论治为特色，治疗本病方法多种多样，如中药内服、外用，以及针灸、推拿、针刀、理疗等多种疗法，具有较好的疗效，可改善患者症状、延缓病情发展。然而，关于 KOA 的中医病机研究，仍存在缺乏规范、统一的辨证分型名称。如学者们对我国不同地区 KOA 患者中医证型进行研究，发现不同地区 KOA 患者中医证型特点亦存在不同。同时，因中医术语的多样性，相关证型命名亦存在差异，都给临床诊治本病带来不小的困惑。因此，基于尚未统一的 KOA 中医辨证分型，以及不同地区存在不同的病机特点，临床上应用中医药治疗本病治法不尽相同，各有侧重、疗效亦参差不齐。因此，学者谭旭仪等对 KOA 的"虚、瘀、毒"病机特点进行了阐述，以期为临床治疗本病提供参考。

KOA 病机研究

KOA 临床主要表现为膝关节疼痛、肿胀、活动受限，有时可出现关节响声，严重时关节畸形（膝内翻或外翻，关节骨缘增大）。关于 KOA 病因尚不明确，但普遍认为本病发生与年龄、肥胖、炎症、创伤及遗传等因素相关。随着 KOA 的发病上升，学者们开展相关研究，拟阐明本病发病机制。

然而，关于 KOA 的具体发病机制，仍尚未完全明了，一般认为与基因、细胞因子、基质金属蛋白酶、免疫因素、软骨细胞凋亡等密切相关，是各种生物力学因素破坏软骨细胞、细胞外基质和软骨下骨正常耦联，最终导致膝关节退变，发展为 KOA。随着研究的深入，基于信号通路在膝骨关节炎发病中的作用机制成为研究热点。目前研究比较热门的有 Notch 信号通路，分泌型糖蛋白（Wnt）信号通路，Toll 样受体（TLR）4 信号通路等，研究表明这些信号通路与软骨细胞的增殖和凋亡、细胞外基质的合成和降解以及软骨细胞的合成和代谢有关。然而，KOA 的发生、发展过程非常复杂，涉及多条信号通路，并且各条通路间还会相互影响，尚不能明确哪个信号通路占主导地位。

KOA "虚、瘀、毒" 病机特点

中医古籍中没有膝骨关节炎的记载，但结合本病的发病特点，可归属于"膝痹病"范畴。根据相关临床报道，采用中医中药早、中期干预 KOA 具有较好的疗效，可有效改善 KOA 症状，延缓病情发展。与现代医学对 KOA 的发病机制尚未阐明类似，中医学者对本病的中医病因病机也存在不同的侧重点。复习有关 KOA 的中医病因病机研究，并结合临床上治疗经验，认为在 KOA 的发生、发展中，存在"虚、瘀、毒"病机特点。

1. 虚：泛指人体阴阳、气血、津液精髓等正气亏虚。《灵枢·营卫生会》云："老者之气血衰，其肌肉枯，气道涩，五脏之气相搏。"提示人体随着年龄的增长，气血变得衰少，肌肉干枯，气血运行的道路堵塞，导致气血运行不畅，五脏六腑功能失调。KOA 为慢性退行性疾病，与年龄、肥胖和过度运动等因素相关。因五脏六腑功能衰退，气血津液生成、运行均受到影响，膝关节筋脉骨骸不能得到濡养，从而出现关节局部肿痛，屈伸不利，且随着年龄的增长，关节炎症状逐渐加重，后期出现肌肉萎

缩、关节畸形等临床表现。结合 KOA 的退变特点，其虚的病机应与脾、肝、肾等脏腑虚损密切相关，"因虚致痹"。

脾主运化，在体合肉，主四肢。《素问·玉机真藏论》云："脾为孤脏，中央土以灌四傍。"脾脏运化水谷精微，上输于肺，贯注于心脉，输布全身，营养五脏六腑，四肢百骸，筋骨皮毛，则筋骨强健，肌肉壮实，关节滑利。同时，脾脏充养肾精，故称"脾为后天之本"。若脾脏虚弱，则运化水谷精微的功能减退，则膝关节未能得到充分的濡养，局部肌肉不充，筋骨不坚，发为本病。

肝主筋，主藏血。《素问·五藏生成》云："肝之合筋也，其荣爪也。"《素问·痿论》云："肝主身之筋膜。"筋，即筋膜、肌腱之类，为连接关节、肌肉的一种组织。同时，《灵枢·经筋》提到"膝为筋之府"。肝血充盈，则筋得所养，柔韧而劲强，膝关节滑利，运动才能有灵活力。若肝血亏少，则膝部筋膜失养，筋力不健，屈伸不利，甚至痿废不用等。因此，《素问·脉要精微论》云"膝者，筋之府，屈伸不能，行则偻附，筋将惫矣"。

"肾为先天之本，主骨生髓"，肾气充盈，髓海得养，骨骼强壮。随着年龄的增长，人体肾之精气衰退，则髓海失养，髓不生骨，髓枯骨痿。《素问·上古天真论》中提到人体身体生长发育至衰老的过程，女子"四七筋骨坚，发长极，身体盛壮"。男子则"三八肾气平均，筋骨劲强"。之后女子"六七三阳脉衰于上"，男子"五八肾气衰，发堕齿槁"。可见，肾与 KOA 发病密切相关。

脾主运化水谷精微，肝主藏血，肾藏精，共同濡养膝关节骨骸、筋脉。若脾、肝、肾虚损，不能对膝关节进行正常的濡养，则产生疼痛，而且还会导致功能活动受损，即"因虚致痹"。有学者在审视 KOA 的病变特点及脏腑病机特点后，探讨 KOA 与肾肝脾相关理论，提出治疗 KOA 采用补肾柔肝健脾的治疗原则，为 KOA 的防治提供新的思路。提出肝脾之"脏-腑-经-筋-穴"整体观体现标本结合的治疗观，以及由内而外的整体观，提出肝脾之"脏-腑-经-筋-穴"整体观论治 KOA 具有一定的临床价值。因此，临床上治疗 KOA，可基于 KOA 虚的病机特点，从脾、肝、肾治疗 KOA，可取得较好临床疗效。

2. 瘀：既包括血液瘀滞不同的病理状态，也包括血液停积而形成的病理产物。《素问·举痛论》云："通则不痛，痛则不通。"高士宗《素问·直解》云："痹，闭也，血气凝涩不行也。"均指出痹证存在瘀的病机特点。王清任《医林改错》指出"痹证有瘀血"。KOA 主要症状为膝关节胀痛或刺痛，痛处固定，久行后疼痛加重，瘀的证候明显。而瘀的病机来源，可由脏腑气血亏虚，瘀血内生，"因虚致瘀"，或跌打损伤导致的"外伤致瘀"，或津液代谢受阻，痰湿内聚，"因痰致瘀"，共同组成 KOA"因瘀致痹"病机。

《素问·五脏别论》云："五脏者，藏精气而不泻也。""六腑者，传化物而不藏。"人体五脏六腑分工协作，则"阴平阳秘，精神乃治"。然而，随着人体年龄的增长，机体脏腑功能逐渐衰退，气血津液的生成减少，致使血不荣筋骨，气血运行无力，关节局部失于濡养，从而产生血瘀的病理状态，"因虚致瘀"。同时，瘀血又可作为病理因素，加重膝关节局部气血闭塞不通，加重脏腑衰退的进程。

跌打损伤是骨关节炎非常重要的致病因素。因跌打损伤，或长期慢性劳伤，血溢脉外便为瘀，留于筋骨关节，经络阻塞，使营卫失调，卫外不固，且瘀血不去，新血不生，骨骸肌肉失于濡养，而使关节疼痛，即外伤致瘀，致痹。故有"恶血留内，发为痹痛"之说。

《灵枢·五癃津液别》云："以温肌肉，充皮肤，为其津。"膝关节滑利有赖于津液的濡养，因此，津液的正常代谢与输布，可以维持膝关节功能。《灵枢·痈疽》云："津液和调，变化而赤为血。"津液流注、浸润于关节，达到滑利关节、润泽肌肤的功能。若脏腑功能失调，津液代谢异常，痰湿内聚，气血凝涩不行，故可见膝关节局部常肿胀，关节积液，因痰致瘀，痰瘀互结。

刘德玉认为 KOA 属于本虚标实，肝肾亏虚为其发病的根本，瘀血阻痹为其发病的关键，治疗当以补益肝肾、活血化瘀、通络止痛为原则，从而达到标本兼治的目的。因此，有学者从骨关节炎发病学说中的骨内高压、细胞因子、氧自由基、细胞凋亡等与血瘀密切相关，阐述 KOA 软骨退变的病理改变，认为血瘀证主要表现为血管内皮损伤，血液流变学等指标改变，血液循环障碍和微循环障碍。进一步研究发现，活血化瘀中药可有效扩张血管，降低血液黏稠度，从而改善骨与关节微循环，恢复组织供血，有利于软骨的修复。因此，在 KOA 的发病过程中，基于 KOA 的"瘀"病机特点鲜明，这也是众多学者从瘀论治本病的理论依据。

3. 毒：《中医基础理论》关于病因的论述中，尚无毒的论述。但毒的概念，古已有之。《金匮要略》云："毒，邪气蕴结不解之谓。"认为毒由邪气所生，邪胜谓之毒。《外台秘要》则提出"毒邪致痹"的观点。这与《素问·长刺节论》中"病在骨，骨重不可举，骨髓酸痛，寒气至，名骨痹"描述类似。故结合以上关于虚、瘀病机论述，本病所谓之毒应包括两个方面，即由外毒和内毒互结而成。

外毒，即外来之风、寒、湿等邪气。外邪胜而为毒，侵袭膝关节骨骼筋脉，故 KOA 患者常膝关节肿痛，遇寒痛增，下肢沉重，阴雨天加重，形寒肢冷。故《素问·痹论》云："风寒湿三气杂至，合而为痹也，其风气胜者为行痹，寒气胜者为痛痹，湿气胜者为著痹。"

内毒有别于外毒而言，系因脾、肝、肾虚损，以及血瘀久而成毒。人至中年，脾、肝、肾气虚损，为内在因素，气血化生不足，运行不畅，复外感风寒湿邪等外毒，邪毒外袭，瘀血内阻，内外之邪毒，互结而为痹。在 KOA 的发病过程中，毒既是致病因素，也是病理产物。因膝关节局部筋脉骨骼失于濡养，瘀血内阻，局部微循环失衡，KOA 患者关节中炎性因子等代谢产物，多呈上升表达，且与膝关节病情呈密切相关。研究结果表明，膝关节液中炎症因子，如白细胞介素家族、肿瘤坏死因子-α（TNF-α）以及基质金属蛋白酶（MMP）等，均较正常关节液水平明显提升。最新研究发现，本病与 Wnt/β-链蛋白（β-catenin）等反应炎症介导的信号通路密切相关，这些异常增高表达的炎症因子参与了 KOA 的发病进程。

KOA 中存在"虚、瘀、毒"病机特点。人到中年，五脏六腑及气血津液亏虚，津液代谢紊乱，气血运行不畅，瘀血内生，引发内毒，故筋骨关节失于濡养，本虚为先。复感风寒湿等外毒，痹着筋骨，骨节凝滞，加剧经脉闭阻，故见膝关节肿痛，屈伸不利。久之迁延不愈，肌痿筋缩，瘀毒互结。故本病因脾、肝、肾脏腑虚损，不能对膝关节进行正常的濡养，则肌肉不充，筋骨不坚，髓海失养，髓枯骨痿，发为本病，即"因虚致痹"；因气血亏虚，瘀血内生，痰湿内聚，以及跌打损伤，或长期慢性劳伤，即"因瘀致痹"；又可因风、寒、湿等外毒侵袭，以及因机体正气不足，内毒即生，内外之邪毒，互结而为痹，即"因毒致痹"。同时，KOA 中"虚、瘀、毒"三者又可相互影响，如因脏腑虚损，瘀血内生，感毒加剧，即"因虚、毒致瘀"；或因机体正气不足，瘀血内阻，内毒即生，即"因虚、瘀致毒"；又可因内、外毒，筋骨痹阻，导致脾、肝、肾气虚损，即"因毒、瘀致虚"。因此，"因虚致瘀""因瘀致毒""因毒致虚"，三者紧密关联，相互影响，"虚、瘀、毒三邪互结"，共同存在于 KOA 的发生、发展中。在对 KOA 进行中医病机阐述、临床选方用药、预后康复等时候，应掌握"虚、瘀、毒"病机特点，方可取得较好疗效。

383　以寒热为纲辨治膝骨关节炎经验

阎小萍长期临床实践，以八纲辨证为依据，形成了"基于肾虚基础上，以寒热为总纲"的辨治体系，从医40余年，在中医风湿病的辨治方面具有独到且丰富的经验。膝骨关节炎是临床常见的慢性关节炎疾病，其特征是膝关节软骨变性和丢失及关节边缘和软骨下骨骨质再生。膝骨关节炎男女均可发病，在老年人群中更为常见。膝骨关节炎多表现为膝关节疼痛、肿胀、晨僵、行走困难等，严重者可出现关节畸形，甚至导致残疾。学者孙颂歌等对阎小萍以寒热为纲辨治膝骨关节炎的经验做了归纳总结。

膝骨关节炎以风寒湿痹，肾虚为主要病机

中医学对膝骨关节炎没有明确的病名，但在历代中医典籍中均有类似本病的记载，如膝痹、鹤膝风、白虎历节风、老寒腿、历节风、骨痹、流痰、缓疽等多种称谓。根据膝骨关节炎的病因病机及其症状，当属中医的"痹证"范畴。《黄帝内经》最早提出"痹证"一词，并有痹论专篇，记载了数十种痹证的名称，将痹证分为骨痹、行痹、痛痹、着痹、筋痹、周痹、历节风等。在《素问·痹论》中指出"风、寒、湿三气杂至，合而为痹也。其风气盛者为行痹，寒气盛者为痛痹，湿气盛者为着痹"，即痹证发生的外因是风、寒、湿三邪为病，根据不同的邪气痹证又可分为行痹、痛痹、着痹。《中藏经·论痹》提出"痹证"的发病与正气不足、真气乱于内有关，云"痹者闭也。五脏六腑，感于邪气，乱于真气，闭而不仁，故曰痹"；"骨痹者，乃嗜欲不节，伤于肾也，肾气内消……则精气日衰……邪气妄入"；指出骨痹是由于饮食、起居不节，内伤于肾，肾气耗伤，而致精气不足，骨节失养，从而导致骨节疼痛。《金匮要略·中风历节病脉证并治》提出历节风，俗称白虎历节风，是由于风邪侵袭，气血经络不和，出现骨节疼痛，可选用乌头汤来治疗寒湿之邪引起的关节疼痛、不可屈伸。在《经验后方》中"用虎胫骨涂酥，炙黑附子炮裂，去皮脐各一两为末。每服温酒调下二钱匕，日再服"，记录了白虎历节风的治疗方法临床表现。明清时期，《女科撮要》丰富了病因病机的认识，"历节痛风，或谓之白虎历节风，历节痛，或因饮食起居失节，或因七情六淫失宜，以致脾胃亏损，腠理不密，外邪所侵；或为肝火内动，肝血耗损；或为肢体疼痛；或为肢节难伸；或为猝然掣痛；或为走痛无常；或内热晡热，自汗盗汗；或经候不调，饮食不甘"。《类证治裁》中记载了用安肾丸治疗苦痛切骨的骨痹；用乌药顺气散治疗关节游走疼痛的行痹；用虎骨散加五灵散治疗下肢尤其是膝关节疼痛的痛痹；用蠲痹汤来治疗浑身骨节疼痛的周痹。书中对"痹证"进行了详细的分类，提出不同的治法及方药。

中医认为膝骨关节炎属本虚标实之证，肾藏精、主骨，肾虚导致的筋骨失养是本病发生的根本，为后世医家所共识，以此为基础，衍生出诸多的辨证分型。朱金华等主张对本病分3期，早期证属肾虚髓空、筋骨失养，中期证属肾虚寒凝、筋脉痹阻，后期证属肝肾亏虚、瘀血阻络。葛文杰等采集213例膝骨关节炎，进行系统变量聚类分析并结合临床，得出肝肾阴虚髓亏型、脾阳虚寒凝痰湿型、风寒气滞血瘀型为常见中医证候类型。葛伟韬总结归纳776例患者的中医四诊信息，提出瘀血闭阻型、寒湿凝滞型、肝肾亏虚型3种主要证型，并且发现多数患者为证候相兼，以主证为主，兼见他证。齐晓红对685例膝骨关节炎中医证型聚类分析，提出中医证型以湿热阻络型、寒湿痹阻型、气血两虚型、肝肾亏虚型为主。

以寒热为纲辨治

阎小萍认为中医风湿病多为肝肾不足，风、寒、湿、热等邪气侵入机体，痹阻经络。风湿病发作期大多或偏于寒，或偏于热。基于中医风湿病的辨病共性，她倡导风湿病以寒热作为辨证总纲，以此辨别疾病的性质，从而引领进一步辨证，能够提纲挈领、执简驭繁。

在寒热为纲辨证的统领下，阎小萍认为风湿病的发生，是风、寒、湿、热等邪气侵入人体，与脏腑形气相"合"而致病，相应脏腑之气的不足是风湿病的发病基础，如大偻的发病关键是肾督亏虚等。在辨证中，她主张应以脏腑辨证为主，根据邪气入侵、功能失调的脏腑，来指导临床上立法、选方、用药。同时，阎小萍认为循经辨证应作为脏腑辨证的补充，脏腑经络相合，使辨证更加全面，治疗更加显效。

补肝肾祛风湿为要，活血通络贯穿始终

阎小萍基于风湿病特点，在治疗中提出"补肝肾，祛风湿"为治疗之要，风湿病治疗的基础和要义是补肝肾，补肝肾的中医理论基础来源于肝肾同源。《素问·阴阳应象大论》云："北方生寒，寒生水，水生咸，咸生肾，肾生骨髓，髓生肝。"风湿病治疗的核心要素和主要的祛邪方法是治风、治湿，风寒湿诸邪气侵犯人体，祛风湿，驱邪外出，内外兼治。同时，风湿病一般病程漫长，易反复发作，迁延难愈，日久必入血入络，形成瘀血，瘀血证贯穿在风湿病整个病程中，在治疗中应始终抓牢活血通络，尤其对风邪致病，"治风先治血，血行风自灭"，活血化瘀通络尤为重要。

治疗用药特色

1. 以补肾药物为主：阎小萍在风湿病的治疗中尤其强调补肾，创立补肾强督方，是风湿病常用方，可治疗肾虚督寒型的膝骨关节炎，方中以补肾壮骨药物为主，君药为金狗脊、熟地黄等，能坚肾益血，强督脉；鹿角片温肾壮阳，强腰健骨；骨碎补能入肾补骨，坚肾活瘀，祛骨风，疗骨痿；补骨脂助阳补肾，温土暖水，与桂枝等共为臣药；赤芍、白芍、知母、土鳖虫等为佐药，和血脉、缓筋急、滋阴润肾；牛膝能引药入肾，炙穿山甲活血散瘀，通经活络，引药直达病所共为使药。诸药合用，共奏补肾壮督，祛寒除湿，散风活血，强筋壮骨之功。

现代药理研究证实，补肾方药能够促进成骨细胞增殖和分化，改善骨代谢。研究显示，某些单味中药或其成分也具有治疗骨关节炎的作用，如骨碎补能够抑制骨性关节炎滑膜细胞的过度凋亡，在保护骨组织和改善关节功能方面具有显著的疗效。Cheng 等通过 MTT 法和测量碱性磷酸酶活性来观察淫羊藿苷对大鼠颅骨成骨细胞增殖和分化的影响，结果显示淫羊藿总黄酮和淫羊藿苷均可促进碱性磷酸酶活性和成骨细胞的增殖。续断含药血清具有刺激骨钙素、碱性磷酸酶等骨基质蛋白生成和分泌的作用，并能够刺激成骨细胞的增殖。陈述祥等通过对家兔的血液流变学、病理形态学两方面的观察，发现以鸡血藤、骨碎补等为主要成分的中药能显著改善家兔膝骨关节炎的模型血液黏度，能够促进软骨细胞增生、减轻滑膜组织炎症，从而达到治疗膝骨关节炎的目的。这些药理研究为补肾强督法调节骨代谢的治疗作用奠定了坚实的基础。

2. 配以祛邪药：针对风、寒、湿、热等外邪，常用祛邪药物包括祛风除湿药物威灵仙、鹿衔草、石楠藤等，祛寒除湿药物如独活、羌活、伸筋草、千年健、徐长卿、海风藤等，清热除湿药物如桑枝、豨莶草、络石藤、老鹳草等。其中老鹳草配千年健为阎小萍常用对药，老鹳草辛苦平，归肝肾脾经，祛风湿、通经络、止泻痢，千年健辛温，芳香走窜，归肝胃肾经，能祛风湿、壮筋骨、消肿止痛、温胃止痛。两药相合，加强了祛风湿止痹痛的功效，又可以壮筋骨补益脾胃，尤其适用于素有脾胃病又兼见风

湿病的患者，适于久服，药性和缓，且能兼顾驱邪扶正、调护脾胃，实乃佳配。

3. 佐以活血通络药： 阎小萍治疗膝骨关节炎，活血化瘀通络贯穿始终，常用活血通络药物如当归、桃仁、红花、丹参、益母草、鸡血藤、泽兰、乳香、没药等，针对病程长、经络不通、脏腑失和等瘀血证候常用土鳖虫、穿山甲等破血之品。常用对药如当归和丹参，当归甘辛温，补血活血止痛，丹参苦微寒，活血凉血，专走血分，两药相合共奏补血、活血、行血、生血、止痛之效；乳香和没药，乳香辛苦温，活血理气，没药苦平，活血止痛，两药相须使用可达到活血通络、行气止痛之效；土鳖虫与穿山甲性味咸寒，均入肝经，活血行散效强，两药合用，增强活血破瘀止痛的功效，对于膝骨关节炎关节变形、肿胀疼痛较重、活动困难的患者，疗效更佳。

4. 善用藤类引经药： 阎小萍认为循经辨证在辨治中具有重要意义，在治疗中善用藤类的引经药，以引导药物直达病所，正中要害。她常用入肝肾经的青风藤、海风藤、络石藤、鸡血藤、桑枝、忍冬藤等药以走经络、引经达节，同时可祛风除湿，增强疗效。常用药对如鸡血藤与络石藤，鸡血藤苦甘温，归肝经，活血补血舒筋通络，络石藤苦微寒，归心肝经，祛风通络凉血消肿，两药相合，活血舒经通络之效大为增加。

5. 兼以顾护脾胃： 阎小萍认为痹证的发生虽以肾虚为前提，但肾为人体先天之本，脾乃后天之本，肾虚日久，必殃及至脾，脾胃失调水湿内生，与外湿相合，则病程缠绵难愈。在膝骨关节炎的治疗中，加用适量健脾益胃补气之药，既能顾护脾胃不被寒凉药物所伤，又能健运脾胃从而水湿得化，疗效更佳。常用药如砂仁、焦三仙、焦白术、伏苓、苍术、山药、陈皮、千年健等。药对如焦白术配砂仁，焦白术苦甘温，健脾补气、燥湿利水，砂仁辛温，温脾开胃、化湿止泻，两药皆归脾、胃经，白术得砂仁，补脾不足而化湿浊，砂仁配白术，泻湿有余而益脾，燥湿与健脾之效同增，中气得顾，湿邪得除。

阎小萍对膝骨关节炎的辨治经验，可总结为以下3个方面。一是在辨证方面，她主张为肝肾不足，风、寒、湿、热等外邪入侵，形成了"基于肾虚基础上，以寒热为总纲"的辨治体系，结合脏腑辨证和循经辨证。二是在治疗方面，以补肝肾、祛风湿为要点，活血通络贯穿始终。三是在用药方面，以补肾药物为主，配以祛邪药、活血通络药、引经药，同时不忘顾护脾胃，用方选药随症加减，表里兼顾，内外同治。膝骨关节炎是临床常见病和多发病，中医药具有整体施治、辨证论治的特点，对于膝骨关节炎的治疗具有优势。

384 从虚、瘀、毒论治膝骨关节炎

膝骨关节炎以关节软骨的退变和继发性骨质增生为发病特点，好发于中老年人。中医药治疗膝骨关节炎以整体观念和辨证论治为特点，治疗方法多种多样，具有改善患者症状、延缓病情发展等作用。膝骨关节炎中医证素研究发现其高频次证素主要为肾、肝、风、瘀、湿、寒等，且中医证候主要分为肝肾亏虚、瘀血闭阻、寒湿凝滞，同时这也是膝骨关节炎"虚、瘀、毒"病机内容的理论基础。"虚、瘀、毒"为膝骨关节炎的病机特点。学者谭旭仪等梳理了膝骨关节炎从"虚、瘀、毒"论治的研究，以期为该病的防治及诊疗提供参考依据。

从虚、瘀、毒论治的理论基础

中医古籍中没有膝骨关节炎的记载，但结合本病的发病特点，可归属于"膝痹病"范畴。根据膝关节骨关节炎的发病特点，其中医病机具有"虚、瘀、毒"特点。脾主运化，在体合肉，主四肢；肝主筋，主藏血；"肾为先天之本，主骨生髓"。若因脾、肝、肾虚损，不能对膝关节进行正常的濡养，则肌肉不充，筋骨不坚，髓海失养，髓枯骨痿，发为本病，即"因虚致痹"。同时，又可瘀阻脉络，"不通则痛"，脏腑虚损，筋骨失养，"不荣则痛"，即"因瘀致痹"。膝骨关节炎中所谓之毒的病机内容，应包括两个方面，即由外毒和内毒，且常互结而为痹，即"因毒致痹"。《金匮要略心典》云："毒，邪气蕴结不解之谓。"认为毒由邪气所生，邪胜谓之毒。因此，外毒，即外来之风、寒、湿等邪气。外邪胜而为毒，侵袭膝关节骨骼筋脉，故膝骨关节炎患者常膝关节肿痛，遇寒痛增，下肢沉重，阴雨天加重，形寒肢冷。内毒有别于外毒而言，系因脏腑虚损，气血化生不足，运行不畅，血瘀久而成毒。"因虚致痹""因瘀致痹"和"因毒致痹"，共同组成了膝关节骨关节炎的"虚、瘀、毒"病机内容，成为临床上从"虚，瘀，毒"论治理论基础。

韩清民等结合从"脾主肌肉""肝主筋""肾主骨"，以及"肾肝脾相关"理论，提出从肾肝脾论治膝骨关节炎，提出采用补肾柔肝健脾法治疗膝骨关节炎的原则。朱晓川等提出肝脾之"脏-腑-经-筋-穴"整体观，体现标本结合的治疗观，认为基于肝脾之"脏-腑-经-筋-穴"整体观论治膝骨关节炎具有一定的临床价值。刘德玉认为本病属于本虚标实，肝肾亏虚为其发病的根本，瘀血痹阻为其发病的关键，治疗当从虚、瘀论治，从而达到标本兼治的目的。刘志豪等发现中医学论治膝骨关节炎多从虚入手，或虚实夹杂，或本虚标实，其中虚的病机内容涉及气、血、阴、阳，以及脏腑亏虚，实的病机内容涉及气滞、血瘀、痰凝、外感六淫等邪气。因此，膝骨关节炎中存在"虚、瘀、毒"的病机，临证应明确该病机特点，方取得好的临床疗效。

从"虚、瘀、毒"论治膝骨关节炎

结合膝骨关节炎的发病特点，从"虚、瘀、毒"论治本病多选择补益肝肾、活血化瘀、祛风除湿等治法。"虚、瘀、毒"兼顾，或各有侧重。

1. 从虚论治： 膝骨关节炎中"虚"主要与脾、肝、肾相关。脾主运化水谷精微，肝主藏血，肾藏精，共同濡养膝关节骨骼、筋脉。因本病好发于中老年人，而此时肝肾渐亏，不能濡养筋脉、骨骼，从而导致筋萎骨软，屈伸不利。刘德玉认为本病肝肾亏虚为本，经脉不通为标，而风寒湿侵袭是发病诱发

因素。因此，从"虚"论治本病当以滋补肝肾为主。邢振龙等认为应用中医药治疗膝骨关节炎时，归根到底离不开肝、脾、肾，提出"肝-脾-肾"三脏一体辨证理论，该理论包括"肝-脾-肾"三脏一体辨证模式及"骨三脏""筋三脏"辨证模式，运用自拟膝三脏汤治疗膝骨关节炎，取得满意的疗效。李西海等认为本病是以关节软骨退行性改变为核心，其病在筋骨，病位在肝肾，本痿标痹为其中医核心病机，运用补肾壮筋汤治疗肝肾亏虚证膝骨性关节炎，发现治疗后患者 VAS 评分与 WOMAC 骨关节炎指数均有明显改善，总有效率为 86.14%，提示补肾壮筋汤能有效缓解肝肾亏虚证膝骨关节炎的临床症状，改善关节功能。有研究表明，采用益肾健骨丸、痹祺胶囊、益肾通络方等治疗肝肾亏虚证膝骨关节炎患者，总体治疗原则为补益肝肾，经治疗患者膝关节 WOMAC 评分显著减低，SF-36 生活质量评分显著提高，患者血清中超氧化物歧化酶（SOD）水平升高，血清、关节液 MMP-1 水平下降，TIMP-1 水平升高，可缓解关节软骨退变，从而保护关节软骨。

张德雄等基于脾肝肾同治理论，运用胡兰贵经验方治疗膝骨关节炎，发现治疗后患者膝关节疼痛、步行能力、屈曲角度、肿胀得到明显缓解，且无不良反应和肝肾功能受损。仇湘中从肝主筋，膝为筋之会的中医基本理论，强调从肝论治膝骨关节炎。《素问·上古天真论》云："丈夫……七八肝气衰，筋不能动。"治疗从肝着手，收效良好。仇湘中认为本病中医病机为虚实夹杂，主要病机为肝虚、血瘀，治疗上强调补肝通络，针对此病以自拟补肝健膝方进行治疗，临床效果良好。贾正生自拟膝痛方，补肝养血，兼活血通瘀，则筋骨得养，气血得畅，故取效显著。刘金陵以《医宗金鉴》中补肝汤进行加减治疗骨性膝关节炎患者 76 例，总有效率为 93.4%。

2. 从瘀论治：瘀，既包括血液瘀滞不行的病理状态，也包括血液停积而形成的病理产物。《素问·举痛论》云："通则不痛，痛则不通。"高士宗《素问直解》云："痹，闭也，血气凝涩不行也。"因此，从瘀论治膝骨关节炎得到众多医家的认可。高世超等认为瘀血作为重要的病理因素及致病产物，贯穿于膝骨关节炎的始末，无论风寒湿邪，或肝肾亏虚，跌仆闪挫，可能导致瘀的病机产生，从而导致关节疼痛、麻木、僵硬和屈伸不利，故对本病治疗应活血化瘀。郑维蓬等阐述了骨内高压、细胞因子、氧自由基、衰老与血瘀的相关性，指出血瘀是膝骨关节炎的重要病因病机，应用活血祛瘀中药可改善膝关节局部微循环，降低骨内压，具有抗炎、镇痛功效，对膝骨关节炎可通过多层面、多环节、多系统调节，因此，强调从瘀论治应始终贯彻。赵万良等将膝骨关节炎血瘀证分为气滞血瘀、寒凝血瘀、瘀血阻滞、气虚血瘀、肾虚血瘀、痰血瘀滞，应用中医辨证论治进行诊治，均取得了较好的疗效。

桃红四物汤是治疗气滞血瘀证常用方剂。朱兰妃等运用桃红四物汤治疗 30 例膝骨关节炎气滞血瘀证患者，治疗后发现桃红四物汤能降低膝骨关节炎气滞血瘀证患者临床症状体征和气滞血瘀证证候积分，增加 Lysholm 膝关节功能评分。有研究发现膝骨关节中常存在痰瘀互结，故在治疗本病时，祛瘀联合化痰，可取得很好疗效。

3. 从毒论治：《素问·痹论》云"风寒湿三气杂至，合而为痹也，其风气胜者为行痹，寒气胜者为痛痹，湿气胜者为著痹"。因此，治疗膝骨关节炎常采取祛风除湿法，以祛外毒。黄姵慈对中医药治疗膝骨关节炎的用药规律进行分析，结果发现治疗膝骨关节炎常用的内服药物补虚药用量最多占 33.95%，活血化瘀药次之占 21.09%，祛风湿药占 19.98%。同时，在膝骨关节炎的发生、发展过程中，毒既是致病因素，也是病理产物。因膝关节局部筋脉骨骸失于濡养，瘀血内阻，局部微循环失衡，膝骨关节炎患者关节液中炎性因子等代谢产物，如白细胞介素家族、肿瘤坏死因子-α、基质金属蛋白酶等表达上升。通过补益肝肾、活血化瘀、祛风除湿等治疗后，患者膝关节液中炎性因子呈下降趋势，这也与膝关节病情缓解呈密切相关性。

有研究从"虚、瘀、毒"论治膝骨关节炎，方选加味独活寄生合剂治疗膝骨关节炎患者，结果表明加味独活寄生合剂可降低膝骨关节炎患者关节积液中炎性因子，缓解关节肿痛。研究发现，加味独活寄生合剂具有抑制 Wnt 信号通路作用，可减少 Wnt5a、β-catenin 表达，增加 Sox9、Collagen Ⅱ 表达，降低白细胞介素-1、肿瘤坏死因子-α 及一氧化氮水平，促进 KOA 软骨细胞的增殖分化。

"因虚致痹""因瘀致痹""因毒致痹"共同组成了膝骨关节炎的"虚、瘀、毒"病机内容。因此，在临床诊治膝骨关节炎时，需辨别"虚""瘀""毒"的病因及相互关系，明确"虚""瘀""毒"偏颇与否，从而给予对应治法，即从虚、瘀、毒论治。同时，从"虚、瘀、毒"论治膝骨关节炎体现了中医治病求本，标本兼顾的原则；从"虚、瘀、毒"论治膝骨关节炎具有较好的临床疗效，可明显改善患者膝关节症状和功能评分，减少关节液中炎性因子的表达。因此，从"虚、瘀、毒"论治对膝骨关节炎临床选方用药具有指导意义。然而，从"虚、瘀、毒"论治膝骨关节炎的药效学机制非常复杂，尚不能明确其各自具体作用机制。故从分子生物学角度阐明从"虚、瘀、毒"论治膝骨关节炎的作用机制，进一步揭示膝骨关节炎的"虚、瘀、毒"病机特点，发扬中医药治疗膝骨关节炎的优势。

385　从湿、痰、瘀、虚论治膝骨关节炎

　　膝骨关节炎（KOA）是一种慢性的以膝关节软骨及骨质增生为主的骨关节退行改变，好发于中老年人。目前临床上多采用中西医结合的方式治疗 KOA，西医的治疗主要采用非甾体抗炎药消炎止痛及关节腔内注射玻璃酸钠营养软骨、富含血小板等治疗手段，部分严重影响生活质量的患者须进行手术。KOA 属于中医学"膝痹"范畴，通过 Logistic 回归分析及参照《证素辨证学》的内容，在病位的定位上证素可分为肾、肝、脾、胃、寒、血瘀、气滞、风、湿、痰、热、阳虚、气虚、血虚、阴虚等病因，根据最新膝骨关节炎中西医结合诊疗指南（膝骨关节炎），其中的辨证分型可分为气滞血瘀证、风寒湿痹证、肝肾亏虚证、湿热蕴结证、痰瘀交阻证 5 个证型，通过"湿、痰、瘀、虚"病机探讨各医家的辨证论治、经验方，运用中医药等特色疗法对 KOA 的治疗均有良好的效果。学者许南忠等对从湿、痰、瘀、虚病机论治 KOA 的研究做了梳理归纳。

湿、痰、瘀、虚病机理论

　　根据 KOA 的病症，可追溯到黄帝内经的"痹"病。《素问·痹论》云："风寒湿三气杂至，合而为痹。"明代秦景明《证因脉治》云："肾痹之症，即骨痹也。""痹者闭也……留滞于内病多，湿痰浊血都凝涩。"《医学传心录》阐明了痹证发病的外因是风寒湿邪侵入机体，流注经络，导致局部气血津液运行不畅，久之成痰饮，或成瘀血，或痰瘀夹杂，不通则痛。KOA 的病因病机各代医家均有论述，可总结出湿、痰、瘀、虚四个病机特点。近代医家在这几个病机的基础上亦有独到的发挥，黄宪章认为，岭南地区的 KOA 发病，风寒湿邪的侵袭是主要也是首要病因，风性开泄，发表可散，寒邪凝滞，温阳可通，可应用温法、补法。唯湿邪黏滞，无论是新感还是久患，缠绵机体难以祛除，并且湿邪易阻遏气机，损伤人体阳气，易导致气滞血瘀、正气不足，瘀血流滞四肢经脉，久之可导致筋骨失养，发而为"痹"。其次是肥胖人群，其归属于痰湿体质，关键在于中焦，脾主运化，胃主受纳，两者升降失司，可导致湿食痰饮存留，湿邪积聚成痰，痰湿互结，脾主四肢，流注于四肢关节，再加十年老体弱，肝肾逐渐不足，肝主筋、藏血，膝为筋之府，肝血虚难以濡养经筋，肾主骨，一身阴阳之根基，阳虚则髓海不养，阴虚则生化无源，再加上脾胃升降的异常，这几个脏腑的虚损，使得气血亏虚、骨髓失充，正虚而湿瘀阻络。"不荣则痛"是造成 KOA 久治难愈的根本，甚至发展到后期的畸形。"痹者，闭也"，一方面"痰、瘀、湿"纠缠互结于肢体经络关节，导致气血经脉运行的不畅；另一方面随着年龄增长的脏腑亏虚，气血化生不足，人体正气不足，难以祛除痰、瘀、湿等病理产物，使得筋骨濡养不足，发而为痹。因此，"痰、瘀、湿、虚"是膝痹病中关键的病因病机理论基础，在临床上实行辨证论治及经验方的治疗具有重要的指导意义。

基于湿、痰、瘀、虚病机论治 KOA 的临床运用

　　目前，临床上治疗 KOA 多采用中药内服、中医外治、中西医结合等方法，从湿、痰、瘀、虚的病机上总结从辨证论治、经验方等选择补益肝肾、祛风散寒、行气活血等治疗方法，治疗上根据患者主诉、症状及体征，结合"湿、痰、瘀、虚"夹杂偏盛的病机特点进行辨证论治、经验方的化裁。

1. 辨证论治：

（1）从"湿"辨证论治：《素问·举痛论》云"经脉流行不止……寒气入经而稽迟，涩而不行"。KOA 的病因病机外为风寒湿气侵袭，湿邪中夹有寒邪，而李中梓在《医宗必读·痹》提到痹证的治疗，"治行痹者，散风为主，御寒利湿仍不可废；治痛痹者，散寒为主，疏风燥湿仍不可缺"。无论是哪种痹证，都要兼顾湿气，进行散寒化湿、燥湿。风邪开泄可疏，寒邪可温，唯湿性黏滞，易夹寒流滞，正邪相争而化热，寒湿热三者与正气搏结，气血运行异常，致使经络痹阻，早期为麻木拘急，渐致疼痛筋挛，遇寒则重，遇热则肿，膝关节屈伸不利。阳景峰运用加味四妙散方治疗风寒湿型 KOA 患者，寒湿重者加细辛、制川乌、制草乌；风湿重者加独活、秦艽等；湿中夹虚者加补骨脂、杜仲、熟地黄、黄芪，治疗组总有效率为 90%。李向荣治疗 KOA 患者，辨证以风湿、风寒阻络，常用独活、细辛、防风、秦艽、桂枝等祛风寒湿邪，对湿中夹风重者，常加用海风藤、威灵仙、乌梢蛇。耿秋东等使用化湿定痛汤主要治疗寒湿侵络 KOA，通过研究发现该方能在一定程度上延缓软骨的退化，降低了大鼠血清 IL-1、IL-6 水平及提升了血清 IL-10 水平。另外，中成药如麝香乌龙丸、黑骨藤追风活络胶囊、热痹清颗粒治疗风寒湿热证型 KOA，发现与降低 IL-6、MMP-1、MMP-3 水平及提高 TIMP-1 水平等炎症因子、促进软骨的修复等相关，治疗后 KOA 患者关节症状、关节功能有明显改善，治疗有效率均达 90% 以上。在部分研究中认为，寒湿痹阻证的特异性代谢产物与组氨酸相关，组氨酸具有收缩血管的作用，因此寒湿邪导致的器官血流动力学异常中，温热方药能增加其血液灌注，改善气血流通。

（2）从"痰"辨证论治：从"痰"病机的辨证中，可分为有形之痰与无形之痰，结合 KOA 的致病因素，与脾胃的气机升降密切相关，以有形之痰为主。"脾主为胃行其津液者也"，脾运化的津液有着充盈空窍、滑利关节等的作用，脾胃的气机升降，湿邪内停，久聚成痰浊，流注于关节之处，《医学妙谛》中云"痹者闭也"，滞留在体内则病情易复杂，湿痰浊凝聚而血涩不畅。据相关调查，部分地区气虚、痰湿相关体质以男性偏多。吴军豪、殷磊等认为痰积随着经络流注至关节，与气血相搏的结果，辨证上为湿痰凝滞和肾阳亏虚，治疗上调治兼邪，独重祛痰、本虚标实为核心，湿痰凝滞证治疗上运用逐痰通络方，肾阳亏虚证加补肾药物牛膝、威灵仙、淫羊藿，WOMAC 评分中关节的症状、体征及功能活动情况，均有明显的改善。石幼山、石关桐对于 KAO 患者，重视从"痰"病机角度出发，初期为气血津液运行失常，津液不得输布，渐聚而成痰，久病者，以行散通结豁痰为重，运用牛蒡子汤方联合推拿治疗痰湿阻络证型患者，治疗后从 AIMS2-SF 中症状、躯体、影响等 5 个维度评分，观察组较治疗前显著增高，差异有统计学意义（P<0.05）。

（3）从"瘀"辨证论治：叶天士认为痹证的初期是气郁结在经，久则之后血虚邪气渐入络，因为十二正经主气，十二络主血，久病经与络均有血瘀的存在。"瘀"包括气滞血瘀和气虚血瘀，作为一个常见的病理产物，从早期贯穿至 KOA 晚期。欧梁在研究血瘀型 KOA 用药时，发现牛膝、川芎、当归、杜仲、甘草、独活排前 6 位，川芎与牛膝、当归与牛膝的配伍位居前 2 位。可见，针对不同程度的瘀血，均要在化瘀中兼有补虚、活血，"化瘀兼补新血"，血行源生流周不休。吕仁和从"微型癥瘕"理论阐述 KOA 是多因素导致的血瘀，血瘀可导致膝关节的骨内高压、IL-1β 表达增加、氧自由基、血管内皮细胞损伤，活血化瘀的方法可降低骨内高压，抑制炎症因子生成，清除氧自由基，促进软骨细胞增殖等。兰健等将瘀血类型分为 5 期，针对不同时期施治：瘀前期、成瘀期予祛邪；瘀成期以行气活血；瘀重期在于破血；后期正虚与补正活血。对于手术恢复期或者是常规治疗，谷右天认为在膝关节局部容易血液循环差，运用舒筋活血汤方舒筋通络、活血化瘀，可降低 IL-6、TNF-α 水平，缓解患者的疼痛，改善膝关节活动度。

（4）从"虚"辨证论治：从"虚"的病机上，主要与肝脾肾相关。《灵枢·百病始生》认为无虚则邪不能独伤人。脾胃为后天之本，脾主肌肉及四肢，"脾气虚则四肢不用"，脾虚则不能散精，水谷化生来源不足，气血不能化生，充盈内脏。"内会于肾"，《中脏经》中说嗜欲不节易导致伤肾，发为骨痹。嗜欲容易耗伤人体的肾精，"肾主骨"，精无所化，肾气盛衰在抗御邪气发挥着重要的作用。肝藏血主筋，膝者筋之府，血虚则经筋不养，"屈伸不能，行则偻附，筋将惫矣"，脾主运化、肝主筋、肾主骨，共同滋养膝关节的骨骼、经筋。近代学者主要从肝肾亏虚为本论治，赵颖林等从肝肾亏虚证型上，采用地黄骨痛康胶囊、养血软坚胶囊、补肾健骨胶囊等治疗 KOA 患者，可以明显缓解疼痛症状及改善膝关节的活动度。吴炅认为 KOA 的疼痛在"虚"的病机中以"不荣则痛"为主，其中成骨-破骨失衡是导致 KOA 关节局部骨破坏重要原因，通过运用骨增定痛汤，观察组患者的血清中骨代谢指标 BGP、OPG、BALP 水平均明显升高，血清中炎症因子 IL-1 等炎症因子降低，表明骨增定痛汤能有效地调节骨代谢紊乱、控制炎症反应。

2. 经验方治疗：中医学者运用自拟经验方在治疗 KOA 上有独到的经验，观察其用药特点，也离不开"痰、瘀、湿、虚"这几种病机。臧福科认为 KOA 是虚损为本而湿聚及血瘀互结为标的病机特点，结合整体辨证和局部辨病，分运用自拟消积液汤加减治疗 KOA 患者，标本兼顾，有效缓解膝关节功能及症状。邓爱华等将 KOA 患者 86 例分为对照组、观察组各 43 例，对照组萘用普生缓释胶囊、盐酸氨基葡萄糖胶囊，观察组加用自拟补肝益肾通痹汤，药物组成为骨碎补、熟地黄、黄精、桑寄生、枸杞子、独活、桑枝等药物，用药 4 周后对比疗效，观察组优于对照组。章允志等用防风膝痹汤（防风、狗脊、当归、独活、姜黄、炙甘草、川芎、牛膝、威灵仙、细辛、乳香、制附子）治疗寒湿痹阻型的患者，结果总有效率为 93.3%。李东运用强筋壮骨汤联合温针灸（熟地黄、川牛膝、王不留行、白芍、甘草、骨碎补、狗脊、补骨脂、丹参）治疗肝肾亏虚证型患者，结果总有效率为 96.3%。王勇自拟蠲痹飞步汤治疗 60 例风寒湿痹证型患者，随机分为治疗组与对照组各 30 例，分为蠲痹飞步汤（试验组）与西乐葆口服组（对照组），试验组药用蠲痹飞步汤（桑枝、桂枝、姜黄、防风、荆芥、白芷、羌活、细辛、淫羊藿、巴戟天、黄芪、伸筋草、延胡索、川芎），结果治疗有效率为 83.3%，优于对照组 66.7% 的总有效率，在 LKS 评分、NRS 评分、WOMAC 评分上有显著差异，在一定程度上可延缓病程、改善患者症状。庄志毅认为 KOA 为肾虚血瘀，本为年老体衰，肾阳亏虚或是气血不足，治以补肾祛寒治尪汤方，该方由桂枝芍药知母汤与虎骨散加减联合组成，治疗后发现该方能增加血清 OPG 和 BGP 含量，降低血清 TNF-α 和 IL-1 水平，有效改善骨代谢和炎症因子。

膝痹病的病证特点古今医家有不同的认识，均以"虚"为本、"痰、瘀、湿"为标着手进行选方论治。许南忠等从"痰、瘀、湿、虚"病机探讨各医家的辨证用方、经验方论治，相同证型有不同的方药，不同证型有相同的中药组成，不同学者凭借丰富的临床经验，在治疗上能明显地改善关节的症状及功能，在相同或不同证型中在指导选用药形成一致的认可，具有针对性。西医对 KOA 的发病机制、致病因素虽尚无定论，在探讨"痰、瘀、湿、虚"的论治中，研究证实了治疗 KOA 的过程中病机与抑制炎症因子、延缓软骨退化等因素相关。

386　从肝论治膝骨关节炎

膝骨关节炎是中老年人群常见的多发性慢性筋骨疾病之一，具有较高的发病率和致残率，主要表现为疼痛及身体运动能力下降，严重影响患者生活质量。目前我国已进入老龄化社会，膝骨关节炎的患者数量急剧上升，其预防和治疗对社会和个人造成了沉重的经济负担。本病属于中医学"膝痹""骨痹"范畴，具体辨证分型尚未统一，但中医学认为肝主筋，膝为筋之府，在临床多从肝论治膝骨关节炎。目前有大量文献表明"筋"与膝骨关节炎的发生发展有着密切的联系。学者李晨春等根据肝主筋、膝为筋之府的生理基础，结合膝骨关节炎的病因和病理机制，探析了从肝论治膝骨关节炎理论的临床运用价值。

肝主筋膝为筋之府

1. 筋的含义及作用：《素问·五藏生成》认为"诸筋者皆属于节"，即筋是连接关节、维系关节功能活动的组织，对应现代解剖学中的肌肉、关节囊、滑膜、肌腱、韧带、韧带、筋膜、软骨组织、椎间盘等组织。《类经·十二经筋结支别》认为经筋具有连缀四肢百骸、维持形体的作用。《素问·痿论》认为经筋具有约束骨骼，维持关节功能活动的作用。《灵枢·经脉》提出"骨为干，筋为刚，肉为墙"的基本理论，筋肉是"五体"之一，是人体的重要组成部分，筋肉刚强有力，关节活动有度，即筋是维持关节正常功能活动的重要基础。

2. 肝主筋的生理基础：

（1）肝藏血，主疏泄：肝主血海，即肝可以起到贮藏、调节血液循环的作用。《素问·经脉别论》提出"食气入胃，散精于肝，淫气于筋"，这说明肝血充盈方能保证全身之经筋得以濡养，肝通过疏泄的生理功能调节气血，使其布散于经筋。人体处于活动时肝主要发挥疏泄的生理功能，血运达于诸筋。安静状态下肝主要发挥藏血的功能，血归属于肝。肝血充盛，肝气条达，疏泄正常，是肝淫气于筋的必要条件，这样才能维持经筋的正常功能活动。肝气条达，则三焦气机顺畅，脾胃运化正常，气血化生有源，经肝的疏泄，经筋得以濡养。

（2）肝主筋，主一身之筋膜：《素问·痿论》提出"肝主一身之筋膜"，这说明肝具有滋养和调节筋的功能活动的作用。前面已提及经筋具有约束骨骼、维持关节功能活动的作用，筋为刚，即说明筋具有坚韧刚劲的性质，故将肝称之为"罢极之本"。肝血充足与否和筋的结构与功能有着密切的关系，肝血充足则筋的结构和功能正常，肝血不足，筋失濡养，则筋的功能活动失常。

3. 膝为筋之府：膝关节作为人体最大的关节，结构复杂，周围分布着大量的韧带、肌肉、神经、血管、滑膜，并承载着人体的所有负重，这也是膝关节软骨较其他关节更容易发生退行性改变的原因之一，与《素问·脉要精微论》中"膝者筋之府，屈伸不能，行则偻附，筋将惫矣"的基本论述相一致。膝关节的功能活动主要是由关节周围的肌肉、韧带共同协调而完成的，即中医理论中的经筋支配下完成膝关节的屈伸活动。膝关节周围是由足三阴、足三阳六条经筋包饶而成的，且相互协调一致，是膝关节稳定性和正常功能活动的根本保证。经筋的功能正常与否与维持膝关节的正常功能活动密切相关。经筋得以濡养，则关节的活动顺畅，屈伸自如且不会出现关节的异常活动，保证关节的稳定性。相反，筋失濡养，筋不柔则痛，则会出现关节的肿胀疼痛。筋失其刚强坚韧之性，会出现关节功能活动受限，甚至行走无力、不稳。"筋"的功能异常会导致膝关节承重力线即生物学力线的异常。维持正常的膝关节生物学力线是使膝关节保持筋骨平衡的根本所在。

　　国外大量文献资料研究表明，膝关节周围肌肉群的力量与膝骨关节炎的发生发展密切相关。下肢肌力减弱，尤其是保持伸膝功能的股四头肌的减弱，是膝骨关节炎患者常见的体征。膝关节的伸肌群肌力下降与膝骨关节患者疼痛、活动障碍的出现有着密切的关系，疼痛、关节功能、肌力这三者之间有着一定的正相关关系，Muraki S 等研究表明股四头肌肌肉力量与膝关节疼痛存在着独立关联。Peeler J 等研究发现 12 周低身体正压（LBPP）支持的低负荷运动方案可显著减轻膝关节疼痛，增强关节功能，增强大腿肌肉力量，同时安全地促进膝骨关节炎患者无痛步行运动，显着增强了患者的功能和生活质量，以及进行日常生活活动的能力。Oiestad BE 等对膝关节伸肌无力与发生膝骨关节炎的风险之间的关联进行系统回顾和荟萃分析，结果表明膝关节伸肌无力与膝骨性关节炎的风险增加有关。Accettura AJ 等研究发现在膝关节炎的成人中，膝关节伸肌力是步行和楼梯表现的重要决定因素。综上所述，膝关节周围肌肉群即筋的功能正常是膝骨关节炎发生发展的重要原因，因此维持或恢复膝"筋"的功能是治疗膝骨关节炎的关键所在。

膝骨关节炎的病因

　　膝骨关节炎的发病机制尚有待进一步研究。综合目前研究成果来说，生物力线的改变、年龄、体质量、损伤、免疫、性别等因素均是膝骨关节炎发病的重要病因。以上因素所导致的膝关节病理改变主要表现为软骨的退行性改变。然而最主要的病因是膝关节周围"筋"的结构和功能的失常，生物力线改变，关节应力点发生改变，从而软骨机械压力的异常增加，导致软骨退行性改变的发生发展。《类经》指出筋分刚柔，手足三阳其筋多刚，手足三阴其筋多柔，筋的刚柔失调则会导致筋的功能失常，导致关节生物力线的改变，从而导致骨的损伤，筋痹及骨，进而逐步发展为骨痹。

　　筋的功能可随筋的结构、位置、功能变化而发生变化，可表现为多种形式，比如强直、歪断、弛纵、挛缩，拉伸等，其中任何一种变化，都会影响到筋的功能，导致膝骨关节炎的发生和发展，表现为膝关节的肿痛，功能活动异常。构建兔膝骨关节炎模型时采用破坏兔膝关节韧带的方式，这说明筋的损伤会导致膝骨关节炎的发生。Egloff C 等的研究亦表明肌肉无力会导致兔膝关节显著的骨关节炎的发生。骨的结构异常也会影响到筋的结构及功能，比如膝关节的胫骨平台骨折，若关节面被破坏严重，则会导致膝关节原有的生物力线的失常，这会加速软骨退变的发生发展，周围的肌肉和韧带也会发生结构和功能改变，比如肌力的下降和韧带的挛缩或松弛。因此，膝骨关节炎主要是由筋与骨的结构和/或功能失常导致的，其中筋是膝关节退行性病变的关键所在。

膝骨关节炎的病理

　　《素问·长刺节论》云："病在筋，筋挛节痛，不可以行，名云筋痹。"筋痹主要表现为关节的挛缩和疼痛，活动困难，这与膝骨关节炎的临床表现相一致。膝骨关节炎的主要病理表现为软骨的退行性改变，软骨下骨硬化及骨赘形成。软骨当属于"筋"范畴，因此中医的筋痹与膝骨关节炎的病理改变的实质是一致的。软骨内没有神经血管的分布，关节疼痛产生的原因来自于除软骨之外的"筋"的病理改变，大多与滑膜的炎症反应有关。膝关节局部压痛是由经筋功能失调导致的。

　　筋的损伤是产生关节疼痛、活动受限的重要原因。膝关节炎患者的膝关节周围常可出现压痛点，而这些压痛点主要位于周围肌肉韧带的附着点，比如股骨内、外侧髁部对应的内收肌、腓肠肌外侧头的附着点。这与中医学经筋的病变是一致的。现代研究发现，疼痛产生的物质基础是存在感觉神经纤维，受压神经的脱髓鞘区是产生痛觉的来源。无痛觉神经纤维就没有疼痛。膝关节周围的"筋"布满了这些神经纤维。软骨的退行性改变导致炎症因子的异常增多，产生炎症反应，炎症介质会刺激痛觉神经元，从而产生大量的疼痛信号。即筋的病变是膝骨关节炎疼痛产生的根本原因。筋的现代解剖学结构解释了筋的病理改变是产生疼痛的重要原因。

　　筋的结构和功能的异常使原本处于"筋骨动力平衡状态"下的膝关节的生物学力线发生改变，导致关节面的应力异常集中，从而发生软骨和软骨下骨的退行性改变，影像学上可表现为关节间隙变窄，软骨下骨硬化及骨赘的形成。这是筋病及骨的关键环节。即筋的功能失代偿最终导致骨的变化。骨质增生硬化是膝骨关节炎发展的最终病理结果。因此，筋痹与骨痹是膝骨关节炎发生发展过程中的具有延续性的两个病理阶段，膝骨关节炎首先发生筋的病理改变，继而发生骨的病理改变，最终筋与骨的病理改变同时存在，发展为筋痿与骨痹共存的病机状态，即"筋痿骨痹"。

　　肝主一身之筋，是从整体的观点出发，膝为筋之府，是从局部的观点出发，整体与局部结合，是指导膝骨关节炎的临床辨证论治的重要理论基础。正所谓筋为骨用，筋出槽，骨错缝，筋伤则骨不正，筋柔则骨正。膝筋的功能失衡是导致膝关节发生退行性改变和表现出临床症状的重要原因。膝关节的生物力线发生改变时，膝关节的筋骨平衡体系必然会遭到破坏，甚至处于一种不稳定的状态，在其他病理因素的干预下，会加剧失衡的发展，从而导致症状的逐步加重。防治膝骨关节炎遵循筋为骨用的原则与重视膝骨关节炎患者功能锻炼的原则是共通的。遵循筋为骨用的目的则是纠正筋骨的失衡关系，达到筋与骨的力学再平衡。其目的不仅在于预防"筋病"的发生，而且在于防止"筋病及骨"的发展，这体现了中医未病先防、既病防变的思想。膝骨关节炎的治疗应遵循筋骨并重、以筋为主的基本原则。肝主筋，肾主骨，肝肾同源，精血互化，筋骨并重，筋病久必及骨。筋与骨唇齿相依、休戚与共，筋荣则骨荣，筋损则骨损。膝骨关节炎的早期病变主要在于筋的病变，筋柔则骨正，筋伤则骨不正，伤筋久而必及于骨，最终发展为肝肾两虚，筋骨俱衰。筋痹及骨，发为骨痹，最终发展成为筋痿骨痹的病机状态。筋痹贯穿于膝骨关节炎发生发展的全程，是其主要矛盾和根本矛盾。因此，膝骨关节炎宜从肝论治。

387 从炎症论补益肝肾类复方防治膝骨关节炎

膝骨关节炎（KOA）是一种以关节软骨损伤、滑膜炎症和滑膜增生为主要临床表现的复杂慢性退行性关节性疾病。其所引发的膝骨关节疼痛、屈伸活动受限，已经严重影响老年人的生活质量并引发很高致残率。近年来在 KOA 的发展转归过程的研究中，滑膜炎是 KOA 的前兆，其可单独诱发 KOA，而关节内致痛炎性因子可引发滑膜炎的发生广受关注。而中医在辨证论治的基础上应用补益肝肾类中药复方治疗 KOA 临床疗效显著，有着其独特的优势。学者张璇等从炎症角度出发，探讨了补益肝肾类中药复方防治 KOA 的作用机制。

现代医学对 KOA 的认识

KOA 的病理生理机制较为复杂，年龄、性别、体重、创伤等多种因素被认为是可能引起或加重 KOA 的最常见的病因，而关节软骨退行性病变、滑膜与软骨下骨等结构破坏发生以及软骨细胞凋亡是 KOA 可能的发病机制。KOA 目前被认为是一种炎症性疾病，细胞外基质的产生和降解失衡是造成 KOA 的基础环节，而机体的基质金属蛋白酶（MMP）及其抑制剂（TIMP）的分泌失衡直接影响细胞外基质的产生，进而破坏膝骨关节软骨形态结构，随着膝骨关节软骨的破坏，大量的软骨基质蛋白代谢成分释放进入膝关节滑膜液中，在巨噬细胞的作用下进一步介导发生炎症反应，导致膝骨滑膜炎的产生，而随着滑膜炎症进展，炎症介质通过滑液扩散到软骨中加快软骨的降解，以此产生恶性循环，此外软骨组织破坏过程中所产生的白细胞介素（IL）、肿瘤坏死因子（TNF-α）、白细胞介素 1β（IL-1β）等多种炎性因子加重 KOA 病情的发展。为此炎症反应在 KOA 的软骨退行性病变、滑膜与软骨下骨等结构破坏发生过程中具有重要作用。

1. 炎性因子在 KOA 的作用：炎性因子是细胞内、外环境分泌的蛋白分子，它们通过促进软骨的分解代谢，造成了软骨代谢稳态的失调，从而促进软骨细胞凋亡的发生引发 KOA。炎性因子 TNF-α、IL、IL-1β 等在 KOA 发病过程中起着至关重要的作用。IL-1β 能独立地引起炎症反应和分解代谢反应，被认为是 KOA 发病机制中的关键炎性细胞因了，其在关节软骨和其他附件方面与其他炎性介质促进 KOA 的发生，在 KOA 中 IL-1β 主要由滑膜细胞、软骨细胞、单核细胞所产生，其可通过诱导 MMP 的合成，从而抑制软骨的合成，促进软骨细胞的凋亡。IL-1β 也可激活诱导型 NO 合成酶（iNOS）产生大量 NO，在抑制软骨细胞增殖的同时使细胞外基质合成相对减少，从而加速软骨的破坏引发 KOA。TNF-α 是 TNF/TNFR 细胞因子超家族的成员，TNF-α 其主要来源于巨噬细胞和 T 细胞，在 B 细胞、中性粒细胞和内皮细胞等其他细胞也有表达。TNF-α 作为炎性介质，其主要通过抑制软骨基质胶原与蛋白多糖的合成，促进滑膜成纤维细胞的增生同时也促进了软骨的降解，最终对关节软骨造成破坏引发 KOA。TNF-α 作为促炎细胞因子还可以诱导其他炎性因子的增生，共同介导关节软骨的破坏从而引发 KOA。Luo 等通过动物实验发现 KOA 模型大鼠关节液中 TNF-α 和 IL-1β 等炎性因子的表达明显升高，组织病理切片发现滑膜组织表现出炎症浸润明显且 KOA 模型大鼠的生存能力较差，推测血清 TNF-α 和 IL-1β 等炎性因子的表达水平可作为 KOA 大鼠膝骨功能的预测指标。

2. 炎症信号通路的激活：

（1）Wnt/β-catenin 信号通路：Wnt/β-catenin 是与炎症反应关系密切的信号通路，研究发现，Wnt/β-catenin 信号通路通过控制软骨细胞的形成和分化与细胞基质水解酶类的表达在关节组织中发挥重要作用，Wnt-4 蛋白的过度表达，可以引发 β-catenin 蛋白的表达增多，从而导致软骨细胞成熟和关节软骨的逐渐丧失和骨赘形成，MMP-13 作为 Wnt/β-catenin 信号通路的下游分子，其过度表达造成关节软骨破坏的同时还增强了炎性细胞因子对毛细管的破坏效应，β-catenin、MMP-13 蛋白相对表达水平及滑膜组织中炎性因子的含量明显升高，使得膝骨关节的交叉形态结构也受到破坏，从而进一步导致 KOA 的发生。研究发现，独活寄生汤对 KOA 模型大鼠的 β-catenin、MMP-13 的等蛋白的表达水平具有影响作用，其可能机制主要与抑制 Wnt/β-catenin 信号通路有关。

（2）TLR4/NF-κB 信号通路：TLR4 是 TLRs 家族的重要成员，可激活天然免疫与炎症细胞引发一系列的免疫与炎症反应。TLR4 作为脂多糖（LPS）的主要受体，其与受体形成复合物体后会识别 LPS 并激活下游效应分子核因子 κB（NF-κB）的激活和核转位，从而进一步促进 TNF-α、IL-1β 等炎症细胞因子基因的转录。已有研究表明 TLR4/NF-κB 信号通路及其介导的相关炎性细胞因子的表达，在调控 KOA 发病中发挥着重要作用，且该信号通路还与调节关节软骨细胞的发生具有密切联系，且相关研究发现，TLR4/NF-κB 信号通路早期可触发滑膜分泌炎性因子和滑膜增生诱导 KOA 的发生。在探讨 TLR4/NF-κB 信号通路是否参与 KOA 大鼠滑膜早期病变的研究中发现，模型组相比对照组血清中的 TLR4 mRNA、NF-κB p65 蛋白的表达均增高，以此说明 TLR4/NF-κB 信号通路参与了 KOA 大鼠滑膜早期病变的过程。

（3）PI3K/AKT 信号通路：AKT 是调节 PI3K 信号通路中细胞因子基因转录的关键分子，经典的 PI3K/AKT 信号通路是软骨细胞形成和分化以及细胞外基质的代谢的重要路径。研究发现，基质金属蛋白酶产生升高以及胶原蛋白 II 和骨聚物减少，是 KOA 发病的启动剂和助推器，胰岛素样生长因子-1（IGF-1）是与肌腱的修复生长有关生长因子，其是 AKT 磷酸化的强激活因子，可以激活 AKT 以促进胶原蛋白 II 的合成，另外 IGF-1 可以通过激活 PI3K 和细胞外信号调节激酶（ERK）和促进细胞周期的表达，并抑制 MMP-13 的表达。李刚等研究发现，PI3Km RNA 和 AKTm RNA 及 IL-1β、TNF-α 等炎性因子广泛存在于 KOA 大兔模型血清中，这可能与 PI3K/AKT 信号通路介导 KOA 炎症反应发生有关；商连斌等发现在生理状态下大兔血清中正常表达 PI3K 和 AKT 在 KOA 状态下显著增加，证明了 PI3K/AKT 信号通路在 KOA 炎症反应中的重要作用。

中医学对 KOA 的认识

中医学多将膝骨关节炎归属于"痹证"中的"膝痹"。"痹证"最早出现于《黄帝内经》。《素问·痹论》云："风寒湿三气杂至，合而为痹也。""所谓痹者，各以其时，重感风寒湿之气也。"中国 2018 年发布的《膝骨关节炎中西医结合诊疗指南》中将 KOA 分为气滞血瘀型，风寒湿痹型，肝肾亏虚型和湿热蕴结型 4 个证候类型，认为本虚标实为 KOA 的主要病机，本虚以正气亏虚为主，标实以实邪痹阻为主。《素问·长刺节论》云："病在骨，骨重不可举，骨髓酸痛，寒气至，名云骨痹。"肝藏血主筋，若肝血亏虚不能濡养筋脉，则易致肢体筋脉拘挛、麻木，关节屈伸不利；《素问·逆调论》云："肾不生则髓不能满。"肾为先天之本也，可主骨生髓，濡养筋脉、关节，上述论述简明扼要说明了 KOA 的发生发展与机体肝肾亏虚密切相关，正气亏虚，外感风寒实邪侵犯郁而化热等因素致机体正虚邪凑。李盛华教授认为 KOA 发生的关键在于"虚"与"邪"两个方面，肝肾亏虚致机体正虚情况下，外邪乘虚而入，侵袭机体，致气滞血瘀，寒凝经脉，经络痹阻，郁热化热。邓运明将现代医学研究成果与中医理论有机结合后提出 KOA 的核心病机为"正气虚弱、肝肾亏损"，认为肝肾亏虚，外邪侵入后 KOA 久延反复，则致机体气虚或阳虚；气虚则风寒湿等实邪进一步侵犯机体日久进而演变为瘀血、湿热；瘀血、湿热等邪气内停相互博结，日久化"毒"。毒邪耗伤正气，正气虚则毒邪胜，由此形成恶性循环。总之，无论何种病因导致 KOA 的发生，KOA 的发生与局部炎症反应以及合成代谢过程异常破坏软骨稳态的发生具有相关性，研究发现，IL-1β、TNF-α 等炎性因子可通过引发软骨细胞氧化还原状态的失衡，引起炎症反应和软骨细胞凋亡来破坏软骨稳态，进一步诱发 KOA 的发生。李朋等通过观察补肝肾活血协定方治疗肝肾亏虚型 KOA 临床观察中发现，所观察肝肾亏虚 KOA 患者中，观察组患者服用补肝肾活血协定方后炎性因子 TNF-α、MMP-3、IL-1β 水平较治疗前有所降低且症状改善明显。

综上可见现代医学对 KOA 炎症的认识与中医"肝肾亏虚"理论的认识具有一致性。因此运用"扶正祛邪"理论从炎症角度探讨补益肝肾类中药复方对 KOA 的干预具有可行性，以达到"正胜邪自祛"的效果。

补益肝肾类中药复方防治 KOA

现代诸多医家认为 KOA 以正虚邪盛为基本病机，肝肾亏虚日久导致机体气血亏虚为本，风寒湿、血瘀为标，病变涉及肝、脾、肾三脏。治则以补益肝肾、强筋健骨、益气养血等法治本，用舒筋活血、温经祛寒、通络止痛等法治标。多项现代药理学研究表明补益肝肾类中药牛膝其活性成分牛膝总皂苷具有抑制促炎因子 IL-1β 和 TNF-α 的表达，抑制软骨细胞凋亡及促进软骨细胞增殖、减轻滑膜炎症等 KOA 的病理生理过程且相关动物实验已经证实这些作用可能与 PI3K/AKT、TLR4/NF-κB 等信号通路有关；邝高艳等研究发现，加味独活寄生汤有效成分具有改善 KOA 患者关节液中 IL-1、IL-6、TNF-α 及 NO 的含量，推测其机制可能与通过调控 Wnt/β-catenin 信号通路，影响 Wnt 蛋白的表达，从而抑制炎症反应有关；颜春鲁等对 120 只 KOA 大鼠应用补益肝肾类复方右归丸干预后得出，各组大鼠软骨组织中 IL-6/信号转导和 STAT3 信号通路中的 IL-6 和 STAT3 mRNA 及蛋白活性量有不同程度的降低，通过补益肝肾类中药复方右归丸在 KOA 大鼠的治疗上取得了良好的效果；动物实验发现补益肝肾类复方右归丸能够直接或间接影响 PI3K/AKT/NF-κB 信号通路，调节 PI3K/AKT/NF-κB 相关下游信号分子 PI3K，pAKT 和 NF-κB 的表达水平，从而抑制炎 KOA 的炎性反应，达到缓解软骨损伤，减轻 KOA 兔模型的症状。李志敏等研究发现益肾祛痹汤具有明显降低肝肾亏虚型 KOA 患者关节液中炎性因子 TNF-α、IL-1β 及 IL-6 表达水平，且患者相关的 Lequesne 指数评分、WOMAC 评分及 VAS 评分也明显下降，表明益肾祛痹汤不仅可以减轻 KOA 患者炎症反应，还能逆转软骨和滑膜的降解，进而改善 KOA 患者的膝关节功能。

随着现代化医学的发展，中医药在治疗 KOA 已经充分展现了自身的特色与优势。目前关于干预炎症信号通路防治疾病的研究已经成为现代学者研究的热点，大量研究发现，KOA 病变过程中的炎症反应在病理、病机与治疗方面与正气亏虚密切相关，而补益肝肾类中药复方能够干预机体内炎症反应的表达，为此，应从中医药调节与 KOA 相关炎症信号通路为切入点，在充分发挥中医理论特色的基础上，应运用现代科学技术，探索出一条以中医药干预炎症反应的新思路，为治疗 KOA 提供新靶点及思路，进一步丰富中医药内涵，推进中医药现代化。

388 从肾虚湿阻论治膝骨关节炎

膝骨关节炎多发生于中老年患者，一般没有外伤史，以关节疼痛、僵硬、肿胀、跛行为主要临床表现，属于中医学"骨痹""鹤膝风""筋痹""痛痹"等范畴。其病理改变主要表现为关节软骨的退行性改变，骨赘形成，滑膜增殖形成滑膜炎以及关节间隙狭窄等。现尚未清楚该病确定的病因，其发病机制被多种解说，并没有统一，且尚未发现药物对本病有很好的疗效。学者董洪伟等对从肾虚湿阻论治膝骨性关节炎做了阐述。

中医对膝骨关节炎的病因病机认识

中医认为本病的内因为肝肾亏虚、筋脉血络瘀阻，外因为风寒湿三气侵袭，寒湿之邪痹阻于内，正气不足，无法鼓邪外出，致使外在之邪日久存于内而发病，故肝肾亏虚为其发病之本，寒湿阻滞为其标，本病属本虚标实，经典医文都有相关的阐述。

1. 肝肾亏虚是发病的根本：《素问·长刺节论》云"病在骨，骨重不可举，骨髓酸痛，寒气至，名云骨痹"。即膝骨关节炎病在骨，与肾关系密切。正如丹波元坚《杂病广要·历节》中"鹤膝……俱肾虚者多患之，因真气衰弱，邪气得以深袭"所描述。《中藏经·论骨痹》亦云："骨痹者，乃嗜欲不节，伤于肾也，肾气内消……则精气日衰……邪气妄入。"指出骨痹是由于平时饮食不节制，随心所欲，伤于肾，肾气耗损致精气亏损，筋骨失去濡养，从而筋骨疼痛，在此基础上外邪得以入侵。如《灵枢·五邪》云："邪在肾，则病骨痛。"《素问·脉要精微论》云："腰者，肾之府，转摇不能，肾将惫矣；膝者，筋之府，屈伸不能，行则偻附，筋将惫矣；骨者，髓之府，不能久立，行则振掉，骨将惫矣。"提出肝肾精髓不足，筋骨失养。《张氏医通·诸痛门》云："膝为筋之府，膝痛无有不因肝肾虚者，虚则风寒湿气袭之。"讲的是肝肾亏虚，筋骨失养，容易引起外邪风寒湿的侵入筋骨而发病。《素问·生气通天论》云："肾气乃伤，高骨乃坏。"把关节软骨的退变与肾气亏损紧密结合，肾中精气亏虚，致使骨失所养，从而骨赘增生，关节间隙变窄、畸形等，都强调了肾虚是根本，是骨痹形成与发展的内在因素。肾虚则肝虚，母病及子，故肝肾亏虚是贯穿膝骨关节炎整个疾病发生发展过程的始终，是外在治病因素侵袭机体必备的内在因素。

2. 寒湿阻滞为发病之标：《素问·痹论》云"风寒湿三气杂至合而为痹"。指出风寒湿三邪为痹病发病的外在因素，其中湿气最易损筋皮肉骨。《临证指南医案·痹》云："风寒湿三气合而为痹，然经年累月，外邪留著，气血皆伤，其化为败瘀凝痰，混处经络，盖有诸矣。倘失其治，多年气衰，延至废弃沉疴。"说的是湿邪留滞经络，导致经络痹阻，气血运行不畅，日久化瘀，不通则痛，湿性趋下，好发于下肢的缘由所在，充分体现湿是膝骨关节炎外在致病的关键因素，故寒湿阻滞为膝骨关节发病之标。《素问·痹论》云："荣者，水谷之精气也……卫者，水谷之悍气也……逆其气则病，从其气则愈，不与风寒湿气合，故不为痹。"《类证治裁·痹证》云："诸痹……良由营卫先虚，腠理不密，风寒湿乘虚内袭。正气为邪所阻，不能宣行，因而留滞，气血凝涩，久而成痹。"提出风寒湿是痹病外在的致病因素，同时强调风寒湿是促使痹病形成的关键。综上所述，寒湿是膝骨关节炎发病外在病因，留滞筋络，导致局部痹阻，痹阻日久成瘀，经络气血运行不畅，不通则痛。

现代相关实验研究表明，膝关节长期处在寒湿邪刺激的情况下，会引起膝关节周围的血管挛缩，导致局部血液循环不畅，局部组织无法得到血供与氧供，同时寒湿冷刺激可使软骨细胞死亡，使软骨及滑膜细胞的正常生活环境发生改变，共同促使细胞代谢产物的增多引起炎症相关因子升高，造成局部的关节疼痛，最后导致关节软骨细胞及基质的破坏，使软骨出现退行性改变，而膝骨关节炎发病主要机制是软骨退行性改变。以上所述都明确了寒湿邪对关节软骨及滑膜的冷刺激，会造成关节软骨及滑膜的炎症诱发，直接证明了寒湿是痹症形成的重要因素。这也是用现代医学实验研究佐证中医理论中"寒为痹之标"。说明了寒湿是促使膝骨关节形成与发展的重要因素。

治疗方法是补肾除湿法

补肾除湿化瘀法是围绕该病的病机为本虚标实，其本为肝肾亏虚，其标为寒湿阻滞，寒湿阻滞日久化瘀，既达到标本同治，又同时考虑到疾病的最终演变而设立的治疗大法。

独活寄生汤被历代医家作为治疗肝肾亏虚，寒湿痹阻的专方，也是临床治疗膝骨痹的常用方，独活寄生汤出自唐代孙思邈《备急千金要方·偏风》，方中重用独活为君，性善下行，治伏风，除久痹，以祛下焦与筋骨间的风寒湿邪。以细辛、防风、秦艽、桂心为臣药，其中细辛长于入少阴肾经，搜剔阴经的风寒湿邪，除经络留湿；秦艽祛风湿、舒筋络、利关节；桂心温经散寒，通利血脉之功；防风祛一身之风湿，君臣相伍，祛风寒湿邪，止痹痛。佐以桑寄生、杜仲、牛膝以补益肝肾，强健筋骨，且桑寄生兼可祛风湿，牛膝兼能活血通筋脉；当归、川芎、地黄黄、白芍养血和血；人参、茯苓、甘草健脾益气，诸药合用，补肝肾、益气血。白芍与甘草合用，尚能柔肝缓急，以助舒筋止痛。当归、川芎、牛膝、桂心活血，寓"治风先治血，血行风自灭"之意。甘草调和诸药，兼使药之用。全方配伍以祛风寒湿邪为主，补益肝肾气血为辅，邪正兼顾，祛邪不伤正，扶正不留邪。现代药理学研究表明，该方中某些药物具有抑制骨性关节炎的发生进程；同时抑制炎症反应，对软骨基质及胶原细胞的合成有促进作用，减缓软骨的退变及变性，且能够改善局部的微循环，促进关节软骨的修复。独活寄生汤为肾虚湿阻的专方，现代方解表明该方具有治疗膝骨关节炎，延缓该病的进展。故该方在临床运用广泛，取得一定的疗效，为治疗本病的常用方。

膝骨关节炎病程较长、进展缓慢，表现为从轻到重、由浅入深、从筋入骨的发展历程以及渐变规律。其病理与关节滑膜、软骨、骨等组织改变有关，每个病理过程对应的主要的病理改变以及表现不同，疼痛的症状也有区别，在于对分期的掌握与理解。独活寄生汤加减可以运用于整个疾病的全过程，有利于促进病理组织的修复，改善患者的疼痛。

现代学者及临床医家提及较多的是肾虚瘀阻证型，肾虚瘀阻是膝骨关节炎疾病演变的最终阶段，而作肾虚湿阻研究的甚少，该病临床证型复杂，辨证分型也是多样性，终究都是围绕着肾虚湿阻证型演变。膝骨关节炎好发于老年，身体功能下降，处于肾阳虚的状态，寒湿入侵，导致寒湿无以运化，流连于肢体，寒湿郁久化热，导致湿热，积久化瘀。因此寒湿、湿热、寒湿夹瘀、湿热夹瘀证型比较多见。肾虚湿阻为膝骨关节炎临床常见的证型，发病率也高。此证型为膝骨关节炎病机演变的重要一环，既就肾虚为整个疾病内在作用机制进行透彻的阐述，同时还就寒湿痹阻于膝关节导致关节活动不利，局部筋络失养，根据中医"不荣则痛"，故引起局部疼痛进行分析。针对该证型提出专方加减治疗，从而为临床治疗膝骨关节炎提供思路，避免辨证复杂性、理解不透彻影响对疾病的现有证型的把握与理解。

389　膝骨关节炎诊疗病证结合运用

膝骨关节炎（KOA）又称退行性关节炎，属于中医学"膝痹""痹证"范畴，是一种好发于中老年女性群体，严重危害人类健康的慢性滑膜炎性病变，临床上主要表现为关节局部症状和结构性改变。本病病程长，症状易反复，病理改变主要以合成代谢和分解代谢之间的失衡、涉及临近关节组织的滑膜炎症，导致软骨破坏、退变为基本特征。治疗上，多采用口服、外敷、针灸、推拿、功能锻炼，以及手术等中西医病证结合的方式缓解症状。病证结合是顺应医学发展规律逐渐形成的，它的本质是将疾病病因病理等与证候概念相结合，使病证结合既能体现中医"证"的特色，又能突出西医"病"的优势，同时体现中医理论和临床治疗特点，达到疾病防治目的。中西医病证结合疗法也是 KOA 的趋向疗法，具有选择灵便、疗效突出、价格低廉、不良反应少、社会接受度广等独特优势。在这种模式下，更能全面、客观地诊治疾病。学者黄艳峰等对膝骨关节炎诊疗病证结合运用做了探析。

KOA 病证结合模式

1. 辨证为主，辨病为辅：辨证论治是中医诊疗疾病的基本原则，辨证是把四诊收集的资料、症状和体征，通过综合、分析等手段，辨明疾病的病因、性质、部位，概括、判断为某种性质的证型。辨病论治是中医诊疗疾病的一种基本方法，辨病即根据不同疾病的各自特征，作出相应的疾病诊断。KOA 采用"辨证为主，辨病为辅"在临床中仍占主导地位。

2. 病证结合，双重诊断：在当前诊疗模式下，中医"膝痹"与西医"膝骨关节炎"已逐步找到切入点。中医诊断原理、思维独具特色，在临床治疗中发挥重要作用；但中医诊断客观化依旧困难，西医客观化诊断符合科学逻辑亦不可或缺。为了使病证结合更紧密，临床病例格式多采用双重诊断。

3. 中西合用，双重治疗：研究表明，非甾体抗炎药可减少前列腺素和花生四烯酸的产生，具有解热镇痛抗炎作用，被列为 KOA 缓解症状首选药物；但停药后症状容易复发，且长期口服对胃肠道有很大不良反应。有研究发现，服用氨基葡萄糖可刺激软骨细胞产生多聚蛋白多糖，从而促进软骨组织的修复，故作为关节软骨保护剂，是缓解 KOA 的又一选择，也有部分研究不能证明氨基葡萄糖的有效性。但在服用西药对症治疗的同时配合中医辨证治疗，疗效比单纯西药或中药更好，特别在早期 KOA 采用双重治疗，效果事半功倍。

病证结合临床运用

1. 症状量化评分研究：庄志杰等收集 60 例 KOA 患者，对患者进行中医辨证，通过 WOMAC 评分分析和疗效问卷调查，结果显示，不同证型患者的膝关节功能情况也不一样。陈元川等通过收集 300 例 KOA 患者，研究提出新描述方法 CKPM，验证了 KPM 疼痛类型与 KOA 中医不同证型关联密切，这为 KOA 中医证候诊断量化提供了可能。

2. 步态体征评分研究：王韬等研究发现，KOA 患者会出现疼痛、畸形、关节功能受限等症状，并且与步态周期、时间-空间参数、运动力学参数等紧密相关，患者肌肉力量、力线改变产生特有步态。王欢等选取 KOA 患者 47 例，另选取正常体检人群 22 例，采用 Biorescue 系统评估两者足底压力分布规律及平衡控制情况，结果表明，试验平衡测试与临床平衡评定有很大关联，这提示"膝痹"由生物力学不平稳致病，涉及膝部核心肌群、滑膜、半月板、韧带等组织，与中医"脾主肉、主四肢""肝主筋""肾主骨"理论相通，所以不同证型 KOA 患者足底压力试验也可能不尽相同，有很大的研究前景。

3. 影像学研究：何家扬选取符合纳入标准的 KOA 患者 60 例进行中医辨证，其中瘀血阻滞证 32 例，肾虚髓亏证 28 例，分别对患者进行 X 线片、MRI 检查，并进行程度分级以及各项影像学指标的统计整理，得出结论，KOA 的中医证型与影像学指标比较，差异有统计学意义（$P < 0.05$）。陆佳收集 KOA 患者 182 例，进行中医辨证后再进行 MRI 检查，结果显示，肝肾亏虚证以半月板退变、损伤为主，气滞血瘀证以软骨损伤为主，瘀血痹阻证以关节腔积液为主，风寒湿痹证发病例数较少。由上述可知，KOA 中医证型与影像学检查有密切联系。

4. 生化研究：鲍启忠等研究发现，中医风寒湿痹型 KOA 患者血清 Wnt-3α、重组人骨形态生成蛋白-2（BMP-2）及肿瘤坏死因子-α（TNF-α）表达升高趋势明显。汤晴收集 107 例 KOA 住院患者，中医辨证后，检查甘油三酯、总胆固醇、高密度脂蛋白胆固醇、低密度脂蛋白胆固醇、红细胞沉降率、C 反应蛋白指标，结果表明，KOA 患者不同中医证型的血脂水平与炎症指标不同，其中肾虚型患者甘油三酯升高与 C 反应蛋白、红细胞沉降率呈正相关。谢国平收集 75 例 KOA 患者关节液，用 ELISA 法测定关节炎中基质金属蛋白酶含量，经统计学分析论证这些客观指标与中医证型的相关性，结果表明，膝痹中肝肾不足证、筋脉瘀滞证、痰瘀交阻证与关节液中基质金属蛋白酶的含量有密切联系。

5. 代谢组学研究：代谢组学是继蛋白组学后的新兴学科，是采用化学计算分析代谢产物信息，并从中提取有效信息，这与中医"司外揣内"的理论是一致的。杨松滨等对 37 例 KOA 患者不同证型分组的尿液代谢谱进行气相色谱-质谱检测，结果显示，KOA 患者的尿液代谢物与正常组明显不同。这为中医"证型"的本质研究提供了新思路。

6. 病证结合治疗研究：近现代张锡纯在中西医结合道路上开创了先河，回顾历史，发现中西医各有所长，体悟到治病求本的重要性，在骨关节领域病证结合治疗带来意想不到的效果。有报道指出，中医保守治疗腰椎间盘突出症效果欠佳，于是创新采用中医辨证论治的同时针对性开展微创臭氧髓核消融技术，疗效显著，这一举措也为 KOA 病证结合微创治疗提供了新思路。赵志超等在关节腔内注射的基础上加用针灸、针刀治疗 KOA，临床效果比单一模式治疗更显著。

7. 病证结合预防研究：中医"治未病""既病防变"的思想根植于人们心中，KOA 的防治显得尤为重要。张宏研究发现，中医健康饮食、西医学提倡的健康运动对 KOA 的预防和减轻症状都具有重要意义。曲安龙等运用针灸与新型运动疗法神经肌肉关节促进法（NJF）改善关节囊内对位对线和关节运动功能，有良好效果。

思　考

1. 立足西医学前沿，提高 KOA 病证结合紧密性：中医与西医分别从不同视觉维度，采用不同的理论方法，积极探索 KOA 客观规律，各具特色，优势互补，创造特有诊疗模式。西医学对 KOA 的研究虽然细化到微观结构，但在治疗上仍很欠缺；而中医虽无法定性定量去解释病因病机，但时常在治疗上卓有成效。可见，病证结合治疗 KOA 有历史的必然和时代的要求。KOA 与痹证对"病"的表述不尽相同，但均反映了疾病发生发展的整个过程，其包含了多个证型，不同证型也涵盖了多种关节炎病名，还需要紧跟西医学步伐，追踪、汲取生命科学和西医学新理论、新观点、新手段，力求从多学科交叉中寻找更多更好的切入点，让彼此结合更加紧密。

2. 强化全民防治 KOA 意识，提高疗效：中西医病证结合治疗 KOA 虽然为病情缓解增加了许多治疗方式，但暂未发掘能有效阻止本病病程进展的治疗药物与方法，KOA 仍是骨伤科治疗的难点之一。所以提高疾病病证结合的防治意识尤为重要，从传统"重治疗，轻预防"的思想中扭转过来，落实"治未病"的具体方案，力争从根源上降低 KOA 发生率；同时从早"既病防变"，从疾病早期阻断病情进展，提高临床疗效。

3. 借鉴循证医学，提高 KOA 诊疗体系：循证医学是一门遵循科学证据，汇聚临床证据、个人经验、患者实际意愿等制定的科学预防措施。KOA 现面临中西医结合基础理论不足以及临床诊疗规范化及疗效标准统一化等众多问题，还缺乏多中心、大样本、高级别科学数据支持的临床诊疗方案，缺乏规范 KOA 证群分类与统一诊断标准，缺乏突出病证结合疗效优势特点的疗效评价体系等。因此，借鉴循证医学全面掌握疾病证候规律，建立统一规范的证群分类与统一诊断标准势在必行。解决以上问题，深入研读关于 KOA 文献是证候研究的理论基础，临床收集调研是构建证候统一标准的重要环节，专家经验调查对 KOA 证候统一标准具有指导性意义，对 KOA 的症状及体征进行科学量化评估是建立 KOA 证候标准的关键一步；同时，在制定切实可行的 KOA 临床诊疗方案中，要坚持中医药的主体地位，坚持西医辨病与中医辨证相结合，坚持数据库文献研读与临床流行病学调查相结合，坚持回顾性研究与前瞻性研究相结合，还需要进行大样本的临床数据评估，制订出规范、可重复、疗效好的 KOA 中西医病证结合诊疗方案。

4. 基于经典，提高病证结合治疗药物的创新：在诸多复方中，我们逐渐认识到药物单体及化学有效成分带给 KOA 的靶向治疗效果突出且安全。因此，需要利用现代化科技充分挖掘传统经典方药结合现代药理学知识，开发出新一代作用机制明确、疗效确切、服用方便、价格低廉治疗 KOA 的专病专方、专病专药，把病证结合充分融于中医药知识体系，推动 KOA 中西医临床研究又好又快发展。

390　膝骨关节炎的中医治疗

　　膝骨关节炎（KOA）是以膝关节疼痛、活动障碍及肌肉功能障碍为主要临床表现的一种退行性疾病，其发病率、致畸率较高，不仅严重影响患者的生活质量，也会引起相关的情绪与心理问题。有研究发现，女性、骨关节炎家族史、年龄≥60岁、肥胖、关节负重等是人群患病的高危因素。2018年相关流行病学调查表明，我国成人KOA总患病率约为18%，且发病率与年龄增长呈正相关，女性高于男性。随着我国人口老龄化的加深和肥胖人数的增多，KOA发病率或将进一步上升。目前西医普遍采用保守药物治疗或手术治疗，因西药不良反应较多以及老年患者对手术耐受度差而治疗效果不佳，寻求安全有效的中医药疗法变得十分必要。近年来中医药治疗KOA取得了长足进展，学者张春雷等将相关研究做了梳理归纳。

病因病机

　　膝骨关节炎归属于中医学"痹证""骨痹""筋痹"等范畴，1997年国家中医药管理局颁布的《中医临床诊疗术语》疾病部分将其统称为"膝痹"。痹者，"闭"也，经脉阻塞不通之意。《素问·痹论》云："风寒湿三气杂至，合而为痹也……卫者水谷之悍气也……逆其气则病，从其气则愈，不与风寒湿气合，故不为痹。"《类证治裁》亦云："诸痹……良由营卫先虚，腠理不密，风寒湿乘虚内袭，正气为邪气所阻，不能宣行，因而留滞，气血凝涩，久而成痹。"此病多由劳逸失宜、体虚年老或饮食不当致卫气不固，风寒湿邪气内侵而发病。疾病急性期一般以实邪痹阻经脉而致急性疼痛、肿胀为主要表现，缓解期疼痛、肿胀减轻，而常伴有乏力、关节屈伸不利、肌肉瘦削等因瘀致虚所致的症状，但筋脉痹阻贯穿KOA的始终，正虚血瘀是KOA的主要病机，亦有痰、毒等因素参与其中。

　　孙达武认为肝肾亏虚、瘀血阻滞为KOA主要病机，肾主骨，肝主筋，膝为筋之府，故肝肾亏虚是发病基础，血瘀是重要因素，治疗上，采用补肾活血汤加减内服与熨痛散外敷相结合以标本兼治。姜升平认为，本病由年老体虚、机体失护而致肾阳不足，累及脾土，筋脉失荣，复感风寒湿邪，经脉痹阻而成，病性为本虚标实，病程缠绵反复。许学猛提出肌肉痿废及筋肉挛缩是KOA的基本病机，筋脉束骨并连接成为关节，肌肉附着于筋骨关节，肌肉坚满与筋肉滑利是关节轻便自如的基础，脾气不足、气血乏源而不能滋养肌肉则成"肉痿"，肝肾亏虚或脾肾不足致筋肉失荣而发为"筋痉"，且"筋痉"常由"肉痿"发展而来，两者共病致KOA的发生。崔述生认为，除肝肾亏虚、寒湿痹阻之外，风、瘀、痰亦是KOA的重要病机因素，早期风淫内侵，与营卫相搏，流窜关节；日久则其动势渐衰，致经脉闭阻，瘀血阻滞经络；后期津液失常，痰湿内生，留着关节，痰瘀互结，久则入络。邝高艳等将"毒、瘀"视为KOA病机，多因老年体虚、肝肾不足，或跌仆损伤，致气血瘀阻，留而不去，化为瘀热，久则瘀化为毒，虚、瘀、毒互结，此为内毒，重感风寒湿邪之外毒，内外相合发为本病。

中医药疗法

1. 中药内服：

　　（1）中药复方辨证论治：雷升检索近10年内服方剂治疗KOA的相关报道，共纳入127篇文献，涉及149首处方、170味中药，结果提示中医药内服治疗KOA主要以补肝益肾、活血化瘀、祛风寒湿、强筋骨为主。夏璇等检索资料并进行 Meta 分析后发现，独活寄生汤治疗 KOA 总疗效较消炎止痛药更佳，安全性更好。李朋等通过临床研究得出在西药（依托考昔片口服）基础上给予补肾活血协定方可减轻 KOA 肾虚血瘀证患者的关节疼痛，改善膝关节功能，其机制可能与调节关节液、血清中相关因子水平使滑膜炎症减轻、调节软骨代谢有关。欧降红等的病例研究表明，由乌梅丸中入骨碎补 15 g、怀牛膝 10 g、青风藤 15 g、忍冬藤 15 g、桃仁 10 g、法半夏 12 g、木瓜 15g 组成的加味乌梅汤，可提高寒热错杂型 KOA 患者的临床有效率，改善膝关节功能。林柏龙等临床观察研究，苏气汤加味（组成乳香 12 g、没药 12 g、豨莶草 12 g、络石藤 12 g、秦艽 12 g、苏叶 9 g、荆芥 9 g、牡丹皮 9 g、白芍 9 g、当归 15 g、大黄 3 g、羊踯躅 3 g、桃仁 14 g）能改善膝关节血液流变水平而缓解 KOA 急性发作（气滞血瘀证）的疼痛症状；朱付平等使用桃红四物液治疗气滞血瘀型 KOA 亦取得良好的效果。张延杰等在小活络丹基础上化裁，采用自拟化痰祛瘀方治疗痰瘀互结型 KOA，并推测此方可能通过调节 NO、SOD 水平而减轻膝关节疼痛。唐军平以 "气血共调平衡" 为理论指导，针对气血亏虚型 KOA 患者处以验方养血止痛汤，契合气血不足、肝肾亏虚、外邪痹阻之病机，疗效显著。马增威认为针对 KOA 肝肾亏虚为本、风寒湿邪痹阻经脉的病机，应当以活血止痛、利水消肿、补益肝肾为治疗总则，使用由茯苓、泽泻、丹参、姜黄、牛膝、补骨脂、陈皮、延胡索、川芎、木瓜、炒白术、杜仲、甘草组成的活血利水方治疗 KOA 急性痛期疗效显著。马威等用桂枝芍药知母汤加减治疗风寒湿痹型 KOA 总有效率为 93.3%，方中桂枝、白芍、生姜、甘草合用，调和营卫、顾护胃气；知母配白芍，滋阴且制约他药温燥，麻黄、防风助桂枝发散风寒之邪，附子、白术温阳燥土，全方温阳散寒、祛湿行痹、养阴清热，可降低血清相关炎性因子，减轻疼痛，促进膝关节功能恢复。许晓彤等分析四妙丸加味对早期湿热蕴阻型 KOA 的干预结果后发现，其与功能锻炼和日常调护相结合，可明显缓解膝关节疼痛、改善功能。李帆冰把肝肾亏虚作为 KOA 辨证的基础，并细分为气血不足证、寒湿痹阻证、湿热流注证，分别予骨蠲痹汤加减、独活寄生汤加减、四妙勇安汤加减治疗。武文革等总结邹本贵临床经验，认为肝肾亏虚、风寒湿邪、痰瘀共存及经络痹阻为 KOA 的主要病机，并根据主次分为：①肝肾亏虚型，治以健脾疏肝补肾，使用二仙汤加减；②风寒湿痹型，治疗时注意风寒湿偏重，给予祛风、散寒、除湿，方用独活寄生汤加减；③痰瘀痹阻型，施予活血化瘀、祛痰通络，使用活络效灵丹加减。国医大师施杞把 KOA 分成 3 期论治：①急性发作期，此阶段从筋痹论治，可分为风寒侵袭证和湿热内蕴证，分别使用蠲痹汤合圣愈汤加减、热痹方加减治疗；②急性缓解期，主从骨痹论治，气血失和、脾肾亏虚和痰湿内蕴是主要类型，分别给予调身通痹方和牛蒡子汤合圣愈汤加减；③慢性持续期，此阶段可从痿痹论治，具体分为肾精亏虚、筋骨失养与素体阳虚、寒凝湿滞，方用温肾通痹方或益肾通痹方加减、寒痹方加减。

　　（2）中成药：中成药的疗效与饮片质量和使用剂量密切相关，中成药日服饮片量小于药典中单味饮片用量，且单味饮片用量和处方日服总量均远小于汤剂常用剂量，故中成药与中药汤剂疗效有一定差异，这与郑允彬等的一项研究结果相符。金天格胶囊是治疗 KOA 常用的中成药，有研究表明，其能抑制膝关节软骨退变，并通过兴奋 TIMP-1、TGF-β1 表达和抑制 MMP-3、IL-1β 表达起到抗炎的作用。仙灵骨葆胶囊可降低炎性因子水平，清除氧自由基，减少炎症反应，李建垒等对仙灵骨葆胶囊治疗 KOA 临床文献进行 Meta 分析发现，仙灵骨葆胶囊能有效缩短疼痛缓解时间，改善膝关节功能。周京华通过临床研究表明，使用金乌骨通胶囊治疗 KOA，可提高临床有效率，降低关节液中炎性因子表达，调节氧化应激反应，减轻关节疼痛。文静等 Meta 分析发现，金乌骨通胶囊治疗 KOA 及其他骨伤科疾病疗效显著，且可减少消化道不良反应。痹祺胶囊能显著改善 KOA 临床症状，龚幼波等使用痹祺胶囊联合关节腔内注射玻璃酸钠治疗肝肾亏虚型 KOA 临床有效率为 94.12%，并证明其对机体红细胞免疫水平有正向调节作用。王焕锐等通过检索临床文献发现，痹祺胶囊联合西药治疗 KOA 临床效果及安全性均较好。目前临床单独使用中成药较少，有研究表明中成药联合非甾体抗炎药（NSAIDs）或氨糖不仅可以提高 KOA 患者的临床疗效，还能减少不良反应。

　　2. 中药外治： 周世博等检索 KOA 中药外治文献，共纳入 54 个外用方、128 味中药，单味药物出现频率 ≥10 次的中药共 21 味，药物使用频次排在前 5 位的依次为红花、伸筋草、透骨草、威灵仙、当归；21 味高频药物中祛风湿药与活血化瘀药各占 38%，解表药占 14%，表明 KOA 中药外用以祛风湿、止痛、活血化瘀为主。

（1）中药贴敷：李晓辰等对检索的穴位贴敷治疗 KOA 临床文献进行 Meta 分析，结果发现，穴位贴敷或联合其他疗法，与 NSAIDs 治疗 KOA 相比疗效更显著，而与扶他林乳胶剂、痛点封闭疗效无明显差异。蒋铭等将 90 例风寒湿痹型 KOA 患者随机均分为 3 组，其中两组为治疗组（长时间组与短时间组），予闵氏秘制金黄膏外敷 8 小时、24 小时，另一组为复方南星止痛膏对照组，外敷 8 小时，3 组均隔日 1 贴；治疗 2 周后，治疗组的疼痛数字评分法（NRS）、WOMAC 评分及 KOA 指征较治疗前均有明显下降（$P<0.05$）。3 组均出现并发症情况，其中，治疗组短时间组 3 例、长时间组 8 例，对照组 5 例，表明闵氏秘制金黄膏能缓解风寒湿痹型 KOA 患者膝部疼痛，最佳方案为每日外敷 8 小时，隔日 1 贴，2 周为 1 个疗程。

（2）中药熏洗：邹昆等通过检索数据发现中药熏洗治疗 KOA 重在调肝，兼顾心脾肾，熏洗方以海桐皮汤为主方加减，多应用透骨草、红花、伸筋草、川牛膝、威灵仙、当归、独活、制川乌、乳香、川芎等祛湿散寒、化瘀通络药物。李音美等对比分析中药熏蒸方结合中频治疗仪，与硫酸氨基葡萄糖、塞来昔布胶囊及关节腔内注射玻璃酸钠对 KOA 患者疼痛及关节功能的影响，结果显示中药熏蒸联合中频治疗仪用于临床治疗 KOA 效果显著，可减轻患者疼痛，改善其关节功能，同时具有较高安全性。

（3）中药塌渍：王荻等对检索中药塌渍疗法治疗 KOA 的随机对照试验（RCT）及半随机对照试验（CCT）进行 Meta 分析后发现，中药塌渍组的临床有效率高于对照组，而治疗后的 VAS 评分低于对照组，提示中药塌渍疗法在提高治疗 KOA 的有效率及减轻患者疼痛方面作用显著。刘美玲等对比中药塌渍热疗与常规西药治疗风寒湿痹型 KOA 的差异，以临床症状积分、关节液指标变化、膝关节功能评分为观察指标，并统计有效率。连续治疗 30 天后的结果表明，中药塌渍热疗在改善风寒湿痹型 KOA 膝关节液各指标水平及临床症状、促进膝关节功能恢复方面疗效较好。

3. 针灸治疗：李胜等检索针灸治疗 KOA 选穴规律的临床研究文献，共纳入 157 篇文，涉及入 186 条处方、49 个腧穴，利用数据挖掘技术分析后发现，临床针灸治疗 KOA 多选用胃经、脾经、经外奇穴、胆经穴位，且膝周穴位为核心主穴。罗溪等使用针刺联合基础治疗早期 KOA 患者 30 例，临床症状明显改善。李洪涛等临床研究表明，电针在减轻 KOA 患者疼痛、僵硬症状方面疗效确切，远期疗效尤佳。高源洁采用火针治疗 33 例 KOA 患者研究结果显示，火针与毫针治疗 KOA 均安全有效，且火针在改善患者膝关节功能、疼痛、整体症状和总体健康方面优于毫针。黄泽灵等通过检索数据库有关温针灸治疗阳虚寒凝型 KOA 的文献后发现，温针灸可以有效改善患者关节疼痛、晨僵、功能障碍及畏寒等症状。

4. 推拿治疗：郭珍妮通过检索推拿治疗退行性 KOA 相关研究文献，共纳入 113 篇，分析结果发现，推拿治疗施术部位多在下肢，多取胃经、脾经、膀胱经进行揉法、擦法、一指禅等操作，配合使用弹拨法、点按法、按压法等复合手法，犊鼻、内膝眼、血海是最常选用穴位。梁家畅等采用平乐推按法治疗膝骨关节炎 29 例，与同期针刺治疗 27 例相比，在缓解 KOA 患者疼痛症状、改善患者膝关节功能、降低炎症反应方面优势显著。王先滨等在"形气辨证"理论指导下，遵循调经筋、调经络、调脏腑原则治疗形体肥胖 KOA 患者的总有效率为 83.33%。丁旭童等采用"脊-盆-膝"整体诊疗模式的推拿手法通过改善患者下肢力线治疗 KOA，与传统局部推拿手法相比，在缓解其关节僵硬及疼痛、增加关节屈伸度方面更有优势。

5. 导引功法：江岩等给予 23 例 KOA 患者 12 周的八段锦干预治疗，结果表明，指导性及系统性的八段锦训练能通过增加下肢肌肉含量与厚度、减少脂肪含量而缓解膝关节炎症状。叶银燕等研究显示，规律性的易筋经功法训练，与 Prokin 本体感觉和平衡训练的康复训练相比，更能改善膝关节疼痛、僵硬症状，提高患者本体感觉敏感度和平衡能力，促进膝关节功能恢复，疗效较好。

6. 综合疗法：吕丽芳等采用中药塌渍结合灸法、温针灸、口服塞来昔布胶囊分别治疗风寒湿痹型 KOA 患者 40 例，结果显示中药塌渍联合灸法治疗风寒湿痹型 KOA 临床疗效更显著，操作简便，可考虑居家治疗。林映欣等病例研究表明，桂枝芍药知母汤加减方联合针刺治疗 KOA 能有效缓解患者膝关节疼痛、僵硬症状，改善关节活动功能。张蕾等通过临床研究发现，针灸联合推拿疗法治疗 KOA 较单一针灸或推拿治疗疗效更优。蔡海东等使用益肾通络方联合针灸推拿治疗 KOA 患者 37 例，与玻璃酸钠注射液关节腔注射治疗 37 例相比，在提高临床有效率，改善 VAS 评分、WOMAC 评分、LKSS 评分及炎症因子水平方面更有优势高（$P<0.05$），这可能与其可调控关节液中炎性因子水平相关。

　　KOA 的病因病机主要为正气不足、卫外不固，而致风寒湿邪内侵，痹阻经络，营郁不通，或久病营血不荣致关节疼痛、僵硬，"虚""瘀"是其主要的病理状态。在中医理论指导下，通过辨证论治采取中药内服、中药外用、针灸推拿等方法对早、中期患者发挥治疗作用，极大改善了大部分患者的临床症状及生活质量，效果较理想。

391 中医治疗肾虚型膝骨关节炎

目前研究认为，膝骨关节炎病变过程涉及软骨细胞变性与凋亡、细胞外基质降解与合成失衡、软骨下骨变性及丢失等方面。随着年龄的增长，关节软骨中2型胶原纤维出现退化，使关节软骨失去弹性，进而出现关节骨性损伤的症状。现代医学认为，软骨细胞是关节软骨中唯一的细胞，其在软骨形成、代谢及修复中起着重要的作用。

膝骨关节炎属于中医学"骨痹"范畴。《济生方》云："风寒湿三气杂至，合而为痹，皆因体虚，腠理空疏，受风寒湿气而痹也。"中医认为本病的发生，内因以肝肾两虚，气血瘀滞，经络痹阻，筋骨失养为本；外因多由感受风、寒、湿之邪而诱发。查阅相关文献，发现目前国内中医学界公认膝骨关节炎的基本病机为"肝肾亏虚，风寒湿邪是外在诱因，血瘀痹阻是主要病理因素"。因此补肾法是治疗膝骨关节炎的基本方法。中医对于痹病的治疗已有悠久历史，可分为内治法和外治法，内治法通过望、闻、问、切对疾病进行辨证分型，给予经典方剂临证加减后煎煮口服的方法；中医外治法是与内服药物治病相对而言的一种治疗方法。外治法一般专指选用药物、手法或配合适当的器械，作用于体表或九窍等处以治疗疾病的方法。学者赵乾龙等就近年来中医药治疗肾虚型膝痹病的临床研究做了梳理归纳。

中医内治法

整体观念、辨证论治是中医诊治疾病的基本原则。根据这个原则，针对膝骨关节炎病因病机，确立补益肝肾、活血化瘀、祛风除湿的治疗原则。

1. 从肝肾论治：补益肝肾是治疗膝骨关节炎的基本治法。肾精充盈、肾气旺盛，则人体骨骼强健。肝主筋为藏血之脏，肝血充足则筋脉强劲。静可滋养骨髓，润泽关节滑囊；动可约束诸骨，避免运动损伤。故治疗应筋骨并重，肝肾同治。许日明等采用左归丸加减内服从肾论治绝经后膝骨关节炎肝肾亏虚证患者，证明口服中药可调节内分泌激素水平，减轻焦虑、抑郁，并可调节软骨代谢的环境，抑制炎症反应，提高患者日常生活能力和临床疗效。也有相关研究表明肝肾亏虚型膝痹病患者口服左归丸联合关节腔注射坡璃酸钠注射液可明显解除患者局部疼痛症状。曹舜等研究发现加减独活寄生汤治疗肝肾不足型膝骨关节炎能显著降低 BMP-2 mRNA 水平，可抑制细胞因子从而减缓疾病进展。龚幼波证实中成药痹祺胶囊能提高肝肾亏虚型膝关节炎患者的红细胞免疫 C3 受体花环率（E-C3bRR%）并下调红细胞循环免疫复合物花环率（ICR%），可促进患者红细胞免疫功能改善。李宇等以熟地黄、当归、牛膝、山茱萸、茯苓、续断、杜仲、白芍、青皮、五加皮自拟中药汤剂补肾壮筋汤对大鼠灌胃后发现其膝软骨细胞增殖明显并能够促进软骨细胞中2型胶原纤维的表达，降低膝软骨细胞凋亡的发生，可减缓疾病进展。张鹏以右归丸为基础方剂，根据临床经验总结出方剂温阳益髓方，对44例膝骨关节炎患者，行温阳益髓方联合关节镜下自体骨软骨移植治疗膝骨关节炎软骨缺损，证明手术3个月后运用此法患者目测类比评分和 Lysholm 评分均优于单纯运用关节镜下自体骨软骨移植术患者，这表明温阳益髓联合软骨移植可以提高膝骨关节炎伴发局灶性软骨缺损的临床疗效。

2. 从瘀阻论治：肾虚血瘀型膝骨性关节炎作为退行性关节疾病中较为常见的一种，表现为关节、软骨、韧带及滑膜等组织损伤，对行动产生一定影响。传统医学认为该症状的出现，主要与肾虚及功能降低有关。其治疗关键在于瘀血闭阻，且当出现肾虚症状时，必然导致血瘀，而血瘀又会加重肾虚程度。故本证型治疗方法为补肾活血法。刘心万以全蝎、郁金、姜黄、制没药、制乳香、鸡血藤、延胡索、三七、制川乌、牛膝、川芎、威灵仙、生黄芪自拟中药汤剂散瘀止痛汤治疗膝骨性关节炎 36 例，以活动功能及相关细胞因子表达为评价标准，证实散瘀止痛汤可缓解症状，改善关节功能。钟晨以熟地黄、秦艽、淫羊藿、杜仲、牛膝、丹参、鸡血藤、延胡索、青风藤自拟中药方剂强筋壮骨方有助于降低肝肾瘀滞型患者膝关节液中 hs-CRP、IL-1β、NO 水平。王清玉研究发现补肾活血颗粒（其主要药物为熟地黄、山茱萸、杜仲、山药、淫羊藿、怀牛膝、当归、桃仁、红花、白芍、延胡索、木瓜）可降低膝骨关节炎患者关节液中 IL-1β、NO 浓度，提高保护性因子 TGF-β1 的水平。廖国平研究发现中成药新伤丸可有效降低血液黏度值、血浆黏度值、ESR、CRP 和 IL-1 等指标。许云腾分别以淫羊藿苷、熟地黄醇提物予 SD 鼠灌胃 12 周后发现补肾中药能有效改善膝骨关节炎软骨下骨异常的骨代谢，从而延缓膝骨关节炎的病理进程，作用机制可能与 TGF-β 信号通路的调控有关。杨帆研究发现补肾通络法能够提高家兔的 BMP-4、BMP-7 和 TGF-β1 的 mRNA 与蛋白的表达含量以保护受损的软骨细胞。叶大林研究补肾活血方（主要药物组成为桑寄生、鸡血藤、阿胶、补骨脂、怀牛膝、龟甲、丹参、熟地黄、仙鹤草、生地黄、当归、黄芪、白芍）对于膝骨性关节炎大鼠软骨下骨调控作用的影响，采用免疫组化染色的实验方法，测量 BMP-2 及 Smad-1/5 表达水平，实验结果显示中药补肾法能够提高 BMP-2 及 Smad-1/5 在膝骨关节炎软骨下骨骨平衡分配，改善膝关节炎软骨的代谢，从而起到对膝骨关节炎的治疗作用。周鑫探究少阳主骨方（主要药物组成为柴胡、法半夏、党参、甘草、黄芩、大枣、骨碎补、怀牛膝、山茱萸）的作用机制，通过影像学选取 13 只膝关节退变的老年食蟹猴，随机选 1 只行病理学观察，其余食蟹猴随机分为少阳主骨方组、氨糖美辛组、生理盐水组，每组 4 只，连续灌胃 8 周后处死所有食蟹猴，取关节软骨进行病理学观察，检测关节软骨中 p19Arf-p53-p21Cip1 基因与蛋白的表达，少阳主骨方组＜氨糖美辛组＜生理盐水组，具有统计学差异（P＜0.05），证实少阳主骨方可以延缓关节软骨退变，调控 p19Arf-p53-p21Cip1 基因与蛋白的表达。夏汉庭取 3 周龄 SD 大鼠关节软骨，第三代软骨细胞加入梯度浓度加味阳和汤干预后使用 IL-1β 诱导炎症，发现加味阳和汤能有效下调异常增高的 MMP-3、MMP-9、MMP-13，并上调 2 型胶原纤维表达，证明加味阳和汤可通过抑制 MMPs 的表达而保护关节软骨。冀海军用阳和汤汤剂研究动物模型：将 10 只新西兰大白兔 5 只/组随机分为两组，含药血清制备组兔 50 mL/只，早晚各灌胃 1 次，连续 3 日；空白组灌胃等剂量蒸馏水；末次灌胃 3 小时后，腹主动脉取血，分离血清-20 ℃备用；将 30 只白兔 10 只/组随机分为假手术组、模型组和阳和汤含药血清治疗组（治疗组），制备关节炎模型，构建模型当日，治疗组兔子右膝关节腔注射 1.5 mL 含药血清，每日 1 次；假手术组和模型组注射等剂量的普通血清，连续注射 7 日。兔处死后取右膝软骨组织，分析软骨组织中 Bcl-2、Bad、Caspase-3、MMP-1、MMP-3 和 TIMP-1 蛋白表达。结果阳和汤含药血清能够通过降低 MMP-1 的表达，上调 MPP-3 和 TIMP-1 的表达改善兔膝骨性关节炎软骨损伤。杜梦梦也通过相关研究发现骨痹通方（骨碎补、补骨脂、淫羊藿、杜仲、狗脊、青风藤、鸡血藤、土贝母）能明显抑制 Wnt5a、β-catenin 的表达，从而减少 MMP-3 的产生、促进 2 型胶原纤维的表达，起到保护关节软骨的作用。盛世平通过对 62 例膝关节骨行关节的患者进行辨证，证型分别为气滞血瘀型，风寒湿滞型，肝肾亏虚型，分别将中药内服和外用法联合应用，证明内服中药可以活血化瘀、祛风除湿、补益肝肾，外用法可以活血通经、止痛消炎，可以起到较好的疗效。

中医外治法

1. 针灸治疗：针灸是治疗膝骨关节炎的临床常用方法，其在应用时具有以下特点：以循经取穴、局部取穴为主；选穴多集中在足三阳经、足太阴脾经；特定穴使用广泛，尤以五腧穴中的经穴、合穴为多。另外，在临床治疗中针刺阿是穴、经外奇穴等治疗膝骨关节炎也较多。罗亚男查阅针灸治疗膝骨关节炎的临床文献，发现标准处方取穴、局部配合远端取穴为目前主要针灸治疗方案；前 5 位常用穴是足三里、阳陵泉、内膝眼、犊鼻、阴陵泉，选穴以足阳明胃经、足太阴脾经、足太阳膀胱经、足少阳胆经为主；穴位分布以膝关节局部腧穴种数、频数为多；重视特定穴选取，尤以五腧穴（经穴）、下合穴多见。叶碧霞通过对照腹针配合热敏灸治疗，与用常规针灸结合非甾体抗炎药治疗膝骨关节炎，得出结论：腹针配合热敏灸较传统针灸治疗方案治疗膝骨关节炎疗效较好。凌耀权运用火针配合刺络放血治疗膝骨关节炎与常规口服非甾体抗炎药进行疗效对比得出结论：采用火针配合刺络放血治疗膝骨关节炎，可显著提高临床疗效，缓解临床症状，减轻患者痛苦，促进膝关节功能的恢复，提高生活质量。

2. 推拿治疗：推拿在治疗膝骨关节炎时多运用按揉法、弹拨法、点按法等手法以疏通经络，松解粘连；摇动法、拔伸法、牵抖法等以增加膝关节活动度。推拿能快速缓解患者局部疼痛，有利于生活质量的提高。李振朝通过对 58 例膝骨关节炎患者进行辨证，分别采用以拇指平法顺推肝、肾经，点按太冲、太溪、阳陵泉、鹤顶穴，患肢周围使用搓法，向内推挤髌骨，做膝关节摇法；以拇指平法顺推脾、肾经，点按太冲、太白、血海、阳陵泉、膝眼、鹤顶穴，患肢周围使用擦法；以拇指平法顺推肝、脾、肾经，点按肝俞、肾俞、太溪、太冲、内外膝眼、鹤顶穴，患肢周围使用滚法三种推拿手法。根据膝骨关节炎中医分型给予辨证推拿治疗能够取得较好的效果，能够缓解临床症状，改善膝关节功能。路杰能研究发现加味益肾强骨汤联合三步推拿点穴手法可有效降低肿瘤坏死因子-α 水平、白细胞介素-6 水平。司子杰通过观察 82 例膝骨关节炎患者分别给予观察组患者中医推拿引导治疗，对照组患者西医常规治疗的临床疗效，发现观察组患者 WOMAC 量表评分显著低于对照组患者（$P<0.05$），治疗总有效率显著高于对照组患者（90.24% vs 73.17%，$P<0.05$）。中医推拿引导治疗膝骨关节炎效果显著，安全可靠，推荐使用。

中医内外治方法

周岳君通过对 81 例膝骨关节炎患者以中药内服结合中药熏蒸治疗膝骨关节炎并与口服消炎止痛片及阿司匹林做了临床对比，得出中药组疗效高于西药治疗组的结论。张军应用活血止痛膏（成药）治疗膝 OA 并进行了临床观察，得出中药外敷对治疗膝骨关节炎有意义。刘坤锐通过对 98 例患者予独活寄生汤联合温针灸治疗膝骨关节炎后疗效满意，证明中医内外治疗效显著，可提高临床疗效，改善生活质量。郭禄斌通过自拟中医健骨汤配合分阶段康复训练治疗膝骨关节炎患者后发现，中药汤剂能够改善患者的疼痛状态，安全性佳。

目前膝骨关节炎的病因病机越来越受到重视。对于本病的早期诊治，西医常采用口服 NSAIDs 以减轻痛苦及局部关节症状；中药较西药口服 NSAIDs 胃肠道反应轻，长期服用患者的耐受性好，不存在长期服用 NSAIDs 可引起的上消化道出血、药物性肝损伤、泌尿系统和神经系统等不良反应。对于中药疗法的现代实验研究越来越多。例如中医疗法可以明显降低 IL-1β、IL-6、TNF-α 等致炎因子的表达，其次中医疗法可以抑制某些疾病的相关指标的表达，而这些指标在膝骨关节炎患者中也存在过度表达。膝骨关节炎的发生是由多种机制相互介导的，望今后的实验能从免疫调节、细胞活性、细胞靶点等多角度，探究基于中医疗法下膝骨关节炎确切和治疗机制。

392　膝骨关节炎组方用药规律

膝骨关节炎为中老年患者的高发疾病之一，是由多种原因导致的膝关节软骨退行性病变、损伤及继发性骨质增生为主要特征的慢性疾病，临床上以关节疼痛、活动受限和关节畸形为主要症状，严重影响患者的日常生活质量。历代中医大家对于膝骨关节炎多从痹论治，痹证是指机体、经络因感受风邪、寒邪、湿邪等病邪引起的以肌肉酸痛、重着、麻木以及肢体关节屈伸不利为主要症状表现的一类病症。学者范元赫等基于中医传承辅助平台软件的帮助，分析了近 5 年中医药治疗膝骨关节炎相关文献组方的用药规律，能为临床上中药治疗膝骨关节炎提供合理的指导，从而提高以中医药为主要治疗手段对膝骨关节炎治疗的临床疗效。

资料和方法

1. 处方来源：使用计算机进入中国知网（CNKI）检索，以"中医药治疗膝骨关节炎"为搜索关键词，搜索近 5 年所有治疗膝骨关节炎的处方，收集整理并筛选出用于治疗膝骨关节炎的方剂 69 首。

2. 筛选标准：

（1）纳入标准：①选择近 5 年中医药治疗膝骨关节炎的文献。②阅读全文提取组方符合中医辨证论治、药味具体完整的中药成方。

（2）排除标准：①不符合上述纳入标准的文献。②全文中涉及中药治疗膝骨关节炎兼病的文献。③民族医药等治疗膝骨关节炎的文献。④所列的方剂中用药不明确的文献。⑤治疗方法不是中药，而是针灸、穴贴等中医外治法或者是食疗的文献。⑥文中研究方法不科学的文献。⑦以动物为模型的实验类的文献。

3. 数据规范：中药药名的规范，参考《中华人民共和国药典》中中药的名称，对所统计的文献涉及的中药药名进行统一录入，如将"炒白芍""生白芍""白芍"均录为"白芍"，"炒栀子"统一为"焦栀子"，"蜜麻黄"统一为"炙麻黄"，"仙灵脾"统一为"淫羊藿"，"川断"统一为"续断"等。

4. 分析软件：中医传承辅助平台软件 V2.5，由中国中医科学院中药研究所提供。方剂录入，核对并进入中医辅助平台的平台管理-方剂管理，将筛选出的方剂逐一录入到系统中，每首方剂添加完成后必须由双人负责对数据源进行审核，以保证数据源的准确性。

5. 数据分析：打开中医传承平台的"数据分析"界面，在中医类疾病中输入"骨痹"，点击查询便可对收入数据库中的方剂进行组方分析。关联规则，分析利用"数据查询"功能提取已录入处方，并进行药物频次统计、组方规律分析、核心药物组合分析、新方分析等。

结　果

1. 用药频次：共收集中医药治疗膝骨关节炎的成方 69 首，经平台统计得出 134 味中药，用药频次出现过 10 次以上的中药共有 18 味。

2. 组方规律分析：使用"组方规律"分析，把支持度设为 13，同时将置信度设为 0.6 时，经平台分析得出常用药物用药模式和常用药物规则分析，关联规则分析的网络化展示。

3. 新方分析：把相关度设置为 8，同时惩罚度为 2，点击"聚类"，此时演化出 3 味药的核心组合

41 组。点击"提取组合"，得到 10 个新方聚类的核心组合，形成 9 个治疗膝骨关节炎的新方。选择"网络展示"，得到药物组合之间的关系图。

讨　　论

骨关节炎属于现代西医疾病的名称，中医古代文献中没有具体的记载，但是本病所引起的症状，常见于古代文献中多归属于"骨痹""痹证"和"骨痿"之类的病症。在临床角度看来，骨关节炎这类疾病常见的病因为由于内因为肝肾不足，气血亏虚，从而导致风寒湿等外邪乘虚而入导致筋络痹阻，气血不能濡养，虚实夹杂导致疼痛。《膝骨关节炎中医诊疗专家共识》将本病的主要分型分为肝肾不足、风寒湿痹、风湿热痹、瘀血痹阻 4 型。临床医家大多对膝骨关节炎有各自理解和应用。肝主筋，膝为筋之府，故卢敏等认为膝骨关节炎的发生多与肝脏密切相关，认为应"从筋论治"。谭旭仪等认为本病的病因病机为肝脾肾三脏虚损，提出"虚""瘀""毒"治病理论。陈泽华等则认为该病乃肾虚血瘀，筋骨失养，血瘀不通所致。徐鹏刚则认为该病多与肾虚、络阻有关，肾主骨，肾虚则骨萎；筋络不通，则萎痹，故为本虚标实之证，治疗因人而异。在 CNKI 数据库中收集中医药治疗膝骨关节炎的文献，经过排除标准的筛选，筛选出治疗膝骨关节炎的成方，运用中医传承辅助平台分析用药规律，提取治疗膝骨关节炎的新处方，为临床上治疗膝骨关节炎提供了新的思路和新的方法。

对治疗膝骨关节炎用药频次进行分析，前 10 位用药分别为牛膝、当归、白芍、熟地黄、甘草、川芎、独活、杜仲、茯苓、黄芩。其中牛膝在《神农本草经》记载"主寒湿痿痹，四肢拘挛，膝痛不可屈伸，逐血气，伤热，火烂，堕胎。久服轻身耐老"；而高坤等药理研究证明，牛膝中含有的牛膝总皂苷可以降低关节滑膜液中细胞因子水平，从而产生减轻炎症因子，保护软骨的作用。当归在《本草易读》记载"甘，苦，辛，温，无毒。足厥阴肝，手少阴心药也。养血滋肝……止诸般脏腑疼痛，痿痹癥瘕之邪"。膝骨关节炎主要发病的内因为肝肾不足，气血亏虚，当归养血补血，归肝经，濡养筋脉可对症治疗。白芍的功效是平肝止痛、养血调经、敛阴止汗。李丽萍等药理学研究发现，白芍苷是白芍的主要成分可通过调节白细胞介素-1（IL-1）、IL-2、肿瘤坏死因子-α（TNF-α）、核因子κB（NF-κB）及 IL-17 表达，抑制关节滑膜细胞增殖，从而发挥治疗作用。熟地黄可滋阴补血，益精填髓。现代药理学研究发现，熟地黄中的熟地黄水提物能够非常快速地升高血红蛋白以及使血红细胞数量增殖，加速造血的恢复。甘草味甘性平，是临床最常见的佐使药，具有补中益气、润肺止咳、清热解毒、缓急止痛、调和诸药之功。李晓红等研究表明，甘草具有一定的抗炎作用，这是基于组成其关键的（E）-1-（2,4-二羟基苯基）-3-（4-羟基苯基）-2-丙烯-1-酮以及甘草总皂苷降低 IL-1 和 TNF-α 等因子的浓度和阻断巨噬细胞炎症反应发生的作用。川芎辛温香燥，走而不守，具有活血行气、祛风止痛的功效。现代药理学研究发现，川芎嗪能显著增强骨髓造血细胞的表达，有利于加快造血细胞的再生以及使造血微环境中的微血管修复加快，更进一步加快造血重建。独活可祛风除湿，通痹止痛。程晓平等网络药理学研究发现，该药可能对钙、催产素、丝裂原活化蛋白激酶、环磷酸腺苷、肿瘤坏死因子、凋亡等信号通路进行调控。杜仲有补肝肾、壮腰膝、强筋骨、安胎功效。杜仲成分中可分离得到 205 种化合物，其药理作用主要有预防骨质疏松、抗炎、肝保护等。茯苓味甘、淡，性平，具有利水渗湿、健脾宁心的功效。现代药理研究发现，茯苓主要含有的化学成分是多糖类、三萜类、甾醇类等，具有抑制白细胞介素-1β（IL-1β）、IL-6、TNF-α 的分泌，从而起到调节免疫的作用。黄芩味苦、性寒，有清热燥湿、泻火解毒、止血、安胎等功效。现代药理研究发现，黄芩提取物对机体脂质的过氧化物生成具有一定的抑制作用，进而提高抗炎效果。

对生成的"组方规律"进行分析，得出常用核心药对有牛膝-当归，熟地黄-牛膝，牛膝-独活，川芎-牛膝，熟地黄-当归，牛膝-甘草，川芎-甘草等。从核心药对看出，常用的配伍药物多具有补益肝肾，祛风止痛，清热利湿，补血活血之类的功效。在核心药对中常用到的牛膝、熟地黄、川芎、独活、当归、甘草这 6 味药也均是治疗膝骨关节炎的常用药物，此 6 味药为独活寄生汤中的重要组成部分（独活为君，其余 5 味药为佐使之药），故独活寄生汤具有祛风湿、止痹痛、益肝肾、补气血的作用。现代药理学研究发现，独活寄生汤可使 Wnt1、Wnt10b 等表达水平显著降低，还可抑制超敏 C 反应蛋白（hs-CRP）的释放，并可以增加软骨胶原含量。《黄帝内经》云："风寒湿三气杂至，合而为痹也。"3 种邪气时有偏胜，其中风邪较胜称为行痹，寒邪较胜称为痛痹，湿邪较胜称为着痹。邪气留于骨则肢体沉重，留于筋脉则屈伸不利。在方剂的用药规则分析中，川芎-大于当归，置信度约为 0.818，可看出治疗膝骨关节炎侧重补血活血与行气止痛结合应用。川芎和当归两味药亦是独活寄生汤重要组成药物，两者祛除风湿、强壮筋骨、养血活血。独活-大于牛膝也是祛湿止痛、补益肝肾的药对，两者合用，可以强壮筋骨，补益肝肾，祛湿止痛。从《膝骨关节炎中医诊疗专家共识》中可以看出，膝骨关节炎重视疾病的内外因。内因外因最终结局是筋络痹阻，酝于膝关节，导致膝关节不得屈伸，关节病变。正如《黄帝内经》所云："邪之所凑，其气必虚。"膝骨关节炎根源在于内虚，诱因在于外邪侵袭。治疗大原则当祛邪扶正。治疗膝骨关节炎常用的核心组合有活血行气类，如川芎、当归、细辛；祛风湿补肝肾类，如川芎、牛膝、独活；清热燥湿类，如苍术、知母、泽泻；补血活血类，如红花、桃仁、泽兰。此外，平台分析出的其他剩余组合多是在补益肝肾，活血行气，祛风除湿，止痛消骨，活血疗伤止痛之间的结合。如祛湿补气利膝威灵仙、狗脊、黄芪；补肝肾柔肝止痛山茱萸、枸杞子、白芍。提示临床治疗本病应审证求因以治其本，针对临床症状灵活进行药物加减。对 69 条方剂进行数据挖掘，得到治疗膝骨关节炎的 9 个新处方。新方 9 为肝肾两虚证之剂，适用于年老体虚，肝肾不足的类型。新方 6 为祛风除湿补益之剂，新方亦为祛风除湿补益之剂。两个新方都有风湿之邪形成，而前者伴有肝脾两虚，后者伴有肝肾两虚。新方 3 为益肝肾、清热熄风止痉之剂，新方 5 为补益肝肾、利水燥湿之剂。两者都有肝肾亏虚，前者还伴有风热之邪，后者伴有湿邪为患。新方 1 和新方 2 均为补肝益肾之剂，但前者重活血行气，后者重祛风散寒。新方 8 为单纯燥湿清热之剂。膝骨关节炎往往病程较久，疾病中风湿血瘀正虚相互胶结。如果临床上单从一方面入手，往往导致效果不良，需要结合实际辨证综合治疗。

从上述平台分析的统计结果看出，医者在临床用药中必须首先抓住疾病的主要原因，同时针对疾病不同的临床表现灵活进行药物加减。膝骨关节炎病因主要分内因和外因。外因先分寒热。感受风湿热邪，湿热之邪伤阴耗气；而感受风寒湿邪，寒凝水湿导致关节屈伸不利。内因主要为脾肝肾三脏之责。膝骨关节炎多发于老年人，因脏腑虚弱，肝脾肾常常虚弱。老年人脏腑虚弱，筋骨不强，正虚因导致标实。老人肝肾常不足，肝主筋，肾主骨，肝肾不盛则筋骨不强。脾主运化水谷精微，化生气血，为后天之本；肾藏精，主命门真火，为先天之本。若两者不能相互滋生，则五脏俱虚。且脾运化水谷精微同时，更运化水液，而肾脏更是主水，调节一身水液代谢。故脾脏肾脏与一身的水液运化紧密相连，运化不及则产生湿邪。上述的内外因可共同导致风湿瘀邪积于膝关节，形成膝骨关节炎。

膝骨关节炎是临床上常见的一种多发于老年人身上的疾病，本病往往病程较长，病因较多，最终结果是导致膝关节产生退行性病变，继而产生一系列的症状，导致患者活动能力下降。临床治疗多围绕减轻或抑制膝关节周围筋膜、韧带以及关节囊等软组织的炎性改变。中医治疗应当遵循辨证论治，审证求因。根据患者的具体病情，采用补益肝肾、健脾利湿、行气活血、祛风止痛的方法贯穿其中，将各方法灵活的结合使用，最终实现防止膝骨关节炎进一步恶化的目的。本研究将各医家有效的用药经验进行总结，与此同时分析出了一些新的药物组合，为临床上治疗膝骨关节炎提供了一些新的思路。

393 中医治疗肾虚血瘀型膝骨关节炎研究

膝骨关节炎（KOA）是一种以膝关节疼痛、肿胀、屈伸不利为主要表现的慢性、退行性疾病，其基本病理表现为关节软骨的损伤和缺失，同时伴有关节下骨的重塑及骨赘生成等，随着病变程度的加重可导致膝关节畸形，甚至残疾。自 20 世纪中叶以来，KOA 的患病率不断升高，成为老年人慢性疼痛和下肢残疾的主要原因之一。本病中医治疗方法多种多样，包括内服中药、中药外用、推拿、针灸、针刀以及基于"骨正筋柔"理念下的保膝手术治疗等。

本病属于中医学"痹证""骨痹"范畴。《中藏经·五痹》云："骨痹者，乃嗜欲不节，伤于肾也……则邪气妄入。"强调肾虚是其关键所在。主要病机是肾气虚衰，肝失濡养，复感风寒湿邪或外力损伤，致气血瘀滞，日久筋脉痹阻而发病，形成肾虚血瘀的基本病机，以本虚标实、虚实夹杂为主要特点。学者余伟杰等对中医药治疗肾虚血瘀型 KOA 的研究进行了梳理归纳。

谨守病机，补肾活血

目前，KOA 的证候诊断标准较多，但缺乏一致性，尚未制定出统一的证候分类标准。《膝骨关节炎中医诊疗指南（2020 年版）》将 KOA 证型分为气滞血瘀证、湿热痹阻证、寒湿痹阻证、肝肾亏虚证和气血虚弱证。但在临床治疗中，往往以复合证候多见，结合老年人群年龄特点，随着疾病发展，证候特征也容易发生改变，以肾虚血瘀较为多见。因此，谨守病机，补肾活血是本病治疗原则。冯新送认为，本病肾虚是根本，血瘀是关键，提出补肾活血法治疗肾虚血瘀型 KOA，筛选中药组成补肾活血方（补骨脂 20 g、牛膝 20 g、阿胶 20 g、桑寄生 30 g、白芍 30 g、黄芪 30 g、鸡血藤 30 g、熟地黄 30 g、当归 10 g、丹参 10 g、仙鹤草 10 g、地龙 15 g）补肾壮骨、活血通络。通过现代药理研究发现，其中的补肾活血中药能改善软骨组成及代谢、骨内微循环障碍，抑制滑膜炎症和氧化应激反应，调节性激素水平，提高抗氧化酶活性，抑制软骨细胞凋亡，延缓软骨退变和参与软骨修复。韩文朝也强调补益肝肾、舒筋活络、活血化瘀的治疗原则，善用熟地黄、牛膝、杜仲 3 味药补肝肾、强筋骨；桃仁、当归、红花、川芎 4 味药活血化瘀，行气止痛。林昌松认为本病主要为肾虚血瘀证，以"补益肝肾、活血通络"为原则，创制骨痹方（桂枝 10 g、茯苓 20 g、牡丹皮 10 g、白芍 15 g、桃仁 10 g、姜黄 15 g、盐杜仲 20 g、续断 15 g、全蝎 5 g、炙甘草 6 g）可显著改善 KOA 患者关节肿痛和活动功能，并且在药理学研究中发现补肾活血中药具有改善血液流变学，调节膝关节微环境，抑制软骨降解等作用。何强等采用系统评价的方法比较了补肾活血中药和氨基葡萄糖治疗肝肾亏虚型 KOA 的临床疗效，结果显示前者在临床疗效和功能改善方面效果更好，且不良反应少，是一种安全有效的治疗方式。

内外兼治，筋骨并重

《素问·至真要大论》云："内者内治，外者外治。"其中的内治法主要指中药内服，临床单方、验方、相关补肾活血中药研究较多，主要针对肾虚血瘀基本病机起到补肾活血的作用；外治法具有"简、便、廉、验"的特点，常包括中药外用、推拿、针灸、针刀、保膝手术等治疗方式，目的在于缓解患者膝关节疼痛症状，改善关节活动度，延缓软骨退变等。针对肾虚血瘀型 KOA，常采取内外兼治，筋骨并重的治疗方式。

1. 内补肝肾，活血祛瘀：《素问·上古天真论》云"丈夫……三八，肾气平均，筋骨劲强……四八，筋骨隆盛，肌肉满壮，五八，肾气衰，发堕齿槁……八八，天癸竭，精少，肾脏衰，形体皆极则齿发去"。说明肾虚是随着年龄的增长而衰退的生理现象。《医林改错》提出"瘀血致痹"的说法，冯新送认为，血瘀是生理性衰老进程的潜在病理因素，而 KOA 与年龄密切相关，瘀血痹阻是 KOA 形成的关键因素，临床治疗中，应灵活使用补肾活血药。

（1）单方、验方临床研究：何名江等以补肾除湿方治疗早期肝肾亏虚型 KOA，4 周后，患者血清白细胞介素-1β（IL-1β）、肿瘤坏死因子-α（TNF-α）水平降低，膝关节炎评估（WOMAC）总评分显著降低（$P<0.05$），相较于口服硫酸氨基葡萄糖胶囊和双氯芬酸钠缓释片改善更明显。洪定钢等应用补肾活血汤治疗 35 例肾虚血瘀型 KOA，2 周后，患者膝周动脉内径、流速及流量较治疗前增大，有效改善膝周动脉血供。袁芳等应用骨痹方治疗 30 例 KOA，每日 1 剂，3 个月后，患者膝关节疼痛、僵硬、活动不利等症状均得到改善，视觉模拟疼痛评分（VAS）、WOMAC 评分均显著降低（$P<0.05$），血清中 ESR、C 反应蛋白下降（$P<0.01$），治疗效果优于口服硫酸氨基葡萄糖组（100%：76.7%）。姜玉宝等应用骨痹方联合口服盐酸氨基葡萄糖胶囊治疗肾虚血瘀型 KOA，12 周后，患者膝关节滑膜厚度、积液量、滑膜血流信号均降低，股骨内髁软骨厚度高于对照组，认为骨痹方具有软骨保护的作用。包杭生等采用补阳还五汤治疗 54 例 KOA，结果显示患者膝关节软骨下骨髓水肿得到改善，关节液中 TNF-α、前列腺素 E$_2$（PGE$_2$）、基质金属蛋白酶-3（MMP-3）水平均显著降低，有效延缓膝关节软骨退变。任伟亮等应用骨氏葆方治疗 38 例重度 KOA，5 周后，患者 WOMAC、膝骨关节炎严重度分级（ISOA）中医评分均降低（$P<0.01$），血沉明显下降，膝关节疼痛症状得到有效改善。

（2）单方、验方机制研究：不同单方、验方在本病治疗中主要起补肾活血的功效，目前机制可能与抑制细胞因子，改善基质金属代谢，促进软骨修复，促进微循环等方面有关。膝痛康是治疗肾虚血瘀型 KOA 的经验方，全方包括鹿角、牛膝、青风藤、穿山龙、白芍五味中药，共奏补肾活血、通络止痛之功，张师侥等通过现代药理学研究发现，五味中药主要起到调节并抑制 IL-1β、TNF-α 等相关炎性因子生成，升高转化生长因子-β1（TGF-β1）的水平，从而减少软骨破坏，促进软骨增殖并发挥抗炎、镇痛的作用。梁延琛等应用 Hulth 法造模 SD 大鼠，予补肾活血方灌胃 6 周，结果显示大鼠膝关节滑液中 IL-1β 水平降低，滑膜中 MMP-9 mRNA 表达下降，其机制可能是通过补肾法上调大鼠性激素水平，提高超氧化物歧化酶（SOD）活性，清除氧自由基，延缓膝关节软骨退变；活血法改善膝关节内微循环，降低骨内压，加速周围新陈代谢，促进软骨修复。李凯明等将骨痹方中的主要活性成分作为研究对象，建立成分-靶点-通路网络，进行富集分析发现，本方核心成分包括槲皮素、刺芒柄花素、山奈酚等，关键蛋白包括 VEGFA、MAPK3、TP53 等，其机制可能通过 TNF、VEGF、Estrogen、PI3K-Akt 等信号通路或直接作用于某些靶点而发挥作用，有效抑制细胞因子的分泌、改善软骨基质合成及分解代谢失衡、抑制软骨细胞凋亡、促进软骨细胞增殖，同时诱导体内血管新生，改善微循环。

（3）中药单体机制研究：内服方药中，以牛膝、骨碎补、杜仲、当归等药物内补肝肾。牛膝性平，归肝、肾经，据《神农本草经》记载牛膝"味苦、酸，主寒湿痿痹，四肢拘挛，膝痛不可屈伸，逐血气"。骨碎补味苦、性温，归肝、肾经。《本草新编》云："骨碎补虽能入肾，而入能益肾也。"可入肾补骨，补中有行，行中有补；杜仲同样归肝、肾经，具有补肝肾、强筋骨的作用。现代研究发现，牛膝总皂苷能够改善骨关节炎兔膝关节活动障碍，降低膝关节滑膜液中 IL-1α、IL-1β、IL-10、TNF-α 等细胞因子水平，从而起到减轻炎症和保护软骨的作用。金连峰研究显示，骨碎补具有抑制软骨细胞凋亡的作用，其机制可能是通过降低 KOA 模型家兔膝关节滑膜组织中 MMP-3、TNF-α、IL-6、SOD、丙二醛（MDA）水平来实现。孙亮亮等研究发现，杜仲、当归可通过对 KOA 大鼠 MMP-13 表达调控，引起血清和关节滑膜组织中 IL-1β、TNF-α 和 MMP-13 含量显著降低，从而起到延缓 KOA 进展的作用。谢平金等研究发现，川芎的有效成分川芎嗪可通过上调早期 KOA 大鼠 BMP-2 mRNA 和 Smad1 mRNA 基因的表达，进而促进 BMP-2 及 Smad1 蛋白的表达，最终实现延缓软骨退变，促进软骨修复的作用；时孝晴等借助网络药理分析发现木瓜治疗膝骨关节炎具有多系统、多成分、多靶点的特点，木瓜中槲皮素、白桦脂酸、表儿茶酸等活性成分可能是其治疗 KOA 的物质基础。

2. 中药外用，舒筋活络：《理瀹骈文》云"外治之理，即内治之理，外治之药，即内治之药，所异者法耳"。目前治疗 KOA 的中药外用方法多种多样，包括中药外敷、中药熏洗、穴位贴敷、中药塌渍、艾灸等。温阳阳等以补肾活血方内服联合中药塌渍治疗 KOA 患者 63 例，4 周后，患者 VAS、WOMAC 评分改善，关节液内 IL-1β、MMP-3 水平降低，基质金属蛋白酶抑制剂-1（TIMP-1）和 TGF-β1 升高，同时纠正氧自由基代谢紊乱，相较于口服塞来昔布联合中药塌渍治疗改善更明显。郭天旻等运用石氏三色敷药外敷患膝疼痛处，4 周后，患者 WOMAC 疼痛、僵硬、躯体功能评分均改善，相较于双氯芬酸二乙胺乳胶剂外涂效果更佳；殷梦媛等采用膜韧膏贴在患膝处，4 周后，WOMAC 评分下降且三维步态分析显示膝关节功能改善，相较于复方紫荆消伤巴布膏在膝关节功能改善方面更明显。陈瑜等使用艾灸熏蒸膝关节周围，每次 60 分钟，2 日 1 次，4 周后，总有效率显著优于针刺组（89.3%∶42.9%），同时降低患者血清 TNF-α、IL-1β 和 MDA 水平，有效减轻患者疼痛症状。雷晓凤等应用腿浴疗法，将药液浸润至患膝足三里附近，每次泡洗 30 分钟，每周 3 次，治疗 10 次后，临床治愈率显著高于对照组（61.29%∶26.67%）

在补肾与活血的基础上，酌加散寒除湿之药，不仅可以抗御外邪，同时通利关节，有利于机体的功能活动。《医学传心录》云："风、寒、湿气侵入肌肤，流注经络，则津液为之不清，或变痰饮，或成瘀血，闭塞隧道。"临证选择羌活、白术、防己、茯苓等灵活运用。羌活散表寒，祛风湿，利关节；与独活常相须使用，适合于透皮吸收的挥发油，故适用于外敷、外用，具有局部药物浓度高、起效快的特点。

3. 推拿理筋，清利关节：《灵枢·本脏》云"血和则经脉流行，营复阴阳，筋骨劲强，关节清利也"。推拿手法在 KOA 治疗中的作用包括膝关节周围软组织放松、减轻局部炎症反应、点穴松解软组织、增加关节活动度等，主要作用于大腿股四头肌，以中度摩擦类、按拿类和运动关节类手法为主，可起到舒筋理气行血，松解粘连，理筋复位的作用。整个治疗过程应包括放松、点穴、理髌、调筋、活动关节以及以揉法为主的结束手法，点穴可发挥相关穴位治疗作用，例如阳陵泉有舒筋健膝之效，梁丘活血止痛，足三里可调动阳明经气血以润宗筋。最新指南建议，对于缓解期、康复期 KOA 患者，可选择推拿手法治疗，有效缓解关节疼痛，改善关节活动度。但对于伴有感染、皮损、肿瘤及心脑血管疾病者，须慎用。艾健等研究发现，推拿可将动态力学信号通过 Integrin 机械感受器传入软骨细胞内，转化为化学信号，从而调控软骨细胞的增殖、分化、迁移等，促进Ⅱ型胶原和蛋白聚糖的合成，起到保护软骨的作用。孔涵等发现推拿可通过改善软骨代谢、炎性反应、膝关节周围循环状态，抑制氧自由基，促进软骨修复。陈律华等采用按拿结合、腘窝松解、点穴按揉、推髌法等手法结合治疗 KOA 患者 38 例，每周 3 次，6 周后，患者 HSS、VAS 评分改善，总有效率达 90.1%，相较于玻璃酸钠膝关节注射效果更佳。董林林等应用"董氏推拿六法"（法结合膝周穴位点按进行局部肌肉松解等）配合耳穴针刺的"双轴疗法"治疗 KOA，2 个疗程后，患者 VAS、WOMAC 评分下降，且患者睡眠质量、焦虑程度均得到改善，未出现不良反应。

4. 针刺腧穴，疏利经脉：针刺对膝痹病的治疗最早出现在《黄帝内经》。《灵枢·杂病》云："膝中痛，取犊鼻，以圆利针，发而间之，针大如牦，刺膝无疑。"《灵枢·九针十二原》云："欲以微针通其经脉，调其血气，荣其逆顺出入之会。"通过针刺治疗，起到疏利经脉，调补气血，最终达到人体阴阳平衡的状态。现代研究发现针刺局部腧穴后，内源性阿片类物质、5-羟色胺和去甲肾上腺素等物质的释放可能会对疼痛感受器、炎性细胞因子和其他可以改变痛觉的生理机制产生影响，起到良好的止痛效果。寇龙威等研究发现，针灸可通过减少炎性因子表达，调控软骨细胞增殖与凋亡，平衡细胞外基质降解，增强肌力，改善局部微循环等方式发挥治疗效果。作为 KOA 常规治疗手段，指南建议全病程使用针刺疗法，可有效缓解膝关节疼痛、僵硬、肿胀等症状，对饥饿、疲劳或精神紧张的患者应禁止使用。陈瑜等选取 28 例 KOA 患者患侧内膝眼、犊鼻、鹤顶、血海、梁丘、足三里、阿是穴行针刺治疗，留针 30 分钟，4 周后，患者 NRS 评分、WOMAC 疼痛、僵硬、功能以及总分均显著降低。刘淑如等通过温针灸（取穴内膝眼、犊鼻、足三里、悬钟）联合涌泉灸治疗，6周后，患者膝关节腔内积液量及血清中 IL-1β、TNF-α、超敏 C 反应蛋白（hs-CRP）均降低，总有效率达 93.3%。张晓晓等通过针刺（取穴膝阳关、膝眼、梁丘、阳陵泉、足三里、阴陵泉）联合赵氏雷火灸（取穴膝眼、梁丘、阳陵泉、阴陵泉）治疗 39 例 KOA 患者，3 周后，患者 VAS、WOMAC 评分改善，血清 IL-1 水平显著降低，总有效率达 92.31%。

5. 针刀松解，痛痹解结：针刀疗法是目前常用的治疗 KOA 的非手术疗法之一，它将传统针灸针和西医手术刀有机结合，通过对膝关节周围韧带组织进行切割，松解粘连，恢复力学平衡，破坏外源性愈合条件，促进内源性愈合。王洋等对 39 例 KOA 患者采取针刀治疗（选取胫腓骨肌腱止点、股骨下端、膝关节内外侧副韧带及髌周阳性反应点及异常结节），对照组采用针刺治疗，4 周后，患者静止、走路和爬楼梯时的 VAS 评分均降低，针刀组除静止 VAS 评分外改善更明显；治疗后患者血清和关节液中透明质酸（HA）、IL-1β、IL-6、TNF-α 均显著降低（$P<0.05$）。张超等通过射频针刀（选取髌周、收肌结节、内外侧关节间隙等处痛点）联合臭氧注射治疗 KOA，4 周和 2 个月后，患者 VAS、WOMAC 评分均显著下降（$P<0.05$），且患者髌上 2 cm 处股内侧肌、股中间肌、股外侧肌、髌韧带中点软组张力 FDD 值较前增加。另外，由于 KOA 发生后，滑膜受到刺激，导致局部渗出增多，引起膝关节内压升高；针刀松解可在病变局部形成新鲜创面，改善周围血液循环，增加静脉回流，从而降低骨内压。

6. 手术介入，骨正筋柔：《素问·生气通天论》云"谨和五味，骨正筋柔，气血以流，腠理以密，如是则骨气以精，谨道如法，长有天命"，强调"骨正则筋柔，筋软则骨正"。"保膝"治疗方法与此理念相一致，胫骨高位截骨术通过改变下肢不良力线，恢复膝关节正常力线，实现"骨正"；从而减轻疼痛和恢复膝关节周围软组织张力，实现"筋柔"；单髁置换仅对病变间室实施置换手术，减少了截骨量，保留较多韧带和软组织，恢复关节力线，两者均实现"骨正筋柔"理念下的"保膝"治疗，坚持"骨正筋柔、筋骨并重"的原则。

综上所述，KOA 主要以肾虚为本，血瘀为标，外感风寒湿邪，合而为痹。中医药疗法通过内外兼治，补肾活血的治疗思路取得不错临床效果。

394　中医治疗膝骨关节炎肾虚血瘀型的方剂配伍规律

　　膝骨关节炎（KOA）是一种退行性疾病，包括滑膜炎、关节软骨破坏、软骨下骨重建等病理改变，伴有持续性疼痛和关节功能障碍，极大地影响了患者的生活质量。随着人口老龄化的加剧，KOA 的发病率也随之上升。大量文献统计，中医药仍然是目前国内治疗 KOA 最主要的方法。中医学认为，本病的病机是肾虚和血瘀，其中肾虚是基本病机，血瘀是关键病机。中医传承辅助平台是中国中医科学院中药研究所与中国科学院自动化研究所联合研发的数据挖掘软件，该软件是集数据收集、管理、查询、分析、网络可视化于一体的平台，应用方便，功能强大。学者孔德忠等运用该平台数据挖掘、统计功能，分析了中医治疗 KOA 肾虚血瘀型的组方规律，以期更好地指导临床遣方用药。

资料与方法

　　1. 处方来源： 检索中国知网、万方、维普、读秀学术、超星汇雅图书、国研等数据库，以"骨关节炎""肾虚血瘀""中医""中药"等检索词，检索时间为 2013 年至 2019 年，共检索到与 KOA 相关的文献 2 389 篇，严格按照处方纳入标准及排除标准，通过阅读摘要、浏览全文，最终得到符合标准的处方文献 85 篇。

　　2. 处方筛选：

　　（1）纳入标准：①选择明确单独使用中药汤剂治疗 KOA 肾虚血瘀型的临床研究文献，包括临床观察、个案报道、病例分析、专家经验介绍等。②中药处方药物名称及剂量明确者。

　　（2）排除标准：①汤剂之外的剂型，如胶囊、颗粒、丸散等剂型。②方药组成不完整者。③方药剂量欠缺者。④中西医结合治疗的疗效探讨或基础研究者。⑤重复方剂（两方合用者除外）。

　　3. 处方录入与核对： 将上述筛选的方剂录入中医传承辅助系统（V2.5），对药物名称进行统一规范，为确保数据的完整性及可靠性，在方剂成功录入后，再由双人对录入数据进行比对审核。

　　4. 药名规范： 按照《中华人民共和国药典》和《中药学》，将方剂中涉及的中药名称进行规范，将川牛膝、牛膝统一规范为牛膝，丰城鸡血藤、鸡血藤规范为鸡血藤等。

　　5. 数据分析： 运用"中医传承辅助系统"中"数据分析"模块进行统计分析（包括药物频次统计、组方规律分析、新方分析）。

结　　果

　　1. 治疗 KOA 肾虚血瘀型处方中用药频次≥10 的中药： 对治疗 KOA 肾虚血瘀型的 85 首处方进行药物频次统计，使用频次＞10 次的药物有 33 味，使用频次前 5 位分别是牛膝、当归、川芎、杜仲、甘草。

　　2. 基于 Apriori 算法的处方规律分析： 应用 Apriori 算法，把药物组合出现的频次由高到低排序，"川芎，牛膝""当归，牛膝"分别居于前 2 位，"杜仲，牛膝"和"川芎，当归"并列第 3 位。

　　3. 基于复杂系统熵聚类的处方组方规律分析：

　　（1）基于改进的互信息法的药物间关联度分析：依据方剂数量，结合经验判断和不同参数提取数据的预读，把相关度设置为 8，惩罚度设置为 4，进行聚类分析，得到方剂中两两药物间的关联度，将关联系数 0.04 以上的药对列表。

（2）基于复杂系统熵聚类的药物核心组合分析：按照相关度与惩罚度约束，得到核心药物组合 44 条，前 2 位组合依次是"川芎、牛膝""当归、牛膝"；得到 4 味药组合 1 条，3 味药组合 13 条，2 味药组合 30 条。

（3）基于无监督熵层次聚类的新处方分析：在以上核心组合提取的基础上，运用无监督熵层次聚类法，得到 10 个新处方。

讨　论

KOA 是以关节软骨损伤及进行性消失、骨质增生为特点的退行性疾病，易反复发作，缠绵难愈，好发于中老年人。中医学将本病归属于"痹证"范畴，并认为其为本虚标实证，以肾虚为本，血瘀为标，病位在关节。马浩哲等提出 KOA 的病理基础是肝肾亏虚、气血不足，加之外伤致瘀血内阻，气血运行失调所致。陶阳等认为，KOA 发病与肾气亏虚密切相关，长期的肾气亏虚致使其他脏腑受其累及，从而导致气血的生成与运行受阻，最终形成肾虚血瘀证。宋敏等研究发现，通过补益肝肾、强筋壮骨、活血化瘀等方法，可明显减轻肾虚血瘀型骨痹患者的症状。郭雪霞等认为，其病机当属肾虚血瘀，治疗上应突出补肾活血化瘀。

本研究通过搜集近 6 年中医药治疗 KOA 肾虚血瘀型的相关文献 85 篇，运用平台数据挖掘、统计功能，分析治疗 KOA 肾虚血瘀型的组方规律，挖掘出新处方。通过药物用药频次分析，使用药物出现频次由高到低排列居于前 8 位的是牛膝、当归、川芎、杜仲、甘草、独活、熟地黄、白芍、鸡血藤，相较于其他药物，其中又以牛膝、当归、川芎出现频次最高，其用量也偏大，由此可知，治疗 KOA 的药物主要以补益肝肾、活血通络为主，这在很大程度上与 KOA 肾虚血瘀的病因病机相切合。应用关联规则数据挖掘方法，按照药物组合出现频次前 10 位的分别是"川芎，牛膝""当归，牛膝""杜仲，牛膝""川芎，当归""独活，牛膝""甘草，牛膝""杜仲，当归""熟地黄，牛膝""川芎，当归，牛膝""杜仲，当归，牛膝"。以上药物组合大多以补益肝肾、强筋健骨、活血化瘀、通络止痛为主。药物组合置信度＞0.9 的分别是"川芎，杜仲→牛膝""桑寄生→牛膝""川芎，杜仲，当归→牛膝""杜仲，桑寄生→牛膝""威灵仙→牛膝""当归，独活→川芎"，其置信度越高，表明临床疗效和可靠性越好，通过置信度可以得出，活血通络药与补肝益肾药配伍使用，对于治疗肾虚血瘀型 KOA 具有很好的临床疗效。利用无监督熵层次聚类数据挖掘方法得到新处方 10 个，新处方主要由辛温活血、甘平补益药组成，以活血通络、舒筋止痛、补肝肾、强筋健骨为主。对于 KOA 肾虚血瘀型，其组方运用大多可根据个体差异辨证论治。

本研究运用数据挖掘方法，探讨及揭示治疗 KOA 肾虚血瘀型的方剂配伍规律及用药特点，并得到其药物使用频次、核心组合以及新处方。对于 KOA 肾虚血瘀型多以补益肝肾、强筋健骨、活血通络止痛为主，这为临床诊治提供数据支撑，同时潜在新处方的发掘为临床实践提供了新的线索。

395 清心疏肝法治疗神经性皮炎经验

神经性皮炎又称慢性单纯性苔藓，是一种慢性炎症性皮肤病，目前认为精神因素是其发生的主要诱因，临床表现以患部皮肤阵发性剧痒、肥厚、粗糙、苔藓样变为主要特征，缠绵难愈，反复发。马拴全从事中医外科临床 40 余载，经验丰富，擅长皮肤病及外科疑难杂症的诊治，神经性皮炎作为皮肤科最常见的病种之一，马拴全对此的临证经验认为，心火上炎，肝火郁滞在本病的发生发展中起主导作用，并以清心疏肝为法临床疗效显著，学者纪春艳等将其辨治经验做了归纳总结。

病因病机

中医学并无神经性皮炎病名，但根据其临床表现应属于牛皮癣范畴，因其皮损厚而坚，犹如牛项之皮而故名。宋代《圣济总录·诸癣疮》中首次提出该病名："故得于牛毒者，状似牛皮，于诸癣中最为浓厚，邪毒之甚者，俗谓之牛皮癣。"关于本病的病因病机，《医宗金鉴》云："癣，此证总由风热湿邪，侵袭皮肤，郁久风盛，则化为虫，是以瘙痒之无休也。"《外科正宗》亦云："皆原风湿凝聚生疮，久则搔痒如癣，不治则沿漫项背。"故究其病因病机，一般认为风湿热邪郁滞侵袭皮肤为本病的主要发病原因。马拴全则认为，本病的发生多因患者素体蕴热，加之平日情志不遂，精神过度紧张，忧愁烦恼，七情内伤，致肝火郁滞，心火上炎，火蕴肌肤，热伏血分，耗伤营阴，气虚血亏，血虚而生风化燥，肌肤失于濡养而反复发作，或因衣领摩擦等局部机械刺激，或嗜食辛辣、烟酒、海鲜等刺激之物，致气血运行失常，凝滞肌肤，诱发本病，故临证以清心疏肝、祛风止痒为治疗大法，并根据患者的病情及对相应治疗方案的敏感度选择适合的治疗方案。

临床辨治

1. 诸痛痒疮，皆属于心，欲治其疾，先治其心：《素问·灵兰秘典论》云"心者，君主之官，神明出焉"。《灵枢·本神》云："所以任物者谓之心，心有所忆谓之意，意之所存谓之志，因志而存变谓之思，因思而远慕谓之虑，因虑而处物谓之智。"指出心藏神，主神志，为五脏六腑之大主，是生理及心理活动的中枢，主宰着人体的喜、怒、忧、思、恐等情志活动。心在五行属火，长期情志失常，抑郁、紧张、烦躁等七情内伤都会使心火内郁，久之则火热上炎，入于营血，伤津耗液，致气血运行失常，则局部气血凝滞，不能润养肌肤，瘙痒难耐，皮损肥厚、粗糙；再者，心主血脉，人休外在的肌肉、皮毛有赖于血液的濡养，若心火上炎，煎灼营血，耗伤阴液，致血虚生风化燥，皮肤失于濡润而瘙痒反复发作，瘙痒、搔抓周而复始的恶性循环使得皮肤逐渐粗糙，皮损肥厚呈苔藓样变。《素问·至真要大论》云："诸痛痒疮，皆属于心。"《外科启玄·明疮疡痛痒麻木论》亦云："盖火之为物，能消烁万物，残败百端故也。盖人之肌肤附近火灼则为疮，近火则痛，微远则痒，此火之用也……又有痒得爬而解者，爬主动，动为阳，阳属火化，故轻轻爬而能痒，亦火之微也。重重爬则痒去者，是皮肤爬得辛辣而属金化辛能散，故金化见火力而解，故不痒也。"故神经性皮炎的发生与心火上炎关系密切。现代医学研究也表明，神经性皮炎的发生与精神、神经因素密切相关，可以归属为与情绪波动有关的一种身心疾病，是一种迟发型的变态反应，是由复杂的内外环境刺激而诱发加重，如情志内伤、精神过度兴奋、忧郁、紧张、焦虑、恐怖或神经衰弱等，均可促进朗格汉斯细胞活化，强化以淋巴细胞为主的细胞免疫，使得神经功能紊乱，导致大脑皮质兴奋抑制功能失调，从而诱发本病。

2. 七情之病，必由肝起，疏肝泻肝，调畅气机：肝五行属木，开窍于目，其华为爪，在志为怒，具有疏通调畅全身气机的功能，当其疏泄正常时，全身之气通畅条达，气血和顺，经络通利，则肌肤润泽；然疏泄失常时，气血阴阳不足，升发冲动元力，气机阻滞，肝气郁结，久之则郁而化火，火蕴肌肤则生风。古人云"无风不作痒"，风性善行数变，使得皮疹色红，瘙痒剧烈，呈阵发性，难以忍受，且患者多心烦易怒，口苦咽干，烦躁难安，日久火热入营，耗血伤阴，生风化燥，肌肤失于濡养而干燥脱屑，肥厚粗糙，肝主藏血，血濡精养神，机体正常精神活动是以血为主要基础，血脉充盛，则精力充沛，感觉灵敏，神志清晰，思维灵敏，活动自如，正如《灵枢·平人绝谷》所云："血脉和利，精神乃居。"反之，血脉不和，血液亏耗，血行异常，血不养神，则可出现精神情志方面的病症，如精神紧张、失眠多梦、健忘、烦躁、惊悸、焦虑等，以上症状长期存在或反复出现极易诱发本病。《临证指南医案·肝风》云："肝为风木之脏，因有相火内寄，体阴而用阳。"肝藏血属阴，主疏泄，以气为用，性喜条达而主升，内寄相火，体阴与用阳之间既相互联系又相互影响，故肝藏血功能正常，得阴血濡养，肝体柔和，则肝气疏泄、升发而不刚暴太过；其疏世功能正常，则气血调畅，血运畅达，藏血功能才能有所保障。病理情况下，肝之疏泄太过或不及，都会使得气机不畅，阴血不得濡养，藏血不足。故治肝多滋阴养血以益肝体，泻肝凉肝以抑肝阳，诚如清代林现琴《类证治裁》所云："肝为刚脏，职司疏泄，用药不宜刚而宜柔，不宜伐而宜和。"临床中神经性皮炎也多好发于女性，"女子以肝为先天"，自古女子多气多郁，然肝喜条达，恶抑郁，长期情志不畅，思虑过度，暗耗营血，致肝郁气结，内郁化火，故治疗更要重视疏肝、泻肝、养肝。

3. 清心疏肝，凉血活血，祛风止痒，标本兼顾：心主血而藏神，肝藏血而舍魂，心神正常，则有利于肝主疏泄；肝之疏泄正常，气血调和，情志畅达，又有利于心主神志功能的发挥，心肝调和，机体乃平。而病理方面，心火上炎可累及相火，心肝火旺，则患者心烦不寐，喜怒无常，寝食难安，瘙痒剧烈，不自主的搔抓，进入瘙痒—搔抓—瘙痒的恶性循环，使得皮损加重，干燥脱屑，故需清心疏肝；情志不遂，火热上炎，入于营血，煎灼津液则使得局部气血凝滞，故应予以凉血活血；风邪为六淫之首，百病之长，善行数变，与神经性皮炎的发生、发展密切相关，血热生风，血虚风燥，瘀血风阻，风胜则痒，故祛风止痒也尤为重要，故纵观本病的治疗应以清心疏肝、凉血活血治本，祛风止痒治标，标本兼顾，疗效显著。

4. 清营丹栀，清心疏肝，辨证施治，随症加减：马拴全临床治疗神经性皮炎多以清营汤合丹栀逍遥散化裁基础方。生地黄 30 g，赤芍 25 g，牡丹皮 15 g，龙胆 10 g，柴胡 12 g，栀子 15 g，淡竹叶 3 g，麦冬 15 g，当归 12 g，乌梢蛇 15 g，地肤子 15 g，防风 15 g，蝉蜕 10 g，甘草 9 g。神经性皮炎患者的瘙痒尤以晚上较重，故因瘙痒引起夜不能寐、夜卧不宁者加磁石 30 g，珍珠母 30 g，酸枣仁 20 g，首乌藤 15 g，合欢皮 10 g，以平肝潜阳，养血安神；瘙痒较重者加蛇床子 15 g，白鲜皮 12 g，全蝎 6 g，蒺藜 15 g，以祛风通络止痒；大便秘结者加大黄 10 g，以泻下攻积；皮损较红者加马齿苋 15 g，黄芩 15 g，以清热解毒；皮肤肥厚呈苔藓样变者加丹参 15 g，以加强活血化瘀之效；若患病日久，皮损较为顽固者加黄芪 30 g，西洋参 15 g，以益气祛邪。方中生地黄为君，甘寒质润，苦寒清热，归心、肝经，清心泻肝，凉血和营，滋阴降火，心火而除烦，为治热病心烦、躁扰不宁之要药；麦冬归心经，养阴清热，兼具除烦安神之效；当归甘温质润，归心、肝经，善补心肝之气血，长于养血活血润燥。佐以防风、地肤子、乌梢蛇、蝉蜕息风通络止痒。甘草为使，调和诸药，兼以益气补中。诸药合用，使得全方配伍得当，心肝同治，泻中有补，活中有收，标本兼顾，共奏清心泻火、泻肝疏肝、凉血活血、祛风止痒之效。清营汤方出自《温病条辨》，历来被用于治疗营分证，一般认为营分证是"热灼营阴，心神被扰"所致，故清营汤专于凉营养阴清热。现代药理研究表明，清营汤有明显的解热、抗炎、免疫调节的作用，特别是调节体液免疫的作用。丹栀逍遥散方出自《内科摘要》，由逍遥散加栀子、牡丹皮而来，具有疏肝泻火、和血清热功效，用于治疗精神抑郁、焦虑、紧张等情绪失调病症，临床效果确切，而被广泛应用。清营方功专清营养阴清热，丹栀逍遥散长于疏肝泻热平肝，两方合用，可谓是从心肝论治神经性皮炎之妙配。

5. 整体局部，针药并用，皮经络腑，釜底抽薪：马拴全临证特别重视整体与局部的关系。人的整体与局部是辩证统一的，某一局部的病理变化，往往与全身的脏腑、阴阳、气血的虚实盛衰有关，因此诊察疾病应从局部联系到整体，也须从整体细窥局部。神经性皮炎发病根据其受累的范围，可分为局限性和播散性，局限性神经性皮炎 80％～90％发生于颈后部、颈侧面，其次为肘、膝关节伸侧、腰骶部、肛周等部位；播散性神经性皮炎皮损常广泛，分布于四肢伸侧、眼睑周围等部位，皮损多对称分布。马拴全经过大量的临床观察发现，局限性神经性皮炎的皮损分布多与经络中阳经经脉的走行相似，根据"经脉所过，主治所及"的理论，临床常联合针灸治疗局限性神经性皮炎，根据皮损的分布所在，判断所累及的经脉，选择相应的针刺方法及穴位，如皮损发生于双上肢伸侧，可选取手三阳经腧穴少海、曲池、手三里、天井等，常规针刺，以泻法为主；皮损发生于后背者，可以督脉穴为主，大椎泻热镇惊，腰俞、腰阳关、命门平补平泻；如皮损色黯，融合成片，呈苔藓样变或皮损播散分布，发病日久，可对发病皮损处采取豹文刺、围刺或刺络放血疗法，促进局部气血运行，消瘀除斑。针对播散性神经性皮炎，皮损泛发，无固定规律，病情较为复杂，需详询病史，结合望闻问切，从整体审查疾病的证候特点，分析病因病机而辨证选穴，针药并用，加强疾病的治疗效果。

典型病例

惠某，女，49 岁，教师。2017 年 12 月 15 日初诊。颈项、腰背及四肢伸侧散在斑丘疹 3 个月余，加重 4 日。患者因日常工作压力大，经常熬夜，情绪波动较大、易怒，近 3 个月来颈项、腰背及四肢伸侧出现扁平斑丘彦，散布成片，搔抓后皮肤潮红、灼痒、干燥，微有脱屑，阵发性剧烈瘙痒，夜间明显，情绪急躁或紧张时明显加重，就诊于当地多家医院，均予以外用糖皮质激素软膏，口服抗组胺药物，症状开始缓解明显，后反反复复，时轻时重，间断发作。4 日前因家庭琐事，与丈夫发生口角，情绪暴躁，焦虑，夜不能寐，上述症状再次加重，为求进一步治疗而就诊。刻诊：颈项、腰背及四肢伸侧皮肤干燥、粗糙，有抓痕，皮嵴隆起，干燥裂纹，微有脱屑，呈苔藓样变，皮损呈黯褐色，伴见心烦易怒、失眠、大便干，舌红，苔黄燥，脉弦数。西医诊断为播散性神经性皮炎；中医诊断为牛皮癣，属心肝火旺证。治宜清心疏肝，凉血活血，祛风止痒。

处方：生地黄 30 g，牡丹皮 15 g，栀子 15 g，龙胆 10 g，赤芍 25 g，当归 12 g，淡竹叶 5 g，柴胡 12 g，乌梢蛇 15 g，地肤子 15 g，防风 15 g，白芍 15 g，蝉蜕 10 g，酸枣仁 20 g，磁石 15 g，大黄 10 g，白术 15 g，党参 15 g，甘草 10 g。7 剂，每日 1 剂，水煎分 2 次温服。大椎穴予以针刺放血疗法，每周 2 次；双侧支沟、曲池、太冲、神门、少海穴位常规针刺，苔藓样皮损局部围刺，隔日 1 次；外用糖皮质激素软膏每日 2 次。嘱患者避免感情冲动，调整心态，放松紧张情绪，勿食辛辣刺激、鱼虾等刺激性发物，多食蔬菜、水果等易消化的食物，尽量控制搔抓，规律作息。

二诊（2017 年 12 月 22 日）：瘙痒减轻，睡眠好转，皮损颜色变淡。初诊方去磁石续服 7 剂，停外用药，针刺继续。

三诊（2017 年 12 月 29 日）：皮损变薄，颜色更淡，瘙痒不明显，寐可，大便不干。将二诊方去大黄、龙胆、淡竹叶、蝉蜕，生地黄减至 20 g，赤芍减至 15 g，继服 10 剂；百会、合谷、内关、足三里、血海穴常规针刺，隔日 1 次。随访痊愈。

按：本例因长期工作压力大，经常熬夜，暗耗营血，血热之势渐存，血不养精，肌肤失于濡养，生风化燥，瘙痒明显，经反复搔抓，皮损渐成，加之近日与家人发生口角，情志不遂，致肝郁不舒，心火上炎，气血运行失调，凝滞于皮肤，皮损逐渐加重，结合患者病史、临床表现，舌脉可辨其为心肝火旺证，故予以清营汤合丹栀逍遥散加减治疗，寐差加酸枣仁、磁石重镇养血安神，便干加大黄泻热通证，故予以清营汤合丹栀逍遥散加减治疗，寐差加酸枣仁、磁石重镇养血安神，便干加大黄泻热通便。此外，马拴全强调在治疗神经性皮炎清热泻肝时，需兼顾脾脏，《金匮要略·脏腑经络先后病脉证并治》

中云"见肝之病，知肝传脾，当先实脾"，可知肝郁易克脾土，且清心泻肝之药，药性多偏于寒凉，易伤脾胃之气，故加白术、党参益气健脾，同时结合针刺治疗，大椎乃诸阳之会，放血泻热，平肝阳，调气机；太冲、神门、少海为手少阴心经、足厥阴肝经之本经穴位"经脉所过，主治所及"达到清心泻肝之效用；患者便干乃大肠湿热之象，曲池为手阳明大肠经之合穴，支沟为治疗便秘的效穴，二穴合用，泻肠胃之湿热，且可荡涤逐瘀；皮损区局部围刺可散风清热，行血止痒。三诊患者诸症皆消，故稍作调整，从整体调理患者气机，使得气血调和，机体乃平。

396 从体液代谢论汗法治疗银屑病的现代机制

银屑病是一种多基因遗传背景下免疫介导的，以红斑、鳞屑、斑块为主要表现的慢性、炎症性、复发性皮肤疾病，疾病是各种内外因素引起机体内在动态平衡失调的结果，从性质而言可分为两大类：人体物质能量亏损导致的虚证以及因内外邪气破坏人体脏腑经络的功能，机体自身进行抵抗而产生的实证。因而，中医学的治则治法核心思想围绕"祛除邪气，补充正气"进行。中医历代医家创立了多种治法，根据疾病对人体平衡破坏的不同情况，用不同的方法来恢复人体原有的动态平衡，于是便有了后世的"治病八法"。

汗法为"治病八法"之一，是通过发汗解表、宣肺散邪的方法，使腠理开泄，气血流畅，营卫调和，主要针对各种邪气侵犯肌表、闭塞腠理所引起的表证。《素问·阴阳应象大论》云："其有邪者，渍形以为汗；其在皮者，汗而发之。"阳气蒸腾阴液，带走邪气，使之从腠理排出体外。要想汗液产生就必有足够的阳气对阴液蒸腾，并且排出通畅，倘若这个过程受到阻碍，就会导致人体汗液排泄障碍，出现汗出不畅或无汗的情况，这就需要使用汗法进行治疗。汗腺是汗液的分泌和排泄器官。现代研究认为，汗液是人体排毒的主要途径之一，Genuis 等测量了人体血液、汗液、尿液中的环境毒物的浓度，结果表明汗液中的浓度往往高于血液和尿液中的浓度；甚至在某些情况下，汗液中能检测到的某化学物质，血液和尿液中没有检测到。有研究表明，在银屑病发病过程中，K17 等蛋白在上皮基底角质形成细胞中的异常表达，会导致患者汗腺的分泌功能出现异常，影响汗液排出；同时，银屑病患者存在大面积的皮损部位，这会导致大量汗腺的丧失，也会影响患者汗液的排出，进而影响他们的生活质量。学者刘欣等及其课题组认为银屑病冬重夏轻的特点可能与体液代谢有关。单分子阵列（SIMOA）分析技术为汗液、尿液等代谢体液提供了新的检测手段，而深入研究体液代谢在银屑病周期性发病中的作用，可能为中医药治疗带来新的切入点。

基于玄府闭郁的银屑病病机治法

银屑病属于中医学"白疕""松皮癣""干癣"等范畴，因其表面覆盖多层干燥银白色鳞屑，搔抓后起白色皮屑而得名。本病多数患者具有冬重夏轻的季节规律，甚至有不少患者不需要治疗，在夏季亦可完全消退，但这一现象至今仍无令人信服的合理解释。目前比较多见的观点是夏季紫外线照射较多，病情的好转与紫外线有密切关系，但仍无法解释很多室内工作者，或者失能患者亦在夏季缓解的情况。《诸病源候论》认为本病乃"风湿邪气客于腠理，复值寒湿，与血气相搏所生"，《外科大成》指出本病"由风邪客于皮肤，血燥不能荣养所致"，《医宗金鉴》云"白疕之形如疹疥，色白而痒多不快，固由风邪客皮肤，亦由血燥难荣外"。可见，本病多为外邪侵袭，邪客肌肤日久所致。对于银屑病的中医治疗，现代医家都总结出各自的治疗大法。赵炳南认为银屑病的病位在血分，分血热、血瘀、血燥三种类型，采用凉血、活血、滋阴补血的对应疗法。卢传坚认为本病多与风邪客表、血燥不荣、肌肤失养有关，治疗上重视顾护阴液、养阴润燥。王玉玺则在运用凉血、活血等方法的基础上，擅用解表之法。高云逸等基于"气液玄府理论"及朱仁康、张作舟、庄国康等专家的学术思想，结合临床实践提出"玄府闭郁"是寻常型银屑病核心病机，治应以"开通玄府、通络解毒"为主。温成平认为一些血瘀型银屑病患者病情反复呈明显的季节性，即春夏轻而秋冬重；而四时之阴阳，秋冬为阴气主令，阳气潜藏，此时人体阳气最弱，且其患处尚有斑块色淡红、鳞屑较厚、形寒肢冷、舌淡红苔薄白、脉紧或涩的表现，将此归为阳郁血瘀，治以葛根汤加减，发汗解肌，升津通络。

结合上述各家理论思考银屑病的病机，我们认为风邪侵袭仅为诱因，后续的血热、血瘀、血虚也只是疾病在不同时期的病理现象，真正导致血热、血瘀、血虚的病因是寒湿闭阻于外，阳气无法蒸腾阴液，汗出的通道被阻，阳气郁而不发，日久则由气分逐渐向营分、血分相传。《素问·调经论》云："腠理闭塞，玄府不通，卫气不得泄越，故外热。""玄府闭郁"是寻常型银屑病的核心病机，并且贯穿于本病始终。因此，课题组认为，汗法可能是治疗寻常型银屑病的关键所在。发汗可以开泄腠理，使腠理玄府宣通，将壅阻于皮肤血脉之间的外邪随汗而解。

汗法具有祛除外感之邪、宣畅气机、布散津液、宣通脏腑经络通道等作用，在与清法、温法、补法等治法配合运用时还可增强清热泻火解毒、温经散寒、活血等功效。不少学者以新的视角对银屑病病因病机进行了探索，提出"内热为标，肌表寒郁为本，阳气不足""肾阳不足，血瘀不通，风邪客表""玄府闭郁，热毒蕴结""风盛血燥，营卫郁滞"等观点。然而细究之，皆可以汗法旁治。汗法用于银屑病的治疗其目的旨在扫除障碍，畅通道路，给邪以出路，可贯穿于银屑病的各阶段；运用汗法时当有所侧重，绝非不分缘由，专事汗法，舍本逐末；同时，亦不可过度发汗，以免致使津液流失过度而导致皮肤失去津液的濡养，易更加干燥，反倒加重病情。汗法治疗银屑病为临床提供了新思路，同时也扩展了汗法的临床应用范畴，是不可忽视的重要治疗原则。

银屑病冬重夏轻的特点可能与体液代谢有关

1. 冬重夏轻现象的国内外研究：银屑病的发病与众多因素有关，包括遗传、环境、免疫等，但其病因尚未完全清楚。有研究表明，银屑病患者的发病呈现出明显的季节性，即"冬重夏轻"的特点；皮损发病高峰往往集中在冬末/早春，低谷常集中在夏末/初秋。在一项对全国 12 000 例银屑病患者的问卷调查中发现，加重银屑病最重要的因素是季节变化（60.2%），其次是心理压力（34.5%）。有研究收集了公立医院 2007 年至 2017 年的皮肤科门诊数据，可明显发现秋冬季收治的银屑病患者要多于春夏季，且数据比较具有统计学意义。还有研究对皮肤病理学数据进行 15 年的回顾性分析，结果表明冬春季银屑病发病比春秋季更加普遍。另有研究对 300 名门诊银屑病患者进行问卷调查，结果表明银屑病关节炎患者中，有 60% 在冬季加重，70% 夏季会减轻，并且认为冬天加重可能是由于季节寒冷、环境昏暗、气候干燥等因素，并认为这些因素会增加皮肤的渗透性，使表皮增厚并刺激炎性介质的产生，而夏季改善主要与日晒量有关。为了避免患者主观因素干扰，有研究从医师全球评估数据库中收集数据，调查了 5 468 名银屑病患者的 PGA 评分，发现其中有 40.5% 的患者会在冬季加重，而在夏季加重者只有 34.1%。

这些研究表明银屑病"冬重夏轻"的现象已经得到广泛的关注，与在临床诊治中观察到的现象如出一辙。关于这个现象，传统的观念认为太阳光是重要的影响因素之一，其中紫外线占有关键地位。在一项病例对照研究中讨论了不同纬度地区人群的银屑病平均发病率，结果表明受紫外线照射度较高的地方银屑病发病率较低。有研究提示紫外线具有促凋亡作用，能同时抑制辅助性 T 细胞 17（Th17）的分化并抑制白细胞介素-23/白细胞介素-17 的表达的作用，因此人工紫外线经常被用来治疗银屑病；但在某些情况下，紫外线对银屑病有着加重的影响，特别是高剂量的紫外线，会损伤皮肤，从而引发新的银屑病斑块或加重现有斑块；而低剂量紫外线也可以直接导致易感患者的银屑病，其原因大概是免疫抑制和炎症的紫外线辐射诱导不平衡。

2. 冬重夏轻与体液代谢有关：课题组观察到部分银屑病患者汗出减少，甚至自觉运动后亦无汗或少汗，而采用熏蒸发汗法可以减轻皮损。此外，课题组还观察到，银屑病患者皮损部位毛发缺失，B 超显示病损处毛囊较正常部位显著减少，表皮高亮度显影，真皮浅层回声结构改变，并有血管增生，这与皮损病理检查看到的棘细胞层不规则增生、真皮乳头毛细血管扩张相对应。基于这种临床现象，课题组提出了不同的观点。临床上观察到夏季本病患者多汗液、多尿液，能量代谢增加，邪气仍有排出之地，而冬季主蛰藏之性，自然气温很低，地气固藏，无阳气之温煦，万物皆主收藏，人也不例外，活动减少，因此汗液少。对于正常人，冬季是收藏进补的好季节，但对于银屑病患者而言，本就有邪气停留在表，夏季犹有出路，到了冬季则会郁结更深，因而会愈发严重。因此，刘欣等认为汗腺排出汗液可能是本病相关炎症细胞因子排出的通道途径。

银屑病的炎症发生和持续是固有免疫和适应性免疫反应紊乱所导致的。由内源性信号和细胞因子驱动的固有免疫系统的激活，在部分患者体内与自身炎症持续共存，而在另外一部分患者体内则与 T 细胞驱动的自身免疫反应共存。研究表明，银屑病是由于 T 淋巴细胞的表型和功能发生巨大改变、分泌大量炎症细胞因子，进而诱导表皮角质形成细胞过度增殖，最终交互作用产生一系列慢性炎症反应。因此，银屑病在自身炎症背景下表现出自身免疫性疾病的特征。银屑病患者的 DNA 复合物和表皮产生的抗菌肽 LL－37 会刺激真皮浆细胞样树突状细胞（pDC）产生 α 干扰素（IFN-α）、β 干扰素（IFN-β），IFN-α、IFN-β 会促进髓样树突状细胞活化，产生肿瘤坏死因子-α（TNF-α）、白细胞介素-23（IL-23）、白细胞介素-12（IL-12）等介质，进而引起下游 $CD4^+$ T 细胞数量的增加，随后可分化为 Th17、辅助性 T 细胞 22（Th22）及辅助性 T 细胞 1（Th1）等，进而可产生白细胞介素-17（IL-17）、IL-23 和 γ 干扰素（IFN-γ）等细胞因子，持续放大炎症反应，最终导致角质形成细胞过度增殖，引起疾病的发生。

到目前为止，TNF-α 和 IL-23/Th-17 相关的途径在银屑病的发病机制中处于关键地位，阻断上述途径的生物制剂是迄今为止治疗银屑病最有效的药物，主要包括乌司奴单抗（ustekinumab）、古塞库单抗（guselkumab）、替拉曲珠单抗（tildrakizumab）等。其中，司库奇尤单抗（secukinumab）和依奇珠单抗（ixekizumab）属于中和抗体，能选择性地阻断 IL-17A 发挥作用。

由此预测，如果 secukinumab 和 ixekizumab 通过中和 IL-17A 发挥作用，那么必然需要一个渠道去排出这些中和后的产物。如果特定的细胞因子在排出的尿液、汗液中增加，这可能就是从汗法治疗本病病理机制的研究基础，也为银屑病"冬重夏轻"的现象提出了合理的解释。

3. SIMOA 技术为本病的体液代谢研究提供新检测手段及新思路：灵敏度是迄今为止最重要的生物信息检测性能参数，特别是当需要测量体液中低丰度生物标志物时，能否在低样本的情况下测量出所需要的蛋白因子含量是衡量一种技术灵敏度高低的重要指标。灵敏的配体结合试验是基于高效的免疫结合动力学和高灵敏度的检测方法才能完成的。免疫结合的效率取决于抗体的亲和力和驱动被分析物与这些抗体结合的有效质量运输。目前一些常用的提高检测灵敏度的方法包括信号扩增，如酪胺酶联免疫吸附法和反向聚合酶链反应法等。然而，这些技术也需要足够量的样本原料才能测取其中表达较低的物质含量，无法在低样本的情况下测取。因此通过选择最佳的抗体对和通过在分析抗体结合过程中增加质量传输速率来提高免疫结合事件的效率，对于测取同样重要。已有研究成功将小鼠汗液收集后，测试出其中的低丰度生物标志物。

既往由于汗法治疗银屑病患者所排泄的汗液是微汗，数量稀少且遍布全身，难于收集足够量的样本，无法通过 Elisa 实验检测出其中细胞因子的含量。随着目前技术的更新换代，已有文献报道存在更加精确的检测方式，而且不需要非常大的样本量也能得出精确的测量数据。已有研究报道，运用无创收集装置汗水贴片收集汗液中的炎症标志物，并通过 SIMOA 技术检测出在汗液中所需要的蛋白。还有研究运用同样的技术进行了年轻人与老年人汗液成分的对比，也表明汗液中细胞因子的检测技术是可行的。基于以上研究进展，课题组检测了银屑病患者和正常人的尿液，并通过 SIMOA 技术检测出 IL-17A、TNF-α 及 IFN-γ 在其中的表达水平，发现银屑病患者上述细胞因子在尿液中的含量都高于正常人。这些数据提示我们思考，是否可以通过增加尿液的排放量来增加患者体内炎症性细胞因子的排放，或者与既往运动发汗、熏蒸等治疗是否亦有异曲同工之妙，大量发汗是否亦可发挥类似功效？基于此，我们检测并比对了银屑病患者和正常人的汗液，同样发现了类似的情况。

中医学认为汗出于皮毛，合出于肺；尿出于膀胱，合出于肾。《黄帝内经》云："饮入于胃，游溢精气，上输于脾。脾气散精，上归于肺，通调水道，下输膀胱。水精四布，五经并行，合于四时五藏阴阳，揆度以为常也。"由此可见，肺和膀胱的津液都是源自于脾气运化的水谷之精，而汗液、尿液均为津液排出体外的产物。有学者认为汗液、尿液同属于津液，源于膀胱，在肾阳、心火及膀胱经气的作用下，外达而为汗，下达而为尿，汗尿同源。根据汗尿同源理论，我们推断可以通过 SIMOA 技术来检测银屑病患者汗液中炎症细胞因子含量是否也高于治愈患者汗液中的含量；并且在扩大样本量的基础上，是否可以得出更具有显著统计学差异的结果。由此来验证，汗法是否通过排泄炎症细胞因子的方式来治疗银屑病，进而为汗法治疗银屑病提供现代基础研究的依据。

汗法治疗银屑病具备扎实的临床运用基础

　　一直以来，中医治疗银屑病在常规辨证的基础上，加用发汗的方法，往往取得意想不到的效果。例如，宋绍潼等观察中医辛温发汗、辛凉发汗法治疗寻常型银屑病的疗效，有效率达 83.08％；赵怀智等在传统血热、血瘀型银屑病治疗的基础上，加予辛温解表中药，结果总有效率显著高于对照组，提示辛温解表药对各证型寻常型银屑病均有积极治疗作用，合理配伍可提高临床疗效，进而表明汗法对于寻常型银屑病的治疗具有一定的疗效。郝倩雯等也研究发现，桂枝麻黄各半汤内服联合熏蒸发汗法对血瘀型银屑病具有较好的临床疗效。张芳等认为银屑病是人体整体失调引起的局部汗出障碍，因而进行微汗、低强度运动干预，可以达到银屑病中医发汗法治疗的全身温通、热而无汗的要求。刘爱民等研究发现，麻防犀角地黄汤干预寻常型银屑病寒包火证的疗效及作用机制与下调 IL-17 和血管内皮生长因子（VEGF）水平有关。黄港等研究表明，银屑病的发生及病情严重程度与 IL-23/Th17 轴相关细胞因子的高表达有关，透表和营解毒方治疗银屑病血热型疗效确切，可能是通过调节 IL-23/Th17 轴相关因子水平而发挥治疗作用。多项临床研究结果表明，汗法是中医药治疗银屑病的一种可行方法。银屑病以鳞屑性红斑或斑块为主要表现，具有起病急、病程长、易反复等特点，给患者带来较大困扰。目前现代医学认为银屑病的发病机制以 IL-23/Th17 轴相关途径的变化为主要理论，西药通过针对 IL-17、IL-12/IL-23 的相关单抗阻断相关通路发挥治疗作用。

　　"玄府闭郁"是银屑病的核心病机，故采用汗法宣通玄府，通过排出汗液的方式将停在腠理的邪气带出体外。基于中西医对银屑病病因病机的探索，课题组对中医汗法治疗银屑病临床起效背后的现代科学机制进行了思考及研究。以往受到技术限制，无法对银屑病患者的汗液进行蛋白组学分析，而现在可使用无创收集装置汗水贴片及 SIMOA 技术检测汗液中的细胞因子含量，通过研究汗液中的相关成分，探究相关机制，从而为汗法治疗银屑病提供坚实的理论依据。深入研究体液代谢在银屑病周期性发病中的作用，可能为中医药临床治疗本病的起效机制研究带来新的切入点及启示。

397　银屑病与特应性皮炎的中医异病同治

　　银屑病与特应性皮炎是临床皮肤科最常见的疾病，也是中医药治疗的优势病种。尽管现代医学表明，两者发病机制不尽相同，银屑病以 Th1 细胞激活相关的免疫应答过程为核心，而特应性皮炎偏向以 Th2 为主的炎症轴，但近年来有学者提出银屑病与特应性皮炎属于同一疾病谱的观点。临床实践发现，银屑病可与特应性皮炎相互转化，尤其在使用新型现代生物制剂过程中，其背景可能与 Th1 与 Th2 漂移相关，提示两者之间存在炎症信号通路漂移。这可能是中医药临床实践中治疗两者异病同治的物质基础。2017 年我国银屑病患病率为 0.5%；特应性皮炎在高收入国家及地区的患病率高于 10%，在儿童群体中高达 20%。躯体的瘙痒感、心理创伤及多种系统合并症严重影响患者生活质量。近年来研究提示，两种疾病间存在细胞免疫的密切联系，在特定条件下可以相互转化，学者朱圣杰等认为，这为临床中医药治疗提供了有益的思考。

银屑病与特应性皮炎均属于 T 淋巴细胞免疫相关炎症模式

　　1. 银屑病主要为 Th1 细胞参与的慢性炎症：银屑病的具体发病机制目前仍不十分明确。学界大致认为是外界的创伤或者感染导致基因表型改变，从而启动整个病理过程。随基因表型改变出现的抗菌肽类物质与浆细胞样树突状细胞 Toll 样受体结合，活化该类细胞，将抗原信息递呈至 $CD8^+$ T 细胞，其作用于角质形成细胞的同时，还释放干扰素 α、干扰素 β 等作用于髓样树突状细胞，促进髓样树突状细胞分泌白细胞介素 IL-12、IL-23 和肿瘤坏死因子等多种炎症介质，这些介质参与辅助性 T 细胞 Th1、Th17、Th22 等 T 细胞的分化与增殖。其中 Th1 细胞释放肿瘤坏死因子和干扰素 γ 等炎症因子再次作用于髓样树突状细胞，形成正反馈，使疾病进一步发展；Th17 细胞由 IL-1 和 IL-23 共同参与分化形成，分泌的 IL-17 与受体结合后启动细胞内 NF-κB、STAT、JAK 等信号通路，进一步放大下游炎症效应；Th22 细胞产生的 IL-22 促进表皮增生、棘层增厚和角质形成细胞角化不全等，形成典型的银屑病组织病理。

　　2. 特应性皮炎的炎症主要与 Th2 细胞高度相关：研究表明，特应性皮炎的始动环节是 FLG 基因变异，或者反复搔抓等诸多因素引起的表皮屏障功能下降，致使包括角质形成细胞在内的一系列细胞释放损伤相关模式分子（如 IL-1β、IL-26、IL-33 和胸腺基质淋巴生成素），进而启动 Th2 相关的免疫应答，释放 IL-4 和 IL-13，通过 STAT 通路活化 B 细胞产生抗原特异性 IgE，高 IgE 水平增加了皮肤对空气变应原、食物蛋白、微生物抗原或角质形成细胞来源的自身抗原敏感性，进而引起经典的 I 型超敏反应。

　　随着病程的进展，尽管特应性皮炎的发作与暴露变应原直接相关，但实质上更多患者归因于变应原易感性的上升，所造成的继发性皮肤屏障功能障碍，从而诱发产生新的炎症反应。不断重复上述病理过程，进而形成 T 细胞浸润、神经纤维芽生式增生、皮肤增厚等慢性瘙痒性疾病的典型改变。

银屑病与特应性皮炎存在 Th 细胞炎症轴的互相转化

　　典型的银屑病与特应性皮炎虽然在临床表现上不同，但最近的临床研究提示这两种由 T 细胞介导的慢性、难愈性、迁延性、炎症性皮肤病之间存在细胞炎症模式的相关性，一定条件下互相转化。

　　1. 两者在疾病进程上有一定的一致性：两者都具有共同的系统性损害特点。局部炎症在两种疾病中均为始动环节，但随着病程的推进，肺瘤坏死因子-α 和 IL-1 等非特异性促炎因子释放进入血液循环系统，从而导致肥胖、心血管疾病等多种系统性合并症，故两种疾病的病程最后均为系统性疾病。例如 AliZ 等对 45 项研究中 9 万名患者进行系统分析，结果显示无论是在儿童、青少年还是成人阶段均能发现特应性皮炎与肥胖的发生呈正相关；Kunz M 等探讨肥胖患者的银屑病风险是否上升，发现高脂饮食和肥胖均为银屑病的独立危险因素。在心血管疾病方面，由于特应性皮炎患者普遍较为年轻，故较少直接发展为心血管疾病，但已有多位学者报道特应性皮炎患者中存在心血管疾病风险上升及脂质异常的情况；银屑病与粥样斑块形成及随之而来的冠心病等心血管疾病的相关性已经被多次讨论，其可能的原因目前尚不明确，但是可以观察到 IL-17（尤其是 IL-17A）水平的上升。以上研究表明，两种疾病尽管表现为皮肤的炎症反应，但都与多系统器官存在共病。

2. 亚裔人群特应性皮炎病理改变更接近银屑病，且患者病程早期可观察到产生 IL-17 细胞增多：所有种族背景的特应性皮炎患者均以 Th2 细胞的活化为中心环节，日本学者 Noda S 等在临床工作中发现，亚裔特应性皮炎患者较欧美患者有更显著的表皮增生和频繁的角化不全，Ki67 阳性表达更明显，且患者病程早期即可观察到产生 IL-17 的细胞增多，随着病程进展，更多的表现为 Th17 和 Th22 增高的混合炎症模式，从而推测在常规以 Th2 为靶点的治疗方式外，应用干预 IL-17/IL-23 的精准策略可能收获更好的治疗效果。

3. 以 Th 细胞因子紊乱为主的两种疾病存在特定条件下相互转化的可能：Lai F 等报道了 4 例患者在应用 IL-17 单抗治疗后，银屑病皮损模式转向湿疹样改变。其中 1 例患者在同时使用司库奇尤单抗注射液和优特克单抗注射液治疗银屑病后，银屑病样皮损好转的同时出现了湿疹样皮损，但随着患者停止联合使用上述两种药物，改用优特克单抗注射液单一药物治疗后，银屑病样皮损复发，但湿疹样皮炎消失。在该研究中，4 例患者中的 3 例已经因为严重特应性皮炎而停止使用司库奇尤单抗注射液。

根据上述事实，合理猜测在调控表皮分化的过程中，存在一个同时包含 Th1 细胞与 Th2 细胞的机制，两种细胞在这个机制中发挥相反作用，且银屑病和特应性皮炎的发生都与该机制相关，即银屑病和特应性皮炎可能是同一疾病谱中的两种不同的疾病，Th1 细胞在银屑病炎症进程中起关键作用，Th2 分泌的细胞因子活化 B 细胞，进而产生特异性抗体，影响特应性皮炎的进程。中医湿热证银屑病患者在皮损上兼具两者特点，可能是调控两种皮肤病相互转化的关键。

"湿"可能是银屑病与特应性皮炎炎症转换的核心

1. 银屑病与湿邪：目前对银屑病主流病因病机认识以血分病变为主，在银屑病治疗过程中对于血热证应用清热凉血法、血瘀证应用活血化瘀法、血燥证应用养血润肤法等已经纳入《中国银屑病诊疗指南（2018 完整版）》。但除血证外，湿邪同样也是一个重要的辨证角度，《医原·百病提纲论》云："六气伤人，因人而异，阴虚体质，最易化燥……阳虚体质，最易化湿。"在临床脾虚湿蕴型银屑病患者同样较为常见，患者除见皮损色红，上覆白色鳞屑等常见银屑病血热证候外，还因湿邪内阻常伴局部皮损渗出增多，甚则形成脓疱；湿邪阻滞经络致关节痹痛；湿邪内困脾土，患者纳差，困倦，严重者可见胸闷气促等。在临床上发现在同一患者身上，出现广泛而典型的湿疹样银屑病皮损，并在治疗过程中出现典型的湿疹皮损。这样的患者存在治疗的矛盾——如果采用系统激素治疗，尽管有利于控制湿疹，但不利于银屑病的预后，显然不是最佳策略。而这种情况在脂溢性银屑病中最为常见，也是临床辨证为湿热的主要类型。

患者在表现为湿疹样银屑病皮损，采用阿维 A 治疗数月无效，并在治疗过程中出现了典型的急性湿疹皮损，瘙痒剧烈，改用清热利湿中药联合托法替布治疗后好转。故知犯何逆，随证治之，医家们针对湿邪内生这一认识应用相应的治疗方法也获得了较好的疗效。刘昱旻等从临床视角出发，将红皮病型银屑病归类于湿热相搏，在常规血分论治的基础上加用秦艽、萆薢、生薏苡仁、伸筋草，取得了较好的疗效。张承杰应用燥湿苦参汤联合放血拔罐治疗银屑病患者 55 例，患者银屑病皮损面积和严重程度指数评分、皮肤病生活质量指数评分和瘙痒评分显著下降，且下降幅度显著大于对照组（$P<0.05$）。由此可见，湿邪为患可能是这类患者的主要致病原因，针对性地采用清热利湿的治疗方案，规避了系统使用糖皮质激素带来的远期弊端，也可取得较好的临床疗效。

2. 特应性皮炎与湿邪：特应性皮炎属于中医学"湿疮病"范畴，最早见于《金匮要略》"浸淫疮，黄连粉主之"。古代医家对本病认识纷繁复杂，《素问·至真要大论》的视角是"诸痛痒疮皆属于心""诸湿肿满皆属于脾"，即热与湿邪并举。《诸病源候论·疮病诸候》云"湿热相搏，故头面身体皆生疮"，同样是从热和湿论治本病；而后推及宋代，《圣济总录》云"风热蕴于心经……气血鼓作，发于肌肤而为浸淫疮也"，认为风邪扰心以致痒；而明代《外科正宗》提出"外之证必根于内"，肯定了父母遗传及孕期饮食不节对本病发病的重要意义。无论上述哪个时代，均把湿邪作为认识疾病，并且采取相应辨治方法的重要角度。

临床上，各医家也多由湿邪入手辨治特应性皮炎。现代中医皮肤病学奠基人赵炳南先生在临证辨治中将特应性皮炎的急性期归因于风湿热蕴，自拟清热除湿方，在临床收获了较好的疗效。国医大师禤国维教授在临床工作中观察到久病患者多有湿热蕴肤，辨治首重顾护脾胃，在重用茯苓、薏苡仁、白术健脾渗湿的同时，佐以布渣叶、白鲜皮、地肤子及苦参清热利湿。陈达灿教授承岭南皮科衣钵，以脾胃虚和心火旺为特应性皮炎的核心病机，采用经验方培土清心方治疗，取得了较好的临床疗效。此外，陈达灿教授等开展了大量现代化研究工作，从机制上证明培土清心方对特应性皮炎有效。此外，通过对中国知网平台进行文献检索，共发现133项包含中药内服的临床研究，其中91项包含健脾祛湿法，足见湿邪致病已在中医从业者对特应性皮炎的辨治中形成相对共识。

根据临床观察发现具有湿邪特征的银屑病在形态学、瘙痒程度、组织病理学等方面均与湿疹具有很高的相似度，同时湿邪为主的银屑病和特应性皮炎更容易伴发包括肥胖和心血管疾病等典型的湿邪内蕴的共病。显然，"从湿论治"两者的类证特点，更能体现中医异病同治的学术思想，也可能是其潜在的现代物质基础。因此，银屑病与特应性皮炎（湿热证）炎症模式可以为中医药异病同治提供思考，也为将来进一步研究"清热利湿"疗法提供潜在基础。

398　从炎癌学说论中医防治妇科炎症复发的优势

　　研究发现炎症与肿瘤的发生发展密切相关，慢性炎症产生炎症调节因子所形成的炎症微环境可诱导恶性肿瘤发生、发展和转移。女性常见的恶性肿瘤主要为宫颈癌、卵巢癌及子宫内膜癌等，相关研究表明这些恶性肿瘤的发生常与前期相应部位炎症的持续存在有关。中医药在预防和治疗妇科炎症方面具有独特的优势，学者李茂雅等从炎症与肿瘤发病机制"炎癌学说"出发，以近年来妇科炎症与肿瘤相关性的研究进展为基础，结合中医药对妇科常见慢性炎症的临床及实验研究，阐述和探讨积极防治妇科炎症反复发作的重要性，以及中医药预防和治疗妇科炎症的优势与特色，为进一步研究妇科炎症和肿瘤的发生机制提供理论依据，并为临床应用中医药防治妇科恶性肿瘤提供新策略。

炎症与肿瘤的相关性

　　流行病学调查显示，肿瘤的发生发展与前期相关炎症密切相关。德国一位病理学家曾提出肿瘤起源于慢性炎症的假说，此后，炎症与肿瘤的关系备受科学家的关注，并展开了进一步的探索与研究。有学者认为肿瘤微环境的形成可能是炎症促使肿瘤发生的机制，机体的创伤应激反应会产生大量白细胞，通过释放相关炎症因子如白细胞介素、肿瘤坏死因子从而产生新的炎症微环境，最终导致肿瘤的发生与转移；亦有部分学者认为髓源性抑制细胞具有免疫抑制作用及促炎性，能促进血管生成，可帮助肿瘤生长并逃过免疫监视。此外，研究表明炎症可导致 DNA 损伤，增加炎性细胞因子和活性氧的释放，并且还可加重组织缺氧，导致细胞表观遗传改变增加，最终促使肿瘤的发生发展。在肿瘤的相关研究中，已有研究者发现癌症病因与感染或炎症具有相关性，例如幽门螺杆菌感染引起的慢性胃炎可以诱发胃癌；炎症性肠病可以诱发结直肠癌；乙型肝炎病毒长期感染可以导致肝癌；部分肺炎则与肺癌的发生密切相关；慢性甲状腺炎与甲状腺癌有密切的相关性等。

妇科炎症与恶性肿瘤

　　妇科常见的恶性肿瘤中死亡率最高主要为宫颈癌、卵巢癌及子宫内膜癌。对于以上恶性肿瘤，研究发现炎症细胞及因子所形成的炎症微环境可致使肿瘤发生发展，其中发病机制中研究较为关键的因子主要为肿瘤坏死因子-α（TNF-α），环氧合酶-2（COX-2）及核因子 κB（NF-κB）。有学者认为盆腔感染或者盆腔炎则是致使卵巢癌发生的高危因素。此外，子宫内膜异位症与相应部位的癌症相关。

　　1. 盆腔炎反复发作与卵巢癌：卵巢癌的病因主要有卵巢癌家族史、滑石粉暴露、子宫内膜异位症、促排卵治疗等，有学者指出以上因素皆涉及同一环节，即盆腔局部炎症反应的发生，或加重炎症反应，长时间的炎症刺激，则易形成炎症微环境，成为卵巢癌发生的高危因素。有学者指出盆腔炎可以增加卵巢癌的发生风险，尤其是盆腔炎反复发作的患者。何志芳认为卵巢过度排卵会产生炎症细胞自由基，从而形成氧化应激的环境，进而导致细胞突变称为癌细胞。另有学者报道激素和炎症之间存在密切联系，促黄体激素（LH）水平升高亦可造成炎症细胞自由基产生增加，产生氧化应激，诱发细胞突变。此外，有研究指出白细胞介素-6（IL-6）、白细胞介素-8（IL-8）及 TNF-α 等因子在卵巢癌的发病中发挥着十分重要的作用。

　　2. 人乳头瘤病毒（HPV）感染与宫颈癌：宫颈癌是女性最常见的恶性肿瘤之一，王季青、何林蓉等对宫颈癌的高危因素进行流行病学调查分析,结果显示 HPV 感染与宫颈炎分别占宫颈癌高危因素的第一位与第三位。有研究报道经 HPV 感染的宫颈炎症患者发生浸润性宫颈癌的风险明显增高,高危 HPV 感染与宫颈炎为宫颈癌发生的重要诱因和危险因素。HPV 感染与宫颈炎之间相互影响,HPV 感染可增加宫颈炎的发病率,而宫颈炎症的持续存在又可引起阴道内菌群失调,抑制机体局部免疫功能,减弱免疫细胞的抗感染作用,增加了 HPV 感染的机会。另有学者研究发现长期的慢性宫颈炎症可直接促使宫颈管内膜及上皮细胞受到激化,发生快速增殖分化行为,同时产生自由基破坏 DNA 分子,致使 DNA 链的错误复制和转录,进而诱导细胞发生突变恶化。由此可见,无论是高危 HPV 感染,或是宫颈炎症的持续存在,皆与宫颈癌发病密切相关,且二者相互影响,更增加宫颈癌的发病概率。

3. 子宫内膜炎与子宫内膜癌:近年来相关研究表明长期的子宫内膜炎症刺激可能是子宫内膜癌的发病因素。有研究表明子宫内膜癌主要发病机制为体内雌激素增高,从而刺激子宫内膜不断增生最终发生恶变。另有研究表明,雌激素升高可促进炎症的发生发展,反之炎症反应可与雌激素产生协同作用,最终导致子宫内膜癌的发生。国外有学者研究发现子宫内膜癌患者体内 TNF-α、COX-2、IL-6 等均呈高表达状态。亦有体外实验证明在子宫内膜癌细胞中 IL-6 蛋白的表达水平异常增高,其作用机制可能是激活细胞外调节蛋白激酶(ERK)-NF-κB 信号通路产生作用。尚有研究表明雌激素能增加 IL-6 在体内的表达水平,其机制可能是诱导血管内皮生长因子(VEGF)和碱性成纤维细胞生长因子(bFGF),激活丝裂原活化蛋白激酶(MAPK)这一信号通路,进而导致子宫内膜癌的发生。子宫内膜炎与子宫内膜癌之间是如何相互转化,其具体作用机制尚需进一步探索,炎症反应可能通过某些特定的炎症信号通路诱导子宫内膜癌的发生与发展。

中医药防治妇科炎症的优势

1. 病因病机——正气亏损,湿瘀胶结:对于炎症反复发作,现代大多医家认为其致病因素以湿热之邪为主,其核心病机为正气亏损,湿瘀胶结。经期、产后是为血室正开之时,若此时复感湿热之邪,湿性重着粘滞,导致气机运行不畅,则会阻滞冲任胞宫。同时湿邪致病往往病程缠绵,若同时与瘀血胶结,日久则易伤及正气。现代研究亦表明慢性炎症会致使机体免疫力下降,长此以往,正气虚损而湿热之邪留恋机体,导致炎症反复发作,病机虚实夹杂,缠绵难愈。湿热与瘀血胶结日久可化瘀成毒,瘀毒久滞局部则易诱发恶性肿瘤。国内亦有学者认为肿瘤患者的高凝状态与中医的血瘀证具有密切相关性。对于 HPV 感染,中医亦认为其核心病机为正虚邪实,机体自身缺乏正气,无力攘邪外出,湿热瘀毒不能排出体外,从而成为炎癌转化的关键因素。中医学并无恶性肿瘤的具体病名,但确有相关记载,《素问·骨空论》云:"任脉为病,女子带下瘕聚。"炎症与肿瘤虽是不同的疾病,但其有着共同的发病机理,且现代研究表明二者之间具有明确的相关性,因此在中医"未病先防"的理论指导下,临床上根据其病机对证用药,防治炎症的反复发作,对妇科常见恶性肿瘤的防治有着重要意义。

2. 科研探索——介导炎症通路,预防炎癌转化:实验研究表明,中医药治疗妇科常见慢性炎症可调节相关炎症因子水平,介导相关通路,预防炎症反复发作,抑制炎癌转化的途径。NF-κB 是炎症与肿瘤十分重要的联系因子,机体组织受到损伤后产生炎症刺激激活 NF-κB,再经由 Toll 样受体(TLRs)-人髓样分化因子 88(MyD88)信号通路或者 TNF-α 及白细胞介素介导的信号途径发挥作用。同时,NF-κB 能激活 COX-2 及前列腺素 E₂(PGE₂),PGE₂ 又能增加基质金属蛋白酶(MMP)、VEGF 和 bFGF 等因子的水平,促进血管形成。国外有研究表明子宫内膜癌组织中 COX-2 的表达水平明显高于正常内膜组织。此外,COX-2 及 PGE₂ 的表达水平升高还能抑制机体淋巴细胞及巨噬细胞等,降低机体免疫。因此无论是 TNF-α、IL 等因子,还是 NF-κB 及 MMP,在妇科常见恶性肿瘤的发病机制中都起着十分重要的作用。临床研究发现益气清湿化瘀综合疗法可降低盆腔炎反复发作患者外周血单核细胞中 TLR2/4 蛋白及血清 My D88、TNF-α、IL-6 的表达水平,My D88 作为 TLRs 通路的关键接头蛋白,可活化 TLRs 下游信号,促进 NF-κB 的释放,进而诱导 IL-6 的分泌。益气清湿化瘀法通过下调 TLRs 表达，抑制 TLRs/NF-κB 通路活化，正向调控 TNF-α、IL-6 水平，降低两者在体内的表达从而达到控制炎症反应、防治 PID 反复发作。而 TNF-α、IL-6 在子宫内膜癌以及卵巢癌的发病中起着重要作用，由此推论该通路或能成为防治炎癌转化研究的靶点，但尚需进一步的临床与实验研究以探索和证实。

张瑞等观察消炎方对慢性子宫内膜炎模型大鼠 NF-κB、TNF-α 等因子的影响，实验结果表明该方可降低 NF-κB、TNF-α 等因子的含量。此外，耿红玲等观察中药慢盆消炎方对子宫内膜炎大鼠内膜组织 MMP-9 表达的影响，实验结果表明中药复方可减少 MMP-9 在大鼠体内的表达；亦有临床研究证明中药联合抗生素治疗慢性子宫内膜炎可降低患者体内 TNF-α、IL-6 等促炎因子的水平，提高抗炎因子白细胞介素-2（IL-2）的水平，从而提高临床疗效。无论是 NF-κB、TNF-α 或 MMP-9、IL-6，在炎癌转化的过程中可能均扮演着重要的角色，上述研究结果表明中医药可通过降低这些炎性因子治疗相关炎症，为今后中医药防治炎癌转化提供了实验依据。

3. 临床论治——益气扶正，化瘀解毒：《黄帝内经》云"正气存内，邪不可干"，说明人体正气不足时，邪气会伺机入侵，从而引发一系列疾病。中药益气扶正的药物如党参、黄芪等，可通过增强机体内巨噬细胞活性，诱导淋巴细胞增殖及转化，增加体内抗体的生成，进而增强机体免疫功能。另有学者认为这类益气类药物可降低血液黏稠度，改善血液高凝状态，推动血液运行。而炎症反复发作的核心病机为正气亏损，湿瘀胶结，因此治疗时应重在益气扶正，活血化瘀，清热除湿。现代临床研究表明该治法应用于临床取得了较好的临床疗效，可作用于相关通路，预防炎症反复发作。例如杜建华采用益气扶正、化瘀止血法治疗慢性子宫内膜炎，增强机体免疫，缩宫止血，改善局部微循环，疗效较为满意；我们认为盆腔炎反复发作的核心病机为"气虚血瘀夹湿"，并提出益气清湿化瘀综合疗法以防治并重，临床研究结果表明该方案在治疗盆腔炎反复发作疗效确切，其作用机制可能为作用于 My D88/TLRs 通路的 My D88 靶点，下调 TLRs 的水平，抑制 IL-6 的表达，以减轻炎症反应，改善机体免疫功能有关。

现代研究证实 HPV 感染是宫颈癌前病变的高危因素。病毒感染的其中一个重要诱因即为机体免疫力下降，故治疗时注重扶正祛邪。中医药防治 HPV 感染从而预防宫颈癌的发病即体现了《黄帝内经》"治未病"的思想。《难经》提出"知肝之病，当先实脾"，可见古代医家对治未病思想早有认识。HPV 感染属于中医"治未病"理论中潜病未病态，中药防治 HPV 感染则属于中医"未病先防"，即通过防治 HPV 感染从而降低宫颈癌的发病率。现代药理及实验研究表明，中药可降低 HPV 病毒的负荷量，改善宫颈局部微环境，增强机体免疫功能，例如熊俐等运用除湿解毒汤联合保妇康栓治疗高危型 HPV 持续感染患者，治疗后 HPV 转阴率达到 73.33%，疗效确切；耿晓星等运用青黛紫草合剂治疗 HPV 感染合并 CINⅠ及 CINⅡ，HPV 转阴率为 76.5%，宫颈上皮瘤变转阴率为 47.9%，高于空白对照组。高危型 HPV 感染是宫颈癌发病的高危因素，以上临床研究表明中医药治疗 HPV 感染有确切的疗效，通过治疗 HPV 感染预防其转化为宫颈癌，应证了"知肝之病，当先实脾"的中医理论。

本文首次从炎症与肿瘤发病机制"炎癌学说"出发，以近年来妇科炎症与肿瘤相关性的研究进展为基础，结合中医药对妇科常见慢性炎症的临床及实验研究，阐述和探讨积极防治妇科炎症反复发作的重要性，以及中医药防治妇科炎症的优势与特色，具有创新性。妇科炎症反复发作不仅严重影响患者的生活质量与生殖健康，持续存在更易诱发相关部位恶性肿瘤的发生并促其发展，因此积极防治妇科炎症反复发作，同时进一步深入开展临床及实验研究，深入探索中医药防治妇科炎症与肿瘤的机制及靶点，改变妇科炎症内环境，阻断炎癌转化的发生，对妇科恶性肿瘤的防治具有重要临床的意义。

399 　中医治疗哺乳期急性乳腺炎研究

急性乳腺炎属于中医学"乳痈"范畴。研究显示33％的女性患过哺乳期急性乳腺炎．甚至达到50％。研究显示该病是以金黄色葡萄球菌感染为主的急性化脓性疾病，多发生于产后3～4周的哺乳期妇女，初产妇更为多见。早期常表现出红、肿、热、痛等局部症状，伴有或不伴有发热等，严重时可造成脓肿和败血症。西医治疗较为单一，主要以抗生素为主。但是存在着问题，一方面临床上抗生素滥用问题严重，耐药情况多见．治疗效果缓慢而且有限；另一方面抗生素治疗对婴儿有一定影响，用药安全不能保证。近年来研究发现中医药对早期哺乳期急性乳腺炎效果确切，可减少抗生素对于哺乳的影响．尽快恢复哺乳。当前越来越多的患者愿意选择中医药治疗哺乳期急性乳腺炎。学者李逸梅等将中医药治疗哺乳期急性乳腺炎的研究做了梳理归纳。

中医学对哺乳期急性乳腺炎病因病机的认识

中医学认为乳房一方面与脏腑肝、脾胃、肾相关。肝藏血，主疏泄，与乳汁的排泄密切相关。脾胃为后天之本，气血生化之源，乳汁由水谷精华化生而来，脾胃健壮则乳汁多而浓；肾为先天之本，主藏精，肾气盛则天癸至，乳房发育，产后分泌乳汁，肾气衰则天癸竭，乳房也萎缩。另一方面乳房与经络也密切相关，足阳明胃经行贯乳中，足太阴脾经络胃上膈，布于胸中，足厥阴肝经上膈。布胸胁绕乳头而行足少阴肾经上贯肝膈而与乳联，冲任两脉起于胞中，任脉循腹里，上关元至胸中，冲脉夹脐上行，至胸中而散。

乳痈主要因情志内伤、肝气不舒。嗜食厚味、脾胃积热。乳头破碎或凹陷畸形、乳汁排出障碍、外邪侵袭，肝肾不足、冲任失调的影响。引起相关脏腑、经络的生理功能受到影响，导致气血运行失常。造成气滞、血瘀、痰凝。阻滞乳络而成结块，郁久化热，热胜肉腐而成袋脓、传囊、乳漏。

中医内治疗法

1. 瓜蒌牛蒡汤加减： 根据中医诊疗方案推荐急性乳腺炎采用分期治疗。早期治疗以"通"为主，代表方剂为瓜蒌牛蒡汤加减（瓜蒌、牛蒡子、柴胡、赤芍、蒲公英、橘叶、青皮、丝瓜络、鹿角霜等）。后世医家根据自己丰富的临床经验辨证论治。对此组方进行了衍生。归纳总结出芍药瓜蒌甘草汤、瓜蒌连翘汤、联合透脓散、联合阳和汤等。在临床上都取得了良好的治疗效果。

2. 专方验方： 许芝银以"气"论治。采用自拟方乳痈散结汤（蒲公英20 g、青皮5 g、橘叶10 g、橘核15 g、牡丹皮10 g、赤芍10 g、漏芦20 g、生甘草5 g）加减疏通乳络、散结消痈，治疗早期急性乳腺炎，疗效显著。陆德铭教授主张采用乳痈方（柴胡、苏梗、防风、牛蒡子、当归、赤芍、瓜蒌、炮穿山甲、王不留行、丝瓜络、路路通、蒲公英）疏通乳络、和营消肿治疗早期急性乳腺炎。曲冬梅临床应用通乳散结汤（蒲公英20 g、瓜蒌15 g、夏枯草15 g、牛蒡子12 g、王不留行12 g、路路通12 g、川芎12 g、丝瓜络12 g、当归12 g、白芍12 g、柴胡9 g、白芷9 g、甘草6 g）治疗40例早期急性乳腺炎，有效率达到95％。刘靖伟研究自拟四味汤（金银花20 g、蒲公英30 g、续断15 g、当归10 g）治疗早期急性乳腺炎疗效优于西医常规抗感染治疗，有效率达到91.1％。张英强教授在急性乳腺炎的初期阶段采用柴胡清肝汤（柴胡15 g、木香15 g、当归10 g、生地黄10 g、生栀子15 g、牛蒡子10 g、金银花 30 g、连翘 30 g、赤芍 15 g、天花粉 10 g、川芎 10 g、防风 10 g、黄芩 15 g、蒲公英 30 g、生甘草 10 g），效果显著。楼丽华从脾论治，善用温通法，在阳和汤的基础上精心总结出乳腺四号方用于急性乳腺炎的治疗，同样效果显著。

中药内服治疗哺乳期早期急性乳腺炎，临床方剂应用众多，但都以"通""消"论治。在避免使用抗生素的基础上，达到疏通乳络、清热消肿之功效。

中医外治疗法

对于哺乳期早期急性乳腺炎的治疗。除了内服汤药效果明显，中医外治方法也发挥着独特的优势，其中正确的手法排乳的重要性不言而喻，另外也有其他外治方法。

1. 药物外治法：孙晓荣采用芒硝外敷，自制纱布袋，一般内装芒硝 200～300 g，具体用量视乳房大小而定，双侧乳房周围皮肤外敷，待芒硝成块后替换，对急性乳腺炎早期治疗有效率达 100%。米海霞采用消肿解毒软膏（乳香、没药、大黄、当归、牡丹皮、野菊花、三棱、莪术、天葵子、赤芍、蒲公英、黄连、薄荷、樟脑、冰片）外敷乳房胀痛部位，早、晚各 1 次，治疗 3 天，得出结论消肿解毒软膏外治早期急性乳腺炎总有效率 83.33%，疗效显著。王红耐应用芒硝和大蒜外敷的治疗方法，大蒜 100 g 去皮洗净捣碎，芒硝 50 g，搅拌成糊状，平铺纱布，敷于患处，取得了良好的治疗效果。吴晓波将急性乳腺炎患者分为两组，观察组采用消炎止痛膏（芒硝、独活、生天南星等）早、晚各换 1 次，贴于患处，治疗 7 天。总有效率明显高于对照组（青霉素 800 万 U 静脉滴注）。蔡国珍善用外治法治疗外吹乳痈，临床常用手法排乳结合"清凉膏"（黄芩、芙蓉叶、半边莲、合子草、黄连须等）外敷，效果显著。赵飞白经验方凤仙透骨草每日 4 小时外敷等临床上都效果确切。

2. 针灸推拿拔罐疗法：张万云采用推拿＋针刺（取穴：双侧太冲、期门、内庭、足三里、足临泣、内关、膻中、曲池、肩井）留针 30 分钟。每 10 分钟行针 1 次，每日 1 次，3 天为 1 个疗程，疗效明显好于对照组（金黄散外敷）。柳晓峰采用推拿穴位点按（取穴乳根、足三里、合谷、内关、膻中，点按 10 分钟）每日 1 次，5 天为 1 个疗程，结果显示疗效确切，更快地减少了患者的痛苦。张凤莲研究比较治疗组"通乳三穴"（取穴屋翳穴、乳根穴、乳中穴）拔罐配合耳穴（取穴胸、肝、胃、乳腺、三焦、神门）压豆与对照组（头孢硫脒），得出结论治疗组对于早期哺乳期乳腺炎的治疗疗效更佳。采用推拿（取穴膻中、屋翳、乳根、肩井等）联合刺络拔罐（取穴肝俞、脾俞、胃俞），治疗早期哺乳期急性乳腺炎，总有效率 97.5%。楚云杰将急性乳腺炎患者分为治疗组（采用揉压手法，取穴膻中、乳根、合谷、屋翳等）和对照组（红霉素）。得出总有效率分别为 98.33%、86.67%，差异有统计学意义。

中医综合疗法

单一的中药内服或外治法治疗早期急性乳腺炎疗效明显，但是中医综合疗法（内服＋外治）还是被更多的医家采用，其治疗更加有效，患者从中获利更多，能更充分体现中医药治疗的优势，临床应用十分广泛。

朱雪琼将患者随机分为两组，采用观察组瓜蒌牛蒡汤合阳和汤联合中药外敷治疗早期哺乳期急性乳腺炎患者，通过对照组青霉素静脉滴注比较。观察组疗效显著高于对照组，中医证候积分、WBC、CRP、IL-6、TNF-α，治疗 1 周后水平明显低于对照组。陈剑采用内服瓜蒌连翘汤联合针刺（取患侧通乳穴、内关至肘横纹之间的阿是穴）治疗，有效率优于对照组。毕广东通过三联治疗（自拟天黄消痈散联合理疗及手法排乳治疗）与传统治疗（青霉素）对比，三联治疗效果确切，优于传统治疗。沈胡刚采用散清消通法治疗早期哺乳期急性乳腺炎患者，通过与对照组青霉素静滴相比较，得出结论散清消通法（手法推拿按摩、内服加味瓜蒌散、外敷金黄膏）对其疗效优于对照组（血 CRP、PCT 下降有明显差异。临床疗效优于对照组）。裴晓华教授采用内服芍药瓜蒌甘草汤、外敷金黄散、中医手法排乳临床治疗效果显著。张春和教授采用清热散结通络法治疗，分为治疗组（内服大血藤 15g 加手法按摩加重楼局部外敷）和对照组（局部热敷加吸乳加口服抗生素），得出结论综合疗效治疗组优于对照组。徐碧红采用内服藕粉汤（蒲公英 20 g、天花粉 20 g、皂角刺 20 g、王不留行 12 g、连翘 12 g、漏芦 12 g、山楂 15 g、麦芽 30 g、丝瓜络 12 g、忍冬藤 30 g、柴胡 10 g）、外敷金黄膏、揉抓排乳治疗乳痈郁滞期，明显改善乳汁不畅、乳房疼痛等症状，疗效优于西医组。

近年来急性乳腺炎的发病率越来越高，而西医的抗生素治疗效果有限，一旦延误极易形成脓肿，给患者带来了极大的痛苦。因此早期治疗尤为重要，要抓准时机，分期论治，以免耽误病情。在中医治疗方面，目前对于急性乳腺炎早期治疗各大医家在临床上积累了丰富的治疗经验，做了一些临床研究，有一定的数据支持，发挥了中医药治疗的优势，尽快恢复了乳母哺乳，保证了母婴用药安全。

400　从三阳合病论治哺乳期急性乳腺炎

　　哺乳期急性乳腺炎是发生在乳房的急性化脓性疾病，是哺乳期妇女的常见病，可发生于哺乳期的任何时间，其症状包括乳房局部皮温升高、疼痛或肿块等局部症状，及寒战、发热等全身症状。相关指南推荐解除乳汁淤积、抗生素治疗及穿刺抽脓等措施。既往研究发现，抗生素的应用会破坏哺乳期妇女微生物群系多样性，影响婴儿的生长发育。抗生素的早期干预会导致母婴分离，阻断母乳喂养。因此，减少抗生素的应用，早期有效阻断病程是临床难题。

　　中医认为哺乳期急性乳腺炎属于"外吹乳痈"范畴，是因肝郁气滞、胃热壅滞、乳头破损等致乳络闭塞，气血搏结，日久化热成脓而成痈肿。古今医家多以病因辨证、脏腑辨证等论治哺乳期乳腺炎，轻症患者疗效可观，但重症患者仍不能切实阻断病程，有化热成脓的风险。六经辨证有方简力宏、灵活把握病机的特点，对外感病的诊治效如桴鼓，对内伤杂病也有较佳疗效。临床发现哺乳期急性乳腺炎的症状与三阳病关系密切，研究其符合三阳合病的范畴。故学者高超等从三阳合病的角度系统阐释了哺乳期急性乳腺炎，建立了哺乳期急性乳腺炎的三阳经辨证的辨证模型，以期为临床治疗哺乳期急性乳腺炎提供新的思路。

哺乳期急性乳腺炎的多种辨证方法

　　古代医家多以病因辨证、脏腑辨证等论治哺乳期乳腺炎，晋代葛洪在《肘后备急方》记载"凡乳汁不得泄，内结名妒乳，乃急于痈"，认为妒乳的病因病机为乳汁内结、郁结成痈，体现了外吹乳痈的朴素的病因辨证原则，奠定了乳汁不通的核心病机。隋代巢元方在乳汁蓄结的基础上增加了对气血的认识，认为乳汁与气血搏结生热，一定程度上体现了中医外科八纲辨证和气血津液辨证的萌芽。元代朱丹溪强调以脏腑经络角度解读外吹乳痈，认为怒忿伤肝、厚味壅胃致汁壅热甚而化脓，自始对外吹乳痈的辨证多从脏腑辨证论述。近现代以来，中医外科学界将哺乳期乳腺炎分为瘀滞期、炎症期、成脓期、溃脓期和炎症僵块期等，在脏腑辨证的基础上对哺乳期乳腺炎进行分期辨证。

　　然而，哺乳期急性乳腺炎病程短，病机变化迅速，病邪易化热入里，与里热相合而成脓肿。临床诊疗时仅采用病因辨证、脏腑辨证、分期辨证等难以切准病机并有效阻断病势进展。六经辨证则是东汉医家张仲景在《素问·热论》等基础上，总结外感伤寒的传变特点而创立的辨证方法，具有灵活多变、切准病机的特点。

三阳合病的源流

　　三阳合病首载于《伤寒论》，指外感伤寒过程中太阳经、阳明经、少阳经三经同时发病。《伤寒论》明确载有"三阳合病"的条文仅2条，即219条"三阳合病，腹满身重，难于转侧，口不仁面垢，谵语遗尿。发汗则谵语，下之则额上生汗，手足逆冷。若自汗出者，白虎汤主之"与268条"三阳合病，脉浮大，上关上，但欲眠睡，目合则汗"，但尚有未明确病名而病机在三阳者。

　　后世医家认为99条"伤寒四五日，身热恶风，颈项强，胁下满，手足温而渴者，小柴胡汤主之"，是三阳合病、重在少阳的病证。231及232条"阳明中风，脉弦浮大，而短气，腹都满，胁下及心痛，久按之气不通，鼻干，不得汗，嗜卧，一身及目悉黄，小便难，有潮热，时时哕，耳前后肿，刺之小差，外不解。病过十日，脉续浮者，与小柴胡汤。脉但浮，无余证者，与麻黄汤；若不尿，腹满加哕者，不治"，是三阳合病、气机壅塞的病证。合病是两经或三经同时发病而不传经，传经即为并病。三阳合病的治疗应首辨六经，见病立方，对证用药。

近现代医家将三阳合病的辨证模型应用到具体疾病的诊疗中，治疗热证起效甚速。如张立山等从三阳合病辨治小儿外感发热，并提出治重少阳、临证权变、经腑同治等策略。哺乳期急性乳腺炎阳热有余，病机变化迅速，亦属于"热证范畴"，故考虑从三阳论治。

哺乳期急性乳腺炎从三阳经辨证论治

1. 太阳病辨证论治：太阳病是邪气初中人体、正邪交争体表的阶段。《伤寒论》第 1 条"太阳之为病，脉浮，头项强痛而恶寒"，即是太阳病主证。哺乳期急性乳腺炎多起于新产后，产后气血亏虚，营卫失于调和，腠理疏松，易受风寒之邪侵袭。正气达表抗邪，阳气不得宣散，故见发热。卫气不宣，机体失于温煦，故见恶寒。经脉失于调和，气血不利，故见头项强痛。正邪交争，气血搏结体表，故见脉浮。哺乳期急性乳腺炎初起病势剧烈，病邪在体表搏结而见恶寒发热、头身疼痛等症状。其中初起无汗者属表实范畴，水谷入海，饮食精微化生气血，正气充盛，与邪搏结，故见无汗表实；初起汗出者属表虚范畴，妇人新产后气血亏虚，营血不足，卫气失和，故见汗出表虚。

太阳病治宜汗解，哺乳期急性乳腺炎未成脓期见太阳经证宜用汗法。《素问·阴阳应象大论》云："其有邪者，渍形以为汗；其在皮者，汗而发之。"汗法居八法之首，通过开泄腠理给邪以出路，调和营卫以疏布阳气，促使邪气从汗而解。哺乳期急性乳腺炎初期病邪交争于皮毛腠理，形体失和，宜用汗法发表祛邪，调和营卫。《素问·五常政大论》云"汗之则疮已"，外吹乳痈属外科疮疡病类，治疗疮疡类疾病具有表证时，宜首推汗法。蔡国英等研究记载，汗法治疗外吹乳痈的辨证要点为恶寒发热、头身拘急疼痛、口干溲赤，苔薄黄，脉浮数等全身症状及乳房红肿疼痛、尚未化热成脓等局部症状。汗法应用于外吹乳痈初期可疏通营卫，促进疮疡消散。后世医家根据汗出与否将太阳病分为太阳表实证和太阳表虚证，其中发热恶寒、无汗脉紧者为太阳表实证，宜发汗祛邪、宣通卫气，发热恶风、汗出脉浮缓者为太阳表虚证，宜祛风解肌、调和营卫。

与太阳病相关的方证有麻黄汤、桂枝汤、葛根汤、桂枝加葛根汤等。太阳表实证宜用麻黄汤、葛根汤发汗祛邪，太阳表虚证宜用桂枝汤、桂枝加葛根汤发汗解肌。具体运用：哺乳期急性乳腺炎如症见乳房局部红肿热痛、体温升高、怕冷明显、头身疼痛、气喘、无汗、脉浮紧等一派太阳表实之象，可予麻黄汤治疗；症见乳房局部红肿热痛、体温升高、怕风、头痛、鼻塞流涕、汗出、脉浮缓等一派太阳表虚之象，宜用桂枝汤治疗；症见太阳表实兼后背拘急疼痛，可予葛根汤治疗；症见太阳表虚兼后背拘急疼痛，宜用桂枝加葛根汤治疗。

2. 阳明病辨证论治：阳明病是机体感邪后，邪犯阳明，正邪交争，热邪炽盛，热盛伤津的病理阶段。《伤寒论》182 条"身热，汗自出，不恶寒，反恶热也"，即是阳明病主证。哺乳期乳腺炎多因食饮厚味而出现乳汁蓄结不通、乳房结块疼痛等局部症状。妇人产后脾胃虚弱，水谷精微入海，脾气宣发布散之力不及，胃气失于通降，饮食郁热上犯，气血搏结生热而见乳房局部红肿热痛。阳明胃热壅盛，淤乳与热相搏，故见高热、恶热。热邪蒸灼津液，故见大汗出。伤津化燥，故见口渴。哺乳期急性乳腺炎炎症期热邪郁于阳明而见高热、汗出、口渴、便干等症状。其中未成腑实者属阳明经证，邪气入里化热，脾气散精有余，胃气通降尚和，热邪弥漫阳明而津伤不显，故未成腑实。已成腑实者属阳明腑证，饮食郁热上犯，合于外感邪气，邪热与胃肠糟粕相结而致热盛伤津，故见腑实。

阳明病宜清下，哺乳期急性乳腺炎未成脓期见阳明病治宜清下。阳明热证宜用清法。《医学心悟》云："清者，清其热也。脏腑有热，则清之。"清法是运用寒凉性质的药物治疗里热证的治法。鲁贤昌认为清法适用于外吹乳痈早期，其辨证要点为乳房局部红肿热痛、高热烦躁，脉数等。阳明腑实证宜用下法。《素问·阴阳应象大论》云："中满者，泻之于内。"下法是通过通便、消积、泻实、逐水等，消除病理产物、治疗实证的方法。杨丽敏认为治疗外吹乳痈热盛合腑实证者宜急用釜底抽薪法，其辨证要点为高热烦渴、口舌干燥、溲黄便秘、食纳差、乳房肿块焮红疼痛、按之痛重或微有波动感、乳汁不畅、舌质红、苔白腻或黄腻、脉弦数等。根据腑实与否，哺乳期急性乳腺炎炎症期未成腑实者宜清热生津，已成腑实者宜峻下热结。

与阳明病有关的方证有白虎汤、白虎加人参汤、三承气汤等。阳明经热宜用白虎汤、白虎加人参汤清热生津，阳明腑实证宜用三承气汤清热通腑。具体运用：哺乳期急性乳腺炎症见乳房局部红肿热痛、高热、大汗、口渴欲饮冷、怕热、脉洪数等阳明经热之象，可予白虎汤治疗。症见乳房局部红肿热痛、高热，甚则谵语、腹部拒按、大便几日未行、头痛、口干口渴、舌燥、脉滑实或沉实等一派腑实之象，宜用三承气汤治疗。其中阳明腑实重症予大承气汤峻下热结，阳明腑实而津伤不显者予小承气汤轻下热结，阳明腑实而津伤热郁不显者予调胃承气汤缓下热结。

3. 少阳病辨证论治：少阳病是邪气上扰少阳、正邪交争于半表半里之间的阶段。《伤寒论》263条"少阳之为病，口苦、咽干、目眩也"，即是少阳病主证。哺乳期急性乳腺炎多因暴怒多思起病，妇人产后脾胃虚弱，肝血化源不足，厥阴之气失于疏泄，少阳升发之气失养，相火不藏，枢机不利，易受情志影响致病。胸胁居半表半里之间，枢机不利，升降失调，故见乳房拘急不适。正邪内外交争于枢机之间，故见寒热往来。热邪循经上溢，故见口苦。热灼伤津，故见咽干。胆经火热上扰清窍，故见目眩。哺乳期急性乳腺炎病邪交争枢机间而见寒热往来、头痛、口苦、咽干等症状。其中寒热往来者属少阳经本证，血虚气弱，疏泄不及，正虚邪扰，争于枢机，故见寒热往来。

少阳病治宜和解。哺乳期急性乳腺炎未成脓期见少阳经证治宜和解。《素问·至真要大论》云："营卫相随，阴阳已和……疏其血气，令其调达，而致和平。"和法，亦称和解法，是通过调节机体气血阴阳、脏腑经络、表里上下以达到机体阴阳平衡的一种治法。哺乳期急性乳腺炎炎症期病邪交争表里之间，枢机失和，宜用和法和解表里。《素问·至真要大论》云："谨守病机，各司其属……疏其血气，令其条达，而致和平。"治疗枢机不利、正虚邪扰者，宜用和法和解表里、扶正祛邪。胡升芳等研究记载，外吹乳痈郁滞期为邪阻少阳枢机，贵宜早治，治用和法。和法应用于外吹乳痈早期可促进气血调和，兼顾虚实，切中病机，有利于乳汁疏通、热退症消。哺乳期急性乳腺炎未成脓期见少阳经证治宜和解表里。

与少阳病相关的方证有小柴胡汤。少阳经本证宜用小柴胡汤和解表里、扶正祛邪。具体运用：哺乳期乳腺炎患者如症见乳房局部红肿热痛或僵块形成、寒热往来、纳差、呕恶、口苦、脉弦等症，可予小柴胡汤治疗。谢子娇研究发现外吹乳痈除少阳经本证外，兼见太阳表证或阳明胃热等变证，可予小柴胡汤临证加减。

三阳合病

三阳合病是正邪交争于三阳经的病证。哺乳期妇女产后气血虚弱，及脾胃渐旺，气血归而化乳汁。或受情志刺激，或饮食油腻厚味之品，或感受风寒邪气，乳汁淤积不通，肝血失藏，胆气失束，中焦疏泄不及，阳气失于宣布，营卫失和，以致肝胃之络郁滞而成外吹乳痈。因其病因、体质等不同，哺乳期急性乳腺炎症见三阳经同病而各经邪气偏重不同。平素情绪低落或惊恐易怒者，易受情志影响而气机不利，肝气失于疏泄，胆气循经上扰，病在三阳而偏于少阳证。平素乳汁过盛或易渴善饥，易受食饮厚腻碍胃而见阳明胃热壅盛，气血化热伤津，病在三阳而偏于阳明证。妇女新产后或平素易汗出者，易受风寒之邪侵袭而营卫不达，腠理不密，病在三阳而偏于太阳证。三阳合病宜三阳同治。哺乳期乳腺炎起病急骤，初起即见三阳经证候，因其病机变化迅速，故临证时需根据热邪偏重及病势归向辨证论治、三阳合治。治疗三阳合病时可采取直解一经、次第解邪、三阳合治等策略。邪气偏重于某经或某两经，以治疗该经病证为主，其他经症状即随之消解。若其他经症状未解，需依据病机次第解邪。病势均衡或病势不显宜三阳合治。三阳合治应留意腑证，病见三阳经兼腑证宜及时通下热结、经腑同治。刘光国三阳经辨治外吹乳痈时，见某经热势偏重即重用该经药物以祛邪，通过三阳合治而祛邪扶正。

与三阳合病有关的方证有桂枝加葛根汤、白虎汤、调胃承气汤、小柴胡汤、柴胡桂枝汤、大柴胡汤、大青龙汤、柴胡加芒硝汤、桂枝加大黄汤等。具体应用：某经病邪偏重可直解一经，如病重太阳宜桂枝加葛根汤发表祛邪，病重阳明宜白虎汤清热生津，病重少阳宜小柴胡汤和解表里等，方药用法同上三阳经各经辨证。某两经热势偏重宜灵活化裁合方，如病重太阳少阳予柴胡桂枝汤和解少阳，调和营卫，病重少阳阳明予大柴胡汤、柴胡加芒硝汤等和解表里、清热通腑，病重太阳阳明予大青龙汤、桂枝加葛根汤、桂枝加大黄汤兼顾解表清里。三阳经证见腑实证时，可予本经方药加味调胃承气汤，时时留意，莫致热壅化脓。

哺乳期急性乳腺炎未成脓期阳热有余，病情变化迅速，应用三阳经辨证可灵活把握病机所在。临床治疗本病时，以三阳合病统率全局，把握病势，判断三阳经邪气偏盛辨证论治。注重直解一经、活用合方、兼顾腑实，以早期阻断病情。

401 从伏邪论治肉芽肿性乳腺炎

肉芽肿性乳腺炎在 1972 年首次由 KessIer 等提出，是一种以乳腺小叶为中心的非干酪样坏死，坏死内可形成脂质吸收空泡及微脓肿，以肉芽肿为主要病理特征的慢性炎症性疾病。肉芽肿性乳腺炎通常发生于育龄期女性，在妊娠后 5 年内高发，临床表现上，在发病初期患者即可感到乳房存在肿块，局部皮温升高并伴疼痛感，随着病情的发展形成脓肿，后期脓肿破溃可形成窦道和瘘管，部分患者可伴有咳嗽、红斑、双足关节疼痛等并发症。病程较长，且容易复发，且脓肿破溃创面愈合后形成较明显瘢痕，对女性无论是身体还是心理都造成了较大的伤害。此病虽然为一种良性疾病，但目前无论是手术还是激素等西医治疗，效果均不佳。本病的病因不明，但是 KessIer 等认为可能是自身免疫性疾病。Bercot 等提出 Nod2 基因突变所造成的中性粒细胞功能缺陷可以导致人群易感发生肉芽肿性乳腺炎。Gautier 等提出女性产后在乳汁淤积的情况下可引发局部超敏反应与免疫反应从而诱发肉芽肿性小叶性乳腺炎的观点。另有文献报道，催乳素升高、胸部撞击、服用避孕药也可诱发肉芽肿性乳腺炎的发生。从肉芽肿性乳腺炎的发病可以看出其具有邪气伏藏，不即刻发病，逾时而发且有诱因引动而发的特点，并且此病初期即可见皮温升高等里热症状，此与温病伏邪邪郁化火、病发于里的特点密切相似，故学者邓显光等从伏邪学说论治此病，以期为临床防治此病提供一种新的思路。

伏邪学说概述

"伏"指匿藏于内，伏而不显于外，"邪"指伤人致病的因素，如食积、痰饮、瘀血、虫、风、寒、暑、湿、燥、热（火）等，如清代王燕昌《王氏医存》云："伏匿诸病，六淫、诸郁、饮食、瘀血、结痰、积气、蓄水、诸虫皆有之。"《中医大辞典》云："伏邪，是指藏伏于体内而不立即发病的病邪。"伏邪定义最早起源于《灵枢·贼风》，其云："虽不遇贼风邪气，必有因加而发焉……此亦有故邪留而未发。"即人体感受邪气，伏藏于体内，不立即发病，便是伏邪，"因加而发"指伏邪可因外邪、内伤、情志等因素引动诱发伏邪发病。此外，《黄帝内经》中提到"冬藏于精者，春不病温""邪之所凑，其气必虚"，说明了体内阴精、正气不足是伏气温病的发病条件，是邪伏的基础，正气虚弱，则邪气易伏藏体内，是伏邪学说病因较早的理论根据。伏邪的所匿藏部位可因伏邪性质、时间、地域、体质的不同而不同，《黄帝内经》中多认为伏邪可藏于皮肤之内、分肉之间、血脉之中；后世医家认为伏邪可伏于膜原，或伏于肌腠，或伏于肌核，或伏或伏于少阴，或伏于阳明。伏邪也可因各种原因而立即发病，大致可分两类，一类如外伤、情志刺激、外感六淫等引动诱发伏邪立即发病，此类多因外伤、情志刺激影响人体局部或全身气机，从而触发伏邪而发病，或因外感六淫与体内伏邪相合，引动体内伏邪而发，另一类如因劳欲过度、饮食不节、伏邪积损从而渐渐导致伏邪自发，多因本正气虚弱，无力鼓邪外出，故伏邪逐渐积聚而突然爆发。故正虚、伏邪与外界环境因素三者构成了伏邪发病的三因素，三者共同作用，贯穿着伏邪发病的始终。伏邪多久伏于体内，并且多具有留而不去、邪气留连的特性，一般病程较长，久郁则可化火，故伏邪发病在临床表现初期，即可见到里热征象，且正虚乃伏邪的基础，"正气存内，邪不可干"，说明伏邪发病还可以见到正气受损的表现。故在伏邪治疗上，历代医家多采用扶正祛邪的方法治疗，在伏邪温病上，温病大家们尤为注重养阴并予透邪、托毒外出。

现代中医工作者吸收古代医家经验，将伏邪理论应用范围进一步扩展，如国医大师任继学将伏邪理论应用在冠心病、心绞痛、急性肾小球肾炎、支气管哮喘、肝硬化、感染性神经根炎、原发性癫痫、血管性痴呆、短暂性脑缺血发作等现代疾病上。周仲瑛认为流行性出血热、病毒性肝炎、类风湿关节炎、系统性红斑狼疮、干燥综合征、恶性肿瘤等均符合伏毒的特性，具有伏毒的共同特点，并根据伏毒的致病特点，提出透邪与扶正法治疗。江顺奎提出，对于四诊合参不能及时发现的疾病，譬如乙肝病毒携带、隐匿性肾炎等，可通过现代医学检验手段，发现邪气之所伏。目前有关肉芽肿性乳腺炎与伏邪致病理论关联尚未见报道，而肉芽肿性乳腺炎的病程中存在发病潜伏期，并且容易复发，初期即可见里热表现，皆具有伏邪致病的特点。

从伏邪理论探析肉芽肿性乳腺炎的发病特点

1. 邪气伏匿，逾时而发，来势凶猛： 伏邪致病具有匿藏于体内，伏而不显于外的特点，或当正气不足以驱邪外出，令邪气潜藏，待内、外环境都有利于致病毒邪发病的条件时，邪毒暴张，发而为病。肉芽肿性乳腺炎患者在不发病时，无明显临床症状，如"平人"之状，无症可辨，有着"发则有证可辨，伏则无机可循"的特点，但肖啸等认为"平人"外表虽然并无异常，但体内或有伏邪，伺时而发，或内有虚损，邪气易留连于体内。肉芽肿性乳腺炎患者在不发病时，体内正气尚可遏制邪气不发病，但当邪气逐渐积聚或因七情过激、饮食劳倦、感受外邪时，正气已不能遏制伏藏积聚已久的邪气，从而发病，并且表现出一溃千里不可遏止之态，正如肉芽肿性乳腺炎一开始便可出现较大的肿块，乳络波及范围大的症状。刘丽芳教授认为粉刺性乳痈初期就存在阳气亏虚的病理基础，以气滞血瘀痰凝为特点，瘘管期以营血内败，气血亏虚，正虚无力祛邪外泄为病机，其病机均有阳虚为基础，而阳虚正是为伏邪伏匿提供了条件。

2. 郁久化热，气血凝滞，邪伏多处： 伏邪种类较多，包括六淫伏邪、内生伏邪、七情伏邪等，伏邪伏匿于里而不发于表，则伏邪被郁，久郁则化热。故伏于人体邪气的性质开始可能不同，但是在发病的初期时候常表现为热性，故肉芽肿性乳腺炎初期就可表现出乳房红肿热痛伴有局部皮温升高，发热、烦渴、舌红、脉数等热象。且乳络纵横交错，输布气血津液为用，若邪伏于乳络，则乳络气血运行不畅，则气血凝滞，不通则痛，故还可见乳房刺痛。《灵枢·痈疽》云："血泣不行，不行则卫气从之而不通，壅遏不得行，故热。大热不止，热胜则肉腐，肉腐则为脓。"故肉芽肿性乳腺炎在中期时可见乳房肿块化脓，常需实施切开排脓术以排脓祛腐。且在肉芽肿性乳腺炎中，伏邪不仅伏于乳络，还伏于下肢筋骨关节，而伏邪常可致痹，故肉芽肿性乳腺炎还会出现伴有下肢结节性红斑并发症。

3. 病程缠绵，反复发作： 伏邪致病由于其具有邪气留连、留而不去的性质，还具有隐匿性、潜伏期长并伴有正气虚弱的表现，往往病程较长，且正邪平均，导致病情缠绵，久病或变生他证。肉芽肿性乳腺炎易反复发作，缠绵难愈，原因有三：一是本病早期症状不明显，自身感觉未有异常，未引起重视，伏邪逐渐积聚，再加之饮食不节，劳倦过度，加重伏邪积聚，导致正气虚弱。二是患者正气虚弱，无力驱邪外出，伏邪积聚日久，病难速愈。三是当患者正气来复或者经一段治疗后，无明显症状，但伏邪仍未尽除，患者自觉无明显症状，肆意放纵，饮食不节，不知持满，不时御神，故在临床上常可见复发。

用伏邪学说诠释肉芽肿性乳腺炎的治疗与传变

1. 清透伏邪：《蠢子集》云"治病透字最为先，不得透字总不沾，在表宜透发，在里宜透穿"。故不管伏邪伏于表或伏于里，皆应"透"字为先。何廉臣云："灵其气机，清其血热，为治伏邪第一要义。"且肉芽肿乳腺炎患者伏邪一般积聚日久，郁久化热，故清透伏邪为治疗肉芽肿性乳腺炎首要，可选用金银花、连翘、防风等。选方可根据伏邪所伏部位来进行抉择。若伏邪伏于肝经、乳络则应疏肝清热，透邪外出，方可选用柴胡清肝汤清透伏邪。若伏邪伏于肝、胃二经，则应清热解毒透邪，行气活血消肿，如马宏博使用瓜蒌牛蒡汤使用消肿散治疗肉芽肿性乳腺炎取得良效。

2. 邪正兼顾： 正气虚弱乃是邪伏的基础，"正气存内，邪不可干"，在疾病初期，正气不足、伏邪为患是伏邪藏匿期的核心病机，可在伏邪致病前证阶段及早干预，"握机于病象之先"，在初期即可使用扶正祛邪之法，并且肉芽肿性乳腺炎病程较长，伏邪易耗伤正气，在病程日久疾病后期时扶正祛邪尤为重要，如何扶正可根据伏邪种类来选择，如伏邪以寒邪为主，则宜温托伏邪，如《温热逢源》云："寒邪潜伏少阴，得阳气鼓动而化热……有温邪化热已出三阳，而未尽之邪尚有伏于少阴而未化者，此肾气不充，宜兼温托。"如范洪桥等使用温阳法之阳和汤治疗肉芽肿性乳腺炎取得不错的临床效果。

3. 提脓祛腐： 伏邪一直留而不去，郁久化热，《黄帝内经》云"热盛则肉腐，肉腐则为脓"。当肉芽肿性乳腺炎病情进展由肿块期转为脓肿期时，伏邪已由无形之邪已化为有形之物——脓液与腐肉。此时应提脓祛腐，使腐肉脓液尽快排出，给伏邪以出路，且腐肉不去，则新肉不生，排出脓液，祛除腐肉，能促进疮疡的修复。且腐肉要尽去，不可遗留，否则易有复发趋势，若腐肉脓液形成，在治疗上应以外治为主，内治为辅，从而达到"长肉不留邪，祛邪不伤正"的目的。如林毅外治上遵"以塞为因、以堵为逆以通为用"之准则，确立"散结提脓祛腐"作为外治法的总则，采用提脓药捻引流术、刮匙棉捻排脓祛腐术等外治疗，内治以透脓散加减以通络透脓，理气散结，开户逐寇，给邪以出路为法，在临床应用中取得较好的临床效果。

验案举隅

患者，女，31岁，2020年3月3日初诊。主诉左乳肿块伴红肿疼痛1个月。患者1个月前因被小孩不慎撞击左乳，随后突发左乳一肿块，患者未予重视，后左乳肿块局部逐渐出现皮肤暗红，皮温稍高，约鸡蛋大小，伴有疼痛不适，无明显恶寒发热，于当地就诊，诊断为"左乳肿块性质待查：乳腺炎？"予以左氧氟沙星抗感染治疗后疼痛较前好转，但肿块大小无明显变化，患者为求进一步治疗遂来就诊，刻下症见左乳肿块，稍有疼痛，无明显恶寒发热，饮食、睡眠正常，形体稍胖，大小便正常。既往于1年余前剖腹产一子。体格检查：左乳头内陷，左乳外下象限3～6点位可扪及肿块约7 cm×4 cm大小，质韧，边界欠清，稍有压痛，局部皮色暗红，舌淡，苔白，脉弦。予以完善乳腺彩超提示：左乳不均质低回声区，考虑乳腺炎症性病变，其他不除外，BI-BADS分类4a类。并予以乳腺肿物穿刺活检术，术后病理提示：镜下见较多中性粒细胞、淋巴细胞浸润，有肉芽肿形成，考虑肉芽肿性乳腺炎。西医诊断为左乳肉芽肿性乳腺炎。中医诊断为粉刺性乳痈，四诊合参后辨证为阳虚寒凝，痰瘀互结。方用阳和汤合桂枝茯苓（丸）汤加减。

处方：黄芪15 g，附子（先煎）10 g，鹿角霜10 g，桂枝10 g，牡丹皮10 g，桃仁10 g，赤芍10 g，茯苓10 g，麦芽10 g，皂角刺10 g，贝母10 g，法半夏10 g，陈皮10 g，甘草6 g。14剂，每日1剂，水煎分2次服。外用矾冰液（院内制剂），纱布湿敷，消肿止痛。

二诊：左乳肿块较前变软，大小较前变小，于左乳外下象限3～6点可扪及大小约4 cm×3 cm肿块，质韧，边界欠清，稍有压痛，局部皮色暗红。上方加炮姜5 g，路路通10 g，炒王不留行10 g，继服14剂。外治予以阳和膏（院内制剂）、如意膏（院内制剂）交替贴以活血行气散结。

三诊：左乳肿块较前变软，局部已无红肿疼痛。体格检查：左乳外下象限3～5点位可扪及肿块约4 cm×3 cm大小，边界欠清，质韧，无压痛，舌淡，苔白，脉弦。复查彩超提示：左乳低无回声区，结合病史，提示炎性改变。内治以上方去附子、炮姜，加猫爪草10 g，醋鳖甲10 g，香附10 g，荔枝核10 g，继服14剂。外治继续予以阳和膏（院内制剂）、如意膏（院内制剂）交替贴。

四诊：诉肿块较前变小，无明显特殊不适。体格检查：左乳3～4点位可扪及肿块约2 cm×1 cm大小，质韧略软，无明显压痛。内治以上方去鹿角霜，加三棱10 g，莪术10 g，白术10 g，川芎10 g，继服14剂。

五诊：诉双乳无特殊不适。体格检查：双乳未扪及明显肿块，无压痛。予以复查彩超提示：双乳腺小叶增生声像。患者已无明显肿块，予以桂枝茯苓丸合二陈汤加减（附子10 g、桂枝10 g、白术10 g、茯苓 10 g、桃仁 10 g、牡丹皮 10 g、陈皮 10 g、王不留行 10 g、川芎 10 g、赤芍 10 g、甘草 6 g）巩固治疗。患者整个病程肿块未化脓无破溃、乳房外观保持良好，随访至今未复发。

按：本例患者首诊时以局部肿块为主要症状，患者素体阳虚，为伏邪伏于体内提供了基础，阳虚则气血运行不畅，痰饮内生，加之患者有剖宫产病史，瘀血痰饮之邪伏于乳络而不去，随后受外力刺激引动体内伏邪，立即发病。故予以温阳之品及活血化瘀化痰药物祛除伏邪为要，伏邪郁久则化热，皮温稍高，予以矾冰液湿敷消肿止痛。二诊时，患者肿块较前缩小，但皮色仍为暗红，予以炮姜加大温阳效果，针对其乳汁淤积病理基础，再加路路通、王不留行以通络下乳。三诊时，患者已无红肿疼痛不适，伏邪郁热已祛，加猫爪草、香附、荔枝核等行气散结药物以消肿块。四诊继续行气活血，予以三棱、莪术、川芎等。五诊时，患者虽无肿块，但恐其余邪未清，故予以桂枝茯苓丸合二陈汤加减清除余邪。

肉芽肿性乳腺炎与伏邪在发病和治疗上有着非常密切的联系。从发病机制特征上，伏邪可诠释肉芽肿性乳腺炎的发病机制，且与肉芽肿性乳腺炎的发病特征十分契合。这为治疗肉芽肿性乳腺炎提供了新的理论依据以及临床治疗思路。

402　从伏痰入络治疗肉芽肿性乳腺炎

　　肉芽肿性乳腺炎（GLM）是一类相对少见的、多以乳腺小叶为病变中心、非干酪样坏死性肉芽肿形成为主要病理特征的良性、慢性、炎症性乳腺疾病。临床表现以反复发作的外周起病的疼痛性肿块、多发性脓肿、进展迅速为主要特点。病情复杂多变，病程缠绵难愈，病灶胶结难解，脓成后出现复杂性窦道，红肿破溃后此起彼伏，经久不愈，造成乳房毁形。本病好发于产后 3～5 年的非哺乳期女性，近年来发病率日益升高，本病的发病机制尚不完全明确，目前认为与乳汁淤积引起的局部免疫现象和超敏反应有关。西医常用手术、药物（糖皮质激素、免疫抑制剂、抗结核、抗生素）等方法治疗本病，但治疗药物不良反应大，手术需要依靠术者及团队经验，仍存在易复发、乳房外观毁形等问题，严重影响女性身心健康。而中医药防治 GLM 具有独特的优势，GLM 发病与伏邪发病均离不开正虚、伏邪及遇诱因而发的相互作用，具有高度相关性与内在一致性。学者舒国发等从"伏痰入络"角度探析了 GLM 的病因病机，为 GLM 分期辨证论治提供了参考依据。

基于伏邪理论的"伏痰入络"思想

　　1. 伏邪理论概述：伏邪理论萌芽于《黄帝内经》。《素问·阴阳应象大论》有"冬伤于寒，春必温病"的论述，提出冬时感寒，邪气伏藏，至春复感外邪或逢正气虚而发病。《素问·金匮真言论》云："夫精者，生之本也。故藏于精者，春不病温。"人体正气强弱决定伏邪是否发病。《素问·热论》云"凡病伤寒而成温者，先夏至日者为病温"，开创了伏寒化温理论的先河。后世王叔和首次提出"伏气"概念。明清温病大兴其道，吴又可创新性地提出"温疫伏于膜原"之说，首次提出"伏邪"概念，标志着伏邪理论的正式形成。因此，在《黄帝内经》"伏寒化温"理论基础上提出"伏气温病"，是为狭义的伏邪，外邪侵犯机体，正气虚而无力托邪外出，使邪气伏匿，逾时而发。清代伏邪理论得到延伸和扩展，对伏邪有更深层次的认识，认为"感六淫而不即病，过后方发者，总谓之云伏邪。已发者而治不得法，病情隐伏，亦谓之云伏邪。有初感治不得法，正气内伤，邪气内陷，暂时假愈，后仍复作者，亦谓之云伏邪。有已发治愈，而未能除尽病根，遗邪内伏，后又复发，亦谓之云伏邪"。后世医家进一步把一切致病因素皆谓之"邪"，正如《王氏医存》所云："伏匿诸病，六淫、诸郁、饮食、瘀血、结痰、积气、蓄水、诸虫皆有之。"凡符合邪气潜藏、逾时而发的致病特点均归为伏邪范畴。因此，广义的伏邪指一切伏而不即发的邪气，囊括狭义伏邪并与之始终并行，其特点主要包括伏发性、潜藏性、隐匿性。GLM 是西医病名，早期检查缺乏特异性，发病机制尚不明确，目前多认为与乳汁引起的局部免疫现象和超敏反应相关，具有伏发性；临床容易误诊漏诊，具有隐匿性；极易反复发作，具有潜藏性。结合 GLM 反复发作、缠绵难愈的特点，符合伏邪致病的特点。GLM 发病的本质是因为正气不足，伏痰潜藏于乳络，遇诱因适时而发，可从"伏痰入络"思想出发治疗本病。

　　2. GLM 发病特点及"伏痰入络"的思想：GLM 有其独特的组织病理学特征，主要表现为以小叶为中心的化脓性肉芽肿性炎，肉芽肿中央区可见最具特征性的大油囊，从侧面证实了"伏痰"的客观存在。切面可见小脓腔或小囊腔，腔内可见黄色粟粒样病灶，有灰红坏死样物或黄色脓性分泌物，呈灰白、灰黄、灰红色，表现为腐烂状、边界不清、质硬韧，可有沙粒感，亦可证实乳络因体内伏痰的隐匿，而出现日久乳络腐败受损的临床表现。故从"伏痰入络"角度探讨本病病因病机，对于丰富中医药防治 GLM 有着重要临床意义。

伏邪的本质是正虚邪实、正气不足造成邪气内伏，正气在伏邪致病中起着先决条件的作用。中医认为 GLM 的病因主要为外邪侵袭、情志失常、饮食不节、劳逸失调等导致痰邪形成。妇人产后，正气不足，外有风、寒、暑、湿、燥、火之邪入侵，内受惊、恐、忧、思之扰，饮食、劳倦所伤，内外伏邪侵犯乳房，致局部气血浊败，邪气熏蒸津液、炼液为痰，日久形成伏痰，浸淫乳络，伺机而发。再次感受诱因，伏痰之邪与之相合，阻滞气血，克伐乳络，导致疾病发生。若伏痰与寒邪相合，寒、痰皆为阴邪，易阻遏阳气，痰性黏滞，寒性收引，致乳络凝滞、痰气交阻，而成乳房肿块、不红、不热、根脚散漫，阴邪停滞，不易成脓、破溃，多见于 GLM 临床表现为僵块型者；伏痰若与火邪相合，火为阳邪，其性急速，痰热相蒸于乳络，至局部热盛肉腐成脓，常见于急性期，虽易成脓，其脓因为伏痰被火灼伤所化，临证常呈败絮样腐肉组织，而脓液少见；伏痰还可与风邪相合，风善行而数变，风动痰升，常突然起病，病位游走，GLM 患者急性期可见下肢关节红肿疼痛，行走困难，风邪流注肌腠而见四肢结节红斑，且风为百病之长，伏痰夹风仍可与寒邪、热邪相合，而从寒化、热化。

总之，临床上 GLM 发病特点与伏痰之邪胶着黏腻、秽浊腐败致病特性密切相关，伏痰易于潜伏、深伏、隐匿于体内脏腑肌腠、胸膈脘腹之处，停留体内，寻正虚之处便是留邪之所，故伏痰易入于乳络，进一步耗损正气，不定时而发或遇诱因而发，痰浊日久蕴结成毒，病灶沿乳络蔓延，导致 GLM 发病。

运用"伏痰入络"思想治疗 GLM

1. 治疗总则："伏痰入络"是 GLM 发病的基本病机，病性总属本虚标实。当急则先治其痰，以化痰祛痰为大法，治疗需结合夹寒、夹热分别以温之、清之。夹寒者温阳通络化痰以祛邪，夹热者清热化痰散结以透邪，使邪祛络通，体内伏邪无处可藏，则疾病向愈。缓则治其本，治以益气通络化痰以除邪。

2. 注重调补肝脾，顾护脾胃：叶天士《临证指南医案》云"女人以肝为先天也"。《临证指南医案》亦云："今观叶先生案，奇经八脉固属扼要，其次最重调肝，因女子以肝为先天，阴性凝结，易于怫郁，郁则气滞血亦滞。"若肝失疏泄，气机郁滞，乳络气道壅闭，津液失于疏泄，不能化生气血，反而积聚为痰。"善治痰者，不治痰而治气；气顺则一身之津液亦随气而顺矣"。气滞则痰凝，痰之存在，又阻碍气化导致气滞加重，痰气交阻，道不得运，故作痛也。脾为生痰之源，胃为水谷之海，脾主升清，胃主降浊。若因饮食不节，损伤脾胃功能，导致脾胃升降失常，运化减弱，水谷精微不能正常运化，则聚而为痰。且足厥阴肝经上贯膈，布胁肋；足阳明胃经其直者从缺盆下乳内廉，因此，治疗需时刻强调疏肝健脾。在肝者，当理气疏肝降肝火；在脾者，当健脾以杜生痰之源。

伏邪的本质是正虚邪实，正气不足造成邪气内伏，因此，本病患者大多正虚为先，加之伏痰为阴邪，在治疗时，除急性期局部红肿疼痛明显、热势明确可应用清热解毒凉血之品外，余期治疗切不可过用寒凉，中病即止。

3. 分期辨证治疗：从"伏痰入络"角度治疗 GLM，在临床上根据病程可将本病分为 3 期，每期症状不尽相同，虚实夹杂，又可相互转化，在不同时期需根据患者具体病情化裁用药，临证加减。

（1）急性期——清热化痰散结以透邪：GLM 急性期临床表现为患乳疼痛，突然肿胀明显，肿块质硬韧，与周围组织粘连，伴局部皮肤红肿，同侧腋窝淋巴结肿大，或伴有全身发热、关节肿痛、下肢结节红斑等全身症状。此期乃伏痰之邪结聚于乳络，或夹热邪，或夹寒邪，伏而化热，致局部炎症明显，正邪交争剧烈，治当清热化痰散结以透邪外出，辅以行气通络之品，增强化痰散结之效，清除体内伏邪。《校注妇人良方》云："治一切疮疡，未成者即散，已成者即溃，又止痛消毒之良剂也。"此良方为仙方活命饮，本课题组所在科室以仙方活命饮为基础方，化裁为公英清热散结方以清热化痰、行气散结。方中以大量蒲公英清热解毒、散结消肿为君；瓜蒌、浙贝母，清热化痰、宽胸散结，金银花、天花粉解毒排脓、消肿散结共为臣；柴胡、当归、枳壳理气活血、解郁通络为佐药，气行则痰消；生甘草益气补中、清热解毒、调和药性为使药；诸药共奏清热化痰、消痈散结之效。若伴乳头部溢液者，可加薏苡仁、生山楂、紫草等化湿消脂；若疼痛甚者，加延胡索、川楝子以行气止痛；若伴热甚者，可加生石膏以清热泻火；若伴关节肿痛、结节红斑者，可酌加白芥子、僵蚕化痰软坚，郁金、青皮行气通络。

（2）亚急性期——温阳通络化痰以祛邪：GLM 亚急性期临床表现为反复发作的乳腺脓肿伴疼痛，多从乳腺外周部向中心发展，累及皮肤或整个乳腺，无明显全身症状（部分患者起病即为亚急性期表现）。此期病情进展较急性期缓慢，大多肿块表面皮肤无红肿，或病程较长，初期呈僵块表现，后逐渐出现部分皮肤微红或红肿，处于阴证或半阴半阳之间。多由伏痰之邪结聚于乳络，夹寒邪而致乳络凝滞成块、僵硬不化，治当温阳通络化痰以祛邪。对于僵块者常应用阳和二陈汤加减治疗，方中以阳和汤温阳补血、散寒通滞；二陈汤燥湿化痰，酌加柴胡引经、疏肝解郁，蒲公英清伏火、消痈毒，共奏温阳散寒、化痰消痈之效。对于伴有少量皮肤红肿者，常在公英清热散结方基础上加炮姜、鹿角胶温阳通脉，促使伏邪由阴转阳，再予白术健脾燥湿、茯苓健脾利湿、甘草调和诸药，加速肿块腐化成脓，透脓而散。若病情进展，肿块侵及较多皮肤，应加用皂角刺、白芷、黄芪促使脓肿成熟，透邪而散。

对于在 GLM 急性期或亚急性期、病灶范围较大、局部脓肿形成、病灶形态复杂、病情严重的患者，皮肤未破者为"不乳儿乳痈"，皮肤已破者为"乳漏"，口服中药的同时，可配合乳腺脓肿锐性清疮手术治疗排除脓腐，祛除病灶，术后脓腐尽祛、代以新鲜组织，予祛腐生肌换药治疗。手术加速伏痰外出，缩短病程，减轻患者痛苦。

（3）慢性期——益气通络化痰以除邪：GLM 慢性期又称窦道期，属于中医学"乳漏"范畴，临床表现为脓肿破溃、窦道形成，红肿反复发作，久不愈合。此期窦道反复形成，脓腐败絮，流出不畅，疮周肿势难消，肉芽虚浮，迁延不愈。"邪之所凑，其气必虚"，此期多为正虚邪滞，治当益气通络化痰以除邪，促进病灶周边肿块消散，透邪外出，使脓出毒泄，肿消痛减。常以托里消毒散为基础方益气养血、托里透脓，方中当归、黄芪益气养血；党参、白术健脾燥湿；金银花、白芷、皂角刺清热消肿排脓；川芎、白芍养血活血。治疗中注意调补肝脾，偏于肝气郁者，合柴枳二陈汤以疏肝理气、开郁化痰调气畅；偏于脾虚者，常合参苓白术散以益气健脾、燥湿化痰杜痰源。同时益气与通络并用，行气与散结并行，共奏益气通络、化痰散结之效。此期病程缠绵，需时刻注意顾护阳气，减少寒凉药物使用，增加黄芪、苍术、白术、薏苡仁等益气健脾、燥湿渗湿化痰之品。当治疗后病灶范围缩小、局部炎症局限时，采用完全清除病灶、Ⅰ期缝合的手术方式加速痊愈。

典型医案

庞某，女，35 岁。于 2018 年 11 月 15 日初诊。主诉左乳疼痛性肿块 4 个月余，切开引流术后 2 个月余，患者 4 个月前无明显诱因出现左乳上方疼痛性质硬肿块，约鹅蛋大小，至外院行穿刺活检后病理报告：左乳象限考虑乳腺急慢性炎症性病变。外院给予抗生素抗感染与地塞米松口服治疗 1 个月，自觉病情有好转，肿块变软。患者 2 个月前左乳乳晕旁局部隆起，皮色变红，于外院行脓肿切开引流术，术后持续换药并给予利福平与异烟肼与盐酸盐丁醇抗结核治疗 1 个月，效果不明显，且反复出现左乳新发红肿疼痛肿块，破溃流脓。15 日前患者左乳疼痛加重，再次出现新发红肿疼痛肿块，双下肢出现对称性结节红斑，双下肢水肿，活动受限。刻下：左乳大片皮肤红肿，内上明显局限隆起，1～3 点位乳晕旁可见约 1.0 cm×0.8 cm 弧形窦道外口，内上 9～12 点位可见分布散在 3 处破溃口，周边皮色微红发紫，最大约 2 cm×1 cm。左乳外侧可见一 0.5 cm×0.5 cm 圆形穿刺口，乳头外下可见一局部明显隆起泛紫脓肿处，大小约 4 cm×3 cm。触诊左乳上方及内上、内侧、外上、外下可及大小约 14 cm×18 cm 质韧区，边界欠清，形态欠规则，活动度欠佳。右乳未触及明确孤立肿块，双腋下及双侧锁骨上下未肿及大淋巴结。无发热，纳差，夜寐欠安，二便正常，舌体大，舌质淡，边尖红，苔黄略腻，脉弦滑。乳腺超声检查：除多处表皮破溃下方可见窦道纷繁复杂、相互连通外，仍可见触诊肿块下方大量异常低回声区伴数处小的无回声形成。西医诊断为左乳肉芽肿性乳腺炎脓肿、窦道形成。中医诊断为乳漏。辨证为脾虚湿蕴、伏痰入络、痰热壅盛。治以为清热化痰、行气散结。予公英清热散结方加减。

处方：蒲公英 40 g，瓜蒌 12 g，金银花 10 g，当归 10 g，柴胡 10 g，郁金 15 g，白芷 10 g，茯苓 15 g，白术 15 g，皂角刺 15 g，僵蚕 10 g，车前子 10 g，生甘草 6 g。7 剂，配方颗粒，2 剂/d，分早、晚冲服。

二诊（2018 年 11 月 22 日）：服药后患者表皮红肿较前减轻，自觉肿块较前略软，双下肢结节红斑略有缩小，双下肢水肿较前缓解，考虑此患者乳房表皮破溃较多，内部病灶纷繁复杂，于 23 日给予乳腺脓肿锐性清疮手术治疗以排除脓腐，祛除病灶，加速伏邪外出。

三诊（2018 年 11 月 24 日）：患者清疮术后，无发热，双下肢结节红斑颜色变暗明显缩小，双下肢水肿较前缓解，患者自觉活动受限较前大有改观。查左乳窦道内肉芽新鲜红活，未见明确脓性分泌物。左乳触诊仍可及部分肿块质韧偏硬。患者食欲好转，夜寐尚安，舌体大，舌质淡红，舌苔白，脉弦滑。此时病程进入慢性期，机体处于正虚邪滞。治以益气通络、化痰散结。予托里消毒散合参苓白术散加减。

处方：党参 10 g，白术 15 g，当归 10 g，黄芪 12 g，茯苓 15 g，陈皮 15 g，薏苡仁 30 g，白芷 10 g，皂角刺 30 g，金银花 10 g，白芥子 10 g，柴胡 10 g，川芎 10 g，炙甘草 6 g，夏枯草 10 g。28 剂，配方颗粒，2 剂/d，分早、晚冲服。局部给予院内制剂溃疡红油祛腐生肌换药治疗。

四诊（2019 年 1 月 27 日）：患者定期中药辨证内服结合局部换药治疗。经治疗，患者左乳窦道局限，无异常脓性分泌物，部分窦道外口闭合，无皮肤红肿。触诊左乳肿块质韧，范围明显缩小，大小约 3 cm×5 cm。行根治性手术，术中彻底切除所有病灶（包括窦道及肿块）、Ⅰ 期缝合，并于术中做腺体及乳头整形，最大限度维护术后乳房外形。手术顺利，患者伤口如期愈合。术后予参苓白术散益气健脾、化痰通络，巩固疗效，调节患者体质。3 个月后行乳腺超声检查未见明确异常。随访至今 1 年余，无复发。

按：本例患者见乳房肿块、窦道、脓肿等多种表现，病程长，病情复杂，就诊时乳房疼痛加重，出现新发红肿，且伴双下肢结节红斑，结合表现考虑为慢性期伴急性发作，为半阴半阳之证。予公英清热散结方加减治疗，并结合脓肿锐性清疮术，使脓腐尽去，伏痰无藏身之所，祛邪外出，缩短病程。术后转为慢性期，辨证为正虚邪滞，予托里消毒散合参苓白术散加减，治以益气通络、化痰散结，局部祛腐生肌换药治疗。经治疗病灶局限，此时皮肤无红肿，窦道局限、分泌物少，炎症表现不明显，肿块明显缩小，考虑到治疗时间较长以及乳房局部美观性，给予 GLM 根治性手术缩短病程，保留美观。术后继续予参苓白术散益气健脾、化痰通络治疗，巩固疗效。本案在诊疗中详细询问患者病史，结合舌脉认为患者素体脾胃虚弱，湿蕴不化，痰浊内生伏于乳络，患者嗜食辛辣，引动伏痰，熏蒸乳络，反复发作。伏痰贯穿于 GLM 发病、发展及愈后整个过程，治疗时内外合治，使脓腐尽去，透邪外出，彻底清除伏痰病灶，乳房外观亦得到最大恢复。

GLM 可能与乳汁在小叶内淤积有关，各种原因导致乳腺导管或小叶内分泌物聚积、分解，刺激局部组织而发生超敏反应和免疫反应，最终导致乳腺小叶肉芽肿性炎症。在临证中运用"伏邪理论"，针对"伏痰入络"导致的反复发作的 GLM，分期辨证选方，注重调补肝脾，全程顾护脾胃，杜生痰之源，灵活化裁，同时配合适时手术的治疗理念，扶正透邪，则伏痰无从隐藏，邪祛正安，疾病向愈，患者乳房的功能和外观亦恢复良好，复发率低。

403　从痰论肉芽肿性小叶性乳腺炎

肉芽肿性小叶性乳腺炎又称特发性肉芽肿性乳腺炎，是一类多发生于非哺乳期性乳腺炎的病症，其发病率约占乳腺良性疾病中的 1.8%。本病在 1972 年由 Kessler 等首先提出。目前多认为本病是一种自身免疫性疾病，其具体病因尚不明确。此病治疗周期长、复发率高，如若早期没有得到及时有效的治疗，后期多容易形成窦道、瘘管，且难以愈合。手术切除是治疗此病的有效手段，但是术后仍然存在复发、乳房外形损坏等危险因素，给女性生理和心理造成了无法弥补的伤害。肉芽肿性小叶性乳腺炎属于乳腺慢性炎症，如果在发病早期得以重视，给予正确的干预治疗，从肾、脾、肝脏入手，临床从痰论治，辨证与辨体质相结合，纠正患者的偏颇体质，可获较好临床疗效。学者梁欢等对中医从"痰邪致病"理论看肉芽肿性小叶性乳腺炎发病做了阐述。

痰邪致病特点

《诸病源候论》有"诸痰候"的记载，提出"百病皆由痰作祟"的观点。《丹溪心法·痰十三》指出，"痰无所不至，无处不到"，"人身上中下有块者，多是痰"。《格致余论·虚病痰病有似邪祟论》云："神既衰乏，邪因而入，理或有之。若夫血气两亏，痰克……皆有虚妄。"提示机体阴阳气血虚弱，是痰邪乘虚而入致病的原因所在。痰邪致病的病因具有广泛性，诸邪皆可生痰，诸虚皆可生痰。如外感六淫邪气或情志过激、过食辛辣，皆可煎灼津液为痰。机体阴阳气血不足皆可生痰。近代中医论痰将其分为有形、无形两类。无形之痰虽多，然有形之痰亦不少。《痰证论》所记载，痰性结聚是痰证特性其中之一，痰邪致病的广泛性，属有形之病变，结聚者成团成块。如皮生囊肿，脏器结石，乳腺增生之有形结块等。痰为机体的病理产物，随气升降，无处不到，滞留于机体的不同部位而有多变的临床表现和多种的病理变化。如肺家之痰，肺中咳唾而出者，色黄或白。此外，还有微观所见，譬如血管之中粥样物质。肉眼所见之妇女带下之物，关节所潴留之浊液，身体所见之腻湿，皆属于痰。痰为阴邪，其性黏滞，具有凝结积聚、黏滞胶着，秽浊腐败等特性。痰浊凝结，易于阻遏阳气，致气血不能通畅，导致阴遏阳郁或痰瘀阻遏而发热，则为肿为毒。

"痰"是肉芽肿性小叶性乳腺炎形成的原因之一

肉芽肿性小叶性乳腺炎的症状及特点与痰证相类似。发病初期患者多以乳房肿块表现为主，其临床表现尚缺乏特异性症状。该病起病急骤，初起结块发于乳房一处，多伴疼痛，而后逐渐出现红肿，由一个象限蔓延到多个象限，形成多灶脓肿，溃破后脓液夹杂粉渣样分泌物，久不收口形成瘘管；或反复红肿，病程可长达数年。这些都与痰邪"痰性结聚，湿浊黏滞"的特点相符；肉芽肿性小叶性乳腺炎的部分患者可出现下肢结节性红斑，皮肤结节红肿高凸于皮肤，关节痛等并发症。这是痰邪夹风，所出现的一种变态反应性疾病。这种证候表现特点又与痰邪随气升降、无处不到的特点相符。患者阴阳气血虚弱，痰邪乘虚而入，又痰邪易与其他热邪、湿邪、风邪等病邪相兼作用，使该病复杂难治。因此，痰邪致病是肉芽肿性小叶性乳腺炎形成的原因之一。痰邪作为疾病的病理产物，与其他病邪相互夹杂，其肿块具有难消、难溃、难敛的特点。肉芽肿性小叶性乳腺炎的患者，肿块形成后没有及时得到消散，演变为脓肿后，乳房红肿热痛明显。这与痰浊阻滞，阴遏阳郁所致发热的病机相符。脓肿破溃，久不收口，形成瘘管，与痰浊胶着黏滞之性，壅塞血脉，使血脉痹阻不通相关。

肉芽肿性小叶性乳腺炎与痰湿体质的关系

《黄帝内经》最早提出中医体质分类方法，以"司外揣内""由表知里"为基本方法，对人类的体质进行分类。并认为人类体质影响疾病的转归和传变，影响其发病倾向，决定其是否发病。高晴倩等认为痰湿是粉刺性乳痈发病过程中不可忽视的重要病机。

肉芽肿性小叶性乳腺炎的易感体质是痰湿质及阳虚痰湿质。临床常可见本病患者喜食肥甘厚腻，或发于体型肥胖的患者，进食油腻之物后诱发本病或病情加重。本病患者发病先期多有免疫力低下，劳累乏力、精神困倦或情绪波动的病史。肉芽肿性小叶性乳腺炎的发病属本虚标实。朱丹溪认为"夫痰病内生，其正气虚也"。《素问·生气通天论》云："阳气者，若天与日，失其所，则折寿而不彰。"说明阳气是人体保持旺盛生命力的根本所在。患者元阴元阳亏虚，冲任不足，月水不循常道，反与肝气上行乳房为乳汁，致乳络不畅，肝失疏泄，则淤积乳内，化为有形痰邪。痰邪又夹杂其他病邪相兼为病，痰湿或痰热相合，凝聚结块，热盛肉腐成脓，破溃成瘘。痰湿胶着黏滞，阻遏气机，经脉气血不通畅，导致疾病后期缠绵难愈，反复发作。只有从根本上调整患者的痰湿体质，才能使患者免遭疾病复发的厄运。

肉芽肿性小叶性乳腺炎的临床表现、分期辨证与治则的关系

肉芽肿性小叶性乳腺炎发生发展是以乳房为基础，继而影响全身的疾病。治疗上应从整体和局部结合的基础上，掌握乳腺疾病的发展规律。肉芽肿性小叶性乳腺炎的患者，常常兼夹其他不同的局部症状，有以单纯乳房肿块为主，或肿块伴脓肿形成、肿块并窦道形成、肿块并乳头内陷等，但临床部分就诊的患者并不以乳腺肿块为症状就诊。基于本病临床症状并不典型，临床治疗应结合具体的临床实际而进行。

本病发病初期，宿痰凝聚于局部，痰邪致病，表现为乳房局部肿胀，肿胀部位皮肉多重垂胀急，皮色无明显变化，无红肿疼痛。深则如烂棉按之不起，浅则光亮如水疱，易破溃流脓水，破溃后溃口流脓水，脓出后病势不减，溃口脓水淋漓，久不愈合，或一处愈合后，他处又起，疾病缠绵不愈，表现为一派痰湿之象。此外，本病可见于同一发病时期，疮面出现病变不同阶段的混合型表现，如可见实性肿块未溃、肿块已溃、脓肿已成、脓出不畅、窦道瘘管形成等诸多临床表现。中医治则上应首辨阴阳，综合局部表现结合整体进行辨证施治，临床多以清化痰湿为主，根据疾病所处的分期和兼有症状，配以清热药、补虚药、活血化瘀药等。

从痰邪理论认识肉芽肿性小叶性乳腺炎发病

《景岳全书》云："痰之化无不在脾，而痰之本无不在肾。"痰是津液代谢异常与脏腑功能失调的病理产物，肾阳虚衰，脾气不足，水液运化失司，均可致痰浊内生。梁欢等从痰邪理论出发，提出肉芽肿性小叶性乳腺炎的中医病因病机可简述为肾、脾、肝的脏腑功能失常，人体气血阴阳失衡，而导致津液不得输布运行，水液运化失常，从而湿邪凝聚成痰而发为本病。肾主藏精，为先天之本，内寓元阴元阳。女性房劳多产或先天禀赋不足，均可消耗肾中元阴元阳，使其失衡。肾阴虚火旺，而炼液为痰。暴饮暴食，过食肥甘厚腻，饮食习惯不合理，致其脾胃受损，脾失运化，水湿停聚成痰。又因生活工作压力大、学业繁重，精神压力大，人际关系处理不当等不良情绪刺激而导致其肝郁气结化火，气不行津，津凝成痰。且痰邪易夹杂其他病邪相兼为病，如痰瘀互阻于乳络，虚实夹杂，顽固不化则使其病程缠绵难愈。且本病随着病情的发展，正气损伤会逐渐加重，疮面色黑紫暗，肉芽不生，后期易导致复杂难愈性皮肤溃疡的形成，经久不愈，或愈合后容易复发。

　　肉芽肿性小叶性乳腺炎属于乳腺良性疾病，但又不同于常见的乳腺炎，其临床症状并不典型，病变发展到后期常表现为乳房多灶、脓肿、皮肤窦道、瘘管形成等，临床上常易与浆细胞性乳腺炎、乳腺癌等相混淆。在病理下却有着明显不同的表现形式。肉芽肿性小叶性乳腺炎的具体发病机制不明确，各家观点不一，明确肉芽肿性小叶性乳腺炎的作用机制及发病原因成为治疗本病的关键。多数学者的观点多认为肉芽肿性小叶性乳腺炎可能与患者免疫功能受损，机体抵抗力下降有关，属于自身免疫性疾病。梁欢等从中医"痰邪致病"的理论研究出发，结合痰邪致病的特点，肉芽肿性小叶性乳腺炎的发病特点以及与痰湿体质之间的关系，得出结论：痰邪是肉芽肿性小叶性乳腺炎形成的重要原因之一。本病好发于痰湿体质及阳虚夹痰湿质的患者，临床从痰论治，应从肾、肝、脾脏着手，将辨证与辨体质相结合，在发病早期给予正确的治疗，从而改善患者机体的功能状态，调整偏颇体质，可以起到缩短病程，减少疾病复发的作用，从而获得较好的临床疗效。

404　以阳和通腠理论治疗肉芽肿性乳腺炎

肉芽肿性乳腺炎中医病名为粉刺性乳痈，是一种病因不明的慢性炎症性疾病，以非干酪样坏死性肉芽肿为主要病理特点。病灶集中于乳腺小叶，临床表现多为乳房肿块。因肉芽肿性乳腺炎病因不明，作为迁延难愈的炎症性疾病，西医抗菌治疗效果欠佳。中医辨证治疗效果显著。肉芽肿性乳腺炎阴证与中医外科疮疡阴疽在临床表现、病因病机、病程上都具有相似性。基于"阳和通腠"理论制方的阳和汤临床广泛用于阴疽的治疗，为阳和汤治疗肉芽肿性乳腺炎阴证提供了理论依据。学者柳佳璐等对以阳和通腠理论指导肉芽肿性乳腺炎的中医治疗做了阐述。

阳和通腠理论及制方思想

阳和通腠理论最早出自王洪绪《外科证治全生集》，其云："诸疽白陷者，乃气血虚寒凝滞所致，其初起毒陷阴分，非阳和通腠，何能解其寒凝?"文中提出了以阳和通腠、温散寒凝法治疗疽中之白陷者。《外科证治全生集·自序》云："红痈乃阳实之证，气血热而毒滞；白疽乃阴虚之证，气血寒而毒凝，二者俱以开腠理为要，腠理开，红痈解毒即消，白疽解寒立愈。"王洪绪根据局部皮色红白，辨疽之阴阳，白陷之疽即阴疽，故阳和通腠法亦是治疗阴疽的原则。《杂病源流犀烛》中对腠理作了详细的论述："皮之外，又有薄皮曰肤，俗谓之枯皮。经言皮肤亦曰腠理，津液渗泄之所曰腠，纹理缝会之中曰理……津液渗泄之所曰腠。"阳和通腠即是通过温阳与辛散之品相配伍，将阴邪寒凝之毒随汗液从津液渗泄之所排出，温阳之品通其血脉，使毒随汗泄，亦为祛邪外出开辟一条通路。开腠理而不温通，只用清泄之品，阴毒内陷，气血虚寒，而无达表之力。外感阴邪，气血凝滞，唯有阳气和、腠理开，邪毒从表而散，营卫气血得和，而痈疽消散，这正是阳和通腠的核心理论。此法多用于阴疽初起，邪毒凝滞，或阴疽溃后，邪毒内陷，难以达表之时。

阳和汤是阳和通腠理论实践于临床的体现。《外科证治全生集》所载阳和汤方由熟地黄、肉桂、麻黄、鹿角胶、白芥子、炮姜、生甘草组成。其组成药物基本分为两类，第一类是温补营血药，即熟地黄、鹿角胶；第二类是辛散温行药，即肉桂、炮姜、麻黄、白芥子。至于方药的君臣佐使，引起了后世医家的广泛讨论。广为认可的是以熟地黄温补营血、鹿角胶助阳养血为君药，肉桂、炮姜温阳散寒而通利血脉，共为臣药。以少量麻黄辛温宣散，发越阳气，开泄腠理，以解寒凝。正如作者王洪绪云："阴疽之治，非麻黄不能开腠理，非肉桂、炮姜不能解其寒凝，此三味虽酷暑不能缺一也，腠理一开，凝结一解，气血乃行，行则凝结之毒亦随之消矣。"白芥子善消皮里膜外之痰，与麻黄共为佐药，甘草调和诸药。

肉芽肿性乳腺炎与阴疽

1. 肉芽肿性乳腺炎的阴阳辨证：肉芽肿性乳腺炎中医病名为粉刺性乳痈，其往往起病突然，进展迅速。肿块多位于乳晕部，或迅速向某一象限延伸，甚则可达 1/4～1/2 乳房大小。肿块质韧，形状多不规则，边界欠清，常伴有疼痛。肿块初起之时，未成脓、未破溃之际，正是肉芽肿性乳腺炎疾病进展的肿块期。这一时期要始终坚持"以消为贵"的治疗原则。柳佳璐通过临床学习刘丽芳诊疗经验，总结肿块期中医辨证论治重在辨阴阳，可分为阴证、阳证、半阴半阳证。阳和汤加减被灵活应用于阴证、半阴半阳证。取其辛温并用，消托兼施，行气化痰之效，使得祛邪而不伤正，部分肿块消散于无形，部分肿块化脓，逐渐进入脓肿期，加速疾病痊愈的进程。该法断不能用于肉芽肿性乳腺炎阳证。清代名医马培之评价阳和汤云："非阴寒结痰，阳和汤断不可服，服之则速其溃也。溃则百无一生"。粉刺性乳痈的阴证与阴疽的临床表现、病因病机、病程具有相似性，此为拓宽阳和汤的诊治范围提出了新的思考。

2. 临床表现与病机的相似性：王洪绪在《外科证治全生集》明确提到诸多阴疽病证。虽然阴疽临床表现不一，但多有类似症状，正如文中所云"阴毒之症，皮色皆同，然有肿有不肿，有痛有不痛，有坚硬难移，有柔软如绵，不可不为之辨。夫肿而不坚，痛而难忍，流注也。肿而坚硬微痛，贴骨、鹤膝、横痃、骨槽等类是也。不肿而痛，骨骱麻木，手足不仁，风湿也。坚硬如核，初起不痛，乳岩瘰疬也。不痛而坚，形打如拳，恶核失容也。不痛不坚，软而渐大，瘿瘤也。不痛而坚如金石，形如升斗，石疽也。此等证候，尽属阴虚，无论平塌大小，毒发五脏，皆曰阴疽"。这些症状与肉芽肿性乳腺炎肿块期阴证、半阴半阳证都具有相似性。两者病机也有异曲同工之处。王洪绪认为阴疽的病机多为气血致病，在气血虚寒凝滞的基础上，又将痰证学说融入其中。"盖因痰塞清道，气血虚寒凝结，一曰寒痰，一曰气毒。"肉芽肿性乳腺炎阴证多由机体阳气亏虚，无力推动血液运行，致使虚寒凝结，聚于乳房，结成邪毒；机体阳气亏虚，水湿痰饮行而无力，多易成痰，而痰又成为致病因素，致使气滞、血瘀、痰瘀并见于乳房，形成乳房肿块，质硬难消。《诸病源候论》云："疽者，五脏不调所生也。"《景岳全书》云："疽者，结陷于内，阴毒之气也。"故推测肉芽肿性乳腺炎的发生亦与五脏有关，其多由肺、脾、肾三脏阳气亏虚、气化不利，水液、阴精代谢失常，阴毒内生，阻滞气机，血行不畅，气血瘀滞，阴毒气滞互结于乳络，发为粉刺性乳痈。

3. 病程的相似性：王洪绪根据阴疽病证的临床表现及疾病进展，以阴疽局部是否溃烂为标准，将其分为两个阶段：阴疽初起、阴疽溃后。总结肉芽肿性乳腺炎的临床特点，结合多数医家的观点，可将本病分为肿块期、脓肿期、溃后期。肉芽肿性乳腺炎阴阳辨证中的阴证往往因机体阳气虚衰，气血亏虚，"脓之来必由气血"，而肉芽肿性乳腺炎阴证患者多由气血亏虚、阳气虚衰而起，"犹无米之炊"而难以成脓。故肉芽肿性乳腺炎阴证不经过脓肿期或者脓肿期较其他患者出现晚，多数患者常表现为肿块坚硬难消、皮色紫暗，病程久且久不成脓，破溃后迁延难愈的特点。

阳和汤治疗肉芽肿性乳腺炎

1. 阳和汤治疗肉芽肿性乳腺炎重在阳和通腠：肉芽肿性乳腺炎阴证以阳虚为发病体质，阴毒之邪为致病关键，"气血亏虚、气化不利、阴毒痰凝"为基础病机。治疗上遵循阳和通腠的原则，温通气血，开腠理，使寒痰阴毒得温化宣发而出。明末清初名医冯兆张认为治疗阴疽应重视"气虚不能逐毒者，温补兼托，阳和一转，阴分凝泣之滞自能冰解。血虚不能化毒者，尤宜滋补排脓。"王洪绪云："诸书惟《冯氏锦囊》内附阴疽论，与余家遗秘相符，独无消疽之方，惟以温补兼托为法。"均认识到要温阳调营，气畅血通，以至阳和。而冯氏无消疽之方，由此可见阳和在治疗阴证中的重要性与领先性。阳和汤中重用熟地黄、鹿角胶温阳补虚、滋补营血，辅以炮姜、肉桂大辛大热之品，温经散寒、补火助阳。王洪绪云："诸疽白陷者，乃气血虚寒凝滞所致，其初起毒陷阴分，非阳和通腠，何能解其寒凝？"可见王氏在阳和之上强调了通腠的重要性。阳和汤中佐以少量麻黄，麻黄、肉桂、炮姜，均有温通宣发、开通腠理之效，促进腠理的开通，是寒邪随汗而解、阴邪得路而出的一种方法。对于阴证肉芽肿性乳腺炎的治疗，虽以温经、散寒、调营为大法，但辅以通腠，开腠理使毒随汗泄，亦为祛邪外出开辟一条通路。王洪绪云："腠理一开，寒凝一解，气血乃行，毒亦随之消矣。"可见阳和与通腠相辅相成，温阳散寒通滞、化阴凝而布阳和，通腠理以引邪出，是治疗肉芽肿性乳腺炎阴证的重要原则。

2. 重视阴阳辨证，多种治法相结合：根据临床表现将肉芽肿性乳腺炎肿块期分为阴证、阳证、半阴半阳证，阳证常表现为肿块红肿疼痛，皮温增高，成脓迅速等，阴证则表现为肿块漫肿无头、久不成脓、肿不易消，多为隐痛。还有一种证型似阳证而又不甚焮热肿痛，似阴证而肿不易消，亦不易溃脓，称之为半阴半阳证。阳证常用瓜蒌牛蒡柴胡清肝汤加减，取其清热解毒、化痰散结之效。阴证常常用阳和汤加减。针对半阴半阳证的治疗，刘丽芳基于"阳和通腠"理论，联合清热化痰法，总结出经验方消痈乳康汤（蒲公英 30 g、金银花 20 g、醋鳖甲 20 g、连翘 10 g、浙贝母 10 g、熟地黄 10 g、海藻 10 g、鹿角胶 10 g、白芥子 10 g、皂角刺 10 g、牛蒡子 10 g、青皮 10 g）。此法寒温并用，消托兼施，行气化痰，祛邪而不伤正，部分肿块消散于无形，部分肿块化脓，逐渐进入脓肿期。若肿块顽固不消，可加入附子、炮姜等温阳药，加强温阳软坚化结之效，托毒外出，促进疾病痊愈。

以阳和汤为基础自制的外用药阳和膏也在中医外治法中发挥了重要作用。外治法同样重视阴阳辨证，肿块期阳证外敷如意膏清热化痰；阴证外敷阳和膏温阳化痰、阳和通腠；半阴半阳证以阳和膏、如意膏交替外敷，清热解毒、温阳和营并用，加速疾病的进程。溃后期也要重视阴阳辨证，溃后期阴证乳房局部呈皮色紫暗，脓液稀薄，迁延难愈，肿块处外敷阳和膏，乳房瘘管、窦道内放入冰矾纳米乳纱条清余邪、收湿敛疮，待脓液将净，填入生肌膏煨脓长肉，与中药内服阳和汤温阳和营有殊途同归之意。

验案举隅

符某，女，35 岁，2019 年 3 月 28 日初诊。患者诉 1 周前无明显诱因发现左乳疼痛，继而出现肿块，于外院就诊，行右乳肿块穿刺活检术，术后病检：右侧乳腺肉芽肿乳腺炎。现症右乳肿块无明显疼痛，穿刺口周围皮肤紫暗，饮食可，夜寐欠佳，大小便正常。舌淡红，苔白腻，脉滑。专科检查：右乳可见穿刺口周围皮肤紫暗，右乳 12 点～5 点处乳晕下可扪及一大小约 6 cm×5 cm 肿块，质硬，轻压痛，双腋下（一）。乳腺彩超：右乳多发低回声区，结合病史，考虑乳腺炎性改变，BI-RADS 分类（3）类。双腋下低回声结节，考虑为淋巴结稍大。中医诊断为粉刺性乳痈，病属肿块期。治以温阳和营，理气化痰。予自拟阳和汤加减之阳和消块汤加减。

处方：鹿角胶 10 g，熟地黄 10 g，淫羊藿 10 g，麻黄 5 g，炒白芥子 10 g，醋香附 10 g，醋莪术 10 g，金银花 20 g，当归 10 g，连翘 15 g，皂角刺 10 g，蒲公英 15 g，薏苡仁 15 g，醋柴胡 5 g。14 剂，每日 1 剂，水煎分 2 次服。另以阳和膏外敷温阳煨脓、消痈散结。

患者于 2019 年 4 月 12 日、2019 年 5 月 7 日分别来复诊，乳房肿块较前减小，无疼痛，皮肤紫暗较前基本已除。结合查体判断仍处于肿块期，遂对原方稍作修改，去淫羊藿、鹿角胶、麻黄，加附子、炮姜，增强温阳之效，促进肿块成脓。

2019 年 6 月 1 日复诊，肿块较前明显缩小，局部肿块隆起，皮肤暗红，疼痛明显。舌淡红，苔薄黄，脉滑。专科检查：右乳 12 点～3 点处可扪及大小约 3 cm×4 cm 肿块，2 点～3 点处乳晕旁肿块约 2 cm×2 cm 大小隆起，皮色暗红，有波动感，压痛明显。该期属于脓肿期，应注重内外合治。内治原则温阳和营，托毒外出，方用消痈乳康汤合托里消毒散加减。

处方：黄芪 30 g，当归 10 g，党参 10 g，赤芍 10 g，白芷 10 g，皂角刺 10 g，牡丹皮 10 g，熟地黄 10 g，炒白芥子 10 g，醋鳖甲 20 g，金银花 20 g，连翘 15 g，陈皮 10 g，蒲公英 20 g，土贝母 10 g，醋柴胡 5 g，醋莪术 10 g，甘草 5 g。外治予脓肿切开引流术，术后予以九华膏填于空腔内并定期换药，橡皮膜引流渗液，垫棉法加压包扎，防止袋脓形成，肿块处外敷阳和膏。

2019 年 6 月 15 日、2019 年 7 月 2 日复诊，处方稍作调整，去醋柴胡、醋莪术，加煅牡蛎 20 g，炒麦芽 30 g，薏苡仁 15 g，加强收湿敛疮之效。

2019 年 9 月 12 日复诊，肿块较前明显缩小，无疼痛，手术切口已完全愈合，瘢痕处皮肤暗红，余无特殊不适。专科检查：左乳 2 点处乳晕旁可见手术切口瘢痕，12 点～1 点处可扪及一大小约 1.2 cm×1 cm 的肿块，边欠清，质韧，无压痛。舌淡红，苔薄白，脉滑。此期处于溃后期，证属余毒未清。治疗原则清补结合，共祛余毒，予消痈乳康汤加减。

处方：金银花 10 g，连翘 10 g，白芷 10 g，蒲公英 30 g，瓜蒌皮 10 g，醋香附 10 g，法半夏 10 g，黄芪 20 g，薏苡仁 15 g，茯苓 10 g，土贝母 10 g，桂枝 5 g，牡丹皮 10 g，炒麦芽 30 g。

后遵循清补结合共祛余毒治则，复诊 3 次，固守原方之意。2019 年 11 月 2 日复诊，患者诉乳房无特殊不适，专科检查：乳房外观恢复良好，右乳无明显畸形，未扪及乳房肿块，局部无压痛。复查乳腺彩超：左乳低回声区，结合病史，考虑瘢痕。随访 3 个月未见复发。

405 浆细胞性乳腺炎各期辨证要点

浆细胞性乳腺炎（PCM）中医学称为"粉刺性乳痈"，是发生在非哺乳期或非妊娠期的乳房慢性化脓性疾病。其临床特点是多在非哺乳期或非妊娠期发病，常有乳头凹陷或溢液，初起肿块多位于乳晕部，化脓溃破后脓液中夹有粉刺样物质，易反复发作，形成瘘管，经久难愈，全身症状较轻。本病比较少见，其发病率占乳房良性疾病的 4%～5%。西医西药疗效欠佳，而中医药的治疗浆细胞性乳腺炎的效果显著，早在 1958 年，中医外科大家顾伯华就报道了 12 例用挂线疗法治愈本病的案例，而如今中医对该病的认识与治疗也是百家争鸣、百花齐放。按临床表现该病可分为溢液期、肿块期、脓肿期、瘘管期，为探求浆细胞性乳腺炎的各期证型特点，学者张帅等就几大数据库 1996—2015 年 20 年间公开发表的有关浆细胞性乳腺炎的中医药治疗的文献，对其处方用药进行分析，"以方测证"，以供临证参考。

资料与方法

1. 文献来源及检索方式：采用计算机检索与人工检索相结合的方法，检索中文生物医学文献数据库（CBM）、中国期刊全文数据库（CNKI）和万方数据库中中医药治疗浆细胞性乳腺炎临床文献，采用跨库高级检索，以"浆细胞性乳腺炎""粉刺性乳痈""中医""中医药治疗"等为检索词，进行全文检索，并根据文献纳入、排除标准提取方药信息进行数据录入。

2. 文献纳入标准：文献类型为临床研究；治疗采用或包含中医药治疗，主方有完整及明确的药物组成；疗效明确，治疗前后或与对照组比较更好，疗效比较差异有统计学意义；治疗有明确的分期论治；重复发表或同一研究从不同角度发表的多篇文献而药物相同者，只取其中 1 篇。

3. 文献排除标准：综述、动物实验、经验总结、个案报道类文献；只采用药膏外涂等中医外治法治疗；一方通治的中药治疗；同一研究单位资料来源相同，经分析后进行整合，删除重复内容；资料来源不明，与临床实际情况明显不符；只记录自拟方名，无具体辨证和方药。

4. 研究方法：将药名、功效、性味分类以《中药学》标准进行规范统一，不在《中药学》药物目录内的药物则参考《中华本草》予以规范。分期按照《实用中医学》分期进行规范统一。应用 Excel 2010 按照编号、方名、药名、性味、功效等格式建立数据库，并应用 SPSS 18.0 统计软件对药物按照药名、功效、药性分别进行频数统计。

结　　果

1. 分期治疗浆细胞性乳腺炎中药功效分类情况：溢液期只有一篇文献中提及，方用逍遥散。肿块期共有 22 张处方，其中使用频率最高的中药时柴胡，蒲公英，其次是白花蛇舌草和瓜蒌；脓肿期共有 12 张处方，其中使用频率最高的中药是金银花，蒲公英，其次是当归，皂角刺；瘘管期共有 16 张处方，其中使用频率最高的中药是当归，其次是黄芪和丹参；围术期共有 5 张处方，其中使用频率最高的中药当归，其次是赤芍，柴胡，茯苓。

2. 分期论治浆细胞性乳腺炎中药功效分布情况：肿块期用药共涉及 28 类中药，其中使用频率最高的是清热解毒药，其次是活血止痛和清热凉血药；脓肿期用药共涉及 23 类中药，其中使用频率最高的是清热解毒药，其次是补气药和清热凉血药；瘘管期用药共涉及 25 类中药，其中使用频率最高的是清热解毒药，其次是补血药和补气药；围术期用药共涉及 14 类中药，其中使用频率最高的是补血药，其次是清热解毒药和补气药。

3. 分期论治浆细胞性乳腺炎药性分布情况：分期论治浆细胞性乳腺炎，肿块期寒凉药占 60.2%，温热药占 32.5%；脓肿期寒凉药占 70.33%，温热药占 23.23%；瘘管期寒凉药占 44.64%，温热药占 45.92%；围术期寒凉药占 62.06%，温热药占 37.93%。

4. 各期证型分析：在分期论治中少有文献提及溢液期的治疗，而在围术期的中医药的治疗被更多提及，因此在资料整理中将围术期单独列为一期。

（1）肿块期：乳房肿块是浆细胞性乳腺炎的主要临床表现，也是患者前来就诊的主要原因，往往起病突然，发展迅速，其形状不规则，质地坚硬，边间欠清。继则肿块局部可出现红肿，范围逐渐扩大，乳房局部疼痛不适，而全身症状较轻。使用频率最高的中药是柴胡和蒲公英，其次是白花蛇舌草和瓜蒌；按功效分类，使用最多的是清热解毒药，其次是活血止痛和清热凉血药，寒凉药占 60.2%。柴胡疏肝解郁，蒲公英、白花蛇舌草清热解毒，而清热解毒、活血止痛和清热凉血药运用最多。按经络循行，乳头疏肝乳房属胃，而浆细胞性乳腺炎恰恰是发生在乳晕部的病变，因此肿块期的主要证型是肝气郁滞，热毒炽盛。

（2）脓肿期：此期常因肿块失治误治或治疗效果不理想，导致蒸酿肉腐，肿块软化而为脓肿，此时应及时将脓肿切开引流，若引流不畅或气血两虚不能托毒外出则有形成脓袋的风险。使用频率最高的中药是金银花和蒲公英，其次是当归和皂角刺；按功效分类使用最多的是清热解毒药，其次是补气药、清热凉血和清化热痰药；寒凉药占 70.33%。由用药可知此期多为热毒壅盛、气血两虚之证。

（3）瘘管期：浆细胞性乳腺炎后期，常形成与乳头孔相通的瘘管，这是乳晕周围僵块反复肿痛或化脓，经久不愈的主要原因。使用频率最高的中药是当归，其次是黄芪、丹参和瓜蒌；按功效分类，使用最多的是清热解毒药，其次是补血药和补气药，寒凉药占 44.65%。由用药可知此期多为热毒未清之证。

（4）围术期：手术仍然是根治浆乳的唯一方法。使用频率最高的中药是当归，出现频率为 100%，其次是赤芍，柴胡和茯苓；按功效分类，使用最多的是补血药，占比 15.5%，其次是清热解毒药和补气药，寒凉药占 62.06%。手术大伤气血，所以多用补气血之药，清热解毒可能是虑其余毒未清，热毒复燃，因此围术期的主要证型是气血两虚之证。

讨　论

浆细胞性乳腺炎是非哺乳期乳腺炎的一种，又称导管扩张症或导管周围乳腺炎，多发于中青年妇女，绝经后女性发病率较低。现多认为导管扩张症、导管周围炎和浆细胞性乳腺炎是同一病理过程的不同阶段，大体病理改变过程是各种原因导致的乳导管的上皮碎屑脱落和脂质分泌物堆积，阻塞导管导致其扩张，同时刺激导管壁及周围组织，引发无菌性炎症反应、脂肪坏死和大量浆细胞浸润。可能与某些药物、自身免疫、服用避孕药、吸烟、内分泌紊乱等因素有关，但具体病因尚不明确，近来有学者用小鼠造模后，试图通过 IL-6/STAT3 通路来阐述该病的发病机制，也有学者发现该病与 IL-2、IL-4 有关。手术仍是根治本病的唯一方法，抗生素、激素、他莫昔芬、抗结核药物是西医的主要辅助治疗手段，也有运用 TNF-α 抑制剂治疗的病例报道。

浆细胞性乳腺炎从乳头旁的导管扩张开始（溢液期），沿导管逐渐漫及整个乳房，先为肿块，肿块不消（肿块期），热盛肉腐而成脓肿（脓肿期）脓肿破溃后在乳晕部留一瘘管（瘘管期）如此反复，恶性循环。该病手术治疗效果较好，但创伤较大，多数患者难以接受，抗生素效果欠佳，而激素，他莫昔芬等治疗，具有药物依赖性，停药后易复发，因此中医药治疗成为患者的选择，事实证明，中医药确实有其治疗的优势。

大多数外科疾病，按临床表现可分为初起，成脓，溃后 3 个阶段，分别对应浆细胞性乳腺炎的溢液期、肿块期，成脓期，瘘管期和围术期，古人也按照这 3 个阶段立了消、托、补三个治则。但从分析结果来看，"热毒"贯穿该病的整个过程，以"清热解毒"为代表的消法不仅在肿块期使用，在脓肿期、瘘管期甚至是围术期仍然有所应用，但各期在"热毒"的基础上亦有不同之处。浆细胞性乳腺炎初起，施以清热解毒，外加疏肝理气，以求肿块内消，"欲令内消，于初起红肿结聚之际，施以行气血、解毒消肿之药"。若肿块内已酿脓，仍以消解为主，但脓成一定要进行切开引流，此时需配合托剂，一般托剂药量宜小，消剂宜大，托剂与消剂配合，才能达到托毒外出，脓透肿消之目的，这是也分析中皂角刺和补气血药多被使用的原因。脓肿溃后，毒势渐去，元气虚弱，溃口难敛，易形成难愈性瘘管，进入瘘管期，有学者认为此为阳虚痰凝，应当温阳活血化痰，亦有学者认为此为肝郁脾虚痰凝，应当疏肝泻火、健脾化痰，因此扶正是总的原则，但毒邪未去，脓血不尽，仍当清去余毒，消其余肿。《疡科纲要》云"外病既溃，脓毒既泄，其势已衰，用药之法，清其余毒，消其余肿。"不可千篇一律单用托法和补法，应注意辨证与辨病相结合，适当配合消法方可奏效。

浆细胞性乳腺炎肿块期的主要辨证为肝气郁滞，热毒炽盛；脓肿期多为热毒壅盛，气血两虚；瘘管期主要辨证为热毒未清之证；围术期多为气血两虚之证。审病求因，治病求本，中医外科以辨病为先，辨病与辨证相结合，消、托、补三法不能拘泥于初中后期，而应根据病情及患者症状灵活运用。

406　　浆细胞性乳腺炎的中医治疗

　　浆细胞性乳腺炎是一种以单侧乳房发病，乳头溢液、乳头凹陷、乳房红肿、非周期性疼痛、乳晕下肿块、同侧腋窝淋巴结肿大为主要临床表现的乳房良性病变。因其病理学检查可见浆细胞浸润而得名。目前对于浆细胞性乳腺炎的病因和发病机制尚不清楚，现代医学治疗主要采取手术治疗，原则要求完整切除病变部位，常导致乳房不同程度的畸形或缺如。中医治疗浆细胞性乳腺炎从整体出发，辨证论治，内外结合治疗，效果好，治疗周期短，对乳房伤害小且复发少，更易让患者接受。学者章烨欣等就近年来有关中医治疗浆细胞性乳腺炎的研究做了梳理归纳。

病因病机

　　中医在古代书籍中并未提及本病，近代中医称为"粉刺性乳痈"。中医各家对于粉刺性乳痈的病因病机各有观点。顾柏华认为由于先天乳头凹陷畸形，肝郁气滞，气血瘀滞成块，郁而化热，热盛肉腐而形成脓肿，溃后余邪结块或成瘘；或肝郁脾虚，脾虚不运，湿浊生痰，痰瘀互结成块，久而化热，蒸肉成脓，溃后毒邪留恋，则反复发作不愈。卞卫和认为乳头畸形或凹陷，七情内伤，肝郁气滞不畅，气不行血，气血凝滞，积而成块；或外感、外伤及乳晕区手术等皆可导致粉刺性乳痈。陈红风认为该病是由于先天乳头凹陷畸形，乳络不畅，结聚成块；也见于七情内伤、肝郁气结、气机不畅，或思虑伤脾、脾失健运、湿浊内生，痰瘀互阻，乳络不通，久而化热，蒸肉酿脓。综上所述，本病病因多为先天乳头凹陷或畸形、后天七情内伤、乳汁分泌障碍或外感、外伤及乳晕区手术，其病机主要分为疮疡阴证和阳证两方面论证。

治　　疗

1. 内治法：

　　（1）分期论治：丁丽仙采用在疾病的不同阶段辨证处方，发病初包块期运用清热解毒、消肿溃坚、活血止痛治疗，方用仙方活命饮加减；脓成溃破期为正虚邪恋证，先按成脓期予以清热解毒、排脓消肿、托毒扶正，方用疏肝排脓生肌汤加减；待热解脓除后，属寒凝血结证，改用温阳补血、散寒消癥法，方药为阳和汤加减。侯浩总结导师经验，将肉芽肿性乳腺炎和浆细胞性乳腺炎归为非哺乳期乳腺炎，采用异病同治。将本病分为 3 期治疗，治以托法为根本，方以加减透脓散为主方，肿块期治用主方佐以逍遥蒌贝散，酿脓期用主方佐以瓜蒌牛蒡汤，成脓期用主方合五味消毒饮，恢复期选用主方佐以当归补血汤等，治疗后 30 例患者都痊愈，乳房破坏小，乳房外形基本完整。相对于西医治疗具有明显的心理和生理上的优势。

　　（2）经方论治：杨娜等主张用当归芍药散加减治疗粉刺性乳痈，其认为粉刺性乳痈由于肝气郁结，脾胃失调所导致，运用《伤寒杂病论》的当归芍药散调理肝脾效果显著。陈丽伊认为浆细胞乳腺炎临床好发于青年，少有虚证表现，治疗应以"消、托"为主，方药以小柴胡汤加减，治疗 30 例患者，全部治愈。

　　（3）自拟方论治：卢中原运用自拟化痰解毒方（夏枯草、陈皮、白花蛇舌草、丹参、土茯苓、柴胡、赤芍、猫爪草、连翘、甘草）治疗，治疗组 2 周和周的有效率均高于对照组（单纯西医治疗）

57.14％、67.85％。张广燕等运用浆乳方（柴胡、虎杖、黄芩、栀子、乌梅、白花蛇舌草、莪术、赤芍、山楂）内服治疗试验组患者 20 例，疗效显著高于单纯手术治疗组。武嫣斐等治疗浆细胞性乳腺炎，脓成期予以自拟方（皂角刺、赤小豆、紫花地丁、延胡索、当归、金银花、川芎、白芷、乳香、桔梗、黄芪、麦冬、穿山甲、柴胡、蒲公英、玄参、天花粉、法半夏、没药），配合切开引流术；若乳房创面肉芽鲜活，皮肤发红，触痛，引流液稀薄夹血块，则予以自拟方（黄芪、当归、金银花、肉桂、桔梗、乳香、川芎、白芷、防风、人参、没药）；若乳房引流液稀少，新生肿块成脓破溃愈合，精力好转者，予以自拟方八珍汤加黄芪、乳香、远志、五味子、没药、陈皮、肉桂、焦神曲、焦山楂，临床效果满意。

（4）阴阳论治：张士云将浆细胞性乳腺炎分为阴证和阳证进行中药治疗，主张辨证论治使用中药，合理使用清、消、温、托法。阴证治用阳和汤、血府逐瘀汤合参苓白术散加减（炮姜、肉桂、淫羊藿、党参、白术、茯苓、山药、生山楂、薏苡仁、姜半夏、苍术、丹参、莪术、桃仁）；阳证用四妙勇安汤和瓜蒌牛蒡汤加减（瓜蒌、牛蒡子、丹参、金银花、生山楂、连翘、赤芍、当归、白花蛇舌草、玄参、桃仁）。金莉主张浆细胞乳腺炎应当为阴证，标实初期为寒痰凝结，肿块期以阳虚为本，化脓后寒邪郁久化热，热盛则肉腐。所以治疗应该以温通法为主，方用阳和汤加减，治疗后效果显著。

2. 外治法：

（1）刺络拔罐疗法：丘平等对于浆细胞性乳腺炎局部有红肿热痛的先给以麻油调和金黄散外敷 3～5 日后治疗，再进行刺络拔罐放血疗法；局部有溃口的，治疗溃口愈合后，亦行刺络拔罐放血治疗。治疗患者 93 例，治愈率为 95.69％，复发率为 4.3％，复发后继续该法治疗，治愈后未再复发。刘颖等火针贯穿于浆细胞性乳腺炎的治疗中，肿块期将烧红的盘龙火针刺入肿块，然后以金黄散外敷；脓肿期用频电火针针刺局部，完全引流出脓液后消毒，放置七星丹药线引流并外敷金黄膏；瘘管期继续七星丹药线引流。共治疗患者 54 例，好转率为 96.30％，乳房创伤小，复发少，患者更易接受。张蓉也主张火针烙法，并配合内服四子散的方法，治疗组疗效明显优于对照组，减少了对患者的二次伤害，患者更能接受。

（2）中医清创术：丁志明等采用中医清创术治疗粉刺性乳痈，行腺叶区段切除或象限切除甚至乳房全切是有效的手段，但对乳房外形破坏大，对患者心理、生理都有严重影响。故其采用中医清创术，脓肿期则在局麻下切开脓肿后行引流术，对已经形成瘘管者，待急性炎症消退后，可采用切开挂线法、拖线法，治疗组明显优于对照组的治疗。刘玉娟等运用中医清创术治疗实验组浆细胞乳腺炎 28 例，相对于对照组西医治疗总有效率明显高，不良反应率明显低。患者乳房肿块已成脓者在局麻下切开，予以八二丹药线蘸取引流并外敷红油膏每日 1 次；瘘管期，瘘管浅者切开瘘管并清除坏死组织；瘘管较多者，予以 4 号线涂上九一丹穿过瘘管通道，每日扎线几次；瘘管深者用丝线对瘘管进行慢性切割直至皮肤完全挂开。

（3）中药换药：火秀芳介绍了浆细胞性乳腺炎不同时期中药换药的经验：急性炎症期敷膏外敷清热解毒、肿散结，每日换药，同时忌辛辣油腻饮食；肿块静止期予以阳和解凝膏外敷消散肿块，每日换药；脓成期予以切开术，术后每日予以黄连油纱引流，外敷疮灵液纱布；瘘管期将瘘管全部切开，每日予以黄连油纱换药 2 次。结果治疗 30 例不同时期的浆细胞性乳腺炎患者均痊愈。

3. 内外综合治疗：

（1）分期论治：崔进军等将浆细胞性乳腺炎分为 3 期治疗，脓肿期治用托里清毒饮加减，脓肿量多可予切开引流，或采用穿刺抽吸脓液，治疗期间配合中医理疗。肿块型治以逍遥蒌贝散佐血府逐瘀汤加减，配合理疗。瘘管期治以阳和汤加减，治疗期间配合中医理疗。采用中医辨证结合分型的方法治疗 35 例，总治愈率为 88.5％，有效率达 97.1％，复发率为 6.4％，无切口感染，疗效满意。周健等认为治疗浆细胞性乳腺炎应该采用辨证与分期、中药内治与中医外治法相结合。急性期或肿块期主要为中药内治，治以疏肝清热或凉血通络、行气化瘀，或收敛去脂，辅以外敷金黄膏。脓肿期治以疏肝清热、和营消肿、托毒外出，方选柴胡清肝汤合透脓散加减，配合中医外治法。瘘管期内治当生肌去脂、益气健脾。该期单纯服用中药很难治愈，故应以外治法为主，辅以内服中药。赵卫兵等运用中药内外综合治疗与分期辨证结合治疗浆细胞性乳腺炎。其从肝、脾、肾三脏进行分期辨证，分为 4 期治疗。溢液期补肾通络，药用鹿角霜、路路通、瓜蒌、蜂房、女贞子、红景天；肿块期清热解毒、消肿散结，药用白花蛇舌草、连翘、夏枯草、生牡蛎、石见穿、浙贝母；脓肿期托里透脓消痈，药用赤芍、败酱草、皂角刺、黄芪；瘘管期疏肝健脾，药用以香附、陈皮、柴胡、苍术、郁金、茯苓；外治以箍围和溻渍为主要治疗方法，乳腺肿块、局部红肿灼热者以金黄膏外敷病变部位箍围消肿，病变成脓或脓成已溃者可用溻渍法，即使用内服中药后的药渣外敷局部病变处。用上述内外结合综合治疗病例 134 例，痊愈率为 85%。

（2）辨证论治：陈豪等治疗 60 例浆细胞性乳腺炎，辨证属肝经郁热证，治当疏肝清热法。药用柴胡清肝汤加减。外治均行扩创切开术，再根据病情辅以托线法和垫棉法。治疗患者共 60 例，治痊愈 27 例，治愈率为 95%，好转 3 例，总有效率为 100%，同时乳房伤害小，减轻了患者痛苦。杨争等将肿块型浆细胞乳腺炎辨证为热毒蕴结型，治以清热解毒法，方选仙方活命饮加减，局部外敷如意金黄散，治疗组 25 例患者总有效率为 96.0%，相对于对照组（仅外敷如意金黄散）总有效率 76.0%，差异有统计学意义。尹真真等总结导师马宏博经验，将浆细胞性乳腺炎辨证为肝郁热毒内结证，治以疏肝散结、解毒消痈，方用瓜蒌牛蒡汤加减，脓成后于脓肿最低位行脓腔切开引流术，术后金榆软膏及九华膏外敷，紫草油纱填塞引流，2 个月后患者伤口愈合，乳房未见明显变形。刘雄飞等将浆细胞性乳腺炎辨证为肝经郁热型，采用化瘀解毒法与中医外治法结合治疗。治疗组 45 例均治以化瘀解毒法，中药自拟方内服（赤芍、柴胡、山慈菇、陈皮、丹参、夏枯草、土茯苓、黄芪、甘草、白花蛇舌草、猫爪草、连翘），未成脓时外敷芙蓉膏，脓成则穿刺抽脓或切开引流，结果治疗组总有效率为 84.44%，与对照组相比有明显统计学差异。朴明姬认为浆细胞性乳腺炎的病机为肝郁脾虚、痰瘀互结，采用浆乳方结合中医外治法治疗 50 例，对照组单用浆乳方内服，治疗组加用中医外治法：乳房红肿灼热者外敷水调散，肿块者外敷油调膏消肿散结，乳房脓成者切开排脓后联合挂线法，再予以祛腐生肌膏换药直至脓尽腐脱后一效膏外敷。采用中医综合内外治疗之试验组总有效率 96.00%，明显好于对照组 72.00%。蒋思韵等将浆细胞性乳腺炎辨证为痰湿内蕴证，治以清热燥湿、理气化痰，方用黄连温胆汤加减内服，同时联合外治法治疗，Ⅰ 期行乳痈扩创术，红油膏填塞创面，待创面无明显疼痛，肉芽组织生长填满窗口则行 Ⅱ 期清创缝合术。用此方法治疗患者 98 例，创口愈合所需时间短，复发少。徐沁甜予以中医内外合治综合治疗浆细胞性乳腺炎，辨证为肝经郁热、瘀血内结，治以疏肝清热、活血散结，方用消痈方（柴胡、生地黄、虎杖、栀子、山楂、赤芍、金银花、丹参、黄芩、白花蛇舌草、蒲公英），外治予以肿块期金黄膏、冲和膏外敷，脓肿期予以切开引流术，瘘管期切开瘘管、切除坏死组织，术后九一丹引流。治疗 32 例浆细胞性乳腺炎，总有效率为 93.75%。

浆细胞性乳腺炎的病因病机至今还不明确，治疗没有特效药，治疗难度大，病程长，易反复，西医治疗该病以手术治疗为主，但单纯的手术治疗对乳房的破坏大，会造成不同程度的乳房畸形甚至缺如，且治疗易反复。乳房对于女性来说意义重大，乳房畸形甚至缺少不仅会造成女性生理上的伤害，对女性心理的打击也巨大，所以现在越来越多的女性更愿意接受非手术治疗。中医在治疗粉刺性乳痈方面多有优势，中医中药内治、中医外治、中医内外综合治疗等都有文献报道疗效显著。

407 浆细胞性乳腺炎的中医治疗优势

浆细胞性乳腺炎是一种慢性非细菌性乳腺炎症，又称乳腺导管扩张症、导管周围乳腺炎或慢性乳腺炎，以乳腺导管扩张、浆细胞浸润为病变基础。临床常表现为乳头溢液和凹陷，发病初期表现为乳晕部肿块，化脓溃破后脓液中含有粉刺样物质，容易反复发作，并形成瘘管。本病发病率呈现上升趋势，发病年龄年轻化。现代医学认为，本病属自身免疫性疾病，虽属良性病变，但缠绵难治，往往历经数年不愈，甚至需要切除乳房。浆细胞性乳腺炎中医学称为"粉刺性乳痈"，属于"乳痈""乳瘘"范畴。中医药在治疗浆细胞性乳腺炎上具有显著优势，采用内服、外敷等方法可以彻底治愈本病，免除手术切除乳房给患者带来的痛苦。学者刘晓菲等将中医药对浆细胞性乳腺炎的病因、病机认识和治疗优势做了归纳总结。

中医学对浆细胞性乳腺炎病因病机的认识

郭宇飞等认为浆细胞性乳腺炎多因乳头发育异常，禀赋有异，外染邪毒，情志抑郁，厥阴气滞，或内有湿热，乳窍阻塞，气血壅结，蕴热酿脓而成。杨娜等认为，女子乳头属肝，乳房属胃，故乳头为足厥阴肝经所属，乳房为足阳明胃经所属。本病发病主要因为乳头凹陷畸形，乳络不畅，加之情志失畅，肝气郁结，失于疏泄，气血失和，久之血瘀，郁久化热，结于乳房，发为肿块。经血、乳汁同源于脾胃，脾失健运，胃失和降，脾失统摄，见乳头溢液。郭方东等认为，粉刺性乳痈属阴证，因先天不足，乳头内陷，情志内伤，饮食不节，劳倦过度，经脉阻滞，气滞血瘀，聚而为块。肿块期以阳虚为本，寒痰凝结，后寒邪化热，热毒炽盛致肉腐成脓；脓肿期阴中有阳，但仍以阳虚为本，阳虚的基础上表现为热毒。万华等认为，木郁土壅、肝胃郁热为本病的主要病机。而病情反复，缠绵不愈者多属痰湿阻滞，气郁血凝，日久化火，蒸酿成脓。易维真等认为，浆细胞性乳腺炎病位在肝，病因为痰、瘀等毒邪互结。百病皆由痰生，痰浊瘀阻于内致使乳络不通，瘀血阻滞于内，又复感外邪而发病，治疗以化痰、活血、解毒为主。女子以肝为先天，肝郁气结，气血不畅，致气滞痰凝血瘀而引发该病。总之，中医学对浆细胞性乳腺炎病因病机的认识大致可归纳为：患者先天具有乳头凹陷的缺陷，后天情志抑郁，导致气机不畅，气血运行失常形成瘀血、痰核，日久郁而化热，肉腐成脓，脓溃而成瘘。

中医药治疗浆细胞性乳腺炎的优势与特色

1. 中药治疗：杨娜等认为浆细胞性乳腺炎初期治疗以疏肝健脾为主，重在"和"，若肝脾调和，气机调达，可使肿块消，疼痛消，溢液消。收治浆细胞性乳腺炎初期患者 25 例，采用当归芍药散治疗，可使患者肿块消失，彻底治愈，并且可使泌乳素降低，减少乳头分泌物，治疗效果良好。刘文峰等采用平消胶囊治疗浆细胞性乳腺炎 79 例，总有效率 89.8%，治疗过程中没有发现不良反应。杨争等将 50 例肿块型浆细胞性乳腺炎患者随机分成对照组和治疗组各 25 例，对照组采用如意金黄散外敷治疗，治疗组在对照组治疗基础上内服仙方活命饮加减治疗，治疗组总有效率达到 96.0%，对照组总有效率为 76.0%，两组总有效率和治疗前后主要症状体征比较均有统计学意义。杨争等认为清热解毒法治疗肿块型浆细胞性乳腺炎效果好。

2. 中药配合其他中医疗法治疗：芦英采用中药清肝消痈方加减，治疗不同分期的浆细胞性乳腺炎

44 例，并配合拔罐、揉推、穴位按压等方法辅助治疗，痊愈率为 90.91%，而纯手术治疗的对照组总痊愈率为 68.1%，两者有显著差异，说明中药配合辅助疗法在浆细胞性乳腺炎的治疗中具有明显优势。刘颖等针对浆细胞性乳腺炎的不同病期，分别采用瓜蒌牛蒡汤、透脓散、阳和汤等方剂，配合盘龙火针、高频电火针、七星丹药线引流，或外敷金黄散等中医传统疗法，取得良好治疗效果，明显降低复发率。张晓军采用内服小柴胡汤加减方、平消胶囊，同时外用金黄膏治疗浆细胞性乳腺炎 30 例，初期（红肿、破溃期）者，无论是否破溃，均口服小柴胡汤加外敷十味金黄膏；恢复期（瘘管、硬结期）者，口服小柴胡汤加平消胶囊，外敷金黄膏，30 例患者全部治愈，无 1 例出现复发。朴明姬将急性期浆细胞性乳腺炎患者 60 例，随机分为观察组与对照组，每组 30 例，对照组常规西药治疗，观察组采取中医清创术与中药外敷配合治疗，同时内服中药阳和汤以扶正温阳、软坚散结、化痰脱毒，待肿块软化、肿痛范围缩小后切开引流清创；术后按时冲洗伤口、换药，并在围术期改服中药柴胡清肝汤治疗，两组患者均治疗 3 个月。观察组显效率及有效率明显高于对照组，治疗 3 个月后复发率明显低于对照组（P＜0.05），差异有统计学意义。说明中医清创术配合中药外敷及内服治疗急性期浆细胞性乳腺炎可以达到有效治疗的目的。周振玉自收治急性期浆细胞性乳腺炎患者 11 例，首先采用如意金黄散外敷，经外敷后，如局部红、肿、热、痛消退，炎症缩小，即采取手术治疗，将病变乳腺区段切除；如炎症加重，形成脓肿，则停止外敷，将脓肿切开引流，每日行创腔换药术，待炎症局限、窦道形成后，手术将窦道所在的乳腺区段切除。结果 11 例患者通过治疗，最终均取得满意疗效，切口均 Ⅰ 期愈合，随访 4～28 个月，无复发。说明如意金黄散外敷加乳腺区段切除是治疗急性期浆细胞性乳腺炎的有效方法。

3. 中药配合西医治疗：马腾飞等选取慢性期浆细胞性乳腺炎患者 100 例作为研究对象，设置对照组和观察组。对照组给予常规乳管灌洗配合局部封闭治疗，观察组在对照组的基础上联合中药口服治疗。治疗后，观察组乳房疼痛缓解情况、情绪改善情况等症状显著优于对照组，且总复发率显著低于对照组。说明常规乳管灌洗配合局部封闭及中药口服治疗慢性期浆细胞性乳腺炎效果显著，并且能够有效降低复发率，具有显著优势。董雨等采用温通法（救生汤）联合乳头矫形治疗浆细胞性乳腺炎，救生汤具有助阳散寒、温经通络、活血行气的功效，乳头矫形可能会促使部分乳管通畅、乳头溢液出现、乳房肿块缩小，两种方法联合使用，在近期改善乳房疼痛、皮肤红肿方面效果显著，中远期改善乳头形态、缩小肿块方面疗效显著，而且远期复发率低，安全、可行。陈军等对 120 例早期浆细胞性乳腺炎患者进行临床研究，采取中西医结合治疗浆细胞性乳腺炎较单纯西医治疗效果更好，复发情况得到改善，CRP、PCT 等炎症指标降低更为显著，差异具有统计学意义（P＜0.05）。研究发现在中西医结合治疗浆细胞性乳腺炎中，中药清热解毒方剂具有活血散热解毒的功效，能够针对病机进行治疗，达到治病求本的效果，可有效消除炎症，配合西医疗法，可取得显著疗效并且降低复发率；而单独采取激素抗炎、抗生素杀菌及手术引流等措施，仅是针对患者的症状进行治疗，治标不治本，疗效较差，甚至会因为症状的暂时消失掩盖真实病情，贻误治疗时机，使病情进一步恶化，因此认为浆细胞性乳腺炎一旦明确诊断，应避免使用抗生素类，尤其是激素类药物。

蒋思韵等对 98 例辨证为痰湿症的粉刺性乳痈患者给予内服黄连温胆汤加减以清热燥湿、散结消肿，配合乳痈扩创术、清创缝合术等外治方法进行治疗，通过回顾性研究发现，98 例患者平均创口愈合时间为 31.3 日，总复发率 3.37%，说明清化痰湿法对粉刺性乳痈具有良好的治疗作用，且复发率低。

总结中医药治疗浆细胞性乳腺炎的优势

何帆等根据中国中医药学会外科学会乳腺专业组 1987 年制定的诊断标准及国家中医药管理局制定的疗效观察指标及判断标准，通过检索中国生物医学文献数据库（CBM）、中国期刊全文数据库（CNKI）等，收集单独使用中医药或中西医结合治疗浆细胞性乳腺炎文献 89 篇，共纳入 803 例患者，与单纯西医治疗本病做随机对照试验（RCT）；采用 Revman 5.3 软件进行 Meta 析后发现，中医药组或中西医结合组与西医组的总有效率差异有统计学意义。证实了中医药或中西医结合治疗浆细胞性乳腺炎比单纯西医治疗具有疗效上的优势。

蔡燕归纳了浆细胞性乳腺炎的治疗难点，并总结了中西医对本病的治疗对策，认为目前中西医对本病的治疗已达成了基本共识，并且认可中医药在本病治疗中的积极作用。同时强调在中医药治疗本病的研究中，应该加强辨证论治，以充分发挥中医药在本病诊疗中的优势。如本病多数患者"脾虚证""肝郁证"明显，可健脾、疏肝，整体调节体质，养正以消积。在本病不同分型、分期的治疗过程中，在急性炎症期，利用中药清热解毒，消肿散结方面的优势，协助抗生素消炎治疗；在脓肿、窦道或瘘管期，利用中医托毒消痈、益气和营方面的优势，内治配合外治，达到快速治愈的目的。同时发挥中医治未病的优势，嘱咐患者注意饮食起居，心情愉悦，保持乳头清洁，预防疾病发生与复发。

中医认为，其人体由气和血组成，气为阳，血为阴，气血阴阳调和则身体康健，百病不生；气血阴阳失和则病起。浆细胞性乳腺炎中医认为其基本病机为气血失和，壅结于乳。虽然，浆细胞性乳腺炎分临床表现为局部皮肤的"红、肿、热、痛"，一派热象表现，但是临床上如果以清热解毒药物为主给予治疗，往往只能将炎症暂时压制，而不能将郁结彻底消散，达不到根治的目的，致使病情反复发作，迁延难愈。按照中医治病求本的原则，浆细胞性乳腺炎的治疗当以温热药物疏散郁结治本为主，清热解毒药物治标为辅，所谓"通因通用，塞因塞用"，使瘀血痰核通过皮肤腠理发散至体外，方能使郁结消散，彻底根治此病。通过分析，可以看出无论外治还是内治，中医药在浆细胞性乳腺炎的治疗中都具有明显优势。而中药贴膏是集中医药内治精髓与中医外治法之大成，通过外敷的方法将中药有效成分直接作用于患处，使药效直达病所，在外科疾病的治疗中往往能够起到四两拨千斤的效果，可以攻克许多疑难杂症。

408 中医治疗浆细胞性乳腺炎用药规律

浆细胞性乳腺炎中医学称为"粉刺性乳痈",是发生在非哺乳期或非妊娠期的乳房慢性化脓性疾病。其临床特点为常见乳头凹陷或溢液,初起肿块多位于乳晕部,化脓溃破后脓液中夹有粉刺样物质,易反复发作,形成瘘管,经久难愈,全身症状较轻。本病临床其发病率占乳房良性疾病的 4%~5%,但临床误诊率却高达 40%。学者梁欢等通过检索国内主要中文文献数据库,搜集了 1996—2015 年 20 年间公开发表的有关中医药治疗浆细胞性乳腺炎的文献,对其处方用药规律进行了数据挖掘分析。

资料与方法

1. 文献来源及检索方式:采用计算机检索与人工检索相结合的方法,检索中文生物医学文献数据库(CBM)、中国期刊全文数据库(CNKI)和万方数据库中有关中医药治疗浆细胞性乳腺炎的临床文献。采用跨库高级检索,以"浆细胞性乳腺炎""粉刺性乳痈""中医""中医药治疗"等为检索词,进行全文检索,再根据文献纳入、排除标准确定纳入研究的文献,然后提取文献中的方药信息进行数据录入。

2. 文献纳入标准:①文献类型为临床试验研究。②治疗采用或包含中医药治疗。③主方有完整及明确的药物组成。④疗效明确,治疗前后或与对照组比较疗效更好。⑤重复发表或同一研究从不同角度发表的多篇文献而药物相同者,只取其中 1 篇。⑥若文献中的治疗方式以辨病论治为主,一张主方通治浆细胞性乳腺炎的各期,则将其纳入"一方通治"组;若文献中的治疗方式以辨证论治为主,在浆细胞性乳腺炎的各期采用不同治则治法,则将其纳入"分期论治"组。

3. 文献排除标准:①综述、动物实验、经验总结、个案报道类文献。②只采用药膏外涂等中医外治法治疗。③同一研究单位资料来源相同,经分析后进行整合,删除重复内容。④资料来源不明,与临床实际情况明显不符。⑤只记录自拟方名,无具体辨证和方药。

4. 研究方法:将中药依《中药学》中的药名、功效、性味分类标准进行规范统一,不在《中药学》药物目录内的药物则参考《中华本草》予以规范。应用 Excel 2010 按照编号、方名、药名、性味、功效等格式建立数据库,并应用 SPSS 18.0 统计软件对药物按照药名、功效、药性分别进行频数统计。运用 IBM SPSS Modeler 14.1 软件,将药物采用 Apriori 算法进行关联规则分析,挖掘处方中的药物关系(A→B),即发现处方中药物 A(或药组 A)出现与药物 B 出现的关联关系强弱。设定最小支持度为10%,最小置信度为 80%。其中支持度是药物 A 与药物 B 在所有方剂中同时出现的概率,置信度是指在出现药物 A 的处方中药物 B 同时出现的概率,用于衡量关联规则的可信程度。

结 果

1. 一方通治:本研究共纳入"一方通治"浆细胞性乳腺炎的文献 36 篇。

(1)高频中药使用情况:在 36 首方剂中共涉及 96 味中药,其中使用频数≥10 的药物共 14 味,使用次数最多的是柴胡,其次是蒲公英、赤芍。

(2)高频药物功效分类情况:本研究甘草取其清热解毒之功,故归清热解毒药统计。用于治疗浆细胞性乳腺炎的中药共有 18 类,功效分类中使用频率最高的是清热解毒药,其次是补血药、发散风热药、活血调经药、清热凉血药、温化寒痰药、清热泻火药,上述 7 类药的累积频率达 58.45%。

（3）中药药性分布情况:"一方通治"药物按照寒热温凉分为四气,其中寒凉药占 57.50%。

（4）药物关联规则分析结果:当置信度为 100% 时,"一方通治"支持度较高的药对主要有"麻黄-熟地黄""瓜蒌-金银花""柴胡-郁金"等;支持度较高的药组主要有"丹参-赤芍-蒲公英""黄芩-赤芍-柴胡""金银花-赤芍-甘草"等。若同时考虑支持度与置信度,"一方通治"可信度较高的药对有"柴胡-赤芍""柴胡-蒲公英""柴胡-金银花"等;可信度较高的药组有"赤芍-蒲公英-当归""赤芍-蒲公英-金银花""赤芍-蒲公英-丹参"等。

2. 分期论治:本研究共纳入"分期论治"浆细胞性乳腺炎的文献 23 篇。

（1）高频中药使用情况:在纳入文献中溢液期只有 1 篇提及,方用逍遥散。肿块期共有 22 首方剂,涉及 82 种中药,其中使用频率最高的为柴胡、蒲公英,其次是白花蛇舌草、瓜蒌、赤芍等;脓肿期共有 12 首方剂,涉及 58 种中药,其中使用频率最高的为金银花、蒲公英,其次是当归、皂角刺、穿山甲等;瘘管期共有 16 首方剂,涉及 63 种中药,其中使用频率最高的为当归,其次是黄芪、丹参、瓜蒌;围术期共有 5 首方剂,涉及 33 种中药,其中使用频率最高的为当归,其次是赤芍、柴胡、茯苓。

（2）高频药物功效分类情况:肿块期共涉及 28 类中药,其中使用频率最高的为清热解毒药,其次是活血止痛药、清热凉血药等;脓肿期共涉及 23 类中药,其中使用频率最高的为清热解毒药,其次是补气药、清热凉血药等;瘘管期共涉及 25 类中药,其中使用频率最高的为清热解毒药,其次是补血药、补气药等;围术期共涉及 14 类中药,其中使用频率最高为补血药,其次是清热解毒药、补气药等。

（3）中药药性分布情况:"分期论治"药物按照寒热温凉分为四气。肿块期使用的寒凉药占 60.20%,温热药占 32.50%;脓肿期使用的寒凉药占 70.33%,温热药占 23.23%;瘘管期使用的寒凉药占 44.64%,温热药占 45.92%;围术期使用的寒凉药占 62.06%,温热药占 37.93%。

（4）药物关联规则分析结果:当置信度为 100% 时,"分期论治"支持度较高的药对:肿块期为"郁金-柴胡""延胡索-蒲公英"等,脓肿期为"蒲公英-赤芍""连翘-黄芩"等,瘘管期为"白芥子-炮姜""山楂-丹参"等,围术期为"赤芍-当归""柴胡-赤芍"等。支持度较高的药组:肿块期为"延胡索-蒲公英-柴胡"等,脓肿期为"丹参-赤芍-蒲公英"等,瘘管期为"白花蛇舌草-丹参-当归"等,围术期为"柴胡-赤芍-当归"等。若同时考虑支持度与置信度"分期论治"可信度较高的药对:肿块期为"白花蛇舌草-蒲公英""白花蛇舌草-柴胡"等,脓肿期为"瓜蒌-皂荚刺""当归-甘草"等,瘘管期为"丹参-当归""肉桂-熟地黄"等,围术期为"当归-赤芍""柴胡-赤芍"等。可信度较高的药组:肿块期为"白花蛇舌草-蒲公英-柴胡"等,脓肿期"赤芍-蒲公英-丹参"等,瘘管期"白花蛇舌草-丹参-当归"等,围术期为"柴胡-赤芍-当归"等。

讨　论

目前浆细胞性乳腺炎的病因及发病机制尚不明确,一般认为其发病可能与乳头的先天性凹陷、乳腺导管的阻塞和扩张、药物引起的乳头溢液或外伤、自身免疫、服用避孕药、吸烟、内分泌紊乱等因素有关。乳腺导管扩张是本病的病理学基础,故本病又称乳腺导管扩张症。其主要病理过程是各种原因导致的乳腺导管上皮碎屑脱落、脂质分泌物堆积,阻塞导管导致其扩张,同时刺激导管壁及周围组织,引发无菌性炎症反应和脂肪坏死。根据其临床表现,有学者将本病分为急性期、亚急性期和慢性期,但本课题组更倾向于将其分为溢液期、肿块期、脓肿期、瘘管期和围术期。本病在国内由顾伯华首次发现,并报道用传统的挂线疗法治愈 12 例;1985 年顾伯华将其收录到其主编的《实用中医外科学》中,命名为"粉刺性乳痈"。

本病发病机制尚不明确,故治疗颇为棘手。手术仍是目前最常用、有效的治疗手段,但手术创伤较大,多数患者会寻求内科保守治疗。西医治疗方法主要有抗生素、糖皮质激素、他莫昔芬、抗结核药等,但上述药物的疗效欠佳且复发率较高,因此大部分患者会转而寻求中医药治疗。近几十年来中医界针对本病的诊疗可谓百家争鸣。有医家认为本病病机为本虚标实、阳虚痰凝，也有医家认为本病病机为肝郁脾虚、痰浊阻滞；有医家主张分期论治，也有医家主张一方通治。本研究运用数据挖掘的方法就近20年间报道的中医药治疗浆细胞性乳腺炎的方剂，分析和探讨其中的用药规律，尚属首次。

1. **常用中药**：通过数据挖掘我们发现，"一方通治"浆细胞性乳腺炎的中药使用次数最多的是柴胡，其次是蒲公英、赤芍、当归、金银花，其使用频率都在50％以上。在功效分类中，清热解毒药占20.53％，同时寒凉药在药性统计中也占到57.50％。在"分期论治"文献中，溢液期只涉及一首处方，方用逍遥散加减。肿块期使用频率较高的中药依次为柴胡、蒲公英、白芷、白花蛇舌草等，清热解毒类药最多（占21.17％），其次是活血止痛药；寒凉药占60.20％。脓肿期使用频率较高的中药依次为金银花、蒲公英、当归等，清热解毒类中药最多（占28.39％），其次是补气药；寒凉药占70.33％。瘘管期使用频率较高的中药依次为当归、黄芪、丹参等，清热解毒类中药最多（占15.45％），其次是补血药；寒凉药占44.64％。围术期使用频率较高中药依次为当归、赤芍、柴胡等，补血药最多（占15.50％），其次是清热解毒药；寒凉药占51.72％。

中医学认为，女子乳头属肝，乳房属胃。浆细胞性乳腺炎从乳头旁的导管扩张开始（溢液期），沿导管逐渐漫及整个乳房，先为难消之肿块（肿块期），热盛肉腐而成脓肿（脓肿期），脓肿破溃后在乳晕部留下瘘管（瘘管期），如此反复，恶性循环。从数据挖掘结果看，一方通治时，柴胡及清热解毒类中药是本病的主要常用药，即疏肝清热解毒法应贯穿本病治疗的始终。来中医院就诊的本病患者各期均有，尤以肿块期和瘘管期居多，因脓肿期多行切排手术，而溢液期患者多不愿就诊，故分析文献时发现，肿块期和瘘管期的处方较多。从挖掘结果来看，分期论治时，寒凉的清热解毒药仍然是各期的主要用药，在急性期也就是脓肿期清热解毒药使用最频繁，其次是肿块期、瘘管期及围术期。此外，在肿块期佐以疏肝活血止痛药以求气行血通肿消，在脓肿期佐以补气药以求托毒外出，在瘘管期和围术期佐以补气血之品，因其溃后或手术后气血两伤。《实用中医外科学》《中医外科学》等书中，皆认为本病是在先天乳头凹陷的基础上，因情志抑郁、肝失疏泄，气机郁滞，营血不从，经络阻滞，聚结成块而成；若郁久化热，则蒸酿肉腐而为脓肿，溃后成瘘；在治疗上应以疏肝凉血、清热解毒为主。这与本研究分析出的结果是一致的。

2. **常用药对**：在药对分析中，"一方通治"中柴胡与赤芍、柴胡与蒲公英、柴胡与金银花等是使用最多的药对，而这些药对的组合即是柴胡清肝散（《医宗金鉴》）之意，本方为疏肝泻火名方，这一治法也与本研究之前的频数分析结果吻合。置信度较高的药对中，麻黄与熟地黄的配伍出自王洪绪《外科全生集》中治疗阴疽的名方阳和汤，其中麻黄辛散，可防熟地黄之滋腻，而熟地黄又可制约麻黄之温燥辛散太过，两者相伍共奏温阳补虚、散寒通滞之功。瓜蒌清热化痰、通络散结，金银花清热解毒，两者合用可清肝经之热、解乳络之脓毒。柴胡疏肝解郁，与瓜蒌或虎杖相伍可引药力转入肝经，清肝经郁热，与郁金或青皮相伍可加大其疏肝理气之力，散发肝经郁热。

在"分期论治"的药对分析中，白花蛇舌草-蒲公英、白花蛇舌草-柴胡是肿块期最常用的药对，而郁金与柴胡、延胡索与蒲公英最常被配伍使用。浆细胞性乳腺炎的肿块多由肝郁气滞致使血瘀痰凝而起，因此在肿块初起时首选柴胡疏肝理气，但虑其大量单用恐伤肝阴，故用郁金配伍，可增强其疏肝理气之效。蒲公英、白花蛇舌草均为清热解毒药，且蒲公英为治乳痈之圣药；延胡索疏肝理气止痛，与蒲公英相伍可疏肝清热、解毒止痛。脓肿期常用药对有蒲公英-赤芍、连翘-黄芩等，而瓜蒌与皂荚刺、当归与甘草等最常相伍。肿块期若失治误治或治疗失败，则郁热酿腐成脓，发病部位会出现红肿热痛，脓熟后则会有跳痛。蒲公英与清热凉血之赤芍配伍，疮家之圣药连翘与清肝肺经热之黄芩相伍，可清肝经热、解乳房毒，防止其脓成破溃。若已破溃，则以瓜蒌内消痰凝杜其成脓之源，皂荚刺托毒外出，两者相伍外托内消，使痰毒尽早清除，溃后虑其伤血则用当归与甘草相伍以养血。

脓肿溃破或者手术后常会形成久不愈合的瘘管，疾病即进入瘘管期。白芥子-炮姜、山楂-丹参是本期最常用的药对，而丹参与当归、肉桂与熟地黄最常相伍。白芥子、炮姜、肉桂、熟地黄均为阳和汤的主要组成药物，其相伍可温补阳虚、通散寒滞；山楂消脂祛瘀，丹参活血止痛，当归补血活血，三药两两相伍均可补血活血，以改善瘘管期血虚且瘀的病理特征。手术是本病最主要的根治手段，故围术期用药也是不可或缺的，其目的是促进伤口的愈合、防止疾病的反复。本期最常用的药对是赤芍-当归、柴胡-赤芍。术后气血两虚，赤芍凉血清热，当归补血活血，柴胡疏肝理气。当归-赤芍相伍补血清热，促进伤口的愈合；赤芍-柴胡相伍疏肝清热，以祛余邪、防止疾病的反复。

3. 常用药组：数据挖掘结果显示，"一方通治"文献中置信度较高的药组有"丹参-赤芍-蒲公英""黄芩-赤芍-柴胡"和"甘草-赤芍-金银花"等。结合支持度考虑后，"赤芍-蒲公英-当归"是使用最多的药组，赤芍凉血清热，蒲公英清热解毒，当归养血活血，三药相伍，清热解毒、凉血而不伤正。

"分期论治"文献中，肿块期置信度较高的药组有"延胡索-蒲公英-柴胡""山楂-蒲公英-白花蛇舌草"等；结合支持度，"白花蛇舌草-蒲公英-柴胡"是使用最多的药组。肿块初起，重在消肿防止其成脓，柴胡疏肝理气治本，白花蛇舌草清热解毒治标，此两味与蒲公英配伍可标本兼治，预防疾病的进一步发展。脓肿期置信度较高的药组是"丹参-赤芍-蒲公英""川芎-当归-黄芪"；结合支持度，使用最多的药组是"赤芍-蒲公英-丹参"。丹参活血止痛，与赤芍相伍可凉血活血，与蒲公英相伍可解毒止痛，三药相伍可解脓毒、止肿痛。瘘管期置信度较高的是"白花蛇舌草-丹参-当归""白芥子-炮姜-熟地黄"；结合支持度，"白花蛇舌草-丹参-当归"是使用最多的药组。此期特点为瘘管久不愈合，久病则多虚多瘀，丹参与当归相伍，活血补血，另加白花蛇舌草可清其余毒。围术期置信度较高的药组是"丹参-赤芍-蒲公英""黄芩-赤芍-柴胡"等；结合支持度，使用最多的药组是"赤芍-蒲公英-当归"。伤口愈合和防止复发是本期治疗的重点，赤芍与当归相伍可补血活血促其愈合，赤芍与蒲公英相伍可凉血解毒，三者相伍可扶正祛邪，共奏促愈合防复发之功。

数据挖掘是一种通过数理模式来分析文献中储存的大量资料，以获取文献中潜在有用的信息和知识的过程。关联规则是目前中医文献整理中一种应用较为广泛的数据挖掘方法，在中医证候诊断模式、医案方剂配伍规律、证和症之间关系等研究中应用较多。本研究采取数据挖掘技术中的频数统计和关联规则对中医治疗浆细胞性乳腺炎的用药规律进行了分析及初步的探索研究。通过数据挖掘我们发现，本病主要病机可归纳为肝经郁热、热腐成脓，常用治法为疏肝凉血、清热解毒，柴胡和清热解毒类中药是治疗本病必不可少的药物。同时，不同的数据挖掘方法，也能弥补单一方法的缺陷。比如麻黄-熟地黄药对，在频数统计时，其使用频率较低，但关联规则分析发现，综合考虑支持度及置信度，其可信度很高；然后追寻原始文献发现，针对本病反复不愈、后期肿块难消的特点，有学者认为，其因责之寒痰凝滞，故治以温阳散结之阳和汤，而麻黄-熟地黄药对即为本方的主要成分。

409 中医治疗浆细胞性乳腺炎评述

浆细胞性乳腺炎又称乳腺导管扩张症、导管周围性乳腺炎，是由于乳头凹陷或乳管狭窄、闭塞，乳管排泄不畅致使分泌物潴留而引起的非细菌性、非感染性乳腺慢性炎症，以 30～40 岁的非哺乳期或非妊娠期妇女多见。浆细胞性乳腺炎属于中医学"乳痈"范畴。《实用中医外科学》将其称之为"粉刺性乳痈"。本病临床初期多表现为乳晕部肿块，常伴有乳头溢液和凹陷，化脓溃破后产生含有粉刺样物质的脓液，久不收口，或容易反复红肿溃破，形成瘘管。其发病与先天性乳头内陷、哺乳卫生条件不良、外伤或手术损伤导管、乳房退行性病变及内分泌失调有关。国外研究报道还可能与自身免疫有关，吸烟也是发病的重要促进因素。影像学检查有助于本病的诊断，但最可靠的诊断还要基于病理学检查。

中医学认为，浆细胞性乳腺炎的发病与肝、脾、胃、冲任有密切关系。而外感风热邪毒、七情内伤、饮食不节、肝郁气滞、肝气犯脾、冲任失调等多种病因导致乳络不通、气滞血瘀、痰凝毒滞、阳气虚弱皆是本病的重要发病机制。中医根据浆细胞性乳腺炎的病因病机，以辨证论治为原则，采用中药内服、外敷等治疗，取得良好的效果。学者刘宇飞等对中医内治法、外治法及中西医结合治疗浆细胞性乳腺炎的研究进行了梳理评述。

中医内治为主

1. 清消法：自金代医家刘完素提出"六气皆能化火"的观点，后代医家治痈多遵火热论，如清代《医宗金鉴·外科心法要诀》云："痈疽原是火毒生，经络阻塞气血凝。"现代医家以其为宗旨治疗浆细胞性乳腺炎，收获颇丰。有学者认为本病的发生与肝、胃两经关系密切，乳头凹陷、乳络失于通畅是发病的基本条件，而肝气郁滞、木郁土壅、肝郁胃热、湿热内蕴为本病的主要病机。王伟收治浆细胞性乳腺炎患者 41 例，予中药内服（金银花、连翘、蒲公英、紫花地丁、柴胡、郁金、车前子、皂角刺、漏芦、佩兰、丝瓜络、薏苡仁、当归）并用药渣装包外敷，结果痊愈 19 例，显效 12 例，有效 7 例，有效率 92.60%。有学者指出，本病的病机为肝气郁结，血瘀凝聚，湿浊内生，郁久化火，酿腐成脓，因此治疗重在疏肝清热，泻火化浊，即以中医外科中"消"法为首要大法，自拟浆细胞性乳腺炎方：柴胡 6 g，郁金 12 g，蒲公英 30 g，白花蛇舌草 30 g，紫草 15 g，白术 15 g，土茯苓 15 g，生山楂 15 g，茶树根 30 g。

2. 温消法：明清时期"全生派"代表王维德首以阴阳论治，主张以"阳和通腠，温补气血"为原则治疗阴证。在其著作《外科证治全生集》中云："世人但知一概清火而解毒，殊不知毒即是寒，解寒而毒自化，清火而毒愈凝。然毒之化必由脓，脓之来必由气血，气血之化，必由温也。"并且在《外科正宗》的影响下，其主张治疗应"以消为贵"。现代医家将其思想传承并应用于浆细胞性乳腺炎的诊治，同样收到良好效果。

《素问·调经论》云："血气者喜温而恶寒，寒者泣而不能流，温则消而去之。"浆细胞性乳腺炎初期肿块大多皮色不变、漫肿、疼痛，成脓后则红肿热痛，化脓成瘘，甚则形成僵块。有学者认为本病为"表阳里阴"，初期乳管瘀滞，结聚成块，后期郁久则化热，热盛肉腐而成脓。但乳性清寒，其瘀为寒瘀，虽表现为红肿热痛等阳热证候，然其本为寒，治疗应以温通为原则，选用阳和汤加减治疗。金莉等在阳和汤的基础上加三棱、莪术、穿山甲、路路通、昆布，重在散结，临床效果良好。陆清等在阳和汤中加青皮、陈皮、丝瓜络，疏肝通络，临床治愈率达 97.3%。柴妤等认为，治疗本病需宣通人体阳气，气血生化充足依赖于脾胃功能旺盛，因此治法重在益胃升阳、温通气血，治疗采用升阳益胃汤合阳和汤加减（党参、黄芪、当归、川芎、羌活、独活、干姜、黄连、枳壳、甘草、荆芥、熟地黄、肉桂），其临床研究结果表明，部分难治型浆细胞性乳腺炎患者未经手术治疗即获痊愈。

3. 分期论治：浆细胞性乳腺炎的临床表现复杂多变，早期多出现乳头溢液，或乳晕下触及小而轻触痛包块，且包块易消散。病情进展后可出现实性肿块，红、肿、热、痛，乳房炎症加重后可触及多发的波动感。后期容易破溃，且病情反复。很多学者根据其发病特点，对不同的发病阶段采用不同的治法，即分期论治，效果显著。

根据疾病不同阶段病情与脏腑关系论治。浆细胞性乳腺炎患者多伴有乳头内陷，其病因为先天禀赋不足，治疗当以补肾。肝主疏泄，"喜条达"，情绪的波动可影响肝气的疏泄，因此治疗当以疏肝。肝郁可致脾失健运，则痰浊内生，气滞痰凝而互结成块，因而治疗兼顾健脾。中医治疗以肝、脾、肾三脏为主进行论治，在辨证基础上采用分期论治进行治疗。溢液期用女贞子、红景天、鹿角霜、瓜蒌、露蜂房、路路通以补肾通络；肿块期用白花蛇舌草、连翘、夏枯草、生牡蛎、石见穿、浙贝母，重在清热解毒、散结消肿；脓肿期用赤芍、败酱草、皂角刺、黄芪以托里透脓、散结消痈；瘘管期用柴胡、郁金、香附、陈皮、苍术、茯苓以疏肝健脾。

根据疾病不同阶段病情的阴阳属性论治。本病肿块期属阳证者，用瓜蒌、牛蒡子、丹参、牡丹皮、赤芍、金银花、玄参、当归、连翘、忍冬藤、丝瓜络、薏苡仁、生山楂、白花蛇舌草、桃仁等，以疏肝清热、活血凉血、通络散结，意为"清消"；肿块期属阴证者，用淫羊藿、肉苁蓉、炮姜、肉桂、姜半夏、薏苡仁、苍术、生山楂、白花蛇舌草、桃仁、丹参等，以温阳化湿、活血散结，意为"温消"；脓肿形成后采用"透"法或"托"法，并配合白芷、皂角刺等消肿排脓；窦瘘期以"温消"合并"托"法为主，用淫羊藿、肉苁蓉、炮姜、肉桂、姜半夏、薏苡仁、生山楂、白花蛇舌草、桃仁、丹参、三棱、莪术、白芷、皂角刺等，以温阳化痰、逐瘀散结兼托里排脓。

中医外治为主

吴师机《理瀹骈文》云："外治可与内治并行，而能补内治之不及。"中医外治法能直接对病灶发挥作用，局部作用强，治疗周期短，对于浆细胞性乳腺炎，中医外治法对促进肿块消退、脓液排出、窦道愈合等方面疗效尤著。总结现代医家经验，可将本病的外治法分为药物外治、非药物外治和综合外治。

1. 药物外治：对于浆细胞性乳腺炎以乳房局部红肿、皮肤灼热明显的患者，选用箍围法治疗为主，即用金黄膏（大黄、黄柏、姜黄、白芷、天南星、陈皮、苍术、厚朴、甘草、天花粉）加生理盐水调至糊状敷于红肿部位；对于已有脓肿或脓肿已破的患者，则用熬完的内服中药的药渣放入纱布袋中，在乳腺患处热敷，此为溻渍法。柴妤等针对难治性浆细胞性乳腺炎将外敷药物改进，选用金黄散合乳舒散（黄连、大黄、黄芩、黄柏、郁金、甘草、冰片、肉桂、丁香、天南星、生半夏、樟脑、威灵仙、白芥子、牙皂、白胡椒），适时配合中医清创术及内服中药，结果46例患者中治愈43例，好转2例，有效率93.48%，且患者的平均治疗周期较短。

2. 非药物外治：临床研究发现，对于浆细胞性乳腺炎化脓的患者，抽脓后采用垫棉绑缚法治疗，则伤口不易出血、感染，治疗周期短，患者痛苦小。丘平等采用刺络拔罐放血疗法治疗肿块期浆细胞性乳腺炎，认为本病实为"本阴标阳"，病机为肝失疏泄、寒痰瘀阻，标证为寒痰郁久、化热化腐，治疗应"急则治其标"，刺络可使寒邪有出路，拔火罐可放出瘀血及痰邪，从而达到消散肿块、疏通经络的目的。结果93例患者中89例患者在8周内治愈，治愈率达95.69%。张洲伟采用针灸（主穴天池、膻中、中脘、丰隆、内关、三阴交、阿是穴；配穴胃热加内庭，肝郁加太冲，乳多加光明、足临泣）配合中药内服治疗非哺乳期乳腺炎患者86例（其中浆细胞性乳腺炎51例），结果痊愈25例，好转12例，有效率86%。

3. 综合外治：浆细胞性乳腺炎临床变化多样，在中医外治法上亦可根据其症状特点选用不同治疗方法。林毅提出"提脓祛腐"是本病的基本外治法则，根据不同临床症状治法各异；肿块化脓、红肿热痛者，予如意金黄散外敷消散炎症；脓肿形成、易破溃者，采用电火针洞式烙口术挑开排脓；溃破后脓液未清、腐肉未尽，先用刮匙清除顽腐组织以"开户逐寇"，再用提脓药（熟石膏、红升丹掺制）去除残余脓腐，脓腐明显减少后改用土黄连液纱条引流；排脓通畅后，予燕尾形纱块局部加压，再以弹力绷带"8"字形绷缚，从而促进肉芽组织新生；疮口愈合后，热敷四子散药包（白芥子、紫苏子、莱菔子、吴茱萸）可使"未成者速散，已成者速溃"，达到理气化痰、软坚散结的目的。

中医内外合治

1. 以温消为主：中医内治、外治相结合的治疗方法，可以发挥两种方法各自的优势，取长补短，共同协助治疗疾病。张思义等对气滞痰凝证患者予开郁散合消癖丸加减内服，正虚邪恋证服用托里消毒散加减，后期治疗配合六味地黄丸；外治法从阴阳辨证，急性期外敷金黄散，亚急性期外敷冲和膏，慢性期予龙珠软膏换药，结果治疗 40 例患者有效率 90%。丁志明分期治疗该病，肿块期伴皮温高、皮色红者，内服阳和汤合透脓散并外敷金黄膏；肿块期皮温低、皮色不红者，内服阳和汤并外敷阳和解凝膏；脓肿形成后予切开排脓，围术期内服瓜蒌牛蒡汤，术后恢复期内服托里消毒散。包曙辉等治疗 68 例浆细胞性乳腺炎患者，内服以阳和汤为基本方的乳炎合剂（麻黄、鹿角、熟地黄、白芥子、皂角刺、路路通、昆布、瓦楞子、穿山甲），外敷酌情选用金黄散、二八丹、九一丹，有效率达 98.5%。

2. 以清消为主：杨争等治疗肿块型浆细胞性乳腺炎，口服仙方活命饮加减方（金银花、当归尾、赤芍、乳香、没药、陈皮、皂角刺、防风、浙贝母、三七粉、甘草、天花粉）配合金黄散外敷，50 例患者有效率为 96.0%。同样按照清热利湿解毒的原则选药内服（生山楂、丹参、瓜蒌、虎杖、柴胡、蒲公英、白花蛇舌草、金银花、陈皮），并配合中医清创术及中药外敷，亦得到良好的治疗效果，且不良反应率低。有学者选用口服柴胡清肝汤加减（当归、生地黄、连翘、柴胡、栀子、黄芩、赤芍、皂角刺、夏枯草）并配合中医清创术治疗本病，治疗效果佳，并发现该方具有改善患者免疫功能的作用。

中西医结合治疗

西医治疗浆细胞性乳腺炎优势在于手术治疗，对于肿块较大，乳房变形严重的患者，需要及时手术治疗，若单纯清除病灶，炎症容易反复发作，而使用抗生素往往对脓肿或瘘管难以奏效。而中医在围术期的治疗上则具有较大优势，可减少手术并发症，加快手术创面的愈合，并防止疾病复发，有研究予试验组患者手术治疗的同时口服浆乳方（柴胡、虎杖、黄芩、栀子、乌梅、白花蛇舌草、莪术、赤芍、山楂），与仅用手术治疗的对照组相比，试验组患者的有效率较高，同时中医证候积分在治疗后也明显降低。乳管镜也是目前治疗该病的一种方式，有研究发现，乳管镜介入联合中药治疗对急性期浆细胞性乳腺炎有良好的治疗效果，且联合治疗的有效率高于单独应用乳管镜治疗或单独应用中医治疗，联合治疗的平均疗程较短。

在配合抗生素及激素治疗方面，中医药的介入同样具有一定疗效。卢中原等予对照组西医抗感染治疗，试验组在西医治疗的基础上加服化痰解毒方（白花蛇舌草、夏枯草、猫爪草、土茯苓、陈皮、赤芍、丹参、柴胡、连翘、甘草），结果治疗组有效率 83.33%，而对照组仅为 57.14%。姜鸿南等采用泼尼松联合口服中药（柴胡、煅龙骨、蒲公英、败酱草、煅牡蛎、黄芩、木香、姜半夏、大黄、党参、黄连、郁金）治疗该病，60 例患者中治愈 26 例，显效 25 例，有效 6 例，有效率 95%。

浆细胞性乳腺炎的临床表现复杂多变，其误诊率相对较高，且目前缺乏公认的治疗方案，因此对本病的治疗效果参差不齐。西医治疗多以手术切除病灶为主，但对于一些病灶较大的患者，术后影响乳房外形，而且疾病容易复发，严重影响患者的生存质量。中医理论重视辨证论治，也可延伸为分期、分型论治，对于浆细胞性乳腺炎病变的不同阶段，中医可采取不同的治疗方法。浆细胞性乳腺炎的肿块期或脓肿形成之前，内服中药可促进肿块及脓肿消散，配合中药外敷则相得益彰，可避免手术切除的方法。若患者失治误治，病情迁延至脓肿期或即将破溃，采用中医清创术配合祛腐药线引流，脓清后垫棉绑缚。中医辨证论治的思路贯穿本病治疗的各个方面，对于皮瓣内卷、肤色瘀黑、水肿增厚、创面苍白的"阴性皮瓣"，则不宜急于收口，治疗应刮除水肿肉芽及坏死皮缘，使其成为创面红活、血色鲜红的"阳性皮瓣"后，方可收口。对于瘘管期患者，虽然中医手术扩创配合术后换药是治疗本病的主要手段，但内服中药可起到良好的辅助作用。对于抵触手术治疗的患者，采用疏肝、健脾、补肾分期辨证配合中药外敷治疗本病，可基本摒弃手术切除的治疗方法。希望随着研究的不断深入，能使中医对浆细胞性乳腺炎的治疗更加系统化和规范化。

410　中医调节浆细胞性乳腺炎机体免疫研究

　　浆细胞性乳腺炎（PCM）是一种非细菌性乳腺炎症，近年来发病率逐渐上升，临床多见于青春期后任何年龄段女性，且多在非哺乳期、非妊娠期发病，患者多有先天性乳头全部凹陷或线状部分凹陷。初期以乳头溢液、乳晕部肿块为表现，脓成溃破后脓液中可见粉刺样物质，迁延不愈，最终形成瘘管及窦道。大量浆细胞、B淋巴细胞和T淋巴细胞的浸润是浆细胞性乳腺炎的标志，提示患者局部与全身免疫调节异常可能是引起本病或影响本病预后的重要因素之一，并且在本病不同分期，炎症因子表达有明显差异。

　　现代医学常采用外科手术治疗，药物治疗则包括抗生素及激素抗炎（如头孢呋辛、甲泼尼龙）及异烟肼、利福平、乙胺丁醇三联抗菌治疗。手术治疗虽然能缩短治疗时间，但会破坏了乳房外形；甲泼尼龙为糖皮质激素类代表药物，可与细胞内酶蛋白结合，减少炎症渗出；三联抗菌在缓解机体炎症基础上，还会抑制细胞免疫反应，但药物也会带来相应的副作用。中医药在本病的治疗中具有明显优势，采用中药内服、外敷配合外治（药捻引流、切开、拖线等）手段，可以彻底治愈本病。任何疾病的发病与不发病，从中医角度来看，都是正邪斗争的结果，即"正气存内，邪不可干"。中医认为的正气，正好对应了西医的机体免疫系统，有研究证实，中医药可以改善癌症患者的免疫状态，调控肿瘤免疫抑制微环境。由此看来，中医药有可能通过对相关细胞因子及炎症介质发挥作用，从而达到改善机体免疫的作用。学者王倩雯等从中医的病因病机角度出发，阐述了PCM与免疫的相关性，归纳总结了中医药对PCM患者机体免疫的影响。

免疫与 PCM 的相关性

　　1. 基础研究：张大庆通过将人的PCM病变组织制作成匀浆接种于雌性BALB/c小鼠乳腺处，成功诱导建立首例PCM小鼠模型，表明PCM患者病变组织内含有介导本病发生的免疫原成分。陈凯在此基础上建立了PCM家兔模型，临床发现细胞免疫增强剂胸腺肽治疗本病有效，PCM家兔注射该药物后 $CD4^+$ 升高、$CD8^+$ 下降，$CD4^+/CD8^+$ 比值增高，细胞免疫功能增强，进而推断PCM更接近于一种细胞免疫疾病。Yang Liu等研究发现PCM小鼠乳腺组织IL6/JAK2/STAT3信号通路活性升高，IL-6既是细胞因子又是炎症介质，能促进B细胞向浆细胞的分化，参与全身的应激和免疫反应，而该通路的抑制剂AG-490可以逆转PCM的组织学表现，证实IL-6/JAK2/STAT3信号通路在PCM的发病机制中起着重要的调控作用。

　　2. 临床研究：孙厚启、侯吉学等研究发现IL-2在PCM组织中高表达，急性期尤为显著，IL-2、IL-4表达在不同分期组织中成负相关，说明Th1型细胞因子IL-2处于优势状态，而Th1细胞主要参与细胞免疫形成，进一步证实细胞免疫在PCM进展中的重要地位。苏莉发现CD3、CD20、CD68在PCM中同时表达，CD3与CD20表达无差异，均高于CD68的表达水平，且三者表达水平与疾病分期、病程无关，反映了T、B淋巴细胞介导的细胞免疫与体液免疫在PCM中均发挥重要作用，巨噬细胞也参与其中，并且发挥了重要的免疫调节及抗原提呈作用。董玉首次证实了ICAM-1存在于PCM的血管内皮细胞和乳腺导管上皮细胞表面，可直接/间接地调节乳腺导管上皮细胞的功能，在PCM中高表达。

　　PCM病变组织周围有大量炎症细胞浸润，能够分泌大量免疫因子，介导特异性免疫反应，T、B淋巴细胞相关的细胞因子参与了PCM的发病过程，其中T淋巴细胞介导的细胞免疫占据了一定优势。

上述研究总结发现，IL-2、IL-6、TNF-α 为当前研究热点，IL-2 在维持浆细胞性乳腺炎病变组织中 Th1 与 Th2 的平衡中发挥了重要作用，TNF-α 作为参与全身性炎症反应的细胞因子，与 PCM 严重程度密切相关，IL-6/JAK2/STAT3 信号通路在 PCM 的发生发展中起到了关键作用，而新发现的蛋白 ICAM-1 在 PCM 中的确切作用仍待进一步研究明确。

浆细胞性乳腺炎中医病机与免疫的相关性

1. 肝郁为本： 中医认为乳头属肝，乳房属胃，故病位在肝胃。卞卫和教授提出"肝郁为本因"，贯穿浆乳的发病始终，肝主疏泄，调畅一身气机及水液代谢，脾胃运化亦有赖肝的疏泄功能，肝疏泄不及，肝郁化火，脾运不健，生湿化热，或过食膏粱厚味，胃中积热，皆可酿腐成脓，治疗应以疏肝清热为主。

中医五脏理论中的肝与机体免疫功能密切相关，丰胜利等研究发现肝郁证小鼠免疫器官质量降低，提示肝郁后机体免疫功能下降，CD3、CD4 细胞数量减少，CD4⁺/CD8⁺ 比值降低，血白细胞及淋巴细胞数量减少，细胞免疫功能明显紊乱。李聪发现肝郁证模型大鼠存在"PRL-免疫系统-T 细胞-JAK-STAT"调节异常，出现 Th 细胞向 Th1 方向的偏移，肝郁证发展中出现免疫功能由早期增强到后期减弱的变化。许辉等发现肝郁证 T、B 淋巴细胞转化率均有明显变化，说明细胞免疫与体液免疫均有变化，且以体液免疫变化为主；脾虚证仅有 T 细胞活性的改变，以细胞免疫为主，且脾虚证与肝郁证的相关性很可能发生在抗原提呈阶段，尤其是在 TH 细胞接受抗原刺激引起活化的过程中。

2. （肾）阳虚为本： 许芝银认为，浆细胞性乳腺炎属中医外科阴证疮疡范畴，初起阳虚为本，寒凝气滞，痰瘀互结，兼见血虚不荣，继而化热，可夹有热毒等证，提出温阳化痰、散寒通滞为治疗本病的基本原则，首选阳和汤。"肾为先天之本"，乳头凹陷系先天禀赋不足所致，肾阳为元阳，主一身阳气，此处阳虚当以肾阳虚为主。

刘颖等认为肾阳虚损可致免疫细胞能量代谢下降，凋亡增加，免疫细胞整体复杂度、淋巴受体多样性降低，温阳法对免疫系统具有调节作用。党照丽发现肾虚质大鼠的免疫系统受到抑制，T 淋巴细胞分泌减少，免疫稳态失衡。

中医治疗对自身免疫功能影响

1. 内外合治：

（1）疏肝清热：陈豪、张纾均采用柴胡清肝汤加减结合外治治疗 PCM 患者，总有效率均为 100%，陈豪研究发现，与正常健康女性组比较，PCM 组 CD4、CD8 水平降低，IgG 水平升高，PCM 组治疗前后比较发现，CD3、CD4、CD4⁺/CD8⁺ 水平升高，IgA、IgG 水平降低；张纾研究证实，PCM 组治疗前以 IFN-γ、PRL 升高最为明显，治疗后 CD3、CD8、IgM、IgA、IL-4、IFN-γ 含量明显降低（$P<0.05$），PRL 显著降低（$P=0.01$）。两研究均提示 PCM 患者免疫系统紊乱，柴胡清肝汤结合外治对患者外周血 T 淋巴细胞和免疫球蛋白具有调节作用，同时也能作用于神经内分泌因子 PRL 而参与免疫调节。欧柳菁予中医组口服清肝解郁汤（脓成时切开引流），西医组予阿莫西林胶囊口服结合外治，疗程结束后，2 组 TNF-α、IL-6 水平均低于治疗前，且中医组低于西医组（$P<0.05$），中医组的总有效率为 46%，高于西医组的 37%（$P<0.05$），不良反应率为 2%，明显低于西医组的 9%（$P<0.05$），说明清肝解郁汤能有效控制血管内皮损伤，减轻病变局部的炎症反应。闫丽娅予观察组口服清肝解郁汤，对照组口服阿莫西林治疗，14 日后发现治疗组总有效率为 95.56%，显著高于对照组的 61.11%，两组患者 IL-6 水平均有降低，观察组更明显（$P<0.05$），提示清肝解郁汤通过降低 IL-6 水平而进一步改善机体免疫功能。

尽管柴胡清肝汤与清肝解郁汤在组方有差异，但都基于疏肝清热的治疗原则。两方均通过降低

PCM 相关细胞因子表达水平，达到改善机体免疫系统紊乱状态的目的。王倩雯发现，柴胡清肝汤能够增强机体细胞免疫功能、改善局部免疫状态，清肝解郁汤则通过抑制体液免疫，阻断 B 细胞向浆细胞分化，避免机体产生过度的免疫应答，降低局部组织的炎症反应程度。柴胡清肝汤能够降低 PRL 水平，而内分泌指标 PRL 被认为与 PCM 的复发相关，可作为判定预后的重要指标。因此，推测柴胡清肝汤的临床疗效可能优于清肝解郁汤。柴胡清肝汤主要药物为柴胡、黄芩、栀子、川芎、当归、生地黄、连翘，药理学研究发现柴胡具有抗炎、抗病毒、增强免疫的作用；当归可加速 IL-2 的产生，促进人体淋巴细胞增殖；栀子主要成分栀子苷抗炎作用具有广泛性，不仅能改善炎症因子，还能激活 T 细胞介导的免疫应答；黄芩有效成分黄芩苷能够控 CIA 大鼠 Th17/Treg 免疫平衡，使其向 Treg 偏移，改善大鼠关节炎症状，抑制 JAK/STAT3 信号激活；川芎有效成分川芎多糖能提高脾脏和胸腺的指数，促进小鼠免疫器官的发育，从而增强机体的免疫功能；地黄提取物可显著提高免疫器官指数，提高 IL-2 和 TNF-α 水平，这些药物分别从不同方面发挥着免疫调节作用。

（2）温阳化痰：林小颜等设计观察组予加味阳和汤联合三苯氧胺治疗，对照组予三苯氧胺治疗，分别于治疗前及治疗 3 个月后检测 2 组患者血浆炎症因子 IL-1α、IL-1β、IL-6、IL-8、TNF-α 水平以及血清免疫球蛋白 IgG、IgM、IgA 及补体 C3、C4 水平。疗程结束后发现，观察组痊愈率及总有效率明显高于对照组，两组各炎症因子及免疫指标水平均较前降低，观察组降低程度较对照组显著（$P<0.05$）。与单纯西药治疗相比，联合加味阳和汤能够增强疗效，降低交感神经兴奋性，进而降低各细胞因子及炎症介质水平。赵玲玲等采用阳和汤合透脓散治疗浆乳，4 个疗程（28 日）后，症候积分较治疗前减少，总有效率为 91.5%。血液指标（WBC、PRL、CRP、FSH、IL-1β、IL-6、TNF-α）较治疗前均有明显改善（$P<0.05$），其中 CRP、PRL 及 TNF-α 降低最为明显。

阳和汤可以降低细胞因子 IL-1α、IL-1β、IL-6、IL-8、TNF-α 水平，IL-1α、IL-1β 皆分泌于 IL-1，是重要的炎症起始因子，能够控制机体炎症和免疫反应，同时还可以影响 PRL 表达，降低疾病治愈后的复发率。阳和汤的主要药物组成为鹿角胶、桂枝、麻黄、熟地黄、姜黄、路路通等。药物研究证实熟地黄内含多糖物质，能够提高淋巴细胞（胸腺、脾等位置）扩展释放，可以促进 T 淋巴 Th1 和 Th2 细胞因子表达；白芥子抗炎镇痛效果显著，部分有效成分能够吸收病变组织的渗出；麻黄有效成分麻黄多糖通过抑制 CD4+ T 淋巴细胞对自身抗原的识别与应答，有效控制已过激应答的免疫系统；姜黄有效成分 8-姜酚对脾淋巴细胞和巨噬细胞及其经活化后的增殖与吞噬作用均有抑制作用；路路通主要成分桦木酮酸（又称路路通酸）和没食子酸，主要通过降低毛细血管通透性，抑制炎性介质分泌，参与 NF-κB 信号通路等途径发挥抗炎效应。

（3）化痰活血解毒：吴新妮予观察组"化瘀解毒法"联合外治，具体药用赤芍、黄芩、连翘、白花蛇舌草、夏枯草、猫爪草、柴胡、土茯苓、黄芪、甘草等；对照组予奥硝唑结合外治治疗。2 周后两组患者临床症候积分均较治疗前明显下降，观察组较对照组显著（$P<0.01$），在改善乳房疼痛、红肿范围、同侧腋窝淋巴结肿大等方面疗效更好，且具有持续效应，4 周后总效率由 62.86% 上升至 97.14%。分析免疫指标发现，4 周后观察组 hs-CRP 由升高降至正常，CD3、CD4、CD4/CD8 均由异常值恢复至正常值（除 1 例）。卢中原效仿上法，以"化痰散结、清热解毒、活血化瘀"为基本治则，重用化痰解毒药，与健康对照组相比，PCM 组治疗后自身抗炎因子 IL-10 水平上升，促炎因子 IL-7、巨噬细胞移动抑制因子 MIF 均明显下降，3 种因子均与 T 细胞相关，由 T 细胞分泌，参与 T 细胞相关的免疫反应。研究表明 PCM 与免疫关系密切，药物能够调节细胞因子达到平衡状态，促进疾病痊愈。刘雄飞等予观察组化瘀解毒法联合外治，自拟方赤芍、山慈菇、柴胡、陈皮、丹参、夏枯草、土茯苓、黄芪、甘草、白花蛇舌草、猫爪草、连翘，对照组予外治联合奥硝唑口服。4 周后，观察组总有效率为 84.44%，高于对照组的 55.56%，两组免疫指标 CD3、CD4、CD8、CD4/CD8 均较治疗前升高，观察组与对照组比较差异显著（$P<0.05$）。

"怪病多痰，久病多瘀"，痰、瘀、毒既是病理产物，同时也是致病因素，在脏腑上与"肝脾气机"升降有关。临床多凭经验自拟方药，药物功效以化痰解毒活血为主，包括赤芍、连翘、白花蛇舌草、柴胡、黄芪、甘草。通过上述研究发现，T 细胞介导的细胞免疫对化痰活血解毒法表现出一定的特异性。分析其药物组成发现，赤芍有效成分芍药总苷具有抗凝血、抗血栓、抗肿瘤等作用；连翘有效成分有抗炎、抗菌等作用，通过诱生 IFN-α 发挥免疫调节作用；白花蛇舌草化学成分主要是黄酮类化合物，不但能够增强 NK 活性，还能增强 SC 吞噬功能及体液免疫；黄芪有效成分包括多糖类、苷类、黄酮类等，可以从多个方面调节免疫。

2. 外治：张缇、薛静娴等研究表明，通过疮灵液冲洗、外敷创面后，肿块面积缩小，炎症指标 TNF-α、IFN-γ、IL-1β、IL-2、IL-4 下降明显。研究表明，单纯换药中加入疮灵液能够明显提高临床疗效，降低患者的疼痛评分；疮灵液不仅能够降低局部炎症反应，而且能够使炎症因子水平较治疗前降低，对 PCM 的免疫应答有一定的作用。

疮灵液的药物组成为诃子、红花、大黄、黄蜀葵花等，药理研究表明，诃子具有抑制炎症介质表达，降低 IL-6 等细胞因子水平作用；黄蜀葵花提取物能显著抑制 TNF-α 的基因表达、调控调节性 T 细胞亚群，抑制炎症反应在损伤部位的级联反应；红花有效成分红花黄色素能够降低血管内皮细胞炎症介质 IL-6、IL-1β 及 TNF-α 的表达；大黄的主要成分大黄素可以显著降低 IL-6、IL-1β 及 TNF-α 的含量，抑制 IL-23/IL-17 炎症轴、IL-17 细胞的增殖。尽管实验设计中未纳入 IL-6 为观察指标，但是主要药物均降低 IL-6 水平，也从侧面印证其在 PCM 炎症反应中的重要地位。

讨 论

浆细胞性乳腺炎是非哺乳期乳腺炎的一种。乳腺导管扩张后逐渐累及整个乳房，形成肿块，蕴热成脓，迁延不愈形成瘘管或窦道。中医称本病为粉刺性乳痈，一派学者认为本病缘因先天不足而致乳头畸形，加之后天情志失调，肝失疏泄，肝郁化火，土壅木郁，肝胃郁热，气血津液运行不畅，痰瘀互结，毒邪内生；另有学者认为本病发病根在素体阳虚，阳不化气，失于温煦，水液停聚，发为痰肿，血液瘀滞，痰瘀阻络；肝郁、阳虚为本，痰瘀毒为标，与肝脾气机升降失和，冲任不固相关，分别以疏肝解郁、温阳化痰、活血化痰解毒为基本治疗原则。

目前，国内临床观察指标集中在炎症因子 IL-6、IL-1α、L‑1β 及 TNF-α，以及免疫因子 CD3、CD4、CD8、CD4/CD8，尚未涉及对重要信号通路 IL-6/JAK2/STAT3 以及蛋白 ICAM‑1 的影响。通过总结以上临床研究，发现中医疗法可以起到双重调节作用，一方面能够增强机体细胞免疫功能，另一方面通过降低炎症因子水平，缓解局部炎症反应程度，使机体紊乱的免疫状态恢复平衡。内外合治对局部及全身免疫都起到了一定的调节作用，并且在改善细胞免疫功能方面表现出一定优势，这可能也是中医疗效优于西医手术治疗的原因，同时能够影响内分泌指标 PRL 水平，可以有效降低疾病治愈后的复发率。

411　中医治疗肝经郁热型浆细胞性乳腺炎研究

　　浆细胞性乳腺炎（PCM）是指由于各种原因引起乳腺导管腔内分泌物积聚、乳腺导管扩张，从而致使导管周围出现无菌性炎症及肿块，乳头出现粉刺样或浆液性溢液等症状的一种慢性非细菌性炎症，在其病变中可发现大量淋巴细胞浸润。20 世纪 80 年代，顾伯华在国内首次报道了本病，并将其收录在《实用中医外科学》中，命名为"粉刺性乳痈"。目前，西医治疗 PCM 主要予抗感染、激素、抗结核治疗，但效果不佳，最终只能以手术切除炎性病变部位甚至将整个乳房切除，给患者带来了不可逆的伤害。学者张婧等对中医药治疗肝经郁热型 PCM 的研究做了梳理归纳，为 PCM 的临床诊疗提供了参考依据。

中医对 PCM 的认识

　　1. 病因病机：中医对 PCM 的认识，《外科正宗》云"乳癖乃乳中结核……随喜怒而消长，多由思虑伤脾，恼怒伤肝，气血郁结而生。"中医学认为，PCM 的发病与肝气不舒，气滞郁而化热有关，病机属肝胃热盛，治疗以疏肝理气、清热解毒、活血化瘀为要点。

　　2. 中医辨证：参照国家中医药管理局《中医病证诊断疗效标准》有关乳腺炎的诊断标准，肝经郁热型证候表现如下。主症：①乳头溢液或乳头凹陷有粉刺样物；②乳晕部结块红肿疼痛；次症：①发热，头痛，大便干结，尿黄；②舌质黄腻，脉弦数或滑数。肝经郁热型在发病中、早期最为常见，且此证型的症状可贯穿于 PCM 的整个发病周期，所以应该在确诊该病后及时循证治疗，以免使病情进一步发展。

中医内治法

　　1. 辨证治疗：陈豪等选取肝经郁热型 PCM 患者 60 例，采用疏肝清热法治疗，药用柴胡清肝汤加减，药物组成柴胡、黄芩、连翘、栀子、赤芍、夏枯草、皂角刺、当归、生地黄。肿痛明显者，加蒲公英、金银花、白花蛇舌草；并发结节性红斑者，加牡丹皮、乌梅、忍冬藤；肿块质地硬者，加川芎、桃仁、鹿角片；大便干结难解者，加枳实；乳头内或脓液有较多脂质样物，加生山楂、王不留行；脓腐脱尽后加黄芪、茯苓、党参。结果 60 例患者，治愈 57 例，好转 3 例，总有效率 100%。裴正学总结出一套完整的治疗 PCM 的方药体系，以疏肝解郁、软坚散结为主，化裁柴胡疏肝散、海藻玉壶汤、三棱汤三方，自拟柴山合剂，药物组成柴胡、穿山甲（鳖甲、皂角刺代替）、郁金、木通、路路通、当归、三棱、莪术、海藻、昆布、肉苁蓉、浙贝母、制乳香、制没药、夏枯草。若有脓肿形成，可予裴氏托里透脓散托毒排脓、敛疮生肌，药物组成黄芪、当归、穿山甲（鳖甲、皂角刺代替）、川芎、制乳香、制没药、陈皮。以上二方用于治疗肝经郁热型 PCM，取得了显著的疗效。李中玉教授结合中医辨证，认为 PCM 属肝胆郁热或湿热内阻者，方用逍遥散加减或龙胆泻肝汤加减。殷飞等通过 PCM 在乳管镜下表现特点的不同，将该病分为 I 型和 II 型，两型中辨证为肝经郁热型的 PCM 患者分别有 36 例、12 例，治疗采用疏肝清热、活血消肿之法，药用柴胡、当归、赤芍、生山楂、丹参、虎杖、白花蛇舌草。局部红肿严重者加蒲公英、金银花。结果 I 型肝经郁热证 PCM 患者 36 例中显效 31 例，无效 5 例，有效率为 86.11%；II 型 12 例中显效 5 例，无效 7 例，有效率为 41.67%。吕培文认为，PCM 常因郁怒伤肝、思虑伤脾、冲任失调、气血运行不畅等原因所致，将临床上辨证为肝经郁热、冲任失调的 PCM 患者采用自拟方治疗，药物组成柴胡、黄芩、当归、白芍、夏枯草、白花蛇舌草、漏芦、橘叶、冬瓜子、女贞子、墨旱莲、蒺藜、玫瑰花、合欢花。全方共奏疏肝清热、调理冲任之功，在临床应用中改善了患者的生活质量。李佩琴等选取肝气郁滞型 PCM 患者 23 例，采用疏肝解郁、消肿散结之法，予瓜蒌牛蒡汤合丹栀逍遥散加减治疗，药用柴胡、牛蒡子、牡丹皮、栀子、黄芩、天花粉、蒲公英、虎杖、丹参、瓜蒌、当归、赤芍等。红肿加连翘、金银花、紫花地丁；脓未熟加穿山甲、皂角刺；乳衄加生地榆、茜草、仙鹤草；水样溢液加薏苡仁、茯苓；疼痛较重者加乳香、没药。有手术指征者配合瘘管切开。结果20 例 PCM 患者口服中药辅以瘘管切开得到治愈，3 例患者在疾病初期仅内服中药即治愈，治愈率100%。徐沁甜选取 32 例 PCM 患者，以疏肝清热、活血散瘀、和营消肿为治则，采用自拟基础方"消痈方"，药物组成柴胡、生地黄、虎杖、金银花、栀子、赤芍、白花蛇舌草、黄芩、蒲公英、山楂、丹参。乳头溢液为水样者，加茯苓、生薏苡仁利湿；溢液为血性者，加牡丹皮、仙鹤草、生地榆、茜草炭等凉血止血；肿块日久不消者，加莪术消癥散结；肿块溃后久不收口或瘘管形成者加黄芪、当归益气活血。同时配合外治法，如肿块疼痛者外敷金黄膏，脓肿形成者予切开引流等。共治疗 20～25 日。结果32 例，治愈 19 例，有效 11 例，无效 2 例，总有效率 93.75%。武嫣斐等治疗肝经郁热型 PCM 患者 1例，采用疏肝理气、托毒排脓法，口服自拟方金银花、蒲公英、玄参、赤小豆、延胡索、穿山甲、皂角刺、白芷、桔梗、黄芪、麦冬、天花粉、柴胡、法半夏、紫花地丁、当归、川芎、乳香、没药。配合切开排脓和创口周边外敷金黄膏处理。后续临证加减治疗后，患者乳房红肿消失，创面完全愈合，取得满意的疗效。

2. 分期治疗： 王军生选取 PCM 炎症处于早、中期的患者 30 例，辨证为肝气郁结、气滞血瘀型，立足于"疏肝解郁、活血散结"法，选用中药复方"乳管扩张方"进行加减，该方是在《金匮要略》中小柴胡汤基础上化裁而成，药物组成柴胡、郁金、香附、当归、赤芍、生山楂、丹参、炮穿山甲、薏苡仁、虎杖、重楼、白花蛇舌草。溢液期加用收敛止血或利湿之药仙鹤草、泽泻、茯苓等；肿块期加活血化瘀、消块散结之药莪术、桃仁等；伴有明显红肿热痛症状加用蒲公英、半枝莲等药物。结果治愈 18例，有效 10 例，无效 2 例，总有效率 93.33%。郭诚杰结合自己多年临床经验，认为 PCM 的发病主要与情志不畅，肝气不舒有关，加之饮食不节、肝胃失和，与阳明之热蕴结，致使经络不畅，乳络失宣，久之气血瘀滞，结聚成块，甚至成脓破溃。对于未溃的初期患者，治以清热解毒、消肿散结之法，药用夏枯草、蒲公英、天花粉、白芷、浙贝母、土茯苓、生地黄、玄参、桃仁、乳香、没药、皂角刺、鳖甲、黄芪、川楝子、甘草、冬瓜子。辨证加减，取得了满意的疗效。李颖认为，PCM 早期以肝胃郁热证居多，治疗上主张以疏肝清胃、化痰散结为主，自拟"浆乳方"应用于临床，药物组成柴胡、蒲公英、连翘、穿山甲、皂角刺、陈皮、瓜蒌、牛蒡子、天花粉、黄芩、栀子、青皮、生甘草、石膏、白芍。在临床应用中取得了满意疗效。刘胜治疗肝经郁热型 PCM，对于肿块未溃期的患者，主张以中药内服为主，治以疏肝泻火，健脾化浊，选用浆乳方（药物组成柴胡、郁金、鹿衔草、紫草、土茯苓、白术、山楂、垂盆草、白花蛇舌草、茶树根），辅以金黄膏外敷。对于手术后再次复溃的患者，则配合药线引流，使脓出通畅，避免二次手术的风险。陈丽伊等选取 PCM 患者 30 例，对处于红肿期或破溃期具有肝经郁热证症状的患者，治以清热托毒，软坚散结，方用小柴胡汤加减（柴胡、黄芩、生黄芪、红景天、金银花、连翘、牛蒡子、穿山甲、皂角刺、生牡蛎、木瓜、瓜蒌、夏枯草、土贝母、白花蛇舌草、山慈姑）。恢复期患者在上方基础上加三棱、莪术。全程配合口服平消胶囊和黄金膏外敷。结果 30例全部治愈，治愈率 100%。芦英认为肝郁化热是 PCM 发生的主要机制，选取 88 例 PCM 患者随机分为 2 组，对照组 44 例行手术治疗，治疗组 44 例加用自拟清肝消痈方口服并结合分期辨证治疗。清肝消痈方基础方柴胡、赤芍、生地黄、当归、龙胆、黄芩、栀子、蒲公英、白花蛇舌草、金银花、泽泻、车前子、生甘草。急性炎症期在基础方上加连翘、牛蒡子等；脓肿形成期加皂角刺、黄芪、穿山甲等；瘘管形成期加黄芪、党参、白术、茯苓、白芷等。结果治疗组痊愈率 90.91%，对照组痊愈率 68.18%，治疗组痊愈率高于对照组（$P<0.05$）。丁丽仙治疗 PCM，针对发病初期，仅有包块的肝经郁热型患

者，采用清热解毒、消肿溃坚、活血止痛之法治疗，方选仙方活命饮加减；对于肝郁化热、溃破成瘘的破溃期患者，予自拟疏肝排脓生肌汤治疗，药物组成黄芪、白术、川楝子、冬瓜子、蒲公英、夏枯草、薏苡仁、土茯苓、牡丹皮、赤芍、桃仁、浙贝母、皂角刺、甘草、紫花地丁、荔枝核、瓜蒌皮。丁丽仙根据疾病不同的发展阶段，采取不同的辨证及处方用药，获得较好的疗效。

3. 中西医结合治疗： 孟祥悦将 106 例肝经郁热型 PCM 患者随机分为 2 组，对照组 54 例予手术治疗；观察组 52 例加用柴胡疏肝散加减内服，红肿明显者加蒲公英、紫花地丁、金银花等清热解毒药物；肿块坚实，皮色正常者加莪术、皂角刺、桃仁等消癥散结。结果观察组总有效率 94.2%，对照组总有效率 79.6%，观察组疗效优于对照组（$P<0.05$）。张崇光等选取急性炎症表现明显的 PCM 患者 33例，西医予头孢唑啉钠和甲硝唑联合抗炎治疗并手术切除病灶，中医配合疏肝清热、活血消肿的方药丹栀逍遥散加减治疗。结果炎症控制总有效率 100%，缓解了患者乳腺局部红、肿、热、痛的症状。卢中原等将 58 例 PCM 患者随机分为 2 组，对照组 28 例予奥硝唑静脉滴注治疗，脓肿形成者引流换药处理；治疗组 30 例加用自拟中药方，药物组成柴胡、土茯苓、陈皮、赤芍、丹参、连翘、白花蛇舌草、夏枯草、猫爪草、甘草等，并根据伴随症状加减。结果治疗组总有效率 86.67%，对照组总有效率 67.85%，治疗组疗效优于对照组（$P<0.05$）。田绮俊将 90 例 PCM 患者随机分为 2 组，对照组 45 例予阿莫西林口服联合手术治疗；研究组 45 例加用清肝解郁汤加减口服，药物组成制半夏、川芎、栀子、当归、延胡索、郁金、浙贝母、生地黄、白芍、香附、柴胡、青皮、陈皮、穿山甲、甘草、茯苓、远志，并根据患者的临床症状加减，阴虚者加麦冬、枸杞子、天花粉；乳房红肿热痛甚者加金银花、皂角刺、连翘；伴全身症状者加蒲公英、牛蒡子等。结果研究组总有效率 97.78%，对照组总有效率 80.00%，观察组疗效优于对照组（$P<0.05$）。周志村将 40 例 PCM 患者随机分为 2 组，A 组仅予常规西医治疗；B 组在常规西医治疗基础上加用中药治疗，治以疏肝理气，清热解毒，活血化瘀，药物组成柴胡、陈皮、金银花、蒲公英、瓜蒌、白花蛇舌草、生山楂、虎杖、丹参。乳头溢液呈血性者加生地榆、茜草炭、仙鹤草；溢液呈水样者加薏苡仁、泽泻；肿块日久不消加莪术、三棱；脓肿破溃不愈或有瘘管者加黄芪、当归。结果 B 组总有效率 95%，A 组总有效率 75%，B 组疗效优于 A 组（$P<0.05$）。盛喜霞将 62 例 PCM 患者随机分为 2 组，对照组 30 例采用常规抗厌氧菌药、糖皮质激素治疗及手术治疗；治疗组 32例在对照组治疗基础上加用自拟柴芩消痈汤以疏肝清热，软坚散结，药物组成柴胡、黄芩、郁金、香附、夏枯草、金银花、蒲公英、路路通、皂角刺、甘草、当归、桃仁、丹参、赤芍。结果治疗组总有效率 93.5%，对照组总有效率 66.6%，治疗组疗效优于对照组（$P<0.05$）。涂细华等将 76 例 PCM 患者随机分为 2 组，对照组 38 例予三联抗菌治疗；治疗组 38 例加用疏肝健脾解毒方治疗，药物组成柴胡、赤芍、夏枯草、丹参、山慈菇、黄芪、土茯苓、陈皮、甘草、白花蛇舌草、连翘、猫爪草。急性炎症患者加金银花；肿块质地坚硬者加王不留行、生山楂；欲成脓者加皂角刺。结果治疗组总有效率 94.74%，对照组总有效率 78.95%，治疗组疗效优于对照组（$P<0.05$）。

中医外治法

1. 挂线疗法： 挂线疗法适用于破溃并形成瘘管的肝经郁热型 PCM，对其他证型的 PCM 同样适用。顾伯华大胆创新，首次尝试用挂线疗法刮开乳腺瘘管，并取得了较为满意的疗效。任泽华选取 32 例破溃期形成瘘管的 PCM 患者，通过探针检查、挂线结扎、换药、手术切除步骤的改良挂线疗法治疗。经治疗，完整切除了病变瘘管，32 例患者均未复发。这种改良挂线疗法结合了肛瘘挂线、脱线 2 种疗法的特点，结合并改进了多种乳瘘挂线的方法，缓解了患者的痛苦。

2. 外敷法： 梁越等将 90 PCM 患者随机分为 2 组，清创组 45 例予手术切开，术后用药线引流并每日换药；联合组 45 例在对照组治疗基础上配合中药内服外敷治疗，药物组成蒲公英、薏苡仁、车前子、皂角刺、当归、连翘、金银花、紫花地丁、郁金、柴胡、佩兰、丝瓜络、漏芦，水煎服，并将药渣装在纱袋中外敷患处，每日 3 次。结果联合组总有效率 95.6%，清创组总有效率 82.2%，联合组疗效优于清创组（$P<0.05$）。刘堂明等运用疏肝解郁、活血化瘀、散结止痛法治疗肝郁气滞、营血不和 PCM 患者，药用三莪消癖膏外敷患部，药物组成五灵脂、三棱、莪术、三七、冰片等，并配合乳腺治疗仪照射，使中药离子透入病变部位。结果患者乳房肿块全消，疼痛等症状也得到不同程度的缓解，取得满意疗效。

3. 按摩疗法：肝经郁热型 PCM 多有红肿疼痛症状。姜文婷将 52 例 PCM 患者随机分为 2 组，对照组 26 例予五水头孢唑林钠静脉滴注治疗，配合创灵液纱布换药。观察组 26 例在对照组治疗基础上予穴位按摩以改善患者疼痛症状。取穴期门（患）、合谷（双）、肩井（双），每个穴位各推拿 2 分钟，每日 2 次。结果观察组总有效率 88.5%，对照组总有效率 61.5%，观察组疗效优于对照组（$P<0.05$）。吴志华将 67 例 PCM 患者随机分为 2 组，对照组 34 例予头孢美唑静脉滴注、特定电磁波治疗仪照射患部及地塞米松外敷。研究组 33 例加用疏肝理气按摩法辅助治疗，点按期门、天突、膻中、屋翳、肩井、日月、肝俞、脾俞等穴以酸胀得气为度；推、擦 1～8 肋间隙组织以宽胸理气；按、揞、揉足太阴、足少阴、足厥阴经穴位；采用揞、按、拿、推等手法作用于乳房以疏肝理气。结果研究组总有效率 97%，对照组总有效率 65%，研究组总有效率优于对照组（$P<0.05$）。

4. 刺络拔罐放血法：丘平等选取 PCM 患者 93 例，对红肿热痛肿块期的肝经郁热型 PCM 采用麻油金黄膏外敷及刺络拔罐放血疗法；对有溃口的患者，予提脓祛腐治疗，待愈合后行刺络拔罐放血疗法。刺络拔罐放血疗法操作要点：对于 ≤3 cm 的肿块，予中央区点刺；较大或巨大肿块则分别取上、下、左、右、中 5 个拔罐区点刺。点针针法取拔罐区中央呈梅花瓣点刺至肿块内，一般行 4～5 个点刺，刺络后应迅速拔罐，放血后，点刺区外敷土黄连纱布或酒精纱布，无菌敷料贴敷。结果治愈率 95.69%。

5. 刮痧疗法：吴海志等将 63 例 PCM 患者随机分为 2 组，对照组 33 例予口服中药治疗，药物组成柴胡、黄芩、赤芍、丹参、连翘、夏枯草、白花蛇舌草、猫爪草、陈皮、白术、黄芪、甘草；观察组 30 例加用刮痧疗法辅助治疗，双侧主穴选取肩井、天宗、膏肓，配穴选肝俞、胆俞、脾俞、胃俞。操作方法：以面刮法在上述穴位进行刮痧，以患者可耐受为度，每次以刮至痧粒不再出为止，痧粒全部消退后再行下次刮痧治疗。结果观察组治疗后 C 反应蛋白（CRP）、红细胞沉降率（ESR）及催乳素（PRL）改善均优于对照组（$P<0.05$）。

《黄帝内经》中有论述乳房与经络的关系，《灵枢·经脉》云："足厥阴肝经上膈，布胸胁绕乳头而行。"胡公弼通过总结阴阳学说和经络学说，论述"男子乳头属肝，乳房属肾；女子乳头属肝，乳房属胃"，指出了乳房的经络归属。这均为中医药治疗肝经郁热型 PCM 的合理性、有效性提供了依据。综述近几年中医药治疗肝经郁热型 PCM 献，发现在中医内治法中柴胡用药出现的最频繁。柴胡具有疏肝解郁、发表退热、和解少阳、升举阳气的功效。现代药理研究表明，该药的主要有效成分是柴胡皂苷，还含有黄酮、甾醇、挥发油香豆素、槲皮素、多糖等成分，水煎具有镇静镇痛、杀菌消炎的作用，可解除胸闷胀痛，缓解胁痛腹痛，开郁调经。实验研究表明，柴胡还具有调节免疫功能的作用，其主要有效成分为柴胡多糖。此外，中医外治法较西医的手术切除具有创伤小的优势，通过挂线、外敷等治疗方法及按摩缓解疼痛等辅助疗法，疗效显著。

412 湿热郁蒸致女性外阴炎、阴道炎发病机制

外阴及阴道炎症是妇科临床较为常见疾病，其"瘙痒、外阴灼热，阴道分泌物增多，伴有恶臭或鱼腥样异味，白带呈灰色或黄色，并伴有豆渣样、泡沫样脓性分泌物"等症状给女性患者带来难以言说的痛苦，各年龄组均可发病。学者梁卫勇从湿热郁蒸角度对女性外阴炎、阴道炎的发病机制做了探讨分析。

现代妇科医学将其种类大致分为：非特异性外阴炎、前庭大腺炎、滴虫阴道炎、外阴炎的假丝酵母菌病、细菌性阴道病、萎缩性阴道炎、婴幼儿外阴阴道炎，其临床表现既有共性，也各具差别。外阴阴道与尿道、肛门毗邻，局部潮湿，易受污染，而生育年龄妇女性活动频繁，且外阴阴道是分娩、宫腔操作的必经之路，容易受到损伤。现代医学认为，绝经后妇女及婴幼儿雌激素水平低，局部抵抗力下降，也容易发生感染。外阴及阴道炎症可单独存在，也可两者同时并存。目前外阴及阴道炎的治疗效果并不理想，多是因为药物疗效欠佳、局部卫生不洁、患者依从性低等众多原因所致，因此，临床治疗的首要目的是有效控制临床症状，降低复发率，重建外阴及阴道生态系统。中医学认为，疾病的发生必定有病因病邪，找到病因病邪并清除，才能消除临床症状，而女性外阴及阴道炎症的发病是外阴及阴道局部病位气血运行失常，不通、不荣、不平等，改变了原有的良性生态系统，从而使正常的生理功能受损而发生的一系列症状，而湿热就是致病邪气，湿热郁蒸是气血运行失常的根本原因。

许多疑难杂病都与湿热有关，湿热在体内的稽留犹如油入面，很难清除，这也是众多疾病最终会成为疑难杂症的原因。湿热是中医病因学外感六淫"风、火、寒、燥、湿、暑"中的湿邪和热（火和暑）邪的合邪，对于人体来说就是一种致病邪气，可以因湿度大小和温度高低的不同而有很多种形式：像在夏天雨后湿度较大温度较高的闷热天气，在沿海地区，天气经常是湿度大而温度相对不高的偏寒湿性，都有着湿热的滋味，而同一地方相同季节，一定湿度的空气在同一天也会因温度不同而呈现不同的性质，甚至一杯放置几天的水、一瓶启封的添加剂含量不多的饮料、一枚室温下放置一段时间的水果都具备湿热的性质，因为在人体功能正常的情况下，也就是《内经》所说的"阴平阳秘"的时候，是能够抵御自然界的这些湿热邪气的；在人的机体内，由于生命活动的复杂性和多样性，湿热因湿和热的比例不同更是表现形式多样，对机体损伤后表现形式也是不同的：内外痈疡、痢疾、淋证、恶性肿瘤等等都存在着湿多热少、湿少热多、湿和热一样多等不同，情况极其复杂。湿热的阴阳属性既属阴又属阳，兼有湿邪和热邪的致病特性：既能够阻滞气机损伤阳气又易生风动血扰动心神，既善于侵袭阴位又能炎上易致疮疡，既黏滞缠绵又易伤津耗气，既能聚湿生痰又能积血生瘀，侵袭部位内外表里深浅上下无处不到，致病种类繁多、变化广泛、不易清除。

湿热在人体内不是从来就有的，它属于实邪，既可以外感，又多有内生，但无论外感还是内生，其根本原因都是机体正气不足，"邪之所凑，其气必虚；正气存内，邪不可干"。当机体正气亏虚时，外界六淫、内部七情以及其他致病邪气就会乘虚而入，逢什么邪就中什么病，哪个地方虚就中哪个部位，比如阳气不足则易中风寒之邪，肝阴肝血不足则每易发怒，更易多言烦躁，脾虚不足则口唇易生溃疡、浑身无力、中气下陷。同样道理，由于脾主运化水湿，所以有"诸湿肿满，皆属于脾"，一旦脾气虚损，则外界湿邪容易相凑，内生湿邪容易滞留，甚至饮食之中的湿邪也容易侵袭，此时若与内外感来的热邪相遇，就化生湿热滞留在体内；由于"阴虚生内热，阴虚者，热易凑"，所以既有阴虚又具备脾虚的机体最易感受湿热，外界湿热之邪侵袭则难以驱除，内部则容易滋生湿热；由于"阴中有阳，阳中有阴，五五二十五阳，五五二十五阴"，所以湿热之邪虽与脾虚相关、阴虚相凑，但会随着气、血、津液

而流注五脏六腑、四肢百骸，上可至头，下可至足，内而脏腑，外而腠理，何处虚亏，就会乘虚滞留于何处。

湿热下注使得女性外阴及阴道局部病位遭到侵袭。机体获得湿热的渠道是比较多的，可以来自父母的先天遗传，比如通常所称的胎毒；有长期湿热性气候下的浸淫，比如大雨前后的闷热郁蒸；当饮食长期不慎时，则更容易招致湿热侵袭，比如饥饱无度、长期饮酒、饭前后的剧烈运动、各种补品的不合理摄取以及运动量不足等都是伤脾耗阴聚集湿热的不良习惯；另外，来自情志因素导致的损伤也是聚湿生热的较为重要的方面，长期的肝郁气滞、胃火不降、肝阳上升、心肺火旺等，使得机体气血津液暗耗，造成阴血不足，这些都较大地促进了湿热的生成与积累。脾肾肝胃等经络与女子胞关系密切，都行于腹部，与起于冲、任、督三脉的女子胞有着直接或间接的联系，肝郁气滞、肝脾不足、胃火不降、肾阴不足等都能使湿热之邪积累，随经络下注，滞留于女性外阴及阴道部位。

湿热郁蒸不散导致女性外阴及阴道炎症系列症状发生。"气血同源，津气互化，气行则血行，气行则津行"，肺脾气虚导致津血运行不畅，脾气虚损不但会导致全身无力、舌体胖大等症状，还会使得中气下陷，造成脱肛、阴挺、肾下垂、膀胱下垂等，湿热之邪耗津伤气，使得气虚推动津血能力减弱，又存在脾虚，进而使得机体湿热之邪滞留在女性外阴及阴道等处；滞留的湿热之邪反过来又进一步阻碍气血的正常运转，使得气血津运行缓慢甚至滞留停滞，形成血瘀、痰等新的致病产物，如此若湿热病邪得不到有效及时清除，则壅堵越来越重，经络越来越不畅通，机体病位处正常的生理功能不能良性发挥，内分泌紊乱，细菌侵入而得不到及时消灭，最终形成血瘀肉肿湿淫、液腺气腥的系列炎症病理产物及所带来的瘙痒异常、灼热不爽等临床妇科症状。

在临床论治实践中，中医正是以清热利湿、清热燥湿为主的驱除湿热之邪的思路来对付各种妇女外阴及妇科炎症疾病的，比如白鲜皮、地肤子、贯众、黄柏、青黛、车前草、滑石、苦参、明矾、百部等清除湿热类中药以及配合川芎、益母草、大蓟、小蓟、马鞭草、仙鹤草等活血化瘀药的应用，对妇女外阴及阴道炎疾病的治疗都起到了良好的效果，这说明通过清除湿热达到了抑制炎症细菌的繁殖和活动的目的，也说明妇女外阴及妇科炎症的发生与湿热这个条件息息相关。但是这并不是一个埋想而有效的思路，因为在现代众多的临床实践中，也都没有能够达到全面迅速治愈而不易复发的效果。这是由于机体是一个各个部分互相联系的有机整体，从来都是牵一发而动千钧，不存在不受机体内部因素影响的疾病，湿热之邪虽然郁蒸于局部，但与机体五脏六腑失调有关，在调理脏腑的同时，还要追溯到日常生活方式和健康习惯，那些造成机体阴虚脾劳、易中湿热之邪的不良行为，在临床治疗中也是要建议停止的，这样才能从源头上根治疾病。所以对待妇科外阴及阴道炎疾病，无论是预防还是诊治都应坚持"整体观念，具体问题具体分析"的大法，不拘泥、不僵化，灵活运用中医的基本原则和方法，预防上既要防止外邪侵袭，又要避免内部七情所伤和劳心劳力以及房劳过度等，从而截断伤津耗液，造成阴血不足，脾虚湿聚的途径；诊断上既要重视湿热在女性外阴及阴道部位郁蒸的病理损害，又要重视肝胃脾肾等其他脏腑的影响；在治疗上既要坚持顾护机体正气，又要驱除湿热这种邪气，以达到最佳诊治效果。

413　中医治疗外阴和阴道炎性疾病的临床研究

　　阴道炎是较为常见的妇科疾病，属于中医学"阴痒""带下病"范畴。临床发病率高，主要症状表现为带下量多、颜色异常、伴有异味、阴道黏膜充血、外阴灼热感、外阴及阴道瘙痒、甚或痒痛难忍，坐卧不宁，少数会伴有全身症状。有研究表明，阴道炎与生活、卫生习惯关系密切，不良的生活卫生习惯如共用浴盆、浴巾、嗜食辛辣油腻、常游泳、泡温泉均会增加阴道炎发病率。现代医学根据病因及病原体的不同，将阴道炎分为滴虫阴道炎、白假丝酵母菌性阴道炎、细菌性阴道炎、老年性阴道炎等。而宫颈炎、盆腔炎、支原体衣原体感染以及长期人乳头瘤病毒（HPV）感染等疾病也常伴有阴道不适症状，其发生白带异常也可按照带下病来进行辨证论治。学者王浩等就此类疾病的病因病机、治疗方法等做了梳理归纳。

病因病机

　　1. 湿邪为患：查阅资料，有医家认为"湿邪"是带下病的主要病因。其基本病机是湿邪损伤任带二脉，致使任脉不固，带脉约束能力减弱，发为带下病。刘完素《素问病机气宜保命集》云："皆湿热结于脉，故津液涌溢，是为赤白带下。"清代傅青主亦云："带下俱是湿症，而以带名者，因带脉不能约束而有此病。"而湿邪又分为外感湿邪、内生湿邪两种。外感湿邪可由久居湿地、经期涉水、产后感受湿冷之邪引起。内生湿邪多由于女子平素脾虚，运化无力；或肾阳虚衰，温煦无能，不能蒸腾气化体内湿气；或肝经湿热，下注于外阴所致。久之湿邪损伤带脉，而致带脉失约，冲任损伤，故发为带下病。

　　2. 肝经蕴热：女子以肝为先天。《黄帝内经》云："足厥阴肝经，环阴器。"《景岳全书·妇人规》云："妇人阴痒者，必有阴虫，微则痒，甚则痛，或为脓水淋沥，多由热邪所化。"林玩福等认为，女性喜多思，当今社会节奏快，家庭工作压力大，易情志不遂，久则伤肝，肝气不舒，郁结于内，久而化热，与湿邪互结，流注下焦，日久侵袭阴户，痒痛难耐。林夏静等认为，女子生性敏感，易肝气郁滞，多思伤脾，肝郁脾虚日久，机体水液代谢功能失调，水湿之邪流注阴部，而成带下病。

　　3. 肝肾亏虚：肾主生殖，为封藏固摄之本。若肾气不足，先天之本亏虚，或房劳多产耗损肾精，或久病年老体虚，天癸将竭，都可见肾气衰微，导致固摄功能失约，带脉失约，精液下滑，而成带下病。肝藏血，若肝经阴血不足，不能濡养肌肤，血虚生风，生风化燥，燥而化热，久则肌肤失养，瘙痒难耐，而成阴痒带下病。

　　4. 心肾不交：何若苹认为若患者心肾不交，则水火失济，肾水亏虚不能上济于心，心火亢盛，又易灼伤阴津、血络，如若在此时感受湿邪，则可发为赤带。

　　综上所述，阴道炎的主要病因为湿邪为患，多有肝经蕴热、脾肾虚损。基本病机为肝、脾、肾三脏功能失调，湿邪伤及任带二脉，湿热下注，任脉不固、带脉失约，故发为带下病。

治疗方法

　　1. 内服法：

　　（1）补肾利湿法：单喜花等认为带下病多由肾虚导致带脉失约所致。肾虚则带下不固，治疗以温补肾阳，燥湿止带为主，方药选用"萆薢归芍固精汤"加减，方药选用露蜂房 10 g、白鲜皮 10 g、萆薢

30 g、紫草 10 g、芡实 30 g 等。陈锦黎等从脏腑辨证，治疗带下病，肾气不足，维系胞宫无力，而成带下。治疗以生地黄、熟地黄、杜仲、菟丝子、巴戟天、白芍、炙甘草等加味，辅以六味地黄丸、知柏地黄丸随症加减治之，收效明显。李瑶运用茵陈蒿汤合知柏地黄汤加减治疗湿热兼有肾虚型带下病数例，疗效显著。肾主藏精，封藏固摄失职，精液下滑则为带下，故施以补肾之法固摄精气，同时予以清化湿热，故诸证改善。诸药合用，既清下焦湿热又补肾精之虚。

（2）健脾祛湿法：尹浩元以健脾祛湿法治疗脾虚型带下病患者 70 余例，收效明显。方药以完带汤加减化裁。完带汤是清代著名医家傅青主的名方。具有健脾理气、燥湿止带的功效。对于辨证属于脾虚型带下病的患者予以该方治疗，治疗周期为 7 日。结果表明，总有效率 90% 以上，主症、次症都较前有明显改善，治疗前后数据对比，具有统计学意义（$P<0.01$）。郭姝彤等自拟“健脾方”加减治疗脾虚型阴痒病。脾脏主运化水湿，如若脾失健运，则水谷精微不能化赤为血，聚而为湿，湿邪流注下焦，而为带下病。具体方药有生晒参、茯苓、炒苍术、炒白术、升麻、柴胡、醋香附、甘草等。若脾虚日久，湿邪化热，前方加味黄柏、薏苡仁、芡实；若脾阳虚衰日久，累及肾阳，则在前方基础上加味吴茱萸、肉豆蔻、巴戟天、肉苁蓉等温补脾肾之阳。田淑霄等运用自拟“健脾逐带汤”治疗带下病，方中在燥湿类中药基础上加用山药、茯苓、炒白扁豆等健脾中药，患者症状改善明显。张晓明等用完带汤加味治疗带下病 46 例，药用炒白术 15 g、炒苍术 15 g、广陈皮 10 g、太子参 30 g、车前子 20 g、生白芍 15 g、荆芥 15 g、柴胡 10 g，随症加减治之，总有效率 93.5%。林洁等以“补脾益气、清热祛湿”为治疗大法，方药以“易黄汤加减”治疗。以山药 10 g、生薏苡仁 30 g、车前子 15 g、炒栀子 10 g、黄柏 15 g、苍术 10 g、茵陈 10 g、柴胡 10 g、荆芥 10 g，随症加减化裁。总有效率 90.0%，与对照组比较有统计学意义。

（3）调肝化湿法：李可等以健脾理气、化湿止带为治疗大法，用小柴胡汤加减化裁治疗带下病，收效良好。其认为女子以肝为先天，若肝脏其化功能异常，气机不畅，会进一步导致体内津液不循常道，自阴道淋漓而出，发为带下病。而小柴胡汤可以调畅气机，进而使津液四布，带下正常。曾小吉以自拟“龙胆泻肝汤加味”治疗湿热下注型带下病，疗效肯定，治疗前与治疗后数据对比，具有统计学意义。闫素敏等通过研读古籍，查阅到《傅青主女科》云“湿热留于肝经，因肝气之郁也”，因此，提出疏肝郁是治疗带下病的重要方法，因此在治疗带下病时，多加以柴胡、白芍、栀子等疏肝、柔肝、清肝药物；而肝经循行部位络阴器、行少腹，加入入肝经药物也起到引经下行的治疗目的。

2. 外治法：

（1）外洗法：王和权以自拟“苦参百部黄柏汤”进行坐浴熏洗加阴道冲洗、治疗滴虫性和白假丝酵母菌性阴痒 300 余例，主要药物为苦参 30 g、蜜百部 15 g、盐黄柏 20 g、蛇床子 30 g 等，连续治疗 3 个周期，效果满意。国医大师孙光荣以“孙氏清带汤”治疗带下病，以清热祛湿、解毒止痒为治疗大法，方剂以蛇床子、苍术、紫草、蒲公英、百部、苦参、白花蛇舌草、黄柏、金银花等药清热止痒，生龙骨、生牡蛎、芡实、生薏苡仁、生白芍等药燥湿止带。以本方加减治疗脾肾两虚型、湿热下注型带下取得了良好疗效，与对照组对比，存在显著差异。赵艳等观察自拟“止痒煎”对带下病的疗效，选取脾虚型、湿热型等不同证型带下病患者共 200 余例，其中治疗组以中药熏洗结合阴道上药，对照组以康妇特栓阴道上药治疗，疗效满意。孔桂茹等以中成药——制霉止痒洗剂（主要药物为蛇床子、威灵仙、黄柏、生百部、紫草、重楼、苍术、地肤子、白鲜皮、冰片等）治疗白假丝酵母菌性阴道炎 300 余例，总有效率达 97%，收效明显。唐壹蓉自拟“湿热一洗灵”，主要药物为苦参、土茯苓、红藤、蛇床子、苦参、紫草、金银花、土茯苓、紫地丁、苍术、白花蛇舌草等，治疗阴道炎，结果痊愈 500 余例，总有效率为 96.17%。明显优于以聚维酮碘液坐浴的对照组。杨春艳以地肤子、金银花、炒苍术、蛇床子、地肤子、白癣皮、甘草、防风、蝉蜕、土茯苓、牛蒡子煎煮为汤，冲洗治疗细菌性阴道炎 96 例，结果显示治疗组总有效率高达 100%。刘清等以自拟“解毒清阴液”治疗湿热下注型阴道炎，分为治疗组及对照组，治疗组予以上方加味辨证施治，主要药物为牡丹皮、白鲜皮、地肤子、黄柏、苍术、仙鹤草、鸡冠花、紫草、苦参、生薏苡仁等，对照组以洁尔阴 1∶10 稀释冲洗。结果显示治疗组总有效率 82.0%，明显优于对照组。冯莉等以中成药兰草消炎洗液治疗各类型带下病 200 余例，其主要药物成分为败酱草、大青叶、板蓝根、夏枯草、蛇床子、百部、冰片等，滴虫阴道炎总有效率为 91.5%、细菌性阴道病为 89.3%、真菌性阴道炎为 88.5%。邓柏萍用自拟中药组合熏洗外阴，治疗带下病 60 余例，具体方药有蛇床子、狼毒、土茯苓、地肤子、紫草、乌梅、野菊花、冰片等，结果显示治愈 52 例，好转 6 例，总有效率 93.55%。黄亮自拟"除湿止痒汤"熏洗坐浴治疗滴虫阴道炎，对照组予以甲硝唑治疗。结果显示治疗组总有效率 97.1%，对比对照组总有效率 93.8%，具有差异；且治疗组具有不良反应小的优势。

（2）栓剂：邓苏平予以患者苦参栓治疗阴痒病，对照组予以洁尔阴洗液。结果显示治疗组总有效率 93.1%；对照组总有效率 74.1%。具有明显统计学差异（$P<0.01$）。曹丽君等运用中成药雷氏六神栓治疗滴虫阴道炎 180 例，其主要成分为沉香、麝香、冰片、蟾酥、珍珠粉、牡蛎粉、人工牛黄，统计结果显示总有效率 100%。孙莉京应用外用保妇康栓联合皮肤康洗液（1∶10 稀释）治疗白假丝酵母菌性阴道炎 90 例，统计结果显示治疗组近期、远期总有效率均明显高于对照组。李洪艳等运用中成药消糜栓结合口服甲硝唑片治疗滴虫阴道炎 100 例，消糜栓主要组成有人参皂苷、苦参、黄柏、紫草、红藤、枯矾、冰片等；对照组单纯予以口服甲硝唑片治疗，两组结果差异明显，治疗组明显占优。

（3）外用散剂、膏剂：许铁军等运用自拟"紫白油"治疗各类型带下病患者 250 例，其主要成分为香油、雄黄粉、紫草、白鲜皮、珍珠粉、黄连、冰片、生牡蛎粉、百部、没药、硼砂、乳香等，其总有效率 100%，治愈率 80%。刘红杰等运用苦参软膏涂抹外阴联合双唑泰棉栓纳阴治疗滴虫阴道炎 60 例，对照组 60 例单纯予以双唑泰棉栓纳阴。结果显示治疗组总有效率达 97%，疗效显著。马树良等运用中成药冰硼散等治疗假丝酵母菌性阴道炎 100 例，治疗组 60 例以冰硼散外涂，主要成分为冰片、朱砂、玄明粉、硼砂等，对照组 40 例用西药治疗。结果治疗组痊愈 58 例，好转 3 例，总有效率 100%；对照组痊愈 10 例，好转 27 例，总有效率 92.5%。张平运用自拟"妇炎灵粉"外涂联合苦参汤外洗，妇炎灵粉主要成分为冰片、雄黄、鹤虱、硼砂、蛇床子，苦参汤主要药物为蛇床子、白鲜皮、百部、土茯苓、苍术、黄柏、防风、苦参各 20 g，结果显示治愈率高达 100%。雷丹等运用自拟"苦参蛇黄散"治疗带下病 80 例，具体药物有苦参、蛇床子、苍术、百部、黄柏、地肤子、花椒、冰片等，对照组 80 例予以洁尔阴阴道灌洗治疗，结果显示治疗组痊愈 128 例总有效率达 100%；对照组总有效率 67.50%。

3. 内服联合外治法：肖鸥以自拟口服加减玉带汤加减联合外用保妇康栓治疗带下病患者，临床取得了一定的效果，总有效率 92%。临床研究中，对照组予以口服甲硝唑联合外用保妇康栓治疗。与对照组比较，差异具有统计学意义。任文霞运用口服药联合保留灌肠法，治疗女性慢性盆腔痛引起的带下过多，灌肠方中用牡丹皮、土鳖虫、四季青、茯苓、赤芍、苍术、知母、黄柏等，病程日久正气虚者，加用党参、山药、炙黄芪、白术，有包块者，加肉桂、三棱、昆布。药液煎煮后口服 100 mL，并取 80 mL 保留灌肠。于经净后开始灌肠治疗，连服 7 日，3 个月为 1 个疗程，疗效满意。王孝东运用自拟口服"升阳除湿汤"治疗带下病，以健脾祛湿为治疗大法。"升阳除湿汤"具体药物组成炒苍术、炒白术、山药、厚朴、防风、柴胡。以自拟"清热利湿解毒汤"外洗坐浴，具体药物为苦参、红藤、黄柏、白鲜皮、白花蛇舌草、紫草、半枝莲、苍术、贯众、珍珠母等。熏蒸坐浴时间在 30 分钟左右，随症加减，收效明显。刘忠强等口服"知柏地黄丸"联合"蛇床子散"外洗治疗老年性阴道炎 200 例。该外洗方具有补肝肾、利湿热的功效，并有数据表明，长期坐浴外洗可提高老年女性的外阴微环境，提高阴道微生态的免疫力，改善局部雌激素水平。且具有治愈后复发率低的特点。徐涟等运用自拟口服"阴克宁汤"，其主要由以六君子汤、二仙汤、二至丸合方加减化裁而成方，联合外用自拟"阴克宁霜"，由蛇床子、苍术、乌梅、紫草、冰片等组成，内外同治，标本兼顾，疗效满意。

4. 中西医结合治疗：綦小屏运用中西医结合治疗带下病。西药对症治疗，结合口服中药龙胆泻肝汤，7 日为 1 个疗程，结果表明，中西医结合在疗效上明显优于单纯运用西药的对照组，数据对比存在差异，具有统计学意义。周晓棠等采用中西医结合治疗白假丝酵母菌性阴道炎，西药予以硝酸咪康唑栓外用纳阴治疗，中药予以自拟"苦参止痒汤"加减口服治疗，经 3 个疗程治疗后，总有效率达到了

96%。张慧运用中西医结合治疗带下病。以自拟中药组合熏洗外阴联合西药纳阴治疗，每日 2 次，7 日为 1 个周期，3 个周期为 1 个疗程。具体药物组成为黄连、黄芩、苍术、蜜百部、紫草、蛇床子等。对照组予以西药，根据不同类型阴道炎对症治疗。结果显示，治疗组疗效明显优于对照组，治愈率高达96%，明显优于对照组 66%，具有显著性差异。王敏等予以患者自拟"龙胆泻肝汤加味"配合西药纳阴治疗阴痒病。外洗中药具体药物为龙胆、黄连、泽泻、紫草、黄芩、栀子等，煎煮为汤剂后，温度在40 ℃左右时进行熏洗坐浴；予以对照组西药纳阴治疗。结果显示治疗组治愈率达 97%，对照组治愈率为 88%，经统计学分析，治疗组与对照组存在显著差异，具有统计学意义。夏静仪采用自拟中药洗剂联合外用雌激素治疗老年性阴道炎，收效明显。中药外洗方具体药物组成为：蛇床子、苍术、苦参、黄柏等，同时配合外阴涂抹尼尔雌醇，结果显示，治疗组总有效率为 97.3%，对照组总有效率 90.0%，治疗组有效率明显优于对照组。周淑红等运用中西医结合治疗老年性阴道炎，临床疗效满意。自制"蛋黄软膏"制备方法为鸡蛋 8 个，去掉蛋清，仅留蛋黄，把蛋黄放入锅内，以文火煎炸，直至成渣，留取蛋黄油，加入黄柏粉 30 g、蛇床子粉 30 g、葡萄糖粉 30 g，同时配予鱼肝油 50mL，甲硝唑药粉 1.5 g，碾磨调膏，留盒备用。嘱患者清洗外阴后，以该膏剂每日睡前涂抹外阴，7 日为 1 个疗程，治疗 3 个疗程，总有效率高达 97.0%。徐逸萍等运用中西医结合治疗阴痒病，对照组予以西药硝酸咪康唑栓、甲硝唑凝胶等药物对症治疗，治疗组在对照组的基础上加用中药外洗，标本同治，结果显示总有效率94.32%，明显优于单纯西药组。

5. 针灸治疗：闫楠运用针刺治疗无性生活史的带下病患者 40 例。治法为益肾健脾、补中祛湿，选取主穴为带脉、三阴交、阴陵泉、下髎穴，如脾虚，加脾俞、足三里，如肾虚加关元、肾俞。体虚者予以补法，加温针灸。湿热甚者加中极，运用泄法。疗效确切。钟兰等采用针药结合治疗带下病。中药外洗以清热利湿为主，随症加减。针灸近端取穴以关元、中极、气海为主，远端取穴选取足三里、三阴交、阴陵泉。针药结合，标本兼顾，疗效满意。陈永华应用自拟"内补丸加味"联合温和灸肾虚型带下病患者 70 例。对照组予以口服"内补丸加味"治疗，"内补丸加味"主要药物组成为肉苁蓉、桑寄生、菟丝子、刺白蒺藜等。治疗组在口服内补丸的基础上加用温针灸治疗，选取主穴为肾俞、三阴交，配穴随症加减，治疗周期为 3 周。结果表明，针药结合组疗效明显优于对照组。贾海娇运用口服完带汤配合神阙穴贴敷治疗带下病 30 例。每片贴敷含有药物为肉桂 5 g，吴茱萸 3 g，丁香 2 g，香附 3 g，白芷3 g，蛇床子 3 g。打碎成粉后，贴于神阙穴之上，保持 30 分钟，每日 2 次。结果显示总有效率高达 96.6%。

带下病是女性的临床常见病、多发病，各个年龄阶段都易发病。具有病势缠绵、反复发作、影响工作生活的特点。其临床表现多以阴道分泌物增多、颜色、质地、气味异常、外阴瘙痒、或伴有其他症状。其基本病机是湿热之邪损伤任带二脉，致使任脉不固，带脉约束能力减弱，而成带下病。在治疗上，中医治疗多以清热燥湿为基础，配合疏肝、健脾、益肾等多种治法联合应用，结合女性的生理特性，采用内服法、外治法、内外同治、中西医结合、联合针灸综合施治。中西医在治疗上各具特点，西药较中药显效略快，但具有复发率较高、易产生耐药性的特点。而中医药通过辨证论治，显效略慢，但疗效稳定、具有复发率低、不良反应少的特点。因此，临床可根据具体情况，中西结合，综合用药，达到早日治愈的目的。

414 从心肾论治老年性阴道炎经验

随着中国人口老龄化的加重，老年性阴道炎的发病率日益上升，大大降低了老年女性的生活质量。老年妇女绝经后，由于卵巢功能衰退，雌激素水平下降，阴道内环境改变，抵抗力下降，以致细菌反复入侵、繁殖而引起阴道炎症。临床常表现为外阴阴道灼热不适、瘙痒、干涩感或分泌物增多，可伴有性交痛及尿频尿急等泌尿系统症状。目前西医针对本病的主要治疗方式为阴道局部给药，雌激素是首选用药，轻者予以局部用药，伴有更年期症状者可全身用药。许多患者由于担心激素治疗的副作用及其致癌风险而不愿轻易尝试，抗生素的长疗程、耐药性及不良反应等又给患者带来诸多困扰。中医药在治疗本病方面独具特色，国医大师夏桂成认为老年性阴道炎的病机为肝肾阴虚，冲任虚衰，湿热之邪下注，治以补养肝肾、固带止痒。卢苏在国医大师夏桂成理论基础上尤为强调心的作用，以其经验方清心滋肾治疗本病，并联合中药煎剂外洗，多见良效。学者阎咨伊将卢苏治疗本病的经验做了归纳总结。

病因病机

根据老年性阴道炎外阴或阴道瘙痒、带下异常的症状特点，可将其归属于中医学"阴痒""带下病"范畴，其病位在下焦，与心、肾、肝、脾密切相关。

1. 心肾不交为本：《傅青主女科》云"肾无心之火则水寒，心无肾之水则火炽。心必得肾水以滋润，肾必得心火以温暖"。生理状态下，心火（阳）下降于肾，使肾水不寒；肾水（阴）上济于心，而使心火不亢。若肾阴亏虚，不能上济于心，心火亢盛，不能下降于肾，则心肾阴阳平衡失调，心肾失交，产生一系列病理变化，老年性阴道炎皆源于此。《素问·上古天真论》云："七七任脉虚，太冲脉衰少，天癸竭。"肾藏精，天癸由肾精及肾气所产生，因此女性的生长发育及衰退，离不开肾的作用。随着年龄增长，天癸逐渐衰退，肾之癸水不足，心无肾水之滋润则火炽。心为阳脏，主火，五脏皆有火，而以心经火最盛，火盛则易生火毒，热毒炽盛，蕴蒸皮肤，则见瘙痒、灼热等症。正如《素问·至真要大论》所云："诸痛痒疮，皆属于心。"老年性阴道炎所见外阴瘙痒一症，与心火有着密切的联系。张景岳《类经》亦有"热甚则疮痛，热微则疮痒"之说，并云："心属火，其化热，故疮痒皆属于心也。"夏桂成教授提出"心不宁则肾不实，心不静则阴不足"。心火旺盛，下灼肾阴，肾之阴液不足，不能润泽濡养阴器，则见阴道干涩；心火独亢，灼伤肾阴，肾阴不足，不能上养心阴，亦会出现心烦、不寐、口干、出汗等心肾不交之兼症。

另外，心、肾亦可独自为病。《景岳全书》云："盖白带，精之余也。"生理情况下，肾中所藏之精有余，则化生为带下，若肾的机理功能随年龄增长而逐步减退，产生肾气不固、肾失封藏等病理变化，则见带下不止；如若肾阴亏虚，肾精不足，则阴器无以润泽而干涩灼热。肾在窍为二阴，《诸病源候论·妇人杂病诸候》云："肾荣于阴器，肾气虚……风邪所乘，邪客腠理，而正气不泄，邪正相干，在于皮肤故痒。"指出阴痒的发病可由肾虚局部感邪，邪正相搏所致。

心乃君主之官，主藏神而司知觉，具有感知事物的生理功能。《素问·灵兰秘典论》云："主明则下安……主不明则十二官危。"心神失调，则诸症峰起，而瘙痒等感觉又会使心烦更甚，躁扰不眠，致心神失养，心阴暗耗，而使瘙痒加剧，形成恶性循环。心主血脉为心的另一重要生理功能，若血虚则肌肤失于濡养，风燥作痒；血脉运行不畅，瘀阻经络，血不濡肤，亦可见外阴皮肤干燥瘙痒。

2. 外感湿热为标：老年性阴道炎有急慢性之分，常反复发作，迁延难愈。其急性起病，多由"湿、热、毒、瘀、滞"所致，其中以湿、热二邪为首。正如刘完素所指，湿热郁结冲任是带下病的重要病因，应以苦寒药治之，使郁结开通，热祛湿除而愈。若久居阴湿之地，或摄生不洁，或手术损伤，均可致湿热之邪乘虚入侵胞脉，伤及任带，影响带下。老年人正气亏虚，更易感外邪，湿性重浊，且趋下易袭阴位，故妇女感染湿邪常见带下过多；湿性又有黏滞这一特性，易兼夹热邪，发为老年性阴道炎则见带下黏浊，病程缠绵，难以速愈。

3. 与肝、脾相关：《傅青主女科》云"夫带下俱是湿症"。脾气虚弱，不能运化水湿，则内生水湿下注任带。肝脉绕阴器，带下的异常亦离不开肝的病变。正如《傅青主女科》所云，带下病可由"肝气之郁""热气之逼"而成。患者情志不畅或思虑过度，肝气郁结，肝郁乘脾，脾虚生湿，湿浊流注下焦则见带下增多。若肝郁久而化热，肝火与脾湿蕴为湿热之邪，下注任带亦可见带下过多；肝火旺盛，上引心火，下灼肾水，亦可见阴虚火旺之证。另外，女子以肝为先天，乙癸同源，为冲任之本，肝肾阴虚，阴液匮乏，则见阴道干涩、灼热；精血不足，化燥生风，阴部皮肤失荣，可见带下量少及阴痒之症。

治法探析

《灵枢·外揣》云："远者司外揣内，近者司内揣外。"老年性阴道炎虽病在下焦，见阴痒、带下等外在表现，但其常以内在病机变化为前提，内外相合而发病。治疗当遵循"治外必本诸内"的原则，采用内服与外治、整体与局部相结合的方法。同时注重生活调摄，以改善症状、缩短疗程、预防复发。

1. 内服清心滋肾方——心肾同治：清心滋肾方临床多用于治疗绝经前后心肾不交证。药用钩藤15 g、莲子心5 g、黄连3 g、干地黄10 g、山茱萸9 g、丹参10 g、酸枣仁15 g、浮小麦30 g。该方以"心-肾-子宫轴"为理论基础，重在滋肾阴、清心火。方中钩藤清心肝而安神魂，黄连"最泻火……而入心尤专任也"，莲子心"由心走肾，能使心火下通于肾"，共为君药；干地黄归肾经并能清热凉血、养阴生津，与山茱萸同用共治肾衰癸水不足之本，共为臣药；丹参凉血活血，养心安神，"功同四物"，并能制山茱萸之温，酸枣仁养肝宁心安神，浮小麦养心安神，亦能止汗，共为佐药。全方交通心肾、燮理阴阳、心肾合治、清滋同用，使水火相济、脏腑协调、阴阳平衡，诸症得以平复。《慎斋遗书》云："欲补心者，须实肾，使肾得升；欲补肾者，须宁心，使心得降。"卢苏临床把握老年性阴道炎病变之根在于心肾，其病因病机与妇女绝经前后诸症存在相似之处，其症状也共见带下量少、阴道干涩、心烦、尿频等，故创新性地运用清心滋肾方治疗本病，以交通心肾，调节心肾轴功能，使阴阳平衡、水火相济。

老年患者面临退休、家庭成员变动等社会、家庭关系的变化，加之患病后病情反复，易产生焦虑、抑郁、紧张等情绪，出现心烦易怒、睡眠障碍等心肝火旺症状，故清心安神在本病的治疗中尤为重要，清心滋肾方以清心为先，夏桂成教授在《妇科方药临证心得十五讲》中，将钩藤、黄连、莲子心共列为本方君药，体现了清心在交通心肾治疗过程中的主导地位，唯有宁心火方可壮肾水，使过亢之心火下达于肾水，方能交通心肾。唐容川《血证论·阴阳水火气血论》云："血生于心火，而下藏于肝；气生于肾水，而上主于肺。其间运上下者，脾也。"心肾之交通离不开肝、脾的作用，故用药勿忘疏肝理脾。若患者心情不畅，思虑过度，可加合欢皮、醋柴胡等疏肝解郁，气郁化火则添广郁金。清心滋肾方药以滋阴清热为主，用药过程中要慎防滋肾之药滋腻碍胃，清心之药苦寒败胃，故临证可根据患者的情况酌加广木香、砂仁、鸡内金、佛手片等行气运脾之品，或加太子参、炒白术、焦神曲等健脾和胃药。此外，治疗过程中还应重视对患者的心理疏导，许多患者症状重而无明显器质性病变，需加强沟通，鼓励患者积极培养业余爱好，使身心同治。

2. 外用中药煎剂熏洗——固带止痒：中医妇科外治法具有悠久的历史，《金匮要略》中针对妇科杂病，记载了外洗及阴道用药等多种外治法，如"阴中蚀疮烂者，狼牙汤洗之""蛇床子散方，温阴中坐药"。老年性阴道炎主要症状为带下异常、外阴瘙痒等，中药外治法较单纯口服中药针对性更强，可直接作用于外阴局部，使药物直达病所，同时可减少药物对肝肾功能的损伤，临床应用广泛。卢苏经验方阴痒外洗方药物组成：一枝黄花 30 g，白鲜皮 30 g，苦参 10 g，蛇床子 15 g，土茯苓 10 g，土荆皮 10 g，艾叶 10 g，鸡血藤 15 g，淫羊藿 15 g，冰片 1 g，炙甘草 5 g。方中一枝黄花消肿解毒，白鲜皮清热解毒、除湿止痒，《本草原始》中记载本品可"治一切疥癞，恶风，疥癣，杨梅，诸疮热毒"，两者共为君药，以除带下之湿热蕴毒。苦参清热燥湿、祛风杀虫，蛇床子"治湿癣，赤白带下"，两药用于治疗湿热下注所致之带下、阴痒，疗效甚佳；《滇南本草》中记载土茯苓可治五淋白浊，功能解毒、除湿热，用治火毒痈疖，土荆皮味苦性凉，可化湿热、杀虫、治癣疮。上四药共为臣药，加强君药清热除湿解毒之力。艾叶虽性温，但煎汤外洗可治湿疹瘙痒，与鸡血藤同用可疏通经络，鸡血藤又兼有活血养血之效，淫羊藿既可温补肾阳，又可祛风除湿，三者共为佐药，针对本病年老肾虚、日久生瘀之病变，发挥各自的疗效。冰片性寒，外用有清热止痒之功，又可抑制蛇床子、淫羊藿之温热之性，亦为佐药。炙甘草既能缓解土茯苓、土荆皮等药的毒性，又可调和诸药，为佐使药。诸药合用，使湿得以除、热得以清、风得以祛、毒得以解、瘀得以化，共奏燥湿杀虫、固带止痒之效。

验案举隅

张某，女，70 岁，农民。2019 年 10 月 8 日初诊。主诉阴痒间作 2 年余，加重 1 个月。患者近 2 年来外阴瘙痒反复发作，伴外阴阴道干涩灼热感，带下量时多时少，色黄质黏，未见血性带下，自行间断使用"妇炎洁洗液"外洗，用药时症状稍有好转，停药后诸症又作，未规律治疗。近 1 个月来患者觉阴痒等症状加重，遂来就诊。刻下：外阴瘙痒，外阴阴道干涩灼热感，带下量少，色黄质黏，无阴道流血流液，伴头晕，心烦易怒，腰酸，畏热易汗，纳食尚可，夜间觉外阴瘙痒加重而难以入睡，无尿频尿急尿痛，大便每日一行，舌质偏红、苔薄黄偏腻，脉细弦带数。否认高血压、糖尿病等慢性病史。月经史：15 岁初潮，5～7 日/28～30 日，50 岁绝经。婚育史：22 岁结婚，2-0-2-2，曾上环，现已取环近 20 年。妇科检查：外阴呈老年性改变，稍红，阴道通畅，黏膜充血，无赘生物，见少量阴道分泌物，色黄，子宫颈轻度炎症，无触血，无举痛，子宫前位，萎缩，活动度尚可，无压痛，双侧附件未及异常。白带常规：上皮细胞（＋＋），白带过氧化氢浓度（＋），白细胞酯酶（＋），真菌（－）；尿常规：葡萄糖（－），白细胞（－）。西医诊断为老年性阴道炎。中医诊断为阴痒（阴虚夹湿证）。治以滋阴降火，清热利湿，固带止痒。

处方（1）：钩藤（后下）15 g，黄连 3 g，醋鳖甲（先煎）10 g，煅龙齿（先煎）20 g，酸枣仁 6 g，浮小麦 30 g，瘪桃干 10 g，丹参 10 g，续断 15 g，牛膝 10 g，广郁金 10 g，醋柴胡 6 g，马齿苋 15 g，莲子心 6 g。7 剂，每日 1 剂，水煎分服 2 次。

处方（2）：一枝黄花 30 g，白鲜皮 30 g，苦参 10 g，蛇床子 15 g，土茯苓 10 g，土荆皮 10 g，艾叶 10 g，鸡血藤 15 g，淫羊藿 15 g，冰片（后下）1 g，炙甘草 5 g。7 剂，每晚 1 剂，煎汤趁热先熏后洗外阴，每次 10～20 分钟。并嘱患者少食辛辣刺激食物，避免搔抓外阴，注意局部卫生，穿干净透气内裤，勤换洗。

二诊（2019 年 10 月 15 日）：患者诉外阴瘙痒及干涩灼热感较前明显减轻，近日常觉口干，饮水不解，纳食尚可，夜间燥热，便溏。上内服方去广郁金、马齿苋，加女贞子 15 g、广木香 9 g，7 剂。外洗方按上方继用。

三诊（2019 年 10 月 22 日）：患者诉外阴瘙痒虽偶有发作，但阴道灼热感已消，头晕心烦等症缓解。复查白带常规：上皮细胞（＋＋），余无异常。二诊内服方 14 剂继服，外洗方加丹参 10 g，14 剂，按前法继用。

四诊（2019 年 11 月 6 日）：患者诉带下已无异常，阴道灼热感及干涩瘙痒消退，头晕、出汗、腰酸等症好转，睡眠较前明显改善，情绪尚佳。外洗方继用 14 剂以固疗效。后随访该患者半年，诉阴道炎未再发作，期间头晕、心烦、出汗等症不显，夜寐安和。2020 年 8 月体检，白带常规、尿常规、肝肾功能等未见异常。

按语：本例患者年逾"七七"，天癸不足，肾阴亏虚，阴虚精少，津液不充，津亏则燥，故见外阴阴道干涩，风燥则痒；肾阴不足，相火偏旺，则瘙痒、灼热更甚；水火失济，心肾不交，则见心烦、多汗、失眠等症；肝肾亏虚，则见头晕腰酸；患者多产，又曾为流产手术所伤，致湿热之邪乘虚侵犯阴户、胞宫，伤及任带，年老正虚，反复感邪，则见局部炎症反复；舌红、苔薄黄偏腻，脉细弦带数，均为阴虚火旺夹有湿热之证。治疗上以滋补肾阴、清心安神、固带止痒为基本大法，同时兼顾肝脾。在清心滋肾方的基础上加醋鳖甲以固滋阴潜阳之效，瘪桃干敛汗，煅龙齿安心神、定魂魄、敛虚汗，醋柴胡疏肝解郁，广郁金疏肝同时又可清心，续断、牛膝补益肝肾，马齿苋清热解毒。二诊患者主要症状明显减轻，证药法得当，又增口干一症，以其阴虚未解之故，加女贞子以加强益肾养阴之效；患者便溏，加广木香以缓药方滋腻之弊。三诊外洗方加丹参一味，概因该患者病程较长，日久形成血瘀，湿热瘀阻，缠绵不愈，因此在滋阴降火、清热化湿的基础上，辅以活血化瘀、凉血散结，以固疗效。

老年性阴道炎之病机总属本虚标实。卢苏以国医大师夏桂成"心肾"理论为基础，结合多年临床经验，认为老年女性因其"肾气衰、天癸竭"之生理特性，故本虚在于肾虚，肾之阴阳失衡，心肾不交，从而出现一系列症状，发为老年性阴道炎。总结本病病机以心肾水火阴阳失衡为本，以湿热为标。治疗上以清心滋肾、清热利湿、固带止痒为原则，清滋共用，以清为先，兼顾肝脾，以清心滋肾方治之，配合中药煎剂熏洗外阴，以期改善整体功能。其与西医学补充雌激素及抗感染之治疗原则有异曲同工之妙，又有接受度高、安全性好等优势。

415 慢性盆腔炎的中医治疗

盆腔炎是妇科常见疾病，发病率达 30%，其为女性内生殖器及其周围结缔组织、盆腔腹膜炎性病变的总称。发病时间多在月经前后、劳累及性交后。临床表现带下增多、下腹疼痛、月经失调、不孕、精神不振、乏力、失眠、全身不适等。中医古籍中并无"盆腔炎"之名，但对盆腔炎传统中医学早就有记载，其属于中医学"妇人腹痛""崩漏""带下""痛经""癥瘕""不孕"范畴。西医妇产科学将盆腔炎分为急性盆腔炎和慢性盆腔炎。急性盆腔炎可发展为弥漫性腹膜炎、败血症，甚至危及生命。慢性盆腔炎多为急性盆腔炎治疗不彻底或患者体弱、病情迁延所致，也可无急性病史。关于盆腔炎的发病率，查阅文献每年数据统计呈逐年上升的趋势，严重者影响生活和工作质量。学者冯彦君等对慢性盆腔炎中医药治疗的研究做了梳理归纳。

中医病因病机的研究

盆腔炎根据其临床症状，散载在"妇人腹痛""崩漏""带下""痛经""癥瘕""不孕"等病症中。如《妇人大全良方》云："夫妇人小腹疼痛者，此由胞络间夙有风冷，搏于血气，停结小腹，因风虚发动，与血搏击故痛也。"《叶天士女科证治》云："赤者，热入小肠；白者，热入大肠，属其本，皆湿热结于任脉。"《三因极一病证方论》云："多因经脉失于调理，产褥不善调护，内伤七情，外感六淫，阴阳劳逸，饮食生冷，遂致营卫不输，新陈干忤，随经败浊，淋露凝滞，为癥为瘕。"《宋氏女科秘书》云："经水将来作痛者，血瘀气滞也，腹中阵阵作痛者，咋作咋止，气血俱实。"《万氏女科》云："素有浊漏带下之人，经水调，不能成胎。"现代中医学认为盆腔炎病位在胞宫胞络，主要因为湿、热、寒、瘀蓄积致气血运行不畅，瘀血内阻。常见病因病机有肾阳虚衰、血虚失荣、感染邪毒、湿热瘀结、气滞血瘀、寒湿凝滞。缪江霞等认为"湿"和"瘀"是重要的病理因素，经期产后胞脉空虚，湿热之邪乘虚而入，久而成瘀，湿、热、瘀常互结为患，湿热瘀结证是临床常见证型。

盆腔炎中医药治疗

1. 辨证论治：辨证论治是中医认识和治疗疾病的根本大法，也是中医学的精髓。近年来，医家在辨证论治方面积累了经验。罗元恺将本病分 6 型论治：①湿热壅阻证，用银甲方。②寒凝血瘀证，用少腹逐瘀汤加减。③气滞血瘀证，用血府逐瘀汤加减。④肝郁脾虚证，用逍遥散加减。⑤肾虚瘀滞证，用左归丸加减。⑥阴虚血热证，自拟慢盆方。杜亚平将本病分 3 型论治：①湿热内蕴型，自拟慢性盆腔炎 Ⅰ 号方。②寒湿凝滞型，慢性盆腔炎 Ⅱ 号方。③气滞血瘀型，以慢性盆腔炎 Ⅲ 号方。以上方治疗慢性盆腔炎 40 例观察，有效率 92.5%。杨燕贤将慢性盆腔炎分 3 型论治：①气滞血瘀型，自拟慢炎一方（柴胡 10 g、枳壳 10 g、赤芍 10 g、三棱 10 g、莪术 10 g、当归 10 g、延胡索 10 g、川楝子 10 g、牡丹皮 15 g、茯苓 15 g、鸡血藤 15 g、甘草 3 g。②脾虚瘀浊型，自拟慢炎二方（党参 20 g、白术 10 g、茯苓 15 g、木香 5 g、桂枝 5 g、赤芍 10 g、桃仁 10 g、鸡血藤 15 g、黄芪 20 g、丹参 15 g、薏苡仁 20 g、甘草 3 g。③肾虚瘀滞型，方用慢炎三方（熟地黄 15 g、山药 15 g、山茱萸 10 g、枸杞子 15 g、地骨皮 10 g、鳖甲 20 g、赤芍 10 g、牡丹皮 15 g、败酱草 15 g、郁金 10 g、桃仁 10 g、甘草 3 g）。观察病例 112 例，痊愈 58 例，好转 44 例，无效 10 例，总有效率 91.4%。张秀艳辨证为气虚血瘀型慢性盆腔采用益气活血颗粒治疗，观察 80 例，总有效率 90.00%。

2. 调周疗法： 调周治疗是一种周期序贯疗法。根据月经周期阴阳气血变化特点用药。张爱芳认为盆腔炎辨证准确，周期性取药方能奏效。对湿热郁结型患者，非月经期治疗以清热利湿，活血止痛，自拟盆腔炎 1 号方（黄柏、败酱草、薏苡仁、蒲公英、升麻、冬瓜子、白芷、车前子、赤芍、枳壳、牡丹皮），随症加减；月经期则清热调血，理气止痛，自拟盆腔炎 2 号方（桃仁、红花、牡丹皮、大黄、赤芍、延胡索、香附、莪术、益母草、薏苡仁），随症加减。黄亦曼治疗慢性盆腔炎两组均为中药煎剂，每日 1 剂，分早晚 2 次口服；治疗组用补肾调周法，经期行气活血以五味调经散加减，经后期滋阴养血以归芍地黄汤加减，经间期补肾促排卵以补肾促排汤加减，经前期益肾助阳，以毓麟珠合加味越鞠丸加减。每期均佐以清热利湿化瘀中药，如大血藤、败酱草、薏苡仁、蒲公英、川芎、延胡索等，共 30 例，总有效率 96.67%。

3. 专方验方治疗： 中医药治疗慢性盆腔炎临床经验丰富，形成有效的专方验方，疗效肯定。林英香自拟马齿苋汤（马齿苋、鸡冠花、大血藤、狗脊、益母草等）治疗慢性盆腔炎 94 例，总有效率达 85.1%。孙晶妇炎宁汤（鹿角霜、巴戟天、菟丝子、黄芪、桂枝、丹参、白术、没药、荔枝核、五灵脂、茯苓、薏苡仁、败酱草、大血藤、鱼腥草、炙甘草等）治疗慢性盆腔炎 30 例，总有效率 86.67%。崔翠林妇科消炎方（当归、赤芍、牛膝、桃仁、大血藤、败酱草、延胡索、陈皮、香附、太子参、甘草等）治疗慢性盆腔炎 55 例，总有效率 94.5%。

4. 中成药治疗： 慢性盆腔炎病程长，长期服中药煎剂不方便，中成药的开发和应用应运而生。林国娟妇科千金片治疗慢性盆腔炎 192 例，总有效率 98%。何世玲金刚藤片与康妇消炎栓联合治疗盆腔炎，观察病例 42 例，总有效率 97.62%。

5. 针灸推拿治疗： 江泓针刺曲骨、关元、子宫、三阴交等治疗慢性盆腔炎 100 例，总有效率 91%。周光跃手法虚证采用柔和缓慢手法较长时间刺激。实证采用重度手法短时间刺激，总有效率 94.7%。董联玲温针关元、子宫（双）、气海、三阴交（双）等治疗慢性盆腔炎 32 例，总有效率 87.5%。

6. 耳穴疗法： 钟建国等耳穴贴压法，穴取子宫、卵巢、内分泌、腹、肾、肝、交感，配合超短波疗法，治疗组 50 例，总有效率 100%。黄晶等灌肠前取穴贴压大肠、直肠、腹、盆腔、内生殖、交感穴，将灌肠液温度控制在 36 ℃～40 ℃保留灌肠，观察病例 60 例，总有效率 97%。

7. 穴位注射： 崔骞等抽取胎盘组织液、复方丹参注射液、山莨菪碱 0.4 mL 注射三阴交、足三里治疗慢性盆腔炎 184 例，总有效率为 100%。王葵等以鱼腥草注射液或庆大霉素注射液加生理盐水稀释，利多卡因 2 mL 注射到中极穴与子宫之间的敏感压痛点。配合艾条灸，临床治疗慢性盆腔炎 126 例，总有效率 98.4%。

8. 直肠用药治疗： 中药直肠给药，吸收快，并且避免对胃的刺激。张彩虹利用中药保留灌肠治疗慢性盆腔炎 48 例，总有效率 91.7%。金燕娜等用灌肠方（鸭跖草、蒲公英、紫花地丁、黄柏、鱼腥草、皂角刺），随症加减，保留灌肠治疗慢性盆腔炎 40 例，总有效率 87.5%。秦永河等利用中药浓煎液滴注直肠治疗慢性盆腔炎 100 例，总有效率 96%。王英等用盆宁颗粒保留灌肠治疗慢性盆腔炎观察 40 例患者总有效率 100%。

9. 中药外敷： 中药外敷，使药物通过皮肤直接吸收和渗透，改善盆腔内血液循环，促进炎症的吸收。曲如玫自拟中药方加酒蒸热外敷小腹部，并随症加减。268 例观察患者中，总有效率 96.6%。周勤仙等利用自拟外敷膜包治疗，将中药放置药袋中，水蒸后外敷于下腹部，治疗组有效率 97.5%。

10. 阴道用药： 药物直接附着在阴道穹窿部，通过其丰富血管及组织渗透吸收进入盆腔炎。蔡玉华采用连翘、当归、金银花、三七、黄芩、冰片等药材调和成丸剂，置入阴道穹部，治疗慢性盆腔炎患者 80 例，总有效率 95%。牛艳丽等用自拟妇卫康治疗盆腔炎 58 例，基本组成败酱草 20 g，白花蛇舌草 40 g，黄芪 12 g，乳香 10 g，没药 10 g，当归 10 g，川芎 10 g，三棱 10 g，莪术 10 g，桂枝 8 g，甘草 8 g，硼砂 2 g，研成粉末，混匀制成糊丸，用无菌纱布包裹备用。温开水清洁阴道，将妇卫康置于阴道后穹。治疗 58 例，总有效率 98.27%。

11. 物理疗法：常用物理疗法有短波、超短波、微波、（中药）离子透入、激光等。范美霞用乳香、没药、红花、当归、血竭、赤芍、桂枝、香附、蒲公英、花椒、败酱草等浓煎，药液浸湿纱布，置于小腹部，通过离子导入机治疗，观察 92 例患者，总有效率 97.9%。彭强丽采用中药保留灌肠联合微波治疗。败酱草、大血藤、丹参、桃仁、莪术、茯苓、赤芍、牡丹皮、延胡索、桂枝，浓煎至 150 mL 后灌肠，患者取平卧位，下腹部使用微波理疗仪圆形探头进行温热治疗，治疗 88 例患者，总有效率 92.05%。

12. 中西医结合治疗：苏梅红治疗慢性盆腔炎，观察组利用注射头孢类抗生素、热敷、理疗和口服中药，总有效率 100%。贾华等采用中药灌肠、西医腹腔灌洗及抗生素静脉滴注治疗，总有效率 98%。

13. 综合治疗：慢性盆腔炎病程长，反复发作，难以治愈。有时单一疗法难以奏效，临床多采用综合治疗方法。如三联、四联疗法。中药口服配合中药灌肠，或配合中药塌渍和针灸推拿，或配合穴位注射和微波疗法。多途径多方法治疗，增强药物的疗效。时燕萍采用中药口服、中药灌肠机中药穴位离子透入治疗慢性盆腔炎 34 例患者，疗效为 98%。翟翠琴等用口服少腹逐瘀汤加妇炎洗方灌肠加超短波综合治疗，总有效率 94.87%。许芙蓉采用辨证开药口服加中药离子导入加红藤汤灌肠加针刺穴位四联治疗慢性盆腔炎 129 例，总有效率为 97.5%。

中医药对慢性盆腔炎的治疗有较大的优势和特点。慢性盆腔炎疗程长，且反复发作，严重者影响女性身心健康和工作。多年来，中西医都在寻找治疗慢性盆腔炎的最佳方案，从局部到整体考虑，内与外合治，标与本兼治，月经周期疗法，情感及气功疗法等，以活血化瘀，提升机体免疫力，改善组织微循环，从而使盆腔炎治愈率得到明显提高，减少本病的复发率。

416　基于指南的盆腔炎症性疾病中西医诊疗

盆腔炎症性疾病（PID）主要由女性上生殖道感染所引起，包括子宫内膜炎、卵巢炎、输卵管炎、输卵管卵巢脓肿以及盆腔腹膜炎等。由于病情迁延顽固，对女性身心健康及家庭产生严重影响。而延误诊断和无效治疗都可能导致上生殖道感染后遗症，如损伤输卵管从而增加不孕和异位妊娠的风险，或转为慢性盆腔炎及慢性盆腔痛等。欧美国家较早制定了 PID 诊疗指南/规范，并对其进行不断更新完善，其提出的 PID 治疗方案以广谱抗菌药物联合治疗为主。但由抗菌药物滥用所引发的细菌耐药性已是全世界不可忽视的严重问题，除了控制、规范抗菌药物使用外，抗菌药物补充替代疗法受到越来越多的关注。我国除了使用抗菌药物治疗 PID 的方案外，中医药疗法治疗 PID 在临床亦得以广泛应用并取得了较好效果，并出台了旨在减少抗菌药物滥用、发挥中医药在 PID 治疗作用的中医药循证临床实践指南。学者李玉琦等对我国中医、西医指南及国外指南关于 PID 最新版指南从多维度进行了比较分析，旨在为改善由抗菌药物滥用所引发的细菌耐约问题，进一步优化我国 PID 的治疗方案提供参考。

资料与方法

1. 资料来源： 检索国家知识基础设施数据库、中国学术期刊数据库、中文科技期刊数据库、Pubmed 数据库，以及美国疾病控制与预防中心（CDC）、英国国家卫生与临床优化研究所（NICE）、英国性健康与艾滋病协会（BASHH）网站，检索时间为建库至 2020 年 2 月 17 日，语言限定为中文和英文。

2. 研究方法： 纳入 PID 相关最新版指南，由两人独立提取各指南关于 PID 的诊断标准、治疗原则、治疗方案及其耐药性、不良反应等方面内容，梳理指南内容并进行比较分析。

结果与分析

1. 纳入指南． 本研究最终获得以下 6 个指南：最新国内指南，分别是 2019 年由我国中华医学会妇产科学分会感染性疾病协作组发表的《中国盆腔炎症性疾病诊治规范 2019 修订版》（简称《西医指南》）；以及 2017 年中华中医药学会基于 2015 美国指南基础上，参考国际临床实践指南制订方法和流程，制定的《中医药单用/联合抗菌药物治疗常见感染性疾病临床实践指南：盆腔炎性疾病》（简称《中医指南》）。国外指南包括：①2015 年美国疾病控制中心《性传播疾病诊断和治疗指南·盆腔炎的诊断和治疗指南 2015 版》（简称《美国指南》）。②2017 年由国际反对性传播感染联盟欧洲分会等制定的《欧洲盆腔炎性疾病管理指南 2017 版》（简称《欧洲指南》）。③2019 年英国性健康与艾滋病协会在 2019 年中期更新的《盆腔炎症性疾病的管理》（简称《英国指南》）。④2020 年由法国妇产科医师学院（CNGOF）和法国传染病学会（SPILF）联合发布的《盆腔炎性疾病：更新的法国指南》期刊预校样（简称《法国指南》）。

2. 指南比较结果：

（1）盆腔炎性疾病诊断标准：对不同指南中 PID 诊断标准进行对比分析。

1）由于临床诊断准确度不高，《西医指南》及国外指南都支持应将诊断 PID 的确诊门槛保持在较低水平，既符合以下症状体征又无其他病因，应开始 PID 经验治疗：子宫压痛；附件压痛；子宫颈举痛。

2）提高上述最低诊断标准的特异度的 PID 诊断的附加标准（因素）为：口腔温度＞38.3 ℃；子宫颈分泌物异常或宫颈脆性；阴道分泌物镜检白细胞增多；红细胞沉降率升高；C 反应蛋白升高；子宫颈淋病奈瑟球菌或沙眼衣原体感染的实验室检查结果。

3）PID 的特异性诊断指标包括：子宫内膜活检显示有子宫内膜炎的组织学证据；阴道超声检查或 MRI 显示输卵管管壁增厚、管腔积液等；腹腔镜检查异常如输卵管表面明显充血、输卵管水肿、输卵管伞端或浆膜层有脓性渗出物。《中医指南》确定了西医诊断标准与中医诊断标准，并明确了相应的临床治则：发病初期，无明显下腹疼痛，符合最低诊断标准；亚临床盆腔炎（仅有轻微下腹疼痛、盆腔体征，无体温、血常规升高）；PID 急性期，发热恶寒，或高热不退，即符合最低诊断标准、附加标准、特异性诊断标准的 PID 患者；亚急性 PID（疾病后期，余邪未尽）。《法国指南》明确将 PID 分为合并输卵管卵巢脓肿或盆腔腹膜炎的复杂性盆腔炎症性疾病和非复杂性的盆腔炎症性疾病，非复杂性 PID 又进一步分为简单的（可以采取门诊治疗）非复杂性盆腔炎症性疾病和中等程度的 PID（需要住院以进一步诊断、症状严重、口服抗生素困难、既往治疗失败或存在社会心理问题）。通过对指南进行综合对比分析，发现 PID 诊断过程中需要注意以下问题：①PID 可能是有症状的或无症状的，症状和体征相比腹腔镜诊断，阳性预测值为 65％～90％（《英国指南》《欧洲指南》）。②PID 轻度病例白细胞计数通常是正常的（欧洲指南）。③衣原体或淋病奈瑟菌阳性以及生殖支原体试验可支持诊断，但宫颈筛查阴性并不能排除上生殖道三者感染（《英国指南》《法国指南》）。④沙眼衣原体的血清学检查对于诊断急性期 PID 或监测疾病进程无用（《法国指南》）。⑤子宫内膜活检子宫内膜炎可能是某些妇女的唯一 PID 征象（《美国指南》）。⑥盆腔超声检查不能增加对有并发症的 PID 阳性诊断，因为其敏感性和特异性均较差，尽管如此但有助于排除输卵管卵巢脓肿或鉴别诊断。⑦在诊断困难的情况下，腹腔盆腔 CT 和造影剂注射可用于泌尿道、胃肠道或其他妇科疾病的鉴别诊断（《法国指南》）。

（2）PID 治疗原则：国外指南与我国《西医指南》一致认为，应尽早应用广谱抗菌药物联合治疗为主，必要时进行手术治疗（如合并输卵管卵巢脓肿者）。广谱抗菌药物需覆盖包括淋病奈瑟菌、沙眼衣原体、支原体、厌氧菌和需氧菌等病原体。需要注意的是，《美国指南》提出其对于是否有必要彻底根除所有类型厌氧菌不确定，但有体外研究数据表明，某些厌氧菌会导致输卵管和上皮细胞破坏，因此，在不能证明未覆盖厌氧微生物的治疗方案能够长期有效预防不育和异位妊娠等远期并发症之前，应首先考虑使用覆盖厌氧菌的方案进行治疗。根据 PID 的严重程度、卫生资源以及患者意愿决定是否住院和静脉给药。例如轻度和中度病例应口服药物治疗（《欧洲指南》与《美国指南》）；轻型 PID 住院抗生素治疗相比门诊治疗没有优势，建议门诊抗生素治疗，抗生素疗法可治愈 80％～90％的病例（《法国指南》）；建议在发热＞38 ℃，输卵管卵巢脓肿或盆腔腹膜炎严重的患者使用静脉治疗（《英国指南》）；输卵管卵巢脓肿者，妊娠者，眩晕、呕吐、高热者，口服药物依从性差和药物耐受为住院标准，认为正确、规范使用抗菌药物可使 90％以上的 PID 患者治愈（《西医指南》）。我国中医指南以美国指南 2015 版西医治疗为基础确定了中西医结合治疗原则，即根据疾病情况，发病初期，仅符合最低诊断标准（仅有盆腔体征）；或亚临床 PID（仅有轻微下腹疼痛、盆腔体征，无体温、血象升高）；或亚急性 PID（疾病后期，余邪未尽），可单用中医药治疗。在 PID 急性期，发热恶寒，或高热不退，即符合最低诊断标准、附加标准、特异性诊断标准的 PID 患者，当中医药与抗菌药物联合使用，旨在提高临床疗效，减少 PID 并发症和后遗症的发生，改善抗菌药物耐药和不良反应等。

（3）不同指南的 PID 抗菌药物方案：国外指南与我国《西医指南》将抗菌药物治疗分为静脉治疗和/或非静脉治疗方案，静脉治疗方案通常在临床症状改善 24 小时后，将静脉给药改为口服药物治疗。如果门诊肌内注射/口服治疗后 72 小时内无临床症状改善，建议住院治疗、评估抗菌方案并进行排除诊断（包括考虑使用腹腔镜进行其他诊断）。《美国指南》与《欧洲指南》提出其推荐的方案之间没有显示疗效差异。对于输卵管卵巢脓肿患者建议住院进行静脉治疗方案，其中《美国指南》建议至少住院 2 小时，在多西环素的基础上加用氯洁霉素或甲硝唑，《法国指南》建议确诊后不应延迟使用抗菌药物，当脓肿大于3～4 cm，必须通过超声影像引导穿刺或经腹腔镜检查引流。对于抗菌药物的治疗疗程，英国、欧洲国家与《美国指南》均推荐14日；我国《西医指南》建议不少于14日；《法国指南》推荐10日治疗非复杂性PID、住院治疗＋口服治疗总时间14日，复杂性PID治疗总持续时间可根据病情延长到21日。

（4）中医指南关于盆腔炎性疾病的治疗方案：运用中医药疗法治疗盆腔炎性疾病是我国的优势和特色，中医指南规范了PID分期与辨证分型，不同发展阶段的治疗原则，各证型的中医治法和推荐处方。目前仍存在3个问题：①指南的西医治疗方案参考美国指南，而非我国本土化的PID西医治疗指南。②确定了中西医结合原则，但未提供中西医联合具体处方及其疗效评价证据。③目前抗菌药物治疗无症状早期或亚临床期尚无最佳治疗方案，中医指南提出在仅有盆腔体征，或仅有轻微症状体征而无体温、血象升高的发病初期，以及处于病情缠绵疾病后期的亚急性PID，可单用中医药治疗，分别起到控制病情和扶正祛邪、促进康复的作用，同时可以减少抗菌药物不必要使用。然而单用中医药治疗PID的临床研究较少，缺乏大样本、设计良好的临床研究证据支持，未来还需要开展相关的研究来进一步证实以指导临床应用。

（5）抗菌药物耐药性：细菌对抗菌药物的耐药性是PID治疗过程中不可忽视的问题，4个国外指南均提及淋病奈瑟菌对喹诺酮类药物的耐药性增加，其中《英国指南》建议在淋球菌性PID高风险患者中应避免使用氧氟沙星和莫西沙星，在应用喹诺酮类药物治疗PID前，必须进行淋病奈瑟球菌的检测；《欧洲指南》则建议可用头孢曲松代替；《美国指南》不再推荐含有喹诺酮类药物的方案为常规治疗方案，但喹诺酮类药物对沙眼衣原体的治疗有效。此外《欧洲指南》提到由于生殖器支原体的耐药性增加，欧洲指南提及单剂量阿奇霉素有可能在生殖器支原体中引起大环内酯类耐药，如果可能的话，应仅限于已知生殖器支原体为阴性的女性使用。我国《西医指南》目前缺少抗菌药物类耐药性的相应内容，《中医指南》提及联合中药减少耐药性，越来越多的研究提示加载中医药治疗盆腔炎能够降低对抗菌药物的耐药性，但目前指南所涉及的中医药仍缺乏大样本、高质量的证据。

（6）药物耐受性与不良反应：国外《西医指南》均提及了治疗方案可能的不良反应并制定了备选方案，我国西医指南亦有提及，但尚未说明可能的备选方案。药物耐受性是影响治疗依从性和疗效的重要因素。欧洲指南中提及其现有的两周抗菌药物治疗方案的依从率很差，所以药物的安全性和不良反应需得到更多的临床重视。国内外指南中与抗菌药物治疗方案可能相关的不良反应及其备选疗法包括：①《英国指南》与《法国指南》提示喹诺酮类药物可能会导致肌腱、肌肉、关节和神经系统的失能和潜在的永久性不良反应，因此，英国仅推荐其用于二线治疗的备选疗法，《法国指南》则规定除没有其他选择时才允许选用。②3个大型随机对照试验显示莫西沙星耐受性良好，但有发生严重肝反应的潜在风险，虽然并不常见（2003—2016年，英国报道12例，无死亡）。③静脉滴注多西环素易出现疼痛不良反应，而且口服和静脉应用生物利用度相似，所以建议尽量口服治疗。④我国指南提示静脉给药克林霉素加用庆大霉素静脉滴注或肌内注射的D方案时，应密切注意药物的耳、肾毒性；此外，有报告克林霉素和庆大霉素联用偶出现严重神经系统不良事件。⑤额外添加阿奇霉素可能导致胃肠道不良反应增加。

小　结

1. 在诊断标准方面：国内外指南均支持应将诊断PID的门槛保持在较低水平，因为PID缺乏特异性诊断指标诊断困难，而延误治疗会损害妇女的生殖健康。除此之外，《法国指南》还提出一种对无并发症的PID新分类，即分为轻型和中型PID。《中医指南》则根据中医与西医诊断标准，确定了不同分型及其治则。

2. 在抗菌药物选择方面：国内外指南的建议一致，即覆盖包括淋病奈瑟菌、沙眼衣原体、支原体、厌氧菌和需氧菌等可能的病原体的广谱抗菌药物联合治疗，并根据PID的严重程度决定静脉给药或非静脉给药以及是否需要住院治疗。国外指南提示尚未明确对某些厌氧菌覆盖范围有限的方案增加甲硝唑以提高厌氧菌覆盖的必要性，其中《美国指南》建议除非已确定扩大厌氧覆盖范围对急性 PID 的治疗作用不大，否则应考虑在第三代头孢菌素的治疗方案中加入甲硝唑，《欧洲指南》和《英国指南》建议中度和轻度 PID 患者可根据临床耐受情况决定甲硝唑应用与否。

3. 在疗程方面：《法国指南》根据 PID 分型推荐了 10 日与 14 日不同方案，总持续治疗时间可根据病情延长至 21 日；其余指南均推荐不少于 14 日的抗菌疗程。

4. 在抗菌药物耐药性方面：国外指南均提到喹诺酮类药物的耐药性增加，因其不良反应《美国指南》与《法国指南》不再推荐含有喹诺酮类药物的方案为一线治疗方案，我国《西医指南》暂且没有提到目前抗生素耐药性问题及其对应方案，中医药对耐药性的影响作用仍缺乏证据。《中医指南》规范了 PID 中医辨证分型及治疗处方，提出以《美国指南》抗生素治疗为基础、中医药单用/联合抗生素的中西医结合原则。我国仍未有中西医结合具体处方方案及其疗效评价证据。

5. 建议：国外指南均提到了抗生素的耐药情况，提示我国现有治疗方案也可能存在抗菌药物耐受性与不良反应等问题，因此建议我国《西医指南》根据本土地区耐药菌群特点以及临床证据制定基于本土化的抗菌药物诊疗方案以及备选方案。国内外暂时无证据表明某种推荐的抗菌药物方案优于其他方案，抗菌药物治疗无症状早期或亚临床期最佳治疗方案尚不清楚，只有很少数量的研究评估和比较了抗菌方案治疗后遗症（如输卵管不育和异位妊娠）的发病率，而且抗生素使用面临着不可忽视的耐药性问题。人们日益关注中医药治疗 PID 的潜力，并出台中医指南指导临床实践。越来越多的临床证据显示中医药联合抗菌药物治疗盆腔炎能够增强巩固疗效、缩短病程、减少复发率与后遗症产生等，从而减少抗菌药物的使用。但对于《中医指南》提出在发病初期以及疾病后期可单用中医药治疗，目前缺乏充足高质量的证据支持，因此建议进行更多高质量的研究来确定这一结论。对于中西医联合治疗，考虑到中药与抗菌药物之间可能存在未知的相互作用，因此有必要制定建立在本土化证据上、对中药及抗菌药物联合治疗的用药时间和疗程进行循证评价的中西医结合具体治疗方案，以利于临床实践指导应用。

417 中医治疗盆腔炎症性疾病后遗症

　　盆腔炎症性疾病后遗症是妇科常见病，多为急性盆腔炎未能彻底治疗，或患者体质较差，病情迁延所致，但也可无急性炎症病史。病情较顽固，当机体抵抗力较差时，可有急性发作。前人的著述中虽然没有盆腔炎之病名，但对其认识有着悠久的历史，在中医文献中的多种病名，如"妇人腹痛""癥瘕""月经不调""不孕""痛经""带下""热入血室"等都与其有关。学者汤亚娟等就近年来中医对于盆腔炎症性疾病后遗症的治疗做了梳理论述。

病因病机

　　中医认为本病多由于妇女月经期、流产期、产褥期调护不当，或经期性交，或宫腔手术操作消毒不严，邪入胞宫，影响冲脉、任脉、督脉、带脉气血而致。现代医学认为本病是出于产后或流产后感染、宫腔内手术操作感染、经期不良卫生习惯、宫内放置节育器、不洁性生活史、急性盆腔炎未能根治等使病原体侵入或由邻近器官炎症累及所致。

临床治疗

　　中医药在盆腔炎症性疾病后遗症的治疗中发挥着越来越重要的作用，主要疗法包括内治法、外治法以及综合疗法。

　　1. 内治疗法：

　　（1）辨证论治：陈永灿总结张承烈治疗慢性盆腔炎的经验，将慢性盆腔炎分肝经湿热、寒湿毒邪、脾虚气弱、瘀血凝滞4型，并结合验案，从清肝化湿、祛寒解毒、健脾调冲和化瘀通络等方面来治疗慢性盆腔炎。还根据自己临证体会提出5点要求：①着眼整体，攻补兼施；②经前疏肝理气，经后滋补调冲；③抓住湿毒，寒热并调；④健体洁身，预防复发；⑤综合治疗，提高疗效。为慢性盆腔炎中医临床辨治提供参考。宋玲认为慢性盆腔炎的病机应以血瘀为主，湿热、气滞、寒湿之邪入侵而致出现不同的临床症状，故将慢性盆腔炎分为热毒下注证、湿热瘀滞证、肝郁气滞证、气虚血瘀证4证，由于本病病程较长，多数患者常有正气不足之象，故在治疗中应根据具体临床证候加减，充分发挥中医药治病的个体化原则。王文清等认为慢性盆腔炎的发生往往是由于妇女在月经期、产褥期或流产后，正气亏损、病邪乘虚而袭，气机经络受损所致，病因病机多兼夹血瘀，故将慢性盆腔炎分为气滞夹瘀证、湿热夹瘀证、气虚血瘀证3证论治。李所平亦认为慢性盆腔炎当从血瘀论治，并分为湿热瘀阻证、气滞血瘀证、寒凝血瘀证、气虚血瘀证4证治疗。

　　（2）专药专方：杨芳运用薏苡附子败酱散加味治疗慢性盆腔炎50例，基本方生薏苡仁、附子、败酱草、绿豆、白芍、川芎、茯苓、泽泻、白术、乌药、延胡索、柴胡、香附、炙甘草，治疗3个疗程，总有效率为98%，体会辨治慢性盆腔炎，证有寒湿者，屡见速效，值得同行借鉴。易蕾等运用四逆散加味治疗慢性盆腔炎75例，并与中成药组（妇科千金胶囊）75例对照。结果中药组有效率为96.0%，中成药组77.3%，两组比较具有显著差异，提示四逆散加味治疗慢性盆腔炎疗效明显优于对照组。崔翠林运用自拟妇科消炎方治疗慢性盆腔炎55例，基本方当归、赤芍、桃仁、牛膝、败酱草、大血藤、延胡索、香附、陈皮、太子参、甘草，随症加减。内服2~6个疗程治疗，总有效率为94.5%，提示本方具有活血化瘀，清热解毒渗湿，理气止痛消肿的功效。杨准叶运用红藤汤治疗慢性盆腔炎 100 例，基本方续断、车前子、柴胡、荆芥、山药、茯苓、炒当归、炒白芍、制香附、泽泻、忍冬藤、大血藤、败酱草、生薏苡仁。经 2 个疗程治疗后，总有效率为 91%。提示红藤汤内服治疗慢性盆腔炎临床疗效好。

2. 外治疗法：

（1）中药灌肠疗法：牛月华运用自制灌肠方治疗慢性盆腔炎 49 例，药物组成蒲公英、败酱草、红藤、当归、赤芍、皂角刺、黄连、黄柏、丹参、甘草，煎成汤剂 200 mL 保留灌肠，总有效率为 89.8%。周美云运用红藤汤保留灌肠治疗慢性盆腔炎 50 例，并用阿奇霉素和甲硝唑合用的 50 例患者作为对照组，灌肠组总有效率 92.0%，对照组总有效率 74.0%，可见中药红藤汤保留灌肠治疗慢性盆腔炎效果优于单纯西医治疗。孙克明等运用盆炎消煎剂保留灌肠治疗慢性盆腔炎 60 例，并设置以野菊花栓直肠给药的 40 例患者为对照组，灌肠组总有效率 93.3%，对照组总有效率 82.5%。

（2）针灸、穴位注射：金君梅等采用穴位埋线治疗慢性盆腔炎 75 例，主穴取肾俞、关元、水道、归来、大赫、气穴、白环俞、中膂俞、胞肓、会阴、中极、阴陵泉、太冲、气冲。并设置同样穴位常规针刺 75 例患者为对照组，观察组总有效率高于对照组。盛骥锋等以温针灸为主综合治疗慢性盆腔炎 36 例，以温针灸为主，根据辨证，结合耳压、刺血拔罐疗法，采用综合治疗，总有效率 97.2%，总治愈率 83.3%，可见以温针灸为主综合治疗慢性盆腔炎有明显的疗效。

（3）其他外用疗法：孙莉等运用中药离子导入加西药灌肠治疗盆腔炎症性疾病后遗症 128 例，自拟中药方选取两侧子宫穴离子导入 30 分钟，同时西药灌肠，结果治愈 98 例，显效 12 例，有效 18 例，无效 0 例，总有效率 100%，中西医结合外治，疗效显著，大大提高了治愈率，有一定的临床参考价值。张荣桃等选用定痛膏合复方化毒散膏腹部贴敷治疗慢性盆腔炎患者 162 例，同时选用 150 例使用安然舒经贴片隔衣贴敷为对照组，两组同时联合应用中药内服、中药灌肠、半导体激光局部照射（腰、腹部）、超声药物导入（腹部）等方法。结果治疗组总有效率 92%，对照组总有效率 74%，可见中药外敷联合综合疗法治疗慢性盆腔炎临床疗效较好，且患者易于接受。张蕾采用自制硝黄散外敷联合复方红藤煎肛门滴注治疗慢性盆腔炎者 43 例，同时选用静脉滴注青霉素、替硝唑联合理疗 43 例患者为对照组。结果治疗组有效率 95.35%，明显高于对照组的 74.41%，可见硝黄散外敷联合复方红藤煎肛门滴注治疗慢性盆腔炎性包块是一种安全、有效、实用、经济的方法。

3. 综合疗法：

（1）二联疗法：林泽银采用自拟逐瘀汤加味配合超激光照射治疗慢性盆腔炎，将 240 例慢性盆腔炎患者随机分为两组，治疗组用自拟逐瘀汤加味配合超激光照射治疗，对照组用金刚藤片治疗。2 个疗程后，治疗组总有效率 95.0%，对照组总有效率 78.3%，可见自拟逐瘀汤加味配合超激光照射治疗慢性盆腔炎疗效显著。李宇青等以加味四妙汤联合中药保留灌肠法治疗慢性盆腔炎。治疗组 68 例给予加味四妙汤加中药保留灌肠治疗，对照组 53 例给予妇科千金片治疗，10 日为 1 个疗程，连用 3 个疗程后，治疗组总有效率 91.1%，对照组总有效率 81.0%。可见加味四妙汤联合中药保留灌肠治疗慢性盆腔炎疗效显著。

（2）三联疗法：李艳玲采用中医多途径给药治疗，包括口服汤剂、中药保留灌肠、中药离子导入治疗慢性盆腔炎，将 122 例慢性盆腔炎患者随机分为两组，治疗组采用中医综合疗法，对照组采用抗生素加金刚藤糖浆治疗。结果治疗组总有效率 93%，对照组总有效率 79%，两组总有效率比较有显著性差异。中医综合疗法治疗慢性盆腔炎取得了满意疗效。杨晶等采用中药内服、中药灌肠以及中药外敷加频谱照射三联疗法治疗慢性盆腔炎，治疗组 56 例给予中药三联疗法治疗，对照组 41 例给予西药静脉滴注。15 日为 1 个疗程，治疗 3 个疗程后，治疗组有效率 92.9%，对照组有效率 73.2%。可见用中药三联疗法治疗慢性盆腔炎疗效显著。

（3）四联疗法：刘茂芳等采用中药内服、中药外敷、保留灌肠、耳针压贴的中医四联疗法治疗慢性盆腔炎 78 例，治疗 30 日后，78 例患者痊愈 45 例，显效 28 例，有效 3 例，无效 2 例，总有效率 97.44％。中医四联疗法四种疗法相辅相成，充分发挥了中医综合疗法的特色，具有安全、经济、疗效满意等优点，为中医治疗慢性盆腔炎的一种良好的治疗方法。

中医药在治疗盆腔炎方面有其独特的优势，在西医妇产科教材中，盆腔炎症性疾病后遗症是唯一将中医药治疗列为首选治疗方法的妇产科疾病。

418　中医治疗盆腔炎性疾病后遗症慢性盆腔痛的证候分布和用药规律

　　慢性盆腔疼痛（CPP）是由各种功能性或器质性原因引起的以骨盆及其周围组织疼痛为主要症状，时间超过 6 个月的一组疾病或综合征，其发病率为 6％～27％。本病病因复杂、诊断困难、治疗棘手且发病率逐年增高，其中盆腔炎性疾病后遗症（SPID）是 CPP 最常见的病因。SPID-CPP 患者缠绵难愈的非周期性疼痛，严重地影响其生存质量。然而目前尚无确切、统一的治疗方法，其总体有效率及治愈率仍较低。随着对 SPID-CPP 治疗的不断探索，多项临床研究显示中药在改善患者疼痛评分、缓解局部体征，改善患者生活质量等方面具有优势。但临床应用中药广泛博杂，其核心药物及配伍规律尚不明确，故学者徐信等通过频数、聚类等统计方法和关联规则等数据挖掘方法，对治疗 SPID-CPP 的证候及中药进行了分析筛选，归纳总结其规律，期望在临床遣方用药时提供思路。

资料与方法

　　1. 文献来源及检索方法：计算机检索中国知网（CNKI）、万方数据库（Wanfang Data）、维普数据库（VIP）和中国生物医学文献数据库（CBM），检索时间均为从建库至 2019 年 10 月 1 日。应用数据库的高级检索功能，以"中医""中医药""中西医""中药""慢性盆腔痛""盆腔痛""慢性盆腔炎""盆腔炎性疾病后遗症"为检索词。

　　2. 文献纳入标准：研究类型为随机对照（RCTs）的临床研究，文献中需明确 SPID-CPP 诊断（即病程≥6 个月的慢性盆腔痛，且由盆腔炎性疾病后遗症引起）；年龄、病程、地域、种族不进行限定，但须注明组间基线具有可比性；提取具有优势效果试验组中的中药，服药方式为口服，剂型为中药汤药或中成药，剂量在《中华人民共和国药典》法定用量范围内；文献中需包含的辨证分型及组方药味。

　　3. 文献排除标准：综述、个案报道、经验总结、会议资料、动物实验的文献；重复发表的文献，仅留取资料最完整的 1 篇；资料不全，缺乏可用原始数据的文献；诊断不明确，合并其他病因的文献。

　　4. 数据规范化处理：根据《中医临床诊疗术语·证候部分》及《中医证候鉴别诊断学》，对文献中证候分型及证候要素进行规范化处理。对表述不同而本质相同的证型进行合并，如湿热瘀阻、湿热瘀结、湿热瘀阻合并为湿热瘀阻；将复合证候分解成证候要素，包括病机层面及病位层面，如肝气郁结、心脾两虚和肝郁脾虚，病机层面拆解为气滞、气虚和阴虚，病位层面拆解为肝、脾、心；对于不便归类、未涉及的证型则予以保留。根据《中华人民共和国药典》（2015 年版）及《中药学》（新世纪第 2 版）对录入中药的名称、功效分类、性味归经进行规范化处理。

　　5. 文献筛选及资料提取：两名研究者分别独立应用 Noteexpress 软件，根据检索策略及纳入和排除标准对文献进行筛选并交叉核对。首先阅读文献的题目和摘要，对不符合的文献进行排除，再对保留的文献进行全文阅读，判断是否纳入。资料提取表由两名评价者共同制定，采用 EpiData 3.1 软件对资料提取表内容进行双录入，并进行交叉核对、纠错，如果遇到分歧，通过协商讨论解决，或向第 3 位研究者咨询，最终通过 Excel 2010 进行数据汇总。提取内容：①文章名称；②第一作者；③方剂名称；④证候分型；⑤病位类证候要素；⑥病性类证候要素；⑦中药名称；⑧中药四气五味；⑨中药归经。

　　6. 统计学方法：采用 SPSS Statistics 22.0 统计软件进行频数分析、系统聚类分析，以 SPSS

Modeler 18.0 数据挖掘软件中的 Apriori 算法进行关联规则挖掘，以获得证候及组方药味的频率及高频使用的中药、强关联药对及角药、聚类分析谱系图等信息，以此探究中医药治疗 SPID-CPP 的证候分布及用药规律。

结　果

1. 文献检索及筛选过程：初步检索出文献共 585 篇，其中 CNKI 189 篇、万方数据库 168 篇、VIP 156 篇和 CBM 72 篇，应用 Noteexpress 文献管理软件去除重复文献，再根据纳入和排除标准，经浏览题目、摘要和全文后最终纳入 58 篇，共提取中药方剂 63 首。

2. 频数描述统计分析：

（1）证候分布情况：纳入文献中共出现 16 种证候类型，单个证候累积频数 113 次，其中前 4 位依次为气虚血瘀证、湿热瘀阻证、气滞血瘀证、脏腑虚弱证。

（2）证候要素分布情况：①纳入文献的证候靶位（病位层面）分布对纳入文献以传统脏腑辨证、经络辨证为基础进行整理，完成病位层面的证候要素的提取，得到病位证素 8 种，出现频次共计 127 次，按高低顺序依次为胞宫（胞脉、胞络）、冲任、肾、肝、脾、胃、心、膀胱。②纳入文献的病性证候要素（病机层面）分布对纳入文献以八纲辨证为基础，结合气血津液、病因辨证进行整理，完成病机层面的证候要素的提取，得到病性证素 11 种，出现频次共计 121 次，按高低顺序依次为血瘀、气虚、湿、内热（火）、气滞、内寒、阳虚、阴虚、血虚、邪毒、痰。

（3）高频使用的中药分析：纳入方剂中共涉及中药 86 味，药物总频次为 600 次，依据各药物出现频次的高低进行排序，并计算药物的使用频率（药物出现频次/纳入方剂数）。其中使用频率最高的 3 味药，依次为当归（38 次，60.32%）、赤芍（36 次，57.14%）、延胡索（26 次，41.27%）。文献中药物出现频次≥6 次的中药共 35 种，共计 470 次，占总使用频次 78.30%。

（4）高频中药性味归经情况分布：依据高学敏主编《中药学》（新世纪第 2 版），将上述 35 味高频中药（出现频次≥6 次）的性味归经进行统计分析。高频中药的药味涉及苦（20 次，37.04%）、甘（17 次，31.48%）、辛（14 次，25.93%）、酸（2 次，3.70%）、咸（1 次，1.85%）；药性涉及温（12 次，35.29%）、微寒（7 次，20.59%）、寒（5 次，14.71%）、平（8 次，23.53%）、热（1 次，2.94%）、凉（1 次，2.94%）；归经涉及肝（23 次，24.73%）、脾（16 次，17.20%）、肾（10 次，10.75%）、心（10 次，10.7%）、胃（9 次，9.68%）、肺（8 次，8.60%）、大肠（5 次，5.38%）、膀胱（3 次，3.23%）、小肠（3 次，3.23%）、心包（3 次，3.23%）、胆（2 次，2.15%）、三焦（1 次，1.08%）。

（5）高频中药功效情况分布：依据高学敏主编《中药学》（新世纪第 2 版），将上述 35 味高频中药（出现频次≥6 次）的功效进行分类统计分析。按功效可归为 9 类：补虚药 10 种，活血化瘀药 7 种，清热药 7 种，利水渗湿药 4 种，理气药 3 种，化湿药、解表药、温里药、止血药各 1 种。其应用频率前 5 位为补虚药（占 28.57%），活血化瘀药（占 20%），清热药（占 20%），利水渗湿药（占 11.42%），理气药（占 8.58%）。

3. 高频中药关联规则分析：使用 SPSS Modeler 18.0 数据挖掘软件对 35 味高频中药（出现频次≥6 次）进行关联规则分析，使用 Apriori 算法建模进一步挖掘不同中药之间的配伍关系。设置支持度为 15%，置信度为 80%，最大前项数为 3，提升度≥1 等条件挖掘出中医药治疗 SPID-CPP 的潜在药物配伍组合。共计得到核心药物配伍 12 组。全部药物配伍组合的提升度＞1，表明这些药物配伍在统计学上均有意义，通过关联分析得出，常用药对为丹参-赤芍，川芎-当归，白芍-当归，常见的角药为川芎-延胡索-当归，丹参-当归-赤芍。

4. 高频中药聚类分析结果：使用 SPSS Statistics 22.0 统计分析软件对 35 味高频中药（出现频次≥6 次）进行系统聚类分析。根据药物功效、四气五味、归经等中医传统理论，经分析认为聚成 3 个类群较为合适。这类分别为聚 1 类：蒲黄、黄芪、干姜、五灵脂、川芎、党参、白术、甘草、续断、茯苓、熟地黄、菟丝子、山药、白芍、当归；聚 2 类：泽泻、车前子、桃仁、红花、薏苡仁、黄柏、苍术；聚 3 类：丹参、赤芍、川楝子、连翘、牡丹皮、香附、枳壳、莪术、延胡索、大血藤、蒲公英、败酱草、柴胡。

讨　论

中医古籍中并无 SPID-CPP 病名的记载，根据其临床症状归属于"妇人腹痛、痛经、癥瘕"等范畴。《金匮要略·妇人杂病脉证》中首次提出妇人腹痛症状及治疗，"妇人六十二种风，及腹中血气刺痛，红蓝花酒主之""妇人腹中诸疾痛，当归芍药散主之"。可见中医药治疗慢性盆腔痛历史源远。

慢性盆腔痛是一种常见、症状明显且治疗繁琐的疾病，严重影响着女性的生殖健康及生活质量，它通常与负面的认知、行为和情感后果以及与下尿路、肠、盆底、肌筋膜或妇科功能障碍等多学科的症状有关。妇科相关性慢性盆腔痛又以盆腔炎性疾病后遗症最为多见，西医针对盆腔炎性疾病的急性期采取抗感染治疗，疗效明确，但对于炎症造成的组织粘连增生、瘢痕形成及由此引起的子宫体活动受限、盆腔及腰骶疼痛等后遗症状，尚无理想的治疗方法，目前主要采取对症治疗。中医药强调整体观念，注重辨证论治，在治疗 SPID-CPP 具有一定优势，既往临床研究表明，中医药能有效缓解疼痛、改善局部体征及生活质量。

1. 频数描述统计结果分析：证候因高阶性、高维性、复杂性制约着其规范化进程，王永炎院士引用证候要素对证候进行降维、降阶，即任一证候都可拆解为若干证候要素和证候要素靶位，其中证候要素是对病因病机的表述，证候要素靶位是关于证素发生部位的厘定。SPID-CPP 出现频率较高的中医证型是气虚血瘀证、湿热瘀阻证、气滞血瘀证；病性证素出现频率最高的是血瘀、气虚、湿等。提示 SPID-CPP 的本质属性为血瘀。而引起血瘀的原因，则可为病程日久，重伤正气，气虚无力推动血液而成瘀；或因湿热之邪内侵，邪热灼伤津液，血被煎熬，凝结瘀血；或可因情志损伤，气机阻滞，气滞而血行凝滞。病位类证候要素结果显示，证候靶位主要累及胞宫（胞脉、胞络），其次为冲任、肾、肝、脾。"肾-天癸-冲任-胞宫"轴是女子内分泌中最重要的中医内涵，肾为先天之本，封藏元阴元阳，是女性生殖之基，肾气充盛，天癸泌至，冲任二脉起始于胞中，任通冲盛，则胞宫藏泻有序，功能正常调和，反之，气血失和，瘀血内阻，进而可致不通则痛。女子以肝为先天，肝主疏泄、若失于调达，气机疏泄失司，可致血行壅塞。脾为后天之本，气血生化之源，主统血，其功能正常，则血循常道，若脾气虚弱，气血生化乏源，血海失盈，脉道不充，则发为不荣则痛。血瘀是 SPID-CPP 的核心病机，虚实夹杂，可兼有气虚、湿热、气滞之证。治疗上须重视"肾-天癸-冲任-胞宫"之间的密切联系，并适当补益脾气、疏肝解郁，整体施治才能使疗效最优化。

在药物的选择上，从药味看，温性药占比最多，《难经》云"血得温而行，得寒而凝"，温性药多具有温通血脉的作用，有助于消除血行瘀阻，所谓"通则不痛"，此之谓也；从药味看，以苦、甘、辛味为主，辛味"能行""能散"，苦味"能降""能泄"，两者合用具有辛开苦降、宣通散结的功效，可开血气之郁结，调畅气血，气血和畅则痛亦止。甘味药亦占有很高频率，其"能补""能和""能缓"，能补虚以荣养血脉、以缓急止痛。

从高频中药的功效分类得出补虚药、活血化瘀药、清热药、利水渗湿药、理气药最为常用，"以药测证""药证相合"，也应证了本次归纳的证型证素结果。其中补虚药物占比最大，这表明因 SPID-CPP 缠绵难愈，易于反复，日久易耗伤正气，其亏虚之象不容忽视，临床上应重视补虚药物的应用，尤以补血药、补气药为主，从而达到补虚以固本。除补虚药外，活血化瘀药、清热药、利水渗湿药、理气药运用较多。现代医家多认为慢性盆腔痛的基本病机为瘀血阻滞，瘀血即是病理产物，也是慢性盆腔痛的主要致病因素。故在治疗上，当以活血化瘀为基本治则，再根据导致血瘀的因素，情志不遂、气机阻滞者予理气药以开郁行滞，湿热内蕴、灼血耗津者根据湿热偏重予清热药和利水渗湿药以清热利湿。在 SPID-CPP 的临床治疗上，当根据病机辨证用药，攻补兼施，标本兼治，以补虚、活血化瘀为主，酌以清热利湿、理气行滞。

2. 关联规则结果分析：明代缪仲淳《本草经疏》云"药有五味，中涵四气，因气味而成……良由气味互兼，性质各异，参合多少，制用全殊"。可见药味的合理配伍对于临床疗效具有重要的意义。本研究基于关联规则进行数据挖掘，形成具有强关联的药对及角药配伍。"药对"之名最早见于《雷公药对》，它是基于《神农本草经》"当用相须、相使者良"，并基于该"良"关系而提出的。"角药"则是具有相互关联作用的3味中药的有机组合，以"三足鼎立，互为犄角"为核心特点，介于中药和方剂之间的一种特殊形式，既可以独立成方，也可以作为方剂中的主药或辅药，能显著提高临床疗效。丹参-赤芍为活血化瘀的要药，具有活血祛瘀、通经止痛的功效，两者相伍，散中有收、行中寓敛、敛中寓泻。川芎-当归为活血行气、调经止痛的药对，其中当归功擅活血化瘀、调经止痛，为血中之气药；川芎可行气开郁、活血祛瘀，为气中之血药，二药相伍，气血兼理、补中有行，可增强行气活血、通经止痛之功效。现代药理研究亦表明，当归-川芎中的活性成分具有改善微循环、舒张外周血管、并降低血清炎症因子表达的作用。白芍-当归药对中当归甘温而润、补血养血，白芍性凉而滋、补血敛阴，两者皆具调肝止痛之效。此次挖掘最常见的角药为川芎-延胡索-当归和丹参-当归-赤芍，前3者为行气活血止痛的组合体，后3者为补血调经、活血化瘀的组合体。从对药和角药的组合特点来看，活血化瘀仍是近现代医家在治疗SPID-CPP中最鲜明的共性。

3. 系统聚类结果分析：聚类分析是将一批样本或者变量通过性质的亲疏程度进行分类的研究方法，聚类分析在处理抽象变量时，利用彼此独立而又具有代表性的未知变量能够做出探索性的聚类，对获取新知有着重大意义。本研究通过系统聚类分析共得到3个常用聚类方。

聚1类方为十全大补汤合失笑散加干姜、菟丝子、续断、山药，全方补气药、补血药及活血化瘀药合用，共奏温补气血、活血化瘀、散结止痛之功。结合近现代医家对SPID-CPP病因病机的认识以及上述分析的结果，可以推测，"虚"和"瘀"是SPID-CPP发生发展中最重要、最鲜明的特点，且两者存在相互促进、互为因果的特性，因而在治疗上应根据"虚"和"瘀"的程度遣方用药。在临床中，对于病程日久、反复发作，兼有血瘀之象的患者可参考此方。

聚2类方为四妙散去牛膝加桃仁、红花、泽泻、车前子，方中苍术燥湿健脾除湿邪之来源；黄柏走下焦除肝肾之湿热，薏苡仁入阳明胃经祛湿热而利经络；泽泻利水渗湿；车前子利水清湿热，诸药合用，能走下焦而清热燥湿，兼用活血化瘀常用药对桃仁、红花，全方共奏清热利湿、活血化瘀之功。湿热之邪，蕴积于胞脉，日久与血互结，气血瘀滞，乃致本病，对于湿热瘀结型SPID-CPP可选用此方。

聚3类方为银翘红藤散合柴胡疏肝散加减，全方清热药、理气药、活血化瘀药合用，共奏清热理气化瘀之功。情志不遂，怒而伤肝，肝气郁结，血随气滞，气血瘀阻，兼有热毒蕴积胞脉，与血互结，日久乃成本病，对于热毒炽盛、气滞血瘀型的SPID-CPP可选用此方。

419　多囊卵巢综合征的炎症机制和中医干预

多囊卵巢综合征（PCOS）是一种妇科常见的生殖内分泌代谢性疾病，其临床症状主要表现为月经稀发或闭经、排卵障碍性不孕、多毛、痤疮及肥胖等。据流行病学调查显示，PCOS 的患病率为 4%～18%，我国育龄妇女的发病率为 5.61%，好发于青春期女性。其发病机制主要与下丘脑-垂体-卵巢调节功能异常、胰岛素抵抗、高胰岛素血症、肾上腺内分泌功能异常有关。其中高雄激素血症与胰岛素抵抗是 PCOS 发病的主要病理基础，但确切致病机制尚未明晰。研究证据表明，低度炎症在 PCOS 发病过程中起到关键的促进作用。体内低度炎症状态能诱发的高雄激素导致代谢异常，增加高胰岛素的产生，三者相互作用共同阻碍卵泡发育最终形成多囊卵巢综合征。中医学将本病归属于"月经不调""不孕症"等范畴，认为主要病机与肾-冲任-胞宫生克制化关系失衡，肾、肝、脾功能障碍致痰湿、血瘀有关，而痰瘀互结被认为是低度炎症的基本病理特征。因此，深入认识 PCOS 发病的炎症机制及中医药的干预作用具有重要意义。学者陶坚愈等对近年有关 PCOS 的炎症机制及中药干预研究做了系统归纳。

PCOS 的炎症机制

1. PCOS 炎症的发生因素：PCOS 的慢性低度炎症状态与疾病本身、脂肪组织过度沉积、NF-κB 途径激活、氧化应激反应、肠道微生物群失调等多种因素有关。研究发现 PCOS 患者的血清 CRP、TNF-α 及 α1-酸性糖蛋白水平增高明显。实验研究发现，姜黄素能改善戊酸雌二醇诱导 PCOS 大鼠模型的排卵及黄体功能，可能是由于其对血清 TNF-α、IL-6 和 CRP 表达的抑制作用有关。Borruel 等发现，PCOS 的女性全身的脂肪含量和内脏脂肪组织含量比正常女性更高，以腹腔和肠系膜最为显著。有研究表明脂肪细胞在凋亡、坏死的代谢过程中能使 M1 型巨噬细胞募集并发生极化，进而激活 NF-κB 与 JNK 等炎症通路，分泌大量促炎因子和氧化产物，引起胰岛素抵抗、细胞凋亡、组织损伤，介导慢性炎症。同时研究表明，PCOS 的慢性炎症的发生发展与肠道微生物群的改变密切相关。肠道菌群失调后导致肠道粘膜通透性增加，增加革兰氏阴性结肠细菌进入体循环的概率，进而扩大免疫系统激活的风险，降低胰岛素受体功能，反向促进血清胰岛素水平升高，同时亦促进雄激素的增加，最终导致卵巢慢性炎症化。研究发现，通过使用 Diane-35 与益生菌调节 DHT 诱导的肠道菌群的平衡，恢复其肠道微生物群的多样性，可有效改善 PCOS 大鼠模型的生殖功能。因此，PCOS 的慢性低度性炎症受多种因素影响，这也提示在治疗上，可以从多途径抑制慢性低度性炎症来进行干预治疗。

2. 炎症与高雄激素血症：高雄激素血症是 PCOS 主要临床表现，同时亦是 PCOS 发生的危险影响因素。研究发现，PCOS 患者体内炎症因子 NF-κB、TGF-b1 与 T 水平呈正相关趋势。研究表明炎症状态可诱发 CYP17 升高促进雄激素合成；L-18 可抑制芳香化酶活性进而抑制雄激素转化为雌激素，并通过促进雄激素受体表达间接增加雄激素活性；TNF-α 可通过抑制肝脏性激素结合球蛋白（SHBG）的生成来抑制雄激素转化。同时，Gonzalez 等发现高雄激素能激活单核细胞介导的 NF-κB 炎症通路，导致 CRP、IL-6、TNF-α 等多种炎症因子的升高，诱发炎症产生。可知，一方面高雄激素血症可诱发 PCOS 炎症的产生，另一方面 PCOS 炎症可刺激加重卵巢产生雄激素，两者相互作用，加重 PCOS 的发展。

3. 炎症与胰岛素抵抗：胰岛素抵抗（IR）是 PCOS 的另一项主要临床表现与危险影响因素，其既可以调节卵巢和肝脏酶的活性，一方面参与雄激素的生成，另一方面触发低度炎症。研究发现血清 CRP、IL-6 水平与 IR 呈正相关。在炎症状态下，其产生的细胞因子干扰 IKK-β/NF-κB 通路、JNK 通路、SOCS 通路、PKc 信号通路等多个信号通路，通过影响不同的中间体使胰岛素信号转导通路被抑制从而产生 IR。此外，实验研究发现异常的炎症因子诱发的氧自由基（OS）过度活化造成的氧化损伤，导致胰岛 β 细胞 DNA 损伤，使其功能受损，形成 IR；且过度活化介导的氧化应激反应抑制葡萄糖转运蛋白 4（GLUT4）的表达，影响葡萄糖的摄取，加重 IR。而 IR 所引起的血糖调节机制紊乱，刺激胰岛细胞分泌炎症因子，致使两者形成一种相互促进作用，加速了 PCOS 炎症进展。

中药干预 PCOS 的炎症因子的进展

1. 中医学对 PCOS 伴炎症的认识：医学古籍中无 PCOS 病名，根据其症状表现，将其归属于"月经过少""月经后期""崩漏""闭经""不孕""癥瘕"等范畴。历现代各医家多认为 PCOS 的发病病因多责于肾-天葵-冲任-胞宫轴失衡所致。《妇人规》云："经候不调，病皆在肾经。"《圣济总录》云："妇人无子，由于冲任不足，肾气虚弱故也。"尤昭玲认为，肾所藏之"阴精"即卵子，肾精不足使卵子缺乏物质基础，难以发育成熟；肾阳亏虚既不能鼓舞肾阴的生化和滋长，又使气血无力运行而阻滞冲任胞脉，更使排卵缺乏原动力，故肾虚是排卵障碍的根本原因。肝为肾之子，肝肾同源，精血相生。《张氏医通》云："气不耗，归精于肾而为精；精不泄，归精于肝而化清。"元代朱丹溪《格致余论》云："主闭藏者肾也，主疏泄者肝也。"若肝之疏泄与肾之闭藏之间的关系失衡，将导致月经紊乱。而肝风易横犯脾土，致使水谷精微及水湿不运，痰浊内生。痰湿壅阻胞脉胞宫，则不能摄精成孕，故《万氏妇人科·调经章》云："肥人经水来少者，责其痰碍经隧也。"后世医家总以肾虚为本，涉及肝脾，痰湿血瘀为标。肾为先天之本，五脏之根，肾虚，五脏六腑随之渐衰，不仅导致气、血、津液产生减少，而且影响其正常代谢，易于生成痰湿血瘀，使低度炎症高发。可见脏腑亏虚是炎症发生的外在条件，痰、湿、瘀是炎症发生的内在基础。

2. 复方中药干预临床研究：中医学运用补肾，清肝，健脾，化痰，祛瘀等治法能从整体调节患者的内分泌环境及生殖代谢异常，改善炎症环境，提高妊娠率，且治疗相对安全。何微微等在对照组患者基础上联合自拟补肾活血方（丹参、桑寄生、桃仁、菟丝子、赤芍、肉苁蓉、巴戟天、淫羊藿、甘草）治疗 3 个月后，发现观察组患者治疗后 TNF-α、IL-6 和 CRP 水平的下降幅度显著，且改善 PCOS 疗效明显。俞瑾等在 PCOS 肝经湿热证患者予补肾清肝药物（当归、生山楂、川牛膝、桑椹子、熟地黄、皂角刺、海藻、白芍、郁金、玫瑰花、贝参、枸杞子、醋龟甲、黄芩、夏枯草、石菖蒲）连续治疗 3 个月，发现血清炎症因子 IL-1ra/IL-1F3、IL-18/IL-1F4 水平明显降低，并有效改善月经不调、促进患者排卵、妊娠等内分泌生殖症状。石明晴等等选取 PCOS 肾虚痰湿型患者，观察组在对照组基础上加服自拟补肾健脾方（赤芍、熟地黄、山茱萸、菟丝子、山药、鹿角胶、茯苓、牡丹皮、续断、淫羊藿、贝母、皂角刺、制苍术）治疗 3 个月后，发现观察组患者血清 LH、FSH、T、Visfatin 以及 hs-CRP 明显低于对照组，且具有显著的临床疗效。

3. 复方中药干预实验研究：许志芃等研究苍附导痰丸对 PCOS 大鼠的治疗作用，发现苍附导痰丸可通过调节 TNF-α、TNFR1、TNFR2 蛋白的表达，从而抑制炎症信号通路以改善 PCOS 症状。姜晓琳等研究在二甲双胍的基础上加服膈下逐瘀汤对 PCOS 大鼠的作用机制，发现膈下逐瘀汤可通过减少 NF-κB 活化，降低 TLR-4 和 ox-LDL 表达、IL-6 和 TNF-α 的分泌，来改善 PCOS 大鼠症状。兰楠等研究复方麦芽丸对 PCOS 大鼠的作用机制，发现复方麦芽丸能降低 IL-6、TNF-α 水平来促进 PCOS 大鼠动情周期的恢复。陈央娣等研究发现，中药复方星夏汤能降低 PCOS 小鼠的体质量、LH、FINS、FPG、TNF-α、IL-6 水平及 LH/FSH、HOMA-IR 指数，有效改善胰岛素抵抗，促使卵泡发育成熟及排卵，提高生殖能力。

　　多囊卵巢综合征的发病机制十分复杂，目前慢性非特异性炎症引起 PCOS 的作用机制尚在探讨阶段，慢性炎症因子通过哪些信号途径干扰内分泌生殖系统，炎症信号转导通路中的哪些炎症因子的调控发生改变促成其发展，通过后续分子生物学及遗传学来给予进一步的解释。现有的临床及实验研究表明，中药能够通过补肾，疏肝，健脾，化瘀，祛痰等治法，综合调整机体的内分泌及生殖功能，可有效降低 PCOS 炎症因子水平，改善临床症状。

420 从微炎症论治多囊卵巢综合征经验

多囊卵巢综合征（PCOS）是常见的内分泌及全身代谢性疾病，其基本特征为无排卵、高雄激素血症或高雄表现，多数存在胰岛素抵抗，且超重或肥胖者高达50%，我国育龄期妇女发病率为5.61%。近年来，许多国内外学者从炎性因子方面研究PCOS，目前已证实微炎症普遍存在PCOS女性体内，且通过多种机制影响PCOS的发生发展。现代研究认为多种炎症因子可能通过影响雄激素的代谢，导致雄激素水平升高，还可能通过扰乱下丘脑-垂体-肾上腺轴（HPO），阻碍卵泡的生长发育，参与调节排卵及黄体的形成，某些炎症因子与PCOS患者的胰岛素抵抗（IR）成正相关，提示炎性因子可能通过加重IR间接导致PCOS，慢性低度炎症有助于诱导胰岛素抵抗和卵巢功能障碍，如肿瘤坏死因子-α（TNF-α）通过增加胰岛素敏感组织中胰岛素受体底物-1（IRS-1）的丝氨酸磷酸化，抑制胰岛素信号传导。Blagojevi IP 等将115例PCOS女性根据身体质量指数（BMI）分为正常体重、超重、肥胖3组与50例健康女性对比，通过测定相关炎性指标，得出PCOS女性炎性因子程度与BMI成正相关。通过分析了150名PCOS患者和150名健康女性的白介素-17A（IL-17A）和IL-32SNP，提出炎性因子可能影响个体对PCOS的易感性。更有一些研究表明让患有PCOS的女性服用具有抗炎作用的药物可以明显改善其胰岛素抵抗和代谢障碍，并且有助于减轻高雄血症，抑制卵泡提早凋亡，给治疗多囊卵巢综合征提供了新思路。张晓甦从事妇科临床工作20余年，在运用中医中药治疗PCOS疾病方面有丰富的临床经验，学者王晴晴等对其做了归纳总结。

中医病因病机

1. PCOS的病机：古籍中并无对PCOS的专门记载，现代中医学者根据其临床表现将其归属于"月经后期""月经过少""崩漏""闭经""不孕""癥瘕"等范畴。张晓甦结合自身多年临床经验，认为本病系本虚标实之疾患，肾虚为本、痰瘀为标，即肾虚是发病的根本原因，痰湿瘀滞是致病因素又是一种长期存在的病理状态。肾藏精，主生殖，人体的生长发育及生殖的功能均为肾所主宰。如《傅青主女科》云："经水出诸肾，经本于肾。"《医学衷中参西录》云："男女生育，皆赖肾气作强。"可见女于月经来潮、孕育胎儿皆依赖肾气。张晓甦认为痰湿瘀滞是PCOS主要的致病因素，又是病理产物。清代医家单南山《胎产指南》云："妇人经候不调有三：……三云脂痰凝塞……痰涎凝滞，血海之波不流，故有过期而经始行，或数月而经一行，及为滞为带，为经闭，为无子之病。"肾为气之根，肾虚精血津液运行不畅，留而为痰、为瘀，阻滞胞宫，导致月经不调，甚至久而不孕；瘀血久滞成癥，故见卵巢体积增大，或出现多囊性改变，正如《证治准绳·女科》所云："妇人……乃痰挟振血，遂成窠囊。"

2. 肾虚是微炎症发生的内在基础：肾虚是多囊卵巢综合征低度炎症发生的内在基础，正所谓"邪之所凑，其气必虚"，肾为气之根，若肾气不足，必然导致机体正气亏虚，抵御外邪、祛邪外出能力减弱，是PCOS女性体内微炎症存在的内在基础；肾阳亏虚、温煦不足与肾的气化失常，使血流不畅、脂质沉积，炎细胞聚集、黏附。陈欣等将补肾活血的中药分为高、中、低剂量干预PCOS大鼠模型，测定干预前后IL-8浓度，发现用药后的PCOS大鼠IL-8的浓度普遍低于用药前，并且随着中药浓度升高而越低，可佐证上述观点。

3. 痰瘀与微炎症互为病理基础：张晓甦认为本病痰瘀为标、标实为主，痰湿瘀滞是导致微炎症的病理基础，这与"痰瘀是慢性炎症的核心病机"的观点不谋而合。而微炎症的产生、炎细胞的聚集、炎性因子的释放也会加重痰湿瘀滞的发生。冯桂贞等认为痰瘀是导致慢性低度炎症缠绵难愈的致病因素。韦航航通过研究 PCOS 伴慢性低度炎症状态的中医证候分布规律，发现伴有低度炎症的 PCOS 患者中痰湿证与血瘀证最为常见。林寒梅等应用化痰通脉饮（以化痰活血中药为主）治疗 PCOS 大鼠，与模型组（只给葡萄糖水及饮用水）比较，治疗后的大鼠血清炎症因子明显降低。可见痰瘀是 PCOS 患者微炎症状态存在的重要病机。

治疗特色

本病本虚标实，而以标实为主，现在多数医家若过度重视补肾以促卵泡生长，而忽略痰湿瘀血之标实，短期可取得一定效果，但痰瘀之邪不除，留于胞宫，多使微炎症持续存在，也是本病反复发作的重要原因，且一味补肾，卵泡虽生长，卵子质量差，不易成孕或孕后易发生流产，对本病预后极其不利。因此，本病治疗当先祛标实，后固其本，补、通相合调整周期，则痰瘀得除、肾虚得固，结合平素生活调摄，固本培元，可使痰瘀不复。

1. 化痰活血，衰其标实：痰湿血瘀与微炎症两者互为病理基础，痰湿血瘀与微炎症相互作用，共同导致 PCOS 病程进展，因此运用化痰活血法治疗痰湿血瘀证的同时也改善了 PCOS 患者体内的微炎症状态。临床上，张晓甦结合多年经验，根据"苍附导痰丸"加减化裁，总结出治疗 PCOS 方，其组方为苍术、白术、茯苓、白芥子、牡丹皮、丹参、赤芍、泽兰、生山楂、香附、川牛膝、枳实、川厚朴、青皮、陈皮。苍术加白术，《本草纲目》云"苍术，治湿痰留饮，或挟瘀血成窠囊"，白术是补气健脾第一要药，两者相合共为君药，共奏燥湿之效；牡丹皮、丹参、赤芍、泽兰、香附活血化瘀，枳实、川厚朴、青皮、陈皮行气化痰运血，茯苓健脾利湿，共为臣药；白芥子善搜剔内外痰结，对于痰瘀时间长者尤效，生山楂行气活血促进药物吸收，两者共为佐药；川牛膝引痰瘀之邪下行，使邪有出路，是为引经药。事实上，方中绝大部分中药具有抗炎、降低炎性细胞因子水平的作用，如方中君药苍术、白术均具有较强的抗炎作用，两者可通过抑制炎性因子释放与合成、核因子 κB（NF-κB）表达及环氧化酶（COX）合成等多种途径产生抗炎作用。部分中药同时具有增强机体免疫系统作用，且对非特异性免疫尤其明显。丹参、牡丹皮、山楂、泽兰还具有抗氧化、清除自由基，减轻外界刺激引起的微炎症。

2. 补通相合，固肾调周：待痰湿、血瘀之邪衰其大半，采用经二补二通之法调整月经周期，经后期滋肾养阴长内膜，着重固本且助卵泡、内膜生长，佐入养血行血的药物，使补而不滞，方药如女贞子、当归、熟地黄、赤芍、白芍、广郁金、山茱萸、制黄精、炙龟甲、淮山药；经间期多采用行气活血的药物既可促进卵子排出，又有利于痰瘀之邪消散，稍佐助阳药物促进阴阳转化，以达氤氲，方药如广郁金、柴胡、青皮、陈皮、五灵脂、当归、川芎、泽兰、鹿角霜、紫石英、茺蔚子、桃仁、红花，同时在此期，常加用红花逍遥片增加活血理气之效，使气血调和；经前期温补肾阳，促进内膜转化，方药如菟丝子、覆盆子、鹿角霜、淫羊藿、山药、广郁金、制香附、赤芍、白芍、熟地黄、茯苓；行经期活血调经保证经血顺利排出，因势利导，痰瘀得出，新血得生，方药如当归、赤芍、白芍、川芎、熟地黄、益母草、艾叶、制香附、桃仁、红花、广郁金。四期调周，补通相合，使痰瘀之邪有路可出，阴阳转化顺利，月候得现，月经如期，同时固本培元，进一步促进微炎症吸收，预防微炎症的再发。

3. 生活调摄，病而防复：外界环境及生活方式改变是 PCOS 发病的重要诱因，因此加强生活调摄、去除诱因是治疗 PCOS 的首要环节。临床上，要求患者管理体重、加强运动、规律作息、调畅情志；对于肥胖之人尤其强调减肥，善于鼓励，帮助肥胖患者建立减肥的信心和耐心。通过生活调摄减少疾病诱发因素，强健体魄防病复发。现代研究表明肥胖型 PCOS 女性体内炎性因子水平明显高于非肥胖患者，且其炎性因子水平与其 BMI 值呈正相关，这是由于大量的脂肪能够分泌炎性因子，参与炎症反应，而减肥及运动可下调炎性因子，改善炎症程度。

验案举隅

患者，24 岁，身高 165 cm，已婚未孕，2018 年 5 月 21 日首诊。主诉未避未孕 2 年，月经延后 1 年余。患者既往月经周期 7/23～37 日一行，量色质无殊，行经期小腹坠痛伴腹泻。2016 年婚后未避未孕至今，2017 年 2 月因工作环境改变，月经逐渐延后，40 天至 4 个月一行，体重由 60 kg 增加至 75 kg。2017 年 8 月克罗米芬连续促排 3 次，未成功。末次月经：2018 年 1 月。2018 年 4 月起阴道间断出血，量少，色红。纳食可，多梦，大便 1～2 日一行，小便调。体格检查：形体肥胖，面部及颈项部皮肤暗沉粗糙、痤疮明显，舌淡紫，舌苔白，脉滑。实验室检查：雌二醇（E₂）17.14 pg/mL，睾酮（T）2.63 nmol/L，卵泡刺激素（FSH）7.23 U/L，黄体生成素（LH）20.4 U/L，孕酮（P）0.84 ng/mL，催乳素（PRL）337.2 mU/L，肿瘤坏死因子-α（TNF-α）194.63 ng/L，白细胞介素-6（IL-6）64.27 pg/mL，超敏 C 反应蛋白（hs-CRP）13.18 mg/L。B 超检查：双卵巢可见 10 个以上椭圆形无回声区，直径介于 0.2～0.9 cm，内膜 0.6 cm。男方精液检查正常。西医诊断：①不孕症；②多囊卵巢综合征。中医诊断：①不孕症；②月经后期；③崩漏病。辨证为痰湿瘀滞证，治拟燥湿化痰，活血祛瘀。方药：上述 PCOS 方加鸡血藤 15 g、石见穿 10 g、熟大黄 10 g（7 剂，水煎，2 次/d，口服）。嘱生活调摄，测基础体温。2018 年 5 月 28 日二诊，服上方后阴道出血止，各症情好转，舌淡紫，舌苔薄，脉细滑，体重 73 kg。予 PCOS 方加减运用 3 月。

2018 年 10 月 11 日复诊。患者月经 2 个月一行，肤色及痤疮改善明显，带下增多，舌淡红，有齿痕，苔薄白，脉滑。基础体温：双向不典型，体重 61 kg。观之患者痰湿血瘀标实诸症明显改善，予补肾调周加减运用 4 月，经间期加用红花逍遥片（4 片，2 次/d）。

2019 年 2 月 14 日复诊。月经基本 40 日一行，就诊时经期第 5 日，月经将净，面部及后背部皮肤光泽，无明显痤疮，舌淡红，苔薄白，脉细。基础体温（BBT）双向；体重 58 kg。月经第 3 日复查性激素：E2 66.11 pg/mL，T 1.69 nmol/L，FSH 5.6 IU/L，LH 9.16 IU/L，PRL 233.7 mU/L，TNF-α 132.85 ng/L，IL-6 36.41 pg/mL，hs-CRP 3.18 mg/L。予经后期方加生地黄、菟丝子、枸杞子（14 剂）；嘱坚持生活调摄。

2019 年 2 月 28 日复诊。B 超测排提示：右侧卵巢见一大小约 17 mm×19 mm 优势卵泡，内膜 9 mm。予经间期方加山茱萸 10 g、山药 10 g、鸡血藤 10 g；指导同房。

2019 年 3 月 21 日复诊，患者基础体温上升 19 日，测尿 TT（＋）。予测孕三项，中药保胎。

按：本例患者因工作环境改变导致体重暴增，察之形体肥胖、面部及后背部皮肤色素沉着、痤疮明显，结合舌脉，一派痰湿血瘀标实之症，首诊重视衰其标实之邪。然患者病程长、标实重，非 7 剂中药能消，故继予燥湿化痰、活血祛瘀之法加减运用 3 个月，患者诸症明显改善，月经可 2 个月一行，此后予补肾调周法治疗 4 个月，月经可 40 余日一行，复查炎性因子水平明显下降，E₂ 上升、LH 基本下调，同月 B 超测排见优势卵泡，指导同房后自然受孕。

现代社会对女性的要求越来越高，精神压力及生活方式的改变打破了女性生殖内分泌轴的平衡，致使 PCOS 发病率逐年上升。西医主要运用激素治疗，副作用大，复发率高，多数女性较为排斥。结合现代临床研究，张晓甦提出本病之所以缠绵难愈、易于反复，与其长期存在的微炎症状态密切相关，认为"痰瘀""肾虚"是微炎症状态发生发展的核心机制。其临床治疗独具特色，强调"先衰其标，后固其本，加强生活调摄，病而防复"，在改善患者内分泌水平的同时，也明显改善其体内微炎症状态，这对多囊卵巢患者的月经恢复、排卵受孕极其有益。张晓甦认为微炎症状态是 PCOS 患者病情反复的重要原因，而中医中药对抑制该状态、预防本病反复有明显优势，为 PCOS 的干预、治疗和预后提供全新的思路。

421 中医从免疫炎症治疗子宫内膜异位症

时燕萍从事临床、科研工作40余年，积累了丰富的经验，擅长治疗子宫内膜异位症，急、慢性盆腔痛，月经失调等妇科疾病。子宫内膜异位症（EMs）在育龄期妇女中较为多见，在适龄女性中发病率高达10%～15%，是指有活性的子宫内膜组织（腺体或间质）在子宫内膜以外的部位出现、生长、浸润、反复出血，可形成结节及包块，引起疼痛及不孕等。EMs可由多种原因导致，其确切发病机制尚未完全阐明，虽为良性疾病，但却有类似恶性肿瘤的一些特征，如转移、侵袭、局部浸润及易复发等，因此具有"良性癌"之称。临床主要表现为进行性加重的痛经，若治疗不当或不及时，疼痛反复发作，程度加重，非经期亦出现下腹部慢性疼痛反复发作，发展为慢性盆腔痛，甚至导致不孕、情志抑郁等，严重影响生活和工作。

中医药早期治疗EMs，可防止病情进展。时燕萍教授对EMs的治疗有独特见解，着眼于病机，探索其发生发展过程以及各阶段因果联系，运用中医药特色优势，能显著改善疼痛。受内异症"免疫-炎症效应"学说影响，时教授认为本病的发生多与免疫功能异常相关，机体免疫功能障碍，局部感染性或非感染性炎性反应，导致盆腔微环境改变，炎性致痛因子、组织增生及盆腔粘连等，多种途径共同造成慢性疼痛发作，反复日久，血流变学改变，盆腔异位包块形成，即"炎症-疼痛-包块"途径，其基本病机为肾虚血瘀、寒湿内阻，证属本虚标实，治疗上强调温通经脉，以扶正化瘀为基本大法，配合温经散寒除湿，自拟经验方加味内异停治疗。学者刘金秀等对时燕萍教授运用中医药从免疫炎症方面治疗子宫内膜异位症经验做了归纳总结。

历史沿革

中医虽无子宫内膜异位症的病名，但根据临床表现，可归属于"癥瘕""经行腹痛"等范畴。《景岳全书·妇人规》云："瘀血留滞作癥，惟妇人有之，其证则或由经期或由产后，凡内伤生冷，或外感风寒，或恚怒伤肝，气逆而血留……总由血动之时，余血未净，而一有所逆，则留滞月积而渐以成癥。"戴元礼《证治要诀·妇人门》云："经事来腹痛，不来腹亦痛，皆血不调故也。"《济阴纲目》云："血滞积瘀于中，与日生新血相搏，则为疼痛。"《傅青主女科》云："寒湿乃邪气也，妇人有冲任之脉居于下焦……经水由二经而外出，而寒湿满二经而内乱，两相争而作疼痛。"由此可见，中医学对本病早有相关认识。

病因病机

《黄帝内经》云："正气存内，邪不可干。"时燕萍认为本病发生的根本原因为正气不足。寒湿瘀血等阴邪不可无故自生，必有正虚于先，尤以肾阳虚为主。肾为胞脉之络、冲任之本，五脏六腑之阳气非肾阳不得温煦，若肾阳虚衰、下焦不暖，肾之推动温煦作用减弱，易寒湿内生；或宿有湿邪，湿从寒化，而致寒湿内结；或肾损及脾，脾虚失运，水液输布障碍，水湿停聚，加重寒湿阻滞。寒湿阻滞日久，气机不畅，经脉瘀阻，不通则痛，或肾阳虚弱，脏腑经络失于温养，不荣则痛。寒主收引凝滞，湿阻气机运行，寒湿胶着，血失温运，血行瘀滞而成癥瘕。时燕萍将本病病机高度概括为"寒湿-蕴阻-癥瘕"，与之相对应的即为现代医学中"炎症-疼痛-包块"形成机制，和EMs"免疫-炎性效应"不谋而合。

正气不足，即机体免疫功能障碍，是本病发生的内在原因。根据多年临床经验及对 EMs 发病过程的回顾性研究，时燕萍发现大多数 EMs 患者发病前均可追溯到急、慢性生殖器官炎性反应等过程。女性生殖器官的特殊生理结构，使其更易逆行感染，病原菌的侵袭使机体产生不同程度的免疫应答反应，受刺激的免疫细胞活化，释放出多种炎性介质及血管活性物质，如巨噬细胞产生释放炎症因子（IL-6、IL-8 等）、TNF-α、VEGF 及 PG 等致痛活性因子，局部水肿、渗出及组织增生，造成盆腔微环境改变，此为"炎症"过程；炎性反应反复发作，盆腔局部组织增生及纤维化，造成盆腔粘连，前列腺素疼痛信号传递途径激活及盆腔粘连共同造成盆腔慢性疼痛发作，此为"疼痛"过程；病程日久，盆腔内微循环障碍，血流动力学改变，新生血管形成，促进异位子宫内膜的种植、黏附及增生，即盆腔异位包块形成，此为"包块"过程。有研究表明，异位内膜的生长与炎性反应中巨噬细胞的增多有关，使血管浸润病灶内部，促进盆腔局部有效血管化，导致异位病灶形成及发展。

近年来，EMs"免疫-炎症效应"越来越受到重视。许琳等提出"活血化瘀药物能够改善 EMs 盆腔血瘀微环境而抑制免疫炎症效应"这一假说，武梅等认为血瘀与炎性反应具有相关性，指出 EMs 的发生发展与局部免疫-炎性反应有较大关系。治疗上，时燕萍强调异病同治，不论何种原因导致的 EMs，均积极控制"免疫炎症反应"，阻断"炎症-疼痛-包块"形成途径，运用中医药特色优势，早期干预，积极控制，改善机体免疫功能，调节盆腔内微环境，促进炎症的吸收及瘀血的消散，抑制疼痛的进展及疾病演变。中医方面，辨证为寒湿瘀阻证的腹痛病，不论是否确诊为 EMs，均主张早期补肾化瘀、温经散寒除湿，病从浅治，积极预防，达到通则不痛、荣则不痛的目的。

加味内异停

对于 EMs 的治疗，时燕萍立足于正气不足为本，重视寒湿瘀阻为标，兼顾个人体质，认为治疗当以补肾化瘀、温经散寒除湿为主，自拟经验方加味内异停，临床效果显著。基本方为鬼箭羽 10 g，木馒头 10 g，党参 10 g，黄芪 10 g，贯众 10 g，皂角刺 10 g，生山楂 10 g，土鳖虫 10 g，当归 10 g，夏枯草 10 g，大血藤 30 g，金银花 15 g，茯苓 10 g，炮姜 6 g。临床常在基本方上加入补肾温阳及清热利湿中药，在改善盆腔局部微循环、抗炎、活血止痛等方面有明显效果。方中党参、黄芪扶正祛邪，现代药理研究两者均能增强机体免疫功能，炮姜温阳散寒、止痛止血，三者共为君药。鬼箭羽破血消癥，活血止痛，有研究显示，其具有抗炎抑菌等作用，土鳖虫为虫类药，能破血散瘀，引药入血分，现代药理研究表明，土鳖虫具有抗凝血、镇痛及免疫调节等作用，大血藤、金银花清热利湿解毒，均能抗菌消炎，且金银花具有孕激素受体拮抗作用，能有效抑制异位内膜，致其萎缩，并能减轻疼痛，上 4 味共为臣药。三棱为血中气药，莪术为气中血药，两者破血散瘀，通调气血，共奏行气止痛之功，木馒头、贯众、皂角刺、当归活血化瘀通络，使药直达病所，辅助增强活血化瘀，茯苓健脾渗湿，利水不伤正，加强散寒除湿之效，以上共为佐药。夏枯草、山楂消积散结，痰瘀共治，两者同为使药。诸药合用，共奏补肾化瘀，温经除湿止痛之效。研究发现内异停对异位的子宫内膜有直接抑制作用，机制可能为参与调节机体的免疫功能及炎症因子，改善盆腔微环境有关。

病案举例

某女，36 岁。2018 年 1 月 16 日初诊，经行腹痛 2 年余，加重 1 个月，2 年前无明显诱因下出现经行腹痛，并逐渐加重，遂至当地医院就诊。妇科 B 超示：子宫大小 5.3 cm×4.8 cm×3.9 cm，前位，内膜厚 0.9 cm，右侧附件囊肿，大小为 2.6 cm×3.0 cm，内可见点状回声，提示右侧卵巢囊肿（巧克力囊肿可能）。于某医院间断口服中药治疗，疼痛症状好转。1 个月前，因劳累受凉后出现下腹痛加重，伴腰酸乏力，自服布洛芬，未见明显缓解。MC：14 岁，5～7/30 d，量中，色黯红，有血块，痛经 2～

3 日明显，VAS 评分 8 分，伴经前乳胀，腰酸乏力。LMP：2018 年 1 月 2 日，5 日净，量色质如常。刻下：D15，带下量中，色白，拉丝，无阴痒、异味，纳寐可，二便调。舌淡紫，舌苔薄，脉细涩无力。妇科检查：子宫正常大小，未见明显压痛，右侧附件片状增厚，按压痛，子宫右后方可触及一 3 cm×3 cm 左右肿物。辅助检查：CA-125 56 U/mL，阴超示子宫大小 5.5 cm×4.4 cm×3.8 cm，前位，内膜厚 1.0 cm，右侧附件囊肿大小为 3.6 cm×3.2 cm，内可见点状回声，提示右侧卵巢巧克力囊肿。西医诊断为子宫内膜异位症；中医诊断为腹痛病（寒湿瘀阻证）。治以补肾化瘀，温经散寒除湿，拟用加味内异停方治疗，共 14 剂，1 剂/d，早晚温服，经期停服，并予散结镇痛胶囊 4 粒，3 次/d，避免劳累受寒。

二诊（2018 年 2 月 7 日）：2018 年 2 月 2 日月经来潮，5 日净，量色如常，血块减少，经期下腹隐痛及腰酸稍有缓解，纳寐可，二便调，舌淡紫，舌苔薄，脉涩。效不更方，原方继服 5 个月经周期。

复诊（2018 年 7 月 3 日）：痛经较前明显缓解，仅偶见腰酸，带下未见异常，纳寐可，二便调，舌淡红，舌苔薄，脉细。妇科检查：子宫常大、右附件可及片状增厚，轻微压痛，子宫右后方可触及一 2.5 cm×2.0 cm 左右肿物，活动度可，压痛不显。辅助检查：CA-125 37 U/mL。嘱继服 2 个月经周期后停药，定期复查。随访半年，期间未诉复发。

按：在本病治疗上，时燕萍强调扶正的重要性。李慎言《肾虚血瘀论》云："久病及肾，久病则虚……虚者肾虚也。脏腑之虚则以肾虚为本。本者，其根本也。"首先，正虚为本病发生的内在因素和根本原因；其次，在疾病发展过程中，寒湿瘀血交阻，缠绵日久，久病致虚；并且，治疗药众多破血消癥之品攻伐正气，加重正虚程度。正虚与血瘀互为因果，发生因虚致瘀，瘀则更虚的病理改变。因此，时燕萍认为本病用药不宜峻猛，当缓消癥块以图时时顾护正气。时燕萍根据瘀血不同程度，擅长应用不同活血化瘀中药，尤其擅长虫类药的应用；若仅有舌质淡紫，脉涩，无器质性包块，则选用养血活血之品，如川芎、赤芍、红花、当归等，以期血胜则通，通则不痛；若瘀血明显，舌质青紫，则选用三棱、莪术等活血化瘀之品，加强通瘀止痛之效；若为顽固性癥瘕包块，则只有水蛭、蜈蚣、炮穿山甲等虫类药方能直达血分、破血消癥。有研究表明活血化瘀类中药，能够改善血液黏度，改善血液流变学及局部炎症状态，调控全身局部微循环，进而维持机体免疫平衡。寒湿瘀血均为阴邪，根据"益火之源，以消阴翳"的思想，血得温则行，得寒则凝，应重视"温通经脉"的重要性：温通既能散寒除湿，促进炎性渗出的吸收，又能加速血行，化瘀通络，促进异位病灶消散及局部血液循环，且通则不痛，气血调畅，能有效缓解疼痛，从根本上改善盆腔内环境。时燕萍强调因人制宜，认为应根据个人体质及不同兼加症，在药物的选择及用量上有所增减。根据盆腔疼痛的不同程度、寒湿瘀血的不同侧重，以及疾病发展的不同阶段，选择不同药物，结合现代药理研究成果，整体综合分析，辨证施治。

不论是何种情况的子宫内膜异位性疾病，时燕萍极力强调应重视"炎症-疼痛-包块"之间的因果联系，受到中医学"上工治未病"理念指导，主张中医药早期扶正化瘀、温经散寒祛湿，疏通经络气血，提高机体免疫力，减轻局部炎症反应，改善盆腔微环境，切断以上路径，不但可有效缓解疼痛，而且能够预防 EMs 进展演变为慢性盆腔痛。中医药的临床应用，在缓解盆腔疼痛症状的同时，也减轻了组织水肿等炎性反应，改善了血液流变学，调控盆腔微循环，从根本上防止疾病的发生发展，在远期疗效方面有着独特的优势。

422　基于微炎症论小儿原发性肾病综合征中医辨治

中医学无微炎症状态的记载，但究其微炎症状态的发生特点和临床表现，可归属于中医学"浊毒"的范畴。"浊毒"多是由脏腑官窍或阴阳气血生理功能失常产生，"浊毒"是导致微炎症状态的致病的致病因素，相对而言，正气不足是"浊毒"发生的内在因素。小儿原发性肾病综合征（PNS）"微炎症状态"亦属本虚标实之证，正气不足指脾肺肾三脏亏损为本，毒瘀水湿致病为标。即可概括为"三本、五标"，三本指脾、肺、肾气亏虚，五标指外邪、湿热、瘀血、痰浊、水湿。现代医学认为本虚与临床免疫功能紊乱相关，标实与炎性因子分泌异常及脂质代谢紊乱等相关。而微炎症状态本虚标实之间互为影响，脾肺肾亏损，由虚致实，湿热内阻，痰瘀胶结；痰瘀浊毒，由实致虚，损伤正气，致脾肺肾亏损。学者孙响波等基于微炎症状态对小儿原发性肾病综合征的中医药辨治做了阐述。

病因病机

"浊毒"含义有二：一者为外来毒邪，包括六淫、疫疠之气；二者是内生毒邪，多由脏腑功能失调或气血运行不畅产生，使痰、瘀等病理产物在体内蕴积过多，转化为毒。外来毒邪和内生毒邪在致病时亦可相互转化。一方面外毒侵袭机体，损伤脏腑经络，影响气血运行，使内毒自生；另一方面，内毒蕴结体内，耗伤机体之正气，正气不足，外邪乘虚。我们将"毒""瘀""痰"归纳为"痰瘀先导，瘀久必毒，瘀毒互结"。因此，外邪等影响到肾之血运，损伤肾络致"肾络瘀滞"，即"因毒致瘀"。影响到肾之水运，损伤肾络致是"痰滞肾络"，即"痰因毒生"。痰、瘀两种病理产物相互作用，导致"痰瘀互结"，又可出现"因毒生热""因瘀生热"等改变。浊毒又有痰浊、血浊之分。《诸病源候论·诸痰候》云："诸痰者，此由血脉壅塞，饮水积聚而不消散，故成痰也。"《赤水玄珠》云："若血浊气滞，则凝聚而为痰。"痰乃津液之变，遍身上下，无处不到。

小儿脏腑清灵，但脾常不足，肺叶娇嫩，肾常虚，发病快，病变速，致病易寒易热，易虚易实。盖肺为调水之脏，为水之上源，肾为主水之脏，为水之下源；脾为制水之脏，为水之枢纽；故肺失通调、脾失健运、肾失蒸化，三焦气化不利，致水液代谢障碍，聚水为痰，痰从阴化饮，饮溢肌肤而为水。肺失宣降，气令不行，水津不布，生痰化湿，湿郁化热；肺失治节，不能治理调节全身之气血水的运行，致气滞、血瘀、水停，或气血瘀滞，或血水互结。脾失健运，水津不得四布，水湿停滞，痰饮内生；脾虚不摄，血不循经，离经致瘀。肾脏蒸化调控水液的功能减退，湿浊瘀毒内不得疏通，外不得排泄，蓄积体内。痰湿内蕴，阻遏气机，气滞血瘀，肾络瘀阻，久则终致瘀毒互结，更耗气血，发为重症。小儿PNS病性多属本虚标实之证，本虚既有小儿先天之不足，又有后天失养，以肺脾肾阴阳亏损为本；标实多与先天"胎毒"不尽，后天饮食所伤、外邪内侵等相关，以瘀血痰浊湿毒内聚为标。本虚与标实之间相互联系，多呈现虚实夹杂，虚实转化之病机。

湿热、瘀血的致病作用

1. 湿热：湿热既是小儿 PNS 的致病因素，又是其复发、加重、难治的重要原因。湿热在小儿 PNS

中的致病作用已成为儿科临床医家共识，小儿 PNS 如属湿热证者具病情反复、缠绵不愈之特点。而小儿 PNS 中有关炎症损伤多与中医学水湿化热，湿热内蕴密切相关，湿热蕴结不解，久之损伤正气，病性虚实变化，可致患儿气血阴阳亏损，或出现肾功能恶化。湿热下注肾脏，蕴藏肾络，肾络瘀阻，终致瘀热胶结，湿毒内阻。临床上湿热致病多与 PNS 患儿的水肿、蛋白尿、血尿的发生密切相关。《医学入门·水肿》提出湿热、湿浊可致水肿。《论湿热有三焦可辨》云："湿热俱多，则下闭上壅，而三焦俱困矣。"《临证指南医案》云："病湿热在经，久则瘀热入络。"朱丹溪云："湿热熏蒸而为瘀。"可见湿热为本病进展之基，瘀血为病变进展之果。现代研究也发现了在 PNS 发生、发展过程中因机体免疫功能紊乱致肾小球与小管间质内产生大量炎性细胞因子，致使肾脏细胞增殖，免疫复合物沉积，细胞外基质增多，最终导致肾小球硬化、小管间质纤维化等均符合"湿热"特征。

2. 瘀血：PNS 发病过程中必然产生和伴随瘀血证，相反瘀血产生后又是加重本病的重要因素。瘀血阻滞气血运行，久致脏腑经络功能衰退，气血生化不足，气血两亏，即所谓"瘀血不祛，新血不生"，致而使脏腑形体失养。瘀血贯穿整个患儿 PNS 过程中，起病之初，感受风湿寒热之邪，或疮毒内犯，损伤肺气，阻滞脾运，客于肾络，肺失治节，脾虚不摄，肾络瘀滞；随之病情发展，水湿内停，或湿热蕴结，气机不畅，气滞血瘀；因失治、误治，晚期肾阳虚弱，血失温运，血脉凝滞，终致阴阳气血衰竭。气虚不足以推血运，必兼血瘀；湿热稽留，阻滞脉络，形成瘀血。临床上血瘀致病多与 PNS 患儿水肿、蛋白尿、血尿、肾功能损伤、血液流变学异常密切相关。《金匮要略·水气病脉证并治》云："血不利则为水。"《血证论》云："血结亦病水，水结亦病血；瘀血化水，亦发水肿，是血病则兼水也。"《仁斋直指方·虚肿方论》提出瘀血可致水肿。现代医学也发现了肾病伴随瘀血存在，可伴血液流变学异常、凝血功能亢进、高脂血症等，其程度与肾病严重性与活动性相一致，如肾小球毛细血管腔闭塞、基底膜增厚、免疫复合物沉积、球囊粘连、微血栓形成等均符合"瘀血"的特征。

"湿热、瘀浊"与"微炎症状态"相关性

PNS"湿热、瘀浊"是人体脏腑经络、气血阴阳受损后产生的致病因素，亦是多因素导致脏腑功能紊乱、气血运行失常，致瘀血内滞，蕴积体内而化生的毒邪。因 PNS 过程中，邪壅经络，气机不畅，邪不得散，血不得行，津不得布，津血停留，化生痰浊瘀血，日久痰浊、瘀浊相互搏结，反复日久，湿热蕴结，造成浊毒内郁等诸多证机变化。瘀血、湿浊属阴，病程迁延缠绵，在 PNS 过程中往往占有先导地位，甚至影响病情演变与进展。微炎症状态多因实致虚，湿热和血瘀病邪贯穿疾病发展的始终，病邪羁留体内，致肾失开阖，不能分清泌浊。PNS 微炎症的发生机制中，湿热与瘀浊既是内外因素作用所产生的病理产物，又是本病发生、发展、加重、演变、恶化的重要病理因素，现已成共识。还有认为是瘀血或痰贯穿于整个病程中，也有提出痰瘀互结为其基本病机。毒瘀即炎症细胞因子等毒素，从病理物质主要是炎症因子方面来说，炎症因子的作用与中医学的"毒随邪生，变由毒起，毒损肾络"观点相一致。湿热证患者的体液免疫水平，结果患者血清中 IgM、IgG 及补体 C3 水平与正常人相比均明显升高，说明湿热证患者机体免疫功能发生紊乱。湿热证主要表现的"正盛邪实""邪正抗争剧烈"的病理状态，致病因子的侵入直接引起炎症反应和机体免疫功能亢进造成的自身组织炎性损伤。浊毒病邪胶结作用于人体，导致人体细胞、组织和器官的浊化，浊化的是结果导致免疫系统紊乱所导致的各种炎症、变性、凋亡和坏死等变化。

湿热、瘀浊与细胞因子相关性

PNS 发病时 IL-1β、IL-6、NF-κB 等多种炎性细胞因子水平均明显升高，这些炎症因子可诱发其他炎症介质而加重肾脏损害，它们与湿热在 PNS 病理中的作用、湿热留滞伤肾的过程一致。肾脏是炎症介导物的重要靶器官，炎症因子是引起肾内炎症的原因，又是炎症反应随之而生的病理性标志产物，毒

损肾络是指体内高表达的炎症因子导致的肾小球硬化、肾小管间质纤维化。PNS 发病时 IL-1、IL-6、NF-κB 等多种炎性细胞因子水平均明显升高，这些炎症因子可诱发其他炎症介质而加重肾脏损害，这些细胞因子、炎症介质参与的肾脏损伤过程，与湿热在 PNS 病理中的作用、湿热留滞伤肾的过程一致。

湿热、瘀浊与脂质代谢紊乱相关性

PNS 病程中，脂质代谢紊乱是导致炎症反应进一步扩大的重要因素。高脂血症在中医学中被认为是一种微观"血浊"，其产生与水、湿、痰、瘀、虚、实等病理因素有关。肾脏病理活检发现，肾脏组织可以看到明显毛细血管阻塞的病理特点以及细胞因子和多种细胞基质的堆积，这些特点在出现外在表现之前就已存在，说明微炎症状态治疗的必然性，肾脏微炎症病变主要病理改变是中医的"血脉瘀阻"。

治疗用药

小儿 PNS 微炎症状态病机关键以患儿脏腑功能失调、气血津液失衡为发病内因，湿热、瘀浊蕴结为重要致病因素。因此扶助正气、调整脏腑、气血功能是基本治则。具体可概括为"三调"。一调脏腑气血阴阳之虚，通过健脾、补肺、益肾进而达到调和气血、阴阳之功，补其脏腑之虚，填其气血之亏，从根本上改善产生微炎症状态的湿、痰、瘀、毒；二调脏腑气血阴阳之实，通过利湿、化浊、活血、清解达到气、血、水代谢平衡，抑制微炎症的发生、发展、传变；三调扶助正气，驱邪外出，以整体观念为指导，提高患儿抵抗力，以达扶正驱邪、防邪复犯的目的。肾病微炎症状态益肾扶正是治疗根本，清利活血是治疗关键，和络祛浊不容忽视，治疗原则应该以原发病变为依据，中医辨证论治理论为指导，贯穿活血化瘀的治疗特色进行微炎症状态的中医辨证论治。大黄不仅纠正代谢紊乱，而且通过抑制 IL-6 等细胞因子的分泌，减轻肾脏免疫炎症反应，通过抑制细胞增殖减少细胞外基质的过度沉积，改善微炎症反应。丹参能有效地降低患者 CRP 水平，这与丹参具有抗微炎症、氧化应激和阻断两者恶性循坏有关。应用清热利湿中药可通过抗炎、抑制炎症因子的产生等作用而减轻肾脏免疫性炎症损伤。

423　中医辨证分型治疗葡萄膜炎

葡萄膜炎又称色素膜炎，通常认为是眼内炎症的总称，包括葡萄膜（虹膜、睫状体、脉络膜）、玻璃体、视网膜和视网膜血管的炎症，是易反复发作的致盲性常见眼病。葡萄膜炎是现代医学名称，根据其临床表现，属于中医学"视瞻昏渺""云雾移睛""瞳神紧小"以及"瞳神干缺"等病症范畴。西药治疗以糖皮质激素和免疫抑制剂为主，治疗周期长且易复发，对视功能影响巨大。中医药治疗在减少激素应用量、毒副作用及复发间隔时间方面有较显著的优势。学者赵越娟等对中医辨证分型治疗葡萄膜炎做了探析。

临床表现

葡萄膜各解剖部位相互邻接，血液循环联系密切，当发炎时，各部分可以单独发生，也可同时发病，引起全葡萄膜组织的炎症。由于虹膜大环的血液同时供应虹膜与睫状体，所以虹膜发炎时，睫状体必然受影响；而脉络膜供给视网膜外层的营养，当发炎时也影响视网膜，而形成脉络膜视网膜炎。

虹膜睫状体炎的主要症状有眼痛、畏光、流泪、视力下降与睫状充血、角膜后沉着物、前房混浊、虹膜后粘连和瞳孔不圆等，如果病情进一步发展，因为瞳孔闭锁，可产生并发性白内障、继发性青光眼等后果。

脉络膜炎的主要症状有视物模糊、玻璃体混浊、视网膜水肿，伴渗出；随病变发展会出现组织萎缩、变性，甚至继发视网膜脱离而导致失明。

葡萄膜炎有急、慢性之分，急性病例发病急，症状相对剧烈，视力下降较迅速；慢性病例病程较长，症状较缓和，视力障碍逐渐加重。急性与慢性葡萄膜炎可以互相转化，由于病情严重，应积极采取中西医结合治疗。

病因病机

根据五轮学说，虹膜为风轮属肝，瞳孔为水轮属肾，所以从脏腑主病来看，葡萄膜炎症多与肝肾有关。肾为先天之本，脾为后天之本，乙癸同源，肝肾之病，多波及脾。早期肝经风热，或肝胆湿热，上攻于目；中期风湿热邪，流窜经络，上犯清窍；晚期肝肾阴亏，虚火上炎，灼伤瞳神，或脾肾阳虚，精气难于上承，目失涵养。

六淫中，以风、湿、火三因为多见，它们多数兼挟为病，如风火（热）、风湿、湿热等。风为六淫之首，善行而数变，在本病，虹膜属肝，肝为风木之脏，肝主风，风气通于肝，所以容易招致风邪。且风能生火，火性炎上，因而风火常相挟而为病，因感冒而发病者多与此有关。在于湿，湿郁化热，合并风邪，多见风湿与湿热，导致黄仁被灼而瞳孔紧小，邪热煎熬而神水混浊，伴有关节炎、黄疸、湿疮等病者多由这些病因引起。至于火，很多急性病例多由肝胆火炽、胃火上燔引起，慢性病例多由病久伤阴，肝肾阴亏，虚火上炎引起。火为阳邪，瞳孔属肾主水为阴，火强搏水，水实自收，因而虹膜展而不缩，故瞳孔紧小，且易于后方晶珠粘连，使瞳孔偏缺不圆，所以古人将虹膜睫状体炎归属"强阳搏实阴之病"。

七情所伤，最易伤肝，肝气郁结，郁而化火，气火偏胜。饮食失宜、劳倦过度、房室不节等最易损伤脾肾，导致免疫功能不足，很多久治不愈，反复发作的病例，多与此有关。

　　这些致病因素，或者由表，或者由内，皆通过脉络而到达葡萄膜，引起葡萄膜炎症病变。鉴于葡萄膜血管丰富，所以首先出现血管充血，气血运行障碍而发生睫状充血。血气同类，津血同源，眼内气血病变必然使房水及玻璃体（同属津液之类）受到影响而发生混浊。血不利则为水，出现渗出、水肿，水湿凝聚为痰，因而发生角膜后沉着物与眼底的斑块及机化。如果血热妄行，血溢络外则成瘀。后期组织因为缺少气血濡养易发生变性与萎缩等病理改变。

分型论治

　　赵越娟等采取中医或中西医结合治疗本病近百例，这些病例有为前部、后部，或为全部炎症；有急性、有慢性；有初发，有复发；经用药，多数治愈或好转。

　　1. 中医辨证分型：除局部应用扩瞳、激素眼药水外，葡萄膜炎的辨证施治，基本可归纳为以下几个类型。

　　（1）肝经风热型：多见于急性前部葡萄膜炎症状早期，全身可兼有头额疼痛，发热口干，舌红苔薄黄，脉浮数的体征。治法以祛风清热，方选新制柴连汤（《眼科纂要》）加减。方用龙胆、炒栀子、黄芩、柴胡、木通、黄连、赤芍、生甘草、炒荆芥、防风。若前房积脓，加石膏、知母以清阳明胃火；若前房积血加生地黄、牡丹皮以凉血止血。

　　（2）肝胆湿热型：多见于急性前部葡萄膜炎症状早期，全身可兼有口舌生疮，咽干口苦，溺赤便结，舌红苔黄腻，脉弦数的体征。治法以清泻肝胆湿热，方选龙胆泻肝汤（《医方集解》）加减。方用龙胆、炒栀子、柴胡、黄芩、车前子（包煎）、木通、生地黄、泽泻、生甘草、知母、赤芍、牡丹皮。若前房积脓量多，加生石膏、大黄以清胃泻火；若大便秘结，加大黄、芒硝以通腑泄热。

　　（3）风湿挟热型：多见于本病中、后期，发病或急或缓，或反复发作，全身可兼有头身困重，骨节酸楚，口干，舌黄苔腻，脉滑数的体征。治法以驱风除湿清热，方选抑阳酒连散（《原机启微》）加减。方用蔓荆子、白芷、独活、生地黄、黄柏、防己、前胡、栀子、黄芩、羌活、知母、防风、甘草、黄连。若胸闷脘痞，加厚朴、豆蔻、薏苡仁、茯苓以芳香化湿；若关节红肿疼痛，加忍冬藤、桑枝、川牛膝以清热通络。

　　（4）脾虚湿热型：多见于本病后期，患病日久，时轻时重，缠绵不愈，全身可兼有少气懒言，倦怠嗜卧，舌质淡胖、舌苔白滑，脉细弱的体征。治法以健脾化湿，方选参苓白术散（《太平惠民和剂局方》）加减。方用人参、茯苓、麸炒白术、山药、炒白扁豆、莲子、炒薏苡仁、砂仁、桔梗、甘草。若视网膜渗出物日久不消，加法半夏、昆布、海藻以化痰散结，若视网膜出现增殖膜，加丹参、当归、红花以活血化瘀。

　　（5）阴虚火旺型：多见于葡萄膜炎慢性炎症期，全身可兼有口干咽燥，口舌生疮，心烦失眠，舌红少苔，脉细数的体征。治法以养阴清热，方选瞳神泻肝汤（《医宗金鉴》）加减。方用生地黄、玄参、麦冬、知母、甘草、地骨皮、牡丹皮、赤芍、茺蔚子、黄芩。若睫状充血日久不消，加三七、栀子以清热凉血；若口干不欲饮，加石斛、玉竹以清热生津；若虚烦不眠加炒酸枣仁、首乌藤以除烦安眠。

　　（6）痰湿瘀阻型：多见于葡萄膜炎慢性炎症期，全身可兼有头身困重、食少纳呆，舌紫暗，苔白腻，脉濡滑的体征。治法以祛痰化湿，方选二陈汤（《太平惠民和剂局方》）加减。方用法半夏、陈皮、茯苓、甘草、苍白术、知母、赤芍、牡丹皮、茺蔚子、川芎、夏枯草。若气虚加黄芪、党参以补气利水；若眼底渗出物较多，加当归、丹参、川牛膝以活血通络消滞。

　　（7）脾肾阳虚型：多见于葡萄膜炎慢性炎症期，全身可兼有四肢不温，形寒气怯，口泛清涎或长期应用激素，体胖乏力，舌淡胖苔薄白，脉沉细的体征。治法以温中扶阳，方选附子理中汤（《太平惠民和剂局方》）加减。方用附子、人参、干姜、炙甘草、白术。若小便不利，下肢浮肿加茯苓、牛膝以健脾利水；五更泻者，加补骨脂、吴茱萸、五味子以温脾止泄。

2. 中医辨证施治：在临床实践中，有些患者辨证分型困难，全身体征不显著，可把发病时间、病情轻重以及舌苔、脉象等作为参考依据。在一般情况下，早期、急性病例，如舌质红苔黄燥、黄腻，脉弦数或洪大的，为实证、热证，可予清热泻火之剂，如凉膈散；对久病、慢性病例，多为虚证或虚实夹杂之证，如舌红、脉细数为阴虚火旺，治以滋阴降火，可合竹叶石膏汤加减；舌淡、脉细弱为血虚或气虚，或气阴两虚，可分别予以补血、补气或益阴补气之剂，可合八珍汤治疗。对陈旧病变，为提高视力，防止复发，皆以补虚为主，可予杞菊地黄丸。

有些中药具有免疫调节作用，如紫草、青蒿、雷公藤、黄芩、蝉蜕、苦参、柴胡、黄连、黄柏、金银花、金钱草、白花蛇舌草、蒲公英、红花、桃仁、夏枯草、蒲黄、龙葵、青风藤、防己有不同程度的免疫抑制作用，而西洋参、茯苓、山药、熟地黄、淫羊藿、枸杞子、泽泻、丹参、麦冬、生地黄、女贞子、仙鹤草、党参、当归、黄芪、玉竹、白芍、刺五加有不同程度的增强免疫作用，临床在辨证施治的基础上可根据情况选择加减。若角膜后沉着物与眼底结节及斑块样渗出日久不退，则佐以化痰软坚散结药，如海藻、牡蛎、昆布等。

治疗兼症

慢性炎症患者多离不开糖皮质激素或免疫抑制剂，临床上长期应用药物所致的不良作用不可忽视，大多出现头昏，口干苦，脘痞，气短，心悸乏力，易汗出，大便溏薄，舌质淡，苔黄腻等寒湿热邪互结中焦，气机升降失常，以及脾肾阳虚诸证。脾胃居中焦，为人体气机升降之枢纽。脾胃升降功能失常，直接影响其他脏腑气机的升降出入运动，气血不行，目失濡养，则出现各种病理变化。赵越娟等体会，半夏泻心汤是在葡萄膜炎治疗过程中伴见脾胃不适症状之基础方剂。半夏泻心汤出自《伤寒杂病论》，方由法半夏、黄芩、干姜、黄连、人参、大枣、炙甘草 7 味药物组成，功能和中降逆消痞。方中芩连苦寒以泻湿热；法半夏、干姜辛温以驱寒散结；人参、甘草、大枣甘温益气；为辛开苦降，寒温并用，阴阳并调之剂，使气机调畅，气得以行，精血得以运，而诸症皆除。临症时根据具体情况，酌加益气升阳药如黄芪、白术、柴胡；祛风明目药如草决明、菊花、防风；活血养血药如当归、丹参等。

中药在葡萄膜炎的治疗过程中，能显著改善视功能，减少激素的毒副作用和服用剂量，并可缩短病程，预防激素停药后的反跳现象，延缓葡萄膜炎复发时间。今后应制定葡萄膜炎的分型诊疗标准和与之相应的疗效评定体系，使评价标准尽量客观；同时应加强实验研究，把中医辨证与现代免疫学研究相结合，从免疫学层面探讨各种治疗方法的机理，确定各类葡萄膜炎中医辨证分型的免疫学相关指标，以期对临床有所帮助。

424 中医治疗变应性鼻炎研究

变应性鼻炎（AR）作为耳鼻咽喉科常见及多发病，是由免疫球蛋白E（IgE）介导的以鼻黏膜嗜酸性粒细胞（EOS）浸润为主要表现的 I 型呼吸道变态反应性疾病。本病属于中医学"鼻鼽""鼽嚏"等范畴。近年来其发病率呈逐年增加趋势，我国发病率达到10％。AR 的病程较长，容易反复发作，目前西医治疗强调的是多方面的综合治疗，包括避免接触变应原、西医药物治疗、鼻腔冲洗、免疫治疗、健康教育、手术治疗等，尽管各种方法作用机制不同，都能取得一定的短期疗效，但停药后效果难以维持，需要进一步研究。而中医药疗效温和，不良反应极小，应用方便，且具有良好的远期临床疗效。中医药治疗从患者机体的整体出发，纠正阴阳失衡的疾病状态，具有其独特的优势。学者沈露娜等对中医药治疗变应性鼻炎的研究做了梳理归纳。

病因病机研究

1. 从中医病因病机分析： 中医文献对变应性鼻炎病因病机及治疗等均有详细的叙述，有迹可循的为以下几种学说：即脏腑虚损学说、外邪致病学说、脏腑郁热学说等。中医目前多认为本病多由脏腑虚损所致，主要责之于肺、脾、肾三脏，腠理疏松，卫表不固，外感风邪、寒邪或异气乘虚而入，犯及鼻窍，寒邪束于皮毛，阳气无从而泄，故喷而上出为嚏。如李友林等认为鼻鼽发病的主要病机，是以肺脾两脏功能亏损为主，合并寒热错杂。刘嘉杰从痰论治，指出本病与肺脾两虚，痰饮积聚，复感外邪有关；李洁旋等认为鼻鼽的发生之根本在于肾气亏虚，肺脾气虚是主要病机。

2. 西医学对变应性鼻炎的病因病机研究： 变应性鼻炎是指易感患者接触变应原后主要由特异性IgE介导的鼻黏膜非感染性炎性疾病。变应性鼻炎的各种诱发因素称为变应原，又称过敏原。最常见的变应原为屋尘螨，粉尘螨，动物的皮屑等。同时食物因素（如牛乳、鱼虾、鸡蛋、水果等）及其他一些刺激物包括烟雾、油漆等亦可能成为变应性鼻炎的病因。

从现代分子免疫学分析，续珊等认为多种炎性细胞（T 淋巴细胞、B 淋巴细胞、嗜酸性粒细胞、嗜碱性粒细胞、肥大细胞等）及细胞因子白细胞介素-4（IL-4）、IL-5、IL-13 和上皮源性胞因了 IL-25，IL-31，IL-33 等构成复杂的网络相互作用，导致 IgE 产生，鼻黏膜嗜酸性粒细胞浸润，参与了变应性鼻炎的发生与发展。章如新认为 AR 的发病机制已经由 Th1/Th2 细胞模式扩展到 Th1/Th2/Th17 和 Treg 细胞模式。从解剖生理学认识，邰先桃指出当相应的颈段椎体发生错位时，极易引起交感神经或副交感神经的兴奋或抑制，其支配的器官（鼻部）"去神经敏感性"而鼻部变态反应加重。

中医辨证

肺气虚寒，卫表不固，多因先天禀赋不足，故以培本为主，以达到改善体质、减少发作的目的。以季节性发作为多见，症见鼻涕清晰，遇寒而作，舌质淡，舌苔薄白，脉虚弱。严道南教授指出临床上肺气虚寒型最为常见，认为治病审症求因，可从寒热辨治鼻鼽，辨证时应对患者进行详细地望闻问切，根据患者的叙述，结合专科检查作出准确的辨证，避免助火、伤阳。

脾气虚弱，清阳不升，此证患者年龄偏小，鼻塞及鼻黏膜水肿程度较重，舌淡红或胖、边有齿痕、苔薄白，脉细弱。沈祖法教授临证时，认为鼻鼽的发生可责之于脾气虚弱，无以运化，饮停于鼻，而致清涕滂沱，鼻内黏膜淡白肿胀，因而可行温脾行气之法。

肾阳亏虚，温煦失职，以常年性发作多见，清涕量多，舌质淡，舌苔白，脉沉细无力，两尺尤甚。肖相如教授认为肾阳为诸阳之本，若肾虚则失于温煦，固摄水液失司，则鼻流清涕，主张行顾护正气之法。

肺经郁热，上犯鼻窍，以清涕量多或为黏稠涕，鼻黏膜偏红、肿胀为主症，舌红、苔薄白或薄黄，脉数。吴飞虎等认为肺经郁热型多见于青壮年，因其阳气盛，饮食积滞于内、肝气郁结，导致阳郁化热。

"中医不治病而论证"，由于临床症状的复杂性和个体差异性，在选取治疗方法时要根据患者的具体情况，辨证论治。可先辨寒热，关键在于观察鼻黏膜颜色，若鼻黏膜充血红肿，则辨为热证；若鼻黏膜苍白，则辨证为寒证。寒热辨证体现了疾病中机体阴阳的偏盛偏衰，因而不需具体辨阴阳两证。鼻鼽的发生多为本虚标实，发时以邪实为主，缓解期以本虚为主，可根据症状具体区分。鼻鼽患者多为虚实夹杂、寒热错杂，因而临床辨证时难以辨为单一证型，应全面问诊，从整体辨证，治疗时既可选取单一的治疗手段，也可以综合起来使用。

治则研究

中医药对于变应性鼻炎（鼻鼽）的诊治涵盖了中药、针灸、推拿等。临床在选用具体治法时，应遵循发病时以祛邪实为主，注意扶正，缓解期以扶正固本为主，邪重则兼以祛邪。总体来讲，急则治标，缓则治本，可用多种治疗手段相结合，最终达到"标本同治"的目的。

1. 中药治疗：

（1）单方：近来单味药的药理作用研究发展迅速，防风、辛夷、细辛等为治疗鼻鼽的常用风药，轻灵善动，畅通气机，临床应用广泛。防风多糖具有免疫增强活性，现代药理学研究发现其调节免疫功能的作用可能与多糖组分刺激巨噬细胞释放细胞因子（如 IL-1、IL-8）有关；辛夷中含有多种有效成分（挥发油、多糖等）能够减轻肥大细胞释放组胺，减少生成致炎的代谢产物，具有明显的抗炎、抗变态反应作用；细辛挥发油能降低血液中的组胺含量，明显减轻鼻黏膜炎症程度，有效缓解局部症状。

（2）复方：肺气虚寒为主者，宜温补肺气，祛风散寒，可选用选温肺止流丹加减。方中人参（现多用太子参）补脾肺气，复脉生津；诃子敛肺气，利鼻咽；细辛疏风散寒通窍，温肺化饮；荆芥散风热，通鼻窍，清头目；桔梗宣肺排脓，有抗炎之效；鱼脑石清热解毒；甘草调和诸药。陈文明等应用温肺止流丹治疗肺气虚寒型鼻鼽，总有效率显著高于对照组，血清炎症因子含量较对照组明显降低。

脾气虚弱为主者，治以健脾益气，升清化湿通窍，方选补中益气汤加减。人参（现多用党参）、白术、当归、陈皮、黄芪、升麻、柴胡等。方中黄芪补中益气固表，党参、炙甘草、白术，补气健脾，当归养血和营，陈皮行气和胃化湿，升麻、柴胡升举清阳以降浊，炙甘草调和诸药。黄东辉等应用补中益气汤加减治疗脾气虚弱型鼻鼽，改善症状明显，治疗组总有效率高于对照组。

肾阳亏虚型鼻鼽，治以温补肾阳，固肾纳气，方选金匮肾气丸加减。山药、熟地黄、牡丹皮、吴茱萸、茯苓、泽泻、桂枝、附子等。方中附子、桂枝温阳化气；熟地黄滋阴补肾；山茱萸涩肝肾之精；山药补肺脾肾而益精血；泽泻、茯苓利水渗湿泻浊；牡丹皮活血散瘀通窍，并防滋腻。袁晓琳从"肾"着手，应用金匮肾气丸化裁固肾气，调理体质，取得良好的临床效果。

肺经郁热型鼻鼽，治以理气和血，通窍活血宣肺，方选辛夷清肺饮加减。黄芩、栀子、石膏、知母、桑白皮、辛夷花、枇杷叶、升麻、百合、麦冬等。方中黄芩、栀子、石膏、知母、桑白皮清肺胃之热，辛夷花、枇杷叶宣疏肺气。张肇宇应用辛夷清肺饮治疗肺经郁热型变应性鼻炎，治疗组总有效率为明显高于对照组。

（3）名家经验：国医大师干祖望在临证中，认为大多鼻病，一般新病属寒，久病郁而化热，可辨证为肺经郁热，又因鼻部微循环受阻，瘀血留滞鼻甲，可见鼻甲肥大肿胀，因而除清肺泄热之外，加以活血祛瘀通窍之法，病情好转后可兼顾脱敏，可加用豨莶草、地龙、茜草、蝉蜕、僵蚕等经现代药理学证明的"抗过敏"药物，如此辨证与辨病相结合。对于鼻鼽反复发作、难愈者，主张以其经验方脱敏汤（紫草、茜草、墨旱莲、蝉蜕、干地龙等）为基础方进行加减。

陈国丰对于鼻部疾病的诊断，重视局部和整体相结合。肺经郁热型鼻鼽，多见鼻腔黏膜充血，鼻甲红肿肥大，治以清金肃肺，解表通窍。其多用桑白皮、黄芩、葶苈子等泻肺经郁热，白芷、辛夷、苍耳子等解表通窍。肺气虚寒型鼻鼽，可见鼻甲肥大水肿，黏膜淡白，可在桂枝汤基础上加细辛、防风宣卫表之邪。对于鼻病日久不愈，致瘀血阻滞鼻窍，多见鼻甲暗红，表面粗糙，可适当加赤芍、川芎、桃仁活血化瘀。

刘敏等以六经辨证理论为基础，对鼻鼽进行辨证论治。其一，症见大量清水样鼻涕，太阳病外寒内饮者，治以解表散寒，化气行水，方选小青龙汤。其二，症见流涕量多，鼻胀，头昏头重，太阴脾虚土不生金者，治以温化水饮，培土生金，可用苓桂术甘汤、苓甘五味姜辛汤。其三，少阴阳虚则免疫力低下，鼻塞、流涕、打嚏等主症遇寒则犯，反复发作者，当扶阳祛邪，温经解表，方选麻黄附子细辛汤。其四，变应性鼻炎兼肝郁者并不少见，少阳肝胆郁火者，当和解枢机，方选柴胡桂枝干姜汤。其五，厥阴木火刑金而兼脾肾阳虚，病程较长，寒热交错，虚实夹杂者，遇冷热均易诱发，宜发越郁阳、清上温下，方选麻黄升麻汤。

2. 针灸治疗：针灸治疗成本相比较低，能替代或加强药物治疗作用，有效缓解临床症状，安全，无不良反应。普通针刺、揿针、温针灸、穴位埋线、艾灸等，还有针刺蝶腭神经节等新的针刺方法，都可协同中药，发挥更为持久有效的作用。

（1）经络循行：足阳明胃经起于鼻外侧，上行至鼻根部，向下沿鼻外侧入齿龈，手阳明大肠经经脉循行终于鼻翼旁，足太阳膀胱经起于目内眦，督脉沿额正中下行到鼻柱至鼻尖端至上唇。鼻为肺之外窍，肺与大肠相表里，督脉总督一身之阳，足太阳膀胱经主一身之表，临床选穴时多选取手阳明大肠经、督脉、足太阳膀胱经上的穴位，达到扶正祛除外邪的治疗目的。

（2）选穴与配穴：普通针刺采用局部取穴与全身取穴相结合治疗。局部取穴主要以头面部穴位为主，多取迎香、风池、攒竹、印堂等，全身取穴主要是根据具体辨证、经络循行取穴。肺气虚寒型鼻鼽，除局部取穴外，可于足三里、肺俞、大椎、风门加艾灸治疗；脾气虚弱型，可加用脾俞、足三里；肾阳亏虚，加关元、命门、肾俞；肺经郁热加肺俞、鱼际。

（3）临床经验：王胜等自拟扶正祛邪的"鼻炎十针"，选取百会、印堂、下关、迎香、合谷、足三里等穴，总有效率达88.6%，不良反应小；方震等取鼻三针（印堂、双侧迎香）、风池、大椎、合谷等穴位，结果显示针刺组更为安全简便，总有效率高于西药组；王浩等采用头穴透刺，穴取百会透前顶、上星透神庭等治疗常年性变应性鼻炎，总有效率优于药物组。

3. 推拿治疗：中医推拿继承了中医药简、便、验、廉的特色，即刻效果较好，因而在临床上易被患者所接受。

（1）作用机制：变应性鼻炎患者常在颈椎节段的某个棘突旁左侧或右侧触及条索状或结节样的反应物，颈椎正侧位片可见颈椎变直甚至反弓。运用经络腧穴及现代解剖学理论，采取手法物理刺激经穴及神经，以期达到调和气血阴阳、增强体质、改善脏腑功能之效。

（2）手法选择：小儿推拿以开天门，推坎宫，运太阳，揉迎香穴，掐耳后高骨，补肺、脾、肾经等手法为主，另有自创或流传的小儿推拿方式如鼻部九法推拿、二部五法推拿、鼻部八法等；成人临床操作时，可用一指禅推法选择性刺激能总督一身之阳的"督脉"，提高患者整体的抗病能力，同时配合颈椎扳法理经整复，起到通调鼻息，开窍醒神的目的。

（3）临床经验：孙琪等应用鼻部九法推拿治疗儿童变应性鼻炎，总有效率观察组为90%，症状改善明显；赵李清等应用二部五法推拿结合药物治疗儿童变应性鼻炎，观察组临床疗效优于药物对照组；选择性脊柱推拿结合了中医经络循行理论及现代脊神经解剖学原理，兼顾整体与局部，章文宇等采用整骨合一指禅穴位推拿治疗过敏性鼻炎，总有效率为91.67%。

AR作为一种常见的上呼吸道变态反应性疾病，常反复发作，病程长，治愈率低，仅能通过多种治疗方法改变其自然病程。AR患者是一个全身性的疾病，因而在研究其机制时，应从细胞免疫学、解剖生理学乃至整体出发，全方位、多层次进一步研究其机制，为其预防和调控提供更有力的证据。由于其发病机制复杂，在临床上的表现具有多样化的特征，因此除了遵循药物的治疗原则外，还需要根据个体的具体情况辨证论治，制定更为个性化的方案。中医中药治疗AR已是国内外一个非常活跃的研究领域，根据临床及实验室检测结果，被认为安全性和耐受性均是良好的，因而如何应用中医药治疗AR具有非常好的前景。

425　从医案探析中医治疗变应性鼻炎用药规律

变应性鼻炎（AR）又称过敏性鼻炎，是一种由 IgE 介导的鼻黏膜慢性非特异性炎性疾病，其主要特点为鼻痒、喷嚏、鼻分泌亢进及鼻黏膜肿胀。近年来，AR 发病率的趋势也在不断上升，并且已成为重要的公共卫生、医学和经济问题。变应性鼻炎归属于中医学"鼻鼽"范畴。既往诸多相关研究已经论证了运用中医药进行 AR 诊疗，不仅可以有效改善患者的鼻部症状，还可以显著提升 AR 患者的生活质量。然而，由于中医学的遣方用药复杂多变，其组方规律难以精确把控，诸多医家宝贵的遣方用药及诊治经验难以有效传承，学者舒福等为科学分析中医药辨证论治组方用药规律，以将当代医者的治疗经验加以归纳整理。本研究使用最新版"古今医案云平台系统软件（V2.3.8）"（简称云平台），并结合运用数据挖掘这一现代科研方法，对治疗 AR 的组方用药规律进行深入挖掘，以期为临床诊疗及新药开发提供参考。

资料与方法

1. 文献来源与检索策略：系统检索中国知网数据库（CNKI），并将发表时间设定为 2000 年 1 月 1 日至 2021 年 4 月 6 日；检索主题为"鼻鼽 or 过敏性鼻炎 or 变应性鼻炎"（♯1）；"中医 or 中药 or 中医药"（♯2）。检索式为♯1and♯2。然后将得到的文献根据纳入与排除标准由 2 位研究者独立进行手工筛选，在筛选中若对文献发生分歧，则由本研究团队中的第三位研究者协同解决。

2. 文献纳入与排除标准：

（1）文献纳入标准：①研究对象是人；②符合中国《变应性鼻炎诊断和治疗指南（2015 年版）》中 AR 的诊断标准；③中医或中西医结合方案诊治 AR 的临床研究，并且研究中有明确的证候分型，同时有包括药物名称和剂量的中医药处方；④中医药的使用方法为内服；⑤具有明确的疗效评价，且治疗前后具有统计学意义。

（2）文献排除标准：①基础研究如动物实验等文献；②综述类文献；③试验设计或临床资料不完整或存在明显错误的临床研究；④中医药处方中涉及少数民族医药。

3. 建立现代医家文献数据库：通过检索并结合纳入与排除标准后，共纳入文献 161 篇，共获取 161 个中药组方，涉及 187 味中药，累计频次共 1763 次。然后通过 Microsoft Word 2010 软件，采用双人录入，双人核对的方法，参照云平台系统软件中提供的数据表格模板，将篇名、证型、中药组方等信息进行录入，录入完毕并经审核确定准确无误后，将表格上传到云平台内的批量导入标准数据库，再执行标准化，对证型与中药数据进行符合规范的标准化处理。如证型部分将"肺气虚弱"规范为"肺气虚证"，"肺脾气虚"规范为"脾肺两虚证"；参考标准为《中医证候规范》。中药部分将"生甘草"规范为"甘草"，"辛夷花"规范为"辛夷"，"熟白附子"规范为"制白附子"，"生黄芪"规范为"黄芪"。中药名称与中药属性等均主要参考《中华人民共和国药典（一部）》，同时参考《中华本草》与《中药学》作为补充。最后将已经完成标准化的数据添加到云平台中的分析池，准备进行数据分析。

4. 数据分析：古今医案云平台（V2.3.8）是由中国中医科学院中医药信息研究所研制开发的一款专业医案数据管理与数据分析软件。其将中医药与云计算相结合，同时嵌入聚类分析等多种数据分析挖掘算法，已经在总结传承名医遣方用药经验与规律等诸多方面发挥了重大作用。本研究运用云平台（V2.3.8）中"经验挖掘分析模块"中的用药分析及多维分析功能，对中药频次、属性、药物关联度、证型等进行统计分析，同时进行常用药物的聚类分析与核心方剂组成的复杂网络分析。

结　果

1. 中医证型统计：参考《中医证候规范》，并运用云平台病证诊断模块对证型进行统计分析，分析结果显示在现代医家运用中医药诊治 AR 的中医证候类型中出现频次排在前 4 位的依次是肺寒饮犯证（46 次，28.57%）、脾肺两虚证（35 次，21.74%）、肺气虚证（24 次，14.91%）、脾气虚证（12 次，7.45%）。

2. 中药组方药物特征统计：运用云平台系统内置的"中药统计"与"中药属性"板块功能，对 161 首方剂进行中药频次、用量、药物类别、四气、五味及归经统计，总共纳入药物 187 味 1763 药次，其中使用频次达 30 次及以上的中药共 16 个。

3. 中药配伍模式与关联规则分析：对纳入研究中涉及的 187 味中药，使用云平台系统软件内的中药配伍模块，并运用关联分析，设置条件为置信度≥0.50，支持度≥0.30，共获得核心关联规则 27 条，如黄芪-防风、防风-辛夷、防风-白术，并且所有中药配伍的提升度均大于 1，表明配伍药对具有明显的正相关性，且在统计学上都有意义。

4. 中药聚类分析：运用云平台中"数据挖掘分析"板块中"聚类分析"功能，对中药组方中频次≥30 的前 16 味中药采用欧氏距离、最长距离法行聚类规则分析，聚类规则分析，结合中医学理论，以距离≥9 为分界，可将其分为 3 类。类Ⅰ：细辛、桂枝、蝉蜕、党参、炙甘草、茯苓、五味子、白芍、乌梅；类Ⅱ：辛夷、苍耳子、白芷；类Ⅲ：黄芪、防风、白术、甘草。

5. 复杂网络分析：使用云平台数据挖掘分析板块的复杂网络分析功能，对标准化组方用药数据库中的 161 个中药组方进行分析，通过设置边权重为 65，得到核心组方为黄芪、防风、白术、苍耳子、白芷、辛夷、甘草、桂枝、细辛、五味子、蝉蜕、乌梅。

讨　论

1. 中医证型规律分析：本研究使用云平台对中医药诊疗 AR 的证型规律进行数据分析，分析结果表明肺寒饮犯证为最常见证型，其次为脾肺两虚证与单独的肺气虚证及脾气虚证。早在巢元方的《诸病源候论》中便有记载："肺气通于鼻，其脏有冷，冷随气入乘于鼻，故使津涕不能自收。"《圣济总录》亦云："鼻流清涕……以肺脏感寒，寒气上达，故其液不能收制如此。"这表明由于寒邪袭肺，饮邪内生，浸渍于肺，郁遏肺气，寒邪留滞，上犯于鼻，营卫失调，宣肃失司而致病，发为肺寒饮犯证，治疗当以温肺散寒，化饮止涕。"正气存内，邪不可干""邪之所凑，其气必虚"。干祖望认为 AR 的发病基础乃内虚为主，因鼻鼽之病位在鼻，鼻又为肺窍，故而与肺脏最密切相关，又因肺脏主一身之气，而脾胃乃后天之本，气血生化之源，脾胃之气衰常常导致脾运化失司，肺气无法得到充养，故临床常见脾肺两虚之证，这在《脾胃论》与《医方辨难大成》中也有相关论述：《脾胃论》云："肺金受邪，由脾胃虚弱，不能生肺。"《医方辨难大成》云："鼻窍属肺，鼻内属脾。"这都表明了脾肺两脏与 AR 的发病密切相关；对于脾肺两虚证，临床治疗当以补气健脾，升阳固表为主；对于单纯的肺气虚证，临床治疗应当以补益肺气，实卫固表；对于单纯的脾气虚证，临床治疗应当以健脾益气，升清止嚏。

2. 中药组方药物特征分析：中药组方药物特征统计结果表明，药物使用类别主要包括发散风寒药、补气药及敛肺涩肠药。中药使用频次前 10 位中发散风寒药占 6 味（防风、辛夷、苍耳子、细辛、白芷、桂枝）、补气药占 3 味（黄芪、白术、甘草）、敛肺涩肠药占 1 味（五味子），充分表明了祛邪扶正为治疗 AR 的指导思想。使用频次最高的防风具有祛风解表、胜湿止痛与止痉之功，《黄帝内经》云："其在皮者，汗而发之。"防风偏行于肌表，可使风寒邪气随汗而解。现代相关研究表明以色原酮类、香豆素及挥发油为主要活性成分，以升麻素为代表性有效成分的防风，可以有效延迟并减轻Ⅰ型超敏反应，其发生机制可能是：①通过抑制 T 淋巴细胞向 Th2 细胞反应方向的极化，从而促使 Th1/Th2 达到一种平衡状态来发挥抗 AR 作用。②通过抑制肥大细胞的脱颗粒，并且选择性减少 IL-4、IL-13 的分泌，从而对肥大细胞的"瀑布效应"进行抑制。用药频次居于补气药之首的黄芪具有补气健脾、升阳举陷、益卫固表、利尿消肿与托毒生肌之功效。黄芪古时又称黄耆，《本草求真》云："黄耆，入肺补气。入表实卫，为补气诸药之最。"

现代相关药理研究表明，单体黄芪组分中的黄芪总皂苷、黄芪总黄酮与黄芪多糖类等，不仅可以有效增强机体体液免疫水平，还可以有效提升细胞免疫水平，具体机制可能是通过有效抑制炎性介质释放与炎性细胞聚集，抑制肥大细胞及嗜酸性粒细胞的增殖和浸润；同时通过使 Th1 细胞功能增强，Th2 细胞功能降低，纠正 Th1/Th2 的失衡状态。AR 病位在人体头面部，属阳位，故非大剂量黄芪无法振奋阳气、升举清阳，故而黄芪的平均用量居诸药之首。五味子是临床中用于治疗 AR 的常用中药，据唐《新修本草》记载"果实五味，皮肉甘、酸，核中辛、苦，都有咸味，此则五味俱也"，故云五味子，其功具收敛固涩、益气生津、补肾宁心之效，可收敛肺金，滋补津液。实验研究表明五味子内含挥发油、多糖、维生素及树脂等化学成分，能够有效抑制 IgE 与组胺受体相关表达，同时可以发挥稳定肥大细胞膜，进而抑制肥大细胞脱颗粒，展现出良好的抗变态反应活性，在过敏性相关疾病中具有良好的运用前景。在中药四气属性方面，根据频次排列靠前的为温（685 次，40.5%）、平（339 次，20.0%）、微温（291 次，17.2%）、寒（171 次，10.1%）；在五味属性方面，频次排列靠前的是辛（829 次，33.6%）、甘（827 次，33.5%）、苦（406 次，16.5%）、酸（158 次，6.4%）；归经方面，使用频次排列靠前的是肺（1115 次，26.9%）、脾（753 次，18.1%）、胃（534 次，12.9%）。这与药物分类频次统计结果基本相符合，由此可分析得出，临床上使用中药组方治疗 AR 主要以温肺祛风、扶正固表为根本，着重调理肺脾胃三经，辨证以温肺散寒祛风、健脾益气温肾为主要治法。

3. 关联规则分析：为深入展现中医药治疗 AR 的组方规律，根据多次试验结果，最终设置置信度 ≥0.50，支持度 ≥0.30，发现所得结果更为贴近临床实际情况，中药药对以"黄芪-防风"这一相须使用最为频繁，余卜药物组合也大多表明中药治疗 AR 时常相须配伍这一规律，正如《本草衍义》所云："黄芪、防风，世多相须而用。"《医方发挥》亦云："防风配黄芪，一散表，一固表，两药合用，黄芪得防风则固表而不留邪，防风得黄芪则祛邪而不伤正。"现代研究也已经表明黄芪与防风相配伍，黄芪可以有效提升防风的生物利用度，防风可以有效抑制黄芪主要活性成分的水解反应，有效减缓其代谢，从而更好的发挥协同作用。辛夷防风合用，亦可有效提升祛风、散寒、通鼻窍之功。

4. 聚类分析：从聚类分析结果来看，第Ⅰ类药物主行散寒益气之法，细辛与桂枝发表温里，驱散寒邪之功甚，党参健运中气，可补脾润肺，茯苓补中之力佳，以使攻邪而正气不伤，五味子与乌梅敛养肺气，白芍敛阴益营，使散中有收，散寒化饮而不伤正，炙甘草益气而调和诸药；诸药相伍，外邪解，水饮化，肺气宣降有司。第Ⅱ药物主行宣通鼻窍法，苍耳子宣通鼻窍、疏风散寒之效强，白芷与辛夷性辛温，辛可辛散祛风，温能散寒通窍，且主司肺经，诸药合用，共奏驱邪散风、宣利鼻窍之功。第Ⅲ类药物主行补益脾肺之法，黄芪、白术与甘草，健脾补肺，益气固表，防风宣肺散邪以实表。诸药相配，扶正不留邪，祛邪不伤正。

5. 复杂网络分析：通过使用复杂网络分析发现中医药治疗 AR 的核心处方为小青龙汤、苍耳子散及玉屏风散加减，其主要功效为散寒邪、通鼻窍、补脾肺。小青龙汤源自于《伤寒杂病论》，小青龙汤初用于治疗太阳伤寒表证未得解，心下有水气，而后又出现咳嗽、喘等症，后世医者根据医圣此方加减，如今多将其运用治疗气道疾病，如 AR 等，并取得了较为满意的临床疗效。现代研究业已表明小青龙汤具有很好的抗过敏作用，能有效抑制肥大细胞脱颗粒与组胺等物质的释放。苍耳子散出自宋代《济生方》，乃是治疗鼻科疾病的专方，药物从归经来看主属肺胃，这与《素问》中所论述的鼻䶊发病主系太阴和阳明相符；苍耳子散组方的现代药理研究与现代医家遣此方治疗 AR 的临床疗效均证实了苍耳子散对于 AR 的重要治疗作用。玉屏风散出自《丹溪心法》，乃益气固本与扶正祛邪的经典名方，能够通过影响 Th2/Treg 平衡等有关机制来对机体免疫功能进行调节，同时还拥有抗炎、抗病毒及抗感染等效用，对 AR 的治疗颇具疗效。以此三首经典名方为基础进行综合加减运用，补益之中藏收敛，收敛之中含辛散、补散兼施，从而达到调理机体整体的阴阳平衡，使人体营卫之气调和、肌肤腠理致密、卫表得固而正气存，外邪难以入侵。

6. 临床指导运用：通过对当代医者组方用药规律进行综合分析，我们提炼发现其遣方用药具有如下特点。①脏窍并治：《素问·移精变气论》中记载的"脏窍同病"理论"贼风数至……内至五脏骨髓，外伤空窍肌肤"，是脏窍并治的理论基础。《医林绳墨》云："肺属脏，司呼吸、开窍于鼻，鼻属窍，鼻之为病，肺病也。"鉴于此，当代医者常在行温肺散寒之法疗肺冷治疗 AR 时，并行宣通鼻窍之法以通窍祛邪，做到肺脏病中疗鼻窍，鼻窍病中治肺脏，并取得了较为理想的临床疗效，也充分印证了肺鼻两者经络互相连属，生理共司，病机同源，证候互参的经典理论，实现了临床与经典的结合。②合方治病：早在《素问·至真要大论》中便有记载，"奇之不去则偶之，是谓重方"，这里论及的"重方"与今日之"合方"相似，其意为将两首或两首以上的方剂合而用之。在临床诊疗中独用一方对疾病进行诊疗只是一种基本思路与方法，存在一定的局限性，特别是对于 AR 这种易反复、难治性疾病，使用经典方剂的合方可以更为有效的提升临床诊疗效果。将小青龙汤、玉屏风散与苍耳子散三方加减运用，共奏治病求本、散寒益气通窍之功，从而达到阴阳调和、标本兼治的效果。值得我们在临床中借鉴运用。

本研究基于最新版云平台数据挖掘分析功能将近 20 来发表于 CNKI 期刊数据库中治疗 AR 的临床研究数据进行信息化处理，在一定程度上反映了现代医家治疗 AR 的用药及组方规律，不仅可以为进一步研究此病与明确 AR 的诊疗方案提供一定的参考，还可以为新药物研发提供思路。

426 中医治疗慢性鼻窦炎组方用药规律

慢性鼻窦炎是耳鼻咽喉科一种常见的疾病，是鼻窦黏膜由于某些因素导致出现慢性炎症，以脓涕、鼻塞、头痛、嗅觉减退为主要症状。近年来由于多种因素的影响，其发病呈增多的趋势。临床报道也越发频繁，但对其发病原因和病变机制的研究至今不明确，临床疗效不佳、容易复发，中医药在本病的临床治疗方面有着巨大优势，随着临床研究的不断深入，中医药治疗慢性鼻窦炎的临床报道已逐渐增加。当前，众多研究主要集中在具体方剂的临床疗效验证，未涉及这类方剂的组方用药规律分析。学者李光勇等收集了从 2004 年 7 月 1 日—2019 年 6 月 30 日发表治疗慢性鼻窦炎的文献，将文献中记载的方剂录入到中医传承辅助平台，然后对其进行整理、统计和分析，以期挖掘出治疗慢性鼻窦炎方剂的组方用药规律。

资料与方法

1. 处方来源：万方数据知识服务平台（Wanfang）、维普期刊资源整合服务平台（VIP）中收载治疗及中国期刊全文数据库（CNKI）中收载治疗慢性鼻窦炎的期刊文献。

2. 文献筛选：

（1）文献检索：进入 VIP、Wanfan g、CNKI 数据库中检索页面，检索条件设置为：关键词"中医"并且"慢性鼻窦炎"，或"临床"并且"慢性鼻窦炎"，检索项为"主题"，匹配为"模糊"，其余选择默认，检索得到 2004 年 7 月 1 日—2019 年 6 月 30 日关于中医药治疗慢性鼻窦炎的期刊文献。

（2）纳入标准：选择临床用于治疗慢性窦炎的中医药研究文献，包括专家学术思想和相关的药理实验研究文献。

（3）排除标准：①文献综述中记载和个案报道的治疗慢性鼻窦炎的文献。②临床治疗病例数少于 20 例的文献。③临床治疗重复出现相同方剂的文献。④临床治疗总有效率低于 80％的文献。⑤临床诊断为慢性鼻窦炎，但有其他合并病的文献。⑥民族医药治疗慢性鼻窦炎的文献。⑦未记载方剂组成的文献。⑧治疗慢性鼻窦炎的单纯理论研究文献。

3. 处方录入与校验：根据纳入和排除筛选，筛选出 116 首方剂进行研究，涉及中药 182 味。将筛选出的方剂录入中医传承辅助系统（V2.5），然后由第二人审核数据信息，以确保数据源的准确性。

4. 数据处理：利用中医传承辅助平台中的"方剂管理"模块，将慢性鼻窦炎患者的证型、方药和剂量逐一录入建立数据库，然后通过该平台进行系统数据分析，具体内容：用药频次、组方规律、关联规则、网络展示及新方分析等。

结 果

1. 用药频次统计：116 首治疗慢性鼻窦炎的方剂中包含 182 味中药，通过"频次统计"得到试用频次 10 次及以上的药物 28 味。

2. 基于关联规则的治疗慢性鼻窦炎常用药对：采用关联规则方法，将支持度设置为"20"（表示至少在 20 首方剂中出现）、置信度设置为 0.6，得到常用药对 30 个。在调整支持度的情况下得到不同治疗慢性鼻窦炎方剂的核心组方。按照关联规则将置信度从大到小的顺序进行排序，其中置信度＞65％的关联规则 27 条。

3. 熵层次聚类数据分析治疗慢性鼻窦炎方剂中潜在药对及新的方剂组成： 根据方剂的数量设置相关度为 8、惩罚度为 2，通过软件集成的熵层次聚类算法提取相关组合，得到能够配伍治疗慢性鼻窦炎的潜在药对和新方，其中潜在药对 6 个，新处方 6 个。利用本软件的"网络展示功能"，可以采取网络可视化方式，直观地展示出药物不同组合之间的关系，得到治疗慢性鼻窦炎潜在药对、潜在新方的可视化网络展示。

讨 论

慢性鼻窦炎属于中医学"鼻渊"范畴。鼻渊的发生，多由于脏腑失调，邪犯鼻窍，或邪热气盛，湿热蕴结，困结鼻窍，或脏腑虚损，鼻窍失养，运化失职，痰浊凝聚鼻窍而发病。本病的病因大体可分为外邪侵袭，胆腑郁热，肺经郁火，脾胃湿热，肺气虚寒，脾气虚弱等。其病位在肺，与肝胆、脾胃各脏腑密切相关。目前，对于本病的治疗大部分学者多从肺脾而治，以芳香通窍、祛痰排脓、补益肺脾为主，也有部分学者从气血、气郁而治，通过准确的辨证施治，在临床上均可取得令人满意的治疗效果。本研究借助中医传承辅助系统平台（V2.5）软件，运用该软件集成的关联规则和聚类算法分析，通过应用软件统计显示，临床治疗慢性鼻窦炎处方中出现频次较高的药物多数具有祛风、通窍、清热、祛湿、健脾之功效，其中用药频次排在前 4 位的药物组方配伍后，也就是临床常常使用且效果显著的基础方苍耳子散。该方具有通窍排脓、祛风止痛的功效，临床主要用于外邪侵袭，循经犯鼻。另外，从药物关联规则网络展示图可以看出，临床治疗慢性鼻窦炎的核心药物愈加明确，体现了其用药的集中性，即以苍耳子、辛夷、白芷、黄芩等祛风止痛，通窍排脓的药物加上藿香、薏苡仁、茯苓、防风等清热除湿类药物进行组方。

通过该软件分析得到的上述药物及其配伍符合临床对慢性鼻窦炎的病因病机认识，与其临证理法方药基本一致。《东垣十书》云："若因饥饱劳役损脾胃……其营运之气不能上升，邪塞孔窍，故鼻不利而不闻香臭矣。"《济生方·鼻门》云："热留胆腑，邪移于脑，遂致鼻渊，鼻渊者浊涕下不止也。"《景岳全书》云："鼻涕多者，多由于火，故曰肺热甚，则鼻涕出。"认为热邪郁之，火热上逆鼻窦是鼻渊发生主要病机，故临床临证治疗大多医家认为不论何种程度的鼻渊都与热有关。又《灵枢》云："肺气虚，则鼻塞不利少气。"病久耗伤气血阴精加之火热之邪耗灼精液易加重病情。基于上述认识，根据"通、排、补"的治疗总则，确立了治疗本病的基本原则"芳香通窍、祛痰排脓、补益肺脾"，故在临床上常以祛风止痛，通窍排脓的苍耳子散为基础方，结合具体证型进行相应的加减变化。此外，通过熵层次聚类挖掘得到 6 个治疗慢性鼻窦炎的潜在药对，其中有补中益气通窍类，如苍耳子、细辛配伍太子参；有祛风清热类，如苍耳子、辛夷配伍蒲公英，白芷、辛夷配伍牛蒡子；有清热理气化痰类，如百部、白芷配伍香附；健脾除湿类，猪苓配伍滑石，冬瓜子配伍茯苓。这些潜在药对大多散见于临床各大医家治疗慢性鼻窦炎的部分处方之中，其用药目的主要是针对患者病情轻重及证候兼夹所做的处方加减变化。同时，通过挖掘得到的首新方，组成不同于所收集的 116 首处方。从新处方的药物组成进行分析，处方一具有补肺健脾，祛风通窍的功效，处方二具有清热利湿，通窍止痛的功效，处方三具有补血益精，活血止痛的功效，处方四具有理气化痰，清热排脓的功效，处方五具有行气活血、化湿排脓的功效，处方六具有清热解毒，健脾利湿的功效。对于分析得到的其他新处方则体现了新的治则治法，新获得的处方可以为临床治疗慢性鼻窦炎提供新的遣方用药思路和参考。

427 从炎性微环境论肿瘤中医病机和治法

中医肿瘤学漫长的发展过程中，积累了大量宝贵的防治经验，对当今医学的影响力日趋增加。但是与临床疗效的广泛认知形成鲜明对比的是，中医肿瘤病机制论仍需进一步研究和阐释。肿瘤是由多种复杂因素导致的疾病，而中医药治疗肿瘤与现代医学方法的不同点，就是中医药多靶点、多途径控制肿瘤，因此，以往"单因素"针对中医药抗肿瘤细胞的研究往往得不到满意的结果。而目前已经逐渐把目光从单纯的肿瘤细胞转移至其周围的微环境上，而这其中炎性微环境又是重中之重，学者张葛等从炎性微环境的研究进展入手，对中医肿瘤学病机进行了探讨，并根据中医理论得出相应的治则治法，为未来肿瘤的临床与基础研究提供了新的思路。

肿瘤炎性微环境概述

肿瘤微环境即肿瘤生长的外部环境，与其他正常细胞的外环境一样，是一个复杂的微生态网络，其中的细胞，如中性粒细胞、淋巴细胞、巨噬细胞和髓源性抑制细胞（MDSC），及其分泌的细胞因子、趋化因子和生长因子，如肿瘤坏死因子-α（TNF-α）、转化生长因子β（TGF-β）、白细胞介素-6（IL-6）、成纤维细胞生长因子（FGF）、表皮生长因子（EGF）及人类生长因子（HGF）等，组成了对肿瘤发生、发展、侵袭与转移作用巨大的炎性微环境。早在150年以前就有学者发现肿瘤组织内大量炎性细胞的浸润，并猜测两者之间的关系，而目前大量研究也已经证实，25％的恶性肿瘤与炎性微环境密切相关。

在肿瘤发生的过程中，长期的炎性微环境带来的炎症反应可以造成机体组织持续的上皮细胞结构及周围基质成分的损伤，从而促进正常上皮细胞的突变，而一旦恶性细胞形成并逐渐发展为癌组织，反过来又可以加重难以消退的炎症，这种肿瘤相关性炎症会持续不断地"招募"大量的炎性细胞并且分泌大量细胞因子、趋化因子和生长因子，从而启动相关分子信号传导通路以促进肿瘤生长、血管新生、侵袭以及转移，最终形成恶性循环。

炎性微环境在促进肿瘤的侵袭转移过程中一样扮演着重要角色。首先，肿瘤细胞从原组织上脱落，先侵入上皮内层/基底膜，到达血管或者淋巴管；在肿瘤细胞侵入血管和淋巴管的过程中，炎症细胞会产生很多介质以增加血管通透性帮助其通过；而入血的肿瘤细胞会在远处外泄；最后在炎症细胞及其所分泌的细胞因子、趋化因子和生长因子及周围间质细胞相互作用下，开始在新的组织进行增殖。此过程与炎症过程中产生的蛋白水解酶、IL-6、白细胞介素-1（IL-1）等炎性因子息息相关。其次，炎症微环境中持续的炎症刺激可以促进肿瘤细胞的增殖并且降低其死亡，而这对肿瘤发展起到了决定性作用。再次，炎症可以促进肿瘤血管的生成，为其提供生长所必须的血供，从而加速其发展与转移，例如炎性微环境中最重要的肿瘤相关巨噬细胞（TAM）就可以感应缺氧信号，产生化学因子和促血管生成因子，这些因子如白细胞介素-8（IL-8）、CXC趋化因子配体1（CXCL1）、CXC趋化因子配体8（CXCL 8）、血管内皮生长因子（VEGF）和缺氧诱导因子1α（HIF1α），都被核因子κB（NF-κB）、信号传导转录激活因子3（STAT3）、激活蛋白-1（AP-1）所调控。当然NF-κB和STAT3本身即可以激活环氧化酶-2（COX-2）、一氧化氮合酶（iNOS）和TNF-α等炎症靶基因，促进抗凋亡蛋白和细胞周期蛋白的表达。另一方面还可以抑制P53的合成，从而发挥其肿瘤诱导作用。因此有学者已经提出，炎症是癌症的"第七大特征"。

肿瘤微环境的研究涉及了细胞突变学说、体细胞进化学说及肿瘤干细胞学说等多种学说，以往对于肿瘤的发生发展往往用一种学说很难解释清楚，这些研究进展拓宽了临床和研究的思路。

炎性微环境与中医病因病机

1. 中医学注重生命与其周围环境关系：中医学认为，天人合一，关注个体与其所生存的环境之间密切关系。中医学中关于致病外因的六淫致病说，因地制宜、因时制宜、五运六气等学说均体现了这一思想；脏腑学说中关于脏腑与系统之间关系的论述，比如脾胃与消化系统、心脏与心血管系统的关系，其实就是这一思想在系统、器官层次的充分体现。

2. 中医学在整体论治的同时并不排斥局部治疗：中医学辨证论治即是对机体在疾病发展过程中某一阶段病理反应的完全概括，包括病变的部位、原因、性质以及正邪之间的相互关系，因而其比单一局部的症状更全面、更深刻，由此而得出的治则治法也更全面、准确，但是有时经常出现局部疾病尚未影响整体功能，疾病全身表现并不明显，则可先做局部处理；还有时病情急重，急则治其标，也应先处理局部症状，待局部之急已去再对整体进行调节。因此，中医学的治疗并不仅仅拘泥于整体的辨证论治，注重局部与整体之间的关系而因势、因时制宜同样是其特点。

3. 炎性微环境本身与中医病因病机存在共通之处：炎性微环境中产生了大量炎性因子及相关细胞因子，其通过复杂信号传导通路为肿瘤发生发展提供了适宜的环境，不断促进肿瘤的侵袭、迁移与转移。中医学认为，肿瘤的形成是机体的本身正气不足，邪气上犯而为病，而且正气虚伴随着肿瘤发生、发展的全过程。而在正气虚损的前提下，出现了各种毒、瘀、痰等病理产物，这些病理产物同时也继续刺激肿瘤的进展，从该理论可以看到其与中医肿瘤理论存在诸多共通之处。

从炎性微环境看中医肿瘤病因病机

结合目前对于炎性微环境的认识，可以把肿瘤周围的痰、瘀、毒视为导致体细胞转化为肿瘤细胞，并不断推动其生长的中医微环境。痰瘀是由于人体微环境中气血津液代谢失常停滞局部而致；癌毒之邪则是一类特殊的病邪，不同于以往外感与内生邪气的是，其性更暴烈凶猛，患之为病缠绵，黏滞不化，其病变较深，难以痊愈。《金匮要略心典》云："毒，邪气蕴结不解之谓。"而且癌毒一旦留结，机体正常脏腑的功能必会受阻，日久则加重气血津液代谢失常，水湿凝聚而为痰，血行不畅而成瘀，而痰瘀日久又可反过来凝聚成癌毒。从而形成痰瘀毒相互交结的局面，更使恶性肿瘤的病程顽缠，难以治愈。人体内有一种维持生理活动的正常物质，其具有防御肿瘤细胞恶变并且抑制其进一步发展的功能，称之为正气。还有一类物质称之为恶气，具有促进肿瘤细胞发生发展、侵袭与转移的作用，正气之所以可以转化为恶气，就是因为在痰、瘀、毒的作用下，正气功能失调所致。"气相得则和，不相得则病"这一点早在《黄帝内经》之中就已经有过详细论述。在肿瘤发展过程中，气血运行受阻，恶气渐生，正气日损，肿瘤周边的微环境越来越有利于肿瘤的生长，而随着肿瘤的不断进展，其在体内支配的空间不断扩大，局部的痰瘀毒便可以随之向全身蔓延。当发展到一定阶段时，器官及所在系统达到代偿极限，进一步影响到全身多系统稳定，最后引发全身症状和体征，并且最终导致死亡。由此可以看到，肿瘤炎性微环境释放的大量炎症介质，包括生长因子、血管生成因子及细胞外基质降解酶等，非常类似于中医学的痰、毒、瘀，互相交融，互为因果，只是目前还缺乏两者间相关性的证据。

与整体宏观辨证相同，微观的炎性微环境实际上也存在着阴阳寒热的异同。前已经提及炎性微环境中痰瘀毒互结，郁积日久必化热，但是即使是局部微环境，仍存在次级系统，在各个系统的综合作用下，往往也可出现寒象，甚至可以出现寒热错杂、阴阳逆乱的情况。因此，在辨别整体阴阳寒热的同时，更要注重对微观肿瘤炎性微环境的辨证论治，从而得出更好的施治方案。

从炎性微环境探查中医肿瘤病因病机的意义

中医肿瘤学认为，机体气血津液代谢失常，局部阻滞造成肿瘤的发生，但并没有明确地指出局部的壅滞化生肿瘤的具体过程，只是知道这是肿瘤发生的必要条件。而炎性微环境与其非常相似，这里可以找到切入点，通过对中医肿瘤学及分子生物学之间的整合，丰富痰、瘀、毒的学术内涵，更加全面地认识中医肿瘤病机，并且为革新治疗方案、提高临床疗效提供更多可靠依据。整体观和辨证论治是中医学认识和治疗疾病的基本特点。从整体对疾病辨证可视为一种宏观认识，但由于肿瘤炎性微环境是一个微观辨证范畴，仅从整体辨证审察肿瘤病机难免出现偏差。因此，兼顾到了整体和肿瘤局部炎性微环境，可以更加全面地认识和理解中医肿瘤病机。《素问·至真要大论》云："审察病机，无失其宜。"在具体的肿瘤治疗过程中，谨守病机应贯穿治疗始末。辨证的过程就是审察病机的过程，根据辨证进行论治可以适时、动态、个体化地调整机体气血阴阳，取得疗效。因此，以中医理论为基础，加强直接控制肿瘤细胞，并兼顾局部炎性微环境的治则治法的研究及药物研发很可能是中医肿瘤学未来发展的方向。

对中医肿瘤治则治法的再认识及未来研究方向

癌症患者在正气虚损的前提下，出现了各种毒瘀痰等病理产物。从中医辨证论治理论出发，清热解毒法、祛瘀化痰法、扶正固本法，很有可能成为未来治疗的主流。具体来说：①清热解毒法应贯穿治疗的全过程。肿瘤炎性微环境会"募集"大量炎性细胞并产生大量炎性因子，正如同中医所提出之"癌毒"，其影响正常脏腑生理功能、诱发痰瘀等病理产物，使机体往往处在"阴虚内热"或"阳胜则热"的状态，而在临床上也经常表现为白细胞、中性粒细胞、皮质醇、儿茶酚胺等升高。实验研究也证明，对症采用清热解毒药物对于肿瘤炎性微环境有明显的改善作用，如槐树碱及牛黄中的去氧胆酸具有限制肿瘤细胞增殖，减轻炎性反应而抑制肿瘤恶化的作用。②针对其瘀痰可采用活血祛瘀化痰类中药以攻其实。在癌毒的作用下肿瘤患者经常出现高凝血症，表现为血液黏度增高、凝血机制的活化、抗凝机制的减弱。采用活血化瘀药物进行治疗一方面可以改善血管空间构筑，有利于血液正常代谢和治疗药物抵达病所；另一方面可以调整细胞黏附分子的表达状态，抑制血小板聚集，提高纤溶系统活性，抑制癌栓着床；最后，很多活血药物证实有直接杀灭肿瘤细胞的作用，而且可以调控血管生长因子抑制血管新生。例如，丹参酮ⅡA证明具有细胞毒作用和抑制细胞间黏附分子作用，从而杀灭肿瘤细胞并且防止癌栓形成。β-榄香稀对VEGF介导的血管生成具有抑制作用，由此抗肿瘤血管新生。痰湿与瘀血既是癌症过程中的病理产物又是作用于机体的致病因素，两者经常联袂出现，因此，"化瘀之时勿忘祛痰"为肿瘤治疗的基本法则。而且现代药理研究证实，化痰药物可以改善细胞黏附因子的表达，从而抑制肿瘤细胞的侵袭与转移。孙宏新等发现，化痰散结类药物川芎嗪、苦参碱等能降低CD44、CD44V6等细胞黏附因子的表达水平，从而抑制肿瘤的侵袭与转移。③针对整体虚弱体质可采用扶正类中药滋阴固本，增强免疫系统功能、重建正气。肿瘤炎性微环境往往可以造成免疫抑制机制，相当于中医的"正气虚损"。其实大多数肿瘤患者存在先天或者后天免疫失调，机体防御机制功能下降，对肿瘤细胞监视不力，不能及时将其消灭，最终导致肿瘤细胞的生长。因此，扶助正气对于调控和防治肿瘤的侵袭与转移具有重要意义。朴炳奎研制的中药制剂肺瘤平膏、益肺清化膏等具有益气养阴的作用，经实验证明，在经过其治疗之后，大量患者获得了明显的症状改善、化学治疗引发毒副作用的减轻、生存质量的提高、瘤灶的稳定及生存期的延长。而且郑红刚等研究证明，肺瘤平膏能够加快体内免疫反应向Th1方向极化，增强细胞免疫功能消灭肿瘤。

428　肿瘤炎症微环境的中医属性和治则

　　癌细胞附近浸润的炎症细胞和炎症介质决定了肿瘤炎症微环境。炎症微环境被认为是肿瘤发展所有阶段的重要参与者或调节者，从肿瘤发生的早期到肿瘤的进展和向远处器官的转移扩散都有炎症微环境的参与。流行病学研究提供的炎症和肿瘤之间的临床联系表明，广泛的慢性炎症疾病易导致肿瘤发生，肿瘤相关炎症反应可以促进慢性炎症组织向肿瘤细胞组织转化。炎症微环境中多种成分的作用机制与中医理论中热、痰、瘀、虚的病机特点相符。辨证采用清热解毒、化痰散结、活血化瘀、扶正固本等治疗方法，对抑制肿瘤生长、改善患者生命质量、缓解微环境异常等多方面有良好效果。目前"肿瘤相关炎症"受到关注，被认为是肿瘤微环境（TME）的又一个典型标志，体现了对癌症进展和治疗的潜在影响。学者张雨等对肿瘤炎症微环境的中医属性及治则研究做了全面梳理归纳。

肿瘤炎症微环境概述

　　肿瘤的细胞组织内含大量的炎症细胞浸润并使得炎症部位富含细胞因子、趋化因子和生长因子等，共同构成了炎症微环境。这是一个复杂的微生态网络，持续的炎症反应可以影响正常的细胞稳态和代谢，从而调控机体异常免疫以及促进肿瘤细胞的侵袭和迁移，在进一步加重组织损伤的同时刺激炎症级联反应，形成恶性循环。目前的研究表明，癌细胞和炎症微环境之间的信息交流是一种良性的促进循环。TME 的炎症介质聚集和激活各种基质细胞、免疫细胞和炎症细胞，这些细胞产生更多的炎症信号来启动相关的信号通路，从而诱导癌细胞逃避免疫清除。

　　肿瘤相关炎症细胞包括先天免疫细胞，如巨噬细胞、中性粒细胞、肥大细胞、髓源性抑制细胞、树突细胞和自然杀伤细胞等，适应性免疫细胞，如 T 细胞和 B 淋巴细胞，及癌症组织细胞本身，如成纤维细胞、内皮细胞、周细胞或间充质细胞等。这些肿瘤相关炎症细胞可以产生多种细胞因子、趋化因子、活性氧（ROS）、金属基质蛋白酶（MMP）、白细胞介素（IL）或干扰素（IFN）介导肺癌的发生和转移。巨噬细胞 M1 型和 M2 型的肿瘤相关巨噬细胞（TAMs）与肿瘤细胞相互作用，产生细胞因子和生长因子，促进肿瘤进展。M2 型 TAMs 可通过诱导 T 细胞功能障碍，抑制适应性免疫来促进肿瘤生长、血管生成、侵袭和转移。肿瘤相关成纤维细胞（TAFs）来源于间充质或骨髓干细胞，可通过成纤维细胞活化蛋白 α 过表达和上调、肿瘤细胞快速缺氧性坏死、基质细胞活化或 IFN-γ 或 TNF-α 介导的 CD8$^+$ T 细胞的细胞毒性导致肿瘤微环境中的炎症免疫抑制环境。TAMs 和 TAFs 是肿瘤促进细胞因子和生长因子的重要来源，通过核因子 κB 依赖性信号通路调节癌细胞的生物学行为。研究认为中性粒细胞是调节肿瘤炎症微环境严重程度的重要细胞，通过产生炎症介质或改变 DNA 激活癌基因、降解基质、促肿瘤细胞增殖，并增加转移和血管生成。其他肿瘤相关炎症细胞，如调节性 T 细胞、B 淋巴细胞、自然杀伤细胞、树突状细胞或肥大细胞，也与肿瘤的侵袭转移和患者的不良预后有关。综上所述，长期存在各种外源性和内源性炎症介质，包括感染性病毒和细菌、免疫系统疾病、基因突变等，在一定程度上促成了炎症细胞和慢性炎症生产。在炎症微环境中通过多种机制，包括细胞因子产生、血管生成和组织重塑等，创造了一个促癌致癌的环境，导致肿瘤发生、发展、转移和耐药性等。

中医病机辨证与炎症微环境

　　中医病机学说研究疾病发生发展规律，涉及阴阳五行、脏腑经络、气血津液的变化。肿瘤炎症微环境是复杂的微生态网络，涉及多系统的生理和病理变化。因此，炎症微环境与中医病机两者之间具有相关性。由于炎症微环境所造成的病理症状多是阳热性质，以热邪为主导，火热之邪，耗气伤津，灼伤脉络，炼津化痰，可导致痰、瘀、虚等病理变化。同时痰、瘀、虚等病理变化反过来亦会促进热邪发展，影响炎症微环境。

中医辨证论治可以反映出疾病某一阶段病理变化的本质和发展趋势，在炎症微环境的影响下，辨证多表现为邪热内蕴、痰饮停滞、瘀血阻滞、正气亏虚证。以此提出了清热解毒法、化痰散结法、活血祛瘀法以及扶正固本法的治则治法。

1. 邪热内蕴： 在慢性炎症中，炎症介质往往过度表达，组织的反复损伤与修复也使得活化的炎症细胞分泌大量的炎症介质，如 ROS 以及活性氮（RNS）等。这些炎症介质可以促使细胞 DNA 链断裂，导致基因组不稳定，从而增加基因突变。此外，还可以引起抑癌基因失活以及原癌基因活化，如 P53 抑癌基因失活可使细胞凋亡受阻，从而发生恶性转变，最终导致肿瘤的发生。慢性炎症在中医范畴里属于热邪，热邪为阳邪，其性活跃，与肿瘤细胞生长快速的特性相符。肿瘤细胞增殖旺盛，大多数肿瘤患者会出现能量消耗增加。发热是炎症的特征之一，是肿瘤患者常见症状之一，其病理生理机制尚不清楚，不过有研究表明，发热可能与肿瘤和炎症细胞释放的致热原细胞因子，包括 IL-1、IL-6、肿瘤坏死因子- α（TNF-α）和 IFN 有关。随着肿瘤的发展，会出现邪热内蕴证候，如肝癌患者出现烦热黄疸、吐血或便血，肠癌患者常具有腹痛便血、肛门灼热、胸脘烦闷、舌苔黄腻等临床表现。肿瘤组织郁积于内，导致邪毒内蕴，气机不畅，最终郁而发热，因此呈现出持续低热或局部肤温升高，口燥咽干，烦躁易怒，部分患者表现为高热不断。若热邪深入营血分则耗血动血，迫血妄行，从而出现各种出血症状；若热入心营则兼见神昏，严重者临床可并发弥散性血管内凝血、多脏器功能障碍综合征等危重症。

2. 痰饮停滞： 热邪持续存在则会导致炼津化痰，痰留滞于经络脏腑，阻滞气机，影响人体正常水液代谢，脏腑失于濡润，功能失常。痰有狭义与广义之分，狭义之痰是指咳嗽之痰涎，广义之痰则指体内水液代谢障碍、运化失常而形成的一种病理性产物，其质地黏稠，易阻滞气机而导致继发疾病产生。痰饮形成后，影响全身气机，易于走窜而弥漫三焦，并且变幻多端、缠绵秽浊，故"怪病责之于痰""百病多由痰作祟"。元代朱震亨著《丹溪心法》云："诸病皆由痰而生；凡人身上、中、下有块者，多是痰。"痰饮与炎症微环境相互交织，错综复杂，促进肿瘤的发展和转移。肿瘤微环境中存在大量的细胞因子、蛋白水解酶、生长因子等促进了肿瘤增殖、侵袭和转化。微环境中持续的炎症刺激促进肿瘤血管生成并对基底膜造成破坏，从而增强肿瘤的侵袭能力。

3. 瘀血阻滞： 火热之邪灼津耗液，血液黏滞，血流缓慢，滞而为瘀。故临床上恶性肿瘤患者常出现血液黏滞度增加的高凝状态。这种状态可能与以下情况有关：①热邪侵及血脉，脉络受损，血不循经成离经之血，滞久而为瘀；②痰邪黏滞凝腻阻塞脉管，使得气机不畅、血流缓慢而结成瘀块；③热邪、痰瘀等病理因素邪正相争，损耗正气，阴液亏虚，致使脉道失润，血液浓缩壅聚而成瘀；④肿瘤治疗过程中化学治疗、放射治疗等热毒耗伤机体气血津液，使气血亏虚，推动无力，血行缓慢而易为瘀。现代医学认为血液高凝状态可能是由于肿瘤周围多发生炎症反应，细胞受到刺激而分泌相关细胞因子，进而激活外源性凝血机制，肿瘤微环境中各类细胞的代谢产物及坏死物激活凝血系统直接导致凝血酶的产生。由此可知，热邪是恶性肿瘤血液高凝状态形成的重要因素。血液高凝状态可促进肿瘤新生血管的生成，为肿瘤的生长提供有利环境。但是新生的肿瘤血管多结构紊乱、基底膜不完整且通透性强，同时血液黏滞并激发炎症反应又进一步加剧血管内皮的损伤，故癌细胞在高凝状态下易于穿过新生血管壁，借助运行的血液进一步向周围组织侵袭与扩散，并向远处转移。此外，血液高凝状态还可导致血栓栓塞性疾病，因此血液高凝状态是造成肿瘤患者病情恶化与死亡的重要原因之一。

4. 正气亏虚： 炎症微环境所导致的免疫抑制与中医病机学说的正气亏虚有明显相似性。中医理论认为大部分疾病的发生都关系到人体正气和致病邪气两方面。正气指的是人体的各种功能活动，包括脏腑、经络、气血等功能，以及人体抗病修复能力；邪气泛指对人体有害的各种致病因素，如外感六淫、内伤七情、戾气、痰饮、瘀血以及食积等。疾病的发生是在一定的条件下正邪相争的结果，疾病的过程就是正邪相争的过程。正邪相争有盛有衰，如果正气亏虚则对邪气的抵抗力下降；邪气太强，正邪交争则正气损耗太多，不敌邪气。正如《素问·刺法论》所云："正气存内，邪不可干。"在慢性炎症中，由于缺乏正常的负反馈机制，免疫抑制会持续发生。慢性炎症诱导的生长因子和促炎细胞因子直接增强癌细胞增殖，抑制细胞死亡并诱导血管生成。同时，在肿瘤微环境中产生的趋化因子会聚集多种类型的免疫抑制细胞，包括调节性 T 细胞（Treg）和髓样衍生的抑制细胞（MDSCs），并创造一个免疫抑制环境，导致肿瘤的发生和发展。调节性 T 细胞和 MDSCs 均参与炎症介导的抗肿瘤免疫。CD8$^+$ T 细胞中免疫检查点分子的诱导对于建立免疫抑制性微环境至关重要。CD8$^+$ T 细胞中免疫检查点途径的激活诱导 T 细胞衰竭或功能障碍，导致细胞增殖减少，免疫抑制和免疫耐受。

基于炎症微环境的中医治则治法

1. 清热解毒法： 现代药理研究发现，清热解毒类中药具有抗炎杀菌、提高机体免疫能力及清除热毒等功效，可通过破坏肿瘤炎症微环境，抑制肿瘤的形成与发展。此外，清热解毒药物在临床治疗中还发挥协同作用，不仅可调节免疫功能以减少治疗的不良反应，还可消除肿瘤的耐药性，提高肿瘤治疗的疗效，起到增效减毒的效果。黄连解毒汤是经典的清热解毒方，研究发现黄连解毒汤通过抑制核因子 κB 的活性，增加促凋亡蛋白 Bax 和 Bak 的表达，降低抑制凋亡蛋白 Bcl-2 和 Bcl-xL 的表达发挥抗肿瘤作用，并因此诱导肝癌细胞中线粒体依赖性细胞凋亡。黄连解毒汤还通过抑制环氧合酶-2（COX-2）减少促进炎症和肿瘤发生的类前列腺素的产生。迟宏罡等研究发现黄芩汤可下调 Notch-1、Hes-1、调控分子 β-联蛋白等细胞因子的表达，通过调节 Notch/Wnt 信号通路阻止结肠炎癌变事件的发生，起到预防肠癌的作用。此外，黄芩汤可以通过抑制多个炎症相关靶标，包括 TNF-α 诱导的核因子 κB 介导的转录活性以及 COX-2 和诱生型一氧化氮合酶活性，有效改善炎症反应。小檗碱，也称黄连素，是从中药黄连中分离出的一种季铵类生物碱，可通过多种机制作用于癌细胞。对于大肠癌的治疗，小檗碱主要参与诱导细胞凋亡和抑制炎症，抑制肿瘤生长，使 Wnt/β-catenin 信号失活，促进活性氧的产生。

2. 化痰散结法： 中医认为痰与疾病关系密切，有"百病多由痰作祟"的说法。痰既是疾病过程中的病理产物，形成之后又能加重病理变化，或者导致新的病变产生。刘磊等认为痰是肿瘤周边的酸性微环境，毒是肿瘤的恶性部分，毒与痰瘀相互胶结、相互渗透。从痰论治肿瘤在临床中有一定的疗效，程培育等通过温阳化痰法联合化疗治疗晚期三阴性乳腺癌，研究发现温阳化痰法在乳腺癌患者化学治疗期间能够改善乳腺癌患者畏寒肢冷、食欲不振的症状，减轻患者消化道不良反应，提高患者的生命质量。葛楠等通过苇茎汤合清气化痰丸加减治疗痰热互结型肺癌患者，观察组患者经治疗后在白细胞降低、骨髓抑制、肝肾功能损害、胃肠不适等方面的不良反应有所减轻，生命质量改善明显，其效果优于单纯化疗。张玉人等研究发现，贝母素可以影响 E 钙黏蛋白的表达，抑制间质表型蛋白的表达水平，上调上皮表型蛋白表达水平，从而影响 EMT，这可能是通过调控转化生长因子-β（TGF-β）/Smad 蛋白信号通路实现的。川陈皮素是陈皮提取物中的有效成分之一，体外试验显示川陈皮素可以通过调节 FAK/PI3K/AKT 信号通路及 GTP 酶通路、抑制基质金属蛋白酶-2（MMP-2）和基质金属蛋白酶-9（MMP-9）表达，抑制人胃腺癌 AGS 细胞黏附、侵袭及转移。

3. 活血化瘀法： 基于对恶性肿瘤患者的临床观察，发现其凝血指标普遍异常，常表现为血液高凝状态，这是由于肿瘤本身可激活凝血系统从而使得血液黏度增加、流动滞缓。蔡玉梅等研究发现，通过血府逐瘀胶囊治疗恶性肿瘤高凝状态，患者急性反应阶段纤维蛋白原以及反映凝血和纤溶系统激活状况的 D-二聚体均有下降，明显改善恶性肿瘤患者高凝状态。Liu 等发现血府逐瘀汤可以上调胶质瘤中 MMP 组织抑制蛋白的表达，并下调血管内皮生长因子、血管内皮生长因子受体、趋化因子受体 4、趋化因子 12、MMP-9 和 MMP-2 的表达，从而抑制细胞增殖、侵袭和迁移，诱导肿瘤细胞凋亡。川芎的有效成分之一川芎嗪可以显著抑制 BL-16 黑素瘤的人工肺转移，这可能与增强自然杀伤细胞活性、降低动物血浆中的血栓素 B2 含量以及改善实验动物高黏滞血症有关。高文正通过临床观察活血化瘀法治疗恶性肿瘤高凝状态患者，研究采用当归、莪术、大血藤等活血化瘀中药，结果显示纤维蛋白原、D-二聚体、血小板计数均有明显下降，差异有统计学意义，活血化瘀组临床疗效、凝血功能状态、血液流变学指标改善时间均优于对照组。王淑丽等通过活血组方对非小细胞肺癌血瘀证进行疗效观察，结果显示活血组方能降低高凝血组患者的血小板膜糖蛋白-140和纤维蛋白原，明显改善非小细胞肺癌患者血液高凝状态。

4. 扶正固本法：正气亏虚是肿瘤产生的内因之一，肿瘤的发展损耗正气，无力抗邪。手术治疗肿瘤及放射治疗、化学治疗过程也会攻伐人体正气。因此扶助正气是癌症治疗的重要目标。中医通过扶正固本的方法补虚扶弱，改善免疫功能并降低免疫抑制效应。实验发现，应用扶正散结方可以通过调节肺癌免疫微环境中 IFN-γ、IL-4、IL-13、TGF-β 等细胞因子，达到逆转 TAMs 的免疫重塑作用，从而控制肿瘤生长。马冉冉等研究发现，人参总皂苷可提高荷瘤小鼠体内自然杀伤细胞的数量及杀伤活性，增强 5-氟尿嘧啶抗肿瘤的疗效。Xi 和 Minuk 发现基于胰腺癌晚期患者的调节性 T 细胞降低，十全大补汤可以增加 T 细胞的活性，增强免疫状态。玉屏风汤能明显抑制 Lewis 肺癌的生长，延长荷瘤小鼠的存活率，促进自然杀伤细胞向肿瘤浸润，增加脾脏自然杀伤细胞的数量，增强自然杀伤细胞介导的杀伤活性。此外，玉屏风汤可显著下调了肿瘤微环境中 TGF-β、吲哚胺 2,3-二氧化酶和 IL-10 的表达，对 Lewis 肺癌具有抑制自然杀伤细胞依赖性的作用。人参多糖、灵芝多糖等可增强免疫细胞的细胞毒性和吞噬活性，增加各种信号途径，产生 Th1 细胞因子产物，通过免疫细胞的活化而不是直接的细胞毒性作用，间接诱导抗癌作用。

综上所述，基于肿瘤炎症微环境的中医病机特点能够更好地指导中医辨证论治和中西医结合治疗，针对肿瘤发生、发展、进程中的不同特点，将微环境与中医病理因素相统一，衍生出各种针对性治法，能够有效改善微环境异常，使机体恢复平衡状态，防止癌症进展。中医学特有的整体观和辨证论治在肿瘤发展的不同阶段对于重塑机体内环境有重要意义。

429　肿瘤炎症微环境与免疫的关系和中医干预

近年来研究表明，恶性肿瘤的生长不仅受肿瘤细胞自身遗传学和生物学的调控，而且还受肿瘤所处微环境的影响，而肿瘤炎症被认为是其中最重要的因素之一。目前越来越多的证据证明，在肿瘤炎症微环境中，募集的炎症免疫细胞不仅通过表型的转换和修饰参与免疫抑制微环境的形成，而且还通过输送炎症相关免疫因子，如转化生长因子 β（TGF-β）、白细胞介素- 4（IL-4）、白细胞介素- 10（IL-10）等促进肿瘤的增殖和转移。重塑肿瘤免疫微环境一直是近年来的研究热点，同时也是进一步提高肿瘤临床疗效的有效途径。而发挥传统中医药的抗炎优势，学者田同德等认为，探讨针对肿瘤炎症微环境的中医药干预策略，解除免疫细胞向抑制型表型转化的压力，不仅为中医药干预肿瘤免疫抑制微环境提供依据，同时也可能为中医药抗癌治疗提供新的思路和对策。

肿瘤炎症诱导免疫抑制微环境形成的机制

肿瘤相关炎症的启动存在外源性和内源性两种机制，而肿瘤一旦发生，则对外源性刺激的依赖程度大大减少或消失，此时主要是内源性机制在起作用，涉及肿瘤进展所导致的组织损伤和炎性通路，如 NF-κB 信号通路、信号转导和转录激活因子 3（STAT3）、缺氧诱导因子（HIF）的激活。不论在内源性机制还是外源性机制中，由于致病因素的持续存在，导致炎症的损伤和修复持续进行，决定了肿瘤相关炎症以"慢性炎症"为特征的病理特点，而肿瘤炎症的不可控性特点，一方面加强了炎症免疫细胞和促炎因子 CXC4、CCL-2、肿瘤坏死因子 α（TNF-α）、IL-6、IL-2、IL-1 等在肿瘤部位的募集和释放，同时在免疫调节通路和骨髓来源基质细胞（间充质干细胞、血管内皮细胞等）的参与下，也充分调动机体的修复和灭火机制以加强组织的重塑，对抗炎症的损伤，最终导致了炎症免疫细胞免疫表型的转化和修饰，并分泌大量免疫抑制因子如 IL-10、TGF-β、血管内皮生长因子（VEGF）等在损伤部位的聚集，促进肿瘤的免疫逃逸、生长和转移。

肿瘤相关巨噬细胞（TAMs）是肿瘤相关炎症细胞的主要组成部分，依其表型和功能分为 M1 和 M2 型。M1 型又称经典活化的巨噬细胞，主要由 LPS、IFN-γ 诱导，高表达诱导型一氧化氮合酶（iN-OS），参与 Th1 型免疫应答，诱导免疫效应细胞参与杀伤病原体和肿瘤；而 M2 型则可由巨噬细胞集落刺激因子（M-CSF）、IL-4、IL-13、IL-10、TGF-β 等诱导，高表达精氨酸酶 1（ARG-1）主要参与细胞生长、血管形成、免疫抑制及组织修复的功能。大量研究显示，存在于肿瘤组织中的 TAMs 大部分具有 M1 表型向 M2 转化的特性，表现为弱的抗原递呈能力，非但不能清除肿瘤，反而促进肿瘤的发生、进展和转移。巨噬细胞这种从免疫抑瘤到促瘤作用的转变构成了肿瘤相关炎症的基本特征，并直接与肿瘤患者的预后和转归有关。

髓源性抑制细胞（MDSCs）是另外一类在肿瘤相关炎症微环境中异常增多的免疫细胞，正常情况下，MDSCs 只是少量存在于骨髓，并不表现为免疫抑制功能，但是在病理条件下，受各种细胞因子和炎症通路的作用而在脾脏和肿瘤组织中大量蓄积，并具有 CD11b$^+$、Gr1$^+$ 的表型特征。MDSCs 的免疫抑制作用与其表达精氨酸酶（Arg-1）和 iNOS 关系密切。可塑性是 MDSCs 细胞群的基本特征之一，在肿瘤组织中不仅具有倾向于 TAM-M2 转化的特性，还可在免疫抑制因子 IL-10 和 TGF-β 的作用下，诱导 CD4$^+$、T 细胞转化为调节性 T 细胞（Treg）的发生，从而对免疫发挥多重抑制作用。

Treg 细胞在肿瘤炎性微环境的聚集和扩增是肿瘤炎症微境免疫功能缺陷的另一表现之一。Treg 细胞可由外周血中 CD4$^+$、CD25$^+$T 细胞通过表型转化而来，激活后所诱导的免疫抑制具备多途径、非特异性的特点。研究表明，Treg 细胞不仅能够直接抑制 T 细胞的增殖和活化，而且 Treg 细胞在体内还通过释放 IL-10 和 TGF-β 等免疫抑制因子，下调 MHC 分子、IL-12、CD80$^+$、CD86$^+$ 等分子的表达等多种机制参与肿瘤细胞的免疫耐受，从而构成了有效抑制肿瘤免疫反应的一道屏障。CD4$^+$、CD25$^+$ 是 Treg 细胞的分子标志，受肿瘤炎症微环境的调控，在炎症趋化因子的作用下迁移至炎症反应的局部，而 Treg 细胞特异性表达转录因子 Foxp3 被认为是调控细胞分化和免疫抑制功能的关键分子。

免疫治疗的反应通常依赖于肿瘤微环境的免疫状态和免疫效应细胞的激活，然而由于肿瘤炎症的非可控性损伤所诱导的炎症免疫细胞（TAMs、MDSCs、Treg）的募集和修饰决定着微环境的免疫抑制状态，这些炎症细胞在肿瘤相关炎性微环境的压力下募集并驯化成为"坏细胞"后，不但不能发挥原有的生理功能和抗肿瘤作用，反而导致免疫效应细胞的功能受损，形成了一道有利于肿瘤细胞免疫逃避的生物免疫屏障，不仅限制了临床药物疗效的发挥，同时也是常用生物免疫疗法在体外显示较好的肿瘤杀伤效应在体内却达不到预期效果的重要原因之一。

中医药干预肿瘤炎症诱导免疫抑制微环境

现代医学对肿瘤炎症微环境的认识提示我们，这种微环境的有害性不仅能造成人体免疫功能（正气）的损伤，而且增加了肿瘤增殖和转移的机会，病理过程体现为体内脏腑功能和气血阴阳平衡状态被打破的恶性循环过程，形成了有利于肿瘤发生、发展的机体内环境。其易伤正气、缠绵不愈、易于传变的致病特点，体现了中医"毒邪"的病理发展过程，因此，多数学者将肿瘤炎症归属于现代中医学"癌毒"范畴，并提出了扶正解毒这一治疗原则。免疫缺陷是肿瘤炎症微环境的核心特征之一，而中医学认为，这一免疫学特点多与机体的正气亏虚有关，尽管目前对肿瘤炎症微环境的阴阳属性和辨证特点尚缺乏统一的认识，但由此衍生的扶正培本治法仍被认为是目前中医药重塑肿瘤免疫的重要治疗策略之一。现代研究表明，扶正中药可通过调节免疫细胞、免疫因子多靶点调节机体的免疫功能，改善肿瘤患者的免疫状态。目前研究较多的扶正中药有人参、黄芪、党参、麦冬、白术、女贞子、枸杞子、当归等，包括单味中药、复方和现代制剂等。如人参皂苷 Rg3 能够提高荷瘤小鼠外周 NK、LAK 细胞活性及 CD3$^+$、CD4$^+$、CD4$^+$/CD8$^+$ 水平，而参芪扶正注射液配合手术和化疗则可使胃癌患者外周血 CD3$^+$、CD4$^+$、T 细胞水平显著升高，从而起到增效减毒作用。Treg、TAMs、MDSCs 是肿瘤相关的主要免疫抑制细胞，研究发现，黄芪、苏木等益气活血药与模型组、活血药组相比可以通过减少 Lewis 肺癌模型小鼠脾 Treg（CD4$^+$、CD25$^+$）细胞数量，并通过减少 CTLA4 及 Foxp3mRNA 表达改善小鼠体内存在的免疫耐受状态；而补中益气汤、四物汤等则能够激活并提高外周血巨噬细胞活性，增强主动免疫细胞的监视功能，逆转肿瘤导致的免疫抑制。也有研究发现，淫羊藿能够降低体内脾脏浸润的 MDSCs 数量，并同时使树突状细胞和巨噬细胞分化及 IL-6、IL-10、TNF-α 水平降低。

目前集中于扶正治法的免疫调节研究多局限于外周血或脾脏的免疫功能检测，并不能完全反映肿瘤局部微环境的免疫状态。而且从理论上讲，如果仅单纯诱发和增强全身的抗肿瘤免疫反应，增殖和募集的免疫细胞反而会在炎症微环境的压力下重新发生调整和变化，并增强相应的免疫抑制信号，不但不能起到对肿瘤细胞的杀伤作用，最终还可能在另一层面建立足以抑制抗肿瘤反应的免疫抑制微环境，导致肿瘤细胞的免疫逃逸，因此，只增强抗肿瘤免疫，而不改善或解除肿瘤赖以生存的微环境，就难以取得理想的治疗效果，这也可能是目前传统中医扶正治法疗效受限的重要原因之一。

应用中医药干预肿瘤炎症重塑肿瘤免疫微环境

近年来，尽管中医药在肿瘤的综合治疗方面取得了长足的进步，但对于控制肿瘤的临床疗效仍未有实质性的提高，而肿瘤炎症和免疫抑制微环境的存在被认为是其重要的原因之一。因此，正确认识肿瘤炎症所属癌毒的阴阳属性和辨证特点，发挥中医药多途径、多靶点、多环节的抗炎优势，从肿瘤炎症微环境的角度，通过改善肿瘤炎症，减轻免疫细胞向抑制型表型转化的压力，纠正肿瘤局部的免疫状态，不仅为重塑肿瘤免疫提供了新的思路和对策，也可能成为扶正中药进一步提高临床疗效的有效途径。

1. 重视温补治法对肿瘤炎症和免疫的调控作用：肿瘤相关炎症在中医学属于微观辨证的范畴，而对其病因病机的理论探索已成为目前中医肿瘤研究的焦点之一。尽管现代中医学者多将肿瘤炎症归属于"癌毒"中的"热毒"，但从肿瘤炎症的慢性病理过程及免疫特点来看，有必要对其病因病机再做进一步的深入研究。中医学认为，炎症是一个正邪交争的病理过程，有虚、实、寒、热之分，而肿瘤炎症微环境的正气虚弱不能抗邪外争的特点，与热毒实证所表现的"正盛邪不却"的病理特点并不相符，与之相反，基于肿瘤炎症微环境的认识，发现在肿瘤的起始阶段，主要以炎症诱导的局部免疫损伤为主，而随着肿瘤的进展，肿瘤炎症的不可控性则可发展为全身的免疫功能抑制，不仅体现为肿瘤局部阳气虚弱的病理特点，而且往往发展为全身以虚寒为主的证候特点。《灵枢·百病始生》云："积之所生，得寒乃生，厥乃成积矣。"《灵枢·水胀》云："寒气客于肠外，与卫气相搏，气不得营，因有所系，癖而内著，恶气乃起，息肉乃成。"不仅体现了"癌毒"内在的病因病机，同时也反映了肿瘤炎症微环境"阳虚寒凝"的病理本质。目前国内学者在中医药抗肿瘤治疗方面存在重清热、轻温阳的倾向，从肿瘤炎症和免疫的角度更应重视温补治法对肿瘤微环境的调节作用。而且温补治法是中医药抗炎的重要措施之一，其抗炎之功效在前人乃至当今众多医家的临床过程中已被证实，而将炎症简单地同清热解毒之间划上等号，不仅有悖于中医最基本的诊病特征，同时大量清热解毒药物的应用也有犯中医"虚虚之戒"之嫌，从而导致患者体内的阳气和脾胃功能的进一步损伤，不利于疾病的控制。

2. 注重化痰通滞药物的运用："癌毒"在现代中医学是个广泛的概念，与一般"毒邪"类似，肿瘤炎症所属"癌毒"在理论上也应有寒热阴阳之分。根据表里的不同，张仲景首次将"毒邪"分为"阴毒"和"阳毒"，认为"阳毒在表，而阴毒则隐伏在里"，后世医家则对"阴毒"和"阳毒"的内涵进行了拓展。如《景岳全书》云："盖在脏在骨者多为阴毒，在腑在肤者，多为阳毒。"《活人书》云："阴气极盛，阳气极微者为阴毒；阳气极盛，阴气极微为阳毒。"肿瘤炎症是肿瘤细胞对正常微环境熏染的结果，由内而发，病位在里，多累及脏，加之其局部存在"阳虚寒凝"的病机特点，因此，以"癌毒"阴阳属性论，肿瘤炎症应属于"阴毒"。《金匮要略心典》云："毒，邪气蕴结不解之谓。""毒邪"一旦留结，则气血津液运行不畅，从而导致痰浊、瘀血等代谢产物在局部的累积，而缺血、缺氧是肿瘤炎症微环境最基本的病理特征，既是"痰瘀"病理产物进一步阻碍经络气血的结果，也符合中医阴血不足的病因病机。阴血不足，经络失养，阳无以化生，则是导致"癌毒"向"阴毒"转化的动力因素，而在这一转化过程中，由缺血、缺氧所诱导的 HIF 信号通路的激活可能起着重要的调控作用。现代研究发现，HIF 相关分子（主要为 HIF-1α、HIF-2α）不仅参与肿瘤炎症微环境的维持，而且通过调控炎症免疫细胞的募集、诱导 TAMs M1 型向 M2 型的转化、MDSCs 的扩增和募集、Treg 的转化及诱导免疫检查点 PD1/PDL1、CTLA4 等分子的表达等多途径，广泛参与肿瘤免疫抑制微环境的形成。因此，结合肿瘤炎症所属"阴毒"致病导致"痰瘀"的病理特点，在温补这一大的原则指导下，同时也要重视化痰通滞治法的应用，通过改善肿瘤局部微循环、纠正微环境缺血、缺氧状态，增强人体对局部免疫的调控作用。

3. 注重抗肿瘤炎症方药与传统扶正治法的联合：整体观和辨证论治是中医学认识和治疗疾病的基本手段和方法，但肿瘤炎症微环境属中医"微观辨证"的范畴，而从其发病及致病特点来看，肿瘤炎症微环境与中医的"阴毒"理论有诸多类似之处，存在着虚实错杂、由虚致实的病因病机，虚以阳气、阴血不足为主，实则以痰凝瘀血为害，然而在临床工作中，基于整体观的"宏观辨证"则往往难以全面反映局部微环境的这些病因病机特点。目前尽管建立在"宏观辨证"基础上的传统扶正疗法仍是中医药治疗肿瘤的主要治则之一，且多数研究表明，以传统扶正为主的中药确有促进淋巴细胞增殖和增强免疫细胞活性的作用，但是肿瘤炎症微环境对肿瘤免疫的负调控仍是一个不容忽视的问题，同时也是限制这些扶正药物疗效发挥的重要因素。因此，微观辨证与整体辨证相结合，在改善肿瘤炎症微环境的基础上，再联合不同的扶正治法，有可能是未来中医药进一步提高肿瘤临床疗效的有效途径。在具体的临床实践中，在肿瘤的不同发展阶段，也要注意对扶正治法和抗肿瘤炎症的运用要有所侧重，如在肿瘤的早期，患者常常并不表现出明显的免疫功能低下和正气亏虚的临床表现，而主要体现在肿瘤微环境局部免疫功能低下的特点，此时加强肿瘤炎症的早期干预，解除局部的免疫抑制更为关键；而在肿瘤晚期则进展为全身的免疫抑制，此时更应以全身的扶正治疗为主，兼顾肿瘤炎症的治疗。

4. 注重阳和汤对肿瘤炎症微环境的免疫调节作用：阳和汤出自王洪绪的《外科全生集》，是中医药治疗"阴毒"及"阴疽"的经典抗炎名方，现代临床多辨证用于慢性炎症性疾病的治疗。阳和汤所治之证多由素体阳虚，营血不足，寒凝毒滞，痹阻于肌肉、筋骨、血脉所致，这与肿瘤相关炎症微环境之"癌毒"所致的阳气虚弱、阴血不足兼有痰瘀有着类似的病因病机。因此，运用阳和汤进行肿瘤相关炎症的干预治疗，不仅符合传统中医药"辨证论治、异病同治"的理论，而且符合现代中医学对肿瘤相关炎症的认识。从目前的临床观察和基础研究来看，阳和汤不仅具有广泛的调节免疫、抗炎、镇痛及改善微循环的作用，而且能够抑制肿瘤细胞增殖，促进诱导分化、放射治疗、化学治疗增敏和凋亡等机制而发挥抗肿瘤作用。由此推测，阳和汤通过调控炎症微环境重塑肿瘤免疫可能是其抗肿瘤作用的重要机制。总之，以中医理论为基础，兼顾肿瘤局部炎症微环境治则治法的研究及药物开发，极有可能是未来中医肿瘤学发展的一个重要方向。

430　肿瘤炎性微环境与癌毒病机的相关性

　　恶性肿瘤已成为威胁人类生命健康的一大疾病。现代研究表明，肿瘤周围存在着其赖以生存的"土壤"——肿瘤微环境，而肿瘤炎性微环境则是其中的重要组成部分。慢性炎性微环境中存在着大量的活性氧簇（ROS）、一氧化氮合酶（NOS）、细胞因子、趋化因子和生长因子等炎性介质，它们能够改变细胞周围的正常环境，通过级联反应诱导细胞增殖，募集炎性细胞，导致氧化损伤，引起细胞基因的突变。这些突变的细胞在炎性微环境中继续失控性增殖，随修复程序的混乱，最终导致癌变。癌变的肿瘤组织形成后又引起了炎症反应的持续进行，维持肿瘤的炎性微环境。即慢性炎性微环境能够诱导正常细胞恶性转化，而转化了的恶性细胞又可以维持肿瘤炎性微环境。肿瘤炎性微环境还通过一系列途径促进肿瘤的增殖、迁移、转移和血管生成。干预肿瘤炎性微环境已成为目前肿瘤治疗的新靶标。中医理论指导下的中医药复方通过其整体干预，在抗肿瘤临床治疗中显现出其独特的优势，而越来越受到重视。国医大师周仲瑛教授提出的"癌毒"病机理论，认为癌毒属毒邪之一，是导致肿瘤发生、发展的一种特异性致病因子。癌毒与痰、瘀搏结形成肿块，在至虚之处留着滋生，形成肿瘤。肿瘤形成后引起局部气血郁滞，全身脏腑功能失调，又能够酿生癌毒。可见，癌毒既是致病因子，又是病理因素。而癌毒的流窜走注则是肿瘤转移的根本原因。

　　"癌毒"病机理论与肿瘤炎性微环境，两者虽然从中西医两种不同理论出发，但都是对肿瘤发生发展这一病理机制的阐述，殊途同归，两者具有一致性。学者沈政洁等认为，通过探讨"癌毒"病机理论与肿瘤炎性微环境的相关性，可为研究"癌毒"病机理论的科学内涵研究提供参考，为中西医结合治疗肿瘤提供科学依据，提高临床疗效。

肿瘤炎性微环境与肿瘤的发生发展

　　肿瘤炎性微环境主要由中性粒细胞、淋巴细胞、巨噬细胞及其分泌的细胞因子、趋化因子和生长因子构成。早在 1863 年，Rudolf Virchow 观察到在肿瘤组织中存在大量的白细胞浸润，并据此提出炎症与肿瘤的发生、发展相关。

　　1. 肿瘤炎性微环境与肿瘤的发生：慢性炎症的炎性微环境中，充斥大量的炎性细胞因子、趋化因子及前列腺素类物质，如 ROS 以及活性氮中间体（RNI），这些物质可以引起 DNA 的损坏以及抑癌基因失活和癌基因的过表达，最终引起细胞的恶性转化，形成肿瘤。在肿瘤的发生过程中，核因子 κB（NF-κB）和信号传导蛋白和转录激活物（STAT3）可能是调控肿瘤炎性微环境核心分子，并在多种肿瘤中检测到 NF-κB 和 STAT3 的共激活。NF-κB 广泛存在于细胞中，是重要的转录调控因子，能与多种细胞基因的启动子和增强子序列位点发生特异性结合，而 STAT3 通过介导炎症介质的细胞外信号通路来调控，两者都与肿瘤的增殖分化、细胞凋亡、血管新生和免疫逃逸等生物学行为相关，是慢性炎症促进肿瘤发生及肿瘤炎性微环境形成过程中不可或缺的关键性分子。

　　在慢性炎症炎性微环境中的细胞因子，如白细胞介素-1（IL-1）、肿瘤坏死因子-α（TNF-α），能够上调 NF-κB 的活性，进而促进 IL-6 的分泌。IL-6 被认为是衔接炎症与肿瘤最为核心的炎症因子，IL-6 分泌增加后能够迅速活化 STAT3 信号通路，STAT3 可干扰 p53 等抑癌基因的表达并抑制其对基因组稳定性的保护作用，从而诱导正常细胞向肿瘤细胞转化。此外，STAT3 还上调细胞周期蛋白及癌蛋白的表达，并同时上调抗凋亡及细胞生存蛋白的表达，从而促进肿瘤细胞的增值，减少肿瘤细胞的凋亡。

在肿瘤形成后的肿瘤微环境中 NF-κB 和 STAT3 的激活调控一系列细胞因子（如 TNF-α、IL-6、IL-1β 等）的表达，维持着肿瘤炎性微环境，而肿瘤炎性微环境中的细胞因子又可进一步诱导 NF-κB 和 STAT3 持续性活化，进而形成"炎症—肿瘤"的恶性循环。

2. 肿瘤炎性微环境与肿瘤的发展： 肿瘤炎性微环境在肿瘤的迁移、侵袭和转移中发挥十分重要的作用。细胞上皮-间质转化（EMT）活跃在肿瘤侵袭、迁移的前缘。肿瘤炎性微环境的炎性因子能够活化调控 EMT 的关键转录因子从而启动 EMT，使上皮细胞相互紧密连接的鹅卵石形态发生改变，并伴有上皮钙黏蛋白（E-cadherin）、紧密连接蛋白-1（ZO-1）等上皮细胞的标志性分子表达减弱或丧失，而神经钙黏蛋白（N-cadherin）、波形蛋白、纤维连接蛋白等表达则明显增强，使肿瘤细胞获得了较强的迁移和侵袭能力。肿瘤炎性微环境还能够通过上调金属基质蛋白酶的表达，引起细胞外基质的降解，促进肿瘤转移。

在诱导肿瘤血管生成中肿瘤炎性微环境亦扮演着重要角色。研究揭示肿瘤炎性微环境中的炎性因子：如转化生长因子-β（TGF-β）可直接诱导血管内皮细胞生长因子（VEGF）、上调金属基质蛋白酶-2（MMP-2）和 MMP-9 表达，血管内皮在这些因子的作用下，促进肿瘤血管生成，进一步维持局部肿瘤的生长和转移。

另外，肿瘤炎性微环境中浸润的炎性细胞主要为巨噬细胞，其来源于骨髓 CD34$^+$ 的祖细胞，经迁移分化而成。巨噬细胞按其活化途径及功能可分为：经典活化途径的巨噬细胞（M1 型）和替代活化途径的巨噬细胞（M2 型）两类。在肿瘤炎性微环境中相关细胞因子的作用下，肿瘤间质中的巨噬细胞倾向于分化为具有 M2 型特征的肿瘤相关巨噬细胞（TAMs），TAMs 能够促进肿瘤细胞的增殖、侵袭和转移，诱导肿瘤细胞产生免疫耐受。炎性微环境中 STAT3 能够增强巨噬细胞的 M2 型极化效应，促进 TAMs 的形成。TAMs 在活化时可直接通过释放 IL-10，或通过 IL-23 上调调节性 T 细胞（Treg）活性，从而抑制抗肿瘤免疫应答，介导肿瘤细胞的免疫。

"癌毒"病机理论与肿瘤的发生发展

癌毒的提出源于中医对毒邪的认识。唐代医家王冰《素问·五常政大论》云："夫毒者，皆五行标盛暴烈之气所为也。"认为邪气亢盛即为毒。而明代尤在泾《金匮要略心典》云："毒，邪气蕴结不解之谓。"说明邪气长期蓄积于体内同样可以成为毒邪。周仲瑛认为肿瘤以癌邪为患，必夹毒伤人，正气亏虚，癌毒产生是关键，从而提出"癌毒"学说。认为癌毒是在脏腑功能失调，气血郁滞的基础上，受内外多种因素诱导而生成，是导致癌病的一类特异性致病因子，具有隐匿、凶顽、多变、损正、难消的特点。

肿瘤的发生发展，是从无形到有形的过程，其病理过程复杂。"癌毒"学说认为人体正气亏虚，酿生癌毒，癌毒内阻，致机体脏腑气血阴阳失调是肿瘤的发病基础。周仲瑛教授认为癌毒既可直接外客，亦可因饮食劳倦、情志不遂、脏腑亏虚等因素而诱发内生。癌毒留结后，阻碍气机运行，津液不能正常输布则化为痰，血液不能正常运行停留为瘀，癌毒与痰、瘀互结，在至虚之处形成肿块，留着滋生。肿块一旦产生则狂夺精微以自养，逐渐形成有形之肿块，致使瘤体迅速生长，不断长大，从而影响气血津液的代谢与运行，酿生痰、瘀等病理产物。痰、瘀等病理产物蓄积日久，为癌毒的形成和发展又提供了良好的环境，进而化生癌毒，促进肿瘤发生发展。造成癌毒与痰、瘀、湿、热等病理因素胶结存在、互为因果、兼夹转化、共同为病。日久耗伤正气，无力制约癌毒的扩散、走注。

周仲瑛认为正气亏虚贯穿于肿瘤发生发展的全过程，且为肿瘤增殖和转移的基础，而癌毒的走窜流注是肿瘤转移的根本原因。当肿瘤生长到一定阶段，癌毒随血脉流窜走注，并在他处停积，继而阻碍气机，酿生痰瘀，癌毒与痰、瘀搏结形成新的肿块。

肿瘤炎性微环境与"癌毒"病机理论的相关性

肿瘤炎性微环境中存在的大量的炎性细胞、炎症因子、趋化因子等，它们对肿瘤的发生发展具有重要的作用。这些物质与"癌毒"病机中的痰浊、瘀血、湿浊、热毒相似。肿瘤炎性微环境与"癌毒"病机中的这些病理物质都同样地影响了机体的正常生理功能，这些病理产物都可进一步诱导肿瘤的发生，而肿瘤形成后又可产生这些病理产物。故可以推测炎性细胞、炎症因子、趋化因子与痰浊、瘀血、湿浊、热毒属于中西医理论对肿瘤发生发展过程中病理产物不同角度的理解。肿瘤炎性微环境中促进肿瘤转移的 EMT 等途径、诱导血管生成的细胞因子，与"癌毒"病机理论中的癌毒走窜流注、痰瘀湿热病理因素亦是同一病理机制中西医 2 种理论不同认识的另一解释。

"癌毒"病机理论认为癌毒为病多起于气机郁滞，以致津凝为痰，血结为瘀，诱生癌毒，癌毒与痰瘀互相搏结形成肿瘤。同时癌毒内生，阻滞气机，酿生痰、瘀，进一步促进肿瘤生长，肿瘤形成后又产生痰、瘀等病理因素，形成癌毒与痰浊、瘀血、湿浊、热毒等病理因素胶结存在、互为因果、兼夹转化、共同为病。这与炎性微环境能够诱导肿瘤形成，肿瘤形成后又可以维持肿瘤炎性微环境，从而形成"炎症—肿瘤"的恶性循环，不谋而合，"癌毒"病机理论与肿瘤炎性微环境中同样存在着相互影响转化、促进肿瘤发生发展的恶性循环，有着许多相似之处。

恶性肿瘤的发生、发展还与机体的免疫功能状态密切相关，免疫功能抑制是恶性肿瘤转移、复发和预后差的重要原因之一。肿瘤炎性微环境能够诱导免疫逃逸，促进肿瘤的侵袭和转移。"癌毒"病机理论则认为正气亏虚是酿生癌毒及肿瘤增值、转移的基础。因此炎性微环境中的免疫抑制与"癌毒"病机中的正气亏虚有明显的相似性。且在临床上肿瘤患者广泛存在着正气亏虚，机体免疫功能低下，对肿瘤细胞监视不力，不能及时将其消灭，最终导致肿瘤细胞的增殖、侵袭、转移。通过抗癌解毒，扶正祛邪能够提高肿瘤患者的免疫力、促进肿瘤细胞凋亡，抗血管生成和转移发挥抗瘤作用。

肿瘤是威胁人类健康的重大疾病，肿瘤的治疗越来越强调综合整体治疗，中医药的辨证论治及整体观念，越来越贴合肿瘤的治疗，在肿瘤防治中正不断受到重视。从肿瘤炎性微环境的角度来观察和分析"癌毒"病机理论将有可能揭示"癌毒"病机的生物学基础，诠释"癌毒"病机理论的科学内涵，为临床准确运用"癌毒"病机理论防治肿瘤提供客观依据，推进中医药现代化。

431 癌毒病机理论与炎癌转变

　　国医大师周仲瑛根据 60 余年临床实践率先提出了"癌毒"学说，本课题组在此基础上阐明了癌毒病机的中医学术内涵和以癌毒为核心的肿瘤发生发展的病机演变规律，系统构建了癌毒病机理论体系。癌毒病机理论是创新性的中医肿瘤病机理论，是中医学对肿瘤病机的新认识，也是指导中医肿瘤临床辨治的新理论、新方法。近年来，非可控性炎症在肿瘤发生、发展中的关键作用得到普遍认可，炎癌转变的机制已成为当前肿瘤基础领域的研究热点之一。为充分发挥癌毒病机理论对肿瘤防治的指导作用，运用癌毒病机理论干预炎癌转变，学者程海波等对癌毒病机理论与炎癌转变的关系进行了初步探讨。

非可控性炎症

　　炎症是机体对病原体感染及各种组织损伤等产生的一种防御反应，是最常见又最重要的基本生理病理过程之一。一般情况下，随着致炎因素消失，促炎反应介质与抗炎反应介质达到平衡，炎症消退，这种炎症称为可控性炎症。但在某些特殊情况下，致炎因素持续性、低强度刺激，使炎症反应持续进行，转为慢性炎症，这种持续存在、无法消退的炎症也称为非可控性炎症。1863 年，德国病理学家 Rudolf Virchow 发现肿瘤组织中有大量的白细胞浸润，并认为肿瘤经常发生在慢性炎症部位，提出肿瘤起源于慢性炎症这一假说。21 世纪初，科学家们研究发现，非可控性炎症参与了肿瘤发生、发展、侵袭、转移等病理过程，非可控性炎症可诱导肿瘤形成，并在肿瘤发病进程和转归中起到重要作用，炎症也被称为肿瘤的第七大生物学特征。

非可控性炎症与肿瘤

　　流行病学研究表明，一些慢性感染与肿瘤的发生有关，如乙型和丙型肝炎与肝癌、幽门螺杆菌感染与胃癌、EB 病毒感染与鼻咽癌、人乳头瘤病毒感染与宫颈癌等；一些非感染性慢性炎症同样可增加肿瘤发生的风险，如反流性食管炎与食管癌、炎性肠道疾病与结肠癌、前列腺炎与前列腺癌等。可见，无论慢性感染还是非感染性的慢性炎症均与肿瘤发生有关。与此相一致的流行病学研究证实，临床长期使用的非甾体抗炎药如阿司匹林可以降低某些肿瘤的发病率并可以延缓部分肿瘤的进展。

　　非可控性炎症在肿瘤形成的 3 个阶段（启动、增殖和进展）中均发挥着重要的作用，炎症促进肿瘤的生成和早期增殖，肿瘤也可以引起炎症，影响肿瘤的末期增殖和转移。在肿瘤形成过程中，非可控性炎症通过炎症细胞释放活性氧和活性氮介质促使基因改变，包括原癌基因的活化和抑癌基因的失活，引起基因组不稳定和 DNA 损伤被认为是诱导肿瘤发生的主要机制。肿瘤形成后，炎症细胞分泌炎性因子促进肿瘤生长，产生有利于肿瘤生长的炎性微环境，刺激肿瘤细胞增殖、转移及肿瘤血管生成。

　　近年来，科学家们对非可控性炎症恶性转化的调控网络及其分子机制进行深入研究，探讨非可控性炎症向肿瘤恶性转化的分子机制与调控规律，推动了对非可控性炎症向肿瘤转化本质的认识，为在临床转化研究中将炎癌转变的关键节点作为预测和诊断肿瘤的标志或防治肿瘤的药物靶点奠定了基础。最新研究表明，在肿瘤发生发展过程中，炎症细胞释放的炎性因子如白细胞介素-6（IL-6）、白细胞介素-1β（IL-1β）、肿瘤坏死因子-α（TNF-α）等可活化核因子 κB（NF-κB）、信号转导和转录激活因子 3（STAT3）、哺乳动物雷帕霉素靶蛋白（mTOR）等信号通路，这些信号通路活化后又诱发更多的炎性因子表达，这些信号通路之间相互作用，共同促进肿瘤的发展。NF-κB、STAT3、mTOR等信号通路正是炎癌转变的关键节点，控制了炎症与肿瘤信号通路的中心，在炎癌转变的分子机制中具有重要作用，这些与非可控性炎症相关的信号通路已成为肿瘤预防与治疗的重要靶点之一。

癌毒病机理论

　　病机是研究疾病发生、发展、变化的机制，病机理论是中医学分析疾病的一个理论假说，具有分析、解决中医临床问题和指导临床实践的作用，有效地把将中医理论与临床实践融会贯通，是提升中医学术水平和提高治疗效果的基础。从这个意义来讲，病机理论是整个中医学理论的灵魂，病机理论是中医继承、发展、创新的突破口。近年来，中医药抗肿瘤研究取得了许多进展，但至今中医药防治肿瘤尚未取得重大突破，究其原因关键是指导临床辨治的肿瘤病机理论亟待创新。

　　本课题组根据国医大师周仲瑛提出的"癌毒"学说，将癌毒病机从概念、学说，凝炼提升、丰富完善，进一步阐明癌毒的概念、产生、病理属性、致病特点、致病机制、辨治要点等，探讨癌毒病机的中医学术内涵和以癌毒为核心的肿瘤发生、发展的病机演变规律，首次系统构建癌毒病机理论体系。癌毒病机理论认为癌毒是在脏腑功能失调、气血郁滞的基础上，受内外多种因素诱导而生成，是导致癌病的一类特异性致病因子。癌毒是肿瘤异于一般疾病的特殊病机，癌毒既是致病因素，也是病理产物。癌毒产生后常依附于风、寒、热（火）、痰、瘀、湿等相关非特异性病理因素杂合而为病，即毒必附邪，毒因邪而异性，邪因毒而鸱张，以痰瘀为依附而成形，耗精血自养而增生，随体质、病邪、病位而从化，表现证类多端，终至邪毒损正，因病致虚，癌毒与痰瘀互为搏结而凝聚，在至虚之处留着而滋生，与相关脏腑亲和而增长、复发、转移。

癌毒与非可控性炎症

　　癌毒病机理论认为，癌毒是肿瘤发生、发展的病机关键，癌毒既导致肿瘤的发生，也促进肿瘤的发展。现代医学研究认为，非可控性炎症参与了肿瘤发生、发展的全过程，既诱导肿瘤的形成，同时也可以促进肿瘤的侵袭、转移。可见，癌毒与非可控性炎症一样与肿瘤是互为因果、相互促进的关系，均在肿瘤的发生、发展进程中发挥重要作用。中医理论认为，一般炎症多表现为红、热、肿、痛，主要与风、火（热）、湿等病邪有关。非可控性炎症往往无显著的临床表现，主要与虚、痰、瘀、毒等病理因素相关。在脏腑功能失调、气血郁滞的基础上，癌毒的产生与痰瘀密切相关，痰瘀等病邪亢盛，则诱生癌毒；癌毒必依附于痰瘀，与痰瘀搏结而形成肿瘤。可见，癌毒与非可控性炎症一样均与虚、痰、瘀、毒等病理因素相关。本课题组的研究认为，癌毒与非可控性炎症在肿瘤发生、发展过程中作用相同，中医辨证皆与虚、痰、瘀、毒等病理因素有关。但不能简单地认为癌毒等同于非可控性炎症，但可以说癌毒与非可控性炎症密切相关，非可控性炎症可能是癌毒的现代生物学基础之一。

癌毒病机理论与炎癌转变

　　癌毒病机理论认为，在脏腑功能失调、气血郁滞的基础上，受内外多种因素诱导而生成癌毒，癌毒必依附于痰瘀，与痰瘀搏结而形成肿瘤，肿瘤生成后，痰瘀等病邪亢盛，必产生癌毒，癌毒进一步导致肿瘤进展、恶化。现代医学认为，在某些特殊情况下，致炎因素持续性低强度刺激，使炎症反应持续进行，这种持续存在、无法消退的非可控性炎症可以诱导肿瘤的形成，肿瘤生成后亦可产生非可控性炎症促进肿瘤侵袭、转移。比较中西医学对肿瘤的发病机制认识，可以发现，癌毒病机理论与炎癌转变机制类似，均认为癌毒或非可控性炎症参与了肿瘤发生发展的全过程，既是肿瘤的致病因素，也是其病理产物，既导致肿瘤发生，也促进肿瘤发展。

　　根据癌毒病机理论，结合临床实践，"抗癌祛毒、扶正祛邪"是从癌毒论治肿瘤的基本治疗原则，因癌毒多与痰瘀搏结，易伤阴耗气，故清热解毒、以毒攻毒、化痰祛瘀、益气养阴等是肿瘤治疗的常用治法。目前中医临床运用清热解毒法治疗肿瘤已成为中医肿瘤界的共识，客观反证了癌毒病机理论的实用性。非可控性炎症与癌毒一样皆与虚、痰、瘀、毒等病理因素相关。因此，中医药抑制非可控性炎症，干预炎癌转变，亦应遵循"抗癌祛毒、扶正祛邪"的治疗原则，选用清热解毒、以毒攻毒、化痰祛瘀、益气养阴等治法。其中，清热解毒法治疗肿瘤的作用机制尤其值得重视与研究。长期的中医临床实践表明，清热解毒法与抗炎作用有着密切联系和相关性。中医药抗炎常用清热解毒中药，研究发现，清热解毒中药不仅具有直接的抗菌、抗病毒的作用，还能提高机体免疫功能、拮抗内毒素、调节细胞因子和炎性因子分泌，从而发挥抑制炎症的作用。《中华人民共和国药典》（2010 版）一部共收载功能与主治为清热解毒的中药有 72 种，经文献检索发现其中 45 种已报道具有抗肿瘤活性。现代药理研究表明，清热解毒中药可以通过直接抑制肿瘤细胞增殖、诱导细胞凋亡、调节和增强机体的免疫力、诱导细胞的分化与逆转、抗突变等作用达到抗肿瘤的目的。但尚缺乏研究证实清热解毒中药可以通过抑制非可控性炎症，干预炎癌转变机制发挥抗肿瘤作用。

　　近年来，本课题组围绕癌毒病机理论开展了较为深入的研究，在前期研究中通过初步阐明基于癌毒病机理论指导的临床验方——消癌解毒方抗肿瘤的作用机理探讨癌毒病机的科学内涵及其现代生物学基础。研究结果表明，消癌解毒方通过降低转化生长因子-β1（TGF-β1）水平，抑制血管内皮生长因子（VEGF）的产生，抑制基质金属蛋白酶-2（MMP-2）活性，干预 TLRs/NF-κB 信号转导通路，抑制转录因子 NF-κB 的异常持续活化等发挥抗肿瘤作用。通过上述研究，发现肿瘤微环境的机制与癌毒病机理论对肿瘤病机的认识较为一致。肿瘤微环境中最主要的是炎性微环境，而炎性微环境又与炎癌转变密切相关，肿瘤炎性微环境与炎癌转变的机制比较符合中医癌毒病机理论对肿瘤发生、发展的病机演变过程的认识。因此程海波认为，癌毒病机理论可以指导中医药通过调节肿瘤炎性微环境、干预炎癌转变机制途径发挥防治肿瘤的作用。在癌毒病机理论指导下，中医药干预炎癌转变可以抑制肿瘤生成而发挥预防肿瘤作用，体现中医"治未病"的思想；中医药干预炎癌转变也可以抑制肿瘤侵袭、转移从而发挥治疗肿瘤作用，反映中医"带瘤生存"的理念。

　　肿瘤是严重危害人类生命和健康的主要疾病之一，现代医学对肿瘤的治疗越来越强调综合治疗、个体化治疗，与中医药抗肿瘤的整体观念、辨证论治及同病异治的原则与思路越来越吻合一致，体现了中医与中西医结合在肿瘤治疗中的地位日益重要。目前，肿瘤的防治仍然是世界范围内医学界需要共同面对的难题。国内外肿瘤研究的最新进展表明，非可控性炎症在肿瘤发生、发展过程中发挥了极其重要的作用，炎癌转变的机制研究已成为肿瘤基础领域研究新的热点与前沿，肿瘤微环境与炎癌转变机制中的炎症细胞、炎性因子和与非可控性炎症相关的信号通路已逐渐成为肿瘤预防和治疗的新靶点，有关炎癌转变的调控网络及其分子机制研究也取得了一定的进展，但有关中医药干预炎癌转变防治肿瘤的临床与基础研究尚处于起步阶段，亟待在这一肿瘤新的研究领域取得突破，癌毒病机理论为中医药开展炎癌转变相关研究提供了新的思路与方法。

432　炎症的恶性转化与伏邪

在现代医学研究的背景下，炎癌转化的关键作用已经得到了普遍的认可，中医关于炎-癌转化机制的认识尚不统一。学者潘磊等认为以伏邪理论为指导，探讨和干预治疗临床上反复发作的慢性炎症及其恶化引起的新的病理症状，潜在着很高的临床研究和利用价值，现简要阐述如下。

炎症的恶性转化及中医认识

1. 与慢性炎症相关的癌症及特征：炎症的恶性转化又称"炎-癌转变"，其主要特点为在慢性感染、自身免疫疾病或其他因素的长期刺激的情况下，机体某部位炎症长期存在且得不到有效的控制，使细胞的调控（包括细胞修复与细胞增殖）功能失去平衡，从而引发癌变，癌变产生以后，肿瘤的相关信号通路又将诱发更多的炎性因子表达，从而形成恶性循环。临床上存在很多慢性炎症转化为癌的现象，如乙型肝炎、丙型肝炎、酒精与肝癌，HPV 感染与宫颈癌和宫颈癌前病变，EB 病毒感染与鼻咽癌，肠黏膜慢性炎症与结、直肠癌，幽门螺旋菌感染与胃癌，反流性食管炎与食管癌，血吸虫感染与大肠癌、膀胱癌，EB 病毒与霍奇金淋巴瘤，烟草颗粒和其他有毒空气刺激因子所导致的慢性阻塞性肺系炎症与肺癌，慢性前列腺炎与前列腺癌等。有研究发现，有些潜在的炎症或炎性产物可能是导致某些癌症的高危因素。如桥本甲状腺炎可能是甲状腺癌发生与恶化的高危因素；P21 和Bcl-2 可能在腺性膀胱炎发展成膀胱移型细胞癌的过程中发挥了重要作用，其可作为 CG 向 BTCC 转变的早期检测指标之一。

2. 中医对炎症恶性转化的认识：何廉臣在《重订广温热论·论温热即是伏火篇》中云"凡伏气温热，皆是伏火，中医所谓伏火，即西医所谓内炎症也"。这从某种程度上反应了伏邪与体内炎症的关系。目前中医对炎症恶性转化的机制，尚没有建立起统一的认识。袁嘉嘉等认为正虚邪实是炎症恶化的前提条件，七情内伤、饮食劳倦、痰饮瘀血久滞不去加速了炎症恶性转化的过程，最终形成肿瘤；侯天将等认为肿瘤的炎性微环境形成与各种病理因素久聚在体内形成的热毒郁火关系密切；韩尽斌认为恶性肿瘤和人体自身免疫疾病均可用杂气内疫的病机来解释；程海波等认为癌毒与非可控性炎症在肿瘤发生、发展过程中作用相同，肿瘤炎性微环境与炎癌转变的机制比较符合中医癌毒病机理论对肿瘤发生、发展的病机演变过程的认识。归结下来，中医目前对炎症恶性转化的认识大多停留在正虚、外感、七情内伤、痰瘀伏毒及癌毒等诸多方面，然而外感内伤、伏痰、伏瘀、伏毒以及癌毒致瘤的共同特征都有长时间的潜伏在体内，发时始显的特点，这与现代中医学对伏邪的定义相当符合。

伏邪与肿瘤的发生发展

"伏邪"之说始于《黄帝内经》，经历代医家的发展，至今形成了"广义伏邪"与"狭义伏邪"两种说法。正如叶霖在《伏气解》中所说："伏气之为病，六淫皆可，岂仅一端。"《王氏医存》把伏邪的概念加以延伸，说："伏匿诸病，有六淫、诸郁、饮食、淤血、结痰、积气、蓄水、诸虫。"使伏邪不再囿于温热病范围。国医大师周仲瑛提出"伏毒新识，癌毒"的概念，得到了中医肿瘤界的普遍认可，大都认为癌毒亦为内生伏毒，是由于六淫、七情、饮食劳倦等病因的长期作用，使机体的脏腑功能失调，正气虚损，瘀血痰浊积聚，进而化生的一种强烈的致病物质。

刘立华等认为伏毒属于伏邪范畴，具有伏而不觉，发时始显的病理特征，其毒性猛烈，迁延反复，难以祛除；外感伏毒多为现今医学中的某些感染性疾病，而内生伏毒则与自身免疫性疾病、肿瘤、结缔组织病及某些遗传性疾病密切相关。正如《灵枢·百病始生》所云："风雨寒热不得虚，邪不能独伤人，两虚相得，乃克其形。是故虚邪之中人也，留而不去，传舍于肠胃之外，募原之间，留着于脉，稽留而不去，息而成积。"李中梓亦云："积之成者，正气先虚，而后邪气踞之。"踞者，伏留也，意为长时间不挪动位置。现代医学认为肿瘤的生长与荷瘤细胞的积累有关。肿瘤的外在病理表现与荷瘤细胞的多寡和人的身体素质（如机体的免疫能力、心理承受能力）密切相关。绝大部分肿瘤患者一经发现，已是中晚期。在此之前，肿瘤的外在病理表现并不怎么明显，当荷瘤细胞积累到一定程度，其负荷超过人的身体素质对疾病的耐受和抵抗程度时，就会出现包块占位、疼痛、乏力、癌性发热等明显的外在病理表现。荷瘤细胞的积累，就相当于邪气的伏积，身体素质、免疫能力的高低就相当于中医所说的体质和正气的强弱。

慢性炎症的恶性转化属于伏邪的范畴

慢性炎症有缓解期与发作期之分。现代医学中的许多慢性炎症性疾病，如乙型肝炎病毒感染（潜伏期6周～6个月）、慢性肠炎、EB病毒感染（潜伏期4～7周）、HPV感染（潜伏期平均在2～3个月）等的发病特点都与中医伏邪的"感而不发，发时始显"的致病特点高度相似。慢性炎症的反复迁延使体内的炎性产物反复作用，不断累积，极易发生恶化，恶化一旦产生，肿瘤的相关信号通路又将诱发更多的炎性因子表达，从而形成恶性循环。潘磊认为引起慢性炎症的因素（包括环境因素如辐射、吸烟、粉尘、酗酒，感染因素如病毒、血吸虫、致病菌以及某些生理学或代谢因素如肥胖慢性损伤）以及癌变形成以后产生的新的炎性介质和癌性产物等都可以统归到伏邪的范畴。刘吉人在《伏邪新书》中把"有感初治不得法，正气内伤，邪气内陷暂时假愈，后仍复作"的现象亦称之为伏邪致病。而在炎癌转化的整个过程中，炎症的非可控性导致了炎症的长期存在，从而使患者由健康状态变为亚健康状态；在使用某种抗炎药物缓解后，患者的症状得到了改善，但并不能彻底消灭炎症，随着慢性炎症的长期刺激，某些炎症介质激活了癌症发生的某些通路，最终使癌病发生。这一过程正如刘吉人所言，亦属伏邪致病。

可见，不论是从伏邪与炎症的关系，还是伏邪与肿瘤发生发展的关系，甚至是从发病环节的层面上讲，"炎癌转化"与"伏邪"都有着很多的契合之处。

以伏邪治则干预慢性炎症的恶性转化

中医伏邪的治疗主要以扶正与祛邪为主。狭义的伏邪，多以养、清、通、透诸法治之。广义的伏邪，邪在外者，以宣透之法使邪外出，邪在内者，则有扶正培元、清热解毒、化痰祛瘀、益气养阴等法。有统计表明依据温病伏邪治疗原则论治临床上许多反复发作的慢性炎症有非常重要的临床价值。有人认为发散、清透法对于改善炎性微环境具有重要的指导意义；而由病毒性感染引起的癌变，如EB病毒引起的鼻咽癌，HPV感染引起的宫颈癌，其前期治疗亦多以清热透散解毒为主要治则。宣透之法治疗外感伏邪，多以清轻宣上的药物为主，此类药物多归属于"味之薄者"的风药范畴。近年来，不断的有学者提出风药治疗肿瘤的概念，指出内生伏风是肿瘤发生的重要因素。越来越多的案例表明风药治疗肿瘤可以达到很好的效果。现代相关药理及临床研究表明，许多单味风药确有一定的抗肿瘤作用，如柴胡、防风、升麻、荆芥、牛蒡子、葛根、淡豆豉、蔓荆子、天麻、威灵仙、桑寄生等。这为轻宣透邪法治疗肿瘤提供了依据。而对于邪在内者，陈赐慧等人认为无论在术后，还是在放射治疗、化学治疗中，在肿瘤治疗的全程都应该注意益气养阴、保胃气、存津液的思想。至于扶正培元、清热解毒、化痰祛瘀诸法，早已成为当今中医治疗各种炎症和肿瘤的几大流派，潘磊认为以中医伏邪治则为指导治疗临床上反复发作的慢性炎症，及其因恶化引起的新病理症状，潜在着很高的临床研究和利用价值。

伏邪理论已经不再局限于温病学范畴，中医伏邪理论系统的发展与延伸已经逐步的渗透到临床各科疾病的发生、发展与传变当中，并用于指导相关疾病的临床实践。炎癌转化的机制与伏邪致病有着相类似的致病特点，其基本病机都是正虚邪实，邪气内伏，迁延反复，难以祛解。将中医伏邪致病与现代医学中的炎癌转化机制相联系，既有利于指导中医药对慢性炎症及其恶化的防治，体现"治未病"的思想，又有利于加快中医药理论的现代化发展步伐。

433　论炎-癌转化的中医病因病机

　　大量流行病学调查发现，10％～20％肿瘤由炎症发展而来，如化学刺激性物质诱发的慢性炎症（如吸烟、石棉沉着）与肺癌，慢性食管炎与食管癌，慢性溃疡性结肠炎与肠癌，带有幽门螺杆菌（HP）感染的慢性胃炎与胃癌，慢性乙型肝炎病毒（HBV）感染与肝细胞癌，人乳头瘤病毒（HPV）感染与宫颈癌等。这一类炎症通常是指"非可控性炎症"，即在某些不确定因素的存在下，炎症无法从抗感染和组织损伤模式下转变成为平衡稳定的状态，进而导致炎症反应持续进行或处于潜伏状态的一类炎症。早在1863年，德国病理学家Virchow就证实了肿瘤组织中浸润有大量的白细胞，并认为肿瘤经常发生于慢性炎症部位，从而提出肿瘤起源于慢性炎症的假说。遗憾的是这一假说当时并未引起学者们足够的重视，直到21世纪初，炎症与肿瘤的关系才重新引起人们的极大兴趣。学者们研究发现，慢性炎症参与了恶性肿瘤发生、发展、侵袭、转移等全部过程，因此炎症也被称为恶性肿瘤的第七大生物学特征。研究发现，慢性炎症可通过改变肿瘤细胞生存的微环境、激活由多种蛋白及炎性介质参与的内源性或外源性信号通路等途径促进癌症的发生与发展，其机制相当复杂且尚未研究透彻，阻断"炎-癌转化"的有效途径仍在探索之中。

　　炎癌转化是西医近几年研究的重点。中医学强调"治未病"的学术思想，注重"未病先防、既病防变"的理念，充分了解"炎-癌转化"的中医病因病机，掌握疾病转归的规律，可以为预防肿瘤的发生，阻断"炎-癌转化"的进程提供思路。在中医学理论中尚未有明确的慢性炎症转化为癌症的病因病机，学者袁嘉嘉等从病因及病机两方面对"炎-癌转化"进行了探讨。

病因与发病

　　1. 久病正虚： "炎-癌转化"即慢性炎症恶性转化。首先这是一个慢性疾病的过程，其病程长，迁延不愈，病势较缓，发病缓慢，临床症状以慢性病变为主；其次这是一个从量变到质变的过程，长期慢性炎症的刺激，机体炎症反应长期处于失平衡状态。"久病必虚"，因此"炎-癌转化"即是在正气亏虚的基础上发展变化的一个疾病过程。《素问·遗篇·刺法论》云"正气存内，邪不可干"，说明正气是抵御病邪的重要因素。《医宗必读·积聚》云"积之成也，正气不足，而后邪气踞之"，表明积聚是在正气亏虚的基础上，感受病邪，邪气盘踞不去而形成的。《灵枢·百病始生》亦云"风雨寒热，不得虚，邪不能独伤人。卒然逢疾风暴雨而不病者，盖无虚，故邪不能独伤人。此必因虚邪之风，与其身形，两虚相得，乃客其行"，更清楚地阐述了疾病的生成必以正气虚损为基础。故正虚是"炎-癌转化"的内在依据。

　　2. 邪气内侵： "风雨寒热，不得虚，邪不能独伤人"，可见正气与邪气是疾病发生不可或缺的两方面。正气亏虚，邪气不侵，机体仅表现出气血阴阳偏虚等所致的各种证候，而"炎-癌转化"过程中慢性炎症的持续存在则提示邪气的存在。一方面邪气内侵，阻滞脏腑经络，使脏腑功能失调，气血运行失常，表现出相应的临床症状，以邪实为主；另一方面，久病邪气入络，邪气阻滞经络，机体局部气机失于条畅，气滞则血瘀津停，最终变生湿热、痰浊、瘀血等，蕴结于脏腑组织，相互搏结，在疾病过程中可见邪实的症状，例如慢性萎缩性胃炎可以出现胃脘胀满、胃脘疼痛、烧心等邪实的表现。故邪气内侵是"炎-癌转化"重要条件。

　　（1）外感六淫：若外感风、寒、暑、湿、燥、火等邪气，或放射性物质、工业废气，感受疫疠等物理、化学、生物因素的侵害，机体正气亏虚，不足以抵御邪气侵袭驱邪外出，则致客邪久留不去，阻滞脏腑经络，脏腑气血阴阳失调，则可出现气滞、血瘀、痰浊、热毒等病变，继而病久成积，积久不去，发为肿瘤。统计发现，世界上 3/4 以上的肝细胞肝癌患者和约 1/3 的肝硬化患者是由 HBV 慢性感染所致。HP 是人类最常见的慢性感染之一。研究表明，HP 感染与胃癌的发生关系密切，目前根除 HP 已被认为是胃癌的一级预防策略。

（2）内伤七情：七情是指喜、怒、忧、思、悲、恐、惊 7 种情志变化。不同于外感六淫初起之表证，七情致病直接影响相应脏腑，使脏腑气机逆乱，气血失调而生各种变证。《素问·阴阳应象大论》云"怒伤肝""喜伤心""思伤脾""忧伤肺""恐伤肾"。情志失调还会影响脏腑气机，喜则气缓、悲则气消、怒则气上、惊则气乱、恐则气下、思则气结。情志不遂，气机郁结，而致气不布津、气不行血，最终导致气滞血瘀，津凝成痰，血瘀痰浊互结，久而不散，渐生成块，发为肿瘤。恬淡虚无，真气从之，精神内守，病安从来。古代先贤很早就发现情志既是致病因素又是治病良法。在临床工作中发现，相同的疾病，相同的疾病阶段，心情愉悦、精神压力小的患者病情控制较好，在肿瘤患者的疾病过程中，情志条畅的人群生活质量明显高于心理状态不佳的人群。张义荣等以肿瘤患者为研究对象，采用生活质量量表、汉密尔顿焦虑量表作为评价手段，证实了中医情志疗法可以显著提高癌症患者的生活质量，改善焦虑状态，且无不良事件发生。

3. 起居失宜：

（1）饮食不节：《素问·生气通天论》云"膏粱之变，足生大丁"。《素问·痹论》亦云："饮食自倍，肠胃乃伤。"饮食不规律，嗜食肥甘厚腻，饥饱失常、暴饮暴食，或进食生冷不洁食物，易损伤脾胃，导致脾胃气机升降失调，脾不为胃行其津液，加之"脾为生痰之源"，痰湿阻致中焦，终致痰聚、湿阻、化热，痰湿交阻，聚结成块，发为肿瘤。现代研究表明，腌制食品的摄入与肿瘤的发生密切相关。腌制食品中的亚硝酸盐可产生 H-亚硝基化合物，能诱导各种动物发生肿瘤，至今未发现任何动物对其致癌性有抵抗作用。

（2）劳逸失调：过劳与过逸都不利于身体健康。《素问·举痛论》指出"劳则喘息汗出，外内皆越，故气耗矣。"劳力过度、劳神过度、房劳过度则伤气、伤脾、伤肾，可导致机体各项功能减退，出现正虚的证候，正气亏虚，邪气则易由外而入，疾病乃发。过度安逸，缺乏体力劳动或缺少锻炼，则易使人体气血不畅，"久卧伤气"则是这个道理。气血失于通畅，易致气滞血瘀，气血交阻，发为肿瘤。有人通过大样本对照研究发现，适度的劳动强度、锻炼和睡眠可能有利于降低结直肠癌发病的危险，而过重的体力负担和能量消耗则可能是结直肠癌发病的危险因素。

4. 痰瘀内阻：痰浊、瘀血等既是机体在疾病发生过程中所形成的病理产物，又是疾病的致病因素，它们能直接或间接地作用于机体的某一脏腑组织，导致各种病证的产生。古人认为"百病多由痰作祟"，"癌瘤者，非阴阳正气所结肿，乃五脏瘀血浊气痰滞而成"，提示肿瘤的发生为机体失调，瘀血、痰浊、湿热等互相搏结而成。慢性炎症持久存在，局部气血运行不畅，津液输布不利，郁结为痰，血滞为瘀，变生他毒，痰瘀毒交阻，阻塞络脉，日久逐渐形成肿瘤。古人云："邪积胸中，阻塞气道，气不宣通，为痰为食为血，皆得与正相搏，邪既胜，正不得而制之，遂结成形而有块。"《丹溪心法》也指出"凡人身上、中、下有块者，多是痰"。王清任亦认为"气无形不能结块，结块者，必有形之血也。血受寒则凝结成块，血受热则煎熬成块"。可见，历代医家早就认识到血瘀、痰邪与肿瘤关系密切，现代有人将癌症归属中医"癥瘕"的范畴。

病机与发病

1. 正虚为本，邪实为标，本虚标实："正气存内，邪不可干""邪之所凑，其气必虚"。正如前文所述，久病正虚是"炎-癌转化"的内在依据。《外证医案汇编》云："正虚则为岩。"邪气内侵是"炎-癌转化"的重要条件。邪气内侵，正气亏虚不能鼓邪外出，邪气内盛而表现出各种邪实的证候。慢性炎症长期浸润，炎症无法从抗感染和组织损伤模式下调整至平衡稳定的状态，炎症微环境中的炎症细胞释放大量活性氧，加快细胞代谢并引起大范围DHA损害，破坏细胞基因组的稳定性，通过调节各种信号通路，引起相关蛋白过表达，进而出现恶性转化。这其中炎症释放的大量炎症因子及活性氧等可视为邪气，自身基因的稳定性、免疫力可以当作人体的正气来理解。周仲瑛在长期临床实践中总结出"癌毒"学说，他也认为癌毒易在至虚之处留着滋生，形成结毒，发为肿瘤。可见，炎癌转化的基本病机可总结为"正虚为本，邪实为标，本虚标实"。

2. 阴阳失调，气血失常：疾病发生发展及变化的内在原因在于阴阳失调。《素问·阴阳应象大论》云："善诊者，察色按脉，先别阴阳。"长期慢性炎症刺激，机体阴阳平衡失调，"阳胜则热，阴盛则寒，阳虚则寒，阴虚则热"。如慢性萎缩性胃炎患者可表现出怕冷，胃脘虚寒喜暖，进食生冷后出现胃脘不适，又可出现胃脘部灼热感，胃中嘈杂，喜食冷饮等各种阴阳偏胜偏衰的表现。张景岳云："阳动而散，故化气；阴静而凝，故成形。"慢性炎症刺激，局部气血阴阳失调，阳气耗散，以痰、湿、血瘀等为代表的阴邪积聚于里，则可变生肿块，产生各种变证。恶性肿瘤可表现出"体阴用阳"的特点，肿块癌症的"体"，因阴性凝敛，主静，有将无形之气凝聚为有形物质形态的功能，符合"阴成形"的特点；恶性肿瘤生长繁殖能力旺盛，符合阳性热，主动，可化阴为阳，将有形的物质形态转化为无形的运动功能。

3. 内生邪气：内生邪气即起病于内，由于气血津液和脏腑等生理功能失调而出现的综合性病机变化。长期慢性炎症刺激，可化生湿热、痰浊、瘀血等，这些既是病理因素又是病理产物。所谓"忧郁气结而生痰"。《灵枢·百病始生》云："若内伤于忧怒则气上逆，气上逆则六输不通，温气不行，凝血蕴裹而不散，津液涩渗，著而不去，而积皆成矣。"湿热、痰浊、瘀血等阻滞局部气血，络脉失和，局部炎症因子大量产生，导致慢性炎症长期不愈，形成一种恶性循环，久之则变生他病，形成肿瘤。正如《景岳全书》所云："或以血气结聚，不可解散，其毒如蛊。"因此，内生邪气则是"炎-癌转化"的又一病机。

"炎-癌转化"是一个量变到质变的过程，在疾病发展过程中正气亏虚是疾病发展的内在因素，正虚邪实是疾病发展的重要条件。在慢性炎症的疾病过程中，感受外邪、内伤七情、饮食劳倦及痰饮、瘀血等因素的影响，加速了疾病进展的过程，最终因本虚标实、气血阴阳失调、邪气内生，导致病邪久滞不去，发为肿瘤。因此在预防慢性炎症恶性转化的过程中，可以从生活方式、饮食起居等方面加以干预，在治疗过程中可以在辨证施治的基础上着重顾护脾胃之气，加以化湿解毒、活血化瘀等疗法，以减缓甚至逆转"炎癌转化"的进程。

434   从痰瘀互结论炎-癌转化

"炎-癌转化"的病因病机较为复杂，是目前各大医家研究的热点难点问题之一，但对于"非可控性炎症导致恶性疾病的产生、发展、恶化"理论已被广泛认可。"未病先防、既病防变"的中医思想在延缓恶病质的发展、转化上有突出优势。学者杨丽等从"痰瘀互结"理论探讨了与"炎-癌转化"之间的关系，以期为中医药干预诊治肿瘤提供新的研究方向。

"炎-癌转化"理论概述

炎症是机体对病原体感染及各种损伤等产生的一种防御反应，是最常见又最重要的基本生理病理过程之一。很早就有科学家研究慢性炎症的恶性转化，直到 21 世纪初，科学家们对炎-癌转化再次表现出很高的兴趣，通常状况下，引起炎症的条件消失后，炎症反应也随之结束，从而转变成一种相对的平衡状态，将其称之为"可控性炎症"，对人体有相应的保护作用。此外，在各种不确定因素的影响下，如长时间炎症刺激，靶组织一直处于变态反应中或过度的变态反应，炎症无法达到一种确切的平衡状态，所以炎症反应未能中断，或长时间保持待机状态，称之为"非可控性炎症"。慢性炎症的"炎-癌"转化主要是由非可控性炎症发生、发展至恶性肿瘤。在非可控炎症的发展过程中，持续的炎症反应使活化的白细胞释放过多活性氧（ROS）和活性氮（RNS），导致细胞基因的损伤和基因组不稳定，为细胞基因突变提供条件。肿瘤组织中免疫浸润是一个普遍现象，浸润的白细胞在肿瘤及其支持间质中产生了有益于肿瘤生存发展的炎性微环境。

肿瘤微环境是一种极其复杂的细胞环境，它不仅指肿瘤细胞本身，更包括其四周的免疫、炎症细胞等多种细胞及细胞间质、微血管等生物分子。肿瘤炎性微环境是其中至关重要的组成条件。大量的炎症介质存在于炎性微环境中，包括趋化因子、生长因子等，炎性介质互相作用破坏正常细胞所处环境，促使炎性反应持续进行，从而诱导正常细胞增殖乃至细胞基因突变。在炎性微环境的持续作用下，可使基因突变的细胞最终癌变。癌变组织产生后，有利于炎性反应持续进行，使炎性微环境持续存在。由此可见，非可控性炎症导致的炎性微环境会促进正常细胞癌变，癌变的细胞同时能促进肿瘤炎性微环境的持续，使炎症无法消退。可见，肿瘤产生、发展、恶化的任一阶段，均有非可控性炎症参与其中，这种不可控性的炎性微环境从基因突变及表达、局部新生血管形成和细胞异常增殖及转移等方面促进肿瘤的生成和发展。

"痰瘀互结"理论学说

邪气侵袭，长时间作用于人体，可引起脏腑机体功能异常，气血运行失于流畅，痰浊从内而生，痰瘀互结等邪气相互凝结，久而久之形成积聚。正如《诸病源候论·积聚病诸候》所云："诸脏受邪，初未能成积聚，留滞不去，乃成积聚。"《丹溪心法》也曾谈到痰浊兼夹瘀血，可形成"窠囊"。津液代谢失常是痰浊形成的根源，痰浊兼夹气滞、瘀血，易形成癌肿，因体内血液失于流动停积而成，痰浊是津液输布不利所产生的一种物质。津血同源，瘀血与痰浊互化互长，一旦胶结则顽固难去。自古就有"百病多由痰作祟"和"癌瘤者，非阴阳正气所结肿"之说，说明肿瘤的产生发展因机体脏腑功能失调，"痰瘀互结"为肿瘤发生至关重要的病理条件。

1. 痰浊：痰是机体脏腑功能失调、津液代谢异常所形成的一种物质，其性重浊黏腻，但又能随气升降到达人体皮肉筋骨等各处，流窜不定，还易夹他邪，经脉受阻，导致气滞、血瘀变生他病，其病理变化较为复杂。《神农本草经》中早有"胸中痰结留饮痰癖"相关认识，以书面形式记录癌瘤与痰浊息息相关的医家为元代朱丹溪，《丹溪心法》中提出"凡人身上、中、下有块者，多是痰，痰之为物，随气升降，无处不到"，又言"痰之为物，流动不测，故其为害，上至巅顶，下至涌泉，随气升降，周身内外皆到，五脏六腑皆有"，痰浊致病特点具有广泛性、流动性，与临床上恶性肿瘤引起疾病位置捉摸不定、易转移具有相同之处，痰亦为无形之邪，其所累及的部位具有隐匿性，这些都与肿瘤开始转移时难以捉摸的特点大体一致。综上所述，痰浊阻滞是促使"炎-癌转化"进程的最基本的一种病理因素。

2. 气滞：情志不畅，则气滞、血瘀。《济生方·积聚论治》云："忧、思、喜、怒之气，人之所不能无者，过则伤乎五脏……留结而为五积。"情志异常所致疾病，通常先病及气分，引起肝气失于条达，脾气郁滞凝结，从而引起肝脾气机失调。此后则由气分及血分，致血液运行不利，经隧不通利，脉络血瘀凝结阻滞。若以阻碍气机的运行为主，则为聚，气滞血凝，久而久之，则瘀血聚集为块，称之为积。清代沈金鳌云："痰之为物，流动不测，故其为害。"人体气机贵乎流通畅达，痰湿水饮最易阻遏气的升降出入，致使气机运行不畅。气滞易加重水湿形成，《圣济总录·痰饮门》云："水之所化，凭气脉以宣流……三焦气涩，脉道闭塞，则水饮停滞，不得宣行，聚而成痰。"痰气郁阻，则会导致气血运行失于正常，最终发生气机阻滞，气滞则水液代谢功能失常，形成痰饮。

气为血之帅，推动血的运行，气滞则血行失于流畅，血液阻滞而为瘀血。《医论三十篇》云："譬如江河之水，浩浩荡荡，岂能阻塞，惟沟浍溪谷水浅泥淤，遂至壅遏。"血为气之母，血可运载气，若瘀血形成，定会进一步阻碍气机条达，正如"血瘀必兼气滞"。长期在不良情绪影响下，由于气血运行不畅，情志郁结，而致瘀血内结，可出现在癌病发生的各个阶段。气滞郁结于体内，会促进肿瘤恶化。在慢性炎症的恶性转化过程中，气机郁滞，气不行血，血行不畅则致血液凝滞，气不行津则致水饮内停，进而产生痰湿，痰湿瘀血阻碍经络运行，郁而化热则化生他邪，各种邪毒长期侵袭人体，则产生恶性疾病。

3. 血瘀：《张氏医通》指出"痰挟死血，随气攻注，流走刺痛"。《证治汇补》云："胃脘之血，为痰浊所滞，日积月累，渐成噎膈反胃。"说明痰浊可影响气机的正常运行，气滞血凝从而导致瘀血。《血证论》云："痰亦可化为瘀""血积既久，亦能化为痰水。"痰、瘀皆因津血输布不畅所化生，津液凝滞化为痰，血液郁滞则为瘀。痰、瘀两者密切相关，既共同生存，又相辅为患。热邪可将津液灼炼为痰，血液因热邪熏蒸，又可凝结为瘀。寒邪停留于脉络，寒凝血行不畅则为瘀，寒邪损伤阳气，津液凝聚则为痰；痰浊内阻，则致血液运行失常，血液滞留易生瘀血。而瘀血则为内生的病理产物，使气机运行失于正常，阻碍血脉运行，影响新血产生，病位相对固定。瘀血阻滞于脉络，导致津液运行不畅，或离经之血瘀于脉外，气化运行失于流畅，津液阻滞则生痰。痰瘀互结往往涉及多脏腑功能异常，日久发展至肿瘤。

"痰瘀互结"与"炎-癌转化"

中医学关于"癌"的记载最早出现在宋代《卫济宝书》中，外感邪毒、情志不畅、饮食起居失度等均可引起阴阳平衡破坏，脏腑功能失调，产生痰饮、气滞、血瘀等，相互搏结，长期停留于体内，久之形成肿瘤。王清任亦认为"气无形不能结块，结块者，必有形之血也。血受寒则凝结成块，血受热则煎熬成块"。由此可见，古人已认识到"痰瘀互结"与肿瘤发生的密切关系。慢性炎症持续存在，导致气机郁滞，津液运行不利，郁结为痰，血滞为瘀，变生他邪，痰瘀毒互结，阻塞络脉，久之乃生肿瘤。肿瘤的发病机制复杂，以慢性胃炎为例，探索慢性炎症的恶性转化过程。自古就有"怪病多痰"和"久病多瘀"的认识，痰瘀为正气衰败所致，津液运化失常化为痰，营血凝滞则为瘀，津液瘀血凝结，痰瘀互结为疾病发生发展的主要病理因素。炎性微环境中的细胞因子、趋化因子、炎症细胞及其代谢产物，导致胃黏膜细胞增殖和凋亡之间的平衡状态被打破，使基因发生突变，抑癌基因被抑制，胃上皮细胞高度增殖，凋亡信号未能启动，日久发展为胃癌。炎性微环境中存在的趋化因子、生长因子等，能招募炎症细胞，造成持续的炎性反应，诱导正常细胞增殖，导致细胞基因突变。这种致病机制与痰浊易兼夹他邪为病的特点基本相似。癌变组织促使炎性微环境持续存在，促进已基因突变的细胞继续增殖，最终癌变，表明炎性微环境与痰特点一致，都会破坏人体正常功能，促进肿瘤产生，肿瘤形成后又会促进两者生成，两者既为病理产物也为致病因素，可见炎性微环境属于中医学痰浊范畴，因此"痰瘀互结"为慢性炎症恶性转化至关重要的一种影响因素。

"痰瘀互结"理论与肿瘤的防治

中医学认为，古代各医家虽未能全面深刻地了解肿瘤转移等特点，但中医药在延缓恶性疾病的发展上有很大优势。《素问·六元正纪大论》云："大积大聚，其可犯也，衰其大半而止。"当疾病恶化，变生肿瘤，现代医学治疗以手术、放射疗法、化学疗法等为主，防止肿瘤进一步发展威胁生命。而中医学自古就有"整体观念"的认识，认为人作为有机整体，治病须求于本。聚证，多因"痰瘀相互凝结"而致，治疗上须痰瘀相顾。但若病情未得到有效控制，迁延难愈，病程较长，则易损伤脾胃，应培脾运中。积证是因迁延日久积累而成，切不可用急攻猛药。明代李中梓在《医宗必读·积聚》中有"屡攻屡补，以平为期"的诊治思路。治疗应在邪正盛衰基础上，予补虚泻实药物，调理脏腑气血阴阳，解毒散结之法应参与整个疾病的治疗进程中。疾病发生往往由邪盛正衰所致，若身体羸弱，正气不能抵御外邪，病程进展快，病情转归差，因此还应注意扶正。肿瘤病机复杂，临证应审证求机，辨痰、瘀两者关系，结合病位、病势，病症兼顾，随证施治。

"炎-癌转化"病因病机目前尚未完全明确，但对于"非可控性炎症是导致恶性肿瘤产生、发展、恶化"已达成共识，肿瘤炎性微环境与痰瘀互结属于中西医理论对肿瘤产生发展过程中同一病理产物不同角度的认识。从痰浊、气滞、血瘀论"痰瘀互结"理论，通过"痰瘀互结"理论剖析与"炎-癌转化"之间的关系，为中医药干预、诊治肿瘤提供了重要的科学依据。

435 从湿热辨析炎-癌转化机制

自从"炎-癌转化"的概念提出以来，学者们逐渐认识到持续性炎症与肿瘤的发生、发展有着不可分割的联系。大量研究表明，肿瘤中的炎症细胞及炎性介质具有促进肿瘤的生长、进展及免疫抑制的作用。持续性炎症又称非可控性炎症（NRI），NRI无法从抗感染、修复损伤模式进入稳定可控的状态，将会对机体造成持续的伤害，在这一过程中可产生大量炎症细胞，并释放白细胞介素（IL）、趋化因子（CCL）、肿瘤坏死因子（TNF）等炎性细胞因子，形成炎症微环境并诱发细胞恶性转化，最终触发肿瘤的发生。如慢性胃炎与胃癌、慢性病毒性肝炎与肝细胞癌、慢性胰腺炎与胰腺癌、慢性溃疡型结肠炎与结肠癌等，都是炎-癌转化的经典模型。炎-癌转化的过程极其复杂，随着西医对其机制研究的日益加深，中医对于炎-癌转化的论述也日渐增多，且对炎-癌转化有着独特的理解。学者杨丽等从中医湿热理论辨析了炎-癌转化的发病机制，以期阐明湿热病机在肿瘤及癌前病变病情进展过程中的重要作用。

炎-癌转化的中医病理机制

机体发生持续存在、无法消退的慢性非可控性炎症时，炎性细胞持续不断地产生活性氧、活性氮，破坏正常细胞DNA。细胞DNA的损伤是炎症与肿瘤的一个重要连接点，由于炎性成分的持续存在，诱导正常细胞DNA损伤、原癌基因突变，超出DNA的自我修复能力，炎症甚至可以影响DNA损伤修复系统，持续累积的突变将导致肿瘤形成，炎症细胞通过分泌多种生长因子、炎症因子维持肿瘤细胞的生长、促进肿瘤无节制的增殖与转移。在炎-癌转化的过程中，细胞上皮-间质转型（EMT）机制是关键，EMT进一步增强了肿瘤细胞的侵袭、迁移能力，某些炎性细胞因子如IL、TNF-α、转化生长因子（TGF-β）等，都是活化EMT的关键转录因子，诱导了EMT机制的启动，推进炎-癌转变的进程。肿瘤细胞及其周围的免疫细胞炎性细胞与附近区域内的细胞间质、微血管等生物分子等形成了肿瘤微环境（TME）。核因了κB（NF-κB）、信号传导与转录激活因子（STAT3）是联系炎症和癌症之间的重要枢纽因子，肿瘤微环境通过介导复杂的炎症细胞信号通路活化NF-κB、STAT3等转录因子，STAT3和NF-κB的激活和相互作用在控制肿瘤细胞与其微环境发挥了关键作用，当其被激活，将调控致癌基因的表达，抑制免疫反应，诱导多种细胞因子、趋化因子和血管生成因子的表达，调控肿瘤血管生成及肿瘤的生长、侵袭和转移，加速肿瘤的发展进程。肿瘤微环境使肿瘤所处的环境如同一个"温床"，舒适的环境使得肿瘤细胞迅速"孵化"，并使其迅速增殖，侵袭机体，造成无法逆转的损伤。肿瘤微环境的重要作用，提示着肿瘤的治疗不应是一味破坏或抑制肿瘤细胞自身，而更应该针对肿瘤所处的微环境，破坏肿瘤生长的"温床"，使其无法继续存活、增殖。

炎症是指组织细胞发生不同程度的损伤、充血、渗出、变性、血管坏死或增生栓塞，伴有代谢机能改变、循环障碍、血流变异等过程。急性炎症的病理改变为充血、渗出和水肿；慢性炎症的病理改变为增生、变性和坏死。结合中医"取类比象""推演络绎"的思维，急性炎症多为实邪侵袭，故其核心病机为邪气内聚，多为热毒、寒毒；慢性炎症多为内邪阻滞，故其核心病机为癥瘕积聚，多为血瘀、痰凝。血瘀、痰凝积聚，则生结节、癥瘕，契合于肿瘤多为增生结节、慢性、易复发的特性，故中医常从消癥散结、活血化瘀等角度治疗肿瘤。炎症的恶性转化是一个极其复杂的过程，有学者将炎症恶化的病因病机概括为"正虚邪盛"，机体正气亏虚时，因外感邪毒，内伤七情、饮食等形成湿、痰、瘀等病理产物积聚，阻滞气血运行，邪气的长期存在，持续加重瘀滞，夹杂浊邪，伤络腐肉，最终发生恶变。

《医宗必读·积聚》中云"积之成也，正气不足，而后邪气踞之"，可见癥瘕积聚从根本上是因正虚，邪气长久盘踞而形成。炎症的恶性转化，正虚是起因，浊毒瘀滞是关键，肿瘤炎症环境为背景，炎症环境提示着邪气的持续存在，若肿瘤炎症环境不能改善，邪毒久留，持续的炎症刺激使恶化进程不能得到遏制。

炎症微环境与湿热邪气

1. 炎症微环境及其与中医理论的联系：炎症微环境是肿瘤微环境的重要组成部分，炎症微环境的持续存在，是肿瘤复发、耐药、转移的重要原因，是肿瘤恶化的重要推手，伴随着肿瘤发病的全程，明确炎症微环境的本质及其与中医理论的关联，对于以湿热理论治疗肿瘤具有重要意义。机体发生慢性炎症时，大量的炎症细胞如中性粒细胞、淋巴细胞、巨噬细胞及其分泌的炎症细胞因子、趋化因子等炎症介质构成炎症微环境，细胞因子是细胞间通讯的主要介质，这类物质的持续产生改变了细胞周围的正常环境，形成一个调控网络，最终导致细胞的恶化，形成肿瘤。此时，炎症微环境持续存在并发挥作用，形成肿瘤微环境，由于肿瘤细胞经常过度表达促炎介质，包括细胞因子、趋化因子、蛋白水解酶等，协助了肿瘤炎症微环境的构建，癌症又进一步促进炎症的发展，形成一个恶性循环，使炎症持续存在，继续促进肿瘤血管生成、转移、降低机体对放射治疗和化学治疗药物的敏感性等。此外，炎症微环境的一大特征为免疫抑制，巨噬细胞—炎症微环境中的最主要炎症细胞，在炎症微环境中的相关细胞因子的作用下，转变为具有免疫抑制作用的 M2 表型肿瘤相关巨噬细胞（TAMs），诱导肿瘤细胞产生免疫耐受，抑制抗肿瘤的免疫应答。同时，肿瘤炎症微环境的髓源性抑制细胞（MDSCs）、调节性 T 细胞等炎症免疫细胞，与 TAMs 共同决定着炎症微环境免疫抑制状态的建立与维持，这些炎症免疫细胞对促进肿瘤的侵袭与转移起到了关键性作用。免疫调节与中医理论中正气抵御外邪的过程密切相关，机体通过免疫系统抵御外邪，当免疫功能处于抑制状态时，外邪如入无人之境，侵袭机体而致病，中医称其为正气不足，邪气内侵，故中医学者以正气虚、邪气实来概括癌病的根本病机。西医学对肿瘤疾病的研究早已达到基因水平，基因诊断与治疗技术一直是生物医学的研究热点，研究视角也越来越深入微观。然而，大量医学研究发现，即使是强有力的癌基因也并不足以形成肿瘤，只有在某些特殊条件与环境下，经过十分复杂的机制和步骤，才能使正常细胞发生恶化，学者们由此逐渐认识到炎症微环境在肿瘤的发生发展中起到的重要作用，这种从点到面、从病变局部到整体环境的认识，在中医学中得到了充分体现。如中医历来就有的整体观，且中医论治肿瘤时，常从多靶点、多系统角度进行辨证论治，在改善机体整体环境的同时，也改变了肿瘤所处的环境，当然包括炎症微环境这一关键因素。上文说到，肿瘤微环境是一个"温床"，为肿瘤提供了一个舒适的生存环境，那么，炎症微环境则可以看作肿瘤的"营养供给"，肿瘤所需要的主要养分如各种细胞因子、炎性介质等，几乎都由炎症微环境提供，从而为肿瘤的生长铺路。肿瘤炎症微环境已经成为西医学研究的一大热点，因此，运用中医理论对肿瘤炎症微环境进行详细的阐释与分析，有助于丰富和发展肿瘤炎症微环境的中医病因病机学说。

2. 湿、热邪气胶着难解是炎症微环境持续存在的重要因素：六淫中湿、热邪气致病最广，临床也最为常见，朱丹溪在《生气通天论病因章句辨》就有"六气之中，湿热为病，十居八九"之论。湿性重浊、黏滞且易阻气机；热邪，火也，炎热向上，耗气伤津。由于湿热邪气的致病特点与炎症密切相关，许多学者从湿、热角度研究论述炎症的发生，证实机体感受湿、热邪气时常常会表现出炎症反应和炎症细胞的浸润。有研究发现，湿热证型患者血中 C 反应蛋白（CRP）、外周血红细胞沉降率（ESR）等炎症指标可明显增高。王氏等通过构建温病湿热证小鼠模型，结果提示湿热证小鼠均出现了相关炎症因子水平的改变，如 γ 干扰素（INF-γ）、TNF-α 等炎性因子水平明显升高。湿邪致病病势本就缠绵难愈，当合并感受热邪时，病势更剧、病情更加复杂。清代著名温病学家叶天士就有"热得湿而热愈炽，湿得热而湿愈横"之说，可见湿热证是较为特殊、复杂的临床证候，治疗时更为棘手。既往研究发现，湿热证候人群之所以出现炎症因子的高表达，是因为湿热环境可使肠道内毒素向血液中迁移，侵入人体后通过诱生内源性致热原（EPS），以 TNF-α、IL-1 最为重要，作用于下丘脑发热中枢，导致发热等炎性相关症状的出现。大量研究证明湿、热邪气均与炎症关系密切，不同程度上导致了炎症的发生发展，且湿性重浊黏腻，加之热邪煎熬津液，耗气伤血，使病邪及病理产物更加胶着难祛，由此推断，湿、热之邪是炎症微环境始终持续存在、难以改善的重要因素。从湿、热邪气两方面揭示炎症微环境持续存在的病因病机，能更深入地理解炎-癌转化的机制，从而指导临床实践。

湿热与炎-癌转化

1. 湿热邪气成毒是促进炎-癌转化的重要致病因素：历代医家在长期实践中，逐渐创立了癌病的毒邪致病学说。湿热邪气与炎症的发生发展密切关联，而湿热邪气的持续存在，将进一步促进炎症向肿瘤转化的进程。当湿热日久，邪气淫溢，杂糅痰浊、瘀血等病理产物，则成"邪毒"。尤在泾《金匮要略心典》云："毒，邪气蕴结不解之谓。"张景岳《景岳全书》云："或以血气结聚，不可解散，其毒如蛊。"指出毒邪结聚时，不易消散，如同蛊毒一般盘郁结聚，一旦成病，病情凶险，难以痊愈。故当湿、热邪气过盛、过强时，则易聚集成毒，损伤机体，使机体组织发生不可逆转的异变，导致癌变。《中藏经·卷中·论痈疽疮肿》云："痈疽疮肿之所作也，皆五脏六腑蓄毒不流则生矣。"说明癌病是因大量毒邪蓄积不去而成，具有浸渍脏腑、根深错节之性。毒邪致病学说认为毒邪多有猛烈、流窜、易变、顽固等特点，故癌毒具有进展迅速、易于转移、并发症多、根深难治等性质。局部炎症微环境形成后，湿热环境为背景，炎症长期存在，其持续的刺激是一个量变的过程，当刺激到了一定的程度将引起质变，肿瘤形成，这是一次从量变到质变的进程。同样，湿热邪气转化为毒邪的过程，也经历了从量变到质变的飞跃。因此，基于毒邪致病的学说，可以推断，湿热邪气→毒邪、炎症→癌这两种转化之间可能存在某种因果关系，湿热成毒可能是导致炎症最后转化为癌病的重要因素，在炎-癌转化的过程中发挥了重要的作用。同时，湿热邪毒因为其"黏腻胶结"的特性，致病更加特殊化、复杂化。

2. 湿热作为始动因子参与了炎-癌转化全程：从古至今，大多医家认为痰、瘀蓄积是癥瘕积聚形成的重要病机，故多从痰、瘀论治，但由中医理论可知，湿热与痰、瘀有着密切关系，如《医贯·郁证论》云："气郁而湿滞，湿滞而成热，热郁而成痰。痰滞而血不行，血滞而食不消化，此六者相因而为病者也。"可见湿热为病，可变生痰瘀，此外，因"痰"是津液输布失常、水湿凝聚而成，本质上也属湿邪，且有"癌多挟湿"的说法，可见湿、热、痰、瘀本就同起一源，在癌变开始之初，湿热则作为致病的始动因子，推动病变。王书杰等认为"湿热伏邪"是癌变的始动因素，贯穿全程，他还指出，在肿瘤形成的过程中，痰浊、瘀血作为枢纽因子而发挥作用，最后形成湿、热、痰、瘀互结之象，而成"癌毒"。这不仅与历代医家认为癌病的本质为"痰、瘀"的认识相合，更追本溯源，指出癌病以"湿热伏邪"为起因，进一步完善了中医对肿瘤病机演变的认识。因湿热本身及痰浊、瘀血等病理产物，都极易阻滞气血，使络脉失和、正气不至，故当机体局部发生炎症时，炎症因子大量产生，炎症长久不愈，变生他病。现代研究从分子机制层面表明，湿热证候可通过炎症、免疫反应、胃肠道微生态、异常代谢等环节促进肿瘤发生与转移、提高肿瘤的易感性，大量湿热动物模型研究也证实了湿热对肿瘤的促进作用。刘宣等研究发现湿热证结肠癌小鼠发生肝脏转移的发生率、肿瘤微血管数量均明显增高，进一步实验表明，湿热证结肠癌小鼠的血管内皮生长因子（VEGF）、基质金属蛋白酶（MMP）表达水平明显升高，表明湿热能够促进结肠癌的生长和转移，且其机制可能与湿热上调 VEGF、MMP 表达有关。其中，VEGF 作用于肿瘤，在血管生成、促进内皮细胞增殖、侵袭和迁移中发挥核心作用，而 MMP 是降解细胞外基质（ECM）的主要酶类，还可促进肿瘤血管的生成，MMP 的表达与促进肿瘤细胞侵袭和转移的炎症程度密切相关，炎症因子将提高 MMP 的表达水平，进一步增加肿瘤的侵袭和转移能力，由此得到了一条关于湿热、炎、癌三者关系的清晰思路：湿热环境→炎症因子高表达→MMP 表达水平提高→肿瘤侵袭、转移。

此外，有观点认为细胞黏附分子可能是湿热邪气致病的分子机制之一，研究表明，湿热证患者均存在细胞间黏附分子-1（ICAM-1）的高表达，且与炎症的程度呈正相关。黏附分子具有参与炎症反应、肿瘤扩散转移等功能，在肿瘤转移过程中，由黏附分子介导的肿瘤细胞与宿主细胞的黏附力增加，起到了关键作用。因湿热致病最易黏滞的特点与黏附分子的功能相合，可以推断，湿热参与肿瘤的转移与扩散，而黏附分子可能是其分子机制之一。因此，在炎-癌转化的复杂机制中，湿热不仅促进炎症的发生发展、维持炎症微环境的长期存在，还化生邪毒，最终导致癌变，并且在肿瘤形成后，通过各种复杂的分子机制，参与了肿瘤的转移与扩散，由此可得出结论，湿热参与了炎-癌转化的全过程，是促进炎-癌转化的重要病因病机。

讨　　论

西医学已经充分认识到炎症与肿瘤及癌前病变关系密切，中外学者基于炎-癌转化机制，积极探索精准化的干预措施，如靶向炎症介质、转录因子、调节免疫抑制以及阻断炎-癌转化信号通路等，但目前多数疗效还是不尽理想。那么，针对炎-癌转化机制，有无在中医理论指导下的中医中药干预措施呢？中医药具有副作用小、多靶点作用机制等优势，中医药在肿瘤的防治中具有巨大的潜力。

湿热作为炎症、肿瘤重要的诱导因子，高度参与了炎-癌转变的各个重要过程，这个过程伴随着湿热邪气对机体产生的多种复杂影响。因此，在论治炎-癌转化的过程中，应注重湿热邪气的关键作用。同时，炎-癌转化是一个动态变化的病理过程，应针对炎-癌转化的不同阶段，采取相应的干预措施。如炎症期，可借助中医体质学说，重视湿热体质调理；若已进展为恶性肿瘤，在抗肿瘤的同时，更应积极改善机体湿热环境，以延缓疾病进展、提高抗肿瘤疗效。此外，应注意到湿热邪气对不同体质患者，以及不同脏腑的影响并非如出一辙。对较少受湿热邪气侵扰的脏腑，湿热虽可能参与炎-癌转化的过程，但更多的是作为其他重要病理过程的始动或兼杂病因；对易感湿热邪气的脏腑，如胃、肠、膀胱等，湿热邪气可发挥更为全面、更为重要的病理作用，论治时应兼顾病位、有所侧重。因此，未来研究应以湿热理论作为切入点，多维度进一步探讨炎-癌转化的中医病理机制，确立从湿热论治炎-癌转化的治疗原则，并根据病变所在的不同阶段、不同脏腑的病机特点，进一步构建完善的治疗体系，为中医临床辨治提供重要的理论依据及论治准则。

436   脾胃湿热与胃癌前病变炎-癌转化机制的关系

胃癌前病变（PLGC）是在慢性萎缩性胃炎（CAG）的基础上伴有异型增生的病理学概念，是正常胃黏膜发生"炎-癌转化"进程的重要病理阶段。炎-癌转化"是组织细胞受炎症微环境影响，发生恶性转化的动态认知过程的概括，与基于整体观念、重视疾病传变的中医病机理论相契合。炎症微环境的产生与持续存在，是 PLGC 发生"炎-癌转化"的重要基础。多项研究表明，脾胃湿热病机与炎症水平密切相关，湿热病邪可通过多种途径诱导炎症微环境的产生。中医药可通过调控炎症因子及相关炎症信号通路，有效阻断或逆转 PLGC 的进程，但 PLGC 证候演变规律以及干预时机、疗效评价等方面的研究仍有待完善。学者杨丽等通过比较脾胃湿热病机与 PLGC "炎-癌转化"的病因认识、致病特点和致病过程，探讨了 PLGC 脾胃湿热病机与"炎-癌转化"之间的内在联系，整合中西医优势，为 PLGC 临床分阶段辨治提供了新的思路。

PLGC 炎-癌转化机制概述

CAG 是"炎-癌转化"经典模型之一，根据 Correa 假说，肠型胃癌沿着"慢性炎症→萎缩性胃炎→萎缩性胃炎伴肠化→异型增生→胃癌"的"炎-癌链"转化，PLGC 是正常胃黏膜向胃癌转化的关键一环。慢性炎症长期作用，大量炎症细胞、炎症因子及其释放的炎症介质充斥于组织中，形成一种适合肿瘤细胞生长的"土壤"，即炎症微环境。炎症微环境与 PLGC 发生、发展关系密切，有学者构建胃肠肿瘤的多种小鼠模型，证实通过激活环氧合酶-2（COX-2）/前列腺素 E_2（PGE_2）途径和 Toll 样受体（TLR）/髓样分化蛋白 88（MyD88）信号传导通路诱导形成的炎症微环境，是 PLGC 向早期肿瘤转化的必需条件。炎症微环境一方面可持续激活炎症信号通路，直接损伤细胞，从而诱导脱氧核糖核酸（DNA）损伤和致癌突变，如信号转导及转录激活因子 3（STAT3）可直接诱导 TLR2 基因在胃上皮细胞中转录和过表达，破坏胃上皮细胞的增殖、凋亡平衡，诱导癌变；另一方面可通过影响细胞代谢，形成低氧、低灌注的组织微环境，破坏免疫平衡，促进肿瘤微血管生成，参与诱导胃癌形成及转移扩散过程。临床研究也证实，长期服用抗炎药（如阿司匹林或 COX-2 选择性抑制剂），可有效降低包括胃癌在内的多种恶性肿瘤的发生。因此，早期、有效、安全控制炎症反应及促进其在 PLGC 中的消退，或是防治胃癌的新的研究方向。

从病因病机学探讨脾胃湿热与 PLGC "炎-癌转化"的关系

脾胃湿热是指湿热内蕴，中焦气机升降失常，脾湿胃热互相郁蒸所致的一类病证。其病机认识起源于《黄帝内经》，书中论述了单独"湿""热"邪气与"脾""胃"之间的关系，如《素问·奇病论》云："常食膏粱厚味，生湿蕴热，伤脾碍胃。"朱丹溪基于先前医家的认识，在《丹溪心法治要·卷二》中提出"脾胃湿热"一词，云："若脾胃湿热之毒，熏蒸清道而上，以致胃口闭塞，遂成禁口证。"湿热病邪致病隐匿，病势缠绵难愈，易阻遏气机、伤津耗气、迫血动血，蒸上流下，弥漫三焦，且易生变。通过对炎症微环境作用于 PLGC "炎-癌转化"过程的分析，脾胃湿热病机与 PLGC "炎-癌转化"过程密切相关，主要体现在病因认识、致病特点与致病机制这 3 个方面。

1. 病因认识：脾胃湿热与 PLGC "炎-癌转化"在病因上存在高度一致性，两者均受不良生活方式

（熬夜、缺乏运动等）、环境污染（工业毒物、辐射、粉尘等）、心理压力过大、过度劳累和饮食不节等因素影响。现代医学认为，不规律饮食、进食过量含亚硝酸盐食品、嗜食煎炸食品、嗜烟酗酒、幽门螺杆菌（HP）感染，以及抑郁焦虑等负面情绪因素，均与 PLGC 恶性转化关系密切，这与古代医家的观点近似。如叶桂在《湿热论》中提出"酒肉里湿素盛"，《顾氏医镜》亦云"烟为辛热之魁，酒为湿热之最"。HP 感染归属于中医学中的外感六淫邪气，临床常见症状有胃脘痞胀、大便稀溏、口苦口臭、舌红苔黄腻等。有学者认为，HP 具有湿热邪气的致病特点，HP 感染是脾胃湿热证的重要病因之一；HP 相关性胃病中，脾胃湿热证的胃黏膜病理改变在炎症程度、肠化及异性增生程度方面，也较其他证型更为严重。不良生活习惯及 HP 感染可导致脾胃气机升降不利，脾失健运，津液内停，湿热内生；情志不畅则可引起肝气不疏，郁而乘土，脾土郁滞，久生湿热。因此，脾胃湿热病机理论与 PLGC "炎-癌转化"存在相似的病因认识。

2. 致病特点：脾胃湿热与炎症微环境均具有诱发癌变、易伤正气及流注他脏的致病特点。湿为阴邪，易伤阳气，热为阳邪，灼伤阴液。湿热致病，湿热相搏，日久伤正，由实致虚，正虚邪踞，邪毒积变，酝生癌毒，正如《医宗必读·积聚》所云："积之成也，正气不足，而后邪气踞之。"越来越多的证据表明，在肿瘤发生的过程中，炎症微环境的持续存在与发展可触发免疫抑制，导致机体免疫功能下降。同时，炎症微环境可促进更多的免疫细胞募集，产生活性氧（ROS）和氮物种抵抗感染，这一进程可导致增殖细胞 DNA 损伤，细胞代谢发生变化。当其反复发生时，可进一步诱导永久性基因组改变，从而导致肿瘤发生，这与脾胃湿热证存在免疫异常、组织细胞代谢异常的现代研究结果相一致。而炎症微环境中聚集的核因子 κB（NF-κB）、STAT3 等炎性转录因子，可直接触发上皮-间质转化（EMT），从而刺激肿瘤的转移扩散。此过程也与湿热毒邪攻上蒙下，从脾胃本脏延伸到人体各个形体官窍的流注过程相似。

3. 致病机制：脾胃湿热与炎症微环境通过长期积累，可影响机体内环境，降低人体抗病能力，最终导致肿瘤的发生。湿为重浊之邪，其性黏腻、停滞，伤人多隐匿，易导致病程绵长，迁延不愈。脾喜燥恶湿，胃喜润恶燥，脾胃因湿热久踞而病，则脾失运化，胃失通降，气滞湿阻，从而使得湿热更甚。同时，脾之本虚与湿热之邪实相互影响，迁延日久，可使脏腑功能失调，气、血、津液代谢失司，人体正气虚衰。而炎症微环境刺激肿瘤细胞增殖、抑制细胞凋亡并促进突变的过程也需长期积累。在慢性炎症过程中，营养素、氧气和代谢物质受到聚集的各种炎症细胞、免疫细胞及致病体相互竞争的影响，可导致组织微环境发生重大变化。这些变化可将适应性代谢状况转变为低灌注、低氧等不利的代谢状况，损害人体正常免疫反应，从而导致肿瘤相关性炎症反应持续进行，进一步形成促瘤炎症微环境。

脾胃湿热病机转化是 PLGC "炎-癌转化"的内在机制

中医学重视对疾病病机的认识，正如李时珍《本草纲目》所云："欲疗病，先察其源，先候病机。"又如张景岳《类经·十三卷》云："机者，要也，变也，病变所由出也。"均表明疾病的预防、发生和发展的关键在于病机的变化。PLGC 临床证候及病机错综复杂，目前国内尚缺少 PLGC 诊治的中医专家共识意见。脾胃湿热是 PLGC 临床常见的辨证分型，有研究显示脾胃湿热证占 PLGC 证型的 30.0%～34.0%，且具有较高的癌变倾向。脾胃湿热病机传变，总体上具有"外感湿热，内外相引，湿热久稽，正气日衰，瘀热渐生"的趋势。持续存在的炎症是肿瘤的重要发病机制之一，但并非所有的慢性炎症都会导致肿瘤的发生，且目前"炎-癌转化"的具体致病机制尚未明确。脾胃湿热病机和 PLGC "炎-癌转化"在病因、致病特点和致病机制上存在一定相似性。有学者认为，脾胃湿热以炎性病变为主，促炎因子在脾胃湿热的病证转化中发挥了重要作用。纵向对比脾胃湿热病机转化，可从新的角度上理解 PLGC "炎-癌转化"机制，为临床分阶段辨治提供新思路。

1. 外感湿热，伤及胃络，转化暗伏：脾为中土，与长夏相通应，易感湿热外邪。外感湿热毒邪，早期常无明显临床症状，但湿浊困脾，热伤津液，胃津亏损，日久则导致胃络失养，使得正常胃黏膜逐渐向异常增殖转变。脾胃湿热作为 PLGC "炎-癌转化" 的重要始动因素，及早干预、祛除外感湿热毒邪，对预防 "炎-癌转化" 具有重要意义。早期辨治，除关注舌脉、症状变化外，可结合内镜下胃黏膜炎症情况（如淋巴细胞、巨噬细胞浸润程度）、血清学炎症指标（如肿瘤坏死因子 α、白细胞介素-23、白细胞介素-6 等）、免疫组化指标（如 CD3$^+$、CD4$^+$ 等）判断 PLGC 病变程度，检测胃黏膜炎症强度，以便更好地评估治疗时机、疗程。辨治应注重多因素机体调节，以预防肿瘤炎症微环境的形成为主要原则；临床治疗以祛除病因（如根除 HP、调整不良生活习惯）、调理湿热体质为主要方向；中药干预多以清、化、渗、利等祛邪方法为主。

2. 脾胃内伤，邪胜正衰，转化始生：《素问·评热病论》云 "邪之所凑，其气必虚"。《脾胃论》亦云："脾胃虚，则湿土之气溜于脐下。" 脾胃湿热的产生与脾胃虚弱密切相关。国医大师杨春波教授认为，脾胃虚弱是脾胃湿热产生的内在病因，临证中随着湿热渐清，本虚渐显，中、后期当注重扶正健脾。清化湿热多使用苦寒、香燥之品，应警惕治疗时药源性伤津耗气，组方用药可酌增芦根、玉竹等养阴清热之品，人参、黄芪等补气健脾之品。脾胃是后天之本，气血生化之源，湿热中阻，脾胃病久，正气亏虚，机体抗邪无力，则疾病易向恶性发展，从而推动 PLGC 的 "炎-癌转化" 进程。因此，脾胃内伤、邪胜正衰是 PLGC 发生 "炎-癌转化" 的基础，中医治以清热利湿的同时勿忘扶正健脾。

3. 瘀热渐生，邪毒致变，转化进展：气为血之帅，血为气之母，气血关系密切，湿阻气滞，日久必然导致血络瘀阻。叶桂在《临证指南医案》中指出 "初病湿热在经，久则瘀热入络"，又认为 "凡气既久阻，血亦应病"，《医林改错·方叙》亦云 "气无形不能结块，结块者必有形之血"，疾病后期，湿热积聚体内，伤及脾胃，气虚津伤、血脉不利。气虚则推动无力，津亏则无以充养，血脉不利则瘀热内生、胃络痹阻。虚实相因，邪毒致变，疾病进展，最终积聚生癌。临证辨治时当注重把握核心病机，驱邪而不伤正，清化湿热同时需佐以调气舒络之品。程若东等基于 Logistic 回归模型发现，PLGC 胃黏膜病理变化与中医证型存在一定相关性，脾胃湿热证多发生于疾病早期，脾胃虚弱证对肠上皮化生的影响强度较大，而胃络瘀血证对异型增生的影响强度较大。研究发现，脾胃湿热证主要见于轻度萎缩-轻度肠上皮化生，脾胃虚弱证、胃阴不足证多见于中度萎缩-中度肠上皮化生，胃络瘀阻证以重度萎缩-重度肠上皮化生更为常见。文献研究证实，脾胃湿热证多见于 CAG 伴肠上皮化生阶段，胃络瘀阻证和脾胃阳虚证多见于 CAG 伴上皮类瘤变阶段。研究结果虽有不同，但均提示湿热见于早期，瘀血则见于后期。因此，PLGC "炎-癌转化" 过程与脾胃湿热病机转化规律较为一致，脾胃湿热病机转化可能是疾病由慢性炎症向肿瘤转变的内在机制之一。

现代医学已充分认识到炎症与 PLGC 发生、进展关系密切，并基于 "炎-癌转化" 机制积极探索精准化治疗方案，但目前仍缺乏有效的干预措施。中医药在延缓、阻断甚至逆转 PLGC 的发生、发展上具有独到之处。脾胃湿热病机学说与 PLGC "炎-癌转化" 具有相似的病因认识、致病特点和致病机制，PLGC "炎-癌转化" 过程与脾胃湿热病机转化规律较为一致。因此，针对 PLGC "炎-癌转化" 的不同阶段，应采取不同干预措施。如在炎症早期，应重视及早干预，治疗以清热祛湿等驱邪手段为主；至后期，则应注意顾护脾胃，以及多邪并存情况。此外，应注意判断脾胃湿热是作为主要病机还是作为始动因素或次要矛盾，论治时应针对疾病不同时期及湿热偏颇、邪正盛衰等有所侧重。

437　从中医论慢性胃炎炎-癌转化过程的免疫失衡

胃癌目前是全球第五大恶性肿瘤，根据 2019 年《柳叶刀》研究显示，胃癌已成为我国第七大死亡原因。长期的慢性非可控性炎症是诱导肿瘤发生的重要原因，早在 19 世纪 Rudolf Virchow 就提出了肿瘤源于炎症的猜想，2000 年炎症正式列入肿瘤的十大生物学特点之一，如今慢性非可控性炎症恶性转化已被公认为是大部分肿瘤发生、发展的共性模式。慢性胃炎"炎-癌转化"则是慢性非可控性炎症恶性转化发生发展的经典疾病模型。

阴阳乃"天地之道""万物之纲纪"，阴平阳秘是维持生命健康的内在根本。阴阳消长体现了对立统一、互根互用的阴阳双方处于此消彼长的恒动变化中；邪正盛衰体现了相互对抗的邪正双方在疾病发生、发展、转归过程的消长变化，蕴含了中医学相对平衡和绝对运动的哲学思维。人体免疫系统主要包括免疫防御、免疫自稳和免疫监视三大功能，通过抵御病原体及致病因子的侵犯，识别和清除损伤衰老细胞和抗原异物，但是上述功能必须保持在一个适度的范围内以维持机体的生理平衡和稳态。可见，中医学对于阴阳消长、邪正盛衰动态变化规律的认识与现代免疫学的基本思想有许多相似之处。

慢性胃炎"炎-癌转化"过程所涉及的分子机制尚有许多未解之谜，免疫系统失衡无疑是这一级联反应过程中最重要的环节和根本原因，也是中西医融合认识这一级联反应的桥梁。因此，学者李园等以中医学的阴阳学说为根本、正邪理论为主线，展开关于慢性胃炎"炎-癌转化"免疫系统失衡与重建的论述。

从中医发病学论慢性胃炎"炎-癌转化"的免疫失衡

1. 病因角度：慢性胃炎"炎-癌转化"是宿主、环境、生活习惯等多种因素共同作用下的复杂过程。中医学的发病学说充分体现了唯物辩证法对立统一原则，以人体正气与致病邪气之间相互作用、相互抗争和运动变化来描述疾病的发生发展过程。

中医学主要以六淫、情志、饮食、痰浊、瘀血、毒邪等病因学说阐释肿瘤发生、发展和演变。从广义角度看，所有致病因素刺激机体产生免疫反应，破坏免疫平衡和免疫自稳的物质均可看作中医学所说的"邪气"，如幽门螺杆菌作为慢性胃炎"炎-癌转化"的最主要诱因，在中医学理论中可以看作"毒邪"。而饮食、情志等因素也被越来越多的研究证实为慢性胃炎"炎-癌转化"的危险因素，现代免疫学神经-内分泌-免疫网络理论客观证实了情志因素作为常见应激源参与疾病发生发展过程。免疫系统的正常功能可被看作中医学所说的正气，正气充足则能够抵御祛除病邪，调节机体内的免疫平衡，增强免疫自稳；正气亏虚则免疫监视和免疫清除能力不足。研究表明随着年龄的增长，T 细胞的数量逐渐下降，衰退的免疫系统会导致患癌风险增加。所谓"正气存内，邪不可干；正气不足，邪气踞之"。人体始终处于致病因素（邪气）与抵御能力（正气）的博弈之中。在生理情况下，正气能够与邪气相抗衡，一旦出现邪偏盛或正偏衰都会导致相对平衡状态的打破，进一步正邪相争的结果则是决定疾病发展趋势的最终环节。

2. 病机角度：中医学"阴阳自和"思想是对免疫平衡的高度概括，免疫作为机体的一种自我保护行为是维持人体内环境稳态和健康的重要保障。"免疫失衡"则是各种疾病发生的关键，正如《素问·阴阳应象大论》所云："阴胜则阳病，阳胜则阴病。"阴阳任何一方的偏胜偏衰都会导致阴阳失衡，从而疾病发生。免疫反应可被看作微观视角下正邪相争的过程，适当的免疫反应能清除病原体，对机体是有利的；但过度的免疫反应同样会造成免疫失衡，对机体自身产生伤害。

炎症反应作为剧烈的免疫反应结果之一，对肿瘤的发生发展过程也表现出高度的两面性。一般情况下，炎性因素消除后，炎症反应随即终结，之后转变成为一种高度活跃、精细调控的平衡状态，这种炎症称为"可控性炎症"。但是，在某些因素的影响下，如持续或低强度的刺激、靶组织处于长期或过度变态反应时，炎症无法从抗感染、修复组织损伤模式下转变成为稳定的平衡状态，导致炎症反应持续，这种炎症被称为"非可控性炎症"。免疫不平衡是慢性非可控性炎症的主要特点，表现为免疫细胞亚群比例的改变及其相应炎症因子的变化。如在慢性胃炎"炎-癌转化"过程中，早期胃癌患者胃黏膜的免疫细胞浸润明显高于胃癌前病变阶段，尤其是淋巴细胞和巨噬细胞的浸润；慢性萎缩性胃炎患者胃黏膜中的促炎性细胞因子（如 IL-1、IL-6、IL-8 和 TNF-α）表达水平随病理改变而升高。慢性胃炎患者如果免疫功能正常，免疫自稳性好，人体能够调整自身状态使阴阳、正邪尽快恢复相对平衡和稳定的状态，则不易向胃癌进展；反之若免疫功能下降或紊乱，人体无法从阴阳、正邪的偏盛偏衰中恢复，则会促进慢性胃炎"炎-癌转化"进程。

从中医学整体观论慢性胃炎"炎-癌转化"的多阶段发展

1. 慢性胃炎"炎-癌转化"是机体稳态不断被打破的过程：慢性胃炎"炎-癌转化"是一个多阶段、多环节、多步骤的复杂过程，每个阶段都有各自的阴阳属性，即阴阳之中复有阴阳；一个阶段进展到另一个阶段的过程，都是对疾病当下阶段阴阳、正邪相对平衡状态的打破。

中医学的疾病传变思想分为"传"和"变"，一般认为"传"指疾病遵循一定的趋势而发展；"变"指疾病在某些特殊条件下发生性质的改变。在此基础上针对外感疾病延伸出六经传变、卫气营血传变和三焦传变；针对内伤杂病延伸出经络传变、脏腑传变和经络脏腑之间传变。虽然，慢性胃炎"炎-癌转化"过程难以用单纯的外感或内伤疾病来概括，但是中医学的疾病传变思想对于我们认识此类复杂疾病的阶段性发展变化奠定了理论基础，同时也为临床制定分阶段的辨治策略提供了依据。在慢性胃炎"炎-癌转化"过程中，胃黏膜炎症逐渐加重的过程更符合中医学"传"的概念，而最终炎症转化为癌症更符合中医学"变"的概念。人体正气的盛衰与五脏中肺、脾、肾的功能联系最密切。其中，肺和卫气是抵御外邪内侵的第一道防线，类似于西医学中的非特异性免疫的作用；脾主运化，影响人体营养物质的吸收及能量代谢的转化，为免疫系统提供生化之源。肾为先天之本，是人体元阴、元阳所在，研究表明肾参与下丘脑-垂体-肾上腺皮质轴和下丘脑-垂体-甲状腺轴调节，是维持人体免疫功能和免疫调节的重要组成。慢性胃炎"炎癌转化"过程的核心病位在胃，与脾、肝有关，如《脾胃论》云："内伤脾胃，百病由生。"随着疾病进展会引起其他脏腑的虚损，每一阶段的病理改变都伴随机体阴阳、邪正的盛衰改变，整体呈现病位逐渐加深、虚损逐渐加重的发展态势。

2. 慢性胃炎"炎-癌转化"临界状态是正邪交争的外在表现：近年来，有学者针对复杂疾病并以"炎-癌转化"为例，提出了一个新的概念——临界状态，即从一个相对稳定状态经过一个临界点之后，迅速进入另外一种相对稳定状态。在临界状态下具有强相关性的分子群往往会出现显著波动，而这些波动分子很可能是影响"炎-癌转化"的关键因子。为了量化这一突变现象及关键因子，该团队进一步提出了动态网络标志物的概念，即利用生物数据的动态性来预测复杂疾病或复杂生物过程的临界转化现象及关键因子。

中医学认为正邪相争则症剧，最早针对外感热病提出正邪剧烈交争是疾病转折的关键点，此时邪气虽盛而人体正气未衰，邪正相持通过"战汗"透达邪气外解。后世在此基础上，将这一理念延伸至其他疾病，认为正邪相争能够使某些原先不明显的症状剧烈显现，而随着疾病深入，正气无力抗邪则没有明显的症状显现。如《医经秘旨》云："邪正相搏则痛。"《素问·痹论》云："病久入深，营卫之行涩，经络时疏，故不痛。"再如，《尚书·说命上》云："若药不瞑眩，厥疾弗瘳。"提示了药及病所，则药力能够偕正气奋起抗邪而出现剧烈反应，反之则难以起效。中医学这一思想也有助于临床对慢性胃炎"炎-

癌转化"过程缺乏典型症状的认识,机体长期处于慢性非可控性炎症介导的持续低强度刺激下,难以产生正邪的剧烈交争,故而缺乏明显的症状表现。可见,中医学正邪相争理念与临界状态概念对于复杂疾病本质的发展规律和思考模式认知是一致的,未来两者的融合将有助于从宏观和微观相结合的视角认识慢性胃炎"炎-癌转化"过程,推动临床把握关键时机,采取有效防治策略,实现中西医学的连接。

从中医学平衡观论慢性胃炎"炎 癌转化"的免疫治疗

1. 扶正祛邪和调整阴阳是恢复机体免疫平衡的中心思想:中医学治疗疾病以恢复机体阴阳的相对平衡状态和内环境稳态为目标,有学者立足肿瘤转移提出了中西医结合的"平衡阻断"疗法,强调把握恶性肿瘤的传变规律,通过扶正培本、减瘤祛邪达到西医学的免疫平衡和中医学的阴阳平衡以阻断肿瘤转移。针对慢性胃炎"炎-癌转化"的复杂进展过程,扶正祛邪和调整阴阳仍然是核心思想,需要引起重视的是患者的机体免疫功能会随着时间和疾病进展不断发生变化,因此临床应"谨察阴阳所在而调之",即根据正邪盛衰和阴阳消长情况进行调节。

现代医学认为免疫治疗是人类最有希望攻克癌症的手段,"免疫逃逸"是免疫学层面认识肿瘤发生的根本原因。起初人类对抗肿瘤最主要的免疫治疗策略聚焦于免疫激活机制,即强化免疫细胞(主要指T细胞)攻击力的"免疫增强疗法"。然而,过度活跃的免疫系统几乎和不活跃的免疫系统一样危险,免疫检查点的作用就是识别人体内的正常细胞和肿瘤细胞,并在免疫功能过度活化时踩下"刹车",从而消灭肿瘤组织也避免其攻击自身正常组织。2018年,免疫检查点抑制剂的发现获得了诺贝尔生理或医学奖,其作用就是强行斩断伪装成正常细胞的肿瘤细胞与免疫细胞的固有联系,恢复免疫检查点的识别作用,从而唤醒免疫细胞的攻击力。作为免疫检查点抑制剂临床推广的主要奠基者陈列平教授近年来提出,肿瘤免疫治疗的理念应该逐渐由免疫增强疗法向免疫正常化疗法回归。免疫正常化疗法理念与中医学防治肿瘤的核心观点相契合,强调了肿瘤免疫治疗应该兼顾恢复免疫微环境稳态和动态平衡,这也是免疫疗法发展的最新方向。

2. 中医药的全程管理、个体化治疗和多靶点效应:慢性胃炎"炎-癌转化"的发展是多因素、多阶段、多机制复杂作用下的产物,从肿瘤免疫学角度看,单个免疫调控点或途径不足以全面认识肿瘤免疫逃逸发生、发展的内在规律,尤其是对整体肿瘤微环境的机制探索缺乏全局观的综合认识,限制了对肿瘤免疫在整体宏观上的把控与研究,同时也限制了临床肿瘤免疫治疗策略的发展。

中医药防治恶性肿瘤具有整体系统性与多靶点多途径效应相结合的特点,能够有效贯穿于肿瘤防治的各个环节。中医药防治慢性胃炎"炎-癌转化"的优势体现在全程管理、个体化治疗和中药多靶点效应3个方面。第一,中医药在已病防变的理念指导下采取灵活的分阶段辨治,以恢复不同病理状态下的阴阳平衡为目标,可以看作是动态截断的全程治疗策略,体现了中医学治疗的整体观和动态观。第二,中医学在扶正祛邪,调整阴阳的核心治法下,通过辨证论治采取清热祛湿、温中补虚、益气养阴、活血通络、化瘀解毒等治法,体现了中医药以人为本、辨证施治的个体化治疗特点。第三,中药能够充分发挥其多成分、多靶点、多通路的协同效应调节免疫应答,通过抑制肿瘤细胞增殖、转移、血管及淋巴管新生,以及促进肿瘤细胞凋亡等多种途径调节机体免疫功能,在肿瘤发生、发展的不同阶段发挥作用。中医药对于调节慢性胃炎"炎-癌转化"过程的免疫失衡将有极大潜力。

慢性胃炎"炎-癌转化"是机体内因和环境外因综合作用下的病理进展过程,中医学阴阳消长和邪正盛衰是对这一级联反应的高度概括,同时也渗透于肿瘤免疫治疗的核心思想,为中医学与现代免疫学理论融合搭建了桥梁,为中医药现代化研究提供了契机。

从肿瘤生物学、免疫学角度分析,在肿瘤细胞形成瘤体前干预为最佳时机,这一观点与中医学治未病理论不谋而合。目前,针对慢性胃炎"炎-癌转化"西医学仍缺乏有效的阻断策略,而中医药强调以人为本、全程管理,中药多成分、多靶点治疗能够从整体角度调节人体内阴阳气血的平衡,不易产生耐药性,且更加符合恢复机体免疫正常化的治疗策略。

438   从"主客交"理论探析慢性胃炎炎-癌转化

"主客交"理论出自吴又可所著《温疫论》，原指素有宿疾体虚、复感疫气而致病，主要用于温疫病后期变证的治疗。后世将其引申为人体气血精津亏虚，邪毒胶结于血脉为病，对诸多慢性疾病，各种正虚邪着、缠绵难解之痼疾也有广泛的适用性。临床上运用该理论指导特发性膜性肾病、肝纤维化、带状疱疹、炎症性肠病等痼疾的治疗均取得了满意的成效。我国是胃癌高发国家，据统计，2020年我国胃癌新发病例数约为48万人，死亡人数约为37万人，疾病负担严重。研究表明，肿瘤的发生与长期的慢性非可控炎症相关，慢性胃炎向胃癌进展的过程中，存在被广泛认可的Correa经典级联反应模式，即慢性非萎缩性胃炎→慢性萎缩性胃炎→肠上皮化生→异型增生/上皮内瘤变→肠型胃癌的进展趋势。如何延缓、阻断、逆转慢性胃炎"炎癌转化"进展是降低胃癌发病率亟待解决的问题，而目前西医学对于其疾病演变尚缺乏公认有效的治疗方案。中医药强调个体化治疗、全程动态管理及中药多靶点干预，在慢性胃炎"炎癌转化"的防治过程中发挥了不可替代的作用。慢性胃炎"炎癌转化"病因复杂、病机多变、病程漫长、防治困难，属于中医学"痼疾"范畴。学者施月等从"主客交"理论切入，对慢性胃炎"炎癌转化"的病机演变进行了探讨分析，以期拓宽中医药对慢性胃炎"炎癌转化"的认识，为中医药防治该动态演变提供新的思路与借鉴。

"主客交"理论溯源

中医学对"主客交"理论的认识历史源远流长，且逐渐深化。《黄帝内经》等古籍虽无"主客交"的记载，但为"主客交"的提出奠定了理论基础，如《黄帝内经》就提出"邪之所凑，其气必虚""主气不足，客气胜也"，认为病起于正虚邪实。直到明代吴又可所著的《温疫论》，始以"主客交"命名。《温疫论·主客交》篇中记载"正气衰微，不能托出，表邪留而不去，因与血脉合而为一，结为痼疾也……夫痼疾者，所谓客邪胶固于血脉，主客交浑，最难得解，且愈久益痼"，吴氏认为在素有他疾的基础上，或伴有疟、痢、血证、男子精亏、女子血少，病久不愈，正气衰微，正虚不守，导致邪气侵袭，邪留而不去，凝滞胶结于血脉，缠绵不解，而成痼疾。观吴氏所言"主客交"，"主"指正虚，乃气血津液亏虚，"客"指疫邪，"交"指交互、胶结，"主客交"即人体正气衰微，复感疫邪，不得外解，胶结于血脉，其基本病机是正虚邪客。清代薛生白在"主客交"基础上，结合湿热病病因病机的演变规律提出了"主客浑受"，其具体是指湿热蕴结，与营血交浑难解，致使气血凝滞、脉络瘀阻的病理状态。至此，薛氏将"主客交"病因扩至湿热之邪，丰富了"主客交"湿热痰瘀毒等客邪的内涵，将"主客交"含义扩大为人体气血精液津亏虚而邪毒胶结血脉，主客浑受，缠绵难解的一切痼疾。

炎癌转化"主客交"的病机演变及实质

1. 炎癌转化"主客交"的病机演变：早在19世纪60年代，"炎癌转化"的构想首次被Virchow所提出，是炎症性疾病从"炎症-癌前病变-癌症"发生、发展、转归动态过程的总称。随后，人们逐渐开始重视炎症与肿瘤之间存在的紧密联系。近年来，作为非可控炎症向癌症恶性转化的经典模式，慢性胃炎"炎癌转化"已成为研究的热点。慢性胃炎归属于中医学"胃痛""胃痞"范畴，胃癌归属于"胃痛""反胃""噎膈""癥瘕""积聚"等范畴，两者病因多为禀赋不足、外邪犯胃、情志不遂、饮食失宜，病位皆在脾胃，病性均属虚实夹杂。脾土亏虚，运化失司，气血生化乏源，不能为胃行其津液，而致胃阴亏虚，是谓"主"；烟酒之品、反流的胆汁、幽门螺杆菌等多属中医湿热之邪，是谓"客"。湿为阴，热为阳。湿阻气机，易伤脾阳；热灼津液，易损胃阴。湿热氤氲胶结，气郁而痰凝，气滞而血瘀，日积月累，浊毒内生。此内外合邪，正虚邪恋，脾胃亏虚而致湿热痰瘀毒胶固于胃络血脉，与"主客交"相符，可见，慢性胃炎"炎癌转化"的形成，脾胃亏虚是其发病基础，客邪是其驱动因素。慢性胃炎"炎癌转化"动态演变过程中，其主客强弱与性质亦处于动态变化之中。有研究表明，其"主"为脾胃亏损，随慢性胃炎恶性转化呈脾胃气虚-气阴两虚-阴阳两虚的演变趋势；而"客"亦有气滞、湿热、痰浊、血瘀、邪毒之不同。据团队前期多中心、大样本的横断面研究发现，慢性胃炎疾病进展过程中，存在着"虚实夹杂、由实至虚"的病机演变趋势，本虚标实贯穿始终。初期慢性非萎缩胃炎阶段以客邪胜多见，"六腑以通为用"，不通而致胃气壅滞，气滞化热，气滞湿阻，则有湿、热之不同。中期慢性萎缩性胃炎阶段主客交争，主客相持为多，此阶段瘀毒尚浅，其客邪多属湿热之邪。后期癌前病变阶段，实者愈实，虚者愈虚，久病入络，胃络血瘀，瘀毒渐甚，气阴两伤，阴损及阳，亦见阴阳两虚，故后期以主气不足为重。

2. 炎癌转化"主客交"的病机实质："太阴湿土，得阳始运；阳明燥土，得阴自安，此脾喜刚燥，胃喜柔润也"（《临证指南医案·卷二》），胃酸属阴，为胃之津液，在维持胃受纳腐熟的生理功能中发挥了重要作用。西医学认为，在胃黏膜向萎缩、肠化、异型增生及胃癌进展的过程中，由于胃黏膜结构的改变、壁细胞数量的下降，导致酸分泌水平降低。当胃酸分泌减少时，胃之生理功能受损，故见脾胃虚弱，可认为是"主客交"中的"主"。同时，在胃镜下也可以观察到"主"象，如胃黏膜苍白、皱襞变平甚至消失。从中医角度看，胃黏膜苍白是由于脾胃虚弱，气血生化无权，胃络空虚不荣所致。而中医素有"阳化气，阴成形"之说，故胃黏膜皱襞变平可认为是胃阴亏虚的表现。

"天地之邪气，感则害人五脏六腑，及形气俱虚，乃受外邪，不因虚邪，贼邪不能独伤人，诸病从脾胃而生"（《脾胃论·脾胃虚实传变论》），若脾胃受损，御邪能力减弱，则贼邪犯胃而致病。早在1994年，幽门螺杆菌就被世界卫生组织国际癌症研究机构定为胃癌的Ⅰ类致癌物质，其感染会使胃癌的风险增加约10倍。幽门螺杆菌感染后，炎性细胞浸润，致使胃腺体结构破坏，成熟细胞进行重新编程，以充当辅助干细胞来替代丢失的细胞，受损黏膜通过纤维化或肠化组织进行修复重建，这个过程被认为是胃黏膜组织的"损伤-修复"过程，而慢性胃炎正是胃黏膜组织"损伤-修复"过程的反复交替进行，进而导致低分化性增殖修复，出现肠上皮化生甚至异型增生的病理表现，最终发生恶变。研究发现，幽门螺杆菌感染相关胃炎以脾胃湿热证居多。在中医看来，幽门螺杆菌在胃内的黏附定植过程，及胃镜下观察到胃黏膜黏液浑浊的表现，与湿邪"重浊黏滞、病程缠绵"致病特点相符；其导致的胃黏膜炎症表现，如胃黏膜充血、水肿、糜烂，即炎症之"红、肿、热、痛"，与热邪"燔灼炎上、易致肿疡"致病特点相符。随着病情进展，湿聚成痰或热灼津伤，炼液成痰。经多元统计分析痰证客观物质基础，发现炎症因子白细胞介素-6（IL-6）、肿瘤坏死因子-α（TNF-α）可作为痰证的微观辨证物质。同时，IL-6、TNF-α等高表达以及各种炎性细胞聚集、黏附，可致使血液流变学障碍，进而形成瘀滞状态。这一系列炎症毒理反应，与中医病机学上湿、热、痰、瘀、毒等"客"性高度一致。

泌酸功能失调与幽门螺杆菌感染共同影响慢性胃炎"炎癌转化"的病理演变过程。一般来说，胃酸每小时可以杀死100亿个微生物，胃酸分泌减少会直接导致胃内细菌（如幽门螺杆菌）过度生长和微生态失衡，触发相关炎症因子上调，导致胃黏膜炎症，甚至上皮结构的改变及功能退化，从而加速了慢性胃炎的恶性转化进程。同时，幽门螺杆菌感染亦可导致胃酸分泌不足，一方面是因为幽门螺杆菌诱发的炎症会导致胃黏膜结构改变，壁细胞受损导致泌酸功能下降；另一方面，幽门螺杆菌可诱导宿主释放对壁细胞泌酸功能有强大抑制作用的细胞因子白细胞介素-1β（IL-1β）。由此可见胃酸分泌与幽门螺杆菌所致炎症之间存在相互作用的关系。正虚者内外客邪相引而为病，日久不解，正气愈虚，邪留不去，恶性循环，导致气流不通，血行不畅，络脉凝瘀，痰结毒蕴，积聚成块，渐成痼疾。此类似于脾胃亏虚之"主"性与湿热痰瘀毒等"客"性交织演变，可视为"主客交"状态。在慢性胃炎向胃癌恶性转变过程中，由于胃黏膜屏障功能受损，进而出现炎性渗出、充血水肿、糜烂、出血、萎缩等表现，同时存在黏膜血管狭窄、血管扭曲等微循环障碍，造成微循环灌注不足，局部缺血缺氧。此外，还可观察到红细胞与血小板聚集、纤维蛋白原增多、血液黏滞性增加、血流速度减慢等血液流变学障碍的表现。

上述表现在病机上与中医的气滞、血瘀、湿阻、痰凝不谋而合。有研究认为，胃黏膜肠化生、异型增生等病理改变，实质上是气机郁滞，致使病由气及血，气滞血瘀而形成的"微癥瘕"。气血运行不畅，络脉受阻，夹浊邪为患，久羁胃腑，日久渐成有形之积，这与慢性胃炎"炎癌转化"不同病理阶段的演变过程相对应。由此可见，"主客交"贯穿着慢性胃炎"炎癌转化"整个过程，揭示了由于脾气虚弱、胃阴亏虚等"主"性，导致脾失健运、胃腑失和，同时，湿热痰瘀毒等"客"性相互胶结，交浑壅滞不解，而正虚无力祛邪外出，致使邪毒内陷，胃络凝瘀，最终造成胃黏膜萎缩→肠上皮化生→异型增生→胃癌恶性转化。

"主客交"对防治慢性胃炎"炎癌转化"的意义

1. 重视主客两端，时刻顾护脾胃，扶正祛邪贯穿始终：慢性胃炎"炎癌转化"是一个动态演变过程，从"主客交"理论来看，在其形成过程中，禀赋不足、情志、饮食、劳伤导致脾胃虚弱为其"主"性，是疾病发生、发展、转化的根本内因，而烟酒之品、反流的胆汁、幽门螺杆菌等造成的湿热、疫毒、痰凝、瘀血等"客"性则是病情进展的重要条件。"主客交"正虚邪客，主客浑受，致使胃络不通，湿热痰瘀毒等病理产物留滞胃腑，久羁不去，化生为有形之积，不断增大、恶化，最终演变为肿瘤。由此可见，其正虚为本，邪实为标。故在治疗上，要谨记其动态转化的主客两端，时刻顾护脾胃，使"脾旺而不受邪"，一方面要嘱咐患者畅情志、忌生冷，临证处方适时补益，另一方面用药时要避免苦寒败胃。针对其主客两端，单纯以扶正或祛邪之法难以奏效，治以扶正祛邪、解离主客，强调扶正祛邪应贯穿该动态演变始终。

2. 厘清主客强弱，精准辨证，分阶段论治：在慢性胃炎恶性转变的不同阶段，其主客的内涵及强弱亦有不同，故在扶正祛邪、解离主客的基本治疗原则下，应厘清主客强弱，精准辨别其气血阴阳亏虚之不同，气滞、湿热、痰浊、血瘀、邪毒之差异，分阶段论治。六腑"以通为用，以降为顺"，通降为胃之生理特性，故理气和胃通降是各个阶段的基本治法。所谓"急则治其标，缓则治其本"，在其动态演变初期即慢性非萎缩性胃炎阶段，多表现为客邪为甚，故当以祛邪为主，辨证施以清热、化湿之法，同时用药上应注意清热不可过用苦寒而损及脾阳，化湿不可过用辛燥而耗伤胃阴。中期即慢性萎缩性胃炎阶段，提倡攻补兼施，由于瘀毒尚浅，其客邪多为湿热之邪，在清热除湿基础上，气虚者辅以党参、白术等健脾益气；阳虚者，酌以炮姜、高良姜温补脾阳；阴虚者，配以石斛、玉竹等滋养胃阴。后期即癌前病变阶段，虚者愈虚、实者愈实，且日久胃络瘀阻，浊毒内生，治疗上更强调培扶正气、活血解毒，常以益气滋阴之黄芪、太子参、紫灵芝，配合丹参、三七、白花蛇舌草、虎杖等活血化瘀、清热解毒之品，达到解离主客的目的。

慢性胃炎"炎癌转化"是一个多因素、多环节、多步骤的复杂过程，其中医病机演变与"主客交"正虚邪客，脾胃亏虚而致湿热痰瘀毒胶固于胃络血脉相符。将"主客交"理论运用至慢性胃炎"炎癌转化"的认识上，可为中医药防治该动态演变提供新的思路。在"主客交"理论指导下，以"扶正祛邪、解离主客"为治疗原则，不仅要培补本虚，时刻顾护脾胃，也要厘清主客强弱，精准辨证，分阶段灵活选用理气、清热、祛湿、活血、解毒等"通"法以透邪通络，分离主客，以奏效机。

439　以萎缩性胃炎为例论炎-癌转化

炎症是指具有血管系统的活体组织对损伤因子所发生的防御反应，分为"可控性炎症"和"非可控性炎症"。实践中发现，某些经久不愈的慢性炎症（非可控性炎症）可增加癌症的风险，如慢性溃疡型结肠炎与结肠癌，幽门螺杆菌相关的慢性胃炎与胃癌等。早在19世纪60年代，德国著名病理学家Virchow发现肿瘤组织中存在白细胞浸润，认为肿瘤起源于慢性炎症部位，"炎-癌转化"的构想首次被提出。现代研究发现，当机体处于非可控性炎症状态时，炎症介质释放引起原癌基因活化和抑癌基因失活，进而引发肿瘤，其机制与NF-κB和STAT3等通路活化有关。慢性萎缩性胃炎是消化系统常见病、疑难病之一，在其基础上伴发的肠上皮化生和异型增生，是胃癌前期病变。慢性萎缩性胃炎的发展多为慢性浅表性胃炎-萎缩性胃炎-肠上皮化生-异型增生-胃癌的慢性病变过程，也可视为"炎-癌转化"的典型过程。"炎-癌转化"的中医基础理论尚未有广泛的研究及共识，而慢性萎缩性胃炎及其癌前病变中医研究较多也较为成熟，学者袁嘉嘉等以慢性萎缩性胃炎为例，探讨了"炎-癌转化"的中医病因病机。

正虚是"炎-癌转化"的内在因素

在慢性萎缩性胃炎基本病机中，脾胃虚弱往往贯穿于疾病发生及发展的全过程，脾胃虚弱可分为脾胃气虚、脾胃阳虚和脾胃阴虚，脾气虚和胃阴虚为其根本。脾胃为后天之本，气血生化之源。《医宗必读》云："一有此生，必资谷气，谷入于胃，洒陈于六腑而气至，和调于五脏而血生，而人资之以为生者也。"李东垣《脾胃论·脾胃盛衰论》云："百病皆由脾胃衰而生也。"《黄帝内经》云："正气存内，邪不可干。"正气即机体的整个生理功能和抗病能力，人体正气充足，机体生理功能协调、抗病能力强大，病邪不能入侵则身体健康，反之，则容易生病。因此，在"炎-癌转化"的进程中，正虚也应当是疾病发展的内在因素。

1. 先天不足：《灵枢·经脉》云"人始生，先成精，精成而脑髓生，骨为干，脉为营，筋为刚，肉为墙，皮肤坚而毛发长"。人禀受父母之精气而成形，称为"先天之精"，具有遗传特性。若父母身体羸弱，精气不足，则可导致子女先天禀赋不足，可表现为子女年幼时形体瘦弱、脏腑形气欠充抵御病邪能力差。其次，肾为先天之本，藏元阴元阳，不能温养脾土，而致化源不足，脏腑形体失养，抗病能力低下，易感受邪气而致病。在"炎-癌转化"的发病中先天遗传与自身免疫方面的因素并不少见，以慢性萎缩性胃炎为例，其发病多与先天禀赋不足脾胃素虚有关，多致脾胃运化不足，胃络失养。在慢性萎缩性胃炎中有一类为自身免疫型，此型与免疫机制有关，多因内因子缺乏而伴有恶性贫血，后期可导致全胃萎缩，其中部分合并胃黏膜肠上皮化生及异型增生。在重度自身免疫型患者中，癌发率约为10%。故先天不足致使机体抗病机能羸弱是"炎-癌转化"的内在因素之一。

2. 后天失养：人的生长发育不仅依赖先天精气的资养，也依赖后天精气的培养和补给。脾胃为后天之本，运化水谷精微充养四肢九窍，脏腑经脉。若后天不注意修养身性、情志失调、劳逸失常、饮食失节、外感六淫邪气等皆可损伤脾胃，使脾胃运化失常，失于濡养，以致脏腑失和，变生他病。慢性萎缩性胃炎的发病主要与情志失和、饮食不调、外邪犯胃（包括幽门螺杆菌感染）、药物所伤等多种因素有关，诸多因素损伤脾胃，致使脾失健运、胃失和降、中焦枢机不利、气机升降失调，从而产生气滞、食停、湿（痰）阻、寒凝、火郁、血瘀等各种病理产物，诸郁阻胃，进一步妨碍脾胃气机之升降，脾胃气机不行，运化功能失调，胃阴亏损，胃络失养，萎而不用，胃萎不用，气滞血瘀痰阻，使胃络萎缩、增生或异变。"炎-癌转化"是慢性炎症即非可控性炎症长期浸润发展的过程，而感受外邪、内伤七情、饮食劳倦及痰饮、瘀血等因素必会加速疾病进展的过程。因此，后天失养导致正气不足、邪气盘踞也是"炎-癌转化"的重要因素。

邪气充盛是"炎-癌转化"的重要条件

《素问·通评虚实论》云："邪气盛则实。"病邪侵犯机体，正气必然奋起抗邪，邪正相争则破坏机体阴阳平衡，或使气血功能紊乱，或使脏腑、经络功能失调，从而产生局部或全身多种多样的病理变化。"炎-癌转化"的过程是在长期慢性炎症浸润的基础上发展而来，正气克邪则病情向愈，反之，邪气充盛正不胜邪则病情加重，变生他病。

1. 气机阻滞：《素问·调经论》云"血气不和，百病乃变化而生"。即气血失常可影响机体的各种生理功能，导致疾病的发生。慢性萎缩性胃炎中的肝郁气滞证多由于现今社会工作压力大，生活节奏快导致人脾气急躁，怒气伤肝，肝主疏泄喜条达，肝气郁结横逆犯胃叼致脾胃气机升降失调，机体清阳不升、浊气不降，阻滞中焦而致病，病邪积聚日久，脾气虚弱，生湿生痰，郁久化热，痰热互结，气滞则血停，热壅血瘀，久必伤阴则胃络失养，导致胃腺萎缩甚至恶变，治疗方面注重疏肝解郁。可见，在"炎-癌转化"的过程中，气机阻滞，气不行血则致血瘀，气不行津则致水停，进而生痰生湿，痰湿瘀血阻滞经络、郁而化热则化生邪毒，邪毒久居则疾病进展，恶病乃生。

2. 痰浊中阻：《疡科心得集》云"癌瘤者，非阴阳正气所结肿，乃五脏瘀血浊气痰滞而成"。《丹溪心法》云："凡人身上、中、下有块者，多是痰。"疾病日久，痰湿内生，痰湿之邪性黏滞，难以祛除，痰湿久积化热，煎灼津液，阻滞经络而结块，变生肿瘤。六淫入侵、饮食失宜、七情内伤等使得胃部气机阻滞，津液不行，久之化生痰浊，浸淫胃部细胞，为胃癌细胞的生长提供肥沃的土壤，最终造成细胞突变，形成胃癌。因此在"炎-癌转化"的过程中，痰浊等邪气所形成的炎性微环境为肿瘤的发生、发展、转移提供了良好的条件。

3. 毒瘀互结：幽门螺杆菌感染在慢性萎缩性胃炎的形成过程中起着重要作用，患者胃癌的发病率较高。幽门螺杆菌致病在中医理论中属"邪毒"，多为湿热之邪。湿热之邪留着，多缠绵难除，蒸灼津液，耗伤胃津，伤及胃阴，使黏膜失养；胃失濡养，运化失职，则水湿内停，气机阻滞，血行无度，痰浊、血瘀等病理产物滋生，阻滞经络，毒瘀乃成，败坏形体，进一步损伤胃络，出现增生、异变。在"炎-癌转化"的过程中，多由病毒、细菌等邪毒致病，邪毒致病多耗伤人体正气，邪毒久滞，阻滞气机，津液停滞而成痰湿，痰湿化热，煎灼津液而成瘀，痰瘀兼夹邪毒，黏腻不易祛除，耗伤正气而致邪盛正衰，病程迁延，毒瘀互结，留着于致虚之处，与脏腑相亲和而发生增长，形成肿瘤。因此，毒瘀既是疾病中的致病因素，又是疾病过程中的病理产物，而这些病理产物又是导致疾病进展、转化的致病因素。

正虚邪实是"炎-癌转化"的最终环节

在慢性萎缩性胃炎及其癌前病变的患者由于先天脾胃不足，或者后天感受外邪，饮食不节，情志不遂，或过度劳倦等损伤脾胃正气，脾胃为后天之本，脾胃正气亏损，气血运化失调，水谷精微生化无权，机体失于濡养，使脏腑经络正气不足，邪气易侵；外感邪毒及内生之湿热、痰浊、瘀血等病邪侵袭胃络，阻滞气机，诸邪由生，痰瘀毒邪留滞经络，胃阴亏耗、胃络损伤，增生、异变乃生。所谓"正气存内，邪不可干"；"邪之所凑，其气必虚"。"炎 癌转化"是一个由量变到质变的慢性过程，由于病患先天不足，病邪易生，或者后天失养，正气不足，难以抵御邪气于外而发病，正气与邪气相胶着，病位由浅入深，病邪由单一变兼夹，气机阻滞、痰浊中阻、毒瘀互结，久滞经络，变生肿块，汲取人体精气以自养，肿块逐渐增大，产生质变，邪实正虚，癌变乃成。

　　慢性炎症恶性转化的病因病机目前尚不明确，对于其治疗目前多以去除病因、定期跟踪复查及手术等为主，中医药治疗对于延缓疾病的进程有较大的优势。

440　中医药调节胃癌炎症微环境的机制

　　胃癌是全球常见恶性肿瘤之一，其发病率高居我国恶性肿瘤第2位。胃癌的发病与不良生活方式和饮食习惯、遗传、幽门螺杆菌（HP）感染及环境等因素密切相关，但其发病机制较为复杂，尚不完全清楚。目前胃癌的治疗主要以手术联合化疗为主，但其5年生存率仍较低，且患者生活质量较差。中医药在提高胃癌患者机体免疫力及改善生活质量等方面具有独特优势。近年来研究发现，肿瘤炎症微环境在胃癌的发生、侵袭及转移等过程中发挥了重要作用，学者陈婉珍等从中医药对肿瘤相关巨噬细胞、血管内皮生长因子及其受体、调节性T细胞及髓源性抑制细胞等胃癌炎症微环境的调节作用方面做了梳理归纳，为探讨中医药预防及辅助治疗胃癌的作用机制提供了一定的思路和线索。

胃癌炎症微环境

　　肿瘤微环境（TME）是由肿瘤细胞以及周围血管、成纤维细胞、骨髓源炎性细胞、免疫细胞和细胞外基质等细胞外间质成分构成的供肿瘤生存的一个复杂的局部环境。研究认为，肿瘤细胞具有的无限增殖、诱导血管生成、抵抗细胞凋亡以及免疫逃逸等特性，需要其建立适合肿瘤细胞增殖和侵袭的微环境，即具有局部组织缺氧、酸性环境、间质高压及免疫炎性反应等特点。其中，肿瘤炎症微环境是肿瘤微环境的重要组成部分。炎症微环境中存在大量细胞因子、趋化因子及各种蛋白水解酶等所参与的炎症反应均有利于肿瘤的增殖、侵袭以及诱导血管生成等。目前，对于膀胱癌、胃癌、MALT淋巴瘤、肝癌及支气管癌等多种常见癌症的发生与长期慢性炎症有关这一观点已达成共识。根据国际癌症研究机构（IARC）数据统计，在全球范围内，每年新增的非贲门胃癌患者中有90%患者有HP感染或HP感染病史。Bartchewsky等研究发现，HP感染的慢性胃炎及胃癌患者环氧合酶-2（COX-2）的阳性表达率均明显升高。长期的慢性炎症过程可诱导胃黏膜COX-2的过度表达，COX-2具有促进肿瘤增殖、抑制凋亡、促进肿瘤血管新生及增强肿瘤免疫等作用，在慢性胃炎向胃癌转变过程中发挥重要作用。可见，Hp感染和慢性炎症可能通过刺激COX-2的过表达参与胃癌的发生。此外，HP感染可通过多种途径诱导胃黏膜活性氧（ROS）、缺氧诱导因子-1α（HIF-1α）及诱导型一氧化氮合酶（iNOS）等的产生，ROS可能通过ROS-NF-κB-HIF-1α等信号通路参与细胞自噬，进而诱导上皮间质转化、恶变及转移。Wei等通过对54例胃癌组织检测，发现胃癌组织中iNOS、COX-2及HIF-1α的阳性表达率明显高于正常胃黏膜组织，且与胃癌的TNM分期、浸润深度和淋巴结转移密切相关；其中，HIF-1α与iNOS的表达呈正相关性，故其分析认为，HIF-1α可能通过激活iNOS、COX-2等途径诱导肿瘤血管生成进而促进胃癌转移。

　　因此，充分了解肿瘤相关炎症及肿瘤炎症微环境与胃癌的相互关系，可以为研究中医药发挥增强机体免疫力、改善患者生活质量及延长生存期等疗效作用的部分机制奠定基础。

中医药对肿瘤相关巨噬细胞的调节作用

　　肿瘤相关巨噬细胞（TAMs）是近年来研究热点之一。作为肿瘤相关炎症的主要参与者，TAMs可分泌大量的炎症因子，如白细胞介素-10（IL-10）、肿瘤坏死因子-α（TNF-α）、转化生长因子-β（TGF-β）等，以及趋化因子如CCL17、CCL18、CCL22等。在多种机制作用下，TAMs在肿瘤局部不断聚集及浸润并释放多种生长刺激因子及趋化因子等，促进肿瘤细胞增殖和侵袭、新生血管和淋巴管的形成以及产生免疫抑制和免疫逃逸等。此外，TAMs 还可以分泌多种蛋白水解酶，如丝氨酸蛋白酶（SPs）、组织蛋白酶及基质金属蛋白酶（MMP）等，可作用于细胞外基质成分，改变肿瘤细胞微环境，从而促进肿瘤的侵袭和转移。

王瑞平等通过观察健脾养正消癥方（党参、炒白术、茯苓、淮山药、薏苡仁、陈皮等）对裸鼠胃癌移植瘤及肝转移灶模型的作用，结果显示，健脾养正消癥方组小鼠瘤体平均瘤重明显小于模型组（$P<$0.01）；采用反转录酶-聚合酶链锁反应（PCR）法检测健脾养正消癥方对裸鼠胃癌移植瘤及肝转移灶模型中 MMP-2、MMP-9 及 MMP-14 的 mRNA 的表达情况，结果显示 MMP-2、MMP-9 及 MMP-14 的 mRNA 的表达下降（$P<0.01$），且与给药浓度呈负相关；Western Blot 法检测健脾养正消癥方作用于裸鼠胃癌移植瘤及肝转移灶后侵袭转移相关蛋白 MMP-2、MMP-9 及 MMP-14 的表达亦下降（$P<$0.01）。说明健脾养正消癥方对裸鼠胃癌原位移植瘤及肝转移灶生长具有抑制作用，其机制可能是通过下调 MMP-2、MMP-9、MMP-14 等相关基因或蛋白的表达而发挥抑制胃癌侵袭及转移的作用。

中医药对血管内皮生长因子及其受体的调节作用

研究发现，血管内皮生长因子（VEGF）家族、纤维素生长因子家族及 TGF-β1 等因子与肿瘤血管及淋巴管生成有密切关系。其中，VEGF 家族是公认的最重要的参与肿瘤血管及淋巴管生成的细胞因子。Kim 等研究显示，在胃腺癌中，VEGF-D 及血管内皮生长因子受体- 2（VECTFR-2）、TGF-β1 及 TGF-β-RII 呈明显高表达，且与肿瘤部位、病理类型、分期及淋巴管浸润等有密切关系。其中，VEGF-D 的异常高表达与胃癌预后较差有关。VEGF 通过与内皮细胞上的特异性的 VEGFR 结合，促进内皮细胞的分裂并最终形成新生血管及淋巴管，从而促进肿瘤细胞的增殖及淋巴转移。

中药苦参的主要有效成分氧化苦参碱一定程度上可杀伤肿瘤细胞，抑制肿瘤细胞的侵袭，对放疗和化疗后白细胞减少亦有一定的提升作用。刘益均等采用 MTT 法观察氧化苦参碱对人胃癌 SGC-7901 细胞的抑制情况，免疫组织化学法检测肿瘤细胞内 VEGF 蛋白的表达以及 RT-PCR 法检测氧化苦参碱作用下 SGC-7901 细胞中 VEGF mRNA 的转录情况。结果显示，氧化苦参碱可显著抑制对 SGC-7901 细胞增殖，抑制效应随着时间和浓度的增加呈逐渐增强，并能抑制 VEGF 基因的转录和表达，提示氧化苦参碱有抑制肿瘤血管生成的潜在作用。陈冬雪等研究具有补肾健脾、扶正固本功效的中药刺五加的提取物刺五加皂苷对人胃癌 SGC-7901 细胞增殖、凋亡、上皮间充质转化（EMT）及 VEGF 等表达的影响，结果表明，刺五加皂苷可能通过抑制 SGC-7901 细胞 EMT 进程及 VEGF 等细胞因子的表达，发挥抑制人胃癌 SGC-7901 细胞增殖及诱导凋亡等作用。

中医药对调节性 T 细胞的调节作用

调节性 T 细胞（Treg）是一类属于 CD4[+] 辅助性 T 细胞亚群并具有免疫抑制功能的细胞，在机体的免疫调节中发挥重要作用。研究显示，Treg 在肿瘤局部的聚集及失衡，改变肿瘤微环境中扮演重要角色。一方面，Treg 可直接或间接抑制效应 T 细胞的增殖和活化等功能从而削弱机体对肿瘤细胞的免疫反应；此外，Treg 可通过释放 IL-10、TGF-β 等免疫抑制因子参与肿瘤细胞的免疫耐受和免疫抑制。Peng 等通过对 57 例胃癌患者外周血单核细胞中 Th17 及 Treg 细胞水平检测，结果显示，胃癌患者的 Th17 及 Treg 细胞水平升高（$P<0.05$），且其相关转录因子及细胞因子如 IL-17、IL-23、IL-10 及 TGF-β 等水平亦明显升高。在胃癌病程的进展过程中，Treg 细胞表达呈增加趋势，而 Th17 细胞表达呈减少趋势，两者表达失衡可能促进胃癌的侵袭及转移。Brunkow 等通过高通量基因组序列分析的方法发现 Foxp3 基因是由 Treg 的特异性表达的转录因子，是调控细胞分化及免疫抑制作用的关键分子。Jiang 等通过对胃癌组织检测发现，Foxp3 主要表达于细胞核内，且与胃癌组织的分化程度呈负相关趋

势。上述研究提示，Foxp3＋Treg 细胞数量增加或 Foxp3 过度表达可能与肿瘤细胞的免疫逃逸有关，其可作为评价胃癌疾病预后评价指标之一。

钱祥等运用具有健脾益肾、化瘀解毒功效的抗肿瘤中成药养正消积胶囊（黄芪、女贞子、人参、莪术、绞股蓝、土鳖虫、鸡内金等）干预胃癌小鼠，实验结果显示，养正消积胶囊可抑制荷瘤机体肿瘤组织中 Foxp3 mRNA 和其下游蛋白 scurfin 以及血清中 IL-10 和 TGF-β1 的表达，可能与其抗肿瘤作用有关。周波等将 40 例胃癌Ⅳ期患者随机分为观察组和对照组各 20 例，对照组予对症支持治疗，观察组予具有健脾益气功效的参苓白术散（人参、白术、茯苓、白扁豆、砂仁、山药、薏苡仁、桔梗、莲子、甘草等）及对症支持治疗 4 周，结果显示，予参苓白术散干预胃癌Ⅳ期患者后，患者外周血 $CD4^+$ $CD25^+$ Tregs、单核细胞 Foxp3mRNA 的表达及细胞因子 IL-10、TGF-β1 的浓度均降低，表明参苓白术散可能通过调节 Treg 细胞而发挥增强胃癌患者机体免疫力的作用。

中医药对髓源性抑制细胞的调节作用

髓源性抑制细胞（MDSCs）是一类骨髓来源的树突状细胞、巨噬细胞及粒细胞等的前体细胞。正常情况下，该群细胞可分化为树突状细胞、巨噬细胞和/或粒细胞等。而在病理条件下，各种细胞因子和炎症通路的刺激作用可使其在脾脏、血液及肿瘤组织中大量扩增及活化。在肿瘤的发生发展过程中，MDSCs 的数量明显增加，并具有很强的免疫抑制作用，是引起肿瘤免疫逃逸的重要细胞群体，且与肿瘤的大小及恶性程度有一定关系。MDSCs 可通过表达精氨酸酶（Arg-1）及 iNOS，并产生 ROS 等抑制淋巴细胞，还可以在免疫抑制因子 IL-6、IL-10 和 TGF-β 等的作用下诱导 Treg 间接产生抑制机体免疫应答等多种途径和机制发挥免疫抑制作用。

田同德等将 120 例阳虚证晚期胃癌患者随机分为两组，观察组（60 例）予阳和汤（熟地黄、麻黄、肉桂、鹿角胶、白芥子、姜炭、甘草等）加减联合多柔比星（DOX）方案化疗（3 周为 1 个疗程），对照组（60 例）单纯给予 DOX 方案化疗，3 个疗程后评价两组患者的生活质量及近期疗效，并检测炎性因子的血清水平和外周 MDSCs、Treg 所占外周血单个核细胞的比率变化。结果显示，观察组患者的 Karnofsky 评分的改善率和有效率显著高于对照组（$P < 0.05$）；与治疗前比较，观察组治疗后外周血 HIF-1α 显著降低（$P < 0.01$），IL-10、TGF-β1、TNF-α 水平及 MDSCs、Treg 细胞所占比率均明显降低（$P < 0.05$）。两组患者治疗后比较，观察组 HIF-1α、IL-10、TGF-β1、TNF-α 水平及 MDSCs、Treg 细胞比率均明显降低（$P < 0.05$），以上结果表明，阳和汤可提高晚期胃癌阳虚证化疗患者的近期疗效和生活质量，其可能通过调节肿瘤炎症微环境发挥化疗增效的作用。

随着科学研究的进展，现代医学已经认识到对于复杂疾病的防治应以多靶点药物为主，其作用效果明显优于作用于单一靶点的药物，而中医药多组分、多靶点的优势在抑制癌症化学治疗药物的不良反应和提高患者的生活质量等方面逐渐得到认可。以中医理论为基础，通过中医药（包括中药复方、中药单体、中成药等）个体化调节肿瘤炎症微环境可以为研究中医药发挥疗效作用的机制提供一定思路。

441　非可控性炎症对幽门螺杆菌相关胃病恶性演变与中医证候

非可控性炎症（NRI）是促使人体炎症相关性疾病发生恶性转化的主要驱动因素之一，与机体对炎症应答的失调密切相关。学者胡玲等探讨了 NRI 与幽门螺杆菌相关胃病（HPGD）恶性演变，及其与中医证候和体质特征的关联，以冀从中西医结合角度对 HPGD 的研究有所启示。

非可控性炎症与幽门螺杆菌相关胃病

自 BalkwillF 等提出"肿瘤来源于慢性炎症组织"至 MantovaniA 强调"肿瘤相关性炎症为肿瘤的第七大特征"以来，炎症与恶性肿瘤关系的研究已逐渐成为肿瘤学领域探讨的热点。作为机体内开放程度大、与外界接触多的组织和器官，消化系统最易受致病微生物的侵袭，如食管癌、胃癌、肝癌和结、直肠癌均是临床与慢性炎症密切相关的高发肿瘤。尽管抗生素能有效控制急性感染性炎症，但就目前来说其对于慢性炎症仍然显得无能为力。既然炎症本身是宿主对病原体感染及组织损伤所产生的一系列保护性反应，一般情况下致炎因素消除后炎性反应终结，机体即可恢复可控性炎症的平衡状态；一旦机体因某些因素，如 HP 长期感染未得到及时根除致胃黏膜处于持续、低强度慢性炎症刺激，使炎症无法从原本抗感染和组织损伤模式，转变为稳定状态而导致其反应持续存在时，则表现为胃黏膜 NRI 并可进一步发展导致炎症相关性肿瘤-胃癌的发生。流行病学调查表明，全世界超过 25％癌症的发生发展与慢性感染和 NRI 相关，且几乎所有实体瘤都存在着炎性细胞的浸润。从上述研究不难看出，NRI 对机体造成的损害已远远超乎感染或组织损伤本身，尽管其所致外源性慢性炎性微环境改变并非引起肿瘤发生的关键因素，但却可能在其相关病变发生恶性演变过程中起非常重要的作用。

慢性浅表性和糜烂性胃炎、胃溃疡、胃黏膜萎缩伴肠化生和或异型增生的胃癌癌前病变以及胃癌均属于 HPGD 范畴，几乎涵盖了 HPGD 由轻到重、从良性到恶性逐渐演变的一系列病理过程；实际上，幽门螺杆菌感染引起的胃黏膜慢性炎症被认为是胃癌发生前的第一步。多年来，尽管幽门螺杆菌在慢性胃病中的作用早有阐述，但对其发生发展规律还缺乏全面的认识；从 HP 初次感染到长期感染后引起胃黏膜慢性持续 NRI 再到胃癌癌前病变，以及进一步癌变的病理演变过程中，NF-κB 和 microRNA 介导的作用至关重要。作为最关键的功能性细胞因子，NF-κB 炎症信号通路中促炎分子 IL-1 不仅能引发细胞一系列生物效应，增强宿主对来自体内、外的应答能力，对 HP 感染免疫应答的启动和增强发挥着关键作用；还可介导幽门螺杆菌感染时低胃酸状态而促使胃黏膜发生萎缩，甚至肠化生和异型增生的病理改变，从而对 HPGD 从良性到恶性的发生与演变具有预测价值；此外，上调炎性趋化因子 IL-8 表达也是 IL-1 参与 HP 相关胃黏膜炎症与损伤的另一重要机制。鉴于 NF-κB 的活性受到 microRNA 分子的精细调控，幽门螺杆菌感染可引起 microRNA 基因扩增或沉默进而影响胃黏膜的免疫和炎性反应，甚至会提高个体对胃黏膜发生癌变的易感性，提示炎性失调环境下作为基因表达调控"开关"的 microRNA，在幽门螺杆菌感染与宿主慢性胃病从良性到恶性演变过程中可能也起着重要的桥梁作用。基于上述研究以及 NRI 是宿主、机体微环境与病原微生物或抗原相互作用的复杂病理过程，作为炎症中心环节的 NF-κB 信号通路和 microRNA 分子异常所造成的相关炎性因子、炎性趋化因子以及炎性细胞功能的失调，可能与 HPGD 胃黏膜 NRI 发生的分子基础密切相关；因此，开展 Hp 感染与炎性微环境及其与宿主关系的研究，显然就成为了胃黏膜 NRI 研究中的重中之重。

从"邪毒致变"入手探讨 HPGD 恶性演变过程中炎性微环境与证候特征的可能性

与正常细胞外环境一样，炎性微环境也属于复杂微生态网络；中性粒细胞、淋巴细胞、巨噬细胞及其所分泌的各种细胞因子、趋化因子和生长因子，共同构成了体内介导病变发生和演变的微环境；炎性微环境带来的长期炎性反应可造成机体细胞结构及其周围基质成分持续损伤并可能致使细胞发生突变；一旦带有恶性表型的细胞逐渐形成，又可反过来加重周围难以消退的慢性炎症，且这种具有肿瘤特征的慢性炎症还可能会不断"招募"大量炎性细胞并分泌大量细胞因子和趋化因子，活化和启动如 NF-κB 和 microRNA 等复杂炎性信号传导通路，最终导致相关病变从良性向恶性方向的转变。

中医证候属于非线性复杂系统，是疾病发生过程中某一阶段机体对内、外致病因素作出的综合反应；一般来说证候处于动态变化中，具备演变、转化与兼夹的性质和特点；而与证候相伴随的病理性体质则可一定程度决定疾病发生、演变的内在倾向性。就疾病而言，早在《素问·五常政大论》"邪之过甚易生毒"和《金匮要略心典》"毒，邪气蕴结不解之谓"已指出外受与内生之"邪毒"于致病的重要性。因此，作为"邪气"的幽门螺杆菌感染人体后相关证候的形成与演变，不仅受幽门螺杆菌性质（不同毒力菌株）和强弱（感染程度）影响，更与宿主因遗传因素、生存环境、饮食习惯和个性心理特征差异所形成的不同体质状态密切相关，即幽门螺杆菌感染后体质及其证候发生主要体现在"邪气干人"后随体质变化而表现的不同证型上；宿主体质状态的可变性对 HPGD 不同证候群类趋同性易感的影响，与幽门螺杆菌感染后发病及其一系列病理状态演变的关系似乎更加值得关注。研究提示，HPGD 脾胃湿热和脾气虚证患者幽门螺杆菌感染及其相关病理改变的倾向性不同，脾胃湿热证胃黏膜 Hp 感染和炎症程度均较重且呈明显活动性，脾气虚证幽门螺杆菌感染率并不低但感染程度却相对较低，更易出现胃黏膜萎缩伴肠化生和或异型增生胃癌前的病理改变；进一步局部胃黏膜和整体外周血 NF-κB 炎症信号通路表达的研究，也一定程度体现了脾胃湿热、脾气虚证及其不同病理体质状态的发病特点。

如此看来，证候及其所伴随体质状态所体现的病理特征，与炎性微环境复杂微生态网络中可能发生的一系列病理改变间似乎存在着相似之处；鉴于临床 HPGD 病程反复缠绵，作为"邪气"的幽门螺杆菌根除治疗不断耐药致大量医疗财政资源消耗，以及中医药针对 HPGD 辨治的特点和优势，胡玲等提出"邪毒致变"观点，认为从 NRI 角度切入开展相关研究，不仅对于进一步诠释 HPGD 从良性到恶性病理演变过程中，炎性微环境与相关证候及其所伴随体质所呈现的表型特征大有好处；也可为 HPGD 发生演变过程中，针对性证候及其趋同性易感体质的预警提供一定的实验依据；从长远来看，尚可一定程度减轻 HPGD 所造成的医疗财政负担，具有明显的资源战略和临床现实指导意义。

442 不同舌苔胃癌血清炎症因子表达模式

舌诊起源于对舌苔变化的观察，在临床应用中发挥引领作用。中医认为白苔主表证、寒证，黄苔主里证、热证；薄苔提示病位在表，厚苔提示病邪入里。表里、寒热分别表征疾病的病位和病性，具有相对性，但详细的生物学机制尚不清楚。现代研究发现寒证、热证、表证、里证与疾病的炎症反应程度相关，譬如，炎症初期多见苔白，急性炎症多见苔黄，慢性炎症苔色多变。研究发现细菌内毒素是参与舌苔形成的重要外源性因素，舌苔类型与口腔免疫球蛋白和白细胞介素-1受体拮抗剂（IL-1Ra）的差异表达相关，提示舌苔类型反映了机体感染和炎症反应状态。中医认为，舌为脾胃在外之候，舌苔由胃气所生，故胃部疾病最适合研究舌苔形成的生物学机制。刘晓谷等开展了慢性胃炎脾虚湿热证患者的舌苔蛋白质组学研究，Sun等研究了慢性胃炎患者舌苔类型的菌群和代谢标志，Jiang等和Hu等分别研究了慢性胃炎患者和胃癌患者的舌苔菌群变化，Ye等发现芽胞杆菌属（Bacillus）可能是慢性糜烂性胃炎患者黄苔的标志细菌。

胃癌是中国死亡率仅次于肺癌和肝癌的恶性肿瘤，江苏是中国胃癌高发区，中医药辅助胃癌防治具有显著特色和优势。大量临床与基础研究证明慢性炎症可诱导和促进肿瘤发生发展，特别是在消化道肿瘤的发生发展中起决定性的作用。研究发现多种血清炎症因子IL-8、IL-1β、IL-2、IL-4、IL-6、IL-10、肿瘤坏死因子-α（TNF-α）和IFN-γ等水平升高增加胃癌发生风险，IL-17介导的T细胞免疫促进胃癌的进展和转移。因此，研究胃癌患者舌苔形成的炎症因子表达模式，寻找舌苔形成相关免疫分子标志，对阐明舌诊理论的科学内涵具有重要价值，也可为指导胃癌中医药辨证论治提供微观标志。学者张军峰等对不同舌苔胃癌患者血清炎症因子表达模式进行了研究。

材料和方法

1. 临床资料： 经江苏省中医院临床伦理委员会批准，遵守临床伦理学规范，知情同意并签字。2012年1月至2015年12月，在江苏省某中医院和某人民医院招募134例原发性胃癌患者，男115例，女27例，平均年龄（64.1±9.0）岁，薄白苔64例，白厚苔28例，黄薄苔25例，黄厚苔18例。同期筛查93例不同舌苔类型的非胃癌人群作为验证人群，男78例，女19例，平均年龄（63.6±11.0）岁，薄白苔32例，白厚苔10例，黄薄苔19例，黄厚苔32例。胃癌患者和验证人群在年龄、性别方面均无显著性差异（$P>0.05$）。采用标准的调查表采集人口学和临床信息，晨起空腹收集3~5 mL外周血，3 000 r/min，10分钟离心收集血清，-80 ℃保存。

2. 舌苔类型判定： 参照中医诊断标准，晨起空腹，用DS01-B舌象仪采集图像（上海道生医疗科技有限公司产）采集舌象并判断颜色和苔质，排除染苔，并由两位中医师对舌苔类型进行辨识。

3. 血清炎症因子检测： 根据前期报道的多因子电化学发光免疫检测技术检测血清炎症因子，该方法优于传统的酶联免疫吸附试验，是目前灵敏度和特异性最高的免疫检测技术，采用预包被抗体，检测线性范围达10^6。

血清样本室温（23 ℃）平衡30分钟，严格按照试剂盒操作规范，利用MSD Sector Imager 2400（MD）采集信号，根据标准曲线采用趋势模拟法计算炎症因子浓度。对于无法检出炎症因子水平的样本，记录为0。为了保证灵敏度和可靠性，检测中随机对3个样本进行了重复，结果显示血清炎症因子的检测变异系数在0.02~0.15。

4. 统计方法：由于细胞因子水平在人群中非正态分布，故采用非参数检验方法，炎症因子水平用中位数 [M（P_{25}，P_{75}）] 表示，受试者工作特征曲线（ROC 曲线）分析灵敏度、特异性，计算线下区域面积（AUC）、95%置信区间（CI）和截断值（cutoff value），Spearman 相关性分析血清炎症因子水平相关性。所有分析采用 SPSS 21.0（USA）双侧检验，$P < 0.05$ 为差异有统计学意义。

结　　果

1. 胃癌患者舌苔类型与血清炎症因子相关性分析：从整体上比较不同舌苔的胃癌患者血清炎症因子水平，IL-17α 和 TNF-α 差异具有统计学意义（$P < 0.05$）。进一步比较不同舌苔的胃癌患者血清炎症因子水平，与薄白苔胃癌患者相比，白厚苔胃癌患者血清 IL-4（$Z = 4.358$，$P = 0.037$）和 TNF-α（$Z = 3.890$，$P = 0.049$）水平显著升高；黄薄苔胃癌患者血清 IL-17α 水平显著升高（$Z = 6.580$，$P = 0.010$），而 IL-13 水平显著降低（$Z = 4.164$，$P = 0.041$）；黄厚苔胃癌患者血清 IL-17α 水平显著升高（$Z = 4.134$，$P = 0.042$）。与白厚苔胃癌患者相比，黄薄苔胃癌患者血清 IL-13（$Z = 4.546$，$P = 0.033$）和 TNF-α（$Z = 4.710$，$P = 0.030$）水平均显著降低；黄厚苔胃癌患者血清 TNF-α 显著降低（$Z = 5.695$，$P = 0.017$）。黄厚苔与黄薄苔胃癌患者血清炎症因子差异无统计学意义（$P > 0.05$）。结果提示胃癌患者苔色与血清炎症因子相关。

将薄白苔、白厚苔、黄薄苔和黄厚苔进行拆分，按照苔色分为白苔和黄苔，按照苔质分为薄苔和厚苔，分析胃癌患者苔色、苔质与血清炎症因子差异。与白苔胃癌患者相比，黄苔胃癌患者血清 IL-5、IL-17α 水平显著升高（$P < 0.05$），而 TNF-α 水平显著下降（$P < 0.05$）；然而，薄苔与厚苔的胃癌患者将薄白苔、白厚苔、黄薄苔和黄厚苔进行拆分，按照苔色分为白苔和黄苔，按照苔质分为薄苔和厚苔，分析胃癌患者苔色、苔质与血清炎症因子差异。与白苔胃癌患者相比，黄苔胃癌患者血清 IL-5、IL-17α 水平显著升高（$P < 0.05$），而 TNF-α 水平显著下降（$P < 0.05$）；然而，薄苔与厚苔的胃癌患者血清炎症因子均无统计学差异（$P > 0.05$）。

2. 苔色与血清炎症因子 ROC 分析与验证：为了检验血清炎症因子区分苔色的效能，ROC 分析显示血清 IL-17α 水平区分胃癌患者白苔与黄苔的灵敏度、特异性和 AUC（95%CI）分别为 72.7%、91.3% 和 0.639（0.539~0.739），截断值为 6.033 ng/L；血清 TNF-α 区分胃癌患者白苔与黄苔的灵敏度、特异性和 AUC（95%CI）分别为 89.1%、93.2% 和 0.379（0.272~0.486），截断值为 11.703 ng/L。

为了进一步检验血清炎症因子区分白苔与黄苔是否具有普遍性，检测了 93 例不同舌苔的非胃癌人群的血清 IL-17α 和 TNF-α 水平。结果显示，51 例黄苔和 42 例白苔非胃癌人群的血清 IL-17α 水平分别为 1.733（1.076，2.399）ng/L 和 2.107（2.551，3.124）ng/L，差异有统计学意义（$Z = 2.065$，$P = 0.039$）；然而，黄苔和白苔非胃癌人群血清 TNF-α 水平分别为 2.850（2.456，3.605）ng/L 和 3.249（2.630，4.248），差异无统计学意义（$Z = 1.351$，$P = 0.177$）。进一步 ROC 分析显示，血清 IL-17α 水平区分非胃癌人群白苔和黄苔的灵敏度、特异性和 AUC（95% CI）分别为 86.8%、90.7% 和 0.632（0.519~0.754），截断值为 3.507 ng/L。结果进一步证实了较高水平的血清 IL-17α 水平是黄苔的免疫分子标志。

3. 苔色和苔质 Spearman 相关性分析：炎症因子是机体细胞产生的小分子蛋白质或多肽，具有精细而复杂的网络交互作用。为了理解临床"白苔主表证、寒证，黄苔主里证、热证"和"薄苔提示病位在表，厚苔提示病邪入里"理论相关的炎症状态，采用 Spearman 相关性分析，结果发现，白苔胃癌患者 20 种血清炎症因子中有 55 对显著正相关和 2 对显著负相关（$P < 0.05$），黄苔胃癌患者有 41 对显著正相关（$P < 0.05$），然而，白苔与黄苔胃癌患者之间有 10 对显著正相关和 11 对显著负相关（$P < 0.05$）。类似的，薄苔胃癌患者 20 种血清炎症因子中有 60 对显著正相关（$P < 0.05$），厚苔胃癌患者有 30 对显著正相关和 2 对显著负相关（$P < 0.05$），薄苔与厚苔苔胃癌患者之间有 9 对显著正相关和 13 对显著负相关（$P < 0.05$）。可以看出，在相同舌苔的胃癌患者内血清炎症因子以正相关为主导，而在白苔-黄

苔、薄苔-厚苔胃癌患者之间负相关为主导，提示白苔-黄苔、薄苔-厚苔反映了机体相反的炎症状态。

4. 不同舌苔胃癌患者血清炎症因子的聚类分析： 采用 Spearman 聚类分析探索不同舌苔胃癌患者血清炎症因子的表达模式，在 4 组树状图中均使用 1.0 为截止值，薄白苔、白厚苔、黄薄苔和黄厚苔的胃癌患者血清 20 种炎症因子可分别归为 5、7、4、4 大类。可以看出，4 种舌苔的胃癌患者均显示 IL-16 和 IL-1β 显著正相关，薄白苔的特有聚类为 IFN-γ 和 IL-17α，白厚苔的特有聚类为 IL-4 和 IL-5、TNF-β 和 IL-17α、IL-2 和 IL-12/IL-23P40，黄薄苔的特有聚类为 IL-6 和 IL-4、TNF-α 和 IL-17α，黄厚苔的特有聚类为 IL-4 和 VEGF、IL-5 和 IL-1α、IL-17α 和 IL-12/IL-23P40。结果提示血清 IL-17α 参与调控舌苔变化。

讨　论

胃癌是一种复杂的多因素慢性非传染性疾病，涉及基因变异、幽门螺杆菌感染和环境等，医疗发展和公共卫生改善促使胃癌死亡率的持续下降，然而，人口老龄化是胃癌新发病例居高不下的重要原因。研究证实衰老促进机体炎症反应的强度，深刻影响恶性肿瘤患者病理特征和预后。研究已经发现胃癌发生与 VEGF、IL-1β、IL-8、IL-10、IL-6、GM-CSF 等炎症因子显著变化相关，基本符合中医提出的肿瘤发生、转移的种子-土壤学说。

中医认为，舌为"心之苗，胃之镜，外感温热病之候"，是观测人体内脏变化的一面镜子和反映脏腑微妙变化的"寒暑表"，"有诸内，必形诸外"。最近研究发现慢性胃炎患者和胃癌患者舌苔类型与舌苔菌群和机体代谢密切相关，认为微生态通过代谢产物和刺激机体免疫应答广泛参与机体的整体调节，如糖尿病大鼠齿骨损伤与局部 IL-17α 升高相关。本研究发现白苔和黄苔胃癌患者血清 IL-17α 水平具有显著差异，并在非胃癌人群中得到了类似的结果，提示 IL-17α 是区分白苔和黄苔的炎症分子标志。

IL-17α 最早发现由 Th17 分泌因而得名，在炎症反应中发挥重要作用，具有募集中性粒细胞、促进抗体生成、活化 T 细胞等活性，是黏膜免疫的重要调节分子。本研究聚类分析显示胃癌患者血清 IL-17α 与舌苔类型关系最密切，特别是在胃癌患者和非胃癌人群中血清 IL-17α 都可以区分白苔和黄苔，提示胃癌患者苔色与消化道黏膜免疫状态相关。结肠结扎和穿刺诱导的败血症模型显示 annexin A2 调节活性氧化物（ROS）水平依赖 IL-17α 介导的信号转导通路，IL-17α 介导的炎症反应伴随 IL-6、IL-1β 和 TNF-α 升高，募集单核细胞和中性粒细胞向炎症部位聚集，为深入研究胃癌患者苔色变化的信号转导机制提供了思路。

利用 20 种血清炎症因子的相关性分析，发现相同舌苔的胃癌患者血清炎症因子显著正相关为主。然而，在不同舌苔之间，血清炎症因子以显著负相关为主，白苔与黄苔之间，IL-17α 与 IL-12/IL-23P40 显著负相关，IL-15 与 IL-5、IL-16、VEGF、IL-12p70 显著负相关；薄苔与厚苔之间，IL-8 与 IL-15、VEGF 显著负相关。这些负相关可能反映了白苔-黄苔、薄苔-厚苔分别表示疾病寒-热、表-里的相对性，为理解中医理论中相对性的科学内涵提供了研究思路。

为了深入探讨胃癌患者不同舌苔形成的炎症免疫机制，采用聚类分析血清炎症因子的表达模式，薄白苔胃癌患者的特有聚类为 IFN-γ 和 IL-17α，在肺炎链球菌感染模型中发现 IFN-γ 和 IL-17 发挥抗感染作用，提示薄白苔胃癌患者可能存在肺部感染风险。黄薄苔胃癌患者的特有聚类为 IL-6 和 IL-4、TNF-α 和 IL-17α，研究发现哮喘儿童经过治疗后血清 IL-6 和 IL-4 显著下降，研究发现 TNF-α 和 IL-17α 是调控上皮角质细胞功能的重要炎症因子，提示胃癌患者黄薄苔与黏膜天然免疫相关。对于厚苔胃癌患者，白厚苔胃癌患者的特有聚类为 IL-4 和 IL-5、TNF-β 和 IL-17α、IL-2 和 IL-12/IL-23P40，研究发现 IL-4 和 IL-5 协同活化 Th2 细胞而促进抗体生成；IL-12/IL-23P40 是结肠癌的潜在预后因子，TNF-β 和 TNF-α 具有相似而不同的功能，TNF-β 抗肿瘤免疫的功能尚不完全清楚。黄厚苔胃癌患者的特有聚类为 IL-4 和 VEGF、IL-5 和 IL-1α、IL-17α 和 IL-12/IL-23P40，研究发现 IL-4 和 VEGF 参与皮肤黏膜上皮的损伤修复，但 IL-5 和 IL-1α、IL-17α 和 IL-12/IL-23P40 显著相关的原因尚不清楚。这些结果提示白厚苔和黄厚苔胃癌患者的炎症免疫功能状态更为复杂，符合中医对白厚苔和黄厚苔指示寒热虚实错杂的认识。

　　察舌苔是临床辨证论治的重要内容，本研究发现血清 IL-17α 水平是区分白苔和黄苔的免疫分子标志。尤其值得注意的是，不同舌苔类型胃癌患者之间血清炎症因子显著负相关为主导，反映了中医舌诊理论中"表里、寒热"相对性的科学内涵。聚类分析不同舌苔类型胃癌患者的血清炎症因子表达模式，为研究舌苔形成的炎症免疫机制提供了新的思路。

参考文献

[1] 刘松，牟浩亚，卢云孙，等. 炎症的中医治疗思路 [J]. 亚太传统医药，2018，14（10）：68.

[2] 吴翠珍，赵爱莲，陶汉华. 炎症的中医辨证论治 [J]. 山东中医药大学学报，1999，23（1）：23.

[3] 傅英芝. 西医的"炎症"不相等同于中医的"热证"[J]. 中医社区医师，2011，13（14）：5.

[4] 张红敏，谢春光，陈世伟. 低度炎症的中医病因探讨 [J]. 新中医，2005，37（1）：14.

[5] 冯桂贞，曾谷兰，吕崇山. 低度炎症病理状态的中医病机分析 [J]. 中华中医药学刊，2013，31（8）：1 768.

[6] 张红敏，谢春光，陈世伟. 动脉粥样硬化、2 型糖尿病等疾病发病学说中低度炎症的中医病理探讨 [J]. 中医杂志，2005，46（2）：83.

[7] 陈雪吟，康福琴，杨丽虹，等. 中医湿证与微炎症状态的相关性探讨 [J]. 中医杂志，2021，62（21）：1 841.

[8] 杨翰林，罗川晋，吴伟. 湿热与瘀热类炎症的中医思考 [J]. 中西医结合心脑血管病杂，2019，17（3）：464.

[9] 熊航，郭蓉娟，王玉来. 五志化火与炎症因子相关性的思考 [J]. 北京中医药大学学报，2012，35（2）：77.

[10] 金善善，许文成，王小琴. 从炎症细胞因子探讨中医风邪致病的物质基础 [J]. 中华中医药学刊，2019，37（1）：67.

[11] 张文娟，韩凌，危建安. 从免疫性炎症疾病复发特征试论中医伏邪的生物学基础 [J]. 中国中西医结合杂志（网络论文），2022，4，6.

[12] 姜淑凤. 浅谈中医药治疗炎症性疾病五法 [J]. 山东中医杂志，2015，34（5）：354.

[13] 毛大鹏. 外感病从炎症辨证 [J]. 中国民康医学，2006，18（9）：698.

[14] 侯雅娟，郭宏敏. 从卫气营血辨证辨析全身炎症反应综合征 [J]. 辽宁中医药大学学报，2011，13（5）：229.

[15] 章思佳，齐诗仪，龚萌，等. 中医外治法治疗全身炎症反应综合征作用机制探析 [J]. 甘肃中医药大学学报，2021，38（5）：13.

[16] 罗伟贤. 中医"肺"在全身炎症反应中的作用 [J]. 河南中医，2011，31（5）：455.

[17] 杨威，张学进，郭勇. 热毒血瘀证与炎症相关性研究进展 [J]. 中华中医药学刊，2010，28（10）：2 168.

[18] 买鹏宇，朱闽. 中医药在转化生长因子-β1 介导的自身免疫性炎症疾病中作用的研究进展 [J]. 辽宁中医杂志，2020，47（1）：198.

[19] 江明洁，贺劲松. 基于卫气营血理论探讨病毒性乙型肝炎辨证思路 [J]. 环球中医药，2019，12（697）：2 168.

[20] 胡秋红，陈四清. 从湿热疫毒瘀郁辨治慢性乙型病毒性肝炎探讨 [J]. 中医药通报，2020，19（2）：35.

[21] 赖英哲，王静滨，尹建华，等. 浅谈从"伏邪温病"理论辨治慢性乙型肝炎 [J]. 中医药学报，2018，46（3）：71.

[22] 程媛，李志国，张亚强，等. 肝"体阴而用阳"理论在慢性乙型肝炎辨治中的应用 [J]. 吉林中医药，2019，39（9）：1 165.

[23] 黄峰，常占杰. 三期四型辨证论治慢性乙型肝炎 [J]. 陕西中医，2012，33（5）：573.

[24] 韦翠婷，黄古叶，黄金玲，等. 柴胡类方治疗慢性乙型肝炎的研究进展 [J]. 中国民间疗法，2021，29（6）：110.

[25] 张金丽，刘小发，娄莹莹，等. 国医大师李佃贵教授辨治乙型肝炎经验 [J]. 世界中西医结合杂志，2021，16（4）：644.

[26] 王阳阳，晁旭，冯雪松，等. 慢性乙型肝炎辨治经验 [J]. 山东中医杂志，2021，40（2）：178.

[27] 周腾腾，郑莹，梁惠卿，等. 蛋白质组学在慢性乙型肝炎常见中医证型中的研究 [J]. 医学信息，2019，32（20）：30.

[28] 卓锦蓝，龚先琼. 慢性乙型肝炎中医证型研究 [J]. 医学信息，2020，33（3）：43.

[29] 胡大庆，施卫兵，王金萍，等. 轻症慢性乙型肝炎的中医证型与病理相关性研究 [J]. 山西中医，2013，29（4）：51.

[30] 康燕能，王敏，林辉瑶，等. 慢性乙型肝炎中医证型与客观指标相关性研究概况 [J]. 陕西中医，2018，39（7）：983.

［31］ 陈柏尧，王建超，徐艺倪，等. 慢性乙型肝炎从肝郁脾虚论治研究进展［J］. 辽宁中医杂志，2021，48（2）：203.

［32］ 覃秀容，陈月桥，石清兰，等. 慢性乙型病毒性肝炎的中医药治疗研究进展［J］. 中医药学报，2020，48（7）：33.

［33］ 甘钧元，王振常. 中西医治疗慢性乙型肝炎研究进展［J］. 河南中医，2022，42（5）：796.

［34］ 覃婕，黄万金，王钿，等. 中医药治疗慢性乙型肝炎及相关疾病的研究进展与思考［J］. 河北中医，2021，43（12）：2 090.

［35］ 陈寅萤，王忠，南景一，等. 中医药治疗慢性乙型肝炎的研究进展［J］. 世界中西医结合杂志，2020，15（4）：779.

［36］ 陈博武，高月求. 中医药调控慢性乙型肝炎免疫研究进展［J］. 辽宁中医杂志，2021，48（4）：210.

［37］ 王木源，李小科，刘蕊洁，等. 基于文献分析探讨中医药治疗乙型肝炎肝硬化腹水的用药特点［J］. 中西医结合肝病杂志，2021，31（8）：735.

［38］ 王挺帅，张荣臻，王明刚，等. 中医药治疗慢性乙型重型肝炎临床研究进展［J］. 辽宁中医药大学学报，2020，22（10）：194.

［39］ 芮玩珠，蔡凯鹏，陈殿豫，等. 呼吸系统感染性疾病中医证型与炎症指标的相关性探讨［J］. 中医临床研究，2017，9（9）：72.

［40］ 马建岭，王丽云，季坤，等. 基于"气道神经源性炎症-TRP通路"探讨慢性咳嗽发病机制及中医治疗［J］. 天津中医药，2019，36（7）：719.

［41］ 吉华星，刘恩顺. 基于古代及现代文献谈中医对急性气管支气管炎之认识［J］. 亚太传统医药，2018，14（7）：76.

［42］ 牟玉婷，乔世举. 慢性支气管炎的中医药治疗进展［J］. 实用中医内科杂志，2022，36（3）：19.

［43］ 李富增，刘国星，崔兰凤，等. 王成祥教授治疗慢性支气管炎经验［J］. 天津中医药，202，38（1）：77.

［44］ 陈炜，张念志，韩明向. 温法辨治慢性气道炎症性疾病的研究进展［J］. 中国中医急症，2016，25（3）：457.

［45］ 黄春林，江巍. 难治性肺感染中医诊疗思路［J］. 新中医，2007，39（9）：6.

［46］ 吴佳颖，林伟刚. 卒中相关性肺炎的中医药治疗研究进展［J］. 中国中医急症，2021，30（4）：745.

［47］ 罗杰莲，郭绮华，杨杰聪，等. 基于文献数据挖掘中医药治疗卒中相关性肺炎的用药规律分析［J］. 中国中医急症，2021，30（4）：570.

［48］ 刘兴慈，苏克雷，张业清，等. 基于肠道微生态角度探讨中医药治疗社区获得性肺炎的作用机制［J］. 中国医药导报，2020，17（7）：39.

［49］ 章怡祎，张伟珍，陈伟. 重症肺炎患者中医证候特征与中医药治疗进展［J］. 世界科学技术-中医药现代化，2020，22（11）：4033.

［50］ 权雪，周大勇. 基于数据挖掘探讨中医药治疗重症肺炎用药规律［J］. 中医临床研究，2022，14（1）：38.

［51］ 车艳娇，庞立健，吕晓东，等. 中医药科学防治病毒性肺炎的思路和方法［J］. 中华中医药杂志，2020，35（12）：5 922.

［52］ 陈河雨，陈滢宇. 中医药治疗病毒性肺炎临床研究进展［J］. 广东药科大学学报，2020，36（5）：747.

［53］ 李贝金，李潇，薛嘉睿，等. 新冠肺炎炎症风暴的机制探讨及中医药的干预作用［J］. 中国实验方剂学杂志，2020，26（13）：32.

［54］ 李云彤，王喆，林静，等. 中医药在新型冠状病毒肺炎炎症损伤中的作用研究进展［J］. 科学通报，2021，66（26）：3 377.

［55］ 郭春良，刘军，任思霖. 从新型冠状病毒肺炎病理改变探讨病机与中西医结合治疗［J］. 中国中西医结合杂志，2021，41（5）：624.

［56］ 冯颖，王宪波，高方媛，等. 新型冠状病毒肺炎重症病理生理机制及中医药防治切入点［J］. 北京中医药大学学报，2022，45（4）：382.

［57］ 郑悦，芮庆林. 中医药治疗重型新型冠状病毒肺炎思路探讨［J］. 实用中医内科杂志，2021，35（10）：45.

［58］ 胡寅杰，李清华，汤晓龙. 中医药辨治新型冠状病毒肺炎的研究进展［J］. 中医文献杂志，2020，38（5）：75.

［59］ 曾雯君，董琦，任玉玺，等. 防治新型冠状病毒肺炎的中医名方名药概况［J］. 中医研究，2021，34（7）：62.

［60］ 吴伟，温敏勇，詹少锋，等. 基于中医瘟疫火热病机探讨新型冠状病毒肺炎辨证论治［J］ 中国中西医结合杂

志，2020，40（3）：272.

[61] 郑凯腾，姚惠仪，曾慧妍，等. 基于数据挖掘分析中医药诊疗新冠肺炎的经络辨治思路 [J]. 湖南中医药大学学报，2021，41（7）：1 079.

[62] 刘菊，崔瑛，白明学，等. 基于中医药防治新型冠状病毒肺炎的用药探析 [J]. 中草药，2020，51（4）：860.

[63] 庞稳泰，金鑫瑶，庞博，等. 中医药防治新型冠状病毒肺炎方证规律分析 [J]. 中国中药杂志，2020，45（6）：1 242.

[64] 张梦凡. 中医药防治新型冠状病毒肺炎综述 [J]. 中医临床研究，2020，12（33）：27.

[65] 鲁海，胡赫其，胡佳慧，等. 基于中医药防治新型冠状病毒肺炎实践论中医思辨体系 [J]. 医学争鸣，2021，12（4）：43.

[66] 李伟，周大勇. 基于数据挖掘的中医药治疗呼吸机相关性肺炎的用药规律 [J]. 中医临床研究，2021，13（31）：30.

[67] 李岩，郭洋. 中医药治疗慢性支气管炎的临床研究进展 [J]. 中国实用乡村医生杂志，2021，28（8）：38.

[68] 刘静，陆峰. 急性呼吸窘迫综合征的炎症反应机制与中医调理 [J]. 山东中医杂志，2006，25（8）：572.

[69] 赵欢欢，王明航，屠新敏，等. 支气管哮喘炎症表型与中医证候的相关性 [J]. 中国老年学杂志，2021，41（1）：215.

[70] 屠新敏，赵欢欢，杨江，等. 支气管哮喘中医证候及其生物标志物的研究进 [J]. 时珍国医国药，2020，31（5）：1 212.

[71] 付艳缇，昝杰彧，解玉. NLRP3 炎症小体与哮喘的关系及中医药调控作用概述 [J]. 山东中医药大学学报，2021，45（3）：413.

[72] 姚俊，赵霞. IL-8 与哮喘气道炎症关系及中医药对其拮抗作用的研究进展 [J]. 上海中医药杂志，2014，48（12）：94.

[73] 余涛，丁明，喻强强，等. 中医药对哮喘 Th17 细胞/Treg 细胞免疫失衡影响的研究进展 [J]. 世界科学技术——中医药现代化，2020，22（10）：3 733.

[74] 王强，张弦，王盛隆，等. 基于因子分析的支气管哮喘急性发作期患者中医证候 [J]. 世界中西医结合杂志，2017，12（12）：1 637.

[75] 包海鹏，阎玥，史琦，等. 基于因子分析支气管哮喘慢性持续期的中医临床特征 [J]. 中华中医药杂志，2020，35（12）：6 024.

[76] 崔红生，姚海强，王琦. 基于辨体-辨病-辨证三维诊疗模式防治支气管哮喘 [J]. 中医杂志，2015，56（22）：1912.

[77] 吴峰妹，苏士成，李红，等. 支气管哮喘急性发作期气道炎症表型与中医辨证分型的关系 [J]. 浙江中西医结合杂志，2020，30（5）：426.

[78] 田黎明，李翠，蒋雨薇，等. 支气管哮喘急性发作期中医组方用药规律数据挖掘研究 [J]. 中国中医药信息杂志（网络论文），2020，5，5.

[79] 李荣才. 哮喘"宿痰伏肺"中医病机与西医气道炎症学说的关系 [J]. 按摩与康复医学，2015，6（1）：9.

[80] 柳心. 支气管哮喘气道重塑的中医病机理论初探 [J]. 江西中医药，2022，53（2）：20.

[81] 栗丽丽，师强华，梁淑芬，等. 支气管哮喘发病机制的研究进展 [J]. 中医临床研究，2014，6（36）：27.

[82] 张文瑞，杨爽，王盛隆，等. 支气管哮喘中医证候及治疗研究 [J]. 吉林中医药，2015，35（5）：463.

[83] 朱金凤. 支气管哮喘的中医辨治思维与方法研究 [J]. 中国中医基础医学杂志，2016，22（2）：284.

[84] 窦迎婷，朱振刚. 支气管哮喘缓解期的中医药治疗进展 [J]. 新疆中医药，2020，38（5）：71.

[85] 王大伟，朱慧志. 补肾法治疗支气管哮喘的研究进展 [J]. 中医药临床杂志，2015，27（10）：1 492.

[86] 虞蓓蓓，周贤梅. 从脾论治支气管哮喘 [J]. 环球中医药，2020，13（2）：296.

[87] 姚亮，汤杰，王振伟，等. 从风论治支气管哮喘研究进展 [J]. 上海中医药杂志，2015，49（7）：90.

[88] 张至强，谢雅革，张宏宇，等. 从体质理论防治支气管哮喘探微 [J]. 江苏中医药，2015，47（5）：17.

[89] 张合雷，蔡萱，靳培培，等. 中医药治疗支气管哮喘的研究进展 [J]. 西部中医药，2021，34（12）：155.

[90] 吕明圣，崔红生，王济，等. 中医药防治过敏性鼻炎-哮喘综合征思路与方法 [J]. 中华中医药杂志，2021，36（11）：6 577.

[91] 崔红生，吕明圣，王济，等. 中医药防治过敏性鼻炎-哮喘综合征研究述评 [J]. 北京中医药大学学报，2021，44

（3）：203.

［92］ 张佩佩，吴秀艳，秦小盼，等. 国医大师治疗支气管哮喘处方用药规律研究［J］. 广东药科大学学报，2021，37（3）：93.

［93］ 林启满，徐顺贵. 支气管扩张痰证与气道炎症的关系［J］. 光明中医，2018，33（1）：37.

［94］ 杨文强，孙钢. 中医药调节免疫和炎症细胞因子治疗慢性阻塞性肺疾病［J］. 长春中医药大学学报，2013，29（6）：1 020.

［95］ 廖健杉，石克华. 中医药对慢性阻塞性肺疾病气道炎症干预作用研究进展［J］. 现代中西医结合杂志，2021，30（7）：793.

［96］ 谢文英，包永生，王俊月，等. 中医药防治慢性阻塞性肺疾病炎症反应相关信号通路的研究进展［J］. 中国实验方剂学杂志，2019，25（23）：1.

［97］ 李淑芳，王倩，熊旭东. 肺心病中医证型与炎症介质相关性探讨［J］. 中国中医急症，2008，17（7）：941.

［98］ 张诗宇，王垂杰，路小龙. 慢性胃炎中医辨治思路［J］. 江苏中医药，2020，52（12）：43.

［99］ 曹童童，李桂贤，谭其佳，等. 慢性胃炎的中医辨证论治［J］. 临床和实验医学杂志，2011，10（18）：1 481.

［100］ 张丽，毛宇湘. 基于浊毒理论分型辨治慢性胃炎［J］. 环球中医药，2020，13（11）：1 911.

［101］ 高雅，陈杭，李星慧，等. 运用"五辨"思维探讨慢性胃炎"无症可辨"问题［J］. 福建中医药，2020，51（6）：42.

［102］ 金娟，张志明，雍文兴，等. 中医药对慢性胃炎病机认识及诊治的研究进展［J］. 西部中医药，2022，35（2）：157.

［103］ 覃祥耀. 中医治疗寒热错杂型慢性胃炎研究进展［J］. 广西中医药大学学报，2021，24（3）：58.

［104］ 徐艺峰，王忆勤，郝一鸣. 慢性胃炎湿热证形成及中药治疗机制研究进展［J］. 世界科学技术——中医药现代化，2021，23（3）：699.

［105］ 石倩玮，薛燕星. 国医大师薛伯寿辨治慢性胃炎经验初探［J］. 中国中医药信息杂志，2021，28（12）：106.

［106］ 孙润雪，杜艳茹，崔建从，等. 古今中医药文献对幽门螺杆菌相关胃炎的防治策略［J］. 时珍国医国药，2021，32（11）：2 735.

［107］ 白宇宁，刘震，白煜，等. 从"菌-炎-宿主"关系探讨中医药治疗幽门螺杆菌胃炎思路［J］. 中华中医药杂志，2020，35（3）：1351.

［108］ 熊霞军，胡志希，黄淑敏，等. 基于数据挖掘的治疗慢性胃炎中药复方用药规律研究［J］. 现代中医临床，2021，28（4）：18.

［109］ 韦赛艳，唐友明，姜枫，等. 基于数据挖掘法探析中医药治疗慢性胃炎伴焦虑障碍的用药规律［J］. 广西医学，2022，44（2）：125.

［110］ 姚国召，李志红. 基于数据挖掘探讨脾胃虚弱型慢性萎缩性胃炎的用药规律［J］. 中医临床研究，2021，13（28）：18.

［111］ 王思梦，康立英，戎会丽，等. 近五年中医药治疗慢性萎缩性胃炎临床研究进展［J］. 河北中医药学报，2021，36（6）：53.

［112］ 刘鹏，黄远程，江晓涛，等. 中医药治疗慢性萎缩性胃炎肿瘤免疫细胞因子机制研究进展［J］. 辽宁中医药大学学报，2022，24（1）：44.

［113］ 胡鑫才. 从肾虚研究慢性萎缩性胃炎的概况［J］. 世界最新医学信息文摘，2019，19（102）：212.

［114］ 李赛鹤，刘力，王捷虹，等. 基于"和"法探究中医药治疗慢性萎缩性胃炎［J］. 陕西中医，2020，41（6）：793.

［115］ 翟付平，王力普，李春蕾，等. 李佃贵治疗慢性萎缩性胃炎伴异型增生的临床经验［J］. 江苏中医药，2021，53（5）：22.

［116］ 吕瑞民，李吉，乔美君. 回顾法研究962例慢性萎缩性与非萎缩性胃炎的中医证治规律［J］. 中国中医药现代远程教育，2022，20（4）：67.

［117］ 安振涛，奚肇宏，严展鹏，等. 慢性萎缩性胃炎中医证候规范化与客观化研究进展［J］. 中国中医药现代远程教育，2020，28（3）：234.

［118］ 李培菌，温红珠，卞慧，等. 十二指肠低度炎症在功能性消化不良发病中的作用［J］. 现代消化及介入诊疗，2021，26（2）：276.

［119］ 张天涵，沈洪. 炎症性肠病的中医辨治思路［J］. 中医杂志，2019，60（14）：1 191.

［120］ 罗杏，唐永祥. 从五脏相关角度探讨炎症性肠病的中医证候及病机［J］. 亚太传统医药，2017，13（6）：74.

［121］ 江山. 炎症性肠病与中医健脾治则［J］. 中国中医药现代远程教育，2018，16（2）：54.

［122］ 李玉玲，刘云，时昭红. 中医对炎症性肠病的认识与治疗研究进展［J］. 临床内科杂志，2021，38（2）：87.

［123］ 付江玉，戴琦. 炎症性肠病的中医治疗进展［J］. 江西中医药，2021，52（1）：78.

［124］ 张北平，程怡，赵喜颖. 炎症性肠病中医药疗效与机制研究进展［J］. 北京中医药，2020，39（3）：216.

［125］ 莫红梅，祝焕杰，戴世学，等. 炎症性肠病肠道微生态与中医证型相关性研究进展［J］. 湖南中医杂志，2018，34（5）：202.

［126］ 张巧巧，惠建萍. 基于"口腔-肠道微生物失衡"-炎症性肠病的中医药干预［J］. 现代中西医结合杂志，2021，30（31）：3530.

［127］ 刘雪珂，赵海梅，吴甜甜，等. 巨噬细胞在炎症性肠病发病中的作用及中医药干预研究进展［J］. 中华中医药学刊，2020，38（10）：141.

［128］ 傅志泉，李珍，赵思宇，等. 精神情志对炎症性肠病影响的作用机制及中医药干预对策的研究现状［J］. 世界中医药，2017，12（8）：1 979.

［129］ 张钰青，魏裕涛，魏佳娜，等. 基于中医情志理论探讨炎症性肠病患者生存质量及其影响因素［J］. 山东中医杂志，2019，38（1）：40.

［130］ 王梦雪，康增平，蒋青青，等. 基于Tfh细胞探讨中医药治疗炎症性肠病的新策略［J］. 中药新药与临床药理，2021，32（7）：1 059.

［131］ 苏晓兰，国嵩，张涛，等. 炎症性肠病诊治现状及中医药治疗特色与优势［J］. 北京中医药，2020，39（3）：211.

［132］ 牛锦锦，袁媛，韩捷. 基于"脾虚湿热"的病机理论探讨"低级别炎症结肠炎"的中医治疗思路［J］. 中医研究，2018，31（12）：11.

［133］ 唐莹，金钊，夏孟蛟. 基于伏邪理论探讨结肠炎癌转化［J］. 湖北中医杂志，2020，42（7）：43.

［134］ 李晓玲，吴玉泓，郝民琦，等. 中医药调控肿瘤微环境延缓结肠炎-癌转化的研究概况［J］. 中医药学报，2022，50（3）：97.

［135］ 谢建群. 中医药对炎症性肠病免疫调节的研究［J］. 中国当代医药，2014，21（19）：181.

［136］ 王包晟，吴本升，蒋峰，等. 中医药干预TLR4/MyD88/NF-κB通路治疗溃疡性结肠炎研究综述［J］. 山东中医药大学学报，2021，45（4）：55.

［137］ 刘慧泽，吴本升，陈玉根，等. NLRP3炎症小体与溃疡性结肠炎及中医药调控的研究进展［J］. 现代中西医结合杂志，2021，30（34）：3 862.

［138］ 吴娜，毛祥坤，于男，等. 细胞焦亡与溃疡性结肠炎及中医药调控的研究进展［J. 中国实验方剂学杂志2020，26（15）：200.

［139］ 王新月，闫昕. 溃疡性结肠炎的发病特点与"毒损肠络"病机学说［J］. 中国中西医结合杂，2013，33（3）：410.

［140］ 崔世超，柳越冬. 溃疡性结肠炎的中医治疗思路［J］. 辽宁中医杂志，2017，44（7）：1 381.

［141］ 樊静娜，迟莉丽. 溃疡性结肠炎辨治思路与方法［J］. 中国中医药信息杂志，2019，26（6）：1.

［142］ 黄晓燕，陈广文，陈然，等. 中医药治疗溃疡性结肠炎的机制及进展［J］. 广西中医药，2018，41（5）：73.

［143］ 高艳奎，申睿，朱向东，等. 中医药治疗溃疡性结肠炎作用机制研究进展［J］. 中医药学报，2020，48（2）：78.

［144］ 张天涵，沈洪. 溃疡性结肠炎及其中医辨证分型与炎症活动性指标的相关性分析［J］. 北京中医药大学学报，2019，42（8）：685.

［145］ 郑凯，沈洪，叶柏. 衷中参西试论溃疡性结肠炎诊治思路［J］. 江苏中医药，2019，51（3）：14.

［146］ 季芳，高文艳，鞠宝兆. 基于"络病"理论谈溃疡性结肠炎的病机特征及意义［J］. 辽宁中医杂志，2019，46（7）：1 406.

［147］ 季芳，鞠宝兆，高文艳. 基于浊毒理论治疗溃疡性结肠炎的疗效及对血清脑肠肽、炎症因子的影响［J］. 海南医学院学报，2019，25（20）：1 557.

［148］ 胡露楠，刘启鸿，骆云丰，等. 基于伏邪理论探讨溃疡性结肠炎的证治［J］. 福建中医药，2021，52（4）：33.

[149] 惠建萍，刘力，杜晓泉，等. 虚实标本辨治溃疡性结肠炎的思路与方法 [J]. 中医杂志，2012，53（10）：832.

[150] 石洋，白光. 从六淫致病之"湿热为患"谈溃疡性结肠炎 [J]. 中医药临床杂志，2017，29（9）：1 399.

[151] 刘源福，张小元. 从肠道微生态探析溃疡性结肠炎从湿热论治 [J]. 甘肃科技，2021，37（21）：129.

[152] 刘苗，申睿，朱向东，等. 从"肝脾相关"理论探讨中医药治疗溃疡性结肠炎的疗效机制 [J]. 上海中医药大学学报，2018，32（2）：11.

[153] 彭卓嵛，陶丽芬，蓝斯莹，等. 基于数据挖掘对溃疡性结肠炎中医用药规律的分析 [J]. 世界科学技术——中医药现代化，2020，22（7）：2 269.

[154] 郭玲珑，姜小艳，李娟娟，等. 溃疡性结肠炎的中医药治疗研究进展 [J]. 中国当代医药，2020，27（34）：26.

[155] 王包晟，吴本升，周青，等. 基于系统生物学的溃疡性结肠炎中医证候研究现状 [J]. 湖北中医药大学学报，2021，23（2）：126.

[156] 章天琪，查安生. 基于溃疡性结肠炎与肠道菌群关系的中医药研究 [J]. 中医药临床杂志，2017，29（10）：1 589.

[157] 张玉雯，王佳佳，巴寅颖，等. 中医药调节溃疡性结肠炎常见证候肠道菌群的研究进展 [J]. 世界中医药（网络论文），2022，4，7.

[158] 徐逸，顾庆华. 中医药抗溃疡性结肠炎复发的研究进展术 [J]. 中国中医急症，2020，29（9）：1 681.

[159] 沈洪. 溃疡性结肠炎中医临床研究述评 [J]. 江苏中医药，2019，51（10）：1.

[160] 吕永慧. 克罗恩病的中医诊治思路 [J]. 现代消化及介入诊疗，2010，15（4）：244.

[161] 郭新华，郑洋，王佳慧，等. 基于 miRNA 介导的 NLRP3 炎症小体活化探讨中医药在肝纤维化发生中作用的研究进展 [J]. 中国中药杂志（网络论文），2021，10，11.

[162] 陈宇华，王晓素. 慢性胆囊炎的中医药治疗进展 [J]. 世界中西医结合杂志，2016，11（2）：1 763.

[163] 李峥，邓博文，赵建更. "胆胃同治"理论在慢性胆囊炎中的应用探讨 [J]. 中国医药科学，2022，12（1）：79.

[164] 宗雪羽，王帅，迟莉丽. 从心胆相通理论辨治慢性胆囊炎伴焦虑抑郁状态 [J]. 山东中医杂志，2022，41（3）：255.

[165] 马国珍，梁晓强. 慢性胰腺炎的中医药治疗进展 [J]. 河南中医，2011，31（1）：103.

[166] 党琳. 从"肝"新视角论治慢性胰腺炎 [J]. 陕西中医药大学学报，2020，43（5）：49.

[167] 彭青侠，许小凡，段丽芳，等. 基于胰腺纤维化微环境探讨中医药防治慢性胰腺炎的机制 [J]. 中医药导报，2021，27（3）：159.

[168] 王科军，肖晓，姜学连，等. 基于脾胰同源理论以脾为中心论治慢性胰腺炎胰腺纤维化 [J]. 中国中医药现代远程教育，2020，18（23）：46.

[169] 李俊，柏力萄，韦茂英. 试论慢性胰腺炎继发糖尿病的中医辨治 [J]. 中国中西医结合杂志，2021，41（1）：91.

[170] 刘艳芳，郭云协，薛黎明. 泌尿系感染的中医辨治体会 [J]. 光明中医，2016，31（18）：2 720.

[171] 谭晓宁，叶可平，于大君. 基于数据挖掘的中药治疗急性肾盂肾炎用药规律分析 [J]. 中医药导报，2020，26（16）：163.

[172] 曹和欣，何立群，侯卫国，等. 补肾活血法治疗慢性肾盂肾炎的临床研究 [J]. 上海中医药大学学报，2010，24（3）：37.

[173] 周文平，许畅，徐贺朋，等. 赵玉庸治疗慢性肾盂肾炎经验 [J]. 世界科学技术——中医药现代化，2021，23（10）：3 788.

[174] 晋中恒，魏艳伶，王少华，等. 慢性肾小球肾炎病理与中医辨证相关性的研究 [J]. 中国中医药现代远程教育，2018，16（2）：156.

[175] 张雅兰，程玉婷，许正锦. 慢性肾炎的中医药治疗进展 [J]. 光明中医，2017，32（22）：3 235.

[176] 闫永钅全，赵凡莹，肖伊，等. 从"其本在肾，其末在肺"论慢性肾小球肾炎 [J]. 中国中医药现代远程教育，2016，14（8）：59.

[177] 李雯雯，沈沛成. 从风论治慢性肾小球肾炎研究进展 [J]. 中医学报，2017，32（5）：894.

[178] 王振亚，沈安鲁. 从虚论治慢性肾小球肾炎研究进展 [J]. 甘肃中医学院学报，2015，32（1）：61.

[179] 姜健，沈沛成，王娴娴，等. 从"虚""瘀""风"论治慢性肾炎研究进展 [J]. 辽宁中医药大学学报，2017，19（8）：155.

[180] 刘变玲，孙霈，曹钋，等. 基于因子分析法探讨慢性肾小球肾炎的证候要素 [J]. 中国中西医结合杂志，2016，36 (12)：1 435.

[181] 马放，占永立. 基于伏邪理论探讨从肺论治慢性肾小球肾炎 [J]. 中华中医药杂志，2018，33 (5)：1 962.

[182] 吕阳，朱鹏宇，姜晨，等. 基于数据挖掘探讨黄文政教授治疗慢性肾小球肾炎用药规律 [J]. 天津中医药，2021，38 (3)：308.

[183] 董金胜，王亿平. 健脾益肾活血法治疗慢性肾小球肾炎的研究进展 [J]. 中国民族民间医药，2017，26 (6)：64.

[184] 任静，邓德强. 从肺论治慢性肾小球肾炎的研究进展 [J]. 世界中西医结合杂志，2022，17 (3)：628.

[185] 孙玄静，张秀胜. 从脾论治慢性肾小球肾炎临证撷要 [J]. 江苏中医药，2021，53 (1)：50.

[186] 邹燕勤，易岚. 慢性肾炎临证辨治撷要 [J]. 江苏中医药，2018，50 (6)：1.

[187] 陈成，王亿平. 王亿平教授治疗慢性肾小球肾炎经验总结 [J]. 陕西中医药大学学报，2017，40 (1)：27.

[188] 王李君. 慢性肾炎蛋白尿的病机及治法探析 [J]. 光明中医，2020，34 (14)：2 228.

[189] 叶可平，谭晓宁，于大君. 从湿热论治慢性肾炎蛋白尿体会 [J]. 江苏中医药，2020，52 (8)：44.

[190] 师帆，马晓燕. 基于"毒-络"理论探析虫类药在肾小球肾炎蛋白尿治疗中的应用 [J]. 亚太传统医药，2020，16 (9)：121.

[191] 吴素琪，席艺轩，陈俊，等. 中药治疗慢性肾小球肾炎所涉信号通路研究进展 [J]. 江西中医药，2020，51 (9)：74.

[192] 李东东，高建东，刘伟伟，等. 中医药干预尿酸性肾病炎症的实验研究概述 [J]. 辽宁中医杂志，2020，47 (7)：201.

[193] 莫旭威，王彬，李海松，等. 中医治疗慢性前列腺炎的思路与方法 [J]. 世界中医药，2013，8 (10)：1 244.

[194] 郑小挺，陈东，尹申，等. 慢性前列腺炎中医病因病机的研究进展 [J]. 中华中医药学刊，2016，34 (2)：286.

[195] 罗成龙，韩浩，刘京丰，等. 从伏邪理论探讨慢性前列腺炎的病因病机 [J]. 中医学报，2022，37 (1)：32.

[196] 杨会志，徐吉良，沈智理，等. 慢性前列腺炎伴抑郁症的中医证候特征研究 [J]. 湖南中医药大学学报，2016，36 (2)：72.

[197] 韩亮，王彬，李海松. 慢性前列腺炎从瘀论治再探 [J]. 环球中医药，2012，5 (7)：488.

[198] 王永，高庆和，王福，等. 中医药治疗慢性前列腺炎的研究进展 [J]. 中国医学创新，2021，18 (4)：171.

[199] 刘碧娥，梁树麟，郑文江，等. 基于数据挖掘的中药复方治疗慢性前列腺炎的用药规律分析 [J]. 中国医院药学杂志，2021，41 (3)：240.

[200] 刘桂敏，汤轶波，白雪，等. 基于数据挖掘的国医大师王琦治疗慢性前列腺炎用药规律研究 [J]. 中国中医药信息杂志，2021，28 (7)：47.

[201] 马丽，戴恩来. 戴恩来教授从"阳虚"立论治疗前列腺炎经验总结 [J]. 亚太传统医药，2018，14 (3)：126.

[202] 王磊，何友成，翁剑飞，等. 翁剑飞从"虚实滞损"辨治慢性前列腺炎 [J]. 实用中医内科杂志（网络论文），2022.

[203] 张春和，张春城. "通法"论治慢性前列腺炎研究进展 [J]. 世界中西医结合杂志，2012，7 (12)：1 087.

[204] 中国中西医结合学会男科专业委员会. 慢性前列腺炎中西医结合诊疗专家共识 [J]. 中国中西医结合杂志，2015，35 (8)：933.

[205] 白强民，张春和，秦华萍，等. 前列腺增生症合并慢性前列腺炎中医体质及证候分布规律探讨 [J]. 云南中医学院学报，2019，42 (5)：23.

[206] 朱闻，徐楠. 中医药干预慢性前列腺炎细胞因子研究进展 [J]. 辽宁中医药大学学报，2013，15 (8)：110.

[207] 张迅，刘志飞，周艳丽，等. 中医药治疗炎症性血精症的研究进展 [J]. 微创医学，2012，7 (2)：165.

[208] 王冠然，宋立群. 中医药治疗慢性肾脏病的研究进展 [J]. 环球中医药，2020，13 (3)：518.

[209] 包娅琼，刘家生. 中医对慢性肾脏病营养不良-炎症-动脉粥样硬化综合征病因病机的认识 [J]. 甘肃医药，2014，33 (10)：745.

[210] 徐欢，龚学忠. 慢性肾脏疾病炎症机制及中医治疗 [J]. 山东中医杂志，2016，35 (4)：288.

[211] 魏明刚. 肾病微炎症状态的中医理论探讨 [J]. 中医杂志，2011，52 (10)：813.

[212] 李瑞，张国胜，段明亮，等. C反应蛋白与慢性肾脏病患者微炎症状态及中医证候关系的探讨 [J]. 中医学报，2016，1 (10)：1 592.

[213] 张宇，武晓妹，董叶朋，等. 从痰瘀论治慢性肾脏病微炎症状态的研究进展 [J]. 河北中医药学报，2021，36 (6)：49.

[214] 张琳，曹式丽. 毒损肾络与慢性肾脏病微炎症状态相关性研究 [J]. 中国中西医结合肾病杂志，2011，12 (4)：363.

[215] 张芳芳，王素芹. 慢性肾脏病蛋白质能量消耗的中医药治疗进展 [J]. 中医临床研究，2021，13 (27)：142.

[216] 余柯娜，麻志恒，陈建，等. 浅谈中医药从炎症角度治疗肾纤维化的研究进展 [J]. 中国中西医结合肾病杂志，2015，16 (10)：938.

[217] 于敏，陈芝，刘晓玲，等. 从微炎症发病机制探讨中医治疗慢性肾衰竭的思路与方法 [J]. 中国中医急症，2009，18 (4)：568.

[218] 李罗德，李永刚，晏子友，等. 慢性肾衰竭微炎症状态的中医病机及治疗探讨 [J]. 四川中医，2012，30 (12)：22.

[219] 杨梦，胡思远，李琳，等. 基于"虚气留滞"理论探讨慢性肾衰竭"微炎症状态"的病机及中药防治进展 [J]. 中国实验方剂学杂志（网络论文），2022，2，22.

[220] 于俊生，李建英，刘先英. 慢性肾衰竭营养不良患者微炎症状态与中医辨证分型的关系 [J]. 中国中西医结合肾病杂志，2009，10 (9)：802.

[221] 孙悦，何立群. 清热化湿改善慢性肾功能衰竭微炎症状态研究进展 [J]. 中国医药指南，2012，10 (10)：441.

[222] 郭茹叶，胡顺金. 微炎症状态与慢性肾衰竭关系及中医药干预作用的研究进展 [J]. 中医药临床杂志，2010，22 (3)：272.

[223] 白兰，张燕，刘鹏霄，等. 中医药对慢性肾衰竭患者微炎症状态影响的研究现状 [J]. 西部中医药，2021，34 (9)：150.

[224] 赵亚，张勉之，樊威伟，等. 国医大师张大宁治疗慢性肾功能衰竭微炎症状态经验 [J]. 中华中医药杂志，2021，36 (9)：5 278.

[225] 于敏，张波，史耀勋，等. 慢性肾衰竭微炎症状态的中医药研究概况 [J]. 中国中医急症，2009，18 (9)：1 499.

[226] 于敏，南征，史耀勋，等. 从中医"毒损肾络"论治慢性肾功能衰竭胰岛素抵抗 [J]. 中医杂志，2009，50 (7)：585.

[227] 刘新华，王福荣，于俊生. 从抵抗素与微炎症状态的关系探讨慢性肾衰竭的中医药辨证施治 [J]. 世界中西医结合杂志，2011，6 (11)：1 010.

[228] 曹响，江志雄，徐霜霜，等. 基于微炎症探讨中医药治疗慢性肾脏病营养不良研究进展 [J]. 湖南中医杂志，2020，36 (12)：169.

[229] 沈康，吴锋. 从炎症-营养不良角度探讨中医对肾性贫血的认识 [J]. 四川中医，2010，28 (11)：36.

[230] 杨端云，伍玉娟，史伟，等. 腹膜透析微炎症状态诱导腹膜损伤的中医治疗策略 [J]. 中华肾病研究电子杂志，2019，8 (5)：230.

[231] 杨少宁，孙倩，李姗姗，等. 单味中药及其提取物防治维持性血液透析微炎症状态的研究进展 [J]. 天津中医药，2021，38 (11)：1 491.

[232] 殷治华，杨秀兰. 动脉粥样硬化的发病机制假说——炎症学说 [J]. 山西医药杂志，2006，35 (4)：322.

[233] 董欢，吕崇山. 炎症、毒邪与动脉粥样硬化 [J]. 亚太传统医药，2009，5 (7)：136.

[234] 张娜，李林森. 炎症与动脉粥样硬化关系的新认识及有关中药的研究进展 [J]. 药物评价研究，2013，36 (4)：302.

[235] 黄琦，万强，刘言薇，等. 基于"阴火"理论试析动脉粥样硬化炎症机制的中医内涵 [J]. 世界科学技术—中医药现代化，2020，22 (8)：2 942.

[236] 杨化冰，邹小娟，高清华，等. 代谢性炎症与动脉粥样硬化内生热毒病机探讨 [J]. 湖北中医药大学学报，2019，21 (1)：48.

[237] 雷雅伦，杨化冰，刘洪涛. 动脉粥样硬化内生热毒病机及清热解毒法运用探讨 [J]. 湖北中医药大学学报，2020，22 (4)：48.

[238] 李帅帅，于红红，田维毅. 中医药防治动脉粥样硬化炎症反应相关信号通路研究进展 [J]. 中国实验方剂学杂志，2020，26 (23)：180.

［239］韩君英，牛春兰，毛艺，等. 牛春兰论治营养不良-炎症-动脉粥样硬化综合征探析［J］. 中医药通报，2020，19（2）：29.

［240］蔺晓源，易健，谭元生. 高血压病血瘀证与血管炎症的关系探讨［J］. 中医药信息，2016，33（2）：27.

［241］韩学杰，丁毅，王丽颖. 高血压病痰瘀互结与炎症因子相关的机制探讨［J］. 中华中医药杂志，2010，25（3）：361.

［242］韩学杰，李娜，丁毅，等. 高血压病痰瘀互结证与炎症因子相关的动态临床研究［J］. 中华中医药杂志，2010，25（8）：1 205.

［243］李元，韩学杰，李献平，等. 高血压病中医证类的客观化研究进展［J］. 世界中西医结合杂志，2014，9（10）：1139.

［244］潘茜，李献良. 高血压病中医证素及其与炎症因子的相关性研究［J］. 四川中医，2014，32（5）：184.

［245］蒋卫民，唐蜀华，王令谆. 高血压胰岛素抵抗患者瘀热证候与炎症因子的关系［J］. 光明中医，2008，23（11）：1 643.

［246］段练，王阶. 中医药治疗高血压病与炎症的相关研究进展［J］. 北京中医药，2013，32（9）：643.

［247］王光耀，李七一，刘福明. 冠心病炎症反应的中医药干预研究进展［J］. 世界中西医结合杂志，2011，6（2）：166.

［248］王怡茹，韦婧，刘萍. 冠心病斑块炎症反应与中医阴阳相关性的探讨［J］. 中国医药导报，2020，17（32）：128.

［249］赖仁奎，盛小刚. 冠心病热毒病机与炎症因子相关性探讨［J］. 中西医结合心脑血管病杂志，2009，7（9）：1 100.

［250］彭锐员，吴伟员，葛昕. 从炎症因子角度谈冠心病热毒病机［J］. 世界中西医结合杂志，2010，5（8）：732.

［251］杨徐杭，汶医宁. 炎症和感染因子与冠心病中医证候的关系［J］. 山东中医药大学学报，2010，34（2）：146.

［252］洪永敦，黄衍寿，吴辉，等. 冠心病中医证候与炎症因子关系的临床研究［J］. 广州中医药大学学报，2005，22（2）：51.

［253］吴辉，洪永敦，吴伟，等. 冠心病痰热证候与炎症因子相关性探讨［J］. 辽宁中医杂志，2004，31（7）：542.

［254］刘艳，叶武，王坤根，等. 冠心病痰瘀辨证与相关炎症标志物关系初探［J］. 中华中医药杂志，2008，23（12）：1 121.

［255］徐伟，王俊栋，邬俊峰，等. 冠心病与炎症反应的中西医临床研究进展［J］. 中西医结合心脑血管病杂志，2013，11（6）：741.

［256］张美荣，赵明芬. 中医药干预冠心病炎症因子的研究进展［J］. 新疆中医药，2020，38（4）：971.

［257］李思铭，李金根，徐浩. 从抑制炎症反应看中医药干预冠心病的新视角［J］. 中国中西医结合杂志，2019，39（4）：486.

［258］邹国辉，黄小燕，曹浪，等. 基于炎症反应的中医药干预支架内再狭窄的思考［J］. 江西中医药，2015，46（3）：31.

［259］胡根胜，邵正斌. 中医药对冠心病 PCI 术后炎症因子的影响［J］. 中医药临床杂志，2017，29（10）：1 592.

［260］商晓明，曾庆明，江龙凤，等. 中医药对冠心病 PCI 术后再狭窄炎症反应因子研究进展［J］. 中医临床研究，2014，6（1）：138.

［261］吴芸，周淑妮. 冠心病不稳定型心绞痛患者中医证型分布及其与 Gensini 评分、炎症因子的关系［J］. 四川中医，2021，39（10）：63.

［262］王昀，金晓红，孔令越，等. 急性冠脉综合征炎症反应中医药防治切入思路［J］. 中国中医药信息杂志，2009，16（5）：7.

［263］王芸素，林仲辉. 急性冠脉综合征痰瘀证与免疫、炎症因子相关性研究［J］. 亚太传统医药，2017，13（8）：109.

［264］林桂永，阮威君. 急性冠脉综合征痰瘀证与炎症关系的临床研究［J］. 中国民康医学，2008，20（9）：872.

［265］栾飞，彭利霞，雷紫琴，等. NLRP3 炎症小体介导的细胞焦亡与心肌缺血再灌注损伤的关系及中医药干预策略［J］. 中药药理与临床（网络论文），2021，12，17.

［266］王新东，祁晓霞. 从阴火认识血管稳态失衡综合征炎症机制的中医内涵［J］. 中国中医基础医学杂志，2019，25（2）：156.

［267］ 杨雪萍，宋耀鸿．中医药干预心血管疾病炎症反应研究进展［J］．中国中医急症，2020，29（6）：1 122．

［268］ 张冰冰，刘伟东．消渴炎症发病与中医病机探讨［J］．辽宁中医药大学学报，2008，10（10）：13．

［269］ 陈莹莹，李敬林．2型糖尿病炎症学说的中医探讨［J］．实用中医内科杂志，2012，26（12）：47．

［270］ 黄沙，余江毅．2型糖尿病炎症的中医病机探讨［J］．辽宁中医杂志，2009，36（3）：3．

［271］ 王忆黎，严余明．试述2型糖尿病炎症发病说对中医临床的意义［J］．浙江中医学院学报，2003，27（3）：20．

［272］ 瞿文云，吴敏．糖尿病"瘀热致消"与炎症因子［J］．河南中医，2014，34（9）：1 654．

［273］ 朱玲，赵晋华，李祖长．糖尿病低度炎症机制的中医实验及临床研究进展［J］．医学综述，2012，18（13）：2 090．

［274］ 黄雯晖，衡先培．中医对糖尿病炎症状态的理论与实践研究［J］．辽宁中医药大学学报，2008，10（2）：38．

［275］ 季雯雯，尚文斌．糖尿病慢性炎症状态浅析［J］．实用中医内科杂志，2011，25（1）：14．

［276］ 郑文静，尚文斌．2型糖尿病胰岛素抵抗的炎症机制与中医药辨治［J］．吉林中医药，2007，27（11）：67．

［277］ 吴桂梅，蒋卫民．胰岛素抵抗与炎症因子的关系及中医药研究进展［J］．吉林中医药，2012，32（12）：1 288．

［278］ 韩煦，姚政，李俊燕，等．肠道免疫-慢性炎症与胰岛素抵抗及中医药治疗研究进展［J］．中华中医药杂志，2019，34（6）：2 620．

［279］ 闫润泽，孙卫卫，王珍，等．糖尿病肾病内热证与肾功能及炎症因子的相关性研究［J］．中医学报，2020，35（11）：303．

［280］ 王晓娜，高亚斌，闫润泽，等．糖尿病肾病"伏热致癥"病机理论的生物学内涵［J］．环球中医药，2020，13（8）：1 338．

［281］ 韩宜臻，王耀献，陶嘉茵，等．从微炎症状态探讨糖尿病肾脏疾病"内热致癥"的病机微观机制［J］．中国中西医结合肾病杂志，2021，22（9）：832．

［282］ 朴春丽，南红梅，姜喆，等．从炎症发病机制探讨中医治疗糖尿病肾病的思路与方法［J］．中国中西医结合杂志，2005，25（4）：365．

［283］ 吕杰，王耀献，刘玉宁．从炎症发病机制探讨糖尿病肾病从热论治［J］．中国中西医结合肾病杂志，2014，15（1）：60．

［284］ 许雯雯，向少伟，任倩倩，等．糖尿病肾病炎症机制与中医药治疗研究进展［J］．辽宁中医药大学学报，2020，22（11）：141．

［285］ 龚蕾丽，黄露，黄海燕，等．糖尿病肾病抗炎治疗的中医药研究进展［J］．中国中西医结合肾病杂志，2016，17（11）：1 015．

［286］ 黎雾峰，路建饶，王新华，等．中医辨治糖尿病肾病炎症状态的研究进展［J］．上海中医药杂志，2014，48（2）：91．

［287］ 李响．糖尿病肾病微炎症状态与"瘀"的关系探讨［J］．新中医，2021，53（1）：108．

［288］ 朱蓓，宋卫国，彭璘．糖尿病肾病微炎症及氧化应激的中医药研究进展［J］．江西中医药，2016，47（7）：72．

［289］ 孙新宇，武西芳，高大红．解毒通络法对早期糖尿病肾病炎症发病机制的干预研究［J］．中国中医基础医学杂志，2012，18（5）：527．

［290］ 彭书磊．健脾补肾活血法对糖尿病肾病炎症因子的影响［J］．世界中西医结合杂志，2015，10（5）：686．

［291］ 杨延虹，王镁．中药对糖尿病肾病炎症因子影响的研究进展［J］．现代中西医结合杂志，2014，23（7）：789．

［292］ 李雪英，杨丽霞，姜良恩，等．炎症因子在糖尿病肾病发病机制中的中西医研究述评［J］．世界中西医结合杂志，2016，11（4）：572．

［293］ 李莉，晏军，王世东，等．从吕仁和"陈气蕴毒化热"理论探讨糖尿病急性并发症［J］．环球中医药，2021，14（8）：1 458．

［294］ 陈敏，刘桠，谢春光，等．从炎症学说思考糖尿病大血管病变的中医药防治［J］．时珍国医国药，2009，20（9）：2 117．

［295］ 徐林诗，何卫东．从阴虚血瘀论治糖尿病血管炎症损伤的研究进展［J］．中医药通报，2022，21（3）：58．

［296］ 朱玲，李祖长．糖尿病血管并发症低度炎症机制中医研究进展［J］．中国中医药信息杂志，2012，19（8）：107．

［397］ 刘丞豪，袁莎莎，杨宏杰．中西医调控炎症因子治疗代谢综合征的研究进展［J］．中国中医药现代远程教育，2018，16（10）：145．

［298］ 倪永骋，陈江宁．高脂血症中医辨证分型与炎症因子的相关性研究［J］．辽宁中医杂志，2007，34（1）：7．

[299] 李祥，汪瀚，胡建鹏，等. 120 例肝豆状核变性合并抑郁症状患者的中医证型及神经递质与炎症因子变化特点研究 [J]. 安徽中医药大学学报，2021，40（2）：14.

[300] 赵景州，候园园，李柱. 焦虑症与炎症因子的相关性及中医药干预的研究进展 [J]. 中西医结合心脑血管病杂志，2019，17（14）：2 132.

[301] 张楠，许二平，陈玉龙. NLRP3 炎症小体与抑郁症的关系及中医药的干预作用 [J]. 中国实验方剂学杂志（网络论文），2022，1，1.

[302] 胡梦玲，任小巧，范佳佳，等. 基于中风病不同阶段热毒与炎症反应相关性探讨中医药防治中风思路 [J]. 环球中医药，2021，14（10）：1 846.

[303] 杨小钰，杨仁义，黄海红，等. 基于阴阳理论与生物信息学方法探讨抗脑缺血再灌注损伤后炎症反应的思路与方法 [J]. 中医药学报，2020，48（12）：1.

[304] 李土明，钟萍. 中医药对脑缺血后炎症细胞因子的干预作用 [J]. 长春中医药大学学报，2014，30（6）：1 140.

[305] 高剑峰，李建生. 中医药对脑缺血损伤炎症级联反应干预研究现状 [J]. 河南中医学院学报，2015，20（2）：81.

[306] 魏华，黄金秀，蔡海荣，等. 急性脑出血患者中医证型与炎症因子的相关性研究 [J]. 中医药信息，2018，35（4）：91.

[307] 程南方，谭峰，梁艳桂，等. 急性脑梗死患者血清炎症因子与血瘀的多重线性回归分析 [J]. 河南中医，2018，38（12）：1 741.

[308] 贺海霞，易健，李丹丹，等. 血管性痴呆患者中医证型与炎症因子相关性分析 [J]. 湖南中医药大学学报，2018，38（12）：1 403.

[309] 王福凯，马双双，梁栋. 桥本氏甲状腺炎病因病机与中医命名思考 [J]. 时珍国医国药，2018，29（12）：2 998.

[310] 邹冉，冯圣钰，杨华，等. 桥本甲状腺炎中医辨证论治研究进展 [J]. 世界临床药物，2021，42（7）：590.

[311] 丁环宇，赵勇，左新河. 从络病理论谈桥本甲状腺炎的病机及虫类药的运用 [J]. 江苏中医药，2018，53（12）：28.

[312] 金美英，潘韦韦，朴春丽，等. 从"伏邪阻络"探讨桥本氏甲状腺炎论治 [J]. 中医药临床杂志，2019，31（2）：250.

[313] 冯静，周志刚，郑寒丹，等. 近十年中医药治疗桥本甲状腺炎概况与思考 [J]. 江西中医药，2019，50（5）：70.

[314] 吴佳芸，金昕，陶枫. 基于文本挖掘的中医治疗甲状腺功能正常桥本甲状腺炎临床研究用药特征分析 [J]. 世界中西医结合杂志，2021，16（2）：259.

[315] 刘畅，赖倚文，高天舒. 从脾论治桥本氏甲状腺炎及其并发症 [J]. 中医药临床杂志，2021，33（1）：61.

[316] 王福凯，梁舒晴，刘美红，等. 亚急性甲状腺炎病因病机特点和中医命名探析 [J]. 山东中医药大学学报，2018，42（3）：223.

[317] 倪青，杜立娟. 亚急性甲状腺炎的诊断与中医药治疗策略 [J]. 中国临床医生杂志，2018，46（9）：1 009.

[318] 庞晴，倪青. 从少阳枢机不利论治亚急性甲状腺炎 [J]. 世界中医药，2021，16（5）：700.

[319] 周吉，阴永辉. 基于体质因素探讨中医药防治亚急性甲状腺炎 [J]. 山东中医药大学学报，2021，45（2）：169.

[320] 高喜岩，于媛媛，马国庆. 亚急性甲状腺炎中医辨证论治 [J]. 中医药临床杂志，2016，28（9）：1 221.

[321] 王彤，张定华，连琦，等. 亚急性甲状腺炎的中医药研究进展 [J]. 中医研究，2020，33（7）：71.

[322] 张翠，裴琴，刘恒，等. 中医治疗亚急性甲状腺炎的临床研究进展 [J]. 湖北中医杂志，2022，44（5）：63.

[323] 熊梦欣，向楠，周亚娜，等. 基于"真实世界"HIS 数据库探讨亚急性甲状腺炎辨治规律的研究 [J]. 世界科学技术-中医药现代化，2021，23（6）：1 821.

[324] 黎辉，武紫晖，张晓云. 脓毒症的中医研究进展 [J]. 中国中医急，2018，27（9）：1 681.

[325] 周永坤，张云杰，朱勇，等. 腹膜炎所致全身炎症反应综合征的中医药研究进展 [J]. 山东中医药大学学报，2007，31（2）：169.

[326] 李建鹏，王峥，王志彬，等. 从炎症细胞因子浅析血栓性浅静脉炎病因病机及治疗经验 [J]. 世界科学技术-中医药现代化（网络论文），2022，4，1.

[327] 陈啸，李梅，苗进. 血栓性浅静脉炎炎症因子与中医证型相关性研究 [J]. 山西中医，2015，31（11）：49.

[328] 刘思敏，周毅平．"阳化气，阴成形"论治血栓闭塞性脉管炎［J］．四川中医，2020，38（3）：31．

[329] 李立，李奋强，沈世林，等．从痰瘀论治血栓闭塞性脉管炎［J］．中医研究，2016，29（1）：1．

[330] 张婧，李璇，刘明，等．基于数据挖掘的中医药治疗血栓闭塞性脉管炎的用药规律研究［J］．中国中西医结合外科杂志，2020，26（5）：850．

[331] 刘泓利，梁茂新，李国信，等．血栓闭塞性脉管炎辨证规范和辨证差异性比较［J］．中华中医药杂志，2021，36（2）：1064．

[332] 陈立强，吴二利，张家墉．血栓闭塞性脉管炎中医药治疗概况［J］．现代中西医结合杂志，2021，30（7）：788．

[333] 洪靖，刘永尚，王鹏，等．中医药治疗肩周炎临床研究进展［J］．辽宁中医药大学学报，2018，20（3）：88．

[334] 王凯丽，许小芬，杨辉，等．类风湿关节炎前状态的转归及中医药防治思路［J］．中医杂志，2021，62（14）：1 266．

[335] 刘蔚翔，姜泉．类风湿关节炎"湿、热、瘀"病机理论探析［J］．中医杂志，2020，61（24）：2 148．

[336] 王建，巩勋，姜泉．从伏邪理论探讨类风湿关节炎病因病机［J］．浙江中医药大学学报，2017，41（9）：719．

[337] 何烜，马悦宁，吕柳，等．基于"双毒学说"论类风湿关节炎病因病机［J］．环球中医药，2020，13（9）：1 503．

[338] 李蓉，宁乔怡，姚血明，等．从肾虚血瘀理论探讨类风湿关节炎的发病机制［J］．中华中医药学刊，2017，35（5）：1 206．

[339] 刘健，文建庭，万磊，等．类风湿关节炎中医学病机的分子生物学机制探讨［J］．风湿病与关节炎，2020，9（9）：48．

[340] 陈晴晴，贺雪，刘育军．类风湿关节炎中医体质特征的研究进展［J］．天津中医药，2020，37（2）：235．

[341] 叶锦夏，陈进春，邱明山．类风湿性关节炎痰瘀积分与炎症因子相关性研究［J］．中医药通报，2015，14（6）：51．

[342] 王银山，苏雅丽，丰哲，等．类风湿关节炎辨证分型与各种炎性指标相关性研究［J］．山东中医药大学学报，2009，33（4）：296．

[343] 赵磊，万磊，刘健，等．类风湿关节炎骨破坏作用机制及中医药治疗研究进展［J］．中国骨质疏松杂志，2021，27（9）：1 379．

[344] 吴闵，姚晓玲，姚血明，等．类风湿关节炎中医证候分型研究进展［J］．风湿病与关节炎，2018，7（11）：71．

[345] 侯雷，元晓龙，曾苹，等．类风湿关节炎中医证型与IL-17及其相关炎症因子表达的研究［J］．中国民族民间医药，2019，28（3）：81．

[346] 魏美娟，李琴．类风湿关节炎辨证分型及客观化研究进展［J］．中国民族民间医药，2022，31（7）：76．

[347] 巩勋，姜泉．类风湿关节炎"病证结合"诊疗模式探析［J］．中国中医骨伤科杂志，2020，28（4）：87．

[348] 周新尧，韩曼，肖红，等．病证结合、分期论治类风湿关节炎［J］．北京中医药，2019，38（10）：1 020．

[349] 李露，杨越，张解玉，等．从"脾肾靶效应"浅论中医药治疗类风湿关节炎的思路［J］．世界中西医结合杂志，2021，16（4）：777．

[350] 赵慧敏，高明利．从"肝肾同源"论治类风湿关节炎［J］．云南中医中药杂志，2019，40（12）：28．

[351] 陶宁，张杰．张杰基于"脾虚生湿"论治类风湿关节炎经验撷萃［J］．辽宁中医药大学学报，2021，23（12）：59．

[352] 唐璇，赵越，黄闰月．从"湿"论治类风湿关节炎探析［J］．江苏中医药，2021，53（3）：14．

[353] 阿古达木，陈薇薇，耿利娜，等．从瘀论治类风湿关节炎进展［J］．中医学报，2021，36（3）：533．

[354] 王森林，张英，沈括，等．基于"祛瘀通痹"治则的类风湿性关节炎中医药治疗研究进展［J］．辽宁中医药大学学报（网络论文），2021，4，30．

[355] 李冀，李想，高彦宇．中医药治疗类风湿性关节炎研究进展［J］．辽宁中医药大学学报，2019，21（12）：5．

[356] 陈攀，吴海华．基于数据挖掘探讨中医药治疗类风湿性关节炎的用药规律［J］．浙江中医杂志，2019，54（10）：772．

[357] 阮文宪，何娟，汤小虎．中药治疗类风湿关节炎用药特点初探［J］．风湿病与关节炎，2019，8（3）：22．

[358] 薛崇祥，于航，呼明哲，等基于文献多元分析的类风湿关节炎用药规律研究［J］．世界科学技术—中医药现代化，2018，20（4）：608．

[359] 王芳，郑福增．朱良春治疗类风湿关节炎继发骨质疏松症学术思想［J］．中国中医基础医学杂志，2021，27

（5）：742.

[360] 卜祥伟，张红红，张建萍，等. 类风湿关节炎的中医药研究进展［J］. 环球中医药，2019，12（2）：297.

[361] 葛珊，魏昀，吴晨，等. 中医药基于血管内皮生长因子信号通路干预治疗类风湿性关节炎研究进展［J］. 甘肃中医药大学学报，2022，39（2）：79.

[362] 鲍丙溪，刘健，万磊，等. 骨关节炎患者免疫炎症关键蛋白表达谱变化及中医药的干预研究［J］. 中国免疫学杂志，2021，37（11）：1 313.

[363] 钟静，马笃军. 中医药治疗骨关节炎的机制、意义及研究策略［J］. 中医临床研究，2022，14（4）：134.

[364] 王俊峰，关雪峰，杨永菊. 中医药对骨关节炎信号通路研究进展［J］. 海南医学院学报，2021，27（1）：75.

[365] 李辉，谢兴文，李宁，等. 肠道菌群与骨关节疾病的关系及中医药调节研究进展［J］. 中国实验方剂学杂志，2022，28（7）：268.

[366] 焦丹丽，刘洋，侯彤，等. 基于"肾藏精"理论探讨衰老与骨关节炎的关系［J］. 世界科学技术——中医药现代化，2019，21（8）：1 738.

[367] 鲍丙溪，刘健，忻凌，等. 基于数据挖掘的中医药治疗骨关节炎用药规律研究［J］. 风湿病与关节炎，2019，8（8）：9.

[368] 张璐瑶，刘维. 中药治疗骨关节炎作用机制的研究进展［J］. 中国中医基础医学杂志，2020，26（12）：1 901.

[369] 汪四海，刘健，张皖东，等. 强直性脊柱炎免疫炎症反应及中医药对其干预的研究进展［J］. 风湿病与关节炎，2013，2（12）：67.

[370] 王悦，叶超，刘向春，等. 膝关节骨性关节炎中医证型与外周血炎症指标的相关性研究［J］. 江苏中医药，2021，53（10）：34.

[371] 薛艳，丁道芳，胡鸿扬，等. 血清炎症因子与膝骨关节炎及中医证型的相关性研究进展［J］. 河北中医，2017，39（1）：143.

[372] 邹波，柳椰，焦递进，等. 中医药疗法对膝骨关节炎相关因子影响研究进展［J］. 辽宁中医药大学学报，2021，23（1）：1.

[373] 朱立国，梁龙，魏戌，等. 膝骨关节炎中医证候研究述评［J］. 中医杂志，2020，61（6）：542.

[374] 冯欢欢. 膝骨关节炎中医证候的系统生物学研究现状［J］. 甘肃中医药大学学报，2019，36（1）：91.

[375] 杨威，郭斯印，易志勇，等. 膝骨关节炎中医证候动物模型的研究进展［J］. 风湿病与关节炎，2021，10（9）：68.

[376] 范中正，董万涛，张乾军，等. "风寒湿邪"与膝骨关节炎发病机制相关性探讨［J］. 甘肃中医药大学学报，2021，38（1）：61.

[377] 李慧，何晓娟，贾良良，等. 肾主骨生髓与膝骨关节炎筋骨失养的关系［J］. 风湿病与关节炎，2019，8（2）：48.

[378] 邝高艳，严可，卢敏，等. 从毒瘀论治膝骨关节炎及毒瘀本质的分析［J］. 辽宁中医杂志，2019，46（3）：492.

[379] 王秀婷，金连峰，刘朋. 基于"络以通为用"理论探讨中医药治疗膝骨关节炎研究进展［J］. 实用中医内科杂志，2021，35（3）：126.

[380] 李鑫，乔隆，于冬冬. 基于补肾祛瘀理论探讨膝骨关节炎的病机与治疗［J］. 云南中医中药杂志，2021，42（2）：84.

[381] 施彦龙，李应福，谢兴文，等. 基于"肝主筋，肾主骨"理论探讨膝骨关节炎的中医治疗［J］. 风湿病与关节炎，2021，10（11）：56.

[382] 谭旭仪，邝高艳，卢敏. 膝骨关节炎的"虚、瘀、毒"病机特点探析［J］. 中国实验方剂学杂志，2018，24（24）：201.

[383] 孙颂歌，邱新萍，张艳珍. 阎小萍教授以寒热为纲辨治膝骨关节炎经验［J］. 环球中医药，2020，13（11）：1 976.

[384] 谭旭仪，邝高，卢敏. 从"虚、瘀、毒"论治膝骨关节炎的研究进展［J］. 中医药导报，2019，25（19）：127.

[385] 许南忠，庞向华，莫生敢，等. 基于"湿痰瘀虚"病机论治膝骨关节炎的研究进展［J］. 大众科技，2021，23（3）：64.

[386] 李晨春，卢敏，邝高燕，等. 从肝论治膝骨关节炎的理论探讨［J］. 湖南中医杂志，2019，35（6）：116.

[387] 张璇，柳直，姚五平，等. 从炎症角度探讨补益肝肾类中药复方防治膝骨关节炎［J］. 中医药临床杂志，2022，

34 (2)：218.

[388] 董洪伟，林翔. 从肾虚湿阻论治膝骨性关节炎 [J]. 现代中医药，2017，37 (4)：69.

[389] 黄艳峰，赵忠胜，林洁，等. 膝骨关节炎病证结合运用探析 [J]. 风湿病与关节炎，2019，8 (1)：69.

[390] 张春雷，李冀. 膝骨关节炎的中医药治疗进展 [J]. 中医药学报，2022，50 (1)：106.

[391] 赵乾龙，方锐. 中医疗法治疗肾虚型膝骨关节炎的临床研究进展 [J]. 新疆中医药，2022，38 (5)：90.

[392] 范元赫，杨永菊，关雪峰. 基于中医传承辅助系统的膝骨关节炎组方用药规律分析 [J]. 现代中西医结合杂志，2021，30 (25)：1 788.

[393] 余伟杰，刘爱峰，陈继鑫，等. 中医药治疗肾虚血瘀型膝骨关节炎研究进展 [J]. 天津中医药，2022，39 (2)：266.

[394] 孔德忠，欧梁，郭礼跃，等. 基于数据挖掘技术研究治疗膝骨关节炎肾虚血瘀型方剂的组方配伍规律 [J]. 风湿病与关节炎，2020，9 (2)：12.

[395] 纪春艳，马拴全. 马拴全教授运用清心疏肝法治疗神经性皮炎经验撷菁 [J]. 河北中医，2019，41 (2)：172.

[396] 刘欣，朱圣杰，严格，等. 从体液代谢论汗法治疗银屑病的现代机制研究 [J]. 上海中医药杂志（网络论文），2022，2，14.

[397] 朱圣杰，冯心怡，郭冬婕，等. 银屑病与特应性皮炎的炎症模式下中医药异病同治思考 [J]. 中华中医药杂志，2020，35 (12)：5 953.

[398] 李茂雅，魏绍斌，殷彩苗. 从"炎癌学说"探讨中医药防治妇科炎症反复发作的重要性与优势 [J]. 世界科学技术——中医药现代化，2020，22 (10)：3 665.

[399] 李逸梅，龚旭初. 中医药治疗哺乳期早期急性乳腺炎的研究进展木 [J]. 中医药治疗哺乳期早期急性乳腺炎的研究进展木，2019，28 (7)：1 310.

[400] 高超，刘栓，肖金禾，等. 基于三阳合病论治哺乳期急性乳腺炎 [J]. 环球中医药，2021，14 (12)：2 224.

[401] 邓显光，刘丽芳，曾丽红，等. 从伏邪学说论治肉芽肿性乳腺炎 [J]. 陕西中医，2021，42 (10)：1 433.

[402] 舒国发，祝东升，钟馨，等. 基于伏邪理论治疗肉芽肿性乳腺炎临证探讨 [J]. 现代中医临床，2022，29 (1)：39.

[403] 梁欢，张董晓，孙宇建，等. 从中医"痰邪致病"理论看肉芽肿性小叶性乳腺炎发病 [J]. 北京中医药大学学报，2018，41 (10)：808.

[404] 柳佳璐，周笛，罗君，等. "阳和通腠"思想指导肉芽肿性乳腺炎治疗 [J]. 中医学报，2021，36 (1)：26.

[405] 张帅，刘胜. 基于文献分析的浆细胞性乳腺炎各期辨证要点 [J]. 中华中医药学刊，2017，35 (8)：1 985.

[406] 章烨欣，苗润泽，石立鹏，等. 浆细胞性乳腺炎中医治疗的进展 [J]. 中医临床研究，2018，10 (19)：133.

[407] 刘晓菲，张丽美. 中医药对浆细胞性乳腺炎的治疗优势 [J]. 江西中医药，2019，50 (11)：72.

[408] 张帅，刘胜，孙霈平. 基于数据挖掘技术的中医药治疗浆细胞性乳腺炎用药规律研究 [J]. 上海中医药杂志，2017，51 (4)：23.

[409] 刘宇飞，安甜，王春晖，等. 中医治疗浆细胞性乳腺炎评述 [J]. 中医学报，2019，34 (2)：289.

[410] 王倩雯，姚昶. 中医调节浆细胞性乳腺炎患者机体免疫研究进展 [J]. 中医药临床杂志，2021，33 (3)：575.

[411] 张婧，王玉涛，孙庆. 中医药治疗肝经郁热型浆细胞性乳腺炎研究进展 [J]. 河北中医，2019，41 (12)：1 909.

[412] 梁卫勇. 湿热郁蒸致女性外阴炎、阴道炎发病机制探讨 [J]. 长春中医药大学学报，2012，28 (2)：198.

[413] 王浩，程玲，丁永芬，等. 中医药治疗外阴及阴道炎性疾病的临床研究进展 [J]. 湖北中医杂志，2020，42 (9)：61.

[414] 阎咨伊. 卢苏从心肾论治老年性阴道炎经验探析 [J]. 江苏中医药，2021，53 (6)：27.

[415] 冯彦君，谢京蕊，陈继兰，等. 慢性盆腔炎的中医药研究进展 [J]. 光明中医，2016，31 (14)：2 142.

[416] 李玉琦，宫艺，梁士兵，等. 基于国内外指南的盆腔炎症性疾病中西医诊疗 [J]. 世界中医，2021，16 (19)：2 950.

[417] 汤亚娟，陈回春，沈丹. 中医治疗盆腔炎症性疾病后遗症述要 [J]. 河南中医，2013，33 (2)：310.

[418] 徐信，宗春晓，刘君，等. 基于数据挖掘中医药治疗盆腔炎性疾病后遗症慢性盆腔痛的证候分布及用药规律研究 [J]. 世界中西医结合杂志，2020，15 (12)：2 166.

[419] 陶坚愈，张正阳，刘春红. 多囊卵巢综合征的炎症机制及中药干预进展 [J]. 中医药临床杂志，2020，32 (3)：

564.

[420] 王晴晴，张晓甦，袁田月，等. 张晓甦教授从微炎症论治多囊卵巢综合征经验总结 [J]. 浙江中医药大学学报，2020，44（2）：178.

[421] 刘金秀，时燕萍. 时燕萍运用中医药从免疫炎症方面治疗子宫内膜异位症 [J]. 实用中医内科杂志，2020，34（3）：38.

[422] 孙响波，于妮娜. 基于微炎症状态探讨小儿原发性肾病综合征中医药辨治 [J]. 辽宁中医药大学学报，2017，19（9）：158.

[423] 赵越娟，刘晓瑞. 中医辨证分型治疗葡萄膜炎探讨 [J]. 光明中医，2016，31（11）：1 640.

[424] 沈露娜，吴昆旻，殷立平. 中医药治疗变应性鼻炎的研究进展 [J]. 中医临床研究，2020，12（28）：143.

[425] 舒福，袁一林，邱凯玲，等. 基于古今医案云平台探析中医药治疗过敏性鼻炎的组方用药规律 [J]. 世界科学技术——中医药现代化，2022，24（2）：822.

[426] 李光勇，颜家渝，闻炎，等. 基于中医药传承辅助平台研究治疗慢性鼻窦炎方剂的组方用药规律 [J]. 中国医学创新，2019，16（29）：148.

[427] 张葛，花宝金. 从炎性微环境探究中医肿瘤病机与治则治法 [J]. 中医杂志，2012，53（13）：1 101.

[428] 张雨，王志宇，王能. 肿瘤炎症微环境的中医属性及治则研究 [J]. 世界中医药，2022，17（6）：877.

[429] 田同德，岳立云，田同良，等. 肿瘤炎症微环境与免疫的关系及中医药干预策略 [J]. 中医杂志，2017，58（3）：209.

[430] 沈政洁，程海波，沈卫星，等. 肿瘤炎性微环境与"癌毒"病机相关性探讨 [J]. 北京中医药大学学报，2015，38（1）：14.

[431] 程海波，沈卫星. 癌毒病机理论与炎癌转变 [J]. 中国中西医结合杂志，2015，（2）：243.

[432] 潘磊，祝捷，侯天降，等. 炎症的恶性转化与伏邪 [J]. 四川中医，2017，35（5）：55.

[433] 袁嘉嘉，孙志广. 论"炎-癌转化"的中医病因病机 [J]. 吉林中医药，2016，36（1）：5.

[434] 杨丽，郭梅子，杨小蒨，等. 从"痰瘀互结"理论谈"炎-癌转化" [J]. 河北中医，2020，42（12）：1 887.

[435] 田琳，林翠丽，孙月明，等. 从湿热理论辨析炎-癌转化机制 [J]. 北京中医药大学学报，2021，44（3）：1 887.

[436] 林翔英，林翠丽，田琳，等. 脾胃湿热与胃癌前病变炎-癌转化机制的关系简析 [J]. 中医杂志，2021，62（17）：1 473.

[437] 李园，赵莹，陈萌，等. 从中医学视角探讨慢性胃炎"炎癌转化"过程的免疫失衡与重建 [J]. 北京中医药大学学报，2021，44（1）：92.

[438] 施月，李萍，李园，等. 基于"主客交"理论探讨慢性胃炎"炎癌转化" [J]. 北京中医药大学学报，2021，44（10）：935.

[439] 袁嘉嘉，顾超，孙志广，等. "炎-癌转化"的病因病机——以慢性萎缩性胃炎为例 [J]. 长春中医药大学学报，2018，34（4）：624.

[440] 陈婉珍，胡莹，邵长乐，等. 中医药调节胃癌炎症微环境的机制研究进展 [J]. 中华中医药学刊，2018，36（10）：2 484.

[441] 胡玲，陈昫，龚琳. 非可控性炎症对 Hp 相关胃病恶性演变与中医证候研究的启示 [J]. 中华中医药杂志，2017，32（4）：1 561.

[442] 张军峰，张李唯，吴娟，等. 不同舌苔胃癌患者血清炎症因子表达模式研究 [J]. 北京中医药大学学报，2018，41（5）：405.